Europäisches Arzneibuch
Nachtrag 1999

Europäisches Arzneibuch
Nachtrag 1999

Amtliche deutsche Ausgabe

Deutscher Apotheker Verlag Stuttgart
Govi-Verlag - Pharmazeutischer Verlag GmbH Eschborn

Europäisches Arzneibuch Nachtrag 1999 ISBN 3-7692-2571-6

Satz: Satz-Rechen-Zentrum Hartmann + Heenemann, Berlin
Druck: C. H. Beck'sche Druckerei, Nördlingen
Buchbinder: Fikentscher, Großbuchbinderei, Darmstadt
Einbandgestaltung: Atelier Schäfer, Esslingen

BEKANNTMACHUNG ZUM EUROPÄISCHEN ARZNEIBUCH

Zweiter Nachtrag zur 3. Ausgabe des Europäischen Arzneibuchs – Nachtrag 1999 – Amtliche deutsche Ausgabe

Vom 26. April 1999
(Bundesanzeiger Seite 8001)

1. Im Rahmen des Übereinkommens über die Ausarbeitung eines Europäischen Arzneibuchs vom 22. Juli 1964, revidiert durch das Protokoll vom 16. November 1989 (BGBl. 1993 II S. 15), dem die Bundesrepublik Deutschland beigetreten ist (Gesetz vom 4. Juli 1973 [BGBl. 1973 II S. 701]) und dem inzwischen 26 Vertragsstaaten sowie die Europäische Gemeinschaft angehören, erfolgt die Ausarbeitung der Monographien und anderer Texte des Europäischen Arzneibuchs. Mit dem Beitritt zu diesem Übereinkommen hat sich die Bundesrepublik Deutschland verpflichtet, die von der Europäischen Arzneibuch-Kommission in Straßburg beschlossenen Monographien und anderen Texte des Europäischen Arzneibuchs entsprechend § 55 Abs. 2 des Arzneimittelgesetzes in geltende Normen zu überführen.

2. Die Europäische Arzneibuch-Kommission hat am 18. März 1998 beschlossen, dem Gesundheitsausschuß (Teilabkommen) des Europarates die Inkraftsetzung des Zweiten Nachtrags zur 3. Ausgabe des Europäischen Arzneibuchs zu empfehlen.

   Der Gesundheitsausschuß (Teilabkommen) hat am 8. Mai 1998 mit der Resolution AP-CSP (98) 1 die Inkraftsetzung des Zweiten Nachtrags zur 3. Ausgabe des Europäischen Arzneibuchs mit dem Titel „Nachtrag 1999" in den Vertragsstaaten des Übereinkommens über die Ausarbeitung eines Europäischen Arzneibuchs beschlossen.

3. Der Zweite Nachtrag zur 3. Ausgabe des Europäischen Arzneibuchs (Nachtrag 1999) wird vom Europarat in Straßburg in englischer und französischer Sprache, den Amtssprachen des Europarates, herausgegeben. Er wurde unter Beteiligung der zuständigen Behörden Deutschlands, Österreichs und der Schweiz in die deutsche Sprache übersetzt.

4. Die übersetzten Monographien und anderen Texte des Zweiten Nachtrags zur 3. Ausgabe des Europäischen Arzneibuchs (Nachtrag 1999) werden hiermit nach § 55 Abs. 7 des Arzneimittelgesetzes als „Europäisches Arzneibuch, Nachtrag 1999, Amtliche deutsche Ausgabe" bekanntgemacht.

5. Das Europäische Arzneibuch, Nachtrag 1999, Amtliche deutsche Ausgabe, beinhaltet neue und revidierte Monographien und andere Texte, Monographien und andere Texte, die nur in der amtlichen deutschen Ausgabe korrigiert wurden, sowie als kumulativer Nachtrag auch die unveränderten Monographien und anderen Texte des Ersten Nachtrags zur 3. Ausgabe des Europäischen Arzneibuchs, Nachtrag 1998, Amtliche deutsche Ausgabe; letzterer wird somit gegenstandslos.

   Das geltende Europäische Arzneibuch, Amtliche deutsche Ausgabe, umfaßt somit die amtlichen deutschen Ausgaben des Europäischen Arzneibuchs 1997 und des Nachtrags 1999.

   Alle im Europäischen Arzneibuch, Nachtrag 1999, Amtliche deutsche Ausgabe, enthaltenen Monographien und anderen Texte sind im kumulativen Sachregister durch die Buchstaben „NT" vor der Seitenzahl gekennzeichnet.

6. Die in das Europäische Arzneibuch, Nachtrag 1999, Amtliche deutsche Ausgabe, aufgenommenen neuen, revidierten und korrigierten Texte sowie die gestrichenen Texte sind der „Übersicht der Texte des Europäischen Arzneibuchs – Nachtrag 1999" zu entnehmen.

7. Die Bezugsquelle des Europäischen Arzneibuchs, Nachtrag 1999, Amtliche deutsche Ausgabe, ist der Deutsche Apotheker Verlag Stuttgart.

8. Folgende Bekanntmachungen werden mit Beginn der Geltung des Europäischen Arzneibuchs, Nachtrag 1999, Amtliche deutsche Ausgabe, gegenstandslos:
   - Bekanntmachung zum Europäischen Arzneibuch – Zweiter Nachtrag zur 3. Ausgabe des Europäischen Arzneibuchs – vom 16. Dezember 1998 (BAnz. S. 17 821),
   - Zweiundzwanzigste Bekanntmachung zum Arzneibuch (Analysenmethoden des Europäischen Arzneibuchs) vom 4. September 1998 (BAnz. S. 13 698),
   - Dreiundzwanzigste Bekanntmachung zum Arzneibuch (Analysenmethoden und Monographien des Europäischen Arzneibuchs) vom 4. Januar 1999 (BAnz. S. 1469),
   - Vierundzwanzigste Bekanntmachung zum Arzneibuch (Monographien des Europäischen Arzneibuchs) vom 4. März 1999 (BAnz. S. 5010),
   - Fünfundzwanzigste Bekanntmachung zum Arzneibuch (Monographien des Europäischen Arzneibuchs) vom 19. April 1999 (BAnz. S. 6811).

9. Der Beginn der Geltung des Europäischen Arzneibuchs, Nachtrag 1999, Amtliche deutsche Ausgabe, ist der **1. August 1999.**

10. Für Arzneimittel, die sich am 1. August 1999 im Verkehr befinden, den Anforderungen des Europäischen Arzneibuchs, Nachtrag 1999, nicht genügen oder nicht nach dessen Vorschriften hergestellt, geprüft oder bezeichnet worden sind und den am 31. Juli 1999 geltenden Vorschriften entsprechen, findet diese Bekanntmachung ab 1. Februar 2001 Anwendung. Diese Übergangsregelung gilt nicht für die Vorschriften des Arzneibuchs, die mit folgenden Bekanntmachungen als geltende Normen vorab bekanntgemacht und nunmehr in den Nachtrag 1999 aufgenommen werden:
    - Zweiundzwanzigste Bekanntmachung zum Arzneibuch (Analysenmethoden des Europäischen Arzneibuchs) vom 4. September 1998 (BAnz. S. 13 698),
    - Dreiundzwanzigste Bekanntmachung zum Arzneibuch (Analysenmethoden und Monographien des Europäischen Arzneibuchs) vom 4. Januar 1999 (BAnz. S. 1469),
    - Vierundzwanzigste Bekanntmachung zum Arzneibuch (Monographien des Europäischen Arzneibuchs) vom 4. März 1999 (BAnz. S. 5010).
    - Fünfundzwanzigste Bekanntmachung zum Arzneibuch (Monographien des Europäischen Arzneibuchs) vom 19. April 1999 (BAnz. S. 6811).

Bonn, den 26. April 1999
113 – 5031-11

Bundesministerium für Gesundheit
Im Auftrag
Dr. Pabel

INHALTSVERZEICHNIS

ÜBERSICHT DER TEXTE DES EUROPÄISCHEN ARZNEIBUCHS - NACHTRAG 1999

Alphabetische Übersicht aller Texte des Nachtrags 1999, deutschsprachige Ausgabe

[1)] Der Titel der Methode 2.4.24 wurde geändert. Den bisherigen Titel „Lösungsmittel-Rückstände" trägt jetzt der neue allgemeine Text 5.4.

2.9.20 Partikelkontamination – Sichtbare Partikel
2.9.22 Erweichungszeit von lipophilen Suppositorien
2.9.23 Bestimmung der Dichte von Feststoffen mit Hilfe von Pyknometern
2.9.24 Bruchfestigkeit von Suppositorien und Vaginalzäpfchen
3.1.4 Polyethylen ohne Zusatzstoffe für Behältnisse zur Aufnahme parenteraler und ophthalmologischer Zubereitungen
3.1.5 Polyethylen mit Zusatzstoffen für Behältnisse zur Aufnahme parenteraler und ophthalmologischer Zubereitungen
3.1.6 Polypropylen für Behältnisse und Verschlüsse zur Aufnahme parenteraler und ophthalmologischer Zubereitungen
3.1.10 Kunststoffe auf Polyvinylchlorid-Basis (weichmacherfrei) für Behältnisse zur Aufnahme nicht injizierbarer, wäßriger Lösungen
3.1.11 Kunststoffe auf Polyvinylchlorid-Basis (weichmacherfrei) für Behältnisse zur Aufnahme trockener Darreichungsformen zur oralen Anwendung
3.2 Behältnisse
4 Reagenzien
5.1.3 Prüfung auf ausreichende Konservierung
5.1.4 Mikrobiologische Qualität pharmazeutischer Zubereitungen
5.2.4 Zellkulturen für die Herstellung von Impfstoffen für Tiere
5.4 Lösungsmittel-Rückstände[2]
5.5 Ethanoltabelle

Aceclofenac
Acesulfam-Kalium
Aceton
Aciclovir
Adenovirose-Impfstoff (inaktiviert) für Hunde
Aktinobazillose-Impfstoff (inaktiviert) für Schweine
Alanin
Alcuroniumchlorid
Alfacalcidol
Alfuzosinhydrochlorid
Alginsäure
Allantoin
Alprazolam
Alteplase zur Injektion (bisher: „Alteplas zur Injektion“)
Alttuberkulin zur Anwendung am Menschen
Amidotrizoesäure-Dihydrat
Amikacin
Amikacinsulfat
Aminoglutethimid
Amitriptylinhydrochlorid
Amoxicillin-Natrium
Amoxicillin-Trihydrat
Amphotericin B
Ampicillin-Natrium
Anisöl
Arginin
Argininhydrochlorid
Ascorbinsäure
Aspartinsäure
Atropinsulfat
Aujeszkysche-Krankheit-Impfstoff (inaktiviert) für Schweine
Aujeszkysche-Krankheit-Lebend-Impfstoff zur parenteralen Anwendung (gefriergetrocknet) für Schweine
Aviäre-Laryngotracheitis-Lebend-Impfstoff für Hühner, Infektiöse-

Bacampicillinhydrochlorid
Bärentraubenblätter
Baldrianwurzel
Bambuterolhydrochlorid
Baumwollsamenöl, Gehärtetes
Belladonnablättertrockenextrakt, Eingestellter
Benperidol
Benserazidhydrochlorid
Benzalkoniumchlorid
Benzalkoniumchlorid-Lösung
Benzylpenicillin-Kalium
Benzylpenicillin-Natrium
Benzylpenicillin-Procain
Betadex (bisher: „Betacyclodextrin“)
Betamethasonacetat
Betamethasondihydrogenphosphat-Dinatrium
Betamethasondipropionat
Biotin
Birkenblätter
Bitterorangenblütenöl
Blutgerinnungsfaktor VII vom Menschen (gefriergetrocknet)
Blutgerinnungsfaktor VIII vom Menschen (gefriergetrocknet)
Blutgerinnungsfaktor IX vom Menschen (gefriergetrocknet)[3]
Bockshornsamen
Bromperidol
Brompheniraminhydrogenmaleat
Bufexamac
Buprenorphin
Buprenorphinhydrochlorid
Buserelin
Butyl-4-hydroxybenzoat

Calcifediol
Calcitriol

[2] Neuer Text; dieser Titel galt bisher für Methode 2.4.24.
[3] Neuer Text; der bisherige Text trägt seit dem Nachtrag 1998 den Titel „Prothrombinkomplex vom Menschen (gefriergetrocknet)“.

[4] Diese Monographie trug bis zum Nachtrag 1998 den Titel „Blutgerinnungsfaktor IX vom Menschen (gefriergetrocknet)“.

Darreichungsformen

Neue Texte 1999

2.4.26 *N,N*-Dimethylanilin
2.5.32 Mikrobestimmung von Wasser – Coulometrische Titration
2.6.21 Verfahren zur Amplifikation von Nukleinsäuren
2.9.23 Bestimmung der Dichte von Feststoffen mit Hilfe von Pyknometern
2.9.24 Bruchfestigkeit von Suppositorien und Vaginalzäpfchen
3.1.10 Kunststoffe auf Polyvinylchlorid-Basis (weichmacherfrei) für Behältnisse zur Aufnahme nicht injizierbarer, wäßriger Lösungen
3.1.11 Kunststoffe auf Polyvinylchlorid-Basis (weichmacherfrei) für Behältnisse zur Aufnahme trockener Darreichungsformen zur oralen Anwendung
5.4 Lösungsmittel-Rückstände[5]
5.5 Ethanoltabelle

Adenovirose-Impfstoff (inaktiviert) für Hunde
Aktinobazillose-Impfstoff (inaktiviert) für Schweine
Alcuroniumchlorid
Alfacalcidol
Alfuzosinhydrochlorid
Allantoin
Amikacin
Amikacinsulfat
Aminoglutethimid
Amphotericin B

Bambuterolhydrochlorid
Baumwollsamenöl, Gehärtetes
Belladonnablättertrockenextrakt, Eingestellter
Bockshornsamen

Calcifediol
Calciumlävulinat-Dihydrat
Carbomere
Cefuroximaxetil
Ciclopirox-Olamin
Clebopridmalat

Decyloleat
Deptropincitrat
Dihydralazinsulfat, Wasserhaltiges
Dinoproston
Dinoprost-Trometamol
Dirithromycin
Dosulepinhydrochlorid

Erythropoietin-Lösung, Konzentrierte
Ethanol, Wasserfreies
Ethanol 96 %
Ethyloleat
Eucalyptusblätter

Fenofibrat
Fermentationsprodukte
Flecainidacetat
Flohsamen, Indische
Flohsamenschalen, Indische
[^{18}F]Fludeoxyglucose-Injektionslösung
Flumazenil
Flumetasonpivalat
Fosfomycin-Calcium
Fosfomycin-Natrium
FSME-Impfstoff (inaktiviert)

Glucose-Lösung
Glyceroltrinitrat-Lösung

Hepatitis-Lebend-Impfstoff für Enten

Isoprenalinhydrochlorid
Itraconazol
Ivermectin

Koriander

Lactitol-Monohydrat
Lavendelöl
Leukose-Impfstoff (inaktiviert) für Katzen
Levocarnitin

Macrogolstearylether
Magnesiumchlorid-4,5-hydrat
Maisöl, Raffiniertes
Malathion
Metamizol-Natrium
Metixenhydrochlorid
Metoclopramid
Myrrhe

Nabumeton
Netilmicinsulfat

Omega-3-Säurentriglyceride
Oxolinsäure
Oxybutyninhydrochlorid

Pentaerythrityltetranitrat-Verreibung
Pertussis-Adsorbat-Impfstoff, azellulär, aus Komponenten
Pheniraminhydrogenmaleat
Picotamid-Monohydrat
Piperacillin
Piperacillin-Natrium
Pivmecillinamhydrochlorid
Prilocain

[5] Dieser Titel galt bisher für Methode 2.4.24.

Prilocainhydrochlorid
Primelwurzel
Promazinhydrochlorid
Propacetamolhydrochlorid
Pseudoephedrinhydrochlorid

Queckenwurzelstock

Ramipril
Rapsöl, Raffiniertes
Rhinitis-atrophicans-Impfstoff (inaktiviert) für Schweine, Progressive-
Ringelblumenblüten

Salbeiblätter
Schafgarbenkraut
Sonnenblumenöl, Raffiniertes

Tausendgüldenkraut
[^{99m}Tc]Technetium-Mertiatid-Injektionslösung
Testosteron
Thymianöl
Triamcinolon
Triflusal

Valproinsäure

Weizenkeimöl, Raffiniertes
Wermutkraut

Xylitol

Revidierte Texte 1999

1.3	Monographien
2.2.6	Brechungsindex
2.2.27	Dünnschichtchromatographie
2.3.2	Identifizierung fetter Öle durch Dünnschichtchromatographie
2.4.8	Schwermetalle
2.4.22	Prüfung fetter Öle auf fremde Öle durch Gaschromatographie
2.4.24	Identifizierung und Bestimmung von Lösungsmittel-Rückständen[6)]
2.4.25	Ethylenoxid- und Dioxan-Rückstände
2.5.5	Peroxidzahl
2.6.1	Prüfung auf Sterilität
2.6.2	Prüfung auf Mykobakterien
2.6.12	Mikrobiologische Prüfung nicht steriler Produkte: Zählung der gesamten vermehrungsfähigen Keime
2.6.13	Mikrobiologische Prüfung nicht steriler Produkte: Nachweis spezifizierter Mikroorganismen
2.6.14	Prüfung auf Bakterien-Endotoxine
2.7.2	Mikrobiologische Wertbestimmung von Antibiotika
2.9.18	Zubereitungen zur Inhalation: Aerodynamische Beurteilung feiner Teilchen – Anteil feiner Teilchen und Teilchengrößenverteilung
2.9.20	Partikelkontamination – Sichtbare Partikel
4	Reagenzien
5.2.4	Zellkulturen für die Herstellung von Impfstoffen für Tiere

Aceton
Aciclovir
Alanin
Alginsäure
Alprazolam
Alteplase zur Injektion
Alttuberkulin zur Anwendung am Menschen
Amidotrizoesäure-Dihydrat
Amitriptylinhydrochlorid
Arginin
Argininhydrochlorid
Ascorbinsäure
Aspartinsäure
Atropinsulfat

Bacampicillinhydrochlorid
Benzalkoniumchlorid
Benzalkoniumchlorid-Lösung
Betadex
Betamethasondipropionat
Biotin
Butyl-4-hydroxybenzoat

Calciumdobesilat-Monohydrat
Calciumfolinat
Calciumhydroxid
Carbenicillin-Dinatrium
Cefaclor-Monohydrat
Cefixim
Cefotaxim-Natrium
Celluloseacetatphthalat
Cellulosepulver

6) Der Titel der Methode 2.4.24 wurde geändert. Den bisherigen Titel „Lösungsmittel-Rückstände" trägt jetzt der neue allgemeine Text 5.4.

Darreichungsformen

Unverändert aus dem Nachtrag 1998 übernommene Texte

3.1.4 Polyethylen ohne Zusatzstoffe für Behältnisse zur Aufnahme parenteraler und ophthalmologischer Zubereitungen
3.1.5 Polyethylen mit Zusatzstoffen für Behältnisse zur Aufnahme parenteraler und ophthalmologischer Zubereitungen
3.1.6 Polypropylen für Behältnisse und Verschlüsse zur Aufnahme parenteraler und ophthalmologischer Zubereitungen
3.2 Behältnisse

5.1.3 Prüfung auf ausreichende Konservierung
5.1.4 Mikrobiologische Qualität pharmazeutischer Zubereitungen

Aceclofenac
Acesulfam-Kalium
Amoxicillin-Natrium
Amoxicillin-Trihydrat
Ampicillin-Natrium
Anisöl
Aujeszkysche-Krankheit-Impfstoff (inaktiviert) für Schweine
Aujeszkysche-Krankheit-Lebend-Impfstoff zur parenteralen Anwendung (gefriergetrocknet) für Schweine
Aviäre-Laryngotracheitis-Lebend-Impfstoff (gefriergetrocknet) für Katzen, Infektiöse-

Bärentraubenblätter
Baldrianwurzel
Benperidol
Benserazidhydrochlorid
Benzylpenicillin-Kalium
Benzylpenicillin-Natrium
Benzylpenicillin-Procain
Betamethasonacetat
Betamethasondihydrogenphosphat-Dinatrium
Birkenblätter
Bitterorangenblütenöl
Blutgerinnungsfaktor VII vom Menschen (gefriergetrocknet)
Blutgerinnungsfaktor VIII vom Menschen (gefriergetrocknet)
Blutgerinnungsfaktor IX vom Menschen (gefriergetrocknet)[7)]
Bromperidol
Brompheniraminhydrogenmaleat
Bufexamac
Buprenorphin
Buprenorphinhydrochlorid
Buserelin

Calcitriol
Calciumascorbat
Calciumgluconat zur Herstellung von Parenteralia
Calicivirosis-Lebend-Impfstoff (gefriergetrocknet) für Katzen
Campher, Racemischer
Carbasalat-Calcium
Carmellose-Natrium, Niedrigsubstituiertes
Carmustin
Cascararinde
Cefalotin-Natrium
Cefradin
Ceftriaxon-Dinatrium
Cetirizindihydrochlorid
Chenodeoxycholsäure
Chlorcyclizinhydrochlorid
Chlortalidon
Chlortetracyclinhydrochlorid
Cinnarizin
Clemastinfumarat
Cloxacillin-Natrium
Clozapin
Crotamiton

Desmopressin
Dexamethason
Dexamethasondihydrogenphosphat-Dinatrium
Dicloxacillin-Natrium
Dicycloverinhydrochlorid
Diethylenglycolmonoethylether
Diprophyllin
Dipyridamol
Distickstoffmonoxid
Dithranol
Dobutaminhydrochlorid
Dopaminhydrochlorid
Doxapramhydrochlorid

Egg-Drop-Syndrom-Impfstoff (inaktiviert)
Erdnußöl, Gehärtetes
Etamsylat
Ethinylestradiol
Etofyllin
Eucalyptusöl

Faulbaumrinde
Faulbaumrindentrockenextrakt, Eingestellter
Fenbufen
Fentanyl
Fentanylcitrat
Fenticonazolnitrat
Flucloxacillin-Natrium
Fluocortolonpivalat
Fluorescein-Natrium
Formaldehyd-Lösung 35 %
Framycetinsulfat

[7)] Neuer Text; der bisherige Text trägt seit dem Nachtrag 1998 den Titel „Prothrombinkomplex vom Menschen (gefriergetrocknet)".

8) Diese Monographie trug bis zum Nachtrag 1998 den Titel „Blutgerinnungsfaktor IX vom Menschen (gefriergetrocknet)".

Teufelskrallenwurzel
Ticarcillin-Natrium
Tinzaparin-Natrium
RRR-α-Tocopherol
RRR-α-Tocopherolacetat
DL-α-Tocopherolhydrogensuccinat
RRR-α-Tocopherolhydrogensuccinat
Tollwut-Impfstoff (inaktiviert) für Tiere
Triamcinolonacetonid
Triamcinolonhexacetonid
Tricalciumphosphat

Ursodeoxycholsäure

Weizenstärke

Xylose

Zinkacexamat
Zinn(II)-chlorid-Dihydrat
Zopiclon

Darreichungsformen

Kaugummis, Wirkstoffhaltige
Tabletten
Zubereitungen für Wiederkäuer

Gestrichene Texte 1999

Gestrichener Text	durch
Sterile, resorbierbare Kollagenfäden	Ph. Eur. 1997
2.4.20 Antioxidantien in fetten Ölen	Resolution AP-CSP (98) 12
Indophenolblau *R*	Resolution AP-CSP (98) 12
Ethisteron	Resolution AP-CSP (98) 4
Phenacetin	Resolution AP-CSP (98) 7
Tetrachlorkohlenstoff *CRS*	Resolution AP-CSP (98) 5

Zusatzinformationen

International harmonisierte Texte

für den Nachtrag 1998

Alteplase zur Injektion
Ethylcellulose
Hydroxyethylcellulose
Hypromellosephthalat
Kartoffelstärke
Saccharose
Weizenstärke

für den Nachtrag 1999

5.4 Lösungsmittel-Rückstände
Methyl-4-hydroxybenzoat

Texte aus Eilresolutionen

im Nachtrag 1999 berücksichtigt

2.2.6 Brechungsindex	Resolution AP-CSP (98) 5
2.6.1 Prüfung auf Sterilität	Resolution AP-CSP (98) 6
Alanin	Resolution AP-CSP (98) 10
Amitriptylinhydrochlorid	Resolution AP-CSP (98) 3
Arginin	Resolution AP-CSP (98) 10
Argininhydrochlorid	Resolution AP-CSP (98) 10
Aspartinsäure	Resolution AP-CSP (98) 10
Calciumhydroxid	Resolution AP-CSP (98) 3
Celluloseacetatphthalat	Resolution AP-CSP (98) 3

Chlorprothixenhydrochlorid .... Resolution AP-CSP (98) 3
Cysteinhydrochlorid-Monohydrat .... Resolution AP-CSP (98) 10
Cystin .... Resolution AP-CSP (98) 10
Fermentationsprodukte (neu 1999) .... Resolution AP-CSP (98) 9
Glutaminsäure .... Resolution AP-CSP (98) 10
Histidin .... Resolution AP-CSP (98) 10
Histidinhydrochlorid-Monohydrat .... Resolution AP-CSP (98) 10
Isoleucin .... Resolution AP-CSP (98) 10
Kohle, Medizinische .... Resolution AP-CSP (98) 3
Lactitol-Monohydrat (neu 1999) .... Resolution AP-CSP (98) 8
Leucin .... Resolution AP-CSP (98) 10
Lysinhydrochlorid .... Resolution AP-CSP (98) 10
Methionin .... Resolution AP-CSP (98) 10
Natriumvalproat .... Resolution AP-CSP (98) 8
Phenylalanin .... Resolution AP-CSP (98) 10
Plasma vom Menschen (Humanplasma) zur Fraktionierung ..... Resolution AP-CSP (98) 11
Prolin .... Resolution AP-CSP (98) 10
Rauschbrand-Impfstoff für Tiere .... Resolution AP-CSP (98) 3
Serin .... Resolution AP-CSP (98) 10
Threonin .... Resolution AP-CSP (98) 10
Trimethoprim .... Resolution AP-CSP (98) 3
Tryptophan .... Resolution AP-CSP (98) 10
Tyrosin .... Resolution AP-CSP (98) 10
Undecylensäure .... Resolution AP-CSP (98) 3
Valin .... Resolution AP-CSP (98) 10
Zinkundecylenat .... Resolution AP-CSP (98) 3

Berichtigungen (einschließlich der Corrigenda)

Im folgenden werden die Berichtigungen des deutschsprachigen Nachtrags 1999 aufgeschlüsselt. Berichtigungen des deutschsprachigen Nachtrags 1998 werden hier nicht mehr gesondert aufgeführt.

Die in den englisch- und französischsprachigen Originalausgaben unter „II. Corrigenda“ in Kurzform abgedruckten Berichtigungen wurden, falls notwendig, im deutschsprachigen Nachtrag 1999 in die entsprechenden Texte eingearbeitet (Corrigenda 1999).
Die in den englisch- und französischsprachigen Originalausgaben unter „... corrected in ... / ... corrigée en ...“ aufgelisteten korrigierten Texte wurden, falls notwendig, im deutschsprachigen Nachtrag 1999 aufgenommen (Korrigierte Texte 1999).
Berichtigungen aus den englisch- und französischsprachigen Originalausgaben, die im deutschsprachigen Nachtrag 1999 nicht enthalten sind, wurden bereits zu einem früheren Zeitpunkt ausgeführt.

Zusätzlich werden die Texte aufgelistet, die nur im deutschsprachigen Nachtrag 1999 berichtigt sind.

Corrigenda 1999

Alprazolam
Betamethasondipropionat
Cellulosepulver
Impfstoffe für Tiere
Oxytetracyclin
Propylenglycolmonostearat

Korrigierte Texte 1999

2.4.25 Ethylenoxid- und Dioxan-Rückstände
Aciclovir
Betadex
Calciumdobesilat-Monohydrat
Cefaclor-Monohydrat
Cefotaxim-Natrium
Ergocalciferol
Estriol

Ethylcellulose
Fluoxetinhydrochlorid
Guargalactomannan
Haemophilus-Typ-B-Impfstoff (konjugiert)
Lactulose-Lösung
Lebertran (Typ A)
Lebertran (Typ B)
Macrogolglycerolcaprylcaprate
Macrogolglycerolstearate
Macrogolstearate
Natriummethyl-4-hydroxybenzoat
Natriumpropyl-4-hydroxybenzoat
Parnaparin-Natrium
Sesamöl, Raffiniertes
Sufentanilcitrat
Thymian
Vindesinsulfat

Nur im deutschsprachigen Nachtrag 1999 berichtigte Texte

1.3 Monographien
2.7.2 Mikrobiologische Wertbestimmung von Antibiotika
5.2.4 Zellkulturen für die Herstellung von Impfstoffen für Tiere

Alteplase zur Injektion
Atropinsulfat
Cyanocobalamin
[^{57}Co]Cyanocobalamin-Kapseln
[^{57}Co]Cyanocobalamin-Lösung
[^{58}Co]Cyanocobalamin-Lösung
Dalteparin-Natrium
Diphenoxylathydrochlorid
Estradiol-Hemihydrat
Kaliumiodid
Kaliumpermanganat
Mannitol
Metoclopramidhydrochlorid
Mitoxantronhydrochlorid
Natriumbromid
Natrium[^{131}I]iodid-Kapseln für diagnostische Zwecke
Sorbitol-Lösung 70 % (nicht kristallisierend)
Sulfacetamid-Natrium
Theophyllin
Theophyllin-Ethylendiamin
Tobramycin
Tollwut-Impfstoff aus Zellkulturen für Menschen
Vinblastinsulfat
Vincristinsulfat
Weißdornfrüchte
Xylometazolinhydrochlorid

Darreichungsformen

Zubereitungen zur nasalen Anwendung

Titeländerungen (Tabelle)

Erläuterungen

Falls sich der deutsche Titel geändert hat, ist lediglich diese Änderung in der Spalte des entsprechenden Bandes angegeben.
Falls sich nur der lateinische Titel geändert hat, ist trotzdem der deutsche Titel bei allen Bänden, in denen der Text enthalten ist, angegeben.

Deutscher Titel Ph. Eur. 1997	**Deutscher Titel Nachtrag 1998**	**Deutscher Titel Nachtrag 1999**
Lösungsmittel-Rückstände (2.4.24)	–	2.4.24 *Identifizierung und Bestimmung von* Lösungsmittel-Rückständen
2.6.2 Prüfung auf *Mycobacterium tuberculosis*	2.6.2 Prüfung auf *Mykobakterien*	–
2.6.12 Prüfung auf mikrobielle Verunreinigung bei nicht sterilen Produkten: Zählung der gesamten, vermehrungsfähigen, aeroben Keime	–	2.6.12 Mikrobiologische Prüfung nicht steriler Produkte: Zählung der gesamten vermehrungsfähigen Keime
2.6.13 Prüfung auf mikrobielle Verunreinigung bei nicht sterilen Produkten: Nachweis bestimmter Mikroorganismen	–	2.6.13 Mikrobiologische Prüfung nicht steriler Produkte: Nachweis spezifizierter Mikroorganismen
2.9.18 Zubereitungen zur Inhalation – Aerodynamische Beurteilung	–	2.9.18 Zubereitungen zur Inhalation: Aerodynamische Beurteilung *feiner Teilchen – Anteil feiner Teilchen und Teilchengrößenverteilung*
3.1.4 Polyethylen *niederer Dichte* für Behältnisse zur Aufnahme parenteraler und ophthalmologischer Zubereitungen	3.1.4 Polyethylen *ohne Zusatzstoffe* für Behältnisse zur Aufnahme parenteraler und ophthalmologischer Zubereitungen	–
3.1.5 Polyethylen *hoher Dichte* für Behältnisse zur Aufnahme parenteraler Zubereitungen	3.1.5 Polyethylen *mit Zusatzstoffen* für Behältnisse zur Aufnahme parenteraler *und ophthalmologischer* Zubereitungen	–
3.1.6 Polypropylen für Behältnisse zur Aufnahme parenteraler Zubereitungen	3.1.6 Polypropylen für Behältnisse *und Verschlüsse* zur Aufnahme parenteraler *und ophthalmologischer* Zubereitungen	–
5.1.4 *Mikrobielle* Qualität pharmazeutischer Zubereitungen	5.1.4 *Mikrobiologische* Qualität pharmazeutischer Zubereitungen	–
–	Alteplas zur Injektion	Alteplas*e* zur Injektion
Alttuberkulin	Alttuberkulin *zur Anwendung am Menschen*	–
Aujeszkysche-Krankheit-Impfstoff für Schweine *(inaktiviert)*	Aujeszkysche-Krankheit-Impfstoff *(inaktiviert)* für Schweine	–
Aujeszkysche-Krankheit-Lebend-Impfstoff für Schweine zur parenteralen Anwendung *(gefriergetrocknet)*	Aujeszkysche-Krankheit-Lebend-Impfstoff *(gefriergetrocknet)* für Schweine zur parenteralen Anwendung	Aujeszkysche-Krankheit-Lebend-Impfstoff *zur parenteralen Anwendung (gefriergetrocknet)* für Schweine
Betacyclodextrin	Betacyclodextrin	Betadex
Blutgerinnungsfaktor VIII vom Menschen (gefriergetrocknet)	Blutgerinnungsfaktor VIII vom Menschen (gefriergetrocknet)	–
Blutgerinnungsfaktor IX vom Menschen (gefriergetrocknet)	*Prothrombinkomplex vom Menschen (gefriergetrocknet)*	–

Lateinischer Titel Ph. Eur. 1997	**Lateinischer Titel Nachtrag 1998**	**Lateinischer Titel Nachtrag 1999**	**Ph. Eur. Nr.**
—	—	—	—
—	—	—	—
—	—	—	—
—	—	—	—
—	—	—	—
—	—	—	—
—	—	—	—
—	—	—	—
—	—	—	—
—	—	—	1170
—	—	—	152
—	—	—	744
—	—	—	745
Betacyclodextrinum	Betacyclodextrinum	Betadexum	1070
Factor VIII coagulationis *sanguinis* human*i* cryodesiccatus	Factor VIII coagulationis human*us* cryodesiccatus	—	275
Factor IX coagulationis sanguinis humani cryodesiccatus	*Prothrombinum multiplex humanum cryodesiccatum*	—	554

Deutscher Titel Ph. Eur. 1997	**Deutscher Titel Nachtrag 1998**	**Deutscher Titel Nachtrag 1999**
—	*neu:* Blutgerinnungsfaktor IX vom Menschen (gefriergetrocknet)	—
Calicivirosis-Lebend-Impfstoff für Katzen *(gefriergetrocknet)*	Calicivirosis-Lebend-Impfstoff *(gefriergetrocknet)* für Katzen	—
Distickstoffmonoxid	Distickstoffmonoxid	—
Gonadorelin	*Gonadorelinacetat*	—
Hepatitis-A-Impfstoff (inaktiviert)	Hepatitis-A-*Adsorbat*-Impfstoff (inaktiviert)	—
Pferdeinfluenza-Impfstoff	Influenza-Impfstoff (inaktiviert) für Pferde	—
Lactulose-Lösung	Lactulose-Lösung	—
—	Lebertran (Typ A)	Lebertran (Typ A)
—	Lebertran (Typ B)	Lebertran (Typ B)
Panleukopenie-Impfstoff für Katzen *(inaktiviert)*	—	Panleukopenie-Impfstoff *(inaktiviert)* für Katzen
Panleukopenie-Lebend-Impfstoff für Katzen *(gefriergetrocknet)*	—	Panleukopenie-Lebend-Impfstoff für Katzen
Sesamöl	Sesamöl	*Raffiniertes* Sesamöl
Staupe-Lebend-Impfstoff für Hunde *(gefriergetrocknet)*	—	Staupe-Lebend-Impfstoff *(gefriergetrocknet)* für Hunde
Tollwut-Impfstoff für Menschen *aus Zellkulturen*	—	Tollwut-Impfstoff *aus Zellkulturen* für Menschen
Tollwut-Impfstoff für Tiere	Tollwut-Impfstoff *(inaktiviert)* für Tiere	—
Tuberkulin, Gereinigtes	Tuberkulin *zur Anwendung am Menschen,* Gereinigtes	—

Lateinischer Titel Ph. Eur. 1997	**Lateinischer Titel Nachtrag 1998**	**Lateinischer Titel Nachtrag 1999**	**Ph. Eur. Nr.**
—	*neu:* Factor IX coagulationis humanus cryodesiccatus	—	1223
—	—	—	1102
Nitrogenii oxidum	*Di*nitrogenii oxidum	—	416
Gonadorelinum	*Gonadorelini acetas*	—	827
Vaccinum hepatitidis A inactivatum	Vaccinum hepatitidis A inactivatum *adsorbatum*	—	1107
—	—	—	249
Lactulosi *solutio*	Lactulosum *liquidum*	—	924
—	Iecoris aselli oleum (Typu*m* A)	Iecoris aselli oleum (Typu*s* A)	1192
—	Iecoris aselli oleum (Typu*m* B)	Iecoris aselli oleum (Typu*s* B)	1193
Vaccinum panleucopeniae felinae inactivatum	—	Vaccinum panleucopeniae *infectivae* felinae inactivatum	794
Vaccinum panleucopeniae felinae infectivae vivum *cryodesiccatum*	—	Vaccinum panleucopeniae *infectivae felinae vivum*	251
Sesami oleum	Sesami oleum	Sesami oleum *raffinatum*	433
Vaccinum morbi Carrei vivum cryodesiccatum *pro cane*	—	Vaccinum morbi Carrei vivum cryodesiccatum *ad canem*	448
—	—	—	216
—	—	—	451
—	—	—	151

1 Allgemeine Vorschriften

1.3 Monographien

Monographietitel

Die Haupttitel sind in Deutsch, die Untertitel in Latein angegeben. Der lateinische Untertitel darf anstelle des deutschen Haupttitels verwendet werden, ebenso wie Synonyma, die von der zuständigen Behörde als gleichwertig anerkannt werden.

Relative Atommasse, relative Molekülmasse

Die relative Atommasse (A_r) oder die relative Molekülmasse (M_r) ist, wo angezeigt, am Anfang der Monographie angegeben. Die relative Atommasse oder die relative Molekülmasse, die Summen- und Strukturformel stellen keine analytischen Normen für die beschriebene Substanz dar.

Definition

Angaben unter der Überschrift „Definition" stellen die offizielle Definition der Substanz, pharmazeutischen Darreichungsform oder eines anderen Produkts einer Monographie dar.

Grenzwerte für den Gehalt: Werden Grenzwerte für den Gehalt angegeben, so beziehen sie sich auf die unter „Gehaltsbestimmung" angegebene Methode.

Pflanzliche Drogen: Die Definition in Monographien pflanzlicher Drogen gibt an, ob es sich beispielsweise um eine ganze oder eine pulverisierte Droge handelt. Wenn mehrere Formen in einer Monographie behandelt werden, ist dies in der Definition angegeben.

Herstellung

Die Angaben im Abschnitt „Herstellung" weisen auf besondere Aspekte der Herstellung hin, sind aber nicht notwendigerweise umfassend. Sie sind für Hersteller verbindlich und können sich zum Beispiel auf Ausgangsstoffe, auf das Herstellungsverfahren selbst, dessen Validierung und Kontrolle, auf die In-Prozeß-Kontrolle oder die Prüfungen beziehen, die vom Hersteller am Endprodukt an Stichproben oder an jeder Charge vor der Freigabe durchzuführen sind. Diese Angaben können nicht notwendigerweise durch einen externen Sachverständigen an einem Muster des Endprodukts überprüft werden. Die zuständige Behörde kann feststellen, ob diese Vorschriften befolgt wurden, beispielsweise durch Überprüfen der vom Hersteller erhaltenen Daten, durch Inspektion der Herstellung oder durch Prüfung geeigneter Muster. Die Abwesenheit eines Abschnitts „Herstellung" bedeutet nicht, daß die vorstehend aufgeführten Regeln nicht beachtet werden müssen. Ein in einer Arzneibuch-Monographie beschriebenes Produkt muß nach den GMP-Richtlinien sowie den relevanten internationalen Abkommen und den übernationalen wie nationalen Vorschriften für Produkte zur Anwendung am Menschen oder am Tier hergestellt werden.

Sind in einer Monographie eines Impfstoffs im Abschnitt „Herstellung" die Eigenschaften des anzuwendenden Impfstoffstamms beschrieben, so werden die Prüfungen zur Bestätigung dieser Eigenschaften als Beispiele geeigneter Methoden angegeben, wobei die Anwendung solcher Methoden nicht verbindlich ist.

Eigenschaften

Die Angaben im Abschnitt „Eigenschaften" sind nicht als analytische Norm anzusehen und nicht verbindlich.

Löslichkeit: Die unter „Eigenschaften" zu findenden Angaben zur Löslichkeit haben, bezogen auf eine Temperatur zwischen 15 und 25 °C, die in der Tabelle angegebene Bedeutung:

Bezeichnung	Ungefähre Anzahl Volumteile Lösungsmittel für 1 Masseteil Substanz
sehr leicht löslich	weniger als 1 Teil
leicht löslich	von 1 Teil bis 10 Teile
löslich	von 10 Teilen bis 30 Teile
wenig löslich	von 30 Teilen bis 100 Teile
schwer löslich	von 100 Teilen bis 1 000 Teile
sehr schwer löslich	von 1 000 Teilen bis 10 000 Teile
praktisch unlöslich	über 10 000 Teile

Die Bezeichnung „teilweise löslich" wird zur Beschreibung einer Mischung verwendet, bei der sich nur ein Teil der Bestandteile löst. Die Bezeichnung „mischbar" wird zur Beschreibung einer Flüssigkeit verwendet, die in allen Mischungsverhältnissen mit dem angegebenen Lösungsmittel mischbar ist.

Prüfung auf Identität

Die Prüfungen in diesem Abschnitt ermöglichen keine genaue Bestätigung der chemischen Struktur oder der Zusammensetzung des Produkts; sie belegen mit einem annehmbaren Maß an Sicherheit, daß das Produkt mit der Beschreibung auf dem Etikett übereinstimmt.

In einigen Monographien gibt es eine 1. und eine 2. Identifikationsreihe, die mit „1:" und „2:" und den Buchstaben der zugehörigen Identitätsprüfungen angegeben sind. Die Prüfung oder Prüfungen der 2. Reihe können anstelle derer der 1. Reihe angewendet werden, wenn sichergestellt ist, daß die Substanz oder Zubereitung eindeutig einer Charge entstammt, die sämtlichen Anforderungen des Arzneibuchs entspricht.

Prüfung auf Reinheit, Gehaltsbestimmung

Zielsetzung: Nicht alle möglichen Verunreinigungen können durch die Prüfungen aufgedeckt werden. Ist eine Verunreinigung aber nicht mit den vorgeschriebenen Prüfungen nachzuweisen, so darf nicht angenommen werden, daß sie toleriert werden kann, wenn gesunder Menschenverstand und Gute Pharmazeutische Praxis ihre Abwesenheit erfordern. Siehe auch den später folgenden Abschnitt mit dem Untertitel „Verunreinigungen".

Berechnungen: Muß das Ergebnis einer Prüfung oder Gehaltsbestimmung, bezogen auf die getrocknete oder wasserfreie Substanz oder auf eine sonstige angegebene Basis, berechnet werden, so werden Trocknungsverlust, Wassergehalt oder andere Parameter nach dem in der Monographie angegebenenVerfahren bestimmt.

Grenzwerte: Die angegebenen Grenzwerte basieren auf Ergebnissen, die in der normalen analytischen Praxis erhalten werden. Sie schließen die normalen Fehlergrenzen der Analytik, die annehmbaren Unterschiede in der Herstellung oder Zubereitung sowie eine zulässige Zersetzung ein. Die so erhaltenen Werte dienen ohne weitere Korrektur zur Entscheidung, ob das geprüfte Produkt den Anforderungen einer Monographie entspricht.

Um festzustellen, ob eine Substanz den angegebenen numerischen Grenzwerten entspricht, wird der errechnete Wert des Ergebnisses einer Prüfung oder einer Gehaltsbestimmung, falls nichts anderes vorgeschrieben ist, zunächst auf die angegebenen Dezimalstellen gerundet. Die letzte zu berücksichtigende Dezimalstelle wird um 1 erhöht, wenn der nicht berücksichtigte Teil gleich oder größer als eine halbe Einheit ist; ist er kleiner als eine halbe Einheit, wird die letzte Dezimalstelle nicht geändert.

Angabe der zulässigen Grenzwerte für Verunreinigungen: Zur Information können in Klammern ungefähre annehmbare Mengen einer Substanz an Verunreinigungen oder der Summe von Verunreinigungen angegeben werden. Wird zur Erfassung der angegebenen Verunreinigung keine Referenzsubstanz vorgeschrieben, ist, ohne andere Angaben, die gemäß der Vorschrift in der Monographie herzustellende Referenzlösung auf diesen Gehalt einzustellen. Zur Beurteilung, ob eine Substanz der Prüfung entspricht oder nicht, gilt das Kriterium Übereinstimmung oder Nicht-Übereinstimmung mit der vorgeschriebenen Prüfung.

Pflanzliche Drogen: Falls in der Monographie nichts anderes vorgeschrieben ist, werden für Drogen die Ergebnisse der Bestimmung der Sulfatasche, der Asche, des Extraktgehalts (wäßrig oder ethanolisch), des Wassergehalts, des Gehalts an ätherischem Öl und der Gehaltsbestimmung auf die nicht speziell getrocknete Droge bezogen.

Äquivalentangaben: Sind im Arzneibuch Äquivalente angegeben und kommen die Anforderungen einer Monographie zur Anwendung, werden Ergebnisse nur mit den in der betreffenden Monographie aufgeführten Ziffern berechnet.

Lagerung

Die Angaben und Empfehlungen unter der Überschrift „Lagerung" stellen keine Vorschriften der Ph. Eur. dar. Die zuständige Behörde kann zusätzliche Lagerungsbedingungen vorschreiben.

Die in den Monographien beschriebenen Wirkstoffe, Hilfsstoffe, pharmazeutischen Zubereitungen und anderen Produkte müssen so gelagert werden, daß eine Verschmutzung und, soweit wie möglich, eine Zersetzung verhindert werden. Sind besondere Lagerungsbedingungen angezeigt, einschließlich Anforderungen an Behältnisse (siehe „Behältnisse") und Temperaturangaben, werden diese in der Monographie beschrieben. Folgende unter „Lagerung" verwendete Begriffe bedeuten:

Vor Feuchtigkeit geschützt: Das Produkt ist in einem dicht verschlossenen Behältnis zu lagern. Wenn das Behältnis bei hoher Luftfeuchte geöffnet wird, müssen Vorsichtsmaßnahmen ergriffen werden. Falls erforderlich kann zur Senkung der Luftfeuchte in Behältnissen ein Trockenmittel verwendet werden, vorausgesetzt daß jeder Kontakt dieses Mittels mit dem Inhalt der Behältnisse vermieden wird.

Vor Licht geschützt: Das Produkt ist in einem Behältnis zu lagern, dessen Material genügend Licht absorbiert, um den Inhalt vor strahlenbedingten Veränderungen zu schützen, oder das Behältnis wird mit einer äußeren Umhüllung versehen, welche denselben Schutz bietet, oder die Lagerung erfolgt an einem Ort, wo jedes schädigende Licht ausgeschlossen ist.

Beschriftung

Im allgemeinen unterliegt die Beschriftung übernationalen und nationalen Vorschriften sowie internationalen Abkommen. Angaben unter der Überschrift „Beschriftung" sind demzufolge nicht umfassend. Für Arzneibuchzwecke sind Angaben nur dann zwingend, wenn sie zur Feststellung der Übereinstimmung oder Nicht-Übereinstimmung der Substanz mit der Monographie nötig sind. Alle sonstigen Angaben zur Beschriftung sind als Empfehlungen aufzufassen. Der Arzneibuch-Begriff der „Beschriftung" umfaßt Angaben auf dem Behältnis, der Verpackung oder der Packungsbeilage, je nach den Vorschriften der zuständigen Behörde.

Warnhinweise

Im Arzneibuch beschriebene Materialien und Reagenzien können gesundheitsschädlich sein, wenn keine geeigneten Vorsichtsmaßnahmen ergriffen werden. Gute Laboratoriums-Praxis und die Vorschriften der einschlägigen Gesetzgebung müssen jederzeit beachtet werden. Auf besondere Risiken wird in bestimmten Monographien durch einen Warnhinweis aufmerksam gemacht. Fehlt ein solcher Hinweis, so bedeutet das nicht, daß keine Gefahren bestehen.

Verunreinigungen

Eine Liste aller bekannten möglichen Verunreinigungen, die durch die Reinheitsprüfung der Monographie erfaßt werden, kann zur Information angegeben werden. Diese Liste kann unterteilt sein in „Qualifizierte Verunreinigungen" und „Andere bestimmbare Verunreinigungen". „Qualifizierte Verunreinigungen" sind solche, die nach Ansicht der zuständigen Behörde genügend genau erfaßt sind; dazu können auch als natürliche Metaboliten auftretende Substanzen gezählt werden. „Andere bestimmbare Verunreinigungen" sind solche, die zwar bei der Erstellung der Monographie nicht in den Substanzproben aufgetreten sind oder deren Konzentration unter 0,1 Prozent liegt, die aber durch Prüfungen begrenzt werden.

Wesentliche physikalische Eigenschaften

Als Hilfe für die analytische Prüfung kann einer Monographie eine Liste der wesentlichen physikalischen Eigenschaften angefügt werden, wenn diese für die Verwendung der zu prüfenden Substanz von Bedeutung sind. Diese Liste dient der Information und beinhaltet keine offiziellen Anforderungen (siehe auch 1.1 Einführung).

Referenzsubstanzen und Referenzspektren

Bestimmte Monographien schreiben die Verwendung einer Referenzsubstanz oder eines Referenzspektrums vor. Diese sind nur für den in der Monographie vorgesehenen Zweck bestimmt und nicht notwendigerweise auch für andere Prüfungen geeignet. Die Europäische Arzneibuch-Kommission übernimmt keine Verantwortung für fehlerhafte Ergebnisse, die durch eine andere Anwendung als die vorgeschriebene entstehen.

Referenzsubstanzen und Referenzspektren werden von der Europäischen Arzneibuch-Kommission bereitgestellt und können beim Technischen Sekretariat bezogen werden. Sie sind die offiziellen Referenzmaterialien, die in Zweifels- oder Streitfällen zu verwenden sind. Eine Liste der Referenzsubstanzen und Referenzspektren ist beim Technischen Sekretariat erhältlich.

Andere Referenzmaterialien können für Routineuntersuchungen verwendet werden, wenn sie gegen die Materialien der Ph. Eur. validiert sind.

Sämtliche für den korrekten Gebrauch der Referenzsubstanz notwendigen Angaben befinden sich in der Beschriftung, der Packungsbeilage oder in einer Broschüre. Werden in der Broschüre oder der Beschriftung keine Trocknungshinweise gegeben, so kann die Substanz so, wie sie erhalten wurde, verwendet werden. Analysenzertifikate oder andere Angaben, die für den bestimmungsmäßigen Gebrauch nicht relevant sind, werden nicht mitgeliefert. Ein Verfalldatum wird nicht angegeben; die Produkte sind ungeöffnet und entsprechend der beigefügten Broschüre gelagert ab Versanddatum garantiert noch mindestens 6 Monate verwendbar; nach diesem Zeitraum muß das Technische Sekretariat zur Verwendbarkeit befragt werden. Die Stabilität des Inhalts geöffneter Behältnisse kann nicht garantiert werden.

Chemische Referenzsubstanzen: Mit der Abkürzung *CRS* wird eine Chemische Referenzsubstanz bezeichnet: Chemische Referenzsubstanzen, die zur mikrobiologischen Wertbestimmung von Antibiotika verwendet werden und deren Aktivität in der Beschriftung oder auf dem Beipackzettel in Internationalen Einheiten angegeben ist, werden wie Biologische Referenzsubstanzen definiert.

Biologische Referenzsubstanzen: Die meisten Biologischen Referenzsubstanzen der Ph. Eur. entsprechen den Internationalen Standard-Substanzen und Referenzzubereitungen, die von der Weltgesundheitsorganisation (WHO) bereitgestellt werden. Da diese Referenzmaterialien im allgemeinen nur begrenzt verfügbar sind, hat die Ph.-Eur.-Kommission wo nötig Biologische Referenzsubstanzen (*BRS*) entwickelt. Wenn möglich wird der Gehalt einer Biologischen Referenzsubstanz in Internationalen Einheiten angegeben. Für solche Biologischen Referenzsubstanzen, für die keine Internationalen Standard-Substanzen oder Referenzzubereitungen bestehen, wird der Gehalt in Ph.-Eur.-Einheiten angegeben.

Referenzspektren: Den Referenzspektren sind Angaben über die Bedingungen der Probenvorbereitung und der Aufnahme des Spektrums beigefügt.

1.4 Allgemeine Kapitel

Behältnisse

Materialien zur Herstellung von Behältnissen werden im allgemeinen Kapitel 3 beschrieben. Allgemeine Bezeichnungen von Materialien, besonders Kunststoffen, umfassen eine Bandbreite von Produkten, die sich nicht nur hinsichtlich der Eigenschaften des Hauptbestandteils, sondern auch hinsichtlich der Zusatzstoffe unterscheiden. Analysenverfahren und Grenzwerte für Materialien hängen von der Zusammensetzung ab und können sich daher nur auf Materialien beziehen, deren Zusammensetzung dem Vorspann der Beschreibungen (im Kapitel 3) entspricht. Der Gebrauch von Materialien abweichender Zusammensetzung und die dafür geltenden Analysenmethoden und Grenzwerte müssen von der zuständigen Behörde genehmigt werden.

Die Anforderungen an die Behältnisse im allgemeinen Kapitel 3 sind zur allgemeinen Anwendung auf Behältnisse der angegebenen Kategorie entwickelt worden. Angesichts der großen Auswahl angebotener Behältnisse und möglicher Neuentwicklungen schließt die Veröffentlichung dieser Vorschriften nicht aus, daß in begründeten Fällen Behältnisse gebraucht werden, die anderen, von der zuständigen Behörde genehmigten Vorschriften entsprechen.

Innerhalb von Monographien kann auf Definitionen und Spezifikationen von Behältnissen, die in Kapitel 3, Material zur Herstellung von Behältnissen und Behältnisse, erläutert werden, verwiesen werden. In den allgemeinen Monographien zu Darreichungsformen kann unter der Überschrift „Definition" oder „Herstellung" die Verwendung bestimmter Arten von Behältnissen vorgeschrieben werden. In verschiedenen anderen Monographien kann unter der Überschrift „Lagerung" der zur Verwendung empfohlene Behältnistyp angegeben sein.

1.5 Allgemeine Abkürzungen und Symbole

A	Absorption
$A_{1\,\mathrm{cm}}^{1\%}$	Spezifische Absorption
A_r	Relative Atommasse
$[\alpha]_D^{20}$	Spezifische Drehung
BRS	Biologische Referenzsubstanz
CRS	Chemische Referenzsubstanz

DNA — Desoxyribonukleinsäure (Desoxyribonucleic acid)

d_{20}^{20} — Relative Dichte

GMP — Good Manufacturing Practices (Grundregeln der Weltgesundheitsorganisation für die Herstellung von Arzneimitteln und der Sicherung ihrer Qualität)

I.E. — Internationale Einheit

λ — Wellenlänge

M_r — Relative Molekülmasse

n_D^{20} — Brechungsindex

Ph. Eur. E. — Ph. Eur. Einheit

ppm — Teile je Million Teile (= parts per million)

R — bezeichnet eine unter „Reagenzien" beschriebene Substanz oder Lösung

R_f — Ein in der Chromatographie verwendeter Ausdruck; Quotient aus Laufstrecke der Substanz zu Laufstrecke des Fließmittels

R_{st} — Ein in der Chromatographie verwendeter Ausdruck; Quotient aus Laufstrecke der Substanz zu Laufstrecke einer Referenzsubstanz

RV — bezeichnet eine unter „Volumetrie" beschriebene Urtitersubstanz

Sdp — Siedetemperatur

Smp — Schmelztemperatur

WHO — Weltgesundheitsorganisation

Abkürzungen bei Immunglobulinen, Sera und Impfstoffen

BHK — Baby-Hamster-Kidney

CVS — Challenge-Virus-Standard

DLM — Dosis letalis minima (kleinste tödliche Dosis)

ED_{50} — Die statistisch ermittelte Dosis eines Impfstoffs, die unter festgelegten Versuchsbedingungen voraussichtlich in 50 Prozent der Versuchstiere spezifische Antikörper gegen das entsprechende Impf-Allergen hervorruft.

EID_{50} — Die statistisch ermittelte Menge eines Virus, die 50 Prozent der damit behandelten Embryonen aus Vogeleiern infiziert.

ID_{50} — Die statistisch ermittelte Menge des Virus, die 50 Prozent der damit behandelten Versuchstiere infiziert.

L+ -Dosis — Die kleinste Toxinmenge, die unter den festgelegten Versuchsbedingungen, nach Mischen mit 1 I.E. Antitoxin und Verabreichung in der vorgeschriebenen Weise den Tod der Versuchstiere innerhalb einer bestimmten Zeit herbeiführt.

L+/10-Dosis — Die kleinste Toxinmenge, die unter den festgelegten Versuchsbedingungen, nach Mischen mit 0,1 I.E. Antitoxin und Verabreichung in der vorgeschriebenen Weise den Tod der Versuchstiere innerhalb einer bestimmten Zeit herbeiführt.

LD_{50} — Die statistisch ermittelte Menge einer Substanz, die nach Verabreichung in der vorgeschriebenen Weise den Tod der Hälfte der Versuchstiere innerhalb einer bestimmten Zeit herbeiführt.

Lf-Dosis — Flockungseinheit; die Menge Toxin oder Toxoid, die in Gegenwart von 1 I.E. Antitoxin in der kürzesten Zeit zu einer Flockung führt.

Lo/10-Dosis — Die größte Toxinmenge, die unter den festgelegten Versuchsbedingungen, nach Mischen mit 0,1 I.E. Antitoxin und Verabreichung in der vorgeschriebenen Weise beim Versuchstier innerhalb einer bestimmten Zeit keine Symptome einer Giftwirkung hervorruft.

Lp/10-Dosis — Die kleinste Toxinmenge, die unter den festgelegten Versuchsbedingungen, nach Mischen mit 0,1 I.E. Antitoxin und Verabreichung in der vorgeschriebenen Weise die Lähmung der Versuchstiere innerhalb einer bestimmten Zeit herbeiführt.

Lr/100-Dosis — Die kleinste Toxinmenge, die unter den festgelegten Versuchsbedingungen, nach Mischen mit 0,01 I.E. Antitoxin und intrakutaner Injektion innerhalb einer bestimmten Zeit bei Versuchstieren eine charakteristische Reaktion an der Injektionsstelle hervorruft.

ND_{50} — Die statistisch ermittelte Menge Antikörper, die unter den festgelegten Versuchsbedingungen 50 Prozent der Viren neutralisiert.

PBE — Pocken- oder Plaque-bildende Einheiten

PD_{50} — Die statistisch ermittelte Menge Impfstoff, die, unter den festgelegten Versuchsbedingungen, 50 Prozent der Tiere vor der Testdosis Mikroorganismen oder Toxinen schützt, gegen welche der Impfstoff wirksam ist.

SPF — Frei von spezifizierten, pathogenen Mikroorganismen.

$ZKID_{50}$ — Die statistisch ermittelte Menge eines Virus, die 50 Prozent der damit inokulierten Zellen einer Kultur infiziert.

Sammlung von Mikroorganismen

ATCC	=	American Type Culture Collection (1)
CIP	=	Collection de l'Institut Pasteur (2)
IP	=	Institut Pasteur (3)
NCIMB	=	National Collection of Industrial and Marine Bacteria (4)
NCPF	=	National Collection of Pathogenic Fungi (5)
NCTC	=	National Collection of Type Cultures (6)
NCYC	=	National Collection of Yeast Cultures (7)
SSI	=	Statens Serum Institut, Copenhagen (8)

(1) American Type Culture Collection
12301 Parklawn Drive,
Rockville, MD 20852, USA

(2) Collection de Bactéries de l'Institut Pasteur
B.P. 52, 25, rue du Dr Roux
75724 Paris Cedex 15, France

(3) Collection Nationale de Culture de Microorganismes (C.N.C.M.), Institut Pasteur
25, rue du Dr Roux
75724 Paris Cedex 15, France

(4) National Collection of Industrial and Marine Bacteria
23 St. Machar Drive, Aberdeen AB2 1RY,
Great Britain

(5) National Collection of Pathogenic Fungi
London School of Hygiene and Tropical Medicine
Keppel Street, London WC1E 7HT,
Great Britain

(6) National Collection of Type Cultures
Central Public Health Laboratory
Colindale Avenue, London NW9 5HT,
Great Britain

(7) National Collection of Yeast Cultures
AFRC Food Research Institute
Colney Lane, Norwich NR4 7UA,
Great Britain

(8) Statens Serum Institut
80 Amager Boulevard, Copenhagen,
Denmark

(9) Office International des Épizooties
12, rue de Prony
F-75017 Paris
France

2 Allgemeine Methoden

2.1 Geräte

2.1.6 Gasprüfröhrchen

Gasprüfröhrchen sind zylindrische, dichtverschlossene Röhrchen, die aus einem inerten, durchsichtigen Material bestehen und so beschaffen sind, daß ein Gasdurchfluß möglich ist. Sie enthalten an chemisch inerte Substrate adsorbierte Reagenzien, die geeignet sind, das zu prüfende Gas anzuzeigen. Falls erforderlich enthalten sie außerdem vorgeschaltete Schichten und/oder Adsorptionsfilter zum Entfernen von Substanzen, die den Nachweis des zu prüfenden Gases stören. Die Indikatorschicht enthält entweder ein einzelnes Reagenz zum Nachweis einer vorhandenen Substanz oder mehrere Reagenzien zum Nachweis verschiedener Substanzen (Einschicht- oder Mehrschichtröhrchen).

Die Prüfung wird durchgeführt, indem das vorgeschriebene Volumen des zu prüfenden Gases durch das Gasprüfröhrchen strömt. Die Länge der verfärbten Schicht oder die Intensität des Farbwechsels an einer graduierten Skala ist ein Indikator für die vorliegende Verunreinigung.

Die Überprüfung der Gasprüfröhrchen wird nach der Gebrauchsanweisung des Herstellers vorgenommen.

Ausführung: Die Prüfung wird nach der Gebrauchsanweisung des Herstellers oder wie folgt durchgeführt:

Der Gasbehälter ist mit einem geeigneten Druckregulator und einem Nadelventil verbunden. Die mit einem T-Stück versehene flexible Leitung wird mit dem Ventil verbunden und der Strom des zu prüfenden Gases so eingestellt, daß die Leitung von Luft befreit wird und ein geeigneter Gasstrom entsteht (siehe Abb. 2.1.6-1). Das Gasprüfröhrchen und die Verbindung zur Dosierpumpe werden nach der Gebrauchsanweisung des Herstellers vorbereitet. Das offene Ende des Gasprüfröhrchens wird mit dem kurzen Rohrleitungsende verbunden und die Pumpe auf eine bestimmte Hubzahl eingestellt, so daß ein geeignetes Gasvolumen durch das Gasprüfröhrchen strömt. Der der Länge der verfärbten Schicht oder der Farbintensität auf der graduierten Skala entsprechende Wert wird abgelesen. Falls ein negatives Ergebnis erzielt wird, kann das Gasprüfröhrchen mit Hilfe eines Referenzgases, das die entsprechende Verunreinigung enthält, überprüft werden. Zur Prüfung des Gasprüfröhrchens für Öl wird ein anderes Gasprüfröhrchen derselben Charge verwendet.

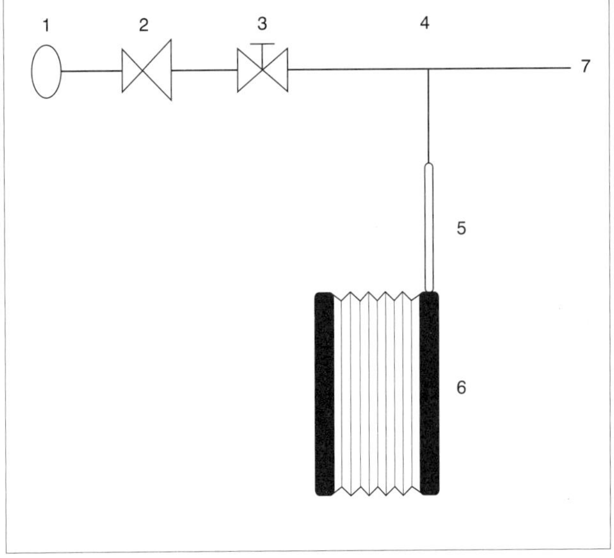

Abb. 2.1.6-1: Apparatur für Gasprüfröhrchen

1 = Gasbehälter
2 = Druckregulator
3 = Nadelventil
4 = T-Stück
5 = Prüfröhrchen
6 = Pumpe für das Prüfröhrchen
7 = offenes Ende zur Atmosphäre

Prüfröhrchen für Kohlendioxid: Das Prüfröhrchen besteht aus einem geschlossenen Glasrohr, das Adsorptionsfilter und geeignete Trägermaterialien für die Indikatoren Hydrazin und Kristallviolett enthält. Die Nachweisgrenze beträgt 100 ppm mit einer relativen Standardabweichung von etwa ±15 Prozent.

Prüfröhrchen für Schwefeldioxid: Das Prüfröhrchen besteht aus einem geschlossenen Glasrohr, das Adsorptionsfilter und geeignete Trägermaterialien für den Indikator Jod-Stärke enthält. Die Nachweisgrenze beträgt 0,5 ppm mit einer relativen Standardabweichung von etwa ±15 Prozent.

Prüfröhrchen für Öl: Das Prüfröhrchen besteht aus einem geschlossenen Glasrohr, das Adsorptionsfilter und ein geeignetes Trägermaterial für den Indikator Schwefelsäure enthält. Die Nachweisgrenze beträgt 0,1 mg · m^{-3} mit einer relativen Standardabweichung von etwa ± 30 Prozent.

Prüfröhrchen für Stickstoffmonoxid und Stickstoffdioxid: Das Prüfröhrchen besteht aus einem geschlossenen Glasrohr, das Adsorptionsfilter und geeignete Trägermaterialien für eine oxidierende Schicht (Cr(VI)-Salz) und den Indikator Diphenylbenzidin enthält. Die Nachweisgrenze beträgt 0,5 ppm mit einer relativen Standardabweichung von etwa ±15 Prozent.

Prüfröhrchen für Kohlenmonoxid: Das Prüfröhrchen besteht aus einem geschlossenen Glasrohr, das Adsorptionsfilter und geeignete Trägermaterialien für die Indikatoren Diiodpentoxid, Selendioxid und rauchende Schwefelsäure enthält. Die Nachweisgrenze liegt bei 5 ppm oder weniger mit einer relativen Standardabweichung von etwa ±15 Prozent.

Prüfröhrchen für Schwefelwasserstoff: Das Prüfröhrchen besteht aus einem geschlossenen Glasrohr, das Adsorptionsfilter und geeignete Trägermaterialien für einen bestimmten Bleisalz-Indikator enthält. Die Nachweisgrenze beträgt 1 ppm oder weniger mit einer relativen Standardabweichung von etwa ±15 Prozent.

Prüfröhrchen für Wasserdampf: Das Prüfröhrchen besteht aus einem geschlossenen Glasrohr, das Adsorptionsfilter und geeignete Trägermaterialien für den Indikator Magnesiumperchlorat enthält. Die Nachweisgrenze beträgt 60 ppm oder weniger mit einer relativen Standardabweichung von etwa ±20 Prozent.

2.2 Methoden der Physik und der physikalischen Chemie

2.2.6 Brechungsindex[1)]

Unter dem Brechungsindex n^t_λ einer Substanz, bezogen auf Luft, wird das Verhältnis des Sinus des Einfallwinkels eines Lichtstrahls in Luft zum Sinus des Refraktionswinkels des gebrochenen Strahls in dem gemessenen Medium verstanden.

Falls nichts anderes vorgeschrieben ist, wird der Brechungsindex bei 20 ± 0,5 °C bestimmt und auf die D-Linie des Natriumlichtes (λ = 589,3 nm) bezogen; das Symbol ist dann n^{20}_D.

Die gebräuchlichen Refraktometer bestimmen den Grenzwinkel. In diesen Geräten ist der wesentliche Teil ein Prisma mit bekanntem Brechungsindex, das mit der zu untersuchenden Flüssigkeit in Berührung ist.

Zur Kontrolle des Refraktometers werden die nachstehend aufgeführten Referenzsubstanzen verwendet. Der Brechungsindex ist in der Beschriftung angegeben.

Referenz-Substanz	$\Delta n/\Delta t$ **(Temperaturkoeffizient)**
Trimethylpentan *CRS*	–0,00049
Toluol *CRS*	–0,00056
Methylnaphthalin *CRS*	–0,00048

Ist das Refraktometer mit einem Kompensationssystem versehen, kann weißes Licht verwendet werden. Das Gerät muß das Ablesen von mindestens 3 Dezimalstellen gestatten und mit einer Vorrichtung versehen sein, die das Arbeiten bei der vorgeschriebenen Temperatur erlaubt. Das Thermometer muß das Ablesen mit einer Genauigkeit von 0,5 °C oder weniger gestatten.

2.2.7 Optische Drehung

Als optische Drehung wird die Eigenschaft bestimmter Substanzen, die Ebene des polarisierten Lichtes zu drehen, bezeichnet.

Die *spezifische* Drehung $[\alpha_m]^t_\lambda$ ist die Drehung, ausgedrückt in Radiant (rad), gemessen bei der Temperatur *t*, der Wellenlänge λ und der Schichtdicke 1 Meter einer Flüssigkeit oder einer Lösung in der Konzentration von 1 Kilogramm optisch aktiver Substanz in 1 Kubikmeter Lösung. Aus praktischen Gründen wird die spezifische Drehung $[\alpha_m]^t_\lambda$ häufig in Milliradiant-Quadratmeter je Kilogramm (mrad · m² · kg⁻¹) ausgedrückt.

1) Diese Fassung des Textes entspricht der Eilrevision „Resolution AP-CSP (98) 5".

Das Arzneibuch benutzt die folgenden konventionellen Definitionen:

Die *optische* Drehung einer Flüssigkeit ist der Drehungswinkel α, ausgedrückt in Grad (°) der Drehung der Polarisationsebene bei der Wellenlänge der D-Linie des Natriumlichtes (λ = 589,3 nm), gemessen bei 20 °C in einer Schichtdicke von 1 Dezimeter. Für Lösungen ist die Herstellung in der Monographie vorgeschrieben.

Die *spezifische Drehung* $[\alpha]^{20}_D$ einer Flüssigkeit ist definiert durch den Drehungswinkel α, ausgedrückt in Grad (°) der Drehung der Polarisationsebene bei der Wellenlänge der D-Linie des Natriumlichtes (λ = 589,3 nm), gemessen bei 20 °C in der zu untersuchenden Flüssigkeit, bezogen auf eine Schichtdicke von 1 Dezimeter und geteilt durch die Dichte, ausgedrückt in Gramm je Kubikzentimeter.

Die *spezifische Drehung* $[\alpha]^{20}_D$ einer gelösten Substanz ist definiert durch den Drehungswinkel α, ausgedrückt in Grad (°) der Drehung der Polarisationsebene bei der Wellenlänge der D-Linie des Natriumlichtes (λ = 589,3 nm), gemessen bei 20 °C in einer Lösung der zu untersuchenden Substanz, bezogen auf eine Schichtdicke von 1 Dezimeter und eine Konzentration von 1 Gramm Substanz je Milliliter. Die spezifische Drehung einer festen Substanz gilt immer für ein bestimmtes Lösungsmittel und eine gegebene Konzentration.

Im CGS-System wird die spezifische Drehung in Grad mal Milliliter je Dezimeter und Gramm angegeben [° · ml · dm⁻¹ · g⁻¹].

Der Umrechnungsfaktor des Internationalen Einheitensystems (SI) zu demjenigen des CGS-Systems beträgt

$$[\alpha_m]^t_\lambda = [\alpha_m]^t_\lambda \cdot 0{,}1745$$

In der Monographie kann in bestimmten Fällen vorgeschrieben sein, daß der Drehungswinkel bei einer anderen Temperatur als 20 °C und einer anderen Wellenlänge zu messen ist.

Das Polarimeter muß das Ablesen von 0,01° gestatten. Die Skaleneinteilung der Apparatur wird in der Regel mittels geeichter Quarzplättchen kontrolliert. Die Linearität der Skaleneinteilung kann mit Saccharose-Lösungen überprüft werden.

Ausführung: Der Nullpunkt des Polarimeters und der Drehungswinkel des polarisierten Lichtes bei der Wellenlänge der D-Linie des Natriumlichtes (λ = 589,3 nm) werden bei 20 ± 0,5 °C bestimmt. Messungen können bei einer anderen Temperatur durchgeführt werden, wenn in der Monographie die Temperaturkorrektur für die gemessene optische Drehung angegeben ist.

Bei Flüssigkeiten wird der Nullpunkt des Gerätes mit dem geschlossenen, leeren Rohr, bei festen Substanzen mit dem mit Lösungsmittel gefüllten Rohr bestimmt. Aus mindestens 5 Ablesungen wird der Mittelwert errechnet.

Die spezifische Drehung wird mit Hilfe der nachstehenden Gleichungen errechnet. Rechts- oder Linksdrehung wird durch (+) oder (–) gekennzeichnet.

Flüssige Substanzen: $[\alpha]_D^{20} = \frac{\alpha}{l \cdot \varrho_{20}}$

Feste Substanzen: $[\alpha]_D^{20} = \frac{1000 \cdot \alpha}{l \cdot c}$

Nach den folgenden Gleichungen wird die Konzentration für eine gelöste Substanz errechnet:

$$c = \frac{1000 \cdot \alpha}{l \cdot [\alpha]_D^{20}}$$

$$c' = \frac{100 \cdot \alpha}{l \cdot [\alpha]_D^{20} \cdot \varrho_{20}}$$

α = Drehungswinkel, abgelesen in Grad bei 20 ± 0,5 °C

l = Länge des Polarimeterrohres in Dezimeter

ϱ_{20} = Dichte bei 20 °C in $g \cdot cm^{-3}$. Im Arzneibuch wird die Dichte durch die „Relative Dichte" (2.2.5) ersetzt.

c = Konzentration der Substanz in $g \cdot l^{-1}$

c' = Konzentration der Substanz in Prozent (*m/m*).

2.2.27 Dünnschichtchromatographie

Prinzip: Die Dünnschichtchromatographie ist eine Trennmethode, bei der die stationäre Phase aus einem geeigneten Material besteht, das gleichmäßig und in dünner Schicht auf einen Träger (Platte) aus Glas, Metall oder Kunststoff aufgetragen ist. Die zu untersuchenden Lösungen werden vor der Entwicklung auf die Platte aufgetragen. Die Trennung geschieht auf der Grundlage von Adsorption, Verteilung, Ionenaustausch oder von Kombinationen dieser Vorgänge. Sie erfolgt durch Migration (Entwicklung) der Lösungen (zu untersuchender Substanzen) mit einem Lösungsmittel oder einer geeigneten Mischung von Lösungsmitteln (Fließmittel) auf der Schicht (stationäre Phase).

Apparatur

Platten: Die Chromatographie wird mit den beschichteten Platten, die den Beschreibungen unter „4.1.1 Reagenzien" entsprechen, durchgeführt.

Vorbehandlung der Platten: Vor der Trennung kann ein Waschen der Platten erforderlich sein. Das Waschen kann durch Entwicklung mit einem geeigneten Lösungsmittel erfolgen. Die Platten können auch durch Entwicklung, Eintauchen oder Besprühen imprägniert werden. Falls erforderlich können die Platten vor der Anwendung durch 1 h langes Erhitzen im Trockenschrank bei 100 bis 105 °C aktiviert werden.

Die Chromatographiekammer hat einen flachen Boden oder 2 Wannen und besteht aus durchsichtigem, inertem Material mit einem dicht schließenden Deckel. Die Größe der Kammer richtet sich nach den verwendeten Platten. Zur horizontalen Entwicklung ist die Kammer mit einer Wanne für Fließmittel ausgestattet und enthält zusätzlich eine Vorrichtung, um das Fließmittel auf die stationäre Phase zu leiten.

Mikropipetten, Mikrospritzen, kalibrierte Einweg-Kapillaren oder andere Geräte, mit denen die Lösungen sachgemäß aufgetragen werden können.

Ein **Fluoreszenz-Meßgerät** zum Messen der direkten Fluoreszenz oder der Fluoreszenzminderung.

Reagenzien zum Sichtbarmachen der Flecke ermöglichen die Detektion der getrennten Flecke beim Aufsprühen, Bedampfen mit Gasen oder Eintauchen.

Ausführung

Vertikale Entwicklung: Die Chromatographiekammer wird mit Filterpapier ausgekleidet. In die Chromatographiekammer wird eine im Verhältnis zum Inhalt der Kammer ausreichende Menge des Fließmittels gegeben, die nach Imprägnieren des Filterpapiers eine im Verhältnis zu den Maßen der verwendeten Platte ausreichende Fließmittelmenge ergibt. Zur Sättigung der Chromatographiekammer wird der Deckel aufgesetzt und die verschlossene Kammer 1 h lang bei 20 bis 25 °C stehengelassen. Wenn nichts anderes angegeben ist, wird die Chromatographie in einer gesättigten Kammer durchgeführt.

In einer geeigneten Entfernung von der Unterkante und den Seitenkanten der Platte wird das vorgeschriebene Volumen der Lösungen in genügend kleinen Mengen aufgetragen, um bandenförmige Zonen oder runde Flecke zu erhalten. Die Lösungen werden mindestens 10 mm voneinander entfernt auf einer parallel zur Unterkante der Platte verlaufenden Linie aufgetragen.

Nach Verdunsten des Lösungsmittels der aufgetragenen Lösungen wird die Platte möglichst vertikal in die Chromatographiekammer gestellt, wobei die Flecke oder Zonen auf den Startpunkten immer oberhalb des Niveaus des Fließmittels bleiben müssen. Die Kammer wird geschlossen und vor direktem Sonnenlicht geschützt bei einer Temperatur zwischen 20 und 25 °C gehalten. Wenn das Fließmittel die vorgeschriebene Laufstrecke zurückgelegt hat, wird die Platte herausgenommen und getrocknet. Die Chromatogramme werden wie vorgeschrieben sichtbar gemacht.

Bei der zweidimensionalen Chromatographie werden die Platten nach der ersten Entwicklung getrocknet und ein zweites Mal senkrecht zur ersten Laufrichtung entwickelt.

Horizontale Entwicklung: In einer geeigneten Entfernung von der Unterkante und den Seitenkanten der Platte wird das vorgeschriebene Volumen der Lösungen in genügend kleinen Mengen aufgetragen, um runde Flecke von 1 bis 2 mm Durchmesser oder bandenförmige Zonen von 5 bis 10 mm Breite und 1 bis 2 mm Höhe zu erhalten. Die Lösungen werden mindestens 5 mm voneinander entfernt auf einer parallel zur Unterkante der Platte verlaufenden Linie aufgetragen. Nach Verdunsten des Lösungsmittels der aufgetragenen Lösungen wird mit einer Spritze oder Pipette eine ausreichende Menge des Fließmittels in die Wanne der Kammer gegeben. Die Platte wird waagerecht in die Trennkammer gelegt und die Verbindung zum Fließmittel nach den Angaben des Herstellers hergestellt. Falls vorgeschrieben wird die Platte mit einem gleichzeitigen Start auf beiden Seiten entwickelt. Die Kammer wird verschlossen und bei einer Temperatur zwischen 20 und 25 °C gehalten. Wenn das Fließmittel die in der Monographie vorgeschriebene Laufstrecke zurückgelegt hat, wird die Platte herausgenommen und getrocknet. Die Chromatogramme werden wie vorgeschrieben sichtbar gemacht.

Bei der zweidimensionalen Chromatographie werden die Platten nach der ersten Entwicklung getrocknet und ein zweites Mal senkrecht zur ersten Laufrichtung chromatographiert.

Visuelle Auswertung

Identifizierung: Der Hauptfleck im Chromatogramm der Untersuchungslösung wird visuell in bezug auf Farbe, Größe und Retentionsfaktor (R_f) mit dem entsprechenden Fleck im Chromatogramm der Referenzlösung verglichen.

Der Retentionsfaktor (R_f) ist als der Quotient aus der Laufstrecke der Substanz zur Laufstrecke des Fließmittels definiert.

Trennvermögen für die Identifizierung: Im allgemeinen ist eine Durchführung der Chromatographie nach der unter „4.1.1 Reagenzien" beschriebenen Eignungsprüfung ausreichend. Lediglich in speziellen Fällen werden zusätzliche Anforderungen an die Durchführung in der Monographie vorgeschrieben.

Prüfung auf verwandte Substanzen: Ein zusätzlicher Fleck (mehrere Nebenflecke) im Chromatogramm der Untersuchungslösung wird (werden) visuell entweder mit dem entsprechenden Fleck (den entsprechenden Flecken) im Chromatogramm der Referenzlösung, die diese Verunreinigung(en) enthält, verglichen oder mit dem Fleck im Chromatogramm der Referenzlösung, die durch Verdünnen der Untersuchungslösung hergestellt wurde.

Trennvermögen: Die Anforderungen an das Trennvermögen sind in den betreffenden Monographien vorgeschrieben.

Detektionsvermögen: Das Detektionsvermögen wird als genügend erachtet, wenn der Fleck oder die Zone im Chromatogramm der am stärksten verdünnten Referenzlösung klar sichtbar ist.

Quantitative Bestimmung

Die Anforderungen an die Auflösung und Trennung sind in den einzelnen Monographien vorgeschrieben.

Substanzen, die auf eine UV-Vis-Bestrahlung ansprechen und durch Dünnschichtchromatographie getrennt werden, können mit Hilfe eines geeigneten Geräts direkt auf der Platte bestimmt werden. Während sich die Platte oder das Meßgerät bewegt, wird die Reflexion oder Transmission des einfallenden Lichts bestimmt. In ähnlicher Weise kann die Fluoreszenz mit Hilfe eines geeigneten optischen Systems gemessen werden.

Substanzen, die Radionuklide enthalten, können auf 3 Arten quantitativ bestimmt werden:

- direkt durch Vorbeiführen einer Platte an einem geeigneten Zähler oder umgekehrt (siehe **Radioaktive Arzneimittel (Radiopharmaceutica)**)
- durch Zerschneiden der Platten in Streifen und Messen der Radioaktivität jedes einzelnen Streifens mit Hilfe eines geeigneten Zählers
- durch Abkratzen und Aufnehmen der stationären Phase in einem geeigneten Szintillations-Gemisch und anschließendes Messen der Radioaktivität mit Hilfe eines Flüssigkeit-Szintillationszählers.

Apparatur: Das Gerät zur direkten Messung der Platten besteht aus:

- einer Vorrichtung, die ein genaues Positionieren und ein reproduzierbares Auftragen der Substanzlösung auf die Platte gewährleistet
- einer mechanischen Vorrichtung zum Bewegen der Platte oder des Meßgeräts entlang zweier senkrecht zueinander stehender Achsen
- einem Aufzeichnungsgerät und einem geeigneten Integrator oder einem Computer
- *für Substanzen, die auf eine UV-Vis-Bestrahlung ansprechen:* Zur Messung der Reflexion oder Transmission werden ein Photometer mit Lichtquelle, eine optische Vorrichtung zum Erzeugen von monochromatischem Licht und eine Photozelle geeigneter Empfindlichkeit benötigt. Für eine Fluoreszenz-Messung ist außerdem ein Monochromator zum Herausfiltern eines bestimmten Spektralbereichs des emittierten Lichts erforderlich.
- *für Radionuklide enthaltende Substanzen:* ein geeigneter Radioaktivitäts-Zähler. Der Linearitätsbereich des Zählgeräts ist zu kontrollieren.

Ausführung: Die Lösung der zu prüfenden Substanz (Untersuchungslösung) wird wie in der Monographie vorgeschrieben hergestellt. Falls erforderlich werden die Referenzlösungen der zu prüfenden Substanz unter Verwendung des gleichen Lösungsmittels wie das für die Untersuchungslösung hergestellt. Gleiche Volumina jeder Lösung werden auf die Platte aufgetragen. Die Platte wird entwickelt.

Substanzen, die auf eine UV-Vis-Bestrahlung ansprechen: Mindestens 3 Referenzlösungen der zu prüfenden Substanz, deren Konzentrationen den erwarteten Wert der Untersuchungslösung (etwa 80, 100 und 120 Prozent) einschließen, werden hergestellt und aufgetragen. Falls erforderlich wird die Platte mit dem vorgeschriebenen Reagenz besprüht und die Reflexion, Transmission oder Fluoreszenz in den Chromatogrammen der Untersuchungs- und Referenzlösungen aufgezeichnet. Die Meßergebnisse werden für die Berechnung der Substanzmenge in der Untersuchungslösung verwendet.

Radionuklide enthaltende Substanzen: Eine Untersuchungslösung, die etwa 100 Prozent des erwarteten Werts enthält, wird hergestellt und aufgetragen. Die Radioaktivität als Funktion der Laufstrecke wird bestimmt und die jedes erhaltenen Peaks als Prozentgehalt der Gesamtradioaktivität ermittelt.

Falls nichts anderes vorgeschrieben ist, darf die Bestimmung nur ausgewertet werden, wenn die Auflösung (R_s) zwischen den gemessenen Peaks im Chromatogramm größer als 1,0 ist.

Die **Auflösung** (R_s) wird nach folgender Gleichung errechnet:

$$R_s = \frac{1{,}18(t_{Rb} - t_{Ra})}{b_{0,5a} + b_{0,5b}}$$

$t_{Rb} > t_{Ra}$

t_{Rb}, t_{Ra} = Entfernung auf der Basislinie in Millimeter zwischen dem Startpunkt und den Schnittpunkten der durch die Maxima zweier be-

Allg. Methoden

nachbarter Peaks gezogenen Senkrechten mit der Basislinie

$b_{0,5a}$, $b_{0,5b}$ = Peakbreiten in Millimeter in halber Peakhöhe.

Wenn die Bestimmung des Grenzwerts für Verunreinigungen durch photometrische Messung erfolgt, so ist das Signal-Rausch-Verhältnis (*S/N*) ein wichtiger Parameter für die Ermittlung der Nachweisgrenze.

Das **Signal-Rausch-Verhältnis** (*S/N*) wird nach folgender Gleichung errechnet:

$$\frac{S}{N} = \frac{2H}{h_n}$$

H = Höhe des Peaks des betreffenden Bestandteils im Chromatogramm der vorgeschriebenen Referenzlösung, gemessen vom Peakmaximum bis zur Basis des Signals, beobachtet über eine Distanz, die 20mal der Breite in halber Höhe entspricht.

h_n = Maximaler Ausschlag des Hintergrundrauschens in einem Chromatogramm nach Auftragen einer Blindlösung, beobachtet über eine Distanz, die 20mal der Breite in halber Höhe jenes Peaks entspricht, der mit der vorgeschriebenen Referenzsubstanz erhalten wird, und die beiderseits der Stelle liegt, an der jener Peak auftritt.

2.2.41 Zirkulardichroismus

Die Absorptionsdifferenz von optisch aktiven Substanzen innerhalb einer Absorptionsbande für links- und rechtsdrehendes polarisiertes Licht wird als Zirkulardichroismus bezeichnet.

Die direkte Messung ergibt einen mittleren algebraischen Wert:

$$\Delta A = A_L - A_R$$

ΔA = zirkulardichroistische Absorption

A_L = Absorption des linksdrehenden polarisierten Lichts

A_R = Absorption des rechtsdrehenden polarisierten Lichts

Der Zirkulardichroismus wird mit Hilfe der Gleichung

$$\Delta\varepsilon = \varepsilon_L - \varepsilon_R = \frac{\Delta A}{c \cdot l}$$

berechnet.

$\Delta\varepsilon$ = molarer Zirkulardichroismus oder molarer differenzdichroistischer Absorptionskoeffizient, ausgedrückt in $l \cdot mol^{-1} \cdot cm^{-1}$

ε_L = molarer Absorptionskoeffizient (2.2.25) des linksdrehenden polarisierten Lichts

ε_R = molarer Absorptionskoeffizient des rechtsdrehenden polarisierten Lichts

c = Konzentration der Untersuchungslösung in $mol \cdot l^{-1}$

l = Schichtdicke der Küvette in Zentimeter.

Folgende Einheiten können zur Charakterisierung des Zirkulardichroismus ebenfalls verwendet werden:

Dissymmetrie-Faktor:

$$g = \frac{\Delta\varepsilon}{\varepsilon}$$

ε = molarer Absorptionskoeffizient (2.2.25).

Molare Elliptizität:

Bestimmte Gerätetypen zeigen den Elliptizitäts-Wert Θ, ausgedrückt in Grad, direkt an. Falls solche Geräte angewendet werden, kann die molare Elliptizität $[\Theta]$ nach folgender Gleichung berechnet werden:

$$[\Theta] = \frac{\Theta \cdot M}{c \cdot l \cdot 10}$$

$[\Theta]$ = molare Elliptizität, ausgedrückt in Grad · cm^2 · $decimol^{-1}$

Θ = Elliptizitäts-Wert, abgelesen am Gerät

M = Molekülmasse der zu untersuchenden Substanz

c = Konzentration der Untersuchungslösung in $g \cdot ml^{-1}$

l = Schichtdicke der Küvette in Zentimeter.

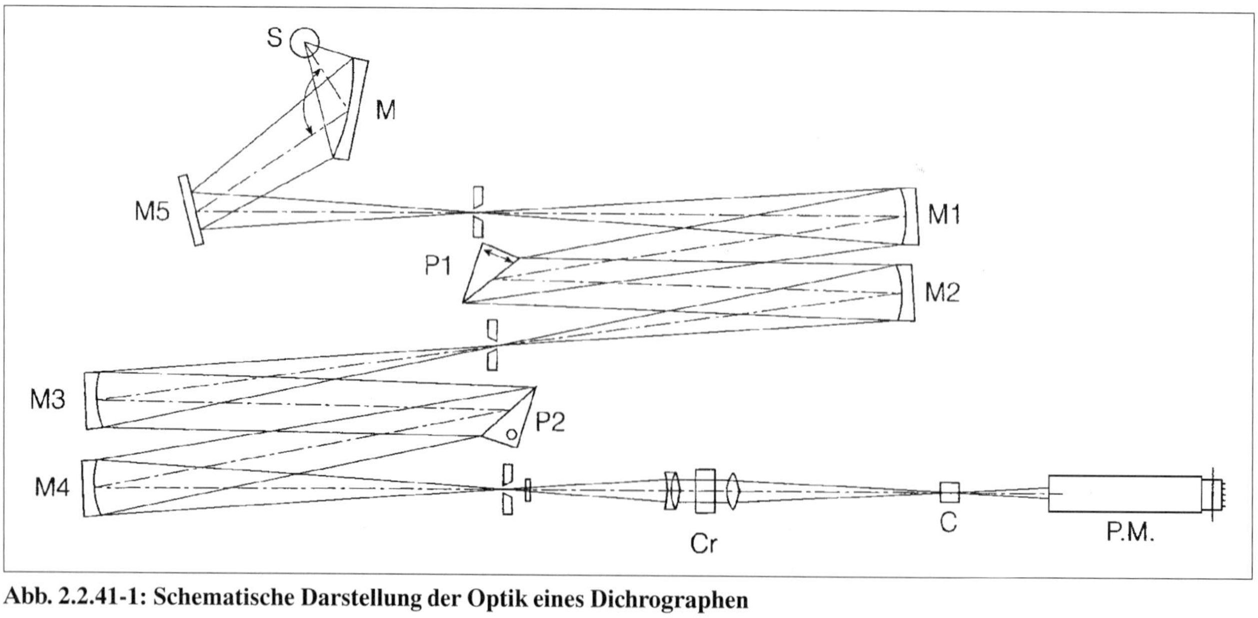

Abb. 2.2.41-1: Schematische Darstellung der Optik eines Dichrographen

Die molare Elliptizität steht zum molaren Zirkulardichroismus durch folgende Gleichung in Beziehung:

$$[\Theta] = 2{,}303\ \Delta\varepsilon\ \frac{4500}{\pi} \approx 3300\ \Delta\varepsilon$$

Die molare Elliptizität wird häufig bei der Analyse von Proteinen und Nukleinsäuren angewendet. In diesem Falle wird die molare Konzentration als Monomerenrest ausgedrückt, der nach folgender Beziehung berechnet wird:

$$\frac{\text{Molekülmasse}}{\text{Anzahl der Monomeren}}$$

Die mittlere relative Molekülmasse des Monomerenrestes beträgt zwischen 100 und 120 (im allgemeinen 115) für Proteine und etwa 330 für Nukleinsäuren (als Natriumsalz).

Apparatur: Als Lichtquelle (S) dient eine Xenonlampe; das Licht fließt durch einen doppelten Monochromator (M), der Quarzprismen (P_1, P_2) enthält.

Der lineare Strahl vom ersten Monochromator wird in 2 Strahlen geteilt, die im zweiten Monochromator im rechten Winkel zueinander polarisiert werden. Durch den Austrittsspalt des Monochromators werden außergewöhnliche Strahlen eliminiert.

Das polarisierte, monochromatische Licht fließt durch einen Modulator (Cr), wobei ein abwechselnd drehendes, polarisiertes Licht entsteht.

Anschließend passiert der Strahl die zu untersuchende Probe (C) und trifft auf einen Photomultiplier (PM) mit einem Verstärker, der 2 elektrische Signale aussendet: den Gleichstrom V_c und einen Wechselstrom mit der Modulationsfrequenz V_{ac}, die für die zu untersuchende Substanz charakteristisch ist. Die Phase ist mit dem Zirkulardichroismus korreliert. Das Verhältnis V_{ac}/V_c ist der für das Signal ursächlichen Absorptionsdifferenz ΔA proportional. Im allgemeinen liegt der von einem Dichrographen erfaßte Wellenlängenbereich zwischen 170 und 800 nm.

Einstellung der Apparatur

Genauigkeit der Absorptionsskala: 10,0 mg Isoandrosteron *R* werden in Dioxan *R* zu 10,0 ml gelöst. Das Zirkulardichroismus-Spektrum der Lösung wird zwischen 280 und 360 nm aufgenommen. $\Delta\varepsilon$ beträgt +3,3, im Maximum bei 304 nm gemessen.

Die im folgenden beschriebene Lösung von Camphersulfonsäure *R* kann ebenfalls verwendet werden.

Linearität der Modulation: 10,0 mg Camphersulfonsäure *R* werden in Wasser *R* zu 10,0 ml gelöst. Die genaue Konzentration an Camphersulfonsäure in der Lösung wird mit Hilfe der UV-VIS-Spektroskopie (2.2.25) bestimmt ($A^{1\%}_{1\,cm}$ = 1,49 bei 285 nm).

Das Zirkulardichroismus-Spektrum wird zwischen 185 und 340 nm aufgenommen. $\Delta\varepsilon$ liegt zwischen 2,2 und 2,5, im Maximum bei 290,5 nm gemessen. Im Maximum bei 192,5 nm gemessen, liegt $\Delta\varepsilon$ zwischen – 4,3 und –5.

(1*S*)-(+)-Ammonium-10-camphersulfonat kann ebenfalls verwendet werden.

2.3 Identitätsreaktionen

2.3.2 Identifizierung fetter Öle durch Dünnschichtchromatographie

Die Prüfung erfolgt mit Hilfe der Dünnschichtchromatographie (2.2.27) unter Verwendung einer Schicht eines geeigneten octadecylsilylierten Kieselgels zur Hochleistungsdünnschichtchromatographie.

Untersuchungslösung: Wenn nichts anderes vorgeschrieben ist, werden etwa 20 mg (1 Tropfen) fettes Öl in 3 ml Dichlormethan *R* gelöst.

Referenzlösung: Etwa 20 mg (1 Tropfen) Maisöl *R* werden in 3 ml Dichlormethan *R* gelöst.

Auf die Platte wird getrennt 1 µl jeder Lösung aufgetragen. Die Chromatographie erfolgt 2mal mit Ether *R* über eine Laufstrecke von 0,5 cm. Anschließend wird 2mal mit einer Mischung von 20 Volumteilen Dichlormethan *R*, 40 Volumteilen Essigsäure 98 % *R* und 50 Volumteilen Aceton *R* über eine Laufstrecke von 8 cm chromatographiert. Die Platte wird an der Luft trocknen gelassen und mit einer Lösung von Molybdatophosphorsäure *R* ($100\ g \cdot l^{-1}$) in Ethanol 96 % *R* besprüht. Die Platte wird etwa 3 min lang bei 120 °C erhitzt und im Tageslicht ausgewertet.

Das Chromatogramm zeigt Flecke, die mit denjenigen der Abb. 2.3.2-1 vergleichbar sind.

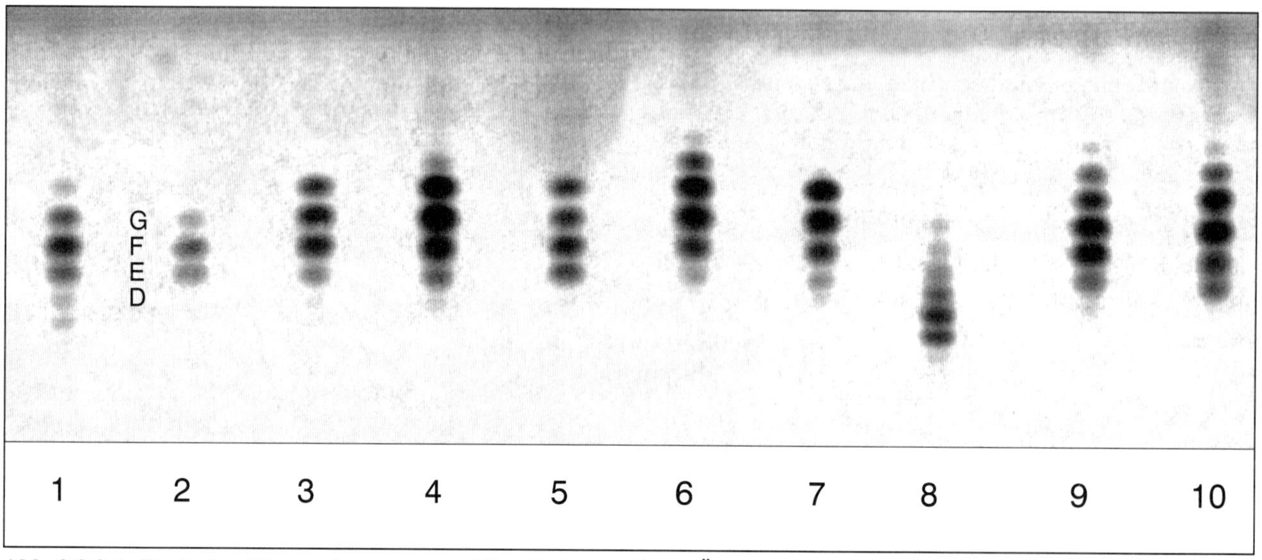

Abb. 2.3.2-1: Typisches Chromatogramm zur Identifizierung fetter Öle

1 = Erdnußöl
2 = Olivenöl
3 = Sesamöl
4 = Maisöl
5 = Mandelöl
6 = Sojaöl
7 = Sonnenblumenöl
8 = Rapsöl
9 = Rapsöl (Erucasäure-freies)
10 = Weizenkeimöl

2.4 Grenzprüfungen

2.4.8 Schwermetalle

Methode A

12 ml der vorgeschriebenen wäßrigen Lösung werden mit 2 ml Pufferlösung *p*H 3,5 *R* gemischt. Nach Zusatz der Lösung zu 1,2 ml Thioacetamid-Reagenz *R* wird sofort erneut gemischt. Die Referenzlösung wird in gleicher Weise mit 10 ml Blei-Lösung (1 oder 2 ppm Pb) *R* unter Zusatz von 2 ml der vorgeschriebenen wäßrigen Lösung hergestellt. Welche Blei-Lösung verwendet wird, ist jeweils vorgeschrieben.

Eine Blindlösung wird unter Verwendung einer Mischung von 10 ml Wasser *R* und 2 ml der vorgeschriebenen wäßrigen Lösung hergestellt. Die Referenzlösung muß im Vergleich mit der Blindlösung eine leichte Braunfärbung aufweisen.

Nach 2 min darf die zu prüfende Lösung nicht stärker braun gefärbt sein als die Referenzlösung.

Methode B

Die Substanz wird in einem organischen Lösungsmittel mit einem bestimmten Mindestgehalt an Wasser (z. B. Dioxan oder Aceton mit einem Wassergehalt von 15 Prozent) gelöst.

12 ml der vorgeschriebenen Lösung werden mit 2 ml Pufferlösung *p*H 3,5 *R* gemischt. Nach Zusatz der Lösung zu 1,2 ml Thioacetamid-Reagenz *R* wird sofort erneut gemischt. Die Referenzlösung wird in gleicher Weise mit 10 ml Blei-Lösung (1 oder 2 ppm Pb) unter Zusatz von 2 ml der vorgeschriebenen Lösung hergestellt. Welche Blei-Lösung verwendet wird, ist jeweils vorgeschrieben. Die Blei-Lösung (1 oder 2 ppm Pb) wird durch Verdünnen der Blei-Lösung (100 ppm Pb) *R* mit dem für die Substanz verwendeten Lösungsmittel hergestellt.

Eine Blindlösung wird unter Verwendung einer Mischung von 10 ml Lösungsmittelmischung und 2 ml der vorgeschriebenen Lösung hergestellt. Die Referenzlösung muß im Vergleich mit der Blindlösung eine leichte Braunfärbung aufweisen.

Nach 2 min darf die zu prüfende Lösung nicht stärker braun gefärbt sein als die Referenzlösung.

Methode C

Die jeweils vorgeschriebene Menge Substanz (höchstens 2 g) und 4 ml einer Lösung von Magnesiumsulfat *R* ($250\ g \cdot l^{-1}$) in verdünnter Schwefelsäure *R* werden in einen Porzellantiegel gebracht und mit einem dünnen Glasstab gemischt. Falls eine Flüssigkeit vorliegt, wird vorsichtig erwärmt und langsam im Wasserbad zur Trockne eingedampft. Die Temperatur wird bis zum Veraschen der Substanz gesteigert. Der Tiegel wird so lange geglüht, bis sich ein weißer oder höchstens schwach grauer Rückstand gebildet hat. Beim Veraschen soll die Temperatur 800 °C nicht übersteigen. Nach dem Erkaltenlassen wird der Rückstand mit einigen Tropfen verdünnter Schwefelsäure *R* angefeuchtet und die Mischung erneut eingedampft, verascht und erkalten gelassen. Die gesamte Glühzeit sollte höchstens 2 h betragen. Der Rückstand wird 2mal mit je 5 ml verdünnter Salzsäure *R* aufgenommen. 0,1 ml Phenolphthalein-Lösung *R* und konzentrierte Ammoniak-Lösung *R* werden bis zur Rosafärbung der Lösung zugesetzt. Nach dem Abkühlen wird die Lösung mit Essigsäure 98 % *R* entfärbt, und weitere 0,5 ml Essigsäure 98 % *R* werden im Überschuß zugesetzt. Falls erforderlich wird die Lösung filtriert und das Filter gewaschen. Die Lösung wird mit Wasser *R* zu 20 ml verdünnt (Prüflösung). 12 ml Prüflösung werden mit 2 ml Pufferlösung *p*H 3,5 *R* gemischt. Nach Zusatz der Lösung zu 1,2 ml Thioacetamid-Reagenz *R* wird sofort erneut gemischt.

Die Referenzlösung wird unter Verwendung von 4 ml einer Lösung von Magnesiumsulfat *R* ($250\ g \cdot l^{-1}$) in verdünnter Schwefelsäure *R* und der jeweils vorgeschriebenen Menge Blei-Lösung (10 ppm Pb) *R* wie folgt hergestellt:

In der für die Prüflösung angegebenen Weise wird verascht, in Salzsäure aufgenommen, mit Ammoniak-Lösung und Essigsäure versetzt und mit Wasser *R* zu 20 ml verdünnt. 10 ml Lösung werden mit 2 ml Prüflösung und 2 ml Pufferlösung *p*H 3,5 *R* gemischt. Nach Zusatz der Lösung zu 1,2 ml Thioacetamid-Reagenz *R* wird sofort erneut gemischt.

Eine Blindlösung wird unter Verwendung einer Mischung von 10 ml Wasser *R* und 2 ml Prüflösung hergestellt. Die Referenzlösung muß im Vergleich mit der Blindlösung eine leichte Braunfärbung aufweisen.

Nach 2 min darf die zu prüfende Lösung nicht stärker braun gefärbt sein als die Referenzlösung.

Methode D

Die vorgeschriebene Menge Substanz wird mit 0,5 g Magnesiumoxid *R* 1 gemischt und in einem Porzellantiegel bei schwacher Rotglut verascht, bis sich eine homogene, weiße oder grauweiße Masse gebildet hat. Wenn nach 30 min langem Veraschen die Mischung gefärbt bleibt, wird sie erkalten gelassen, mit einem dünnen Glasstab gemischt und nochmals verascht. Falls erforderlich kann der Vorgang wiederholt werden. Etwa 1 h lang wird bei 800 °C erhitzt. Der Rückstand wird in 2 Portionen zu je 5 ml einer Mischung aus gleichen Volumteilen Salzsäure *R* 1 und Wasser *R* aufgenommen, sodann werden 0,1 ml Phenolphthalein-Lösung *R* und konzentrierte Ammoniak-Lösung *R* bis zur Rosafärbung der Lösung zugesetzt. Nach dem Abkühlen wird die Lösung mit Essigsäure 98 % *R* entfärbt, und noch 0,5 ml Essigsäure 98 % *R* werden im Überschuß zugesetzt. Falls erforderlich wird die Lösung filtriert und das Filter gewaschen. Die Lösung wird mit Wasser *R* zu 20 ml verdünnt (Prüflösung). 12 ml Prüflösung werden mit 2 ml Pufferlösung *p*H 3,5 *R* gemischt. Nach Zusatz der Lösung zu 1,2 ml Thioacetamid-Reagenz *R* wird sofort erneut gemischt.

Die Referenzlösung wird wie folgt hergestellt: Zu 0,5 g Magnesiumoxid *R* 1 wird die vorgeschriebene Menge Blei-Lösung (10 ppm Pb) *R* zugesetzt und in einem Trockenschrank bei 100 bis 105 °C getrocknet. In der für die Prüflösung angegebenen Weise wird verascht,

Allg. Methoden

in Salzsäure aufgenommen, mit Ammoniak-Lösung und Essigsäure versetzt und mit Wasser *R* zu 20 ml verdünnt. 10 ml dieser Lösung werden mit 2 ml Prüflösung und 2 ml Pufferlösung *p*H 3,5 *R* gemischt. Nach Zusatz der Lösung zu 1,2 ml Thioacetamid-Reagenz *R* wird sofort erneut gemischt.

Eine Blindlösung wird unter Verwendung einer Mischung von 10 ml Wasser *R* und 2 ml Prüflösung hergestellt. Die Referenzlösung muß im Vergleich mit der Blindlösung eine leichte Braunfärbung aufweisen.

Nach 2 min darf die zu prüfende Lösung nicht stärker braun gefärbt sein als die Referenzlösung.

Methode E

Die vorgeschriebene Menge Substanz wird in 30 ml oder dem vorgeschriebenen Volumen Wasser *R* gelöst. Die Filtriervorrichtung wird vorbereitet, indem der Zylinder einer 50-ml-Spritze ohne den Kolben auf einer Halterung befestigt wird, die auf einer Platte ein Membranfilter (Porengröße 3 µm) und darüber ein Vorfilter enthält (Anordnung I).

Die Prüflösung wird in den Spritzenzylinder gebracht, der Kolben aufgesetzt und so lange ein gleichmäßiger Druck angelegt, bis die Flüssigkeit filtriert ist. Beim Öffnen der Halterung und Entfernen des Vorfilters ist zu beachten, daß das Membranfilter frei von Verunreinigungen bleibt. Wenn dies nicht der Fall ist, muß das Membranfilter durch ein anderes ersetzt und der Vorgang unter den gleichen Bedingungen wiederholt werden.

Das Vorfiltrat oder die vorgeschriebene Menge desselben werden mit 2 ml Pufferlösung *p*H 3,5 *R* versetzt und zu 1,2 ml Thioacetamid-Reagenz *R* gegeben. Nach dem Mischen wird 10 min lang stehengelassen und, wie oben beschrieben, erneut filtriert, wobei nun jedoch die Filter so vertauscht werden, daß die Flüssigkeit zuerst das Membranfilter und danach erst das Vorfilter passiert (Anordnung II). Die Filtration soll langsam und gleichmäßig durch einen mäßigen und konstanten Druck auf den Kolben der Spritze erfolgen. Nach vollständiger Filtration wird die Halterung geöffnet, das Membranfilter entnommen und auf Filterpapier getrocknet. Auf die gleiche Weise wird die Referenzlösung mit dem vorgeschriebenen Volumen Blei-Lösung (1 ppm Pb) *R* hergestellt.

Die Färbung des mit der Prüflösung erhaltenen Flecks darf nicht intensiver sein als die des mit der Referenzlösung erhaltenen Flecks.

Methode F

Untersuchungslösung: Die vorgeschriebene Menge oder das vorgeschriebene Volumen der Substanz wird in einen sauberen und trockenen 100-ml-Kjeldahl-Kolben gegeben (falls die Reaktion zu besonders starker Schaumentwicklung führt, kann ein 300-ml-Kolben verwendet werden). Nach dem Befestigen des Kolbens in einem Winkel von 45° wird ein ausreichendes Volumen einer Mischung von 8 ml Schwefelsäure *R* und 10 ml Salpetersäure *R* in den Kolben gegeben. Bis zum Beginn der Reaktion wird langsam erhitzt und die Reaktion anschließend abklingen gelassen. Insgesamt werden 18 ml der gleichen Säuremischung in Portionen zugesetzt, wobei nach jedem Zusatz erhitzt wird. Durch weiteres Erhitzen wird so lange im schwachen Sieden gehalten, bis sich die Lösung dunkel färbt. Nach dem Abkühlen werden 2 ml Salpetersäure *R* zugesetzt. Erneut wird so lange erhitzt, bis sich die Lösung dunkel färbt. Das Erhitzen und die Zugabe von Salpetersäure *R* werden so lange fortgesetzt, bis sich die Lösung nicht mehr dunkel färbt. Anschließend wird kräftig erhitzt, bis dichte, weiße Dämpfe entstehen. Nach dem Abkühlen und der vorsichtigen Zugabe von 5 ml Wasser *R* wird zum schwachen Sieden erhitzt, bis dichte, weiße Dämpfe entstehen, und das Erhitzen so lange fortgesetzt, bis sich das Volumen auf 2 bis 3 ml verringert hat. Nach erneutem Abkühlen und vorsichtiger Zugabe von 5 ml Wasser *R* wird die Farbe der Lösung geprüft. Ist die Lösung gelb gefärbt, wird vorsichtig 1 ml Wasserstoffperoxid-Lösung 30 % *R* zugesetzt und erneut eingedampft, bis dichte, weiße Dämpfe entstehen und das Volumen 2 bis 3 ml beträgt. Wenn die Lösung noch gelb ge-

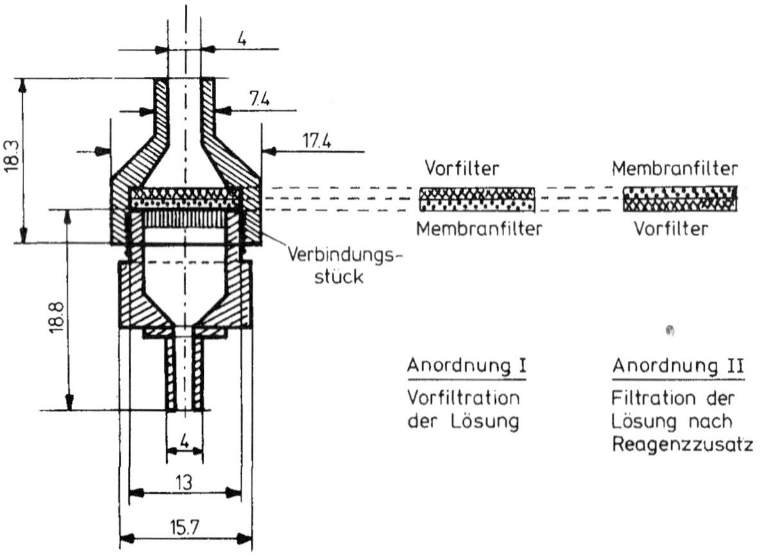

Abb. 2.4.8-1: Apparatur zur Grenzprüfung auf Schwermetalle (Methode E)
Längenangaben in Millimeter

färbt ist, wird der Zusatz von 5 ml Wasser *R* und 1 ml Wasserstoffperoxid-Lösung 30 % *R* wiederholt, bis die Lösung farblos ist. Die Lösung wird abgekühlt und vorsichtig mit Wasser *R* zu etwa 25 ml verdünnt.

Die Lösung wird mit konzentrierter Ammoniak-Lösung *R* 1 unter Benutzung eines empfindlichen *p*H-Indikator-Papiers auf einen *p*H-Bereich zwischen 3,0 und 4,0 eingestellt, mit Wasser *R* zu 40 ml verdünnt und gemischt (verdünnte Ammoniak-Lösung *R* 1 kann verwendet werden, wenn der spezifizierte Bereich annähernd erreicht ist).

Der Lösung werden 2 ml Pufferlösung *p*H 3,5 *R* und 1,2 ml Thioacetamid-Reagenz *R* zugesetzt. Nach sofortigem Mischen wird mit Wasser *R* zu 50 ml verdünnt und gemischt.

Referenzlösung: Die Referenzlösung wird gleichzeitig und unter den gleichen Bedingungen unter Verwendung des vorgeschriebenen Volumens an Blei-Lösung (10 ppm Pb) *R* hergestellt.

Nach 2 min darf eine Braunfärbung der Untersuchungslösung nicht intensiver sein als die der Referenzlösung.

2.4.22 Prüfung fetter Öle auf fremde Öle durch Gaschromatographie

Die Prüfung auf fremde Öle erfolgt über die Methylester der in dem zu untersuchenden Öl enthaltenen Fettsäuren.

Diese Methode ist weder anwendbar für Öle, die Glyceride von Fettsäuren mit Epoxy-, Hydroepoxy-, Cyclopropyl- oder Cyclopropenyl-Gruppen enthalten, noch für Öle, die größere Anteile an Fettsäuren mit weniger als acht C-Atomen enthalten, noch für Öle, deren Säurezahl größer als 2 ist.

Die Prüfung erfolgt mit Hilfe der Gaschromatographie (2.2.28).

Untersuchungslösung: Wenn in der Monographie vorgeschrieben, wird das Öl vor der Methylierung getrocknet. 1,0 g Öl wird in einem 25-ml-Rundkolben mit Schliff, der mit einem Rückflußkühler und einem Gaseinleitrohr versehen ist, eingewogen. Nach Zusatz von 10 ml wasserfreiem Methanol *R* und 0,2 ml einer Lösung von Kaliumhydroxid *R* (60 g · l^{-1}) in Methanol *R* wird der Rückflußkühler aufgesetzt, Stickstoff *R* bei einer Durchflußrate von etwa 50 ml je Minute durch die Lösung geleitet, die Lösung umgeschüttelt und zum Sieden erhitzt. Wenn die Lösung klar geworden ist (im allgemeinen nach etwa 10 min), wird noch weitere 5 min lang erhitzt. Der Kolben wird unter fließendem Wasser abgekühlt und der Inhalt in einen Scheidetrichter überführt. Der Kolben wird mit 5 ml Heptan *R* gespült. Die Spülflüssigkeit wird in den Scheidetrichter gegeben und dessen Inhalt geschüttelt. Nach Zusatz von 10 ml einer Lösung von Natriumchlorid *R* (200 g · l^{-1}) wird kräftig geschüttelt. Nach Trennung der Phasen wird die organische Phase in einen Kolben überführt, der wasserfreies Natriumsulfat *R* enthält. Nach dem Stehenlassen wird abfiltriert.

Referenzlösung a: Eine Mischung von 0,50 g der in der Tabelle 2.4.22-1 angegebenen Kalibriersubstanzen in der dort angegebenen Zusammensetzung wird hergestellt. Die Mischung wird in Heptan *R* zu 50,0 ml gelöst.

Referenzlösung b: 1,0 ml Referenzlösung a wird mit Heptan *R* zu 10,0 ml verdünnt.

Die Chromatographie kann durchgeführt werden mit

- einer Säule aus Glas oder rostfreiem Stahl mit einer Länge zwischen 2 und 3 m und einem inneren Durchmesser zwischen 2 und 4 mm, gepackt mit Kieselgur zur Gaschromatographie *R* (125 bis 200 µm), imprägniert mit 5 bis 15 Prozent Macrogolsuccinat *R* oder Macrogoladipat *R*
- Stickstoff zur Chromatographie *R* als Trägergas bei einer Durchflußrate von 25 ml je Minute
- einem Flammenionisationsdetektor.

Die Temperatur der Säule wird bei 180 °C, die des Probeneinlasses und Detektors bei 200 °C gehalten, oder falls erforderlich oder vorgeschrieben wird die Temperatur der Säule um 5 °C je Minute von 120 auf 200 °C erhöht.

Die Chromatographie kann ebenfalls durchgeführt werden mit

- einer Kapillarsäule aus Glas oder Quarz (vorzugsweise eine offene Kapillare mit belegter Wandung) mit einer Länge zwischen 10 und 30 m und einem inneren Durchmesser zwischen 0,2 und 0,8 mm, deren innere Oberfläche mit einer Schicht von Poly[(cyanopropyl)methylphenylmethyl]siloxan *R* oder Macrogol 20 000 *R* (Filmdicke 0,1 bis 0,5 µm) oder einer anderen geeigneten stationären Phase belegt ist
- Helium zur Chromatographie *R* oder Wasserstoff zur Chromatographie *R* als Trägergas bei einer Durchflußrate von 1,3 ml je Minute (für eine Säule von 0,32 mm innerem Durchmesser)
- einem Flammenionisationsdetektor
- einem Splitverhältnis von 1:100 oder weniger, entsprechend dem inneren Durchmesser der verwendeten Säule (1:50 für eine Säule von 0,32 mm innerem Durchmesser).

Die Temperatur der Säule wird bei 160 bis 200 °C gehalten, entsprechend der Länge und dem Typ der verwendeten Säule (200 °C für eine Säule von 30 m Länge, die mit einer Schicht von Macrogol 20 000 *R* belegt ist). Die Temperatur des Probeneinlasses und Detektors wird bei 250 °C gehalten. Falls erforderlich oder vorgeschrieben wird die Temperatur der Säule um 3 °C je Minute von 170 auf 230 °C erhöht (für eine Säule mit Macrogol 20 000 *R*).

0,5 µl Referenzlösung a werden eingespritzt. Die Empfindlichkeit des Systems wird so eingestellt, daß die Höhe des Hauptpeaks im Chromatogramm 50 bis 70 Prozent des maximalen Ausschlags beträgt. Die Retentionszeiten der verschiedenen Fettsäuren in der Mischung werden bestimmt.

1 µl Referenzlösung b wird eingespritzt und das Signal-Rausch-Verhältnis des Methylmyristat-Peaks geprüft.

0,5 bis 1 µl der Untersuchungslösung werden eingespritzt. Die Chromatographie erfolgt über eine Dauer, die der 2,5fachen Retentionszeit von Methyloleat entspricht. Die Auswertung des Chromatogramms erfolgt wie nachstehend angegeben.

Die Prüfung darf nur ausgewertet werden, wenn
- im Chromatogramm der Referenzlösung a die Anzahl der theoretischen Böden (*n*) (2.2.28), berechnet für den Methylstearat-Peak, mindestens 2000 für gepackte Säulen und 30 000 für Kapillarsäulen beträgt
- im Chromatogramm der Referenzlösung a die Auflösung (R_s) (2.2.28) zwischen dem Peak des Methyloleats und dem des Methylstearats mindestens 1,25 (für gepackte Säulen) beziehungsweise 1,8 (für Kapillarsäulen) beträgt und, falls in der Monographie vorgeschrieben, die Auflösung zwischen dem Peak des Methyllinolenats ($C_{18:3}$) und dem des Methylarachidats ($C_{20:0}$) oder zwischen dem Peak des Methylarachidats ($C_{20:0}$) und dem des Methyleicosenoats ($C_{20:1}$) mindestens 1,8 beträgt
- im Chromatogramm der Referenzlösung b das Signal-Rausch-Verhältnis (2.2.28) des Methylmyristat-Peaks mindestens 5 beträgt.

Auswertung der Chromatogramme

Analysenbedingungen, die maskierte Peaks ergeben können (Anwesenheit von Bestandteilen mit geringen Differenzen zwischen den Retentionszeiten, zum Beispiel Linolensäure und Arachidonsäure), sind zu vermeiden.

Qualitative Analyse: Mit Hilfe des Chromatogramms der Referenzlösung und den Angaben in der Tab. 2.4.22-1 werden Eichkurven aufgestellt.

Tab. 2.4.22-1: Kalibriersubstanzen

Kalibriersubstanzen[1]		**Zusammensetzung in Prozent (*m*/*m*)**	
Bestandteile	**Äquivalent für Kettenlänge**[2]	**isothermisch**	**lineares Temperaturprogramm**
Methyllaurat *R*	12,0	5	10
Methylmyristat *R*	14,0	5	15
Methylpalmitat *R*	16,0	10	15
Methylstearat *R*	18,0	20	20
Methylarachidat *R*	20,0	40	20
Methyloleat *R*	18,6	20	20

1) Bei der Kapillargaschromatographie und Splitinjektion wird empfohlen, die Bestandteile der zu prüfenden Mischung mit der größten Kettenlänge der Kalibriermischung zuzusetzen.
2) Das „Äquivalent für Kettenlänge“, das mit Hilfe von Eichkurven berechnet werden soll, ist als Beispiel bei Verwendung einer Säule von Macrogolsuccinat *R* angegeben.

a) Bei isothermischer Chromatographie wird der Logarithmus der Nettoretentionszeit gegen die Anzahl der Kohlenstoffatome der Fettsäure aufgetragen. Die Identifizierung der Peaks erfolgt mit Hilfe der erhaltenen Geraden und dem „Äquivalent für Kettenlänge“ der einzelnen Peaks. Die Eichkurve der gesättigten Säuren ist eine Gerade. Die Logarithmen der Nettoretentionszeiten der ungesättigten Säuren liegen auf dieser Geraden an Punkten mit nicht ganzzahligem „Äquivalent für Kettenlänge“.
b) Bei der Chromatographie mit linearem Temperaturprogramm wird die Retentionszeit gegen die Anzahl der Kohlenstoffatome der Fettsäure aufgetragen. Die Identifizierung der Peaks erfolgt mit Hilfe der Eichkurve.

Quantitative Analyse: Das Verfahren der „Normalisierung“ wird angewandt, wobei die Summe der Peakflächen im Chromatogramm, mit Ausnahme der Peakfläche des Lösungsmittels, als 100 Prozent angenommen wird. Die Verwendung eines elektronischen Integrators wird empfohlen. Der Gehalt eines Bestandteils wird aus seiner Peakfläche und der Summe aller Peakflächen in Prozent berechnet. Peaks mit einer Fläche von weniger als 0,05 Prozent der Gesamtfläche werden nicht berücksichtigt.

2.4.23 Sterole in fetten Ölen

Abtrennung der Sterolfraktion

Die unverseifbaren Anteile werden hergestellt. Die Sterolfraktion des fetten Öls wird mit Hilfe der Dünnschichtchromatographie (2.2.27) unter Verwendung einer 0,3 bis 0,5 mm dicken Schicht von Kieselgel G *R* isoliert.

Untersuchungslösung a: In einen 150-ml-Kolben mit Rückflußkühler wird ein Volumen einer Lösung von Betulin *R* (2 g · l^{-1}) in Dichlormethan *R* gegeben; die dem Volumen entsprechende Betulinmenge soll etwa 10 Prozent des Sterolgehalts der zur Bestimmung verwendeten Substanz betragen (zum Beispiel werden bei der Prüfung von Olivenöl 500 µl, bei anderen Pflanzenölen 1500 µl Betulin-Lösung verwendet). Falls in der Monographie Anforderungen an den Gehalt des einzelnen Sterols als Prozentsatz der Sterolfraktion angegeben werden, kann die Zugabe von Betulin unterbleiben. Die Lösung wird in einem Strom von Stickstoff *R* zur Trockne eingedampft. 5,00 g (*m* g) Substanz werden zugesetzt.

Die Mischung wird mit 50 ml ethanolischer Kaliumhydroxid-Lösung (2 mol · l^{-1}) *R* versetzt, 1 h lang im Wasserbad unter häufigem Schwenken erhitzt, unter 25 °C abgekühlt und mit 100 ml Wasser *R* in einen Scheidetrichter überführt. Die Flüssigkeit wird 3mal vorsichtig mit je 100 ml peroxidfreiem Ether *R* ausgeschüttelt. Die Etherphasen werden in einem weiteren Scheidetrichter, der 40 ml Wasser *R* enthält, vereinigt und einige Minuten lang leicht geschüttelt. Nach der Phasentrennung wird die wäßrige Phase verworfen. Die etherische Phase wird mehrmals mit 40 ml Wasser *R* gewaschen, bis die wäßrige Phase nicht mehr gegen Phenolphthalein alkalisch reagiert. Die etherische Phase wird in einen gewogenen Kolben überführt, wobei der Scheidetrichter mit peroxidfreiem Ether *R* ausgewaschen wird. Unter geeigneten Bedingungen wird der Ether vorsichtig abdestilliert, und 6 ml Aceton *R* werden zugesetzt. In einem Strom von Stickstoff *R* wird das Lösungsmittel sorgfältig entfernt. Der Rückstand wird bei 100 bis 105 °C bis zur Massekonstanz getrocknet, im Exsikkator erkalten gelassen, gewogen und in der eben notwendigen Menge Dichlormethan *R* gelöst.

Untersuchungslösung b: 5,00 g Rapsöl *R* werden wie für die Substanz vorgeschrieben behandelt, beginnend mit dem Zusatz von 50 ml ethanolischer Kaliumhydroxid-Lösung (2 mol · l^{-1}) *R*.

Untersuchungslösung c: 5,00 g Sonnenblumenöl *R* werden wie für die Substanz vorgeschrieben behandelt, beginnend mit dem Zusatz von 50 ml ethanolischer Kaliumhydroxid-Lösung (2 mol · l^{-1}) *R*.

Referenzlösung: 25 mg Cholesterol *R* und 10 mg Betulin *R* werden in 1 ml Dichlormethan *R* gelöst.

Für jede Untersuchungslösung wird eine eigene Platte verwendet. Auf die Platten werden jeweils 20 µl Referenzlösung bandförmig (20 × 3 mm) und je 0,4 ml Untersuchungslösung a, b beziehungsweise c bandförmig (40 × 3 mm) aufgetragen. Die Chromatographie erfolgt mit einer Mischung von 35 Volumteilen Ether *R* und 65 Volumteilen Hexan *R* über eine Laufstrecke von 18 cm. Die Platten werden in einem Strom von Stickstoff *R* getrocknet, mit einer Lösung von Dichlorfluorescein *R* ($2 g \cdot l^{-1}$) in wasserfreiem Ethanol *R* besprüht und im ultravioletten Licht bei 254 nm ausgewertet. Das Chromatogramm der Referenzlösung zeigt jeweils eine Cholesterol- und eine Betulin-Zone. Das Chromatogramm der entsprechenden Untersuchungslösung zeigt jeweils Zonen mit ähnlichen R_f-Werten, die den Sterolen entsprechen. Aus jedem Chromatogramm wird eine Fläche der Schicht entnommen, die der Zone der Sterole entspricht, ebenso wie eine Zone 2 bis 3 mm oberhalb und unterhalb der sichtbaren Zonen der Referenzlösung. Diese Entnahmen werden getrennt in drei 50-ml-Kolben gegeben. 15 ml erwärmtes Dichlormethan *R* werden jedem Kolbeninhalt zugesetzt und die Kolben geschüttelt. Jede Lösung wird durch einen Glassintertiegel (40) oder ein geeignetes Papierfilter filtriert und das Filter 3mal mit je 15 ml Dichlormethan *R* gewaschen. Die jeweils mit der Waschflüssigkeit vereinigten Filtrate werden in 3 gewogene Kolben überführt, in einem Strom von Stickstoff *R* zur Trockne eingedampft und gewogen.

Bestimmung der Sterole

Die Bestimmung erfolgt mit Hilfe der Gaschromatographie (2.2.28).

Die Bestimmung muß unter Feuchtigkeitsausschluß durchgeführt werden. Die Lösungen sind unmittelbar vor Gebrauch herzustellen.

Untersuchungslösung: Den Sterolen, die durch Dünnschichtchromatographie der Substanz erhalten wurden, werden je Milligramm Rückstand 0,02 ml einer frisch hergestellten Mischung von 1 Volumteil Chlortrimethylsilan *R*, 3 Volumteilen Hexamethyldisilazan *R* und 9 Volumteilen wasserfreiem Pyridin *R* zugesetzt. Die Mischung wird sorgfältig geschüttelt, bis die Sterole vollständig gelöst sind. Die Lösung wird 30 min lang im Exsikkator über Phosphor(V)-oxid *R* stehengelassen. Falls erforderlich wird zentrifugiert und die überstehende Flüssigkeit verwendet.

Referenzlösung a: 9 Teile der Sterole, die durch Dünnschichtchromatographie von Rapsöl *R* erhalten wurden, werden mit 1 Teil Cholesterol *R* versetzt. Die Mischung wird je Milligramm Rückstand mit 0,02 ml einer frisch hergestellten Mischung von 1 Volumteil Chlortrimethylsilan *R*, 3 Volumteilen Hexamethyldisilazan *R* und 9 Volumteilen wasserfreiem Pyridin *R* versetzt. Die Mischung wird sorgfältig geschüttelt, bis die Sterole vollständig gelöst sind. Die Lösung wird 30 min lang im Exsikkator über Phosphor(V)-oxid *R* stehengelassen. Falls erforderlich wird zentrifugiert und die überstehende Flüssigkeit verwendet.

Referenzlösung b: Den Sterolen, die durch Dünnschichtchromatographie von Sonnenblumenöl *R* erhalten wurden, werden je Milligramm Rückstand 0,02 ml einer frisch hergestellten Mischung von 1 Volumteil Chlortrimethylsilan *R*, 3 Volumteilen Hexamethyldisilazan *R* und 9 Volumteilen wasserfreiem Pyridin *R* zugesetzt. Die Mischung wird sorgfältig geschüttelt, bis die Sterole vollständig gelöst sind. Die Lösung wird 30 min lang im Exsikkator über Phosphor(V)-oxid *R* stehengelassen. Falls erforderlich wird zentrifugiert und die überstehende Flüssigkeit verwendet.

Die Chromatographie kann durchgeführt werden mit

- einer Kapillarsäule aus Quarz mit einer Länge zwischen 20 und 30 m und einem inneren Durchmesser zwischen 0,25 und 0,32 mm, belegt mit Poly[methyl(95)phenyl(5)]siloxan *R* (Filmdicke 0,25 µm) oder mit Poly[methyl(94)phenyl(5)vinyl(1)]siloxan *R* (Filmdicke 0,25 µm)
- Wasserstoff zur Chromatographie *R* bei einer Durchflußgeschwindigkeit von 30 bis 50 cm je Minute oder Helium zur Chromatographie *R* bei einer Durchflußgeschwindigkeit von 20 bis 35 cm je Minute als Trägergas. Die Durchflußgeschwindigkeit wird wie folgt gemessen: Bei Aufrechterhaltung der angegebenen Bedingungen zur Bestimmung der Sterole werden 1 bis 3 µl Methan oder Propan eingespritzt. Die Zeit, die das Gas zum Durchströmen der Säule braucht, gerechnet vom Zeitpunkt des Einspritzens bis zum Auftreten des Peaks (t_M), wird in Sekunden gemessen. Die Durchflußgeschwindigkeit ergibt sich als L/t_M, wobei L die Säulenlänge in Zentimeter ist
- einem Flammenionisationsdetektor
- einem Splitverhältnis von 1:50 oder 1:100.

Die Temperatur der Säule wird bei 260 °C, die des Probeneinlasses bei 280 °C und die des Detektors bei 290 °C gehalten.

Tab. 2.4.23-1: Relative Retentionszeiten der Sterole, bezogen auf β-Sitosterol, für 2 verschiedene Säulen

	Poly[methyl(95)-phenyl(5)]-siloxan	Poly[methyl(94)-phenyl(5)-vinyl(1)]-siloxan
Cholesterol	0,63	0,67
Brassicasterol	0,71	0,73
24-Methylencholesterol	0,80	0,82
Campesterol	0,81	0,83
Campestanol	0,82	0,85
Stigmasterol	0,87	0,88
Δ7-Campesterol	0,92	0,93
Δ5,23-Stigmastadienol	0,95	0,95
Clerosterol	0,96	0,96
β-Sitosterol	1	1
Sitostanol	1,02	1,02
Δ5-Avenasterol	1,03	1,03
Δ5,24-Stigmastadienol	1,08	1,08
Δ7-Stigmastenol	1,12	1,12
Δ7-Avenasterol	1,16	1,16
Betulin	1,4	1,6

1 µl jeder Lösung wird eingespritzt. Das Chromatogramm der Referenzlösung a zeigt 4 Hauptpeaks, die dem Cholesterol, Brassicasterol, Campesterol und β-Sitosterol entsprechen. Das Chromatogramm der Referenzlösung b zeigt 4 Hauptpeaks, die dem Campesterol, Stigmasterol, β-Sitosterol und Δ7-Stigmastenol entsprechen.

Die relativen Retentionszeiten der Sterole, bezogen auf β-Sitosterol, sind in Tab. 2.4.23-1 angegeben.

Der dem Internen Standard (Betulin) entsprechende Peak muß deutlich von den Peaks, die den zu bestimmenden Sterolen entsprechen, getrennt sein.

Im Chromatogramm der Untersuchungslösung werden die Peaks identifiziert. Der Prozentgehalt jedes Sterols in der Sterolfraktion der Substanz wird nach folgender Formel errechnet

$$\frac{A}{S} \cdot 100$$

A = Peakfläche des zu bestimmenden Bestandteils
S = Summe der Peakflächen der in der Tabelle angegebenen Bestandteile.

Wenn in der Monographie gefordert, wird der Gehalt jedes Sterols in Milligramm je 100 g Substanz nach folgender Formel errechnet

$$\frac{A \cdot m_S \cdot 100}{A_S \cdot m}$$

A = Peakfläche des zu bestimmenden Bestandteils
A_S = Fläche des dem Betulin entsprechenden Peaks
m = Einwaage der Substanz in Gramm
m_S = Einwaage des zugesetzten Betulins *R* in Milligramm.

2.4.24 Identifizierung und Bestimmung von Lösungsmittel-Rückständen

Das in dieser allgemeinen Methode beschriebene Untersuchungsverfahren kann angewendet werden
- zur Identifizierung der Mehrheit der zur Klasse 1 und 2 gehörenden, unbekannten Lösungsmittel-Rückstände in Wirkstoffen, Hilfsstoffen oder Arzneimitteln
- als Grenzprüfung für Lösungsmittel der Klasse 1 und 2, die in Wirkstoffen, Hilfsstoffen oder Arzneimitteln enthalten sind
- zur quantitativen Bestimmung von Lösungsmitteln der Klasse 2, deren Grenzwerte größer als 1000 ppm (0,1 Prozent) sind, oder falls gefordert von Lösungsmitteln der Klasse 3.

Lösungsmittel der Klassen 1, 2 und 3 werden unter „5.4 Lösungsmittel-Rückstände" aufgelistet.

Zur Herstellung der Stammlösungen sind 3 mögliche Lösungsmittel angegeben. Die Bedingungen zur Dampfraumanalyse sowie zum Einspritzen der gasförmigen Probe in das Chromatographie-System werden beschrieben. 2 Chromatographie-Systeme werden beschrieben, wobei das System A bevorzugt eingesetzt wird, während System B normalerweise zur Identitätsbestätigung angewendet wird. Die Wahl des Verfahrens zur Herstellung der Stammlösung hängt von der Löslichkeit der zu prüfenden Substanz und in bestimmten Fällen von den zu bestimmenden Lösungsmittel-Rückständen ab.

Folgende Lösungsmittel sind nicht ohne weiteres unter den beschriebenen Bedingungen der Dampfraumanalyse nachweisbar: Formamid, 2-Ethoxyethanol, 2-Methoxyethanol, Ethylenglycol, *N*-Methylpyrrolidon und Sulfolan. Zur Prüfung dieser Lösungsmittel sollten andere geeignete Verfahren angewendet werden.

Falls das Untersuchungsverfahren zur quantitativen Bestimmung von Lösungsmittel-Rückständen in einer Substanz herangezogen wird, muß es für die zu prüfende Substanz validiert sein.

Ausführung

Die Prüfung erfolgt mit Hilfe der Gaschromatographie (2.2.28, Dampfraumanalyse).

Herstellung der Stammlösung 1: Diese Methode ist für die Bestimmung von Lösungsmittel-Rückständen in wasserlöslichen Substanzen vorgesehen.

Stammlösung 1: 0,200 g der zu prüfenden Substanz werden in Wasser *R* zu 20,0 ml gelöst.

Herstellung der Stammlösung 2: Diese Methode ist für die Bestimmung von Lösungsmittel-Rückständen in wasserunlöslichen Substanzen vorgesehen.

Stammlösung 2: 0,200 g der zu prüfenden Substanz werden in Dimethylformamid *R* (DMF) zu 20,0 ml gelöst.

Herstellung der Stammlösung 3: Diese Methode ist für die Bestimmung von *N,N*-Dimethylacetamid und/oder Dimethylformamid vorgesehen, falls bekannt oder anzunehmen ist, daß eine dieser oder beide Substanzen in der zu prüfenden Substanz enthalten sind.

Stammlösung 3: 0,200 g der zu prüfenden Substanz werden in 1,3-Dimethyl-2-imidazolidinon *R* (DMI) zu 20,0 ml gelöst.

In einigen Fällen ist keine der zuvor genannten Methoden zur Herstellung der Stammlösung geeignet. In diesen Fällen muß sowohl für das zur Zubereitung der Stammlösung verwendete Lösungsmittel als auch für die angewendeten Bedingungen der Dampfraumanalyse die Eignung nachgewiesen werden.

Lösungsmittel-Lösung a: 1,0 ml Lösung von Lösungsmitteln der Klasse 1 *CRS* wird mit Wasser *R* zu 100,0 ml verdünnt. 1,0 ml Lösung wird mit Wasser *R* zu 10,0 ml verdünnt.

Lösungsmittel-Lösung b: Geeignete Mengen an Lösungsmitteln der Klasse 2 werden in Dimethylsulfoxid *R* gelöst und mit Wasser *R* zu 100,0 ml verdünnt. Die Lösung wird so verdünnt, daß das 0,05fache der jeweils in Tab. 5.4-2 (5.4 Lösungsmittel-Rückstände) angegebenen Konzentration erhalten wird.

Lösungsmittel-Lösung c: 1,00 g des Lösungsmittels oder der Lösungsmittel, das/die in der zu prüfenden Substanz enthalten ist/sind, wird in Dimethylsulfoxid *R* oder, falls geeignet, in Wasser *R* gelöst und mit Wasser *R* zu 100,0 ml verdünnt. Die Lösung wird so verdünnt, daß das 0,05fache der jeweils in Tab. 5.4-1 oder 5.4-2 (5.4 Lösungsmittel-Rückstände) oder in der jeweiligen Monographie angegebenen Konzentration erhalten wird.

Blindlösung: Die Herstellung erfolgt wie unter Lösungsmittel-Lösung c angegeben, jedoch ohne Zusatz des Lösungsmittels oder der Lösungsmittel (zur Prüfung auf Abwesenheit von interferierenden Peaks).

Untersuchungslösung: 5,0 ml Stammlösung und 1,0 ml Blindlösung werden in eine Probeflasche gegeben.

Referenzlösung a (Klasse 1): 1,0 ml Lösungsmittel-Lösung a und 5,0 ml des geeigneten Verdünnungsmittels werden in eine Probeflasche gegeben.

Referenzlösung a_1 (Klasse 1): 5,0 ml Stammlösung und 1,0 ml Lösungsmittel-Lösung a werden in eine Probeflasche gegeben.

Referenzlösung b (Klasse 2): 1,0 ml Lösungsmittel-Lösung b und 5,0 ml des geeigneten Verdünnungsmittels werden in eine Probeflasche gegeben.

Referenzlösung c: 5,0 ml Stammlösung und 1,0 ml Lösungsmittel-Lösung c werden in eine Probeflasche gegeben.

Referenzlösung d: 1,0 ml Blindlösung und 5,0 ml des geeigneten Verdünnungsmittels werden in eine Probeflasche gegeben.

Die Probeflaschen werden gasdicht mit Gummistopfen, die mit Polytetrafluorethylen überzogen sind, verschlossen und mit einer Aluminiumkappe gesichert. Die Probeflaschen werden geschüttelt, um eine homogene Lösung zu erhalten.

Die folgenden Bedingungen können bei der statischen Dampfraumanalyse angewendet werden:

Eingestellte Parameter	**Methode zur Herstellung der Stammlösungen**		
	1	**2**	**3**
Äquilibrierungstemperatur (°C)	80	105	80
Äquilibrierungszeit (min)	60	45	45
Überleitungstemperatur (°C)	85	110	105
Trägergas: Stickstoff zur Chromatographie *R* oder Helium zur Chromatographie *R* bei einem geeigneten Druck			
Druckausgleichszeit (s)	30	30	30
Einspritzvolumen (ml)	1	1	1

Die Chromatographie kann durchgeführt werden mit

System A

- einer Kapillarsäule aus Quarz oder einer Wide-bore-Säule von 30 m Länge und 0,32 oder 0,53 mm innerem Durchmesser, belegt mit quervernetztem Poly(cyanopropyl)phenylsiloxan (6 Prozent) und Polydimethylsiloxan (94 Prozent) (Filmdicke 1,8 beziehungsweise 3 µm)
- Stickstoff zur Chromatographie *R* oder Helium zur Chromatographie *R* als Trägergas bei einer linearen Durchflußgeschwindigkeit von etwa 35 cm je Sekunde
- einem Splitverhältnis von 1:5
- einem Flammenionisationsdetektor (ein Massenspektrometer oder für chlorierte Lösungsmittel der Klasse 1 ein ECD [electron capture detector] können ebenfalls verwendet werden).

Die Temperatur der Säule wird 20 min lang bei 40 °C gehalten, dann um 10 °C je Minute auf 240 °C erhöht und 20 min lang bei 240 °C gehalten. Die Temperatur des Probeneinlasses wird bei 140 °C und die des Detektors bei 250 °C gehalten.

Im Fall von Interferenzen aus der Matrix kann die Chromatographie auch durchgeführt werden mit

System B

- einer Kapillarsäule aus Quarz oder einer Wide-bore-Säule von 30 m Länge und 0,32 oder 0,53 mm innerem Durchmesser, belegt mit Macrogol 20 000 *R* (Filmdicke 0,25 µm)
- Stickstoff zur Chromatographie *R* oder Helium zur Chromatographie *R* als Trägergas bei einer linearen Durchflußgeschwindigkeit von etwa 35 cm je Sekunde
- einem Splitverhältnis von 1:5
- einem Flammenionisationsdetektor (ein Massenspektrometer oder für chlorierte Lösungsmittel der Klasse 1 ein ECD können ebenfalls verwendet werden).

Die Temperatur der Säule wird 20 min lang bei 50 °C gehalten, dann um 6 °C je Minute auf 165 °C erhöht und 20 min lang bei 165 °C gehalten. Die Temperatur des Probeneinlasses wird bei 140 °C und die des Detektors bei 250 °C gehalten.

1 ml Gasphase der Referenzlösung a wird auf die Säule des Systems A gegeben und das Chromatogramm so aufgezeichnet, daß das Signal-Rausch-Verhältnis für den 1,1,1-Trichlorethan-Peak, das mindestens 5 betragen muß, bestimmt werden kann. Ein typisches Chromatogramm ist in Abb. 2.4.24-1 dargestellt.

1 ml Gasphase der Referenzlösung a_1 wird auf die Säule des Systems A gegeben. Die Peaks von Lösungsmitteln der Klasse 1 müssen noch nachweisbar sein.

1 ml Gasphase der Referenzlösung b wird auf die Säule des Systems A gegeben und das Chromatogramm so aufgezeichnet, daß die Auflösung zwischen Acetonitril und Dichlormethan bestimmt werden kann. Das System ist geeignet, wenn das erhaltene Chromatogramm dem in Abb. 2.4.24-2 dargestellten annähernd entspricht und die Auflösung zwischen Acetonitril und Dichlormethan mindestens 1,0 beträgt.

1 ml Gasphase der Untersuchungslösung wird auf die Säule des Systems A gegeben. Die zu prüfende Substanz entspricht den Anforderungen, wenn im Chromatogramm kein Peak auftritt, der einem der Lösungsmittel-Peaks entspricht, die im Chromatogramm der Referenzlösung a oder b auftreten. Entspricht ein Peak im Chromatogramm der Untersuchungslösung einem solchen Lösungsmittel-Peak, wird die Säule des Systems B angewendet.

1 ml Gasphase der Referenzlösung a wird auf die Säule des Systems B gegeben und das Chromatogramm so aufgezeichnet, daß das Signal-Rausch-Verhältnis für den Benzol-Peak, das mindestens 5 betragen muß, bestimmt werden kann. Ein typisches Chromatogramm ist in Abb. 2.4.24-3 dargestellt.

1 ml Gasphase der Referenzlösung a_1 wird auf die Säule des Systems B gegeben. Die Peaks von Lösungsmitteln der Klasse 1 müssen noch nachweisbar sein.

1 ml Gasphase der Referenzlösung b wird auf die Säule des Systems B gegeben und das Chromatogramm so aufgezeichnet, daß die Auflösung zwischen Acetonitril und Chloroform bestimmt werden kann. Das System ist geeignet, wenn das erhaltene Chromatogramm dem in Abb. 2.4.24-4 dargestellten annähernd entspricht und die Auflösung zwischen Acetonitril und Chloroform mindestens 1,0 beträgt.

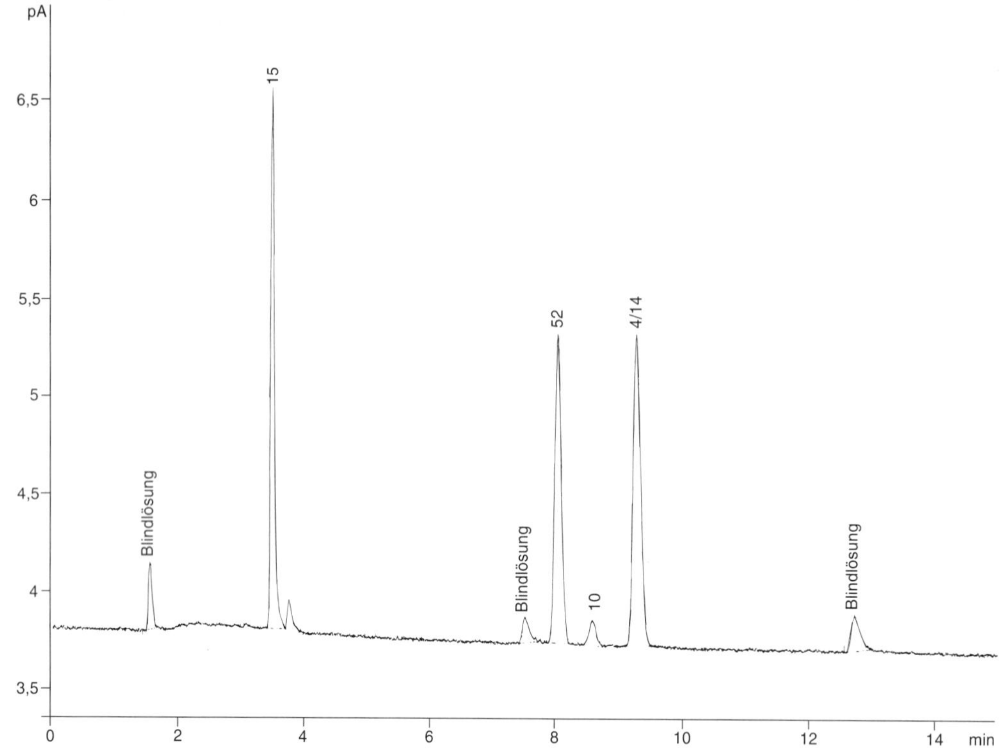

4: Benzol
10: Tetrachlorkohlenstoff
14: 1,2-Dichlorethan
15: 1,1-Dichlorethylen
52: 1,1,1-Trichlorethan

Abb. 2.4.24-1: Typisches Chromatogramm von Lösungsmitteln der Klasse 1, erhalten unter den für System A und Methode 1 beschriebenen Bedingungen mit einem Flammenionisationsdetektor

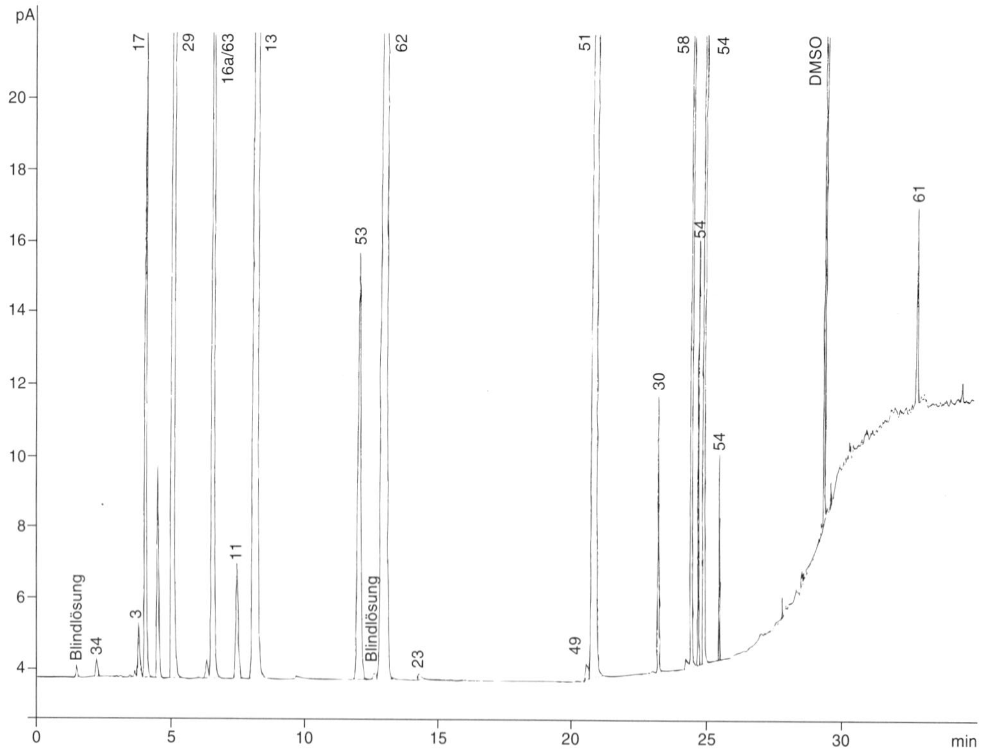

3: Acetonitril
11: Chloroform
13: Cyclohexan
16a: *cis*-1,2-Dichlorethylen
17: Dichlormethan
29: Hexan
30: 2-Hexanon
34: Methanol
49: Pyridin
51: Toluol
53: 1,1,2-Trichlorethylen
54: *o*-, *m*-, *p*-Xylol
58: Chlorbenzol
61: Tetralin
62: Methylcyclohexan
63: Nitromethan
64: 1,2-Dimethoxyethan

Abb. 2.4.24-2: Typisches Chromatogramm von Lösungsmitteln der Klasse 2, erhalten unter den für System A und Methode 1 beschriebenen Bedingungen mit einem Flammenionisationsdetektor

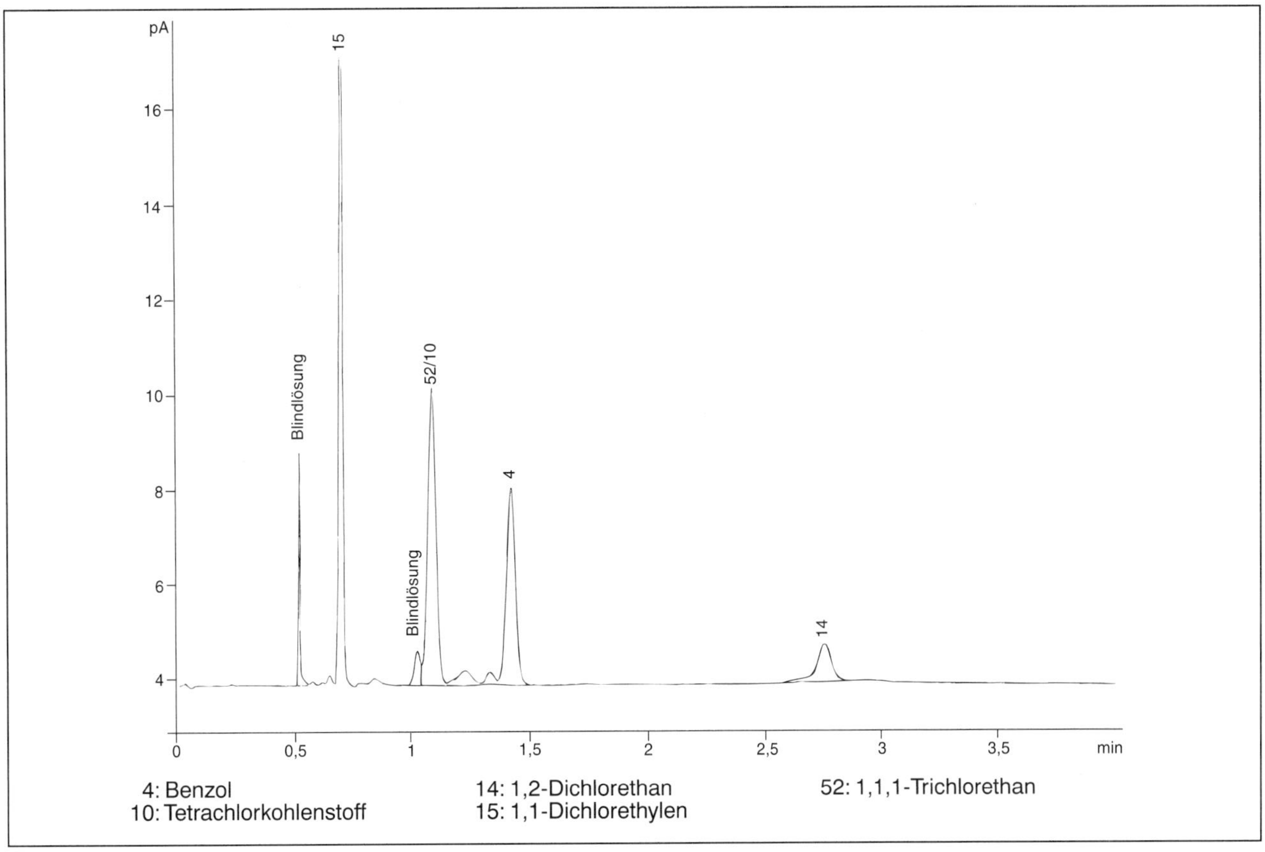

Abb. 2.4.24-3: Typisches Chromatogramm von Lösungsmitteln der Klasse 1, erhalten unter den für System B und Methode 1 beschriebenen Bedingungen mit einem Flammenionisationsdetektor

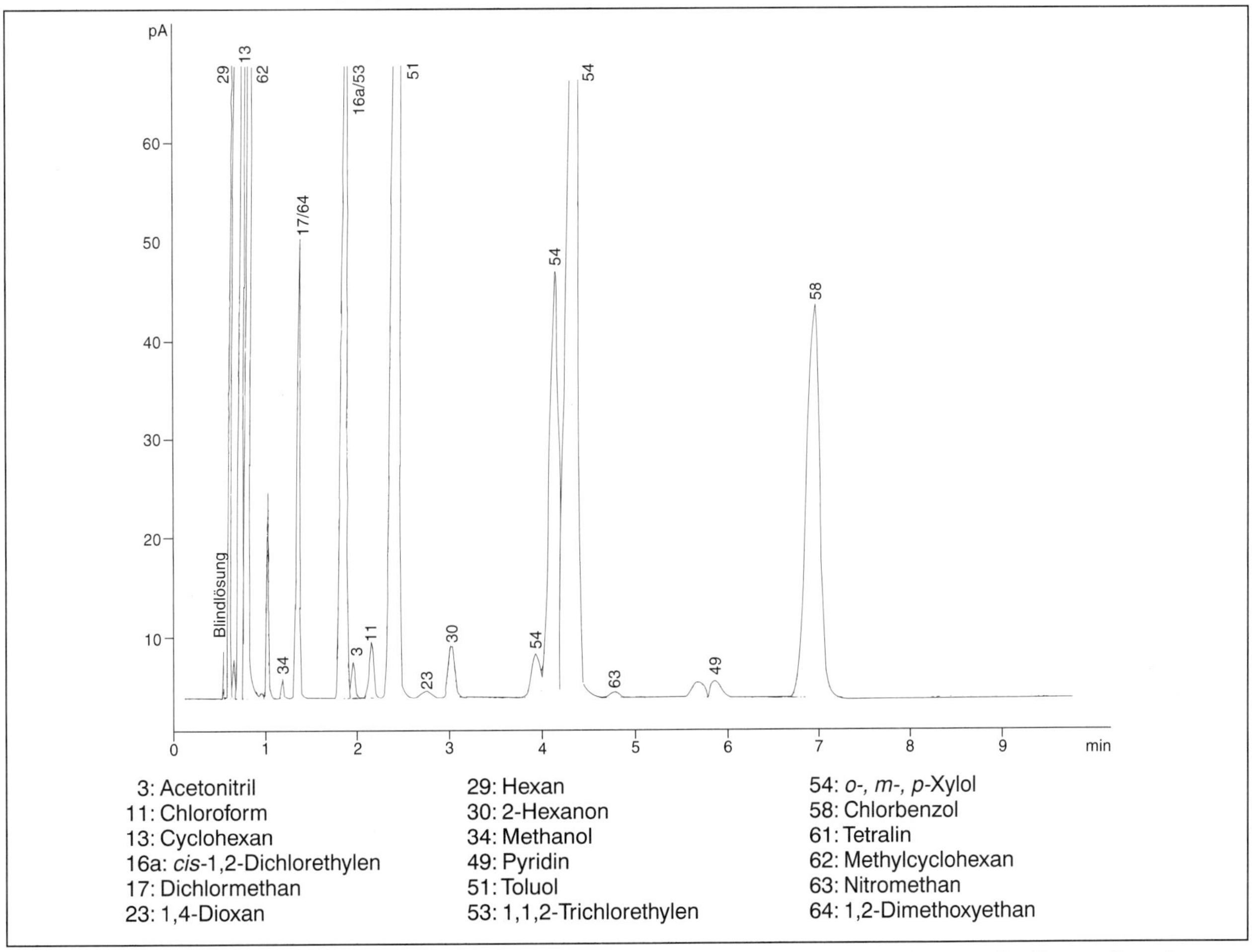

Abb. 2.4.24-4: Typisches Chromatogramm von Lösungsmitteln der Klasse 2, erhalten unter den für System B und Methode 1 beschriebenen Bedingungen mit einem Flammenionisationsdetektor

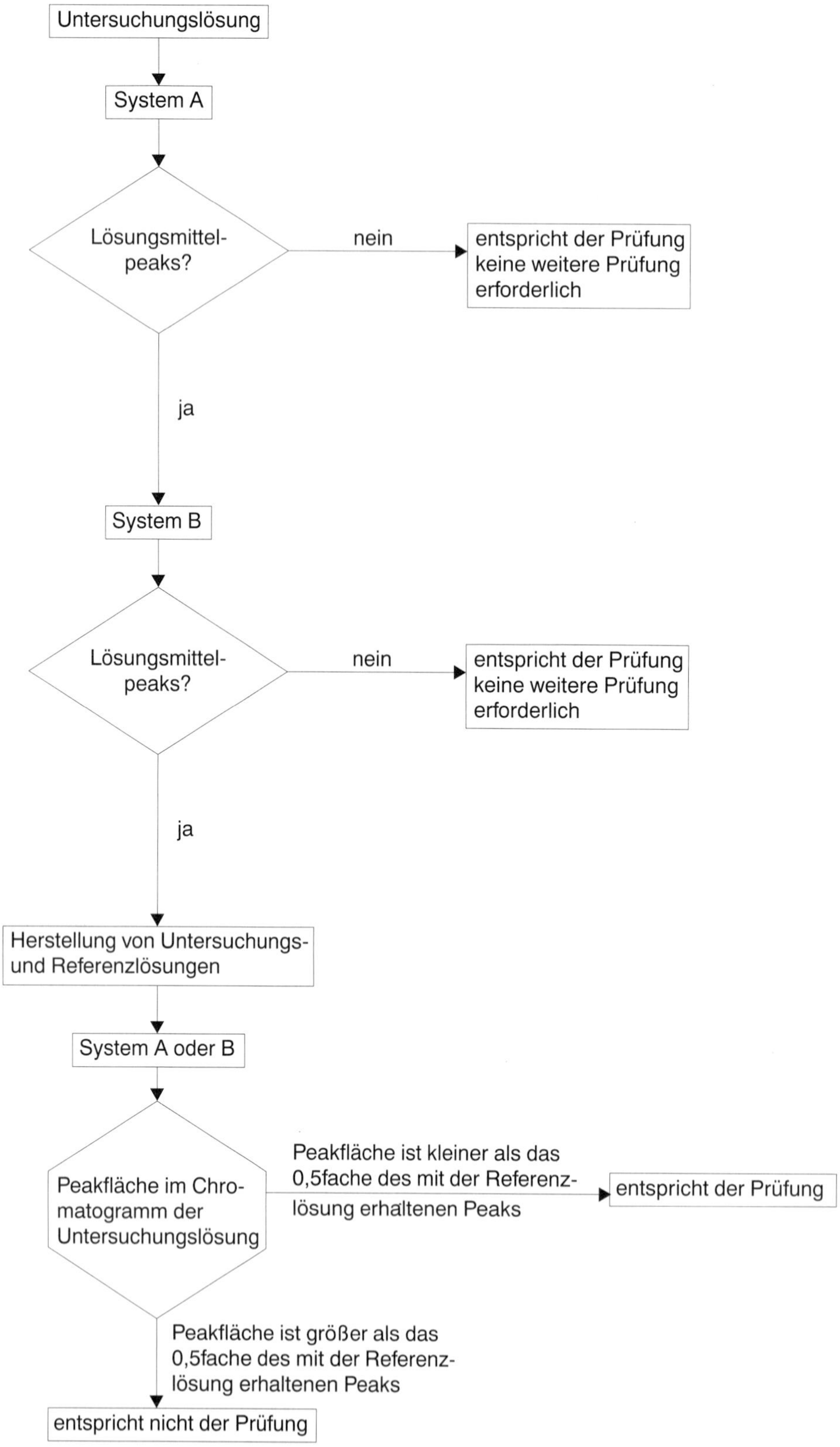

Abb. 2.4.24-5: Fließschema für die Identifizierung von Lösungsmittel-Rückständen und die Anwendung der Grenzprüfung

1 ml Gasphase der Untersuchungslösung wird auf die Säule des Systems B gegeben. Die zu prüfende Substanz entspricht den Anforderungen, wenn im Chromatogramm kein Peak auftritt, der einem der Lösungsmittel-Peaks entspricht, die im Chromatogramm der Referenzlösung a oder b auftreten. Entspricht ein Peak im Chromatogramm der Untersuchungslösung einem solchen Lösungsmittel-Peak und wird die Identität durch das Ergebnis bestätigt, das mit der Säule des Systems A erhalten wurde, wird wie nachstehend beschrieben verfahren:

1 ml Gasphase der Referenzlösung c wird auf die Säule des Systems A oder B gegeben. Falls erforderlich wird die Empfindlichkeit des Systems so eingestellt, daß die Höhe der Peaks der/des zu identifizierenden Lösungsmittel(s) mindestens 50 Prozent des maximalen Ausschlags beträgt.

1 ml Gasphase der Referenzlösung d wird auf die Säule gegeben. Interferierende Peaks dürfen nicht auftreten.

Je 1 ml Gasphase der Untersuchungslösung und der Referenzlösung c wird getrennt auf die Säule gegeben. Das Einspritzen wird jeweils 2mal wiederholt.

Im Chromatogramm der Untersuchungslösung darf die mittlere Peakfläche der/des Lösungsmittel(s) nicht größer sein als das 0,5fache der mittleren Peakfläche der/des entsprechenden Lösungsmittel(s) im Chromatogramm der Referenzlösung c. Die Bestimmung darf nur ausgewertet werden, wenn die relative Standardabweichung der Flächendifferenzen zwischen den Peaks, die nach 3maligem, aufeinanderfolgendem Einspritzen der Referenzlösung a und der Untersuchungslösung erhalten werden, höchstens 15 Prozent beträgt.

Ein Fließschema des Verfahrens wird in Abb. 2.4.24-5 dargestellt.

Wenn die nachgewiesenen Lösungsmittel-Rückstände der Klasse 2 oder 3 bei einem Grenzwert von 0,1 Prozent oder darüber liegen, kann ihr Gehalt nach dem Standard-Additionsverfahren quantitativ bestimmt werden.

2.4.25 Ethylenoxid- und Dioxan-Rückstände

Die Prüfung ist für die Bestimmung von Ethylenoxid-Rückständen in wasser- oder dimethylacetamidlöslichen Proben geeignet. Für Substanzen, die in diesen Lösungsmitteln unlöslich oder nur teilweise löslich sind, werden die Herstellung der Untersuchungslösung und die anzuwendenden Bedingungen der Gaschromatographie, Dampfraumanalyse, in den betreffenden Monographien angegeben.

Die Bestimmung wird mit Hilfe der Gaschromatographie (2.2.28, Dampfraumanalyse) durchgeführt.

A. Für Proben, die in Wasser löslich oder mit Wasser mischbar sind, kann das folgende Verfahren angewendet werden.

Untersuchungslösung: 1,00 g (M_T) Substanz wird in eine 10-ml-Probeflasche (unter anderen Versuchsbedingungen können andere Größen verwendet werden) eingewogen. 1,0 ml Wasser *R* wird zugesetzt. Die Flasche wird verschlossen, bis zum Erhalt einer Lösung geschüttelt und anschließend 45 min lang bei 90 °C stehengelassen.

Referenzlösung a: 1,00 g (M_R) Substanz wird in eine gleichartige 10-ml-Probeflasche eingewogen. Je 0,50 ml Ethylenoxid-Lösung *R* 3 und Dioxan-Lösung *R* 1 werden zugesetzt. Die Flasche wird verschlossen, bis zum Erhalt einer Lösung geschüttelt und anschließend 45 min lang bei 90 °C stehengelassen.

Referenzlösung b: In eine 10-ml-Probeflasche werden 0,50 ml Ethylenoxid-Lösung *R* 3, 0,1 ml einer frisch hergestellten Lösung von Acetaldehyd *R* (10 mg · l^{-1}) und 0,1 ml Dioxan-Lösung *R* 1 gegeben. Die Flasche wird verschlossen, bis zum Erhalt einer Lösung geschüttelt und anschließend 45 min lang bei 70 °C stehengelassen.

B. Für Proben, die in Dimethylacetamid löslich oder mit Dimethylacetamid mischbar sind, kann das folgende Verfahren angewendet werden.

Untersuchungslösung: 1,00 g (M_T) Substanz wird in eine 10-ml-Probeflasche (unter anderen Versuchsbedingungen können andere Größen verwendet werden) eingewogen. Nach Zusatz von 1,0 ml Dimethylacetamid *R* und 0,20 ml Wasser *R* wird die Flasche verschlossen, bis zum Erhalt einer Lösung geschüttelt und anschließend 45 min lang bei 90 °C stehengelassen.

Referenzlösung a: 1,00 g (M_R) Substanz wird in eine 10-ml-Probeflasche eingewogen. Nach Zusatz von 1,0 ml Dimethylacetamid *R* und je 0,10 ml Dioxan-Lösung *R* und Ethylenoxid-Lösung *R* 2 wird die Flasche verschlossen, bis zum Erhalt einer Lösung geschüttelt und anschließend 45 min lang bei 90 °C stehengelassen.

Referenzlösung b: In eine 10-ml-Probeflasche werden 0,10 ml Ethylenoxid-Lösung *R* 2, 0,1 ml einer frisch hergestellten Lösung von Acetaldehyd *R* (10 mg · l^{-1}) und 0,10 ml Dioxan-Lösung *R* gegeben. Die Flasche wird verschlossen, bis zum Erhalt einer Lösung geschüttelt und anschließend 45 min lang bei 70 °C stehengelassen.

Für die statische Head-space-Gaschromatographie können folgende Bedingungen gewählt werden:

- Äquilibrierungstemperatur: 70 °C (90 °C für Lösungen in Dimethylacetamid)
- Äquilibrierungszeit: 45 min
- Überleitungstemperatur: 75 °C (150 °C für Lösungen in Dimethylacetamid)
- Helium zur Chromatographie *R* als Trägergas
- Druckausgleichszeit: 1 min
- Einspritzzeit: 12 s.

Die Chromatographie kann durchgeführt werden mit

- einer Kapillarsäule aus Glas oder Quarz von 30 m Länge und 0,32 mm innerem Durchmesser, deren innere Oberfläche mit einer Schicht von Polydimethylsiloxan *R* belegt ist (Filmdicke 1,0 µm)
- Helium zur Chromatographie *R* oder Stickstoff zur Chromatographie *R* als Trägergas bei einer Durchflußgeschwindigkeit von etwa 20 cm je Sekunde
- einem Splitverhältnis von 1:20
- einem Flammenionisationsdetektor.

Die Temperatur der Säule wird 5 min lang bei 50 °C gehalten, dann um 5 °C je Minute auf 180 °C und anschließend um 30 °C je Minute auf 230 °C erhöht und 5 min lang bei 230 °C gehalten. Die Temperatur des Probeneinlasses wird bei 150 °C und die des Detektors bei 250 °C gehalten.

Ein geeignetes Volumen, zum Beispiel 1,0 ml Gasphase über der Referenzlösung b, wird eingespritzt. Die Empfindlichkeit des Systems wird so eingestellt, daß die Höhe des Ethylenoxid- und des Acetaldehyd-Peaks im Chromatogramm mindestens 15 Prozent des maximalen Ausschlags beträgt. Die Prüfung darf nur ausgewertet werden, wenn die Auflösung zwischen dem Acetaldehyd- und dem Ethylenoxid-Peak mindestens 2,0 beträgt und der Dioxan-Peak ein Signal-Rausch-Verhältnis von mindestens 5 aufweist.

Geeignete Volumen, zum Beispiel 1,0 ml (oder das gleiche Volumen, das für die Referenzlösung b verwendet wurde) Gasphase über der Untersuchungslösung und der Referenzlösung a, werden getrennt eingespritzt. Der Vorgang wird 2mal wiederholt. Der Mittelwert der Flächen des Ethylenoxid- und Dioxan-Peaks im Chromatogramm der Untersuchungslösung darf nicht größer sein als das 0,5fache der mittleren Fläche der entsprechenden Peaks im Chromatogramm der Referenzlösung a (1 ppm Ethylenoxid und 50 ppm Dioxan).

Bestimmung der Genauigkeit

Für jedes Paar der Einspritzungen wird für Ethylenoxid und für Dioxan die Flächendifferenz zwischen den mit der Untersuchungslösung und der Referenzlösung a erhaltenen Peaks bestimmt. Die Prüfung darf nur ausgewertet werden, wenn die relative Standardabweichung der 3 für Ethylenoxid erhaltenen Werte höchstens 15 Prozent und die der 3 für Dioxan erhaltenen Werte höchstens 10 Prozent beträgt. Falls die für die Untersuchungs- und die Referenzlösung verwendeten Einwaagen um mehr als 0,5 Prozent von 1,00 g differieren, muß eine entsprechende Korrektur durchgeführt werden.

Der Gehalt an Ethylenoxid in ppm kann nach folgender Formel berechnet werden

$$\frac{A_T \cdot C}{A_R \cdot M_T - A_T \cdot M_R}$$

A_T = Fläche des Ethylenoxid-Peaks im Chromatogramm der Untersuchungslösung

A_R = Fläche des Ethylenoxid-Peaks im Chromatogramm der Referenzlösung a

M_T = Masse der Substanz in der Untersuchungslösung in Gramm

M_R = Masse der Substanz in der Referenzlösung in Gramm

C = Masse an Ethylenoxid in der Referenzlösung a in µg.

Der Gehalt an Dioxan in ppm kann nach folgender Formel berechnet werden:

$$\frac{D_T \cdot C}{D_R \cdot M_T - D_T \cdot M_R}$$

D_T = Fläche des Dioxan-Peaks im Chromatogramm der Untersuchungslösung

D_R = Fläche des Dioxan-Peaks im Chromatogramm der Referenzlösung a

C = Masse an Dioxan in der Referenzlösung a in µg.

2.4.26 *N,N*-Dimethylanilin

A. Die Prüfung erfolgt mit Hilfe der Gaschromatographie (2.2.28) unter Verwendung von *N,N*-Diethylanilin *R* als Interner Standard.

Interner-Standard-Lösung: 50 mg *N,N*-Diethylanilin R werden in 4 ml Salzsäure (0,1 mol · l^{-1}) gelöst. Die Lösung wird mit Wasser *R* zu 50 ml verdünnt. 1 ml Lösung wird mit Wasser *R* zu 100 ml verdünnt.

Untersuchungslösung: 0,50 g Substanz werden in einem Reagenzglas mit Schliffstopfen in 30,0 ml Wasser *R* gelöst. Nach Zusatz von 1,0 ml Interner-Standard-Lösung wird die Lösung auf 26 bis 28 °C erwärmt. Nach Zusatz von 1,0 ml konzentrierter Natriumhydroxid-Lösung *R* wird bis zur vollständigen Lösung gemischt. Nach Zusatz von 2,0 ml Trimethylpentan *R* wird 2 min lang geschüttelt und nach der Phasentrennung die obere Phase verwendet.

Referenzlösung: 50,0 mg *N,N*-Dimethylanilin *R* werden in 4,0 ml Salzsäure (0,1 mol · l^{-1}) gelöst. Die Lösung wird mit Wasser *R* zu 50,0 ml verdünnt. 1,0 ml Lösung wird mit Wasser *R* zu 100,0 ml verdünnt. 1,0 ml dieser Lösung wird mit Wasser *R* zu 30,0 ml verdünnt. Nach Zusatz von 1,0 ml Interner-Standard-Lösung, 1,0 ml konzentrierter Natriumhydroxid-Lösung *R* und 2,0 ml Trimethylpentan *R* wird 2 min lang geschüttelt und nach der Phasentrennung die obere Phase verwendet.

Die Chromatographie kann durchgeführt werden mit

- einer Kapillarsäule aus Quarz von 25 m Länge und 0,32 mm innerem Durchmesser, belegt mit quervernetztem Poly[methyl(50)phenyl(50)]siloxan *R* (Filmdicke 0,52 µm)
- Helium zur Chromatographie *R* als Trägergas mit einem Splitverhältnis von 1:20, einem Säulenanfangsdruck von 50 kPa und einer Durchflußrate durch den Gasstromteiler von 20 ml je Minute
- einem Flammenionisationsdetektor
- einer Verbindung zum Gasstromleiter, bestehend aus einer Säule von 10 mm Länge, gepackt mit Kieselgur zur Gaschromatographie *R*, imprägniert mit 10 Prozent (*m/m*) Polydimethylsiloxan *R*.

Die Temperatur der Säule wird 5 min lang bei 150 °C gehalten, dann mit einer Rate von 20 °C je Minute auf 275 °C erhöht und 3 min lang bei dieser Temperatur gehalten. Die Temperatur des Probeneinlasses wird bei 220 °C und die des Detektors bei 300 °C gehalten.

Die Retentionszeiten betragen für *N,N*-Dimethylanilin etwa 3,6 min und für *N,N*-Diethylanilin etwa 5,0 min.

Je 1 µl Untersuchungslösung und Referenzlösung wird getrennt eingespritzt.

B. Die Prüfung erfolgt mit Hilfe der Gaschromatographie (2.2.28) unter Verwendung von Naphthalin *R* als Interner Standard.

Interner-Standard-Lösung: 50 mg Naphthalin *R* werden in Cyclohexan *R* zu 50 ml gelöst. 5 ml Lösung werden mit Cyclohexan *R* zu 100 ml verdünnt.

Untersuchungslösung: 1,00 g Substanz wird in einem Reagenzglas mit Schliffstopfen mit 5 ml Natriumhydroxid-Lösung (1 mol · l^{-1}) und 1,0 ml Interner-Standard-Lösung versetzt. Das Reagenzglas wird verschlossen und 1 min lang kräftig geschüttelt. Falls erforderlich wird zentrifugiert. Die obere Phase wird verwendet.

Referenzlösung: 50,0 mg *N,N*-Dimethylanilin *R* werden mit 2 ml Salzsäure *R* und 20 ml Wasser *R* versetzt. Bis zur Lösung wird geschüttelt, danach mit Wasser *R* zu 50,0 ml verdünnt. 5,0 ml Lösung werden mit Wasser *R* zu 250,0 ml verdünnt. 1,0 ml dieser Lösung wird in einem Reagenzglas mit Schliffstopfen mit 5 ml Natriumhydroxid-Lösung (1 mol · l^{-1}) und 1,0 ml Interner-Standard-Lösung versetzt. Das Reagenzglas wird verschlossen und 1 min lang kräftig geschüttelt. Falls erforderlich wird zentrifugiert. Die obere Phase wird verwendet.

Die Chromatographie kann durchgeführt werden mit

- einer Säule aus Glas von 2 m Länge und 2 mm innerem Durchmesser, gepackt mit silanisiertem Kieselgur zur Gaschromatographie *R*, imprägniert mit 3 Prozent (*m/m*) Poly[methyl(50)phenyl(50)]siloxan *R*
- Stickstoff zur Chromatographie *R* als Trägergas bei einer Durchflußrate von 30 ml je Minute
- einem Flammenionisationsdetektor.

Die Temperatur der Säule wird bei 120 °C, die des Probeneinlasses und des Detektors bei 150 °C gehalten.

Je 1 µl Untersuchungslösung und Referenzlösung wird getrennt eingespritzt.

2.5 Gehaltsbestimmungsmethoden

2.5.5 Peroxidzahl

Die Peroxidzahl (POZ) gibt die Peroxidmenge in Milliäquivalenten aktivem Sauerstoff an, die in 1000 g Substanz, gemäß nachstehender Methode bestimmt, enthalten ist.

Wenn die anzuwendende Methode in der Monographie nicht vorgeschrieben ist, muß die Methode A angewendet werden. Bei einem Wechsel von Methode A zu Methode B muß eine Validierung durchgeführt werden.

Methode A

In einen 250-ml-Erlenmeyerkolben mit Schliffstopfen werden 5,00 g Substanz eingewogen und in 30 ml einer Mischung von 2 Volumteilen Chloroform *R* und 3 Volumteilen Essigsäure 98 % *R* unter Umschütteln gelöst. Die Lösung wird nach Zusatz von 0,5 ml gesättigter Kaliumiodid-Lösung *R* genau 1 min lang geschüttelt, dann mit 30 ml Wasser *R* versetzt und langsam unter ständigem kräftigem Umschütteln mit Natriumthiosulfat-Lösung (0,01 mol · l^{-1}) titriert, bis die Gelbfärbung fast verschwunden ist. Nach Zusatz von 5 ml Stärke-Lösung *R* wird die Titration unter kräftigem Umschütteln bis zum Verschwinden der Blaufärbung fortgesetzt (n_1 ml Natriumthiosulfat-Lösung (0,01 mol · l^{-1})). Unter gleichen Bedingungen wird ein Blindversuch durchgeführt (n_2 ml Natriumthiosulfat-Lösung (0,01 mol · l^{-1})). Hierfür dürfen höchstens 0,1 ml Natriumthiosulfat-Lösung (0,01 mol · l^{-1}) verbraucht werden.

$$\text{POZ} = \frac{10\,(n_1 - n_2)}{m}$$

m = Einwaage der Substanz in Gramm.

Methode B

Die Bestimmung ist unter Ausschluß direkter Lichteinwirkung durchzuführen.

50 ml einer Mischung von 2 Volumteilen Trimethylpentan *R* und 3 Volumteilen Essigsäure 98 % *R* werden in einen Erlenmeyerkolben gegeben. Nach Zusatz der Substanz (m g, siehe Tab. 2.5.5-1) wird der Kolben verschlossen und bis zum Lösen der Substanz geschwenkt. Mit einer geeigneten Pipette werden 0,5 ml gesättigte Kaliumiodid-Lösung *R* hinzugefügt. Der Kolben wird verschlossen und 1 min ± 1 s lang stehengelassen. Dabei wird mindestens 3mal gründlich geschwenkt. Nach Zusatz von 30 ml Wasser *R* wird die Lösung langsam unter ständigem kräftigem Umschütteln mit Natriumthiosulfat-Lösung (0,1 mol · l^{-1}) (V_1 ml) titriert, bis die Gelbfärbung fast verschwunden ist. Nach Zusatz von etwa 0,5 ml Stärke-Lösung *R* 1 wird die Titration unter ständigem Umschütteln fortgesetzt. Das Umschütteln ist besonders in der Nähe des Endpunkts erforderlich, um das Iod vollständig aus der Lösungsmittelphase zu entfernen. Die Natriumthiosulfat-Lösung wird tropfenweise zugesetzt, bis die Blaufärbung zu verschwinden beginnt.

Tab. 2.5.5-1

Erwartete Peroxidzahl	Einwaage der Substanz in Gramm
0 bis 12	2,00 bis 5,00
12 bis 20	1,20 bis 2,00
20 bis 30	0,80 bis 1,20
30 bis 50	0,500 bis 0,800
50 bis 90	0,300 bis 0,500

Falls bei der Titration weniger als 0,5 ml Natriumthiosulfat-Lösung (0,1 mol · l^{-1}) verbraucht werden, wird die Bestimmung unter ständigem kräftigem Schütteln mit Natriumthiosulfat-Lösung (0,01 mol · l^{-1}) (V_1 ml) wiederholt.

Hinweis: Bei Peroxidzahlen von 70 oder darüberliegenden Werten tritt eine 15 bis 30 s lange Verzögerung der Entfärbung der Stärkelösung auf. Sie wird durch die Eigenschaft des Trimethylpentans hervorgerufen, an der Oberfläche eines wäßrigen Mediums zu flotieren, und durch die zum ausreichenden Mischen des Lösungsmittels mit der wäßrigen Titrationslösung erforderliche Zeit, in der die letzten Spuren von Iod freigesetzt werden. Für Peroxidzahlen unter 150 wird die Verwendung von Natriumthiosulfat-Lösung (0,01 mol · l^{-1}) empfohlen. Zum Verzögern der Phasentrennung und zum Verringern der Zeitverzögerung bei der Freisetzung des Iods kann dem Reaktionsgemisch eine geringe Menge (0,5 bis 1,0 Prozent (m/m)) eines Emulgators mit hohem HLB-Wert zugesetzt werden.

Ein Blindversuch wird durchgeführt (V_0 ml). Wenn der Verbrauch an Natriumthiosulfat-Lösung im Blindversuch mehr als 0,1 ml beträgt, wird die Bestimmung nach Ersetzen der verunreinigten Reagenzien wiederholt.

$$\text{POZ} = \frac{1000\,(V_1 - V_0)\,c}{m}$$

c = Konzentration der Natriumthiosulfat-Lösung in Mol je Liter.

2.5.7 Unverseifbare Anteile

Unter „Unverseifbare Anteile" werden die Substanzen verstanden und in Prozent (m/m) angegeben, die sich mit einem organischen Lösungsmittel aus einer Lösung der zu untersuchenden Substanz nach deren Verseifung extrahieren lassen und bei 100 bis 105 °C nicht flüchtig sind.

Glasgeräte mit ungefetteten Schliffen sind zu verwenden.

Die vorgeschriebene Menge Substanz (*m* g) wird in einem 250-ml-Kolben mit aufsetzbarem Rückflußkühler mit 50 ml ethanolischer Kaliumhydroxid-Lösung ($2 \text{ mol} \cdot l^{-1}$) *R* versetzt und 1 h lang im Wasserbad unter häufigem Umschwenken zum Rückfluß erhitzt. Danach wird der Kolbeninhalt unter 25 °C abgekühlt und mit 100 ml Wasser *R* in einen Scheidetrichter gespült. Die Flüssigkeit wird vorsichtig 3mal mit je 100 ml peroxidfreiem Ether *R* ausgeschüttelt. Die vereinigten Etherauszüge werden in einem weiteren Scheidetrichter mit 40 ml Wasser *R* einige Minuten lang schwach geschüttelt. Nach Trennung der Phasen wird die wäßrige Phase verworfen. Die Etherphase wird 2mal mit je 40 ml Wasser *R* und anschließend abwechselnd 3mal mit je 40 ml einer Lösung von Kaliumhydroxid *R* ($30 \text{ g} \cdot l^{-1}$) und 40 ml Wasser *R* gewaschen. Die Etherphase wird mit je 40 ml Wasser *R* so lange gewaschen, bis die wäßrige Phase nicht mehr alkalisch gegen Phenolphthalein reagiert. Die Etherphase wird in einen zuvor gewogenen Kolben überführt und der Scheidetrichter mit peroxidfreiem Ether *R* ausgespült.

Der Ether wird vorsichtig abdestilliert und der Rückstand mit 6 ml Aceton *R* versetzt. Das Lösungsmittel wird mit Hilfe eines Luftstroms sorgfältig entfernt, der Rückstand bei 100 bis 105 °C bis zur Massekonstanz getrocknet, in einem Exsikkator erkalten gelassen und gewogen (*a* g).

$$\text{Unverseifbare Anteile in Prozent} = \frac{100\,a}{m}$$

Der Rückstand wird in 20 ml Ethanol 96 % *R* gelöst, das zuvor gegen Phenolphthalein-Lösung *R* neutralisiert wurde, und mit ethanolischer Natriumhydroxid-Lösung ($0,1 \text{ mol} \cdot l^{-1}$) titriert. Falls der Verbrauch an ethanolischer Natriumhydroxid-Lösung ($0,1 \text{ mol} \cdot l^{-1}$) 0,2 ml übersteigt, erfolgte nur eine ungenügende Trennung der Phasen. Der ausgewogene Rückstand kann nicht als unverseifbarer Anteil betrachtet werden. Im Zweifelsfall ist die Prüfung zu wiederholen.

2.5.26 Stickstoffmonoxid und Stickstoffdioxid in medizinischen Gasen

Stickstoffmonoxid und Stickstoffdioxid in medizinischen Gasen werden mit Hilfe eines Geräts zur Messung der Chemilumineszenz bestimmt (siehe Abb. 2.5.26-1).

Das Gerät besteht aus

- einer Einrichtung zum Filtern, Messen und Einstellen des Gasstroms
- einem Umwandler, der Stickstoffdioxid zu Stickstoffmonoxid reduziert, um den Gesamtgehalt an Stickstoffmonoxid und Stickstoffdioxid zu bestimmen; der Umwandler besteht aus einem Ofen aus rostfreiem Stahl, Glas oder Quarz
- einem Ozongenerator mit regelbarer Durchflußrate; das Ozon wird durch eine Hochspannungsentladung zwischen 2 Elektroden erzeugt; der Ozongenerator wird mit reinem Sauerstoff oder mit getrockneter Raumluft versorgt; die Konzentration des erzeugten Ozons muß den Maximalgehalt an bestimmbaren Stickstoffoxiden deutlich überschreiten
- einer Reaktionskammer, in der Stickstoffmonoxid und Ozon reagieren können
- einem Detektionssystem für die emittierte Lichtstrahlung mit einer Wellenlänge von 1,2 µm; das System besteht aus einem geeigneten optischen Filter und einem Photomultiplier.

2.5.29 Schwefeldioxid

150 ml Wasser *R* werden in den Kolben A (siehe Abb. 2.5.29-1) gegeben. Nachdem durch das gesamte System 15 min lang ein Strom von Kohlendioxid *R* mit einer

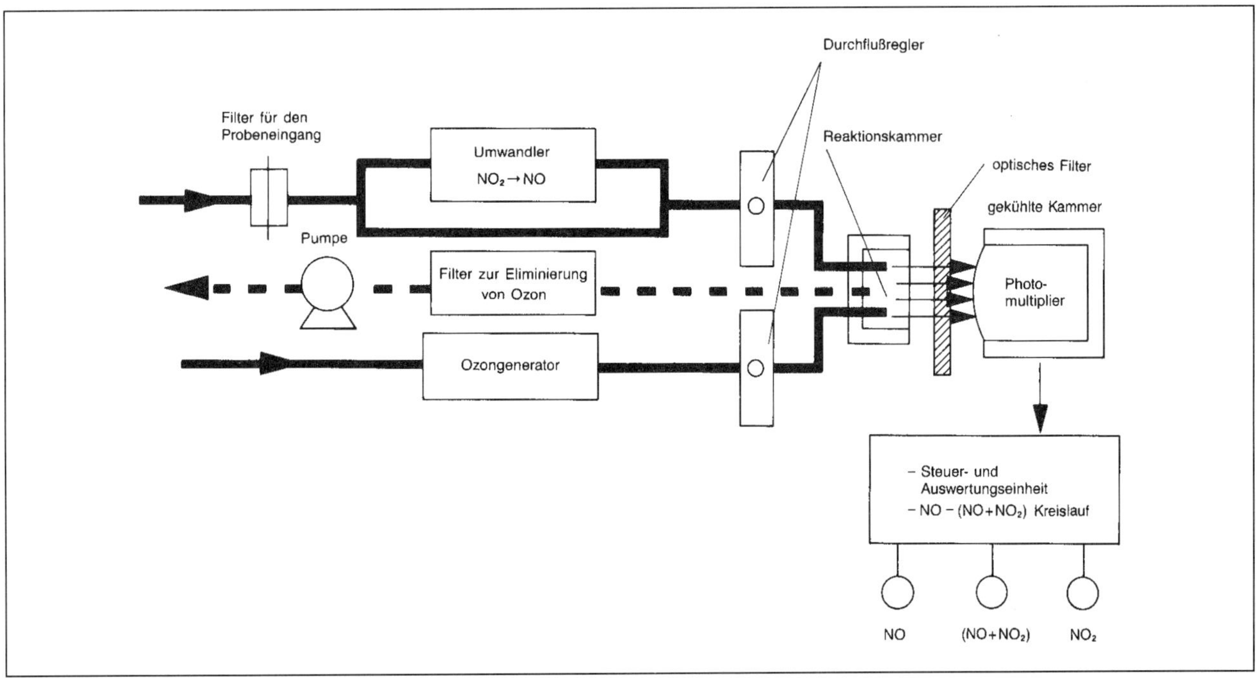

Abb. 2.5.26-1: Gerät zur Messung der Chemilumineszenz

Allg. Methoden

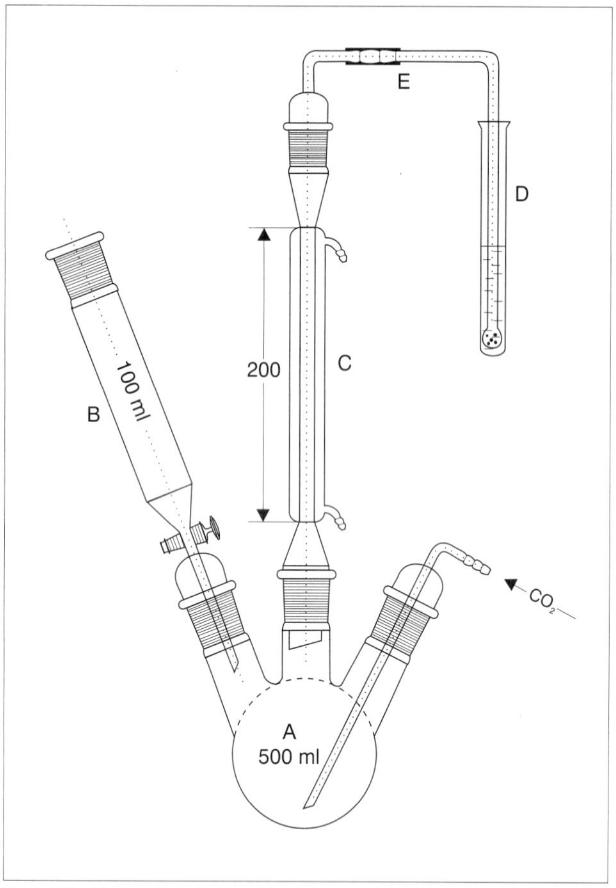

Abb. 2.5.29-1: Apparatur zur Bestimmung von Schwefeldioxid
Längenangabe in Millimeter

Durchflußrate von 100 ml je Minute geleitet wurde, werden 10 ml Wasserstoffperoxid-Lösung 3 % *R*, die zuvor gegen eine Lösung von Bromphenolblau *R* (1 g · l^{-1}) in Ethanol 20 % *R* neutralisiert wurden, in das Reagenzglas D gegeben. Ohne den Kohlendioxidstrom zu unterbrechen, wird der Tropftrichter B entfernt. Durch die Öffnung werden 25,0 g der zu prüfenden Substanz mit Hilfe von 100 ml Wasser *R* in den Kolben A gespült und aus dem Tropftrichter 80 ml verdünnte Salzsäure *R* zugesetzt. Anschließend wird 1 h lang zum Sieden erhitzt. Nachdem der Hahn des Tropftrichters geöffnet wurde, werden der Kohlendioxidstrom sowie das Erhitzen und das Kühlwasser unterbrochen. Der Inhalt des Reagenzglases wird mit einer kleinen Menge Wasser *R* in einen 200-ml-Weithalserlenmeyerkolben gespült, 15 min lang im Wasserbad erhitzt und erkalten gelassen. Die Lösung wird mit einer Lösung von Bromphenolblau *R* (1 g · l^{-1}) in Ethanol 20 % *R* versetzt und mit Natriumhydroxid-Lösung (0,1 mol · l^{-1}) bis zum Farbumschlag von Gelb nach Blauviolett titriert.

Der Gehalt an Schwefeldioxid in ppm wird nach der Formel

$$128 \cdot a$$

berechnet, wobei *a* die Anzahl Milliliter der verbrauchten Natriumhydroxid-Lösung (0,1 mol · l^{-1}) ist.

2.5.30 Oxidierende Substanzen

4,0 g der zu prüfenden Substanz werden in einen 125-ml-Erlenmeyerkolben mit Schliffstopfen gegeben und mit 50,0 ml Wasser *R* versetzt. Nach dem Verschließen wird der Kolben 5 min lang geschwenkt. Anschließend wird der Inhalt in ein 50-ml-Zentrifugenglas mit Schliffstopfen überführt und zentrifugiert. 30 ml des klaren Überstands werden in einen 125-ml-Erlenmeyerkolben mit Schliffstopfen gegeben und mit 1 ml Essigsäure 98 % *R* und 0,5 bis 1,0 g Kaliumiodid *R* versetzt. Der Kolben wird verschlossen, geschwenkt und 25 bis 30 min lang im Dunkeln stehen gelassen. Nach Zusatz von 1 ml Stärke-Lösung *R* wird mit Natriumthiosulfat-Lösung (0,002 mol · l^{-1}) bis zum Verschwinden der Blaufärbung titriert. Eine Blindtitration wird durchgeführt. Höchstens 1,4 ml Natriumthiosulfat-Lösung (0,002 mol · l^{-1}) dürfen verbraucht werden (0,002 Prozent, berechnet als H_2O_2).

1 ml Natriumthiosulfat-Lösung (0,002 mol · l^{-1}) entspricht 34 µg Oxidans, berechnet als Wasserstoffperoxid.

2.5.31 Ribose in Polysaccharid-Impfstoffen

Untersuchungslösung: In einem Meßkolben geeigneter Größe wird eine Lösung hergestellt, die etwa 5 mg Polysaccharid-Trockenmasse je Milliliter enthält. Der Inhalt eines Behältnisses wird vollständig in den Kolben überführt und mit Wasser *R* bis zur Marke aufgefüllt. Die Lösung wird so verdünnt, daß die für die Prüfung verwendeten Volumina zwischen 2,5 und 25 µg Ribose enthalten. Je 0,20 und 0,40 ml werden in je 3 Reagenzgläser überführt.

Referenzlösung: 25 mg Ribose *R* werden in Wasser *R* zu 100,0 ml gelöst (Stammlösung: 0,25 g Ribose je Liter). Unmittelbar vor Gebrauch wird 1 ml Stammlösung mit Wasser *R* zu 10 ml verdünnt (Referenzlösung: 25 mg Ribose je Liter). 0,10 ml, 0,20 ml, 0,40 ml, 0,60 ml, 0,80 ml und 1,0 ml Referenzlösung werden in 6 Reagenzgläser pipettiert.

Zur Herstellung der Kompensationsflüssigkeit werden 2 ml Wasser *R* verwendet.

Der Inhalt jedes Reagenzglases wird mit Wasser *R* zu 2 ml verdünnt und geschüttelt. Jedem Reagenzglas werden 2 ml einer Lösung von 0,5 g Eisen(III)-chlorid *R* je Liter Salzsäure *R* zugesetzt und geschüttelt. Nach Zugabe von 0,2 ml einer Lösung von 100 g Orcin *R* je Liter wasserfreiem Ethanol *R* werden die Reagenzgläser 20 min lang im Wasserbad gehalten. Nach Abkühlung in einer Eis-Wasser-Mischung wird die Absorption (2.2.25) jeder Lösung bei 670 nm gegen die Kompensationsflüssigkeit gemessen. Der Gehalt der Untersuchungslösungen an Ribose wird mit Hilfe einer Eichkurve ermittelt, die aus den Absorptionen der 6 Referenzlösungen und den jeweiligen Ribosegehalten erstellt wird. Der Mittelwert aus den 3 Bestimmungen wird errechnet.

2.5.32 Mikrobestimmung von Wasser – Coulometrische Titration

Prinzip

Die coulometrische Titration von Wasser basiert auf der quantitativen Reaktion von Wasser mit Schwefeldioxid und Iod im wasserfreien Medium in Gegenwart einer Base mit ausreichender Pufferkapazität. Im Gegensatz zur unter 2.5.12 angegebenen volumetrischen Methode entsteht das Iod auf elektrochemischem Wege durch Oxidation von Iodid in einer Reaktionszelle. Das an der Anode entstehende Iod reagiert sofort mit Wasser und Schwefeldioxid, die in der Reaktionszelle enthalten sind. Die Menge Wasser in der Substanz ist der Elektrizitätsmenge bis zum Endpunkt der Titration direkt proportional. Wenn das gesamte Wasser in der Zelle verbraucht ist, ist der Endpunkt erreicht und somit entsteht ein Iodüberschuß.

1 Mol Iod entspricht 1 Mol Wasser, und die Elektrizitätsmenge von 10,71 C entspricht 1 mg Wasser.

Das System wird durch eine zuvor durchgeführte Elektrolyse von Feuchtigkeit befreit. Einzelne Bestimmungen können nacheinander in derselben Reagenzien-Lösung durchgeführt werden, wenn die nachstehenden Bedingungen erfüllt sind:

- jede Komponente der Untersuchungsmischung ist mit den anderen Komponenten kompatibel
- keine anderen Reaktionen finden statt
- das Volumen und das Reaktionsvermögen des Elektrolyten mit Wasser sind ausreichend.

Die coulometrische Titration ist auf die quantitative Bestimmung von geringen Wassermengen beschränkt. Ein Bereich von 10 µg bis 10 mg Wasser wird empfohlen. Präzision und Genauigkeit der Methode werden überwiegend dadurch bestimmt, in welchem Maße die Luftfeuchtigkeit vom System ausgeschlossen wird. Eine Systemkontrolle muß durch Messung des Ausmaßes der Basislinienänderung erfolgen.

Gerät

Das Gerät besteht aus einer Reaktionszelle, den Elektroden und einem Magnetrührer. Die Reaktionszelle besteht aus einem großen Anodenbehälter und einem kleineren Behälter für die Kathode. In Abhängigkeit von der Elektrodenform können beide Behälter durch ein Diaphragma voneinander getrennt sein. Jeder Behälter enthält eine Platinelektrode. Flüssige oder gelöste Proben werden mit Hilfe einer Spritze durch eine Membran eingegeben. Als weitere Möglichkeit kann eine Verdampfungstechnik angewendet werden, bei der die Probe in einem Rohr in einem Ofen erhitzt wird, wobei das Wasser verdampft und mit Hilfe eines Stroms von trockenem und inertem Gas in die Zelle geleitet wird. Das Einbringen von festen Proben in die Zelle sollte im allgemeinen vermieden werden. Falls jedoch erforderlich, erfolgt das Einbringen über einen verschließbaren Einlaß. Um das Eindringen von Feuchtigkeit aus der Luft zu verhindern, müssen entsprechende Vorsichtsmaßnahmen getroffen werden, wie das Arbeiten in einer Box in der Atmosphäre eines trockenen und inerten Gases. Das analytische Verfahren wird durch ein geeignetes Gerät kontrolliert, das auch die Ergebnisse anzeigt.

Ausführung

Nach den Angaben des Herstellers wird Elektrolyt-Reagenz zur Mikrobestimmung von Wasser *R* in die Behälter der Reaktionszelle eingefüllt und die coulometrische Titration bis zum Erreichen eines stabilen Endpunkts durchgeführt. Die vorgeschriebene Menge der zu untersuchenden Substanz wird in die Reaktionszelle gegeben, 30 s lang gerührt, falls in der Monographie nichts anderes angegeben ist, und nochmals bis zum Erreichen eines stabilen Endpunkts titriert. Falls ein Ofen verwendet wird, wird die vorgeschriebene Substanzmenge in das Rohr gegeben und erhitzt. Nachdem das Wasser aus der Substanz verdampft und in die Titrationszelle gelangt ist, wird mit der Titration begonnen. Der Wert der Instrumentenanzeige wird abgelesen und falls erforderlich der Prozentgehalt oder die Menge an Wasser, die in der Substanz enthalten ist, berechnet. Wenn es für die Art der Probe und die Probenzubereitung zweckmäßig ist, wird ein Blindversuch durchgeführt.

Überprüfung der Genauigkeit

Zwischen 2 aufeinanderfolgenden Titrationen wird eine genau gewogene Wassermenge im gleichen Mengenbereich wie die in der Probe in das Gerät gegeben und die coulometrische Titration durchgeführt. Verwendet wird entweder Wasser *R* oder die Referenzlösung zur Mikrobestimmung von Wasser *R*. Die Wiederfindungsrate bei einer Zugabe von 1000 µg Wasser liegt im Bereich zwischen 97,5 und 102,5 Prozent und diejenige bei einer Zugabe von 100 µg Wasser im Bereich zwischen 90,0 und 110,0 Prozent.

Allg. Methoden

2.6 Methoden der Biologie

2.6.1 Prüfung auf Sterilität

Diese Prüfung[1] ist bei Substanzen, Zubereitungen oder Produkten durchzuführen, für die Sterilität vorgeschrieben ist. Ein den Vorschriften entsprechendes Ergebnis beweist jedoch nur, daß unter den Prüfbedingungen keine verunreinigenden Mikroorganismen nachweisbar waren. Hinweise über weitere Forderungen zum Nachweis der Sterilität einer Charge werden am Schluß dieser Methode angegeben.

Antimikrobielle Vorsichtsmaßnahmen

Die Prüfung auf Sterilität ist unter aseptischen Bedingungen durchzuführen, so zum Beispiel unter Verwendung einer Werkbank der Klasse A mit turbulenzarmer Verdrängungsströmung (Laminarflow-Bank) in einem Reinraum der Klasse B oder einer Sterilbox (Isolator). Alle zur Vermeidung einer Kontamination ergriffenen Maßnahmen dürfen jedoch keinesfalls jene Mikroorganismen schädigen, die mit der Prüfung erfaßt werden sollen. Die bei der Durchführung der Prüfung gegebenen Arbeitsbedingungen sind durch entsprechende Bestimmungen der Keimzahl des Arbeitsbereiches sowie mit Hilfe entsprechender Kontrollprüfungen, wie sie in den entsprechenden EG-Richtlinien und den damit im Zusammenhang stehenden GMP-Richtlinien angegeben werden, regelmäßig zu überwachen.

Nährmedien

Für die Prüfung auf Sterilität eignen sich die nachfolgend aufgeführten Nährmedien. Das flüssige Thioglycolat-Medium wird in erster Linie zum Nachweis von anaeroben Bakterien eingesetzt, jedoch lassen sich auch aerobe Bakterien damit erfassen. Das Sojapepton-Caseinpepton-Medium ist vor allem für aerobe Bakterien und auch für den Nachweis von Pilzen geeignet. Andere Nährmedien können verwendet werden, wenn der Nachweis erbracht wurde, daß sie das Wachstum eines möglichst breiten Spektrums von Mikroorganismen ermöglichen.

Flüssiges Thioglycolat-Medium

L-Cystin	0,5	g
Agar, granuliert (Wassergehalt höchstens 15 Prozent)	0,75	g
Natriumchlorid	2,5	g
Glucose-Monohydrat	5,5	g
Hefeextrakt (wasserlöslich)	5,0	g
Caseinpepton (Pankreashydrolysat)	15,0	g
Natriumthioglycolat oder	0,5	g
Thioglycolsäure	0,3	ml
Resazurin-Natrium-Lösung, frisch hergestellt (1:1000)	1,0	ml
Wasser *R*	1000	ml

*p*H-Wert nach Sterilisation: 7,1 ± 0,2

L-Cystin, Agar, Natriumchlorid, Glucose, der wasserlösliche Hefeextrakt und das Caseinpepton werden mit Wasser *R* gemischt und bis zur Lösung erhitzt. Natriumthioglycolat oder Thioglycolsäure wird der Lösung zugesetzt und der *p*H-Wert falls erforderlich mit Natriumhydroxid-Lösung (1 mol · l^{-1}) so eingestellt, daß er nach der Sterilisation bei 7,1 ± 0,2 liegt. Ist eine Filtration erforderlich, so muß die Lösung, ohne daß sie aufkocht, erneut erhitzt und noch heiß durch ein feuchtes Filter filtriert werden. Die Resazurin-Natrium-Lösung wird zugesetzt, gut durchgemischt und das Medium in geeignete Kulturgefäße abgefüllt, bei denen das Verhältnis von Oberfläche zu Füllhöhe gewährleistet, daß nach Ablauf der Bebrütungszeit höchstens das obere Drittel des Nährmediums durch Sauerstoffaufnahme einen Farbumschlag zeigt. Das Medium wird mit Hilfe eines validierten Verfahrens sterilisiert. Die Lagerung erfolgt bei einer Temperatur zwischen 2 und 25 °C in einem sterilen, geschlossenen Behältnis, falls das Medium nicht zur sofortigen Verwendung bestimmt ist. Falls erforderlich kann das Medium kurz vor Gebrauch zum Beispiel durch 20 min langes Erhitzen im Wasserbad und anschließendes schnelles Abkühlen regeneriert werden. Dabei muß das Eindringen unsteriler Luft in das Kulturgefäß verhindert werden.

Sojapepton-Caseinpepton-Medium

Caseinpepton (Pankreashydrolysat)	17,0	g
Sojapepton (Papainhydrolysat)	3,0	g
Natriumchlorid	5,0	g
Kaliummonohydrogenphosphat	2,5	g
Glucose-Monohydrat	2,5	g
Wasser *R*	1000	ml

*p*H-Wert nach Sterilisation: 7,3 ± 0,2

Die festen Bestandteile werden unter Erwärmen in Wasser *R* gelöst. Die Lösung wird auf Raumtemperatur abgekühlt. Falls erforderlich wird der *p*H-Wert mit Natriumhydroxid-Lösung (1 mol · l^{-1}) so eingestellt, daß er nach Sterilisation bei 7,3 ± 0,2 liegt. Falls erforderlich wird die Lösung filtriert, in geeignete Kulturgefäße gefüllt und mit Hilfe eines validierten Verfahrens sterilisiert. Die Lagerung erfolgt bei einer Temperatur zwischen 2 und 25 °C in einem sterilen, geschlossenen Kulturgefäß, falls das Medium nicht zur sofortigen Verwendung bestimmt ist.

Jede Charge der benutzten Nährmedien, gleichgültig, ob die hier beschriebenen oder andere Nährmedien vorliegen, muß den nachfolgend aufgeführten Prüfungen entsprechen, wobei diese vor oder gleichzeitig mit der Prüfung des zu untersuchenden Produkts durchgeführt werden können.

Sterilität: Einige Kulturgefäße mit den Nährmedien werden bei den in Tab. 2.6.1-1 angegebenen Temperatu-

[1] Diese Fassung des Textes entspricht der Eilrevision „Resolution AP-CSP (98) 6“.

ren 14 Tage lang bebrütet. Ein mikrobielles Wachstum darf nicht feststellbar sein.

Prüfung auf Eignung des Mediums für aerobe und anaerobe Bakterien sowie Pilze: Einige der ausgewählten Nährmedien werden mit einer kleinen Menge eines Typs der in Tab. 2.6.1-1 angegebenen Mikroorganismen beimpft (geeignet sind 10 bis 100 koloniebildende Einheiten) und unter den in Tab. 2.6.1-1 angegebenen Bedingungen höchstens 3 Tage lang für Bakterien und höchstens 5 Tage lang für Pilze bebrütet. Die in Tab. 2.6.1-1 aufgeführte Liste der geeigneten Arten und Stämme gilt nicht ausschließlich; andere Mikroorganismen können auch geeignet sein.

Geeignete Techniken, die die Saatkulturen (Inocula) unverändert beibehalten (Saatgutsystem), werden angewendet, so daß die für die Beimpfung verwendeten vermehrungsfähigen Mikroorganismen sich höchstens um 5 Passagen von dem ursprünglichen Mastersaatgut unterscheiden.

Die Nährmedien eignen sich, wenn ein deutlich sichtbares, frühzeitiges Wachstum der verwendeten Mikroorganismen zu verzeichnen ist.

Validierungsprüfung

Für jeden Typ der in Tab. 2.6.1-1 aufgeführten Mikroorganismen wird eine wie nachstehend unter „Durchführung der Prüfung auf Sterilität" beschriebene Prüfung unter Anwendung genau des gleichen Verfahrens durchgeführt, mit Ausnahme der folgenden Abweichungen:

Membranfilter-Methode: Nachdem der Inhalt des zu prüfenden Behältnisses beziehungsweise der zu prüfenden Behältnisse auf die Membran übertragen wurde, wird der letzten Portion der sterilen Verdünnungsflüssigkeit zum Spülen des Filters eine kleine Menge vermehrungsfähiger Mikroorganismen (geeignet sind 10 bis 100 koloniebildende Einheiten) zugesetzt.

Direktbeschickungsmethode: Nachdem der Inhalt des zu prüfenden Behältnisses beziehungsweise der zu prüfenden Behältnisse in das Nährmedium übertragen wurde, wird diesem eine kleine Menge vermehrungsfähiger Mikroorganismen (geeignet sind 10 bis 100 koloniebildende Einheiten) zugesetzt.

In beiden Fällen wird eine Prüfung auf Eignung des Mediums als Positivkontrolle durchgeführt. Alle Kulturgefäße werden unter den in Tab. 2.6.1-1 angegebenen Bedingungen beimpft und höchstens 3 Tage lang für Bakterien und höchstens 5 Tage lang für Pilze bebrütet.

Wenn nach der Beimpfung ein deutlich sichtbares, frühzeitiges Wachstum zu verzeichnen ist, das – visuell betrachtet – mit dem des Kontrollgefäßes ohne Produkt vergleichbar ist, besitzt das Produkt entweder keine antimikrobiellen Eigenschaften unter den Prüfungsbedingungen, oder diese Eigenschaften wurden zufriedenstellend beseitigt. In diesem Fall kann die Sterilitätsprüfung ohne weitere Veränderungen durchgeführt werden. Falls in Gegenwart des zu prüfenden Produkts kein deutlich sichtbares, frühzeitiges Wachstum nach der Beimpfung auftritt, besitzt das Produkt eine antimikrobielle Aktivität, die unter den Prüfungsbedingungen nicht ausreichend beseitigt werden konnte. Zur Beseitigung der antimikrobiellen Eigenschaften muß die Validierungsprüfung unter geänderten Bedingungen wiederholt werden. Diese Validierung wird durchgeführt,

- wenn die Sterilitätsprüfung mit einem neuen Produkt durchgeführt wird

Tab. 2.6.1-1: Test-Mikroorganismen, die in der Prüfung auf Eignung und in der Validierungsprüfung angewendet werden

Nährmedium	**Mikroorganismus**		**Bebrütung**	
Flüssiges Thioglycolat-Medium	**Spezies**	**Geeigneter Stamm**	**Temperatur (°C)**	**Maximale Dauer**
	Typ: aerobe Bakterien		Für alle Aerobier	
	Staphylococcus aureus	ATCC 6538P CIP 53.156 NCTC 7447		
	Bacillus subtilis	ATCC 6633 CIP 52.62 NCIB 8054	32,5 ± 2,5	3 Tage
	Pseudomonas aeruginosa	ATCC 9027 NCIMB 8626 CIP 82.118		
	Typ: Anaerobier		Für alle Anaerobier	
	Clostridium sporogenes	ATCC 19404 CIP 79.3	32,5 ± 2,5	3 Tage
Sojapepton-Caseinpepton-Medium	Typ: Pilze*		Für alle Pilze	
	Candida albicans	ATCC 10231 IP 4872 ATCC 2091 IP 1180.79	22,5 ± 2,5	5 Tage
	Aspergillus niger	ATCC 16404		

* *Bacillus subtilis* (ATCC 6633 oder CIP 52.62) wächst ebenfalls in diesem Nährmedium.

– wenn eine Änderung der experimentellen Bedingungen der Prüfung vorliegt.

Die Validierung kann gleichzeitig mit der Sterilitätsprüfung des zu untersuchenden Produkts durchgeführt werden, muß jedoch vor Auswertung der Prüfungsergebnisse durchgeführt werden.

Durchführung der Prüfung auf Sterilität

Die Prüfung kann unter Verwendung der Membranfilter-Methode oder durch Direktbeschickung der verwendeten Nährmedien mit dem zu prüfenden Produkt vorgenommen werden. Entsprechende negative Kontrollen sind in jedem Falle einzubeziehen. Wenn das zu prüfende Produkt dies erlaubt, wird die Membranfilter-Methode angewendet, so bei filtrierbaren, wäßrigen Zubereitungen, bei ethanolischen oder öligen Zubereitungen und bei Produkten, die in Wasser oder Öl löslich beziehungsweise damit mischbar sind und unter den Prüfungsbedingungen keine antimikrobielle Wirkung besitzen.

Membranfilter-Methode: Hierfür sind Membranfilter mit einem nominalen Porendurchmesser von höchstens 0,45 µm, deren Rückhaltevermögen für Mikroorganismen geprüft wurde, geeignet. Für wäßrige und ölige Flüssigkeiten sowie für Flüssigkeiten mit geringem Ethanolgehalt sollten beispielsweise Cellulosenitratfilter und für Flüssigkeiten mit hohem Ethanolgehalt Celluloseacetatfilter verwendet werden. Für bestimmte Produkte, zum Beispiel Antibiotika, können speziell aufbereitete Filter notwendig sein.

Das nachstehend beschriebene Verfahren basiert auf der Verwendung von Filterscheiben mit einem Durchmesser von etwa 50 mm. Werden Filter mit einem davon abweichenden Durchmesser benutzt, so ist das Volumen der Verdünnungsflüssigkeit und der Waschflüssigkeit entsprechend zu ändern. Das Filtrationsgerät und die Filtermembran sind auf geeignete Weise zu sterilisieren. Weiterhin ist dafür zu sorgen, daß die zu prüfende Lösung unter aseptischen Bedingungen eingebracht und filtriert werden kann. Das gilt auch für die Übertragung der Filtermembran in das entsprechende Kulturgefäß beziehungsweise die Übertragung des Nährmediums direkt in das Filtriergerät für die Bebrütung.

Wäßrige Lösungen: Falls erforderlich wird eine geringe Menge einer geeigneten, sterilen Verdünnungsflüssigkeit, wie eine neutrale Lösung von Fleisch- oder Caseinpepton (1 g · l^{-1}), auf die eingelegte Filtermembran gebracht und filtriert. Die Verdünnungsflüssigkeit kann eine geeignete neutralisierende Substanz und/oder – beispielsweise im Falle von Antibiotika – eine erforderliche inaktivierende Substanz enthalten. Anschließend wird von dem Behältnis beziehungsweise den Behältnissen des zu prüfenden Produkts der gesamte Inhalt beziehungsweise mindestens die in der Tab. 2.6.1-2 angegebene Menge in ein Membranfiltergerät oder mehrere Membranfiltergeräte überführt und sofort filtriert. Im Bedarfsfall wird mit der ausgewählten Verdünnungsflüssigkeit vorher zu etwa 100 ml verdünnt.

Die Filtermembran wird mindestens 3mal jeweils mit dem gleichen Volumen der ausgewählten sterilen Verdünnungsflüssigkeit gewaschen, die für die Validierungsprüfung benötigt wird. Die Filtermembran wird anschließend als Ganzes in das Nährmedium überführt oder unter aseptischen Bedingungen in 2 gleiche Teile geschnitten und jede Hälfte in eines von 2 geeigneten Nährmedien gebracht. Dabei werden die gleichen Volumina jedes Nährmediums verwendet, die auch bei der Validierungsprüfung verwendet werden. Alternativ kann auch die Membran in dem Filtriergerät mit dem Nährmedium überschichtet werden. Falls in der Monographie nichts anderes vorgeschrieben ist, werden die Nährmedien mindestens 14 Tage lang bei 32,5 ± 2,5 °C zur Erfassung einer Bakterienkontamination beziehungsweise bei 22,5 ± 2,5 °C zum Nachweis einer Pilzkontamination bebrütet.

Lösliche Pulver: Für jedes Nährmedium sind je Kulturgefäß mindestens die in Tab. 2.6.1-2 angegebenen Mengen des Produkts einzusetzen. Diese werden in einem geeigneten Lösungsmittel, wie einer neutralen Lösung von Fleisch- oder Caseinpepton (1 g · l^{-1}), gelöst. Die Prüfung erfolgt nach der unter „Wäßrige Lösungen" beschriebenen Methode unter Verwendung einer für das gewählte Lösungsmittel geeigneten Filtermembran.

Öle und ölige Lösungen: Für jedes Nährmedium sind mindestens die in Tab. 2.6.1-2 angegebenen Mengen einzusetzen. Öle oder ölige Lösungen mit einer ausreichend geringen Viskosität lassen sich ohne vorherige Verdünnung durch eine trockene Membran filtrieren. Viskose Öle können, falls erforderlich, mit einem geeigneten sterilen Verdünnungsmittel, wie Isopropylmyristat, verdünnt werden, wenn der Nachweis erbracht wurde, daß das Verdünnungsmittel unter den Bedingungen der Prüfung keine antimikrobielle Wirkung besitzt. Hierbei sollte das Öl erst in die Filtermembran eindringen, bevor mit der Filtration durch allmähliche Erhöhung des Drucks oder Vakuums begonnen wird. Die Filtermembran wird anschließend mindestens 3mal mit je 100 ml einer geeigneten sterilen Flüssigkeit gewaschen, zum Beispiel unter Verwendung einer neutralen Lösung von Fleisch- oder Caseinpepton (1 g · l^{-1}) mit einem Zusatz von (*p-tert*-Octylphenoxy)macrogol (1 g · l^{-1}) oder Polysorbat 80 (10 g · l^{-1}). Nach Einlegen der Filtermembran in das Nährmedium oder Überschichten der Membran mit dem Nährmedium im Filtriergerät, wie unter „Wäßrige Lösungen" beschrieben, wird bei den vorgenannten Temperaturen und Zeiten bebrütet.

Salben und Cremes: Für jedes Nährmedium ist mindestens die in Tab. 2.6.1-2 angegebene Menge zu verwenden. Salben auf Fettbasis und Emulsionen des Wasser-in-Öl-Typs lassen sich, wie vorher beschrieben, mit Isopropylmyristat auf 1 : 100 verdünnen, falls erforderlich durch Erwärmen auf höchstens 40 °C. In Ausnahmefällen kann die Notwendigkeit bestehen, kurzfristig auf maximal 44 °C zu erwärmen. Nach einer möglichst schnellen Filtration erfolgt das weitere Vorgehen wie unter „Öle und ölige Lösungen" beschrieben.

Direktbeschickungsmethode: Von der zu prüfenden Zubereitung werden die in Tab. 2.6.1-2 angegebenen Mengen direkt in das Nährmedium übertragen, wobei das Volumen der Zubereitung, falls nicht anders vorgeschrieben, höchstens 10 Prozent des Volumens des Nährmediums betragen soll.

Bei *öligen Flüssigkeiten* ist den Nährmedien Polysorbat 80 (10 g · l^{-1}) oder (*p-tert*-Octylphenoxy)macrogol (1 g · l^{-1}) oder ein anderer Emulgator in der erforderlichen Konzentration zuzusetzen; der Emulgator darf unter den gegebenen Bedingungen keine antimikrobielle Wirkung zeigen.

Salben und *Cremes* werden vorher mit Hilfe des gewählten Emulgators und eines geeigneten sterilen Verdünnungsmittels, wie einer neutralen Lösung von Fleisch- oder Caseinpepton ($1 \, g \cdot l^{-1}$) auf etwa 1:10 verdünnt. Diese Emulsion wird anschließend in ein emulgatorfreies Nährmedium übertragen.

Hat das zu prüfende Produkt antimikrobielle Eigenschaften, so ist eine Inaktivierung durch Zusatz eines geeigneten Mittels oder durch Verwendung einer größeren Nährmedienmenge vorzunehmen. Muß eine größere Menge des zu prüfenden Produkts zugesetzt werden, ist zu empfehlen, mit einem konzentrierten Nährmedium zu arbeiten, wobei die nachfolgende Verdünnung zu berücksichtigen ist. Unter Umständen kann das konzentrierte Nährmedium dem zu prüfenden Produkt in dessen Endbehältnis direkt zugesetzt werden.

Falls nichts anderes vorgeschrieben ist, werden die direktbeschickten Nährmedien bei den in Tab. 2.6.1-1 angegebenen Temperaturen 14 Tage lang bebrütet. Die Kulturen werden während der Bebrütungszeit mehrere Male kontrolliert. Gefäße mit öligen Produkten sollen täglich vorsichtig geschüttelt werden. Bei Thioglykolat-Medium oder anderen zum Nachweis von anaeroben Keimen herangezogenen Nährmedien ist das Schütteln oder Durchmischen auf ein Minimum zu beschränken, um anaerobe Bedingungen aufrechtzuerhalten.

Auswertung

Während und nach Abschluß der Bebrütungszeit werden die Kulturen auf makroskopisch sichtbares Wachstum von Mikroorganismen überprüft. Falls das zu prüfende Material das Nährmedium trübt, so daß das Vorhandensein oder Nichtvorhandensein eines mikrobiellen Wachstums 14 Tage nach Beginn der Bebrütungszeit visuell nur schwer zu bestimmen ist, werden geeignete Mengen des Nährmediums in frische Gefäße mit dem gleichen Nährmedium übertragen. Die Bebrütung des ursprünglichen Gefäßes und des Gefäßes mit dem übertragenen Nährmedium wird über insgesamt mindestens 14 + 7 Tage fortgesetzt, gerechnet von der ursprünglichen Übertragung.

Wird kein Wachstum festgestellt, so entspricht das zu prüfende Produkt der Prüfung auf Sterilität. Ist aber Wachstum von Mikroorganismen nachweisbar, so genügt das Produkt den Anforderungen nicht, mit der Ausnahme, daß die Ungültigkeit der Prüfung aus Gründen, die nicht mit dem Produkt selbst im Zusammenhang stehen, nachgewiesen wird. Nur wenn eine oder mehrere der folgenden Bedingungen erfüllt werden, kann die Prüfung als ungültig angesehen werden:

a) die Ergebnisse der mikrobiologischen Überwachung der Sterilitätsprüfungseinrichtung weisen Fehler auf
b) eine Durchsicht der Verfahrensweise der betreffenden Prüfung deutet auf einen Fehler hin
c) in den Negativkontrollen wird mikrobielles Wachstum nachgewiesen
d) nach der Identifizierung der in der Prüfung isolierten Keime wird das Wachstum dieses Keims oder dieser Keime eindeutig Fehlern des bei der Durchführung der Sterilitätsprüfung verwendeten Materials und/oder der angewandten Technik zugeschrieben.

Wenn die Prüfung als ungültig erklärt wurde, wird sie mit derselben Probenanzahl wie bei der ursprünglichen Prüfung wiederholt.

Wird bei der Wiederholungsprüfung kein Wachstum von Mikroorganismen festgestellt, so entspricht das zu prüfende Produkt der Prüfung auf Sterilität. Tritt jedoch bei der Wiederholungsprüfung Wachstum auf, so entspricht das Produkt nicht der Prüfung auf Sterilität.

Prüfung von Parenteralia, Augenarzneimitteln und anderen nicht zur Injektion bestimmten sterilen Zubereitungen

Wird bei der Prüfung mit der Membranfilter-Methode gearbeitet, so ist immer wenn möglich der gesamte Inhalt der Probebehältnisse, jedoch nie weniger als die in Tab. 2.6.1-2 angegebene Menge zu verwenden. Dabei wird falls erforderlich mit einer geeigneten, neutralen, sterilen Verdünnungsflüssigkeit, wie einer Lösung von

Tab. 2.6.1-2: Probenmengen für die Prüfung auf Sterilität

Art der Zubereitung	Füllmenge je Behältnis	Benötigte Mindestmenge für jedes Nährmedium außer in begründeten und zugelassenen Fällen
Parenteralia	*Flüssigkeiten*	
	< 1 ml	Gesamtinhalt eines Behältnisses
	≥ 1 ml	die Hälfte des Inhalts, jedoch höchstens 20 ml
	Feste Stoffe	
	< 50 mg	Gesamtinhalt eines Behältnisses
	≥ 50 mg, aber < 300 mg	die Hälfte des Inhalts
	≥ 300 mg	150 mg
Ophthalmika und andere nicht zur Injektion bestimmte Zubereitungen	Wäßrige Lösungen	Gesamtinhalt eines oder mehrerer Behältnisse, jedoch mindestens 2,5 ml
	Andere in Wasser oder Isopropylmyristat lösliche Zubereitungen	Gesamtinhalt eines oder mehrerer Behältnisse, jedoch mindestens 0,25 g
	Unlösliche Zubereitungen, Cremes und Salben als Suspension oder Emulsion	Gesamtinhalt eines oder mehrerer Behältnisse, jedoch mindestens 0,25 g

Allg. Methoden

Fleisch- oder Caseinpepton (1 g · l^{-1}), zu etwa 100 ml verdünnt. Das durch eine Membran filtrierte Gesamtvolumen darf 1000 ml nicht überschreiten, außer in begründeten und zugelassenen Fällen.

Bei Verwendung der Direktbeschickungs-Methode ist mit den in Tab. 2.6.1-2 angegebenen Mengen zu arbeiten. Die Prüfungen zum Nachweis einer Bakterien- sowie einer Pilzkontamination sind unter Verwendung der gleichen Probe des zu prüfenden Produkts durchzuführen. Reicht die Füllmenge einer einzelnen Probe nicht für diese Prüfungen aus, so sind 2 oder mehr Probebehältnisse für die Beschickung der verschiedenen Nährmedien zu verwenden. Bei einem Füllvolumen des Probebehältnisses von mehr als 100 ml sollte die Membranfilter-Methode verwendet werden, außer in begründeten und zugelassenen Fällen.

Hinweise zur Anwendung der Prüfung auf Sterilität

Das Anliegen der Prüfung auf Sterilität, wie aller Arzneibuch-Prüfungen, ist, durch einen unabhängigen Kontrolleur mit Hilfe einer Prüfung festzustellen, ob ein bestimmtes Material die Anforderungen des Arzneibuchs erfüllt. Ein Hersteller ist weder verpflichtet, diese Prüfungen durchzuführen, noch ist ihm untersagt, Änderungen oder Alternativen zur vorgeschriebenen Methode anzuwenden, vorausgesetzt, daß das mit der offiziellen Methode geprüfte Material den Anforderungen des Arzneibuchs entspricht.

Hinweise für die Hersteller: Die Sicherheit eines befriedigenden Ergebnisses der Sterilitätsprüfung (die Abwesenheit kontaminierender Keime in der Probe), bezogen auf die Qualität einer Charge, ist abhängig von der Gleichförmigkeit der Herstellungsbedingungen und der Wirksamkeit des angenommenen Probenplanes. Daher wird im Sinne dieses Textes eine Charge als homogene Anzahl von verschlossenen Behältnissen angesehen, die so hergestellt oder behandelt wurde, daß für jedes darin enthaltene Einzelbehältnis das Kontaminationsrisiko gleich groß ist.

Im Falle endsterilisierter Produkte sind biologisch fundierte und automatisch aufgezeichnete physikalische Kontrollen, die eine fehlerfreie Behandlung der gesamten Charge während der Sterilisation nachweisen, von größerer Sicherheit als die Prüfung auf Sterilität. Die Verhältnisse, unter denen die Freigabeparameter in geeigneter Weise herangezogen werden können, sind im Abschnitt 5.1.1 „Methoden zur Herstellung steriler Zubereitungen" beschrieben. Durch Probeläufe der Abfüllung unter Verwendung von Nährmedien kann das aseptische Herstellungsverfahren validiert werden. Abgesehen davon, daß die Prüfung auf Sterilität das einzige verfügbare Analysenverfahren für aseptisch hergestellte Produkte ist, stellt sie darüber hinaus in jedem Falle auch das einzige Analysenverfahren dar, das den Behörden für die Sterilitätsprüfung von Proben eines Produkts zur Verfügung steht.

Die Wahrscheinlichkeit des Nachweises von Mikroorganismen mit Hilfe der Sterilitätsprüfung steigt mit deren Anzahl in der zu prüfenden Probe und schwankt entsprechend der Wachstumsfähigkeit der vorhandenen Mikroorganismen. Dabei ist die Wahrscheinlichkeit, sehr geringe Mengen einer Kontamination nachzuweisen, auch dann sehr gering, wenn die gesamte Charge gleichmäßig kontaminiert ist. Die Beurteilung der Ergebnisse einer Sterilitätsprüfung basiert auf der Annahme, daß der Inhalt aller Behältnisse einer Charge, würden sie geprüft, dasselbe Resultat ergeben hätten. Da jedoch tatsächlich nicht jedes Behältnis geprüft werden kann, sollte ein geeignetes System der Probeentnahme herangezogen werden. Eine Anleitung für die empfohlene Mindestanzahl der zu prüfenden Behältnisse im Verhältnis zur Chargengröße ist in Tab. 2.6.1-3 angegeben. Dabei wird vorausgesetzt, daß bei der Herstellung Maßnahmen zur Vermeidung einer Kontamination getroffen werden. Bei der Durchführung dieser Empfehlungen müssen auch der Einfluß des Füllvolumens der Einzelbehältnisse, die Validierung der Sterilisationsmethode und andere spezielle Gegebenheiten im Zusammenhang mit der beabsichtigten Sterilität des Produkts berücksichtigt werden.

Tab. 2.6.1-3: Empfohlene Mindestprobenanzahl für die Prüfung auf Sterilität

Anzahl der Behältnisse je Charge	**Mindestprobenanzahl für jedes Nährmedium***
Parenteralia	
≤ 100	10 Prozent der Behältnisse, jedoch mindestens 4 Behältnisse; stets die größere Anzahl
> 100, jedoch ≤ 500	10 Behältnisse
> 500	2 Prozent der Behältnisse, jedoch höchstens 20 Behältnisse; stets die kleinere Anzahl
Ophthalmika und andere nicht zur Injektion bestimmte Zubereitungen	
≤ 200	5 Prozent der Behältnisse, jedoch mindestens 2 Behältnisse; stets die größere Anzahl
> 200	10 Behältnisse
Wird das Produkt in Einzeldosis-Behältnissen in den Handel gebracht, so ist nach dem für Parenteralia aufgezeigten Schema zu prüfen	
Feste Stoffe als Bulkprodukte	
≤ 4	jedes Behältnis
> 4, jedoch ≤ 50	20 Prozent der Behältnisse, jedoch mindestens 4 Behältnisse; stets die größere Anzahl
> 50	2 Prozent der Behältnisse, jedoch mindestens 10 Behältnisse; stets die größere Anzahl

* Falls der Inhalt eines Behältnisses für die Beimpfung beider Nährmedien ausreicht, gibt diese Spalte die benötigte Behältnisanzahl für beide Medien gemeinsam an.

2.6.2 Prüfung auf Mykobakterien

Falls die zu prüfende Probe mit anderen Mikroorganismen als Mykobakterien verunreinigt sein kann, wird eine geeignete Hemmlösung, wie Acetylcystein-Natriumhydroxid-Lösung oder Natriumdodecylsulfat-Lösung, zugesetzt.

In einer Dreifachprüfung werden je 0,2 ml der Probe auf 2 geeignete feste Nährmedien (Löwenstein-Jensen-Medium und Middlebrook-7H10-Medium können als geeignet angesehen werden) und je 0,5 ml in einem geeigneten flüssigen Nährmedium inokuliert. Die Proben werden in allen Nährmedien 56 Tage lang bei 37 °C inkubiert.

Die Eignung der Nährmedien ist durch Beimpfung mit einem geeigneten Mykobakterium, wie etwa BCG, in Gegenwart der zu prüfenden Probe nachzuweisen; falls erforderlich wird eine geeignete inaktivierende Substanz verwendet.

Wird während der ersten 8 Bebrütungstage eine mikrobielle Kontamination beobachtet, wird die Prüfung, zugleich mit einer parallel laufenden Prüfung auf Abwesenheit von Bakterien, wiederholt.

Die Probe entspricht der Prüfung, wenn am Ende der Bebrütungszeit in keinem der Nährmedien Mykobakterien-Wachstum nachweisbar ist.

2.6.7 Prüfung auf Mykoplasmen

Für die Prüfung auf Mykoplasmen in Mastersaatgut, Arbeitssaatgut, Virussaatgut oder Kontrollzellkulturen wird sowohl der Kulturnachweis als auch der Nachweis der Mykoplasmen-DNA in Zellkulturen mittels Fluoreszenzfarbstoff durchgeführt. Für die Prüfung der Virusernte, des fertigen Impfstoffs als Bulk oder der Fertigzubereitung erfolgt die Prüfung im Kulturnachweis. Falls erforderlich kann der Nachweis der Mykoplasmen-DNA in Zellkulturen mittels Fluoreszenzfarbstoff zur Überprüfung der Medien verwendet werden.

Kulturmethode

Auswahl der Nährmedien

Die Prüfung wird mit einer ausreichenden Zahl fester und flüssiger Nährmedien durchgeführt. Dadurch wird sichergestellt, daß mit den gewählten Kulturbedingungen eine geringe Anzahl an Mykoplasmen nachgewiesen werden kann. Flüssige Nährmedien müssen Phenolrot enthalten. Die Auswahl der unterschiedlichen Medien stellt sicher, daß zumindest für die unten aufgeführten Stämme ein ausreichendes Wachstum gewährleistet ist. Für jede neue Charge eines Mediums müssen die Nähreigenschaften für folgende, den jeweiligen Anforderungen entsprechenden Erregerstämme nachweislich erfüllt sein:

Acheloplasma laidlawii (Impfstoffe für Menschen und Tiere, wenn bei der Herstellung Antibiotika verwendet wurden)

Mycoplasma gallisepticum (wenn bei der Herstellung des Impfstoffs Substanzen aviären Ursprungs verwendet wurden oder der Impfstoff für Geflügel bestimmt ist)

Mycoplasma hyorhinis (Impfstoffe für Tiere, mit Ausnahme von Geflügel)

Mycoplasma orale (Impfstoffe für Menschen oder Tiere)

Mycoplasma pneumoniae (Impfstoffe für Menschen) oder eine andere geeignete Spezies, die D-Glukose metabolisiert

Mycoplasma synoviae (wenn bei der Herstellung des Impfstoffs Substanzen aviären Ursprungs verwendet wurden oder der Impfstoff für Geflügel bestimmt ist).

Als Teststämme dienen Wild-Isolate, die höchstens über 15 Subkulturen vermehrt und gefroren oder gefriergetrocknet aufbewahrt wurden. Nach Anzucht einer Reinkultur werden die Isolate als zu den erforderlichen Spezies gehörig identifiziert. Als geeignet hat sich der Vergleich mit typisierten Stämmen, wie den nachfolgenden, erwiesen:

A. laidlawii	NCTC 10116	CIP 75.27	ATCC 23206
M. gallisepticum	NCTC 10115	CIP 104967	ATCC 19610
M. hyorhinis	NCTC 10130	CIP 104968	ATCC 17981
M. orale	NCTC 10112	CIP 104969	ATCC 23714
M. pneumoniae	NCTC 10119	CIP 103766	ATCC 15531
M. synoviae	NCTC 10124	CIP 104970	ATCC 25204

Bedingungen für die Bebrütung

Die beimpften Nährmedien werden je zur Hälfte unter aeroben oder mikroaerophilen Verhältnissen bebrütet. Für feste Nährmedien muß für ausreichende Luftfeuchte gesorgt werden, um ein Austrocknen der Oberflächen zu verhindern. Die festen Medien werden aerob in einer Atmosphäre von Luft mit 5 bis 10 Prozent Kohlendioxid, mikroaerophil in einer Stickstoff-Atmosphäre mit 5 bis 10 Prozent Kohlendioxid bebrütet.

Eignung der Nährmedien

Jede neue Nährmediumcharge muß auf ihre Wachstumseigenschaften geprüft werden. Das jeweilige Nährmedium wird mit dem geeigneten Teststamm beimpft. Feste Nährmedien werden je Petrischale (60 mm Durchmesser, 9 ml Nährmedium) mit höchstens 100 koloniebildenden Einheiten (KBE) beimpft, die entsprechenden flüssigen Nährmedien (100 ml) mit höchstens 40 KBE; für jede Spezies der anzuzüchtenden Keime wird eine getrennte Petrischale oder ein getrenntes Behältnis verwendet. In Abhängigkeit von den Bebrütungsanforderungen für die jeweiligen Testorganismen (aerob, mikroaerophil oder beides) werden die Nährmedien unter den gleichen Bedingungen bebrütet, wie dies für das zu prüfende Produkt erfolgt. Ein Nährmedium entspricht der Prüfung, wenn ein ausreichendes Wachstum nachweisbar und in den flüssigen Nährmedien gleichzeitig ein deutlicher Farbumschlag zu erkennen ist.

Hemmstoffe

Zur Prüfung auf Hemmstoffe wird unter Zugabe des zu prüfenden Produkts die unter „Eignung der Nährmedien“ beschriebene Prüfung durchgeführt. Kommt es dabei im Vergleich zur Prüfung ohne Produktzusatz zu einer deutlichen Hemmung des Wachstums der Mikroorganismen, enthält das Produkt Hemmstoffe, die, bevor das Produkt auf Mykoplasmen geprüft werden kann, neutralisiert oder wirkungslos (zum Beispiel durch geeignete Verdünnung des Produkts) gemacht werden müssen. Der Erfolg der Neutralisierung oder anderer Verfahren muß durch eine Wiederholung der Prüfung auf Hemmstoffe nachgewiesen werden.

Durchführung

Für die Prüfung auf festen Nährmedien werden Petrischalen mit 60 mm Durchmesser gewählt, die 9 ml Nährmedium enthalten. Jeweils mindestens 2 Petrischalen werden mit je 0,2 ml des Produkts beimpft. Das flüssige Medium wird mit 10 ml der Probe je 100 ml Medium beimpft. Die Bebrütung erfolgt 21 Tage lang bei 35 bis 38 °C unter aeroben und unter mikroaerophilen Bedingungen. Je 100 ml jedes flüssigen Mediums dienen als nicht beimpfte Kontrollen. Falls nach dem Zusatz des zu prüfenden Produkts eine deutliche *p*H-Änderung eintritt, wird der ursprüngliche *p*H-Wert durch Zugabe von Natriumhydroxid-Lösung oder Salzsäure wiederhergestellt. Subkulturen werden am ersten, zweiten und dritten Bebrütungstag angesetzt, indem von jeder Flüssigkultur je 2 Petrischalen der festen Nährmedien mit je 0,2 ml beimpft werden. Diese Subkulturen werden bei 35 bis 38 °C unter aeroben und mikroaerophilen Bedingungen mindestens 21 Tage lang bebrütet. In gleicher Weise werden am sechsten, siebenten, achten und am dreizehnten und vierzehnten Tag der Prüfung weitere Subkulturreihen angelegt. Die flüssigen Nährmedien werden alle 2 bis 3 Tage kontrolliert. Tritt ein Farbumschlag auf, muß sofort eine Subkultur angelegt werden. Die festen Nährmedien werden einmal je Woche kontrolliert.

Kommt es in den flüssigen Nährmedien zu einer Verunreinigung durch Bakterien oder Pilze, muß die Prüfung wiederholt werden. Falls frühestens 7 Tage nach der Beimpfung höchstens eine Platte in einem beliebigen Stadium der Prüfung beschädigt oder zufällig durch Bakterien oder Pilze verunreinigt ist, kann diese Platte von der Auswertung ausgeschlossen werden, vorausgesetzt, sie zeigt bei sofortiger Untersuchung keinerlei Anzeichen eines Wachstums von Mykoplasmen. Falls in irgendeinem Stadium der Prüfung mehr als eine Platte beschädigt oder zufällig mit Bakterien oder Pilzen verunreinigt wird, darf die Prüfung nicht ausgewertet und muß wiederholt werden.

Die Prüfung schließt eine Positivkontrolle ein. Die Nährmedien werden mit geeigneten Spezies wie *M. orale* und *M. pneumoniae* mit höchstens 100 KBE beimpft und bebrütet.

Am Ende der Bebrütungszeit werden alle festen Nährmedien mikroskopisch auf das Vorhandensein von Mykoplasmen untersucht. Das zu prüfende Produkt entspricht nur dann der Prüfung, wenn in keiner Probe Mykoplasmen nachweisbar sind. Eine Prüfung, bei der Mykoplasmen nachgewiesen wurden, darf mit der doppelten Menge an Inokulum, Nährmedium und Platten wiederholt werden. Die Anforderungen der Prüfung sind erfüllt, wenn diese Wiederholungsprüfung kein Wachstum von Mykoplasmen zeigt. Die Anforderungen der Prüfung sind nur dann erfüllt, wenn die Positivkontrollen Mykoplasmen-Wachstum zeigen.

Nachweis der Mykoplasmen-DNA in Zellkulturen mit Fluoreszenzfarbstoff

Zellkulturen werden mit einem Fluoreszenzfarbstoff gefärbt, der sich an DNA bindet. Mykoplasmen werden an ihrem typischen granulösen oder fadenförmigen Aussehen im Fluoreszenzbild erkannt. Sie finden sich entweder auf der Zelloberfläche oder bei massiver Kontamination im Zwischenzellraum der Kulturen.

Prüfung der Zellkultur

Zur Vorprüfung wird zunächst eine Vero-Zellkultur mit einem Mykoplasmenstamm beimpft (Inokulumdichte höchstens 100 KBE), der sich in flüssigen und festen Nährmedien leicht vermehren läßt (beispielsweise: *M. hyorhinis* oder *M. orale*). Damit wird nachgewiesen, daß die Methode für den Nachweis einer Mykoplasmenkontamination geeignet ist. Andere Zellsubstrate, wie zum Beispiel die Herstellungszellkultur, dürfen nur dann verwendet werden, wenn sie nachweislich mindestens ebenso zuverlässig eine Mykoplasmenverunreinigung anzeigen.

Prüfungsmethode: Wie unter „Vorgehensweise" beschrieben, werden jeweils im Doppelansatz von jedem zu untersuchenden Produkt mindestens 1 ml zur Beimpfung von 2 Indikatorzellkulturansätzen verwendet. Die zusammenhängende Oberfläche der Indikatorzellen muß mindestens 25 cm^2 betragen.

Jede Prüfung schließt eine nicht beimpfte Negativkontrolle und 2 Positivkontrollen, die zum Beispiel mit *M. hyorhinis* oder *M. orale* beimpft wurden, ein. Die Beimpfungsdichte für die Positivkontrollen darf höchstens 100 KBE betragen.

Stören bei der Prüfung einer Virussuspension deutliche zytopathische Effekte, so ist das Virus entweder mit spezifischem Immunserum zu neutralisieren, das keinen hemmenden Einfluß auf das Wachstum der Mykoplasmen hat, oder eine Zellkultur, in der das Virus keine Vermehrung zeigt, ist zu verwenden. Zum Nachweis einer möglichen Hemmung des Wachstums der Mykoplasmen ist die Positivkontrolle mit und ohne Zusatz des Immunserums durchzuführen.

Vorgehensweise

1. Zellkulturen mit einer konstanten Konzentration zwischen $2 \cdot 10^4$ und $2 \cdot 10^5$ Zellen je Milliliter oder zwischen $4 \cdot 10^3$ und $2{,}5 \cdot 10^4$ Zellen je Quadratzentimeter werden bei 36 ± 1 °C mindestens 2 Tage lang bebrütet. Diese Kulturen werden mit dem zu prüfenden Produkt beimpft und mindestens 2 Tage lang bebrütet; mindestens eine Subkultur wird angelegt. In geeigneten Behältnissen wird die letzte Subkultur auf Objektträgern oder anderen für die Prüfung geeigneten Trägern bebrütet. Die letzte Subkultur muß vor dem Konfluenz-Stadium untersucht werden, weil sonst die Anfärbung gehemmt wird und eventuell vorhandene Mykoplasmen nicht erkennbar werden.
2. Das Nährmedium wird abgetrennt und verworfen.
3. Der einschichtige Zellrasen wird zunächst mit natriumchloridhaltiger Phosphat-Pufferlösung *p*H 7,4 *R* gespült, dann mit einer Mischung aus je 1 Volumteil der natriumchloridhaltigen Phosphat-Pufferlösung *p*H 7,4 *R* und einer geeigneten Fixierlösung. Abschließend wird mit reiner Fixierlösung gespült. Soll mit Bisbenzimid *R* gefärbt werden, so eignet sich zur Fixierung eine frisch hergestellte Mischung aus je 1 Volumteil Essigsäure 98 % *R* und Methanol *R*.
4. Die Fixierlösung wird zugegeben und der Ansatz 10 min lang stehengelassen.
5. Die Fixierlösung wird abgetrennt und verworfen.
6. Soll der einschichtige Zellrasen nicht sofort angefärbt werden, muß sorgfältig getrocknet werden

(durch unvollständiges Trocknen der Objektträger können bei der späteren Färbung Artefakte entstehen).

7. Soll der einschichtige Zellrasen sofort gefärbt werden, wird die Fixierlösung durch 2maliges Waschen mit sterilem Wasser entfernt und die Waschlösung verworfen.
8. Zur Färbung wird die Bisbenzimid-Lösung *R* oder eine andere zur DNA-Färbung geeignete Lösung zugegeben und der Ansatz 10 min lang stehengelassen.
9. Die Farblösung wird entfernt und die Zellschicht mit Wasser gespült.
10. Wenn möglich, wird jeder Objektträger mit einem Tropfen einer Mischung gleicher Volumteile Glycerol *R* und Phosphat-Citrat-Pufferlösung *p*H 5,5 *R* überschichtet. Der Überschuß wird durch Abwischen entfernt.
11. Die Präparate werden mit Hilfe der Fluoreszenzmikroskopie bei mindestens 100- bis 400facher Vergrößerung untersucht (Anregungsfilter: 330 nm/380 nm, LP 440 nm Sperrfilter).
12. Bei der Untersuchung ist das mikroskopische Bild der zu prüfenden Kulturen mit dem der negativen und der positiven Kontrollen zu vergleichen; nach extranukleärer Fluoreszenz muß gesucht werden. Die für Mykoplasmen typischen Granula oder Filamente finden sich im Zytoplasma, zuweilen aber auch in den Interzellularräumen.

Das Produkt entspricht der Prüfung, wenn sich in den mit dem Produkt inokulierten Zellkulturen keine Mykoplasmen nachweisen lassen. Die Anforderungen der Prüfung sind nur dann erfüllt, wenn sich in den positiven Kontrollkulturen Mykoplasmen nachweisen lassen.

Der folgende Teil dient zur Information und als Anleitung. Er ist nicht verpflichtender Teil des Arzneibuchs.

Empfohlene Nährmedien für die Prüfung im Kulturnachweis

Die folgenden Nährmedien werden empfohlen. Andere Nährmedien können jedoch verwendet werden, wenn nachgewiesen werden konnte, daß jede Charge des gewählten Nährmediums in Gegenwart und in Abwesenheit des zu prüfenden Produkts das Wachstum von Mykoplasmen gewährleistet.

I. Nährmedien zum Nachweis von *Mycoplasma gallisepticum*

a) *Flüssiges Nährmedium*

Rinderherzinfusmedium (1)	90,0 ml
Pferdeserum (nicht erhitzt)	20,0 ml
Hefeextrakt (250 g · l^{-1})	10,0 ml
Thalliumacetat-Lösung (10 g · l^{-1})	1,0 ml
Phenolrot-Lösung (0,6 g · l^{-1})	5,0 ml
Penicillin (20 000 I.E. je Milliliter)	0,25 ml
Desoxyribonukleinsäure-Lösung (2 g · l^{-1})	1,2 ml

Der *p*H-Wert wird auf 7,8 eingestellt.

b) *Festes Nährmedium*

Das Nährmedium wird wie oben beschrieben hergestellt. Das Rinderherzinfusmedium wird ersetzt durch einen Rinderherzinfusnährboden, der Agar in einer Konzentration von 15 g · l^{-1} enthält.

II. Nährmedien zum Nachweis von *Mycoplasma synoviae*

a) *Flüssiges Nährmedium*

Rinderherzinfusmedium (1)	90,0 ml
Mischung essentieller Vitamine (2)	0,025 ml
Glucose-Monohydrat-Lösung (500 g · l^{-1})	2,0 ml
Schweineserum (30 min lang bei 56 °C inaktiviert)	12,0 ml
β-Nicotinamid-Adenin-Dinucleotid-Lösung (10 g · l^{-1})	1,0 ml
Cysteinhydrochlorid-Lösung (10 g · l^{-1})	1,0 ml
Phenolrot-Lösung (0,6 g · l^{-1})	5,0 ml
Penicillin (20 000 I.E. je Milliliter)	0,25 ml

Die β-Nicotinamid-Adenin-Dinucleotid-Lösung und die Cysteinhydrochlorid-Lösung werden gemischt. Die Mischung wird 10 min lang stehengelassen, dann wird das Gemisch den übrigen Bestandteilen zugefügt. Der *p*H-Wert wird auf 7,8 eingestellt.

b) *Festes Nährmedium*

Rinderherzinfusmedium (1)	90,0 ml
Agar, durch Ionenaustauscher gereinigt (3)	1,4 g

Der *p*H-Wert der Mischung wird auf 7,8 eingestellt. Die Mischung wird im Autoklaven sterilisiert. Danach werden die folgenden Bestandteile hinzugefügt:

Mischung essentieller Vitamine (2)	0,025 ml
Glucose-Monohydrat-Lösung (500 g · l^{-1})	2,0 ml
Schweineserum (nicht erhitzt)	12,0 ml
β-Nicotinamid-Adenin-Dinucleotid-Lösung (10 g · l^{-1})	1,0 ml
Cysteinhydrochlorid-Lösung (10 g · l^{-1})	1,0 ml
Phenolrot-Lösung (0,6 g · l^{-1})	5,0 ml
Penicillin (20 000 I.E. je Milliliter)	0,25 ml

III. Nährmedien zum Nachweis nicht aviärer Mykoplasmen

a) *Flüssiges Nährmedium*

Modifizierte Hanks-Elektrolytlösung (4)	800 ml
Destilliertes Wasser	67 ml
Herz-Hirn-Infus (5)	135 ml
PPLO-Bouillon (6)	248 ml
Hefeextrakt (170 g · l^{-1})	60 ml
Bacitracin	250 mg
Meticillin	250 mg
Phenolrot-Lösung (5 g · l^{-1})	4,5 ml
Thalliumacetat-Lösung (56 g · l^{-1})	3 ml
Pferdeserum	165 ml
Schweineserum	165 ml

Der *p*H-Wert des Nährmediums wird auf 7,4 bis 7,45 eingestellt.

b) *Festes Nährmedium*

Modifizierte Hanks-Elektrolytlösung (4)	200 ml
DEAE-Dextran	200 mg
Agar, durch Ionenaustauscher gereinigt (3)	15,65 g

Die Bestandteile werden sorgfältig gemischt und im Autoklaven sterilisiert. Die Mischung wird dann auf 100 °C

Allg. Methoden

abgekühlt. 1740 ml des zuvor beschriebenen flüssigen Nährmediums werden zugesetzt.

(1) *Rinderherzinfusmedium*

Rinderherz (zur Herstellung der Infusion)	500 g
Pepton	10 g
Natriumchlorid	5 g
Destilliertes Wasser	ad 1000 ml

Die Nährbouillon wird im Autoklaven sterilisiert.

(2) *Mischung essentieller Vitamine*

Biotin	100 mg
Calciumpantothenat	100 mg
Cholinchlorid	100 mg
Folsäure	100 mg
i-Inositol	200 mg
Nicotinamid	100 mg
Pyridoxinhydrochlorid	100 mg
Riboflavin	10 mg
Thiaminhydrochlorid	100 mg
Destilliertes Wasser	ad 1000 ml

(3) *Agar, durch Ionenaustauscher gereinigt*

Hochgereinigter Agar zur Anwendung in Mikrobiologie und Immunologie, hergestellt mit Hilfe des Ionenaustauschverfahrens, von besonderer Reinheit, Klarheit und Gelstabilität.

Er enthält folgende Bestandteile in annähernd den angegebenen Mengen:

Wasser	12,2	Prozent
Asche	1,5	Prozent
Säureunlösliche Asche	0,2	Prozent
Chlor	0	Prozent
Phosphat (als P_2O_5 berechnet)	0,3	Prozent
Gesamtstickstoff	0,3	Prozent
Kupfer	8	ppm
Eisen	170	ppm
Calcium	0,28	Prozent
Magnesium	0,32	Prozent

(4) *Modifizierte Hanks-Elektrolytlösung*

Natriumchlorid	6,4	g
Kaliumchlorid	0,32	g
Magnesiumsulfat-Heptahydrat	0,08	g
Magnesiumchlorid-Hexahydrat	0,08	g
Wasserfreies Calciumchlorid	0,112	g
Natriummonohydrogenphosphat-Dihydrat	0,0596	g
Wasserfreies Kaliumdihydrogenphosphat	0,048	g
Destilliertes Wasser	ad 800	ml

(5) *Herz-Hirn-Infus*

Kalbshirninfus	200	g
Rinderherzinfus	250	g
Peptonproteose	10	g
Glucose	2	g
Natriumchlorid	5	g
Wasserfreies Natriummonohydrogenphosphat	2,5	g
Destilliertes Wasser	ad 1000	ml

(6) *PPLO-Bouillon*

Rinderherzinfus	50 g
Pepton	10 g
Natriumchlorid	5 g
Destilliertes Wasser	ad 1000 ml

2.6.12 Mikrobiologische Prüfung nicht steriler Produkte: Zählung der gesamten vermehrungsfähigen Keime

Die nachstehend beschriebenen Prüfungen ermöglichen die quantitative Auszählung mesophiler Bakterien und Pilze, die unter aeroben Bedingungen wachsen.

Die Prüfungen sind dazu bestimmt, insbesondere festzustellen, ob ein in einer Monographie des Arzneibuchs beschriebenes Produkt den mikrobiologischen Anforderungen der betreffenden Monographie entspricht. Wenn die Prüfungen diesem Ziel dienen, sind die nachstehend aufgeführten Vorschriften einschließlich des zu verwendenden Probenahmeplans einzuhalten, und die Interpretation der Ergebnisse ist wie nachstehend angegeben vorzunehmen. Die Prüfungen können jedoch auch für die „Prüfung auf ausreichende Konservierung" (5.1.3) herangezogen werden. Weiterhin können sie für die Überwachung der Qualität von Ausgangsstoffen und in Verbindung mit dem allgemeinen Text „Mikrobiologische Qualität pharmazeutischer Zubereitungen" (5.1.4) angewendet werden. Werden die Prüfungen zu diesem Zweck angewendet, beispielsweise von einem Hersteller zur Überwachung von Ausgangsstoffen und/oder Fertigprodukten oder zur Prozeßvalidierung, so können die Ausführung der Prüfungen einschließlich der zu verwendenden Probenanzahl und die Interpretation der Ergebnisse zwischen dem Hersteller und der zuständigen Behörde vereinbart werden.

Die Bestimmung der gesamten vermehrungsfähigen Keime ist unter Bedingungen durchzuführen, die eine versehentliche Kontamination des Produkts während der Prüfung vermeiden. Die Vorsichtsmaßnahmen dürfen jedoch keinen Einfluß auf die nachzuweisenden Mikroorganismen haben. Wenn das zu prüfende Produkt antimikrobielle Aktivität besitzt, so muß diese in angemessener Weise neutralisiert werden. Falls dafür inaktivierende Substanzen verwendet werden, sind deren Wirksamkeit und Nichttoxizität gegenüber Mikroorganismen nachzuweisen.

Die Bestimmung der gesamten vermehrungsfähigen Keime erfolgt entsprechend der Vorschrift in der Monographie entweder mit der Methode der Membranfiltration oder der Zählung auf Agarplatten.

Die Bestimmung durch Zählung mit Hilfe von Verdünnungsreihen bleibt auf die Bakterien beschränkt, für die keine andere Zählmethode zur Verfügung steht. Die Methodenauswahl kann von solchen Faktoren wie der Art des Produkts oder der zu erwartenden Anzahl an Mikroorganismen abhängen. Die ausgewählte Methode muß sorgfältig validiert sein.

Wird die Methode in Verbindung mit den allgemeinen Texten 5.1.3 oder 5.1.4 angewendet, so können das Plattengußverfahren, das Ausstrichverfahren oder die Membranfiltrations-Methode angewendet werden.

Vorbereitung der Probe

Probenahmeplan: Die Probenahme des Produkts muß nach einem festgelegten Plan erfolgen. Der Probenahmeplan ist von Faktoren, wie der Chargengröße, den mit einem unzulässig stark kontaminierten Produkt verbundenen gesundheitlichen Risiken, den Eigenschaften des

Produkts und dem zu erwartenden Kontaminationsgrad, abhängig.

Falls nichts anderes vorgeschrieben ist, werden 10 g oder 10 ml des zu prüfenden Produkts oder der zu prüfenden Zubereitung unter den zuvor beschriebenen Vorsichtsmaßnahmen als Probe entnommen. Die Auswahl der Probe(n) aus dem Bulkmaterial oder aus den zur Verfügung stehenden Behältnissen mit der Zubereitung erfolgt nach dem Zufallsprinzip. Um die erforderliche Menge für jede Probe zu erhalten, wird gegebenenfalls in Abhängigkeit von der Art der Substanz oder Zubereitung der Inhalt einer ausreichenden Anzahl von Behältnissen gemischt.

Ein Beispiel eines Probenahmeplans für Produkte, bei denen die Homogenität hinsichtlich der Verteilung der Mikroorganismen ein Problem darstellt, ist der „3-Stufen-Probenahmeplan". Dabei werden 5 Proben aus jeder Charge entnommen und einzeln geprüft.

Die 3 anerkannten Stufen sind:

- akzeptable Proben, die weniger als *m* koloniebildende Einheiten (KBE) je Gramm oder Milliliter enthalten (*m* ist der in der entsprechenden Monographie spezifizierte Grenzwert)
- im Grenzbereich liegende Proben, die mehr als *m* KBE, jedoch weniger als 10*m* KBE je Gramm oder Milliliter enthalten
- unakzeptable Proben, die mehr als 10*m* KBE je Gramm oder Milliliter enthalten.

Wasserlösliche Produkte: 10 g oder 10 ml des Produkts werden in Natriumchlorid-Pepton-Pufferlösung *p*H 7,0 oder einer anderen geeigneten Flüssigkeit gelöst. Im allgemeinen wird eine 1:10-Verdünnung hergestellt. Die Eigenschaften des Produkts oder die geforderte Empfindlichkeit können jedoch andere Verdünnungsverhältnisse erfordern. Wenn das Produkt bekanntermaßen antimikrobielle Aktivität besitzt, kann dem Verdünnungsmittel eine inaktivierende Substanz zugesetzt werden. Falls erforderlich wird der *p*H-Wert der Lösung auf etwa 7 eingestellt. Unter Benutzung des gleichen Verdünnungsmittels wird eine Verdünnungsreihe mit weiteren jeweils 1:10-Verdünnungen hergestellt.

Nicht fettartige, wasserunlösliche Produkte: 10 g oder 10 ml des Produkts werden in Natriumchlorid-Pepton-Pufferlösung *p*H 7,0 oder einer anderen geeigneten Flüssigkeit suspendiert. Im allgemeinen wird eine 1:10-Suspension hergestellt, jedoch können die Eigenschaften einiger Produkte größere Volumina erfordern. Eine geeignete oberflächenaktive Substanz, zum Beispiel Polysorbat 80 ($1 \text{ g} \cdot \text{l}^{-1}$), kann zugesetzt werden, um schwer benetzbare Substanzen leichter zu suspendieren. Wenn das Produkt bekanntermaßen antimikrobielle Aktivität besitzt, kann dem Verdünnungsmittel eine inaktivierende Substanz zugesetzt werden. Falls erforderlich wird der *p*H-Wert der Suspension auf etwa 7 eingestellt. Unter Benutzung des gleichen Verdünnungsmittels wird eine Verdünnungsreihe mit weiteren jeweils 1:10-Verdünnungen hergestellt.

Fettartige Produkte: 10 g oder 10 ml des Produkts werden mit einer höchstens seiner halben Masse entsprechenden Menge sterilem Polysorbat 80 oder einer anderen geeigneten, sterilen, oberflächenaktiven Substanz homogenisiert. Dabei wird falls erforderlich auf höchstens 40 °C, in Ausnahmefällen bis höchstens 45 °C erwärmt. Die Emulsion wird vorsichtig gemischt, wobei falls erforderlich die Temperatur im Wasserbad oder in einem Inkubator gehalten wird. Um eine 1:10-Verdünnung des Ausgangsprodukts herzustellen, wird eine ausreichende Menge vorgewärmter Natriumchlorid-Pepton-Pufferlösung *p*H 7,0 zugesetzt und vorsichtig gemischt. Dabei wird die Temperatur für die zur Bildung einer Emulsion gerade notwendige Zeit beibehalten, jedoch höchstens 30 min lang. Eine Verdünnungsreihe mit weiteren 1:10-Verdünnungen kann mit Hilfe von Natriumchlorid-Pepton-Pufferlösung *p*H 7,0 hergestellt werden, die eine geeignete Konzentration an sterilem Polysorbat 80 oder einer anderen sterilen oberflächenaktiven Substanz enthält.

Prüfung des Produkts

Membranfiltration: Verwendet werden Membranfilter mit einer nominalen Porenweite von höchstens 0,45 µm, deren Rückhaltevermögen für die nachzuweisenden Bakterien nachgewiesen wurde. Bei der Auswahl des Filtermaterials ist zu berücksichtigen, daß das Rückhaltevermögen für die Bakterien nicht durch die Komponenten der zu prüfenden Probe beeinträchtigt werden darf. Zum Beispiel werden Filter aus Cellulosenitrat für wäßrige oder ölige Lösungen sowie Lösungen mit geringem Ethanolgehalt und Filter aus Celluloseacetat für Lösungen mit hohem Ethanolgehalt verwendet. Das Filtrationsgerät muß so beschaffen sein, daß das Filter auf den Nährboden übertragen werden kann.

Auf 2 Membranfilter wird jeweils eine geeignete Menge der nach den Angaben unter „Vorbereitung der Probe" bereiteten Probe gegeben und sofort filtriert. Die Proben sollten vorzugsweise 1 g des Produkts oder bei einer zu erwartenden großen Anzahl koloniebildender Einheiten weniger als 1 g enthalten. Beide Filter werden 3mal mit je etwa 100 ml einer geeigneten Flüssigkeit, zum Beispiel Natriumchlorid-Pepton-Pufferlösung *p*H 7,0, gewaschen. Dieser Lösung können oberflächenaktive Substanzen wie Polysorbat 80 oder Inaktivatoren für antimikrobielle Agenzien zugesetzt werden. Weniger als 3 Waschvorgänge dürfen angewendet werden, wenn dies entsprechend validiert wurde. Das hauptsächlich zur Auszählung der Bakterien bestimmte Membranfilter wird auf ein geeignetes Agarmedium, wie Agarmedium B, gelegt; das andere Membranfilter auf ein für Pilze geeignetes Nährmedium, wie Agarmedium C. Das Agarmedium B wird bei 30 bis 35 °C, das Agarmedium C bei 20 bis 25 °C fünf Tage lang bebrütet, sofern nicht eine kürzere Bebrütungszeit eine zuverlässigere Auszählung ermöglicht. Die Platten mit der höchsten Anzahl an Kolonien (unterhalb von 100 Kolonien) werden ausgewählt und die koloniebildenden Einheiten je Gramm oder Milliliter des Produkts errechnet.

Zählung auf Agarplatten

a) Plattengußverfahren

In Petrischalen mit einem Durchmesser von 9 cm werden jeweils 1 ml der nach den Angaben unter „Vorbereitung der Probe" bereiteten Probe und 15 bis 20 ml eines für das Wachstum von Bakterien geeigneten verflüssigten Agarmediums (zum Beispiel Agarmedium B) oder 15 bis 20 ml eines für das Wachstum von Pilzen geeigneten verflüssigten Agarmediums (zum Beispiel Agarmedium C) bei höchstens 45 °C gegeben. Bei Benutzung größerer

Petrischalen wird die Agarmenge entsprechend erhöht. Für jedes Nährmedium werden mindestens 2 Petrischalen je Verdünnungsstufe verwendet. Die Platten werden 5 Tage lang bei 30 bis 35 °C (20 bis 25 °C für Pilze) bebrütet, sofern nicht eine kürzere Bebrütungszeit eine zuverlässigere Auszählung ermöglicht. Von den zu einer Verdünnungsstufe gehörenden Platten werden diejenigen mit der höchsten Anzahl unterhalb von 300 Kolonien (100 Kolonien für Pilze) ausgewählt. Das arithmetische Mittel der ausgezählten Werte wird gebildet und die Anzahl der koloniebildenden Einheiten je Gramm oder Milligramm des Produkts errechnet.

b) Ausstrichverfahren

In Petrischalen mit einem Durchmesser von 9 cm werden 15 bis 20 ml eines für das Wachstum von Bakterien geeigneten verflüssigten Agarmediums (zum Beispiel Agarmedium B) oder eines für das Wachstum von Pilzen geeigneten verflüssigten Agarmediums (zum Beispiel Agarmedium C) bei etwa 45 °C gegeben und zum Verfestigen stehengelassen. Bei Benutzung größerer Petrischalen wird das Agarvolumen entsprechend vergrößert. Die Platten werden zum Beispiel in einer Laminarflow-Bank oder in einem Inkubator getrocknet. Auf der Oberfläche des Mediums wird ein abgemessenes Volumen von mindestens 0,1 ml der nach den Angaben unter „Vorbereitung der Probe“ bereiteten Probe ausgestrichen. Für jedes Nährmedium werden mindestens 2 Petrischalen je Verdünnungsstufe verwendet.

Bebrütung und Berechnung der Anzahl koloniebildender Einheiten werden wie unter „Plattengußverfahren“ beschrieben durchgeführt.

Zählung mit Hilfe von Verdünnungsreihen

Präzision und Genauigkeit der Zählung mit Hilfe von Verdünnungsreihen („most probable number“, MPN) sind geringer als die der Membranfiltrations-Methode oder der Zählung auf Agarplatten. Unzuverlässige Ergebnisse werden insbesondere bei der Auszählung von Schimmelpilzen erhalten. Aus diesem Grunde ist die MPN-Methode dem Auszählen von Bakterien in solchen Fällen vorbehalten, in denen keine andere Methode zur Verfügung steht. Wenn die Anwendung der Methode begründet ist, wird sie wie nachstehend angegeben durchgeführt.

Eine Reihe von mindestens 3 jeweils aufeinanderfolgenden 1:10-Verdünnungen des Produkts wird nach den Angaben unter „Vorbereitung der Probe“ hergestellt. Von jeder Verdünnung werden 3 aliquote Mengen von einem Gramm oder Milliliter zur Beimpfung von 3 Röhrchen

Tab. 2.6.12-1: Tabelle der wahrscheinlichen Zahl der Bakterien

3 Röhrchen von jeder Verdünnungsstufe							
Anzahl der positiven Röhrchen			MPN je Gramm	Kategorie[1]		95 %-Vertrauensgrenze	
0,1 g	0,01 g	0,001 g		1	2		
0	0	0	< 3			–	–
0	1	0	3		x	< 1	17
1	0	0	3	x		1	21
1	0	1	7		x	2	27
1	1	0	7	x		2	28
1	2	0	11		x	4	35
2	0	0	9	x		2	38
2	0	1	14		x	5	48
2	1	0	15	x		5	50
2	1	1	20		x	8	61
2	2	0	21	x		8	63
3	0	0	23	x		7	129
3	0	1	38	x		10	180
3	1	0	43	x		20	210
3	1	1	75	x		20	280
3	2	0	93	x		30	390
3	2	1	150	x		50	510
3	2	2	210		x	80	640
3	3	0	240	x		100	1400
3	3	1	460	x		200	2400
3	3	2	1100	x		300	4800
3	3	3	> 1100			–	–

[1] Kategorie 1: Normale Ergebnisse, erhalten in 95 Prozent aller Fälle.
Kategorie 2: Weniger wahrscheinliche Ergebnisse, erhalten in lediglich 4 Prozent der Fälle. Für wichtige Entscheidungen sind diese Ergebnisse nicht zu verwenden. Ergebnisse, die weniger wahrscheinlich als die der Kategorie 2 sind, sind nicht aufgeführt und immer unakzeptabel.

mit 9 bis 10 ml eines geeigneten flüssigen Nährmediums (zum Beispiel flüssiges Medium A) verwendet. Falls erforderlich kann dem Medium eine oberflächenaktive Substanz wie Polysorbat 80 oder ein Inaktivator für antimikrobielle Agenzien zugesetzt sein. Wenn derart 3 Verdünnungsstufen hergestellt werden, werden folglich 9 Röhrchen beimpft. Alle Röhrchen werden 5 Tage lang bei 30 bis 35 °C bebrütet. Zu jeder Verdünnungsstufe wird die Anzahl der Röhrchen mit mikrobiellem Wachstum dokumentiert. Wenn das Ablesen des Ergebnisses aufgrund der Eigenschaften des zu prüfenden Produkts schwierig oder unsicher ist, wird eine Subkultur mit dem gleichen flüssigen Medium oder einem geeigneten Agarmedium (wie dem Agarmedium B) angelegt und 18 bis 24 h lang bei der gleichen Temperatur bebrütet. Die mit der Subkultur erhaltenen Ergebnisse werden verwendet. Die wahrscheinliche Zahl der Bakterien je Gramm oder Milliliter des zu prüfenden Produkts wird aus der Tab. 2.6.12-1 bestimmt.

Prüfung der Wirksamkeit der Nährmedien und der Gültigkeit der Keimzählmethode

Röhrchen, die ein geeignetes flüssiges Nährmedium (zum Beispiel flüssiges Medium A) enthalten, werden einzeln mit den Bakterien-Referenzstämmen beimpft und 18 bis 24 h lang bei 30 bis 35 °C bebrütet. Die Pilz-Referenzstämme werden einzeln auf ein geeignetes Agarmedium (zum Beispiel Agarmedium C ohne Antibiotikazusatz) geimpft und 48 h lang für *Candida albicans* beziehungsweise 7 Tage lang für *Aspergillus niger* jeweils bei 20 bis 25 °C bebrütet.

Staphylococcus aureus	zum Beispiel ATCC 6538 (NCIMB 9518, CIP 4.83)
Escherichia coli	zum Beispiel ATCC 8739 (NCIMB 8545, CIP 53.126)
Bacillus subtilis	zum Beispiel ATCC 6633 (NCIMB 8054, CIP 52.62)
Candida albicans	zum Beispiel ATCC 10231 (NCPF 3179, IP 48.72)
Aspergillus niger	zum Beispiel ATCC 16404 (IMI 149007, IP 1431.83)

Mit Hilfe von Natriumchlorid-Pepton-Pufferlösung *p*H 7,0 werden Referenzsuspensionen mit etwa 100 koloniebildenden Einheiten je Milliliter hergestellt. Mit jedem Mikroorganismus wird solch eine Suspension einzeln zur Überprüfung der Keimzählmethode in Anwesenheit und in Abwesenheit des Produkts verwendet. Wenn die Membranfiltrations-Methode oder die Zählung auf Agarplatten geprüft wird, müssen für die Zählung von jedem Testorganismus Ergebnisse erzielt werden, die höchstens um den Faktor 5 vom errechneten Wert des Inokulums abweichen. Im Falle der Prüfung der Methode „Zählung mit Hilfe von Verdünnungsreihen" muß der errechnete Wert des Inokulums innerhalb der 95 %-Vertrauensgrenze des erhaltenen Ergebnisses liegen. Um die Sterilität der Nährmedien und der Verdünnungsflüssigkeit sowie die Wirksamkeit der angewendeten aseptischen Maßnahmen zu prüfen, wird die Methode unter Benutzung einer sterilen Natriumchlorid-Pepton-Pufferlösung *p*H 7,0 als Prüfzubereitung durchgeführt. Dabei darf kein Wachstum von Mikroorganismen feststellbar sein.

Auswertung der Ergebnisse

Die Anzahl der Bakterien wird als die durchschnittliche Zahl koloniebildender Einheiten auf dem Agarmedium B und die Anzahl der Pilze als die durchschnittliche Zahl koloniebildender Einheiten auf dem Agarmedium C angenommen. Die Anzahl der gesamten vermehrungsfähigen Keime ist die Summe der Anzahl an Bakterien und Pilzen, die wie beschrieben ermittelt wurde. Wenn nachweislich die gleichen Mikroorganismen-Typen in beiden Medien wachsen, kann dieses berücksichtigt werden. Wird die „Zählung mit Hilfe von Verdünnungsreihen" durchgeführt, so stellt der errechnete Wert die Anzahl an Bakterien dar.

Wenn in der Monographie ein Grenzwert vorgeschrieben ist, muß er wie folgt interpretiert werden:
10^2 Mikroorganismen, höchster zulässiger Grenzwert $5 \cdot 10^2$,
10^3 Mikroorganismen, höchster zulässiger Grenzwert $5 \cdot 10^3$
und so weiter.

Wird der „3-Stufen-Probenahmeplan" verwendet, wird beispielsweise wie folgt weiterverfahren: Für jede der 5 Proben werden die gesamten vermehrungsfähigen Keime einzeln ermittelt. Die Substanz oder die Zubereitung entspricht der Prüfung, wenn die nachfolgenden Bedingungen erfüllt sind:

a) Keine der einzeln ermittelten Anzahlen an gesamten vermehrungsfähigen Keimen überschreitet den vorgeschriebenen Grenzwert um mehr als den Faktor 10 (das heißt: keine „unakzeptablen Proben") und
b) höchstens 2 der einzeln ermittelten Anzahlen an gesamten vermehrungsfähigen Keimen liegen zwischen dem vorgeschriebenen Grenzwert und dessen 10fachem Wert (das heißt: nicht mehr als 2 im „Grenzbereich liegende Proben").

Die empfohlenen flüssigen und festen Nährmedien werden in der allgemeinen Methode 2.6.13 beschrieben.

2.6.13 Mikrobiologische Prüfung nicht steriler Produkte: Nachweis spezifizierter Mikroorganismen

In dieser allgemeinen Methode wird die Benutzung bestimmter selektiver Nährmedien vorgeschlagen. Allgemeines Merkmal aller selektiven Nährmedien ist, daß mit ihnen keine subletal vorgeschädigten Mikroorganismen nachgewiesen werden können. Da solche vorgeschädigten Mikroorganismen für die Qualität eines Produkts entscheidend sind, muß das Prüfverfahren, das auf selektiven Nährmedien basiert, eine Möglichkeit zur Reaktivierung beinhalten.

Falls das zu prüfende Produkt antimikrobielle Eigenschaften besitzt, müssen diese ausreichend neutralisiert werden.

Enterobakterien und bestimmte andere gramnegative Bakterien

Obwohl die Prüfung zum Nachweis von Bakterien der Familie der *Enterobacteriaceae* bestimmt ist, können mit

Allg. Methoden

ihr bekanntermaßen auch andere Arten von Mikroorganismen (zum Beispiel *Aeromonas, Pseudomonas*) nachgewiesen werden.

Nachweis: Das zu prüfende Produkt wird wie unter Methode 2.6.12 beschrieben vorbereitet, jedoch unter Verwendung des flüssigen Mediums D anstelle der Natriumchlorid-Pepton-Pufferlösung *p*H 7,0. Die Mischung wird homogenisiert und bei 35 bis 37 °C eine genügend lange Zeit – normalerweise 2 bis höchstens 5 h lang – bebrütet, um die Bakterien zu reaktivieren, ohne jedoch eine Vermehrung anzuregen. Das Behältnis wird geschüttelt, eine Menge (a), die 1 g oder 1 ml des Produkts entspricht, wird in 100 ml Anreicherungsmedium E überführt und 18 bis 48 h lang bei 35 bis 37 °C bebrütet. Auf Platten mit Agarmedium F werden Subkulturen angelegt und 18 bis 24 h lang bei 35 bis 37 °C bebrütet.

Das Produkt entspricht der Prüfung, wenn sich keine Kolonien gramnegativer Bakterien auf einer der Platten entwickeln.

Quantitative Bestimmung: Die homogenisierte Flüssigkeit (a) und/oder Verdünnungen dieser, die 0,1 g, 0,01 g und 0,001 g (oder 0,1 ml, 0,01 ml und 0,001 ml) des Produkts enthalten, werden in geeignete Mengen des Anreicherungsmediums E verimpft. 24 bis 48 h lang wird bei 35 bis 37 °C bebrütet. Aus jeder Kultur werden Subkulturen auf Agarmedium F angelegt, um die gewachsenen Mikroorganismen selektiv zu isolieren. 18 bis 24 h lang wird bei 35 bis 37 °C bebrütet. Ein Wachstum gut entwikkelter, meist roter oder rötlicher Kolonien gramnegativer Bakterien zeigt ein positives Ergebnis an. Die geringste Menge des Produkts, welche ein positives Ergebnis zeigt, ebenso wie die größte Menge, welche ein negatives Ergebnis zeigt, werden notiert. Aus der Tab. 2.6.13-1 wird die wahrscheinliche Zahl der Bakterien ermittelt.

Tab. 2.6.13-1: Wahrscheinliche Zahl der Bakterien

Ergebnisse mit Produktmengen von			Wahrscheinliche Bakterienzahl je Gramm Produkt
0,1 g oder 0,1 ml	**0,01 g oder 0,01 ml**	**0,001 g oder 0,001 ml**	
+	+	+	mehr als 10^3
+	+	–	weniger als 10^3 und mehr als 10^2
+	–	–	weniger als 10^2 und mehr als 10
–	–	–	weniger als 10

Escherichia coli

Das zu prüfende Produkt wird wie unter Methode 2.6.12 beschrieben vorbereitet, jedoch unter Verwendung des flüssigen Mediums A anstelle der Natriumchlorid-Pepton-Pufferlösung *p*H 7,0. Die Mischung wird homogenisiert und 18 bis 24 h lang bei 35 bis 37 °C bebrütet. Das Behältnis wird geschüttelt, eine Menge, die 1 g oder 1 ml des Produkts entspricht, wird in 100 ml des flüssigen Mediums G überführt und 18 bis 24 h lang bei 43 bis 45 °C bebrütet. Auf Platten mit Agarmedium H werden Subkulturen angelegt und 18 bis 72 h lang bei 35 bis 37 °C bebrütet. Das Wachstum von roten, nicht schleimigen Kolonien mit gramnegativen, stäbchenförmigen Bakterien deutet auf Anwesenheit von *E. coli* hin. Diese kann durch geeignete biochemische Reaktionen wie die Bildung von Indol bestätigt werden. Das Produkt entspricht der Prüfung, wenn solche Kolonien nicht beobachtet werden oder wenn die biochemischen Reaktionen zur Bestätigung negativ verlaufen.

Salmonellen

Das zu prüfende Produkt wird wie unter Methode 2.6.12 beschrieben vorbereitet, jedoch unter Verwendung des flüssigen Mediums A anstelle der Natriumchlorid-Pepton-Pufferlösung *p*H 7,0. Die Mischung wird homogenisiert und 18 bis 24 h lang bei 35 bis 37 °C bebrütet. 1 ml der angereicherten Kultur wird entnommen und damit eine Kultur in 10 ml flüssigem Medium I angelegt. 18 bis 24 h lang wird bei 41 bis 43 °C bebrütet. Auf mindestens 2 verschiedenen Agarmedien, ausgewählt aus den Agarmedien J, K oder L, werden Subkulturen angelegt. 18 bis 72 h lang wird bei 35 bis 37 °C bebrütet. Das Wachstum von Kolonien mit folgenden Eigenschaften deutet auf eine Anwesenheit von Salmonellen hin:

- auf Agarmedium J: gut entwickelte, farblose Kolonien
- auf Agarmedium K: gut entwickelte, rote Kolonien mit oder ohne schwarze Zentren
- auf Agarmedium L: kleine, durchscheinende, farblose oder von rosa bis opak weiß gefärbte, oft von einer rosaroten bis roten Zone umgebene Kolonien.

Zur Bestätigung werden einige verdächtige Kolonien einzeln in Prüfröhrchen mit Agarmedium M auf die Oberfläche und in die Tiefe inokuliert. Nach Bebrüten deutet das Erscheinen einer Kultur mit folgenden Eigenschaften die Anwesenheit von Salmonellen an: Farbveränderungen von Rot nach Gelb in der Tiefe, jedoch nicht auf der Oberfläche des Agars, im allgemeinen Gasentwicklung im Agar, mit oder ohne Bildung von Schwefelwasserstoff. Die Anwesenheit von Salmonellen kann durch geeignete biochemische und serologische Reaktionen bestätigt werden. Das Produkt entspricht der Prüfung, wenn solche Kolonien nicht beobachtet werden oder wenn biochemische und serologische Reaktionen zur Bestätigung negativ verlaufen.

Pseudomonas aeruginosa

Das zu prüfende Produkt wird wie unter Methode 2.6.12 beschrieben vorbereitet. 100 ml flüssiges Medium A werden mit 10 ml der vorbereiteten Probe oder einer Menge, die 1 g oder 1 ml des Produkts entspricht, beimpft. Nach Mischen wird 18 bis 48 h lang bei 35 bis 37 °C bebrütet. Auf Platten mit Agarmedium N werden Subkulturen angelegt und 18 bis 72 h lang bei 35 bis 37 °C bebrütet. Bei Abwesenheit jeglichen mikrobiellen Wachstums entspricht das Produkt der Prüfung. Wenn Wachstum von gramnegativen Stäbchen auftritt, wird flüssiges Medium A mit kleinen Mengen aus morphologisch unterschiedlichen, isolierten Kolonien beimpft und 18 bis 24 h lang bei 41 bis 43 °C bebrütet. Das Produkt entspricht der Prüfung, wenn bei 41 bis 43 °C kein Wachstum auftritt.

Staphylococcus aureus

Das zu prüfende Produkt wird wie unter Methode 2.6.12 beschrieben vorbereitet. 100 ml flüssiges Medium A werden mit 10 ml der vorbereiteten Probe oder einer Menge, die 1 g oder 1 ml des Produkts entspricht, beimpft. Nach Mischen wird 18 bis 48 h lang bei 35 bis

37 °C bebrütet. Auf Platten mit Agarmedium O werden Subkulturen angelegt und 18 bis 72 h lang bei 35 bis 37 °C bebrütet. Das Wachstum von schwarzen Kolonien grampositiver Kokken, die von einer klaren Zone umgeben sind, weisen auf die Anwesenheit von *S. aureus* hin. Die Anwesenheit von *S. aureus* kann durch geeignete biochemische Reaktionen, zum Beispiel durch die Koagulase- und Desoxyribonukleasereaktion, bestätigt werden. Das Produkt entspricht der Prüfung, wenn die beschriebenen Kolonien auf dem Medium O nicht beobachtet werden oder wenn die biochemischen Reaktionen zur Bestätigung negativ verlaufen.

Prüfung der nutritiven und selektiven Eigenschaften der Nährmedien und der Gültigkeit der Prüfung

Die nachstehend beschriebenen Prüfungen müssen an mindestens jeder Charge des getrockneten Nährmediums durchgeführt werden.

Wie folgt wird vorgegangen: Getrennt wird jeder nachstehend angegebene Referenzstamm in Röhrchen mit einem geeigneten Nährmedium, zum Beispiel den angegebenen, 18 bis 24 h lang bei 30 bis 35 °C bebrütet.

Staphylococcus aureus	zum Beispiel ATCC 6538 (NCIMB 9518, CIP 4.83): flüssiges Medium A
Pseudomonas aeruginosa	zum Beispiel ATCC 9027 (NCIMB 8626, CIP 82.118): flüssiges Medium A
Escherichia coli	zum Beispiel ATCC 8739 (NCIMB 8545, CIP 53.126): flüssiges Medium A
Salmonella typhimurium	kein Stamm wird empfohlen (ein für den Menschen nicht pathogener Stamm, zum Beispiel *Salmonella abony* [NCTC 6017, CIP 80.39] kann ebenfalls verwendet werden): flüssiges Medium A.

Von jeder Kultur wird durch Verdünnen mit Natriumchlorid-Pepton-Pufferlösung *p*H 7,0 eine Referenzsuspension mit etwa 1000 vermehrungsfähigen Mikroorganismen je Milliliter hergestellt. Gleiche Mengen jeder Suspension werden gemischt, und 0,4 ml (entsprechend etwa 100 Mikroorganismen jedes Stammes) werden als Inokulum für den Nachweis von *S. aureus, P. aeruginosa, E. coli* und Salmonellen verwendet. Die Prüfung wird in Anwesenheit und Abwesenheit des Produkts durchgeführt. Die angewendete Methode muß den Nachweis des gesuchten Mikroorganismus gestatten.

Clostridien

Die nachfolgend beschriebenen Prüfungen sind für bestimmte Zwecke vorgesehen. Die erste Methode ist für die Prüfung von Produkten bestimmt, bei denen der Ausschluß von pathogenen Clostridien unbedingt erforderlich ist und deren Abwesenheit nachgewiesen werden muß. Solche Produkte besitzen normalerweise eine niedrige Gesamtkeimzahl. Bei der zweiten Methode handelt es sich um eine halbquantitative Prüfung auf *Clostridium perfringens*, die für Produkte bestimmt ist, bei denen die Zahl dieser Keime ein Qualitätskriterium ist.

1. *Nachweis von Clostridien:* Das zu prüfende Produkt wird wie unter Methode 2.6.12 beschrieben vorbereitet. 2 gleiche Teile der Mischung, die 1 g oder 1 ml des zu untersuchenden Produkts entsprechen, werden entnommen. Ein Teil wird 10 min lang bei 80 °C erhitzt und rasch auf Raumtemperatur abgekühlt. Der andere Teil wird nicht erhitzt. 10 ml jedes homogenisierten Teils werden in zwei Röhrchen von 200 mm Länge und 38 mm Durchmesser oder andere geeignete Kulturgefäße gebracht, die 100 ml Medium P enthalten, und 48 h lang bei 35 bis 37 °C unter anaeroben Bedingungen bebrütet.

Anschließend werden, ausgehend von jedem Röhrchen, Subkulturen auf Medium Q, dem Gentamicin zugesetzt wurde, angelegt und 48 h lang bei 35 bis 37 °C unter anaeroben Bedingungen bebrütet. Das Produkt entspricht der Prüfung, wenn kein Wachstum von Mikroorganismen festgestellt wird.

Wenn Wachstum auftritt, werden von allen verschiedenen Kolonieformen Subkulturen auf Medium Q, ohne Gentamicin, angelegt und sowohl unter aeroben als auch unter anaeroben Bedingungen bebrütet. Ein Wachstum, ausschließlich unter anaeroben Bedingungen, grampositiver stäbchenförmiger Bakterien mit oder ohne Endosporen, die eine negative Katalasereaktion zeigen, deutet auf die Anwesenheit von *Clostridium spp.* hin. Gegebenenfalls wird die Morphologie der Kolonien auf beiden Platten verglichen und die Katalasereaktion durchgeführt, um aerobe und fakultativ anaerobe *Bacillus spp.*, die eine positive Katalasereaktion zeigen, auszuschließen. Die Katalasereaktion kann bei deutlich abgegrenzten, einheitlichen Kolonien direkt auf der Agarplatte oder indirekt, nach Übertragung auf einen Objektträger, durchgeführt werden, indem ein Tropfen Wasserstoffperoxid-Lösung 3 % *R* zugegeben wird. Die Entwicklung von Gasblasen zeigt eine positive Katalasereaktion an.

2. *Quantitative Bestimmung von Clostridium perfringens:* Aus dem wie unter Methode 2.6.12 beschrieben vorbereiteten Produkt werden Verdünnungen 1:100 und 1:1000 in Natriumchlorid-Pepton-Pufferlösung *p*H 7,0 hergestellt. Die wahrscheinliche Anzahl der Mikroorganismen wird, wie unter Methode 2.6.12 beschrieben, bestimmt, wobei das Medium R in Röhrchen oder anderen geeigneten Kulturgefäßen mit einem kleinen Durham-Röhrchen verwendet wird. Nach sehr vorsichtigem Mischen wird 24 bis 48 h lang bei 45,5 bis 46,5 °C bebrütet.

Röhrchen, die eine Schwärzung durch Eisensulfid und reichliche Gasentwicklung in dem Durham-Röhrchen von mindestens 1/10 des Volumens aufweisen, zeigen die Anwesenheit von *Cl. perfringens* an. Die wahrscheinliche Anzahl von *Cl. perfringens* wird mit Hilfe der Tabelle 2.6.12-1 bestimmt.

Folgende Stämme werden zur *Kontrolle* verwendet:

Methode 1: *Clostridium sporogenes*, zum Beispiel ATCC 19404 (NCTC 532) oder CIP 79.3

Methode 2: *Clostridium perfringens*, zum Beispiel ATCC 13124 (NCIMB 6125, NCTC 8237, CIP 103 409).

Zur Überprüfung der Selektivität und der anaeroben Bedingungen wird falls erforderlich mit *Cl. sporogenes* kombiniert.

Allg. Methoden

Der folgende Teil dient zur Information und als Anleitung. Er ist nicht verpflichtender Teil des Arzneibuchs.

Empfohlene Lösungen und Nährmedien

Folgende flüssige und feste Nährmedien sind als zufriedenstellend beurteilt worden, um die vorgeschriebenen Grenzprüfungen auf mikrobielle Verunreinigung durchzuführen. Andere Nährmedien können verwendet werden, wenn sie gleichartige Nähr- und für die zu prüfenden Keimarten selektive Eigenschaften haben.

Natriumchlorid-Pepton-Pufferlösung *p*H 7,0

Kaliumdihydrogenphosphat	3,6 g	[1]
Natriummonohydrogenphosphat-Dihydrat	7,2 g	[1]
Natriumchlorid	4,3 g	
Fleisch- oder Caseinpepton	1,0 g	
Gereinigtes Wasser	1000 ml	

[1] äquivalent mit 0,067 mol · l^{-1}.

Dieser Lösung können oberflächenaktive Substanzen oder Inaktivatoren für antimikrobiell wirkende Substanzen zugesetzt werden, zum Beispiel Polysorbat 80 (1 bis 10 g · l^{-1}). Die Lösung wird 15 min lang im Autoklaven bei 121 °C sterilisiert.

Flüssiges Medium A
(flüssiges Medium mit Casein- und Sojapepton)

Caseinpepton (Pankreashydrolysat)	17,0 g
Sojapepton (Papainhydrolysat)	3,0 g
Natriumchlorid	5,0 g
Kaliummonohydrogenphosphat	2,5 g
Glucose-Monohydrat	2,5 g
Gereinigtes Wasser	1000 ml

Der *p*H-Wert wird so eingestellt, daß er nach der Sterilisation im Autoklaven 7,3 ± 0,2 beträgt. Die Lösung wird 15 min lang im Autoklaven bei 121 °C sterilisiert.

Agarmedium B
(Agarmedium mit Casein- und Sojapepton)

Caseinpepton (Pankreashydrolysat)	15,0 g
Sojapepton (Papainhydrolysat)	5,0 g
Natriumchlorid	5,0 g
Agar	15,0 g
Gereinigtes Wasser	1000 ml

Der *p*H-Wert wird so eingestellt, daß er nach der Sterilisation im Autoklaven 7,3 ± 0,2 beträgt. Die Lösung wird 15 min lang im Autoklaven bei 121 °C sterilisiert.

Agarmedium C
(Sabouraud-Glucose-Medium mit Antibiotika)

Fleisch- und Caseinpepton	10,0 g
Glucose-Monohydrat	40,0 g
Agar	15,0 g
Gereinigtes Wasser	1000 ml

Der *p*H-Wert wird so eingestellt, daß er nach der Sterilisation im Autoklaven 5,6 ± 0,2 beträgt. Die Lösung wird 15 min lang im Autoklaven bei 121 °C sterilisiert. Unmittelbar vor der Verwendung werden 0,10 g Benzylpenicillin-Natrium und 0,10 g Tetracyclin je Liter Nährmedium in Form steriler Lösungen zugesetzt. Diese Antibiotika können durch 50 mg Chloramphenicol je Liter Nährmedium ersetzt werden. Das Chloramphenicol muß vor der Sterilisation zugesetzt werden.

Flüssiges Medium D
(flüssiges Lactose-Medium)

Rindfleischextrakt	3,0 g
Pankreashydrolysat aus Gelatine	5,0 g
Lactose	5,0 g
Gereinigtes Wasser	1000 ml

Der *p*H-Wert wird so eingestellt, daß er nach der Sterilisation im Autoklaven 6,9 ± 0,2 beträgt. Die Lösung wird 15 min lang im Autoklaven bei 121 °C sterilisiert und sofort abgekühlt.

Anreicherungsmedium E
(Anreicherungsmedium nach Mossel)

Pankreashydrolysat aus Gelatine	10,0 g
Glucose-Monohydrat	5,0 g
Entwässerte Rindergalle	20,0 g
Kaliumdihydrogenphosphat	3,0 g
Natriummonohydrogenphosphat-Dihydrat	8,0 g
Brillantgrün	15 mg
Gereinigtes Wasser	1000 ml

Der *p*H-Wert wird so eingestellt, daß er nach dem Erhitzen 7,2 ± 0,2 beträgt. Die Lösung wird 30 min lang bei 100 °C erhitzt und sofort abgekühlt.

Agarmedium F
(Agarmedium mit Galle, Kristallviolett, Neutralrot und Glucose)

Hefeextrakt	3,0	g
Pankreashydrolysat aus Gelatine	7,0	g
Cholate	1,5	g
Lactose	10,0	g
Natriumchlorid	5,0	g
Glucose-Monohydrat	10,0	g
Agar	15,0	g
Neutralrot	30	mg
Kristallviolett	2	mg
Gereinigtes Wasser	1000	ml

Der *p*H-Wert wird so eingestellt, daß er nach dem Erhitzen 7,4 ± 0,2 beträgt. Die Lösung wird zum Sieden erhitzt. Sie darf nicht im Autoklaven erhitzt werden.

Flüssiges Medium G
(flüssiges Medium nach MacConkey)

Pankreashydrolysat aus Gelatine	20,0	g
Lactose	10,0	g
Entwässerte Rindergalle	5,0	g
Bromcresolpurpur	10	mg
Gereinigtes Wasser	1000	ml

Der *p*H-Wert wird so eingestellt, daß er nach der Sterilisation im Autoklaven 7,3 ± 0,2 beträgt. Die Lösung wird 15 min lang im Autoklaven bei 121 °C sterilisiert.

Agarmedium H
(Agarmedium nach MacConkey)

Pankreashydrolysat aus Gelatine	17,0	g
Fleisch- und Caseinpepton	3,0	g
Lactose	10,0	g
Natriumchlorid	5,0	g
Cholate	1,5	g
Agar	13,5	g
Neutralrot	30,0	mg
Kristallviolett	1	mg
Gereinigtes Wasser	1000	ml

Der *p*H-Wert wird so eingestellt, daß er nach der Sterilisation im Autoklaven 7,1 ± 0,2 beträgt. Die Lösung wird unter ständigem Umschwenken 1 min lang zum Sieden erhitzt und anschließend 15 min lang im Autoklaven bei 121 °C sterilisiert.

Flüssiges Medium I
(flüssiges Medium mit Tetrathionat, Rindergalle und Brillantgrün)

Pepton	8,6	g
Getrocknete Rindergalle	8,0	g
Natriumchlorid	6,4	g
Calciumcarbonat	20,0	g
Kaliumtetrathionat	20,0	g
Brillantgrün	70	mg
Gereinigtes Wasser	1000	ml

Der *p*H-Wert wird so eingestellt, daß er nach dem Erhitzen 7,0 ± 0,2 beträgt. Die Lösung wird bis zum Sieden erhitzt. Sie darf kein zweites Mal erhitzt werden.

Agarmedium J
(Agarmedium mit Citrat und Desoxycholat)

Rindfleischextrakt	10,0	g
Fleischpepton	10,0	g
Lactose	10,0	g
Natriumcitrat	20,0	g
Eisen(III)-citrat	1,0	g
Natriumdesoxycholat	5,0	g
Agar	13,5	g
Neutralrot	20	mg
Gereinigtes Wasser	1000	ml

Der *p*H-Wert wird so eingestellt, daß er nach dem Erhitzen 7,3 ± 0,2 beträgt. Die Lösung wird langsam zum Sieden erhitzt und 1 min lang im Sieden gehalten. Nach dem Abkühlen auf 50 °C wird die Lösung in Petrischalen verteilt. Sie darf nicht im Autoklaven erhitzt werden.

Agarmedium K
(Agarmedium mit Xylose, Lysin und Desoxycholat)

Xylose	3,5	g
L-Lysin	5,0	g
Lactose	7,5	g
Saccharose	7,5	g
Natriumchlorid	5,0	g
Hefeextrakt	3,0	g
Phenolrot	80	mg
Agar	13,5	g
Natriumdesoxycholat	2,5	g
Natriumthiosulfat	6,8	g
Ammoniumeisen(III)-citrat	0,8	g
Gereinigtes Wasser	1000	ml

Der *p*H-Wert wird so eingestellt, daß er nach dem Erhitzen 7,4 ± 0,2 beträgt. Die Lösung wird bis zum Sieden erhitzt. Nach dem Abkühlen auf 50 °C wird die Lösung in Petrischalen verteilt. Sie darf nicht im Autoklaven erhitzt werden.

Agarmedium L
(Agarmedium mit Brillantgrün, Phenolrot, Lactose und Saccharose)

Fleisch- und Caseinpepton	10,0 g
Hefeextrakt	3,0 g
Natriumchlorid	5,0 g
Lactose	10,0 g
Saccharose	10,0 g
Agar	20,0 g
Phenolrot	80 mg
Brillantgrün	12,5 mg
Gereinigtes Wasser	1000 ml

1 min lang wird zum Sieden erhitzt. Der *p*H-Wert wird so eingestellt, daß er nach der Sterilisation im Autoklaven 6,9 ± 0,2 beträgt. Unmittelbar vor Verwendung wird die Lösung 15 min lang im Autoklaven bei 121 °C sterilisiert. Nach dem Abkühlen auf 50 °C wird die Lösung in Petrischalen verteilt.

Agarmedium M
(Agarmedium mit 3 Zuckern und Eisen)

Rindfleischextrakt	3,0 g
Hefeextrakt	3,0 g
Rindfleisch- und Caseinpepton	20,0 g
Natriumchlorid	5,0 g
Lactose	10,0 g
Saccharose	10,0 g
Glucose-Monohydrat	1,0 g
Ammoniumeisen(III)-citrat	0,3 g
Natriumthiosulfat	0,3 g
Phenolrot	25 mg
Agar	12,0 g
Gereinigtes Wasser	1000 ml

Unter Umschütteln wird 1 min lang zum Sieden erhitzt. Der *p*H-Wert wird so eingestellt, daß er nach der Sterilisation im Autoklaven 7,4 ± 0,2 beträgt. Die Kulturröhrchen werden bis zu einem Drittel mit Agarmedium gefüllt, 15 min lang im Autoklaven bei 121 °C sterilisiert und in schräger Lage abgekühlt, so daß eine tiefe Schicht und eine geneigte Oberfläche erhalten werden.

Agarmedium N
(Agarmedium mit Cetrimid)

Pankreashydrolysat aus Gelatine	20,0 g
Magnesiumchlorid	1,4 g
Kaliumsulfat	10,0 g
Cetrimid	0,3 g
Agar	13,6 g
Gereinigtes Wasser	1000 ml
Glycerol	10,0 ml

Unter Umschütteln wird 1 min lang zum Sieden erhitzt. Der *p*H-Wert wird so eingestellt, daß er nach der Sterilisation im Autoklaven 7,2 ± 0,2 beträgt. Die Lösung wird 15 min lang im Autoklaven bei 121 °C sterilisiert.

Agarmedium O
(Agarmedium nach Baird-Parker)

Caseinpepton (Pankreashydrolysat)	10,0 g
Rindfleischextrakt	5,0 g
Hefeextrakt	1,0 g
Lithiumchlorid	5,0 g
Agar	20,0 g
Glycin	12,0 g
Natriumpyruvat	10,0 g
Gereinigtes Wasser	950 ml

Unter häufigem Umschütteln wird 1 min lang zum Sieden erhitzt. Der *p*H-Wert wird so eingestellt, daß er nach der Sterilisation im Autoklaven 6,8 ± 0,2 beträgt. Die Lösung wird 15 min lang im Autoklaven bei 121 °C sterilisiert. Nach dem Abkühlen auf 45 bis 50 °C werden 10 ml einer sterilen Lösung von Kaliumtellurit ($10\ g \cdot l^{-1}$) und 50 ml Eigelb-Emulsion hinzugefügt.

Medium P
(Anreicherungsmedium für Clostridien)

Rindfleischextrakt	10,0 g
Pepton	10,0 g
Hefeextrakt	3,0 g
Lösliche Stärke	1,0 g
Glucose-Monohydrat	5,0 g
Cysteinhydrochlorid	0,5 g
Natriumchlorid	5,0 g
Natriumacetat	3,0 g
Agar	0,5 g
Gereinigtes Wasser	1000 ml

Der Agar wird quellen gelassen und unter ständigem Rühren und Erhitzen zum Sieden gelöst. Falls erforderlich wird der *p*H-Wert so eingestellt, daß er nach der Sterilisation etwa 6,8 beträgt. Die Lösung wird 15 min lang im Autoklaven bei 121 °C sterilisiert.

Medium Q
(Columbia Agar)

Caseinpepton (Pankreashydrolysat)	10,0 g
Fleischpepton (Pepsinhydrolysat)	5,0 g
Herzpepton (Pankreashydrolysat)	3,0 g
Hefeextrakt	5,0 g
Maisstärke	1,0 g
Natriumchlorid	5,0 g
Agar, je nach Gelierfähigkeit	10,0 bis 15,0 g
Gereinigtes Wasser	1000 ml

Der Agar wird quellen gelassen und unter ständigem Rühren und Erhitzen zum Sieden gelöst. Falls erforderlich wird der *p*H-Wert so eingestellt, daß er nach der Sterilisation etwa 7,3 ± 0,2 beträgt. Die Lösung wird 15 min lang im Autoklaven bei 121 °C sterilisiert. Nach dem Abkühlen auf 45 bis 50 °C wird falls erforderlich Gentamicinsulfat entsprechend einer Menge von 20 mg Gentamicin-Base zugesetzt und die Lösung in Petrischalen verteilt.

Medium R
(Lactose-Sulfit-Medium)

Caseinpepton (Pankreashydrolysat)	5,0	g
Hefeextrakt	2,5	g
Natriumchlorid	2,5	g
Lactose	10,0	g
Cysteinhydrochlorid	0,3	g
Gereinigtes Wasser	1000	ml

Nach dem Lösen und Einstellen des *p*H-Werts auf 7,1 ± 0,1 werden je 8 ml der Lösung in Röhrchen (16 × 160 mm), die ein kleines Durham-Röhrchen enthalten, gefüllt. Die Lösungen werden 15 min lang im Autoklaven bei 121 °C sterilisiert und anschließend bei 4 °C aufbewahrt.

Vor dem Gebrauch wird das Medium 5 min lang in einem Wasserbad erhitzt und abgekühlt. Jedem Röhrchen werden 0,5 ml einer Lösung von Natriumdisulfit *R* ($12 g \cdot l^{-1}$) und 0,5 ml einer Lösung von Ammoniumeisen(III)-citrat ($10 g \cdot l^{-1}$) zugesetzt. Beide Lösungen werden frisch hergestellt und durch Membranen mit einer Porengröße von 0,45 µm filtriert.

Neutralisierende Agenzien

Neutralisierende Agenzien können zum Neutralisieren der Aktivität von antimikrobiell wirksamen Substanzen verwendet werden. Sie können der Natriumchlorid-Pepton-Pufferlösung *p*H 7,0, vorzugsweise vor der Sterilisation, zugesetzt werden. Falls sie benutzt werden, sind ihre Wirksamkeit und Nichttoxizität gegenüber Mikroorganismen zu belegen.

Tab. 2.6.13-2: Inaktivatoren antimikrobieller Agenzien als Zusatz zu Natriumchlorid-Pepton-Pufferlösung *p*H 7,0

Art des antimikrobiellen Agenz	Inaktivator	Konzentration	Erläuterungen
Phenolverbindungen	Natriumdodecylsulfat Polysorbat 80 + Lecithin Eigelb	$4 g \cdot l^{-1}$ $30 g \cdot l^{-1}$ + $3 g \cdot l^{-1}$ 5 bis $50 ml \cdot l^{-1}$	Zusatz nach der Sterilisation der Natriumchlorid-Pepton-Pufferlösung *p*H 7,0
Organische Quecksilberverbindungen	Natriumthioglycolat	0,5 bis $5 g \cdot l^{-1}$	
Halogene	Natriumthiosulfat	$5 g \cdot l^{-1}$	
Quartäre Ammoniumverbindungen	Eigelb	5 bis $50 ml \cdot l^{-1}$	Zusatz nach der Sterilisation der Natriumchlorid-Pepton-Pufferlösung *p*H 7,0

Ein typisches, flüssiges, neutralisierendes Agenz hat folgende Zusammensetzung:

Polysorbat 80	30	g
Lecithin (aus Eiern)	3	g
Histidinhydrochlorid	1	g
Fleisch- oder Caseinpepton	1	g
Natriumchlorid	4,3	g
Kaliumdihydrogenphosphat	3,6	g
Natriummonohydrogenphosphat-Dihydrat	7,2	g
Gereinigtes Wasser	1000	ml

Die Lösung wird 15 min lang bei 121 °C im Autoklaven sterilisiert.

Wenn die Lösung eine ungenügende neutralisierende Wirkung besitzt, kann die Konzentration an Polysorbat 80 oder Lecithin erhöht werden. Alternativ können die in Tab. 2.6.13-2 aufgeführten neutralisierenden Substanzen zugesetzt werden.

2.6.14 Prüfung auf Bakterien-Endotoxine

Die 5 in diesem Text beschriebenen Verfahren sind dazu bestimmt, eine Zubereitung, für die im Arzneibuch ein Grenzwert für Bakterien-Endotoxine angegeben ist, daraufhin zu überprüfen, ob dieser Grenzwert eingehalten wird. Die Hersteller, die überprüfen möchten, ob ihre Herstellungsmethode die Endotoxin-Konzentration der Zubereitung im Verlauf des Herstellungsganges verringert, müssen sich nicht auf die im folgenden beschriebenen Prüfverfahren beschränken.

Für die Prüfung auf Bakterien-Endotoxine (LAL-Test) wird ein aus dem Pfeilschwanzkrebs *(Limulus polyphemus)* gewonnenes Amöbozyten-Lysat verwendet. Die Zugabe einer endotoxinhaltigen Lösung zu einer Lösung dieses Lysats führt zur Trübung, Ausfällung oder Gelbildung des Gemischs. Die Reaktionsgeschwindigkeit hängt von dem Gehalt an Endotoxin, dem *p*H-Wert und der Temperatur ab. Für die Reaktion ist die Gegenwart bestimmter zweiwertiger Kationen, eines gerinnungsfördernden Enzymsystems und gerinnungsfähiger Proteine erforderlich. Das Lysat enthält diese notwendigen Bestandteile. Die Lyse eines chromogenen Peptids in einer Lösung des Lysats nach Aktivierung durch Endotoxine in der Lösung kann ebenfalls zur Bestimmung der Endotoxin-Konzentration aus der Konzentration des freigesetzten Farbstoffs verwendet werden.

Folgende 5 Verfahren werden in diesem Kapitel beschrieben:

Methode A: Gelbildungs-Grenzwert-Methode
Methode B: Halbquantitative Gelbildungs-Methode
Methode C: Kinetisch-turbidimetrische Methode
Methode D: Kinetische Methode mit chromogenem Peptid
Methode E: Endpunktmethode mit chromogenem Peptid.

Falls in einer Monographie eine Prüfung auf Endotoxine enthalten ist, ohne daß die Methode genannt wird, ist die Prüfung mit Hilfe der für die Zubereitung validierten Gelbildungs-Methode A durchzuführen. Andernfalls ist die Prüfung mit einer für die Zubereitung validierten, in der Monographie genannten Methode durchzuführen.

Allg. Methoden

In den Monographien werden Anforderungen an den Gehalt an Bakterien-Endotoxinen in Form eines Grenzwerts angegeben. Die Zubereitung entspricht der Prüfung, wenn der Grenzwert nicht überschritten wird. Die Übereinstimmung mit der Anforderung wird bewiesen, wenn bei der Prüfung der Gehalt an Endotoxinen unter dem Grenzwert liegt.

Die Prüfung wird so durchgeführt, daß eine Verunreinigung durch Mikroorganismen vermieden wird.

Vor der Durchführung der Prüfung auf Endotoxine an der zu prüfenden Zubereitung muß nachgewiesen werden

- daß die verwendeten Geräte keine Endotoxine adsorbieren
- der Lambda-Wert (λ) des verwendeten Lysats; λ wird als die in der Beschriftung angegebene Lysatempfindlichkeit (Gelbildungs-Methoden) oder als die niedrigste Endotoxin-Konzentration definiert, die zur Ermittlung der Standardkurve benötigt wird (quantitative Methoden)
- die Abwesenheit von Störfaktoren.

Die Geräte sind falls erforderlich vorzubehandeln, um vorhandene Endotoxine zu entfernen.

Falls in der Monographie der zu prüfenden Zubereitung nichts anderes gefordert wird, sind für die Methoden A bis E die gleichen Akzeptanzkriterien anzuwenden.

Die Bezeichnung „Prüfröhrchen" schließt in diesem Kapitel auch andere Träger, wie zum Beispiel die Vertiefungen einer Mikrotiterplatte, ein.

Für die Prüfung werden die nachfolgend aufgeführten Reagenzien und Biologischen Referenzsubstanzen verwendet.

Endotoxin BRS: Das Endotoxin *BRS* ist in Internationalen Einheiten durch Vergleich mit dem internationalen Standard eingestellt.

Limulus-Amöbozyten-Lysat (LAL): Das Lysat muß entsprechend den Vorschriften der zuständigen Behörde hergestellt sein. Das Lysat wird gemäß den Angaben in der Beschriftung rekonstituiert. Für jede Charge ist die in der Beschriftung angegebene Empfindlichkeit λ zu überprüfen. Sie wird in Internationalen Einheiten (I.E.) Endotoxine je Milliliter angegeben.

Wasser LAL: Das Wasser ist dann geeignet, wenn es unter den in der Prüfung „Endotoxine in der Zubereitung" vorgeschriebenen Bedingungen ein negatives Ergebnis zeigt. Die Herstellung kann durch 3malige Destillation von Wasser in einer Apparatur erfolgen, die mit einer leistungsfähigen Vorrichtung gegen das Übergehen von Tröpfchen ausgestattet ist, oder durch den Einsatz eines anderen geeigneten Verfahrens, das Wasser der erforderlichen Qualität liefert.

Salzsäure (0,1 mol · l^{-1}) LAL und *Natriumhydroxid-Lösung (0,1 mol · l^{-1}) LAL:* Die Herstellung erfolgt aus Salzsäure *R* oder Natriumhydroxid *R* unter Verwendung von Wasser *LAL*. Jedes Reagenz ist geeignet, das nach seiner Einstellung auf einen *p*H-Wert zwischen 6,0 und 8,0 unter Verwendung des jeweils anderen Reagenzes unter den gegebenen Prüfbedingungen ein negatives Ergebnis zeigt.

Falls nichts anderes vorgeschrieben ist, werden die in der Prüfung verwendeten Lösungen und Verdünnungen mit Wasser LAL hergestellt.

Gelbildungs-Methoden

Die Methoden A und B beruhen auf der Bildung eines festen Gels in einer Bakterien-Endotoxine enthaltenden Lösung, die nach dem Mischen mit einem Lysat inkubiert wird. Beide Methoden erfordern eine Bestätigung der durch den Hersteller angegebenen Lysatempfindlichkeit, wie unter „Empfindlichkeit des Lysats" beschrieben, und die Prüfung auf Störfaktoren, wie unter „Störfaktoren" beschrieben.

Die Methoden A und B unterscheiden sich insofern, als mit Hilfe der Methode A geprüft wird, ob 2 parallel verwendete Lösungen der zu prüfenden Zubereitung weniger Endotoxin als die in der zutreffenden Monographie angegebene Grenzkonzentration enthalten, während mit Hilfe der Methode B die Endotoxin-Konzentration halbquantitativ bestimmt wird. Dabei muß das geometrische Mittel der Endotoxin-Konzentration geringer sein als die in der Monographie angegebene Grenzkonzentration an Endotoxin.

Die nachfolgend aufgeführten Abschnitte „Verfahren", „Empfindlichkeit des Lysats" und „Störfaktoren" gelten für die Methoden A und B.

Verfahren: Eine dem gewählten Träger (zum Beispiel ein Objektträger oder ein Prüfröhrchen) entsprechende Menge des Lysats wird der erforderlichen Anzahl von Trägern zugesetzt, die bei 37 ± 1°C gehalten werden. In Zeitabständen, die das Ablesen eines jeden Ergebnisses gestatten, wird jedem Träger eine gleiche Menge der zu prüfenden Lösung zugesetzt und diese sofort vorsichtig mit dem Lysat gemischt. Das Reaktionsgemisch wird ohne Erschütterung und unter Vermeidung von Wasserverlust durch Verdampfen während eines gleichbleibenden Zeitraums bebrütet, der unter den Versuchsbedingungen für geeignet erachtet wurde (in der Regel 20 bis 60 min). Danach werden die Ergebnisse abgelesen. Ein positives Ergebnis zeigt sich in der Bildung eines festen Gels, das bei vorsichtigem Umdrehen des Trägers nicht zerfließt. Das Ergebnis ist negativ, wenn sich kein solches Gel bildet.

Empfindlichkeit des Lysats: Mindestens 4 Wiederholungsreihen von 2fachen Verdünnungen des Endotoxins *BRS*, die Konzentrationen von 2 λ, 1 λ, 0,5 λ und 0,25 λ besitzen, werden hergestellt, so daß zumindest die Endverdünnung in jeder Reihe ein negatives Ergebnis zeigt (λ ist die angegebene Empfindlichkeit des verwendeten Lysats). Die Verdünnungen und eine aus Wasser *LAL* hergestellte Blindlösung werden wie unter „Verfahren" beschrieben geprüft. Der Mittelwert der Logarithmen der schwächsten Endotoxin-Konzentration jeder Verdünnungsreihe, die positive Ergebnisse zeigt, wird berechnet. Der Antilogarithmus dieses Mittelwerts ergibt die Empfindlichkeit des Lysats. Wenn dieser Wert höchstens um den Faktor 2 von der angegebenen Empfindlichkeit abweicht, so ist der angegebene Wert bestätigt und wird bei allen unter Verwendung des Lysats durchgeführten Prüfungen eingesetzt.

Störfaktoren: Der *p*H-Wert der Lösungen muß in dem vom Lysathersteller angegebenen Bereich liegen. Dies wird gewöhnlich mit einer Zubereitung, deren *p*H-Wert im Bereich von 6,0 bis 8,0 liegt, erreicht. Falls erforderlich wird die zu prüfende Lösung vor dem Lysatzusatz mit Salzsäure (0,1 mol · l^{-1}) *LAL*, Natriumhydroxid-Lösung (0,1 mol · l^{-1}) *LAL* oder einem geeigneten Puffer versetzt, um den *p*H-Wert zu korrigieren.

Wie unter „Empfindlichkeit des Lysats“ wird verfahren, jedoch wird zur Herstellung der Verdünnungen des Endotoxins *BRS* die unbehandelte Zubereitung, in der keine Endotoxine bestimmbar sind, verwendet. Die maximal gültige Verdünnung (MVD) wird nach folgender Gleichung berechnet:

$$\text{MVD} = \frac{\text{Maximal zulässige Endotoxin-Konzentration}}{\text{Empfindlichkeit des Lysats}}$$

wobei beide Werte in Internationalen Einheiten je Milliliter eingesetzt werden.

Falls der Endotoxin-Grenzwert in der Monographie in Internationalen Einheiten Endotoxine je Milligramm der Zubereitung oder je Internationaler Einheit der betreffenden Substanz oder Zubereitung angegeben wird, wird der Endotoxin-Grenzwert mit der Konzentration der Zubereitung in der Untersuchungslösung multipliziert (in Milligramm je Milliliter oder in Internationalen Einheiten der zu prüfenden Substanz oder Zubereitung je Milliliter), um den Endotoxin-Grenzwert der Untersuchungslösung in Internationalen Einheiten Endotoxine je Milliliter zu erhalten. Wenn nichts anderes angegeben ist, wird eine Lösung der Zubereitung entsprechend den Angaben in der Beschriftung hergestellt und die entsprechende Konzentration bei der Multiplikation berücksichtigt.

Wenn die in Gegenwart der zu prüfenden Zubereitung bestimmte Empfindlichkeit des Lysats höchstens um den Faktor 2 von dem Wert abweicht, der bei Abwesenheit der zu prüfenden Zubereitung ermittelt wurde, so enthält letztere keine Störfaktoren und kann daher ohne weitere Vorbehandlung untersucht werden. Andernfalls wirkt die zu prüfende Zubereitung als Hemmstoff oder Aktivator, und die Störfaktoren werden durch eine geeignete Behandlung ausgeschaltet, wie beispielsweise durch Verdünnen, Filtration, Neutralisation, Dialyse oder Zusatz von Substanzen, die die adsorbierten Endotoxine verdrängen. Durch Verwendung eines empfindlicheren Lysats wird eine größere Verdünnung der zu prüfenden Zubereitung ermöglicht, was zur Beseitigung der Störung beitragen kann.

Falls die zu prüfende Zubereitung in einer Verdünnung, die unterhalb der MVD liegt, der Prüfung nicht entspricht, wird die Prüfung unter Verwendung der MVD wiederholt.

Die Ultrafiltration kann eingesetzt werden, wenn der Störfaktor ein Filter mit einer nominellen Trenngrenze passiert, die einer relativen Molekülmasse von 10 000 bis 20 000 entspricht. Asymmetrische Membranfilter aus Cellulosetriacetat können verwendet werden, wobei durch Prüfung sichergestellt werden muß, daß die Bestandteile der Filter keine positiven Endotoxin-Reaktionen geben. Das im Filter zurückbleibende Material, das die Endotoxine enthält, wird mit Wasser *LAL* oder einem geeigneten Puffer durchgespült. Die Endotoxine werden in Wasser *LAL* oder einem geeigneten Puffer aufgenommen. Das Prüfvolumen und das zum Aufnehmen der Endotoxine zu verwendende Endvolumen werden für jede zu prüfende Zubereitung bestimmt.

Zum Nachweis, daß die gewählte Behandlungsmethode die Störung wirksam beseitigt, ohne dabei Endotoxine zu entfernen, wird die Prüfung auf Störfaktoren unter Verwendung der zu prüfenden Zubereitung wiederholt, welcher zuvor Endotoxin *BRS* zugesetzt wurde.

Methode A: Gelbildungs-Grenzwert-Methode

Endotoxine in der Zubereitung: Wie unter „Verfahren“ beschrieben, wird in einem 2fachen Ansatz gearbeitet, wobei eine Verdünnung verwendet wird, die die maximal gültige Verdünnung der zu prüfenden Zubereitung nicht überschreitet und die falls erforderlich zur Ausschaltung von Störfaktoren entsprechend vorbehandelt wurde. Gleichzeitig werden eine aus Wasser *LAL* hergestellte Blindlösung und 2 Positivkontrollen geprüft, von denen beide Endotoxin *BRS* in einer Konzentration enthalten, die dem 2fachen der angegebenen Empfindlichkeit des Lysats entspricht. Eine von ihnen enthält die zu prüfende Zubereitung (die falls erforderlich zur Ausschaltung von Störfaktoren nach Zusatz der Endotoxin-Referenzsubstanz vorbehandelt wurde) in einer Konzentration, wie sie in der Prüfung verwendet wird. Die Prüfung darf nur ausgewertet werden, wenn sowohl die negative als auch beide positiven Kontrollen die entsprechenden Ergebnisse zeigen.

Die Zubereitung entspricht der Prüfung, wenn ein negatives Ergebnis für beide Prüfansätze gefunden wird. Die zu prüfende Zubereitung entspricht der Prüfung nicht, wenn für beide Prüfansätze ein positives Ergebnis gefunden wird. Fällt das Ergebnis eines Prüfansatzes positiv und das des anderen negativ aus, ist die Prüfung zu wiederholen; die Zubereitung entspricht der Prüfung, wenn für beide Prüfansätze ein negatives Ergebnis gefunden wird.

Methode B: Halbquantitative Gelbildungs-Methode

Endotoxine in der Zubereitung: Die Zubereitung wird falls erforderlich zur Ausschaltung von Störfaktoren entsprechend vorbehandelt.

Folgende Lösungen werden hergestellt:

a) 2 unabhängig voneinander hergestellte Lösungen der zu prüfenden Zubereitung in der Verdünnung, mit der die Prüfung „Störfaktoren“ abgeschlossen wurde.

Aus den Lösungen werden durch Verdünnen mit Wasser *LAL* in jeweils 4 Teströhrchen 2 voneinander unabhängige Verdünnungsreihen hergestellt, in denen sich die Konzentrationen wie die Faktoren 1, 0,5, 0,25 und 0,125 verhalten;

b) 2 Reihen mit je 4 Teströhrchen mit Wasser *LAL*, das Endotoxin *BRS* in den Konzentrationen 2 λ, 1 λ, 0,5 λ und 0,25 λ enthält;

c) 2 unabhängig voneinander hergestellte Lösungen der zu prüfenden Zubereitung in der Verdünnung, wie sie in der Prüfung „Störfaktoren“ verwendet wurde, unter Zusatz von Endotoxin *BRS* in einer Konzentration von 2 λ;

d) Wasser *LAL* als Negativkontrolle.

Die Prüfung wird wie unter „Empfindlichkeit des Lysats“ beschrieben durchgeführt. Die Prüfung darf nur ausgewertet werden, wenn die folgenden 3 Bedingungen erfüllt sind:

- das mit der Lösung unter d erhaltene Ergebnis ist negativ
- die mit den Lösungen unter c erhaltenen Ergebnisse sind positiv
- das geometrische Mittel der mit den Lösungen unter b erhaltenen Endotoxin-Konzentrationen liegt im Bereich von 0,5 λ bis 2 λ.

Allg. Methoden

Für jede Verdünnungsreihe a wird die niedrigste ein positives Ergebnis ergebende Konzentration der zu prüfenden Zubereitung ermittelt, die folglich 1 λ I.E. Endotoxin je Milliliter enthält. Wenn die Originallösung der Zubereitung um den Faktor d_1 verdünnt wurde, um der Prüfung auf Störfaktoren zu entsprechen, und diese Lösung zur Ermittlung der niedrigsten ein positives Ergebnis ergebenden Konzentration um den Faktor d_2 weiter verdünnt wurde, ergibt das Produkt $\lambda \cdot d_1 \cdot d_2$ die Anzahl Internationaler Einheiten Endotoxin je Milliliter der Originallösung der zu prüfenden Zubereitung. Aus den Einzelergebnissen der beiden Verdünnungsreihen a wird das geometrische Mittel errechnet. Die zu prüfende Zubereitung entspricht der Prüfung, wenn die mittlere Endotoxin-Konzentration niedriger ist als die in der entsprechenden Monographie angegebene Endotoxin-Grenzkonzentration.

Kinetische Methoden

Sowohl die kinetisch-turbidimetrische Methode (Methode C) als auch die kinetische Methode mit chromogenem Peptid (Methode D) basieren auf der linearen Abhängigkeit des Logarithmus des Reaktionsergebnisses vom Logarithmus der Endotoxin-Konzentration. Die Durchführung der Prüfungen wird unter „Verfahren" für jede Methode einzeln angegeben, während die Kapitel „Sicherheitskriterien für die Standard-Kurve", „Störfaktoren" und die Bestimmung der „Endotoxine in der Zubereitung" sowohl für die kinetisch-turbidimetrische Methode als auch für die kinetische Methode mit chromogenem Peptid anzuwenden sind.

Methode C: Kinetisch-turbidimetrische Methode

Verfahren: Die zur Bildung einer festgelegten Trübung benötigte Reaktionszeit einer Lösung, zu der das Lysat hinzugefügt wurde, wird in geeigneter Weise gemessen. Die Endotoxin-Konzentration der Lösung kann aus dem Logarithmus der Reaktionszeit mit Hilfe einer Kalibrierkurve abgeleitet werden. Die Kalibrierkurve wird wie unter „Sicherheitskriterien für die Standardkurve" beschrieben erstellt. Die Geschwindigkeit der Trübungsänderung im linearen Teil der Regressionskurve kann ebenfalls zur Messung der Endotoxin-Konzentration herangezogen werden.

Methode D: Kinetische Methode mit chromogenem Peptid

Verfahren: Die Reaktionszeit, die zur Bildung einer festgelegten Farbintensität nach Freisetzung eines Farbstoffs aus einem geeigneten chromogenen Peptid durch den Endotoxin-Lysat-Komplex benötigt wird, wird gemessen. Die Messung erfolgt mit Hilfe eines Spektrometers bei einer geeigneten Wellenlänge. Die Endotoxin-Konzentration der Lösung kann aus dem Logarithmus der Reaktionszeit mit Hilfe einer Kalibrierkurve abgeleitet werden. Die Kalibrierkurve wird wie unter „Sicherheitskriterien für die Standardkurve" beschrieben erstellt.

Methoden C und D

Sicherheitskriterien für die Standardkurve: Diese Aussage ist erforderlich, wenn eine neue Lysat-Charge benutzt wird oder wenn sich irgendeine Bedingung ändert, die das Prüfungsergebnis beeinflussen könnte.

Mindestens 2 voneinander unabhängige Reihen von mindestens 4 Endotoxin-*BRS*-Verdünnungen im erforderlichen Bereich werden hergestellt. Die vom Hersteller angegebenen Grenzwerte sollten nicht überschritten werden. Mindestens eine Konzentration je logarithmischer Einheit und eine Negativkontrolle aus Wasser *LAL* werden verwendet.

Jedem Prüfröhrchen wird das gleiche Lysat-Volumen und bei der Methode D das entsprechende Volumen chromogenen Peptids zugesetzt. Die Reaktionszeit wird wie oben festgelegt gemessen.

Für jedes Prüfröhrchen wird der Logarithmus der Reaktionszeit als Funktion des Logarithmus der Endotoxin-Konzentration aufgetragen und die Regression mit Hilfe der Methode der kleinsten Quadrate berechnet.

Anstieg und Linearität der Regressionsgeraden müssen in dem vom Lysathersteller angegebenen Bereich der Endotoxin-Konzentration signifikant sein ($P = 0{,}05$).

Die Anzahl der im logarithmischen System aufgetragenen Konzentrationen, für die die Regressionskurve linear verläuft, wird ermittelt. Handelt es sich dabei um 3 Konzentrationen (λ_1, λ_2, λ_3), wird die zweite Konzentration (λ_2) als λ_m für die Prüfung auf Störfaktoren und die Prüfung auf Endotoxine in der zu prüfenden Zubereitung verwendet. Liegen jedoch 4 oder 5 Konzentrationen im linearen Bereich der Kurve, wird die dritte Konzentration (λ_3) als λ_m verwendet.

Zusätzlich zu dieser Forderung muß weiteren vom Lysathersteller spezifizierten Prüfungen oder Anforderungen ebenfalls entsprochen werden.

Störfaktoren: 4 voneinander unabhängige Lösungen, die Endotoxin *BRS* in einer dem Wert λ_m entsprechenden Konzentration und die zu prüfende Zubereitung mit einem bestimmten Verdünnungsfaktor enthalten, werden hergestellt. Der Verdünnungsfaktor wird nach der Formel

$$\frac{\text{Endotoxin-Grenzkonzentration}}{\lambda_m}$$

ermittelt.

Der *p*H-Wert der Lösungen muß in dem vom Lysathersteller angegebenen Bereich liegen, was gewöhnlich bei einer Zubereitung mit einem *p*H-Wert im Bereich von 6,0 bis 8,0 erreicht wird. Falls eine *p*H-Wert-Korrektur erforderlich ist, wird der Lösung vor Zusatz des Lysats Salzsäure ($0{,}1\ mol \cdot l^{-1}$) *LAL*, Natriumhydroxid-Lösung ($0{,}1\ mol \cdot l^{-1}$) *LAL* oder ein geeigneter Puffer zugesetzt.

Mit diesen 4 Wiederholungslösungen wird die Prüfung durchgeführt und die mittlere Endotoxin-Konzentration als Antilogarithmus der mittleren logarithmischen Endotoxin-Konzentration berechnet. Falls die mittlere Endotoxin-Konzentration mindestens 50 Prozent vom Wert λ_m beträgt, enthält die zu prüfende Zubereitung keine Faktoren, die die Lysataktivität unter den Prüfungsbedingungen beeinflussen. Muster dieser Zubereitung können ohne weitere Vorbehandlung zur Beseitigung von Störfaktoren untersucht werden.

Beträgt die mittlere Endotoxin-Konzentration jedoch weniger als 50 Prozent vom Wert λ_m, müssen die Störfaktoren wie unter „Methode A" beschrieben beseitigt werden.

Übersteigt die mittlere Endotoxin-Konzentration die höchste Konzentration im linearen Bereich der Regressionskurve, wird die Prüfung mit einem größeren Verdünnungsfaktor der zu prüfenden Zubereitung wiederholt. Der Verdünnungsfaktor wird nach der Formel

$$\frac{\text{Endotoxin-Grenzkonzentration}}{\lambda_{m'}}$$

ermittelt, wobei $\lambda_1 < \lambda_{m'} < \lambda_m$ ist.

Endotoxine in der Zubereitung: Die zu prüfende Zubereitung wird falls erforderlich zur Beseitigung von Störfaktoren vorbehandelt. Der *p*H-Wert der Lösungen muß in dem vom Lysathersteller angegebenen Bereich liegen, was gewöhnlich bei einer Zubereitung mit einem *p*H-Wert im Bereich von 6,0 bis 8,0 erreicht wird. Falls eine *p*H-Wert-Korrektur erforderlich ist, wird der Lösung vor der Lysatzugabe Salzsäure (0,1 mol · l^{-1}) *LAL*, Natriumhydroxid-Lösung (0,1 mol · l^{-1}) *LAL* oder ein geeigneter Puffer zugesetzt.

Folgende Lösungen werden hergestellt:

a) 2 unabhängig voneinander hergestellte Lösungen der zu prüfenden Zubereitung in der Verdünnung, mit der die Prüfung auf Störfaktoren abgeschlossen wurde
b) 2 unabhängig voneinander hergestellte Lösungen, die Endotoxin *BRS* in einer den Werten λ_m oder $\lambda_{m'}$ entsprechenden Konzentration (je nachdem, welcher Wert anzuwenden ist) und die zu prüfende Zubereitung in der unter a genannten Verdünnung enthalten
c) 3 zueinander in logarithmischem Verhältnis stehende Konzentrationen Endotoxin *BRS*, die dem linearen Bereich der Regressionskurve entsprechen; jede Lösung wird im Doppelansatz geprüft
d) Wasser *LAL* als Negativkontrolle.

Die Prüfung wird wie unter „Sicherheitskriterien für die Standardkurve" angegeben durchgeführt und die Endotoxin-Konzentration für jede der Lösungen unter a und b mit Hilfe der Regressionsgeraden ermittelt, die mit den Kontrollserien unter c erstellt wurde.

Die Prüfung darf nur ausgewertet werden, wenn die folgenden 3 Bedingungen erfüllt sind:

- das Ergebnis der Negativkontrolle unter d darf den Grenzwert für den bei der Validierung der Lysatempfindlichkeit erhaltenen Blindwert nicht übertreffen
- die Ergebnisse der Kontrollserien unter c entsprechen den Anforderungen der Validierung, die unter „Sicherheitskriterien für die Standardkurve" definiert sind
- die Wiederfindung an Endotoxin, berechnet aus dem geometrischen Mittel der Endotoxin-Konzentration der Lösungen unter b nach Abzug des geometrischen Mittels der Endotoxin-Konzentration der Lösungen unter a, liegt zwischen 50 und 200 Prozent; die prozentuale Wiederfindung wird durch Dividieren des Subtraktionsergebnisses durch λ_m oder $\lambda_{m'}$ (je nachdem, welcher Wert anzuwenden ist) und Multiplikation mit 100 erhalten.

Die Zubereitung entspricht der Prüfung, wenn die Endotoxin-Konzentration jeder der beiden Lösungen unter a geringer als eine dem Wert λ_m oder $\lambda_{m'}$ entsprechende Anzahl Internationaler Einheiten Endotoxin je Milliliter ist (je nachdem, welcher Wert anzuwenden ist). Falls die Endotoxin-Konzentration einer der beiden Lösungen niedriger und die der anderen höher ist als dieser Grenzwert, wird die Prüfung wiederholt. Die Zubereitung entspricht der Prüfung, wenn beide Lösungen unter a mit dem Grenzwert übereinstimmen.

Methode E: Endpunktbestimmung mit chromogenem Peptid

Verfahren: Die Konzentration eines Farbstoffs, der aus einem geeigneten chromogenen Peptid durch eine ein Endotoxin enthaltende Lösung nach Inkubation mit einem Lysat und dem chromogenen Peptid freigesetzt wird, wird gemessen. Die Messung erfolgt mit einem Spektrometer bei einer geeigneten Wellenlänge. Die Endotoxin-Konzentration der Lösung kann aus der Absorption bei einer bestimmten Wellenlänge mit Hilfe einer Kalibrierkurve abgeleitet werden, die nach den Angaben unter „Sicherheitskriterien für die Standardkurve" erstellt wird.

Sicherheitskriterien für die Standardkurve: Diese Aussage ist erforderlich, wenn eine neue Lysat-Charge benutzt wird oder wenn sich irgendeine Bedingung ändert, die das Prüfungsergebnis beeinflussen könnte.

4 voneinander unabhängige Verdünnungsreihen von Endotoxin *BRS* in Wasser *LAL*, die sich über den vom Lysathersteller angegebenen Bereich erstrecken, werden hergestellt. Der Bereich muß den Grenzwert λ einschließen, der vom Hersteller ebenfalls angegeben wird. Eine nach den Angaben des Lysatherstellers hergestellte Blindprobe wird verwendet.

Das vorgeschriebene Volumen des Lysats und des chromogenen Peptids wird jedem Prüfröhrchen zugesetzt. Die Inkubation der Prüfröhrchen erfolgt über die vom Hersteller angegebene Zeit. Nach dem Abbruch der Reaktion wird die Absorption bei einer geeigneten Wellenlänge gemessen.

Für jedes Prüfröhrchen wird die Absorption zu jeder in den 4 Wiederholungsreihen verwendeten Konzentration als Funktion der Endotoxin-Konzentration aufgetragen. Die Regression der Absorption gegen die Konzentration wird mit Hilfe der Methode der kleinsten Quadrate berechnet.

Anstieg und Linearität der Regressionsgeraden müssen in dem vom Lysathersteller angegebenen Bereich der Endotoxin-Konzentration signifikant sein ($P = 0{,}05$). Diejenige Endotoxin-Konzentration λ_m wird bestimmt, die das arithmetische Mittel aus der höchsten (λ_h) und niedrigsten (λ_l) Endotoxin-Konzentration im linearen Bereich der Regressionskurve bildet. Alle Werte werden in Internationalen Einheiten Endotoxin je Milliliter angegeben.

Zusätzlich zu dieser Forderung muß weiteren vom Lysathersteller spezifizierten Prüfungen oder Anforderungen ebenfalls entsprochen werden.

Störfaktoren: 4 voneinander unabhängige Lösungen, die Endotoxin *BRS* in einer dem Wert λ_m entsprechenden Konzentration und die zu prüfende Zubereitung mit einem bestimmten Verdünnungsfaktor enthalten, werden hergestellt. Der Verdünnungsfaktor wird nach der Formel

$$\frac{\text{Endotoxin-Grenzkonzentration}}{\lambda_m}$$

ermittelt.

Der *p*H-Wert der Lösungen muß in dem vom Lysathersteller angegebenen Bereich liegen, was gewöhnlich bei einer Zubereitung mit einem *p*H-Wert im Bereich von 6,0 bis 8,0 erreicht wird. Falls eine *p*H-Wert-Korrektur erforderlich ist, wird der Lösung vor der Lysatzugabe Salz-

Allg. Methoden

säure (0,1 mol · l^{-1}) *LAL*, Natriumhydroxid-Lösung (0,1 mol · l^{-1}) *LAL* oder ein geeigneter Puffer zugesetzt.

Mit diesen 4 Lösungen wird die Prüfung durchgeführt und die mittlere Endotoxin-Konzentration berechnet.

Falls die mittlere Endotoxin-Konzentration mindestens 50 und höchstens 200 Prozent vom Wert λ_m beträgt, enthält die zu prüfende Zubereitung keine Faktoren, die die Lysataktivität unter den Prüfungsbedingungen beeinflussen. Muster dieser Zubereitung können ohne weitere Vorbehandlung zur Beseitigung von Störfaktoren untersucht werden.

Beträgt die mittlere Endotoxin-Konzentration jedoch weniger als 50 oder mehr als 200 Prozent von λ_m, müssen die Störfaktoren wie unter „Methode A" beschrieben beseitigt werden.

Übersteigt die mittlere Endotoxin-Konzentration die höchste Konzentration im linearen Bereich der Regressionskurve, wird die Prüfung mit einem größeren Verdünnungsfaktor für die zu prüfende Zubereitung wiederholt. Der Verdünnungsfaktor wird nach der Formel

$$\frac{\text{Endotoxin-Grenzkonzentration}}{\lambda_{m'}}$$

ermittelt, wobei $\lambda_1 < \lambda_{m'} < \lambda_m$ ist.

Endotoxine in der Zubereitung: Die zu prüfende Zubereitung wird falls erforderlich zur Beseitigung von Störfaktoren vorbehandelt. Der *p*H-Wert der Lösungen muß in dem vom Lysathersteller angegebenen Bereich liegen, was gewöhnlich bei einer Zubereitung mit einem *p*H-Wert im Bereich von 6,0 bis 8,0 erreicht wird. Falls eine *p*H-Wert-Korrektur erforderlich ist, wird der Lösung vor der Lysatzugabe Salzsäure (0,1 mol · l^{-1}) *LAL*, Natriumhydroxid-Lösung (0,1 mol · l^{-1}) *LAL* oder ein geeigneter Puffer zugesetzt.

Folgende Lösungen werden hergestellt:

a) 2 unabhängig voneinander hergestellte Lösungen der zu prüfenden Zubereitung in der Verdünnung, mit der die Prüfung auf Störfaktoren abgeschlossen wurde
b) 2 unabhängig voneinander hergestellte Lösungen, die Endotoxin *BRS* in einer den Werten λ_m oder $\lambda_{m'}$ entsprechenden Konzentration (je nachdem, welcher Wert anzuwenden ist) und die zu prüfende Zubereitung in der unter a genannten Verdünnung enthalten
c) je 2 parallel angesetzte Lösungen von Endotoxin *BRS* in Konzentrationen, die den Werten λ_h und λ_l entsprechen
d) Wasser *LAL* als Negativkontrolle.

Die Prüfung wird wie unter „Sicherheitskriterien für die Standardkurve" angegeben durchgeführt und die Absorption nach Inkubation der Lösungen unter a, b, c und d gemessen. Die Absorption der Lösungen unter c und d wird zum Erstellen der Regressionsgeraden verwendet, und die Endotoxin-Konzentrationen der Lösungen unter a und b werden berechnet.

Die Prüfung darf nur ausgewertet werden, wenn die folgenden 3 Bedingungen erfüllt sind

– das Ergebnis der Negativkontrolle unter d darf den Grenzwert für den bei der Validierung der Lysatempfindlichkeit erhaltenen Blindwert nicht übertreffen
– die Ergebnisse der Kontrollösungen unter c entsprechen der bei der Überprüfung der Lysatempfindlichkeit verwendeten Kalibrierkurve
– die Wiederfindung an Endotoxin, berechnet aus dem arithmetischen Mittel der Endotoxin-Konzentration der Lösung unter b nach Abzug des arithmetischen Mittels der Endotoxin-Konzentration der Lösungen unter a, liegt zwischen 50 und 200 Prozent; die prozentuale Wiederfindung wird durch Dividieren des Subtraktionsergebnisses durch λ_m oder $\lambda_{m'}$ (je nachdem, welcher Wert anzuwenden ist) und Multiplikation mit 100 erhalten.

Die Zubereitung entspricht der Prüfung, wenn die Endotoxin-Konzentration jeder der beiden Lösungen unter a geringer als eine dem Wert λ_m oder $\lambda_{m'}$ entsprechenden Anzahl Internationaler Einheiten Endotoxin je Milliliter ist (je nachdem, welcher Wert anzuwenden ist). Falls die Endotoxin-Konzentration einer der beiden Lösungen niedriger und die der anderen größer ist als dieser Grenzwert, wird die Prüfung wiederholt. Die Zubereitung entspricht der Prüfung, wenn beide Lösungen unter a mit dem Grenzwert übereinstimmen.

Der folgende Teil dient zur Information und als Anleitung. Er ist nicht verpflichtender Teil des Arzneibuchs.

Empfehlungen zur Durchführung der Prüfung auf Bakterien-Endotoxine

1. Einleitung

Endotoxine von gramnegativen Mikroorganismen sind die häufigste Ursache toxischer Reaktionen, die der Kontamination pharmazeutischer Produkte mit Pyrogenen zugeschrieben werden. Ihre pyrogene Aktivität ist viel größer als die der meisten anderen pyrogenen Substanzen. Die Endotoxine sind Lipopolysaccharide. Obwohl eine geringe Anzahl von Pyrogenen existiert, die eine andere Struktur aufweisen, ist die Schlußfolgerung im allgemeinen gerechtfertigt, daß die Abwesenheit von Bakterien-Endotoxinen in einem Produkt die Abwesenheit pyrogener Komponenten bedeutet, vorausgesetzt, das Vorhandensein von nicht-endotoxinen pyrogenen Substanzen kann ausgeschlossen werden.

Das Vorhandensein von Endotoxinen in einem Produkt kann jedoch durch Faktoren, welche die Reaktion zwischen Endotoxinen und dem Amöbozyten-Lysat stören, maskiert werden. Daher muß der Analytiker, der die in einer Monographie geforderte „Prüfung auf Pyrogene" durch eine „Prüfung auf Bakterien-Endotoxine" ersetzen will, nachweisen, daß eine gültige Prüfung des betreffenden Produkts erfolgen kann. Das kann ein geeignetes Verfahren zur Entfernung von Störfaktoren erfordern.

Wie bei der „Prüfung auf Bakterien-Endotoxine" angegeben, müssen Informationen über die zwei folgenden Aspekte verfügbar sein, bevor eine Prüfung an einem Muster als geeignet gelten kann:

1.1 Die Eignung des für die Prüfung verwendeten Materials muß nachgewiesen werden. Die Abwesenheit von Endotoxinen in Wasser *LAL* und in den anderen Reagenzien muß gewährleistet sein, und die Empfindlichkeit des Amöbozyten-Lysats muß überprüft werden, um die vom Hersteller deklarierte Empfindlichkeit zu bestätigen.

1.2 Da das Produkt die Prüfung stören kann, wird die Empfindlichkeit des Amöbozyten-Lysats bei Vorhandensein und bei Abwesenheit des Produkts bestimmt. Ein signifikanter Unterschied zwischen den beiden Empfindlichkeiten darf nicht bestehen.

Die „Prüfung auf Bakterien-Endotoxine" gibt Methoden zur Entfernung von störenden Faktoren an (siehe „Gelbildungs-Methoden"). Im Fall eines Störfaktors muß nach Anwendung einer Methode zu dessen Entfernung eine weitere Prüfung erfolgen, um zu kontrollieren, ob der Störfaktor tatsächlich neutralisiert oder beseitigt wurde.

Wenn das Produkt die Prüfung scheinbar nicht besteht (positives Ergebnis), dann ist eine Wiederholungsprüfung zugelassen. Die scheinbar positive Reaktion des Produkts kann durch Fehler in der Herstellung, der Verdünnung oder einer zufälligen Kontamination durch den Analytiker bedingt sein.

Diese Empfehlungen erklären zunächst die Gründe für die Anforderungen in der „Prüfung auf Bakterien-Endotoxine" und behandeln danach die Beurteilung der Ergebnisse.

Der Austausch einer in einer Monographie geforderten „Prüfung auf Pyrogene" durch eine Prüfung mit Amöbozyten-Lysat bedeutet tatsächlich die Anwendung einer alternativen Analysenmethode und erfordert daher eine Validierung. Einige Anleitungen bei der Vorgehensweise werden in diesen Empfehlungen angegeben.

Für ein bestimmtes Produkt wird in der Monographie angegeben, welche Prüfung auf Bakterien-Endotoxine die Referenzmethode ist. Gibt es keine Angabe zur Methode, ist die Prüfung nach Methode A durchzuführen. Wird eine andere Prüfungsmethode gewählt, muß der Analytiker nachweisen, daß diese für das zu prüfende Produkt geeignet ist und zum gleichen Ergebnis wie die Referenzmethode führt (siehe auch Abschnitt 11).

Obwohl die „Prüfung auf Bakterien-Endotoxine" die Species *Limulus polyphemus* als Quelle des Lysats aufführt, kann ein aktives Lysat auch aus eng verwandten Species gewonnen werden, wie aus denen der Gattung *Tachypleus*. Der Terminus „Amöbozyten-Lysat" wird in diesen Empfehlungen verwendet, um ein validiertes Amöbozyten-Lysat unabhängig von seiner biologischen Herkunft zu bezeichnen.

2. Methode

Die Zugabe von Endotoxinen zum Amöbozyten-Lysat kann zur Trübung, Präzipitation oder Gelierung in der Lösung führen. Bei der zuerst eingeführten Prüfungsmethode diente die Gelierung als Bezugspunkt der Reaktion. Der Vorteil dieser Methode ist ihre Einfachheit; mit dem bloßen Auge läßt sich erkennen, ob die zu prüfende Zubereitung geliert oder nicht und damit, ob sie den Anforderungen der Prüfung entspricht. Die quantitativen Methoden C, D und E wurden erst später entwickelt. Sie erfordern einen größeren apparativen Aufwand, sind dafür jedoch für die automatische Routineprüfung größerer Probenserien eines Produkts besser geeignet.

Endotoxine können an der Oberfläche von Prüfröhrchen oder Pipetten aus bestimmten Kunststoffarten oder Glastypen adsorbiert werden. Störfaktoren können durch die Freisetzung von Substanzen aus Kunststoffmaterialien hervorgerufen werden. Daher sollten die verwendeten Materialien überprüft werden. Weitere Chargen von Prüfröhrchen oder Pipetten können eine etwas andere Zusammensetzung aufweisen, deshalb sollte der Analytiker solche Prüfungen jedesmal mit neuen Materialchargen wiederholen.

Während das Ergebnis der „Prüfung auf Pyrogene" von der verabreichten Menge des Pyrogens abhängt, hängt das Ergebnis der Prüfung mit Amöbozyten-Lysat von der Konzentration des Endotoxins in der Reaktionsmischung ab. Die Entscheidung, die Prüfung auf Bakterien-Endotoxine als Grenzprüfung anzuwenden, bedeutet in erster Linie, daß ein Grenzwert für die Endotoxin-Konzentration der Produkte definiert werden muß. Sie bedeutet zweitens, daß der die Prüfung durchführende Analytiker wissen muß, ob die Endotoxin-Konzentration im Prüfprodukt unter oder über diesem Grenzwert liegt. Die quantitativen Methoden C, D und E ermöglichen die Bestimmung der Endotoxin-Konzentration in der Probe, wobei in der routinemäßigen Qualitätskontrolle jedoch letztendlich entscheidend ist, ob die Endotoxin-Konzentration einen festgelegten Grenzwert überschreitet oder nicht.

Bei der Festsetzung des Endotoxin-Grenzwerts für das Produkt sollte der Dosis für den Menschen gebührende Beachtung geschenkt werden: Das Ziel sollte sein zu gewährleisten, daß, solange die Endotoxin-Konzentration im Produkt unter dem Grenzwert liegt, sogar die auf die vorgesehene Anwendungsart je Stunde verabreichte Maximaldosis nicht so viel Endotoxine enthält, daß eine toxische Reaktion verursacht wird.

Was passiert, wenn die Endotoxin-Konzentration im Produkt genau dem Grenzwert entspricht? Wie im Fall einer viel höheren Endotoxin-Konzentration tritt eine Gelbildung ein, und das Produkt wird die Prüfung nicht bestehen, weil der Alles-oder-nichts-Charakter der Prüfung es unmöglich macht, zwischen einer Konzentration, die dem Grenzwert entspricht, und einer höheren Konzentration zu unterscheiden. Nur wenn keine Gelbildung eintritt, kann der Analytiker schließen, daß der Endotoxin-Grenzwert nicht überschritten ist.

Für Produkte im festen Zustand muß der Endotoxin-Grenzwert je Masseeinheit oder je Internationale Einheit des Produkts in eine Endotoxin-Konzentration je Milliliter der Prüfung übertragen werden, da die Prüfung nur an einer Lösung erfolgen kann. Produkte, die schon im flüssigen Zustand vorliegen (wie flüssige Zubereitungen zur Infusion), werden nachfolgend diskutiert.

Die Bestimmung des Endotoxin-Grenzwerts in Internationalen Einheiten Endotoxine je Masseeinheit oder je Internationale Einheit des Produkts erfordert die Definition von

M = maximale Dosis des Produkts für einen Erwachsenen in Masseeinheiten oder Internationalen Einheiten je Kilogramm Körpermasse je Stunde und auf die vorgesehene Anwendungsart verabreicht. Wenn die maximale Dosis für einen Erwachsenen angegeben wird, sollten 70 kg als Körpermasse für einen Erwachsenen angewendet werden. Ist die pädiatrische Dosis je Kilogramm Körpermasse und je Stunde größer als die Erwachsenen-Dosis, wird erstere verwendet.

K = maximale Endotoxin-Dosis in Internationalen Einheiten Endotoxine je Kilogramm Körpermasse je Stunde, die ein Patient auf die vorgesehene Verab-

Allg. Methoden

reichungsart ohne jegliche unerwünschte Wirkungen erhalten kann (siehe Tab. 2.6.14-1).

Angenommen, eine Lösung mit einem Gehalt von c Milligramm (oder Internationale Einheiten) des Produkts je Milliliter ist für die Prüfung verfügbar, dann sind (M/c) Milliliter das Volumen, das die Maximaldosis M enthält. Wenn das Volumen K Internationale Einheiten Endotoxine enthält, sollte ein positives Prüfergebnis erhalten werden.

Daher ist die Endotoxin-Grenzkonzentration (ELC, Endotoxin Limit Concentration) in Internationalen Einheiten Endotoxine je Milliliter, die dem Endotoxin-Grenzwert je Milligramm oder je Internationale Einheit des Produkts im festen Zustand entspricht, wie folgt definiert:

$$\mathrm{ELC} = \frac{K \cdot c}{M}$$

K = maximal zulässige Anzahl Internationaler Einheiten Endotoxine je Kilogramm und je Stunde

c = Konzentration der Lösung in Anzahl Milligramm oder Internationaler Einheiten des Produkts je Milliliter Lösung

M = maximale Dosis des Produkts in Anzahl Milligramm oder Internationaler Einheiten je Kilogramm und je Stunde.

Für Produkte, die schon im flüssigen Zustand vorliegen, wird die maximale Dosis für einen erwachsenen Menschen je Kilogramm Körpermasse je Stunde in Milliliter angegeben. Der vorangehende Ausdruck für die Endotoxin-Grenzkonzentration ist auch auf diese Produkte anwendbar, vorausgesetzt, daß M durch den Wert der Maximaldosis in Milliliter je Kilogramm Körpermasse je Stunde ersetzt wird und c den Wert 1 erhält.

In der Vergangenheit wurde die Endotoxin-Grenzkonzentration als „maximal zulässige Endotoxin-Konzentration" (MAEC, Maximum Allowed Endotoxin Concentration) definiert. In der Praxis würde jedoch ein Produkt, das genau diese MAEC enthält, die Prüfung nicht bestehen, genausowenig wie ein Produkt mit einem höheren Endotoxingehalt. Der einzige Weg zu gewährleisten, daß die MAEC im Produkt nicht überschritten wird, besteht im Nachweis, daß die Endotoxin-Konzentration im Produkt geringer als die MAEC ist. Daher ist es folgerichtig, den Terminus Endotoxin-Grenzkonzentration als Endotoxin-Konzentration, die nicht erreicht werden darf, zu verwenden.

Die Endotoxin-Grenzkonzentration hängt vom Produkt und von seiner Verwendung ab und wird in den Monographien angegeben, die dafür eingesehen werden sollten. Werte für K werden in Tab. 2.6.14-1 vorgeschlagen.

Tab. 2.6.14-1

Vorgesehene Verabreichungsart	**K in I.E. Endotoxine je Kilogramm Körpermasse je Stunde**
Intravenös	5,0
Intravenös für radioaktive Arzneimittel	2,5
Intrathekale Anwendung	0,2

Welche Verdünnung des Produkts sollte in der Prüfung verwendet werden, um mit maximaler Sicherheit zu gewährleisten, daß bei negativem Prüfergebnis die Endotoxin-Konzentration des Produkts geringer als die ELC ist, und bei positivem Prüfergebnis das Lysat mindestens die ELC nachweist? Die Verdünnung hängt von der ELC und von der Empfindlichkeit des Lysats ab. Sie wird als maximal gültige Verdünnung (MVD, Maximum Valid Dilution) bezeichnet, und ihr Wert kann wie folgt errechnet werden:

$$\mathrm{MVD} = \frac{\mathrm{ELC}}{\lambda} = \frac{K \cdot c}{M \cdot \lambda}$$

λ = angegebene Empfindlichkeit des Lysats in Internationalen Einheiten Endotoxine je Milliliter.

Wenn der Wert MVD keine ganze Zahl ist, dann kann eine günstige ganze Zahl, die kleiner als MVD ist, für Routinezwecke verwendet werden. Dies bedeutet, daß die Verdünnung der Lösung der Zubereitung geringer ist, als die MVD angibt. In diesem Fall bedeutet ein negatives Prüfergebnis, daß die Endotoxin-Konzentration des Produkts unter dem Grenzwert liegt. Ist jedoch die Endotoxin-Konzentration des Produkts in einer solchen Prüfung kleiner als die ELC, aber groß genug, um in der Reaktion mit dem Lysat ein Gel zu ergeben, kann das Prüfergebnis unter diesen Bedingungen positiv sein. Wenn daher eine Prüfung mit dem „günstigen" Verdünnungsfaktor positiv ausfällt, dann sollte das Produkt auf die MVD verdünnt und die Prüfung wiederholt werden. In Zweifels- oder Streitfällen muß die MVD angewendet werden.

Das unterstreicht die Bedeutung der Bestätigung der Lysatempfindlichkeit.

Beispiel

Eine Lösung von Phenytoin-Natrium mit einer Konzentration von 50 mg/ml (vorgesehen für eine intravenöse Injektion) ist zu prüfen. Die MVD soll bestimmt werden, wobei die folgenden Variablen benutzt werden:

M = Maximaldosis für Menschen
= 15 mg je Kilogramm Körpermasse je Stunde

c = 50 mg/ml

K = 5 I.E. Endotoxine je Kilogramm und Stunde

λ = 0,4 I.E. Endotoxine je Milliliter.

Berechnung:

$$\mathrm{ELC} = \frac{K \cdot c}{M} = \frac{5 \cdot 50}{15}$$

$$\mathrm{MVD} = \frac{\mathrm{ELC}}{\lambda} = \frac{5 \cdot 50}{15} \cdot \frac{1}{0{,}4} = 41{,}67$$

Für Routineprüfungen dieses Produkts kann es zweckmäßig sein, 1 ml Untersuchungslösung zu 20 ml zu verdünnen (MVD/2 auf die nächstniedrigere ganze Zahl gerundet). Wenn diese Prüfung jedoch positiv ausfällt, muß der Analytiker 1 ml auf 41,67 ml verdünnen und die Prüfung wiederholen. Eine Verdünnung auf 41,67 ml ist auch erforderlich, wenn die Prüfung erfolgt, um einen Streitfall zu regeln.

3. Referenzmaterial

Endotoxin *BRS* ist für die Verwendung als Referenzzubereitung vorgesehen. Der Gehalt ist im Vergleich mit dem Internationalen Standard für Endotoxin der WHO bestimmt worden, und die Aktivität wird in Internationalen

Einheiten Endotoxine je Milliliter angegeben. Die Internationale Einheit entspricht der spezifischen Aktivität einer bestimmten Menge des Internationalen Standards.

Für Routinezwecke kann eine andere Endotoxinzubereitung verwendet werden, vorausgesetzt ihr Gehalt ist im Vergleich mit dem Internationalen Standard für Endotoxin oder im Vergleich mit Endotoxin *BRS* bestimmt worden und ihre Aktivität wird in Internationalen Einheiten Endotoxine angegeben.

Die Ampulle der Referenzzubereitung enthält gewöhnlich mehr Material, als für eine Prüfung erforderlich ist, und der Analytiker wird sich die Frage stellen, wie lange der Inhalt einer geöffneten Ampulle verwendet werden kann. Bisher ist kein Aktivitätsverlust in Ampullen festgestellt worden, die nach Öffnen in einer Laminar-Flow-Einheit mit einem geeigneten Material verschlossen und bis 2 Wochen lang bei 4 °C gelagert wurden. Natürlich sollte der Analytiker die Aktivität solcher Ampullen überprüfen, wenn ein Routineverfahren für eine längere Verwendung geöffneter Ampullen entworfen wurde.

4. Wasser *LAL*

Die Prüfung auf Abwesenheit von Endotoxinen in diesem Reagenz durch eine von der „Prüfung auf Pyrogene“ abgeleitete Technik wurde aus folgenden praktischen und theoretischen Gründen abgelehnt:

- Kaninchen reagieren nicht empfindlich genug, um Endotoxine in Wasser *LAL* bei der Prüfung von Produkten mit sehr niedriger Endotoxin-Grenzkonzentration nachzuweisen
- die relativ geringe Präzision der Temperaturreaktion bei Kaninchen würde viele Wiederholungen erforderlich machen
- die Begriffe „Pyrogene“ und „Endotoxine“ bezeichnen Gruppen von Substanzen, die nicht vollständig übereinstimmen.

Die „Prüfung auf Bakterien-Endotoxine“ gibt an, daß andere Methoden als Dreifach-Destillation zur Herstellung von Wasser *LAL* verwendet werden können. Umkehrosmose ist mit guten Ergebnissen angewendet worden. Einige Analytiker destillieren das Wasser öfter als 3mal. Welche Methode auch angewendet wird, das erhaltene Produkt muß frei von nachweisbaren Endotoxinen sein.

5. *p*H-Wert der Mischung

Die optimale Gelbildung bei einer „Prüfung auf Bakterien-Endotoxine“ erfolgt, wenn der *p*H-Wert der Mischung im Bereich zwischen 6,0 und 7,5 liegt. Der Zusatz des Lysats zur Probe kann jedoch zur Verringerung des *p*H-Werts führen. Um zu gewährleisten, daß der *p*H-Wert der Mischung nicht kleiner als 6,0 ist, sollte der Analytiker sicherstellen, daß der *p*H-Wert der Probe nicht kleiner als 6,5 ist.

6. Validierung des Lysats zur Verwendung in der Gelbildungs-Grenzwert-Methode

Die Befolgung der Herstellerhinweise für die Herstellung der Lysatlösungen ist wichtig.

Die Faktoren der größten Verdünnungen, die bei Anwendung der Gelbildungs-Methoden ein positives Ergebnis liefern, werden logarithmiert. Der Grund dafür ist folgender: Wenn die Häufigkeitsverteilung dieser Logarithmenwerte aufgetragen wird, nähert sie sich gewöhnlich einer Normalverteilungskurve viel stärker an als die Häufigkeitsverteilung der Verdünnungsfaktoren. Die Annäherung ist tatsächlich so gut, daß die Normalverteilung als mathematisches Modell angenommen werden kann und die Vertrauensgrenzen mit dem T-Test nach Student berechnet werden können. Bei den kinetischen Methoden C und D wird der Logarithmus der Endotoxin-Konzentration angewendet, da hier das Modell der linearen Regression des Logarithmus der Reaktionszeit gegen den Logarithmus der Endotoxin-Konzentration zur Auswertung benutzt werden kann. Die chromogene Endpunkt-Methode E verwendet ein anderes Modell. In diesem Fall kann die Absorption eines freigesetzten Farbstoffs als lineare Funktion der Endotoxin-Konzentration in dem gewählten Konzentrationsbereich angenommen werden.

Allg. Methoden

7. Vorbereitende Prüfung auf Störfaktoren

Einige Produkte können nicht direkt auf das Vorhandensein von Endotoxinen geprüft werden, weil sie mit den Reagenzien nicht gemischt und nicht auf den *p*H-Wert 6,5 bis 7,5 eingestellt werden können oder weil sie die Gelbildung entweder hemmen oder aktivieren. Daher ist eine vorbereitende Prüfung erforderlich, um das Vorhandensein von Störfaktoren zu erkennen. Falls diese Faktoren gefunden werden, muß der Analytiker nachweisen, daß das Verfahren zu ihrer Entfernung effektiv ist.

Der Zweck der vorbereitenden Prüfung ist die Überprüfung der Nullhypothese, um sicherzustellen, daß die Empfindlichkeit des Lysats bei Vorhandensein des Produkts nicht signifikant von der Lysatempfindlichkeit bei Abwesenheit des Produkts abweicht. Bei den Methoden A und B wird ein einfaches Kriterium verwendet: Die Nullhypothese wird akzeptiert, wenn die Empfindlichkeit des Lysats bei Vorhandensein des Produkts mindestens das 0,5fache und höchstens das 2fache der Empfindlichkeit des Lysats selbst beträgt.

Ein klassischer Ansatz wäre, die Mittelwerte des log-Verdünnungsfaktors für die Empfindlichkeit mit und ohne Produkt zu errechnen und die Differenz zwischen beiden Mittelwerten mit dem T-Test nach Student zu prüfen.

Für die Prüfung auf Störfaktoren mit Hilfe der Gelbildungs-Methoden A und B wird ein Muster des Produkts benötigt, in dem keine Endotoxine nachweisbar sind. Da diese Tatsache im Falle der Prüfung eines völlig neuen Produkts ein theoretisches Problem darstellt, wurde für die quantitativen Prüfverfahren C, D und E eine modifizierte Methode entwickelt.

8. Entfernung der Störfaktoren

Die Verfahren zur Entfernung der Störfaktoren dürfen die Endotoxinmenge im Produkt weder vergrößern noch verringern (zum Beispiel Verringerung durch Adsorption). Die korrekte Vorgehensweise, um dies zu überprüfen, besteht darin, die Verfahren an einem Produkt vorzunehmen, dem eine bekannte Menge Endotoxine zugesetzt wurde, und die Wiederfindungsrate der Endotoxine zu bestimmen.

Methoden C und D: Falls das Produkt Störfaktoren beinhaltet, die durch klassische Methoden nicht beseitigt werden können, besteht die Möglichkeit, die Endotoxin-Standardkurve (CSE-Kurve) für ein Produkt gleichen Typs, das durch entsprechende Behandlung oder Verdünnung von Endotoxinen befreit wurde, aufzunehmen. Die Endotoxin-Prüfung wird in dem Fall durch Vergleich mit dieser Bezugskurve durchgeführt.

In den meisten Fällen hat sich Ultrafiltration mit asymmetrischen Filtern aus Cellulosetriacetat, die unter „Prüfung auf Bakterien-Endotoxine" beschrieben werden, als geeignet erwiesen. Die Filter sollten angemessen validiert werden, weil unter Umständen Cellulosederivate (β-D-Glucane) falsch positive Ergebnisse verursachen können.

Die in einer früheren Fassung unter „Prüfung auf Bakterien-Endotoxine" erwähnten Polysulfon-Filter haben sich wegen falsch positiver Ergebnisse als ungeeignet erwiesen.

9. Zweck der Kontrollen

Der Zweck der positiven Kontrolle mit Wasser *LAL* und Endotoxin *BRS* bei doppelter Konzentration der in der Beschriftung angegebenen Lysatempfindlichkeit besteht darin, die Aktivität des Lysats zum Zeitpunkt und unter den Bedingungen der Prüfung zu verifizieren. Der Zweck der negativen Kontrolle ist es, die Abwesenheit einer nachweisbaren Endotoxin-Konzentration in Wasser *LAL* zu überprüfen.

Die zweite positive Kontrolle, die das Produkt in der bei der Prüfung verwendeten Konzentration enthält, soll die Abwesenheit von Störfaktoren zum Zeitpunkt und unter den Bedingungen der Prüfung nachweisen.

10. Beurteilung der Ergebnisse

Wie in den einleitenden Abschnitten des Textes dargestellt, wird die Prüfung mit Amöbozyten-Lysat als Grenzprüfung angewendet, und die Auswahl des Grenzwerts hängt von den beschriebenen Faktoren ab. Geringe Mengen von Endotoxinen in Wasser *LAL* oder in jedem anderen Reagenz oder Material, denen das Lysat während der Prüfung ausgesetzt ist, können sich dem Nachweis entziehen, solange sie nicht die Empfindlichkeitsgrenze des Lysats erreichen. Jedoch kann dadurch die Endotoxinmenge in der das Produkt enthaltenden Lösung unwesentlich über die Empfindlichkeitsgrenze erhöht und so eine positive Reaktion verursacht werden.

Dieses Risiko kann durch Prüfungen von Wasser *LAL* sowie der anderen Reagenzien und Materialien mit dem empfindlichsten Lysat, das verfügbar ist, oder mindestens mit einem, das empfindlicher als das bei der Prüfung des Produkts verwendete Lysat ist, verringert werden. Sogar dann kann das Risiko eines solchen falsch positiven Prüfergebnisses nicht vollständig ausgeschlossen werden. Jedoch sollte betont werden, daß diese Ausgestaltung der Prüfung garantiert sicher ist, im Gegensatz zu einer Ausgestaltung der Prüfung, die ein falsch negatives Ergebnis gestattet. Durch letztere würde ein Produkt freigegeben, welches die Gesundheit der Patienten gefährden könnte.

11. Ersatz der in einer Monographie vorgeschriebenen „Prüfung auf Pyrogene" oder „Prüfung auf Bakterien-Endotoxine"

Monographien von Arzneistoffen, die zur parenteralen Anwendung bestimmt sind und toxische Mengen an Bakterien-Endotoxinen enthalten können, fordern entweder die „Prüfung auf Pyrogene" am Kaninchen oder die „Prüfung auf Bakterien-Endotoxine". Falls die „Prüfung auf Bakterien-Endotoxine" vorgeschrieben und keine der beschriebenen Methoden A bis E angegeben ist, so wurde die Gelbildungs-Methode (Methode A) für dieses Produkt validiert. Wird eine andere Methode (B bis E) angegeben, so ist diese für dieses Produkt validiert. Sowohl der Ersatz der „Prüfung auf Pyrogene" am Kaninchen durch die „Prüfung auf Bakterien-Endotoxine" als auch der Ersatz einer vorgeschriebenen oder eingeführten Prüfungsmethode auf Bakterien-Endotoxine durch eine andere Methode ist als Benutzung einer alternativen Methode gegenüber einer Arzneibuchprüfung zu bewerten. Dazu wird unter „1. Allgemeine Vorschriften" ausgeführt:

> „Die Prüfungen und Bestimmungen, auf denen die Qualitätsanforderungen des Arzneibuchs basieren, sind die offiziellen Methoden. Mit Zustimmung der zuständigen Behörde können alternative Analysenmethoden zu Kontrollzwecken eingesetzt werden, wenn diese sicherstellen, daß unzweideutig entschieden werden kann, ob die Substanz den Anforderungen des Arzneibuchs entsprechen würde, wenn die offiziellen Methoden angewendet würden. In Zweifels- oder Streitfällen sind allein die Analysenmethoden des Arzneibuchs ausschlaggebend."

Die folgenden Verfahren werden als Anleitung zur Validierung einer anderen Prüfung auf Bakterien-Endotoxine als die in der Monographie angegebene vorgeschlagen.

11.1 Das Verfahren und die in der Methode verwendeten Materialien und Reagenzien sollten wie in der betreffenden Prüfung beschrieben validiert werden.

11.2 Das Vorhandensein von Störfaktoren (und falls erforderlich das Verfahren zur Entfernung) sollten an Proben von mindestens 3 Herstellungschargen geprüft werden.
Berücksichtigt werden sollte, daß die Methoden D und E unter Benutzung von chromogenen Peptiden Reagenzien erfordern, die in den Methoden A, B und C nicht verwendet werden. Daher kann eine Übereinstimmung mit den Anforderungen der Prüfung auf Störfaktoren nicht ohne weitere Überprüfung auf die Methoden D und E übertragen werden.

11.3 Wenn Proben von Herstellungschargen verfügbar sind, die bei der in der Monographie angegebenen Methode ein positives Ergebnis gezeigt haben, sollten sie auch mit der Methode, die als Alternativverfahren vorgesehen ist, einer Prüfung unterzogen werden. Sind solche Proben nicht verfügbar, ist ein Vergleich der Alternativmethode mit der in der Monographie enthaltenen an der gleichen Probe zwecklos.

12. Validierung der Prüfung für neue Produkte

Die unter 11.1 und 11.2 beschriebenen Verfahren sollten auf alle neuen Produkte zur parenteralen Verabreichung angewendet werden, die einer „Prüfung auf Bakterien-Endotoxine" nach dem Arzneibuch entsprechen müssen.

13. Neue Produkte, welche die Körpertemperatur beeinflussen

Wenn sich für ein neues Produkt im Entwicklungsstadium erweist, daß das Produkt die Körpertemperatur beeinflussen kann, kann eine der Methoden A bis E angewendet werden, um die Abwesenheit von Bakterien-Endotoxinen nachzuweisen. Insbesondere eine der quantitativen Methoden (B, C, D oder E) gibt nützliche Informationen. In einem solchen Fall sollte der Analytiker wie unter 11.1 und 11.2 angegeben verfahren. Wenn jedoch Hinweise auf eine Kontamination des Produkts mit pyrogenen Substanzen vorliegen, die keine Endotoxine sind, kann das Sammeln von Informationen aus umfangreicheren Prüfungen erforderlich sein.

2.6.16 Prüfung auf fremde Agenzien in Virus-Lebend-Impfstoffen für Menschen

Bei den Prüfungen, die eine vorherige Virusneutralisierung erfordern, werden spezifische Antikörper verwendet, die nicht vom Menschen oder Affen stammen. Falls das Virus in Geflügelgeweben vermehrt wurde, dürfen die Antikörper außerdem auch nicht vom Geflügel stammen. Um das Antiserum herzustellen, wird ein immunisierendes Antigen verwendet. Das Antigen ist frei von fremden Agenzien und wird in einer Zellkultur einer Art, die nicht für die Herstellung des Impfstoffs verwendet wurde, hergestellt. Falls die Verwendung von SPF-Eiern vorgeschrieben ist, müssen die Eier von Herden stammen, die frei von spezifizierten, pathogenen Mikroorganismen (5.2.2) sind.

Saatgut

Zur Zeit der Virusernte werden Proben des Saatguts genommen und, falls sie nicht sofort geprüft werden, unterhalb von –40 °C gelagert.

Ausgewachsene Mäuse: Mindestens 10 Mäusen von jeweils 15 bis 20 g Körpermasse werden intrazerebral 0,03 ml und intraperitoneal 0,5 ml Saatvirussystem verabreicht. Die Tiere werden mindestens 21 Tage lang beobachtet. Alle Mäuse, die nach den ersten 24 h nach der Verabreichung sterben oder die Krankheitssymptome zeigen, werden obduziert und auf Anzeichen einer Virusinfektion hin makroskopisch untersucht. Von diesen Tieren wird darüber hinaus durch intrazerebrale sowie intraperitoneale Überimpfung geeigneter Gewebesuspensionen auf mindestens 5 zusätzliche Mäuse, die 21 Tage lang beobachtet werden, die Infektiosität des Materials geprüft. Das Saatgut entspricht der Prüfung, wenn keine Maus Anzeichen einer Infektion durch das Saatvirussystem aufweist. Die Prüfung darf nur ausgewertet werden, wenn mindestens 80 Prozent der ursprünglich geimpften Mäuse den Beobachtungszeitraum überleben.

Nicht entwöhnte Mäusejunge: Mindestens 20, höchstens 24 h alten Mäusejungen werden intrazerebral 0,01 ml und intraperitoneal mindestens 0,1 ml Saatgut verabreicht. Die Tiere werden mindestens 14 Tage lang täglich beobachtet. Alle Mäuse, die nach den ersten 24 h nach der Verabreichung sterben oder die Krankheitssymptome zeigen, werden obduziert und auf Anzeichen einer Virusinfektion hin makroskopisch untersucht. Von diesen Tieren wird darüber hinaus durch intrazerebrale sowie intraperitoneale Überimpfung geeigneter Gewebesuspensionen auf mindestens 5 zusätzliche Mäusejunge, die 14 Tage lang täglich beobachtet werden, die Infektiosität des Materials geprüft. Das Saatgut entspricht der Prüfung, wenn keine Maus Anzeichen einer Infektion durch das Saatgut aufweist. Die Prüfung darf nur ausgewertet werden, wenn mindestens 80 Prozent der ursprünglich geimpften Mäuse den Beobachtungszeitraum überleben.

Meerschweinchen: Mindestens 5 Meerschweinchen von jeweils 350 bis 450 g Körpermasse werden intraperitoneal 5,0 ml Saatgut verabreicht. Die Tiere werden mindestens 42 Tage lang auf Krankheitssymptome beobachtet. Alle Meerschweinchen, die nach den ersten 24 h nach der Verabreichung sterben oder die Krankheitssymptome zeigen, werden obduziert und makroskopisch untersucht. Die Gewebe werden mikroskopisch sowie mit Hilfe einer Kultur auf Anzeichen einer Virusinfektion untersucht. Tiere, die den Beobachtungszeitraum überleben, werden getötet und auf die gleiche Art untersucht. Das Saatgut entspricht der Prüfung, wenn kein Meerschweinchen Anzeichen einer Virusinfektion durch das Saatgut aufweist. Die Prüfung darf nur ausgewertet werden, wenn mindestens 80 Prozent der Meerschweinchen den Beobachtungszeitraum überleben.

Saatgut und Virusernten

Zur Zeit der Virusernte werden Proben des Saatguts genommen und, falls nicht sofort geprüft wird, unterhalb von – 40 °C gelagert.

Bakterien und Pilze: 10 ml Probe müssen der „Prüfung auf Sterilität" (2.6.1) entsprechen.

Mykoplasmen: 10 ml Probe müssen der „Prüfung auf Mykoplasmen" (2.6.7) entsprechen.

Mykobakterien: Die Prüfung erfolgt nach „Prüfung auf Mykobakterien" (2.6.2). 5 ml werden auf das Vorhandensein von *Mycobacterium* spp. mit Kulturverfahren geprüft, die für den Nachweis dieser Organismen als empfindlich bekannt sind.

Prüfung auf andere fremde Agenzien mit Hilfe von Zellkulturen: Falls nichts anderes vorgeschrieben ist, wird eine neutralisierte Menge, die 500 Impfdosen für Menschen entspricht, oder 50 ml der Zubereitung (die größere Menge wird geprüft) auf das Vorhandensein fremder Agenzien durch Überimpfen auf zusammenhängende Zellkulturen vom Menschen und Affennieren geprüft. Falls das Virus in diploiden Zellen vom Menschen gezüchtet wurde, wird die neutralisierte Virusernte auch in einer getrennten Kultur diploider Zellen geprüft. Falls das Impfstoffvirus in einem anderen als vom Menschen oder Affen stammenden Zellsystem gezüchtet wurde, werden Zellen dieser Art aus einer getrennten Kultur ebenfalls beimpft. Die Zellen werden bei 36 ± 1 °C inkubiert und 14 Tage lang beobachtet. Das Saatgut oder die

Allg. Methoden

Virusernte entspricht den Prüfungen, wenn keine der Zellkulturen Anzeichen des Vorhandenseins von fremden Agenzien, die nicht nur auf eine zufällige Kontamination zurückzuführen sind, aufweist. Die Prüfung darf nur ausgewertet werden, wenn mindestens 80 Prozent der Zellkulturen lebensfähig bleiben.

Geflügelviren: Die Prüfung ist nur für das in Geflügelgeweben gezüchtete Virus erforderlich. Eine 100 Impfdosen für den Menschen entsprechende Menge oder 10 ml der Zubereitung (die größere Menge wird verwendet) werden neutralisiert. Jeweils 0,5 ml Zubereitung werden einer Anzahl 9 bis 11 Tage alter SPF-Bruteier in die Allantoishöhle und einer zweiten Anzahl 5 bis 7 Tage alter SPF-Bruteier in den Dottersack überimpft. Die Eier werden 7 Tage lang bebrütet. Das Saatgut oder die Virusernte entspricht der Prüfung, wenn die Allantois- und die Dottersackflüssigkeiten keine Anzeichen des Vorhandenseins eines hämagglutinierenden Agenz aufweisen und wenn alle grobpathologisch untersuchten Embryonen sowie Chorioallantoismembranen ohne Befund sind. Die Prüfung darf nur ausgewertet werden, wenn mindestens 80 Prozent der beimpften Eier 7 Tage lang überleben.

Herstellungszellkultur: Kontrollzellen

Die Kontrollzellen werden während der gesamten Inkubationszeit der beimpften Herstellungszellkulturen oder mindestens 14 Tage lang nach der Beimpfung (der längere Zeitraum wird gewählt) mikroskopisch auf das Nichtvorhandensein zytopathischer Degeneration untersucht, die durch Viren verursacht wird. Die Prüfung darf nur ausgewertet werden, wenn mindestens 80 Prozent der Kontrollzellkulturen bis zum Ende des Beobachtungszeitraums überleben.

Nach 14 Tagen oder zum Zeitpunkt der letzten Virusernte (der längere Zeitraum wird gewählt) werden die nachfolgenden Prüfungen durchgeführt.

Prüfung auf hämadsorbierende Viren: Mindestens 25 Prozent der Kontrollkulturen werden auf das Vorhandensein von hämadsorbierenden Viren durch Zusatz von Meerschweinchenerythrozyten untersucht. Die verwendeten Meerschweinchenerythrozyten dürfen höchstens 7 Tage lang bei 5 ± 3 °C gelagert sein. Die Hälfte der Kulturen wird nach 30 min langer Bebrütung bei 5 ± 3 °C und die andere Hälfte nach 30 min langer Bebrütung bei 20 bis 25 °C ausgewertet. Anzeichen von hämadsorbierenden Agenzien dürfen nicht nachweisbar sein.

Prüfung auf andere fremde Agenzien in Zellkulturen: Die überstehenden Flüssigkeiten der Kontrollzellen werden vereinigt und auf das Vorhandensein fremder Agenzien durch Beimpfen von Zellkulturen von Menschen und Affennieren untersucht. Falls das Impfstoffvirus in einem anderen als von Menschen oder Affen stammenden Zellsystem gezüchtet wurde, werden Zellen dieser Spezies aus einer getrennten Charge ebenfalls beimpft. Von jedem Zellsystem werden mindestens 5 ml geprüft. Die Zellen werden bei 36 ± 1 °C inkubiert und 14 Tage lang beobachtet. Anzeichen für das Vorhandensein von fremden Agenzien dürfen nicht erkennbar sein.

Falls die Herstellungszellkultur bei einer von 36 ± 1 °C abweichenden Temperatur gehalten wird, muß eine zusätzliche Prüfung auf fremde Agenzien bei der Herstellungstemperatur und unter Benutzung des gleichen Zelltyps, der für die Viruszucht eingesetzt wird, durchgeführt werden.

Aviäre Leukoseviren (nur für das in Geflügelgeweben gezüchtete Virus erforderlich): Eine Prüfung auf aviäre Leukoseviren erfolgt unter Verwendung von 5 ml der überstehenden Flüssigkeit von Kontrollzellen.

Kontrolleier

Hämagglutinierende Agenzien: 0,25 ml der Allantoisflüssigkeit von jedem Ei werden auf hämagglutinierende Agenzien durch direktes Mischen mit Hühnererythrozyten untersucht. Zusätzlich wird auf hämagglutinierende Agenzien nach einer wie folgt durchgeführten Passage in SPF-Eiern geprüft: 5 ml Probe der vereinigten amniotischen Flüssigkeiten von Kontrolleiern werden in Volumteilen von je 0,5 ml in die Allantois- und in die Amnionhöhle von SPF-Eiern überimpft. Die Kontrolleier entsprechen der Prüfung, wenn keine Anzeichen für das Vorhandensein von hämagglutinierenden Agenzien in beiden Prüfungen nachweisbar sind.

Aviäre Leukoseviren: 10 ml Probe der vereinigten amniotischen Flüssigkeiten von Kontrolleiern werden verwendet. Eine Anreicherung erfolgt durch 5 Zyklen in leukosefreien Zellkulturen von Hühnerembryonen. Die Prüfung auf Geflügelleukose wird unter Verwendung von Zellen aus dem fünften Zyklus durchgeführt. Die Kontrolleier entsprechen der Prüfung, wenn keine Anzeichen für das Vorhandensein von aviären Leukoseviren nachweisbar sind.

Andere fremde Agenzien: Proben von 5 ml der vereinigten amniotischen Flüssigkeiten von Kontrolleiern werden in Zellkulturen von Menschen und Affen überimpft. Die Zellkulturen werden 14 Tage lang beobachtet. Die Kontrolleier entsprechen der Prüfung, wenn keine Anzeichen für das Vorhandensein von fremden Agenzien nachweisbar sind. Die Prüfung darf nur ausgewertet werden, wenn 80 Prozent der beimpften Kulturen bis zum Ende des Beobachtungszeitraums überleben.

2.6.21 Verfahren zur Amplifikation von Nukleinsäuren

1. Einleitung

Die Verfahren zur Amplifikation von Nukleinsäuren beruhen auf zwei unterschiedlichen Prinzipien:

1. Amplifikation einer Nukleinsäuresequenz (Zielsequenz) zum Beispiel durch Polymerase-Kettenreaktion (PCR), Ligase-Kettenreaktion (LCR) oder isothermische Amplifikation einer Ribonukleinsäure-Sequenz (RNA).

2. Amplifikation eines Hybridisierungssignals zum Beispiel für Desoxyribonukleinsäure (DNA) mit dem Verfahren der verzweigten (branched) DNA (bDNA). In diesem Fall erfolgt die Amplifikation des Signals, ohne die DNA wiederkehrenden Amplifikationszyklen zu unterwerfen.

Im vorliegenden allgemeinen Kapitel wird die PCR als Referenzverfahren beschrieben. Andere Methoden können angewendet werden, wenn sie den nachstehenden Qualitätsanforderungen genügen.

2. Zweck

Im vorliegenden Kapitel werden die Anforderungen an die Probenvorbereitung, an die Amplifikation von DNA-Sequenzen in vitro und an den Nachweis des spezifischen PCR-Produkts beschrieben. Die PCR erlaubt sowohl den Nachweis definierter DNA-Sequenzen als auch den Nachweis von RNA-Sequenzen nach vorausgegangener reverser Transkription in komplementäre DNA (cDNA) und deren anschließender Amplifikation.

3. Methodik der PCR

Die PCR ist ein Verfahren, das die spezifische In-vitro-Amplifikation von DNA- oder RNA-Segmenten nach reverser Transkription in cDNA erlaubt.

Nach Denaturieren von Doppelstrang-DNA zu Einzelstrang-DNA hybridisieren 2 synthetische Oligonukleotid-Primer von entgegengesetzter Polarität mit der jeweils entsprechenden komplementären Sequenz auf der DNA, die amplifiziert werden soll. Die kurzen Doppelstrangbereiche, die das Ergebnis der Bildung von spezifischen Basenpaaren zwischen Primer und komplementärer Sequenz der Einzelstrang-DNA ist, begrenzen das zu amplifizierende DNA-Segment (Zielsequenz) und dienen als Startpunkte der In-vitro-DNA-Synthese mit Hilfe einer hitzestabilen DNA-Polymerase.

Die DNA-Amplifikation erfolgt in mehreren Zyklen:

- Hitze-Denaturierung der Nukleinsäure (Zielsequenz), wobei 2 Einzelstränge entstehen
- spezifische Bindung der Primer (Annealing/Hybridisierung) an die Zielsequenz unter geeigneten Reaktionsbedingungen
- Verlängerung der Primer (Starter-Sequenz), die an jeden der beiden Einzelstränge gebunden sind, durch DNA-Polymerase bei einer geeigneten Temperatur (DNA-Synthese).

Wiederholte Zyklen von Hitzedenaturierung, Primer-Annealing und DNA-Synthese führen zu einer exponentiellen Amplifikation des DNA-Segments, das durch die Primer eingegrenzt ist.

Das spezifische PCR-Produkt wird auch als Amplicon bezeichnet und kann durch verschiedene Methoden geeigneter Spezifität und Empfindlichkeit nachgewiesen werden.

4. Untersuchungsmaterial

Wegen der hohen Empfindlichkeit der PCR müssen die Proben optimal vor externer Kontamination durch DNA-Zielsequenzen geschützt werden. Entnahme, Lagerung und Transport des Untersuchungsmaterials müssen unter Bedingungen erfolgen, die einen Abbau der Zielsequenz weitgehend ausschließen. Sollen RNA-Sequenzen amplifiziert werden, sind besondere Vorsichtsmaßnahmen erforderlich, da RNA äußerst empfindlich gegen enzymatischen Abbau durch Ribonukleasen ist.

Dem Untersuchungsmaterial zugesetzte Antikoagulantien oder Konservierungsmittel können die PCR stören.

5. Prüfmethode

5.1 Verhindern einer Kontamination

In Abhängigkeit vom verwendeten Material und von dem angewendeten Verfahren erfordert die Gefahr einer Kontamination eine strikte Trennung der Arbeitsbereiche. Zu beachten sind insbesondere Arbeitsbereichswechsel der Personen, Arbeitskleidung, Materialfluß, Belüftungssystem und Verfahren zur Dekontaminierung.

Das System sollte in folgende Arbeitsbereiche unterteilt werden:

- Bereich „master-mix“: Zone, in der mit ausschließlich templatefreiem Material, wie Primer, Pufferlösungen, gearbeitet wird
- Bereich Vorbereitung (Prä-PCR-Zone): Zone, in der Reagenzien, Proben und Referenzsubstanzen gehandhabt werden
- Bereich PCR-Amplifikation: die amplifizierten Produkte bleiben im verschlossenen Reaktionsgefäß
- Bereich Nachbereitung (Post-PCR-Zone): die einzige Zone, in der die amplifizierten Produkte (Amplicone) in einem offenen System gehandhabt werden.

5.2 Probenvorbereitung

Die Probenvorbereitung soll gewährleisten, daß die Zielsequenz aus dem Ausgangsmaterial, das untersucht werden soll, in effizienter und reproduzierbarer Weise extrahiert oder freigesetzt wird; das angewendete Verfahren darf die Amplifikation unter den gewählten Versuchsbedingungen nicht beeinträchtigen. Verschiedene physikalisch-chemische Extraktions- und/oder Anreicherungsverfahren können angewendet werden.

Zusatzstoffe im Material, das untersucht werden soll, können die PCR beeinflussen. Die im nachstehenden Absatz 7.3.2 beschriebenen Verfahrensschritte müssen durchgeführt werden, um die Abwesenheit von Hemmstoffen im Untersuchungsmaterial sicherzustellen.

Bestehen die Matrizen (Templates) aus RNA, muß sorgfältig darauf geachtet werden, daß keine Ribonuklease-Aktivität vorliegt.

5.3 Amplifikation

Die PCR-Amplifikation der Zielsequenz erfolgt unter optimierten Bedingungen für die Amplifikationszyklen (Temperaturprofil zum Denaturieren der Doppelstrang-DNA, zum Annealing und zur Verlängerung der Primer; Inkubationszeiten bei definierten Temperaturen; Temperaturprogramme). Diese Bedingungen sind von folgenden, unterschiedlichen Parametern abhängig:

- Länge und Basenzusammensetzung des Primers und der Zielsequenz
- Typ der DNA-Polymerase, Zusammensetzung der Pufferlösung und Reaktionsvolumen, in dem die Amplifikation stattfindet
- Typ des verwendeten Thermocyclers und Wärmeleitfähigkeitskoeffizient zwischen Gerät, Reaktionsgefäß und Reaktionsmedium.

5.4 Detektion

Das durch die PCR erhaltene Amplicon kann durch die Größe, die Basensequenz, chemische Modifikation oder durch eine Kombination dieser Parameter identifiziert werden. Die Größe des Amplicons kann mit Hilfe der Gelelektrophorese (unter Verwendung von Agarose- oder Polyacrylamid-Plattengelen oder mit Hilfe der Kapillarelektrophorese) oder Säulenchromatographie (zum Beispiel HPLC) bestimmt werden. Die Charakterisierung der Basensequenz kann durch spezifische Hybridisierung mit DNA-Sonden erfolgen, die zur Zielsequenz komplementär sind, oder durch Spaltung mit Restriktionsenzymen an spezifischen Zielsequenzen der Amplicons. Die Charakterisierung durch chemische Modifikation kann zum Beispiel durch den Einbau eines Fluorophors in das Amplicon erfolgen, worauf der Fluorophor angeregt und die Fluoreszenz gemessen wird.

Die Amplicons können nach Reaktion mit radioaktiv markierten DNA-Sonden durch Messung der Isotopen oder nach Reaktion mit enzymmarkierten DNA-Sonden mit Hilfe einer immunenzymatischen Methode nachgewiesen werden.

6. Auswertung und Interpretation

Die Prüfungen dürfen nur ausgewertet werden, wenn die Positiv-Kontrolle/n ein eindeutig positives Ergebnis und die Negativ-Kontrolle/n ein eindeutig negatives Ergebnis liefern. Wegen der äußerst hohen Empfindlichkeit der PCR-Methode und der nicht auszuschließenden Gefahr einer Kontamination müssen die positiven Ergebnisse bestätigt werden, indem das gesamte Verfahren, wenn möglich an einer dem gleichen Ausgangsmaterial neu entnommenen Probe, 2mal wiederholt wird. Die Probe gilt als positiv, wenn eines der wiederholten PCR-Verfahren ein positives Ergebnis liefert.

7. Qualitätssicherung

7.1 Validierung des PCR-Systems

Das Validierungsprogramm muß die Validierung der verwendeten Geräte und die Validierung des PCR-Verfahrens einschließen, wobei die ICH-Richtlinie (Q2B) mit dem Titel *„Analytische Validierung: Methoden"* zur Anleitung dient.

Die Validierung muß mit geeigneten offiziellen Arbeits-Standardzubereitungen oder internen Standardzubereitungen erfolgen, die gegen Internationale Standardzubereitungen für die im Prüfsystem zu amplifizierenden Zielsequenzen eingestellt sein müssen.

Die Validierung muß die Festlegung des Grenzwerts (Cut-off-Punkt) einschließen, bei dem die Reaktion als positiv bewertet wird. Dieser Wert ist definiert als die Mindestzahl der zu amplifizierenden Zielsequenzen je Einheit des Reaktionsvolumens, die in 95 Prozent der durchgeführten Prüfreihen nachgewiesen werden kann. Der Cut-off-Punkt hängt von sich gegenseitig beeinflussenden Faktoren ab wie dem Volumen des extrahierten Untersuchungsmaterials, der Wirksamkeit des Extraktionsverfahrens, der Transkription der Ziel-RNA in cDNA, dem Amplifikationsverfahren und der Nachweismethode.

Um die Nachweisgrenze des verwendeten Systems zu definieren, muß der Cut-off-Punkt für jede Zielsequenz sowie die Leistungsfähigkeit des Verfahrens oberhalb und unterhalb des Cut-off-Punkts beachtet werden.

7.2 Qualitätskontrolle der Reagenzien

Alle für die Durchführung der Methode bedeutsamen Reagenzien müssen überprüft werden, bevor sie routinemäßig eingesetzt werden.

Die Qualitätskriterien für deren Annahme oder Nichtannahme (Eignung) müssen vorher festgelegt sein.

Primer sind eine der wesentlichen Komponenten der PCR. Ihre Sequenz, die Reinheit und die Validierung ihrer Eignung für die PCR sind äußerst sorgfältig zu beachten. Jede neue Charge eines Primers muß auf Spezifität, Wirksamkeit bei der Amplifikation und Abwesenheit hemmender Verunreinigungen geprüft sein. Primer können modifiziert sein (zum Beispiel durch Konjugation mit einem Fluorophor oder einem Antigen), damit das Amplicon mit einer spezifischen Methode nachgewiesen werden kann. Die vorgenommenen Modifikationen dürfen die Genauigkeit und die Wirksamkeit der Amplifikation der Zielsequenz nicht beeinträchtigen.

7.3 Kontrollen des Reaktionsverlaufs

7.3.1 Externe Kontrollzubereitungen

Um das Risiko einer Kontamination weitgehend auszuschalten und die erforderliche Empfindlichkeit zu gewährleisten, werden folgende externe Kontrollzubereitungen in die PCR-Prüfung eingeschlossen:

- eine Positiv-Kontrollzubereitung enthält eine bestimmte Anzahl Kopien der Zielsequenz, wobei die Anzahl für jedes Prüfsystem festgelegt ist und ein Vielfaches des Cut-off-Punkts darstellt
- eine Negativ-Kontrollzubereitung ist eine Probe der gleichen Matrix, die nachgewiesenermaßen keine den Zielsequenzen entsprechenden Sequenzen enthält.

7.3.2 Interne Kontrollzubereitungen

Interne Kontrollzubereitungen sind definierte Nukleinsäuresequenzen, welche die Primer-Bindungsstellen enthalten. Diese Nukleinsäuresequenzen müssen mit derselben Effizienz wie die Zielsequenzen amplifiziert werden, wobei sich die Referenzamplicons eindeutig von den Ziel-Amplicons unterscheiden müssen. Interne Kontrollzubereitungen bestehen aus demselben Typ Nukleinsäure (DNA/RNA) wie das zu untersuchende Material. Die interne Kontrollzubereitung ist vorzugsweise dem zu prüfenden Material zuzusetzen, bevor die Nukleinsäure isoliert wird. Auf diese Weise stellt sie eine allgemeine Kontrolle im gesamten Prozeßablauf dar (Extraktion, Reverse Transkription, Amplifikation, Nachweis).

7.4 Externe Qualitätskontrollen

Die Teilnahme an externen Qualitätsbewertungsprogrammen ist ein wichtiger Bestandteil der Qualitätssicherung für jedes Labor und jeden Anwender der PCR-Technik.

2.7 Biologische Wertbestimmungsmethoden

2.7.2 Mikrobiologische Wertbestimmung von Antibiotika

Die mikrobiologische Wertbestimmung von Antibiotika beruht auf einem Vergleich der Wachstumshemmung bei empfindlichen Mikroorganismen durch bestimmte Konzentrationen des Antibiotikums mit derjenigen, die durch bekannte Konzentrationen einer Referenzsubstanz hervorgerufen wird.

Die bei solchen Wertbestimmungen verwendeten Referenzsubstanzen sind Substanzen mit genau festgelegter Aktivität, wozu die entsprechende internationale Standardsubstanz oder die internationale Referenzsubstanz herangezogen wurde.

Die Wertbestimmung muß so angelegt sein, daß sie eine Überprüfung der Gültigkeit des mathematischen Modells erlaubt, auf dem der Aktivitätsvergleich beruht. Wird das Parallelenmodell gewählt, so müssen sich die Beziehungen zwischen dem Logarithmus der Dosis und der Wirkung im Bereich der für die Berechnung zugrunde gelegten Dosen durch eine Gerade darstellen lassen (linear). Weiterhin müssen die beiden log-Dosis-Wirkungsgeraden für die Substanz und die Referenzsubstanz parallel verlaufen. Diese Bedingungen müssen durch eine Gültigkeitsprüfung für eine gegebene Wahrscheinlichkeit, gewöhnlich $P = 0{,}95$, sichergestellt werden. Andere mathematische Modelle, wie das Steigungsverhältnismodell, können verwendet werden, wenn der entsprechende Gültigkeitsbeweis erbracht wurde.

Falls in der Monographie nichts anderes vorgeschrieben ist, beträgt der Vertrauensbereich ($P = 0{,}95$) der bestimmten Wirksamkeit mindestens 95 und höchstens 105 Prozent der ermittelten Wirksamkeit.

Die Wertbestimmung kann nach der Methode A oder B durchgeführt werden.

A. Diffusionsmethode

Ein für die Prüfung geeignetes Nährmedium wird verflüssigt und bei einer für vegetative Formen von Bakterien günstigen Temperatur, wie 48 bis 50 °C, mit einer bestimmten Menge der Suspension eines gegen das Antibiotikum empfindlichen Mikroorganismus so beimpft, daß bei den für das jeweilige Antibiotikum vorgeschlagenen Konzentrationen klar umrissene Hemmzonen mit einem geeigneten Durchmesser auftreten. Das beimpfte Medium wird sofort in der erforderlichen Menge in Petrischalen oder große rechteckige Testplatten ausgegossen, so daß eine gleichmäßig dicke Schicht zwischen 2 und 5 mm erhalten wird. Alternativ können auch Zweischichtplatten verwendet werden, bei denen jedoch lediglich die obere Schicht beimpft ist.

Die fertigen Testplatten sind so aufzubewahren, daß vor der weiteren Beschickung weder ein signifikantes Wachstum noch eine Abtötung der benutzten Testorganismen erfolgt und die Geloberfläche trocken bleibt.

Unter Verwendung des in der Tab. 2.7.2-1 angegebenen Lösungsmittels und der Pufferlösung werden von der Referenzsubstanz genau definierte Verdünnungen sowie von dem Antibiotikum entsprechende, also nach der angenommenen Aktivität etwa in dem gleichen Konzentrationsbereich liegende Verdünnungen hergestellt. Diese Lösungen werden zum Beispiel unter Benutzung geeigneter steriler Zylinder aus Porzellan, rostfreiem Stahl oder einem anderen hierfür geeigneten Material oder unter Verwendung von in das Nährmedium eingestanzten Löchern auf den Testplatten deponiert. Jeder Testzylinder oder jedes Testloch ist mit demselben Volumen Referenz- oder Prüflösung zu beschicken. Alternativ können auch geeignete sterile, saugfähige Papierblättchen benutzt werden, die nach Imprägnierung mit der Referenz- oder Prüflösung des Antibiotikums auf die Testplatten aufgelegt werden.

Um die Gültigkeit der Wertbestimmung überprüfen zu können, werden mindestens 3 verschiedene Konzentrationen der Referenzsubstanz sowie die voraussichtlich entsprechenden Konzentrationen der Substanz benutzt. Die Dosen sollten so gewählt werden, daß ihr Logarithmus einer arithmetischen Reihe folgt. Bei Routineprüfungen kann eine Zweipunktmethode als ausreichend angesehen werden, wenn die Linearität des Systems in einer angemessenen Anzahl von Prüfungen mit der Dreipunktmethode verglichen wurde. In allen Zweifelsfällen ist jedoch die oben beschriebene Dreipunktmethode anzuwenden.

Bei Verwendung von großen Petrischalen oder rechteckigen Testplatten sind die Lösungen nach einer statistisch günstigen Anordnung auf jeder Testplatte zu verteilen. Werden kleine Petrischalen benutzt, auf denen höchstens 6 Lösungen aufgetragen werden können, so sollten die Prüflösungen und Referenzlösungen alternierend, jedoch derart verteilt werden, daß sich die Lösungen mit hoher Konzentration nicht beeinträchtigen.

Die Testplatten werden bei einer geeigneten Temperatur etwa 18 h lang bebrütet. Um die Zeitdifferenz bei der Beschickung der Platten mit den einzelnen Prüflösungen weitgehend auszuschalten und um die Steigung der Regressionsgraden gut bestimmen zu können, kann eine Vordiffusionszeit von gewöhnlich 1 bis 4 h bei Raumtemperatur oder bei 4 °C eingeschoben werden. Die Hemmzonendurchmesser sind mit einer Genauigkeit von mindestens 0,1 mm zu erfassen. Bei Ermittlung der Hemmzonenfläche ist eine entsprechende Genauigkeit erforderlich. Die Auswertung erfolgt unter Verwendung üblicher statistischer Methoden.

Die Anzahl der je Dosis bei jeder Wertbestimmung durchgeführten Messungen muß ausreichend sein, um die vorgeschriebene Genauigkeit zu erzielen. Gegebenenfalls kann die Bestimmung wiederholt werden, um durch statistische Kombination der Ergebnisse die geforderte Genauigkeit zu erreichen und sicherzustellen, daß die Aktivität des Antibiotikums dem Mindestgehalt entspricht.

Tab. 2.7.2-1: Diffusionsmethode

Antibiotikum	Referenzsubstanz	Lösungsmittel (Stammlösung)	*p*H-Wert der Pufferlösung	Mikroorganismen	Medium und *p*H-Endwert (± 0,1 Einheiten)	Bebrütungstemperatur °C
Amphotericin B	Amphotericin B *CRS*	Dimethylformamid *R*	*p*H 10,5 (0,2 mol · l^{-1})	*Saccharomyces cerevisiae* ATCC 9763 IP 1432-83	F – *p*H 6,1	35 – 37
Bacitracin-Zink	Bacitracin-Zink *CRS*	Salzsäure (0,01 mol · l^{-1})	*p*H 7,0 (0,05 mol · l^{-1})	*Micrococcus flavus* NCTC 7743 CIP 53.160 ATCC 10240	A – *p*H 7,0	35 – 39
Bleomycinsulfat	Bleomycinsulfat *CRS*	Wasser *R*	*p*H 6,8 (0,1 mol · l^{-1})	*Mycobacterium smegmatis* ATCC 607	G – *p*H 7,0	35 – 37
Colistinsulfat	Colistinsulfat *CRS*	Wasser *R*	*p*H 6,0 (0,05 mol · l^{-1})	*Bordetella bronchiseptica* NCTC 8344 CIP 53.157 ATCC 4617	B – *p*H 7,3	35 – 39
Colistimethat-Natrium	Colistimethat-Natrium *CRS*	Wasser *R*	*p*H 6,0 (0,05 mol · l^{-1})	*Escherichia coli* NCIMB 8879 CIP 54.127 ATCC 10536	B – *p*H 7,3	35 – 39
Dihydrostreptomycinsulfat	Dihydrostreptomycinsulfat *CRS*	Wasser *R*	*p*H 8,0 (0,05 mol · l^{-1})	*Bacillus subtilis* NCTC 8236 CIP 1.83 *Bacillus subtilis* NCTC 10400 CIP 52.62 ATCC 6633	A – *p*H 7,9 A – *p*H 7,9	30 – 37 30 – 37
Erythromycinestolat Erythromycinethylsuccinat Erythromycinstearat	Erythromycin *CRS*	Methanol *R* (siehe Monographien) Methanol *R*	*p*H 8,0 (0,05 mol · l^{-1})	*Bacillus pumilus* NCTC 8241 CIP 76.18 *Bacillus subtilis* NCTC 10400 CIP 52.62 ATCC 6633	A – *p*H 7,9 A – *p*H 7,9	30 – 37 30 – 37
Framycetinsulfat	Framycetinsulfat *CRS*	Wasser *R*	*p*H 8,0 (0,05 mol · l^{-1})	*Bacillus subtilis* NCTC 10400 CIP 52.62 ATCC 6633 *Bacillus pumilus* NCTC 8241 CIP 76.18	E – *p*H 7,9 E – *p*H 7,9	30 – 37 30 – 37
Gentamicinsulfat	Gentamicinsulfat *CRS*	Wasser *R*	*p*H 8,0 (0,05 mol · l^{-1})	*Bacillus pumilus* NCTC 8241 CIP 76.18 *Staphylococcus epidermidis* NCIMB 8853 CIP 68.21 ATCC 12228	A – *p*H 7,9 A – *p*H 7,9	35 – 39 35 – 39
Kanamycinmonosulfat Saures Kanamycinsulfat	Kanamycinmonosulfat *CRS*	Wasser *R*	*p*H 8,0 (0,05 mol · l^{-1})	*Bacillus subtilis* NCTC 10400 CIP 52.62 ATCC 6633 *Staphylococcus aureus* NCTC 7447 CIP 53.156 ATCC 6538 P	A – *p*H 7,9 A – *p*H 7,9	30 – 37 35 – 39
Neomycinsulfat	Neomycinsulfat *CRS*	Wasser *R*	*p*H 8,0 (0,05 mol · l^{-1})	*Bacillus subtilis* NCTC 10400 CIP 52.62 ATCC 6633 *Bacillus pumilus* NCTC 8241 CIP 76.18	E – *p*H 7,9 E – *p*H 7,9	30 – 37 30 – 37
Netilmicinsulfat	Netilmicinsulfat *CRS*	Wasser *R*	*p*H 8,0 ± 0,1	*Staphylococcus aureus* ATCC 6538 P CIP 53.156	A – *p*H 7,9	32 – 35

Fortsetzung Tab. 2.7.2-1: Diffusionsmethode

Antibiotikum	Referenz-substanz	Lösungsmittel (Stammlösung)	*p*H-Wert der Puffer-lösung	Mikroorganismen	Medium und *p*H-Endwert (± 0,1 Einheiten)	Bebrü-tungs-tempera-tur °C
Nystatin	Nystatin *CRS*	Dimethylform-amid *R*	*p*H 6,0 (0,05 mol·l⁻¹) enthält 5% (*V/V*) Dimethyl-formamid *R*	*Candida tropicalis* NCYC 1393 CIP 1433-83 *Saccharomyces cerevisiae* NCYC 87 CIP 1432-83 ATCC 9763	F – *p*H 6,0 F – *p*H 6,0	30 – 37 30 – 32
Polymyxin-B-sulfat	Polymyxin-B-sulfat *CRS*	Wasser *R*	*p*H 6,0 (0,05 mol·l⁻¹)	*Bordetella bronchiseptica* NCTC 8344 CIP 53.157 ATCC 4617	B – *p*H 7,3	35 – 39
Rifamycin-Natrium	Rifamycin-Natrium *CRS*	Methanol *R*	*p*H 7,0 (0,05 mol·l⁻¹)	*Micrococcus flavus* NCTC 8340 CIP 53.45 ATCC 9341	A – *p*H 6,6	35 – 39
Spiramycin	Spiramycin *CRS*	Methanol *R*	*p*H 8,0 (0,05 mol·l⁻¹)	*Bacillus subtilis* NCTC 10400 CIP 52.62 ATCC 6633	A – *p*H 7,9	30 – 32
Streptomycin-sulfat	Streptomycin-sulfat *CRS*	Wasser *R*	*p*H 8,0 (0,05 mol·l⁻¹)	*Bacillus subtilis* NCTC 8236 CIP 1.83 *Bacillus subtilis* NCTC 10400 CIP 52.62 ATCC 6633	A – *p*H 7,9 A – *p*H 7,9	30 – 37 30 – 37
Tobramycin	Tobramycin *CRS*	Wasser *R*	*p*H 8,0 (0,05 mol·l⁻¹)	*Bacillus subtilis* NCTC 10400 CIP 52.62 ATCC 6633	A – *p*H 7,9	30 – 37
Tylosin für Tiere Tylosintartrat für Tiere	Tylosin *CRS*	2,5prozentige Lösung (*V/V*) von Methanol *R* in Phosphat-Pufferlösung *p*H 7,0 (0,1 mol · l⁻¹) *R*	eine Mischung von 40 Volumteilen Methanol *R* und 60 Volumteilen Phosphat-Pufferlösung *p*H 8,0 (0,1 mol · l⁻¹)*R*	*Micrococcus flavus* NCTC 8340 CIP 53.45 ATCC 9341	A – *p*H 8,0	32 – 35
Vancomycin-hydrochlorid	Vancomycin-hydrochlorid *CRS*	Wasser *R*	*p*H 8,0	*Bacillus subtilis* NCTC 8236 CIP 52.62 ATCC 6633	A – *p*H 8,0	37 – 39

B. Turbidimetrische Methode

Ein geeignetes Nährmedium ist mit der Suspension eines gegen das Antibiotikum empfindlichen Mikroorganismus so zu beimpfen, daß unter den Prüfbedingungen eine ausreichende Wachstumshemmung erfolgt. Die Suspension sollte so eingestellt werden, daß nach Zusatz einer bestimmten Menge zum Nährmedium eine gut meßbare Trübung bereits nach etwa 4 h Bebrütungszeit auftritt.

Das beimpfte Nährmedium muß sofort nach der Herstellung verbraucht werden.

Unter Verwendung des in Tab. 2.7.2-2 angegebenen Lösungsmittels und der Pufferlösung werden von der Referenzsubstanz genau definierte Verdünnungen sowie von dem Antibiotikum entsprechende, also nach der angenommenen Aktivität etwa in dem gleichen Konzentrationsbereich liegende Verdünnungen hergestellt.

Um die Gültigkeit der Wertbestimmung überprüfen zu können, werden mindestens 3 verschiedene Konzentrationen der Referenzsubstanz sowie die voraussichtlich entsprechenden Konzentrationen des zu prüfenden Antibiotikums benutzt. Die Dosen sollten so gewählt werden, daß sie einer geometrischen Reihe folgen. Um die erforderliche Linearität zu erreichen, kann es erforderlich sein, von einer großen Anzahl 3 aufeinanderfolgende Dosen auszuwählen, wobei für die Referenzsubstanz und das Antibiotikum entsprechende Dosen zu verwenden sind.

Von jeder der Lösungen wird ein gleich großes Volumen in gleich große Teströhrchen gegeben und danach jedes Röhrchen mit der gleichen Menge des beimpften Nährmediums beschickt (zum Beispiel 1 ml Lösung und 9 ml Nährmedium).

Gleichzeitig werden 2 Kontrollröhrchen ohne Zusatz des Antibiotikums angesetzt, die beide das beimpfte Nährmedium enthalten. Eines davon wird sofort mit 0,5 ml Formaldehyd-Lösung *R* versetzt. Diese Röhrchen dienen zur Einstellung des Geräts für die Trübungsmessung.

Alle Teströhrchen werden randomisiert, nach dem „Lateinischen Quadrat" (5.3.3.2.2.4) oder der Anordnung randomisierter Blöcke (5.3.3.2.2.2) verteilt, in einem Wasserbad oder einer anderen geeigneten Apparatur so untergebracht, daß sie in kürzester Zeit auf die erforderliche Bebrütungstemperatur gebracht und bei dieser Temperatur 3 bis 4 h lang gehalten werden. Es ist sicherzustellen, daß jedes Röhrchen nach genau der gleichen Bebrütungstemperatur und -zeit gemessen wird.

Nach der Bebrütung wird das Wachstum des Testkeims entweder durch Zusatz von 0,5 ml Formaldehyd-Lösung *R* zu jedem Teströhrchen oder durch Hitzebehandlung gehemmt und die Trübung mit einem geeigneten Meßgerät auf 3 Stellen genau ermittelt. Auch andere Methoden, die nach der gleichen Bebrütungszeit die Trübung in einem jeden Röhrchen messen, können verwendet werden.

Tab. 2.7.2-2: Turbidimetrische Methode

Antibiotikum	Referenzsubstanz	Lösungsmittel (Stammlösung)	*p*H-Wert der Pufferlösung	Mikroorganismen	Medium und *p*H-Endwert (± 0,1 Einheiten)	Bebrütungstemperatur °C
Colistinsulfat Colistimethat-Natrium	Colistinsulfat *CRS* Colistimethat-Natrium *CRS*	Wasser *R*	*p*H 7,0	*Escherichia coli* NCIMB 8666 CIP 2.83 ATCC 9637	C – *p*H 7,0	35 – 37
Dihydrostreptomycinsulfat	Dihydrostreptomycin *CRS*	Wasser *R*	*p*H 8,0	*Klebsiella pneumoniae* NCTC 7427 CIP 53.153 ATCC 10031	C – *p*H 7,0	35 – 37
Erythromycin-estolat Erythromycin-ethylsuccinat Erythromycin-stearat	Erythromycin *CRS*	Methanol *R* (siehe Monographien) Methanol *R*	*p*H 8,0	*Klebsiella pneumoniae* NCTC 7427 CIP 53.153 ATCC 10031 *Staphylococcus aureus* NCTC 7447 CIP 53.156 ATCC 6538 P	D – *p*H 7,0 C – *p*H 7,0	35 – 37 35 – 37
Framycetinsulfat	Framycetinsulfat	Wasser *R*	*p*H 8,0	*Staphylococcus aureus* NCTC 7447 CIP 53.156 ATCC 6538 P	C – *p*H 7,0	35 – 37
Gentamicinsulfat	Gentamicinsulfat *CRS*	Wasser *R*	*p*H 7,0	*Staphylococcus aureus* NCTC 7447 CIP 53.156 ATCC 6538 P	C – *p*H 7,0	35 – 37
Gramicidin	Gramicidin *CRS*	Methanol *R*	*p*H 7,0*)	*Streptococcus faecalis* ATCC 10541 *Staphylococcus aureus* ATCC 6538 P	C – *p*H 7,0	35 – 37
Kanamycin-monosulfat Saures Kanamycinmonosulfat	Kanamycin-monosulfat *CRS*	Wasser *R*	*p*H 8,0	*Staphylococcus aureus* NCTC 7447 CIP 53.156 ATCC 6538 P	C – *p*H 7,0	35 – 37
Neomycinsulfat	Neomycinsulfat *CRS*	Wasser *R*	*p*H 8,0	*Staphylococcus aureus* NCTC 7447 CIP 53.156 ATCC 6538 P	C – *p*H 7,0	35 – 37
Rifamycin-Natrium	Rifamycin-Natrium *CRS*	Methanol *R*	*p*H 7,0	*Escherichia coli* NCIMB 8879 CIP 54.127 ATCC 10536	C – *p*H 7,0	35 – 37
Spiramycin	Spiramycin *CRS*	Methanol *R*	*p*H 7,0	*Staphylococcus aureus* NCTC 7447 CIP 53.156 ATCC 6538 P	C – *p*H 7,0	35 – 37
Streptomycin-sulfat	Streptomycin-sulfat *CRS*	Wasser *R*	*p*H 8,0	*Klebsiella pneumoniae* NCTTC 7427 CIP 53.153 ATCC 10031	C – *p*H 7,0	35 – 37
Tobramycin	Tobramycin *CRS*	Wasser *R*	*p*H 7,0	*Staphylococcus aureus* NCTC 7447 CIP 53.136 ATCC 6538 P ATCC 9144	C – *p*H 7,0	35 – 37

Fortsetzung Tab. 2.7.2-2: Turbidimetrische Methode

Antibiotikum	Referenz-substanz	Lösungsmittel (Stammlösung)	*p*H-Wert der Pufferlösung	Mikroorganismen	Medium und *p*H-Endwert (± 0,1 Einheiten)	Bebrütungstemperatur °C
Tylosin für Tiere Tylosintartrat für Tiere	Tylosin *CRS*	2,5prozentige Lösung (*V/V*) von Methanol *R* in Phosphat-Pufferlösung *p*H 7,0 (0,1 mol · l^{-1}) *R*	*p*H 7,0	*Staphylococcus aureus* NCTC 6571 CIP 53.154 ATCC 9144	C – *p*H 7,0	37
Vancomycin-hydrochlorid	Vancomycin-hydrochlorid *CRS*	Wasser *R*	*p*H 8,0	*Staphylococcus aureus* ATCC 6538 P CIP 53.156	C – *p*H 7,0	37 – 39

*) Der Zusatz eines Detergens, z. B. Polysorbat 80 in einer Konzentration von 0,1 mg · ml^{-1}, kann erforderlich sein, um Adsorptionsverluste während der Verdünnungsschritte zu vermeiden.

Die Auswertung erfolgt unter Verwendung üblicher statistischer Methoden.

Eine Linearität der Dosis-Wirkungs-Kurve, transformiert oder untransformiert, läßt sich oft nur in einem sehr eng begrenzten Konzentrationsbereich erzielen. Dieser Bereich muß für die Berechnung der Aktivität herangezogen werden und soll sich über mindestens 3 aufeinanderfolgende Konzentrationen erstrecken, um auf diese Weise die Forderung der Linearität zu halten. Bei Routineprüfungen kann eine Zweipunktmethode als ausreichend angesehen werden, wenn die Linearität des Systems in einer angemessenen Anzahl von Prüfungen mit der Dreipunktmethode verglichen wurde. In allen Zweifelsfällen ist jedoch die oben beschriebene Dreipunktmethode anzuwenden.

Die Anzahl der je Dosis bei jeder Wertbestimmung durchgeführten Messungen muß ausreichend sein, um die vorgeschriebene Genauigkeit zu erzielen. Gegebenenfalls kann die Bestimmung wiederholt werden, um durch statistische Auswertung der Ergebnisse die geforderte Genauigkeit zu erreichen und sicherzustellen, daß die Aktivität des Antibiotikums dem Mindestgehalt entspricht.

Der folgende Teil dient zur Information und als Anleitung. Er ist nicht verpflichtender Teil des Arzneibuchs.

Herstellung der Impfkultur

Der folgende Text führt die empfohlenen Mikroorganismen und die Arbeitsbedingungen auf. Andere Mikroorganismen können verwendet werden unter der Bedingung, daß die Empfindlichkeit gegen die zu prüfenden Antibiotika genauso groß ist und geeignete Nährböden und Bedingungen wie Temperatur und *p*H-Wert angewandt werden. Die Konzentration der Lösungen sollte so gewählt werden, daß eine Linearität zwischen dem Logarithmus der Dosis und der Wirkung unter den Bedingungen des Versuchs besteht.

Vorbereitung der Inocula: *Bacillus cereus var. mycoides; B. subtilis; B. pumilus.*
Die als Impfkultur benutzte Sporensuspension der genannten Mikroorganismen wird wie folgt hergestellt:

Die Mikroorganismen werden an der Oberfläche eines geeigneten Agarmediums, dem 1 mg · l^{-1} Mangan(II)-sulfat *R* zugesetzt wurde, 7 Tage lang bei 35 bis 37 °C kultiviert. Der hauptsächlich aus Sporen bestehende Bakterienrasen wird mit sterilem Wasser *R* abgeschwemmt, diese Suspension anschließend 30 min lang bei 70 °C erhitzt und so verdünnt, daß sie eine passende Menge Sporen enthält, im allgemeinen 10 · 10^6 bis 100 · 10^6 Sporen je Milliliter. Diese Sporensuspension ist über längere Zeit bei einer 4 °C nicht übersteigenden Temperatur haltbar.

Alternativ hierzu kann die Kultivierung der zur Sporensuspension benötigten Organismen auch 4 bis 6 Tage lang auf dem Medium C bei 26 °C erfolgen, wobei nach anschließendem Zusatz von 1 mg · l^{-1} Mangan(II)-sulfat *R* unter aseptischen Bedingungen nochmals 48 h lang bebrütet wird. Die Suspension wird unter dem Mikroskop kontrolliert, um sicherzustellen, daß genügend Sporen gebildet wurden (etwa 80 Prozent), und dann zentrifugiert. Das Sediment wird in sterilem Wasser *R* suspendiert, 30 min lang bei 70 °C erhitzt und so verdünnt, daß sich etwa 10 · 10^6 bis 100 · 10^6 Sporen je Milliliter in der Suspension befinden. Die Lagerungstemperatur für diese Suspension darf 4 °C nicht übersteigen.

Bordetella bronchiseptica

Die Mikroorganismen werden 16 bis 18 h lang bei 35 bis 37 °C auf dem Medium B kultiviert, danach mit sterilem Wasser *R* abgeschwemmt. Die Suspension wird bis zu einer entsprechenden Lichtdurchlässigkeit verdünnt.

Staphylococcus aureus; Klebsiella pneumoniae; Escherichia coli; Micrococcus flavus; Staphylococcus epidermidis

Die Kultivierung erfolgt wie für *Bordetella bronchiseptica* beschrieben, jedoch unter Benutzung von Medium A und Einstellen der Lichtdurchlässigkeit auf einen Wert, der bei der turbidimetrischen Methode zu einer befriedigenden Dosis-Wirkungs-Kurve oder bei der Diffusionsmethode zu klar umrissenen Hemmzonen mit genügend großem Durchmesser führt.

Saccharomyces cerevisiae; Candida tropicalis

Die Mikroorganismen werden 24 h lang bei 35 bis 37 °C auf dem Medium F kultiviert, danach mit einer sterilen Lösung von Natriumchlorid *R* (9 g · l^{-1}) abgeschwemmt. Die Suspension wird mit der gleichen Lösung bis zu einer entsprechenden Lichtdurchlässigkeit verdünnt.

Pufferlösungen: Pufferlösungen mit einem *p*H-Wert zwischen 5,8 und 8,0 werden hergestellt, indem 50,0 ml Kaliumdihydrogenphosphat-Lösung (0,2 mol · l^{-1}) mit dem in der Tab. 2.7.2-3 angegebenen Volumen Natriumhydroxid-Lösung (0,2 mol · l^{-1}) gemischt und mit frisch destilliertem Wasser *R* zu 200,0 ml verdünnt werden.

Tab. 2.7.2-3

*p*H-Wert	Natriumhydroxid-Lösung (0,2 mol · l^{-1}) [ml]
5,8	3,72
6,0	5,70
6,2	8,60
6,4	12,60
6,6	17,80
6,8	23,65
7,0	29,63
7,2	35,00
7,4	39,50
7,6	42,80
7,8	45,20
8,0	46,80

Diese Pufferlösungen werden für alle in der Tab. 2.7.2-1 aufgeführten Bestimmungen der mikrobiologischen Wirksamkeit benutzt, mit Ausnahme derjenigen für Bleomycin. Die Pufferlösung (*p*H 6,8) für Bleomycinsulfat wird wie folgt hergestellt: 6,4 g Kaliumdihydrogenphosphat *R* und 18,9 g Natriummonohydrogenphosphat *R* werden in Wasser *R* zu 1000 ml gelöst.

Nährmedien: Die nachstehend aufgeführten oder entsprechende Medien können benutzt werden:

Medium A

Pepton	6	g
Pepton aus Casein	4	g
Fleischextrakt	1,5	g
Hefeextrakt	3	g
Glucose-Monohydrat	1	g
Agar	15	g
Wasser	zu 1000	ml

Medium B

Pepton aus Casein	17	g
Pepton aus Sojamehl	3	g
Natriumchlorid	5	g
Kaliummonohydrogenphosphat	2,5	g
Glucose-Monohydrat	2,5	g
Agar	15	g
Polysorbat 80	10	g
Wasser	zu 1000	ml

Polysorbat 80 wird zu der aufgekochten, noch heißen und alle anderen Substanzen enthaltenden Lösung, kurz vor dem Auffüllen auf das Endvolumen, zugesetzt.

Medium C

Pepton	6	g
Fleischextrakt	1,5	g
Hefeextrakt	3	g
Natriumchlorid	3,5	g
Glucose-Monohydrat	1	g
Kaliummonohydrogenphosphat	3,68	g
Kaliumdihydrogenphosphat	1,32	g
Wasser	zu 1000	ml

Medium D

Herzextrakt	1,5	g
Hefeextrakt	1,5	g
Pepton aus Casein	5	g
Glucose-Monohydrat	1	g
Natriumchlorid	3,5	g
Kaliummonohydrogenphosphat	3,68	g
Kaliumdihydrogenphosphat	1,32	g
Kaliumnitrat	2	g
Wasser	zu 1000	ml

Medium E

Pepton	5	g
Fleischextrakt	3	g
Natriummonohydrogenphosphat · 12 H_2O	26,9	g
Agar	10	g
Wasser	zu 1000	ml

Das Natriummonohydrogenphosphat wird als sterile Lösung nach Sterilisation des übrigen Mediums zugesetzt.

Medium F

Pepton	9,4	g
Hefeextrakt	4,7	g
Fleischextrakt	2,4	g
Natriumchlorid	30,0	g
Glucose-Monohydrat	10,0	g
Agar	23,5	g
Wasser	zu 1000	ml

Medium G

Glycerol	10	g
Pepton	10	g
Fleischextrakt	10	g
Natriumchlorid	3	g
Agar	15	g
Wasser	zu 1000	ml

(nach der Sterilisation *p*H 7,0 ± 0,1)

2.7.10 Wertbestimmung von Blutgerinnungsfaktor VII vom Menschen

Die Wertbestimmung des Blutgerinnungsfaktors VII vom Menschen erfolgt aufgrund seiner biologischen Aktivität als ein Faktor-VIIa-Gewebefaktor-Komplex bei der Aktivierung von Faktor X in Gegenwart von Calciumionen und Phospholipiden. Ermittelt wird die Wirksamkeit der Faktor-VII-Zubereitung durch den Vergleich der Menge, die erforderlich ist, um eine bestimmte Geschwindigkeit der Faktor-Xa-Bildung in einem Prüfgemisch zu erhalten, welches die Bestandteile enthält, die an der Aktivierung des Faktors X beteiligt sind, mit der Menge des internationalen Standards oder einer in Internationalen Einheiten eingestellten Standardzubereitung, die zur Bildung derselben Geschwindigkeit des Faktors Xa erforderlich ist.

Die Internationale Einheit ist die Faktor-VII-Aktivität einer festgelegten Menge des internationalen Standards, der aus gefriergetrocknetem Plasma besteht. Die Aktivität des internationalen Standards, angegeben in Internationalen Einheiten, wird von der Weltgesundheitsorganisation festgelegt.

Die chromogene Wertbestimmungsmethode besteht aus 2 aufeinanderfolgenden Stufen: der Faktor-VII-abhängigen Aktivierung einer Faktor-X-Reagenzmischung, die Gewebefaktor, Phospholipide und Calciumionen enthält, und der anschließenden enzymatischen Spaltung eines chromogenen Faktor-Xa-Substrats. Dabei entsteht ein Chromophor, das mit einem Spektrometer quantitativ bestimmt werden kann. Unter geeigneten Wertbestimmungsbedingungen ergibt sich eine lineare Beziehung zwischen der Geschwindigkeit der Faktor-Xa-Bildung und der Faktor-VII-Konzentration. Die Wertbestimmung wird in dem folgenden Schema zusammengefaßt.

Stufe 1:

a) Faktor VII $\xrightarrow{\text{Gewebefaktor + Ca}^{++}}$ Faktor VIIa

b) Faktor X $\xrightarrow{\text{Faktor VIIa + Ca}^{++}\text{ + Gewebefaktor/Phospholipid}}$ Faktor Xa

Stufe 2:

Chromogenes Substrat $\xrightarrow{\text{Faktor Xa}}$ Peptid + Chromophor

In beiden Stufen werden Reagenzien verwendet, die aus verschiedenen Quellen erhältlich sind. Zwar variiert die Zusammensetzung der einzelnen Reagenzien unter Umständen, ihre wesentlichen Merkmale jedoch sind in der nachfolgenden Spezifikation beschrieben.

Reagenzien

Das Gerinnungsfaktor-Reagenz enthält gereinigte Proteine vom Menschen oder Rind. Zu diesem gehören Faktor X und Thromboplastin-Gewebefaktor/Phospholipid als Faktor-VII-Aktivator.

Diese Proteine sind zum Teil gereinigt und enthalten keine Verunreinigungen, welche die Aktivierung des Faktors VII oder des Faktors X stören. Die Menge des vorhandenen Faktors X ergibt in der ersten Stufe der Wertbestimmung eine Endkonzentration zwischen 10 und 350, vorzugsweise zwischen 14 und 70 nmol je Liter.

Als Gewebefaktor/Phospholipid-Komponente können sowohl Thromboplastin aus natürlichen Quellen (Rinder- oder Kaninchenhirn) als auch synthetische Zubereitungen verwendet werden. Das für die Bestimmung der Prothrombin-Zeit geeignete Thromboplastin ist 1:5 bis 1:50 in Pufferlösung verdünnt, so daß die Endkonzentration an Ca^{++}-Ionen zwischen 15 und 25 mmol je Liter beträgt. Die endgültige Bildung des Faktors Xa erfolgt in einer Lösung, die Albumin vom Menschen oder vom Rind in solch einer Konzentration enthält, daß Adsorptionsverluste nicht auftreten, und die in einem *p*H-Bereich zwischen 7,3 und 8,0 liegt. Im endgültigen Inkubationsgemisch muß der Faktor VII die einzige geschwindigkeitsbestimmende Komponente sein, und keine Reagenzkomponente darf die Eigenschaft besitzen, eigenständig Faktor Xa zu bilden.

Die zweite Stufe umfaßt die quantitative Bestimmung des gebildeten Faktors Xa unter Verwendung eines Farbstoffsubstrats, das für den Faktor Xa spezifisch ist. Dieses besteht im allgemeinen aus einem kurzen Peptid aus 3 bis 5 Aminosäuren, das an eine chromophore Gruppe gebunden ist. Bei der Abspaltung dieser Gruppe vom Peptidsubstrat verlagert sich das Absorptionsmaximum auf eine Wellenlänge, die eine quantitative Bestimmung mit dem Spektrometer ermöglicht. Das Substrat wird in der Regel in Wasser *R* gelöst und in einer Endkonzentration zwischen 0,2 und 2 mmol je Liter verwendet. Das Substrat kann außerdem geeignete Hemmstoffe enthalten, um eine weitere Bildung des Faktors Xa zu hemmen (Zusatz von Edetat).

Ausführung

Der gesamte Inhalt jeweils einer Ampulle der Standardzubereitung und der zu bestimmenden Zubereitung werden durch Zusatz einer entsprechenden Menge Wasser *R* gelöst. Die Lösungen sind innerhalb von 1 h weiterzuverwenden. Den rekonstituierten Zubereitungen wird ein Vorverdünnungsmittel in ausreichender Menge zugesetzt, so daß Lösungen entstehen, die zwischen 0,5 und 2,0 I.E. Faktor VII je Milliliter enthalten.

Unter Verwendung einer isotonischen Pufferlösung ohne Chelatbildner, die 1 Prozent Albumin vom Menschen oder vom Rind enthält und möglichst zwischen *p*H 7,3 und 8,0 gepuffert ist, werden weitere Verdünnungen der Standard- und Prüfzubereitung hergestellt. Mindestens 3 getrennte, unabhängige Verdünnungen für jede Zubereitung werden vorzugsweise in doppelter Ausfertigung hergestellt. Die Endkonzentration des Faktors VII sollte unter 0,005 I.E. je Milliliter liegen.

Eine Blindlösung wird hergestellt, die alle Komponenten, ausgenommen Faktor VII, enthält.

Alle Verdünnungen werden in Kunststoffröhrchen hergestellt und innerhalb von 1 h verwendet.

Stufe 1: Die Verdünnungen der Faktor-VII-Standardzubereitung und der zu untersuchenden Zubereitung werden mit einem geeigneten Volumen des vorgewärmten Koagulationsfaktor-Reagenzes oder einer Kombination seiner einzelnen Bestandteile gemischt. Das Gemisch wird in Kunststoffröhrchen oder in Vertiefungen einer Mikrotiterplatte bei 37 °C inkubiert. Die Konzentration der einzelnen Komponenten während der Faktor-Xa-Bildung muß den Spezifikationen unter Beschreibung der Reagenzien (siehe oben) entsprechen.

Für die Aktivierung des Faktors X muß eine geeignete Zeit verstreichen; die Reaktion sollte beendet sein, bevor die Faktor-Xa-Konzentration den höchsten Stand erreicht, um eine zufriedenstellende lineare Dosis-Wirkungs-Beziehung zu erhalten. Die Aktivierungszeit wird so gewählt, daß eine lineare Bildung des Faktors Xa in dieser Zeit erhalten wird. Geeignete Aktivierungszeiten liegen zwischen 2 und 5 min. Abweichungen sind jedoch zulässig, sofern sich damit eine bessere Linearität der Dosis-Wirkungs-Beziehung erzielen läßt.

Stufe 2: Die Aktivierung wird durch Zusatz eines vorgewärmten Reagenzes, das ein chromogenes Substrat enthält, beendet. Die Geschwindigkeit der Abspaltung des Substrats, die mit der Konzentration des gebildeten Faktors Xa linear sein muß, wird quantitativ bestimmt, indem die Veränderungsrate der Absorption bei einer geeigneten Wellenlänge mit einem Spektrometer gemessen wird.

Die Absorption wird entweder ständig überwacht, um die Berechnung der Anfangsgeschwindigkeit der Substratabspaltung zu ermöglichen, oder die Hydrolysereaktion wird nach einem geeigneten Zeitraum beendet, indem der *p*H-Wert durch Zusatz eines geeigneten Reagenzes gesenkt wird, zum Beispiel durch den Zusatz von Essigsäure ($500\,g \cdot l^{-1}$ $C_2H_4O_2$) oder einer Citrat-Pufferlösung *p*H 3 ($1\,mol \cdot l^{-1}$). Die Hydrolysezeit wird so eingestellt, daß eine lineare Entwicklung des Chromophors als Funktion der Zeit erhalten wird. Geeignete Hydrolysezeiten liegen in der Regel zwischen 3 und 15 min. Abweichungen sind jedoch zulässig, sofern sich damit eine bessere Linearität der Dosis-Wirkungs-Beziehung erzielen läßt.

Die Validität der Wertbestimmung wird überprüft und die Wirksamkeit der Prüfzubereitung durch die üblichen statistischen Methoden für die Wertbestimmung berechnet (zum Beispiel **5.3: Statistische Auswertung der Ergebnisse biologischer Wertbestimmungen und Reinheitsprüfungen**).

2.7.11 Wertbestimmung von Blutgerinnungsfaktor IX vom Menschen

Die Wirksamkeit wird durch Vergleich der Menge der zu bestimmenden Zubereitung ermittelt, die erforderlich ist, um die Gerinnungszeit eines Prüfgemischs herabzusetzen, das die an der Blutgerinnung beteiligten Bestandteile, außer Faktor IX, enthält, mit der Menge einer in Internationalen Einheiten eingestellten Standardzubereitung, die zum Erzielen der gleichen Wirkung erforderlich ist. Die Internationale Einheit ist die Aktivität einer festgelegten Menge des internationalen Standards, der aus dem gefriergetrockneten Konzentrat des Blutgerinnungsfaktors IX vom Menschen besteht. Die Aktivität des internationalen Standards, angegeben in Internationalen Einheiten, wird von der Weltgesundheitsorganisation festgelegt.

Die zu bestimmende Zubereitung und die Standardzubereitung werden jeweils nach den Angaben in der Beschriftung rekonstituiert und unmittelbar verwendet. Falls erforderlich wird die in den Zubereitungen enthaltene Menge Heparin bestimmt (2.7.12) und das Heparin durch Zusatz von Protaminsulfat *R* neutralisiert (10 µg Protaminsulfat neutralisieren 1 I.E. Heparin). Die zu bestimmende Zubereitung und die Standardzubereitung werden mit der erforderlichen Menge Imidazol-Pufferlösung *p*H 7,3 *R* so verdünnt, daß Lösungen mit Wirksamkeiten zwischen 0,5 und 2,0 I.E. je Milliliter entstehen. Unter Verwendung einer Mischung von 1 Volumteil einer Lösung von Natriumcitrat *R* (38 g · l^{-1}) und 5 Volumteilen Imidazol-Pufferlösung *p*H 7,3 *R* werden Verdünnungsreihen im Bereich von 1:10 bis 1:80 in doppelter Ausfertigung hergestellt. Die Verdünnungen sind sehr genau herzustellen und sofort zu verwenden.

Für die Durchführung der Bestimmung werden beispielsweise Inkubationsröhrchen verwendet, die im Wasserbad bei 37 °C temperiert werden. In jedes Röhrchen werden 0,1 ml Plasmasubstrat *R* 2 und 0,1 ml einer der Verdünnungen der Standardzubereitung oder der zu bestimmenden Zubereitung gegeben. Jedem Röhrchen werden 0,1 ml einer geeigneten Verdünnung von Cephalin-Reagenz *R* oder Blutplättchen-Ersatz *R* und 0,1 ml einer Suspension von 0,5 g leichtem Kaolin *R* in 100 ml einer Lösung von Natriumchlorid *R* (9 g · l^{-1}) zugesetzt. Anschließend werden die Röhrchen etwa 10 min lang stehengelassen, wobei sie regelmäßig schräggestellt werden. Nachdem jedem Röhrchen 0,1 ml einer Lösung von Calciumchlorid *R* (7,4 g · l^{-1}) zugesetzt wurden, wird mit Hilfe einer Stoppuhr die Gerinnungszeit gemessen, das heißt der Zeitraum zwischen dem Moment der Calciumchloridzugabe und dem ersten Anzeichen der Fibrinbildung, die entweder visuell oder mit Hilfe einer geeigneten Apparatur festgestellt wird. Die Wirksamkeit wird mit Hilfe der üblichen statistischen Methoden berechnet (zum Beispiel **5.3: Statistische Auswertung der Ergebnisse biologischer Wertbestimmungen und Reinheitsprüfungen**).

Um sicherzustellen, daß das Plasmasubstrat *R* 2 keine wahrnehmbare Kontamination durch Faktor IX enthält, wird ein Blindversuch unter Verwendung eines entsprechenden Volumens einer Mischung von 1 Volumteil einer Natriumcitrat-Lösung *R* (38 g · l^{-1}) und 5 Volumteilen Imidazol-Pufferlösung *p*H 7,3 *R* anstelle der zu bestimmenden Zubereitung durchgeführt. Die Bestimmung darf nur ausgewertet werden, wenn die im Blindversuch gemessene Gerinnungszeit zwischen 100 und 200 s liegt.

2.7.12 Wertbestimmung von Heparin in Blutgerinnungsfaktor-Konzentraten

Die Untersuchungsprobe wird mit einem definierten Thrombinüberschuß und einem thrombinspezifischen chromogenen Substrat inkubiert. Die Absorptionserhöhung (als Maß für das freigesetzte Nitroanilin) wird bei 405 nm gemessen.

Die Absorptionserhöhung verhält sich umgekehrt proportional zum Heparingehalt der Probe.

Untersuchungslösungen: Die Zubereitung wird nach den Angaben der Beschriftung rekonstituiert und mit einer geeigneten Pufferlösung (zum Beispiel Natriumchlorid *R* (7 g · l^{-1}), Natriumcitrat *R* (6 g · l^{-1}), *p*H 7,3) auf etwa 0,25 I.E. Heparin je Milliliter verdünnt. Mit Hilfe des Verdünnungspuffers (siehe „Referenzlösungen") wird eine Verdünnungsreihe bis 1:32 hergestellt. Die Verdünnungen werden 30 min lang stehengelassen.

Referenzlösungen: Eine Heparin-Standardzubereitung wird mit einem geeigneten Verdünnungspuffer (zum Beispiel Trometamol *R* (6 g · l^{-1}), (Ethylendinitrilo)tetraessigsäure *R* (2,2 g · l^{-1}), Natriumchlorid *R* (11,3 g · l^{-1}), *p*H 8,4) auf etwa 0,25 I.E. Heparin je Milliliter verdünnt, wobei eine Verdünnungsreihe bis 1:32 hergestellt wird.

Je 200 µl Untersuchungslösung, Referenzlösung oder Blindlösung (Verdünnungspuffer) und 200 µl einer Lösung von Antithrombin III *R* (3 I.E. · ml^{-1}) werden in die entsprechende Anzahl von Plastikröhrchen pipettiert. Die Mischungen werden 30 min lang stehen gelassen und anschließend je 200 µl Rinderthrombin *R* (20 I.E. · ml^{-1}) zugesetzt. Mit einem Vortex-Rührer wird sorgfältig gemischt und die Temperatur 90 s lang bei 37 °C gehalten.

Eine Lösung des thrombinspezifischen chromogenen Substrats in einer Konzentration, die mindestens dem doppelten Wert der Michaelis-Konstante (K_m) entspricht, wird hergestellt.

200 µl der auf 37 °C vorgewärmten Substratlösung werden jedem der die Untersuchungslösung, Referenzlösung oder Blindlösung enthaltenden Röhrchen zugesetzt. Nach sorgfältigem Mischen mit einem Vortex-Rührer werden die Röhrchen 90 s lang bei 37 °C inkubiert. Die Reaktion wird durch Zusatz von 200 µl einer Lösung von Essigsäure *R* (500 g · l^{-1} $C_2H_4O_2$) unterbrochen und die Absorption bei 405 nm gemessen.

Der Heparingehalt in der Untersuchungszubereitung wird mit Hilfe der üblichen statistischen Methoden berechnet (zum Beispiel **5.3: Statistische Auswertung der Ergebnisse biologischer Wertbestimmungen und Reinheitsprüfungen**).

2.9 Methoden der pharmazeutischen Technologie

2.9.2 Zerfallszeit von Suppositorien und Vaginalzäpfchen

Durch die Zerfallsprüfung wird festgestellt, ob die Suppositorien oder Vaginalzäpfchen in der vorgeschriebenen Zeit unter den nachfolgend aufgeführten Bedingungen in einem flüssigen Medium erweichen oder zerfallen.

Der Zerfall eines Suppositoriums oder eines Vaginalzäpfchens ist erreicht, wenn

a) die Auflösung vollständig ist,

b) die Bestandteile des Suppositoriums oder des Vaginalzäpfchens sich getrennt haben: das heißt die geschmolzenen Fettbestandteile haben sich an der Oberfläche der Flüssigkeit angesammelt, unlösliche Pulver sind zu Boden gesunken, und lösliche Bestandteile haben sich aufgelöst. Je nach Typ der Zubereitung können die Bestandteile auf eine oder mehrere der oben genannten Arten verteilt sein,

c) Erweichen des Prüflings eintritt, unter Umständen begleitet von einer deutlichen Veränderung der ursprünglichen Form des Suppositoriums oder des Vaginalzäpfchens, ohne daß die Bestandteile sich vollständig trennen. Das Erweichen muß in einem solchen Ausmaß erfolgen, daß das Suppositorium oder das Vaginalzäpfchen keinen festen Kern mehr enthält, der dem Druck mit einem Glasstab Widerstand bietet,

d) die Hülle der Rektal- oder Vaginalgelatinekapsel einen Riß zeigt, durch den der Inhalt austritt,

e) kein Rückstand auf der perforierten Platte zurückbleibt oder ein etwa verbliebener Rückstand aus einer weichen oder schaumigen Masse besteht, in der beim Druck mit einem Glasstab kein fester Kern (Vaginaltablette) festzustellen ist.

Apparatur: Das Gerät (siehe Abb. 2.9.2-1) besteht aus einem durchsichtigen Glas- oder Kunststoffzylinder geeigneter Wandstärke, in dem mit Hilfe von 3 Haltern ein Metalleinsatz befestigt ist. Dieser besteht aus 2 runden, etwa 30 mm voneinander entfernten Lochplatten aus rostfreiem Metall mit je 39 Löchern von 4 mm Durchmesser. Der Durchmesser der Platten ist fast so groß wie der innere Durchmesser des Zylinders. Die Prüfung wird mit 3 der beschriebenen Geräte durchgeführt, von denen jedes einen einzelnen Prüfling enthält.

Jedes Gerät wird in ein Behältnis mit mindestens 4 l Wasser von 36 bis 37 °C, falls nichts anderes vorgeschrieben ist, gebracht. Alle 3 Geräte können auch miteinander in ein Behältnis mit mindestens 12 l Wasser gebracht werden. Das Behältnis ist mit einem langsam laufenden Rührer und einem Halter versehen, der gestattet, das Gerät mindestens 90 mm senkrecht unter der Oberfläche des Wassers zu befestigen und um 180 °C zu drehen, ohne daß es aus dem Wasser herausgenommen werden muß.

Ausführung: 3 Suppositorien oder Vaginalzäpfchen werden geprüft. Sie werden jeweils einzeln auf die untere Lochplatte eines Metalleinsatzes gelegt, der hierauf im Zylinder des Gerätes befestigt wird. Die Geräte werden alle 10 min um 180° gedreht. Die Prüflinge werden nach der in der Monographie vorgeschriebenen Zeit geprüft. Die Anforderungen der Prüfung sind erfüllt, wenn alle Prüflinge zerfallen sind.

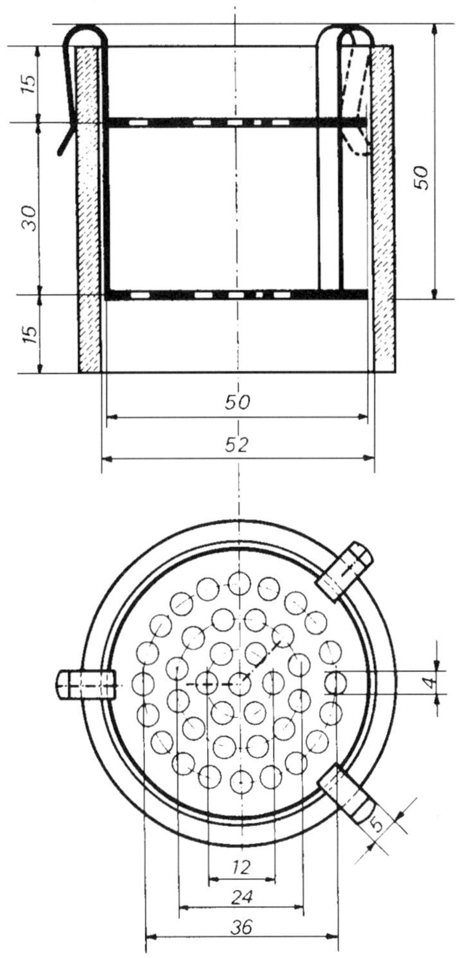

Abb. 2.9.2-1: Gerät zur Bestimmung der Zerfallszeit von Suppositorien und Vaginalzäpfchen
Längenangaben in Millimeter

Verwendung der Apparatur zur Prüfung von Vaginaltabletten. Verwendet wird das oben beschriebene, auf die Halter gestellte Gerät (siehe Abb. 2.9.2-2), das in ein Becherglas oder eine Kristallisierschale geeigneten Durchmessers mit Wasser von 36 bis 37 °C gestellt wird. Die Wasseroberfläche soll etwas unterhalb der oberen Lochplatte enden. Hierauf wird mittels einer Pipette Wasser von 36 bis 37 °C zugegeben, bis ein durchgehender Wasserfilm eben alle Löcher der Platte bedeckt. Zur Prüfung werden 3 Vaginaltabletten verwendet. Je eine wird auf die obere Lochplatte eines Geräts gelegt, und das Einstellgefäß wird mit einer Glasplatte bedeckt, damit eine geeignete, feuchte Atmosphäre entsteht. Die

Allg. Methoden

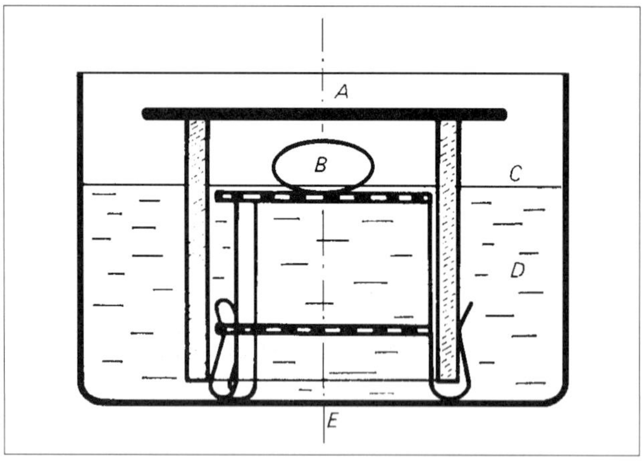

Abb. 2.9.2-2
A Glasplatte
B Vaginaltablette
C Wasseroberfläche
D Wasser
E Becherglas oder Kristallisierschale

Prüflinge werden nach der in der Monographie angegebenen Zeit geprüft. Die Anforderungen der Prüfung sind erfüllt, wenn alle Prüflinge zerfallen sind.

2.9.4 Wirkstofffreisetzung aus transdermalen Pflastern

Die Prüfung dient der Bestimmung der Freisetzungsgeschwindigkeit von Wirkstoffen aus transdermalen Pflastern.

1. Freisetzungsscheibe

Apparatur

Der Rührer und das Gefäß der Blattrührer-Apparatur, die bei der Prüfung „Wirkstofffreisetzung aus festen Arzneiformen" (2.9.3) beschrieben werden, und zusätzlich eine zusammengesetzte Scheibe aus rostfreiem Stahl, die mit einem Sieb (125 µm) ausgestattet ist (siehe Abb. 2.9.4-1), werden benutzt. Die Scheibe hält das Pflaster flach mit der Freisetzungsseite nach oben und parallel zur Unterseite des Rührblatts und ist so gebaut, daß das Volumen zwischen Scheibe und Boden des Gefäßes möglichst klein ist. Ein Abstand von 25 ± 2 mm zwischen der Unterseite des Rührblatts und der Oberfläche der Scheibe wird während der Prüfung eingehalten (siehe Abb. 2.9.4-2). Die Temperatur wird bei 32 ± 0,5 °C gehalten. Das Gefäß kann während der Prüfung bedeckt werden, um Verdunstungsverluste möglichst gering zu halten.

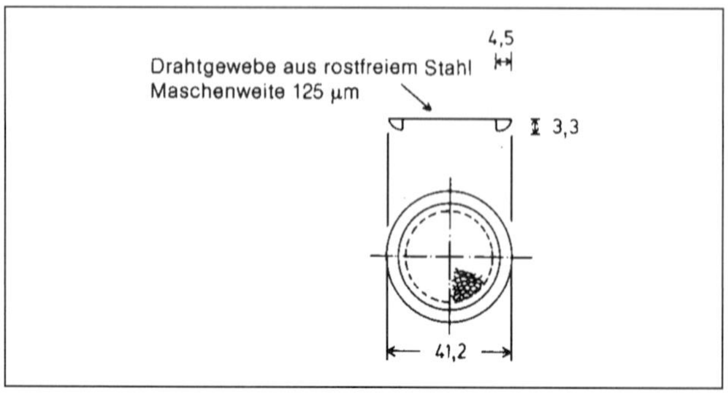

Abb. 2.9.4-1: Freisetzungsscheibe
Längenangaben in Millimeter

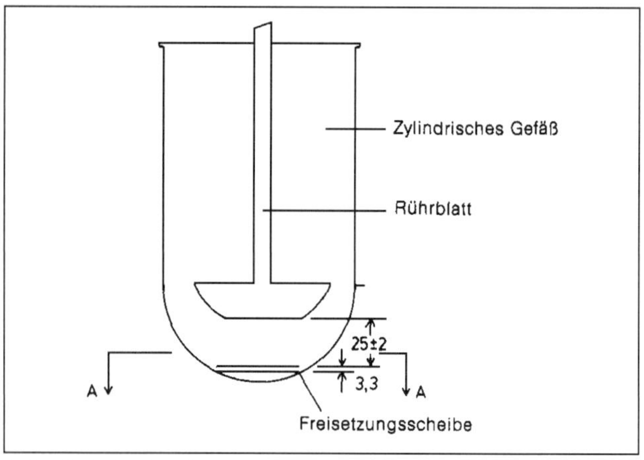

Abb. 2.9.4-2: Freisetzungsscheibe in der Blattrührer-Apparatur
Längenangaben in Millimeter

Ausführung

Die vorgeschriebene Menge der Prüfflüssigkeit wird in das Gefäß gegeben, die Prüfflüssigkeit auf die vorgeschriebene Temperatur erwärmt und das Pflaster auf der Scheibe so angebracht, daß die Freisetzungsseite so flach wie möglich liegt. Das Pflaster kann auf der Scheibe mit Hilfe eines geeigneten Klebers oder eines doppelseitigen Klebestreifens angebracht werden. Der Kleber und der Klebestreifen dürfen eine Bestimmung des Wirkstoffs oder der Wirkstoffe nicht stören und dürfen den Wirkstoff oder die Wirkstoffe nicht binden. Das Pflaster wird mit der Freisetzungsseite nach oben gerichtet auf die klebende Seite der Scheibe aufgedrückt. Das auf der Scheibe angebrachte Pflaster darf die Begrenzung der Scheibe nicht überragen. Ist das aber der Fall, darf, vorausgesetzt, daß die Zubereitung homogen und einheitlich über die Trägerschicht verteilt ist, ein geeignetes, exakt vermessenes Stück des Pflasters zugeschnitten und für die Prüfung der Wirkstofffreisetzung eingesetzt werden. Diese Vorgehensweise kann auch notwendig sein, um geeignete Sink-Bedingungen zu erhalten, darf aber nicht bei Membranpflastern angewendet werden. Das auf der Scheibe angebrachte Pflaster wird mit der Freisetzungsseite nach oben flach auf den Boden des Gefäßes gelegt. Der Rührer wird sofort auf eine Umdrehungszahl von beispielsweise 100 min^{-1} eingestellt. Zu mehreren festgelegten Zeiten wird eine Probe an einer Stelle entnommen, die in der Mitte zwischen der Oberfläche der Prüfflüssigkeit und der Oberkante des Rührblatts und mindestens 10 mm von der Gefäßwand entfernt liegt.

Die Gehaltsbestimmung erfolgt nach jeder Probeentnahme, wobei das entnommene Volumen, falls notwendig, berücksichtigt wird. Die Prüfung wird mit weiteren Pflastern durchgeführt.

2. Extraktionszelle

Apparatur

Der Rührer und das Gefäß der Blattrührer-Apparatur, die bei der Prüfung „Wirkstofffreisetzung aus festen Arzneiformen“ (2.9.3) beschrieben werden, und zusätzlich die Extraktionszelle werden benutzt.

Die Extraktionszelle (siehe Abb. 2.9.4-3) ist aus chemisch inerten Materialien hergestellt und besteht aus einem Träger, einer Abdeckung und, falls notwendig, aus einer Membran, die auf das Pflaster aufgebracht wird, um es von der Prüfflüssigkeit zu isolieren, falls diese die physikalisch-chemischen Eigenschaften des Pflasters modifizieren oder ungünstig beeinflussen kann.

Halterung: Der innere Teil der Halterung hat einen Hohlraum, der das Pflaster aufnimmt. Dieser ist 2,6 mm tief und hat einen Durchmesser, der für die Größe des Pflasters geeignet ist. Folgende Durchmesser können verwendet werden: 27, 38, 45, 52 mm, entsprechend den Volumen 1,48 ml, 2,94 ml, 4,13 ml, 5,52 ml.

Abdeckung: Die Abdeckung hat eine zentrale Öffnung mit einem Durchmesser, der entsprechend der Größe des Pflasters gewählt wird. Dadurch kann das Pflaster exakt zentriert werden, und die Freisetzungsfläche ist begrenzt. Folgende Durchmesser können verwendet werden: 20, 32, 40, 50 mm, entsprechend den Flächen 3,14 cm^2, 8,03 cm^2, 12,56 cm^2, 19,63 cm^2. Die Abdeckung wird auf der Halterung, aus der Schrauben herausragen, mittels Muttern befestigt. Die Abdeckung wird gegen die Halterung mit Hilfe eines Gummirings abgedichtet, der auf das Reservoir gesetzt wird.

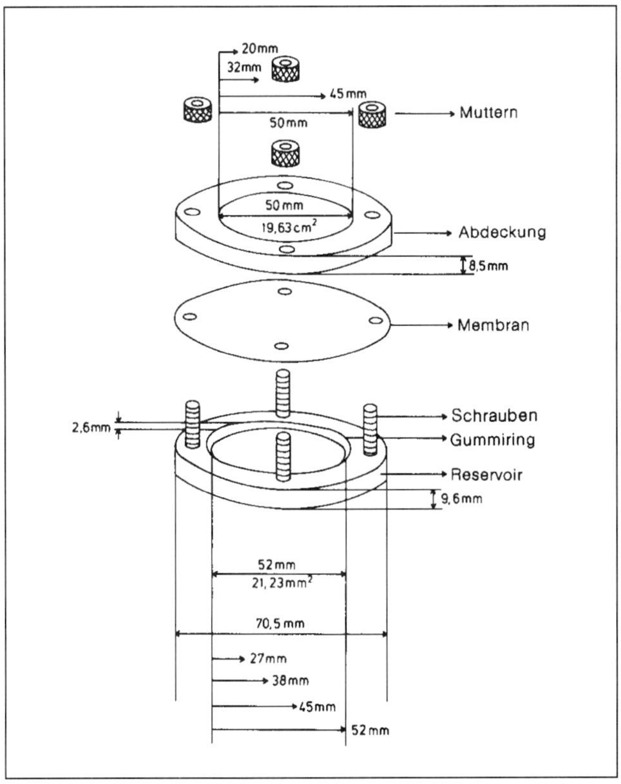

Abb. 2.9.4-3: Extraktionszelle

Die Extraktionszelle hält das Pflaster flach mit der Freisetzungsseite nach oben und parallel zur Unterseite des Rührblatts. Ein Abstand von 25 ± 2 mm zwischen der Unterseite des Rührblatts und der Oberfläche der Scheibe wird während der Prüfung eingehalten (siehe Abb. 2.9.4-4).

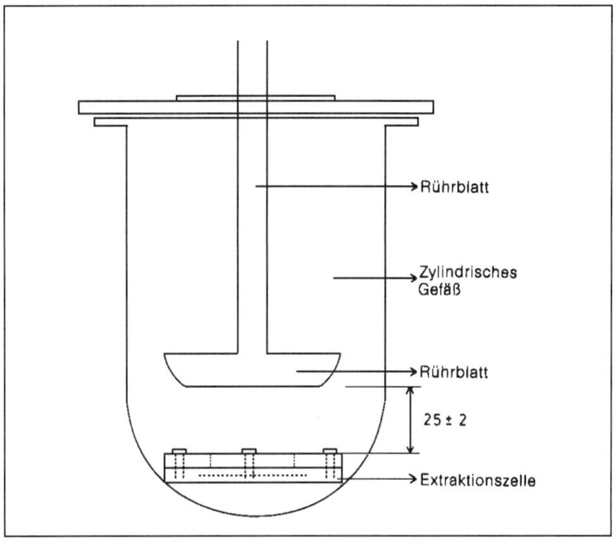

Abb. 2.9.4-4: Extraktionszelle in der Blattrührer-Apparatur
Längenangabe in Millimeter

Die Temperatur wird bei 32 ± 0,5 °C gehalten. Das Gefäß kann während der Prüfung bedeckt werden, um Verdunstungsverluste möglichst gering zu halten.

Ausführung

Die vorgeschriebene Menge der Prüfflüssigkeit wird in die Apparatur gegeben und die Prüfflüssigkeit auf die vorgeschriebene Temperatur erwärmt. Das Pflaster wird in der Zelle exakt mit der Freisetzungsseite nach oben zentriert. Die Zelle wird verschlossen, falls notwendig wird eine hydrophobe Substanz, zum Beispiel Vaselin, auf die flachen Oberflächen aufgetragen, um einen dichten Verschluß zu gewährleisten. Das Pflaster darf während der Prüfung nicht verrutschen. Die Zelle wird flach mit der Abdeckung nach oben auf den Boden des Gefäßes gelegt. Der Rührer wird sofort auf eine Umdrehungszahl von zum Beispiel 100 min^{-1} eingestellt. Zu mehreren festgelegten Zeiten wird eine Probe an einer Stelle entnommen, die in der Mitte zwischen der Oberfläche der Prüfflüssigkeit und der Oberkante des Rührblatts und mindestens 10 mm von der Gefäßwand entfernt liegt.

Die Gehaltsbestimmung erfolgt nach jeder Probeentnahme, wobei das entnommene Volumen, falls notwendig, berücksichtigt wird. Die Prüfung wird mit weiteren Pflastern durchgeführt.

3. Rotierender Zylinder

Apparatur

Das Gefäß der Blattrührer-Apparatur, das bei der Prüfung „Wirkstofffreisetzung aus festen Arzneiformen“ (2.9.3) beschrieben ist, wird benutzt. Zusätzlich wird, anstelle des Rührblatts und des entsprechenden Schafts, ein Zylinder aus rostfreiem Stahl (siehe Abb. 2.9.4-5) eingesetzt. Das Pflaster wird auf den Zylinder zu Beginn der Prüfung aufgebracht. Der Abstand zwischen innerem Gefäßboden und Zylinder wird während der Prüfung auf 25 ± 2 mm eingestellt. Die Temperatur der Prüfflüssigkeit wird bei 32 ± 0,5 °C gehalten. Während der Prüfung wird das Gefäß bedeckt, um eine Verdunstung der Prüfflüssigkeit möglichst gering zu halten.

Ausführung

Das vorgeschriebene Volumen der Prüfflüssigkeit wird in das Gefäß gegeben und auf die vorgeschriebene Temperatur erwärmt. Die Schutzfolie wird vom Pflaster entfernt. Die klebende Seite wird auf ein Stück einer geeigneten, inerten, porösen Membran aufgebracht, die nach allen Seiten etwa 1 cm größer als das Pflaster ist. Das Pflaster wird auf eine saubere Fläche aufgebracht, wobei die Membran mit dieser Fläche in Kontakt steht. Das Pflaster kann auf zwei Arten an dem Zylinder festgeklebt werden

- ein geeigneter Kleber wird an den freien Membranrändern und, falls notwendig, an der Rückseite des Pflasters angebracht
- ein doppelseitiger Klebestreifen wird an der Wand des Zylinders angebracht.

Unter geringem Druck wird das Pflaster sorgfältig mit der Trägerschicht auf dem Klebestreifen angebracht, so daß die Freisetzungsseite mit der Prüfflüssigkeit in Kontakt ist. Die längere Seite des Pflasters soll den Zylinderumfang umschließen. Der Kleber und der Klebestreifen dürfen eine Gehaltsbestimmung des Wirkstoffs oder der Wirkstoffe nicht stören und dürfen den Wirkstoff oder die Wirkstoffe nicht binden.

Der Zylinder wird in die Apparatur eingesetzt und sofort die Umdrehungszahl zum Beispiel auf 100 min^{-1} eingestellt. Zu mehreren festgelegten Zeiten wird eine Probe an einer Stelle entnommen, die in der Mitte zwischen der Oberfläche der Prüfflüssigkeit und der Oberkante des Zylinders und mindestens 10 mm von der Gefäßwand entfernt liegt.

Die Gehaltsbestimmung erfolgt nach jeder Probeentnahme, wobei das entnommene Volumen, falls notwendig, berücksichtigt wird. Die Prüfung wird mit weiteren Pflastern durchgeführt.

Auswertung

Wenn die aus dem Pflaster freigesetzte Wirkstoffmenge bezogen auf die Fläche und die Zeit zu den festgelegten Probeentnahmezeiten innerhalb der vorgeschriebenen Grenzen liegt, gelten die Anforderungen als erfüllt.

2.9.14 Bestimmung der spezifischen Oberfläche durch Luftpermeabilität

Die Prüfung dient zur Bestimmung der spezifischen Oberfläche, angegeben in $m^2 \cdot g^{-1}$, von trockenen Pulvern im nicht siebbaren Bereich. Der Effekt des molekularen Flusses („slip flow"), der bei der Prüfung von Pulvern, die aus Partikeln von höchstens wenigen Mikrometern Größe bestehen, von Bedeutung sein kann, wird nicht in der Gleichung zur Berechnung der spezifischen Oberfläche berücksichtigt.

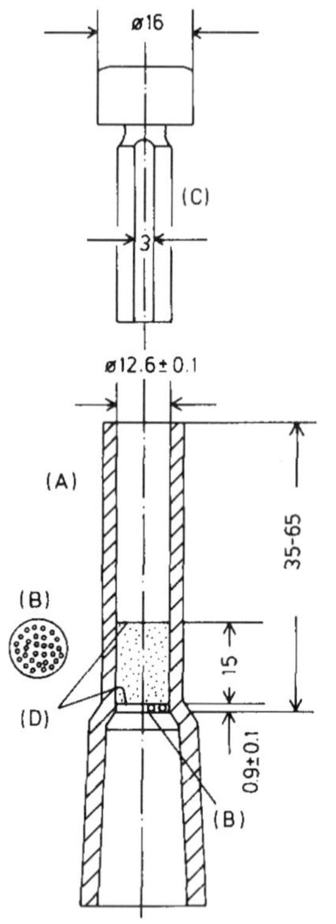

Abb. 2.9.14-1: Permeationszelle
Längenangaben in Millimeter

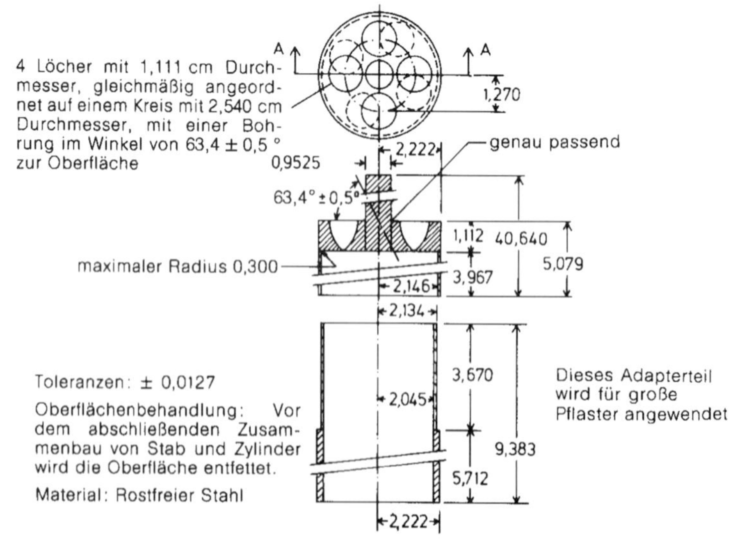

Abb. 2.9.4-5: Rotierender Zylinder
Längenangaben in Zentimeter

Apparatur: Die Apparatur setzt sich aus einer *Permeationszelle* (siehe Abb. 2.9.14-1) und einem *U-Rohr-Manometer* (siehe Abb. 2.9.14-2) zusammen.

Die *Permeationszelle* besteht aus einem Zylinder aus Glas oder nichtkorrodierendem Metall mit einem inneren Durchmesser von 12,6 ± 0,1 mm (A). Der Boden der Zelle ist luftdicht mit dem Manometer (siehe Abb. 2.9.14-2) verbunden (zum Beispiel durch einen Adapter). Ein Vorsprung von 0,5 bis 1 mm Breite ist 50 ± 15 mm vom oberen Rand der Zelle angebracht. Der Vorsprung ist Bestandteil der Zelle oder fest mit ihr verbunden, so daß die Zelle luftdicht ist. Der Vorsprung trägt eine perforierte Metallscheibe (B), die aus nichtkorrodierendem Metall besteht. Die Scheibe hat eine Stärke von 0,9 ± 0,1 mm und ist mit 30 bis 40 Löchern von 1 mm Durchmesser perforiert, die gleichmäßig über die Fläche verteilt sind.

Der Kolben (C) ist aus nichtkorrodierendem Metall hergestellt und paßt in die Zelle mit einem Spiel von höchstens 0,1 mm. Das Unterteil des Kolbens hat scharfe rechtwinklige Kanten, die im rechten Winkel zur Hauptachse der Apparatur liegen. Auf einer Seite des Kolbens befindet sich eine Luftöffnung von 3 mm Länge und 0,3 mm Tiefe. Das Oberteil des Kolbens besitzt eine Manschette. Diese ist so angeordnet, daß der Abstand zwischen dem Boden des Kolbens und der Oberseite der perforierten Scheibe (B) 15 ± 1 mm beträgt, wenn der Kolben in die Zelle eintaucht und mit dem Oberteil der Zelle in Kontakt ist.

Die Filterpapierscheiben (D) haben weiche Kanten und den gleichen Durchmesser wie der Innenraum der Zelle.

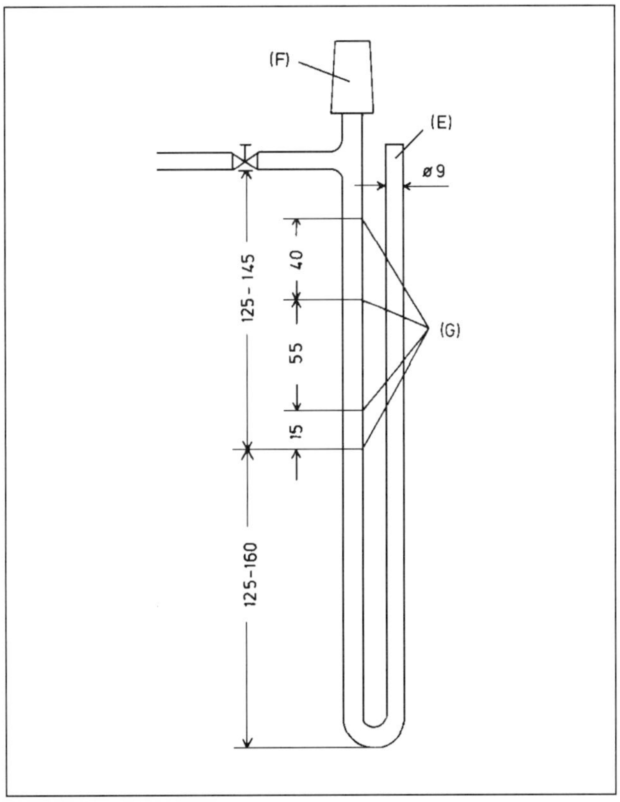

Abb. 2.9.14-2: U-Rohr-Manometer
Längenangaben in Millimeter

Das *U-Rohr-Manometer* (E) ist aus Glasrohr mit äußerem Durchmesser von 9 mm und innerem Durchmesser von 7 mm mit Standardwandungen hergestellt. Das obere Ende eines der Manometerarme kann mit der Zelle über ein Anschlußstück (F) luftdicht verbunden werden. Der mit der Zelle verbundene Manometerarm hat eine um das Rohr verlaufende Markierungslinie im Abstand von 125 bis 145 mm unterhalb des Seitenanschlusses sowie Markierungslinien in Abständen von 15, 70, und 110 mm über dieser Linie (G). Der Seitenanschluß, der 250 bis 350 mm über dem unteren Ende des Manometers liegt, ist zur Evakuierung des Manometerarms, welcher an die Zelle angeschlossen wird, vorgesehen. An der Seite des Anschlusses ist höchstens 50 mm vom Manometerarm entfernt ein Hahn angebracht.

Das Manometer wird fest angebracht, so daß die Arme senkrecht stehen. Bis zur untersten Markierungslinie wird Dibutylphthalat *R*, dem ein lipophiler Farbstoff beigemischt wurde, eingefüllt.

Ausführung: Falls vorgeschrieben wird das Pulver getrocknet und gesiebt (125), um Agglomerate zu zerstören. Die Masse (M) des Pulvers wird nach folgender Gleichung berechnet

$$M = V \cdot \varrho \cdot (1-\varepsilon) \qquad (1)$$

V = scheinbares Volumen des verdichteten Pulverbetts
ϱ = Dichte der Substanz in Gramm je Milliliter
ε = Porosität des verdichteten Pulverbetts.

Zunächst wird eine Porosität von 0,5 angenommen und dieser Wert in Gleichung 1 eingesetzt, um die Masse M des Pulvers für die Prüfung zu berechnen.

Auf die Oberfläche der perforierten Metallscheibe (B) wir eine Filterpapierscheibe gelegt. Die zunächst berechnete Masse des Pulvers wird auf 1 mg genau gewogen. Das Pulver wird sorgfältig in die gereinigte, gewogene Zelle überführt. Anschließend wird leicht an die Zelle geklopft, so daß die Oberfläche des Pulverbetts eben ist. Die Oberfläche wird mit einer zweiten Filterpapierscheibe bedeckt. Das Pulver wird langsam mit Hilfe des Kolbens, ohne diesen zu drehen, verdichtet. Der Druck wird aufrechterhalten, bis der Kolben vollständig in die Zelle eingeführt ist. Falls dies nicht möglich ist, muß die Pulvermenge reduziert werden. Falls im entgegengesetzten Fall nicht genügend Widerstand zu spüren ist, wird die Pulvermenge erhöht. In diesem Fall wird die Porosität erneut berechnet. Nach mindestens 10 s wird der Kolben entfernt.

Die Zelle wird mit Hilfe einer luftdichten Verbindung an das Manometerrohr angeschlossen. Die Luft wird aus dem Manometer mit Hilfe eines Gummiballs entfernt, bis der Meniskus der gefärbten Flüssigkeit die höchste Marke erreicht hat. Der Hahn wird geschlossen. Die Dichtigkeit der Apparatur wird überprüft, indem die obere Öffnung der Zelle zum Beispiel mit einem Gummistopfen verschlossen wird. Der Gummistopfen wird entfernt und mit einer Stoppuhr die Zeit gemessen, die die Flüssigkeit braucht, um von der 2. zur 3. Marke zu fallen.

Mit Hilfe der gemessenen Permeationszeit wird die spezifische Oberfläche (S), angegeben in $m^2 \cdot g^{-1}$, nach der folgenden Gleichung berechnet

$$S = \frac{K \cdot \sqrt{\varepsilon^3} \cdot \sqrt{t}}{\varrho \cdot (1-\varepsilon) \cdot \sqrt{\eta}} \qquad (2)$$

t = Permeationszeit in Sekunden
η = dynamische Viskosität von Luft in Millipascal · Sekunde (siehe Tab. 2.9.14-1)
K = Apparatekonstante, bestimmt nach Gleichung 4
ϱ = Dichte der Substanz in Gramm je Milliliter
ε = Porosität des verdichteten Pulverbetts.

Kalibrierung der Apparatur

(a) Die *scheinbare Dichte des verdichteten Pulverbetts* wird durch die Quecksilberverdrängungsmethode wie folgt bestimmt.

Zwei Filterpapierscheiben werden in die Zelle eingelegt, wobei die Kanten mit einem Stab, der etwas dünner als der Durchmesser der Zelle ist, nach unten gedrückt werden, bis die Filterpapierscheiben flach auf der perforierten Metallscheibe liegen. Die Zelle wird mit Quecksilber gefüllt. Alle Luftblasen, die an der Wand adhärieren, werden entfernt. Überflüssiges Quecksilber wird entfernt, um eine ebene Oberfläche an der oberen Öffnung der Zelle zu erhalten. Falls die Zelle aus einem Material hergestellt wurde, das mit Quecksilber eine Legierung bildet, werden die Zelle und die perforierte Metallscheibe mit einem dünnen Paraffinfilm ausgekleidet. Das Quecksilber wird in ein gewogenes Becherglas gegossen. Die Masse (M_A) und die Temperatur des Quecksilbers werden bestimmt.

Mit dem Referenzpulver wird ein verdichtetes Pulverbett hergestellt und die Zelle erneut mit Quecksilber gefüllt, so daß eine ebene Oberfläche an der oberen Öffnung der Zelle erhalten wird. Das Quecksilber wird in ein gewogenes Becherglas gegossen und erneut die Quecksilbermasse bestimmt (M_B). Das scheinbare Volumen (V) des verdichteten Pulverbetts wird nach folgender Gleichung berechnet

$$V = \frac{M_A - M_B}{\varrho_{Hg}} \qquad (3)$$

$M_A - M_B$ = Differenz zwischen den bestimmten Massen des Quecksilbers in Gramm
ϱ_{Hg} = Dichte des Quecksilbers bei der gemessenen Temperatur in Gramm je Milliliter.

Das Verfahren wird 2mal wiederholt, wobei jedesmal neues Pulver verwendet wird. Die Differenz der Werte für das berechnete Volumen (V) darf höchstens 0,01 ml betragen. Der Mittelwert der 3 bestimmten Volumen wird für die Berechnung verwendet.

(b) Die *Apparatekonstante* wird mit Hilfe eines Referenzpulvers, bei dem die Dichte und die spezifische Oberfläche bekannt sind, wie folgt bestimmt.

Die erforderliche Menge des Referenzpulvers wird nach Gleichung 1 berechnet unter Verwendung der angegebenen Dichte und des nach Gleichung 3 berechneten Volumens des verdichteten Pulverbetts.

Das Pulver wird gelockert und homogenisiert, indem es 2 min lang in einem 100-ml-Kolben geschüttelt wird. Ein verdichtetes Pulverbett wird hergestellt und die Permeationszeit wie oben beschrieben bestimmt. Die Apparatekonstante (K) wird nach folgender Gleichung berechnet

$$K = \frac{S_{sp} \cdot \varrho \cdot (1-\varepsilon) \cdot \sqrt{\eta}}{\sqrt{\varepsilon^3} \cdot \sqrt{t}} \qquad (4)$$

S_{sp} = angegebene spezifische Oberfläche des Referenzpulvers
ϱ = Dichte der Substanz in Gramm je Milliliter
ε = Porosität des verdichteten Pulverbetts
t = Permeationszeit in Sekunden
η = dynamische Viskosität von Luft in Millipascal · Sekunde (siehe Tab. 2.9.14-1).

Tab. 2.9.14-1: Dichte von Quecksilber und Viskosität der Luft in Abhängigkeit von der Temperatur

Temperatur (°C)	Dichte von Quecksilber (g · ml⁻¹)	Viskosität der Luft (η) (mPa · s)	$\sqrt{\eta}$
16	13,56	0,01800	0,1342
17	13,56	0,01805	0,1344
18	13,55	0,01810	0,1345
19	13,55	0,01815	0,1347
20	13,55	0,01819	0,1349
21	13,54	0,01824	0,1351
22	13,54	0,01829	0,1353
23	13,54	0,01834	0,1354
24	13,54	0,01839	0,1356

2.9.18 Zubereitungen zur Inhalation: Aerodynamische Beurteilung feiner Teilchen – Anteil feiner Teilchen und Teilchengrößenverteilung

Die Prüfung dient dazu, die Eigenschaften feiner Teilchen in einem Aerosol zu bestimmen, das aus Zubereitungen zur Inhalation erzeugt wird.

Außer in begründeten und zugelassenen Fällen werden die nachfolgend aufgeführten Geräte und Prüfverfahren angewendet.

Gerät 1: Mehrstufiger Flüssigkeitsimpaktor

Der mehrstufige Flüssigkeitsimpaktor besteht aus den Abscheidestufen 1 (Vorabscheider), 2, 3 und 4 sowie einer eingebauten Filterstufe (Stufe 5, siehe Abb. 2.9.18-1 bis 2.9.18-3). Eine Abscheidestufe umfaßt eine obere, horizontale Zwischenwand aus Metall (B), durch welche ein Einlaßdüsenrohr (A) aus Metall mit seiner Abscheideplatte (D) herausragt, einen Glaszylinder (E) mit einer Auffangöffnung (F), der die vertikale Wand der Stufe bildet, und eine untere horizontale Zwischenwand aus Metall (G), durch die ein Rohr (H) zur nächsttieferen Stufe weiterführt. Das Rohr in Stufe 4 (U) endet in einer Mehrfachdüsen-Anordnung. Die Abscheideplatte (D) ist in einen Metallrahmen (J) eingesetzt, der mit 2 Metalldrähten (K) an einer Muffe (L) befestigt ist, die am Düsenrohr (C) festgeschraubt ist. Die horizontale Ebene der Abscheideplatte ist zentriert und senkrecht zur Achse des Düsenrohrs angeordnet.

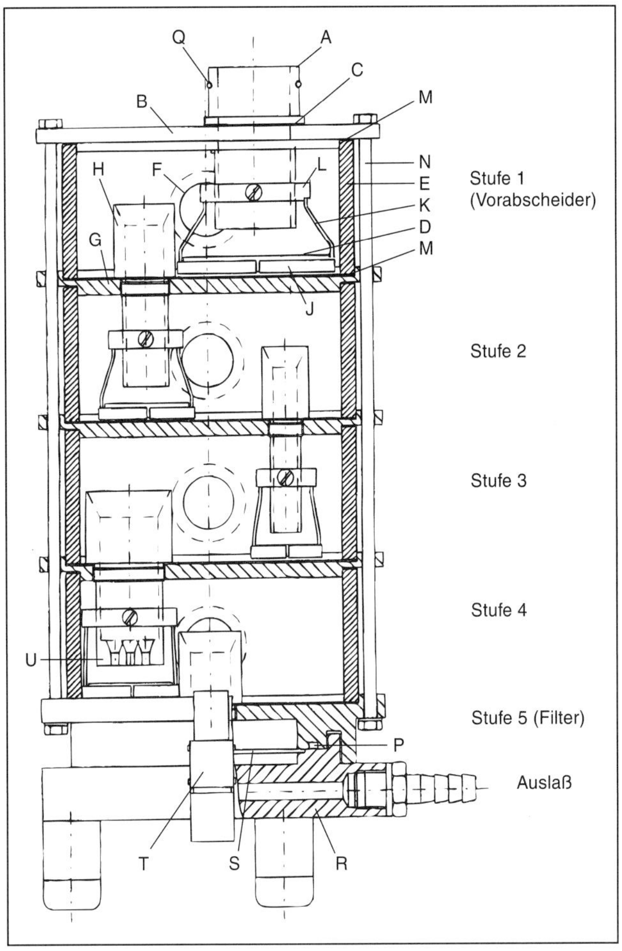

Abb. 2.9.18-1: Mehrstufiger Flüssigkeitsimpaktor

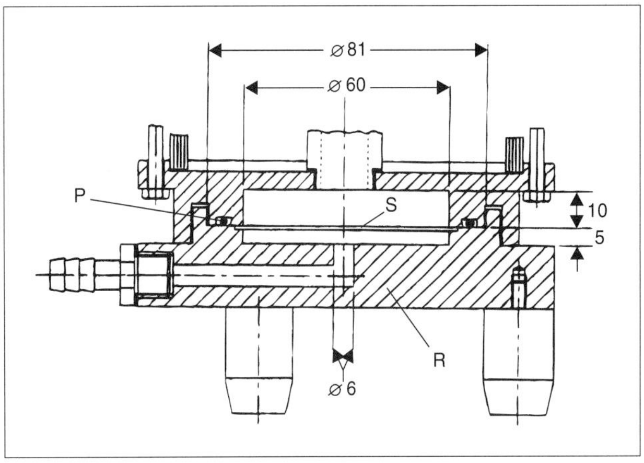

Abb. 2.9.18-3: Einzelheiten der Filterstufe (Stufe 5)
Die Ziffern geben Abmessungen in Millimeter an (∅ = Durchmesser), die Großbuchstaben beziehen sich auf Tab. 2.9.18-1.

Abb. 2.9.18-2: Einzelheiten des Düsenrohrs und der Abscheideplatte
Die Ausschnitte zeigen das Mehrfachdüsenrohr U, das zur Stufe 4 führt (die Kleinbuchstaben und Ziffern beziehen sich auf Tab. 2.9.18-2, die Großbuchstaben auf Abb. 2.9.18-1).

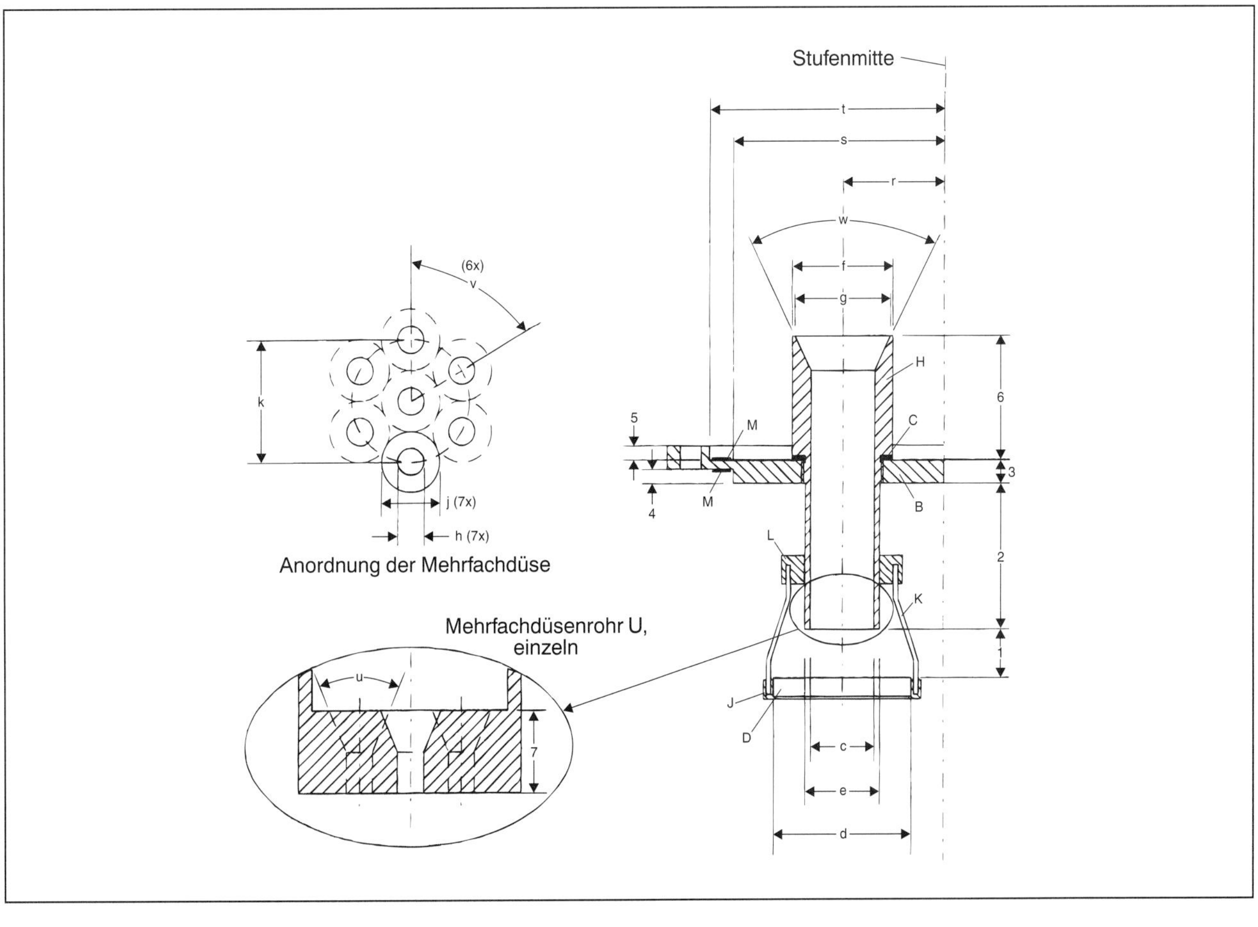

Tab. 2.9.18-1: Beschreibung der in Abb. 2.9.18-1 bis 2.9.18-3 angegebenen Bauelemente

1)	Bezeichnung	Beschreibung	Abmessungen 2)
A, H	Düsenrohr	auf die Zwischenwand aufgeschraubtes, mit einer Dichtung (C) abgedichtetes, innen poliertes Metallrohr	s. Abb. 2.9.18-2
B, G	Zwischenwand	runde Metallplatte *Durchmesser:* *Stärke:*	 120 s. Abb. 2.9.18-2
C	Dichtung	zum Beispiel PTFE	passend zum Düsenrohr
D	Abscheideplatte	Glassinterscheibe (Porosität 0) *Durchmesser:*	 s. Abb. 2.9.18-2
E	Glaszylinder	ebene, polierte, abgeschnittene Glasröhre *Höhe, einschließlich Dichtung:* *äußerer Durchmesser:* *Wandstärke:*	 46 100 3,5
F	Auffangöffnung	*Durchmesser:* *Stopfen in Auffangöffnung:*	18 ISO 24/25
J	Metallrahmen	runder Rahmen mit Nut (L-Profil) *innerer Durchmesser:* *Höhe:* *Stärke des horizontalen Teils:* *Stärke des senkrechten Teils:*	 passend zur Abscheideplatte 4 0,5 2
K	Metalldraht	Metalldrähte, die den Metallrahmen und die Muffe verbinden (2 für jeden Rahmen) *Durchmesser:*	 1
L	Muffe	Metallmuffe, die auf dem Düsenrohr durch Verschraubung angebracht ist *innerer Durchmesser:* *Höhe:* *Stärke:*	 passend zum Düsenrohr 6 5
M	Dichtung	zum Beispiel Silikon	passend zum Glaszylinder
N	Gewindestangen	Metallgewindestangen mit Muttern (6 Paar) *Länge:* *Durchmesser:*	 205 4
P	O-Ring	runder Gummiring *Innendurchmesser × Stärke:*	 66,34 × 2,62
Q	O-Ring	runder Gummiring *Innendurchmesser × Stärke:*	 29,1 × 1,6
R	Filterhalter	Metallgehäuse mit Füßen und Auslaß	s. Abb. 2.9.18-3
S	Filterträger	perforierte Metallscheibe *Durchmesser:* *Lochdurchmesser:* *Abstand zwischen den Mittelpunkten der Löcher:*	 65 3 4
T	Schnappklammern		
U	Mehrfachdüsenrohr	Düsenrohr (H), das in einer Mehrfachanordnung endet	s. Ausschnittvergrößerung der Abb. 2.9.18-2

1) s. Abb. 2.9.18-1
2) Längenangaben in Millimeter mit Toleranzen entsprechend ISO 2768-m, falls nichts anderes angegeben ist

Die Oberfläche der Abscheideplatte ragt wenig über die Kanten des Metallrahmens hinaus. Eine Aussparung im Umriß der horizontalen Zwischenwand legt die Position des Glaszylinders fest. Die Glaszylinder sind gegen die horizontale Zwischenwand mit Dichtungen (M) abgedichtet und werden durch 6 Gewindestangen (N) zusammengehalten. Die Probenahmeöffnungen sind durch Stopfen dicht verschlossen. Die Unterseite der unteren Zwischenwand von Stufe 4 besitzt einen konzentrischen, hervorstehenden Teil, der mit einem O-Ring aus Gummi (P) ausgestattet ist. Dieser dichtet die Kanten eines in den Filterhalter eingelegten Filters ab. Der Filterhalter (R) ist wannenförmig, mit einer konzentrischen Aussparung, in die ein perforierter Filterträger (S) bündig eingepaßt ist. Der Filterhalter ist für Filter von 76 mm Durchmesser ausgelegt. Die zusammengesetzten Abscheidestufen werden mit 2 Schnappklammern (T) auf den Filterhalter geklammert.

Ein rechtwinkliges Metallrohr (siehe Abb. 2.9.18-4) wird als Probeneinlaß mit dem Einlaßdüsenrohr der Stufe 1 des Prüfgeräts verbunden. Ein O-Ring aus Gummi auf dem Düsenrohr sichert eine dichte Verbindung zu

Tab. 2.9.18-2: Abmessungen[1] der Düsenrohre und der Abscheideplatten

Art	Bezeichnung[2]	Stufe 1	Stufe 2	Stufe 3	Stufe 4	Filter (Stufe 5)
Abstand	1	9,5 (–0,0+0,5)	5,5 (–0,0+0,5)	4,0 (–0,0+0,5)	6,0 (–0,0+0,5)	n. a.
	2	26	31	33	30,5	0
	3	8	5	5	5	5
	4	3	3	3	3	n. a.
	5	0	3	3	3	3
	6[3]	20	25	25	25	25
	7	n. a.	n. a.	n. a.	8,5	n. a.
Durchmesser	c	25	14	8,0 (±0,1)	21	14
	d	50	30	20	30	n. a.
	e	27,9	16,5	10,5	23,9	n. a.
	f	31,75 (–0,0+0,5)	22	14	31	22
	g	25,4	21	13	30	21
	h	n. a.	n. a.	n. a.	2,70 (±0,5)	n. a.
	j	n. a.	n. a.	n. a.	6,3	n. a.
	k	n. a.	n. a.	n. a.	12,6	n. a.
Radius[4]	r	16	22	27	28,5	0
	s	46	46	46	46	n. a.
	t	n. a.	50	50	50	50
Winkel	w	10°	53°	53°	53°	53°
	u	n. a.	n. a.	n. a.	45°	n. a.
	v	n. a.	n. a.	n. a.	60°	n. a.

[1] Falls nichts anderes angegeben ist, Abmessungen in Millimeter, mit Toleranzen entsprechend ISO 2768-m
[2] Bezeichnung nach Abb. 2.9.18-2
[3] einschließlich Dichtung
[4] bezogen auf die Mittellinie des Stufenteils

n. a. = nicht anwendbar

der Einlaßöffnung. Um eine luftdichte Verbindung zwischen dem Inhalator und dem Probeneinlaß zu gewährleisten, ist ein geeigneter Mundstückadapter zu verwenden. Die Vorderseite des Inhalatormundstücks muß in gleicher Ebene mit der Vorderseite des Probeneinlasses liegen.

Durchführung bei Zubereitungen in Druckgas-Dosierinhalatoren: Je 20 ml eines Lösungsmittels, das geeignet ist, den Wirkstoff zu lösen, werden in jede der Stufen 1 bis 4 gegeben. Nach dem Verschließen mit den Stopfen wird das Gerät geschwenkt, um die Stopfen zu befeuchten, wobei elektrostatische Ladungen neutralisiert werden. Ein geeignetes Filter, das den Wirkstoff vollständig abscheiden kann, wird in Stufe 5 eingesetzt und das Gerät zusammengesetzt. Ein geeigneter Mundstückadapter wird an das Ende des Probeneinlasses so angeschlossen, daß das Ende des Inhalatormundstücks, wenn dieses an das Gerät angeschlossen wird, mit der horizontalen Achse des Probeneinlasses übereinstimmt und der Inhalator in der gleichen Lage wie bei der Anwendung positioniert ist. Eine geeignete Vakuumpumpe wird an den Auslaß des Geräts angeschlossen und die Durchflußrate durch das Gerät, gemessen am Eingang des Probeneinlasses, auf 30 ± 1,5 Liter je Minute eingestellt. Der Luftdurchfluß wird abgeschaltet.

Wenn in der Gebrauchsanweisung nichts anderes angegeben ist, wird der Inhalator 5 s lang geschüttelt, ein Sprühstoß ins Leere abgegeben und verworfen. Die Pumpe des Geräts wird eingeschaltet, das Ende des Inhalatormundstücks in den Adapter eingeführt und ein Sprühstoß aus dem Inhalator in das Gerät abgegeben. Dabei wird das Ventil eine ausreichende Zeit lang betätigt, um einen vollständigen Ausstoß zu gewährleisten. Der zusammengesetzte Inhalator wird von dem Adapter entfernt. Der Vorgang wird wiederholt. Die Anzahl der Sprühstöße sollte möglichst gering gehalten werden und im allgemeinen nicht über 10 liegen. Sie soll ausreichen, um eine richtige und genaue Bestimmung des Anteils feiner Teilchen zu gewährleisten. Nach dem letzten Sprühstoß wird 5 s lang gewartet und anschließend die Pumpe abgeschaltet.

Die Filterstufe des Geräts wird auseinandergenommen, das Filter vorsichtig herausgenommen und der Wirkstoff mit einem geeigneten Volumen des Lösungsmittels aus dem Filter extrahiert. Der Probeneinlaß und der Mundstückadapter werden vom Gerät abgenommen; der Wirkstoff wird mit einem geeigneten Volumen des Lösungsmittels extrahiert. Falls erforderlich wird die Innenseite des Einlaßdüsenrohrs der Stufe 1 mit dem Lösungsmittel so gespült, daß das Lösungsmittel in diese Stufe fließt. Der Wirkstoff wird von den Innenwänden und der Sammelplatte jeder der 4 oberen Stufen des Geräts durch vorsichtiges Schwenken und Drehen des Geräts mit dem Lösungsmittelvolumen der betreffenden Stufe gelöst. Dabei darf kein Austausch zwischen den Stufen erfolgen.

Durch ein geeignetes Analysenverfahren wird der Wirkstoff in jeder der 6 Lösungen quantitativ bestimmt.

Der Anteil feiner Teilchen wird berechnet (wie nachstehend beschrieben).

Durchführung bei Pulver-Inhalatoren: Ein geeignetes Filter mit geringem Strömungswiderstand, das den Wirkstoff vollständig abscheiden kann, wird in Stufe 5 eingelegt und das Gerät zusammengesetzt. Das Gerät wird mit

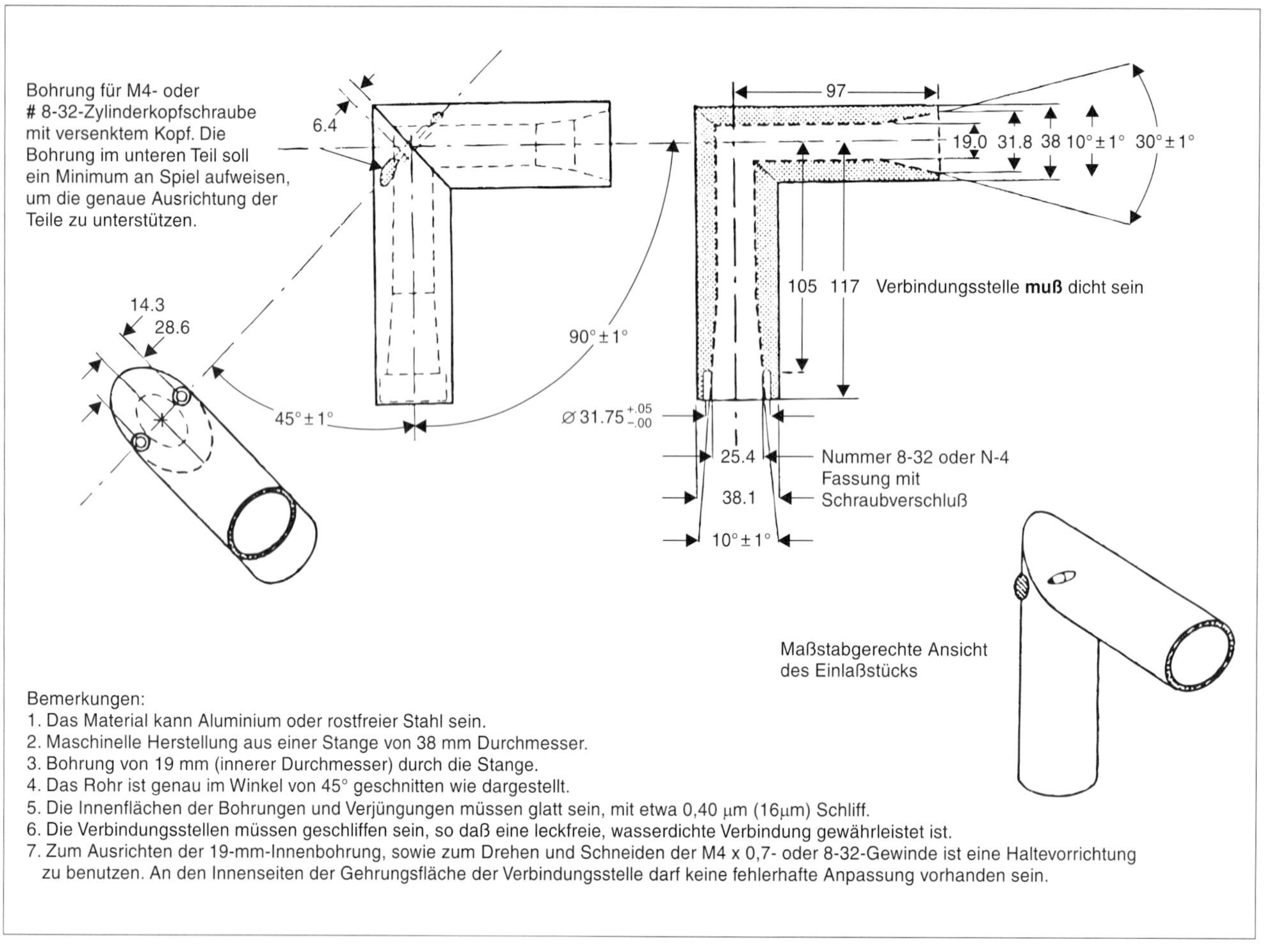

Abb. 2.9.18-4: Probeneinlaß
Falls nichts anderes angegeben ist, Abmessungen in Millimeter

einem Durchflußsystem verbunden, das dem Schema in Abb. 2.9.18-5 entspricht. Wenn nichts anderes angegeben ist, wird die Prüfung bei einer Durchflußrate *Q*, wie sie bei der Prüfung „Gleichförmigkeit der abgegebenen Dosis“ (siehe „Darreichungsformen, Zubereitungen zur Inhalation, Pulver zur Inhalation, Prüfung auf Reinheit“) angewendet wird, durchgeführt, wobei 4 Liter Luft durch das Gerät strömen.

Ein Durchflußmeßgerät, eingestellt auf den Luftstrom, der aus dem Meßgerät tritt, wird mit dem Probeneinlaß verbunden. Das Durchflußkontrollventil wird so eingestellt, daß ein gleichmäßiger Luftstrom mit der erforderlichen Rate *Q* (± 5 Prozent) durch das System fließt. Der Luftdurchfluß wird abgeschaltet.

Mit der nachstehend beschriebenen Verfahrensweise wird sichergestellt, daß in dem Durchflußkontrollventil ein kritischer Durchfluß auftritt. Bei angeschlossenem Inhalator und festgelegter Durchflußrate für die Prüfung wird der absolute Druck auf beiden Seiten des Kontrollventils gemessen (Druckmeßpunkte P2 und P3 in Abb. 2.9.18-5). Ein Druckverhältnis von ≤ 0,5 zwischen den Druckmeßpunkten P3 und P2 zeigt einen kritischen Durchfluß an. Wenn der kritische Durchfluß nicht erreicht wird, ist eine kräftigere Pumpe einzuschalten und eine erneute Messung der Prüfdurchflußrate vorzunehmen.

In jede der 4 oberen Stufen des Geräts werden 20 ml eines Lösungsmittels gegeben, das geeignet ist, den Wirkstoff zu lösen. Nach dem Verschließen mit den Stopfen wird das Gerät geschwenkt, um die Stopfen zu befeuchten, wobei elektrostatische Ladungen neutralisiert werden. Ein geeigneter Mundstückadapter wird am Ende des Probeneinlasses angebracht.

Der Pulver-Inhalator wird nach der Gebrauchsanweisung für die Anwendung vorbereitet. Bei laufender Pumpe und geschlossenem 2-Wege-Ventil wird das Inhalatormundstück an dem Mundstückadapter angebracht. Durch Öffnen des Ventils für die geforderte Zeit *T* (± 5 Prozent) wird das Pulver in das Gerät geleitet. Der Vorgang wird wiederholt. Die Anzahl der Pulverabgaben sollte möglichst gering gehalten werden und im allgemeinen nicht über 10 liegen. Sie soll ausreichen, um eine richtige und genaue Bestimmung des Anteils feiner Teilchen zu gewährleisten. Nach der letzten Pulverabgabe wird 5 s lang gewartet und anschließend die Pumpe abgeschaltet.

Die Filterstufe des Geräts wird auseinandergenommen, das Filter vorsichtig herausgenommen und der Wirkstoff mit einem geeigneten Volumen des Lösungsmittels aus dem Filter extrahiert. Der Probeneinlaß und der Mundstückadapter werden vom Gerät abgenommen; der Wirkstoff wird mit einem geeigneten Volumen des Lösungsmittels extrahiert. Falls erforderlich wird die Innenseite des Einlaßdüsenrohrs der Stufe 1 mit dem Lösungsmittel so gespült, daß das Lösungsmittel in diese Stufe fließt. Der Wirkstoff wird von den Innenwänden und der Sammelplatte jeder der 4 oberen Stufen des Geräts durch vorsichtiges Schwenken und Drehen mit dem Lösungsmittelvolumen der betreffenden Stufe gelöst. Dabei darf kein Austausch zwischen den Stufen erfolgen.

Tab. 2.9.18-3: Beschreibung der in Abb. 2.9.18-5 angegebenen Bestandteile

Symbol	Bezeichnung	Beschreibung
A	Verbindungsstück	Innerer Durchmesser ≥ 8 mm, zum Beispiel kurze Metallverbindung mit einer Abzweigung mit kleinem Durchmesser zum Meßpunkt P3
B	Vakuumschlauch	Innerer Durchmesser 8 ± 0,5 mm, Länge 50 ± 10 cm, zum Beispiel Silikonschlauch mit 14 mm äußerem und 8 mm innerem Durchmesser
C	2-Wege-Magnetventil	Öffnung mit geringem Luftwiderstand mit einem inneren Durchmesser von ≥ 8 mm und einer maximalen Ansprechzeit von 100 ms (zum Beispiel Typ 256-A08, Bürkert GmbH, D-74653 Ingelfingen, oder ein entsprechendes Gerät)
D	Vakuumpumpe	Die Pumpe muß die erforderliche Durchflußrate durch die angeschlossene Apparatur mit dem Pulverinhalator in den Mundstückadapter erbringen (zum Beispiel Produkt-Typ 1023, 1423 oder 2565, Gast Manufacturing Inc., Benton Harbor, MI 49022, USA, oder ein entsprechendes Gerät). Die Pumpe wird mit dem Magnetventil durch einen kurzen und/oder weiten Vakuumschlauch (innerer Durchmesser ≥ 10 mm) und Verbindungsstücken verbunden, um die Anforderungen an die Pumpenkapazität so gering wie möglich zu halten
E	Schaltuhr	Mit Hilfe der Schaltuhr wird das Magnetventil über die erforderliche Dauer betätigt (zum Beispiel Typ G 814, RS Components International, Corby, NN17 9RS, UK, oder ein entsprechendes Gerät)
P2, P3	Druckmeßpunkte	Bestimmung unter gleichmäßigen Durchflußbedingungen mit einem absoluten Druckmeßgerät
F	Durchflußkontrollventil	Regulierventil mit einem maximalen Wert C_V ≥ 1 (zum Beispiel Typ 8FV12LNSS, Parker Hannifin plc., Barnstaple, EX31 1NP, UK, oder ein entsprechendes Gerät)

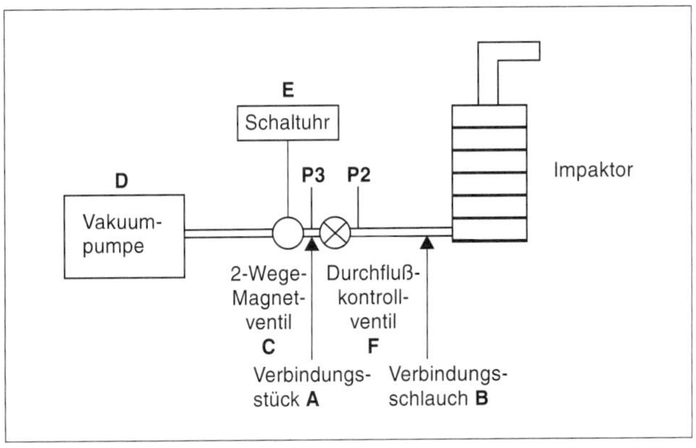

Abb. 2.9.18-5: Versuchsanordnung zur Prüfung von Pulvern zur Inhalation

Durch ein geeignetes Analysenverfahren wird der Wirkstoff in jeder der 6 Lösungen quantitativ bestimmt.

Der Anteil feiner Teilchen wird berechnet (wie nachstehend beschrieben).

Gerät 2: Andersen-Kaskadenimpaktor

Der Andersen-Kaskadenimpaktor (1ACFM) zur Größenbestimmung von Aerosolteilchen besteht aus 8 Stufen aus Aluminium und einer Filterendstufe. Die Stufen werden mit Klammern zusammengehalten und durch O-Ringe abgedichtet. In der für Druckgas-Inhalatoren verwendeten Ausführung (Abb. 2.9.18-6) ist der Einlaßkonus des Prüfgeräts mit einem rechtwinklig gebogenen Probeneinlaß aus Metall verbunden, wie in Abb. 2.9.18-4 dargestellt. Ein geeigneter Mundstückadapter wird verwendet, um eine luftdichte Verbindung zwischen dem Inhalator und dem Probeneinlaß zu gewährleisten. Die Vorderseite des Inhalatormundstücks muß in gleicher Ebene mit der Vorderseite des Probeneinlasses liegen. In der Ausführung für Pulver-Inhalatoren ist ein Vorabscheider oberhalb der höchsten Stufe angebracht, um den größten Teil des nicht einatembaren Pulvers zu sammeln. Er ist, wie in Abb. 2.9.18-7 dargestellt, mit dem Probeneinlaß verbunden. Um hohe Durchflußraten durch das Prüfgerät zu ermöglichen, ist der Ausgangsstutzen, der zum Anschluß an das Vakuumsystem dient, auf einen inneren Durchmesser von ≥ 8 mm vergrößert.

Durchführung bei Druckgas-Inhalatoren: Der Andersen-Kaskadenimpaktor wird mit einem geeigneten Filter versehen und so zusammengesetzt, daß das System luftdicht ist. Ein geeigneter Mundstückadapter wird an das Ende des Probeneinlasses so angeschlossen, daß die Achse des Inhalatormundstücks, wenn dieses an das Gerät angeschlossen wird, mit der horizontalen Achse des Probeneinlasses übereinstimmt und der Inhalator in der gleichen Lage wie bei der Anwendung positioniert ist. Eine geeignete Pumpe wird an den Auslaß des Geräts angeschlossen und die Durchflußrate durch das Gerät, gemessen am Eingang des Probeneinlasses, auf 28,3 ± 1,5 Liter je Minute eingestellt. Der Luftdurchfluß wird abgeschaltet.

Wenn in der Gebrauchsanweisung nichts anderes angegeben ist, wird der Inhalator 5 s lang geschüttelt, ein Sprühstoß ins Leere abgegeben und verworfen. Die Pumpe des Geräts wird eingeschaltet, das Ende des Inhalatormundstücks in den Adapter eingeführt und ein Sprühstoß aus dem Inhalator in umgekehrter Position in das Gerät abgegeben. Dabei wird das Ventil eine ausreichende Zeit lang betätigt, um einen vollständigen Ausstoß zu gewährleisten. Der zusammengesetzte Inhalator wird von dem Adapter entfernt. Der Vorgang wird wiederholt. Die Anzahl der Sprühstöße soll möglichst gering gehalten werden und im allgemeinen nicht über 10 liegen. Sie soll ausreichen, um eine richtige und genaue Bestimmung des

Allg. Methoden

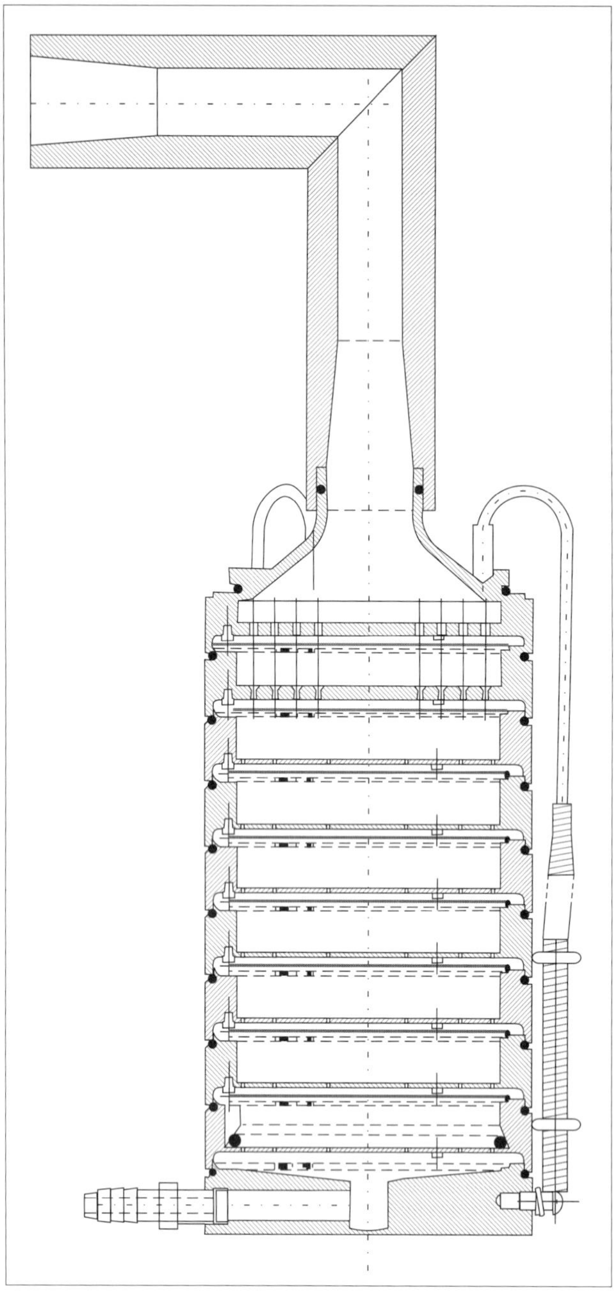

Abb. 2.9.18-6: Andersen-Kaskadenimpaktor, adaptiert für Druckgas-Inhalatoren

Anteils feiner Teilchen zu gewährleisten. Nach dem letzten Sprühstoß wird 5 s lang gewartet und anschließend die Pumpe abgeschaltet.

Das Gerät wird auseinandergenommen, das Filter vorsichtig herausgenommen und der Wirkstoff mit einem geeigneten Volumen des Lösungsmittels aus dem Filter extrahiert. Der Probeneinlaß und der Mundstückadapter werden vom Gerät abgenommen; der Wirkstoff wird mit einem geeigneten Volumen des Lösungsmittels extrahiert. Der Wirkstoff wird von den Innenwänden und der Sammelplatte jeder einzelnen Stufe des Geräts mit je einem geeigneten Volumen des Lösungsmittels gelöst.

Durch ein geeignetes Analysenverfahren wird der Wirkstoff in jeder der 9 Lösungen quantitativ bestimmt.

Der Anteil feiner Teilchen wird berechnet (wie nachstehend beschrieben).

Durchführung bei Pulver-Inhalatoren: Zur Beurteilung von Pulver-Inhalatoren kann der Andersen-Kaskadenimpaktor bei anderen Durchflußraten als 28,3 Liter je Minute verwendet werden. Gegenwärtig sind jedoch keine allgemeinen Daten zur Kalibrierung des Geräts verfügbar. Da solche Daten nicht veröffentlicht sind, müssen die Anwender das Prüfgerät unter den gewählten Bedingungen validieren. Das nachfolgende Verfahren kann dann angewendet werden.

Der Andersen-Kaskadenimpaktor wird unter Verwendung des Vorabscheiders mit einem geeigneten Filter versehen und so zusammengesetzt, daß das System luftdicht ist. Um ein wirksames Abscheiden der Teilchen zu gewährleisten, wird jede Platte mit Glycerol oder einer ähnlich hochviskosen Flüssigkeit überzogen, die sich aus einem leichtflüchtigen Lösungsmittel abscheidet. Der Vorabscheider sollte in der gleichen Weise beschichtet sein oder er sollte 10 ml eines geeigneten Lösungsmittels enthalten. Das Gerät wird nach dem in Abb. 2.9.18-5 dargestellten Schema mit einem Durchflußsystem verbunden.

Wenn nichts anderes angegeben ist, wird die Prüfung bei der Durchflußrate vorgenommen, die bei der Prüfung „Gleichförmigkeit der abgegebenen Dosis“ (siehe „Darreichungsformen, Zubereitungen zur Inhalation, Pulver zur Inhalation, Prüfung auf Reinheit“) verwendet wird, wobei 4 Liter Luft durch das Gerät strömen. Bei hohen Durchflußraten kann es erforderlich sein, die niedrigste Stufe der Anordnung zu entfernen. Ein Durchflußmeßgerät, eingestellt auf den Luftstrom, der aus dem Meßgerät tritt, wird mit dem Probeneinlaß verbunden. Das Durchflußkontrollventil wird so eingestellt, daß ein ständiger Luftstrom mit der erforderlichen Rate Q (± 5 Prozent) durch das System fließt. Nach der für Gerät 1 beschriebenen Verfahrensweise ist sicherzustellen, daß im Durchflußkontrollventil ein kritischer Durchfluß auftritt. Der Luftdurchfluß wird abgeschaltet.

Der Pulver-Inhalator wird nach der Gebrauchsanweisung für die Anwendung vorbereitet. Bei laufender Pumpe und geschlossenem 2-Wege-Ventil wird das Inhalatormundstück an dem Mundstückadapter angebracht. Durch Öffnen des Ventils für die geforderte Zeit T (± 5 Prozent) wird das Pulver in das Gerät geleitet. Der Vorgang wird wiederholt. Die Anzahl der Pulverabgaben sollte möglichst gering gehalten werden und im allgemeinen nicht über 10 liegen. Sie soll ausreichen, um eine richtige und genaue Bestimmung des Anteils feiner Teilchen zu gewährleisten. Nach der letzten Pulverabgabe wird 5 s lang gewartet und anschließend die Pumpe abgeschaltet.

Das Gerät wird auseinandergenommen, das Filter vorsichtig herausgenommen und der Wirkstoff mit einem geeigneten Volumen des Lösungsmittels aus dem Filter extrahiert. Der Vorabscheider, der Probeneinlaß und der Mundstückadapter werden vom Gerät abgenommen; der Wirkstoff wird mit einem geeigneten Volumen des Lösungsmittels extrahiert. Der Wirkstoff wird von den Innenwänden und der Sammelplatte jeder einzelnen Stufe des Geräts mit je einem geeigneten Volumen des Lösungsmittels gelöst.

Durch ein geeignetes Analysenverfahren wird der Wirkstoff in jeder der 9 Lösungen quantitativ bestimmt.

Der Anteil feiner Teilchen wird berechnet (wie nachstehend beschrieben).

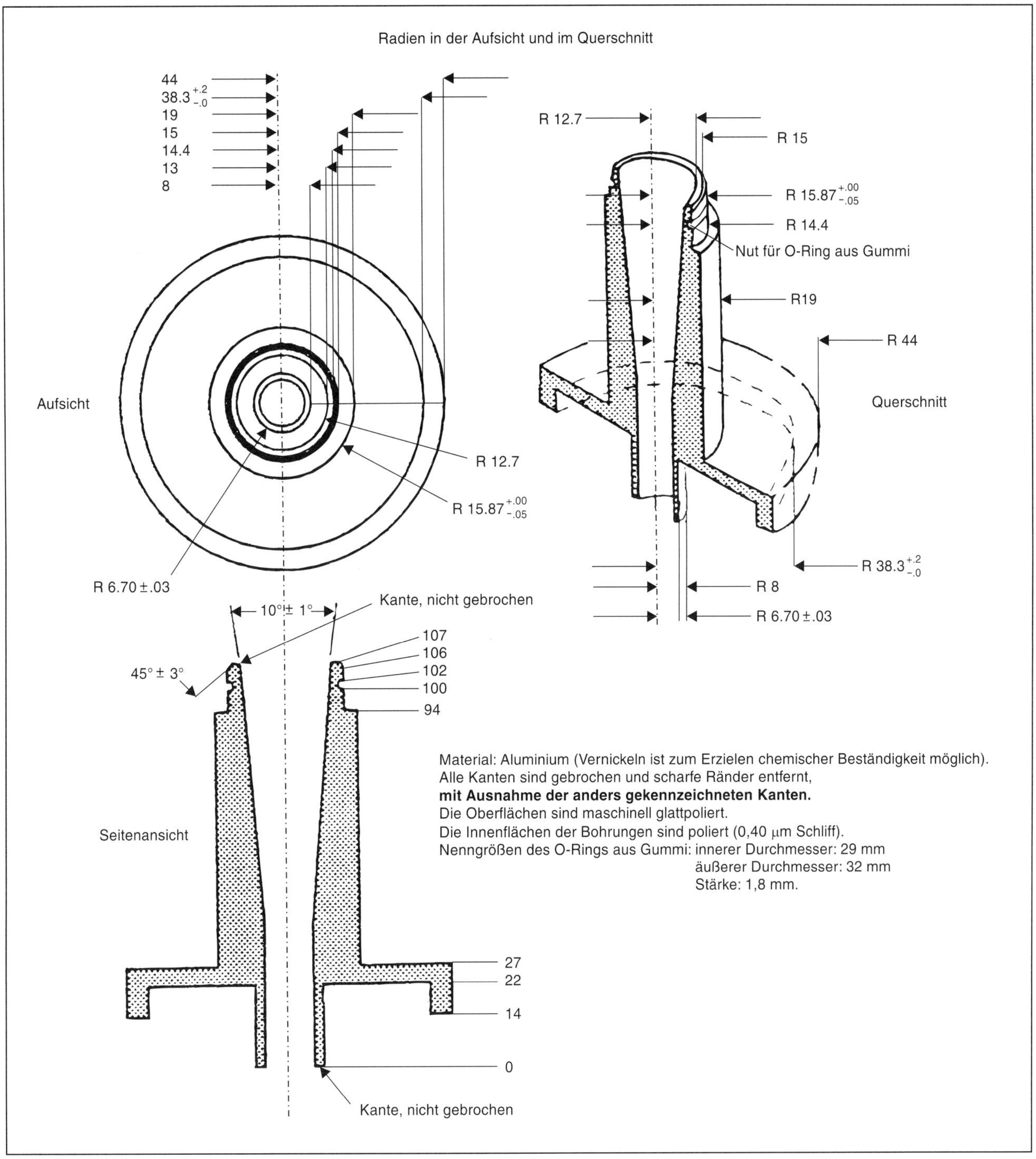

Abb. 2.9.18-7: Verbindung zwischen dem Probeneinlaß und dem Vorabscheider des Andersen-Kaskadenimpaktors

Tab. 2.9.18-4: Berechnungen zum Gerät 1; unter Anwendung von $q_1 = \sqrt{60/Q}$, Q = Durchflußrate in Litern je Minute

Grenzdurchmesser (µm)	Je Sprühstoß abgeschiedene Wirkstoffmasse	Je Sprühstoß abgeschiedene kumulative Wirkstoffmasse	Kumulativer Anteil an Wirkstoff (%)
$d_4 = 1{,}7 \cdot q_1$	Masse von Stufe 5, m_5[1]	$c_4 = m_5$	$f_4 = (c_4/c) \cdot 100$
$d_3 = 3{,}1 \cdot q_1$	Masse von Stufe 4, m_4	$c_3 = c_4 + m_4$	$f_3 = (c_3/c) \cdot 100$
$d_2 = 6{,}8 \cdot q_1$	Masse von Stufe 3, m_3	$c_2 = c_3 + m_3$	$f_2 = (c_2/c) \cdot 100$
	Masse von Stufe 2, m_2	$c = c_2 + m_2$	100

[1] Stufe 5 ist die Filterstufe

Tab. 2.9.18-5: Berechnungen zum Gerät 2; unter Anwendung einer Durchflußrate von 28,3 Litern je Minute

Grenzdurchmesser (μm)	Je Sprühstoß abgeschiedene Wirkstoffmasse	Je Sprühstoß abgeschiedene kumulative Wirkstoffmasse	Kumulativer Anteil an Wirkstoff (%)
$d_7 = 0{,}4$	Masse von Stufe 8, m_8	$c_7 = m_8$	$f_7 = (c_7/c) \cdot 100$
$d_6 = 0{,}7$	Masse von Stufe 7, m_7	$c_6 = c_7 + m_7$	$f_6 = (c_6/c) \cdot 100$
$d_5 = 1{,}1$	Masse von Stufe 6, m_6	$c_5 = c_6 + m_6$	$f_5 = (c_5/c) \cdot 100$
$d_4 = 2{,}1$	Masse von Stufe 5, m_5	$c_4 = c_5 + m_5$	$f_4 = (c_4/c) \cdot 100$
$d_3 = 3{,}3$	Masse von Stufe 4, m_4	$c_3 = c_4 + m_4$	$f_3 = (c_3/c) \cdot 100$
$d_2 = 4{,}7$	Masse von Stufe 3, m_3	$c_2 = c_3 + m_3$	$f_2 = (c_2/c) \cdot 100$
$d_1 = 5{,}8$	Masse von Stufe 2, m_2	$c_1 = c_2 + m_2$	$f_1 = (c_1/c) \cdot 100$
$d_0 = 9{,}0$	Masse von Stufe 1, m_1	$c_0 = c_1 + m_1$	$f_0 = (c_0/c) \cdot 100$
	Masse von Stufe 0, m_0	$c = c_0 + m_0$	100

Berechnungen

Aus den Analysenergebnissen der Lösungen wird die Wirkstoffmasse berechnet, die in jeder Stufe sowie im Probeneinlaß, Mundstückadapter und – falls verwendet – im Vorabscheider je Sprühstoß abgeschieden wurde. Die Gesamtmasse an Wirkstoff muß mindestens 75 und darf höchstens 125 Prozent des Mittelwerts der abgegebenen Dosis betragen, der mit Hilfe der Prüfung „Gleichförmigkeit der abgegebenen Dosis" (siehe „Darreichungsformen, Zubereitungen zur Inhalation, Pulver zur Inhalation, Prüfung auf Reinheit") ermittelt wurde. Liegt die Gesamtmasse außerhalb dieser Grenzen, muß die Prüfung wiederholt werden.

Mit dem Filter beginnend wird die kumulative Masse gegen den Grenzdurchmesser der betreffenden Stufe ermittelt (siehe Tab. 2.9.18-4 für Gerät 1 oder Tab. 2.9.18-5 für Gerät 2). Die Wirkstoffmasse von Teilchen, die kleiner als 5 μm sind, wird durch Interpolation ermittelt. Das Ergebnis ist der Anteil feiner Teilchen (FPD).

Falls erforderlich und zweckmäßig, wird der kumulative Anteil des Wirkstoffs gegen den Grenzdurchmesser (siehe Tab. 2.9.18-4 und Tab. 2.9.18-5) auf logarithmischem Papier aufgetragen. Diese Darstellung wird je nach Zweckmäßigkeit zur Ermittlung des gewichteten Mittelwerts des aerodynamischen Durchmessers (MMAD) oder der geometrischen Standardabweichung (GSD) verwendet. Geeignete rechnerische Methoden können ebenfalls angewendet werden.

2.9.20 Partikelkontamination – Sichtbare Partikel

Partikel, die Injektions- und Infusionslösungen kontaminieren, sind fremde, bewegliche, ungelöste Partikel, die unbeabsichtigt in den Lösungen vorhanden sind, mit Ausnahme von Gasbläschen.

Die Prüfung beinhaltet ein einfaches Verfahren zur visuellen Bewertung der Qualität von flüssigen Parenteralia in bezug auf sichtbare Partikel. Andere validierte Verfahren können angewendet werden.

Gerät

Das Gerät (siehe Abb. 2.9.20-1) besteht aus einer Betrachtungsstation, ausgestattet mit

- einer vertikal angeordneten, matten, schwarzen Platte von geeigneter Größe
- einer vertikal neben der schwarzen Platte angeordneten, nicht glänzenden, weißen Platte von geeigneter Größe
- einem verstellbaren Lampenhalter mit einer geeigneten abgeschirmten Weißlichtquelle und einer geeigneten Einrichtung zur Streuung des Lichts (eine Lichtquelle, ausgestattet mit zwei 525 mm langen 13-W-Leuchtstoffröhren, ist geeignet). Die Intensität der Beleuchtung am Ort der Betrachtung wird zwischen 2000 und 3750 Lux gehalten, obwohl größere Werte für Kunststoffbehältnisse und Behältnisse aus gefärbtem Glas vorteilhaft sind.

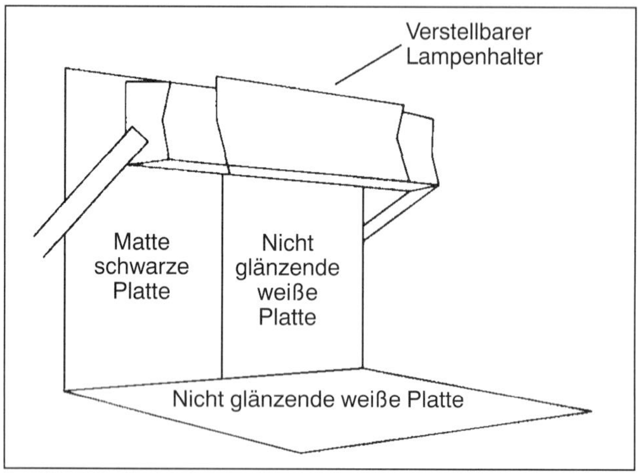

Abb. 2.9.20-1: Gerät zur Prüfung der sichtbaren Partikel

Ausführung

Aufgeklebte Etiketten werden vom Behältnis entfernt. Dessen äußere Oberfläche wird gereinigt und getrocknet. Der Inhalt des Behältnisses wird leicht aufgewirbelt oder das Behältnis so umgedreht, daß keine Luftblasen in die Flüssigkeit gelangen. Die Zubereitung wird 5 s lang vor der weißen Platte geprüft. Die Prüfung wird vor der schwarzen Platte wiederholt. Das Auftreten von Partikeln wird aufgezeichnet.

2.9.22 Erweichungszeit von lipophilen Suppositorien

Die Prüfung dient dazu, unter definierten Bedingungen die Zeit zu bestimmen, die verstreicht, bis ein Suppositorium erweicht und einem eingesetzten, definierten Gewicht nicht standhält.

Apparatur

Die Apparatur (siehe Abb. 2.9.22-1) besteht aus einem Glasrohr mit flachem Boden von 15,5 mm inneren Durchmesser und etwa 140 mm Länge. Das Rohr ist mit einem abnehmbaren Kunststoffaufsatz versehen, der eine Öffnung von 5,2 mm Durchmesser hat. Die Apparatur enthält einen Stab von 5,0 mm Durchmesser, der am unteren Ende breiter wird und einen Durchmesser von 12 mm erreicht. An der flachen Unterseite des Stabes ist eine Metallnadel von 2 mm Länge und 1 mm Durchmesser befestigt.

Der Stab besteht aus 2 Teilen: dem unteren Teil aus Kunststoff und dem oberen Teil aus Kunststoff oder Metall mit einem Scheibengewicht. Der obere und untere Teil des Stabes sind entweder miteinander verbunden (manuelle Ausführung) oder getrennt (automatische Ausführung). Die Masse des gesamten Stabes beträgt 30 ± 0,1 g. Der Stab trägt im oberen Teil einen verschiebbaren Markierungsring. Der Markierungsring wird so eingestellt, daß er mit der Oberkante des Kunststoffaufsatzes übereinstimmt, wenn der in das Glasrohr eingeführte Stab den Boden berührt.

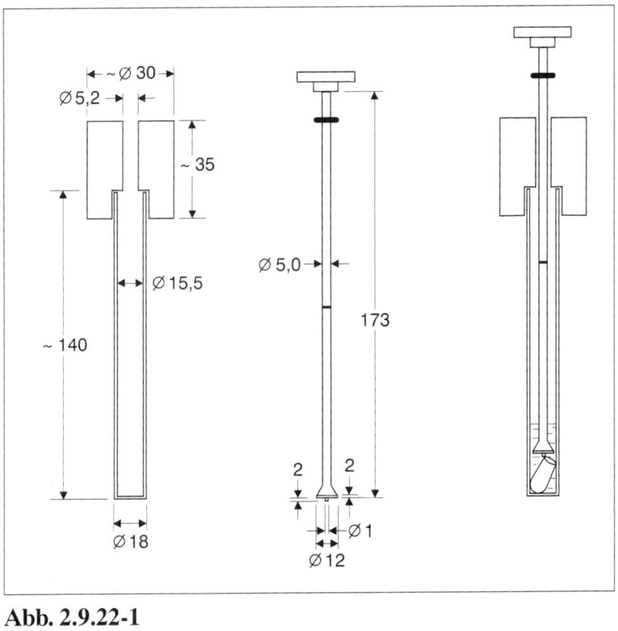

Abb. 2.9.22-1
Längenangaben in Millimeter

Ausführung

Das 10 ml Wasser enthaltende Glasrohr wird im Wasserbad von 36,5 ± 0,5 °C temperiert. Das Glasrohr wird in senkrechter Lage befestigt und mindestens 7 cm tief in das Wasserbad eingetaucht, jedoch ohne dessen Boden zu berühren. Ein vorher auf Raumtemperatur gebrachtes Suppositorium mit der Spitze nach unten und anschließend der Stab mit dem frei gleitenden Kunststoffaufsatz werden nacheinander in das Glasrohr eingeführt, bis die Metallnadel die flache Seite des Suppositoriums berührt. Anschließend wird der Aufsatz auf das Rohr gesetzt. Die Zeit, die verstreicht, bis der Stab auf den Boden des Glasrohres sinkt und der Markierungsring die Oberkante des Kunststoffaufsatzes erreicht, wird gemessen.

2.9.23 Bestimmung der Dichte von Feststoffen mit Hilfe von Pyknometern

Bei der Bestimmung der Dichte von Feststoffen mit Hilfe von Pyknometern wird das von einer bekannten Masse eines Pulvers eingenommene Volumen bestimmt. Die Bestimmung erfolgt durch Messen des Gasvolumens, das unter definierten Bedingungen durch das Pulver verdrängt wird. Daraus wird dessen Dichte errechnet.

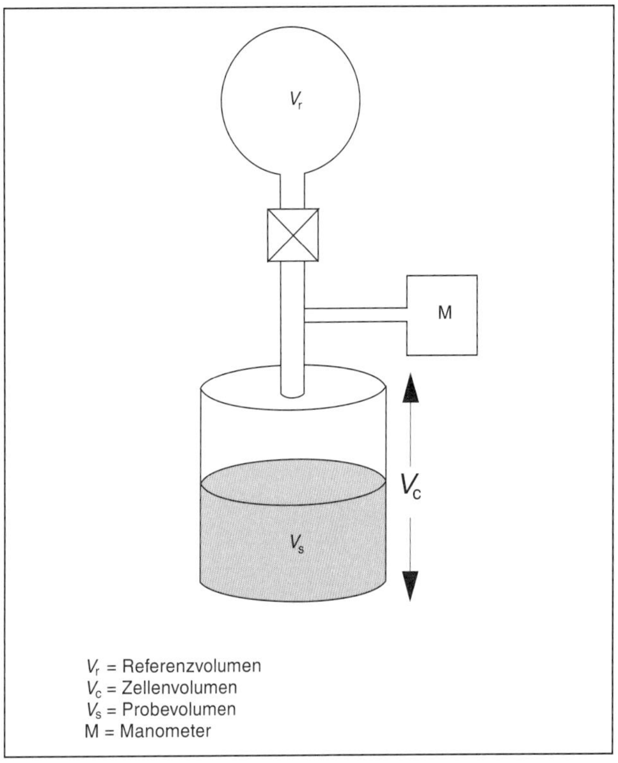

Abb. 2.9.23-1: Schematische Darstellung eines Gas-Pyknometers

Gerät

Das Gerät (siehe Abb. 2.9.23-1) besteht aus

- einer dicht verschlossenen Prüfzelle mit einem Leervolumen (V_c), die über ein Ventil mit einer Referenzzelle mit einem Referenzvolumen (V_r) verbunden ist
- einem System, das geeignet ist, mit Hilfe eines Meßgases einen definierten, durch ein Manometer angezeigten Druck (P) auf die Prüfzelle auszuüben,

und ist verbunden mit dem Anschluß eines Meßgases. Als Meßgas wird vorzugsweise Helium verwendet, sofern kein anderes Gas vorgeschrieben ist. Falls ein anderes Gas als Helium verwendet wird, besteht die Möglichkeit, daß Werte erhalten werden, die sich von den mit Helium ermittelten Ergebnissen unterscheiden. Der Grund dafür ist, daß das Durchdringungsvermögen des Gases sowohl von der Porengröße als auch vom Querschnitt des durchdringenden Moleküls abhängt. Zum Beispiel liegt der

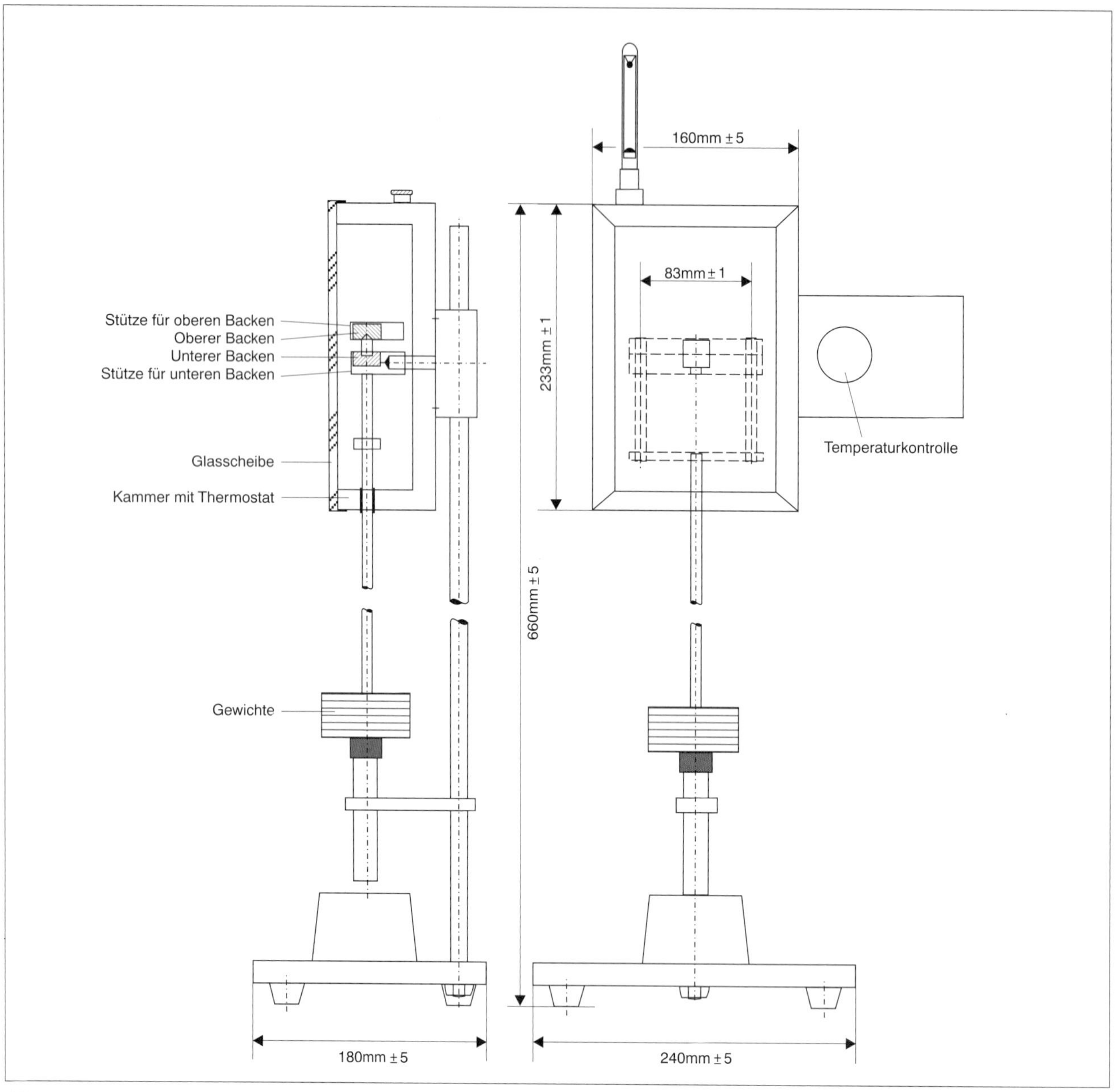

Abb. 2.9.24-1: Gerät zur Bestimmung der Bruchfestigkeit von Suppositorien und Vaginalzäpfchen

Wert der Dichte eines porösen Materials, bestimmt mit Stickstoff, höher als der mit Helium bestimmte Wert.

Die Temperatur des Gas-Pyknometers muß zwischen 15 und 30 °C liegen und darf während der Messung um höchstens 2 °C abweichen.

Das Gerät wird durch Bestimmung der Volumen V_c und V_r eingestellt. Die Einstellung erfolgt mit Hilfe von kalibrierten, polierten Stahlkugeln, die ein Gesamtvolumen von etwa 6 cm^3 haben, angegeben mit einer Genauigkeit von 0,001 cm^3. Das nachstehend beschriebene Verfahren wird in 2 Schritten durchgeführt: zunächst mit einer leeren Prüfzelle und anschließend mit den in der Prüfzelle befindlichen Stahlkugeln. Die Volumen V_c und V_r werden mit Hilfe der Gleichung für das Probevolumen berechnet, wobei berücksichtigt wird, daß das Volumen des ersten Schritts gleich Null ist.

Ausführung

Die Prüfzelle des Pyknometers wird gewogen und die Masse notiert. Die Prüfzelle wird mit einer gegebenen Masse des zu bestimmenden Substanzpulvers gefüllt und im Pyknometer dicht verschlossen. Flüchtige Bestandteile des Pulvers werden durch Entgasen mit Hilfe eines konstanten Gasstroms entfernt. Gelegentlich müssen Pulver zunächst unter Vakuum entgast werden. Der vom Manometer angezeigte Referenzdruck (P_r) des Systems wird notiert, wobei das Ventil, das die Referenzzelle mit der Prüfzelle verbindet, geöffnet ist. Zur Abtrennung der beiden Zellen voneinander wird das Ventil anschließend geschlossen. Die Prüfzelle wird mit Hilfe des Gases einem Anfangsdruck (P_i) ausgesetzt und der erhaltene Wert notiert. Nachdem das Ventil zur Verbindung der Referenzzelle mit der Prüfzelle wieder geöffnet wurde, wird der Enddruck (P_f) notiert. Für dieselbe Pulverprobe wird der Meßvorgang wiederholt, bis 2 aufeinanderfolgende Messungen des Probevolumens (V_s) höchstens um 0,5 Prozent voneinander abweichen. Das Probevolumen wird in Kubikzentimeter angegeben. Die Prüfzelle wird geleert und die Endmasse (m) des Pulvers, ausgedrückt in Gramm, gemessen.

Angabe des Ergebnisses

Das Probevolumen (V_s) wird nach einer der beiden (äquivalenten) Gleichungen berechnet:

$$V_s = V_c + \frac{V_r}{\left(1 - \frac{P_i - P_r}{P_f - P_r}\right)} \quad ; \quad V_s = V_c - \frac{V_r}{\left(\frac{P_i - P_r}{P_f - P_r} - 1\right)}$$

Die Dichte (ϱ) wird nach der Gleichung

$$\varrho = \frac{m}{V_s}$$

berechnet.

2.9.24 Bruchfestigkeit von Suppositorien und Vaginalzäpfchen

Mit Hilfe der Prüfung wird unter definierten Bedingungen die Bruchfestigkeit von Suppositorien und Vaginalzäpfchen bestimmt. Bei der Prüfung wird die Masse ermittelt, die notwendig ist, um die Suppositorien und Vaginalzäpfchen durch Druck zu zerbrechen.

Die Prüfung wird bei Suppositorien und Vaginalzäpfchen angewendet, die auf der Basis fettartiger Hilfsstoffe hergestellt werden. Sie ist nicht bei Suppositorien und Vaginalzäpfchen mit Gelatine-Glycerol-Mischungen als hydrophilen Hilfsstoffen anwendbar.

Gerät: Das Gerät (siehe Abb. 2.9.24-1 und -2) besteht aus

- einer mit einem Thermostat versehenen Kammer, die auf der Vorderseite durch eine Glasscheibe abgeschlossen ist und eine Haltevorrichtung für das Suppositorium oder Vaginalzäpfchen enthält
- 2 Backen, die sich gegenüberstehen. Der obere Backen ist in vertikaler Richtung gegen den unteren beweglich. Die Oberflächen der Backen sind flach, senkrecht zur Bewegungsrichtung angeordnet und größer als die Kontaktfläche mit dem Suppositorium oder Vaginalzäpfchen. Ein Probenhalter aus Kunststoff ist in der Mitte der Backen angebracht (je eine Hälfte des Halters auf jedem Backen). Der obere Backen (Druckblock) ist mit einer Aufhängung verbunden, an der Scheiben mit einer Masse von jeweils 200 g befestigt werden können. Die Anfangsmasse der Vorrichtung beträgt 600 g. Das Zerbrechen der Probe wird durch aufeinanderfolgendes Hinzufügen von 200-g-Scheiben zur Anfangsmasse von 600 g hervorgerufen.

Ausführung: Die senkrechte Anordnung des Geräts ist zu überprüfen. Die Kammer wird mit Hilfe des Thermostats auf 25 °C erwärmt.

Die zu prüfende Darreichungsform wird mindestens 24 h lang bei der geforderten Meßtemperatur gehalten. Das Suppositorium oder Vaginalzäpfchen wird senkrecht mit der Spitze nach oben zwischen die Backen in den Probenhalter gebracht. Der obere Druckblock des Aufhängungsstabes wird sorgfältig in die richtige Position gebracht und die Kammer mit der Glasscheibe verschlossen. Die Position des Suppositoriums oder des Vaginalzäpfchens zur Richtung der einwirkenden Kraft muß für jede Bestimmung in der gleichen Weise eingehalten werden.

1 min lang wird gewartet und die erste 200-g-Scheibe aufgelegt. Nach nochmaligem 1 min langem Warten wird die nächste Scheibe aufgelegt. Der Vorgang wird so lange wiederholt, bis das Suppositorium oder Vaginalzäpfchen zerbricht.

Die zum Zerbrechen des Suppositoriums oder Vaginalzäpfchens erforderliche Masse wird aus der Summe aller Massen (einschließlich der Ausgangsmasse der Vorrichtung) gebildet, die auf der Darreichungsform lasten, wenn diese zerbricht. Sie wird wie nachstehend aufgeführt berechnet:

- wenn das Suppositorium oder Vaginalzäpfchen innerhalb von 20 s nach Auflegen der letzten Scheibe zerbricht, wird diese Masse nicht berücksichtigt
- wenn das Suppositorium oder Vaginalzäpfchen zwischen 20 und 40 s nach Auflegen der letzten Scheibe zerbricht, wird lediglich die Hälfte ihrer Masse, entsprechend 100 g, berücksichtigt
- wenn das Suppositorium oder Vaginalzäpfchen länger als 40 s unzerbrochen bleibt, nachdem die letzte Scheibe aufgelegt wurde, wird die gesamte Masse dieser Scheibe in die Berechnung einbezogen.

Jede Messung wird an 10 Suppositorien oder Vaginalzäpfchen durchgeführt, wobei sicherzustellen ist, daß vor einer neuen Bestimmung keine Reste verbleiben.

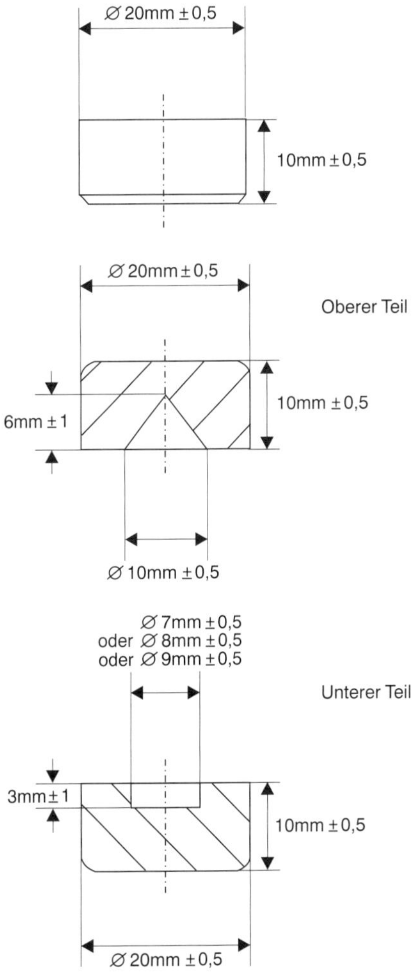

Abb. 2.9.24-2

Allg. Methoden

3 Material zur Herstellung von Behältnissen und Behältnisse

3.1 Material zur Herstellung von Behältnissen

3.1.4 Polyethylen ohne Zusatzstoffe für Behältnisse zur Aufnahme parenteraler und ophthalmologischer Zubereitungen

Definition

Polyethylen ohne Zusatzstoffe wird durch Polymerisation von Ethylen unter hohem Druck in Gegenwart von Sauerstoff oder Radikalbildnern als Katalysatoren hergestellt.

Eigenschaften

Kügelchen, Körner, Pulver oder durchscheinende Blättchen unterschiedlicher Dicke; praktisch unlöslich in Wasser, löslich in heißen aromatischen Kohlenwasserstoffen, praktisch unlöslich in wasserfreiem Ethanol, Hexan und Methanol. Die Substanz erweicht bei Temperaturen oberhalb von 65 °C.

Die relative Dichte (2.2.5) der Substanz liegt zwischen 0,910 und 0,937.

Prüfung auf Identität

A. 0,25 g Substanz werden mit 10 ml Toluol *R* versetzt. Die Mischung wird etwa 15 min lang zum Rückfluß erhitzt. Einige Tropfen der Lösung werden auf eine Natriumchlorid-Platte aufgebracht. Das Lösungsmittel wird im Trockenschrank bei 80 °C abgedampft. Die Prüfung erfolgt mit Hilfe der IR-Spektroskopie (2.2.24). Das IR-Spektrum der Substanz zeigt insbesondere Maxima zwischen 2920 und 2850, bei 1465, 730 und 720 cm^{-1}; das Spektrum ist mit dem der als Typmuster ausgewählten Substanz identisch. Liegt eine Substanz in Form von Blättchen vor, kann die Prüfung direkt mit einem entsprechend zugeschnittenen Stück durchgeführt werden.

B. Die Substanz entspricht der Prüfung „Zusatzstoffe" (siehe „Prüfung auf Reinheit").

Prüfung auf Reinheit

Falls erforderlich wird die Substanz in Stücke von höchstens 1 cm Seitenlänge geschnitten.

Prüflösung I: 25 g Substanz werden in einem Rundkolben aus Borosilicatglas mit Schliff mit 500 ml Wasser *R* versetzt. Die Mischung wird 5 h lang zum Rückfluß erhitzt. Nach dem Erkaltenlassen wird die Lösung dekantiert. Ein Teil der Lösung wird für die Prüfung „Aussehen der Lösung" verwendet, der Rest wird durch einen Glassintertiegel (16) filtriert. *Die Prüflösung I muß innerhalb von 4 h verwendet werden.*

Prüflösung II: 2,0 g Substanz werden in einem Erlenmeyerkolben aus Borosilicatglas mit Schliff mit 80 ml Toluol *R* versetzt. Die Mischung wird unter gleichmäßigem Rühren 90 min lang zum Rückfluß erhitzt. Nach dem Erkaltenlassen auf 60 °C werden unter fortgesetztem Rühren 120 ml Methanol *R* zugesetzt. Die Lösung wird durch einen Glassintertiegel (16) filtriert. Kolben und Filter werden mit 25 ml einer Mischung von 40 ml Toluol *R* und 60 ml Methanol *R* gespült und die Spülflüssigkeiten dem Filtrat zugesetzt. Das Filtrat wird mit der gleichen Lösungsmittelmischung zu 250 ml verdünnt. Eine Blindlösung wird hergestellt.

Prüflösung III: 100 g Substanz werden in einem Erlenmeyerkolben aus Borosilicatglas mit Schliff mit 250 ml Salzsäure (0,1 mol · l^{-1}) versetzt. Die Mischung wird unter gleichmäßigem Rühren 1 h lang zum Rückfluß erhitzt. Nach dem Erkaltenlassen wird die Lösung dekantiert.

Aussehen der Lösung: Die Prüflösung I muß klar (2.2.1) und farblos (2.2.2, Methode II) sein.

Sauer oder alkalisch reagierende Substanzen: 100 ml Prüflösung I werden mit 0,15 ml BMP-Mischindikator-Lösung *R* versetzt. Bis zum Farbumschlag nach Blau dürfen höchstens 1,5 ml Natriumhydroxid-Lösung (0,01 mol · l^{-1}) verbraucht werden. 100 ml Prüflösung I werden mit 0,2 ml Methylorange-Lösung *R* versetzt. Bis zum Beginn des Farbumschlags von Gelb nach Orange darf höchstens 1,0 ml Salzsäure (0,01 mol · l^{-1}) verbraucht werden.

Absorption (2.2.25): Die Absorption der Prüflösung I, zwischen 220 und 340 nm gemessen, darf höchstens 0,2 betragen.

Reduzierende Substanzen: 20 ml Prüflösung I werden mit 1 ml verdünnter Schwefelsäure *R* und 20 ml Kaliumpermanganat-Lösung (0,002 mol · l^{-1}) versetzt. 3 min lang wird zum Rückfluß erhitzt, dann sofort abgekühlt. 1 g Kaliumiodid *R* wird zugesetzt und unverzüglich mit Natriumthiosulfat-Lösung (0,01 mol · l^{-1}) unter Zusatz von 0,25 ml Stärke-Lösung *R* titriert. Ein Blindversuch wird durchgeführt. Die Differenz zwischen beiden Titrationen darf höchstens 0,5 ml betragen.

Hexanlösliche Substanzen: 1,00 g Substanz wird in einem 250-ml-Erlenmeyerkolben aus Borosilicatglas mit Schliff mit 100 ml Hexan *R* versetzt und 4 h lang unter gleichmäßigem Rühren zum Rückfluß erhitzt. Die Mischung wird in einer Eis-Wasser-Mischung abgekühlt und sofort durch einen Glassintertiegel (16) filtriert, wobei die Temperatur der Lösung bei 0 °C gehalten wird *(die Filtrationszeit darf 5 min nicht überschreiten; falls erforderlich wird die Filtration durch Anwendung von Überdruck beschleunigt)*. 20 ml Filtrat werden in einer vorher gewogenen Kristallisierschale auf dem Wasserbad zur Trockne eingedampft. Der Rückstand, 1 h lang in einem Trockenschrank bei 100 bis 105 °C getrocknet, darf höchstens um 10 Prozent von dem mit dem Typmuster erhaltenen Rückstand abweichen und darf höchstens 5 Prozent betragen.

Zusatzstoffe: Die Prüfung erfolgt mit Hilfe der Dünnschichtchromatographie (2.2.27) unter Verwendung einer Schicht von Kieselgel G *R*.

Untersuchungslösung: 50 ml der Prüflösung II werden im Vakuum bei 45 °C zur Trockne eingedampft. Der Rückstand wird in 5 ml Dichlormethan *R* gelöst. Aus der der Prüflösung II entsprechenden Blindlösung wird eine Blindlösung hergestellt.

Referenzlösung: 20 mg Dioctadecyldisulfid *R* und 20 mg Kunststoffadditiv 1 *R* werden in Dichlormethan *R* zu 10 ml gelöst.

Auf die Platte werden getrennt 10 µl jeder Lösung aufgetragen. Die Chromatographie erfolgt mit Hexan *R* über eine Laufstrecke von 13 cm. Die Platte wird an der Luft trocknen gelassen und ein zweites Mal mit einer Mischung von 5 Volumteilen Methanol *R* und 95 Volumteilen Dichlormethan *R* über eine Laufstrecke von 10 cm entwickelt. Die Platte wird an der Luft trocknen gelassen, mit einer Lösung von Molybdatophosphorsäure *R* ($40 \text{ g} \cdot \text{l}^{-1}$) in Ethanol 96 % *R* besprüht und bis zum Erscheinen der Flecke im Chromatogramm der Referenzlösung bei 120 °C erhitzt.

Im Chromatogramm der Untersuchungslösung darf kein Fleck sichtbar sein. Ein nahe der Fließmittelfront von der ersten Entwicklung auftretender Fleck (Oligomere) und Flecke, die Flecken im Chromatogramm der Blindlösung entsprechen, werden nicht berücksichtigt. Das Chromatogramm der Referenzlösung zeigt 2 getrennte Flecke.

Extrahierbare Schwermetalle (2.4.8): 12 ml Prüflösung III müssen der Grenzprüfung A auf Schwermetalle entsprechen (2,5 ppm). Zur Herstellung der Referenzlösung wird die Blei-Lösung (1 ppm Pb) *R* verwendet.

Sulfatasche (2.4.14): Höchstens 0,2 Prozent, mit 5,0 g Substanz bestimmt.

3.1.5 Polyethylen mit Zusatzstoffen für Behältnisse zur Aufnahme parenteraler und ophthalmologischer Zubereitungen

Definition

Polyethylen mit Zusatzstoffen wird durch Polymerisation von Ethylen unter hohem Druck in Gegenwart von Katalysatoren oder durch Copolymerisation von Ethylen mit bis zu 20 Prozent höheren Alkenhomologen (C_3 bis C_{10}) hergestellt.

Eigenschaften

Pulver, Kügelchen, Körner oder durchscheinende Blättchen unterschiedlicher Dicke; praktisch unlöslich in Wasser, löslich in heißen aromatischen Kohlenwasserstoffen, praktisch unlöslich in wasserfreiem Ethanol, Hexan und Methanol. Die Substanz erweicht zwischen 70 und 140 °C.

Die relative Dichte (2.2.5) der Substanz liegt zwischen 0,890 und 0,965.

Prüfung auf Identität

A. 0,25 g Substanz werden mit 10 ml Toluol *R* versetzt. Die Mischung wird etwa 15 min lang zum Rückfluß erhitzt. Einige Tropfen der Lösung werden auf eine Natriumchlorid-Platte aufgebracht. Das Lösungsmittel wird im Trockenschrank bei 80 °C abgedampft. Die Prüfung erfolgt mit Hilfe der IR-Spektroskopie (2.2.24). Das IR-Spektrum der Substanz zeigt insbesondere Maxima zwischen 2920 und 2850, bei 1465, 1375, 1170, 730 und 720 cm^{-1}; das Spektrum ist mit dem der als Typmuster ausgewählten Substanz identisch. Liegt eine Substanz in Form von Blättchen vor, kann die Prüfung auf Identität direkt mit einem entsprechend zugeschnittenen Stück durchgeführt werden.

B. Die Substanz entspricht den unter „Zusätzliche Prüfungen" (siehe „Prüfung auf Reinheit") aufgeführten Prüfungen auf die enthaltenen Zusatzstoffe.

Prüfung auf Reinheit

Falls erforderlich wird die Substanz in Stücke von höchstens 1 cm Seitenlänge geschnitten.

Prüflösung I: 25 g Substanz werden in einem Rundkolben aus Borosilicatglas mit Schliff mit 500 ml Wasser *R* versetzt. Die Mischung wird 5 h lang zum Rückfluß erhitzt. Nach dem Erkaltenlassen wird die Lösung dekantiert. Ein Teil der Lösung wird für die Prüfung „Aussehen der Lösung" verwendet, der Rest wird durch einen Glassintertiegel (16) filtriert.

Die Lösung muß innerhalb von 4 h verwendet werden.

Prüflösung II: 2,0 g Substanz werden in einem Erlenmeyerkolben aus Borosilicatglas mit Schliff mit 80 ml Toluol *R* versetzt. Die Mischung wird 90 min lang unter gleichmäßigem Rühren zum Rückfluß erhitzt. Nach dem Erkaltenlassen auf 60 °C werden unter fortgesetztem Rühren 120 ml Methanol *R* zugesetzt. Die Lösung wird durch einen Glassintertiegel (16) filtriert. Kolben und Filter werden mit 25 ml einer Mischung von 40 ml Toluol *R* und 60 ml Methanol *R* gespült und die Spülflüssigkeiten dem Filtrat zugesetzt. Das Filtrat wird mit der gleichen Lösungsmittelmischung zu 250,0 ml verdünnt. Eine Blindlösung wird hergestellt.

Prüflösung III: 100 g Substanz werden in einem Erlenmeyerkolben aus Borosilicatglas mit Schliff mit 250 ml Salzsäure (0,1 mol · l^{-1}) versetzt. Die Mischung wird unter gleichmäßigem Rühren 1 h lang zum Rückfluß erhitzt. Nach dem Erkaltenlassen wird die Lösung dekantiert.

Aussehen der Lösung: Die Prüflösung I muß klar (2.2.1) und farblos (2.2.2, Methode II) sein.

Sauer oder alkalisch reagierende Substanzen: 100 ml Prüflösung I werden mit 0,15 ml BMP-Mischindikator-Lösung *R* versetzt. Bis zum Farbumschlag nach Blau dürfen höchstens 1,5 ml Natriumhydroxid-Lösung (0,01 mol · l^{-1}) verbraucht werden. 100 ml Prüflösung I werden mit 0,2 ml Methylorange-Lösung *R* versetzt. Bis zum Beginn des Farbumschlags von Gelb nach Orange darf höchstens 1,0 ml Salzsäure (0,01 mol · l^{-1}) verbraucht werden.

Absorption (2.2.25): Die Absorption der Prüflösung I, zwischen 220 und 340 nm gemessen, darf an jedem Punkt des Spektrums höchstens 0,2 betragen.

Reduzierende Substanzen: 20 ml Prüflösung I werden mit 1 ml verdünnter Schwefelsäure R und 20 ml Kaliumpermanganat-Lösung (0,002 mol · l^{-1}) versetzt. 3 min lang wird zum Rückfluß erhitzt, dann sofort abgekühlt. 1 g Kaliumiodid *R* wird zugesetzt und unverzüglich mit Natriumthiosulfat-Lösung (0,01 mol · l^{-1}) unter Zusatz von 0,25 ml Stärke-Lösung *R* titriert. Ein Blindversuch wird durchgeführt. Die Differenz zwischen beiden Titrationen darf höchstens 0,5 ml betragen.

Hexanlösliche Substanzen: 1,00 g Substanz wird in einem 250-ml-Erlenmeyerkolben aus Borosilicatglas mit Schliff mit 100 ml Hexan *R* versetzt und 4 h lang unter gleichmäßigem Rühren zum Rückfluß erhitzt. Die Mischung wird in einer Eis-Wasser-Mischung abgekühlt und sofort durch einen Glassintertiegel (16) filtriert, wobei die Temperatur der Lösung bei 0 °C gehalten wird *(die Filtrationszeit darf 5 min nicht überschreiten; falls erforderlich wird die Filtration durch Anwendung von Überdruck beschleunigt)*. 20 ml Filtrat werden in einer vorher gewogenen Kristallisierschale auf dem Wasserbad zur Trockne eingedampft. Der Rückstand, 1 h lang in einem Trockenschrank bei 100 bis 105 °C getrocknet, darf höchstens um 10 Prozent von dem mit dem Typmuster erhaltenen Rückstand abweichen und darf höchstens 5 Prozent betragen.

Extrahierbares Aluminium: Höchstens 1 ppm extrahierbares Al. Der Aluminiumgehalt wird mit Hilfe der Atomemissionsspektroskopie (2.2.22, Methode I) in einem Argonplasma bestimmt.

Untersuchungslösung: Prüflösung III.

Referenzlösungen: Die Referenzlösungen werden aus der Aluminium-Lösung (200 ppm Al) *R* durch Verdünnen mit Salzsäure (0,1 mol · l^{-1}) hergestellt.

Die Bestimmung wird unter Verwendung der Emission des Aluminiums bei 396,15 nm durchgeführt, wobei die Untergrundstrahlung bei 396,25 nm liegt.

Die Abwesenheit von Aluminium in der verwendeten Salzsäure muß sichergestellt sein.

Extrahierbares Chrom: Höchstens 0,05 ppm extrahierbares Cr.

Der Chromgehalt wird mit Hilfe der Atomemissionsspektroskopie (2.2.22, Methode I) in einem Argonplasma bestimmt.

Untersuchungslösung: Prüflösung III.

Referenzlösungen: Die Referenzlösungen werden aus der Chrom-Lösung (100 ppm Cr) *R* durch Verdünnen mit einer Mischung von 2 Volumteilen Salzsäure *R* und 8 Volumteilen Wasser *R* hergestellt.

Die Bestimmung wird unter Verwendung der Emission des Chroms bei 205,55 nm durchgeführt, wobei die Untergrundstrahlung bei 205,50 nm liegt.

Die Abwesenheit von Chrom in der verwendeten Salzsäure muß sichergestellt sein.

Extrahierbare Schwermetalle (2.4.8): 12 ml Prüflösung III müssen der Grenzprüfung A auf Schwermetalle entsprechen (2,5 ppm). Zur Herstellung der Referenzlösung wird die Blei-Lösung (1 ppm Pb) *R* verwendet.

Extrahierbares Titan: Höchstens 1 ppm extrahierbares Ti. Der Titangehalt wird mit Hilfe der Atomemissionsspektroskopie (2.2.22, Methode I) in einem Argonplasma bestimmt.

Untersuchungslösung: Prüflösung III.

Referenzlösungen: Die Referenzlösungen werden aus der Titan-Lösung (100 ppm Ti) *R* durch Verdünnen mit Salzsäure (0,1 mol · l^{-1}) hergestellt.

Die Bestimmung wird unter Verwendung der Emission des Titans bei 336,12 nm durchgeführt, wobei die Untergrundstrahlung bei 336,16 nm liegt.

Die Abwesenheit von Titan in der verwendeten Salzsäure muß sichergestellt sein.

Extrahierbares Vanadium: Höchstens 10 ppm extrahierbares V. Der Vanadiumgehalt wird mit Hilfe der Atomemissionsspektroskopie (2.2.22, Methode I) in einem Argonplasma bestimmt.

Untersuchungslösung: Prüflösung III.

Referenzlösungen: Die Referenzlösungen werden aus der Vanadin-Lösung (1 g · l^{-1} V) *R* durch Verdünnen mit einer Mischung von 2 Volumteilen Salzsäure *R* und 8 Volumteilen Wasser *R* hergestellt.

Die Bestimmung wird unter Verwendung der Emission des Vanadiums bei 292,40 nm durchgeführt, wobei die Untergrundstrahlung bei 292,35 nm liegt.

Die Abwesenheit von Vanadium in der verwendeten Salzsäure muß sichergestellt sein.

Extrahierbares Zink: Höchstens 1 ppm extrahierbares Zn. Der Zinkgehalt wird mit Hilfe der Atomabsorptionsspektroskopie (2.2.23, Methode I) bestimmt.

Untersuchungslösung: Prüflösung III.

Referenzlösungen: Die Referenzlösungen werden aus der Zink-Lösung (10 ppm Zn) *R* durch Verdünnen mit Salzsäure (0,1 mol · l^{-1}) hergestellt.

Die Absorption wird bei 213,9 nm unter Verwendung einer Zink-Hohlkathodenlampe als Strahlungsquelle und einer Luft-Acetylen-Flamme bestimmt.

Extrahierbares Zirconium: Höchstens 100 ppm extrahierbares Zr. Der Zirconiumgehalt wird mit Hilfe der Atomemissionsspektroskopie (2.2.22, Methode I) in einem Argonplasma bestimmt.

Untersuchungslösung: Prüflösung III.

Referenzlösungen: Die Referenzlösungen werden aus der Zirconium-Lösung (1 g · l^{-1} Zr) *R* durch Verdünnen mit einer Mischung von 2 Volumteilen Salzsäure *R* und 8 Volumteilen Wasser *R* hergestellt.

Die Bestimmung wird unter Verwendung der Emission des Zirconiums bei 343,82 nm durchgeführt, wobei die Untergrundstrahlung bei 343,92 nm liegt.

Die Abwesenheit von Zirconium in der verwendeten Salzsäure muß sichergestellt sein.

Sulfatasche (2.4.14): Höchstens 1,0 Prozent, mit 5,0 g Substanz bestimmt. Dieser Grenzwert gilt nicht für eine Substanz, die durch Zusatz von Titandioxid undurchsichtig gemacht wurde.

Zusätzliche Prüfungen

Diese Prüfungen sind ganz oder teilweise durchzuführen, je nach der Zusammensetzung oder Verwendung der Substanz.

Phenolische Antioxidantien: Die Prüfung erfolgt mit Hilfe der Flüssigchromatographie (2.2.29).

Die Chromatographie kann durchgeführt werden mit

- einer Säule aus rostfreiem Stahl von 0,25 m Länge und 4,6 mm innerem Durchmesser, gepackt mit octadecylsilyliertem Kieselgel zur Chromatographie *R* (5 µm)
- einer der folgenden Mischungen als mobile Phase
  mobile Phase 1 bei einer Durchflußrate von 2 ml je Minute: 30 Volumteile Wasser *R*, 70 Volumteile Acetonitril *R*
  mobile Phase 2 bei einer Durchflußrate von 1,5 ml je Minute: 10 Volumteile Wasser *R*, 30 Volumteile Tetrahydrofuran *R*, 60 Volumteile Acetonitril *R*
  mobile Phase 3 bei einer Durchflußrate von 1,5 ml je Minute: 5 Volumteile Wasser *R*, 45 Volumteile 2-Propanol *R*, 50 Volumteile Methanol *R*
- einem Spektrometer als Detektor bei einer Wellenlänge von 280 nm.

Die Prüfung darf nur ausgewertet werden, wenn

- die Auflösung zwischen den Peaks von Butylhydroxytoluol und Kunststoffadditiv 1 mit mobiler Phase 1 mindestens 8
  oder
- die Auflösung zwischen den Peaks von Kunststoffadditiv 3 und Kunststoffadditiv 2 mit mobiler Phase 2 mindestens 2
  oder
- die Auflösung zwischen den Peaks von Kunststoffadditiv 4 und Kunststoffadditiv 5 mit mobiler Phase 3 mindestens 2

beträgt.

Untersuchungslösung 21: 50,0 ml Prüflösung II werden unter vermindertem Druck bei 45 °C zur Trockne eingedampft. Der Rückstand wird in 5,0 ml einer Mischung von gleichen Volumteilen Acetonitril *R* und Tetrahydrofuran *R* gelöst. Eine Blindlösung wird aus der unter „Prüflösung II“ aufgeführten Blindlösung hergestellt.

Untersuchungslösung 22: 50,0 ml Prüflösung II werden unter vermindertem Druck bei 45 °C zur Trockne eingedampft. Der Rückstand wird in 5,0 ml Dichlormethan *R* gelöst. Eine Blindlösung wird aus der unter „Prüflösung II“ aufgeführten Blindlösung hergestellt.

Von den folgenden Referenzlösungen werden nur diejenigen hergestellt, die zur Prüfung der phenolischen Antioxidantien aufgrund der angegebenen Zusammensetzung der Substanz erforderlich sind.

Referenzlösung a: 25,0 mg Butylhydroxytoluol *R* und 60,0 mg Kunststoffadditiv 1 *R* werden in 10,0 ml einer Mischung von gleichen Volumteilen Acetonitril *R* und Tetrahydrofuran *R* gelöst. 2,0 ml Lösung werden mit dem gleichen Lösungsmittelgemisch zu 50,0 ml verdünnt.

Referenzlösung b: 60,0 mg Kunststoffadditiv 2 *R* und 60,0 mg Kunststoffadditiv 3 *R* werden in 10,0 ml einer Mischung von gleichen Volumteilen Acetonitril *R* und Tetrahydrofuran *R* gelöst. 2,0 ml Lösung werden mit dem gleichen Lösungsmittelgemisch zu 50,0 ml verdünnt.

Referenzlösung c: 60,0 mg Kunststoffadditiv 4 *R* und 60,0 mg Kunststoffadditiv 5 *R* werden in 10,0 ml Dichlormethan *R* gelöst. 2,0 ml Lösung werden mit Dichlormethan *R* zu 50,0 ml verdünnt.

Referenzlösung d: 25,0 mg Butylhydroxytoluol *R* werden in 10,0 ml einer Mischung von gleichen Volumteilen Acetonitril *R* und Tetrahydrofuran *R* gelöst. 2,0 ml Lösung werden mit dem gleichen Lösungsmittelgemisch zu 50,0 ml verdünnt.

Referenzlösung e: 60,0 mg Kunststoffadditiv 1 *R* werden in 10,0 ml einer Mischung von gleichen Volumteilen Acetonitril *R* und Tetrahydrofuran *R* gelöst. 2,0 ml Lösung werden mit dem gleichen Lösungsmittelgemisch zu 50,0 ml verdünnt.

Referenzlösung f: 60,0 mg Kunststoffadditiv 6 *R* werden in 10,0 ml einer Mischung von gleichen Volumteilen Acetonitril *R* und Tetrahydrofuran *R* gelöst. 2,0 ml Lösung werden mit dem gleichen Lösungsmittelgemisch zu 50,0 ml verdünnt.

Referenzlösung g: 60,0 mg Kunststoffadditiv 3 *R* werden in 10,0 ml einer Mischung von gleichen Volumteilen Acetonitril *R* und Tetrahydrofuran *R* gelöst. 2,0 ml Lösung werden mit dem gleichen Lösungsmittelgemisch zu 50,0 ml verdünnt.

Referenzlösung h: 60,0 mg Kunststoffadditiv 2 *R* werden in 10,0 ml einer Mischung von gleichen Volumteilen Acetonitril *R* und Tetrahydrofuran *R* gelöst. 2,0 ml Lösung werden mit dem gleichen Lösungsmittelgemisch zu 50,0 ml verdünnt.

Referenzlösung i: 60,0 mg Kunststoffadditiv 4 *R* werden in 10,0 ml Dichlormethan *R* gelöst. 2,0 ml Lösung werden mit Dichlormethan *R* zu 50,0 ml verdünnt.

Referenzlösung j: 60,0 mg Kunststoffadditiv 5 *R* werden in 10,0 ml Dichlormethan *R* gelöst. 2,0 ml Lösung werden mit Dichlormethan *R* zu 50,0 ml verdünnt.

Falls die Substanz Butylhydroxytoluol und/oder Kunststoffadditiv 1 enthält, wird die mobile Phase 1 verwendet. Je 20 µl Untersuchungslösung 21, der entsprechenden Blindlösung sowie der Referenzlösung

- a und d
  oder
- a und e
  oder
- d und e

werden getrennt eingespritzt.

Falls die Substanz eines oder mehrere der Kunststoffadditive 2 bis 6 als Antioxidantien enthält, wird mobile Phase 2 verwendet. Je 20 µl Untersuchungslösung 21, der entsprechenden Blindlösung, der Referenzlösung b und der Referenzlösungen, die die in der Zusammensetzung der Substanz genannten Antioxidantien aus der Aufzählung enthalten, werden getrennt eingespritzt.

Falls die Substanz Kunststoffadditiv 4 und/oder Kunststoffadditiv 5 enthält, wird die mobile Phase 3 verwendet. Je 20 µl Untersuchungslösung 22, der entsprechenden Blindlösung sowie der Referenzlösungen

- c und i
  oder
- c und j
  oder
- i und j

werden getrennt eingespritzt.

In allen Fällen wird das Chromatogramm 30 min lang aufgezeichnet. Die Chromatogramme der Untersuchungslösungen 21 und 22 dürfen nur die Peaks der in der Zusammensetzung genannten Antioxidantien und kleinere Peaks, die auch in den Chromatogrammen der Blindlösungen sichtbar sind, zeigen. Die Peakflächen in den Chromatogrammen der Untersuchungslösungen 21 und 22 dürfen nicht größer sein als die entsprechenden Peakflächen in den Chromatogrammen der Referenzlösungen d bis j.

Nichtphenolische Antioxidantien: Die Prüfung erfolgt mit Hilfe der Dünnschichtchromatographie (2.2.27) unter Verwendung einer Schicht von Kieselgel GF_{254} *R*.

Untersuchungslösung 23: 100 ml Prüflösung II werden unter vermindertem Druck bei 45 °C zur Trockne eingedampft. Der Rückstand wird in 2 ml Dichlormethan *R* 1 gelöst.

Referenzlösung k: 60 mg Dioxaphosphan *R* werden in Dichlormethan *R* zu 10 ml gelöst. 2 ml Lösung werden mit Dichlormethan *R* 1 zu 10 ml verdünnt.

Referenzlösung l: 60 mg Dioctadecyldisulfid *R* werden in Dichlormethan *R* zu 10 ml gelöst. 2 ml Lösung werden mit Dichlormethan *R* 1 zu 10 ml verdünnt.

Referenzlösung m: 60 mg Didodecyl(3,3′-thiodipropionat) *R* werden in Dichlormethan *R* zu 10 ml gelöst. 2 ml Lösung werden mit Dichlormethan *R* 1 zu 10 ml verdünnt.

Referenzlösung n: 60 mg Dioctadecyl(3,3′-thiodipropionat) *R* werden in Dichlormethan *R* zu 10 ml gelöst. 2 ml Lösung werden mit Dichlormethan *R* 1 zu 10 ml verdünnt.

Referenzlösung o: 60 mg Didodecyl(3,3′-thiodipropionat) *R* und 60 mg Dioctadecyl(3,3′-thiodipropionat) *R* werden in Dichlormethan *R* zu 10 ml gelöst. 2 ml Lösung werden mit Dichlormethan *R* 1 zu 10 ml verdünnt.

Auf die Platte werden getrennt je 20 µl der Untersuchungslösung 23, der Referenzlösung o und der Referenzlösungen aller in der Typzusammensetzung der Substanz genannten phenolischen und nichtphenolischen Antioxidantien aufgetragen. Die Chromatographie erfolgt mit Hexan *R* über eine Laufstrecke von 18 cm. Die Platte wird trocknen gelassen. Die Chromatographie erfolgt ein zweites Mal mit Dichlormethan *R* über eine Laufstrecke von 17 cm. Die Platte wird erneut trocknen gelassen und im ultravioletten Licht bei 254 nm ausgewertet. Die Platte wird mit ethanolischer Iod-Lösung *R* besprüht und im ultravioletten Licht bei 254 nm nach 10 bis 15 min ausgewertet.

Kein Fleck im Chromatogramm der Untersuchungslösung 23 darf intensiver sein als der entsprechende Fleck in den Chromatogrammen der Referenzlösungen. Die Prüfung darf nur ausgewertet werden, wenn das Chromatogramm der Referenzlösung o deutlich voneinander getrennt 2 Flecke zeigt.

Amide, Stearate: Die Prüfung erfolgt mit Hilfe der Dünnschichtchromatographie (2.2.27) unter Verwendung einer Schicht von Kieselgel GF_{254} *R*.

Untersuchungslösung: Untersuchungslösung 23 (siehe „Nichtphenolische Antioxidantien").

Referenzlösung p: 20 mg Stearinsäure *R* werden in Dichlormethan *R* zu 10 ml gelöst.

Referenzlösung q: 40 mg Oleamid *R* werden in Dichlormethan *R* zu 20 ml gelöst.

Referenzlösung r: 40 mg Erucamid *R* werden in Dichlormethan *R* zu 20 ml gelöst.

Auf jede der beiden Platten werden 10 µl Untersuchungslösung 23 aufgetragen. 10 µl Referenzlösung p werden auf die erste und je 10 µl Referenzlösung q und r auf die zweite Platte aufgetragen.

Die Chromatographie der ersten Platte erfolgt mit einer Mischung von 25 Volumteilen wasserfreiem Ethanol *R* und 75 Volumteilen Trimethylpentan *R* über eine Laufstrecke von 10 cm. Die Platte wird an der Luft trocknen gelassen, mit einer Lösung von Dichlorphenolindophenol *R* ($2 g \cdot l^{-1}$) in wasserfreiem Ethanol *R* besprüht und einige Minuten lang im Trockenschrank bei 120 °C erhitzt, um die Flecke stärker zu färben. Der Fleck der Stearinsäure im Chromatogramm der Untersuchungslösung 23 entspricht in bezug auf Lage (R_f etwa 0,5) dem entsprechenden Fleck im Chromatogramm der Referenzlösung p, darf aber nicht größer und stärker gefärbt sein als dieser.

Die Chromatographie der zweiten Platte erfolgt mit Hexan *R* über eine Laufstrecke von 13 cm. Die Platte wird an der Luft trocknen gelassen. Die Chromatographie erfolgt ein zweites Mal mit einer Mischung von 5 Volumteilen Methanol *R* und 95 Volumteilen Dichlormethan *R* über eine Laufstrecke von 10 cm. Die Platte wird trocknen gelassen, mit einer Lösung von Molybdatophosphorsäure *R* ($40 g \cdot l^{-1}$) in wasserfreiem Ethanol *R* besprüht und im Trockenschrank bei 120 °C erhitzt, bis Flecke sichtbar werden. Die Flecke des Erucamids und/oder des Oleamids im Chromatogramm der Untersuchungslösung 23 entsprechen in bezug auf Lage

(R_f etwa 0,2) den entsprechenden Flecken in den Chromatogrammen der Referenzlösungen q und r, dürfen aber nicht größer oder stärker gefärbt sein als diese.

Liste der Zusatzstoffe

Die Substanz darf höchstens 3 der nachfolgend aufgeführten Antioxidantien enthalten:

- Butylhydroxytoluol — höchstens 0,125 Prozent
- Didodecyl(3,3′-thiodipropionat) — höchstens 0,3 Prozent
- Dioctadecyl(3,3′-thiodipropionat) — höchstens 0,3 Prozent
- Dioctadecyldisulfid — höchstens 0,3 Prozent
- Dioxaphosphan — höchstens 0,3 Prozent
- Kunststoffadditiv 1 (Ethylenbis[3,3-bis(3-*tert*-butyl-4-hydroxyphenyl)butyrat]) — höchstens 0,3 Prozent
- Kunststoffadditiv 2 (4,4′,4″-[2,4,6-Trimethyl-1,3,5-benzoltriyltris(methylen)]-tris(2,6-di-*tert*-butylphenol)) — höchstens 0,3 Prozent
- Kunststoffadditiv 3 (Pentaerytritoltetrakis[3-(3,5-di-*tert*-butyl-4-hydroxyphenyl)-propionat]) — höchstens 0,3 Prozent
- Kunststoffadditiv 4 (Octadecyl[3-(3,5-di-*tert*-butyl-4-hydroxyphenyl)propionat]) — höchstens 0,3 Prozent
- Kunststoffadditiv 5 (Tris(2,4-di-*tert*-butylphenyl)-phosphit) — höchstens 0,3 Prozent
- Kunststoffadditiv 6 (1,3,5-Tris(3,5-di-*tert*-butyl-4-hydroxyphenyl)-1,3,5-triazin-2,4,6(1*H*,3*H*,5*H*)trion) — höchstens 0,3 Prozent

Der Gesamtgehalt der oben aufgeführten Antioxidantien darf höchstens 0,3 Prozent betragen.

- Hydrotalcit — höchstens 0,5 Prozent
- Alkanamide — höchstens 0,5 Prozent
- Alkenamide — höchstens 0,5 Prozent
- Natriumaluminiumsilicat — höchstens 0,5 Prozent
- Siliciumdioxid — höchstens 0,5 Prozent
- Natriumbenzoat — höchstens 0,5 Prozent
- Fettsäureester oder -salze — höchstens 0,5 Prozent
- Trinatriumphosphat — höchstens 0,5 Prozent
- Dickflüssiges Paraffin — höchstens 0,5 Prozent
- Zinkoxid — höchstens 0,5 Prozent
- Calcium- oder Zinkstearat oder eine Mischung von beiden — höchstens 0,5 Prozent
- Titandioxid — höchstens 4 Prozent

3.1.6 Polypropylen für Behältnisse und Verschlüsse zur Aufnahme parenteraler und ophthalmologischer Zubereitungen

Definition

Polypropylen besteht aus den Homopolymeren von Propylen oder aus dem Copolymeren von Propylen mit bis zu 20 Prozent Ethylen oder aus einer Mischung (Legierung) von Polypropylen mit bis zu 20 Prozent Polyethylen. Die Substanz kann Zusatzstoffe enthalten.

Eigenschaften

Pulver, Kügelchen, Körner oder durchscheinende Blättchen unterschiedlicher Dicke; praktisch unlöslich in Wasser, löslich in heißen aromatischen Kohlenwasserstoffen, praktisch unlöslich in wasserfreiem Ethanol, Hexan und Methanol. Die Substanz erweicht ab etwa 120 °C.

Prüfung auf Identität

A. 0,25 g Substanz werden mit 10 ml Toluol *R* versetzt. Die Mischung wird etwa 15 min lang zum Rückfluß erhitzt. Einige Tropfen der heißen Lösung werden auf eine Natriumchlorid-Platte aufgebracht. Das Lösungsmittel wird im Trockenschrank bei 80 °C abgedampft. Die Prüfung erfolgt mit Hilfe der IR-Spektroskopie (2.2.24). Das IR-Spektrum der Substanz zeigt eine bestimmte Anzahl an Maxima, insbesondere bei 1375, 1170, 995 und 970 cm^{-1}. Das Spektrum ist mit dem der als Typmuster ausgewählten Substanz identisch. Liegt die Substanz in Form von Blättchen vor, kann die Prüfung auf Identität direkt mit einem entsprechend zugeschnittenen Stück durchgeführt werden.

B. Die Substanz entspricht den unter „Zusätzliche Prüfungen" aufgeführten Prüfungen auf die enthaltenen Zusatzstoffe (siehe „Prüfung auf Reinheit").

Prüfung auf Reinheit

Falls erforderlich wird die Substanz in Stücke von höchstens 1 cm Seitenlänge geschnitten.

Prüflösung I: 25 g Substanz werden in einem Rundkolben aus Borosilicatglas mit Schliff mit 500 ml Wasser *R* versetzt. Die Mischung wird 5 h lang zum Rückfluß erhitzt. Nach dem Erkaltenlassen wird die Lösung dekantiert. Ein Teil der Lösung wird für die Prüfung „Aussehen der Prüflösung“ abgetrennt, der Rest wird durch einen Glassintertiegel (16) filtriert.

Die Lösung muß innerhalb von 4 h verwendet werden.

Prüflösung II: 2,0 g Substanz werden in einem Erlenmeyerkolben aus Borosilicatglas mit Schliff mit 80 ml Toluol *R* versetzt. Die Mischung wird 90 min lang unter gleichmäßigem Rühren zum Rückfluß erhitzt. Nach dem Erkaltenlassen auf 60 °C werden unter fortgesetztem Rühren 120 ml Methanol *R* zugesetzt. Die Lösung wird durch einen Glassintertiegel (16) filtriert. Kolben und Filter werden mit 25 ml einer Mischung von 40 ml Toluol *R* und 60 ml Methanol *R* gespült und die Spülflüssigkeiten dem Filtrat zugesetzt. Das Filtrat wird mit der gleichen Lösungsmittelmischung zu 250,0 ml verdünnt. Eine Blindlösung wird hergestellt.

Prüflösung III: 100 g Substanz werden in einem Erlenmeyerkolben aus Borosilicatglas mit Schliff mit 250 ml Salzsäure (0,1 mol · l^{-1}) versetzt. Die Mischung wird unter gleichmäßigem Rühren 1 h lang zum Rückfluß erhitzt. Nach dem Erkaltenlassen wird die Lösung dekantiert.

Aussehen der Lösung: Die Prüflösung I darf nicht stärker opaleszieren als die Referenzsuspension II (2.2.1) und muß farblos (2.2.2, Methode II) sein.

Sauer oder alkalisch reagierende Substanzen: 100 ml Prüflösung I werden mit 0,15 ml BMP-Mischindikator-Lösung *R* versetzt. Bis zum Farbumschlag nach Blau dürfen höchstens 1,5 ml Natriumhydroxid-Lösung (0,01 mol · l^{-1}) verbraucht werden. 100 ml Prüflösung I werden mit 0,2 ml Methylorange-Lösung *R* versetzt. Bis zum Beginn des Farbumschlags von Gelb nach Orange darf höchstens 1,0 ml Salzsäure (0,01 mol · l^{-1}) verbraucht werden.

Absorption (2.2.25): Die Absorption der Prüflösung I, zwischen 220 und 340 nm gemessen, darf an jedem Punkt des Spektrums höchstens 0,2 betragen.

Reduzierende Substanzen: 20 ml Prüflösung I werden mit 1 ml verdünnter Schwefelsäure R und 20 ml Kaliumpermanganat-Lösung (0,002 mol · l^{-1}) versetzt. Die Mischung wird 3 min lang zum Rückfluß erhitzt, dann sofort abgekühlt. 1 g Kaliumiodid *R* wird zugesetzt und unverzüglich mit Natriumthiosulfat-Lösung (0,01 mol · l^{-1}) unter Zusatz von 0,25 ml Stärke-Lösung *R* titriert. Ein Blindversuch wird durchgeführt. Die Differenz zwischen beiden Titrationen darf höchstens 0,5 ml betragen.

Hexanlösliche Substanzen: 1,00 g Substanz wird in einem 250-ml-Erlenmeyerkolben aus Borosilicatglas mit Schliff mit 100 ml Hexan *R* versetzt und 4 h lang unter gleichmäßigem Rühren zum Rückfluß erhitzt. Die Mischung wird in einer Eis-Wasser-Mischung abgekühlt und sofort durch einen Glassintertiegel (16) filtriert, wobei die Temperatur der Lösung bei 0 °C gehalten wird *(die Filtrationszeit darf 5 min nicht überschreiten; falls erforderlich wird die Filtration durch Anwendung von Überdruck beschleunigt)*. 20 ml Filtrat werden in einer vorher gewogenen Kristallisierschale auf dem Wasserbad zur Trockne eingedampft. Der Rückstand, 1 h lang in einem Trockenschrank bei 100 bis 105 °C getrocknet, darf höchstens um 10 Prozent von dem mit dem Typmuster erhaltenen Rückstand abweichen und darf höchstens 5 Prozent betragen.

Extrahierbares Aluminium: Höchstens 1 ppm extrahierbares Al. Der Aluminiumgehalt wird mit Hilfe der Atomemissionsspektroskopie (2.2.22, Methode I) in einem Argonplasma bestimmt.

Untersuchungslösung: Prüflösung III.

Referenzlösungen: Die Referenzlösungen werden aus der Aluminium-Lösung (200 ppm Al) *R* durch Verdünnen mit Salzsäure (0,1 mol · l^{-1}) hergestellt.

Die Bestimmung wird unter Verwendung der Emission des Aluminiums bei 396,15 nm durchgeführt, wobei die Untergrundstrahlung bei 396,25 nm liegt.

Die Abwesenheit von Aluminium in der verwendeten Salzsäure muß sichergestellt sein.

Extrahierbares Chrom: Höchstens 0,05 ppm extrahierbares Cr.

Der Chromgehalt wird mit Hilfe der Atomemissionsspektroskopie (2.2.22, Methode I) in einem Argonplasma bestimmt.

Untersuchungslösung: Prüflösung III.

Referenzlösungen: Die Referenzlösungen werden aus der Chrom-Lösung (100 ppm Cr) *R* durch Verdünnen mit einer Mischung von 2 Volumteilen Salzsäure *R* und 8 Volumteilen Wasser *R* hergestellt.

Die Bestimmung wird unter Verwendung der Emission des Chroms bei 205,55 nm durchgeführt, wobei die Untergrundstrahlung bei 205,50 nm liegt.

Die Abwesenheit von Chrom in der verwendeten Salzsäure muß sichergestellt sein.

Extrahierbare Schwermetalle (2.4.8): 12 ml Prüflösung III müssen der Grenzprüfung A auf Schwermetalle entsprechen (2,5 ppm). Zur Herstellung der Referenzlösung wird die Blei-Lösung (1 ppm Pb) *R* verwendet.

Extrahierbares Titan: Höchstens 1 ppm extrahierbares Ti. Der Titangehalt wird mit Hilfe der Atomemissionsspektroskopie (2.2.22, Methode I) in einem Argonplasma bestimmt.

Untersuchungslösung: Prüflösung III.

Referenzlösungen: Die Referenzlösungen werden aus der Titan-Lösung (100 ppm Ti) *R* durch Verdünnen mit Salzsäure (0,1 mol · l^{-1}) hergestellt.

Die Bestimmung wird unter Verwendung der Emission des Titans bei 336,12 nm durchgeführt, wobei die Untergrundstrahlung bei 336,16 nm liegt.

Die Abwesenheit von Titan in der verwendeten Salzsäure muß sichergestellt sein.

Extrahierbares Vanadium: Höchstens 10 ppm extrahierbares V. Der Vanadiumgehalt wird mit Hilfe der Atomemissionsspektroskopie (2.2.22, Methode I) in einem Argonplasma bestimmt.

Untersuchungslösung: Prüflösung III.

Referenzlösungen: Die Referenzlösungen werden aus der Vanadin-Lösung (1 g · l^{-1} V) *R* durch Verdünnen mit einer Mischung von 2 Volumteilen Salzsäure *R* und 8 Volumteilen Wasser *R* hergestellt.

Die Bestimmung wird unter Verwendung der Emission des Vanadiums bei 292,40 nm durchgeführt, wobei die Untergrundstrahlung bei 292,35 nm liegt.

Die Abwesenheit von Vanadium in der verwendeten Salzsäure muß sichergestellt sein.

Extrahierbares Zink: Höchstens 1 ppm extrahierbares Zn. Der Zinkgehalt wird mit Hilfe der Atomabsorptionsspektroskopie (2.2.23, Methode I) bestimmt.

Untersuchungslösung: Prüflösung III.

Referenzlösungen: Die Referenzlösungen werden aus der Zink-Lösung (10 ppm Zn) *R* durch Verdünnen mit Salzsäure (0,1 mol · l^{-1}) hergestellt.

Die Absorption wird bei 213,9 nm unter Verwendung einer Zink-Hohlkathodenlampe als Strahlungsquelle und einer Luft-Acetylen-Flamme bestimmt.

Sulfatasche (2.4.14): Höchstens 1,0 Prozent, mit 5,0 g Substanz bestimmt. Dieser Grenzwert gilt nicht für eine Substanz, die durch Zusatz von Titandioxid undurchsichtig gemacht wurde.

Zusätzliche Prüfungen

Diese Prüfungen sind ganz oder teilweise durchzuführen, je nach der Zusammensetzung oder Verwendung der Substanz.

Phenolische Antioxidantien: Die Prüfung erfolgt mit Hilfe der Flüssigchromatographie (2.2.29).

Die Chromatographie kann durchgeführt werden mit

- einer Säule aus rostfreiem Stahl von 0,25 m Länge und 4,6 mm innerem Durchmesser, gepackt mit octadecylsilyliertem Kieselgel zur Chromatographie *R* (5 µm)
- einer der folgenden Mischungen als mobile Phase
  mobile Phase 1 bei einer Durchflußrate von 2 ml je Minute: 30 Volumteile Wasser *R*, 70 Volumteile Acetonitril *R*
  mobile Phase 2 bei einer Durchflußrate von 1,5 ml je Minute: 10 Volumteile Wasser *R*, 30 Volumteile Tetrahydrofuran *R*, 60 Volumteile Acetonitril *R*
  mobile Phase 3 bei einer Durchflußrate von 1,5 ml je Minute: 5 Volumteile Wasser *R*, 45 Volumteile 2-Propanol *R*, 50 Volumteile Methanol *R*
- einem Spektrometer als Detektor bei einer Wellenlänge von 280 nm.

Die Prüfung darf nur ausgewertet werden, wenn

- die Auflösung zwischen den Peaks von Butylhydroxytoluol und Kunststoffadditiv 1 mit mobiler Phase 1 mindestens 8
  oder
- die Auflösung zwischen den Peaks von Kunststoffadditiv 3 und Kunststoffadditiv 2 mit mobiler Phase 2 mindestens 2
  oder
- die Auflösung zwischen den Peaks von Kunststoffadditiv 4 und Kunststoffadditiv 5 mit mobiler Phase 3 mindestens 2

beträgt.

Untersuchungslösung 21: 50,0 ml Prüflösung II werden unter vermindertem Druck bei 45 °C zur Trockne eingedampft. Der Rückstand wird in 5,0 ml einer Mischung von gleichen Volumteilen Acetonitril *R* und Tetrahydrofuran *R* gelöst. Eine Blindlösung wird aus der unter „Prüflösung II" aufgeführten Blindlösung hergestellt.

Untersuchungslösung 22: 50,0 ml Prüflösung II werden unter vermindertem Druck bei 45 °C zur Trockne eingedampft. Der Rückstand wird in 5,0 ml Dichlormethan *R* gelöst. Eine Blindlösung wird aus der unter „Prüflösung II" aufgeführten Blindlösung hergestellt.

Von den folgenden Referenzlösungen werden nur diejenigen hergestellt, die zur Prüfung der phenolischen Antioxidantien aufgrund der angegebenen Zusammensetzung der Substanz erforderlich sind.

Referenzlösung a: 25,0 mg Butylhydroxytoluol *R* und 60,0 mg Kunststoffadditiv 1 *R* werden in 10,0 ml einer Mischung von gleichen Volumteilen Acetonitril *R* und Tetrahydrofuran *R* gelöst. 2,0 ml Lösung werden mit dem gleichen Lösungsmittelgemisch zu 50,0 ml verdünnt.

Referenzlösung b: 60,0 mg Kunststoffadditiv 3 *R* und 60,0 mg Kunststoffadditiv 2 *R* werden in 10,0 ml einer Mischung von gleichen Volumteilen Acetonitril *R* und Tetrahydrofuran *R* gelöst. 2,0 ml Lösung werden mit dem gleichen Lösungsmittelgemisch zu 50,0 ml verdünnt.

Referenzlösung c: 60,0 mg Kunststoffadditiv 4 *R* und 60,0 mg Kunststoffadditiv 5 *R* werden in 10,0 ml Dichlormethan *R* gelöst. 2,0 ml Lösung werden mit Dichlormethan *R* zu 50,0 ml verdünnt.

Referenzlösung d: 25,0 mg Butylhydroxytoluol *R* werden in 10,0 ml einer Mischung von gleichen Volumteilen Acetonitril *R* und Tetrahydrofuran *R* gelöst. 2,0 ml Lösung werden mit dem gleichen Lösungsmittelgemisch zu 50,0 ml verdünnt.

Referenzlösung e: 60,0 mg Kunststoffadditiv 1 *R* werden in 10,0 ml einer Mischung von gleichen Volumteilen Acetonitril *R* und Tetrahydrofuran *R* gelöst. 2,0 ml Lösung werden mit dem gleichen Lösungsmittelgemisch zu 50,0 ml verdünnt.

Referenzlösung f: 60,0 mg Kunststoffadditiv 6 *R* werden in 10,0 ml einer Mischung von gleichen Volumteilen Acetonitril *R* und Tetrahydrofuran *R* gelöst. 2,0 ml Lösung werden mit dem gleichen Lösungsmittelgemisch zu 50,0 ml verdünnt.

Referenzlösung g: 60,0 mg Kunststoffadditiv 3 *R* werden in 10,0 ml einer Mischung von gleichen Volumteilen Acetonitril *R* und Tetrahydrofuran *R* gelöst. 2,0 ml Lösung werden mit dem gleichen Lösungsmittelgemisch zu 50,0 ml verdünnt.

Referenzlösung h: 60,0 mg Kunststoffadditiv 2 *R* werden in 10,0 ml einer Mischung von gleichen Volumteilen Acetonitril *R* und Tetrahydrofuran *R* gelöst. 2,0 ml Lösung werden mit dem gleichen Lösungsmittelgemisch zu 50,0 ml verdünnt.

Referenzlösung i: 60,0 mg Kunststoffadditiv 4 *R* werden in 10,0 ml Dichlormethan *R* gelöst. 2,0 ml Lösung werden mit Dichlormethan *R* zu 50,0 ml verdünnt.

Referenzlösung j: 60,0 mg Kunststoffadditiv 5 *R* werden in 10,0 ml Dichlormethan *R* gelöst. 2,0 ml Lösung werden mit Dichlormethan *R* zu 50,0 ml verdünnt.

Falls die Substanz Butylhydroxytoluol und/oder Kunststoffadditiv 1 enthält, wird mobile Phase 1 verwen-

det. Je 20 µl Untersuchungslösung 21, der entsprechenden Blindlösung sowie der Referenzlösung
- a und d
  oder
- a und e
  oder
- d und e

werden getrennt eingespritzt.

Falls die Substanz eines oder mehrere der Kunststoffadditive 2 bis 6 als Antioxidantien enthält, wird die mobile Phase 2 verwendet. Je 20 µl Untersuchungslösung 21, der entsprechenden Blindlösung, der Referenzlösung b und der Referenzlösungen, die die in der Zusammensetzung der Substanz genannten Antioxidantien aus der Aufzählung enthalten, werden getrennt eingespritzt.

Falls die Substanz Kunststoffadditiv 4 und/oder Kunststoffadditiv 5 enthält, wird die mobile Phase 3 verwendet. Je 20 µl Untersuchungslösung 22, der entsprechenden Blindlösung sowie der Referenzlösungen
- c und i
  oder
- c und j
  oder
- i und j

werden getrennt eingespritzt.

In allen Fällen wird das Chromatogramm 30 min lang aufgezeichnet. Die Chromatogramme der Untersuchungslösungen 21 und 22 dürfen nur die Peaks der in der Zusammensetzung genannten Antioxidantien und kleinere Peaks, die auch in den Chromatogrammen der Blindlösungen sichtbar sind, zeigen. Die Peakflächen in den Chromatogrammen der Untersuchungslösungen 21 und 22 dürfen nicht größer sein als die entsprechenden Peakflächen in den Chromatogrammen der Referenzlösungen d bis j.

Nichtphenolische Antioxidantien: Die Prüfung erfolgt mit Hilfe der Dünnschichtchromatographie (2.2.27) unter Verwendung einer Schicht von Kieselgel GF_{254} *R*.

Untersuchungslösung 23: 100 ml Prüflösung II werden unter vermindertem Druck bei 45 °C zur Trockne eingedampft. Der Rückstand wird in 2 ml Dichlormethan *R* 1 gelöst.

Referenzlösung k: 60 mg Dioxaphosphan *R* werden in Dichlormethan *R* zu 10 ml gelöst. 2 ml Lösung werden mit Dichlormethan *R* 1 zu 10 ml verdünnt.

Referenzlösung l: 60 mg Dioctadecyldisulfid *R* werden in Dichlormethan *R* zu 10 ml gelöst. 2 ml Lösung werden mit Dichlormethan *R* 1 zu 10 ml verdünnt.

Referenzlösung m: 60 mg Didodecyl(3,3′-thiodipropionat) *R* werden in Dichlormethan *R* zu 10 ml gelöst. 2 ml Lösung werden mit Dichlormethan *R* 1 zu 10 ml verdünnt.

Referenzlösung n: 60 mg Dioctadecyl(3,3′-thiodipropionat) *R* werden in Dichlormethan *R* zu 10 ml gelöst. 2 ml Lösung werden mit Dichlormethan *R* 1 zu 10 ml verdünnt.

Referenzlösung o: 60 mg Didodecyl(3,3′-thiodipropionat) *R* und 60 mg Dioctadecyl(3,3′-thiodipropionat) *R* werden in Dichlormethan *R* zu 10 ml gelöst. 2 ml Lösung werden mit Dichlormethan *R* 1 zu 10 ml verdünnt.

Auf die Platte werden getrennt je 20 µl Untersuchungslösung 23, Referenzlösung o und der Referenzlösungen aller in der Typzusammensetzung der Substanz genannten phenolischen und nichtphenolischen Antioxidantien aufgetragen. Die Chromatographie erfolgt mit Hexan *R* über eine Laufstrecke von 18 cm. Die Platte wird trocknen gelassen. Die Chromatographie erfolgt ein zweites Mal mit Dichlormethan *R* über eine Laufstrecke von 17 cm. Die Platte wird erneut trocknen gelassen und im ultravioletten Licht bei 254 nm ausgewertet. Die Platte wird mit ethanolischer Iod-Lösung *R* besprüht und im ultravioletten Licht bei 254 nm nach 10 bis 15 min ausgewertet.

Kein Fleck im Chromatogramm der Untersuchungslösung 23 darf intensiver sein als der entsprechende Fleck in den Chromatogrammen der Referenzlösungen. Die Prüfung darf nur ausgewertet werden, wenn das Chromatogramm der Referenzlösung o deutlich voneinander getrennt 2 Flecke zeigt.

Amide, Stearate: Die Prüfung erfolgt mit Hilfe der Dünnschichtchromatographie (2.2.27) unter Verwendung einer Schicht von Kieselgel GF_{254} *R*.

Untersuchungslösung: Untersuchungslösung 23 (siehe „Nichtphenolische Antioxidantien").

Referenzlösung p: 20 mg Stearinsäure *R* werden in Dichlormethan *R* zu 10 ml gelöst.

Referenzlösung q: 40 mg Oleamid *R* werden in Dichlormethan *R* zu 20 ml gelöst.

Referenzlösung r: 40 mg Erucamid *R* werden in Dichlormethan *R* zu 20 ml gelöst.

Auf jede der beiden Platten werden 10 µl Untersuchungslösung 23 aufgetragen. 10 µl Referenzlösung p werden auf die erste und je 10 µl Referenzlösung q und r auf die zweite Platte aufgetragen.

Die Chromatographie der ersten Platte erfolgt mit einer Mischung von 25 Volumteilen wasserfreiem Ethanol *R* und 75 Volumteilen Trimethylpentan *R* über eine Laufstrecke von 10 cm. Die Platte wird an der Luft trocknen gelassen, mit einer Lösung von Dichlorphenolindophenol *R* ($2\ g \cdot l^{-1}$) in wasserfreiem Ethanol *R* besprüht und einige Minuten lang im Trockenschrank bei 120 °C erhitzt, um die Flecke stärker zu färben. Der Fleck der Stearinsäure im Chromatogramm der Untersuchungslösung 23 entspricht in bezug auf Lage (R_f etwa 0,5) dem entsprechenden Fleck im Chromatogramm der Referenzlösung p, darf aber nicht größer und stärker gefärbt sein als dieser.

Die Chromatographie der zweiten Platte erfolgt mit Hexan *R* über eine Laufstrecke von 13 cm. Die Platte wird an der Luft trocknen gelassen. Die Chromatographie erfolgt ein zweites Mal mit einer Mischung von 5 Volumteilen Methanol *R* und 95 Volumteilen Dichlormethan *R* über eine Laufstrecke von 10 cm. Die Platte wird trocknen gelassen, mit einer Lösung von Molybdatophosphorsäure *R* ($40\ g \cdot l^{-1}$) in wasserfreiem Ethanol *R* besprüht und im Trockenschrank bei 120 °C erhitzt, bis Flecke sichtbar werden. Die Flecke des Erucamids und/oder des Oleamids im Chromatogramm der Untersuchungslösung 23 entsprechen in bezug auf Lage (R_f etwa 0,2) den entsprechenden Flecken in den Chromatogrammen der Referenzlösungen q und r, dürfen aber nicht größer und stärker gefärbt sein als diese.

Liste der Zusatzstoffe

Die Substanz darf höchstens 3 der nachfolgend aufgeführten Antioxidantien enthalten:

- Butylhydroxytoluol — höchstens 0,125 Prozent
- Didodecyl(3,3′-thiodipropionat) — höchstens 0,3 Prozent
- Dioctadecyl(3,3′-thiodipropionat) — höchstens 0,3 Prozent
- Dioctadecyldisulfid — höchstens 0,3 Prozent
- Dioxaphosphan — höchstens 0,3 Prozent
- Kunststoffadditiv 1 (Ethylenbis[3,3-bis(3-*tert*-butyl-4-hydroxyphenyl)butyrat]) — höchstens 0,3 Prozent
- Kunststoffadditiv 2 (4,4′,4″-[2,4,6-Trimethyl-1,3,5-benzoltriyltris(methylen)]-tris(2,6-di-*tert*-butylphenol)) — höchstens 0,3 Prozent
- Kunststoffadditiv 3 (Pentaerytritoltetrakis[3-(3,5-di-*tert*-butyl-4-hydroxyphenyl)-propionat]) — höchstens 0,3 Prozent
- Kunststoffadditiv 4 (Octadecyl[3-(3,5-di-*tert*-butyl-4-hydroxyphenyl)propionat]) — höchstens 0,3 Prozent
- Kunststoffadditiv 5 (Tris(2,4-di-*tert*-butylphenyl)-phosphit) — höchstens 0,3 Prozent
- Kunststoffadditiv 6 (1,3,5-Tris(3,5-di-*tert*-butyl-4-hydroxyphenyl)-1,3,5-triazin-2,4,6(1*H*,3*H*,5*H*)trion) — höchstens 0,3 Prozent

Der Gesamtgehalt der oben aufgeführten Antioxidantien darf höchstens 0,3 Prozent betragen.

- Hydrotalcit — höchstens 0,5 Prozent
- Alkanamide — höchstens 0,5 Prozent
- Alkenamide — höchstens 0,5 Prozent
- Natriumaluminiumsilicat — höchstens 0,5 Prozent
- Siliciumdioxid — höchstens 0,5 Prozent
- Natriumbenzoat — höchstens 0,5 Prozent
- Fettsäureester oder -salze — höchstens 0,5 Prozent
- Trinatriumphosphat — höchstens 0,5 Prozent
- Dickflüssiges Paraffin — höchstens 0,5 Prozent
- Zinkoxid — höchstens 0,5 Prozent
- Talkum — höchstens 0,5 Prozent
- Calcium- oder Zinkstearat oder eine Mischung von beiden — höchstens 0,5 Prozent
- Titandioxid — höchstens 4 Prozent

3.1.10 Kunststoffe auf Polyvinylchlorid-Basis (weichmacherfrei) für Behältnisse zur Aufnahme nicht injizierbarer, wäßriger Lösungen

Definition

Kunststoffe auf Polyvinylchlorid-Basis (weichmacherfrei), die den folgenden Anforderungen entsprechen, sind zur Herstellung von Behältnissen für nicht injizierbare, wäßrige Lösungen geeignet. Die Behältnisse können auch für feste Arzneiformen zur Einnahme verwendet werden. Vorbehaltlich besonderer Prüfungen zur Verträglichkeit des Behältnisses mit seinem Inhalt können diese Kunststoffe in einigen Fällen für die Herstellung von Behältnissen von Suppositorien geeignet sein. Sie bestehen aus einem oder mehreren der folgenden Bestandteile: Poly(vinylchlorid/vinylacetat), Polyvinylchlorid oder einer Mischung von Polyvinylchlorid und Polyvinylacetat.

Die Kunststoffe enthalten höchstens 1 ppm Vinylchlorid.

Der Chlorgehalt, ausgedrückt als Polyvinylchlorid, beträgt mindestens 80 Prozent.

Die Kunststoffe können höchstens 15 Prozent Copolymere auf Basis von Acryl- und/oder Methacrylsäure und/oder deren Estern und/oder Styrol und/oder Butadien enthalten.

Herstellung

Kunststoffe auf Polyvinylchlorid-Basis (weichmacherfrei) werden durch Polymerisationsverfahren hergestellt, die einen Restgehalt an Vinylchlorid von höchstens 1 ppm garantieren. Das angewendete Herstellungsverfahren ist validiert, um sicherzustellen, daß das Produkt der folgenden Prüfung entspricht:

Vinylchlorid: Höchstens 1 ppm Vinylchlorid. Die Prüfung erfolgt mit Hilfe der Gaschromatographie (2.2.28, Dampfraumanalyse) unter Verwendung von Ether *R* als Interner Standard.

Interner-Standard-Lösung: Mit Hilfe einer Mikroliterspritze werden 10 µl Ether *R* in 20,0 ml Dimethylacetamid *R* eingespritzt, wobei die Spitze der Kanüle in das Lösungsmittel eintaucht. Unmittelbar vor Gebrauch wird die Lösung 1:1000 mit Dimethylacetamid *R* verdünnt.

Untersuchungslösung: In einer Probeflasche von 50 ml Inhalt wird 1,000 g Substanz mit 10,0 ml Interner-Standard-Lösung versetzt. Nach Verschließen und Sichern des Stopfens wird umgeschüttelt, wobei die Flüssigkeit nicht mit dem Stopfen in Berührung kommen soll. Die Probeflasche wird 2 h lang im Wasserbad von 60 ± 1 °C gehalten.

Vinylchlorid-Stammlösung: Im Abzug herzustellen. In eine Probeflasche von 50 ml Inhalt werden 50,0 ml Dimethylacetamid *R* gegeben. Nach Verschließen und Sichern des Stopfens wird auf 0,1 mg genau gewogen. Eine 50-ml-Injektionsspritze aus Polyethylen oder Polypropylen wird mit gasförmigem Vinylchlorid *R* gefüllt. Das Gas wird etwa 3 min lang mit der Spritze in Kontakt gelassen. Nach dem Entleeren der Spritze wird sie erneut mit 50 ml gasförmigem Vinylchlorid *R* gefüllt. Eine Subkutan-Nadel wird aufgesetzt, worauf das Gasvolumen in der Spritze von 50 ml auf 25 ml verringert wird. Diese 25 ml Vinylchlorid werden langsam unter leichtem Schütteln in die Probeflasche eingespritzt. Dabei ist Kontakt der Nadel mit der Flüssigkeit zu vermeiden. Die Probeflasche wird erneut gewogen. Die Zunahme der Masse beträgt etwa 60 mg (1 µl der so erhaltenen Lösung enthält etwa 1,2 µg Vinylchlorid).

Vinylchlorid-Referenzlösung: 1 Volumteil der Vinylchlorid-Stammlösung wird mit 3 Volumteilen Dimethylacetamid *R* versetzt.

Referenzlösungen: In 6 Probeflaschen von 50 ml Inhalt werden je 10,0 ml Interner-Standard-Lösung gegeben. Die Probeflaschen werden verschlossen und die Stopfen gesichert. In 5 der Probeflaschen werden 1, 2, 3, 5 und 10 µl Vinylchlorid-Referenzlösung gegeben. Der Gehalt an Vinylchlorid in den 6 Probeflaschen beträgt 0 µg, etwa 0,3 µg, etwa 0,6 µg, etwa 0,9 µg, etwa 1,5 µg und etwa 3 µg. Die Probeflaschen werden umgeschüttelt. Dabei ist Kontakt der Flüssigkeit mit dem Stopfen zu vermeiden. Die Probeflaschen werden 2 h lang im Wasserbad von 60 ± 1 °C gehalten.

Die Chromatographie kann durchgeführt werden mit
- einer Säule aus rostfreiem Stahl von 3 m Länge und 3 mm innerem Durchmesser, gepackt mit silanisiertem Kieselgur zur Gaschromatographie *R*, imprägniert mit 5 Prozent (*m*/*m*) Dimethylstearylamid *R* und 5 Prozent (*m*/*m*) Macrogol 400 *R*
- Stickstoff zur Chromatographie *R* als Trägergas bei einer Durchflußrate von 30 ml je Minute
- einem Flammenionisationsdetektor.

Die Temperatur der Säule wird bei 45 °C, die des Probeneinlasses bei 100 °C und die des Detektors bei 150 °C gehalten.

Je 1 ml der Gasphase über der Untersuchungslösung und über jeder der Referenzlösungen wird getrennt eingespritzt. Der Gehalt an Vinylchlorid wird berechnet.

Um die geforderten mechanischen Eigenschaften und die Stabilität zu erhalten, können die Kunststoffe auf Polyvinylchlorid-Basis (weichmacherfrei) enthalten:
- höchstens 8 Prozent epoxidiertes Sojaöl, dessen Gehalt an Oxiran-Sauerstoff 6 bis 8 Prozent und dessen Iodzahl höchstens 6 beträgt
- höchstens 1,5 Prozent Calcium- oder Zinksalze von aliphatischen Fettsäuren mit mehr als 7 Kohlenstoffatomen oder höchstens 1,5 Prozent von deren Mischung
- höchstens 1,5 Prozent flüssiges Paraffin
- höchstens 1,5 Prozent Wachse
- höchstens 2 Prozent hydrierte Öle oder Ester von aliphatischen Fettsäuren
- höchstens 1,5 Prozent Polyethylenglycolester
- höchstens 1,5 Prozent Sorbitol
- höchstens 1 Prozent 2,4-Dinonylphenylphosphit, Di(4-nonylphenyl)phosphit oder Tris(nonylphenyl)phosphit.

Die Kunststoffe können eine der folgenden Stabilisatorgruppen enthalten:
- höchstens 0,25 Prozent Zinn als Di(isooctyl)-2,2′-[(dioctylstannylen)bis(thio)]diacetat, etwa 27 Prozent Tri(isooctyl)-2,2′,2″-[(monooctylstannylidin)tris(thio)]triacetat enthaltend (Kunststoffadditiv 23)
- höchstens 0,25 Prozent Zinn in Form einer Mischung, die höchstens 76 Prozent Di(isooctyl)-2,2′-[(dimethylstannylen)bis(thio)]diacetat und höchstens 85 Prozent Tri(isooctyl)-2,2′,2″-[(monomethylstannylidin)tris(thio)]triacetat enthält (-isooctyl entspricht zum Beispiel -2-ethylhexyl)
- höchstens 1 Prozent 1-Phenyleicosan-1,3-dion (Benzoylstearoylmethan), 2-(4-Dodecylphenyl)indol oder Didodecyl-1,4-dihydropyridin-2,6-dimethyl-3,5-dicarboxylat oder 1 Prozent einer Mischung von 2 dieser Verbindungen.

Die Kunststoffe können ein Farbmittel oder ein Pigment enthalten und durch Titandioxid undurchsichtig gemacht sein.

Der Lieferant des Materials muß nachweisen können, daß die qualitative und quantitative Zusammensetzung einer jeden Produktionscharge dem Typmuster entspricht.

Eigenschaften

Pulver, Kügelchen, Körner, Blättchen unterschiedlicher Dicke oder vom fertigen Gegenstand entnommene Proben; unlöslich in Wasser, löslich in Tetrahydrofuran, wenig löslich in Dichlormethan, unlöslich in wasserfreiem Ethanol. Die Kunststoffe brennen mit grün umrandeter, orangegelber Flamme unter Abgabe von dickem, schwarzem Rauch.

Prüfung auf Identität

Der Rückstand A (siehe „Prüfung auf Reinheit“: Prüflösung II) wird in 5 ml Tetrahydrofuran *R* gelöst. Einige Tropfen der Lösung werden auf Natriumchlorid-Preßlinge getropft und in einem Trockenschrank bei 100 bis 105 °C zur Trockne eingedampft. Die Prüfung erfolgt mit Hilfe der IR-Spektroskopie (2.2.24). Das Material zeigt Absorptionsmaxima bei 2975, 2910, 2865, 1430, 1330, 1255, 690 und 615 cm^{-1}. Außerdem ist das erhaltene Spektrum identisch mit dem eines als Typmuster ausgewählten Materials.

Prüfung auf Reinheit

Falls erforderlich wird das Material in Stücke von höchstens 1 cm Seitenlänge geschnitten.

Prüflösung I: In einem Rundkolben aus Borosilicatglas werden 25 g Substanz mit 500 ml Wasser *R* versetzt. Die Kolbenöffnung wird mit Aluminiumfolie oder einem Becherglas aus Borosilicatglas bedeckt. Die Mischung wird

20 min lang im Autoklaven bei 121 ± 2 °C erhitzt. Beim Erkaltenlassen setzen sich die festen Bestandteile am Boden ab.

Prüflösung II: 5,0 g Substanz werden in 80 ml Tetrahydrofuran *R* gelöst. Die Lösung wird mit Tetrahydrofuran *R* zu 100 ml verdünnt. Falls erforderlich wird filtriert (die Lösung kann opaleszent bleiben). 20 ml Lösung werden unter leichtem Schütteln tropfenweise mit 70 ml Ethanol 96 % *R* versetzt. Nach 1 h langem Kühlen in einer Eis-Wasser-Mischung wird filtriert oder zentrifugiert. Der Rückstand A wird mit Ethanol 96 % *R* gewaschen. Die Waschflüssigkeit wird dem Filtrat oder dem Zentrifugat zugesetzt und dieses mit Ethanol 96 % *R* zu 100 ml verdünnt.

Prüflösung III: 5 g Substanz werden in einem Rundkolben aus Borosilicatglas mit Schliff mit 100 ml Salzsäure (0,1 mol · l^{-1}) versetzt. Die Mischung wird 1 h lang zum Rückfluß erhitzt. Beim Erkaltenlassen setzen sich die festen Bestandteile am Boden ab.

Aussehen der Prüflösung I: Die Prüflösung I darf nicht stärker opaleszieren als die Referenzsuspension II (2.2.1) und muß farblos (2.2.2, Methode II) sein.

Absorption der Prüflösung I (2.2.25): 100 ml Prüflösung I werden zur Trockne eingedampft. Nach Lösen des Rückstands in 5 ml Hexan *R* wird die Lösung falls erforderlich durch ein zuvor mit Hexan *R* gewaschenes Filter filtriert. Die Absorption des Filtrats, zwischen 250 und 310 nm gemessen, darf an jedem Punkt des Spektrums höchstens 0,25 betragen.

Absorption der Prüflösung II (2.2.25): Die Absorption der Prüflösung II, zwischen 250 und 330 nm gemessen, darf an jedem Punkt des Spektrums bei zinnstabilisierten Materialien höchstens 0,2 und bei anderen Materialien höchstens 0,4 betragen.

Extrahierbares Barium: Die Prüfung erfolgt mit Hilfe der Atomemissionsspektroskopie in einem Argonplasma (2.2.22, Methode I).

Untersuchungslösung: Prüflösung II.

Referenzlösung: Eine 0,1 ppm Barium enthaltende Lösung, hergestellt durch Verdünnen der Barium-Lösung (50 ppm Ba) *R* mit Salzsäure (0,1 mol · l^{-1}).

Die Bestimmung wird unter Verwendung der Emission des Bariums bei 455,40 nm durchgeführt, wobei die Untergrundstrahlung bei 455,30 nm liegt.

Die Abwesenheit von Barium in der verwendeten Salzsäure muß sichergestellt sein.

Die Emission der Untersuchungslösung, gemessen bei 455,40 nm, darf nicht größer sein als die der Referenzlösung (2 ppm).

Extrahierbares Cadmium: Die Prüfung erfolgt mit Hilfe der Atomabsorptionsspektroskopie (2.2.23, Methode I), jedoch mit einer einzelnen Referenzlösung.

Untersuchungslösung: Prüflösung II.

Referenzlösung: Eine 0,03 ppm Cadmium enthaltende Lösung, hergestellt durch Verdünnen der Cadmium-Lösung (0,1 % Cd) *R* mit Salzsäure (0,1 mol · l^{-1}).

Die Abwesenheit von Cadmium in der verwendeten Salzsäure muß sichergestellt sein.

Die Absorption der Untersuchungslösung, gemessen bei 228,8 nm, darf nicht größer sein als die der Referenzlösung (0,6 ppm).

Zinn in mit Zinn stabilisierten Materialien: 0,10 ml Prüflösung II werden in einem Reagenzglas mit 0,05 ml Salzsäure (1 mol · l^{-1}), 0,5 ml Kaliumiodid-Lösung *R* und 5 ml Ethanol 96 % *R* versetzt. Nach gründlichem Mischen wird 5 min lang stehengelassen. Der Mischung werden 9 ml Wasser *R* und 0,1 ml einer Lösung von Natriumsulfit *R* (5 g · l^{-1}) zugesetzt. Nach gründlichem Mischen werden 1,5 ml Dithizon-Lösung *R*, die zuvor im Verhältnis 1:100 mit Dichlormethan *R* verdünnt wurde, zugesetzt. Die Mischung wird 15 s lang geschüttelt und 2 min lang stehengelassen. Gleichzeitig und unter gleichen Bedingungen wird eine Vergleichslösung unter Verwendung von 0,1 ml Zinn-Referenzlösung hergestellt.

Eine mit der Prüflösung II auftretende violette Färbung in der unteren Phase darf nicht intensiver sein als die mit der Referenzlösung erhaltene Färbung (0,25 Prozent Zinn).

(Die grünlichblaue Färbung der Dithizon-Lösung wird in Gegenwart von Zinn rosa.)

Zinn-Stammlösung: 81 mg Kunststoffadditiv 23 *CRS* werden in einem Meßkolben mit Tetrahydrofuran *R* zu 100 ml verdünnt.

Zinn-Referenzlösung: 20 ml Zinn-Stammlösung werden in einem Meßkolben mit Ethanol 96 % *R* zu 100 ml verdünnt.

Zinn in nicht mit Zinn stabilisierten Materialien: 5 ml Prüflösung II werden in einem Reagenzglas mit 0,05 ml Salzsäure (1 mol · l^{-1}) und 0,5 ml Kaliumiodid-Lösung *R* versetzt. Nach gründlichem Mischen wird 5 min lang stehengelassen. Der Mischung werden 9 ml Wasser *R* und 0,1 ml einer Lösung von Natriumsulfit *R* (5 g · l^{-1}) zugesetzt. Wenn die nach gründlichem Mischen erhaltene Lösung nicht farblos ist, wird weitere Natriumsulfit-Lösung in Anteilen von 0,05 ml zugesetzt. Der Lösung werden 1,5 ml Dithizon-Lösung *R*, die zuvor im Verhältnis 1:100 mit Dichlormethan *R* verdünnt wurde, zugesetzt. Die Mischung wird 15 s lang geschüttelt und 2 min lang stehengelassen. Gleichzeitig und unter gleichen Bedingungen wird eine Referenzlösung unter Verwendung von 0,05 ml Zinn-Referenzlösung hergestellt.

Eine mit der Prüflösung II auftretende violette Färbung in der unteren Phase darf nicht intensiver sein als die mit der Referenzlösung erhaltene Färbung (160 ppm Zinn).

Extrahierbare Schwermetalle (2.4.8): 12 ml Prüflösung III müssen der Grenzprüfung A auf Schwermetalle entsprechen (20 ppm). Zur Herstellung der Referenzlösung wird die Blei-Lösung (1 ppm Pb) *R* verwendet.

Extrahierbares Zink: Die Prüfung erfolgt mit Hilfe der Atomabsorptionsspektroskopie (2.2.23, Methode I), jedoch mit einer einzelnen Referenzlösung.

Untersuchungslösung: Prüflösung III, im Verhältnis 1:10 mit Wasser *R* verdünnt.

Referenzlösung: Eine 0,50 mg · l^{-1} Zink enthaltende Lösung, hergestellt durch Verdünnen der Zink-Lösung (5 mg Zn/ml) *R* mit Salzsäure (0,01 mol · l^{-1}).

Die Abwesenheit von Zink in der verwendeten Salzsäure muß sichergestellt sein.

Die Absorption der Untersuchungslösung, gemessen bei 214,0 nm, darf nicht größer sein als die der Referenzlösung (100 ppm).

Sulfatasche (2.4.14): Höchstens 1,0 Prozent, mit 1,0 g Substanz bestimmt. Wenn die Materialien mit Titandioxid undurchsichtig gemacht wurden, darf der Gehalt an Sulfatasche höchstens 4 Prozent betragen.

Gehaltsbestimmung

Die Bestimmung erfolgt mit Hilfe der Schöniger-Methode (2.5.10) unter Verwendung von 50,0 mg Substanz. Die Verbrennungsprodukte werden in 20 ml Natriumhydroxid-Lösung (1 mol · l^{-1}) absorbiert. Der erhaltenen Lösung werden 2,5 ml Salpetersäure *R*, 10,0 ml Silbernitrat-Lösung (0,1 mol · l^{-1}), 5 ml Ammoniumeisen(III)-sulfat-Lösung *R* 2 und 1 ml Dibutylphthalat *R* zugesetzt. Mit Ammoniumthiocyanat-Lösung (0,05 mol · l^{-1}) wird bis zum Auftreten einer rötlichgelben Färbung titriert. Ein Blindversuch wird durchgeführt.

1 ml Silbernitrat-Lösung (0,1 mol · l^{-1}) entspricht 6,25 mg Polyvinylchlorid.

3.1.11 Kunststoffe auf Polyvinylchlorid-Basis (weichmacherfrei) für Behältnisse zur Aufnahme trockener Darreichungsformen zur oralen Anwendung

Definition

Kunststoffe auf Polyvinylchlorid-Basis (weichmacherfrei) für Behältnisse zur Aufnahme trockener Darreichungsformen zur oralen Anwendung sind zur Herstellung von Folien und Behältnissen geeignet.

Sie bestehen aus einem oder mehreren der folgenden Bestandteile: Poly(vinylchlorid/vinylacetat), Polyvinylchlorid oder einer Mischung von Polyvinylchlorid und Polyvinylacetat.

Die Kunststoffe enthalten höchstens 1 ppm Vinylchlorid.

Der Chlorgehalt, ausgedrückt als Polyvinylchlorid, beträgt mindestens 80 Prozent.

Die Kunststoffe können höchstens 15 Prozent Copolymere auf Basis von Acryl- und/oder Methacrylsäure und/oder deren Estern und/oder Styrol und/oder Butadien enthalten.

Herstellung

Kunststoffe auf Polyvinylchlorid-Basis (weichmacherfrei) werden durch Polymerisationsverfahren hergestellt, die einen Restgehalt an Vinylchlorid von höchstens 1 ppm garantieren. Das angewendete Herstellungsverfahren ist validiert, um sicherzustellen, daß das Produkt der folgenden Prüfung entspricht:

Vinylchlorid: Höchstens 1 ppm Vinylchlorid. Die Prüfung erfolgt mit Hilfe der Gaschromatographie (2.2.28, Dampfraumanalyse) unter Verwendung von Ether *R* als Interner Standard.

Interner-Standard-Lösung: Mit Hilfe einer Mikroliterspritze werden 10 µl Ether *R* in 20,0 ml Dimethylacetamid *R* eingespritzt, wobei die Spitze der Kanüle in das Lösungsmittel eintaucht. Unmittelbar vor Gebrauch wird die Lösung 1:1000 mit Dimethylacetamid *R* verdünnt.

Untersuchungslösung: In einer Probeflasche von 50 ml Inhalt wird 1,000 g Substanz mit 10,0 ml Interner-Standard-Lösung versetzt. Nach Verschließen und Sichern des Stopfens wird umgeschüttelt, wobei die Flüssigkeit nicht mit dem Stopfen in Berührung kommen soll. Die Probeflasche wird 2 h lang im Wasserbad von 60 ± 1 °C gehalten.

Vinylchlorid-Stammlösung: Im Abzug herzustellen. In eine Probeflasche von 50 ml Inhalt werden 50,0 ml Dimethylacetamid *R* gegeben. Nach Verschließen und Sichern des Stopfens wird auf 0,1 mg genau gewogen. Eine 50-ml-Injektionsspritze aus Polyethylen oder Polypropylen wird mit gasförmigem Vinylchlorid *R* gefüllt. Das Gas wird etwa 3 min lang mit der Spritze in Kontakt gelassen. Nach dem Entleeren der Spritze wird sie erneut mit 50 ml gasförmigem Vinylchlorid *R* gefüllt. Eine Subkutan-Nadel wird aufgesetzt, worauf das Gasvolumen in der Spritze von 50 ml auf 25 ml verringert wird. Diese 25 ml Vinylchlorid werden unter leichtem Schütteln langsam in die Probeflasche eingespritzt. Dabei ist Kontakt der Nadel mit der Flüssigkeit zu vermeiden. Die Probeflasche wird erneut gewogen. Die Zunahme der Masse beträgt etwa 60 mg (1 µl der so erhaltenen Lösung enthält etwa 1,2 µg Vinylchlorid).

Vinylchlorid-Referenzlösung: 1 Volumteil der Vinylchlorid-Stammlösung wird mit 3 Volumteilen Dimethylacetamid *R* versetzt.

Referenzlösungen: In 6 Probeflaschen von 50 ml Inhalt werden je 10,0 ml Interner-Standard-Lösung gegeben. Die Probeflaschen werden verschlossen und die Stopfen gesichert. In 5 der Probeflaschen werden 1, 2, 3, 5 und 10 µl Vinylchlorid-Referenzlösung gegeben. Der Gehalt an Vinylchlorid in den 6 Probeflaschen beträgt 0 µg, etwa 0,3 µg, etwa 0,6 µg, etwa 0,9 µg, etwa 1,5 µg und etwa 3 µg. Die Probeflaschen werden umgeschüttelt. Dabei ist Kontakt der Flüssigkeit mit dem Stopfen zu vermeiden. Die Probeflaschen werden 2 h lang im Wasserbad von 60 ± 1 °C gehalten.

Die Chromatographie kann durchgeführt werden mit

- einer Säule aus rostfreiem Stahl von 3 m Länge und 3 mm innerem Durchmesser, gepackt mit silanisiertem Kieselgur zur Gaschromatographie *R*, imprägniert mit 5 Prozent (*m*/*m*) Dimethylstearylamid *R* und 5 Prozent (*m*/*m*) Macrogol 400 *R*
- Stickstoff zur Chromatographie *R* als Trägergas bei einer Durchflußrate von 30 ml je Minute
- einem Flammenionisationsdetektor.

Die Temperatur der Säule wird bei 45 °C, die des Probeneinlasses bei 100 °C und die des Detektors bei 150 °C gehalten.

Je 1 ml der Gasphase über der Untersuchungslösung und über jeder der Referenzlösungen wird getrennt eingespritzt. Der Gehalt an Vinylchlorid wird berechnet.

Um die geforderten mechanischen Eigenschaften und die Stabilität zu erhalten, können die Kunststoffe auf Polyvinylchlorid-Basis (weichmacherfrei) enthalten:

- höchstens 2 Prozent epoxidiertes Sojaöl, dessen Gehalt an Oxiran-Sauerstoff 6 bis 8 Prozent und dessen Iodzahl höchstens 6 beträgt, für mit Zinn stabilisierte Materialien
- höchstens 3 Prozent epoxidiertes Sojaöl, dessen Gehalt an Oxiran-Sauerstoff 6 bis 8 Prozent und dessen Iodzahl höchstens 6 beträgt, für nicht mit Zinn stabilisierte Materialien
- höchstens 1,5 Prozent Calcium-, Magnesium- oder Zinksalze von aliphatischen Fettsäuren mit mehr als 7 Kohlenstoffatomen oder höchstens 1,5 Prozent von deren Mischung
- höchstens 4 Prozent Wachse
- höchstens 1,5 Prozent flüssiges Paraffin
- höchstens 2 Prozent hydrierte Öle oder Ester von aliphatischen Fettsäuren
  (Der Gesamtgehalt der 3 vorstehend genannten Gleitmittel darf höchstens 4 Prozent betragen.)
- höchstens 1,5 Prozent Polyethylenglycolester
- höchstens 1,5 Prozent Sorbitol
- höchstens 1 Prozent 2,4-Dinonylphenylphosphit, Di(4-nonylphenyl)phosphit oder Tris(nonylphenyl)-phosphit
- höchstens 1 Prozent Calciumcarbonat
- höchstens 1 Prozent Siliciumdioxid.

Die Kunststoffe können eine der folgenden Stabilisatorgruppen enthalten:
- höchstens 0,25 Prozent Zinn als Di(isooctyl)-2,2′-[(dioctylstannylen)bis(thio)]diacetat, etwa 27 Prozent Tri(isooctyl)-2,2′,2″-[(monooctylstannylidin)tris-(thio)]triacetat enthaltend (Kunststoffadditiv 23)
- höchstens 0,25 Prozent Zinn in Form einer Mischung, die höchstens 76 Prozent Di(isooctyl)-2,2′-[(dimethylstannylen)bis(thio)]diacetat und höchstens 85 Prozent Tri(isooctyl)-2,2′,2″-[(monomethylstannylidin)tris(thio)]triacetat enthält (-isooctyl entspricht zum Beispiel -2-ethylhexyl)
- höchstens 1 Prozent 1-Phenyleicosan-1,3-dion (Benzoylstearoylmethan).

Die Kunststoffe können ein Farbmittel oder ein Pigment enthalten und durch Titandioxid undurchsichtig gemacht sein.

Der Lieferant des Materials muß nachweisen können, daß die qualitative und quantitative Zusammensetzung jeder Produktionscharge dem Typmuster entspricht.

Eigenschaften

Pulver, Kügelchen, Körner, Blättchen unterschiedlicher Dicke oder vom fertigen Gegenstand entnommene Proben; unlöslich in Wasser, löslich in Tetrahydrofuran, wenig löslich in Dichlormethan, unlöslich in wasserfreiem Ethanol. Die Kunststoffe brennen mit grün umrandeter, orangegelber Flamme unter Abgabe von dickem, schwarzem Rauch.

Prüfung auf Identität

Der Rückstand A (siehe „Prüfung auf Reinheit": Prüflösung II) wird in 5 ml Tetrahydrofuran *R* gelöst. Einige Tropfen der Lösung werden auf Natriumchlorid-Preßlinge getropft und in einem Trockenschrank bei 100 bis 105 °C zur Trockne eingedampft. Die Prüfung erfolgt mit Hilfe der IR-Spektroskopie (2.2.24). Das Material zeigt Absorptionsmaxima bei 2975, 2910, 2865, 1430, 1330, 1255, 690 und 615 cm^{-1}. Außerdem ist das erhaltene Spektrum identisch mit dem eines als Typmuster ausgewählten Materials.

Prüfung auf Reinheit

Falls erforderlich wird das Material in Stücke von höchstens 1 cm Seitenlänge geschnitten.

Prüflösung I: In einem Rundkolben aus Borosilicatglas werden 25 g Substanz mit 500 ml Wasser *R* versetzt. Die Kolbenöffnung wird mit Aluminiumfolie oder einem Becherglas aus Borosilicatglas bedeckt. Die Mischung wird 20 min lang im Autoklaven bei 121 ± 2 °C erhitzt. Beim Erkaltenlassen setzen sich die festen Bestandteile am Boden ab.

Prüflösung II: 5,0 g Substanz werden in 80 ml Tetrahydrofuran *R* gelöst. Die Lösung wird mit Tetrahydrofuran *R* zu 100 ml verdünnt. Falls erforderlich wird filtriert (die Lösung kann opaleszent bleiben). 20 ml Lösung werden unter leichtem Schütteln tropfenweise mit 70 ml Ethanol 96 % *R* versetzt. Nach 1 h langem Kühlen in einer Eis-Wasser-Mischung wird filtriert oder zentrifugiert. Der Rückstand A wird mit Ethanol 96 % *R* gewaschen. Die Waschflüssigkeit wird dem Filtrat oder dem Zentrifugat zugesetzt und dieses mit Ethanol 96 % *R* zu 100 ml verdünnt.

Prüflösung III: 5 g Substanz werden in einem Rundkolben aus Borosilicatglas mit Schliff mit 100 ml Salzsäure (0,1 mol · l^{-1}) versetzt. Die Mischung wird 1 h lang zum Rückfluß erhitzt. Beim Erkaltenlassen setzen sich die festen Bestandteile am Boden ab.

Aussehen der Prüflösung I: Die Prüflösung I darf nicht stärker opaleszieren als die Referenzsuspension II (2.2.1) und muß farblos (2.2.2, Methode II) sein.

Absorption der Prüflösung I (2.2.25): 100 ml Prüflösung I werden zur Trockne eingedampft. Nach Lösen des Rückstands in 5 ml Hexan *R* wird die Lösung falls erforderlich durch ein zuvor mit Hexan *R* gewaschenes Filter filtriert. Die Absorption des Filtrats, zwischen 250 und 310 nm gemessen, darf an jedem Punkt des Spektrums höchstens 0,3 betragen.

Absorption der Prüflösung II (2.2.25): Die Absorption der Prüflösung II, zwischen 250 und 330 nm gemessen, darf an jedem Punkt des Spektrums höchstens 0,5 betragen.

Zinn in mit Zinn stabilisierten Materialien: 0,10 ml Prüflösung II werden in einem Reagenzglas mit 0,05 ml Salzsäure (1 mol · l^{-1}), 0,5 ml Kaliumiodid-Lösung *R* und 5 ml Ethanol 96 % *R* versetzt. Nach gründlichem Mischen wird 5 min lang stehengelassen. Der Mischung werden 9 ml Wasser *R* und 0,1 ml einer Lösung von Natriumsulfit *R* (5 g · l^{-1}) zugesetzt. Nach gründlichem Mischen werden 1,5 ml Dithizon-Lösung *R*, die zuvor im Verhältnis 1:100 mit Dichlormethan *R* verdünnt wurde, zugesetzt. Die Mischung wird 15 s lang geschüttelt und 2 min lang stehengelassen. Gleichzeitig und unter gleichen Bedingungen wird eine Referenzlösung unter Verwendung von 0,1 ml Zinn-Referenzlösung hergestellt.

Eine mit der Prüflösung II auftretende violette Färbung in der unteren Phase darf nicht intensiver sein als die mit der Referenzlösung erhaltene Färbung (0,25 Prozent Zinn).

(Die grünlichblaue Färbung der Dithizon-Lösung wird in Gegenwart von Zinn rosa.)

Zinn-Stammlösung: 81 mg Kunststoffadditiv 23 *CRS* werden in einem Meßkolben mit Tetrahydrofuran *R* zu 100 ml verdünnt.

Zinn-Referenzlösung: 20 ml Zinn-Stammlösung werden in einem Meßkolben mit Ethanol 96 % *R* zu 100 ml verdünnt.

Zinn in nicht mit Zinn stabilisierten Materialien: 5 ml Prüflösung II werden in einem Reagenzglas mit 0,05 ml Salzsäure (1 mol · l^{-1}) und 0,5 ml Kaliumiodid-Lösung *R* versetzt. Nach gründlichem Mischen wird 5 min lang stehengelassen. Der Mischung werden 9 ml Wasser *R* und 0,1 ml einer Lösung von Natriumsulfit *R* (5 g · l^{-1}) zugesetzt. Wenn die nach gründlichem Mischen erhaltene Lösung nicht farblos ist, wird weitere Natriumsulfit-Lösung in Anteilen von 0,05 ml zugesetzt. Der Lösung werden 1,5 ml Dithizon-Lösung *R*, die zuvor im Verhältnis 1:100 mit Dichlormethan *R* verdünnt wurde, zugesetzt. Die Mischung wird 15 s lang geschüttelt und 2 min lang stehengelassen. Gleichzeitig und unter gleichen Bedingungen wird eine Referenzlösung unter Verwendung von 0,05 ml Zinn-Referenzlösung hergestellt.

Eine mit der Prüflösung II auftretende violette Färbung in der unteren Phase darf nicht intensiver sein als die mit der Referenzlösung erhaltene Färbung (160 ppm Zinn).

Extrahierbare Schwermetalle (2.4.8): 12 ml Prüflösung III müssen der Grenzprüfung A auf Schwermetalle entsprechen (20 ppm). Zur Herstellung der Referenzlösung wird die Blei-Lösung (1 ppm Pb) *R* verwendet.

Extrahierbares Zink: Die Prüfung erfolgt mit Hilfe der Atomabsorptionsspektroskopie (2.2.23, Methode I), jedoch mit einer einzelnen Referenzlösung.

Untersuchungslösung: Prüflösung III, im Verhältnis 1:10 mit Wasser *R* verdünnt.

Referenzlösung: Eine 0,50 mg · l^{-1} Zink enthaltende Lösung, hergestellt durch Verdünnen der Zink-Lösung (5 mg Zn/ml) *R* mit Salzsäure (0,01 mol · l^{-1}).

Die Abwesenheit von Zink in der verwendeten Salzsäure muß sichergestellt sein.

Die Absorption der Untersuchungslösung, gemessen bei 214,0 nm, darf nicht größer sein als die der Referenzlösung (100 ppm).

Sulfatasche (2.4.14): Höchstens 1,0 Prozent, mit 1,0 g Substanz bestimmt. Wenn die Materialien mit Titandioxid undurchsichtig gemacht wurden, darf der Gehalt an Sulfatasche höchstens 4 Prozent betragen.

Gehaltsbestimmung

Die Bestimmung erfolgt mit Hilfe der Schöniger-Methode (2.5.10) unter Verwendung von 50,0 mg Substanz. Die Verbrennungsprodukte werden in 20 ml Natriumhydroxid-Lösung (1 mol · l^{-1}) absorbiert. Der erhaltenen Lösung werden 2,5 ml Salpetersäure *R*, 10,0 ml Silbernitrat-Lösung (0,1 mol · l^{-1}), 5 ml Ammoniumeisen(III)-sulfat-Lösung *R* 2 und 1 ml Dibutylphthalat *R* zugesetzt. Mit Ammoniumthiocyanat-Lösung (0,05 mol · l^{-1}) wird bis zum Auftreten einer rötlichgelben Färbung titriert. Ein Blindversuch wird durchgeführt.

1 ml Silbernitrat-Lösung (0,1 mol · l^{-1}) entspricht 6,25 mg Polyvinylchlorid.

Behältnisse

3.2 Behältnisse

Behältnisse für pharmazeutische Zwecke sind dazu bestimmt, Arzneimittel aufzunehmen. Sie sind in direktem Kontakt mit diesen oder können es sein. Der Verschluß ist ein Teil des Behältnisses.

Das Behältnis (siehe 1.4 Allgemeine Kapitel) muß so beschaffen sein, daß der Inhalt, je nach Verwendung des Arzneimittels, in geeigneter Weise entnommen werden kann. Die Behältnisse sollen den Inhalt vor Verlust und Veränderung schützen. Sie dürfen keine physikalischen oder chemischen Einwirkungen auf den Inhalt ausüben. Die Qualität des Inhalts darf durch den Kontakt mit dem Behältnis nicht so verändert werden, daß die geforderten Grenzwerte überschritten werden.

Einzeldosis-Behältnis: Enthält die für eine einmalige – ganze oder aufgeteilte – Verabreichung bestimmte Dosis eines Arzneimittels.

Mehrdosen-Behältnis: Enthält mehrere, mindestens aber zwei Einzeldosen.

Gut verschlossen: Ein gut verschlossenes Behältnis schützt seinen Inhalt vor Verunreinigungen durch fremde, feste und flüssige Stoffe sowie vor Beeinträchtigung des Inhalts unter Normalbedingungen der Lagerung und des Transports.

Dicht verschlossen: Ein dicht verschlossenes Behältnis ist für feste, flüssige und gasförmige Stoffe unter Normalbedingungen der Lagerung und des Transports undurchlässig. Behältnisse zur mehrfachen Entnahme müssen so beschaffen sein, daß die geforderte Dichtigkeit nach dem Wiederverschließen jeweils gewährleistet ist.

Zugeschmolzen: Ein durch Schmelzen des Behältnismaterials dicht verschlossenes Behältnis.

Behältnis mit Sicherheitsverschluß: Ein mit einer Vorrichtung verschlossenes Behältnis, die eindeutig erkennen läßt, ob das Behältnis geöffnet worden ist.

4 Reagenzien

4.1 Reagenzien-Verzeichnis

4.1.1 Reagenzien

A

Acetaldehyd *R*
Acetanhydrid *R*
Acetanhydrid-Schwefelsäure-Lösung *R*
Aceton *R*
(D_6)Aceton *R*
Acetonitril *R*
Acetonitril *R* 1
Acetonitril zur Chromatographie *R*
Acetylacetamid *R*
Acetylaceton *R*
Acetylaceton-Lösung *R* 1
N-Acetyl-ε-caprolactam *R*
Acetylchlorid *R*
Acetylcholinchlorid *R*
Acetyleugenol *R*
Acetylierungsgemisch *R* 1
N-Acetylneuraminsäure *R*
N-Acetyltryptophan *R*
Acetyltyrosinethylester *R*
Acetyltyrosinethylester-Lösung (0,2 mol · l^{-1}) *R*
Acrylamid *R*
Acrylamid-Bisacrylamid-Lösung (29:1), 30prozentige *R*
Acrylamid-Bisacrylamid-Lösung (36,5:1), 30prozentige *R*
Adenosin *R*
Adipinsäure *R*
Aescin *R*
Agarose zur Chromatographie *R*
Agarose zur Chromatographie, quervernetzte *R*
Agarose zur Chromatographie, quervernetzte *R* 1
Agarose zur Elektrophorese *R*
Agarose-Polyacrylamid *R*
Aktivkohle *R*
Alanin *R*
β-Alanin *R*
Albuminlösung vom Menschen *R*
Albuminlösung vom Menschen *R* 1
Aldehyddehydrogenase *R*
Aldehyddehydrogenase-Lösung *R*
Aleuritinsäure *R*
Alizarin S *R*
Alizarin-S-Lösung *R*
Aloin *R*
Aluminiumchlorid *R*
Aluminiumchlorid-Lösung *R*
Aluminiumchlorid-Reagenz *R*
Aluminiumkaliumsulfat *R*
Aluminiumnitrat *R*
Aluminiumoxid, wasserfreies *R*
Ameisensäure, wasserfreie *R*
Amidoschwarz 10B *R*
Amidoschwarz-10B-Lösung *R*
Aminoazobenzol *R*
Aminobenzoesäure *R*
Aminobenzoesäure-Lösung *R*
Aminobutanol *R*
Aminochlorbenzophenon *R*
Aminoethanol *R*
6-Aminohexansäure *R*
Aminohippursäure *R*
Aminohippursäure-Reagenz *R*
Aminohydroxynaphthalinsulfonsäure *R*
Aminohydroxynaphthalinsulfonsäure-Lösung *R*
Aminomethylalizarindiessigsäure *R*
Aminomethylalizarindiessigsäure-Lösung *R*
Aminomethylalizarindiessigsäure-Reagenz *R*
Aminonitrobenzophenon *R*
4-Aminophenol *R*
Aminopolyether *R*
Aminopropanol *R*
Aminopyrazolon *R*
Aminopyrazolon-Lösung *R*
Ammoniak-Lösung *R*
Ammoniak-Lösung, konzentrierte *R*
Ammoniak-Lösung, konzentrierte *R* 1
Ammoniak-Lösung, verdünnte *R* 1
Ammoniak-Lösung, verdünnte *R* 2
Ammoniumacetat *R*
Ammoniumacetat-Lösung *R*
Ammoniumcamphersulfonat *R*
Ammoniumcarbonat *R*
Ammoniumcarbonat-Lösung *R*
Ammoniumcer(IV)-nitrat *R*
Ammoniumcer(IV)-sulfat *R*
Ammoniumchlorid *R*
Ammoniumchlorid-Lösung *R*
Ammoniumcitrat *R*
Ammoniumdihydrogenphosphat *R*
Ammoniumeisen(II)-sulfat *R*
Ammoniumeisen(III)-sulfat *R*
Ammoniumeisen(III)-sulfat-Lösung *R* 2
Ammoniumeisen(III)-sulfat-Lösung *R* 5
Ammoniumeisen(III)-sulfat-Lösung *R* 6
Ammoniumformiat *R*
Ammoniumhydrogencarbonat *R*
Ammoniummolybdat *R*

Reagenzien

Ammoniummolybdat-Lösung *R*
Ammoniummolybdat-Lösung *R* 2
Ammoniummolybdat-Lösung *R* 3
Ammoniummolybdat-Lösung *R* 4
Ammoniummolybdat-Lösung *R* 5
Ammoniummolybdat-Reagenz *R*
Ammoniummolybdat-Reagenz *R* 1
Ammoniummonohydrogenphosphat *R*
Ammoniumnitrat *R*
Ammoniumnitrat *R* 1
Ammoniumoxalat *R*
Ammoniumoxalat-Lösung *R*
Ammoniumpersulfat *R*
Ammoniumpyrrolidincarbodithioat *R*
Ammoniumsulfamat *R*
Ammoniumsulfat *R*
Ammoniumthiocyanat *R*
Ammoniumthiocyanat-Lösung *R*
Ammoniumvanadat *R*
Ammoniumvanadat-Lösung *R*
Amoxicillin-Trihydrat *R*
tert. Amylalkohol *R*
α-Amylase *R*
α-Amylase-Lösung *R*
Anethol *R*
cis-Anethol *R*
Anilin *R*
Anionenaustauscher *R*
Anionenaustauscher, stark basischer *R*
Anionenaustauscher zur Chromatographie, stark basischer *R*
Anisaldehyd *R*
Anisaldehyd-Reagenz *R*
Anisaldehyd-Reagenz *R* 1
p-Anisidin *R*
Anolytlösung zur isoelektrischen Fokussierung *p*H 3 bis 5 *R*
Anthracen *R*
Anthranilsäure *R*
Anthron *R*
Antimon(III)-chlorid *R*
Antimon(III)-chlorid-Lösung *R*
Antimon(III)-chlorid-Lösung *R* 1
Antithrombin III *R*
Antithrombin-III-Lösung *R* 1
Antithrombin-III-Lösung *R* 2
Apigenin *R*
Apigenin-7-glucosid *R*
Aprotinin *R*
Arabinose *R*
Arbutin *R*
Arginin *R*
Argon *R*
Arsen(III)-oxid *R*
Ascorbinsäure *R*
Ascorbinsäure-Lösung *R*
L-Aspartyl-L-phenylalanin *R*
Azomethin H *R*
Azomethin-H-Lösung *R*

B

Barbital *R*
Barbital-Natrium *R*
Barbitursäure *R*
Bariumcarbonat *R*
Bariumchlorid *R*
Bariumchlorid-Lösung *R* 1
Bariumchlorid-Lösung *R* 2
Bariumhydroxid *R*
Bariumhydroxid-Lösung *R*
Bariumsulfat *R*
Benzaldehyd *R*
Benzethoniumchlorid *R*
Benzoesäure *R*
Benzoin *R*
Benzol *R*
Benzophenon *R*
Benzoylargininethylesterhydrochlorid *R*
Benzoylchlorid *R*
N-Benzoyl-L-prolyl-L-phenylalanyl-L-arginin-(4-nitroanilid)-acetat *R*
Benzylalkohol *R*
Benzylbenzoat *R*
Benzylcinnamat *R*
Benzylpenicillin-Natrium *R*
2-Benzylpyridin *R*
Bergapten *R*
Bernsteinsäure *R*
Betulin *R*
Bibenzyl *R*
4-Biphenylol *R*
Bisbenzimid *R*
Bisbenzimid-Lösung *R*
Bisbenzimid-Stammlösung *R*
Bismutnitrat, basisches *R*
Bismutnitrat, basisches *R* 1
Bismutnitrat-Lösung *R*
N,*O*-Bis(trimethylsilyl)acetamid *R*
Biuret *R*
Biuret-Reagenz *R*
Blei(II)-acetat *R*
Blei(II)-acetat-Lösung *R*
Blei(II)-acetat-Lösung, basische *R*
Blei(II)-acetat-Papier *R*
Blei(II)-acetat-Watte *R*
Blei(II)-nitrat *R*
Blei(II)-nitrat-Lösung *R*
Blei(IV)-oxid *R*
Blutgerinnungsfaktor Xa *R*
Blutgerinnungsfaktor-Xa-Lösung *R*
Blutplättchen-Ersatz *R*
BMP-Mischindikator-Lösung *R*
Borneol *R*
Bornylacetat *R*
Borsäure *R*
Bortrichlorid *R*
Bortrichlorid-Lösung, methanolische *R*
Bortrifluorid *R*
Brenzcatechin *R*
Brenztraubensäure *R*
Brom *R*
Brom-Lösung *R*
Bromcresolgrün *R*
Bromcresolgrün-Lösung *R*
Bromcresolgrün-Methylrot-Mischindikator-Lösung *R*
Bromcresolpurpur *R*
Bromcresolpurpur-Lösung *R*
Bromcyan-Lösung *R*

Bromdesoxyuridin *R*
Bromelain *R*
Bromelain-Lösung *R*
Bromphenolblau *R*
Bromphenolblau-Lösung *R*
Bromphenolblau-Lösung *R* 1
Bromphenolblau-Lösung *R* 2
Bromthymolblau *R*
Bromthymolblau-Lösung *R* 1
Bromthymolblau-Lösung *R* 2
Bromthymolblau-Lösung *R* 3
Bromwasser *R*
Bromwasser *R* 1
Bromwasserstoffsäure 30 % *R*
Bromwasserstoffsäure, verdünnte *R*
Brucin *R*
1-Butanol *R*
2-Butanol *R* 1
tert. Butanol *R*
Butano-4-lacton *R*
Buttersäure *R*
Butylacetat *R*
Butylacetat *R* 1
Butylamin *R*
Butyldihydroxyboran *R*
Butyl-4-hydroxybenzoat *R*
Butylhydroxytoluol *R*
tert. Butylmethylether *R*

C

Cadmium *R*
Caesiumchlorid *R*
Calciumcarbonat *R*
Calciumcarbonat *R* 1
Calciumchlorid *R*
Calciumchlorid *R* 1
Calciumchlorid, wasserfreies *R*
Calciumchlorid-Lösung *R*
Calciumchlorid-Lösung (0,02 mol · l^{-1}) *R*
Calciumchlorid-Lösung (0,01 mol · l^{-1}) *R*
Calciumhydroxid *R*
Calciumhydroxid-Lösung *R*
Calciumlactat *R*
Calciumsulfat-Hemihydrat *R*
Calciumsulfat-Lösung *R*
Calconcarbonsäure *R*
Calconcarbonsäure-Verreibung *R*
Campher *R*
Camphersulfonsäure *R*
ε-Caprolactam *R*
Carbazol *R*
Carbofenothion *R*
Carbomer *R*
Carvacrol *R*
(+)-Carvon *R*
β-Caryophyllen *R*
Casein *R*
Cefalin-Reagenz *R*
Cellulose zur Chromatographie *R*
Cellulose zur Chromatographie *R* 1
Cellulose zur Chromatographie F_{254} *R*
Cer(III)-nitrat *R*
Cer(IV)-sulfat *R*
Cetrimid *R*
Cetrimoniumbromid *R*
Cetylstearylalkohol *R*
Chinaldinrot *R*
Chinaldinrot-Lösung *R*
Chinhydron *R*
Chinidin *R*
Chinidinsulfat *R*
Chinin *R*
Chininhydrochlorid *R*
Chininsulfat *R*
Chloracetanilid *R*
Chloralhydrat *R*
Chloralhydrat-Lösung *R*
Chloramin T *R*
Chloramin-T-Lösung *R*
Chloramin-T-Lösung *R* 1
Chloramin-T-Lösung *R* 2
Chloranilin *R*
4-Chlorbenzolsulfonamid *R*
Chlordiazepoxid *R*
Chloressigsäure *R*
2-Chlorethanol *R*
2-Chlorethanol-Lösung *R*
Chlornitroanilin *R*
Chlorobutanol *R*
Chloroform *R*
Chloroform, angesäuertes *R*
Chloroform, ethanolfreies *R*
Chloroform, ethanolfreies *R* 1
(D)Chloroform *R*
Chlorogensäure *R*
Chlorothiazid *R*
Chlorphenol *R*
3-Chlorpropan-1,2-diol *R*
Chlorsalicylsäure *R*
Chlortriethylaminhydrochlorid *R*
Chlortrimethylsilan *R*
Cholesterol *R*
Cholinchlorid *R*
Choriongonadotropin *R*
Chromazurol S *R*
Chrom(III)-chlorid-Hexahydrat *R*
Chrom(III)-kaliumsulfat *R*
Chromophorsubstrat *R* 1
Chromophorsubstrat *R* 2
Chromotrop 2B *R*
Chromotrop-2B-Lösung *R*
Chromotropsäure *R*
Chrom(VI)-oxid *R*
Chromschwefelsäure *R*
Cinchonidin *R*
Cinchonin *R*
Cineol *R*
Citral *R*
Citronellal *R*
Citronenöl *R*
Citronensäure *R*
Citronensäure, wasserfreie *R*
Citropten *R*
Clobetasolpropionat *R*
Cobalt(II)-chlorid *R*
Cobalt(II)-nitrat *R*
Codein *R*
Codeinphosphat *R*

Reagenzien

D

E

F

Reagenzien

G

Galactose *R*
Gallussäure *R*
Gelatine *R*
Gelatine, hydrolysierte *R*
Geranylacetat *R*
Gitoxin *R*
D-Glucosaminhydrochlorid *R*
Glucose *R*
Glutaminsäure *R*
Glutaraldehyd *R*
Glycerol *R*
Glycerol 85 % *R*
Glycin *R*
Glycolsäure *R*
Glycyrrhetinsäure *R*
Glyoxal-Lösung *R*
Glyoxalbishydroxyanil *R*
Guajakharz *R*
Guajazulen *R*
Guanidinhydrochlorid *R*
Guanin *R*
Gummi, Arabisches *R*
Gummi-Lösung, Arabisches- *R*

H

Hämoglobin *R*
Hämoglobin-Lösung *R*
Harnstoff *R*
Harpagosid *R*
Helium zur Chromatographie *R*
Heparin *R*
HEPES *R*
Heptan *R*
Hexachloroplatin(IV)-säure *R*
Hexacosan *R*
Hexadimethrinbromid *R*
Hexamethyldisilazan *R*
Hexan *R*
Hexylamin *R*
Histamin-Lösung *R*
Histamindihydrochlorid *R*
Histaminphosphat *R*
Histidinmonohydrochlorid *R*
Holmiumoxid *R*
Holmiumperchlorat-Lösung *R*
Hydrazinsulfat *R*
Hydrochinon *R*
Hydrocortisonacetat *R*
4-Hydroxybenzoesäure *R*
Hydroxychinolin *R*
4-Hydroxyisophthalsäure *R*
Hydroxylamin-Lösung, alkalische *R*
Hydroxylamin-Lösung, alkalische *R* 1
Hydroxylaminhydrochlorid *R*
Hydroxylaminhydrochlorid-Lösung *R* 2
Hydroxylaminhydrochlorid-Lösung, ethanolische *R*
Hydroxymethylfurfural *R*
Hydroxynaphtholblau *R*
12-Hydroxystearinsäure *R*
Hydroxyuracil *R*
Hyoscyaminsulfat *R*
Hyperosid *R*
Hypophosphit-Reagenz *R*
Hypoxanthin *R*

I

Imidazol *R*
Iminobibenzyl *R*
Indigocarmin *R*
Indigocarmin-Lösung *R*
Indigocarmin-Lösung *R* 1
Indometacin *R*
Iod *R*
Iod-Chloroform *R*
Iod-Lösung *R*
Iod-Lösung *R* 1
Iod-Lösung *R* 2
Iod-Lösung *R* 3
Iod-Lösung *R* 4
Iod-Lösung, ethanolische *R*
2-Iodbenzoesäure *R*
Iodessigsäure *R*
Iodethan *R*
2-Iodhippursäure *R*
Iodmonobromid *R*
Iodmonobromid-Lösung *R*
Iod(V)-oxid, gekörntes *R*
Iodplatin-Reagenz *R*
Ioduracil *R*
Iodwasserstoffsäure *R*
Isatin *R*
Isatin-Reagenz *R*
Isoamylalkohol *R*
Isoandrosteron *R*
Isobutylmethylketon *R*
Isobutylmethylketon *R* 1
Isomenthol *R*
(+)-Isomenthon *R*
Isopropylmyristat *R*
4-Isopropylphenol *R*

J

Johannisbrotkernmehl *R*

K

Kaffeesäure *R*
Kaliumantimonoxidtartrat *R*
Kaliumbromat *R*
Kaliumbromid *R*
Kaliumcarbonat *R*
Kaliumchlorat *R*
Kaliumchlorid *R*
Kaliumchlorid-Lösung (0,1 mol · l^{-1}) *R*
Kaliumchromat *R*
Kaliumchromat-Lösung *R*
Kaliumcitrat *R*
Kaliumcyanid *R*
Kaliumcyanid-Lösung *R*
Kaliumdichromat *R*

Kaliumdichromat-Lösung *R*
Kaliumdichromat-Lösung *R* 1
Kaliumdichromat-Salpetersäure-Reagenz *R*
Kaliumdihydrogenphosphat *R*
Kaliumdihydrogenphosphat-Lösung (0,2 mol · l^{-1}) *R*
Kaliumhexacyanoferrat(II) *R*
Kaliumhexacyanoferrat(II)-Lösung *R*
Kaliumhexacyanoferrat(III) *R*
Kaliumhexacyanoferrat(III)-Lösung *R*
Kaliumhexahydroxoantimonat(V) *R*
Kaliumhexahydroxoantimonat(V)-Lösung *R*
Kaliumhydrogencarbonat *R*
Kaliumhydrogencarbonat-Lösung, methanolische, gesättigte *R*
Kaliumhydrogenphthalat *R*
Kaliumhydrogenphthalat-Lösung (0,2 mol · l^{-1}) *R*
Kaliumhydrogensulfat *R*
Kaliumhydrogentartrat *R*
Kaliumhydroxid *R*
Kaliumhydroxid-Lösung, ethanolische *R*
Kaliumhydroxid-Lösung, ethanolische *R* 1
Kaliumhydroxid-Lösung (2 mol · l^{-1}), ethanolische *R*
Kaliumhydroxid-Lösung (0,5 mol · l^{-1}) in Ethanol 10 % *R*
Kaliumiodat *R*
Kaliumiodid *R*
Kaliumiodid-Lösung *R*
Kaliumiodid-Lösung, gesättigte *R*
Kaliumiodid-Stärke-Lösung *R*
Kaliummonohydrogenphosphat *R*
Kaliumnatriumtartrat *R*
Kaliumnitrat *R*
Kaliumperiodat *R*
Kaliumpermanganat *R*
Kaliumpermanganat-Lösung *R*
Kaliumpermanganat-Phosphorsäure *R*
Kaliumperrhenat *R*
Kaliumpersulfat *R*
Kaliumplumbit-Lösung *R*
Kaliumsulfat *R*
Kaliumtartrat *R*
Kaliumtetraoxalat *R*
Kaliumthiocyanat *R*
Kaliumthiocyanat-Lösung *R*
Kaolin, leichtes *R*
Karl-Fischer-Lösung *R*
Katholytlösung zur isoelektrischen Fokussierung *p*H 3 bis 5 *R*
Kationenaustauscher *R*
Kationenaustauscher, schwach saurer *R*
Kationenaustauscher, stark saurer *R*
Kationenaustauscher, Calciumsalz, stark saurer *R*
Kieselgel G *R*
Kieselgel GF_{254} *R*
Kieselgel H *R*
Kieselgel H, silanisiertes *R*
Kieselgel HF_{254} *R*
Kieselgel HF_{254}, silanisiertes *R*
Kieselgel OD zur chiralen Trennung *R*
Kieselgel-Anionenaustauscher *R*
Kieselgel zur Ausschlußchromatographie *R*
Kieselgel zur Chromatographie *R*
Kieselgel zur Chromatographie, aminopropylmethylsilyliertes *R*
Kieselgel zur Chromatographie, aminopropylsilyliertes *R*
Kieselgel zur Chromatographie, Amylosederivat *R*
Kieselgel zur Chromatographie, butylsilyliertes *R*
Kieselgel zur Chromatographie, cyanopropylsilyliertes *R*
Kieselgel zur Chromatographie, cyanopropylsilyliertes *R* 1
Kieselgel zur Chromatographie, dihydroxypropylsilyliertes *R*
Kieselgel zur Chromatographie, dimethyloctadecylsilyliertes *R*
Kieselgel zur Chromatographie, hexylsilyliertes *R*
Kieselgel zur Chromatographie, hydrophiles *R*
Kieselgel zur Chromatographie, octadecanoylaminopropylsilyliertes *R*
Kieselgel zur Chromatographie, octadecylsilyliertes *R*
Kieselgel zur Chromatographie, octadecylsilyliertes *R* 1
Kieselgel zur Chromatographie, octadecylsilyliertes *R* 2
Kieselgel zur Chromatographie, octadecylsilyliertes, desaktiviertes *R*
Kieselgel zur Chromatographie, octadecylsilyliertes, nachsilanisiertes *R*
Kieselgel zur Chromatographie, octadecylsilyliertes, nachsilanisiertes, desaktiviertes *R*
Kieselgel zur Chromatographie, octylsilyliertes *R*
Kieselgel zur Chromatographie, octylsilyliertes *R* 1
Kieselgel zur Chromatographie, octylsilyliertes *R* 2
Kieselgel zur Chromatographie, octylsilyliertes, nachsilanisiertes *R*
Kieselgel zur Chromatographie, phenylsilyliertes *R*
Kieselgel zur Chromatographie, phenylsilyliertes *R* 1
Kieselgel zur Chromatographie, trimethylsilyliertes *R*
Kieselgur *R*
Kieselgur G *R*
Kieselgur-Filtrierhilfsmittel *R*
Kieselgur zur Gaschromatographie *R*
Kieselgur zur Gaschromatographie *R* 1
Kieselgur zur Gaschromatographie *R* 2
Kieselgur zur Gaschromatographie, silanisiertes *R*
Kieselgur zur Gaschromatographie, silanisiertes *R* 1
Koagulationsfaktor-V-Lösung *R*
Kohlendioxid *R*
Kohlendioxid *R* 1
Kohlenmonoxid *R*
Kohlenwasserstoffe zur Gaschromatographie *R*
Kongorot *R*
Kongorot-Fibrin *R*
Kristallviolett *R*
Kristallviolett-Lösung *R*
Kunststoffadditiv 1 *R*
Kunststoffadditiv 2 *R*
Kunststoffadditiv 3 *R*
Kunststoffadditiv 4 *R*
Kunststoffadditiv 5 *R*
Kunststoffadditiv 6 *R*
Kupfer *R*
Kupfer(II)-acetat *R*
Kupfer(II)-chlorid *R*
Kupfer(II)-citrat-Lösung *R*
Kupfer(II)-citrat-Lösung *R* 1
Kupferedetat-Lösung *R*
Kupfer(II)-nitrat *R*
Kupfer(II)-sulfat *R*
Kupfer(II)-sulfat-Lösung *R*
Kupfer(II)-tetrammin-Reagenz *R*

Reagenzien

L

Lackmus *R*
Lackmuspapier, blaues *R*
Lackmuspapier, rotes *R*
Lactobionsäure *R*
Lactose *R*
Lanthan(III)-chlorid-Lösung *R*
Lanthannitrat *R*
Lanthannitrat-Lösung *R*
Lanthan(III)-oxid *R*
Lavandulol *R*
Lavandulylacetat *R*
Leucin *R*
Limonen *R*
Linalool *R*
Linalylacetat *R*
Lithium *R*
Lithiumcarbonat *R*
Lithiumchlorid *R*
Lithiumhydroxid *R*
Lithiumsulfat *R*
Lösung zur DC-Eignungsprüfung *R*

M

Macrogol 200 *R*
Macrogol 200 *R* 1
Macrogol 300 *R*
Macrogol 400 *R*
Macrogol 1000 *R*
Macrogol 1500 *R*
Macrogol 20 000 *R*
Macrogol-20 000-nitroterephthalat *R*
Macrogoladipat *R*
Macrogolsuccinat *R*
Magensaft, künstlicher *R*
Magnesium *R*
Magnesiumacetat *R*
Magnesiumchlorid *R*
Magnesiumnitrat *R*
Magnesiumoxid *R*
Magnesiumoxid *R* 1
Magnesiumoxid, schweres *R*
Magnesiumsulfat *R*
Maisöl *R*
Malachitgrün *R*
Malachitgrün-Lösung *R*
Maleinsäure *R*
Maleinsäureanhydrid *R*
Maleinsäureanhydrid-Lösung *R*
Mangan-Silber-Papier *R*
Mangan(II)-sulfat *R*
Mannitol *R*
Mannose *R*
Mayers Reagenz *R*
Meclozindihydrochlorid *R*
Melamin *R*
Menadion *R*
Menthofuran *R*
Menthol *R*
Menthon *R*
Menthylacetat *R*
2-Mercaptoethanol *R*
Mercaptopurin *R*
Metanilgelb *R*
Metanilgelb-Lösung *R*
Methacrylsäure *R*
Methanol *R*
Methanol *R* 1
Methanol *R* 2
Methanol, aldehydfreies *R*
Methanol, wasserfreies *R*
(D_4)Methanol *R*
Methansulfonsäure *R*
Methenamin *R*
L-Methionin *R*
Methoxyphenylessigsäure *R*
Methoxyphenylessigsäure-Reagenz *R*
Methylacetat *R*
4-(Methylamino)phenolsulfat *R*
Methylanthranilat *R*
Methylarachidat *R*
Methylbehenat *R*
Methylbenzothiazolonhydrazonhydrochlorid *R*
2-Methylbutan *R*
2-Methylbut-2-en *R*
Methylcellulose 450 *R*
Methylcinnamat *R*
Methyldecanoat *R*
3-*O*-Methyldopaminhydrochlorid *R*
4-*O*-Methyldopaminhydrochlorid *R*
Methylenbisacrylamid *R*
Methylenblau *R*
Methylgrün *R*
Methylgrün-Papier *R*
Methyl-4-hydroxybenzoat *R*
Methyllaurat *R*
Methylmethacrylat *R*
Methylmyristat *R*
2-Methyl-5-nitroimidazol *R*
Methyloleat *R*
Methylorange *R*
Methylorange-Lösung *R*
Methylorange-Mischindikator-Lösung *R*
Methylpalmitat *R*
4-Methylpentan-2-ol *R*
Methylphenyloxazolylbenzol *R*
Methylpiperazin *R*
4-(4-Methylpiperidino)pyridin *R*
2-Methyl-1-propanol *R*
Methylrot *R*
Methylrot-Lösung *R*
Methylrot-Mischindikator-Lösung *R*
Methylstearat *R*
Methyltricosanoat *R*
Milchsäure *R*
Millons Reagenz *R*
Molekularsieb *R*
Molybdänschwefelsäure *R* 2
Molybdänschwefelsäure *R* 3
Molybdatophosphorsäure *R*
Molybdatophosphorsäure-Lösung *R*
Molybdat-Vanadat-Reagenz *R*
Molybdat-Vanadat-Reagenz *R* 2
Molybdat-Wolframat-Reagenz *R*
Molybdat-Wolframat-Reagenz, verdünntes *R*

Morphinhydrochlorid *R*
Morphin *R*
β-Myrcen *R*
Myristicin *R*

N

Naphthalin *R*
1-Naphthol *R*
1-Naphthol-Lösung *R*
2-Naphthol *R*
2-Naphthol-Lösung *R*
2-Naphthol-Lösung *R* 1
Naphtholbenzein *R*
Naphtholbenzein-Lösung *R*
1-Naphthylamin *R*
Naphthylethylendiamindihydrochlorid *R*
Natrium *R*
Natriumacetat *R*
Natriumacetat, wasserfreies *R*
Natriumarsenit-Lösung *R*
Natriumascorbat-Lösung *R*
Natriumazid *R*
Natriumbismutat *R*
Natriumbutansulfonat *R*
Natriumcarbonat *R*
Natriumcarbonat, wasserfreies *R*
Natriumcarbonat-Lösung *R*
Natriumcarbonat-Lösung *R* 1
Natriumcetylstearylsulfat *R*
Natriumchlorid *R*
Natriumchlorid-Lösung *R*
Natriumchlorid-Lösung, gesättigte *R*
Natriumcitrat *R*
Natriumdecansulfonat *R*
Natriumdiethyldithiocarbamat *R*
Natriumdihydrogenphosphat *R*
Natriumdihydrogenphosphat, wasserfreies *R*
Natriumdihydrogenphosphat-Monohydrat *R*
Natriumdiphosphat *R*
Natriumdisulfit *R*
Natriumdithionit *R*
Natriumdodecylsulfat *R*
Natriumedetat *R*
Natriumfluorid *R*
Natriumglucuronat *R*
Natriumheptansulfonat *R*
Natriumheptansulfonat-Monohydrat *R*
Natriumhexanitrocobaltat(III) *R*
Natriumhexanitrocobaltat(III)-Lösung *R*
Natriumhexansulfonat *R*
Natriumhydrogencarbonat *R*
Natriumhydrogencarbonat-Lösung *R*
Natriumhydrogensulfit *R*
Natriumhydroxid *R*
Natriumhydroxid-Lösung *R*
Natriumhydroxid-Lösung, konzentrierte *R*
Natriumhydroxid-Lösung, methanolische *R*
Natriumhydroxid-Lösung, verdünnte *R*
Natriumhypobromit-Lösung *R*
Natriumhypochlorit-Lösung *R*
Natriumhypophosphit *R*
Natriumiodid *R*
Natriummethansulfonat *R*
Natriummolybdat *R*
Natriummonohydrogenarsenat *R*
Natriummonohydrogencitrat *R*
Natriummonohydrogenphosphat *R*
Natriummonohydrogenphosphat, wasserfreies *R*
Natriummonohydrogenphosphat-Dihydrat *R*
Natriummonohydrogenphosphat-Lösung *R*
Natriumnaphthochinonsulfonat *R*
Natriumnitrat *R*
Natriumnitrit *R*
Natriumnitrit-Lösung *R*
Natriumoctansulfonat *R*
Natriumoctylsulfat *R*
Natriumoxalat *R*
Natriumpentacyanonitrosylferrat *R*
Natriumpentansulfonat *R*
Natriumperchlorat *R*
Natriumperiodat *R*
Natriumperiodat-Lösung *R*
Natriumphosphat *R*
Natriumpikrat-Lösung, alkalische *R*
Natriumsalicylat *R*
Natriumsulfat, wasserfreies *R*
Natriumsulfid *R*
Natriumsulfid-Lösung *R*
Natriumsulfit *R*
Natriumsulfit, wasserfreies *R*
Natriumtartrat *R*
Natriumtetraborat *R*
Natriumtetraborat-Lösung *R*
Natriumtetraphenylborat *R*
Natriumtetraphenylborat-Lösung *R*
Natriumthioglycolat *R*
Natriumthiosulfat *R*
Natriumtrimethylsilyl-(D_4)propionat *R*
Natriumwolframat *R*
trans-Nerolidol *R*
Nerylacetat *R*
Neßlers Reagenz *R*
Nickel(II)-chlorid *R*
Nickel(II)-sulfat *R*
Nicotinamid-Adenin-Dinucleotid *R*
Nicotinamid-Adenin-Dinucleotid-Lösung *R*
Nilblau A *R*
Nilblau-A-Lösung *R*
Ninhydrin *R*
Ninhydrin-Lösung *R*
Ninhydrin-Lösung *R* 1
Ninhydrin-Lösung *R* 2
Ninhydrin-Lösung *R* 3
Ninhydrin-Reagenz *R*
Ninhydrin-Reagenz *R* 1
Nitranilin *R*
Nitrobenzaldehyd *R*
Nitrobenzaldehyd-Lösung *R*
Nitrobenzaldehyd-Papier *R*
Nitrobenzol *R*
Nitrobenzoylchlorid *R*
Nitrobenzylchlorid *R*
4-(4-Nitrobenzyl)pyridin *R*
Nitroethan *R*
Nitrofurantoin *R*
(5-Nitro-2-furyl)methylendiacetat *R*
Nitromethan *R*
Nitrosodipropylamin *R*

Nitrosodipropylamin-Lösung *R*
Nitrotetrazolblau *R*
Nordazepam *R*
DL-Norleucin *R*
Norpseudoephedrinhydrochlorid *R*
Noscapinhydrochlorid *R*

O

Octanol *R*
3-Octanon *R*
Octoxinol 10 *R*
Oleamid *R*
Olivenöl *R*
Oracetblau 2R *R*
Orcin *R*
Osmium(VIII)-oxid *R*
Osmium(VIII)-oxid-Lösung *R*
Oxalsäure *R*
Oxalsäure-Schwefelsäure-Lösung *R*

P

Palladium *R*
Palladium(II)-chlorid *R*
Palladium(II)-chlorid-Lösung *R*
Palmitinsäure *R*
Pankreas-Pulver *R*
Papaverinhydrochlorid *R*
Paracetamol *R*
Paracetamol, 4-aminophenolfreies *R*
Paraffin, flüssiges *R*
Pararosaniliniumchlorid *R*
Pararosaniliniumchlorid-Reagenz *R*
Penicillinase-Lösung *R*
Pentan *R*
Pentanol *R*
Pepsin *R*
Perchlorsäure *R*
Perchlorsäure-Lösung *R*
Periodat-Essigsäure-Reagenz *R*
Periodsäure *R*
Petroläther *R*
Petroläther *R* 1
Petroläther *R* 2
Petroläther *R* 3
Phenanthren *R*
Phenanthrolinhydrochlorid *R*
Phenazon *R*
Phenol *R*
Phenolphthalein *R*
Phenolphthalein-Lösung *R*
Phenolphthalein-Lösung *R* 1
Phenolrot *R*
Phenolrot-Lösung *R*
Phenolrot-Lösung *R* 2
Phenolrot-Lösung *R* 3
Phenoxybenzaminhydrochlorid *R*
Phenoxyessigsäure *R*
Phenoxyethanol *R*
Phenylalanin *R*
p-Phenylendiamindihydrochlorid *R*
Phenylglycin *R*
Phenylhydrazinhydrochlorid *R*
Phenylhydrazinhydrochlorid-Lösung *R*
Phenylhydrazin-Schwefelsäure *R*
Phloroglucin *R*
Phloroglucin-Lösung *R*
Phospholipid *R*
Phosphor(V)-oxid *R*
Phosphorsäure 85 % *R*
Phosphorsäure 10 % *R*
Phthalaldehyd *R*
Phthalaldehyd-Reagenz *R*
Phthalazin *R*
Phthaleinpurpur *R*
Phthalsäure *R*
Phthalsäureanhydrid *R*
Phthalsäureanhydrid-Lösung *R*
Pikrinsäure *R*
Pikrinsäure-Lösung *R*
Pikrinsäure-Lösung *R* 1
β-Pinen *R*
Piperazin-Hexahydrat *R*
Piperidin *R*
Plasma, blutplättchenarmes *R*
Plasma vom Kaninchen *R*
Plasmasubstrat *R*
Plasmasubstrat *R* 1
Plasmasubstrat *R* 2
Plasmasubstrat, Faktor-V-freies *R*
Plasminogen vom Menschen *R*
Poly[(cyanopropyl)methylphenylmethyl]siloxan *R*
Poly[(cyanopropyl)(phenyl)][dimethyl]siloxan *R*
Poly(cyanopropyl)(phenylmethyl)siloxan *R*
Poly[cyanopropyl(7)phenyl(7)methyl(86)]siloxan *R*
Poly(cyanopropyl)siloxan *R*
Poly(*O*-2-diethylaminoethyl)agarose zur Ionenaustauschchromatographie *R*
Polydimethylsiloxan *R*
Polyetherhydroxidgel zur Chromatographie *R*
Poly[methyl(50)phenyl(50)]siloxan *R*
Poly[methyl(95)phenyl(5)]siloxan *R*
Poly[methyl(94)phenyl(5)vinyl(1)]siloxan *R*
Polyphosphorsäure *R*
Polysorbat 20 *R*
Polysorbat 80 *R*
Polystyrol 900-1000 *R*
Povidon *R*
Procainhydrochlorid *R*
D-Prolyl-L-phenylalanyl-L-arginin(4-nitroanilid)-dihydrochlorid *R*
1-Propanol *R*
2-Propanol *R*
2-Propanol *R* 1
Propionaldehyd *R*
Propionsäure *R*
Propionsäureanhydrid *R*
Propionsäureanhydrid-Reagenz *R*
Propylacetat *R*
Propylenglycol *R*
Propyl-4-hydroxybenzoat *R*
Protaminsulfat *R*
Pulegon *R*
Pyridin *R*
Pyridin, wasserfreies *R*
2-Pyridylamin *R*
Pyridylazonaphthol *R*
Pyridylazonaphthol-Lösung *R*

Pyrogallol *R*
Pyrogallol-Lösung, alkalische *R*

Q

Quecksilber *R*
Quecksilber(II)-acetat *R*
Quecksilber(II)-acetat-Lösung *R*
Quecksilber(II)-bromid *R*
Quecksilber(II)-bromid-Papier *R*
Quecksilber(II)-chlorid *R*
Quecksilber(II)-chlorid-Lösung *R*
Quecksilber(II)-iodid *R*
Quecksilber(II)-nitrat *R*
Quecksilber(II)-oxid *R*
Quecksilber(II)-sulfat-Lösung *R*
Quecksilber(II)-thiocyanat *R*
Quecksilber(II)-thiocyanat-Lösung *R*

R

Raney-Nickel *R*
Rapsöl *R*
Reduktionsgemisch *R*
Reineckesalz *R*
Reineckesalz-Lösung *R*
Resorcin *R*
Resorcin-Reagenz *R*
Rhamnose *R*
Rhaponticin *R*
Rhodamin B *R*
Ribose *R*
Ricinolsäure *R*
Rinderalbumin *R*
Rinderalbumin *R* 1
Rinderhirn, getrocknetes *R*
Rinderthrombin *R*
Rizinusöl, polyethoxyliertes *R*
Ruß zur Gaschromatographie, graphitierter *R*
Rutheniumrot *R*
Rutheniumrot-Lösung *R*
Rutosid *R*

S

Sabinen *R*
Saccharose *R*
Säureblau 83 *R*
Säureblau 90 *R*
Säureblau 92 *R*
Säureblau-92-Lösung *R*
Salicylaldazin *R*
Salicylaldehyd *R*
Salicylsäure *R*
Salpetersäure *R*
Salpetersäure, bleifreie *R*
Salpetersäure, blei- und cadmiumfreie *R*
Salpetersäure, rauchende *R*
Salpetersäure, verdünnte *R*
Salzsäure *R*
Salzsäure *R* 1
Salzsäure, bromhaltige *R*
Salzsäure, ethanolische *R*
Salzsäure, methanolische *R*
Salzsäure, verdünnte *R*
Salzsäure, verdünnte *R* 1
Salzsäure, verdünnte *R* 2
Sand *R*
Sauerstoff *R*
Schiffs Reagenz *R*
Schiffs Reagenz *R* 1
Schwefel *R*
Schwefeldioxid *R*
Schwefeldioxid *R* 1
Schwefelkohlenstoff *R*
Schwefelsäure *R*
Schwefelsäure, ethanolische *R*
Schwefelsäure, nitratfreie *R*
Schwefelsäure, verdünnte *R*
Schwefelsäure (2,5 mol · l^{-1}), ethanolische *R*
Schwefelsäure (0,25 mol · l^{-1}), ethanolische *R*
Schwefelwasserstoff *R*
Schwefelwasserstoff *R* 1
Scopolaminhydrobromid *R*
SDS-PAGE-Lösung, gepufferte *R*
Selen *R*
Selenige Säure *R*
Serin *R*
Serumgonadotropin *R*
Sialinsäure *R*
Silberdiethyldithiocarbamat *R*
Silbernitrat *R*
Silbernitrat-Lösung *R* 1
Silbernitrat-Lösung *R* 2
Silbernitrat-Lösung, ammoniakalische *R*
Silbernitrat-Pyridin *R*
Silberoxid *R*
Silicagel *R*
Sinensetin *R*
Sonnenblumenöl *R*
Sorbitol *R*
Squalan *R*
Stärke, lösliche *R*
Stärke-Lösung *R*
Stärke-Lösung, iodidfreie *R*
Stärke-Papier, iodathaltiges *R*
Staphylococcus-aureus-Stamm-V8-Protease *R*
Stearinsäure *R*
Stickstoff *R*
Stickstoff *R* 1
Stickstoff, sauerstofffreier *R*
Stickstoff zur Chromatographie *R*
Stickstoffmonoxid *R*
Streptomycinsulfat *R*
Styrol-Divinylbenzol-Copolymer *R*
Sudanorange *R*
Sudanrot G *R*
Sulfaminsäure *R*
Sulfanblau *R*
Sulfanilamid *R*
Sulfanilsäure *R*
Sulfathiazol *R*
Sulfosalicylsäure *R*

T

Tagatose *R*
Talkum *R*
Tannin *R*
γ-Terpinen *R*
Terpinen-4-ol *R*
α-Terpineol *R*
Testosteron *R*
Testosteronpropionat *R*
Tetrabutylammoniumbromid *R*
Tetrabutylammoniumdihydrogenphosphat *R*
Tetrabutylammoniumhydrogensulfat *R*
Tetrabutylammoniumhydroxid *R*
Tetrabutylammoniumhydroxid-Lösung *R*
Tetrabutylammoniumhydroxid-Lösung *R* 1
Tetrabutylammoniumiodid *R*
Tetrachlorethan *R*
Tetrachlorkohlenstoff *R*
Tetradecan *R*
Tetraethylammoniumhydrogensulfat *R*
Tetraethylammoniumhydroxid-Lösung *R*
Tetraethylenpentamin *R*
Tetraheptylammoniumbromid *R*
Tetrahexylammoniumhydrogensulfat *R*
Tetrahydrofuran *R*
Tetrakis(decyl)ammoniumbromid *R*
Tetramethylammoniumchlorid *R*
Tetramethylammoniumhydrogensulfat *R*
Tetramethylammoniumhydroxid-Lösung *R*
Tetramethylammoniumhydroxid-Lösung, verdünnte *R*
Tetramethyldiaminodiphenylmethan *R*
Tetramethyldiaminodiphenylmethan-Reagenz *R*
Tetramethylethylendiamin *R*
Tetramethylsilan *R*
Tetrazolblau *R*
Thallium(I)-sulfat *R*
Thebain *R*
Theophyllin *R*
Thiamazol *R*
(2-Thienyl)essigsäure *R*
Thioacetamid *R*
Thioacetamid-Lösung *R*
Thioacetamid-Reagenz *R*
Thiobarbitursäure *R*
Thioglycolsäure *R*
Thioharnstoff *R*
Thiomersal *R*
Threonin *R*
Thrombin vom Menschen *R*
Thrombin-vom-Menschen-Lösung *R*
Thromboplastin-Reagenz *R*
Thujon *R*
Thymin *R*
Thymol *R*
Thymolblau *R*
Thymolblau-Lösung *R*
Thymolphthalein *R*
Thymolphthalein-Lösung *R*
Titan *R*
Titan(III)-chlorid *R*
Titan(III)-chlorid-Lösung *R*
Titan(III)-chlorid-Schwefelsäure-Reagenz *R*
Titangelb *R*
Titangelb-Lösung *R*
Titangelb-Papier *R*
Tollwut-Antiserum, fluoresceinkonjugiertes *R*
o-Toluidin *R*
p-Toluidin *R*
Toluidinblau *R*
o-Toluidinhydrochlorid *R*
Toluol *R*
Toluol, schwefelfreies *R*
2-Toluolsulfonamid *R*
4-Toluolsulfonamid *R*
4-Toluolsulfonsäure *R*
Tosylargininmethylesterhydrochlorid *R*
Tosylargininmethylesterhydrochlorid-Lösung *R*
Tosyllysinchlormethanhydrochlorid *R*
Tosylphenylalanylchlormethan *R*
Tragant *R*
Triacetin *R*
Triamcinolon *R*
Trichloressigsäure *R*
Trichloressigsäure-Lösung *R*
Trichlorethan *R*
Trichloroethylen *R*
Trichlortrifluorethan *R*
Tricosan *R*
Triethanolamin *R*
Triethylamin *R*
Triethylendiamin *R*
Trifluoressigsäure *R*
Trifluoressigsäureanhydrid *R*
Trigonellinhydrochlorid *R*
Trimethylpentan *R*
Trimethylpentan *R* 1
1-(Trimethylsilyl)imidazol *R*
2,4,6-Trinitrobenzolsulfonsäure *R*
Triphenylmethanol *R*
Triphenyltetrazoliumchlorid *R*
Triphenyltetrazoliumchlorid-Lösung *R*
Triscyanoethoxypropan *R*
Trometamol *R*
Trometamol-Lösung *R*
Trypsin *R*
Trypsin zur Proteinsequenzierung *R*
Tryptophan *R*
Tyramin *R*
Tyrosin *R*

U

Uridin *R*

V

Valeriansäure *R*
Vanadin-Schwefelsäure *R*
Vanadium(V)-oxid *R*
Vanillin *R*
Vanillin-Phosphorsäure-Lösung *R*
Vanillin-Reagenz *R*
Vaselin, weißes *R*
Vinylacetat *R*
Vinylchlorid *R*
2-Vinylpyridin *R*
1-Vinylpyrrolidin-2-on *R*

W

Wasser *R*
Wasser, ammoniumfreies *R*
Wasser, destilliertes *R*
Wasser für Injektionszwecke *R*
Wasser, kohlendioxidfreies *R*
Wasser, nitratfreies *R*
Wasser, partikelfreies *R*
Wasser zur Chromatographie *R*
(D_2)Wasser *R*
Wasserstoff zur Chromatographie *R*
Wasserstoffperoxid-Lösung 30 % *R*
Wasserstoffperoxid-Lösung 3 % *R*
Weinsäure *R*
Wolframatokieselsäure *R*
Wolframatophosphorsäure-Lösung *R*

X

Xanthydrol *R*
Xanthydrol *R* 1
Xanthydrol-Lösung *R*
Xylenolorange *R*
Xylenolorange-Verreibung *R*
Xylol *R*
m-Xylol *R*
o-Xylol *R*
Xylose *R*

Z

Zimtaldehyd *R*
Zink *R*
Zink, aktiviertes *R*
Zinkacetat *R*
Zinkacetat-Lösung *R*
Zinkchlorid *R*
Zinkchlorid-Ameisensäure *R*
Zinkchlorid-Lösung, iodhaltige *R*
Zinkoxid *R*
Zinkstaub *R*
Zinksulfat *R*
Zinn *R*
Zinn(II)-chlorid *R*
Zinn(II)-chlorid-Lösung *R*
Zinn(II)-chlorid-Lösung *R* 1
Zinn(II)-chlorid-Lösung *R* 2
Zirconiumchlorid *R*
Zirconiumnitrat *R*
Zirconiumnitrat-Lösung *R*

4.1.2 Referenzlösungen für Grenzprüfungen

A

Acetaldehyd-Lösung (100 ppm C_2H_4O) *R*
Acetaldehyd-Lösung (100 ppm C_2H_4O) *R* 1
Aluminium-Lösung (200 ppm Al) *R*
Aluminium-Lösung (100 ppm Al) *R*
Aluminium-Lösung (10 ppm Al) *R*
Aluminium-Lösung (2 ppm Al) *R*
Ammonium-Lösung (100 ppm NH_4) *R*
Ammonium-Lösung (2,5 ppm NH_4) *R*
Ammonium-Lösung (1 ppm NH_4) *R*
Antimon-Lösung (1 ppm Sb) *R*
Arsen-Lösung (10 ppm As) *R*
Arsen-Lösung (1 ppm As) *R*
Arsen-Lösung (0,1 ppm As) *R*

B

Barium-Lösung (50 ppm Ba) *R*
Blei-Lösung (0,1 % Pb) *R*
Blei-Lösung (100 ppm Pb) *R*
Blei-Lösung (10 ppm Pb) *R*
Blei-Lösung (10 ppm Pb) *R* 1
Blei-Lösung (2 ppm Pb) *R*
Blei-Lösung (1 ppm Pb) *R*
Blei-Lösung (0,1 ppm Pb) *R*

C

Cadmium-Lösung (0,1 % Cd) *R*
Cadmium-Lösung (10 ppm Cd) *R*
Calcium-Lösung (400 ppm Ca) *R*
Calcium-Lösung (100 ppm Ca) *R*
Calcium-Lösung (100 ppm Ca) *R* 1
Calcium-Lösung (10 ppm Ca) *R*
Calcium-Lösung (100 ppm Ca), ethanolische *R*
Chlorid-Lösung (8 ppm Cl) *R*
Chlorid-Lösung (5 ppm Cl) *R*
Chrom-Lösung (100 ppm Cr) *R*
Chrom-Lösung (0,1 ppm Cr) *R*
Cyanoferrat(II)-Lösung (100 ppm $Fe(CN)_6$) *R*
Cyanoferrat(III)-Lösung (50 ppm $Fe(CN)_6$) *R*

E

Eisen-Lösung (1 $g \cdot l^{-1}$ Fe) *R*
Eisen-Lösung (250 ppm Fe) *R*
Eisen-Lösung (20 ppm Fe) *R*
Eisen-Lösung (10 ppm Fe) *R*
Eisen-Lösung (8 ppm Fe) *R*
Eisen-Lösung (2 ppm Fe) *R*
Eisen-Lösung (1 ppm Fe) *R*

F

Fluorid-Lösung (10 ppm F) *R*
Fluorid-Lösung (1 ppm F) *R*
Formaldehyd-Lösung (5 ppm CH_2O) *R*

G

Glyoxal-Lösung (20 ppm $C_2H_2O_2$) *R*

Reagenzien

I

Iodid-Lösung (10 ppm I) *R*

K

Kalium-Lösung (100 ppm K) *R*
Kalium-Lösung (20 ppm K) *R*
Kupfer-Lösung (0,1 % Cu) *R*
Kupfer-Lösung (10 ppm Cu) *R*
Kupfer-Lösung (0,1 ppm Cu) *R*

M

Magnesium-Lösung (100 ppm Mg) *R*
Magnesium-Lösung (10 ppm Mg) *R*
Magnesium-Lösung (10 ppm Mg) *R* 1

N

Natrium-Lösung (200 ppm Na) *R*
Natrium-Lösung (50 ppm Na) *R*
Nickel-Lösung (10 ppm Ni) *R*
Nickel-Lösung (0,2 ppm Ni) *R*
Nickel-Lösung (0,1 ppm Ni) *R*
Nitrat-Lösung (100 ppm NO_3) *R*
Nitrat-Lösung (10 ppm NO_3) *R*
Nitrat-Lösung (2 ppm NO_3) *R*

P

Palladium-Lösung (500 ppm Pd) *R*
Palladium-Lösung (0,5 ppm Pd) *R*
Phosphat-Lösung (5 ppm PO_4) *R*
Platin-Lösung (30 ppm Pt) *R*

Q

Quecksilber-Lösung (1000 ppm Hg) *R*

R

Referenzlösung zur Mikrobestimmung von Wasser *R*

S

Selen-Lösung (100 ppm Se) *R*
Selen-Lösung (1 ppm Se) *R*
Silber-Lösung (5 ppm Ag) *R*
Sulfat-Lösung (100 ppm SO_4) *R*
Sulfat-Lösung (10 ppm SO_4) *R*
Sulfat-Lösung (10 ppm SO_4) *R* 1
Sulfit-Lösung (1,5 ppm SO_2) *R*

T

Thallium-Lösung (10 ppm Tl) *R*
Titan-Lösung (100 ppm Ti) *R*

V

Vanadin-Lösung (1 g · l^{-1} V) *R*

Z

Zink-Lösung (5 mg Zn/ml) *R*
Zink-Lösung (100 ppm Zn) *R*
Zink-Lösung (10 ppm Zn) *R*
Zink-Lösung (5 ppm Zn) *R*
Zinn-Lösung (5 ppm Sn) *R*
Zinn-Lösung (0,1 ppm Sn) *R*
Zirconium-Lösung (1 g · l^{-1} Zr) *R*

4.1.3 Pufferlösungen

Aceton-Lösung, gepufferte *R*
Pufferlösung zur Einstellung der Gesamtionenstärke *R*
Pufferlösung zur Einstellung der Gesamtionenstärke *R* 1
SDS-PAGE-Proben-Pufferlösung, konzentrierte *R*
Pufferlösung *p*H 2,0 *R*
Pufferlösung (Phosphat-) *p*H 2,0 *R*
Pufferlösung (Sulfat-) *p*H 2,0 *R*
Pufferlösung *p*H 2,5 *R*
Pufferlösung *p*H 2,5 *R* 1
Pufferlösung *p*H 3,0 *R*
Pufferlösung (Phosphat-) *p*H 3,0 *R*
Pufferlösung (Phosphat-) *p*H 3,2 *R*
Pufferlösung (Phosphat-) *p*H 3,2 *R* 1
Pufferlösung *p*H 3,5 *R*
Pufferlösung (Phosphat-) *p*H 3,5 *R*
Pufferlösung *p*H 3,6 *R*
Pufferlösung *p*H 3,7 *R*
Pufferlösung (Kupfersulfat-) *p*H 4,0 *R*
Pufferlösung (Acetat-) *p*H 4,4 *R*
Pufferlösung (Phthalat-) *p*H 4,4 *R*
Pufferlösung (Phosphat-) *p*H 4,5 (0,05 mol · l^{-1}) *R*
Pufferlösung (Acetat-) *p*H 4,6 *R*
Pufferlösung (Succinat-) *p*H 4,6 *R*
Pufferlösung (Acetat-) *p*H 4,7 *R*
Pufferlösung (Acetat-) *p*H 5,0 *R*
Pufferlösung *p*H 5,2 *R*
Pufferlösung *p*H 5,5 *R*
Pufferlösung (Acetat-Natriumedetat-) *p*H 5,5 *R*
Pufferlösung (Phosphat-) *p*H 5,5 *R*
Pufferlösung (Phosphat-Citrat-) *p*H 5,5 *R*
Pufferlösung (Phosphat-) *p*H 5,8 *R*
Pufferlösung (Acetat-) *p*H 6,0 *R*
Pufferlösung (Diethylammoniumphosphat-) *p*H 6,0 *R*
Pufferlösung (Phosphat-) *p*H 6,0 *R*
Pufferlösung (Phosphat-) *p*H 6,0 *R* 1
Pufferlösung (Phosphat-) *p*H 6,0 *R* 2
Pufferlösung (Phosphat-) *p*H 6,4 *R*
Pufferlösung (Phosphat-) *p*H 6,4 *R* 1

Pufferlösung (Phosphat-) *p*H 6,4, gelatinehaltige *R*
Pufferlösung (Phthalat-) *p*H 6,4 (0,5 mol · l^{-1}) *R*
Pufferlösung *p*H 6,5 *R*
Pufferlösung (Imidazol-) *p*H 6,5 *R*
Pufferlösung *p*H 6,6 *R*
Pufferlösung (Phosphat-) *p*H 6,8 *R*
Pufferlösung (Phosphat-) *p*H 6,8 *R* 1
Pufferlösung (Phosphat-) *p*H 6,8, natriumchloridhaltige *R*
Pufferlösung (Trometamol-) *p*H 6,8 (1 mol · l^{-1}) *R*
Pufferlösung *p*H 7,0 *R*
Pufferlösung (Maleat-) *p*H 7,0 *R*
Pufferlösung (Phosphat-) *p*H 7,0 *R*
Pufferlösung (Phosphat-) *p*H 7,0 *R* 1
Pufferlösung (Phosphat-) *p*H 7,0 *R* 2
Pufferlösung (Phosphat-) *p*H 7,0 *R* 3
Pufferlösung (Phosphat-) *p*H 7,0 (0,1 mol · l^{-1}) *R*
Pufferlösung (Phosphat-) *p*H 7,0 (0,067 mol · l^{-1}) *R*
Pufferlösung (Phosphat-) *p*H 7,0 (0,063 mol · l^{-1}) *R*
Pufferlösung (Phosphat-) *p*H 7,0 (0,025 mol · l^{-1}) *R*
Pufferlösung *p*H 7,2 *R*
Pufferlösung (Phosphat-) *p*H 7,2 *R*
Pufferlösung (Phosphat-) *p*H 7,2, albuminhaltige *R*
Pufferlösung (Phosphat-) *p*H 7,2, albuminhaltige *R* 1
Pufferlösung *p*H 7,2, physiologische *R*
Pufferlösung (Imidazol-) *p*H 7,3 *R*
Pufferlösung (Barbital-) *p*H 7,4 *R*
Pufferlösung (Phosphat-) *p*H 7,4 *R*
Pufferlösung (Phosphat-) *p*H 7,4, natriumchloridhaltige *R*
Pufferlösung (Phosphat-) *p*H 7,4, natriumchloridhaltige *R* 1
Pufferlösung (Trometamol-) *p*H 7,4, natriumchloridhaltige *R*
Pufferlösung (Borat-) *p*H 7,5 *R*
Pufferlösung (HEPES-) *p*H 7,5 *R*
Pufferlösung (Phosphat-) *p*H 7,5 (0,33 mol · l^{-1}) *R*
Pufferlösung (Phosphat-) *p*H 7,5 (0,2 mol · l^{-1}) *R*
Pufferlösung (Trometamol-) *p*H 7,5 *R*
Pufferlösung (Trometamol-) *p*H 7,5 *R* 1
Pufferlösung (Trometamol-) *p*H 7,5 (0,05 mol · l^{-1}) *R*
Pufferlösung (Natriumcitrat-) *p*H 7,8 *R*
Pufferlösung *p*H 8,0 *R*
Pufferlösung (Borat-) *p*H 8,0 (0,0015 mol · l^{-1}) *R*
Pufferlösung (Phosphat-) *p*H 8,0 (1 mol · l^{-1}) *R*
Pufferlösung (Phosphat-) *p*H 8,0 (0,1 mol · l^{-1}) *R*
Pufferlösung (Phosphat-) *p*H 8,0 (0,02 mol · l^{-1}) *R*
Pufferlösung (Trometamol-) *p*H 8,1 *R*
Pufferlösung (Trometamol-Aminoessigsäure-) *p*H 8,3 *R*
Pufferlösung (Barbital-) *p*H 8,4 *R*
Pufferlösung (Trometamol-Natriumedetat-) *p*H 8,4 *R*
Pufferlösung (Trometamol-Natriumedetat-BSA-) *p*H 8,4, albuminhaltige *R*
Pufferlösung (Trometamol-Acetat-) *p*H 8,5 *R*
Pufferlösung (Barbital-) *p*H 8,6 *R* 1
Pufferlösung (Trometamol-) *p*H 8,8 (1,5 mol · l^{-1}) *R*
Pufferlösung *p*H 9,0 *R*
Pufferlösung *p*H 9,0 *R* 1
Pufferlösung (Phosphat-) *p*H 9,0 *R*
Pufferlösung (Ammoniumchlorid-) *p*H 9,5 *R*
Pufferlösung (Ammoniumchlorid-) *p*H 10,0 *R*
Pufferlösung (Diethanolamin-) *p*H 10,0 *R*
Pufferlösung *p*H 10,9 *R*

4.2 Volumetrie

4.2.1 Urtitersubstanzen für Maßlösungen

Arsen(III)-oxid *RV*
Benzoesäure *RV*
Kaliumbromat *RV*
Kaliumhydrogenphthalat *RV*
Natriumcarbonat *RV*
Natriumchlorid *RV*
Sulfanilsäure *RV*
Zink *RV*

4.2.2 Maßlösungen

Ammoniumcer(IV)-nitrat-Lösung (0,1 mol · l^{-1})
Ammoniumcer(IV)-nitrat-Lösung (0,01 mol · l^{-1})
Ammoniumcer(IV)-sulfat-Lösung (0,1 mol · l^{-1})
Ammoniumcer(IV)-sulfat-Lösung (0,01 mol · l^{-1})
Ammoniumeisen(III)-sulfat-Lösung (0,1 mol · l^{-1})
Ammoniumthiocyanat-Lösung (0,1 mol · l^{-1})
Bariumchlorid-Lösung (0,1 mol · l^{-1})
Bariumperchlorat-Lösung (0,05 mol · l^{-1})
Benzethoniumchlorid-Lösung (0,004 mol · l^{-1})
Blei(II)-nitrat-Lösung (0,1 mol · l^{-1})
Bromid-Bromat-Lösung (0,0167 mol · l^{-1})
Cer(IV)-sulfat-Lösung (0,1 mol · l^{-1})
Eisen(II)-sulfat-Lösung (0,1 mol · l^{-1})
Essigsäure (0,1 mol · l^{-1})
Iod-Lösung (0,5 mol · l^{-1})
Iod-Lösung (0,05 mol · l^{-1})
Iod-Lösung (0,01 mol · l^{-1})
Kaliumbromat-Lösung (0,0333 mol · l^{-1})
Kaliumbromat-Lösung (0,02 mol · l^{-1})
Kaliumdichromat-Lösung (0,0167 mol · l^{-1})
Kaliumhydrogenphthalat-Lösung (0,1 mol · l^{-1})
Kaliumhydroxid-Lösung (1 mol · l^{-1})
Kaliumhydroxid-Lösung (0,1 mol · l^{-1})
Kaliumhydroxid-Lösung (0,5 mol · l^{-1}), ethanolische
Kaliumhydroxid-Lösung (0,1 mol · l^{-1}), ethanolische
Kaliumhydroxid-Lösung (0,01 mol · l^{-1}), ethanolische
Kaliumhydroxid-Lösung (0,5 mol · l^{-1}) in Ethanol 60 % *R* (*V/V*)
Kaliumiodat-Lösung (0,05 mol · l^{-1})
Kaliumiodid-Lösung (0,001 mol · l^{-1})
Kaliumpermanganat-Lösung (0,02 mol · l^{-1})
Kupfer(II)-Ethylendiaminhydroxid-Lösung (1 mol · l^{-1})
Kupfer(II)-sulfat-Lösung (0,02 mol · l^{-1})
Lithiummethanolat-Lösung (0,1 mol · l^{-1})
Magnesiumchlorid-Lösung (0,1 mol · l^{-1})
Natriumarsenit-Lösung (0,1 mol · l^{-1})
Natriumedetat-Lösung (0,1 mol · l^{-1})
Natriumedetat-Lösung (0,02 mol · l^{-1})
Natriumhydroxid-Lösung (1 mol · l^{-1})
Natriumhydroxid-Lösung (0,1 mol · l^{-1})
Natriumhydroxid-Lösung (0,1 mol · l^{-1}), ethanolische
Natriummethanolat-Lösung (0,1 mol · l^{-1})
Natriumnitrit-Lösung (0,1 mol · l^{-1})
Natriumperiodat-Lösung (0,1 mol · l^{-1})

Natriumthiosulfat-Lösung (0,1 mol · l^{-1})
Perchlorsäure (0,1 mol · l^{-1})
Perchlorsäure (0,05 mol · l^{-1})
Quecksilber(II)-nitrat-Lösung (0,02 mol · l^{-1})
Salpetersäure (1 mol · l^{-1})
Salzsäure (6 mol · l^{-1})
Salzsäure (3 mol · l^{-1})
Salzsäure (2 mol · l^{-1})
Salzsäure (1 mol · l^{-1})
Salzsäure (0,1 mol · l^{-1})
Salzsäure (0,1 mol · l^{-1}), ethanolische
Schwefelsäure (0,5 mol · l^{-1})
Schwefelsäure (0,05 mol · l^{-1})
Silbernitrat-Lösung (0,1 mol · l^{-1})
Silbernitrat-Lösung (0,001 mol · l^{-1})
Tetrabutylammoniumhydroxid-Lösung (0,1 mol · l^{-1})
Tetrabutylammoniumhydroxid-Lösung (0,1 mol · l^{-1}) in 2-Propanol *R*
Zinkchlorid-Lösung (0,05 mol · l^{-1})
Zinksulfat-Lösung (0,1 mol · l^{-1})

4.3 Chemische Referenz-Substanzen (CRS), Biologische Referenz-Substanzen (BRS), Referenzspektren

Siehe dort.

4.1 Reagenzien, Referenzlösungen und Pufferlösungen

Der Buchstabe *R*, der im Arzneibuch nach dem Namen einer Substanz oder einer Lösung steht, bezeichnet ein Reagenz, das in der folgenden Reagenzienliste aufgeführt ist.

Die für Reagenzien aufgeführten Normen sind nicht unbedingt ausreichend für eine Verwendung als Arzneimittel oder pharmazeutischer Hilfsstoff.

Jede Reagenzbeschreibung enthält eine 7stellige Code-Nummer (zum Beispiel 1002501). Diese Code-Nummer dient der Identifizierung durch das Sekretariat der Ph. Eur. und bleibt für ein gegebenes Reagenz auch während späterer Revisionen der Reagenzienliste unverändert erhalten. Sie kann auch für die Benutzer des Arzneibuchs zum Beispiel beim Umgang mit dem Reagenzien-Stamm von Nutzen sein. In der Reagenzbeschreibung kann außerdem eine CAS-Nummer (Chemical Abstract Service Registry Number) enthalten sein, die an ihrer typischen Schreibweise (zum Beispiel CAS Nr. 9002-93-1) zu erkennen ist.

Eine bestimmte Anzahl von Reagenzien in dieser Liste ist toxisch und sollte nur unter entsprechenden Sicherheitsmaßnahmen gehandhabt werden.

Wäßrige Reagenzlösungen sind mit Wasser *R* herzustellen. Wird eine Reagenzlösung unter Verwendung eines Ausdrucks wie „eine Lösung von Salzsäure ($10\ g \cdot l^{-1}$ HCl)" beschrieben, bedeutet dies, daß die Lösung durch entsprechende Verdünnung mit Wasser *R* aus einer konzentrierten, in der Reagenzienliste beschriebenen Lösung herzustellen ist. Die für die Grenzprüfungen auf Barium, Calcium und Sulfat verwendeten Lösungen müssen mit destilliertem Wasser *R* hergestellt werden. Ist das Lösungsmittel nicht angegeben, handelt es sich um eine wäßrige Lösung.

Reagenzien und deren Lösungen sind in der Regel dicht verschlossen zu lagern. Die Beschriftung muß den zutreffenden internationalen und nationalen Vorschriften entsprechen.

4.1.1 Reagenzien

A

Acetaldehyd *R* 1000200

H3C—CHO

C_2H_4O M_r 44,05

CAS Nr. 75-07-0.

Ethanal.

Klare, farblose, entflammbare Flüssigkeit; mischbar mit Wasser und Ethanol.

d_{20}^{20}: Etwa 0,788.

n_D^{20}: Etwa 1,332.

Sdp: Etwa 21 °C.

Acetanhydrid *R* 1000500

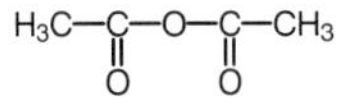

$C_4H_6O_3$ M_r 102,1

CAS Nr. 108-24-7.

Essigsäureanhydrid.

Mindestens 97,0 Prozent (*m*/*m*) $C_4H_6O_3$.

Klare, farblose Flüssigkeit.

Sdp: 136 bis 142 °C.

Gehaltsbestimmung: 2,00 g Substanz werden in einem Erlenmeyerkolben mit Schliffstopfen in 50,0 ml Natriumhydroxid-Lösung ($1\ mol \cdot l^{-1}$) gelöst und 1 h lang zum Rückfluß erhitzt. Nach Zusatz von 0,5 ml Phenolphthalein-Lösung *R* wird mit Salzsäure ($1\ mol \cdot l^{-1}$) titriert und die Anzahl Milliliter Natriumhydroxid-Lösung ($1\ mol \cdot l^{-1}$) für 1 g Substanz berechnet (n_1).

2,00 g Substanz werden in einem Erlenmeyerkolben mit Schliffstopfen in 20 ml Cyclohexan *R* gelöst. Die Lösung wird in einer Eis-Wasser-Mischung gekühlt und mit einer abgekühlten Mischung von 10 ml Anilin *R* und 20 ml Cyclohexan *R* versetzt. Die Mischung wird 1 h lang zum Rückfluß erhitzt und nach Zusatz von 50,0 ml Natriumhydroxid-Lösung ($1\ mol \cdot l^{-1}$) kräftig geschüttelt. Nach Zusatz von 0,5 ml Phenolphthalein-Lösung *R* wird mit Salzsäure ($1\ mol \cdot l^{-1}$) titriert und die Anzahl Milliliter Natriumhydroxid-Lösung ($1\ mol \cdot l^{-1}$) für 1 g Substanz berechnet (n_2).

Der Prozentgehalt an $C_4H_6O_3$ wird nach folgender Formel berechnet:

$$10{,}2(n_1 - n_2)$$

Acetanhydrid-Schwefelsäure-Lösung *R* 1000502

5 ml Acetanhydrid *R* werden vorsichtig mit 5 ml Schwefelsäure *R* gemischt. Die Mischung wird unter Kühlung tropfenweise in 50 ml wasserfreies Ethanol *R* eingebracht.

Bei Bedarf frisch herzustellen.

Aceton *R* 100600

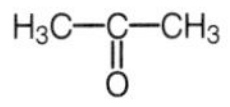

CAS Nr. 67-64-1.

Muß der Monographie **Aceton (Acetonum)** entsprechen.

(D_6)Aceton *R* 1024900

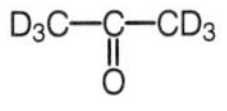

C_3D_6O M_r 64,1

CAS Nr. 666-52-4.

(D_6) 2-Propanon.

Klare, farblose Flüssigkeit; mischbar mit Wasser, Dimethylformamid, wasserfreiem Ethanol, Ether und Methanol.

d_{20}^{20}: Etwa 0,87.

n_D^{20}: Etwa 1,357.

Sdp: Etwa 55 °C.

Deuterierungsgrad: Mindestens 99,5 Prozent.

Wasser und Deuteriumoxid: Höchstens 0,1 Prozent.

Acetonitril *R* 1000700

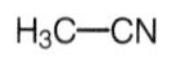

C_2H_3N M_r 41,05

CAS Nr. 75-05-8.

Klare, farblose Flüssigkeit; mischbar mit Wasser, Aceton, Ether und Methanol.

Eine Lösung der Substanz (100 g · l^{-1}) muß neutral gegen Lackmus-Papier *R* reagieren (2.2.4).

d_{20}^{20}: Etwa 0,78.

n_D^{20}: Etwa 1,344.

Destillationsbereich (2.2.11): Mindestens 95 Prozent müssen zwischen 80 und 82 °C destillieren.

Wird die Substanz in der Spektroskopie verwendet, muß sie folgender zusätzlicher Prüfung entsprechen:

Die Transmission (2.2.25) der Substanz, gegen Wasser *R* gemessen, muß zwischen 225 und 420 nm mindestens 98 Prozent betragen.

Acetonitril *R* 1 1000702

Entspricht Acetonitril *R* mit folgenden zusätzlichen Anforderungen:

Mindestens 99,9 Prozent C_2H_3N.

Absorption (2.2.25): Höchstens 0,10 bei 200 nm, mit Wasser *R* als Kompensationsflüssigkeit bestimmt.

Acetonitril zur Chromatographie *R* 1000701

Muß dem Reagenz Acetonitril *R* entsprechen.

Wird die Substanz in der Chromatographie verwendet, muß sie folgenden zusätzlichen Prüfungen entsprechen:

Die Transmission (2.2.25) der Substanz, gegen Wasser *R* gemessen, muß bei 240 nm mindestens 98 Prozent betragen.

Die Reinheit (2.2.28) der Substanz muß mindestens 99,8 Prozent betragen.

Acetylacetamid *R* 1102600

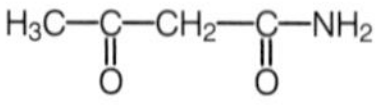

$C_4H_7NO_2$ M_r 101,1

CAS Nr. 5977-14-0.

3-Oxobutanamid.

Smp: 53 bis 56 °C.

Acetylaceton *R* 1000900

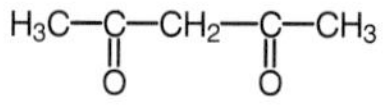

$C_5H_8O_2$ M_r 100,1

CAS Nr. 123-54-6.

2,4-Pentandion.

Farblose bis schwach gelbliche, leicht entflammbare Flüssigkeit; leicht löslich in Wasser, mischbar mit Aceton, Essigsäure 98 %, Ethanol und Ether.

n_D^{20}: 1,452 bis 1,453.

Sdp: 138 bis 140 °C.

Acetylaceton-Lösung *R* 1 1000901

100 ml Ammoniumacetat-Lösung *R* werden mit 0,2 ml Acetylaceton *R* versetzt.

N*-Acetyl-ε-caprolactam *R 1102700

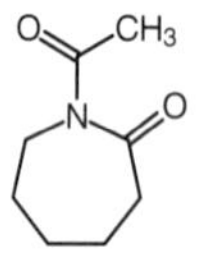

$C_8H_{13}NO_2$ M_r 155,2

CAS Nr. 1888-91-1.

N-Acetylhexan-6-lactam; 1-Acetylazepan-2-on.

Farblose Flüssigkeit; mischbar mit wasserfreiem Ethanol.

d_{20}^{20}: Etwa 1,100.

n_D^{20}: Etwa 1,489.

Sdp: Etwa 135 °C.

Acetylchlorid *R* 1000800

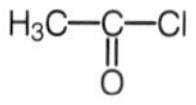

C_2H_3ClO M_r 78,5

CAS Nr. 75-36-5.

Klare, farblose, entflammbare Flüssigkeit, zersetzt sich in Wasser und Ethanol; mischbar mit Dichlorethan.

d_{20}^{20}: Etwa 1,10.

Destillationsbereich (2.2.11): Mindestens 95 Prozent müssen zwischen 49 und 53 °C destillieren.

Acetylcholinchlorid *R* 1001000

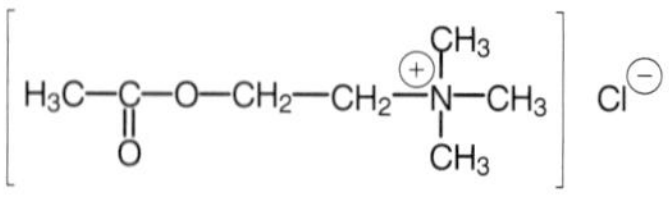

$C_7H_{16}ClNO_2$ M_r 181,7

CAS Nr. 60-31-1.

(2-Acetoxyethyl)trimethylammoniumchlorid.

Kristallines Pulver; sehr leicht löslich in kaltem Wasser und Ethanol, praktisch unlöslich in Ether; die Substanz zersetzt sich in heißem Wasser und Alkalien.

Bei –20 °C lagern.

Acetyleugenol *R* 1100700

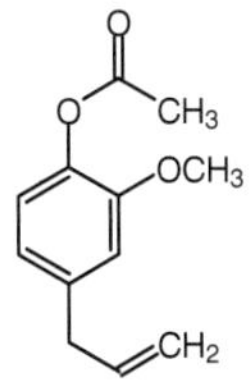

$C_{12}H_{14}O_3$ M_r 206,2

CAS Nr. 93-28-7.

(4-Allyl-2-methoxyphenyl)acetat.

Gelbe, ölige Flüssigkeit, praktisch unlöslich in Wasser; leicht löslich in Ethanol und Ether.

n_D^{20}: Etwa 1,521.

Sdp: 281 bis 282 °C.

Wird die Substanz in der Gaschromatographie verwendet, muß sie zusätzlich folgender Anforderung entsprechen:

Gehaltsbestimmung: Die Prüfung erfolgt mit Hilfe der Gaschromatographie (2.2.28), wie in der Monographie **Nelkenöl (Caryophylli floris aetheroleum)** beschrieben.

Untersuchungslösung: Die Substanz.

Die Fläche des Hauptpeaks muß mindestens 98,0 Prozent der Summe aller Peakflächen betragen.

Acetylierungsgemisch *R* 1 1000501

25,0 ml Acetanhydrid *R* werden in wasserfreiem Pyridin *R* zu 100,0 ml gelöst.

Vor Licht und Luft geschützt zu lagern.

N*-Acetylneuraminsäure *R 1001100

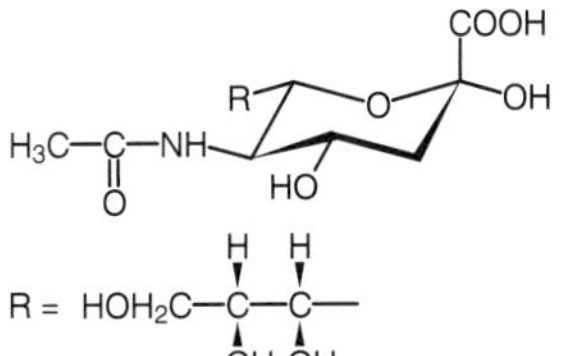

$C_{11}H_{19}NO_9$ M_r 309,3

CAS Nr. 131-48-6.

5-Acetamido-3,5-didesoxy-α-D-*glycero*-D-*galacto*-2-nonulopyranosonsäure; Syn. *O*-Sialinsäure.

Weiße, nadelförmige Kristalle; löslich in Wasser und Methanol, schwer löslich in wasserfreiem Ethanol, praktisch unlöslich in Aceton und Ether.

$[\alpha]_D^{20}$: Etwa –36°, an einer Lösung der Substanz (10 g · l^{-1}) bestimmt.

Smp: Etwa 186 °C, unter Zersetzung.

N*-Acetyltryptophan *R 1102800

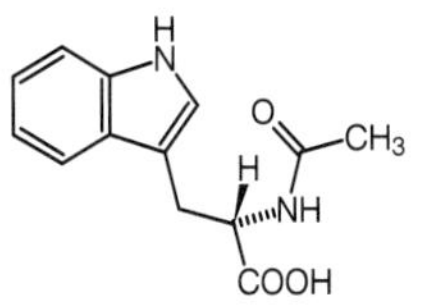

$C_{13}H_{14}N_2O_3$ M_r 246,3

CAS Nr. 1218-34-4.

2-Acetylamino-3-(indol-3-yl)propansäure.

Weißes bis fast weißes, kristallines Pulver oder farblose Kristalle; schwer löslich in Wasser. Die Substanz löst sich in verdünnten Alkalihydroxid-Lösungen.

Smp: Etwa 205 °C.

Gehaltsbestimmung: 10,0 mg Substanz werden in einer Mischung von 10 Volumteilen Acetonitril *R* und 90 Volumteilen Wasser *R* zu 100,0 ml gelöst. Die Prüfung erfolgt wie in der Monographie **Tryptophan (Tryptophanum)** unter „1,1′-Ethylidenditryptophan und andere verwandte Substanzen" angegeben. Die Fläche des Hauptpeaks muß mindestens 99,0 Prozent der Summe aller Peakflächen betragen.

Acetyltyrosinethylester *R* 1001200

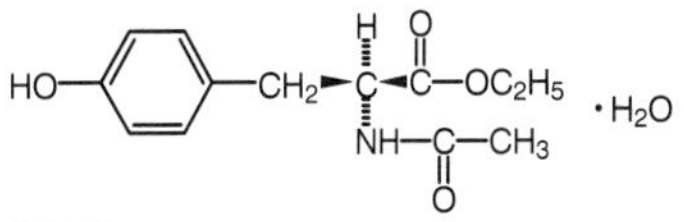

$C_{13}H_{17}NO_4 \cdot H_2O$ M_r 269,3

CAS Nr. 36546-50-6.

N-Acetyl-L-tyrosinethylester, Monohydrat.

Weißes, kristallines Pulver, das zur Gehaltsbestimmung von Chymotrypsin geeignet ist.

$[\alpha]_D^{20}$: +21 bis +25°, an einer Lösung der Substanz (10 g · l^{-1}) in Ethanol 96 % *R* bestimmt.

$A_{1\,cm}^{1\,\%}$: 60 bis 68, bei 278 nm in Ethanol 96 % *R* gemessen.

Acetyltyrosinethylester-Lösung (0,2 mol · l^{-1}) *R* 1001201

0,54 g Acetyltyrosinethylester *R* werden in Ethanol 96 % *R* zu 10,0 ml gelöst.

Acrylamid *R* 1001500

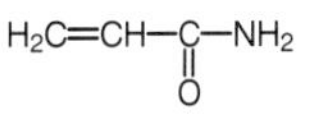

C_3H_5NO M_r 71,1

CAS Nr. 79-06-1.

Propenamid.

Farblose oder weiße Flocken oder weißes bis fast weißes, kristallines Pulver; sehr leicht löslich in Wasser und Methanol, leicht löslich in wasserfreiem Ethanol.

Smp: Etwa 84 °C.

Acrylamid-Bisacrylamid-Lösung (29:1), 30prozentige *R* 1001501

290 g Acrylamid *R* und 10 g Methylenbisacrylamid *R* werden in 1000 ml warmem Wasser *R* gelöst. Die Lösung wird filtriert.

Acrylamid-Bisacrylamid-Lösung (36,5:1), 30prozentige *R* 1001502

292 g Acrylamid *R* und 8 g Methylenbisacrylamid *R* werden in 1000 ml warmem Wasser *R* gelöst. Die Lösung wird filtriert.

Adenosin *R* 1001600

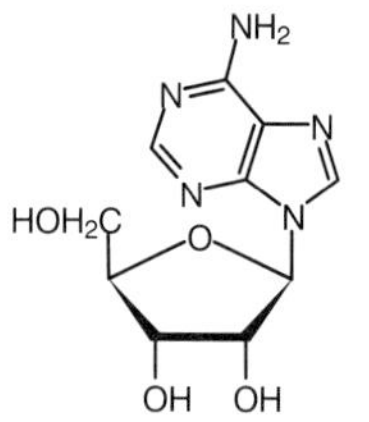

$C_{10}H_{13}N_5O_4$ M_r 267,2
CAS Nr. 58-61-7.
1-(6-Amino-9*H*-purin-9-yl)-1-desoxy-β-D-ribofuranose.

Weißes, kristallines Pulver; schwer löslich in Wasser, praktisch unlöslich in Aceton, Ethanol und Ether. Die Substanz löst sich in verdünnten Säuren.

Smp: Etwa 234 °C.

Adipinsäure *R* 1095600

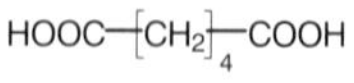

$C_6H_{10}O_4$ M_r 146,1
CAS Nr. 124-04-9.
Hexandisäure.

Prismen; leicht löslich in Methanol, löslich in Aceton, praktisch unlöslich in Petroläther.

Smp: Etwa 152 °C.

Aescin *R* 1001700

CAS Nr. 11072-93-8.

Gemisch verwandter Saponine aus den Samen von *Aesculus hippocastanum* L.

Feines, fast weißes bis schwach rötliches oder gelbliches, amorphes Pulver.

Chromatographie: Wird die Substanz unter den Bedingungen und in der Konzentration, wie unter **Senegawurzel (Polygalae radix)** angegeben, geprüft, zeigt das Chromatogramm von 20 µl Lösung nach Besprühen mit Anisaldehyd-Reagenz *R* und Erhitzen einen Hauptfleck mit einem R_f-Wert von etwa 0,4.

Agarose zur Chromatographie *R* 1001800

CAS Nr. 9012-36-6.

Eine Suspension der Substanz (40 g · l^{-1}) in Wasser *R*. Die gequollenen Agarose-Kügelchen haben einen Durchmesser von 60 bis 140 µm. Wird in der Ausschlußchromatographie verwendet zur Trennung von Proteinen mit einer relativen Molekülmasse zwischen $6 \cdot 10^4$ und $2 \cdot 10^7$ und zur Trennung von Polysacchariden mit einer relativen Molekülmasse zwischen $3 \cdot 10^3$ und $5 \cdot 10^6$.

Agarose zur Chromatographie, quervernetzte *R* 1001900

CAS Nr. 61970-08-9.

Die Substanz wird aus Agarose durch Reaktion mit 2,3-Dibrompropanol unter stark alkalischen Reaktionsbedingungen hergestellt.

Eine Suspension der Substanz (40 g · l^{-1}) in Wasser *R*. Die gequollenen Agarose-Kügelchen haben einen Durchmesser von 60 bis 140 µm. Wird in der Ausschlußchromatographie zur Trennung von Proteinen mit einer relativen Molekülmasse zwischen $6 \cdot 10^4$ und $2 \cdot 10^7$ und zur Trennung von Polysacchariden mit einer relativen Molekülmasse zwischen $3 \cdot 10^3$ und $5 \cdot 10^6$ verwendet.

Agarose zur Chromatographie, quervernetzte *R* 1 1001901

CAS Nr. 65099-79-8.

Die Substanz wird aus Agarose durch Reaktion mit 2,3-Dibrompropanol unter stark alkalischen Reaktionsbedingungen hergestellt.

Eine Suspension der Substanz (40 g · l^{-1}) in Wasser *R*. Die gequollenen Agarose-Kügelchen haben einen Durchmesser von 60 bis 140 µm. Die Substanz wird in der Ausschlußchromatographie zur Trennung von Proteinen mit einer relativen Molekülmasse zwischen $7 \cdot 10^4$ und $4 \cdot 10^7$ und zur Trennung von Polysacchariden mit einer relativen Molekülmasse zwischen $1 \cdot 10^5$ und $2 \cdot 10^7$ verwendet.

Agarose zur Elektrophorese *R* 1002000

CAS Nr. 9012-36-6.

Neutrales, lineares Polysaccharid, dessen Hauptbestandteil von Agar abgeleitet ist.

Weißes bis fast weißes Pulver; praktisch unlöslich in kaltem Wasser, sehr schwer löslich in heißem Wasser.

Agarose-Polyacrylamid *R* 1002200

Agarose, die in ein Netzwerk von quervernetztem Polyacrylamid eingebunden ist; geeignet zur Trennung von Globulinen mit einer relativen Molekülmasse zwischen $2 \cdot 10^4$ und $35 \cdot 10^4$.

Aktivkohle *R* 1017800

CAS Nr. 64365-11-3.

Muß der Monographie **Medizinische Kohle (Carbo activatus)** entsprechen.

Alanin *R* 1102900

CAS Nr. 56-41-7.

Muß der Monographie **Alanin (Alaninum)** entsprechen.

β-Alanin *R* 1004500

$H_2N—CH_2—CH_2—COOH$

$C_3H_7NO_2$ M_r 89,1
CAS Nr. 107-95-9.
3-Aminopropionsäure.
Mindestens 99 Prozent $C_3H_7NO_2$.

Weißes, kristallines Pulver; leicht löslich in Wasser, schwer löslich in Ethanol, praktisch unlöslich in Aceton und Ether.

Smp: Etwa 200 °C, unter Zersetzung.

Albuminlösung vom Menschen *R* 1002400

CAS Nr. 9048-46-8.

Muß der Monographie **Albuminlösung vom Menschen (Albumini humani solutio)** entsprechen.

Albuminlösung vom Menschen *R* 1 1002401

Albuminlösung vom Menschen *R* wird mit einer Lösung von Natriumchlorid *R* (9 g · l^{-1}) zu einer Proteinkonzentration von 1 g · l^{-1} verdünnt. Die Lösung wird mit Hilfe von Essigsäure 98 % *R* auf einen *p*H-Wert von 3,5 bis 4,5 eingestellt.

Aldehyddehydrogenase *R* 1103000

Aus Backhefe gewonnenes Enzym, welches bei *p*H 8,0 in Gegenwart von Nicotinamid-Adenin-Dinucleotid, Kaliumsalzen und Thiolen Acetaldehyd zu Essigsäure oxydiert.

Aldehyddehydrogenase-Lösung *R* 1103001

Eine 70 Einheiten entsprechende Menge Aldehyddehydrogenase *R* wird in Wasser *R* zu 10 ml gelöst.

Diese Lösung darf höchstens 8 h lang bei 4 °C gelagert werden.

Aleuritinsäure *R* 1095700

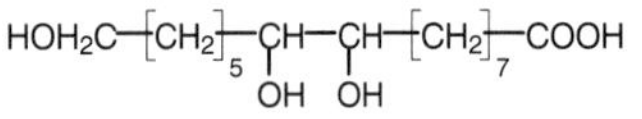

$C_{16}H_{32}O_5$ M_r 304,4
CAS Nr. 533-87-9.
(9*RS*,10*SR*)-9,10,16-Trihydroxyhexadecansäure.

Weißes, sich fettig anfühlendes Pulver; löslich in Methanol.

Smp: Etwa 101 °C.

Alizarin S *R* 1002600

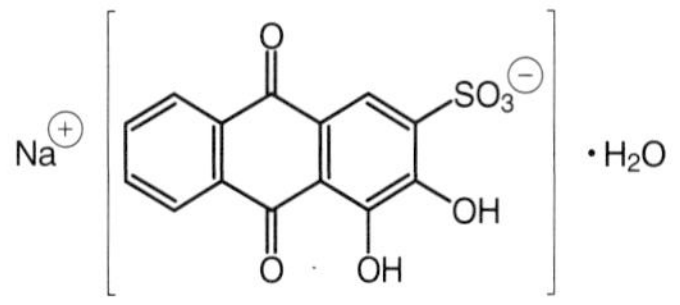

$C_{14}H_7NaO_7S \cdot H_2O$ M_r 360,3
CAS Nr. 130-22-3.
C.I. Nr. 58005; Schultz Nr. 1145.
3,4-Dihydroxy-2-anthrachinonsulfonsäure, Natriumsalz, Monohydrat.

Orangegelbes Pulver; leicht löslich in Wasser und Ethanol.

Alizarin-S-Lösung *R* 1002601

Eine Lösung von Alizarin S *R* (1 g · l^{-1}).

Empfindlichkeitsprüfung: Wird die Lösung unter den Bedingungen der Einstellung von Bariumperchlorat-Lösung (0,05 mol · l^{-1}) geprüft (4.2.2), muß sie einen Farbumschlag von Gelb nach Orangerot zeigen.

Umschlagsbereich: *p*H 3,7 (gelb) bis *p*H 5,2 (violett).

Aloin *R* 1008800

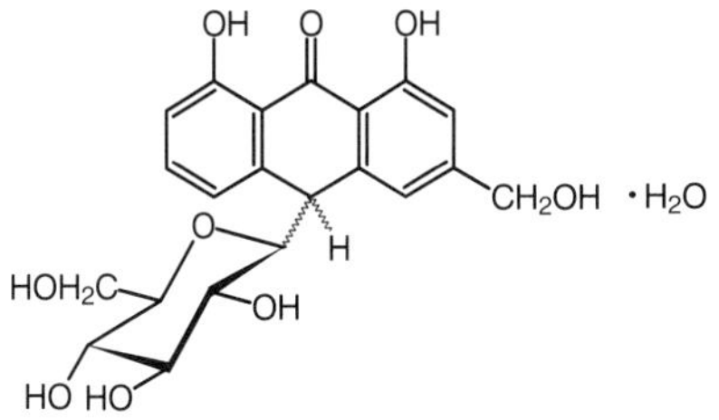

$C_{21}H_{22}O_9 \cdot H_2O$ M_r 436,4
CAS Nr. 1415-73-2.
10-(β-D-Glucopyranosyl)-1,8-dihydroxy-3-(hydroxymethyl)anthron, Monohydrat.

Gelbe Nadeln oder gelbes bis dunkelgelbes, kristallines Pulver, an Luft und Licht sich dunkel färbend; wenig löslich in Wasser und Ethanol, löslich in Aceton, Ammoniak-Lösung und Alkalihydroxid-Lösungen, sehr schwer löslich in Ether.

$A_{1\,cm}^{1\%}$: Etwa 192 bei 269 nm, etwa 226 bei 296,5 nm, etwa 259 bei 354 nm, jeweils in Methanol *R* bestimmt und auf die wasserfreie Substanz berechnet.

Chromatographie: Wird die Substanz unter den Bedingungen und in der Konzentration, wie unter **Faulbaumrinde (Frangulae cortex)** angegeben, geprüft, darf das Chromatogramm nur einen Hauptfleck zeigen.

Aluminiumchlorid *R* 1002700

$AlCl_3 \cdot 6\,H_2O$ M_r 241,4
CAS Nr. 7784-13-6.
Aluminiumchlorid, Hexahydrat.
Mindestens 98,0 Prozent $AlCl_3 \cdot 6\,H_2O$.

Weißes bis schwach gelbliches, kristallines, hygroskopisches Pulver; leicht löslich in Wasser und Ethanol, löslich in Ether.
Dicht verschlossen zu lagern.

Aluminiumchlorid-Lösung *R* 1002701

65,0 g Aluminiumchlorid *R* werden in Wasser *R* zu 100 ml gelöst. Nach Zusatz von 0,5 g Aktivkohle *R* wird 10 min lang gerührt, filtriert und das Filtrat unter dauerndem Rühren mit genügend Lösung von Natriumhydroxid *R* (10 g · l^{-1}) versetzt (etwa 60 ml), bis ein *p*H-Wert von etwa 1,5 erhalten ist.

Aluminiumchlorid-Reagenz *R* 1002702

2,0 g Aluminiumchlorid *R* werden in 100 ml einer 5prozentigen Lösung (*V/V*) von Essigsäure 98 % *R* in Methanol *R* gelöst.

Aluminiumkaliumsulfat *R* 1003000

CAS Nr. 7784-24-9.

Muß der Monographie **Aluminiumkaliumsulfat (Alumen)** entsprechen.

Aluminiumnitrat *R* 1002800

$Al(NO_3)_3 \cdot 9\,H_2O$ M_r 375,1
CAS Nr. 7784-27-2.
Aluminiumnitrat-Nonahydrat.

Zerfließende Kristalle; sehr leicht löslich in Wasser und Ethanol, sehr schwer löslich in Aceton.
Dicht verschlossen zu lagern.

Aluminiumoxid, wasserfreies *R* 1002900

CAS Nr. 1344-28-1.

γ-Aluminiumoxid, das durch Erhitzen wasserfrei gemacht und aktiviert ist. Die Teilchengröße beträgt 75 bis 150 μm.

Ameisensäure, wasserfreie *R* 1039300

HCOOH

CH_2O_2 M_r 46,03
CAS Nr. 64-18-6.
Mindestens 98,0 Prozent (*m/m*) CH_2O_2.

Farblose, ätzende Flüssigkeit; mischbar mit Wasser und Ethanol.

d_{20}^{20}: Etwa 1,22.

Gehaltsbestimmung: Ein Erlenmeyerkolben, der 10 ml Wasser *R* enthält, wird genau gewogen. Nach rascher Zugabe von etwa 1 ml Substanz wird erneut genau gewogen. Die Lösung wird mit 50 ml Wasser *R* verdünnt und nach Zusatz von 0,5 ml Phenolphthalein-Lösung *R* mit Natriumhydroxid-Lösung (1 mol · l^{-1}) titriert.
1 ml Natriumhydroxid-Lösung (1 mol · l^{-1}) entspricht 46,03 mg CH_2O_2.

Amidoschwarz 10B *R* 1003100

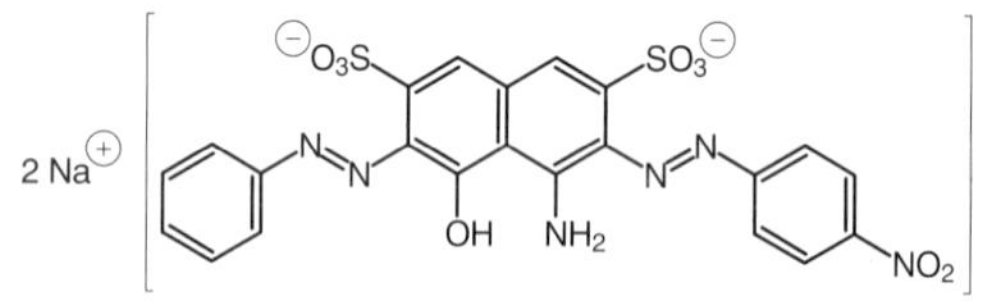

$C_{22}H_{14}N_6Na_2O_9S_2$ M_r 617,5
CAS Nr. 1064-48-8.
C.I. Nr. 20470; Schultz Nr. 299.
4-Amino-5-hydroxy-3-(4-nitrophenylazo)-6-phenylazo-2,7-naphthalindisulfonsäure, Dinatriumsalz.

Dunkelbraunes bis schwarzes Pulver; wenig löslich in Wasser, löslich in Ethanol.

Amidoschwarz-10B-Lösung *R* 1003101

Eine Lösung von Amidoschwarz 10B *R* (5 g · l^{-1}) in einer Mischung von 10 Volumteilen Essigsäure *R* und 90 Volumteilen Methanol *R*.

Aminoazobenzol *R* 1003200

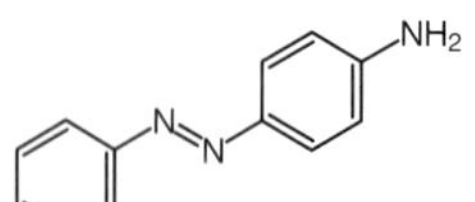

$C_{12}H_{11}N_3$ M_r 197,2
CAS Nr. 60-09-3.
C.I. Nr. 11000.
Azobenzol-4-amin.

Bräunlichgelbe Nadeln mit bläulichem Schimmer; schwer löslich in Wasser, leicht löslich in Ethanol und Ether.

Smp: Etwa 128 °C.

Aminobenzoesäure *R* 1003300

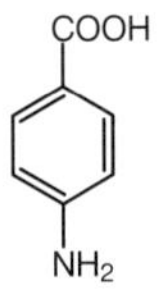

$C_7H_7NO_2$ M_r 137,1
CAS Nr. 99-05-8.
4-Aminobenzoesäure.

Weißes, kristallines Pulver; schwer löslich in Wasser, leicht löslich in Ethanol, praktisch unlöslich in Petroläther.

Smp: Etwa 187 °C.

Chromatographie: Wird die Substanz unter den Bedingungen und in der Konzentration, wie unter **Procainhydrochlorid (Procaini hydrochloridum)** angegeben, geprüft, darf das Chromatogramm nur einen Hauptfleck zeigen.

Vor Licht geschützt zu lagern.

Aminobenzoesäure-Lösung *R* 1003301

1 g Aminobenzoesäure *R* wird in einer Mischung von 18 ml wasserfreier Essigsäure *R*, 20 ml Wasser *R* und 1 ml Phosphorsäure 85 % *R* gelöst.

Unmittelbar vor Gebrauch werden 2 Volumteile der Lösung mit 3 Volumteilen Aceton *R* gemischt.

Aminobutanol *R* 1003500

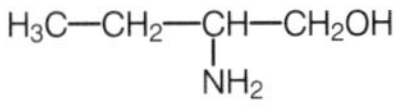

$C_4H_{11}NO$ M_r 89,1
CAS Nr. 5856-63-3.
2-Amino-1-butanol.

Ölige Flüssigkeit; mischbar mit Wasser, löslich in Ethanol.

d_{20}^{20}: Etwa 0,94.

n_D^{20}: Etwa 1,453.

Sdp: Etwa 180 °C.

Aminochlorbenzophenon *R* 1003600

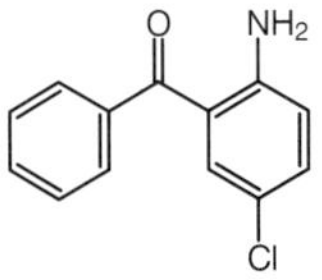

$C_{13}H_{10}ClNO$ M_r 231,7
CAS Nr. 719-59-5.
2-Amino-5-chlorbenzophenon.

Gelbes, kristallines Pulver; praktisch unlöslich in Wasser, leicht löslich in Aceton, löslich in Ethanol.

Smp: Etwa 97 °C.

Chromatographie: Die Substanz wird, wie unter **Chlordiazepoxidhydrochlorid (Chlordiazepoxidi hydrochloridum)** angegeben, geprüft. Auf die Platte werden 5 µl einer Lösung der Substanz (0,5 g · l^{-1}) in Methanol *R* aufgetragen. Das Chromatogramm darf nur einen Hauptfleck mit einem R_f-Wert von etwa 0,9 zeigen.

Vor Licht geschützt zu lagern.

Aminoethanol *R* 1034900

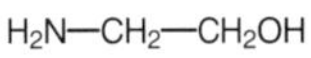

C_2H_7NO M_r 61,1
CAS Nr. 141-43-5.
2-Aminoethanol; Syn. Ethanolamin.

Klare, farblose, viskose, hygroskopische Flüssigkeit; mischbar mit Wasser und Methanol, wenig löslich in Ether.

d_{20}^{20}: Etwa 1,04.

n_D^{20}: Etwa 1,454.

Smp: Etwa 11 °C.

Dicht verschlossen zu lagern.

6-Aminohexansäure *R* 1103100

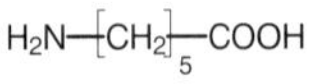

$C_6H_{13}NO_2$ M_r 131,2
CAS Nr. 60-32-2.

Farblose Kristalle; leicht löslich in Wasser, wenig löslich in Methanol, praktisch unlöslich in wasserfreiem Ethanol.

Smp: Etwa 205 °C.

Aminohippursäure *R* 1003700

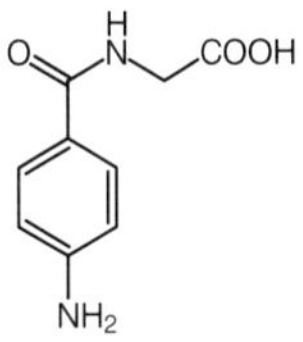

$C_9H_{10}N_2O_3$ M_r 194,2
CAS Nr. 61-78-9.
N-(4-Aminobenzoyl)aminoessigsäure.

Weißes bis fast weißes Pulver; wenig löslich in Wasser, löslich in Ethanol, sehr schwer löslich in Ether.

Smp: Etwa 200 °C.

Aminohippursäure-Reagenz *R* 1003701

3 g Phthalsäure *R* und 0,3 g Aminohippursäure *R* werden in Ethanol 96 % *R* zu 100 ml gelöst.

Reagenzien

Aminohydroxynaphthalinsulfonsäure *R* 1112400

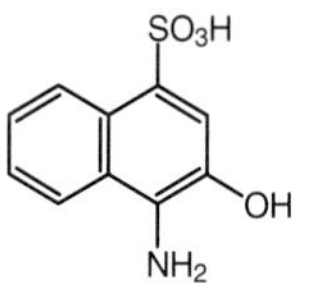

$C_{10}H_9NO_4S$ M_r 239,3

CAS Nr. 116-63-2.

4-Amino-3-hydroxynaphthalin-1-sulfonsäure.

Weiße bis graue Nadeln, die sich bei Lichteinwirkung rosa färben, inbesondere in Gegenwart von Feuchtigkeit; praktisch unlöslich in Wasser, Ethanol und Ether, löslich in Alkalihydroxid-Lösungen und in heißen Natriumdisulfit-Lösungen.

Vor Licht geschützt zu lagern.

Aminohydroxynaphthalinsulfonsäure-Lösung *R* 1112401

5,0 g wasserfreies Natriumsulfit *R* werden mit 94,3 g Natriumhydrogensulfit *R* und 0,7 g Aminohydroxynaphthalinsulfonsäure *R* gemischt. 1,5 g der Mischung werden in Wasser *R* zu 10,0 ml gelöst.

Die Lösung ist täglich herzustellen.

Aminomethylalizarindiessigsäure *R* 1003900

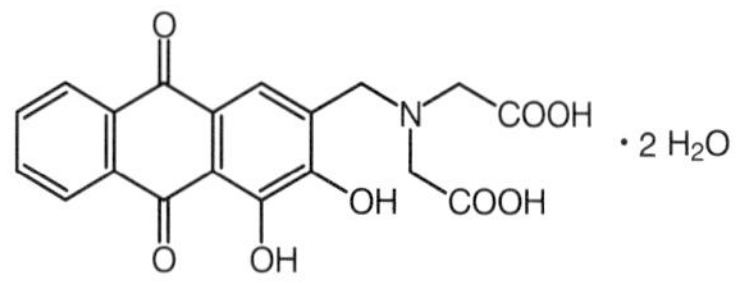

$C_{19}H_{15}NO_8 \cdot 2\,H_2O$ M_r 421,4

CAS Nr. 3952-78-1.

N-(3,4-Dihydroxy-2-anthrachinonylmethyl)iminodiessigsäure, Dihydrat.

Feines, bräunlichgelbes bis orangebraunes Pulver; praktisch unlöslich in Wasser, löslich in Alkalihydroxid-Lösungen.

Smp: Etwa 185 °C.

Trocknungsverlust (2.2.32): Höchstens 10,0 Prozent, mit 1,000 g Substanz bestimmt.

Aminomethylalizarindiessigsäure-Lösung *R* 1003902

0,192 g Aminomethylalizarindiessigsäure *R* werden in 6 ml frisch hergestellter Natriumhydroxid-Lösung (1 mol · l^{-1}) gelöst. 750 ml Wasser *R* und 25 ml Succinat-Pufferlösung *p*H 4,6 *R* werden zugesetzt. Die Lösung wird mit Salzsäure (0,5 mol · l^{-1}) tropfenweise versetzt, bis die Farbe von Rotviolett nach Gelb umschlägt (*p*H 4,5 bis 5). Nach Zusatz von 100 ml Aceton *R* wird mit Wasser *R* zu 1000 ml verdünnt.

Aminomethylalizarindiessigsäure-Reagenz *R* 1003901

Lösung I: 0,36 g Cer(III)-nitrat *R* werden in Wasser *R* zu 50 ml gelöst.

Lösung II: 0,7 g Aminomethylalizarindiessigsäure *R* werden in 50 ml Wasser *R* suspendiert. Die Substanz wird durch Zusatz von etwa 0,25 ml konzentrierter Ammoniak-Lösung *R* gelöst und die Lösung nach Zusatz von 0,25 ml Essigsäure 98 % *R* mit Wasser *R* zu 100 ml verdünnt.

Lösung III: 6 g Natriumacetat *R* werden in 50 ml Wasser *R* gelöst. Nach Zusatz von 11,5 ml Essigsäure 98 % *R* wird mit Wasser *R* zu 100 ml verdünnt.

33 ml Aceton *R* werden mit 6,8 ml Lösung III, 1,0 ml Lösung II und 1,0 ml Lösung I versetzt. Die Mischung wird mit Wasser *R* zu 50 ml verdünnt.

Empfindlichkeitsprüfung: 1,0 ml Fluorid-Lösung (10 ppm F) *R* wird mit 19,0 ml Wasser *R* und 5,0 ml Aminomethylalizarindiessigsäure-Reagenz versetzt. Nach 20 min muß die Mischung eine Blaufärbung zeigen.

Das Reagenz darf höchstens 5 Tage lang gelagert werden.

Aminonitrobenzophenon *R* 1004000

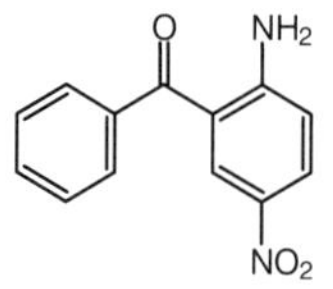

$C_{13}H_{10}N_2O_3$ M_r 242,2

CAS Nr. 1775-95-7.

(2-Amino-5-nitrophenyl)(phenyl)methanon.

Gelbes, kristallines Pulver; praktisch unlöslich in Wasser, löslich in Tetrahydrofuran, schwer löslich in Methanol.

Smp: Etwa 160 °C.

$A_{1\,cm}^{1\,\%}$: 690 bis 720, bei 233 nm an einer Lösung der Substanz (10 mg · l^{-1}) in Methanol *R* bestimmt.

4-Aminophenol *R* 1004300

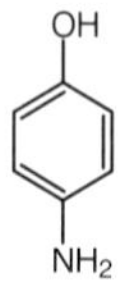

C_6H_7NO M_r 109,1

CAS Nr. 123-30-8.

Weißes bis schwach gefärbtes, kristallines Pulver, das sich unter Luft- und Lichteinfluß dunkler färbt; wenig löslich in Wasser, löslich in wasserfreiem Ethanol.

Smp: Etwa 186 °C, unter Zersetzung.

Vor Licht geschützt zu lagern.

Aminopolyether *R* 1112500

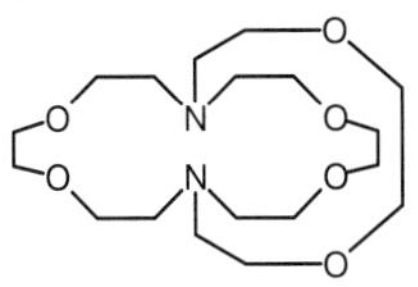

$C_{18}H_{36}N_2O_6$ M_r 376,5
CAS Nr. 23978-09-8.
4,7,13,16,21,24-Hexaoxa-1,10-diazabicyclo[8.8.8]hexacosan.

Smp: 70 bis 73 °C.

Aminopropanol *R* 1004400

$H_2N—CH_2—CH_2—CH_2OH$

C_3H_9NO M_r 75,1
CAS Nr. 156-87-6.
3-Amino-1-propanol.

Klare, farblose, viskose Flüssigkeit.

d_{20}^{20}: Etwa 0,99.

n_D^{20}: Etwa 1,461.

Smp: Etwa 11 °C.

Aminopyrazolon *R* 1004600

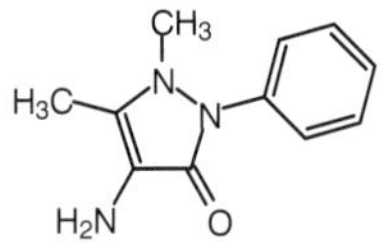

$C_{11}H_{13}N_3O$ M_r 203,2
CAS Nr. 83-07-8.
4-Amino-1,5-dimethyl-2-phenyl-3(2*H*)-pyrazolon.

Hellgelbe Nadeln oder hellgelbes Pulver; wenig löslich in Wasser, leicht löslich in Ethanol, schwer löslich in Ether.

Smp: Etwa 108 °C.

Aminopyrazolon-Lösung *R* 1004601

Eine Lösung von Aminopyrazolon *R* (1 g · l^{-1}) in Pufferlösung *p*H 9,0 *R*.

Ammoniak-Lösung *R* 1004701

NH_3 M_r 17,03
Mindestens 170 und höchstens 180 g · l^{-1} NH_3.

Herstellung: 67 g konzentrierte Ammoniak-Lösung *R* werden mit Wasser *R* zu 100 ml verdünnt.

d_{20}^{20}: 0,931 bis 0,934.

Wird die Ammoniak-Lösung R für die Grenzprüfung auf Eisen verwendet, muß sie folgender zusätzlicher Prüfung entsprechen: 5 ml Substanz werden im Wasserbad zur Trockne eingedampft. Der Rückstand wird in 10 ml Wasser *R* gelöst. Nach Zusatz von 2 ml einer Lösung von Citronensäure *R* (200 g · l^{-1}) und 0,1 ml Thioglycolsäure *R* wird die Lösung mit Ammoniak-Lösung *R* alkalisch gemacht und mit Wasser *R* zu 20 ml verdünnt. Dabei darf keine Rosafärbung auftreten.

Vor Kohlendioxid geschützt, unterhalb von 20 °C zu lagern.

Ammoniak-Lösung, konzentrierte *R* 1004700

Muß der Monographie **Konzentrierte Ammoniak-Lösung (Ammoniae solutio concentrata)** entsprechen.

Ammoniak-Lösung, konzentrierte *R*1 1004800

NH_3 M_r 17,03
Mindestens 32,0 Prozent (*m/m*) NH_3.

Klare, farblose Flüssigkeit.

d_{20}^{20}: 0,883 bis 0,889.

Gehaltsbestimmung: Ein Erlenmeyerkolben mit Schliffstopfen, der 50,0 ml Salzsäure (1 mol · l^{-1}) enthält, wird genau gewogen. 2 ml Substanz werden hinzugesetzt und erneut genau gewogen. Nach Zusatz von 0,5 ml Methylrot-Mischindikator-Lösung *R* wird mit Natriumhydroxid-Lösung (1 mol · l^{-1}) titriert.

1 ml Salzsäure (1 mol · l^{-1}) entspricht 17,03 mg NH_3.

Vor Kohlendioxid geschützt, unterhalb von 20 °C zu lagern.

Ammoniak-Lösung, verdünnte *R* 1 1004702

NH_3 M_r 17,03
Mindestens 100 und höchstens 104 g · l^{-1} NH_3.

Herstellung: 41 g konzentrierte Ammoniak-Lösung *R* werden mit Wasser *R* zu 100 ml verdünnt.

Ammoniak-Lösung, verdünnte *R* 2 1004703

NH_3 M_r 17,03
Mindestens 33 und höchstens 35 g · l^{-1} NH_3.

Herstellung: 14 g konzentrierte Ammoniak-Lösung *R* werden mit Wasser *R* zu 100 ml verdünnt.

Ammoniumacetat *R* 1004900

$NH_4^{\oplus}$ $[H_3C—COO^{\ominus}]$

$C_2H_7NO_2$ M_r 77,1
CAS Nr. 631-61-8.

Farblose, stark zerfließende Kristalle; sehr leicht löslich in Wasser und Ethanol.

Dicht verschlossen zu lagern.

Ammoniumacetat-Lösung *R* 1004901

150 g Ammoniumacetat *R* werden in Wasser *R* gelöst. Nach Zusatz von 3 ml Essigsäure 98 % *R* wird mit Wasser *R* zu 1000 ml verdünnt.

1 Woche lang haltbar.

Ammoniumcamphersulfonat *R* 1103200

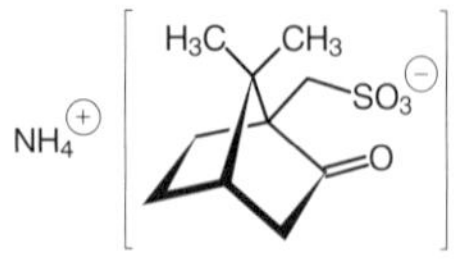

$C_{10}H_{19}NO_4S$ M_r 249,3

(1*R*)-(–)-Ammonium-10-camphersulfonat.

Mindestens 97,0 Prozent (1*R*)-(–)-Ammonium-10-camphersulfonat.

$[\alpha]_D^{20}$: –18 ± 2°, an einer Lösung der Substanz (50 g · l^{-1}) in Wasser *R* bestimmt.

Ammoniumcarbonat *R* 1005200

CAS Nr. 506-87-6.

Gemisch von wechselnden Mengen Ammoniumhydrogencarbonat (NH_4HCO_3, M_r 79,1) und Ammoniumcarbamat ($H_2NCOONH_4$, M_r 78,1).

Mindestens 30 Prozent (*m/m*) NH_3, (M_r 17,03).

Weiße, durchscheinende Masse; langsam löslich in etwa 4 Teilen Wasser. Die Substanz wird durch siedendes Wasser zersetzt.

Gehaltsbestimmung: 2,00 g Substanz werden in 25 ml Wasser *R* gelöst und langsam mit 50,0 ml Salzsäure (1 mol · l^{-1}) versetzt. Nach Zusatz von 0,1 ml Methylorange-Lösung *R* wird mit Natriumhydroxid-Lösung (1 mol · l^{-1}) titriert.

1 ml Salzsäure (1 mol · l^{-1}) entspricht 17,03 mg NH_3.

Unterhalb von 20 °C zu lagern.

Ammoniumcarbonat-Lösung *R* 1005201

Eine Lösung vom Ammoniumcarbonat *R* (158 g · l^{-1}).

Ammoniumcer(IV)-nitrat *R* 1000500

$Ce(NH_4)_2(NO_3)_6$ M_r 548,2

CAS Nr. 16774-21-3.

Orangegelbe, durchscheinende Kristalle oder orangegelbes, kristallines Pulver; löslich in Wasser.

Ammoniumcer(IV)-sulfat *R* 1005100

$Ce(NH_4)_4(SO_4)_4 \cdot 2\,H_2O$ M_r 633

CAS Nr. 18923-36-9.

Orangegelbe Kristalle oder orangegelbes, kristallines Pulver; langsam löslich in Wasser.

Ammoniumchlorid *R* 1005300

CAS Nr. 12125-02-9.

Muß der Monographie **Ammoniumchlorid (Ammonii chloridum)** entsprechen.

Ammoniumchlorid-Lösung *R* 1005301

Eine Lösung von Ammoniumchlorid *R* (107 g · l^{-1}).

Ammoniumcitrat *R* 1103300

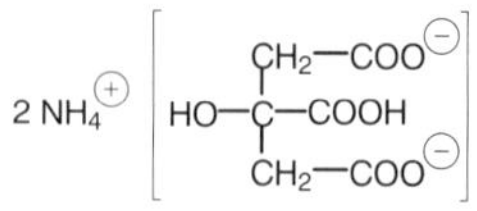

$C_6H_{14}N_2O_7$ M_r 226,2

CAS Nr. 3012-65-5.

Ammoniummonohydrogencitrat.

Weißes, kristallines Pulver oder farblose Kristalle; leicht löslich in Wasser, schwer löslich in Ethanol.

pH-Wert (2.2.3): Der *p*H-Wert einer Lösung der Substanz (22,6 g · l^{-1}) beträgt etwa 4,3.

Ammoniumdihydrogenphosphat *R* 1005400

$(NH_4)H_2PO_4$ M_r 115,0

CAS Nr. 7722-76-1.

Weißes, kristallines Pulver oder farblose Kristalle; leicht löslich in Wasser.

pH-Wert (2.2.3): Der *p*H-Wert einer Lösung der Substanz (23 g · l^{-1}) beträgt etwa 4,2.

Ammoniumeisen(II)-sulfat *R* 1038200

$Fe(NH_4)_2(SO_4)_2 \cdot 6\,H_2O$ M_r 392,2

CAS Nr. 7783-85-9.

Kristalle oder Körnchen, blaßbläulichgrün; leicht löslich in Wasser, praktisch unlöslich in Ethanol.

Vor Licht geschützt zu lagern.

Ammoniumeisen(III)-sulfat *R* 1037700

$FeNH_4(SO_4)_2 \cdot 12\,H_2O$ M_r 482,2

CAS Nr. 7783-83-7.

Schwach violett gefärbte, verwitternde Kristalle; sehr leicht löslich in Wasser, praktisch unlöslich in Ethanol.

Ammoniumeisen(III)-sulfat-Lösung *R* 2 1037702

Eine Lösung vom Ammoniumeisen(III)-sulfat *R* (100 g · l^{-1}).

Falls erforderlich wird vor Gebrauch filtriert.

Ammoniumeisen(III)-sulfat-Lösung *R* 5 1037704

30,0 g Ammoniumeisen(III)-sulfat *R* werden mit 40 ml Salpetersäure *R* geschüttelt. Die Lösung wird mit Wasser *R* zu 100 ml verdünnt. Zeigt die Lösung eine Trübung, wird zentrifugiert oder filtriert.

Vor Licht geschützt zu lagern.

Ammoniumeisen(III)-sulfat-Lösung *R* 6 1037705

20,0 g Ammoniumeisen(III)-sulfat *R* werden in 75 ml Wasser *R* gelöst. Nach Zusatz von 10 ml einer 2,8prozentigen Lösung (*V/V*) von Schwefelsäure *R* wird die Lösung mit Wasser *R* zu 100 ml verdünnt.

Ammoniumformiat *R* 1112600

$$NH_4^{\oplus} \left[HCOO^{\ominus}\right]$$

CH_5NO_2 M_r 63,1

CAS Nr. 540-69-2.

Zerfließende Kristalle oder Granulat; sehr leicht löslich in Wasser, löslich in Ethanol.

Smp: 119 bis 121 °C.

Dicht verschlossen zu lagern.

Ammoniumhydrogencarbonat *R* 1005500

$(NH_4)HCO_3$ M_r 79,1

CAS Nr. 1066-33-7.

Mindestens 99 Prozent $(NH_4)HCO_3$.

Ammoniummolybdat *R* 1005700

$(NH_4)_6Mo_7O_{24} \cdot 4\,H_2O$ M_r 1236

CAS Nr. 12054-85-2.

Farblose bis schwach gelbliche oder grünliche Kristalle; löslich in Wasser, praktisch unlöslich in Ethanol.

Ammoniummolybdat-Lösung *R* 1005702

Eine Lösung von Ammoniummolybdat *R* (100 g · l^{-1}).

Ammoniummolybdat-Lösung *R* 2 1005703

5,0 g Ammoniummolybdat *R* werden unter Erhitzen in 30 ml Wasser *R* gelöst. Die Lösung wird abgekühlt, mit verdünnter Ammoniak-Lösung *R* 2 auf einen *p*H-Wert von 7,0 eingestellt und mit Wasser *R* zu 50 ml verdünnt.

Ammoniummolybdat-Lösung *R* 3 1005704

Lösung I: 5 g Ammoniummolybdat *R* werden unter Erwärmen in 20 ml Wasser *R* gelöst.

Lösung II: 150 ml Ethanol 96 % *R* und 150 ml Wasser *R* werden gemischt. Unter Kühlen werden 100 ml Schwefelsäure *R* zugesetzt.

Vor Gebrauch werden 20 Volumteile Lösung I mit 80 Volumteilen Lösung II versetzt.

Ammoniummolybdat-Lösung *R* 4 1005705

1,0 g Ammoniummolybdat *R* wird in Wasser *R* zu 40 ml gelöst. Nach Zusatz von 3 ml Salzsäure *R* und 5 ml Perchlorsäure *R* wird mit Aceton *R* zu 100 ml verdünnt.

Vor Licht geschützt zu lagern und innerhalb von 1 Monat zu verwenden.

Ammoniummolybdat-Lösung *R* 5 1005706

1,0 g Ammoniummolybdat *R* wird in 40,0 ml einer 15prozentigen Lösung (*V/V*) von Schwefelsäure *R* gelöst.

Die Lösung ist täglich herzustellen.

Ammoniummolybdat-Reagenz *R* 1005701

In der angegebenen Reihenfolge wird 1 Volumteil einer Lösung von Ammoniummolybdat *R* (25 g · l^{-1}) mit 1 Volumteil einer Lösung von Ascorbinsäure *R* (100 g · l^{-1}) und 1 Volumteil Schwefelsäure (294,5 g · l^{-1} H_2SO_4) gemischt. Die Mischung wird mit 2 Volumteilen Wasser *R* versetzt.

Das Reagenz ist innerhalb eines Tages zu verwenden.

Ammoniummolybdat-Reagenz *R* 1 1005706

10 ml einer Lösung von Natriummonohydrogenarsenat *R* (60 g · l^{-1}), 50 ml Ammoniummolybdat-Lösung *R* und 90 ml verdünnte Schwefelsäure *R* werden gemischt und mit Wasser *R* zu 200 ml verdünnt.

Die Mischung wird 24 h lang unter Lichtschutz bei 37 °C aufbewahrt.

Ammoniummonohydrogenphosphat *R* 1006100

$(NH_4)_2HPO_4$ M_r 132,1

CAS Nr. 7783-28-0.

Weiße Kristalle oder weiße Körnchen, hygroskopisch; sehr leicht löslich in Wasser, praktisch unlöslich in Ethanol.

Der *p*H-Wert einer Lösung der Substanz (200 g · l^{-1}) beträgt etwa 8.

Dicht verschlossen zu lagern.

Ammoniumnitrat *R* 1005800

NH_4NO_3 M_r 80,0

CAS Nr. 6484-52-2.

Weißes, kristallines Pulver oder farblose Kristalle, hygroskopisch, zerfließlich; sehr leicht löslich in Wasser, leicht löslich in Methanol, löslich in Ethanol.

Dicht verschlossen zu lagern.

Ammoniumnitrat *R* 1 1005801

Die Substanz muß Ammoniumnitrat *R* mit den folgenden, zusätzlichen Prüfungen entsprechen:

Sauer reagierende Substanzen: Eine Lösung der Substanz ist schwach sauer (2.2.4).

Chlorid (2.4.4): 0,50 g Substanz müssen der Grenzprüfung auf Chlorid entsprechen (100 ppm).

Sulfat (2.4.13): 1,0 g Substanz muß der Grenzprüfung auf Sulfat entsprechen (150 ppm).

Sulfatasche (2.4.14): Höchstens 0,05 Prozent, mit 1,0 g Substanz bestimmt.

Ammoniumoxalat *R* 1005900

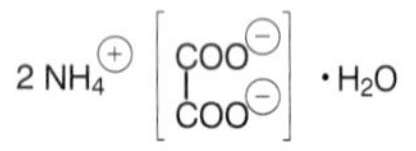

$C_2H_8N_2O_4 \cdot H_2O$ M_r 142,1
CAS Nr. 6009-70-7.

Farblose Kristalle; löslich in Wasser.

Ammoniumoxalat-Lösung *R* 1005901

Eine Lösung von Ammoniumoxolat *R* (40 g · l^{-1}).

Ammoniumpersulfat *R* 1006000

$(NH_4)_2S_2O_8$ M_r 228,2
CAS Nr. 7727-54-0.

Weißes, kristallines Pulver oder weiße körnige Kristalle; leicht löslich in Wasser.

Ammoniumpyrrolidincarbodithioat *R* 1006200

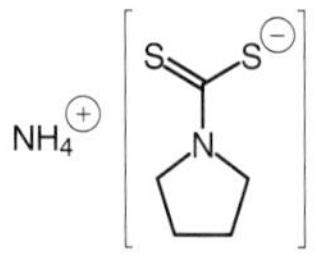

$C_5H_{12}N_2S_2$ M_r 164,3
CAS Nr. 5108-96-3.
1-Pyrrolidincarbodithiosäure, Ammoniumsalz.

Weißes bis hellgelbes, kristallines Pulver; wenig löslich in Wasser, sehr schwer löslich in Ethanol.

In einem Behältnis zu lagern, das in einem Beutel aus Baumwolle ein Stück Ammoniumcarbonat enthält.

Ammoniumsulfamat *R* 1006400

$NH_4^{\oplus}[H_2NSO_3]^{\ominus}$ M_r 114,1
CAS Nr. 7773-06-0.
Sulfamidsäure, Ammoniumsalz.

Weißes, kristallines Pulver oder farblose Kristalle, hygroskopisch; sehr leicht löslich in Wasser, schwer löslich in Ethanol.

Smp: Etwa 130 °C.

Dicht verschlossen zu lagern.

Ammoniumsulfat *R* 1006500

$(NH_4)_2SO_4$ M_r 132,1
CAS Nr. 7783-20-2.

Farblose Kristalle oder weiße Körnchen; sehr leicht löslich in Wasser, praktisch unlöslich in Aceton und Ethanol.

pH-Wert (2.2.3): Der *p*H-Wert einer Lösung der Substanz (50 g · l^{-1}) in kohlendioxidfreiem Wasser *R* muß zwischen 4,5 und 6,0 liegen.

Sulfatasche (2.4.14): Höchstens 0,1 Prozent.

Ammoniumthiocyanat *R* 1006700

NH_4SCN M_r 76,1
CAS Nr. 1762-95-4.

Farblose, zerfließende Kristalle; sehr leicht löslich in Wasser, löslich in Ethanol.

Dicht verschlossen zu lagern.

Ammoniumthiocyanat-Lösung *R* 1006701

Eine Lösung von Ammoniumthiocyanat *R* (76 g · l^{-1}).

Ammoniumvanadat *R* 1006800

NH_4VO_3 M_r 117,0
CAS Nr. 7803-55-6.

Weißes bis schwach gelbliches, kristallines Pulver; schwer löslich in Wasser, löslich in verdünnter Ammoniak-Lösung *R* 1.

Ammoniumvanadat-Lösung *R* 1006801

1,2 g Ammoniumvanadat *R* werden in 95 ml Wasser *R* gelöst. Die Lösung wird mit Schwefelsäure *R* zu 100 ml verdünnt.

Amoxicillin-Trihydrat *R* 1103400

Muß der Monographie **Amoxicillin-Trihydrat (Amoxicillinum trihydricum)** entsprechen.

tert. Amylalkohol *R* 1062700

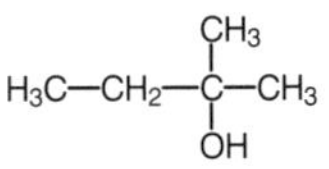

$C_5H_{12}O$ M_r 88,1

CAS Nr. 75-85-4.

2-Methyl-2-butanol; Syn. *tert.* Pentylalkohol.

Flüchtige, entflammbare Flüssigkeit; leicht löslich in Wasser, mischbar mit Ethanol, Ether und Glycerol.

d_{20}^{20}: Etwa 0,81.

Destillationsbereich (2.2.11): Mindestens 95 Prozent müssen zwischen 100 und 104 °C destillieren.

Vor Licht geschützt zu lagern.

α-Amylase *R*

1,4-α-D-Glucan-4-glucanohydrolase (EC 3.2.1.1).

Weißes bis hellbraunes Pulver.

α-Amylase-Lösung *R* 1100801

Eine Lösung von α-Amylase *R* mit einer Aktivität von 800 FAU (fungal amylase activity units) je Gramm.

Anethol *R* 1006900

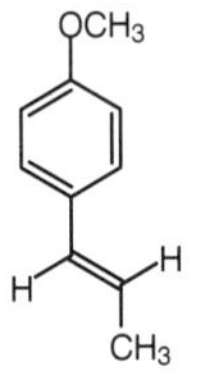

$C_{10}H_{12}O$ M_r 148,2

CAS Nr. 4180-23-8.

(*E*)-1-Methoxy-4-(1-propenyl)benzol.

Weiße, bis 21 °C kristalline Masse, oberhalb 23 °C flüssig; praktisch unlöslich in Wasser, leicht löslich in wasserfreiem Ethanol, löslich in Ether, Ethylacetat und Petroläther.

n_D^{25}: Etwa 1,56.

Sdp: Etwa 230 °C.

Wird die Substanz in der Gaschromatographie verwendet, muß sie zusätzlich folgender Anforderung entsprechen:

Gehaltsbestimmung: Die Bestimmung erfolgt mit Hilfe der Gaschromatographie (2.2.28) wie in der Monographie **Anisöl (Anisi aetheroleum)** beschrieben.

Untersuchungslösung: Die Substanz.

Die Fläche des dem *trans*-Anethol entsprechenden Hauptpeaks (Retentionszeit etwa 41 min) muß mindestens 99,0 Prozent der Summe aller Peakflächen betragen.

cis-Anethol *R* 1007000

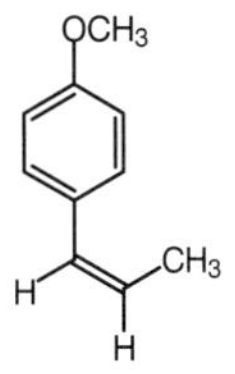

$C_{10}H_{12}O$ M_r 148,2

(*Z*)-1-Methoxy-4-(1-propenyl)benzol.

Weiße, bis 21 °C kristalline Masse, oberhalb 23 °C flüssig; praktisch unlöslich in Wasser, leicht löslich in wasserfreiem Ethanol, löslich in Ether, Ethylacetat und Petroläther.

n_D^{25}: Etwa 1,56.

Sdp: Etwa 230 °C.

Wird die Substanz in der Gaschromatographie verwendet, muß sie zusätzlich folgender Anforderung entsprechen:

Gehaltsbestimmung: Die Bestimmung erfolgt mit Hilfe der Gaschromatographie (2.2.28) wie in der Monographie **Anisöl (Anisi aetheroleum)** beschrieben.

Untersuchungslösung: Die Substanz.

Die Fläche des Hauptpeaks muß mindestens 92,0 Prozent der Summe aller Peakflächen betragen.

Anilin *R* 1007100

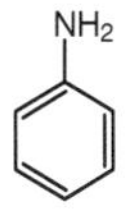

C_6H_7N M_r 93,1

CAS Nr. 62-53-3.

Farblose bis schwach gelbliche Flüssigkeit; löslich in Wasser, mischbar mit Ethanol und Ether.

d_{20}^{20}: Etwa 1,02.

Sdp: 183 bis 186 °C.

Vor Licht geschützt zu lagern.

Anionenaustauscher *R* 1007200

Austauscherharz in Form von Kügelchen, mit quartären Ammoniumgruppen [$-CH_2N^{\oplus}(CH_3)_3$] in der Chlorid-Form, die an ein mit 2 Prozent Divinylbenzol vernetztes Polystyrolgerüst fixiert sind. Die Teilchengröße wird in der Monographie angegeben.

Das Austauscherharz wird auf einem Glassintertiegel so lange mit Natriumhydroxid-Lösung (1 mol · l^{-1}) gewaschen, bis das Eluat frei von Chlorid ist, und danach so lange mit Wasser *R*, bis das Eluat neutral reagiert.

Das Austauscherharz wird in frisch hergestelltem, ammoniumfreiem Wasser *R* suspendiert und vor Kohlendioxid geschützt gelagert.

Anionenaustauscher, stark basischer *R* 1026600

Gelförmiges Austauscherharz in der Hydroxid-Form, mit quartären Ammoniumgruppen [$-CH_2N^{\oplus}(CH_3)_3$, Typ 1], die an ein mit 8 Prozent Divinylbenzol vernetztes Polystyrolgerüst fixiert sind.

Braune, durchscheinende Kügelchen.

Teilchengröße: 0,2 bis 1,0 mm.

Wassergehalt: Etwa 50 Prozent.

Austauschkapazität: Mindestens 1,2 mÄqu. je Milliliter.

Anionenaustauscher zur Chromatographie, stark basischer *R* 1112700

Austauscherharz mit quartären Ammonium-Gruppen, die an ein mit Divinylbenzol vernetztes Latex-Gerüst fixiert sind.

Anisaldehyd *R* 1007300

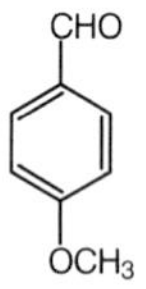

$C_8H_8O_2$ M_r 136,1
CAS Nr. 123-11-5.
4-Methoxybenzaldehyd.

Ölige Flüssigkeit; sehr schwer löslich in Wasser, mischbar mit Ethanol und Ether.

Sdp: Etwa 248 °C.

Wird die Substanz in der Gaschromatographie verwendet, muß sie zusätzlich folgender Anforderung entsprechen:

Gehaltsbestimmung: Die Bestimmung erfolgt mit Hilfe der Gaschromatographie (2.2.28) wie in der Monographie **Anisöl (Anisi aetheroleum)** beschrieben.

Untersuchungslösung: Die Substanz.

Die Fläche des Hauptpeaks muß mindestens 99,0 Prozent der Summe aller Peakflächen betragen.

Anisaldehyd-Reagenz *R* 1007301

0,5 ml Anisaldehyd *R* werden mit 10 ml Essigsäure 98 % *R*, 85 ml Methanol *R* und 5 ml Schwefelsäure *R* in der angegebenen Reihenfolge gemischt.

Anisaldehyd-Reagenz *R* 1 1007302

10 ml Anisaldehyd *R* werden mit 90 ml Ethanol 96 % *R* gemischt. Nach Zusatz von 10 ml Schwefelsäure *R* wird erneut gemischt.

p*-Anisidin *R 1103500

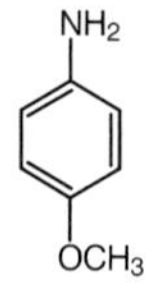

C_7H_9NO M_r 123,2
CAS Nr. 104-94-9.
4-Methoxyanilin.

Mindestens 97,0 Prozent C_7H_9NO.

Weiße Kristalle; wenig löslich in Wasser, löslich in wasserfreiem Ethanol.

Vorsicht: Die Substanz sensibilisiert und reizt die Haut.

Vor Licht geschützt, bei 0 bis 4 °C zu lagern.

Während der Lagerung verfärbt sich die Substanz aufgrund einer Oxidation dunkel. Die verfärbte Substanz kann wie folgt reduziert und entfärbt werden: 20 g Substanz werden bei 75 °C in 500 ml Wasser *R* gelöst. Nach Zugabe von 1 g Natriumsulfit *R* und 10 g Aktivkohle *R* wird 5 min lang gerührt. Die Mischung wird filtriert und das Filtrat auf etwa 0 °C abgekühlt. Nach mindestens 4 h langem Stehenlassen bei 0 °C werden die entstandenen Kristalle abfiltriert, mit einer kleinen Menge Wasser *R* von etwa 0 °C gewaschen und anschließend im Exsikkator unter vermindertem Druck über Phosphor(V)-oxid *R* getrocknet.

Anolytlösung zur isolektrischen Fokussierung *p*H 3 bis 5 *R* 1112800

14,71 g Glutaminsäure *R* werden in Wasser *R* gelöst. Nach Zusatz von 33 ml Phosphorsäure 85% *R* wird mit Wasser *R* zu 1000 ml verdünnt.

Anthracen *R* 1007400

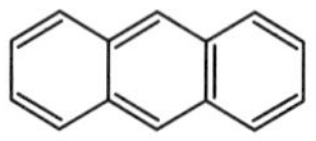

$C_{14}H_{10}$ M_r 178,2
CAS Nr. 120-12-7.

Weißes, kristallines Pulver; praktisch unlöslich in Wasser, schwer löslich in Chloroform.

Smp: Etwa 218 °C.

Anthranilsäure *R* 1003400

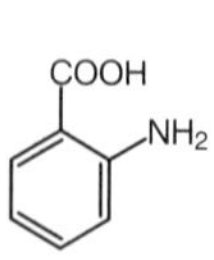

$C_7H_7NO_2$ M_r 137,1
CAS Nr. 118-92-3.
2-Aminobenzoesäure.

Weißes bis schwach gelb gefärbtes, kristallines Pulver; wenig löslich in kaltem Wasser, leicht löslich in heißem Wasser, Ethanol, Ether und Glycerol. Lösungen in Ethanol oder in Ether, besonders aber in Glycerol, zeigen eine violette Fluoreszenz.

Smp: Etwa 145 °C.

Anthron *R* 1007500

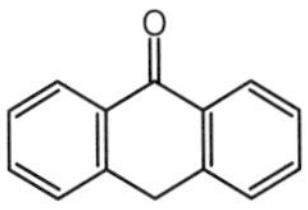

$C_{14}H_{10}O$ M_r 194,2
CAS Nr. 90-44-8.
Anthracen-9(10*H*)-on.

Hellgelbes, kristallines Pulver.

Smp: Etwa 155 °C.

Antimon(III)-chlorid *R* 1007700

$SbCl_3$ M_r 228,1
CAS Nr. 10025-91-9.

Farblose Kristalle oder durchscheinende, kristalline Masse, hygroskopisch; leicht löslich in wasserfreiem Ethanol. Die Substanz wird durch Wasser hydrolysiert.

Vor Feuchtigkeit geschützt, dicht verschlossen zu lagern.

Antimon(III)-chlorid-Lösung *R* 1007701

30 g Antimon(III)-chlorid *R* werden rasch 2mal mit je 15 ml ethanolfreiem Chloroform *R* abgespült. Die Spülflüssigkeit wird vollständig dekantiert. Die abgespülten Kristalle werden sofort in 100 ml ethanolfreiem Chloroform *R* unter schwachem Erwärmen gelöst.

Die Lösung ist über einigen Gramm wasserfreiem Natriumsulfat *R* zu lagern.

Antimon(III)-chlorid-Lösung *R* 1 1007702

Lösung I: 110 g Antimon(III)-chlorid *R* werden in 400 ml Dichlorethan *R* gelöst. Nach Zusatz von 2 g wasserfreiem Aluminiumoxid *R* wird gemischt und durch einen Glassintertiegel (40) filtriert. Das Filtrat wird mit Dichlorethan *R* zu 500,0 ml verdünnt und gemischt. Die Absorption (2.2.25) der Lösung, bei 500 nm in einer Schichtdicke von 2 cm bestimmt, darf höchstens 0,07 betragen.

Lösung II: 100 ml frisch destilliertes Acetylchlorid *R* und 400 ml Dichlorethan *R* werden unter einem Abzug gemischt.

Die Mischung ist kühl zu lagern.

90 ml Lösung I werden mit 10 ml Lösung II gemischt.

In braunen Glasstopfengefäßen zu lagern und innerhalb von 7 Tagen zu verwenden; ein gefärbtes Reagenz ist zu verwerfen.

Antithrombin III *R* 1007800

CAS Nr. 90170-80-2.

Antithrombin III (AT. III) wird aus Plasma vom Menschen gewonnen und durch Chromatographie auf Heparin-Agarose gereinigt. Die spezifische Aktivität muß mindestens 6 I.E. je Milligramm betragen.

Antithrombin-III-Lösung *R* 1 1007801

Antithrombin III *R* wird entsprechend den Angaben des Herstellers gelöst und mit natriumchloridhaltiger Trometamol-Pufferlösung *p*H 7,4 *R* auf einen Gehalt von 1 I.E. je Milliliter verdünnt.

Antithrombin-III-Lösung *R* 2 1007802

Antithrombin III *R* wird entsprechend den Angaben des Herstellers gelöst und mit natriumchloridhaltiger Trometamol-Pufferlösung *p*H 7,4 *R* auf einen Gehalt von 0,5 I.E. je Milliliter verdünnt.

Apigenin *R* 1095800

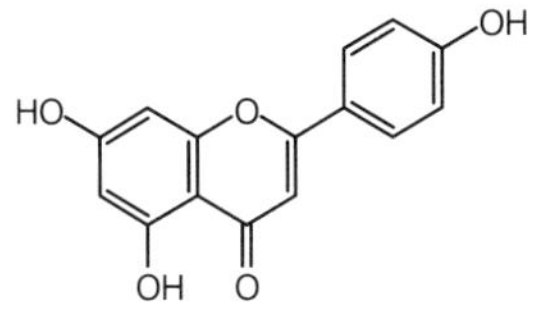

$C_{15}H_{10}O_5$ M_r 270,2
CAS Nr. 520-36-5.
5,7-Dihydroxy-2-(4-hydroxyphenyl)-4*H*-chromen-4-on.

Schwach gelbliches Pulver; praktisch unlöslich in Wasser, wenig löslich in Ethanol.

Smp: Etwa 310 °C, unter Zersetzung.

Dünnschichtchromatographie: 10 µl einer Lösung der Substanz (0,25 g · l^{-1}) in Methanol *R* werden nach den Angaben in der Monographie **Römische Kamille (Chamomillae romanae flos)** geprüft. Das Chromatogramm zeigt im oberen Drittel eine gelblichgrün fluoreszierende Hauptzone.

Apigenin-7-glucosid *R* 1095900

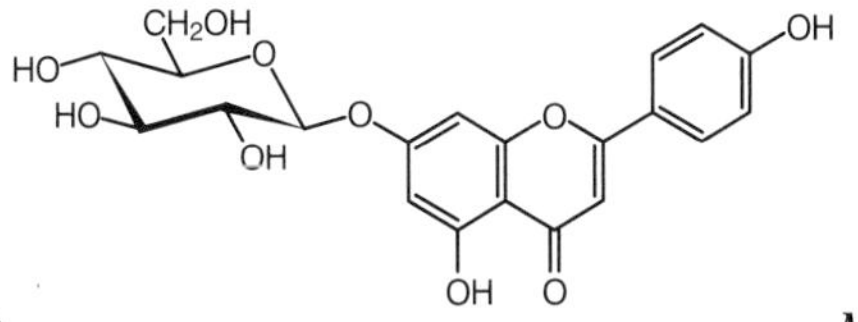

$C_{21}H_{20}O_{10}$ M_r 432,6
Syn. 7-β-D-Glucopyranosyloxy-5-hydroxy-2-(4-hydroxyphenyl)-4*H*-chromen-4-on.

Schwach gelbliches Pulver; praktisch unlöslich in Wasser, wenig löslich in Ethanol.

Smp: 198 bis 201 °C.

Reagenzien

Dünnschichtchromatographie: 10 µl einer Lösung der Substanz (0,25 g · l^{-1}) in Methanol *R* werden nach den Angaben in der Monographie **Römische Kamille (Chamomillae romanae flos)** geprüft. Das Chromatogramm zeigt im mittleren Drittel eine gelblich fluoreszierende Hauptzone.

Aprotinin *R* 1007900

CAS Nr. 9087-70-1.

Muß der Monographie **Aprotinin (Aprotininum)** entsprechen.

Arabinose *R* 1008000

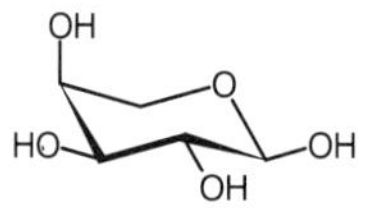

$C_5H_{10}O_5$ M_r 150,1

CAS Nr. 87-72-9.

L-(+)-Arabinose; β-L-Arabinopyranose.

Weißes, kristallines Pulver; leicht löslich in Wasser.

$[\alpha]_D^{20}$: +103 bis +105°, an einer Lösung der Substanz (50 g · l^{-1}) bestimmt, die etwa 0,05 Prozent Ammoniak (NH_3) enthält.

Arbutin *R* 1008100

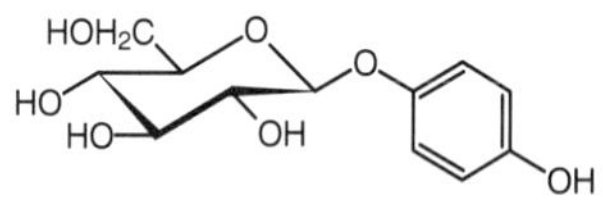

$C_{12}H_{16}O_7$ M_r 272,3

CAS Nr. 497-76-7.

Arbutosid; 4-Hydroxyphenyl-(β-D-glucopyranosid).

Feine, weiße, glänzende Nadeln; leicht löslich in Wasser, sehr leicht löslich in heißem Wasser, löslich in Ethanol, praktisch unlöslich in Ether.

Smp: Etwa 200 °C.

$[\alpha]_D^{20}$: Etwa –64°, an einer Lösung der Substanz (20 g · l^{-1}) bestimmt.

Dünnschichtchromatographie (2.2.27): Wird die Substanz, wie in der Monographie **Bärentraubenblätter (Uvae ursi folium)** beschrieben, geprüft, darf das Chromatogramm nur einen Hauptfleck zeigen.

Arginin *R* 1103600

CAS Nr. 74-79-3.

Muß der Monographie **Arginin (Argininum)** entsprechen.

Argon *R* 1008200

Ar A_r 39,95

CAS Nr. 7440-37-1.

Mindestens 99,995 Prozent (*V/V*) Ar.

Kohlenmonoxid: Werden 10 l Argon *R* mit einer Durchflußrate von 4 l je Stunde unter den bei der Prüfung „Kohlenmonoxid in medizinischen Gasen" (2.5.25, Methode I) beschriebenen Bedingungen geprüft, dürfen höchstens 0,05 ml Natriumthiosulfat-Lösung (0,002 mol · l^{-1}) verbraucht werden (0,6 ppm *V/V*).

Arsen(III)-oxid *R* 1008300

As_2O_3 M_r 197,8

CAS Nr. 1327-53-3.

Kristallines Pulver oder weiße Masse; schwer löslich in Wasser, löslich in siedendem Wasser.

Ascorbinsäure *R* 1008400

CAS Nr. 50-81-7.

Muß der Monographie **Ascorbinsäure (Acidum ascorbicum)** entsprechen.

Ascorbinsäure-Lösung *R* 1008401

50 mg Ascorbinsäure *R* werden in 0,5 ml Wasser *R* gelöst. Die Lösung wird mit Dimethylformamid *R* zu 50 ml verdünnt.

L-Aspartyl-L-phenylalanin *R* 1008500

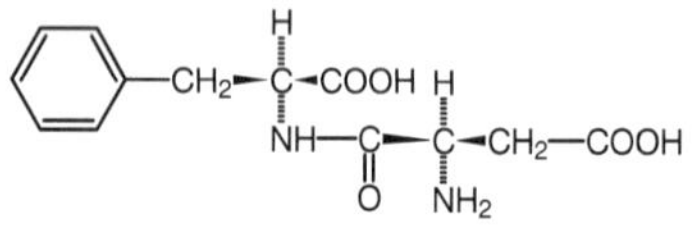

$C_{13}H_{16}N_2O_5$ M_r 280,3

CAS Nr. 13433-09-5.

(*S*)-3-Amino-*N*-[(*S*)-1-carboxy-2-phenylethyl]succinamidsäure.

Weißes Pulver.

Smp: Etwa 210 °C, unter Zersetzung.

Azomethin H *R* 1008700

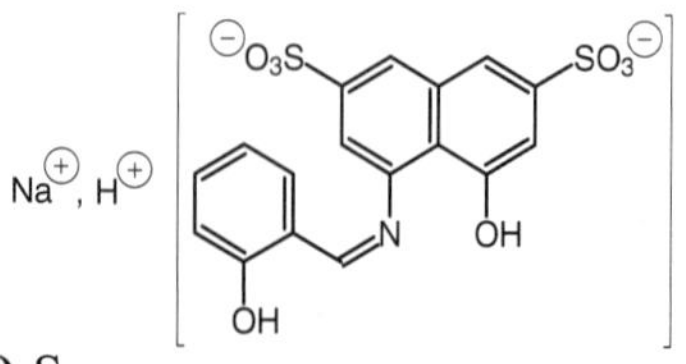

$C_{17}H_{12}NNaO_8S_2$ M_r 445,4

CAS Nr. 5941-07-1.

4-Hydroxy-5-(2-hydroxybenzylidenamino)-2,7-naphthalin-2,7-disulfonsäure, Mononatriumsalz.

Azomethin-H-Lösung *R* 1008701

0,45 g Azomethin H *R* und 1 g Ascorbinsäure *R* werden unter leichtem Erwärmen in Wasser *R* zu 100 ml gelöst.

B

Barbital *R* 1008900

CAS Nr. 57-44-3.

Muß der Monographie **Barbital (Barbitalum)** entsprechen.

Barbital-Natrium *R* 1009000

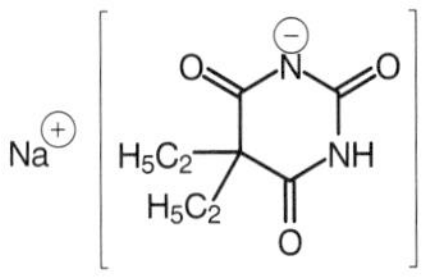

$C_8H_{11}N_2NaO_3$ M_r 206,2
CAS Nr. 144-02-5.
5,5-Diethylbarbitursäure, Natriumsalz.
Mindestens 98,0 Prozent $C_8H_{11}N_2NaO_3$.

Farblose Kristalle oder weißes, kristallines Pulver; leicht löslich in Wasser, schwer löslich in Ethanol, praktisch unlöslich in Ether.

Barbitursäure *R* 1009100

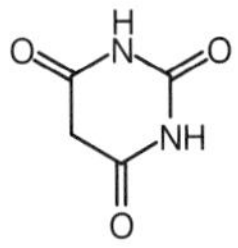

$C_4H_4N_2O_3$ M_r 128,1
CAS Nr. 67-52-7.
1*H*,3*H*,5*H*-Pyrimidin-2,4,6-trion.

Weißes bis fast weißes Pulver; schwer löslich in Wasser, leicht löslich in siedendem Wasser und in verdünnten Säuren.

Smp: Etwa 253 °C.

Bariumcarbonat *R* 1009200

$BaCO_3$ M_r 197,3
CAS Nr. 513-77-9.

Weißes Pulver oder weiße, bröckelige Masse; praktisch unlöslich in Wasser.

Bariumchlorid *R* 1009300

$BaCl_2 \cdot 2\,H_2O$ M_r 244,3
CAS Nr. 10326-27-9.

Farblose Kristalle; leicht löslich in Wasser, schwer löslich in Ethanol.

Bariumchlorid-Lösung *R* 1 1009301

Eine Lösung von Bariumchlorid *R* (61 g · l^{-1}).

Bariumchlorid-Lösung *R* 2 1009302

Eine Lösung von Bariumchlorid *R* (36,5 g · l^{-1}).

Bariumhydroxid *R* 1009400

$Ba(OH)_2 \cdot 8\,H_2O$ M_r 315,5
CAS Nr. 12230-71-6.

Farblose Kristalle, löslich in Wasser.

Bariumhydroxid-Lösung *R* 1009401

Eine Lösung von Bariumhydroxid *R* (47,3 g · l^{-1}).

Bariumsulfat *R* 1009500

CAS Nr. 7727-43-7.

Muß der Monographie **Bariumsulfat (Barii sulfas)** entsprechen.

Benzaldehyd *R* 1009600

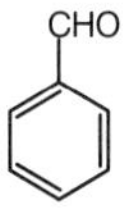

C_7H_6O M_r 106,1
CAS Nr. 100-52-7.

Farblose bis schwach gelbe Flüssigkeit; schwer löslich in Wasser, mischbar mit Ethanol und Ether.

d_{20}^{20}: Etwa 1,05.

n_D^{20}: Etwa 1,545.

Destillationsbereich (2.2.11): Mindestens 95 Prozent müssen zwischen 177 und 180 °C destillieren.

Vor Licht geschützt zu lagern.

Benzethoniumchlorid *R* 1009900

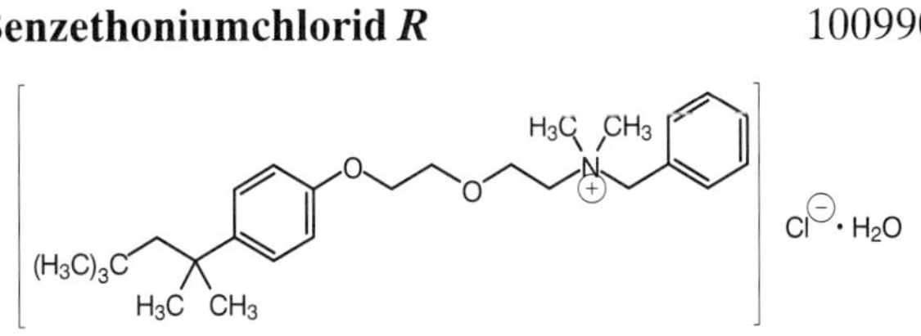

$C_{27}H_{42}ClNO_2 \cdot H_2O$ M_r 466,1
CAS Nr. 121-54-0.
Benzyldimethyl-(2-{2-[4-(1,1,3,3-tetramethylbutyl)-phenoxy]ethoxy}ethyl)ammoniumchlorid, Monohydrat.

Reagenzien

Feines, weißes Pulver oder farblose Kristalle; löslich in Wasser und Ethanol, schwer löslich in Ether.

Smp: Etwa 163 °C.

Vor Licht geschützt zu lagern.

Benzoesäure *R* 1010100

CAS Nr. 65-85-0.

Muß der Monographie **Benzoesäure (Acidum benzoicum)** entsprechen.

Benzoin *R* 1010200

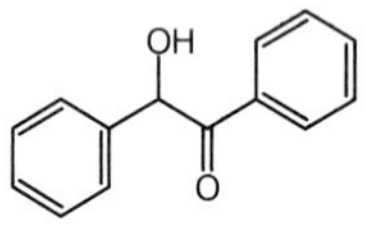

$C_{14}H_{12}O_2$ M_r 212,3

CAS Nr. 579-44-2.

2-Hydroxy-1,2-diphenylethanon.

Schwach gelbliche Kristalle; sehr schwer löslich in Wasser, leicht löslich in Aceton, löslich in heißem Ethanol, wenig löslich in Ether.

Smp: Etwa 137 °C.

Benzol *R* 1009800

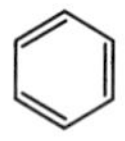

C_6H_6 M_r 78,1

CAS Nr. 71-43-2.

Klare, farblose, entflammbare Flüssigkeit; praktisch unlöslich in Wasser, mischbar mit Ethanol und Ether.

Sdp: Etwa 80 °C.

Benzophenon *R* 1010300

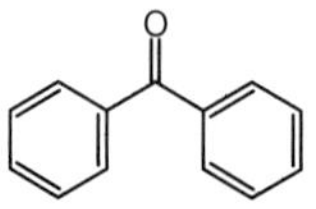

$C_{13}H_{10}O$ M_r 182,2

CAS Nr. 119-61-9.

Diphenylmethanon.

Prismatische Kristalle; praktisch unlöslich in Wasser, leicht löslich in Ethanol und Ether.

Smp: Etwa 48 °C.

Benzoylargininethylesterhydrochlorid *R* 1010500

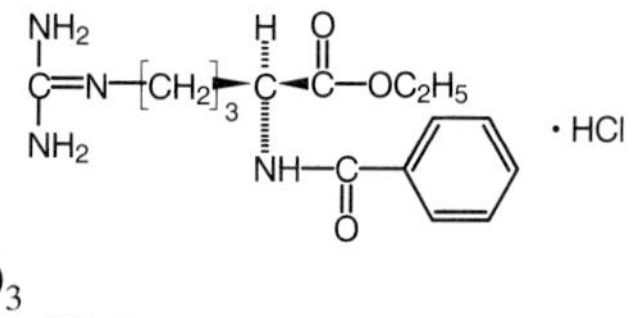

$C_{15}H_{23}ClN_4O_3$ M_r 342,8

CAS Nr. 2645-08-1.

Ethyl[(*S*)-2-benzamido-5-guanidinovalerianat]-hydrochlorid.

Weißes, kristallines Pulver; sehr leicht löslich in Wasser und wasserfreiem Ethanol, praktisch unlöslich in Ether.

$[\alpha]_D^{20}$: –15 bis –18°, an einer Lösung der Substanz (10 g · l^{-1}) bestimmt.

Smp: Etwa 129 °C.

$A_{1\,cm}^{1\%}$: 310 bis 340, bei 227 nm mit einer Lösung der Substanz (0,01 g · l^{-1}) bestimmt.

Benzoylchlorid *R* 1010400

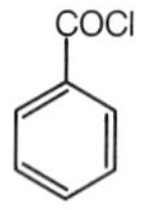

C_7H_5ClO M_r 140,6

CAS Nr. 98-88-4.

Farblose, tränenreizende Flüssigkeit; löslich in Ether. Die Substanz zersetzt sich in Gegenwart von Wasser und Ethanol.

d_{20}^{20}: Etwa 1,21.

Sdp: Etwa 197 °C.

N*-Benzoyl-L-prolyl-L-phenylalanyl-L-arginin(4-nitroanilid)-acetat *R 1010600

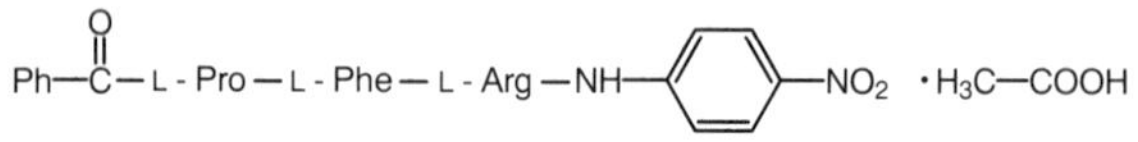

$C_{35}H_{42}N_8O_8$ M_r 703

Benzylalkohol *R* 1010700

CAS Nr. 100-51-6.

Muß der Monographie **Benzylalkohol (Alcohol benzylicus)** entsprechen.

Benzylbenzoat *R* 1010800

CAS Nr. 120-51-4.

Muß der Monographie **Benzylbenzoat (Benzylis benzoas)** und zusätzlich folgender Prüfung entsprechen:

Dünnschichtchromatographie: Die Substanz wird wie in der Monographie **Perubalsam (Balsamum peruvianum)** vorgeschrieben geprüft, wobei 20 µl einer 0,3prozentigen Lösung (*V/V*) der Substanz in Ethylacetat *R* aufgetragen werden. Nach dem Besprühen und Erhitzen zeigt das Chromatogramm einen Hauptfleck mit einem R_f-Wert von etwa 0,8.

Benzylcinnamat *R* 1010900

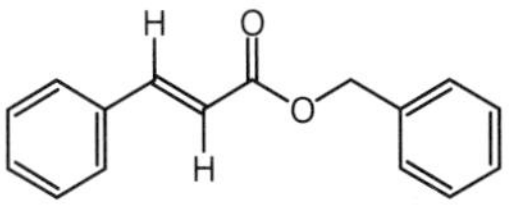

$C_{16}H_{14}O_2$ M_r 238,3
CAS Nr. 103-41-3.

Farblose bis gelbliche Kristalle; praktisch unlöslich in Wasser, löslich in Ethanol und Ether.

Smp: Etwa 39 °C.

Dünnschichtchromatographie: Die Substanz wird wie in der Monographie **Perubalsam (Balsamum peruvianum)** vorgeschrieben geprüft, wobei 20 µl einer Lösung der Substanz (3 g · l^{-1}) in Ethylacetat *R* aufgetragen werden. Nach dem Besprühen und Erhitzen zeigt das Chromatogramm einen Hauptfleck mit einem R_f-Wert von etwa 0,6.

Benzylpenicillin-Natrium *R* 1011000

CAS Nr. 69-57-8.

Muß der Monographie **Benzylpenicillin-Natrium (Benzylpenicillinum natricum)** entsprechen.

2-Benzylpyridin *R* 1112900

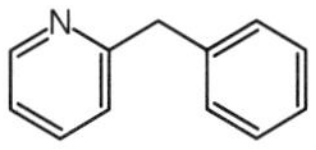

$C_{12}H_{11}N$ M_r 169,2
CAS Nr. 101-82-6.
Mindestens 98,0 Prozent $C_{12}H_{11}N$.

Gelbe Flüssigkeit.

Smp: 13 bis 16 °C.

Bergapten *R* 1103700

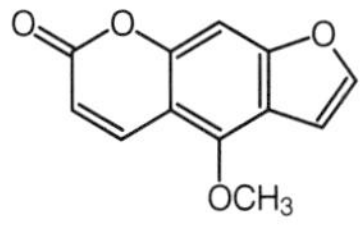

$C_{12}H_8O_4$ M_r 216,2
CAS Nr. 484-20-8.
4-Methoxy-7*H*-furo[3,2-*g*]chromen-7-on;
Syn. 5-Methoxypsoralen.

Farblose Kristalle; praktisch unlöslich in Wasser, wenig löslich in Ethanol, schwer löslich in Essigsäure.

Smp: Etwa 188 °C.

Bernsteinsäure *R* 1085600

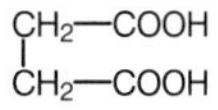

$C_4H_6O_4$ M_r 118,1
CAS Nr. 110-15-6.
Butandisäure.

Weißes, kristallines Pulver oder farblose Kristalle; löslich in Wasser und Ethanol.

Smp: 184 bis 187 °C.

Betulin *R* 1011100

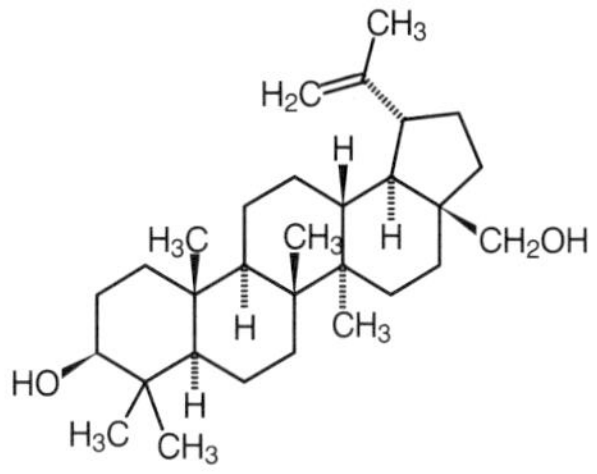

$C_{30}H_{50}O_2$ M_r 442,7
CAS Nr. 473-98-3.
Lup-20(39)-en-3β,28-diol.

Weißes, kristallines Pulver.

Smp: 248 bis 251 °C.

Bibenzyl *R* 1011200

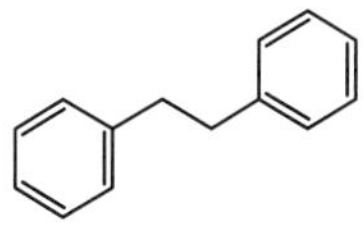

$C_{14}H_{14}$ M_r 182,3
CAS Nr. 103-29-7.
1,2-Diphenylethan.

Weißes, kristallines Pulver; praktisch unlöslich in Wasser, sehr leicht löslich in Dichlormethan, leicht löslich in Aceton, löslich in Ethanol.

Smp: 50 bis 53 °C.

4-Biphenylol *R* 1011300

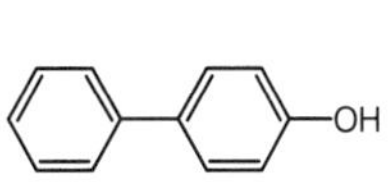

$C_{12}H_{10}O$ M_r 170,2
CAS Nr. 90-43-7.
Biphenyl-4-ol; 4-Phenylphenol.

Weißes, kristallines Pulver; praktisch unlöslich in Wasser.

Smp: 164 bis 167 °C.

Bisbenzimid *R* 1103800

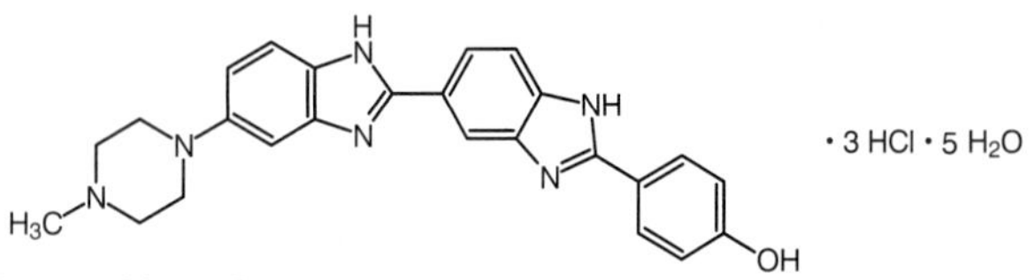

$C_{25}H_{27}Cl_3N_6O \cdot 5\,H_2O$ M_r 624
CAS Nr. 23491-44-3.
4-{5-[5-(4-Methylpiperazin-1-yl)benzimidazol-2-yl]-benzimidazol-2-yl}phenol-trihydrochlorid, Pentahydrat.

Bisbenzimid-Lösung *R* 1103802

100 µl Bisbenzimid-Stammlösung *R* werden mit natriumchloridhaltiger Phosphat-Pufferlösung *p*H 7,4 *R* zu 100 ml verdünnt.
Bei Bedarf frisch herzustellen.

Bisbenzimid-Stammlösung *R* 1103801

5 mg Bisbenzimid *R* werden in Wasser *R* zu 100 ml gelöst.
Im Dunkeln zu lagern.

Bismutnitrat, basisches *R* 1011500

$4\,BiNO_3(OH)_2 \cdot BiO(OH)$ M_r 1462
CAS Nr. 1304-85-4.

Weißes Pulver; praktisch unlöslich in Wasser.

Bismutnitrat, basisches *R* 1 1011501

Mindestens 71,5 und höchstens 74,0 Prozent Bismut (Bi) sowie mindestens 14,5 und höchstens 16,5 Prozent Nitrat, berechnet als Distickstoffpentoxid (N_2O_5).

Bismutnitrat-Lösung *R* 1011502

5 g basisches Bismutnitrat *R* 1 werden in einer Mischung von 8,4 ml Salpetersäure *R* und 50 ml Wasser *R* gelöst. Die Lösung wird mit Wasser *R* zu 250 ml verdünnt. Falls erforderlich wird filtriert.

Acidität: 10 ml Lösung werden mit 0,05 ml Methylorange-Lösung *R* versetzt. 5,0 bis 6,25 ml Natriumhydroxid-Lösung (1 mol · l^{-1}) müssen bis zum Farbumschlag des Indikators verbraucht werden.

N,O*-Bis(trimethylsilyl)acetamid *R 1093600

$C_8H_{21}NOSi_2$ M_r 203,4
CAS Nr. 10416-59-8.

Farblose Flüssigkeit.

d_{20}^{20}: Etwa 0,83.

Biuret *R* 1011600

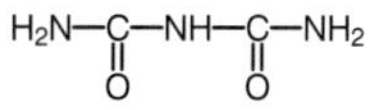

$C_2H_5N_3O_2$ M_r 103,1
CAS Nr. 108-19-0.

Weiße, hygroskopische Kristalle; löslich in Wasser, wenig löslich in Ethanol, sehr schwer löslich in Ether.

Smp: 188 bis 190 °C, unter Zersetzung.

Dicht verschlossen zu lagern.

Biuret-Reagenz *R* 1011601

1,5 g Kupfer(II)-sulfat *R* 7und 6,0 g7 Kaliumnatriumtartrat *R* werden in 500 ml Wasser *R* gelöst. Nach Zusatz von 300 ml einer kohlendioxidfreien Lösung von Natriumhydroxid *R* (100 g · l^{-1}) wird mit der gleichen Lösung zu 1000 ml verdünnt und gemischt.

Blei(II)-acetat *R* 1048100

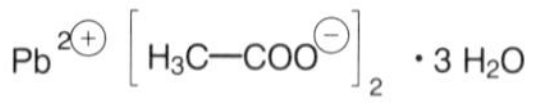

$C_4H_6O_4Pb \cdot 3\,H_2O$ M_r 379,3
CAS Nr. 6080-56-4.

Farblose, verwitternde Kristalle; leicht löslich in Wasser, löslich in Ethanol.

Blei(II)-acetat-Lösung *R* 1048103

Eine Lösung von Blei(II)-acetat *R* (95 g · l^{-1}) in kohlendioxidfreiem Wasser *R*.

Blei(II)-acetat-Lösung, basische *R* 1048400

CAS Nr. 1335-32-6.

Mindestens 16,7 und höchstens 17,4 Prozent (*m/m*) Pb (A_r 207,2) als Acetat, das etwa folgender Zusammensetzung entspricht: $C_8H_{14}O_{10}Pb_3$.

40,0 g Blei(II)-acetat *R* werden in 90 ml kohlendioxidfreiem Wasser *R* gelöst. Die Lösung wird mit konzentrierter Natriumhydroxid-Lösung *R* auf einen *p*H-Wert von 7,5 eingestellt. Nach dem Zentrifugieren wird die klare, farblose, überstehende Flüssigkeit verwendet.

Dicht verschlossen bleibt die Lösung klar.

Blei(II)-acetat-Papier *R* 1048102

Weißes Filterpapier (80 g/m²) wird in eine Mischung von 1 Volumteil verdünnter Essigsäure *R* und 10 Volumteilen Blei(II)-acetat-Lösung *R* eingetaucht. Nach dem Trocknenlassen wird das Filterpapier in Streifen von 15 mm × 40 mm geschnitten.

Blei(II)-acetat-Watte *R* 1048101

Watte wird in eine Mischung von 1 Volumteil verdünnter Essigsäure *R* und 10 Volumteilen Blei(II)-acetat-Lösung *R* eingetaucht. Zur Entfernung der überschüssigen Lösung wird die Watte, ohne sie auszudrücken, auf mehrere Lagen Filterpapier gelegt und an der Luft trocknen gelassen.

Dicht verschlossen zu lagern.

Blei(II)-nitrat *R* 1048300

$Pb(NO_3)_2$ M_r 331,2
CAS Nr. 10099-74-8.

Farblose Kristalle oder weißes, kristallines Pulver; leicht löslich in Wasser.

Blei(II)-nitrat-Lösung *R* 1048301

Eine Lösung von Blei(II)-nitrat *R* (33 g · l^{-1}).

Blei(IV)-oxid *R* 1048200

PbO_2 M_r 239,2
CAS Nr. 1309-60-0.
Syn. Bleidioxid.

Dunkelbraunes Pulver, das beim Erhitzen Sauerstoff abgibt; praktisch unlöslich in Wasser, löslich in Salzsäure unter Entwicklung von Chlor, löslich in verdünnter Salpetersäure in Gegenwart von Wasserstoffperoxid-Lösung, Oxalsäure oder anderen, reduzierenden Substanzen, löslich in heißen, konzentrierten Alkalihydroxid-Lösungen.

Blutgerinnungsfaktor Xa *R* 1037300

Blutgerinnungsfaktor Xa ist ein Enzym, das Prothrombin in Thrombin umwandelt. Die nicht vollständig gereinigte Zubereitung wird aus flüssigem Plasma vom Rind gewonnen und kann durch Aktivierung des Proenzyms Blutgerinnungsfaktor X mit Hilfe eines geeigneten Aktivators wie dem Gift der Kettenviper hergestellt werden.

Die gefriergetrocknete Zubereitung ist bei –20 °C und die gefrorene Lösung bei –20 °C oder darunter zu lagern.

Blutgerinnungsfaktor-Xa-Lösung *R* 1037301

Blutgerinnungsfaktor Xa *R* wird entsprechend den Angaben des Herstellers mit natriumchloridhaltiger Trometamol-Pufferlösung *p*H 7,4 *R* gelöst und verdünnt.

Die Veränderung der Absorption der Lösung (2.2.25), gemessen bei 405 nm gegen die natriumchloridhaltige Trometamol-Pufferlösung als Kompensationsflüssigkeit, darf höchstens 0,15 bis 0,20 je Minute betragen.

Blutplättchen-Ersatz *R* 1066400

0,5 bis 1 g Phospholipid *R* werden mit 20 ml Aceton *R* versetzt. Die Mischung wird unter häufigem Schütteln 2 h lang stehengelassen und dann 2 min lang zentrifugiert. Die überstehende Flüssigkeit wird verworfen. Der Rückstand wird im Vakuum bei 1,5 bis 2,5 kPa getrocknet, mit 20 ml Chloroform *R* versetzt und 2 h lang geschüttelt. Die Mischung wird unter Vakuum filtriert und der Rückstand in 5 bis 10 ml einer Lösung von Natriumchlorid *R* (9 g · l^{-1}) suspendiert.

Für die Bestimmung von Faktor IX wird eine Verdünnung mit einer Lösung von Natriumchlorid *R* (9 g · l^{-1}) so hergestellt, daß die Differenz der Koagulationszeiten zwischen fortlaufenden Verdünnungen der Referenzzubereitung etwa 10 s beträgt.

Die verdünnten Suspensionen können, bei –30 °C gelagert, bis zu 6 Wochen lang verwendet werden.

BMP-Mischindikator-Lösung *R* 1013000

0,1 g Bromthymolblau *R*, 20 mg Methylrot *R* und 0,2 g Phenolphthalein *R* werden in Ethanol 96 % *R* zu 100 ml gelöst. Die Lösung wird filtriert.

Borneol *R* 1011900

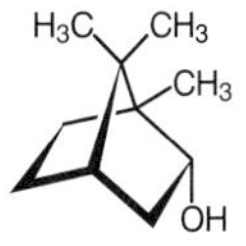

$C_{10}H_{18}O$ M_r 154,3
CAS Nr. 507-70-0.
endo-2-Bornanol.

Farblose Kristalle, leicht sublimierbar; praktisch unlöslich in Wasser, leicht löslich in Ethanol, Ether und Petroläther.

Smp: Etwa 208 °C.

Dünnschichtchromatographie (2.2.27): Auf eine Schicht von Kieselgel G *R* werden 10 µl einer Lösung der Substanz (1 g · l^{-1}) in Toluol *R* aufgetragen. Die Chromatographie erfolgt über eine Laufstrecke von 10 cm mit Chloroform *R*.

Die Platte wird an der Luft trocknen gelassen, mit Anisaldehyd-Reagenz *R* (10 ml für eine 200-mm × 200-mm-Platte) besprüht und 10 min lang bei 100 bis 105 °C erhitzt. Das Chromatogramm darf nur einen Hauptfleck zeigen.

Bornylacetat *R* 1012000

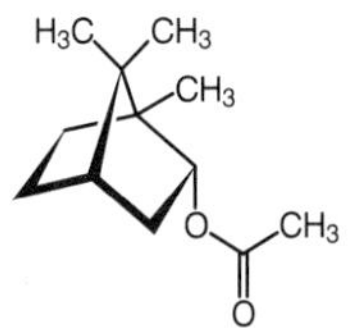

$C_{12}H_{20}O_2$ M_r 196,3
CAS Nr. 5655-61-8.
endo-2-Bornylacetat.

Farblose Kristalle oder farblose Flüssigkeit; sehr schwer löslich in Wasser, löslich in Ethanol und Ether.

Smp: Etwa 28 °C.

Dünnschichtchromatographie (2.2.27): Auf eine Schicht von Kieselgel G *R* werden 10 µl einer Lösung der Substanz (2 g · l^{-1}) in Toluol *R* aufgetragen. Die Chromatographie erfolgt über eine Laufstrecke von 10 cm mit Chloroform *R*. Die Platte wird an der Luft trocknen gelassen, mit Anisaldehyd-Reagenz *R* (10 ml für eine 200-mm x 200-mm-Platte) besprüht und 10 min lang bei 100 bis 105 °C erhitzt. Das Chromatogramm darf nur einen Hauptfleck zeigen.

Borsäure *R* 1011800

CAS Nr. 10043-35-3.

Muß der Monographie **Borsäure (Acidum boricum)** entsprechen.

Bortrichlorid *R* 1112000

BCl_3 M_r 117,2
CAS Nr. 10294-34-5.

Farbloses Gas; reagiert mit Wasser sehr heftig.
Die Substanz ist als Lösung in geeigneten Lösungsmitteln (2-Chlorethanol, Dichlormethan, Hexan, Heptan, Methanol) erhältlich.

Vorsicht: Die Substanz ist toxisch und wirkt ätzend.

Sdp: Etwa 12,6 °C.

n_D^{20}: Etwa 1,420.

Bortrichlorid-Lösung, methanolische *R* 1112001

Eine Lösung von Bortrichlorid *R* (120 g · l^{-1}) in Methanol *R*.
Die Lösung ist bei –20 °C vor Licht geschützt in Ampullen zu lagern.

Bortrifluorid *R* 1012100

BF_3 M_r 67,8
CAS Nr. 7637-07-2.

Farbloses Gas.

Brenzcatechin *R* 1073600

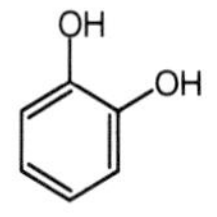

$C_6H_6O_2$ M_r 110,1
CAS Nr. 120-80-9.
1,2-Benzoldiol.

Farblose bis schwach gelblich gefärbte Kristalle; löslich in Wasser, Aceton, Ethanol und Ether.

Smp: Etwa 102 °C.

Vor Licht geschützt zu lagern.

Brenztraubensäure *R* 1109300

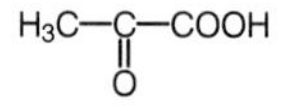

$C_3H_4O_3$ M_r 88,1
CAS Nr. 127-17-3.
2-Oxopropansäure.

Gelbliche Flüssigkeit; mischbar mit Wasser, wasserfreiem Ethanol und Ether.

d_{20}^{20}: Etwa 1,267.

n_D^{20}: Etwa 1,413.

Sdp: Etwa 165 °C.

Brom *R* 1012400

Br_2 M_r 159,8
CAS Nr. 7726-95-6.

Braunrote, rauchende Flüssigkeit; schwer löslich in Wasser, löslich in Ethanol und Ether.

d_{20}^{20}: Etwa 3,1.

Brom-Lösung *R* 1012401

30 g Brom *R* und 30 g Kaliumbromid *R* werden in Wasser *R* zu 100 ml gelöst.

Bromcresolgrün *R* 1012600

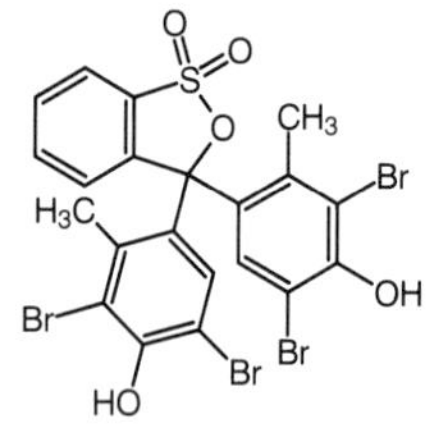

$C_{21}H_{14}Br_4O_5S$ M_r 698
CAS Nr. 76-60-8.
4,4′-(3*H*-2,1-Benzoxathiol-3-yliden)bis(2,6-dibrom-3-methylphenol)-*S*,*S*-dioxid.

Bräunlichweißes Pulver; schwer löslich in Wasser, löslich in Ethanol und verdünnten Alkalihydroxid-Lösungen.

Bromcresolgrün-Lösung *R* 1012601

50 mg Bromcresolgrün *R* werden in 0,72 ml Natriumhydroxid-Lösung (0,1 mol · l^{-1}) und 20 ml Ethanol 96 % *R*

gelöst. Die Lösung wird mit Wasser *R* zu 100 ml verdünnt.

Empfindlichkeitsprüfung: Eine Mischung von 0,2 ml der Bromcresolgrün-Lösung und 100 ml kohlendioxidfreiem Wasser *R* muß blau sein. Bis zum Farbumschlag nach Gelb dürfen höchstens 0,2 ml Salzsäure (0,02 mol · l^{-1}) verbraucht werden.

Umschlagsbereich: *p*H-Wert 3,6 (gelb) bis 5,2 (blau).

Bromcresolgrün-Methylrot-Mischindikator-Lösung *R* 1012602

0,15 g Bromcresolgrün *R* und 0,1 g Methylrot *R* werden in 180 ml wasserfreiem Ethanol *R* gelöst und mit Wasser *R* zu 200 ml verdünnt.

Bromcresolpurpur *R* 1012700

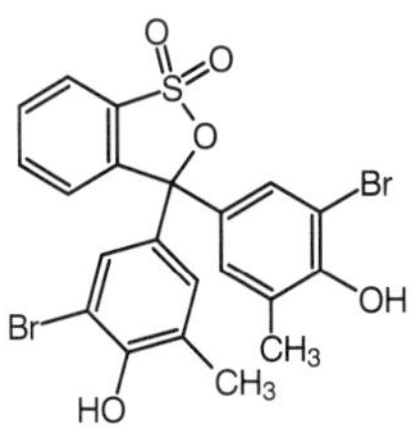

$C_{21}H_{16}Br_2O_5S$ M_r 540,2
CAS Nr. 115-40-2.
4,4′-(3*H*-2,1-Benzoxathiol-3-yliden)bis(2-brom-6-methylphenol)-*S*,*S*-dioxid.

Rosarotes Pulver; praktisch unlöslich in Wasser, löslich in Ethanol und verdünnten Alkalihydroxid-Lösungen.

Bromcresolpurpur-Lösung *R* 1012701

50 mg Bromcresolpurpur *R* werden in 0,92 ml Natriumhydroxid-Lösung (0,1 mol · l^{-1}) und 20 ml Ethanol 96 % *R* gelöst. Die Lösung wird mit Wasser *R* zu 100 ml verdünnt.

Empfindlichkeitsprüfung: Eine Mischung von 0,2 ml der Bromcresolpurpur-Lösung, 100 ml kohlendioxidfreiem Wasser *R* und 0,05 ml Natriumhydroxid-Lösung (0,02 mol · l^{-1}) muß blauviolett sein. Bis zum Farbumschlag nach Gelb dürfen höchstens 0,2 ml Salzsäure (0,02 mol · l^{-1}) verbraucht werden.

Umschlagsbereich: *p*H-Wert 5,2 (gelb) bis 6,8 (blauviolett).

Bromcyan-Lösung *R* 1023700

CAS Nr. 506-68-3.

Bromwasser *R* wird tropfenweise und unter Kühlung bis zum Verschwinden der Gelbfärbung mit Ammoniumthiocyanat-Lösung (0,1 mol · l^{-1}) versetzt.
Bei Bedarf frisch herzustellen.

Bromdesoxyuridin *R* 1012500

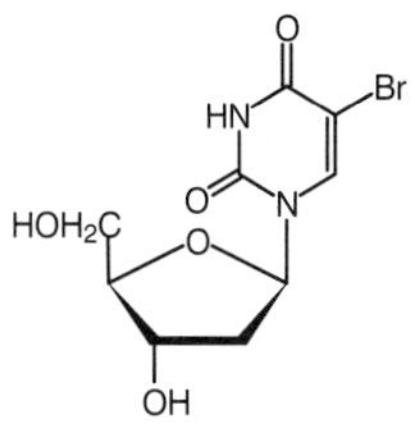

$C_9H_{11}BrN_2O_5$ M_r 307,1
CAS Nr. 59-14-3.

5-Brom-2′-desoxyuridin; 5-Brom-1-(2-desoxy-β-D-*erythro*-pentofuranosyl)-1*H*,3*H*-pyrimidin-2,4-dion.

Smp: Etwa 194 °C.

Dünnschichtchromatographie: Wird die Substanz unter den Bedingungen, wie unter **Idoxuridin (Idoxuridinum)** angegeben, geprüft, zeigt das Chromatogramm von 5 µl einer Lösung der Substanz (0,25 g · l^{-1}) nur einen Hauptfleck.

Bromelain *R* 1012300

CAS Nr. 37189-34-7.

Konzentrat von proteolytischen Enzymen, die aus *Ananas comosus* Merr. gewonnen werden.

Hellgelbes Pulver.

Aktivität: 1 g Substanz setzt innerhalb von 20 min etwa 1,2 g Aminostickstoff aus einer Lösung von Gelatine *R* bei 45 °C und einem *p*H-Wert von 4,5 frei.

Bromelain-Lösung *R* 1012301

Eine Lösung von Bromelain *R* (10 g · l^{-1}) in einer Mischung von 1 Volumteil Phosphat-Pufferlösung *p*H 5,5 *R* und 9 Volumteilen einer Lösung von Natriumchlorid *R* (9 g · l^{-1}).

Bromphenolblau *R* 1012800

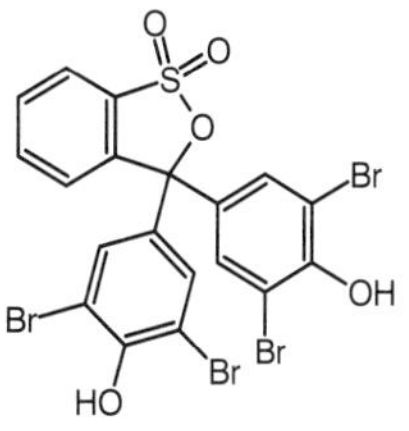

$C_{19}H_{10}Br_4O_5S$ M_r 670
CAS Nr. 115-39-9.

4,4′-(3*H*-2,1-Benzoxathiol-3-yliden)bis(2,6-dibromphenol)-*S*,*S*-dioxid.

Hellorangegelbes Pulver; sehr schwer löslich in Wasser, schwer löslich in Ethanol, leicht löslich in Alkalihydroxid-Lösungen.

Reagenzien

Bromphenolblau-Lösung *R* 1012801

0,1 g Bromphenolblau *R* werden in 1,5 ml Natriumhydroxid-Lösung (0,1 mol · l^{-1}) und 20 ml Ethanol 96 % *R* gelöst. Die Lösung wird mit Wasser *R* zu 100 ml verdünnt.

Empfindlichkeitsprüfung: Eine Mischung von 0,05 ml der Bromphenolblau-Lösung, 20 ml kohlendioxidfreiem Wasser *R* und 0,05 ml Salzsäure (0,1 mol · l^{-1}) muß gelb sein. Bis zum Farbumschlag nach Blauviolett dürfen höchstens 0,1 ml Natriumhydroxid-Lösung (0,1 mol · l^{-1}) verbraucht werden.

Umschlagsbereich: *p*H-Wert 2,8 (gelb) bis 4,4 (blauviolett).

Bromphenolblau-Lösung *R* 1 1012802

50 mg Bromphenolblau *R* werden unter schwachem Erwärmen in 3,73 ml Natriumhydroxid-Lösung (0,02 mol · l^{-1}) gelöst. Die Lösung wird mit Wasser *R* zu 100 ml verdünnt.

Bromphenolblau-Lösung *R* 2 1012803

0,2 g Bromphenolblau *R* werden in einer Mischung von 3 ml Natriumhydroxid-Lösung (0,1 mol · l^{-1}) und 10 ml Ethanol 96 % *R* unter Erwärmen gelöst. Nach dem Abkühlen wird mit Ethanol 96 % *R* zu 100 ml verdünnt.

Bromthymolblau *R* 1012900

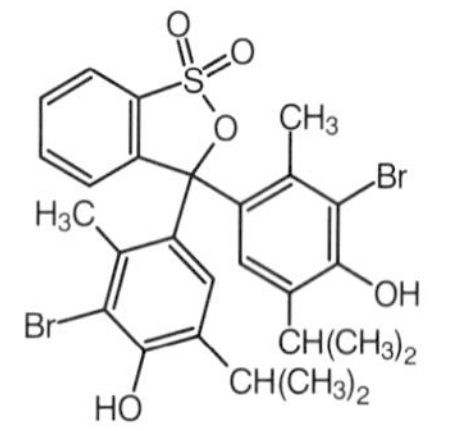

$C_{27}H_{28}Br_2O_5S$ M_r 624

CAS Nr. 76-59-5.

4,4′-(3*H*-2,1-Benzoxathiol-3-yliden)bis(2-brom-6-isopropyl-3-methylphenol)-*S*,*S*-dioxid.

Rosarotes bis bräunliches Pulver; praktisch unlöslich in Wasser, löslich in Ethanol und verdünnten Alkalihydroxid-Lösungen.

Bromthymolblau-Lösung *R* 1 1012901

50 mg Bromthymolblau *R* werden in einer Mischung von 4 ml Natriumhydroxid-Lösung (0,02 mol · l^{-1}) und 20 ml Ethanol 96 % *R* gelöst. Die Lösung wird mit Wasser *R* zu 100 ml verdünnt.

Empfindlichkeitsprüfung: Eine Mischung von 0,3 ml Bromthymolblau-Lösung *R* 1 und 100 ml kohlendioxidfreiem Wasser *R* muß gelb sein. Bis zum Farbumschlag nach Blau dürfen höchstens 0,1 ml Natriumhydroxid-Lösung (0,02 mol · l^{-1}) verbraucht werden.

Umschlagsbereich: *p*H-Wert 5,8 (gelb) bis 7,4 (blau).

Bromthymolblau-Lösung *R* 2 1012902

Eine Lösung von Bromthymolblau *R* (10 g · l^{-1}) in Dimethylformamid *R*.

Bromthymolblau-Lösung *R* 3 1012903

0,1 g Bromthymolblau *R* werden in einer Mischung von 3,2 ml Natriumhydroxid-Lösung (0,05 mol · l^{-1}) und 5 ml Ethanol 90 % *R* unter Erwärmen gelöst. Die Lösung wird mit Ethanol 90 % *R* zu 250 ml verdünnt.

Bromwasser *R* 1012402

3 ml Brom *R* werden mit 100 ml Wasser *R* bis zur Sättigung geschüttelt.

Die Lösung ist über Brom *R* und vor Licht geschützt zu lagern.

Bromwasser *R* 1 1012403

0,5 ml Brom *R* werden mit 100 ml Wasser *R* geschüttelt. Die Lösung ist vor Licht geschützt zu lagern und höchstens 1 Woche lang haltbar.

Bromwasserstoffsäure 30 % *R* 1098700

CAS Nr. 10035-10-6.

Eine 30prozentige (*m/m*) Lösung von Bromwasserstoffsäure in Essigsäure 98 % *R*.

Beim Öffnen wird vorsichtig entgast.

Bromwasserstoffsäure, verdünnte *R* 1098701

5,0 ml Bromwasserstoffsäure 30 % *R* werden in Probeflaschen aus Braunglas mit Polyethylenstopfen unter Argon *R* versiegelt und unter Lichtschutz aufbewahrt. Vor Gebrauch werden 5,0 ml Essigsäure 98 % *R* hinzugefügt, gemischt und unter Lichtschutz aufbewahrt.

Brucin *R* 1013100

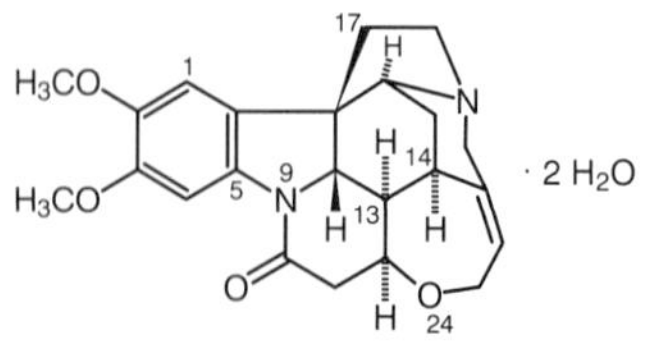

$C_{23}H_{26}N_2O_4 \cdot 2\,H_2O$ M_r 430,5

CAS Nr. 357-57-3.

2,3-Dimethoxy-10-strychnidinon, Dihydrat.

Farblose Kristalle; schwer löslich in Wasser, leicht löslich in Ethanol und Ether.

Smp: Etwa 178 °C.

1-Butanol *R* 1013200

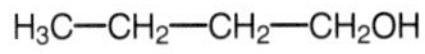

$C_4H_{10}O$ M_r 74,1
CAS Nr. 71-36-3.
Syn. *n*-Butanol.

Klare, farblose Flüssigkeit; mischbar mit Ethanol.

d_{20}^{20}: Etwa 0,81.

Sdp: 116 bis 119 °C.

2-Butanol *R* 1 1013301

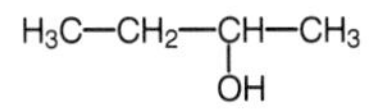

$C_4H_{10}O$ M_r 74,1
CAS Nr. 78-92-2.
Mindestens 99,0 Prozent $C_4H_{10}O$.

Klare, farblose Flüssigkeit; löslich in Wasser, mischbar mit Ethanol und Ether.

d_{20}^{20}: Etwa 0,81.

Destillationsbereich (2.2.11): Mindestens 95 Prozent müssen zwischen 99 und 100 °C destillieren.

Gehaltsbestimmung: Die Bestimmung erfolgt mit Hilfe der Gaschromatographie (2.2.28) unter den in der Monographie **2-Propanol (Alcohol isopropylicus)** angegebenen Bedingungen.

tert.* Butanol *R 1056500

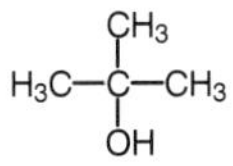

$C_4H_{10}O$ M_r 74,1
CAS Nr. 75-65-0.
2-Methyl-2-propanol.

Klare, farblose Flüssigkeit oder kristalline Masse; löslich in Wasser, mischbar mit Ethanol und Ether.

Destillationsbereich (2.2.11): Mindestens 95 Prozent müssen zwischen 81 und 83 °C destillieren.

Erstarrungspunkt (2.2.18): Etwa 25 °C.

Butano-4-lacton *R* 1104000

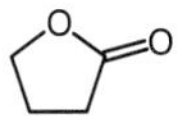

$C_4H_6O_2$ M_r 86,1
Tetrahydrofuran-2-on;
γ-Butyrolacton.

Ölige Flüssigkeit; mischbar mit Wasser, löslich in Methanol und Ether.

n_D^{25}: Etwa 1,435.

Sdp: 204 °C

Buttersäure *R* 1014000

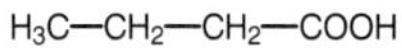

$C_4H_8O_2$ M_r 88,1
CAS Nr. 107-92-6.
Butansäure.

Ölige Flüssigkeit; mischbar mit Wasser, Ethanol und Ether.

Butylacetat *R* 1013400

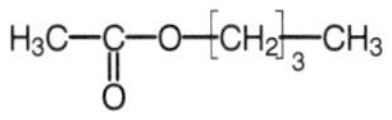

$C_6H_{12}O_2$ M_r 116,2
CAS Nr. 123-86-4.

Klare, farblose, entflammbare Flüssigkeit; schwer löslich in Wasser, mischbar mit Ethanol und Ether.

d_{20}^{20}: Etwa 0,88.

n_D^{20}: Etwa 1,395.

Destillationsbereich (2.2.11): Mindestens 95 Prozent müssen zwischen 123 und 126 °C destillieren.

Butylacetat *R* 1 1013401

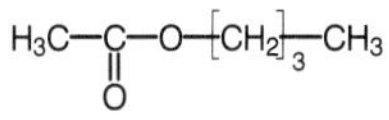

$C_6H_{12}O_2$ M_r 116,2

Klare, farblose, entflammbare Flüssigkeit; schwer löslich in Wasser, mischbar mit Ethanol und Ether.

d_{20}^{20}: Etwa 0,883.

n_D^{20}: Etwa 1,395.

Butanol: Höchstens 0,2 Prozent, mit Hilfe der Gaschromatographie bestimmt.

n-Butylformiat: Höchstens 0,1 Prozent, mit Hilfe der Gaschromatographie bestimmt.

n-Butylpropionat: Höchstens 0,1 Prozent, mit Hilfe der Gaschromatographie bestimmt.

Wasser: Höchstens 0,1 Prozent.

Gehalt: Mindestens 99,5 Prozent $C_6H_{12}O_2$, mit Hilfe der Gaschromatographie bestimmt.

Butylamin *R* 1013600

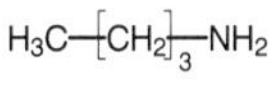

$C_4H_{11}N$ M_r 73,1
CAS Nr. 109-73-9.

Farblose Flüssigkeit; mischbar mit Wasser, Ethanol und Ether.

n_D^{20}: Etwa 1,401.

Sdp: Etwa 78 °C.

Vor Gebrauch zu destillieren und innerhalb eines Monats zu verwenden.

Butyldihydroxyboran *R* 1013700

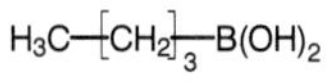

$C_4H_{11}BO_2$ M_r 101,9

CAS Nr. 4426-47-5.

Butylboronsäure.

Mindestens 98 Prozent $C_4H_{11}BO_2$.

Smp: 90 bis 92 °C.

Butyl-4-hydroxybenzoat *R* 1103900

CAS Nr. 94-26-8.

Muß der Monographie **Butyl-4-hydroxybenzoat (Butylis parahydroxybenzoas)** entsprechen.

Butylhydroxytoluol *R* 1013800

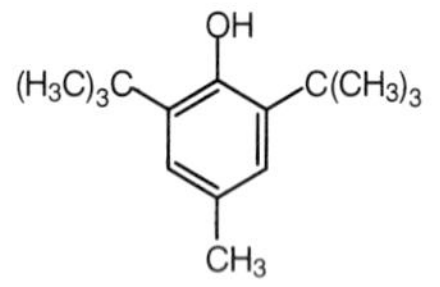

CAS Nr. 128-37-0.

Muß der Monographie **Butylhydroxytoluol (Butylhydroxytoluenum)** entsprechen.

tert.* Butylmethylether *R 1013900

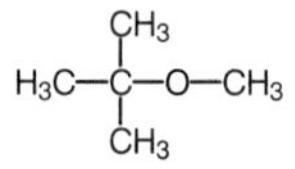

$C_5H_{12}O$ M_r 88,1

CAS Nr. 1634-04-4.

Klare, farblose, entflammbare Flüssigkeit.

n_D^{20}: Etwa 1,376.

Die Transmission (2.2.25) der Substanz, gegen Wasser *R* gemessen, muß mindestens betragen:

50 Prozent bei 240 nm
80 Prozent bei 255 nm
98 Prozent bei 280 nm.

C

Cadmium *R* 1014100

Cd A_r 112,4

CAS Nr. 10108-64-2.

Silberweißes, glänzendes Metall; praktisch unlöslich in Wasser, leicht löslich in Salpetersäure und heißer Salzsäure.

Caesiumchlorid *R* 1014200

CsCl M_r 168,4

CAS Nr. 7647-17-8.

Weißes Pulver; sehr leicht löslich in Wasser, leicht löslich in Methanol, praktisch unlöslich in Aceton.

Calciumcarbonat *R* 1014500

CAS Nr. 471-34-1.

Muß der Monographie **Calciumcarbonat (Calcii carbonas)** entsprechen.

Calciumcarbonat *R* 1 1014501

Entspricht Calciumcarbonat *R* mit folgender zusätzlicher Anforderung:

Chlorid (2.4.4): Höchstens 50 ppm.

Calciumchlorid *R* 1014600

CAS Nr. 10035-04-8.

Muß der Monographie **Calciumchlorid (Calcii chloridum)** entsprechen.

Calciumchlorid *R* 1 1014700

$CaCl_2 \cdot 4\,H_2O$ M_r 183,1

Calciumchlorid, Tetrahydrat.

Höchstens 0,05 ppm Fe.

Calciumchlorid, wasserfreies *R* 1014800

$CaCl_2$ M_r 111,0

CAS Nr. 10043-52-4.

Mindestens 98,0 Prozent $CaCl_2$, berechnet auf die getrocknete Substanz.

Weiße, zerfließliche Körnchen; sehr leicht löslich in Wasser, leicht löslich in Ethanol und Methanol.

Trocknungsverlust (2.2.32): Höchstens 5,0 Prozent, durch Trocknen im Trockenschrank bei 200 °C bestimmt.

Dicht verschlossen, vor Feuchtigkeit geschützt zu lagern.

Calciumchlorid-Lösung *R* 1014601

Eine Lösung von Calciumchlorid *R* (73,5 g · l^{-1}).

Calciumchlorid-Lösung (0,02 mol · l^{-1}) *R* 1014603

2,94 g Calciumchlorid *R* werden in 900 ml Wasser *R* gelöst. Die Lösung wird auf einen *p*H-Wert von 6,0 bis 6,2 eingestellt und mit Wasser *R* zu 1000,0 ml verdünnt.

Zwischen 2 und 8 °C zu lagern.

Calciumchlorid-Lösung (0,01 mol · l^{-1}) *R* 1014602

0,147 g Calciumchlorid *R* werden in Wasser *R* zu 100,0 ml gelöst.

Calciumhydroxid *R* 1015000

$Ca(OH)_2$ M_r 74,1

CAS Nr. 1305-62-0.

Weißes Pulver; fast vollständig löslich in 600 Teilen Wasser.

Calciumhydroxid-Lösung *R* 1015001

Frisch hergestellte, gesättigte Lösung von Calciumhydroxid *R*.

Calciumlactat *R* 1015100

CAS Nr. 41372-22-9.

Muß der Monographie **Calciumlactat-Pentahydrat (Calcii lactas pentahydricus)** entsprechen.

Calciumsulfat-Hemihydrat *R* 1015200

$CaSO_4 \cdot 0,5\ H_2O$ M_r 145,1

CAS Nr. 10101-41-4.

Weißes Pulver; löslich in etwa 1500 Teilen Wasser, praktisch unlöslich in Ethanol. Wird die Substanz im Verhältnis 2 zu 1 mit Wasser gemischt, erstarrt sie schnell zu einer harten, porösen Masse.

Calciumsulfat-Lösung *R* 1015201

5 g Calciumsulfat-Hemihydrat *R* werden 1 h lang mit 100 ml Wasser *R* geschüttelt; anschließend wird filtriert.

Calconcarbonsäure *R* 1015300

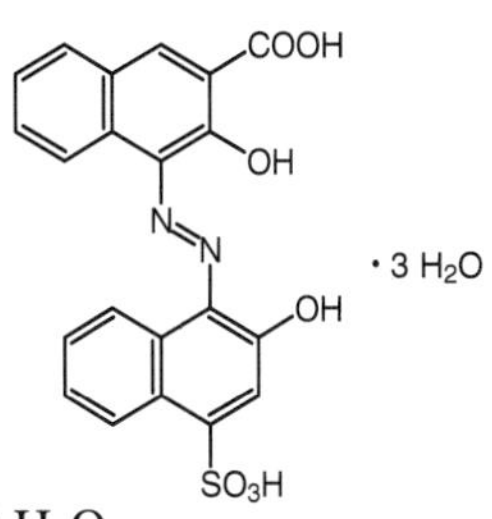

$C_{21}H_{14}N_2O_7S \cdot 3\ H_2O$ M_r 492,5

CAS Nr. 3737-95-9.

3-Hydroxy-4-(2-hydroxy-4-sulfo-1-naphthylazo)-2-naphthoesäure, Trihydrat.

Braunschwarzes Pulver; schwer löslich in Wasser, sehr schwer löslich in Aceton und Ethanol, wenig löslich in verdünnten Natriumhydroxid-Lösungen.

Calconcarbonsäure-Verreibung *R* 1015301

1 Teil Calconcarbonsäure *R* wird mit 99 Teilen Natriumchlorid *R* verrieben.

Empfindlichkeitsprüfung: 50 mg der Calconcarbonsäure-Verreibung werden in einer Mischung von 2 ml konzentrierter Natriumhydroxid-Lösung *R* und 100 ml Wasser *R* gelöst. Die Lösung muß blau gefärbt sein. Nach Zusatz von 1 ml einer Lösung von Magnesiumsulfat *R* (10 g · l^{-1}) und 0,1 ml einer Lösung von Calciumchlorid *R* (1,5 g · l^{-1}) muß sich die Lösung violett und nach Zusatz von 0,15 ml Natriumedetat-Lösung (0,01 mol · l^{-1}) rein blau färben.

Campher *R* 1113000

CAS Nr. 76-22-2.

Muß der Monographie **Racemischer Campher (Camphora racemica)** entsprechen.

Wird die Substanz in der Gaschromatographie verwendet, muß sie zusätzlich folgender Anforderung entsprechen:

Gehaltsbestimmung: Die Bestimmung erfolgt mit Hilfe der Gaschromatographie (2.2.28) wie in der Monographie **Lavendelöl (Lavandulae aetheroleum)** beschrieben.

Untersuchungslösung: Eine Lösung der Substanz (10 g · l^{-1}) in Hexan *R*.

Die Fläche des Hauptpeaks muß mindestens 98,0 Prozent der Summe aller Peakflächen mit Ausnahme der des Lösungsmittel-Peaks betragen.

Camphersulfonsäure *R* 1104100

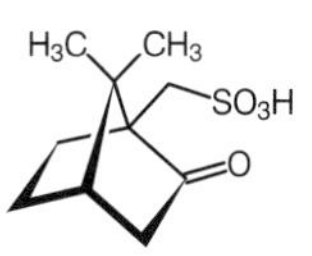

$C_{10}H_{16}O_4S$ M_r 232,3

CAS Nr. 3144-16-9.

Reagenzien

(1*S*)-(+)-10-Camphersulfonsäure; [(1*S*)-7,7-Dimethyl-2-oxobicyclo[2.2.1]heptan-1-yl]methansulfonsäure.

Syn. Reychler's Säure; (1*S*,4*R*)-(+)-2-Oxo-10-bornansulfonsäure.

Mindestens 99,0 Prozent (1*S*)-(+)-10-Camphersulfonsäure.

Prismenförmige, hygroskopische Kristalle; löslich in Wasser.

Smp: Etwa 194 °C, unter Zersetzung.

$[\alpha]_D^{20}$: +20 ± 1°, an einer Lösung der Substanz (43 g · l^{-1}) in Wasser *R* bestimmt.

ΔA (2.2.41): 10,2 · 10^3, an einer Lösung der Substanz (1,0 g · l^{-1}) bei 290,5 nm bestimmt.

ε-Caprolactam *R* 1104200

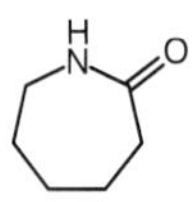

$C_6H_{11}NO$ M_r 113,2

CAS Nr. 105-60-2.

Hexan-6-lactam; Azepan-2-on.

Hygroskopische Schuppen; leicht löslich in Wasser, wasserfreiem Ethanol und Methanol.

Smp: Etwa 70 °C.

Carbazol *R* 1015400

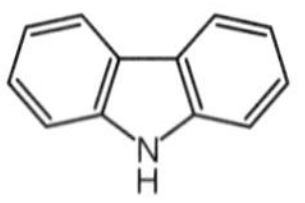

$C_{12}H_9N$ M_r 167,2

CAS Nr. 86-74-8.

Dibenzopyrrol.

Kristalle; praktisch unlöslich in Wasser, leicht löslich in Aceton, schwer löslich in Ethanol.

Smp: Etwa 245 °C.

Carbofenothion *R* 1016200

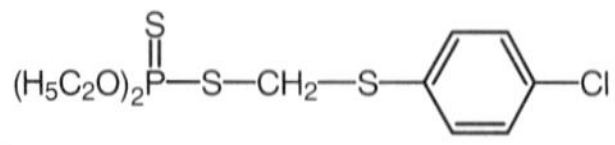

$C_{11}H_{16}ClO_2PS_3$ M_r 342,9

CAS Nr. 786-19-6.

S-(4-Chlorphenyl)sulfanylmethyl)-*O*,*O'*-diethyldithiophosphat.

Gelbliche Flüssigkeit; praktisch unlöslich in Wasser, mischbar mit organischen Lösungsmitteln.

d_4^{25}: Etwa 1,27.

Carbomer *R* 1015500

CAS Nr. 9007-20-9.

Ein quervernetztes Polymer der Acrylsäure; enthält einen hohen Anteil (56 bis 68 Prozent) an Carboxyl-Gruppen, berechnet auf die 1 h lang bei 80 °C getrocknete Substanz. Mittlere relative Molekülmasse etwa 3 · 10^6.

pH-Wert (2.2.3): Der *p*H-Wert einer Suspension der Substanz (10 g · l^{-1}) beträgt etwa 3.

Carvacrol *R* 1016400

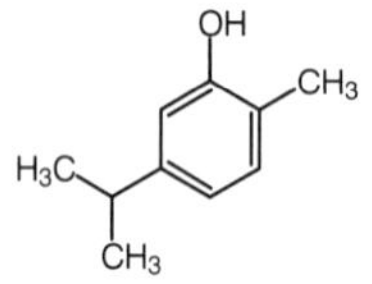

$C_{10}H_{14}O$ M_r 150,2

CAS Nr. 499-75-2.

5-Isopropyl-2-methylphenol.

Bräunliche Flüssigkeit; praktisch unlöslich in Wasser, sehr leicht löslich in Ethanol und Ether.

d_{20}^{20}: Etwa 0,975.

n_D^{20}: Etwa 1,523.

Sdp: Etwa 237 °C.

Wird die Substanz in der Gaschromatographie verwendet, muß sie zusätzlich folgender Anforderung entsprechen:

Gehaltsbestimmung: Die Bestimmung erfolgt mit Hilfe der Gaschromatographie (2.2.28) wie in der Monographie **Pfefferminzöl (Menthae piperitae aetheroleum)** beschrieben.

Untersuchungslösung: 0,1 g Substanz werden in etwa 10 ml Aceton *R* gelöst.

Die Fläche des Hauptpeaks muß mindestens 95,0 Prozent der Summe aller Peakflächen betragen (der Lösungsmittel-Peak wird nicht berücksichtigt).

(+)-Carvon *R* 1016500

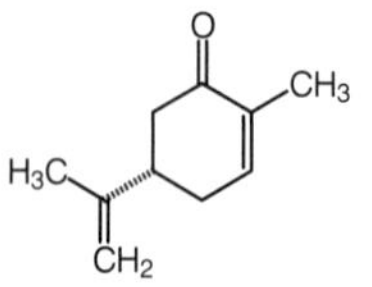

$C_{10}H_{14}O$ M_r 150,2

CAS Nr. 2244-16-8.

(*S*)-5-Isopropenyl-2-methylcyclohex-2-enon;

(*S*)-*p*-Mentha-6,8-dien-2-on.

Flüssigkeit; praktisch unlöslich in Wasser, mischbar mit Ethanol.

d_{20}^{20}: Etwa 0,965.

n_D^{20}: Etwa 1,500.

$[\alpha]_D^{20}$: Etwa +61°.

Sdp: Etwa 230 °C.

Wird die Substanz in der Gaschromatographie verwendet, muß sie zusätzlich folgender Anforderung entsprechen:

Gehaltsbestimmung: Die Bestimmung erfolgt mit Hilfe der Gaschromatographie (2.2.28) wie in der Monographie **Pfefferminzöl (Menthae piperitae aetheroleum)** beschrieben.

Untersuchungslösung: Die Substanz.

Die Fläche des Hauptpeaks muß mindestens 98,0 Prozent der Summe aller Peakflächen betragen.

β-Caryophyllen *R* 1101000

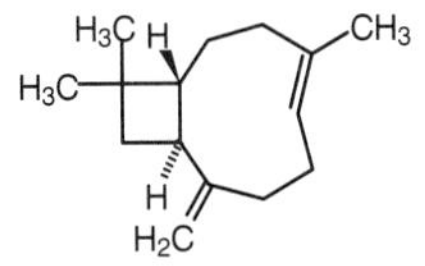

$C_{15}H_{24}$ M_r 204,4

CAS Nr. 87-44-5.

(*E*-1*R*,9*S*)-4,11,11-Trimethyl-8-methylenbicyclo[7.2.0]-undec-4-en.

Ölige Flüssigkeit; praktisch unlöslich in Wasser, mischbar mit Ethanol und Ether.

d_4^{17}: Etwa 0,905.

n_D^{20}: Etwa 1,492.

$[\alpha]_D^{15}$: Etwa –5,2°.

Sdp_{14}: 129 bis 130 °C.

Wird die Substanz in der Gaschromatographie verwendet, muß sie zusätzlich folgender Anforderung entsprechen:

Gehaltsbestimmung: Die Bestimmung erfolgt mit Hilfe der Gaschromatographie (2.2.28) wie in der Monographie **Nelkenöl (Caryophylli floris aethoroleum)** beschrieben.

Untersuchungslösung: Die Substanz.

Die Fläche des Hauptpeaks muß mindestens 98,5 Prozent der Summe aller Peakflächen betragen.

Casein *R* 1016600

CAS Nr. 9000-71-9.

Mischung verwandter Phosphoproteine aus der Milch.

Weißes, amorphes Pulver oder weiße Körnchen; sehr schwer löslich in Wasser und unpolaren organischen Lösungsmitteln; löslich in Salzsäure unter Bildung einer schwach violett gefärbten Lösung, bildet Salze mit Säuren und Basen; der isoelektrische Punkt liegt bei etwa *p*H 4,7; alkalische Lösungen sind linksdrehend.

Cefalin-Reagenz *R* 1017200

Die zur Herstellung verwendeten Lösungsmittel sollen ein geeignetes Antioxidans enthalten, z. B. Butylhydroxyanisol (0,02 g · l^{-1}).

0,5 bis 1 g getrocknetes Rinderhirn *R* werden mit 20 ml Aceton *R* versetzt. Nach 2 h wird 2 min lang bei 500 *g* zentrifugiert und die überstehende Flüssigkeit dekantiert. Der Rückstand wird im Vakuum getrocknet und mit 20 ml Chloroform *R* versetzt. Unter häufigem Schütteln wird 2 h lang stehengelassen. Die festen Bestandteile werden durch Filtration oder Zentrifugation abgetrennt. Das Chloroform wird im Vakuum abgedampft und der Rückstand in 5 bis 10 ml einer Lösung von Natriumchlorid *R* (9 g · l^{-1}) suspendiert.

Das Reagenz ist, gefroren oder gefriergetrocknet, innerhalb von 3 Monaten zu verwenden.

Cellulose zur Chromatographie *R* 1016800

CAS Nr. 9004-34-6.

Feines, weißes, homogenes Pulver. Die mittlere Korngröße ist kleiner als 30 µm.

Herstellung der Dünnschichtplatten: 15 g Substanz werden in 100 ml Wasser *R* suspendiert und 60 s lang mit einem elektrisch betriebenen Gerät homogenisiert. Die sorgfältig gereinigten Platten werden mittels eines Streichgerätes mit einer 0,1 mm dicken Schicht versehen und an der Luft trocknen gelassen.

Cellulose zur Chromatographie *R* 1 1016900

Feines, weißes, homogenes Pulver (mikrokristalline Cellulose). Die mittlere Korngröße ist kleiner als 30 µm.

Herstellung der Dünnschichtplatten: 25 g Substanz werden in 90 ml Wasser *R* suspendiert und 60 s lang mit einem elektrisch betriebenen Gerät homogenisiert. Die sorgfältig gereinigten Platten werden mittels eines Streichgerätes mit einer 0,1 mm dicken Schicht versehen und an der Luft trocknen gelassen.

Cellulose zur Chromatographie F_{254} *R* 1017000

Feines, weißes, homogenes Pulver (mikrokristalline Cellulose), das einen Fluoreszenzindikator mit intensivster Anregung der Fluoreszenz bei 254 nm enthält. Die mittlere Korngröße ist kleiner als 30 µm.

Herstellung der Dünnschichtplatten: 25 g Substanz werden in 100 ml Wasser *R* suspendiert und 60 s lang mit einem elektrisch betriebenen Gerät homogenisiert. Die sorgfältig gereinigten Platten werden mittels eines Streichgerätes mit einer 0,1 mm dicken Schicht versehen und an der Luft trocknen gelassen.

Cer(III)-nitrat *R* 1017400

$Ce(NO_3)_3 \cdot 6\ H_2O$ M_r 434,3
CAS Nr. 10294-41-4.

Farbloses bis schwach gelbliches, kristallines Pulver; leicht löslich in Wasser und Ethanol.

Cer(IV)-sulfat *R* 1017300

$Ce(SO_4)_2 \cdot 4\ H_2O$ M_r 404,3
CAS Nr. 123333-60-8.
Cer(IV)-sulfat, Tetrahydrat.

Gelbes bis orangegelbes, kristallines Pulver, oder Kristalle; sehr schwer löslich in Wasser. Die Substanz löst sich langsam in verdünnten Säuren.

Cetrimid *R* 1017600

CAS Nr. 8044-71-1.

Muß der Monographie **Cetrimid (Cetrimidum)** entsprechen.

Cetrimoniumbromid *R* 1017700

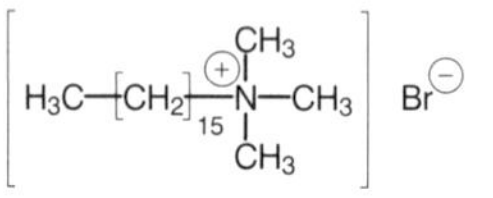

$C_{19}H_{42}BrN$ M_r 364,5
CAS Nr. 57-09-0.
Hexadecyltrimethylammoniumbromid.

Weißes, kristallines Pulver; löslich in Wasser, leicht löslich in Ethanol.

Smp: Etwa 240 °C.

Cetylstearylalkohol *R* 1017500

CAS Nr. 67762-27-0.

Muß der Monographie **Cetylstearylalkohol (Alcohol cetylicus stearylicus)** entsprechen.

Chinaldinrot *R* 1073800

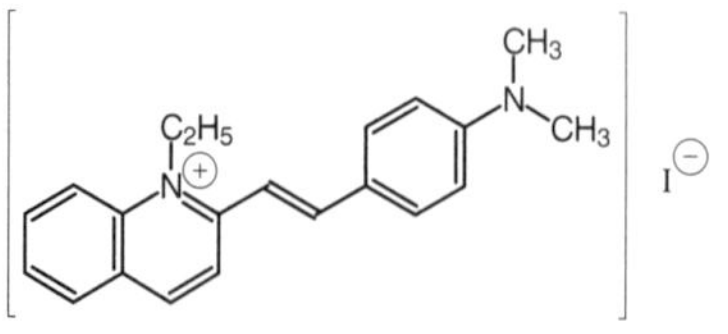

$C_{21}H_{23}IN_2$ M_r 430,3
CAS Nr. 117-92-0.
2-(4-Dimethylaminostyryl)-1-ethylchinoliniumiodid.

Dunkelblauschwarzes Pulver; wenig löslich in Wasser, leicht löslich in Ethanol.

Chinaldinrot-Lösung *R* 1073801

0,1 g Chinaldinrot *R* werden in Methanol *R* zu 100 ml gelöst.

Umschlagsbereich: *p*H-Wert 1,4 (farblos) bis 3,2 (rot).

Chinhydron *R* 1073900

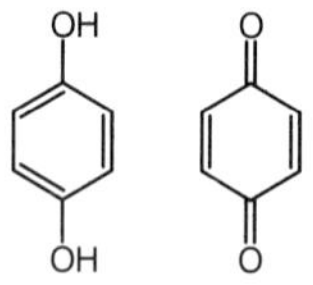

$C_{12}H_{10}O_4$ M_r 218,2
CAS Nr. 106-34-3.

Äquimolekularer Komplex aus Hydrochinon und 1,4-Benzochinon.

Glänzendes, kristallines Pulver oder glänzende Kristalle, tiefgrün; schwer löslich in Wasser, wenig löslich in heißem Wasser, löslich in Ethanol, Ether und konzentrierter Ammoniak-Lösung.

Smp: Etwa 170 °C.

Chinidin *R* 1074000

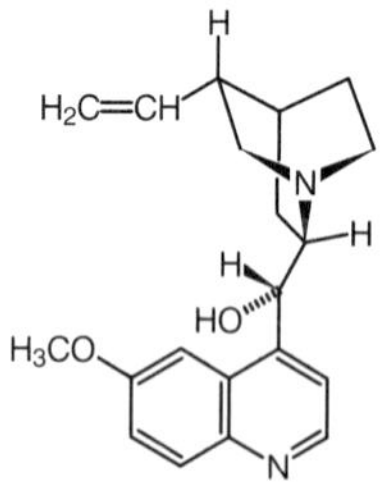

$C_{20}H_{24}N_2O_2$ M_r 324,4
CAS Nr. 56-54-2.
(8*R*,9*S*)-6′-Methoxy-9-cinchonanol.

Weiße Kristalle; sehr schwer löslich in Wasser, wenig löslich in Ethanol, schwer löslich in Ether und Methanol.

$[\alpha]_D^{20}$: Etwa +260°, an einer Lösung der Substanz ($10\ g \cdot l^{-1}$) in wasserfreiem Ethanol *R* bestimmt.

Smp: Etwa 172 °C.

Vor Licht geschützt zu lagern.

Chinidinsulfat *R* 1109500

CAS Nr. 6591-63-5.

Muß der Monographie **Chinidinsulfat (Chinidini sulfas)** entsprechen.

Chinin *R* 1074100

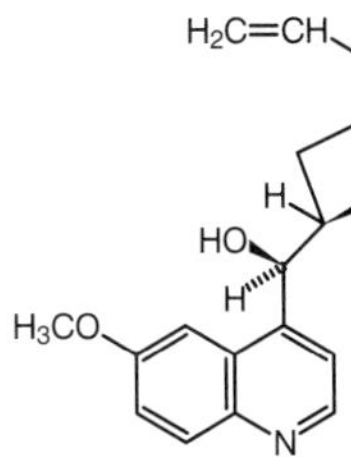

$C_{20}H_{24}N_2O_2$ M_r 324,4
CAS Nr. 130-95-0.
(8*S*,9*R*)-6′-Methoxy-9-cinchonanol.

Weißes, mikrokristallines Pulver; sehr schwer löslich in Wasser, schwer löslich in siedendem Wasser, sehr leicht löslich in wasserfreiem Ethanol, löslich in Ether.

$[\alpha]_D^{20}$: Etwa −167°, an einer Lösung der Substanz (10 g · l^{-1}) in wasserfreiem Ethanol *R* bestimmt.

Smp: Etwa 175 °C.

Vor Licht geschützt zu lagern.

Chininhydrochlorid *R* 1074200

CAS Nr. 6119-47-7.

Muß der Monographie **Chininhydrochlorid (Chinini hydrochloridum)** entsprechen.

Chininsulfat *R* 1074300

CAS Nr. 6119-70-6.

Muß der Monographie **Chininsulfat (Chinini sulfas)** entsprechen.

Chloracetanilid *R* 1018100

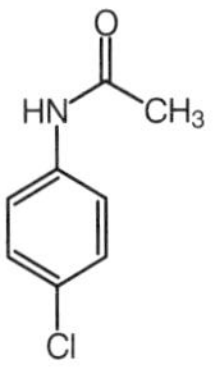

C_8H_8ClNO M_r 169,6
CAS Nr. 539-03-7.
4′-Chloracetanilid.

Kristallines Pulver; praktisch unlöslich in Wasser, löslich in Ethanol.

Smp: Etwa 178 °C.

Chloralhydrat *R* 1017900

CAS Nr. 302-17-0.

Muß der Monographie **Chloralhydrat (Chlorali hydras)** entsprechen.

Chloralhydrat-Lösung *R* 1017901

80 g Chloralhydrat *R* werden in 20 ml Wasser *R* gelöst.

Chloramin T *R* 1018000

CAS Nr. 55-86-7.

Muß der Monographie **Tosylchloramid-Natrium (Chloraminum)** entsprechen.

Chloramin-T-Lösung *R* 1018001

Eine Lösung von Chloramin T *R* (20 g · l^{-1}).
Bei Bedarf frisch herzustellen.

Chloramin-T-Lösung *R* 1 1018002

Eine Lösung von Chloramin T *R* (0,1 g · l^{-1}).
Bei Bedarf frisch herzustellen.

Chloramin-T-Lösung *R* 2 1018003

Eine Lösung von Chloramin T *R* (0,2 g · l^{-1}).
Bei Bedarf frisch herzustellen.

Chloranilin *R* 1018300

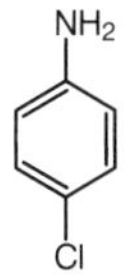

C_6H_6ClN M_r 127,6
CAS Nr. 106-47-8.
4-Chloranilin.

Kristalle; löslich in heißem Wasser, leicht löslich in Ethanol und Ether.

Smp: Etwa 71 °C.

4-Chlorbenzolsulfonamid *R* 1097400

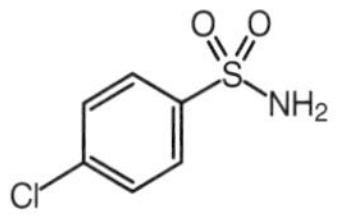

$C_6H_6ClNO_2S$ M_r 191,6
CAS Nr. 98-64-6.

Weißes Pulver.

Smp: Etwa 145 °C.

Chlordiazepoxid *R* 1113200

CAS Nr. 58-25-3.

Muß der Monographie **Chlordiazepoxid (Chlordiazepoxidum)** entsprechen.

Chloressigsäure *R* 1018200

$ClH_2C—COOH$

$C_2H_3ClO_2$ M_r 94,5
CAS Nr. 79-11-8.

Farblose oder weiße, zerfließende Kristalle; sehr leicht löslich in Wasser, löslich in Ethanol und Ether.

Dicht verschlossen zu lagern.

2-Chlorethanol *R* 1097500

$ClH_2C—CH_2OH$

C_2H_5ClO M_r 80,5
CAS Nr. 107-07-3.

Farblose Flüssigkeit; löslich in Ethanol.

d_{20}^{20}: Etwa 1,197.

n_D^{20}: Etwa 1,442.

Smp: Etwa –89 °C.

Sdp: Etwa 130 °C.

2-Chlorethanol-Lösung *R* 1097501

125 mg 2-Chlorethanol *R* werden in 2-Propanol *R* zu 50 ml gelöst. 5 ml Lösung werden mit 2-Propanol *R* zu 50 ml verdünnt.

Chlornitroanilin *R* 1018800

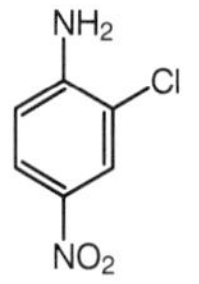

$C_6H_5ClN_2O_2$ M_r 172,6
CAS Nr. 121-87-9.
2-Chlor-4-nitroanilin.

Gelbes, kristallines Pulver; leicht löslich in Methanol.

Smp: Etwa 107 °C.

Vor Licht geschützt zu lagern.

Chlorobutanol *R* 1018400

CAS Nr. 57-15-8.

Muß der Monographie **Wasserfreies Chlorobutanol (Chlorobutanolum anhydricum)** entsprechen.

Chloroform *R* 1018600

$CHCl_3$ M_r 119,4
CAS Nr. 67-66-3.
Trichlormethan.

Klare, farblose Flüssigkeit; schwer löslich in Wasser, mischbar mit Ethanol.

d_{20}^{20}: 1,475 bis 1,481.

Sdp: Etwa 60 °C.

Enthält 0,4 bis 1,0 Prozent (*m*/*m*) Ethanol.

Ethanol: 1,00 g Substanz wird in einen Erlenmeyerkolben mit Schliffstopfen eingefüllt. Nach Zusatz von 15,0 ml Kaliumdichromat-Salpetersäure-Reagenz *R* wird der Kolben verschlossen, 2 min lang kräftig geschüttelt und 15 min lang stehengelassen. 100 ml Wasser *R* und 5 ml einer Lösung von Kaliumiodid *R* (200 g · l^{-1}) werden zugesetzt. Nach 2 min wird der Überschuß an Iod mit Natriumthiosulfat-Lösung (0,1 mol · l^{-1}) unter Zusatz von 1 ml Stärke-Lösung *R* titriert, bis eine schwache Grünfärbung erhalten ist (n_1 ml Natriumthiosulfat-Lösung (0,1 mol · l^{-1})). Ein Blindversuch wird durchgeführt (n_2 ml Natriumthiosulfat-Lösung (0,1 mol · l^{-1})).

Der Prozentgehalt an Ethanol wird nach der Formel errechnet:

m = Einwaage der Substanz in Gramm.

Chloroform, angesäuertes *R* 1018601

100 ml Chloroform *R* werden mit 10 ml Salzsäure *R* geschüttelt und stehengelassen. Nach dem Entmischen werden die beiden Phasen getrennt.

Chloroform, ethanolfreies *R* 1018602

200 ml Chloroform *R* werden 4mal mit je 100 ml Wasser *R* ausgeschüttelt und 24 h lang über 20 g wasserfreiem Natriumsulfat *R* getrocknet. Das Filtrat wird über 10 g wasserfreiem Natriumsulfat *R* destilliert. Die ersten 20 ml des Destillats werden verworfen.

Bei Bedarf frisch herzustellen.

Chloroform, ethanolfreies *R* 1 1018700

$CHCl_3$ M_r 119,4
Chloroform, mit 2-Methyl-2-buten stabilisiert.

Klare, farblose Flüssigkeit; schwer löslich in Wasser, mischbar mit Ethanol.

Die Transmission (2.2.25) der Substanz, gegen Wasser *R* gemessen, muß mindestens betragen:

50 Prozent bei 255 nm
80 Prozent bei 260 nm
98 Prozent bei 300 nm.

Wasser: Höchstens 0,05 Prozent.

Verdampfungsrückstand: Höchstens 0,001 Prozent.

Gehalt: Mindestens 99,8 Prozent $CHCl_3$, mit Hilfe der Gaschromatographie bestimmt.

(D)Chloroform *R* 1025000

$CDCl_3$ M_r 120,4
CAS Nr. 865-49-6.
(D)Trichlormethan.

Klare, farblose Flüssigkeit; praktisch unlöslich in Wasser, mischbar mit Aceton, Ethanol und Ether. Die Substanz kann mit Hilfe einer Silberfolie stabilisiert werden.

d_{20}^{20}: Etwa 1,51.

n_D^{20}: Etwa 1,445.

Sdp: Etwa 60 °C.

Deuterierungsgrad: Mindestens 99,7 Prozent.

Wasser und Deuteriumoxid: Höchstens 0,05 Prozent.

Chlorogensäure *R* 1104700

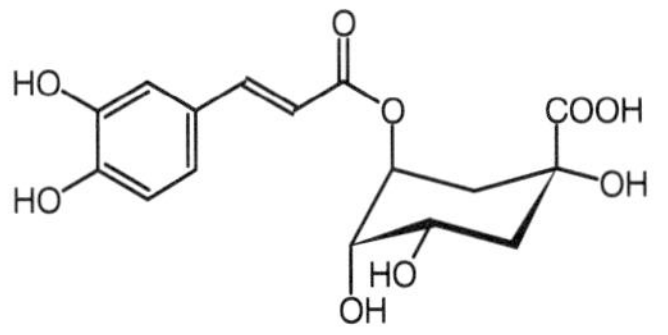

$C_{16}H_{18}O_9$ M_r 354,3
CAS Nr. 327-97-9.
(1*S*,3*R*,4*R*,5*R*)-3-[(3,4-Dihydroxycinnamoyl)oxy]-1,4,5-trihydroxycyclohexancarbonsäure.

Weißes, kristallines Pulver oder weiße Nadeln; leicht löslich in siedendem Wasser, Aceton und wasserfreiem Ethanol.

Smp: Etwa 208 °C.

$[\alpha]_D^{26}$: Etwa –35,2°.

Chromatographie: Wird die Substanz unter den Bedingungen, wie unter „Prüfung auf Identität, A" der Monographie **Eingestellter Belladonnablättertrockenextrakt (Belladonnae folium extractum siccum normatum)** angegeben, geprüft, darf das Chromatogramm nur eine Hauptzone zeigen.

Chlorothiazid *R* 1112100

CAS Nr. 58-94-6.

Muß der Monographie **Chlorothiazid (Chlorothiazidum)** entsprechen.

Chlorphenol *R* 1018900

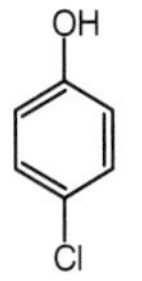

C_6H_5ClO M_r 128,6
CAS Nr. 106-48-9.
4-Chlorphenol.

Farblose bis fast farblose Kristalle; schwer löslich in Wasser, sehr leicht löslich in Ethanol, Ether und Alkalihydroxid-Lösungen.

Smp: etwa 42 °C.

3-Chlorpropan-1,2-diol *R* 1097600

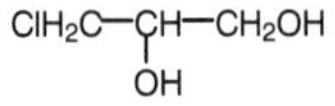

$C_3H_7ClO_2$ M_r 110,5
CAS Nr. 96-24-2.

Farblose Flüssigkeit; löslich in Wasser, Ethanol und Ether.

d_{20}^{20}: Etwa 1,322.

n_D^{20}: Etwa 1,480.

Sdp: Etwa 213 °C.

Chlorsalicylsäure *R* 1019100

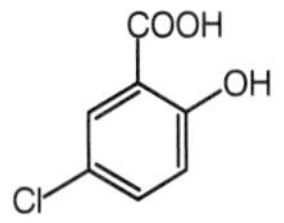

$C_7H_5ClO_3$ M_r 172,6
CAS Nr. 321-14-2.
5-Chlor-2-hydroxy-benzoesäure.

Weißes bis fast weißes, kristallines Pulver; löslich in Methanol.

Smp: Etwa 173 °C.

Chlortriethylaminhydrochlorid *R* 1018500

$ClH_2C—CH_2—N(C_2H_5)_2 \cdot HCl$

$C_6H_{15}Cl_2N$ M_r 172,1
CAS Nr. 869-24-9.
(2-Chlorethyl)diethylamin-hydrochlorid; 2-Chlor-*N*,*N*-diethylethylamin-hydrochlorid.

Weißes, kristallines Pulver; sehr leicht löslich in Wasser und Methanol, leicht löslich in Dichlormethan, praktisch unlöslich in Hexan.

Smp: Etwa 211 °C.

Chlortrimethylsilan *R* 1019300

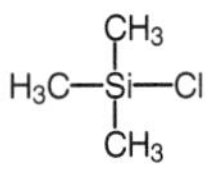

C_3H_9ClSi M_r 108,6
CAS Nr. 75-77-4.

Klare, farblose, an der Luft rauchende Flüssigkeit.

d_{20}^{20}: Etwa 0,86.

n_D^{20}: Etwa 1,388.

Sdp: Etwa 57 °C.

Cholesterol *R* 1019400

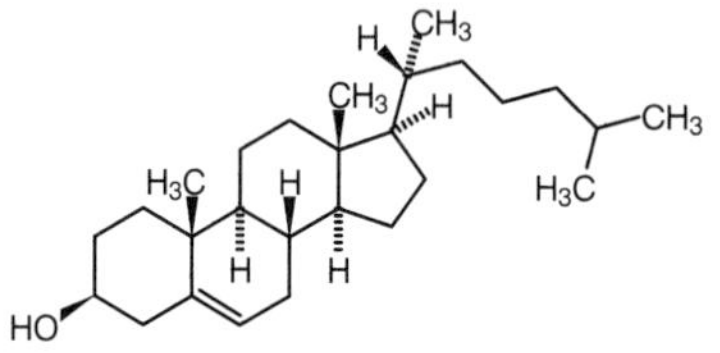

CAS Nr. 57-88-5.

Muß der Monographie **Cholesterol (Cholesterolum)** entsprechen.

Cholinchlorid *R* 1019500

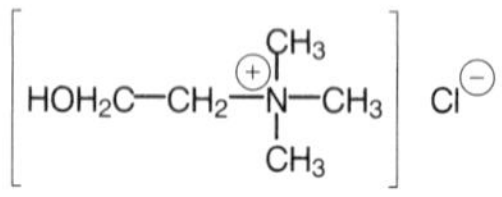

$C_5H_{14}ClNO$ M_r 139,6

CAS Nr. 67-48-1.

(2-Hydroxyethyl)trimethylammoniumchlorid.

Zerfließende Kristalle; sehr leicht löslich in Wasser und Ethanol.

Dünnschichtchromatographie: Wird die Substanz unter den Bedingungen wie in der Monographie **Suxamethoniumchlorid (Suxamethonii chloridum)** mit 5 µl einer Lösung der Substanz ($0{,}2\ g \cdot l^{-1}$) in Methanol *R* geprüft, darf das Chromatogramm nur einen Hauptfleck zeigen.

Dicht verschlossen zu lagern.

Choriongonadotropin *R* 1041100

CAS Nr. 9002-61-3.

Muß der Monographie **Choriongonadotropin (Gonadotropinum chorionicum)** entsprechen.

Chromazurol S *R* 1019600

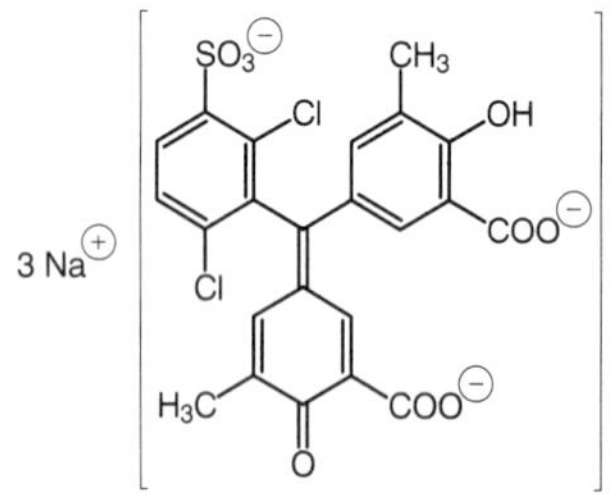

$C_{23}H_{13}Cl_2Na_3O_9S$ M_r 605

CAS Nr. 1667-99-8.

C.I. Nr. 43825; Schultz Nr. 841.

5-[α-(3-Carboxy-5-methyl-4-oxo-2,5-cyclohexadienyliden)-2,6-dichlor-3-sulfobenzyl]-2-hydroxy-3-methylbenzoesäure, Trinatriumsalz.

Bräunlichschwarzes Pulver; löslich in Wasser, schwer löslich in Ethanol.

Chrom(III)-chlorid-Hexahydrat *R* 1104800

$[Cr(H_2O)_4Cl_2]Cl \cdot 2\,H_2O$ M_r 266,5

CAS Nr. 10060-12-5.

Tiefgrünes, kristallines, hygroskopisches Pulver; sehr giftig.

Vor Feuchtigkeit und oxidierenden Substanzen geschützt zu lagern.

Chrom(III)-kaliumsulfat *R* 1019800

$CrK(SO_4)_2 \cdot 12\,H_2O$ M_r 499,4

CAS Nr. 7788-99-0.

Chromalaun.

Große, violettrote bis schwarze Kristalle; leicht löslich in Wasser, praktisch unlöslich in Ethanol.

Chromophorsubstrat *R* 1 1020000

N-α-Benzyloxycarbonyl-D-arginyl-L-glycyl-L-arginin-*p*-nitroanilid-dihydrochlorid wird in Wasser *R* zu einer Konzentration von $3\ mmol \cdot l^{-1}$ gelöst. Vor Gebrauch wird die Lösung mit Trometamol-Natriumedetat-Pufferlösung *p*H 8,4 *R* auf eine Konzentration von $0{,}5\ mmol \cdot l^{-1}$ verdünnt.

Chromophorsubstrat *R* 2 1020100

D-Phenylalanyl-piperazin-arginin-*p*-nitroanilid-dihydrochlorid wird in Wasser *R* zu einer Konzentration von $3\ mmol \cdot l^{-1}$ gelöst. Vor Gebrauch wird die Lösung mit Trometamol-Natriumedetat-Pufferlösung *p*H 8,4 *R* auf eine Konzentration von $0{,}5\ mmol \cdot l^{-1}$ verdünnt.

Chromotrop 2B *R* 1020200

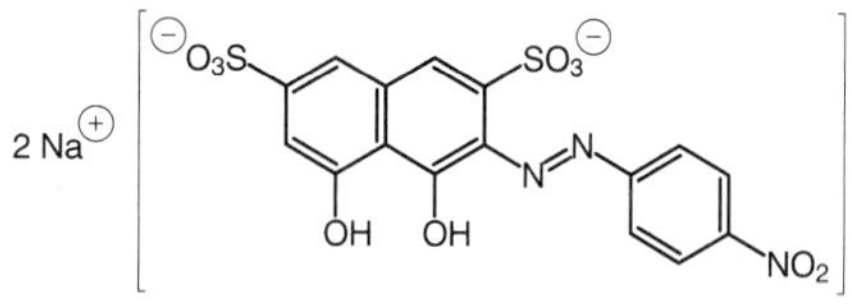

$C_{16}H_9N_3Na_2O_{10}S_2$ M_r 513,4

CAS Nr. 548-80-1.

C.I. Nr. 16575; Schultz Nr. 67.

4,5-Dihydroxy-3-(4-nitrophenylazo)-2,7-naphthalindisulfonsäure, Dinatriumsalz.

Rotbraunes Pulver; löslich in Wasser unter Bildung einer gelbroten Lösung, praktisch unlöslich in Ethanol.

Chromotrop-2B-Lösung *R* 1020201

Eine Lösung von Chromotrop 2B *R* ($50\ mg \cdot l^{-1}$) in Schwefelsäure *R*.

Chromotropsäure *R* 1020300

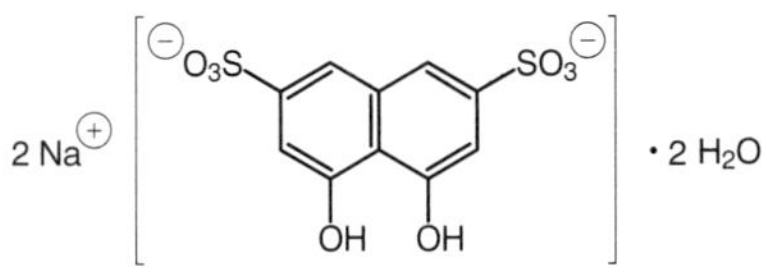

$C_{10}H_6Na_2O_8S_2 \cdot 2\ H_2O$ M_r 400,3

CAS Nr. 5808-22-0.

Schultz Nr. 1136.

Chromotropsäure, Dinatriumsalz; 4,5-Dihydroxy-2,7-naphthalindisulfonsäure, Dinatriumsalz, Dihydrat.

Gelblichweißes Pulver; löslich in Wasser, praktisch unlöslich in Ethanol.

Chrom(VI)-oxid *R* 1019900

CrO_3 M_r 100,0

CAS Nr. 1333-82-0.

Dunkle, braunrote, zerfließende Nadeln oder dichten Körnchen; sehr leicht löslich in Wasser.

In Glasstopfengefäßen zu lagern.

Chromschwefelsäure *R* 1019700

Gesättigte Lösung von Chrom(VI)-oxid *R* in Schwefelsäure *R*.

Cinchonidin *R* 1020400

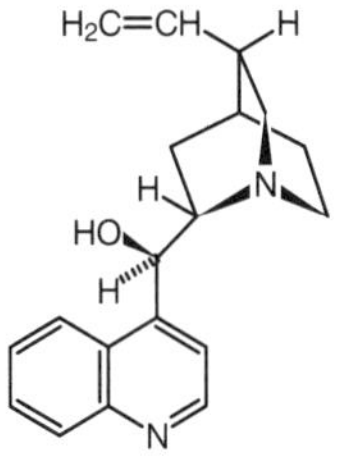

$C_{19}H_{22}N_2O$ M_r 294,4

CAS Nr. 485-71-2.

(8*S*,9*R*)-9-Cinchonanol.

Weißes, kristallines Pulver; sehr schwer löslich in Wasser und Petroläther, löslich in Ethanol, schwer löslich in Ether.

$[\alpha]_D^{20}$: –105 bis –110°, an einer Lösung der Substanz ($50\ g \cdot l^{-1}$) in Ethanol 96 % *R* bestimmt.

Smp: Etwa 208 °C, unter Zersetzung.

Vor Licht geschützt zu lagern.

Cinchonin *R* 1020500

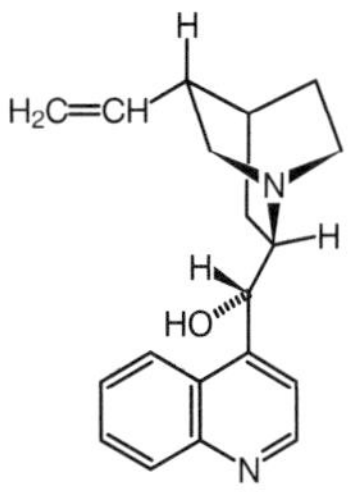

$C_{19}H_{22}N_2O$ M_r 294,4

CAS Nr. 118-10-5.

(8*R*,9*S*)-9-Cinchonanol.

Weißes, kristallines Pulver; sehr schwer löslich in Wasser, wenig löslich in Ethanol und Methanol, schwer löslich in Ether.

$[\alpha]_D^{20}$: +225 bis +230°, an einer Lösung der Substanz ($50\ g \cdot l^{-1}$) in Ethanol 96 % *R* bestimmt.

Smp: Etwa 263 °C.

Vor Licht geschützt zu lagern.

Cineol *R* 1020600

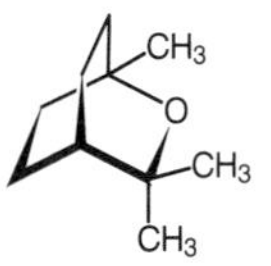

$C_{10}H_{18}O$ M_r 154,3

CAS Nr. 470-82-6.

1,8-Epoxy-*p*-menthan; 1,3,3-Trimethyl-2-oxabicyclo[2.2.2]octan; Syn. Eucalyptol.

Farblose Flüssigkeit; praktisch unlöslich in Wasser, mischbar mit wasserfreiem Ethanol und Ether.

d_{20}^{20}: 0,922 bis 0,927.

n_D^{20}: 1,456 bis 1,459.

Erstarrungspunkt (2.2.18): 0 bis 1 °C.

Destillationsbereich (2.2.11): 174 bis 177 °C.

Phenol: 1 g Substanz wird mit 20 ml Wasser *R* geschüttelt. Werden nach der Phasentrennung 10 ml der wäßrigen Schicht mit 0,1 ml Eisen(III)-chlorid-Lösung *R* 1 versetzt, darf keine Violettfärbung auftreten.

Terpentinöl: Eine Lösung von 1 g Substanz in 5 ml Ethanol 90 % *R* wird tropfenweise mit frisch hergestelltem Bromwasser *R* versetzt. Höchstens 0,5 ml dürfen für eine 30 min lang anhaltende Gelbfärbung verbraucht werden.

Verdampfungsrückstand: Höchstens $0,5\ g \cdot l^{-1}$. 10,0 ml Substanz werden mit 25 ml Wasser *R* versetzt. Im Wasserbad wird eingedampft und der Rückstand bis zur Massekonstanz bei 100 bis 105 °C getrocknet.

Wird die Substanz in der Gaschromatographie verwendet, muß sie zusätzlich folgender Anforderung entsprechen:

Gehaltsbestimmung: Die Bestimmung erfolgt mit Hilfe der Gaschromatographie (2.2.28) wie in der Monographie **Pfefferminzöl (Menthae piperitae aetheroleum)** beschrieben.

Untersuchungslösung: Die Substanz.

Die Fläche des Hauptpeaks muß mindestens 98,0 Prozent der Summe aller Peakflächen betragen.

Citral *R* 1020800

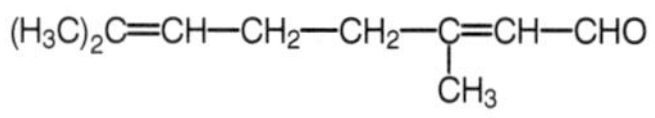

$C_{10}H_{16}O$ M_r 152,2
CAS Nr. 5392-40-5.
Ein Gemisch von 2*E*- und 2*Z*-3,7-Dimethylocta-2,6-dienal.

Hellgelbe Flüssigkeit; praktisch unlöslich in Wasser, mischbar mit Ethanol, Ether und Glycerol.

Dünnschichtchromatographie (2.2.27): Auf eine Schicht von Kieselgel GF_{254} *R* werden 10 µl einer Lösung der Substanz (1 g · l^{-1}) in Toluol *R* aufgetragen. Die Chromatographie erfolgt mit einer Mischung von 15 Volumteilen Ethylacetat *R* und 85 Volumteilen Toluol *R* über eine Laufstrecke von 15 cm. Die Platte wird an der Luft trocknen gelassen. Beim Betrachten im ultravioletten Licht bei 254 nm darf das Chromatogramm nur einen Hauptfleck zeigen.

Citronellal *R*

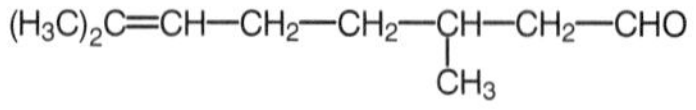

$C_{10}H_{18}O$ M_r 154,2
CAS Nr. 106-23-0.
3,7-Dimethyloct-6-enal.

Flüssigkeit; sehr schwer löslich in Wasser, löslich in Ethanol.

d_{20}^{20}: Etwa 0,86.

n_D^{20}: 1,4460.

$[\alpha]_D^{25}$: +11,50°.

Citronenöl *R* 1101700

Muß der Monographie **Citronenöl (Limonis aetheroleum)** entsprechen.

Citronensäure *R* 1021000

CAS Nr. 5949-29-1.

Muß der Monographie **Citronensäure-Monohydrat (Acidum citricum monohydricum)** entsprechen.

Wenn Citronensäure zur Grenzprüfung auf Eisen verwendet wird, muß sie folgender zusätzlicher Prüfung entsprechen:

Eisen: 0,5 g Substanz werden in 10 ml Wasser *R* gelöst und mit 0,1 ml Thioglycolsäure *R* versetzt. Wird die Lösung mit Ammoniak-Lösung *R* alkalisch gemacht und mit Wasser *R* zu 20 ml verdünnt, darf keine Rosafärbung auftreten.

Citronensäure, wasserfreie *R* 1021200

CAS Nr. 77-92-9.

Muß der Monographie **Wasserfreie Citronensäure (Acidum citricum anhydricum)** entsprechen.

Citropten *R* 1021300

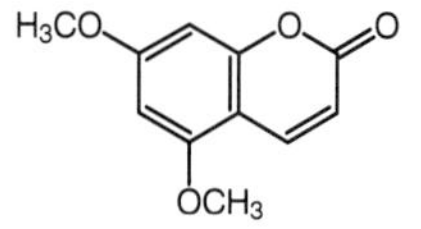

$C_{11}H_{10}O_4$ M_r 206,2
CAS Nr. 487-06-9.
5,7-Dimethoxy-2*H*-1-benzopyran-2-on; Syn. Limettin.

Nadeln; praktisch unlöslich in Wasser, Ether und Petroläther, leicht löslich in Aceton und Ethanol.

Smp: Etwa 145 °C.

Dünnschichtchromatographie (2.2.27): Auf eine Schicht von Kieselgel GF_{254} *R* werden 10 µl einer Lösung der Substanz (1 g · l^{-1}) in Toluol *R* aufgetragen. Die Chromatographie erfolgt mit einer Mischung von 15 Volumteilen Ethylacetat *R* und 85 Volumteilen Toluol *R* über eine Laufstrecke von 15 cm. Die Platte wird an der Luft trocknen gelassen. Beim Betrachten im ultravioletten Licht bei 254 nm darf das Chromatogramm nur einen Hauptfleck zeigen.

Clobetasolpropionat *R* 1097700

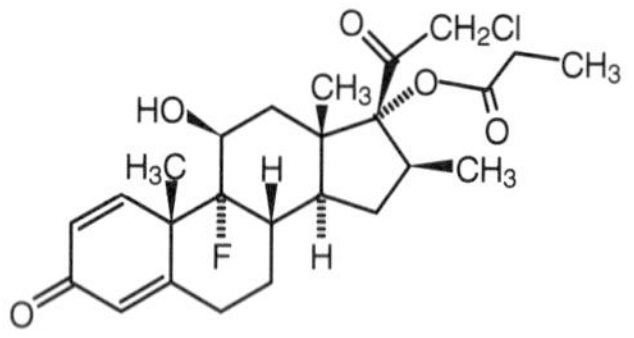

$C_{25}H_{32}ClFO_5$ M_r 467,0
CAS Nr. 25122-46-7.
Clobetasol-17-propionat; 21-Chlor-9-fluor-11β-hydroxy-16β-methyl-3,20-dioxopregna-1,4-dien-17-ylpropionat.

Weißes, kristallines Pulver; praktisch unlöslich in Wasser, löslich in Aceton und Ethanol.

$[\alpha]_D^{20}$: Etwa +104° (in Dioxan).

Smp: Etwa 196 °C.

Cobalt(II)-chlorid *R* 1021600

$CoCl_2 \cdot 6\ H_2O$ M_r 237,9
CAS Nr. 7791-13-1.

Tiefrote Kristalle oder rotes, kristallines Pulver; sehr leicht löslich in Wasser, löslich in Ethanol.

Cobalt(II)-nitrat *R* 1021700

$Co(NO_3)_2 \cdot 6\ H_2O$ M_r 291,0
CAS Nr. 10026-22-9.

Kleine, granatrote Kristalle; sehr leicht löslich in Wasser.

Codein *R* 1021800

CAS Nr. 6059-47-8.

Muß der Monographie **Codein (Codeinum)** entsprechen.

Codeinphosphat *R* 1021900

CAS Nr. 52-28-8.

Muß der Monographie **Codeinphosphat-Hemihydrat (Codeini phosphas hemihydricus)** entsprechen.

Coffein *R* 1014400

CAS Nr. 58-08-2.

Muß der Monographie **Coffein (Coffeinum)** entsprechen.

Coomassie-Färbelösung *R* 1012201

Eine Lösung von Säureblau 83 *R* (1,25 g · l^{-1}) in einer Mischung von 1 Volumteil Essigsäure 98 % *R*, 4 Volumteilen Methanol *R* und 5 Volumteilen Wasser *R*.

Cortisonacetat *R* 1097800

CAS Nr. 50-04-4.

Muß der Monographie **Cortisonacetat (Cortisoni acetas)** entsprechen.

o*-Cresol *R 1022700

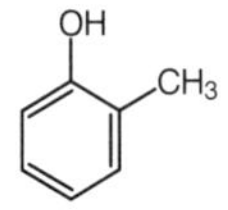

C_7H_8O M_r 108,1
CAS Nr. 95-48-7.
2-Methylphenol.

Unterkühlte Flüssigkeit oder Kristallmasse, sich an der Luft fortschreitend verfärbend; mischbar mit wasserfreiem Ethanol und Ether, löslich in etwa 50 Teilen Wasser und in Alkalihydroxid-Lösungen.

d_{20}^{20}: Etwa 1,05.

n_D^{20}: 1,540 bis 1,550.

Sdp: Etwa 190 °C.

Erstarrungstemperatur (2.2.18): Mindestens 30,5 °C.

Verdampfungsrückstand: Höchstens 0,1 Prozent (*m*/*m*). Die Substanz wird im Wasserbad zur Trockne eingedampft und der Rückstand im Trockenschrank bei 100 bis 105 °C getrocknet.

Vor Licht, Feuchtigkeit und Sauerstoff geschützt zu lagern.

Die Substanz ist vor der Verwendung zu destillieren.

Cresolrot *R* 1022800

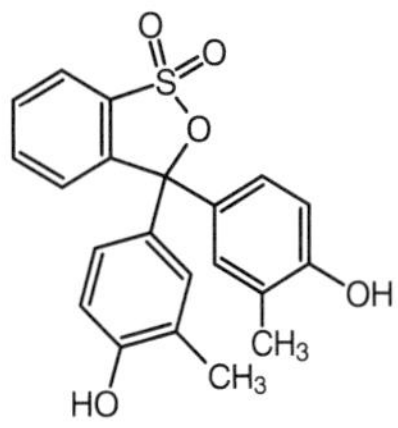

$C_{21}H_{18}O_5S$ M_r 382,4
CAS Nr. 1733-12-6.
4,4′-(3*H*-2,1-Benzoxathiol-3-yliden)bis(2-methylphenol)-*S*,*S*-dioxid.

Rötlichbraunes, kristallines Pulver; schwer löslich in Wasser, löslich in Ethanol und verdünnten Alkalihydroxid-Lösungen.

Cresolrot-Lösung *R* 1022801

0,1 g Cresolrot *R* werden in einer Mischung von 2,65 ml Natriumhydroxid-Lösung (0,1 mol · l^{-1}) und 20 ml Ethanol 96 % *R* gelöst. Die Lösung wird mit Wasser *R* zu 100 ml verdünnt.

Empfindlichkeitsprüfung: Eine Mischung von 0,1 ml Cresolrot-Lösung, 100 ml kohlendioxidfreiem Wasser *R* und 0,15 ml Natriumhydroxid-Lösung (0,02 mol · l^{-1}) muß purpurrot gefärbt sein. Bis zum Farbumschlag nach Gelb dürfen höchstens 0,15 ml Salzsäure (0,02 mol · l^{-1}) verbraucht werden.

Umschlagsbereich: *p*H-Wert 7,0 (gelb) bis 8,6 (rot).

Curcumin *R* 1023500

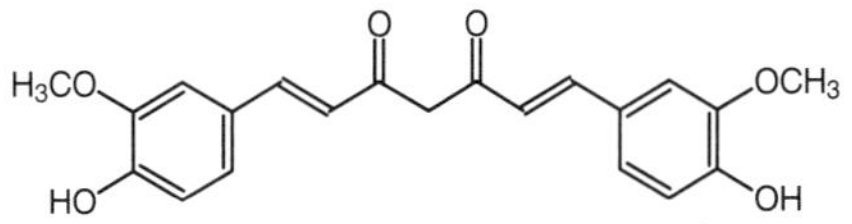

$C_{21}H_{20}O_6$ M_r 368,4
CAS Nr. 458-37-7.

1,7-Bis(4-hydroxy-3-methoxyphenyl)-1,6-heptadien-3,5-dion.

Orangebraunes, kristallines Pulver; praktisch unlöslich in Wasser und Ether, löslich in Essigsäure 98 %.

Smp: Etwa 183 °C.

Reagenzien

Cyanessigsäure *R* 1097900

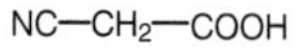

$C_3H_3NO_2$ M_r 85,1
CAS Nr. 372-09-8.

Weiße bis gelblichweiße, hygroskopische Kristalle; sehr leicht löslich in Wasser.
Dicht verschlossen zu lagern.

Cyanessigsäureethylester *R* 1035500

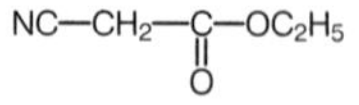

$C_5H_7NO_2$ M_r 113,1
CAS Nr. 105-56-6.
Ethyl-2-cyanacetat.

Farblose bis blaßgelbe Flüssigkeit; schwer löslich in Wasser, mischbar mit Ethanol und Ether.

Sdp: 205 bis 209 °C, unter Zersetzung.

Cyanguanidin *R* 1023800

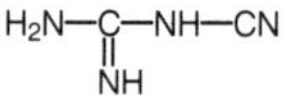

$C_2H_4N_4$ M_r 84,1
CAS Nr. 461-58-5.
1-Cyanguanidin, Dicyandiamid.

Weißes, kristallines Pulver; wenig löslich in Wasser und Ethanol, praktisch unlöslich in Dichlormethan und Ether.

Smp: Etwa 210 °C.

Cyanocobalamin *R* 1023600

CAS Nr. 68-19-9.

Muß der Monographie **Cyanocobalamin (Cyanocobalaminum)** entsprechen.

Cyclohexan *R* 1023900

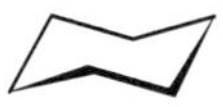

C_6H_{12} M_r 84,2
CAS Nr. 110-82-7.

Klare, farblose, entflammbare Flüssigkeit; praktisch unlöslich in Wasser, mischbar mit organischen Lösungsmitteln.

d_{20}^{20}: Etwa 0,78.

Sdp: Etwa 80,5 °C.

Wird die Substanz in der Spektroskopie verwendet, muß sie folgender zusätzlicher Anforderung entsprechen:

Die Transmission (2.2.25) der Substanz, gegen Wasser *R* gemessen, muß mindestens betragen:
45 Prozent bei 220 nm
70 Prozent bei 235 nm
90 Prozent bei 240 nm
98 Prozent bei 250 nm.

Cyclohexan *R* 1 1023901

Die Substanz muß Cyclohexan *R* mit zusätzlicher Prüfung entsprechen:

Die Fluoreszenz der Substanz, mit einer Anregungsstrahlung von 365 nm, in einer Schichtdicke von 1 cm bei 460 nm gemessen, darf nicht größer sein als die einer Lösung, die 0,002 ppm Chinin *R* in Schwefelsäure ($0{,}05\ mol \cdot l^{-1}$) enthält.

1,2-Cyclohexandinitrilotetraessigsäure *R* 1024100

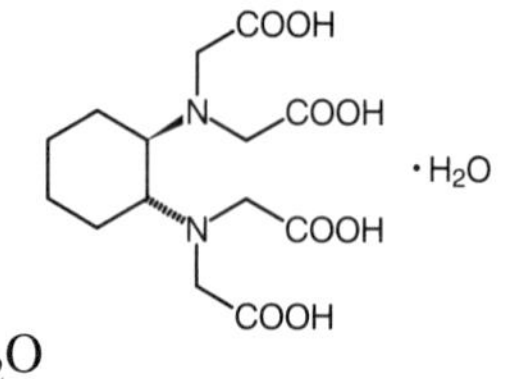

$C_{14}H_{22}N_2O_8 \cdot H_2O$ M_r 364,4
trans-1,2-Cyclohexandiyldinitrilotetraessigsäure, Monohydrat.

Weißes, kristallines Pulver.

Smp: Etwa 204 °C.

Cyclohexylamin *R* 1024000

$C_6H_{13}N$ M_r 99,2
CAS Nr. 108-91-8.

Farblose Flüssigkeit; löslich in Wasser, mischbar mit den gebräuchlichen organischen Lösungsmitteln.

n_D^{20}: Etwa 1,460.

Sdp: 134 bis 135 °C.

p*-Cymen *R 1113400

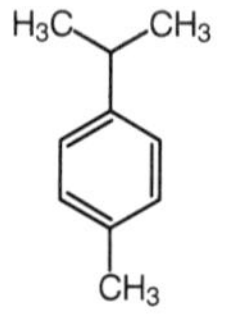

$C_{10}H_{14}$ M_r 134,2
CAS Nr. 99-87-6.
1-Isopropyl-4-methylbenzol.

Farblose Flüssigkeit; praktisch unlöslich in Wasser, löslich in Ethanol und Ether.

d_{20}^{20}: Etwa 0,858.

n_D^{20}: Etwa 1,4895.

Sdp: 175 bis 178 °C.

Wird die Substanz in der Gaschromatographie verwendet, muß sie zusätzlich folgender Anforderung entsprechen:

Gehaltsbestimmung: Die Bestimmung erfolgt mit Hilfe der Gaschromatographie (2.2.28) wie in der Monographie **Pfefferminzöl (Menthae piperitae aetheroleum)** beschrieben.

Untersuchungslösung: Die Substanz.

Die Fläche des Hauptpeaks muß mindestens 96,0 Prozent der Summe aller Peakflächen betragen.

L-Cystein *R* 1024200

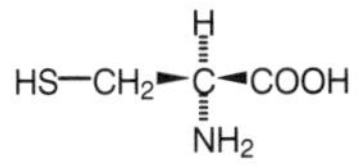

$C_3H_7NO_2S$ M_r 121,1
CAS Nr. 52-90-4.
(*R*)-2-Amino-3-sulfanylpropansäure.

Pulver; leicht löslich in Wasser, Ethanol und Essigsäure, praktisch unlöslich in Aceton.

Cysteinhydrochlorid *R* 1024300

CAS Nr. 7048-04-6.

Muß der Monographie **Cysteinhydrochlorid-Monohydrat (Cysteini hydrochloridum monohydricum)** entsprechen.

L-Cystin *R* 1024400

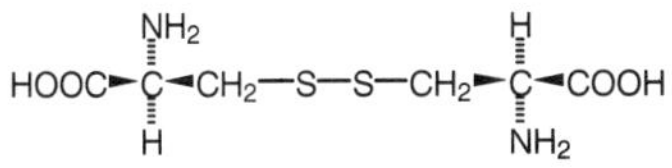

$C_6H_{12}N_2O_4S_2$ M_r 240,3
CAS Nr. 56-89-3.
(*R*,*R*)-3,3′-Disulfandiylbis(2-aminopropansäure).

Weißes, kristallines Pulver; praktisch unlöslich in Wasser und Ethanol, löslich in verdünnten Alkalihydroxid-Lösungen.

Die Substanz zersetzt sich bei 250 °C.

$[\alpha]_D^{20}$: –218 bis –224°, in Salzsäure ($1\ mol \cdot l^{-1}$) bestimmt.

D

Dansylchlorid *R* 1030000

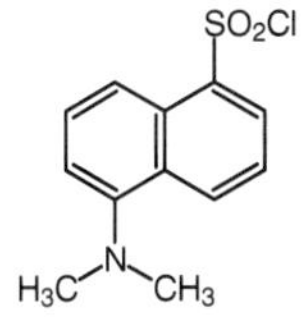

$C_{12}H_{12}ClNO_2S$ M_r 269,8
CAS Nr. 605-65-2.
5-Dimethylamino-1-naphthalinsulfonylchlorid.

Gelbes, kristallines Pulver; schwer löslich in Wasser, löslich in Methanol.

Smp: Etwa 70 °C.

Kühl zu lagern.

Dantron *R* 1024500

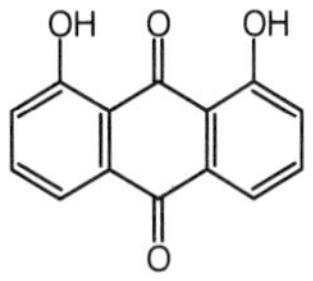

$C_{14}H_8O_4$ M_r 240,2
CAS Nr. 117-10-2.
1,8-Dihydroxyanthrachinon.

Orangefarbenes, kristallines Pulver.

Smp: Etwa 195 °C.

DC-Platte mit Kieselgel *R* 1116700

Trägerplatten aus Glas, Metall oder Kunststoff mit einer Schicht von Kieselgel geeigneter Dicke und Teilchengröße (gewöhnlich 2 bis 10 µm für Platten mit feiner Korngröße [Hochleistungsdünnschichtchromatographie, HPTLC] und 5 bis 40 µm für normale DC-Platten). Falls erforderlich wird die Teilchengröße in Klammern nach dem Namen des Reagenzes bei den entsprechenden Prüfungen angegeben.

Die Schicht kann ein organisches Bindemittel enthalten.

Trennvermögen: Ein geeignetes Volumen (10 µl für normale DC-Platten und 1 bis 2 µl für DC-Platten mit feiner Korngröße) der Lösung zur DC-Eignungsprüfung *R* wird auf die DC-Platte aufgetragen. Die Chromatographie erfolgt mit einer Mischung von 20 Volumteilen Methanol *R* und 80 Volumteilen Toluol *R* über eine Laufstrecke, die 2 Dritteln der Plattenhöhe entspricht. Die DC-Platte ist nur zufriedenstellend, wenn das Chromatogramm deutlich voneinander getrennt 4 Flecke zeigt: den Fleck von Bromcresolgrün mit einem R_f-Wert kleiner als 0,15, den Fleck von Methylorange mit einem R_f-Wert im Bereich von 0,1 bis 0,25, den Fleck von Methylrot mit einem R_f-Wert im Bereich von 0,35 bis 0,55 und den Fleck von Sudanrot G mit einem R_f-Wert im Bereich von 0,75 bis 0,98.

DC-Platte mit Kieselgel F_{254} *R* 1116800

DC-Platte mit Kieselgel *R* mit folgenden zusätzlichen Anforderungen:

Die Schicht enthält einen Fluoreszenzindikator mit einem Absorptionsmaximum bei 254 nm.

Fluoreszenzunterdrückung: Auf die DC-Platte wird eine Lösung von Benzoesäure *R* ($1\ g \cdot l^{-1}$) in einer Mischung von 15 Volumteilen wasserfreiem Ethanol *R* und 85 Volumteilen Cyclohexan *R* auf 5 Startpunkte in steigenden Mengen (1 bis 10 µl für normale DC-Platten und 0,2 bis 2 µl für DC-Platten mit feiner Korngröße) aufgetragen. Die Chromatographie erfolgt mit der gleichen Lösungsmittelmischung als Fließmittel über eine Laufstrecke, die der Hälfte der Plattenhöhe entspricht. Nach dem Verdunstenlassen des Fließmittels wird das Chromatogramm im UV-Licht bei 254 nm ausgewertet. Auf normalen DC-Platten erscheint die Benzoesäure als dunkle Flecke auf

Reagenzien

fluoreszierendem Untergrund etwa in der Mitte des Chromatogramms bei Mengen von mindestens 2 µg. Auf DC-Platten mit feiner Korngröße erscheint die Benzoesäure als dunkle Flecke auf fluoreszierendem Untergrund etwa in der Mitte des Chromatogramms bei Mengen von mindestens 0,2 µg.

DC-Platte mit Kieselgel G *R* 1116900

DC-Platte mit Kieselgel *R* mit folgender zusätzlicher Anforderung:

Die Schicht enthält Calciumsulfat-Hemihydrat als Bindemittel.

DC-Platte mit Kieselgel GF$_{254}$ *R* 1117000

DC-Platte mit Kieselgel *R* mit folgenden zusätzlichen Anforderungen:

Die Schicht enthält Calciumsulfat-Hemihydrat als Bindemittel und einen Fluoreszenzindikator mit einem Absorptionsmaximum bei 254 nm.

Fluoreszenzunterdrückung: Entspricht der Prüfung unter „DC-Platte mit Kieselgel F$_{254}$ *R*“.

DC-Platte mit silanisiertem Kieselgel *R* 1117100

Trägerplatten aus Glas, Metall oder Kunststoff mit einer Schicht von silanisiertem Kieselgel von geeigneter Dicke und Teilchengröße (gewöhnlich 2 bis 10 µm für DC-Platten mit feiner Korngröße [Hochleistungsdünnschichtchromatographie, HPTLC] und 5 bis 40 µm für normale DC-Platten). Falls erforderlich wird die Teilchengröße in Klammern nach dem Namen des Reagenzes bei den entsprechenden Prüfungen angegeben.

Die Schicht kann ein organisches Bindemittel enthalten.

Trennvermögen: Je 0,1 g Methyllaurat *R*, Methylmyristat *R*, Methylpalmitat *R* und Methylstearat *R* werden 1 h lang in einem 250-ml-Erlenmeyerkolben mit 40 ml ethanolischer Kaliumhydroxid-Lösung *R* im Wasserbad zum Rückfluß erhitzt. Nach dem Erkaltenlassen wird die Lösung mit Hilfe von 100 ml Wasser *R* in einen Scheidetrichter überführt, mit verdünnter Salzsäure *R* angesäuert (*p*H-Wert 2 bis 3) und 3mal mit je 10 ml Dichlormethan *R* ausgeschüttelt. Die vereinigten Dichlormethanauszüge werden über wasserfreiem Natriumsulfat *R* getrocknet und nach dem Filtrieren auf dem Wasserbad zur Trockne eingedampft. Der Rückstand wird in 50 ml Dichlormethan *R* gelöst. Die Dünnschichtchromatographie (2.2.27) erfolgt mit Hilfe von DC-Platten mit silanisiertem Kieselgel *R*. Auf die DC-Platte wird ein geeignetes Volumen (etwa 10 µl für normale DC-Platten und etwa 1 bis 2 µl für DC-Platten mit feiner Korngröße) der Dichlormethan-Lösung getrennt auf 3 Startpunkte aufgetragen. Die Chromatographie erfolgt mit einer Mischung von 10 Volumteilen Essigsäure 98 % *R*, 25 Volumteilen Wasser *R* und 65 Volumteilen Dioxan *R* über eine Laufstrecke von 2 Dritteln der Plattenhöhe. Die DC-Platte wird 30 min lang bei 120 °C getrocknet, nach dem Erkaltenlassen mit einer Lösung von Molybdatophosphorsäure *R* (35 g · l^{-1}) in 2-Propanol *R* besprüht und bei 150 °C so lange erhitzt, bis Flecke erscheinen. Die DC-Platte wird so lange Ammoniakgas ausgesetzt, bis ein weißer Untergrund erhalten wird. Die Chromatogramme müssen 4 deutlich voneinander getrennte Flecke zeigen.

DC-Platte mit silanisiertem Kieselgel F$_{254}$ *R* 1117200

DC-Platte mit silanisiertem Kieselgel *R* mit folgender zusätzlicher Anforderung:

Die Schicht enthält einen Fluoreszenzindikator mit einem Absorptionsmaximum bei 254 nm.

Decan *R* 1024600

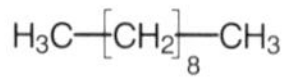

$C_{10}H_{22}$ M_r 142,3

CAS Nr. 124-18-5.

Farblose Flüssigkeit; nicht mischbar mit Wasser.

n_D^{20}: Etwa 1,411.

Sdp: Etwa 174 °C.

Decylalkohol *R* 1024700

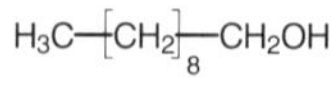

$C_{10}H_{22}O$ M_r 158,3

CAS Nr. 112-30-1.

1-Decanol.

Viskose Flüssigkeit, bei etwa 6 °C erstarrend; praktisch unlöslich in Wasser, löslich in Ethanol und Ether.

n_D^{20}: Etwa 1,436.

Sdp: Etwa 230 °C.

Desoxyribonucleinsäure, Natriumsalz *R* 1079900

CAS Nr. 73049-39-5.

Weiße, faserige Zubereitung, die aus Kalbsthymus gewonnen wird. Etwa 85 Prozent haben eine relative Molekülmasse von mindestens 2 · 10^7.

Eignungsprüfung: 10 mg Substanz werden in Imidazol-Pufferlösung *p*H 6,5 *R* zu 10,0 ml gelöst (Lösung a). 2,0 ml Lösung a werden mit Imidazol-Pufferlösung *p*H 6,5 *R* zu 50,0 ml verdünnt. Die Absorption (2.2.25) der Lösung, bei 260 nm gemessen, muß zwischen 0,4 und 0,8 liegen.

Werden 0,5 ml Lösung a mit 0,5 ml Imidazol-Pufferlösung *p*H 6,5 *R* und 3 ml Perchlorsäure-Lösung (25 g · l^{-1}

$HClO_4$) versetzt, entsteht ein Niederschlag. Nach dem Zentrifugieren wird die Absorption der überstehenden Flüssigkeit bei 260 nm gegen eine Mischung von 1 ml Imidazol-Pufferlösung *p*H 6,5 *R* und 3 ml Perchlorsäure-Lösung (25 g · l^{-1} $HClO_4$) gemessen. Sie darf nicht größer als 0,3 sein.

In 2 Reagenzgläser werden je 0,5 ml Lösung a und je 0,5 ml einer Lösung der Referenzzubereitung von Streptodornase gegeben, die 10 I.E. je Milliliter Imidazol-Pufferlösung *p*H 6,5 *R* enthält. In ein Reagenzglas werden sofort 3 ml Perchlorsäure-Lösung (25 g · l^{-1} $HClO_4$) gegeben. Dabei entsteht ein Niederschlag. Nach dem Zentrifugieren wird die überstehende Flüssigkeit a aufbewahrt. Das andere Reagenzglas wird 15 min lang bei 37 °C erwärmt. Nach Zusatz von 3 ml Perchlorsäure-Lösung (25 g · l^{-1} $HClO_4$) wird zentrifugiert und die überstehende Flüssigkeit b aufbewahrt. Die Absorption der Flüssigkeit b, gemessen bei 260 nm gegen Flüssigkeit a, muß mindestens 0,15 betragen.

Desoxyuridin *R* 1024800

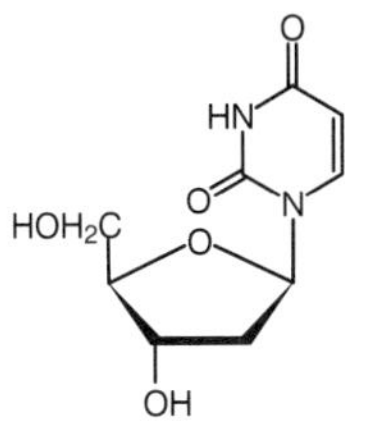

$C_9H_{12}N_2O_5$ M_r 228,2
CAS Nr. 951-78-0.
2′-Desoxyuridin.
1-(2-Desoxy-β-D-*erythro*-pentofuranosyl)-1*H*,3*H*-pyrimidin-2,4-dion.

Smp: Etwa 165 °C.

Dünnschichtchromatographie: Wird die Substanz unter den Bedingungen, wie unter **Idoxuridin (Idoxuridinum)** angegeben, geprüft, darf das Chromatogramm von 5 µl einer Lösung der Substanz (0,25 g · l^{-1}) nur einen Hauptfleck zeigen.

Dextran zur Chromatographie, quervernetztes *R* 2 1025500

Quervernetztes Dextran in Form von Kügelchen, geeignet zur Trennung von Peptiden und Proteinen mit einer relativen Molekülmasse von 1500 bis 30000. In trockener Form haben die Kügelchen einen Durchmesser von 20 bis 80 µm.

Dextran zur Chromatographie, quervernetztes *R* 3 1025600

Quervernetztes Dextran in Form von Kügelchen, geeignet zur Trennung von Peptiden und Proteinen mit einer relativen Molekülmasse von 4000 bis 150000. In trockener Form haben die Kügelchen einen Durchmesser von 40 bis 120 µm.

Dextranblau 2000 *R* 1011700

CAS Nr. 9049-32-5.

Die Substanz wird aus Dextran mit einer mittleren relativen Molekülmasse von 2 · 10^6 durch Einführen von polycyclischen Chromophoren hergestellt, die der Substanz eine Blaufärbung geben. Der Substitutionsgrad beträgt 0,017. Die Substanz ist gefriergetrocknet; sie löst sich schnell und vollständig in Wasser und in wäßrigen Salzlösungen.

Eine Lösung der Substanz (1 g · l^{-1}) in einer Phosphat-Pufferlösung *p*H 7,0 *R* zeigt ein Absorptionsmaximum (2.2.25) bei 280 nm.

3,3′-Diaminobenzidin-tetrahydrochlorid *R* 1098000

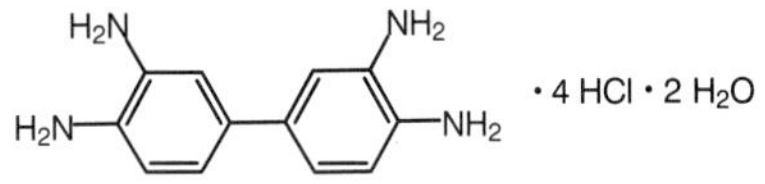

$C_{12}H_{18}Cl_4N_4 \cdot 2\ H_2O$ M_r 396,1
CAS Nr. 7411-49-6.
Syn. Biphenyl-3,3′,4,4′-tetrayltetrakis(azan)-tetrahydrochlorid, Dihydrat.

Fast weißes bis schwach rosafarbenes Pulver; löslich in Wasser.

Smp: Etwa 280 °C, unter Zersetzung.

Diazobenzolsulfonsäure-Lösung *R* 1 1026500

0,9 g Sulfanilsäure *R* werden in einer Mischung von 30 ml verdünnter Salzsäure *R* und 70 ml Wasser *R* gelöst. 3 ml Lösung werden mit 3 ml einer Lösung von Natriumnitrit *R* (50 g · l^{-1}) versetzt. Die Lösung wird 5 min lang in einer Eis-Wasser-Mischung gekühlt, mit 12 ml der Natriumnitrit-Lösung versetzt und erneut gekühlt. Anschließend wird die Lösung mit Wasser *R* zu 100 ml verdünnt und das Reagenz in einer Eis-Wasser-Mischung gelagert.

Bei Bedarf frisch herzustellen und nach der Herstellung mindestens 15 min lang stehenlassen.

Dibutylether *R* 1026700

$$H_3C-[CH_2]_3-O-[CH_2]_3-CH_3$$

$C_8H_{18}O$ M_r 130,2
CAS Nr. 142-96-1.

Farblose, entflammbare Flüssigkeit; praktisch unlöslich in Wasser, mischbar mit wasserfreiem Ethanol und Ether.

d_{20}^{20}: Etwa 0,77.

n_D^{20}: Etwa 1,399.

Dibutylether, der nicht der Prüfung auf Peroxide entspricht, darf nicht destilliert werden.

Peroxide: In einen 12-ml-Schliffstopfenzylinder von etwa 1,5 cm Durchmesser werden 8 ml Kaliumiodid-Stärke-Lösung *R* eingefüllt. Mit dem Dibutylether wird bis zum Rande aufgefüllt, kräftig geschüttelt und 30 min lang vor Licht geschützt stehengelassen. Dabei darf keine Färbung auftreten.

Namen und Konzentration zugesetzter Stabilisatoren sind anzugeben.

Dibutylphthalat *R* 1026800

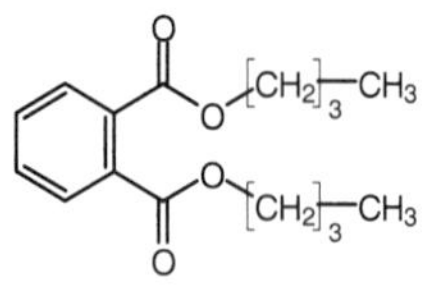

$C_{16}H_{22}O_4$ M_r 278,3

CAS Nr. 84-74-2.

Klare, farblose bis schwach gefärbte, ölige Flüssigkeit; sehr schwer löslich in Wasser, mischbar mit Aceton, Ethanol und Ether.

d_{20}^{20}: 1,043 bis 1,048.

n_D^{20}: 1,490 bis 1,495.

Dicarboxidindihydrochlorid *R* 1026900

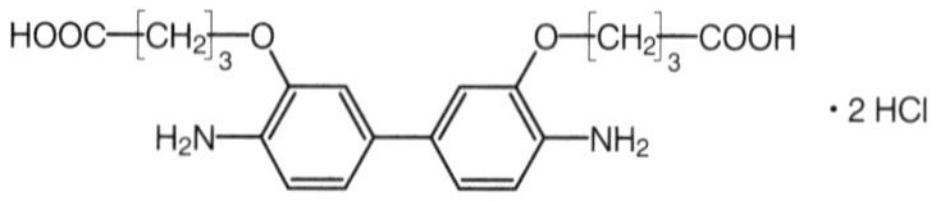

$C_{20}H_{26}Cl_2N_2O_6$ M_r 461,3

CAS Nr. 56455-90-4.

4,4′-(4,4′-Diamino-3,3′-biphenyldiyldioxy)dibutansäure-dihydrochlorid.

Dichlorbenzol *R* 1027100

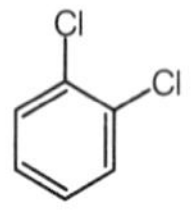

$C_6H_4Cl_2$ M_r 147,0

CAS Nr. 95-50-1.

1,2-Dichlorbenzol.

Farblose, ölige Flüssigkeit; praktisch unlöslich in Wasser, löslich in wasserfreiem Ethanol und Ether.

d_{20}^{20}: Etwa 1,31.

Sdp: Etwa 180 °C.

Dichlorchinonchlorimid *R* 1027400

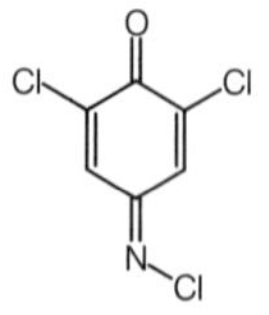

$C_6H_2Cl_3NO$ M_r 210,4

CAS Nr. 101-38-2.

N,2,6-Trichlor-1,4-benzochinon-4-imin.

Blaßgelbes bis grünlichgelbes, kristallines Pulver; praktisch unlöslich in Wasser, löslich in Ethanol und verdünnten Alkalihydroxid-Lösungen.

Smp: Etwa 66 °C.

Dichloressigsäure *R* 1027000

$Cl_2HC{-}COOH$

$C_2H_2Cl_2O_2$ M_r 128,9

CAS Nr. 79-43-6.

Farblose Flüssigkeit; mischbar mit Wasser, Ethanol und Ether.

d_{20}^{20}: Etwa 1,566.

n_D^{20}: Etwa 1,466.

Sdp: Etwa 193 °C.

Dichloressigsäure-Reagenz *R* 1027001

67 ml Dichloressigsäure *R* werden in Wasser *R* zu 300 ml gelöst. Die Lösung wird mit Ammoniak-Lösung *R* gegen blaues Lackmuspapier *R* neutralisiert. Nach dem Abkühlen wird die Lösung mit 33 ml Dichloressigsäure *R* versetzt und mit Wasser *R* zu 600 ml verdünnt.

Dichlorethan *R* 1036000

$ClH_2C{-}CH_2Cl$

$C_2H_4Cl_2$ M_r 99,0

CAS Nr. 107-06-2.

1,2-Dichlorethan.

Klare, farblose Flüssigkeit; löslich in etwa 120 Teilen Wasser und in 2 Teilen Ethanol, mischbar mit Ether.

d_{20}^{20}: Etwa 1,25.

Destillationsbereich (2.2.11): Mindestens 95 Prozent müssen zwischen 82 und 84 °C destillieren.

Dichlorfluorescein *R* 1027200

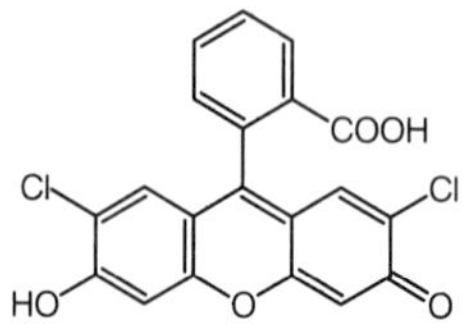

$C_{20}H_{10}Cl_2O_5$ M_r 401,2

CAS Nr. 76-54-0.

2-(2,7-Dichlor-6-hydroxy-3-oxo-3*H*-xanthen-9-yl)benzoesäure.

Gelblichbraunes bis orangegelbes Pulver; schwer löslich in Wasser, leicht löslich in Ethanol und in verdünnten Alkalihydroxid-Lösungen mit gelblichgrüner Fluoreszenz, praktisch unlöslich in Ether.

Dichlormethan *R* 1055900

CH_2Cl_2 M_r 84,9
CAS Nr. 75-09-2.
Syn. Methylenchlorid.

Farblose Flüssigkeit; wenig löslich in Wasser, mischbar mit Ethanol und Ether.

Sdp: 39 bis 42 °C.

Wird die Substanz in der Fluorimetrie verwendet, muß sie zusätzlich folgender Anforderung entsprechen:

Fluoreszenz (2.2.21): Die Fluoreszenz der Substanz, mit einer Anregungsstrahlung von 365 nm in einer Schichtdicke von 1 cm bei 460 nm gemessen, darf nicht größer sein als die einer Lösung, die 0,002 ppm Chinin *R* in Schwefelsäure *R* (0,5 mol · l^{-1}) enthält.

Dichlormethan *R* 1 1055901

100 ml Dichlormethan *R* werden mit 10 ml Salzsäure *R* versetzt. Die Flüssigkeiten werden geschüttelt und stehengelassen, bis sich 2 Phasen gebildet haben. Die untere Phase wird verwendet.

Dichlorphenolindophenol *R* 1027300

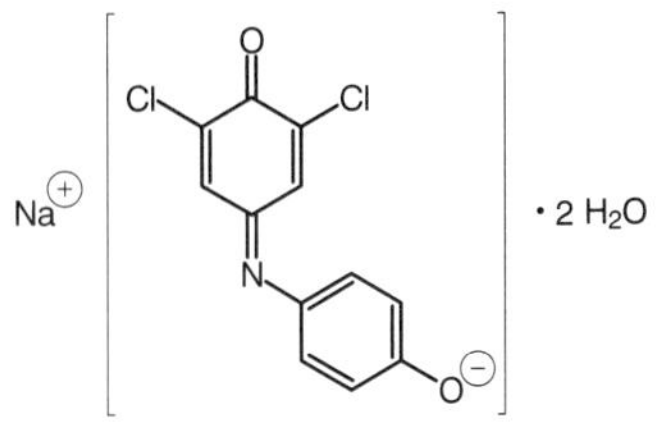

$C_{12}H_6Cl_2NNaO_2 \cdot 2\,H_2O$ M_r 326,1
CAS Nr. 620-45-1.
2,6-Dichlor-*N*-(4-hydroxyphenyl)-1,4-benzochinon-4-imin, Natriumsalz, Dihydrat.

Dunkelgrünes Pulver; leicht löslich in Wasser und wasserfreiem Ethanol. Die wäßrige Lösung ist dunkelblau gefärbt; beim Ansäuern entsteht eine Rosafärbung.

Dichlorphenolindophenol-Lösung *R* 1027301

50,0 mg Dichlorphenolindophenol *R* werden in 100,0 ml Wasser *R* gelöst; die Lösung wird filtriert.

Einstellung: 20,0 mg Ascorbinsäure *R* werden in 10 ml einer frisch hergestellten Lösung von Polyphosphorsäure *R* (200 g · l^{-1}) gelöst und mit Wasser *R* zu 250,0 ml verdünnt. 5,0 ml Lösung werden schnell mit der Dichlorphenolindophenol-Lösung titriert, bis eine 10 s lang bestehenbleibende Rosafärbung erhalten wird (Mikrobürette, Einteilung 0,01 Milliliter). Die Titrationsdauer darf höchstens 2 min betragen. Die Dichlorphenolindophenol-Lösung wird mit Wasser *R* so verdünnt, daß 1 ml Lösung 0,1 mg Ascorbinsäure ($C_6H_8O_6$) entspricht.

Die Lösung ist 3 Tage lang haltbar und muß vor Gebrauch eingestellt werden.

Dichlorvos *R* 1101200

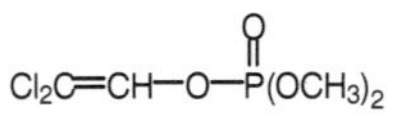

$C_4H_7Cl_2O_4P$ M_r 221
CAS Nr. 62-73-7.
(2,2-Dichlorvinyl)dimethylphosphat.

Farblose bis bräunlichgelbe Flüssigkeit; löslich in Wasser, mischbar mit den meisten organischen Lösungsmitteln.

n_D^{25}: Etwa 1,452.

Dicyclohexylamin *R* 1027500

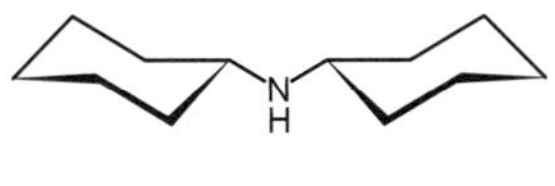

$C_{12}H_{23}N$ M_r 181,3
CAS Nr. 101-83-7.

Farblose Flüssigkeit; wenig löslich in Wasser, mischbar mit den gebräuchlichen organischen Lösungsmitteln.

n_D^{20}: Etwa 1,484.

Sdp: Etwa 256 °C.

Erstarrungstemperatur (2.2.18): 0 bis 1 °C.

Dicyclohexylharnstoff *R* 1027600

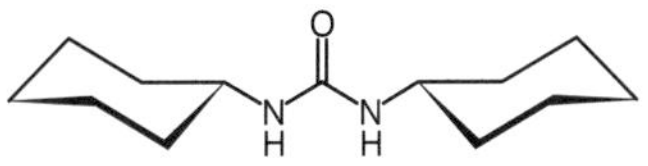

$C_{13}H_{24}N_2O$ M_r 224,4
CAS Nr. 2387-23-7.
1,3-Dicyclohexylharnstoff.

Weißes, kristallines Pulver.

Smp: Etwa 232 °C.

Didodecyl(3,3′-thiodipropionat) *R* 1027700

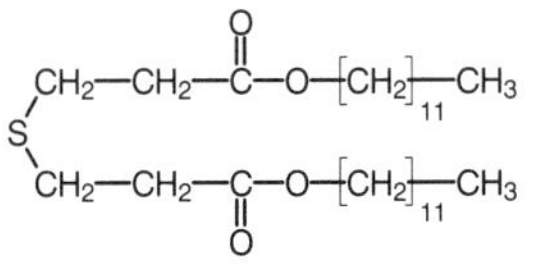

$C_{30}H_{58}O_4S$ M_r 514,8
CAS Nr. 123-28-4.

Weißes, kristallines Pulver; praktisch unlöslich in Wasser, leicht löslich in Aceton und Petroläther, schwer löslich in Ethanol.

Smp: Etwa 39 °C.

Diethanolamin *R* 1027800

$HOH_2C—CH_2—NH—CH_2—CH_2OH$

$C_4H_{11}NO_2$ M_r 105,1
CAS Nr. 111-42-2.
2,2′-Iminodiethanol.

Viskose, klare, schwach gelbliche Flüssigkeit oder zerfließende Kristalle, die bei etwa 28 °C schmelzen; sehr leicht löslich in Wasser, Aceton und Methanol.

pH-Wert (2.2.3): 10,0 bis 11,5, an einer Lösung der Substanz (50 g · l^{-1}) bestimmt.

d_{20}^{20}: Etwa 1,09.

Wird die Substanz in einer Prüfung auf alkalische Phosphatase verwendet, muß sie folgender zusätzlicher Prüfung entsprechen:

Ethanolamin: Höchstens 1,0 Prozent. Die Bestimmung erfolgt mit Hilfe der Gaschromatographie (2.2.28) unter Verwendung von Aminopropanol *R* als Interner Standard.

Interner-Standard-Lösung: 1,00 g Aminopropanol *R* wird in Aceton *R* zu 10,0 ml gelöst.

Untersuchungslösung a: 5,00 g Substanz werden in Aceton *R* zu 10,0 ml gelöst.

Untersuchungslösung b: 5,00 g Substanz werden in Aceton *R* nach Zusatz von 1,0 ml Interner-Standard-Lösung zu 10,0 ml gelöst.

Referenzlösungen: 0,50 g Aminoethanol *R* werden in Aceton *R* zu 10,0 ml gelöst. 0,5 ml, 1,0 ml und 2,0 ml Lösung werden jeweils mit 1,0 ml Interner-Standard-Lösung versetzt und mit Aceton *R* zu 10,0 ml verdünnt.

Die Chromatographie kann durchgeführt werden mit
- einer Säule von 1 m Länge und 4 mm innerem Durchmesser, gepackt mit Diphenylphenylenoxid-Polymer *R* (180 bis 250 μm)
- Stickstoff zur Chromatographie *R* als Trägergas bei einer Durchflußrate von 40 ml je Minute
- einem Flammenionisationsdetektor.

Die Temperatur der Säule wird 3 min lang bei 125 °C gehalten und dann auf 300 °C erhöht, wobei die Temperaturerhöhung 12 °C je Minute beträgt. Die Temperatur des Probeneinlasses wird bei 250 °C und die des Detektors bei 280 °C gehalten.

Je 1,0 μl der Untersuchungslösungen und der Referenzlösungen werden injiziert.

Dicht verschlossen zu lagern.

1,1-Diethoxyethan *R* 1112300

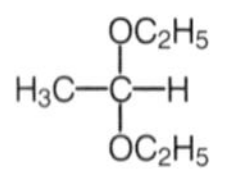

$C_6H_{14}O_2$ M_r 118,2
CAS Nr. 105-57-7.
Acetaldehyddiethylacetal; Acetal.

Klare, farblose, flüchtige Flüssigkeit; mischbar mit Wasser und Ethanol.

d_{20}^{20}: Etwa 0,824.

n_D^{20}: Etwa 1,382.

Sdp: Etwa 103 °C.

Diethoxytetrahydrofuran *R* 1027900

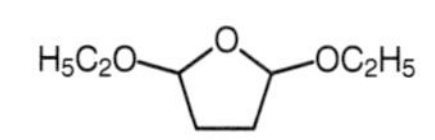

$C_8H_{16}O_3$ M_r 160,2
CAS Nr. 3320-90-9.
2,5-Diethoxytetrahydrofuran.
Mischung von *cis-* und *trans-*Isomeren.

Klare, farblose bis schwach gelbliche Flüssigkeit; praktisch unlöslich in Wasser, löslich in Ethanol, Ether und den meisten organischen Lösungsmitteln.

d_{20}^{20}: Etwa 0,98.

n_D^{20}: Etwa 1,418.

Diethylamin *R* 1028000

$HN(C_2H_5)_2$

$C_4H_{11}N$ M_r 73,1
CAS Nr. 109-89-7.

Klare, farblose, entflammbare Flüssigkeit; stark alkalisch; mischbar mit Wasser und Ethanol.

d_{20}^{20}: Etwa 0,71.

Sdp: Etwa 55 °C.

Diethylaminoethyldextran *R* 1028200

Anionenaustauscher, der als Hydrochlorid vorliegt. Pulver, das mit Wasser ein Gel bildet.

N,N*-Diethylanilin *R 1028400

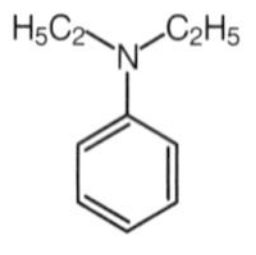

$C_{10}H_{15}N$ M_r 149,2
CAS Nr. 91-66-7.

d_{20}^{20}: Etwa 0,938.

Smp: Etwa –38 °C.

Sdp: Etwa 217 °C.

Diethylethylendiamin *R* 1028500

$H_2N—CH_2—CH_2—N(C_2H_5)_2$

$C_6H_{16}N_2$ M_r 116,2
CAS Nr. 100-36-7.
N,N-Diethylethylenbis(azan).
Mindestens 98,0 Prozent $C_6H_{16}N_2$.

Farblose bis schwach gelbe, schwach ölige Flüssigkeit; starker Geruch nach Ammoniak, die Haut, Augen und Schleimhaut reizend.

d_{20}^{20}: Etwa 0,827.

Sdp: 145 bis 147 °C.

Wasser (2.5.12): Höchstens 1,0 Prozent, mit 0,500 g Substanz nach der Karl-Fischer-Methode bestimmt.

Die Lösung ist vor Wärme und Licht geschützt zu lagern, innerhalb eines Monats zu verwenden und muß farblos sein.

Diethylenglycol *R* 1028300

$HOH_2C-CH_2-O-CH_2-CH_2OH$

$C_4H_{10}O_3$ M_r 106,1
CAS Nr. 111-46-6.
2,2′-Oxydiethanol.
Mindestens 99,5 Prozent (*m/m*) $C_4H_{10}O_3$.

Klare, farblose, hygroskopische Flüssigkeit; mischbar mit Wasser, Aceton und Ethanol.

d_{20}^{20}: Etwa 1,118.

n_D^{20}: Etwa 1,447.

Sdp: 244 bis 246 °C.

Dicht verschlossen zu lagern.

Diethylhexylphthalat *R* 1028100

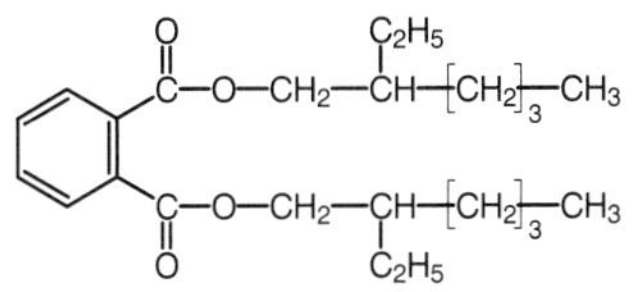

$C_{24}H_{38}O_4$ M_r 390,5
Bis(2-ethylhexyl)phthalat.

Farblose, ölige Flüssigkeit; praktisch unlöslich in Wasser, löslich in organischen Lösungsmitteln.

d_{20}^{20}: Etwa 0,98.

n_D^{20}: Etwa 1,486.

Viskosität (2.2.9): Etwa 80 mPa · s.

Diethylphenylendiaminsulfat *R* 1028600

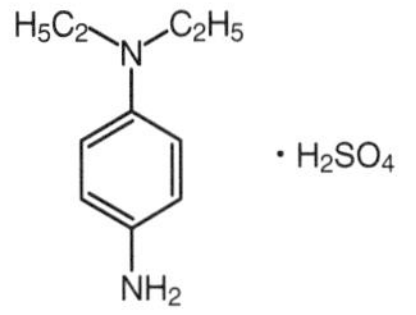

$C_{10}H_{18}N_2O_4S$ M_r 262,3
CAS Nr. 6283-63-2.
N,N-Diethyl-*p*-phenylendiaminsulfat.

Weißes bis schwach gelbliches Pulver; löslich in Wasser.

Smp: Etwa 185 °C, unter Zersetzung.

Vor Licht geschützt zu lagern.

Diethylphenylendiaminsulfat-Lösung *R* 1028601

250 ml Wasser *R* werden mit 2 ml Schwefelsäure *R* und 25 ml Natriumedetat-Lösung (0,02 mol · l^{-1}) versetzt. In der Lösung werden 1,1 g Diethylphenylendiaminsulfat *R* gelöst. Die Lösung wird mit Wasser *R* zu 1000 ml verdünnt.

Digitonin *R* 1028700

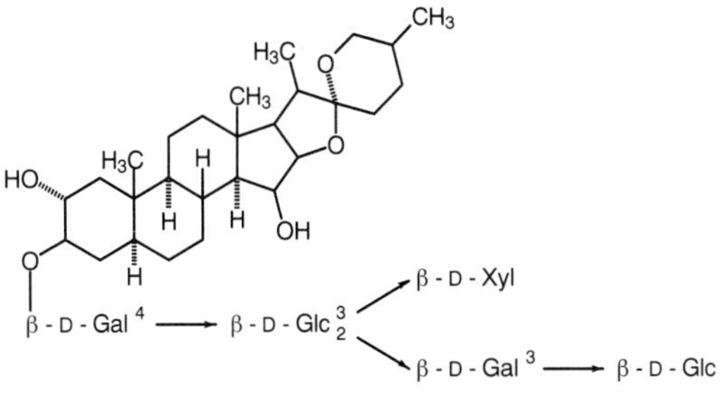

$C_{56}H_{92}O_{29}$ M_r 1229
CAS Nr. 11024-24-1.
(25*R*)-3β-{O^4-[O^2-(O^3-β-D-Glucopyranosyl-β-D-galactopyranosyl)-O^3-β-D-xylopyranosyl-β-D-glucopyranosyl]-β-D-galactopyranosyloxy}-5α-spirostan-2α,15β-diol.

Kristalle; praktisch unlöslich in Wasser, wenig löslich in wasserfreiem Ethanol, schwer löslich in Ethanol, praktisch unlöslich in Ether.

Digitoxin *R* 1028800

CAS Nr. 71-63-6.

Muß der Monographie **Digitoxin (Digitoxinum)** entsprechen.

10,11-Dihydrocarbamazepin *R* 1028900

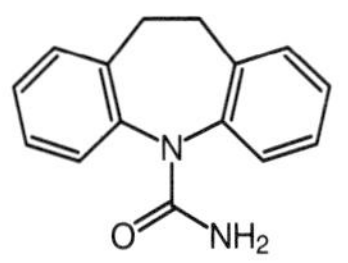

$C_{15}H_{14}N_2O$ M_r 238,3
CAS Nr. 3564-73-6.
10,11-Dihydro-5*H*-dibenz[*b,f*]azepin-5-carboxamid.

Smp: 205 bis 210 °C.

Dihydroxynaphthalin *R* 1029000

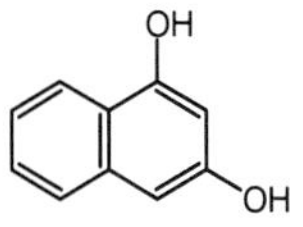

$C_{10}H_8O_2$ M_r 160,2
CAS Nr. 132-86-5.
1,3-Naphthalindiol.

Kristallines, meist bräunlichviolettes Pulver, leicht löslich in Wasser und Ethanol.

Smp: Etwa 125 °C.

2,7-Dihydroxynaphthalin *R* 1029100

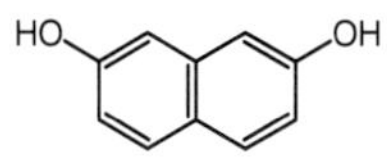

$C_{10}H_8O_2$ M_r 160,2
CAS Nr. 582-17-2.
2,7-Naphthalindiol.

Nadeln; löslich in Wasser, Ethanol und Ether.

Smp: Etwa 190 °C.

2,7-Dihydroxynaphthalin-Lösung *R* 1029101

10 mg 2,7-Dihydroxynaphthalin *R* werden in 100 ml Schwefelsäure *R* gelöst. Die Lösung wird bis zur Entfärbung stehengelassen und ist innerhalb von 2 Tagen zu verwenden.

Diisobutylketon *R* 1029200

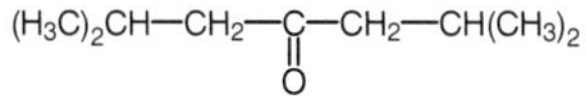

$C_9H_{18}O$ M_r 142,2
CAS Nr. 108-83-8.
2,6-Dimethyl-4-heptanon.

Klare, farblose Flüssigkeit; schwer löslich in Wasser, mischbar mit den meisten organischen Lösungsmitteln.

n_D^{20}: Etwa 1,414.

Sdp: Etwa 168 °C.

Diisopropylether *R* 1029300

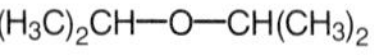

$C_6H_{14}O$ M_r 102,2
CAS Nr. 108-20-3.

Klare, farblose Flüssigkeit; sehr schwer löslich in Wasser, mischbar mit Ethanol und Ether.

d_{20}^{20}: 0,723 bis 0,728.

Sdp: 67 bis 69 °C.

Diisopropylether, der nicht der Prüfung auf Peroxide entspricht, darf nicht destilliert werden.

Peroxide: In einen 12-ml-Schliffstopfenzylinder von etwa 1,5 cm Durchmesser werden 8 ml Kaliumiodid-Stärke-Lösung *R* eingefüllt. Mit dem Diisopropylether wird bis zum Rande aufgefüllt, kräftig geschüttelt und 30 min lang im Dunkeln stehengelassen. Dabei darf keine Färbung auftreten.

Vor Licht geschützt zu lagern. Namen und Konzentration zugesetzter Stabilisatoren sind anzugeben.

Dimethoxypropan *R* 1105200

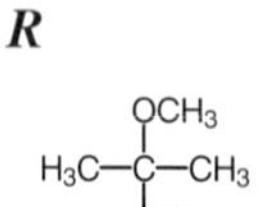

$C_5H_{12}O_2$ M_r 104,1
CAS Nr. 77-76-9.
2,2-Dimethoxypropan, Acetondimethylacetal.

Farblose Flüssigkeit; zersetzt sich bei Kontakt mit feuchter Luft oder Wasser.

d_{20}^{20}: Etwa 0,847.

n_D^{20}: Etwa 1,378.

Sdp: Etwa 83 °C.

Dimethylacetamid *R* 1029700

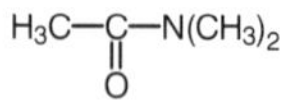

C_4H_9NO M_r 87,1
CAS Nr. 127-19-5.
N,N-Dimethylacetamid.
Mindestens 99,5 Prozent C_4H_9NO.

Farblose Flüssigkeit; mischbar mit Wasser und den meisten organischen Lösungsmitteln.

d_{20}^{20}: Etwa 0,94.

n_D^{20}: Etwa 1,437.

Sdp: Etwa 165 °C.

Dimethylaminobenzaldehyd *R* 1029800

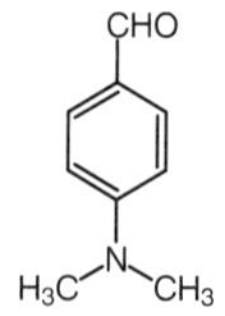

$C_9H_{11}NO$ M_r 149,2
CAS Nr. 100-10-7.
4-Dimethylaminobenzaldehyd.

Weiße bis gelblichweiße Kristalle; löslich in Ethanol und verdünnten Säuren.

Smp: Etwa 74 °C.

Dimethylaminobenzaldehyd-Lösung *R* 1 1029801

0,2 g Dimethylaminobenzaldehyd *R* werden in 20 ml Ethanol 96 % *R* gelöst. Die Lösung wird mit 0,5 ml Salzsäure *R* versetzt, mit Aktivkohle *R* geschüttelt und anschließend filtriert. Die Lösung muß schwächer gefärbt sein als die Iod-Lösung *R* 3.

Bei Bedarf frisch herzustellen.

Dimethylaminobenzaldehyd-Lösung *R* 2 1029802

0,2 g Dimethylaminobenzaldehyd *R* werden ohne Erwärmen in einer Mischung von 4,5 ml Wasser *R* und 5,5 ml Salzsäure *R* gelöst.

Bei Bedarf frisch herzustellen.

Dimethylaminobenzaldehyd-Lösung *R* 6 1029803

0,125 g Dimethylaminobenzaldehyd *R* werden in einer abgekühlten Mischung von 35 ml Wasser *R* und 65 ml Schwefelsäure *R* gelöst. Die Lösung wird mit 0,1 ml einer Lösung von Eisen(III)-chlorid *R* (50 g · l^{-1}) versetzt und vor Gebrauch 24 h lang, vor Licht geschützt, stehengelassen.

Wird die Lösung bei Raumtemperatur gelagert, muß sie innerhalb einer Woche verwendet werden; wird sie im Kühlschrank gelagert, ist sie mehrere Monate lang haltbar.

Dimethylaminobenzaldehyd-Lösung *R* 7 1029804

1,0 g Dimethylaminobenzaldehyd *R* wird in 50 ml Salzsäure *R* gelöst. Die Lösung wird mit 50 ml Ethanol 96 % *R* versetzt.

Die Lösung ist vor Licht geschützt zu lagern und innerhalb von 4 Wochen zu verwenden.

Dimethylaminobenzaldehyd-Lösung *R* 8 1029805

0,25 g Dimethylaminobenzaldehyd *R* werden in einer Mischung von 5 g Phosphorsäure 85 % *R*, 45 g Wasser *R* und 50 g wasserfreier Essigsäure *R* gelöst.

Bei Bedarf frisch herzustellen.

Dimethylaminozimtaldehyd *R* 1029900

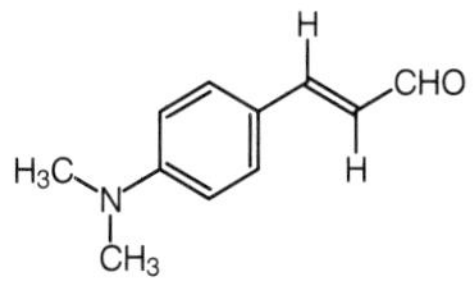

$C_{11}H_{13}NO$ M_r 175,2
CAS Nr. 6203-18-5.
(*E*)-3-(4-Dimethylaminophenyl)propenal.

Kristalle oder Pulver, orange bis orangebraun; lichtempfindlich.

Smp: Etwa 138 °C.

Dimethylaminozimtaldehyd-Lösung *R* 1029901

2 g Dimethylaminozimtaldehyd *R* werden in einer Mischung von 100 ml Salzsäure *R* 1 und 100 ml wasserfreiem Ethanol *R* gelöst.

Die Lösung ist kühl zu lagern und vor Gebrauch 1 zu 4 mit wasserfreiem Ethanol *R* zu verdünnen.

N*,*N*-Dimethylanilin *R 1030100

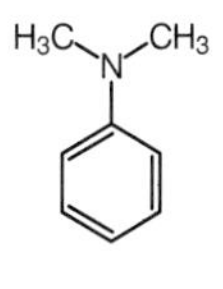

$C_8H_{11}N$ M_r 121,2
CAS Nr. 121-69-7.

Klare, ölige Flüssigkeit; fast farblos, wenn sie frisch destilliert ist, sich bei der Lagerung rötlichbraun färbend; praktisch unlöslich in Wasser, leicht löslich in Ethanol und Ether.

n_D^{20}: Etwa 1,558.

Destillationsbereich (2.2.11): Mindestens 95 Prozent müssen zwischen 192 und 194 °C destillieren.

2,3-Dimethylanilin *R* 1105300

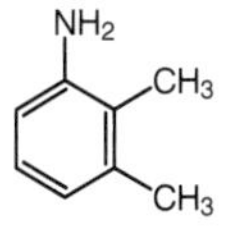

$C_8H_{11}N$ M_r 121,2
CAS Nr. 87-59-2.
2,3-Xylidin.

Gelbliche Flüssigkeit; wenig löslich in Wasser, löslich in Ethanol.

d_{20}^{20}: 0,993 bis 0,995.

n_D^{20}: Etwa 1,569.

Sdp: Etwa 224 °C.

2,6-Dimethylanilin *R* 1030200

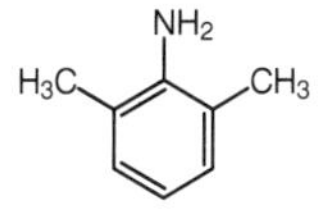

$C_8H_{11}N$ M_r 121,2
CAS Nr. 87-62-7.

Farblose Flüssigkeit; wenig löslich in Wasser, löslich in Ethanol.

d_{20}^{20}: Etwa 0,98.

Dimethyldecylamin *R* 1113500

$H_3C-[CH_2]_9-N(CH_3)_2$

$C_{12}H_{27}N$ M_r 185,4
CAS Nr. 1120-24-7.
N,*N*-Dimethyldecylamin; (Decyl)dimethylazan.
Mindestens 98,0 Prozent (*m*/*m*) $C_{12}H_{27}N$.

Sdp: Etwa 234 °C.

1,1-Dimethylethylamin *R* 1100900

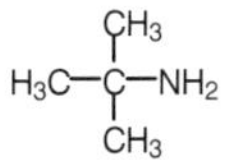

$C_4H_{11}N$ M_r 73,1
CAS Nr. 75-64-9.
tert. Butylamin; *tert.* Butylazan.

Flüssigkeit; mischbar mit Ethanol.

d_{20}^{20}: Etwa 0,694.

n_D^{20}: Etwa 1,378.

Sdp: Etwa 46 °C.

Dimethylformamid *R* 1030300

$OHC{-}N(CH_3)_2$

C_3H_7NO M_r 73,1
CAS Nr. 68-12-2.

Klare, farblose, neutrale Flüssigkeit; mischbar mit Wasser und Ethanol.

d_{20}^{20}: 0,949 bis 0,952.

Sdp: Etwa 153 °C.

Wasser (2.5.12): Höchstens 0,1 Prozent, nach der Karl-Fischer-Methode bestimmt.

Dimethylformamiddiethylacetal *R* 1113600

$(H_3C)_2N{-}CH(OC_2H_5)_2$

$C_7H_{17}NO_2$ M_r 147,2
CAS Nr. 1188-33-6.
N,N-Dimethylformamiddiethylacetal; (Diethoxymethyl)dimethylazan.

n_D^{20}: Etwa 1,40.

Sdp: 128 bis 130 °C.

Dimethylgelb *R* 1029600

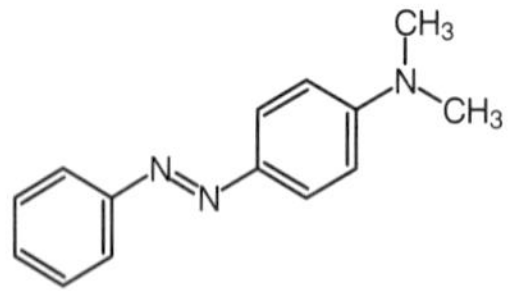

$C_{14}H_{15}N_3$ M_r 225,3
CAS Nr. 60-11-7.
C.I. Nr. 11020; Schultz Nr. 28.
N,N-Dimethylazobenzol-4-amin; 4-Dimethylaminoazobenzol.

Kleine Kristalle oder Plättchen, gelb bis orange; praktisch unlöslich in Wasser, sehr schwer löslich in Ethanol.

Dünnschichtchromatographie (2.2.27): Auf eine Schicht von Kieselgel G *R* werden 10 µl einer Lösung der Substanz (0,1 g · l^{-1}) in Dichlormethan *R* aufgetragen. Die Chromatographie erfolgt über eine Laufstrecke von 10 cm mit dem gleichen Lösungsmittel. Das Chromatogramm darf nur einen Hauptfleck zeigen.

Dicht verschlossen zu lagern.

Dimethylglyoxim *R* 1030400

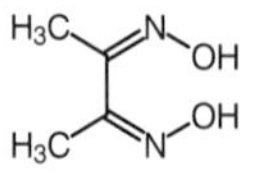

$C_4H_8N_2O_2$ M_r 116,1
CAS Nr. 95-45-4.
(*Z,Z*)-2,3-Butandiondioxim; Syn: Biacetyldioxim.

Farblose Kristalle oder weißes, kristallines Pulver; praktisch unlöslich in kaltem Wasser, sehr schwer löslich in siedendem Wasser, löslich in Ethanol und Ether.

Smp: Etwa 240 °C, unter Zersetzung.

Sulfatasche (2.4.14): Höchstens 0,05 Prozent.

1,3-Dimethyl-2-imidazolidinon *R*

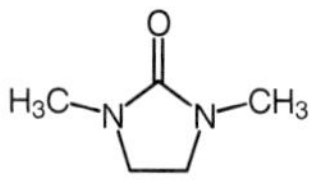

$C_5H_{10}N_2O$ M_r 114,2
CAS Nr. 80-73-9.
1,3-Dimethylimidazolidin-2-on.

Aprotisches, basisches Lösungmittel.

Sdp: Etwa 220 °C.

Erstarrungstemperatur: 8,2 °C.

n_D^{20}: 1,4720.

Dimethyloctylamin *R* 1030500

$C_{10}H_{23}N$ M_r 157,3
CAS Nr. 7378-99-6.
Dimethyloctylazan.

Klare, farblose Flüssigkeit.

d_{20}^{20}: Etwa 0,765.

n_D^{20}: Etwa 1,424.

Sdp: Etwa 195 °C.

2,6-Dimethylphenol *R* 1030600

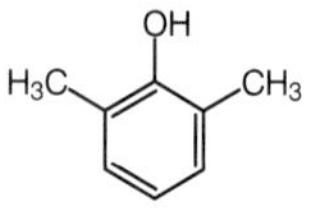

$C_8H_{10}O$ M_r 122,2
CAS Nr. 576-26-1.

Farblose Nadeln; schwer löslich in Wasser, sehr leicht löslich in Ethanol und Ether.

Smp: 46 bis 48 °C.

Sdp: Etwa 203 °C.

3,4-Dimethylphenol *R* 1098100

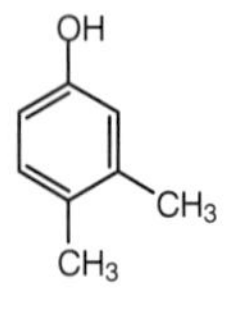

$C_8H_{10}O$ M_r 122,2
CAS Nr. 95-65-8.

Weiße bis fast weiße Kristalle; schwer löslich in Wasser, leicht löslich in Ethanol.

Smp: 25 bis 27 °C.

Sdp: Etwa 226 °C.

Dimethylpiperazin *R* 1030700

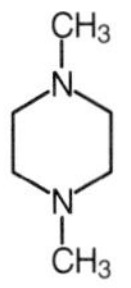

$C_6H_{14}N_2$ M_r 114,2
CAS Nr. 106-58-1.
1,4-Dimethylpiperazin.

Farblose Flüssigkeit; mischbar mit Wasser und Ethanol.

d_{20}^{20}: Etwa 0,85.

n_D^{20}: Etwa 1,446.

Sdp: Etwa 131 °C.

Dimethylstearamid *R* 1030800

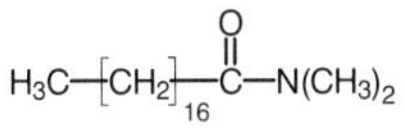

$C_{20}H_{41}NO$ M_r 311,5
N,*N*-Dimethyloctadecanamid.

Weiße bis fast weiße, feste Masse; löslich in den meisten organischen Lösungsmitteln, einschließlich Aceton.

Smp: Etwa 51 °C.

Dimethylsulfon *R* 1030900

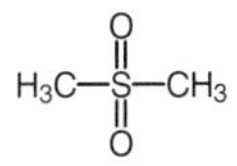

$C_2H_6O_2S$ M_r 94,1
CAS Nr. 67-71-0.
Sulfonyldimethan.

Weißes, kristallines Pulver; leicht löslich in Wasser, löslich in Aceton und Ethanol.

Smp: 108 bis 110 °C.

Dimethylsulfoxid *R* 1029500

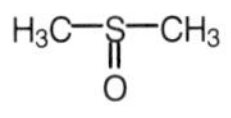

C_2H_6OS M_r 78,1
CAS Nr. 67-68-5.

Klare, farblose, ölige, hygroskopische Flüssigkeit; mischbar mit Wasser und Ethanol.

d_{20}^{20}: Etwa 1,10.

Sdp: Etwa 189 °C.

Wasser (2.5.12): Höchstens 10 g · l^{-1}, nach der Karl-Fischer-Methode bestimmt.

Wird die Substanz in der Spektroskopie verwendet, muß sie folgenden zusätzlichen Prüfungen entsprechen:

Die Transmission (2.2.25) der Substanz, gegen Wasser *R* gemessen, muß mindestens betragen:
10 Prozent bei 262 nm
35 Prozent bei 270 nm
70 Prozent bei 290 nm
98 Prozent bei 340 nm und höher.

Wasser (2.5.12): Höchstens 0,2 Prozent (*m*/*m*), nach der Karl-Fischer-Methode bestimmt.

Dicht verschlossen zu lagern.

(D_6)Dimethylsulfoxid *R* 1025100

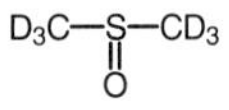

C_2D_6OS M_r 84,2
CAS Nr. 2206-27-1.
(D_6)Dimethylsulfoxid.

Sehr hygroskopische, viskose, praktisch farblose Flüssigkeit; löslich in Wasser, Aceton, wasserfreiem Ethanol und Ether.

d_{20}^{20}: Etwa 1,18.

Smp: Etwa 20 °C.

Deuterierungsgrad: Mindestens 99,8 Prozent.

Wasser und Deuteriumoxid: Höchstens 0,1 Prozent.

Dicht verschlossen zu lagern.

Dimethyltetradecylamin *R* 1031000

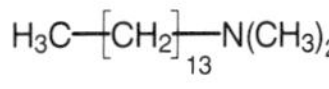

$C_{16}H_{35}N$ M_r 241,5
N,*N*-Dimethyltetradecylamin.
Mindestens 98,0 und höchstens 101,0 Prozent (*m*/*m*) $C_{16}H_{35}N$.

Klare bis fast klare, farblose bis schwach gelblich gefärbte Flüssigkeit; praktisch unlöslich in Wasser, mischbar mit Aceton, Ethanol und Methanol.

d_{20}^{20}: Etwa 0,80.

Sdp: Etwa 260 °C.

Wasser (2.5.12): Höchstens 0,3 Prozent (*m*/*m*), nach der Karl-Fischer-Methode bestimmt.

Gehaltsbestimmung: 0,200 g Substanz werden in 10 ml Ethanol 96 % *R* gelöst. Nach Zusatz von 0,1 ml Methylrot-Lösung *R* wird mit Salzsäure (0,1 mol · l^{-1}) bis zum Farbumschlag nach Rot titriert.

1 ml Salzsäure (0,1 mol · l^{-1}) entspricht 24,15 mg $C_{16}H_{35}N$.

Dimeticon *R* 1105400

CAS Nr. 9016-00-6

Muß der Monographie **Dimeticon (Dimeticonum)** entsprechen.

Dimidiumbromid *R* 1031100

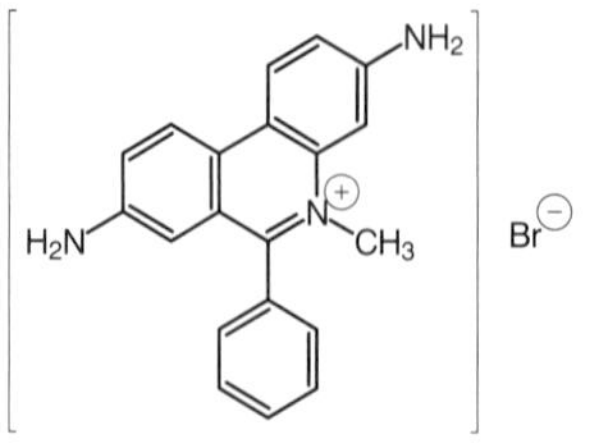

$C_{20}H_{18}BrN_3$ M_r 380,3

CAS Nr. 518-67-2.

3,8-Diamino-5-methyl-6-phenylphenanthridiniumbromid.

Tiefrote Kristalle; schwer löslich in Wasser von 20 °C, wenig löslich in Wasser von 60 °C und Ethanol, praktisch unlöslich in Ether.

Dimidiumbromid-Sulfanblau-Reagenz *R* 1031101

Getrennt werden 0,5 g Dimidiumbromid *R* und 0,25 g Sulfanblau *R* in je 30 ml einer heißen Mischung von 1 Volumteil wasserfreiem Ethanol *R* und 9 Volumteilen Wasser *R* gelöst. Nach Umrühren werden die beiden Lösungen gemischt und mit dem gleichen Lösungsmittelgemisch zu 250 ml verdünnt. 20 ml Lösung werden zu einer Verdünnung von 20 ml einer 14prozentigen Lösung (*V/V*) von Schwefelsäure *R* mit etwa 250 ml Wasser *R* gegeben; mit Wasser *R* wird zu 500 ml verdünnt.

Vor Licht geschützt zu lagern.

Dinitrobenzoesäure *R* 1031300

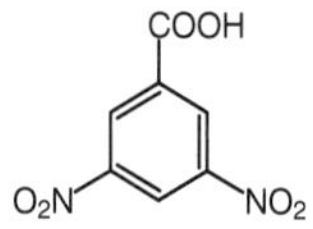

$C_7H_4N_2O_6$ M_r 212,1

CAS Nr. 99-34-3.

3,5-Dinitrobenzoesäure.

Fast farblose Kristalle; schwer löslich in Wasser, sehr leicht löslich in Ethanol.

Smp: Etwa 206 °C.

Dinitrobenzoesäure-Lösung *R* 1031301

Eine Lösung von Dinitrobenzoesäure *R* (20 g · l^{-1}) in Ethanol 96 % *R*.

Dinitrobenzol *R* 1031200

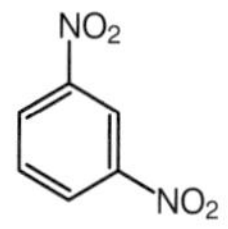

$C_6H_4N_2O_4$ M_r 168,1

CAS Nr. 528-29-0.

1,3-Dinitrobenzol.

Kristalle oder kristallines Pulver, gelblich; praktisch unlöslich in Wasser, schwer löslich in Ethanol.

Smp: Etwa 90 °C.

Dinitrobenzol-Lösung *R* 1031201

Eine Lösung von Dinitrobenzol *R* (10 g · l^{-1}) in Ethanol 96 % *R*.

3,5-Dinitrobenzoylchlorid *R* 1031400

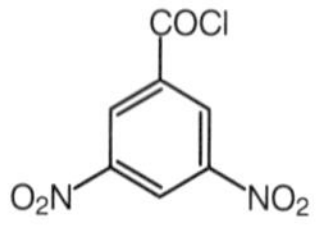

$C_7H_3ClN_2O_5$ M_r 230,6

CAS Nr. 99-33-2.

Schwach gelbes, kristallines Pulver oder farblose Kristalle.

Smp: Etwa 68 °C.

Dinitrophenylhydrazin *R* 1031500

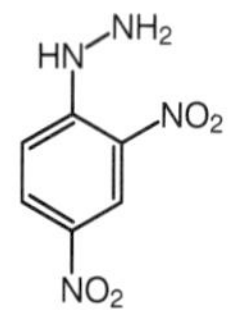

$C_6H_6N_4O_4$ M_r 198,1

CAS Nr. 119-26-6.

2,4-Dinitrophenylhydrazin.

Orangerote Kristalle; sehr schwer löslich in Wasser, schwer löslich in Ethanol.

Smp: Etwa 203 °C (Sofortschmelzpunkt).

Dinitrophenylhydrazin-Reagenz *R* 1031501

0,2 g Dinitrophenylhydrazin *R* werden in 20 ml Methanol *R* gelöst. Die Lösung wird mit 80 ml einer Mischung von gleichen Volumteilen Essigsäure *R* und Salzsäure *R* 1 versetzt.

Bei Bedarf frisch herzustellen.

Dinitrophenylhydrazinhydrochlorid-Lösung *R* 1031502

0,50 g Dinitrophenylhydrazin *R* werden unter Erhitzen in verdünnter Salzsäure *R* gelöst. Die Lösung wird mit verdünnter Salzsäure *R* zu 100 ml verdünnt. Nach dem Erkaltenlassen wird filtriert.

Bei Bedarf frisch herzustellen.

Dinonylphthalat *R* 1031600

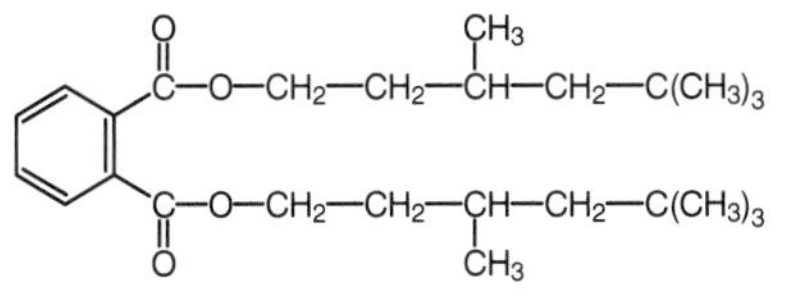

$C_{26}H_{42}O_4$ M_r 418,6

CAS Nr. 28553-12-0.

Bis(3,5,5-trimethylhexyl)phthalat.

Farblose bis schwach gelb gefärbte, ölige Flüssigkeit.

d_{20}^{20}: 0,97 bis 0,98.

n_D^{20}: 1,482 bis 1,489.

Sauer reagierende Substanzen: 5,0 g Substanz werden 1 min lang mit 25 ml Wasser *R* geschüttelt. Nach der Phasentrennung wird die wäßrige Schicht filtriert und mit 0,1 ml Phenolphthalein-Lösung *R* versetzt. Bis zum Farbumschlag dürfen höchstens 0,3 ml Natriumhydroxid-Lösung (0,1 mol · l^{-1}) verbraucht werden (0,05 Prozent, berechnet als Phthalsäure).

Wasser (2.5.12): Höchstens 0,1 Prozent, nach der Karl-Fischer-Methode bestimmt.

Dioctadecyldisulfid *R* 1031700

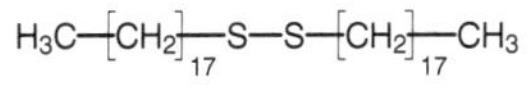

$C_{36}H_{74}S_2$ M_r 571,1

CAS Nr. 1844-09-3.

Weißes Pulver; praktisch unlöslich in Wasser.

Smp: 53 bis 58 °C.

Dioctadecyl(3,3′-thiodipropionat) *R* 1031900

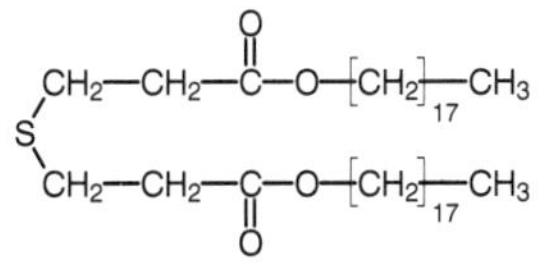

$C_{42}H_{82}O_4S$ M_r 683

CAS Nr. 693-36-7.

Weißes, kristallines Pulver; praktisch unlöslich in Wasser, leicht löslich in Dichlormethan, wenig löslich in Aceton, Ethanol und Petroläther.

Smp: 58 bis 67 °C.

Dioxan *R* 1032000

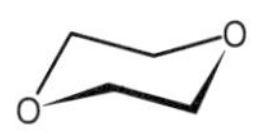

$C_4H_8O_2$ M_r 88,1

CAS Nr. 123-91-1.

1,4-Dioxan.

Klare, farblose Flüssigkeit; mischbar mit Wasser und den meisten organischen Lösungsmitteln.

d_{20}^{20}: Etwa 1,03.

Erstarrungspunkt (2.2.18): 9 bis 11 °C.

Wasser (2.5.12): Höchstens 0,5 Prozent, nach der Karl-Fischer-Methode bestimmt.

Dioxan, das nicht der Prüfung auf Peroxide entspricht, darf nicht destilliert werden.

Peroxide: In einen 12-ml-Schliffstopfenzylinder von etwa 1,5 cm Durchmesser werden 8 ml Kaliumiodid-Stärke-Lösung *R* gegeben. Mit der Substanz wird bis zum Rande aufgefüllt, kräftig geschüttelt und 30 min lang im Dunkeln stehengelassen. Dabei darf keine Färbung auftreten.

Dioxan, das in der Szintillationsmessung verwendet wird, muß eine dafür geeignete Qualität haben.

Dioxan-Lösung *R* 1032002

50,0 ml Dioxan-Stammlösung *R* werden mit Wasser *R* zu 100,0 ml verdünnt (0,5 mg · ml^{-1}).

Dioxan-Lösung *R* 1 1032003

10,0 ml Dioxan-Lösung *R* werden mit Wasser *R* zu 50,0 ml verdünnt (0,1 mg · ml^{-1}).

Dioxan-Stammlösung *R* 1032001

1,00 g Dioxan *R* wird in Wasser *R* zu 100,0 ml gelöst. 5,0 ml Lösung werden mit Wasser *R* zu 50,0 ml verdünnt (1 mg · ml^{-1}).

Dioxaphosphan *R* 1031800

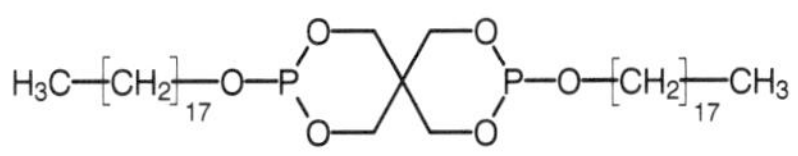

$C_{41}H_{82}O_6P_2$ M_r 733

3,9-Bis(octadecyloxy)-2,4,8,10-tetraoxa-3,9-diphosphaspiro[5.5]undecan.

Weiße, wachsartige Substanz; praktisch unlöslich in Wasser, löslich in Kohlenwasserstoffen.

Smp: 40 bis 70 °C.

Diphenylamin *R* 1032100

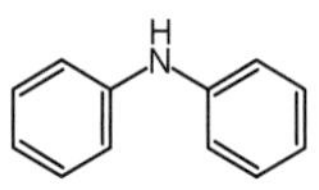

$C_{12}H_{11}N$ M_r 169,2

CAS Nr. 122-39-4.

Weiße Kristalle; schwer löslich in Wasser, löslich in Ethanol.

Smp: Etwa 55 °C.

Vor Licht geschützt zu lagern.

Diphenylamin-Lösung *R* 1032101

Eine Lösung Diphenylamin *R* ($1\ g \cdot l^{-1}$) in Schwefelsäure *R*.

Vor Licht geschützt zu lagern.

Diphenylamin-Lösung *R* 1 1032102

Eine Lösung Diphenylamin *R* ($10\ g \cdot l^{-1}$) in Schwefelsäure *R*.

Die Lösung muß farblos sein.

Diphenylamin-Lösung *R* 2 1032103

1 g Diphenylamin *R* wird in 100 ml Essigsäure 98 % *R* gelöst. Die Lösung wird mit 2,75 ml Schwefelsäure *R* versetzt.

Bei Bedarf frisch herzustellen.

Diphenylanthracen *R* 1032200

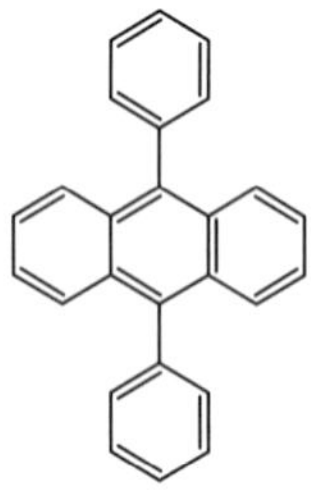

$C_{26}H_{18}$ M_r 330,4

CAS Nr. 1499-10-1.

9,10-Diphenylanthracen.

Gelbliches bis gelbes, kristallines Pulver; praktisch unlöslich in Wasser, leicht löslich in Ether.

Smp: Etwa 248 °C.

Diphenylbenzidin *R* 1032300

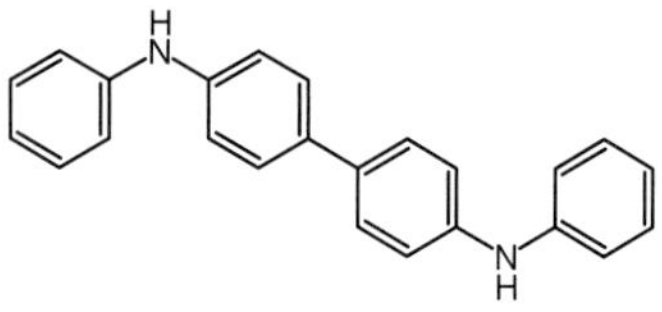

$C_{24}H_{20}N_2$ M_r 336,4

CAS Nr. 531-91-9.

N,N'-Diphenylbenzidin.

Weißes bis schwachgraues, kristallines Pulver; praktisch unlöslich in Wasser, schwer löslich in Aceton und Ethanol.

Smp: Etwa 248 °C.

Nitrat: 8 mg Substanz werden in einer erkalteten Mischung von 5 ml Wasser *R* und 45 ml nitratfreier Schwefelsäure *R* gelöst. Die Lösung muß farblos oder darf höchstens sehr schwach blau gefärbt sein.

Sulfatasche (2.4.14): Höchstens 0,1 Prozent.

Vor Licht geschützt zu lagern.

Diphenylboryloxyethylamin *R* 1032400

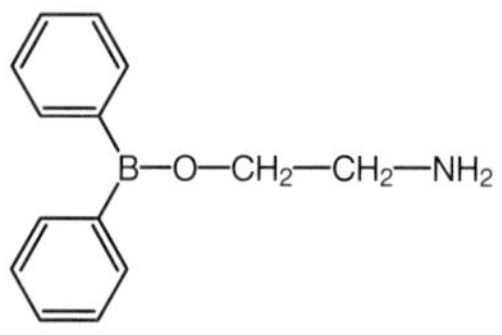

$C_{14}H_{16}BNO$ M_r 225,1

CAS Nr. 524-95-8.

2-(Diphenylboryloxy)ethylamin.

Weißes bis schwach gelbliches, kristallines Pulver; praktisch unlöslich in Wasser, löslich in Ethanol.

Smp: Etwa 193 °C.

Diphenylcarbazid *R* 1032500

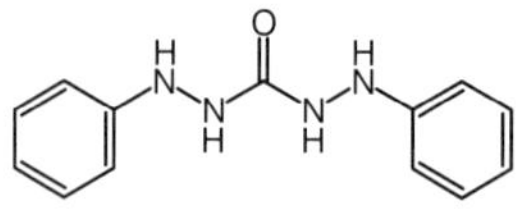

$C_{13}H_{14}N_4O$ M_r 242,3

CAS Nr. 140-22-7.

1,5-Diphenylcarbonohydrazid.

Weißes, kristallines, an der Luft sich allmählich rosa färbendes Pulver; sehr schwer löslich in Wasser, löslich in Aceton, Essigsäure 98 % und Ethanol.

Smp: Etwa 170 °C.

Sulfatasche (2.4.14): Höchstens 0,1 Prozent.

Vor Licht geschützt zu lagern.

Diphenylcarbazid-Lösung ***R*** 1032501

0,2 g Diphenylcarbazid *R* werden in 10 ml Essigsäure 98 % *R* gelöst. Die Lösung wird mit wasserfreiem Ethanol *R* zu 100 ml verdünnt.

Bei Bedarf frisch herzustellen.

Diphenylcarbazon ***R*** 1032600

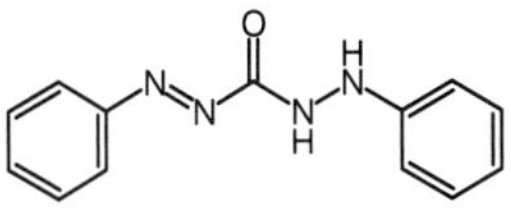

$C_{13}H_{12}N_4O$ M_r 240,3

CAS Nr. 538-62-5.

1,5-Diphenylcarbazon.

Orangegelbes, kristallines Pulver; praktisch unlöslich in Wasser, leicht löslich in Ethanol.

Smp: Etwa 157 °C, unter Zersetzung.

Diphenylcarbazon-Quecksilber(II)-chlorid-Reagenz ***R*** 1032601

Lösung I: 0,1 g Diphenylcarbazon *R* werden in wasserfreiem Ethanol *R* zu 50 ml gelöst.

Lösung II: 1 g Quecksilber(II)-chlorid *R* wird in wasserfreiem Ethanol *R* zu 50 ml gelöst.

Gleiche Volumteile der beiden Lösungen werden gemischt.

Diphenyloxazol ***R*** 1032700

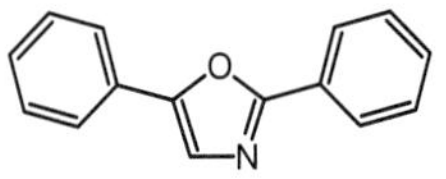

$C_{15}H_{11}NO$ M_r 221,3

CAS Nr. 92-71-7.

2,5-Diphenyloxazol.

Weißes Pulver; praktisch unlöslich in Wasser, löslich in Methanol, wenig löslich in Dioxan und Essigsäure 98 %.

Smp: Etwa 70 °C.

$A_{1\,cm}^{1\,\%}$: Etwa 1260, bei 305 nm in Methanol *R* bestimmt.

Diphenyloxazol, das in der Szintillationsmessung verwendet wird, muß eine dafür geeignete Qualität haben.

Diphenylphenylenoxid-Polymer ***R*** 1032800

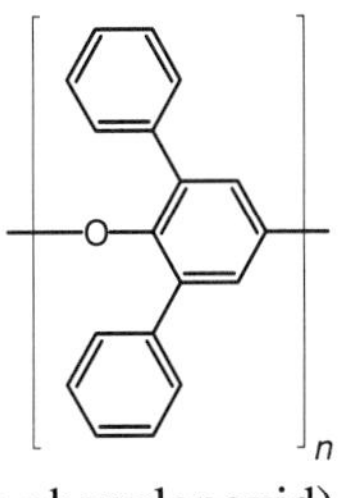

Poly(2,6-diphenyl-*p*-phenylenoxid).

Weiße bis fast weiße, poröse Kügelchen. Die Teilchengröße der Kügelchen wird in Klammern nach dem Namen des Reagenzes bei den entsprechenden Prüfungen angegeben.

Distickstoffmonoxid ***R*** 1108500

N_2O M_r 44,01

Mindestens 99,99 Prozent (*V/V*) N_2O.

Stickstoffmonoxid: Höchstens 1 ppm.

Kohlenmonoxid: Höchstens 1 ppm.

5,5′-Dithiobis(2-nitrobenzoesäure) ***R*** 1097300

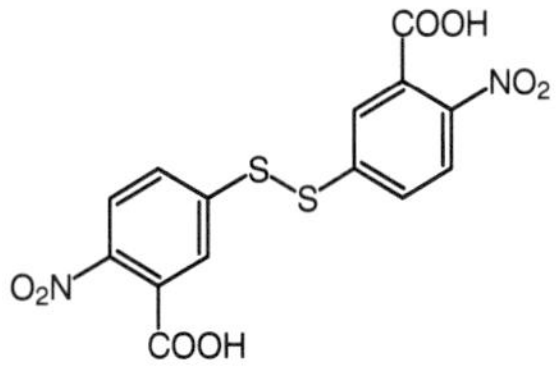

$C_{14}H_8N_2O_8S_2$ M_r 396,4

CAS Nr. 69-78-3.

Syn. 5,5′-Disulfandiylbis(2-nitrobenzoesäure); 3-Carboxy-4-nitrophenyldisulfid; Ellman's Reagenz.

Gelbes Pulver; wenig löslich in Ethanol.

Smp: Etwa 242 °C.

Dithiol ***R*** 1033800

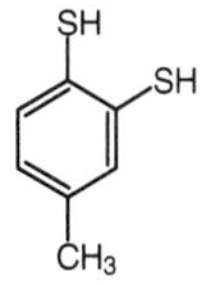

$C_7H_8S_2$ M_r 156,3

CAS Nr. 496-74-2.

4-Methyl-1,2-benzoldithiol.

Weiße, hygroskopische Kristalle; löslich in Methanol und Alkalihydroxid-Lösungen.

Smp: Etwa 30 °C.

Dicht verschlossen zu lagern.

Dithiol-Reagenz ***R*** 1033801

1 g Dithiol *R* wird nach Zusatz von 2 ml Thioglycolsäure *R* mit einer Lösung von Natriumhydroxid *R* ($20\ g \cdot l^{-1}$) zu 250 ml verdünnt.

Bei Bedarf frisch herzustellen.

Dithiothreitol *R* 1098200

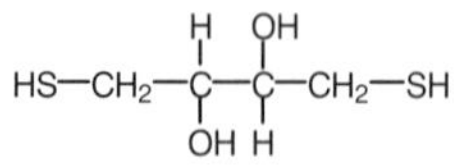

$C_4H_{10}O_2S_2$ M_r 154,2
CAS Nr. 27565-41-9.
Syn. *threo*-1,4-Bis(sulfanyl)butan-2,3-diol.

Schwach hygroskopische Nadeln; leicht löslich in Wasser, wasserfreiem Aceton und Ethanol.

Dithizon *R* 1033900

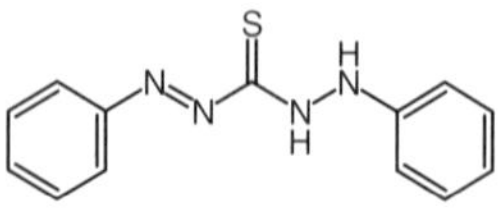

$C_{13}H_{12}N_4S$ M_r 256,3
CAS Nr. 60-10-6.
1,5-Diphenylthiocarbazon.

Blau- oder braunschwarzes bis schwarzes Pulver; praktisch unlöslich in Wasser, löslich in Ethanol.
Vor Licht geschützt zu lagern.

Dithizon *R* 1 1105500

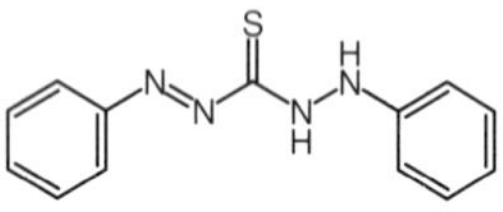

$C_{13}H_{12}N_4S$ M_r 256,3
CAS Nr. 60-10-6.
1,5-Diphenylthiocarbazon.
Mindestens 98,0 Prozent $C_{13}H_{12}N_4S$.

Blauschwarzes, schwarzbraunes oder schwarzes Pulver; praktisch unlöslich in Wasser, löslich in Ethanol.
Vor Licht geschützt zu lagern.

Dithizon-Lösung *R* 1033901

Eine Lösung von Dithizon *R* (0,5 g · l^{-1}) in Chloroform *R*.
Bei Bedarf frisch herzustellen.

Dithizon-Lösung *R* 2 1033903

40,0 mg Dithizon *R* werden in Chloroform *R* zu 1000,0 ml gelöst. 30,0 ml Lösung werden mit Chloroform *R* zu 100,0 ml verdünnt.

Einstellung: Quecksilber(II)-chlorid *R*, entsprechend 0,1354 g $HgCl_2$, wird in einer Mischung von gleichen Volumteilen verdünnter Schwefelsäure *R* und Wasser *R* zu 100,0 ml gelöst. 2,0 ml der Lösung werden mit dem gleichen Lösungsmittelgemisch zu 100,0 ml verdünnt. (Diese Lösung enthält 20 ppm Hg.) 1,0 ml der Verdünnung wird in einem Scheidetrichter mit 50 ml verdünnter Schwefelsäure *R*, 140 ml Wasser *R* und 10 ml einer Lösung von Hydroxylaminhydrochlorid *R* (200 g · l^{-1}) versetzt. Die Mischung wird mit der Dithizon-Lösung titriert, wobei die Mischung nach jedem Zusatz 20mal geschüttelt wird. Gegen Ende der Titration wird zur Trennung der Schichten stehengelassen und die Chloroformschicht verworfen. Die Titration wird bis zum Farbumschlag nach Bläulichgrün fortgesetzt. Das Äquivalent Quecksilber in Milligramm je Milliliter Dithizon-Lösung wird nach der Formel 20/*V* berechnet, in der *V* das bei der Titration verbrauchte Volumen Dithizon-Lösung bedeutet.

Docusat-Natrium *R* 1034100

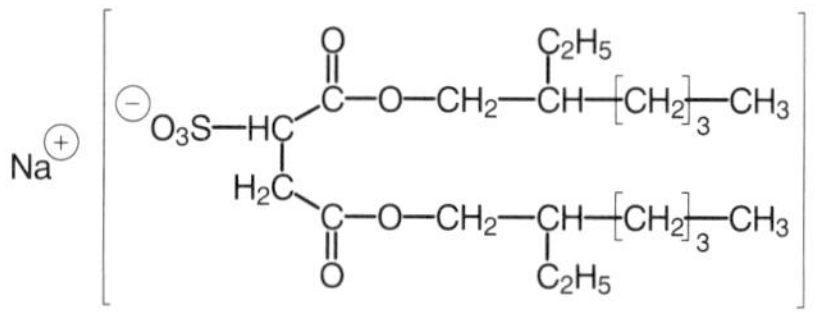

$C_{20}H_{37}NaO_7S$ M_r 444,6
CAS Nr. 577-11-7.
1,2-Bis(2-ethylhexyloxycarbonyl)ethansulfonsäure, Natriumsalz.

Wachsartige, durchscheinende Masse oder Schuppen; sehr leicht löslich in Wasser und Ethanol.

Dotriacontan *R* 1034200

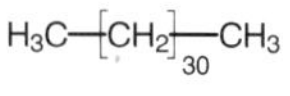

$C_{32}H_{66}$ M_r 450,9
CAS Nr. 544-85-4.

Weiße Plättchen; praktisch unlöslich in Wasser, wenig löslich in Hexan, schwer löslich in Ether.

Smp: Etwa 69 °C.

Verunreinigungen: Höchstens 0,1 Prozent mit dem gleichen t_R-Wert wie α-Tocopherolacetat, nach der gaschromatographischen Methode, wie in der Monographie **α-Tocopherolacetat (α-Tocopheroli acetas)** beschrieben, bestimmt.

Dragendorffs Reagenz *R* 1070600

Eine Mischung von 0,85 g basischem Bismutnitrat *R*, 40 ml Wasser *R* und 10 ml Essigsäure 98 % *R* wird mit 20 ml einer Lösung von Kaliumiodid *R* (400 g · l^{-1}) versetzt.

Dragendorffs Reagenz *R* 1 1070601

100 g Weinsäure *R* werden in 400 ml Wasser *R* gelöst. Nach Zusatz von 8,5 g basischem Bismutnitrat *R* wird die Lösung 1 h lang geschüttelt, mit 200 ml einer Lösung von Kaliumiodid *R* (400 g · l^{-1}) versetzt, erneut geschüttelt und nach 24 h filtriert.
Vor Licht geschützt zu lagern.

Dragendorffs Reagenz *R* 2 1070602

Stammlösung: 1,7 g basisches Bismutnitrat *R* und 20 g Weinsäure *R* werden in 40 ml Wasser *R* suspendiert. Die Suspension wird mit 40 ml einer Lösung von Kaliumiodid *R* (400 g · l^{-1}) versetzt, 1 h lang geschüttelt und filtriert. Die Lösung ist in braunen Gefäßen vor Licht geschützt mehrere Tage lang haltbar.

Sprühlösung: Vor Gebrauch werden 5 ml Stammlösung mit 15 ml Wasser *R* gemischt.

Dragendorffs Reagenz, verdünntes *R* 1070603

Eine Lösung von 100 g Weinsäure *R* in 500 ml Wasser *R* wird mit 50 ml Dragendorffs Reagenz *R* 1 versetzt.

Vor Licht geschützt zu lagern.

E

Echtblausalz B *R* 1037400

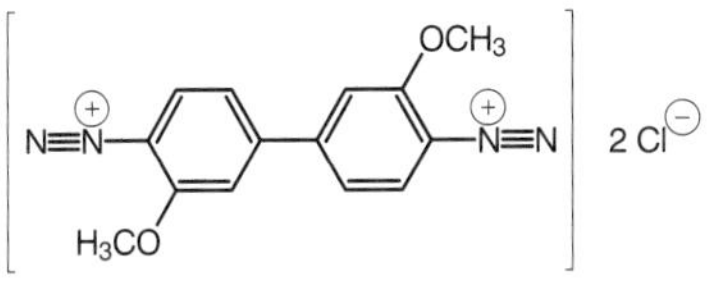

$C_{14}H_{12}Cl_2N_4O_2$ M_r 339,2
CAS Nr. 84633-94-3.
C.I. Nr. 37235; Schultz Nr. 490.
3,3′-Dimethoxy-4,4′-biphenylbis(diazonium)-dichlorid.

Dunkelgrünes Pulver; löslich in Wasser.

Die Substanz wird durch Zusatz von Zinkchlorid stabilisiert.

Dicht verschlossen, vor Licht geschützt, zwischen 2 und 8 °C zu lagern.

Echtrotsalz B *R* 1037500

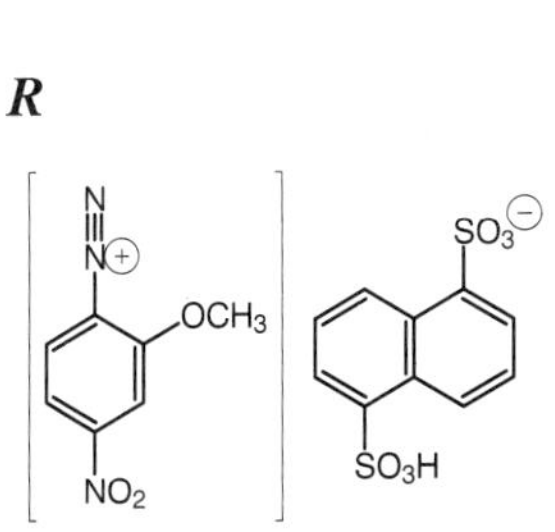

$C_{17}H_{13}N_3O_9S_2$ M_r 467,4
CAS Nr. 56315-29-8.
C.I. Nr. 37125; Schultz Nr. 155.
2-Methoxy-4-nitrobenzoldiazonium-hydrogen-1,5-naphthalindisulfonat.

Orangegelbes Pulver; löslich in Wasser, schwer löslich in Ethanol.

Dicht verschlossen, vor Licht geschützt, zwischen 2 und 8 °C zu lagern.

Eisen *R* 1046600

Fe A_r 55,85
CAS Nr. 7439-89-6.

Graues Pulver oder Draht; löslich in verdünnten Mineralsäuren.

Eisen(III)-chlorid *R* 1037800

$FeCl_3 \cdot 6\ H_2O$ A_r 270,3
CAS Nr. 10025-77-1.

Orangegelbe bis bräunliche, zerfließliche, kristalline Stücke; sehr leicht löslich in Wasser, löslich in Ethanol und Ether. Unter Lichteinfluß werden die Substanz und ihre Lösungen teilweise reduziert.

Dicht verschlossen zu lagern.

Eisen(III)-chlorid-Lösung *R* 1 1037801

Eine Lösung von Eisen(III)-chlorid *R* (105 g · l^{-1}).

Eisen(III)-chlorid-Lösung *R* 2 1037802

Eine Lösung von Eisen(III)-chlorid *R* (13 g · l^{-1}).

Eisen(III)-chlorid-Lösung *R* 3 1037803

2,0 g Eisen(III)-chlorid *R* werden in wasserfreiem Ethanol *R* zu 100,0 ml gelöst.

Eisen(III)-chlorid-Kaliumperiodat-Lösung *R* 1070801

1 g Kaliumperiodat *R* wird in 5 ml einer frisch hergestellten Lösung von Kaliumhydroxid *R* (120 g · l^{-1}) gelöst. Nach Zusatz von 20 ml Wasser *R* und 1,5 ml Eisen(III)-chlorid-Lösung *R* 1 wird mit einer frisch hergestellten Lösung von Kaliumhydroxid *R* (120 g · l^{-1}) zu 50 ml verdünnt.

Eisen(III)-chlorid-Sulfaminsäure-Reagenz *R* 1037804

Eine Lösung, die Eisen(III)-chlorid *R* (10 g · l^{-1}) und Sulfaminsäure *R* (16 g · l^{-1}) enthält.

Eisen(III)-nitrat *R* 1106100

$Fe(NO_3)_3 \cdot 9\ H_2O$ M_r 404
CAS Nr. 7782-61-8.

Mindestens 99,0 Prozent $Fe(NO_3)_3 \cdot 9\ H_2O$.

Blaßviolette Kristalle oder kristalline Masse; sehr leicht löslich in Wasser.

Freie Säure: Höchstens 0,3 Prozent (als HNO_3).

Reagenzien

Eisen(III)-salicylat-Lösung *R* 1046700

0,1 g Ammoniumeisen(III)-sulfat *R* werden in einer Mischung von 2 ml verdünnter Schwefelsäure *R* und 48 ml Wasser *R* gelöst. Mit Wasser *R* wird zu 100 ml verdünnt. Diese Lösung wird mit 50 ml einer Lösung von Natriumsalicylat *R* (11,5 g · l^{-1}), 10 ml verdünnter Essigsäure *R* und 80 ml einer Lösung von Natriumacetat *R* (136 g · l^{-1}) versetzt und mit Wasser *R* zu 500 ml verdünnt.

Bei Bedarf frisch herzustellen.

Dicht verschlossen, vor Licht geschützt zu lagern.

Eisen(II)-sulfat *R* 1038300

CAS Nr. 7782-63-0.

Muß der Monographie **Eisen(II)-sulfat (Ferrosi sulfas)** entsprechen.

Eisen(II)-sulfat-Lösung *R* 2 1038301

0,45 g Eisen(II)-sulfat *R* werden in 50 ml Salzsäure (0,1 mol · l^{-1}) gelöst. Die Lösung wird mit kohlendioxidfreiem Wasser *R* zu 100 ml verdünnt.

Bei Bedarf frisch herzustellen.

Eisen(III)-sulfat *R* 1037900

$Fe_2(SO_4)_3 \cdot x\,H_2O$

CAS Nr. 10028-22-5.

Gelblichweißes, sehr hygroskopisches, sich an der Luft zersetzendes Pulver; schwer löslich in Wasser und Ethanol.

Dicht verschlossen, vor Licht geschützt zu lagern.

Elektrolyt-Reagenz zur Mikrobestimmung von Wasser *R* 1113700

Im Handel erhältliches, wasserfreies Reagenz oder eine Mischung von wasserfreien Reagenzien zur coulometrischen Titration von Wasser, die geeignete organische Basen, Schwefeldioxid und Iodid, in einem geeigneten Lösungsmittel gelöst, enthalten.

Emetindihydrochlorid *R* 1034300

CAS Nr. 316-42-7.

Muß der Monographie **Emetindihydrochlorid-Pentahydrat (Emetini hydrochloridum pentahydricum)** entsprechen.

Emodin *R* 1034400

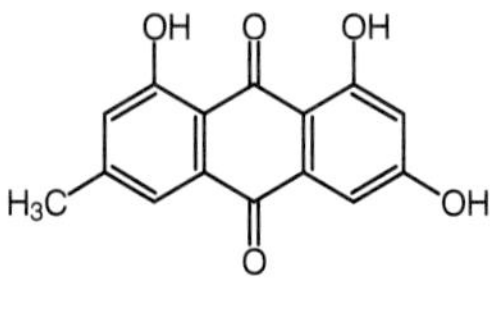

$C_{15}H_{10}O_5$ M_r 270,2

CAS Nr. 518-82-1.

1,3,8-Trihydroxy-6-methylanthrachinon; Syn. Rheum-Emodin.

Orangerote Nadeln; praktisch unlöslich in Wasser, schwer löslich in Ether, löslich in Ethanol und Alkalihydroxid-Lösungen.

Dünnschichtchromatographie: Wird die Substanz unter den Bedingungen und in der Konzentration, wie unter **Rhabarberwurzel (Rhei radix)** angegeben, geprüft, darf das Chromatogramm nur einen Hauptfleck zeigen.

Entfärberlösung *R* 1012202

Eine Mischung von 1 Volumteil Essigsäure 98 % *R*, 4 Volumteilen Methanol *R* und 5 Volumteilen Wasser *R*.

Eriochromschwarz T *R* 1056800

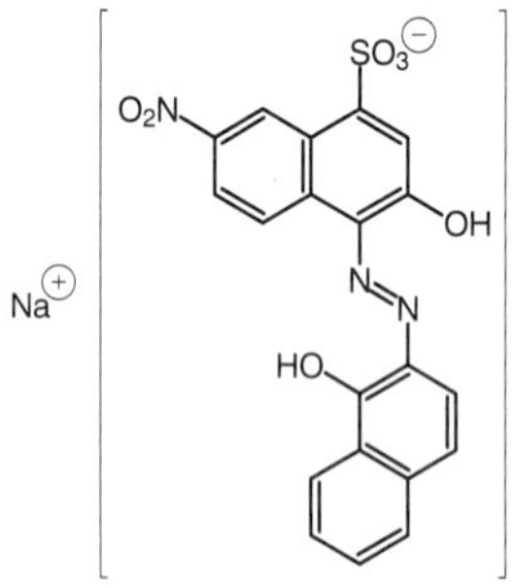

$C_{20}H_{12}N_3NaO_7S$ M_r 461,4

CAS Nr. 1787-61-7.

C.I. Nr. 14645; Schultz Nr. 241.

3-Hydroxy-4-(1-hydroxy-2-naphthylazo)-7-nitro-1-naphthalinsulfonsäure, Natriumsalz.

Braunschwarzes Pulver; löslich in Wasser und Ethanol.

Dicht verschlossen, vor Licht geschützt zu lagern.

Eriochromschwarz-T-Verreibung *R* 1056801

1 g Eriochromschwarz T *R* wird mit 99 g Natriumchlorid *R* verrieben.

Empfindlichkeitsprüfung: 50 mg Eriochromschwarz-T-Verreibung werden in 100 ml Wasser *R* gelöst. Nach Zusatz von 0,3 ml verdünnter Ammoniak-Lösung *R* 1 muß sich die braunviolett gefärbte Lösung blau färben. Auf Zusatz von 0,1 ml einer Lösung von Magnesiumsulfat *R* (10 g · l^{-1}) muß sich die Lösung violett färben.

Dicht verschlossen, vor Licht geschützt zu lagern.

Erucamid *R* 1034500

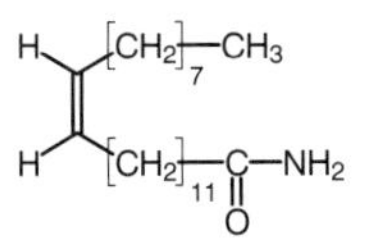

$C_{22}H_{43}NO$ M_r 337,6
CAS Nr. 112-84-5.
(*Z*)-13-Docosenamid.

Pulver oder Körner, weiß bis gelblich; praktisch unlöslich in Wasser, leicht löslich in Dichlormethan, löslich in Ethanol.

Smp: Etwa 70 °C.

Erythritol *R* 1113800

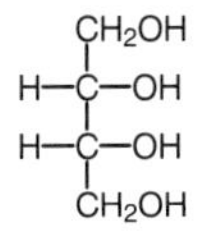

$C_4H_{10}O_4$ M_r 122,1
CAS Nr. 149-32-6.
(*R**,*S**)-Butan-1,2,3,4-tetrol; *meso*-Erythritol.

Tetragonale Prismen; sehr leicht löslich in Wasser, löslich in Pyridin, schwer löslich in Ethanol.

Smp: Etwa 121,5 °C.

Erythrozyten-Suspension vom Kaninchen *R* 1074500

Eine 1,6prozentige Suspension (*V/V*) von Kaninchenerythrozyten wird wie folgt hergestellt: 15 ml frisch entnommenes Kaninchenblut wird durch Schütteln mit Glasperlen defibriniert und 10 min lang bei 2000 *g* zentrifugiert. Die Erythrozyten werden 3mal mit je 30 ml einer Lösung von Natriumchlorid *R* (9 g · l^{-1}) gewaschen. 1,6 ml der Erythrozytensuspension werden mit einer Mischung von 1 Volumteil Phosphat-Pufferlösung *p*H 7,2 *R* und 9 Volumteilen einer Lösung von Natriumchlorid *R* (9 g · l^{-1}) zu 100 ml verdünnt.

Essigsäure *R* 1000401

Mindestens 290 und höchstens 310 g · l^{-1} $C_2H_4O_2$ (M_r 60,1).

30 g Essigsäure 98 % *R* werden mit Wasser *R* zu 100 ml verdünnt.

Essigsäure 98 % *R* 1000400

$H_3C—COOH$

$C_2H_4O_2$ M_r 60,1
CAS Nr. 64-19-7.
Mindestens 98,0 Prozent (*m/m*) $C_2H_4O_2$.

Eine Lösung der Substanz (100 g · l^{-1}) ist stark sauer (2.2.4). Eine Lösung der Substanz (5 g · l^{-1}), neutralisiert mit verdünnter Ammoniak-Lösung *R* 2, gibt die Identitätsreaktion b auf Acetat (2.3.1).

d_{20}^{20}: 1,052 bis 1,053.

Sdp: 117 bis 119 °C.

Gehaltsbestimmung: In einem Meßkolben werden 5,00 g Substanz mit Wasser *R* zu 100,0 ml verdünnt. 25,0 ml Lösung werden nach Zusatz von 0,5 ml Phenolphthalein-Lösung *R* mit Natriumhydroxid-Lösung (1 mol · l^{-1}) titriert.

1 ml Natriumhydroxid-Lösung (1 mol · l^{-1}) entspricht 60,1 mg $C_2H_4O_2$.

Essigsäure, verdünnte *R* 1000402

Mindestens 115 und höchstens 125 g · l^{-1} $C_2H_4O_2$ (M_r 60,1).

12 g Essigsäure 98 % *R* werden mit Wasser *R* zu 100 ml verdünnt.

Essigsäure, wasserfreie *R* 1000300

$C_2H_4O_2$ M_r 60,1
CAS Nr. 64-19-7.
Mindestens 99,6 Prozent (*m/m*) $C_2H_4O_2$.

Farblose Flüssigkeit oder weiße, glänzende, farnblattähnliche Kristalle; mischbar mit oder sehr leicht löslich in Wasser, Ethanol, Ether, Glycerol 85 % und den meisten ätherischen und fetten Ölen.

Eine Lösung der Substanz (100 g · l^{-1}) ist stark sauer (2.2.4). Eine Lösung der Substanz (5 g · l^{-1}), neutralisiert mit verdünnter Ammoniak-Lösung *R* 2, gibt die Identitätsreaktion b auf Acetat (2.3.1).

d_{20}^{20}: 1,052 bis 1,053.

Sdp: 117 bis 119 °C.

Erstarrungspunkt (2.2.18): Nicht unter 15,8 °C.

Wasser (2.5.12): Höchstens 0,4 Prozent, nach der Karl-Fischer-Methode bestimmt. Ist der Wassergehalt größer als 0,4 Prozent, kann er durch Zusatz der berechneten Menge Acetanhydrid *R* herabgesetzt werden.

Vor Licht geschützt zu lagern.

(D_4)Essigsäure *R* 1101100

$D_3C—COOD$

$C_2D_4O_2$ M_r 64,1
CAS Nr. 1186-52-3.
($^2H_4$)Essigsäure.

d_{20}^{20}: Etwa 1,12.

n_D^{20}: Etwa 1,368.

Smp: Etwa 16 °C.

Sdp: Etwa 115 °C.

Deuterierungsgrad: Mindestens 99,7 Prozent.

17α-Estradiol *R* 1034600

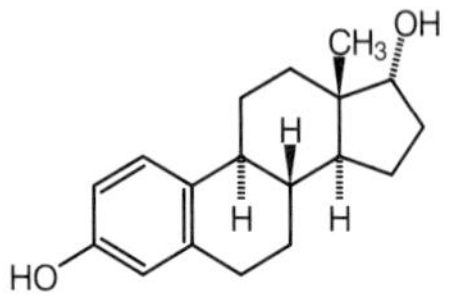

$C_{18}H_{24}O_2$ M_r 272,4
CAS Nr. 57-91-0.

Weißes bis fast weißes, kristallines Pulver oder farblose Kristalle.

Smp: 220 bis 225 °C.

Estragol *R* 1034700

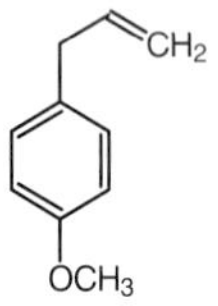

$C_{10}H_{12}O$ M_r 148,2
CAS Nr. 140-67-0.
1-Allyl-4-methoxybenzol.

Flüssigkeit; mischbar mit Ethanol.

n_D^{20}: Etwa 1,52.

Sdp: Etwa 216 °C.

Wird die Substanz in der Gaschromatographie verwendet, muß sie zusätzlich folgender Anforderung entsprechen:

Gehaltsbestimmung: Die Bestimmung erfolgt mit Hilfe der Gaschromatographie (2.2.28) wie in der Monographie **Anisöl (Anisi aetheroleum)** beschrieben.

Untersuchungslösung: Die Substanz.

Die Fläche des Hauptpeaks muß mindestens 98,0 Prozent der Summe aller Peakflächen betragen.

Ethanol x % *R* 1002502

Entsprechende Volumteile Wasser *R* und Ethanol 96 % *R* werden gemischt. Die beim Mischen auftretende Wärmeentwicklung und Volumenkontraktion sind zu berücksichtigen, um einen Ethanolgehalt von x Prozent (*V/V*) in der Lösung zu erhalten.

Ethanol 96 % *R* 1002500

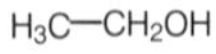

C_2H_6O M_r 46,07
CAS Nr. 64-17-5.
Mindestens 95,1 und höchstens 96,9 Prozent C_2H_6O (*V/V*).

Klare, farblose, entflammbare, leicht bewegliche Flüssigkeit; mischbar mit Wasser, Aceton, Ether und Glycerol.

d_{20}^{20}: 0,805 bis 0,812.

Sdp: 78 bis 79 °C.

Ethanol 96 %, aldehydfreies *R* 1002501

1200 ml Ethanol 96 % *R* werden mit 5 ml einer Lösung von Silbernitrat *R* (400 g · l^{-1}) und 10 ml einer abgekühlten Lösung von Kaliumhydroxid *R* (500 g · l^{-1}) gemischt und einige Tage lang stehengelassen. Vor Gebrauch wird filtriert und destilliert.

Ethanol, wasserfreies *R* 1034800

C_2H_6O M_r 46,07
CAS Nr. 64-17-5.
Mindestens 99,5 Prozent C_2H_6O (*V/V*).

Klare, farblose, entflammbare, leicht bewegliche Flüssigkeit; mischbar mit Wasser, Aceton, Ether und Glycerol.

d_{20}^{20}: 0,791 bis 0,794.

Sdp: 78 bis 79 °C.

Vor Licht geschützt, unterhalb von 30 °C zu lagern.

Ethanol, wasserfreies *R* 1 1034801

Muß den Anforderungen für wasserfreies Ethanol *R* entsprechen und folgender, zusätzlicher Prüfung:

Methanol: Höchstens 0,005 Prozent (*V/V*), mit Hilfe der Gaschromatographie (2.2.28) bestimmt.

Untersuchungslösung: Die Substanz.

Referenzlösung: 0,50 ml wasserfreies Methanol *R* werden mit der Substanz zu 100,0 ml verdünnt. 1,0 ml Lösung wird mit der Substanz zu 100,0 ml verdünnt.

Die Chromatographie kann durchgeführt werden mit
- einer Säule aus Glas von 2 m Länge und 2 mm innerem Durchmesser, gepackt mit Ethylvinylbenzol-Divinylbenzol-Copolymer *R* (75 bis 100 µm)
- Stickstoff zur Chromatographie *R* als Trägergas bei einer Durchflußrate von 30 ml je Minute
- einem Flammenionisationsdetektor.

Die Temperatur der Säule wird bei 130 °C, die des Probeneinlasses bei 150 °C und die des Detektors bei 200 °C gehalten.

Je 1 µl Untersuchungslösung und Referenzlösung werden abwechselnd 3mal eingespritzt. Nach jeder Chromatographie wird die Säule 8 min lang auf 230 °C erhitzt. Der dem Methanol entsprechende Peak wird integriert. Der Prozentgehalt an Methanol wird nach der Formel errechnet:

$$\frac{a \cdot b}{c - b}$$

a = Prozentgehalt (*V/V*) an Methanol in der Referenzlösung
b = die dem Methanol entsprechende Peakfläche im Chromatogramm der Untersuchungslösung
c = die dem Methanol entsprechende Peakfläche im Chromatogramm der Referenzlösung.

Ether *R* 1035000

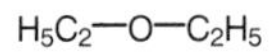

$C_4H_{10}O$ M_r 74,1

CAS Nr. 60-29-7.

Diethylether.

Klare, farblose, flüchtige, sehr leicht bewegliche und entflammbare, hygroskopische Flüssigkeit; wenig löslich in Wasser, mischbar mit Ethanol.

d_{20}^{20}: 0,713 bis 0,715.

Sdp: 34 bis 35 °C.

Ether, der nicht der Prüfung auf Peroxide entspricht, darf nicht destilliert werden.

Peroxide: In einen 12-ml-Schliffstopfenzylinder von etwa 1,5 cm Durchmesser werden 8 ml Kaliumiodid-Stärke-Lösung *R* gegeben. Mit der Substanz wird bis zum Rande aufgefüllt, kräftig geschüttelt und 30 min lang unter Lichtausschluß stehengelassen. Dabei darf keine Färbung auftreten.

Name und Konzentration zugesetzter Stabilisatoren sind anzugeben.

Dicht verschlossen, vor Licht geschützt, unterhalb von 15 °C zu lagern.

Ether, peroxidfreier *R* 1035100

Muß der Monographie **Ether zur Narkose (Aether anaestheticus)** entsprechen.

Ethoxychrysoidinhydrochlorid *R* 1035200

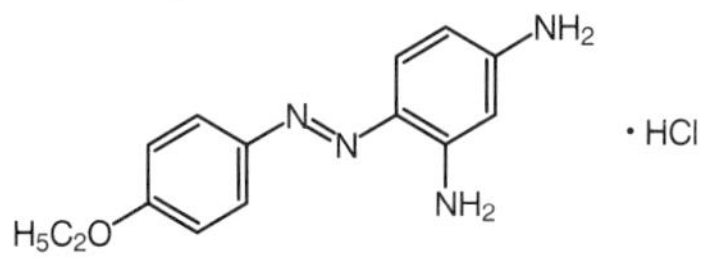

$C_{14}H_{17}ClN_4O$ M_r 292,8

4-(4-Ethoxyphenylazo)-*m*-phenylendiamin-hydrochlorid; Syn. Etoxazenhydrochlorid (INN).

Rötliches Pulver; löslich in Ethanol.

Ethoxychrysoidinhydrochlorid-Lösung *R* 1035201

Eine Lösung von Ethoxychrysoidinhydrochlorid *R* (1 g · l^{-1}) in Ethanol 96 % *R*.

Empfindlichkeitsprüfung: Eine Mischung von 5 ml verdünnter Salzsäure *R* und 0,05 ml Ethoxychrysoidin-Lösung wird mit 0,05 ml Bromid-Bromat-Lösung (0,0167 mol · l^{-1}) versetzt. Innerhalb von 2 min muß die Färbung von Rot nach Hellgelb umschlagen.

Ethylacetat *R* 1035300

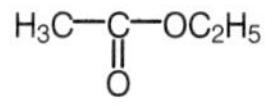

$C_4H_8O_2$ M_r 88,1

CAS Nr. 141-78-6.

Klare, farblose Flüssigkeit; löslich in Wasser, mischbar mit Ethanol.

d_{20}^{20}: 0,901 bis 0,904.

Sdp: 76 bis 78 °C.

Ethylacetat-Sulfaminsäure-Reagenz *R* 1035301

200 g Sulfaminsäure *R* werden in Ethylacetat *R* zu 1000 ml suspendiert. Die erhaltene Suspension wird 3 Tage lang gerührt und durch ein Papierfilter filtriert.

Die Lösung sollte innerhalb von einem Monat verwendet werden.

Ethylacrylat *R* 1035400

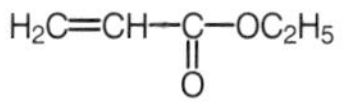

$C_5H_8O_2$ M_r 100,1

CAS Nr. 140-88-5.

Ethylpropenoat.

Farblose Flüssigkeit.

d_{20}^{20}: Etwa 0,924.

n_D^{20}: Etwa 1,406.

Smp: Etwa –71 °C.

Sdp: Etwa 99 °C.

4-[(Ethylamino)methyl]pyridin *R* 1101300

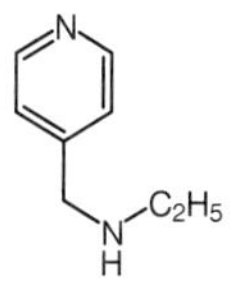

$C_8H_{12}N_2$ M_r 136,2

CAS Nr. 33403-97-3.

Ethyl(4-pyridylmethyl)azan.

Blaßgelbe Flüssigkeit.

d_{20}^{20}: Etwa 0,98.

n_D^{20}: Etwa 1,516.

Sdp: Etwa 98 °C.

Ethylbenzol *R* 1035800

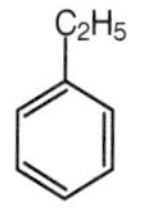

C_8H_{10} M_r 106,2

CAS Nr. 100-41-4.

Mindestens 99,5 Prozent (*m/m*) C_8H_{10}, mit Hilfe der Gaschromatographie (2.2.28) bestimmt.

Klare, farblose Flüssigkeit; praktisch unlöslich in Wasser, löslich in Aceton und Ethanol.

d_{20}^{20}: Etwa 0,87.

n_D^{20}: Etwa 1,496.

Sdp: Etwa 135 °C.

Ethylendiamin *R* 1036500

$H_2N—CH_2—CH_2—NH_2$

$C_2H_8N_2$ M_r 60,1
CAS Nr. 107-15-3.
1,2-Ethandiamin.

Klare, farblose, rauchende, stark alkalische Flüssigkeit; mischbar mit Wasser und Ethanol, schwer löslich in Ether.

Sdp: Etwa 116 °C.

(Ethylendinitrilo)tetraessigsäure *R* 1105800

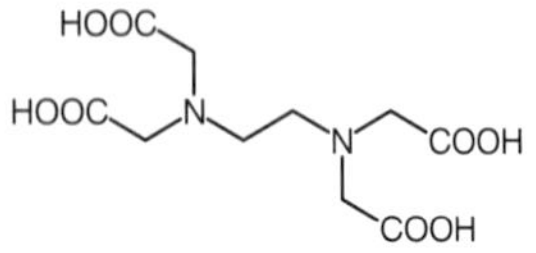

$C_{10}H_{16}N_2O_8$ M_r 292,2
CAS Nr. 60-00-4.
N,N'-Ethan-1,2-diylbis[*N*-(carboxymethyl)glycin]; Edetinsäure.

Weißes, kristallines Pulver; sehr schwer löslich in Wasser.

Smp: Etwa 250 °C, unter Zersetzung.

Ethylenglycol *R* 1036100

$HOH_2C—CH_2OH$

$C_2H_6O_2$ M_r 62,1
CAS Nr. 107-21-1.
Ethan-1,2-diol.

Farblose, schwach viskose, hygroskopische Flüssigkeit; mischbar mit Wasser und Ethanol, schwer löslich in Ether.

d_{20}^{20}: 1,113 bis 1,115.

n_D^{20}: Etwa 1,432.

Sdp: Etwa 198 °C.

Smp: Etwa –12 °C.

Sauer reagierende Substanzen: 10 ml Substanz werden mit 20 ml Wasser *R* und 1 ml Phenolphthalein-Lösung *R* versetzt. Bis zum Farbumschlag nach Rosa dürfen höchstens 0,15 ml Natriumhydroxid-Lösung (0,02 mol · l^{-1}) verbraucht werden.

Wasser (2.5.12): Höchstens 0,2 Prozent.

Ethylenglycolmonoethylether *R* 1036200

$H_5C_2O—CH_2—CH_2OH$

$C_4H_{10}O_2$ M_r 90,1
CAS Nr. 110-80-5.
2-Ethoxyethanol.

Klare, farblose Flüssigkeit; mischbar mit Wasser, Aceton, Ethanol und Ether.

d_{20}^{20}: Etwa 0,93.

n_D^{25}: Etwa 1,406.

Sdp: Etwa 135 °C.

Ethylenglycolmonomethylether *R* 1036300

$H_3CO—CH_2—CH_2OH$

$C_3H_8O_2$ M_r 76,1
CAS Nr. 109-86-4.
2-Methoxyethanol.

Klare, farblose Flüssigkeit; mischbar mit Wasser, Aceton, Ethanol und Ether.

d_{20}^{20}: Etwa 0,97.

n_D^{20}: Etwa 1,403.

Sdp: Etwa 125 °C.

Ethylenoxid *R* 1036400

C_2H_4O M_r 44,05
CAS Nr. 75-21-8.
Oxiran.

Farbloses, entflammbares Gas; sehr leicht löslich in Wasser und Ethanol.

Verflüssigungstemperatur: Etwa 12 °C.

Ethylenoxid-Lösung *R* 1036402

Alle Arbeitsgänge bei der Herstellung dieser Lösungen müssen im Abzug durchgeführt werden. Die damit beschäftigte Person muß Polyethylen-Handschuhe und eine geeignete Maske tragen.

Eine 2,5 mg Ethylenoxid entsprechende Menge gekühlter Ethylenoxid-Stammlösung *R* wird in einem gekühlten Erlenmeyerkolben eingewogen und mit Macrogol 200 *R* 1 zu 50,0 g verdünnt. Nach sorgfältigem Mischen werden 2,5 g Lösung mit Macrogol 200 *R* 1 zu 25,0 ml verdünnt (5 ppm).

Bei Bedarf frisch herzustellen.

Ethylenoxid-Lösung *R* 1 1036403

Alle Arbeitsgänge bei der Herstellung dieser Lösungen müssen im Abzug durchgeführt werden. Die damit beschäftigte Person muß Polyethylen-Handschuhe und eine geeignete Maske tragen.

1,0 ml gekühlte Ethylenoxid-Stammlösung *R* (das genaue Volumen wird durch Wägen bestimmt) wird mit

Macrogol 200 *R* 1 zu 50,0 ml verdünnt. Nach sorgfältigem Mischen werden 2,5 g dieser Lösung mit Macrogol 200 *R* 1 zu 25,0 ml verdünnt. Die genaue Menge Ethylenoxid in ppm je Milliliter wird aus dem genau gewogenen Volumen und einer Dichte für Macrogol 200 *R* 1 von 1,127 errechnet.

Bei Bedarf frisch herzustellen.

Ethylenoxid-Lösung *R* 2 1036404

Alle Arbeitsgänge bei der Herstellung dieser Lösungen müssen im Abzug durchgeführt werden. Die damit beschäftigte Person muß Polyethylen-Handschuhe und eine geeignete Maske tragen.

1,00 g kalte Ethylenoxid-Stammlösung *R* (entsprechend 2,5 mg Ethylenoxid) wird in einem kalten Erlenmeyerkolben, der 40,0 g gekühltes Macrogol 200 *R* 1 enthält, eingewogen. Nach dem Mischen wird das genaue Volumen durch Wägen bestimmt und verdünnt, bis eine Lösung erhalten wird, die 50 µg Ethylenoxid je Gramm Lösung enthält. 10,00 g werden in einen Erlenmeyerkolben, der etwa 30 ml Wasser *R* enthält, eingewogen, gemischt und mit Wasser *R* zu 50,0 ml verdünnt (10 $\mu g \cdot ml^{-1}$).

Bei Bedarf frisch herzustellen.

Ethylenoxid-Lösung *R* 3 1036405

Alle Arbeitsgänge bei der Herstellung dieser Lösungen müssen im Abzug durchgeführt werden. Die damit beschäftigte Person muß Polyethylen-Handschuhe und eine geeignete Maske tragen.

10,0 ml Ethylenoxid-Lösung *R* 2 werden mit Wasser *R* zu 50,0 ml verdünnt (2 $\mu g \cdot ml^{-1}$).

Bei Bedarf frisch herzustellen.

Ethylenoxid-Stammlösung *R* 1036401

Alle Arbeitsgänge bei der Herstellung dieser Lösungen müssen im Abzug durchgeführt werden. Die damit beschäftigte Person muß Polyethylen-Handschuhe und eine geeignete Maske tragen.

Die Lösungen sind in einem dicht verschlossenem Behältnis im Kühlschrank zwischen 4 und 8 °C aufzubewahren. Alle Bestimmungen sind 3mal durchzuführen.

In ein sauberes, trockenes Reagenzglas, das in einer Mischung von 1 Teil Natriumchlorid *R* und 3 Teilen zerstoßenem Eis gekühlt wird, wird langsam gasförmiges Ethylenoxid *R* eingeleitet, so daß es an der Innenwand des Reagenzglases kondensiert. Mit einer zuvor auf –10 °C abgekühlten Glasspritze werden etwa 300 µl flüssiges Ethylenoxid *R* (entsprechend etwa 0,25 g) in 50 ml Macrogol 200 *R* 1 eingespritzt. Die Menge absorbiertes Ethylenoxid wird durch Wägen vor und nach dem Einspritzen bestimmt (M_{EO}). Die Lösung wird mit Macrogol 200 *R* 1 zu 100,0 ml verdünnt und sorgfältig gemischt.

Gehaltsbestimmung: 20,0 ml ethanolische Salzsäure (0,1 $mol \cdot l^{-1}$) werden in einer Probeflasche mit 10 ml einer Suspension von Magnesiumchlorid *R* in wasserfreiem Ethanol *R* (500 $g \cdot l^{-1}$) versetzt. Die Probeflasche wird verschlossen, geschüttelt, um eine gesättigte Lösung zu erhalten, und über Nacht zur Äquilibrierung stehengelassen. 5,00 g Ethylenoxid-Stammlösung werden in die Probeflasche eingewogen und 30 min lang stehengelassen. Mit ethanolischer Kaliumhydroxid-Lösung (0,1 $mol \cdot l^{-1}$) wird titriert. Der Endpunkt wird mit Hilfe der Potentiometrie (2.2.20) bestimmt.

Ein Blindversuch wird durchgeführt, wobei die Substanz durch die gleiche Menge Macrogol 200 *R* 1 ersetzt wird.

Der Gehalt an Ethylenoxid in Milligramm je Gramm wird nach folgender Formel berechnet:

$$\frac{(V_0 - V_1) \cdot f \cdot 4{,}404}{m}$$

V_0 = Verbrauch an ethanolischer Kaliumhydroxid-Lösung (0,1 $mol \cdot l^{-1}$) im Blindversuch in Milliliter
V_1 = Verbrauch an ethanolischer Kaliumhydroxid-Lösung (0,1 $mol \cdot l^{-1}$) bei der Titration der Ethylenoxid-Stammlösung in Milliliter
f = Faktor der ethanolischen Kaliumhydroxid-Lösung (0,1 $mol \cdot l^{-1}$)
m = Einwaage der Substanz in Gramm.

Ethylformiat *R* 1035600

$HCOOC_2H_5$

$C_3H_6O_2$ M_r 74,1
CAS Nr. 109-94-4.
Ethylmethanoat.

Klare, farblose, entflammbare und leicht bewegliche Flüssigkeit; leicht löslich in Wasser, mischbar mit Ethanol und Ether.

d_{20}^{20}: Etwa 0,919.

n_D^{20}: Etwa 1,36.

Sdp: Etwa 54 °C.

Ethylhexandiol *R* 1105900

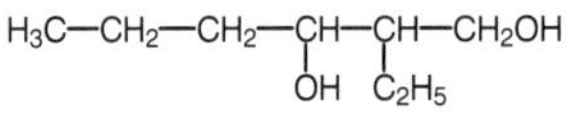

$C_8H_{18}O_2$ M_r 146,2
CAS Nr. 94-96-2.
2-Ethylhexan-1,3-diol.

Schwach ölige Flüssigkeit; löslich in wasserfreiem Ethanol, 2-Propanol, Propylenglycol und Ricinusöl.

d_{20}^{20}: Etwa 0,942.

n_D^{20}: Etwa 1,451.

Sdp: Etwa 244 °C.

2-Ethylhexansäure *R* 1036600

$C_8H_{16}O_2$ M_r 144,2
CAS Nr. 149-57-5.

Farblose Flüssigkeit.

d_{20}^{20}: Etwa 0,91.

n_D^{20}: Etwa 1,425.

Verwandte Substanzen: Die Prüfung erfolgt mit Hilfe der Gaschromatographie (2.2.28).

1 µl der wie folgt hergestellten Lösung wird eingespritzt: 0,2 g Substanz werden in 5 ml Wasser *R* suspendiert. Nach Zusatz von 3 ml verdünnter Salzsäure *R* und 5 ml Hexan *R* wird 1 min lang geschüttelt. Nach Trennen der Schichten wird die obere Phase verwendet. Die Prüfung wird, wie unter „2-Ethylhexansäure" der Monographie **Amoxicillin-Natrium (Amoxicillinum natricum)** angegeben, durchgeführt. Die Summe der Peakflächen, mit Ausnahme der Flächen des Hauptpeaks und des Lösungsmittel-Peaks, darf höchstens 2,5 Prozent der Fläche des Hauptpeaks betragen.

Ethyl-4-hydroxybenzoat *R* 1035700

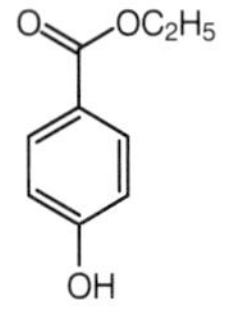

CAS Nr. 120-47-8.

Muß der Monographie **Ethyl-4-hydroxybenzoat (Ethylis parahydroxybenzoas)** entsprechen.

1,1′-Ethylidenditryptophan *R* 1106000

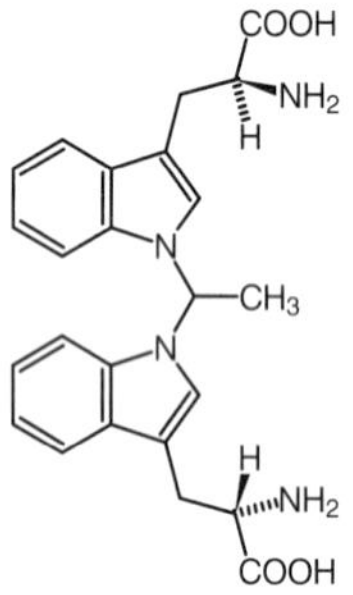

$C_{24}H_{26}N_4O_4$ M_r 434,5

CAS Nr. 132685-02-0.

3,3′-[Ethylidenbis(1*H*-indol-1,3-diyl)]bis[(2*S*)-2-aminopropansäure].

Mindestens 98,0 Prozent $C_{24}H_{26}N_4O_4$.

Weißes bis fast weißes, kristallines Pulver; schwer löslich in Wasser, sehr schwer löslich in Ethanol, praktisch unlöslich in Ether.

Smp: Etwa 223 °C, unter Zersetzung.

Gehaltsbestimmung: Die Bestimmung wird wie in der Monographie **Tryptophan (Tryptophanum)** unter „1,1′-Ethylidenditryptophan und andere verwandte Substanzen" angegeben, durchgeführt. Die Fläche des Hauptpeaks im Chromatogramm der Referenzlösung a muß mindestens 98,0 Prozent der Summe aller Peakflächen betragen.

Ethylmaleinimid *R* 1036700

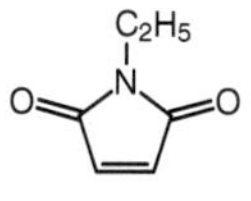

$C_6H_7NO_2$ M_r 125,1

CAS Nr. 128-53-0.

1-Ethyl-1*H*-pyrrol-2,5-dion.

Farblose Kristalle; wenig löslich in Wasser, leicht löslich in Ethanol.

Smp: 41 bis 45 °C.

Zwischen 2 und 8 °C zu lagern.

2-Ethyl-2-methylbernsteinsäure *R* 1036800

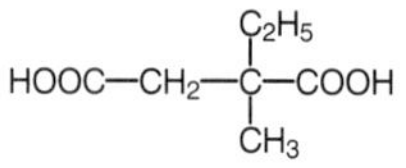

$C_7H_{12}O_4$ M_r 160,2

CAS Nr. 631-31-2.

(*RS*)-2-Ethyl-2-methylbutandisäure.

Smp: 104 bis 107 °C.

Ethylmethylketon *R* 1054100

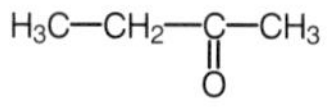

C_4H_8O M_r 72,1

CAS Nr. 78-93-3.

2-Butanon.

Klare, farblose, entflammbare Flüssigkeit; sehr leicht löslich in Wasser, mischbar mit Ethanol und Ether.

d_{20}^{20}: Etwa 0,81.

Sdp: 79 bis 80 °C.

Ethylvinylbenzol-Divinylbenzol-Copolymer *R* 1036900

Poröse, harte, kugelförmige Partikel aus quervernetztem Polymer. Im Handel sind verschiedene Arten mit unterschiedlichen Größen der Partikel erhältlich. Die Teilchengröße wird in Klammern nach dem Namen des Reagenzes bei den entsprechenden Prüfungen angegeben.

Ethylvinylbenzol-Divinylbenzol-Copolymer *R* 1 1036901

Poröse, harte, kugelförmige Partikel aus quervernetztem Polymer mit einer spezifischen Oberfläche zwischen 500 und 600 m²/g und einem mittleren Porendurchmesser von 7,5 nm. Im Handel sind verschiedene Arten mit unterschiedlichen Größen der Partikel erhältlich. Die Teilchengröße wird in Klammern nach dem Namen des Reagenzes bei den entsprechenden Prüfungen angegeben.

Eugenol *R* 1037000

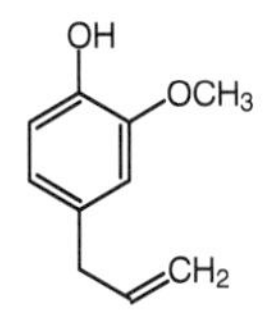

$C_{10}H_{12}O_2$ M_r 164,2
CAS Nr. 97-53-0.
4-Allyl-2-methoxyphenol.

Farblose bis schwach gelb gefärbte, ölige Flüssigkeit, die sich unter Luft- und Lichteinfluß dunkler färbt und viskoser wird; praktisch unlöslich in Wasser, mischbar mit Ethanol, Ether und fetten sowie ätherischen Ölen.

d_{20}^{20}: Etwa 1,07.

Sdp: Etwa 250 °C.

Wird die Substanz in der Gaschromatographie verwendet, muß sie zusätzlich folgender Anforderung entsprechen:

Gehaltsbestimmung: Die Prüfung erfolgt mit Hilfe der Gaschromatographie (2.2.28) wie in der Monographie **Nelkenöl (Caryophylli floris aetheroleum)** beschrieben.

Untersuchungslösung: Die Substanz.

Die Fläche des Hauptpeaks muß mindestens 98,0 Prozent der Summe aller Peakflächen betragen.

Vor Licht geschützt zu lagern.

Euglobulin vom Menschen *R* 1037200

Zur Herstellung wird frisches Blut vom Menschen verwendet, das in eine Stabilisatorlösung gegeben wird (z. B. eine Natriumcitrat-Lösung), oder eine Blutkonserve, die gerade das Verfalldatum erreicht und die sich in Kunststoffbehältnissen befindet. Hämolysiertes Blut wird verworfen. Das Blut wird bei 1500 bis 1800 *g* bei einer Temperatur von 15 °C zentrifugiert, um so ein überstehendes Plasma zu erhalten, das arm an Blutplättchen ist. Plasmen von Iso-Gruppen können gemischt werden.

1 Liter menschliches Plasma wird mit 75 g Bariumsulfat *R* versetzt und 30 min lang geschüttelt. Die Mischung wird bei 15 °C mit mindestens 15 000 *g* zentrifugiert und die klare, überstehende Flüssigkeit abgetrennt. Unter Schütteln werden 10 ml einer Lösung hinzugegeben, die 0,2 mg Aprotinin *R* je Milliliter enthält. In ein Behältnis von mindestens 30 l Inhalt, das auf 4 °C temperiert ist, werden 25 l destilliertes Wasser *R* und etwa 500 g festes Kohlendioxid gegeben. Die von dem Plasma erhaltene, überstehende Flüssigkeit wird sofort und unter Umschütteln hinzugegeben. Dabei entsteht ein weißer Niederschlag, der 10 bis 15 h lang bei 4 °C absitzen gelassen wird. Durch Abhebern wird die klare, überstehende Flüssigkeit größtenteils entfernt. Der Niederschlag wird durch Zentrifugieren bei 4 °C gesammelt und unter Rühren in 500 ml destilliertem Wasser *R* bei 4 °C suspendiert. Die Mischung wird 5 min lang geschüttelt und der Niederschlag erneut durch Zentrifugieren bei 4 °C gesammelt. Der Niederschlag wird unter Rühren in 60 ml einer Lösung suspendiert, die Natriumchlorid *R* (9 g · l^{-1}) und Natriumcitrat *R* (0,9 g · l^{-1}) enthält. Mit einer Lösung von Natriumhydroxid *R* (10 g · l^{-1}) wird der *p*H-Wert auf 7,2 bis 7,4 eingestellt. Mit Hilfe eines geeigneten Gerätes werden die Teilchen des Niederschlages zerkleinert, um sie so besser in Lösung zu bringen. Die Mischung wird über einen Glassintertiegel filtriert. Filter und das Gerät werden mit 40 ml der oben beschriebenen Chlorid-Citrat-Lösung gewaschen und das Filtrat mit der gleichen Lösung zu 100 ml verdünnt. Die Lösung wird gefriergetrocknet. Die Ausbeute liegt normalerweise zwischen 6 und 8 g Euglobuline je Liter menschliches Plasma.

Eignungsprüfung: Die bei dieser Prüfung verwendeten Lösungen werden mit Phosphat-Pufferlösung pH 7,2 R, die Rinderalbumin R (30 g · l^{-1}) enthält, hergestellt.

In ein Reagenzglas mit einem Durchmesser von 8 mm, das sich in einem Wasserbad von 37 °C befindet, werden 0,1 ml einer Lösung des Referenzpräparates von Streptokinase, die 10 I.E. Streptokinaseaktivität je Milliliter enthält, und 0,1 ml einer Lösung von Thrombin vom Menschen *R* gegeben, die 20 I.E. je Milliliter enthält. Die Mischung wird schnell mit 1 ml einer Lösung versetzt, die 10 mg Euglobulin vom Menschen je Milliliter enthält. In weniger als 10 s tritt eine Gerinnung ein. Die Zeit zwischen Zugabe der Euglobulin-Lösung und Lyse der Gerinnung darf höchstens 15 min betragen.

Bei 4 °C und dicht verschlossen zu lagern; innerhalb von 1 Jahr zu verwenden.

Euglobulin vom Rind *R* 1037100

Zur Herstellung wird frisches Blut vom Rind verwendet, das in eine Stabilisatorlösung gegeben wird (z. B. eine Natriumcitrat-Lösung). Hämolysiertes Blut wird verworfen. Das Blut wird bei 1500 bis 1800 *g* bei einer Temperatur von 15 bis 20 °C zentrifugiert, um so ein überstehendes Plasma zu erhalten, das arm an Blutplättchen ist.

1 Liter Plasma vom Rind wird mit 75 g Bariumsulfat *R* versetzt und 30 min lang geschüttelt. Die Mischung wird bei 15 bis 20 °C bei 1500 bis 1800 *g* zentrifugiert und die klare, überstehende Flüssigkeit abgetrennt. Unter Schütteln werden 10 ml einer Lösung hinzugegeben, die 0,2 mg Aprotinin *R* je Milliliter enthält. In ein Behältnis von mindestens 30 l Inhalt, das auf 4 °C temperiert ist, werden 25 l destilliertes Wasser *R* von 4 °C und etwa 500 g festes Kohlendioxid gegeben. Die von dem Plasma erhaltene, überstehende Flüssigkeit wird sofort und unter Umschütteln hinzugegeben. Dabei entsteht ein weißer Niederschlag, der 10 bis 15 h lang bei 4 °C absitzen gelassen wird. Durch Abhebern wird die klare, überstehende Flüssigkeit größtenteils entfernt. Der Niederschlag wird durch Zentrifugieren bei 4 °C gesammelt und unter mechanischem Rühren in 500 ml destilliertem Wasser *R* bei 4 °C suspendiert. Die Mischung wird 5 min lang geschüttelt und der Niederschlag erneut durch Zentrifugieren bei 4 °C gesammelt. Der Niederschlag wird unter Rühren in 60 ml einer Lösung suspendiert, die Natriumchlorid *R* (9 g · l^{-1}) und Natriumcitrat *R* (0,9 g · l^{-1}) enthält. Mit einer Lösung von Natriumhydroxid *R* (10 g · l^{-1}) wird der *p*H-Wert auf 7,2 bis 7,4 eingestellt. Die Mischung wird über einen Glassintertiegel filtriert. Mit Hilfe eines geeigneten Gerätes werden die Teilchen des Niederschlages zerkleinert, um sie so besser in Lösung zu bringen. Filter und Gerät werden mit 40 ml der oben beschriebenen Chlorid-Citrat-Lösung gewaschen, und das Filtrat wird mit der gleichen Lösung zu 100 ml

Reagenzien

verdünnt. Die Lösung wird gefriergetrocknet. Die Ausbeute liegt normalerweise zwischen 6 und 8 g Euglobulin je Liter Plasma vom Rind.

Eignungsprüfung: Die bei dieser Prüfung verwendeten Lösungen werden mit Phosphat-Pufferlösung pH 7,4 R, die Rinderalbumin R (30 g · l^{-1}) enthält, hergestellt.

In ein Reagenzglas mit einem Durchmesser von 8 mm, das sich in einem Wasserbad von 37 °C befindet, werden 0,2 ml einer Lösung der Referenzzubereitung von Urokinase, die 100 I.E. je Milliliter enthält, und 0,1 ml einer Lösung von Thrombin vom Menschen *R* gegeben, die 20 I.E. je Milliliter enthält. Die Mischung wird rasch mit 0,5 ml einer Lösung versetzt, die 10 mg Euglobulin vom Rind je Milliliter enthält. In weniger als 10 s bildet sich ein Gerinnsel. Die Zeit zwischen Zugabe der Euglobulin-Lösung und Lyse des Gerinnsels darf höchstens 15 min betragen.

Bei 4 °C und dicht verschlossen zu lagern; innerhalb von 1 Jahr zu verwenden.

F

Fehlingsche Lösung *R* 1023300

Lösung I: 34,6 g Kupfer(II)-sulfat *R* werden in Wasser *R* zu 500 ml gelöst.

Lösung II: 173 g Kaliumnatriumtartrat *R* und 50 g Natriumhydroxid *R* werden in 400 ml Wasser *R* gelöst. Die Lösung wird zum Sieden erhitzt und nach dem Abkühlen mit kohlendioxidfreiem Wasser *R* zu 500 ml verdünnt.

Vor Gebrauch werden gleiche Volumteile der beiden Lösungen gemischt.

Fehlingsche Lösung *R* 2 1023302

Gleiche Volumteile einer Lösung von Kupfer(II)-sulfat *R* (10 g · l^{-1}) und einer Lösung von Kaliumtartrat *R* (20 g · l^{-1}) werden gemischt. 1 ml der Mischung wird mit 50 ml Natriumcarbonat-Lösung *R* 1 versetzt.

Bei Bedarf frisch herzustellen.

Fehlingsche Lösung *R* 3 1023303

Gleiche Volumteile einer Lösung von Kupfer(II)-sulfat *R* (10 g · l^{-1}) und einer Lösung von Natriumtartrat *R* (20 g · l^{-1}) werden gemischt. 1,0 ml der Mischung wird mit 50 ml Natriumcarbonat-Lösung *R* 1 versetzt.

Bei Bedarf frisch herzustellen.

Fehlingsche Lösung *R* 4 1023304

Lösung I: Eine Lösung von Kupfer(II)-sulfat *R* (150 g · l^{-1}).

Lösung II: 2,5 g wasserfreies Natriumcarbonat *R*, 2,5 g Kaliumnatriumtartrat *R*, 2,0 g Natriumhydrogencarbonat *R* und 20,0 g wasserfreies Natriumsulfat *R* werden in Wasser *R* zu 100 ml gelöst.

Vor Gebrauch wird 1 Volumteil Lösung I mit 25 Volumteilen Lösung II gemischt.

D-Fenchon *R* 1037600

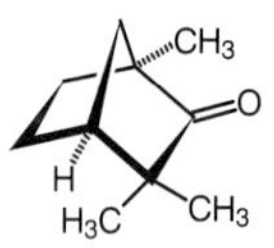

$C_{10}H_{16}O$ M_r 152,2

CAS Nr. 7787-20-4.

(1*S*,4*R*)-1,3,3-Trimethylbicyclo[2.2.1]heptan-2-on.

Ölige Flüssigkeit; mischbar mit Ethanol und Ether, praktisch unlöslich in Wasser.

n_D^{20}: Etwa 1,46.

$Sdp_{20\,kPa}$: Etwa 66 °C.

Fenchon zur Gaschromatographie muß folgender Prüfung entsprechen:

Gehaltsbestimmung: Die Prüfung erfolgt mit Hilfe der Gaschromatographie (2.2.28) unter den in der Monographie **Bitterer Fenchel (Foeniculi amari fructus)** angegebenen Bedingungen.

Untersuchunglösung: Die Substanz.

Die Fläche des Hauptpeaks muß mindestens 98,0 Prozent der Gesamtpeakflächen betragen.

Ferrocyphen *R* 1038000

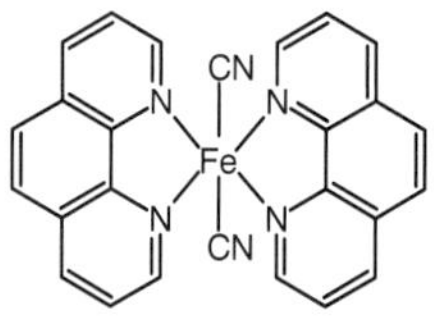

$C_{26}H_{16}FeN_6$ M_r 468,3

CAS Nr. 14768-11-7.

Dicyanobis(1,10-phenanthrolin)eisen(II).

Violett-bronzefarbenes, kristallines Pulver; praktisch unlöslich in Wasser und Ethanol.

Vor Licht und Feuchtigkeit geschützt zu lagern.

Ferroin-Lösung *R* 1038100

CAS Nr. 14634-91-4.

0,7 g Eisen(II)-sulfat *R* und 1,76 g Phenanthrolinhydrochlorid *R* werden in 70 ml Wasser *R* gelöst. Die Lösung wird mit Wasser *R* zu 100 ml verdünnt.

Empfindlichkeitsprüfung: 50 ml verdünnte Schwefelsäure *R* werden mit 0,15 ml Osmium(VIII)-oxid-Lösung *R* und 0,1 ml Ferroin-Lösung versetzt. Nach Zusatz von 0,1 ml Ammoniumcer(IV)-nitrat-Lösung (0,1 mol · l^{-1}) muß die Lösung von Rot nach Hellblau umschlagen.

Fibrinblau *R* 1101400

1,5 g Fibrin werden mit 30 ml einer Lösung von Indigocarmin *R* (5 g · l^{-1}) in einer 1prozentigen Lösung (*V/V*) von verdünnter Salzsäure *R* gemischt. Die Mischung wird auf 80 °C erhitzt und bei dieser Temperatur etwa 30 min lang gerührt. Die Mischung wird erkalten gelassen und filtriert. Der Rückstand wird durch Suspendieren in einer 1prozentigen Lösung (*V/V*) von verdünnter Salzsäure *R* und 30 min langes Mischen intensiv gewaschen und filtriert. Der Waschvorgang wird 3mal wiederholt. Die Substanz wird bei 50 °C getrocknet und gemahlen.

Fibrinogen *R* 1038500

CAS Nr. 9001-32-5.

Muß der Monographie **Fibrinogen vom Menschen (gefriergetrocknet) (Fibrinogenum humanum cryodesiccatum)** entsprechen.

Flufenaminsäure *R* 1106200

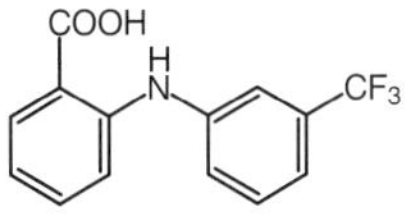

$C_{14}H_{10}F_3NO_2$ M_r 281,2
CAS Nr. 530-78-9.
2-[[3-(Trifluormethyl)phenyl]amino]benzoesäure.

Schwach gelbes, kristallines Pulver oder Nadeln; praktisch unlöslich in Wasser, leicht löslich in Ethanol.

Smp: 132 bis 135 °C.

Fluoranthen *R* 1038600

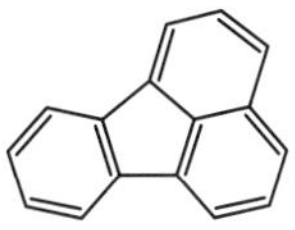

$C_{16}H_{10}$ M_r 202,3
CAS Nr. 206-44-0.

Gelbe bis bräunlichgelbe Kristalle.

Smp: 107 bis 110 °C.

Sdp: Etwa 384 °C.

2-Fluor-2-desoxy-D-glucose *R* 1113900

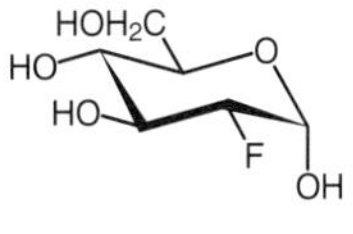

$C_6H_{11}FO_5$ M_r 182,2
CAS Nr. 86783-82-6.

Weißes, kristallines Pulver.

Smp: 174 bis 176 °C.

Fluordinitrobenzol *R* 1038800

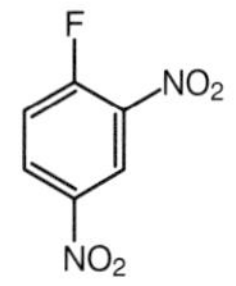

$C_6H_3FN_2O_4$ M_r 186,1
CAS Nr. 70-34-8.
1-Fluor-2,4-dinitrobenzol.

Blaßgelbe Kristalle; löslich in Ether und Propylenglykol.

Smp: Etwa 29 °C.

Fluorescein *R* 1106300

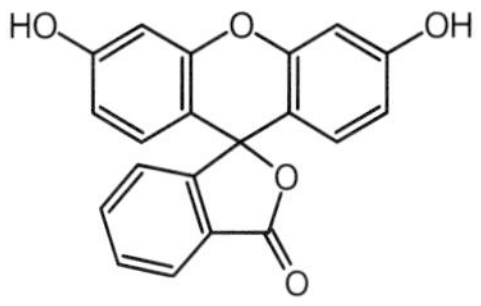

$C_{20}H_{12}O_5$ M_r 332,3
CAS Nr. 2321-07-5.
3′,6′-Dihydroxyspiro[isobenzofuran-1(3*H*),9′-[9*H*]xanthen]-3-on.

Orangerotes Pulver; praktisch unlöslich in Wasser, löslich in warmem Ethanol, praktisch unlöslich in Ether, löslich in alkalischen Lösungen. Die Substanz zeigt in Lösung eine grüne Fluoreszenz.

Smp: Etwa 315 °C.

Fluorescein-Natrium *R* 1080700

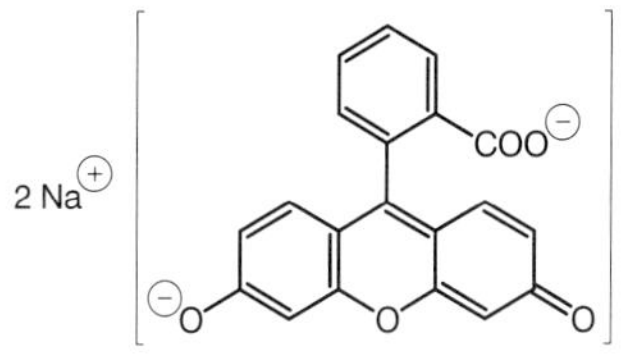

$C_{20}H_{10}Na_2O_5$ M_r 376,3
CAS Nr. 518-47-8.
C.I. Nr. 45350; Schultz Nr. 880.
2-(6-Hydroxy-3-oxo-3*H*-xanthen-9-yl)benzoesäure, Dinatriumsalz.

Orangerotes Pulver; leicht löslich in Wasser. Wäßrige Lösungen zeigen eine intensive gelbgrüne Fluoreszenz.

1-Fluor-2-nitro-4-(trifluormethyl)benzol *R* 1038900

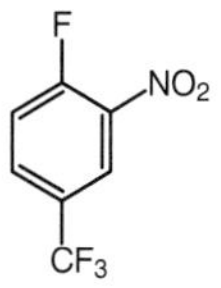

$C_7H_3F_4NO_2$ M_r 209,1
CAS Nr. 367-86-2.
α,α,α,4-Tetrafluor-3-nitrotoluol.

Smp: Etwa 197 °C.

Flußsäure *R* 1043600

HF M_r 20,01
CAS Nr. 7664-39-3.
Mindestens 40,0 Prozent (*m*/*m*) HF.

Klare, farblose Flüssigkeit.

Glührückstand: Höchstens 0,05 Prozent (*m*/*m*). Die Substanz wird in einem Platintiegel eingedampft und der Rückstand bis zur konstanten Masse schwach geglüht.

Gehaltsbestimmung: Ein Erlenmeyerkolben mit einem Schliffstopfen, der 50,0 ml Natriumhydroxid-Lösung (1 mol · l^{-1}) enthält, wird genau gewogen. Nach dem Einfüllen von 2 g Substanz wird erneut genau gewogen und unter Zusatz von 0,5 ml Phenolphthalein-Lösung *R* mit Schwefelsäure (0,5 mol · l^{-1}) titriert.

1 ml Natriumhydroxid-Lösung (1 mol · l^{-1}) entspricht 20,01 mg HF.

In Polyethylengefäßen zu lagern.

Folsäure *R* 1039000

CAS Nr. 75708-92-8.

Muß der Monographie **Folsäure (Acidum folicum)** entsprechen.

Formaldehyd-Lösung *R* 1039101

CAS Nr. 50-00-0.

Muß der Monographie **Formaldehyd-Lösung (35 %) (Formaldehydi solutio (35 per centum))** entsprechen.

Formaldehyd-Schwefelsäure *R* 1086805

2 ml Formaldehyd-Lösung *R* werden mit 100 ml Schwefelsäure *R* gemischt.

Formamid *R* 1039200

$OHC{-}NH_2$

CH_3NO M_r 45,0
CAS Nr. 75-12-7.

Klare, farblose, hygroskopische, ölige Flüssigkeit; mischbar mit Wasser und Ethanol. Formamid wird durch Wasser hydrolysiert.

Sdp: Etwa 103 °C, bei einem Druck von 2 kPa bestimmt.

Dicht verschlossen zu lagern.

Formamid-Sulfaminsäure-Reagenz *R* 1039201

1,0 g Sulfaminsäure *R* wird in 20,0 ml Formamid *R*, das 5 Prozent (*V*/*V*) Wasser *R* enthält, suspendiert.

Fructose *R* 1106400

CAS Nr. 57-48-7.

Muß der Monographie **Fructose (Fructosum)** entsprechen.

Fuchsin *R* 1039400

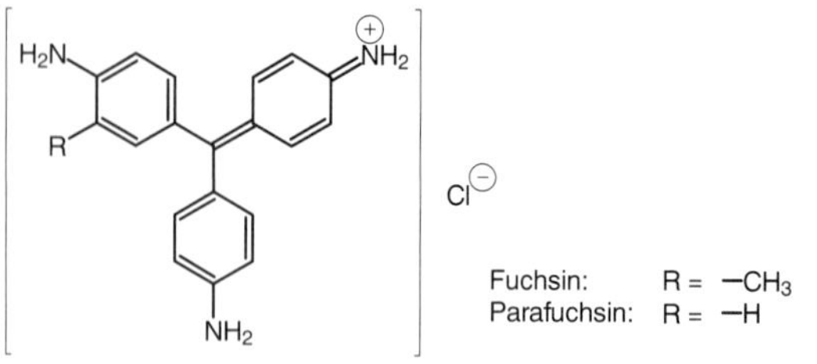

CAS Nr. 569-61-9.

Gemisch aus (4-Amino-3-methylphenyl)bis(4-aminophenyl)methyliumchlorid ($C_{20}H_{20}ClN_3$, M_r 337,9), C.I. Nr. 42510; Schultz Nr. 780, und Tris(4-aminophenyl)methyliumchlorid ($C_{19}H_{18}ClN_3$, M_r 323,8), C.I. Nr. 42500; Schultz Nr. 779.

Metallischgrün glänzende Kristalle; löslich in Wasser und Ethanol.

Falls erforderlich, kann die Substanz wie folgt gereinigt werden: 1 g Substanz wird in 250 ml verdünnter Salzsäure *R* gelöst. Die Lösung wird nach 2 h filtriert und das Filtrat mit verdünnter Natriumhydroxid-Lösung *R* neutralisiert. 1 bis 2 ml werden im Überschuß hinzugegeben. Der Niederschlag wird in einem Glassintertiegel (40) gesammelt und mit Wasser *R* gewaschen. Der Niederschlag wird in 70 ml zum Sieden erhitzten Methanol *R* gelöst. Die Lösung wird mit 300 ml Wasser *R* von 80 °C versetzt. Nach dem Abkühlen auf Raumtemperatur werden die Kristalle abfiltriert und im Vakuum getrocknet.

Vor Licht geschützt zu lagern.

Fucose *R* 1039500

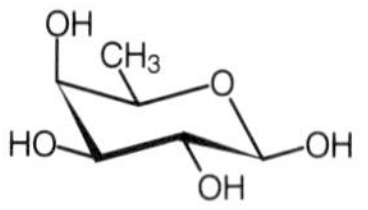

$C_6H_{12}O_5$ M_r 164,2
CAS Nr. 6696-41-9.
6-Desoxy-L-galactose.

Weißes Pulver; löslich in Wasser und Ethanol.

$[\alpha]_D^{20}$: Etwa –76°, an einer Lösung der Substanz (90 g · l^{-1}) 24 h nach Herstellung bestimmt.

Smp: Etwa 140 °C.

Furfural *R* 1039600

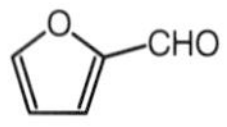

$C_5H_4O_2$ M_r 96,1
CAS Nr. 98-01-1.
2-Furaldehyd; 2-Furancarbaldehyd.

Klare, farblose bis bräunlichgelbe, ölige Flüssigkeit; löslich in 11 Teilen Wasser, mischbar mit Ethanol und Ether.

d_{20}^{20}: 1,155 bis 1,161.

Destillationsbereich (2.2.11): Mindestens 95 Prozent müssen zwischen 159 und 163 °C destillieren.

Vor Licht geschützt zu lagern.

G

Galactose *R* 1039700

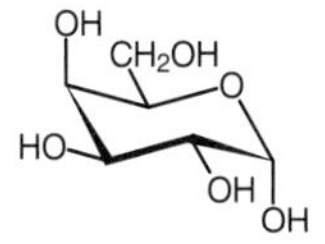

$C_6H_{12}O_6$ M_r 180,2

CAS Nr. 59-23-4.

D-(+)-Galactose; α-D-Galactopyranose.

Weißes, kristallines Pulver; leicht löslich in Wasser.

$[\alpha]_D^{20}$: +79 bis +81°, an einer Lösung der Substanz (100 g · l^{-1}) in Wasser *R* bestimmt, das etwa 0,05 Prozent Ammoniak (NH_3) enthält.

Gallussäure *R* 1039800

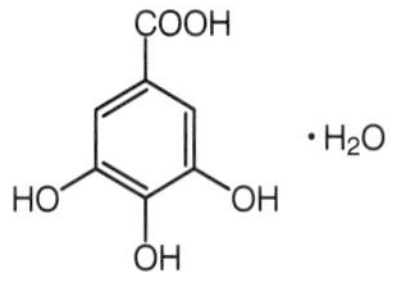

$C_7H_6O_5 \cdot H_2O$ M_r 188,1

CAS Nr. 5995-86-8.

3,4,5-Trihydroxybenzoesäure, Monohydrat.

Kristallines Pulver oder lange, seidenglänzende Nadeln, farblos bis schwach gelb; löslich in Wasser, leicht löslich in siedendem Wasser, in Ethanol und Glycerol, wenig löslich in Ether.

Die Substanz verliert ihr Kristallwasser bei 120 °C.

Smp: Etwa 260 °C, unter Zersetzung.

Dünnschichtchromatographie (2.2.27): Wird die Substanz, wie in der Monographie **Bärentraubenblätter (Uvae ursi folium)** beschrieben, geprüft, darf das Chromatogramm nur einen Hauptfleck zeigen.

Gelatine *R* 1040000

CAS Nr. 9000-70-8.

Muß der Monographie **Gelatine (Gelatina)** entsprechen.

Gelatine, hydrolysierte *R* 1040100

50 g Gelatine *R* werden in 1000 ml Wasser *R* gelöst. Die Lösung wird im Autoklaven 90 min lang in gesättigtem Wasserdampf bei 121 °C erhitzt und anschließend gefriergetrocknet.

Geranylacetat *R* 1106500

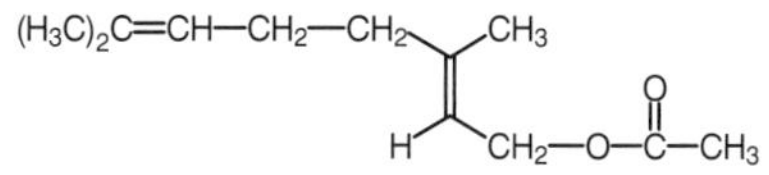

$C_{12}H_{20}O_2$ M_r 196,3

CAS Nr. 105-87-3.

(*E*)-3,7-Dimethylocta-2,6-dien-1-ylacetat.

Farblose bis schwach gelbe Flüssigkeit mit einem schwachen Geruch nach Rose und Lavendel.

d_{25}^{25}: 0,896 bis 0,913.

n_D^{15}: Etwa 1,463.

Sdp_{25}: Etwa 138 °C.

Wird die Substanz in der Gaschromatographie verwendet, muß sie zusätzlich folgender Anforderung entsprechen:

Gehaltsbestimmung: Die Bestimmung erfolgt mit Hilfe der Gaschromatographie (2.2.28) wie in der Monographie **Bitterorangenblütenöl (Aurantii amari floris aetheroleum)** beschrieben.

Untersuchungslösung: Die Substanz.

Die Fläche des Hauptpeaks muß mindestens 99,0 Prozent der Summe aller Peakflächen betragen.

Gitoxin *R* 1040200

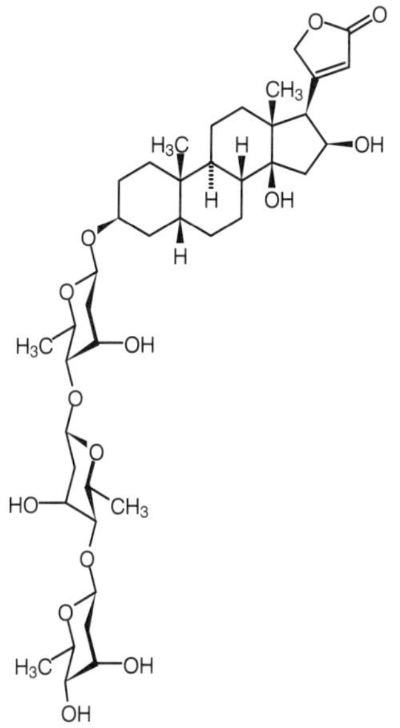

$C_{41}H_{64}O_{14}$ M_r 781

CAS Nr. 4562-36-1.

3β-[O^4-(O^4-β-D-Digitoxopyranosyl-β-D-digitoxopyranosyl)-β-D-digitoxopyranosyloxy]-14,16β-dihydroxy-5β,14β-card-20(22)-enolid.

Glykosid aus *Digitalis purpurea* L.

Weißes, kristallines Pulver; praktisch unlöslich in Wasser und den meisten gebräuchlichen, organischen Lösungsmitteln, löslich in Pyridin.

$[\alpha]_D^{20}$: +20 bis +24°, an einer Lösung der Substanz (5 g · l^{-1}) in einer Mischung aus gleichen Volumteilen Chloroform *R* und Methanol *R* bestimmt.

Dünnschichtchromatographie: Wird die Substanz unter den Bedingungen, wie unter **Digitalis-purpurea-Blätter (Digitalis purpurea folium)** angegeben, geprüft, darf das Chromatogramm nur einen Hauptfleck zeigen.

D-Glucosaminhydrochlorid *R* 1040300

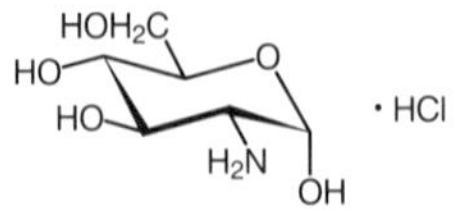

$C_6H_{14}ClNO_5$ M_r 215,6
CAS Nr. 66-84-2.
2-Amino-2-desoxy-β-D-glucopyranose-hydrochlorid.

Kristalle; löslich in Wasser, praktisch unlöslich in Ether.

$[\alpha]_D^{20}$: +100°, nach 30 min auf +47,5° abnehmend, an einer Lösung der Substanz (100 g · l^{-1}) in Wasser *R* bestimmt.

Glucose *R* 1025700

CAS Nr. 50-99-7.

Muß der Monographie **Wasserfreie Glucose (Glucosum anhydricum)** entsprechen.

Glutaminsäure *R* 1040400

CAS Nr. 56-86-0.

Muß der Monographie **Glutaminsäure (Acidum glutamicum)** entsprechen.

Glutaraldehyd *R* 1098300

$OHC—CH_2—CH_2—CH_2—CHO$

$C_5H_8O_2$ M_r 100,1
CAS Nr. 111-30-8.
Pentandial.

Ölige Flüssigkeit; löslich in Wasser.

n_D^{25}: Etwa 1,434.

Sdp: Etwa 188 °C.

Glycerol *R* 1040500

CAS Nr. 56-81-5.

Muß der Monographie **Glycerol (Glycerolum)** entsprechen.

Glycerol 85 % *R* 1040600

Muß der Monographie **Glycerol 85 % (Glycerolum 85 per centum)** entsprechen.

Glycin *R* 1040700

$H_2N—CH_2—COOH$

CAS Nr. 56-40-6.

Muß der Monographie **Glycin (Glycinum)** entsprechen.

Glycolsäure *R* 1040800

$C_2H_4O_3$ M_r 76,0
CAS Nr. 79-14-1.
2-Hydroxyessigsäure.

Kristalle; löslich in Wasser, Aceton, Ethanol, Ether und Methanol.

Smp: Etwa 80 °C.

Glycyrrhetinsäure *R* 1040900

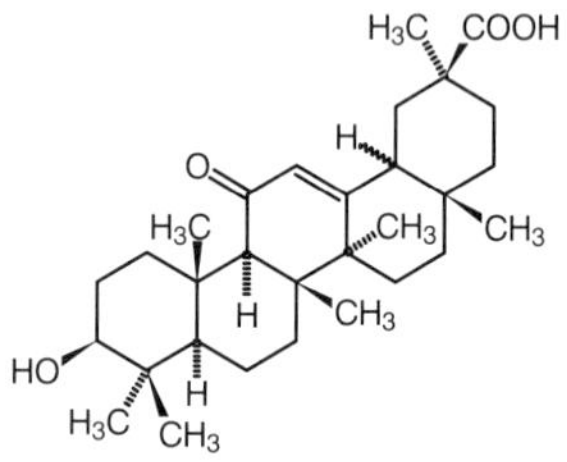

$C_{30}H_{46}O_4$ M_r 470,7
CAS Nr. 471-53-4.
3β-Hydroxy-11-oxo-12-oleanen-30-säure; Syn. Enoxolon (INN).
Gemisch aus 18α- und 18β-Glycyrrhetinsäure, in dem das β-Isomere überwiegt.

Weißes bis gelblichbraunes Pulver; praktisch unlöslich in Wasser, löslich in wasserfreiem Ethanol und Essigsäure 98 %.

$[\alpha]_D^{20}$: +145 bis +155°, an einer Lösung der Substanz (10,0 g · l^{-1}) in wasserfreiem Ethanol *R* bestimmt.

Dünnschichtchromatographie (2.2.27): Die Prüfung erfolgt unter Verwendung einer Schicht von Kieselgel GF_{254} *R*, die anstelle von Wasser mit einer 0,25prozentigen Lösung (*V*/*V*) von Phosphorsäure 85 % *R* bereitet wird. Auf die Platte werden 5 µl einer Lösung der Substanz (5 g · l^{-1}) in einer Mischung von gleichen Volumteilen Chloroform *R* und Methanol *R* aufgetragen. Die Chromatographie erfolgt mit einer Mischung von 5 Volumteilen Methanol *R* und 95 Volumteilen Chloroform *R* über eine Laufstrecke von 10 cm. Das Chromatogramm wird im ultravioletten Licht bei 254 nm ausgewertet und muß bei einem R_f-Wert von etwa 0,3 einen fluoreszenzmindernden Fleck (β-Glycyrrhetinsäure) und bei einem R_f-Wert von etwa 0,5 einen kleineren fluoreszenzmindernden Fleck (α-Glycyrrhetinsäure) zeigen. Die Platte wird mit Anisaldehyd-Reagenz *R* besprüht und 10 min lang bei 100 bis 105 °C erhitzt. Die beiden Substanzen erscheinen auf dem Chromatogramm als blauviolette Flecke. Zwischen ihnen kann noch ein kleinerer, ebenfalls blauvioletter Fleck auftreten.

Glyoxal-Lösung *R* 1098400

CAS Nr. 107-22-2.
Enthält etwa 40 Prozent (*m*/*m*) Glyoxal.

Gehaltsbestimmung: 1,000 g Glyoxal-Lösung wird in einem Erlenmeyerkolben mit Schliffstopfen mit 20 ml einer Lösung von Hydroxylaminhydrochlorid *R* (70 g · l^{-1}) und 50 ml Wasser *R* versetzt. Nach 30 min langem Stehenlassen wird die Mischung mit 1 ml Methylrot-Mischindikator-Lösung *R* versetzt und mit Natriumhydroxid-Lösung (1 mol · l^{-1}) bis zum Farbumschlag von Rot nach Grün titriert.

Ein Blindversuch wird durchgeführt.

1 ml Natriumhydroxid-Lösung (1 mol · l^{-1}) entspricht 29,02 mg Glyoxal ($C_2H_2O_2$).

Glyoxalbishydroxyanil *R* 1041000

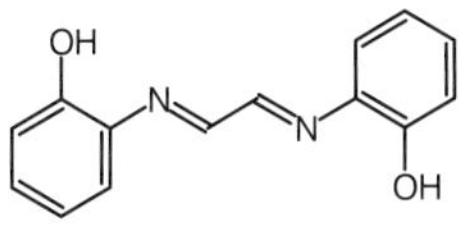

$C_{14}H_{12}N_2O_2$ M_r 240,3
CAS Nr. 1149-16-2.
2,2′-(Ethandiylidendinitrilo)diphenol.

Weiße Kristalle; löslich in heißem Ethanol.

Smp: Etwa 200 °C.

Guajakharz *R* 1041400

Harz aus dem Kernholz von *Guajacum officinale* L. und *Guajacum sanctum* L.

Dunkelrotbraune bis grünlichbraune, harte, spröde Stükke mit glänzendem Bruch.

Guajazulen *R* 1041500

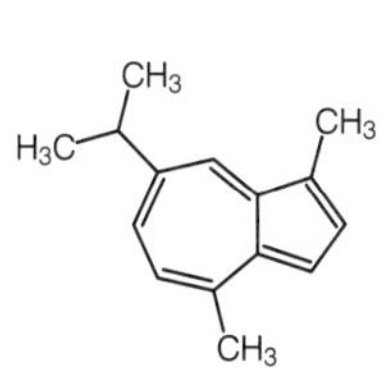

$C_{15}H_{18}$ M_r 198,3
CAS Nr. 489-84-9.
7-Isopropyl-1,4-dimethylazulen.

Dunkelblaue Kristalle oder blaue Flüssigkeit; sehr schwer löslich in Wasser, mischbar mit fetten und ätherischen Ölen sowie flüssigem Paraffin, wenig löslich in Ethanol, löslich in Phosphorsäure 80 % (*m*/*m*) und Schwefelsäure (500 g · l^{-1}), wobei eine farblose Lösung entsteht.

Smp: Etwa 30 °C.

Vor Licht und Luft geschützt zu lagern.

Guanidinhydrochlorid *R* 1098500

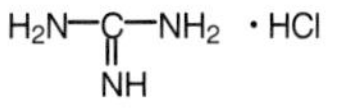

CH_6N_3Cl M_r 95,5
CAS Nr. 50-01-1.

Kristallines Pulver; leicht löslich in Wasser und Ethanol.

Guanin *R* 1041600

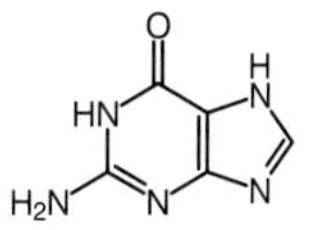

$C_5H_5N_5O$ M_r 151,1
CAS Nr. 73-40-5.
2-Amino-1,7-dihydro-6*H*-purin-6-on.

Weißes, amorphes Pulver; praktisch unlöslich in Wasser, schwer löslich in Ethanol. Die Substanz löst sich in Ammoniak-Lösung und verdünnten Alkalihydroxid-Lösungen.

Gummi, Arabisches *R* 1000100

Muß der Monographie **Arabisches Gummi (Acaciae gummi)** entsprechen.

Gummi-Lösung, Arabisches- *R* 1000101

100 g Arabisches Gummi *R* werden in 1000 ml Wasser *R* gelöst. Die Lösung wird 2 h lang gerührt und 30 min lang bei etwa 2000 *g* zentrifugiert, bis eine klare Lösung erhalten ist.

In Kunststoffbehältnissen von etwa 250 ml Inhalt zwischen 0° und –20 °C zu lagern.

H

Hämoglobin *R* 1041700

CAS Nr. 9008-02-0.

Stickstoff: 15 bis 16 Prozent.

Eisen: 0,2 bis 0,3 Prozent.

Trocknungsverlust (2.2.32): Höchstens 2 Prozent.

Sulfatasche (2.4.14): Höchstens 1,5 Prozent.

Hämoglobin-Lösung *R* 1041701

2 g Hämoglobin *R* werden in einem 250-ml-Erlenmeyerkolben unter Rühren in 75 ml verdünnter Salzsäure *R* 2 vollständig gelöst. Der *p*H-Wert der Lösung wird mit Hilfe von Salzsäure (1 mol · l^{-1}) auf 1,6 ± 0,1 eingestellt. Die Lösung wird mit Hilfe von verdünnter Salzsäure *R* 2 in einen 100-ml-Kolben überführt und mit 25 mg Thiomersal *R* versetzt.

Die Lösung ist täglich frisch zu bereiten, bei 2 bis 8 °C zu lagern und vor Verwendung auf einen *p*H-Wert von 1,6 einzustellen.

Zwischen 2 und 8 °C zu lagern.

Harnstoff *R* 1095000

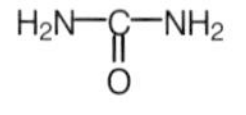

CAS Nr. 57-13-6.

Muß der Monographie **Harnstoff (Ureum)** entsprechen.

Harpagosid *R* 1098600

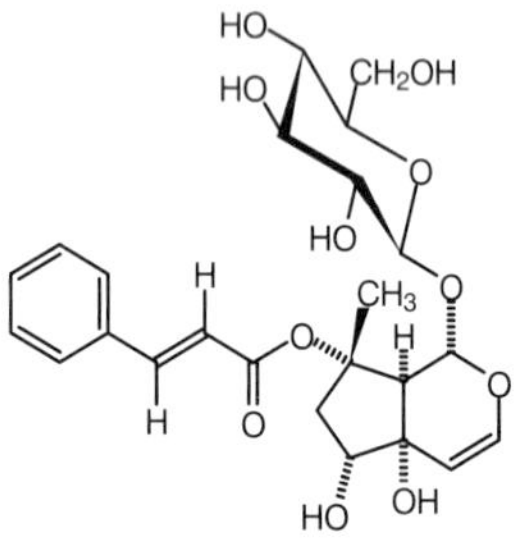

$C_{24}H_{30}O_{11}$ M_r 494,5

(1*S*,4a*S*,5*R*,7*S*,7a*S*)-1-β-D-Glucopyranosyloxy-1,4a,5,6,7,7a-hexahydro-4a,5-dihydroxy-7-methylcyclopenta[*c*]-pyran-7-ylcinnamat.

Weißes, kristallines, sehr hygroskopisches Pulver; löslich in Wasser und Ethanol.

Smp: 117 bis 121 °C.

Dicht verschlossen zu lagern.

Helium zur Chromatographie *R* 1041800

He A_r 4,003

CAS Nr. 7440-59-7.

Mindestens 99,995 Prozent (*V/V*) He.

Heparin *R* 1041900

CAS Nr. 9041-08-1.

Muß der Monographie **Heparin-Natrium (Heparinum natricum)** entsprechen.

HEPES *R* 1106800

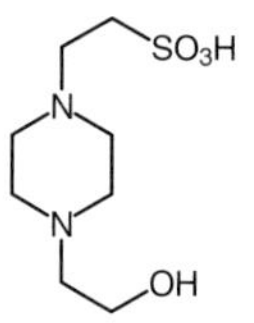

$C_8H_{18}N_2O_4S$ M_r 238,3

CAS Nr. 7365-45-9.

2-[4-(2-Hydroxyethyl)piperazin-1-yl]ethansulfonsäure.

Weißes Pulver.

Smp: Etwa 236 °C, unter Zersetzung.

Heptan *R* 1042000

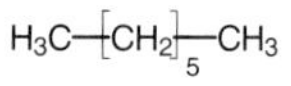

C_7H_{16} M_r 100,2

CAS Nr. 142-82-5.

Farblose, entflammbare Flüssigkeit; praktisch unlöslich in Wasser, mischbar mit wasserfreiem Ethanol und Ether.

d_{20}^{20}: 0,683 bis 0,686.

n_D^{20}: 1,387 bis 1,388.

Destillationsbereich (2.2.11): Mindestens 95 Prozent müssen zwischen 97 und 98 °C destillieren.

Hexachloroplatin(IV)-säure *R* 1019000

$H_2PtCl_6 \cdot 6\ H_2O$ M_r 517,9

CAS Nr. 18497-13-7.

Mindestens 37,0 Prozent (*m/m*) Pt (A_r 195,1).

Bräunlichrote Kristalle oder kristalline Masse; sehr leicht löslich in Wasser, löslich in Ethanol.

Gehaltsbestimmung: 0,200 g Substanz werden bei 900 °C bis zur Massekonstanz geglüht und der Rückstand (Platin) gewogen.

Vor Licht geschützt zu lagern.

Hexacosan *R* 1042200

$C_{26}H_{54}$ M_r 366,7

CAS Nr. 630-01-3.

Farblose bis weiße Flocken.

Smp: Etwa 57 °C.

Hexadimethrinbromid *R* 1042300

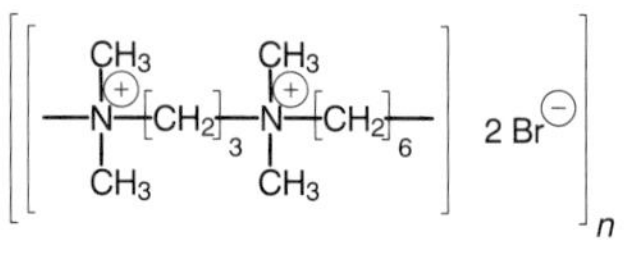

$(C_{13}H_{30}Br_2N_2)_n$

CAS Nr. 28728-55-4.

Weißes, amorphes, hygroskopisches Pulver; löslich in Wasser.

Dicht verschlossen zu lagern.

Hexamethyldisilazan *R* 1042400

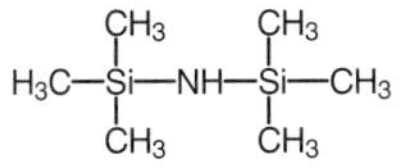

$C_6H_{19}NSi_2$ M_r 161,4

CAS Nr. 999-97-3.

Klare, farblose Flüssigkeit.

d_{20}^{20}: Etwa 0,78.

n_D^{20}: Etwa 1,408.

Sdp: Etwa 125 °C.

Dicht verschlossen zu lagern.

Hexan *R* 1042600

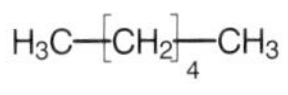

C_6H_{14} M_r 86,2

CAS Nr. 110-54-3.

Farblose, entflammbare Flüssigkeit; praktisch unlöslich in Wasser, mischbar mit wasserfreiem Ethanol und Ether.

d_{20}^{20}: 0,659 bis 0,663.

n_D^{20}: 1,375 bis 1,376.

Destillationsbereich (2.2.11): Mindestens 95 Prozent müssen zwischen 67 und 69 °C destillieren.

Wird die Substanz in der Spektroskopie verwendet, muß sie folgender zusätzlicher Prüfung entsprechen:

Die Transmission (2.2.25) der Substanz, gegen Wasser *R* gemessen, muß zwischen 260 und 420 nm mindestens 97 Prozent betragen.

Hexylamin *R* 1042700

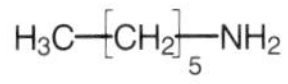

$C_6H_{15}N$ M_r 101,2

CAS Nr. 111-26-2.

Hexanamin.

Farblose Flüssigkeit; schwer löslich in Wasser, löslich in Ethanol und Ether.

d_{20}^{20}: Etwa 0,766.

n_D^{20}: Etwa 1,418.

Sdp: 127 bis 131 °C.

Histamin-Lösung *R* 1042901

Eine Lösung von Natriumchlorid *R* (9 g · l⁻¹), die je Milliliter 0,1 µg Histaminbase als Dihydrochlorid oder Phosphat enthält.

Histamindihydrochlorid *R* 1042800

CAS Nr. 56-92-8.

Muß der Monographie **Histamindihydrochlorid (Histamini dihydrochloridum)** entsprechen.

Histaminphosphat *R* 1042900

CAS Nr. 23297-93-0.

Muß der Monographie **Histaminphosphat (Histamini phosphas)** entsprechen.

Histidinmonohydrochlorid *R* 1043000

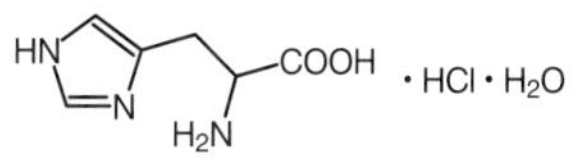

$C_6H_{10}ClN_3O_2 \cdot H_2O$ M_r 209,6

CAS Nr. 123333-71-1.

(*RS*)-2-Amino-3-(4-imidazolyl)propionsäurehydrochlorid, Monohydrat.

Farblose Kristalle oder kristallines Pulver; löslich in Wasser.

Smp: Etwa 250 °C, unter Zersetzung.

Dünnschichtchromatographie: Wird die Substanz unter den Bedingungen und in der Konzentration, wie in der Monographie **Histamindihydrochlorid (Histamini dihydrochloridum)** angegeben, geprüft, darf das Chromatogramm nur einen Hauptfleck zeigen.

Holmiumoxid *R* 1043100

Ho_2O_3 M_r 377,9

CAS Nr. 12055-62-8.

Gelbliches Pulver; praktisch unlöslich in Wasser.

Holmiumperchlorat-Lösung *R* 1043101

Eine Lösung von Holmiumoxid *R* ($40\ g \cdot l^{-1}$) in einer Lösung von Perchlorsäure *R* ($141\ g \cdot l^{-1}$).

Hydrazinsulfat *R* 1043400

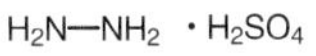

$H_6N_2O_4S$ M_r 130,1

CAS Nr. 10034-93-2.

Farblose Kristalle; wenig löslich in kaltem Wasser, löslich in Wasser von 50 °C, leicht löslich in siedendem Wasser, praktisch unlöslich in Ethanol.

Arsen (2.4.2): 1,0 g Substanz muß der Grenzprüfung A auf Arsen entsprechen (1 ppm).

Sulfatasche (2.4.14): Höchstens 0,1 Prozent.

Hydrochinon *R* 1044100

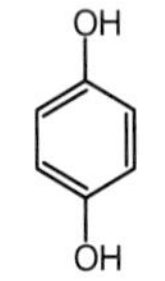

$C_6H_6O_2$ M_r 110,1
CAS Nr. 123-31-9.
1,4-Benzoldiol.

Feine, farblose oder weiße Nadeln, an Licht und Luft dunkler werdend; löslich in Wasser, Ethanol und Ether.

Smp: Etwa 173 °C.

Vor Licht und Luft geschützt zu lagern.

Hydrocortisonacetat *R* 1098800

CAS Nr. 50-03-3.

Muß der Monographie **Hydrocortisonacetat (Hydrocortisoni acetas)** entsprechen.

4-Hydroxybenzoesäure *R* 1106700

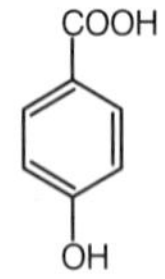

$C_7H_6O_3$ M_r 138,1
CAS Nr. 99-96-7.

Kristalle; schwer löslich in Wasser, sehr leicht löslich in Ethanol, löslich in Aceton und Ether.

Smp: 214 bis 215 °C.

Hydroxychinolin *R* 1044600

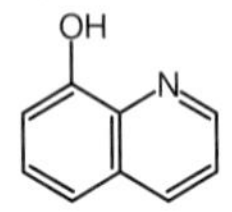

C_9H_7NO M_r 145,2
CAS Nr. 148-24-3.
8-Chinolinol.

Weißes bis schwach gelbliches, kristallines Pulver; schwer löslich in Wasser, leicht löslich in Aceton, Ethanol und verdünnten Mineralsäuren.

Smp: Etwa 75 °C.

Sulfatasche (2.4.14): Höchstens 0,05 Prozent.

4-Hydroxyisophthalsäure *R* 1106900

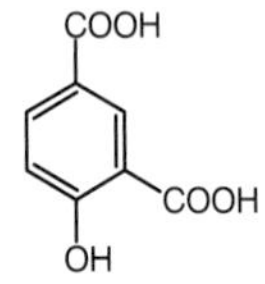

$C_8H_6O_5$ M_r 182,1
CAS Nr. 636-46-4.
4-Hydroxybenzol-1,3-dicarbonsäure.

Nadeln oder Schuppen; sehr schwer löslich in Wasser, leicht löslich in Ethanol und Ether.

Smp: Etwa 314 °C, unter Zersetzung.

Hydroxylamin-Lösung, alkalische *R* 1044302

Gleiche Volumteile einer Lösung von Hydroxylaminhydrochlorid *R* (139 g · l^{-1}) und einer Lösung von Natriumhydroxid *R* (150 g · l^{-1}) werden gemischt.

Bei Bedarf frisch herzustellen.

Hydroxylamin-Lösung, alkalische *R* 1 1044303

Lösung A: 12,5 g Hydroxylaminhydrochlorid *R* werden in Methanol *R* zu 100 ml gelöst.

Lösung B: 12,5 g Natriumhydroxid *R* werden in Methanol *R* zu 100 ml gelöst.

Vor Gebrauch werden gleiche Volumteile beider Lösungen gemischt.

Hydroxylaminhydrochlorid *R* 1044300

$H_2N{-}OH \cdot HCl$

H_4ClNO M_r 69,5
CAS Nr. 5470-11-1.

Weißes, kristallines Pulver; sehr leicht löslich in Wasser, löslich in Ethanol.

Hydroxylaminhydrochlorid-Lösung *R* 2 1044304

2,5 g Hydroxylaminhydrochlorid *R* werden in 4,5 ml heißem Wasser *R* gelöst. Nach Zusatz von 40 ml Ethanol 96 % *R* und 0,4 ml Bromphenolblau-Lösung *R* 2 wird die Lösung mit ethanolischer Kaliumhydroxid-Lösung (0,5 mol · l^{-1}) bis zur grünlichgelben Färbung versetzt. Die Lösung wird mit Ethanol 96 % *R* zu 50,0 ml verdünnt.

Hydroxylaminhydrochlorid-Lösung, ethanolische *R* 1044301

3,5 g Hydroxylaminhydrochlorid *R* werden in 95 ml Ethanol 60 % *R* gelöst. Nach Zusatz von 0,5 ml einer Lösung von Methylorange *R* (2 g · l^{-1}) in Ethanol 60 % *R* wird die Lösung mit Kaliumhydroxid-Lösung (0,5 mol · l^{-1}) in Ethanol 60 % (*V/V*) bis zur kräftigen Gelbfärbung versetzt. Die Lösung wird mit Ethanol 60 % *R* zu 100 ml verdünnt.

Hydroxymethylfurfural *R* 1044400

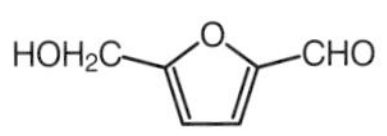

$C_6H_6O_3$ M_r 126,1

CAS Nr. 67-47-0.

5-Hydroxymethyl-2-furaldehyd.

Nadelförmige Kristalle; leicht löslich in Aceton und Ethanol; löslich in Ether.

Smp: Etwa 32 °C.

Hydroxynaphtholblau *R* 1044500

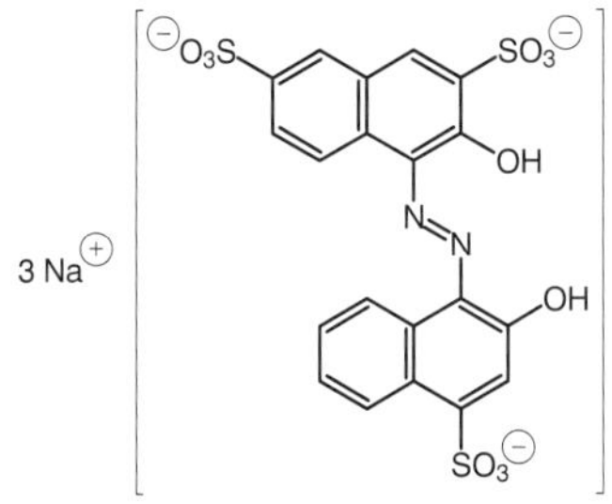

$C_{20}H_{11}N_2Na_3O_{11}S_3$ M_r 620

CAS Nr. 63451-35-4.

3,2′-Dihydroxy-4,1′-azonaphthalin-2,4′,7-trisulfonsäure, Trinatriumsalz.

12-Hydroxystearinsäure *R* 1099000

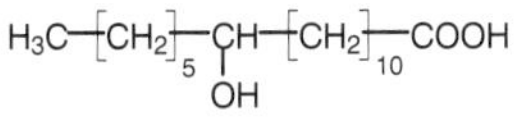

$C_{18}H_{36}O_3$ M_r 300,5

CAS Nr. 106-14-9.

12-Hydroxyoctadecansäure.

Weißes Pulver.

Smp: 71 bis 74 °C.

Hydroxyuracil *R* 1044700

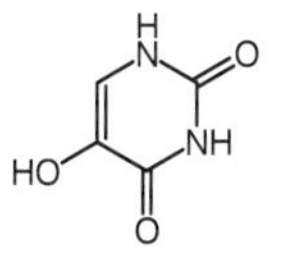

$C_4H_4N_2O_3$ M_r 128,1

CAS Nr. 496-76-4.

5-Hydroxy-(1*H*,3*H*)-pyrimidin-2,4-dion.

Weißes, kristallines Pulver.

Smp: Etwa 310 °C, unter Zersetzung.

Dünnschichtchromatographie: Wird die Substanz unter den Bedingungen, wie unter **Fluorouracil (Fluorouracilum)** angegeben, geprüft, zeigt das Chromatogramm nur einen Hauptfleck mit einem R_f-Wert von etwa 0,3.

Dicht verschlossen zu lagern.

Hyoscyaminsulfat *R* 1044900

CAS Nr. 620-61-1.

Muß der Monographie **Hyoscyaminsulfat (Hyoscyamini sulfas)** entsprechen.

Hyperosid *R* 1045000

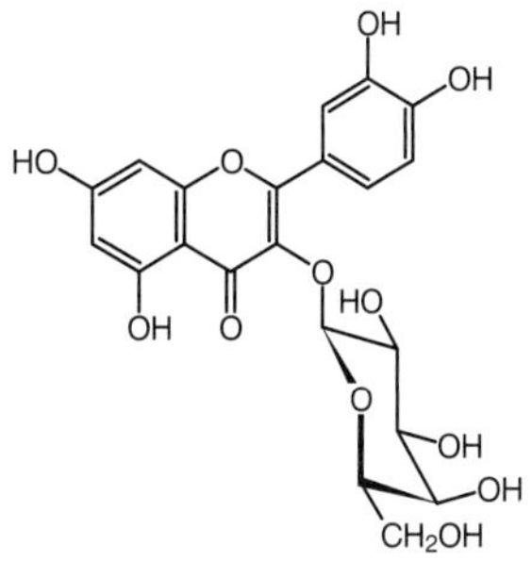

$C_{21}H_{20}O_{12}$ M_r 464,4

2-(3,4-Dihydroxyphenyl)-3-β-D-galactopyranosyloxy-5,7-dihydroxy-4*H*-chromen-4-on.

Hellgelbe Nadeln; löslich in Methanol.

$[\alpha]_D^{20}$: −8,3°, an einer Lösung der Substanz (2 g · l^{-1}) in Pyridin *R* bestimmt.

Smp: Etwa 240 °C, unter Zersetzung.

Absorption (2.2.25): Eine Lösung der Substanz in Methanol *R* zeigt Absorptionsmaxima bei 259 und 364 nm.

Hypophosphit-Reagenz *R* 1045200

10 g Natriumhypophosphit *R* werden unter leichtem Erwärmen in 20 ml Wasser *R* gelöst. Die Lösung wird mit Salzsäure *R* zu 100 ml verdünnt und nach dem Absetzenlassen dekantiert oder über Glaswolle filtriert.

Hypoxanthin *R* 1045300

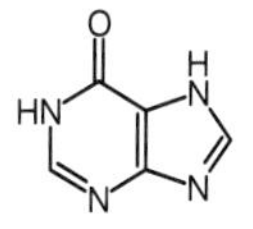

$C_5H_4N_4O$ M_r 136,1

CAS Nr. 68-94-0.

Purin-6(1*H*)-on.

Weißes, kristallines Pulver; sehr schwer löslich in Wasser, wenig löslich in siedendem Wasser, löslich in verdünnten Säuren und verdünnten Alkalihydroxid-Lösungen; die Substanz zersetzt sich bei etwa 150 °C, ohne zu schmelzen.

Dünnschichtchromatographie: Wird die Substanz unter den Bedingungen und in der Konzentration, wie unter **Mercaptopurin (Mercaptopurinum)** angegeben, geprüft, darf das Chromatogramm nur einen Hauptfleck zeigen.

I

Imidazol *R* 1045400

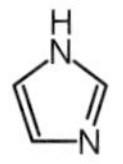

$C_3H_4N_2$ M_r 68,1
CAS Nr. 288-32-4.

Weißes, kristallines Pulver; löslich in Wasser und Ethanol.

Smp: Etwa 90 °C.

Iminobibenzyl *R* 1045500

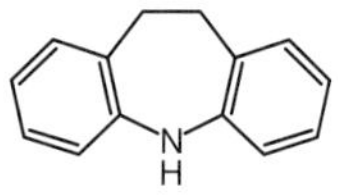

$C_{14}H_{13}N$ M_r 195,3
CAS Nr. 494-19-9.
10,11-Dihydro-5*H*-dibenz[*b*, *f*]azepin.

Schwach gelb gefärbtes, kristallines Pulver; praktisch unlöslich in Wasser, leicht löslich in Aceton.

Smp: Etwa 106 °C.

Indigocarmin *R* 1045600

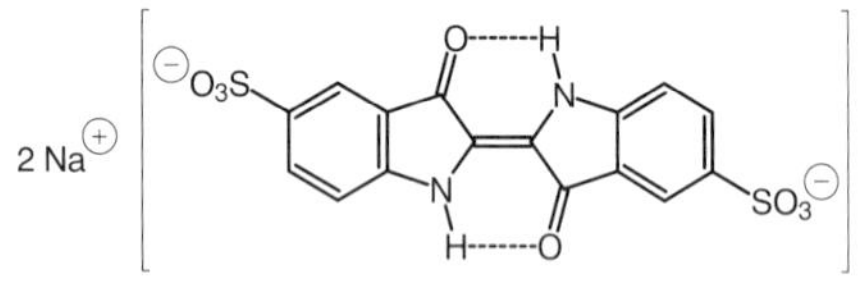

$C_{16}H_8N_2Na_2O_8S_2$ M_r 466,3
CAS Nr. 860-22-0.
C.I. Nr. 73015; Schultz Nr. 1309; E 132.
3,3′-Dioxo-2,2′-biindolinyliden-5,5′-disulfonsäure, Dinatriumsalz.
Die Substanz enthält normalerweise Natriumchlorid.

Blaue Körnchen mit Kupferglanz oder blaues bis blauviolettes Pulver; wenig löslich in Wasser, praktisch unlöslich in Ethanol. Aus wäßriger Lösung fällt die Substanz nach Zusatz von Natriumchlorid aus.

Indigocarmin-Lösung *R* 1045601

Eine Mischung von 10 ml Salzsäure *R* und 990 ml einer Lösung von nitratfreier Schwefelsäure *R* (200 g · l^{-1}) wird mit 0,2 g Indigocarmin *R* versetzt.

Die Lösung muß folgender Prüfung entsprechen: Eine Lösung von 1,0 mg Kaliumnitrat *R* in 10 ml Wasser *R* wird mit 10 ml Indigocarmin-Lösung und schnell mit 20 ml nitratfreier Schwefelsäure *R* versetzt. Die Mischung wird zum Sieden erhitzt. Die blaue Färbung muß innerhalb von 1 min verschwinden.

Indigocarmin-Lösung *R* 1 1045602

4 g Indigocarmin *R* werden in etwa 900 ml Wasser *R* gelöst, das in einigen Anteilen zugesetzt wird. Nach Zusatz von 2 ml Schwefelsäure *R* wird mit Wasser *R* zu 1000 ml verdünnt.

Einstellung: In einem 100-ml-Weithalserlenmeyerkolben werden 10,0 ml Nitrat-Lösung (100 ppm NO_3) *R*, 10 ml Wasser *R*, 0,05 ml Indigocarmin-Lösung *R* 1 und vorsichtig, auf einmal, 30 ml Schwefelsäure *R* gegeben. Die Lösung wird sofort mit der Indigocarmin-Lösung *R* 1 titriert, bis eine bestehenbleibende Blaufärbung erhalten wird.

Die verbrauchte Anzahl Milliliter (*n*) entspricht 1 mg NO_3.

Indometacin *R* 1101500

CAS Nr. 53-86-1.

Muß der Monographie **Indometacin (Indometacinum)** entsprechen.

Iod *R* 1045800

CAS Nr. 7553-56-2.

Muß der Monographie **Iod (Iodum)** entsprechen.

Iod-Chloroform *R* 1045805

Eine Lösung von Iod *R* (5 g · l^{-1}) in Chloroform *R*.

Vor Licht geschützt zu lagern.

Iod-Lösung *R* 1070503

Eine Lösung von 2 g Iod *R* und 4 g Kaliumiodid *R* in 10 ml Wasser *R* wird mit Wasser *R* zu 100 ml verdünnt.

Iod-Lösung *R* 1 1045801

10,0 ml Iod-Lösung (0,05 mol · l^{-1}) werden mit 0,6 g Kaliumiodid *R* versetzt und mit Wasser *R* zu 100,0 ml verdünnt.

Bei Bedarf frisch herzustellen.

Iod-Lösung *R* 2 1045802

10,0 ml Iod-Lösung (0,05 mol · l^{-1}) werden mit 0,6 g Kaliumiodid *R* versetzt und mit Wasser *R* zu 1000,0 ml verdünnt.

Bei Bedarf frisch herzustellen.

Iod-Lösung *R* 3 1045803

2,0 ml Iod-Lösung *R* 1 werden mit Wasser *R* zu 100,0 ml verdünnt.

Bei Bedarf frisch herzustellen.

Iod-Lösung *R* 4 1045806

14 g Iod *R* werden in 100 ml einer Lösung von Kaliumiodid *R* (400 g · l^{-1}) gelöst. Nach Zusatz von 1 ml verdünnter Salzsäure *R* wird die Lösung mit Wasser *R* zu 1000 ml verdünnt.

Vor Licht geschützt zu lagern.

Iod-Lösung, ethanolische *R* 1045804

Eine Lösung von Iod *R* (10 g · l^{-1}) in Ethanol 96 % *R*.

Vor Licht geschützt zu lagern.

2-Iodbenzoesäure *R* 1046100

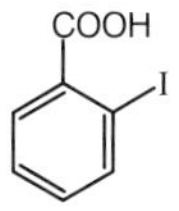

$C_7H_5IO_2$ M_r 248,0

CAS Nr. 88-67-5.

Weißes bis schwach gelbes, kristallines Pulver; schwer löslich in Wasser, löslich in Ethanol.

Smp: Etwa 160 °C.

Dünnschichtchromatographie (2.2.27): Auf eine Schicht von Cellulose zur Chromatographie F_{254} *R* werden 20 µl einer Lösung aufgetragen, die durch Lösen von 40 mg Substanz in 4 ml Natriumhydroxid-Lösung (0,1 mol · l^{-1}) und Verdünnen mit Wasser *R* zu 10 ml erhalten wird. Die Chromatographie erfolgt mit der oberen Phase einer Mischung von 20 Volumteilen Wasser *R*, 40 Volumteilen Essigsäure 98 % *R* und 40 Volumteilen Toluol *R* über eine Laufstrecke von 12 cm. Nach dem Trocknenlassen an der Luft wird im ultravioletten Licht bei 254 nm ausgewertet. Das Chromatogramm darf nur einen Hauptfleck zeigen.

Iodessigsäure *R* 1107000

ICH_2—COOH

$C_2H_3IO_2$ M_r 185,9

CAS Nr. 64-69-7.

Farblose bis weiße Kristalle; löslich in Wasser und Ethanol.

Smp: 82 bis 83 °C.

Iodethan *R* 1099100

C_2H_5I M_r 155,9

CAS Nr. 75-03-6.

Farblose bis schwach gelbliche Flüssigkeit, die sich an der Luft und im Licht braun färbt; mischbar mit Ethanol und den meisten organischen Lösungsmitteln.

d_{20}^{20}: Etwa 1,95.

n_D^{20}: Etwa 1,513.

Sdp: Etwa 72 °C.

Dicht verschlossen zu lagern.

2-Iodhippursäure *R* 1046200

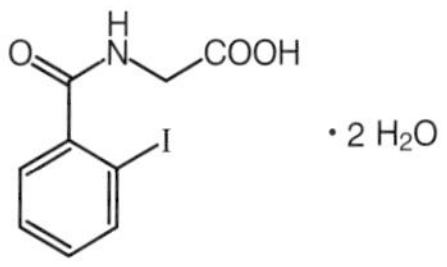

$C_9H_8INO_3 \cdot 2\,H_2O$ M_r 341,1

CAS Nr. 147-58-0.

N-(2-Iodbenzoyl)aminoessigsäure, Dihydrat.

Weißes bis fast weißes, kristallines Pulver; wenig löslich in Wasser.

Smp: Etwa 170 °C.

Wasser (2.5.12): 9 bis 13 Prozent, mit 1,000 g Substanz nach der Karl-Fischer-Methode bestimmt.

Dünnschichtchromatographie (2.2.27): Auf eine Schicht von Cellulose zur Chromatographie F_{254} *R* werden 20 µl einer Lösung aufgetragen, die durch Lösen von 40 mg Substanz in 4 ml Natriumhydroxid-Lösung (0,1 mol · l^{-1}) und Verdünnen mit Wasser *R* zu 10 ml erhalten wird. Die Chromatographie erfolgt mit der oberen Phase einer Mischung von 20 Volumteilen Wasser *R*, 40 Volumteilen Essigsäure 98 % *R* und 40 Volumteilen Toluol *R* über eine Laufstrecke von 12 cm. Nach dem Trocknenlassen an der Luft wird im ultravioletten Licht bei 254 nm ausgewertet. Das Chromatogramm darf nur einen Hauptfleck zeigen.

Iodmonobromid *R* 1045900

IBr M_r 206,8

CAS Nr. 7789-33-5.

Blauschwarze bis braunschwarze Kristalle; leicht löslich in Wasser, Ethanol, Ether und Essigsäure 98 %.

Smp: Etwa 40 °C.

Sdp: Etwa 116 °C.

Vor Licht geschützt und kühl zu lagern.

Iodmonobromid-Lösung *R* 1045901

20 g Iodmonobromid *R* werden in Essigsäure 98 % *R* zu 1000 ml gelöst.

Vor Licht geschützt zu lagern.

Iod(V)-oxid, gekörntes *R* 1046000

I_2O_5 M_r 333,8
CAS Nr. 12029-98-0.
Diiodpentoxid.
Mindestens 99,5 Prozent I_2O_5.

Weißes, kristallines Pulver oder weiße bis grauweiße Körnchen, hygroskopisch; sehr leicht löslich in Wasser unter Bildung von HIO_3.

Hitzestabilität: 2 g zuvor 1 h lang bei 200 °C getrocknete Substanz werden in 50 ml Wasser *R* gelöst. Die Lösung muß farblos sein.

Gehaltsbestimmung: 0,100 g Substanz werden in 50 ml Wasser *R* gelöst. Die Lösung wird mit 3 g Kaliumiodid *R* und 10 ml verdünnter Salzsäure *R* versetzt. Das ausgeschiedene Iod wird unter Zusatz von 1 ml Stärke-Lösung *R* mit Natriumthiosulfat-Lösung (0,1 mol · l^{-1}) titriert.

1 ml Natriumthiosulfat-Lösung (0,1 mol · l^{-1}) entspricht 2,782 mg I_2O_5.

Dicht verschlossen, vor Licht geschützt zu lagern.

Iodplatin-Reagenz *R* 1046300

3 ml einer Lösung von Hexachloroplatin(IV)-säure *R* (100 g · l^{-1}) werden mit 97 ml Wasser *R* und 100 ml einer Lösung von Kaliumiodid *R* (60 g · l^{-1}) versetzt.

Vor Licht geschützt zu lagern.

Ioduracil *R* 1046500

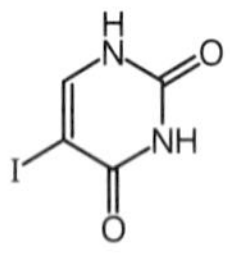

$C_4H_3IN_2O_2$ M_r 238,0
CAS Nr. 696-07-1.
5-Ioduracil; 5-Iod-(1*H*,3*H*)-pyrimidin-2,4-dion.

Smp: Etwa 276 °C, unter Zersetzung.

Dünnschichtchromatographie: Wird die Substanz unter den Bedingungen, wie unter **Idoxuridin (Idoxuridinum)** angegeben, geprüft, zeigt das Chromatogramm von 5 µl einer Lösung der Substanz (0,25 g · l^{-1}) nur einen Hauptfleck.

Iodwasserstoffsäure *R* 1098900

HI M_r 127,9
CAS Nr. 10034-85-2.

Das Reagenz wird durch Destillation von Iodwasserstoffsäure über rotem Phosphor hergestellt, wobei während der Destillation ein Strom von Kohlendioxid *R* oder Stickstoff *R* durch die Apparatur geleitet wird. Die farblose bis fast farblose Mischung mit konstantem Siedepunkt, die bei einer Temperatur zwischen 126 und 127 °C destilliert, wird als Reagenz verwendet (55 bis 58 Prozent HI).

Das Reagenz wird in kleinen, braunen Flaschen mit Glasstopfen, in die zuvor Kohlendioxid *R* oder Stickstoff *R* eingeleitet wurde, gegeben. Die Flasche ist mit Paraffin abgedichtet und wird vor Licht geschützt aufbewahrt.

Isatin *R* 1046800

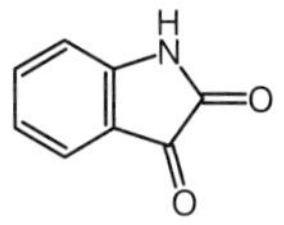

$C_8H_5NO_2$ M_r 147,1
CAS Nr. 91-56-5.
2,3-Indolindion.

Kleine, gelblichrote Kristalle; schwer löslich in Wasser, löslich in heißem Wasser, Ethanol und Ether; die Substanz löst sich in Alkalihydroxid-Lösungen unter Violettfärbung, die beim Stehen in Gelb übergeht.

Smp: Etwa 200 °C, unter teilweiser Sublimierung.

Sulfatasche (2.4.14): Höchstens 0,2 Prozent.

Isatin-Reagenz *R* 1046801

6 mg Eisen(III)-sulfat *R* werden in 8 ml Wasser *R* gelöst. 50 ml Schwefelsäure *R* werden vorsichtig zugesetzt. Nach Zusatz von 6 mg Isatin *R* wird bis zur Lösung gerührt.

Das Reagenz darf hellgelb, aber nicht orange oder rot gefärbt sein.

Isoamylalkohol *R* 1046900

$C_5H_{12}O$ M_r 88,1
CAS Nr. 123-51-3.
Gemisch isomerer Pentanole.

Farblose Flüssigkeit; schwer löslich in Wasser, mischbar mit Ethanol und Ether.

Sdp: Etwa 130 °C.

Isoandrosteron *R* 1107100

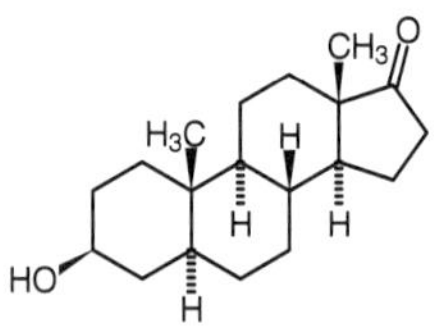

$C_{19}H_{30}O_2$ M_r 290,4
CAS Nr. 481-29-8.
3β-Hydroxy-5α-androstan-17-on; Syn. Epiandrosteron.

Weißes Pulver; praktisch unlöslich in Wasser, löslich in organischen Lösungsmitteln.

Smp: 172 bis 174 °C.

$[\alpha]_D^{20}$: +88°, an einer Lösung der Substanz (20 g · l^{-1}) in Methanol *R* bestimmt.

ΔA (2.2.41): 14,24 · 10^3, an einer Lösung der Substanz (1,25 g · l^{-1}) bei 304 nm bestimmt.

Isobutylmethylketon *R* 1054300

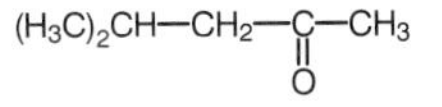

$C_6H_{12}O$ M_r 100,2
CAS Nr. 108-10-1.
4-Methyl-2-pentanon.

Klare, farblose Flüssigkeit; schwer löslich in Wasser, mischbar mit den meisten organischen Lösungsmitteln.

d_{20}^{20}: Etwa 0,80.

Sdp: Etwa 115 °C.

Destillationsbereich (2.2.11): 100 ml Substanz werden destilliert. Der Temperaturunterschied darf bei der Destillation im Volumenbereich von 1 bis 95 ml höchstens 4,0 °C betragen.

Verdampfungsrückstand: Höchstens 0,01 Prozent. Die Substanz wird im Wasserbad eingedampft und der Rückstand bei 100 bis 105 °C getrocknet.

d_{20}^{20}: Etwa 0,904.

n_D^{20}: Etwa 1,453.

$[\alpha]_D^{20}$: Etwa +93,2°.

Wird die Substanz in der Gaschromatographie verwendet, muß sie zusätzlich folgender Anforderung entsprechen:

Gehaltsbestimmung: Die Bestimmung erfolgt mit Hilfe der Gaschromatographie (2.2.28) wie in der Monographie **Pfefferminzöl (Menthae piperitae aetheroleum)** beschrieben.

Untersuchungslösung: Die Substanz.

Die Fläche des Hauptpeaks muß mindestens 80,0 Prozent der Summe aller Peakflächen betragen.

Isobutylmethylketon *R* 1 1054301

50 ml frisch destilliertes Isobutylmethylketon *R* werden 1 min lang mit 0,5 ml Salzsäure *R* 1 geschüttelt, die Salzsäure wird abgetrennt und verworfen.
Bei Bedarf frisch herzustellen.

Isopropylmyristat *R* 1047200

CAS Nr. 110-27-0.

Muß der Monographie **Isopropylmyristat (Isopropylis myristas)** entsprechen.

Isomenthol *R* 1047000

$C_{10}H_{20}O$ M_r 156,3
CAS Nr. 23283-97-8.

Farblose Kristalle; praktisch unlöslich in Wasser, sehr leicht löslich in Ethanol und Ether.

(+)-Isomenthol: (1*R*,3*S*,4*R*)-3-*p*-Menthanol.

$[\alpha]_D^{20}$: Etwa +24°, an einer Lösung der Substanz ($100\ g \cdot l^{-1}$) in Ethanol 96 % *R* bestimmt.

Smp: Etwa 80 °C.

Sdp: Etwa 218 °C.

(±)-Isomenthol: (1*R*,3*S*,4*R* und 1*S*,3*R*,4*S*)-3-*p*-Menthanol.

Smp: Etwa 53 °C.

Sdp: Etwa 218 °C.

4-Isopropylphenol *R* 1047300

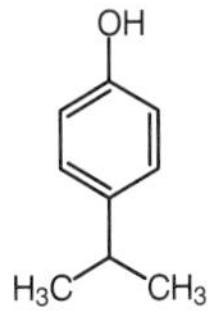

$C_9H_{12}O$ M_r 136,2

CAS Nr. 99-89-8.

Mindestens 98 Prozent $C_9H_{12}O$.

Smp: 59 bis 61 °C.

Sdp: Etwa 212 °C.

(+)-Isomenthon *R* 1047100

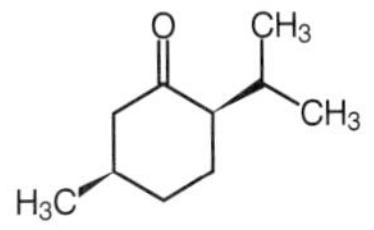

$C_{10}H_{18}O$ M_r 154,2
(2*R*,5*R*)-2-Isopropyl-5-methylcyclohexanon.
Enthält wechselnde Mengen Menthon.

Farblose Flüssigkeit; sehr leicht löslich in Wasser, löslich in Ethanol und Ether.

J

Johannisbrotkernmehl *R* 1104500

Das Schleimendosperm der Samen von *Ceratonia siliquia* L. Taub.

Weißes Pulver, enthält 70 bis 80 Prozent wasserlösliches Gummi, das vorwiegend aus Galactomannan besteht.

K

Kaffeesäure *R* 1014300

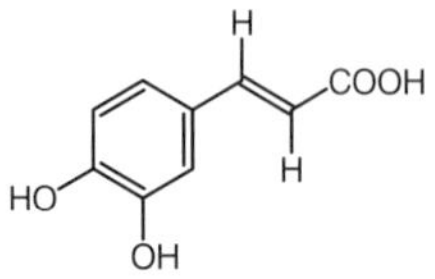

$C_9H_8O_4$ M_r 180,2
CAS Nr. 331-39-5.
(*E*)-3-(3,4-Dihydroxyphenyl)propensäure.

Kristalle oder Plättchen, weiß bis fast weiß; leicht löslich in heißem Wasser und Ethanol, wenig löslich in kaltem Wasser.

Smp: Etwa 225 °C, unter Zersetzung.

Eine frisch hergestellte und auf einen *p*H-Wert von 7,6 eingestellte Lösung der Substanz hat Absorptionsmaxima (2.2.25) bei 293 und 329 nm.

Kaliumantimonoxidtartrat *R* 1007600

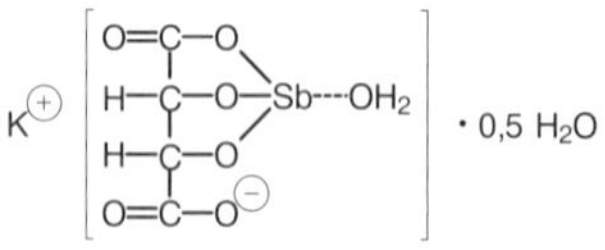

$C_4H_4KO_7Sb \cdot 0,5\ H_2O$ M_r 333,9
Kaliumtartratoantimonat(III), Sesquihydrat; Syn. Brechweinstein.

Farblose, durchscheinende Kristalle oder weißes, körniges Pulver; löslich in Wasser und Glycerol, leicht löslich in siedendem Wasser, praktisch unlöslich in Ethanol. Die wäßrige Lösung der Substanz reagiert schwach sauer.

Kaliumbromat *R* 1068700

$KBrO_3$ M_r 167,0
CAS Nr. 7758-01-2.

Weiße Kristalle oder körniges Pulver; löslich in Wasser, schwer löslich in Ethanol.

Kaliumbromid *R* 1068800

CAS Nr. 7758-02-3.

Muß der Monographie **Kaliumbromid (Kalii bromidum)** entsprechen.

Kaliumbromid für die IR-Spektroskopie (2.2.24) muß folgender zusätzlicher Prüfung entsprechen: Ein 2 mm dicker Preßling, mit der zuvor 1 h lang bei 250 °C getrockneten Substanz hergestellt, hat eine nahezu gerade Basislinie im Bereich von 4000 bis 620 cm^{-1}. Er darf keine Maxima mit Absorptionen größer als 0,02 oberhalb dieser Basislinie zeigen, ausgenommen die Maxima bei 3440 und 1630 cm^{-1} (Wasser).

Kaliumcarbonat *R* 1068900

K_2CO_3 M_r 138,2
CAS Nr. 584-08-7.

Weißes, körniges, hygroskopisches Pulver; sehr leicht löslich in Wasser, praktisch unlöslich in wasserfreiem Ethanol.

Dicht verschlossen zu lagern.

Kaliumchlorat *R* 1069000

$KClO_3$ M_r 122,6
CAS Nr. 3811-04-9.

Kristalle, Körnchen oder Pulver, weiß; löslich in Wasser.

Kaliumchlorid *R* 1069100

CAS Nr. 7447-40-7.

Muß der Monographie **Kaliumchlorid (Kalii chloridum)** entsprechen.

Kaliumchlorid für die IR-Spektroskopie (2.2.24) muß folgender zusätzlicher Prüfung entsprechen: Ein 2 mm dicker Preßling, mit der zuvor 1 h lang bei 250 °C getrockneten Substanz hergestellt, hat eine nahezu gerade flache Basislinie im Bereich von 4000 bis 620 cm^{-1}. Er darf keine Maxima mit Absorptionen größer als 0,02 oberhalb dieser Basislinie zeigen, ausgenommen die Maxima bei 3440 und 1630 cm^{-1} (Wasser).

Kaliumchlorid-Lösung ($0,1\ mol \cdot l^{-1}$) *R* 1069101

Kaliumchlorid *R* entsprechend 7,46 g KCl in 1000,0 ml.

Kaliumchromat *R* 1069200

K_2CrO_4 M_r 194,2
CAS Nr. 7789-00-6.

Gelbe Kristalle; leicht löslich in Wasser.

Kaliumchromat-Lösung *R* 1069201

Eine Lösung von Kaliumchromat *R* ($50\ g \cdot l^{-1}$).

Kaliumcitrat *R* 1069300

CAS Nr. 6100-05-6.

Muß der Monographie **Kaliumcitrat (Kalii citras)** entsprechen.

Kaliumcyanid *R* 1069400

KCN M_r 65,1
CAS Nr. 151-50-8.

Weißes, kristallines Pulver, weiße Masse oder weiße Körnchen; leicht löslich in Wasser, schwer löslich in Ethanol.

Kaliumcyanid-Lösung *R* 1069401

Eine Lösung von Kaliumcyanid *R* (100 g · l^{-1}).

Kaliumdichromat *R* 1069500

$K_2Cr_2O_7$ M_r 294,2
CAS Nr. 7778-50-9.

Orangerote Kristalle; löslich in Wasser, praktisch unlöslich in Ethanol.

Kaliumdichromat, das für die Kontrolle der Absorption (2.2.25) verwendet wird, muß mindestens 99,9 Prozent $K_2Cr_2O_7$ enthalten, berechnet auf die bei 130 °C getrocknete Substanz.

Gehaltsbestimmung: 1,000 g Substanz wird in Wasser *R* zu 250,0 ml gelöst. 50,0 ml der Lösung werden in einem 500-ml-Kolben mit einer frisch hergestellten Lösung von 4 g Kaliumiodid *R*, 2 g Natriumhydrogencarbonat *R* und 6 ml Salzsäure *R* in 100 ml Wasser *R* versetzt. Der Kolben wird verschlossen und 5 min lang unter Lichtschutz stehengelassen. Das ausgeschiedene Iod wird mit Natriumthiosulfat-Lösung (0,1 mol · l^{-1}) unter Zusatz von 1 ml iodfreier Stärke-Lösung *R* titriert.

1 ml Natriumthiosulfat-Lösung (0,1 mol · l^{-1}) entspricht 4,903 mg $K_2Cr_2O_7$.

Kaliumdichromat-Lösung *R* 1069501

Eine Lösung von Kaliumdichromat *R* (106 g · l^{-1}).

Kaliumdichromat-Lösung *R* 1 1069502

Eine Lösung von Kaliumdichromat *R* (5 g · l^{-1}).

Kaliumdichromat-Salpetersäure-Reagenz *R* 1059100

0,7 g Kaliumdichromat *R* werden in Salpetersäure *R* zu 100 ml gelöst.

Kaliumdihydrogenphosphat *R* 1069600

CAS Nr. 7778-77-0.

Muß der Monographie **Kaliumdihydrogenphosphat (Kalii dihydrogenophosphas)** entsprechen.

Kaliumdihydrogenphosphat-Lösung (0,2 mol · l^{-1}) *R* 1069601

Kaliumdihydrogenphosphat *R* entsprechend 27,22 g KH_2PO_4 in 1000,0 ml.

Kaliumhexacyanoferrat(II) *R* 1069800

$K_4[Fe(CN)_6] \cdot 3\,H_2O$ M_r 422,4
CAS Nr. 14459-95-1.
Kaliumhexacyanoferrat(II), Trihydrat.

Gelbe, durchscheinende Kristalle; leicht löslich in Wasser, praktisch unlöslich in Ethanol.

Kaliumhexacyanoferrat(II)-Lösung *R* 1069801

Eine Lösung von Kaliumhexacyanoferrat(II) *R* (53 g · l^{-1}).

Kaliumhexacyanoferrat(III) *R* 1069700

$K_3[Fe(CN)_6]$ M_r 329,3
CAS Nr. 13746-66-2.

Rote Kristalle; leicht löslich in Wasser.

Kaliumhexacyanoferrat(III)-Lösung *R* 1069701

5 g Kaliumhexacyanoferrat(III) *R* werden mit wenig Wasser *R* abgespült und zu 100 ml gelöst.

Bei Bedarf frisch herzustellen.

Kaliumhexahydroxoantimonat(V) *R* 1071300

$K[Sb(OH)_6]$ M_r 262,9
CAS Nr. 12208-13-8.

Weiße Kristalle oder weißes, kristallines Pulver; wenig löslich in Wasser.

Kaliumhexahydroxoantimonat(V)-Lösung *R* 1071301

2 g Kaliumhexahydroxoantimonat(V) *R* werden in 95 ml heißem Wasser *R* gelöst. Anschließend wird schnell abgekühlt und eine Lösung von 2,5 g Kaliumhydroxid *R* in 50 ml Wasser *R* und 1 ml verdünnte Natriumhydroxid-Lösung *R* hinzugefügt. Nach 24 h wird filtriert und das Filtrat mit Wasser *R* zu 150 ml verdünnt.

Kaliumhydrogencarbonat *R* 1069900

$KHCO_3$ M_r 100,1
CAS Nr. 298-14-6.

Farblose, durchscheinende Kristalle; leicht löslich in Wasser, praktisch unlöslich in Ethanol.

Kaliumhydrogencarbonat-Lösung, methanolische, gesättigte *R* 1069901

0,1 g Kaliumhydrogencarbonat *R* werden unter Erwärmen im Wasserbad in 0,4 ml Wasser *R* gelöst. Nach Zusatz von 25 ml Methanol *R* wird unter Umrühren bis zur erfolgten Lösung auf dem Wasserbad stehengelassen.

Bei Bedarf frisch herzustellen.

Kaliumhydrogenphthalat *R* 1070000

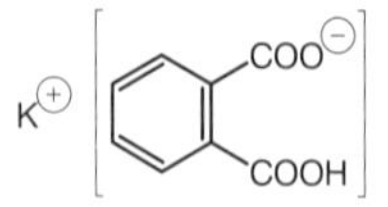

$C_8H_5KO_4$ M_r 204,2

CAS Nr. 877-24-7.

Weiße Kristalle; löslich in Wasser, schwer löslich in Ethanol.

Kaliumhydrogenphthalat-Lösung (0,2 mol · l^{-1}) *R* 1070001

Kaliumhydrogenphthalat *R* entsprechend 40,84 g $C_8H_5KO_4$ in 1000,0 ml.

Kaliumhydrogensulfat *R* 1070100

$KHSO_4$ M_r 136,2

CAS Nr. 7646-93-7.

Farblose, durchscheinende, hygroskopische Kristalle; leicht löslich in Wasser mit stark saurer Reaktion.

Dicht verschlossen zu lagern.

Kaliumhydrogentartrat *R* 1070200

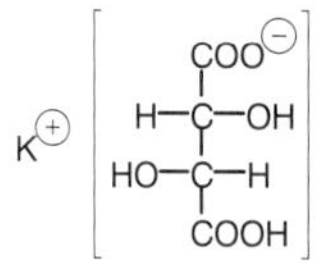

$C_4H_5KO_6$ M_r 188,2

CAS Nr. 868-14-4.

Kalium-(2*R*,3*R*)-hydrogentartrat.

Farblose bis schwach opake Kristalle oder weißes, kristallines Pulver; schwer löslich in Wasser, löslich in siedendem Wasser, sehr schwer löslich in Ethanol.

Kaliumhydroxid *R* 1070300

CAS Nr. 1310-58-3.

Muß der Monographie **Kaliumhydroxid (Kalii hydroxidum)** entsprechen.

Kaliumhydroxid-Lösung, ethanolische *R* 1070303

3 g Kaliumhydroxid *R* werden in 5 ml Wasser *R* gelöst. Die Lösung wird mit aldehydfreiem Ethanol 96 % *R* zu 100 ml verdünnt und die klare Lösung dekantiert. Die Lösung soll fast farblos sein.

Kaliumhydroxid-Lösung, ethanolische *R* 1 1070304

6,6 g Kaliumhydroxid *R* werden in 30 ml Wasser *R* gelöst und mit Ethanol 96 % *R* zu 1000 ml verdünnt.

Kaliumhydroxid-Lösung (2 mol · l^{-1}), ethanolische *R* 1070301

12 g Kaliumhydroxid *R* werden in 10 ml Wasser *R* gelöst und mit Ethanol 96 % *R* zu 100 ml verdünnt.

Kaliumhydroxid-Lösung (0,5 mol · l^{-1}) in Ethanol 10 % *R* 1070302

28 g Kaliumhydroxid *R* werden in 100 ml Ethanol 96 % *R* gelöst und mit Wasser *R* zu 1000 ml verdünnt.

Kaliumiodat *R* 1070400

KIO_3 M_r 214,0

CAS Nr. 7758-05-6.

Weißes, kristallines Pulver; löslich in Wasser.

Kaliumiodid *R* 1070500

CAS Nr. 7681-11-0.

Muß der Monographie **Kaliumiodid (Kalii iodidum)** entsprechen.

Kaliumiodid-Lösung *R* 1070502

Eine Lösung von Kaliumiodid *R* (166 g · l^{-1}).

Kaliumiodid-Lösung, gesättigte *R* 1070504

Gesättigte Lösung von Kaliumiodid *R* in kohlendioxidfreiem Wasser *R*. Die Lösung muß gesättigt bleiben (nicht gelöste Kristalle).

Eignungsprüfung: 0,5 ml Lösung werden mit 30 ml einer Mischung von 2 Volumteilen Chloroform *R* und 3 Volumteilen Essigsäure *R* und 0,1 ml Stärke-Lösung *R* versetzt. Höchstens 0,05 ml Natriumthiosulfat-Lösung (0,1 mol · l^{-1}) dürfen bis zum Verschwinden einer eventuell auftretenden Blaufärbung verbraucht werden.

Vor Licht geschützt zu lagern.

Kaliumiodid-Stärke-Lösung *R* 1070501

0,75 g Kaliumiodid *R* werden in 100 ml Wasser *R* gelöst. Die Lösung wird zum Sieden erhitzt und unter Rühren mit einer Suspension von 0,5 g löslicher Stärke *R* in 35 ml Wasser *R* versetzt. Die Mischung wird 2 min lang zum Sieden erhitzt und erkalten gelassen.

Empfindlichkeitsprüfung: 15 ml der Kaliumiodid-Stärke-Lösung werden mit 0,05 ml Essigsäure 98 % *R* und 0,3 ml Iod-Lösung *R* 2 versetzt. Die Lösung muß blau gefärbt sein.

Kaliummonohydrogenphosphat *R* 1033000

K_2HPO_4 M_r 174,2

CAS Nr. 7758-11-4.

Weißes, kristallines, hygroskopisches Pulver; sehr leicht löslich in Wasser, schwer löslich in Ethanol.

Dicht verschlossen zu lagern.

Kaliumnatriumtartrat *R* 1083500

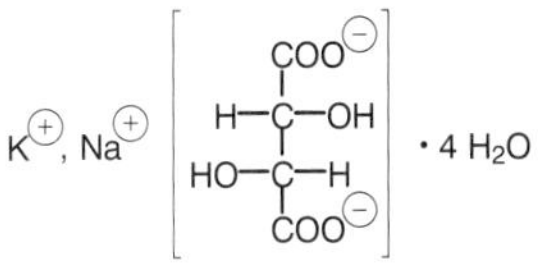

$C_4H_4KNaO_6 \cdot 4H_2O$ M_r 282,2

CAS Nr. 6381-59-5.

Kaliumnatrium-(2*R*,3*R*)-tartrat, Tetrahydrat.

Farblose, prismatische Kristalle; sehr leicht löslich in Wasser.

Kaliumnitrat *R* 1070700

KNO_3 M_r 101,1

CAS Nr. 7757-79-1.

Farblose Kristalle; sehr leicht löslich in Wasser.

Kaliumperiodat *R* 1070800

KIO_4 M_r 230,0

CAS Nr. 7790-21-8.

Weißes, kristallines Pulver oder farblose Kristalle; löslich in Wasser.

Kaliumpermanganat *R* 1070900

CAS Nr. 7722-64-7.

Muß der Monographie **Kaliumpermanganat (Kalii permanganas)** entsprechen.

Kaliumpermanganat-Lösung *R* 1070902

Eine Lösung von Kaliumpermanganat *R* (30 g · l^{-1}).

Kaliumpermanganat-Phosphorsäure *R* 1070901

3 g Kaliumpermanganat *R* werden in einer Mischung von 15 ml Phosphorsäure 85 % *R* und 70 ml Wasser *R* gelöst. Die Lösung wird mit Wasser *R* zu 100 ml verdünnt.

Kaliumperrhenat *R* 1071000

$KReO_4$ M_r 289,3

CAS Nr. 10466-65-6.

Weißes, kristallines Pulver; löslich in Wasser, schwer löslich in Ethanol, Methanol und Propylenglycol.

Kaliumpersulfat *R* 1071100

$K_2S_2O_8$ M_r 270,3

CAS Nr. 7727-21-1.

Weißes, kristallines Pulver oder farblose Kristalle; wenig löslich in Wasser, praktisch unlöslich in Ethanol. Wäßrige Lösungen zersetzen sich bei Raumtemperatur und schneller beim Erwärmen.

Kühl zu lagern.

Kaliumplumbit-Lösung *R* 1071200

1,7 g Blei(II)-acetat *R*, 3,4 g Kaliumcitrat *R* und 50 g Kaliumhydroxid *R* werden in Wasser *R* zu 100 ml gelöst.

Kaliumsulfat *R* 1033100

K_2SO_4 M_r 174,3

CAS Nr. 7778-80-5.

Farblose Kristalle; löslich in Wasser.

Kaliumtartrat *R* 1071400

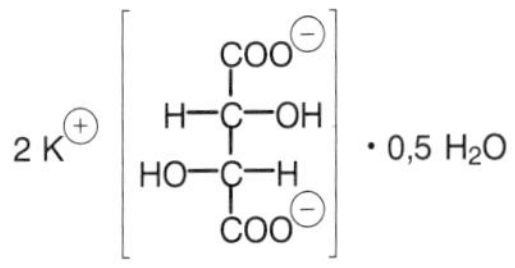

$C_4H_4K_2O_6 \cdot 0,5\ H_2O$ M_r 235,3

CAS Nr. 921-53-9.

Kalium-(2*R*,3*R*)-tartrat, Hemihydrat.

Weißes, körniges Pulver oder weiße Kristalle; sehr leicht löslich in Wasser, sehr schwer löslich in Ethanol.

Reagenzien

Kaliumtetraoxalat *R* 1071700

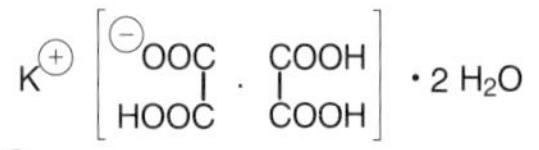

$C_4H_3KO_8 \cdot 2H_2O$ M_r 254,2
CAS Nr. 6100-20-5.
Kaliumhydrogenoxalat-oxalsäure, Dihydrat.

Weißes, kristallines Pulver; wenig löslich in Wasser, löslich in siedendem Wasser, schwer löslich in Ethanol.

Kaliumthiocyanat *R* 1071800

KSCN M_r 97,2
CAS Nr. 333-20-0.

Farblose, zerfließende Kristalle; sehr leicht löslich in Wasser und Ethanol.

Kaliumthiocyanat-Lösung *R* 1071801

Eine Lösung von Kaliumthiocyanat *R* ($97 g \cdot l^{-1}$).

Kaolin, leichtes *R* 1047400

CAS Nr. 1332-58-7.

Natürliches, gereinigtes, wasserhaltiges Aluminiumsilikat, das ein geeignetes Dispergierungsmittel enthält.

Leichtes, weißes, fettig anzufühlendes Pulver, frei von körnigen Bestandteilen; praktisch unlöslich in Wasser und Mineralsäuren.

Grobe Teilchen: Höchstens 0,5 Prozent. 5,0 g Substanz werden in einem etwa 160 mm langen Meßzylinder mit Schliffstopfen von 35 mm Durchmesser mit 60 ml einer Lösung von Natriumdiphosphat *R* ($10 g \cdot l^{-1}$) kräftig geschüttelt. Nach 5 min langem Stehenlassen werden 50 ml der Flüssigkeit mit Hilfe einer Pipette so entnommen, daß sie 5 cm unter den Flüssigkeitsspiegel eintaucht. Die im Meßzylinder verbliebene Flüssigkeit wird mit 50 ml Wasser *R* versetzt. Nach Umschütteln und 5 min langem Stehenlassen werden erneut 50 ml Flüssigkeit wie oben beschrieben entnommen. Dieser Vorgang wird so lange wiederholt, bis insgesamt 400 ml Flüssigkeit entnommen sind. Die im Meßzylinder verbleibende Suspension wird in eine Abdampfschale gegeben, im Wasserbad zur Trockne eingedampft und der Rückstand bei 100 bis 105 °C bis zur Massekonstanz getrocknet. Der Rückstand darf höchstens 25 mg betragen.

Feine Teilchen: 5,0 g Substanz werden durch 2 min langes kräftiges Schütteln in 250 ml Wasser *R* verteilt. Die Suspension wird sofort in einen Glaszylinder von 50 mm Durchmesser gegossen; mit Hilfe einer Pipette werden 20 ml in eine Abdampfschale gegeben, die Flüssigkeit im Wasserbad zur Trockne eingedampft und der Rückstand bei 100 bis 105 °C bis zur Massekonstanz getrocknet.

Die im Glaszylinder verbliebene Suspension wird 4 h lang bei 20 °C stehengelassen. Mit Hilfe einer Pipette, die genau 5 cm unter den Flüssigkeitsspiegel eintaucht, werden weitere 20 ml Flüssigkeit entnommen, wobei das Sediment nicht aufgewirbelt werden darf. Die Flüssigkeit wird in einer Abdampfschale im Wasserbad zur Trockne eingedampft und der Rückstand bei 100 bis 105 °C bis zur Massekonstanz getrocknet. Die Masse des zweiten Rückstandes muß mindestens 70 Prozent der des ersten Rückstandes betragen.

Karl-Fischer-Lösung *R* 1046400

Iod-Schwefligsäure-Reagenz.

Die Apparatur, die während der Herstellung der Lösung gut verschlossen und vor Feuchtigkeit geschützt zu halten ist, besteht aus einem 3000- bis 4000-ml-Rundkolben mit Einlaßstutzen für einen Rührer, ein Thermometer und ein Trocknungsrohr.

700 ml wasserfreies Pyridin *R* werden mit 700 ml Ethylenglycolmonomethylether *R* gemischt und unter stetem Rühren mit 220 g feinpulverisiertem Iod *R* versetzt, das zuvor über Phosphor(V)-oxid *R* getrocknet wurde. Das Rühren wird so lange fortgesetzt, bis alles Iod gelöst ist (etwa 30 min). Die Lösung wird auf –10 °C abgekühlt und schnell unter Rühren mit 190 g flüssigem Schwefeldioxid *R* versetzt. Dabei darf die Temperatur 30 °C nicht überschreiten. Die Lösung wird abgekühlt.

Einstellung: Etwa 20 ml wasserfreies Methanol *R* werden in einem Titrationsgefäß bis zum Äquivalenzpunkt mit der Karl-Fischer-Lösung (2.5.12) titriert. Hierauf wird in geeigneter Weise eine entsprechende Menge Wasser *R*, genau gewogen, hinzugefügt und erneut titriert. Der Wirkungswert wird in Milligramm Wasser je Milliliter Lösung berechnet.

1 ml Karl-Fischer-Lösung muß mindestens 3,5 mg Wasser entsprechen.

Der Wirkungswert ist unmittelbar vor Gebrauch zu ermitteln.

Gearbeitet werden muß unter Feuchtigkeitsausschluß.

In einem trockenen Behältnis zu lagern.

Katholytlösung zur isoelektrischen Fokussierung *p*H 3 bis 5 *R* 1113100

8,9 g β-Alanin *R* werden in Wasser *R* zu 1000 ml gelöst.

Kationenaustauscher *R* 1016700

Austauscherharz in protonierter Form in Form von Kügelchen. Die Teilchengröße wird bei den entsprechenden Prüfungen angegeben.

Der Austauscher enthält Sulfonsäure-Gruppen, die an ein Polystyrolgerüst fixiert sind, das mit 8 Prozent Divinylbenzol quervernetzt ist.

Kationenaustauscher, schwach saurer *R* 1096000

Schwach saures Polymethacrylharz mit Carboxyl-Gruppen in protonierter Form, in Form von Kügelchen. Die Teilchengröße liegt zwischen 75 und 160 µm.

pH-Bereich der Anwendung: 5 bis 14.

Maximale Arbeitstemperatur: 120 °C.

Kationenaustauscher, stark saurer *R* 1085400

Austauscherharz in protonierter Form mit Sulfonsäuregruppen, die an ein Gerüst aus Polystyrol, das mit 8 Prozent Divinylbenzol quervernetzt ist, fixiert sind, in Form von Kügelchen. Die Teilchengröße beträgt, falls nichts anderes vorgeschrieben ist, 0,3 bis 1,2 mm.

Austauschkapazität: 4,5 bis 5 mmol je Gramm bei einem Wassergehalt von 50 bis 60 Prozent.

Herstellung der Säule: Falls in der Monographie nichts anderes vorgeschrieben ist, wird in eine Säule von 400 mm Länge und 20 mm innerem Durchmesser mit Glasfritte am unteren Ende und mit einer Füllhöhe von etwa 200 mm eine Anschlämmung der Substanz in Wasser *R* gegeben, wobei darauf zu achten ist, daß keine Luftblasen eingeschlossen sind. Während der Verwendung muß die Oberfläche des Harzes immer mit Flüssigkeit bedeckt sein.

Liegt das Austauscherharz in protonierter Form vor, wird so lange mit Wasser *R* gewaschen, bis 50 ml Eluat nach Zusatz von 0,1 ml Methylorange-Lösung *R* höchstens 0,05 ml Natriumhydroxid-Lösung (0,1 mol · l^{-1}) bis zur Neutralisation verbrauchen. Liegt das Austauscherharz in der Na^+-Form vor oder muß es regeneriert werden, werden 100 ml einer Mischung von gleichen Volumteilen Salzsäure *R* 1 und Wasser *R* langsam durch die Säule laufen gelassen; diese wird anschließend mit Wasser *R* wie oben angegeben gewaschen.

Kationenaustauscher, Calciumsalz, stark saurer *R* 1104600

Austauscherharz als Calciumsalz mit Sulfonsäure-Gruppen, die an ein Gerüst aus Polymer, das aus Polystyrol, quervernetzt mit 8 Prozent Divinylbenzol, besteht, fixiert sind. Die Teilchengröße wird in Klammern nach dem Namen des Reagenzes bei den entsprechenden Prüfungen angegeben.

Kieselgel G *R* 1076300

CAS Nr. 112926-00-8.

Enthält etwa 13 Prozent Gips (Calciumsulfat-Hemihydrat, $CaSO_4 \cdot 0{,}5\ H_2O$; M_r 145,1).

Feines, weißes, homogenes Pulver. Die mittlere Korngröße beträgt etwa 15 µm.

Gipsgehalt: 0,25 g Substanz werden 30 min lang in einem Erlenmeyerkolben mit Schliffstopfen nach Zusatz von 3 ml verdünnter Salzsäure *R* und 100 ml Wasser *R* kräftig geschüttelt. Anschließend wird durch einen Glassintertiegel filtriert und der Rückstand gewaschen. In den vereinigten Filtraten wird das Calcium nach „Komplexometrische Titrationen" (2.5.11) bestimmt.

1 ml Natriumedetat-Lösung (0,1 mol · l^{-1}) entspricht 14,51 mg $CaSO_4 \cdot 0{,}5\ H_2O$.

pH-Wert (2.2.3): 1 g Substanz wird 5 min lang mit 10 ml kohlendioxidfreiem Wasser *R* geschüttelt. Der *p*H-Wert der Suspension beträgt etwa 7.

Kieselgel GF$_{254}$ *R* 1076400

CAS Nr. 112926-00-8.

Enthält etwa 13 Prozent Gips (Calciumsulfat-Hemihydrat, $CaSO_4 \cdot 0{,}5\ H_2O$; M_r 145,1) und etwa 1,5 Prozent eines Fluoreszenzindikators mit intensivster Anregung der Fluoreszenz bei 254 nm.

Feines, weißes, homogenes Pulver. Die mittlere Korngröße beträgt etwa 15 µm.

Gipsgehalt: Prüfung siehe „Kieselgel G *R*".

pH-Wert: Prüfung siehe „Kieselgel G *R*".

Fluoreszenzprüfung: 1 bis 10 µl einer Lösung von Benzoesäure *R* (1 g · l^{-1}) in einer Mischung von 1 Volumteil wasserfreier Ameisensäure *R* und 9 Volumteilen 2-Propanol *R* werden auf 10 Startpunkte in steigenden Mengen auf eine Schicht von Kieselgel GF$_{254}$ aufgetragen. Die Chromatographie (2.2.27) erfolgt mit einer Mischung von 10 Volumteilen wasserfreier Ameisensäure *R* und 90 Volumteilen 2-Propanol *R* über eine Laufstrecke von 10 cm. Nach Verdampfen des Fließmittels wird das Chromatogramm im UV-Licht bei 254 nm ausgewertet. Die Benzoesäure erscheint als dunkle Flecke auf fluoreszierendem Untergrund in dem oberen Drittel des Chromatogramms. Dabei muß die Benzoesäure ab 2 µg erkennbar sein.

Kieselgel H *R* 1076500

CAS Nr. 112926-00-8.

Feines, weißes, homogenes Pulver. Die mittlere Korngröße beträgt etwa 15 µm.

pH-Wert: Prüfung siehe „Kieselgel G *R*".

Kieselgel H, silanisiertes *R* 1076600

Feines, weißes, homogenes Pulver, das nach dem Anschütteln mit Wasser wegen seiner hydrophoben Eigenschaften an der Oberfläche schwimmt.

Herstellung der Dünnschichtplatten: siehe „silanisiertes Kieselgel HF$_{254}$ *R*".

Trennvermögen: Prüfung siehe „silanisiertes Kieselgel HF$_{254}$ *R*".

Kieselgel HF$_{254}$ *R* 1076700

Enthält etwa 1,5 Prozent eines Fluoreszenzindikators mit intensivster Anregung der Fluoreszenz bei 254 nm.

Feines, weißes, homogenes Pulver. Die mittlere Korngröße beträgt etwa 15 µm.

pH-Wert: Prüfung siehe „Kieselgel G *R*".

Fluoreszenzprüfung: Prüfung siehe „Kieselgel GF$_{254}$ *R*".

Kieselgel HF_{254}, silanisiertes *R* 1076800

Feines, weißes, homogenes Pulver, das etwa 1,5 Prozent eines Fluoreszenzindikators mit intensivster Anregung der Fluoreszenz bei 254 nm enthält und das nach dem Anschütteln mit Wasser wegen seiner hydrophoben Eigenschaften an der Oberfläche schwimmt.

Herstellung der Dünnschichtplatten: 30 g Substanz werden 2 min lang mit 60 ml einer Mischung von 1 Volumteil Methanol *R* und 2 Volumteilen Wasser *R* kräftig geschüttelt. Die sorgfältig gereinigten Platten werden mit einem Streichgerät mit einer 0,25 mm dicken Schicht versehen und an der Luft trocknen gelassen, danach 30 min lang im Trockenschrank bei 100 bis 105 °C getrocknet.

Trennvermögen: Je 0,1 g Methyllaurat *R*, Methylmyristat *R*, Methylpalmitat *R* und Methylstearat *R* werden 1 h lang in einem 250-ml-Rundkolben mit 40 ml ethanolischer Kaliumhydroxid-Lösung *R* im Wasserbad zum Rückfluß erhitzt. Nach dem Abkühlen wird die Lösung mit Hilfe von 100 ml Wasser *R* in einen Scheidetrichter überführt, mit verdünnter Salzsäure *R* angesäuert (*p*H-Wert 2 bis 3) und 3mal mit je 10 ml Chloroform *R* geschüttelt. Die vereinigten Chloroformauszüge werden über wasserfreiem Natriumsulfat *R* getrocknet und nach dem Filtrieren auf dem Wasserbad zur Trockne eingedampft. Der Rückstand wird in 50 ml Chloroform *R* gelöst.

Auf die Platte werden 3 Startpunkte mit je 10 µl der Chloroformlösung aufgetragen. Die Chromatographie (2.2.27) erfolgt mit einer Mischung von 10 Volumteilen Essigsäure 98 % *R*, 25 Volumteilen Wasser *R* und 65 Volumteilen Dioxan *R* über eine Laufstrecke von 14 cm. Die Platte wird 30 min lang bei 120 °C getrocknet, nach dem Erkaltenlassen mit einer Lösung von Molybdatophosphorsäure *R* (35 g · l^{-1}) in 2-Propanol *R* besprüht und bei 150 °C so lange erhitzt, bis die Flecke sichtbar sind. Die Platte wird so lange mit Ammoniakgas behandelt, bis ein weißer Untergrund erhalten ist. Das Chromatogramm muß 4 ausgebildete und gut getrennte Flecke zeigen.

Kieselgel OD zur chiralen Trennung *R* 1110300

Sehr feines Kieselgel zur Chromatographie (5 µm), mit folgendem Derivat belegt:

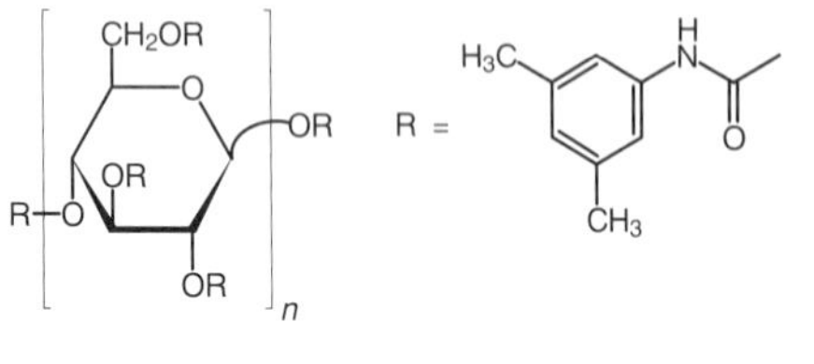

Kieselgel-Anionenaustauscher *R* 1077800

Sehr feines Kieselgel (3 bis 10 µm), dessen Oberfläche durch Einführen von quartären Ammoniumgruppen chemisch verändert ist. Die Teilchengröße wird in Klammern nach dem Namen des Reagenzes bei den entsprechenden Prüfungen angegeben.

Feines, weißes, homogenes Pulver; praktisch unlöslich in Wasser und Ethanol.

pH-Bereich der Anwendung: 2 bis 8.

Kieselgel zur Ausschlußchromatographie *R* 1077900

Sehr feines Kieselgel (10 µm) mit hydrophiler Oberfläche. Die mittlere Porengröße beträgt etwa 30 nm.

Die Substanz, die bei wäßrigen Lösungen mit einem *p*H-Wert zwischen 2 und 8 und bei organischen Lösungsmitteln verwendet werden kann, dient zur Trennung von Proteinen mit einer relativen Molekülmasse von 1000 bis 300000.

Kieselgel zur Chromatographie *R* 1076900

Sehr feines Kieselgel (3 bis 10 µm). Die Teilchengröße wird in Klammern nach dem Namen des Reagenzes bei den entsprechenden Prüfungen angegeben.

Feines, weißes, homogenes Pulver; praktisch unlöslich in Wasser und Ethanol.

Kieselgel zur Chromatographie, aminopropylmethylsilyliertes *R* 1102400

Sehr feines Kieselgel (3 bis 10 µm), dessen Oberfläche durch Einführen von Aminopropylsilyl-Gruppen und Methylsilyl-Gruppen chemisch verändert ist. Die Teilchengröße wird in Klammern nach dem Namen des Reagenzes bei den entsprechenden Prüfungen angegeben.

Feines, weißes, homogenes Pulver; praktisch unlöslich in Wasser und Ethanol.

Kieselgel zur Chromatographie, aminopropylsilyliertes *R* 1077000

Sehr feines Kieselgel (3 bis 10 µm), dessen Oberfläche durch Einführen von Aminopropylsilyl-Gruppen chemisch verändert ist. Die Teilchengröße wird in Klammern nach dem Namen des Reagenzes bei den entsprechenden Prüfungen angegeben.

Feines, weißes, homogenes Pulver; praktisch unlöslich in Wasser und Ethanol.

Kieselgel zur Chromatographie, Amylosederivat *R* 1109800

Sehr feines Kieselgel (10 µm), dessen Oberfläche durch Einführen von Amylose-Gruppen chemisch verändert ist. Die Teilchengröße wird in Klammern nach dem Namen des Reagenzes bei den entsprechenden Prüfungen angegeben.

Feines, weißes, homogenes Pulver; praktisch unlöslich in Wasser und Ethanol.

Kieselgel zur Chromatographie, butylsilyliertes *R* 1076200

Sehr feines Kieselgel (3 bis 10 µm), dessen Oberfläche durch Einführen von Butylsilyl-Gruppen chemisch verändert ist. Die Teilchengröße wird in Klammern nach dem Namen des Reagenzes bei den entsprechenden Prüfungen angegeben.

Feines, weißes, homogenes Pulver; praktisch unlöslich in Wasser und Ethanol.

Sphäroidales Kieselgel: 30 nm.

Porenvolumen: 0,6 $cm^3 \cdot g^{-1}$.

Spezifische Oberfläche: 80 $m^2 \cdot g^{-1}$.

Kieselgel zur Chromatographie, cyanopropylsilyliertes *R* 1077300

Sehr feines Kieselgel, dessen Oberfläche durch Einführen von Cyanopropylsilyl-Gruppen chemisch verändert ist. Die Teilchengröße wird in Klammern nach dem Namen des Reagenzes bei den entsprechenden Prüfungen angegeben.

Feines, weißes, homogenes Pulver; praktisch unlöslich in Wasser, Ethanol und Ether.

Kieselgel zur Chromatographie, cyanopropylsilyliertes *R* 1 1077400

Sehr feines Kieselgel, das aus porösen kugelförmigen Partikeln mit chemisch gebundenen Nitril-Gruppen besteht. Die Teilchengröße wird in Klammern nach dem Namen des Reagenzes bei den entsprechenden Prüfungen angegeben.

Feines, weißes, homogenes Pulver; praktisch unlöslich in Wasser, Ethanol und Ether.

Kieselgel zur Chromatographie, dihydroxypropylsilyliertes *R* 1110000

Kugelförmige Siliciumdioxid-Partikel, an die Dihydroxypropylsilyl-Gruppen gebunden sind.

Porengröße: 10 nm.

Kieselgel zur Chromatographie, dimethyloctadecylsilyliertes *R* 1115100

Sehr feines Kieselgel (3 bis 10 µm), dessen Oberfläche durch Einführen von Dimethyloctadecylsilyl-Gruppen chemisch verändert ist. Die Teilchengröße wird in Klammern nach dem Namen des Reagenzes bei den entsprechenden Prüfungen angegeben.

Feines, weißes, homogenes Pulver von unregelmäßiger Teilchengröße; praktisch unlöslich in Wasser und Ethanol.

Spezifische Oberfläche: 300 $m^2 \cdot g^{-1}$.

Kieselgel zur Chromatographie, hexylsilyliertes *R* 1077100

Sehr feines Kieselgel (3 bis 10 µm), dessen Oberfläche durch Einführen von Hexylsilyl-Gruppen chemisch verändert ist. Die Teilchengröße wird in Klammern nach dem Namen des Reagenzes bei den entsprechenden Prüfungen angegeben.

Feines, weißes, homogenes Pulver; praktisch unlöslich in Wasser und Ethanol.

Kieselgel zur Chromatographie, hydrophiles *R* 1077200

Sehr feines Kieselgel (3 bis 10 µm), dessen Oberfläche verändert wurde, um hydrophile Eigenschaften zu erhalten. Die Teilchengröße wird in Klammern nach dem Namen des Reagenzes bei den entsprechenden Prüfungen angegeben.

Feines, weißes, homogenes Pulver; praktisch unlöslich in Wasser und Ethanol.

Kieselgel zur Chromatographie, octadecanoylaminopropylsilyliertes *R* 1115200

Sehr feines Kieselgel (3 bis 10 µm), dessen Oberfläche durch Einführen von Aminopropylsilyl-Gruppen, die mit Octadecanoyl-Gruppen acyliert sind, chemisch verändert ist. Die Teilchengröße wird in Klammern nach dem Namen des Reagenzes bei den entsprechenden Prüfungen angegeben.

Feines, weißes, homogenes Pulver; praktisch unlöslich in Wasser und Ethanol.

Kieselgel zur Chromatographie, octadecylsilyliertes *R* 1077500

Sehr feines Kieselgel (3 bis 10 µm), dessen Oberfläche durch Einführen von Octadecylsilyl-Gruppen chemisch verändert ist. Die Teilchengröße wird in Klammern nach dem Namen des Reagenzes bei den entsprechenden Prüfungen angegeben.

Feines, weißes, homogenes Pulver; praktisch unlöslich in Wasser und Ethanol.

Kieselgel zur Chromatographie, octadecylsilyliertes *R* 1 1110100

Hochreines, sehr feines Kieselgel (Porengröße 10 nm), dessen Oberfläche durch Einführen von C_{18}-Gruppen chemisch verändert ist (19 Prozent Kohlenstoff). Die Substanz enthält höchstens 20 ppm Metalle.

Kieselgel zur Chromatographie, octadecylsilyliertes *R* 2 1115300

Hochreines, sehr feines Kieselgel (Porengröße 15 nm), dessen Oberfläche durch Einführen von Octadecylsilyl-

Reagenzien

Gruppen (20 Prozent Kohlenstoff) chemisch verändert ist. Die Substanz ist für die Analyse von polycyclischen, aromatischen Kohlenwasserstoffen optimiert. Die Teilchengröße wird in Klammern nach dem Namen des Reagenzes bei den entsprechenden Prüfungen angegeben.

Feines, weißes, homogenes Pulver; praktisch unlöslich in Wasser und Ethanol.

Kieselgel zur Chromatographie, octadecylsilyliertes, desaktiviertes *R* 1077600

Sehr feines Kieselgel (3 bis 10 μm), dessen Oberfläche durch Einführen von Octadecylsilyl-Gruppen chemisch verändert ist. Die Substanz ist für die Trennung von basischen Substanzen desaktiviert. Die Teilchengröße wird in Klammern nach dem Namen des Reagenzes bei den entsprechenden Prüfungen angegeben.

Feines, weißes, homogenes Pulver; praktisch unlöslich in Wasser und Ethanol.

Kieselgel zur Chromatographie, octadecylsilyliertes, nachsilanisiertes *R* 1115400

Sehr feines Kieselgel (3 bis 10 μm), dessen Oberfläche durch Einführen von Octadecylsilyl-Gruppen chemisch verändert ist. Um mögliche Interaktionen mit basischen Verbindungen zu verhindern, ist der größte Teil der verbleibenden Silanol-Gruppen an der Oberfläche sorgfältig nachsilanisiert. Die Teilchengröße wird in Klammern nach dem Namen des Reagenzes bei den entsprechenden Prüfungen angegeben.

Feines, weißes, homogenes Pulver; praktisch unlöslich in Wasser und Ethanol.

Kieselgel zur Chromatographie, octadecylsilyliertes, nachsilanisiertes, desaktiviertes *R* 1108600

Sehr feines Kieselgel (3 bis 10 μm) mit einer Porengröße von 10 nm und einem Kohlenstoffgehalt von 16 Prozent, das durch Waschen und Hydrolysieren zum größten Teil von Siloxan-Brücken an der Oberfläche befreit wurde und dessen Oberfläche durch Einführen von Octadecylsilyl-Gruppen chemisch verändert ist. Um mögliche Interaktionen mit basischen Verbindungen zu verhindern, ist der größte Teil der verbleibenden Silanol-Gruppen an der Oberfläche nachsilanisiert. Die Teilchengröße wird in Klammern nach dem Namen des Reagenzes bei den entsprechenden Prüfungen angegeben.

Feines, weißes, homogenes Pulver; praktisch unlöslich in Wasser und Ethanol.

Kieselgel zur Chromatographie, octylsilyliertes *R* 1077700

Sehr feines Kieselgel (3 bis 10 μm), dessen Oberfläche durch Einführen von Octylsilyl-Gruppen chemisch verändert ist. Die Teilchengröße wird in Klammern nach dem Namen des Reagenzes bei den entsprechenden Prüfungen angegeben.

Feines, weißes, homogenes Pulver; praktisch unlöslich in Wasser und Ethanol.

Kieselgel zur Chromatographie, octylsilyliertes *R* 1 1077701

Sehr feines Kieselgel (3 bis 10 μm), dessen Oberfläche durch Einführen von Octylsilyl-Gruppen und Methylsilyl-Gruppen chemisch verändert ist. Die Teilchengröße wird in Klammern nach dem Namen des Reagenzes bei den entsprechenden Prüfungen angegeben.

Feines, weißes, homogenes Pulver; praktisch unlöslich in Wasser und Ethanol.

Kieselgel zur Chromatographie, octylsilyliertes *R* 2 1077702

Hochreines, sehr feines Kieselgel (Porengröße 10 nm), dessen Oberfläche durch Einführen von Octylsilyl-Gruppen chemisch verändert ist (19 Prozent Kohlenstoff). Die Substanz enthält höchstens 20 ppm Metalle.

Kieselgel zur Chromatographie, octylsilyliertes, nachsilanisiertes *R*

Octylsilyliertes Kieselgel mit desaktivierten Silanol-Gruppen.

Kieselgel zur Chromatographie, phenylsilyliertes *R* 1110200

Sehr feines Kieselgel (5 bis 10 μm), dessen Oberfläche durch Einführen von Phenylsilyl-Gruppen chemisch verändert ist.

Kieselgel zur Chromatographie, phenylsilyliertes *R* 1 1075700

Sehr feines Kieselgel (5 μm), dessen Oberfläche durch Einführen von Phenylsilyl-Gruppen chemisch verändert ist. Die Teilchengröße wird in Klammern nach dem Namen des Reagenzes bei den entsprechenden Prüfungen angegeben.

Feines, weißes, homogenes Pulver; praktisch unlöslich in Wasser, Ethanol und Dichlormethan.

Sphäroidales Kieselgel: 8 nm.

Spezifische Oberfläche: 180 $m^2 \cdot g^{-1}$.

Kohlenstoffgehalt: 5,5 Prozent.

Kieselgel zur Chromatographie, trimethylsilyliertes *R* 1115500

Sehr feines Kieselgel (3 bis 10 μm), dessen Oberfläche durch Einführen von Trimethylsilyl-Gruppen chemisch verändert ist. Die Teilchengröße wird in Klammern nach dem Namen des Reagenzes bei den entsprechenden Prüfungen angegeben.

Feines, weißes, homogenes Pulver; praktisch unlöslich in Wasser und Ethanol.

Kieselgur *R* 1025900

CAS Nr. 91053-39-3.

Weißes bis fast weißes, feinkörniges Pulver, das aus den Kieselpanzern fossiler Diatomeen oder aus deren Bruchstücken besteht; praktisch unlöslich in Wasser, Ethanol und Ether. Die Substanz kann mit Hilfe des Mikroskops (500fache Vergrößerung) identifiziert werden.

Kieselgur G *R* 1047600

Mit Salzsäure gereinigtes und geglühtes Kieselgur, das etwa 15 Prozent Gips (Calciumsulfat, Hemihydrat, $CaSO_4 \cdot 0{,}5\ H_2O$; M_r 145,1) enthält.

Feines, grauweißes Pulver, dessen grauer Farbton sich beim Aufschlämmen mit Wasser verstärkt. Die mittlere Korngröße beträgt 10 bis 40 µm.

Gipsgehalt: Prüfung siehe „Kieselgel G *R*".

pH-Wert (2.2.3): 1 g Substanz wird 5 min lang mit 10 ml kohlendioxidfreiem Wasser *R* geschüttelt. Der *p*H-Wert der Suspension muß zwischen 7 und 8 liegen.

Trennvermögen: Die Kieselgur-G-Schicht wird mit einer Lösung von Natriumacetat *R* ($2{,}7\ g \cdot l^{-1}$) hergestellt. Auf die Platte werden je 5 µl einer Lösung, die je $0{,}1\ g \cdot l^{-1}$ Lactose, Saccharose, Glucose und Fructose in Pyridin *R* enthält, aufgetragen. Die Chromatographie (2.2.27) erfolgt mit einer Mischung von 12 Volumteilen Wasser *R*, 23 Volumteilen 2-Propanol *R* und 65 Volumteilen Ethylacetat *R* über eine Laufstrecke von 14 cm. Die Laufzeit beträgt etwa 40 min. Nach erfolgter Chromatographie wird die Platte getrocknet, mit etwa 10 ml Anisaldehyd-Reagenz *R* besprüht und 5 bis 10 min lang bei 100 bis 105 °C erhitzt. Auf dem Chromatogramm müssen 4 scharf begrenzte, keine Schwanzbildung zeigende Flecke sichtbar sein, die deutlich voneinander getrennt sind.

Kieselgur-Filtrierhilfsmittel *R* 1047500

Weißes bis gelblichweißes, leichtes Pulver; praktisch unlöslich in Wasser, verdünnten Säuren und organischen Lösungsmitteln.

Filtrationsgeschwindigkeit: Ein Chromatographierohr von 0,25 m Länge und 10 mm innerem Durchmesser wird verwendet, dessen unteres Ende mit einer Glassinterplatte (100) verschlossen ist. Im Abstand von 0,10 und 0,20 m von der Platte befinden sich zwei Markierungen. In das Rohr wird so viel Substanz gebracht, bis die erste Markierung erreicht ist. Dann wird mit Wasser *R* bis zur zweiten Markierung aufgefüllt. Sobald der erste Tropfen aus dem Rohr fließt, wird wieder mit Wasser *R* bis zur zweiten Markierung aufgefüllt und die Zeit ermittelt, die zum Ausfließen der ersten 5 ml Eluat erforderlich ist. Die Durchflußrate muß mindestens 1 ml je Minute betragen.

Aussehen des Eluats: Das unter „Filtrationsgeschwindigkeit" erhaltene Eluat muß farblos sein (2.2.2, Methode I).

Sauer oder alkalisch reagierende Substanzen: 1,00 g Substanz wird mit 10 ml Wasser *R* kräftig geschüttelt, 5 min lang stehengelassen und die Suspension filtriert. Das Filter wird vorher mit heißem Wasser *R* bis zur neutralen Reaktion des Filtrats gewaschen. 2,0 ml Filtrat müssen nach Zusatz von 0,05 ml Methylrot-Lösung *R* gelb gefärbt sein. 2,0 ml Filtrat dürfen sich nach Zusatz von 0,05 ml Phenolphthalein-Lösung *R* 1 höchstens sehr schwach rosa färben.

Wasserlösliche Substanzen: 10,0 g Substanz werden in ein Chromatographierohr von 0,25 m Länge und 10 mm innerem Durchmesser gebracht und mit Wasser *R* eluiert. Die ersten 20 ml Eluat werden zur Trockne eingedampft. Der Rückstand darf nach dem Trocknen bei 100 bis 105 °C höchstens 10 mg betragen.

Eisen (2.4.9): 0,50 g Substanz werden mit 10 ml einer Mischung gleicher Volumteile Salzsäure *R* 1 und Wasser *R* kräftig geschüttelt. Nach 5 min langem Stehenlassen wird filtriert. 1,0 ml Filtrat muß der Grenzprüfung auf Eisen entsprechen (200 ppm).

Glühverlust: Höchstens 0,5 Prozent. Die Substanz darf sich während des Erhitzens bis zur Rotglut (600 °C) nicht braun oder schwarz verfärben.

Kieselgur zur Gaschromatographie *R* 1026000

Weißes bis fast weißes, feinkörniges Pulver, das aus den Kieselpanzern fossiler Diatomeen oder aus deren Bruchstücken besteht; praktisch unlöslich in Wasser, Ethanol und Ether. Die Substanz kann mit Hilfe des Mikroskops (500fache Vergrößerung) identifiziert werden; sie wird durch Behandeln mit Salzsäure *R* und anschließendem Waschen mit Wasser *R* gereinigt.

Teilchengröße: Höchstens 5 Prozent der Substanz dürfen auf einem Sieb Nr. 180 verbleiben. Höchstens 10 Prozent der Substanz dürfen durch ein Sieb Nr. 125 gehen.

Kieselgur zur Gaschromatographie *R* 1 1026100

Weißes bis fast weißes, feinkörniges Pulver, das aus den Kieselpanzern fossiler Diatomeen oder aus deren Bruchstücken besteht; praktisch unlöslich in Wasser, Ethanol und Ether. Die Substanz kann mit Hilfe des Mikroskops (500fache Vergrößerung) identifiziert werden; sie wird durch Behandeln mit Salzsäure *R* und anschließendem Waschen mit Wasser *R* gereinigt.

Teilchengröße: Höchstens 5 Prozent der Substanz dürfen auf einem Sieb Nr. 250 verbleiben. Höchstens 10 Prozent der Substanz dürfen durch ein Sieb Nr. 180 gehen.

Kieselgur zur Gaschromatographie *R* 2 1026200

Weißes bis fast weißes, feinkörniges Pulver, das aus den Kieselpanzern fossiler Diatomeen oder aus deren Bruchstücken besteht; die spezifische Oberfläche beträgt etwa 0,5 $m^2 \cdot g^{-1}$; praktisch unlöslich in Wasser, Ethanol und Ether. Die Substanz kann mit Hilfe des Mikroskops (500fache Vergrößerung) identifiziert werden; sie wird durch Behandeln mit Salzsäure *R* und anschließendem Waschen mit Wasser *R* gereinigt.

Teilchengröße: Höchstens 5 Prozent der Substanz dürfen auf einem Sieb Nr. 180 verbleiben. Höchstens 10 Prozent der Substanz dürfen durch ein Sieb Nr. 125 gehen.

Kieselgur zur Gaschromatographie, silanisiertes *R* 1026300

Kieselgur zur Gaschromatographie *R*, das mit Dimethyldichlorsilan oder mit einer anderen geeigneten Silanisierungssubstanz silanisiert wurde.

Kieselgur zur Gaschromatographie, silanisiertes *R* 1 1026400

Hergestellt aus zermahlenem, rosafarbenem Schamottestein und mit Dimethyldichlorsilan oder mit einer anderen geeigneten Silanisierungssubstanz silanisiert. Die Substanz wird durch Behandeln mit Salzsäure *R* und anschließendem Waschen mit Wasser *R* gereinigt.

Koagulationsfaktor-V-Lösung *R* 1021400

Die Lösung kann nach folgender Methode oder nach jeder anderen Methode hergestellt werden, die den Faktor VIII abtrennt.

Die Lösung wird aus frischem, oxalsäurehaltigem Rinderplasma durch fraktionierte Fällung bei 4 °C mit einer bei 4 °C bereiteten, gesättigten Lösung von Ammoniumsulfat *R* hergestellt. Die Fraktion, die zwischen 38 und 50 Prozent Sättigung ausfällt, wird abgetrennt. Sie enthält Faktor V ohne signifikante Verunreinigung mit Faktor VIII. Das Ammoniumsulfat wird durch Dialyse dieser Fraktion entfernt und die Lösung mit einer Lösung von Natriumchlorid (9 $g \cdot l^{-1}$) so verdünnt, bis eine Lösung erhalten ist, die zwischen 10 und 20 Prozent der Menge an Faktor V enthält, die normalerweise in frischem Humanplasma enthalten ist.

Faktor-V-Gehalt: Zwei Verdünnungen der Koagulationsfaktor-V-Lösung in Imidazol-Pufferlösung *p*H 7,3 *R* werden hergestellt, wobei die eine 1 Volumteil in 10 Volumteilen Pufferlösung, die andere 1 Volumteil in 20 Volumteilen Pufferlösung enthält. Jede Verdünnung wird wie folgt geprüft: 0,1 ml Faktor-V-freies Plasmasubstrat *R*, 0,1 ml der zu untersuchenden Verdünnung, 0,1 ml Thromboplastin-Reagenz *R* und 0,1 ml einer Lösung von Calciumchlorid *R* (3,5 $g \cdot l^{-1}$) werden gemischt. Die Koagulationszeiten werden bestimmt, d. h. die Zeitspanne zwischen dem Zusatz der Calciumchlorid-Lösung und dem ersten Anzeichen einer Fibrinbildung, die entweder visuell oder mit Hilfe einer geeigneten Apparatur beobachtet werden kann.

In gleicher Weise wird die Koagulationszeit (in einem Doppelversuch) von 4 Verdünnungen von Humanplasma in Imidazol-Pufferlösung *p*H 7,3 *R* bestimmt. Die Verdünnungen enthalten jeweils 1 Volumteil Plasma in 10 Volumteilen Pufferlösung (entsprechend 100 Prozent Faktor V), 1 Volumteil Plasma in 50 Volumteilen Pufferlösung (entsprechend 20 Prozent Faktor V), 1 Volumteil Plasma in 100 Volumteilen Pufferlösung (entsprechend 10 Prozent Faktor V) und 1 Volumteil Plasma in 1000 Volumteilen Pufferlösung (entsprechend 1 Prozent Faktor V). Die Mittelwerte der Koagulationszeiten für jede Plasmaverdünnung werden auf logarithmisches Papier aufgetragen gegen den entsprechenden Prozentgehalt an Faktor V. Der Prozentgehalt der 2 Verdünnungen der Koagulationsfaktor-V-Lösung wird durch Interpolation ermittelt. Der Mittelwert der beiden Ergebnisse ergibt den Prozentgehalt an Faktor V in der zu prüfenden Lösung.

Tiefgefroren, bei einer –20 °C nicht überschreitenden Temperatur zu lagern.

Kohlendioxid *R* 1015600

CAS Nr. 124-38-9.

Muß der Monographie **Kohlendioxid (Carbonei dioxidum)** entsprechen.

Kohlendioxid *R* 1 1015700

CO_2 M_r 44,01

Mindestens 99,995 Prozent (*V*/*V*) CO_2.

Kohlenmonoxid: Höchstens 5 ppm.

Sauerstoff: Höchstens 25 ppm.

Kohlenmonoxid *R* 1016000

CO M_r 28,01

CAS Nr. 630-08-0.

Mindestens 99,97 Prozent (*V*/*V*) CO.

Kohlenwasserstoffe zur Gaschromatographie *R* 1049400

Sich fettig anfühlende Masse, löslich in Benzol und Toluol.

Kongorot *R* 1022000

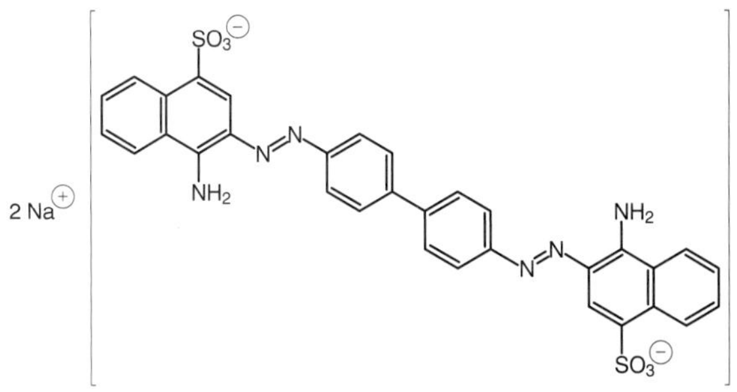

$C_{32}H_{22}N_6Na_2O_6S_2$ M_r 697

CAS Nr. 573-58-0.

C.I. Nr. 22120; Schultz Nr. 360.

3,3′-(4,4′-Biphenyldiylbisazo)bis(4-amino-1-naphthalinsulfonsäure), Dinatriumsalz.

Braunrotes Pulver; löslich in Wasser.

Kongorot-Fibrin *R* 1038400

Fibrin wird gewaschen, in kleine Stücke geschnitten und über Nacht in eine Lösung von Kongorot *R* (20 g · l^{-1}) in Ethanol 90 % *R* eingelegt. Nach dem Abfiltrieren wird das Fibrin mit Wasser *R* gewaschen und unter Ether *R* gelagert.

Kristallviolett *R* 1022900

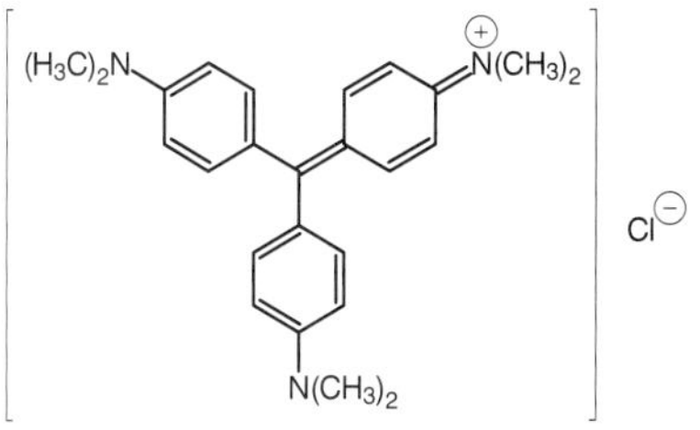

$C_{25}H_{30}ClN_3$ M_r 408,0

CAS Nr. 548-62-9.

C.I. Nr. 42555; Schultz Nr. 78.

Tris(4-dimethylaminophenyl)methyliumchlorid; Syn. Methylrosaniliniumchlorid (INN).

Kristalle oder Pulver, tiefgrün; löslich in Wasser und Ethanol.

Kristallviolett-Lösung *R* 1022901

0,5 g Kristallviolett *R* werden in wasserfreier Essigsäure *R* zu 100 ml gelöst.

Empfindlichkeitsprüfung: Eine Mischung von 50 ml wasserfreier Essigsäure *R* und 0,1 ml der Kristallviolett-Lösung muß violett sein. Bis zum Farbumschlag nach Blaugrün dürfen höchstens 0,1 ml Perchlorsäure (0,1 mol · l^{-1}) verbraucht werden.

Kunststoffadditiv 1 *R* 1035900

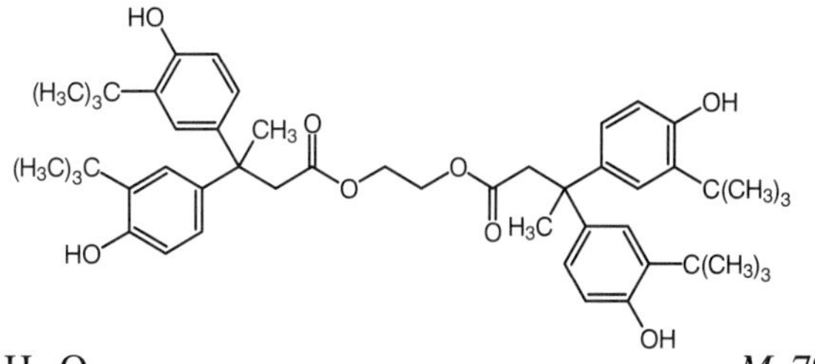

$C_{50}H_{66}O_8$ M_r 795

CAS Nr. 32509-66-3.

Ethylenbis[3,3-bis(3-*tert*-butyl-4-hydroxyphenyl)butyrat].

Kristallines Pulver; praktisch unlöslich in Wasser und Petroläther, sehr leicht löslich in Aceton, Ether und Methanol.

Smp: Etwa 165 °C.

Kunststoffadditiv 2 *R* 1042100

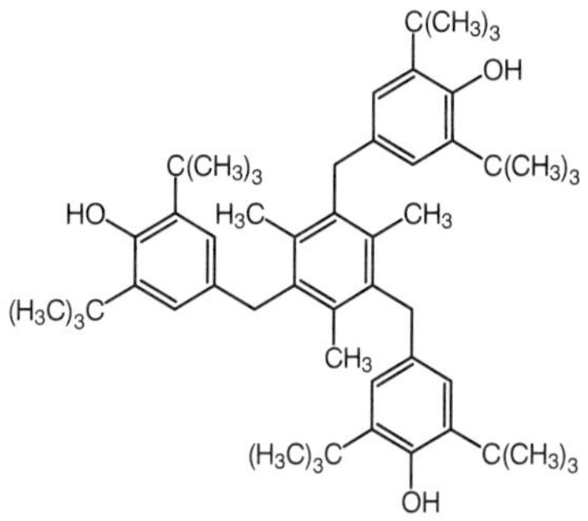

$C_{54}H_{78}O_3$ M_r 775

4,4′,4″-[2,4,6-Trimethyl-1,3,5-benzoltriyltris-(methylen)]tris(2,6-di-*tert*-butylphenol).

Kristallines Pulver; praktisch unlöslich in Wasser, löslich in Aceton, schwer löslich in Ethanol.

Smp: Etwa 244 °C.

Kunststoffadditiv 3 *R* 1062400

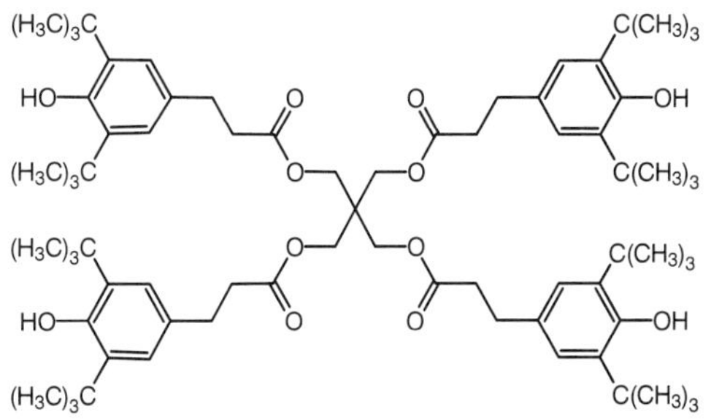

$C_{73}H_{108}O_{12}$ M_r 1178

CAS Nr. 6683-19-8.

Pentaerythritoltetrakis[3-(3,5-di-*tert*-butyl-4-hydroxyphenyl)propionat].

Weißes bis schwach gelbliches, kristallines Pulver; praktisch unlöslich in Wasser, sehr leicht löslich in Aceton, löslich in Methanol, schwer löslich in Hexan.

Smp: 110 bis 125 °C.

α-Form: 120 bis 125 °C.

β-Form: 110 bis 115 °C.

Kunststoffadditiv 4 *R* 1060600

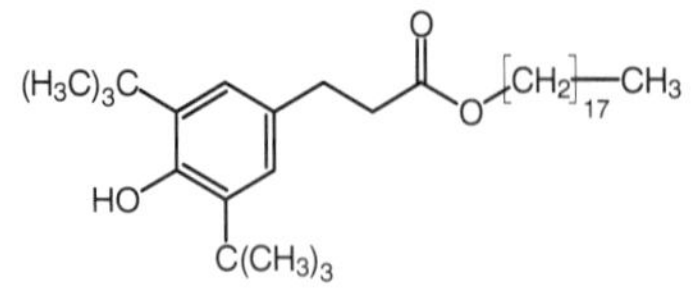

$C_{35}H_{62}O_3$ M_r 530,9

CAS Nr. 2082-79-3.

Octadecyl[3-(3,5-di-*tert*-butyl-4-hydroxyphenyl)propionat].

Weißes bis schwach gelbliches, kristallines Pulver; praktisch unlöslich in Wasser, sehr leicht löslich in Aceton und Hexan, schwer löslich in Methanol.

Smp: 49 bis 55 °C.

Kunststoffadditiv 5 *R* 1094100

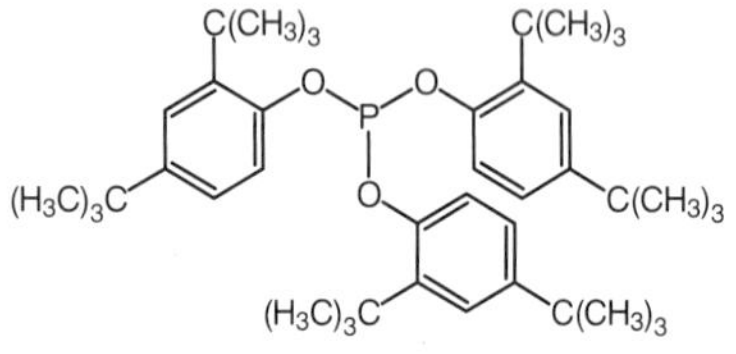

$C_{42}H_{63}O_3P$ M_r 647

CAS Nr. 31570-04-4.

Tris(2,4-di-*tert*-butylphenyl)phosphit.

Weißes Pulver.

Smp: 182 bis 186 °C.

Kunststoffadditiv 6 *R* 1094000

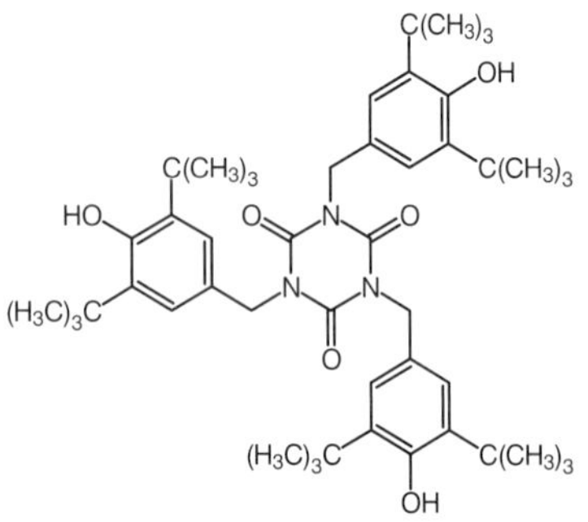

$C_{48}H_{69}N_3O_6$ M_r 784,1

CAS Nr. 27676-62-6.

1,3,5-Tris(3,5-di-*tert*-butyl-4-hydroxyphenyl)-1,3,5-triazin-2,4,6(1*H*,3*H*,5*H*)-trion.

Weißes, kristallines Pulver.

Smp: 218 bis 222 °C.

Kupfer *R* 1022100

Cu A_r 63,55

CAS Nr. 7440-50-8.

Gereinigte Folien, Späne, Drähte oder Pulver des reinen Metalls mit der Reinheit von Elektrolysekupfer.

Kupfer(II)-acetat *R* 1022200

$Cu^{2\oplus} \left[H_3C{-}COO^{\ominus} \right]_2 \cdot H_2O$

$C_4H_6CuO_4 \cdot H_2O$ M_r 199,7

CAS Nr. 142-71-2.

Pulver oder Kristalle, blaugrün; leicht löslich in siedendem Wasser, löslich in Wasser und Ethanol, schwer löslich in Ether und Glycerol 85 %.

Kupfer(II)-chlorid *R* 1023000

$CuCl_2 \cdot 2\,H_2O$ M_r 170,5

CAS Nr. 10125-13-0.

Pulver oder Kristalle, grünlichblau, zerfließend in feuchter Luft, verwitternd in trockener Luft; leicht löslich in Wasser, Ethanol und Methanol, wenig löslich in Aceton, schwer löslich in Ether.

Dicht verschlossen zu lagern.

Kupfer(II)-citrat-Lösung *R* 1023100

25 g Kupfer(II)-sulfat *R*, 50 g Citronensäure *R* und 144 g wasserfreies Natriumcarbonat *R* werden in Wasser *R* zu 1000 ml gelöst.

Kupfer(II)-citrat-Lösung *R* 1 1023200

25 g Kupfer(II)-sulfat *R*, 50 g Citronensäure *R* und 144 g wasserfreies Natriumcarbonat *R* werden in Wasser *R* zu 1000 ml gelöst. Die Lösung wird so eingestellt, daß sie folgenden Prüfungen entspricht:

a) 25,0 ml der Lösung werden mit 3 g Kaliumiodid *R* und vorsichtig mit 25 ml einer 25prozentigen Lösung (*m*/*m*) von Schwefelsäure *R* versetzt. Die Lösung wird mit Natriumthiosulfat-Lösung (0,1 mol · l^{-1}) titriert, wobei gegen Ende der Titration 0,5 ml Stärke-Lösung *R* zugesetzt werden.

24,5 bis 25,5 ml Natriumthiosulfat-Lösung (0,1 mol · l^{-1}) dürfen bei dieser Titration verbraucht werden.

b) 10,0 ml der Lösung werden mit Wasser *R* zu 100,0 ml verdünnt und gemischt. 10,0 ml dieser Lösung werden nach Zusatz von 25,0 ml Salzsäure (0,1 mol · l^{-1}) 1 h lang im Wasserbad erhitzt. Nach dem Abkühlen wird mit Wasser *R* auf das ursprüngliche Volumen verdünnt und nach Zusatz von 0,1 ml Phenolphthalein-Lösung *R* 1 mit Natriumhydroxid-Lösung (0,1 mol · l^{-1}) titriert.

5,7 bis 6,3 ml Natriumhydroxid-Lösung (0,1 mol · l^{-1}) dürfen bei dieser Titration verbraucht werden.

c) 10,0 ml der Lösung werden mit Wasser *R* zu 100,0 ml verdünnt und gemischt. 10,0 ml dieser Lösung werden nach Zusatz von 0,1 ml Phenolphthalein-Lösung *R* 1 mit Salzsäure (0,1 mol · l^{-1}) titriert.

6,0 bis 7,5 ml Salzsäure (0,1 mol · l^{-1}) dürfen bei dieser Titration verbraucht werden.

Kupferedetat-Lösung *R* 1022300

2 ml einer Lösung von Kupfer(II)-acetat *R* (20 g · l^{-1}) werden mit 2 ml Natriumedetat-Lösung (0,1 mol · l^{-1}) gemischt und mit Wasser *R* zu 50 ml verdünnt.

Kupfer(II)-nitrat *R* 1022400

$Cu(NO_3)_2 \cdot 3\,H_2O$ M_r 241,6

CAS Nr. 10031-43-3.

Tiefblaue, hygroskopische Kristalle; sehr leicht löslich in Wasser, leicht löslich in Ethanol und verdünnter Salpetersäure. Die wäßrige Lösung reagiert stark sauer.

Dicht verschlossen zu lagern.

Kupfer(II)-sulfat *R* 1022500

$CuSO_4 \cdot 5\,H_2O$ M_r 249,7

CAS Nr. 7758-99-8.

Tiefblaue Kristalle oder blaues Pulver, schwach verwitternd; sehr leicht löslich in Wasser, schwer löslich in Ethanol.

Kupfer(II)-sulfat-Lösung *R* 1022501

Eine Lösung von Kupfer(II)-sulfat *R* (125 g · l^{-1}).

Kupfer(II)-tetrammin-Reagenz *R* 1022600

34,5 g Kupfer(II)-sulfat *R* werden in 100 ml Wasser *R* gelöst. Unter Rühren wird tropfenweise so viel konzentrierte Ammoniak-Lösung *R* hinzugefügt, bis sich der entstandene Niederschlag wieder löst. 30 ml konzentrierte Natriumhydroxid-Lösung *R* werden tropfenweise unter ständigem Schütteln hinzugefügt, wobei die Temperatur unterhalb von 20 °C gehalten wird. Der Niederschlag wird durch einen Glassintertiegel (40) filtriert, mit Wasser *R* so lange gewaschen, bis das Filtrat klar ist, und dann in 200 ml konzentrierter Ammoniak-Lösung *R* aufgenommen. Erneut wird über einen Glassintertiegel filtriert; dieser Vorgang wird wiederholt, um den Niederschlag so weit wie möglich zu lösen.

L

Lackmus *R* 1049300

CAS Nr. 1393-92-6.
Schultz Nr. 1386.

Abbauprodukte des indigoblauen Farbstoffs, der aus verschiedenen *Rocella-*, *Lecanora-* oder anderen Flechten-Arten gewonnen wird. Der Farbstoff ist löslich in Wasser und praktisch unlöslich in Ethanol.

Umschlagsbereich: *p*H-Wert 5 (rot) bis 8 (blau).

Lackmuspapier, blaues *R* 1049301

10 Teile grob pulverisiertes Lackmus *R* werden 1 h lang mit 100 Teilen Ethanol 96 % *R* gekocht. Das Ethanol wird abgegossen und der Rückstand mit einer Mischung von 45 Teilen Ethanol 96 % *R* und 55 Teilen Wasser *R* versetzt. Nach 2 Tagen wird die klare Flüssigkeit abgegossen. Filterpapierstreifen werden mit dieser Lösung imprägniert und anschließend getrocknet.

Empfindlichkeitsprüfung: Ein Streifen von 10 mm × 60 mm wird in eine Mischung von 10 ml Salzsäure (0,02 mol · l^{-1}) und 90 ml Wasser *R* gegeben. Unter dauerndem Rühren muß sich das Papier innerhalb 45 s rot färben.

Lackmuspapier, rotes *R* 1049302

Blauer Lackmus-Auszug wird so lange tropfenweise mit verdünnter Salzsäure *R* versetzt, bis eine Rotfärbung eintritt. Filterpapierstreifen werden mit dieser Lösung imprägniert und anschließend getrocknet.

Empfindlichkeitsprüfung: Ein Streifen von 10 mm × 60 mm wird in eine Mischung von 10 ml Natriumhydroxid-Lösung (0,02 mol · l^{-1}) und 90 ml Wasser *R* gegeben. Unter dauerndem Rühren muß sich das Papier innerhalb 45 s blau färben.

Lactobionsäure *R* 1101600

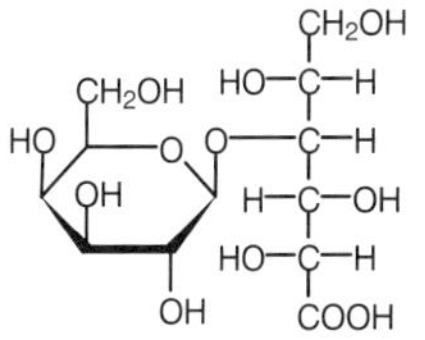

$C_{12}H_{22}O_{12}$ M_r 358,3
CAS Nr. 96-82-2.

Weißes, kristallines Pulver; leicht löslich in Wasser, praktisch unlöslich in Ethanol.

Smp: Etwa 115 °C.

Lactose *R* 1047900

CAS Nr. 5989-81-1.

Muß der Monographie **Lactose-Monohydrat (Lactosum monohydricum)** entsprechen.

Reagenzien

Lanthan(III)-chlorid-Lösung *R* 1114001

58,65 g Lanthan(III)-oxid *R* werden langsam mit 100 ml Salzsäure *R* versetzt. Die Lösung wird zum Sieden erhitzt, erkalten gelassen und mit Wasser *R* zu 1000,0 ml verdünnt.

Lanthannitrat *R* 1048000

$La(NO_3)_3 \cdot 6\ H_2O$ M_r 433,0
CAS Nr. 10277-43-7.

Farblose, zerfließende Kristalle; leicht löslich in Wasser.
Dicht verschlossen zu lagern.

Lanthannitrat-Lösung *R* 1048001

Eine Lösung von Lanthannitrat *R* (50 g · l^{-1}).

Lanthan(III)-oxid *R* 1114000

La_2O_3 M_r 325,8
CAS Nr. 1312-81-8.

Fast weißes, amorphes Pulver; praktisch unlöslich in Wasser. Die Substanz löst sich in verdünnten Mineralsäuren und absorbiert Kohlendioxid aus der Luft.

Calcium: Höchstens 5 ppm.

Lavandulol *R* 1114100

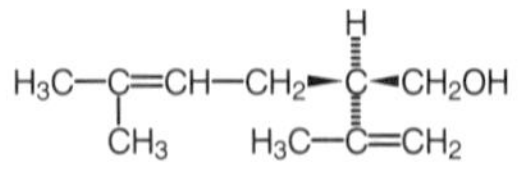

$C_{10}H_{18}O$ M_r 154,2
CAS Nr. 6544-40-7.
(*R*)-2-Isopropenyl-5-methylhex-4-en-1-ol.

Ölige Flüssigkeit mit charakteristischem Geruch.

d_{20}^{20}: Etwa 0,875.

n_D^{20}: Etwa 1,407.

$[\alpha]_D^{20}$: Etwa –10,2°.

Sdp_{13}: Etwa 94 °C.

Wird die Substanz in der Gaschromatographie verwendet, muß sie zusätzlich folgender Anforderung entsprechen:

Gehaltsbestimmung: Die Bestimmung erfolgt mit Hilfe der Gaschromatographie (2.2.28) wie in der Monographie **Lavendelöl (Lavandulae aetheroleum)** beschrieben.

Untersuchungslösung: Die Substanz.

Die Fläche des Hauptpeaks muß mindestens 98,0 Prozent der Summe aller Peakflächen betragen.

Lavandulylacetat *R* 1114200

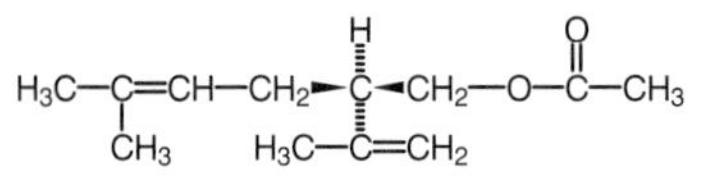

$C_{12}H_{20}O_2$ M_r 196,3
CAS Nr. 50373-59-6.
(*R*)-2-Isopropenyl-5-methylhex-4-en-1-ylacetat.

Farblose Flüssigkeit mit charakteristischem Geruch.

d_{20}^{20}: Etwa 0,911.

n_D^{20}: Etwa 1,454.

Sdp_{13}: 106 bis 107 °C.

Wird die Substanz in der Gaschromatographie verwendet, muß sie zusätzlich folgender Anforderung entsprechen:

Gehaltsbestimmung: Die Bestimmung erfolgt mit Hilfe der Gaschromatographie (2.2.28) wie in der Monographie **Lavendelöl (Lavandulae aetheroleum)** beschrieben.

Untersuchungslösung: Die Substanz.

Die Fläche des Hauptpeaks muß mindestens 93,0 Prozent der Summe aller Peakflächen betragen.

Leucin *R* 1048500

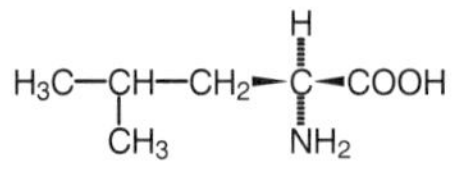

CAS Nr. 61-90-5.

Muß der Monographie **Leucin (Leucinum)** entsprechen.

Limonen *R* 1048600

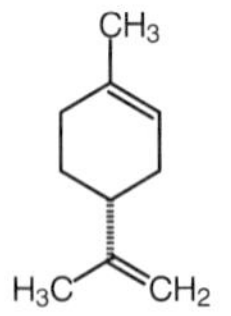

$C_{10}H_{16}$ M_r 136,2
CAS Nr. 5989-27-5.
(*R*)-4-Isopropenyl-1-methylcyclohex-1-en.

Farblose Flüssigkeit; praktisch unlöslich in Wasser, löslich in Ethanol.

d_{20}^{20}: Etwa 0,84.

n_D^{20}: 1,471 bis 1,474.

$[\alpha]_D^{20}$: +96 bis +106°.

Sdp: 175 bis 177 °C.

Wird die Substanz in der Gaschromatographie verwendet, muß sie zusätzlich folgender Anforderung entsprechen:

Gehaltsbestimmung: Die Bestimmung erfolgt mit Hilfe der Gaschromatographie (2.2.28) wie in der Monographie **Pfefferminzöl (Menthae piperitae aetheroleum)** beschrieben.

Untersuchungslösung: Die Substanz.

Die Fläche des Hauptpeaks muß mindestens 99,0 Prozent der Summe aller Peakflächen betragen.

Linalool *R* 1048700

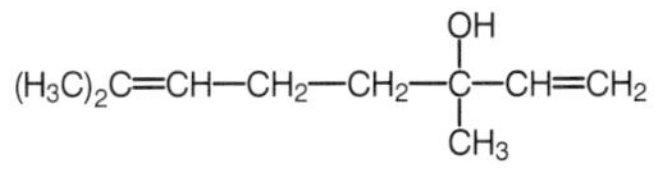

$C_{10}H_{18}O$ M_r 154,2
CAS Nr. 78-70-6.
(*R,S*)-3,7-Dimethyl-1,6-octadien-3-ol.

Mischung von zwei Stereoisomeren (Licareol und Coriandrol).

Flüssigkeit; praktisch unlöslich in Wasser, mischbar mit Ether.

d_{20}^{20}: Etwa 0,860.

n_D^{20}: Etwa 1,462.

Sdp: Etwa 200 °C.

Wird die Substanz in der Gaschromatographie verwendet, muß sie zusätzlich folgender Anforderung entsprechen:

Gehaltsbestimmung: Die Bestimmung erfolgt mit Hilfe der Gaschromatographie (2.2.28) wie in der Monographie **Anisöl (Anisi aetheroleum)** beschrieben.

Untersuchungslösung: Die Substanz.

Die Fläche des Hauptpeaks muß mindestens 98,0 Prozent der Summe aller Peakflächen betragen.

Linalylacetat *R* 1107200

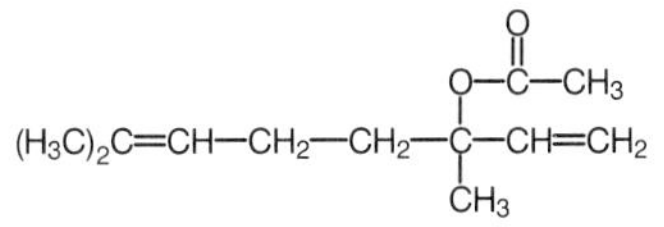

$C_{12}H_{20}O_2$ M_r 196,3
CAS Nr. 115-95-7.
(*RS*)-1,5-Dimethyl-1-vinylhex-4-enylacetat.

Farblose bis schwach gelbe Flüssigkeit; mit einem starken Geruch nach Bergamotte und Lavendel.

d_{25}^{25}: 0,895 bis 0,912.

n_D^{20}: 0,1448 bis 1,451.

Sdp: Etwa 215 °C.

Wird die Substanz in der Gaschromatographie verwendet, muß sie zusätzlich folgender Anforderung entsprechen:

Gehaltsbestimmung: Die Bestimmung erfolgt mit Hilfe der Gaschromatographie (2.2.28) wie in der Monographie **Bitterorangenblütenöl (Aurantii amari floris aetheroleum)** beschrieben.

Untersuchungslösung: Die Substanz.

Die Fläche des Hauptpeaks muß mindestens 95,0 Prozent der Summe aller Peakflächen betragen.

Lithium *R* 1048800

Li A_r 6,94
CAS Nr. 7439-93-2.

Weiches Metall, dessen frisch geschnittene Oberfläche ein silbergraues Aussehen hat. An der Luft wird es schnell glanzlos. Mit Wasser reagiert es heftig unter Wasserstoffentwicklung und Bildung einer Lösung von Lithiumhydroxid; löslich in Methanol unter Wasserstoffentwicklung und Bildung einer Lösung von Lithiummethanolat; praktisch unlöslich in Ether und Petroläther.

Unter Petroläther oder flüssigem Paraffin zu lagern.

Lithiumcarbonat *R* 1048900

Li_2CO_3 M_r 73,9
CAS Nr. 554-13-2.

Weißes, leichtes Pulver; wenig löslich in Wasser, sehr schwer löslich in Ethanol. Eine bei 20 °C gesättigte Lösung enthält etwa 13 g · l^{-1} Li_2CO_3.

Lithiumchlorid *R* 1049000

LiCl M_r 42,39
CAS Nr. 7447-41-8.

Kristallines Pulver, Körnchen oder kubische Kristalle, zerfließlich; leicht löslich in Wasser, löslich in Aceton und Ethanol. Wäßrige Lösungen sind neutral oder schwach alkalisch.

Lithiumhydroxid *R* 1049100

$LiOH \cdot H_2O$ M_r 41,96
CAS Nr. 1310-66-3.

Weißes, körniges Pulver; stark alkalische Reaktion, absorbiert leicht Wasser und Kohlendioxid; löslich in Wasser, wenig löslich in Ethanol.

Dicht verschlossen zu lagern.

Lithiumsulfat *R* 1049200

$Li_2SO_4 \cdot H_2O$ M_r 128,0
CAS Nr. 10102-25-7.

Farblose Kristalle; leicht löslich in Wasser, praktisch unlöslich in Ethanol.

Lösung zur DC-Eignungsprüfung *R* 1116600

Von je 1,0 ml der folgenden Lösungen wird eine Mischung hergestellt und mit Aceton *R* zu 10,0 ml verdünnt: einer Lösung von Sudanrot G *R* (0,5 g · l^{-1}) in Toluol *R*, einer frisch hergestellten Lösung von Methylorange *R* (0,5 g · l^{-1}) in wasserfreiem Ethanol *R*, einer Lösung von Bromcresolgrün *R* (0,5 g · l^{-1}) in Aceton *R* und einer Lösung von Methylrot *R* (0,25 g · l^{-1}) in Aceton *R*.

M

Macrogol 200 *R* 1099200

CAS Nr. 25322-68-3.

Syn. Polyethylenglycol 200.

Klare, farblose bis fast farblose, viskose Flüssigkeit; sehr leicht löslich in Aceton und Ethanol, praktisch unlöslich in Ether und fetten Ölen.

d_{20}^{20}: Etwa 1,127.

n_D^{20}: Etwa 1,450.

Macrogol 200 *R* 1 1099201

500 ml Macrogol 200 *R* werden in einen 1000-ml-Rundkolben gegeben. Flüchtige Bestandteile werden 6 h lang bei einer Temperatur von 60 °C und einem Druck zwischen 1,5 und 2,5 kPa im Rotationsverdampfer entfernt.

Macrogol 300 *R* 1067100

CAS Nr. 25322-68-3.

Muß der Monographie **Macrogol 300 (Macrogolum 300)** entsprechen.

Macrogol 400 *R* 1067200

CAS Nr. 25322-68-3.

Muß der Monographie **Macrogol 400 (Macrogolum 400)** entsprechen.

Macrogol 1000 *R* 1067300

CAS Nr. 25322-68-3.

Muß der Monographie **Macrogol 1000 (Macrogolum 1000)** entsprechen.

Macrogol 1500 *R* 1067400

CAS Nr. 25322-68-3.

Muß der Monographie **Macrogol 1500 (Macrogolum 1500)** entsprechen.

Macrogol 20 000 *R* 1067600

Muß der Monographie **Macrogol 20 000 (Macrogolum 20 000)** entsprechen.

Macrogol-20 000-nitroterephthalat *R* 1067601

Macrogol-20 000-(2-nitroterephthalat);
Syn. Polyethylenglycol-20 000-nitroterephthalat.

Macrogol 20 000 *R*, das durch Behandlung mit 2-Nitroterephthalsäure modifiziert ist.

Harte, weiße bis fast weiße, wachsartige Masse; löslich in Aceton.

Macrogoladipat *R* 1067700

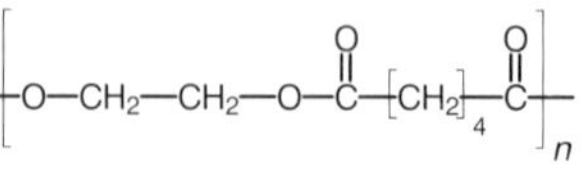

$(C_8H_{12}O_4)_n$ M_r $(172,2)_n$
Poly(oxyethylenoxyadipoyl).

Weiße Masse von wachsartigem Aussehen; praktisch unlöslich in Wasser, löslich in Chloroform.

Smp: Etwa 43 °C.

Macrogolsuccinat *R* 1067800

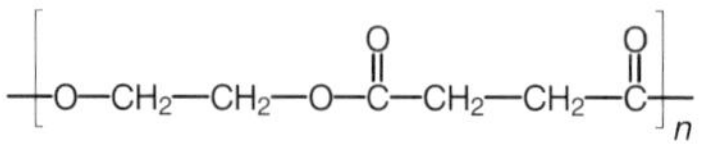

$(C_6H_8O_4)_n$ M_r $(144,1)_n$
Poly(oxyethylenoxysuccinyl).

Weißes, kristallines Pulver; praktisch unlöslich in Wasser, löslich in Chloroform.

Smp: Etwa 102 °C.

Magensaft, künstlicher *R* 1039900

2,0 g Natriumchlorid *R* und 3,2 g Pepsin *R* werden in Wasser *R* gelöst. Die Lösung wird mit 80 ml Salzsäure (1 mol · l^{-1}) versetzt und mit Wasser *R* zu 1000 ml verdünnt.

Magnesium *R* 1049500

Mg A_r 24,30
CAS Nr. 7439-95-4.

Silberweißes Band, Späne, Draht oder graues Pulver.

Magnesiumacetat *R* 1049600

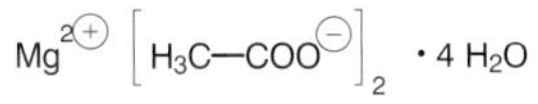

$C_4H_6MgO_4 \cdot 4\,H_2O$ M_r 214,5
CAS Nr. 16674-78-5.

Farblose, zerfließende Kristalle; leicht löslich in Wasser und Ethanol.

Dicht verschlossen zu lagern.

Magnesiumchlorid *R* 1049700

CAS Nr. 7791-18-6.

Muß der Monographie **Magnesiumchlorid-Hexahydrat (Magnesii chloridum hexahydricum)** entsprechen.

Magnesiumnitrat *R* 1049800

$Mg(NO_3)_2 \cdot 6\,H_2O$ M_r 256,4
CAS Nr. 13446-18-9.
Magnesiumnitrat-Hexahydrat.

Farblose, durchscheinende, zerfließende Kristalle; sehr leicht löslich in Wasser, leicht löslich in Ethanol.

Dicht verschlossen zu lagern.

Magnesiumoxid *R* 1049900

CAS Nr. 1309-48-4.

Muß der Monographie **Leichtes Magnesiumoxid (Magnesii oxidum leve)** entsprechen.

Magnesiumoxid *R* 1 1049901

Magnesiumoxid *R*, das folgenden zusätzlichen Prüfungen entspricht:

Arsen (2.4.2): 0,5 g Substanz werden in einer Mischung von 5 ml Wasser *R* und 5 ml Salzsäure *R* 1 gelöst. Die Lösung muß der Grenzprüfung A auf Arsen entsprechen (2 ppm).

Eisen (2.4.9): 0,2 g Substanz werden in 6 ml verdünnter Salzsäure *R* gelöst. Die mit Wasser *R* zu 10 ml verdünnte Lösung muß der Grenzprüfung auf Eisen entsprechen (50 ppm).

Schwermetalle (2.4.8): 1,00 g Substanz werden in einer Mischung von 4 ml Wasser *R* und 9 ml Salzsäure *R* 1 gelöst. Nach Zusatz von 0,05 ml Phenolphthalein-Lösung *R* wird mit konzentrierter Ammoniak-Lösung *R* bis zur auftretenden Rosafärbung versetzt. Der Überschuß an Ammoniak wird mit Hilfe von Essigsäure 98 % *R* neutralisiert. Nach Zusatz von 0,5 ml im Überschuß wird mit Wasser *R* zu 20 ml verdünnt und die Lösung, falls erforderlich, filtriert. 12 ml der Lösung müssen der Grenzprüfung A auf Schwermetalle entsprechen (10 ppm). Zur Herstellung der Referenzlösung wird eine Mischung von 5 ml Blei-Lösung (1 ppm Pb) *R* und 5 ml Wasser *R* verwendet.

Magnesiumoxid, schweres *R* 1050000

CAS Nr. 1309-48-4.

Muß der Monographie **Schweres Magnesiumoxid (Magnesii oxidum ponderosum)** entsprechen.

Magnesiumsulfat *R* 1050200

CAS Nr. 10034-99-8.

Muß der Monographie **Magnesiumsulfat (Magnesii sulfas)** entsprechen.

Maisöl *R* 1050400

Fettes Öl, das durch Auspressen oder durch Extraktion der Keimlinge von *Zea mays* L. gewonnen wird.

Klare, hellgelbe bis goldgelbe Flüssigkeit; praktisch unlöslich in Ethanol, mischbar mit Ether und Petroläther.

Prüfung auf Identität: Die Prüfung wird, wie unter „Identifizierung fetter Öle durch Dünnschichtchromatographie" (2.3.2) angegeben, durchgeführt. Das Chromatogramm der zu untersuchenden Substanz muß mit dem für Maisöl in Abb. 2.3.2-1 vergleichbar sein.

Iodzahl (2.5.4): 103 bis 128.

Peroxidzahl (2.5.5): Höchstens 5.

Verseifungszahl (2.5.6): 187 bis 195.

Malachitgrün *R* 1050500

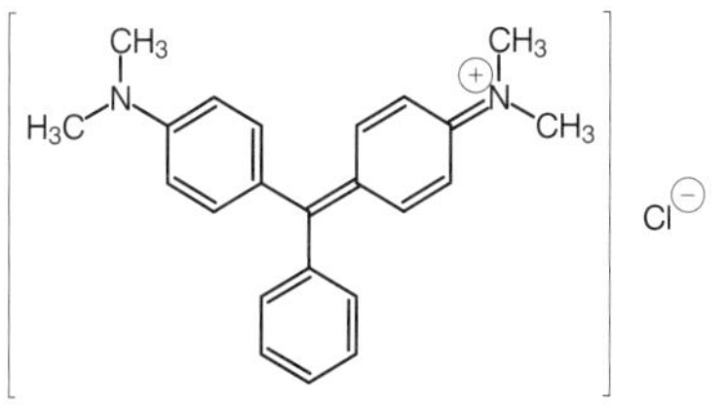

$C_{23}H_{25}ClN_2$ M_r 364,9
CAS Nr. 123333-61-9.

C.I. Nr. 42000; Schultz Nr. 754.

Bis(4-dimethylaminophenyl)phenylmethyliumchlorid.

Grüne Kristalle mit metallischem Glanz; sehr leicht löslich in Wasser mit bläulichgrüner Farbe; löslich in Ethanol und Methanol.

Eine Lösung der Substanz (0,01 g · l^{-1}) in Ethanol 96 % *R* zeigt ein Absorptionsmaximum (2.2.25) bei 617 nm.

Malachitgrün-Lösung *R* 1050501

Eine Lösung von Malachitgrün *R* ($5\ g \cdot l^{-1}$) in wasserfreier Essigsäure *R*.

Maleinsäure *R* 1050600

CAS Nr. 110-16-7.

Muß der Monographie **Maleinsäure (Acidum maleicum)** entsprechen.

Maleinsäureanhydrid *R* 1050700

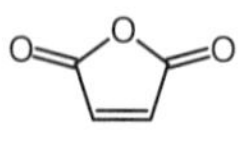

$C_4H_2O_3$ M_r 98,1

CAS Nr. 108-31-6.

2,5-Furandion.

Weiße Kristalle; löslich in Wasser unter Bildung von Maleinsäure, sehr leicht löslich in Aceton und Ethylacetat, leicht löslich in Toluol, löslich in Ethanol unter Esterbildung, sehr schwer löslich in Petroläther.

Smp: Etwa 52 °C.

Der in Toluol unlösliche Rückstand darf höchstens 5 Prozent betragen (Maleinsäure).

Maleinsäureanhydrid-Lösung *R* 1050701

Eine Lösung von Maleinsäureanhydrid *R* ($50\ g \cdot l^{-1}$) in Toluol *R*.

1 Monat lang haltbar; wird die Lösung trübe, ist sie zu filtrieren.

Mangan-Silber-Papier *R* 1078200

Streifen von langsam filtrierendem Filterpapier werden einige Minuten lang in eine Lösung eingetaucht, die Mangan(II)-sulfat *R* ($8,5\ g \cdot l^{-1}$) und Silbernitrat *R* ($8,5\ g \cdot l^{-1}$) enthält. Die Streifen werden über Phosphor(V)-oxid *R* getrocknet und vor sauren und alkalischen Dämpfen geschützt gelagert.

Mangan(II)-sulfat *R* 1050900

$MnSO_4 \cdot H_2O$ M_r 169,0

CAS Nr. 10034-96-5.

Schwach rosa gefärbte Kristalle oder kristallines Pulver; leicht löslich in Wasser, praktisch unlöslich in Ethanol.

Glühverlust: 10,0 bis 12,0 Prozent, mit 1,000 g Substanz durch Glühen bei 500 °C bestimmt.

Mannitol *R* 1051000

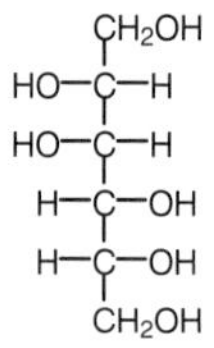

CAS Nr. 69-65-8.

Muß der Monographie **Mannitol (Mannitolum)** entsprechen.

Mannose *R* 1051100

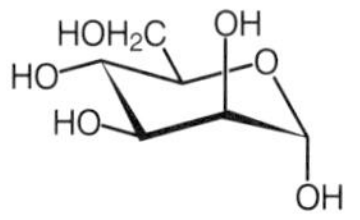

$C_6H_{12}O_6$ M_r 180,2

CAS Nr. 3458-28-4.

D-(+)-Mannose; α-D-Mannopyranose.

Weißes, kristallines Pulver oder kleine, weiße Kristalle; sehr leicht löslich in Wasser, schwer löslich in wasserfreiem Ethanol.

$[\alpha]_D^{20}$: +13,7 bis +14,7°, an einer Lösung ($200\ g \cdot l^{-1}$) in Wasser *R* bestimmt, das etwa 0,05 Prozent Ammoniak (NH_3) enthält.

Smp: Etwa 132 °C, unter Zersetzung.

Mayers Reagenz *R* 1071500

Kaliumquecksilberiodid-Lösung.

1,35 g Quecksilber(II)-chlorid *R* werden in 50 ml Wasser *R* gelöst. Die Lösung wird mit 5 g Kaliumiodid *R* versetzt und mit Wasser *R* zu 100 ml verdünnt.

Meclozindihydrochlorid *R* 1051200

CAS Nr. 1104-22-9.

Muß der Monographie **Meclozindihydrochlorid (Meclozini hydrochloridum)** entsprechen.

Melamin *R* 1051300

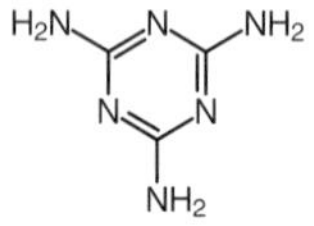

$C_3H_6N_6$ M_r 126,1

CAS Nr. 108-78-1.

1,3,5-Triazin-2,4,6-triyltris(azan).

Weißes, amorphes Pulver; sehr schwer löslich in Wasser und Ethanol.

Menadion *R* 1051400

CAS Nr. 58-27-5.

Muß der Monographie **Menadion (Menadionum)** entsprechen.

Menthofuran *R* 1051500

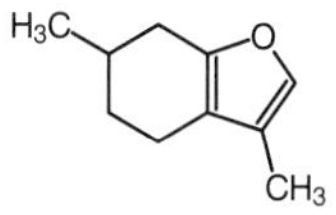

$C_{10}H_{14}O$ M_r 150,2

CAS Nr. 17957-94-7.

3,6-Dimethyl-4,5,6,7-tetrahydro-1-benzofuran.

Schwach bläuliche Flüssigkeit; sehr schwer löslich in Wasser, löslich in Ethanol.

d_{15}^{20}: Etwa 0,965.

n_D^{20}: Etwa 1,480.

$[\alpha]_D^{20}$: Etwa +93°.

Sdp: 196 °C.

Wird die Substanz in der Gaschromatographie verwendet, muß sie zusätzlich folgender Anforderung entsprechen:

Gehaltsbestimmung: Die Bestimmung erfolgt mit Hilfe der Gaschromatographie (2.2.28) wie in der Monographie **Pfefferminzöl (Menthae piperitae aetheroleum)** beschrieben.

Untersuchungslösung: Die Substanz.

Die Fläche des Hauptpeaks muß mindestens 97,0 Prozent der Summe aller Peakflächen betragen.

Menthol *R* 1051600

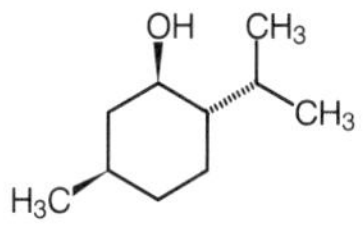

CAS Nr. 2216-51-5.

Siehe die Monographien **Menthol (Levomentholum)** und **Racemisches Menthol (Mentholum racemicum)**.

Wird die Substanz in der Gaschromatographie verwendet, muß sie zusätzlich folgender Anforderung entsprechen:

Gehaltsbestimmung: Die Bestimmung erfolgt mit Hilfe der Gaschromatographie (2.2.28) wie in der Monographie **Pfefferminzöl (Menthae piperitae aetheroleum)** beschrieben.

Untersuchungslösung: Die Substanz.

Die Fläche des Hauptpeaks muß mindestens 98,0 Prozent der Summe aller Peakflächen betragen.

Menthon *R* 1051700

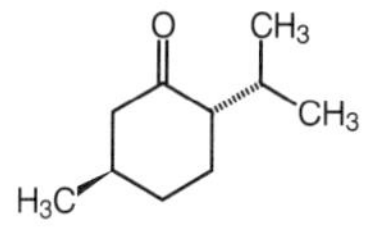

$C_{10}H_{18}O$ M_r 154,2

CAS Nr. 14073-97-3.

(2*S*,5*R*)-2-Isopropyl-5-methylcyclohexanon.

Die Substanz enthält unterschiedliche Mengen Isomenthon.

Farblose Flüssigkeit; sehr schwer löslich in Wasser, sehr leicht löslich in Ethanol und Ether.

d_{20}^{20}: Etwa 0,897.

n_D^{20}: Etwa 1,450.

Wird die Substanz in der Gaschromatographie verwendet, muß sie zusätzlich folgender Anforderung entsprechen:

Gehaltsbestimmung: Die Bestimmung erfolgt mit Hilfe der Gaschromatographie (2.2.28) wie in der Monographie **Pfefferminzöl (Menthae piperitae aetheroleum)** beschrieben.

Untersuchungslösung: Die Substanz.

Die Fläche des Hauptpeaks muß mindestens 90,0 Prozent der Summe aller Peakflächen betragen.

Menthylacetat *R* 1051800

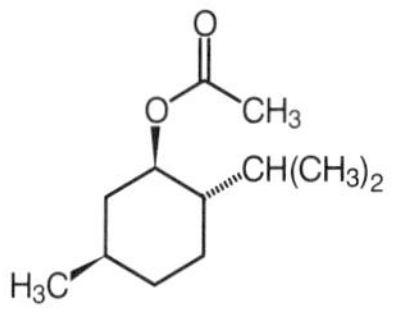

$C_{12}H_{22}O_2$ M_r 198,3

CAS Nr. 16409-45-3.

(1*RS*,2*SR*,5*RS*)-2-Isopropyl-5-methylcyclohexylacetat; (±)-3-*p*-Menthylacetat.

Farblose Flüssigkeit; schwer löslich in Wasser, mischbar mit Ethanol und Ether.

d_{20}^{20}: Etwa 0,92.

n_D^{20}: Etwa 1,447.

Sdp: Etwa 225 °C.

Wird die Substanz in der Gaschromatographie verwendet, muß sie zusätzlich folgender Anforderung entsprechen:

Gehaltsbestimmung: Die Bestimmung erfolgt mit Hilfe der Gaschromatographie (2.2.28) wie in der Monographie **Pfefferminzöl (Menthae piperitae aetheroleum)** beschrieben.

Untersuchungslösung: Die Substanz.

Die Fläche des Hauptpeaks muß mindestens 98,0 Prozent der Summe aller Peakflächen betragen.

2-Mercaptoethanol *R* 1099300

$HS{-}CH_2{-}CH_2OH$

C_2H_6OS M_r 78,1
CAS Nr. 60-24-2.
Syn. 2-Sulfanylethanol.

Flüssigkeit; mischbar mit Wasser.

d_{20}^{20}: Etwa 1,116.

Sdp: Etwa 157 °C.

Mercaptopurin *R* 1051900

CAS Nr. 6112-76-1.

Muß der Monographie **Mercaptopurin (Mercaptopurinum)** entsprechen.

Metanilgelb *R* 1052900

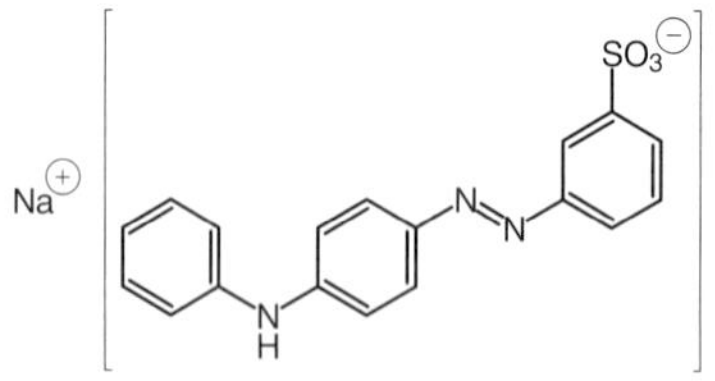

$C_{18}H_{14}N_3NaO_3S$ M_r 375,4
CAS Nr. 587-98-4.
C.I. Nr. 13065; Schultz Nr. 169.
3-(4-Anilinophenylazo)benzolsulfonsäure, Natriumsalz.

Bräunlichgelbes Pulver; löslich in Wasser und Ethanol, sehr schwer löslich in Ether.

Metanilgelb-Lösung *R* 1052901

Eine Lösung von Metanilgelb *R* (1 g · l^{-1}) in Methanol *R*.

Empfindlichkeitsprüfung: 50 ml wasserfreie Essigsäure *R* werden mit 0,1 ml der Metanilgelb-Lösung versetzt. Nach Zusatz von 0,05 ml Perchlorsäure (0,1 mol · l^{-1}) muß die rötliche Färbung nach Violett umschlagen.

Umschlagsbereich: *p*H-Wert 1,2 (rot) bis 2,3 (gelborange).

Methacrylsäure *R* 1101800

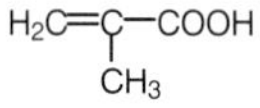

$C_4H_6O_2$ M_r 86,1
CAS Nr. 79-41-4.
2-Methylpropensäure.

Farblose Flüssigkeit.

n_D^{20}: Etwa 1,431.

Smp: Etwa 16 °C.

Sdp: Etwa 160 °C.

Methanol *R* 1053200

CH_4O M_r 32,04
CAS Nr. 67-56-1.

Klare, farblose, entflammbare Flüssigkeit; mischbar mit Wasser und Ethanol.

d_{20}^{20}: 0,791 bis 0,793.

Sdp: 64 bis 65 °C.

Methanol *R* 1 1053201

Wird Methanol *R* in der Spektroskopie verwendet, muß es folgender zusätzlicher Anforderung entsprechen:

Die Transmission (2.2.25) der Substanz, gegen Wasser *R* gemessen, muß mindestens betragen:

20 Prozent bei 210 nm
50 Prozent bei 220 nm
75 Prozent bei 230 nm
95 Prozent bei 250 nm
98 Prozent bei 260 nm und größeren Wellenlängen.

Methanol *R* 2 1053202

Wird die Substanz in der Flüssigchromatographie verwendet, muß sie folgenden zusätzlichen Anforderungen entsprechen:

Mindestens 99,8 Prozent CH_4O (M_r 32,04).

Absorption (2.2.25): Höchstens 0,17 bei 225 nm, mit Wasser *R* als Kompensationsflüssigkeit bestimmt.

Methanol, aldehydfreies *R* 1053300

Enthält höchstens 0,001 Prozent Aldehyde und Ketone.

Herstellung: Eine Lösung von 25 g Iod *R* in 1 l Methanol *R* wird unter dauerndem Rühren in 400 ml Natriumhydroxid-Lösung (1 mol · l^{-1}) eingegossen. Nach Zusatz von 150 ml Wasser *R* wird 16 h lang stehengelassen. Nach dem Filtrieren wird so lange zum Rückfluß erhitzt, bis der Geruch nach Iodoform verschwunden ist. Die Lösung wird der fraktionierten Destillation unterworfen.

Methanol, wasserfreies *R* 1053400

1000 ml Methanol *R* werden mit 5 g Magnesium *R* versetzt. Falls erforderlich wird die Reaktion durch Zusatz von 0,1 ml Quecksilber(II)-chlorid-Lösung *R* eingeleitet. Nach Abklingen der Gasentwicklung wird die Flüssigkeit destilliert und das Destillat, vor Feuchtigkeit geschützt, in einem trockenen Gefäß aufgefangen.

Wasser (2.5.12): Höchstens 0,3 g · l^{-1}, nach der Karl-Fischer-Methode bestimmt.

(D_4)Methanol *R* 1025200

CD_3OD

CD_4O M_r 36,1
CAS Nr. 811-98-3.
($^2H_4$)Methanol.

Klare, farblose Flüssigkeit; mischbar mit Wasser, Dichlormethan und Ethanol.

Deuterierungsgrad: Mindestens 99,8 Prozent.

d_{20}^{20}: Etwa 0,888.

n_D^{20}: Etwa 1,326.

Sdp: 65,4 °C.

Methansulfonsäure *R* 1053100

$H_3C{-}SO_3H$

CH_4O_3S M_r 96,1
CAS Nr. 75-75-2.

Klare, farblose Flüssigkeit; bei etwa 20 °C erstarrend; mischbar mit Wasser, schwer löslich in Toluol, praktisch unlöslich in Hexan.

d_{20}^{20}: Etwa 1,48.

n_D^{20}: Etwa 1,430.

Methenamin *R* 1042500

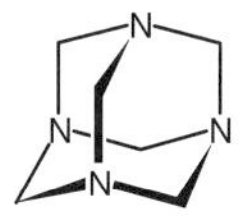

$C_6H_{12}N_4$ M_r 140,2
CAS Nr. 100-97-0.
1,3,5,7-Tetraazaadamantan; Hexamethylentetramin.

Farbloses, kristallines Pulver; sehr leicht löslich in Wasser.

L-Methionin *R* 1053500

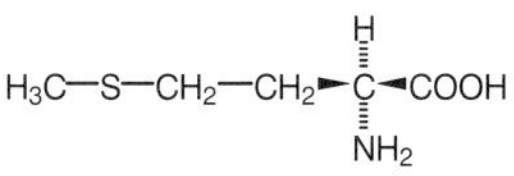

CAS Nr. 68-68-3.

Muß der Monographie **Methionin (Methioninum)** entsprechen.

Methoxyphenylessigsäure *R* 1053600

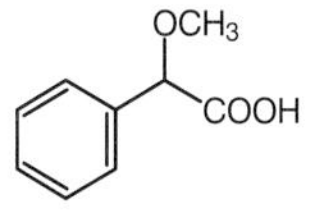

$C_9H_{10}O_3$ M_r 166,2
CAS Nr. 7021-09-2.
(*RS*)-2-Methoxy-2-phenylessigsäure.

Weißes, kristallines Pulver oder weiße bis fast weiße Kristalle; wenig löslich in Wasser, leicht löslich in Ethanol und Ether.

Smp: Etwa 70 °C.

Kühl zu lagern.

Methoxyphenylessigsäure-Reagenz *R* 1053601

2,7 g Methoxyphenylessigsäure *R* werden in 6 ml Tetramethylammoniumhydroxid-Lösung *R* gelöst. Die Lösung wird mit 20 ml wasserfreiem Ethanol *R* versetzt.
In einem Plastikbehältnis zu lagern.

Methylacetat *R* 1053700

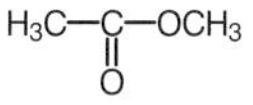

$C_3H_6O_2$ M_r 74,1
CAS Nr. 79-20-9.

Klare, farblose Flüssigkeit; löslich in Wasser, mischbar mit Ethanol.

d_{20}^{20}: Etwa 0,933.

n_D^{20}: Etwa 1,361.

Sdp: Etwa 56 bis 58 °C.

4-(Methylamino)phenolsulfat *R* 1053800

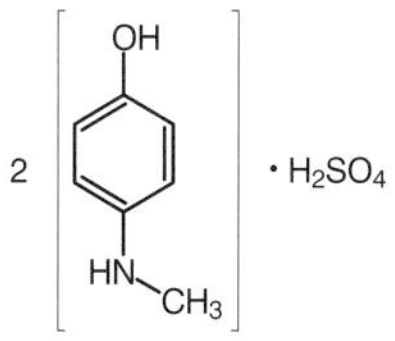

$C_{14}H_{20}N_2O_6S$ M_r 344,4
CAS Nr. 55-55-0.
4-(Methylamino)phenol-sulfat (2:1).

Farblose Kristalle; sehr leicht löslich in Wasser, schwer löslich in Ethanol, praktisch unlöslich in Ether.

Smp: Etwa 260 °C.

Methylanthranilat *R* 1107300

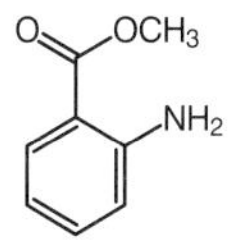

$C_8H_9NO_2$ M_r 151,2
CAS Nr. 134-20-3.
Methyl(2-aminobenzoat).

Farblose Kristalle oder farblose bis gelbliche Flüssigkeit; löslich in Wasser, leicht löslich in Ethanol und in Ether.

Smp: 24 bis 25 °C.
Sdp: 134 bis 136 °C.

Reagenzien

Wird die Substanz in der Gaschromatographie verwendet, muß sie zusätzlich folgender Anforderung entsprechen:

Gehaltsbestimmung: Die Bestimmung erfolgt mit Hilfe der Gaschromatographie (2.2.28) wie in der Monographie **Bitterorangenblütenöl (Aurantii amari floris aetheroleum)** beschrieben.

Untersuchungslösung: Die Substanz.

Die Fläche des Hauptpeaks muß mindestens 95,0 Prozent der Summe aller Peakflächen betragen.

Methylarachidat *R* 1053900

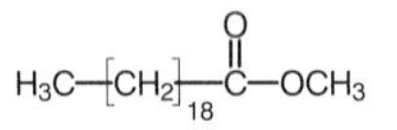

$C_{21}H_{42}O_2$ M_r 326,6
CAS Nr. 1120-28-1.
Methylicosanoat.
Mindestens 98,0 Prozent $C_{21}H_{42}O_2$, mit Hilfe der Gaschromatographie (2.4.22) bestimmt.

Weiße bis gelbliche, kristalline Masse; löslich in Ethanol und Petroläther.

Smp: Etwa 46 °C.

Methylbehenat *R* 1107500

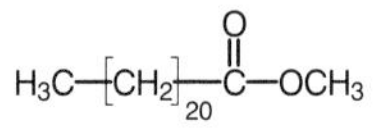

$C_{23}H_{46}O_2$ M_r 354,6
CAS Nr. 929-77-1.
Methyldocosanoat.

Smp: 54 bis 55 °C.

Methylbenzothiazolonhydrazonhydrochlorid *R* 1055300

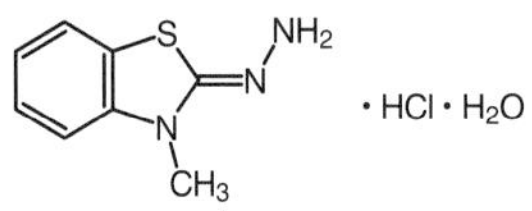

$C_8H_{10}ClN_3S \cdot H_2O$ M_r 233,7
CAS Nr. 149022-15-1.
3-Methyl-2(3*H*)-benzothiazolon-hydrazon-hydrochlorid, Monohydrat.

Fast weißes bis gelbliches, kristallines Pulver.

Smp: Etwa 270 °C.

Eignungsprüfung auf Aldehyde: 2 ml aldehydfreies Methanol *R* werden mit 60 µl einer Lösung von Propionaldehyd *R* (1 g · l^{-1}) in aldehydfreiem Methanol *R* und 5 ml einer Lösung der Substanz (4 g · l^{-1}) versetzt. Nach dem Mischen wird 30 min lang stehengelassen. Eine Blindlösung ohne Zusatz von Propionaldehyd-Lösung wird hergestellt. Die Untersuchungslösung und die Blindlösung werden mit je 25,0 ml einer Lösung von Eisen(III)-chlorid *R* (2 g · l^{-1}) versetzt, mit Aceton *R* zu 100,0 ml verdünnt und gemischt. Die Absorption (2.2.25) der Untersuchungslösung, bei 660 nm gegen die Blindlösung gemessen, muß mindestens 0,62 betragen.

2-Methylbutan *R* 1099500

$H_3C—CH_2—CH(CH_3)_2$

C_5H_{12} M_r 72,2
CAS Nr. 78-78-4.
Isopentan.
Mindestens 99,5 Prozent C_5H_{12}.

Farblose Flüssigkeit, sehr leicht entflammbar.

d_{20}^{20}: Etwa 0,621.

n_D^{20}: Etwa 1,354.

Sdp: Etwa 29 °C.

Wasser (2.5.12): Höchstens 0,02 Prozent.

Verdampfungsrückstand: Höchstens 0,0003 Prozent.

Die Transmission (2.2.25) der Substanz, gegen Wasser *R* gemessen, muß mindestens betragen:
50 Prozent bei 210 nm
85 Prozent bei 220 nm
98 Prozent bei 240 nm und größeren Wellenlängen.

2-Methylbut-2-en *R* 1055400

$H_3C—CH=C(CH_3)_2$

C_5H_{10} M_r 70,1
CAS Nr. 513-35-9.

Sehr leicht entflammbare Flüssigkeit; praktisch unlöslich in Wasser, mischbar mit Ethanol und Ether.

Sdp: 37,5 bis 38,5 °C.

Methylcellulose 450 *R* 1055500

CAS Nr. 9004-67-5.

Muß der Monographie **Methylcellulose (Methylcellulosum)** entsprechen. Die Viskosität beträgt 450 mPa · s.

Methylcinnamat *R* 1099400

$C_{10}H_{10}O_2$ M_r 162,2
CAS Nr. 103-26-4.
Methyl[(*E*)-3-phenylpropenoat].

Farblose Kristalle; praktisch unlöslich in Wasser, leicht löslich in Ethanol und Ether.

n_D^{20}: Etwa 1,56.

Smp: 34 bis 36 °C.

Sdp: Etwa 260 °C.

Methyldecanoat *R* 1054000

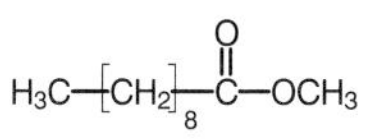

$C_{11}H_{22}O_2$ M_r 186,3
CAS Nr. 110-42-9.
Mindestens 99,0 Prozent $C_{11}H_{22}O_2$.

Klare, farblose bis gelbliche Flüssigkeit; löslich in Petroläther.

d_{20}^{20}: 0,871 bis 0,876.

n_D^{20}: 1,425 bis 1,426.

Fremde Substanzen: Die Prüfung erfolgt mit Hilfe der Gaschromatographie (2.2.28), wobei gleiche Volumteile der folgenden Lösungen injiziert werden: (1) eine Lösung der Substanz (20 mg · l^{-1}) in Schwefelkohlenstoff *R*, (2) eine Lösung der Substanz (2 g · l^{-1}) in Schwefelkohlenstoff *R* und (3) Schwefelkohlenstoff *R*. Die Prüfung erfolgt wie in der Monographie **Wollwachs (Adeps lanae),** Prüfung auf Butylhydroxytoluol, angegeben. Die Gesamtfläche der Peaks, ausgenommen der Lösungsmittelpeak und der Hauptpeak, im Chromatogramm der Lösung (2) muß kleiner sein als die Fläche des Hauptpeaks im Chromatogramm der Lösung (1).

3-*O*-Methyldopaminhydrochlorid *R* 1055600

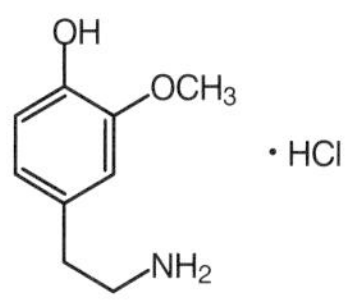

$C_9H_{14}ClNO_2$ M_r 203,7
CAS Nr. 1477-68-5.
4-(2-Aminoethyl)-2-methoxyphenol-hydrochlorid.

Smp: 213 bis 215 °C.

Dünnschichtchromatographie: Wird die Substanz unter den Bedingungen, wie unter **Dopaminhydrochlorid (Dopamini hydrochloridum)** angegeben, geprüft, zeigt das Chromatogramm von 10 µl einer Lösung der Substanz (75 mg · l^{-1}) in Methanol *R* nur einen Fleck.

4-*O*-Methyldopaminhydrochlorid *R* 1055700

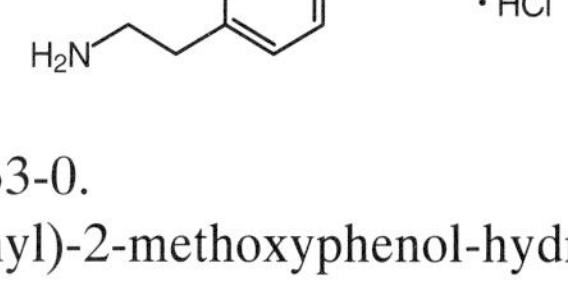

$C_9H_{14}ClNO_2$ M_r 203,7
CAS Nr. 645-33-0.
5-(2-Aminoethyl)-2-methoxyphenol-hydrochlorid.

Smp: 207 bis 208 °C.

Dünnschichtchromatographie: Wird die Substanz unter den Bedingungen, wie unter **Dopaminhydrochlorid (Dopamini hydrochloridum)** angegeben, geprüft, zeigt das Chromatogramm von 10 µl einer Lösung der Substanz (75 mg · l^{-1}) in Methanol *R* nur einen Fleck.

Methylenbisacrylamid *R* 1056000

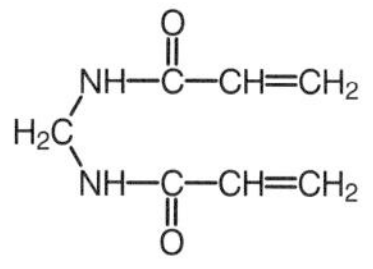

$C_7H_{10}N_2O_2$ M_r 154,2
CAS Nr. 110-26-9.
N,N'-Methylendipropenamid.

Feines, weißes bis fast weißes Pulver; schwer löslich in Wasser, löslich in Ethanol.
Die Substanz schmilzt unter Zersetzung oberhalb 300 °C.

Methylenblau *R* 1055800

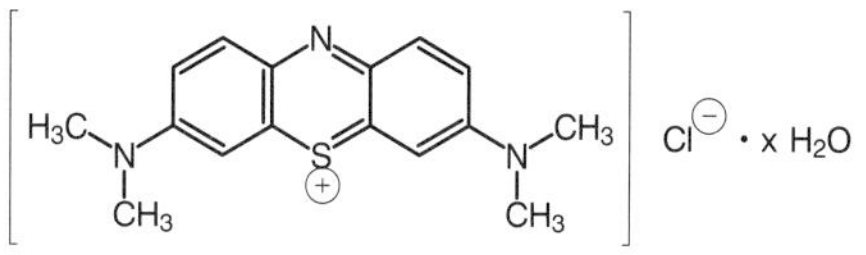

$C_{16}H_{18}ClN_3S \cdot x\,H_2O$ M_r 319,9
für die wasserfreie Substanz.
CAS Nr. 7220-79-3.
C.I. Nr. 52015; Schultz Nr. 1038.
3,7-Bis(dimethylamino)phenothiazinyliumchlorid, Hydrat; Syn. Methylthioniniumchlorid (INN).

Die Substanz kommt in verschiedenen Hydratformen vor und kann bis zu 22 Prozent Wasser enthalten.

Dunkelgrünes bis bronzefarbiges, kristallines Pulver; leicht löslich in Wasser, löslich in Ethanol.

Methylgrün *R* 1054200

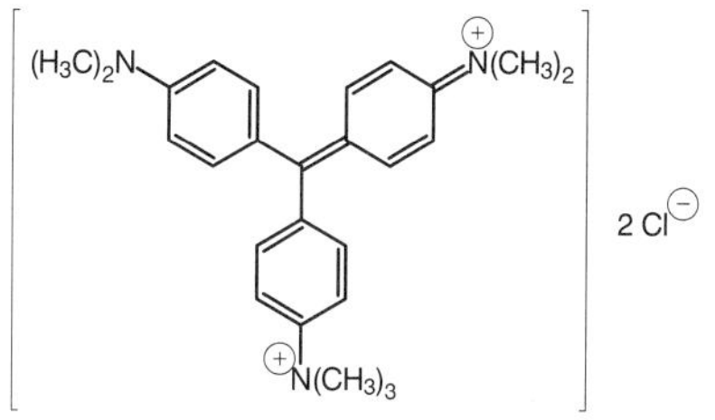

$C_{26}H_{33}Cl_2N_3$ M_r 458,5
CAS Nr. 7114-03-6;
C.I. Nr. 42585; Schultz Nr. 788.
α,α-Bis(4-dimethylaminophenyl)-4-(trimethylammonio)benzyliumdichlorid.

Grünes Pulver; löslich in Wasser, löslich in Schwefelsäure mit gelber Farbe, die beim Verdünnen mit Wasser nach Grün umschlägt.

Methylgrün-Papier *R* 1054201

Dünne Streifen eines geeigneten Filtrierpapiers werden mit einer Lösung von Methylgrün *R* (40 g · l^{-1}) imprägniert und an der Luft trocknen gelassen. Die Streifen werden 1 h lang mit einer Lösung imprägniert, die 140 g · l^{-1} Kaliumiodid *R* und 200 g · l^{-1} Quecksilber(II)-iodid *R* enthält. Die Streifen werden mit destilliertem

Wasser *R* so lange abgewaschen, bis das Waschwasser fast farblos ist, und an der Luft trocknen gelassen.

Vor Licht geschützt zu lagern und innerhalb von 48 h zu verwenden.

Methyl-4-hydroxybenzoat *R* 1055000

CAS Nr. 99-76-3.

Die Substanz muß der Monographie **Methyl-4-hydroxybenzoat (Methylis parahydroxybenzoas)** entsprechen.

Methyllaurat *R* 1054400

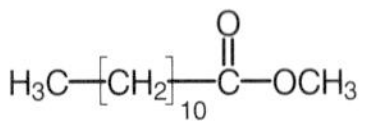

$C_{13}H_{26}O_2$ M_r 214,4
CAS Nr. 111-82-0.
Methyldodecanoat.

Mindestens 98,0 Prozent $C_{13}H_{26}O_2$, mit Hilfe der Gaschromatographie (2.4.22) bestimmt.

Farblose bis gelblich gefärbte Flüssigkeit; löslich in Ethanol und Petroläther.

d_{20}^{20}: Etwa 0,87.

n_D^{20}: Etwa 1,431.

Smp: Etwa 5 °C.

Methylmethacrylat *R* 1054500

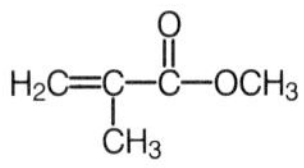

$C_5H_8O_2$ M_r 100,1
CAS Nr. 80-62-6.
Methyl-2-methylpropenoat.

Farblose Flüssigkeit.

n_D^{20}: Etwa 1,414.

Smp: Etwa –48 °C.

Sdp: Etwa 100 °C.

Enthält einen geeigneten Stabilisator.

Methylmyristat *R* 1054600

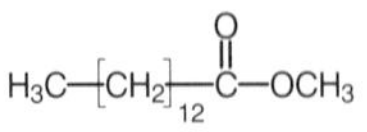

$C_{15}H_{30}O_2$ M_r 242,4
CAS Nr. 124-10-7.
Methyltetradecanoat.
Mindestens 98,0 Prozent $C_{15}H_{30}O_2$, mit Hilfe der Gaschromatographie (2.4.22) bestimmt.

Farblose bis schwach gelbliche Flüssigkeit; löslich in Ethanol und Petroläther.

d_{20}^{20}: Etwa 0,87.

n_D^{20}: Etwa 1,437.

Smp: Etwa 20 °C.

2-Methyl-5-nitroimidazol *R* 1056100

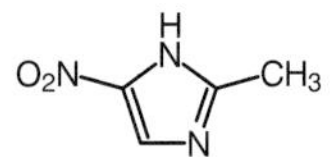

$C_4H_5N_3O_2$ M_r 127,1
CAS Nr. 88054-22-2.

Weißes bis leichtgelbes Pulver.

Sdp: 252 bis 254 °C.

Methyloleat *R* 1054700

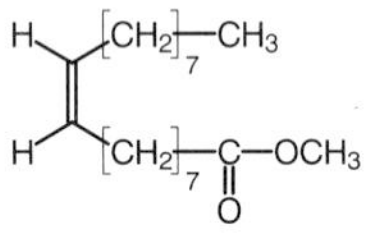

$C_{19}H_{36}O_2$ M_r 296,4
CAS Nr. 112-62-9.
(*Z*)-Methyl-9-octadecenoat.
Mindestens 98,0 Prozent $C_{19}H_{36}O_2$, mit Hilfe der Gaschromatographie (2.4.22) bestimmt.

Farblose bis schwach gelbliche Flüssigkeit; löslich in Ethanol und Petroläther.

d_{20}^{20}: Etwa 0,88.

n_D^{20}: Etwa 1,452.

Methylorange *R* 1054800

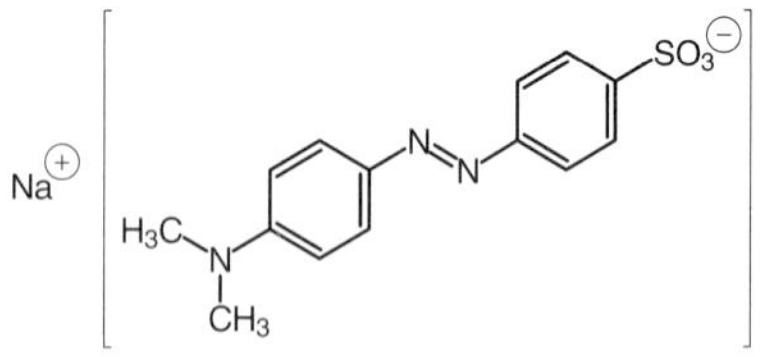

$C_{14}H_{14}N_3NaO_3S$ M_r 327,3
CAS Nr. 547-58-0;
C.I. Nr. 13025; Schultz Nr. 176.
4-(4-Dimethylaminophenylazo)benzolsulfonsäure, Natriumsalz.

Orangegelbes, kristallines Pulver; schwer löslich in Wasser, praktisch unlöslich in Ethanol.

Methylorange-Lösung *R* 1054802

0,1 g Methylorange *R* werden in 80 ml Wasser *R* gelöst. Die Lösung wird mit Ethanol 96 % *R* zu 100 ml verdünnt.

Empfindlichkeitsprüfung: Eine Mischung von 0,1 ml der Methylorange-Lösung und 100 ml kohlendioxidfreiem Wasser *R* muß gelb gefärbt sein. Bis zum Farbumschlag nach Rot dürfen höchstens 0,1 ml Salzsäure (1 mol · l^{-1}) verbraucht werden.

Umschlagsbereich: *p*H-Wert 3,0 (rot) bis 4,4 (gelb).

Methylorange-Mischindikator-Lösung *R* 1054801

20 mg Methylorange *R* und 0,1 g Bromcresolgrün *R* werden in 1 ml Natriumhydroxid-Lösung (0,2 mol · l^{-1}) gelöst. Die Lösung wird mit Wasser *R* zu 100 ml verdünnt.

Umschlagsbereich: *p*H-Wert 3,0 (orange) bis 4,4 (olivgrün).

Methylpalmitat *R* 1054900

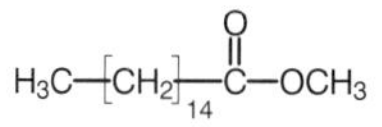

$C_{17}H_{34}O_2$ — M_r 270,5
CAS Nr. 112-39-0.
Methylhexadecanoat.
Mindestens 98,0 Prozent $C_{17}H_{34}O_2$, mit Hilfe der Gaschromatographie (2.4.22) bestimmt.

Weiße bis gelbliche, kristalline Masse; löslich in Ethanol und Petroläther.

Smp: Etwa 30 °C.

4-Methylpentan-2-ol *R* 1114300

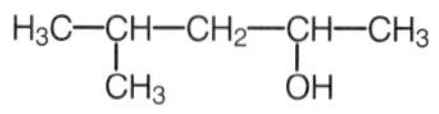

$C_6H_{14}O$ — M_r 102,2
CAS Nr. 108-11-2.

Klare, farblose, flüchtige Flüssigkeit.

d_4^{20}: Etwa 0,802.

n_D^{20}: Etwa 1,411.

Sdp: Etwa 130 °C.

Methylphenyloxazolylbenzol *R* 1056200

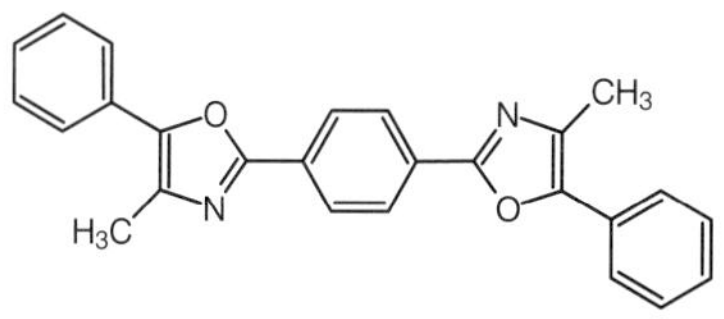

$C_{26}H_{20}N_2O_2$ — M_r 392,5
CAS Nr. 3073-87-8.
2,2′-*p*-Phenylenbis(4-methyl-5-phenyloxazol).

Feines, grünlichgelbes Pulver mit blauer Fluoreszens oder kleine Kristalle; löslich in Ethanol, wenig löslich in Xylol.

Smp: Etwa 233 °C.

Methylphenyloxazolylbenzol, das in der Szintillationsmessung verwendet wird, muß eine dafür geeignete Qualität haben.

Methylpiperazin *R* 1056300

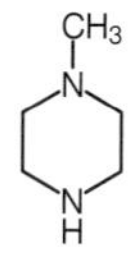

$C_5H_{12}N_2$ — M_r 100,2
CAS Nr. 74879-18-8.
1-Methylpiperazin.

Farblose Flüssigkeit; mischbar mit Wasser und Ethanol.

d_{20}^{20}: Etwa 0,90.

n_D^{20}: Etwa 1,466.

Sdp: Etwa 138 °C.

4-(4-Methylpiperidino)pyridin *R* 1114400

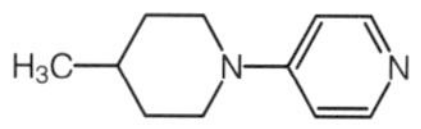

$C_{11}H_{16}N_2$ — M_r 176,3
CAS Nr. 80965-30-6.

Klare Flüssigkeit.

n_D^{20}: Etwa 1,565.

2-Methyl-1-propanol *R* 1056400

$(H_3C)_2CH-CH_2OH$

$C_4H_{10}O$ — M_r 74,1
CAS Nr. 78-83-1.
Isobutylalkohol.

Farblose Flüssigkeit; löslich in Wasser, mischbar mit Ethanol und Ether.

d_{20}^{20}: Etwa 0,80.

n_D^{15}: 1,397 bis 1,399.

Sdp: Etwa 107 °C.

Destillationsbereich (2.2.11): Mindestens 96 Prozent müssen zwischen 107 und 109 °C destillieren.

Methylrot *R* 1055100

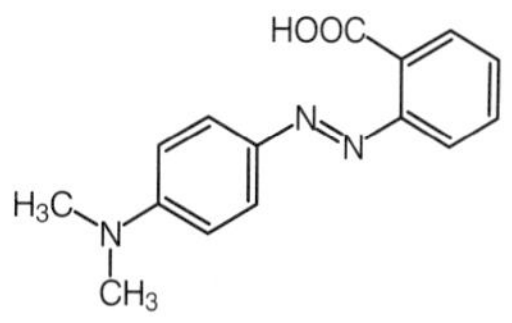

$C_{15}H_{15}N_3O_2$ — M_r 269,3
CAS Nr. 493-52-7.
C.I. Nr. 13020; Schultz Nr. 250.
2-(4-Dimethylaminophenylazo)benzoesäure.

Dunkelrotes Pulver oder violette Kristalle; praktisch unlöslich in Wasser, löslich in Ethanol.

Methylrot-Lösung *R* 1055102

50 mg Methylrot *R* werden in einer Mischung von 1,86 ml Natriumhydroxid-Lösung (0,1 mol · l^{-1}) und 50 ml Ethanol 96 % *R* gelöst. Die Lösung wird mit Wasser *R* zu 100 ml verdünnt.

Empfindlichkeitsprüfung: Eine Mischung von 0,1 ml der Methylrot-Lösung, 100 ml kohlendioxidfreiem Wasser *R* und 0,05 ml Salzsäure (0,02 mol · l^{-1}) muß rot gefärbt sein. Bis zum Farbumschlag nach Gelb dürfen höchstens 0,1 ml Natriumhydroxid-Lösung (0,02 mol · l^{-1}) verbraucht werden.

Umschlagsbereich: *p*H-Wert 4,4 (rot) bis 6,0 (gelb).

Methylrot-Mischindikator-Lösung *R* 1055101

0,1 g Methylrot *R* und 50 mg Methylenblau *R* werden in 100 ml Ethanol 96 % *R* gelöst.

Umschlagsbereich: *p*H-Wert 5,2 (rotviolett) bis 5,6 (grün).

Methylstearat *R* 1055200

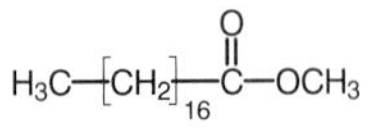

$C_{19}H_{38}O_2$ M_r 298,5
CAS Nr. 112-61-8.
Methyloctadecanoat.
Mindestens 98,0 Prozent $C_{19}H_{38}O_2$, mit Hilfe der Gaschromatographie (2.4.22) bestimmt.

Weiße bis gelbliche, kristalline Masse; löslich in Ethanol und Petroläther.

Smp: Etwa 38 °C.

Methyltricosanoat *R* 1111500

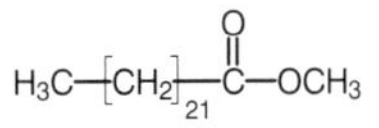

$C_{24}H_{48}O_2$ M_r 368,6
CAS Nr. 2433-97-8.
Tricosansäuremethylester.

Mindestens 99,0 Prozent $C_{24}H_{48}O_2$.

Weiße Kristalle; praktisch unlöslich in Wasser, löslich in Hexan.

Smp: 55 bis 56 °C.

Milchsäure *R* 1047800

CAS Nr. 50-21-5.

Muß der Monographie **Milchsäure (Acidum lacticum)** entsprechen.

Millons Reagenz *R* 1052801

Quecksilbernitrat-Lösung.

3 ml Quecksilber *R* werden in 27 ml rauchender Salpetersäure *R* gelöst.

Die Lösung wird vorsichtig und unter Kühlung mit dem gleichen Volumen Wasser *R* verdünnt.

Vor Licht geschützt zu lagern. Höchstens 2 Monate lang haltbar.

Molekularsieb *R* 1056600

Kugelförmige Partikel, bestehend aus Natriumaluminiumsilicat, mit einem Durchmesser von 2 mm und einer Porengröße von 0,4 nm.

Molybdänschwefelsäure *R* 2 1086400

Etwa 50 mg Ammoniummolybdat *R* werden in 10 ml Schwefelsäure *R* gelöst.

Molybdänschwefelsäure *R* 3 1086500

Unter Erhitzen werden 2,5 g Ammoniummolybdat *R* in 20 ml Wasser *R* gelöst. Getrennt werden 28 ml Schwefelsäure *R* mit 50 ml Wasser *R* gemischt. Die Mischung wird abgekühlt. Beide Lösungen werden gemischt und mit Wasser *R* zu 100 ml verdünnt.

In einem Plastikbehältnis zu lagern.

Molybdatophosphorsäure *R* 1064900

12 MoO_3 · H_3PO_4 · x H_2O
CAS Nr. 51429-74-4.

Feine, orangegelbe Kristalle; leicht löslich in Wasser, löslich in Ethanol und Ether.

Molybdatophosphorsäure-Lösung *R* 1064901

4 g Molybdatophosphorsäure *R* werden in Wasser *R* zu 40 ml gelöst. Vorsichtig und unter Kühlung werden 60 ml Schwefelsäure *R* hinzugegeben.

Bei Bedarf frisch herzustellen.

Molybdat-Vanadat-Reagenz *R* 1056700

In einem 150-ml-Becherglas werden 4 g fein gepulvertes Ammoniummolybdat *R* und 0,1 g fein gepulvertes Ammoniumvanadat *R* gemischt. Nach Zusatz von 70 ml Wasser *R* werden die Kristalle mit Hilfe eines Glasstabes zerstoßen. Die innerhalb von einigen Minuten erhaltene klare Lösung wird nach Zusatz von 20 ml Salpetersäure *R* mit Wasser *R* zu 100 ml verdünnt.

Molybdat-Vanadat-Reagenz *R* 2 1060100

Lösung I: 10 g Ammoniummolybdat *R* werden in Wasser *R* gelöst. Nach Zusatz von 1 ml Ammoniak-Lösung *R* wird mit Wasser *R* zu 100 ml verdünnt.

Lösung II: 2,5 g Ammoniumvanadat *R* werden in heißem Wasser *R* gelöst. Nach Zusatz von 14 ml Salpetersäure *R* wird mit Wasser *R* zu 500 ml verdünnt.

96 ml Salpetersäure *R* werden mit 100 ml Lösung I und 100 ml Lösung II gemischt und mit Wasser *R* zu 500 ml verdünnt.

Molybdat-Wolframat-Reagenz *R* 1065000

100 g Natriumwolframat *R* und 25 g Natriummolybdat *R* werden in 700 ml Wasser *R* gelöst. Nach Zusatz von 100 ml Salzsäure *R* und 50 ml Phosphorsäure 85 % *R* wird die Mischung 10 h lang in einer Glasapparatur zum Rückfluß erhitzt. Nach Zusatz von 150 g Lithiumsulfat *R* und 50 ml Wasser *R* werden einige Tropfen Brom *R* hinzugefügt. Die Mischung wird zum Entfernen des Überschusses an Brom gekocht (15 min lang), abgekühlt, mit Wasser *R* zu 1000 ml verdünnt und filtriert. Das Reagenz sollte gelb gefärbt sein. Hat es eine grünliche Färbung, ist es für den Gebrauch ungeeignet; durch Kochen mit einigen Tropfen Brom *R* kann es aber wieder regeneriert werden, dabei muß aber der Überschuß an Brom durch Kochen entfernt werden.

Bei 2 bis 8 °C zu lagern.

Molybdat-Wolframat-Reagenz, verdünntes *R* 1065001

1 Volumteil Molybdat-Wolframat-Reagenz *R* wird mit 2 Volumteilen Wasser *R* verdünnt.

Morphinhydrochlorid *R* 1056900

Muß der Monographie **Morphinhydrochlorid (Morphini hydrochloridum)** entsprechen.

Morpholin *R* 1057000

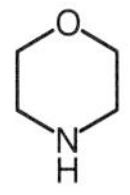

C_4H_9NO M_r 87,1

CAS Nr. 110-91-8.

Farblose, hygroskopische, entflammbare Flüssigkeit; löslich in Wasser und Ethanol.

d_{20}^{20}: Etwa 1,01.

Destillationsbereich (2.2.11): Mindestens 95 Prozent müssen zwischen 126 und 130 °C destillieren.

Dicht verschlossen zu lagern.

β-Myrcen *R* 1114500

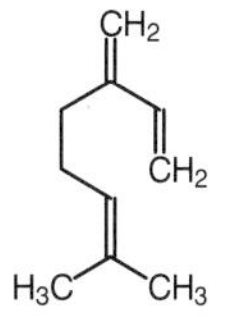

$C_{10}H_{16}$ M_r 136,2

CAS Nr. 123-35-3.

7-Methyl-3-methylenocta-1,6-dien.

Ölige Flüssigkeit mit einem angenehmen Geruch; praktisch unlöslich in Wasser, mischbar mit Ethanol, löslich in Ether und Essigsäure 98 %. Die Substanz löst sich in Alkalihydroxid-Lösungen.

d_4^{20}: Etwa 0,794.

n_D^{20}: Etwa 1,470.

Wird die Substanz in der Gaschromatographie verwendet, muß sie zusätzlich folgender Anforderung entsprechen:

Gehaltsbestimmung: Die Bestimmung erfolgt mit Hilfe der Gaschromatographie (2.2.28) wie in der Monographie **Pfefferminzöl (Menthae piperitae aetheroleum)** beschrieben.

Untersuchungslösung: Die Substanz.

Die Fläche des Hauptpeaks muß mindestens 90,0 Prozent der Summe aller Peakflächen betragen.

Myristicin *R* 1099600

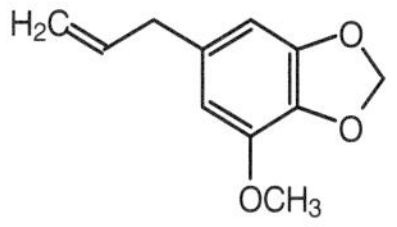

$C_{11}H_{12}O_3$ M_r 192,2

CAS Nr. 607-91-0.

6-Allyl-4-methoxy-1,3-benzodioxol.

Ölige, farblose Flüssigkeit; praktisch unlöslich in Wasser, schwer löslich in wasserfreiem Ethanol, löslich in Ether, mischbar mit Toluol und Xylol.

d_{20}^{20}: Etwa 1,144.

n_D^{20}: Etwa 1,540.

Smp: Etwa 173 °C.

Sdp: 276 bis 277 °C.

Dünnschichtchromatographie: Die Substanz wird, wie unter **Sternanis (Anisi stellati fructus)** angegeben, geprüft. Das Chromatogramm zeigt nur einen Hauptfleck.

Kühl und vor Licht geschützt zu lagern.

N

Naphthalin *R* 1057100

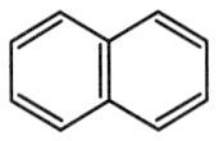

$C_{10}H_8$ M_r 128,2
CAS Nr. 91-20-3.

Weiße Kristalle; praktisch unlöslich in Wasser, leicht löslich in Ether, löslich in Ethanol.

Smp: Etwa 80 °C.

Naphthalin, das in der Szintillationsmessung verwendet wird, muß eine dafür geeignete Qualität haben.

1-Naphthol *R* 1057300

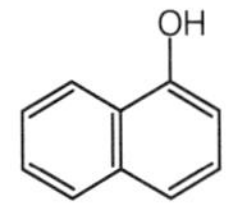

$C_{10}H_8O$ M_r 144,2
CAS Nr. 90-15-3.
Syn. α-Naphthol.

Weißes, kristallines Pulver oder farblose bis weiße Kristalle, färbt sich am Licht dunkel; schwer löslich in Wasser, leicht löslich in Ethanol und Ether.

Smp: Etwa 95 °C.

Vor Licht geschützt zu lagern.

1-Naphthol-Lösung *R* 1057301

0,10 g 1-Naphthol *R* werden in 3 ml einer Lösung von Natriumhydroxid *R* (150 g · l^{-1}) gelöst. Die Lösung wird mit Wasser *R* zu 100 ml verdünnt.
Bei Bedarf frisch herzustellen.

2-Naphthol *R* 1057400

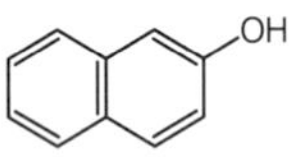

$C_{10}H_8O$ M_r 144,2
CAS Nr. 135-19-3.
Syn. β-Naphthol.

Weiße bis schwach rosa gefärbte Kristalle oder Plättchen; sehr schwer löslich in Wasser, sehr leicht löslich in Ethanol.

Smp: Etwa 122 °C.

Vor Licht geschützt zu lagern.

2-Naphthol-Lösung *R* 1057401

5 g frisch umkristallisiertes 2-Naphthol *R* werden in 40 ml verdünnter Natriumhydroxid-Lösung *R* gelöst. Die Lösung wird mit Wasser *R* zu 100 ml verdünnt.
Bei Bedarf frisch herzustellen.

2-Naphthol-Lösung *R* 1 1057402

3,0 mg 2-Naphthol *R* werden in 50 ml Schwefelsäure *R* gelöst. Die Lösung wird mit Schwefelsäure *R* zu 100,0 ml verdünnt.
Bei Bedarf frisch herzustellen.

Naphtholbenzein *R* 1057600

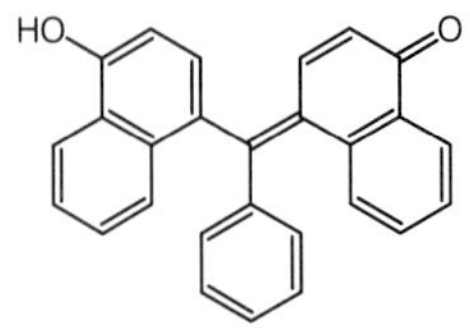

$C_{27}H_{18}O_2$ M_r 374,5
CAS Nr. 6948-88-5.
(*E*/*Z*)-4-[(4-Hydroxy-1-naphthyl)phenylmethylen]=naphthalin-1(4*H*)-on.

Rotbraunes Pulver oder braunschwarze, glänzende Kristalle; praktisch unlöslich in Wasser, löslich in Essigsäure 98 % und Ethanol.

Naphtholbenzein-Lösung *R* 1057601

Eine Lösung von Naphtholbenzein *R* (2 g · l^{-1}) in wasserfreier Essigsäure *R*.

Empfindlichkeitsprüfung: 50 ml Essigsäure 98 % *R* werden mit 0,25 ml der Naphtholbenzein-Lösung versetzt. Die Lösung muß gelbbraun gefärbt sein. Bis zum Farbumschlag nach Grün dürfen höchstens 0,05 ml Perchlorsäure (0,1 mol · l^{-1}) verbraucht werden.

1-Naphthylamin *R* 1057700

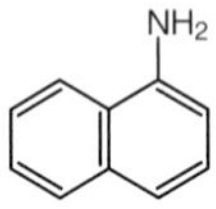

$C_{10}H_9N$ M_r 143,2
CAS Nr. 134-32-7.
Syn. α-Naphthylamin.

Weißes, kristallines Pulver, färbt sich an Licht und Luft rötlich; schwer löslich in Wasser, leicht löslich in Ethanol und Ether.

Smp: Etwa 51 °C.

Vor Licht geschützt zu lagern.

Naphthylethylendiamindihydrochlorid *R* 1057800

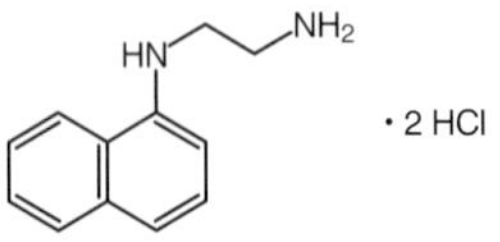

$C_{12}H_{16}Cl_2N_2$ M_r 259,2
CAS Nr. 1465-25-4.
N-(1-Naphthyl)ethylendiamin-dihydrochlorid.

Weißes bis gelblichweißes Pulver; löslich in Wasser, schwer löslich in Ethanol.

Die Substanz kann Kristallmethanol enthalten.

Weißes, kristallines Pulver oder Kristalle; leicht löslich in Wasser, schwer löslich in Ethanol, praktisch unlöslich in Ether.

Natrium *R* 1078500

Na A_r 22,99
CAS Nr. 7440-23-5.

Metall, dessen frisch geschnittene Oberfläche glänzendes, silbergraues Aussehen hat. An der Luft wird die Oberfläche schnell glanzlos, oxidiert vollständig zu Natriumhydroxid und geht in Natriumcarbonat über. Mit Wasser reagiert es heftig unter Wasserstoffentwicklung und Bildung einer Lösung von Natriumhydroxid; löslich in wasserfreiem Methanol unter Wasserstoffentwicklung und Bildung einer Lösung von Natriummethanolat; praktisch unlöslich in Ether und Petroläther.

Dicht verschlossen, unter Petroläther oder flüssigem Paraffin zu lagern.

Natriumacetat *R* 1078600

CAS Nr. 6131-90-4.

Muß der Monographie **Natriumacetat (Natrii acetas)** entsprechen.

Natriumacetat, wasserfreies *R* 1078700

$C_2H_3NaO_2$ M_r 82,0
CAS Nr. 127-09-3.

Kristalle oder Körnchen, farblos; sehr leicht löslich in Wasser, wenig löslich in Ethanol.

Trocknungsverlust (2.2.32): Höchstens 2,0 Prozent, durch Trocknen im Trockenschrank bei 100 bis 105 °C bis zur konstanten Masse bestimmt.

Natriumarsenit-Lösung *R* 1008301

0,50 g Arsen(III)-oxid *R* werden in 5 ml verdünnter Natriumhydroxid-Lösung *R* gelöst. Nach Zusatz von 2,0 g Natriumhydrogencarbonat *R* wird mit Wasser *R* zu 100,0 ml verdünnt.

Natriumascorbat-Lösung *R* 1078800

CAS Nr. 134-03-2.

3,5 g Ascorbinsäure *R* werden in 20 ml Natriumhydroxid-Lösung (1 mol · l^{-1}) gelöst.

Bei Bedarf frisch herzustellen.

Natriumazid *R* 1078900

NaN_3 M_r 65,0
CAS Nr. 26628-22-8.

Natriumbismutat *R* 1079000

$NaBiO_3$ M_r 280,0
CAS Nr. 12232-99-4.

Mindestens 85,0 Prozent $NaBiO_3$.

Gelbes bis gelblichbraunes Pulver, sich langsam in feuchter Atmosphäre oder bei höherer Temperatur zersetzend; praktisch unlöslich in kaltem Wasser.

Gehaltsbestimmung: 0,200 g Substanz werden in 10 ml einer Lösung von Kaliumiodid *R* (200 g · l^{-1}) suspendiert. Nach Zusatz von 20 ml verdünnter Schwefelsäure *R* und 1 ml Stärke-Lösung *R* wird mit Natriumthiosulfat-Lösung (0,1 mol · l^{-1}) bis zur Orangefärbung titriert.

1 ml Natriumthiosulfat-Lösung (0,1 mol · l^{-1}) entspricht 14,00 mg $NaBiO_3$.

Natriumbutansulfonat *R* 1115600

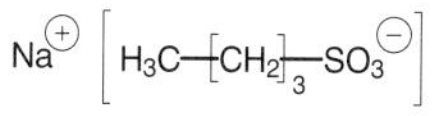

$C_4H_9NaO_3S$ M_r 160,2
CAS Nr. 2386-54-1.

Butan-1-sulfonsäure, Natriumsalz.

Weißes, kristallines Pulver; löslich in Wasser.

Smp: Oberhalb von 300 °C.

Natriumcarbonat *R* 1079200

CAS Nr. 5968-11-6.

Muß der Monographie **Natriumcarbonat-Decahydrat (Natrii carbonas decahydricus)** entsprechen.

Natriumcarbonat, wasserfreies *R* 1079300

Na_2CO_3 M_r 106,0
CAS Nr. 497-19-8.

Weißes, hygroskopisches Pulver; leicht löslich in Wasser. Wird die Substanz auf etwa 300 °C erhitzt, darf der Masseverlust höchstens 1 Prozent betragen.

Dicht verschlossen zu lagern.

Natriumcarbonat-Lösung *R* 1079301

Eine Lösung von wasserfreiem Natriumcarbonat *R* (106 g · l^{-1}).

Natriumcarbonat-Lösung *R* 1 — 1079302

Eine Lösung von wasserfreiem Natriumcarbonat *R* ($20\ g \cdot l^{-1}$) in Natriumhydroxid-Lösung ($0,1\ mol \cdot l^{-1}$).

Natriumcetylstearylsulfat *R* — 1079400

Muß der Monographie **Natriumcetylstearylsulfat (Natrii cetylo- et stearylosulfas)** entsprechen.

Natriumchlorid *R* — 1079500

CAS Nr. 7647-14-5.

Muß der Monographie **Natriumchlorid (Natrii chloridum)** entsprechen.

Natriumchlorid-Lösung *R* — 1079502

Eine 20prozentige Lösung (*m/m*) von Natriumchlorid *R*.

Natriumchlorid-Lösung, gesättigte *R* — 1079503

1 Teil Natriumchlorid *R* wird mit 2 Teilen Wasser *R* gemischt und unter gelegentlichem Schütteln stehengelassen. Vor Gebrauch wird dekantiert und die Lösung falls erforderlich filtriert.

Natriumcitrat *R* — 1079600

CAS Nr. 6132-04-3.

Muß der Monographie **Natriumcitrat (Natrii citras)** entsprechen.

Natriumdecansulfonat *R* — 1079800

$C_{10}H_{22}NaO_3S$ — M_r 245,3
CAS Nr. 13419-61-9.
Decan-1-sulfonsäure, Natriumsalz.

Kristallines Pulver oder Schuppen, weiß bis fast weiß; leicht löslich in Wasser, löslich in Methanol.

Natriumdiethyldithiocarbamat *R* — 1080000

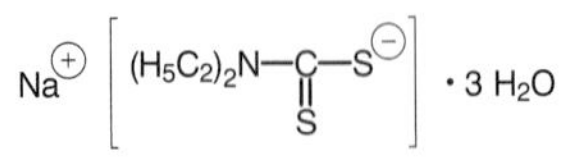

$C_5H_{10}NNaS_2 \cdot 3\ H_2O$ — M_r 225,3
CAS Nr. 20624-25-3.

Weiße bis farblose Kristalle; leicht löslich in Wasser, löslich in Ethanol. Die wäßrige Lösung ist farblos.

Natriumdihydrogenphosphat *R* — 1080100

CAS Nr. 10028-24-7.

Muß der Monographie **Natriumdihydrogenphosphat-Dihydrat (Natrii dihydrogenphosphas dihydricus)** entsprechen.

Natriumdihydrogenphosphat, wasserfreies *R* — 1080200

NaH_2PO_4 — M_r 120,0
CAS Nr. 7558-80-7.

Weißes, hygroskopisches Pulver.
Dicht verschlossen zu lagern.

Natriumdihydrogenphosphat-Monohydrat *R* — 1080300

$NaH_2PO_4 \cdot H_2O$ — M_r 138,0
CAS Nr. 10049-21-5.

Weiße, leicht zerfließende Kristalle oder Körnchen; sehr leicht löslich in Wasser, praktisch unlöslich in Ethanol.
Dicht verschlossen zu lagern.

Natriumdiphosphat *R* — 1083600

$Na_4P_2O_7 \cdot 10\ H_2O$ — M_r 446,1
CAS Nr. 13472-36-1.
Natriumdiphosphat, Decahydrat.

Farblose, schwach verwitternde Kristalle; leicht löslich in Wasser.

Natriumdisulfit *R* — 1082000

CAS Nr. 7681-57-4.

Muß der Monographie **Natriummetabisulfit (Natrii metabisulfis)** entsprechen.

Natriumdithionit *R* — 1080400

$Na_2S_2O_4$ — M_r 174,1
CAS Nr. 7775-14-6.

Weißes bis grauweißes, kristallines Pulver; an der Luft oxydierend; sehr leicht löslich in Wasser, schwer löslich in Ethanol.
Dicht verschlossen zu lagern.

Natriumdodecylsulfat *R* — 1080500

CAS Nr. 151-21-3.

Muß der Monographie **Natriumdodecylsulfat (Natrii laurilsulfas)** entsprechen, mit Ausnahme des Gehalts, der mindestens 99,0 Prozent betragen sollte.

Natriumedetat *R* 1080600

CAS Nr. 13235-36-4.

Muß der Monographie **Natriumedetat (Natrii edetas)** entsprechen.

Natriumfluorid *R* 1080800

CAS Nr. 7681-49-4.

Muß der Monographie **Natriumfluorid (Natrii fluoridum)** entsprechen.

Natriumglucuronat *R* 1080900

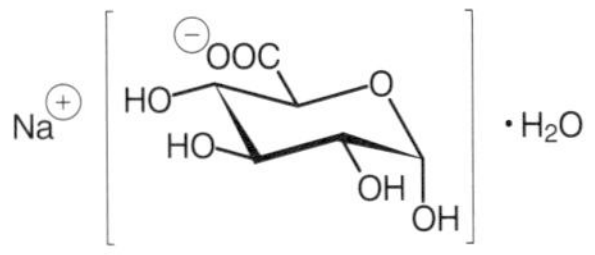

$C_6H_9NaO_7 \cdot H_2O$ M_r 234,1
D-Glucuronsäure, Natriumsalz, Monohydrat.

$[\alpha]_D^{20}$: Etwa +21,5°, an einer Lösung der Substanz ($20\ g \cdot l^{-1}$) bestimmt.

Natriumheptansulfonat *R* 1081000

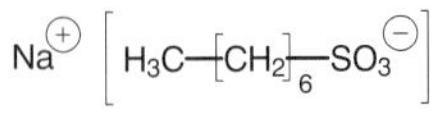

$C_7H_{15}NaO_3S$ M_r 202,3
CAS Nr. 22767-50-6.
Heptan-1-sulfonsäure, Natriumsalz.

Weiße bis fast weiße, kristalline Masse; leicht löslich in Wasser, löslich in Methanol.

Natriumheptansulfonat-Monohydrat *R* 1081100

$C_7H_{15}NaO_3S \cdot H_2O$ M_r 220,3
Mindestens 96 Prozent $C_7H_{15}NaO_3S$, berechnet auf die wasserfreie Substanz.

Weißes, kristallines Pulver; löslich in Wasser, sehr schwer löslich in Ethanol, praktisch unlöslich in Ether.

Wasser (2.5.12): Höchstens 8 Prozent, mit 0,300 g Substanz nach der Karl-Fischer-Methode bestimmt.

Gehaltsbestimmung: 0,150 g Substanz, in 50 ml wasserfreier Essigsäure *R* gelöst, werden mit Perchlorsäure ($0,1\ mol \cdot l^{-1}$) titriert. Der Endpunkt wird mit Hilfe der Potentiometrie (2.2.20) bestimmt.

1 ml Perchlorsäure ($0,1\ mol \cdot l^{-1}$) entspricht 20,22 mg $C_7H_{15}NaO_3S$.

Natriumhexanitrocobaltat(III) *R* 1079700

$Na_3[Co(NO_2)_6]$ M_r 403,9
CAS Nr. 13600-98-1.

Orangegelbes Pulver; leicht löslich in Wasser, schwer löslich in Ethanol.

Natriumhexanitrocobaltat(III)-Lösung *R* 1079701

Eine Lösung von Natriumhexanitrocobaltat(III) *R* ($100\ g \cdot l^{-1}$).

Bei Bedarf frisch herzustellen.

Natriumhexansulfonat *R* 1081200

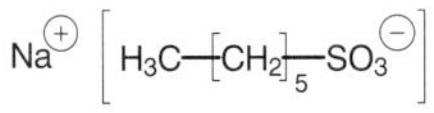

$C_6H_{13}NaO_3S$ M_r 188,2
CAS Nr. 2832-45-3.
Hexan-1-sulfonsäure, Natriumsalz.

Weißes bis fast weißes Pulver; leicht löslich in Wasser.

Natriumhydrogencarbonat *R* 1081300

CAS Nr. 144-55-8.

Muß der Monographie **Natriumhydrogencarbonat (Natrii hydrogenocarbonas)** entsprechen.

Natriumhydrogencarbonat-Lösung *R* 1081301

Eine Lösung von Natriumhydrogencarbonat *R* ($42\ g \cdot l^{-1}$).

Natriumhydrogensulfit *R* 1115700

$NaHSO_3$ M_r 104,1
CAS Nr. 7631-90-5.

Weißes, kristallines Pulver; leicht löslich in Wasser, wenig löslich in Ethanol. Unter Lufteinfluß gibt die Substanz etwas Schwefeldioxid ab und wird allmählich zum Sulfat oxidiert.

Natriumhydroxid *R* 1081400

CAS Nr. 1310-73-2.

Muß der Monographie **Natriumhydroxid (Natrii hydroxidum)** entsprechen.

Natriumhydroxid-Lösung *R* 1081401

20,0 g Natriumhydroxid *R* werden in Wasser *R* zu 100,0 ml gelöst. Mit Hilfe von Salzsäure ($1\ mol \cdot l^{-1}$) und unter Verwendung von Methylorange-Lösung *R* wird die Konzentration bestimmt und, falls erforderlich, auf $200\ g \cdot l^{-1}$ eingestellt.

Natriumhydroxid-Lösung, konzentrierte *R* 1081404

42 g Natriumhydroxid *R* werden in Wasser *R* zu 100 ml gelöst.

Natriumhydroxid-Lösung, methanolische *R* 1081403

40 mg Natriumhydroxid *R* werden in 50 ml Wasser *R* gelöst. Nach dem Abkühlen werden 50 ml Methanol *R* zugesetzt.

Natriumhydroxid-Lösung, verdünnte *R* 1081402

8,5 g Natriumhydroxid *R* werden in Wasser *R* zu 100 ml gelöst.

Natriumhypobromit-Lösung *R* 1081500

Unter Kühlung in einer Eis-Wasser-Mischung werden 20 ml konzentrierte Natriumhydroxid-Lösung *R* und 500 ml Wasser *R* gemischt. Nach Zusatz von 5 ml Brom-Lösung *R* wird bis zur Lösung vorsichtig umgerührt.

Bei Bedarf frisch herzustellen.

Natriumhypochlorit-Lösung *R* 1081600

Enthält zwischen 25 und 30 g · l^{-1} aktives Chlor.

Gelbliche Lösung, alkalische Reaktion.

Gehaltsbestimmung: In einen Erlenmeyerkolben werden nacheinander 50 ml Wasser *R*, 1 g Kaliumiodid *R* und 12,5 ml verdünnter Essigsäure *R* gegeben. 10,0 ml der Substanz werden mit Wasser *R* zu 100,0 ml verdünnt. 10,0 ml der Verdünnung werden in den Kolben gegeben. Das ausgeschiedene Iod wird mit Natriumthiosulfat-Lösung (0,1 mol · l^{-1}) unter Zusatz von 1 ml Stärke-Lösung *R* titriert.

1 ml Natriumthiosulfat-Lösung (0,1 mol · l^{-1}) entspricht 3,546 mg aktivem Chlor.

Vor Licht geschützt zu lagern.

Natriumhypophosphit *R* 1081700

$NaH_2PO_2 \cdot H_2O$ M_r 106,0

CAS Nr. 10039-56-2.

Natriumphosphinat.

Farblose Kristalle oder weißes, kristallines Pulver, hygroskopisch; leicht löslich in Wasser, löslich in Ethanol.

Dicht verschlossen zu lagern.

Natriumiodid *R* 1081800

CAS Nr. 7681-82-5.

Muß der Monographie **Natriumiodid (Natrii iodidum)** entsprechen.

Natriummethansulfonat *R* 1082100

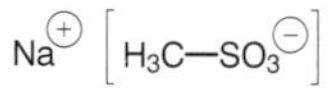

CH_3NaO_3S M_r 118,1

CAS Nr. 2386-57-4.

Methansulfonsäure, Natriumsalz.

Weißes, kristallines, hygroskopisches Pulver.

Dicht verschlossen zu lagern.

Natriummolybdat *R* 1082200

$Na_2MoO_4 \cdot 2\,H_2O$ M_r 242,0

CAS Nr. 10102-40-6.

Weißes, kristallines Pulver oder farblose Kristalle; leicht löslich in Wasser.

Natriummonohydrogenarsenat *R* 1102500

$Na_2HAsO_4 \cdot 7\,H_2O$ M_r 312,0

CAS Nr. 10048-95-0.

Dinatriumarsenat(V)-Heptahydrat; Arsensäure, Dinatriumsalz-Heptahydrat.

Kristalle, in warmer Luft verwitternd; leicht löslich in Wasser, löslich in Glycerol, schwer löslich in Ethanol.

Eine Lösung der Substanz reagiert alkalisch gegen Lackmus *R*.

d_{20}^{20}: Etwa 1,87.

Smp: Etwa 57 °C, beim schnellen Erhitzen.

Natriummonohydrogencitrat *R* 1033200

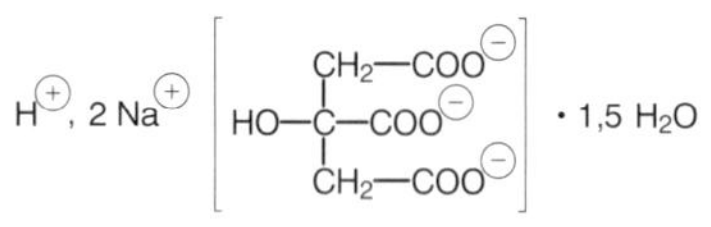

$C_6H_6Na_2O_7 \cdot 1{,}5\,H_2O$ M_r 263,1

CAS Nr. 144-33-2.

Natriummonohydrogencitrat-Sesquihydrat; Citronensäure, Dinatriumsalz, Sesquihydrat.

Weißes Pulver; löslich in weniger als 2 Teilen Wasser, praktisch unlöslich in Ethanol.

Natriummonohydrogenphosphat *R* 1033300

CAS Nr. 10039-32-4.

Muß der Monographie **Natriummonohydrogenphosphat-Dodecahydrat (Dinatrii phosphas dodecahydricus)** entsprechen.

Natriummonohydrogenphosphat, wasserfreies *R* 1033400

Na_2HPO_4 M_r 142,0
CAS Nr. 7558-79-4.

Natriummonohydrogenphosphat-Dihydrat *R* 1033500

CAS Nr. 10028-24-7.

Muß der Monographie **Natriummonohydrogenphosphat-Dihydrat (Dinatrii phosphas dihydricus)** entsprechen.

Natriummonohydrogenphosphat-Lösung *R* 1033301

Eine Lösung von Natriummonohydrogenphosphat *R* (90 g · l^{-1}).

Natriumnaphthochinonsulfonat *R* 1082300

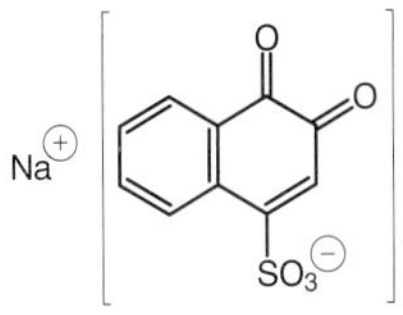

$C_{10}H_5NaO_5S$ M_r 260,2
CAS Nr. 521-24-4.
1,2-Naphthochinon-4-sulfonsäure, Natriumsalz.

Gelbes bis orangegelbes, kristallines Pulver; leicht löslich in Wasser, praktisch unlöslich in Ethanol.

Natriumnitrat *R* 1082400

$NaNO_3$ M_r 85,0
CAS Nr.7631-99-4.

Weißes Pulver oder Körnchen oder farblose, durchscheinende Kristalle, zerfließend in feuchter Atmosphäre; leicht löslich in Wasser, schwer löslich in Ethanol.
Dicht verschlossen zu lagern.

Natriumnitrit *R* 1082500

$NaNO_2$ M_r 69,0
CAS Nr. 7632-00-0.
Mindestens 97,0 Prozent $NaNO_2$.

Weißes, körniges Pulver oder schwach gelblich gefärbtes, kristallines Pulver; leicht löslich in Wasser.

Natriumnitrit-Lösung *R* 1082501

Eine Lösung von Natriumnitrit *R* (100 g · l^{-1}).
Bei Bedarf frisch herzustellen.

Natriumoctansulfonat *R* 1082700

$C_8H_{17}NaO_3S$ M_r 216,3
CAS Nr. 5324-84-5.
Mindestens 98,0 Prozent $C_8H_{17}NaO_3S$.

Kristallines Pulver oder Schuppen, weiß bis fast weiß; leicht löslich in Wasser, löslich in Methanol.

Absorption (2.2.25): Die Absorption einer Lösung der Substanz (54 g · l^{-1}) darf höchstens 0,10 bei 200 nm und höchstens 0,01 bei 250 nm betragen.

Natriumoctylsulfat *R* 1082800

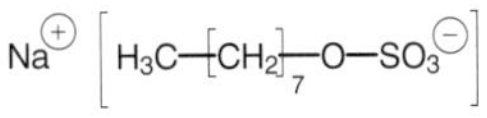

$C_8H_{17}NaO_4S$ M_r 232,3
CAS Nr. 142-31-4.
Octylhydrogensulfat, Natriumsalz.

Kristallines Pulver oder Schuppen, weiß bis fast weiß; leicht löslich in Wasser, löslich in Methanol.

Natriumoxalat *R* 1082900

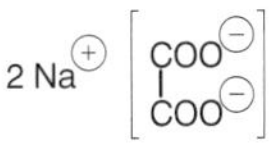

$C_2Na_2O_4$ M_r 134,0
CAS Nr. 62-76-0.

Weißes, kristallines Pulver; löslich in Wasser, praktisch unlöslich in Ethanol und Ether.

Natriumpentacyanonitrosylferrat *R* 1082600

$Na_2[Fe(CN)_5(NO)] \cdot 2\,H_2O$ M_r 298,0
CAS Nr. 13755-38-9.
Natriumpentacyanonitrosylferrat, Dihydrat; Syn. Nitroprussidnatrium.

Rötlichbraunes Pulver oder Kristalle; leicht löslich in Wasser, schwer löslich in Ethanol.

Natriumpentansulfonat *R* 1083000

$C_5H_{11}NaO_3S$ M_r 174,2
CAS Nr. 22767-49-3.
Pentan-1-sulfonsäure, Natriumsalz.

Weiße, kristalline Masse; löslich in Wasser.

Natriumperchlorat *R* 1083100

$NaClO_4 \cdot H_2O$ M_r 140,5
CAS Nr. 7791-07-3.
Mindestens 99,0 Prozent $NaClO_4 \cdot H_2O$.

Farblose bis weiße, zerfließende Kristalle; sehr leicht löslich in Wasser.
Gut verschlossen zu lagern.

Reagenzien

Natriumperiodat *R* 1083200

$NaIO_4$ M_r 213,9
CAS Nr. 7790-28-5.
Mindestens 99,0 Prozent $NaIO_4$.

Weißes, kristallines Pulver oder weiße Kristalle; löslich in Wasser und Mineralsäuren.

Natriumperiodat-Lösung *R* 1083201

1,07 g Natriumperiodat *R* werden in Wasser *R* gelöst. Nach Zusatz von 5 ml verdünnter Schwefelsäure *R* wird mit Wasser *R* zu 100,0 ml verdünnt.

Bei Bedarf frisch herzustellen.

Natriumphosphat *R* 1094300

$Na_3PO_4 \cdot 12\ H_2O$ M_r 380,1
CAS Nr. 10101-89-0.

Farblose bis weiße Kristalle; leicht löslich in Wasser.

Natriumpikrat-Lösung, alkalische *R* 1083300

20 ml Pikrinsäure-Lösung *R* und 10 ml einer Lösung von Natriumhydroxid *R* (50 g · l^{-1}) werden gemischt. Die Mischung wird mit Wasser *R* zu 100 ml verdünnt.

Die Lösung ist innerhalb von 2 Tagen zu verwenden.

Natriumsalicylat *R* 1083700

CAS Nr. 54-21-7.

Muß der Monographie **Natriumsalicylat (Natrii salicylas)** entsprechen.

Natriumsulfat, wasserfreies *R* 1083800

CAS Nr. 7757-82-6.

Wasserfreies Natriumsulfat, das der Monographie **Wasserfreies Natriumsulfat (Natrii sulfas anhydricus)** entspricht, wird bei 600 bis 700 °C geglüht.

Trocknungsverlust (2.2.32): Höchstens 0,5 Prozent, durch Trocknen im Trockenschrank bei 130 °C bestimmt.

Natriumsulfid *R* 1083900

$Na_2S \cdot 9\ H_2O$ M_r 240,2
CAS Nr. 1313-84-4.

Farblose, sich schnell gelb färbende, zerfließende Kristalle; sehr leicht löslich in Wasser.

Dicht verschlossen zu lagern.

Natriumsulfid-Lösung *R* 1083901

12 g Natriumsulfid *R* werden unter Erwärmen in 45 ml einer Mischung von 10 Volumteilen Wasser *R* und 29 Volumteilen Glycerol 85 % *R* gelöst. Die Lösung wird nach dem Erkalten mit der gleichen Mischung zu 100 ml verdünnt.

Die Lösung sollte farblos sein.

Natriumsulfit *R* 1084000

CAS Nr. 27610-45-3.

Muß der Monographie **Natriumsulfit-Heptahydrat (Natrii sulfis heptahydricus)** entsprechen.

Natriumsulfit, wasserfreies *R* 1084100

CAS Nr. 7757-83-7.

Muß der Monographie **Wasserfreies Natriumsulfit (Natrii sulfis anhydricus)** entsprechen.

Natriumtartrat *R* 1084200

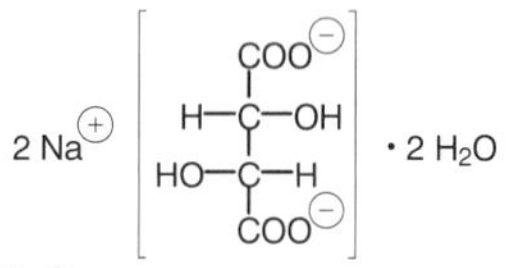

$C_4H_4Na_2O_6 \cdot 2\ H_2O$ M_r 230,1
CAS Nr. 6106-24-7.
(*R*,*R*)-2,3-Dihydroxybutandisäure, Dinatriumsalz, Dihydrat; (*R*,*R*)-Weinsäure, Dinatriumsalz, Dihydrat.

Weiße Kristalle oder Körner; sehr leicht löslich in Wasser, praktisch unlöslich in Ethanol.

Natriumtetraborat *R* 1033600

CAS Nr. 1330-43-4.

Muß der Monographie **Natriumtetraborat (Borax)** entsprechen.

Natriumtetraborat-Lösung *R* 1033601

9,55 g Natriumtetraborat *R* werden in Schwefelsäure *R* gelöst, im Wasserbad erhitzt und mit der gleichen Säure zu 1000 ml verdünnt.

Natriumtetraphenylborat *R* 1084400

$NaB(C_6H_5)_4$ M_r 342,2
CAS Nr. 143-66-8.

Weißes bis schwach gelbliches, voluminöses Pulver; leicht löslich in Wasser und Aceton.

Natriumtetraphenylborat-Lösung *R* 1084401

Eine Lösung von Natriumtetraphenylborat *R* (10 g · l^{-1}).

1 Woche lang haltbar; falls erforderlich, vor Gebrauch zu filtrieren.

Natriumthioglycolat *R* 1084500

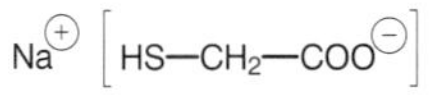

$C_2H_3NaO_2S$ M_r 114,1
CAS Nr. 367-51-1.
Mercaptoessigsäure, Natriumsalz.

Weißes, körniges Pulver oder Kristalle, hygroskopisch; leicht löslich in Wasser und Methanol, schwer löslich in Ethanol.

Dicht verschlossen zu lagern.

Natriumthiosulfat *R* 1084600

CAS Nr. 10102-17-7.

Muß der Monographie **Natriumthiosulfat (Natrii thiosulfas)** entsprechen.

Natriumtrimethylsilyl-(D_4)propionat *R* 1084300

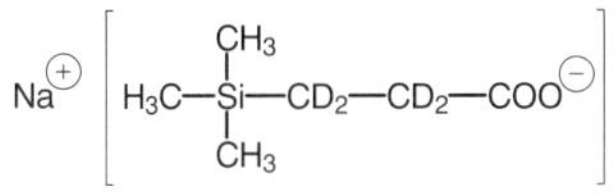

$C_6H_9D_4NaO_2Si$ M_r 172,3
3-(Trimethylsilyl)(D_4)propionsäure, Natriumsalz.

Weißes, kristallines Pulver; leicht löslich in Wasser, wasserfreiem Ethanol und Methanol.

Smp: Etwa 300 °C.

Deuterierungsgrad: Mindestens 99 Prozent.

Wasser und Deuteriumoxid: Höchstens 0,5 Prozent.

Natriumwolframat *R* 1084700

$Na_2WO_4 \cdot 2\,H_2O$ M_r 329,9
CAS Nr. 10213-10-2.

Weißes, kristallines Pulver oder farblose Kristalle; leicht löslich in Wasser, wobei eine klare Lösung entsteht, praktisch unlöslich in Ethanol.

trans*-Nerolidol *R 1107900

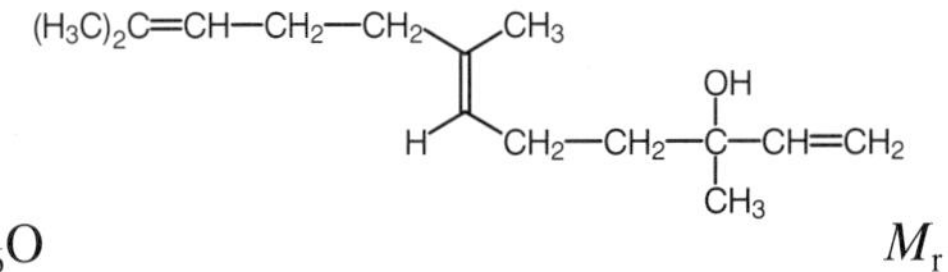

$C_{15}H_{26}O$ M_r 222,4
CAS Nr. 40716-66-3.
3,7,11-Trimethyldodeca-1,6,10-trien-3-ol.

Schwach gelbe Flüssigkeit mit einem schwachen Geruch nach Lilie und Maiglöckchen; praktisch unlöslich in Wasser und Glycerol, mischbar mit Ethanol.

d_{20}^{20}: Etwa 0,876.

n_D^{20}: Etwa 1,479.

Sdp_{12}: 145 bis 146 °C.

Wird die Substanz in der Gaschromatographie verwendet, muß sie zusätzlich folgender Anforderung entsprechen:

Gehaltsbestimmung: Die Bestimmung erfolgt mit Hilfe der Gaschromatographie (2.2.28) wie in der Monographie **Bitterorangenblütenöl (Aurantii amari floris aetheroleum)** beschrieben.

Untersuchungslösung: Die Substanz.

Die Fläche des Hauptpeaks muß mindestens 90,0 Prozent der Summe aller Peakflächen betragen.

Nerylacetat *R* 1108000

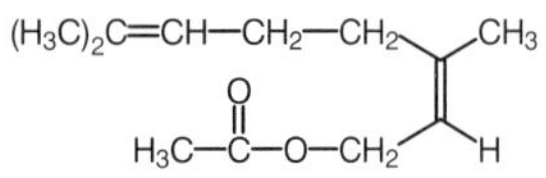

$C_{12}H_{20}O_2$ M_r 196,3
CAS Nr. 141-12-8.
(*Z*)-3,7-Dimethylocta-2,6-dienylacetat.

Farblose, ölige Flüssigkeit.

d_{20}^{20}: Etwa 0,907.

n_D^{20}: Etwa 1,460.

Sdp_{25}: Etwa 134 °C.

Wird die Substanz in der Gaschromatographie verwendet, muß sie zusätzlich folgender Anforderung entsprechen:

Gehaltsbestimmung: Die Bestimmung erfolgt mit Hilfe der Gaschromatographie (2.2.28) wie in der Monographie **Bitterorangenblütenöl (Aurantii amari floris aetheroleum)** beschrieben.

Untersuchungslösung: Die Substanz.

Die Fläche des Hauptpeaks muß mindestens 93,0 Prozent der Summe aller Peakflächen betragen.

Neßlers Reagenz *R* 1071600

Alkalische Kaliumquecksilberiodid-Lösung.

11 g Kaliumiodid *R* und 15 g Quecksilber(II)-iodid *R* werden in Wasser *R* gelöst. Die Lösung wird mit Wasser *R* zu 100 ml verdünnt. Bei Bedarf wird 1 Volumteil dieser Lösung mit 1 Volumteil einer Lösung von Natriumhydroxid *R* (250 g · l^{-1}) gemischt.

Nickel(II)-chlorid *R* 1057900

$NiCl_2$ M_r 129,6
CAS Nr. 7718-54-9.
Wasserfreies Nickel(II)-chlorid.

Gelbes, kristallines Pulver, sehr leicht löslich in Wasser, löslich in Ethanol. Die Substanz sublimiert in Abwesenheit von Luft und absorbiert leicht Ammoniak. Eine wäßrige Lösung der Substanz reagiert sauer.

Nickel(II)-sulfat *R* 1058000

$NiSO_4 \cdot 7\,H_2O$ M_r 280,9

CAS Nr. 10101-98-1.

Grünes, kristallines Pulver oder Kristalle; leicht löslich in Wasser, schwer löslich in Ethanol.

Nicotinamid-Adenin-Dinucleotid *R* 1108100

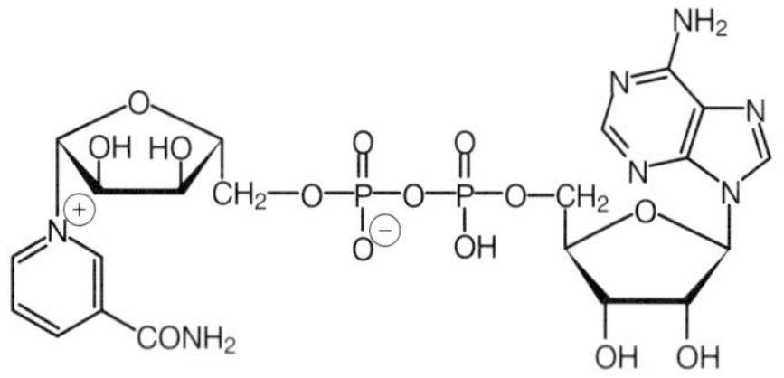

$C_{21}H_{27}N_7O_{14}P_2$ M_r 663

CAS Nr. 53-84-9.

Nadid; NAD^+.

Weißes, sehr hygroskopisches Pulver; leicht löslich in Wasser.

Nicotinamid-Adenin-Dinucleotid-Lösung *R* 1108101

40 mg Nicotinamid-Adenin-Dinucleotid *R* werden in Wasser *R* zu 10 ml gelöst.

Bei Bedarf frisch herzustellen.

Nilblau A *R* 1058200

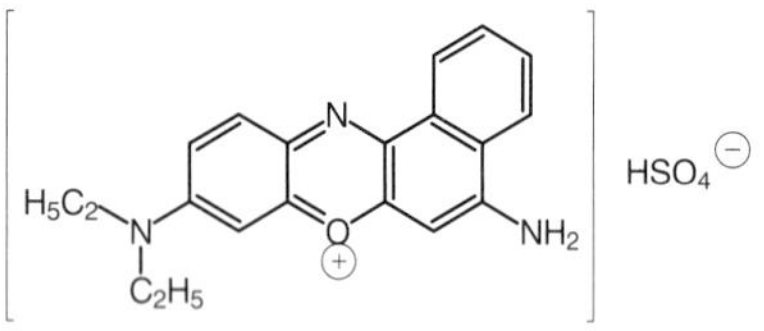

$C_{20}H_{21}N_3O_5S$ M_r 415,5

CAS Nr. 3625-57-8;

C.I. Nr. 51180; Schultz Nr. 1029.

5-Amino-9-(diethylamino)benzo[*a*]phenoxazinylium-hydrogensulfat.

Grünes, bronzeglänzendes, kristallines Pulver; wenig löslich in Essigsäure 98 %, Ethanol und Pyridin.

Eine Lösung der Substanz (5 mg · l^{-1}) in Ethanol 50 % *R* hat ein Absorptionsmaximum (2.2.25) bei 640 nm.

Nilblau-A-Lösung *R* 1058201

Eine Lösung von Nilblau A *R* (10 g · l^{-1}) in wasserfreier Essigsäure *R*.

Empfindlichkeitsprüfung: 50 ml wasserfreie Essigsäure *R* werden mit 0,25 ml der Nilblau-A-Lösung versetzt. Die Lösung muß blau sein. Nach Zusatz von 0,1 ml Perchlorsäure (0,1 mol · l^{-1}) muß die Farbe nach Blaugrün umschlagen.

Umschlagsbereich: *p*H-Wert 9,0 (blau) bis 13,0 (rot).

Ninhydrin *R* 1058300

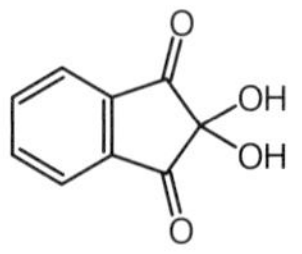

$C_9H_6O_4$ M_r 178,1

CAS Nr. 485-47-2.

2,2-Dihydroxy-1,3-indandion.

Weißes bis sehr schwach gelbes, kristallines Pulver; löslich in Wasser und Ethanol, schwer löslich in Ether.

Vor Licht geschützt zu lagern.

Ninhydrin-Lösung *R* 1058303

Eine Lösung von Ninhydrin *R* (2 g · l^{-1}) in einer Mischung von 5 Volumteilen verdünnter Essigsäure *R* und 95 Volumteilen 1-Butanol *R*.

Ninhydrin-Lösung *R* 1 1058304

Eine Lösung von 1,0 g Ninhydrin *R* in 50 ml Ethanol 96 % *R* wird mit 10 ml Essigsäure 98 % *R* versetzt.

Ninhydrin-Lösung *R* 2 1058305

3 g Ninhydrin *R* werden in 100 ml einer Lösung von Natriumdisulfit *R* (45,5 g · l^{-1}) gelöst.

Ninhydrin-Lösung *R* 3 1058306

Eine Lösung von Ninhydrin *R* (4 g · l^{-1}) in einer Mischung von 5 Volumteilen wasserfreier Essigsäure *R* und 95 Volumteilen 1-Butanol *R*.

Ninhydrin-Reagenz *R* 1058301

0,2 g Ninhydrin *R* werden in 4 ml heißem Wasser *R* gelöst. Nach Zusatz von 5 ml einer Lösung von Zinn(II)-chlorid *R* (1,6 g · l^{-1}) wird die Lösung 30 min lang stehengelassen, filtriert und bei 2 bis 8 °C gelagert. Vor Gebrauch werden 2,5 ml der Lösung mit 5 ml Wasser *R* und 45 ml 2-Propanol *R* verdünnt.

Ninhydrin-Reagenz *R* 1 1058302

4 g Ninhydrin *R* werden in 100 ml Ethylenglycolmonomethylether *R* gelöst. Die Lösung wird schwach mit 1 g Kationenaustauscher *R* (300 bis 840 µm) geschüttelt und filtriert (Lösung a). Getrennt werden 0,16 g Zinn(II)-chlorid *R* in 100 ml Pufferlösung *p*H 5,5 *R* gelöst (Lösung b). Vor Gebrauch werden gleiche Volumteile beider Lösungen gemischt.

Nitranilin *R* 1058600

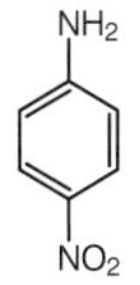

$C_6H_6N_2O_2$ M_r 138,1
CAS Nr. 100-01-6.
4-Nitroanilin.

Kräftiggelbes, kristallines Pulver; sehr schwer löslich in Wasser, wenig löslich in siedendem Wasser, löslich in Ethanol und Ether; bildet mit konzentrierten Mineralsäuren wasserlösliche Salze.

Smp: Etwa 147 °C.

Nitrobenzaldehyd *R* 1058700

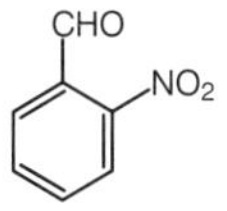

$C_7H_5NO_3$ M_r 151,1
CAS Nr. 552-89-6.
2-Nitrobenzaldehyd.

Gelbe Nadeln, wasserdampfflüchtig; schwer löslich in Wasser, leicht löslich in Ethanol, löslich in Ether.

Smp: Etwa 42 °C.

Nitrobenzaldehyd-Lösung *R* 1058702

0,12 g pulverisierter Nitrobenzaldehyd *R* werden zu 10 ml verdünnter Natriumhydroxid-Lösung *R* gegeben. 10 min lang wird häufig geschüttelt und dann filtriert.

Bei Bedarf frisch herzustellen.

Nitrobenzaldehyd-Papier *R* 1058701

0,2 g Nitrobenzaldehyd *R* werden in 10 ml einer Lösung von Natriumhydroxid *R* (200 g · l^{-1}) gelöst. Diese Lösung ist innerhalb 1 h zu verwenden.

Die untere Hälfte eines Filtrierpapierstreifens aus hartem Papier von 100 mm Länge und 8 bis 10 mm Breite wird in die Lösung eingetaucht und der Überschuß an Lösung durch Ausdrücken zwischen 2 Filtrierpapieren entfernt. Das Papier muß innerhalb einiger Minuten nach Herstellung verwendet werden.

Nitrobenzol *R* 1058800

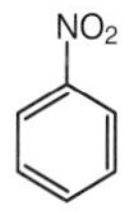

$C_6H_5NO_2$ M_r 123,1
CAS Nr. 98-95-3.

Farblose oder sehr schwach gelblich gefärbte Flüssigkeit; praktisch unlöslich in Wasser, mischbar mit Ethanol und Ether.

Sdp: Etwa 211 °C.

Dinitrobenzol: 0,1 ml Substanz werden mit 5 ml Aceton *R*, 5 ml Wasser *R* und 5 ml konzentrierter Natriumhydroxid-Lösung *R* versetzt. Nach dem Umschütteln und Stehenlassen muß die obere Schicht fast farblos sein.

Nitrobenzoylchlorid *R* 1058900

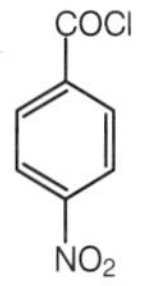

$C_7H_4ClNO_3$ M_r 185,6
CAS Nr. 122-04-3.
4-Nitrobenzoylchlorid.

Kristalle oder kristalline Masse, gelb, zersetzt sich an feuchter Luft; vollständig löslich in Natriumhydroxid-Lösung mit orangegelber Farbe.

Smp: Etwa 72 °C.

Nitrobenzylchlorid *R* 1059000

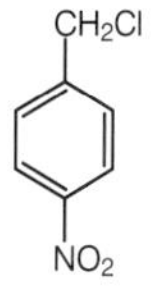

$C_7H_6ClNO_2$ M_r 171,6
CAS Nr. 100-14-1.
4-Nitrobenzylchlorid.

Blaßgelbe Kristalle, tränenreizend; praktisch unlöslich in Wasser, sehr leicht löslich in Ethanol und Ether.

4-(4-Nitrobenzyl)pyridin *R* 1101900

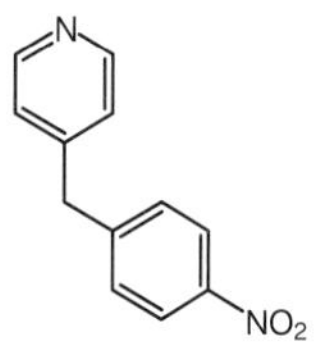

$C_{12}H_{10}N_2O_2$ M_r 214,2
CAS Nr. 1083-48-3.

Gelbes Pulver.

Smp: Etwa 70 °C.

Nitroethan *R* 1059200

$H_3C—CH_2—NO_2$

$C_2H_5NO_2$ M_r 75,1
CAS Nr. 79-24-3.

Klare, farblose, ölige Flüssigkeit.

Sdp: Etwa 114 °C.

Nitrofurantoin *R* 1099700

CAS Nr. 67-20-9.

Muß der Monographie **Nitrofurantoin (Nitrofurantoinum)** entsprechen.

(5-Nitro-2-furyl)methylendiacetat *R* 1099800

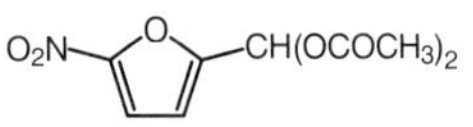

$C_9H_9NO_7$ M_r 243,2
CAS Nr. 92-55-7.
5-Nitrofurfurylidendiacetat.

Gelbe Kristalle.

Smp: Etwa 90 °C.

Nitromethan *R* 1059700

$H_3C—NO_2$

CH_3NO_2 M_r 61,0
CAS Nr. 75-52-5.

Klare, farblose, ölige Flüssigkeit; schwer löslich in Wasser, mischbar mit Ethanol und Ether.

d_{20}^{20}: 1,132 bis 1,134.

n_D^{20}: 1,381 bis 1,383.

Destillationsbereich (2.2.11): Mindestens 95 Prozent müssen zwischen 100 und 103 °C destillieren.

Nitrosodipropylamin *R* 1099900

$(H_7C_3)_2N—NO$

$C_6H_{14}N_2O$ M_r 130,2
CAS Nr. 621-64-7.
Nitrosodipropylazan; Dipropylnitrosamin.

Flüssigkeit; löslich in wasserfreiem Ethanol, Ether und in starken Säuren.

d_{20}^{20}: Etwa 0,915.

Sdp: Etwa 78 °C.

Geeignete Qualität zur Chemolumineszenz-Bestimmung.

Nitrosodipropylamin-Lösung *R* 1099901

78,62 g wasserfreies Ethanol *R* werden durch das Septum einer Durchstechflasche, die 1 g Nitrosodipropylamin *R* enthält, eingespritzt. Diese Lösung wird 1 zu 100 mit wasserfreiem Ethanol *R* verdünnt. Aliquote von 0,5 ml werden in zugebördelten Probeflaschen aufbewahrt.

Im Dunkeln bei 5 °C zu lagern.

Nitrotetrazolblau *R* 1060000

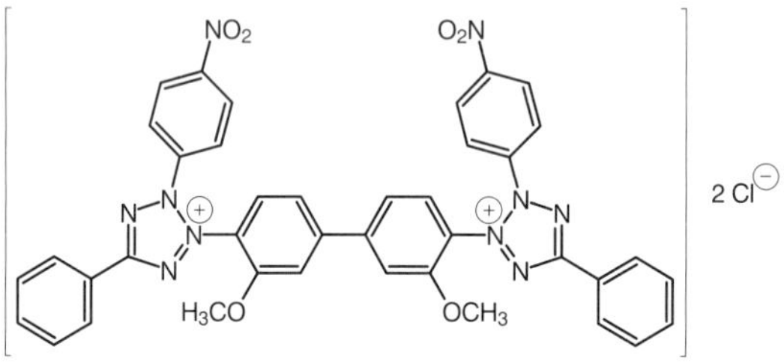

$C_{40}H_{30}Cl_2N_{10}O_6$ M_r 818
CAS Nr. 298-83-9.
3,3′-(3,3′-Dimethoxybiphenyl-4,4′-diyl)bis[2-(4-nitrophenyl)-5-phenyl-2*H*-tetrazoliumchlorid].

Kristalle; löslich in Methanol unter Bildung einer klaren, gelben Lösung.

Smp: Etwa 189 °C, unter Zersetzung.

Nordazepam *R* 1060200

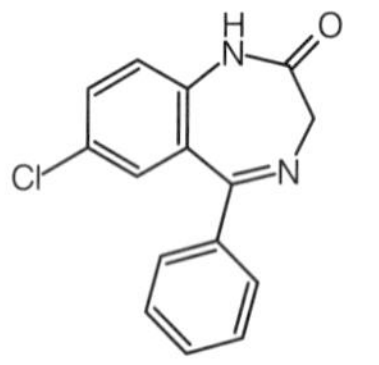

$C_{15}H_{11}ClN_2O$ M_r 270,7
CAS Nr. 340-57-8.

7-Chlor-5-phenyl-1,3-dihydro-2*H*-1,4-benzodiazepin-2-on.

Weißes bis fast weißes, kristallines Pulver; praktisch unlöslich in Wasser, schwer löslich in Ethanol.

Smp: Etwa 216 °C.

DL-Norleucin *R* 1060300

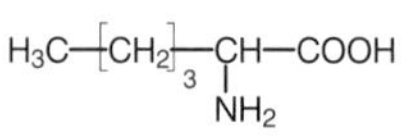

$C_6H_{13}NO_2$ M_r 131,2
CAS Nr. 616-06-8.
(*RS*)-2-Aminohexansäure.

Glänzende Kristalle; wenig löslich in Wasser und Ethanol, löslich in Säuren.

Norpseudoephedrinhydrochlorid *R* 1060400

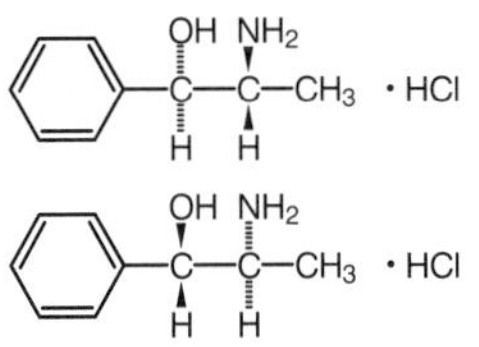

$C_9H_{14}ClNO$ M_r 187,7
CAS Nr. 53643-20-2.
(1*R*,2*R*)- oder (1*S*,2*S*)-2-Amino-1-phenyl-1-propanol-hydrochlorid.

Kristallines Pulver; löslich in Wasser.

Smp: 180 bis 181 °C.

Noscapinhydrochlorid *R* 1060500

CAS Nr. 912-60-7.

Die Substanz muß der Monographie **Noscapinhydrochlorid-Monohydrat (Noscapini hydrochloridum)** entsprechen.

O

Octanol *R* 1060700

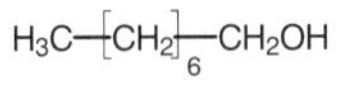

$C_8H_{18}O$ M_r 130,2
CAS Nr. 111-87-5.
Octan-1-ol; Caprylalkohol.

Farblose Flüssigkeit; unlöslich in Wasser und Ether; mischbar mit Ethanol.

d_{20}^{20}: Etwa 0,828.

Sdp: Etwa 195 °C.

3-Octanon *R* 1114600

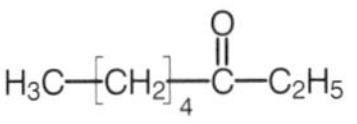

$C_8H_{16}O$ M_r 128,2
CAS Nr. 106-68-3.
Ethylpentylketon; Octan-3-on.

Farblose Flüssigkeit mit charakteristischem Geruch.

d_{20}^{20}: Etwa 0,822.

n_D^{20}: Etwa 1,415.

Sdp: Etwa 167 °C.

Wird die Substanz in der Gaschromatographie verwendet, muß sie zusätzlich folgender Anforderung entsprechen:

Gehaltsbestimmung: Die Bestimmung erfolgt mit Hilfe der Gaschromatographie (2.2.28) wie in der Monographie **Lavendelöl (Lavandulae aetheroleum)** beschrieben.

Untersuchungslösung: Die Substanz.

Die Fläche des Hauptpeaks muß mindestens 98,0 Prozent der Summe aller Peakflächen betragen.

Octoxinol 10 *R* 1060800

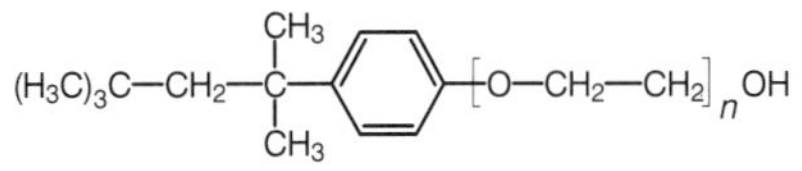

$C_{34}H_{62}O_{11}$ M_r 647
(mittlere Zusammensetzung)
CAS Nr. 9002-93-1.

α-[4-(1,1,3,3-Tetramethylbutyl)phenyl]-ω-hydroxypoly(oxyethylen).

Klare, schwach gelb gefärbte, viskose Flüssigkeit; mischbar mit Wasser, Aceton und Ethanol, löslich in Toluol.

Dicht verschlossen zu lagern.

Oleamid *R* 1060900

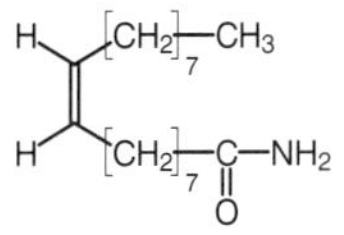

$C_{18}H_{35}NO$ M_r 281,5
(*Z*)-9-Octadecenamid.

Pulver oder Körner, weiß bis gelblich; praktisch unlöslich in Wasser, sehr leicht löslich in Dichlormethan, löslich in Ethanol.

Smp: Etwa 80 °C.

Olivenöl *R* 1061000

CAS Nr. 8001-25-0.

Muß der Monographie **Olivenöl (Olivae oleum)** entsprechen.

Oracetblau 2R *R* 1061100

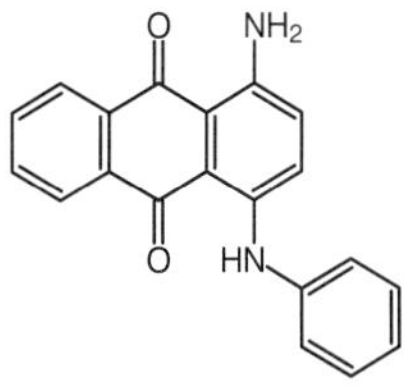

$C_{20}H_{14}N_2O_2$ M_r 314,3
CAS Nr. 4395-65-7.
C.I. Nr. 61110.
1-Amino-4-anilinoanthrachinon.

Smp: Etwa 194 °C.

Orcin *R* 1108700

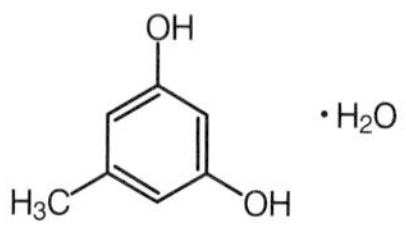

$C_7H_8O_2 \cdot H_2O$ M_r 142,2
CAS Nr. 6153-39-5.
5-Methylbenzol-1,3-diol, Monohydrat.

Beigefarbenes, kristallines Pulver; lichtempfindlich.

Sdp: Etwa 290 °C.

Smp: 58 bis 61 °C.

Osmium(VIII)-oxid *R* 1061200

OsO_4 M_r 254,2
CAS Nr. 20816-12-0.
Syn. Osmiumtetroxid.

Hellgelbe, nadelförmige Kristalle oder gelbe, kristalline Masse, hygroskopisch, lichtempfindlich; löslich in Wasser, Ethanol und Ether.
Dicht verschlossen zu lagern.

Osmium(VIII)-oxid-Lösung *R* 1061201

Eine Lösung (2,5 g · l^{-1}) in Schwefelsäure (0,05 mol · l^{-1}).

Oxalsäure *R* 1061400

$C_2H_2O_4 \cdot 2\,H_2O$ M_r 126,1
CAS Nr. 6153-56-6.

Weiße Kristalle; löslich in Wasser, leicht löslich in Ethanol.

Oxalsäure-Schwefelsäure-Lösung *R* 1061401

Eine Lösung von Oxalsäure *R* (50 g · l^{-1}) in einer erkalteten Mischung von gleichen Volumteilen Schwefelsäure *R* und Wasser *R*.

P

Palladium *R* 1114700

Pd A_r 106,4
CAS Nr. 7440-05-3.

Grauweißes Metall; löslich in Salzsäure.

Palladium(II)-chlorid *R* 1061500

$PdCl_2$ M_r 177,3
CAS Nr. 7647-10-1.

Rote Kristalle.

Smp: 678 bis 680 °C.

Palladium(II)-chlorid-Lösung *R* 1061501

1 g Palladium(II)-chlorid *R* wird in 10 ml warmer Salzsäure *R* gelöst. Die Lösung wird mit einer Mischung gleicher Volumteile verdünnter Salzsäure *R* und Wasser *R* zu 250 ml verdünnt. Diese Lösung wird unmittelbar vor Gebrauch mit 2 Volumteilen Wasser *R* verdünnt.

Palmitinsäure *R* 1061600

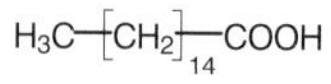

$C_{16}H_{32}O_2$ M_r 256,4
CAS Nr. 57-10-3.
Hexadecansäure.

Weiße, kristalline Schuppen; praktisch unlöslich in Wasser, leicht löslich in heißem Ethanol und Ether.

Smp: Etwa 63 °C.

Dünnschichtchromatographie: Wird die Substanz unter den Bedingungen wie unter **Chloramphenicolpalmitat (Chloramphenicoli palmitas)** angegeben geprüft, darf das Chromatogramm nur einen Hauptfleck zeigen.

Pankreas-Pulver *R* 1061700

Muß der Monographie **Pankreas-Pulver (Pancreatis pulvis)** entsprechen.

Papaverinhydrochlorid *R* 1061800

CAS Nr. 61-25-6.

Muß der Monographie **Papaverinhydrochlorid (Papaverini hydrochloridum)** entsprechen.

Paracetamol *R* 1061900

CAS Nr. 103-90-2.

Muß der Monographie **Paracetamol (Paracetamolum)** entsprechen.

Paracetamol, 4-aminophenolfreies *R* 1061901

Paracetamol *R* wird so oft aus Wasser *R* umkristallisiert und im Vakuum bei 70 °C getrocknet, bis es folgender Prüfung entspricht: 5 g getrocknete Substanz werden in einer Mischung von gleichen Volumteilen Methanol *R* und Wasser *R* zu 100 ml gelöst. Die Lösung wird mit 1 ml einer frisch hergestellten Lösung versetzt, die Natriumpentacyanonitrosylferrat *R* (10 g · l^{-1}) und wasserfreies Natriumcarbonat *R* (10 g · l^{-1}) enthält. Nach dem Mischen wird 30 min lang vor Licht geschützt stehengelassen. Dabei darf keine Blau- oder Grünfärbung entstehen.

Paraffin, flüssiges *R* 1062000

CAS Nr. 8042-47-5.

Muß der Monographie **Dickflüssiges Paraffin (Paraffinum liquidum)** entsprechen.

Pararosaniliniumchlorid *R* 1062200

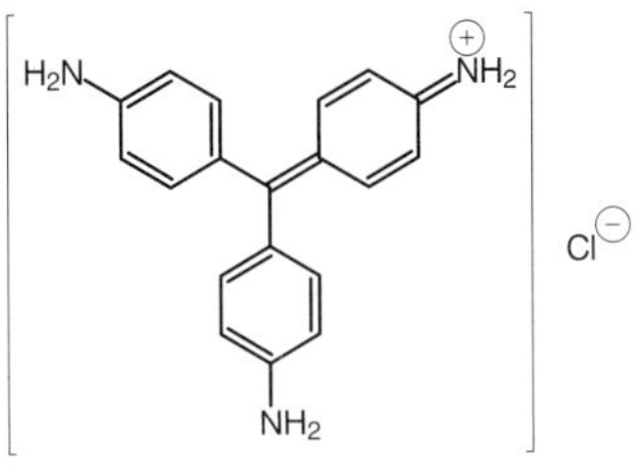

$C_{19}H_{18}ClN_3$ M_r 323,8
CAS Nr. 569-61-9;
C.I. Nr. 42500; Schultz Nr. 779.
Tris(4-aminophenyl)methyliumchlorid.

Bläulichrotes, kristallines Pulver; schwer löslich in Wasser, löslich in wasserfreiem Ethanol, praktisch unlöslich in Ether. Wäßrige und ethanolische Lösungen sind tiefrot gefärbt, Lösungen in Schwefelsäure und Salzsäure sind gelb gefärbt.

Smp: Etwa 270 °C, unter Zersetzung.

Pararosaniliniumchlorid-Reagenz *R* 1062201

0,1 g Pararosaniliniumchlorid *R* werden in einem Erlenmeyerkolben mit Schliffstopfen mit 60 ml Wasser *R* versetzt. Nach Zusatz einer Lösung von 1,0 g wasserfreiem Natriumsulfit *R* oder 2,0 g Natriumsulfit *R* oder 0,75 g Natriumdisulfit *R* in 10 ml Wasser *R* werden langsam und unter Umschütteln 6 ml verdünnter Salzsäure *R* hinzugefügt. Der Kolben wird verschlossen und die Mischung bis zu erfolgter Lösung umgeschüttelt. Die Lösung wird mit Wasser *R* zu 100 ml verdünnt und 12 h lang vor Gebrauch stehengelassen.

Vor Licht geschützt zu lagern.

Penicillinase-Lösung *R* 1062300

10 g Casein-Hydrolysat, 2,72 g Kaliumdihydrogenphosphat *R* und 5,88 g Natriumcitrat *R* werden in 200 ml Wasser *R* gelöst. Der *p*H-Wert der Lösung wird mit Hilfe einer Lösung von Natriumhydroxid *R* (200 g · l^{-1}) auf einen *p*H-Wert von 7,2 eingestellt und die Lösung mit Wasser *R* zu 1000 ml verdünnt. 0,41 g Magnesiumsulfat *R* werden in 5 ml Wasser *R* gelöst; diese Lösung wird mit 1 ml einer Lösung von Ammoniumeisen(II)-sulfat *R* (1,6 g · l^{-1}) versetzt und mit Wasser *R* zu 10 ml verdünnt. Die beiden Lösungen werden im Autoklaven sterilisiert und nach dem Abkühlen gemischt. Die Mischung wird in nicht allzu dicker Schicht in Erlenmeyerkolben gefüllt und mit *Bacillus cereus* (Nr. 9946 NCTC) beimpft. Die Kolben werden bei 18 bis 37 °C bis zum ersten Zeichen eines Wachstums stehengelassen und 16 h lang bei 35 bis 37 °C gehalten, wobei andauernd geschüttelt wird, um eine maximale Belüftung zu gewährleisten. Nach dem Zentrifugieren wird die überstehende Flüssigkeit durch Membranfiltration keimfrei gemacht.

1,0 ml Penicillinase-Lösung muß bei 30 °C und einem *p*H-Wert von 7 mindestens 0,4 Mikrokatal enthalten (entsprechend einer Hydrolyse von 500 mg Benzylpenicillin zu Benzylpenicillosäure je Stunde), vorausgesetzt, daß die Benzylpenicillin-Konzentration nicht unter die erforderliche Konzentration der enzymatischen Sättigung fällt. Die Michaelis-Konstante für Benzylpenicillin der Penicillinase in der Lösung beträgt etwa 12 µg je Milliliter.

Sterilität (2.6.1): Die Lösung muß der Prüfung entsprechen.

Zwischen 0 und 2 °C zu lagern und innerhalb von 2 bis 3 Tagen zu verwenden. Die gefriergetrocknete Lösung kann in zugeschmolzenen Ampullen mehrere Monate lang gelagert werden.

Reagenzien

Pentan *R* 1062500

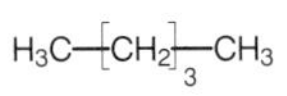

C_5H_{12} M_r 72,2
CAS Nr. 109-66-0.

Klare, farblose, entflammbare Flüssigkeit; sehr schwer löslich in Wasser, mischbar mit Aceton, wasserfreiem Ethanol und Ether.

d_{20}^{20}: Etwa 0,63.

n_D^{20}: Etwa 1,359.

Sdp: Etwa 36 °C.

Wird die Substanz in der Spektroskopie verwendet, muß sie noch folgender Prüfung entsprechen:

Die *Transmission* (2.2.25) der Substanz, gegen Wasser gemessen, muß mindestens betragen:

20 Prozent bei 200 nm
50 Prozent bei 210 nm
85 Prozent bei 220 nm
93 Prozent bei 230 nm
98 Prozent bei 240 nm.

Pentanol *R* 1062600

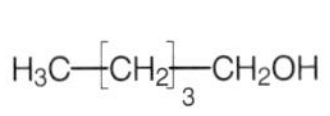

$C_5H_{12}O$ M_r 88,1
CAS Nr. 71-41-0.
1-Pentanol.

Farblose Flüssigkeit; wenig löslich in Wasser, mischbar mit Ethanol und Ether.

n_D^{20}: Etwa 1,410.

Sdp: Etwa 137 °C.

Pepsin *R* 1062800

CAS Nr. 9001-75-6.

Muß der Monographie **Pepsin (Pepsini pulvis)** entsprechen.

Perchlorsäure *R* 1062900

$HClO_4$ M_r 100,5
CAS Nr. 7601-90-3.
Mindestens 70,0 und höchstens 73,0 Prozent (*m/m*) $HClO_4$.

Klare, farblose Flüssigkeit; mischbar mit Wasser.

d_{20}^{20}: Etwa 1,7.

Gehaltsbestimmung: 2,50 g Substanz werden mit 50 ml Wasser *R* versetzt. Nach Zusatz von 0,1 ml Methylrot-Lösung *R* wird mit Natriumhydroxid-Lösung (1 mol · l^{-1}) titriert.
1 ml Natriumhydroxid-Lösung (1 mol · l^{-1}) entspricht 100,5 mg $HClO_4$.

Perchlorsäure-Lösung *R* 1062901

8,5 ml Perchlorsäure *R* werden mit Wasser *R* zu 100 ml verdünnt.

Periodat-Essigsäure-Reagenz *R* 1063000

0,446 g Natriumperiodat *R* werden in 2,5 ml einer 25prozentigen Lösung (*V/V*) von Schwefelsäure *R* gelöst. Die Lösung wird mit Essigsäure 98 % *R* zu 100,0 ml verdünnt.

Periodsäure *R* 1108900

$HIO_4 \cdot 2\,H_2O$ M_r 227,9
CAS Nr. 10450-60-9.

Kristalle; leicht löslich in Wasser, löslich in Ethanol.

Smp: Etwa 122 °C.

Petroläther *R* 1063100

CAS Nr. 8032-32-4.

Klare, farblose, entflammbare, nicht fluoreszierende Flüssigkeit; praktisch unlöslich in Wasser, mischbar mit Ethanol.

d_{20}^{20}: 0,661 bis 0,664.

Destillationsbereich (2.2.11): 50 bis 70 °C.

Petroläther *R* 1 1063101

Entspricht Petroläther *R* mit den folgenden Änderungen:

d_{20}^{20}: 0,630 bis 0,656.

Destillationsbereich (2.2.11): 40 bis 60 °C.

Die Substanz darf sich bei 0 °C nicht trüben.

Petroläther *R* 2 1063102

Entspricht Petroläther *R* mit den folgenden Änderungen:

d_{20}^{20}: 0,620 bis 0,630.

Destillationsbereich (2.2.11): 30 bis 40 °C.

Die Substanz darf sich bei 0 °C nicht trüben.

Petroläther *R* 3 1063103

Petroläther 40 bis 80 °C.

Entspricht Petroläther *R* mit folgenden Änderungen:

d_{20}^{20}: 0,659 bis 0,671.

Destillationsbereich (2.2.11): 40 bis 80 °C.

Phenanthren *R* 1063200

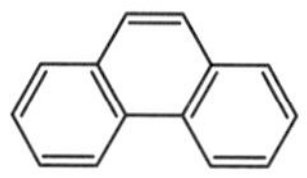

$C_{14}H_{10}$ M_r 178,2
CAS Nr. 85-01-8.

Weiße Kristalle; praktisch unlöslich in Wasser, leicht löslich in Ether, wenig löslich in Ethanol.

Smp: Etwa 100 °C.

Phenanthrolinhydrochlorid *R* 1063300

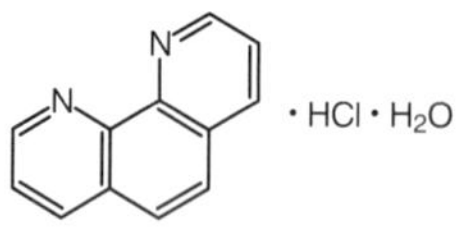

$C_{12}H_9ClN_2 \cdot H_2O$ M_r 234,7
CAS Nr. 3829-86-5.
1,10-Phenanthrolin-hydrochlorid, Monohydrat.

Weißes bis fast weißes, kristallines Pulver; leicht löslich in Wasser, löslich in Ethanol.

Smp: Etwa 215 °C, unter Zersetzung.

Phenazon *R* 1063400

CAS Nr. 60-80-0.

Muß der Monographie **Phenazon (Phenazonum)** entsprechen.

Phenol *R* 1063500

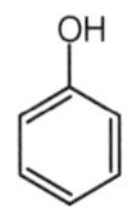

CAS Nr. 108-95-2.

Muß der Monographie **Phenol (Phenolum)** entsprechen.

Phenolphthalein *R* 1063700

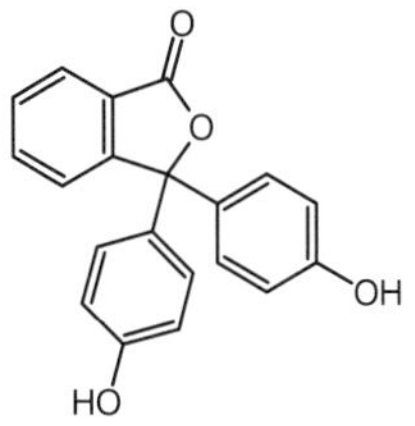

$C_{20}H_{14}O_4$ M_r 318,3
CAS Nr. 77-09-8.
3,3-Bis(4-hydroxyphenyl)phthalid.

Weißes bis gelbliches Pulver; praktisch unlöslich in Wasser, löslich in Ethanol.

Phenolphthalein-Lösung *R* 1063702

0,1 g Phenolphthalein *R* werden in 80 ml Ethanol 96 % *R* gelöst. Die Lösung wird mit Wasser *R* zu 100 ml verdünnt.

Empfindlichkeitsprüfung: Eine Mischung von 0,1 ml der Phenolphthalein-Lösung und 100 ml kohlendioxidfreiem Wasser *R* muß farblos sein. Bis zum Farbumschlag nach Rosa dürfen höchstens 0,2 ml Natriumhydroxid-Lösung (0,02 mol · l^{-1}) verbraucht werden.

Umschlagsbereich: *p*H-Wert 8,2 (farblos) bis 10,0 (rot).

Phenolphthalein-Lösung *R* 1 1063703

Eine Lösung von Phenolphthalein *R* (10 g · l^{-1}) in Ethanol 96 % *R*.

Phenolrot *R* 1063600

CAS Nr. 143-74-8.

Muß der Monographie **Phenolsulfonphthalein (Phenolsulfonphthaleinum)** entsprechen.

Phenolrot-Lösung *R* 1063601

0,1 g Phenolrot *R* werden in 2,82 ml Natriumhydroxid-Lösung (0,1 mol · l^{-1}) und 20 ml Ethanol 96 % *R* gelöst. Die Lösung wird mit Wasser *R* zu 100 ml verdünnt.

Empfindlichkeitsprüfung: Eine Mischung von 0,1 ml der Phenolrot-Lösung und 100 ml kohlendioxidfreiem Wasser *R* muß gelb gefärbt sein. Bis zum Farbumschlag nach Rotviolett dürfen höchstens 0,1 ml Natriumhydroxid-Lösung (0,02 mol · l^{-1}) verbraucht werden.

Umschlagsbereich: *p*H-Wert 6,8 (gelb) bis 8,4 (rotviolett).

Phenolrot-Lösung *R* 2 1063603

Lösung I: 33 mg Phenolrot *R* werden in 1,5 ml verdünnter Natriumhydroxid-Lösung *R* gelöst. Die Lösung wird mit Wasser *R* zu 100 ml verdünnt.

Lösung II: 25 mg Ammoniumsulfat *R* werden in 235 ml Wasser *R* gelöst. Die Lösung wird mit 105 ml verdünnter Natriumhydroxid-Lösung *R* und 135 ml verdünnter Essigsäure *R* versetzt.

25 ml Lösung I werden der Lösung II zugesetzt. Falls erforderlich, wird der *p*H-Wert (2.2.3) der Mischung auf 4,7 eingestellt.

Phenolrot-Lösung *R* 3 1063604

Lösung I: 33 mg Phenolrot *R* werden in 1,5 ml verdünnter Natriumhydroxid-Lösung *R* gelöst. Die Lösung wird mit Wasser *R* zu 50 ml verdünnt.

Lösung II: 50 mg Ammoniumsulfat *R* werden in 235 ml Wasser *R* gelöst. Die Lösung wird mit 105 ml verdünnter Natriumhydroxid-Lösung *R* und 135 ml verdünnter Essigsäure *R* versetzt.

25 ml Lösung I werden der Lösung II zugesetzt. Falls erforderlich, wird der *p*H-Wert (2.2.3) der Mischung auf 4,7 eingestellt.

Phenoxybenzaminhydrochlorid *R* 1063900

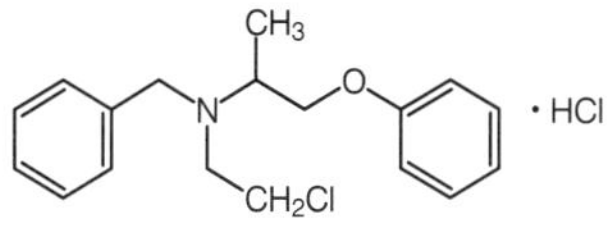

$C_{18}H_{23}Cl_2NO$ M_r 340,3
N-(2-Chlorethyl)-*N*-(1-methyl-2-phenoxyethyl)benzylamin-hydrochlorid.
Mindestens 97,0 und höchstens 103,0 Prozent $C_{18}H_{23}Cl_2NO$, berechnet auf die getrocknete Substanz.

Weißes bis fast weißes, kristallines Pulver; wenig löslich in Wasser, leicht löslich in Ethanol.

Smp: Etwa 138 °C.

Trocknungsverlust (2.2.32): Höchstens 0,5 Prozent, durch 24 h langes Trocknen über Phosphor(V)-oxid *R* unterhalb 670 Pa bestimmt.

Gehaltsbestimmung: 0,500 g Substanz werden in 50,0 ml ethanolfreiem Chloroform *R* gelöst. Die Lösung wird dreimal mit je 20 ml Salzsäure (0,01 mol · l^{-1}) ausgeschüttelt. Die sauren Lösungen werden verworfen. Die Chloroformschicht wird durch Watte filtriert. 5,0 ml des Filtrats werden mit ethanolfreiem Chloroform *R* zu 500,0 ml verdünnt. Die Absorption wird im Maximum bei 272 nm in einer geschlossenen Küvette gemessen.

Der Gehalt an $C_{18}H_{23}Cl_2NO$ wird mit Hilfe der spezifischen Absorption berechnet ($A_{1\,cm}^{1\,\%}$ = 56,3).

Vor Licht geschützt zu lagern.

Weißes, kristallines Pulver oder weiße bis schwach gefärbte Kristalle, an der Luft rötlich werdend; leicht löslich in Wasser, schwer löslich in Ethanol und Ether.

Phenoxyessigsäure *R* 1063800

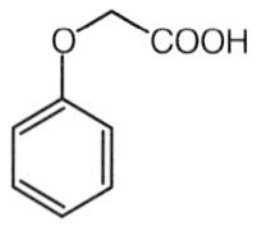

$C_8H_8O_3$ M_r 152,1
CAS Nr. 122-59-8.

Fast weiße Kristalle; wenig löslich in Wasser, leicht löslich in Ethanol, Ether und Essigsäure 98 %.

Smp: Etwa 98 °C.

Dünnschichtchromatographie: Wird die Substanz unter den Bedingungen, wie in der Monographie **Phenoxymethylpenicillin (Phenoxymethylpenicillinum)** angegeben, geprüft, darf das Chromatogramm nur einen Hauptfleck zeigen.

Phenoxyethanol *R* 1064000

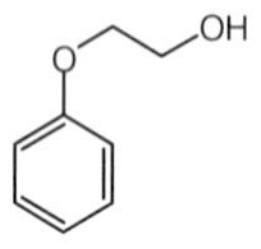

$C_8H_{10}O_2$ M_r 138,2
CAS Nr. 122-99-6.
2-Phenoxyethanol.

Klare, farblose, ölige Flüssigkeit; schwer löslich in Wasser, leicht löslich in Ethanol und Ether.

d_{20}^{20}: Etwa 1,11.

n_D^{20}: Etwa 1,537.

Erstarrungstemperatur (2.2.18): Mindestens 12 °C.

Phenylalanin *R* 1064100

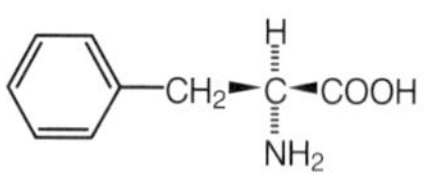

CAS Nr. 63-91-2.

Muß der Monographie **Phenylalanin (Phenylalaninum)** entsprechen.

p*-Phenylendiamindihydrochlorid *R 1064200

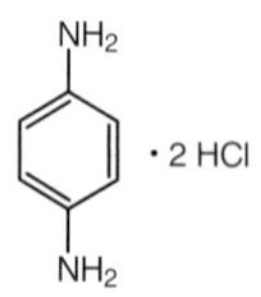

$C_6H_{10}Cl_2N_2$ M_r 181,1
CAS Nr. 615-28-1.
Benzol-1,4-diylbis(azan)-dihydrochlorid.

Phenylglycin *R* 1064300

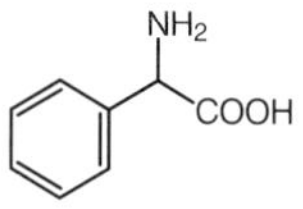

$C_8H_9NO_2$ M_r 151,2
CAS Nr. 2835-06-5.
(*RS*)-2-Amino-2-phenylessigsäure.

Phenylhydrazinhydrochlorid *R* 1064500

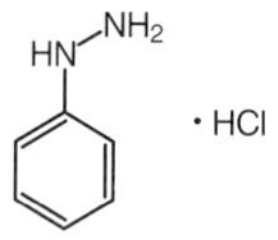

$C_6H_9ClN_2$ M_r 144,6
CAS Nr. 59-88-1.

Weißes bis fast weißes, kristallines Pulver, das sich an der Luft bräunlich färbt; löslich in Wasser und Ethanol.

Smp: Etwa 245 °C, unter Zersetzung.

Vor Licht geschützt zu lagern.

Phenylhydrazinhydrochlorid-Lösung *R* 1064501

0,9 g Phenylhydrazinhydrochlorid *R* werden in 50 ml Wasser *R* gelöst. Die Lösung wird mit Aktivkohle *R* entfärbt und filtriert. Das Filtrat wird nach Zusatz von 30 ml Salzsäure *R* mit Wasser *R* zu 250 ml verdünnt.

Phenylhydrazin-Schwefelsäure *R* 1064502

65 mg Phenylhydrazinhydrochlorid *R*, zuvor aus Ethanol 85 % *R* umkristallisiert, werden in einer Mischung von 80 Volumteilen Wasser *R* und 170 Volumteilen Schwefelsäure *R* gelöst. Die Lösung wird mit der Schwefelsäure-Wasser-Mischung zu 100 ml verdünnt.

Bei Bedarf frisch herzustellen.

Phloroglucin *R* 1064600

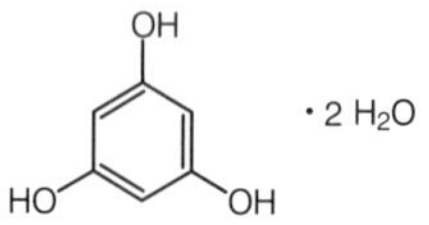

$C_6H_6O_3 \cdot 2\,H_2O$ M_r 162,1
CAS Nr. 6099-90-7.
1,3,5-Benzoltriol, Dihydrat

Weiße bis gelbliche Kristalle; schwer löslich in Wasser, löslich in Ethanol.

Smp: Etwa 223 °C (Sofortschmelzpunkt).

Phloroglucin-Lösung *R* 1064601

1 ml einer Lösung von Phloroglucin *R* (100 g · l^{-1}) in Ethanol 96 % *R* wird mit 9 ml Salzsäure *R* versetzt.

Vor Licht geschützt zu lagern.

Phospholipid *R* 1064800

Hirn vom Rind wird gewaschen, von Haut und Blutgefäßen befreit und in einem geeigneten Gerät homogenisiert. Das Volumen (*V*) von 1000 bis 1300 g dieser Substanz wird bestimmt. Sie wird 3mal mit je dem 4fachen Volumen Aceton *R* extrahiert. Nach dem Abfiltrieren im Vakuum wird der Rückstand 18 h lang bei 37 °C getrocknet. Der Rückstand wird 2mal mit je 2 *V* ml einer Mischung von 2 Volumenteilen Petroläther *R* 2 und 3 Volumenteilen Petroläther *R* 1 extrahiert. Jeder Auszug wird durch ein Papierfilter filtriert, das mit dem Lösungsmittelgemisch befeuchtet ist. Die vereinigten Auszüge werden bei 45 °C bei einem 670 Pa nicht überschreitenden Druck zur Trockne eingedampft. Der Rückstand wird in 0,2 *V* ml Ether *R* gelöst und die Lösung bei 4 °C stehengelassen, bis ein Niederschlag entsteht. Nach Zentrifugieren wird die klare, überstehende Flüssigkeit im Vakuum bis auf ein Volumen von 100 ml je Kilogramm ursprünglich eingewogener Substanz eingeengt. Die Lösung wird bei 4 °C stehengelassen (12 bis 24 h), bis ein Niederschlag entsteht. Nach dem Zentrifugieren wird die klare, überstehende Flüssigkeit mit der 5fachen Menge ihres Volumens an Aceton *R* versetzt, erneut zentrifugiert und die überstehende Flüssigkeit verworfen. Der Niederschlag wird getrocknet.

Im Vakuum, im Exsikkator, vor Licht geschützt zu lagern.

Phosphor(V)-oxid *R* 1032900

P_2O_5 M_r 141,9

CAS Nr. 1314-56-3.

Weißes, amorphes, zerfließendes Pulver. Die Substanz hydratisiert mit Wasser unter Wärmeentwicklung.

Dicht verschlossen zu lagern.

Phosphorsäure 85 % *R* 1065100

CAS Nr. 7664-38-2.

Muß der Monographie **Phosphorsäure 85 % (Acidum phosphoricum concentratum)** entsprechen.

Phosphorsäure 10 % *R* 1065101

Muß der Monographie **Phosphorsäure 10 % (Acidum phosphoricum dilutum)** entsprechen.

Phthalaldehyd *R* 1065300

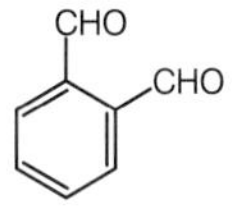

$C_8H_6O_2$ M_r 134,1

CAS Nr. 643-79-8.

Gelbes, kristallines Pulver.

Smp: Etwa 55 °C.

Vor Licht und Luft geschützt zu lagern.

Phthalaldehyd-Reagenz *R* 1065301

2,47 g Borsäure *R* werden in 75 ml Wasser *R* gelöst. Der *p*H-Wert der Lösung wird mit Hilfe einer Lösung von Kaliumhydroxid *R* (450 g · l^{-1}) auf 10,4 eingestellt und die Lösung mit Wasser *R* zu 100 ml verdünnt. 1,0 g Phthalaldehyd *R* wird in 5 ml Methanol *R* gelöst. Die Lösung wird mit 95 ml der Borsäure-Lösung und 2 ml Thioglycolsäure *R* versetzt und mit Hilfe einer Lösung von Kaliumhydroxid *R* (450 g · l^{-1}) auf einen *p*H-Wert von 10,4 eingestellt.

Vor Licht geschützt zu lagern und innerhalb von 3 Tagen zu verwenden.

Phthalazin *R* 1065400

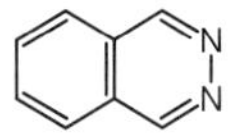

$C_8H_6N_2$ M_r 130,1

CAS Nr. 253-52-1.

Schwach gelb gefärbte Kristalle; leicht löslich in Wasser, löslich in wasserfreiem Ethanol, Ethylacetat und Methanol, wenig löslich in Ether.

Smp: 89 bis 92 °C.

Phthaleinpurpur *R* 1065500

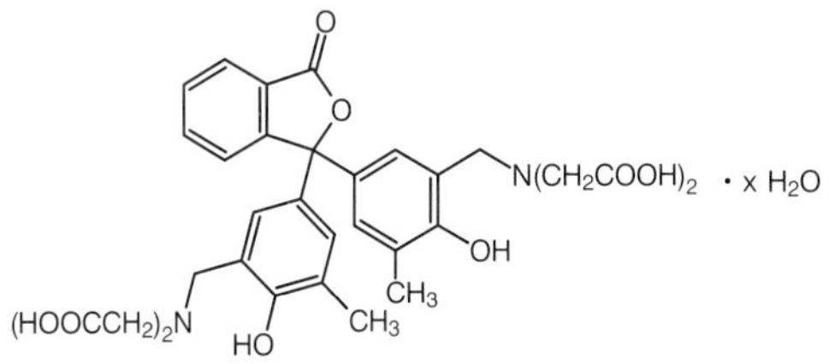

$C_{32}H_{32}N_2O_{12} \cdot x\ H_2O$ M_r 637 für die wasserfreie Substanz

CAS Nr. 2411-89-4.

N,N'-[3,3'-(Phthalidyliden)bis(6-hydroxy-5-methylbenzyl)]bis(iminodiessigsäure), Hydrat.

Gelblichweißes bis bräunliches Pulver; praktisch unlöslich in Wasser, löslich in Ethanol.

Die Substanz ist auch als Natriumsalz erhältlich: gelblichweißes bis rosafarbenes Pulver; löslich in Wasser, praktisch unlöslich in Ethanol.

Empfindlichkeitsprüfung: 10 mg Substanz werden nach Lösen in 1 ml konzentrierter Ammoniak-Lösung *R* mit

Wasser *R* zu 100 ml verdünnt. 5 ml der Lösung werden mit 95 ml Wasser *R*, 4 ml konzentrierter Ammoniak-Lösung *R*, 50 ml Ethanol 96 % *R* und 0,1 ml Bariumchlorid-Lösung (0,1 mol · l^{-1}) versetzt. Die Lösung muß blauviolett gefärbt sein. Nach Zusatz von 0,15 ml Natriumedetat-Lösung (0,1 mol · l^{-1}) muß sich die Lösung entfärben.

Phthalsäure *R* 1065600

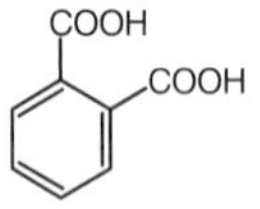

$C_8H_6O_4$ M_r 166,1
CAS Nr. 88-99-3.

Weißes, kristallines Pulver; löslich in heißem Wasser und Ethanol.

Phthalsäureanhydrid *R* 1065700

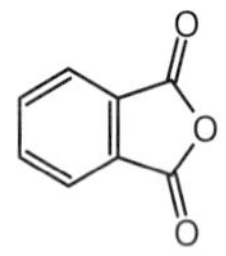

$C_8H_4O_3$ M_r 148,1
CAS Nr. 85-44-9.
1,3-Isobenzofurandion.
Mindestens 99,0 Prozent $C_8H_4O_3$.

Weiße Schuppen.

Smp: 130 bis 132 °C.

Gehalt: 2,000 g Substanz werden in 100 ml Wasser *R* gelöst und 30 min lang zum Rückfluß erhitzt. Nach dem Abkühlen wird mit Natriumhydroxid-Lösung (1 mol · l^{-1}) unter Zusatz von Phenolphthalein-Lösung *R* titriert.

1 ml Natriumhydroxid-Lösung (1 mol · l^{-1}) entspricht 74,05 mg $C_8H_4O_3$.

Phthalsäureanhydrid-Lösung *R* 1065701

42 g Phthalsäureanhydrid *R* werden in 300 ml wasserfreiem Pyridin *R* gelöst und 16 h lang stehengelassen.

Vor Licht geschützt zu lagern und innerhalb einer Woche zu verwenden.

Pikrinsäure *R* 1065800

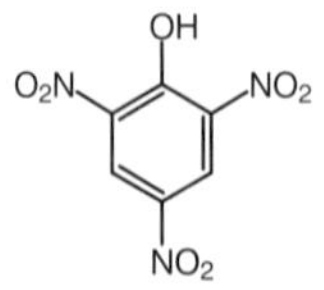

$C_6H_3N_3O_7$ M_r 229,1
CAS Nr. 88-89-1.
2,4,6-Trinitrophenol.

Gelbe Kristalle oder Prismen; löslich in Wasser und Ethanol.

Mit Wasser *R* befeuchtet zu lagern.

Pikrinsäure-Lösung *R* 1065801

Eine Lösung von Pikrinsäure *R* (10 g · l^{-1}).

Pikrinsäure-Lösung *R* 1 1065802

100 ml einer gesättigten Lösung von Pikrinsäure *R* werden mit 0,25 ml konzentrierter Natriumhydroxid-Lösung *R* versetzt.

β-Pinen *R* 1109000

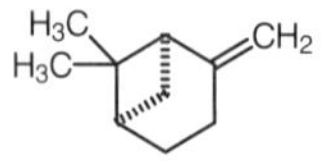

$C_{10}H_{16}$ M_r 136,2
CAS Nr. 19902-08-0.
6,6-Dimethyl-2-methylenbicyclo[3.1.1]heptan.

Farblose, ölige Flüssigkeit mit terpentinähnlichem Geruch; praktisch unlöslich in Wasser, mischbar mit Ethanol und Ether.

d_{20}^{20}: Etwa 0,867.

n_D^{20}: Etwa 1,474.

Sdp: 155 bis 156 °C.

Wird die Substanz in der Gaschromatographie verwendet, muß sie zusätzlich folgender Anforderung entsprechen:

Gehaltsbestimmung: Die Bestimmung erfolgt mit Hilfe der Gaschromatographie (2.2.28) wie in der Monographie **Bitterorangenblütenöl (Aurantii amari floris aetheroleum)** beschrieben.

Untersuchungslösung: Die Substanz.

Die Fläche des Hauptpeaks muß mindestens 99,0 Prozent der Summe aller Peakflächen betragen.

Piperazin-Hexahydrat *R* 1065900

CAS Nr. 142-63-2.

Muß der Monographie **Piperazin-Hexahydrat (Piperazinum hydricum)** entsprechen.

Piperidin *R* 1066000

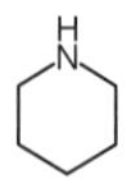

$C_5H_{11}N$ M_r 85,2
CAS Nr. 110-89-4.

Farblose bis schwach gelbliche, alkalisch reagierende Flüssigkeit; mischbar mit Wasser, Chloroform, Ethanol, Ether und Petroläther.

Sdp: Etwa 106 °C.

Plasma, blutplättchenarmes *R* 1066100

45 ml Blut vom Menschen werden mit einer 50-ml-Plastikspritze entnommen, die 5 ml einer sterilen Lösung von Natriumcitrat *R* (38 g · l^{-1}) enthält. Sofort wird 30 min lang bei 4 °C zentrifugiert (1550 *g*). Mit Hilfe einer Plastikspritze werden zwei Drittel des überstehenden Plasmas entnommen, das sofort 30 min lang bei 4 °C zentrifugiert wird (3500 *g*). Zwei Drittel der überstehenden Flüssigkeit werden entnommen und schnell in geeigneten Mengen in Plastikröhrchen bei –40 °C oder tiefer eingefroren.

Bei der Herstellung sind Geräte aus Kunststoff zu verwenden oder Glas, das mit Silicon behandelt ist.

Plasma vom Kaninchen *R* 1020900

Mit Hilfe einer Kunststoffspritze mit Kanüle Nr. 1 wird durch intrakardiale Punktur einem Kaninchen, dem 12 h lang die Nahrung entzogen wurde, Blut entnommen. Die Spritze enthält ein geeignetes Volumen einer Lösung von Natriumcitrat *R* (38 g · l^{-1}), so daß das Verhältnis zwischen Natriumcitrat-Lösung und Blut 1 zu 9 beträgt. Durch 30 min langes Zentrifugieren bei 15 bis 20 °C mit 1500 bis 1800 *g* wird das Plasma abgetrennt. Das Plasma muß innerhalb von 4 h nach Herstellung verwendet werden und ist bei 0 bis 6 °C zu lagern.

Plasmasubstrat *R* 1066200

Das Plasma von Blut vom Menschen oder vom Rind, das in einem Neuntel seines Volumens einer Lösung von Natriumcitrat *R* (38 g · l^{-1}) oder in zwei Siebteln seines Volumens einer Lösung, die Natriummonohydrogencitrat *R* (20 g · l^{-1}) und Glucose *R* (25 g · l^{-1}) enthält, aufgefangen wurde, wird abgetrennt. Im ersten Falle sollte das Plasmasubstrat am Tage der Blutentnahme hergestellt werden, im zweiten Falle kann es bis zu 2 Tage nach der Blutentnahme hergestellt werden.

Bei –20 °C zu lagern.

Plasmasubstrat *R* 1 1066201

Zur Blutentnahme und zur Behandlung des Blutes sind wasserabstoßende Geräte zu verwenden, die entweder aus geeignetem Kunststoff bestehen oder aus Glas, das mit Silicon behandelt ist.

Ein geeignetes Volumen Blut von einer angemessenen Anzahl an Schafen wird gesammelt, wobei das Blut entweder dem lebenden Tier oder dem eben geschlachteten Tier entnommen wird. Ein Volumen von 285 ml Blut (das zu 15 ml Stabilisatorlösung für Blutkonserven gegeben wird) wird als geeignet angesehen; kleinere Volummengen können auch entnommen werden. Unabhängig von der Volummenge sollten mindestens 5 Schafe verwendet werden. Dabei ist eine Nadel zu verwenden, die mit einer geeigneten Kanüle verbunden ist, und die so lang ist, daß sie bis auf den Boden des Behältnisses zur Blutentnahme reicht. Die ersten Milliliter Blut werden verworfen, und nur Blut, das frei ausfließt, wird verwendet. Das Blut wird in einer geeigneten Menge Stabilisatorlösung für Blutkonserven gesammelt, die 8,7 g Natriumcitrat *R* und 4 mg Aprotinin *R* je 100 ml Wasser enthält, wobei das Verhältnis Blut zu Stabilisatorlösung 19 zu 1 beträgt. Während und unmittelbar nach der Blutentnahme wird das Behältnis schwach geschwenkt, um ein gleichmäßiges Mischen des Blutes zu erhalten; eine Schaumbildung darf dabei nicht auftreten. Ist die Blutentnahme beendet, wird das Behältnis verschlossen und auf 10 bis 15 °C abgekühlt. Das so abgekühlte Blut aller Behältnisse wird vereinigt, mit Ausnahme des Blutes, das eine offensichtliche Hämolyse zeigt oder das geronnenes Blut enthält. Das vereinigte Blut wird bei 10 bis 15 °C gelagert.

So bald wie möglich und auf jeden Fall innerhalb von 4 h nach der Blutentnahme wird das vereinigte Blut 30 min lang bei 10 bis 15 °C bei 1000 bis 2000 *g* zentrifugiert. Die überstehende Flüssigkeit wird abgetrennt und 30 min lang bei 5000 *g* zentrifugiert. Ein schnelleres Zentrifugieren zum Klären des Plasmas ist auch möglich, z.B. 30 min lang bei 20000 *g*, doch darf nicht filtriert werden. Die überstehende Flüssigkeit wird abgetrennt und sofort gut durchgemischt. Das Plasmasubstrat wird in kleine, mit Stopfen verschließbare Behältnisse solcher Größe gegeben, daß die Menge für eine Wertbestimmung von Heparin ausreichend ist (z.B. 10 bis 30 ml). Diese Behältnisse werden sofort auf eine Temperatur von weniger als –70 °C, z.B. durch Eintauchen in flüssigen Stickstoff, abgekühlt und bei einer Temperatur von weniger als –30 °C gelagert.

Das Plasma ist zur Verwendung als Plasmasubstrat bei der Wertbestimmung von Heparin geeignet, wenn es unter den Prüfungsbedingungen eine der verwendeten Nachweismethode angemessene Gerinnungszeit hat und sich eine reproduzierbare, steile lg-Dosis-Wirkungs-Kurve erstellen läßt.

Zum Gebrauch wird ein Teil des Plasmasubstrats in einem Wasserbad bei 37 °C aufgetaut, wobei das Behältnis bis zum vollständigen Auftauen leicht geschwenkt wird. Ein einmal aufgetautes Substrat sollte bei 10 bis 20 °C gehalten und sofort verwendet werden. Falls erforderlich kann das aufgetaute Plasmasubstrat schwach zentrifugiert werden; es sollte aber nicht filtriert werden.

Plasmasubstrat *R* 2 1066202

Das Plasma wird aus menschlichem Blut abgetrennt, das in einem Neuntel seines Volumens einer Lösung von Natriumcitrat *R* (38 g · l^{-1}) aufgefangen wurde und das weniger als 1 Prozent der normalen Menge an Faktor IX enthält.

In kleinen Mengen, in Plastikröhrchen bei –30 °C oder tieferer Temperatur zu lagern.

Plasmasubstrat, Faktor-V-freies *R* 1066300

Vorzugsweise ist ein Plasma von Individuen zu verwenden, die einen ererbten Mangel an Faktor V aufweisen, oder es wird wie folgt hergestellt: Das Plasma wird von Blut vom Menschen abgetrennt, das in einem Zehntel seines Volumens in einer Lösung von Natriumoxalat *R* (13,4 g · l^{-1}) aufgefangen wurde. 24 bis 36 h lang wird bei 37 °C inkubiert. Die Koagulationszeit, wie unter

Reagenzien

„Koagulationsfaktor-V-Lösung *R*“ bestimmt, sollte zwischen 70 und 100 s liegen. Beträgt die Koagulationszeit weniger als 70 s, wird erneut 12 bis 24 h lang inkubiert.

In kleinen Mengen, bei –20 °C oder tieferer Temperatur zu lagern.

Plasminogen vom Menschen *R* 1109100

CAS Nr. 9001-91-6.

Eine im Blut befindliche Substanz, die zu Plasmin aktiviert werden kann, einem Enzym, das Fibrin in Blutgerinnseln lysiert.

Poly[(cyanopropyl)methylphenylmethyl]siloxan *R* 1066500

Enthält 25 Prozent Cyanopropyl-Gruppen, 25 Prozent Phenyl-Gruppen und 50 Prozent Methyl-Gruppen (mittlere relative Molekülmasse: 8000); sehr viskose Flüssigkeit (etwa 9000 mPa · s).

d_{25}^{25}: Etwa 1,10.

n_D^{25}: Etwa 1,502.

Poly[(cyanopropyl)(phenyl)][dimethyl]siloxan *R* 1114800

Stationäre Phase für die Gaschromatographie.

Enthält 6 Prozent (Cyanopropyl)(phenyl)-Gruppen und 94 Prozent Dimethyl-Gruppen.

Poly(cyanopropyl)(phenylmethyl)siloxan *R* 1066600

Enthält 90 Prozent 3-Cyanopropyl-Gruppen und 10 Prozent Phenylmethyl-Gruppen.

Stationäre Phase für die Gaschromatographie.

Poly[cyanopropyl(7)phenyl(7)methyl(86)]siloxan *R* 1109200

Polysiloxan, das 7 Prozent Cyanopropyl-Gruppen, 7 Prozent Phenyl-Gruppen und 86 Prozent Methyl-Gruppen enthält.

Stationäre Phase zur Gaschromatographie.

Poly(cyanopropyl)siloxan *R* 1066700

Enthält 100 Prozent Cyanopropyl-Gruppen.

Poly(*O*-2-diethylaminoethyl)agarose zur Ionenaustauschchromatographie *R* 1002100

CAS Nr. 57407-08-6.

Quervernetzte Agarose, die mit Diethylaminoethyl-Gruppen substituiert ist, in Form von Kügelchen.

Polydimethylsiloxan *R* 1066800

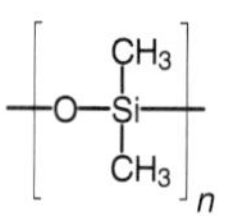

Poly[oxy(dimethylsilandiyl)]; Syn. Dimeticon.

Farbloses, siliciumorganisches Polymer mit der Konsistenz eines halbflüssigen, farblosen Gummis.

Das IR-Spektrum (2.2.24) der Substanz, als Film zwischen Natriumchlorid-Platten aufgenommen, falls erforderlich nach Dispersion in einigen Tropfen Tetrachlorkohlenstoff *R*, darf bei 3053 cm^{-1} keine Absorption zeigen (Vinyl-Gruppen).

Grenzviskositätszahl: Etwa 115 ml je Gramm Substanz, bestimmt nach der folgenden Methode:

Je 1,5 g, 1,0 g und 0,3 g Substanz werden in 100-ml-Meßkolben auf 0,1 mg genau eingewogen. Nach Zusatz von je 40 bis 50 ml Toluol *R* wird bis zur vollständigen Lösung geschüttelt und mit dem gleichen Lösungsmittel zu je 100,0 ml verdünnt. Die Viskosität (2.2.9) jeder Lösung wird bestimmt. Unter gleichen Bedingungen wird die Viskosität von Toluol *R* ermittelt.

Die Konzentration jeder Lösung wird auf die Hälfte reduziert, indem gleiche Volumteile der ursprünglichen Lösung und Toluol *R* gemischt werden.

Die Viskosität der verdünnten Lösungen wird bestimmt. Hierbei bedeuten:

c = Konzentration der Substanz in Gramm je 100 ml;
t_1 = Ausflußzeit der zu untersuchenden Lösung;
t_2 = Ausflußzeit von Toluol
η_1 = Viskosität der zu untersuchenden Lösung in Millipascal je Sekunde
η_2 = Viskosität von Toluol in Millipascal je Sekunde
d_1 = Relative Dichte der zu untersuchenden Lösung;
d_2 = Relative Dichte von Toluol.

Als Dichte werden die folgenden Werte verwendet:

Konzentration in Gramm/100 ml	Relative Dichte (d_1)
0 – 0,5	1,000
0,5 – 1,25	1,001
1,25 – 2,20	1,002
2,20 – 2,75	1,003
2,75 – 3,20	1,004
3,20 – 3,75	1,005
3,75 – 4,50	1,006

Die spezifische Viskosität errechnet sich aus der Formel:

$$\eta_{sp.} = \frac{\eta_1 - \eta_2}{\eta_2} = \frac{t_1 d_1}{t_2 d_2} - 1$$

Die Viskositätszahl errechnet sich aus der Formel:

$$\eta_{red.} = \frac{\eta_{sp.}}{c}$$

Die Grenzviskositätszahl (η) wird durch Extrapolieren der vorhergehenden Gleichung $c = 0$ erhalten. Hierzu wird die Kurve

$$\frac{\eta_{sp.}}{c} \text{ oder } \lg\frac{\eta_{sp.}}{c}$$

als Funktion von c gezeichnet. Die Extrapolation $c = 0$ ergibt η.

Die Grenzviskositätszahl wird in Milliliter je Gramm Substanz ausgedrückt. Hierzu muß der erhaltene Wert mit 100 multipliziert werden.

Trocknungsverlust (2.2.32): Höchstens 2,0 Prozent, mit 1,000 g Substanz durch 15 min langes Trocknen im Vakuum bei 350 °C bestimmt. Höchstens 0,8 Prozent, mit 2,000 g Substanz durch 2 h langes Trocknen bei 200 °C bestimmt.

Polyetherhydroxidgel zur Chromatographie *R* 1067000

Gel mit einer kleinen Teilchengröße, das eine hydrophile Oberfläche mit Hydroxyl-Gruppen besitzt. Das Gel hat eine Ausschlußgrenze für Dextrane mit einer relativen Molekülmasse zwischen $2 \cdot 10^5$ und $2{,}5 \cdot 10^6$.

Poly[methyl(50)phenyl(50)]siloxan *R* 1067900

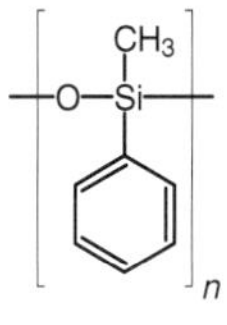

Poly[oxy(methylphenylsilandiyl)].

Enthält 50 Prozent Phenyl-Gruppen und 50 Prozent Methyl-Gruppen (mittlere relative Molekülmasse: 4000); sehr viskose Flüssigkeit (etwa 1300 mPa · s).

Stationäre Phase für die Gaschromatographie.

d_{25}^{25}: Etwa 1,09.

n_{D}^{25}: Etwa 1,540.

Poly[methyl(95)phenyl(5)]siloxan *R* 1068000

Enthält 95 Prozent Methyl-Gruppen und 5 Prozent Phenyl-Gruppen.

Stationäre Phase für die Gaschromatographie. DB-5, SE 52.

Poly[methyl(94)phenyl(5)vinyl(1)]siloxan *R* 1068100

Enthält 94 Prozent Methyl-Gruppen 5 Prozent Phenyl-Gruppen und 1 Prozent Vinyl-Gruppen.

Stationäre Phase für die Gaschromatographie. SE 54.

Polyphosphorsäure *R* 1053000

$(HPO_3)_n$
CAS Nr. 37267-86-0.

Stücke oder Stäbchen mit einem gewissen Anteil an Natriumpolyphosphat, glasartig und hygroskopisch; sehr leicht löslich in Wasser.

Nitrat: 1,0 g Substanz wird mit 10 ml Wasser *R* zum Sieden erhitzt. Die Lösung wird abgekühlt, mit 1 ml Indigocarmin-Lösung *R* und 10 ml nitratfreier Schwefelsäure *R* versetzt und erneut zum Sieden erhitzt. Eine schwache Blaufärbung muß bestehenbleiben.

Reduzierende Substanzen: Höchstens 0,01 Prozent, berechnet als H_3PO_3. 35,0 g Substanz werden in 50 ml Wasser *R* gelöst. Die Lösung wird nach Zusatz von 5 ml einer Lösung von Schwefelsäure *R* (200 g · l^{-1}), 50 mg Kaliumbromid *R* und 5,0 ml Kaliumbromat-Lösung (0,02 mol · l^{-1}) 30 min lang im Wasserbad erhitzt. Nach dem Abkühlen werden 0,5 g Kaliumiodid *R* hinzugesetzt. Unter Zusatz von 1 ml Stärke-Lösung *R* wird das ausgeschiedene Iod mit Natriumthiosulfat-Lösung (0,01 mol · l^{-1}) titriert.

Ein Blindversuch wird durchgeführt.

1 ml Kaliumbromat-Lösung (0,02 mol · l^{-1}) entspricht 4,10 mg H_3PO_3.

Dicht verschlossen zu lagern.

Polysorbat 20 *R* 1068300

CAS Nr. 9005-64-5.

Muß der Monographie **Polysorbat 20 (Polysorbatum 20)** entsprechen.

Polysorbat 80 *R* 1068400

CAS Nr. 9005-65-6.

Muß der Monographie **Polysorbat 80 (Polysorbatum 80)** entsprechen.

Polystyrol 900-1000 *R* 1112000

CAS Nr. 9003-53-6.

Organische Referenzsubstanz zur Kalibrierung in der Gaschromatographie.

M_w: Etwa 950.

M_w/M_n: Etwa 1,10.

Povidon *R* 1068500

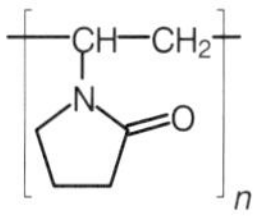

CAS Nr. 9003-39-8.

Muß der Monographie **Povidon (Povidonum)** entsprechen.

Procainhydrochlorid *R* 1109400

Muß der Monographie **Procainhydrochlorid (Procaini hydrochloridum)** entsprechen.

D-Prolyl-L-phenylalanyl-L-arginin(4-nitroanilid)-dihydrochlorid *R* 1072800

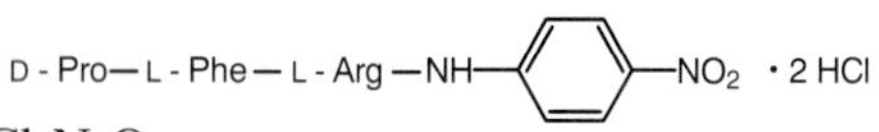

$C_{26}H_{36}Cl_2N_8O_5$ M_r 612

D-Prolyl-L-phenylalanyl-L-arginin(4-nitroanilid)-dihydrochlorid.

1-Propanol *R* 1072000

$H_3C—CH_2—CH_2OH$

C_3H_8O M_r 60,1

CAS Nr. 71-23-8.

Klare, farblose Flüssigkeit; mischbar mit Wasser und Ethanol.

d_{20}^{20}: 0,802 bis 0,806.

Sdp: etwa 97,2 °C.

Destillationsbereich (2.2.11): Mindestens 95 Prozent müssen zwischen 96 und 99 °C destillieren.

2-Propanol *R* 1072100

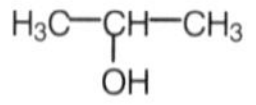

C_3H_8O M_r 60,1

CAS Nr. 67-63-0.

Isopropylalkohol.

Klare, farblose, entflammbare Flüssigkeit; mischbar mit Wasser und Ethanol.

d_{20}^{20}: Etwa 0,785.

Sdp: 81 bis 83 °C.

2-Propanol *R* 1 1072101

2-Propanol *R*, das folgenden zusätzlichen Prüfungen entspricht:

n_D^{20}: Etwa 1,378.

Wasser (2.5.12): Höchstens 0,05 Prozent, mit 10 g Substanz nach der Karl-Fischer-Methode bestimmt.

Die *Transmission* (2.2.25) der Substanz, gegen Wasser *R* gemessen, muß mindestens betragen:
25 Prozent bei 210 nm
55 Prozent bei 220 nm
75 Prozent bei 230 nm
95 Prozent bei 250 nm
98 Prozent bei 260 nm.

Propionaldehyd *R* 1072300

$H_3C—CH_2—CHO$

C_3H_6O M_r 58,1

CAS Nr. 123-38-6.

Propanal.

Flüssigkeit; leicht löslich in Wasser, mischbar mit Ethanol und Ether.

d_{20}^{20}: Etwa 0,81.

n_D^{20}: Etwa 1,365.

Smp: Etwa –81 °C.

Sdp: Etwa 49 °C.

Propionsäure *R* 1072400

$H_3C—CH_2—COOH$

$C_3H_6O_2$ M_r 74,1

CAS Nr. 79-09-4.

Ölige Flüssigkeit; löslich in Ethanol und Ether, mischbar mit Wasser.

d_{20}^{20}: Etwa 0,993.

n_D^{20}: Etwa 1,387.

Smp: Etwa –21 °C.

Sdp: Etwa 141 °C.

Propionsäureanhydrid *R* 1072500

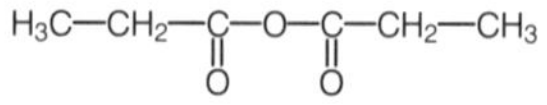

$C_6H_{10}O_3$ M_r 130,1

CAS Nr. 123-62-6.

Klare, farblose Flüssigkeit; löslich in Ethanol und Ether.

d_{20}^{20}: Etwa 1,01.

Sdp: Etwa 167 °C.

Propionsäureanhydrid-Reagenz *R* 1072501

1 g 4-Toluolsulfonsäure *R* wird in 30 ml Essigsäure 98 % *R* gelöst und die Lösung mit 5 ml Propionsäureanhydrid *R* versetzt.

Das Reagenz ist erst nach 15 min zu verwenden und darf nur 24 h lang gelagert werden.

Propylacetat *R* 1072600

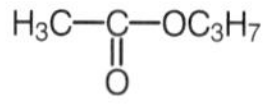

$C_5H_{10}O_2$ M_r 102,1

CAS Nr. 109-60-4.

Smp: Etwa –95 °C.

Sdp: Etwa 102 °C.

d_{20}^{20}: Etwa 0,888.

Propylenglycol *R* 1072900

CAS Nr. 57-55-6.

Muß der Monographie **Propylenglycol (Propylenglycolum)** entsprechen.

Propyl-4-hydroxybenzoat *R* 1072700

CAS Nr. 94-13-3.

Muß der Monographie **Propyl-4-hydroxybenzoat (Propylis parahydroxybenzoas)** entsprechen.

Protaminsulfat *R* 1073000

CAS Nr. 53597-25-4 (*Salmonidae*),
9007–31-2 (*Clupeidae*).

Muß der Monographie **Protaminsulfat (Protamini sulfas)** entsprechen.

Pulegon *R* 1073100

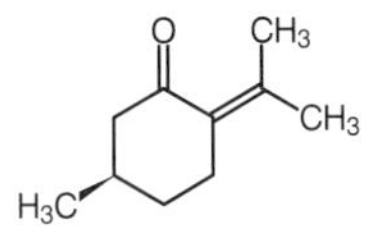

$C_{10}H_{16}O$ M_r 152,2
CAS Nr. 89-82-7.
(*R*)-2-Isopropyliden-5-methylcyclohexanon.

Ölige, farblose Flüssigkeit; praktisch unlöslich in Wasser, mischbar mit Ethanol und Ether.

d_{15}^{20}: Etwa 0,936.

n_D^{20}: 1,485 bis 1,489.

$[\alpha]_D^{20}$: +19,5 bis +22,5°.

Sdp: 222 bis 224 °C.

Wird die Substanz in der Gaschromatographie verwendet, muß sie zusätzlich folgender Anforderung entsprechen:

Gehaltsbestimmung: Die Bestimmung erfolgt mit Hilfe der Gaschromatographie (2.2.28), wie in der Monographie **Pfefferminzöl (Menthae piperitae aetheroleum)** beschrieben.

Untersuchungslösung: Die Substanz.

Die Fläche des Hauptpeaks muß mindestens 98,0 Prozent der Summe aller Peakflächen betragen.

Pyridin *R* 1073200

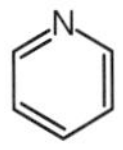

C_5H_5N M_r 79,1
CAS Nr. 110-86-1.

Klare, farblose, hygroskopische Flüssigkeit; mischbar mit Wasser und Ethanol.

Sdp: Etwa 115 °C.

Dicht verschlossen zu lagern.

Pyridin, wasserfreies *R* 1073300

Enthält höchstens 0,01 Prozent (*m/m*) Wasser, nach der Karl-Fischer-Methode (2.5.12) bestimmt.

Pyridin *R* wird über wasserfreiem Natriumcarbonat *R* getrocknet, abfiltriert und destilliert.

2-Pyridylamin *R* 1073400

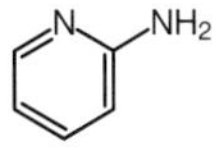

$C_5H_6N_2$ M_r 94,1
CAS Nr. 504-29-0.
2-Pyridylazan.

Große Kristalle; löslich in Wasser, Ethanol und Ether.

Smp: Etwa 58 °C.

Sdp: Etwa 210 °C.

Pyridylazonaphthol *R* 1073500

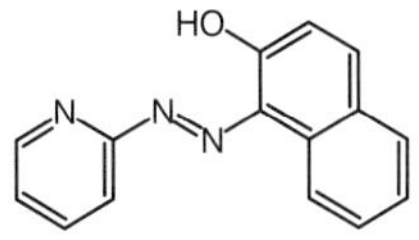

$C_{15}H_{11}N_3O$ M_r 249,3
CAS Nr. 85-85-8.
1-(2-Pyridylazo)-2-naphthol.

Ziegelrotes Pulver; praktisch unlöslich in Wasser, löslich in Ethanol, Methanol und heißen, verdünnten Alkalihydroxid-Lösungen.

Smp: Etwa 138 °C.

Pyridylazonaphthol-Lösung *R* 1073501

Eine Lösung von Pyridylazonaphthol *R* (1 g · l^{-1}) in wasserfreiem Ethanol *R*.

Empfindlichkeitsprüfung: 50 ml Wasser *R* werden mit 10 ml Acetat-Pufferlösung *p*H 4,4 *R*, 0,10 ml Natriumedetat-Lösung (0,02 mol · l^{-1}) und 0,25 ml der Pyridylazonaphthol-Lösung versetzt. Nach Zusatz von 0,15 ml einer Lösung von Kupfer(II)-sulfat *R* (5 g · l^{-1}) muß die Farbe der Lösung von Hellgelb nach Violett umschlagen.

Pyrogallol *R* 1073700

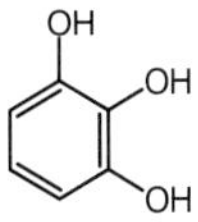

$C_6H_6O_3$ M_r 126,1
CAS Nr. 87-66-1.
1,2,3-Benzoltriol.

Weiße Kristalle, die an Licht und Luft bräunlich werden; sehr leicht löslich in Wasser, Ethanol und Ether, schwer löslich in Schwefelkohlenstoff. Wäßrige Lösungen und,

Reagenzien

noch schneller, alkalische Lösungen färben sich an der Luft durch Absorption von Sauerstoff braun.

Smp: Etwa 131 °C.

Vor Licht geschützt zu lagern.

Pyrogallol-Lösung, alkalische *R* 1073701

0,5 g Pyrogallol *R* werden in 2 ml kohlendioxidfreiem Wasser *R* gelöst. Getrennt werden 12 g Kaliumhydroxid *R* in 8 ml kohlendioxidfreiem Wasser *R* gelöst. Beide Lösungen werden vor Gebrauch gemischt.

Q

Quecksilber *R* 1052800

Hg A_r 200,6
CAS Nr. 7439-97-6.

Silberweiße Flüssigkeit, die sich beim Verreiben auf Papier in kleine Kügelchen zerteilt und keine metallische Spur zurückläßt.

d_{20}^{20}: Etwa 13,5.

Sdp: Etwa 357 °C.

Quecksilber(II)-acetat *R* 1052000

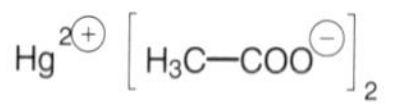

$C_4H_6HgO_4$ M_r 318,7
CAS Nr. 1600-27-7.

Weiße Kristalle; leicht löslich in Wasser, löslich in Ethanol.

Quecksilber(II)-acetat-Lösung *R* 1052001

3,19 g Quecksilber(II)-acetat *R* werden in wasserfreier Essigsäure *R* zu 100 ml gelöst. Falls erforderlich, wird die Lösung mit Hilfe von Perchlorsäure (0,1 mol · l^{-1}) unter Verwendung von 0,05 ml Kristallviolett-Lösung *R* neutralisiert.

Quecksilber(II)-bromid *R* 1052100

$HgBr_2$ M_r 360,4
CAS Nr. 7789-47-1.

Kristallines Pulver oder weiße bis gelblichweiße Kristalle; schwer löslich in Wasser, löslich in Ethanol.

Quecksilber(II)-bromid-Papier *R* 1052101

In eine rechteckige Schale wird eine Lösung von Quecksilber(II)-bromid *R* (50 g · l^{-1}) in wasserfreiem Ethanol *R* gefüllt und in die Lösung weißes, doppelt gefaltetes Filtrierpapier (15 mm × 200 mm), das 80 g · m^{-2} wiegt (Filtrationsgeschwindigkeit: Filtrationszeit in s für 100 ml Wasser von 20 °C bei einer Filtrieroberfläche von 10 cm^2 und einem konstanten Druck von 6,7 kPa) eingelegt. Der Überschuß an Lösung wird abtropfen gelassen und das Papier über einen nichtmetallischen Faden gehängt und unter Lichtschutz getrocknet. Die Faltkante wird in einer Breite von 1 cm abgeschnitten und in gleicher Weise der äußere Rand. Das verbleibende Papier wird in Stücke (15 mm × 15 mm) oder Rundfilter (15 mm Durchmesser) geschnitten.

In einem Glasstopfenbehältnis, das mit schwarzem Papier umhüllt ist, zu lagern.

Quecksilber(II)-chlorid *R* 1052200

CAS Nr. 7487-94-7.

Muß der Monographie **Quecksilber(II)-chlorid (Hydrargyri dichloridum)** entsprechen.

Quecksilber(II)-chlorid-Lösung *R* 1052201

Eine Lösung von Quecksilber(II)-chlorid *R* (54 g · l^{-1}).

Quecksilber(II)-iodid *R* 1052300

HgI_2 M_r 454,4
CAS Nr. 7774-29-0.

Schweres, scharlachrotes, kristallines Pulver; schwer löslich in Wasser, wenig löslich in Aceton, Ethanol und Ether, löslich in einem Überschuß von Kaliumiodid-Lösung *R*.

Vor Licht geschützt zu lagern.

Quecksilber(II)-nitrat *R* 1052400

$Hg(NO_3)_2 \cdot H_2O$ M_r 342,6
CAS Nr. 7782-86-7.

Farblose bis schwach gefärbte, hygroskopische Kristalle; löslich in Wasser in Gegenwart einer geringen Menge Salpetersäure.

Dicht verschlossen, vor Licht geschützt zu lagern.

Quecksilber(II)-oxid *R* 1052500

HgO M_r 216,6
CAS Nr. 21908-53-2.
Gelbes Quecksilberoxid.

Gelbes bis orangegelbes Pulver; praktisch unlöslich in Wasser und Ethanol.

Vor Licht geschützt zu lagern.

Quecksilber(II)-sulfat-Lösung *R* 1052600

1 g Quecksilber(II)-oxid *R* wird in einer Mischung von 20 ml Wasser *R* und 4 ml Schwefelsäure *R* gelöst.

Quecksilber(II)-thiocyanat *R* 1052700

$Hg(SCN)_2$ M_r 316,7
CAS Nr. 592-85-8.
Syn. Quecksilber(II)-rhodanid.

Weißes, kristallines Pulver; sehr schwer löslich in Wasser, schwer löslich in Ethanol und Ether, löslich in Natriumchlorid-Lösungen.

Quecksilber(II)-thiocyanat-Lösung *R* 1052701

0,3 g Quecksilber(II)-thiocyanat *R* werden in wasserfreiem Ethanol *R* zu 100 ml gelöst.
Etwa 1 Woche lang haltbar.

R

Raney-Nickel *R* 1058100

Mindestens 48 und höchstens 52 Prozent Aluminium (Al; A_r 26,98) und mindestens 48 und höchstens 52 Prozent Nickel (Ni; A_r 58,70).

Die Substanz ist praktisch unlöslich in Wasser, löslich in Mineralsäuren.
Vor Gebrauch zu pulverisieren (180).

Rapsöl *R* 1074600

Fettes Öl, das durch Auspressen der Samen verschiedener Arten von *Brassica napus* L. erhalten wird und dessen Fettsäurefraktion zwischen 40 und 55 Prozent Erucasäure enthält.

Klare, gelbe bis tiefgelbe Flüssigkeit; praktisch unlöslich in Ethanol, mischbar mit Ether und Petroläther.

Iodzahl (2.5.4): 94 bis 120.

Peroxidzahl (2.5.5): Höchstens 5.

Verseifungszahl (2.5.6): 168 bis 181.

Gehalt an Erucasäure: Das Fettsäuregemisch wird, wie unter „Prüfung fetter Öle auf fremde Öle durch Dünnschichtchromographie" (2.4.21) angegeben, hergestellt. Auf die Platte werden folgende Lösungen aufgetragen:

Lösung a: 20 mg des Fettsäuregemisches werden in 4 ml Chloroform *R* gelöst.

Lösung b: 2,0 ml Lösung a werden mit Chloroform *R* zu 50,0 ml verdünnt.

Das Chromatogramm der Lösung a muß 5 deutlich voneinander getrennte Flecke zeigen. Der größte oder einer der größten Flecke, dessen R_f-Wert am kleinsten ist (etwa 0,25), entspricht der Erucasäure. Der Fleck der Erucasäure muß auch im Chromatogramm der Lösung b deutlich sichtbar sein.

Reduktionsgemisch *R* 1074700

Die Substanzen werden in der angegebenen Reihenfolge zu einer homogenen Mischung verrieben: 20 mg Kaliumbromid *R*, 0,5 g Hydrazinsulfat *R* und 5 g Natriumchlorid *R*.

Reineckesalz *R* 1006300

$NH_4[Cr(NH_3)_2(SCN)_4] \cdot H_2O$ M_r 354,4
CAS Nr. 13573-16-5.
Ammoniumdiammintetrakis(thiocyanato)chromat(III), Monohydrat.

Rote Kristalle oder rotes Pulver; wenig löslich in kaltem Wasser, löslich in heißem Wasser und Ethanol.

Reineckesalz-Lösung *R* 1006301

Eine Lösung von Reineckesalz *R* (10 g · l^{-1}).
Bei Bedarf frisch herzustellen.

Resorcin *R* 1074800

CAS Nr. 108-46-3.

Muß der Monographie **Resorcin (Resorcinolum)** entsprechen.

Resorcin-Reagenz *R* 1974801

80 ml Salzsäure *R* werden mit 10 ml einer Lösung von Resorcin *R* (20 g · l^{-1}) und 0,25 ml einer Lösung von Kupfer(II)-sulfat *R* (25 g · l^{-1}) versetzt. Die Mischung wird mit Wasser *R* zu 100,0 ml verdünnt.
Das Reagenz ist mindestens 4 h vor Gebrauch herzustellen; bei 2 bis 8 °C zu lagern und innerhalb einer Woche zu verwenden.

Rhamnose *R* 1074900

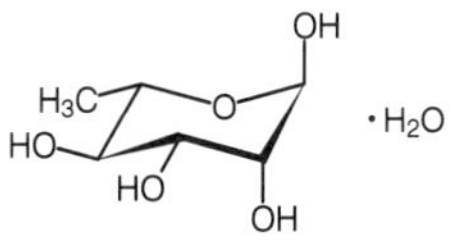

$C_6H_{12}O_5 \cdot H_2O$ M_r 182,2
CAS Nr. 6155-35-7.
L-(+)-Rhamnose; α-L-Rhamnopyranose, Monohydrat.

Weißes, kristallines Pulver; leicht löslich in Wasser.

$[\alpha]_D^{20}$: +7,8° bis +8,3°, an einer Lösung der Substanz (50 g · l^{-1}) in Wasser *R* bestimmt, das etwa 0,05 Prozent Ammoniak (NH_3) enthält.

Reagenzien

Rhaponticin *R* 1075000

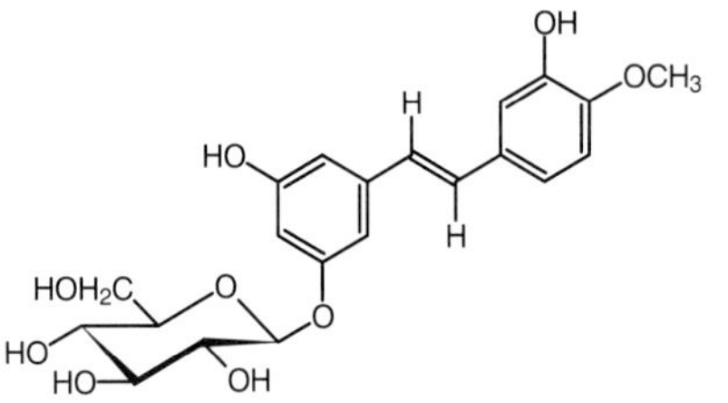

$C_{21}H_{24}O_9$ M_r 420,4
CAS Nr. 155-58-8.
(*E*)-5′-β-D-Glucopyranosyloxy-4-methoxy-3,3′-stilbendiol.

Gelblichgraues, kristallines Pulver; löslich in Ethanol und Methanol.

Dünnschichtchromatographie: Wird die Substanz unter den Bedingungen und in der Konzentration, wie unter **Rhabarberwurzel (Rhei radix)** angegeben, geprüft, darf das Chromatogramm nur einen Hauptfleck zeigen.

Rhodamin B *R* 1075100

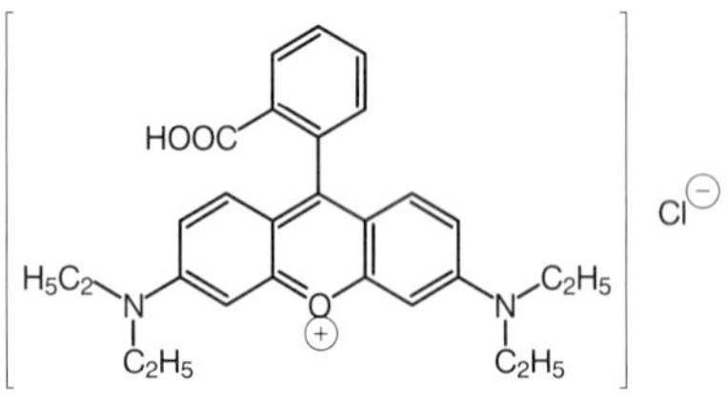

$C_{28}H_{31}ClN_2O_3$ M_r 479,0
CAS Nr. 81-88-9.
C.I. Nr. 45170; Schultz Nr. 864.
9-(2-Carboxyphenyl)-3,6-bis(diethylamino)-xanthenyliumchlorid.

Grüne Kristalle oder rotviolettes Pulver; sehr leicht löslich in Wasser und Ethanol.

Ribose *R* 1109600

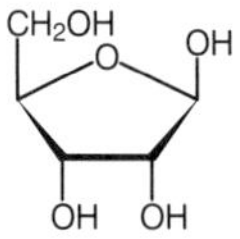

$C_5H_{10}O_5$ M_r 150,1
CAS Nr. 50-69-1.
D-Ribose.

Löslich in Wasser, schwer löslich in Ethanol.

Smp: 88 bis 92 °C.

Ricinolsäure *R* 1100100

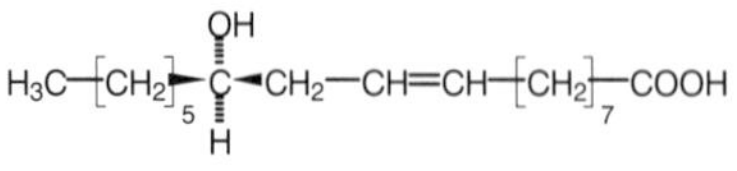

$C_{18}H_{34}O_3$ M_r 298,5
CAS Nr. 141-22-0.
(*Z-R*)-12-Hydroxyoctadec-9-ensäure.

Gelbe bis gelblichbraune, viskose Flüssigkeit; Mischung von Fettsäuren, die durch Hydrolyse von Ricinusöl erhalten wird; praktisch unlöslich im Wasser, sehr leicht löslich in wasserfreiem Ethanol, löslich in Ether.

d_{20}^{20}: Etwa 0,942.

n_D^{20}: Etwa 1,472.

Sdp: Etwa 285 °C, unter Zersetzung.

Rinderalbumin *R* 1002300

CAS Nr. 9048-46-8.

Rinderserumalbumin, das etwa 96 Prozent enthält.

Weißes bis hellgelblichbraunes Pulver.

Wasser (2.5.12): Höchstens 3,0 Prozent, mit 0,800 g Substanz nach der Karl-Fischer-Methode bestimmt.

Rinderalbumin *R* 1

Rinderalbumin *R*, das in der Wertbestimmung von Tetracosactid verwendet wird, muß frei sein von Pyrogenen, frei von proteolytischer Aktivität – mit Hilfe einer geeigneten Methode bestimmt, z.B. unter Verwendung eines chromogenen Substrats – und frei sein von corticosteroider Aktivität, bestimmt durch Fluoreszenzmessung, wie in der Wertbestimmung von **Tetracosactid (Tetracosactidum)** beschrieben.

Rinderhirn, getrocknetes *R* 1061300

Frisches, von Gefäßen und anhängendem Gewebe befreites Rinderhirn wird in kleine Stücke geschnitten und zur Entwässerung in Aceton *R* eingelegt. 30 g Substanz werden zur weiteren Entwässerung im Mörser mehrmals mit je 75 ml Aceton *R* zerstoßen, bis nach Filtration ein trokkenes Pulver erhalten wird. Anschließend wird 2 h lang bei 37 °C oder bis zum Verschwinden des Geruchs nach Aceton getrocknet.

Rinderthrombin *R* 1090200

CAS Nr. 9002-04-4.

Zubereitung des Enzyms, gewonnen aus Rinderplasma, das Fibrinogen in Fibrin umwandelt.

Gelbweißes Pulver.
Unter 0 °C lagern.

Rizinusöl, polyethoxyliertes *R* 1068200

Hellgelbe Flüssigkeit. Die Flüssigkeit wird über 26 °C klar.

Ruß zur Gaschromatographie, graphitierter *R*
1015900

Kohlenstoffketten größer als C_9, mit einer Korngröße zwischen 400 und 850 μm.

Dichte: 0,72.

Oberfläche: 10 $m^2 \cdot g^{-1}$.

Die Temperatur der Säule sollte nicht höher als 400 °C gewählt werden.

Rutheniumrot *R* 1075200

$Cl_6H_{42}N_{14}O_2Ru_3 \cdot 4\,H_2O$ M_r 858
CAS Nr. 11103-72-3.
Tetradecaammindioxotriruthenium(6+)-chlorid, Tetrahydrat.

Rotbraunes Pulver; löslich in Wasser.

Rutheniumrot-Lösung *R* 1075201

Lösung von 80 mg Rutheniumrot *R* in 100 ml Blei(II)-acetat-Lösung *R*.

Rutosid *R* 1075300

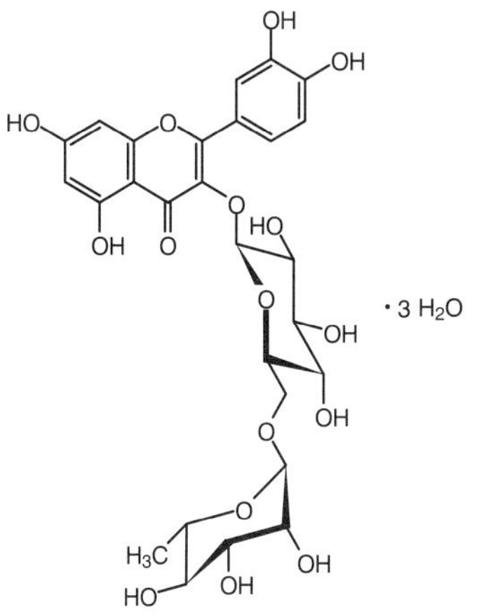

$C_{27}H_{30}O_{16} \cdot 3\,H_2O$ M_r 665
CAS Nr. 153-18-4.
2-(3,4-Dihydroxyphenyl)-5,7-dihydroxy-3-(6-*O*-α-L-rhamnopyranosyl-β-D-glucopyranosyloxy)-4-chromenon, Trihydrat; Syn. Rutin.

Gelbes, kristallines Pulver, unter Lichteinfluß dunkler werdend; sehr schwer löslich in Wasser, löslich in etwa 400 Teilen siedendem Wasser, schwer löslich in Ethanol, praktisch unlöslich in Ether, löslich in Alkalihydroxid-Lösungen und Ammoniak-Lösungen.

Smp: Etwa 210 °C, unter Zersetzung.

Die Lösung der Substanz in Ethanol 96 % *R* hat Absorptionsmaxima (2.2.25) bei 259 und 362 nm.

Vor Licht geschützt zu lagern.

S

Sabinen *R* 1109700

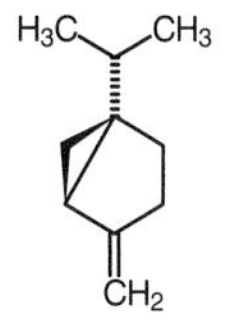

$C_{10}H_{16}$ M_r 136,2
CAS Nr. 2009-00-9.
4-Methylen-1-isopropylbicyclo[3.1.0]hexan; Syn. Thuj-4(10)-en.

Farblose, ölige Flüsigkeit.

d_{25}^{25}: Etwa 0,843.

n_D^{20}: Etwa 1,468.

Sdp: 163 bis 165 °C.

Wird die Substanz in der Gaschromatographie verwendet, muß sie zusätzlich folgender Anforderung entsprechen:

Gehaltsbestimmung: Die Bestimmung erfolgt mit Hilfe der Gaschromatographie (2.2.28) wie in der Monographie **Bitterorangenblütenöl (Aurantii amari floris aetheroleum)** beschrieben.

Untersuchungslösung: Die Substanz.

Die Fläche des Hauptpeaks muß mindestens 99,0 Prozent der Summe aller Peakflächen betragen.

Saccharose *R* 1085700

CAS Nr. 57-50-1.

Muß der Monographie **Saccharose (Saccharum)** entsprechen.

Saccharose, die zur Kontrolle des Polarimeters verwendet wird, ist trocken zu lagern, z. B. in einer zugeschmolzenen Ampulle.

Säureblau 83 *R* 1012200

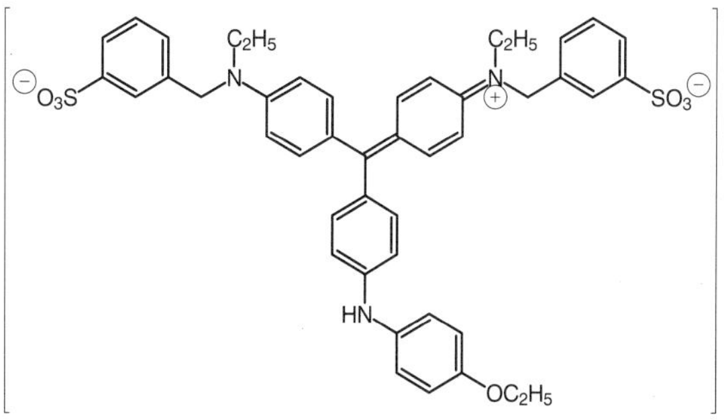

$C_{45}H_{44}N_3NaO_7S_2$ M_r 826
CAS Nr. 6104-59-2.
C.I. Nr. 42660.
3-{[4-([4-(4-Ethoxyanilino)phenyl]{4-[ethyl(3-sulfobenzyl)amino]phenyl}methylen)cyclohexa-2,5-dienyliden](ethyl)ammoniomethyl}benzolsulfonat, Natriumsalz.

Reagenzien

Braunes Pulver, praktisch unlöslich in kaltem Wasser, schwer löslich in siedendem Wasser und wasserfreiem Ethanol, löslich in Schwefelsäure, Essigsäure 98 % und verdünnten Alkalihydroxid-Lösungen.

Säureblau 90 *R* 1001300

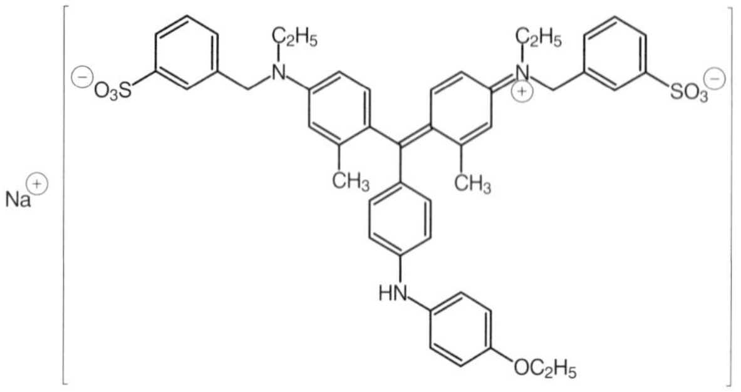

$C_{47}H_{48}N_3NaO_7S_2$ M_r 854

CAS Nr. 6104-58-1;

C.I. Nr. 42655.

α-⟨4-{[4-(4-Ethoxyanilino)phenyl][4-(*N*-ethyl-3-sulfobenzylamino)-*o*-tolyl]methylio}-*N*-ethyl-*m*-tolylamino⟩-*m*-toluolsulfonat, Natriumsalz.

Dunkelbraunes Pulver mit violettem Schein und einigen Teilchen, die einen metallischen Glanz haben; löslich in Wasser und wasserfreiem Ethanol.

$A_{1\,cm}^{1\,\%}$: größer als 500, bei 577 nm an einer Lösung der Substanz (10 mg · l^{-1}) in Pufferlösung *p*H 7,0 bestimmt und berechnet auf die getrocknete Substanz.

Trocknungsverlust (2.2.32): Höchstens 5,0 Prozent, mit 0,500 g Substanz durch Trocknen im Trockenschrank bei 100 bis 105 °C bestimmt.

Säureblau 92 *R* 1001400

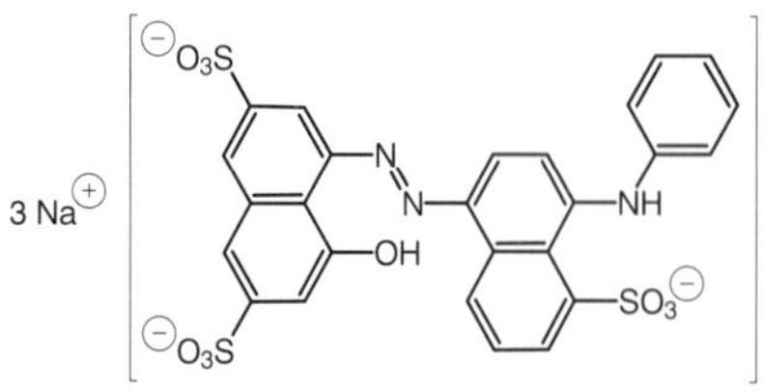

$C_{26}H_{16}N_3Na_3O_{10}S_3$ M_r 696

CAS Nr. 3861-73-2;

C.I. Nr. 13390.

Anazolen-Natrium.

8′-Anilino-4,5′-diazendiyl-5-hydroxydinaphthalin-1′,2,7′-trisulfonsäure, Trinatriumsalz.

Dunkelblaue Kristalle, löslich in Wasser, Aceton und Ethylenglycolmonoethylether, schwer löslich in Ethanol.

Säureblau-92-Lösung *R* 1001401

0,5 g Säureblau 92 *R* werden in einer Mischung von 10 ml Essigsäure 98 % *R*, 45 ml Ethanol 96 % *R* und 45 ml Wasser *R* gelöst.

Salicylaldazin *R* 1075500

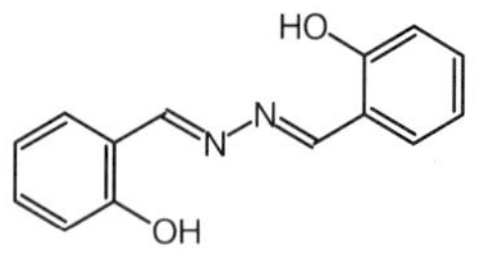

$C_{14}H_{12}N_2O_2$ M_r 240,3

2,2′-(Azinodimethyl)diphenol.

Herstellung: 0,30 g Hydrazinsulfat *R* werden in 5 ml Wasser *R* gelöst. Nach Zusatz von 1 ml Essigsäure 98 % *R* und 2 ml einer frisch hergestellten 20prozentigen Lösung (*V*/*V*) von Salicylaldehyd *R* in 2-Propanol *R* wird gemischt und so lange stehengelassen, bis ein gelber Niederschlag entstanden ist. Die Mischung wird zweimal mit je 15 ml Dichlormethan *R* ausgeschüttelt. Die organischen Phasen werden vereinigt und über wasserfreiem Natriumsulfat *R* getrocknet. Die Lösung wird dekantiert oder filtriert und zur Trockne eingedampft. Der Rückstand wird aus einer Mischung von 40 Volumteilen Methanol *R* und 60 Volumteilen Toluol *R* unter Kühlen umkristallisiert. Die Kristalle werden im Vakuum getrocknet.

Smp: Etwa 213 °C.

Dünnschichtchromatographie: Wird die Substanz unter den Bedingungen, wie unter **Povidon (Povidonum)**, Prüfung auf „Hydrazin" angegeben, geprüft, zeigt das Chromatogramm nur einen Hauptfleck.

Salicylaldehyd *R* 1075400

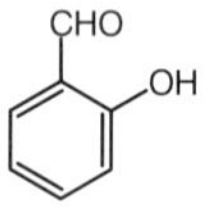

$C_7H_6O_2$ M_r 122,1

CAS Nr. 90-02-8.

2-Hydroxybenzaldehyd.

Klare, farblose, ölige Flüssigkeit.

d_{20}^{20}: Etwa 1,167.

n_D^{20}: Etwa 1,574.

Sdp: Etwa 196 °C

Smp: Etwa –7 °C.

Salicylsäure *R* 1075600

CAS Nr. 69-72-7.

Muß der Monographie **Salicylsäure (Acidum salicylicum)** entsprechen.

Salpetersäure *R* 1058400

HNO_3 M_r 63,0

CAS Nr. 7697-37-2.

Mindestens 63,0 und höchstens 70,0 Prozent (*m/m*) HNO_3.

Klare, farblose bis fast farblose Flüssigkeit; mischbar mit Wasser.

d_{20}^{20}: 1,384 bis 1,416.

Eine Lösung der Substanz (10 g · l^{-1}) ist stark sauer und gibt die Identitätsreaktion auf Nitrat (2.3.1).

Aussehen der Lösung: Die Substanz muß klar (2.2.1) und darf nicht stärker gefärbt sein als die Farbvergleichslösung G_6 (2.2.2, Methode II).

Arsen (2.4.2): 50 g Substanz werden nach Zusatz von 0,5 ml Schwefelsäure *R* bis zum Auftreten weißer Dämpfe eingeengt. Der Rückstand wird mit 1 ml einer Lösung von Hydroxylaminhydrochlorid *R* (100 g · l^{-1}) versetzt und mit Wasser *R* zu 2 ml verdünnt. Die Lösung muß der Grenzprüfung A auf Arsen entsprechen (0,02 ppm). Zur Herstellung der Referenzlösung wird 1 ml Arsen-Lösung (1 ppm As) *R* verwendet.

Eisen (2.4.9): Der bei der Bestimmung der Sulfatasche erhaltene Rückstand wird in 1 ml verdünnter Salzsäure *R* gelöst und die Lösung mit Wasser *R* zu 50 ml verdünnt. 5 ml der Lösung, mit Wasser *R* zu 10 ml verdünnt, müssen der Grenzprüfung auf Eisen entsprechen (1 ppm).

Schwermetalle (2.4.8): 10 ml der bei der Grenzprüfung auf Eisen erhaltenen Lösung werden mit Wasser *R* zu 20 ml verdünnt. 12 ml der Lösung müssen der Grenzprüfung A auf Schwermetalle entsprechen (2 ppm). Zur Herstellung der Referenzlösung wird die Blei-Lösung (2 ppm Pb) *R* verwendet.

Chlorid (2.4.4): 5 g Substanz werden mit 10 ml Wasser *R* und 0,3 ml Silbernitrat-Lösung *R* 2 versetzt. Eine Opaleszenz darf nicht stärker sein als die einer Mischung von 13 ml Wasser *R*, 0,5 ml Salpetersäure *R*, 0,5 ml Chlorid-Lösung (5 ppm Cl) *R* und 0,3 ml Silbernitrat-Lösung *R* 2. Beide Lösungen werden 2 min lang im Dunkeln aufbewahrt und dann verglichen (0,5 ppm).

Sulfat (2.4.13): 10 g Substanz werden nach Zusatz von 0,2 g Natriumcarbonat *R* zur Trockne eingedampft. Der Rückstand wird in 15 ml destilliertemWasser *R* aufgenommen. Die Lösung muß der Grenzprüfung auf Sulfat entsprechen (2 ppm). Zur Herstellung der Referenzlösung wird eine Mischung von 2 ml Sulfat-Lösung (10 ppm SO_4) *R* und 13 ml destilliertem Wasser *R* verwendet.

Sulfatasche: Höchstens 0,001 Prozent; 100 g Substanz werden vorsichtig zur Trockne eingedampft. Der Rückstand wird mit einigen Tropfen Schwefelsäure *R* versetzt und bis zur Rotglut erhitzt.

Gehaltsbestimmung: 1,50 g Substanz werden mit 50 ml Wasser *R* versetzt. Nach Zusatz von Methylrot-Lösung *R* wird mit Natriumhydroxid-Lösung (1 mol · l^{-1}) titriert.

1 ml Natriumhydroxid-Lösung (1 mol · l^{-1}) entspricht 63,0 mg HNO_3.

Vor Licht geschützt zu lagern.

Salpetersäure, bleifreie *R* 1058403

Salpetersäure *R*, die folgender zusätzlicher Prüfung entsprechen muß: 100 g Substanz werden mit 0,1 g wasserfreiem Natriumcarbonat *R* versetzt und zur Trockne eingedampft. Der Rückstand wird unter schwachem Erwärmen in Wasser *R* zu 50,0 ml gelöst. Der Bleigehalt wird mit Hilfe der Atomabsorptionsspektroskopie (2.2.23, Methode II) bestimmt, wobei die Absorption bei 283,3 oder 217,0 nm gemessen wird unter Verwendung einer Hohlkathodenlampe und einer Luft-Acetylen-Flamme.

Die Substanz darf höchstens 0,1 ppm Blei (Pb) enthalten.

Salpetersäure, blei- und cadmiumfreie *R* 1058401

Salpetersäure *R*, die zusätzlich folgenden Prüfungen entsprechen muß:

Untersuchungslösung: 100 g Substanz werden mit 0,1 g wasserfreiem Natriumcarbonat *R* versetzt und zur Trockne eingedampft. Der Rückstand wird unter schwachem Erwärmen in Wasser *R* gelöst. Mit Wasser *R* wird zu 50,0 ml verdünnt.

Cadmium: Höchstens 0,1 ppm, mit Hilfe der Atomabsorptionsspektroskopie (2.2.23, Methode II) bestimmt. Die Absorption wird bei 228,8 nm gemessen unter Verwendung einer Hohlkathodenlampe und einer Flamme aus Luft-Acetylen oder Luft-Propan.

Blei: Höchstens 0,1 ppm, mit Hilfe der Atomabsorptionsspektroskopie (2.2.23, Methode II) bestimmt. Die Absorption wird bei 283,3 nm oder 217,0 nm gemessen unter Verwendung einer Hohlkathodenlampe und einer Luft-Acetylen-Flamme.

Salpetersäure, rauchende *R* 1058500

CAS Nr. 52583-42-3.

Klare, schwach gelbliche, an der Luft rauchende Flüssigkeit.

d_{20}^{20}: Etwa 1,5.

Salpetersäure, verdünnte *R* 1058402

Eine Lösung von Salpetersäure *R* (etwa 125 g · l^{-1}) (M_r 63,0).

20 g Salpetersäure *R* werden mit Wasser *R* zu 100 ml verdünnt.

Salzsäure *R* 1043500

CAS Nr. 7647-01-0.

Muß der Monographie **Salzsäure (Acidum hydrochloricum concentratum)** entsprechen.

Salzsäure *R* 1 1043501

Enthält 250 g · l^{-1} HCl.

Herstellung: 70 g Salzsäure *R* werden mit Wasser *R* zu 100 ml verdünnt.

Salzsäure, bromhaltige *R* 1043507

1 ml Brom-Lösung *R* und 100 ml Salzsäure *R* werden gemischt.

Salzsäure, ethanolische *R* 1043506

5,0 ml Salzsäure (1 mol · l^{-1}) werden mit Ethanol 96 % *R* zu 500 ml verdünnt.

Salzsäure, methanolische *R* 1053202

CAS Nr. 134-20-3.

1,0 ml Salzsäure *R* wird mit Methanol *R* zu 100,0 ml verdünnt.

Salzsäure, verdünnte *R* 1043503

Enthält 73 g · l^{-1} HCl.

Herstellung: 20,0 g Salzsäure *R* werden mit Wasser *R* zu 100 ml verdünnt.

Salzsäure, verdünnte *R* 1 1043504

Enthält 0,37 g · l^{-1} HCl.

1,0 ml verdünnte Salzsäure *R* wird mit Wasser *R* zu 200,0 ml verdünnt.

Salzsäure, verdünnte *R* 2 1043505

30 ml Salzsäure (1 mol · l^{-1}) werden mit Wasser *R* zu 1000 ml verdünnt. Der *p*H-Wert wird auf 1,6 ± 0,1 eingestellt.

Sand *R* 1075800

Weiße bis graue Körner aus Kieselerde mit einer Teilchengröße von 150 bis 300 µm.

Sauerstoff *R* 1108800

O_2 M_r 32,00

Mindestens 99,99 Prozent (*V/V*) O_2.

Stickstoff und Argon: Höchstens 100 ppm.

Kohlendioxid: Höchstens 10 ppm.

Kohlenmonoxid: Höchstens 5 ppm.

Schiffs Reagenz *R* 1039401

Fuchsin-Schwefligsäure-Reagenz.

0,1 g Fuchsin *R* werden in 60 ml Wasser *R* gelöst. Nach Zusatz einer Lösung von 1 g wasserfreiem Natriumsulfit *R* oder 2 g Natriumsulfit *R* in 10 ml Wasser *R* werden 2 ml Salzsäure *R* langsam unter stetigem Umschütteln hinzugesetzt. Die Lösung wird, mit Wasser *R* zu 100 ml verdünnt, mindestens 12 h lang vor Licht geschützt stehengelassen, mit Aktivkohle *R* entfärbt und filtriert.

Wird die Lösung trübe, ist sie vor Gebrauch zu filtrieren. Färbt sich die Lösung bei der Lagerung violett, wird sie erneut durch Aktivkohle *R* entfärbt.

Empfindlichkeitsprüfung: 1,0 ml Reagenz wird mit 1,0 ml Wasser *R* und 0,1 ml aldehydfreiem Ethanol *R* versetzt. Nach Zusatz von 0,2 ml einer Lösung von Formaldehyd (0,1 g · l^{-1} CH_2O; M_r 30,02) enthält, muß sich die Mischung innerhalb von 5 min schwach rosa färben.

Vor Licht geschützt zu lagern.

Schiffs Reagenz *R* 1 1039402

1 g Fuchsin *R* wird mit 100 ml Wasser *R* versetzt. Die Mischung wird auf 50 °C erhitzt und unter gelegentlichem Umschütteln abkühlen gelassen. Nach 48 h wird erneut umgeschüttelt und filtriert. 4 ml Filtrat werden mit 6 ml Salzsäure *R* versetzt, gemischt und mit Wasser *R* zu 100 ml verdünnt.

Die Lösung muß vor Gebrauch mindestens 1 h lang stehengelassen werden.

Schwefel *R* 1110800

Muß der Monographie **Schwefel zum äußerlichen Gebrauch (Sulfur ad usum externum)** entsprechen.

Schwefeldioxid *R* 1086700

SO_2 M_r 64,1

CAS Nr. 7446-09-5.

Farbloses Gas, das sich zu einer farblosen Flüssigkeit verdichten läßt.

Schwefeldioxid *R* 1 1110900

SO_2 M_r 64,1

Mindestens 99,9 Prozent (*V/V*) SO_2.

Schwefelkohlenstoff *R* 1015800

CS_2 M_r 76,1

CAS Nr. 75-15-0.

Farblose bis gelbliche, entflammbare Flüssigkeit; praktisch unlöslich in Wasser, mischbar mit wasserfreiem Ethanol und Ether.

d_{20}^{20}: Etwa 1,26.

Sdp: 46 bis 47 °C.

Schwefelsäure *R* 1086800

H_2SO_4 M_r 98,1
CAS Nr. 7664-93-9.
Mindestens 95,0 und höchstens 97,0 Prozent (*m/m*) H_2SO_4.

Farblose, ätzende Flüssigkeit von öliger Konsistenz, sehr hygroskopisch; mischbar mit Wasser und Ethanol unter starker Wärmeentwicklung.

d_{20}^{20}: 1,834 bis 1,837.

Eine Lösung der Substanz (10 g · l^{-1}) ist stark sauer und gibt die Identitätsreaktionen auf Sulfat (2.3.1).

Aussehen der Lösung: Die Substanz muß klar (2.2.1) und farblos (2.2.2, Methode II) sein.

Oxidierbare Substanzen: 20 g Substanz werden vorsichtig unter Kühlung in 40 ml Wasser *R* gegossen und mit 0,5 ml Kaliumpermanganat-Lösung (0,002 mol · l^{-1}) versetzt. Die Violettfärbung muß mindestens 5 min lang bestehenbleiben.

Ammonium: 2,5 g Substanz werden mit Wasser *R* zu 20 ml verdünnt. Nach dem Abkühlen wird die Lösung tropfenweise mit 10 ml einer Lösung von Natriumhydroxid *R* (200 g · l^{-1}) und 1 ml Neßlers Reagenz *R* versetzt. Die Lösung darf nicht stärker gefärbt sein als eine Mischung von 5 ml Ammonium-Lösung (1 ppm NH_4) *R*, 15 ml Wasser *R*, 10 ml einer Lösung von Natriumhydroxid *R* (200 g · l^{-1}) und 1 ml Neßlers Reagenz *R* (2 ppm).

Arsen (2.4.2): 50 g Substanz werden nach Zusatz von 3 ml Salpetersäure *R* vorsichtig auf etwa 10 ml eingedampft. Nach dem Abkühlen wird mit 20 ml Wasser *R* versetzt und die Lösung auf 5 ml eingeengt. Die Lösung muß der Grenzprüfung A auf Arsen entsprechen (0,02 ppm). Zur Herstellung der Referenzlösung wird 1,0 ml Arsen-Lösung (1 ppm As) *R* verwendet.

Eisen (2.4.9): Der unter der Prüfung „Glührückstand" erhaltene Rückstand wird unter leichtem Erwärmen in 1 ml verdünnter Salzsäure *R* gelöst und die Lösung mit Wasser *R* zu 50,0 ml verdünnt. 5 ml der Lösung, mit Wasser *R* zu 10 ml verdünnt, müssen der Grenzprüfung auf Eisen entsprechen (1 ppm).

Schwermetalle (2.4.8): 10 ml der unter Grenzprüfung auf Eisen erhaltenen Lösung werden mit Wasser *R* zu 20 ml verdünnt. 12 ml der Lösung müssen der Grenzprüfung A auf Schwermetalle entsprechen (2 ppm). Zur Herstellung der Referenzlösung wird die Blei-Lösung (2 ppm Pb) *R* verwendet.

Chlorid: 10 g Substanz werden unter starker Kühlung in 10 ml Wasser *R* eingetragen. Die Mischung wird mit Wasser *R* zu 20 ml verdünnt. Nach dem Abkühlen wird die Lösung mit 0,5 ml Silbernitrat-Lösung *R* 2 versetzt und im Dunkeln aufbewahrt. Nach 2 min darf die Untersuchungslösung nicht stärker getrübt sein als eine Referenzlösung, die gleichzeitig aus 1 ml Chlorid-Lösung (5 ppm Cl) *R*, 19 ml Wasser *R* und 0,5 ml Silbernitrat-Lösung *R* 2 hergestellt wird (0,5 ppm).

Nitrat: 50 g oder 27,2 ml Substanz werden unter Kühlung in 15 ml Wasser *R* eingetragen. Die Lösung wird mit 0,2 ml einer frisch hergestellten Lösung von Brucin *R* (50 g · l^{-1}) in Essigsäure 98 % *R* versetzt. Nach 5 min darf die Untersuchungslösung nicht stärker rot gefärbt sein als eine Referenzlösung, die gleichzeitig aus 12,5 ml Wasser *R*, 50 g nitratfreier Schwefelsäure *R*, 2,5 ml Nitrat-Lösung (10 ppm NO_3) *R* und 0,2 ml einer Lösung von Brucin *R* (50 g · l^{-1}) in Essigsäure 98 % *R* hergestellt wird (0,5 ppm).

Glührückstand: Höchstens 0,001 Prozent; 100 g Substanz werden vorsichtig in einem Tiegel eingedampft. Der Rückstand wird bis zur Rotglut erhitzt.

Gehaltsbestimmung: Ein Erlenmeyerkolben mit Glasstopfen, der 30 ml Wasser *R* enthält, wird genau gewogen. 0,8 ml Substanz werden eingefüllt; nach dem Abkühlen wird erneut genau gewogen. Nach Zusatz von 0,1 ml Methylrot-Lösung *R* wird mit Natriumhydroxid-Lösung (1 mol · l^{-1}) titriert.

1 ml Natriumhydroxid-Lösung (1 mol · l^{-1}) entspricht 49,04 mg H_2SO_4.

Die Substanz ist in einem mit Schliffstopfen verschlossenen Gefäß aus Glas oder einem anderen Material, das gegen Schwefelsäure inert ist, zu lagern.

Schwefelsäure, ethanolische *R* 1086803

Unter Kühlung werden vorsichtig 20 ml Schwefelsäure *R* in 60 ml Ethanol 96 % *R* gegeben. Nach dem Erkaltenlassen wird mit Ethanol 96 % *R* zu 100 ml verdünnt.

Bei Bedarf frisch herzustellen.

Schwefelsäure, nitratfreie *R* 1086806

Schwefelsäure *R*, die zusätzlich folgender Prüfung entsprechen muß:

Nitrat: 5 ml Wasser *R* werden vorsichtig mit 45 ml der Säure versetzt. Nach dem Abkühlen auf 40 °C werden 8 mg Diphenylbenzidin *R* zugefügt. Die Lösung darf nur schwach rosa oder sehr schwach hellblau gefärbt sein.

Schwefelsäure, verdünnte *R* 1086804

Enthält 98 g · l^{-1} H_2SO_4.

Herstellung: 60 ml Wasser *R* werden mit 5,5 ml Schwefelsäure *R* versetzt. Nach dem Abkühlen wird mit Wasser *R* zu 100 ml verdünnt.

Gehaltsbestimmung: In einen Erlenmeyerkolben mit Schliffstopfen, der 30 ml Wasser *R* enthält, werden 10,0 ml Substanz eingefüllt. Nach Zusatz von 0,1 ml Methylrot-Lösung *R* wird mit Natriumhydroxid-Lösung (1 mol · l^{-1}) titriert.

1 ml Natriumhydroxid-Lösung (1 mol · l^{-1}) entspricht 49,04 mg H_2SO_4.

Schwefelsäure (2,5 mol · l⁻¹), ethanolische *R* 1086801

Unter Kühlung werden 14 ml Schwefelsäure *R* vorsichtig zu 60 ml wasserfreiem Ethanol *R* gegeben. Nach dem Erkalten wird mit wasserfreiem Ethanol *R* zu 100 ml verdünnt.

Bei Bedarf frisch herzustellen.

Schwefelsäure (0,25 mol · l^{-1}), ethanolische *R* 1086802

10 ml ethanolische Schwefelsäure (2,5 mol · l^{-1}) *R* werden mit wasserfreiem Ethanol *R* zu 100 ml verdünnt.

Bei Bedarf frisch herzustellen.

Schwefelwasserstoff *R* 1044000

H_2S M_r 34,08

CAS Nr. 7783-06-4.

Gas; schwer löslich in Wasser.

Schwefelwasserstoff *R* 1 1106600

H_2S M_r 34,08

Mindestens 99,7 Prozent (*V*/*V*) H_2S.

Scopolaminhydrobromid *R* 1044800

CAS Nr. 114-49-8.

Muß der Monographie **Scopolaminhydrobromid (Scopolamini hydrobromidum, Hyoscini hydrobromidum)** entsprechen.

SDS-PAGE-Lösung, gepufferte *R* 1114900

151,4 g Trometamol *R*, 721,0 g Glycin *R* und 50,0 g Natriumdodecylsulfat *R* werden in Wasser *R* zu 5000 ml gelöst.

Vor Gebrauch wird die Lösung 1 zu 10 mit Wasser *R* verdünnt und gemischt. Der *p*H-Wert (2.2.3) der verdünnten Lösung wird gemessen und muß zwischen 8,1 und 8,8 liegen.

Selen *R* 1075900

Se A_r 79,0

CAS Nr. 7782-49-2.

Pulver oder Körnchen, braunrot bis schwarz; praktisch unlöslich in Wasser und Ethanol, löslich in Salpetersäure.

Selenige Säure *R* 1100200

H_2SeO_3 M_r 129,0

CAS Nr. 7783-00-8.

Zerfließende Kristalle; leicht löslich in Wasser.

Dicht verschlossen zu lagern.

Serin *R* 1076000

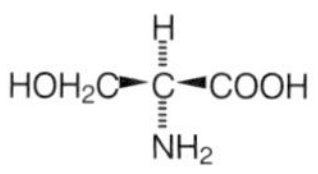

CAS Nr. 56-45-1.

Muß der Monographie **Serin (Serinum)** entsprechen.

Serumgonadotropin *R* 1041200

Muß der Monographie **Pferdeserum-Gonadotropin für Tiere (Gonadotropinum sericum equinum ad usum veterinarium)** entsprechen.

Sialinsäure *R* 1001100

Siehe *N*-Acetylneuraminsäure *R*.

Silberdiethyldithiocarbamat *R* 1110400

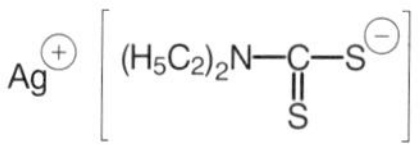

$C_5H_{10}AgNS_2$ M_r 256,1

CAS Nr. 1470-61-7.

Hellgelbes bis graugelbes Pulver; praktisch unlöslich in Wasser, löslich in Pyridin.

Die Substanz kann wie folgt hergestellt werden: 1,7 g Silbernitrat *R* werden in 100 ml Wasser *R* gelöst. Getrennt werden 2,3 g Natriumdiethyldithiocarbamat *R* in 100 ml Wasser *R* gelöst. Die beiden Lösungen werden auf 10 °C abgekühlt und unter Rühren gemischt. Der gelbe Niederschlag wird auf einem Glassintertiegel gesammelt, mit 200 ml kaltem Wasser *R* gewaschen und 2 bis 3 h lang im Vakuum getrocknet.

Die Substanz kann verwendet werden, solange sie sich nicht verfärbt hat und kein starker Geruch auftritt.

Silbernitrat *R* 1078300

CAS Nr. 7761-88-8.

Muß der Monographie **Silbernitrat (Argenti nitras)** entsprechen.

Silbernitrat-Lösung *R* 1 1078301

Eine Lösung von Silbernitrat *R* (42,5 g · l^{-1}).

Vor Licht geschützt zu lagern.

Silbernitrat-Lösung *R* 2 1078302

Eine Lösung von Silbernitrat *R* (17 g · l^{-1}).
Vor Licht geschützt zu lagern.

Silbernitrat-Lösung, ammoniakalische *R* 1078303

2,5 g Silbernitrat *R* werden in 80 ml Wasser *R* gelöst. Die Lösung wird tropfenweise unter Schütteln mit verdünnter Ammoniak-Lösung *R* 1 versetzt, bis sich der Niederschlag wieder gelöst hat, und anschließend mit Wasser *R* zu 100 ml verdünnt.
Bei Bedarf frisch herzustellen.

Silbernitrat-Pyridin *R* 1078304

Eine Lösung von Silbernitrat *R* (85 g · l^{-1}) in Pyridin *R*.
Vor Licht geschützt zu lagern.

Silberoxid *R* 1078400

Ag_2O A_r 231,7
CAS Nr. 20667-12-3.

Bräunlichschwarzes Pulver; praktisch unlöslich in Wasser und Ethanol, leicht löslich in verdünnter Salpetersäure und Ammoniak-Lösung.
Vor Licht geschützt zu lagern.

Silicagel *R* 1076100

CAS Nr. 112926-00-8.

Teilweise entwässerte, polymerisierte, amorphe Kieselsäure, die bei 20 °C etwa 30 Prozent ihrer Masse an Wasser aufnimmt. Die Substanz enthält Cobalt(II)-chlorid als Indikator; praktisch unlöslich in Wasser, teilweise löslich in Natriumhydroxid-Lösungen.

Sinensetin *R* 1110500

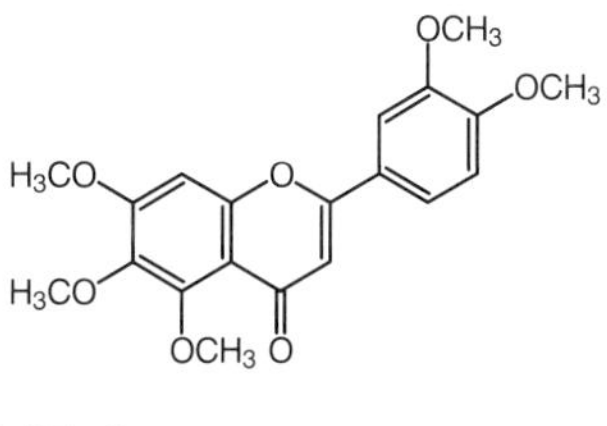

$C_{20}H_{20}O_7$ M_r 372
CAS Nr. 2306-27-6.
3′,4′,5,6,7-Pentamethoxyflavon; 2-(3,4-Dimethyloxyphenyl)-5,6,7-trimethoxy-4*H*-chromen-4-on.

Sonnenblumenöl *R* 1086900

Fettes Öl, durch Auspressen aus dem Samen von *Helianthus annuus* L. gewonnen.

Klare, schwach gelb gefärbte Flüssigkeit.

d_{15}^{15}: Etwa 0,92.

Hydroxylzahl (2.5.3): 14 bis 16.

Iodzahl (2.5.4): 125 bis 136.

Verseifungszahl (2.5.6): 188 bis 194.

Sorbitol *R* 1084800

CAS Nr. 50-70-4.

Muß der Monographie **Sorbitol (Sorbitolum)** entsprechen.

Squalan *R* 1084900

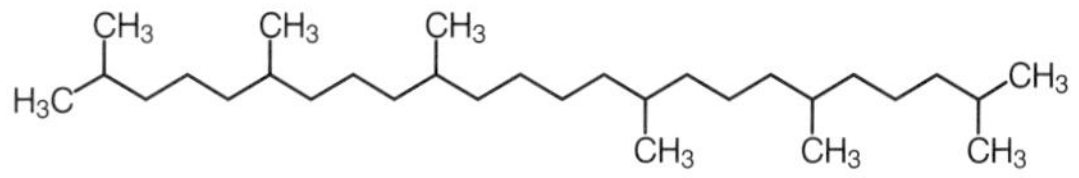

$C_{30}H_{62}$ M_r 422,8
CAS Nr. 111-01-3.
2,6,10,15,19,23-Hexamethyltetracosan.

Farblose, ölige Flüssigkeit; leicht löslich in Ether und fetten Ölen, schwer löslich in Aceton, Essigsäure 98 %, Ethanol und Methanol.

d_{20}^{20}: 0,811 bis 0,813.

n_D^{20}: 1,451 bis 1,453.

Stärke, lösliche *R* 1085100

CAS Nr. 9005-84-9.

Weißes Pulver.
Eine Lösung der Substanz (20 g · l^{-1}) in heißem Wasser *R* ist höchstens schwach opaleszierend und bleibt nach dem Abkühlen flüssig.

Stärke-Lösung *R* 1085103

1,0 g lösliche Stärke *R* wird mit 5 ml Wasser *R* angerieben und die Mischung unter Umrühren in 100 ml siedendes Wasser *R* gegeben, das 10 mg Quecksilber(II)-iodid *R* enthält.

Empfindlichkeitsprüfung: Eine Mischung von 1 ml der Stärke-Lösung, 20 ml Wasser *R*, etwa 50 mg Kaliumiodid *R* und 0,05 ml Iod-Lösung *R* 1 muß blau gefärbt sein.
Die Prüfung ist vor jedem Gebrauch durchzuführen.

Stärke-Lösung, iodidfreie *R* 1085104

Die Lösung wird wie Stärke-Lösung *R*, aber ohne Zusatz von Quecksilber(II)-iodid hergestellt.
Bei Bedarf frisch herzustellen.

Stärke-Papier, iodathaltiges *R* 1085101

Kaliumiodat-Stärke-Papier.

Filtrierpapierstreifen werden in 100 ml iodidfreie Stärke-Lösung *R*, die 0,1 g Kaliumiodat *R* enthält, eingetaucht und anschließend vor Licht geschützt getrocknet.

Staphylococcus-aureus*-Stamm-V8-Protease *R 1115800

Typ XVII-B.
CAS Nr. 66676-43-5.

Extrazelluläres, proteolytisches Enzym aus Mikroorganismen. Gefriergetrocknetes Pulver, das 500 bis 1000 Einheiten je Milligramm Festsubstanz enthält.

Stearinsäure *R* 1085200

$H_3C-[CH_2]_{16}-COOH$

$C_{18}H_{36}O_2$ M_r 284,5
CAS Nr. 57-11-4.
Octadecansäure.

Weißes Pulver oder weiße Flocken, sich fettig anfühlend; praktisch unlöslich in Wasser, löslich in heißem Ethanol und Ether.

Smp: etwa 70 °C.

Stickstoff *R* 1059300

N_2 M_r 28,01
CAS Nr. 7727-37-9.

Stickstoff, gewaschen und getrocknet.

Stickstoff *R* 1 1059400

Mindestens 99,999 Prozent (*V/V*) N_2.

Kohlenmonoxid: Höchstens 5 ppm.

Sauerstoff: Höchstens 5 ppm.

Stickstoff, sauerstofffreier *R* 1059600

Stickstoff *R* wird durch die alkalische Pyrogallol-Lösung *R* geleitet.

Stickstoff zur Chromatographie *R* 1059500

Mindestens 99,95 Prozent (*V/V*) N_2.

Stickstoffmonoxid *R* 1108300

NO M_r 30,01

Mindestens 98,0 Prozent (*V/V*) NO.

Streptomycinsulfat *R* 1085300

CAS Nr. 3810-74-0.

Muß der Monographie **Streptomycinsulfat (Streptomycini sulfas)** entsprechen.

Styrol-Divinylbenzol-Copolymer *R* 1085500

Poly(styrol, divinylbenzol).

Poröse, harte Kügelchen aus quervernetztem Polymer. Im Handel sind verschiedene Arten mit unterschiedlicher Größe der Kügelchen erhältlich. Die Teilchengröße der Kügelchen wird in Klammern nach dem Namen des Reagenzes bei den entsprechenden Prüfungen angegeben.

Sudanorange *R* 1110700

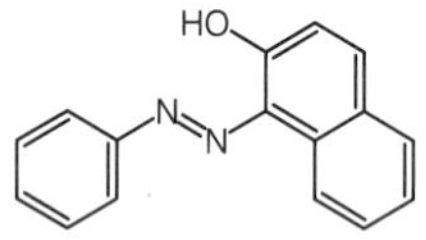

$C_{16}H_{12}N_2O$ M_r 248,3
CAS Nr. 842-07-9.
C.I. Nr. 12055.
1-(Phenylazo)naphth-2-ol; Syn. Sudan I.

Orangerotes Pulver; praktisch unlöslich in Wasser, löslich in Dichlormethan.

Smp: Etwa 131 °C.

Sudanrot G *R* 1085800

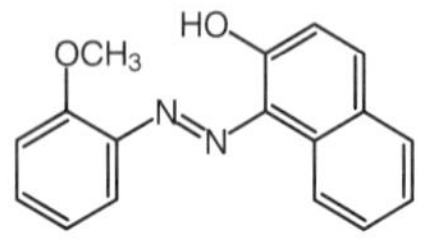

$C_{17}H_{14}N_2O_2$ M_r 278,3
C.I. Nr. 12150; Schultz Nr. 149.
1-(2-Methoxyphenylazo)-2-naphthol.

Rötlichbraunes Pulver; praktisch unlöslich in Wasser.

Dünnschichtchromatographie (2.2.27): Auf eine Schicht von Kieselgel G *R* werden 10 µl einer Lösung der Substanz (0,1 g · l^{-1}) in Dichlormethan *R* aufgetragen. Die Chromatographie erfolgt über eine Laufstrecke von 10 cm mit dem gleichen Lösungsmittel. Das Chromatogramm darf nur einen Hauptfleck zeigen.

Sulfaminsäure *R* 1085900

H_2N-SO_3H

H_3NO_3S M_r 97,1
CAS Nr. 5329-14-6.
Sulfamidsäure, Amidoschwefelsäure;
Syn. Amidosulfonsäure.

Weißes, kristallines Pulver oder weiße Kristalle; leicht löslich in Wasser, wenig löslich in Aceton, Ethanol und Methanol, praktisch unlöslich in Ether.

Smp: Etwa 205 °C, unter Zersetzung.

Sulfanblau *R* 1086000

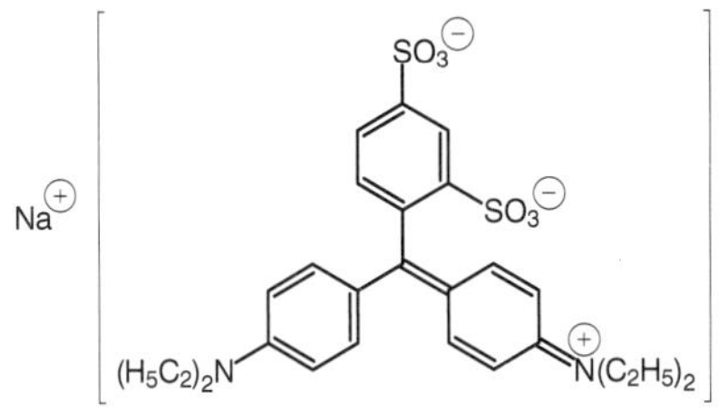

$C_{27}H_{31}N_2NaO_6S_2$ M_r 566,6
CAS Nr. 129-17-9.

C.I. Nr. 42045; Schultz Nr. 769.

4-[Bis(4-diethylaminophenyl)methylio]-3-sulfonato=benzolsulfonsäure, Natriumsalz.

Violettes bis purpurnes Pulver; löslich in Wasser. Verdünnte Lösungen der Substanz sind blau gefärbt und werden auf Zusatz einer konzentrierten Salzsäure gelb.

Sulfanilamid *R* 1086100

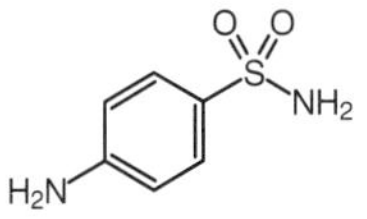

$C_6H_8N_2O_2S$ M_r 172,2
CAS Nr. 63-74-1.
4-Aminobenzolsulfonamid.

Weißes Pulver; schwer löslich in Wasser, leicht löslich in siedendem Wasser, Aceton, verdünnten Säuren und Alkalihydroxid-Lösungen, wenig löslich in Ethanol, praktisch unlöslich in Ether und Petroläther.

Smp: Etwa 165 °C.

Sulfanilsäure *R* 1086200

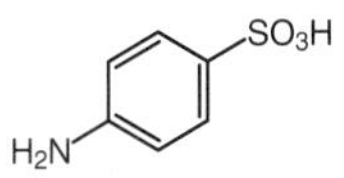

$C_6H_7NO_3S$ M_r 173,2
CAS Nr. 121-57-3.
4-Aminobenzolsulfonsäure.

Farblose Kristalle; wenig löslich in Wasser, praktisch unlöslich in Ethanol.

Sulfathiazol *R* 1086300

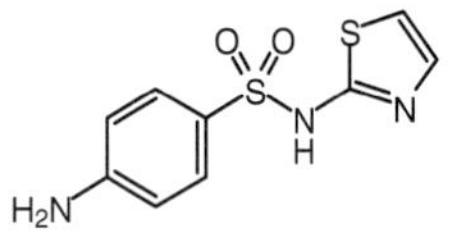

$C_9H_9N_3O_2S_2$ M_r 255,3
CAS Nr. 72-14-0.
N[1]-(2-Thiazolyl)sulfanilamid.

Kristalle oder Pulver, weiß bis gelblichweiß; sehr schwer löslich in Wasser, schwer löslich in Ethanol, löslich in Aceton, verdünnten Mineralsäuren, Alkalihydroxid- und Alkalicarbonat-Lösungen.

Smp: Etwa 200 °C.

Sulfosalicylsäure *R* 1086600

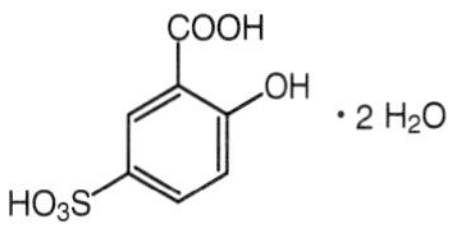

$C_7H_6O_6S \cdot 2\,H_2O$ M_r 254,2
CAS Nr. 5965-83-3.
2-Hydroxy-5-sulfobenzoesäure, Dihydrat.

Weißes, kristallines Pulver oder weiße Kristalle; sehr leicht löslich in Wasser und Ethanol, löslich in Ether.

Smp: Etwa 109 °C.

T

Tagatose *R* 1111000

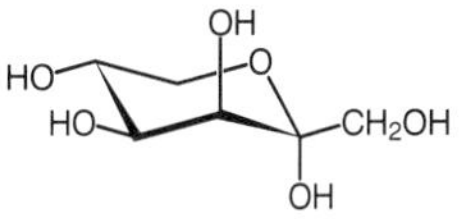

$C_6H_{12}O_6$ M_r 180,16
CAS Nr. 87-81-0.
D-*lyxo*-Hexulose; D-Tagatose.

Weißes Pulver.

$[\alpha]_D^{20}$: –2,3°, an einer Lösung der Substanz (21,9 g · l^{-1}) in Wasser *R* bestimmt.

Smp: 134 bis 135 °C.

Talkum *R* 1087000

CAS Nr. 14807-96-6.

Muß der Monographie **Talkum (Talcum)** entsprechen.

Tannin *R* 1087100

CAS Nr. 1401-55-4.

Glitzernde Schuppen oder amorphes Pulver, gelblich bis hellbraun; sehr leicht löslich in Wasser, leicht löslich in Ethanol, löslich in Aceton, praktisch unlöslich in Ether.
Vor Licht geschützt zu lagern.

γ-Terpinen *R* 1115900

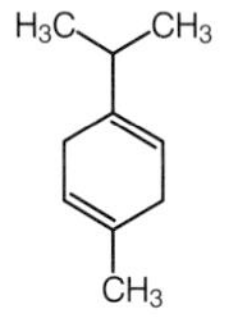

$C_{10}H_{16}$ M_r 136,2
CAS Nr. 99-85-4.
1-Isopropyl-4-methylcyclohexa-1,4-dien.

Ölige Flüssigkeit.

d_4^{15}: Etwa 0,850.

n_D^{15}: 1,474 bis 1,475.

Sdp: 183 bis 186 °C.

Wird die Substanz in der Gaschromatographie verwendet, muß sie zusätzlich folgender Anforderung entsprechen:

Gehaltsbestimmung: Die Bestimmung erfolgt mit Hilfe der Gaschromatographie (2.2.28) wie in der Monographie **Pfefferminzöl (Menthae piperitae aetheroleum)** beschrieben.

Untersuchungslösung: Die Substanz.

Die Fläche des Hauptpeaks muß mindestens 93,0 Prozent der Summe aller Peakflächen betragen.

Terpinen-4-ol *R* 1116000

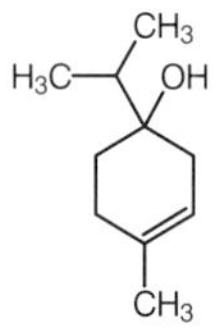

$C_{10}H_{18}O$ M_r 154,2
CAS Nr. 562-74-3.
4-Methyl-1-(1-methylethyl)cyclohex-3-en-1-ol;
1-Isopropyl-4-methylcyclohex-3-enol;
p-Menth-1-en-4-ol.

Farblose, ölige Flüssigkeit.

d_{20}^{20}: Etwa 0,934.

n_D^{20}: Etwa 1,477.

Sdp: 209 bis 212 °C.

Wird die Substanz in der Gaschromatographie verwendet, muß sie zusätzlich folgender Anforderung entsprechen:

Gehaltsbestimmung: Die Bestimmung erfolgt mit Hilfe der Gaschromatographie (2.2.28) wie in der Monographie **Lavendelöl (Lavandulae aetheroleum)** beschrieben.

Untersuchungslösung: Die Substanz.

Die Fläche des Hauptpeaks muß mindestens 98,0 Prozent der Summe aller Peakflächen betragen.

α-Terpineol *R* 1087300

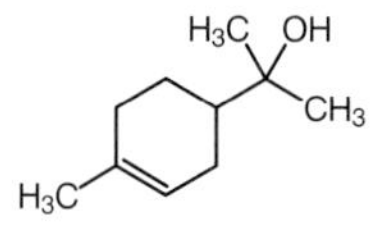

$C_{10}H_{18}O$ M_r 154,2
CAS Nr. 98-55-5.
2-(4-Methyl-3-cyclohexenyl)-2-propanol.
Die Substanz kann 1 bis 3 Prozent β-Terpineol enthalten.

Farblose Kristalle; praktisch unlöslich in Wasser, löslich in Ethanol und Ether.

Smp: Etwa 35 °C.

d_{20}^{20}: Etwa 0,935.

$[\alpha]_D^{20}$: Etwa 92,5°.

n_D^{20}: Etwa 1,483.

Wird die Substanz in der Gaschromatographie verwendet, muß sie zusätzlich folgender Anforderung entsprechen:

Gehaltsbestimmung: Die Bestimmung erfolgt mit Hilfe der Gaschromatographie (2.2.28) wie in der Monographie **Anisöl (Anisi aetheroleum)** beschrieben.

Untersuchungslösung: Eine Lösung der Substanz (100 g · l^{-1}) in Hexan *R*.

Die Fläche des Hauptpeaks muß mindestens 97,0 Prozent der Summe aller Peakflächen, mit Ausnahme der Fläche des Lösungsmittelpeaks, betragen.

Testosteron *R* 1116100

CAS Nr. 58-22-0.

Muß der Monographie **Testosteron (Testosteronum)** entsprechen.

Testosteronpropionat *R* 1087400

CAS Nr. 57-85-2.

Muß der Monographie **Testosteronpropionat (Testosteroni propionas)** entsprechen.

Tetrabutylammoniumbromid *R* 1087500

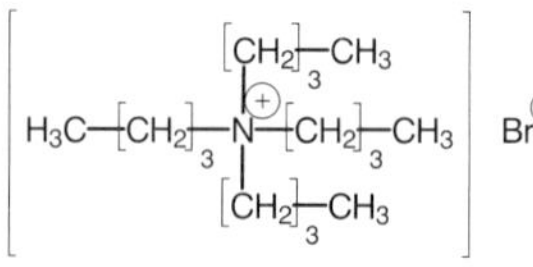

$C_{16}H_{36}BrN$ M_r 322,4
CAS Nr. 1643-19-2.

Weiße bis fast weiße Kristalle.

Smp: 102 bis 104 °C.

Tetrabutylammoniumdihydrogenphosphat *R* 1087600

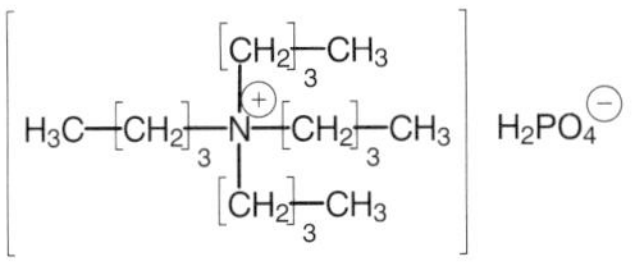

$C_{16}H_{38}NO_4P$ M_r 339,5
CAS Nr. 5574-97-0.

Weißes, hygroskopisches Pulver.

pH-Wert (2.2.3): Der *p*H-Wert einer Lösung der Substanz (170 g · l⁻¹) muß bei etwa 7,5 liegen.

Absorption (2.2.25): Etwa 0,10, bei 210 nm an einer Lösung der Substanz (170 g · l^{-1}) bestimmt.
Dicht verschlossen zu lagern.

Tetrabutylammoniumhydrogensulfat *R* 1087700

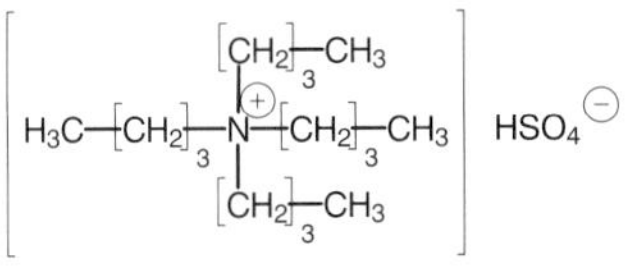

$C_{16}H_{37}NO_4S$ M_r 339,5
CAS Nr. 32503-27-8.

Farblose Kristalle oder weißes, kristallines Pulver; leicht löslich in Wasser und Methanol.

Smp: 169 bis 173 °C.

Absorption (2.2.25): Die Absorption einer Lösung der Substanz (50 g · l^{-1}), zwischen 240 und 300 nm gemessen, darf höchstens 0,05 betragen.

Tetrabutylammoniumhydroxid *R* 1087800

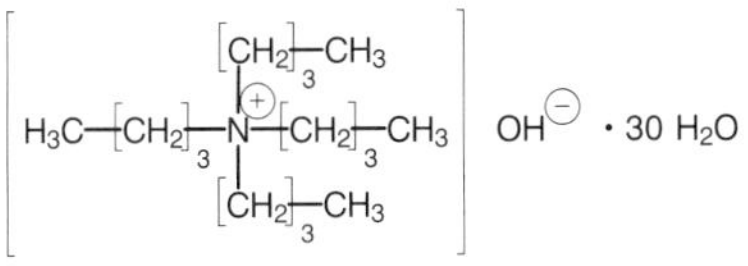

$C_{16}H_{37}NO \cdot 30\ H_2O$ M_r 800
CAS Nr. 2052-49-5.

Mindestens 98,0 Prozent $C_{16}H_{37}NO \cdot 30\ H_2O$.

Weiße bis fast weiße Kristalle; löslich in Wasser.

Gehaltsbestimmung: 1,000 g Substanz, in 100 ml Wasser *R* gelöst, wird sofort mit Salzsäure (0,1 mol · l^{-1}) titriert. Der Endpunkt wird mit Hilfe der Potentiometrie (2.2.20) bestimmt. Ein Blindversuch wird durchgeführt.
1 ml Salzsäure (0,1 mol · l^{-1}) entspricht 80,0 mg $C_{16}H_{37}NO \cdot 30\ H_2O$.

Tetrabutylammoniumhydroxid-Lösung *R* 1087802

Eine Lösung von Tetrabutylammoniumhydroxid *R* (400 g · l^{-1}).

Tetrabutylammoniumhydroxid-Lösung *R* 1 1087801

Eine Lösung von Tetrabutylammoniumhydroxid *R* (104 g · l^{-1}).

Tetrabutylammoniumiodid *R* 1087900

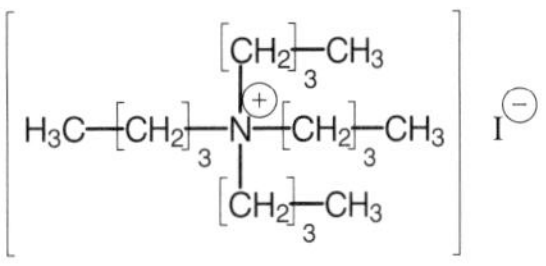

$C_{16}H_{36}IN$ M_r 369,4
CAS Nr. 311-28-4.
Mindestens 98,0 Prozent $C_{16}H_{36}IN$.

Kristallines Pulver oder weiße bis schwach gefärbte Kristalle; löslich in Ethanol.

Sulfatasche (2.4.14): Höchstens 0,02 Prozent.

Gehaltsbestimmung: 1,200 g Substanz werden in 30 ml Wasser *R* gelöst. Nach Zusatz von 50,0 ml Silbernitrat-Lösung (0,1 mol · l^{-1}) und 5 ml verdünnter Salpetersäure *R* wird der Überschuß an Silbernitrat mit Ammoniumthiocyanat-Lösung (0,1 mol · l^{-1}) unter Zusatz von 2 ml Ammoniumeisen(III)-sulfat-Lösung *R* 2 titriert.
1 ml Silbernitrat-Lösung (0,1 mol · l^{-1}) entspricht 36,94 mg $C_{16}H_{36}IN$.

Tetrachlorethan *R* 1088000

$Cl_2HC{-}CHCl_2$

$C_2H_2Cl_4$ M_r 167,9
CAS Nr. 79-34-5.
1,1,2,2-Tetrachlorethan.

Klare, farblose Flüssigkeit; schwer löslich in Wasser, mischbar mit Ethanol und Ether.

d_{20}^{20}: Etwa 1,59.

n_D^{20}: Etwa 1,495.

Destillationsbereich (2.2.11): Mindestens 95 Prozent müssen zwischen 145 und 147 °C destillieren.

Tetrachlorkohlenstoff *R* 1016100

CCl_4 M_r 153,8
CAS Nr. 56-23-5.
Tetrachlormethan.

Klare, farblose Flüssigkeit; praktisch unlöslich in Wasser, mischbar mit Ethanol.

d_{20}^{20}: 1,595 bis 1,598.

Sdp: 76 bis 77 °C.

Tetradecan *R* 1088200

$H_3C{-}[CH_2]_{12}{-}CH_3$

$C_{14}H_{30}$ M_r 198,4
CAS Nr. 629-59-4.
Die Substanz enthält mindestens 99,5 Prozent $C_{14}H_{30}$.

Farblose Flüssigkeit.

d_{20}^{20}: Etwa 0,76.

n_D^{20}: Etwa 1,429.

Smp: Etwa –5 °C.

Sdp: Etwa 252 °C.

Tetraethylammoniumhydrogensulfat *R* 1116200

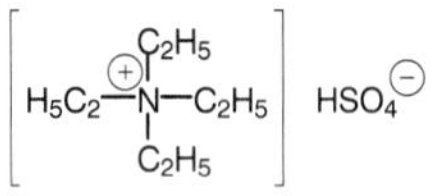

$C_8H_{21}NO_4S$ M_r 227,3
CAS Nr. 16873-13-5.

Hygroskopisches Pulver.

Smp: Etwa 245 °C.

Tetraethylammoniumhydroxid-Lösung *R* 1100300

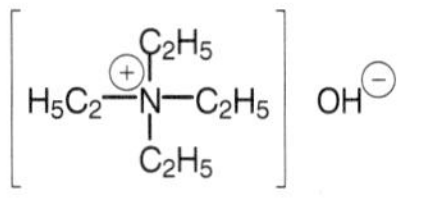

$C_8H_{21}NO$ M_r 147,3
CAS Nr. 77-98-5.
Eine Lösung von Tetrabutylammoniumhydroxid *R* (200 g · l⁻¹).

Farblose, stark alkalische Flüssigkeit.

d_{20}^{20}: Etwa 1,01.

n_D^{20}: Etwa 1,372.

HPLC-Qualität.

Tetraethylenpentamin *R* 1102000

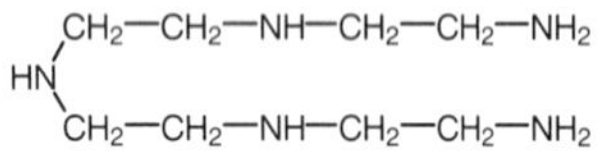

$C_8H_{23}N_5$ M_r 189,3
CAS Nr. 112-57-2.
3,6,9-Triazaundecan-1,11-diylbis(azan).

Farblose Flüssigkeit; löslich in Aceton.

n_D^{20}: Etwa 1,506.

Vor Wärme und Feuchtigkeit geschützt zu lagern.

Tetraheptylammoniumbromid *R* 1088400

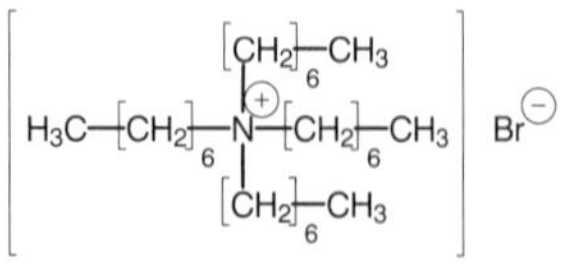

$C_{28}H_{60}BrN$ M_r 490,7
CAS Nr. 4368-51-8.

Weißes bis schwach gefärbtes, kristallines Pulver oder Kristalle.

Smp: 89 bis 91 °C.

Tetrahexylammoniumhydrogensulfat *R* 1116300

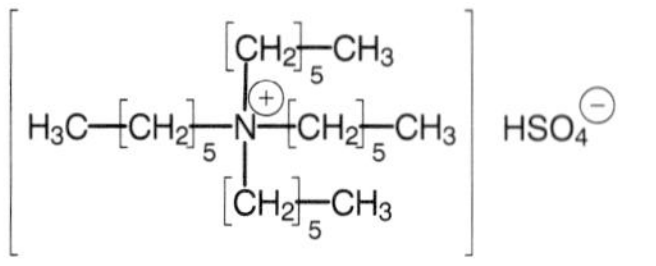

$C_{24}H_{53}NO_4S$ M_r 451,8
CAS Nr. 32503-34-7.

Smp: 100 bis 102 °C.

Tetrahydrofuran *R* 1088500

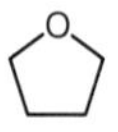

C_4H_8O M_r 72,1
CAS Nr. 109-99-9.

Klare, farblose, entflammbare Flüssigkeit; mischbar mit Wasser, Ethanol und Ether.

d_{20}^{20}: Etwa 0,89.

Tetrahydrofuran, das nicht der Prüfung auf Peroxide entspricht, darf nicht destilliert werden.

Peroxide: In einen 12-ml-Schliffstopfenzylinder von etwa 1,5 cm Durchmesser werden 8 ml Kaliumiodid-Stärke-Lösung *R* eingefüllt. Mit der Substanz wird bis zum Rande aufgefüllt, kräftig geschüttelt und 30 min lang vor Licht geschützt stehengelassen. Dabei darf keine Färbung auftreten.

Wird die Substanz in der Spektroskopie verwendet, muß sie folgender zusätzlicher Anforderung entsprechen:

Die Transmission (2.2.25) der Substanz, gegen Wasser *R* gemessen, muß mindestens betragen:
20 Prozent bei 255 nm
80 Prozent bei 270 nm
98 Prozent bei 310 nm.

Tetrakis(decyl)ammoniumbromid *R* 1088300

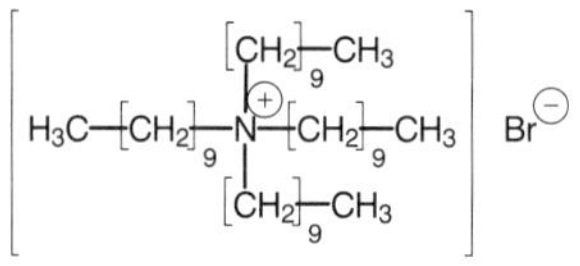

$C_{40}H_{84}BrN$ M_r 659,0
CAS Nr. 14937-42-9.

Weißes bis schwach gefärbtes, kristallines Pulver oder Kristalle.

Smp: 88 bis 89 °C.

Tetramethylammoniumchlorid *R* 1100400

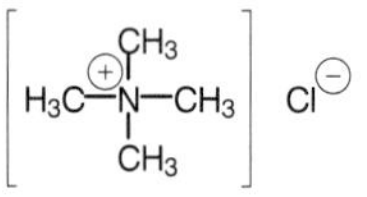

$C_4H_{12}ClN$ M_r 109,6
CAS Nr. 75-57-0.

Farblose Kristalle; löslich in Wasser und Ethanol.

Smp: Etwa 300 °C, unter Zersetzung.

Tetramethylammoniumhydrogensulfat *R* 1116400

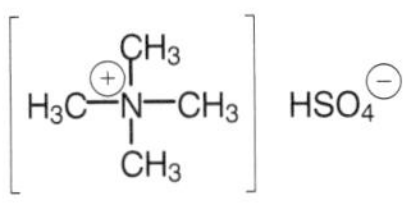

$C_4H_{13}NO_4S$ M_r 171,2
CAS Nr. 80526-82-5.

Hygroskopisches Pulver.

Smp: Etwa 295 °C.

Tetramethylammoniumhydroxid-Lösung *R* 1088600

CAS Nr. 75-59-2.
Mindestens 10,0 Prozent (*m/m*) $C_4H_{13}NO$ (M_r 91,2).

Klare, farblose bis sehr schwach gelb gefärbte Flüssigkeit; mischbar mit Wasser und Ethanol.

Gehaltsbestimmung: 1,000 g Substanz wird mit 50 ml Wasser *R* versetzt. Nach Zusatz von 0,1 ml Methylrot-Lösung *R* wird mit Schwefelsäure (0,05 mol · l^{-1}) titriert.

1 ml Schwefelsäure (0,05 mol · l^{-1}) entspricht 9,12 mg $C_4H_{13}NO$.

Tetramethylammoniumhydroxid-Lösung, verdünnte *R* 1088601

10 ml Tetramethylammoniumhydroxid-Lösung *R* werden mit aldehydfreiem Ethanol 96 % *R* zu 100 ml verdünnt.

Bei Bedarf frisch herzustellen.

Tetramethyldiaminodiphenylmethan *R* 1088700

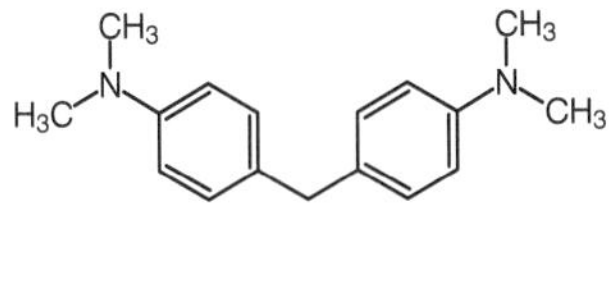

$C_{17}H_{22}N_2$ M_r 254,4
CAS Nr. 101-61-1.
4,4′-Methylenbis(*N*,*N*-dimethylanilin).

Weiße bis blauweiße Kristalle oder Plättchen, praktisch unlöslich in Wasser, schwer löslich in Ethanol, löslich in Mineralsäuren, leicht löslich in Ether.

Smp: Etwa 90 °C.

Tetramethyldiaminodiphenylmethan-Reagenz *R* 1088701

Lösung A: 2,5 g Tetramethyldiaminodiphenylmethan *R* werden in 10 ml Essigsäure 98 % *R* und 50 ml Wasser *R* gelöst.

Lösung B: 5 g Kaliumiodid *R* werden in 100 ml Wasser *R* gelöst.

Lösung C: 0,30 g Ninhydrin *R* werden in 10 ml Essigsäure 98 % *R* gelöst. Die Lösung wird mit 90 ml Wasser *R* versetzt.

Die Lösungen A, B und 1,5 ml Lösung C werden gemischt.

Tetramethylethylendiamin *R* 1088800

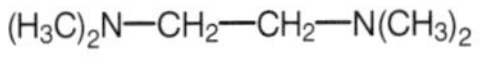

$C_6H_{16}N_2$ M_r 116,2
CAS Nr. 110-18-9.
N,*N*,*N*′,*N*′-Tetramethylethylendiamin.

Farblose Flüssigkeit; mischbar mit Wasser, Ethanol und Ether.

d_{20}^{20}: Etwa 0,78.

n_D^{20}: Etwa 1,418.

Sdp: Etwa 121 °C.

Tetramethylsilan *R* 1088900

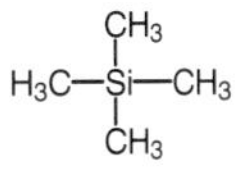

$C_4H_{12}Si$ M_r 88,2
CAS Nr. 75-76-3.

Klare, farblose Flüssigkeit; sehr schwer löslich in Wasser, löslich in Aceton und Ethanol.

d_{20}^{20}: Etwa 0,64.

n_D^{20}: Etwa 1,358.

Sdp: Etwa 26 °C.

Wird die Substanz in der Kernresonanzspektroskopie verwendet, muß sie noch der folgenden Anforderung entsprechen:

Im Spektrum einer etwa 10prozentigen Lösung (*V/V*) der Substanz in (D) Chloroform *R* darf die Intensität eines Fremdsignals nicht größer sein als die Intensität der C-13-Satellitensignale, die im Abstand von 59,1 Hz beiderseits des Tetramethylsignals auftreten. Ausgenommen sind davon die Signale der Rotationsseitenbanden und des Chloroforms.

Tetrazolblau *R* 1089000

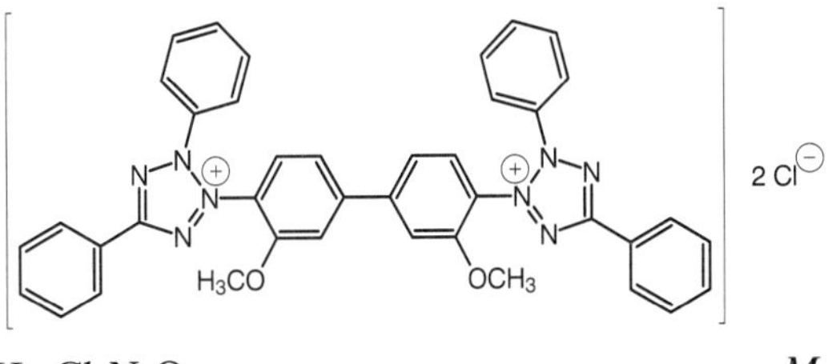

$C_{40}H_{32}Cl_2N_8O_2$ M_r 728
CAS Nr. 1871-22-3.
3,3′-(3,3′-Dimethoxy-4,4′-biphenyldiyl)bis(2,5-diphenyltetrazolium)chlorid.

Gelbe Kristalle; schwer löslich in Wasser, leicht löslich in Ethanol und Methanol, praktisch unlöslich in Aceton und Ether.

Smp: Etwa 245 °C, unter Zersetzung.

Thallium(I)-sulfat *R* 1089100

Tl_2SO_4 M_r 504,8

CAS Nr. 7446-18-6.

Weiße, rhomboide Prismen; schwer löslich in Wasser, praktisch unlöslich in Ethanol.

Thebain *R* 1089200

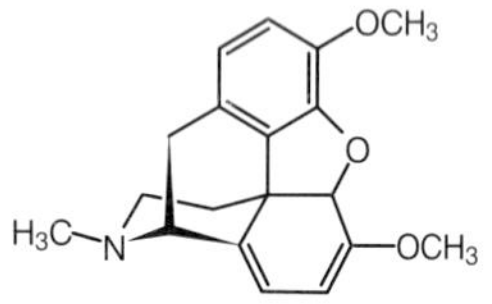

$C_{19}H_{21}NO_3$ M_r 311,4

CAS Nr. 115-37-7.

4,5α-Epoxy-3,6-dimethoxy-17-methyl-6,8-morphinadien.

Weißes bis gelbliches, kristallines Pulver; sehr schwer löslich in Wasser, löslich in heißem Ethanol und Toluol, schwer löslich in Ether.

Smp: Etwa 193 °C.

Dünnschichtchromatographie (2.2.27): Die Chromatographie erfolgt nach der unter „Prüfung auf Identität, B“ in der Monographie **Opium (Opium crudum)** angegebenen Vorschrift.

Zur Herstellung der Untersuchungslösung werden 10 mg Substanz in 20 ml Chloroform *R* gelöst. Zur Chromatographie werden 20 µl bandförmig (20 mm × 3 mm) aufgetragen. Das Chromatogramm muß nach Detektion eine orangerot bis rot gefärbte Hauptzone mit einem R_f-Wert von etwa 0,5 zeigen.

Theophyllin *R* 1089300

CAS Nr. 58-55-9.

Muß der Monographie **Theophyllin (Theophyllinum)** entsprechen.

Thiamazol *R* 1089400

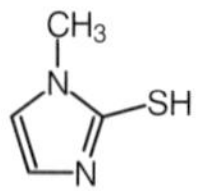

$C_4H_6N_2S$ M_r 114,2

CAS Nr. 60-56-0.

Methimazol; 1-Methyl-1*H*-imidazol-2-thiol.

Weißes bis fast weißes, kristallines Pulver; leicht löslich in Wasser, löslich in Dichlormethan und Ethanol, wenig löslich in Ether.

Smp: Etwa 145 °C.

(2-Thienyl)essigsäure *R* 1089500

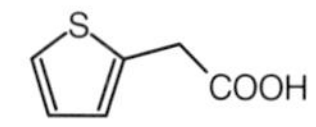

$C_6H_6O_2S$ M_r 142,1

CAS Nr. 1918-77-0.

Braunes Pulver.

Smp: Etwa 65 °C.

Thioacetamid *R* 1089600

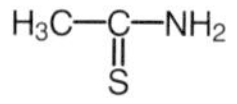

C_2H_5NS M_r 75,1

CAS Nr. 62-55-5.

Farblose Kristalle oder kristallines Pulver; leicht löslich in Wasser und Ethanol.

Smp: Etwa 113 °C.

Thioacetamid-Lösung *R* 1089602

Eine Lösung von Thioacetamid *R* (40 g · l^{-1}).

Thioacetamid-Reagenz *R* 1089601

0,2 ml Thioacetamid-Lösung *R* werden mit 1 ml einer Mischung von 5 ml Wasser *R*, 15 ml Natriumhydroxid-Lösung (1 mol · l^{-1}) und 20 ml Glycerol 85 % *R* versetzt. Die Mischung wird 20 s lang im Wasserbad erhitzt.

Bei Bedarf frisch herzustellen.

Thiobarbitursäure *R* 1111200

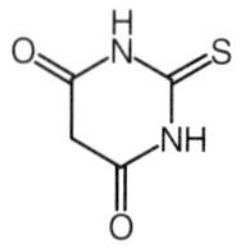

$C_4H_4N_2O_2S$ M_r 144,2

CAS Nr. 504-17-6.

4,6-Dihydroxy-2-sulfanylpyrimidin;

Syn. 2-Thioxo-2,5-dihydropyrimidin-4,6(1*H*,3*H*)-dion.

Thioglycolsäure *R* 1089700

HS—CH_2—COOH

$C_2H_4O_2S$ M_r 92,1

CAS Nr. 68-11-1.

Mercaptoessigsäure.

Farblose Flüssigkeit; mischbar mit Wasser, löslich in Ethanol.

Thioharnstoff *R* 1089900

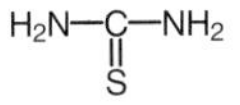

CH_4N_2S M_r 76,1

CAS Nr. 62-56-6.

Weißes, kristallines Pulver oder weiße Kristalle; löslich in Wasser und Ethanol.

Smp: Etwa 178 °C.

Thiomersal *R* 1089800

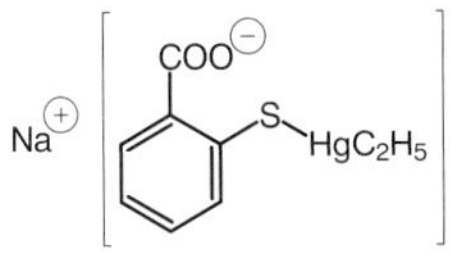

$C_9H_9HgNaO_2S$ M_r 404,8

CAS Nr. 54-64-8.

2-(Ethylmercuriothio)benzoesäure, Natriumsalz.

Leichtes, gelblichweißes, kristallines Pulver; sehr leicht löslich in Wasser und leicht löslich in Ethanol, praktisch unlöslich in Ether.

Threonin *R* 1090000

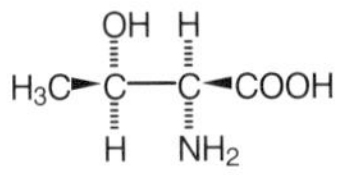

CAS Nr. 72-19-5.

Muß der Monographie **Threonin (Threoninum)** entsprechen.

Thrombin vom Menschen *R* 1090100

Getrocknetes Thrombin vom Menschen. Zubereitung eines Enzyms, das menschliches Fibrinogen in Fibrin umwandelt; es wird aus menschlichem Plasma gewonnen durch Fällung mit geeigneten Salzen und organischen Lösungsmitteln unter Kontrolle des *p*H-Werts, der Ionenkonzentration und der Temperatur.

Gelblichweißes Pulver; leicht löslich in einer Natriumchlorid-Lösung (9 g · l^{-1}) unter Bildung einer trüben, schwach gelben Lösung.

In zugeschmolzenen, sterilen Behältnissen unter Stickstoff, vor Licht geschützt und unterhalb 25 °C zu lagern.

Thrombin-vom-Menschen-Lösung *R* 1090101

Thrombin vom Menschen *R* wird entsprechend den Angaben des Herstellers gelöst und mit natriumchloridhaltiger Trometamol-Pufferlösung *p*H 7,4 *R* auf einen Gehalt von 5 I.E. je Milliliter verdünnt.

Thromboplastin-Reagenz *R* 1090300

1,5 g getrocknetes Rinderhirn *R* werden 10 bis 15 min lang mit 60 ml Wasser *R* von 50 °C extrahiert. Nach 2 min langem Zentrifugieren bei 1500 U/min wird die überstehende Flüssigkeit dekantiert. Der Extrakt, der 3 g · l^{-1} *o*-Cresol *R* als Bakterizid enthalten darf, behält seine Aktivität mehrere Tage lang, wenn er im Kühlschrank gelagert wird.

Thujon *R* 1116500

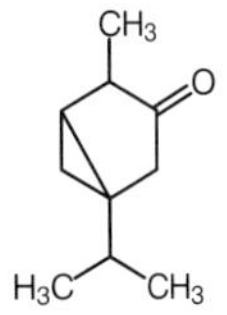

$C_{10}H_{16}O$ M_r 152,2

CAS Nr. 546-80-5.

4-Methyl-1-(1-methylethyl)bicyclo[3.1.0]hexan-3-on.

Farblose bis fast farblose Flüssigkeit; praktisch unlöslich in Wasser, löslich in Ethanol und in vielen anderen organischen Lösungsmitteln.

n_D^{20}: Etwa 1,455.

d_{20}^{20}: Etwa 0,925.

$[\alpha]_D^{20}$: Etwa –15°.

Sdp: Etwa 86 °C.

Thymin *R* 1090400

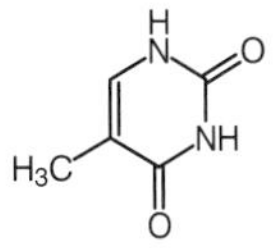

$C_5H_6N_2O_2$ M_r 126,1

CAS Nr. 65-71-4.

5-Methylpyrimidin-2,4(1*H*,3*H*)-dion.

Kurze Nadeln oder Plättchen; schwer löslich in kaltem Wasser, löslich in heißem Wasser. Die Substanz löst sich in verdünnten Alkalihydroxid-Lösungen.

Thymol *R* 1090500

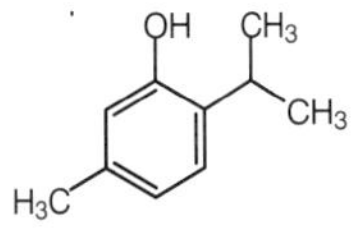

CAS Nr. 89-83-8.

Muß der Monographie **Thymol (Thymolum)** entsprechen.

Wird die Substanz in der Gaschromatographie verwendet, muß sie zusätzlich folgender Anforderung entsprechen:

Gehaltsbestimmung: Die Bestimmung erfolgt mit Hilfe der Gaschromatographie (2.2.28) wie in der Monographie **Pfefferminzöl (Menthae piperitae aetheroleum)** beschrieben.

Untersuchungslösung: 0,1 g Substanz werden in etwa 10 ml Aceton *R* gelöst.

Die Fläche des Hauptpeaks muß mindestens 95,0 Prozent der Summe aller Peakflächen betragen (der Lösungsmittel-Peak wird nicht berücksichtigt).

Thymolblau *R* 1090600

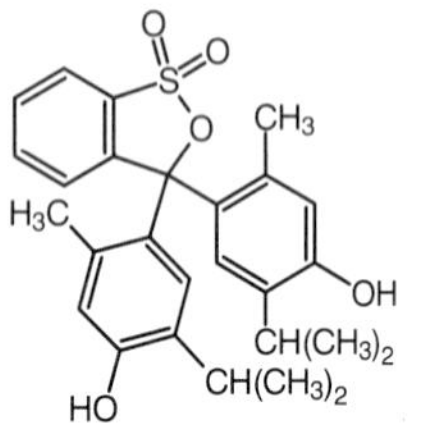

$C_{27}H_{30}O_5S$ M_r 466,6
CAS Nr. 76-61-9.
4,4′-(3*H*-2,1-Benzoxathiol-3-yliden)bis(2-isopropyl-5-methylphenol)-*S*,*S*-dioxid.

Grünblaues bis grünbraunes, kristallines Pulver; schwer löslich in Wasser, löslich in Ethanol und verdünnten Alkalihydroxid-Lösungen.

Thymolblau-Lösung *R* 1090601

0,1 g Thymolblau *R* werden in einer Mischung von 2,15 ml Natriumhydroxid-Lösung (0,1 mol · l^{-1}) und 20 ml Ethanol 96 % *R* gelöst. Die Lösung wird mit Wasser *R* zu 100 ml verdünnt.

Empfindlichkeitsprüfung: Eine Mischung von 0,1 ml der Thymolblau-Lösung, 100 ml kohlendioxidfreiem Wasser *R* und 0,2 ml Natriumhydroxid-Lösung (0,02 mol · l^{-1}) muß blau gefärbt sein. Bis zum Farbumschlag nach Gelb dürfen höchstens 0,1 ml Salzsäure (0,02 mol · l^{-1}) verbraucht werden.

Umschlagsbereich: *p*H-Wert 1,2 (rot) bis 2,8 (gelb); *p*H-Wert 8,0 (olivgrün) bis 9,6 (blau).

Thymolphthalein *R* 1090700

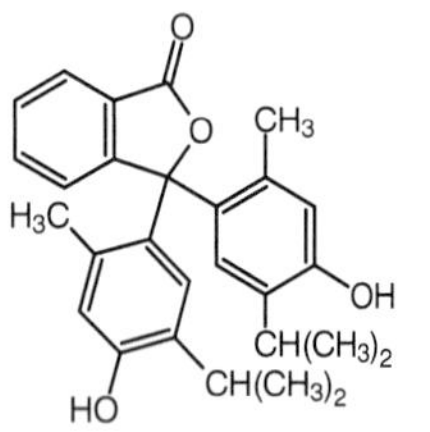

$C_{28}H_{30}O_4$ M_r 430,5
CAS Nr. 125-20-2.
3,3-Bis(4-hydroxy-5-isopropyl-2-methylphenyl)-phthalid.

Weißes bis gelblichweißes Pulver; praktisch unlöslich in Wasser, löslich in Ethanol und verdünnten Alkalihydroxid-Lösungen.

Thymolphthalein-Lösung *R* 1090701

Eine Lösung von Thymolphthalein *R* (1 g · l^{-1}) in Ethanol 96 % *R*.

Empfindlichkeitsprüfung: Eine Mischung von 0,2 ml Thymolphthalein-Lösung und 100 ml kohlendioxidfreiem Wasser *R* muß farblos sein. Bis zum Farbumschlag nach Blau dürfen höchstens 0,05 ml Natriumhydroxid-Lösung (0,1 mol · l^{-1}) verbraucht werden.

Umschlagsbereich: *p*H-Wert 9,3 (farblos) bis 10,5 (blau).

Titan *R* 1091000

Ti A_r 47,88
CAS Nr. 7440-32-6.
Mindestens 99 Prozent Ti.

Metallpulver, feiner Draht (höchstens 0,5 mm Durchmesser) oder poröses Metall.

Smp: 1668 °C.

Dichte: Etwa 4,507 g · cm^{-3}.

Titan(III)-chlorid *R* 1091200

$TiCl_3$ M_r 154,3
CAS Nr. 7705-07-9.

Rötlichviolette, zerfließende Kristalle; löslich in Wasser und Ethanol, praktisch unlöslich in Ether.

Smp: Etwa 440 °C.

Dicht verschlossen zu lagern.

Titan(III)-chlorid-Lösung *R* 1091201

Eine Lösung von Titan(III)-chlorid *R* (150 g · l^{-1}) in Salzsäure (100 g · l^{-1} HCl).

d_{20}^{20}: Etwa 1,19.

Titan(III)-chlorid-Schwefelsäure-Reagenz *R* 1091202

Sorgfältig werden 20 ml Titan(III)-chlorid-Lösung *R* mit 13 ml Schwefelsäure *R* gemischt. Wasserstoffperoxid-Lösung 30 % *R* wird hinzugegeben, bis eine gelbe Farbe erhalten ist. Die Lösung wird bis zum Entstehen weißer Dämpfe erhitzt, erkalten gelassen und mit Wasser *R* verdünnt. Einengen und Zusatz von Wasser *R* werden so lange wiederholt, bis eine farblose Lösung erhalten ist, die mit Wasser *R* zu 100 ml verdünnt wird.

Titangelb *R* 1090900

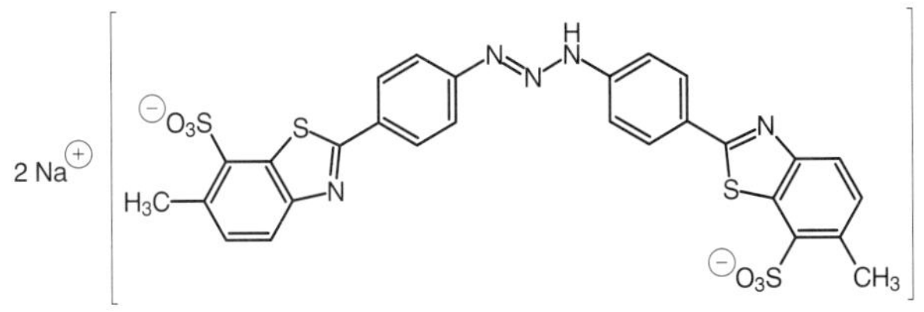

$C_{28}H_{19}N_5Na_2O_6S_4$ M_r 696
CAS Nr. 1829-00-1;
C.I. Nr. 19540; Schultz Nr. 280.
2,2′-(Diazoaminodi-*p*-phenylen)bis(6-methyl-7-benzothiazolsulfonsäure), Dinatriumsalz.

Gelblichbraunes Pulver; leicht löslich in Wasser und Ethanol.

Titangelb-Lösung *R* 1090902

Eine Lösung von Titangelb *R* (0,5 g · l^{-1}).

Empfindlichkeitsprüfung: 0,1 ml der Titangelb-Lösung werden mit 10 ml Wasser *R*, 0,2 ml Magnesium-Lösung (10 ppm Mg) *R* und 1,0 ml Natriumhydroxid-Lösung (1 mol · l^{-1}) gemischt. Die Mischung muß deutlich rosa gefärbt sein, verglichen gegen eine gleichzeitig und unter gleichen Bedingungen hergestellte Blindprobe ohne Magnesium-Lösung.

Titangelb-Papier *R* 1090901

Filterpapierstreifen werden einige Minuten lang in Titangelb-Lösung *R* eingetaucht und anschließend bei Raumtemperatur trocknen gelassen.

Tollwut-Antiserum, fluoresceinkonjugiertes *R* 1038700

Immunglobulin-Fraktion mit einem hohen Gehalt an Tollwut-Antikörpern, hergestellt aus dem Serum geeigneter Tiere, die mit inaktiviertem Tollwut-Virus immunisiert wurden. Das Immunglobulin ist mit Fluoresceinisothiocyanat konjugiert.

o*-Toluidin *R 1091700

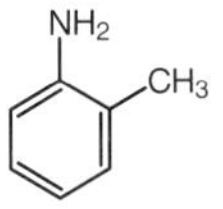

C_7H_9N M_r 107,2
CAS Nr. 95-53-4.
2-Methylanilin.

Schwach gelblich gefärbte Flüssigkeit, die sich unter Luft- und Lichteinfluß rötlichbraun färbt; schwer löslich in Wasser, löslich in Ethanol und verdünnten Säuren.

d_{20}^{20}: Etwa 1,01.

n_D^{20}: Etwa 1,569.

Sdp: Etwa 200 °C.

Dicht verschlossen, vor Licht geschützt zu lagern.

p*-Toluidin *R 1091800

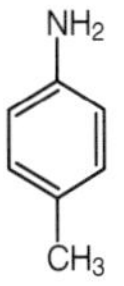

C_7H_9N M_r 107,2
CAS Nr. 106-49-0.
4-Methylanilin.

Glänzende Plättchen oder Flocken; schwer löslich in Wasser, leicht löslich in Aceton und Ethanol, löslich in Ether.

Smp: Etwa 44 °C.

Toluidinblau *R* 1091900

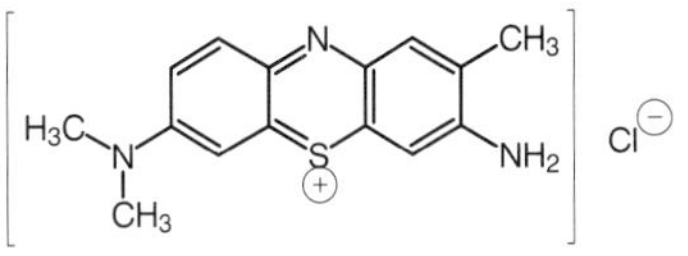

$C_{15}H_{16}ClN_3S$ M_r 305,8
CAS Nr. 92-31-9;
C.I. Nr. 52040; Schultz Nr. 1041.
3-Amino-7-dimethylamino-2-methyl-5-phenothiazinyliumchlorid.

Dunkelgrünes Pulver; löslich in Wasser, schwer löslich in Ethanol.

o*-Toluidinhydrochlorid *R 1117300

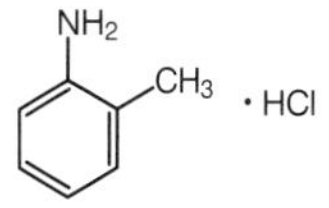

$C_7H_{10}ClN$ M_r 143,6
CAS Nr. 636-21-5.
2-Methylanilinhydrochlorid;
2-Methylbenzolaminhydrochlorid.
Mindestens 98,0 Prozent $C_7H_{10}ClN$.

Smp: 215 bis 217 °C.

Toluol *R* 1091300

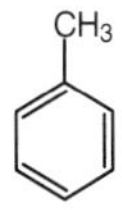

C_7H_8 M_r 92,1
CAS Nr. 108-88-3.

Klare, farblose, entflammbare Flüssigkeit; sehr schwer löslich in Wasser, mischbar mit Ethanol.

d_{20}^{20}: 0,865 bis 0,870.

Sdp: Etwa 110 °C.

Toluol, schwefelfreies *R* 1091301

Toluol *R*, das folgenden zusätzlichen Prüfungen entspricht:

Schwefelverbindungen: 10 ml Substanz werden 15 min lang mit 1 ml wasserfreiem Ethanol *R* und 3 ml Kaliumplumbit-Lösung *R* zum Rückfluß erhitzt. Nach 5 min langem Stehenlassen darf die wäßrige Schicht nicht dunkel gefärbt sein.

Thiophenanaloge: 2 ml Substanz werden 5 min lang mit 5 ml Isatin-Reagenz *R* geschüttelt. Nach 15 min langem Stehenlassen darf die untere Schicht nicht blau gefärbt sein.

2-Toluolsulfonamid *R* 1091400

$C_7H_9NO_2S$ M_r 171,2

CAS Nr. 88-19-7.

2-Methylbenzolsulfonamid.

Weißes, kristallines Pulver; schwer löslich in Wasser und Ether, löslich in Ethanol und Alkalihydroxid-Lösungen.

Smp: Etwa 156 °C.

4-Toluolsulfonamid *R* 1091500

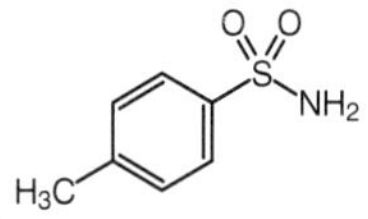

$C_7H_9NO_2S$ M_r 171,2

CAS Nr. 70-55-3.

4-Methylbenzolsulfonamid.

Weißes, kristallines Pulver; schwer löslich in Wasser und Ether, löslich in Ethanol und Alkalihydroxid-Lösungen.

Smp: Etwa 136 °C.

Dünnschichtchromatographie: Wird die Substanz unter den Bedingungen und in der Konzentration, wie in der Monographie **Tolbutamid (Tolbutamidum)** angegeben, geprüft, darf das Chromatogramm nur einen Hauptfleck zeigen.

4-Toluolsulfonsäure *R* 1091600

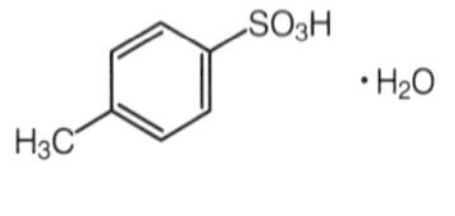

$C_7H_8O_3S \cdot H_2O$ M_r 190,2

CAS Nr. 6192-52-5.

4-Methylbenzolsulfonsäure, Monohydrat.

Mindestens 87,0 Prozent $C_7H_8O_3S$.

Kristalle oder weißes, kristallines Pulver; leicht löslich in Wasser, löslich in Ethanol und Ether.

Tosylargininmethylesterhydrochlorid *R* 1092000

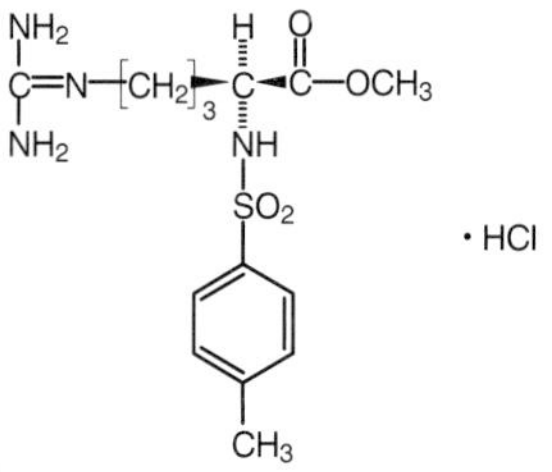

$C_{14}H_{23}ClN_4O_4S$ M_r 378,9

CAS Nr. 1784-03-8.

Methyl[(*S*)-2-tosylamino-5-guanidinovalerat]-hydrochlorid.

$[\alpha]_D^{20}$: −12 bis −16°, an einer Lösung der Substanz (40 g · l⁻¹) bestimmt.

Smp: Etwa 145 °C.

Tosylargininmethylesterhydrochlorid-Lösung *R* 1092001

98,5 mg Tosylargininmethylesterhydrochlorid *R* werden mit 5 ml Trometamol-Pufferlösung *p*H 8,1 *R* so lange geschüttelt, bis eine Lösung erhalten ist. Nach Zusatz von 2,5 ml Methylrot-Mischindikator-Lösung *R* wird mit Wasser *R* zu 25,0 ml verdünnt.

Tosyllysinchlormethanhydrochlorid *R* 1092100

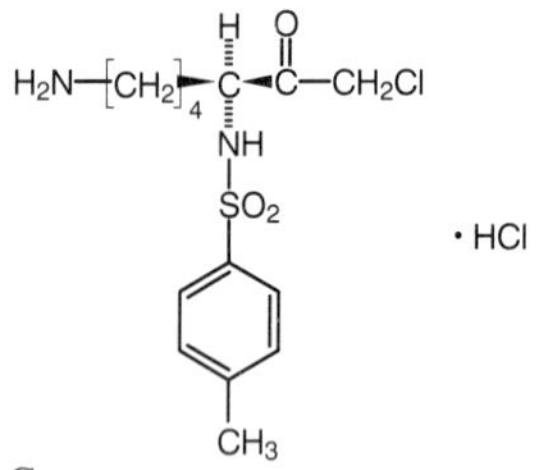

$C_{14}H_{22}Cl_2N_2O_3S$ M_r 369,3

CAS Nr. 4238-41-9.

N-[(*S*)-5-Amino-1-(chloracetyl)pentyl]-*p*-toluolsulfonamid-hydrochlorid.

$[\alpha]_D^{20}$: −7 bis −9°, an einer Lösung der Substanz (20 g · l^{-1}) bestimmt.

Smp: Etwa 155 °C, unter Zersetzung.

$A_{1\,cm}^{1\%}$: 310 bis 340, bei 230 nm in Wasser *R* bestimmt.

Tosylphenylalanylchlormethan *R* 1092200

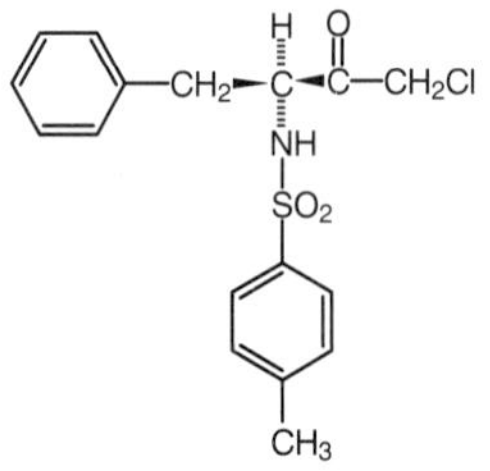

$C_{17}H_{18}ClNO_3S$ M_r 351,9

CAS Nr. 402-71-1.

N-[α-(2-Chloracetyl)phenethyl]-4-toluolsulfonamid.

$[\alpha]_D^{20}$: −85 bis −89°, an einer Lösung der Substanz (10 g · l^{-1}) in Ethanol 96 % *R* bestimmt.

Smp: Etwa 105 °C.

$A_{1\,cm}^{1\,\%}$: 290 bis 320, bei 228,5 nm in Ethanol 96 % *R* bestimmt.

Tragant *R* 1092300

CAS Nr. 9000-65-1.

Muß der Monographie **Tragant (Tragacantha)** entsprechen.

Triacetin *R* 1092400

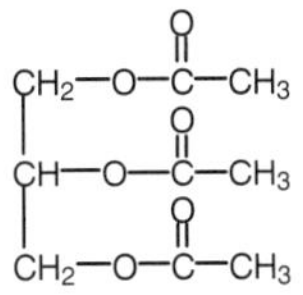

$C_9H_{14}O_6$ M_r 218,2
CAS Nr. 102-76-1.
Glyceroltriacetat.

Farblose bis gelbliche, fast klare Flüssigkeit; löslich in Wasser, mischbar mit Ethanol und Ether.

d_{20}^{20}: Etwa 1,16.

n_D^{20}: Etwa 1,43.

Sdp: Etwa 260 °C.

Triamcinolon *R* 1111300

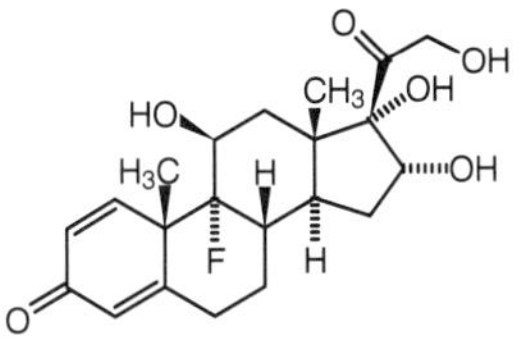

$C_{21}H_{27}FO_6$ M_r 394,4
CAS Nr. 124-94-7.
9-Fluor-11β,16α,17,21-tetrahydroxypregna-1,4-dien-3,20-dion.

Kristallines Pulver.

Smp: 262 bis 263 °C.

Trichloressigsäure *R* 1092500

$Cl_3C—COOH$

$C_2HCl_3O_2$ M_r 163,4
CAS Nr. 76-03-9.

Farblose Kristalle oder kristalline Masse, sehr zerfließend; sehr leicht löslich in Wasser und Ethanol.

Dicht verschlossen zu lagern.

Trichloressigsäure-Lösung *R* 1092501

40,0 g Trichloressigsäure *R* werden in Wasser *R* zu 1000,0 ml gelöst. Mit Hilfe von Natriumhydroxid-Lösung (0,1 mol · l^{-1}) wird die Konzentration bestimmt und, falls erforderlich, auf 40 ± 1 g · l^{-1} eingestellt.

Trichlorethan *R* 1092600

$H_3C—CCl_3$

$C_2H_3Cl_3$ M_r 133,4
CAS Nr. 71-55-6.
Methylchloroform; 1,1,1-Trichlorethan.

Nichtentzündliche Flüssigkeit; praktisch unlöslich in Wasser, löslich in Aceton, Ether und Methanol.

d_{20}^{20}: Etwa 1,34.

n_D^{20}: Etwa 1,438.

Sdp: Etwa 74 °C.

Trichloroethylen *R* 1102100

$ClHC{=}CCl_2$

C_2HCl_3 M_r 131,4
CAS Nr. 79-01-6.
Trichlorethen.

Farblose Flüssigkeit; praktisch unlöslich in Wasser, mischbar mit Ethanol und Ether.

d_{20}^{20}: Etwa 1,46.

n_D^{20}: Etwa 1,477.

Trichlortrifluorethan *R* 1092700

$F_2ClC—CCl_2F$

$C_2Cl_3F_3$ M_r 187,4
CAS Nr. 76-13-1.
1,1,2-Trichlortrifluorethan.

Farblose, flüchtige Flüssigkeit; praktisch unlöslich in Wasser, mischbar mit Aceton und Ether.

d_{20}^{20}: Etwa 1,58.

Destillationsbereich (2.2.11): Mindestens 98 Prozent müssen zwischen 47 und 48 °C destillieren.

Tricosan *R* 1092800

$H_3C—[CH_2]_{21}—CH_3$

$C_{23}H_{48}$ M_r 324,6
CAS Nr. 638-67-5.

Weiße Kristalle; praktisch unlöslich in Wasser, löslich in Ether und Hexan.

n_D^{20}: Etwa 1,447.

Smp: Etwa 48 °C.

Triethanolamin *R* 1092900

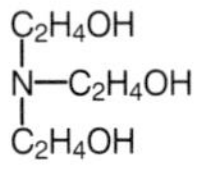

$C_6H_{15}NO_3$ M_r 149,2
CAS Nr. 102-71-6.
2,2′,2″-Nitrilotriethanol.

Farblose, viskose, sehr hygroskopische Flüssigkeit, unter Luft- und Lichteinfluß dunkler werdend; mischbar mit Wasser, Aceton, Ethanol, Glycerol 85 % und Methanol.

d_{20}^{20}: Etwa 1,13.

Dicht verschlossen, vor Licht geschützt zu lagern.

Triethylamin *R* 1093000

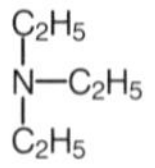

$C_6H_{15}N$ M_r 101,2
CAS Nr. 121-44-8.
Triethylazan.

Farblose Flüssigkeit; schwer löslich in Wasser bei einer Temperatur unter 18,7 °C; mischbar mit Ethanol und Ether.

d_{20}^{20}: Etwa 0,727.

n_D^{20}: Etwa 1,401.

Sdp: Etwa 90 °C.

Triethylendiamin *R* 1093100

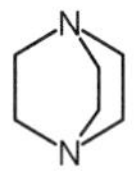

$C_6H_{12}N_2$ M_r 112,2
1,4-Diazabicyclo[2.2.2]octan.

Sehr hygroskopische Kristalle, bereits bei Raumtemperatur leicht sublimierend; leicht löslich in Wasser, Aceton und wasserfreiem Ethanol.

Smp: Etwa 158 °C.

Sdp: Etwa 174 °C.

Dicht verschlossen zu lagern.

Trifluoressigsäure *R* 1093200

$F_3C—COOH$

$C_2HF_3O_2$ M_r 114,0
CAS Nr. 76-05-1.
Mindestens 99 Prozent $C_2HF_3O_2$.
Die Substanz muß zur Proteinsequenzierung geeignet sein.

Flüssigkeit, mischbar mit Aceton, Ethanol und Ether.

d_{20}^{20}: Etwa 1,53.

Sdp: Etwa 72 °C.

Dicht verschlossen zu lagern.

Trifluoressigsäureanhydrid *R* 1093300

$C_4F_6O_3$ M_r 210,0
CAS Nr. 407-25-0.

Farblose Flüssigkeit.

d_{20}^{20}: Etwa 1,5.

Trigonellinhydrochlorid *R* 1117400

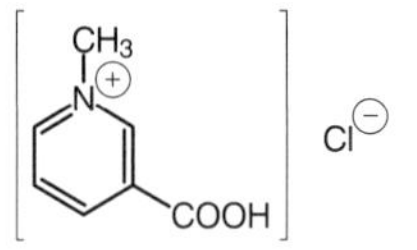

$C_7H_8ClNO_2$ M_r 173,6
CAS Nr. 6138-41-6.
3-Carboxy-1-methylpyridiniumchlorid;
Nicotinsäure-*N*-methylbetain-hydrochlorid.

Kristallines Pulver; sehr leicht löslich in Wasser, löslich in Ethanol, praktisch unlöslich in Ether.

Smp: Etwa 258 °C.

Trimethylpentan *R* 1093400

$(H_3C)_2CH—CH_2—C(CH_3)_3$

C_8H_{18} M_r 114,2
CAS Nr. 540-84-1.
2,2,4-Trimethylpentan.

Farblose, entflammbare Flüssigkeit; praktisch unlöslich in Wasser, löslich in wasserfreiem Ethanol.

d_{20}^{20}: 0,691 bis 0,696.

n_D^{20}: 1,391 bis 1,393.

Destillationsbereich (2.2.11): Mindestens 95 Prozent müssen zwischen 98 und 100 °C destillieren.

Wird die Substanz in der Spektroskopie verwendet, muß sie folgender zusätzlicher Prüfung entsprechen:

Die *Transmission* (2.2.25) der Substanz, gegen Wasser *R* gemessen, muß zwischen 250 und 420 nm mindestens 98 Prozent betragen.

Trimethylpentan *R* 1 1093401

Entspricht Trimethylpentan *R* mit folgender Änderung:

Absorption (2.2.25): Höchstens 0,07 bei 220 bis 360 nm, bestimmt mit Wasser *R* als Kompensationsflüssigkeit.

1-(Trimethylsilyl)imidazol *R* 1100500

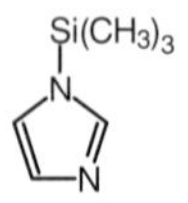

$C_6H_{12}N_2Si$ M_r 140,3
CAS Nr. 18156-74-6.

Farblose, hygroskopische Flüssigkeit.

d_{20}^{20}: Etwa 0,96.

n_D^{20}: Etwa 1,48.

Dicht verschlossen zu lagern.

2,4,6-Trinitrobenzolsulfonsäure *R* 1117500

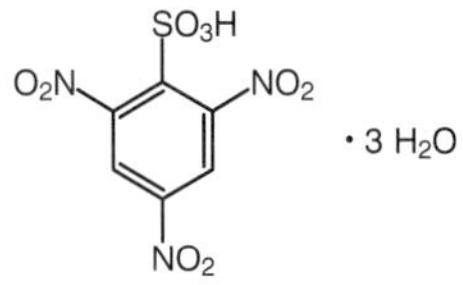

$C_6H_3N_3O_9S \cdot 3\ H_2O$ M_r 347,2
CAS Nr. 2508-19-2.
2,4,6-Trinitrobenzolsulfonsäure, Trihydrat.

Weißes, kristallines Pulver; löslich in Wasser.

Smp: 190 bis 195 °C.

Triphenylmethanol *R* 1093700

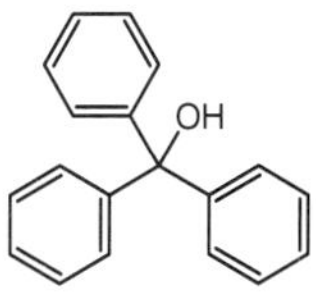

$C_{19}H_{16}O$ M_r 260,3
CAS Nr. 76-84-6.
Triphenylcarbinol.

Farblose Kristalle; praktisch unlöslich in Wasser, leicht löslich in Ethanol.

Triphenyltetrazoliumchlorid *R* 1093800

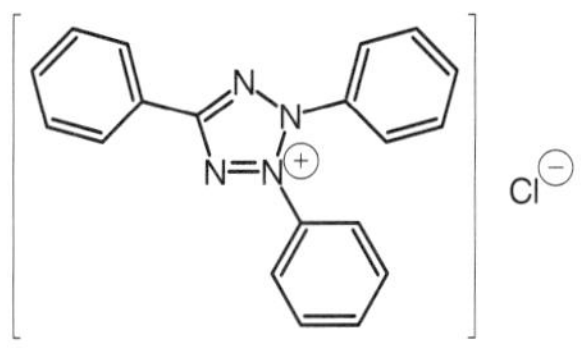

$C_{19}H_{15}ClN_4$ M_r 334,8
CAS Nr. 298-96-4.
2,3,5-Triphenyltetrazoliumchlorid.
Mindestens 98,0 Prozent $C_{19}H_{15}ClN_4$.

Schwach gelbes bis cremefarbenes Pulver; löslich in Wasser, Aceton und Ethanol, praktisch unlöslich in Ether.

Smp: Etwa 240 °C, unter Zersetzung.

Gehaltsbestimmung: 1,000 g Substanz wird in einer Mischung von 5 ml verdünnter Salpetersäure *R* und 45 ml Wasser *R* gelöst. Nach Zusatz von 50,0 ml Silbernitrat-Lösung (0,1 mol · l⁻¹) wird zum Sieden erhitzt. Nach dem Abkühlen werden 3 ml Dibutylphthalat *R* zugefügt. Nach kräftigem Umschütteln und Zusatz von 2 ml Ammoniumeisen(III)-sulfat-Lösung *R* 2 wird mit Ammoniumthiocyanat-Lösung (0,1 mol · l^{-1}) titriert.

1 ml Silbernitrat-Lösung (0,1 mol · l^{-1}) entspricht 33,48 mg $C_{19}H_{15}ClN_4$.

Vor Licht geschützt zu lagern.

Triphenyltetrazoliumchlorid-Lösung *R* 1093801

Eine Lösung von Triphenyltetrazoliumchlorid *R* (5 g · l^{-1}) in aldehydfreiem Ethanol 96 % *R*.

Vor Licht geschützt zu lagern.

Triscyanoethoxypropan *R* 1093900

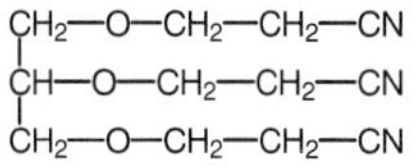

$C_{12}H_{17}N_3O_3$ M_r 251,3
3,3′,3″-(1,2,3-Propantriyltrioxy)trispropionitril).

Viskose, bräunlichgelbe Flüssigkeit; löslich in Methanol.

Die Substanz wird als stationäre Phase in der Gaschromatographie verwendet.

d_{20}^{20}: Etwa 1,11.

Viskosität (2.2.9): Etwa 172 mPa · s.

Trometamol *R* 1094200

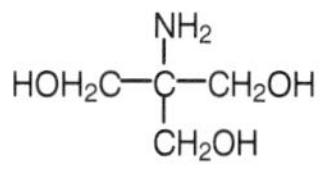

CAS Nr. 77-86-1.

Muß der Monographie **Trometamol (Trometamolum)** entsprechen.

Trometamol-Lösung *R* 1094201

Trometamol *R*, entsprechend 24,22 g $C_4H_{11}NO_3$, wird in Wasser *R* zu 1000,0 ml gelöst.

Trypsin *R* 1094500

CAS Nr. 9002-07-7.

Proteolytisches Enzym, das durch Aktivierung von Trypsinogen gewonnen wird, das aus der Pankreasdrüse vom Rind (*Bos taurus* L.) extrahiert ist.

Weißes, kristallines oder amorphes Pulver; wenig löslich in Wasser.

Trypsin zur Proteinsequenzierung *R* 1094600

CAS Nr. 9002-07-7.

Trypsin sehr hoher Reinheit, das behandelt wurde, um die Chymotrypsin-Aktivität zu entfernen.

Tryptophan *R* 1094700

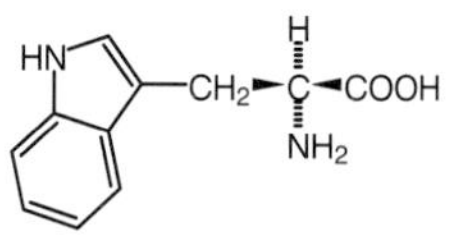

$C_{11}H_{12}N_2O_2$ M_r 204,2
CAS Nr. 73-22-3.
(*S*)-2-Amino-3-(3-indolyl)propionsäure.

Weißes bis gelblichweißes, kristallines Pulver oder farblose Kristalle; schwer löslich in Wasser, sehr schwer löslich in Ethanol, praktisch unlöslich in Ether.

$[\alpha]_D^{20}$: Etwa –30°, an einer Lösung der Substanz ($10 g \cdot l^{-1}$) bestimmt.

Tyramin *R*

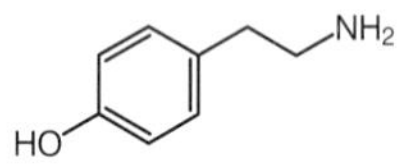

$C_8H_{11}NO$ M_r 137,2
CAS Nr. 51-67-2.
4-(2-Aminoethyl)phenol.

Smp: 164 bis 165 °C.

Tyrosin *R* 1094800

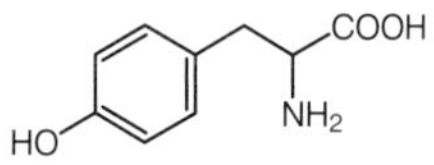

$C_9H_{11}NO_3$ M_r 181,2
CAS Nr. 60-18-4.
2-Amino-3-(4-hydroxyphenyl)propionsäure.

Weißes, kristallines Pulver oder farblose bis weiße Kristalle; schwer löslich in Wasser, praktisch unlöslich in Aceton, wasserfreiem Ethanol und Ether, löslich in verdünnter Salzsäure und Alkalihydroxid-Lösungen.

Dünnschichtchromatographie: Wird die Substanz unter den Bedingungen und in der Konzentration, wie in der Monographie **Levodopa (Levodopum)** angegeben, geprüft, darf das Chromatogramm nur einen Hauptfleck zeigen.

U

Uridin *R* 1095100

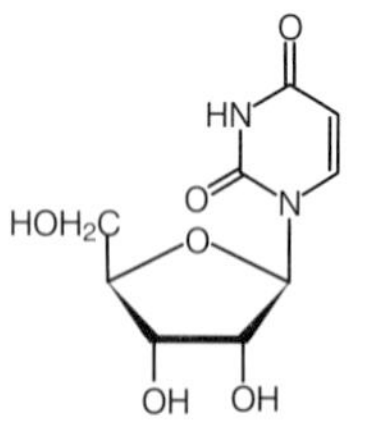

$C_9H_{12}N_2O_6$ M_r 244,2
CAS Nr. 58-96-8.
1-β-D-Ribofuranosyluracil;
1-β-D-Ribofuranosyl-2,4(1*H*,3*H*)-pyrimidindion.

Weißes bis fast weißes, kristallines Pulver; löslich in Wasser.

Smp: Etwa 165 °C.

V

Valeriansäure *R* 1095200

$C_5H_{10}O_2$ M_r 102,1
CAS Nr. 109-52-4.

Farblose Flüssigkeit; löslich in Wasser, leicht löslich in Ethanol und Ether.

d_{20}^{20}: Etwa 0,94.

n_D^{20}: Etwa 1,409.

Sdp: Etwa 186 °C.

Vanadin-Schwefelsäure *R* 1034001

0,2 g Vanadium(V)-oxid *R* werden in 4 ml Schwefelsäure *R* gelöst. Die Lösung wird vorsichtig in Wasser *R* gegeben und zu 100 ml verdünnt.

Vanadium(V)-oxid *R* 1034000

V_2O_5 M_r 181,9
CAS Nr. 1314-62-1.
Mindestens 98,5 Prozent V_2O_5.

Gelbbraunes bis rostbraunes Pulver; schwer löslich in Wasser, löslich in konzentrierten Mineralsäuren und Alkalihydroxid-Lösungen unter Salzbildung.

Aussehen der Lösung: 1 g Substanz wird 30 min lang mit 10 ml Schwefelsäure *R* erhitzt. Nach dem Abkühlen wird mit der gleichen Säure zu 10 ml verdünnt. Die Lösung muß klar (2.2.1) sein.

Empfindlichkeitsprüfung mit Wasserstoffperoxid: 1,0 ml der unter „Aussehen der Lösung" erhaltenen Lösung wird vorsichtig in Wasser *R* gegeben und zu 50,0 ml verdünnt. 0,5 ml der Lösung werden mit 0,1 ml Wasserstoffperoxid-Lösung ($0,1 g \cdot l^{-1}$ H_2O_2) versetzt. Die Lösung muß sich gegenüber einer Blindprobe von 0,5 ml der oben angegebenen Prüflösung und 0,1 ml Wasser *R* deutlich orange färben. Nach Zusatz von 0,4 ml Wasserstoffperoxid-Lösung ($0,1 g \cdot l^{-1}$ H_2O_2) vertieft sich die Farbe nach Orangegelb.

Glühverlust: Höchstens 1,0 Prozent, mit 1,00 g Substanz bei 700 °C bestimmt.

Gehaltsbestimmung: 0,200 g Substanz werden unter Erwärmen in 20 ml einer 70prozentigen Lösung (*m/m*) von Schwefelsäure *R* gelöst. Nach Zusatz von 100 ml Wasser *R* wird die Lösung mit Kaliumpermanganat-Lösung ($0,02 mol \cdot l^{-1}$) bis zur Rosafärbung versetzt und der Kaliumpermanganat-Überschuß mit Hilfe einer Lösung von Natriumnitrit *R* ($30 g \cdot l^{-1}$) entfernt. Nach Zusatz von 5 g Harnstoff *R* und 80 ml einer 70prozentigen Lösung (*m*/*m*) von Schwefelsäure *R* wird die abgekühlte Lösung nach Zusatz von 0,1 ml Ferroin-Lösung *R* sofort mit Eisen(II)-sulfat-Lösung (0,1 mol · l^{-1}) bis zum Umschlag nach Grünlichrot titriert.

1 ml Eisen(II)-sulfat-Lösung (0,1 mol · l^{-1}) entspricht 9,095 mg V_2O_5.

Vanillin *R* 1095300

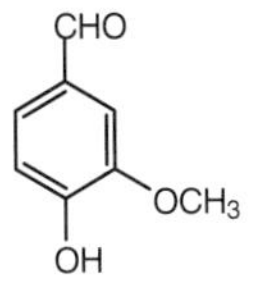

CAS Nr. 121-33-5.

Muß der Monographie **Vanillin (Vanillinum)** entsprechen.

Vanillin-Phosphorsäure-Lösung *R* 1095302

1,0 g Vanillin *R* wird in 25 ml Ethanol 96 % *R* gelöst. 25 ml Wasser *R* und 35 ml Phosphorsäure 85 % *R* werden zugesetzt.

Vanillin-Reagenz *R* 1095301

100 ml einer Lösung von Vanillin *R* (10 g · l^{-1}) in Ethanol 96 % *R* werden sehr vorsichtig und tropfenweise mit 2 ml Schwefelsäure *R* versetzt.

Innerhalb von 48 h zu verwenden.

Vaselin, weißes *R* 1062100

Halbfeste, gebleichte Mischung von Kohlenwasserstoffen, die aus Erdöl gewonnen werden; praktisch unlöslich in Wasser und Ethanol, löslich in Ether und Petroläther *R* 1, wobei die Lösungen manchmal eine schwache Fluoreszenz zeigen.

Vinylacetat *R* 1111800

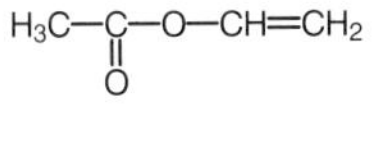

$C_4H_6O_2$ M_r 86,10
CAS Nr. 108-05-4.

d_{20}^{20}: Etwa 0,930.

Sdp: Etwa 72 °C.

Vinylchlorid *R* 1095400

$H_2C{=}CHCl$

C_2H_3Cl M_r 62,5
CAS Nr. 75-01-4.
Chlorethen.

Farbloses Gas; schwer löslich in organischen Lösungsmitteln.

Nur im Abzug zu verwenden.

2-Vinylpyridin *R* 1102200

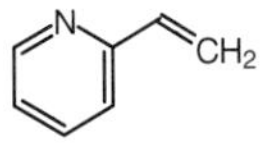

C_7H_7N M_r 105,1
CAS Nr. 100-69-6.

Gelbe Flüssigkeit; mischbar mit Wasser.

d_{20}^{20}: Etwa 0,97.

n_D^{20}: Etwa 1,549.

1-Vinylpyrrolidin-2-on *R* 1111900

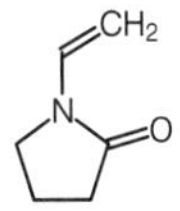

C_6H_9NO M_r 111,1
CAS Nr. 88-12-0.
Mindestens 99,0 Prozent C_6H_9NO.

Klare, farblose Flüssigkeit.

Wasser (2.5.12): Höchstens 0,1 Prozent, mit 2,5 g Substanz nach der Karl-Fischer-Methode bestimmt. Bei der Bestimmung wird eine Mischung von 50 ml wasserfreiem Methanol *R* und 10 ml Butano-4-lacton *R* als Lösungsmittel verwendet.

Gehaltsbestimmung: Die Bestimmung erfolgt mit Hilfe der Gaschromatographie (2.2.28).

Die Chromatographie kann durchgeführt werden mit
- einer Kapillarsäule aus Quarz von 30 m Länge und 0,5 mm innerem Durchmesser, belegt mit Macrogol 20 000 *R* (Filmdicke 1,0 µm)
- Helium zur Chromatographie *R* als Trägergas
- einem Flammenionisationsdetektor.

Die Temperatur des Probeneinlasses wird bei 190 °C gehalten. Die Temperatur der Säule wird 1 min lang bei 80 °C gehalten, dann um 10 °C je Minute auf 190 °C erhöht und 15 min lang bei 190 °C gehalten.

0,3 µl Substanz werden eingespritzt. Die Durchflußrate des Trägergases wird so eingestellt, daß die Retentionszeit des 1-Vinylpyrrolidin-2-on-Peaks etwa 17 min beträgt.

Der Prozentgehalt an C_6H_9NO wird mit Hilfe des Verfahrens „Normalisierung" berechnet.

W

Wasser *R* 1095500

CAS Nr. 7732-18-5.

Muß der Monographie **Gereinigtes Wasser (Aqua purificata)** entsprechen.

Wasser, ammoniumfreies *R* 1095501

100 ml Wasser *R* werden mit 0,1 ml Schwefelsäure *R* versetzt. Die Mischung wird in der Apparatur zur Bestimmung des Destillationsbereichs (2.2.11) destilliert.

Die ersten 10 ml Destillat werden verworfen und die folgenden 50 ml aufgefangen.

Wasser, destilliertes *R* 1095504

Wasser *R*, das durch Destillation erhalten wird.

Wasser für Injektionszwecke *R* 1095505

Muß der Monographie **Wasser für Injektionszwecke (Aqua ad iniectabilia)** entsprechen.

Wasser, kohlendioxidfreies *R* 1095502

Wasser *R* wird einige Minuten lang gekocht und vor Luft geschützt abgekühlt.

Vor Luft geschützt zu lagern.

Wasser, nitratfreies *R* 1095506

100 ml Wasser *R* werden mit einigen Milligramm Kaliumpermanganat *R* und Bariumhydroxid *R* versetzt. Die Mischung wird in der Apparatur zur Bestimmung des Destillationsbereichs (2.2.11) destilliert. Die ersten 10 ml Destillat werden verworfen und die folgenden 50 ml aufgefangen.

Wasser, partikelfreies *R* 1095507

Partikelfreies Wasser *R* wird durch Filtration von Wasser *R* durch ein Filter mit der Porenweite 0,22 μm hergestellt.

Wasser zur Chromatographie *R* 1095503

Deionisiertes Wasser *R* mit einem Widerstand von mindestens 0,18 MΩ · m.

(D_2)Wasser *R* 1025300

D_2O M_r 20,03
CAS Nr. 7789-20-0.
Schweres Wasser.

d_{20}^{20}: Etwa 1,11.

n_D^{20}: Etwa 1,328.

Sdp: Etwa 101 °C.

Deuterierungsgrad: Mindestens 99,7 Prozent.

Wasserstoff zur Chromatographie *R* 1043700

H_2 M_r 2,016
CAS Nr. 1333-74-0.
Mindestens 99,95 Prozent (*V/V*) H_2.

Wasserstoffperoxid-Lösung 30 % *R* 1043900

CAS Nr. 7722-84-1.

Muß der Monographie **Wasserstoffperoxid-Lösung 30 % (Hydrogenii peroxidum 30 per centum)** entsprechen.

Wasserstoffperoxid-Lösung 3 % *R* 1043800

CAS Nr. 7722-84-1.

Muß der Monographie **Wasserstoffperoxid-Lösung 3 % (Hydrogenii peroxidum 3 per centum)** entsprechen.

Weinsäure *R* 1087200

CAS Nr. 87-69-4.

Muß der Monographie **Weinsäure (Acidum tartaricum)** entsprechen.

Wolframatokieselsäure *R* 1078000

$SiO_2 \cdot 12\,WO_3 \cdot x\,H_2O$
Kieselwolframsäure.

Weiße oder gelblichweiße, zerfließende Kristalle; sehr leicht löslich in Wasser und Ethanol.

Dicht verschlossen zu lagern.

Wolframatophosphorsäure-Lösung *R* 1065200

10 g Natriumwolframat *R* werden 3 h lang mit 8 ml Phosphorsäure 85 % *R* und 75 ml Wasser *R* zum Rückfluß erhitzt. Nach dem Erkalten wird mit Wasser *R* zu 100 ml verdünnt.

X

Xanthydrol *R* 1096100

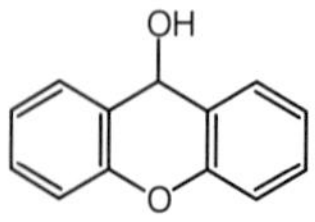

$C_{13}H_{10}O_2$ M_r 198,2
CAS Nr. 90-46-0.
9-Xanthenol.
Mindestens 90,0 Prozent $C_{13}H_{10}O_2$.

Weißes bis schwach gelbes Pulver; sehr schwer löslich in Wasser, löslich in Essigsäure 98 %, Ethanol und Ether.

Smp: Etwa 123 °C.

Kommt auch als methanolische Lösung vor, mit 90 bis 110 g · l^{-1} Xanthydrol.

Gehaltsbestimmung: 0,300 g Substanz werden in einem 250-ml-Kolben in 3 ml Methanol *R* gelöst, oder 3,0 ml der methanolischen Lösung werden verwendet. Die Lösung wird mit 50 ml Essigsäure 98 % *R* und, unter stetem Rühren, tropfenweise mit 25 ml einer Lösung von Harnstoff *R* (20 g · l^{-1}) versetzt. Nach 12 h wird der Niederschlag in einem Glassintertiegel (16) gesammelt, mit 20 ml Ethanol 96 % *R* gewaschen, bei 100 bis 105 °C getrocknet und gewogen.

1 g Niederschlag entspricht 0,9429 g Xanthydrol.

Die methanolische Lösung wird in zugeschmolzenen Ampullen gelagert; sie wird, falls erforderlich, vor Gebrauch filtriert.

Vor Licht geschützt zu lagern.

Xanthydrol *R* 1 1096101

Xanthydrol *R* mit folgender zusätzlicher Anforderung: Mindestens 98,0 Prozent $C_{13}H_{10}O_2$.

Xanthydrol-Lösung *R* 1096102

0,1 ml einer Lösung von Xanthydrol *R* (100 g · l^{-1}) in Methanol *R* werden mit 100 ml wasserfreier Essigsäure *R* und 1 ml Salzsäure *R* versetzt.

Die Lösung muß vor Gebrauch 24 h lang stehengelassen werden.

Xylenolorange *R* 1096300

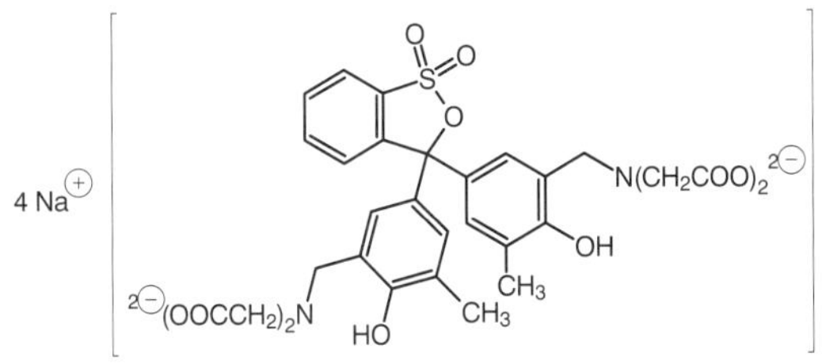

$C_{31}H_{28}N_2Na_4O_{13}S$ M_r 761

CAS Nr. 3618-43-7.

N,N'[3,3'-(3*H*-2,1-Benzoxathiol-3-yliden)-bis(6-hydroxy-5-methylbenzyl)]bis(iminodiessigsäure)-*S,S*-dioxid, Tetranatriumsalz.

Rotbraunes, kristallines Pulver; löslich in Wasser.

Xylenolorange-Verreibung *R* 1096301

1 Teil Xylenolorange *R* wird mit 99 Teilen Kaliumnitrat *R* verrieben.

Empfindlichkeitsprüfung: 50 ml Wasser *R* werden mit 1 ml verdünnter Essigsäure *R*, 50 mg der Xylenolorange-Verreibung und 0,05 ml Blei(II)-nitrat-Lösung *R* versetzt. Die Mischung wird mit so viel Methenamin *R* versetzt, bis die Färbung von Gelb nach Rotviolett umschlägt. Nach Zusatz von 0,1 ml Natriumedetat-Lösung (0,1 mol · l^{-1}) muß die Färbung nach Gelb umschlagen.

Xylol *R* 1096200

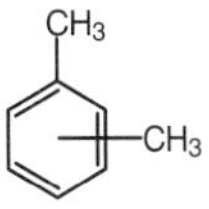

C_8H_{10} M_r 106,2

CAS Nr. 1330-20-7.

Gemisch von Isomeren.

Klare, farblose, entflammbare Flüssigkeit; praktisch unlöslich in Wasser, mischbar mit Ethanol und Ether.

d_{20}^{20}: Etwa 0,867.

n_D^{20}: Etwa 1,497.

Sdp: Etwa 138 °C.

***m*-Xylol R** 1117700

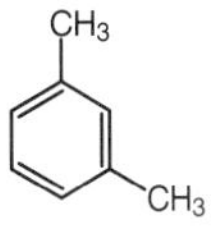

C_8H_{10} M_r 106,2

CAS Nr. 108-38-3.

1,3-Dimethylbenzol.

Klare, farblose, entflammbare Flüssigkeit; praktisch unlöslich in Wasser, mischbar mit Ethanol und Ether.

d_{20}^{20}: Etwa 0,884.

n_D^{20}: Etwa 1,497.

Smp: Etwa –47 °C.

Sdp: Etwa 139 °C.

o*-Xylol *R 1100600

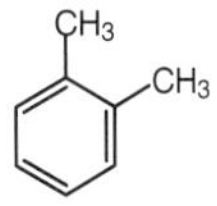

C_8H_{10} M_r 106,2

CAS Nr. 95-47-6.

1,2-Dimethylbenzol.

Klare, farblose, entflammbare Flüssigkeit; praktisch unlöslich in Wasser, mischbar mit Ethanol und Ether.

d_{20}^{20}: Etwa 0,881.

n_D^{20}: Etwa 1,505.

Smp: Etwa –25 °C.

Sdp: Etwa 144 °C.

Reagenzien

Xylose *R* 1096400

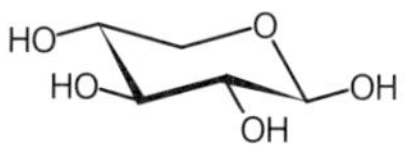

$C_5H_{10}O_5$ M_r 150,1
CAS Nr. 58-86-6.
D-(+)-Xylose.

Weißes, kristallines Pulver oder farblose Nadeln; sehr leicht löslich in Wasser, löslich in heißem Ethanol.

$[\alpha]_D^{20}$: Etwa +20°, an einer Lösung der Substanz ($100\ g \cdot l^{-1}$) 10 h nach Herstellung bestimmt.

Z

Zimtaldehyd *R* 1020700

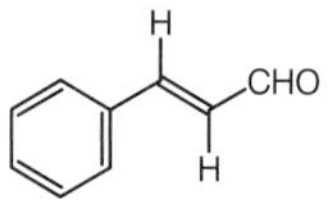

C_9H_8O M_r 132,1
CAS Nr. 104-55-2.
(*E*)-3-Phenylpropenal.

Gelbliche bis grünlichgelbe, ölige Flüssigkeit; schwer löslich in Wasser, sehr leicht löslich in Ethanol und Ether.

d_{20}^{20}: 1,048 bis 1,051.

n_D^{20}: Etwa 1,620.

Vor Licht geschützt und kühl zu lagern.

Zink *R* 1096500

Zn A_r 65,4
CAS Nr. 7440-66-6.
Mindestens 99,5 Prozent Zn.

Zylinder, Körner, Plätzchen, Granulat oder Feile, silbrigweiß mit bläulichem Schimmer.

Arsen (2.4.2): 5,0 g Substanz müssen der Grenzprüfung A auf Arsen entsprechen (0,2 ppm). Bei der Prüfung wird die Substanz in der vorgeschriebenen Mischung von 15 ml Salzsäure *R* und 25 ml Wasser *R* gelöst.

Zink, aktiviertes *R* 1096501

Das zu aktivierende Zink (Zylinder oder Plätzchen) wird in einen Erlenmeyerkolben gegeben und mit einer Lösung, die 50 ppm Hexachloroplatin(IV)-säure *R* enthält, bedeckt. Das Metall wird 10 min lang mit der Lösung in Berührung gelassen, abgespült und sofort getrocknet.

Arsen (2.4.2): 5 g Substanz werden mit 15 ml Salzsäure *R*, 25 ml Wasser *R*, 0,1 ml Zinn(II)-chlorid-Lösung *R* und 5 ml Kaliumiodid-Lösung *R* versetzt. Nach den Angaben unter „Grenzprüfung A auf Arsen" wird weiter verfahren. Auf dem Quecksilber(II)-bromid-Papier *R* darf kein Fleck entstehen.

Aktivität: Die Grenzprüfung auf Arsen wird mit den gleichen Reagenzien, jedoch unter Zusatz einer Lösung, die 1 µg Arsen enthält, wiederholt. Auf dem Quecksilber(II)-bromid-Papier *R* muß ein deutlich sichtbarer Fleck erscheinen.

Zinkacetat *R* 1102300

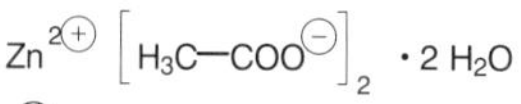

$C_4H_6O_4Zn \cdot 2\ H_2O$ M_r 219,5
CAS Nr. 5970-45-6.
Zinkacetat-Dihydrat.

Glänzend weiße, schwach verwitternde Kristalle; leicht löslich in Wasser, löslich in Ethanol.

Die Substanz verliert ihr Kristallwasser bei 100 °C.

d_{20}^{20}: Etwa 1,735.

Smp: Etwa 237 °C.

Zinkacetat-Lösung *R* 1102301

600 ml Wasser *R* werden mit 150 ml Essigsäure 98 % *R* gemischt. 54,9 g Zinkacetat *R* werden zugesetzt und unter Rühren gelöst. Die Mischung wird unter Rühren mit 150 ml konzentrierter Ammoniak-Lösung *R* versetzt, auf Raumtemperatur abgekühlt und mit Ammoniak-Lösung *R* auf einen *p*H-Wert von 6,4 eingestellt. Diese Mischung wird mit Wasser *R* zu 1 l verdünnt.

Zinkchlorid *R* 1096600

CAS Nr. 7646-85-7.

Muß der Monographie **Zinkchlorid (Zinci chloridum)** entsprechen.

Zinkchlorid-Ameisensäure *R* 1096601

20 g Zinkchlorid *R* werden in 80 g einer Lösung von wasserfreier Ameisensäure *R* ($850\ g \cdot l^{-1}$) gelöst.

Zinkchlorid-Lösung, iodhaltige *R* 1096602

20 g Zinkchlorid *R* und 6,5 g Kaliumiodid *R* werden in 10,5 ml Wasser *R* gelöst. Nach Zusatz von 0,5 g Iod *R* wird 15 min lang geschüttelt und, falls erforderlich, filtriert.

Vor Licht geschützt zu lagern.

Zinkoxid *R* 1096700

CAS Nr. 1314-13-2.

Muß der Monographie **Zinkoxid (Zinci oxidum)** entsprechen.

Zinkstaub *R* 1096800

CAS Nr. 7440-66-6.
Mindestens 90,0 Prozent Zn. A_r 65,4

Sehr feines, graues Pulver, das in verdünnter Salzsäure *R* löslich ist.

Zinksulfat *R* 1097000

CAS Nr. 7446-20-0.

Muß der Monographie **Zinksulfat (Zinci sulfas)** entsprechen.

Zinn *R* 1090800
Sn A_r 118,7
CAS Nr. 7440-31-5.

Silbrigweiße Körnchen; löslich in Salzsäure unter Wasserstoffentwicklung.

Arsen (2.4.2): 0,1 g Substanz müssen der Grenzprüfung A auf Arsen entsprechen (10 ppm).

Zinn(II)-chlorid *R* 1085000

$SnCl_2 \cdot 2\,H_2O$ M_r 225,6
CAS Nr. 10025-69-1.
Mindestens 97,0 Prozent $SnCl_2 \cdot 2\,H_2O$.

Farblose Kristalle; sehr leicht löslich in Wasser, leicht löslich in Essigsäure 98 %, Ethanol, verdünnter Salzsäure und Salzsäure.

Gehaltsbestimmung: 0,500 g Substanz werden in einem Erlenmeyerkolben mit Schliffstopfen in 15 ml Salzsäure *R* gelöst. Nach Zusatz von 10 ml Wasser *R* und 5 ml Chloroform *R* wird schnell mit Kaliumiodat-Lösung ($0{,}05\,mol \cdot l^{-1}$) titriert, bis die Chloroformschicht farblos ist.

1 ml Kaliumiodat-Lösung ($0{,}05\,mol \cdot l^{-1}$) entspricht 22,56 mg $SnCl_2 \cdot 2\,H_2O$.

Zinn(II)-chlorid-Lösung *R* 1085001

20 g Zinn *R* werden mit 85 ml Salzsäure *R* bis zum Aufhören der Wasserstoffentwicklung erwärmt; anschließend wird erkalten gelassen.

Die Lösung ist über Zinn *R* und vor Luft geschützt zu lagern.

Zinn(II)-chlorid-Lösung *R* 1 1085002

Vor Gebrauch wird 1 Volumteil Zinn(II)-chlorid-Lösung *R* mit 10 Volumteilen verdünnter Salzsäure *R* gemischt.

Zinn(II)-chlorid-Lösung *R* 2 1085003

8 g Zinn(II)-chlorid *R* werden in 100 ml einer 20prozentigen Lösung (*V/V*) von Salzsäure *R* unter Schütteln gelöst. Falls erforderlich wird im Wasserbad bei 50 °C erwärmt. Danach wird 15 min lang ein Strom von Stickstoff *R* durch die Lösung geleitet.

Die Lösung ist unmittelbar vor Gebrauch frisch herzustellen.

Zirconiumchlorid *R* 1097100

CAS Nr. 15461-27-5.

Basisches Salz, das etwa der Formel $ZrOCl_2 \cdot 8\,H_2O$ entspricht.
Enthält mindestens 96,0 Prozent $ZrOCl_2 \cdot 8\,H_2O$.

Weißes bis fast weißes, kristallines Pulver oder Kristalle; leicht löslich in Wasser und Ethanol.

Gehaltsbestimmung: 0,600 g Substanz werden in einer Mischung von 5 ml Salpetersäure *R* und 50 ml Wasser *R* gelöst. Nach Zusatz von 50,0 ml Silbernitrat-Lösung ($0{,}1\,mol \cdot l^{-1}$) und 3 ml Dibutylphthalat *R* wird umgeschüttelt und mit Ammoniumthiocyanat-Lösung ($0{,}1\,mol \cdot l^{-1}$) unter Zusatz von 2 ml Ammoniumeisen(III)-sulfat-Lösung *R* 2 bis zur rötlichgelben Färbung titriert.

1 ml Silbernitrat-Lösung ($0{,}1\,mol \cdot l^{-1}$) entspricht 16,11 mg $ZrOCl_2 \cdot 8\,H_2O$.

Zirconiumnitrat *R* 1097200

CAS Nr. 14985-18-3.

Basisches Salz, das etwa der Formel $ZrO(NO_3)_2 \cdot 2\,H_2O$ entspricht.

Weißes Pulver oder Kristalle, hygroskopisch; löslich in Wasser. Die wäßrige Lösung ist klar oder höchstens schwach getrübt.

Dicht verschlossen zu lagern.

Zirconiumnitrat-Lösung *R* 1097201

Eine Lösung von Zirconiumnitrat *R* ($1\,g \cdot l^{-1}$) in einer Mischung von 40 ml Wasser *R* und 60 ml Salzsäure *R*.

Reagenzien

4.1.2 Referenzlösungen für Grenzprüfungen

Acetaldehyd-Lösung (100 ppm C_2H_4O) *R* 5000100

1,0 g Acetaldehyd *R* wird mit 2-Propanol *R* zu 100,0 ml verdünnt.

Vor Gebrauch werden 5,0 ml der Lösung mit 2-Propanol *R* zu 500,0 ml verdünnt.

Bei Bedarf frisch herzustellen.

Acetaldehyd-Lösung (100 ppm C_2H_4O) *R* 1 5000101

1,0 g Acetaldehyd *R* wird mit Wasser *R* zu 100,0 ml verdünnt.

Vor Gebrauch werden 5,0 ml der Lösung mit Wasser *R* zu 500,0 ml verdünnt.

Bei Bedarf frisch herzustellen.

Aluminium-Lösung (200 ppm Al) *R* 5000200

Aluminiumkaliumsulfat *R*, entsprechend 0,352 g $AlK(SO_4)_2 \cdot 12\ H_2O$, wird in Wasser *R* gelöst. Die Lösung wird mit 10 ml verdünnter Schwefelsäure *R* versetzt und mit Wasser *R* zu 100,0 ml verdünnt.

Aluminium-Lösung (100 ppm Al) *R* 5000203

Aluminiumchlorid *R*, entsprechend 8,947 g $AlCl_3 \cdot 6\ H_2O$, wird in Wasser *R* zu 1000,0 ml gelöst.

Vor Gebrauch wird die Lösung 1 zu 10 verdünnt.

Aluminium-Lösung (10 ppm Al) *R* 5000201

Aluminiumnitrat *R*, entsprechend 1,39 g $Al(NO_3)_3 \cdot 9\ H_2O$, werden in Wasser *R* zu 100,0 ml gelöst.

Vor Gebrauch wird die Lösung 1 zu 100 verdünnt.

Aluminium-Lösung (2 ppm Al) *R* 5000202

Aluminiumkaliumsulfat *R*, entsprechend 0,352 g $AlK(SO_4)_2 \cdot 12\ H_2O$, wird in Wasser *R* gelöst. Die Lösung wird mit 10 ml verdünnter Schwefelsäure *R* versetzt und mit Wasser *R* zu 100,0 ml verdünnt.

Vor Gebrauch wird die Lösung 1 zu 100 verdünnt.

Ammonium-Lösung (100 ppm NH_4) *R* 5000300

Ammoniumchlorid *R*, entsprechend 0,741 g NH_4Cl, wird in Wasser *R* zu 1000,0 ml gelöst.

Vor Gebrauch wird die Lösung 1 zu 2,5 verdünnt.

Ammonium-Lösung (2,5 ppm NH_4) *R* 5000301

Ammoniumchlorid *R*, entsprechend 0,741 g NH_4Cl, wird in Wasser *R* zu 1000,0 ml gelöst.

Vor Gebrauch wird die Lösung 1 zu 100 verdünnt.

Ammonium-Lösung (1 ppm NH_4) *R* 5000302

Die Ammonium-Lösung (2,5 ppm NH_4) *R* wird vor Gebrauch 1 zu 2,5 verdünnt.

Antimon-Lösung (1 ppm Sb) *R* 5000400

Kaliumantimonoxidtartrat *R*, entsprechend 0,274 g $C_4H_4KO_7Sb \cdot 0{,}5\ H_2O$, wird in 20 ml Salzsäure *R* 1 gelöst. Die klare Lösung wird mit Wasser *R* zu 100,0 ml verdünnt. 10,0 ml Lösung werden mit 200 ml Salzsäure *R* 1 versetzt und mit Wasser *R* zu 1000,0 ml verdünnt. 100,0 ml dieser Lösung werden mit 300 ml Salzsäure *R* 1 versetzt und mit Wasser *R* zu 1000,0 ml verdünnt.

Die verdünnten Lösungen werden jeweils vor Gebrauch hergestellt.

Arsen-Lösung (10 ppm As) *R* 5000500

Arsen(III)-oxid *R*, entsprechend 0,330 g As_2O_3, wird in 5 ml verdünnter Natriumhydroxid-Lösung *R* gelöst. Mit Wasser *R* wird zu 250,0 ml verdünnt.

Vor Gebrauch wird die Lösung 1 zu 100 verdünnt.

Arsen-Lösung (1 ppm As) *R* 5000501

Die Arsen-Lösung (10 ppm As) *R* wird vor Gebrauch 1 zu 10 verdünnt.

Arsen-Lösung (0,1 ppm As) *R* 5000502

Die Arsen-Lösung (1 ppm As) *R* wird vor Gebrauch 1 zu 10 verdünnt.

Barium-Lösung (50 ppm Ba) *R* 5000600

Bariumchlorid *R*, entsprechend 0,178 g $BaCl_2 \cdot 2\ H_2O$, wird in destilliertem Wasser *R* zu 100,0 ml gelöst.

Vor Gebrauch wird die Lösung 1 zu 20 mit destilliertem Wasser *R* verdünnt.

Blei-Lösung (0,1 % Pb) *R* 5001700

Blei(II)-nitrat *R*, entsprechend 0,400 g $Pb(NO_3)_2$, wird in Wasser *R* zu 250,0 ml gelöst.

Blei-Lösung (100 ppm Pb) *R* 5001701

Die Blei-Lösung (0,1 % Pb) *R* wird vor Gebrauch 1 zu 10 verdünnt.

Blei-Lösung (10 ppm Pb) *R* 5001702

Die Blei-Lösung (100 ppm Pb) *R* wird vor Gebrauch 1 zu 10 verdünnt.

Blei-Lösung (10 ppm Pb) *R* 1 5001706

Bleinitrat *R*, entsprechend 0,160 g $Pb(NO_3)_2$ wird in 100 ml Wasser *R* gelöst. Die Lösung wird mit 1 ml bleifreier Salpetersäure *R* versetzt und mit Wasser *R* zu 1000,0 ml verdünnt.

Vor Gebrauch wird die Lösung 1 zu 10 verdünnt.

Blei-Lösung (2 ppm Pb) *R* 5001703

Die Blei-Lösung (10 ppm Pb) *R* wird vor Gebrauch 1 zu 5 verdünnt.

Blei-Lösung (1 ppm Pb) *R* 5001704

Die Blei-Lösung (10 ppm Pb) *R* wird vor Gebrauch 1 zu 10 verdünnt.

Blei-Lösung (0,1 ppm Pb) *R* 5001705

Die Blei-Lösung (1 ppm Pb) *R* wird vor Gebrauch 1 zu 10 verdünnt.

Cadmium-Lösung (0,1 % Cd) *R* 5000700

Cadmium *R*, entsprechend 0,100 g Cadmium, wird in der Mindestmenge einer Mischung von gleichen Volumteilen Salzsäure *R* und Wasser *R* gelöst. Die Lösung wird mit einer 1prozentigen Lösung (*V/V*) von Salzsäure *R* zu 100,0 ml verdünnt.

Cadmium-Lösung (10 ppm Cd) *R* 5000701

Die Cadmium-Lösung (0,1 % Cd) *R* wird vor Gebrauch 1 zu 100 mit einer 1prozentigen Lösung von Salzsäure *R* verdünnt.

Calcium-Lösung (400 ppm Ca) *R* 5000800

Calciumcarbonat *R*, entsprechend 1,000 g $CaCO_3$, wird in 23 ml Salzsäure (1 mol · l^{-1}) gelöst. Die Lösung wird mit destilliertem Wasser *R* zu 100,0 ml verdünnt.

Vor Gebrauch wird die Lösung 1 zu 10 mit destilliertem Wasser *R* verdünnt.

Calcium-Lösung (100 ppm Ca) *R* 5000801

Calciumcarbonat *R*, entsprechend 0,624 g $CaCO_3$, wird in 3 ml Essigsäure *R* gelöst. Die Lösung wird mit destilliertem Wasser *R* zu 250,0 ml verdünnt.

Vor Gebrauch wird die Lösung 1 zu 10 mit destilliertem Wasser *R* verdünnt.

Calcium-Lösung (100 ppm Ca) *R* 1 5000804

Wasserfreies Calciumchlorid *R*, entsprechend 2,769 g $CaCl_2$, wird in verdünnter Salzsäure *R* zu 1000,0 ml gelöst.

Vor Gebrauch wird die Lösung 1 zu 10 mit Wasser *R* verdünnt.

Calcium-Lösung (10 ppm Ca) *R* 5000803

Calciumcarbonat *R*, entsprechend 0,624 g $CaCO_3$, wird in 3 ml Essigsäure *R* gelöst. Die Lösung wird mit destilliertem Wasser *R* zu 250,0 ml verdünnt.

Vor Gebrauch wird die Lösung 1 zu 100 mit destilliertem Wasser *R* verdünnt.

Calcium-Lösung (100 ppm Ca), ethanolische *R* 5000802

Calciumcarbonat *R*, entsprechend 2,50 g $CaCO_3$, wird in 12 ml Essigsäure *R* gelöst. Die Lösung wird mit destilliertem Wasser *R* zu 1000,0 ml verdünnt.

Vor Gebrauch wird die Lösung 1 zu 10 mit Ethanol 96 % *R* verdünnt.

Chlorid-Lösung (8 ppm Cl) *R* 5000900

Natriumchlorid, entsprechend 1,32 g NaCl, wird in Wasser *R* zu 1000,0 ml gelöst.

Vor Gebrauch wird die Lösung 1 zu 100 verdünnt.

Chlorid-Lösung (5 ppm Cl) *R* 5000901

Natriumchlorid *R*, entsprechend 0,824 g NaCl, wird in Wasser *R* zu 1000,0 ml gelöst.

Vor Gebrauch wird die Lösung 1 zu 100 verdünnt.

Chrom-Lösung (100 ppm Cr) *R* 5001000

Kaliumdichromat *R*, entsprechend 0,283 g $K_2Cr_2O_7$, wird in Wasser *R* zu 1000,0 ml gelöst.

Chrom-Lösung (0,1 ppm Cr) *R* 5001001

Die Chrom-Lösung (100 ppm Cr) *R* wird vor Gebrauch 1 zu 1000 verdünnt.

Cyanoferrat(II)-Lösung (100 ppm $Fe(CN)_6$) *R* 5001200

Kaliumhexacyanoferrat(II) *R*, entsprechend 0,20 g $K_4[Fe(CN)_6] \cdot 3\ H_2O$, wird in Wasser *R* zu 100,0 ml gelöst.

Vor Gebrauch wird die Lösung 1 zu 10 verdünnt.

Cyanoferrat(III)-Lösung (50 ppm $Fe(CN)_6$) *R* 5001300

Kaliumhexacyanoferrat(III) *R*, entsprechend 0,78 g $K_3[Fe(CN)_6]$, wird in Wasser *R* zu 100,0 ml gelöst.

Vor Gebrauch wird die Lösung 1 zu 100 verdünnt.

Eisen-Lösung (1 g · l^{-1} Fe) *R* 5001605

0,100 g Eisen *R* werden in der eben notwendigen Menge einer Mischung gleicher Volumteile Salzsäure *R* und Wasser *R* gelöst. Die Lösung wird mit Wasser *R* zu 100,0 ml verdünnt.

Eisen-Lösung (250 ppm Fe) *R* 5001606

Eisen(III)-chlorid *R*, entsprechend 4,840 g $FeCl_3 \cdot 6\ H_2O$, wird in einer Lösung von Salzsäure *R* (150 g · l^{-1}) zu 100,0 ml gelöst.

Vor Gebrauch wird die Lösung 1 zu 40 mit Wasser *R* verdünnt.

Eisen-Lösung (20 ppm Fe) *R* 5001600

Ammoniumeisen(III)-sulfat *R*, entsprechend 0,863 g $FeNH_4(SO_4)_2 \cdot 12\ H_2O$, wird nach Zusatz von 25 ml verdünnter Schwefelsäure *R* mit Wasser *R* zu 500,0 ml gelöst.

Vor Gebrauch wird die Lösung 1 zu 10 verdünnt.

Eisen-Lösung (10 ppm Fe) *R* 5001601

Ammoniumeisen(II)-sulfat *R*, entsprechend 7,022 g $Fe(NH_4)_2(SO_4)_2 \cdot 6\ H_2O$, wird in 25 ml verdünnter Schwefelsäure *R* gelöst und mit Wasser *R* zu 1000,0 ml verdünnt.

Vor Gebrauch wird diese Lösung 1 zu 100 verdünnt.

Eisen-Lösung (8 ppm Fe) *R* 5001602

80 mg Eisen *R* werden in 50 ml Salzsäure (220 g · l^{-1} HCl) gelöst. Die Lösung wird mit Wasser *R* zu 1000,0 ml verdünnt.

Vor Gebrauch wird die Lösung 1 zu 10 verdünnt.

Eisen-Lösung (2 ppm Fe) *R* 5001603

Die Eisen-Lösung (20 ppm Fe) *R* wird vor Gebrauch 1 zu 10 verdünnt.

Reagenzien

Eisen-Lösung (1 ppm Fe) *R* 5001604

Die Eisen-Lösung (20 ppm Fe) *R* wird vor Gebrauch 1 zu 20 verdünnt.

Fluorid-Lösung (10 ppm F) *R* 5001400

Natriumfluorid *R* wird 12 h lang bei 300 °C getrocknet. 0,442 g getrocknete Substanz werden in Wasser *R* zu 1000,0 ml gelöst (0,2 mg · ml^{-1} F).

Die Lösung ist in Polyethylenbehältnissen zu lagern. Vor Gebrauch wird die Lösung 1 zu 20 verdünnt.

Fluorid-Lösung (1 ppm F) *R* 5001401

Die Fluorid-Lösung (10 ppm F) *R* wird vor Gebrauch 1 zu 10 verdünnt.

Formaldehyd-Lösung (5 ppm CH_2O) *R* 5001500

3,0 g Formaldehyd-Lösung *R* werden mit Wasser *R* zu 1000,0 ml verdünnt.

Vor Gebrauch wird die Lösung 1 zu 200 verdünnt.

Glyoxal-Lösung (20 ppm $C_2H_2O_2$) *R* 5003700

Glyoxal-Lösung *R* entsprechend 0,200 g $C_2H_2O_2$ wird in einem 100-ml-Meßkolben mit wasserfreiem Ethanol *R* zu 100,0 ml verdünnt.

Vor Gebrauch wird die Lösung 1 zu 100 mit wasserfreiem Ethanol *R* verdünnt.

Iodid-Lösung (10 ppm I) *R* 5003800

Kaliumiodid *R*, entsprechend 0,131 g KI, wird in Wasser *R* zu 100,0 ml gelöst.

Vor Gebrauch wird die Lösung 1 zu 100 verdünnt.

Kalium-Lösung (100 ppm K) *R* 5002400

Kaliumsulfat *R*, entsprechend 0,446 g K_2SO_4, wird in Wasser *R* zu 100,0 ml gelöst.

Vor Gebrauch wird die Lösung 1 zu 20 verdünnt.

Kalium-Lösung (20 ppm K) *R* 5002401

Die Kalium-Lösung (100 ppm K) *R* wird vor Gebrauch 1 zu 5 verdünnt.

Kupfer-Lösung (0,1 % Cu) *R* 5001100

Kupfer(II)-sulfat *R*, entsprechend 0,393 g $CuSO_4 \cdot 5\,H_2O$, wird in Wasser *R* zu 100,0 ml gelöst.

Kupfer-Lösung (10 ppm Cu) *R* 5001101

Die Kupfer-Lösung (0,1 % Cu) *R* wird vor Gebrauch 1 zu 100 verdünnt.

Kupfer-Lösung (0,1 ppm Cu) *R* 5001102

Die Kupfer-Lösung (10 ppm Cu) *R* wird vor Gebrauch 1 zu 100 verdünnt.

Magnesium-Lösung (100 ppm Mg) *R* 5001800

Magnesiumsulfat *R*, entsprechend 1,010 g $MgSO_4 \cdot 7\,H_2O$, wird in Wasser *R* zu 100,0 ml gelöst.

Vor Gebrauch wird die Lösung 1 zu 10 verdünnt.

Magnesium-Lösung (10 ppm Mg) *R* 5001801

Die Magnesium-Lösung (100 ppm Mg) *R* wird vor Gebrauch 1 zu 10 verdünnt.

Magnesium-Lösung (10 ppm Mg) *R* 1 5001802

Magnesiumchlorid *R*, entsprechend 8,365 g $MgCl_2 \cdot 6\,H_2O$, wird in verdünnter Salzsäure *R* zu 1000,0 ml gelöst.

Vor Gebrauch wird die Lösung 1 zu 100 mit Wasser *R* verdünnt.

Natrium-Lösung (200 ppm Na) *R* 5002700

Natriumchlorid *R*, entsprechend 0,509 g NaCl, wird in Wasser *R* zu 100,0 ml gelöst.

Vor Gebrauch wird die Lösung 1 zu 10 verdünnt.

Natrium-Lösung (50 ppm Na) *R* 5002701

Die Natrium-Lösung (200 ppm Na) *R* wird vor Gebrauch 1 zu 4 verdünnt.

Nickel-Lösung (10 ppm Ni) *R* 5002000

Nickel(II)-sulfat *R*, entsprechend 4,78 g $NiSO_4 \cdot 7\,H_2O$, wird in Wasser *R* zu 1000,0 ml gelöst.

Vor Gebrauch wird die Lösung 1 zu 100 verdünnt.

Nickel-Lösung (0,2 ppm Ni) *R* 5002002

Die Nickel-Lösung (10 ppm Ni) *R* wird vor Gebrauch 1 zu 50 verdünnt.

Nickel-Lösung (0,1 ppm Ni) *R* 5002001

Die Nickel-Lösung (10 ppm Ni) *R* wird vor Gebrauch 1 zu 100 verdünnt.

Nitrat-Lösung (100 ppm NO_3) *R* 5002100

Kaliumnitrat *R*, entsprechend 0,815 g KNO_3, wird in Wasser *R* zu 500,0 ml gelöst.

Vor Gebrauch wird die Lösung 1 zu 10 verdünnt.

Nitrat-Lösung (10 ppm NO_3) *R* 5002101

Die Nitrat-Lösung (100 ppm NO_3) *R* wird vor Gebrauch 1 zu 10 verdünnt.

Nitrat-Lösung (2 ppm NO_3) *R* 5002102

Die Nitrat-Lösung (10 ppm NO_3) *R* wird vor Gebrauch 1 zu 5 verdünnt.

Palladium-Lösung (500 ppm Pd) *R* 5003600

50,0 mg Palladium *R* werden in 9 ml Salzsäure *R* gelöst. Die Lösung wird mit Wasser *R* zu 100,0 ml verdünnt.

Palladium-Lösung (0,5 ppm Pd) *R* 5003601

Die Palladium-Lösung (500 ppm Pd) *R* wird mit einer Mischung von 0,3 Volumteilen Salpetersäure *R* und 99,7 Volumteilen Wasser *R* verdünnt.

Phosphat-Lösung (5 ppm PO_4) *R* 5002200

Kaliumdihydrogenphosphat *R*, entsprechend 0,716 g KH_2PO_4, wird in Wasser *R* zu 1000,0 ml gelöst.

Vor Gebrauch wird die Lösung 1 zu 100 verdünnt.

Platin-Lösung (30 ppm Pt) *R* 5002300

80 mg Hexachloroplatin(IV)-säure *R* werden in Salzsäure (1 mol · l^{-1}) zu 100,0 ml gelöst.

Vor Gebrauch wird die Lösung mit Salzsäure (1 mol · l^{-1}) 1 zu 10 verdünnt.

Quecksilber-Lösung (1000 ppm Hg) *R* 5001900

1,354 g Quecksilber(II)-chlorid *R* werden in 50 ml verdünnter Salpetersäure *R* gelöst und mit Wasser *R* zu 1000,0 ml verdünnt.

Referenzlösung zur Mikrobestimmung von Wasser *R* 5003700

Im Handel erhältliche Referenzlösung zur coulometrischen Titration von Wasser, die einen zertifizierten Gehalt an Wasser in einem geeigneten Lösungsmittel enthält.

Selen-Lösung (100 ppm Se) *R* 5002500

0,100 g Selen *R* werden in 2 ml Salpetersäure *R* gelöst. Die Lösung wird zur Trockne eingedampft. Der Rückstand wird in 2 ml Wasser *R* aufgenommen und erneut zur Trockne eingedampft. Der Vorgang wird noch zweimal wiederholt. Danach wird der Rückstand in 50 ml verdünnter Salpetersäure *R* gelöst und mit der gleichen Säure zu 1000,0 ml verdünnt.

Selen-Lösung (1 ppm Se) *R* 5002501

Selenige Säure *R*, entsprechend 6,54 mg H_2SeO_3, wird in Wasser *R* zu 100,0 ml gelöst.

Vor Gebrauch wird die Lösung 1 zu 40 verdünnt.

Silber-Lösung (5 ppm Ag) *R* 5002600

Silbernitrat *R*, entsprechend 0,790 g $AgNO_3$, wird in Wasser *R* zu 1000,0 ml gelöst.

Vor Gebrauch wird die Lösung 1 zu 100 verdünnt.

Sulfat-Lösung (100 ppm SO_4) *R* 5002802

Kaliumsulfat *R*, entsprechend 0,181 g K_2SO_4, wird in destilliertem Wasser *R* zu 100,0 ml gelöst.

Vor Gebrauch wird die Lösung 1 zu 10 mit destilliertem Wasser *R* verdünnt.

Sulfat-Lösung (10 ppm SO_4) *R* 5002800

Kaliumsulfat *R*, entsprechend 0,181 g K_2SO_4, wird in destilliertem Wasser *R* zu 100,0 ml gelöst.

Vor Gebrauch wird die Lösung 1 zu 100 mit destilliertem Wasser *R* verdünnt.

Sulfat-Lösung (10 ppm SO_4) *R 1* 5002801

Kaliumsulfat *R*, entsprechend 0,181 g K_2SO_4, wird in Ethanol 30 % *R* zu 100,0 ml gelöst.

Vor Gebrauch wird die Lösung 1 zu 100 mit Ethanol 30 % *R* verdünnt.

Sulfit-Lösung (1,5 ppm SO_2) *R* 5002900

Natriumdisulfit *R*, entsprechend 0,152 g $Na_2S_2O_5$, wird in Wasser *R* zu 100,0 ml gelöst. 5,0 ml Lösung werden mit Wasser *R* zu 100,0 ml verdünnt. 3,0 ml dieser Lösung werden mit 4,0 ml Natriumhydroxid-Lösung (0,1 mol · l^{-1}) versetzt und mit Wasser *R* zu 100,0 ml verdünnt.

Bei Bedarf frisch herzustellen.

Thallium-Lösung (10 ppm Tl) *R* 5003000

Thallium(I)-sulfat *R*, entsprechend 0,1235 g Tl_2SO_4, wird in einer Lösung von Natriumchlorid *R* (9 g · l^{-1}) zu 1000,0 ml gelöst. 10,0 ml der Lösung werden mit einer Lösung von Natriumchlorid *R* (9 g · l^{-1}) zu 100,0 ml verdünnt.

Titan-Lösung (100 ppm Ti) *R* 5003200

100,0 mg Titan *R* werden in 100 ml Salzsäure *R*, falls erforderlich unter Erhitzen, gelöst und mit Wasser *R* zu 150 ml verdünnt. Die Lösung wird abgekühlt und mit Wasser *R* zu 1000 ml verdünnt.

Vanadin-Lösung (1 g · l^{-1} V) *R* 5003300

Ammoniumvanadat *R*, entsprechend 0,230 g NH_4VO_3, wird in Wasser *R* zu 100,0 ml gelöst.

Zink-Lösung (5 mg Zn/ml) *R* 5003400

Zinkoxid *R*, entsprechend 3,15 g ZnO, wird in 15 ml Salzsäure *R* gelöst. Die Lösung wird mit Wasser *R* zu 500,0 ml verdünnt.

Zink-Lösung (100 ppm Zn) *R* 5003401

Zinksulfat *R*, entsprechend 0,440 g $ZnSO_4 \cdot 7\,H_2O$, wird nach Zusatz von 1 ml Essigsäure *R* mit Wasser *R* zu 100,0 ml gelöst.

Vor Gebrauch wird die Lösung 1 zu 10 verdünnt.

Zink-Lösung (10 ppm Zn) *R* 5003402

Die Zink-Lösung (100 ppm Zn) *R* wird vor Gebrauch 1 zu 10 verdünnt.

Zink-Lösung (5 ppm Zn) *R* 5003403

Die Zink-Lösung (100 ppm Zn) *R* wird vor Gebrauch 1 zu 20 verdünnt.

Zinn-Lösung (5 ppm Sn) *R* 5003100

Zinn *R*, entsprechend 0,500 g Sn, wird in einer Mischung von 5 ml Wasser *R* und 25 ml Salzsäure *R* gelöst. Mit Wasser *R* wird zu 1000,0 ml verdünnt. Vor Gebrauch wird diese Lösung 1 zu 100 mit einer 2,5prozentigen Lösung (*V/V*) von Salzsäure *R* verdünnt.

Zinn-Lösung (0,1 ppm Sn) *R* 5003101

Die Zinn-Lösung (5 ppm Sn) *R* wird vor Gebrauch 1 zu 50 verdünnt.

Zirconium-Lösung (1 g · l^{-1} Zr) *R* 5003500

Zirconiumnitrat *R*, entsprechend 0,293 g $ZrO(NO_3)_2 \cdot 2\,H_2O$, wird in einer Mischung von 2 Volumteilen Salzsäure *R* und 8 Volumteilen Wasser *R* zu 100,0 ml gelöst.

4.1.3 Pufferlösungen

Aceton-Lösung, gepufferte *R* 4000100

8,15 g Natriumacetat *R* und 42 g Natriumchlorid *R* werden in Wasser *R* gelöst. Die Lösung wird mit 68 ml Salzsäure (1 mol · l^{-1}) und 150 ml Aceton *R* versetzt und mit Wasser *R* zu 500 ml verdünnt.

Pufferlösung zur Einstellung der Gesamtionenstärke *R* 4007700

58,5 g Natriumchlorid *R*, 57,0 ml Essigsäure 98 % *R*, 61,5 g Natriumacetat *R* und 5,0 g 1,2-Cyclohexandinitrilotetraessigsäure *R* werden in Wasser *R* zu 500,0 ml gelöst. Der *p*H-Wert (2.2.3) wird mit einer Lösung von Natriumhydroxid *R* (335 g · l^{-1}) auf 5,0 bis 5,5 eingestellt und die Lösung mit destilliertem Wasser *R* zu 1000,0 ml verdünnt.

Pufferlösung zur Einstellung der Gesamtionenstärke *R* 1 4008800

Lösung a: 210 g Citronensäure *R* werden in 400 ml destilliertem Wasser *R* gelöst. Die Lösung wird mit konzentrierter Ammoniak-Lösung *R* auf einen *p*H-Wert (2.2.3) von 7,0 eingestellt und mit destilliertem Wasser *R* zu 1000,0 ml verdünnt.

Lösung b: 132 g Ammoniummonohydrogenphosphat *R* werden in destilliertem Wasser *R* zu 1000,0 ml gelöst.

Lösung c: Eine Suspension von 292 g (Ethylendinitrilo)tetraessigsäure *R* in etwa 500 ml destilliertem Wasser *R* wird mit etwa 200 ml konzentrierter Ammoniak-Lösung *R* versetzt. Die Lösung wird mit konzentrierter Ammoniak-Lösung *R* auf einen *p*H-Wert von 6 bis 7 eingestellt und mit destilliertem Wasser *R* zu 1000,0 ml verdünnt.

Gleiche Volumteile der Lösungen a, b, c werden gemischt und mit konzentrierter Ammoniak-Lösung *R* auf einen *p*H-Wert von 7,5 eingestellt.

SDS-PAGE-Proben-Pufferlösung, konzentrierte *R* 1115000

1,89 g Trometamol *R*, 5,0 g Natriumdodecylsulfat *R*, 50 mg Bromphenolblau *R* und 25,0 ml Glycerol *R* werden in 100 ml Wasser *R* gelöst. Der *p*H-Wert (2.2.3) wird mit Salzsäure *R* auf 6,8 eingestellt. Die Lösung wird mit Wasser *R* zu 125 ml verdünnt.

Pufferlösung *p*H 2,0 *R* 4000200

6,57 g Kaliumchlorid *R* werden in Wasser *R* gelöst. Nach Zusatz von 119,0 ml Salzsäure (0,1 mol · l^{-1}) wird mit Wasser *R* zu 1000,0 ml verdünnt.

Phosphat-Pufferlösung *p*H 2,0 *R* 4007900

8,95 g Natriummonohydrogenphosphat *R* und 3,40 g Kaliumdihydrogenphosphat *R* werden in Wasser *R* zu 1000,0 ml gelöst. Der *p*H-Wert (2.2.3) wird mit Phosphorsäure 85 % *R* eingestellt.

Sulfat-Pufferlösung *p*H 2,0 *R* 4008900

Lösung I: 132,1 g Ammoniumsulfat *R* werden in Wasser *R* zu 500,0 ml gelöst.

Lösung II: Unter ständigem Rühren und Kühlen werden 14 ml Schwefelsäure *R* vorsichtig zu 400 ml Wasser *R* gegeben. Nach dem Erkaltenlassen wird mit Wasser *R* zu 500,0 ml verdünnt.

Gleiche Volumteile der Lösungen I und II werden gemischt. Falls erforderlich wird der *p*H-Wert (2.2.3) eingestellt.

Pufferlösung *p*H 2,5 *R* 4000300

100 g Kaliumdihydrogenphosphat *R* werden in 800 ml Wasser *R* gelöst. Mit Salzsäure *R* wird der *p*H-Wert (2.2.3) auf 2,5 eingestellt und die Lösung mit Wasser *R* zu 1000,0 ml verdünnt.

Pufferlösung *p*H 2,5 *R* 1 4000400

4,9 g Phosphorsäure 10 % *R* werden mit 250 ml Wasser *R* versetzt. Die Lösung wird mit verdünnter Natriumhydroxid-Lösung *R* auf den *p*H-Wert (2.2.3) von 2,5 eingestellt und mit Wasser *R* zu 500,0 ml verdünnt.

Pufferlösung *p*H 3,0 *R* 4008000

21,0 g Citronensäure *R* werden in 200 ml Natriumhydroxid-Lösung (1 mol · l^{-1}) gelöst und zu 1000 ml mit Wasser *R* verdünnt. 40,3 ml Lösung werden mit Salzsäure (0,1 mol · l^{-1}) zu 100,0 verdünnt.

Phosphat-Pufferlösung *p*H 3,0 *R* 4000500

0,7 ml Phosphorsäure 85 % *R* werden mit 100 ml Wasser *R* gemischt. Die Mischung wird mit Wasser *R* zu 900 ml verdünnt und mit konzentrierter Natriumhydroxid-Lösung *R* der *p*H-Wert (2.2.3) auf 3,0 eingestellt. Die Lösung wird mit Wasser *R* zu 1000 ml verdünnt.

Phosphat-Pufferlösung *p*H 3,2 *R* 4008100

900 ml einer Lösung von Natriumdihydrogenphosphat *R* (4 g · l^{-1}) werden mit 100 ml einer Lösung von Phosphorsäure *R* (2,5 g · l^{-1}) versetzt. Falls erforderlich wird der *p*H-Wert (2.2.3) eingestellt.

Phosphat-Pufferlösung *p*H 3,2 *R* 1 4008500

Eine Lösung von Natriummonohydrogenphosphat *R* (35,8 g · l^{-1}) wird mit Phosphorsäure 10 % *R* auf einen *p*H-Wert (2.2.3) von 3,2 eingestellt. 100,0 ml der Lösung werden mit Wasser *R* zu 2000,0 ml verdünnt.

Pufferlösung *p*H 3,5 *R* 4000600

25,0 g Ammoniumacetat *R* werden in 25 ml Wasser *R* gelöst. Nach Zusatz von 38,0 ml Salzsäure *R* 1 wird der *p*H-Wert (2.2.3) bestimmt und, falls erforderlich, mit verdünnter Salzsäure *R* oder verdünnter Ammoniak-Lösung *R* 1 eingestellt. Die Lösung wird mit Wasser *R* zu 100,0 ml verdünnt.

Phosphat-Pufferlösung *p*H 3,5 *R* 4000700

68,0 g Kaliumdihydrogenphosphat *R* werden in Wasser *R* zu 1000,0 ml gelöst. Der *p*H-Wert (2.2.3) wird mit Phosphorsäure 85 % *R* eingestellt.

Pufferlösung *p*H 3,6 *R* 4000800

250,0 ml Kaliumhydrogenphthalat-Lösung (0,2 mol · l^{-1}) *R* werden mit 11,94 ml Salzsäure (0,2 mol · l^{-1}) versetzt und mit Wasser *R* zu 1000,0 ml verdünnt.

Pufferlösung *p*H 3,7 *R* 4000900

15,0 ml Essigsäure *R* werden mit 60 ml Ethanol 96 % *R* und 20 ml Wasser *R* versetzt. Ammoniak-Lösung *R* wird bis zum *p*H-Wert (2.2.3) von 3,7 hinzugefügt und die Lösung mit Wasser *R* zu 100,0 ml verdünnt.

Kupfersulfat-Pufferlösung *p*H 4,0 *R* 4001000

0,25 g Kupfer(II)-sulfat *R* und 4,5 g Ammoniumacetat *R* werden in verdünnter Essigsäure *R* zu 100,0 ml gelöst.

Acetat-Pufferlösung *p*H 4,4 *R* 4001100

136 g Natriumacetat *R* und 77 g Ammoniumacetat *R* werden in Wasser *R* zu 1000,0 ml gelöst. Die Lösung wird mit 250,0 ml Essigsäure 98 % *R* gemischt.

Phthalat-Pufferlösung *p*H 4,4 *R* 4001200

2,042 g Kaliumhydrogenphthalat *R* werden in 50 ml Wasser *R* gelöst. Nach Zusatz von 7,5 ml Natriumhydroxid-Lösung (0,2 mol · l^{-1}) wird mit Wasser *R* zu 200,0 ml verdünnt.

Phosphat-Pufferlösung *p*H 4,5 (0,05 mol · l^{-1}) *R* 4009000

6,80 g Kaliumdihydrogenphosphat *R* werden in 1000,0 ml Wasser *R* gelöst. Der *p*H-Wert (2.2.3) der Lösung beträgt 4,5.

Acetat-Pufferlösung *p*H 4,6 *R* 4001400

5,4 g Natriumacetat *R* werden in 50 ml Wasser *R* gelöst. Die Lösung wird mit 2,4 g Essigsäure 98 % *R* versetzt und mit Wasser *R* zu 100,0 ml verdünnt. Der *p*H-Wert (2.2.3) wird, falls erforderlich, eingestellt.

Succinat-Pufferlösung *p*H 4,6 *R* 4001500

11,8 g Bernsteinsäure *R* werden in einer Mischung von 600 ml Wasser *R* und 82 ml Natriumhydroxid-Lösung (1 mol · l^{-1}) gelöst. Die Lösung wird mit Wasser *R* zu 1000,0 ml verdünnt.

Acetat-Pufferlösung *p*H 4,7 *R* 4001600

136,1 g Natriumacetat *R* werden in 500 ml Wasser *R* gelöst. 250 ml der Lösung werden mit 250 ml verdünnter Essigsäure *R* gemischt und zweimal mit einer frisch hergestellten und filtrierten Lösung von Dithizon *R* (0,1 g · l^{-1}) in Chloroform *R* geschüttelt. Mit Tetrachlorkohlenstoff *R* wird geschüttelt, bis die organische Phase farblos ist. Die wäßrige Phase wird zur Entfernung von Spuren von Tetrachlorkohlenstoff filtriert.

Acetat-Pufferlösung *p*H 5,0 *R* 4009100

120 ml einer Lösung von Essigsäure 98 % *R* (6 g · l^{-1}) werden mit 100 ml Kaliumhydroxid-Lösung (0,1 mol · l^{-1}) und etwa 250 ml Wasser *R* versetzt. Die Lösung wird gemischt. Der *p*H-Wert (2.2.3) wird mit einer Lösung von Essigsäure *R* (6 g · l^{-1}) oder Natriumhydroxid-Lösung (0,1 mol · l^{-1}) auf 5,0 eingestellt und die Lösung mit Wasser *R* zu 1000,0 ml verdünnt.

Pufferlösung *p*H 5,2 *R* 4001700

1,02 g Kaliumhydrogenphthalat *R* werden in 30,0 ml Natriumhydroxid-Lösung (0,1 mol · l^{-1}) gelöst; die Lösung wird mit Wasser *R* zu 100,0 ml verdünnt.

Pufferlösung *p*H 5,5 *R* 4001800

54,4 g Natriumacetat *R* werden in 50 ml Wasser *R* gelöst, falls erforderlich unter Erwärmen auf 35 °C. Nach dem Abkühlen werden langsam 10 ml wasserfreie Essigsäure *R* zugesetzt. Nach Umschütteln wird mit Wasser *R* zu 100,0 ml verdünnt.

Acetat-Natriumedetat-Pufferlösung *p*H 5,5 *R* 4001900

250 g Ammoniumacetat *R* und 15 g Natriumedetat *R* werden in 400 ml Wasser *R* gelöst. Die Lösung wird mit 125 ml Essigsäure 98 % *R* versetzt.

Phosphat-Pufferlösung *p*H 5,5 *R* 4002000

Lösung I: 13,61 g Kaliumdihydrogenphosphat *R* werden in Wasser *R* zu 1000,0 ml gelöst.

Lösung II: 35,81 g Natriummonohydrogenphosphat *R* werden in Wasser *R* zu 1000,0 ml gelöst.

96,4 ml der Lösung I werden mit 3,6 ml der Lösung II gemischt.

Phosphat-Citrat-Pufferlösung *p*H 5,5 *R* 4008700

56,85 ml einer Lösung von wasserfreiem Natriummonohydrogenphosphat *R* (28,4 g · l^{-1}) werden mit 43,15 ml einer Lösung von Citronensäure *R* (21 g · l^{-1}) gemischt.

Phosphat-Pufferlösung *p*H 5,8 *R* 4002100

1,19 g Natriummonohydrogenphosphat-Dihydrat *R* und 8,25 g Kaliumdihydrogenphosphat *R* werden in Wasser *R* zu 1000,0 ml gelöst.

Acetat-Pufferlösung *p*H 6,0 *R* 4002200

100 g Ammoniumacetat *R* werden in 300 ml Wasser *R* gelöst. Nach Zusatz von 4,1 ml Essigsäure 98 % *R* wird der *p*H-Wert (2.2.3), falls erforderlich, mit Ammoniak-Lösung *R* oder Essigsäure *R* eingestellt. Die Lösung wird mit Wasser *R* zu 500,0 ml verdünnt.

Diethylammoniumphosphat-Pufferlösung *p*H 6,0 *R* 4002300

68 ml Phosphorsäure 85 % *R* werden mit Wasser *R* zu 500 ml verdünnt. 25 ml Lösung werden mit 450 ml Wasser *R* und 6 ml Diethylamin *R* versetzt. Falls erforderlich wird der *p*H-Wert (2.2.3) mit Diethylamin *R* oder Phosphorsäure 85 % *R* auf 6 ± 0,05 eingestellt und die Lösung mit Wasser *R* zu 500,0 ml verdünnt.

Phosphat-Pufferlösung *p*H 6,0 *R* 4002400

63,2 ml einer Lösung von Natriummonohydrogenphosphat *R* (71,5 g · l^{-1}) und 36,8 ml einer Lösung von Citronensäure *R* (21 g · l^{-1}) werden gemischt.

Reagenzien

Phosphat-Pufferlösung *p*H 6,0 *R* 1 4002500

6,8 g Natriumdihydrogenphosphat *R* werden in Wasser *R* zu 1000,0 ml gelöst. Der *p*H-Wert (2.2.3) wird mit konzentrierter Natriumhydroxid-Lösung *R* eingestellt.

Phosphat-Pufferlösung *p*H 6,0 *R* 2 4002600

250,0 ml Kaliumdihydrogenphosphat-Lösung (0,2 mol · l^{-1}) *R* und 28,5 ml Natriumhydroxid-Lösung (0,2 mol · l^{-1}) werden mit Wasser *R* zu 1000,0 ml verdünnt.

Phosphat-Pufferlösung *p*H 6,4 *R* 4002700

1,79 g Natriummonohydrogenphosphat *R*, 1,36 g Kaliumdihydrogenphosphat *R* und 7,02 g Natriumchlorid *R* werden in Wasser *R* zu 1000,0 ml gelöst.

Phosphat-Pufferlösung *p*H 6,4 *R* 1 4002800

2,5 g Natriummonohydrogenphosphat *R*, 2,5 g Natriumdihydrogenphosphat *R* und 8,2 g Natriumchlorid *R* werden in 950 ml Wasser *R* gelöst. Falls erforderlich wird der *p*H-Wert (2.2.3) auf 6,4 mit Natriumhydroxid-Lösung (1 mol · l^{-1}) oder Salzsäure (1 mol · l^{-1}) eingestellt. Mit Wasser *R* wird zu 1000,0 ml verdünnt.

Phosphat-Pufferlösung *p*H 6,4, gelatinehaltige *R* 1043300

100 ml Phosphat-Pufferlösung *p*H 6,4 *R* 1 werden mit 100 ml Wasser *R* gemischt. In der Lösung werden 0,140 g hydrolysierte Gelatine *R* bei 37 °C gelöst.

Die Lösung ist innerhalb von 2 h zu verwenden.

Die Pufferlösung dient zum Auflösen von Hyaluronidase.

Phthalat-Pufferlösung *p*H 6,4 (0,5 mol · l^{-1}) *R* 4009200

100 g Kaliumhydrogenphthalat *R* werden in Wasser *R* zu 1000,0 ml gelöst. Falls erforderlich wird der *p*H-Wert (2.2.3) mit konzentrierter Natriumhydroxid-Lösung *R* eingestellt.

Pufferlösung *p*H 6,5 *R* 4002900

60,5 g Natriummonohydrogenphosphat *R* und 46 g Kaliumdihydrogenphosphat *R* werden in Wasser *R* gelöst. Nach Zusatz von 100 ml Natriumedetat-Lösung (0,02 mol · l^{-1}) und 20 mg Quecksilber(II)-chlorid *R* wird die Lösung mit Wasser *R* zu 1000,0 ml verdünnt.

Imidazol-Pufferlösung *p*H 6,5 *R* 4003000

6,81 g Imidazol *R* und 1,23 g Magnesiumsulfat *R* werden in 752 ml Salzsäure (0,1 mol · l^{-1}) gelöst. Falls erforderlich wird der *p*H-Wert (2.2.3) der Lösung eingestellt. Die Lösung wird mit Wasser *R* zu 1000,0 ml verdünnt.

Pufferlösung *p*H 6,6 *R* 4003100

250,0 ml Kaliumdihydrogenphosphat-Lösung (0,2 mol · l^{-1}) *R* und 89,0 ml Natriumhydroxid-Lösung (0,2 mol · l^{-1}) werden mit Wasser *R* zu 1000,0 ml verdünnt.

Phosphat-Pufferlösung *p*H 6,8 *R* 4003300

77,3 ml einer Lösung von Natriummonohydrogenphosphat *R* (71,5 g · l^{-1}) und 22,7 ml einer Lösung von Citronensäure *R* (21 g · l^{-1}) werden gemischt.

Phosphat-Pufferlösung *p*H 6,8 *R* 1 4003400

51,0 ml einer Lösung von Kaliumdihydrogenphosphat *R* (27,2 g · l^{-1}) werden mit 49,0 ml einer Lösung von Natriummonohydrogenphosphat *R* (71,6 g · l^{-1}) versetzt. Falls erforderlich wird der *p*H-Wert (2.2.3) eingestellt.

Bei 2 bis 8 °C zu lagern.

Phosphat-Pufferlösung *p*H 6,8, natriumchloridhaltige *R* 4003200

1,0 g Kaliumdihydrogenphosphat *R*, 2,0 g Kaliummonohydrogenphosphat *R* und 8,5 g Natriumchlorid *R* werden in 900 ml Wasser *R* gelöst. Falls erforderlich wird der *p*H-Wert (2.2.3) eingestellt und die Lösung mit Wasser *R* zu 1000,0 ml verdünnt.

Trometamol-Pufferlösung *p*H 6,8 (1 mol · l^{-1}) *R* 4009300

60,6 g Trometamol *R* werden in 400 ml Wasser *R* gelöst. Der *p*H-Wert (2.2.3) wird mit Salzsäure *R* eingestellt und die Lösung mit Wasser *R* zu 500,0 ml verdünnt.

Pufferlösung *p*H 7,0 *R* 4003500

1000 ml einer Lösung, die Natriummonohydrogenphosphat *R* (18 g · l^{-1}) und Natriumchlorid *R* (23 g · l^{-1}) enthält, werden mit so viel einer Lösung versetzt, die Natriumdihydrogenphosphat *R* (7,8 g · l^{-1}) und Natriumchlorid *R* (23 g · l^{-1}) enthält, bis ein *p*H-Wert (2.2.3) von 7,0 erhalten ist (etwa 280 ml). In dieser Lösung wird so viel Natriumazid *R* gelöst, bis eine Konzentration von 0,2 g · l^{-1} erhalten ist.

Maleat-Pufferlösung *p*H 7,0 *R* 4003600

10,0 g Natriumchlorid *R*, 6,06 g Trometamol *R* und 4,90 g Maleinsäureanhydrid *R* werden in 900 ml Wasser *R* gelöst. Mit Hilfe einer Lösung von Natriumhydroxid *R* (170 g · l^{-1}) wird der *p*H-Wert (2.2.3) der Lösung auf 7,0 eingestellt und die Lösung mit Wasser *R* zu 1000,0 ml verdünnt.

Bei 2 bis 8 °C zu lagern und innerhalb von 3 Tagen zu verwenden.

Phosphat-Pufferlösung *p*H 7,0 *R* 4003700

82,4 ml einer Lösung Natriummonohydrogenphosphat *R* (71,5 g · l^{-1}) und 17,6 ml einer Lösung von Citronensäure *R* (21 g · l^{-1}) werden gemischt.

Phosphat-Pufferlösung *p*H 7,0 *R* 1 4003900

250,0 ml Kaliumdihydrogenphosphat-Lösung (0,2 mol · l^{-1}) *R* und 148,2 ml einer Lösung von Natriumhydroxid *R* (8 g · l^{-1}) werden gemischt. Falls erforderlich wird der *p*H-Wert (2.2.3) eingestellt und die Lösung zu 1000,0 ml verdünnt.

Phosphat-Pufferlösung *p*H 7,0 *R* 2 4004000

50,0 ml einer Lösung von Kaliumdihydrogenphosphat *R* (136 g · l^{-1}) und 29,5 ml Natriumhydroxid-Lösung

($1\ mol \cdot l^{-1}$) werden mit Wasser *R* zu 100,0 ml verdünnt. Der *p*H-Wert (2.2.3) wird auf 7,0 ± 0,1 eingestellt.

Phosphat-Pufferlösung *p*H 7,0 *R* 3 4008600

5 g Kaliumdihydrogenphosphat *R* und 11 g Kaliummonohydrogenphosphat *R* werden in 900 ml Wasser *R* gelöst. Der *p*H-Wert (2.2.3) der Lösung wird mit Phosphorsäure 10 % *R* oder verdünnter Natriumhydroxid-Lösung *R* auf 7,0 eingestellt. Die Lösung wird mit Wasser *R* zu 1000 ml verdünnt und gemischt.

Phosphat-Pufferlösung *p*H 7,0 ($0,1\ mol \cdot l^{-1}$) *R* 4008200

1,361 g Kaliumdihydrogenphosphat *R* werden in Wasser *R* zu 100,0 ml gelöst. Der *p*H-Wert (2.2.3) wird mit einer Lösung von Natriummonohydrogenphosphat *R* ($35\ g \cdot l^{-1}$) auf 7,0 eingestellt.

Phosphat-Pufferlösung *p*H 7,0 ($0,067\ mol \cdot l^{-1}$) *R* 4003800

Lösung I: 0,908 g Kaliumdihydrogenphosphat *R* werden in Wasser *R* zu 100,0 ml gelöst.

Lösung II: 2,38 g Natriummonohydrogenphosphat *R* werden in Wasser *R* zu 100,0 ml gelöst.

38,9 ml der Lösung I werden mit 61,1 ml der Lösung II gemischt. Falls erforderlich wird der *p*H-Wert (2.2.3) eingestellt.

Phosphat-Pufferlösung *p*H 7,0 ($0,063\ mol \cdot l^{-1}$) *R* 4009500

5,18 g wasserfreies Natriummonohydrogenphosphat *R* und 3,65 g Natriumdihydrogenphosphat-Monohydrat *R* werden in 950 ml Wasser *R* gelöst. Der *p*H-Wert (2.2.3) wird mit Phosphorsäure 85 % *R* eingestellt und die Lösung mit Wasser *R* zu 1000,0 ml verdünnt.

Phosphat-Pufferlösung *p*H 7,0 ($0,025\ mol \cdot l^{-1}$) *R* 4009400

1 Volumteil Phosphat-Pufferlösung *p*H 7,0 ($0,063\ mol \cdot l^{-1}$) wird mit 1,5 Volumteilen Wasser *R* gemischt.

Pufferlösung *p*H 7,2 *R* 4004100

250,0 ml Kaliumdihydrogenphosphat-Lösung ($0,2\ mol \cdot l^{-1}$) *R* und 175,0 ml Natriumhydroxid-Lösung ($0,2\ mol \cdot l^{-1}$) werden mit Wasser *R* zu 1000,0 ml verdünnt. Falls erforderlich wird der *p*H-Wert (2.2.3) eingestellt.

Phosphat-Pufferlösung *p*H 7,2 *R* 4004200

87,0 ml einer Lösung von Natriummonohydrogenphosphat *R* ($71,5\ g \cdot l^{-1}$) und 13,0 ml einer Lösung von Citronensäure *R* ($21\ g \cdot l^{-1}$) werden gemischt.

Phosphat-Pufferlösung *p*H 7,2, albuminhaltige *R* 4004400

10,75 g Natriummonohydrogenphosphat *R*, 7,6 g Natriumchlorid *R* und 10 g Rinderalbumin *R* werden in Wasser *R* zu 1000,0 ml gelöst. Vor Gebrauch wird der *p*H-Wert (2.2.3) der Lösung mit verdünnter Natriumhydroxid-Lösung *R* oder Phosphorsäure 10 % *R* eingestellt.

Phosphat-Pufferlösung *p*H 7,2, albuminhaltige *R* 1 4009600

10,75 g Natriummonohydrogenphosphat *R* 7,6 g Natriumchlorid *R* und 1 g Rinderalbumin *R* werden in Wasser *R* zu 1000,0 ml gelöst. Vor Gebrauch wird der *p*H-Wert (2.2.3) der Lösung mit verdünnter Natriumhydroxid-Lösung *R* oder Phosphorsäure 10 % *R* eingestellt.

Pufferlösung *p*H 7,2, physiologische *R* 4004300

8,0 g Natriumchlorid *R*, 0,2 g Kaliumchlorid *R*, 0,1 g wasserfreies Calciumchlorid *R*, 0,1 g Magnesiumchlorid *R*, 3,18 g Natriummonohydrogenphosphat *R* und 0,2 g Kaliumdihydrogenphosphat *R* werden in Wasser *R* zu 1000,0 ml gelöst.

Imidazol-Pufferlösung *p*H 7,3 *R* 4004500

3,4 g Imidazol *R* und 5,8 g Natriumchlorid *R* werden in Wasser *R* gelöst. Nach Zusatz von 18,6 ml Salzsäure ($1\ mol \cdot l^{-1}$) wird mit Wasser *R* zu 1000,0 ml verdünnt. Falls erforderlich wird der *p*H-Wert (2.2.3) eingestellt.

Barbital-Pufferlösung *p*H 7,4 *R* 4004700

50 ml einer Lösung, die 19,44 g Natriumacetat *R* und 29,46 g Barbital-Natrium *R* je Liter enthält, werden mit 50,5 ml Salzsäure ($0,1\ mol \cdot l^{-1}$) versetzt. Nach Zusatz von 20 ml einer Lösung von Natriumchlorid *R* ($85\ g \cdot l^{-1}$) wird mit Wasser *R* zu 250 ml verdünnt.

Phosphat-Pufferlösung *p*H 7,4 *R* 4004800

250,0 ml Kaliumdihydrogenphosphat-Lösung ($0,2\ mol \cdot l^{-1}$) *R* werden mit 393,4 ml Natriumhydroxid-Lösung ($0,1\ mol \cdot l^{-1}$) gemischt.

Phosphat-Pufferlösung *p*H 7,4, natriumchloridhaltige *R* 4005000

2,38 g Natriummonohydrogenphosphat *R*, 0,19 g Kaliumdihydrogenphosphat *R* und 8,0 g Natriumchlorid *R* werden in Wasser *R* zu 1000,0 ml gelöst. Falls erforderlich wird der *p*H-Wert (2.2.3) eingestellt.

Phosphat-Pufferlösung *p*H 7,4, natriumchloridhaltige *R* 1 4004600

0,6 g Kaliumdihydrogenphosphat *R*, 6,4 g Natriummonohydrogenphosphat *R* und 5,85 g Natriumchlorid *R* werden in Wasser *R* zu 1000,0 ml gelöst. Falls erforderlich wird der *p*H-Wert (2.2.3) eingestellt.

Trometamol-Pufferlösung *p*H 7,4, natriumchloridhaltige *R* 4004900

6,08 g Trometamol *R* und 8,77 g Natriumchlorid *R* werden in 500 ml Wasser *R* gelöst. 10,0 g Rinderalbumin *R* werden zugesetzt. Die Lösung wird mit Salzsäure *R* auf den *p*H-Wert (2.2.3) von 7,4 eingestellt und mit destilliertem Wasser *R* zu 1000,0 ml verdünnt.

Borat-Pufferlösung *p*H 7,5 *R* 4005200

2,5 g Natriumchlorid *R*, 2,85 g Natriumtetraborat *R* und 10,5 g Borsäure *R* werden in Wasser *R* zu 1000,0 ml gelöst. Falls erforderlich wird der *p*H-Wert (2.2.3) eingestellt.

Bei 2 bis 8 °C zu lagern.

HEPES-Pufferlösung *p*H 7,5 *R* 4009700

2,38 g HEPES *R* werden in etwa 90 ml Wasser *R* gelöst. Der *p*H-Wert (2.2.3) wird mit Natriumhydroxid-Lösung *R* auf 7,5 eingestellt und die Lösung mit Wasser *R* zu 100 ml verdünnt.

Phosphat-Pufferlösung *p*H 7,5 (0,33 mol · l^{-1}) *R* 4005300

Lösung I: 119,31 g Natriummonohydrogenphosphat *R* werden in Wasser *R* zu 1000,0 ml gelöst.

Lösung II: 45,36 g Kaliumdihydrogenphosphat *R* werden in Wasser *R* zu 1000,0 ml gelöst.

85 ml der Lösung I werden mit 15 ml der Lösung II gemischt. Falls erforderlich wird der *p*H-Wert (2.2.3) eingestellt.

Phosphat-Pufferlösung *p*H 7,5 (0,2 mol · l^{-1}) *R* 4005400

27,22 g Kaliumdihydrogenphosphat *R* werden in 930 ml Wasser *R* gelöst. Die Lösung wird mit Hilfe einer Lösung von Kaliumhydroxid *R* (300 g · l^{-1}) auf einen *p*H-Wert (2.2.3) von 7,5 eingestellt und mit Wasser *R* zu 1000,0 ml verdünnt.

Trometamol-Pufferlösung *p*H 7,5 *R* 4005500

7,27 g Trometamol *R* und 5,27 g Natriumchlorid *R* werden in Wasser *R* gelöst. Falls erforderlich wird der *p*H-Wert (2.2.3) eingestellt. Die Lösung wird mit Wasser *R* zu 1000,0 ml verdünnt.

Trometamol-Pufferlösung *p*H 7,5 *R* 1 4005600

6,057 g Trometamol *R* werden in Wasser *R* gelöst. Falls erforderlich wird der *p*H-Wert (2.2.3) mit Salzsäure *R* eingestellt und die Lösung mit Wasser *R* zu 1000,0 ml verdünnt.

Trometamol-Pufferlösung *p*H 7,5 (0,05 mol · l^{-1}) *R* 4005600

6,057 g Trometamol *R* werden in Wasser *R* gelöst. Der *p*H-Wert (2.2.3) wird mit Salzsäure *R* eingestellt und die Lösung mit Wasser *R* zu 1000,0 ml verdünnt.

Natriumcitrat-Pufferlösung *p*H 7,8 (Natriumcitrat (0,034 mol · l^{-1}), Natriumchlorid (0,101 mol · l^{-1})) *R* 4009800

10,0 g Natriumcitrat *R* und 5,90 g Natriumchlorid *R* werden in 900 ml Wasser *R* gelöst. Der *p*H-Wert (2.2.3) wird mit Salzsäure *R* eingestellt und die Lösung mit Wasser *R* zu 1000 ml verdünnt.

Pufferlösung *p*H 8,0 *R* 4005900

50,0 ml Kaliumdihydrogenphosphat-Lösung (0,2 mol · l^{-1}) *R* und 46,8 ml Natriumhydroxid-Lösung (0,2 mol · l^{-1}) werden gemischt. Die Lösung wird mit Wasser *R* zu 200,0 ml verdünnt.

Borat-Pufferlösung *p*H 8,0 (0,0015 mol · l^{-1}) *R* 4006000

0,572 g Natriumtetraborat *R* und 2,94 g Calciumchlorid *R* werden in 800 ml Wasser *R* gelöst. Der *p*H-Wert (2.2.3) wird mit Salzsäure (1 mol · l^{-1}) eingestellt und die Lösung mit Wasser *R* zu 1000,0 ml verdünnt.

Phosphat-Pufferlösung *p*H 8,0 (1 mol · l^{-1}) *R* 4007800

136,1 g Kaliumdihydrogenphosphat *R* werden in Wasser *R* gelöst. Der *p*H-Wert (2.2.3) wird mit Natriumhydroxid-Lösung (1 mol · l^{-1}) eingestellt und die Lösung mit Wasser *R* zu 1000,0 ml verdünnt.

Phosphat-Pufferlösung *p*H 8,0 (0,1 mol · l^{-1}) *R* 4008400

0,523 g Kaliumdihydrogenphosphat *R* und 16,73 g Kaliummonohydrogenphosphat *R* werden in Wasser *R* zu 1000,0 ml gelöst.

Phosphat-Pufferlösung *p*H 8,0 (0,02 mol · l^{-1}) *R* 4006100

50,0 ml Kaliumdihydrogenphosphat-Lösung (0,2 mol · l^{-1}) *R* und 46,8 ml Natriumhydroxid-Lösung (0,2 mol · l^{-1}) werden gemischt. Die Lösung wird mit Wasser *R* zu 500,0 ml verdünnt.

Trometamol-Pufferlösung *p*H 8,1 *R* 4006200

0,294 g Calciumchlorid *R* werden in 40 ml Trometamol-Lösung *R* gelöst. Der *p*H-Wert (2.2.3) wird mit Salzsäure (1 mol · l^{-1}) eingestellt und die Lösung mit Wasser *R* zu 100,0 ml verdünnt.

Trometamol-Aminoessigsäure-Pufferlösung *p*H 8,3 *R* 4006300

6,0 g Trometamol *R* und 28,8 g Glycin *R* werden in Wasser *R* zu 1000,0 ml gelöst. Vor Gebrauch wird 1 Volumteil der Lösung mit 10 Volumteilen Wasser *R* verdünnt.

Barbital-Pufferlösung *p*H 8,4 *R* 4006400

8,25 g Barbital-Natrium *R* werden zu 1000,0 ml in Wasser *R* gelöst.

Trometamol-Natriumedetat-Pufferlösung *p*H 8,4 *R* 4006600

5,12 g Natriumchlorid *R*, 3,03 g Trometamol *R* und 1,40 g Natriumedetat *R* werden in 250 ml destilliertem Wasser *R* gelöst. Die Lösung wird mit Salzsäure *R* auf den *p*H-Wert (2.2.3) von 8,4 eingestellt und mit destilliertem Wasser *R* zu 500,0 ml verdünnt.

Trometamol-Natriumedetat-BSA-Pufferlösung *p*H 8,4, albuminhaltige *R* 4006500

6,1 g Trometamol *R*, 2,8 g Natriumedetat *R*, 10,2 g Natriumchlorid *R* und 10 g Rinderalbumin *R* werden in Wasser *R* gelöst. Der *p*H-Wert (2.2.3) der Lösung wird mit Salzsäure (1 mol · l^{-1}) auf 8,4 eingestellt und die Lösung mit Wasser *R* zu 1000,0 ml verdünnt.

Trometamol-Acetat-Pufferlösung *p*H 8,5 *R* 4006700

0,294 g Calciumchlorid *R* und 12,11 g Trometamol *R* werden in Wasser *R* gelöst. Der *p*H-Wert (2.2.3) wird mit Essigsäure *R* eingestellt und die Lösung mit Wasser *R* zu 1000,0 ml verdünnt.

Barbital-Pufferlösung *p*H 8,6 *R* 1 4006900

1,38 g Barbital *R*, 8,76 g Barbital-Natrium *R* und 0,38 g Calciumlactat *R* werden in Wasser *R* zu 1000,0 ml gelöst.

Trometamol-Pufferlösung *p*H 8,8 (1,5 mol · l^{-1}) *R* 4009900

90,8 g Trometamol *R* werden in 400 ml Wasser *R* gelöst. Der *p*H-Wert (2.2.3) wird mit Salzsäure *R* eingestellt und die Lösung mit Wasser *R* zu 500,0 ml verdünnt.

Pufferlösung *p*H 9,0 *R* 4007000

Lösung I: 6,18 g Borsäure *R* werden in Kaliumchlorid-Lösung (0,1 mol · l^{-1}) *R* zu 1000,0 ml gelöst.

Lösung II: Natriumhydroxid-Lösung (0,1 mol · l^{-1}).

1000,0 ml Lösung I werden mit 420,0 ml Lösung II gemischt.

Pufferlösung *p*H 9,0 *R* 1 4007100

6,20 g Borsäure *R* werden in 500 ml Wasser *R* gelöst. Der *p*H-Wert (2.2.3) der Lösung wird mit Natriumhydroxid-Lösung (1 mol · l^{-1}) eingestellt (etwa 41,5 ml) und die Lösung mit Wasser *R* zu 1000,0 ml verdünnt.

Phosphat-Pufferlösung *p*H 9,0 *R* 4008300

1,74 g Kaliumdihydrogenphosphat *R* werden in 80 ml Wasser *R* gelöst. Falls erforderlich wird der *p*H-Wert (2.2.3) mit Kaliumhydroxid-Lösung (1 mol · l^{-1}) eingestellt und die Lösung mit Wasser *R* zu 100,0 ml verdünnt.

Ammoniumchlorid-Pufferlösung *p*H 9,5 *R* 4007200

33,5 g Ammoniumchlorid *R* werden in 150 ml Wasser *R* gelöst. Die Lösung wird mit 42,0 ml konzentrierter Ammoniak-Lösung *R* versetzt und mit Wasser *R* zu 250,0 ml verdünnt.

In Behältnissen aus Polyethylen zu lagern.

Ammoniumchlorid-Pufferlösung *p*H 10,0 *R* 4007300

5,4 g Ammoniumchlorid *R* werden in 20 ml Wasser *R* gelöst. Nach Zusatz von 35,0 ml Ammoniak-Lösung *R* wird mit Wasser *R* zu 100,0 ml verdünnt.

Diethanolamin-Pufferlösung *p*H 10,0 *R* 4007500

96,4 g Diethanolamin *R* werden in Wasser *R* zu 400 ml gelöst. Nach Zusatz von 0,5 ml einer Lösung von Magnesiumchlorid *R* (186 g · l^{-1}) wird der *p*H-Wert (2.2.3) mit Salzsäure (1 mol · l^{-1}) eingestellt und die Lösung mit Wasser *R* zu 500,0 ml verdünnt.

Pufferlösung *p*H 10,9 *R* 4007600

6,75 g Ammoniumchlorid *R* werden in Ammoniak-Lösung *R* zu 100,0 ml gelöst.

4.2 Volumetrie

4.2.1 Urtitersubstanzen für Maßlösungen

Die Urtitersubstanzen für Maßlösungen sind mit den Buchstaben *RV* gekennzeichnet und werden wie folgt hergestellt:

Arsen(III)-oxid *RV* 2000100

As_2O_3 M_r 197,8

CAS Nr. 1327-53-3.

Arsen(III)-oxid *R* wird in einer geeigneten Apparatur sublimiert.

Über Blaugel zu lagern.

Benzoesäure *RV* 2000200

$C_7H_6O_2$ M_r 122,1

CAS Nr. 65-85-0.

Benzoesäure *R* wird in einer geeigneten Apparatur sublimiert.

Kaliumbromat *RV* 2000300

$KBrO_3$ M_r 167,0

CAS Nr. 7758-01-2.

Kaliumbromat *R* wird aus siedendem Wasser *R* umkristallisiert. Die Kristalle werden gesammelt und bei 180 °C bis zur Massekonstanz getrocknet.

Kaliumhydrogenphthalat *RV* 2000400

$C_8H_5KO_4$ M_r 204,2

CAS Nr. 877-24-7.

Kaliumhydrogenphthalat *R* wird aus siedendem Wasser *R* umkristallisiert. Die bei einer Temperatur über 35 °C abgeschiedenen Kristalle werden gesammelt und bei 110 °C bis zur Massekonstanz getrocknet.

Natriumcarbonat *RV* 2000500

Na_2CO_3 M_r 106,0

CAS Nr. 497-19-8.

Eine gesättigte Lösung von Natriumcarbonat *R* wird bei Raumtemperatur filtriert. Unter Kühlen und Umrühren wird langsam in das Filtrat Kohlendioxid *R* eingeleitet. Nach 2 h wird der Niederschlag auf einem Glassintertiegel gesammelt und mit kohlendioxidgesättigtem Eiswasser gewaschen.

Nach Trocknen bei 100 bis 105 °C wird unter gelegentlichem Umrühren bei 270 bis 300 °C bis zur Massekonstanz erhitzt.

Natriumchlorid *RV* 2000600

NaCl M_r 58,44

CAS Nr. 7647-14-5.

1 Volumteil einer gesättigten Lösung von Natriumchlorid *R* wird mit 2 Volumteilen Salzsäure *R* versetzt. Die ausgefallenen Kristalle werden gesammelt und mit Salzsäure *R* 1 gewaschen. Die Salzsäure wird durch Erwärmen auf dem Wasserbad entfernt. Die Kristalle werden bei 300 °C bis zur Massekonstanz getrocknet.

Sulfanilsäure *RV* 2000700

$C_6H_7NO_3S$ M_r 173,2

CAS Nr. 121-57-3.

Sulfanilsäure *R* wird aus siedendem Wasser *R* umkristallisiert. Nach dem Abfiltrieren wird bei 100 bis 105 °C bis zur Massekonstanz getrocknet.

Zink *RV* 2000800

Zn A_r 65,4

CAS Nr. 7440-66-6.

Muß mindestens 99,9 Prozent Zn enthalten.

4.2.2 Maßlösungen

Maßlösungen werden nach den üblichen chemischen Analysenmethoden hergestellt. Die verwendeten Geräte müssen der geforderten Genauigkeit entsprechen.

Die Konzentration von Maßlösungen ist in mol · l^{-1} angegeben.

Maßlösungen dürfen höchstens um ±10 Prozent von der vorgeschriebenen Stärke abweichen. Die molare Konzentration von Maßlösungen wird mit einer Genauigkeit von 0,2 Prozent bestimmt.

Wasser, das in der Volumetrie verwendet wird, ist Wasser *R*, das der Monographie **Gereinigtes Wasser (Aqua purificata)** entspricht.

Maßlösungen können nach den nachfolgend beschriebenen Methoden hergestellt und eingestellt werden. Maßlösungen, die bei Gehaltsbestimmungen mit elektrochemischer Endpunktbestimmung (z. B. Amperometrie, Potentiometrie) gebraucht werden, müssen mit derselben Endpunktbestimmung eingestellt werden. Die Zusammensetzung der Lösung, in der eine Maßlösung eingestellt wird, sollte der entsprechen, in der sie angewendet wird.

Lösungen, deren Konzentration geringer als die der hier beschriebenen ist, werden durch Verdünnen mit kohlendioxidfreiem Wasser *R* erhalten. Der Faktor der so erhaltenen Lösung ist gleich dem Faktor der Lösung, aus der die verdünnte Lösung hergestellt ist. Lösungen, deren Konzentration geringer als 0,1 mol · l^{-1} ist, werden mit kohlendioxidfreiem Wasser *R* bei Bedarf frisch hergestellt.

Ammoniumcer(IV)-nitrat-Lösung (0,1 mol · l^{-1}) 3000100

56 ml Schwefelsäure *R* und 54,82 g Ammoniumcer(IV)-nitrat *R* werden 2 min lang geschüttelt und anschließend 5mal mit je 100 ml Wasser *R*, jeweils unter Schütteln, versetzt. Die klare Lösung wird mit Wasser *R* zu 1000,0 ml verdünnt, 10 Tage lang stehengelassen und eingestellt.

Vor Licht geschützt zu lagern.

Einstellung: 80,0 mg Arsen(III)-oxid *RV* werden unter Erwärmen in 15 ml Natriumhydroxid-Lösung (0,2 mol · l^{-1}) gelöst. Die klare Lösung wird mit 50 ml verdünnter Schwefelsäure *R*, 0,15 ml einer Lösung von Osmium(VIII)-oxid *R* (2,5 g · l^{-1}) in verdünnter Schwefelsäure *R* und 0,1 ml Ferroin-Lösung *R* versetzt. Die Lösung wird mit der Ammoniumcer(IV)-nitrat-Lösung bis zum Verschwinden der Rotfärbung titriert. Gegen Ende der Titration ist langsam zu titrieren.

1 ml Ammoniumcer(IV)-nitrat-Lösung (0,1 mol · l^{-1}) entspricht 4,946 mg As_2O_3.

Vor Licht geschützt zu lagern.

Ammoniumcer(IV)-nitrat-Lösung (0,01 mol · l^{-1}) 3000200

100,0 ml Ammoniumcer(IV)-nitrat-Lösung (0,1 mol · l^{-1}) werden unter Kühlen mit 30 ml Schwefelsäure *R* versetzt und mit Wasser *R* zu 1000,0 ml verdünnt.

Ammoniumcer(IV)-sulfat-Lösung (0,1 mol · l^{-1}) 3000300

65,0 g Ammoniumcer(IV)-sulfat *R* werden in einer Mischung von 500 ml Wasser *R* und 30 ml Schwefelsäure *R* gelöst. Nach dem Abkühlen wird mit Wasser *R* zu 1000,0 ml verdünnt.

Einstellung: 80,0 mg Arsen(III)-oxid *RV* werden unter Erwärmen in 15 ml Natriumhydroxid-Lösung (0,2 mol · l^{-1}) gelöst. Die klare Lösung wird mit 50 ml verdünnter Schwefelsäure *R*, 0,15 ml einer Lösung von Osmium(VIII)-oxid *R* (2,5 g · l^{-1}) in verdünnter Schwefelsäure *R* und 0,1 ml Ferroin-Lösung *R* versetzt. Die Lösung wird mit der Ammoniumcer(IV)-sulfat-Lösung bis zum Verschwinden der Rotfärbung titriert. Gegen Ende der Titration ist langsam zu titrieren.

1 ml Ammoniumcer(IV)-sulfat-Lösung (0,1 mol · l^{-1}) entspricht 4,946 mg As_2O_3.

Ammoniumcer(IV)-sulfat-Lösung (0,01 mol · l^{-1}) 3000400

100,0 ml Ammoniumcer(IV)-sulfat-Lösung (0,1 mol · l^{-1}) werden unter Kühlen mit 30 ml Schwefelsäure *R* versetzt und mit Wasser *R* zu 1000,0 ml verdünnt.

Ammoniumeisen(III)-sulfat-Lösung (0,1 mol · l^{-1}) 3001300

50,0 g Ammoniumeisen(III)-sulfat *R* werden in einer Mischung von 6 ml Schwefelsäure *R* und 300 ml Wasser *R* gelöst. Die Lösung wird mit Wasser *R* zu 1000,0 ml verdünnt.

Einstellung: 25,0 ml Ammoniumeisen(III)-sulfat-Lösung werden mit 3 ml Salzsäure *R* und 2 g Kaliumiodid *R* versetzt. Nach 10 min langem Stehenlassen wird unter Zusatz von 1 ml Stärke-Lösung *R* mit Natriumthiosulfat-Lösung (0,1 mol · l^{-1}) titriert.

1 ml Natriumthiosulfat-Lösung (0,1 mol · l^{-1}) entspricht 48,22 mg $FeNH_4(SO_4)_2 \cdot 12\ H_2O$.

Ammoniumthiocyanat-Lösung (0,1 mol · l^{-1}) 3000500

7,612 g Ammoniumthiocyanat *R* werden in Wasser *R* zu 1000,0 ml gelöst.

Einstellung: 20,0 ml Silbernitrat-Lösung (0,1 mol · l^{-1}) werden mit 25 ml Wasser *R* und 2 ml verdünnter Salpetersäure *R* versetzt und nach Zusatz von 2 ml Ammoniumeisen(III)-sulfat-Lösung *R* 2 mit der Ammoniumthiocyanat-Lösung bis zur rötlichgelben Färbung titriert.

Bariumchlorid-Lösung (0,1 mol · l^{-1}) 3000600

24,4 g Bariumchlorid *R* werden in Wasser *R* zu 1000,0 ml gelöst.

Einstellung: 10,0 ml der Bariumchlorid-Lösung werden mit 60 ml Wasser *R*, 3 ml konzentrierter Ammoniak-Lösung *R* und 0,5 bis 1 mg Phthaleinpurpur *R* versetzt. Die Lösung wird mit Natriumedetat-Lösung (0,1 mol · l^{-1}) titriert. Sobald die Lösung sich zu entfärben beginnt, werden 50 ml Ethanol 96 % *R* zugefügt. Die Titration wird bis zum Verschwinden der blauvioletten Färbung fortgesetzt.

Bariumperchlorat-Lösung (0,05 mol · l^{-1}) 3000700

15,8 g Bariumhydroxid *R* werden in einer Mischung von 75 ml Wasser *R* und 7,5 ml Perchlorsäure *R* gelöst. Die Lösung wird durch Zusatz von Perchlorsäure *R* auf einen *p*H-Wert von 3 eingestellt und, falls erforderlich, filtriert. Nach Zusatz von 150 ml Ethanol 96 % *R* wird mit Wasser *R* zu 250 ml und anschließend mit Puffer-Lösung *p*H 3,7 *R* zu 1000,0 ml verdünnt.

Einstellung: 5,0 ml Schwefelsäure (0,05 mol · l^{-1}) werden mit 5 ml Wasser *R*, 50 ml Puffer-Lösung *p*H 3,7 *R* und 0,5 ml Alizarin-S-Lösung *R* versetzt. Die Lösung wird mit der Bariumperchlorat-Lösung bis zur orangeroten Färbung titriert.

Der Faktor ist unmittelbar vor Gebrauch zu bestimmen.

Benzethoniumchlorid-Lösung (0,004 mol · l^{-1}) 3000900

1,792 g Benzethoniumchlorid *R*, zuvor bei 100 bis 105 °C bis zur Massekonstanz getrocknet, werden in Wasser *R* zu 1000,0 ml gelöst.

Einstellung: Die Molarität der Lösung wird auf der Basis des Gehaltes an $C_{27}H_{42}ClNO_2$ in der getrockneten Substanz berechnet. Die Gehaltsbestimmung wird wie folgt durchgeführt: 0,350 g der getrockneten Substanz werden in 30 ml wasserfreier Essigsäure *R* gelöst. Nach Zusatz von 6 ml Quecksilber(II)-acetat-Lösung *R* wird die Titration mit Perchlorsäure (0,1 mol · l^{-1}) unter Verwendung von 0,05 ml Kristallviolett-Lösung *R* durchgeführt. Ein Blindversuch wird durchgeführt.

1 ml Perchlorsäure (0,1 mol · l^{-1}) entspricht 44,81 mg $C_{27}H_{42}ClNO_2$.

Blei(II)-nitrat-Lösung (0,1 mol · l^{-1}) 3003100

33 g Blei(II)-nitrat *R* werden in Wasser *R* zu 1000,0 ml gelöst.

Einstellung: 20,0 ml der Blei(II)-nitrat-Lösung werden mit 300 ml Wasser *R* versetzt. Die Bestimmung erfolgt wie unter „Komplexometrische Titrationen" (2.5.11) angegeben.

Bromid-Bromat-Lösung (0,0167 mol · l^{-1}) 3001000

2,7835 g Kaliumbromat *RV* und 13 g Kaliumbromid *R* werden in Wasser *R* zu 1000,0 ml gelöst.

Cer(IV)-sulfat-Lösung (0,1 mol · l^{-1}) 3001100

40,4 g Cer(IV)-sulfat *R* werden in einer Mischung von 500 ml Wasser *R* und 50 ml Schwefelsäure *R* gelöst. Nach dem Erkaltenlassen wird mit Wasser *R* zu 1000,0 ml verdünnt.

Einstellung: 25,0 ml der Cer(IV)-sulfat-Lösung werden nach Zusatz von 150 ml Wasser *R*, 2,0 g Kaliumiodid *R* und 1 ml Stärke-Lösung *R* sofort mit Natriumthiosulfat-Lösung (0,1 mol · l^{-1}) titriert.

Eisen(II)-sulfat-Lösung (0,1 mol · l^{-1}) 3001400

27,80 g Eisen(II)-sulfat *R* werden in 500 ml verdünnter Schwefelsäure *R* gelöst. Die Lösung wird mit Wasser *R* zu 1000,0 ml verdünnt.

Einstellung: 25,0 ml der Eisen(II)-sulfat-Lösung werden mit 3 ml Phosphorsäure 85 % *R* versetzt und sofort mit Kaliumpermanganat-Lösung (0,02 mol · l^{-1}) titriert.

Der Faktor ist unmittelbar vor Gebrauch zu bestimmen.

Essigsäure (0,1 mol · l^{-1}) 3008900

6,0 g Essigsäure 98 % *R* werden mit Wasser *R* zu 1000,0 ml verdünnt.

Einstellung: 25,0 ml Essigsäure werden nach Zusatz von 0,5 ml Phenolphthalein-Lösung *R* mit Natriumhydroxid-Lösung (0,1 mol · l^{-1}) titriert.

Iod-Lösung (0,5 mol · l^{-1}) 3009400

127 g Iod *R* und 200 g Kaliumiodid *R* werden in Wasser *R* zu 1000,0 ml gelöst.

Einstellung: 400,0 mg Arsen(III)-oxid *RV* werden in einer Mischung von 10 ml verdünnter Natriumhydroxid-Lösung *R* und 10 ml Wasser *R* gelöst. Anschließend werden 10 ml verdünnter Salzsäure *R* und 3 g Natriumhydrogencarbonat *R* zugesetzt. Die Lösung wird mit der Iod-Lösung unter Zusatz von 1 ml Stärke-Lösung *R* titriert.

1 ml Iod-Lösung (0,5 mol · l^{-1}) entspricht 49,46 mg As_2O_3.

Vor Licht geschützt zu lagern.

Iod-Lösung (0,05 mol · l^{-1}) 3002700

12,7 g Iod *R* und 20 g Kaliumiodid *R* werden in Wasser *R* zu 1000,0 ml gelöst.

Einstellung: 80 mg Arsen(III)-oxid *RV* werden in einer Mischung von 10 ml verdünnter Natriumhydroxid-Lösung *R* und 10 ml Wasser *R* gelöst. Anschließend werden 10 ml verdünnter Salzsäure *R* und 3 g Natriumhydrogencarbonat *R* hinzugefügt. Die Lösung wird mit der Iod-Lösung unter Zusatz von 1 ml Stärke-Lösung *R* titriert.

1 ml Iod-Lösung (0,05 mol · l^{-1}) entspricht 4,946 mg As_2O_3.

Vor Licht geschützt zu lagern.

Iod-Lösung (0,01 mol · l^{-1}) 3002900

20,0 ml Iod-Lösung (0,05 mol · l^{-1}) werden mit 0,3 g Kaliumiodid *R* versetzt und mit Wasser *R* zu 100,0 ml verdünnt.

Kaliumbromat-Lösung (0,0333 mol · l^{-1}) 3004200

5,5670 g Kaliumbromat *RV* werden in Wasser *R* zu 1000,0 ml gelöst.

Kaliumbromat-Lösung (0,02 mol · l^{-1}) 3004300

3,340 g Kaliumbromat *RV* werden in Wasser *R* zu 1000,0 ml gelöst.

Kaliumdichromat-Lösung (0,0167 mol · l^{-1}) 3004600

4,90 g Kaliumdichromat *R* werden in Wasser *R* zu 1000,0 ml gelöst.

Einstellung: 20,0 ml der Kaliumdichromat-Lösung werden mit 1 g Kaliumiodid *R* und 7 ml verdünnter Salzsäure *R* versetzt. Nach Verdünnen mit 250 ml Wasser *R* wird unter Zusatz von 3 ml Stärke-Lösung *R* mit Natriumthiosulfat-Lösung (0,1 mol · l^{-1}) bis zum Farbumschlag von Blau nach Hellgrün titriert.

Kaliumhydrogenphthalat-Lösung (0,1 mol · l^{-1}) 3004700

In einem Meßkolben, der etwa 800 ml wasserfreie Essigsäure *R* enthält, werden 20,42 g Kaliumhydrogenphthalat *RV* gelöst. Vor Feuchtigkeit geschützt wird im Wasserbad bis zur vollständigen Lösung erhitzt. Anschließend wird auf 20 °C abgekühlt und mit wasserfreier Essigsäure *R* zu 1000,0 ml verdünnt.

Kaliumhydroxid-Lösung (1 mol · l^{-1}) 3009100

60 g Kaliumhydroxid *R* werden in kohlendioxidfreiem Wasser zu 1000,0 ml gelöst.

Einstellung: 20,0 ml der Kaliumhydroxid-Lösung werden nach Zusatz von 0,5 ml Phenolphthalein-Lösung *R* mit Salzsäure (1 mol · l^{-1}) titriert.

Kaliumhydroxid-Lösung (0,1 mol · l^{-1}) 3004800

6 g Kaliumhydroxid *R* werden in kohlendioxidfreiem Wasser *R* zu 1000,0 ml gelöst.

Einstellung: 20,0 ml der Kaliumhydroxid-Lösung werden nach Zusatz von 0,5 ml Phenolphthalein-Lösung *R* mit Salzsäure (0,1 mol · l^{-1}) titriert.

Kaliumhydroxid-Lösung (0,5 mol · l^{-1}), ethanolische 3005000

3 g Kaliumhydroxid *R* werden in 5 ml Wasser *R* gelöst. Die Lösung wird mit aldehydfreiem Ethanol 96 % *R* zu 100,0 ml verdünnt.

Einstellung: 20,0 ml der ethanolischen Kaliumhydroxid-Lösung werden nach Zusatz von 0,5 ml Phenolphthalein-Lösung *R* mit Salzsäure (0,5 mol · l^{-1}) titriert.

Kaliumhydroxid-Lösung (0,1 mol · l^{-1}), ethanolische 3005100

20,0 ml ethanolische Kaliumhydroxid-Lösung (0,5 mol · l^{-1}) werden mit aldehydfreiem Ethanol 96 % *R* zu 100,0 ml verdünnt.

Kaliumhydroxid-Lösung (0,01 mol · l^{-1}), ethanolische 3009000

2,0 ml ethanolische Kaliumhydroxid-Lösung (0,5 mol · l^{-1}) werden mit aldehydfreiem Ethanol 96 % *R* zu 100,0 ml verdünnt.

Kaliumhydroxid-Lösung (0,5 mol · l^{-1}) in Ethanol 60 % *R* 3004900

3 g Kaliumhydroxid *R* werden in aldehydfreiem Ethanol 60 % *R* zu 100,0 ml gelöst.

Einstellung: 20,0 ml der ethanolischen Kaliumhydroxid-Lösung werden nach Zusatz von 0,5 ml Phenolphthalein-Lösung *R* mit Salzsäure (0,5 mol · l^{-1}) titriert.

Kaliumiodat-Lösung (0,05 mol · l^{-1}) 3005200

10,70 g Kaliumiodat *R* werden in Wasser *R* zu 1000,0 ml gelöst.

Einstellung: 25,0 ml der Kaliumiodat-Lösung werden mit Wasser *R* zu 100,0 ml verdünnt. 20,0 ml der Lösung werden mit 2 g Kaliumiodid *R* und 10 ml verdünnter Schwefelsäure *R* versetzt. Die Mischung wird mit Natriumthiosulfat-Lösung (0,1 mol · l^{-1}) titriert. Gegen Ende der Titration wird 1 ml Stärke-Lösung *R* hinzugefügt.

Kaliumiodid-Lösung (0,001 mol · l^{-1}) 3009000

10,0 ml Kaliumiodid-Lösung *R* (166 g · l^{-1}) werden mit Wasser *R* zu 100,0 ml gelöst. 5 ml der Lösung werden mit Wasser *R* zu 500,0 ml verdünnt.

Kaliumpermanganat-Lösung (0,02 mol · l^{-1}) 3005300

3,2 g Kaliumpermanganat *R* werden in Wasser *R* zu 1000,0 ml gelöst. Die Lösung wird 1 h lang auf dem Wasserbad erwärmt und nach dem Abkühlen durch einen Glassintertiegel filtriert.

Einstellung: 20,0 ml der Kaliumpermanganat-Lösung werden mit 2 g Kaliumiodid *R* und 10 ml verdünnter Schwefelsäure *R* versetzt. Die Mischung wird mit Natriumthiosulfat-Lösung (0,1 mol · l^{-1}) titriert. Gegen Ende der Titration wird 1 ml Stärke-Lösung *R* hinzugefügt. Der Faktor ist unmittelbar vor Gebrauch zu bestimmen.

Vor Licht geschützt zu lagern.

Kupfer(II)-Ethylendiaminhydroxid-Lösung (1 mol · l^{-1}) 3008700

Das molare Verhältnis zwischen Ethylendiamin und Kupfer beträgt 2,00 ± 0,04.

Kupfer(II)-sulfat-Lösung (0,02 mol · l^{-1}) 3001200

5,0 g Kupfer(II)-sulfat *R* werden in Wasser *R* zu 1000,0 ml gelöst.

Einstellung: 20,0 ml der Kupfer(II)-sulfat-Lösung werden mit 2 g Natriumacetat *R* und 0,1 ml Pyridylazonaphthol-Lösung *R* versetzt. Die Lösung wird mit Natriumedetat-Lösung (0,02 mol · l^{-1}) bis zum Farbumschlag von Blauviolett nach Smaragdgrün titriert. Gegen Ende der Titration ist langsam zu titrieren.

Lithiummethanolat-Lösung (0,1 mol · l^{-1}) 3003300

0,694 g Lithium *R* werden in 150 ml wasserfreiem Methanol *R* gelöst. Die Lösung wird mit Toluol *R* zu 1000,0 ml verdünnt.

Einstellung: 10 ml Dimethylformamid *R* werden unter Zusatz von 0,05 ml einer Lösung von Thymolblau *R* (3 g · l^{-1}) in Methanol *R* mit der Lithiummethanolat-Lösung bis zur reinen Blaufärbung titriert. 0,200 g Benzoesäure *RV* werden sofort dieser Lösung zugesetzt. Bis zur Lösung der Substanz wird umgeschüttelt und mit der Lithiummethanolat-Lösung bis zur erneuten reinen Blaufärbung titriert. Während der Titration ist die Lösung vor Kohlendioxid der Luft zu schützen. Der Faktor der Lithiummethanolat-Lösung wird aus dem Titrationsvolumen der zweiten Titration errechnet. Der Faktor ist unmittelbar vor Gebrauch zu bestimmen.

1 ml Lithiummethanolat-Lösung (0,1 mol · l^{-1}) entspricht 12,21 mg $C_7H_6O_2$.

Magnesiumchlorid-Lösung (0,1 mol · l^{-1}) 3003400

20,33 g Magnesiumchlorid *R* werden in Wasser *R* zu 1000,0 ml gelöst.

Einstellung: Die Bestimmung erfolgt wie unter „Komplexometrische Titrationen" (2.5.11) angegeben.

Natriumarsenit-Lösung (0,1 mol · l^{-1}) 3005800

Eine 4,946 g As_2O_3 entsprechende Menge Arsen(III)-oxid *RV* wird in einer Mischung von 20 ml konzentrierter Natriumhydroxid-Lösung *R* und 20 ml Wasser *R* gelöst und mit Wasser *R* zu 400 ml verdünnt. Mit verdünnter Salzsäure *R* wird gegen Lackmuspapier *R* neutralisiert. Der Lösung werden 2 g Natriumhydrogencarbonat *R* hinzugefügt, und mit Wasser *R* wird zu 500,0 ml verdünnt.

Natriumedetat-Lösung (0,1 mol · l^{-1}) 3005900

37,5 g Natriumedetat *R* werden in 500 ml Wasser *R* gelöst; nach Zusatz von 100 ml Natriumhydroxid-Lösung (1 mol · l^{-1}) wird mit Wasser *R* zu 1000,0 ml verdünnt.

Einstellung: 0,120 g Zink *RV* werden in 4 ml Salzsäure *R* 1 unter Zusatz von 0,1 ml Bromwasser *R* gelöst. Die Lösung wird zur Entfernung des Bromüberschusses zum Sieden erhitzt und bis zur schwach sauren oder neutralen Reaktion mit verdünnter Natriumhydroxid-Lösung *R* versetzt. Die Bestimmung erfolgt wie unter „Komplexometrische Titrationen" (2.5.11) angegeben.

1 ml Natriumedetat-Lösung (0,1 mol · l^{-1}) entspricht 6,54 mg Zn.

In Polyethylengefäßen zu lagern.

Natriumedetat-Lösung (0,02 mol · l^{-1}) 3006000

7,444 g Natriumedetat *R* werden in Wasser *R* zu 1000,0 ml gelöst.

Einstellung: 0,100 g Zink *RV* werden in 4 ml Salzsäure *R* 1 unter Zusatz von 0,1 ml Bromwasser *R* gelöst. Die Lösung wird bis zur Entfernung des Bromüberschusses zum Sieden erhitzt und mit Wasser *R* zu 100,0 ml verdünnt. 25,0 ml der Lösung werden in einem 500-ml-Erlenmeyerkolben mit Wasser *R* zu 200 ml verdünnt. Die Lösung wird mit etwa 50 mg Xylenolorange-Verreibung *R* und so viel Methenamin *R* versetzt, bis die Lösung violettrosa gefärbt ist. Nach Zusatz von weiteren 2 g Methenamin *R* wird mit der Natriumedetat-Lösung bis zum Farbumschlag von Violettrosa nach Gelb titriert.

1 ml Natriumedetat-Lösung (0,02 mol · l^{-1}) entspricht 1,308 mg Zn.

Natriumhydroxid-Lösung (1 mol · l^{-1}) 3006300

42 g Natriumhydroxid *R* werden in kohlendioxidfreiem Wasser *R* zu 1000,0 ml gelöst.

Einstellung: 20,0 ml der Natriumhydroxid-Lösung werden unter Verwendung des bei der entsprechenden Titration angegebenen Indikators mit Salzsäure (1 mol · l^{-1}) titriert.

Wird eine carbonatfreie Natriumhydroxid-Lösung vorgeschrieben, ist diese wie folgt herzustellen:

Natriumhydroxid *R* ist in soviel Wasser *R* zu lösen, daß eine Konzentration von 400 bis 600 g · l^{-1} erhalten wird. Nach dem Absetzenlassen wird die klare, überstehende Flüssigkeit abgegossen, wobei der Zutritt von Kohlendioxid zu vermeiden ist. Diese Lösung wird mit kohlendioxidfreiem Wasser *R* auf die erforderliche Normalität verdünnt. Die Lösung muß der folgenden Prüfung entsprechen:

20,0 ml Salzsäure derselben molaren Konzentration werden unter Zusatz von 0,5 ml Phenolphthalein-Lösung *R* mit der Natriumhydroxid-Lösung titriert. Ist der Umschlagspunkt erreicht, wird die eben benötigte Menge Salzsäure bis zur Entfärbung hinzugegeben und die Lösung durch Erhitzen auf 20 ml eingeengt. Während des Siedens wird gerade so viel Säure hinzugegeben, daß die rosa gefärbte Lösung entfärbt wird; beim weiteren Kochen darf die Rosafärbung nicht wieder auftreten. 0,1 ml Salzsäure dürfen höchstens verbraucht werden.

Natriumhydroxid-Lösung (0,1 mol · l^{-1}) 3006600

100,0 ml Natriumhydroxid-Lösung (1 mol · l^{-1}) werden mit kohlendioxidfreiem Wasser *R* zu 1000,0 ml verdünnt.

Einstellung: Die Einstellung erfolgt wie unter „Natriumhydroxid-Lösung (1 mol · l^{-1})" unter Verwendung von Salzsäure (0,1 mol · l^{-1}).

Natriumhydroxid-Lösung (0,1 mol · l^{-1}), ethanolische 3007000

250 ml wasserfreies Ethanol *R* werden mit 3,3 g konzentrierter Natriumhydroxid-Lösung *R* versetzt.

Einstellung: 0,200 g Benzoesäure *RV* werden in einer Mischung von 10 ml Ethanol 96 % *R* und 2 ml Wasser *R* gelöst. Die Lösung wird unter Zusatz von 0,2 ml Thymolphthalein-Lösung *R* mit der ethanolischen Natriumhydroxid-Lösung titriert. Der Faktor ist unmittelbar vor Gebrauch zu bestimmen.

1 ml ethanolische Natriumhydroxid-Lösung (0,1 mol · l^{-1}) entspricht 12,21 mg $C_7H_6O_2$.

Natriummethanolat-Lösung (0,1 mol · l^{-1}) 3007100

In einer Eis-Wasser-Mischung werden 175 ml wasserfreies Methanol *R* gekühlt und in kleinen Anteilen mit etwa 2,5 g frisch geschnittenem Natrium *R* versetzt. Nach dem Auflösen des Metalls wird mit Toluol *R* zu 1000,0 ml verdünnt.

Einstellung: 10 ml Dimethylformamid *R* werden unter Zusatz von 0,05 ml einer Lösung von Thymolblau *R* (3 g · l^{-1}) in Methanol *R* mit der Natriummethanolat-Lösung bis zur reinen Blaufärbung titriert. 0,200 g Benzoesäure *RV* werden sofort dieser Lösung zugesetzt. Bis zum Lösen der Substanz wird umgeschüttelt und mit der Natriummethanolat-Lösung bis zur erneuten reinen Blaufärbung titriert. Während der Titration ist die Lösung vor Kohlendioxid der Luft zu schützen. Der Faktor der Natriummethanolat-Lösung wird aus dem Titrationsvolumen der zweiten Titration errechnet. Der Faktor ist unmittelbar vor Gebrauch zu bestimmen.

1 ml Natriummethanolat-Lösung (0,1 mol · l^{-1}) entspricht 12,21 mg $C_7H_6O_2$.

Natriumnitrit-Lösung (0,1 mol · l^{-1}) 3007200

7,5 g Natriumnitrit *R* werden in Wasser *R* zu 1000,0 ml gelöst.

Einstellung: 0,300 g Sulfanilsäure *RV* werden in 50 ml verdünnter Salzsäure *R* gelöst. Unter Verwendung der

Natriumnitrit-Lösung wird die Bestimmung nach „Stickstoff in primären aromatischen Aminen“ (2.5.8) mit elektrometrischer Endpunktsanzeige durchgeführt. Der Faktor ist unmittelbar vor Gebrauch zu bestimmen.

1 ml Natriumnitrit-Lösung ($0,1 \text{ mol} \cdot l^{-1}$) entspricht 17,32 mg $C_6H_7NO_3S$.

Natriumperiodat-Lösung ($0,1 \text{ mol} \cdot l^{-1}$) 3009500

21,4 g Natriumperiodat *R* werden in etwa 500 ml Wasser *R* gelöst. Die Lösung wird mit Wasser *R* zu 1000,0 ml verdünnt.

Einstellung: 20,0 ml Natriumperiodat-Lösung werden in einen Kolben mit Schliffstopfen mit 5 ml Perchlorsäure *R* versetzt. Der Kolben wird verschlossen und geschüttelt. Die Lösung wird mit einer gesättigten Lösung von Natriumhydrogencarbonat *R* auf einen *p*H-Wert (2.2.3) von 6,4 eingestellt. Nach Zusatz von 10 ml Kaliumiodid-Lösung *R* wird der Kolben verschlossen, geschüttelt und 2 min lang stehengelassen. Die Mischung wird mit Natriumarsenit-Lösung ($0,025 \text{ mol} \cdot l^{-1}$) titriert, bis die Gelbfärbung fast verschwunden ist. Nach Zusatz von 2 ml Stärke-Lösung *R* wird langsam bis zur vollständigen Entfärbung titriert.

Natriumthiosulfat-Lösung ($0,1 \text{ mol} \cdot l^{-1}$) 3007300

25 g Natriumthiosulfat *R* und 0,2 g Natriumcarbonat *R* werden in kohlendioxidfreiem Wasser *R* zu 1000,0 ml gelöst.

Einstellung: 10,0 ml Kaliumbromat-Lösung ($0,033 \text{ mol} \cdot l^{-1}$) werden mit 40 ml Wasser *R*, 10 ml Kaliumiodid-Lösung *R* sowie 5 ml Salzsäure *R* 1 versetzt und mit der Natriumthiosulfat-Lösung titriert. Gegen Ende der Titration wird 1 ml Stärke-Lösung *R* hinzugefügt.

Perchlorsäure ($0,1 \text{ mol} \cdot l^{-1}$) 3003900

8,5 ml Perchlorsäure *R* werden in einem Meßkolben mit etwa 900 ml Essigsäure 98 % *R* gemischt. Nach Zusatz von 30 ml Acetanhydrid *R* wird mit Essigsäure 98 % *R* zu 1000,0 ml verdünnt und gemischt. Nach 24 h wird der Wassergehalt der Lösung nach der Karl-Fischer-Methode (2.5.12) ohne Verwendung von Methanol bestimmt.

Falls erforderlich wird der Wassergehalt auf 0,1 bis 0,2 Prozent eingestellt, entweder durch Zusatz von Acetanhydrid *R* oder von Wasser *R*.

Die Lösung darf erst 24 h nach Herstellung eingestellt werden.

Einstellung: 0,350 g Kaliumhydrogenphthalat *RV* werden in 50 ml wasserfreier Essigsäure *R*, falls erforderlich unter Erwärmen, gelöst. Die Lösung wird nach dem Abkühlen unter Luftausschluß mit der Perchlorsäure-Lösung unter Zusatz von 0,05 ml Kristallviolett-Lösung *R* titriert.

Die Temperatur der Perchlorsäure bei der Einstellung ist zu vermerken. Wenn die Temperatur, bei der die Gehaltsbestimmung durchgeführt wird, und die Temperatur, bei der die Perchlorsäure eingestellt wurde, voneinander abweichen, errechnet sich das korrigierte Volumen der Perchlorsäure wie folgt:

$$V_c = V[1 + (t_1 - t_2)\ 0,0011]$$

t_1 = Temperatur bei der Einstellung der Lösung
t_2 = Temperatur bei der Bestimmung
V_c = korrigiertes Volumen
V = Titrationsvolumen.

1 ml Perchlorsäure ($0,1 \text{ mol} \cdot l^{-1}$) entspricht 20,42 mg $C_8H_5KO_4$.

Perchlorsäure ($0,05 \text{ mol} \cdot l^{-1}$) 3004000

50,0 ml Perchlorsäure ($0,1 \text{ mol} \cdot l^{-1}$) werden mit wasserfreier Essigsäure *R* zu 100,0 ml verdünnt.

Quecksilber(II)-nitrat-Lösung ($0,02 \text{ mol} \cdot l^{-1}$) 3003500

6,85 g Quecksilber(II)-nitrat *R* werden in 20 ml Salpetersäure ($1 \text{ mol} \cdot l^{-1}$) gelöst. Die Lösung wird mit Wasser *R* zu 1000,0 ml verdünnt.

Einstellung: 15,0 mg Natriumchlorid *RV* werden in 50 ml Wasser *R* gelöst. Diese Lösung wird mit der Quecksilber(II)-nitrat-Lösung titriert. Der Endpunkt wird mit Hilfe der Potentiometrie (2.2.20) bestimmt, wobei eine Quecksilber(I)-sulfat-Elektrode als Bezugselektrode und eine Platin- oder Quecksilber-Elektrode als Meßelektrode verwendet werden.

1 ml Quecksilber(II)-nitrat-Lösung ($0,02 \text{ mol} \cdot l^{-1}$) entspricht 2,338 mg NaCl.

Salpetersäure ($1 \text{ mol} \cdot l^{-1}$) 3003600

96,6 g Salpetersäure *R* werden mit Wasser *R* zu 1000,0 ml verdünnt.

Einstellung: 2,000 g Natriumcarbonat *RV* werden in 50 ml Wasser *R* gelöst. Nach Zusatz von 0,1 ml Methylorange-Lösung *R* wird mit der Salpetersäure bis zur beginnenden Farbänderung nach Rötlichgelb titriert, 2 min lang zum Sieden erhitzt und nach dem Abkühlen die wieder gelb gefärbte Lösung bis zum erneuten Farbumschlag nach Rötlichgelb titriert.

1 ml Salpetersäure ($1 \text{ mol} \cdot l^{-1}$) entspricht 53,00 mg Na_2CO_3.

Salzsäure ($6 \text{ mol} \cdot l^{-1}$) 3001500

618,0 g Salzsäure *R* werden mit Wasser *R* zu 1000,0 ml verdünnt.

Salzsäure ($3 \text{ mol} \cdot l^{-1}$) 3001600

309,0 g Salzsäure *R* werden mit Wasser *R* zu 1000,0 ml verdünnt.

Salzsäure ($2 \text{ mol} \cdot l^{-1}$) 3001700

206,0 g Salzsäure *R* werden mit Wasser *R* zu 1000,0 ml verdünnt.

Salzsäure ($1 \text{ mol} \cdot l^{-1}$) 3001800

103,0 g Salzsäure *R* werden mit Wasser *R* zu 1000,0 ml verdünnt.

Einstellung: 1,000 g Natriumcarbonat *RV* wird in 50 ml Wasser *R* gelöst. Nach Zusatz von 0,1 ml Methylorange-Lösung *R* wird mit der Salzsäure bis zur beginnenden Farbänderung nach Rötlichgelb titriert, 2 min lang zum Sieden erhitzt und nach dem Abkühlen die wieder gelb gefärbte Lösung bis zum Farbumschlag nach Rötlichgelb titriert.

1 ml Salzsäure ($1 \text{ mol} \cdot l^{-1}$) entspricht 53,00 mg Na_2CO_3.

Salzsäure (0,1 mol · l^{-1}) 3002100

100,0 ml Salzsäure (1 mol · l^{-1}) werden mit Wasser *R* zu 1000,0 ml verdünnt.

Einstellung: Die Einstellung erfolgt wie unter „Salzsäure (1 mol · l^{-1})", unter Verwendung von 0,100 g Natriumcarbonat *RV*, gelöst in 20 ml Wasser *R*.

1 ml Salzsäure (0,1 mol · l^{-1}) entspricht 5,30 mg Na_2CO_3.

Salzsäure (0,1 mol · l^{-1}), ethanolische 3008800

9,0 ml Salzsäure *R* werden mit aldehydfreiem Ethanol 96 % *R* zu 1000,0 ml verdünnt.

Schwefelsäure (0,5 mol · l^{-1}) 3007800

28 ml Schwefelsäure *R* werden in Wasser *R* gelöst und mit Wasser *R* zu 1000,0 ml verdünnt.

Einstellung: 1,000 g Natriumcarbonat *RV* wird in 50 ml Wasser *R* gelöst. Nach Zusatz von 0,1 ml Methylorange-Lösung *R* wird mit der Schwefelsäure bis zur beginnenden Farbänderung nach Rötlichgelb titriert, 2 min lang zum Sieden erhitzt und nach dem Abkühlen die wieder gelb gefärbte Lösung bis zum Farbumschlag nach Rötlichgelb titriert.

1 ml Schwefelsäure (0,5 mol · l^{-1}) entspricht 53,00 mg Na_2CO_3.

Schwefelsäure (0,05 mol · l^{-1}) 3008000

100,0 ml Schwefelsäure (0,5 mol · l^{-1}) werden mit Wasser *R* zu 1000,0 ml verdünnt.

Einstellung: Die Einstellung erfolgt wie unter „Schwefelsäure (0,5 mol · l^{-1})", unter Verwendung von 0,100 g Natriumcarbonat *RV*, gelöst in 20 ml Wasser *R*.

1 ml Schwefelsäure (0,05 mol · l^{-1}) entspricht 5,30 mg Na_2CO_3.

Silbernitrat-Lösung (0,1 mol · l^{-1}) 3005600

17,0 g Silbernitrat *R* werden in Wasser *R* zu 1000,0 ml gelöst.

Einstellung: 0,100 g Natriumchlorid *RV* werden in 30 ml Wasser *R* gelöst. Die Lösung wird mit der Silbernitrat-Lösung titriert. Der Endpunkt wird mit Hilfe der Potentiometrie (2.2.20) bestimmt.

1 ml Silbernitrat-Lösung (0,1 mol · l^{-1}) entspricht 5,844 mg NaCl.

Vor Licht geschützt zu lagern.

Silbernitrat-Lösung (0,001 mol · l^{-1}) 3009100

5,0 ml Silbernitrat-Lösung (0,1 mol · l^{-1}) werden mit Wasser *R* zu 500,0 ml verdünnt.

Tetrabutylammoniumhydroxid-Lösung (0,1 mol · l^{-1}) 3008300

40 g Tetrabutylammoniumiodid *R* werden in 90 ml wasserfreiem Methanol *R* gelöst. Nach Zusatz von 20 g fein pulverisiertem Silberoxid *R* wird 1 h lang kräftig geschüttelt. Einige Milliliter der Mischung werden zentrifugiert; die Identitätsprüfung auf Iodid wird mit der überstehenden Flüssigkeit durchgeführt. Fällt die Reaktion positiv aus, werden weitere 2 g Silberoxid *R* der Mischung zugesetzt und diese 30 min lang geschüttelt. Dieser Vorgang wird so lange wiederholt, bis die überstehende Flüssigkeit keine Reaktion auf Iodid mehr gibt. Die Mischung wird über einen engporigen Glassintertiegel filtriert und das Gefäß und Filter 3mal mit je 50 ml Toluol *R* gespült. Die Waschflüssigkeiten werden mit dem Filtrat vereinigt und mit Toluol *R* zu 1000,0 ml verdünnt. In die Lösung wird 5 min lang kohlendioxidfreier Stickstoff eingeleitet.

Einstellung: 10 ml Dimethylformamid *R* werden unter Zusatz von 0,05 ml einer Lösung von Thymolblau *R* (3 g · l^{-1}) in Methanol *R* mit der Tetrabutylammoniumhydroxid-Lösung bis zur reinen Blaufärbung titriert. 0,200 g Benzoesäure *RV* werden sofort dieser Lösung zugesetzt. Bis zum Lösen der Substanz wird umgeschüttelt und mit der Tetrabutylammoniumhydroxid-Lösung bis zur erneuten reinen Blaufärbung titriert. Während der Titration ist die Lösung vor Kohlendioxid der Luft zu schützen. Der Faktor der Lösung wird aus dem Titrationsvolumen der zweiten Titration errechnet. Der Faktor ist unmittelbar vor Gebrauch zu bestimmen.

1 ml Tetrabutylammoniumhydroxid-Lösung (0,1 mol · l^{-1}) entspricht 12,21 mg $C_7H_6O_2$.

Tetrabutylammoniumhydroxid-Lösung (0,1 mol · l^{-1}) in 2-Propanol *R* 3008400

Die Herstellung der Lösung und ihre Einstellung erfolgt wie für Tetrabutylammoniumhydroxid-Lösung (0,1 mol · l^{-1}) angegeben; anstelle von Toluol *R* wird 2-Propanol *R* als Lösungsmittel verwendet.

Zinkchlorid-Lösung (0,05 mol · l^{-1}) 3008500

6,82 g Zinkchlorid *R* werden, unter geeigneten Vorsichtsmaßnahmen gewogen, in Wasser *R* gelöst. Falls erforderlich wird die Lösung tropfenweise mit verdünnter Salzsäure *R* bis zum Verschwinden der Trübung versetzt. Die Lösung wird mit Wasser *R* zu 1000,0 ml verdünnt.

Einstellung: 20,0 ml der Zinkchlorid-Lösung werden mit 5 ml verdünnter Essigsäure *R* versetzt. Die Bestimmung erfolgt wie unter „Komplexometrische Titrationen" (2.5.11) angegeben.

Zinksulfat-Lösung (0,1 mol · l^{-1}) 3008600

29 g Zinksulfat *R* werden in Wasser *R* zu 1000,0 ml gelöst.

Einstellung: 20,0 ml der Zinksulfat-Lösung werden mit 5 ml verdünnter Essigsäure *R* versetzt. Die Bestimmung erfolgt wie unter „Komplexometrische Titrationen" (2.5.11) angegeben.

4.3 Chemische Referenz-Substanzen (CRS), Biologische Referenz-Substanzen (BRS), Referenzspektren

Die Referenz-Substanzen und -spektren können beim *Technischen Sekretariat, Europäische Arzneibuch-Kommission, Europarat, Postfach 907, F-67029 Strasbourg CEDEX 1* bezogen werden.

Acebutololhydrochlorid *CRS*
Aceclofenac *CRS*
Acenocumarol *CRS*
Acesulfam-Kalium *CRS*
Acesulfam-Kalium-Verunreinigung B *CRS*
Acetazolamid *CRS*
Acetylcystein *CRS*
Acetylcystein-Verunreinigung C *CRS*
(*N*,*N'*-Diacetyl-L-cystin)
Acetylcystein-Verunreinigung D *CRS*
(*N*,*S*-Diacetyl-L-cystein)
Acetylsalicylsäure *CRS*
Aciclovir *CRS*
Aciclovir-Verunreinigung A *CRS*
([2-(2-Amino-6-oxo-6,9-dihydro-1*H*-purin-9-ylmethoxy)ethyl]acetat)
Adenin *CRS*
Alanin *CRS*
Albuminlösung vom Menschen zur Eignungsprüfung *BRS*
Albuminlösung vom Menschen zur Elektrophorese *BRS*
Alcuroniumchlorid *CRS*
Alfacalcidol *CRS*
Alfacalcidol-Referenzspektrum der Ph. Eur.
Alfentanilhydrochlorid-Referenzspektrum der Ph. Eur.
Alfuzosinhydrochlorid *CRS*
Alfuzosin-Verunreinigung A *CRS*
Allantoin *CRS*
Allopurinol *CRS*
Alprazolam *CRS*
Alprenololbenzoat *CRS*
Alprenololhydrochlorid
Alteplase *CRS*
Amantadinhydrochlorid *CRS*
Amfetaminsulfat-Referenzspektrum der Ph. Eur.
Amidotrizoesäure-Dihydrat *CRS*
Amikacin *CRS*
Amikacin-Verunreinigung A *CRS*
Amikacinsulfat *CRS*
Amiloridhydrochlorid *CRS*
Aminocapronsäure *CRS*
7-Aminodesacetoxycefalosporansäure *CRS*
Aminoglutethimid *CRS*
Aminoglutethimid-Verunreinigung A *CRS*
Aminoglutethimid-Verunreinigung D *CRS*
5-Aminopyrazol-4-carboxamidhydrogensulfat *CRS*
5-Amino-2,4,6-triiod-*N*-methylisophthalamidsäure *CRS*
Amiodaronhydrochlorid *CRS*
Amitriptylinhydrochlorid-Referenzspektrum der Ph. Eur.
Amobarbital *CRS*
Amobarbital-Natrium *CRS*
Amoxicillin-Natrium *CRS*
Amoxicillin-Trihydrat *CRS*
Amphotericin B *CRS*
Ampicillin, wasserfreies *CRS*
Ampicillin-Natrium *CRS*
Ampicillin-Trihydrat *CRS*
Anhydrotetracyclinhydrochlorid *CRS*
4-*epi*-Anhydrotetracyclinhydrochlorid *CRS*
Antazolinhydrochlorid *CRS*
α-Apooxytetracyclin *CRS*
β-Apooxytetracyclin *CRS*
Aprotinin-Lösung *BRS*
L-Arabinitol *CRS*
Arginin *CRS*
Argininhydrochlorid *CRS*
Ascorbinsäure *CRS*
Aspartam *CRS*
Aspartam-Verunreinigung A *CRS*
((2*S*,5*S*)-5-Benzyl-3,6-dioxopiperazinylessigsäure)
Aspartinsäure *CRS*
(Asparaginsäure *CRS*)
Astemizol *CRS*
Atenolol *CRS*
Atenolol zur Eignungsprüfung *CRS*
Atropinsulfat *CRS*
Azathioprin *CRS*

Bacampicillinhydrochlorid *CRS*
Bacitracin-Zink *CRS*
Baclofen *CRS*
Baclofen-Verunreinigung A *CRS*
Bambuterolhydrochlorid *CRS*
Barbital *CRS*
Beclometasondipropionat *CRS*
Beclometason-17-propionat *CRS*
Beclometason-21-propionat *CRS*
Bendroflumethiazid *CRS*
Benperidol *CRS*
Benserazidhydrochlorid *CRS*
Benserazid-Verunreinigung A *CRS*
Benzethoniumchlorid *CRS*
Benzocain *CRS*
S-Benzoylmercaptoacetyltriglycin *CRS*
Benzoylperoxid-Referenzspektrum der Ph. Eur.
Benzylbenzoat-Referenzspektrum der Ph. Eur.
Benzylpenicillin-Benzathin *CRS*
Benzylpenicillin-Kalium *CRS*
Benzylpenicillin-Natrium *CRS*
Benzylpenicillin-Procain *CRS*
Betahistindimesilat *CRS*
Betamethason *CRS*
Betamethasonacetat *CRS*
Betamethasondihydrogenphosphat-Dinatrium *CRS*
Betamethasondipropionat *CRS*
Betamethason-17-valerat *CRS*
Betamethason-21-valerat *CRS*

Betanidinsulfat *CRS*
Betaxololhydrochlorid *CRS*
Betaxolol-Verunreinigung A *CRS*
((*RS*)-1-(4-Ethylphenoxy-3-(isopropylamino)propan-2-ol)
Biotin *CRS*
Biperidenhydrochlorid *CRS*
Biperiden-Verunreinigung A *CRS*
((*RS*)-1-[1*SR*,2*SR*,4*SR*-Bicyclo[2.2.1]hept-5-en-2-yl]-1-phenyl-3-piperidinopropan-1-ol)
1,3-Bis(2-acetyl-3-hydroxyphenoxy)-2-propanol *CRS*
Bisacodyl *CRS*
Bleomycinsulfat *CRS*
Blutgerinnungsfaktor-VIII-Konzentrat vom Menschen *BRS*
Bromazepam *CRS*
Bromhexinhydrochlorid *CRS*
Bromocriptinmesilat *CRS*
Bromperidol *CRS*
Brompheniraminhydrogenmaleat *CRS*
Brucella melitensis, Stamm Rev. 1 *BRS*
Budesonid *CRS*
Bufexamac *CRS*
Bumetamid *CRS*
Buprenorphin-Referenzspektrum der Ph. Eur.
Buprenorphinhydrochlorid-Referenzspektrum der Ph. Eur.
Bupivacainhydrochlorid *CRS*
Buserelin *CRS*
D-His-Buserelin *CRS*
Buserelin-Referenzspektrum der Ph. Eur.
Busulfan *CRS*
Butobarbital *CRS*
Butylhydroxyanisol *CRS*
Butyl-4-hydroxybenzoat *CRS*
Butylhydroxytoluol *CRS*
2-(4-Butylphenyl)propansäure *CRS*
Butylscopolaminiumbromid *CRS*

Calcifediol *CRS*
Calcifediol-Referenzspektrum der Ph. Eur.
Calcitonin vom Lachs *CRS*
Calcitriol *CRS*
Calcitriol-Referenzspektrum der Ph. Eur.
Calciumascorbat-Referenzspektrum der Ph. Eur.
Calciumfolinat *CRS*
Calciumgluconat *CRS*
Calciumlävulinat-Dihydrat *CRS*
Calciumoxalat-Monohydrat *CRS*
Calciumpanthothenat *CRS*
Campher, racemischer *CRS*
Canrenon *CRS*
Captopril *CRS*
Carbamazepin *CRS*
Carbasalat-Calcium-Referenzspektrum der Ph. Eur.
Carbenicillin-Dinatrium *CRS*
Carbidopa *CRS*
Carbimazol *CRS*
Carbocistein *CRS*
Carboplatin-Referenzspektrum der Ph. Eur.
Carmustin-Referenzspektrum der Ph. Eur.
Carmustin-Verunreinigung A *CRS*
Casein *BRS*
Cefaclor *CRS*
Δ^3-Cefaclor *CRS*
((6*R*,7*R*)-7-[(*R*)-2-Amino-2-phenylacetamido]-3-chlor-8-oxo-5-thia-1-azabicyclo[4.2.0]oct-3-en-2-carbonsäure
Cefadroxil *CRS*
Cefaelindihydrochlorid *CRS*
Cefalexin *CRS*
Cefaloridin (α-Form) *CRS*
Cefaloridin (δ-Form) *CRS*
Cefalotin-Natrium *CRS*
Cefazolin *CRS*
Cefixim *CRS*
Cefotaxim-Natrium *CRS*
Cefoxitin-Natrium *CRS*
Cefradin *CRS*
Ceftriaxon-Natrium *CRS* (*früher* Ceftriaxon-Dinatrium) *CRS*
Ceftriaxon-Verunreinigung A *CRS*
((6*R*,7*R*)-7-{2-(2-Amino-1,3-thiazol-4-yl)-2-[(*E*)-methoxyimino]acetamido}-3-(6-hydroxy-2-methyl-5-oxo-2,5-dihydro-1,2,4-triazin-3-ylsulfanylmethyl)-8-oxo-5-thia-1-azabicyclo[4.2.0]oct-2-on-2-carbonsäure, Dinatriumsalz (E-Isomer))
Cefuroximaxetil *CRS*
Cefuroxim-Natrium *CRS*
Celluloseacetat-Referenzspektrum der Ph. Eur.
Celluloseacetatphthalat-Referenzspektrum der Ph. Eur.
Cetirizin-Verunreinigung A *CRS*
Cetirizindihydrocholorid *CRS*
Cetylalkohol *CRS*
Cetylpyridiniumchlorid *CRS*
Cetylstearylisononanoat-Referenzspektrum der Ph. Eur.
Chenodeoxycholsäure *CRS*
Chinidinsulfat *CRS*
Chininsulfat *CRS*
Chlorambucil *CRS*
Chloramphenicol *CRS*
Chloramphenicolbis(hydrogensuccinat)-Dinatrium *CRS*
Chloramphenicoldipalmitat *CRS*
Chloramphenicolhydrogensuccinat-Natrium *CRS*
Chloramphenicolpalmitat, isomeres *CRS*
Chlorcyclizinhydrochlorid *CRS*
2-Chlor-2-desoxy-D-glucose *CRS*
Chlordiazepoxid *CRS*
Chlordiazepoxidhydrochlorid *CRS*
Chlorhexidin *CRS*
Chlorhexidin zur Eignungsprüfung *CRS*
Chlorhexidindiacetat *CRS*
Chlorhexidindihydrochlorid *CRS*
Chlormethylnitroimidazol *CRS*
Chloroquinsulfat *CRS*
Chlorothiazid *CRS*
Chlorphenaminhydrogenmaleat *CRS*
Chlorpheniraminmaleat *CRS*
1-(2-Chlorphenyl)diphenylmethanol *CRS*
(4-Chlorphenyl)-1-phenylethanol *CRS*
(Clemastinfumarat-Verunreinigung C)
Chlorpromazinhydrochlorid *CRS*
Chlorpropamid *CRS*
Chlorpropamid-Verunreinigung B *CRS*
Chlorprothixenhydrochlorid *CRS*
(enthält 2 % (*m*/*m*) *E*-Isomer)
2-(4-Chlor-3-sulfamoylbenzoyl)benzoesäure *CRS*
Chlortalidon *CRS*
Chlortalidon-Verunreinigung B *CRS*

Chlortetracyclinhydrochlorid *CRS*
4-*epi*-Chlortetracyclinhydrochlorid *CRS*
Cholesterol *CRS*
Cholsäure *CRS*
Chymotrypsin *BRS*
Ciclopirox-Olamin *CRS*
Ciclopirox-Verunreinigung A *CRS*
Ciclopirox-Verunreinigung B *CRS*
Ciclosporin *CRS*
Cimetidin *CRS*
Cinchocainhydrochlorid *CRS*
Cinnarizin *CRS*
Ciprofloxacin *CRS*
Ciprofloxacinhydrochlorid *CRS*
Ciprofloxacin-Verunreinigung A *CRS* (Fluorchinolinsäure)
Ciprofloxacin-Verunreinigung B *CRS* (1-Cyclopropyl-4-oxo-7-(piperazin-1-yl)-1,4-dihydrochinolin-3-carbonsäure)
Ciprofloxacin-Verunreinigung C *CRS* (7-(2-Aminoethylamino)-1-cyclopropyl-6-fluor-4-oxo-1,4-dihydrochinolin-3-carbonsäure)
Ciprofloxacin-Verunreinigung D *CRS* (7-Chlor-1-cyclopropyl-4-oxo-6-(piperazin-1-yl)-1,4-dihydrochinolin-3-carbonsäure)
Cisaprid *CRS*
Cisplatin *CRS*
Citronensäure, wasserfreie *CRS*
Citronensäure-Monohydrat *CRS*
Clebopridmalat *CRS*
Clemastinfumarat *CRS*
Clemastinfumarat-Verunreinigung C *CRS*
Clindamycinhydrochlorid *CRS*
Clindamycinphosphat *CRS* (Clindamycin-2-dihydrogenphosphat)
Clobetasonbutyrat *CRS*
Clofibrat *CRS*
Clomifencitrat *CRS*
Clomifencitrat zur Eignungsprüfung *CRS*
Clomipraminhydrochlorid *CRS*
Clonazepam *CRS*
Clonazepam-Verunreinigung A *CRS* (2-Amino-2′-chlor-5-nitrobenzophenon)
Clonazepam-Verunreinigung B *CRS* (3-Amino-4-(2-chlorphenyl)-6-nitro-2(1*H*)-chinolinon)
Clonidinhydrochlorid *CRS*
Clotrimazol *CRS*
Cloxacillin-Natrium *CRS*
Clozapin *CRS*
Codein-Referenzspektrum der Ph. Eur.
Coffein *CRS*
Colchicin *CRS*
Colecalciferol *CRS*
Colecalciferol zur Eignungsprüfung *CRS*
Colistimethat-Natrium *CRS*
Colistinsulfat *CRS*
Copovidon-Referenzspektrum der Ph. Eur.
Corticotropin *CRS*
Cortisonacetat *CRS*
Crospovidon-Referenzspektrum der Ph. Eur.
Crotamiton *CRS*
Crotamiton-Verunreinigung A *CRS*
Cyanocobalamin *CRS*
Cyclizinhydrochlorid *CRS*
Cyclobarbital-Calcium *CRS*
Cyclobenzaprinhydrochlorid *CRS*
α-Cyclodextrin *CRS*
β-Cyclodextrin *CRS*
γ-Cyclodextrin *CRS*
Cyclohexa-1,4-dienylglycin *CRS*
Cyclopentolathydrochlorid *CRS*
Cyclophosphamid *CRS*
Cyclosporin U *CRS*
Cyproheptadinhydrochlorid *CRS*
Cyproteronacetat *CRS*
Cysteinhydrochlorid-Monohydrat *CRS*
Cystin *CRS*
Cytarabin *CRS*

Dacuroniumbromid *CRS*
Dapson *CRS*
Daunorubicin-Aglykon *CRS*
Daunorubicinhydrochlorid *CRS*
Daunorubicinolhydrochlorid *CRS*
Deferoxaminmesilat *CRS*
7-Dehydrocholesterol *CRS*
Dehydrohexetidin *CRS*
Demeclocyclinhydrochlorid *CRS*
4-*epi*-Demeclocyclinhydrochlorid *CRS*
Demethylmetrifonat *CRS*
N-Demethylroxithromycin *CRS*
Deptropincitrat *CRS*
Desacetylvinblastin *CRS*
Desipraminhydrochlorid *CRS*
Deslanosid *CRS*
N-Desmethylerythromycin A *CRS*
Desmopressin *CRS*
Desoxominoxidil *CRS*
Desoxycortonacetat *CRS*
Dexamethason *CRS*
Dexamethasonacetat *CRS*
Dexamethasondihydrogenphosphat-Dinatrium *CRS*
Dexchlorpheniraminhydrogenmaleat *CRS*
Dexpanthenol *CRS*
Dextran *CRS*
Dextran V_0 *CRS*
Dextran 40 zur Eignungsprüfung *CRS*
Dextran 60/70 zur Eignungsprüfung *CRS*
Dextran 4 zur Kalibrierung *CRS*
Dextran 10 zur Kalibrierung *CRS*
Dextran 40 zur Kalibrierung *CRS*
Dextran 70 zur Kalibrierung *CRS*
Dextran 250 zur Kalibrierung *CRS*
Dextromethorphanhydrobromid *CRS*
Dextropropoxyphenhydrochlorid-Referenzspektrum der Ph. Eur.
N,N′-Diacylethylendiamin *CRS*
Diazepam *CRS*
Diazoxid *CRS*
Dibenzocyclohepten *CRS* (5*H*-Dibenzo[*a,d*][7]annulen)
Dibenzosuberon *CRS*
Dibutylphthalat *CRS*
Dichlormethan *CRS*
Diclofenac-Natrium *CRS*
Diclofenac-Verunreinigung A *CRS* (1-(2,6-Dichlorphenyl)indolin-2-on)
Dicloxacillin-Natrium *CRS*

Reagenzien

Dicycloverinhydrochlorid *CRS*
Dienestrol *CRS*
Diethanolaminfusidat *CRS*
Diethylcarbamazindihydrogencitrat *CRS*
Diethylenglycolmonoethylether *CRS*
Diethylhexylphthalat *CRS*
Diethylphthalat *CRS*
Diethylstilbestrol *CRS*
Diethylstilbestroldimethylether *CRS*
Diethylstilbestrolmonomethylether *CRS*
Diflunisal *CRS*
Digitoxin *CRS*
Digoxin *CRS*
Dihydralazinsulfat, wasserhaltiges, Referenzspektrum der Ph. Eur.
Dihydralazin-Verunreinigung A *CRS*
Dihydroergotaminmesilat *CRS*
Dihydroergotamintartrat *CRS*
Dihydrostreptomycinsulfat *CRS*
Dikaliumclorazepat *CRS*
Diltiazemhydrochlorid *CRS*
Diltiazem-Verunreinigung A *CRS* ((2*R*,3*S*)-5-(2-Dimethylaminoethyl)-2,3,4,5-tetrahydro-2-(4-methoxyphenyl)-4-oxo-1,5-benzothiazepin-3-ylacetat)
Dimenhydrinat *CRS*
(2,6-Dimethylphenoxy)aceton *CRS*
Dimethylsulfoxid *CRS*
Dimeticon *CRS*
Dinoprost-Trometamol *CRS*
Dinoproston *CRS*
Dinoproston-Verunreinigung C *CRS*
Diphenhydraminhydrochlorid *CRS*
Diphenoxylathydrochlorid-Referenzspektrum der Ph. Eur.
Diphtherie-Adsorbat-Impfstoff *BRS*
Diprophyllin *CRS*
1,3-Dipropylharnstoff
Dipyridamol *CRS*
Dirithromycin *CRS*
Disopyramid *CRS*
Disopyramidphosphat *CRS*
Distickstoffmonoxid-Referenzspektrum der Ph. Eur.
Disulfiram *CRS*
Dithranol-Verunreinigung C *CRS* (Dithranol-Dimer)
Dithranol-Verunreinigung D *CRS* (1-Hydroxyanthracen-9(10*H*)-on)
Dobutaminhydrochlorid *CRS*
Docosahexaensäureethylester *CRS*
Dosulepinhydrochlorid *CRS*
Dosulepin-Verunreinigung A *CRS*
Dithranol *CRS*
Domperidon *CRS*
Domperidonmaleat *CRS*
Dopaminhydrochlorid *CRS*
Doxapramhydrochlorid *CRS*
Doxepinhydrochlorid-Referenzspektrum der Ph. Eur.
Doxorubicin-Aglykon *CRS* (Doxorubicinon)
Doxorubicinhydrochlorid *CRS*
Doxycyclinhyclat *CRS*
6-*epi*-Doxycyclinhydrochlorid *CRS*
Droperidol *CRS*

Econazolnitrat *CRS*
Eicosapentaensäureethylester *CRS*
Eisen(II)-gluconat *CRS*
Emetindihydrochlorid *CRS*
Endotoxin *BRS*
Enoxaparin-Natrium *CRS*
Enterokinase *BRS*
Ephedrinhydrochlorid *CRS*
Ephedrinhydrochlorid, racemisches *CRS*
Epilactose *CRS*
Epinephrinhydrogentartrat *CRS*
Epirubicinhydrochlorid *CRS*
trans-Epoxyphytomenadion *CRS*
Ergocalciferol *CRS*
Ergometrinhydrogenmaleat *CRS*
Ergosterol *CRS*
Ergotamintartrat *CRS*
Erythromycin *CRS*
Erythromycin A *CRS*
Erythromycin B *CRS*
Erythromycin C *CRS*
Eryhtromycinestolat *CRS*
Erythromycinethylsuccinat *CRS*
Erythropoietin *BRS*
Erythropoietin-Hydrolysat-Referenzchromatogramm der Ph. Eur.
Erythropoietin-Isoformen-Referenzelektropherogramm der Ph. Eur.
Estradiol *CRS*
Estradiol-Hemihydrat *CRS*
Estradiolbenzoat *CRS*
Estriol *CRS*
Estriol-Verunreinigung A *CRS*
Estron *CRS*
Etacrynsäure *CRS*
Etamsylat *CRS*
Ethambutoldihydrochlorid *CRS*
Ethanol, wasserfreies, Referenzspektrum der Ph. Eur.
Ethinylestradiol *CRS*
Ethionamid *CRS*
Ethisteron *CRS*
Ethosuximid *CRS*
Ethylacetat-Referenzspektrum der Ph. Eur.
Ethylcellulose-Referenzspektrum der Ph. Eur.
1-*N*-Ethylgaraminsulfat *CRS*
Ethyl-4-hydroxybenzoat *CRS*
Ethylmorphinhydrochlorid-Referenzspektrum der Ph. Eur.
Ethylnicotinamid *CRS*
Etifenin *CRS*
Etilefrinhydrochlorid *CRS*
Etilefrin-Verunreinigungen A *CRS*
Etofyllin *CRS*
Etoposid *CRS*
Eugenol *CRS*

Famotidin *CRS*
Famotidin-Verunreinigung A *CRS* (3-(2-Diaminomethylenamino-1,3-thiazol-4-ylmethylsulfanyl)propanimidamid)
Famotidin-Verunreinigung B *CRS* (2,2′-{4,4′-[2,2′-(1,1-Dioxo-4*H*-1λ(6),2,4,6-thiatriazin-3,5-diyl)bis(ethylsulfanylmethyl)]di(1,3-thiazol-2-yl)}diguanidin)
Felodipin *CRS*

Fenbendazol *CRS*
Fenbendazol-Verunreinigung A *CRS*
Fenbendazol-Verunreinigung B *CRS*
Fenbufen *CRS*
Fenofibrat *CRS*
Fenofibrat-Verunreinigung A *CRS*
Fenofibrat-Verunreinigung B *CRS*
Fenofibrat-Verunreinigung G *CRS*
Fenoterolhydrobromid *CRS*
Fentanyl-Referenzspektrum der Ph. Eur.
Fentanylcitrat-Referenzspektrum der Ph. Eur.
Fenticonazolnitrat *CRS*
Fenticonazolnitrat-Verunreinigung D *CRS*
Flecainidacetat *CRS*
Flecainid-Verunreinigung A *CRS*
Flucloxacillin-Natrium *CRS*
Flucytosin *CRS*
Fludrocortisonacetat *CRS*
Flumazenil-Referenzspektrum der Ph. Eur.
Flumetasonpivalat *CRS*
Flunarizinhydrochlorid *CRS*
Flunitrazepam *CRS*
Fluocinolonacetonid *CRS*
Fluocortolonpivalat *CRS*
Fluorchinolinsäure *CRS*
Fluorescein-Natrium-Referenzspektrum der Ph. Eur.
Fluorochinolonsäure *CRS*
Fluorouracil *CRS*
Fluoxetinhydrochlorid *CRS*
Fluoxetinhydrochlorid-Verunreinigung A *CRS*
Fluoxetinhydrochlorid-Verunreinigung B *CRS*
Fluoxetinhydrochlorid-Verunreinigung C *CRS*
Fluphenazindecanoat *CRS*
Fluphenazindihydrochlorid *CRS*
Fluphenazinenantat *CRS*
Flurazepamhydrochlorid *CRS*
Folsäure *CRS*
Formoterolfumarat-Dihydrat *CRS*
Formylfolsäure *CRS*
Fosfomycin-Calcium-Referenzspektrum der Ph. Eur.
Fosfomycin-Natrium-Referenzspektrum der Ph. Eur.
Framycetinsulfat *CRS*
Fructose *CRS*
Fumarsäure *CRS*
Furosemid *CRS*
Furosemid-Verunreinigung A *CRS*
(2-Chlor-4-furfurylamino-5-sulfamoylbenzoesäure)
Fusidinsäure-Referenzspektrum der Ph. Eur.

Galactitol *CRS*
Galactose *CRS*
Gallamintriethiodid *CRS*
Gentamicinsulfat *CRS*
Gitoxin *CRS*
Glibenclamid *CRS*
Glibenclamid-Verunreinigung A *CRS*
(5-Chlor-2-methoxy-*N*-[2-(4-sulfamoylphenyl)ethyl]benzamid)
Glipizid *CRS*
Glipizid-Verunreinigung A *CRS*
(5-Methyl-*N*-[2-(4-sulfamoylphenyl)ethyl]pyrazincarboxamid)
Glucagon *BRS*
Glucose *CRS*
Glutaminsäure *CRS*
Glutethimid *CRS*
Glycerol-85 %-Referenzspektrum der Ph. Eur.
Glyceroltriacetat-Referenzspektrum der Ph. Eur.
Glyceroltrinitrat-Lösung *CRS*
Glyceroltrinitrat-Referenzspektrum der Ph. Eur.
Glycin *CRS*
Glycyrrhizinsäure *CRS*
Gonadorelin *CRS*
Gramicidin *CRS*
Griseofulvin *CRS*
Guaifenesin *CRS*

Haloperidol *CRS*
Halothan-Referenzspektrum der Ph. Eur.
Harnstoff *CRS*
Hautpulver *CRS*
Heparin-Natrium *BRS*
Heparine zur ^{13}C-Spektroskopie, niedermolekulare *CRS*
Heparine zur Kalibrierung, niedermolekulare *CRS*
Heparin zur Wertbestimmung, niedermolekulare *BRS*
Heptadecanol *CRS*
α-Hexachlorcyclohexan *CRS*
Hexetidin *CRS*
Hexobarbital *CRS*
Histamindihydrochlorid *CRS*
Histaminphosphat *CRS*
Histidin *CRS*
Histidinhydrochlorid-Monohydrat *CRS*
Homatropinhydrobromid *CRS*
Homatropinmethylbromid *CRS*
Hyaluronidase *BRS*
Hydralazinhydrochlorid *CRS*
Hydrochlorothiazid *CRS*
Hydrocortison *CRS*
Hydrocortisonacetat *CRS*
Hydrocortisonhydrogensuccinat *CRS*
Hydroxocobalamin *CRS*
D-α-(4-Hydroxyphenyl)glycin *CRS*
Hydroxyethylsalicylat *CRS*
4-Hydroxyphenoxymethylpenicillin *CRS*
Hydroxyzindihydrochlorid *CRS*
Hydroxyzindihydrochlorid-Verunreinigung A *CRS*
(1-(4-Chlorbenzhydryl)piperazin)
Hyoscyaminsulfat *CRS*
Hypromellosephthalat-Referenzspektrum der Ph. Eur.

Ibuprofen *CRS*
Idoxuridin *CRS*
Imipenem *CRS*
Imipraminhydrochlorid *CRS*
Immunglobulin vom Menschen *BRS*
Immunglobulin vom Menschen zur Elektrophorese *BRS*
Indapamid *CRS*
Indapamid-Verunreinigung B *CRS*
Indometacin *CRS*
Infektiöse-Geflügelbursitis-Impfstoff *BRS*
Infektiöse-Geflügelbursitis-Serum *BRS*
Insulin human *CRS*
Insulin-human-Hydrolysat-Referenzchromatogramm der Ph. Eur.
Interferon alfa-2 *CRS*
Iobenguansulfat *CRS*
Iohexol *CRS*
Iohexol-Verunreinigung A *CRS*

Reagenzien

Iohexol-Verunreinigung J *CRS*
Iopamidol *CRS*
Iopamidol-Verunreinigung A *CRS*
Iopamidol-Verunreinigung B *CRS*
Iopansäure *CRS*
Iotalaminsäure *CRS*
Ipratropiumbromid *CRS*
(8*s*)-Ipratropiumbromid *CRS*
Isoconazol *CRS*
Isoconazolnitrat *CRS*
Isoemetindihydrobromid *CRS*
Isoleucin *CRS*
Isoniazid *CRS*
Isopilocarpinnitrat *CRS*
Isoprenalinhydrochlorid *CRS*
Isoprenalinsulfat *CRS*
Isopromethazinhydrochlorid *CRS*
Isopropylhexadecanoat *CRS*
Isopropyltetradecanoat *CRS*
Isosorbid-2-nitrat *CRS*
Isosorbiddinitrat *CRS*
Isosorbidmononitrat *CRS*
Isotretinoin *CRS*
Isoxsuprinhydrochlorid *CRS*
Itraconazol *CRS*
Ivermectin *CRS*

Kaliumclavam-2-carboxylat *CRS*
Kaliumclavulanant-Referenzspektrum der Ph. Eur.
Kaliumsorbat *CRS*
Kanamycin-B-sulfat *CRS*
Kanamycinmonosulfat *CRS*
Ketaminhydrochlorid-Referenzspektrum der Ph. Eur.
Ketamin-Verunreinigung A *CRS*
(1-[(2-Chlorphenyl)(methylimino)methyl]-cyclopentanol)
Ketoconazol *CRS*
3-Ketofusidinsäure *CRS*
Ketoprofen *CRS*
Ketoprofen-Verunreinigung A *CRS*
(3-Acetylbenzophenon)
Ketoprofen-Verunreinigung B *CRS*
(2-(3-Carboxyphenyl)propansäure)
Kunststoffadditiv 23 *CRS*
(Di(isooctyl)-2,2′-[(dioctylstannylen)bis(thio)]diacetat, etwa 27 Prozent Tri(isooctyl)-2,2′2″-[(monooctylstannylidin)tris(thio)]triacetat enthaltend)

Labetalolhydrochlorid *CRS*
Lactitol-Monohydrat *CRS*
Lactose *CRS*
Lactose, wasserfreie *CRS*
Lactulitol *CRS*
Lactulose *CRS*
Lanatosid C *CRS*
Laurylalkohol *CRS*
Lebertran-Referenzspektrum der Ph. Eur.
Leinöl, epoxidiertes *CRS*
Leucin *CRS*
Levamisolhydrochlorid *CRS*
Levocarnitin *CRS*
Levocarnitin-Verunreinigung A *CRS*
Levodopa *CRS*
Levomepromazinhydrochlorid *CRS*
Levomepromazinmaleat *CRS*
Levonorgestrel *CRS*
Levothyroxin *CRS*
Levothyroxin-Natrium *CRS*
Lidocain *CRS*
Lidocainhydrochlorid *CRS*
Lincomycinhydrochlorid *CRS*
Lindan *CRS*
Liothyronin-Natrium *CRS*
Lisinopril-Dihydrat *CRS*
Lisinopril-Dihydrat zur Eignungsprüfung *CRS*
Lithiumclavulanat *CRS*
Lithocholsäure *CRS*
Lösung von Lösungsmitteln der Klasse 1 *CRS*
Lomustin *CRS*
Loperamidhydrochlorid *CRS*
Lorazepam *CRS*
Lynestrenol *CRS*
Lysinhydrochlorid *CRS*

Malathion *CRS*
Malathion-Verunreinigung A *CRS*
Malathion-Verunreinigung B *CRS*
Maleinsäure *CRS*
Maltitol *CRS*
Mannitol *CRS*
Maprotilin-Verunreinigung D *CRS*
Maprotilinhydrochlorid *CRS*
Mebendazol *CRS*
Meclozindihydrochlorid *CRS*
Medronsäure *CRS*
Medroxyprogesteronacetat *CRS*
Medroxyprogesteronacetat zur Eignungsprüfung *CRS*
Mefenaminsäure *CRS*
Mefloquinhydrochlorid *CRS*
Megestrolacetat *CRS*
Menadion *CRS*
Menthol *CRS*
Mepivacainhydrochlorid *CRS*
Mepivacain-Verunreinigung B *CRS*
Meprobamat *CRS*
Mepyraminhydrogenmaleat *CRS*
Mestranol *CRS*
Metacyclinhydrochlorid *CRS*
Metamizol-Natrium *CRS*
Metamizol-Verunreinigung A *CRS*
Metforminhydrochlorid *CRS*
Methacrylsäure-Ethylacrylat-Copolymer(1:1)-Referenzspektrum der Ph. Eur.
Methacrylsäure-Ethylacrylat-Copolymer(1:1)-Dispersion-30%-Referenzspektrum der Ph. Eur.
Methacrylsäure-Methylmethacrylat-Copolymer(1:1)-Referenzspektrum der Ph. Eur.
Methacrylsäure-Methylmethacrylat-Copolymer(1:2)-Referenzspektrum der Ph. Eur.
Methadonhydrochlorid-Referenzspektrum der Ph. Eur.
Methaqualon-Referenzspektrum der Ph. Eur.
Methionin *CRS*
Methionin, racemisches *CRS*
Methotrexat *CRS*
Methoxymethyldopa *CRS*
Methyl(3,5-diamino-6-chlor-2-pyrazincarboxylat) *CRS*
2-(1-Methylethyl)pentansäure *CRS*
Methyl-4-hydroxybenzoat *CRS*
Methylatropiniumbromid *CRS*
Methylatropiniumnitrat *CRS*

Methylcarbidopa *CRS*
Methylchlorphenoxymethylpropionat *CRS*
Methyldopa *CRS*
Methylnaphthalin *CRS*
Methylnitrosoindolin *CRS*
Methylphenobarbital *CRS*
Methylprednisolon *CRS*
Methylprednisolonacetat *CRS*
Methylprednisolonhydrogensuccinat *CRS*
Methylprednisolonhydrogensuccinat zur Eignungsprüfung *CRS*
Methyltestosteron *CRS*
Methylthioniniumchlorid zur äußeren Anwendung *CRS*
Metixenhydrochlorid *CRS*
Metoclopramid *CRS*
Metoclopramid-Verunreinigung A *CRS*
Metoclopramidhydrochlorid *CRS*
Metoprololtartrat *CRS*
Metoprolol-Verunreinigung D *CRS*
(3-[4-(2-Methoxyethyl)phenoxy]propan-1,2-diol)
Metrifonat *CRS*
Metronidazol *CRS*
Metronidazolbenzoat *CRS*
Mexiletinhydrochlorid *CRS*
Mianserinhydrochlorid *CRS*
Miconazol *CRS*
Miconazolnitrat *CRS*
Midazolam *CRS*
Minocyclinhydrochlorid *CRS*
Minoxidil *CRS*
Mitoxantronhydrochlorid *CRS*
Mitoxantronhydrochlorid-Referenzspektrum der Ph. Eur.
Mitoxantron-Verunreinigung A *CRS*
Monoammoniumglycyrrhizat *CRS*
Morphinsulfat-Referenzspektrum der Ph. Eur.

Nabumeton *CRS*
Nabumeton-Verunreinigung A *CRS*
Nadroparin-Calcium *CRS*
Nalidixinsäure *CRS*
Naloxonhydrochlorid *CRS*
Naphazolinhydrochlorid *CRS*
Naphazolinnitrat *CRS*
Naphthylacetylethylendiaminhydrochlorid *CRS*
Naproxen *CRS*
Natriumamidotrizoat *CRS*
Natriumcalciumedetat *CRS*
Natriumcetylstearylsulfat *CRS*
Natriumcromoglicat *CRS*
Natriumcyclamat *CRS*
Natriumedetat *CRS*
Natriumhyaluronat *BRS*
Natriumpicosulfat *CRS*
Natriumsalicylat *CRS*
Natriumtaurocholat *CRS*
Natriumthienylacetamidopenicillanat *CRS*
Natriumvalproat *CRS*
Neamin *CRS*
Neomycinsulfat *CRS*
Neostigminbromid *CRS*
Neostigminmetilsulfat *CRS*
Netilmicinsulfat *CRS*
Nicethamid *CRS*
Niclosamid, wasserfreies *CRS*
Nicotinamid *CRS*
Nicotinsäure *CRS*
Nifedipin *CRS*
Nifedipin-Verunreinigung A *CRS*
(Dimethyl[2,6-dimethyl-4-(2-nitrophenyl)-3,5-pyridincarboxylat])
Nifedipin-Verunreinigung B *CRS*
(Dimethyl[2,6-dimethyl-4-(2-nitrosophenyl)-3,5-pyridincarboxylat])
Nimodipin *CRS*
Nimodipin-Verunreinigung A *CRS*
Nitrazepam *CRS*
Nitrazepam-Verunreinigung A *CRS*
(3-Amino-6-nitro-4-phenyl-2-chinolon)
Nitrendipin *CRS*
Nitrendipin-Verunreinigung C *CRS*
Nitrofural *CRS*
Nitrosotriaminopyrimidin *CRS*
Norcyclobenzaprin *CRS*
Norepinephrinhydrogentartrat *CRS*
Norethisteron *CRS*
Norethisteronacetat *CRS*
Norfloxacin *CRS*
Norfloxacin-Verunreinigung A *CRS*
Norgestrel *CRS*
Nortriptylinhydrochlorid *CRS*
Nortriptylinhydrochlorid-Referenzspektrum der Ph. Eur.
Noscapin *CRS*
Nystatin *CRS*

Octyldodecanol *CRS*
Öl für Viskosimeter *CRS*
Oleylalkohol *CRS*
Omeprazol *CRS*
Omeprazol-Verunreinigung D *CRS*
(5-Methoxy-2-(4-methoxy-3,5-dimethyl-2-pyridylmethylsulfonyl)benzimidazol)
Orciprenalinsulfat *CRS*
Ouabain *CRS*
Oxazepam *CRS*
Oxolinsäure *CRS*
Oxolinsäure-Verunreinigung A *CRS*
Oxolinsäure-Verunreinigung B *CRS*
Oxprenololhydrochlorid *CRS*
Oxybuprocainhydrochlorid *CRS*
Oxybutyninhydrochlorid *CRS*
Oxybutyninhydrochlorid-Verunreinigung A *CRS*
Oxymetazolinhydrochlorid *CRS*
Oxyphenbutazon *CRS*
Oxytetracyclin *CRS*
4-*epi*-Oxytetracyclin *CRS*
Oxytetracyclinhydrochlorid *CRS*
Oxytocin *CRS*
Oxytocin-Lösung zur Eignungsprüfung *CRS*

Palmitinsäure *CRS*
Palmitoylascorbinsäure-Referenzspektrum der Ph. Eur.
Pancuroniumbromid *CRS*
Pankreas-Pulver (Amylase, Lipase) *BRS*
Pankreas-Pulver (Protease) *BRS*
Papaverinhydrochlorid *CRS*
Paracetamol *CRS*
Partikel, sphärische *CRS*
Penicillamin *CRS*
Penicillamindisulfid *CRS*
Pentaerythrityltetranitrat-Verreibung *CRS*

Pentamidindiisetionat *CRS*
Pentobarbital *CRS*
Pentoxifyllin *CRS*
Pepsin *BRS*
Perphenazin *CRS*
Pethidinhydrochlorid-Referenzspektrum der Ph. Eur.
Phenazon *CRS*
Pheniraminhydrogenmaleat *CRS*
Phenobarbital *CRS*
Phenoxyethanol *CRS*
Phenoxymethylpenicillin *CRS*
Phenoxymethylpenicillin-Kalium *CRS*
Phentolaminmesilat-Referenzspektrum der Ph. Eur.
Phenylalanin *CRS*
Phenylbutazon *CRS*
Phenylephrin *CRS*
Phenylephrinhydrochlorid *CRS*
Phenylessigsäure *CRS*
Phenylpropanolaminhydrochlorid *CRS*
Phenytoin *CRS*
Phenytoin-Natrium *CRS*
Pholcodin-Referenzspektrum der Ph. Eur.
Phthalylsulfathiazol *CRS*
Physostigminsalicylat *CRS*
Physostigminsulfat *CRS*
Phytomenadion *CRS*
Picotamid-Monohydrat *CRS*
Picotamid-Verunreinigung A *CRS*
Pilocarpinhydrochlorid *CRS*
Pilocarpinnitrat *CRS*
Pimozid *CRS*
Pindolol *CRS*
Piperacillin *CRS*
Piperazin-Hexahydrat *CRS*
Piperazinadipat *CRS*
Piperazincitrat *CRS*
(Piperidin-2-yl)methanamin *CRS*
Piroxicam *CRS*
Pivampicillin *CRS*
Pivmecillinamhydrochlorid *CRS*
Pivmecillinamhydrochlorid-Verunreinigung C *CRS*
Poly(ethylacrylat-methylmethacrylat)-Referenzspektrum der Ph. Eur.
Polyethylen hoher Dichte *CRS*
Polyethylen niederer Dichte *CRS*
Polymyxin-B-sulfat *CRS*
Polypropylen *CRS*
Polyvinylchlorid *CRS*
Povidon *CRS*
Povidon-Iod-Referenzspektrum der Ph. Eur.
Praziquantel *CRS*
Praziquantel-Verunreinigung *CRS* (2-Benzoyl-1,2,3,6,7,11b-hexahydro-4*H*-pyrazino[2,1-*a*]isochinolin-4-on)
Prazosinhydrochlorid *CRS*
Prednisolon *CRS*
Prednisolonacetat *CRS*
Prednisolondihydrogenphosphat-Dinatrium *CRS*
Prednisolonhexanoat *CRS*
Prednisolonpivalat *CRS*
Prednison *CRS*
Pregnenolonisobutyrat *CRS*
Prilocain *CRS*
Prilocain-Verunreinigung E *CRS*
Prilocainhydrochlorid *CRS*
Primaquinbisdihydrogenphosphat *CRS*
Primidon *CRS*
Probenecid *CRS*
Procainamidhydrochlorid *CRS*
Procainhydrochlorid *CRS*
Prochlorperazinhydrogenmaleat *CRS*
Progesteron *CRS*
Prolin *CRS*
Promazinhydrochlorid *CRS*
Promethazinhydrochlorid *CRS*
Propacetamolhydrochlorid-Referenzspektrum der Ph. Eur.
Propranololhydrochlorid *CRS*
Propranololhydrochlorid zur Eignungsprüfung *CRS*
Propylgallat *CRS*
Propyl-4-hydroxybenzoat *CRS*
Propylthiouracil *CRS*
Propyphenazon *CRS*
Protirelin *CRS*
D-His-Protirelin *CRS*
Proxyphyllin *CRS*
Pseudoephedrinhydrochlorid *CRS*
Purpureaglykosid A *CRS*
Purpureaglykosid B *CRS*
Pyrazinamid *CRS*
Pyridostigminbromid *CRS*
Pyridostigmin-Verunreinigung A *CRS*
Pyridoxinhydrochlorid *CRS*
Pyrimethamin *CRS*

Ramipril *CRS*
Ramipril-Verunreinigung A *CRS*
Ramipril-Verunreinigung B *CRS*
Ramipril-Verunreinigung C *CRS*
Ramipril-Verunreinigung D *CRS*
Ranitidinhydrochlorid *CRS*
Ranitidin-Verunreinigung A *CRS* (*N,N'*-Bis{2-[5-(dimethylaminomethyl)furfurylthio]ethyl}-2-nitro-1,1-ethendiamin)
Ranitidin-Verunreinigung B *CRS* (*N,N*-Dimethyl-5-(2-aminoethylthiomethyl)-furfurylamin)
Referenzpulver bei der Bestimmung der spezifischen Oberfläche
Reserpin *CRS*
Retinolacetat *CRS*
Retinolpalmitat *CRS*
Retinolpropionat *CRS*
Reviparin-Natrium *CRS*
Riboflavin *CRS*
Riboflavinphosphat-Natrium *CRS*
Rifampicin *CRS*
Rifampicinchinon *CRS*
Rifamycin B *CRS*
Rifamycin S *CRS*
Rifamycin-Natrium *CRS*
Rinder-Insulin *CRS*
Rinder-Insulin-Hydrolysat-Referenzchromatogramm der Ph. Eur.
Roxithromycin *CRS*

Saccharin *CRS*
Saccharin-Natrium *CRS*
Saccharose *CRS*

Salbutamol *CRS*
Salbutamolsulfat *CRS*
Salicylsäure *CRS*
Schweine-Insulin *CRS*
Schweine-Insulin-Hydrolysat-Referenzchromatogramm der Ph. Eur.
Scopolaminhydrobromid *CRS*
Secobarbital-Natrium *CRS*
Selegilinhydrochlorid *CRS*
(*RS*)-Selegilinhydrochlorid *CRS*
Sennaextrakt *CRS*
Serin *CRS*
Sertaconazolnitrat *CRS*
Silicon-Elastomer *CRS*
Siliconöl *CRS*
Sisomicinsulfat *CRS*
Sojaöl, epoxidiertes *CRS*
Somatostatin *CRS*
Somatropin *CRS*
Somatropin-Hydrolysat-Referenzchromatogramm der Ph. Eur.
Sorbinsäure *CRS*
Sorbitol *CRS*
Spectinomycinhydrochlorid *CRS*
Spiramycin *CRS*
Spironolacton *CRS*
Stärke *BRS*
Stearinsäure *CRS*
Stearylalkohol *CRS*
Streptomycinsulfat *CRS*
Succinylsulfathiazol *CRS*
Sufentanilcitrat-Referenzspektrum der Ph. Eur.
Sulfacetamid-Natrium *CRS*
Sulfadiazin *CRS*
Sulfadimidin *CRS*
Sulfadoxin *CRS*
Sulfafurazol *CRS*
Sulfamerazin *CRS*
Sulfamethizol *CRS*
Sulfamethoxazol *CRS*
Sulfamethoxypyridazin *CRS*
Sulfasalazin *CRS*
Sulfathiazol *CRS*
Sulfinpyrazon *CRS*
Sulfinpyrazon-Verunreinigung A *CRS*
(1,2-Diphenyl-4-(2-phenylsulfonylethyl)-3,5-pyrazolidindion)
Sulfinpyrazon-Verunreinigung B *CRS*
(1,2-Diphenyl-4-(2-phenylthioethyl)-3,5-pyrazolidindion)
Sulfisomidin *CRS*
Sulindac *CRS*
(enthält 0,5 % (*m/m*) *E*-Isomer)
Sulpirid *CRS*
Sulpirid-Verunreinigung A *CRS*
((1-Ethylpyrrolidin-2-ylmethyl)azan)
Sulpirid-Verunreinigung B *CRS*
(Methyl-(2-methoxy-5-sulfamoylbenzoat))
Suxamethoniumchlorid *CRS*

Talampicillinhydrochlorid *CRS*
Tamoxifencitrat *CRS*
Tamoxifencitrat zur Eignungsprüfung *CRS*
Temazepam *CRS*
Tenoxicam *CRS*
Terbutalinsulfat *CRS*
Terbutalin-Verunreinigung C *CRS*
Terconazol *CRS*
Terfenadin *CRS*
Terfenadin-Verunreinigung A *CRS*
(4′-*tert*-Butyl-4-{4-[hydroxy(diphenyl)methyl]piperidino}butyrophenon)
Testosteron *CRS*
Testosteron-Verunreinigung A *CRS*
Testosteronacetat *CRS*
Testosteroncaproat *CRS*
Testosterondecanoat *CRS*
Testosteronenantat *CRS*
Testosteronisocaproat *CRS*
Testosteronpropionat *CRS*
Tetanus-Adsorbat-Impfstoff *BRS*
Tetanus-Immunglobulin vom Menschen *BRS*
1,3,4,6-Tetra-*O*-acetyl-2-*O*-trifluormethansulfonyl-β-D-mannopyranose-Referenzspektrum der Ph. Eur.
Tetracainhydrochlorid *CRS*
Tetracosactid *CRS*
Tetracyclinhydrochlorid *CRS*
4-*epi*-Tetracyclinhydrochlorid *CRS*
Theobromin *CRS*
Theophyllin *CRS*
Thiaminchloridhydrochlorid *CRS*
Thiaminnitrat *CRS*
Thiamphenicol *CRS*
Thiopental *CRS*
Thioridazinhydrochlorid *CRS*
Thioxanthen *CRS*
Thioxanthon *CRS*
Threonin *CRS*
Thymol *CRS*
Tiabendazol *CRS*
Tiaprofensäure *CRS*
Tiaprofensäure-Verunreinigung C *CRS*
Ticarcillin-Natrium *CRS*
Ticarcillin-Verunreinigung A *CRS*
Ticlopidinhydrochlorid *CRS*
Ticlopidin-Verunreinigung A *CRS*
(2-Chlorbenzylaminhydrochlorid)
Ticlopidin-Verunreinigung B *CRS*
(Bisticlopidinhydrochlorid)
(2,8-Bis(2-chlorbenzyl)1,2,3,4,6,7,8,9-octahydrothieno[3,2-*c*:4,5-*c*′]dipyridindihydrochlorid)
Timololhydrogenmaleat *CRS*
Tinidazol *CRS*
Tinidazol-Verunreinigung B *CRS*
(1-(2-Ethylsulfonylethyl)-2-methyl-4-nitroimidazol)
Tobramycin *CRS*
α-Tocopherol *CRS*
α-Tocopherolacetat *CRS*
RRR-α-Tocopherolhydrogensuccinat *CRS*
Tolbutamid *CRS*
Tollwut-Impfstoff (inaktiviert) für Tiere *BRS*
Tolnaftat *CRS*
Toluol *CRS*
Tranexamsäure *CRS*
Tranexamsäure-Verunreinigung *CRS*
(*trans,trans*-4,4′-(Iminodimethyl)bis(cyclohexancarbonsäure)
Tretinoin *CRS*
3,4,6-Tri-*O*-acetyl-D-glucal-Referenzspektrum der Ph. Eur.

Reagenzien

Triamcinolon *CRS*
Triamcinolonacetonid *CRS*
Triamcinolonhexacetonid *CRS*
Triazolam *CRS*
Trichlortrifluorethan *CRS*
Trifluoperazindihydrochlorid *CRS*
Triflusal *CRS*
Triflusal-Verunreinigung A *CRS*
Triflusal-Verunreinigung B *CRS*
Trimethadion *CRS*
Trimethoprim *CRS*
Trimethylguanidinsulfat *CRS*
Trimethylpentan *CRS*
Trimethyltetradecylammoniumbromid *CRS*
Trimipraminhydrogenmaleat *CRS*
Trometamol *CRS*
Tropicamid *CRS*
Tropin *CRS*
Trypsin *BRS*
Tryptophan *CRS*
Tuberkulin, Bovines *BRS*
Tubocurarinchlorid *CRS*
Tylosin *CRS*
Tylosin D *CRS*
Tylosintartrat-Referenzspektrum der Ph. Eur.
Tyrosin *CRS*
Tyrothricin *CRS*

Uracilarabinosid *CRS*
Ursodeoxycholsäure *CRS*

Valin *CRS*
Valproinsäure *CRS*
Vancomycinhydrochlorid *CRS*
Vanillin *CRS*
Verapamilhydrochlorid *CRS*
Verapamil-Verunreinigung I *CRS*
Verapamil-Verunreinigung M *CRS*
Verbandwatte aus Baumwolle,
Referenzmuster für Noppen
Vinblastinsulfat *CRS*
Vinblastinsulfat-Referenzspektrum der Ph. Eur.
Vincristinsulfat *CRS*
Vincristinsulfat-Referenzspektrum der Ph. Eur.
Vindesinsulfat *CRS*
Vindesinsulfat-Referenzspektrum der Ph. Eur.

Warfarin-Natrium *CRS*
Wollwachs, hydriertes *CRS*

Xylitol *CRS*
Xylometazolinhydrochlorid *CRS*
Xylometazolin-Verunreinigung A *CRS*
(*N*-(2-Aminoethyl)-2-(4-*tert*-butyl-2,6-dimethylphenyl)acetamid)
Xylose *CRS*

Zidovudin *CRS*
Zidovudin-Verunreinigung A *CRS*
(1-[(2*R*,5*S*)-5-Hydroxymethyl-2,5-dihydro-2-furyl]-5-methylpyrimidin-2,4(1*H*,3*H*)-dion)
Zidovudin-Verunreinigung B *CRS*
(1-(3-Chlor-2,3-didesoxy-β-D-ribofuranosyl)-5-methylpyrimidin-2,4(1*H*,3*H*)-dion)
Zinkacexamat *CRS*
Zinkacexamat-Verunreinigung A *CRS*
Zolpidemtartrat *CRS*
Zolpidem-Verunreinigung A *CRS*
Zopiclon *CRS*
Zopiclonoxid *CRS*

5 Allgemeine Texte

5.1.3 Prüfung auf ausreichende Konservierung

Falls eine pharmazeutische Zubereitung nicht selbst schon ausreichend antimikrobielle Eigenschaften besitzt, können insbesondere zu wäßrigen Zubereitungen Konservierungsmittel zugesetzt werden. Diese Maßnahme hat den Zweck, eine Vermehrung von Mikroorganismen zu verhindern oder die Auswirkung einer mikrobiellen Kontamination einzuschränken, die unter den normalen Bedingungen der Lagerung sowie des Gebrauchs insbesondere von Mehrdosenbehältnissen auftreten könnten. Durch sie soll eine Gefährdung des Patienten vermieden werden, die sich aus einer Infektion oder einer Veränderung der Zubereitung ergeben könnte. Die Zugabe von Konservierungsmitteln darf nicht als Ersatz für eine Herstellung entsprechend guter pharmazeutischer Praxis dienen.

Die Wirksamkeit von Konservierungsmitteln kann durch den Wirkstoff der Zubereitung, durch die Art der Formulierung der Zubereitung oder auch durch die benutzten Behältnisse und Verschlüsse vergrößert oder verringert werden. Um sicherzustellen, daß die antimikrobielle Wirksamkeit der Zubereitung nicht durch die Lagerung beeinträchtigt wird, soll die Wirksamkeit im Endbehältnis über einen Zeitraum geprüft werden, der der Haltbarkeitsdauer der Zubereitung entspricht. Die Untersuchungen können an Proben vorgenommen werden, die den Endbehältnissen unmittelbar vor der Prüfung entnommen wurden.

Während der Entwicklung einer Zubereitung muß nachgewiesen werden, daß die antimikrobielle Wirkung der Zubereitung als solche bzw. mit dem erforderlichen Zusatz eines geeigneten Konservierungsmittels oder geeigneter Konservierungsmittel einen ausreichenden Schutz vor Beeinträchtigungen gewährt, die sich aus einer mikrobiellen Kontamination oder einer Vermehrung von Mikroorganismen während der Lagerung und des Gebrauchs der Zubereitung ergeben können.

Die Wirksamkeit der Konservierung kann mit der nachstehenden Prüfung nachgewiesen werden. Die Prüfung ist nicht für die Routinekontrolle gedacht.

Durchführung der Prüfung

Die Prüfung besteht aus der Kontamination der Zubereitung, wenn möglich in ihrem Endbehältnis, mit einem vorgeschriebenen Inokulum geeigneter Mikroorganismen, der Lagerung der beimpften Zubereitung bei einer bestimmten Temperatur, der Entnahme von Proben aus dem Behältnis in bestimmten Zeitabständen und der Bestimmung der Anzahl der Mikroorganismen in den so entnommenen Proben.

Die konservierenden Eigenschaften der Zubereitung sind ausreichend, wenn sich unter den Bedingungen der Prüfung eine eindeutige Verminderung oder gegebenenfalls keine Vermehrung der Keimzahl in den beimpften Zubereitungen nach den vorgeschriebenen Zeiten bei den vorgeschriebenen Temperaturen ergibt. Die Kriterien für die Annahme, ausgedrückt als Verminderung der Keimzahl innerhalb einer bestimmten Zeit, unterscheiden sich nach der Art der Zubereitung und dem Ausmaß der beabsichtigten Konservierung (siehe Tab. 5.1.3-1 bis 5.1.3-3).

Testorganismen

Pseudomonas aeruginosa ATCC 9027; NCIMB 8626; CIP 82.118
Staphylococcus aureus ATCC 6538; NCTC 10788; NCIMB 9518; CIP 4.83
Candida albicans ATCC 10231; NCPF 3179; IP 48.72
Aspergillus niger ATCC 16404; IMI 149007; IP 1431.83.

Die Stämme werden jeweils einzeln verwendet, wobei die vorgesehenen Mikroorganismen gegebenenfalls durch andere Stämme oder Arten ergänzt werden, die mögliche Kontaminationskeime der Zubereitung sein können. Beispielsweise wird *Escherichia coli* (ATCC 8739; NCIMB 8545; CIP 53.126) für alle oralen Zubereitungen und *Zygosaccharomyces rouxii* (NCYC 381; IP 2021.92) für alle oralen Zubereitungen, die einen hohen Zuckergehalt besitzen, empfohlen.

Herstellung des Inokulums

Zur Herstellung des Inokulums wird bei Bakterien die Oberfläche von Agar-Medium B (2.6.13), bei Pilzen die Oberfläche von Agar-Medium C ohne Antibiotika-Zusatz (2.6.13) mit einer frischen Anzucht der Stammkultur der entsprechenden Mikroorganismen beimpft. Die Bakterienkulturen werden 18 bis 24 h lang bei 30 bis 35 °C, die Kultur von *C. albicans* 48 h lang bei 20 bis 25 °C und die Kultur von *A. niger* 1 Woche lang oder bis zur ausreichenden Sporulation bei 20 bis 25 °C bebrütet. Es kann erforderlich sein, nach der Wiederbelebung der Keime Subkulturen anzulegen, ehe sich die Keime im optimalen Zustand befinden, doch sollte die Anzahl der Subkulturen auf ein Minimum beschränkt bleiben.

Um die Bakterien- und *C.-albicans*-Kulturen zu ernten, werden die auf der Oberfläche gewachsenen Keime mit einer sterilen Lösung, die Natriumchlorid *R* ($9 \text{ g} \cdot \text{l}^{-1}$) und Pepton ($1 \text{ g} \cdot \text{l}^{-1}$) enthält, in ein geeignetes Gefäß abgeschwemmt. Der Keimgehalt der Suspension wird durch Zugabe der gleichen Lösung auf etwa 10^8 Mikroorganismen je Milliliter eingestellt. Die Kultur von *A. niger* wird mit einer sterilen Lösung, die Natriumchlorid *R* ($9 \text{ g} \cdot \text{l}^{-1}$) und Polysorbat 80 *R* ($0{,}5 \text{ g} \cdot \text{l}^{-1}$) enthält, abgeschwemmt und mit der gleichen Lösung auf eine Sporenkonzentration von etwa 10^8 je Milliliter eingestellt.

Unmittelbar danach wird von jeder der Suspensionen eine Probe genommen und deren Konzentration an koloniebildenden Einheiten (KBE) je Milliliter mit Hilfe

Allg. Texte

der Methode der Membranfiltration oder Zählung auf Agarplatten (2.6.12) bestimmt. Dieser Wert dient zur Ermittlung der Größe des Inokulums und des für die Prüfung zu verwendenden Bezugswerts. Die Suspensionen sollten unverzüglich verwendet werden.

Methode

Zur Bestimmung der Anzahl der koloniebildenden Einheiten in der beimpften Zubereitung werden für die betreffenden Mikroorganismen die gleichen Agar-Nährmedien benutzt wie bei der Herstellung der Inokula.

Eine entsprechende Anzahl von Behältnissen, die die zu prüfende Zubereitung enthalten, wird mit einer Suspension der angegebenen Testorganismen jeweils so beimpft, daß eine Keimdichte von 10^5 bis 10^6 Mikroorganismen je Milliliter oder Gramm der Zubereitung entsteht. Das zur Beimpfung verwendete Volumen darf 1 Prozent des Volumens der Zubereitung nicht überschreiten. Um eine homogene Verteilung zu erhalten, wird sorgfältig gemischt.

Die beimpfte Zubereitung wird unter Lichtschutz bei 20 bis 25 °C gelagert. Zu Beginn der Prüfung und nach Intervallen entsprechend der Art der Zubereitung wird eine dem Zweck entsprechende Probe aus der beimpften Zubereitung, üblicherweise 1 Milliliter oder 1 Gramm, entnommen und die Anzahl der koloniebildenden Einheiten mit Hilfe der Agarplatten- oder Membranfiltrationsmethode (2.6.12) bestimmt. Dabei muß sichergestellt werden, daß jegliche verbleibende antimikrobielle Wirkung der Zubereitung durch Verdünnung, Filtration oder durch spezifische Inaktivierung ausgeschaltet wird. Falls mit Verdünnungen gearbeitet wird, muß die verminderte Empfindlichkeit beim Nachweis kleiner Zahlen lebensfähiger Mikroorganismen berücksichtigt werden. Bei der Verwendung eines spezifischen Inaktivators muß durch geeignete Kontrollen bestätigt werden, daß das System das Wachstum der Testorganismen erlaubt.

Durch Validierung muß nachgewiesen sein, daß das Verfahren geeignet ist, die erforderliche Minderung der Keimzahl festzustellen.

Beurteilung der antimikrobiellen Wirksamkeit

Tab. 5.1.3-1 bis 5.1.3-3 enthalten die Kriterien zur Beurteilung der antimikrobiellen Wirksamkeit; als Maß dient die Verminderung der Anzahl lebensfähiger Mikroorganismen, bezogen auf den Keimgehalt des Inokulums.

Tab. 5.1.3-1: Parenteralia und Ophthalmika

Keimzahlminderung						
	Kriterium	6 h	24 h	7 d	14 d	28 d
Bakterien	A	10^{-2}	10^{-3}	–	–	vermehrungsfähige Keime nicht nachweisbar
	B	–	10^{-1}	10^{-3}	–	keine Zunahme der Keimzahl
Pilze	A	–	–	10^{-2}	–	keine Zunahme der Keimzahl
	B	–	–	–	10^{-1}	keine Zunahme der Keimzahl

Tab. 5.1.3-2: Zubereitungen zur topischen Anwendung

Keimzahlminderung					
	Kriterium	2 d	7 d	14 d	28 d
Bakterien	A	10^{-2}	10^{-3}	–	keine Zunahme der Keimzahl
	B	–	–	10^{-3}	keine Zunahme der Keimzahl
Pilze	A	–	–	10^{-2}	keine Zunahme der Keimzahl
	B	–	–	10^{-1}	keine Zunahme der Keimzahl

Das Kriterium A stellt die empfohlene Wirksamkeit dar. In begründeten Fällen, in denen das Kriterium A nicht erfüllt werden kann, zum Beispiel bei einem erhöhten Risiko von Nebenwirkungen, muß das Kriterium B erfüllt werden.

Tab. 5.1.3-3: Zubereitungen zur oralen Anwendung

Keimzahlminderung		
	14 d	28 d
Bakterien	10^{-3}	keine Zunahme der Keimzahl
Pilze	10^{-1}	keine Zunahme der Keimzahl

Die angegebenen Kriterien stellen die empfohlene Wirksamkeit dar.

5.1.4 Mikrobiologische Qualität pharmazeutischer Zubereitungen

Dieser Abschnitt dient zur Information und als Empfehlung und ist kein verbindlicher Teil des Arzneibuchs.

Bei der Herstellung, Verpackung, Lagerung und dem Inverkehrbringen von pharmazeutischen Zubereitungen müssen geeignete Maßnahmen zur Gewährleistung ihrer mikrobiologischen Qualität getroffen werden. Pharmazeutische Zubereitungen sollen den folgenden Anforderungen entsprechen.

Kategorie 1

Zubereitungen, die gemäß der Monographie steril sein müssen, und andere Zubereitungen, die als steril gekennzeichnet sind.

Prüfung auf Sterilität (2.6.1): Die Zubereitung muß der Prüfung entsprechen.

Kategorie 2

Zubereitungen zur topischen Anwendung und zur Anwendung im Respirationstrakt, mit Ausnahme von Zubereitungen, die steril sein müssen.

Keimzahl (2.6.12): Höchstens 10^2 koloniebildende aerobe Bakterien und Pilze je Gramm oder Milliliter.

Spezifische Mikroorganismen (2.6.13): Höchstens 10 Enterobakterien und bestimmte andere gramnegative Bakterien je Gramm oder Milliliter. *Pseudomonas aeruginosa* und *Staphylococcus aureus* dürfen nicht vorhanden sein (1,0 g oder 1,0 ml).

Kategorie 3

A. *Zubereitungen zur oralen und zur rektalen Anwendung.*

Keimzahl (2.6.12): Höchstens 10^3 koloniebildende aerobe Bakterien und höchstens 10^2 Pilze je Gramm oder Milliliter. *Escherichia coli* darf nicht vorhanden sein (1,0 g oder 1,0 ml).

B. *Zubereitungen zur oralen Anwendung, die Rohmaterialien natürlicher (tierischer, pflanzlicher oder mineralischer) Herkunft enthalten, für die eine antimikrobielle Vorbehandlung nicht möglich ist und für die die zuständige Behörde eine Keimzahl des Rohmaterials von mehr als 10^3 vermehrungsfähigen Einheiten je Gramm oder je Milliliter zuläßt. Die unter Kategorie 4 beschriebenen pflanzlichen Arzneimittel sind ausgenommen.*

Keimzahl (2.6.12): Höchstens 10^4 koloniebildende aerobe Bakterien und höchstens 10^2 Pilze je Gramm oder Milliliter.

Spezifische Mikroorganismen (2.6.13): Höchstens 10^2 Enterobakterien und bestimmte andere gramnegative Bakterien je Gramm oder Milliliter. Salmonellen dürfen nicht vorhanden sein (10,0 g oder 10,0 ml). *Escherichia coli* und *Staphylococcus aureus* dürfen nicht vorhanden sein (1,0 g oder 1,0 ml).

Kategorie 4

Pflanzliche Arzneimittel, die lediglich aus einer pflanzlichen Droge oder aus mehreren pflanzlichen Drogen (als Ganzdroge, zerkleinert oder pulverisiert) bestehen.

A. *Pflanzliche Arzneimittel, denen vor der Anwendung siedendes Wasser zugesetzt wird.*

Keimzahl (2.6.12): Höchstens 10^7 koloniebildende aerobe Bakterien und höchstens 10^5 Pilze je Gramm oder Milliliter.

Spezifische Mikroorganismen (2.6.13, unter Verwendung geeigneter Verdünnungen geprüft): Höchstens 10^2 *Escherichia coli* je Gramm oder Milliliter.

B. *Pflanzliche Arzneimittel, denen vor der Anwendung kein siedendes Wasser zugesetzt wird.*

Keimzahl (2.6.12): Höchstens 10^5 koloniebildende aerobe Bakterien und höchstens 10^4 Pilze je Gramm oder Milliliter.

Spezifische Mikroorganismen (2.6.13): Höchstens 10^3 Enterobakterien und bestimmte andere gramnegative Bakterien je Gramm oder Milliliter. *Escherichia coli* darf nicht vorhanden sein (1,0 g oder 1,0 ml). Salmonellen dürfen nicht vorhanden sein (10,0 g oder 10,0 ml).

5.2.4 Zellkulturen für die Herstellung von Impfstoffen für Tiere

Zellkulturen für die Herstellung von Impfstoffen für Tiere müssen den nachstehend beschriebenen Anforderungen entsprechen. Unter Umständen müssen auch Zellkulturen, die für die Prüfung von Impfstoffen für Tiere verwendet werden, einigen oder allen Anforderungen entsprechen.

Die meisten Säugetierviren können in Zellinien vermehrt werden. In diesen Fällen ist die Verwendung von primären Zellen nicht zulässig.

Dauerhaft infizierte Zellen, die für die Herstellung von Impfstoffen für Tiere verwendet werden, müssen den nachstehenden Anforderungen entsprechen. Die Zellen dürfen nachweislich nur mit dem angegebenen Agenz infiziert sein.

Zellinien

Zellinien werden in der Regel nach dem Saatzellgutsystem gehandhabt. Jedem Mastersaatzellgut wird zur Identifizierung ein spezifischer Code zugeteilt. Das Mastersaatzellgut wird bei –70 °C oder darunter in etwa gleich großen Portionen gelagert. Impfstoffe werden normalerweise nicht aus Zellen gewonnen, die mehr als 20 Passagen vom Mastersaatzellgut entfernt sind. Bei der Verwendung von Suspensionskulturen gilt eine Zunahme der Zellzahl, die etwa drei Populationsverdopplungen entspricht, als Äquivalent einer Passage. Wenn Zellen über dieses Passageniveau hinaus für die Herstellung verwendet werden sollen, muß durch Validierung oder weitere Prüfungen nachgewiesen werden, daß die Herstellungszellkulturen hinsichtlich ihrer biologischen Eigenschaften und Reinheit im wesentlichen dem Mastersaatzellgut entsprechen und daß die Verwendung solcher Zellen keine nachteilige Wirkung auf die Impfstoffherstellung hat.

Art und Häufigkeit der Passagen der Zellinie müssen bekannt und im einzelnen protokolliert sein (zum Beispiel Herkunft, Anzahl der Passagen und die für die Vermehrung verwendeten Nährmedien, Lagerbedingungen).

Die Lagerungsmethode und die Verwendung der Zellen, einschließlich genauer Beschreibung, wie dafür gesorgt wird, daß bei der Herstellung die höchst zulässige Anzahl der Passagen nicht überschritten wird, werden protokolliert. Eine ausreichende Menge des Mastersaatzellguts und jedes Arbeitssaatzellguts wird zu Analysezwecken aufbewahrt.

Tab. 5.2.4-1: Stadien der Zellkultur, in denen Prüfungen erfolgen

	Mastersaatzellgut	Arbeitssaatzellgut	Höchstes Passageniveau
Allgemeine Mikroskopie	+	+	+
Bakterien und Pilze	+	+	–
Mykoplasmen	+	+	–
Viren	+	+	–
Identifizierung der Spezies	+	–	+
Karyotyp	+	–	+
Tumorigenität	+	–	–

Die nachstehend beschriebenen Prüfungen erfolgen (wie in Tab. 5.2.4-1 vorgeschrieben) auf einer Kultur des Mastersaatzellguts und des Arbeitssaatzellguts oder auf der Zellkultur des höchsten Passageniveaus, das für die Herstellung verwendet und von einer homogenen, nachweislich repräsentativen Probe abgeleitet ist.

Merkmale der Zellkulturen: Das Aussehen der Zellrasen vor und nach dem histologischen Färben wird beschrieben. Angaben zu Wachstumsgeschwindigkeit und -rate werden wenn möglich numerisch aufgezeichnet. Auftreten oder Ausbleiben von Kontaktinhibition, vielkernigen Zellen und anderen Zellanomalien wird ebenfalls aufgezeichnet.

Karyotyp: Bei mindestens 50 Zellen des Mastersaatzellguts in der Mitose und auf einem Passageniveau, das mindestens so hoch ist wie das Passageniveau für die Herstellung, wird eine Chromosomenbestimmung durchgeführt. Jeder Chromosomenmarker, der im Mastersaatzellgut vorhanden ist, muß auch in den Zellen mit dem hohen Passageniveau gefunden werden, und der Modalwert der Chromosomen in diesen Zellen darf höchstens 15 Prozent höher sein als bei den Zellen des Mastersaatzellguts. Die Karyotypen müssen identisch sein. Wenn der Modalwert den angegebenen Wert überschreitet, wenn in dem Arbeitszellgut auf dem höchsten für die Herstellung verwendeten Niveau keine Chromosomenmarker gefunden werden oder wenn die Karyotypen unterschiedlich sind, darf die Zellinie nicht für die Herstellung verwendet werden.

Identifizierung der Spezies: Mit einer validierten Methode muß nachgewiesen werden, daß das Mastersaatzellgut und die Zellen des Arbeitssaatzellguts auf dem höchsten Passageniveau, das für die Herstellung verwendet wird, von der vom Hersteller angegebenen Ausgangsspezies stammen. Wird eine Immunfluoreszenzprüfung an dem der Ausgangsspezies der Zellen entsprechenden Serum durchgeführt und nachgewiesen, daß alle geprüften Zellen fluoreszieren, erübrigen sich weitere Prüfungen mit Reagenzien, die eine Verunreinigung mit Zellen anderer Arten nachweisen.

Bakterien und Pilze: Die Zellen müssen der „Prüfung auf Sterilität" (2.6.1) entsprechen. Die zu prüfende Zellprobe muß mindestens die Anzahl Zellen enthalten, die ein Zellrasen mit einer Fläche von 70 cm^2 enthält, oder bei Suspensionszellkulturen eine etwa entsprechende Anzahl Zellen. Die Zellen werden vor der Durchführung der Prüfung mindestens 15 Tage lang ohne Zusatz von Antibiotika in Kultur gehalten.

Mykoplasmen (2.6.7): Die Zellen müssen der Prüfung entsprechen. Die Zellen werden vor Durchführung der Prüfung mindestens 15 Tage lang ohne Zusatz von Antibiotika in Kultur gehalten.

Abwesenheit verunreinigender Viren: Die Zellen dürfen nicht mit Viren verunreinigt sein. Ausreichend empfindliche Prüfungen, darunter die nachstehenden Prüfungen, müssen durchgeführt werden.

Die zu prüfenden Zellrasen müssen eine Fläche von mindestens 70 cm^2 haben. Sie müssen mit gleichem Nährmedium und gleichen Zusätzen sowie unter denselben Bedingungen zubereitet und gezüchtet werden wie die für die Gewinnung des Impfstoffs verwendeten Zellen.

Die Zellrasen werden insgesamt mindestens 28 Tage lang in Kultur gehalten. In Abständen von 7 Tagen werden Subkulturen angelegt. Überleben die Zellen nicht so lange, müssen Subkulturen am spätestmöglichen Tag angelegt werden. Für die letzte Subkultur muß eine ausreichende Anzahl Zellen zur Durchführung der nachstehend angegebenen Prüfungen in geeigneten Behältnissen gezüchtet werden.

Die Zellrasen werden während des Bebrütungszeitraums regelmäßig mittels Immunfluoreszenz und anderer geeigneter Prüfungen, wie nachstehend angegeben, auf zytopathische Wirkung und am Ende des Beobachtungszeitraums auf zytopathische Wirkung, hämadsorbierende Viren und spezifische Viren untersucht.

Zytopathische Viren: Zwei Zellrasen von mindestens jeweils 6 cm^2 werden mit einem geeigneten zytologischen Färbemittel gefärbt. Die gesamte Fläche jedes gefärbten Zellrasens wird auf Einschlußkörperchen, anomale Zahlen von Riesenzellen oder andere Läsionen untersucht, die auf eine Zellanomalie hinweisen, die möglicherweise auf eine Verunreinigung zurückzuführen ist.

Hämadsorbierende Viren: Zellrasen mit einer Gesamtfläche von mindestens 70 cm^2 werden mehrmals mit einer geeigneten Pufferlösung gewaschen. Eine ausreichende Menge einer Suspension geeigneter roter Blutzellen wird zugesetzt, um die Oberfläche der Zellkultur gleichmäßig zu bedecken. Nach unterschiedlichen Bebrütungszeiten werden die Zellen auf Hämadsorption untersucht.

Spezifische Viren: Die Abwesenheit von verunreinigenden Organismen, die für die Ausgangsspezies der Zelllinie und für die Empfängerspezies typisch sind, wird in geeigneten Prüfungen kontrolliert. Zur Durchführung der Prüfungen auf die spezifischen Agenzien werden ausreichend viele Zellen auf geeigneten Unterlagen gezüchtet. Für jede Prüfung werden geeignete positive Proben gezogen. Die Zellen werden geeigneten Prüfungen unterzogen, zum Beispiel unter Verwendung von Fluorescein-konjugierten Antikörpern oder ähnlichen Reagenzien.

Prüfung an anderen Zellkulturen: Zellrasen mit einer Gesamtfläche von mindestens 140 cm^2 werden benötigt. Die Zellen werden mindestens dreimal eingefroren und aufgetaut und zur Beseitigung von Zelltrümmern zentrifugiert. Gleiche Teilmengen werden zu beliebiger Zeit in bis zu 70 Prozent konfluente Zellrasen der folgenden Typen inokuliert

- primäre Zellen der Ausgangsspezies
- Zellen, die für die Viren empfänglich sind, welche für die Tierart, für die der Impfstoff bestimmt ist, pathogen sind
- Zellen, die für Pesti-Viren empfänglich sind.

Die beimpften Zellen werden mindestens 7 Tage lang in Kultur gehalten. Anschließend werden, wie vorstehend beschrieben, Extrakte aus Zellen hergestellt, die eingefroren, aufgetaut und zentrifugiert wurden. Mit den Extrakten wird eine ausreichende Menge frischer Kulturen derselben Zelltypen beimpft, um die nachstehend beschriebenen Prüfungen durchführen zu können. Die Zellen werden mindestens weitere 7 Tage lang bebrütet. Die Kulturen werden regelmäßig auf zytopathische Veränderungen untersucht, die auf vermehrungsfähige Organismen hinweisen.

Nach diesen 14 Tagen werden die beimpften Zellen wie folgt untersucht auf

- Abwesenheit von zytopathischen und hämadsorbierenden Organismen unter Verwendung der in den entsprechenden Abschnitten vorstehend angegebenen Methoden
- Abwesenheit von Pesti-Viren und anderen spezifischen verunreinigenden Organismen, mit Hilfe der Immunfluoreszenz oder anderer validierter Methoden, wie vorstehend unter „Spezifische Viren" angegeben.

Tumorigenität: Das potentielle Risiko einer Zellinie für die Empfängerspezies muß beurteilt werden; falls erforderlich müssen Prüfungen durchgeführt werden.

Primäre Zellen

Für die meisten Impfstoffe für Säugetiere sollen primäre Zellen für die Impfstoffherstellung nicht eingesetzt werden, weil Zellinien verwendet werden können. Gibt es keine Alternative zum Einsatz primärer Zellen, werden Zellen von Tieren einer SPF-Herde verwendet, wobei umfassende Schutzmaßnahmen gegen das Einschleppen von Krankheiten getroffen werden (zum Beispiel Schleusen, Filter auf Lufteinlässe, geeignete Quarantänemaßnahmen für die Tiere). Hühnerherden müssen den nachstehend unter „SPF-Hühnerherden für die Herstellung und Qualitätskontrolle von Impfstoffen" (5.2.2) beschriebenen Anforderungen entsprechen. Bei allen anderen Tierarten muß die Herde nachweislich von spezifizierten pathogenen Organismen frei sein. Alle Zuchttiere in der Herde, die als Quelle primärer Zellen für die Impfstoffherstellung vorgesehen sind, werden einem geeigneten Überwachungsverfahren unterzogen, das regelmäßige serologische Untersuchungen mindestens zweimal jährlich vorsieht und zwei ergänzende serologische Untersuchungen, die bei 15 Prozent der Zuchttiere der Herde zwischen den beiden oben erwähnten Kontrollen durchgeführt werden.

Besonders bei Säugetierzellen muß, wenn möglich, ein Saatgutsystem verwendet werden, das beispielsweise ein Mastersaatzellgut mit höchstens 5 Passagen enthält, wobei das Arbeitssaatzellgut höchstens 5 Passagen von der ersten Zubereitung der Zellsuspensionen aus tierischem Gewebe entfernt sein darf.

Tab. 5.2.4-2: Stadien primärer Zellkulturen, in denen Prüfungen erfolgen

	Mastersaatzellgut	Arbeitssaatzellgut	Höchstes Passageniveau
Allgemeine Mikroskopie	+	+	+
Bakterien und Pilze	+	+	–
Mykoplasmen	+	+	–
Viren	+	+	–
Identifizierung der Art	+	–	–

Jedes Mastersaatzellgut, Arbeitssaatzellgut und die Zellen mit der höchsten Passagezahl der primären Zellen werden entsprechend Tab. 5.2.4-2 und mit dem nachste-

Allg. Texte

hend beschriebenen Verfahren überprüft. Die überprüfte Probe muß sich auf alle für die Herstellung der Fertigzubereitung verwendeten Quellen der Zellen beziehen. Keine aus Zellen gewonnene Impfstoffcharge darf freigegeben werden, wenn eine der durchgeführten Untersuchungen keine zufriedenstellenden Ergebnisse aufweist.

Merkmale der Zellkulturen: Das Aussehen der Zellrasen vor und nach dem histologischen Färben wird beschrieben. Angaben zu Wachstumsgeschwindigkeit und -rate werden wenn möglich numerisch aufgezeichnet. Auftreten oder Ausbleiben von Kontaktinhibition, vielkernigen Zellen und anderen Zellanomalien wird ebenfalls verzeichnet.

Identifizierung der Spezies: Mit einer validierten Prüfung wird nachgewiesen, daß das Mastersaatzellgut von der angegebenen Ausgangsspezies stammt.

Wird eine Immunfluoreszenzprüfung an dem der Ausgangsspezies der Zellen entsprechenden Serum durchgeführt und nachgewiesen, daß alle geprüften Zellen fluoreszieren, erübrigen sich weitere Prüfungen mit Reagenzien, die eine Verunreinigung mit Zellen anderer Arten nachweisen.

Bakterien und Pilze: Die Zellen müssen der „Prüfung auf Sterilität" (2.6.1) entsprechen. Die zu prüfende Zellprobe muß mindestens die Anzahl Zellen enthalten, die ein Zellrasen mit einer Fläche von 70 cm^2 enthält, oder bei Suspensionszellkulturen eine etwa entsprechende Anzahl Zellen. Die Zellen werden vor der Durchführung der Prüfung mindestens 15 Tage lang ohne Zusatz von Antibiotika in Kultur gehalten.

Mykoplasmen (2.6.7): Die Zellen müssen der Prüfung entsprechen. Die Zellen werden vor der Durchführung der Prüfung mindestens 15 Tage lang ohne Zusatz von Antibiotika in Kultur gehalten.

Abwesenheit verunreinigender Viren: Die Zellen dürfen nicht mit Viren verunreinigt sein. Ausreichend empfindliche Prüfungen, darunter die nachstehenden Prüfungen, müssen durchgeführt werden.

Die zu prüfenden Zellrasen müssen eine Fläche von mindestens 70 cm^2 haben. Sie müssen mit gleichem Nährmedium und gleichen Zusätzen sowie unter denselben Bedingungen zubereitet und gezüchtet werden wie die für die Gewinnung des Impfstoffs verwendeten Zellen.

Die Zellrasen werden insgesamt mindestens 28 Tage lang in Kultur gehalten oder über die längstmögliche Zeit, wenn eine Kultur über 28 Tage nicht möglich ist. In Abständen von 7 Tagen werden Subkulturen angelegt. Überleben die Zellen nicht so lange, müssen Subkulturen am spätestmöglichen Tag angelegt werden. Für die letzte Subkultur muß eine ausreichende Anzahl Zellen zur Durchführung der unten angegebenen Prüfungen in geeigneten Behältnissen gezüchtet werden.

Die Zellrasen werden während des Bebrütungszeitraums regelmäßig mittels Immunfluoreszenz und anderer geeigneter Prüfungen, wie nachstehend angegeben, auf zytopathische Wirkung und am Ende des Beobachtungszeitraums auf zytopathische Wirkung, hämadsorbierende Viren und spezifische Viren untersucht.

Zytopathische Viren: Zwei Zellrasen von jeweils mindestens 6 cm^2 werden mit einem geeigneten zytologischen Färbemittel gefärbt. Die gesamte Fläche der beiden gefärbten Zellrasen wird auf Einschlußkörperchen, eine anomale Anzahl von Riesenzellen oder andere Läsionen untersucht, die auf eine Zellanomalie hinweisen, die möglicherweise auf verunreinigende Organismen zurückzuführen ist.

Hämadsorbierende Viren: Zellrasen mit einer Gesamtfläche von mindestens 70 cm^2 werden mehrmals mit einer geeigneten Pufferlösung gewaschen. Eine ausreichende Menge einer Suspension geeigneter roter Blutzellen wird zugesetzt, um die Oberfläche der Zellkultur gleichmäßig zu bedecken. Nach unterschiedlichen Bebrütungszeiten werden die Zellen auf Hämadsorption untersucht.

Spezifische Viren: Abwesenheit von verunreinigenden Organismen, die für die Ausgangsspezies der Zellinie und für die Empfängerspezies typisch sind, wird in geeigneten Prüfungen kontrolliert. Zur Durchführung der Prüfungen auf die spezifischen Agenzien werden ausreichend viele Zellen auf geeigneten Unterlagen gezüchtet. Für jede Prüfung werden geeignete positive Proben aufbewahrt. Die Zellen werden geeigneten Prüfungen unterzogen, zum Beispiel unter Verwendung von Fluorescein-konjugierten Antikörpern oder ähnlichen Reagenzien.

Prüfung an anderen Zellkulturen: Zellrasen mit einer Gesamtfläche von mindestens 140 cm^2 werden benötigt. Die Zellen werden mindestens dreimal eingefroren und aufgetaut und dann zur Beseitigung von Zelltrümmern zentrifugiert. Gleiche Teilmengen werden zu beliebiger Zeit in bis zu 70 Prozent konfluente Zellrasen der folgenden Typen inokuliert

- primäre Zellen der Ausgangsspezies
- Zellen, die für die Viren empfänglich sind, welche für die Tierart, für die der Impfstoff bestimmt ist, pathogen sind
- Zellen, die für Pesti-Viren empfänglich sind.

Die beimpften Zellen werden mindestens 7 Tage lang in Kultur gehalten. Anschließend werden, wie oben beschrieben, Extrakte aus Zellen hergestellt, die eingefroren, aufgetaut und zentrifugiert wurden. Mit diesen wird eine ausreichende Menge frischer Kulturen derselben Zelltypen beimpft, um die nachstehend beschriebenen Prüfungen durchführen zu können. Die Zellen werden mindestens weitere 7 Tage lang bebrütet. Die Kulturen werden regelmäßig auf zytopathische Veränderungen untersucht, die auf vermehrungsfähige Organismen hinweisen.

Nach diesen 14 Tagen werden die beimpften Zellen wie folgt untersucht auf

- Abwesenheit von zytopathischen und hämadsorbierenden Organismen unter Verwendung der in den entsprechenden Abschnitten vorstehend angegebenen Methoden
- Abwesenheit von Pesti-Viren und anderen spezifischen verunreinigenden Organismen mit Hilfe der Immunfluoreszenz oder anderer validierter Methoden, wie vorstehend unter „Spezifische Viren" angegeben.

5.4 Lösungsmittel-Rückstände

Grenzwerte für Lösungsmittel-Rückstände in Wirkstoffen, Hilfsstoffen und Arzneimitteln

Die „International Conference on Harmonisation of Technical Requirements for Registration of Pharmaceuticals for Human Use“ (ICH) hat die Leitlinie über Verunreinigungen mit Lösungsmittel-Rückständen angenommen, die Grenzwerte für den Gehalt an Lösungsmitteln, die nach der Herstellung in Wirkstoffen, Hilfsstoffen und Arzneimitteln zurückbleiben können, vorschreibt. Diese Leitlinie, deren Text nachstehend wiedergegeben wird, berücksichtigt nicht die auf dem Markt befindlichen Produkte. Das Arzneibuch wendet jedoch die gleichen Prinzipien dieser Leitlinie auf bereits verfügbare Wirkstoffe, Hilfsstoffe und Arzneimittel an, unabhängig davon, ob sie Gegenstand einer Monographie des Arzneibuchs sind oder nicht. Alle Substanzen und Produkte sind auf den Gehalt an Lösungsmitteln, die in der Substanz oder dem Produkt zurückbleiben können, zu prüfen.

Falls in begründeten und zugelassenen Fällen ein Lösungsmittel der Klasse 1 verwendet wurde, muß dessen Gehalt in der „Prüfung auf Reinheit“ der entsprechenden Monographie begrenzt werden.

Normalerweise enthalten die Monographien des Arzneibuchs keine Grenzprüfungen für Lösungsmittel der Klasse 2, da die verwendeten Lösungsmittel von einem Hersteller zum anderen unterschiedlich sein können. Daher ist die zuständige Behörde über die im Herstellungsprozeß verwendeten Lösungsmittel zu informieren. Diese Information ist ebenfalls im Antrag zur Erlangung des Zertifikats zur Anwendbarkeit der Monographie des Arzneibuchs (Konformitätsbescheinigung) anzugeben und wird in dem Zertifikat erwähnt.

Wenn Lösungsmittel der Klasse 3 im Herstellungsprozeß verwendet werden, kann die Prüfung „Trocknungsverlust“ durchgeführt werden, die in der entsprechenden Monographie beschrieben wird. Falls der Gehalt an einem Lösungsmittel der Klasse 3 oberhalb von 0,5 Prozent liegt und begründet und zugelassen ist, ist eine spezifische Bestimmung dieses Lösungsmittels erforderlich. In diesem Fall ist der Grenzwert in der entsprechenden Monographie anzugeben, da sich die Definition auf die wasser- und lösungsmittelfreie Substanz bezieht. In allen Fällen ist die zuständige Behörde über die verwendeten Lösungsmittel zu informieren. Wie für die Lösungsmittel der Klasse 2 ist diese Information in der Konformitätsbescheinigung enthalten.

Wenn Lösungsmittel der Klasse 1 oder der Klasse 2 (oder der Klasse 3, falls sie einen Gehalt von 0,5 Prozent überschreiten) verwendet werden, ist nach Möglichkeit die in der Allgemeinen Methode 2.4.24 beschriebene Verfahrensweise anzuwenden. Andernfalls ist eine geeignete, validierte Methode anzuwenden.

Verunreinigungen: Leitlinie für Lösungsmittel-Rückstände (CPMP/ICH/283/95)

1. Einleitung

Zweck dieser Leitlinie ist die Empfehlung annehmbarer Mengen an Lösungsmittel-Rückständen in pharmazeutischen Produkten zur Sicherheit der Patienten. Die Leitlinie empfiehlt die Verwendung der am wenigsten toxischen Lösungsmittel und gibt für einige Lösungsmittel-Rückstände Grenzwerte an, die sich als toxikologisch annehmbar erwiesen haben.

Lösungsmittel-Rückstände in pharmazeutischen Produkten werden hier als flüchtige organische Chemikalien definiert, die bei der Herstellung von Wirkstoffen oder Hilfsstoffen sowie bei der Zubereitung von Arzneimitteln verwendet oder gebildet werden. Lösungsmittel können bei den gängigen Herstellungsprozessen nicht vollständig entfernt werden. Eine passende Lösungsmittelauswahl für die Synthese von Wirkstoffen kann die Ausbeute verbessern oder Eigenschaften wie Kristallform, Reinheit und Löslichkeit bestimmen. Daher kann das Lösungsmittel manchmal eine entscheidende Größe im

Allg. Texte

Syntheseprozeß sein. Diese Leitlinie betrifft weder Lösungsmittel, die bewußt als Hilfsstoffe eingesetzt werden, noch Solvate. Der Gehalt an Lösungsmitteln in solchen Produkten muß jedoch bewertet und begründet sein.

Da die Lösungsmittel-Rückstände keinerlei therapeutischen Nutzen haben, sollten sie alle in dem Maße entfernt werden, daß die Anforderungen der Produktspezifikation, die GMP-Regeln oder andere Qualitätsanforderungen erfüllt werden. Arzneimittel dürfen keinen höheren Gehalt an Lösungsmittel-Rückständen enthalten, als durch Unschädlichkeitsdaten vertreten werden kann. Lösungsmittel, deren Toxizität bekanntermaßen inakzeptabel ist (Klasse 1, Tab. 5.4-1), müssen bei der Herstellung von Wirkstoffen, Hilfsstoffen oder Arzneimitteln vermieden werden, außer ihre Verwendung wird in einer Nutzen-Risiko-Studie ausreichend begründet. Die Verwendung von Lösungsmitteln, die weniger toxisch sind (Klasse 2, Tab. 5.4-2), muß so begrenzt werden, daß die Patienten vor möglichen unerwünschten Wirkungen geschützt werden. Wann immer es möglich ist, sollen idealerweise die am wenigsten toxischen Lösungsmittel der Klasse 3 (Tab. 5.4-3) verwendet werden. Eine vollständige Liste aller in dieser Leitlinie aufgeführten Lösungsmittel befindet sich im Anhang 1.

Die Listen sind nicht erschöpfend. Andere Lösungsmittel können angewendet und den Listen später hinzugefügt werden. Die für Lösungsmittel der Klassen 1 und 2 empfohlenen Grenzwerte oder die Klassifizierung von Lösungsmitteln können verändert werden, wenn neue Unschädlichkeitsdaten zur Verfügung stehen. Unterstützende Unschädlichkeitsdaten im Zulassungsantrag für ein neues Arzneimittel, das ein neues Lösungsmittel enthält, können sich an dieser Leitlinie, an der *Guideline ICH-Q3A* (Verunreinigungen in neuen Wirkstoffen) oder an der *Guideline ICH-Q3B* (Verunreinigungen in neuen Arzneimitteln) oder an allen drei Texten orientieren.

2. Geltungsbereich dieser Leitlinie

Lösungsmittel-Rückstände in Wirkstoffen, Hilfsstoffen und in Arzneimitteln liegen im Geltungsbereich dieser Leitlinie. Daher muß eine Prüfung auf Lösungsmittel-Rückstände durchgeführt werden, wenn bekannt ist, daß der Herstellungs- oder Reinigungsprozeß zu Rückständen solcher Lösungsmittel führt. Es ist lediglich notwendig, auf solche Lösungsmittel zu prüfen, die während der Herstellung oder Reinigung von Wirkstoffen, Hilfsstoffen oder Arzneimitteln benutzt werden oder dabei entstehen. Obwohl der Hersteller es vorziehen wird, das Arzneimittel zu prüfen, kann auch ein kumulatives Verfahren angewendet werden, um den Gehalt an Lösungsmittel-Rückständen im Arzneimittel aus dem Gehalt aller zur Herstellung des Arzneimittels verwendeten Bestandteile zu ermitteln. Wenn diese Berechnung einen Gehalt ergibt, der gleich oder kleiner ist als der in dieser Leitlinie empfohlene, ist eine Prüfung des Arzneimittels auf Lösungsmittel-Rückstände nicht erforderlich. Wenn jedoch der berechnete Gehalt über dem empfohlenen liegt, muß das Arzneimittel geprüft werden, um festzustellen, ob der Herstellungsprozeß zu einer Verminderung des betreffenden Lösungsmittelgehalts auf annehmbare Werte geführt hat. Das Arzneimittel muß ebenfalls geprüft werden, wenn während seiner Herstellung ein Lösungsmittel verwendet wird.

Diese Leitlinie bezieht sich weder auf potentielle neue Wirkstoffe, Hilfsstoffe oder Arzneimittel, die während der klinischen Erprobung verwendet werden, noch auf bereits auf dem Markt befindliche Arzneimittel.

Diese Leitlinie gilt für alle Darreichungsformen und Applikationsarten. Höhere Gehalte an Lösungsmittel-Rückständen können in bestimmten Fällen, wie bei einer Applikation über eine kürzere Zeit (höchstens 30 Tage) oder bei einer kutanen Applikation, gestattet werden. Eine Begründung für diese Gehalte muß von Fall zu Fall gegeben werden.

Für zusätzliche Informationen in bezug auf Lösungsmittel-Rückstände siehe Anhang 2.

3. Allgemeine Prinzipien

3.1 Klassifizierung der Lösungsmittel-Rückstände nach der Risikobeurteilung

Die Bezeichnung „tolerierbare tägliche Aufnahme" („tolerable daily intake", TDI) wird vom „International Programme on Chemical Safety" (IPCS) verwendet, um Belastungsgrenzen für toxische Chemikalien zu beschreiben, während „akzeptierbare tägliche Aufnahme" („acceptable daily intake", ADI) von der Weltgesundheitsorganisation (WHO) sowie anderen nationalen und internationalen Gesundheitsbehörden und Instituten verwendet wird. Die neue Bezeichnung „zulässige tägliche Belastung" („permitted daily exposure", PDE) wurde in der vorliegenden Leitlinie als eine aus pharmazeutischer Sicht annehmbare Aufnahme von Lösungsmittel-Rückständen definiert, um eine Verwechslung unterschiedlicher ADI-Werte derselben Substanz zu vermeiden.

Die in dieser Leitlinie eingestuften Lösungsmittel sind unter Angabe einer gebräuchlichen Bezeichnung und der Strukturformel als Liste im Anhang 1 aufgeführt. Sie wurden hinsichtlich eines möglichen Risikos für die Gesundheit des Menschen bewertet und in eine der folgenden 3 Klassen eingeteilt:

Lösungsmittel der Klasse 1: Lösungsmittel, die zu vermeiden sind.

Bekannte Kanzerogene für den Menschen, Substanzen mit begründetem Verdacht auf Kanzerogenität für den Menschen und umweltgefährdende Stoffe.

Lösungsmittel der Klasse 2: Lösungsmittel, die zu begrenzen sind.

Nicht genotoxische Kanzerogene für Tiere oder Agenzien, die möglicherweise andere irreversible toxische Wirkungen wie Neurotoxizität oder Teratogenität verursachen.

Lösungsmittel, die im Verdacht stehen, andere signifikante, aber reversible toxische Wirkungen hervorzurufen.

Lösungsmittel der Klasse 3: Lösungsmittel mit geringem toxischen Potential.

Lösungsmittel mit geringem toxischen Potential gegenüber dem Menschen; gesundheitlich begründete Belastungsgrenzen sind nicht erforderlich. Lösungsmittel der Klasse 3 haben PDE-Werte von mindestens 50 mg je Tag.

3.2 Methoden zur Festlegung der Belastungsgrenzwerte

Die zur Festlegung der zulässigen täglichen Belastung mit Lösungsmittel-Rückständen verwendete Methode wird im Anhang 3 dargestellt. Zusammenfassungen von Toxizitätsdaten, die zur Festlegung von Grenzwerten verwendet wurden, sind in *Pharmeuropa*, Vol. 9, Nr. 1, Supplement, April 1997, veröffentlicht.

3.3 Möglichkeiten zur Beschreibung der Grenzwerte für Lösungsmittel der Klasse 2

2 Möglichkeiten für die Festlegung der Grenzwerte für Lösungsmittel der Klasse 2 stehen zur Verfügung:

Möglichkeit 1: Die in Tab. 5.4-2 enthaltenen Konzentrations-Grenzwerte in ppm können verwendet werden. Sie werden mit Hilfe der Gleichung (1) berechnet, unter der Annahme, daß die täglich verabreichte Dosis 10 g beträgt.

$$\text{Konzentration (ppm)} = \frac{1000 \cdot \text{PDE}}{\text{Dosis}} \qquad (1)$$

In diesem Fall werden der PDE-Wert in Milligramm je Tag und die Dosis in Gramm je Tag angegeben.

Diese Grenzwerte werden als zulässig für alle Wirkstoffe, Hilfsstoffe oder Arzneimittel angesehen. Daher kann diese Möglichkeit angewendet werden, wenn die tägliche Dosis nicht bekannt oder festgelegt ist. Wenn alle Hilfsstoffe und Wirkstoffe einer Zubereitung die unter der Möglichkeit 1 genannten Grenzwerte einhalten, können diese Bestandteile in jedem Verhältnis verwendet werden. Eine weitere Berechnung ist nicht notwendig, vorausgesetzt, daß die tägliche Dosis 10 g nicht überschreitet. Produkte, die in einer höheren Dosis als 10 Gramm je Tag verabreicht werden, sind nach der Möglichkeit 2 zu betrachten.

Möglichkeit 2: Nicht erforderlich ist, für jeden Bestandteil des Arzneimittels festzustellen, ob er mit den unter der Möglichkeit 1 angegebenen Grenzwerten übereinstimmt. Die in Tab. 5.4-2 angegebenen PDE-Werte in Milligramm je Tag können mit der bekannten maximalen täglichen Dosis und der Gleichung (1) angewendet werden, um die in einem Arzneimittel erlaubte Konzentration an Lösungsmittel-Rückständen zu bestimmen. Solche Grenzwerte werden als zulässig angesehen, vorausgesetzt, daß nachgewiesen werden konnte, daß der Gehalt an Lösungsmittel-Rückständen auf einen praktisch erreichbaren Minimalwert verringert werden konnte. Diese Grenzwerte müssen realistisch sein in bezug auf die analytische Genauigkeit, die Möglichkeiten des Herstellungsverfahrens und die annehmbaren Änderungen des Herstellungsverfahrens. Die Grenzwerte müssen ferner dem gegenwärtigen Herstellungsstandard entsprechen.

Die Möglichkeit 2 kann durch Addieren der Mengen an Lösungsmittel-Rückständen, die in jedem Bestandteil des Arzneimittels vorhanden sind, angewendet werden. Die Summe der Lösungsmittelmengen je Tag muß kleiner sein als die durch den PDE-Wert angegebene Größe.

Als Beispiel wird die Anwendung der Möglichkeiten 1 und 2 für Acetonitril in einem Arzneimittel betrachtet. Die zulässige tägliche Belastung mit Acetonitril beträgt 4,1 Milligramm. Nach Möglichkeit 1 beträgt damit der Grenzwert 410 ppm. Die maximal verabreichte tägliche Menge des Arzneimittels beträgt 5,0 g, und das Arzneimittel enthält 2 Hilfsstoffe. Die Zusammensetzung des Arzneimittels und der berechnete maximale Gehalt an restlichem Acetonitril werden in der folgenden Tabelle angegeben.

Bestandteil	Menge in der Zubereitung	Acetonitril-gehalt	tägliche Belastung
Wirkstoff	0,3 g	800 ppm	0,24 mg
Hilfsstoff 1	0,9 g	400 ppm	0,36 mg
Hilfsstoff 2	3,8 g	800 ppm	3,04 mg
Arzneimittel	5,0 g	728 ppm	3,64 mg

Der Hilfsstoff 1 entspricht dem Grenzwert nach Möglichkeit 1, jedoch der Wirkstoff, der Hilfsstoff 2 und das Arzneimittel entsprechen diesem nicht. Trotzdem entspricht das Arzneimittel dem Grenzwert nach Möglichkeit 2 von 4,1 Milligramm je Tag und somit den Empfehlungen dieser Leitlinie.

Ein anderes Beispiel mit Acetonitril als Lösungsmittel-Rückstand wird betrachtet. Die maximal verabreichte tägliche Menge des Arzneimittels beträgt 5,0 g; das Arzneimittel enthält 2 Hilfsstoffe. Die Zusammensetzung des Arzneimittels und der ermittelte maximale Gehalt an restlichem Acetonitril werden in der folgenden Tabelle angegeben.

Bestandteil	Menge in der Zubereitung	Acetonitril-gehalt	tägliche Belastung
Wirkstoff	0,3 g	800 ppm	0,24 mg
Hilfsstoff 1	0,9 g	2000 ppm	1,80 mg
Hilfsstoff 2	3,8 g	800 ppm	3,04 mg
Arzneimittel	5,0 g	1016 ppm	5,08 mg

Gemäß dieser Aufstellung entspricht in diesem Beispiel das Arzneimittel weder dem Grenzwert nach Möglichkeit 1 noch dem nach Möglichkeit 2. Der Hersteller muß das Arzneimittel prüfen, um festzustellen, ob der Herstellungsprozeß zu einer Verringerung des Acetonitrilgehalts geführt hat. Wenn der Acetonitrilgehalt während der Herstellung nicht auf den zulässigen Grenzwert verringert wurde, muß der Hersteller des Arzneimittels andere Verfahrensschritte anwenden, um die Menge an Acetonitril im Arzneimittel zu vermindern. Wenn alle diese Verfahrensschritte nicht zu einer Verminderung des Gehalts an Lösungsmittel-Rückständen führen, kann der Hersteller in Ausnahmefällen einen zusammenfassenden Bericht über die Maßnahmen zur Verminderung des Lösungsmittelgehalts auf die in der Leitlinie angegebenen Werte und eine Nutzen-Risiko-Analyse vorlegen, um eine Genehmigung für die Anwendung des Arzneimittels trotz des höheren Gehalts an Lösungsmittel-Rückständen zu erhalten.

3.4 Analysenverfahren

Lösungsmittel-Rückstände werden üblicherweise mit Hilfe chromatographischer Verfahren, wie der Gaschromatographie, bestimmt. Nach Möglichkeit müssen die harmonisierten Verfahren, die in Arzneibüchern beschrieben sind, zur Bestimmung des Gehalts an Lösungsmittel-Rückständen benutzt werden. Andernfalls können die Hersteller das am besten geeignete, validierte Analysenverfahren für besondere Anwendungen frei wählen. Falls nur Lösungsmittel der Klasse 3 enthalten sind, kann eine nichtspezifische Methode, wie die Prüfung „Trocknungsverlust", angewendet werden.

Eine Validierung der Verfahren zur Bestimmung von Lösungsmittel-Rückständen sollte mit den ICH-Leitlinien „Text on Validation of Analytical Procedures" und „Extension of the ICH Text on Validation of Analytical Procedures" übereinstimmen.

3.5 Angabe der Grenzwerte für Lösungsmittel-Rückstände

Die Hersteller von pharmazeutischen Produkten benötigen bestimmte Informationen über den Gehalt an Lösungsmittel-Rückständen in Wirkstoffen oder Hilfsstoffen, um die Kriterien dieser Leitlinie zu erfüllen. Die folgenden Angaben sind Beispiele für Informationen, die vom Hilfs- oder Wirkstofflieferanten an den pharmazeutischen Unternehmer gegeben werden können. Der Lieferant kann unter den nachfolgenden Beispielen ein passendes auswählen:

- Nur Lösungsmittel der Klasse 3 können vorhanden sein. Der Trocknungsverlust beträgt höchstens 0,5 Prozent.
- Nur die Lösungsmittel X, Y, ... der Klasse 2 können vorhanden sein. Die Konzentrationen aller Lösungsmittel liegen unterhalb der nach Möglichkeit 1 beschriebenen Grenzwerte.
  (Hierbei sind vom Lieferanten die Namen der Lösungsmittel der Klasse 2 für X, Y, ... anzugeben.)
- Nur die Lösungsmittel X, Y, ... der Klasse 2 und Lösungsmittel der Klasse 3 können vorhanden sein. Die Konzentrationen der Lösungsmittel-Rückstände der Klasse 2 liegen unterhalb der nach Möglichkeit 1 beschriebenen Grenzwerte, und der Gehalt an Lösungsmittel-Rückständen der Klasse 3 beträgt höchstens 0,5 Prozent.

Falls Lösungsmittel der Klasse 1 vorhanden sein können, müssen sie identifiziert und quantitativ bestimmt werden. Die Formulierung „können vorhanden sein" bezieht sich sowohl auf Lösungsmittel, die im abschließenden Herstellungsschritt verwendet wurden, als auch auf Lösungsmittel, die bei einem früheren Herstellungsschritt eingesetzt und durch ein validiertes Herstellungsverfahren nicht vollständig beseitigt wurden.

Wenn Lösungsmittel der Klasse 2 oder 3 enthalten sind, deren Konzentrationen größer als die nach Möglichkeit 1 beschriebenen Grenzwerte sind oder deren Gehalt über 0,5 Prozent liegt, müssen sie identifiziert und quantitativ bestimmt werden.

4. Grenzwerte für Lösungsmittel-Rückstände

4.1 Lösungsmittel, die zu vermeiden sind

Lösungsmittel der Klasse 1 dürfen bei der Herstellung von Wirkstoffen, Hilfsstoffen und Arzneimitteln aufgrund ihrer unannehmbaren Toxizität und ihrer umweltschädigenden Wirkung nicht verwendet werden. Wenn ihre Verwendung jedoch unvermeidbar ist, um ein Arzneimittel mit bedeutender therapeutischer Wirkung herzustellen, dann muß ihr Gehalt begrenzt werden, wie in Tab. 5.4-1 angegeben, außer in begründeten Fällen.

1,1,1-Trichlorethan ist in Tab. 5.4-1 enthalten, da es umweltschädigend ist. Der angegebene Grenzwert von 1500 ppm basiert auf einer Bewertung der Unschädlichkeitsdaten.

Tab. 5.4-1: Lösungsmittel der Klasse 1 in pharmazeutischen Produkten (Lösungsmittel, die zu vermeiden sind)

Lösungsmittel	**Grenzkonzentration** (ppm)	**Begründung**
Benzol	2	kanzerogen
Tetrachlorkohlenstoff	4	toxisch und umweltschädigend
1,2-Dichlorethan	5	toxisch
1,1-Dichlorethen	8	toxisch
1,1,1-Trichlorethan	1500	umweltschädigend

4.2 Lösungsmittel, die zu begrenzen sind

Die in Tab. 5.4-2 enthaltenen Lösungsmittel müssen in pharmazeutischen Produkten wegen ihrer Toxizität begrenzt werden. Die PDE-Werte werden mit einer Genauigkeit von 0,1 mg je Tag und die Konzentrationen mit einer Genauigkeit von 10 ppm angegeben. Die angegebenen Werte widerspiegeln nicht die für die Bestimmung erforderliche analytische Präzision. Die Präzision muß als Bestandteil der Methodenvalidierung bestimmt werden.

Tab. 5.4-2: Lösungsmittel der Klasse 2 in pharmazeutischen Produkten

Lösungsmittel	**PDE** (mg je Tag)	**Grenzkonzentration** (ppm)
Acetonitril	4,1	410
Butylmethylketon	0,5	50
Chlorbenzol	3,6	360
Chloroform	0,6	60
Cyclohexan	38,8	3880
1,2-Dichlorethen	18,7	1870
Dichlormethan	6,0	600
1,2-Dimethoxyethan	1,0	100
N,N-Dimethylacetamid	10,9	1090
N,N-Dimethylformamid	8,8	880
1,4-Dioxan	3,8	380
2-Ethoxyethanol	1,6	160
Ethylenglycol	6,2	620
Formamid	2,2	220
Hexan	2,9	290
Methanol	30,0	3000
2-Methoxyethanol	0,5	50
Methylcyclohexan	11,8	1180
N-Methylpyrrolidon	48,4	4840
Nitromethan	0,5	50
Pyridin	2,0	200
Sulfolan	1,6	160
Tetralin	1,0	100
Toluol	8,9	890
1,1,2-Trichlorethen	0,8	80
Xylol[1]	21,7	2170

[1] im allgemeinen 60 Prozent *m*-Xylol, 14 Prozent *p*-Xylol, 9 Prozent *o*-Xylol mit 17 Prozent Ethylbenzol.

4.3 Lösungsmittel mit geringem toxischen Potential

Lösungsmittel der Klasse 3 (aufgeführt in Tab. 5.4-3) können als geringer toxisch und als risikoarm für die menschliche Gesundheit betrachtet werden. Die Klasse 3 beinhaltet keine Lösungsmittel, die in Mengen, die normalerweise in pharmazeutischen Produkten zugelassen sind, als Gefahr für die menschliche Gesundheit bekannt sind. Jedoch gibt es für viele Lösungsmittel der Klasse 3 keine Langzeitstudien bezüglich Toxizität oder Kanzerogenität. Verfügbare Daten zeigen, daß diese Lösungsmittel sich in Studien zur akuten Toxizität mit hohen Dosen oder in Kurzzeitstudien als gering toxisch erweisen und in Genotoxizitätsstudien negative Ergebnisse erzielen. In Betracht gezogen wird, daß diese Lösungsmittel-Rückstände in Mengen von höchstens 50 mg je Tag (entsprechend 5000 ppm oder 0,5 Prozent nach Möglichkeit 1) ohne Begründung akzeptiert werden. Größere Mengen können ebenfalls akzeptiert werden, vorausgesetzt sie sind realistisch in bezug auf die Herstellungsmöglichkeiten und auf eine Gute Herstellungspraxis (GMP).

Tab. 5.4-3: Lösungsmittel der Klasse 3, die durch GMP oder andere qualitätsbezogene Forderungen zu begrenzen sind

Aceton	Heptan
Ameisensäure	Isobutylacetat
Anisol	Isobutylmethylketon
1-Butanol	Isopropylacetat
2-Butanol	Methylacetat
Butylacetat	3-Methyl-1-butanol
Cumol	Methylether
Dimethylsulfoxid	2-Methyl-1-propanol
Essigsäure	Pentan
Ethanol	1-Pentanol
Ethylacetat	1-Propanol
Ethylether	2-Propanol
Ethylformiat	Propylacetat
Ethylmethylketon	Tetrahydrofuran

4.4 Lösungsmittel, für die keine verläßlichen toxikologischen Daten verfügbar sind

Die nachfolgend aufgeführten Lösungsmittel (Tab. 5.4-4) sind für die Hersteller von Wirkstoffen, Hilfsstoffen und Arzneimitteln ebenfalls von Interesse. Für diese sind jedoch zur Zeit keine verläßlichen toxikologischen Daten als Grundlage für PDE-Werte verfügbar. Die Hersteller müssen Begründungen für Restgehalte dieser Lösungsmittel in pharmazeutischen Produkten liefern.

Tab. 5.4-4: Lösungsmittel, für die keine verläßlichen toxikologischen Daten verfügbar sind

1,1-Diethoxypropan	Isopropylmethylketon
1,1-Dimethoxymethan	Methyltetrahydrofuran
2,2-Dimethoxypropan	Petroläther
Isooctan	Trichloressigsäure
Isopropylether	Trifluoressigsäure

Glossar

Genotoxische Kanzerogene: Kanzerogene, die Krebserkrankung durch Veränderung von Genen oder Chromosomen hervorrufen.

LOEL: Abkürzung für „Grenzwert mit niedrigster beobachteter Wirkung" (**l**owest-**o**bserved **e**ffect **l**evel).

Grenzwert mit niedrigster beobachteter Wirkung: Die niedrigste Dosis einer Substanz in einer Studie oder in einer Gruppe von Studien, die einen signifikanten Anstieg der Häufigkeit oder Stärke einer biologischen Wirkung bei den mit der Substanz belasteten Menschen oder Tieren hervorruft.

Modifizierender Faktor: Ein Faktor, der durch die fachlich fundierte Begründung eines Toxikologen festgelegt wurde und für die Auswertung biologischer Bestimmungen angewendet wird, um die Werte zuverlässig auf den Menschen übertragen zu können.

Neurotoxizität: Die Fähigkeit einer Substanz, unerwünschte Wirkungen auf das Nervensystem hervorzurufen.

NOEL: Abkürzung für „Grenzwert ohne beobachtete Wirkung" (**n**o-**o**bserved **e**ffect **l**evel).

Grenzwert ohne beobachtete Wirkung: Die höchste Dosis einer Substanz, bei der kein signifikanter Anstieg der Häufigkeit oder Stärke einer biologischen Wirkung bei den mit der Substanz belasteten Menschen oder Tieren auftritt.

PDE: Abkürzung für „zulässige tägliche Belastung" (**p**ermitted **d**aily **e**xposure).

Zulässige tägliche Belastung: Die maximal akzeptierbare Aufnahme von Lösungsmittel-Rückständen in pharmazeutischen Produkten je Tag.

Reversible Toxizität: Das Auftreten von schädlichen Wirkungen, die durch eine Substanz hervorgerufen werden und nach Absetzen der Substanz verschwinden.

Substanzen mit begründetem Verdacht auf Kanzerogenität beim Menschen: Eine Substanz, für die es keine epidemiologischen Hinweise auf eine Kanzerogenese, jedoch positive Genotoxizitätsdaten und deutliche Beweise für Kanzerogenese bei Nagetieren gibt.

Teratogenität: Das Auftreten von strukturellen Mißbildungen in einem sich entwickelnden Fötus, wenn eine Substanz während der Schwangerschaft verabreicht wurde.

Anhang 1: Liste der in dieser Leitlinie enthaltenen Lösungsmittel

Lösungsmittel	andere Bezeichnungen	Struktur	Klasse
Aceton	2-Propanon Propan-2-on	CH_3COCH_3	Klasse 3
Acetonitril		CH_3CN	Klasse 2
Ameisensäure	Methansäure	$HCOOH$	Klasse 3
Anisol	Methoxybenzol	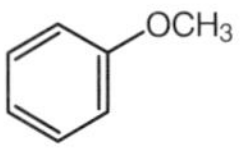	Klasse 3
Benzol		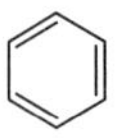	Klasse 1
1-Butanol	*n*-Butylalkohol Butan-1-ol	$CH_3(CH_2)_3OH$	Klasse 3
2-Butanol	*sec*-Butylalkohol Butan-2-ol	$CH_3CH_2CH(OH)CH_3$	Klasse 3
Butylacetat	Essigsäurebutylester	$CH_3COO(CH_2)_3CH_3$	Klasse 3
tert-Butylmethylether	2-Methoxy-2-methylpropan	$(CH_3)_3COCH_3$	Klasse 3
Butylmethylketon	2-Hexanon Hexan-2-on	$CH_3(CH_2)_3COCH_3$	Klasse 2
Chlorbenzol		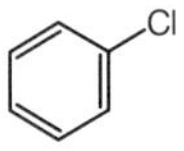	Klasse 2
Chloroform	Trichlormethan	$CHCl_3$	Klasse 2
Cumol	Isopropylbenzol (1-Methylethyl)benzol	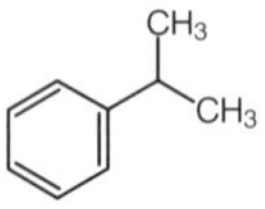	Klasse 3
Cyclohexan	Hexamethylen	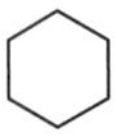	Klasse 2
1,2-Dichlorethan	*sym*-Dichlorethan Ethylendichlorid Ethylenchlorid	CH_2ClCH_2Cl	Klasse 1
1,1-Dichlorethen	1,1-Dichlorethylen Vinylidenchlorid	$H_2C=CCl_2$	Klasse 1
1,2-Dichlorethen	1,2-Dichlorethylen Acetylendichlorid	$ClHC=CHCl$	Klasse 2
Dichlormethan	Methylenchlorid	CH_2Cl_2	Klasse 2
1,2-Dimethoxyethan	Ethylenglycoldimethylether Monoglyme Dimethylcellosolve	$H_3COCH_2CH_2OCH_3$	Klasse 2
N,N-Dimethylacetamid	DMA	$CH_3CON(CH_3)_2$	Klasse 2
N,N-Dimethylformamid	DMF	$HCON(CH_3)_2$	Klasse 2
Dimethylsulfoxid	Methylsulfinylmethan Methylsulfoxid DMSO	$(CH_3)_2SO$	Klasse 3
1,4-Dioxan	*p*-Dioxan [1,4]Dioxan	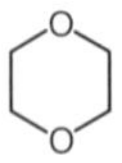	Klasse 2
Essigsäure	Ethansäure	CH_3COOH	Klasse 3
Ethanol	Ethylalkohol	CH_3CH_2OH	Klasse 3
2-Ethoxyethanol	Cellosolve	$CH_3CH_2OCH_2CH_2OH$	Klasse 2
Ethylacetat	Essigsäureethylester	$CH_3COOCH_2CH_3$	Klasse 3
Ethylenglycol	1,2-Dihydroxyethan 1,2-Ethandiol	$HOCH_2CH_2OH$	Klasse 2
Ethylether	Diethylether Ethoxyethan 1,1′-Oxybisethan	$CH_3CH_2OCH_2CH_3$	Klasse 3
Ethylformiat	Ameisensäureethylester	$HCOOCH_2CH_3$	Klasse 3

Lösungsmittel	andere Bezeichnungen	Struktur	Klasse
Ethylmethylketon	2-Butanon Butan-2-on MEK	$CH_3CH_2COCH_3$	Klasse 3
Formamid	Methanamid	$HCONH_2$	Klasse 2
Heptan	*n*-Heptan	$CH_3(CH_2)_5CH_3$	Klasse 3
Hexan	*n*-Hexan	$CH_3(CH_2)_4CH_3$	Klasse 2
Isobutylacetat	Essigsäureisobutylester	$CH_3COOCH_2CH(CH_3)_2$	Klasse 3
Isobutylmethylketon	4-Methylpentan-2-on 4-Methyl-2-pentanon Methylisobutylketon (MIBK)	$CH_3COCH_2CH(CH_3)_2$	Klasse 3
Isopropylacetat	Essigsäureisopropylester	$CH_3COOCH(CH_3)_2$	Klasse 3
Methanol	Methylalkohol	CH_3OH	Klasse 2
2-Methoxyethanol	Methylcellosolve	$CH_3OCH_2CH_2OH$	Klasse 2
Methylacetat	Essigsäuremethylester	CH_3COOCH_3	Klasse 3
3-Methyl-1-butanol	Isoamylalkohol Isopentylalkohol 3-Methylbutan-1-ol	$(CH_3)_2CHCH_2CH_2OH$	Klasse 3
Methylcyclohexan	Cyclohexylmethan	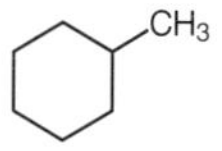	Klasse 2
2-Methyl-1-propanol	Isobutylalkohol 2-Methylpropan-1-ol	$(CH_3)_2CHCH_2OH$	Klasse 3
N-Methylpyrrolidon	1-Methylpyrrolidin-2-on 1-Methyl-2-pyrrolidinon	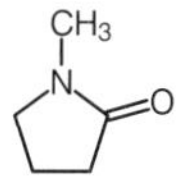	Klasse 2
Nitromethan		CH_3NO_2	Klasse 2
Pentan	*n*-Pentan	$CH_3(CH_2)_3CH_3$	Klasse 3
1-Pentanol	Amylalkohol Pentan-1-ol Pentylalkohol	$CH_3(CH_2)_3CH_2OH$	Klasse 3
1-Propanol	Propan-1-ol Propylalkohol	$CH_3CH_2CH_2OH$	Klasse 3
2-Propanol	Propan-2-ol Isopropylalkohol	$(CH_3)_2CHOH$	Klasse 3
Propylacetat	Essigsäurepropylester	$CH_3COOCH_2CH_2CH_3$	Klasse 3
Pyridin		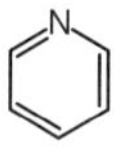	Klasse 2
Sulfonan	Tetrahydrothiophen-1,1-dioxid	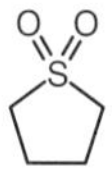	Klasse 2
Tetrachlorkohlenstoff	Tetrachlormethan	CCl_4	Klasse 1
Tetrahydrofuran	Tetramethylenoxid Oxacyclopentan	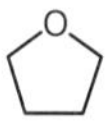	Klasse 3
Tetralin	1,2,3,4-Tetrahydronaphthalin	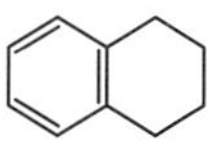	Klasse 2
Toluol	Methylbenzol	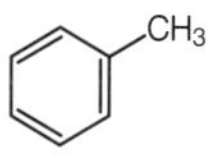	Klasse 2
1,1,1-Trichlorethan	Methylchloroform	CH_3CCl_3	Klasse 1
1,1,2-Trichlorethen	Trichlorethen	$HClC{=}CCl_2$	Klasse 2
Xylol[1]	Dimethylbenzol	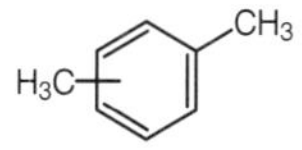	Klasse 2

[1] im allgemeinen 60 Prozent *m*-Xylol, 14 Prozent *p*-Xylol, 9 Prozent *o*-Xylol mit 17 Prozent Ethylbenzol.

Allg. Texte

Anhang 2: Zusätzliche Informationen

A2.1 Umweltvereinbarungen zu flüchtigen organischen Lösungsmitteln

Verschiedene häufig zur Herstellung von pharmazeutischen Produkten verwendete Lösungsmittel werden als toxische Chemikalien in Monographien der „Environmental Health Criteria" (EHC) und im „Integrated Risk Information System" (IRIS) aufgeführt. Das Anliegen solcher Vereinigungen, wie das „International Programme on Chemical Safety" (IPCS), die „United States Environmental Protection Agency" (USEPA) und die „United States Food and Drug Administration" (USFDA), schließt die Bestimmung von annehmbaren Belastungsgrenzwerten ein. Ziele sind der Schutz der Gesundheit der Bevölkerung und die Bewahrung der Umwelt vor möglichen schädlichen Einflüssen von Chemikalien, die durch lang andauernde Umweltbelastungen hervorgerufen werden. Die Methoden, die zur Bestimmung von maximal sicheren Belastungsgrenzen angewendet werden, basieren im allgemeinen auf Langzeitstudien. Wenn Daten aus Langzeitstudien nicht verfügbar sind, können Daten aus kürzeren Studien unter Veränderung der Parameter, wie die Verwendung von größeren Sicherheitsfaktoren, verwendet werden. Der nachstehend beschriebene Ansatz bezieht sich hauptsächlich auf lang andauernde oder lebenslange Belastung der Bevölkerung durch Schadstoffe in ihrer Umwelt, das heißt in der umgebenden Luft, den Nahrungsmitteln, dem Trinkwasser und anderen Medien.

A2.2 Lösungsmittel-Rückstände in pharmazeutischen Produkten

Die Belastungsgrenzwerte in dieser Leitlinie werden unter Einbeziehung von Methoden und Toxizitätsdaten, die in EHC- und IRIS-Monographien beschrieben sind, festgelegt. Bei der Festlegung der Belastungsgrenzwerte sind jedoch einige besondere Überlegungen zu Rückständen von Lösungsmitteln, die bei der Synthese und Herstellung von pharmazeutischen Produkten verwendet werden, zu berücksichtigen. Diese sind:

1. Patienten (nicht die gesamte Bevölkerung) verwenden pharmazeutische Produkte zur Behandlung ihrer Krankheit oder prophylaktisch zur Vermeidung von Infektionen oder Krankheiten.
2. Die Annahme einer lebenslangen Belastung des Patienten ist für die meisten pharmazeutischen Produkte nicht notwendig, kann jedoch als Arbeitshypothese dienlich sein, um das Gesundheitsrisiko zu verringern.
3. Durch die pharmazeutische Herstellung bedingte Lösungsmittel-Rückstände sind unvermeidbar und daher häufig Bestandteil von Arzneimitteln.
4. Mit Ausnahme von ganz besonderen Fällen sollten Lösungsmittel-Rückstände die empfohlenen Grenzwerte nicht überschreiten.
5. Daten aus toxikologischen Studien, die zur Festlegung vertretbarer Grenzwerte für Lösungsmittel-Rückstände dienen, müssen unter Anwendung besonderer Protokolle erarbeitet werden, wie sie beispielsweise durch die OECD und im „Red Book" der FDA beschrieben werden.

Anhang 3: Methoden zur Festlegung von Belastungsgrenzwerten

Die Gaylor-Kodell-Methode zur Risikobewertung (Gaylor, D.W. und Kodell R.L. „Linear Interpolation algorithm for low dose assessment of toxic substance", *J. Environ. Pathology*, 4, 305, 1980) ist für kanzerogene Lösungsmittel der Klasse 1 geeignet. Nur in Fällen, in denen zuverlässige Kanzerogenitätsdaten verfügbar sind, dürfen Extrapolationen mit Hilfe mathematischer Modelle angewendet werden, um Belastungsgrenzwerte festzulegen. Belastungsgrenzwerte für Lösungsmittel der Klasse 1 können mit Hilfe des NOEL-Werts unter Anwendung eines hohen Sicherheitsfaktors (das bedeutet 10 000 oder 100 000) bestimmt werden. Nachweis und Bestimmung dieser Lösungsmittel sollten mit einer Analysentechnik erfolgen, die dem neuesten Stand entspricht.

Die vertretbaren Belastungsgrenzwerte für Lösungsmittel der Klasse 2 in dieser Leitlinie wurden durch Ermittlung der PDE-Werte nach dem Verfahren zur Festlegung von Belastungsgrenzwerten in pharmazeutischen Produkten (*Pharmacopoeial Forum*, Nov.–Dez. 1989) und nach der durch die IPCS angenommenen Methode zur Ermittlung gesundheitlicher Risiken für den Menschen durch Chemikalien (*Environmental Health Criteria* 170, WHO, Geneva, 1994) festgelegt. Diese Methoden sind der von der USEPA (IRIS) und der USFDA (Red Book) sowie den von anderen Organisationen benutzten Methoden ähnlich. Die Methode wird nachstehend aufgeführt, um ein besseres Verständnis für die Herkunft der PDE-Werte zu vermitteln. Die Notwendigkeit, diese Berechnungen zur Benutzung der im Abschnitt 4 dieses Allgemeinen Textes aufgeführten PDE-Werte durchzuführen, besteht nicht.

Der PDE-Wert wird aus dem Grenzwert ohne beobachtete Wirkung (NOEL) oder aus dem Grenzwert mit niedrigster beobachteter Wirkung (LOEL), welche in den wichtigsten Tierstudien ermittelt wurden, wie folgt berechnet:

$$\mathrm{PDE} = \frac{\text{NOEL} \cdot \text{Faktor für die Körpermasse}}{\mathrm{F1} \cdot \mathrm{F2} \cdot \mathrm{F3} \cdot \mathrm{F4} \cdot \mathrm{F5}} \qquad (1)$$

Der PDE-Wert wird bevorzugt vom NOEL-Wert abgeleitet. Falls kein NOEL-Wert erhalten wird, kann der LOEL-Wert verwendet werden. Die hier zur Übertragung der Daten auf den Menschen vorgeschlagenen Modifizierungsfaktoren sind derselben Art wie die „uncertainty factors", die in den EHC (*Environmental Health Criteria* 170, WHO, Geneva, 1994) verwendet werden, und wie die „modifying factors" oder „safety factors" im *Pharmacopoeial Forum*. Ungeachtet der Applikationsart wird bei allen Berechnungen eine 100prozentige systemische Belastung angenommen.

Folgende Modifizierungsfaktoren werden verwendet:

F1 – Faktor, der für die Extrapolation zwischen den Spezies zu berücksichtigen ist

F1 = 2: für die Extrapolation von Hunden auf Menschen

F1 = 2,5: für die Extrapolation von Kaninchen auf Menschen

F1 = 3: für die Extrapolation von Affen auf Menschen

F1 = 5: für die Extrapolation von Ratten auf Menschen

F1 = 10: für die Extrapolation von anderen Tieren auf Menschen

F1 = 12: für die Extrapolation von Mäusen auf Menschen.

F1 berücksichtigt die vergleichbaren Verhältnisse von Oberfläche zu Körpermasse für die betreffenden Spezies und den Menschen. Die Oberfläche wird berechnet nach

$$S = k \cdot M^{0,67} \qquad (2)$$

wobei M die Körpermasse ist und die Konstante k auf den Wert 10 festgelegt wurde. Die in der Gleichung (2) verwendeten Werte für die Körpermasse werden in Tab. 5.4 A3-1 angegeben.

F2 – Faktor von 10, der individuellen Unterschieden Rechnung trägt. Der Faktor von 10 ist generell für alle organischen Lösungsmittel angegeben und wird durchgehend in dieser Leitlinie verwendet.

F3 – Veränderlicher Faktor für Toxizitätsstudien mit kurzzeitigen Belastungen.

F3 = 1: für Studien, die mindestens die Hälfte der Lebenszeit andauern (1 Jahr für Nagetiere oder Kaninchen; 7 Jahre für Katzen, Hunde und Affen)

F3 = 1: für Fortpflanzungsstudien, die die gesamte Zeit der Organgenese umfassen

F3 = 2: für eine 6-Monats-Studie bei Nagetieren oder eine 3,5-Jahres-Studie bei Nicht-Nagern

F3 = 5: für eine 3-Monats-Studie bei Nagetieren oder eine 2-Jahres-Studie bei Nicht-Nagern

F3 = 10: für Studien vor kürzerer Dauer.

In jedem Fall wird der größere Faktor für Studienzeiträume verwendet, die zwischen den vorgenannten Zeitangaben liegen, zum Beispiel der Faktor 2 für eine 9-Monats-Studie bei Nagetieren.

F4 – Faktor, der in Fällen starker Toxizität angewendet werden kann, zum Beispiel bei nicht genotoxischer Kanzerogenität, Neurotoxizität oder Teratogenität. In Studien zur Reproduktions-Toxizität werden folgende Faktoren verwendet:

F4 = 1: für eine Toxizität für Fötus und Mutter

F4 = 5: für eine Toxizität ausschließlich für den Fötus

F4 = 5: für einen teratogenen Effekt mit Toxizität für die Mutter

F4 = 10: für einen teratogenen Effekt ohne Toxizität für die Mutter.

F5 – Variabler Faktor, der angewendet werden kann, wenn der NOEL-Wert nicht festgelegt wurde.

Wenn lediglich ein LOEL-Wert zur Verfügung steht, kann in Abhängigkeit von der Stärke der Toxizität ein Faktor bis zu 10 angewendet werden.

Der Faktor für die Körpermasse geht von einer willkürlichen Körpermasse eines erwachsenen Menschen, unabhängig vom Geschlecht, von 50 kg aus. Diese relativ geringe Masse liefert einen zusätzlichen Sicherheitsfaktor im Vergleich zu der häufig bei dieser Berechnungsart angewendeten Standardmasse von 60 oder 70 kg. Die Anhäufung der Sicherheitsfaktoren in der Ermittlung des PDE-Werts erlaubt die Berücksichtigung von erwachsenen Patienten mit einer Körpermasse unter 50 kg. Ist ein Lösungsmittel in einer Zubereitung enthalten, die spezifisch zur pädiatrischen Anwendung vorgesehen ist, so ist eine Anpassung an eine geringere Körpermasse angebracht.

Als ein Beispiel der Anwendung dieser Gleichung wird eine Toxizitätsstudie von Acetonitril bei Mäusen betrachtet, die in *Pharmeuropa*, Vol. 9, Nr. 1, Supplement, April 1997, Seite S24 (englischer Text) zusammengefaßt ist.

Als NOEL-Wert wurden 50,7 mg · kg^{-1} · Tag^{-1} berechnet. Der PDE-Wert für Acetonitril wird in dieser Studie wie folgt berechnet:

$$\text{PDE} = \frac{50{,}7\ \text{mg} \cdot \text{kg}^{-1} \cdot \text{Tag}^{-1} \cdot 50\ \text{kg}}{12 \cdot 10 \cdot 5 \cdot 1 \cdot 1} = 4{,}22\ \text{mg} \cdot \text{Tag}^{-1}$$

In diesem Beispiel sind

F1 = 12 zur Berücksichtigung der Extrapolation von Mäusen auf Menschen

F2 = 10 zur Berücksichtigung von Unterschieden zwischen einzelnen Menschen

F3 = 5, da die Dauer der Studie nur 13 Wochen betrug

F4 = 1, da es sich um keine starke Toxizität handelt

F5 = 1, da der NOEL-Wert bestimmt wurde.

Tab. 5.4 A3-1: Werte, die in Berechnungen dieses Allgemeinen Textes verwendet werden

Körpermasse von Ratten	330 g
Körpermasse von trächtigen Ratten	425 g
Körpermasse von Mäusen	28 g
Körpermasse von trächtigen Mäusen	30 g
Körpermasse von Meerschweinchen	500 g
Körpermasse von Rhesusaffen	2,5 kg
Körpermasse von Kaninchen (trächtig oder nicht trächtig)	4 kg
Körpermasse von Hunden der Rasse „Beagle“	11,5 kg
Atmungsvolumen von Ratten	290 l je Tag
Atmungsvolumen von Mäusen	43 l je Tag
Atmungsvolumen von Kaninchen	1 440 l je Tag
Atmungsvolumen von Meerschweinchen	430 l je Tag
Atmungsvolumen des Menschen	28 800 l je Tag
Atmungsvolumen von Hunden	9 000 l je Tag
Atmungsvolumen von Affen	1 150 l je Tag
Wasserbedarf von Mäusen	5 ml je Tag
Wasserbedarf von Ratten	30 ml je Tag
Futterbedarf von Ratten	30 g je Tag

Die Gleichung $P \cdot V = n \cdot R \cdot T$ für ideale Gase wird verwendet, um die Konzentrationen von Gasen, die in Inhalationsstudien verwendet werden, von ppm in mg · l^{-1} oder mg · m^{-3} umzurechnen. Als Beispiel wird eine Studie zur Reproduktions-Toxizität von Ratten bei Inhala-

Allg. Texte

tion von Tetrachlorkohlenstoff (relative Molekülmasse 153,84) betrachtet, die in *Pharmeuropa*, Vol. 9, Nr. 1, Supplement, April 1997, Seite S9 (englischer Text) zusammengefaßt ist.

$$\frac{n}{V} = \frac{P}{R \cdot T} = \frac{300 \cdot 10^{-6}\text{atm} \cdot 153840\ \text{mg} \cdot \text{mol}^{-1}}{0{,}082\ \text{l} \cdot \text{atm} \cdot \text{K}^{-1} \cdot \text{mol}^{-1} \cdot 298\ \text{K}} =$$

$$\frac{46{,}15\ \text{mg}}{24{,}45\ \text{l}} = 1{,}89\ \text{mg} \cdot \text{l}^{-1}$$

Die Beziehung 1000 l = 1 m^3 wird zur Umrechnung in $mg \cdot m^{-3}$ verwendet.

5.5 Ethanoltabelle

Als Grundlage für die Erarbeitung der folgenden Tabelle dient die allgemeine Formel zur Alkoholometrie, auf die sich der Rat der Europäischen Gemeinschaften geeinigt hat. Diese Formel wurde in der Richtlinie des Rates vom 27. Juli 1976 zur Angleichung der Rechtsvorschriften der Mitgliedstaaten über Alkoholtafeln (76/766/EWG) [ABl. Nr. L 262 vom 27. 9. 1976, S. 149] veröffentlicht.

Ethanolgehalt % (*V*/*V*)	**Ethanolgehalt** % (*m*/*m*)	**Dichte** ϱ_{20} **(kg · m^{-3})**
0,0	0,0	998,20
0,1	0,08	998,05
0,2	0,16	997,90
0,3	0,24	997,75
0,4	0,32	997,59
0,5	0,40	997,44
0,6	0,47	997,29
0,7	0,55	997,14
0,8	0,63	996,99
0,9	0,71	996,85
1,0	0,79	996,70
1,1	0,87	996,55
1,2	0,95	996,40
1,3	1,03	996,25
1,4	1,11	996,11
1,5	1,19	995,96
1,6	1,27	995,81
1,7	1,35	995,67
1,8	1,43	995,52
1,9	1,51	995,38
2,0	1,59	995,23
2,1	1,67	995,09
2,2	1,75	994,94
2,3	1,82	994,80
2,4	1,90	994,66
2,5	1,98	994,51
2,6	2,06	994,37
2,7	2,14	994,23
2,8	2,22	994,09
2,9	2,30	993,95
3,0	2,38	993,81
3,1	2,46	993,66
3,2	2,54	993,52
3,3	2,62	993,38
3,4	2,70	993,24
3,5	2,78	993,11
3,6	2,86	992,97
3,7	2,94	992,83
3,8	3,02	992,69
3,9	3,10	992,55
4,0	3,18	992,41
4,1	3,26	992,28
4,2	3,34	992,14
4,3	3,42	992,00
4,4	3,50	991,87
4,5	3,58	991,73
4,6	3,66	991,59
4,7	3,74	991,46
4,8	3,82	991,32
4,9	3,90	991,19

Ethanolgehalt % (*V*/*V*)	**Ethanolgehalt** % (*m*/*m*)	**Dichte** ϱ_{20} **(kg · m^{-3})**
5,0	3,98	991,06
5,1	4,06	990,92
5,2	4,14	990,79
5,3	4,22	990,65
5,4	4,30	990,52
5,5	4,38	990,39
5,6	4,46	990,26
5,7	4,54	990,12
5,8	4,62	989,99
5,9	4,70	989,86
6,0	4,78	989,73
6,1	4,86	989,60
6,2	4,95	989,47
6,3	5,03	989,34
6,4	5,11	989,21
6,5	5,19	989,08
6,6	5,27	988,95
6,7	5,35	988,82
6,8	5,43	988,69
6,9	5,51	988,56
7,0	5,59	988,43
7,1	5,59	988,30
7,2	5,75	988,18
7,3	5,83	988,05
7,4	5,91	987,92
7,5	5,99	987,79
7,6	6,07	987,67
7,7	6,15	987,54
7,8	6,23	987,42
7,9	6,32	987,29
8,0	6,40	987,16
8,1	6,48	987,04
8,2	6,56	986,91
8,3	6,64	986,79
8,4	6,72	986,66
8,5	6,80	986,54
8,6	6,88	986,42
8,7	6,96	986,29
8,8	7,04	986,17
8,9	7,12	986,05
9,0	7,20	985,92
9,1	7,29	985,80
9,2	7,37	985,68
9,3	7,45	985,56
9,4	7,53	985,44
9,5	7,61	985,31
9,6	7,69	985,19
9,7	7,77	985,07
9,8	7,85	984,95
9,9	7,93	984,83

Ethanolgehalt % (*V*/*V*)	**Ethanolgehalt** % (*m*/*m*)	**Dichte** ϱ_{20} (kg · m^{-3})
10,0	8,01	984,71
10,1	8,10	984,59
10,2	8,18	984,47
10,3	8,26	984,35
10,4	8,34	984,23
10,5	8,42	984,11
10,6	8,50	983,99
10,7	8,58	983,88
10,8	8,66	983,76
10,9	8,75	983,64
11,0	8,83	983,52
11,1	8,91	983,40
11,2	8,99	983,29
11,3	9,07	983,17
11,4	9,15	983,05
11,5	9,23	982,94
11,6	9,32	982,82
11,7	9,40	982,70
11,8	9,48	982,59
11,9	9,56	982,47
12,0	9,64	982,35
12,1	9,72	982,24
12,2	9,80	982,12
12,3	9,89	982,01
12,4	9,97	981,89
12,5	10,05	981,78
12,6	10,13	981,67
12,7	10,21	981,55
12,8	10,29	981,44
12,9	10,37	981,32
13,0	10,46	981,21
13,1	10,54	981,10
13,2	10,62	980,98
13,3	10,70	980,87
13,4	10,78	980,76
13,5	10,87	980,64
13,6	10,95	980,53
13,7	11,03	980,42
13,8	11,11	980,31
13,9	11,19	980,19
14,0	11,27	980,08
14,1	11,36	979,97
14,2	11,44	979,86
14,3	11,52	979,75
14,4	11,60	979,64
14,5	11,68	979,52
14,6	11,77	979,41
14,7	11,85	979,30
14,8	11,93	979,19
14,9	12,01	979,08
15,0	12,09	978,97
15,1	12,17	978,86
15,2	12,26	978,75
15,3	12,34	978,64
15,4	12,42	978,53
15,5	12,50	978,42
15,6	12,59	978,31
15,7	12,67	978,20
15,8	12,75	978,09
15,9	12,83	977,98
16,0	12,91	977,87
16,1	13,00	977,76
16,2	13,08	977,65
16,3	13,16	977,55
16,4	13,24	977,44
16,5	13,32	977,33
16,6	13,41	977,22
16,7	13,49	977,11
16,8	13,57	977,00
16,9	13,65	976,89
17,0	13,74	976,79
17,1	13,82	976,68
17,2	13,90	976,57
17,3	13,98	976,46
17,4	14,07	976,35
17,5	14,15	976,25
17,6	14,23	976,14
17,7	14,31	976,03
17,8	14,40	975,92
17,9	14,48	975,81
18,0	14,56	975,71
18,1	14,64	975,60
18,2	14,73	975,49
18,3	14,81	975,38
18,4	14,89	975,28
18,5	14,97	975,17
18,6	15,06	975,06
18,7	15,14	974,95
18,8	15,22	974,85
18,9	15,30	974,74
19,0	15,39	974,63
19,1	15,47	974,52
19,2	15,55	974,42
19,3	15,63	974,31
19,4	15,72	974,20
19,5	15,80	974,09
19,6	15,88	973,99
19,7	15,97	973,88
19,8	16,05	973,77
19,9	16,13	973,66
20,0	16,21	973,56
20,1	16,30	973,45
20,2	16,38	973,34
20,3	16,46	973,24
20,4	16,55	973,13
20,5	16,63	973,02
20,6	16,71	972,91
20,7	16,79	972,80
20,8	16,88	972,70
20,9	16,96	972,59
21,0	17,04	972,48
21,1	17,13	972,37
21,2	17,21	972,27
21,3	17,29	972,16
21,4	17,38	972,05
21,5	17,46	971,94
21,6	17,54	971,83
21,7	17,62	971,73
21,8	17,71	971,62
21,9	17,79	971,51

Ethanolgehalt % (*V*/*V*)	**Ethanolgehalt** % (*m*/*m*)	**Dichte** ϱ_{20} **(kg · m^{-3})**
22,0	17,87	971,40
22,1	17,96	971,29
22,2	18,04	971,18
22,3	18,12	971,08
22,4	18,21	970,97
22,5	18,29	970,86
22,6	18,37	970,75
22,7	18,46	970,64
22,8	18,54	970,53
22,9	18,62	970,42
23,0	18,71	970,31
23,1	18,79	970,20
23,2	18,87	970,09
23,3	18,96	969,98
23,4	19,04	969,87
23,5	19,13	969,76
23,6	19,21	969,65
23,7	19,29	969,54
23,8	19,38	969,43
23,9	19,46	969,32
24,0	19,54	969,21
24,1	19,63	969,10
24,2	19,71	968,99
24,3	19,79	968,88
24,4	19,88	968,77
24,5	19,96	968,66
24,6	20,05	968,55
24,7	20,13	968,43
24,8	20,21	968,32
24,9	20,30	968,21
25,0	20,38	968,10
25,1	20,47	967,99
25,2	20,55	967,87
25,3	0,63	967,76
25,4	20,72	967,65
25,5	20,80	967,53
25,6	20,88	967,42
25,7	20,97	967,31
25,8	21,05	967,19
25,9	21,14	967,08
26,0	21,22	966,97
26,1	21,31	966,85
26,2	21,39	966,74
26,3	21,47	966,62
26,4	21,56	966,51
26,5	21,64	966,39
26,6	21,73	966,28
26,7	21,81	966,16
26,8	21,90	966,05
26,9	21,98	965,93
27,0	22,06	965,81
27,1	22,15	965,70
27,2	22,23	965,58
27,3	22,32	965,46
27,4	22,40	965,35
27,5	22,49	965,23
27,6	22,57	965,11
27,7	22,65	964,99
27,8	22,74	964,88
27,9	22,82	964,76

Ethanolgehalt % (*V*/*V*)	**Ethanolgehalt** % (*m*/*m*)	**Dichte** ϱ_{20} **(kg · m^{-3})**
28,0	22,91	964,64
28,1	22,99	964,52
28,2	23,08	964,40
28,3	23,16	964,28
28,4	23,25	964,16
28,5	23,33	964,04
28,6	23,42	963,92
28,7	23,50	963,80
28,8	23,59	963,68
28,9	23,67	963,53
29,0	23,76	963,44
29,1	23,84	963,32
29,2	23,93	963,20
29,3	24,01	963,07
29,4	24,10	962,95
29,5	24,18	962,83
29,6	24,27	962,71
29,7	24,35	962,58
29,8	24,44	962,46
29,9	24,52	962,33
30,0	24,61	962,21
30,1	24,69	962,09
30,2	24,78	961,96
30,3	24,86	961,84
30,4	24,95	961,71
30,5	25,03	961,59
30,6	25,12	961,46
30,7	25,20	961,33
30,8	25,29	961,21
30,9	25,38	961,08
31,0	25,46	960,95
31,1	25,55	960,82
31,2	25,63	960,70
31,3	25,72	960,57
31,4	25,80	960,44
31,5	25,89	960,31
31,6	25,97	960,18
31,7	26,06	960,05
31,8	26,15	959,92
31,9	26,23	959,79
32,0	26,32	959,66
32,1	26,40	959,53
32,2	26,49	959,40
32,3	26,57	959,27
32,4	26,66	959,14
32,5	26,75	959,01
32,6	26,83	958,87
32,7	26,92	958,74
32,8	27,00	958,61
32,9	27,09	958,47
33,0	27,18	958,34
33,1	27,26	958,20
33,2	27,35	958,07
33,3	27,44	957,94
33,4	27,52	957,80
33,5	27,61	957,66
33,6	27,69	957,53
33,7	27,78	957,39
33,8	27,87	957,26
33,9	27,95	957,12

Ethanolgehalt % (*V*/*V*)	**Ethanolgehalt** % (*m*/*m*)	**Dichte** ϱ_{20} **(kg · m^{-3})**
34,0	28,04	956,98
34,1	28,13	956,84
34,2	28,21	956,70
34,3	28,30	956,57
34,4	28,39	956,43
34,5	28,47	956,29
34,6	28,56	956,15
34,7	28,65	956,01
34,8	28,73	955,87
34,9	28,82	955,73
35,0	28,91	955,59
35,1	28,99	955,45
35,2	29,08	955,30
35,3	29,17	955,16
35,4	29,26	955,02
35,5	29,34	954,88
35,6	29,43	954,73
35,7	29,52	954,59
35,8	29,60	954,44
35,9	29,69	954,30
36,0	29,78	954,15
36,1	29,87	954,01
36,2	29,95	953,86
36,3	30,04	953,72
36,4	30,13	953,57
36,5	30,21	953,42
36,6	30,30	953,28
36,7	30,39	953,13
36,8	30,48	952,98
36,9	30,56	952,83
37,0	30,65	952,69
37,1	30,74	952,54
37,2	30,83	952,39
37,3	30,92	952,24
37,4	31,00	952,09
37,5	31,09	951,94
37,6	31,18	951,79
37,7	31,27	951,63
37,8	31,35	951,48
37,9	31,44	951,33
38,0	31,53	951,18
38,1	31,62	951,02
38,2	31,71	950,87
38,3	31,79	950,72
38,4	31,88	950,56
38,5	31,97	950,41
38,6	32,06	950,25
38,7	32,15	950,10
38,8	32,24	949,94
38,9	32,32	949,79
39,0	32,41	949,63
39,1	32,50	949,47
39,2	32,59	949,32
39,3	32,68	949,16
39,4	32,77	949,00
39,5	32,86	948,84
39,6	32,94	948,68
39,7	33,03	948,52
39,8	33,12	948,37
39,9	33,21	948,21
40,0	33,30	948,05
40,1	33,39	947,88
40,2	33,48	947,72
40,3	33,57	947,56
40,4	33,66	947,40
40,5	33,74	947,24
40,6	33,83	947,08
40,7	33,92	946,91
40,8	34,01	946,75
40,9	34,10	946,58
41,0	34,19	946,42
41,1	34,28	946,26
41,2	34,37	946,09
41,3	34,46	945,93
41,4	34,55	945,76
41,5	34,64	945,59
41,6	34,73	945,43
41,7	34,82	945,26
41,8	34,91	945,09
41,9	35,00	944,93
42,0	35,09	944,76
42,1	35,18	944,59
42,2	35,27	944,42
42,3	35,36	944,25
42,4	35,45	944,08
42,5	35,54	943,91
42,6	35,63	943,74
42,7	35,72	943,57
42,8	35,81	943,40
42,9	35,90	943,23
43,0	35,99	943,06
43,1	36,08	942,88
43,2	36,17	942,71
43,3	36,26	942,54
43,4	36,35	942,37
43,5	36,44	942,19
43,6	36,53	942,02
43,7	36,62	941,84
43,8	36,71	941,67
43,9	36,80	941,49
44,0	36,89	941,32
44,1	36,98	941,14
44,2	37,07	940,97
44,3	37,16	940,79
44,4	37,25	940,61
44,5	37,35	940,43
44,6	37,44	940,26
44,7	37,53	940,08
44,8	37,62	939,90
44,9	37,71	939,72
45,0	37,80	939,54
45,1	37,89	939,36
45,2	37,98	939,18
45,3	38,08	939,00
45,4	38,17	938,82
45,5	38,26	938,64
45,6	38,35	938,46
45,7	38,44	938,28
45,8	38,53	938,10
45,9	38,62	937,91

Ethanolgehalt % (*V*/*V*)	**Ethanolgehalt** % (*m*/*m*)	**Dichte** ϱ_{20} **(kg · m^{-3})**
46,0	38,72	937,73
46,1	38,81	937,55
46,2	38,90	937,36
46,3	38,99	937,18
46,4	39,08	937,00
46,5	39,18	936,81
46,6	39,27	936,63
46,7	39,36	936,44
46,8	39,45	936,26
46,9	39,54	936,07
47,0	39,64	935,88
47,1	39,73	935,70
47,2	39,82	935,51
47,3	39,91	935,32
47,4	40,00	935,14
47,5	40,10	934,95
47,6	40,19	934,76
47,7	40,28	934,57
47,8	40,37	934,38
47,9	40,47	934,19
48,0	40,56	934,00
48,1	40,65	933,81
48,2	40,75	933,62
48,3	40,84	933,43
48,4	40,93	933,24
48,5	41,02	933,05
48,6	41,12	932,86
48,7	41,21	932,67
48,8	41,30	932,47
48,9	41,40	932,28
49,0	41,49	932,09
49,1	41,58	931,90
49,2	41,68	931,70
49,3	41,77	931,51
49,4	41,86	931,31
49,5	41,96	931,12
49,6	42,05	930,92
49,7	42,14	930,73
49,8	42,24	930,53
49,9	42,33	930,34
50,0	42,43	930,14
50,1	42,52	929,95
50,2	42,61	929,75
50,3	42,71	929,55
50,4	42,80	929,35
50,5	42,90	929,16
50,6	42,99	928,96
50,7	43,08	928,76
50,8	43,18	928,56
50,9	43,27	928,36
51,0	43,37	928,16
51,1	43,46	927,96
51,2	43,56	927,77
51,3	43,65	927,57
51,4	43,74	927,36
51,5	43,84	927,16
51,6	43,93	926,96
51,7	44,03	926,76
51,8	44,12	926,56
51,9	44,22	926,36

Ethanolgehalt % (*V*/*V*)	**Ethanolgehalt** % (*m*/*m*)	**Dichte** ϱ_{20} **(kg · m^{-3})**
52,0	44,31	926,16
52,1	44,41	925,95
52,2	44,50	925,75
52,3	44,60	925,55
52,4	44,69	925,35
52,5	44,79	925,14
52,6	44,88	924,94
52,7	33,98	924,73
52,8	45,07	924,53
52,9	45,17	924,32
53,0	45,26	924,12
53,1	45,36	923,91
53,2	45,46	923,71
53,3	45,55	923,50
53,4	45,65	923,30
53,5	45,74	923,09
53,6	45,84	922,88
53,7	45,93	922,68
53,8	46,03	922,47
53,9	46,13	922,26
54,0	46,22	922,06
54,1	46,32	921,85
54,2	46,41	921,64
54,3	46,51	921,43
54,4	46,61	921,22
54,5	46,70	921,01
54,6	46,80	920,80
54,7	46,90	920,59
54,8	46,99	920,38
54,9	47,09	920,17
55,0	47,18	919,96
55,1	47,28	919,75
55,2	47,38	919,54
55,3	47,47	919,33
55,4	47,57	919,12
55,5	47,67	918,91
55,6	47,77	918,69
55,7	47,86	918,48
55,8	47,96	918,27
55,9	48,06	918,06
56,0	48,15	917,84
56,1	48,25	917,63
56,2	48,35	917,42
56,3	48,45	917,20
56,4	48,54	916,99
56,5	48,64	916,77
56,6	48,74	916,56
56,7	48,84	916,35
56,8	48,93	916,13
56,9	49,03	915,91
57,0	49,13	915,70
57,1	49,23	915,48
57,2	49,32	915,27
57,3	49,42	915,05
57,4	49,52	914,83
57,5	49,62	914,62
57,6	49,72	914,40
57,7	49,81	914,18
57,8	49,91	913,97
57,9	50,01	913,85

Ethanolgehalt % (*V*/*V*)	**Ethanolgehalt** % (*m*/*m*)	**Dichte** ϱ_{20} (kg · m^{-3})
58,0	50,11	913,53
58,1	50,21	913,31
58,2	50,31	913,09
58,3	50,40	912,87
58,4	50,50	912,65
58,5	50,60	912,43
58,6	50,70	912,22
58,7	50,80	912,00
58,8	50,90	911,78
58,9	51,00	911,55
59,0	51,10	911,33
59,1	51,19	911,11
59,2	51,29	910,89
59,3	51,39	910,67
59,4	51,49	910,45
59,5	51,59	910,23
59,6	51,69	910,01
59,7	51,79	909,78
59,8	51,89	909,56
59,9	51,99	909,34
60,0	52,09	909,11
60,1	52,19	908,89
60,2	52,29	908,67
60,3	52,39	908,44
60,4	52,49	908,22
60,5	52,59	908,00
60,6	52,69	907,77
60,7	52,79	907,55
60,8	52,89	907,32
60,9	52,99	907,10
61,0	53,09	906,87
61,1	53,19	906,64
61,2	53,29	906,42
61,3	53,39	906,19
61,4	53,49	905,97
61,5	53,59	905,74
61,6	53,69	905,51
61,7	53,79	905,29
61,8	53,89	905,06
61,9	53,99	904,83
62,0	54,09	904,60
62,1	54,19	904,37
62,2	54,30	904,15
62,3	54,40	903,92
62,4	54,50	903,69
62,5	54,60	903,46
62,6	54,70	903,23
62,7	54,80	903,00
62,8	54,90	902,77
62,9	55,00	902,54
63,0	55,11	902,31
63,1	55,21	902,08
63,2	55,31	901,85
63,3	55,41	901,62
63,4	55,51	901,39
63,5	55,61	901,15
63,6	55,72	900,92
63,7	55,82	900,69
63,8	55,92	900,46
63,9	56,02	900,23

Ethanolgehalt % (*V*/*V*)	**Ethanolgehalt** % (*m*/*m*)	**Dichte** ϱ_{20} (kg · m^{-3})
64,0	56,12	899,99
64,1	56,23	899,76
64,2	56,33	899,53
64,3	56,43	899,29
64,4	56,53	899,06
64,5	56,64	898,83
64,6	56,74	898,59
64,7	56,84	898,36
64,8	56,94	898,12
64,9	57,05	897,89
65,0	57,15	897,65
65,1	57,25	897,42
65,2	57,36	897,18
65,3	57,46	896,94
65,4	57,56	896,71
65,5	57,67	896,47
65,6	57,77	896,23
65,7	57,87	896,00
65,8	57,98	895,76
65,9	58,08	895,52
66,0	58,18	895,28
66,1	58,29	895,05
66,2	58,39	894,81
66,3	58,49	894,57
66,4	58,60	894,33
66,5	58,70	894,09
66,6	58,81	893,85
66,7	58,91	893,61
66,8	59,01	893,37
66,9	59,12	893,13
67,0	59,22	892,89
67,1	59,33	892,65
67,2	59,43	892,41
67,3	59,54	892,17
67,4	59,64	891,93
67,5	59,74	891,69
67,6	59,85	891,45
67,7	59,95	891,20
67,8	60,06	890,96
67,9	60,16	890,72
68,0	60,27	890,48
68,1	60,37	890,23
68,2	60,48	889,99
68,3	60,58	889,75
68,4	60,69	889,50
68,5	60,80	889,26
68,6	60,90	889,01
68,7	61,01	888,77
68,8	60,11	888,52
68,9	61,22	888,28
69,0	61,32	888,03
69,1	61,43	887,79
69,2	61,54	887,54
69,3	61,64	887,29
69,4	61,75	887,05
69,5	61,85	886,80
69,6	61,96	886,55
69,7	62,07	886,31
69,8	62,17	886,06
69,9	62,28	885,81

Ethanolgehalt % (*V*/*V*)	**Ethanolgehalt** % (*m*/*m*)	**Dichte** ϱ_{20} **(kg · m^{-3})**
70,0	62,39	885,56
70,1	62,49	885,31
70,2	62,60	885,06
70,3	62,71	884,82
70,4	62,81	884,57
70,5	62,92	884,32
70,6	63,03	884,07
70,7	63,13	883,82
70,8	63,24	883,57
70,9	63,35	883,32
71,0	63,46	883,06
71,1	63,56	882,81
71,2	63,67	882,56
71,3	63,78	882,31
71,4	63,89	882,06
71,5	63,99	881,81
71,6	64,10	881,55
71,7	64,21	881,30
71,8	64,32	881,05
71,9	64,43	880,79
72,0	64,53	880,54
72,1	64,64	880,29
72,2	64,75	880,03
72,3	64,86	879,78
72,4	64,97	879,52
72,5	65,08	879,27
72,6	65,19	879,01
72,7	65,29	878,75
72,8	65,40	878,50
72,9	65,51	878,24
73,0	65,62	877,99
73,1	65,73	877,73
73,2	65,84	877,47
73,3	65,95	877,21
73,4	66,06	876,96
73,5	66,17	876,70
73,6	66,28	876,44
73,7	66,39	876,18
73,8	66,50	875,92
73,9	66,61	875,66
74,0	66,72	875,40
74,1	66,83	875,14
74,2	66,94	874,88
74,3	67,05	874,62
74,4	67,16	874,36
74,5	67,27	874,10
74,6	67,38	873,84
74,7	67,49	873,58
74,8	67,60	873,32
74,9	67,71	873,06
75,0	67,82	872,79
75,1	67,93	872,53
75,2	68,04	872,27
75,3	68,15	872,00
75,4	68,26	871,74
75,5	68,38	871,48
75,6	68,49	871,21
75,7	68,60	870,95
75,8	68,71	870,68
75,9	68,82	870,42

Ethanolgehalt % (*V*/*V*)	**Ethanolgehalt** % (*m*/*m*)	**Dichte** ϱ_{20} **(kg · m^{-3})**
76,0	68,93	870,15
76,1	69,04	869,89
76,2	69,16	869,62
76,3	69,27	869,35
76,4	69,38	869,09
76,5	69,49	868,82
76,6	69,61	868,55
76,7	69,72	868,28
76,8	69,83	868,02
76,9	68,94	867,75
77,0	70,06	867,48
77,1	70,17	867,21
77,2	70,28	866,94
77,3	70,39	866,67
77,4	70,51	866,40
77,5	70,62	866,13
77,6	70,73	865,86
77,7	70,85	865,59
77,8	70,96	865,32
77,9	71,07	865,05
78,0	71,19	864,78
78,1	71,30	864,50
78,2	71,41	864,23
78,3	71,53	863,96
78,4	71,64	863,69
78,5	71,76	863,41
78,6	71,87	863,14
78,7	71,98	862,86
78,8	72,10	862,59
78,9	72,21	862,31
79,0	72,33	862,04
79,1	72,44	861,76
79,2	72,56	861,49
79,3	72,67	861,21
79,4	72,79	860,94
79,5	72,90	860,66
79,6	73,02	860,38
79,7	73,13	860,10
79,8	73,25	859,83
79,9	73,36	859,55
80,0	73,48	859,27
80,1	73,60	858,99
80,2	73,71	858,71
80,3	73,83	858,43
80,4	73,94	858,15
80,5	74,06	857,87
80,6	74,18	857,59
80,7	74,29	857,31
80,8	74,41	857,03
80,9	74,53	856,75
81,0	74,64	856,46
81,1	74,76	856,18
81,2	74,88	855,90
81,3	74,99	855,62
81,4	75,11	855,33
81,5	75,23	855,05
81,6	75,34	854,76
81,7	75,46	854,48
81,8	75,58	854,19
81,9	75,70	853,91

Ethanolgehalt % (*V*/*V*)	**Ethanolgehalt** % (*m*/*m*)	**Dichte** ϱ_{20} **(kg · m⁻³)**
82,0	75,82	853,62
82,1	75,93	853,34
82,2	76,05	853,05
82,3	76,17	852,76
82,4	76,29	852,48
82,5	76,41	852,19
82,6	76,52	851,90
82,7	76,64	851,61
82,8	76,76	851,32
82,9	76,88	851,03
83,0	77,00	850,74
83,1	77,12	850,45
83,2	77,24	850,16
83,3	77,36	849,87
83,4	77,48	849,58
83,5	77,60	849,29
83,6	77,72	848,99
83,7	77,84	848,70
83,8	77,96	848,41
83,9	78,08	848,11
84,0	78,20	847,82
84,1	78,32	847,53
84,2	78,44	847,23
84,3	78,56	846,93
84,4	78,68	846,64
84,5	78,80	846,34
84,6	78,92	846,05
84,7	79,04	845,75
84,8	79,16	845,45
84,9	79,28	845,15
85,0	79,40	844,85
85,1	79,53	844,55
85,2	79,65	844,25
85,3	79,77	843,95
85,4	79,89	843,65
85,5	80,01	843,35
85,6	80,14	843,05
85,7	80,26	842,75
85,8	80,38	842,44
85,9	80,50	842,14
86,0	80,63	841,84
86,1	80,75	841,53
86,2	80,87	841,23
86,3	81,00	840,92
86,4	81,12	840,62
86,5	81,24	840,31
86,6	81,37	840,00
86,7	81,49	839,70
86,8	81,61	839,39
86,9	81,74	839,08
87,0	81,86	838,77
87,1	81,99	838,46
87,2	82,11	838,15
87,3	82,24	837,84
87,4	82,36	837,52
87,5	82,49	837,21
87,6	82,61	836,90
87,7	82,74	836,59
87,8	82,86	836,27
87,9	82,99	835,96

Ethanolgehalt % (*V*/*V*)	**Ethanolgehalt** % (*m*/*m*)	**Dichte** ϱ_{20} **(kg · m⁻³)**
88,0	83,11	835,64
88,1	83,24	835,32
88,2	83,37	835,01
88,3	83,49	834,69
88,4	83,62	834,37
88,5	83,74	834,05
88,6	83,87	833,73
88,7	84,00	833,41
88,8	84,13	833,09
88,9	84,25	832,77
89,0	84,38	832,45
89,1	84,51	832,12
89,2	84,64	831,80
89,3	87,76	831,48
89,4	84,89	831,15
89,5	85,02	830,82
89,6	85,15	830,50
89,7	85,28	830,17
89,8	85,41	829,84
89,9	85,54	829,51
90,0	85,66	829,18
90,1	85,79	828,85
90,2	85,92	828,52
90,3	86,05	828,19
90,4	86,18	827,85
90,5	86,31	827,52
90,6	86,44	827,18
90,7	86,57	826,85
90,8	86,71	826,51
90,9	86,84	826,17
91,0	86,97	825,83
91,1	87,10	825,49
91,2	87,23	825,15
91,3	87,36	824,81
91,4	87,49	824,47
91,5	87,63	824,13
91,6	87,76	823,78
91,7	87,89	823,44
91,8	88,02	823,09
91,9	88,16	822,74
92,0	88,29	822,39
92,1	88,42	822,04
92,2	88,56	821,69
92,3	88,69	821,34
92,4	88,83	820,99
92,5	88,96	820,63
92,6	89,10	820,28
92,7	89,23	819,92
92,8	89,37	819,57
92,9	89,50	819,21
93,0	89,64	818,85
93,1	89,77	818,49
93,2	89,91	818,12
93,3	90,05	817,76
93,4	90,18	817,40
93,5	90,32	817,03
93,6	90,46	816,66
93,7	90,59	816,30
93,8	90,73	815,93
93,9	90,87	815,55

Ethanolgehalt % (*V*/*V*)	**Ethanolgehalt** % (*m*/*m*)	**Dichte** ϱ_{20} (kg · m^{-3})
94,0	91,01	815,18
94,1	91,15	814,81
94,2	91,29	814,43
94,3	91,43	814,06
94,4	91,56	813,68
94,5	91,70	813,30
94,6	91,84	812,92
94,7	91,98	812,54
94,8	92,13	812,15
94,9	92,27	811,77
95,0	92,41	811,38
95,1	92,55	810,99
95,2	92,69	810,60
95,3	92,83	810,21
95,4	92,98	809,82
95,5	93,12	809,42
95,6	93,26	809,02
95,7	93,41	808,63
95,8	93,55	808,23
95,9	93,69	807,82
96,0	93,84	807,42
96,1	93,98	807,01
96,2	94,13	806,61
96,3	94,27	806,20
96,4	94,42	805,78
96,5	94,57	805,37
96,6	94,71	804,96
96,7	94,86	804,54
96,8	95,01	804,12
96,9	95,16	803,70

Ethanolgehalt % (*V*/*V*)	**Ethanolgehalt** % (*m*/*m*)	**Dichte** ϱ_{20} (kg · m^{-3})
97,0	95,31	803,27
97,1	95,45	802,85
97,2	95,60	802,42
97,3	95,75	801,99
97,4	95,90	801,55
97,5	96,05	801,12
97,6	96,21	800,68
97,7	96,36	800,24
97,8	96,51	799,80
97,9	96,66	799,35
98,0	96,81	798,90
98,1	96,97	798,45
98,2	97,12	798,00
98,3	97,28	797,54
98,4	97,43	797,08
98,5	97,59	796,62
98,6	97,74	796,15
98,7	97,90	795,68
98,8	98,06	795,21
98,9	98,22	794,73
99,0	98,38	794,25
99,1	98,53	793,77
99,2	98,69	793,28
99,3	98,86	792,79
99,4	99,02	792,30
99,5	99,18	791,80
99,6	99,34	791,29
99,7	99,50	790,79
99,8	99,67	790,28
99,9	99,83	789,76
100,0	100,0	789,24

A

1998, 1281

Aceclofenac

Aceclofenacum

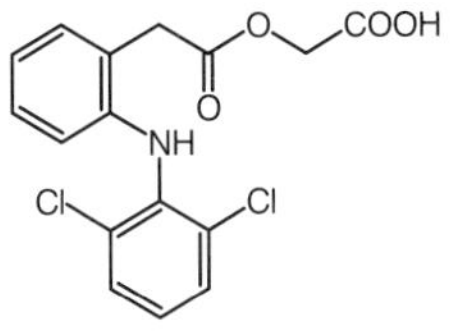

$C_{16}H_{13}Cl_2NO_4$ M_r 354,2

Definition

Aceclofenac enthält mindestens 99,0 und höchstens 101,0 Prozent 2-[[2-[2-[(2,6-Dichlorphenyl])amino]phenyl]acetyl]oxy]essigsäure, berechnet auf die getrocknete Substanz.

Eigenschaften

Weißes bis fast weißes, kristallines Pulver; praktisch unlöslich in Wasser, leicht löslich in Aceton und Dimethylformamid, löslich in Ethanol und Methanol.

Prüfung auf Identität

1: B.

2: A, C.

A. 50,0 mg Substanz werden in Methanol *R* zu 100,0 ml gelöst. 2,0 ml Lösung werden mit Methanol *R* zu 50,0 ml verdünnt. Diese Lösung, zwischen 220 und 370 nm gemessen, zeigt ein Absorptionsmaximum (2.2.25) bei 275 nm. Die spezifische Absorption, im Maximum gemessen, liegt zwischen 320 und 350.

B. Die Prüfung erfolgt mit Hilfe der IR-Spektroskopie (2.2.24) durch Vergleich des Spektrums der Substanz mit dem von Aceclofenac *CRS*.

C. Etwa 10 mg Substanz werden in 10 ml Ethanol 96 % *R* gelöst. 1 ml Lösung wird mit 0,2 ml einer frisch hergestellten Mischung gleicher Volumteile einer Lösung von Kaliumhexacyanoferrat(III) *R* (6 g · l^{-1}) und einer Lösung von Eisen(III)-chlorid *R* (9 g · l^{-1}) versetzt. Nach 5 min langem Stehenlassen unter Lichtschutz werden 3 ml einer Lösung von Salzsäure *R* (10,0 g · l^{-1}) zugesetzt. Wird 15 min lang unter Lichtschutz stehengelassen, entwickelt sich eine blaue Färbung, und ein Niederschlag entsteht.

Prüfung auf Reinheit

Verwandte Substanzen: Die Prüfung erfolgt mit Hilfe der Flüssigchromatographie (2.2.29).

Untersuchungslösung: 0,10 g Substanz werden in der mobilen Phase zu 50,0 ml gelöst.

Referenzlösung a: Eine 5,0 mg Diclofenac entsprechende Menge Diclofenac-Natrium *CRS* wird in der mobilen Phase zu 50,0 ml gelöst.

Referenzlösung b: 2,0 ml Referenzlösung a werden mit der mobilen Phase zu 50,0 ml verdünnt.

Referenzlösung c: 5,0 ml Referenzlösung a werden mit 0,25 ml Untersuchungslösung versetzt und mit der mobilen Phase zu 50,0 ml verdünnt.

Die Chromatographie kann durchgeführt werden mit

- einer Säule aus rostfreiem Stahl von 0,15 m Länge und 4,0 mm innerem Durchmesser, gepackt mit butylsilyliertem Kieselgel zur Chromatographie *R* (5 µm)
- einer Mischung als mobile Phase bei einer Durchflußrate von 1 ml je Minute von 225 Volumteilen Acetonitril *R*, 225 Volumteilen Tetrahydrofuran *R* und 550 Volumteilen einer Lösung von Essigsäure 98 % *R* (1,2 g · l^{-1}), deren *p*H-Wert mit einer Lösung von Natriumhydroxid *R* (40 g · l^{-1}) auf 3,5 eingestellt wurde
- einem Spektrometer als Detektor bei einer Wellenlänge von 275 nm.

10 µl Referenzlösung c werden eingespritzt. Werden die Chromatogramme unter den vorgeschriebenen Bedingungen aufgezeichnet, betragen die Retentionszeiten für Aceclofenac etwa 4 min und für Diclofenac etwa 7 min. Die Empfindlichkeit des Systems wird so eingestellt, daß die Höhe der beiden Hauptpeaks im Chromatogramm der Referenzlösung c mindestens 50 Prozent des maximalen Ausschlags beträgt. Die Prüfung darf nur ausgewertet werden, wenn die Auflösung zwischen den Peaks von Aceclofenac und Diclofenac mindestens 8,0 beträgt.

Je 10 µl Untersuchungslösung und Referenzlösung b werden getrennt eingespritzt. Die Chromatographie erfolgt über eine Dauer, die der 10fachen Retentionszeit des Hauptpeaks entspricht. Im Chromatogramm der Untersuchungslösung darf keine Peakfläche, mit Ausnahme der des Hauptpeaks, größer sein als die Fläche des Hauptpeaks im Chromatogramm der Referenzlösung b (0,2 Prozent); die Summe aller Peakflächen, mit Ausnahme der des Hauptpeaks, darf nicht größer sein als das 2,5fache der Fläche des Hauptpeaks im Chromatogramm der Referenzlösung b (0,5 Prozent). Peaks, deren Fläche kleiner ist als das 0,2fache der Fläche des Hauptpeaks im Chromatogramm der Referenzlösung b, werden nicht berücksichtigt.

Schwermetalle (2.4.8): 2,0 g Substanz werden in einem Quarztiegel mit 2 ml Schwefelsäure *R* befeuchtet. Die

Temperatur wird bis zum Glühen gesteigert. Das Glühen wird so lange fortgesetzt, bis ein weißer bis schwach grauer Rückstand erhalten wird, wobei eine Temperatur von 800 °C nicht überschritten wird. Nach dem Erkaltenlassen werden 3 ml Salzsäure *R* und 1 ml Salpetersäure *R* zugesetzt. Die Mischung wird erhitzt und langsam zur Trockne eingedampft. Nach dem Erkaltenlassen werden 1 ml einer Lösung von Salzsäure *R* (100 g · l^{-1}) und 10,0 ml destilliertes Wasser *R* zugesetzt. Die Mischung wird mit einer Lösung von Ammoniak-Lösung *R* (1,0 g · l^{-1}) unter Zusatz von 0,1 ml Phenolphthalein-Lösung *R* neutralisiert. Nach Zusatz von 2,0 ml einer Lösung von wasserfreier Essigsäure *R* (60 g · l^{-1}) wird die Mischung mit destilliertem Wasser *R* zu 20 ml verdünnt. 12 ml dieser Lösung müssen der Grenzprüfung A auf Schwermetalle entsprechen (10 ppm). Zur Herstellung der Referenzlösung wird die Blei-Lösung (1 ppm Pb) *R* verwendet.

Trocknungsverlust (2.2.32): Höchstens 0,5 Prozent, mit 1,000 g Substanz durch Trocknen im Trockenschrank bei 100 bis 105 °C bestimmt.

Sulfatasche (2.4.14): Höchstens 0,1 Prozent, mit 1,0 g Substanz bestimmt.

Gehaltsbestimmung

0,300 g Substanz, in 40 ml Methanol *R* gelöst, werden mit Natriumhydroxid-Lösung (0,1 mol · l^{-1}) titriert. Der Endpunkt wird mit Hilfe der Potentiometrie (2.2.20) bestimmt.

1 ml Natriumhydroxid-Lösung (0,1 mol · l^{-1}) entspricht 35,42 mg $C_{16}H_{13}Cl_2NO_4$.

Lagerung

Gut verschlossen, vor Licht geschützt.

Verunreinigungen

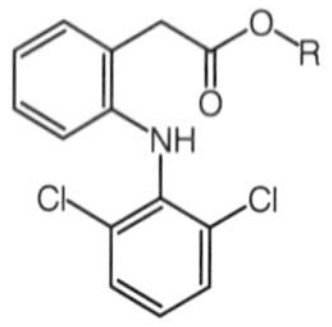

A. R = H: 2-[2-[(2,6-Dichlorphenyl)amino]phenyl]essigsäure
(Diclofenac)
B. R = CH_3: Methyl-2-[2-[(2,6-dichlorphenyl)amino]phenyl]acetat
(Diclofenac-Methylester)
C. R = C_2H_5: Ethyl-2-[2-[(2,6-dichlorphenyl)amino]phenyl]acetat
(Diclofenac-Ethylester)

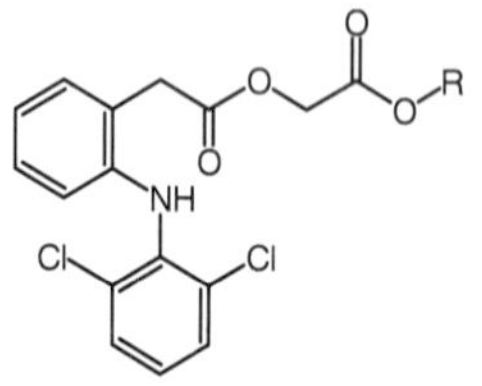

D. R = CH_3: 2-[[2-[2-[(2,6-Dichlorphenyl)amino]phenyl]acetyl]oxy]methylacetat
(Aceclofenac-Methylester)
E. R = C_2H_5: 2-[[2-[2-[(2,6-Dichlorphenyl)amino]phenyl]acetyl]oxy]ethylacetat
(Aceclofenac-Ethylester)
F. R = CH_2–C_6H_5: 2-[[2-[2-[(2,6-Dichlorphenyl)amino]phenyl]acetyl]oxy]benzylacetat
(Aceclofenac-Benzylester).

1998, 1282

Acesulfam-Kalium

Acesulfamum kalicum

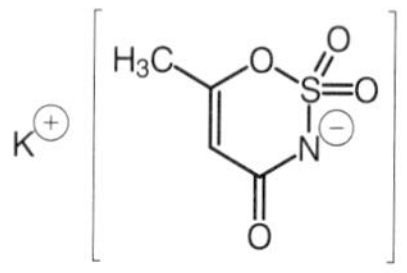

$C_4H_4KNO_4S$ M_r 201,2

Definition

Acesulfam-Kalium enthält mindestens 99,0 und höchstens 101,0 Prozent 6-Methyl-1,2,3-oxathiazin-4(3*H*)-on-2,2-dioxid, Kaliumsalz, berechnet auf die getrocknete Substanz.

Eigenschaften

Weißes, kristallines Pulver oder farblose Kristalle; löslich in Wasser, sehr schwer löslich in Aceton und Ethanol.

Prüfung auf Identität

1: A, C.
2: B, C.

A. Die Prüfung erfolgt mit Hilfe der IR-Spektroskopie (2.2.24) durch Vergleich des Spektrums der Substanz mit dem von Acesulfam-Kalium *CRS*. Die Prüfung erfolgt mit Hilfe von Preßlingen.

B. Die Prüfung erfolgt mit Hilfe der Dünnschichtchromatographie (2.2.27) unter Verwendung einer Schicht von Cellulose *R*.

Untersuchungslösung: 5 mg Substanz werden in Wasser *R* zu 5 ml gelöst.

Referenzlösung a: 5 mg Acesulfam-Kalium *CRS* werden in Wasser *R* zu 5 ml gelöst.

Referenzlösung b: 5 mg Acesulfam-Kalium *CRS* und 5 mg Saccharin-Natrium *R* werden in Wasser *R* zu 5 ml gelöst.

Auf die Platte werden getrennt je 5 µl jeder Lösung bandförmig aufgetragen. Die Chromatographie erfolgt 2mal mit einer Mischung von 10 Volumteilen konzentrierter Ammoniak-Lösung *R*, 60 Volumteilen Ethylacetat *R* und 60 Volumteilen Aceton *R* über eine Laufstrecke von 15 cm. Die Platte wird im Warmluftstrom getrocknet und im ultravioletten Licht bei 254 nm ausgewertet. Die Hauptzone im Chromatogramm der Untersuchungslösung entspricht in bezug auf Lage und Größe der Hauptzone im Chromatogramm der Referenzlösung a. Die Prüfung darf nur ausgewertet werden, wenn das Chromatogramm der Referenzlösung b deutlich voneinander getrennt 2 Zonen zeigt.

C. 0,5 ml Prüflösung (siehe „Prüfung auf Reinheit") geben die Identitätsreaktion b auf Kalium (2.3.1).

Prüfung auf Reinheit

Prüflösung: 10,0 g Substanz werden in kohlendioxidfreiem Wasser *R* zu 50 ml gelöst.

Aussehen der Lösung: Die Prüflösung muß klar (2.2.1) und farblos (2.2.2, Methode II) sein.

Sauer oder alkalisch reagierende Substanzen: 20 ml Prüflösung werden mit 0,1 ml Bromthymolblau-Lösung *R* 1 versetzt. Bis zum Farbumschlag dürfen höchstens 0,2 ml Salzsäure (0,01 mol · l^{-1}) oder Natriumhydroxid-Lösung (0,01 mol · l^{-1}) verbraucht werden.

Acetylacetamid: Die Prüfung erfolgt mit Hilfe der Dünnschichtchromatographie (2.2.27) unter Verwendung einer Schicht eines geeigneten Kieselgels.

Untersuchungslösung: 0,80 g Substanz werden in Wasser *R* zu 10 ml gelöst.

Referenzlösung a: 50 mg Acetylacetamid *R* werden in Wasser *R* zu 25 ml gelöst. 5 ml Lösung werden mit 45 ml Wasser *R* versetzt und mit Methanol *R* zu 100 ml verdünnt.

Referenzlösung b: 10 ml Referenzlösung a werden mit 1 ml Untersuchungslösung versetzt und mit Methanol *R* zu 20 ml verdünnt.

Auf die Platte werden 5 µl jeder Lösung getrennt aufgetragen. Die Chromatographie erfolgt mit einer Mischung von 2 Volumteilen Wasser *R*, 15 Volumteilen Ethanol 96 % *R* und 74 Volumteilen Ethylacetat *R* über eine Laufstrecke von 15 cm. Die Platte wird an der Luft trocknen gelassen, bis die Lösungsmitteldämpfe vollständig verschwunden sind, mit Vanillin-Phosphorsäure-Lösung *R* besprüht und etwa 10 min lang bei 120 °C erhitzt. Die Platte wird im Tageslicht ausgewertet. Im Chromatogramm der Untersuchungslösung darf ein dem Acetylacetamid entsprechender Fleck nicht stärker gefärbt sein als der Fleck im Chromatogramm der Referenzlösung a (0,125 Prozent). Die Prüfung darf nur ausgewertet werden, wenn das Chromatogramm der Referenzlösung a einen deutlich sichtbaren Fleck und das Chromatogramm der Referenzlösung b deutlich voneinander getrennt 2 Flecke zeigt.

Verunreinigung B, verwandte Substanzen: Die Prüfung erfolgt mit Hilfe der Flüssigchromatographie (2.2.29).

Untersuchungslösung: 0,100 g Substanz werden in Wasser *R* zu 10,0 ml gelöst.

Referenzlösung a: 20,0 mg Acesulfam-Kalium-Verunreinigung B *CRS* werden in Wasser *R* zu 500,0 ml gelöst. 0,5 ml Lösung werden mit Wasser *R* zu 100,0 ml verdünnt.

Referenzlösung b: 10,0 mg Acesulfam-Kalium-Verunreinigung B *CRS* und 10,0 mg Acesulfam-Kalium *CRS* werden in Wasser *R* zu 500,0 ml gelöst. 5,0 ml Lösung werden mit Wasser *R* zu 100,0 ml verdünnt.

Die Chromatographie kann durchgeführt werden mit

- einer Säule aus rostfreiem Stahl von 0,25 m Länge und 4,6 mm innerem Durchmesser, gepackt mit octadecylsilyliertem Kieselgel zur Chromatographie *R* (3 µm)
- einer Mischung von 40 Volumteilen Acetonitril *R* und 60 Volumteilen einer Lösung von Tetrabutylammoniumhydrogensulfat *R* (3,3 g · l^{-1}) als mobile Phase bei einer Durchflußrate von 1 ml je Minute
- einem Spektrometer als Detektor bei einer Wellenlänge von 234 nm.

20 µl Referenzlösung b werden eingespritzt. Die Empfindlichkeit des Systems wird so eingestellt, daß die Höhe der 2 Hauptpeaks mindestens 50 Prozent des maximalen Ausschlags beträgt. Die Prüfung darf nur ausgewertet werden, wenn die Auflösung zwischen dem Peak von Acesulfam-Kalium und dem der Verunreinigung B mindestens 3,0 beträgt.

Je 20 µl Untersuchungslösung und Referenzlösung a werden getrennt eingespritzt. Die Chromatographie der Untersuchungslösung wird über eine Dauer durchgeführt, die mindestens der 3fachen Retentionszeit des Hauptpeaks entspricht. Die Fläche keines Peaks außer der des Hauptpeaks darf größer sein als die Fläche des Hauptpeaks im Chromatogramm der Referenzlösung a (20 ppm).

Fluorid: Höchstens 3 ppm F. Die Prüfung erfolgt mit Hilfe der Bestimmung der Ionenkonzentration unter Verwendung ionenselektiver Elektroden (2.2.36, Methode I), wobei als Indikatorelektrode eine selektive Elektrode für Fluoridionen und als Referenzelektrode eine Silber/Silberchlorid-Elektrode verwendet wird.

Untersuchungslösung: 3,000 g Substanz werden in destilliertem Wasser *R* gelöst. Die Lösung wird mit 15,0 ml Pufferlösung zur Einstellung der Gesamtionenstärke *R* 1 versetzt und mit destilliertem Wasser *R* zu 50,0 ml verdünnt.

Referenzlösungen: 0,5 ml, 1,0 ml, 1,5 ml und 3,0 ml Fluorid-Lösung (10 ppm F) *R* werden mit 15,0 ml Pufferlösung zur Einstellung der Gesamtionenstärke *R* 1 versetzt und mit destilliertem Wasser *R* zu 50,0 ml verdünnt.

Die Messung wird an jeder Lösung durchgeführt.

Schwermetalle (2.4.8): 12 ml Prüflösung müssen der Grenzprüfung A auf Schwermetalle entsprechen (5 ppm). Zur Herstellung der Referenzlösung wird die Blei-Lösung (1 ppm Pb) *R* verwendet.

Trocknungsverlust (2.2.32): Höchstens 1,0 Prozent, mit 1,000 g Substanz durch 3 h langes Trocknen im Trockenschrank bei 100 bis 105 °C bestimmt.

Gehaltsbestimmung

0,150 g Substanz, in 50 ml wasserfreier Essigsäure *R* gelöst, werden mit Perchlorsäure (0,1 mol · l^{-1}) titriert. Der

Endpunkt wird mit Hilfe der Potentiometrie (2.2.20) bestimmt.

1 ml Perchlorsäure (0,1 mol · l^{-1}) entspricht 20,12 mg $C_4H_4KNO_4S$.

Lagerung

Gut verschlossen.

Verunreinigungen

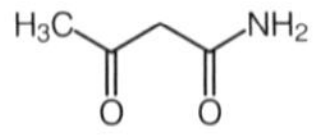

A. 3-Oxobutanamid (Acetylacetamid)

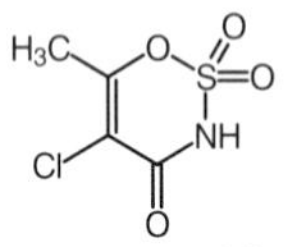

B. 5-Chlor-6-methyl-1,2,3-oxathiazin-4(3*H*)-on-2,2-dioxid.

1999, 872

Aceton

Acetonum

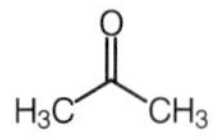

C_3H_6O M_r 58,08

Definition

Aceton ist Propan-2-on.

Eigenschaften

Klare, farblose, flüchtige Flüssigkeit; mischbar mit Wasser, Ethanol und Ether. Die Dämpfe sind entflammbar.

Prüfung auf Identität

A. Wird 1 ml Substanz mit 3 ml verdünnter Natriumhydroxid-Lösung *R* und 0,3 ml einer Lösung von Natriumpentacyanonitrosylferrat *R* (25 g · l^{-1}) versetzt, entsteht eine intensive Rotfärbung, die durch Zusatz von 3,5 ml Essigsäure *R* nach Violett umschlägt.

B. 10 ml einer 0,1prozentigen Lösung (*V/V*) der Substanz in Ethanol 50 % *R* werden mit 1 ml einer Lösung von Nitrobenzaldehyd *R* (10 g · l^{-1}) in Ethanol 50 % *R* und 0,5 ml konzentrierter Natriumhydroxid-Lösung *R* versetzt. Die Lösung wird etwa 2 min lang stehengelassen. Nach Ansäuern mit Essigsäure *R* entsteht eine grünblaue Färbung.

Prüfung auf Reinheit

Aussehen der Lösung: 10 ml Substanz werden mit 10 ml Wasser *R* versetzt. Die Lösung muß klar (2.2.1) und farblos (2.2.2, Methode II) sein.

Sauer oder alkalisch reagierende Substanzen: 5 ml Substanz werden mit 5 ml kohlendioxidfreiem Wasser *R*, 0,15 ml Phenolphthalein-Lösung *R* und 0,5 ml Natriumhydroxid-Lösung (0,01 mol · l^{-1}) versetzt. Die Lösung ist rosa gefärbt. Nach Zusatz von 0,7 ml Salzsäure (0,01 mol · l^{-1}) und 0,05 ml Methylrot-Lösung *R* muß sich die Lösung rot oder orange färben.

Relative Dichte (2.2.5): 0,790 bis 0,793.

Verwandte Substanzen: Die Prüfung erfolgt mit Hilfe der Gaschromatographie (2.2.28).

Untersuchungslösung: Die Substanz.

Referenzlösung: 0,5 ml Methanol *R* werden mit 0,5 ml 2-Propanol *R* versetzt und mit der Untersuchungslösung zu 100,0 ml verdünnt. 1,0 ml Lösung wird mit der Untersuchungslösung zu 10,0 ml verdünnt.

Die Chromatographie kann durchgeführt werden mit
- einer Kapillarsäule aus Quarz von 50 m Länge und 0,3 mm innerem Durchmesser, belegt mit Macrogol 20 000 *R* (Filmdicke 0,5 µm)
- Helium zur Chromatographie *R* als Trägergas mit einem Splitverhältnis von etwa 1:50 und einer linearen Durchflußgeschwindigkeit von 21 cm je Sekunde
- einem Flammenionisationsdetektor.

Die Temperatur der Säule wird bis zum Einspritzen bei 45 °C gehalten und dann um 5 °C je Minute auf 100 °C erhöht. Die Temperatur des Probeneinlasses wird bei 150 °C, die des Detektors bei 250 °C gehalten.

Je 1 µl Untersuchungslösung und Referenzlösung wird getrennt eingespritzt. Wenn die Chromatographie unter den vorgeschriebenen Bedingungen durchgeführt wird, werden die Substanzen in folgender Reihenfolge eluiert: Aceton, Methanol, 2-Propanol.

Die Chromatographie wird über eine Dauer, die der 3fachen Retentionszeit des Acetons mit etwa 5,3 min entspricht, durchgeführt. Die Prüfung darf nur ausgewertet werden, wenn im Chromatogramm der Referenzlösung die Auflösung zwischen den Peaks von Methanol und 2-Propanol mindestens 1,0 beträgt.

Im Chromatogramm der Untersuchungslösung darf die Fläche der dem Methanol und 2-Propanol entsprechenden Peaks nicht größer sein als die Differenz zwischen den Flächen der entsprechenden Peaks in den Chromatogrammen der Referenzlösung und Untersuchungslösung (0,05 Prozent (*V/V*) für jede Verunreinigung). Im Chromatogramm der Untersuchungslösung darf die Fläche keines Nebenpeaks, mit Ausnahme der dem Methanol und 2-Propanol entsprechenden Peaks, größer sein als die Differenz zwischen der Fläche des dem Methanol entsprechenden Peaks im Chromatogramm der Referenzlösung und der Fläche des entsprechenden Peaks im Chromatogramm der Untersuchungslösung (0,05 Prozent (*V/V*) für jede zusätzliche Verunreinigung).

Wasserunlösliche Substanzen: 1 ml Substanz wird mit 19 ml Wasser *R* versetzt. Die Lösung muß klar (2.2.1) sein.

Reduzierende Substanzen: 30 ml Substanz werden mit 0,1 ml Kaliumpermanganat-Lösung (0,02 mol · l^{-1}) versetzt. Nach 2 h langem Stehenlassen im Dunkeln darf die Mischung nicht vollständig entfärbt sein.

Verdampfungsrückstand: Höchstens 50 ppm. 20,0 g Substanz werden auf dem Wasserbad zur Trockne eingedampft. Der bei 100 bis 105 °C getrocknete Rückstand darf höchstens 1 mg betragen.

Wasser (2.5.12): Höchstens 3 g · l^{-1}, mit 10,0 ml Substanz nach der Karl-Fischer-Methode bestimmt. Als Lösungsmittel werden 20 ml wasserfreies Pyridin *R* verwendet.

Lagerung

Vor Licht geschützt.

Verunreinigungen

A. Methanol
B. 2-Propanol.

1999, 968

Aciclovir

Aciclovirum

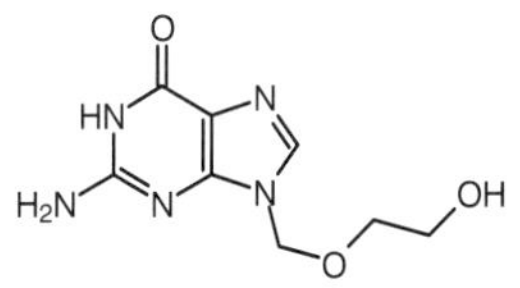

$C_8H_{11}N_5O_3$ M_r 225,2

Definition

Aciclovir enthält mindestens 98,5 und höchstens 101,0 Prozent 2-Amino-9-[(2-hydroxyethoxy)methyl]-1,9-dihydro-6*H*-purin-6-on, berechnet auf die wasserfreie Substanz.

Eigenschaften

Weißes bis fast weißes, kristallines Pulver; schwer löslich in Wasser, leicht löslich in Dimethylsulfoxid, sehr schwer löslich in Ethanol. Die Substanz löst sich in verdünnten Mineralsäuren und verdünnten Alkalihydroxid-Lösungen.

Prüfung auf Identität

Die Prüfung erfolgt mit Hilfe der IR-Spektroskopie (2.2.24) durch Vergleich des Spektrums der Substanz mit dem von Aciclovir *CRS*.

Prüfung auf Reinheit

Aussehen der Lösung: 0,25 g Substanz werden in Natriumhydroxid-Lösung (0,1 mol · l^{-1}) zu 25 ml gelöst. Die Lösung muß klar (2.2.1) und darf nicht stärker gefärbt sein als die Farbvergleichslösung G_7 (2.2.2, Methode II).

Verwandte Substanzen:

A. Die Prüfung erfolgt mit Hilfe der Dünnschichtchromatographie (2.2.27) unter Verwendung einer Schicht von Kieselgel GF_{254} *R*.

Die Lösungen sind unmittelbar vor Gebrauch herzustellen.

Untersuchungslösung: 0,1 g Substanz werden in Dimethylsulfoxid *R* zu 10 ml gelöst.

Referenzlösung: 10 mg Aciclovir-Verunreinigung A *CRS* werden in Dimethylsulfoxid *R* zu 20 ml gelöst. 1 ml Lösung wird mit Dimethylsulfoxid *R* zu 10 ml verdünnt.

Auf die Platte werden getrennt 10 µl jeder Lösung aufgetragen, wobei die Flecke in einem Warmluftstrom getrocknet werden, damit sie kompakt bleiben. Die Platte wird erkalten gelassen. Die Chromatographie erfolgt mit einer Mischung von 2 Volumteilen konzentrierter Ammoniak-Lösung *R*, 20 Volumteilen Methanol *R* und 80 Volumteilen Dichlormethan *R* über eine Laufstrecke von 10 cm. Die Platte wird an der Luft trocknen gelassen und im ultravioletten Licht bei 254 nm ausgewertet. Im Chromatogramm der Untersuchungslösung darf kein Fleck mit einem größeren R_f-Wert als dem des Hauptflecks größer oder intensiver sein als der Fleck im Chromatogramm der Referenzlösung (0,5 Prozent).

B. Die Prüfung erfolgt mit Hilfe der Flüssigchromatographie (2.2.29).

Untersuchungslösung: 50,0 mg Substanz werden in 10 ml einer Mischung von 20 Volumteilen Essigsäure 98 % *R* und 80 Volumteilen Wasser *R* gelöst. Die Lösung wird mit der mobilen Phase zu 100,0 ml verdünnt.

Referenzlösung a: 1,0 ml Untersuchungslösung wird mit der mobilen Phase zu 200,0 ml verdünnt.

Referenzlösung b: 20 mg Aciclovir *CRS* und 20 mg Aciclovir-Verunreinigung A *CRS* werden in einer Mischung von 20 Volumteilen Essigsäure 98 % *R* und 80 Volumteilen Wasser *R* zu 100,0 ml gelöst. 1,0 ml Lösung wird mit der mobilen Phase zu 10,0 ml verdünnt.

Referenzlösung c: 7 mg Guanin *R* werden in Natriumhydroxid-Lösung (0,1 mol · l^{-1}) zu 100,0 ml gelöst. 1,0 ml Lösung wird mit der mobilen Phase zu 20,0 ml verdünnt.

Die Chromatographie kann durchgeführt werden mit

- einer Säule aus rostfreiem Stahl von 0,10 m Länge und 4,6 mm innerem Durchmesser, gepackt mit octadecylsilyliertem Kieselgel zur Chromatographie *R* (3 µm)
- folgender mobilen Phase bei einer Durchflußrate von 2 ml je Minute: 6,0 g Natriumdihydrogenphosphat *R* und 1,0 g Natriumdecansulfonat *R* werden in 900 ml Wasser *R* gelöst; die Lösung wird mit Phosphorsäure 85 % *R* auf einen *p*H-Wert von 3 ± 0,1 eingestellt, mit 40 ml Acetonitril *R* versetzt und mit Wasser *R* zu 1 Liter verdünnt

- einem Spektrometer als Detektor bei einer Wellenlänge von 254 nm
- einer Probenschleife.

20 µl jeder Lösung werden getrennt eingespritzt. Die Chromatographie erfolgt über eine Dauer, die der 7fachen Retentionszeit von Aciclovir entspricht. Die Prüfung darf nur ausgewertet werden, wenn im Chromatogramm der Referenzlösung b die Anzahl der theoretischen Böden, für den Peak der Aciclovir-Verunreinigung A berechnet, mindestens 1500 und das Masseverteilungsverhältnis mindestens 7 beträgt (V_0 wird bezogen auf Dimethylsulfoxid *R* berechnet). Im Chromatogramm der Untersuchungslösung darf die Fläche eines dem Guanin entsprechenden Peaks nicht größer sein als die Fläche des Hauptpeaks im Chromatogramm der Referenzlösung c (0,7 Prozent); keine Peakfläche, mit Ausnahme der des Hauptpeaks und der des Guanin-Peaks, darf größer sein als die Fläche des Peaks im Chromatogramm der Referenzlösung a (0,5 Prozent), und die Summe aller Peakflächen, mit Ausnahme der des Hauptpeaks und der des Guanin-Peaks, darf nicht größer sein als das 2fache der Fläche des Peaks im Chromatogramm der Referenzlösung a (1 Prozent). Peaks, deren Fläche kleiner ist als das 0,05fache der Fläche des Hauptpeaks im Chromatogramm der Referenzlösung a, werden nicht berücksichtigt.

Wasser (2.5.12): Höchstens 6,0 Prozent, mit 0,500 g Substanz nach der Karl-Fischer-Methode bestimmt.

Sulfatasche (2.4.14): Höchstens 0,1 Prozent, mit 1,0 g Substanz bestimmt.

Gehaltsbestimmung

0,150 g Substanz, in 60 ml Essigsäure 98 % *R* gelöst, werden mit Perchlorsäure (0,1 mol · l^{-1}) titriert. Der Endpunkt wird mit Hilfe der Potentiometrie (2.2.20) bestimmt. Ein Blindversuch wird durchgeführt.

1 ml Perchlorsäure (0,1 mol · l^{-1}) entspricht 22,52 mg $C_8H_{11}N_5O_3$.

Lagerung

Gut verschlossen.

Verunreinigungen

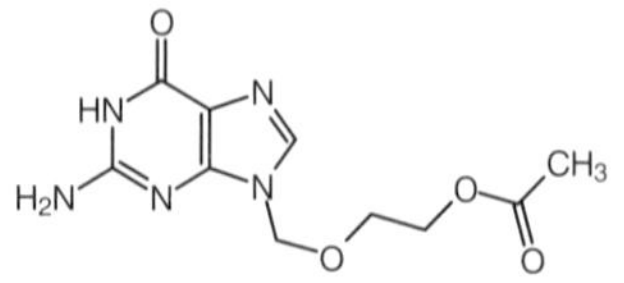

A. 2-[(2-Amino-6-oxo-1,6-dihydro-9*H*-purin-9-yl)methoxy]ethylacetat

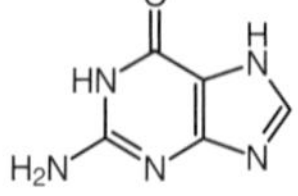

B. 2-Amino-1,7-dihydro-6*H*-purin-6-on (Guanin)

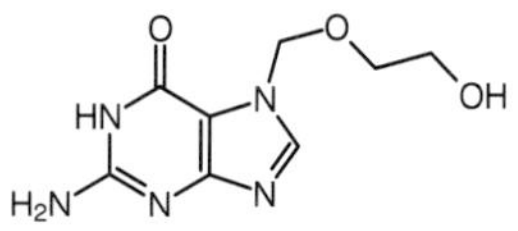

C. 2-Amino-7-[(2-hydroxyethoxy)methyl]-1,7-dihydro-6*H*-purin-6-on

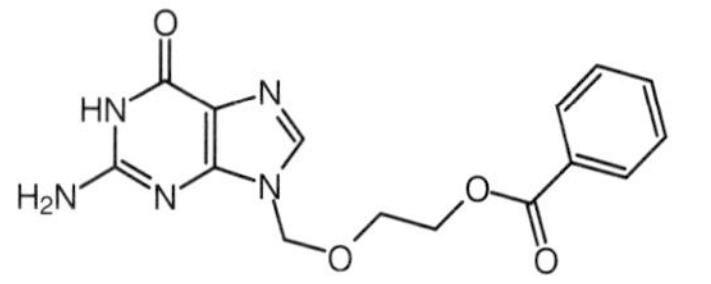

D. 2-[(2-Amino-6-oxo-1,6-dihydro-9*H*-purin-9-yl)methoxy]ethylbenzoat

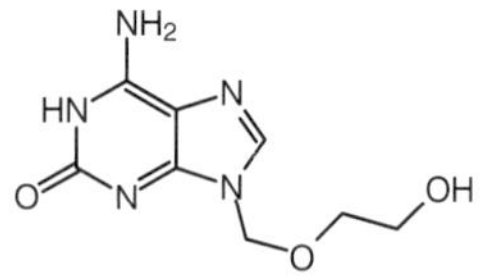

E. 6-Amino-9-[(2-hydroxyethoxy)methyl]-1,9-dihydro-2*H*-purin-2-on

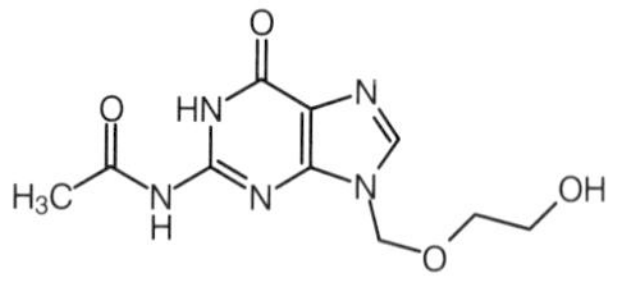

F. *N*-[9-[(2-Hydroxyethoxy)methyl]-6-oxo-6,9-dihydro-1*H*-purin-2-yl]acetamid

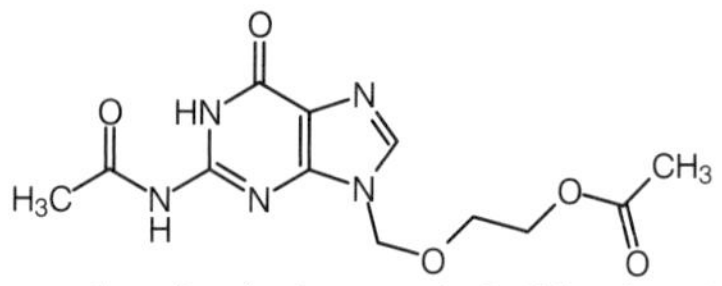

G. 2-[[2-(Acetylamino)-6-oxo-1,6-dihydro-9*H*-purin-9-yl]methoxy]ethylacetat

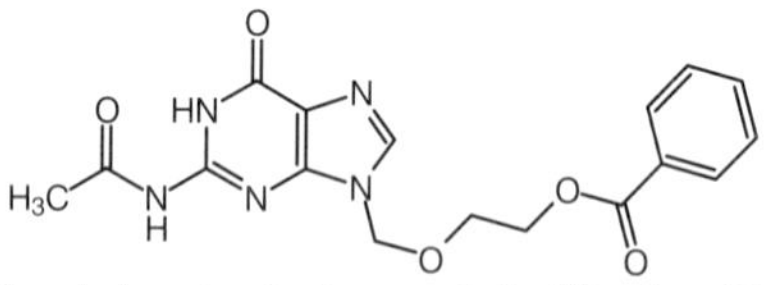

H. 2-[[2-(Acetylamino)-6-oxo-1,6-dihydro-9*H*-purin-9-yl]methoxy]ethylbenzoat.

1999, 1298

Adenovirose-Impfstoff (inaktiviert) für Hunde

Vaccinum adenovirosis caninae inactivatum

Definition

Adenovirose-Impfstoff (inaktiviert) für Hunde ist eine Suspension aus einem geeigneten Stamm oder mehreren geeigneten Stämmen des Adenovirus 1 des Hundes (kontagiöses Hepatitis-Virus des Hundes) und/oder des Adenovirus 2 des Hundes. Die Viren werden mit Hilfe einer geeigneten Methode inaktiviert, die sicherstellt, daß die Immunogenität erhalten bleibt.

Herstellung

Entsprechend **Impfstoffe für Tiere (Vaccina ad usum veterinarium)**.

Die Prüfung auf Inaktivierung wird mit einer mindestens 10 Dosen des Impfstoffs entsprechenden Menge an Virus durchgeführt. 2 Passagen werden in Zellkulturen des gleichen Typs wie für die Herstellung des Impfstoffs verwendet durchgeführt. Wird eine andere Zellkultur verwendet, muß sie mindestens die gleiche Sensitivität aufweisen. Vermehrungsfähiges Virus darf nicht nachgewiesen werden.

Der Impfstoff kann ein Adjuvans enthalten.

Auswahl der Impfstoffzusammensetzung

Für den Impfstoff müssen Unschädlichkeit (5.2.6) und Immunogenität (5.2.7) belegt sein. Zum Nachweis der Unschädlichkeit und der Immunogenität des Impfstoffs können folgende Prüfungen durchgeführt werden.

Unschädlichkeit: Die Prüfung wird mit jeder der empfohlenen Arten der Anwendung an Tieren des für die Impfung empfohlenen Mindestalters durchgeführt. Eine Charge der höchsten üblicherweise erzielten Wirksamkeit wird verwendet.

Für jede Prüfung werden mindestens 10 Hunde verwendet, die keine Antikörper gegen das Adenovirus 1 oder 2 des Hundes besitzen. Jedem der Hunde wird eine doppelte Impfstoffdosis verabreicht. Falls das Impfschema eine zweite Dosis vorschreibt, wird diese nach dem angegebenen Zeitintervall verabreicht. Nach der letzten Impfung werden die Hunde 14 Tage lang beobachtet. Die Hunde müssen bei guter Gesundheit bleiben, anomale lokale oder systemische Reaktionen dürfen nicht auftreten.

Falls der Impfstoff zur Anwendung bei trächtigen Hündinnen vorgesehen ist, werden die Hündinnen gemäß des Impfschemas zum angegebenen Zeitpunkt oder zu verschiedenen Zeitpunkten der Trächtigkeit immunisiert. Der Beobachtungszeitraum wird bis auf einen Tag nach dem Werfen ausgedehnt. Die Hündinnen müssen bei guter Gesundheit bleiben, anomale lokale oder systemische Reaktionen dürfen nicht auftreten. Unerwünschte Wirkungen auf die Trächtigkeit und die Neugeborenen dürfen nicht auftreten.

Immunogenität: Falls der Impfstoff für den Schutz vor Hepatitis vorgesehen ist, ist die „Bestimmung der Wirksamkeit" zum Nachweis der Immunogenität geeignet. Falls der Impfstoff für den Schutz vor respiratorischen Symptomen vorgesehen ist, ist eine zusätzliche Prüfung zum Nachweis der Immunogenität für diese Indikation erforderlich.

Prüfung der Charge

Bestimmung der Wirksamkeit der Charge: Die unter „Bestimmung der Wirksamkeit" beschriebene Prüfung erfolgt nicht bei der routinemäßigen Bestimmung von Impfstoffchargen. Entsprechend der Entscheidung oder nach Zustimmung durch die zuständige Behörde wird die Bestimmung für den Impfstoff ein oder mehrmals durchgeführt. Wenn die Bestimmung nicht durchgeführt wird, muß eine geeignete, validierte alternative Methode angewendet werden, wobei sich die Akzeptanzkriterien nach einer Impfstoffcharge richten, die nach der unter „Bestimmung der Wirksamkeit" beschriebenen Methode zufriedenstellende Ergebnisse erzielte.

Prüfung auf Identität

Der Impfstoff ruft in empfänglichen Tieren die Bildung spezifischer Antikörper gegen den Typ oder die Typen des Adenovirus des Hundes hervor, die in der Beschriftung angegeben sind.

Prüfung auf Reinheit

Unschädlichkeit: 2 Hunden des in der Beschriftung für die Impfung angegebenen Mindestalters, die keine neutralisierenden Antikörper gegen Adenoviren haben, wird die doppelte angegebene Impfstoffdosis in einer der in der Beschriftung angegebenen Arten der Anwendung injiziert. Die Hunde werden 14 Tage lang beobachtet; sie müssen bei guter Gesundheit bleiben, anomale lokale oder systemische Reaktionen dürfen nicht auftreten.

Inaktivierung: Zur Prüfung auf restliches infektiöses Adenovirus des Hundes werden 10 Impfstoffdosen in eine sensitive Zellkultur inokuliert. Nach 6 bis 8 Tagen wird eine Passage angelegt. Die Kulturen werden 14 Tage lang bebrütet. Vermehrungsfähiges Virus darf nicht nachgewiesen werden. Falls der Impfstoff ein Adjuvans enthält, wird es mit einem Verfahren von der flüssigen Phase abgetrennt, das weder Virus inaktiviert noch anderweitig den Nachweis von vermehrungsfähigem Virus behindert.

Sterilität: Der Impfstoff muß der Prüfung „Sterilität" der Monographie **Impfstoffe für Tiere** entsprechen.

Bestimmung der Wirksamkeit

Für die Bestimmung werden 7 Hunde im für die Impfung empfohlenen Mindestalter verwendet, die keine Antikörper gegen das Adenovirus 1 oder 2 des Hundes besitzen. 5 Tiere werden nach einer der in der Beschriftung angegebenen Arten der Anwendung und dem Impfschema geimpft. Die beiden anderen Tiere dienen als Kontrolle. 21 Tage später wird jedem der 7 Tiere eine Menge eines virulenten Adenovirus-Stamms des Hundes intravenös injiziert, die ausreicht, einen empfänglichen Hund zu töten oder typische Krankheitssymptome hervorzurufen. Die Tiere werden weitere 21 Tage lang beobachtet. Hunde, die typische Anzeichen einer schweren Infektion mit Adenovirus des Hundes zeigen, werden schmerzlos getötet, um unnötiges Leiden zu vermeiden. Die Bestimmung ist nicht gültig und muß wiederholt werden, wenn mindestens 1 der beiden Kontrolltiere nicht an der Infektion stirbt oder keine typischen Symptome einer schweren Infektion mit Adenovirus des Hundes aufweist. Der Impfstoff entspricht der Bestimmung, wenn die geimpften Tiere bei guter Gesundheit bleiben.

Lagerung

Entsprechend **Impfstoffe für Tiere**.

Beschriftung

Entsprechend **Impfstoffe für Tiere**.

Die Beschriftung gibt insbesondere den Typ oder die Typen des Adenovirus des Hundes an, die im Impfstoff enthalten sind.

1999, 1360

Aktinobazillose-Impfstoff (inaktiviert) für Schweine

Vaccinum actinobacillosis inactivatum ad suem

Definition

Aktinobazillose-Impfstoff (inaktiviert) für Schweine ist eine flüssige Zubereitung, die einen Bestandteil oder mehrere der folgenden Bestandteile enthält: inaktiviertes *Actinobacillus pleuropneumoniae* eines geeigneten Stamms oder geeigneter Stämme; Toxine, Proteine oder Polysaccharide aus geeigneten Stämmen von *A. pleuropneumoniae*, wobei das Herstellungsverfahren sicherstellt, daß die Zubereitung unschädlich ist; Fraktionen eines Toxins oder mehrerer Toxine eines geeigneten Stamms oder geeigneter Stämme von *A. pleuropneumoniae*, wobei das Herstellungsverfahren sicherstellt, daß die Zubereitung unschädlich ist.

Herstellung

Entsprechend **Impfstoffe für Tiere (Vaccina ad usum veterinarium)**. Das Saatgutmaterial wird, für jeden Stamm einzeln, in einem geeigneten Medium vermehrt. Während der Herstellung werden verschiedene Parameter, wie die Wachstumsrate, der Proteingehalt und die Menge der relevanten Antigene, mit geeigneten Methoden überwacht. Die Werte liegen innerhalb der für das betreffende Produkt festgelegten Grenzen. Reinheit und Identität werden an der Ernte mit geeigneten Methoden nachgewiesen. Nach der Vermehrung werden die Bakterien-Suspensionen einzeln gesammelt und mit einem geeigneten Verfahren inaktiviert. Sie können entgiftet, gereinigt und konzentriert werden. Der Impfstoff kann ein Adjuvans enthalten.

Auswahl der Impfstoffzusammensetzung

Bei der Auswahl des Impfstoffstamms werden epidemiologische Daten zugrunde gelegt. Für den Impfstoff müssen Unschädlichkeit (5.2.6) und Immunogenität (5.2.7) für Schweine belegt sein. Zum Nachweis der Unschädlichkeit und der Immunogenität des Impfstoffs können folgende Prüfungen durchgeführt werden.

Unschädlichkeit:

A. Die Prüfung wird an allen Tierkategorien, für die der Impfstoff vorgesehen ist, und nach allen vorgesehenen Anwendungsarten durchgeführt. Die Tiere dürfen keine Antikörper gegen *A. pleuropneumoniae* oder gegen Toxine, die im Impfstoff vorhanden sind, besitzen. Mindestens 10 Tieren wird in einer der vorgesehenen Arten der Anwendung jeweils die doppelte Impfstoffdosis injiziert. Nach dem in der Gebrauchsinformation angegebenen Zeitabstand wird jedem der Tiere eine Dosis des Impfstoffs injiziert. Die Tiere werden nach der letzten Impfung 14 Tage lang beobachtet. Die Rektaltemperatur der Tiere wird am Tag vor der Impfung, zum Zeitpunkt der Impfung, 2, 4 und 6 h nach der Impfung und dann an den beiden nachfolgenden Tagen gemessen. Anomale lokale oder systemische Reaktionen dürfen nicht auftreten. Der Mittelwert des Temperaturanstiegs darf höchstens 1,5 °C betragen, und bei keinem Tier darf ein Temperaturanstieg von mehr als 2 °C auftreten. Ist der Impfstoff für die Anwendung bei trächtigen Sauen vorgesehen, ist die Beobachtungszeit für diese Tierkategorie bis zum Abferkeln zu verlängern; alle Auswirkungen auf die Trächtigkeit und die Neugeborenen sind festzuhalten.

B. Die in der Prüfung „Immunogenität“ verwendeten Tiere werden auch zur Bewertung der Unschädlichkeit verwendet. Die Rektaltemperatur der Tiere wird am Tag vor der Impfung, zum Zeitpunkt der Impfung, 2, 4 und 6 h nach der Impfung und dann an den beiden nachfolgenden Tagen gemessen. Anomale lokale oder systemische Reaktionen dürfen nicht auftreten. Der Mittelwert des Temperaturanstiegs darf höchstens 1,5 °C betragen, und bei keinem Tier darf ein Temperaturanstieg von mehr als 2 °C auftreten. Die Injektionsstelle wird nach der Impfung auf lokale Reaktionen untersucht; nach dem Schlachten wird eine mikroskopische Untersuchung durchgeführt. Anomale lokale oder systemische Reaktionen dürfen nicht auftreten.

C. Die für Feldversuche verwendeten Tiere werden auch zur Bewertung der Unschädlichkeit verwendet. Eine Prüfung erfolgt an jeder Tierkategorie, für die der Impfstoff vorgesehen ist. Mindestens 3 Gruppen von jeweils mindestens 20 Tieren sowie entsprechende Gruppen von mindestens 10 Kontrolltieren werden verwendet. Die Injektionsstelle wird nach der Impfung auf lokale Reaktionen untersucht. Die Rektaltemperatur der Tiere wird am Tag vor der Impfung, zum Zeitpunkt der Impfung, falls später in den Prüfungen A oder B Temperaturerhöhungen aufgetreten waren, auch zu diesem Zeitpunkt und dann an den beiden nachfolgenden Tagen gemessen. Anomale lokale oder systemische Reaktionen dürfen nicht auftreten. Der Mittelwert des Temperaturanstiegs darf höchstens 1,5 °C betragen, und bei keinem Tier darf ein Temperaturanstieg von mehr als 2 °C auftreten.

Immunogenität: Die Immunogenität kann wie unter „Bestimmung der Wirksamkeit“ beschrieben bestimmt werden.

Prüfung der Charge

Bestimmung der Wirksamkeit der Charge: Die unter „Bestimmung der Wirksamkeit“ beschriebene Bestimmung erfolgt nicht bei der routinemäßigen Prüfung von Impfstoffchargen. Entsprechend der Entscheidung oder nach Zustimmung durch die zuständige Behörde wird die

Bestimmung für den Impfstoff ein- oder mehrmals durchgeführt. Wenn die Bestimmung nicht durchgeführt wird, muß eine geeignete, validierte, alternative Methode angewendet werden, wobei sich die Akzeptanzkriterien nach einer Impfstoffcharge richten, die nach der unter „Bestimmung der Wirksamkeit" beschriebenen Methode zufriedenstellende Ergebnisse erzielte. Die nachfolgend beschriebene Prüfung kann angewendet werden, falls eine zufriedenstellende Korrelation mit der unter „Bestimmung der Wirksamkeit" beschriebenen Methode sichergestellt wurde.

Jeder Maus einer Gruppe von 5 seronegativen Tieren mit einer Körpermasse von je 18 bis 20 g wird jeweils eine geeignete Impfstoffdosis verabreicht. Falls das in der Beschriftung angegebene Impfschema eine Auffrischimpfung verlangt, kann dieses empfohlene Impfschema angewendet werden, wenn nachgewiesen wurde, daß eine ausreichende Sensitivität der Prüfung gewährleistet ist. Vor der Impfung und zu einem festgelegten Zeitpunkt im Zeitraum von 14 bis 21 Tagen nach der letzten Impfung wird den Tieren Blut für Serumproben abgenommen. Für jedes Serum wird individuell der Titer an spezifischen Antikörpern gegen jede der in der Beschriftung angegebenen Antigen-Komponenten bestimmt. Eine geeignete Methode ist der Enzym-gekoppelte Immunadsorptions-Test (ELISA). Der Impfstoff entspricht der Bestimmung, wenn die Antikörperspiegel nicht signifikant niedriger sind als die, die mit einer Charge erzielt wurden, die zufriedenstellende Ergebnisse in der „Bestimmung der Wirksamkeit" erbracht hatte.

Prüfung auf Bakterien-Endotoxine der Charge: Eine Prüfung auf Bakterien-Endotoxine (2.6.14) wird am fertigen Impfstoff als Bulk durchgeführt. Falls die Beschaffenheit des Adjuvans eine zufriedenstellende Prüfung nicht zuläßt, kann die Prüfung am Bulk-Antigen oder an der Mischung der Bulk-Antigene unmittelbar vor Hinzufügen des Adjuvans durchgeführt werden. Der Impfstoff darf höchstens 10^6 I.E. Bakterien-Endotoxine je Dosis enthalten, außer ein höherer Gehalt hat sich als unschädlich erwiesen.

Prüfung auf Identität

Der Impfstoff ruft in gesunden, seronegativen Tieren die Bildung spezifischer Antikörper gegen die Antigenkomponenten von *A. pleuropneumoniae* hervor, die in der Beschriftung angegeben sind.

Prüfung auf Reinheit

Unschädlichkeit: 2 Schweinen des in der Beschriftung für die Impfung angegebenen Mindestalters, die keine Antikörper gegen die Serotypen von *A. pleuropneumoniae* oder gegen die im Impfstoff vorhandenen Toxine haben, wird die doppelte angegebene Dosis nach der in der Beschriftung angegebenen Art der Anwendung injiziert. Die Tiere werden 14 Tage lang beobachtet. Die Rektaltemperatur der Tiere wird am Tag vor der Impfung, zum Zeitpunkt der Impfung, 2, 4 und 8 h nach der Impfung und dann an den beiden nachfolgenden Tagen gemessen. Anomale lokale oder systemische Reaktionen dürfen nicht auftreten; ein vorübergehender Temperaturanstieg darf höchstens 2 °C betragen.

Sterilität: Der Impfstoff muß der Prüfung „Sterilität" der Monographie **Impfstoffe für Tiere** entsprechen.

Bestimmung der Wirksamkeit

Der für die Belastungsinfektion in der „Bestimmung der Wirksamkeit" verwendete Stamm ist so zu wählen, daß eine Belastung mit jedem Ap-Toxin[1] *der in der Beschriftung angegebenen Serotypen sichergestellt ist; gegebenenfalls muß mehr als eine Bestimmung unter Verwendung unterschiedlicher Stämme für die Belastungsinfektionen durchgeführt werden.*

Mindestens 7 Schweine des in der Beschriftung für die Impfung angegebenen Mindestalters, die keine Antikörper gegen *A. pleuropneumoniae* oder gegen Ap-Toxine haben, werden nach dem in der Beschriftung angegebenen Immunisierungsschema geimpft. Mindestens 7 ungeimpfte Schweine des gleichen Alters werden als Kontrolle gehalten. Die Belastungsinfektion aller Schweine wird 3 Wochen nach der letzten Impfung intranasal, intratracheal oder mit einem Aerosol mit *A. pleuropneumoniae* eines Stamms, der eine geeignete Menge eines Serotyps aufweist, durchgeführt. Die Tiere werden 7 Tage lang beobachtet. Um unnötiges Leiden der Tiere zu vermeiden, werden schwerkranke Kontrolltiere getötet und als an der Erkrankung gestorben bewertet. Am Ende der Beobachtungsperiode werden alle überlebenden Tiere getötet. Alle Tiere werden obduziert. Lungen, tracheobronchiale Lymphknoten und die Tonsillen werden auf das Vorhandensein von *A. pleuropneumoniae* untersucht. Bei der Obduktion werden die Lungenschädigungen erfaßt. Jeder der 7 Lungenlappen wird einer in 5 Stufen eingeteilten Bewertungstabelle[2] der maximalen Läsionen zugeordnet. Für jeden Lungenlappen wird der Bereich, der Pneumonie oder Pleuritis zeigt, bewertet und als Wert von 0 bis 5 erfaßt. Dies ergibt die Bewertungspunkte je Lungenlappen. Die maximal möglichen Gesamtbewertungspunkte je Lunge betragen somit 35. Für die geimpfte Gruppe und die Kontrollgruppe werden getrennt die Gesamtbewertungspunkte berechnet. Die maximal möglichen Bewertungspunkte betragen 245, wenn 7 Schweine je Gruppe verwendet wurden.

Der Impfstoff entspricht der Bestimmung, wenn die geimpften Tiere im Vergleich zur Kontrollgruppe eine niedrigere Inzidenz zeigen von

- Mortalität
- typischen klinischen Symptomen (Dyspnoe, Husten, Erbrechen)
- typischen Lungenschäden
- Anwesenheit von *A. pleuropneumoniae* in den Lungen, den tracheobronchialen Lymphknoten und den Tonsillen.

Falls möglich ist die Inzidenz statistisch zu analysieren und muß für die geimpften Tiere signifikant niedriger sein.

[1] Die Nomenklatur der Toxine von *A. pleuropneumoniae* ist von Frey et al. im *Journal of General Microbiology*, **139**, 1723–1728 (1993) beschrieben.

[2] Das System der Lungenbewertung wird detailliert von P. C. T. Hannan, B. S. Bhogal, J. P. Fish in *Research in Veterinary Science*, **33**, 76–88 (1982) beschrieben.

Lagerung

Entsprechend **Impfstoffe für Tiere**.

Beschriftung

Entsprechend **Impfstoffe für Tiere**.

Die Beschriftung gibt insbesondere an

- die im Impfstoff enthaltenen Antigene
- die Serotypen von *A. pleuropneumoniae*, gegen die der Impfstoff schützt.

1999, 752

Alanin

Alaninum

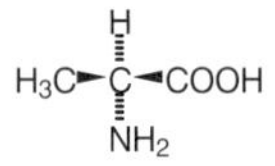

$C_3H_7NO_2$ M_r 89,1

Definition

Alanin[1] enthält mindestens 98,5 und höchstens 101,0 Prozent (*S*)-2-Aminopropansäure, berechnet auf die getrocknete Substanz.

Herstellung

Wenn Alanin durch Fermentation hergestellt wird, muß es zusätzlich den Anforderungen der Monographie **Fermentationsprodukte (Producta ab fermentatione)** entsprechen.

Eigenschaften

Weißes bis fast weißes, kristallines Pulver oder farblose Kristalle; leicht löslich in Wasser, sehr schwer löslich in Ethanol, praktisch unlöslich in Ether.

Prüfung auf Identität

1: A, B.
2: A, C, D.

A. Die Substanz entspricht der Prüfung „Spezifische Drehung“ (siehe „Prüfung auf Reinheit“).

B. Die Prüfung erfolgt mit Hilfe der IR-Spektroskopie (2.2.24) durch Vergleich des Spektrums der Substanz mit dem von Alanin *CRS*. Die Prüfung erfolgt mit Hilfe von Preßlingen.

C. Die bei der Prüfung „Mit Ninhydrin nachweisbare Substanzen“ (siehe „Prüfung auf Reinheit“) erhaltenen Chromatogramme werden ausgewertet. Der Hauptfleck im Chromatogramm der Untersuchungslösung b entspricht in bezug auf Lage, Farbe und Größe dem Hauptfleck im Chromatogramm der Referenzlösung a.

D. 0,5 g Substanz werden in einer Mischung von 1 ml Wasser *R*, 0,5 ml einer Lösung von Natriumnitrit *R* (100 g · l^{-1}) und 0,25 ml Salzsäure *R* 1 gelöst. Die Lösung wird geschüttelt, wobei ein Gas entweicht. Nach Zusatz von 2 ml verdünnter Natriumhydroxid-Lösung *R* und anschließend 0,25 ml Iod-Lösung *R* bildet sich nach etwa 30 min ein gelber Niederschlag mit charakteristischem Geruch.

Prüfung auf Reinheit

Prüflösung: 2,5 g Substanz werden in destilliertem Wasser *R* zu 50 ml gelöst.

Aussehen der Lösung: 10 ml Prüflösung werden mit Wasser *R* zu 20 ml verdünnt. Die Lösung muß klar (2.2.1) und darf nicht stärker gefärbt sein als die Farbvergleichslösung BG_6 (2.2.2, Methode II).

Spezifische Drehung (2.2.7): 2,50 g Substanz werden in Salzsäure *R* 1 zu 25,0 ml gelöst. Die spezifische Drehung muß zwischen +13,5 und +15,5° liegen, berechnet auf die getrocknete Substanz.

Mit Ninhydrin nachweisbare Substanzen: Die Prüfung erfolgt mit Hilfe der Dünnschichtchromatographie (2.2.27) unter Verwendung einer Schicht eines geeigneten Kieselgels.

Untersuchungslösung a: 0,10 g Substanz werden in Wasser *R* zu 10 ml gelöst.

Untersuchungslösung b: 1 ml Untersuchungslösung a wird mit Wasser *R* zu 50 ml verdünnt.

Referenzlösung a: 10 mg Alanin *CRS* werden in Wasser *R* zu 50 ml gelöst.

Referenzlösung b: 5 ml Untersuchungslösung b werden mit Wasser *R* zu 20 ml verdünnt.

Referenzlösung c: 10 mg Alanin *CRS* und 10 mg Glycin *CRS* werden in Wasser *R* zu 25 ml gelöst.

Auf die Platte werden getrennt 5 µl jeder Lösung aufgetragen. Die Platte wird an der Luft trocknen gelassen. Die Chromatographie erfolgt mit einer Mischung von 20 Volumteilen Essigsäure 98 % *R*, 20 Volumteilen Wasser *R* und 60 Volumteilen 1-Butanol *R* über eine Laufstrecke von 15 cm. Die Platte wird an der Luft trocknen gelassen, mit Ninhydrin-Lösung *R* besprüht und 15 min lang bei 100 bis 105 °C erhitzt. Kein im Chromatogramm der Untersuchungslösung a auftretender Nebenfleck darf größer oder stärker gefärbt sein als der Fleck im Chromatogramm der Referenzlösung b (0,5 Prozent). Die Prüfung darf nur ausgewertet werden, wenn das Chromatogramm der Referenzlösung c deutlich voneinander getrennt 2 Flecke zeigt.

Chlorid (2.4.4): 5 ml Prüflösung, mit Wasser *R* zu 15 ml verdünnt, müssen der Grenzprüfung auf Chlorid entsprechen (200 ppm).

Sulfat (2.4.13): 10 ml Prüflösung, mit destilliertem Wasser *R* zu 15 ml verdünnt, müssen der Grenzprüfung auf Sulfat entsprechen (300 ppm).

[1] Diese Fassung des Textes entspricht der Eilrevision „Resolution AP-CSP (98) 10“.

Ammonium: Mit 2 Uhrgläsern von 60 mm Durchmesser wird durch Aufeinanderlegen ein Hohlraum gebildet. An die Innenwand des oberen Uhrglases wird mit einigen Tropfen Wasser *R* ein Stück rotes Lackmuspapier *R* von 5 mm × 5 mm geklebt. Auf das untere Uhrglas werden 50 mg fein pulverisierte Substanz gebracht und in 0,5 ml Wasser *R* gelöst. Nach Zusatz von 0,30 g schwerem Magnesiumoxid *R* wird kurz mit einem Glasstab verrieben und das obere Uhrglas sofort auf das untere Uhrglas gelegt. In gleicher Weise wird gleichzeitig eine Referenzmischung aus 0,1 ml Ammonium-Lösung (100 ppm NH_4) *R*, 0,5 ml Wasser *R* und 0,30 g schwerem Magnesiumoxid *R* angesetzt. Untersuchungs- und Referenzmischung werden 15 min lang bei 40 °C erwärmt. Das Lackmuspapier über der Untersuchungsmischung darf sich nicht intensiver blau färben als das Lackmuspapier über der Referenzmischung (200 ppm).

Eisen (2.4.9): In einem Scheidetrichter wird 1,0 g Substanz in 10 ml verdünnter Salzsäure *R* gelöst. Die Lösung wird 3mal je 3 min lang mit je 10 ml Isobutylmethylketon *R* 1 ausgeschüttelt. Die vereinigten organischen Phasen werden 3 min lang mit 10 ml Wasser *R* ausgeschüttelt. Die wäßrige Phase muß der Grenzprüfung auf Eisen entsprechen (10 ppm).

Schwermetalle (2.4.8): 2,0 g Substanz werden in Wasser *R* zu 20 ml gelöst. 12 ml Lösung müssen der Grenzprüfung A auf Schwermetalle entsprechen (10 ppm). Zur Herstellung der Referenzlösung wird die Blei-Lösung (1 ppm Pb) *R* verwendet.

Trocknungsverlust (2.2.32): Höchstens 0,5 Prozent, mit 1,000 g Substanz durch Trocknen im Trockenschrank bei 100 bis 105 °C bestimmt.

Sulfatasche (2.4.14): Höchstens 0,1 Prozent, mit 1,0 g Substanz bestimmt.

Gehaltsbestimmung

80,0 mg Substanz, in 3 ml wasserfreier Ameisensäure *R* gelöst, werden nach Zusatz von 30 ml wasserfreier Essigsäure *R* und 0,1 ml Naphtholbenzein-Lösung *R* mit Perchlorsäure (0,1 mol · l⁻¹) bis zum Farbumschlag von Braungelb nach Grün titriert.

1 ml Perchlorsäure ($0,1 mol \cdot l^{-1}$) entspricht 8,91 mg $C_3H_7NO_2$.

Lagerung

Gut verschlossen, vor Licht geschützt.

1999, 1285

Alcuroniumchlorid

Alcuronii chloridum

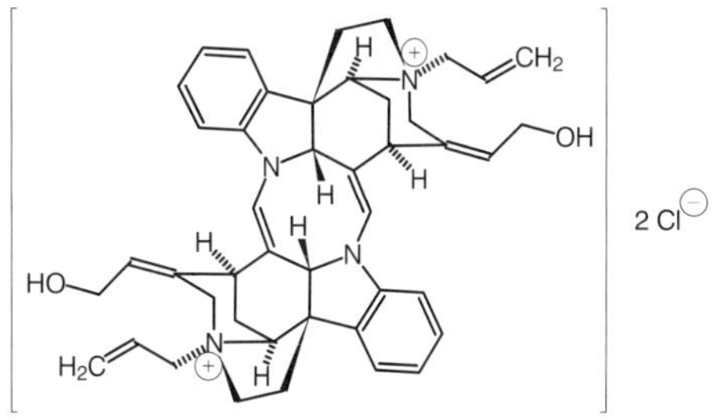

$C_{44}H_{50}Cl_2N_4O_2$ M_r 738,0

Definition

Alcuroniumchlorid enthält mindestens 98,0 und höchstens 102,0 Prozent (23*E*,26*E*)-(1*R*,3a*S*,10*S*,11a*S*,12*R*,14a*S*,19a*S*,20b*S*,21*S*,22a*S*)-23,26-Bis(2-hydroxyethyliden-1,12-diprop-2-enyl-2,3,11,11a,13,14,22,22a-octahydro-10*H*,21*H*-1,21:10,12-diethano-19a*H*,20b*H*-[1,5]diazocino[1,2,3-*lm*:5,6,7-*l′m′*]dipyrrolo[2,3-d:2′,3′-d′]dicarbazoliumdichlorid (4,4′-Didemethyl-4,4′-diprop-2-enyltoxiferin-I-dichlorid), berechnet auf die wasserfreie und 2-Propanol-freie Substanz.

Eigenschaften

Weißes bis schwach grauweißes, kristallines Pulver; leicht löslich in Wasser und Methanol, löslich in Ethanol, praktisch unlöslich in Cyclohexan.

Die Prüfungen auf Identität, Reinheit und die Gehaltsbestimmung müssen so rasch wie möglich und unter Ausschluß direkter Lichteinwirkung durchgeführt werden.

Prüfung auf Identität

1: A, C.
2: B, C.

A. Die Prüfung erfolgt mit Hilfe der IR-Spektroskopie (2.2.24) durch Vergleich des Spektrums der Substanz mit dem von Alcuroniumchlorid *CRS*.

B. Die bei der Prüfung „Verwandte Substanzen" (siehe „Prüfung auf Reinheit") erhaltenen Chromatogramme werden ausgewertet. Der Hauptfleck im Chromatogramm der Untersuchungslösung b entspricht in bezug auf Lage, Farbe und Größe dem Hauptfleck im Chromatogramm der Referenzlösung a.

C. Die Substanz gibt die Identitätsreaktion a auf Chlorid (2.3.1).

Prüfung auf Reinheit

Prüflösung: 0,250 g Substanz werden in kohlendioxidfreiem Wasser *R* zu 25,0 ml gelöst.

Aussehen der Lösung: Die Prüflösung muß klar (2.2.1) und darf nicht stärker gefärbt sein als die Farbvergleichslösung G_6, BG_6 oder B_6 (2.2.2, Methode I).

Sauer oder alkalisch reagierende Substanzen: 10 ml Prüflösung werden mit 0,1 ml Methylrot-Lösung *R* und 0,2 ml Salzsäure (0,01 mol · l^{-1}) versetzt. Die Lösung ist rot gefärbt. Nach Zusatz von 0,40 ml Natriumhydroxid-Lösung (0,01 mol · l^{-1}) ist die Lösung gelb gefärbt.

Spezifische Drehung (2.2.7): −430 bis −451°, an der Prüflösung bestimmt und berechnet auf die wasserfreie und 2-Propanol-freie Substanz.

2-Propanol: Höchstens 1,0 Prozent (2.4.24, System A).

Verwandte Substanzen: Die Prüfung erfolgt mit Hilfe der Dünnschichtchromatographie (2.2.27) unter Verwendung einer Schicht eines geeigneten Kieselgels, das einen Fluoreszenzindikator mit intensivster Anregung der Fluoreszenz bei 254 nm enthält.

Untersuchungslösung a: 0,20 g Substanz werden in Methanol *R* zu 10 ml gelöst.

Untersuchungslösung b: 1 ml Untersuchungslösung a wird mit Methanol *R* zu 20 ml verdünnt.

Referenzlösung a: 10 mg Alcuroniumchlorid *CRS* werden in Methanol *R* zu 10 ml gelöst.

Referenzlösung b: 1 ml Untersuchungslösung b wird mit Methanol *R* zu 10 ml verdünnt.

Referenzlösung c: 2 ml Referenzlösung b werden mit Methanol *R* zu 5 ml verdünnt.

Auf die Platte werden getrennt 10 µl jeder Lösung aufgetragen. Die Chromatographie erfolgt mit einer Mischung von 15 Volumteilen einer Lösung von Natriumchlorid *R* (58,4 g · l^{-1}), 35 Volumteilen verdünnter Ammoniak-Lösung *R* 2 und 50 Volumteilen Methanol *R* über eine Laufstrecke von 15 cm. Die Platte wird 10 min lang an der Luft trocknen gelassen und im ultravioletten Licht bei 254 nm ausgewertet. Anschließend wird die Platte mit Ammoniumcer(IV)-nitrat-Lösung (0,1mol · l^{-1}) besprüht und erneut im ultravioletten Licht bei 254 nm ausgewertet. Vor und nach dem Besprühen darf kein im Chromatogramm der Untersuchungslösung a auftretender Nebenfleck größer oder intensiver sein als der Fleck im Chromatogramm der Referenzlösung b (0,5 Prozent), und höchstens 1 Nebenfleck darf größer oder intensiver sein als der Fleck im Chromatogramm der Referenzlösung c (0,2 Prozent).

Wasser (2.5.12): Höchstens 5,0 Prozent, mit 0,500 g Substanz nach der Karl-Fischer-Methode bestimmt.

Sulfatasche (2.4.14): Höchstens 0,1 Prozent, mit 1,0 g Substanz bestimmt.

Gehaltsbestimmung

0,300 g Substanz, unter 1 min langem Rühren in 70 ml Acetanhydrid *R* gelöst, werden mit Perchlorsäure (0,1mol · l^{-1}) unter Zusatz von 0,1 ml Kristallviolett-Lösung *R* bis zum Farbumschlag von Blauviolett nach Blaugrün titriert.

1 ml Perchlorsäure (0,1 mol · l^{-1}) entspricht 36,9 mg $C_{44}H_{50}Cl_2N_4O_2$.

Lagerung

Dicht verschlossen, unter Stickstoff, vor Licht geschützt.

Verunreinigungen

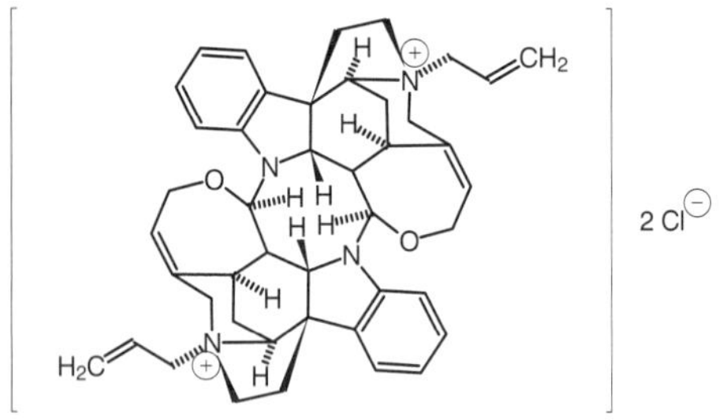

A. (1*R*,3a*S*,9*R*,9a*R*,10*R*,11a*S*,12*R*,14a*S*,19a*S*,20*R*,20a*R*,20b*S*,21*R*,22a*S*)-1,12-Diprop-2-enyl-2,3,9a,11,11a,13,14,19a,20a,20b,22,22a-dodecahydro-10*H*-21*H*-1,23:12,27-dimethano-9,10:20,21-bis(epoxyprop[2]eno)-9*H*,20*H*-[1,5]diazocino[1,2,3-*lm*:5,6,7-*l′m′*]dipyrrolo[2,3-d:2′,3′-d′]dicarbazoliumdichlorid (4,4′-Diallylcaracurin-V-dichlorid)

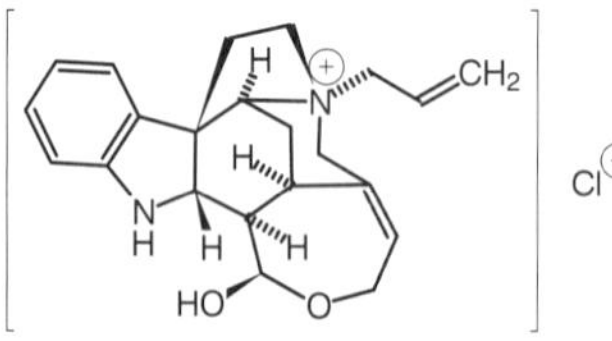

B. (4b*S*,7*R*,7a*S*,8a*R*,13*R*,13a*R*,13b*S*)-13-Hydroxy-7-prop-2-enyl-5,6,7a,8,8a,11,13,13a,13b,14-decahydro-7,9-methano-7*H*-oxepino[3,4-*a*]pyrrolo[2,3-*d*]carbazoliumchlorid
((4*R*,17*R*)-4-Allyl-17,18-epoxy-17-hydroxy-19,20-didehydrocuraniumchlorid)
((17*S*)-4-Allyl-19,20-didehydro-17,18-epoxycuran-17-ol-chlorid).

1999, 1286

Alfacalcidol

Alfacalcidolum

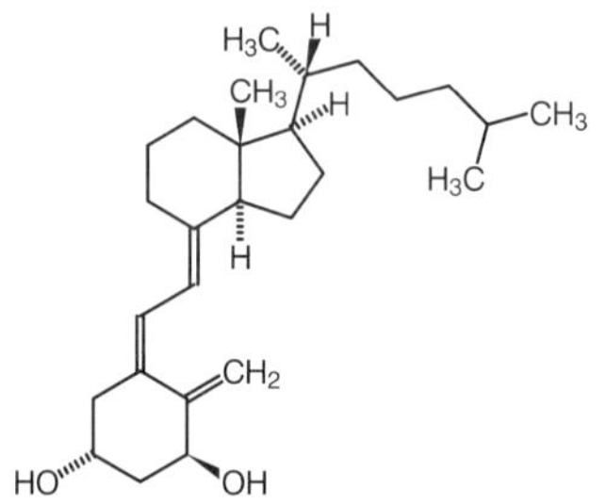

$C_{27}H_{44}O_2$ M_r 400,6

Definition

Alfacalcidol enthält mindestens 97,0 und höchstens 102,0 Prozent (5*Z*,7*E*)-9,10-Secocholesta-5,7,10(19)-trien-1α,3β-diol.

Eigenschaften

Weiße bis fast weiße Kristalle; praktisch unlöslich in Wasser, leicht löslich in Ethanol, löslich in fetten Ölen.

Die Substanz ist empfindlich gegen Luft, Wärme und Licht.

Eine reversible Isomerisierung zu Prä-Alfacalcidol kann in Lösung in Abhängigkeit von Temperatur und Zeit eintreten.

Prüfung auf Identität

A. Die Prüfung erfolgt mit Hilfe der IR-Spektroskopie (2.2.24) durch Vergleich des Spektrums der Substanz mit dem Alfacalcidol-Referenzspektrum der Ph. Eur. Die Prüfung erfolgt mit 2 mg Substanz und 150 mg Kaliumbromid *R*.

B. Die bei der „Gehaltsbestimmung" erhaltenen Chromatogramme werden ausgewertet. Der Hauptpeak im Chromatogramm der Untersuchungslösung entspricht in bezug auf Retentionszeit und ungefähre Größe dem Hauptpeak im Chromatogramm der Referenzlösung a.

Prüfung auf Reinheit

Verwandte Substanzen: Die Prüfung erfolgt mit Hilfe der Flüssigchromatographie (2.2.29) wie bei der „Gehaltsbestimmung" beschrieben. Das bei der „Gehaltsbestimmung" erhaltene Chromatogramm der Untersuchungslösung wird ausgewertet. Unter Verwendung des Verfahrens „Normalisierung" wird der Prozentgehalt an verwandten Substanzen, ausgenommen Prä-Alfacalcidol, die innerhalb der 2fachen Retentionszeit des Alfacalcidols eluiert werden, berechnet. Der Gehalt jeder einzelnen verwandten Substanz darf höchstens 0,5 Prozent und die Summe aller verwandten Substanzen höchstens 1,0 Prozent betragen. Peaks, die kleiner sind als 0,1 Prozent, werden nicht berücksichtigt.

Gehaltsbestimmung

Die Bestimmung muß so schnell wie möglich durchgeführt werden, wobei der Einfluß von UV-haltigem Licht und von Luft zu vermeiden ist.

Die Bestimmung erfolgt mit Hilfe der Flüssigchromatographie (2.2.29).

Untersuchungslösung: 1,0 mg Substanz wird ohne Erwärmen in 10,0 ml mobiler Phase gelöst.

Referenzlösung a: 1,0 mg Alfacalcidol *CRS* wird ohne Erwärmen in 10,0 ml mobiler Phase gelöst.

Referenzlösung b: Die Referenzlösung a wird mit der mobilen Phase 1:100 verdünnt.

Referenzlösung c: 2 ml Referenzlösung a werden 2 h lang im Wasserbad von 80 °C zum Rückfluß erhitzt und anschließend abgekühlt.

Die Chromatographie kann durchgeführt werden mit

- einer Säule von 0,25 m Länge und 4,0 mm innerem Durchmesser, gepackt mit octadecylsilyliertem Kieselgel zur Chromatographie *R* 2 (5 µm),
- einer Mischung von 1 Volumteil Ammoniak-Lösung *R*, 200 Volumteilen Wasser *R* und 800 Volumteilen Acetonitril *R* als mobile Phase bei einer Durchflußrate von 2,0 ml je Minute
- einem Spektrometer als Detektor bei einer Wellenlänge von 265 nm
- einer Probenschleife.

Je 100 µl Referenzlösung c werden 6mal eingespritzt. Werden die Chromatogramme unter den vorgeschriebenen Bedingungen aufgezeichnet, beträgt die relative Retentionszeit für Prä-Alfacalcidol, bezogen auf Alfacalcidol, etwa 1,3. Die Bestimmung darf nur ausgewertet werden, wenn die relative Standardabweichung der Fläche des Alfacalcidol-Peaks höchstens 1 Prozent und die Auflösung zwischen den Peaks von Prä-Alfacalcidol und Alfacalcidol mindestens 4,0 beträgt. Falls erforderlich wird die Zusammensetzung der mobilen Phase so geändert, daß die geforderte Auflösung erhalten wird.

Je 100 µl Referenzlösung a und Referenzlösung b werden getrennt eingespritzt und die Chromatogramme aufgezeichnet.

100 µl Untersuchungslösung werden eingespritzt. Das Chromatogramm wird unter den gleichen Bedingungen über eine Dauer, die der 2fachen Retentionszeit des Hauptpeaks entspricht, aufgezeichnet.

Lagerung

Dicht verschlossen, unter Stickstoff, vor Licht geschützt, zwischen 2 und 8 °C.

Der Inhalt eines geöffneten Behältnisses muß sofort verbraucht werden.

Verunreinigungen

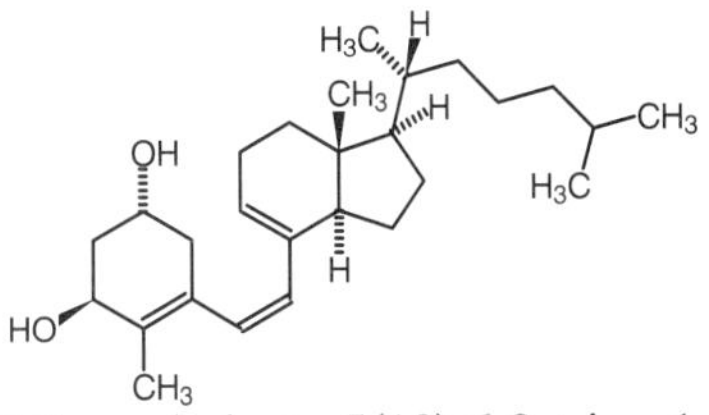

A. (6*Z*)-9,10-Secocholesta-5(10),6,8-trien-1α,3β-diol (Prä-Alfacalcidol)

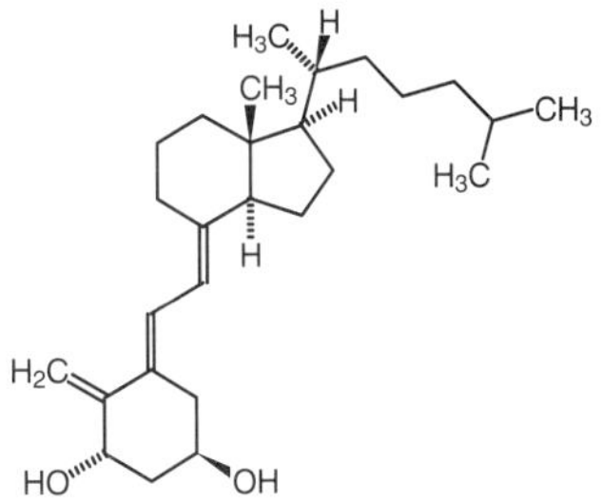

B. (5*E*,7*E*)-9,10-Secocholesta-5,7,10(19)-trien-1α,3β-diol (Trans-Alfacalcidol)

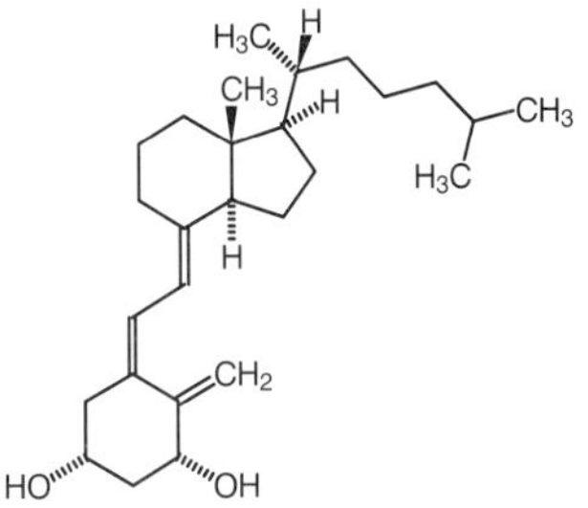

C. (5*Z*,7*E*)-9,10-Secocholesta-5,7,10(19)-trien-1β,3β-diol (1β-Calcidol)

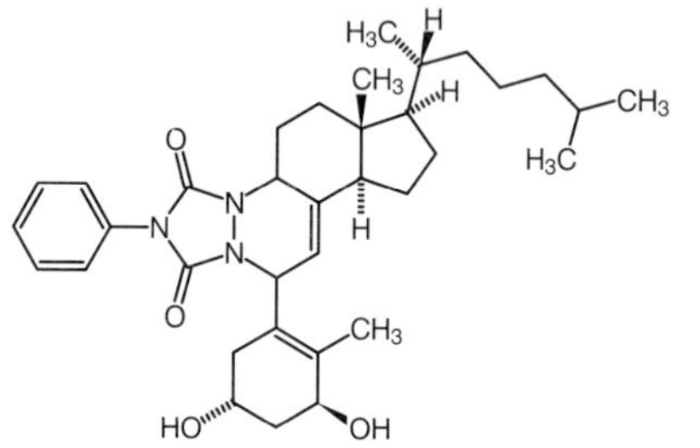

D. Triazolin-Addukt mit Prä-Alfacalcidol.

1999, 1287

Alfuzosinhydrochlorid

Alfuzosini hydrochloridum

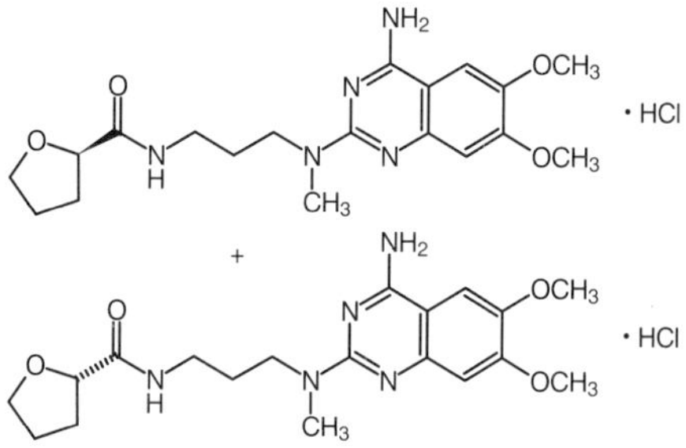

$C_{19}H_{28}ClN_5O_4$ M_r 425,9

Definition

Alfuzosinhydrochlorid enthält mindestens 98,5 und höchstens 101,0 Prozent (*RS*)-*N*-[3-[(4-Amino-6,7-dimethoxychinazolin-2-yl)(methyl)amino]propyl]tetrahydrofuran-2-carboxamid-hydrochlorid, berechnet auf die wasserfreie Substanz.

Eigenschaften

Weißes bis fast weißes, kristallines, schwach hygroskopisches Pulver; leicht löslich in Wasser, wenig löslich in Ethanol, praktisch unlöslich in Dichlormethan.

Prüfung auf Identität

A. Die Prüfung erfolgt mit Hilfe der IR-Spektroskopie (2.2.24) durch Vergleich des Spektrums der Substanz mit dem von Alfuzosinhydrochlorid *CRS*. Die Prüfung erfolgt mit Hilfe von Preßlingen.

B. 1 ml Prüflösung (siehe „Prüfung auf Reinheit“), mit 1 ml Wasser *R* verdünnt, gibt die Identitätsreaktion a auf Chlorid (2.3.1).

Prüfung auf Reinheit

Prüflösung: 0,500 g Substanz werden in kohlendioxidfreiem Wasser *R* zu 25,0 ml gelöst.

***p*H-Wert** (2.2.3): Der *p*H-Wert der frisch hergestellten Prüflösung muß zwischen 4,0 und 6,0 liegen.

Optische Drehung (2.2.7): Der Drehungswinkel, an der Prüflösung bestimmt, muß zwischen −0,10 und +0,10° liegen.

Verwandte Substanzen: Die Prüfung erfolgt mit Hilfe der Flüssigchromatographie (2.2.29).

Untersuchungslösung: 20,0 mg Substanz werden in der mobilen Phase zu 100,0 ml gelöst.

Referenzlösung a: 1,0 ml Untersuchungslösung wird mit der mobilen Phase zu 50,0 ml verdünnt. 5,0 ml dieser Lösung werden mit der mobilen Phase zu 20,0 ml verdünnt.

Referenzlösung b: 5 mg Alfuzosin-Verunreinigung A *CRS* werden in der mobilen Phase zu 25 ml gelöst. 1 ml Lösung wird mit 1 ml Untersuchungslösung gemischt und mit der mobilen Phase zu 100 ml verdünnt.

Die Chromatographie kann durchgeführt werden mit

- einer Säule aus rostfreiem Stahl von 0,15 m Länge und 4,6 mm innerem Durchmesser, gepackt mit octadecylsilyliertem Kieselgel zur Chromatographie *R* (5 µm) in Form von Mikropartikeln, mit 18,5 Prozent Kohlenstoff belegt, mit einer spezifischen Oberfläche von 320 $m^2 \cdot g^{-1}$, einer Porengröße von 15 nm und nachsilanisiert mit Hexamethyldisilan
- folgender Mischung als mobile Phase bei einer Durchflußrate von 1,5 ml je Minute: 1 Volumteil Tetrahydrofuran *R*, 20 Volumteile Acetonitril *R* und 80 Volumteile einer Lösung von Natriumperchlorat, die wie folgt hergestellt wird: 5,0 ml Perchlorsäure *R* werden in 900 ml Wasser *R* gelöst; der *p*H-Wert der Lösung wird mit verdünnter Natriumhydroxid-Lösung *R* auf 3,5 eingestellt und die Lösung mit Wasser *R* zu 1000 ml verdünnt
- einem Spektrometer als Detektor bei einer Wellenlänge von 254 nm.

20 µl Referenzlösung b werden eingespritzt. Die Empfindlichkeit des Systems wird so eingestellt, daß die Höhe der beiden Peaks im Chromatogramm mindestens 50 Prozent des maximalen Ausschlags beträgt. Die Prüfung darf nur ausgewertet werden, wenn die Auflösung zwischen den Peaks von Alfuzosin und Alfuzosin-Verunreinigung A mindestens 3,0 beträgt.

Je 20 µl Untersuchungslösung und Referenzlösung a werden getrennt eingespritzt. Im Chromatogramm der Untersuchungslösung darf keine Peakfläche, mit Ausnahme der des Hauptpeaks, größer sein als das 0,6fache der Fläche des Hauptpeaks im Chromatogramm der Referenzlösung a (0,3 Prozent). Im Chromatogramm der Untersuchungslösung darf die Summe aller Peakflächen, mit Ausnahme der des Hauptpeaks, nicht größer sein als die Fläche des Hauptpeaks im Chromatogramm der Referenzlösung a (0,5 Prozent). Peaks, deren Fläche kleiner ist als das 0,025fache der Fläche des Hauptpeaks im Chromatogramm der Referenzlösung a werden nicht berücksichtigt.

Wasser (2.5.12): Höchstens 2,0 Prozent, mit 0,500 g Substanz nach der Karl-Fischer-Methode bestimmt.

Sulfatasche (2.4.14): Höchstens 0,1 Prozent, mit 1,0 g Substanz bestimmt.

Gehaltsbestimmung

0,300 g Substanz, in einer Mischung von 40 ml wasserfreier Essigsäure *R* und 40 ml Acetanhydrid *R* gelöst, werden mit Perchlorsäure (0,1mol · l^{-1}) titriert. Der Endpunkt wird mit Hilfe der Potentiometrie (2.2.20) bestimmt.

1 ml Perchlorsäure (0,1mol · l^{-1}) entspricht 42,59 mg $C_{19}H_{28}ClN_5O_4$.

Lagerung

Dicht verschlossen, vor Licht geschützt.

Verunreinigungen

R = 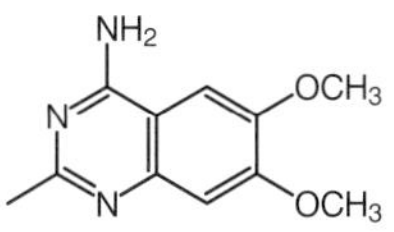

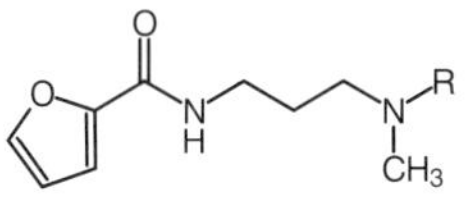

A. *N*-[3-[(4-Amino-6,7-dimethoxychinazolin-2-yl)(methyl)amino]propyl]furan-2-carboxamid

B. R = Cl: 2-Chlor-6,7-dimethoxychinazolin-4-amin

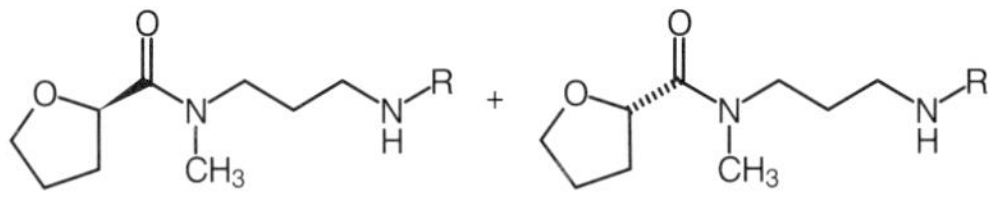

C. (*RS*)-*N*-[3-[(4-Amino-6,7-dimethoxychinazolin-2-yl)amino]propyl]-*N*-methyltetrahydrofuran-2-carboxamid

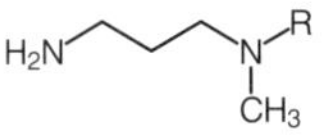

D. *N*-(4-Amino-6,7-dimethoxychinazolin-2-yl)-*N*-methylpropan-1,3-diamin

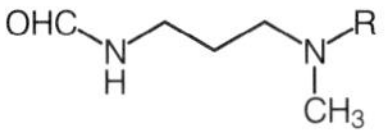

E. *N*-[3-[(4-Amino-6,7-dimethoxychinazolin-2-yl)(methyl)amino]propyl]formamid.

1999, 591

Alginsäure

Acidum alginicum

Definition

Alginsäure ist ein Gemisch von Polyuronsäuren $[(C_6H_8O_6)_n]$ aus wechselnden Anteilen β-(1→4)-D-Mannuronsäure und α-(1→4)-L-Guluronsäure. Die Substanz wird hauptsächlich aus Algen der Familie der *Phaeophyceae* gewonnen. Ein kleiner Anteil der Carboxyl-Gruppen kann neutralisiert sein. Die Substanz enthält mindestens 19,0 und höchstens 25,0 Prozent Carboxyl-Gruppen (—COOH), berechnet auf die getrocknete Substanz.

Eigenschaften

Weißes bis blaß gelblichbraunes, kristallines oder amorphes Pulver; sehr schwer bis praktisch unlöslich in Ethanol, praktisch unlöslich in organischen Lösungsmitteln. Die Substanz quillt in Wasser, ohne sich zu lösen; sie löst sich in Alkalihydroxid-Lösungen.

Prüfung auf Identität

A. 0,2 g Substanz werden mit 20 ml Wasser *R* und 0,5 ml Natriumcarbonat-Lösung *R* versetzt. Anschließend wird geschüttelt und filtriert. Werden 5 ml Filtrat mit 1 ml Calciumchlorid-Lösung *R* versetzt, entsteht eine voluminöse, gallertartige Masse.

B. Werden 5 ml des unter „Prüfung auf Identität“ A erhaltenen Filtrats mit 0,5 ml einer Lösung von Magnesiumsulfat *R* (123 g · l^{-1}) versetzt, entsteht kein voluminöser, gallertartiger Niederschlag.

C. 5 mg Substanz werden mit 5 ml Wasser *R*, 1 ml einer frisch hergestellten Lösung von Dihydroxynaphthalin *R* (10 g · l^{-1}) in Ethanol 96 % *R* und 5 ml Salzsäure *R* versetzt. Die Mischung wird 3 min lang zum Sieden erhitzt, anschließend abgekühlt, mit 5 ml Wasser *R* versetzt und mit 15 ml Diisopropylether *R* geschüttelt. Ein Blindversuch wird durchgeführt. Die mit der Substanz erhaltene obere Phase ist intensiver bläulichrot gefärbt als die der Blindlösung.

Prüfung auf Reinheit

Chlorid: Höchstens 1,0 Prozent. 2,50 g Substanz werden mit 50 ml verdünnter Salpetersäure *R* versetzt. Die Mischung wird 1 h lang geschüttelt, mit verdünnter Salpetersäure *R* zu 100,0 ml verdünnt und anschließend filtriert. 50,0 ml Filtrat werden mit 10,0 ml Silbernitrat-Lösung (0,1 mol · l^{-1}) und 5 ml Toluol *R* versetzt. Mit Ammoniumthiocyanat-Lösung (0,1 mol · l^{-1}) wird unter Zusatz von 2 ml Ammoniumeisen(III)-sulfat-Lösung *R* 2 titriert; in der Nähe des Umschlagpunkts wird kräftig geschüttelt.

1 ml Silbernitrat-Lösung (0,1 mol · l^{-1}) entspricht 3,545 mg Cl.

Schwermetalle (2.4.8): 1,0 g Substanz muß der Grenzprüfung F auf Schwermetalle entsprechen (20 ppm). Zur Herstellung der Referenzlösung werden 2 ml Blei-Lösung (10 ppm Pb) *R* verwendet.

Trocknungsverlust (2.2.32): Höchstens 15,0 Prozent, mit 0,1000 g Substanz durch 4 h langes Trocknen im Trockenschrank bei 100 bis 105 °C bestimmt.

Sulfatasche (2.4.14): Höchstens 8,0 Prozent, mit 0,100 g Substanz bestimmt, berechnet auf die getrocknete Substanz.

Mikrobielle Verunreinigung:
Keimzahl (2.6.12): Höchstens 10^2 koloniebildende, aerobe Einheiten je Gramm Substanz, durch Auszählen auf Agarplatten bestimmt.

Spezifische Mikroorganismen (2.6.13): *Escherichia coli* und Salmonellen dürfen nicht vorhanden sein.

Gehaltsbestimmung

0,2500 g Substanz werden nach Zusatz von 25 ml Wasser *R*, 25,0 ml Natriumhydroxid-Lösung (0,1 mol · l^{-1}) und 0,2 ml Phenolphthalein-Lösung *R* mit Salzsäure (0,1 mol · l^{-1}) titriert.

1 ml Natriumhydroxid-Lösung (0,1 mol · l^{-1}) entspricht 4,502 mg Carboxyl-Gruppen (— COOH).

1999, 1288

Allantoin

Allantoinum

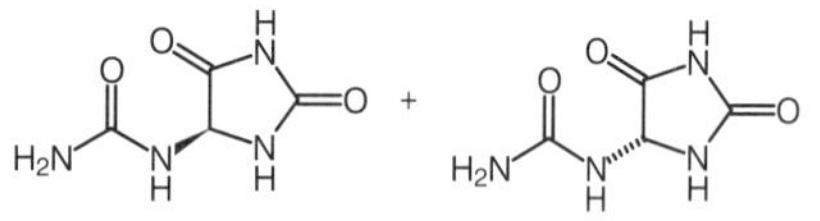

$C_4H_6N_4O_3$ M_r 158,1

Definition

Allantoin enthält mindestens 98,5 und höchstens 101,0 Prozent (*RS*)-(2,5-Dioxoimidazolidin-4-yl)harnstoff.

Eigenschaften

Weißes, kristallines Pulver; schwer löslich in Wasser, sehr schwer löslich in Ethanol.

Die Substanz schmilzt bei 225 °C unter Zersetzung.

Prüfung auf Identität

1: A.
2: B, C, D.

A. Die Prüfung erfolgt mit Hilfe der IR-Spektroskopie (2.2.24) durch Vergleich des Spektrums der Substanz mit dem von Allantoin *CRS*.

B. Die bei der Prüfung „Verwandte Substanzen" (siehe „Prüfung auf Reinheit") erhaltenen Chromatogramme werden ausgewertet. Der Hauptfleck im Chromatogramm der Untersuchungslösung b entspricht in bezug auf Lage, Farbe und Größe dem Hauptfleck im Chromatogramm der Referenzlösung a.

C. 20 mg Substanz werden in einer Mischung von 1 ml verdünnter Natriumhydroxid-Lösung *R* und 1 ml Wasser *R* zum Sieden erhitzt. Nach dem Erkaltenlassen wird 1 ml verdünnte Salzsäure *R* zugesetzt. 0,1 ml Lösung werden mit 0,1 ml einer Lösung von Kaliumbromid *R* (100 g · l^{-1}), 0,1 ml einer Lösung von Resorcin *R* (20 g · l^{-1}) und 3 ml Schwefelsäure *R* versetzt. Nach 5 bis 10 min langem Erhitzen im Wasserbad entwickelt sich eine tiefblaue Farbe, die nach dem Abkühlen und Eingießen in etwa 10 ml Wasser *R* rot wird.

D. 0,5 g Substanz werden erhitzt. Das sich entwickelnde Ammoniakgas färbt rotes Lackmuspapier *R* blau.

Prüfung auf Reinheit

Prüflösung: 1,0 g Substanz wird in kohlendioxidfreiem Wasser *R* zu 100 ml gelöst.

Sauer oder alkalisch reagierende Substanzen: 5 ml Prüflösung werden mit 5 ml kohlendioxidfreiem Wasser *R*, 0,1 ml Methylrot-Lösung *R* und 0,2 ml Natriumhydroxid-Lösung (0,01 mol · l^{-1}) versetzt. Die Lösung ist gelb. Nach Zusatz von 0,4 ml Salzsäure (0,01 mol · l^{-1}) färbt sich die Lösung rot.

Optische Drehung (2.2.7): Der Drehungswinkel muß zwischen – 0,10 und + 0,10° liegen, an der Prüflösung bestimmt.

Reduzierende Substanzen: 1,0 g Substanz wird 2 min lang mit 10 ml Wasser *R* geschüttelt und abfiltriert. Das Filtrat wird mit 1,5 ml Kaliumpermanganat-Lösung (0,02 mol · l^{-1}) versetzt. Die Lösung muß mindestens 10 min lang violett bleiben.

Verwandte Substanzen: Die Prüfung erfolgt mit Hilfe der Dünnschichtchromatographie (2.2.27) unter Verwendung einer Schicht von geeigneter Cellulose zur Chromatographie *R*.

Untersuchungslösung a: 0,10 g Substanz werden in 5,0 ml Wasser *R* unter Erhitzen gelöst. Die Lösung wird erkalten gelassen und mit Methanol *R* zu 10 ml verdünnt.

Die Lösung ist unmittelbar nach der Zubereitung zu verwenden.

Untersuchungslösung b: 1 ml Untersuchungslösung a wird mit einer Mischung von 1 Volumteil Methanol *R* und 1 Volumteil Wasser *R* zu 10 ml verdünnt.

Referenzlösung a: 10 mg Allantoin *CRS* werden in einer Mischung von 1 Volumteil Methanol *R* und 1 Volumteil Wasser *R* zu 10 ml gelöst.

Referenzlösung b: 10 mg Harnstoff *R* werden in 10 ml Wasser *R* gelöst. 1 ml Lösung wird mit Methanol *R* zu 10 ml verdünnt.

Referenzlösung c: 1 ml Referenzlösung a und 1 ml Referenzlösung b werden gemischt.

Auf die Platte werden getrennt 10 µl Untersuchungslösung a und je 5 µl Untersuchungslösung b, Referenzlösung a, b und c aufgetragen. Die Chromatographie erfolgt mit einer Mischung von 15 Volumteilen Essigsäure 98 % *R*, 25 Volumteilen Wasser *R* und 60 Volumteilen 1-Butanol *R* über eine Laufstrecke von 10 cm. Die Platte wird an der Luft trocknen gelassen, mit einer Lösung von Dimethylaminobenzaldehyd *R* (5 g · l^{-1}) in einer Mischung von 1 Volumteil Salzsäure *R* und 3 Volumteilen Methanol *R* besprüht und im Warmluftstrom getrocknet und nach 30 min im Tageslicht ausgewertet. Kein im Chromatogramm der Untersuchungslösung a auftretender Nebenfleck darf größer und stärker gefärbt sein als der Fleck im Chromatogramm der Referenzlösung b (0,5 Prozent). Die Prüfung darf nur ausgewertet werden, wenn das Chromatogramm der Referenzlösung c deutlich voneinander getrennt 2 Flecke zeigt.

Trocknungsverlust (2.2.32): Höchstens 0,1 Prozent, mit 1,000 g Substanz durch Trocknen im Trockenschrank bei 100 bis 105 °C bestimmt.

Sulfatasche (2.4.14): Höchstens 0,1 Prozent, mit 1,0 g Substanz bestimmt.

Gehaltsbestimmung

120,0 mg Substanz, in 40 ml Wasser *R* gelöst, werden mit Natriumhydroxid-Lösung (0,1 mol · l^{-1}) titriert. Der Endpunkt wird mit Hilfe der Potentiometrie (2.2.20) bestimmt.

1 ml Natriumhydroxid-Lösung (0,1 mol · l^{-1}) entspricht 15,81 mg $C_4H_6N_4O_3$.

Verunreinigungen

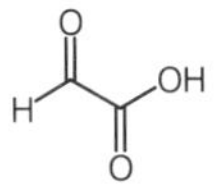

A. Glyoxylsäure

B. Harnstoff.

1999, 1065

Alprazolam

Alprazolamum

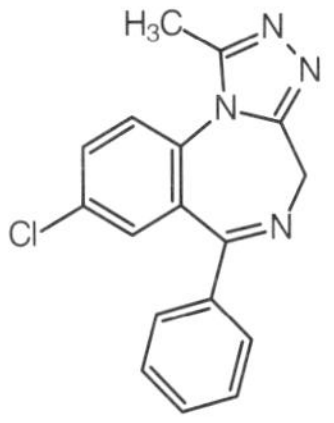

$C_{17}H_{13}ClN_4$ M_r 308,8

Definition

Alprazolam enthält mindestens 99,0 und höchstens 101,0 Prozent 8-Chlor-1-methyl-6-phenyl-4*H*-[1,2,4]triazolo-[4,3-*a*][1,4]benzodiazepin, berechnet auf die getrocknete Substanz.

Eigenschaften

Weißes, kristallines Pulver; praktisch unlöslich in Wasser, leicht löslich in Dichlormethan, wenig löslich in Aceton und Ethanol.

Die Substanz zeigt Polymorphie.

Prüfung auf Identität

1: B.

2: A, C.

A. Die Substanz wird im eben notwendigen Volumen Ethylacetat *R* gelöst. Die Lösung wird im Wasserbad zur Trockne eingedampft. 5,0 mg Substanz werden mit 5,0 mg Alprazolam *CRS* sorgfältig vermischt. Die Schmelztemperatur (2.2.14) der Mischung weicht von der Schmelztemperatur der Substanz um höchstens 2 °C ab.

B. Die Prüfung erfolgt mit Hilfe der IR-Spektroskopie (2.2.24) durch Vergleich des Spektrums der Substanz mit dem von Alprazolam *CRS*. Wenn die Spektren unterschiedlich sind, werden Substanz und Referenzsubstanz im eben notwendigen Volumen Ethylacetat *R* gelöst. Nach dem Eindampfen zur Trockne im Wasserbad werden mit den Rückständen erneut Spektren aufgenommen. Die Prüfung erfolgt mit Hilfe von Preßlingen.

C. Die Prüfung erfolgt mit Hilfe der Dünnschichtchromatographie (2.2.27) unter Verwendung einer Schicht von Kieselgel GF_{254} *R*.

Untersuchungslösung: 10 mg Substanz werden in Methanol *R* zu 10 ml gelöst.

Referenzlösung a: 10 mg Alprazolam *CRS* werden in Methanol *R* zu 10 ml gelöst.

Referenzlösung b: 10 mg Alprazolam *CRS* und 10 mg Midazolam *CRS* werden in Methanol *R* zu 10 ml gelöst.

Auf die Platte werden getrennt 5 µl jeder Lösung aufgetragen. Die Chromatographie erfolgt mit einer Mischung von 2 Volumteilen Essigsäure 98 % *R*, 15 Volumteilen Wasser *R*, 20 Volumteilen Methanol *R* und 80 Volumteilen Ethylacetat *R* über eine Laufstrecke von 12 cm. Die Platte wird an der Luft trocknen gelassen und im ultravioletten Licht bei 254 nm ausgewertet. Der Hauptfleck im Chromatogramm der Untersuchungslösung entspricht in bezug auf Lage und Größe dem Hauptfleck im Chromatogramm der Referenzlösung a. Die Prüfung darf nur ausgewertet werden, wenn das Chromatogramm der Referenzlösung b deutlich voneinander getrennt 2 Flecke zeigt.

Prüfung auf Reinheit

Verwandte Substanzen: Die Prüfung erfolgt mit Hilfe der Flüssigchromatographie (2.2.29).

Untersuchungslösung: 0,100 g Substanz werden in Dimethylformamid *R* zu 10,0 ml gelöst.

Referenzlösung a: 2 mg Alprazolam *CRS* und 2 mg Triazolam *CRS* werden in Dimethylformamid *R* zu 100,0 ml gelöst.

Referenzlösung b: 5,0 ml Untersuchungslösung werden mit Dimethylformamid *R* zu 100,0 ml verdünnt. 0,5 ml dieser Lösung werden mit Dimethylformamid *R* zu 10,0 ml verdünnt.

Die Chromatographie kann durchgeführt werden mit

- einer Säule aus rostfreiem Stahl von 0,25 m Länge und 4,6 mm innerem Durchmesser, gepackt mit phenylsilyliertem Kieselgel zur Chromatographie *R* 1 (5 µm)
- einer Mischung der mobilen Phasen A und B unter Einsatz der Gradienten-Elution bei einer Durchflußrate von 2 ml je Minute und einer Temperatur von 40 °C:

mobile Phase A: eine Mischung von 44 Volumteilen Pufferlösung und 56 Volumteilen Methanol *R*,

mobile Phase B: eine Mischung von 5 Volumteilen Pufferlösung und 95 Volumteilen Methanol *R*,

Pufferlösung: 7,7 g Ammoniumacetat *R* werden in 1000 ml Wasser *R* gelöst. Die Lösung wird mit Essigsäure 98 % *R* auf einen *p*H-Wert von 4,2 eingestellt.

Zeit (min)	**mobile Phase A** (% *V/V*)	**mobile Phase B** (% *V/V*)	**Erläuterungen**
0	98	2	isokratisch
15	98	2	Beginn linearer Gradient
35	1	99	Beginn isokratisch
40	1	99	Ende des Chromatogramms und Wechsel zur beginnenden Äquilibrierung
41	98	2	Beginn der Äquilibrierung
50 = 0	98	2	Ende der Äquilibrierung

- einem Spektrometer als Detektor bei einer Wellenlänge von 254 nm.

Die Säule wird mindestens 30 min lang mit der anfänglichen Zusammensetzung des Eluenten äquilibriert. Für die folgenden Chromatogramme werden die Bedingungen angewendet, die zwischen der 40. und der 50. Minute angegeben sind. Die Empfindlichkeit des Systems wird so eingestellt, daß die Höhe des Hauptpeaks im Chromatogramm der Referenzlösung b mindestens 50 Prozent des maximalen Ausschlags beträgt.

10 µl Referenzlösung a werden eingespritzt. Werden die Chromatogramme unter den vorgeschriebenen Bedingungen aufgezeichnet, beträgt die Retentionszeit für Triazolam etwa 9 min und für Alprazolam etwa 10 min. Die Prüfung darf nur ausgewertet werden, wenn die Auflösung zwischen den Peaks von Alprazolam und Triazolam mindestens 1,5 beträgt.

Je 10 µl Dimethylformamid *R* (Blindprobe), Untersuchungslösung und Referenzlösung b werden getrennt eingespritzt. Im Chromatogramm der Untersuchungslösung darf die Summe der Flächen aller Peaks, mit Ausnahme der des Hauptpeaks, nicht größer sein als die Fläche des Hauptpeaks im Chromatogramm der Referenzlösung b (0,25 Prozent). Peaks der Blindprobe und Peaks, deren Fläche kleiner ist als das 0,2fache der Fläche des Hauptpeaks im Chromatogramm der Referenzlösung b, werden nicht berücksichtigt.

Trocknungsverlust (2.2.32): Höchstens 0,5 Prozent, mit 1,000 g Substanz durch Trocknen im Trockenschrank bei 100 bis 105 °C bestimmt.

Sulfatasche (2.4.14): Höchstens 0,1 Prozent, mit 1,0 g Substanz bestimmt.

Gehaltsbestimmung

0,140 g Substanz, in 50 ml einer Mischung von 3 Volumteilen wasserfreier Essigsäure *R* und 2 Volumteilen Acetanhydrid *R* gelöst, werden mit Perchlorsäure (0,1 mol · l^{-1}) titriert. Der Endpunkt wird mit Hilfe der Potentiometrie (2.2.20) bestimmt. Bis zum zweiten Wendepunkt wird titriert.

1 ml Perchlorsäure (0,1 mol · l^{-1}) entspricht 15,44 mg $C_{17}H_{13}ClN_4$.

Lagerung

Gut verschlossen, vor Licht geschützt.

Verunreinigungen

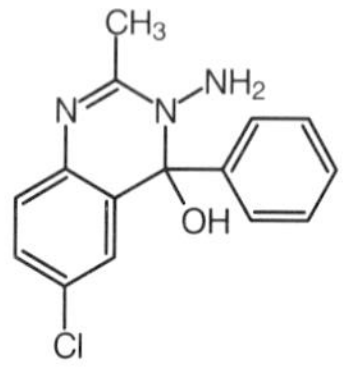

A. 3-Amino-6-chlor-2-methyl-4-phenyl-3,4-dihydrochinazolin-4-ol

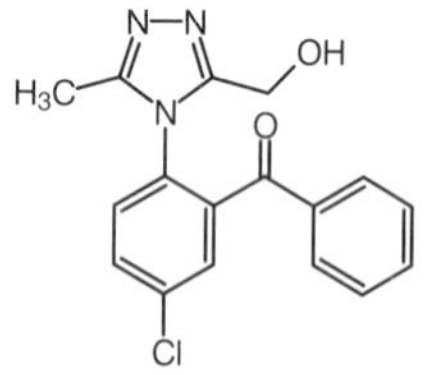

B. 5-Chlor-2-(3-hydroxymethyl-5-methyl-4*H*-[1,2,4]triazol-4-yl)benzophenon

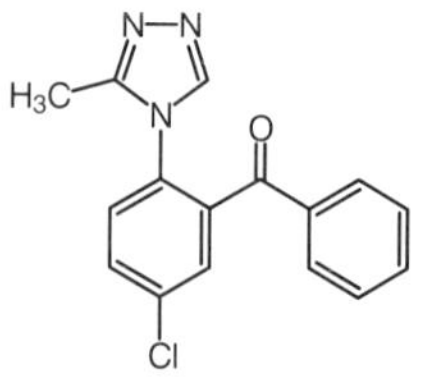

C. 5-Chlor-2-(5-methyl-4*H*-[1,2,4]triazol-4-yl)benzophenon

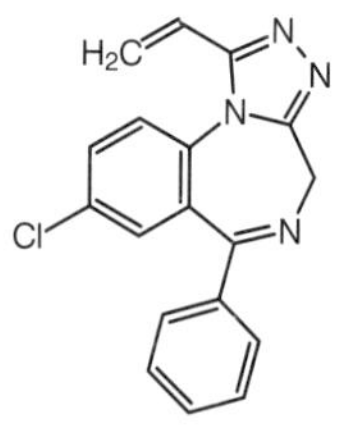

D. 8-Chlor-6-phenyl-1-vinyl-4*H*-[1,2,4]triazolo[4,3-*a*][1,4]benzodiazepin

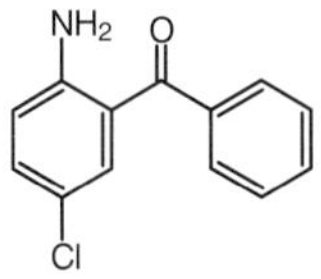

E. 2-Amino-5-chlorbenzophenon

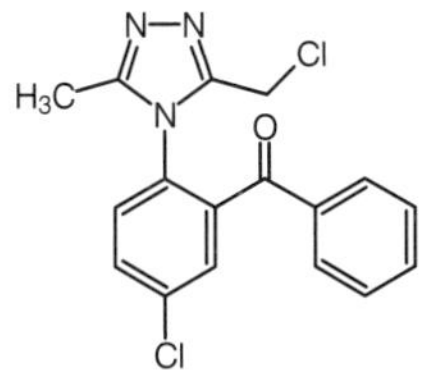

F. 5-Chlor-2-(3-chlormethyl-5-methyl-4*H*-[1,2,4]tri‑azol-4-yl)benzophenon

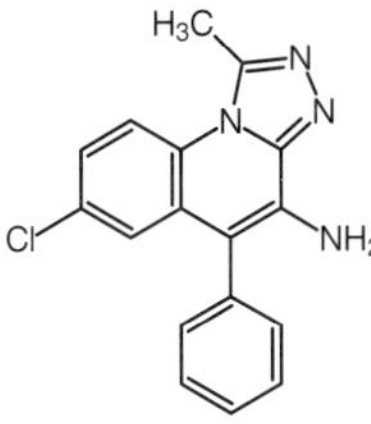

G. 4-Amino-7-chlor-1-methyl-5-phenyl-4*H*-[1,2,4]tri‑azolo[4,3-*a*]chinolin

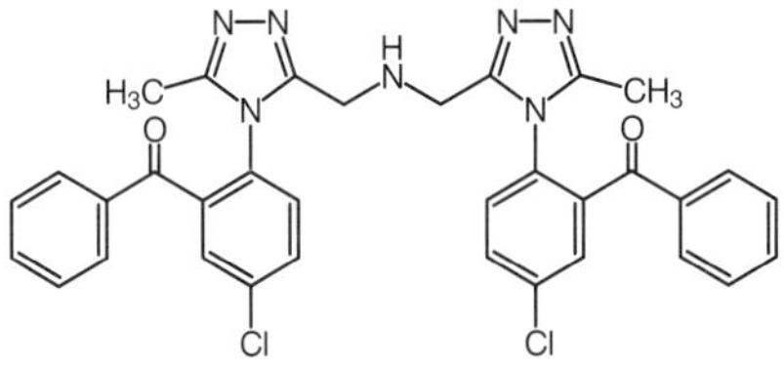

H. Bis[[4-(2-benzoyl-4-chlorphenyl)-5-methyl-4*H*-[1,2,4]triazol-3-yl]methyl]amin

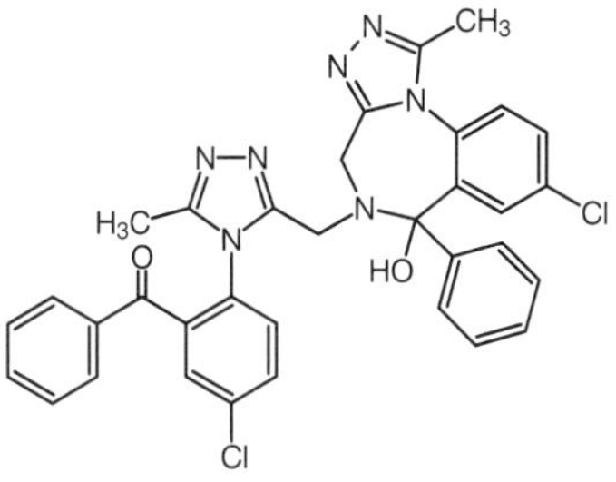

I. 5[[4-(2-Benzoyl-4-chlorphenyl)-5-methyl-4*H*-[1,2,4]triazol-3-yl]methyl]-8-chlor-1-methyl-6-phe‑nyl-5,6-dihydro-4*H*-[1,2,4]triazolo[4,3-*a*][1,4]benzo‑diazepin-6-ol

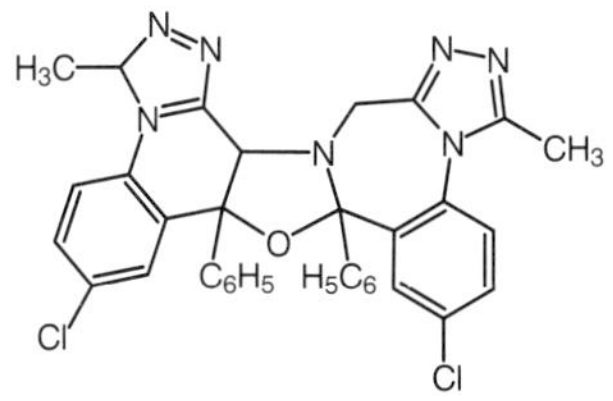

J. Dimer eines kondensierten tertiären Amins.

1999, 1170

Alteplase zur Injektion

Alteplasum ad iniectabile

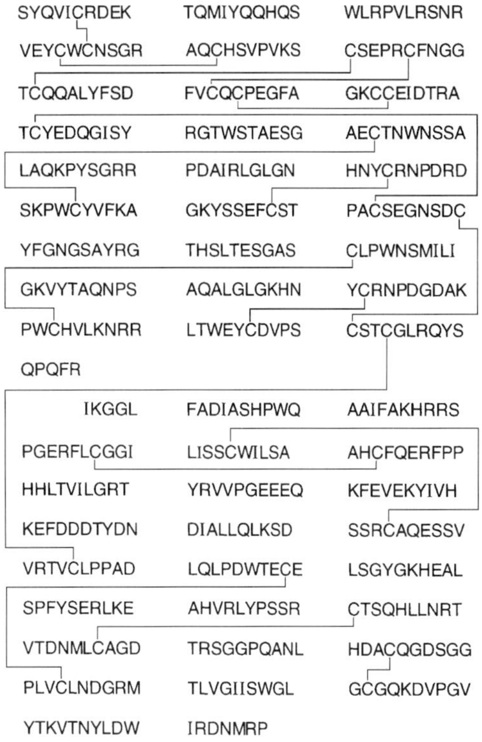

Definition

Alteplase zur Injektion ist eine sterile, gefriergetrocknete Zubereitung von Alteplase, einem Gewebeplasminogen‑aktivator. Alteplase zur Injektion wird durch DNA-Rekombinationstechnik hergestellt. Die Wirksamkeit beträgt mindestens 500 000 I.E. je Milligramm Protein.

Der Gewebeplasminogenaktivator bindet sich an Fibringerinnsel und aktiviert Plasminogen zu Plasmin, welches dann Fibringerinnsel oder Blutkoagulate auflöst.

Alteplase besteht aus einer Kette von 527 Aminosäuren (AA). Die relative Molekülmasse beträgt 59 050, wobei die Glykosyl-Gruppen, die in den Positionen 117, 184 und 448 der Aminosäuren angelagert sind, nicht berücksichtigt sind. Die gesamte relative Molekülmasse beträgt etwa 65 000. Plasmin spaltet das Alteplasemolekül zwischen den Aminosäuren 275 und 276 in zwei Ketten (A-Kette und B-Kette), welche über eine Disulfidbrücke zwischen Cys 264 und Cys 395 verbunden sind. In vitro besitzen die einkettige und die zweikettige Form vergleichbare fibrinolytische Aktivität.

Herstellung

Alteplase wird mit Hilfe der DNA-Rekombinationstechnik in Zellkulturen ohne Serumzusatz hergestellt. Die Zubereitung entspricht den Anforderungen der Monographie **DNA-rekombinationstechnisch hergestellte Produkte (Producta ab ADN recombinante)**.

Das Reinigungsverfahren muß sicherstellen, daß mögliche Verunreinigungen, wie Antibiotika, DNA und Proteinbestandteile, sowohl der Wirtszelle als auch des verwendeten Mediums, sowie mögliche Verunreinigungen durch Virus beseitigt werden.

Wird Alteplase als Bulk gelagert, so muß die Stabilität unter den vorgesehenen Lagerungsbedingungen durch den Nachweis der Wirksamkeit erbracht werden.

Herstellung, Reinigung und Homogenität der Zubereitung müssen routinemäßig als In-Prozeß-Kontrolle mit folgenden Untersuchungsmethoden geprüft werden:

Proteingehalt: Der Proteingehalt der Lösung von Alteplase zur Injektion wird spektrometrisch (2.2.25) bei 280 und 320 nm bestimmt. Der für die Zubereitung vorgesehene Puffer wird als Kompensationsflüssigkeit verwendet. Falls erforderlich werden die Alteplase-Proben mit der Pufferlösung der Zubereitung verdünnt. Der Proteingehalt der Zubereitung wird aus der Absorptionsdifferenz zwischen Pufferlösung der Zubereitung und der Probe berechnet. Um die Alteplasekonzentration zu erhalten, wird die Absorptionsdifferenz (A_{280}–A_{320}) durch 1,9, dem spezifischen Absorptionskoeffizienten von Alteplase, dividiert.

Wirksamkeit: Die Wirksamkeit der Zubereitung wird, wie unter „Bestimmung der Wirksamkeit" beschrieben, durch den In-vitro-Gerinnsel-Lysis-Test bestimmt. Die Wirksamkeit der Alteplase-Zubereitung als Bulk muß etwa 580 000 I.E. je Milligramm Alteplase betragen.

N-terminale Sequenzanalyse: Mit Hilfe der aminoterminalen Sequenzanalyse werden die N-terminale Aminosäuresequenz der Alteplase und halbquantitativ auch die Positionen zusätzlicher Spaltstellen im Alteplase-Molekül bestimmt (beispielsweise in Position AA 275-276 oder AA 27-28). Die N-terminale Aminosäuresequenz der Zubereitung muß derjenigen des humanen Gewebeplasminogenaktivators entsprechen.

Isoelektrische Fokussierung: Die Einheitlichkeit innerhalb der Mikroheterogenität bei Glykosilierung des Alteplasemoleküls wird durch isoelektrische Fokussierung (IEF) nachgewiesen. Die mit dieser Methode erhaltenen Gel-Banden zeigen im *p*H-Bereich von 6,5 bis 8,5 ein sehr komplexes Bandenmuster mit 10 Haupt- und mehreren Nebenbanden. Unter denaturierenden Bedingungen wird eine deutliche Trennung der unterschiedlich geladenen Varianten der Alteplase erzielt. Die breite Ladungsverteilung in der isoelektrischen Fokussierung ist durch zahlreiche Molekülvarianten bedingt, die sich in der Glykosilierungsfeinstruktur biantenärer und triantenärer Zuckerreste vom Komplex-Typ mit unterschiedlichen Sialinsäure-Substitutionsmustern unterscheiden. Das Bandenprofil der isoelektrischen Fokussierung der Alteplase der Zubereitung muß dem des Alteplase-Standards entsprechen.

Einkettige Alteplase: Die in serumfreien Kulturen von Chinesische-Hamster-Ovarialzellen (CHO-Zellen) hergestellte Alteplase liegt hauptsächlich als einsträngiges Molekül vor. Durch Gelfiltration unter reduzierenden Bedingungen wird die einkettige von der zweikettigen Form abgetrennt (siehe „Prüfung auf Reinheit, Gehalt an einkettiger Alteplase"). Im Alteplase-Bulk muß der Anteil an einkettiger Alteplase über 60 Prozent betragen.

Tryptische Peptidkartierung: Mit Hilfe der tryptischen Peptidkartierung wird die Primärstruktur der Alteplase ermittelt (siehe „Prüfung auf Identität, B"). Trypsin spaltet das zuvor reduzierte und carboxymethylierte Alteplasemolekül in ungefähr 50 Peptide, die mit Hilfe der Umkehrphasen-Flüssigchromatographie getrennt werden. Das Chromatogramm ist spezifisch („Fingerabdruck"). Die Übereinstimmung des Profils der tryptischen Peptidkartierung einer Alteplase-Probe mit dem einer gut charakterisierten Referenzzubereitung gilt als indirekter Nachweis ihrer identischen Aminosäuresequenzen, da die Empfindlichkeit der Methode den Austausch selbst einer einzigen Aminosäure in einzelnen Peptiden erkennen läßt. Mit Hilfe der tryptischen Peptidkartierung können komplexe Chromatogramm-Peaks der Glykopeptide isoliert und in einer zweiten Dimension aufgetrennt werden. Die Auftrennung erfolgt entweder mit Hilfe der Umkehrphasen-Flüssigchromatographie unter modifizierten Bedingungen oder mit Hilfe der Kapillarelektrophorese. Diese zweidimensionale Auftrennung der verschiedenen Glykopeptide belegt die chargenweise Konsistenz der Mikroheterogenität der Glykosilierung.

Das Chromatogramm der tryptischen Peptidkartierung einer Alteplase-Zubereitung und das der Alteplase-Referenzubereitung müssen einander entsprechen.

Monomere: Der Gehalt an Monomeren in einer Alteplase-Zubereitung wird durch Gelfiltration unter nicht reduzierenden Bedingungen, wie unter „Prüfung auf Reinheit, Monomergehalt" beschrieben, bestimmt. Der Anteil an Monomeren in der Alteplase als Bulk muß mindestens 95 Prozent betragen.

Alteplase Typ I und Typ II: Die CHO-Zellen bilden 2 verschiedene Alteplase-Glykosilierungs-Varianten: Alteplase Typ I ist mit Polymannose in der Sequenzposition Asn 117 und in den Positionen Asn 184 und Asn 448 mit Zuckerresten vom Komplex-Typ glykosiliert; Alteplase Typ II ist nur in den Positionen Asn 117 und Asn 448 glykosiliert.

Das Mengenverhältnis zwischen beiden Alteplase-Varianten ist konstant, und der Gehalt liegt bei 45 bis 65 Prozent für Typ I und 35 bis 55 Prozent für Typ II. Der Gehalt an Alteplase Typ I und Typ II kann mit Hilfe der SDS-PAGE (Polyacrylamidgelelektrophorese in Gegenwart von Natriumdodecylsulfat) bestimmt werden, deren Gel densitometrisch gescannt wird. Plasmingespaltene Proben der Alteplase werden reduziert, carboxymethyliert und dann auf das Gel aufgetragen. Die chromatographische Auftrennung zeigt 3 Banden: Alteplase-Typ-I-A-Kette (AA 1-275), Alteplase-Typ-II-A-Kette (AA 1-275) und Alteplase-B-Kette (AA 276-527). Das Mengenverhältnis der Alteplase Typ I zu Typ II wird durch eine Eichkurve bestimmt, die scanner-densitometrisch mit einer definierten Mischung von gereinigtem Alteplase-Typ-I- und Alteplase-Typ-II-Referenzmaterial erstellt wurde.

SDS-PAGE: Mit Hilfe der SDS-PAGE (Färbung der Proteine durch Silber) werden die Reinheit von Alteplase als Bulk und die Integrität des Alteplasemoleküls nachgewiesen. Für Proben von Alteplase als Bulk dürfen beim Beladen der SDS-PAGE mit 2,5 µg Alteplase-Protein je Spur und einer Nachweisgrenze von 5 ng Protein je Bande (Rinderserum-Albumin) keine anderen Banden als in der Referenzzubereitung und keine Abbauprodukte auftreten.

Bakterien-Endotoxine (2.6.14): Höchstens 1 I.E. Bakterien-Endotoxine je Milligramm Alteplase.

Sialinsäure: Prüflösung und Alteplase-Referenzlösung werden in Pufferlösung (Natriumchlorid *R* (8,9 g · l^{-1}), Natriumacetat *R* (4,1 g · l^{-1})) bei *p*H 5,5 dialysiert. Die Permeabilitätsgrenze der Dialysemembran soll für globuläre Proteine bei der relativen Molekülmasse von 10 000 liegen. Nach der Dialyse wird der Proteingehalt des Dialysats bestimmt: Zu 1 ml des Proteindialysats werden 5 µl einer 19,98prozentigen Lösung (*m*/*m*) von Calciumchlorid *R* gegeben. Dann werden je Milligramm Protein 10 Milli-Einheiten Neuraminidase zugesetzt und etwa 17 h lang bei 37 °C inkubiert.

Aus einer Stammlösung von *N*-Acetylneuraminsäure *R* (50 mg · ml^{-1}) werden Verdünnungen im Konzentrationsbereich zwischen 1,56 und 25,0 mg · ml^{-1} hergestellt. Zur Durchführung der Doppelbestimmungen werden in je 2 Reagenzgläser 0,2 ml der Proben, der Protein-Referenzlösung und der Verdünnungen von *N*-Acetylneuraminsäure *R* pipettiert. Nach Zusatz von 0,25 ml Periodatreagenz (Natriumperiodat *R* (5,4 g · l^{-1}) in einer 1,25prozentigen Lösung (*V*/*V*) von Schwefelsäure *R*) wird gemischt und 30 min lang bei 37 °C inkubiert. Anschließend werden 0,2 ml Arsenit-Reagenz (Natriumarsenit *R* (20 g · l^{-1}) in einer 1,55prozentigen Lösung (*V*/*V*) von Salzsäure *R*) zugesetzt und gemischt. Nachdem die zunächst gelblichbraun gefärbte Lösung wieder entfärbt ist, werden 2,0 ml einer Lösung von Thiobarbitursäure *R* (28,9 g · l^{-1}) zugesetzt und gemischt. Die verschlossenen Reagenzgläser werden 7,5 min lang in siedendem Wasser erhitzt und 5 min lang in einer Eis-Wasser-Mischung abgekühlt. Nach Zusatz von 2,0 ml einer Mischung aus 1-Butanol *R* und Salzsäure *R* (95:5) wird gemischt. Die Reagenzgläser werden 3 min lang bei 3000 Umdrehungen je Minute zentrifugiert. Innerhalb von 30 min wird die Absorption der Butanol-Salzsäure-Phase bei 552 nm gegen die Butanol-Salzsäure-Mischung als Kompensationsflüssigkeit gemessen. Die Daten der *N*-Acetylneuraminsäure-Lösungen werden einer linearen Regressionsanalyse unterzogen.

Der molare Gehalt an *N*-Acetylneuraminsäure der Proben und der Alteplase-Referenzlösung werden mit der so erstellten Eichkurve berechnet. Der Sialinsäuregehalt der Proben muß im Bereich zwischen 70 und 130 Prozent des Werts der Alteplase-Referenzlösung liegen. Ein Mol Alteplase enthält etwa 3 Mol Sialinsäure.

Neutrale Zucker: Alteplase-Untersuchungslösungen und -Referenzlösung werden mit einer Pufferlösung, die Arginin *R* (34,8 g · l^{-1}) und Polysorbat 80 *R* (0,1 g · l^{-1}) enthält und mit Phosphorsäure 85 % *R* auf einen *p*H-Wert von 7,4 eingestellt ist, so verdünnt, daß 50 µg Protein je Milliliter verdünnter Lösung vorliegen. Zur Erstellung einer Eichkurve wird mit der gleichen Pufferlösung eine Mannose-Verdünnungsreihe mit 20, 30, 40, 50 und 60 µg · ml^{-1} Mannose hergestellt. Im Doppelansatz werden jeweils 2 ml jeder Verdünnung pipettiert. In jedes Reagenzglas werden dann 50 µl Phenol *R* und danach 5 ml Schwefelsäure *R* gegeben. Die Mischungen werden 30 min lang bei Raumtemperatur stehengelassen. Dann wird bei 492 nm die Absorption bestimmt. Die Konzentration der neutralen Zucker wird mit Hilfe der Mannose-Eichkurve bestimmt. Der Gehalt an neutralen Zuckern wird in Mol neutrale Zucker je Mol Alteplase ausgedrückt. Der Verdünnungsfaktor der Alteplase-Proben und der Alteplase-Referenzsubstanz ist zu berücksichtigen, wobei eine relative Molekülmasse von 180,2 für Mannose und von 59 050 für den Alteplase-Protein-Anteil angenommen wird. Der Gehalt an neutralem Zucker der Alteplase-Proben muß im Vergleich zur Alteplase-Referenzsubstanz zwischen 70 und 130 Prozent liegen. Dies entspricht etwa 12 Mol neutralem Zucker je Mol Alteplase.

Eigenschaften

Weißes bis gelbliches Pulver oder eine feste, leicht brüchige Masse.

Die Zubereitung wird, wie in der Beschriftung angegeben, unmittelbar vor der „Prüfung auf Identität", der „Prüfung auf Reinheit" (ausgenommen den Prüfungen „Löslichkeit" und „Wasser") und der „Bestimmung der Wirksamkeit" rekonstituiert.

Prüfung auf Identität

A. Die „Bestimmung der Wirksamkeit" der Zubereitung dient gleichzeitig auch als Prüfung auf Identität.

B. Tryptische Peptidkartierung: Die Prüfung erfolgt mit Hilfe der Flüssigchromatographie (2.2.29).

Untersuchungslösung: Die Zubereitung wird in Wasser *R* so aufgelöst, daß die entstehende Lösung etwa 1 mg Alteplase je Milliliter enthält. Ungefähr 2,5 ml Lösung werden mindestens 12 h lang in eine Lösung dialysiert, die Harnstoff *R* (480 g · l^{-1}), Trometamol *R* (44 g · l^{-1}) und Natriumedetat *R* (1,5 g · l^{-1}) enthält und auf einen *p*H-Wert von 8,6 eingestellt ist. Die Permeabilitätsgrenze für globuläre Proteine soll für die Dialysemembran bei einer relativen Molekülmasse von 10 000 liegen. Das Volumen der Lösung wird bestimmt und die Lösung in ein Reagenzglas pipettiert, dem je Milliliter Lösung 10 µl einer Lösung von Dithiothreitol *R* (156 g · l^{-1}) zugesetzt werden. Nach 4 h langem Stehenlassen wird die Mischung in einer Eis-Wasser-Mischung abgekühlt. Je Milliliter Mischung werden 25 µl einer frisch zubereiteten Lösung von Iodessigsäure *R* (190 g · l^{-1}) zugesetzt. Die Mischung wird 30 min lang im Dunkeln stehengelassen. Die Reaktion wird durch Zusatz von 50 µl der Dithiothreitol-Lösung je Milliliter Ansatzlösung gestoppt. Anschließend wird 24 h lang gegen eine Lösung von Ammoniumhydrogencarbonat *R* (8 g · l^{-1}) dialysiert. Dieser Dialyselösung wird 1 Teil Trypsin zur Proteinsequenzierung *R* je 100 Teile Protein zugesetzt. Nach 6 bis 8 h wird erneut eine gleiche Menge Trypsin zugesetzt. Die Lösung wird insgesamt 24 h lang stehengelassen.

Referenzlösung: In gleicher Weise wie die Untersuchungslösung wird eine Referenzlösung unter Verwendung von Alteplase *CRS* anstelle der Zubereitung hergestellt.

Die Chromatographie kann durchgeführt werden mit
- einer Säule von 0,1 m Länge und 4,6 mm innerem Durchmesser, gepackt mit octadecylsilyliertem Kieselgel zur Chromatographie *R* (5 bis 10 µm)

mobile Phase A: eine filtrierte, gasfreie Lösung von Natriumdihydrogenphosphat *R* ($8\ g \cdot l^{-1}$), die mit Phosphorsäure 85 % *R* auf einen *p*H-Wert von 2,85 eingestellt wurde
mobile Phase B: eine 75prozentige Lösung (*V/V*) von Acetonitril *R* in der mobilen Phase A
– einem Spektrometer als Detektor bei einer Wellenlänge von 210 nm.

Das System wird mit der mobilen Phase A bei einer Durchflußrate von 1 ml je Minute äquilibriert. Nach Einspritzen der Lösung wird der Anteil der mobilen Phase B mit einer Rate von 0,44 Prozent je Minute erhöht, bis das Mischungsverhältnis von mobiler Phase A zu mobiler Phase B bei 60 : 40 liegt. Dann wird der Anteil der mobilen Phase B um 1,33 Prozent je Minute erhöht, bis das Verhältnis von mobiler Phase A zu mobiler Phase B einen Wert von 20 : 80 erreicht hat. Mit dem so eingestellten Mischungsverhältnis der beiden mobilen Phasen wird die Elution 10 min lang fortgeführt. Das Chromatogramm der Referenzlösung wird aufgezeichnet. Die Prüfung darf nur ausgewertet werden, wenn die Auflösung zwischen den Peaks 6 (Peptide 268–275) und 7 (Peptide 1–7) mindestens 1,5 beträgt und $b_{0,5a}$ sowie $b_{0,5b}$ höchstens 0,4 min betragen.

Etwa 100 µl Untersuchungslösung werden eingespritzt. Das Chromatogramm wird aufgezeichnet. Die Identität wird durch Vergleich mit dem Chromatogramm der Referenzlösung festgestellt. Weder dürfen signifikante Peaks oder Schultern fehlen, noch zusätzliche Peaks beobachtet werden. Signifikante Peaks sind solche, bei denen die Fläche unter dem Peak mindestens 5 Prozent der Fläche unter Peak 19 (Peptide 278–296) beträgt. Ein typisches Chromatogramm zur Zuordnung der beschriebenen Peaks ist in Abb. 1170-1 dargestellt.

Prüfung auf Reinheit

Aussehen der Lösung: Die rekonstituierte Zubereitung muß klar (2.2.1) und darf nicht stärker gefärbt sein als die Farbvergleichslösung G_7 (2.2.2, Methode II).

***p*H-Wert** (2.2.3): Zwischen 7,1 und 7,5, an der rekonstituierten Zubereitung bestimmt.

Löslichkeit: Die Zubereitung muß sich bei 20 bis 25 °C innerhalb von 2 min vollständig in dem in der Beschriftung angegebenen Volumen an Lösungsmittel lösen.

Proteingehalt: Eine Lösung der Zubereitung mit einer genau bekannten Konzentration im Bereich von $1\ g \cdot l^{-1}$ wird hergestellt. Ein genau definiertes Volumen der Lösung wird mit einer Lösung von Arginin *R* ($34{,}8\ g \cdot l^{-1}$) und Phosphorsäure 85 % *R* auf einen *p*H-Wert von 7,3 eingestellt und so verdünnt, daß die Absorption im Maximum bei etwa 280 nm zwischen 0,5 und 1,0 liegt (Untersuchungslösung). Die Absorption wird bei etwa 280 und bei 320 nm gemessen (2.2.25), die Argininlösung wird als Kompensationsflüssigkeit verwendet. Der Proteingehalt der Untersuchungslösung berechnet sich nach der Formel:

$$\frac{V \cdot (A_{280} - A_{320})}{1{,}9}$$

In der Gleichung entspricht *V* dem Volumen der Argininlösung, die zur Herstellung der Untersuchungslösung verwendet wurde, A_{280} und A_{320} sind die bei etwa 280 und bei 320 nm gemessenen Absorptionswerte der Lösung.

Gehalt an einkettiger Alteplase: Der Gehalt der Zubereitung an einkettiger Alteplase wird mit Hilfe der Flüssigchromatographie (2.2.29) bestimmt.

Untersuchungslösung: Die Zubereitung wird in Wasser *R* so gelöst, daß die Lösung etwa 1 mg Alteplase je Milliliter enthält. In ein Reagenzglas werden etwa 1 ml Lösung gegeben, 3 ml einer Lösung von Dithiothreitol *R* ($3\ g \cdot l^{-1}$) in mobiler Phase zugesetzt und im verschlossenen Gefäß 3 bis 5 min lang bei etwa 80 °C erhitzt.

Die Chromatographie kann durchgeführt werden mit
– einer Säule von 0,6 m Länge und 7,5 mm innerem Durchmesser, gepackt mit einem für die Ausschlußchromatographie geeigneten, hydrophilen Kieselgel

Dieses typische Chromatogramm dient zur Information und als Anleitung zum Analysenverfahren. Es ist nicht Bestandteil der Anforderungen dieser Monographie.

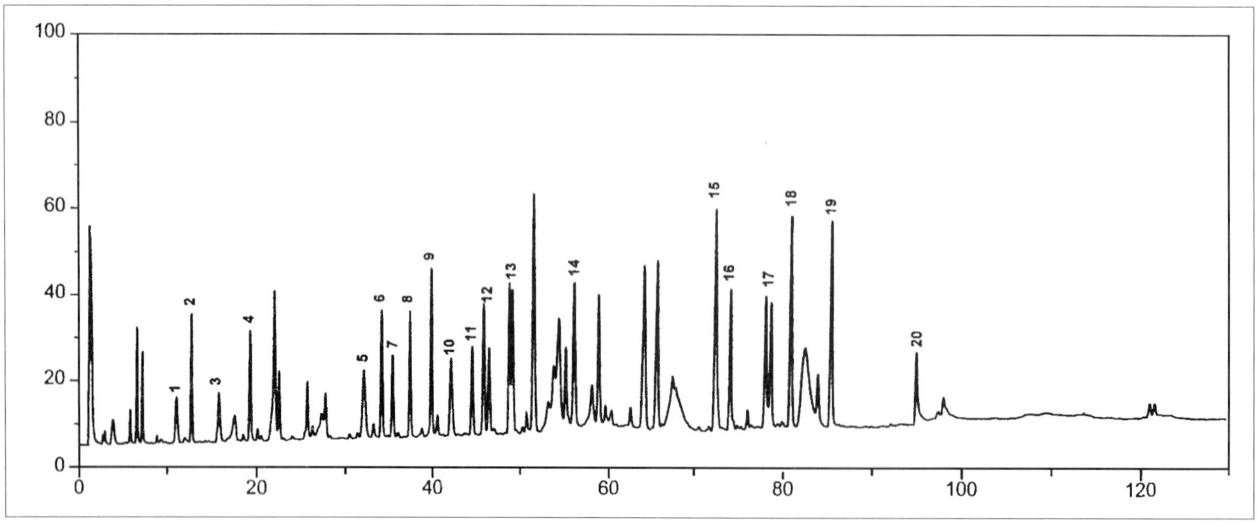

Abb. 1170-1: Typisches Chromatogramm der Alteplase nach tryptischer Peptidkartierung

mit sphärischen Partikeln von 10 bis 13 μm Durchmesser
- folgender mobilen Phase bei einer Durchflußrate von 0,5 ml je Minute: eine Lösung von Natriumdihydrogenphosphat *R* (30 g · l^{-1}) und Natriumdodecylsulfat *R* (0,1 g · l^{-1}), die mit verdünnter Natriumhydroxid-Lösung *R* auf einen *p*H-Wert von 6,8 eingestellt wurde
- einem Spektrometer als Detektor bei einer Wellenlänge von 214 nm.

Etwa 50 μl Untersuchungslösung werden eingespritzt. Das Chromatogramm muß 2 Hauptpeaks zeigen, die der ein- und der zweikettigen Alteplase entsprechen. Der relative Gehalt an einkettiger Alteplase wird aus den Peakflächen berechnet.

Die Prüfung darf nur ausgewertet werden, wenn die Anzahl der theoretischen Böden, berechnet aus dem Peak der einkettigen Alteplase, mindestens 1000 beträgt.

Der Gehalt an einkettiger Alteplase muß mindestens 60 Prozent der im Chromatogramm erscheinenden Gesamtmenge aller verwandten Substanzen der Alteplase betragen.

Monomergehalt: Die Prüfung erfolgt mit Hilfe der Flüssigchromatographie (2.2.29).

Untersuchungslösung: Die Zubereitung wird so rekonstituiert, daß etwa 1 mg Alteplase je Milliliter Lösung vorliegt.

Die Chromatographie kann durchgeführt werden mit
- einer Säule von 0,6 m Länge und von 7,5 mm innerem Durchmesser, gepackt mit einem für die Ausschlußchromatographie geeigneten, hydrophilen Kieselgel mit sphärischen Partikeln von 10 bis 13 μm Durchmesser
- folgender mobilen Phase bei einer Durchflußrate von 0,5 ml je Minute: eine Lösung von Natriumdihydrogenphosphat *R* (30 g · l^{-1}) und Natriumdodecylsulfat *R* (0,1 g · l^{-1}), die mit verdünnter Natriumhydroxid-Lösung *R* auf einen *p*H-Wert von 6,8 eingestellt wurde
- einem Spektrometer als Detektor bei einer Wellenlänge von 214 nm.

Die Untersuchungslösung wird eingespritzt und das Chromatogramm aufgezeichnet. Die Prüfung darf nur ausgewertet werden, wenn die Anzahl der theoretischen Böden, berechnet aus dem Peak des Alteplase-Monomeren, mindestens 1000 beträgt.

Alle Peakflächen werden gemessen. Die Peakflächen entsprechen Alteplase-Spezies unterschiedlicher relativer Molekülmasse. Der relative Gehalt an Monomer der Zubereitung wird aus den Werten dieser Peakflächen berechnet. Der Monomer-Gehalt der Alteplase muß mindestens 95 Prozent betragen.

Wasser (2.5.12): Höchstens 4,0 Prozent, nach der Karl-Fischer-Methode bestimmt.

Bakterien-Endotoxine (2.6.14): Höchstens 1 I.E. Bakterien-Endotoxine je Milligramm Protein.

Sterilität (2.6.1): Die Zubereitung muß der Prüfung entsprechen.

Bestimmung der Wirksamkeit

Die Wirksamkeit der Zubereitung wird durch die Fähigkeit der Alteplase, Plasminogen zu Plasmin zu aktivieren, bestimmt und verglichen mit der einer Standardzubereitung, die in Internationalen Einheiten eingestellt ist. Dabei wird die Plasminbildung über die Lysezeit eines Fibringerinnsels unter standardisierten Bedingungen bestimmt.

Die Internationale Einheit entspricht einer festgelegten Menge des Internationalen Standards für Alteplase. Der Wert in Internationalen Einheiten des Internationalen Standards wird von der Weltgesundheitsorganisation festgelegt.

Pufferlösung zur Auflösung: Eine Lösung von Natriumdihydrogenphosphat-Monohydrat *R* (1,38 g · l^{-1}), wasserfreiem Natriummonohydrogenphosphat *R* (7,10 g · l^{-1}), Natriumazid *R* (0,20 g · l^{-1}) und Polysorbat 80 *R* (0,10 g · l^{-1}).

Lösung von Thrombin vom Menschen: Eine Lösung von Thrombin vom Menschen, die 33 I.E. Thrombin vom Menschen *R* je Milliliter Pufferlösung zur Auflösung enthält.

Lösung von Fibrinogen vom Menschen: 2 g Fibrinogen *R* je Liter Pufferlösung zur Auflösung.

Lösung von Plasminogen vom Menschen: 1 g Plasminogen vom Menschen *R* je Liter Pufferlösung zur Auflösung.

Untersuchungslösung: Aus einer Verdünnung der Zubereitung (1 g · l^{-1}) wird mit der Pufferlösung zur Auflösung eine Verdünnungsreihe hergestellt, zum Beispiel 1:5000, 1:10 000, 1:20 000.

Referenzlösung: Aus einer Lösung von Alteplase *CRS* einer genau bekannten Konzentration in der Größenordnung von 1 g · l^{-1} mit 580 000 I.E. Alteplase je Milliliter und Wasser *R* werden 5 Verdünnungen mit definierten Konzentrationen zwischen 9,0 und 145 I.E. je Milliliter hergestellt.

Je 0,5 ml der Lösung von Thrombin vom Menschen wird in eine Reihe beschrifteter Reagenzgläser aus Glas pipettiert. Jede der Verdünnungen der Untersuchungslösung und der Referenzlösung wird jeweils einem der Reagenzgläser zugeordnet und dieses mit je 0,5 ml der jeweiligen Lösung versetzt. In einer zweiten Ansatzreihe werden jeweils 20 μl der Lösung von Plasminogen vom Menschen und 1 ml der Lösung von Fibrinogen vom Menschen in beschriftete Reagenzgläser gegeben, gemischt und auf Eis gelagert. Je 200 μl der Mischung von Referenzlösung und Thrombinlösung, beginnend mit der niedrigsten Konzentration in Internationalen Einheiten, werden dann mit der Mischung von Plasminogen und Fibrinogen versetzt. Der genaue Zeitpunkt der Zugabe wird notiert. Mit einem Vortex-Rührer wird dann während der folgenden 15 s mehrfach durchgemischt und dann im Umwälzwasserbad bei 37 °C inkubiert. Innerhalb von 30 s bildet sich in jedem Ansatz ein trübes Gerinnsel. Danach entwickeln sich Gasbläschen im Gerinnsel. Die Lysezeit wird festgehalten, das heißt der Zeitraum zwischen der Zugabe der Alteplase-Lösung und dem Aufsteigen des letzten Gasbläschens. Mit der Methode der kleinsten Quadrate wird die Gleichung der Dosis-Wirkungs-Kurve ermittelt, wobei die Logarithmen der Konzentrationen der Referenzzubereitung in bezug auf die Logarithmen der Lysezeit der Gerinnsel nach folgender Gleichung berechnet werden:

$$\log t = a + b\,(\log U_S).$$

Darin ist t die Lysezeit, U_S die Wirksamkeit der Referenzlösung (ausgedrückt in Internationalen Einheiten je Milliliter), b die Steigung und a der Schnittpunkt der Kurve mit der y-Achse. Die Prüfung darf nur ausgewertet werden, wenn der Korrelationskoeffizient zwischen –0,9900 und –1,0000 liegt.

Aus der Dosis-Wirkungs-Kurve und der Lysezeit der Gerinnsel der Untersuchungslösung wird der Logarithmus der Aktivität U_A nach folgender Gleichung berechnet:

$$\log U_A = \frac{[(\log t) - a]}{b}.$$

Die Wirksamkeit der Alteplase in Internationalen Einheiten je Milliliter wird nach folgender Formel berechnet:

$$D \cdot U_A.$$

D ist Verdünnungsfaktor der Untersuchungslösung.

Die spezifische Wirksamkeit der Zubereitung wird nach folgender Formel berechnet:

$$\frac{U_A}{P}.$$

P ist der Proteingehalt der Untersuchungslösung, der in der Prüfung „Proteingehalt" ermittelt wurde.

Die ermittelte Wirksamkeit der Zubereitung muß mindestens 90 und darf höchstens 110 Prozent der angegebenen Wirksamkeit betragen.

Lagerung

In einem farblosen Glasbehältnis, im Vakuum oder unter Inertgas, vor Licht geschützt, bei 2 bis 30 °C.

Beschriftung

Die Beschriftung gibt insbesondere an

- die Anzahl der Internationalen Einheiten je Behältnis
- den Proteingehalt je Behältnis.

1999, 152

Alttuberkulin zur Anwendung am Menschen

Tuberculinum pristinum ad usum humanum

Definition

Alttuberkulin zur Anwendung am Menschen ist ein hitzekonzentriertes Filtrat, das die löslichen Produkte des Wachstums und der Lyse eines Stammes oder mehrerer Stämme von *Mycobacterium bovis* und/oder *Mycobacterium tuberculosis* enthält, das bei Tieren, die zuvor gegen die Mikroorganismen derselben Spezies sensibilisiert wurden, eine allergische Hautreaktion vom verzögerten Typ hervorruft. Alttuberkulin zur Anwendung am Menschen ist in konzentrierter Form eine transparente, viskose, gelbe bis braune Flüssigkeit.

Herstellung

Allgemeine Beschaffenheit

Die Herstellung des Alttuberkulins zur Anwendung am Menschen beruht auf einem Saatgutsystem. Das Herstellungsverfahren muß nachweislich konstant Alttuberkulin zur Anwendung am Menschen von ausreichender Wirksamkeit und Unschädlichkeit beim Menschen ergeben. Eine Charge, deren Wirksamkeit wie unter „Bestimmung der Wirksamkeit" beschrieben in Internationalen Einheiten eingestellt ist, dient als Standardzubereitung. Die klinische Wirksamkeit der Standardzubereitung muß beim Menschen ausreichend belegt sein. Die Internationale Einheit ist die Wirksamkeit einer festgelegten Menge des Internationalen Standards. Der Wert in Internationalen Einheiten des Internationalen Standards wird von der Weltgesundheitsorganisation festgelegt.

Saatgut

Für die Identifizierung des verwendeten Mykobakterien-Stammes oder der verwendeten Mykobakterien-Stämme müssen Unterlagen vorliegen, die Informationen über die Herkunft und nachfolgende Manipulationen enthalten. Das Arbeitssaatgut, das zur Inokulation der Medien zur Herstellung der konzentrierten Ernte dient, darf höchstens 4 Subkulturen vom Mastersaatgut entfernt sein.

Nur ein Saatgut, das den nachfolgenden Prüfungen entspricht, darf für die Vermehrung verwendet werden.

Identität: Die Spezies der für Mastersaatgut und Arbeitssaatgut verwendeten Mykobakterien müssen identifiziert werden.

Verunreinigende Mikroorganismen: Das Arbeitssaatgut muß, mit Ausnahme der Anwesenheit von Mykobakterien, der Prüfung „Sterilität" (2.6.1) entsprechen. Die Prüfung wird mit 10 ml für jedes Nährmedium durchgeführt.

Vermehrung und Ernte

Die Bakterien werden in einem flüssigen Medium gezüchtet, das eine Glycerol-Bouillon oder ein synthetisches Medium sein kann. Das Wachstum muß für den Stamm typisch sein. Die Kulturen werden durch ein geeignetes Verfahren, wie Autoklavieren oder durch mindestens 1 h langes Erhitzen im strömenden Dampf bei 100 °C, inaktiviert. Die Kulturflüssigkeit, aus der die Mikroorganismen zuvor durch Filtration abgetrennt werden können, wird durch Eindampfen üblicherweise auf ein Zehntel ihres ursprünglichen Volumens konzentriert. Sie ist frei von vermehrungsfähigen Mykobakterien. Die konzentrierte Ernte muß der Prüfung auf Mykobakterien (2.6.2) entsprechen, bevor ein Konservierungsmittel oder andere Substanzen, die den Test stören könnten, hinzugefügt werden. Phenol (5 g · l^{-1}) oder ein anderes geeignetes Konservierungsmittel, das keine falsch-positiven Reaktionen verursacht, darf zugesetzt werden.

Nur eine konzentrierte Ernte, die den nachfolgenden Prüfungen entspricht, darf für die Herstellung des fertigen Tuberkulins als Bulk verwendet werden.

***p*H-Wert:** Der *p*H-Wert der konzentrierten Ernte liegt zwischen 6,5 und 8.

Glycerol: Falls zutreffend wird der Glycerolgehalt der konzentrierten Ernte bestimmt. Er muß innerhalb der für die bestimmte Zubereitung zulässigen Grenzen liegen.

Konservierungsmittel: Falls vorhanden, wird der Gehalt des Konservierungsmittels mit einer geeigneten chemischen oder physikalisch-chemischen Methode bestimmt. Der Gehalt muß mindestens 85 und darf höchstens 115 Prozent des vorgesehenen Gehalts betragen. Wenn Phenol bei der Herstellung verwendet wurde, darf die Konzentration höchstens 5 g · l^{-1} betragen (2.5.15).

Sensibilisierung: Die konzentrierte Ernte wird wie unter „Prüfung auf Reinheit" beschrieben geprüft.

Sterilität (2.6.1): Die konzentrierte Ernte muß der Prüfung entsprechen. Die Prüfung wird mit 10 ml für jedes Nährmedium durchgeführt.

Bestimmung der Wirksamkeit: Die konzentrierte Ernte wird wie unter „Bestimmung der Wirksamkeit" beschrieben geprüft.

Fertiges Tuberkulin als Bulk

Die konzentrierte Ernte wird aseptisch verdünnt.

Nur ein fertiges Tuberkulin als Bulk, das der nachfolgenden Prüfung entspricht, darf für die Herstellung der Fertigzubereitung verwendet werden.

Sterilität (2.6.1): Das fertige Tuberkulin als Bulk muß der Prüfung entsprechen. Die Prüfung wird mit 10 ml für jedes Nährmedium durchgeführt.

Fertigzubereitung

Das fertige Tuberkulin als Bulk wird aseptisch in sterile Behältnisse mit Sicherheitsverschluß abgefüllt, um eine Verunreinigung zu vermeiden.

Nur eine Fertigzubereitung, die allen nachfolgenden Prüfungen unter „Prüfung auf Identität", „Prüfung auf Reinheit" und „Bestimmung der Wirksamkeit" entspricht, darf für den Gebrauch freigegeben werden.

Wenn die nachfolgenden Prüfungen auf der genannten Stufe durchgeführt wurden, können sie an der Fertigzubereitung entfallen:

Vermehrungsfähige Mykobakterien	konzentrierte Ernte
Sensibilisierung	konzentrierte Ernte
Toxizität	konzentrierte Ernte oder fertiges Tuberkulin als Bulk
Konservierungsmittel	fertiges Tuberkulin als Bulk

Prüfung auf Identität

Gesunden weißen oder hellfarbigen Meerschweinchen, die spezifisch sensibilisiert (zum Beispiel wie unter „Bestimmung der Wirksamkeit" beschrieben) sind, werden steigende Dosen der Zubereitung intradermal verabreicht. Dadurch wird an der Injektionsstelle eine Reaktion hervorgerufen, die zu einer Rötung oder bis zu einer Nekrose führen kann. Bei nicht sensibilisierten Meerschweinchen rufen vergleichbare Injektionen keine Reaktion hervor. Die Bestimmung der Wirksamkeit kann auch zur Prüfung auf Identität dienen.

Prüfung auf Reinheit

Alttuberkulin zur Anwendung am Menschen in konzentrierter Form (≥ 100 000 I.E. · ml^{-1}) entspricht jeder der nachstehend beschriebenen Prüfungen; das verdünnte Produkt entspricht den Prüfungen „Konservierungsmittel" und „Sterilität".

Toxizität: 2 gesunden Meerschweinchen von je 250 bis 350 g Körpermasse, die zuvor keinerlei Behandlung erhalten haben, die die Prüfung stören könnte, wird jeweils eine Menge der Zubereitung, die 50 000 I.E. entspricht, subkutan injiziert. Die Tiere werden 7 Tage lang beobachtet. Schädliche Wirkungen dürfen sich nicht zeigen.

Sensibilisierung: Etwa 500 I.E. der Zubereitung in einem Volumen von 0,1 ml werden 3 Meerschweinchen, die zuvor keinerlei Behandlung erhalten haben, die die Prüfung stören könnte, 3mal in Abständen von 5 Tagen intradermal injiziert. 2 bis 3 Wochen nach der dritten Injektion wird denselben Tieren und einer Gruppe von Meerschweinchen gleicher Körpermasse, aber ohne vorhergehende Tuberkulin-Injektion, dieselbe Dosis intradermal injiziert. Nach 48 bis 72 h dürfen die Reaktionen bei beiden Gruppen nicht wesentlich unterschiedlich sein.

Konservierungsmittel: Falls vorhanden, wird der Gehalt des Konservierungsmittels mit einer geeigneten chemischen oder physikalisch-chemischen Methode bestimmt. Der Gehalt muß mindestens den minimal wirksamen Gehalt und darf höchstens 115 Prozent des in der Beschriftung angegebenen Gehalts betragen. Wenn Phenol bei der Herstellung verwendet wurde, darf die Konzentration höchstens 5 g · l^{-1} betragen (2.5.15).

Mykobakterien (2.6.2): Die Zubereitung muß der „Prüfung auf Mykobakterien" entsprechen.

Sterilität (2.6.1): Die Zubereitung muß der Prüfung entsprechen.

Bestimmung der Wirksamkeit

Die Bestimmung der Wirksamkeit der Zubereitung erfolgt bei sensibilisierten Meerschweinchen als Vergleich der Reaktionen auf intradermale Injektion steigender Dosen der Zubereitung mit den Reaktionen auf intradermale Injektion bekannter Konzentrationen einer Referenzzubereitung.

Eine Suspension, die eine ausreichende Menge (0,1 bis 0,4 mg je Milliliter) hitzeinaktivierter, getrockneter Mykobakterien eines Stammes derselben Spezies, wie er zur Herstellung der Zubereitung verwendet wurde, enthält, wird in Mineralöl mit oder ohne Emulgator zubereitet. Damit werden mindestens 6 hellfarbige Meerschweinchen von mindestens je 300 g Körpermasse durch intramuskuläre oder intradermale Injektion eines Gesamtvolumens von etwa 0,5 ml Suspension, falls nötig auf verschiedene Injektionsstellen verteilt, sensibilisiert. Nach der Sensibilisierung wird die Prüfung während eines für die Sensibilisierung optimalen Zeitraums (etwa 4 bis 8 Wochen) durchgeführt. Die Flanken der Tiere werden enthaart, um mindestens 3 Injektionen an jeder Seite und höchstens insgesamt 12 Injektionsstellen je Tier zu ermöglichen. Mindestens jeweils 3 unterschiedliche Dosen der Referenzzubereitung und der Zubereitung werden angewendet, wobei die höchste Dosis etwa 10mal stärker als die niedrigste ist. Die Dosen werden so gewählt, daß die nach ihrer Injektion entstehenden Läsionen einen Durchmesser von mindestens 8 und höchstens 25 mm haben. Bei jeder Prüfung wird die Anordnung der an jeder Stelle injizierten Verdünnungen nach dem Schema eines lateinischen Quadrats gewählt. Die Dosen werden in einem konstanten Volumen von 0,1 oder 0,2 ml intradermal injiziert. Nach 24 bis 48 h werden die Durchmesser der Läsionen abgelesen. Das Prüfungsergebnis wird mit Hilfe der üblichen statistischen Methoden unter der Annahme errechnet, daß die Durchmesser der Läsionen dem Logarithmus der Konzentration der Zubereitung direkt proportional sind.

Die so ermittelte Wirksamkeit muß mindestens 80 und darf höchstens 125 Prozent der angegebenen Wirksamkeit betragen. Die Vertrauensgrenzen (P = 0,95) müssen mindestens 64 und dürfen höchstens 156 Prozent der angegebenen Wirksamkeit betragen.

Lagerung

Vor Licht geschützt.

Beschriftung

Die Beschriftung gibt insbesondere an
- die Anzahl der Internationalen Einheiten je Milliliter
- die Mykobakterien-Spezies, die zur Herstellung der Zubereitung verwendet wurden
- Name und Menge des Konservierungsmittels oder anderer Substanzen, die der Zubereitung zugesetzt wurden
- die Dauer der Verwendbarkeit
- falls zutreffend, daß Alttuberkulin zur Anwendung am Menschen nicht unverdünnt angewendet werden darf und daß Verdünnungen zur Anwendung höchstens 100 I.E. je Dosis enthalten dürfen.

1999, 873

Amidotrizoesäure-Dihydrat

Acidum amidotrizoicum dihydricum

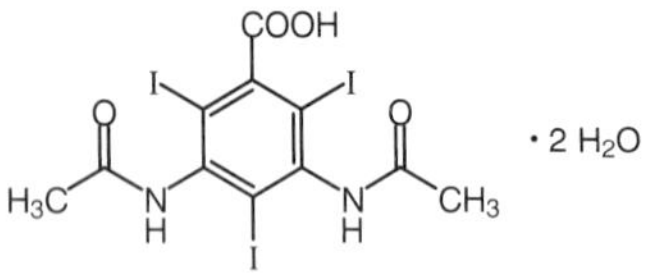

$C_{11}H_9I_3N_2O_4 \cdot 2\ H_2O$ M_r 650

Definition

Amidotrizoesäure-Dihydrat enthält mindestens 98,5 und höchstens 101,0 Prozent 3,5-Di(acetylamino)-2,4,6-triiodbenzoesäure, berechnet auf die getrocknete Substanz.

Eigenschaften

Weißes bis fast weißes, kristallines Pulver; sehr schwer löslich in Wasser und Ethanol, praktisch unlöslich in Ether. Die Substanz löst sich in verdünnten Alkalihydroxid-Lösungen.

Prüfung auf Identität

1: A.
2: B, C.

A. Die Prüfung erfolgt mit Hilfe der IR-Spektroskopie (2.2.24) durch Vergleich des Spektrums der Substanz mit dem von Amidotrizoesäure-Dihydrat *CRS*.

B. Die bei der Prüfung „Verwandte Substanzen" (siehe „Prüfung auf Reinheit") erhaltenen Chromatogramme werden ausgewertet. Der Hauptfleck im Chromatogramm der Untersuchungslösung b entspricht in bezug auf Lage und Größe dem Hauptfleck im Chromatogramm der Referenzlösung b.

C. Werden 50 mg Substanz in einer kleinen Porzellanschale auf offener Flamme vorsichtig erhitzt, entweichen violette Gase.

Prüfung auf Reinheit

Aussehen der Lösung: 1,0 g Substanz wird in verdünnter Natriumhydroxid-Lösung *R* zu 20 ml gelöst. Die Lösung muß klar (2.2.1) und farblos (2.2.2, Methode II) sein.

Verwandte Substanzen: Die Prüfung erfolgt mit Hilfe der Dünnschichtchromatographie (2.2.27) unter Verwendung einer Schicht von Kieselgel GF_{254} *R*.

Untersuchungslösung a: 0,50 g Substanz werden in einer 3prozentigen Lösung (*V/V*) von Ammoniak-Lösung *R* in Methanol *R* zu 10 ml gelöst.

Untersuchungslösung b: 1 ml Untersuchungslösung a wird mit einer 3prozentigen Lösung (*V/V*) von Ammoniak-Lösung *R* in Methanol *R* zu 10 ml verdünnt.

Referenzlösung a: 1 ml Untersuchungslösung b wird mit einer 3prozentigen Lösung (*V/V*) von Ammoniak-Lösung *R* in Methanol *R* zu 50 ml verdünnt.

Referenzlösung b: 50 mg Amidotrizoesäure-Dihydrat *CRS* werden in einer 3prozentigen Lösung (*V/V*) von Ammoniak-Lösung *R* in Methanol *R* zu 10 ml gelöst.

Auf die Platte werden getrennt 2 µl jeder Lösung aufgetragen. Die Chromatographie erfolgt mit einer Mischung von 20 Volumteilen wasserfreier Ameisensäure *R*, 25 Volumteilen Ethylmethylketon *R* und 60 Volumteilen Toluol *R* über eine Laufstrecke von 15 cm. Die Platte wird trocknen gelassen, bis die Lösungsmittel verdunstet sind, und im ultravioletten Licht bei 254 nm ausgewertet. Kein im Chromatogramm der Untersuchungslösung a auftretender Nebenfleck darf größer oder intensiver sein als der Fleck im Chromatogramm der Referenzlösung a (0,2 Prozent).

Halogenide: 0,55 g Substanz werden in einer Mischung von 4 ml verdünnter Natriumhydroxid-Lösung *R* und 15 ml Wasser *R* gelöst. Nach Zusatz von 6 ml verdünnter Salpetersäure *R* wird filtriert. 15 ml Filtrat müssen der Grenzprüfung auf Chlorid (2.4.4) entsprechen (150 ppm als Chlorid).

Freie aromatische Amine: *Die Lösungen und Reagenzien sind unter Lichtschutz in einer Eis-Wasser-Mischung aufzubewahren.*

In einem 50-ml-Meßkolben werden 0,50 g Substanz mit 15 ml Wasser *R* versetzt. Nach Umschütteln wird 1 ml verdünnte Natriumhydroxid-Lösung *R* zugesetzt. Nach dem Abkühlen in einer Eis-Wasser-Mischung werden 5 ml einer frisch hergestellten Lösung von Natriumnitrit *R* ($5 g \cdot l^{-1}$) und 12 ml verdünnte Salzsäure *R* zugesetzt, und die Mischung wird vorsichtig umgeschüttelt. Vom Zusatz der Salzsäure an gerechnet wird genau 2 min lang stehengelassen und mit 10 ml einer Lösung von Ammoniumsulfamat *R* ($20 g \cdot l^{-1}$) versetzt. Unter häufigem Umschütteln wird 5 min lang stehengelassen und mit 0,15 ml einer Lösung von 1-Naphthol *R* ($100 g \cdot l^{-1}$) in Ethanol 96 % *R* versetzt. Nach Umschütteln und 5 min langem Stehenlassen werden 3,5 ml Pufferlösung *p*H 10,9 *R* zugesetzt. Nach dem Mischen wird mit Wasser *R* zu 50,0 ml verdünnt. Nach spätestens 20 min wird die Absorption (2.2.25) bei 485 nm gegen eine gleichzeitig und unter gleichen Bedingungen hergestellte Lösung ohne Zusatz der Substanz als Kompensationsflüssigkeit gemessen. Die Absorption darf höchstens 0,30 betragen.

Schwermetalle (2.4.8): 2,0 g Substanz werden in 4 ml verdünnter Natriumhydroxid-Lösung *R* gelöst. Die Lösung wird mit Wasser *R* zu 20 ml verdünnt. 12 ml Lösung müssen der Grenzprüfung A auf Schwermetalle entsprechen (20 ppm). Zur Herstellung der Referenzlösung wird die Blei-Lösung (2 ppm Pb) *R* verwendet.

Trocknungsverlust (2.2.32): 4,5 bis 7,0 Prozent, mit 0,500 g Substanz durch Trocknen im Trockenschrank bei 100 bis 105 °C bestimmt.

Sulfatasche (2.4.14): Höchstens 0,1 Prozent, mit 1,0 g Substanz bestimmt.

Gehaltsbestimmung

In einem 250-ml-Rundkolben werden 0,150 g Substanz mit 5 ml konzentrierter Natriumhydroxid-Lösung *R*, 20 ml Wasser *R*, 1 g Zinkstaub *R* und einigen Glasperlen versetzt. 30 min lang wird zum Rückfluß erhitzt. Nach dem Erkaltenlassen wird der Kühler mit 20 ml Wasser *R* gespült, wobei die Spülflüssigkeit im Kolben gesammelt wird. Der Kolbeninhalt wird durch einen Glassintertiegel filtriert und das Filter wiederholt mit Wasser *R* gewaschen. Filtrat und Waschflüssigkeit werden vereinigt, mit 40 ml verdünnter Schwefelsäure *R* versetzt und sofort mit Silbernitrat-Lösung ($0,1 mol \cdot l^{-1}$) titriert. Der Endpunkt wird mit Hilfe der Potentiometrie (2.2.20) unter Verwendung eines geeigneten Elektrodensystems, zum Beispiel eines Silber-Quecksilber(I)-sulfat-Systems, bestimmt.

1 ml Silbernitrat-Lösung ($0,1 mol \cdot l^{-1}$) entspricht 20,47 mg $C_{11}H_9I_3N_2O_4$.

Lagerung

Gut verschlossen, vor Licht geschützt.

Verunreinigungen

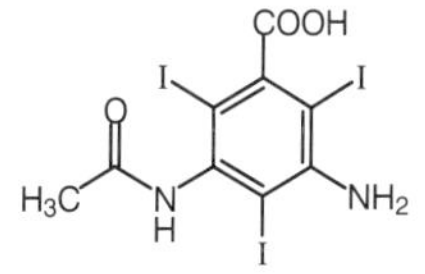

A. 5-Acetylamino-3-amino-2,4,6-triiodbenzoesäure.

1999, 1289

Amikacin

Amikacinum

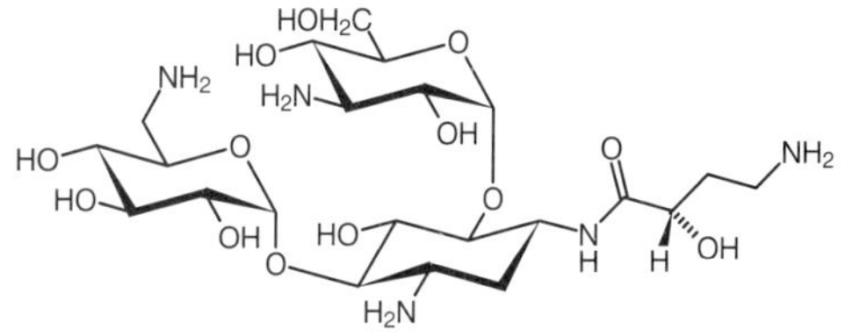

$C_{22}H_{43}N_5O_{13}$ M_r 585,6

Definition

Amikacin ist 6-*O*-(3-Amino-3-desoxy-α-D-glucopyranosyl)-4-*O*-(6-amino-6-desoxy-α-D-glucopyranosyl)-*N*[1]-[(2*S*)-4-amino-2-hydroxybutanoyl]-2-desoxy-D-streptamin, eine antimikrobiell wirkende Substanz, die aus Kanamycin A hergestellt wird. Die Substanz enthält mindestens 96,5 und höchstens 102,5 Prozent $C_{22}H_{43}N_5O_{13}$, berechnet auf die wasserfreie Substanz.

Eigenschaften

Weißes bis fast weißes Pulver; wenig löslich in Wasser, schwer löslich in Methanol, praktisch unlöslich in Aceton und Ethanol.

Prüfung auf Identität

A. Die Prüfung erfolgt mit Hilfe der IR-Spektroskopie (2.2.24) durch Vergleich des Spektrums der Substanz mit dem von Amikacin *CRS*.

B. Die Prüfung erfolgt mit Hilfe der Dünnschichtchromatographie (2.2.27) unter Verwendung einer DC-Platte mit Kieselgel *R*.

Untersuchungslösung: 25 mg Substanz werden in Wasser *R* zu 10 ml gelöst.

Referenzlösung a: 25 mg Amikacin *CRS* werden in Wasser *R* zu 10 ml gelöst.

Referenzlösung b: 5 mg Kanamycinmonosulfat *CRS* werden in 1 ml Untersuchungslösung gelöst. Die Lösung wird mit Wasser *R* zu 10 ml verdünnt.

Auf die Platte werden getrennt 5 µl jeder Lösung aufgetragen. Die Chromatographie erfolgt mit der unteren Phase einer Mischung von gleichen Volumteilen konzentrierter Ammoniak-Lösung *R*, Dichlormethan *R* und Methanol *R* über eine Laufstrecke von 15 cm. Die Platte wird an der Luft trocknen gelassen, mit Ninhydrin-Lösung *R* 1 besprüht und 5 min lang bei 110 °C erhitzt. Der Hauptfleck im Chromatogramm der Untersuchungslösung entspricht in bezug auf Lage, Farbe und Größe dem Hauptfleck im Chromatogramm der Referenzlösung a. Die Prüfung darf nur ausgewertet werden, wenn das Chromatogramm der Referenzlösung b deutlich voneinander getrennt 2 Flecke zeigt.

Prüfung auf Reinheit

***p*H-Wert** (2.2.3): 0,1 g Substanz werden in kohlendioxidfreiem Wasser *R* zu 10 ml gelöst. Der *p*H-Wert der Lösung muß zwischen 9,5 und 11,5 liegen.

Spezifische Drehung (2.2.7): 0,50 g Substanz werden in Wasser *R* zu 25,0 ml gelöst. Die spezifische Drehung muß zwischen +97 und +105° liegen, berechnet auf die wasserfreie Substanz.

Verwandte Substanzen: Die Prüfung erfolgt mit Hilfe der Flüssigchromatographie (2.2.29) wie unter „Gehaltsbestimmung“ beschrieben.

Dieses typische Chromatogramm dient zur Information und als Anleitung zum Analysenverfahren. Es ist nicht Bestandteil der Anforderungen dieser Monographie.

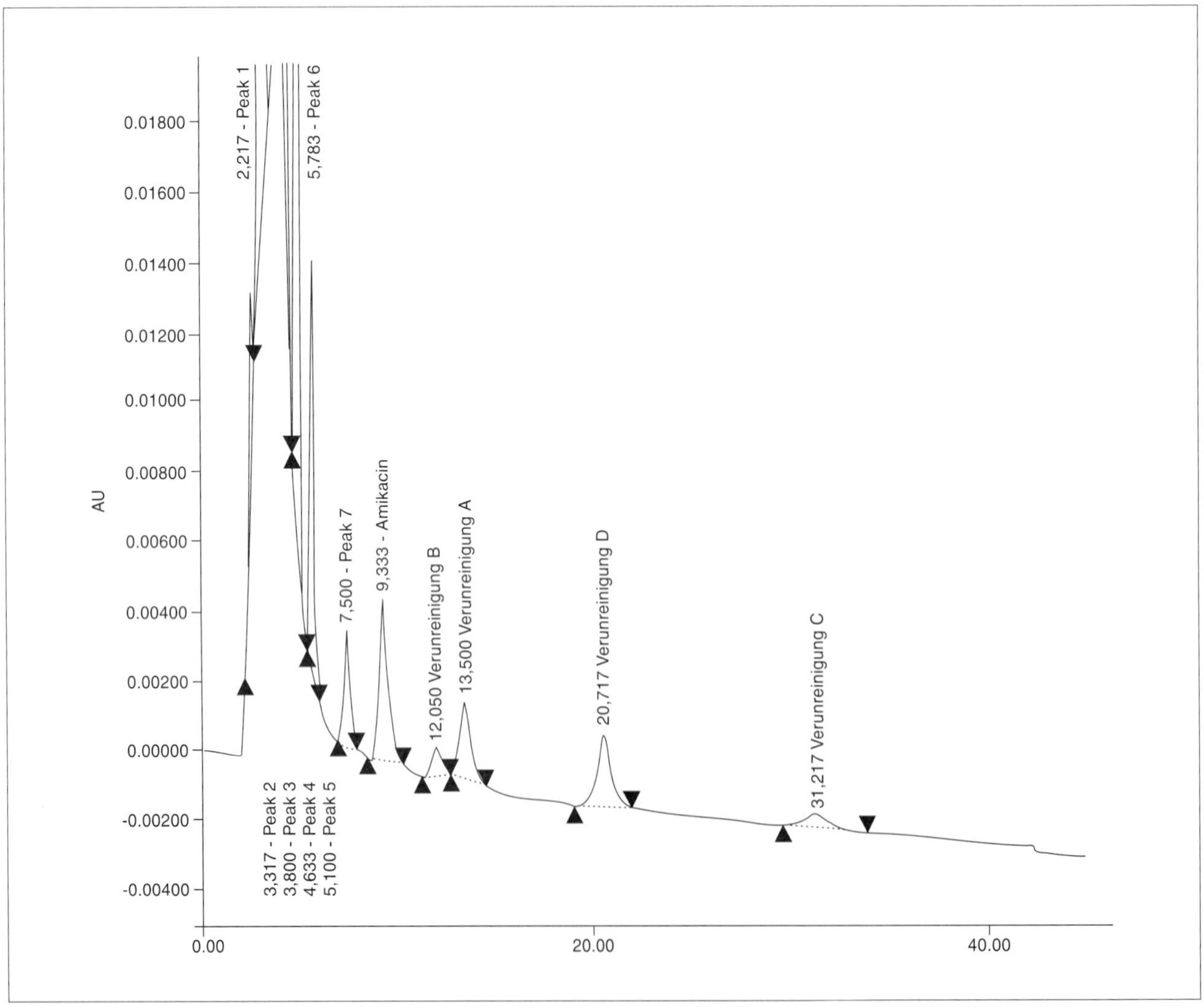

Abb. 1289-1: Typisches Chromatogramm der Prüfung „Verwandte Substanzen“

20 µl Referenzlösung a werden eingespritzt. Die Empfindlichkeit des Systems wird so eingestellt, daß die Höhe des Hauptpeaks im Chromatogramm mindestens 50 Prozent des maximalen Ausschlags beträgt.

20 µl Referenzlösung c werden eingespritzt. Die Prüfung darf nur ausgewertet werden, wenn die Auflösung zwischen den Peaks von Amikacin und Amikacin-Verunreinigung A im erhaltenen Chromatogramm mindestens 3,5 beträgt.

20 µl Untersuchungslösung a werden eingespritzt. Die Chromatographie erfolgt über eine Dauer, die der 4fachen Retentionszeit des Amikacins entspricht. Im Chromatogramm der Untersuchungslösung a darf eine der Amikacin-Verunreinigung A entsprechende Peakfläche nicht größer sein als die Fläche des Hauptpeaks im Chromatogramm der Referenzlösung a (1 Prozent). Im Chromatogramm der Untersuchungslösung a darf keine Peakfläche, mit Ausnahme der des Hauptpeaks und des Peaks der Amikacin-Verunreinigung A, größer sein als das 0,5fache der Fläche des Hauptpeaks im Chromatogramm der Referenzlösung a (0,5 Prozent), und die Summe dieser Peakflächen darf nicht größer sein als das 1,5fache der Fläche des Hauptpeaks im Chromatogramm der Referenzlösung a (1,5 Prozent). Der Blindprobe entsprechende Peaks und Peaks, deren Fläche kleiner ist als das 0,1fache der Fläche des Hauptpeaks im Chromatogramm der Referenzlösung a, werden nicht berücksichtigt.

Wasser (2.5.12): Höchstens 8,5 Prozent, mit 0,200 g Substanz nach der Karl-Fischer-Methode bestimmt.

Sulfatasche (2.4.14): Höchstens 0,5 Prozent, mit 1,0 g Substanz bestimmt.

Gehaltsbestimmung

Die Bestimmung erfolgt mit Hilfe der Flüssigchromatographie (2.2.29).

Untersuchungslösung a: 0,100 g Substanz werden in Wasser *R* zu 10,0 ml gelöst. 0,2 ml Lösung werden in einer Probeflasche mit Schliffstopfen zu 2,0 ml einer Lösung von 2,4,6-Trinitrobenzolsulfonsäure *R* ($10\ g \cdot l^{-1}$) gegeben. Anschließend werden 3,0 ml Pyridin *R* zugesetzt. Die Probeflasche wird dicht verschlossen, 30 s lang kräftig geschüttelt und 45 min lang im Wasserbad von 75 °C erhitzt. Danach wird 2 min lang in kaltem Wasser abgekühlt. Nach Zusatz von 2 ml Essigsäure 98 % *R* wird 30 s lang kräftig geschüttelt.

Untersuchungslösung b: 50,0 mg Substanz werden in Wasser *R* zu 50,0 ml gelöst. Die Lösung wird anschließend so wie für Untersuchungslösung a vorgeschrieben hergestellt.

Referenzlösung a: 10,0 mg Amikacin-Verunreinigung A *CRS* werden in Wasser *R* zu 100,0 ml gelöst. Die Lösung wird anschließend so wie für Untersuchungslösung a vorgeschrieben hergestellt.

Referenzlösung b: 50,0 mg Amikacin *CRS* werden in Wasser *R* zu 50,0 ml gelöst. Die Lösung wird anschließend so wie für Untersuchungslösung a vorgeschrieben hergestellt.

Referenzlösung c: 5 mg Amikacin *CRS* und 5 mg Amikacin-Verunreinigung A *CRS* werden in Wasser *R* zu 50 ml gelöst. Die Lösung wird anschließend so wie für Untersuchungslösung a vorgeschrieben hergestellt.

Blindlösung: Die Lösung wird wie für Untersuchungslösung a vorgeschrieben hergestellt unter Verwendung von 0,2 ml Wasser *R*.

Die Chromatographie kann durchgeführt werden mit

- einer Säule aus rostfreiem Stahl von 0,25 m Länge und 4,6 mm innerem Durchmesser, gepackt mit octadecylsilyliertem Kieselgel zur Chromatographie *R* (5 µm)
- folgender mobilen Phase bei einer Durchflußrate von 1 ml je Minute: eine Mischung von 30 Volumteilen einer Lösung von Kaliumdihydrogenphosphat *R* ($2,7\ g \cdot l^{-1}$), die mit einer Lösung von Kaliumhydroxid *R* ($22\ g \cdot l^{-1}$) auf einen *p*H-Wert von 6,5 eingestellt wird, und 70 Volumteilen Methanol *R*
- einem Spektrometer als Detektor bei einer Wellenlänge von 340 nm.

Die Temperatur der Säule wird bei 30 °C gehalten und die der zu untersuchenden Lösungen bei 10 °C.

20 µl Referenzlösung b werden eingespritzt. Die Empfindlichkeit des Systems wird so eingestellt, daß die Höhe des Hauptpeaks im Chromatogramm mindestens 50 Prozent des maximalen Ausschlags beträgt.

Die Referenzlösung b wird 6mal eingespritzt. Die Bestimmung darf nur ausgewertet werden, wenn die relative Standardabweichung der Peakfläche von Amikacin höchstens 2,0 Prozent beträgt.

Untersuchungslösung b und Referenzlösung b werden abwechselnd eingespritzt.

Verunreinigungen

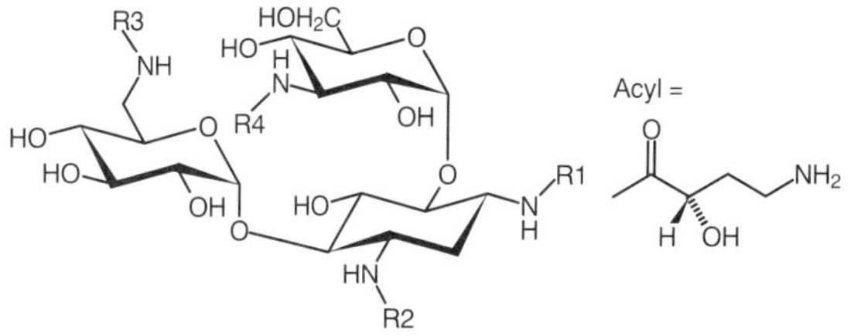

A. R1 = R3 = R4 = H, R2 = Acyl: 4-*O*-(3-Amino-3-desoxy-α-D-glucopyranosyl)-6-*O*-(6-amino-6-desoxy-α-D-glucopyranosyl)-*N*[1]-[(2*S*)-4-amino-2-hydroxybutanoyl]-2-desoxy-L-streptamin

B. R1 = R2 = Acyl, R3 = R4 = H: 4-*O*-(3-Amino-3-desoxy-α-D-glucopyranosyl)-6-*O*-(6-amino-6-desoxy-α-D-glucopyranosyl)-*N*[1],*N*[3]-bis[(2*S*)-4-amino-2-hydroxybutanoyl]-2-desoxy-L-streptamin

C. R1 = R2 = R3 = H, R4 = Acyl: 4-*O*-(6-Amino-6-desoxy-α-D-glucopyranosyl)-6-*O*-[3-[[(2*S*)-4-amino-2-hydroxybutanoyl]amino]-3-desoxy-α-D-glucopyranosyl]-2-desoxy-D-streptamin

D. R1 = R2 = R3 = R4 = H: 4-*O*-(3-Amino-3-desoxy-α-D-glucopyranosyl)-6-*O*-(6-amino-6-desoxy-α-D-glucopyranosyl)-2-desoxy-L-streptamin (Kanamycin).

1999, 1290

Amikacinsulfat

Amikacini sulfas

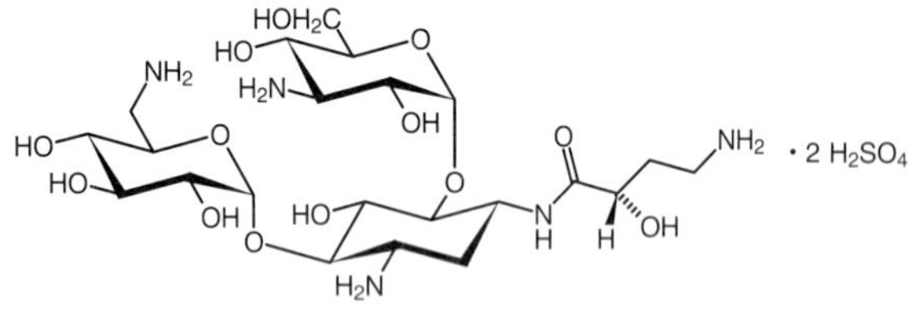

$C_{22}H_{47}N_5O_{21}S_2$ M_r 782

Definition

Amikacinsulfat ist 6-*O*-(3-Amino-3-desoxy-α-D-glucopyranosyl)-4-*O*-(6-amino-6-desoxy-α-D-glucopyranosyl)-*N*[1]-[(2*S*)-4-amino-2-hydroxybutanoyl]-2-desoxy-D-streptamin-sulfat, eine antimikrobiell wirkende Substanz, die aus Kanamycin A hergestellt wird. Die Substanz enthält mindestens 72,3 und höchstens 76,8 Prozent $C_{22}H_{43}N_5O_{13}$, berechnet auf die getrocknete Substanz.

Eigenschaften

Weißes bis fast weißes Pulver; leicht löslich in Wasser, praktisch unlöslich in Aceton und Ethanol.

Prüfung auf Identität

A. Die Prüfung erfolgt mit Hilfe der IR-Spektroskopie (2.2.24) durch Vergleich des Spektrums der Substanz mit dem von Amikacinsulfat *CRS*.

B. Die Prüfung erfolgt mit Hilfe der Dünnschichtchromatographie (2.2.27) unter Verwendung einer DC-Platte mit Kieselgel *R*.

Untersuchungslösung: 25 mg Substanz werden in Wasser *R* zu 10 ml gelöst.

Referenzlösung a: 25 mg Amikacinsulfat *CRS* werden in Wasser *R* zu 10 ml gelöst.

Dieses typische Chromatogramm dient zur Information und als Anleitung zum Analysenverfahren. Es ist nicht Bestandteil der Anforderungen dieser Monographie.

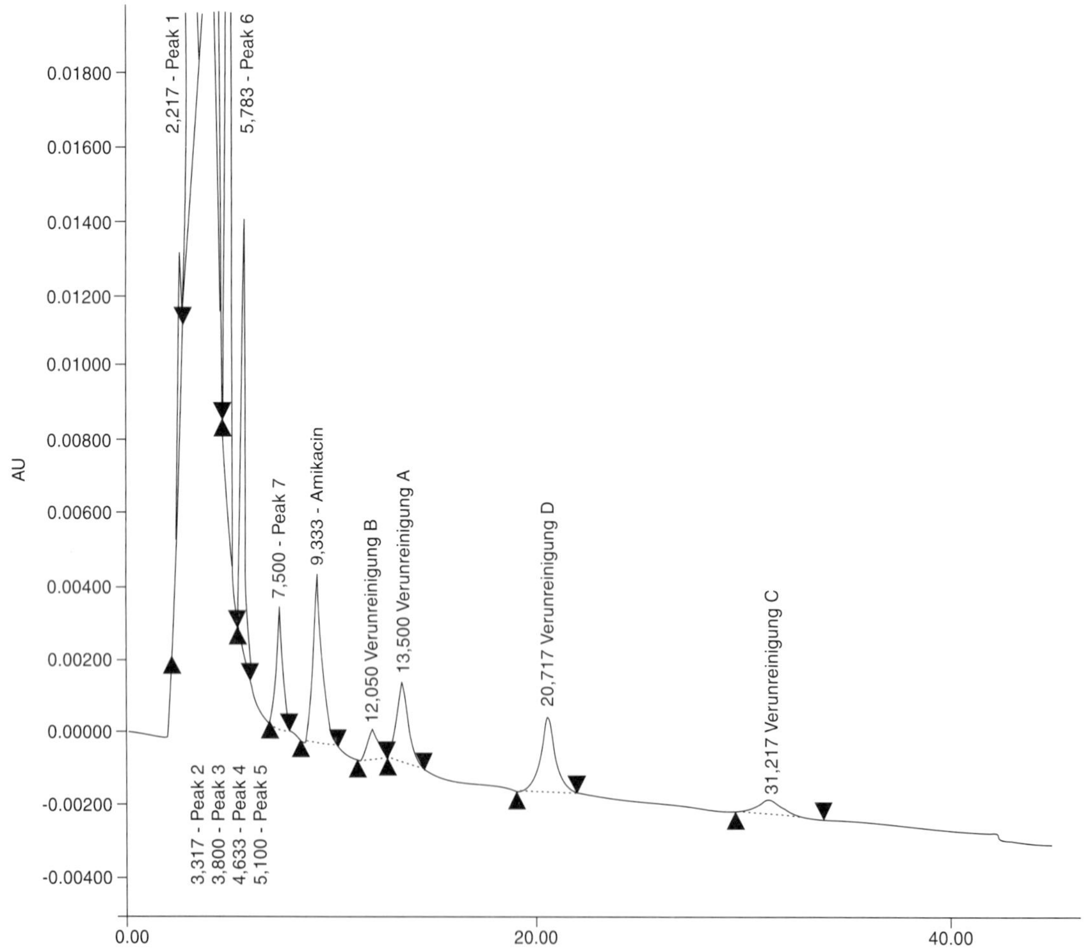

Abb. 1290-1: Typisches Chromatogramm der Prüfung „Verwandte Substanzen“

Referenzlösung b: 5 mg Kanamycinmonosulfat *CRS* werden in 1 ml Untersuchungslösung gelöst. Die Lösung wird mit Wasser *R* zu 10 ml verdünnt.

Auf die Platte werden getrennt 5 µl jeder Lösung aufgetragen. Die Chromatographie erfolgt mit der unteren Phase einer Mischung von gleichen Volumteilen konzentrierter Ammoniak-Lösung *R*, Dichlormethan *R* und Methanol *R* über eine Laufstrecke von 15 cm. Die Platte wird an der Luft trocknen gelassen, mit Ninhydrin-Lösung *R* 1 besprüht und 5 min lang bei 110 °C erhitzt. Der Hauptfleck im Chromatogramm der Untersuchungslösung entspricht in bezug auf Lage, Farbe und Größe dem Hauptfleck im Chromatogramm der Referenzlösung a. Die Prüfung darf nur ausgewertet werden, wenn das Chromatogramm der Referenzlösung b deutlich voneinander getrennt 2 Flecke zeigt.

C. Die Substanz gibt die Identitätsreaktion a auf Sulfat (2.3.1).

Prüfung auf Reinheit

***p*H-Wert** (2.2.3): 0,1 g Substanz werden in kohlendioxidfreiem Wasser *R* zu 10 ml gelöst. Der *p*H-Wert der Lösung muß zwischen 2,0 und 4,0 liegen.

Spezifische Drehung (2.2.7): 0,50 g Substanz werden in Wasser *R* zu 25,0 ml gelöst. Die spezifische Drehung muß zwischen +76 und +84° liegen, berechnet auf die getrocknete Substanz.

Verwandte Substanzen: Die Prüfung erfolgt mit Hilfe der Flüssigchromatographie (2.2.29) wie unter „Gehaltsbestimmung" beschrieben.

20 µl Referenzlösung a werden eingespritzt. Die Empfindlichkeit des Systems wird so eingestellt, daß die Höhe des Hauptpeaks im Chromatogramm mindestens 50 Prozent des maximalen Ausschlags beträgt.

20 µl Referenzlösung c werden eingespritzt. Die Prüfung darf nur ausgewertet werden, wenn die Auflösung zwischen den Peaks von Amikacin und Amikacin-Verunreinigung A im erhaltenen Chromatogramm mindestens 3,5 beträgt.

20 µl Untersuchungslösung a werden eingespritzt. Die Chromatographie erfolgt über eine Dauer, die der 4fachen Retentionszeit des Amikacins entspricht. Im Chromatogramm der Untersuchungslösung a darf eine der Amikacin-Verunreinigung A entsprechende Peakfläche nicht größer sein als die Fläche des Hauptpeaks im Chromatogramm der Referenzlösung a (1 Prozent). Im Chromatogramm der Untersuchungslösung a darf keine Peakfläche, mit Ausnahme der des Hauptpeaks und des Peaks der Amikacin-Verunreinigung A, größer sein als das 0,5fache der Fläche des Hauptpeaks im Chromatogramm der Referenzlösung a (0,5 Prozent), und die Summe dieser Peakflächen darf nicht größer sein als das 1,5fache der Fläche des Hauptpeaks im Chromatogramm der Referenzlösung a (1,5 Prozent). Peaks der Blindprobe und Peaks, deren Fläche kleiner ist als das 0,1fache der Fläche des Hauptpeaks im Chromatogramm der Referenzlösung a, werden nicht berücksichtigt.

Sulfat: 23,3 bis 25,8 Prozent Sulfat (SO_4), berechnet auf die getrocknete Substanz. 0,250 g Substanz werden in 100 ml Wasser *R* gelöst. Die Lösung wird mit konzentrierter Ammoniak-Lösung *R* auf einen *p*H-Wert von 11 eingestellt. Nach Zusatz von 10,0 ml Bariumchlorid-Lösung (0,1 mol · l^{-1}) und etwa 0,5 mg Phthaleinpurpur *R* wird mit Natriumedetat-Lösung (0,1 mol · l^{-1}) titriert. Beim beginnenden Farbumschlag des Indikators werden 50 ml Ethanol 96 % *R* zugesetzt, und die Titration wird bis zum Verschwinden der blauvioletten Färbung fortgesetzt.

1 ml Bariumchlorid-Lösung (0,1 mol · l^{-1}) entspricht 9,606 mg Sulfat (SO_4).

Trocknungsverlust (2.2.32): Höchstens 13,0 Prozent, mit 0,500 g Substanz durch 3 h langes Trocknen im Vakuumtrockenschrank bei 100 bis 105 °C und höchstens 0,7 kPa bestimmt.

Sterilität (2.6.1): Amikacinsulfat zur Herstellung von Parenteralia, das dabei keinem weiteren geeigneten Sterilisationsverfahren unterworfen wird, muß der Prüfung entsprechen.

Pyrogene (2.6.8): Amikacinsulfat zur Herstellung von Parenteralia, das dabei keinem weiteren geeigneten Verfahren zur Beseitigung von Pyrogenen unterworfen wird, muß der Prüfung entsprechen. Je Kilogramm Körpermasse eines Kaninchens werden 5 ml Lösung, die 25 mg Substanz in Wasser für Injektionszwecke *R* enthalten, injiziert.

Gehaltsbestimmung

Die Bestimmung erfolgt mit Hilfe der Flüssigchromatographie (2.2.29).

Untersuchungslösung a: 0,100 g Substanz werden in Wasser *R* zu 10,0 ml gelöst. 0,2 ml Lösung werden in einer Probeflasche mit Schliffstopfen zu 2,0 ml einer Lösung von 2,4,6-Trinitrobenzolsulfonsäure *R* (10 g · l^{-1}) gegeben. Anschließend werden 3,0 ml Pyridin *R* zugesetzt. Die Probeflasche wird dicht verschlossen, 30 s lang kräftig geschüttelt und 45 min lang im Wasserbad von 75 °C erhitzt. Danach wird 2 min lang in kaltem Wasser abgekühlt. Nach Zusatz von 2 ml Essigsäure 98 % *R* wird 30 s lang kräftig geschüttelt.

Untersuchungslösung b: 50,0 mg Substanz werden in Wasser *R* zu 50,0 ml gelöst. Die Lösung wird anschließend so wie für Untersuchungslösung a vorgeschrieben hergestellt.

Referenzlösung a: 10,0 mg Amikacin-Verunreinigung A *CRS* werden in Wasser *R* zu 100,0 ml gelöst. Die Lösung wird anschließend so wie für Untersuchungslösung a vorgeschrieben hergestellt.

Referenzlösung b: 50,0 mg Amikacinsulfat *CRS* werden in Wasser *R* zu 50,0 ml gelöst. Die Lösung wird anschließend so wie für Untersuchungslösung a vorgeschrieben hergestellt.

Referenzlösung c: 5 mg Amikacinsulfat *CRS* und 5 mg Amikacin-Verunreinigung A *CRS* werden in Wasser *R* zu 50 ml gelöst. Die Lösung wird anschließend so wie für Untersuchungslösung a vorgeschrieben hergestellt.

Blindlösung: Die Lösung wird wie für Untersuchungslösung a vorgeschrieben hergestellt unter Verwendung von 0,2 ml Wasser *R*.

Die Chromatographie kann durchgeführt werden mit
- einer Säule aus rostfreiem Stahl von 0,25 m Länge und 4,6 mm innerem Durchmesser, gepackt mit octadecylsilyliertem Kieselgel zur Chromatographie *R* (5 µm)
- folgender mobilen Phase bei einer Durchflußrate von 1 ml je Minute: einer Mischung von 30 Volumteilen einer Lösung von Kaliumdihydrogenphosphat *R* (2,7 g · l^{-1}), die mit einer Lösung von Kaliumhydroxid *R* (22 g · l^{-1}) auf einen *p*H-Wert von 6,5 eingestellt wird, und 70 Volumteilen Methanol *R*
- einem Spektrometer als Detektor bei einer Wellenlänge von 340 nm.

Die Temperatur der Säule wird bei 30 °C gehalten und die der zu untersuchenden Lösungen bei 10 °C.

20 µl Referenzlösung b werden eingespritzt. Die Empfindlichkeit des Systems wird so eingestellt, daß die Höhe des Hauptpeaks im Chromatogramm mindestens 50 Prozent des maximalen Ausschlags beträgt.

Die Referenzlösung b wird 6mal eingespritzt. Die Bestimmung darf nur ausgewertet werden, wenn die relative Standardabweichung der Peakfläche von Amikacin höchstens 2,0 Prozent beträgt.

Untersuchungslösung b und Referenzlösung b werden abwechselnd eingespritzt.

Lagerung

Falls die Substanz steril ist, dicht verschlossen im Behältnis mit Sicherheitsverschluß.

Beschriftung

Die Beschriftung gibt insbesondere, falls zutreffend, an
- daß die Substanz steril ist
- daß die Substanz pyrogenfrei ist.

Verunreinigungen

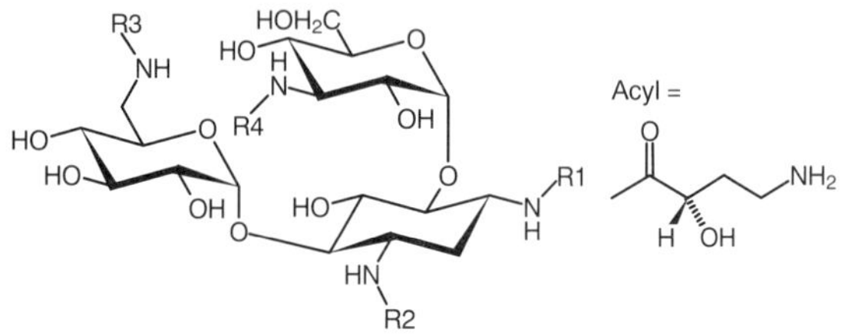

A. R1 = R3 = R4 = H, R2 = Acyl: 4-*O*-(3-Amino-3-desoxy-α-D-glucopyranosyl)-6-*O*-(6-amino-6-desoxy-α-D-glucopyranosyl)-*N*[1]-[(2*S*)-4-amino-2-hydroxybutanoyl]-2-desoxy-L-streptamin

B. R1 = R2 = Acyl, R3 = R4 = H: 4-*O*-(3-Amino-3-desoxy-α-D-glucopyranosyl)-6-*O*-(6-amino-6-desoxy-α-D-glucopyranosyl)-*N*[1],*N*[3]-bis[(2*S*)-4-amino-2-hydroxybutanoyl]-2-desoxy-L-streptamin

C. R1 = R2 = R3 = H, R4 = Acyl: 4-*O*-(6-Amino-6-desoxy-α-D-glucopyranosyl)-6-*O*-[3-[[(2*S*)-4-amino-2-hydroxybutanoyl]amino]-3-desoxy-α-D-glucopyranosyl]-2-desoxy-D-streptamin

D. R1 = R2 = R3 = R4 = H: 4-*O*-(3-Amino-3-desoxy-α-D-glucopyranosyl)-6-*O*-(6-amino-6-desoxy-α-D-glucopyranosyl)-2-desoxy-L-streptamin (Kanamycin).

1999, 1291

Aminoglutethimid

Aminoglutethimidum

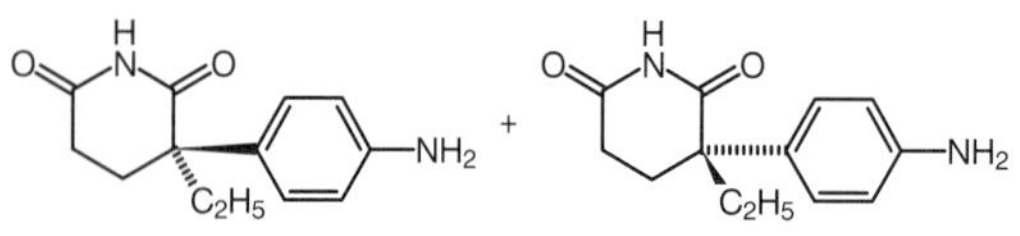

$C_{13}H_{16}N_2O_2$ M_r 232,3

Definition

Aminoglutethimid enthält mindestens 98,0 und höchstens 101,5 Prozent (3*RS*)-3-(4-Aminophenyl)-3-ethylpiperidin-2,6-dion, berechnet auf die getrocknete Substanz.

Eigenschaften

Weißes bis schwach gelbes, kristallines Pulver; praktisch unlöslich in Wasser, leicht löslich in Aceton, löslich in Methanol.

Prüfung auf Identität

1: B.

2: A, C.

A. Schmelztemperatur (2.2.14): 150 bis 154 °C.

B. Die Prüfung erfolgt mit Hilfe der IR-Spektroskopie (2.2.24) durch Vergleich des Spektrums der Substanz mit dem von Aminoglutethimid *CRS*. Die Prüfung erfolgt mit Hilfe von Preßlingen.

C. Die Prüfung erfolgt mit Hilfe der Dünnschichtchromatographie (2.2.27) unter Verwendung einer Schicht eines geeigneten Kieselgels, das einen Fluoreszenzindikator mit intensivster Anregung der Fluoreszenz bei 254 nm enthält.

Untersuchungslösung: 25 mg Substanz werden in Aceton *R* zu 5 ml gelöst.

Referenzlösung a: 25 mg Aminoglutethimid *CRS* werden in Aceton *R* zu 5 ml gelöst.

Referenzlösung b: 25 mg Aminoglutethimid *CRS* und 25 mg Glutethimid *CRS* werden in Aceton *R* zu 5 ml gelöst.

Auf die Platte werden getrennt 5 µl jeder Lösung aufgetragen. Die Chromatographie erfolgt mit einer Mischung von 0,5 Volumteilen Essigsäure 98 % *R*, 15 Volumteilen Methanol *R* und 85 Volumteilen Ethylacetat *R* über eine Laufstrecke von 15 cm. Die Platte wird an der Luft trocknen gelassen und anschließend im ultravioletten Licht bei 254 nm ausgewertet. Der Hauptfleck im Chromatogramm der Untersuchungslösung entspricht in bezug auf Lage und Größe dem Hauptfleck im Chromatogramm der Referenzlösung a. Die Prüfung darf nur ausgewertet werden, wenn das Chromatogramm der Referenzlösung b deutlich voneinander getrennt 2 Flecke zeigt.

Prüfung auf Reinheit

Prüflösung: 1,0 g Substanz wird in Methanol *R* zu 20,0 ml gelöst.

Aussehen der Lösung: Die Prüflösung muß klar (2.2.1) und darf nicht stärker gefärbt sein als die Farbvergleichslösung G_7 (2.2.2, Methode II).

Optische Drehung (2.2.7): Der Drehungswinkel, an der Prüflösung bestimmt, muß zwischen −0,10 und +0,10° liegen.

3-Aminoglutethimid und andere verwandte Substanzen: Die Prüfung erfolgt mit Hilfe der Flüssigchromatographie (2.2.29).

Untersuchungslösung: 0,10 g Substanz werden in einer Mischung gleicher Volumteile Methanol *R* und Acetat-Pufferlösung *p*H 5,0 *R* zu 50,0 ml gelöst.

Referenzlösung a: 5,0 mg Aminoglutethimid-Verunreinigung A *CRS* werden in einer Mischung gleicher Volumteile Methanol *R* und Acetat-Pufferlösung *p*H 5,0 *R* zu 25,0 ml gelöst.

Referenzlösung b: 1,0 ml Referenzlösung a wird mit einer Mischung gleicher Volumteile Methanol *R* und Acetat-Pufferlösung *p*H 5,0 *R* zu 10,0 ml verdünnt.

Referenzlösung c: 1,0 ml Untersuchungslösung wird mit einer Mischung gleicher Volumteile Methanol *R* und Acetat-Pufferlösung *p*H 5,0 *R* zu 100,0 ml verdünnt.

Referenzlösung d: 1,0 ml Untersuchungslösung wird mit der Referenzlösung a zu 10,0 ml verdünnt.

Die Chromatographie kann durchgeführt werden mit

- einer Säule aus rostfreiem Stahl von 0,15 m Länge und 3,9 mm innerem Durchmesser, gepackt mit octadecylsilyliertem Kieselgel zur Chromatographie *R* (4 µm)
- einer Mischung von 27 Volumteilen Methanol *R* und 73 Volumteilen Acetat-Pufferlösung *p*H 5,0 *R* als mobile Phase bei einer Durchflußrate von 1,3 ml je Minute
- einem Spektrometer als Detektor bei einer Wellenlänge von 240 nm.

Die Temperatur der Säule wird bei 40 °C gehalten.

10 µl Referenzlösung d werden eingespritzt. Werden die Chromatogramme unter den vorgeschriebenen Bedingungen aufgezeichnet, betragen die Retentionszeiten für Aminoglutethimid etwa 9 min und für Aminoglutethimid-Verunreinigung A etwa 12 min. Die Empfindlichkeit des Systems wird so eingestellt, daß die Höhe des Hauptpeaks im Chromatogramm mindestens 60 Prozent des maximalen Ausschlags beträgt. Die Prüfung darf nur ausgewertet werden, wenn die Auflösung zwischen den Peaks von Aminoglutethimid und Aminoglutethimid-Verunreinigung A mindestens 2,0 beträgt.

Je 10 µl Untersuchungslösung, Referenzlösung b und Referenzlösung c werden getrennt eingespritzt. Die Chromatographie der Untersuchungslösung erfolgt über eine Dauer, die der 4fachen Retentionszeit des Hauptpeaks entspricht.

Im Chromatogramm der Untersuchungslösung darf eine der Verunreinigung A entsprechende Peakfläche nicht größer sein als das 2fache der Fläche des Hauptpeaks im Chromatogramm der Referenzlösung b (2 Prozent). Die Summe aller Peakflächen, mit Ausnahme der des Hauptpeaks und der der Verunreinigung A, darf nicht größer sein als die Fläche des Hauptpeaks im Chromatogramm der Referenzlösung c (1 Prozent); die Summe aller Verunreinigungen darf nicht größer sein als 2,0 Prozent. Peaks, deren Fläche kleiner ist als das 0,05fache der Fläche des Hauptpeaks im Chromatogramm der Referenzlösung c, werden nicht berücksichtigt.

Azo-Glutethimid: Höchstens 300 ppm. Die Prüfung erfolgt mit Hilfe der Flüssigchromatographie (2.2.29).

Die Prüfung erfolgt unter Lichtschutz. Substanz und Referenzsubstanz werden durch Umschütteln ohne Anwendung von Ultraschall oder Erwärmen gelöst.

Untersuchungslösung: 0,100 g Substanz werden in Dimethylsulfoxid *R* zu100,0 ml gelöst.

Referenzlösung: 3,0 mg Aminoglutethimid-Verunreinigung D *CRS* werden in Dimethylsulfoxid *R* zu100,0 ml gelöst. 1,0 ml Lösung wird mit Dimethylsulfoxid *R* zu 100,0 ml verdünnt.

Die Chromatographie kann durchgeführt werden mit

- einer Säule aus rostfreiem Stahl von 0,12 m Länge und 4 mm innerem Durchmesser, gepackt mit octadecylsilyliertem Kieselgel zur Chromatographie *R* (5 µm)
- folgender Mischung als mobile Phase bei einer Durchflußrate von 1,0 ml je Minute: 0,285 g Natriumedetat *R* werden in Wasser *R* gelöst, die Lösung wird mit 7,5 ml verdünnter Essigsäure *R* und 50 ml Kaliumhydroxid-Lösung (0,1 mol · l^{-1}) versetzt und anschließend mit Wasser *R* zu 1000 ml verdünnt; der *p*H-Wert der Lösung wird mit Essigsäure 98 % *R* auf 5,0 eingestellt; 350 ml dieser Lösung werden mit 650 ml Methanol *R* gemischt
- einem Spektrometer als Detektor bei einer Wellenlänge von 328 nm.

Je 10 µl jeder Lösung werden getrennt eingespritzt. Die Prüfung darf nur ausgewertet werden, wenn im Chromatogramm der Untersuchungslösung die Anzahl der theoretischen Böden, berechnet für den Hauptpeak, mindestens 3300 beträgt, das Massenverteilungsverhältnis für den Hauptpeak zwischen 2,0 und 5,0 und der Symmetriefaktor des Hauptpeaks höchstens 1,2 beträgt.

Im Chromatogramm der Untersuchungslösung darf die Peakfläche der Verunreinigung D nicht größer sein als die Fläche des Hauptpeaks im Chromatogramm der Referenzlösung.

Sulfat (2.4.13): 6 ml Prüflösung, mit destilliertem Wasser *R* zu 15 ml verdünnt, müssen der Grenzprüfung auf Sulfat entsprechen (500 ppm).

Schwermetalle (2.4.8): 2,0 g Substanz werden in 15 ml Aceton *R* gelöst. Die Lösung wird mit Wasser *R* zu 20 ml verdünnt. 12 ml dieser Lösung müssen der Grenzprüfung B auf Schwermetalle entsprechen (10 ppm). Zur Herstellung der Referenzlösung wird eine Blei-Lösung (1 ppm Pb) verwendet, die durch Verdünnen der Blei-Lösung (100 ppm Pb) *R* mit einer Mischung von

3 Volumteilen Aceton *R* und 1 Volumteil Wasser *R* hergestellt wurde.

Trocknungsverlust (2.2.32): Höchstens 0,5 Prozent, mit 1,000 g Substanz durch Trocknen im Trockenschrank bei 100 bis 105 °C bestimmt.

Sulfatasche (2.4.14): Höchstens 0,1 Prozent, mit 1,0 g Substanz bestimmt.

Gehaltsbestimmung

0,180 g Substanz, in 50 ml wasserfreier Essigsäure *R* gelöst, werden mit Perchlorsäure (0,1 mol · l^{-1}) titriert. Der Endpunkt wird mit Hilfe der Potentiometrie (2.2.20) bestimmt.

1 ml Perchlorsäure (0,1 mol · l^{-1}) entspricht 23,23 mg $C_{13}H_{16}N_2O_2$.

Verunreinigungen

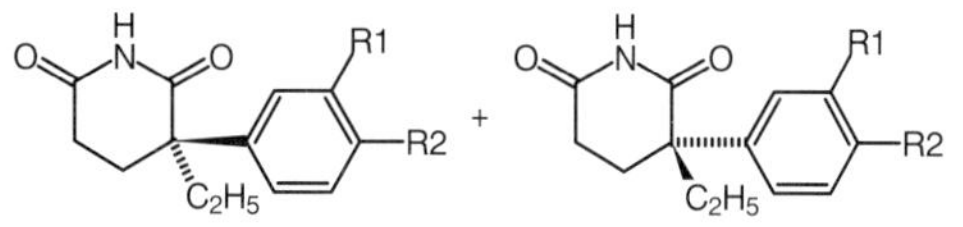

A. R1 = NH_2, R2 = H: (3*RS*)-3-(3-Aminophenyl)-3-ethylpiperidin-2,6-dion (3-Aminoglutethimid)

B. R1 = NO_2, R2 = H: (3*RS*)-3-Ethyl-3-(3-nitrophenyl)piperidin-2,6-dion

C. R1 = H, R2 = NO_2: (3*RS*)-3-Ethyl-3-(4-nitrophenyl)piperidin-2,6-dion

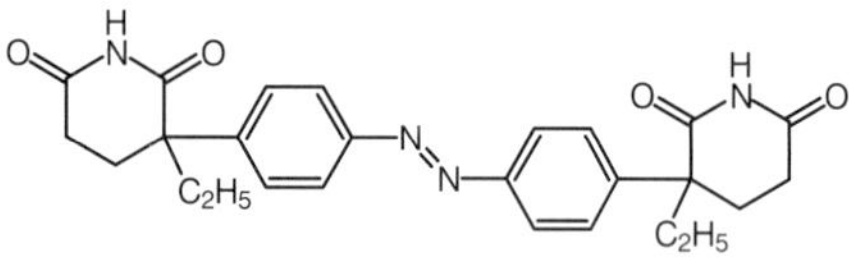

D. 3,3′-[Diazendiyldi(4,1-phenylen)]bis(3-ethylpiperidin-2,6-dion) (Azo-Glutethimid).

1999, 464

Amitriptylinhydrochlorid

Amitriptylini hydrochloridum

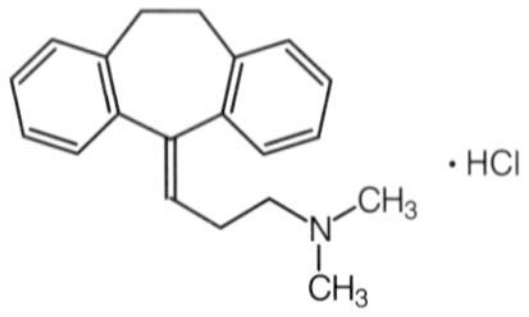

$C_{20}H_{24}ClN$ M_r 313,9

Definition

Amitriptylinhydrochlorid[1]) enthält mindestens 99,0 und höchstens 101,0 Prozent 3-(10,11-Dihydro-5*H*-dibenzo[*a*,*d*]cyclohepten-5-yliden)-*N*,*N*-dimethylpropylaminhydrochlorid, berechnet auf die getrocknete Substanz.

Eigenschaften

Weißes bis fast weißes Pulver oder farblose Kristalle; leicht löslich in Wasser, Dichlormethan und Ethanol.

Prüfung auf Identität

1: C, E.
2: A, B, D, E.

A. Schmelztemperatur (2.2.14): 195 bis 199 °C.

B. 25,0 mg Substanz werden in Methanol *R* zu 100,0 ml gelöst. 5,0 ml Lösung werden mit Methanol *R* zu 100,0 ml verdünnt. Diese Lösung, zwischen 230 und 350 nm gemessen, zeigt ein Absorptionsmaximum (2.2.25) bei 239 nm. Die spezifische Absorption im Maximum liegt zwischen 435 und 475.

C. Die Prüfung erfolgt mit Hilfe der IR-Spektroskopie (2.2.24) durch Vergleich des Spektrums der Substanz mit dem Amitriptylinhydrochlorid-Referenzspektrum der Ph. Eur.

D. 0,1 g Substanz werden in 10 ml verdünnter Schwefelsäure *R* gelöst. Die Lösung wird mit 2 ml einer gesättigten Lösung von Kaliumpermanganat *R* versetzt. Die violette Färbung der Lösung verschwindet rasch. Anschließend wird so lange im Wasserbad erhitzt, bis der braune Niederschlag fast vollständig gelöst ist. Nach dem Abkühlen wird zur Entfernung der weißen Trübung mit 15 ml Ether *R* ausgeschüttelt und die Etherphase verworfen. Die wäßrige Phase wird mit 5 ml konzentrierter Ammoniak-Lösung *R* versetzt und 2 min lang geschüttelt. Nach Zusatz von 3 ml Dichlormethan *R* und erneutem Schütteln färbt sich die untere Phase violettrot.

E. 50 mg Substanz geben die Identitätsreaktion b auf Chlorid (2.3.1).

Prüfung auf Reinheit

Aussehen der Lösung: 1,25 g Substanz werden in Wasser *R* zu 25 ml gelöst. Die Lösung muß klar (2.2.1) und darf nicht stärker gefärbt sein als die Farbvergleichslösung B_7 (2.2.2, Methode II).

Sauer oder alkalisch reagierende Substanzen: 0,20 g Substanz werden in kohlendioxidfreiem Wasser *R* zu 10 ml gelöst. Nach Zusatz von 0,1 ml Methylrot-Lösung *R* und 0,2 ml Natriumhydroxid-Lösung (0,01 mol · l^{-1}) muß die Lösung gelb und nach Zusatz von 0,4 ml Salzsäure (0,01 mol · l^{-1}) rot gefärbt sein.

Verwandte Substanzen: Die Prüfung erfolgt mit Hilfe der Dünnschichtchromatographie (2.2.27) unter Verwendung einer DC-Platte mit Kieselgel G *R*.

Die Herstellung der Lösungen muß unter Ausschluß direkter Lichteinwirkung, die Chromatographie unter Lichtschutz erfolgen.

[1]) Diese Fassung des Textes entspricht der Eilrevision „Resolution AP-CSP (98) 3“.

Untersuchungslösung: 0,20 g Substanz werden in Ethanol 96 % *R* zu 10 ml gelöst.

Referenzlösung a: 10 mg Dibenzosuberon *CRS* werden in Ethanol 96 % *R* zu 10 ml gelöst. 1 ml Lösung wird mit Ethanol 96 % *R* zu 100 ml verdünnt.

Referenzlösung b: 10 mg Cyclobenzaprinhydrochlorid *CRS* werden in Ethanol 96 % *R* zu 10 ml gelöst. 2 ml Lösung werden mit Ethanol 96 % *R* zu 50 ml verdünnt.

Auf die Platte werden getrennt 5 µl jeder Lösung aufgetragen. Die Chromatographie erfolgt ohne Kammersättigung mit einer Mischung von 3 Volumteilen Diethylamin *R*, 15 Volumteilen Ethylacetat *R* und 85 Volumteilen Cyclohexan *R* über eine Laufstrecke von 14 cm. Die Platte wird an der Luft trocknen gelassen und mit einer frisch hergestellten Mischung von 4 Volumteilen Formaldehyd-Lösung *R* und 96 Volumteilen Schwefelsäure *R* besprüht. Anschließend wird 10 min lang bei 100 bis 105 °C erhitzt und im ultravioletten Licht bei 365 nm ausgewertet. Im Chromatogramm der Untersuchungslösung darf ein dem Dibenzosuberon und ein dem Cyclobenzaprinhydrochlorid entsprechender Fleck nicht größer oder intensiver sein als die entsprechenden Flecke in den Chromatogrammen der Referenzlösungen a (0,05 Prozent) und b (0,2 Prozent). Kein im Chromatogramm der Untersuchungslösung auftretender Nebenfleck mit Ausnahme der dem Dibenzosuberon und dem Cyclobenzaprinhydrochlorid entsprechenden Flecke darf größer oder intensiver sein als der Fleck im Chromatogramm der Referenzlösung b (0,2 Prozent).

Schwermetalle (2.4.8): 1,0 g Substanz muß der Grenzprüfung F auf Schwermetalle entsprechen (20 ppm). Zur Herstellung der Referenzlösung werden 2 ml Blei-Lösung (10 ppm Pb) *R* verwendet.

Trocknungsverlust (2.2.32): Höchstens 0,5 Prozent, mit 1,000 g Substanz durch 2 h langes Trocknen im Trockenschrank bei 100 bis 105 °C bestimmt.

Sulfatasche (2.4.14): Höchstens 0,1 Prozent, mit 1,0 g Substanz bestimmt.

Gehaltsbestimmung

0,250 g Substanz, in 30 ml Ethanol 96 % *R* gelöst, werden mit Natriumhydroxid-Lösung (0,1 mol · l^{-1}) titriert. Der Endpunkt wird mit Hilfe der Potentiometrie (2.2.20) bestimmt.

1 ml Natriumhydroxid-Lösung (0,1 mol · l^{-1}) entspricht 31,39 mg $C_{20}H_{24}ClN$.

Lagerung

Vor Licht geschützt.

Verunreinigungen

A. Dibenzosuberon
B. Cyclobenzaprin
C. 3-(10,11-Dihydro-5*H*-dibenzo[*a,d*]cyclohepten-5-yliden)-*N*-methylpropylamin
D. 5-[3-(Dimethylamino)propyl]-10,11-dihydro-5*H*-dibenzo[*a,d*]cyclohepten-5-ol
E. 1,2,3,4,4a,10,11,11a-Octahydro-3-(5*H*-dibenzo[*a,d*]cyclohepten-5-yliden)-*N,N*-dimethylpropylamin
F. (*RS*)-5-[3-(Dimethylamino)propyliden]-10,11-dihydro-5*H*-dibenzo[*a,d*]cyclohepten-10-ol.

1998, 577

Amoxicillin-Natrium

Amoxicillinum natricum

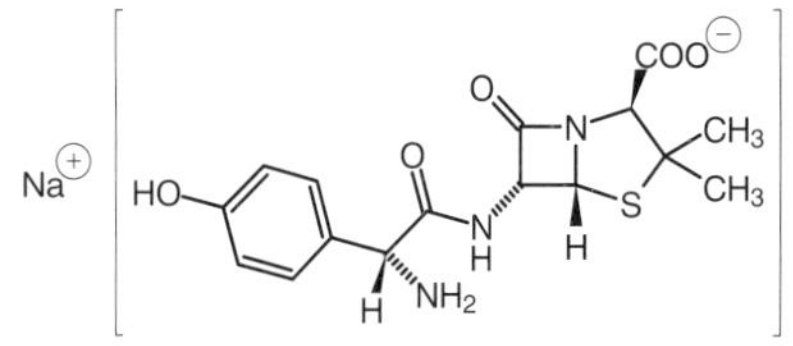

$C_{16}H_{18}N_3NaO_5S$ M_r 387,4

Definition

Amoxicillin-Natrium enthält mindestens 85,0 und höchstens 100,5 Prozent (2*S*,5*R*,6*R*)-6-[[(2*R*)-2-Amino-2-(4-hydroxyphenyl)acetyl]amino]-3,3-dimethyl-7-oxo-4-thia-1-azabicyclo[3.2.0]heptan-2-carbonsäure, Natriumsalz, berechnet auf die wasserfreie Substanz.

Herstellung

Wird die Substanz nach einem Verfahren hergestellt, bei dem Rückstände von 2-Ethylhexansäure verbleiben könnten, muß sie der folgenden Prüfung entsprechen:

2-Ethylhexansäure: Die Prüfung erfolgt mit Hilfe der Gaschromatographie (2.2.28) unter Anwendung einer geeigneten, validierten Methode. Die Substanz darf höchstens 0,8 Prozent (*m*/*m*) 2-Ethylhexansäure enthalten.

Eigenschaften

Weißes bis fast weißes, sehr hygroskopisches Pulver; sehr leicht löslich in Wasser, wenig löslich in wasserfreiem Ethanol, sehr schwer löslich in Aceton.

Prüfung auf Identität

1: A, D.
2: B, C, D.

A. Die Prüfung erfolgt mit Hilfe der IR-Spektroskopie (2.2.24) durch Vergleich des Spektrums der Substanz mit dem von Amoxicillin-Natrium *CRS*.

B. Die Prüfung erfolgt mit Hilfe der Dünnschichtchromatographie (2.2.27) unter Verwendung einer Schicht von silanisiertem Kieselgel H *R*.

Untersuchungslösung: 25 mg Substanz werden in 10 ml Natriumhydrogencarbonat-Lösung *R* gelöst.

Referenzlösung a: 25 mg Amoxicillin-Trihydrat *CRS* werden in 10 ml Natriumhydrogencarbonat-Lösung *R* gelöst.

Referenzlösung b: 25 mg Amoxicillin-Trihydrat *CRS* und 25 mg Amipicillin-Trihydrat *CRS* werden in 10 ml Natriumhydrogencarbonat-Lösung *R* gelöst.

Auf die Platte wird getrennt 1 µl jeder Lösung aufgetragen. Die Chromatographie erfolgt mit einer Mischung von 10 Volumteilen Aceton *R* und 90 Vo-

A

Monographien

lumteilen einer Lösung von Ammoniumacetat *R* (154 g · l^{-1}), deren *p*H-Wert zuvor mit Essigsäure 98 % *R* auf 5,0 eingestellt wurde, über eine Laufstrecke von 15 cm. Die Platte wird an der Luft trocknen gelassen und anschließend Iodgas ausgesetzt, bis Flecke erscheinen. Die Auswertung erfolgt im Tageslicht. Der Hauptfleck im Chromatogramm der Untersuchungslösung entspricht in bezug auf Lage, Farbe und Größe dem Hauptfleck im Chromatogramm der Referenzlösung a. Die Prüfung darf nur ausgewertet werden, wenn das Chromatogramm der Referenzlösung b deutlich voneinander getrennt 2 Flecke zeigt.

C. Etwa 2 mg Substanz werden in einem Reagenzglas von etwa 150 mm Länge und 15 mm Durchmesser mit 0,05 ml Wasser *R* befeuchtet. Nach Zusatz von 2 ml Formaldehyd-Schwefelsäure *R* wird der Inhalt des Reagenzglases durch Schütteln gemischt. Die Lösung ist praktisch farblos. Wird das Reagenzglas 1 min lang in ein Wasserbad gestellt, entsteht eine intensive Gelbfärbung.

D. Die Substanz gibt die Identitätsreaktion a auf Natrium (2.3.1).

Prüfung auf Reinheit

Aussehen der Lösung: 1,0 g Substanz wird in Wasser *R* zu 10,0 ml gelöst. Unmittelbar nach dem Lösen darf die Lösung nicht stärker opaleszieren als die Referenzsuspension II (2.2.1). Die Lösung kann zunächst rosa gefärbt sein. Die Absorption (2.2.25) der Lösung, nach 5 min bei 430 nm gemessen, darf höchstens 0,20 betragen.

***p*H-Wert** (2.2.3): 2,0 g Substanz werden in kohlendioxidfreiem Wasser *R* zu 20 ml gelöst. Der *p*H-Wert der Lösung muß zwischen 8,0 und 10,0 liegen.

Spezifische Drehung (2.2.7): 62,5 mg Substanz werden in einer Lösung von Kaliumhydrogenphthalat *R* (4 g · l^{-1}) zu 25,0 ml gelöst. Die spezifische Drehung muß zwischen +240 und +290° liegen, berechnet auf die wasserfreie Substanz.

Verwandte Substanzen: Die Prüfung erfolgt mit Hilfe der Flüssigchromatographie (2.2.29) wie unter „Gehaltsbestimmung" beschrieben.

50 µl Referenzlösung d werden eingespritzt und unter isokratischen Bedingungen bis zum Auftreten des Amoxicillin-Peaks eluiert. 50 µl Untersuchungslösung b werden eingespritzt und die Elution unter isokratischen Bedingungen begonnen. Unmittelbar nach dem Auftreten des Amoxicillin-Peaks wird wie nachfolgend beschrieben auf lineare Gradientenelution übergegangen. Wenn die mobile Phase so eingestellt worden ist, daß ihre Zusammensetzung die geforderte Auflösung gewährleistet, beginnt die Zeitmessung beim Gradienten mit Null.

Zeit (min)	mobile Phase A (% *V*/*V*)	mobile Phase B (% *V*/*V*)	Erläuterungen
0 – 25	92→0	8→100	linearer Gradient
25 – 40	0	100	isokratisch
40 – 55	92	8	Äquilibrierung

Um eine Blindprobe zu erhalten, wird mobile Phase A eingespritzt und die Gradientenelution auf gleiche Weise durchgeführt.

Die Referenzlösung e wird eingespritzt und unter denselben Bedingungen eluiert. Die 3 Peaks, die nach dem Hauptpeak eluiert werden, entsprechen dem Amoxicillindiketopiperazin, dem Amoxicillin-Dimer und dem Amoxicillin-Trimer. Bezogen auf den Hauptpeak betragen ihre jeweiligen relativen Retentionszeiten etwa 3,4; 4,1 und 4,5. Im Chromatogramm der Untersuchungslösung b darf eine dem Amoxicillin-Dimer entsprechende Peakfläche nicht größer sein als das 4fache der Fläche des Hauptpeaks im Chromatogramm der Referenzlösung d (4 Prozent). Keine Peakfläche, mit Ausnahme der des Hauptpeaks und des Amoxicillin-Dimer-Peaks, darf größer sein als das 2fache der Fläche des Hauptpeaks im Chromatogramm der Referenzlösung d (2 Prozent). Peaks der Blindprobe werden nicht berücksichtigt.

Dimethylanilin: Höchstens 20 ppm. Die Prüfung erfolgt mit Hilfe der Gaschromatographie (2.2.28) unter Verwendung von Naphthalin *R* als Interner Standard.

Interner-Standard-Lösung: 50,0 mg Naphthalin *R* werden in Cyclohexan *R* zu 50,0 ml gelöst. 5,0 ml Lösung werden mit Cyclohexan *R* zu 100,0 ml verdünnt.

Untersuchungslösung: 1,00 g Substanz wird in einem Reagenzglas mit Schliffstopfen mit 5 ml Natriumhydroxid-Lösung (1 mol · l^{-1}) und 1,0 ml Interner-Standard-Lösung versetzt. Das Reagenzglas wird verschlossen und 1 min lang kräftig geschüttelt. Falls erforderlich wird zentrifugiert. Die obere Phase wird verwendet.

Referenzlösung: 50,0 mg *N*,*N*-Dimethylanilin *R* werden mit 2 ml Salzsäure *R* und 20 ml Wasser *R* versetzt. Bis zur Lösung wird geschüttelt und mit Wasser *R* zu 50,0 ml verdünnt. 5,0 ml Lösung werden mit Wasser *R* zu 250,0 ml verdünnt. 1,0 ml dieser Lösung wird in einem Reagenzglas mit Schliffstopfen mit 5 ml Natriumhydroxid-Lösung (1 mol · l^{-1}) und 1,0 ml Interner-Standard-Lösung versetzt. Das Reagenzglas wird verschlossen und 1 min lang kräftig geschüttelt. Falls erforderlich wird zentrifugiert. Die obere Phase wird verwendet.

Die Chromatographie kann durchgeführt werden mit
- einer Säule aus Glas von 2 m Länge und 2 mm innerem Durchmesser, gepackt mit silanisiertem Kieselgur zur Gaschromatographie *R*, imprägniert mit 3 Prozent (*m*/*m*) Poly[methyl(50)phenyl(50)]siloxan *R*
- Stickstoff zur Chromatographie *R* als Trägergas bei einer Durchflußrate von 30 ml je Minute
- einem Flammenionisationsdetektor.

Die Temperatur der Säule wird bei 120 °C, die des Probeneinlasses und des Detektors bei 150 °C gehalten.

Je 1 µl Untersuchungslösung und Referenzlösung wird getrennt eingespritzt.

Natriumchlorid: Höchstens 2,0 Prozent, berechnet auf die wasserfreie Substanz. 1,000 g Substanz wird in 50 ml destilliertem Wasser *R* gelöst. Nach Zusatz von 10 ml verdünnter Salpetersäure *R* wird mit Silbernitrat-Lösung (0,1 mol · l^{-1}) titriert. Der Endpunkt wird mit Hilfe der Potentiometrie (2.2.20) unter Verwendung einer Silber-Meßelektrode und einer Quecksilber(I)-sulfat-Bezugselektrode oder mittels einer anderen geeigneten Elektrode bestimmt.

1 ml Silbernitrat-Lösung (0,1 mol · l^{-1}) entspricht 5,845 mg NaCl.

Schwermetalle (2.4.8): 1,0 g Substanz muß der Grenzprüfung C auf Schwermetalle entsprechen (20 ppm). Zur Herstellung der Referenzlösung werden 2 ml Blei-Lösung (10 ppm Pb) *R* verwendet.

Wasser (2.5.12): Höchstens 4,0 Prozent, mit 0,400 g Substanz nach der Karl-Fischer-Methode bestimmt.

Sterilität (2.6.1): Amoxicillin-Natrium zur Herstellung von Parenteralia, das dabei keinem weiteren geeigneten Sterilisationsverfahren unterworfen wird, muß der Prüfung entsprechen.

Pyrogene (2.6.8): Amoxicillin-Natrium zur Herstellung von Parenteralia, das dabei keinem weiteren geeigneten Verfahren zur Beseitigung von Pyrogenen unterworfen wird, muß der Prüfung entsprechen. Je Kilogramm Körpermasse eines Kaninchens wird 1 ml einer Lösung, die 20 mg Substanz je Milliliter in Wasser für Injektionszwecke *R* enthält, injiziert.

Gehaltsbestimmung

Die Bestimmung erfolgt mit Hilfe der Flüssigchromatographie (2.2.29).

Untersuchungslösung a: 30,0 mg Substanz werden in der mobilen Phase A zu 50,0 ml gelöst.

Untersuchungslösung b: Die Lösung wird unmittelbar vor Gebrauch hergestellt.

30,0 mg Substanz werden in der mobilen Phase A zu 20,0 ml gelöst.

Referenzlösung a: 30,0 mg Amoxicillin-Trihydrat *CRS* werden in der mobilen Phase A zu 50,0 ml gelöst.

Referenzlösung b: 4,0 mg Cefadroxil *CRS* werden in der mobilen Phase A zu 50 ml gelöst. 5,0 ml Lösung werden mit 5,0 ml Referenzlösung a versetzt und mit der mobilen Phase A zu 100 ml verdünnt.

Referenzlösung c: 1,0 ml Referenzlösung a wird mit der mobilen Phase A zu 20,0 ml verdünnt. 1,0 ml Lösung wird mit der mobilen Phase A zu 50,0 ml verdünnt.

Referenzlösung d: 2,0 ml Referenzlösung a werden mit der mobilen Phase A zu 20,0 ml verdünnt. 5,0 ml Lösung werden mit der mobilen Phase A zu 20,0 ml verdünnt.

Referenzlösung e: 0,20 g Amoxicillin-Trihydrat *R* werden mit 1,0 ml Wasser *R* versetzt. Unter Schütteln wird der Mischung tropfenweise verdünnte Natriumhydroxid-Lösung *R* zugesetzt, bis eine Lösung erhalten wird. Der *p*H-Wert der Lösung beträgt etwa 8,5. Die Lösung wird 4 h lang bei Raumtemperatur stehengelassen. 0,5 ml dieser Lösung werden mit der mobilen Phase A zu 50,0 ml verdünnt.

Die Chromatographie kann durchgeführt werden mit

- einer Säule von 0,25 m Länge und 4,6 mm innerem Durchmesser, gepackt mit octadecylsilyliertem Kieselgel zur Chromatographie *R* (5 µm)
- einer mobilen Phase bei einer Durchflußrate von 1,0 ml je Minute:
  mobile Phase A: 1 Volumteil Acetonitril *R* und 99 Volumteile einer 25prozentigen Lösung (*V/V*) von Kaliumdihydrogenphosphat-Lösung (0,2 mol · l^{-1}) *R*, die mit verdünnter Natriumhydroxid-Lösung *R* auf einen *p*H-Wert von 5,0 eingestellt wurde, werden gemischt
  mobile Phase B: 20 Volumteile Acetonitril *R* und 80 Volumteile einer 25prozentigen Lösung (*V/V*) von Kaliumdihydrogenphosphat-Lösung (0,2 mol · l^{-1}) *R*, die mit verdünnter Natriumhydroxid-Lösung *R* auf einen *p*H-Wert von 5,0 eingestellt wurde, werden gemischt
- einem Spektrometer als Detektor bei einer Wellenlänge von 254 nm.

Die Säule wird mit einer Mischung von 92 Volumteilen mobiler Phase A und 8 Volumteilen mobiler Phase B äquilibriert. 50 µl Referenzlösung b werden eingespritzt. Die Bestimmung darf nur ausgewertet werden, wenn die Auflösung zwischen dem Amoxicillin- und dem Cefadroxil-Peak mindestens 2,0 beträgt. Falls erforderlich wird das Verhältnis von Phase A zu Phase B in der mobilen Phase geändert. Das Massenverteilungsverhältnis liegt für den ersten Peak (Amoxicillin) zwischen 1,3 und 2,5.

50 µl Referenzlösung c werden eingespritzt. Das System wird so eingestellt, daß ein Peak mit einem Signal-Rausch-Verhältnis von mindestens 3 erhalten wird.

Die Referenzlösung a wird 6mal eingespritzt. Die Bestimmung darf nur ausgewertet werden, wenn die relative Standardabweichung der Fläche des Hauptpeaks höchstens 1,0 Prozent beträgt.

Untersuchungslösung a und Referenzlösung a werden abwechselnd eingespritzt. Der Prozentgehalt an Amoxicillin-Natrium wird durch Multiplikation des Prozentgehalts an Amoxicillin mit 1,060 berechnet.

Lagerung

Dicht verschlossen. Falls die Substanz steril ist, im Behältnis mit Sicherheitsverschluß.

Beschriftung

Die Beschriftung gibt insbesondere, falls zutreffend, an

- daß die Substanz steril ist
- daß die Substanz pyrogenfrei ist.

Verunreinigungen

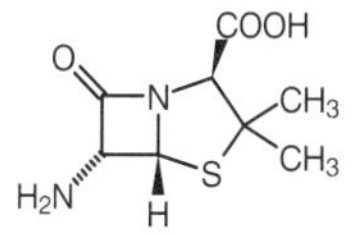

A. (2*S*,5*R*,6*R*)-6-Amino-3,3-dimethyl-7-oxo-4-thia-1-azabicyclo[3.2.0]heptan-2-carbonsäure (6-Aminopenicillansäure)

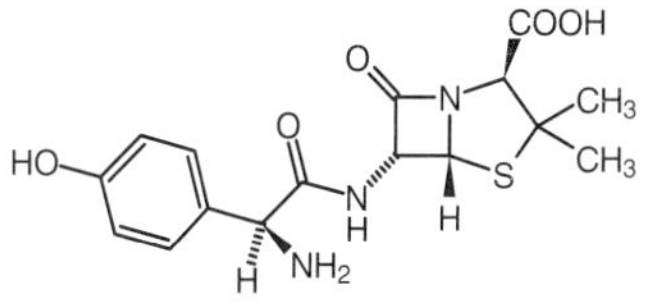

B. (2*S*,5*R*,6*R*)-6-[[(2*S*)-2-Amino-2-(4-hydroxyphenyl)acetyl]amino]-3,3-dimethyl-7-oxo-4-thia-1-azabicyclo[3.2.0]heptan-2-carbonsäure (L-Amoxicillin)

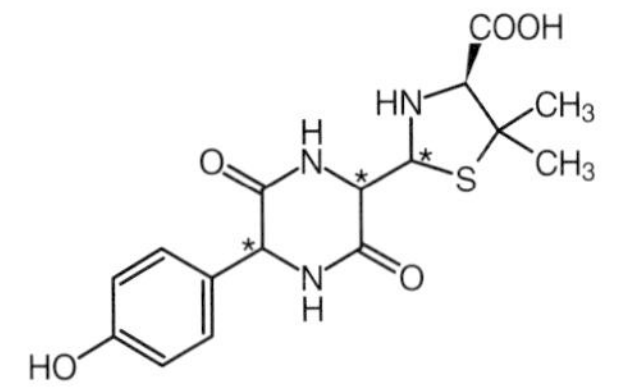

C. (4*S*)-2-[5-(4-Hydroxyphenyl)-3,6-dioxopiperazin-2-yl]-5,5-dimethylthiazolidin-4-carbonsäure (Amoxicillindiketopiperazine)

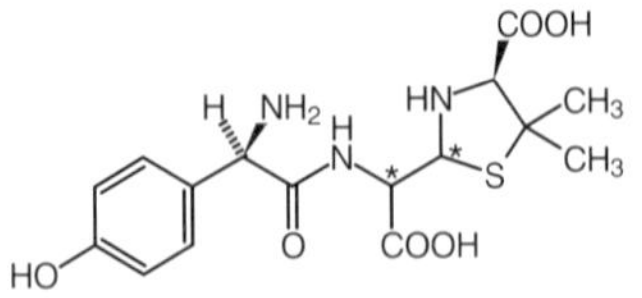

D. (4*S*)-2-[[[(2*R*)-2-Amino-2-(4-hydroxyphenyl)acetyl]amino]carboxymethyl]-5,5-dimethylthiazolidin-4-carbonsäure (Penicillosäuren des Amoxicillins)

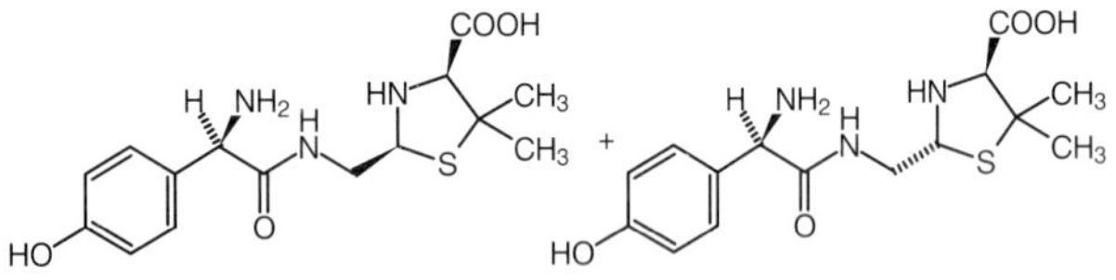

E. (2*RS*,4*S*)-2-[[[(2*R*)-2-Amino-2-(4-hydroxyphenyl)acetyl]amino]methyl]-5,5-dimethylthiazolidin-4-carbonsäure (Penillosäuren des Amoxicillins)

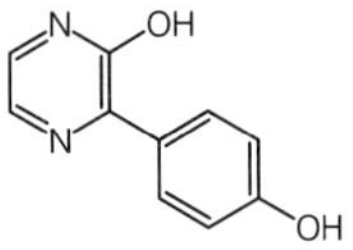

F. 3-(4-Hydroxyphenyl)pyrazin-2-ol

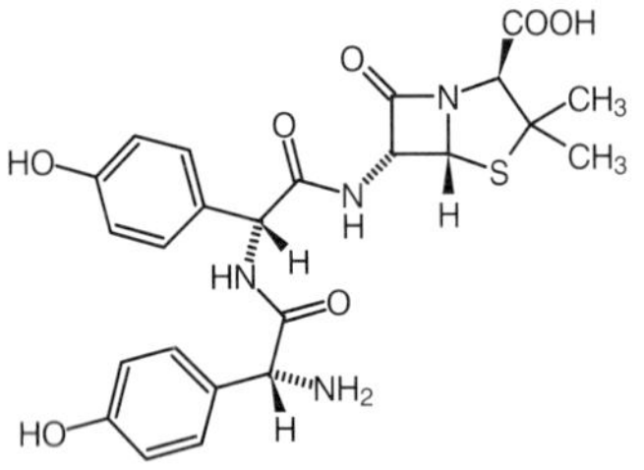

G. (2*S*,5*R*,6*R*)-6-[[(2*R*)-2-[[(2*R*)-2-Amino-2-(4-hydroxyphenyl)acetyl]amino]-2-(4-hydroxyphenyl)acetyl]amino]-3,3-dimethyl-7-oxo-4-thia-1-azabicyclo[3.2.0]heptan-2-carbonsäure (L-(4-Hydroxyphenyl)glycylamoxicillin)

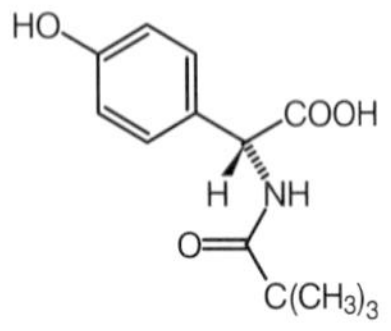

H. (2*R*)-2-[(2,2-Dimethylpropanoyl)amino]-2-(4-hydroxyphenyl)essigsäure

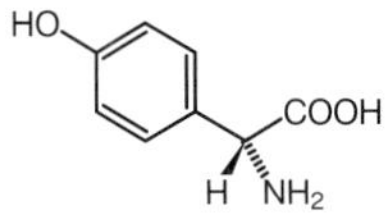

I. (2*R*)-2-Amino-2-(4-hydroxyphenyl)essigsäure

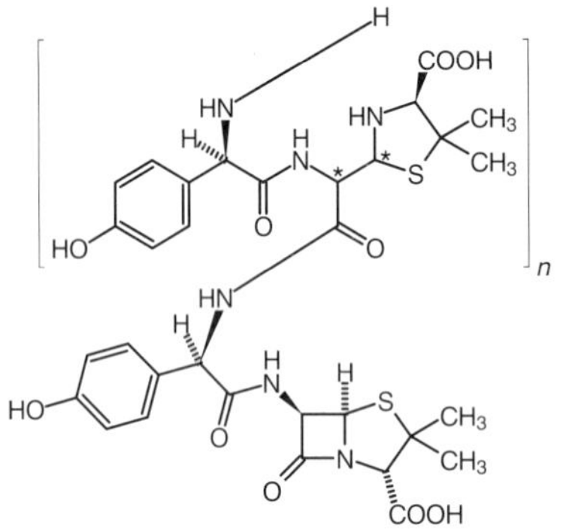

J. Cooligomere von Amoxicillin und Penicillosäuren des Amoxicillins

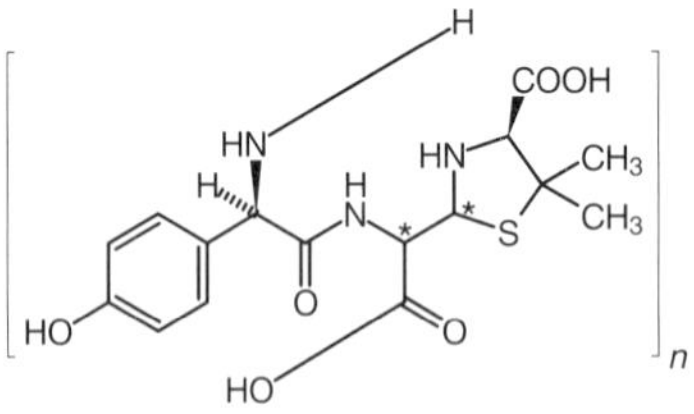

K. Oligomere von Penicillosäuren des Amoxicillins.

1998, 260

Amoxicillin-Trihydrat

Amoxicillinum trihydricum

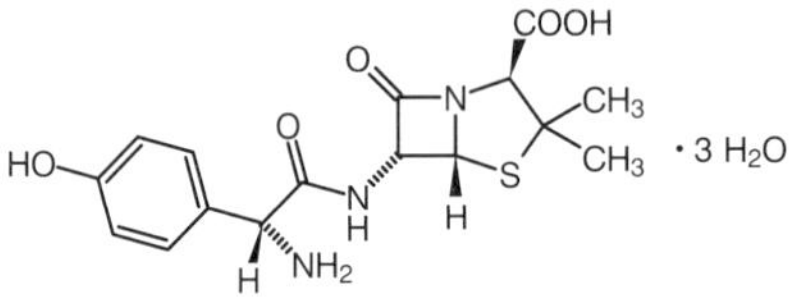

$C_{16}H_{19}N_3O_5S \cdot 3\ H_2O$ M_r 419,4

Definition

Amoxicillin-Trihydrat enthält mindestens 95,0 und höchstens 100,5 Prozent (2*S*,5*R*,6*R*)-6-[[(2*R*)-2-Amino-2-(4-hydroxyphenyl)acetyl]amino]-3,3-dimethyl-7-oxo-4-thia-1-azabicyclo[3.2.0]heptan-2-carbonsäure, berechnet auf die wasserfreie Substanz.

Eigenschaften

Weißes bis fast weißes, kristallines Pulver; schwer löslich in Wasser und Ethanol, praktisch unlöslich in Ether und fetten Ölen. Die Substanz ist löslich in verdünnten Säuren und verdünnten Alkalihydroxid-Lösungen.

Prüfung auf Identität

1: A.
2: B, C.

A. Die Prüfung erfolgt mit Hilfe der IR-Spektroskopie (2.2.24) durch Vergleich des Spektrums der Substanz mit dem von Amoxicillin-Trihydrat *CRS*.

B. Die Prüfung erfolgt mit Hilfe der Dünnschichtchromatographie (2.2.27) unter Verwendung einer Schicht von silanisiertem Kieselgel H *R*.

Untersuchungslösung: 25 mg Substanz werden in 10 ml Natriumhydrogencarbonat-Lösung *R* gelöst.

Referenzlösung a: 25 mg Amoxicillin-Trihydrat *CRS* werden in 10 ml Natriumhydrogencarbonat-Lösung *R* gelöst.

Referenzlösung b: 25 mg Amoxicillin-Trihydrat *CRS* und 25 mg Ampicillin-Trihydrat *CRS* werden in 10 ml Natriumhydrogencarbonat-Lösung *R* gelöst.

Auf die Platte wird getrennt 1 µl jeder Lösung aufgetragen. Die Chromatographie erfolgt mit einer Mischung von 10 Volumteilen Aceton *R* und 90 Volumteilen einer Lösung von Ammoniumacetat *R* ($154\ g \cdot l^{-1}$), deren *p*H-Wert zuvor mit Essigsäure 98 % *R* auf 5,0 eingestellt wurde, über eine Laufstrecke von 15 cm. Die Platte wird an der Luft trocknen gelassen und anschließend Iodgas ausgesetzt, bis Flecke erscheinen. Die Auswertung erfolgt im Tageslicht. Der Hauptfleck im Chromatogramm der Untersuchungslösung entspricht in bezug auf Lage, Farbe und Größe dem Hauptfleck im Chromatogramm der Referenzlösung a. Die Prüfung darf nur ausgewertet werden, wenn das Chromatogramm der Referenzlösung b deutlich voneinander getrennt 2 Flecke zeigt.

C. Etwa 2 mg Substanz werden in einem Reagenzglas von etwa 150 mm Länge und 15 mm Durchmesser mit 0,05 ml Wasser *R* befeuchtet. Nach Zusatz von 2 ml Formaldehyd-Schwefelsäure *R* wird der Inhalt des Reagenzglases durch Schütteln gemischt. Die Lösung ist praktisch farblos. Wird das Reagenzglas 1 min lang in ein Wasserbad gestellt, entsteht eine intensive Gelbfärbung.

Prüfung auf Reinheit

Prüflösung: 0,100 g Substanz werden mit Hilfe eines Ultraschallbades oder durch Erwärmen in kohlendioxidfreiem Wasser *R* zu 50,0 ml gelöst.

Aussehen der Lösung: 1,0 g Substanz wird in 10 ml Salzsäure ($0{,}5\ mol \cdot l^{-1}$) und 1,0 g Substanz in 10 ml verdünnter Ammoniak-Lösung *R* 2 gelöst. Unmittelbar nach dem Lösen dürfen die Lösungen nicht stärker opaleszieren als die Referenzsuspension II (2.2.1).

***p*H-Wert** (2.2.3): Der *p*H-Wert der Prüflösung muß zwischen 3,5 und 5,5 liegen.

Spezifische Drehung (2.2.7): Die spezifische Drehung muß zwischen +290 und +315° liegen, bestimmt an der Prüflösung und berechnet auf die wasserfreie Substanz.

Verwandte Substanzen: Die Prüfung erfolgt mit Hilfe der Flüssigchromatographie (2.2.29) wie unter „Gehaltsbestimmung" beschrieben. Falls erforderlich werden das Verhältnis von Phase A zu Phase B in der mobilen Phase und die Empfindlichkeit des Systems angepaßt.

Die Referenzlösung d wird eingespritzt. Die frisch hergestellte Untersuchungslösung b wird eingespritzt und die isokratische Elution mit der gewählten mobilen Phase durchgeführt. Unmittelbar nach der Elution des Amoxicillin-Peaks wird 25 min lang eine lineare Gradientenelution gestartet, um ein Mischungsverhältnis der mobilen Phase A und B von 0 Volumteilen mobile Phase A und 100 Volumteilen mobile Phase B zu erreichen. Die Chromatographie wird anschließend 15 min lang mit der mobilen Phase B durchgeführt. Anschließend wird die Säule 15 min lang mit dem ursprünglich gewählten Mischungsverhältnis der mobilen Phase äquilibriert. Um eine Blindprobe zu erhalten, wird mobile Phase A eingespritzt und die Gradientenelution auf gleiche Weise durchgeführt.

Im Chromatogramm der Untersuchungslösung b darf keine Peakfläche, mit Ausnahme der des Hauptpeaks sowie der von Peaks, die bei der Blindprobe beobachtet wurden, größer sein als die Fläche des Hauptpeaks im Chromatogramm der Referenzlösung d (1 Prozent).

Dimethylanilin: Höchstens 20 ppm. Die Prüfung erfolgt mit Hilfe der Gaschromatographie (2.2.28) unter Verwendung von Naphthalin *R* als Interner Standard.

Interner-Standard-Lösung: 50,0 mg Naphthalin *R* werden in Cyclohexan *R* zu 50,0 ml gelöst. 5,0 ml Lösung werden mit Cyclohexan *R* zu 100,0 ml verdünnt.

Untersuchungslösung: 1,00 g Substanz wird in einem Reagenzglas mit Schliffstopfen mit 5 ml Natriumhydroxid-Lösung ($1\ mol \cdot l^{-1}$) und 1,0 ml Interner-Standard-Lösung versetzt. Das Reagenzglas wird verschlossen und 1 min lang kräftig geschüttelt. Falls erforderlich wird zentrifugiert. Die obere Phase wird verwendet.

Referenzlösung: 50,0 mg *N*,*N*-Dimethylanilin *R* werden in einem Meßkolben mit 2 ml Salzsäure *R* und 20 ml Wasser *R* versetzt. Die Mischung wird bis zur Auflösung der Substanz geschüttelt und mit Wasser *R* zu 50,0 ml verdünnt. 5,0 ml Lösung werden mit Wasser *R* zu 250,0 ml verdünnt. 1,0 ml dieser Lösung wird in einem Reagenzglas mit Schliffstopfen mit 5 ml Natriumhydroxid-Lösung ($1\ mol \cdot l^{-1}$) und 1,0 ml Interner-Standard-Lösung versetzt. Das Reagenzglas wird verschlossen und 1 min lang kräftig geschüttelt. Falls erforderlich wird zentrifugiert. Die obere Phase wird verwendet.

Die Chromatographie kann durchgeführt werden mit
- einer Säule aus Glas von 2 m Länge und 2 mm innerem Durchmesser, gepackt mit silanisiertem Kieselgur zur Gaschromatographie *R*, imprägniert mit 3 Prozent (*m*/*m*) Poly[methyl(50)phenyl(50)]siloxan *R*
- Stickstoff zur Chromatographie *R* als Trägergas bei einer Durchflußrate von 30 ml je Minute
- einem Flammenionisationsdetektor.

Die Temperatur der Säule wird bei 120 °C, die des Probeneinlasses und des Detektors bei 150 °C gehalten.

Je 1 µl Untersuchungslösung und Referenzlösung wird getrennt eingespritzt.

Wasser (2.5.12): 11,5 bis 14,5 Prozent, mit 0,100 g Substanz nach der Karl-Fischer-Methode bestimmt.

Sulfatasche (2.4.14): Höchstens 1,0 Prozent, mit 1,0 g Substanz bestimmt.

Gehaltsbestimmung

Die Bestimmung erfolgt mit Hilfe der Flüssigchromatographie (2.2.29).

Untersuchungslösung a: 30,0 mg Substanz werden in der mobilen Phase A zu 50,0 ml gelöst.

Untersuchungslösung b: 30,0 mg Substanz werden in der mobilen Phase A zu 20,0 ml gelöst.

Referenzlösung a: 30,0 mg Amoxicillin-Trihydrat *CRS* werden in der mobilen Phase A zu 50,0 ml gelöst.

Referenzlösung b: 4,0 mg Cefadroxil *CRS* werden in der mobilen Phase A zu 50 ml gelöst. 5,0 ml Lösung werden mit 5,0 ml Referenzlösung a versetzt und mit der mobilen Phase A zu 100 ml verdünnt.

Referenzlösung c: 1,0 ml Referenzlösung a wird mit der mobilen Phase A zu 20,0 ml verdünnt. 1,0 ml Lösung wird mit der mobilen Phase A zu 50,0 ml verdünnt.

Referenzlösung d: 2,0 ml Referenzlösung a werden mit der mobilen Phase A zu 20,0 ml verdünnt. 5,0 ml Lösung werden mit der mobilen Phase A zu 20,0 ml verdünnt.

Die Chromatographie kann durchgeführt werden mit
- einer Säule aus rostfreiem Stahl von 0,25 m Länge und 4,6 mm innerem Durchmesser, gepackt mit octadecylsilyliertem Kieselgel zur Chromatographie *R* (5 µm)
- einer mobilen Phase bei einer Durchflußrate von 1,0 ml je Minute:

  mobile Phase A: eine Mischung von 1 Volumteil Acetonitril *R* und 99 Volumteilen Pufferlösung *p*H 5,0.

  mobile Phase B: eine Mischung von 20 Volumteilen Acetonitril *R* und 80 Volumteilen Pufferlösung *p*H 5,0.

  Die Pufferlösung wird wie folgt hergestellt: 250 ml Kaliumdihydrogenphosphat-Lösung (0,2 mol · l^{-1}) *R* werden mit verdünnter Natriumhydroxid-Lösung *R* auf einen *p*H-Wert von 5,0 eingestellt und mit Wasser *R* zu 1000,0 ml verdünnt.
- einem Spektrometer als Detektor bei einer Wellenlänge von 254 nm
- einer 50-µl-Probenschleife.

Die Säule wird mit einer Mischung von 92 Volumteilen mobiler Phase A und 8 Volumteilen mobiler Phase B äquilibriert. Die Referenzlösung b wird eingespritzt. Die Bestimmung darf nur ausgewertet werden, wenn die Auflösung zwischen den beiden Hauptpeaks mindestens 2,0 beträgt. Falls erforderlich wird das Verhältnis von Phase A zu Phase B in der mobilen Phase geändert. Das Massenverteilungsverhältnis liegt für den ersten Peak (Amoxicillin) zwischen 1,3 und 2,5. Die Referenzlösung c wird eingespritzt. Das System wird so eingestellt, daß ein Peak mit einem Signal-Rausch-Verhältnis von mindestens 3 erhalten wird.

Die Referenzlösung a wird 6mal eingespritzt. Die Bestimmung darf nur ausgewertet werden, wenn die relative Standardabweichung der Fläche des Hauptpeaks höchstens 1,0 Prozent beträgt.

Untersuchungslösung a und Referenzlösung a werden abwechselnd eingespritzt.

Lagerung

Dicht verschlossen.

Verunreinigungen

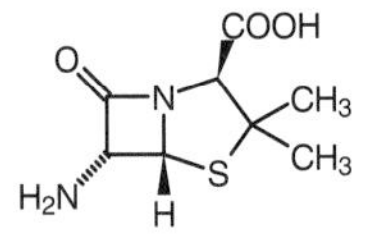

A. (2*S*,5*R*,6*R*)-6-Amino-3,3-dimethyl-7-oxo-4-thia-1-azabicyclo[3.2.0]heptan-2-carbonsäure (6-Aminopenicillansäure)

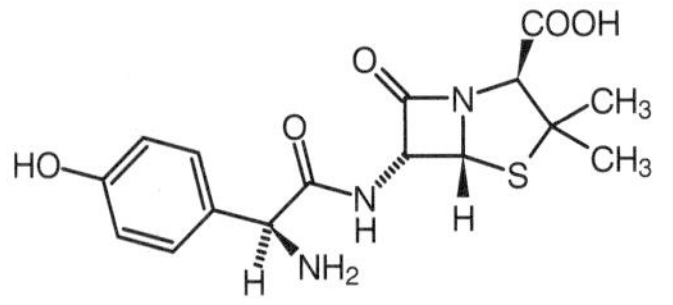

B. (2*S*,5*R*,6*R*)-6-[[(2*S*)-2-Amino-2-(4-hydroxyphenyl)acetyl]amino]-3,3-dimethyl-7-oxo-4-thia-1-azabicyclo[3.2.0]heptan-2-carbonsäure (L-Amoxicillin)

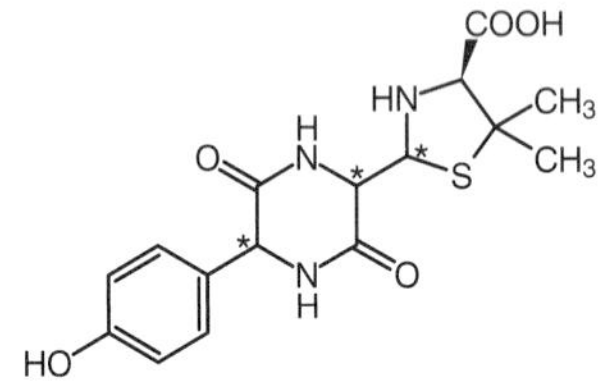

C. (4*S*)-2-[5-(4-Hydroxyphenyl)-3,6-dioxopiperazin-2-yl]-5,5-dimethylthiazolidin-4-carbonsäure (Amoxicillindiketopiperazine)

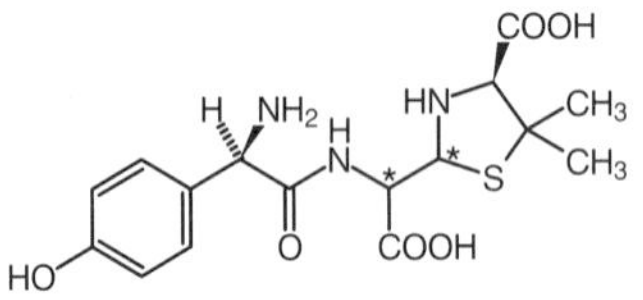

D. (4*S*)-2-[[[(2*R*)-2-Amino-2-(4-hydroxyphenyl)acetyl]amino]carboxymethyl]-5,5-dimethylthiazolidin-4-carbonsäure (Penicillosäuren des Amoxicillins)

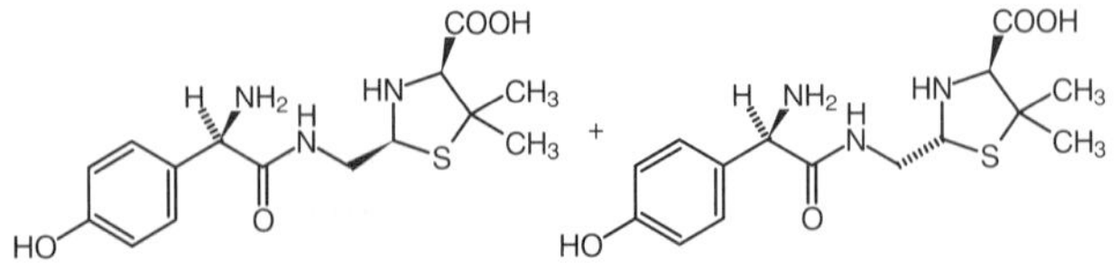

E. (2*RS*,4*S*)-2-[[[(2*R*)-2-Amino-2-(4-hydroxyphenyl)acetyl]amino]methyl]-5,5-dimethylthiazolidin-4-carbonsäure (Penillosäuren des Amoxicillins)

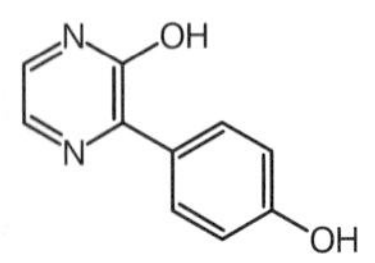

F. 3-(4-Hydroxyphenyl)pyrazin-2-ol

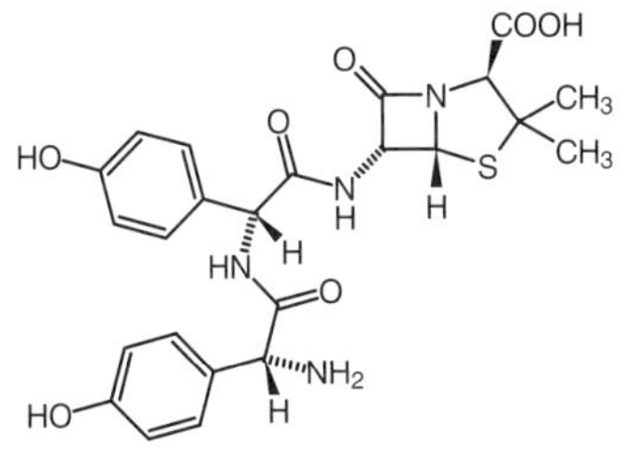

G. (2*S*,5*R*,6*R*)-6-[[(2*R*)-2-[[(2*R*)-2-Amino-2-(4-hydroxyphenyl)acetyl]amino]-2-(4-hydroxyphenyl)acetyl]amino]-3,3-dimethyl-7-oxo-4-thia-1-azabicyclo[3.2.0]heptan-2-carbonsäure (L-(4-Hydroxyphenyl)glycylamoxicillin)

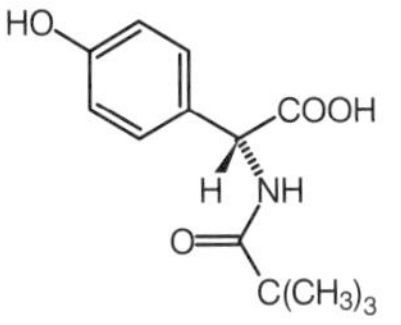

H. (2*R*)-2-[(2,2-Dimethylpropanoyl)amino]-2-(4-hydroxyphenyl)essigsäure

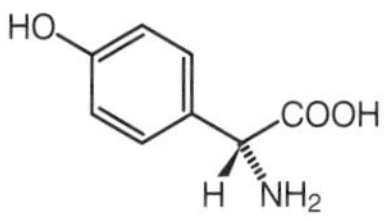

I. (2*R*)-2-Amino-2-(4-hydroxyphenyl)essigsäure

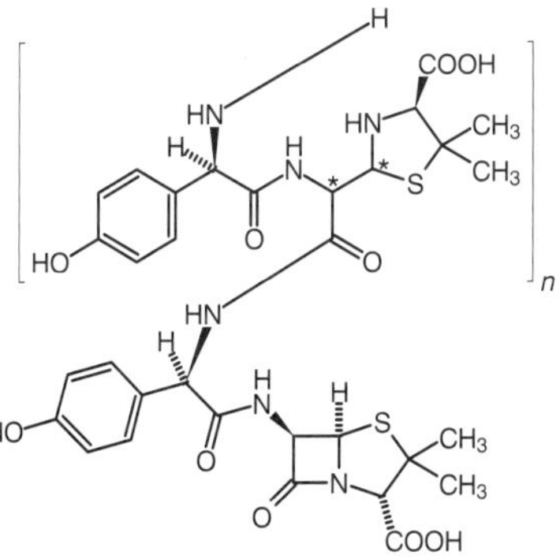

J. Cooligomere von Amoxicillin und Penicillosäuren des Amoxicillins

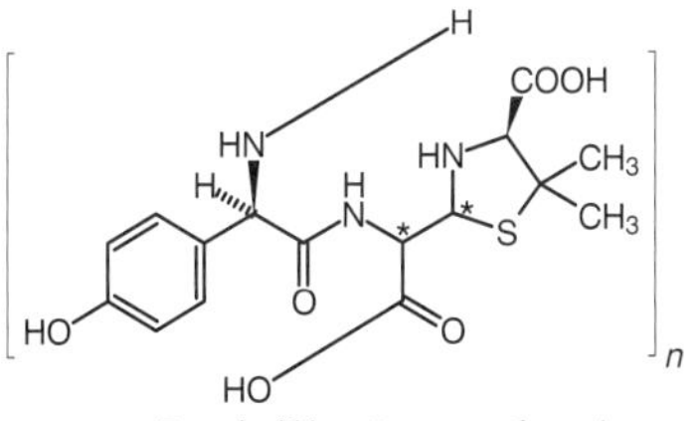

K. Oligomere von Penicillosäuren des Amoxicillins.

1999, 1292

Amphotericin B

Amphotericinum B

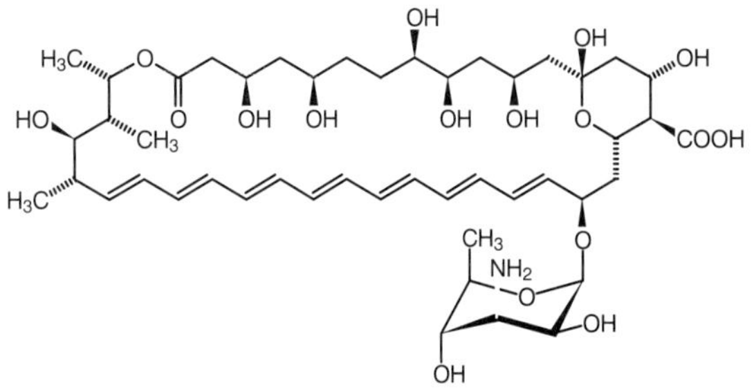

$C_{47}H_{73}NO_{17}$ M_r 924

Definition

Amphotericin B ist eine Mischung von antimykotisch wirkenden Polyenen, die aus bestimmten Stämmen von *Streptomyces nodosus* gewonnen oder durch andere Verfahren hergestellt werden. Die Substanz besteht hauptsächlich aus (19*E*,21*E*,23*E*,25*E*,27*E*,29*E*,31*E*)-(1*R*,3*S*,5*R*,6*R*,9*R*,11*R*,15*S*,16*R*,17*R*,18*S*,33*R*,35*S*,36*R*,37*S*)-33-[(3-Amino-3,6-didesoxy-β-D-mannopyranosyl)oxy]-1,3,5,6,9,11,17,37-octahydroxy-15,16,18-trimethyl-13-oxo-14,39-dioxabicyclo[33.3.1]nonatriaconta-19,21,23,25,27,29,31-heptaen-36-carbonsäure (Amphotericin B). Die Wirksamkeit beträgt mindestens 750 I.E. je Milligramm Substanz, berechnet auf die getrocknete Substanz.

Eigenschaften

Gelbes bis orangefarbenes Pulver; praktisch unlöslich in Wasser, löslich in Dimethylsulfoxid und Propylenglycol, schwer löslich in Dimethylformamid, sehr schwer löslich in Methanol, praktisch unlöslich in Ethanol.

Die Substanz ist in verdünnten Lösungen lichtempfindlich und wird bei niedrigen *p*H-Werten inaktiviert.

Prüfung auf Identität

A. 25 mg Substanz werden in 5 ml Dimethylsulfoxid *R* gelöst. Die Lösung wird mit Methanol *R* zu 50 ml verdünnt. 2 ml Lösung werden mit Methanol *R* zu 200 ml verdünnt. Diese Lösung, zwischen 300 und 450 nm gemessen, zeigt Absorptionsmaxima (2.2.25) bei 362, 381 und 405 nm. Das Verhältnis der Absorption bei 362 nm zu der bei 381 nm liegt zwischen 0,57 und 0,61. Das Verhältnis der Absorption bei 381 nm zu der bei 405 nm liegt zwischen 0,87 und 0,93.

B. Die Prüfung erfolgt mit Hilfe der IR-Spektroskopie (2.2.24) durch Vergleich des Spektrums der Substanz mit dem von Amphotericin B *CRS*. Falls die Spektren unterschiedlich sind, wird die Substanz 1 h lang bei 60 °C unterhalb von 0,7 kPa getrocknet und erneut ein Spektrum aufgenommen.

C. 1 ml einer Lösung der Substanz (0,5 g · l^{-1}) in Dimethylsulfoxid *R* wird mit 5 ml Phosphorsäure 85 % *R* vorsichtig unterschichtet. Dabei bilden sich 2 Schichten, an deren Berührungsfläche sofort ein blauer Ring entsteht. Nach dem Mischen entsteht eine intensive blaue Färbung. Nach Zusatz von 15 ml Wasser *R* und Mischen ist die Lösung schwach gelb gefärbt.

Prüfung auf Reinheit

Gehalt an Tetraenen: Höchstens 10,0 Prozent. Falls die Substanz zur Herstellung von Parenteralia verwendet wird, höchstens 5,0 Prozent. Die Prüfung erfolgt nach folgender Methode:

Untersuchungslösung: 50,0 mg Substanz werden in 5 ml Dimethylsulfoxid *R* gelöst. Die Lösung wird mit Methanol *R* zu 50,0 ml verdünnt. 4,0 ml Lösung werden mit Methanol *R* zu 50,0 ml verdünnt.

Referenzlösung a: 50,0 mg Amphotericin B *CRS* werden in 5 ml Dimethylsulfoxid *R* gelöst. Die Lösung wird mit Methanol *R* zu 50,0 ml verdünnt. 4,0 ml Lösung werden mit Methanol *R* zu 50,0 ml verdünnt.

Referenzlösung b: 25,0 mg Nystatin *CRS* werden in 25 ml Dimethylsulfoxid *R* gelöst. Die Lösung wird mit Methanol *R* zu 250,0 ml verdünnt. 4,0 ml Lösung werden mit Methanol *R* zu 50,0 ml verdünnt.

Die Absorptionen (2.2.25) der Untersuchungslösung und der Referenzlösungen a und b werden im Maximum bei 282 und 304 nm unter Verwendung einer 0,8prozentigen Lösung (*V/V*) von Dimethylsulfoxid *R* in Methanol *R* als Kompensationsflüssigkeit gemessen. Die spezifischen Absorptionen der Substanz, von Nystatin *CRS* und Amphotericin B *CRS* werden bei beiden Wellenlängen, bezogen auf die getrocknete Substanz, berechnet.

Der Prozentgehalt an Tetraenen wird nach folgender Formel berechnet:

$$F + \frac{100\,(B_1S_2 - B_2S_1)}{(N_2B_1 - N_1B_2)}$$

S_1 und S_2 = spezifische Absorptionen der Substanz bei 282 beziehungsweise 304 nm

N_1 und N_2 = spezifische Absorptionen von Nystatin *CRS* bei 282 beziehungsweise 304 nm

B_1 und B_2 = spezifische Absorptionen von Amphotericin B *CRS* bei 282 beziehungsweise 304 nm

F = angegebener Gehalt an Tetraenen in Amphotericin B *CRS*.

Trocknungsverlust (2.2.32): Höchstens 5,0 Prozent, mit 1,000 g Substanz durch Trocknen im Vakuumtrockenschrank bei 60 °C unterhalb von 0,7 kPa bestimmt.

Sulfatasche (2.4.14): Höchstens 3,0 Prozent. Falls die Substanz zur Herstellung von Parenteralia verwendet wird, höchstens 0,5 Prozent. Die Bestimmung erfolgt mit 1,0 g Substanz.

Sterilität (2.6.1): Amphotericin B zur Herstellung von Parenteralia, das dabei keinem weiteren geeigneten Sterilisationsverfahren unterworfen wird, muß der Prüfung entsprechen.

Bakterien-Endotoxine (2.6.14): Amphotericin B zur Herstellung von Parenteralia, das dabei keinem weiteren geeigneten Verfahren zur Beseitigung von Bakterien-Endotoxinen unterworfen wird, darf höchstens 1,0 I.E. Bakterien-Endotoxine je Milligramm Substanz enthalten.

Wertbestimmung

60 mg Substanz werden mit Dimethylformamid *R* verrieben und mit dem gleichen Lösungsmittel unter Schütteln zu 100 ml verdünnt. 10 ml Lösung werden mit Dimethylformamid *R* zu 100 ml verdünnt. Die Ausführung erfolgt nach „Mikrobiologische Wertbestimmung von Antibiotika“ (2.7.2).

Lagerung

Gut verschlossen, vor Licht geschützt, zwischen 2 und 8 °C. Falls die Substanz steril ist, im Behältnis mit Sicherheitsverschluß.

Beschriftung

Die Beschriftung gibt insbesondere, falls zutreffend, an

- daß die Substanz steril ist
- daß die Substanz frei von Bakterien-Endotoxinen ist
- daß die Substanz zur Herstellung von Parenteralia bestimmt ist.

Verunreinigungen

A. Amphotericin A (Tetraen).

1998, 578

Ampicillin-Natrium

Ampicillinum natricum

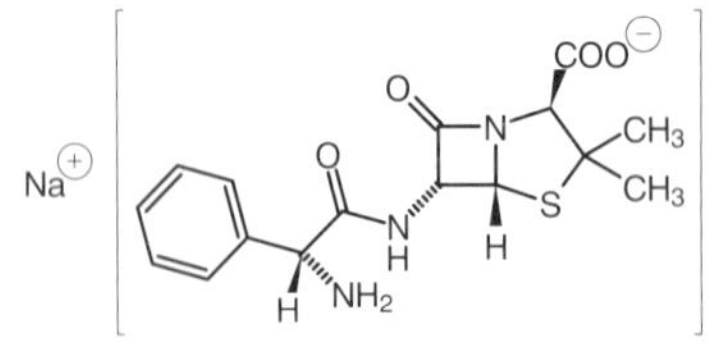

$C_{16}H_{18}N_3NaO_4S$ M_r 371,4

Definition

Ampicillin-Natrium enthält mindestens 91,0 und höchstens 100,5 Prozent (2*S*,5*R*,6*R*)-6-[[(2*R*)-2-Amino-2-phenylacetyl]amino]-3,3-dimethyl-7-oxo-4-thia-1-azabicyclo[3.2.0]heptan-2-carbonsäure, Natriumsalz, berechnet auf die wasserfreie Substanz.

Herstellung

Wird die Substanz nach einem Verfahren hergestellt, bei dem Rückstände von 2-Ethylhexansäure verbleiben könnten, muß sie der folgenden Prüfung entsprechen:

2-Ethylhexansäure: Die Prüfung erfolgt mit Hilfe der Gaschromatographie (2.2.28) unter Anwendung einer geeigneten, validierten Methode. Die Substanz darf höchstens 0,8 Prozent (*m*/*m*) 2-Ethylhexansäure enthalten.

Eigenschaften

Weißes, hygroskopisches Pulver; leicht löslich in Wasser, wenig löslich in Aceton, praktisch unlöslich in Ether, fetten Ölen und flüssigem Paraffin.

Prüfung auf Identität

1: A, D.
2: B, C, D.

A. 0,250 g Substanz werden in 5 ml Wasser *R* gelöst. Nach Zusatz von 0,5 ml verdünnter Essigsäure *R* wird geschüttelt und 10 min lang in einer Eis-Wasser-Mischung stehengelassen. Die Kristalle werden unter Absaugen durch einen kleinen Glassintertiegel (40) abfiltriert, mit 2 bis 3 ml einer Mischung von 1 Volumteil Wasser *R* und 9 Volumteilen Aceton *R* gewaschen und anschließend 30 min lang im Trockenschrank bei 60 °C getrocknet. Die Prüfung erfolgt mit Hilfe der IR-Spektroskopie (2.2.24) durch Vergleich des Spektrums der Substanzkristalle mit dem von Ampicillin-Trihydrat *CRS*.

B. Die Prüfung erfolgt mit Hilfe der Dünnschichtchromatographie (2.2.27) unter Verwendung einer Schicht von silanisiertem Kieselgel H *R*.

Untersuchungslösung: 25 mg Substanz werden in 10 ml Natriumhydrogencarbonat-Lösung *R* gelöst.

Referenzlösung a: 25 mg Ampicillin-Trihydrat *CRS* werden in 10 ml Natriumhydrogencarbonat-Lösung *R* gelöst.

Referenzlösung b: 25 mg Amoxicillin-Trihydrat *CRS* und 25 mg Ampicillin-Trihydrat *CRS* werden in 10 ml Natriumhydrogencarbonat-Lösung *R* gelöst.

Auf die Platte wird getrennt 1 μl jeder Lösung aufgetragen. Die Chromatographie erfolgt mit einer Mischung von 10 Volumteilen Aceton *R* und 90 Volumteilen einer Lösung von Ammoniumacetat *R* ($154\ g \cdot l^{-1}$), deren *p*H-Wert zuvor mit Essigsäure 98 % *R* auf 5,0 eingestellt wurde, über eine Laufstrekke von 15 cm. Die Platte wird an der Luft trocknen gelassen und anschließend Iodgas ausgesetzt, bis Flecke erscheinen. Die Auswertung erfolgt im Tageslicht. Der Hauptfleck im Chromatogramm der Untersuchungslösung entspricht in bezug auf Lage, Farbe und Größe dem Hauptfleck im Chromatogramm der Referenzlösung a. Die Prüfung darf nur ausgewertet werden, wenn das Chromatogramm der Referenzlösung b deutlich voneinander getrennt 2 Flecke zeigt.

C. Etwa 2 mg Substanz werden in einem Reagenzglas von etwa 150 mm Länge und 15 mm Durchmesser mit 0,05 ml Wasser *R* befeuchtet. Nach Zusatz von 2 ml Formaldehyd-Schwefelsäure *R* wird der Inhalt des Reagenzglases durch Schütteln gemischt. Die Lösung ist praktisch farblos. Wird das Reagenzglas 1 min lang in ein Wasserbad gestellt, entsteht eine intensive Gelbfärbung.

D. Die Substanz gibt die Identitätsreaktion a auf Natrium (2.3.1).

Prüfung auf Reinheit

Aussehen der Lösung: 1,0 g Substanz wird in einem Erlenmeyerkolben unter Rühren langsam mit 10 ml Salzsäure ($1\ mol \cdot l^{-1}$) versetzt. Getrennt davon wird 1,0 g Substanz in Wasser *R* zu 10,0 ml gelöst. Unmittelbar nach dem Lösen dürfen die Lösungen nicht stärker opaleszieren als die Referenzsuspension II (2.2.1). Die Absorption (2.2.25) der wäßrigen Lösung, bei 430 nm gemessen, darf höchstens 0,15 betragen.

***p*H-Wert** (2.2.3): 2,0 g Substanz werden in kohlendioxidfreiem Wasser *R* zu 20 ml gelöst. Der *p*H-Wert der Lösung, nach 10 min gemessen, muß zwischen 8,0 und 10,0 liegen.

Spezifische Drehung (2.2.7): 62,5 mg Substanz werden in einer Lösung von Kaliumhydrogenphthalat *R* ($4\ g \cdot l^{-1}$) zu 25,0 ml gelöst. Die spezifische Drehung muß zwischen +258 und +287° liegen, berechnet auf die wasserfreie Substanz.

Verwandte Substanzen: Die Prüfung erfolgt mit Hilfe der Flüssigchromatographie (2.2.29) wie unter „Gehaltsbestimmung" beschrieben.

50 μl Referenzlösung d werden eingespritzt und unter isokratischen Bedingungen bis zum Auftreten des Ampicillin-Peaks eluiert.

50 μl Untersuchungslösung b werden eingespritzt und die Elution unter isokratischen Bedingungen begonnen. Unmittelbar nach dem Auftreten des Ampicillin-Peaks wird wie nachfolgend beschrieben auf lineare Gradientenelution übergegangen. Wenn die mobile Phase so eingestellt worden ist, daß ihre Zusammensetzung die geforderte Auflösung gewährleistet, beginnt die Zeitmessung beim Gradienten mit Null.

Zeit (min)	mobile Phase A (% *V*/*V*)	mobile Phase B (% *V*/*V*)	Erläuterungen
0 – 30	85 → 0	15 → 100	linearer Gradient
30 – 45	0	100	isokratisch
45 – 60	85	15	Äquilibrierung

Um eine Blindprobe zu erhalten, wird mobile Phase A eingespritzt und die Gradientenelution auf gleiche Weise durchgeführt.

Die Referenzlösung e wird eingespritzt und unter denselben Bedingungen eluiert. Das Chromatogramm der Referenzlösung e zeigt einen Ampicillin-Peak und einen Dimer-Peak mit einer relativen Retentionszeit von 2,8 bezogen auf den Ampicillin-Peak. Im Chromatogramm der Untersuchungslösung b darf eine dem Ampicillin-Dimer entsprechende Peakfläche nicht größer sein als das 4,5fache der Fläche des Hauptpeaks im Chromatogramm der Referenzlösung d (4,5 Prozent). Lösungsmittelpeaks werden nicht berücksichtigt.

Dimethylanilin: Höchstens 20 ppm. Die Prüfung erfolgt mit Hilfe der Gaschromatographie (2.2.28) unter Verwendung von Naphthalin *R* als Interner Standard.

Interner-Standard-Lösung: 50,0 mg Naphthalin *R* werden in Cyclohexan *R* zu 50,0 ml gelöst. 5,0 ml Lösung werden mit Cyclohexan *R* zu 100,0 ml verdünnt.

Untersuchungslösung: 1,00 g Substanz wird in einem Reagenzglas mit Schliffstopfen mit 5 ml Natriumhydroxid-Lösung (1 mol · l^{-1}) und 1,0 ml Interner-Standard-Lösung versetzt. Das Reagenzglas wird verschlossen und 1 min lang kräftig geschüttelt. Falls erforderlich wird zentrifugiert. Die obere Phase wird verwendet.

Referenzlösung: 50,0 mg *N,N*-Dimethylanilin *R* werden mit 2 ml Salzsäure *R* und 20 ml Wasser *R* versetzt. Bis zur Lösung wird geschüttelt und mit Wasser *R* zu 50,0 ml verdünnt. 5,0 ml Lösung werden mit Wasser *R* zu 250,0 ml verdünnt. 1,0 ml dieser Lösung wird in einem Reagenzglas mit Schliffstopfen mit 5 ml Natriumhydroxid-Lösung (1 mol · l^{-1}) und 1,0 ml Interner-Standard-Lösung versetzt. Das Reagenzglas wird verschlossen und 1 min lang kräftig geschüttelt. Falls erforderlich wird zentrifugiert. Die obere Phase wird verwendet.

Die Chromatographie kann durchgeführt werden mit

- einer Säule aus Glas von 2 m Länge und 2 mm innerem Durchmesser, gepackt mit silanisiertem Kieselgur zur Gaschromatographie *R*, imprägniert mit 3 Prozent (*m/m*) Poly[methyl(50)phenyl(50)]siloxan *R*
- Stickstoff zur Chromatographie *R* als Trägergas bei einer Durchflußrate von 30 ml je Minute
- einem Flammenionisationsdetektor.

Die Temperatur der Säule wird bei 120 °C, die des Probeneinlasses und des Detektors bei 150 °C gehalten.

Je 1 µl Untersuchungslösung und Referenzlösung wird getrennt eingespritzt.

Dichlormethan: Höchstens 0,2 Prozent (*m/m*). Die Prüfung erfolgt mit Hilfe der Gaschromatographie (2.2.28) unter Verwendung von Dichlorethan *R* als Interner Standard.

Interner-Standard-Lösung: 1,0 ml Dichlorethan *R* wird in Wasser *R* zu 500,0 ml gelöst.

Untersuchungslösung a: 1,0 g Substanz wird in Wasser *R* zu 10,0 ml gelöst.

Untersuchungslösung b: 1,0 g Substanz wird in Wasser *R* gelöst, mit 1,0 ml Interner-Standard-Lösung versetzt und mit Wasser *R* zu 10,0 ml verdünnt.

Referenzlösung: 1,0 ml Dichlormethan *R* wird in Wasser *R* zu 500,0 ml gelöst. 1,0 ml der Lösung wird mit 1,0 ml Interner-Standard-Lösung versetzt und mit Wasser *R* zu 10,0 ml verdünnt.

Die Chromatographie kann durchgeführt werden mit

- einer Säule aus Glas von 1,5 m Länge und 4 mm innerem Durchmesser, gepackt mit Kieselgur zur Gaschromatographie *R*, imprägniert mit 10 Prozent (*m/m*) Macrogol 1000 *R*
- Stickstoff zur Chromatographie *R* als Trägergas bei einer Durchflußrate von 40 ml je Minute
- einem Flammenionisationsdetektor.

Die Temperatur der Säule wird bei 60 °C, die des Probeneinlasses bei 100 °C und die des Detektors bei 150 °C gehalten.

Der Gehalt an Dichlormethan wird unter Zugrundelegung einer Dichte von 1,325 g · ml^{-1} bei 20 °C errechnet.

Schwermetalle (2.4.8): 1,0 g Substanz muß der Grenzprüfung C auf Schwermetalle entsprechen (20 ppm). Zur Herstellung der Referenzlösung werden 2 ml Blei-Lösung (10 ppm Pb) *R* verwendet.

Wasser (2.5.12): Höchstens 2,0 Prozent, mit 0,300 g Substanz nach der Karl-Fischer-Methode bestimmt.

Sterilität (2.6.1): Ampicillin-Natrium zur Herstellung von Parenteralia, das dabei keinem weiteren geeigneten Sterilisationsverfahren unterworfen wird, muß der Prüfung entsprechen.

Bakterien-Endotoxine (2.6.14): Ampicillin-Natrium zur Herstellung von Parenteralia, das dabei keinem weiteren geeigneten Verfahren zur Beseitigung von Bakterien-Endotoxinen unterworfen wird, darf höchstens 0,15 I.E. Bakterien-Endotoxine je Milligramm Substanz enthalten.

Gehaltsbestimmung

Die Bestimmung erfolgt mit Hilfe der Flüssigchromatographie (2.2.29).

Untersuchungslösung a: 31,0 mg Substanz werden in der mobilen Phase A zu 50,0 ml gelöst.

Untersuchungslösung b: Die Lösung wird unmittelbar vor Gebrauch hergestellt.

31,0 mg Substanz werden in der mobilen Phase A zu 10,0 ml gelöst.

Referenzlösung a: 27,0 mg wasserfreies Ampicillin *CRS* werden in der mobilen Phase A zu 50,0 ml gelöst.

Referenzlösung b: 2,0 mg Cefradin *CRS* werden in der mobilen Phase A zu 50 ml gelöst. 5,0 ml Lösung werden mit 5,0 ml Referenzlösung a versetzt.

Referenzlösung c: 1,0 ml Referenzlösung a wird mit der mobilen Phase A zu 20,0 ml verdünnt. 1,0 ml Lösung wird mit der mobilen Phase A zu 25,0 ml verdünnt.

Referenzlösung d: 1,0 ml Referenzlösung a wird mit der mobilen Phase A zu 20,0 ml verdünnt.

Referenzlösung e: 0,20 g Substanz werden mit 1,0 ml Wasser *R* versetzt. Die Lösung wird 1 h lang bei 60 °C erhitzt. 0,5 ml Lösung werden mit der mobilen Phase A zu 50,0 ml verdünnt.

Die Chromatographie kann durchgeführt werden mit

- einer Säule von 0,25 m Länge und 4,6 mm innerem Durchmesser, gepackt mit octadecylsilyliertem Kieselgel zur Chromatographie *R* (5 µm)
- einer mobilen Phase bei einer Durchflußrate von 1,0 ml je Minute:
  mobile Phase A: eine Mischung von 0,5 ml verdünnter Essigsäure *R*, 50 ml einer Kaliumdihydrogenphosphat-Lösung (0,2 mol · l^{-1}) *R* und 50 ml Acetonitril *R* wird mit Wasser *R* zu 1000 ml verdünnt
  mobile Phase B: eine Mischung von 0,5 ml verdünnter Essigsäure *R*, 50 ml einer Kaliumdihydrogenphos-

phat-Lösung (0,2 mol · l^{-1}) *R* und 400 ml Acetonitril *R* wird mit Wasser *R* zu 1000 ml verdünnt

- einem Spektrometer als Detektor bei einer Wellenlänge von 254 nm.

Die Säule wird mit einer Mischung von 85 Volumteilen mobiler Phase A und 15 Volumteilen mobiler Phase B äquilibriert.

50 µl Referenzlösung b werden eingespritzt.

Die Bestimmung darf nur ausgewertet werden, wenn die Auflösung zwischen den beiden Hauptpeaks mindestens 3,0 beträgt. Falls erforderlich wird das Verhältnis von Phase A zu Phase B in der mobilen Phase geändert. Das Massenverteilungsverhältnis liegt für den ersten Peak (Ampicillin) zwischen 2,0 und 2,5.

50 µl Referenzlösung c werden eingespritzt. Das System wird so eingestellt, daß ein Peak mit einem Signal-Rausch-Verhältnis von mindestens 3 erhalten wird.

Die Referenzlösung a wird 6mal eingespritzt. Die Bestimmung darf nur ausgewertet werden, wenn die relative Standardabweichung der Fläche des Hauptpeaks höchstens 1,0 Prozent beträgt.

Untersuchungslösung a und Referenzlösung a werden abwechselnd eingespritzt.

Der Prozentgehalt an Ampicillin-Natrium wird durch Multiplikation des Prozentgehalts an Ampicillin mit 1,063 berechnet.

Lagerung

Dicht verschlossen. Falls die Substanz steril ist, im Behältnis mit Sicherheitsverschluß.

Beschriftung

Die Beschriftung gibt insbesondere, falls zutreffend, an

- daß die Substanz steril ist
- daß die Substanz frei von Bakterien-Endotoxinen ist.

Verunreinigungen

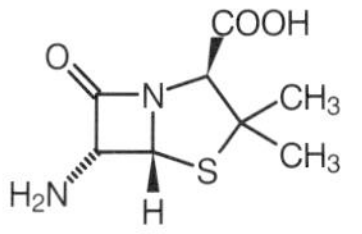

A. (2*S*,5*R*,6*R*)-6-Amino-3,3-dimethyl-7-oxo-4-thia-1-azabicyclo[3.2.0]heptan-2-carbonsäure
(6-Aminopenicillansäure)

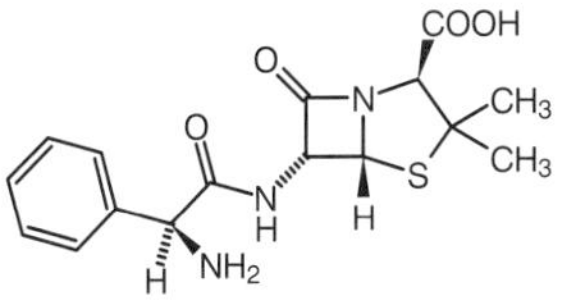

B. (2*S*,5*R*,6*R*)-6-[[(2*S*)-2-Amino-2-phenylacetyl]amino]-3,3-dimethyl-7-oxo-4-thia-1-azabicyclo[3.2.0]heptan-2-carbonsäure
(L-Ampicillin)

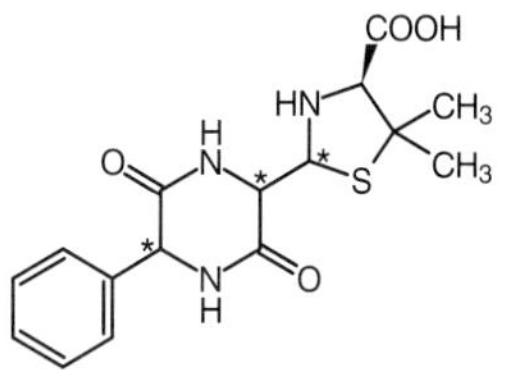

C. (4*S*)-5,5-Dimethyl-2-(3,6-dioxo-5-phenylpiperazin-2-yl)thiazolidin-4-carbonsäure
(Ampicillindiketopiperazine)

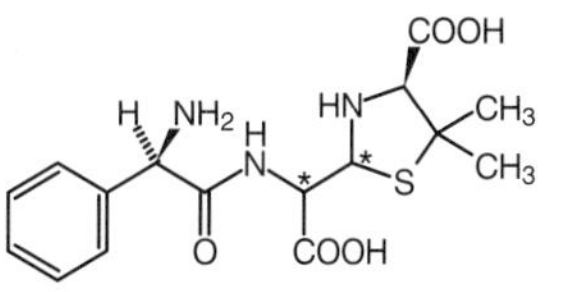

D. (4*S*)-2-[[[(2*R*)-2-Amino-2-phenylacetyl]amino]carboxymethyl]-5,5-dimethylthiazolidin-4-carbonsäure
(Penicillosäuren des Ampicillins)

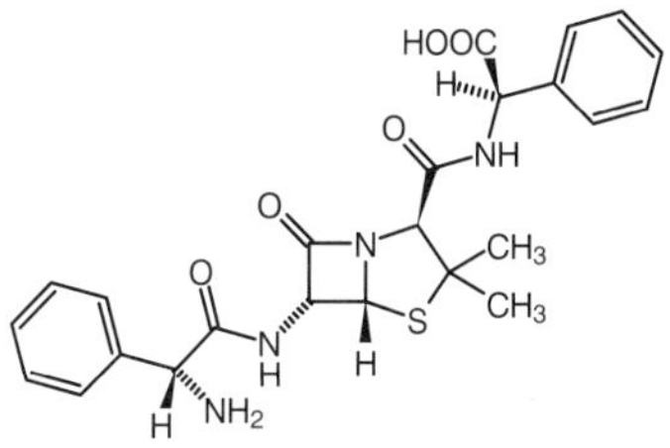

E. (*R*)-2-[[[(2*S*,5*R*,6*R*)-6-[[(2*R*)-2-Amino-2-phenylacetyl]amino]-3,3-dimethyl-7-oxo-4-thia-1-azabicyclo[3.2.0]hept-2-yl]carbonyl]amino]-2-phenylessigsäure
(Ampicillinyl-D-phenylglycin)

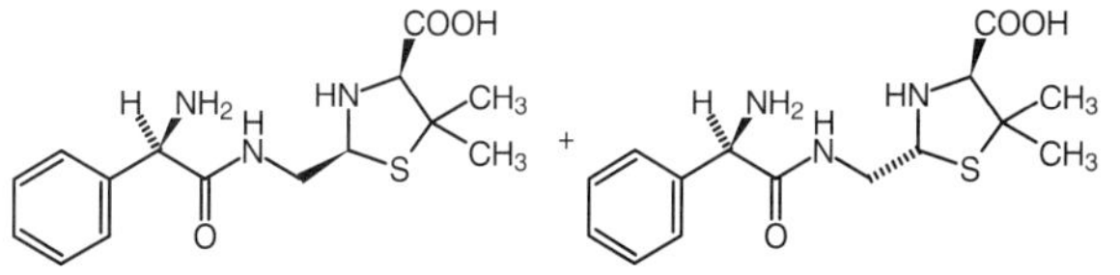

F. (2*RS*,4*S*)-2-[[[(2*R*)-2-Amino-2-phenylacetyl]amino]methyl]-5,5-dimethylthiazolidin-4-carbonsäure
(Penillosäuren des Ampicillins)

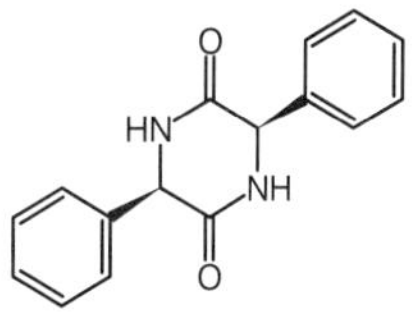

G. (3*R*,6*R*)-3,6-Diphenylpiperazin-2,5-dion

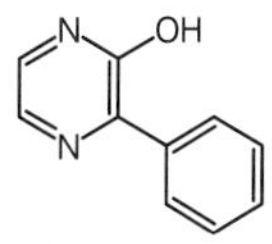

H. 3-Phenylpyrazin-2-ol

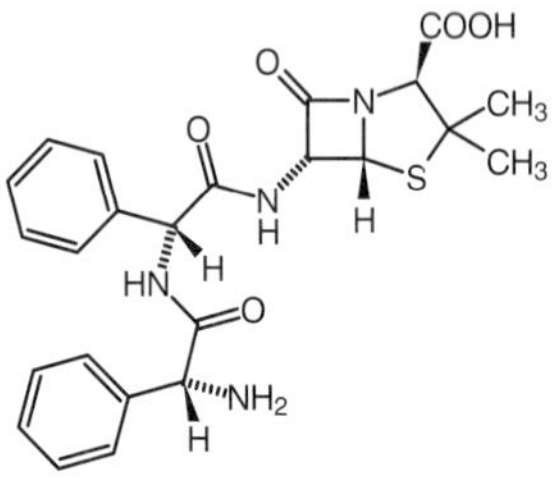

I. (2*S*,5*R*,6*R*)-6-[[(2*R*)-2-[[(2*R*)-2-Amino-2-phenylacetyl]amino]-2-phenylacetyl]amino]-3,3-dimethyl-7-oxo-4-thia-1-azabicyclo[3.2.0]heptan-2-carbonsäure
(D-Phenylglycylampicillin)

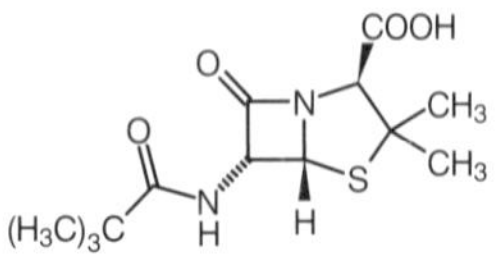

J. (2*S*,5*R*,6*R*)-6-[(2,2-Dimethylpropanoyl)amino]-3,3-dimethyl-7-oxo-4-thia-1-azabicyclo[3.2.0]heptan-2-carbonsäure

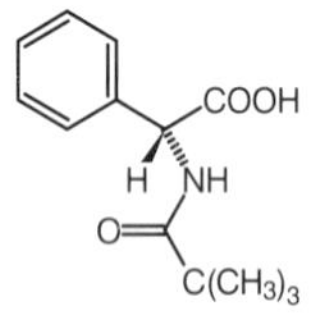

K. (2*R*)-2-[(2,2-Dimethylpropanoyl)amino]-2-phenylessigsäure

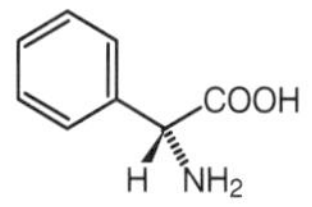

L. (2*R*)-2-Amino-2-phenylessigsäure
(D-Phenylglycin)

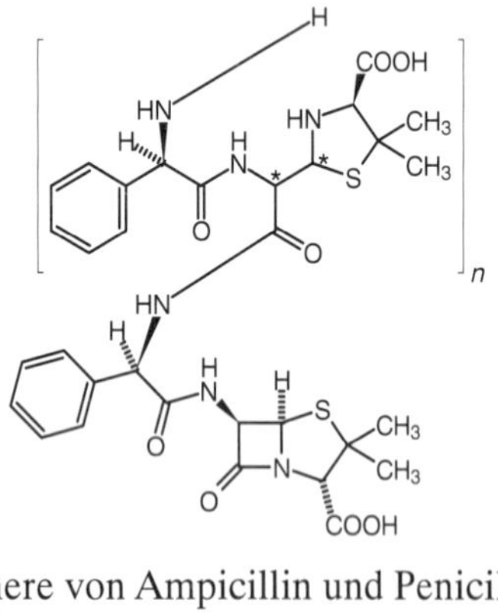

M. Cooligomere von Ampicillin und Penicillosäuren des Ampicillins

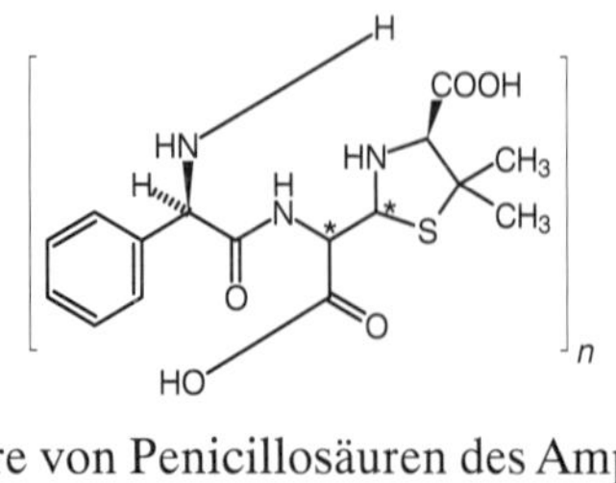

N. Oligomere von Penicillosäuren des Ampicillins.

1998, 804

Anisöl

Anisi aetheroleum

Definition

Anisöl ist das aus den reifen, trockenen Früchten von *Pimpinella anisum* L. oder *Illicium verum* Hook. fil. durch Wasserdampfdestillation gewonnene ätherische Öl.

Eigenschaften

Klare, farblose bis blaßgelbe, in der Kälte erstarrende Flüssigkeit von charakteristischem Geruch; praktisch unlöslich in Wasser, mischbar mit Dichlormethan, Ethanol, Ether und Petroläther.

Prüfung auf Identität

1: B.
2: A.

A. Die Prüfung erfolgt mit Hilfe der Dünnschichtchromatographie (2.2.27) unter Verwendung einer Schicht von Kieselgel GF_{254} *R*.

Untersuchungslösung: 1 g Öl wird in Toluol *R* zu 10 ml gelöst.

Referenzlösung a: 80 µl Anethol *R* werden in Toluol *R* zu 1 ml gelöst.

Referenzlösung b: 3 µl Anisaldehyd *R* werden in Toluol *R* zu 1 ml gelöst.

Referenzlösung c: 1 µl Linalool *R* wird in Toluol *R* zu 1 ml gelöst.

Auf die Platte werden getrennt 5 µl jeder Lösung aufgetragen. Die Chromatographie erfolgt mit einer Mischung von 7 Volumteilen Ethylacetat *R* und 93 Volumteilen Toluol *R* über eine Laufstrecke von 15 cm. Die Platte wird an der Luft trocknen gelassen und im ultravioletten Licht bei 254 nm ausgewertet. Das Chromatogramm der Untersuchungslösung zeigt einen Fleck, der in bezug auf Lage und Intensität dem Fleck im Chromatogramm der Referenzlösung b entspricht. Das Chromatogramm der Untersuchungslösung zeigt ferner im oberen Drittel einen dem Anethol entsprechenden Fleck. Die Platte wird mit Vanillin-Reagenz *R* besprüht, 10 min lang bei 100 bis 105 °C erhitzt und innerhalb 10 min im Tageslicht ausgewertet. Das Chromatogramm der Untersuchungslösung zeigt einen blauen Fleck, der in bezug auf Lage und Farbe dem Fleck im Chromatogramm der Referenzlösung c entspricht, sowie einen orangerosa Fleck, der in bezug auf Lage und Farbe dem Fleck im Chromatogramm der Referenzlösung a entspricht. Nahe der Lösungsmittelfront ist ferner ein violetter Fleck sichtbar (Monoterpen-Kohlenwasserstoffe).

Diese typischen Chromatogramme dienen zur Information und als Anleitung zum Analysenverfahren. Sie sind nicht Bestandteil der Anforderungen dieser Monographie.

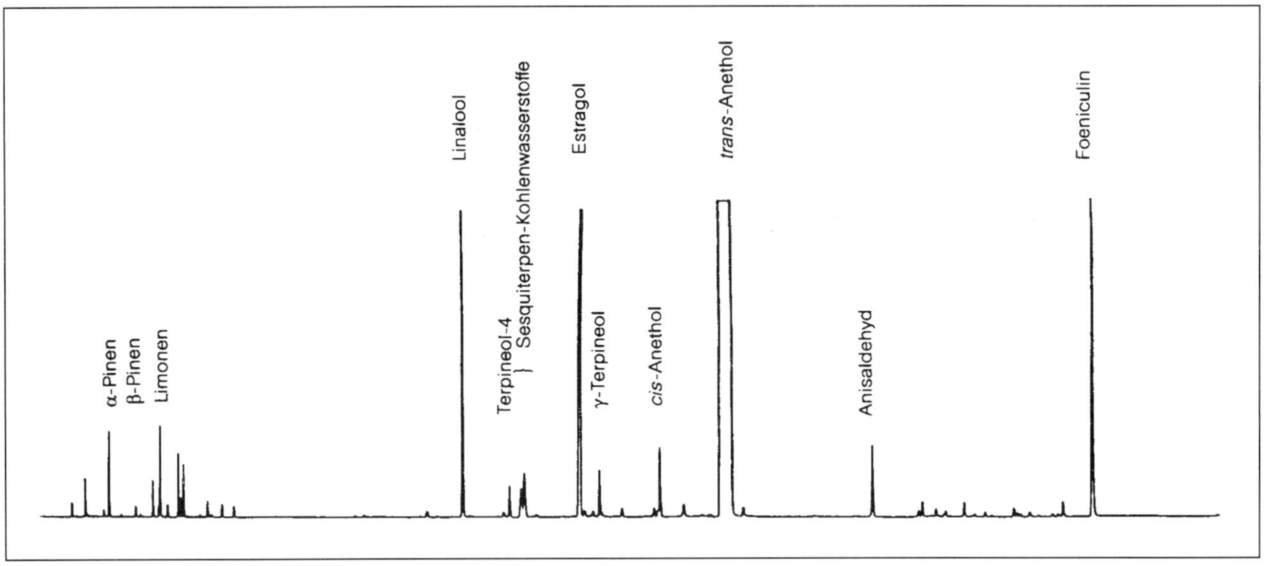

Abb. 804-1: Typisches Chromatogramm des ätherischen Öls von *Illicium verum*

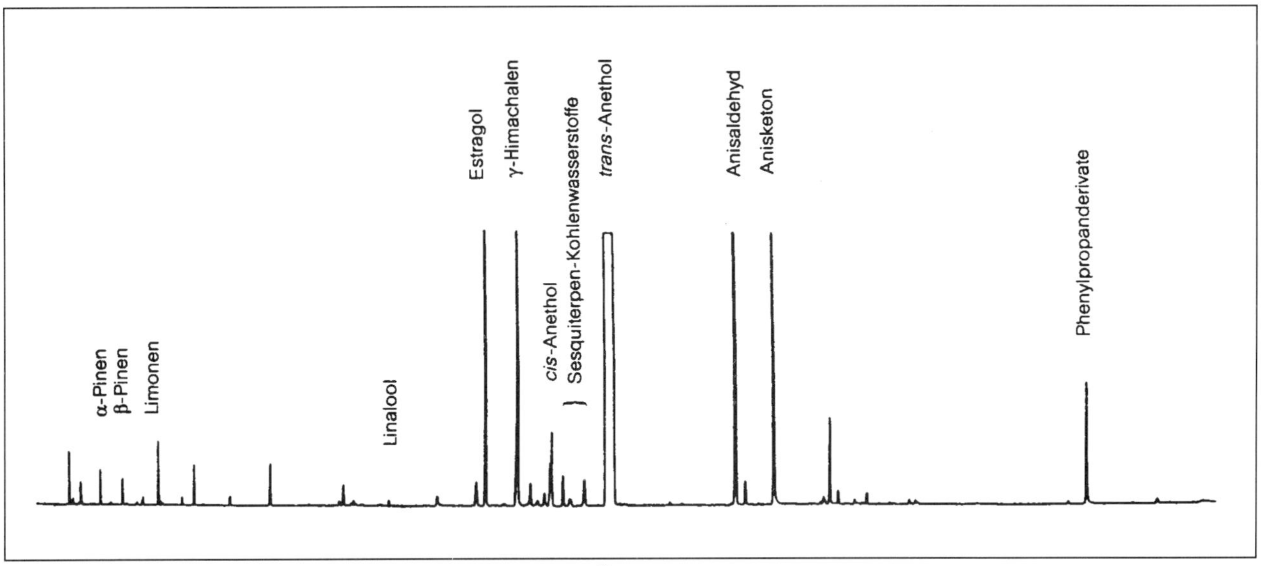

Abb. 804-2: Typisches Chromatogramm des ätherischen Öls von *Pimpinella anisum*

Das Öl von *P. anisum* kann zusätzlich einen braunen Fleck unmittelbar über dem des Anisaldehyds aufweisen.

B. Die bei der Prüfung „Chromatographisches Profil“ (siehe „Prüfung auf Reinheit“) erhaltenen Chromatogramme werden ausgewertet. Die 6 Peaks im Chromatogramm der Untersuchungslösung entsprechen in bezug auf Retentionszeit den 6 Peaks im Chromatogramm der Referenzlösung.

Prüfung auf Reinheit

Relative Dichte (2.2.5): 0,978 bis 0,994.

Brechungsindex (2.2.6): 1,552 bis 1,561.

Erstarrungstemperatur (2.2.18): 15 bis 19 °C.

Säurezahl (2.5.1): Höchstens 1,0, mit 5,0 g Öl bestimmt, gelöst in 50 ml des vorgeschriebenen Lösungsmittelgemisches.

Fette Öle, verharzte ätherische Öle (2.8.7): Das Öl muß der Prüfung entsprechen.

Chromatographisches Profil: Die Prüfung erfolgt mit Hilfe der Gaschromatographie (2.2.28).

Untersuchungslösung: Das Öl.

Referenzlösung: Folgende Mischung wird hergestellt, indem die angegebenen Mengen mit einer Genauigkeit von 20 Prozent eingewogen werden. 1 g Hexan *R* wird mit 20 mg Linalool *R*, 20 mg Estragol *R*, 20 mg α-Terpineol *R*, 10 mg cis-Anethol *R*, 60 mg Anethol *R* und 30 mg Anisaldehyd *R* versetzt.

Die Chromatographie kann durchgeführt werden mit
- einer Säule aus Glas von 30 bis 60 m Länge und etwa 0,30 mm innerem Durchmesser, beschichtet mit Macrogol 20 000 *R*
- Helium zur Chromatographie *R* als Trägergas
- einem Flammenionisationsdetektor.

Die Temperatur der Säule wird 4 min lang bei 60 °C gehalten, dann mit einer Rate von 2 °C je Minute auf 210 °C erhöht und 15 min lang bei dieser Temperatur gehalten. Die Temperatur des Probeneinlasses wird bei 180 bis 200 °C, die des Detektors bei 220 bis 250 °C gehalten.

Etwa 0,2 µl Referenzlösung werden eingespritzt. Wenn die Chromatographie unter den vorgeschriebenen Bedingungen durchgeführt wird, werden die Substanzen in der gleichen Reihenfolge, wie bei der Herstellung der Referenzlösung angegeben, eluiert. Die Retentionszeiten werden aufgezeichnet.

Die Prüfung darf nur ausgewertet werden, wenn
- die Anzahl der theoretischen Böden mindestens 30 000 beträgt, berechnet mit Hilfe des Estragol-Peaks bei 120 °C
- die Auflösung zwischen den Peaks von Estragol und α-Terpineol mindestens 1,3 beträgt, berechnet bei 130 °C.

Etwa 0,2 µl Untersuchungslösung werden eingespritzt. Mit Hilfe der im Chromatogramm der Referenzlösung erhaltenen Retentionszeiten werden im Chromatogramm der Untersuchungslösung die 6 Bestandteile der Referenzlösung lokalisiert, wobei der Lösungsmittelpeak nicht berücksichtigt wird.

Im Chromatogramm der Untersuchungslösung wird der Prozentgehalt der 6 Bestandteile mit Hilfe der „Normalisierung", unter Verwendung des Chromatogramms der Untersuchungslösung, berechnet.

Die Anteile müssen innerhalb folgender Grenzwerte liegen:

Linalool:	0,1 bis 1,5 Prozent
Estragol:	0,5 bis 6,0 Prozent
α-Terpineol:	0,1 bis 1,5 Prozent
cis-Anethol:	höchstens 0,5 Prozent
trans-Anethol:	84,0 bis 93,0 Prozent
Anisaldehyd:	0,1 bis 3,5 Prozent

Lagerung

Vor Licht und Wärme geschützt, in dicht verschlossenen, dem Verbrauch angemessenen, möglichst vollständig gefüllten Behältnissen.

Beschriftung

Die Beschriftung gibt insbesondere an, ob das ätherische Öl aus *P. anisum* oder *I. verum* gewonnen wurde.

1999, 806

Arginin

Argininum

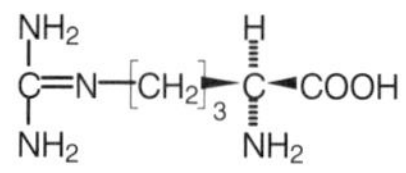

$C_6H_{14}N_4O_2$ M_r 174,2

Definition

Arginin[1] enthält mindestens 98,5 und höchstens 101,0 Prozent (*S*)-2-Amino-5-guanidinopentansäure, berechnet auf die getrocknete Substanz.

Herstellung

Wenn Arginin durch Fermentation hergestellt wird, muß es zusätzlich den Anforderungen der Monographie **Fermentationsprodukte (Producta ab fermentatione)** entsprechen.

Eigenschaften

Weißes bis fast weißes, kristallines Pulver oder farblose Kristalle; leicht löslich in Wasser, sehr schwer löslich in Ethanol, praktisch unlöslich in Ether.

Prüfung auf Identität

1: A, C.

2: A, B, D, E.

A. Die Substanz entspricht der Prüfung „Spezifische Drehung" (siehe „Prüfung auf Reinheit").

B. Die Prüflösung (siehe „Prüfung auf Reinheit") reagiert stark alkalisch (2.2.4).

C. Die Prüfung erfolgt mit Hilfe der IR-Spektroskopie (2.2.24) durch Vergleich des Spektrums der Substanz mit dem von Arginin *CRS*. Die Prüfung erfolgt mit Hilfe von Preßlingen.

D. Die bei der Prüfung „Mit Ninhydrin nachweisbare Substanzen" (siehe „Prüfung auf Reinheit") erhaltenen Chromatogramme werden ausgewertet. Der Hauptfleck im Chromatogramm der Untersuchungslösung b entspricht in bezug auf Lage, Farbe und Größe dem Hauptfleck im Chromatogramm der Referenzlösung a.

E. Werden etwa 25 mg Substanz, in 2 ml Wasser *R* gelöst, mit 1 ml 1-Naphthol-Lösung *R* sowie 2 ml einer Mischung gleicher Volumteile konzentrierter Natriumhypochlorit-Lösung *R* und Wasser *R* versetzt, entsteht eine rote Färbung.

[1] Diese Fassung des Textes entspricht der Eilrevision „Resolution AP-CSP (98) 10".

Prüfung auf Reinheit

Prüflösung: 2,5 g Substanz werden in destilliertem Wasser *R* zu 50 ml gelöst.

Aussehen der Lösung: Die Prüflösung muß klar (2.2.1) und darf nicht stärker gefärbt sein als die Farbvergleichslösung BG_6 (2.2.2, Methode II).

Spezifische Drehung (2.2.7): 2,00 g Substanz werden in Salzsäure *R* 1 zu 25,0 ml gelöst. Die spezifische Drehung muß zwischen +25,5 und +28,5° liegen, berechnet auf die getrocknete Substanz.

Mit Ninhydrin nachweisbare Substanzen: Die Prüfung erfolgt mit Hilfe der Dünnschichtchromatographie (2.2.27) unter Verwendung einer Schicht eines geeigneten Kieselgels.

Untersuchungslösung a: 0,10 g Substanz werden in verdünnter Salzsäure *R* zu 10 ml gelöst.

Untersuchungslösung b: 1 ml Untersuchungslösung a wird mit Wasser *R* zu 50 ml verdünnt.

Referenzlösung a: 10 mg Arginin *CRS* werden in Salzsäure (0,1 mol · l^{-1}) zu 50 ml gelöst.

Referenzlösung b: 5 ml Untersuchungslösung b werden mit Wasser *R* zu 20 ml verdünnt.

Referenzlösung c: 10 mg Arginin *CRS* und 10 mg Lysinhydrochlorid *CRS* werden in Salzsäure (0,1 mol · l^{-1}) zu 25 ml gelöst.

Auf die Platte werden getrennt 5 µl jeder Lösung aufgetragen. Die Platte wird an der Luft trocknen gelassen. Die Chromatographie erfolgt mit einer Mischung von 30 Volumteilen konzentrierter Ammoniak-Lösung *R* und 70 Volumteilen 2-Propanol *R* über eine Laufstrecke von 15 cm. Die Platte wird bei 100 bis 105 °C bis zum vollständigen Verschwinden des Ammoniaks erhitzt. Die Platte wird mit Ninhydrin-Lösung *R* besprüht und 15 min lang bei 100 bis 105 °C erhitzt. Kein im Chromatogramm der Untersuchungslösung a auftretender Nebenfleck darf größer oder stärker gefärbt sein als der Fleck im Chromatogramm der Referenzlösung b (0,5 Prozent). Die Prüfung darf nur ausgewertet werden, wenn das Chromatogramm der Referenzlösung c deutlich voneinander getrennt 2 Flecke zeigt.

Chlorid (2.4.4): 5 ml Prüflösung werden mit 0,5 ml verdünnter Salpetersäure *R* versetzt und mit Wasser *R* zu 15 ml verdünnt. Die Lösung muß der Grenzprüfung auf Chlorid entsprechen (200 ppm).

Sulfat (2.4.13): 10 ml Prüflösung werden mit 1,7 ml verdünnter Salzsäure *R* versetzt und mit destilliertem Wasser *R* zu 15 ml verdünnt. Die Lösung muß der Grenzprüfung auf Sulfat entsprechen (300 ppm).

Ammonium: Mit 2 Uhrgläsern von 60 mm Durchmesser wird durch Aufeinanderlegen ein Hohlraum gebildet. An die Innenwand des oberen Uhrglases wird mit einigen Tropfen Wasser *R* ein Stück rotes Lackmuspapier *R* von 5 mm × 5 mm geklebt. Auf das untere Uhrglas werden 50 mg fein pulverisierte Substanz gebracht und in 0,5 ml Wasser *R* gelöst. Nach Zusatz von 0,30 g schwerem Magnesiumoxid *R* wird kurz mit einem Glasstab verrieben und das obere Uhrglas sofort auf das untere Uhrglas gelegt. In gleicher Weise wird gleichzeitig eine Referenzmischung aus 0,1 ml Ammonium-Lösung (100 ppm NH_4) *R*, 0,5 ml Wasser *R* und 0,30 g schwerem Magnesiumoxid *R* angesetzt. Untersuchungs- und Referenzmischung werden 15 min lang bei 40 °C erwärmt. Das Lackmuspapier über der Untersuchungsmischung darf sich nicht intensiver blau färben als das Lackmuspapier über der Referenzmischung (200 ppm).

Eisen (2.4.9): In einem Scheidetrichter wird 1,0 g Substanz in 10 ml verdünnter Salzsäure *R* gelöst. Die Lösung wird 3mal je 3 min lang mit je 10 ml Isobutylmethylketon *R* 1 ausgeschüttelt. Die vereinigten organischen Phasen werden 3 min lang mit 10 ml Wasser *R* ausgeschüttelt. Die wäßrige Phase muß der Grenzprüfung auf Eisen entsprechen (10 ppm).

Schwermetalle (2.4.8): 2,0 g Substanz werden in Wasser *R* zu 20 ml gelöst. 12 ml Lösung müssen der Grenzprüfung A auf Schwermetalle entsprechen (10 ppm). Zur Herstellung der Referenzlösung wird die Blei-Lösung (1 ppm Pb) *R* verwendet.

Trocknungsverlust (2.2.32): Höchstens 0,5 Prozent, mit 1,000 g Substanz durch Trocknen im Trockenschrank bei 100 bis 105 °C bestimmt.

Sulfatasche (2.4.14): Höchstens 0,1 Prozent, mit 1,0 g Substanz bestimmt.

Gehaltsbestimmung

0,150 g Substanz, in 50 ml Wasser *R* gelöst, werden nach Zusatz von 0,2 ml Methylrot-Mischindikator-Lösung *R* mit Salzsäure (0,1 mol · l^{-1}) bis zum Farbumschlag von Grün nach Rotviolett titriert.

1 ml Salzsäure (0,1 mol · l^{-1}) entspricht 17,42 mg $C_6H_{14}N_4O_2$.

Lagerung

Gut verschlossen, vor Licht geschützt.

1999, 806

Argininhydrochlorid

Arginini hydrochloridum

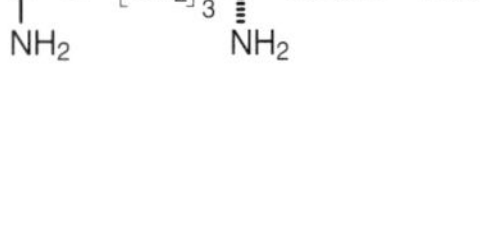

$C_6H_{15}ClN_4O_2$ M_r 210,7

Definition

Argininhydrochlorid[1] enthält mindestens 98,5 und höchstens 101,0 Prozent (*S*)-2-Amino-5-guanidinopentansäure-hydrochlorid, berechnet auf die getrocknete Substanz.

[1] Diese Fassung des Textes entspricht der Eilrevision „Resolution AP-CSP (98) 10".

Herstellung

Wenn Argininhydrochlorid durch Fermentation hergestellt wird, muß es zusätzlich den Anforderungen der Monographie **Fermentationsprodukte (Producta ab fermentatione)** entsprechen.

Eigenschaften

Weißes bis fast weißes, kristallines Pulver oder farblose Kristalle; leicht löslich in Wasser, sehr schwer löslich in Ethanol, praktisch unlöslich in Ether.

Prüfung auf Identität

1: A, B, E.
2: A, C, D, E.

A. Die Substanz entspricht der Prüfung „Spezifische Drehung" (siehe „Prüfung auf Reinheit").

B. Die Prüfung erfolgt mit Hilfe der IR-Spektroskopie (2.2.24) durch Vergleich des Spektrums der Substanz mit dem von Argininhydrochlorid *CRS*. Die Prüfung erfolgt mit Hilfe von Preßlingen.

C. Die bei der Prüfung „Mit Ninhydrin nachweisbare Substanzen" (siehe „Prüfung auf Reinheit") erhaltenen Chromatogramme werden ausgewertet. Der Hauptfleck im Chromatogramm der Untersuchungslösung b entspricht in bezug auf Lage, Farbe und Größe dem Hauptfleck im Chromatogramm der Referenzlösung a.

D. Werden etwa 25 mg Substanz, in 2 ml Wasser *R* gelöst, mit 1 ml 1-Naphthol-Lösung *R* sowie 2 ml einer Mischung gleicher Volumteile konzentrierter Natriumhypochlorit-Lösung *R* und Wasser *R* versetzt, entsteht eine rote Färbung.

E. Etwa 20 mg Substanz geben die Identitätsreaktion a auf Chlorid (2.3.1).

Prüfung auf Reinheit

Prüflösung: 2,5 g Substanz werden in destilliertem Wasser *R* zu 50 ml gelöst.

Aussehen der Lösung: Die Prüflösung muß klar (2.2.1) und darf nicht stärker gefärbt sein als die Farbvergleichslösung BG_6 (2.2.2, Methode II).

Spezifische Drehung (2.2.7): 2,00 g Substanz werden in Salzsäure *R* 1 zu 25,0 ml gelöst. Die spezifische Drehung muß zwischen +21,0 und +23,5° liegen, berechnet auf die getrocknete Substanz.

Mit Ninhydrin nachweisbare Substanzen: Die Prüfung erfolgt mit Hilfe der Dünnschichtchromatographie (2.2.27) unter Verwendung einer Schicht eines geeigneten Kieselgels.

Untersuchungslösung a: 0,10 g Substanz werden in Wasser *R* zu 10 ml gelöst.

Untersuchungslösung b: 1 ml Untersuchungslösung a wird mit Wasser *R* zu 50 ml verdünnt.

Referenzlösung a: 10 mg Argininhydrochlorid *CRS* werden in Wasser *R* zu 50 ml gelöst.

Referenzlösung b: 5 ml Untersuchungslösung b werden mit Wasser *R* zu 20 ml verdünnt.

Referenzlösung c: 10 mg Argininhydrochlorid *CRS* und 10 mg Lysinhydrochlorid *CRS* werden in Wasser *R* zu 25 ml gelöst.

Auf die Platte werden getrennt 5 µl jeder Lösung aufgetragen. Die Platte wird an der Luft trocknen gelassen. Die Chromatographie erfolgt mit einer Mischung von 30 Volumteilen konzentrierter Ammoniak-Lösung *R* und 70 Volumteilen 2-Propanol *R* über eine Laufstrecke von 15 cm. Die Platte wird bei 100 bis 105 °C bis zum vollständigen Verschwinden des Ammoniaks erhitzt. Die Platte wird mit Ninhydrin-Lösung *R* besprüht und 15 min lang bei 100 bis 105 °C erhitzt. Kein im Chromatogramm der Untersuchungslösung a auftretender Nebenfleck darf größer oder stärker gefärbt sein als der Fleck im Chromatogramm der Referenzlösung b (0,5 Prozent). Die Prüfung darf nur ausgewertet werden, wenn das Chromatogramm der Referenzlösung c deutlich voneinander getrennt 2 Flecke zeigt.

Sulfat (2.4.13): 10 ml Prüflösung, mit destilliertem Wasser *R* zu 15 ml verdünnt, müssen der Grenzprüfung auf Sulfat entsprechen (300 ppm).

Ammonium: Mit 2 Uhrgläsern von 60 mm Durchmesser wird durch Aufeinanderlegen ein Hohlraum gebildet. An die Innenwand des oberen Uhrglases wird mit einigen Tropfen Wasser *R* ein Stück rotes Lackmuspapier *R* von 5 mm × 5 mm geklebt. Auf das untere Uhrglas werden 50 mg fein pulverisierte Substanz gebracht und in 0,5 ml Wasser *R* gelöst. Nach Zusatz von 0,30 g schwerem Magnesiumoxid *R* wird kurz mit einem Glasstab verrieben und das obere Uhrglas sofort auf das untere Uhrglas gelegt. In gleicher Weise wird gleichzeitig eine Referenzmischung aus 0,1 ml Ammonium-Lösung (100 ppm NH_4) *R*, 0,5 ml Wasser *R* und 0,30 g schwerem Magnesiumoxid *R* angesetzt. Untersuchungs- und Referenzmischung werden 15 min lang bei 40 °C erwärmt. Das Lackmuspapier über der Untersuchungsmischung darf sich nicht intensiver blau färben als das Lackmuspapier über der Referenzmischung (200 ppm).

Eisen (2.4.9): In einem Scheidetrichter wird 1,0 g Substanz in 10 ml verdünnter Salzsäure *R* gelöst. Die Lösung wird 3mal je 3 min lang mit je 10 ml Isobutylmethylketon *R* 1 ausgeschüttelt. Die vereinigten organischen Phasen werden 3 min lang mit 10 ml Wasser *R* ausgeschüttelt. Die wäßrige Phase muß der Grenzprüfung auf Eisen entsprechen (10 ppm).

Schwermetalle (2.4.8): 2,0 g Substanz werden in Wasser *R* zu 20 ml gelöst. 12 ml Lösung müssen der Grenzprüfung A auf Schwermetalle entsprechen (10 ppm). Zur Herstellung der Referenzlösung wird die Blei-Lösung (1 ppm Pb) *R* verwendet.

Trocknungsverlust (2.2.32): Höchstens 0,5 Prozent, mit 1,000 g Substanz durch Trocknen im Trockenschrank bei 100 bis 105 °C bestimmt.

Sulfatasche (2.4.14): Höchstens 0,1 Prozent, mit 1,0 g Substanz bestimmt.

Gehaltsbestimmung

0,180 g Substanz, in 3 ml wasserfreier Ameisensäure *R* gelöst, werden nach Zusatz von 30 ml wasserfreier Essigsäure *R* und 0,1 ml Naphtholbenzein-Lösung *R* mit Perchlorsäure (0,1 mol · l^{-1}) bis zum Farbumschlag von Braungelb nach Grün titriert.

1 ml Perchlorsäure (0,1 mol · l^{-1}) entspricht 21,07 mg $C_6H_{15}ClN_4O_2$.

Lagerung

Gut verschlossen, vor Licht geschützt.

1999, 253

Ascorbinsäure

Acidum ascorbicum

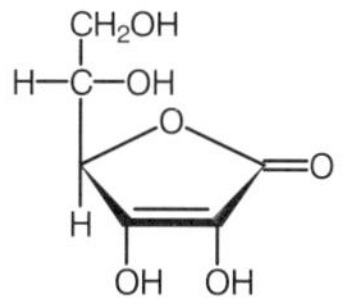

$C_6H_8O_6$ M_r 176,1

Definition

Ascorbinsäure enthält mindestens 99,0 und höchstens 100,5 Prozent (*R*)-5-[(*S*)-1,2-Dihydroxyethyl]-3,4-dihydroxy-5*H*-furan-2-on.

Eigenschaften

Farblose Kristalle oder weißes bis fast weißes, kristallines Pulver, verfärbt sich an der Luft und bei Feuchtigkeit; leicht löslich in Wasser, löslich in Ethanol, praktisch unlöslich in Ether.

Die Substanz schmilzt bei etwa 190 °C unter Zersetzung.

Prüfung auf Identität

1: B, C.
2: A, C, D.

A. 0,10 g Substanz werden in Wasser *R* zu 100,0 ml gelöst. 10 ml Salzsäure (0,1 mol · l^{-1}) werden mit 1,0 ml Lösung versetzt und mit Wasser *R* zu 100,0 ml verdünnt. Die Absorption (2.2.25) dieser Lösung wird sofort im Maximum bei 243 nm bestimmt. Die spezifische Absorption im Maximum liegt zwischen 545 und 585.

B. Die Prüfung erfolgt mit Hilfe der IR-Spektroskopie (2.2.24) durch Vergleich des Spektrums der Substanz mit dem von Ascorbinsäure *CRS*. Die Prüfung erfolgt mit Hilfe von Preßlingen unter Verwendung von 1 mg Substanz.

C. Der *p*H-Wert (2.2.3) der Prüflösung (siehe „Prüfung auf Reinheit") liegt zwischen 2,1 und 2,6.

D. Wird 1 ml Prüflösung mit 0,2 ml verdünnter Salpetersäure *R* und 0,2 ml Silbernitrat-Lösung *R* 2 versetzt, bildet sich ein grauer Niederschlag.

Prüfung auf Reinheit

Prüflösung: 1,0 g Substanz wird in kohlendioxidfreiem Wasser *R* zu 20 ml gelöst.

Aussehen der Lösung: Die Prüflösung muß klar (2.2.1) und darf nicht stärker gefärbt sein als die Farbvergleichslösung BG_7 (2.2.2, Methode II).

Spezifische Drehung (2.2.7): 2,50 g Substanz werden in Wasser *R* zu 25,0 ml gelöst. Die spezifische Drehung muß zwischen +20,5 und +21,5° liegen.

Oxalsäure: 0,25 g Substanz werden in 5 ml Wasser *R* gelöst. Die Lösung wird mit verdünnter Natriumhydroxid-Lösung *R* gegen rotes Lackmuspapier *R* neutralisiert, mit 1 ml verdünnter Essigsäure *R* und 0,5 ml Calciumchlorid-Lösung *R* versetzt (Untersuchungslösung). Als Referenzlösung wird folgende Lösung verwendet: 70 mg Oxalsäure *R* werden in Wasser *R* zu 500 ml gelöst; 5 ml Lösung werden mit 1 ml verdünnter Essigsäure *R* und 0,5 ml Calciumchlorid-Lösung *R* versetzt (Referenzlösung). Die Lösungen werden 1 h lang stehengelassen. Wenn die Untersuchungslösung eine Opaleszenz zeigt, darf diese höchstens so stark sein wie diejenige der Referenzlösung (0,2 Prozent).

Kupfer: Höchstens 5 ppm Cu. Der Kupfergehalt wird mit Hilfe der Atomabsorptionsspektroskopie (2.2.23, Methode I) bestimmt.

Untersuchungslösung: 2,0 g Substanz werden in Salpetersäure (0,1 mol · l^{-1}) zu 25,0 ml gelöst.

Referenzlösungen: Die Referenzlösungen, die 0,2, 0,4 und 0,6 ppm Cu enthalten, werden durch Verdünnen der Kupfer-Lösung (10 ppm Cu) *R* mit Salpetersäure (0,1 mol · l^{-1}) hergestellt.

Die Absorption wird bei 324,8 nm bestimmt, unter Verwendung einer Kupfer-Hohlkathodenlampe als Strahlungsquelle und einer Luft-Acetylen-Flamme.

Der Nullpunkt wird unter Verwendung von Salpetersäure (0,1 mol · l^{-1}) eingestellt.

Eisen: Höchstens 2 ppm Fe. Der Eisengehalt wird mit Hilfe der Atomabsorptionsspektroskopie (2.2.23, Methode I) bestimmt.

Untersuchungslösung: 5,0 g Substanz werden in Salpetersäure (0,1 mol · l^{-1}) zu 25,0 ml gelöst.

Referenzlösungen: Die Referenzlösungen, die 0,2, 0,4 und 0,6 ppm Fe enthalten, werden durch Verdünnen der Eisen-Lösung (20 ppm Fe) *R* mit Salpetersäure (0,1 mol · l^{-1}) hergestellt.

Die Absorption wird bei 248,3 nm bestimmt, unter Verwendung einer Eisen-Hohlkathodenlampe als Strahlungsquelle und einer Luft-Acetylen-Flamme.

Der Nullpunkt wird unter Verwendung von Salpetersäure (0,1 mol · l^{-1}) eingestellt.

Schwermetalle (2.4.8): 2,0 g Substanz werden in Wasser *R* zu 20 ml gelöst. 12 ml Lösung müssen der Grenzprüfung A auf Schwermetalle entsprechen (10 ppm). Zur Herstellung der Referenzlösung wird die Blei-Lösung (1 ppm Pb) *R* verwendet.

Sulfatasche (2.4.14): Höchstens 0,1 Prozent, mit 1,0 g Substanz bestimmt.

Gehaltsbestimmung

0,150 g Substanz, in einer Mischung von 10 ml verdünnter Schwefelsäure *R* und 80 ml kohlendioxidfreiem Wasser *R* gelöst, werden nach Zusatz von 1 ml Stärke-Lösung *R* mit Iod-Lösung (0,05 mol · l^{-1}) bis zur bleibenden Blauviolettfärbung titriert.

1 ml Iod-Lösung (0,05 mol · l^{-1}) entspricht 8,81 mg $C_6H_8O_6$.

Lagerung

Gut verschlossen, vor Licht geschützt, nicht im Metallbehältnis.

1999, 797

Aspartinsäure

Acidum asparticum

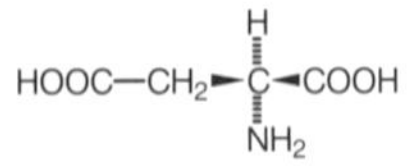

$C_4H_7NO_4$ M_r 133,1

Definition

Aspartinsäure[1] (Asparaginsäure) enthält mindestens 98,5 und höchstens 101,5 Prozent (*S*)-Aminobutandisäure, berechnet auf die getrocknete Substanz.

Herstellung

Wenn Aspartinsäure durch Fermentation hergestellt wird, muß sie zusätzlich den Anforderungen der Monographie **Fermentationsprodukte (Producta ab fermentatione)** entsprechen.

Eigenschaften

Weißes bis fast weißes, kristallines Pulver oder farblose Kristalle; schwer löslich in Wasser, praktisch unlöslich in Ethanol und Ether. Die Substanz löst sich in verdünnten Mineralsäuren und verdünnten Alkalihydroxid-Lösungen.

[1] Diese Fassung des Textes entspricht der Eilrevision „Resolution AP-CSP (98) 10".

Prüfung auf Identität

1: A, C.
2: A, B, D.

A. Die Substanz entspricht der Prüfung „Spezifische Drehung" (siehe „Prüfung auf Reinheit").

B. Eine Suspension von 1 g Substanz in 10 ml Wasser *R* ist stark sauer (2.2.4).

C. Die Prüfung erfolgt mit Hilfe der IR-Spektroskopie (2.2.24) durch Vergleich des Spektrums der Substanz mit dem von Aspartinsäure *CRS*. Die Prüfung erfolgt mit Hilfe von Preßlingen.

D. Die bei der Prüfung „Mit Ninhydrin nachweisbare Substanzen" (siehe „Prüfung auf Reinheit") erhaltenen Chromatogramme werden ausgewertet. Der Hauptfleck im Chromatogramm der Untersuchungslösung b entspricht in bezug auf Lage, Farbe und Größe dem Hauptfleck im Chromatogramm der Referenzlösung a.

Prüfung auf Reinheit

Aussehen der Lösung: 0,5 g Substanz werden in Salzsäure (1 mol · l^{-1}) zu 10 ml gelöst. Die Lösung muß klar (2.2.1) und darf nicht stärker gefärbt sein als die Farbvergleichslösung BG_6 (2.2.2, Methode II).

Spezifische Drehung (2.2.7): 2,000 g Substanz werden in Salzsäure *R* 1 zu 25,0 ml gelöst. Die spezifische Drehung muß zwischen +24,0 und +26,0° liegen, berechnet auf die getrocknete Substanz.

Mit Ninhydrin nachweisbare Substanzen: Die Prüfung erfolgt mit Hilfe der Dünnschichtchromatographie (2.2.27) unter Verwendung einer Schicht eines geeigneten Kieselgels.

Untersuchungslösung a: 0,10 g Substanz werden in 2 ml Ammoniak-Lösung *R* gelöst. Die Lösung wird mit Wasser *R* zu 10 ml verdünnt.

Untersuchungslösung b: 1 ml Untersuchungslösung a wird mit Wasser *R* zu 50 ml verdünnt.

Referenzlösung a: 10 mg Aspartinsäure *CRS* werden in 2 ml verdünnter Ammoniak-Lösung *R* 1 gelöst. Die Lösung wird mit Wasser *R* zu 50 ml verdünnt.

Referenzlösung b: 5 ml Untersuchungslösung b werden mit Wasser *R* zu 20 ml verdünnt.

Referenzlösung c: 10 mg Aspartinsäure *CRS* und 10 mg Glutaminsäure *CRS* werden in 2 ml verdünnter Ammoniak-Lösung *R* 1 gelöst. Die Lösung wird mit Wasser *R* zu 25 ml verdünnt.

Auf die Platte werden getrennt 5 µl jeder Lösung aufgetragen. Die Platte wird an der Luft trocknen gelassen. Die Chromatographie erfolgt mit einer Mischung von 20 Volumteilen Essigsäure 98 % *R*, 20 Volumteilen Wasser *R* und 60 Volumteilen 1-Butanol *R* über eine Laufstrecke von 15 cm. Die Platte wird an der Luft trocknen gelassen und mit Ninhydrin-Lösung *R* besprüht. Die Platte wird 15 min lang bei 100 bis 105 °C erhitzt. Kein im Chromatogramm der Untersuchungslösung a auftretender Nebenfleck darf größer oder stärker gefärbt sein als der Fleck im Chromatogramm der Referenzlösung b (0,5 Prozent). Die Prüfung darf nur ausgewertet werden, wenn das Chromatogramm der Referenzlösung c deutlich voneinander getrennt 2 Flecke zeigt.

Chlorid (2.4.4): 0,25 g Substanz werden in 3 ml verdünnter Salpetersäure *R* gelöst. Die mit Wasser *R* zu 15 ml verdünnte Lösung muß ohne weiteren Zusatz von verdünnter Salpetersäure *R* der Grenzprüfung auf Chlorid entsprechen (200 ppm).

Sulfat (2.4.13): 0,5 g Substanz werden in 4 ml Salzsäure *R* gelöst. Die Lösung, mit destilliertem Wasser *R* zu 15 ml verdünnt, muß der Grenzprüfung auf Sulfat entsprechen (300 ppm), wobei die Auswertung nach 30 min erfolgt.

Ammonium: Mit 2 Uhrgläsern von 60 mm Durchmesser wird durch Aufeinanderlegen ein Hohlraum gebildet. An die Innenwand des oberen Uhrglases wird mit einigen Tropfen Wasser *R* ein Stück rotes Lackmuspapier *R* von 5 mm x 5 mm geklebt. Auf das untere Uhrglas werden 50 mg fein pulverisierte Substanz gebracht und in 0,5 ml Wasser *R* suspendiert. Nach Zusatz von 0,30 g schwerem Magnesiumoxid *R* wird kurz mit einem Glasstab verrieben und das obere Uhrglas sofort auf das untere Uhrglas gelegt. In gleicher Weise wird gleichzeitig eine Referenzmischung aus 0,1 ml Ammonium-Lösung (100 ppm NH_4) *R*, 0,5 ml Wasser *R* und 0,30 g schwerem Magnesiumoxid *R* angesetzt. Untersuchungs- und Referenzmischung werden 15 min lang bei 40 °C erwärmt. Das Lackmuspapier über der Untersuchungsmischung darf sich nicht intensiver blau färben als das Lackmuspapier über der Referenzmischung (200 ppm).

Eisen (2.4.9): In einem Scheidetrichter wird 1,0 g Substanz in 10 ml verdünnter Salzsäure *R* gelöst. Die Lösung wird 3mal je 3 min lang mit je 10 ml Isobutylmethylketon *R* 1 ausgeschüttelt. Die vereinigten organischen Phasen werden 3 min lang mit 10 ml Wasser *R* ausgeschüttelt. Die wäßrige Phase muß der Grenzprüfung auf Eisen entsprechen (10 ppm).

Schwermetalle (2.4.8): 2,0 g Substanz müssen der Grenzprüfung D auf Schwermetalle entsprechen (10 ppm). Zur Herstellung der Referenzlösung werden 2 ml Blei-Lösung (10 ppm Pb) *R* verwendet.

Trocknungsverlust (2.2.32): Höchstens 0,5 Prozent, mit 1,000 g Substanz durch Trocknen im Trockenschrank bei 100 bis 105 °C bestimmt.

Sulfatasche (2.4.14): Höchstens 0,1 Prozent, mit 1,0 g Substanz bestimmt.

Gehaltsbestimmung

0,100 g Substanz werden, falls erforderlich unter Erwärmen, in 50 ml kohlendioxidfreiem Wasser *R* gelöst. Nach dem Abkühlen wird mit Natriumhydroxid-Lösung (0,1 mol · l^{-1}) unter Zusatz von 0,1 ml Bromthymolblau-Lösung *R* 1 bis zum Farbumschlag von Gelb nach Blau titriert.

1 ml Natriumhydroxid-Lösung (0,1 mol · l^{-1}) entspricht 13,31 mg $C_4H_7NO_4$.

Lagerung

Gut verschlossen, vor Licht geschützt.

A

Monographien

1999, 68

Atropinsulfat

Atropini sulfas

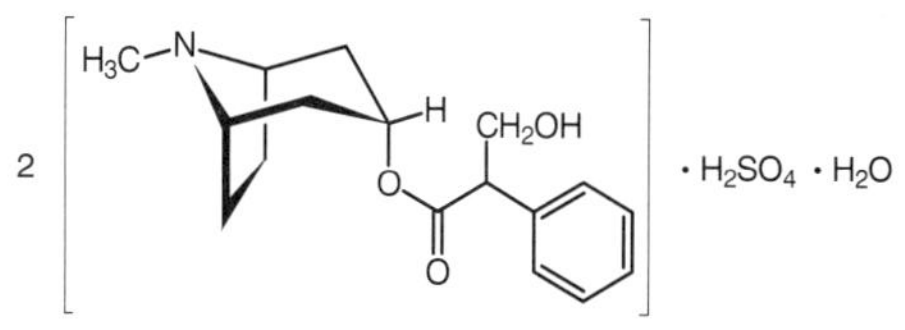

$C_{34}H_{48}N_2O_{10}S \cdot H_2O$ — M_r 695

Definition

Atropinsulfat enthält mindestens 99,0 und höchstens 101,0 Prozent Bis[3α(1α*H*,5α*H*)-tropanyl-(*RS*)-tropat]-sulfat, berechnet auf die wasserfreie Substanz.

Eigenschaften

Farblose Kristalle oder weißes, kristallines Pulver, geruchlos; sehr leicht löslich in Wasser, leicht löslich in Ethanol, praktisch unlöslich in Ether.

Die 15 min lang bei 135 °C getrocknete Substanz schmilzt bei etwa 190 °C unter Zersetzung.

Prüfung auf Identität

1: A, B, E.
2: C, D, E, F.

A. Eine wäßrige Lösung der Substanz zeigt praktisch keine optische Drehung (siehe „Prüfung auf Reinheit").

B. Die Prüfung erfolgt mit Hilfe der IR-Spektroskopie (2.2.24) durch Vergleich des Spektrums der Substanz mit dem von Atropinsulfat *CRS*.

C. Etwa 50 mg Substanz werden in 5 ml Wasser *R* gelöst. Die Lösung wird mit 5 ml Pikrinsäure-Lösung *R* versetzt. Der mit Wasser *R* gewaschene und 2 h lang bei 100 bis 105 °C getrocknete Niederschlag schmilzt (2.2.14) zwischen 174 und 179 °C.

D. Etwa 1 mg Substanz wird mit 0,2 ml rauchender Salpetersäure *R* im Wasserbad zur Trockne eingedampft. Der Rückstand wird in 2 ml Aceton *R* gelöst. Nach Zusatz von 0,1 ml einer Lösung von Kaliumhydroxid *R* (30 g · l^{-1}) in Methanol *R* entsteht eine Violettfärbung.

E. Die Substanz gibt die Identitätsreaktionen auf Sulfat (2.3.1).

F. Die Substanz gibt die Identitätsreaktion auf Alkaloide (2.3.1).

Prüfung auf Reinheit

***p*H-Wert** (2.2.3): 0,6 g Substanz werden in kohlendioxidfreiem Wasser *R* zu 30 ml gelöst. Der *p*H-Wert der Lösung muß zwischen 4,5 und 6,2 liegen.

Optische Drehung (2.2.7): 2,50 g Substanz werden in Wasser *R* zu 25,0 ml gelöst. Die optische Drehung, in einer Schichtdicke von 2 dm gemessen, muß zwischen −0,50 und +0,05° liegen.

Fremde Alkaloide und Zersetzungsprodukte: Die Prüfung erfolgt mit Hilfe der Dünnschichtchromatographie (2.2.27) unter Verwendung einer Schicht von Kieselgel G *R*.

Untersuchungslösung: 0,2 g Substanz werden in Methanol *R* zu 10 ml gelöst.

Referenzlösung a: 1 ml Untersuchungslösung wird mit Methanol *R* zu 100 ml verdünnt.

Referenzlösung b: 5 ml Referenzlösung a werden mit Methanol *R* zu 10 ml verdünnt.

Auf die Platte werden getrennt 10 µl jeder Lösung aufgetragen. Die Chromatographie erfolgt mit einer Mischung von 3 Volumteilen konzentrierter Ammoniak-Lösung *R*, 7 Volumteilen Wasser *R* und 90 Volumteilen Aceton *R* über eine Laufstrecke von 10 cm. Die Platte wird 15 min lang bei 100 bis 105 °C getrocknet und nach dem Erkalten mit verdünntem Dragendorffs Reagenz *R* besprüht, bis Flecke erscheinen. Kein im Chromatogramm der Untersuchungslösung auftretender Nebenfleck darf stärker gefärbt sein als der Fleck der Referenzlösung a (1,0 Prozent), und höchstens ein Nebenfleck darf stärker gefärbt sein als der mit der Referenzlösung b erhaltene Fleck (0,5 Prozent).

Apoatropin: 0,10 g Substanz werden in Salzsäure (0,01 mol · l^{-1}) zu 100,0 ml gelöst. Die Absorption der Lösung wird bei 245 nm gemessen. Die spezifische Absorption (2.2.25) darf höchstens 4,0 sein, berechnet auf die wasserfreie Substanz (etwa 0,5 Prozent).

Wasser (2.5.12): 2,0 bis 4,0 Prozent, mit 0,50 g Substanz nach der Karl-Fischer-Methode bestimmt.

Sulfatasche (2.4.14): Höchstens 0,1 Prozent, mit 1,0 g Substanz bestimmt.

Gehaltsbestimmung

0,500 g Substanz werden, falls erforderlich unter Erwärmen, in 30 ml wasserfreier Essigsäure *R* gelöst. Die Lösung wird abgekühlt und die Bestimmung mit Perchlorsäure (0,1 mol · l^{-1}) durchgeführt. Der Endpunkt wird mit Hilfe der Potentiometrie (2.2.20) bestimmt.

1 ml Perchlorsäure (0,1 mol · l^{-1}) entspricht 67,68 mg $C_{34}H_{48}N_2O_{10}S$.

Lagerung

Gut verschlossen, vor Licht geschützt.

1998, 744

Aujeszkysche-Krankheit-Impfstoff (inaktiviert) für Schweine

Vaccinum morbi Aujeszkyi ad suem inactivatum

Definition

Aujeszkysche-Krankheit-Impfstoff (inaktiviert) für Schweine besteht aus einer Suspension eines geeigneten Stammes des Aujeszky-Virus, der so inaktiviert ist, daß seine immunogenen Eigenschaften erhalten bleiben, oder aus einer Suspension einer inaktivierten Fraktion dieses Virus mit geeigneten immunogenen Eigenschaften.

Herstellung

Entsprechend **Impfstoffe für Tiere (Vaccina ad usum veterinarium)**. Der Virusstamm wird in geeigneten Zellkulturen (5.2.4) gezüchtet.

Die Virussuspension wird geerntet und inaktiviert. Das Virus kann einer Fragmentierung unterworfen, die Virus-Fragmente können gereinigt und konzentriert werden.

Der Inaktivierungstest wird an der unverarbeiteten Ernte jeder Charge vorgenommen, indem 2 Passagen in Zellkulturen desselben Typs, wie er bei der Herstellung des Impfstoffs verwendet wurde, oder mit Zellen, für die eine mindestens gleich hohe Sensitivität nachgewiesen ist, durchgeführt werden. Die Prüfung wird mit einer mindestens 25 Impfstoffdosen entsprechenden Menge des inaktivierten Virus durchgeführt. Kein lebendes Virus darf nachweisbar sein.

Geeignete Hilfsstoffe und Konservierungsmittel können zugesetzt werden. Der Impfstoff kann gefriergetrocknet sein.

Auswahl der Impfstoffzusammensetzung

Nur Impfstoff, für den Unschädlichkeit (5.2.6) und eine befriedigende Immunogenität (5.2.7) nachgewiesen sind, darf verwendet werden. Die Eignung kann mit Hilfe der nachfolgend beschriebenen Methoden nachgewiesen werden.

Unschädlichkeit:

A. Eine Prüfung wird an allen Tierkategorien durchgeführt, für die der Impfstoff vorgesehen ist (Sauen, Mastschweine). Die verwendeten Tiere dürfen keine Antikörper gegen das Aujeszky-Virus oder gegen eine Fraktion dieses Virus besitzen. Mindestens 10 Tieren werden in der vorgesehenen Art der Anwendung je 2 Impfstoffdosen injiziert. Nach 14 Tagen wird jedem Tier eine weitere Impfstoffdosis injiziert. Die Tiere werden weitere 14 Tage lang beobachtet. Während des gesamten Zeitraumes der Prüfung von 28 Tagen dürfen keine anomalen lokalen oder systemischen Reaktionen auftreten. Ist der Impfstoff für die Anwendung bei trächtigen Sauen vorgesehen, ist der Beobachtungszeitraum bis zum Abferkeln zu verlängern, und jede Auswirkung auf die Trächtigkeit oder den Wurf ist festzuhalten.

B. Die Tiere, an denen die Prüfung auf Immunogenität durchgeführt wird, werden ebenfalls für die Prüfung auf Unschädlichkeit verwendet. Die Temperatur jedes geimpften Tieres wird zum Zeitpunkt der Impfung sowie 6, 24 und 48 h danach rektal gemessen. Kein Tier darf eine Temperaturerhöhung von mehr als 1,5 °C zeigen, und die Anzahl der Tiere, die eine Körpertemperatur von mehr als 41 °C zeigen, darf 10 Prozent der Gruppe nicht überschreiten, noch dürfen andere systemische Reaktionen (beispielsweise Anorexie) feststellbar sein. Bei der Schlachtung wird die Injektionsstelle auf lokale Reaktionen untersucht. Keine anomalen lokalen Reaktionen, die auf den Impfstoff zurückzuführen sind, dürfen aufgetreten sein.

C. Die Tiere, an denen Feldversuche durchgeführt werden, werden auch für die Prüfung auf Unschädlichkeit verwendet. Eine Prüfung wird mit allen Tierkategorien durchgeführt, für die der Impfstoff vorgesehen ist (Sauen, Mastschweine). Mindestens 3 Gruppen mit jeweils mindestens 20 Tieren sowie entsprechende Gruppen mit mindestens 10 Kontrolltieren werden verwendet. Die Temperatur jedes geimpften Tieres wird zum Zeitpunkt der Impfung sowie 6, 24 und 48 h danach rektal gemessen. Kein Tier darf eine Temperaturerhöhung von mehr als 1,5 °C zeigen, und die Anzahl der Tiere, die eine Körpertemperatur von mehr als 41 °C zeigen, darf 25 Prozent der Gruppe nicht überschreiten. Bei der Schlachtung wird die Injektionsstelle auf lokale Reaktionen untersucht. Keine anomalen lokalen Reaktionen, die auf den Impfstoff zurückzuführen sind, dürfen aufgetreten sein.

Immunogenität: Mindestens 10 Mastschweine, die das für die Impfung empfohlene Alter haben und keine Antikörper gegen das Aujeszky-Virus oder gegen eine Fraktion dieses Virus besitzen, werden verwendet. Die Körpermasse keines Schweines darf um mehr als 20 Prozent von der durchschnittlichen Körpermasse der Gruppe abweichen. Jedes Schwein wird entsprechend dem empfohlenen Impfplan und einer vorgesehenen Art der Anwendung des Impfstoffs geimpft. 5 vergleichbare Schweine werden als Kontrolltiere gehalten. Am Ende der Mastperiode (80 bis 90 kg) wird jedes Tier gewogen und dann eine geeignete Menge infektiöses Aujeszky-Virus intranasal verabfolgt. Eine Belastungsinfektion mit mindestens 10^6 $ZKID_{50}$ eines virulenten Stammes, der nicht mehr als 3 Passagen durchlaufen hat, der in mindestens 4 ml eines Lösungsmittels verabreicht wird, hat sich als geeignet erwiesen. Der Titer des Belastungsvirus wird für jedes Tier täglich, vom letzten Tag vor der Infektion bis zu dem Zeitpunkt, an dem kein Virus mehr nachweisbar ist, durch Abstriche in der Nasenhöhle ermittelt. 7 Tage nach der Belastung oder zum Zeitpunkt des Verendens, falls dieses früher eintritt, wird jedes Tier gewogen und der durchschnittliche tägliche Massezuwachs in Prozent berechnet. Der Mittelwert des durchschnittlichen täglichen Massezuwachses wird für die Gruppe der geimpften Tiere und für die der Kontrolltiere berechnet. Der Impfstoff entspricht der Prüfung, wenn alle geimpften Schweine überleben, die Differenz der Mittelwerte des täglichen Massezuwachses beider Gruppen mindestens 1,5 beträgt und wenn für die geimpfte Gruppe der Mittelwert für den Titer des Belastungsvirus signifikant kleiner und die Dauer der Exkretion signifikant kürzer ist als in der Kontrollgruppe. Die Prüfung darf nur ausgewertet werden, wenn alle Kontrolltiere Anzeichen der Aujeszkyschen Krankheit zeigen und der Mittelwert ihres täglichen Massezuwachses kleiner als –0,5 ist.

Wenn der Impfstoff für die Anwendung an Muttersauen für den passiven Schutz von Ferkeln vorgesehen ist, kann die Eignung des für diesen Zweck vorgesehenen Stammes mit der folgenden Methode nachgewiesen werden: 8 Muttersauen, die keine Antikörper gegen das Aujeszky-Virus oder gegen eine Fraktion dieses Virus besitzen, werden entsprechend dem empfohlenen Impfplan und einer vorgesehenen Art der Anwendung des Impfstoffs geimpft. 4 Muttersauen werden als Kontrolltiere gehalten. Den Ferkeln der Muttersauen wird im Alter von 6 bis 10 Tagen eine geeignete Menge eines virulenten Stamms des Aujeszky-Virus verabfolgt. Die Ferkel werden 21 Tage lang beobachtet. Der Impfstoff entspricht der Prüfung, wenn sich bei den Ferkeln der geimpften Sauen mindestens ein 80prozentiger Schutz gegen Mortalität im Vergleich zu den Ferkeln der Kontrolltiere ergibt. Die Prüfung darf nur ausgewertet werden, wenn im Mittel jeder Wurf aus mindestens 6 Ferkeln besteht.

Prüfung am Endprodukt

Der unter „Bestimmung der Wirksamkeit" beschriebene Test ist nicht für die routinemäßige Chargenkontrolle erforderlich. Er wird für einen bestimmten Impfstoff einoder mehrmals durchgeführt. Dies bedarf der Zustimmung der zuständigen Behörde. Wird die beschriebene Prüfung nicht durchgeführt, ist eine geeignete, validierte Alternativprüfung durchzuführen. Annahmekriterium ist der Vergleich mit einer Referenzcharge, die befriedigende Ergebnisse in der „Bestimmung der Wirksamkeit" erbracht hat.

Prüfung auf Identität

Bei Tieren, die keine Antikörper gegen das Aujeszky-Virus oder gegen eine Fraktion dieses Virus besitzen, regt der Impfstoff die Bildung spezifischer Antikörper gegen das Aujeszky-Virus oder gegen die bei der Impfstoffherstellung verwendete Fraktion dieses Virus an.

Prüfung auf Reinheit

Unschädlichkeit: Mindestens 2 Ferkeln, die das in der Beschriftung angegebene Mindestalter für die Impfung haben und keine Antikörper gegen das Aujeszky-Virus oder gegen eine Fraktion dieses Virus besitzen, werden jeweils 2 Impfstoffdosen auf die in der Beschriftung angegebene Weise injiziert. Nach einem Beobachtungszeitraum von 14 Tagen wird jedem Ferkel eine weitere Impfstoffdosis verabreicht. Die Tiere werden weitere 14 Tage lang beobachtet. Während des gesamten Zeitraums der Prüfung von 28 Tagen dürfen keine anomalen lokalen oder systemischen Reaktionen auftreten.

Inaktivierung: Wenn möglich, wird eine geeignete Prüfung auf restliches infektiöses Aujeszky-Virus vorgenommen, indem 2 Passagen in Zellkulturen desselben

Typs, wie er bei der Herstellung des Impfstoffs verwendet wurde, oder mit Zellen, für die eine mindestens gleich hohe Sensitivität nachgewiesen ist, durchgeführt werden. Falls dies nicht möglich ist, wird 5 gesunden, nicht immunisierten Kaninchen je eine Impfstoffdosis subkutan injiziert. Die Tiere werden nach der Injektion 14 Tage lang beobachtet. Es dürfen keine anomalen Reaktionen (insbesondere lokale Hautrötung) auftreten. Falls der Impfstoffstamm für Kaninchen nichtpathogen ist, wird die Prüfung an 2 Schafen durchgeführt.

Fremdviren: Prüfungen auf Antikörper werden mit den Schweinen, die für die Prüfung „Unschädlichkeit" verwendet wurden, durchgeführt. Der Impfstoff darf außer der Bildung von Antikörpern gegen das Aujeszky-Virus keine Bildung von Antikörpern gegen andere schweinepathogene Viren oder gegen Viren, die die Diagnose von Infektionskrankheiten des Schweines (einschließlich Viren der Pestivirus-Gruppe) beeinflussen, stimulieren.

Sterilität: Der Impfstoff muß der Prüfung „Sterilität" der Monographie **Impfstoffe für Tiere** entsprechen.

Bestimmung der Wirksamkeit

Mindestens 5 Schweine mit einer Masse von 15 bis 35 kg, die keine Antikörper gegen das Aujeszky-Virus oder gegen eine Fraktion dieses Virus besitzen, werden verwendet. Die Körpermasse keines Schweines darf um mehr als 25 Prozent von der durchschnittlichen Körpermasse abweichen. Jedem Tier wird eine Impfstoffdosis in der empfohlenen Art verabreicht. 5 vergleichbare Schweine werden als Kontrolltiere gehalten. Nach 3 Wochen wird jedes Tier gewogen, und ihm wird eine geeignete Menge eines virulenten Stamms des Aujeszky-Virus intranasal verabreicht. 7 Tage nach der Belastung oder zum Zeitpunkt des Verendens, falls dieses früher eintritt, wird jedes Tier gewogen und der durchschnittliche tägliche Massezuwachs in Prozent berechnet. Der Mittelwert des durchschnittlichen täglichen Massezuwachses wird für die Gruppe der geimpften Tiere und für die der Kontrolltiere berechnet. Der Impfstoff entspricht der Prüfung, wenn die geimpften Schweine überleben und die Differenz der Mittelwerte des täglichen Massezuwachses beider Gruppen mindestens 1,1 beträgt. Die Prüfung darf nur ausgewertet werden, wenn alle Kontrolltiere Anzeichen der Aujeszkyschen Krankheit zeigen und der Mittelwert ihres täglichen Massezuwachses kleiner als –0,5 ist.

Lagerung

Entsprechend **Impfstoffe für Tiere**.

Beschriftung

Entsprechend **Impfstoffe für Tiere**.

Die Beschriftung gibt insbesondere an

- ob der Impfstoff pathogen für Kaninchen ist
- ob der Impfstoff komplette Viren oder Untereinheiten enthält.

1998, 745

Aujeszkysche-Krankheit-Lebend-Impfstoff zur parenteralen Anwendung (gefriergetrocknet) für Schweine

Vaccinum morbi Aujeszkyi ad suem vivum cryodesiccatum ad usum parenterale

Definition

Aujeszkysche-Krankheit-Lebend-Impfstoff zur parenteralen Anwendung (gefriergetrocknet) für Schweine ist eine Zubereitung, die einen attenuierten Stamm des Aujeszky-Virus enthält. Der Impfstoff kann mit einem Adjuvans gemischt verabreicht werden.

Herstellung

Entsprechend **Impfstoffe für Tiere (Vaccina ad usum veterinarium)**. Der Virusstamm wird in geeigneten Zellkulturen (5.2.4) oder Bruteiern aus SPF-Beständen (5.2.2) gezüchtet.

Die Virussuspensionen werden geerntet, mit einer geeigneten Stabilisatorlösung versetzt und gefriergetrocknet.

Auswahl des Impfstoffstamms

Für die Herstellung des Impfstoffs darf nur ein Virusstamm verwendet werden, für den befriedigende Eigenschaften im Hinblick auf Unschädlichkeit, Übertragbarkeit (5.2.6) (einschließlich der Übertragung über die Plazenta und durch Sperma), Irreversibilität der Attenuierung und Immunogenität (5.2.7) nachgewiesen sind. Die Eignung des Virusstamms hinsichtlich dieser Merkmale kann mit Hilfe der nachfolgend beschriebenen Methoden nachgewiesen werden. Der Stamm kann genetische Merkmale (Marker) besitzen.

Unschädlichkeit:

A. 10 Ferkeln im Alter von 3 bis 4 Wochen, die keine Antikörper gegen das Aujeszky-Virus oder gegen eine Fraktion dieses Virus besitzen, wird je eine 10 Impfstoffdosen entsprechende Menge Virus in einer der vorgesehenen Arten der Anwendung verabreicht. 10 Ferkel derselben Herkunft und desselben Alters, die keine Antikörper gegen das Aujeszky-Virus oder gegen eine Fraktion dieses Virus besitzen, werden als Kontrolltiere gehalten. Die Tiere werden 21 Tage lang beobachtet und müssen bei guter Gesundheit bleiben. Die Gewichtskurve der geimpften Ferkel darf nicht signifikant von der der Kontrolltiere abweichen.

B. Die Tiere, an denen die Prüfung auf Immunogenität durchgeführt wird, werden ebenfalls für die Prüfung auf Unschädlichkeit verwendet. Die Temperatur jedes geimpften Tieres wird zum Zeitpunkt der Impfung sowie 6, 24 und 48 h danach rektal gemessen. Kein Tier darf eine Temperaturerhöhung von mehr als 1,5 °C zeigen, und die Anzahl der Tiere, die eine Körpertemperatur von mehr als 41 °C zeigen, darf 10 Prozent der Gruppe nicht überschreiten. Andere systemische Reaktionen (beispielsweise Anorexie) dürfen nicht feststellbar sein. Bei der Schlachtung wird die Injektionsstelle auf lokale Reaktionen untersucht. Keine anomalen Reaktionen, die auf den Impfstoff zurückzuführen sind, dürfen aufgetreten sein.

C. Die Tiere, an denen Feldversuche durchgeführt werden, werden auch für die Prüfung auf Unschädlichkeit verwendet. Eine Prüfung wird mit allen Tierkategorien durchgeführt, für die der Impfstoff vorgesehen ist (Sauen, Mastschweine). Mindestens 3 Gruppen mit jeweils mindestens 20 Tieren sowie entsprechende Gruppen mit mindestens 10 Kontrolltieren werden verwendet. Die Temperatur jedes Tieres wird zum Zeitpunkt der Impfung sowie 6, 24 und 48 h danach rektal gemessen. Kein Tier darf eine Temperaturerhöhung von mehr als 1,5 °C zeigen, und die Anzahl der Tiere, die eine Körpertemperatur von mehr als 41 °C zeigen, darf 25 Prozent der Gruppe nicht überschreiten. Bei der Schlachtung wird die Injektionsstelle auf lokale Reaktionen untersucht. Keine anomalen Reaktionen, die auf den Impfstoff zurückzuführen sind, dürfen aufgetreten sein.

D. 10 Ferkeln im Alter von 3 bis 5 Tagen, die keine Antikörper gegen das Aujeszky-Virus oder gegen eine Fraktion dieses Virus besitzen, wird je eine 10 Impfstoffdosen entsprechende Menge Virus intranasal verabreicht. Die Tiere werden 21 Tage lang beobachtet. Keines der Tiere darf sterben oder Anzeichen neurologischer Störungen zeigen, die mit dem Virus in Zusammenhang gebracht werden können.

E. 5 Ferkeln im Alter von 3 bis 5 Tagen wird eine Dosis des Impfvirus, die $10^{4,5}$ $ZKID_{50}$ entspricht, intrazerebral verabreicht. Keines der Tiere darf sterben oder Anzeichen neurologischer Störungen zeigen.

F. 10 Ferkeln im Alter von 3 bis 4 Wochen, die keine Antikörper gegen das Aujeszky-Virus oder gegen eine Fraktion dieses Virus besitzen, werden je 2 mg Prednisolon je Kilogramm Körpermasse täglich, an 5 aufeinanderfolgenden Tagen, verabreicht. Am dritten Tag wird jedem Ferkel eine Menge Virus, die einer Impfstoffdosis entspricht, in einer der vorgesehenen Arten der Anwendung verabreicht. Antimikrobielle Agenzien können verabreicht werden, um das Auftreten unspezifischer Symptome zu vermeiden. Die Tiere werden 21 Tage lang nach der Verabreichung des Virus beobachtet und müssen bei guter Gesundheit bleiben.

G. 15 trächtige Sauen, die keine Antikörper gegen das Aujeszky-Virus oder gegen eine Fraktion dieses Virus besitzen, werden verwendet. Je 5 Sauen wird in der vierten oder fünften Trächtigkeitswoche eine Menge Virus, die 10 Impfstoffdosen entspricht, in einer der vorgesehenen Arten verabreicht. Je 5 weiteren Tieren wird in derselben Weise in der zehnten oder elften Trächtigkeitswoche dieselbe Menge Impfstoff verabreicht. Die verbleibenden 5 trächtigen Sauen werden als Kontrolltiere gehalten. Die Zahl der geworfenen Ferkel, jegliche Anomalitäten der Ferkel und die Dauer der Trächtigkeit der geimpften Tiere dürfen nicht signifikant von denen der Kontrolltiere abweichen. Für die Ferkel der geimpften Sauen werden die folgenden Prüfungen durchgeführt: eine Prüfung auf Antikörper gegen das Aujeszky-Virus sowie bei allen Ferkeln, die Anomalitäten zeigen, und bei einem Viertel der restlichen gesunden Ferkel eine Prüfung auf Aujeszky-Virus-Antigen in Leber und Lunge. Aus den Ferkeln geimpfter Muttertiere darf weder das Aujeszky-Virus-Antigen isolierbar, noch dürfen Antikörper gegen das Aujeszky-Virus vor der ersten Aufnahme von Kolostralmilch in ihrem Serum nachweisbar sein.

Virusausscheidung: 18 Schweine im Alter von 3 bis 4 Wochen, die keine Antikörper gegen das Aujeszky-Virus oder gegen eine Fraktion dieses Virus besitzen, werden verwendet. 14 der Schweine wird jeweils eine Impfstoffdosis in einer der vorgesehenen Arten der Anwendung und an der vorgesehenen Stelle verabreicht. Die verbleibenden 4 Schweine werden als Kontrolle gehalten. Prüfungen geeigneter Empfindlichkeit auf das Virus werden jeweils einzeln an den nasalen und oralen Sekretionen durchgeführt: nasale und orale Abstriche werden täglich vom letzten Tag vor der Impfung bis 10 Tage nach der Impfung genommen. Der Impfstoff entspricht der Prüfung, wenn das Virus in den Ausscheidungen nicht nachweisbar ist.

Übertragbarkeit: Die Prüfung wird 4mal unabhängig voneinander durchgeführt. Bei jeder Prüfung wird 4 Ferkeln im Alter von 3 bis 4 Wochen, die keine Antikörper gegen das Aujeszky-Virus oder gegen eine Fraktion dieses Virus besitzen, eine Menge Virus, die einer Impfstoffdosis entspricht, in einer der vorgesehenen Arten der Anwendung verabreicht. Einen Tag nach der Verabreichung werden 2 andere Ferkel desselben Alters, die keine Antikörper gegen das Aujeszky-Virus oder gegen eine Fraktion dieses Virus besitzen, mit den geimpften Ferkeln in engen Kontakt gebracht. Nach 5 Wochen werden alle Tiere auf die Anwesenheit von Antikörpern gegen das Aujeszky-Virus untersucht. In keiner Gruppe der Kontaktkontrollen dürfen Antikörper gegen das Aujeszky-Virus nachweisbar sein. Alle geimpften Ferkel müssen Antikörper haben.

Reversion der Virulenz: 2 Ferkeln im Alter von 3 bis 5 Tagen, die keine Antikörper gegen das Aujeszky-Virus oder gegen eine Fraktion dieses Virus besitzen, wird jeweils eine Menge Virus intranasal verabreicht, die einer Impfstoffdosis entspricht. 3 bis 5 Tage später werden von jedem Ferkel Gehirn, Lungen, Tonsillen und lokale Lymphdrüsen entnommen und gepoolt. Je 1 ml der Suspension aus den gepoolten Organen wird 2 anderen Ferkeln desselben Alters und derselben Empfänglichkeit intranasal verabreicht. Dieser Arbeitsgang wird danach mindestens 4mal wiederholt, das letztemal mit mindestens 5 Ferkeln. Die Anwesenheit des Virus wird bei jeder Passage durch direkte oder indirekte Methoden nachgewiesen. Falls das Virus nicht mehr auffindbar ist, wird eine weitere Reihe von Passagen durchgeführt. Die Tiere dürfen nicht sterben oder Anzeichen neurologischer Störungen zeigen, die mit dem Virus in Zusammenhang gebracht werden können. Hinweise auf eine Zunahme der Virulenz im Vergleich mit dem nichtpassagierten Virus dürfen nicht auftreten.

Immunogenität: Mindestens 10 Mastschweine, die das für die Impfung empfohlene Alter haben und keine Antikörper gegen das Aujeszky-Virus oder gegen eine Fraktion dieses Virus besitzen, werden verwendet. Die Körpermasse keines Schweins darf um mehr als 20 Prozent von der durchschnittlichen Körpermasse der Gruppe abweichen. Jedes Schwein wird entsprechend dem empfohlenen Impfplan und einer der vorgesehenen Arten der Anwendung des Impfstoffs geimpft. 5 vergleichbare Schweine werden als Kontrolltiere gehalten. Am Ende der Mastperiode (80 bis 90 kg) wird jedes Tier gewogen und dann eine geeignete Menge infektiöses Aujeszky-Virus intranasal verabfolgt. (Als zufriedenstellend hat sich eine Belastungsinfektion mit einem virulenten Stamm erwiesen, der mindestens 10^6 $ZKID_{50}$ enthält und der nicht mehr als 3 Passagen durchlaufen hat. Die Infektion sollte mit mindestens 4 ml einer Verdünnungsflüssigkeit erfolgen.) Der Titer des Belastungsvirus wird täglich für jedes Tier im Nasenausstrich vom letzten Tag vor der Impfung bis zu dem Zeitpunkt, an dem das Virus nicht mehr nachweisbar ist, bestimmt. 7 Tage nach der Belastung oder zum Zeitpunkt des Verendens, falls dieser früher eintritt, wird jedes Tier gewogen und der durchschnittliche tägliche Massezuwachs in Prozent berechnet. Der Mittelwert des durchschnittlichen täglichen Massezuwachses wird für die Gruppe der geimpften Tiere und für die der Kontrolltiere berechnet. Der Impfstoff entspricht der Prüfung, wenn

- alle geimpften Schweine überleben und die Differenz der Mittelwerte des täglichen Massezuwachses beider Gruppen mindestens 1,5 beträgt und
- das geometrische Mittel der Titer und die Dauer der Ausscheidung des Belastungsvirus in der geimpften Gruppe signifikant niedriger als in der Kontrollgruppe ist.

Die Prüfung darf nur ausgewertet werden, wenn alle Kontrolltiere Anzeichen der Aujeszkyschen Krankheit zeigen und der Mittelwert ihres täglichen Massezuwachses kleiner als −0,5 ist.

Wenn der Impfstoff für die Anwendung an Muttersauen für den passiven Schutz von Ferkeln vorgesehen ist, kann die Eignung des für diesen Zweck vorgesehenen Stamms mit der folgenden Methode nachgewiesen werden: 8 Muttersauen, die keine Antikörper gegen das Aujeszky-Virus oder gegen eine Fraktion dieses Virus besitzen, werden entsprechend dem empfohlenen Impfplan und einer der vorgesehenen Arten der Anwendung des Impfstoffs geimpft. 4 Muttersauen werden als Kontrolltiere gehalten. Den Ferkeln der Muttersauen wird im Alter von 6 bis 10 Tagen eine geeignete Menge eines virulenten Stamms des Aujeszky-Virus verabfolgt. Die Ferkel werden 21 Tage lang beobachtet. Der Impfstoff entspricht der Prüfung, wenn sich bei den Ferkeln der geimpften Sauen mindestens ein 80prozentiger Schutz gegen Mortalität im Vergleich zu den Ferkeln der Kontrolltiere ergibt. Die Prüfung darf nur ausgewertet werden, wenn jeder Wurf aus mindestens 6 Ferkeln besteht.

Bestimmung der Wirksamkeit der Charge

Die unter „Bestimmung der Wirksamkeit" beschriebene Prüfung erfolgt nicht notwendigerweise bei der routinemäßigen Bestimmung von Impfstoffchargen. Entsprechend der Entscheidung oder nach Zustimmung durch die zuständige Behörde wird die Bestimmung für den Impfstoff ein- oder mehrmals durchgeführt. Wenn die Bestimmung nicht durchgeführt wird, muß eine geeignete, validierte, alternative Methode angewendet werden, wobei sich die Akzeptanzkriterien nach einer Impfstoffcharge richten, die nach der unter „Bestimmung der Wirksamkeit" beschriebenen Methode zufriedenstellende Ergebnisse erzielte.

Prüfung auf Identität

Bei Tieren, die keine Antikörper gegen das Aujeszky-Virus oder gegen eine Fraktion dieses Virus besitzen, regt der Impfstoff die Bildung spezifisch neutralisierender Antikörper an.

Prüfung auf Reinheit

Unschädlichkeit: Mindestens 2 Schweinen des jüngsten für die Impfung empfohlenen Alters, die keine Antikörper gegen das Aujeszky-Virus oder gegen eine Fraktion dieses Virus besitzen, werden jeweils 10 Dosen des Impfstoffs in einem geeigneten Volumen in einer der in der Beschriftung angegebenen Arten der Anwendung verabreicht. Die Tiere werden 14 Tage lang beobachtet. Anomale lokale oder systemische Reaktionen dürfen nicht auftreten.

Fremdviren: Der Impfstoff wird mit einem monospezifischen Antiserum oder mit monoklonalen Antikörpern neutralisiert und in Zellkulturen verimpft, von denen bekannt ist, daß sie gegen schweinepathogene Viren und Pestiviren empfänglich sind. Die Kulturen werden 14 Tage lang kultiviert, und während dieses Zeitraums wird mindestens eine Passage durchgeführt. Zytopathische Effekte dürfen nicht auftreten, die Zellen dürfen keine Anzeichen der Anwesenheit hämadsorbierender Agenzien zeigen.

Eine spezifische Prüfung auf Pestiviren ist durchzuführen.

Mykoplasmen (2.6.7): Der Impfstoff muß der Prüfung entsprechen.

Sterilität: Der Impfstoff muß der Prüfung „Sterilität" der Monographie **Impfstoffe für Tiere** entsprechen.

Virustiter: Der rekonstituierte Impfstoff wird in dem für die Impfstoffherstellung verwendeten System titriert (auf Zellkulturen oder durch Beimpfung der Allantoishöhle von Bruteiern). Eine Impfstoffdosis muß mindestens die Virusmenge enthalten, die in der Beschriftung als Mindesttiter angegeben ist.

Bestimmung der Wirksamkeit

Mindestens 5 Schweine mit einer Masse von 15 bis 35 kg, die keine Antikörper gegen das Aujeszky-Virus oder gegen eine Fraktion dieses Virus besitzen, werden verwendet. Die Körpermasse keines Schweins darf um mehr als 25 Prozent von der durchschnittlichen Körpermasse abweichen. Jedem Tier wird eine Impfstoffdosis in einer der in der Beschriftung angegebenen Arten verabreicht. 5 vergleichbare Schweine werden als Kontrolltiere gehalten. Nach 3 Wochen wird jedes Tier gewogen und ihm eine geeignete Menge eines virulenten Stamms des Aujeszky-Virus intranasal verabfolgt. 7 Tage nach der

Belastung oder zum Zeitpunkt des Verendens, falls dieser früher eintritt, wird jedes Tier gewogen und der durchschnittliche tägliche Massezuwachs in Prozent berechnet. Der Mittelwert des durchschnittlichen täglichen Massezuwachses wird für die Gruppe der geimpften Tiere und für die der Kontrolltiere berechnet. Der Impfstoff entspricht der Prüfung, wenn die geimpften Schweine überleben und die Differenz der Mittelwerte des täglichen Massezuwachses beider Gruppen mindestens 1,6 beträgt. Die Prüfung darf nur ausgewertet werden, wenn alle Kontrolltiere Anzeichen der Aujeszkyschen Krankheit zeigen und der Mittelwert ihres täglichen Massezuwachses kleiner als –0,5 ist.

Lagerung

Entsprechend **Impfstoffe für Tiere**.

Beschriftung

Entsprechend **Impfstoffe für Tiere**.

Die Beschriftung gibt insbesondere an

- das für die Herstellung des Impfstoffs verwendete Substrat (Zellkulturen oder Eier)
- den Mindestvirustiter.

1998, 1068

Infektiöse-Aviäre-Laryngotracheitis-Lebend-Impfstoff für Hühner

Vaccinum laryngotracheitidis infectivae aviariae vivum ad pullem

Definition

Infektiöse-Aviäre-Laryngotracheitis-Lebend-Impfstoff für Hühner ist eine Zubereitung aus einem geeigneten Stamm des infektiösen aviären Laryngotracheitis-Virus.

Herstellung

Entsprechend **Impfstoffe für Tiere (Vaccina ad usum veterinarium)**. Das Impfstoffvirus wird auf den Chorioallantois-Membranen bebrüteter Hühnereier aus SPF-Beständen (5.2.2) oder auf geeigneten Zellkulturen (5.2.4) gezüchtet. Wenn die Zellkulturen von Geflügel stammen, muß dieses aus SPF-Beständen (5.2.2) sein. Der Impfstoff enthält eine geeignete Stabilisatorlösung und ist gefriergetrocknet.

Auswahl des Impfstoffstamms

Der Impfstoffstamm muß nachweislich hinsichtlich des Freiseins von einer Reversion der Virulenz, des Index der intratrachealen Virulenz, der Unschädlichkeit und Immunogenität für die Tiere, für welche er bestimmt ist, zufriedenstellende Ergebnisse aufweisen.

Die folgenden Prüfungen zur Feststellung der Unschädlichkeit (5.2.6) und der Wirksamkeit (5.2.7) können verwendet werden.

Reversion der Virulenz: Jedem von 5 zwei Wochen alten empfänglichen Küken aus einem SPF-Bestand wird durch Einträufeln von etwa 10 Dosen in das Auge eine Menge des Impfvirus verabreicht, welche das Auffinden einer Höchstmenge von Viren für die nachstehend beschriebenen Passagen erlaubt. 3 bis 5 Tage später werden Suspensionen aus den Schleimhäuten geeigneter Teile der Atemwege aller Küken hergestellt und die Proben vereinigt; 5 weiteren Küken gleichen Alters und derselben Herkunft werden 0,1 ml der vereinigten Schleimhautsuspension in das Auge geträufelt; dieser Arbeitsgang erfolgt 5mal. Bei jeder Passage muß das Virus nachgewiesen werden. Wenn das Virus bei einer der Passagen nicht nachweisbar ist, muß eine zweite Passagereihe durchgeführt werden.

Mit dem nichtpassagierten Virus und dem Virus, das auf dem höchsten Passageniveau aufgefunden wurde, wird der Index der intratrachealen Virulenz bestimmt. Das Impfvirus entspricht der Prüfung, wenn keine Zunahme der Virulenz des Virus mit dem höchsten Passageniveau im Vergleich zu dem nicht passagierten Virus festzustellen ist. Wenn das Impfvirus in keiner der beiden Passagereihen festgestellt wird, entspricht das Impfvirus ebenfalls der Prüfung.

Index der intratrachealen Virulenz: Für jedes zu prüfende Virus werden mindestens 60 zehn Tage alte empfängliche Küken aus einem SPF-Bestand verwendet. Sie werden nach dem Zufallsprinzip in 3 Gruppen eingeteilt, die getrennt behandelt und gehalten werden. Mit einer Virussuspension, die einen Titer von 10^5 EID_{50} oder $ZKID_{50}$ je 0,2 ml hat (oder wenn nach dem höchsten oben beschriebenen Passageniveau dieser Titer nicht erreicht wird, die Suspension mit dem höchstmöglichen Titer), werden 2 Zehner-Verdünnungsreihen angelegt. Die unverdünnte Virussuspension und die beiden Virusverdünnungen werden jeweils verschiedenen Kükengruppen zugeordnet. Jedem Küken werden auf intratrachealem Weg 0,2 ml der seiner Gruppe zugeordneten Virussuspension verabreicht. Die Küken werden 10 Tage lang beobachtet, und die Zahl der verendeten Tiere wird registriert. Der Index der intratrachealen Virulenz entspricht der Gesamtzahl der toten Küken aus den 3 Gruppen. Der Virusstamm entspricht der Prüfung, wenn der Index der intratrachealen Virulenz höchstens 20 beträgt.

Unschädlichkeit: Die Prüfung wird für jeden in der Beschriftung angegebenen Verabreichungsweg und für jede Kükenart im jeweils vorgeschriebenen jüngsten Alter durchgeführt, für die der Impfstoff vorgesehen ist.

Mindestens 20 empfängliche Küken aus einem SPF-Bestand (5.2.2) werden verwendet. Bei Masthühnern kann die Prüfung mit seronegativen Küken aus Nicht-SPF-Beständen durchgeführt werden, wenn sie schon einmal mit Küken einer anderen Kategorie aus SPF-Beständen durchgeführt wurde. Jedem Küken wird eine Menge des Impfvirus verabreicht, die mindestens dem 10fachen Virustiter entspricht, der in einer Impfstoffdosis enthalten ist. Die Küken werden 21 Tage lang beobachtet. Das Impfvirus entspricht der Prüfung, wenn kein Küken anomale Symptome entwickelt oder aus Gründen eingeht, die auf das Impfvirus zurückzuführen sind.

Immunogenität: Mit der unter „Bestimmung der Wirksamkeit" beschriebenen Prüfung kann die Immunogenität nachgewiesen werden. Für die Prüfung werden Küken verwendet, die das für die betreffende Kategorie vorgeschriebene jüngste Alter haben.

Impfstoffcharge

Wenn die Prüfung auf aviäre Leukoseviren und die Prüfungen auf fremde Viren mit Zellkulturen und bebrüteten Hühnereiern mit zufriedenstellenden Ergebnissen an einer repräsentativen Impfstoffcharge durchgeführt wurden, können diese Prüfungen als Routinekontrollen anderer, aus demselben Saatgut zubereiteter Impfstoffchargen mit Einverständnis der zuständigen Behörde entfallen.

Wenn die „Bestimmung der Wirksamkeit" mit zufriedenstellenden Ergebnissen an einer Impfstoffcharge durchgeführt wurde, deren Mindesttiter nicht über dem in der Beschriftung angegebenen Minimum liegt, kann diese Prüfung als Routinekontrolle anderer, aus demselben Saatgut zubereiteter Impfstoffchargen mit Einverständnis der zuständigen Behörde entfallen.

Prüfung auf Identität

Der rekonstituierte und gegebenenfalls verdünnte und mit einem monospezifischen Immunserum gegen Infektiöse-Aviäre-Laryngotracheitis-Virus neutralisierte Impfstoff kann die Chorioallantoismembran befruchteter und bebrüteter Hühnereier aus einem SPF-Bestand oder empfängliche Zellkulturen, die damit beimpft werden, nicht mehr infizieren.

Prüfung auf Reinheit

Unschädlichkeit: Mindestens 10 empfängliche Küken aus einem SPF-Bestand (5.2.2), die das in der Beschriftung festgelegte Mindestalter haben, werden verwendet. Jedem Küken werden 10 Dosen des rekonstituierten Impfstoffs ins Auge geträufelt. Die Küken werden 21 Tage lang beobachtet. Die Prüfung darf nicht ausgewertet und muß wiederholt werden, wenn mehr als 2 Küken innerhalb des Beobachtungszeitraums aus Gründen verenden, die nicht auf den Impfstoff zurückzuführen sind. Der Impfstoff entspricht der Prüfung, wenn keine Küken anomale klinische Krankheitssymptome aufweisen oder aus Gründen verenden, die auf den Impfstoff zurückzuführen sind.

Aviäre Leukoseviren (2.6.4): Der Impfstoff, der gegebenenfalls verdünnt und mit einem monospezifischen Immunserum gegen das Infektiöse-Aviäre-Laryngotracheitis-Virus neutralisiert wird, muß der Prüfung auf aviäre Leukoseviren entsprechen.

Fremdviren unter Verwendung von Zellkulturen (2.6.5): Der Impfstoff, der gegebenenfalls verdünnt und mit einem monospezifischen Immunserum gegen das Infektiöse-Aviäre-Laryngotracheitis-Virus neutralisiert wird, muß der „Prüfung auf Fremdviren unter Verwendung von Zellkulturen" entsprechen.

Fremdviren unter Verwendung von Bruteiern (2.6.3): Der Impfstoff, der gegebenenfalls verdünnt und mit einem monospezifischen Immunserum gegen das Infektiöse-Aviäre-Laryngotracheitis-Virus neutralisiert wird, muß der „Prüfung auf Fremdviren unter Verwendung von Bruteiern" entsprechen.

Fremde Agenzien unter Verwendung von Küken (2.6.6): Der Impfstoff muß der „Prüfung auf fremde Agenzien unter Verwendung von Küken" entsprechen. Der Impfstoff muß auch einer Fluoreszenz-Antikörper-Prüfung oder einer Prüfung mittels Immunadsorption mit konjugiertem Enzym (ELISA) auf Aviäre-Retikuloendotheliose-Virus und Prüfung mittels einer Immunadsorption mit konjugiertem Enzym (ELISA) auf Truthahn-Rhinotracheitis-Virus entsprechen, die an den Sera geimpfter Küken durchgeführt werden.

Verunreinigung durch Bakterien und Pilze: Eine quantitative Prüfung zum Nachweis der Verunreinigungen wird durchgeführt. Der Impfstoff enthält nicht mehr als einen saprophytären Mikroorganismus je Dosis und ist frei von pathogenen Mikroorganismen. Impfstoffe zur parenteralen Anwendung und deren Lösungsmittel müssen der Prüfung „Sterilität", wie in der Monographie **Impfstoffe für Tiere** beschrieben, entsprechen.

Mykoplasmen (2.6.7): Der Impfstoff muß der Prüfung entsprechen.

Virustiter: Der rekonstituierte Impfstoff wird durch Beimpfen der Chorioallantoismembran befruchteter, 9 bis 11 Tage alter Hühnereier oder auf geeigneten Zellkulturen titriert. Eine Impfstoffdosis muß mindestens die Virusmenge enthalten, die in der Beschriftung als Mindesttiter angegeben ist.

Bestimmung der Wirksamkeit

Mindestens 30 empfängliche Küken aus demselben SPF-Bestand werden verwendet. Jedem von mindestens 20 Küken wird eine Dosis verabreicht. Mindestens 10 Küken werden als Kontrollgruppe gehalten. Nach mindestens 21 Tagen werden alle Küken intratracheal mit einer ausreichenden Menge des virulenten Infektiöse-Aviäre-Laryngotracheitis-Virus belastet. Die Küken werden nach der Belastung 7 Tage lang beobachtet. Die Zahl der verendeten Tiere wird registriert. Nach dem Ende des Beobachtungszeitraums wird eine Post-mortem-Untersuchung auf makroskopische Läsionen durchgeführt: schleimige, blutige und pseudomembranöse Entzündung von Trachea und Orbitalsinus. Die Bestimmung darf nicht ausgewertet und muß wiederholt werden, wenn weniger als 90 Prozent der Kontrolltiere sterben oder signifikante makroskopische Läsionen von Trachea und Orbitalsinus aufweisen. Der Impfstoff entspricht der Bestimmung, wenn mindestens 90 Prozent der geimpften Küken überleben und keine signifikanten makroskopischen Läsionen von Trachea und Orbitalsinus aufweisen.

Lagerung

Entsprechend **Impfstoffe für Tiere**.

Beschriftung

Entsprechend **Impfstoffe für Tiere**.

B

1999, 808

Bacampicillinhydrochlorid

Bacampicillini hydrochloridum

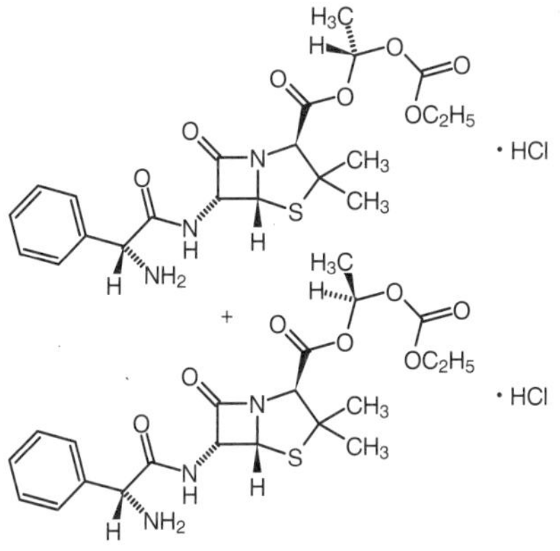

$C_{21}H_{28}ClN_3O_7S$ M_r 502,0

Definition

Bacampicillinhydrochlorid enthält mindestens 95,0 und höchstens 102,0 Prozent (1*RS*)-1-[(Ethoxycarbonyl)oxy]ethyl(2*S*,5*R*,6*R*)-6-[[(2*R*)-2-amino-2-phenylacetyl]amino]-3,3-dimethyl-7-oxo-4-thia-1-azabicyclo[3.2.0]heptan-2-carboxylat-hydrochlorid, berechnet auf die wasser- und lösungsmittelfreie Substanz.

Herstellung

Wird die Substanz nach einem Verfahren hergestellt, bei dem Rückstände von Dimethylanilin verbleiben können, und/oder werden Ausgangsmaterialien oder Zwischenprodukte verwendet, die Rückstände von Dimethylanilin enthalten können, muß sie der folgenden Prüfung entsprechen:

***N,N*-Dimethylanilin** (2.4.26, Methode A): Höchstens 20 ppm.

Eigenschaften

Pulver oder Körner, weiß bis fast weiß, hygroskopisch; löslich in Wasser, leicht löslich in Ethanol, löslich in Dichlormethan.

Prüfung auf Identität

1: A, D.
2: B, C, D.

A. Die Prüfung erfolgt mit Hilfe der IR-Spektroskopie (2.2.24) durch Vergleich des Spektrums der Substanz mit dem von Bacampicillinhydrochlorid *CRS*.

B. Die Prüfung erfolgt mit Hilfe der Dünnschichtchromatographie (2.2.27) unter Verwendung einer DC-Platte mit silanisiertem Kieselgel *R*.

Untersuchungslösung: 10 mg Substanz werden in 2 ml Methanol *R* gelöst.

Referenzlösung a: 10 mg Bacampicillinhydrochlorid *CRS* werden in 2 ml Methanol *R* gelöst.

Referenzlösung b: 10 mg Bacampicillinhydrochlorid *CRS*, 10 mg Talampicillinhydrochlorid *CRS* und 10 mg Pivampicillin *CRS* werden in 2 ml Methanol *R* gelöst.

Auf die Platte wird getrennt 1 µl jeder Lösung aufgetragen. Die Chromatographie erfolgt mit einer Mischung von 10 Volumteilen einer Lösung von Natriumacetat *R* (272 g · l^{-1}), deren *p*H-Wert zuvor mit Essigsäure 98 % *R* auf 5,0 eingestellt wurde, 40 Volumteilen Wasser *R* und 50 Volumteilen Ethanol 96 % *R* über eine Laufstrecke von 15 cm. Die Platte wird im Warmluftstrom getrocknet, mit Ninhydrin-Lösung *R* 1 besprüht und 10 min lang bei 60 °C erhitzt. Der Hauptfleck im Chromatogramm der Untersuchungslösung entspricht in bezug auf Lage, Farbe und Größe dem Hauptfleck im Chromatogramm der Referenzlösung a. Die Prüfung darf nur ausgewertet werden, wenn das Chromatogramm der Referenzlösung b deutlich voneinander getrennt 3 Flecke zeigt.

C. Etwa 2 mg Substanz werden in einem Reagenzglas von etwa 150 mm Länge und 15 mm Durchmesser mit 0,05 ml Wasser *R* befeuchtet. Nach Zusatz von 2 ml Formaldehyd-Schwefelsäure *R* wird der Inhalt des Reagenzglases durch Schütteln gemischt. Die Lösung ist praktisch farblos. Wird das Reagenzglas 1 min lang in ein Wasserbad gestellt, entsteht eine tiefe Gelbfärbung.

D. Etwa 25 mg Substanz werden in 2 ml Wasser *R* gelöst. Nach Zusatz von 2 ml verdünnter Natriumhydroxid-Lösung *R* wird geschüttelt. Werden nach einigen Minuten 3 ml verdünnte Salpetersäure *R* und 0,5 ml Silbernitrat-Lösung *R* 1 zugesetzt, bildet sich ein weißer Niederschlag, der sich in 0,5 ml konzentrierter Ammoniak-Lösung *R* auflöst.

Prüfung auf Reinheit

Aussehen der Lösung: 0,200 g Substanz werden in 20 ml Wasser *R* gelöst. Die Lösung darf nicht stärker opaleszieren als die Referenzsuspension II (2.2.1). 0,500 g Substanz werden in 10 ml Wasser *R* gelöst. Die Absorption (2.2.25) der Lösung, bei 430 nm gemessen, darf höchstens 0,10 betragen.

***p*H-Wert** (2.2.3): 1,0 g Substanz wird in kohlendioxidfreiem Wasser *R* zu 50 ml gelöst. Der *p*H-Wert der Lösung muß zwischen 3,0 und 4,5 liegen.

Spezifische Drehung (2.2.7): 0,250 g Substanz werden in Wasser *R* zu 25,0 ml gelöst. Die spezifische Drehung muß zwischen +175 und +195° liegen, berechnet auf die wasser- und lösungsmittelfreie Substanz.

Butylacetat, Ethylacetat: Höchstens 2,0 Prozent (*m/m*) Butylacetat, höchstens 4,0 Prozent (*m/m*) Ethylacetat und zusammen höchstens 5,0 Prozent (*m/m*). Die Prüfung erfolgt mit Hilfe der Gaschromatographie (2.2.28, Dampfraumanalyse, Methode b).

Stammlösung: 50,0 mg Substanz werden in Wasser *R* zu 10,0 ml gelöst.

Die Chromatographie kann unter Anwendung der „Identifizierung und Prüfung von Restlösungsmitteln" (2.4.24, System A) und unter den folgenden Dampfraumanalysen-Bedingungen durchgeführt werden:
- Äquilibrierungstemperatur: 60 °C
- Äquilibrierungszeit: 20 min.

Verwandte Substanzen: Die Prüfung erfolgt mit Hilfe der Flüssigchromatographie (2.2.29) wie unter „Gehaltsbestimmung" beschrieben.

20 µl Referenzlösung b werden eingespritzt. Die Empfindlichkeit des Systems wird so eingestellt, daß die Höhe des Hauptpeaks im Chromatogramm mindestens 50 Prozent des maximalen Ausschlags beträgt.

20 µl Referenzlösung d werden eingespritzt. Die Prüfung darf nur ausgewertet werden, wenn der dem Ampicillin entsprechende Peak von den Lösungsmittel-Peaks abgetrennt ist.

20 µl Untersuchungslösung werden eingespritzt. Die Chromatographie erfolgt über eine Dauer, die der 3,5fachen Retentionszeit des Hauptpeaks entspricht. Im Chromatogramm der Untersuchungslösung darf keine Peakfläche, mit Ausnahme der des Hauptpeaks, größer sein als das 1,5fache der Fläche des Hauptpeaks im Chromatogramm der Referenzlösung b (1,5 Prozent). Die Summe aller Peakflächen, mit Ausnahme der Fläche des Hauptpeaks, darf nicht größer sein als das 3fache der Fläche des Hauptpeaks im Chromatogramm der Referenzlösung b (3 Prozent). Peaks, deren Fläche kleiner ist als das 0,1fache der Fläche des Hauptpeaks im Chromatogramm der Referenzlösung b, werden nicht berücksichtigt.

Wasser (2.5.12): Höchstens 0,8 Prozent, mit 0,300 g Substanz nach der Karl-Fischer-Methode bestimmt.

Sulfatasche (2.4.14): Höchstens 1,5 Prozent, mit 1,0 g Substanz bestimmt.

Gehaltsbestimmung

Die Bestimmung erfolgt mit Hilfe der Flüssigchromatographie (2.2.29).

Die Untersuchungslösung und die Referenzlösungen a, b und d sind unmittelbar vor der Verwendung herzustellen.

Phosphat-Pufferlösung A: 1,4 g Natriumdihydrogenphosphat-Monohydrat *R* werden in Wasser *R* zu 800 ml gelöst. Die Lösung wird mit Phosphorsäure 10 % *R* auf einen *p*H-Wert von 3,0 eingestellt und mit Wasser *R* zu 1000,0 ml verdünnt.

Phosphat-Pufferlösung B: 2,75 g Natriumdihydrogenphosphat-Monohydrat *R* und 2,3 g Natriummonohydrogenphosphat-Dihydrat *R* werden in Wasser *R* zu 1800 ml gelöst. Die Lösung wird, falls erforderlich, mit Phosphorsäure 10 % *R* oder verdünnter Natriumhydroxid-Lösung *R* auf einen *p*H-Wert von 6,8 eingestellt und mit Wasser *R* zu 2000,0 ml verdünnt.

Untersuchungslösung: 30,0 mg Substanz werden in Phosphat-Pufferlösung A zu 100,0 ml gelöst.

Referenzlösung a: 30,0 mg Bacampicillinhydrochlorid *CRS* werden in Phosphat-Pufferlösung A zu 100,0 ml gelöst.

Referenzlösung b: 1,0 ml Referenzlösung a wird mit Phosphat-Pufferlösung A zu 100,0 ml verdünnt.

Referenzlösung c: 30 mg Substanz werden in Phosphat-Pufferlösung B zu 100 ml gelöst. Die Lösung wird etwa 30 min lang bei 80 °C erhitzt.

Referenzlösung d: 20 mg Ampicillin-Trihydrat *CRS* werden in Phosphat-Pufferlösung A zu 250 ml gelöst. 5 ml Lösung werden mit Phosphat-Pufferlösung A zu 100 ml verdünnt.

Die Chromatographie kann durchgeführt werden mit
- einer Säule von 0,05 m Länge und 3,9 mm innerem Durchmesser, gepackt mit octadecylsilyliertem Kieselgel zur Chromatographie *R* (5 µm)
- folgender mobilen Phase bei einer Durchflußrate von 1,0 ml je Minute: eine Mischung von 30 Volumteilen Acetonitril *R* und 70 Volumteilen einer 0,06prozentigen Lösung (*m/m*) von Tetrahexylammoniumhydrogensulfat *R* in Phosphat-Pufferlösung B
- einem Spektrometer als Detektor bei einer Wellenlänge von 220 nm.

20 µl Referenzlösung a werden eingespritzt. Die Empfindlichkeit des Systems wird so eingestellt, daß die Höhe des Hauptpeaks im Chromatogramm mindestens 50 Prozent des maximalen Ausschlags beträgt.

20 µl Referenzlösung c werden eingespritzt. Die Bestimmung darf nur ausgewertet werden, wenn im Chromatogramm die relative Retentionszeit, bezogen auf Bacampicillin, eines unmittelbar nach dem Bacampicillin eluierten Zersetzungsproduktes zwischen 1,12 und 1,38 liegt. Falls erforderlich wird der Anteil von Tetrahexylammoniumhydrogensulfat in der mobilen Phase geändert.

Die Referenzlösung a wird 6mal eingespritzt. Die Bestimmung darf nur ausgewertet werden, wenn die relative Standardabweichung der Peakfläche von Bacampicillin höchstens 1,0 Prozent beträgt.

Die Untersuchungslösung und die Referenzlösung a werden abwechselnd eingespritzt. Der Prozentgehalt an Bacampicillinhydrochlorid wird berechnet.

Lagerung

Dicht verschlossen.

Verunreinigungen

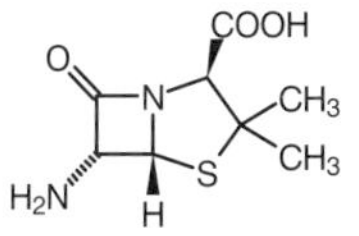

A. (2*S*,5*R*,6*R*)-6-Amino-3,3-dimethyl-7-oxo-4-thia-1-azabicyclo[3.2.0]heptan-2-carbonsäure (6-Aminopenicillansäure)

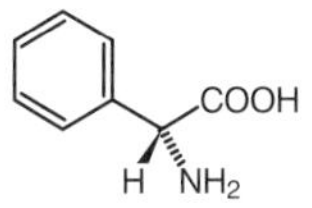

B. (2*R*)-2-Amino-2-phenylessigsäure (D-Phenylglycin)

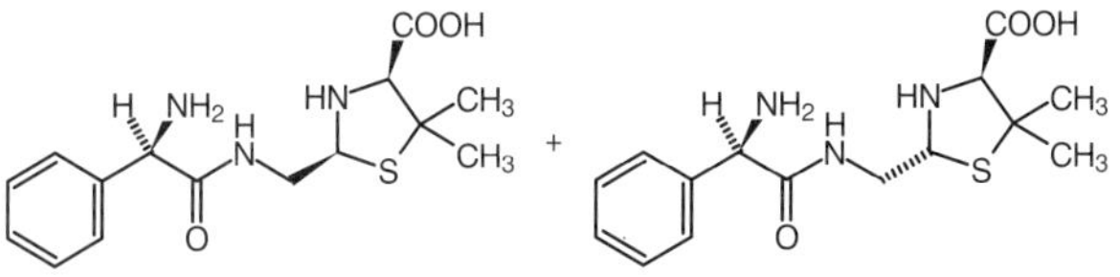

C. (2*RS*,4*S*)-2-[[[(2*R*)-2-Amino-2-phenylacetyl]amino]methyl]-5,5-dimethylthiazolidin-4-carbonsäure (Penillosäuren des Ampicillins)

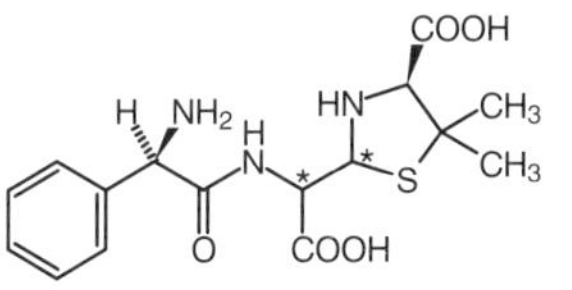

D. (4*S*)-2-[[[(2*R*)-2-Amino-2-phenylacetyl]amino]carboxymethyl]-5,5-dimethylthiazolidin-4-carbonsäure (Penicillosäuren des Ampicillins)

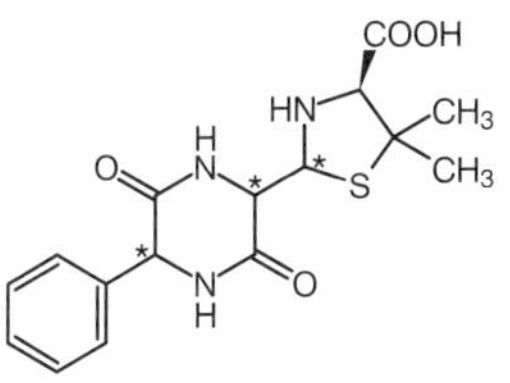

E. (4*S*)-2-(3,6-Dioxo-5-phenylpiperazin-2-yl)-5,5-dimethylthiazolidin-4-carbonsäure (Diketopiperazine des Ampicillins)

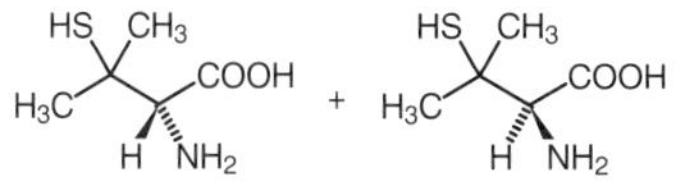

F. (2*RS*)-2-Amino-3-methyl-3-sulfanylbutansäure (DL-Penicillamin)

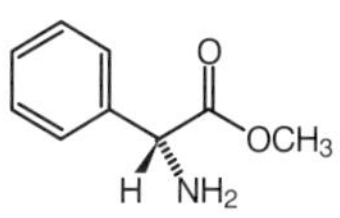

G. Methyl-(2*R*)-2-amino-2-phenylacetat (Methyl-D-phenylglycinat)

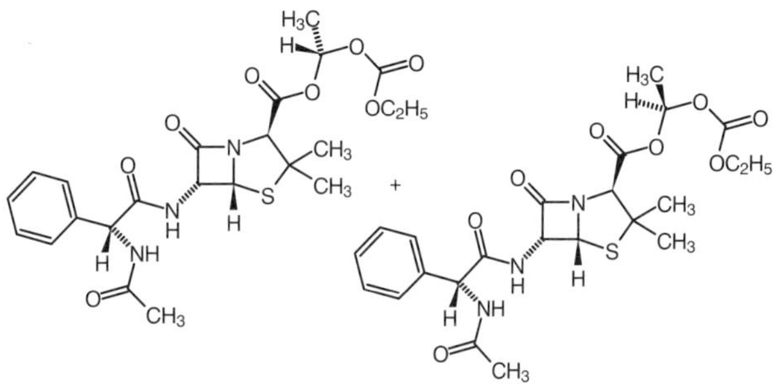

H. (1*RS*)-1-[(Ethoxycarbonyl)oxy]ethyl-(2*S*,5*R*,6*R*)-6-[[(2*R*)-2-(acetylamino)-2-phenylacetyl]amino]-3,3-dimethyl-7-oxo-4-thia-1-azabicyclo[3.2.0]heptan-2-carboxylat (*N*-Acetylbacampicillin)

I. Ampicillin.

1998, 1054

Bärentraubenblätter

Uvae ursi folium

Definition

Bärentraubenblätter bestehen aus den getrockneten ganzen oder geschnittenen Blättern von *Arctostaphylos uva-ursi* (L.) Spreng. Die Droge enthält mindestens 8,0 Prozent Hydrochinon-Derivate, berechnet als wasserfreies Arbutin ($C_{12}H_{16}O_7$, M_r 272,3) und bezogen auf die getrocknete Droge.

Eigenschaften

Die Droge weist die unter „Prüfung auf Identität, A und B" beschriebenen makroskopischen und mikroskopischen Merkmale auf.

Prüfung auf Identität

A. Das Blatt ist auf der Oberseite glänzend und dunkelgrün, auf der Unterseite heller, gewöhnlich 7 bis 30 mm lang und 5 bis 12 mm breit. Das unversehrte Blatt zeigt durchgehend einen etwas zurückgebogenen, glatten Blattrand und verschmälert sich gegen den Blattgrund zu einem kurzen Blattstiel. Am Blattende ist es abgerundet oder stumpf zugespitzt. Die Blattspreite ist dick und ledrig. Die beidseitig gut sichtbare Nervatur ist gefiedert und netzartig. Der glänzenden Blattoberseite verleiht die eingesenkte Nervatur ein körniges Aussehen. Junge Blätter können am Rand bewimpert sein. Alte Blätter sind brüchig.

B. Die Droge wird pulverisiert (355). Das Pulver ist grün bis grünlichgrau oder gelblichgrün. Die Prüfung erfolgt unter dem Mikroskop, wobei Chloralhydrat-Lösung *R* verwendet wird. Das Pulver zeigt folgende Merkmale: Epidermisfragmente, die in der Aufsicht polygonale Zellen mit einer dicken, glatten Kutikula

B

Monographien

und geraden, dicken, unregelmäßig getüpfelten Zellwänden zeigen; nur auf der Blattunterseite Spaltöffnungen vom anomocytischen Typ (2.8.3), umgeben von 5 bis 11 Nebenzellen, sowie Haarbasen; Teile des Palisadenparenchyms, bestehend aus 3 bis 4 Lagen von Zellen ungleicher Länge, und des Schwammparenchyms; Gruppen verholzter Fasern mit Reihen von Zellen, die Calciumoxalatprismen enthalten, und gelegentlich konisch geformte, einzellige Haare.

C. Die Prüfung erfolgt mit Hilfe der Dünnschichtchromatographie (2.2.27) unter Verwendung einer Schicht von Kieselgel G *R*.

Untersuchungslösung: 0,5 g pulverisierte Droge (355) werden 10 min lang mit 5 ml einer Mischung von gleichen Volumteilen Methanol *R* und Wasser *R* im Wasserbad zum Rückfluß erhitzt. Danach wird heiß filtriert und unter Nachwaschen des Filters und des Kolbens mit der Methanol-Wasser-Mischung zu 5 ml aufgefüllt.

Referenzlösung: Je 25 mg Arbutin *R*, Gallussäure *R* und Hydrochinon *R* werden in Methanol *R* zu 10,0 ml gelöst.

Auf die Platte werden getrennt 20 µl Untersuchungslösung und 10 µl Referenzlösung bandförmig aufgetragen. Die Chromatographie erfolgt mit einer Mischung von 6 Volumteilen wasserfreier Ameisensäure *R*, 6 Volumteilen Wasser *R* und 88 Volumteilen Ethylacetat *R* über eine Laufstrecke von 15 cm. Die Platte wird bei 105 bis 110 °C so lange erhitzt, bis der Geruch nach Ameisensäure nicht mehr wahrnehmbar ist. Die Platte wird erst mit einer Lösung von Dichlorchinonchlorimid *R* ($10\ g \cdot l^{-1}$) in Methanol *R* und dann mit einer Lösung von wasserfreiem Natriumcarbonat *R* ($20\ g \cdot l^{-1}$) besprüht. Das Chromatogramm der Untersuchungslösung zeigt im unteren Drittel eine hellblaue Zone, die in bezug auf Lage und Farbe einer der Zonen im Chromatogramm der Referenzlösung entspricht (Arbutin). Im oberen Drittel zeigt es 2 Zonen, die in bezug auf Lage und Farbe den beiden anderen Zonen im Chromatogramm der Referenzlösung entsprechen. Eine davon ist bräunlich (Gallussäure), die andere blau (Hydrochinon) gefärbt. Im Chromatogramm der Untersuchungslösung können zusätzlich noch 2 oder 3 blaue und einige braune bis bräunlichgraue Zonen auftreten.

Prüfung auf Reinheit

Fremde Bestandteile (2.8.2): Höchstens 8 Prozent, davon höchstens 5 Prozent Stengelanteile und höchstens 3 Prozent sonstige fremde Bestandteile.

Blätter anderer Farbe: Höchstens 10 Prozent, wie bei „Fremde Bestandteile" (2.8.2) bestimmt.

Trocknungsverlust (2.2.32): Höchstens 10,0 Prozent, mit 1,000 g pulverisierter Droge (355) durch 2 h langes Trocknen im Trockenschrank bei 100 bis 105 °C bestimmt.

Asche (2.4.16): Höchstens 5,0 Prozent.

Gehaltsbestimmung

0,400 g pulverisierte Droge (250) werden in einem 250-ml-Kolben mit Schliff mit 50 ml Wasser *R* versetzt und 30 min lang zum Rückfluß erhitzt. Nach dem Erkaltenlassen wird die Mischung mit Wasser *R* zu 250,0 ml verdünnt. Nach dem Absetzen der Teilchen werden 5,0 ml Lösung in einem Scheidetrichter mit 45 ml Wasser *R*, 1,0 ml einer Lösung von Aminopyrazolon *R* ($20\ g \cdot l^{-1}$), 0,5 ml verdünnter Ammoniak-Lösung *R* 2 und 1,0 ml einer Lösung von Kaliumhexacyanoferrat(III) *R* ($80\ g \cdot l^{-1}$) versetzt. Nach jedem Reagenzzusatz wird gründlich gemischt. Nach 5 min langem Stehenlassen wird mit 25 ml Dichlormethan *R* ausgeschüttelt. Die Dichlormethanphase wird durch einen mit Dichlormethan *R* befeuchteten Wattebausch in einen 100-ml-Meßkolben filtriert. Die wäßrige Phase wird noch 3mal mit je 25 ml Dichlormethan *R* ausgeschüttelt und die Dichlormethanauszüge mit Dichlormethan *R* zu 100,0 ml verdünnt. Die Absorption (2.2.25) der Lösung wird bei 455 nm gegen Wasser *R* als Kompensationsflüssigkeit gemessen.

Der Prozentgehalt an Hydrochinon-Derivaten, berechnet als wasserfreies Arbutin, wird mit Hilfe der spezifischen Absorption ($A_{1\,cm}^{1\%} = 648$) nach folgender Formel errechnet

$$\frac{A \cdot 7{,}716}{m}$$

A = Absorption bei 455 nm
m = Einwaage der Droge in Gramm.

Lagerung

Gut verschlossen, vor Licht geschützt.

1998, 453

Baldrianwurzel

Valerianae radix

Definition

Baldrianwurzel besteht aus allen unterirdischen Teilen von *Valeriana officinalis* L. s. l. Die Droge umfaßt den Wurzelstock, die Wurzeln sowie die Ausläufer oder Bruchstücke dieser Teile. Die ganze Droge enthält mindestens $5\ ml \cdot kg^{-1}$, die geschnittene Droge mindestens $3\ ml \cdot kg^{-1}$ ätherisches Öl, berechnet auf die getrocknete Droge.

Eigenschaften

Die unterirdischen Teile sind gelblichgrau bis blaß bräunlichgrau. Die Droge weist die unter „Prüfung auf Identität, A und B" beschriebenen makroskopischen und mikroskopischen Merkmale auf.

Prüfung auf Identität

A. Der eiförmige bis zylindrische, gelblichgraue bis hellgraubraune Wurzelstock ist bis 50 mm lang und 30 mm im Durchmesser. Gegen die Basis verjüngt er sich oder erscheint zusammengedrückt. Er besitzt zahlreiche Wurzeln, die ihn oft verdecken können. Der Wurzelstock weist an der Oberseite gewöhnlich eine schalenförmige Narbe von den oberirdischen Teilen auf. Stengelreste sind selten vorhanden. Der Längsschnitt zeigt ein Mark mit Lücken und Querwänden. Die zahlreichen, nahezu zylindrischen Wurzeln sind 1 bis 3 mm im Durchmesser, manchmal mehr als 100 mm lang und von der gleichen Färbung wie der Wurzelstock. Die fadenförmigen Seitenwurzeln sind brüchig und nicht sehr zahlreich. Der Bruch ist kurz. Die Ausläufer zeigen verdickte Knoten, getrennt durch längsgestreifte Internodien von 20 bis 50 mm Länge, mit faserigem Bruch.

B. Die Droge wird pulverisiert (355). Das Pulver ist blaß gelblichgrau bis blaß graubraun. Die Prüfung erfolgt unter dem Mikroskop, wobei Chloralhydrat-Lösung *R* verwendet wird. Das Pulver zeigt folgende Merkmale: Zellen, die ein hellbraunes Harz oder Tröpfchen von ätherischem Öl enthalten; einzelne, rechteckige Steinzellen mit getüpfelten, 5 bis 15 µm dicken Wänden; netzartig verdickte Gefäße; selten Fragmente des Korks und der Epidermis, einige mit Wurzelhaaren. Wird zur Prüfung unter dem Mikroskop eine 50prozentige Lösung (*V/V*) von Glycerol *R* verwendet, zeigt das Pulver zahlreiche Parenchymfragmente mit einfachen oder zusammengesetzten Stärkekörnern; die einfachen Stärkekörner sind rund oder länglich, 5 bis 15 µm im Durchschnitt und zeigen manchmal ein spalt- oder sternförmiges Hilum. Die aus 2 bis 6 Einzelkörnern zusammengesetzten Stärkekörner sind bis zu 20 µm im Durchmesser.

C. Die Prüfung erfolgt mit Hilfe der Dünnschichtchromatographie (2.2.27) unter Verwendung einer Schicht eines geeigneten Kieselgels.

Untersuchungslösung: 1,0 g pulverisierte Droge (355) wird in einem 25-ml-Kolben 15 min lang mit 6,0 ml Methanol *R* geschüttelt und filtriert. Kolben und Filter werden mit einer kleinen Menge Methanol *R* gewaschen, um 5 ml Filtrat zu erhalten. Das Filtrat wird auf etwa 2 ml eingeengt und mit 3 ml einer Lösung von Kaliumhydroxid *R* (100 g · l^{-1}) versetzt. 2mal wird mit je 5 ml Dichlormethan *R* geschüttelt. Nach der Phasentrennung wird die untere Phase (Dichlormethan) verworfen. Die wäßrige Phase wird 10 min lang in einem Wasserbad von 40 °C gehalten. Nach dem Abkühlen wird verdünnte Salzsäure *R* bis zum Auftreten einer sauren Reaktion zugegeben. Erneut wird 2mal mit je 5 ml Dichlormethan *R* geschüttelt. Die vereinigten unteren Phasen (Dichlormethan) werden über wasserfreies Natriumsulfat *R* filtriert, das Filtrat zur Trockne eingedampft und der Rückstand in 1,0 ml Dichlormethan *R* gelöst.

Referenzlösung: 5 mg Fluorescein *R* und 5 mg Sudanrot G *R* werden in Methanol *R* zu 10,0 ml gelöst.

Auf die Platte werden getrennt 20 µl Untersuchungslösung und 10 µl Referenzlösung bandförmig aufgetragen. Die Chromatographie erfolgt mit einer Mischung von 0,5 Volumteilen Essigsäure 98 % *R*, 35 Volumteilen Ethylacetat *R* und 65 Volumteilen Hexan *R* über eine Laufstrecke von 10 cm. Die Platte wird an der Luft trocknen gelassen und bei Tageslicht ausgewertet. Das Chromatogramm der Referenzlösung zeigt im mittleren Abschnitt eine dem Sudanrot G entsprechende rote Zone und im unteren Abschnitt eine dem Fluorescein entsprechende grünlichgelbe Zone. Die Platte wird mit Anisaldehyd-Reagenz *R* besprüht und unter Beobachtung 5 bis 10 min lang auf 100 bis 105 °C erhitzt. Das Chromatogramm der Untersuchungslösung zeigt eine der Hydroxyvalerensäure zugehörige violettblaue Zone bei einer Höhe, die etwa der des Fluoresceins im Chromatogramm der Referenzlösung entspricht, sowie eine violette, der Valerensäure zuzuschreibende Zone bei einer Höhe, die der von Sudanrot G im Chromatogramm der Referenzlösung entspricht. Das Chromatogramm der Untersuchungslösung zeigt ferner in der oberen Hälfte andere, meist schwache, rosa bis violett gefärbte Zonen.

Prüfung auf Reinheit

Extraktgehalt: 2,00 g pulverisierte Droge (250) werden mit einer Mischung von 8 g Wasser *R* und 12 g Ethanol 96 % *R* versetzt und unter häufigem Umschütteln 2 h lang mazeriert. Anschließend wird filtriert. 5 g Filtrat werden im Wasserbad zur Trockne eingedampft. Der bei 100 bis 105 °C getrocknete Rückstand muß mindestens 0,1 g betragen (20,0 Prozent).

Fremde Bestandteile (2.8.2): Höchstens 5 Prozent Stengelanteile und höchstens 2 Prozent andere fremde Bestandteile.

Trocknungsverlust (2.2.32): Höchstens 12,0 Prozent, mit 1,000 g pulverisierter Droge (355) durch 2 h langes Trocknen im Trockenschrank bei 100 bis 105 °C bestimmt.

Asche (2.4.16): Höchstens 12,0 Prozent.

Salzsäureunlösliche Asche (2.8.1): Höchstens 5,0 Prozent.

Gehaltsbestimmung

Die Bestimmung erfolgt nach „Gehaltsbestimmung des ätherischen Öls in Drogen" (2.8.12) unter Verwendung von 40,0 g frisch pulverisierter Droge (500), einem 2000-ml-Rundkolben, 500 ml Wasser *R* als Destillationsflüssigkeit und 0,50 ml Xylol *R* als Vorlage. 4 h lang wird mit einer Geschwindigkeit von 3 bis 4 ml je Minute destilliert.

Lagerung

Gut verschlossen, vor Licht geschützt.

1999, 1293

Bambuterolhydrochlorid

Bambuteroli hydrochloridum

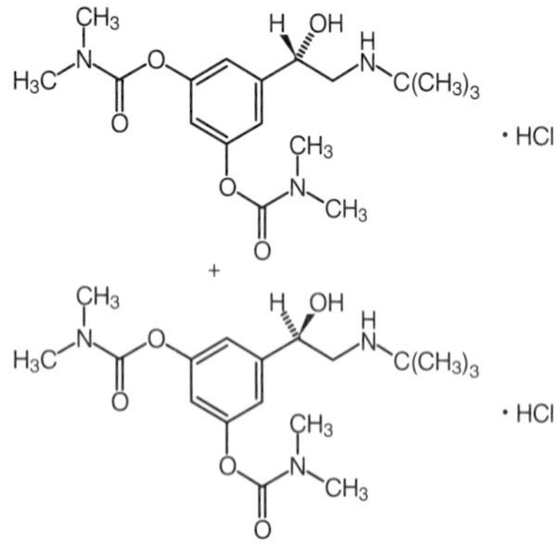

$C_{18}H_{30}ClN_3O_5$ M_r 403,9

Definition

Bambuterolhydrochlorid enthält mindestens 98,5 und höchstens 101,5 Prozent 5-[(1*RS*)-2-[(1,1-Dimethylethyl)amino]-1-hydroxyethyl]-1,3-phenylen-bis(dimethylcarbamat)-hydrochlorid, berechnet auf die wasserfreie Substanz.

Eigenschaften

Weißes bis fast weißes, kristallines Pulver; leicht löslich in Wasser, löslich in Ethanol.

Die Substanz zeigt Polymorphie.

Prüfung auf Identität

A. Die Prüfung erfolgt mit Hilfe der IR-Spektroskopie (2.2.24) durch Vergleich des Spektrums der Substanz mit dem von Bambuterolhydrochlorid *CRS*. Die Prüfung erfolgt mit Hilfe von Preßlingen. Wenn die Spektren bei der Prüfung unterschiedlich sind, werden Substanz und Referenzsubstanz getrennt in einer Mischung von 1 Volumteil Wasser *R* und 6 Volumteilen Aceton *R* gelöst. Die Lösungen werden in einer Eis-Wasser-Mischung abgekühlt, bis sich ein Niederschlag bildet. Die Niederschläge werden im Vakuum bei 50 °C bis zur Massekonstanz getrocknet. Mit den getrockneten Niederschlägen werden erneut Spektren aufgenommen.

B. Die Substanz gibt die Identitätsreaktion a auf Chlorid (2.3.1).

Prüfung auf Reinheit

Prüflösung: 4,0 g Substanz werden in kohlendioxidfreiem Wasser *R* zu 20,0 ml gelöst.

Sauer oder alkalisch reagierende Substanzen: Werden 10 ml Prüflösung mit 0,2 ml Methylrot-Lösung *R* und 0,2 ml Salzsäure (0,01 mol · l^{-1}) versetzt, muß die Lösung rot gefärbt sein. Nach Zusatz von 0,4 ml Natriumhydroxid-Lösung (0,01 mol · l^{-1}) muß die Lösung gelb gefärbt sein.

Optische Drehung (2.2.7): 1 ml Prüflösung wird mit kohlendioxidfreiem Wasser *R* zu 10 ml verdünnt. Der Drehungswinkel muß zwischen −0,10 und +0,10° liegen.

Verwandte Substanzen: Die Prüfung erfolgt mit Hilfe der Flüssigchromatographie (2.2.29).

Untersuchungslösung: 5,0 mg Substanz werden in der mobilen Phase zu 10,0 ml gelöst.

Referenzlösung a: 1,0 mg Formoterolfumarat-Dihydrat *CRS* wird in der mobilen Phase zu 10,0 ml gelöst. 0,8 ml Lösung werden mit 0,4 ml Untersuchungslösung gemischt und mit der mobilen Phase zu 100,0 ml verdünnt.

Referenzlösung b: 1,0 ml Untersuchungslösung wird mit der mobilen Phase zu 50,0 ml verdünnt. 2,0 ml dieser Lösung werden mit der mobilen Phase zu 20,0 ml verdünnt.

Die Chromatographie kann durchgeführt werden mit

- einer Säule aus rostfreiem Stahl von 0,15 m Länge und 4,6 mm innerem Durchmesser, gepackt mit desaktiviertem, octadecylsilyliertem Kieselgel zur Chromatographie *R* (5 µm)
- folgender mobilen Phase bei einer Durchflußrate von 1,5 ml je Minute: 1,3 g Natriumoctansulfonat *R* werden in 430 ml einer Mischung von 25 Volumteilen Acetonitril *R* 1 und 75 Volumteilen Methanol *R* gelöst; die Lösung wird mit 570 ml Phosphat-Pufferlösung *p*H 3,0 (0,050 mol · l^{-1}) gemischt, die wie folgt hergestellt wird: 6,90 g Natriumdihydrogenphosphat-Monohydrat *R* werden in Wasser *R* zu 1000 ml gelöst; der *p*H-Wert der Lösung wird mit einer Lösung von Phosphorsäure 10 % *R* (50 g · l^{-1}) auf 3,0 eingestellt
- einem Spektrometer als Detektor bei einer Wellenlänge von 214 nm.

Die Empfindlichkeit des Systems wird so eingestellt, daß die Höhe des Hauptpeaks im Chromatogramm mit 20 µl Referenzlösung b etwa 50 Prozent des maximalen Ausschlags beträgt.

20 µl Referenzlösung a werden eingespritzt. Werden die Chromatogramme unter den vorgeschriebenen Bedingungen aufgezeichnet, beträgt die Retentionszeit für Formoterol etwa 7 min und für Bambuterol etwa 9 min. Die Prüfung darf nur ausgewertet werden, wenn die Auflösung zwischen den Peaks von Bambuterol und Formoterol mindestens 5,0 beträgt. Die Chromatographie der Untersuchungslösung erfolgt über eine Dauer, die der 1,5fachen Retentionszeit von Bambuterol entspricht. Falls erforderlich wird die Zusammensetzung der mobilen Phase verändert. Um die Retentionszeit zu erhöhen, wird die Konzentration an Phosphat-Puffer erhöht.

Je 20 µl mobile Phase, Untersuchungslösung und Referenzlösung b werden getrennt eingespritzt. Im Chromatogramm der Untersuchungslösung darf keine Peakfläche, mit Ausnahme der des Hauptpeaks, größer sein als der Hauptpeak im Chromatogramm der Referenzlösung b (0,2 Prozent), und die Summe aller Peakflächen, mit Ausnahme der des Hauptpeaks, darf nicht größer sein als das 3fache der Fläche des Hauptpeaks im Chromatogramm der Referenzlösung b (0,6 Prozent). Peaks der mobilen Phase und Peaks, deren Fläche kleiner ist als das 0,25fache der Fläche des Hauptpeaks im Chromatogramm der Referenzlösung b, werden nicht berücksichtigt.

Wasser (2.5.12): Höchstens 0,5 Prozent, mit 0,500 g Substanz nach der Karl-Fischer-Methode bestimmt.

Sulfatasche (2.4.14): Höchstens 0,1 Prozent, mit 1,0 g Substanz bestimmt.

Gehaltsbestimmung

0,320 g Substanz, in 50 ml Ethanol 96 % *R* gelöst und mit 5 ml Salzsäure (0,01 mol · l^{-1}) versetzt, werden mit Natriumhydroxid-Lösung (0,1 mol · l^{-1}) titriert. Das zwischen den beiden mit Hilfe der Potentiometrie (2.2.20) bestimmten Wendepunkten zugesetzte Volumen wird abgelesen.

1 ml Natriumhydroxid-Lösung (0,1 mol · l^{-1}) entspricht 40,39 mg $C_{18}H_{30}ClN_3O_5$.

Lagerung

Gut verschlossen.

Verunreinigungen

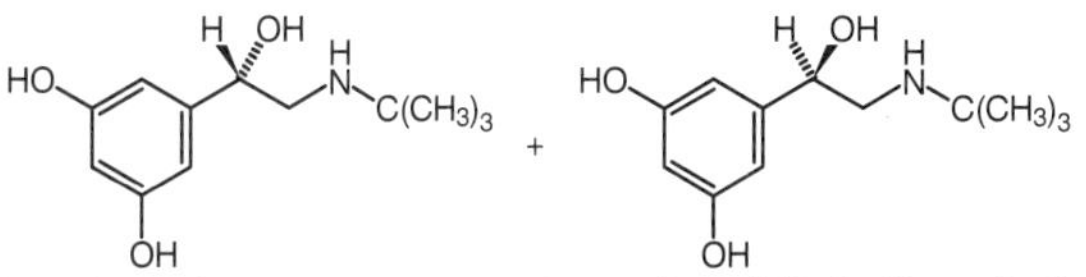

A. (1*RS*)-1-(3,5-Dihydroxyphenyl)-2-[(1,1-dimethylethyl)amino]ethanol
(Terbutalin)

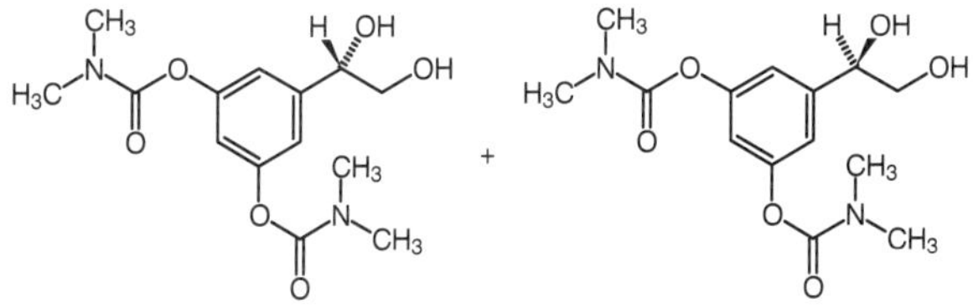

B. 5-[(1*RS*)-1,2-Dihydroxyethyl]-1,3-phenylenbis(dimethylcarbamat)

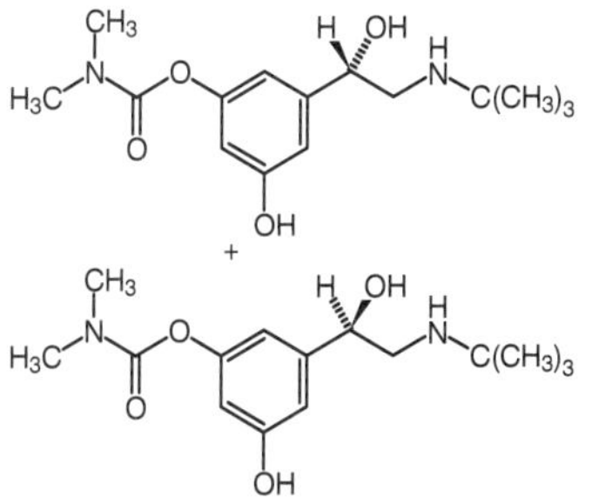

C. 3-[(1*RS*)-2-[(1,1-Dimethylethyl)amino]-1-hydroxyethyl]-5-hydroxyphenyl-dimethylcarbamat

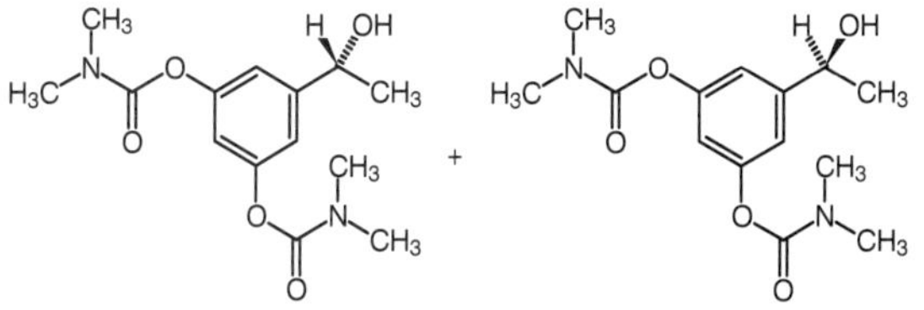

D. 5-[(1*RS*)-1-Hydroxyethyl]-1,3-phenylenbis(dimethylcarbamat)

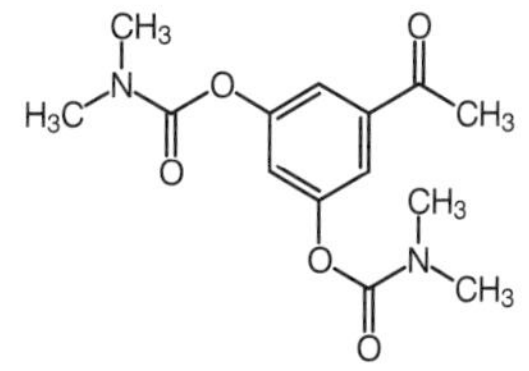

E. 5-Acetyl-1,3-phenylenbis(dimethylcarbamat)

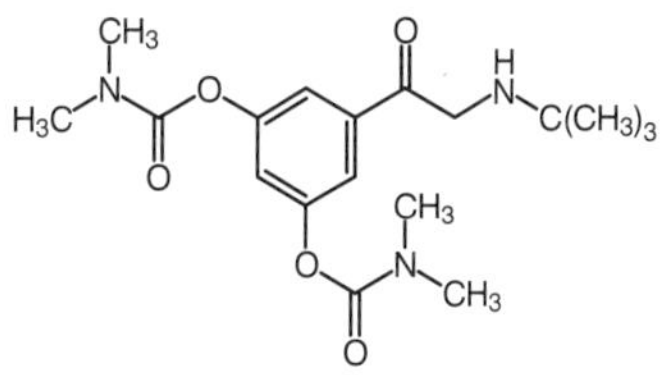

F. 5-[[(1,1-Dimethylethyl)amino]acetyl]-1,3-phenylenbis(dimethylcarbamat).

1999, 1305

Gehärtetes Baumwollsamenöl

Gossypii oleum hydrogenatum

Definition

Gehärtetes Baumwollsamenöl ist ein durch Reinigen und Härten erhaltenes Öl, das aus dem Samen von Kulturpflanzen unterschiedlicher Varietäten von *Gossypium hirsutum* L. oder anderer Arten von *Gossypium* gewonnen wird. Das Öl besteht hauptsächlich aus Triglyceriden der Palmitin- und Stearinsäure.

Eigenschaften

Weiße Masse oder weißes Pulver, schmilzt beim Erhitzen zu einer klaren, hellgelben Flüssigkeit; praktisch unlöslich in Wasser, leicht löslich in Dichlormethan und Toluol, sehr schwer löslich in Ethanol.

Prüfung auf Identität

A. Die Substanz entspricht der Prüfung „Schmelztemperatur“ (siehe „Prüfung auf Reinheit“).

B. Die Substanz entspricht der Prüfung „Fremde fette Öle“ (siehe „Prüfung auf Reinheit“).

Prüfung auf Reinheit

Schmelztemperatur (2.2.14): 57 bis 70 °C.

Säurezahl (2.5.1): Höchstens 0,5, mit 10,0 g Substanz bestimmt. Die Substanz wird in 50 ml einer heißen Mischung gleicher Volumteile Ethanol 96 % *R* und Toluol *R*, die zuvor mit Kaliumhydroxid-Lösung (0,1 mol · l^{-1}) unter Verwendung von 0,5 ml Phenolphthalein-Lösung *R* 1 neutralisiert wurde, gelöst. Die Titration wird sofort durchgeführt, solange die Lösung noch heiß ist.

Peroxidzahl (2.5.5): Höchstens 5,0.

Unverseifbare Anteile (2.5.7): Höchstens 1,0 Prozent, mit 5,0 g Substanz bestimmt.

Alkalisch reagierende Substanzen: 2,0 g Substanz werden unter Erwärmen in einer Mischung von 1,5 ml Ethanol 96% *R* und 3 ml Toluol *R* gelöst. Nach Zusatz von 0,05 ml einer Lösung von Bromphenolblau *R* (0,4 g · l^{-1}) in Ethanol 96% *R* dürfen bis zum Farbumschlag nach Gelb höchstens 0,4 ml Salzsäure (0,01 mol · l^{-1}) verbraucht werden.

Fremde fette Öle: Die Prüfung erfolgt mit Hilfe der „Prüfung fetter Öle auf fremde Öle durch Gaschromatographie" (2.4.22).

Die Chromatographie kann durchgeführt werden mit

- einer Kapillarsäule aus Quarz von 25 m Länge und 0,25 mm innerem Durchmesser, belegt mit Poly(cyanopropyl)siloxan *R* (Filmdicke 0,2 µm)
- Helium zur Chromatographie *R* als Trägergas bei einer Durchflußrate von 0,65 ml je Minute
- einem Flammenionisationsdetektor
- einem Splitverhältnis von 1:100.

Die Temperatur der Säule wird 35 min lang bei 180 °C, die des Probeneinlasses und des Detektors bei 250 °C gehalten.

Die Fettsäurefraktion des Öls muß wie folgt zusammengesetzt sein:

- gesättigte Fettsäuren mit einer Kettenlänge kleiner als C_{14}: höchstens 0,2 Prozent
- Myristinsäure: höchstens 1,0 Prozent
- Palmitinsäure: 19,0 bis 26,0 Prozent
- Stearinsäure: 68,0 bis 80,0 Prozent
- Ölsäure und Isomere ($C_{18:1}$ äquivalente Kettenlänge auf Poly(cyanopropyl)siloxan 18,5 bis 18,8): höchstens 4,0 Prozent
- Linolsäure und Isomere ($C_{18:2}$ äquivalente Kettenlänge auf Poly(cyanopropyl)siloxan 19,4 bis 19,8): höchstens 1,0 Prozent
- Arachinsäure: höchstens 1,0 Prozent
- Behensäure: höchstens 1,0 Prozent
- Lignocerinsäure: höchstens 0,5 Prozent.

Nickel: Höchstens 1 ppm Ni. Der Gehalt an Nickel wird mit Hilfe der Atomabsorptionsspektroskopie (2.2.23, Methode II) bestimmt.

Untersuchungslösung: In einen zuvor nach Glühen gewogenen Platin- oder Quarztiegel werden 5,0 g Substanz gegeben. Nach vorsichtigem Erhitzen wird ein Docht aus einem eingerollten, aschefreien Filterpapier in die Substanz gesteckt. Der Docht wird angezündet. Sobald die Substanz selbst brennt, wird nicht mehr erhitzt. Nach Ende der Verbrennung wird in einem Muffelofen bei etwa 600 °C geglüht. Die Veraschung wird fortgesetzt, bis die Asche weiß ist. Nach dem Abkühlen wird der Rückstand 2mal mit je 2 ml verdünnter Salzsäure *R* aufgenommen und in einen 25-ml-Meßkolben gebracht. Nach Zusatz von 0,3 ml Salpetersäure *R* wird mit destilliertem Wasser *R* zu 25,0 ml verdünnt.

Referenzlösungen: 3 Referenzlösungen werden hergestellt durch Zusatz von 1,0 ml, 2,0 ml sowie 4,0 ml Nickel-Lösung (0,2 ppm Ni) *R* zu 2,0 ml Untersuchungslösung und Verdünnen mit destilliertem Wasser *R* zu 10,0 ml.

Die Absorption wird bei 232 nm unter Verwendung einer Nickel-Hohlkathodenlampe als Strahlungsquelle, einem Graphitofen als Atomisierungseinrichtung und Argon *R* als Trägergas bestimmt.

Lagerung

Vor Licht geschützt.

1999, 1294

Eingestellter Belladonnablättertrockenextrakt

Belladonnae folii extractum siccum normatum

Definition

Eingestellter Belladonnablättertrockenextrakt wird aus **Belladonnablättern (Belladonnae folium)** hergestellt und enthält mindestens 0,95 und höchstens 1,05 Prozent Alkaloide, berechnet als Hyoscyamin ($C_{17}H_{23}NO_3$, M_r 289,4) und bezogen auf den getrockneten Extrakt.

Herstellung

Der Extrakt wird aus der Droge und Ethanol 70 % nach einem geeigneten, mit den Angaben der Monographie **Extrakte (Extracta)** übereinstimmenden Verfahren hergestellt.

Eigenschaften

Braunes bis grünliches, hygroskopisches Pulver.

Prüfung auf Identität

A. Die Prüfung erfolgt mit Hilfe der Dünnschichtchromatographie (2.2.27) unter Verwendung einer Schicht eines geeigneten Kieselgels.

Untersuchungslösung: 1 g Extrakt wird 2 min lang mit 5,0 ml Methanol *R* geschüttelt und die Mischung filtriert.

Referenzlösung: 1,0 mg Chlorogensäure *R* und 2,5 mg Rutosid *R* werden in 10 ml Methanol *R* gelöst.

Auf die Platte werden getrennt 20 µl jeder Lösung bandförmig aufgetragen. Die Chromatographie erfolgt mit einer Mischung von 10 Volumteilen wasserfreier Ameisensäure *R*, 10 Volumteilen Wasser *R*, 30 Volumteilen Ethylmethylketon *R* und 50 Volumteilen Ethylacetat *R* über eine Laufstrecke von 15 cm. Die Platte wird bei 100 bis 105 °C getrocknet und noch warm mit einer Lösung von Diphenylboryloxyethylamin *R* (10 g · l^{-1}) in Methanol *R* und anschließend mit einer Lösung von Macrogol 400 *R* (50 g · l^{-1}) in Methanol *R* besprüht. Die Platte wird 30 min lang an der Luft trocknen gelassen und im ultravioletten Licht bei 365 nm ausgewertet. Die Chromatogramme der Referenz- und Untersuchungslösung zeigen im mittleren Bereich die hellblau fluoreszierende Zone der Chlorogensäure und im unteren Bereich die gelbbraun fluoreszierende Rutosid-Zone. Im Chromatogramm der Untersuchungslösung finden sich ferner wenig oberhalb der Startlinie eine gelblichbraun fluoreszierende und direkt darüber eine gelb fluoreszierende Zone. Zwischen den Zonen des Rutosids und der Chlorogensäure tritt eine gelbe oder gelblichbraun fluoreszierende Zone auf. Weitere Zonen können vorhanden sein.

B. Die Chromatogramme der Prüfung „Atropin" (siehe „Prüfung auf Reinheit") werden ausgewertet. Die Hauptzonen im Chromatogramm der Untersuchungslösung entsprechen in bezug auf Lage und Farbe den Hauptzonen im Chromatogramm der Referenzlösung.

Prüfung auf Reinheit

Atropin: Die Prüfung erfolgt mit Hilfe der Dünnschichtchromatographie (2.2.27) unter Verwendung einer Schicht eines geeigneten Kieselgels.

Untersuchungslösung: 0,20 g Extrakt werden 2 min lang mit 10,0 ml Schwefelsäure (0,05 mol · l^{-1}) geschüttelt. Anschließend wird die Mischung filtriert. Nach Zusatz von 1,0 ml konzentrierter Ammoniak-Lösung *R* wird 2mal mit je 10 ml peroxidfreiem Ether *R* ausgeschüttelt. Die beiden Phasen werden falls erforderlich durch Zentrifugieren getrennt. Die vereinigten Etherauszüge werden über etwa 2 g wasserfreiem Natriumsulfat *R* getrocknet, filtriert und auf dem Wasserbad zur Trockne eingedampft. Der Rückstand wird in 0,5 ml Methanol *R* aufgenommen.

Referenzlösung: 50 mg Hyoscyaminsulfat *R* werden in 9 ml Methanol *R* gelöst. 15 mg Scopolaminhydrobromid *R* werden in 10 ml Methanol *R* gelöst. 1,8 ml Scopolaminhydrobromidlösung werden mit 8 ml Hyoscyaminsulfatlösung gemischt.

Auf die Platte werden getrennt 20 µl jeder Lösung bandförmig aufgetragen. Die Chromatographie erfolgt mit einer Mischung von 3 Volumteilen konzentrierter Ammoniak-Lösung *R*, 7 Volumteilen Wasser *R* und 90 Volumteilen Aceton *R* über eine Laufstrecke von 10 cm. Die Platte wird 15 min lang bei 100 bis 105 °C getrocknet, anschließend erkalten gelassen und mit Dragendorffs Reagenz *R* 2 besprüht, bis orange oder braune Zonen gegen einen gelben Untergrund auftreten. Die Zonen im Chromatogramm der Untersuchungslösung müssen in bezug auf Lage (Hyoscyamin im unteren Drittel, Scopolamin im oberen Drittel) und Farbe den Zonen im Chromatogramm der Referenzlösung ähnlich sein. Weitere schwache Zonen können im Chromatogramm der Untersuchungslösung vorhanden sein. Anschließend wird die Platte mit Natriumnitrit-Lösung *R* bis zur Transparenz der Schicht besprüht und nach 15 min ausgewertet. Die Farbe der Hyoscyamin-Zone in den Chromatogrammen der Untersuchungs- und Referenzlösung muß sich von Orange oder Braun nach Rötlichbraun ändern, darf sich aber nicht nach Graublau (Atropin) ändern.

Trocknungsverlust: Höchstens 5,0 Prozent. Die Prüfung erfolgt wie für Trockenextrakte in der Monographie **Extrakte** beschrieben.

Mikrobielle Verunreinigungen:
Keimzahl (2.6.12): Höchstens 10^4 koloniebildende, aerobe Einheiten je Gramm Substanz, durch Auszählen auf Agarplatten bestimmt, davon höchstens 10^2 Pilze.

Spezifische Mikroorganismen (2.6.13): *Escherichia coli* und Salmonellen dürfen nicht vorhanden sein.

Gehaltsbestimmung

Bei jedem Extraktionsschritt ist sicherzustellen, daß die Alkaloide vollständig extrahiert worden sind. Erfolgt die Extraktion aus der wäßrigen in die organische Phase, werden dazu wenige Milliliter der zuletzt erhaltenen organischen Phase zur Trockne eingedampft, der Rückstand wird in Schwefelsäure (0,25 mol · l^{-1}) gelöst und mit Dragendorffs Reagenz *R* auf Abwesenheit von Alkaloiden geprüft. Erfolgt die Extraktion aus der organischen in die saure wäßrige Phase, wird die Abwesenheit von Alkaloiden in einigen Millilitern der zuletzt erhaltenen sauren wäßrigen Phase mit Hilfe von Dragendorffs Reagenz *R* nachgewiesen.

3,00 g Extrakt werden in einer Mischung von 5 ml Ammoniak-Lösung *R* und 15 ml Wasser *R* verteilt und mindestens 3mal mit je 40 ml einer Mischung von 1 Volumteil Dichlormethan *R* und 3 Volumteilen peroxidfreiem Ether *R* ausgeschüttelt, jedenfalls aber so oft, bis die Alkaloide vollständig extrahiert worden sind. Die vereinigten organischen Phasen werden durch Abdestillieren auf dem Wasserbad auf etwa 50 ml eingeengt, in einen Scheidetrichter gebracht, wobei mit peroxidfreiem Ether *R* nachgespült wird. Um die Dichte der organischen Phase so weit zu verringern, daß sie kleiner wird als die von Wasser, wird der organischen Phase peroxidfreier Ether *R* zugesetzt, bis ihr Volumen mindestens das 2,1fache der wäßrigen Phase beträgt. Um die Alkaloide vollständig daraus zu extrahieren, wird die organische Phase mindestens 3mal mit je 20 ml Schwefelsäure (0,25 mol · l^{-1}) geschüttelt. Falls erforderlich werden die Phasen durch Zentrifugieren getrennt. Die sauren wäßrigen Phasen werden in einem zweiten Scheidetrichter vereinigt, mit Ammoniak-Lösung *R* alkalisch gemacht und mindestens 3mal mit je 30 ml Dichlormethan *R* bis zur vollständigen Extraktion der Alkaloide geschüttelt. Die organischen Phasen werden vereinigt, mit 4 g wasserfreiem Natriumsulfat *R* versetzt und 30 min lang unter gelegentlichem Schütteln stehengelassen. Die Dichlormethan-Lösung wird dekantiert, das Natriumsulfat 3mal mit je 10 ml Dichlormethan *R* gewaschen, die organischen Phasen vereinigt und auf dem Wasserbad zur Trockne eingedampft. Der Rückstand wird 15 min lang im Trockenschrank bei 100 bis 105 °C erhitzt, danach in einigen Millilitern Dichlormethan *R* gelöst und auf dem Wasserbad wieder zur Trockne eingedampft. Nach erneutem 15 min langem Erhitzen im Trockenschrank bei 100 bis 105 °C wird der Rückstand in einigen Millilitern Dichlormethan *R* gelöst. Anschließend werden 20,0 ml Schwefelsäure (0,01 mol · l^{-1}) zugesetzt. Das Dichlormethan wird auf dem Wasserbad durch Verdampfen beseitigt und die überschüssige Säure durch Titration mit Natriumhydroxid-Lösung (0,02mol · l^{-1}) unter Verwendung von Methylrot-Mischindikator-Lösung *R* bestimmt.

Die Berechnung des Prozentgehaltes an Alkaloiden, berechnet als Hyoscyamin, erfolgt nach folgender Formel:

$$\frac{57{,}88 \cdot (20 - n)}{100 \cdot m}$$

n = verbrauchte Milliliter Natriumhydroxid-Lösung (0,02 mol · l^{-1})
m = Einwaage des Extrakts in Gramm.

Lagerung

Dicht verschlossen, vor Licht geschützt.

Beschriftung

Entsprechend den Angaben für Trockenextrakte in der Monographie **Extrakte**.

1998, 1172

Benperidol

Benperidolum

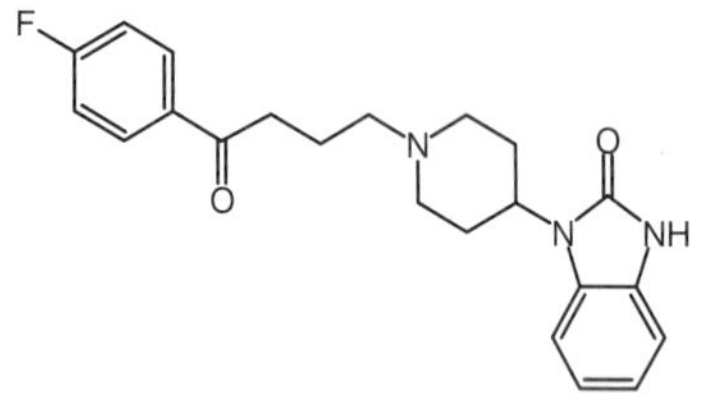

$C_{22}H_{24}FN_3O_2$ M_r 381,4

Definition

Benperidol enthält mindestens 99,0 und höchstens 101,0 Prozent 1-[1-[4-(4-Fluorphenyl)-4-oxobutyl]piperidin-4-yl]-1,3-dihydro-2*H*-benzimidazol-2-on, berechnet auf die getrocknete Substanz.

Eigenschaften

Weißes bis fast weißes Pulver; praktisch unlöslich in Wasser, leicht löslich in Dimethylformamid, löslich in Dichlormethan, schwer löslich in Ethanol.

Die Substanz zeigt Polymorphie.

Prüfung auf Identität

1: A.
2: B, C, D.

A. Die Prüfung erfolgt mit Hilfe der IR-Spektroskopie (2.2.24) durch Vergleich des Spektrums der Substanz mit dem von Benperidol *CRS*. Die Prüfung erfolgt mit Hilfe von Preßlingen. Wenn die Spektren bei der Prüfung in fester Form unterschiedlich sind, werden Substanz und Referenzsubstanz getrennt im eben notwendigen Volumen Isobutylmethylketon *R* gelöst. Nach dem Eindampfen zur Trockne werden mit den Rückständen erneut Spektren aufgenommen.

B. Die Prüfung erfolgt mit Hilfe der Dünnschichtchromatographie (2.2.27) unter Verwendung einer Schicht eines geeigneten Kieselgels, das einen Fluoreszenzindikator mit intensivster Anregung der Fluoreszenz bei 254 nm enthält.

Untersuchungslösung: 30 mg Substanz werden in einer Mischung von 1 Volumteil Aceton *R* und 9 Volumteilen Methanol *R* zu 10 ml gelöst.

Referenzlösung a: 30 mg Benperidol *CRS* werden in einer Mischung von 1 Volumteil Aceton *R* und 9 Volumteilen Methanol *R* zu 10 ml gelöst.

Referenzlösung b: 30 mg Benperidol *CRS* und 30 mg Droperidol *CRS* werden in einer Mischung von 1 Volumteil Aceton *R* und 9 Volumteilen Methanol *R* zu 10 ml gelöst.

Auf die Platte werden getrennt 10 µl jeder Lösung aufgetragen. Die Chromatographie erfolgt mit einer Mischung von 1 Volumteil Aceton *R* und 9 Volumteilen Methanol *R* über eine Laufstrecke von 15 cm. Die Platte wird an der Luft trocknen gelassen und im ultravioletten Licht bei 254 nm ausgewertet. Der Hauptfleck im Chromatogramm der Untersuchungslösung entspricht in bezug auf Lage und Größe dem Hauptfleck im Chromatogramm der Referenzlösung a. Die Prüfung darf nur ausgewertet werden, wenn das Chromatogramm der Referenzlösung b deutlich voneinander getrennt 2 Flecke zeigt.

C. Etwa 10 mg Substanz werden in 5 ml wasserfreiem Ethanol *R* gelöst. Nach Zusatz von 0,5 ml Dinitrobenzol-Lösung *R* und 0,5 ml ethanolischer Kaliumhydroxid-Lösung (2 mol · l^{-1}) *R* entsteht eine violette Färbung, die nach 20 min braunrot wird.

D. Etwa 5 mg Substanz werden mit 45 mg schwerem Magnesiumoxid *R* gemischt und in einem Tiegel geglüht, bis der Rückstand fast weiß ist (im allgemeinen in weniger als 5 min). Nach dem Erkaltenlassen werden 1 ml Wasser *R*, 0,05 ml Phenolphthalein-Lösung *R* 1 und etwa 1 ml verdünnte Salzsäure *R* zugesetzt, damit die Lösung farblos wird. Nach dem Filtrieren wird eine frisch hergestellte Mischung von 0,1 ml Alizarin-S-Lösung *R* und 0,1 ml Zirconiumnitrat-Lösung *R* mit 1,0 ml Filtrat versetzt. Nach dem Mischen wird 5 min lang stehengelassen. Die Färbung der Lösung wird mit der einer in gleicher Weise hergestellten Blindlösung verglichen. Die zu untersuchende Lösung ist gelb, die Blindlösung rot gefärbt.

Prüfung auf Reinheit

Verwandte Substanzen: Die Prüfung erfolgt mit Hilfe der Flüssigchromatographie (2.2.29).

Die Lösungen sind unmittelbar vor Gebrauch herzustellen.

Untersuchungslösung: 0,10 g Substanz werden in Dimethylformamid *R* zu 10,0 ml gelöst.

Referenzlösung a: 2,5 mg Benperidol *CRS* und 2,5 mg Droperidol *CRS* werden in Dimethylformamid *R* zu 100,0 ml gelöst.

Referenzlösung b: 1,0 ml Untersuchungslösung wird mit Dimethylformamid *R* zu 100,0 ml verdünnt. 5,0 ml dieser Lösung werden mit Dimethylformamid *R* zu 20,0 ml verdünnt.

Die Chromatographie kann durchgeführt werden mit

- einer Säule aus rostfreiem Stahl von 0,1 m Länge und 4,6 mm innerem Durchmesser, gepackt mit desaktiviertem, octadecylsilyliertem Kieselgel zur Chromatographie *R* (3 μm)
- als mobile Phase bei einer Durchflußrate von 1,5 ml je Minute:

  mobile Phase A: Eine Lösung von Tetrabutylammoniumhydrogensulfat *R* (10 g · l^{-1})

  mobile Phase B: Acetonitril *R*

Zeit (min)	mobile Phase A (% *V/V*)	mobile Phase B (% *V/V*)	Erläuterungen
0 – 15	100 → 60	0 → 40	linearer Gradient
15 – 20	60	40	isokratische Elution
20 – 25	100	0	zurück zur Anfangszusammensetzung
25 = 0	100	0	Wiederbeginn des Gradienten

- einem Spektrometer als Detektor bei einer Wellenlänge von 275 nm.

Die Säule wird mindestens 30 min lang mit Acetonitril *R* äquilibriert, danach wird mindestens 5 min lang zur Anfangszusammensetzung zurückgekehrt.

Die Empfindlichkeit des Systems wird so eingestellt, daß die Höhe des Hauptpeaks im Chromatogramm mit 10 μl Referenzlösung b mindestens 50 Prozent des maximalen Ausschlags beträgt.

10 μl Referenzlösung a werden eingespritzt. Werden die Chromatogramme unter den vorgeschriebenen Bedingungen aufgezeichnet, beträgt die Retentionszeit für Benperidol etwa 6,5 min und für Droperidol etwa 7 min. Die Prüfung darf nur ausgewertet werden, wenn die Auflösung zwischen den Peaks von Benperidol und Droperidol mindestens 2,0 beträgt. Falls erforderlich wird die Acetonitrilkonzentration in der mobilen Phase verändert oder die Programmierung des linearen Gradienten angepaßt.

10 μl Dimethylformamid *R* als Blindlösung sowie je 10 μl Untersuchungslösung und Referenzlösung b werden getrennt eingespritzt. Im Chromatogramm der Untersuchungslösung darf keine Peakfläche, mit Ausnahme der des Hauptpeaks, größer sein als die Fläche des Hauptpeaks im Chromatogramm der Referenzlösung b (0,25 Prozent), und die Summe ihrer Flächen darf nicht größer sein als das 2fache der Fläche des Hauptpeaks im Chromatogramm der Referenzlösung b (0,5 Prozent). Der Lösungsmittelpeak und Peaks, deren Fläche kleiner ist als das 0,2fache der Fläche des Hauptpeaks im Chromatogramm der Referenzlösung b, werden nicht berücksichtigt.

Trocknungsverlust (2.2.32): Höchstens 0,5 Prozent, mit 1,000 g Substanz durch Trocknen im Trockenschrank bei 100 bis 105 °C bestimmt.

Sulfatasche (2.4.14): Höchstens 0,1 Prozent, mit 1,0 g Substanz im Platintiegel bestimmt.

Gehaltsbestimmung

0,300 g Substanz, in 50 ml einer Mischung von 1 Volumteil Essigsäure 98 % *R* und 7 Volumteilen Ethylmethylketon *R* gelöst, werden mit Perchlorsäure (0,1 mol · l^{-1}) unter Zusatz von 0,2 ml Naphtholbenzein-Lösung *R* titriert.

1 ml Perchlorsäure (0,1 mol · l^{-1}) entspricht 38,14 mg $C_{22}H_{24}FN_3O_2$.

Lagerung

Gut verschlossen, vor Licht geschützt.

Verunreinigungen

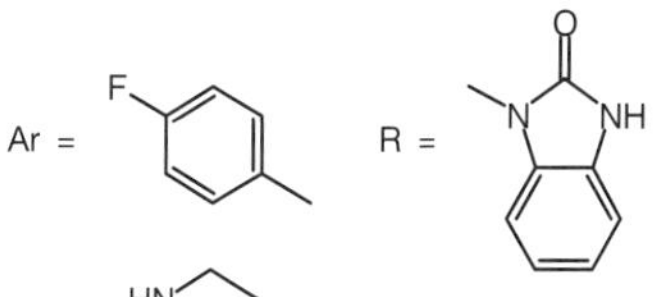

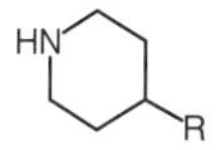

A. 1-(Piperidin-4-yl)-1,3-dihydro-2*H*-benzimidazol-2-on

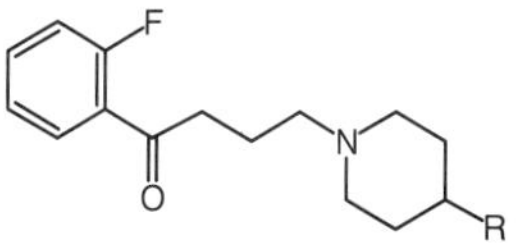

B. 1-[1-[4-(2-Fluorphenyl)-4-oxobutyl]piperidin-4-yl]-1,3-dihydro-2*H*-benzimidazol-2-on

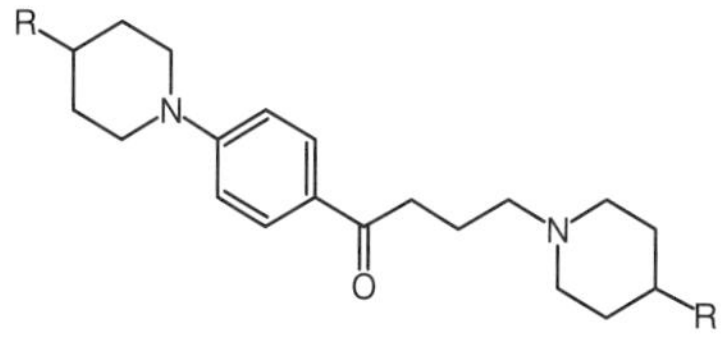

C. 1-[1-[4-Oxo-4-[4-[4-(2-oxo-2,3-dihydro-1*H*-benzimidazol-1-yl)piperidin-1-yl]phenyl]butyl]piperidin-4-yl]-1,3-dihydro-2*H*-benzimidazol-2-on

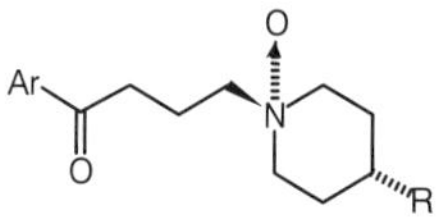

D. *cis*-1-[1-[4-(4-Fluorphenyl)-4-oxobutyl]piperidin-4-yl-1-oxid]-1,3-dihydro-2*H*-benzimidazol-2-on

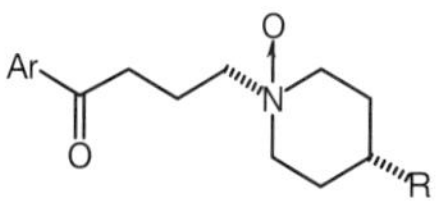

E. *trans*-1-[1-[4-(4-Fluorphenyl)-4-oxobutyl]piperidin-4-yl-1-oxid]-1,3-dihydro-2*H*-benzimidazol-2-on.

1998, 1173

Benserazidhydrochlorid

Benserazidi hydrochloridum

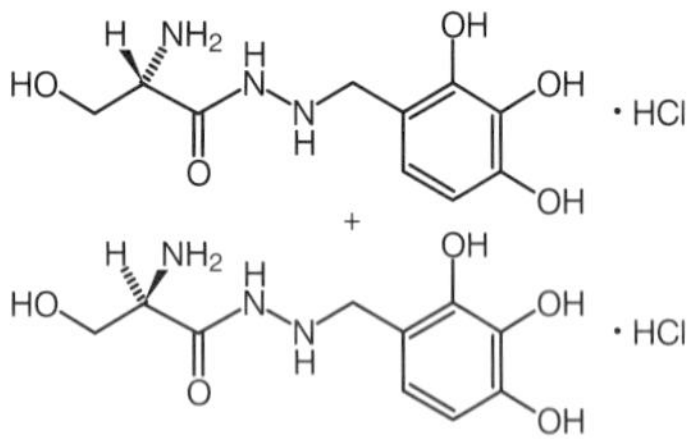

$C_{10}H_{16}ClN_3O_5$ M_r 293,7

Definition

Benserazidhydrochlorid enthält mindestens 98,5 und höchstens 101,0 Prozent (*RS*)-2-Amino-3-hydroxy-2′-(2,3,4-trihydroxybenzyl)propanhydrazid-hydrochlorid, berechnet auf die wasserfreie Substanz.

Eigenschaften

Weißes bis gelblichweißes oder orangeweißes, kristallines Pulver; leicht löslich in Wasser, wenig löslich in Aceton, schwer löslich in wasserfreiem Ethanol.

Prüfung auf Identität

A. Die Prüfung erfolgt mit Hilfe der IR-Spektroskopie (2.2.24) durch Vergleich des Spektrums der Substanz mit dem von Benserazidhydrochlorid *CRS*. Die Prüfung erfolgt mit Hilfe von Preßlingen.

B. Die Prüflösung (siehe „Prüfung auf Reinheit") gibt die Identitätsreaktion a auf Chlorid (2.3.1).

Prüfung auf Reinheit

Prüflösung: 1,0 g Substanz wird in kohlendioxidfreiem Wasser *R* zu 100 ml gelöst.

Aussehen der Lösung: Die Prüflösung muß klar (2.2.1) und darf nicht stärker gefärbt sein als die Farbvergleichslösung BG_6 (2.2.2, Methode II).

***p*H-Wert** (2.2.3): Der *p*H-Wert der Prüflösung muß zwischen 4,0 und 5,0 liegen.

Optische Drehung (2.2.7): Der Drehungswinkel, an der Prüflösung bestimmt, muß zwischen −0,05 und +0,05° liegen.

Verwandte Substanzen: Die Prüfung erfolgt mit Hilfe der Flüssigchromatographie (2.2.29).

Die Lösungen werden mit Hilfe der auf 4 °C abgekühlten mobilen Phase hergestellt und sofort eingespritzt.

Untersuchungslösung: 0,10 g Substanz werden in der mobilen Phase zu 100,0 ml gelöst.

Referenzlösung: 5,0 mg Benserazid-Verunreinigung A *CRS* und 5,0 mg Benserazidhydrochlorid *CRS* werden in der mobilen Phase zu 50,0 ml gelöst. 5,0 ml Lösung werden mit der mobilen Phase zu 100,0 ml verdünnt.

Die Chromatographie kann durchgeführt werden mit
- einer Säule aus rostfreiem Stahl von 0,125 m Länge und 4 mm innerem Durchmesser, gepackt mit octylsilyliertem Kieselgel zur Chromatographie *R* (5 µm)
- einer Mischung als mobile Phase bei einer Durchflußrate von 1,2 ml je Minute, die wie folgt hergestellt wird: 4,76 g Kaliumdihydrogenphosphat *R* werden in 800 ml Wasser *R* gelöst; nach Zusatz von 200 ml Acetonitril *R* und 1,22 g Natriumdecansulfonat *R* wird der *p*H-Wert mit Phosphorsäure 85 % *R* auf 3,5 eingestellt
- einem Spektrometer als Detektor bei einer Wellenlänge von 220 nm.

20 µl Referenzlösung werden eingespritzt. Die Prüfung darf nur ausgewertet werden, wenn die Auflösung zwischen den Peaks der Benserazid-Verunreinigung A (erster Peak) und des Benserazids (zweiter Peak) mindestens 2,0 beträgt.

20 µl Untersuchungslösung werden eingespritzt. Die Chromatographie erfolgt über eine Dauer, die der 9fachen Retentionszeit von Benserazid entspricht. Der Peak der Benserazid-Verunreinigung A im Chromatogramm der Untersuchungslösung darf nicht größer sein als der entsprechende Peak im Chromatogramm der Referenzlösung (0,5 Prozent). Keine Peakfläche, mit Ausnahme der des Hauptpeaks und der der Benserazid-Verunreinigung A, darf größer sein als die Fläche des Benserazid-Peaks im Chromatogramm der Referenzlösung (0,5 Prozent). Im Chromatogramm der Untersuchungslösung darf die Summe aller Peakflächen, mit Ausnahme der des Hauptpeaks und der der Benserazid-Verunreinigung A, nicht größer sein als das 2fache der Fläche des Benserazid-Peaks im Chromatogramm der Referenzlösung (1 Prozent). Peaks, deren Fläche kleiner ist als das 0,1fache der Fläche des Benserazid-Peaks im Chromatogramm der Referenzlösung, werden nicht berücksichtigt.

Schwermetalle (2.4.8): 1,0 g Substanz muß der Grenzprüfung C auf Schwermetalle entsprechen (20 ppm). Zur Herstellung der Referenzlösung werden 2 ml Blei-Lösung (10 ppm Pb) *R* verwendet.

Wasser (2.5.12): Höchstens 1,0 Prozent, mit 0,500 g Substanz nach der Karl-Fischer-Methode bestimmt.

Sulfatasche (2.4.14): Höchstens 0,1 Prozent, mit 1,0 g Substanz bestimmt.

Gehaltsbestimmung

Um Überhitzung während der Titration zu vermeiden, wird während des Titrierens gründlich durchgemischt und die Titration unmittelbar nach Erreichen des Endpunkts beendet.

0,250 g Substanz, in 5 ml wasserfreier Ameisensäure *R* gelöst und mit 70 ml wasserfreier Essigsäure *R* versetzt, werden sofort mit Perchlorsäure ($0,1 \ mol \cdot l^{-1}$) titriert. Der Endpunkt wird mit Hilfe der Potentiometrie (2.2.20) bestimmt.

1 ml Perchlorsäure ($0,1 \ mol \cdot l^{-1}$) entspricht 29,37 mg $C_{10}H_{16}ClN_3O_5$.

Lagerung

Gut verschlossen, vor Licht geschützt.

Verunreinigungen

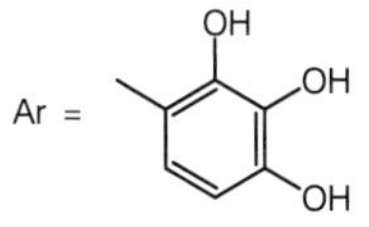

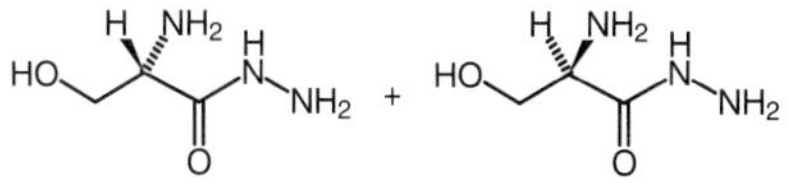

A. (*RS*)-2-Amino-3-hydroxypropanhydrazid

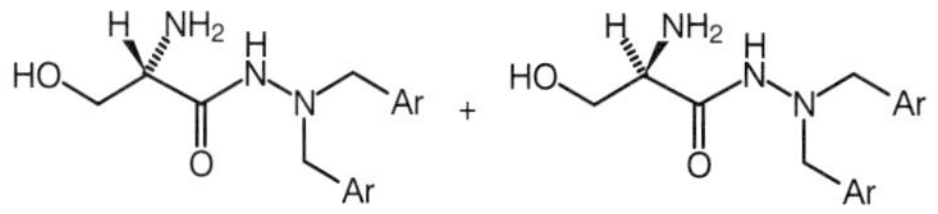

B. (*RS*)-2-Amino-3-hydroxy-2′,2′-bis(2,3,4-trihydroxybenzyl)propanhydrazid

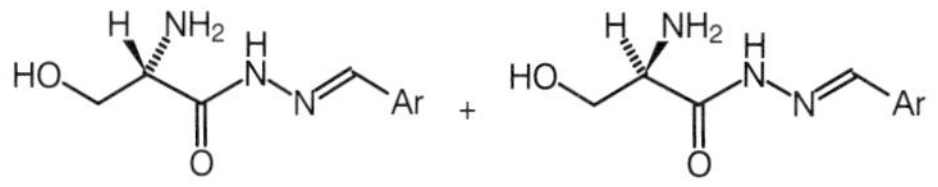

C. (*RS*)-2-Amino-3-hydroxy-2′-(2,3,4-trihydroxybenzyliden)propanhydrazid.

1999, 372

Benzalkoniumchlorid

Benzalkonii chloridum

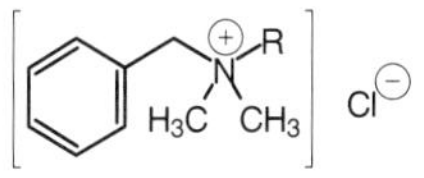

R = C_8H_{17} bis $C_{18}H_{37}$

Definition

Benzalkoniumchlorid ist ein Gemisch von Alkylbenzyldimethylammoniumchloriden, deren Alkylteil aus C_8- bis C_{18}-Ketten besteht, und enthält mindestens 95,0 und höchstens 104,0 Prozent Alkylbenzyldimethylammoniumchloride, berechnet als $C_{22}H_{40}ClN$ (M_r 354,0) und bezogen auf die wasserfreie Substanz.

Eigenschaften

Weißes bis gelblichweißes Pulver oder gelatineartige, gelblichweiße Stücke, hygroskopisch, seifig anzufühlen; sehr leicht löslich in Wasser und Ethanol. Beim Erhitzen bildet sich eine klare Masse, die schmilzt.

Eine wäßrige Lösung gibt beim Schütteln einen starken Schaum.

Prüfung auf Identität

A. 80 mg Substanz werden in Wasser *R* zu 100 ml gelöst. Die Lösung, zwischen 220 und 350 nm gemessen, zeigt Absorptionsmaxima (2.2.25) bei 257, 263 und 269 nm sowie eine Schulter bei etwa 250 nm.

B. Werden 2 ml Prüflösung (siehe „Prüfung auf Reinheit“) mit 0,1 ml Essigsäure 98 % *R* und tropfenweise mit 1 ml Natriumtetraphenylborat-Lösung *R* versetzt, bildet sich ein weißer Niederschlag. Nach Abfiltrieren wird der Niederschlag in einer Mischung von 1 ml Aceton *R* und 5 ml Ethanol 96 % *R* durch Erhitzen auf höchstens 70 °C gelöst. Die heiße Lösung wird tropfenweise mit Wasser *R* bis zum Erscheinen einer schwachen Opaleszenz versetzt. Bis zur Klarheit wird vorsichtig erwärmt und erkalten gelassen, wobei sich weiße Kristalle bilden, die nach Abfiltrieren 3mal mit je 10 ml Wasser *R* gewaschen werden. Sie werden im Vakuum über Phosphor(V)-oxid *R* oder Silicagel *R* bei höchstens 50 °C getrocknet. Die Schmelztemperatur (2.2.14) der Kristalle liegt zwischen 127 und 133 °C.

C. 5 ml verdünnte Natriumhydroxid-Lösung *R* werden mit 0,1 ml Bromphenolblau-Lösung *R* 1 und 5 ml Chloroform *R* geschüttelt. Die Chloroformphase ist farblos. Nach Zusatz von 0,1 ml Prüflösung (siehe „Prüfung auf Reinheit“) und Schütteln färbt sich die Chloroformphase blau.

D. Werden 2 ml Prüflösung mit 1 ml verdünnter Salpetersäure *R* versetzt, bildet sich ein weißer Niederschlag, der sich nach Zusatz von 5 ml Ethanol 96 % *R* löst. Die Lösung gibt die Identitätsreaktion a auf Chlorid (2.3.1).

Prüfung auf Reinheit

Prüflösung: 1,0 g Substanz wird in kohlendioxidfreiem Wasser *R* zu 100 ml gelöst.

Aussehen der Lösung: Die Prüflösung muß klar (2.2.1) und darf nicht stärker gefärbt sein als die Farbvergleichslösung G_6 (2.2.2, Methode II).

Sauer oder alkalisch reagierende Substanzen: 50 ml Prüflösung werden mit 0,1 ml Bromcresolpurpur-Lösung *R* versetzt. Bis zum Farbumschlag dürfen höchstens 0,1 ml Salzsäure (0,1 mol · l^{-1}) oder Natriumhydroxid-Lösung (0,1 mol · l^{-1}) verbraucht werden.

Amine, Aminsalze: Unter Erwärmen werden 5,0 g Substanz in 20 ml einer Mischung von 3 Volumteilen Salzsäure (1 mol · l^{-1}) und 97 Volumteilen Methanol *R* gelöst. Nach Zusatz von 100 ml 2-Propanol *R* wird langsam ein Strom von Stickstoff *R* in die Lösung eingeleitet. Die Lösung wird nach und nach mit 12,0 ml Tetrabutylammoniumhydroxid-Lösung (0,1 mol · l^{-1}) versetzt und die mit Hilfe der Potentiometrie (2.2.20) ermittelte Titrationskurve aufgezeichnet. Wenn die Kurve 2 Wendepunkte zeigt, darf das Volumen der zugesetzten Maßlösung zwischen dem ersten und zweiten Wendepunkt höchstens 5,0 ml betragen. Wenn die Titrationskurve keinen Wendepunkt zeigt, entspricht die Substanz nicht der Prüfung. Wenn die Titrationskurve einen Wendepunkt zeigt, wird die Prüfung nach Zusatz von 3,0 ml einer Lösung von Dimethyldecylamin *R* (25,0 g · l^{-1}) in 2-Propanol *R* vor der

Titration wiederholt. Wenn die Titrationskurve nach Zusatz von 12,0 ml Tetrabutylammoniumhydroxid-Lösung ($0,1 \text{ mol} \cdot l^{-1}$) erneut nur einen einzigen Wendepunkt zeigt, entspricht die Substanz nicht der Prüfung.

Wasser (2.5.12): Höchstens 10 Prozent, mit 0,300 g Substanz nach der Karl-Fischer-Methode bestimmt.

Sulfatasche (2.4.14): Höchstens 0,1 Prozent, mit 1,0 g Substanz bestimmt.

Gehaltsbestimmung

2,00 g Substanz werden in Wasser *R* zu 100,0 ml gelöst. 25,0 ml Lösung werden in einem Scheidetrichter mit 25 ml Chloroform *R*, 10 ml Natriumhydroxid-Lösung ($0,1 \text{ mol} \cdot l^{-1}$) und 10,0 ml einer frisch hergestellten Lösung von Kaliumiodid *R* ($50 \text{ g} \cdot l^{-1}$) versetzt. Nach kräftigem Schütteln wird stehengelassen und die Chloroformphase verworfen. 3mal wird mit je 10 ml Chloroform *R* ausgeschüttelt. Die Chloroformphasen werden verworfen. Die wäßrige Phase wird mit 40 ml Salzsäure *R* versetzt. Nach dem Erkaltenlassen wird mit Kaliumiodat-Lösung ($0,05 \text{ mol} \cdot l^{-1}$) bis fast zum Verschwinden der Dunkelbraunfärbung titriert. Nach Zusatz von 2 ml Chloroform *R* wird unter kräftigem Schütteln weitertitriert, bis sich die Färbung der Chloroformphase nicht mehr ändert. Ein Blindversuch mit einer Mischung von 10,0 ml der frisch hergestellten Lösung von Kaliumiodid *R* ($50 \text{ g} \cdot l^{-1}$), 20 ml Wasser *R* und 40 ml Salzsäure *R* wird durchgeführt.

1 ml Kaliumiodat-Lösung ($0,05 \text{ mol} \cdot l^{-1}$) entspricht 35,40 mg $C_{22}H_{40}ClN$.

1999, 371

Benzalkoniumchlorid-Lösung

Benzalkonii chloridi solutio

Definition

Benzalkoniumchlorid-Lösung ist die wäßrige Lösung eines Gemisches von Alkylbenzyldimethylammoniumchloriden, deren Alkylteil aus C_8- bis C_{18}-Ketten besteht. Benzalkoniumchlorid-Lösung enthält mindestens $475 \text{ g} \cdot l^{-1}$ und höchstens $525 \text{ g} \cdot l^{-1}$ Alkylbenzyldimethylammoniumchloride, berechnet als $C_{22}H_{40}ClN$ (M_r 354,0). Sie kann Ethanol enthalten.

Eigenschaften

Klare, farblose bis schwach gelbliche Flüssigkeit; mischbar mit Wasser und Ethanol.

Die Substanz gibt beim Schütteln einen starken Schaum.

Prüfung auf Identität

A. 0,3 ml Substanz werden mit Wasser *R* zu 100 ml verdünnt. Die Lösung, zwischen 220 und 350 nm gemessen, zeigt Absorptionsmaxima (2.2.25) bei 257, 263 und 269 nm sowie eine Schulter bei etwa 250 nm.

B. 0,05 ml Substanz werden mit 2 ml Wasser *R* und mit 0,1 ml Essigsäure 98 % *R* verdünnt. Wird die Mischung tropfenweise mit 1 ml Natriumtetraphenylborat-Lösung *R* versetzt, bildet sich ein weißer Niederschlag. Nach Abfiltrieren wird der Niederschlag in einer Mischung von 1 ml Aceton *R* und 5 ml Ethanol 96 % *R* durch Erhitzen auf höchstens 70 °C gelöst. Die heiße Lösung wird tropfenweise mit Wasser *R* bis zum Erscheinen einer schwachen Opaleszenz versetzt. Bis zur Klarheit wird vorsichtig erwärmt und erkalten gelassen, wobei sich weiße Kristalle bilden, die nach Abfiltrieren 3mal mit je 10 ml Wasser *R* gewaschen werden. Sie werden im Vakuum über Phosphor(V)-oxid *R* oder Silicagel *R* bei höchstens 50 °C getrocknet. Die Schmelztemperatur (2.2.14) der Kristalle liegt zwischen 127 und 133 °C.

C. 5 ml verdünnte Natriumhydroxid-Lösung *R* werden mit 0,1 ml Bromphenolblau-Lösung *R* 1 und 5 ml Chloroform *R* geschüttelt. Die Chloroformphase ist farblos. Nach Zusatz von 0,05 ml Substanz und Schütteln färbt sich die Chloroformphase blau.

D. Werden 0,05 ml Substanz mit 1 ml verdünnter Salpetersäure *R* versetzt, bildet sich ein weißer Niederschlag, der sich nach Zusatz von 5 ml Ethanol 96 % *R* löst. Die Lösung gibt die Identitätsreaktion a auf Chlorid (2.3.1).

Prüfung auf Reinheit

Prüflösung: 2,0 g Substanz werden mit kohlendioxidfreiem Wasser *R* zu 100 ml verdünnt.

Aussehen der Lösung: Die Prüflösung muß klar (2.2.1) und darf nicht stärker gefärbt sein als die Farbvergleichslösung G_6 (2.2.2, Methode II).

Sauer oder alkalisch reagierende Substanzen: 50 ml Prüflösung werden mit 0,1 ml Bromcresolpurpur-Lösung *R* versetzt. Bis zum Farbumschlag dürfen höchstens 0,1 ml Salzsäure ($0,1 \text{ mol} \cdot l^{-1}$) oder Natriumhydroxid-Lösung ($0,1 \text{ mol} \cdot l^{-1}$) verbraucht werden.

Amine, Aminsalze: Unter Erwärmen werden 10,0 g Substanz mit 20 ml einer Mischung von 3 Volumteilen Salzsäure ($1 \text{ mol} \cdot l^{-1}$) und 97 Volumteilen Methanol *R* gemischt. Nach Zusatz von 100 ml 2-Propanol *R* wird langsam ein Strom von Stickstoff *R* in die Lösung eingeleitet. Die Lösung wird nach und nach mit 12,0 ml Tetrabutylammoniumhydroxid-Lösung ($0,1 \text{ mol} \cdot l^{-1}$) versetzt und die mit Hilfe der Potentiometrie (2.2.20) ermittelte Titrationskurve aufgezeichnet. Wenn die Kurve 2 Wendepunkte zeigt, darf das Volumen der zugesetzten Maßlösung zwischen dem ersten und zweiten Wendepunkt höchstens 5,0 ml betragen. Wenn die Titrationskurve keinen Wendepunkt zeigt, entspricht die Substanz nicht der Prüfung. Wenn die Titrationskurve einen Wendepunkt zeigt, wird die Prüfung nach Zusatz von 3,0 ml einer Lösung von Dimethyldecylamin *R* ($25,0 \text{ g} \cdot l^{-1}$) in 2-Propanol *R* vor der Titration wiederholt. Wenn die Titrationskurve nach Zusatz von 12,0 ml Tetrabutylammoniumhydroxid-Lösung ($0,1 \text{ mol} \cdot l^{-1}$) erneut nur einen einzigen Wendepunkt zeigt, entspricht die Substanz nicht der Prüfung.

Sulfatasche (2.4.14): Höchstens 0,1 Prozent, mit 1,0 g Substanz bestimmt.

Gehaltsbestimmung

Die relative Dichte (2.2.5) der Substanz wird bestimmt. 4,00 g Substanz werden mit Wasser *R* zu 100,0 ml verdünnt. 25,0 ml Lösung werden in einem Scheidetrichter mit 25 ml Chloroform *R,* 10 ml Natriumhydroxid-Lösung (0,1 mol · l^{-1}) und 10,0 ml einer frisch hergestellten Lösung von Kaliumiodid *R* (50 g · l^{-1}) versetzt. Nach kräftigem Schütteln wird stehengelassen und die Chloroformphase verworfen. 3mal wird mit je 10 ml Chloroform *R* ausgeschüttelt. Die Chloroformphasen werden verworfen. Die wäßrige Phase wird mit 40 ml Salzsäure *R* versetzt. Nach dem Erkaltenlassen wird mit Kaliumiodat-Lösung (0,05 mol · l^{-1}) bis fast zum Verschwinden der Dunkelbraunfärbung titriert. Nach Zusatz von 2 ml Chloroform *R* wird unter kräftigem Schütteln weitertitriert, bis sich die Färbung der Chloroformphase nicht mehr ändert. Ein Blindversuch mit einer Mischung von 10,0 ml der frisch hergestellten Lösung von Kaliumiodid *R* (50 g · l^{-1}), 20 ml Wasser *R* und 40 ml Salzsäure *R* wird durchgeführt.

1 ml Kaliumiodat-Lösung (0,05 mol · l^{-1}) entspricht 35,40 mg $C_{22}H_{40}ClN$.

Beschriftung

Die Beschriftung gibt insbesondere den eventuellen Gehalt an Ethanol an.

1998, 113

Benzylpenicillin-Kalium

Benzylpenicillinum kalicum

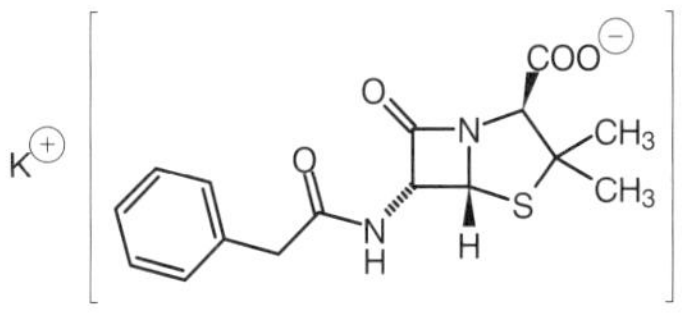

$C_{16}H_{17}KN_2O_4S$ M_r 372,5

Definition

Benzylpenicillin-Kalium ist (2*S*,5*R*,6*R*)-3,3-Dimethyl-7-oxo-6-[(phenylacetyl)amino]-4-thia-1-azabicyclo[3.2.0]-heptan-2-carbonsäure, Kaliumsalz, das aus bestimmten Stämmen von *Penicillium notatum* oder verwandten Organismen gewonnen oder durch andere Verfahren hergestellt wird. Die Substanz enthält mindestens 96,0 und höchstens 101,0 Prozent Benzylpenicillin-Kalium, berechnet auf die getrocknete Substanz.

Eigenschaften

Weißes bis fast weißes, kristallines Pulver; sehr leicht löslich in Wasser, praktisch unlöslich in fetten Ölen und flüssigem Paraffin.

Prüfung auf Identität

1: A, D.
2: B, C, D.

A. Die Prüfung erfolgt mit Hilfe der IR-Spektroskopie (2.2.24) durch Vergleich des Spektrums der Substanz mit dem von Benzylpenicillin-Kalium *CRS*.

B. Die Prüfung erfolgt mit Hilfe der Dünnschichtchromatographie (2.2.27) unter Verwendung einer Schicht von silanisiertem Kieselgel H *R*.

Untersuchungslösung: 25 mg Substanz werden in 5 ml Wasser *R* gelöst.

Referenzlösung a: 25 mg Benzylpenicillin-Kalium *CRS* werden in 5 ml Wasser *R* gelöst.

Referenzlösung b: 25 mg Benzylpenicillin-Kalium *CRS* und 25 mg Phenoxymethylpenicillin-Kalium *CRS* werden in 5 ml Wasser *R* gelöst.

Auf die Platte wird getrennt 1 µl jeder Lösung aufgetragen. Die Chromatographie erfolgt mit einer Mischung von 30 Volumteilen Aceton *R* und 70 Volumteilen einer Lösung von Ammoniumacetat *R* (154 g · l^{-1}), deren *p*H-Wert zuvor mit Essigsäure 98 % *R* auf 5,0 eingestellt wurde, über eine Laufstrekke von 15 cm. Die Platte wird an der Luft trocknen gelassen und anschließend Iodgas ausgesetzt, bis Flecke erscheinen. Die Auswertung erfolgt im Tageslicht. Der Hauptfleck im Chromatogramm der Untersuchungslösung entspricht in bezug auf Lage, Farbe und Größe dem Hauptfleck im Chromatogramm der Referenzlösung a. Die Prüfung darf nur ausgewertet werden, wenn das Chromatogramm der Referenzlösung b deutlich voneinander getrennt 2 Flecke zeigt.

C. Etwa 2 mg Substanz werden in einem Reagenzglas von etwa 150 mm Länge und 15 mm Durchmesser mit 0,05 ml Wasser *R* befeuchtet. Nach Zusatz von 2 ml Formaldehyd-Schwefelsäure *R* wird der Inhalt des Reagenzglases durch Schütteln gemischt. Die Lösung ist praktisch farblos. Wird das Reagenzglas 1 min lang in ein Wasserbad gestellt, entsteht eine braunrote Färbung.

D. Die Substanz gibt die Identitätsreaktion a auf Kalium (2.3.1).

Prüfung auf Reinheit

***p*H-Wert** (2.2.3): 2,0 g Substanz werden in kohlendioxidfreiem Wasser *R* zu 20 ml gelöst. Der *p*H-Wert der Lösung muß zwischen 5,5 und 7,5 liegen.

Spezifische Drehung (2.2.7): 0,500 g Substanz werden in kohlendioxidfreiem Wasser *R* zu 25,0 ml gelöst. Die spezifische Drehung muß zwischen +270 und +300° liegen, berechnet auf die getrocknete Substanz.

Absorption (2.2.25): 94,0 mg Substanz werden in Wasser *R* zu 50,0 ml gelöst. Die Absorption der Lösung wird bei 325 nm, 280 nm und im Maximum bei 264 nm gemessen. Falls erforderlich wird die Lösung für die Messung bei 264 nm verdünnt. Die Absorption bei 325 nm und 280 nm darf jeweils höchstens 0,10 betragen. Die Absorption im Maximum bei 264 nm muß zwischen 0,80 und 0,88 liegen, berechnet auf die unverdünnte Lösung (1,88 g · l^{-1}). Das Auflösungsvermögen des Geräts (2.2.25) wird geprüft. Das Verhältnis der Absorptionen muß mindestens 1,7 betragen.

Verwandte Substanzen: Die Prüfung erfolgt mit Hilfe der Flüssigchromatographie (2.2.29) wie unter „Gehaltsbestimmung" beschrieben.

20 µl Referenzlösung d werden eingespritzt. Die isokratische Elution wird mit der gewählten mobilen Phase durchgeführt.

20 µl Untersuchungslösung b werden eingespritzt. Die Elution wird unter isokratischen Bedingungen begonnen. Unmittelbar nach dem Auftreten des Benzylpenicillin-Peaks wird wie nachfolgend beschrieben auf lineare Gradientenelution übergegangen.

Zeit (min)	mobile Phase A (% *V/V*)	mobile Phase B (% *V/V*)	Erläuterungen
0 – 20	70→0	30→100	linearer Gradient
20 – 35	0	100	isokratisch
35 – 50	70	30	Äquilibrierung

Um eine Blindprobe zu erhalten, wird Wasser *R* eingespritzt und die Gradientenelution auf gleiche Weise durchgeführt. Im Chromatogramm der Untersuchungslösung b darf keine Peakfläche, mit Ausnahme der des Hauptpeaks, größer sein als die Fläche des Hauptpeaks im Chromatogramm der Referenzlösung d (1 Prozent).

Trocknungsverlust (2.2.32): Höchstens 1,0 Prozent, mit 1,000 g Substanz durch Trocknen im Trockenschrank bei 100 bis 105 °C bestimmt.

Sterilität (2.6.1): Benzylpenicillin-Kalium zur Herstellung von Parenteralia, das dabei keinem weiteren geeigneten Sterilisationsverfahren unterworfen wird, muß der Prüfung entsprechen.

Pyrogene (2.6.8): Benzylpenicillin-Kalium zur Herstellung von Parenteralia, das dabei keinem weiteren geeigneten Verfahren zur Beseitigung von Pyrogenen unterworfen wird, muß der Prüfung entsprechen. Je Kilogramm Körpermasse eines Kaninchens wird 1 ml einer Lösung, die 1,5 mg Substanz je Milliliter in Wasser für Injektionszwecke *R* enthält, injiziert.

Gehaltsbestimmung

Die Bestimmung erfolgt mit Hilfe der Flüssigchromatographie (2.2.29).

Untersuchungslösung a: 50,0 mg Substanz werden in Wasser *R* zu 50,0 ml gelöst.

Untersuchungslösung b: Die Lösung wird unmittelbar vor Gebrauch hergestellt.

80,0 mg Substanz werden in Wasser *R* zu 20,0 ml gelöst.

Referenzlösung a: 50,0 mg Benzylpenicillin-Natrium *CRS* werden in Wasser *R* zu 50,0 ml gelöst.

Referenzlösung b: 10 mg Benzylpenicillin-Natrium *CRS* und 10 mg Phenylessigsäure *CRS* werden in Wasser *R* zu 50 ml gelöst.

Referenzlösung c: 1,0 ml Referenzlösung a wird mit Wasser *R* zu 20,0 ml verdünnt. 1,0 ml dieser Lösung wird mit Wasser *R* zu 50,0 ml verdünnt.

Referenzlösung d: 4,0 ml Referenzlösung a werden mit Wasser *R* zu 100,0 ml verdünnt.

Die Chromatographie kann durchgeführt werden mit
- einer Säule von 0,25 m Länge und 4,6 mm innerem Durchmesser, gepackt mit octadecylsilyliertem Kieselgel zur Chromatographie *R* (5 µm)
- einer mobilen Phase bei einer Durchflußrate von 1,0 ml je Minute:
  mobile Phase A: eine Mischung von 10 Volumteilen einer Lösung von Kaliumdihydrogenphosphat *R* (68 g · l^{-1}), deren *p*H-Wert zuvor mit einer Lösung von Phosphorsäure 10 % *R* (500 g · l^{-1}) auf 3,5 eingestellt wurde, 30 Volumteilen Methanol *R* und 60 Volumteilen Wasser *R*
  mobile Phase B: eine Mischung von 10 Volumteilen einer Lösung von Kaliumdihydrogenphosphat *R* (68 g · l^{-1}), deren *p*H-Wert zuvor mit einer Lösung von Phosphorsäure 10 % *R* (500 g · l^{-1}) auf 3,5 eingestellt wurde, 40 Volumteilen Wasser *R* und 50 Volumteilen Methanol *R*
- einem Spektrometer als Detektor bei einer Wellenlänge von 225 nm.

Die Säule wird mit einer Mischung von 70 Volumteilen mobiler Phase A und 30 Volumteilen mobiler Phase B äquilibriert.

20 µl Referenzlösung b werden eingespritzt. Die Bestimmung darf nur ausgewertet werden, wenn die Auflösung zwischen den beiden Hauptpeaks mindestens 6,0 beträgt. Falls erforderlich wird das Verhältnis von Phase A zu Phase B in der mobilen Phase geändert. Das Massenverteilungsverhältnis liegt für den zweiten Peak (Benzylpenicillin) zwischen 4,0 und 6,0.

20 µl Referenzlösung c werden eingespritzt. Das System wird so eingestellt, daß ein Peak mit einem Signal-Rausch-Verhältnis von mindestens 3 erhalten wird.

Die Referenzlösung a wird 6mal eingespritzt. Die Bestimmung darf nur ausgewertet werden, wenn die relative Standardabweichung der Fläche des Hauptpeaks höchstens 1,0 Prozent beträgt.

Untersuchungslösung a und Referenzlösung a werden abwechselnd eingespritzt. Der Prozentgehalt an Benzylpenicillin-Kalium wird durch Multiplikation des Prozentgehalts an Benzylpenicillin-Natrium mit 1,045 berechnet.

Lagerung

Dicht verschlossen. Falls die Substanz steril ist, im Behältnis mit Sicherheitsverschluß.

Beschriftung

Die Beschriftung gibt insbesondere, falls zutreffend, an
- daß die Substanz steril ist
- daß die Substanz pyrogenfrei ist.

Verunreinigungen

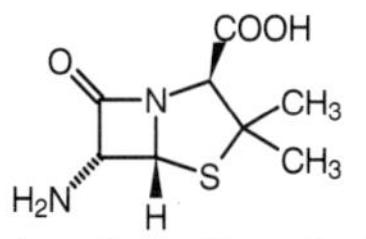

A. (2*S*,5*R*,6*R*)-6-Amino-3,3-dimethyl-7-oxo-4-thia-1-azabicyclo[3.2.0]heptan-2-carbonsäure (6-Aminopenicillansäure)

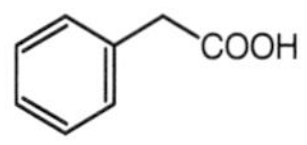

B. Phenylessigsäure

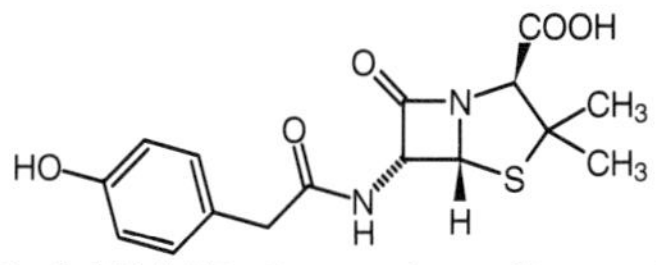

C. (2*S*,5*R*,6*R*)-6-[[(4-Hydroxyphenyl)acetyl]amino]-3,3-dimethyl-7-oxo-4-thia-1-azabicyclo[3.2.0]heptan-2-carbonsäure

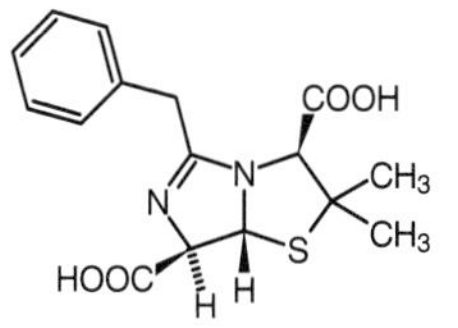

D. (3*S*,7*R*,7a*R*)-5-Benzyl-2,2-dimethyl-2,3,7,7a-tetrahydroimidazo[5,1-*b*]thiazol-3,7-dicarbonsäure (Penillsäure des Benzylpenicillins)

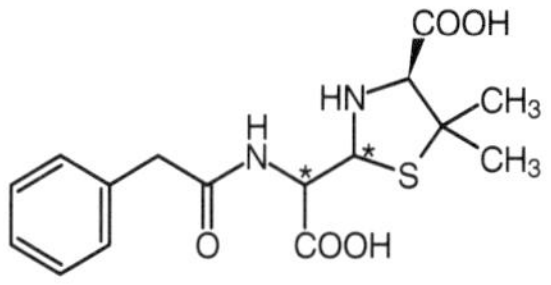

E. (4*S*)-2-[Carboxy[(phenylacetyl)amino]methyl]-5,5-dimethylthiazolidin-4-carbonsäure (Penicillosäuren des Benzylpenicillins)

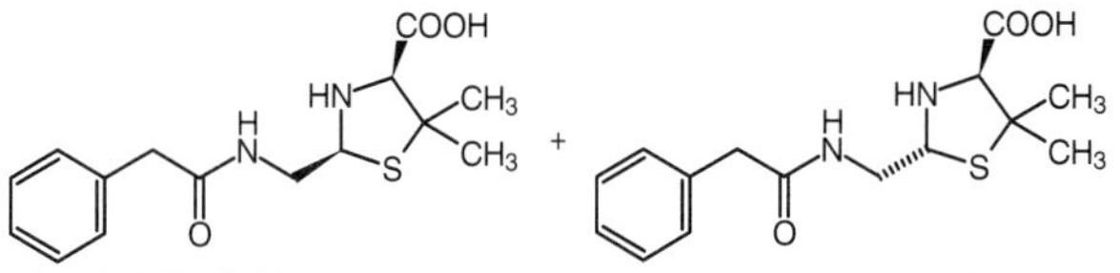

F. (2*RS*,4*S*)-2-[[(Phenylacetyl)amino]methyl]-5,5-dimethylthiazolidin-4-carbonsäure (Penillosäuren des Benzylpenicillins).

1998, 114

Benzylpenicillin-Natrium

Benzylpenicillinum natricum

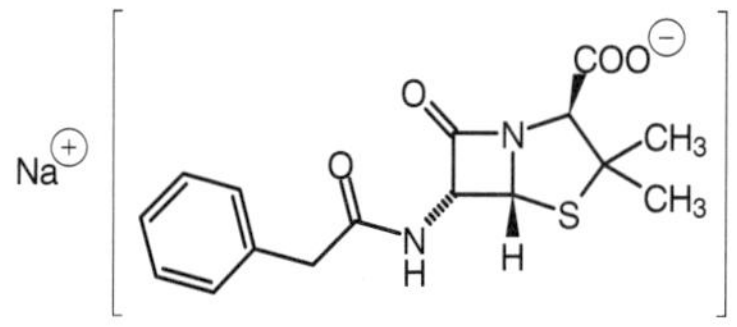

$C_{16}H_{17}N_2NaO_4S$ M_r 356,4

Definition

Benzylpenicillin-Natrium ist (2*S*,5*R*,6*R*)-3,3-Dimethyl-7-oxo-6-[(phenylacetyl)amino]-4-thia-1-azabicyclo[3.2.0]heptan-2-carbonsäure, Natriumsalz, das aus bestimmten Stämmen von *Penicillium notatum* oder verwandten Organismen gewonnen oder durch andere Verfahren hergestellt wird. Die Substanz enthält mindestens 96,0 und höchstens 101,0 Prozent Benzylpenicillin-Natrium, berechnet auf die getrocknete Substanz.

Herstellung

Wird die Substanz nach einem Verfahren hergestellt, bei dem Rückstände von 2-Ethylhexansäure verbleiben könnten, muß sie der folgenden Prüfung entsprechen:

2-Ethylhexansäure: Die Prüfung erfolgt mit Hilfe der Gaschromatographie (2.2.28) unter Anwendung einer geeigneten, validierten Methode. Die Substanz darf höchstens 0,5 Prozent (*m*/*m*) 2-Ethylhexansäure enthalten.

Eigenschaften

Weißes bis fast weißes, kristallines Pulver; sehr leicht löslich in Wasser, praktisch unlöslich in fetten Ölen und flüssigem Paraffin.

Prüfung auf Identität

1: A, D.

2: B, C, D.

A. Die Prüfung erfolgt mit Hilfe der IR-Spektroskopie (2.2.24) durch Vergleich des Spektrums der Substanz mit dem von Benzylpenicillin-Natrium *CRS*.

B. Die Prüfung erfolgt mit Hilfe der Dünnschichtchromatographie (2.2.27) unter Verwendung einer Schicht von silanisiertem Kieselgel H *R*.

Untersuchungslösung: 25 mg Substanz werden in 5 ml Wasser *R* gelöst.

Referenzlösung a: 25 mg Benzylpenicillin-Natrium *CRS* werden in 5 ml Wasser *R* gelöst.

Referenzlösung b: 25 mg Benzylpenicillin-Natrium *CRS* und 25 mg Phenoxymethylpenicillin-Kalium *CRS* werden in 5 ml Wasser *R* gelöst.

Auf die Platte wird getrennt 1 µl jeder Lösung aufgetragen. Die Chromatographie erfolgt mit einer Mischung von 30 Volumteilen Aceton *R* und 70 Volumteilen einer Lösung von Ammoniumacetat *R* (154 g · l^{-1}), deren *p*H-Wert zuvor mit Essigsäure 98 % *R* auf 5,0 eingestellt wurde, über eine Laufstrecke von 15 cm. Die Platte wird an der Luft trocknen gelassen und anschließend Iodgas ausgesetzt, bis Flecke erscheinen. Die Auswertung erfolgt im Tageslicht. Der Hauptfleck im Chromatogramm der Untersuchungslösung entspricht in bezug auf Lage, Farbe und Größe dem Hauptfleck im Chromatogramm der Referenzlösung a. Die Prüfung darf nur ausgewertet werden, wenn das Chromatogramm der Referenzlösung b deutlich voneinander getrennt 2 Flecke zeigt.

C. Etwa 2 mg Substanz werden in einem Reagenzglas von etwa 150 mm Länge und 15 mm Durchmesser mit 0,05 ml Wasser *R* befeuchtet. Nach Zusatz von 2 ml Formaldehyd-Schwefelsäure *R* wird der Inhalt des Reagenzglases durch Schütteln gemischt. Die Lösung ist praktisch farblos. Wird das Reagenzglas 1 min lang in ein Wasserbad gestellt, entsteht eine braunrote Färbung.

D. Die Substanz gibt die Identitätsreaktion a auf Natrium (2.3.1).

Prüfung auf Reinheit

***p*H-Wert** (2.2.3): 2,0 g Substanz werden in kohlendioxidfreiem Wasser *R* zu 20 ml gelöst. Der *p*H-Wert der Lösung muß zwischen 5,5 und 7,5 liegen.

Spezifische Drehung (2.2.7): 0,500 g Substanz werden in kohlendioxidfreiem Wasser *R* zu 25,0 ml gelöst. Die spezifische Drehung muß zwischen +285 und +310° liegen, berechnet auf die getrocknete Substanz.

Absorption (2.2.25): 90,0 mg Substanz werden in Wasser *R* zu 50,0 ml gelöst. Die Absorption der Lösung wird bei 325 nm, 280 nm und im Maximum bei 264 nm gemessen. Falls erforderlich wird die Lösung für die Messung bei 264 nm verdünnt. Die Absorption bei 325 nm und 280 nm darf jeweils höchstens 0,10 betragen. Die Absorption im Maximum bei 264 nm muß zwischen 0,80 und 0,88 liegen, berechnet auf die unverdünnte Lösung (1,80 g · l^{-1}). Das Auflösungsvermögen des Geräts (2.2.25) wird geprüft. Das Verhältnis der Absorptionen muß mindestens 1,7 betragen.

Verwandte Substanzen: Die Prüfung erfolgt mit Hilfe der Flüssigchromatographie (2.2.29) wie unter „Gehaltsbestimmung“ beschrieben.

20 µl Referenzlösung d werden eingespritzt. Die isokratische Elution wird mit der gewählten mobilen Phase durchgeführt.

20 µl Untersuchungslösung b werden eingespritzt. Die Elution wird unter isokratischen Bedingungen begonnen. Unmittelbar nach dem Auftreten des Benzylpenicillin-Peaks wird wie nachfolgend beschrieben auf lineare Gradientenelution übergegangen.

Zeit (min)	mobile Phase A (% *V/V*)	mobile Phase B (% *V/V*)	Erläuterungen
0 – 20	70→0	30→100	linearer Gradient
20 – 35	0	100	isokratisch
35 – 50	70	30	Äquilibrierung

Um eine Blindprobe zu erhalten, wird Wasser *R* eingespritzt und die Gradientenelution auf gleiche Weise durchgeführt. Im Chromatogramm der Untersuchungslösung b darf keine Peakfläche, mit Ausnahme der des Hauptpeaks, größer sein als die Fläche des Hauptpeaks im Chromatogramm der Referenzlösung d (1 Prozent).

Trocknungsverlust (2.2.32): Höchstens 1,0 Prozent, mit 1,000 g Substanz durch Trocknen im Trockenschrank bei 100 bis 105 °C bestimmt.

Sterilität (2.6.1): Benzylpenicillin-Natrium zur Herstellung von Parenteralia, das dabei keinem weiteren geeigneten Sterilisationsverfahren unterworfen wird, muß der Prüfung entsprechen.

Pyrogene (2.6.8): Benzylpenicillin-Natrium zur Herstellung von Parenteralia, das dabei keinem weiteren geeigneten Verfahren zur Beseitigung von Pyrogenen unterworfen wird, muß der Prüfung entsprechen. Je Kilogramm Körpermasse eines Kaninchens wird 1 ml einer Lösung, die 1,5 mg Substanz je Milliliter in Wasser für Injektionszwecke *R* enthält, injiziert.

Gehaltsbestimmung

Die Bestimmung erfolgt mit Hilfe der Flüssigchromatographie (2.2.29).

Untersuchungslösung a: 50,0 mg Substanz werden in Wasser *R* zu 50,0 ml gelöst.

Untersuchungslösung b: Die Lösung wird unmittelbar vor Gebrauch hergestellt.
80,0 mg Substanz werden in Wasser *R* zu 20,0 ml gelöst.

Referenzlösung a: 50,0 mg Benzylpenicillin-Natrium *CRS* werden in Wasser *R* zu 50,0 ml gelöst.

Referenzlösung b: 10 mg Benzylpenicillin-Natrium *CRS* und 10 mg Phenylessigsäure *CRS* werden in Wasser *R* zu 50 ml gelöst.

Referenzlösung c: 1,0 ml Referenzlösung a wird mit Wasser *R* zu 20,0 ml verdünnt. 1,0 ml Lösung wird mit Wasser *R* zu 50,0 ml verdünnt.

Referenzlösung d: 4,0 ml Referenzlösung a werden mit Wasser *R* zu 100,0 ml verdünnt.

Die Chromatographie kann durchgeführt werden mit

- einer Säule von 0,25 m Länge und 4,6 mm innerem Durchmesser, gepackt mit octadecylsilyliertem Kieselgel zur Chromatographie *R* (5 µm)
- einer mobilen Phase bei einer Durchflußrate von 1,0 ml je Minute:
  mobile Phase A: eine Mischung von 10 Volumteilen einer Lösung von Kaliumdihydrogenphosphat *R* (68 g · l^{-1}), deren *p*H-Wert zuvor mit einer Lösung von Phosphorsäure 10 % *R* (500 g · l^{-1}) auf 3,5 einge-

stellt wurde, 30 Volumteilen Methanol *R* und 60 Volumteilen Wasser *R*

mobile Phase B: eine Mischung von 10 Volumteilen einer Lösung von Kaliumdihydrogenphosphat *R* (68 g · l^{-1}), deren *p*H-Wert zuvor mit einer Lösung von Phosphorsäure 10 % *R* (500 g · l^{-1}) auf 3,5 eingestellt wurde, 40 Volumteilen Wasser *R* und 50 Volumteilen Methanol *R*

- einem Spektrometer als Detektor bei einer Wellenlänge von 225 nm.

Die Säule wird mit einer Mischung von 70 Volumteilen mobiler Phase A und 30 Volumteilen mobiler Phase B äquilibriert.

20 µl Referenzlösung b werden eingespritzt. Die Bestimmung darf nur ausgewertet werden, wenn die Auflösung zwischen den beiden Hauptpeaks mindestens 6,0 beträgt. Falls erforderlich wird das Verhältnis von Phase A zu Phase B in der mobilen Phase geändert. Das Massenverteilungsverhältnis liegt für den zweiten Peak (Benzylpenicillin) zwischen 4,0 und 6,0.

20 µl Referenzlösung c werden eingespritzt. Das System wird so eingestellt, daß ein Peak mit einem Signal-Rausch-Verhältnis von mindestens 3 erhalten wird.

Die Referenzlösung a wird 6mal eingespritzt. Die Bestimmung darf nur ausgewertet werden, wenn die relative Standardabweichung der Fläche des Hauptpeaks höchstens 1,0 Prozent beträgt.

Untersuchungslösung a und Referenzlösung a werden abwechselnd eingespritzt.

Lagerung

Dicht verschlossen. Falls die Substanz steril ist, im Behältnis mit Sicherheitsverschluß.

Beschriftung

Die Beschriftung gibt insbesondere, falls zutreffend, an

- daß die Substanz steril ist
- daß die Substanz pyrogenfrei ist.

Verunreinigungen

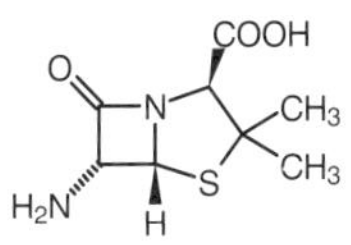

A. (2*S*,5*R*,6*R*)-6-Amino-3,3-dimethyl-7-oxo-4-thia-1-azabicyclo[3.2.0]heptan-2-carbonsäure (6-Aminopenicillansäure)

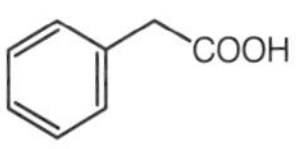

B. Phenylessigsäure

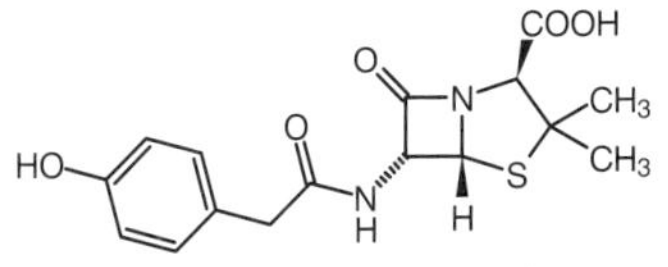

C. (2*S*,5*R*,6*R*)-6-[[(4-Hydroxyphenyl)acetyl]amino]-3,3-dimethyl-7-oxo-4-thia-1-azabicyclo[3.2.0]heptan-2-carbonsäure

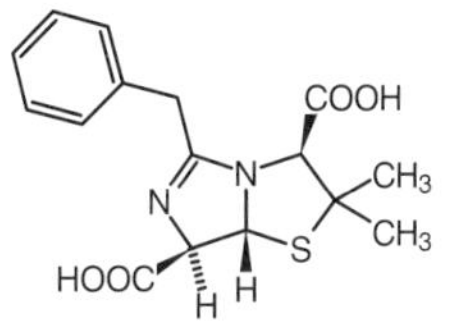

D. (3*S*,7*R*,7a*R*)-5-Benzyl-2,2-dimethyl-2,3,7,7a-tetrahydroimidazo[5,1-*b*]thiazol-3,7-dicarbonsäure (Penillsäure des Benzylpenicillins)

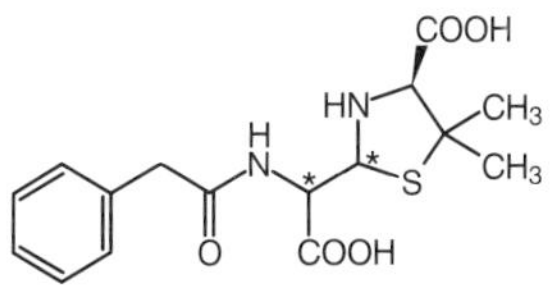

E. (4*S*)-2-[Carboxy[(phenylacetyl)amino]methyl]-5,5-dimethylthiazolidin-4-carbonsäure (Penicillosäuren des Benzylpenicillins)

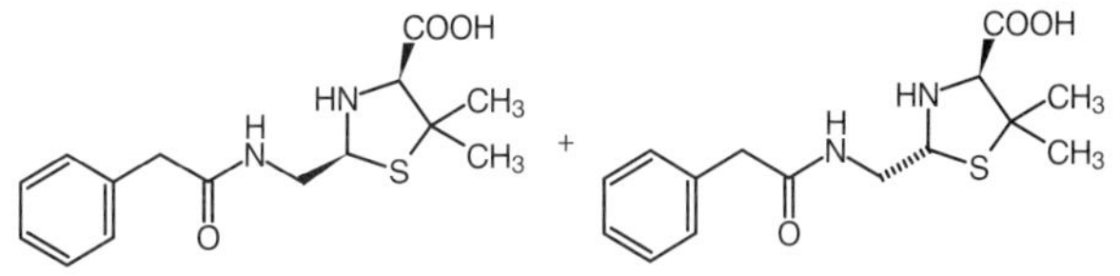

F. (2*RS*,4*S*)-2-[[(Phenylacetyl)amino]methyl]-5,5-dimethylthiazolidin-4-carbonsäure (Penillosäuren des Benzylpenicillins).

1998, 115

Benzylpenicillin-Procain

Benzylpenicillinum procainum

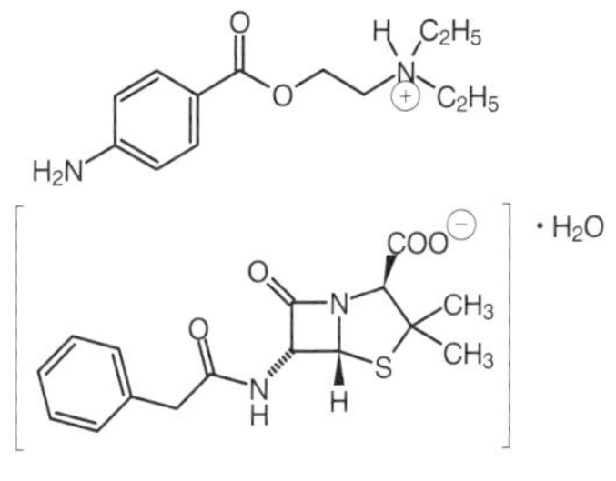

$C_{29}H_{38}N_4O_6S \cdot H_2O$ M_r 588,7

Definition

Benzylpenicillin-Procain ist das Monohydrat des Salzes der (2*S*,5*R*,6*R*)-3,3-Dimethyl-7-oxo-6-[(phenylacetyl)amino]-4-thia-1-azabicyclo[3.2.0]heptan-2-carbonsäure mit (2-Diethylaminoethyl)-(4-aminobenzoat). Die Substanz enthält mindestens 96,0 und höchstens 102,0 Prozent Benzylpenicillin-Procain und mindestens 39,0 und höchstens 42,0 Prozent Procain ($C_{13}H_{20}N_2O_2$; M_r 236,3), beide berechnet auf die wasserfreie Substanz. Dispergier- oder Suspendiermittel (zum Beispiel Lecithin und Polysorbat 80) können zugesetzt sein.

Eigenschaften

Weißes, kristallines Pulver; schwer löslich in Wasser, wenig löslich in Ethanol.

Prüfung auf Identität

1: A.
2: B, C, D.

A. Die Prüfung erfolgt mit Hilfe der IR-Spektroskopie (2.2.24) durch Vergleich des Spektrums der Substanz mit dem von Benzylpenicillin-Procain *CRS*.

B. Die Prüfung erfolgt mit Hilfe der Dünnschichtchromatographie (2.2.27) unter Verwendung einer Schicht von silanisiertem Kieselgel H *R*.

Untersuchungslösung: 25 mg Substanz werden in 5 ml Aceton *R* gelöst.

Referenzlösung: 25 mg Benzylpenicillin-Procain *CRS* werden in 5 ml Aceton *R* gelöst.

Auf die Platte wird getrennt 1 µl jeder Lösung aufgetragen. Die Chromatographie erfolgt mit einer Mischung von 30 Volumteilen Aceton *R* und 70 Volumteilen einer Lösung von Ammoniumacetat *R* (154 g · l^{-1}), deren *p*H-Wert zuvor mit Ammoniak-Lösung *R* auf 7,0 eingestellt wurde, über eine Laufstrecke von 15 cm. Die Platte wird an der Luft trocknen gelassen und anschließend Iodgas ausgesetzt, bis Flecke erscheinen. Die Auswertung erfolgt im Tageslicht. Die 2 Hauptflecke im Chromatogramm der Untersuchungslösung entsprechen in bezug auf Lage, Farbe und Größe den 2 Hauptflecken im Chromatogramm der Referenzlösung. Die Prüfung darf nur ausgewertet werden, wenn das Chromatogramm der Referenzlösung deutlich voneinander getrennt 2 Flecke zeigt.

C. Etwa 2 mg Substanz werden in einem Reagenzglas von etwa 150 mm Länge und 15 mm Durchmesser mit 0,05 ml Wasser *R* befeuchtet. Nach Zusatz von 2 ml Formaldehyd-Schwefelsäure *R* wird der Inhalt des Reagenzglases durch Schütteln gemischt. Die Lösung ist praktisch farblos. Wird das Reagenzglas 1 min lang in ein Wasserbad gestellt, entsteht eine braunrote Färbung.

D. 0,1 g Substanz werden in 2 ml verdünnter Salzsäure *R* gelöst. Die Lösung, die trüb sein kann, gibt die Identitätsreaktion auf primäre aromatische Amine (2.3.1).

Prüfung auf Reinheit

***p*H-Wert** (2.2.3): 50 mg Substanz werden in kohlendioxidfreiem Wasser *R* unter Schütteln zu 15 ml gelöst. Der *p*H-Wert der Lösung muß zwischen 5,0 und 7,5 liegen.

Spezifische Drehung (2.2.7): 0,250 g Substanz werden in einer Mischung von 2 Volumteilen Wasser *R* und 3 Volumteilen Aceton *R* zu 25,0 ml gelöst. Die spezifische Drehung muß zwischen +165 und +180° liegen, berechnet auf die wasserfreie Substanz.

Verwandte Substanzen: Die Prüfung erfolgt mit Hilfe der Flüssigchromatographie (2.2.29) wie unter „Gehaltsbestimmung" beschrieben.

10 µl Referenzlösung c werden eingespritzt. Die Empfindlichkeit des Systems wird so eingestellt, daß die Höhe des Benzylpenicillin-Peaks mindestens 50 Prozent des maximalen Ausschlags beträgt.

10 µl Untersuchungslösung a werden eingespritzt. Die Chromatographie erfolgt über eine Dauer, die der 1,5fachen Retentionszeit des Benzylpenicillin-Peaks entspricht. Im Chromatogramm der Untersuchungslösung a darf eine der 4-Aminobenzoesäure entsprechende Peakfläche nicht größer sein als die Fläche des entsprechenden Peaks im Chromatogramm der Referenzlösung c (0,024 Prozent). Keine Peakfläche, mit Ausnahme der der 2 Hauptpeaks und des 4-Aminobenzoesäure-Peaks, darf größer sein als die Fläche des Benzylpenicillin-Peaks im Chromatogramm der Referenzlösung c (1 Prozent).

Wasser (2.5.12): 2,8 bis 4,2 Prozent, mit 0,500 g Substanz nach der Karl-Fischer-Methode bestimmt.

Sterilität (2.6.1): Benzylpenicillin-Procain zur Herstellung von Parenteralia, das dabei keinem weiteren geeigneten Sterilisationsverfahren unterworfen wird, muß der Prüfung entsprechen.

Pyrogene (2.6.8): Benzylpenicillin-Procain zur Herstellung von Parenteralia, das dabei keinem weiteren geeigneten Verfahren zur Beseitigung von Pyrogenen unterworfen wird, muß der Prüfung entsprechen. Je Kilogramm Körpermasse eines Kaninchens werden 0,5 ml einer Lösung von Natriumchlorid *R* (9 g · l^{-1}) in Wasser für Injektionszwecke *R*, die 5 mg Substanz je Milliliter enthält, injiziert.

Gehaltsbestimmung

Die Bestimmung erfolgt mit Hilfe der Flüssigchromatographie (2.2.29).

Die Lösungen sind unmittelbar vor Gebrauch herzustellen.

Untersuchungslösung a: 70,0 mg Substanz werden in der mobilen Phase zu 50,0 ml gelöst.

Untersuchungslösung b: 70,0 mg Substanz werden in der mobilen Phase zu 100,0 ml gelöst.

Referenzlösung a: 70,0 mg Benzylpenicillin-Procain *CRS* werden in der mobilen Phase zu 100,0 ml gelöst.

Referenzlösung b: 4 mg 4-Aminobenzoesäure *R* werden in der Referenzlösung a zu 25 ml gelöst.

Referenzlösung c: 16,8 mg 4-Aminobenzoesäure *R* werden in Wasser *R* zu 50,0 ml gelöst. 1,0 ml Lösung wird mit Wasser *R* zu 10,0 ml verdünnt. 1,0 ml dieser Lösung wird mit 1,0 ml Untersuchungslösung a versetzt und mit der mobilen Phase zu 100,0 ml verdünnt.

Die Chromatographie kann durchgeführt werden mit

- einer Säule aus rostfreiem Stahl von 0,25 m Länge und 4,6 mm innerem Durchmesser, gepackt mit octadecylsilyliertem Kieselgel zur Chromatographie *R* (5 µm)
- folgender mobilen Phase bei einer Durchflußrate von 1,75 ml je Minute: 250 ml Acetonitril *R*, 250 ml Wasser *R* und 500 ml einer Lösung, die Kaliumdihydrogenphosphat *R* (14 g · l^{-1}) und Tetrabutylammoniumhydroxid-Lösung *R* (6,5 g · l^{-1}) enthält und mit Kaliumhydroxid-Lösung (1 mol · l^{-1}) auf einen *p*H-Wert

von 7,0 eingestellt wurde, werden gemischt; falls erforderlich wird die Mischung mit Phosphorsäure 10 % *R* auf einen *p*H-Wert von 7,2 eingestellt
- einem Spektrometer als Detektor bei einer Wellenlänge von 225 nm.

10 µl Referenzlösung b werden eingespritzt. Wird das Chromatogramm unter den vorgeschriebenen Bedingungen aufgezeichnet, erfolgt die Elution der Substanzen in folgender Reihenfolge: 4-Aminobenzoesäure, Procain und Benzylpenicillin. Die Empfindlichkeit des Systems wird so eingestellt, daß die Höhe des 4-Aminobenzoesäure-Peaks mindestens 50 Prozent des maximalen Ausschlags beträgt. Die Bestimmung darf nur ausgewertet werden, wenn im Chromatogramm die Auflösung zwischen dem ersten (4-Aminobenzoesäure) und dem zweiten Peak (Procain) mindestens 2,0 beträgt. Falls erforderlich wird der Anteil von Acetonitril in der mobilen Phase geändert.

Die Referenzlösung a wird 6mal eingespritzt. Die Bestimmung darf nur ausgewertet werden, wenn die relative Standardabweichung der beiden Peakflächen jeweils höchstens 1,0 Prozent beträgt.

Untersuchungslösung b und Referenzlösung a werden abwechselnd eingespritzt. Der Prozentgehalt an Procain und Benzylpenicillin-Procain wird berechnet.

Lagerung

Dicht verschlossen. Falls die Substanz steril ist, im Behältnis mit Sicherheitsverschluß.

Beschriftung

Die Beschriftung gibt insbesondere, falls zutreffend, an
- Namen und Menge der zugesetzten Dispergier- oder Suspendiermittel
- daß die Substanz steril ist
- daß die Substanz pyrogenfrei ist.

Verunreinigungen

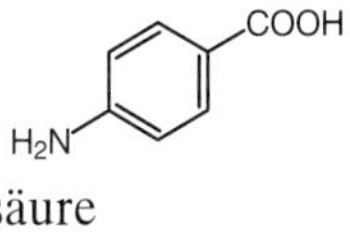

A. 4-Aminobenzoesäure

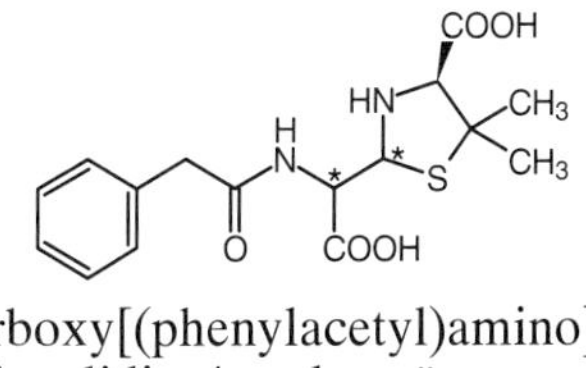

B. (4*S*)-2-[Carboxy[(phenylacetyl)amino]methyl]-5,5-dimethylthiazolidin-4-carbonsäure (Penicillosäuren des Benzylpenicillins)

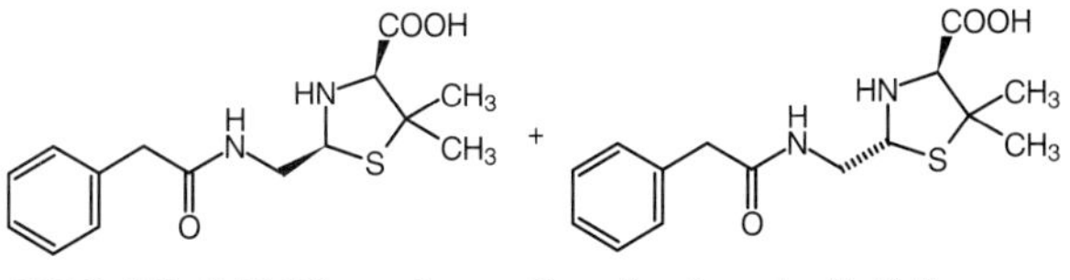

C. (2*RS*,4*S*)-2-[[(Phenylacetyl)amino]methyl]-5,5-dimethylthiazolidin-4-carbonsäure (Penillosäuren des Benzylpenicillins).

1999, 1070

Betadex

Betadexum

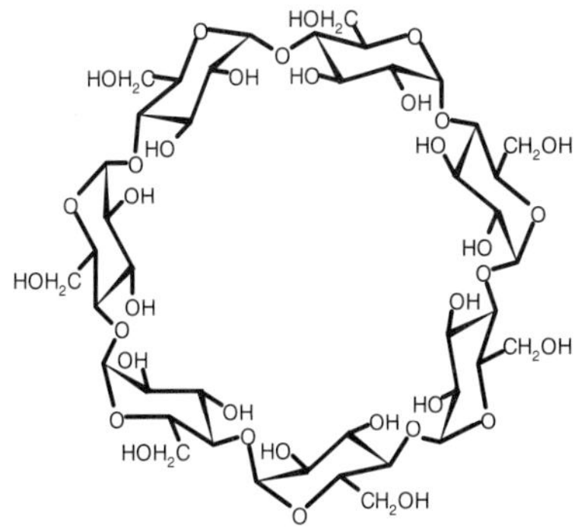

$[C_6H_{10}O_5]_7$ M_r 1135

Definition

Betadex (Betacyclodextrin) enthält mindestens 98,0 und höchstens 101,0 Prozent Cyclo-α-(1→4)-D-heptaglucopyranosid, berechnet auf die getrocknete Substanz.

Eigenschaften

Weißes bis fast weißes, amorphes oder kristallines Pulver; wenig löslich in Wasser, leicht löslich in Propylenglykol, praktisch unlöslich in Dichlormethan und wasserfreiem Ethanol.

Prüfung auf Identität

A. Die Substanz entspricht der Prüfung „Spezifische Drehung" (siehe „Prüfung auf Reinheit").

B. Die bei der „Gehaltsbestimmung" erhaltenen Chromatogramme werden ausgewertet. Die Retentionszeit und die Fläche des Hauptpeaks im Chromatogramm der Untersuchungslösung b entsprechen ungefähr der Retentionszeit und der Fläche des Hauptpeaks im Chromatogramm der Referenzlösung c.

C. 0,2 g Substanz werden in 2 ml Iod-Lösung *R* 4 unter Erhitzen im Wasserbad gelöst. Nach dem Erkaltenlassen auf Raumtemperatur bildet sich ein gelbbrauner Niederschlag.

Prüfung auf Reinheit

Prüflösung: 1,000 g Substanz wird unter Erwärmen in Wasser *R* gelöst. Nach dem Erkaltenlassen wird die Lösung mit Wasser *R* zu 100,0 ml verdünnt.

Aussehen der Lösung: Die Prüflösung muß klar (2.2.1) sein.

Spezifische Drehung (2.2.7): Die spezifische Drehung, an der Prüflösung bestimmt, muß zwischen +160 und +164° liegen, berechnet auf die getrocknete Substanz.

***p*H-Wert** (2.2.3): 10 ml Prüflösung werden mit 0,1 ml einer gesättigten Lösung von Kaliumchlorid *R* versetzt.

Der pH-Wert der Lösung muß zwischen 5,0 und 8,0 liegen.

Reduzierende Zucker:
Untersuchungslösung: 1 ml Prüflösung wird mit 1 ml Fehlingscher Lösung *R* 4 versetzt. Die Mischung wird 10 min lang im Wasserbad erhitzt, anschließend auf Raumtemperatur abgekühlt, mit 10 ml Ammoniummolybdat-Reagenz *R* 1 versetzt und 15 min lang stehengelassen.

Referenzlösung: Gleichzeitig, unter den gleichen Bedingungen wie für die Untersuchungslösung, wird eine Referenzlösung mit 1 ml einer Lösung von Glucose *R* (20 mg · l^{-1}) hergestellt.

Die Absorption (2.2.25) der Untersuchungslösung und der Referenzlösung wird jeweils im Maximum bei 740 nm gegen Wasser *R* als Kompensationsflüssigkeit gemessen. Die Absorption der Untersuchungslösung darf nicht größer sein als die Absorption der Referenzlösung (0,2 Prozent).

Lichtabsorbierende Verunreinigungen: Die Absorption (2.2.25) der Prüflösung wird zwischen 230 und 750 nm gemessen. Zwischen 230 und 350 nm darf die Absorption höchstens 0,10 und zwischen 350 und 750 nm höchstens 0,05 betragen.

Verwandte Substanzen: Die Prüfung erfolgt mit Hilfe der Flüssigchromatographie (2.2.29) wie unter „Gehaltsbestimmung" beschrieben. Untersuchungslösung a und Referenzlösung b werden getrennt eingespritzt. Im Chromatogramm der Untersuchungslösung a darf die Fläche des Gammacyclodextrin-Peaks und die Fläche des Alphacyclodextrin-Peaks nicht größer als das 0,5fache der entsprechenden Peakflächen im Chromatogramm der Referenzlösung b sein (0,25 Prozent). Die Summe aller Peakflächen, mit Ausnahme der des Hauptpeaks und der des Alpha- sowie des Gammacyclodextrin-Peaks, darf nicht größer sein als das 0,5fache der Fläche des Betadex-Peaks im Chromatogramm der Referenzlösung b (0,5 Prozent).

Lösungsmittel-Rückstände: Höchstens 10 ppm Trichloroethylen und höchstens 10 ppm Toluol. Die Prüfung erfolgt mit Hilfe der Gaschromatographie (2.2.28 Dampfraumanalyse, Methode b) unter Verwendung von Dichlorethan *R* als Interner Standard.

Untersuchungslösung: In 4 gleichen 20-ml-Probeflaschen werden 0,5 g Substanz in Wasser *R* gelöst. Nach Zusatz von 0,10 g Calciumchlorid *R* und 30 µl α-Amylase-Lösung *R* in jede Probeflasche werden in 3 der Probeflaschen getrennt je 1 ml der Referenzlösungen a bis c gegeben. Die Mischungen werden mit Wasser *R* zu 10 ml verdünnt.

Referenzlösung a: 5 µl Trichloroethylen *R*, 5 µl Toluol *R* und 10 µl Dichlorethan *R* werden mit Wasser *R* zu 1000 ml verdünnt.

Referenzlösung b: 10 µl Trichloroethylen *R*, 10 µl Toluol *R* und 10 µl Dichlorethan *R* werden mit Wasser *R* zu 1000 ml verdünnt.

Referenzlösung c: 15 µl Trichloroethylen *R*, 15 µl Toluol *R* und 10 µl Dichlorethan *R* werden mit Wasser *R* zu 1000 ml verdünnt.

Die Chromatographie kann durchgeführt werden mit

- einer Kapillarsäule aus Quarz von 25 m Länge und 0,32 mm innerem Durchmesser, belegt mit Macrogol 20 000 *R* (Filmdicke 1 µm)
- Helium zur Chromatographie *R* als Trägergas
- einem Flammenionisationsdetektor.

Die Temperatur der Säule wird bei 50 °C, die des Probeneinlasses bei 140 °C und die des Detektors bei 280 °C gehalten. Die Probeflaschen werden 2 h lang bei 45 °C gehalten.

200 µl der Gasphase jeder Probeflasche werden eingespritzt. Die Prüfung wird mindestens 3mal wiederholt. Die Retentionszeit von Toluol beträgt etwa 10 min. Die Prüfung darf nur ausgewertet werden, wenn die Auflösung zwischen den Peaks von Trichloroethylen und Toluol sowie die zwischen den Peaks von Toluol und Dichlorethan mindestens 1,1 beträgt und die relativen Standardabweichungen der Flächenverhältnisse zwischen dem Trichloroethylen-Peak beziehungsweise dem Toluol-Peak und dem Dichlorethan-Peak höchstens 5 Prozent betragen.

Der Gehalt an Trichloroethylen und an Toluol wird unter Berücksichtigung der relativen Dichten (1,46 beziehungsweise 0,87) berechnet.

Schwermetalle (2.4.8): 1,0 g Substanz muß der Grenzprüfung C auf Schwermetalle entsprechen (10 ppm). Zur Herstellung der Referenzlösung wird 1 ml Blei-Lösung (10 ppm Pb) *R* verwendet.

Trocknungsverlust (2.2.32): Höchstens 16,0 Prozent, mit 1,000 g Substanz durch 2 h langes Trocknen im Trokkenschrank bei 120 °C bestimmt.

Sulfatasche (2.4.14): Höchstens 0,1 Prozent, mit 1,0 g Substanz bestimmt.

Gehaltsbestimmung

Die Bestimmung erfolgt mit Hilfe der Flüssigchromatographie (2.2.29).

Untersuchungslösung a: 0,25 g Substanz werden unter Erwärmen in Wasser *R* gelöst. Nach dem Abkühlen wird mit Wasser *R* zu 25,0 ml verdünnt.

Untersuchungslösung b: 5,0 ml Untersuchungslösung a werden mit Wasser *R* zu 50,0 ml verdünnt.

Referenzlösung a: 25,0 mg Alphacyclodextrin *CRS*, 25,0 mg Gammacyclodextrin *CRS* und 50,0 mg Betacyclodextrin *CRS* werden in Wasser *R* zu 50,0 ml gelöst.

Referenzlösung b: 5,0 ml Referenzlösung a werden mit Wasser *R* zu 50,0 ml verdünnt.

Referenzlösung c: 25,0 mg Betacyclodextrin *CRS* werden in Wasser *R* zu 25,0 ml gelöst.

Die Chromatographie kann durchgeführt werden mit

- einer Säule aus rostfreiem Stahl von 0,25 m Länge und 4,6 mm innerem Durchmesser, gepackt mit octadecylsilyliertem Kieselgel zur Chromatographie *R* (10 µm)
- einer Mischung von 10 Volumteilen Methanol *R* und 90 Volumteilen Wasser *R* als mobile Phase bei einer Durchflußrate von 1,5 ml je Minute

- einem Differentialrefraktometer als Detektor (RI-Detektor)
- einer 50-µl-Probenschleife.

Die Säule wird mit der mobilen Phase bei einer Durchflußrate von 1,5 ml je Minute etwa 3 h lang äquilibriert. Anschließend wird jede Lösung getrennt eingespritzt. Die Chromatographie erfolgt über eine Dauer, die der 1,5fachen Retentionszeit von Betadex entspricht. Die Empfindlichkeit des Systems wird so eingestellt, daß die Höhe für den Gammacyclodextrin-Peak im Chromatogramm der Referenzlösung a 55 bis 75 Prozent des maximalen Ausschlags beträgt. Die Retentionszeit von Betadex beträgt etwa 10 min, die relative Retentionszeit des Gammacyclodextrins etwa 0,3 und die relative Retentionszeit des Alphacyclodextrins etwa 0,45. Die Bestimmung darf nur ausgewertet werden, wenn die Auflösung zwischen den Peaks von Gammacyclodextrin und Alphacyclodextrin mindestens 1,5 beträgt und die relative Standardabweichung der Fläche des Betadex-Peaks in den Chromatogrammen höchstens 2,0 Prozent beträgt. Falls erforderlich wird die Methanol-Konzentration in der mobilen Phase verändert, um die geforderte Auflösung zu erhalten.

Der Prozentgehalt an $[C_6H_{10}O_5]_7$ wird mit Hilfe der Fläche des Hauptpeaks in den Chromatogrammen der Untersuchungslösung b und der Referenzlösung c sowie mit Hilfe des angegebenen Gehalts von Betacyclodextrin *CRS* berechnet.

Lagerung

Dicht verschlossen.

Verunreinigungen

A. Alphacyclodextrin
B. Gammacyclodextrin.

1998, 975

Betamethasonacetat

Betamethasoni acetas

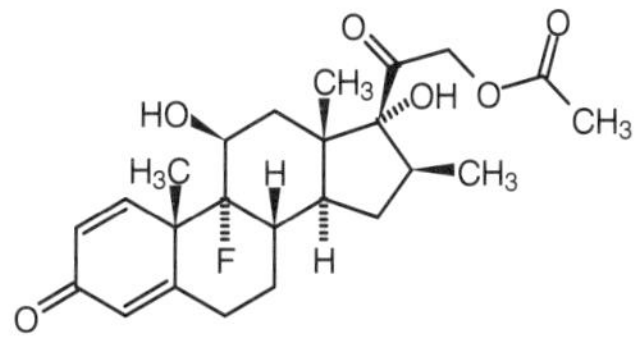

$C_{24}H_{31}FO_6$ M_r 434,5

Definition

Betamethasonacetat enthält mindestens 97,0 und höchstens 103,0 Prozent 9-Fluor-11β,17,21-trihydroxy-16β-methylpregna-1,4-dien-3,20-dion-21-acetat, berechnet auf die wasserfreie Substanz.

Eigenschaften

Weißes bis fast weißes, kristallines Pulver; praktisch unlöslich in Wasser, leicht löslich in Aceton, löslich in Dichlormethan und Ethanol.

Die Substanz zeigt Polymorphie.

Prüfung auf Identität

1: B, C.
2: A, C, D, E, F.

A. 10,0 mg Substanz werden in wasserfreiem Ethanol *R* zu 100,0 ml gelöst. 2,0 ml Lösung werden in einem Reagenzglas mit Schliffstopfen mit 10,0 ml Phenylhydrazin-Schwefelsäure *R* gemischt und 20 min lang im Wasserbad von 60 °C erhitzt. Die sofort abgekühlte Lösung zeigt ein Absorptionsmaximum (2.2.25) bei 419 nm mit einer Absorption von höchstens 0,10.

B. Die Prüfung erfolgt mit Hilfe der IR-Spektroskopie (2.2.24) durch Vergleich des Spektrums der Substanz mit dem von Betamethasonacetat *CRS*. Wenn die Spektren bei der Prüfung in fester Form unterschiedlich sind, werden Substanz und Referenzsubstanz getrennt in der eben notwendigen Menge Methanol *R* gelöst. Nach Eindampfen der Lösungen auf dem Wasserbad werden mit den Rückständen erneut Spektren aufgenommen.

C. Die Prüfung erfolgt mit Hilfe der Dünnschichtchromatographie (2.2.27) unter Verwendung einer Schicht eines geeigneten Kieselgels, das einen Fluoreszenzindikator mit intensivster Anregung der Fluoreszenz bei 254 nm enthält.

Untersuchungslösung: 10 mg Substanz werden in einer Mischung von 1 Volumteil Methanol *R* und 9 Volumteilen Dichlormethan *R* zu 10 ml gelöst.

Referenzlösung a: 20 mg Betamethasonacetat *CRS* werden in einer Mischung von 1 Volumteil Methanol *R* und 9 Volumteilen Dichlormethan *R* zu 20 ml gelöst.

Referenzlösung b: 10 mg Prednisolonacetat *CRS* werden in der Referenzlösung a zu 10 ml gelöst.

Auf die Platte werden getrennt 5 µl jeder Lösung aufgetragen. Die Chromatographie erfolgt mit einer Mischung von 1,2 Volumteilen Wasser *R* und 8 Volumteilen Methanol *R*, die einer Mischung von 15 Volumteilen Ether *R* und 77 Volumteilen Dichlormethan *R* zugesetzt wird, über eine Laufstrecke von 15 cm. Die Platte wird an der Luft trocknen gelassen und im ultravioletten Licht bei 254 nm ausgewertet. Der Hauptfleck im Chromatogramm der Untersuchungslösung entspricht in bezug auf Lage und Größe dem Hauptfleck im Chromatogramm der Referenzlösung a. Die Platte wird mit ethanolischer Schwefelsäure *R* besprüht, 10 min lang oder bis zum Erscheinen von Flecken bei 120 °C erhitzt und erkalten gelassen. Die Auswertung erfolgt im Tageslicht und im ultravioletten Licht bei 365 nm. Der Hauptfleck im Chromatogramm der Untersuchungslösung entspricht in bezug auf Lage, Farbe im Tageslicht, Fluoreszenz im ultravioletten Licht bei 365 nm und Größe dem Hauptfleck im Chromatogramm der Referenzlösung a. Die Prüfung darf nur ausgewertet werden,

B

Monographien

wenn das Chromatogramm der Referenzlösung b deutlich voneinander getrennt 2 Flecke zeigt.

D. Etwa 2 mg Substanz werden unter Schütteln in 2 ml Schwefelsäure *R* gelöst. Innerhalb von 5 min entwikkelt sich eine intensive, rotbraune Färbung. Die Lösung wird zu 10 ml Wasser *R* gegeben. Nach dem Mischen verblaßt die Färbung, und die Lösung bleibt klar.

E. Etwa 5 mg Substanz werden in einem Tiegel mit 45 mg schwerem Magnesiumoxid *R* gemischt. Die Mischung wird so lange geglüht, bis der Rückstand fast weiß ist (normalerweise weniger als 5 min lang). Nach dem Erkaltenlassen werden 1 ml Wasser *R*, 0,05 ml Phenolphthalein-Lösung *R* 1 und etwa 1 ml verdünnte Salzsäure *R* zugesetzt, damit die Lösung farblos ist. Die Mischung wird filtriert. Eine frisch hergestellte Mischung von 0,1 ml Alizarin-S-Lösung *R* und 0,1 ml Zirconiumnitrat-Lösung *R* wird mit 1,0 ml Filtrat versetzt. Nach dem Mischen wird 5 min lang stehengelassen und die Färbung mit der einer unter gleichen Bedingungen hergestellten Blindlösung verglichen. Die Lösung ist gelb, die Blindlösung rot gefärbt.

F. Etwa 10 mg Substanz geben die Identitätsreaktion auf Acetyl (2.3.1).

Prüfung auf Reinheit

Spezifische Drehung (2.2.7): 0,250 g Substanz werden in Dioxan *R* zu 25,0 ml gelöst. Die spezifische Drehung muß zwischen +120 und +128° liegen, berechnet auf die wasserfreie Substanz.

Verwandte Substanzen: Die Prüfung erfolgt mit Hilfe der Flüssigchromatographie (2.2.29).

Untersuchungslösung: 25,0 mg Substanz werden in 4 ml Acetonitril *R* gelöst. Die Lösung wird mit Acetonitril *R* zu 10,0 ml verdünnt.

Referenzlösung a: 2 mg Betamethasonacetat *CRS* und 2 mg Dexamethasonacetat *CRS* werden in der mobilen Phase zu 100,0 ml gelöst.

Referenzlösung b: 1,0 ml Untersuchungslösung wird mit der mobilen Phase zu 100,0 ml verdünnt.

Die Chromatographie kann durchgeführt werden mit

- einer Säule aus rostfreiem Stahl von 0,25 m Länge und 4,6 mm innerem Durchmesser, gepackt mit octadecylsilyliertem Kieselgel zur Chromatographie *R* (5 µm)
- folgender mobilen Phase bei einer Durchflußrate von 1 ml je Minute: In einem 1000-ml-Meßkolben werden 380 ml Acetonitril *R* mit 550 ml Wasser *R* gemischt; die Mischung wird zum Äquilibrieren stehengelassen, mit Wasser *R* zu 1000 ml verdünnt und erneut gemischt
- einem Spektrometer als Detektor bei einer Wellenlänge von 254 nm.

Die Säule wird etwa 30 min lang mit der mobilen Phase bei einer Durchflußrate von 1 ml je Minute äquilibriert.

Die Empfindlichkeit des Systems wird so eingestellt, daß die Höhe des Hauptpeaks im Chromatogramm mit 20 µl Referenzlösung b mindestens 50 Prozent des maximalen Ausschlags beträgt.

20 µl Referenzlösung a werden eingespritzt. Werden die Chromatogramme unter den vorgeschriebenen Bedingungen aufgezeichnet, betragen die Retentionszeiten für Betamethasonacetat etwa 19 min und für Dexamethasonacetat etwa 22 min. Die Prüfung darf nur ausgewertet werden, wenn die Auflösung zwischen den Peaks von Betamethasonacetat und Dexamethasonacetat mindestens 3,3 beträgt. Falls erforderlich wird die Konzentration von Acetonitril in der mobilen Phase geringfügig geändert.

Je 20 µl Untersuchungslösung und Referenzlösung b werden getrennt eingespritzt. Die Chromatographie erfolgt über eine Dauer, die der 2,5fachen Retentionszeit des Hauptpeaks im Chromatogramm der Untersuchungslösung entspricht. Im Chromatogramm der Untersuchungslösung darf keine Peakfläche, mit Ausnahme der des Hauptpeaks, größer sein als das 0,5fache der Fläche des Hauptpeaks im Chromatogramm der Referenzlösung b (0,5 Prozent). Im Chromatogramm der Untersuchungslösung darf die Summe aller Peakflächen, mit Ausnahme der des Hauptpeaks, nicht größer sein als das 1,25fache der Fläche des Hauptpeaks im Chromatogramm der Referenzlösung b (1,25 Prozent). Peaks, deren Fläche kleiner ist als das 0,05fache der Fläche des Hauptpeaks im Chromatogramm der Referenzlösung b, werden nicht berücksichtigt.

Wasser (2.5.12): Höchstens 4,0 Prozent, mit 0,100 g Substanz nach der Karl-Fischer-Methode bestimmt.

Gehaltsbestimmung

0,100 g Substanz werden in Ethanol 96 % *R* zu 100,0 ml gelöst. 2,0 ml Lösung werden mit Ethanol 96 % *R* zu 100,0 ml verdünnt. Die Absorption (2.2.25) wird im Maximum bei 240 nm gemessen.

Mit Hilfe der spezifischen Absorption wird der Gehalt an $C_{24}H_{31}FO_6$ errechnet ($A_{1\,cm}^{1\,\%}$ = 350).

Lagerung

Gut verschlossen, vor Licht geschützt.

Verunreinigungen

A. Betamethason

B. Dexamethasonacetat

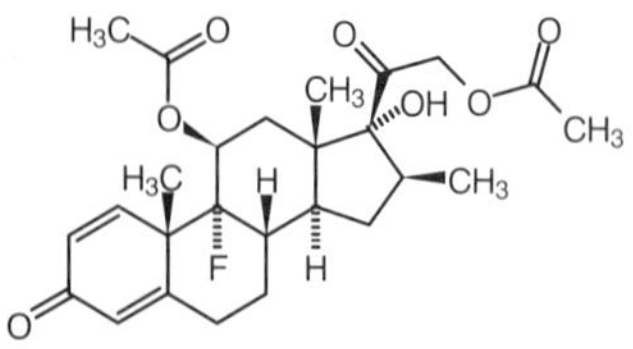

C. Betamethason-11,21-diacetat

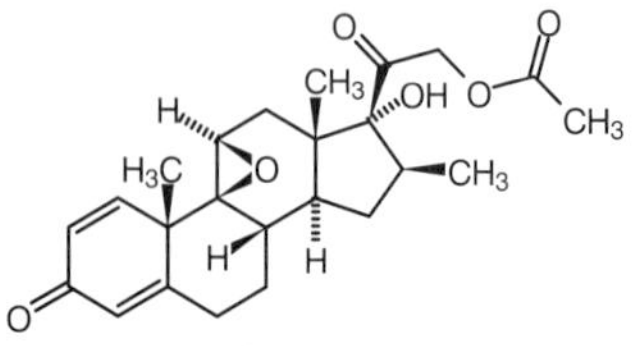

D. 9,11β-Epoxy-17,21-dihydroxy-16β-methyl-9β-pregna-1,4-dien-3,20-dion-21-acetat.

1998, 810

Betamethasondihydrogen-phosphat-Dinatrium

Betamethasoni natrii phosphas

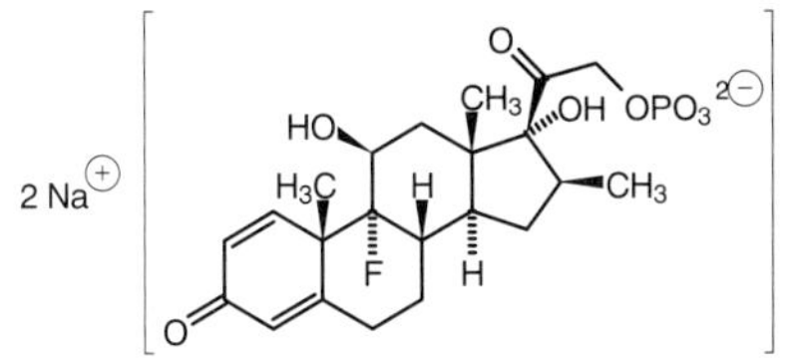

$C_{22}H_{28}FNa_2O_8P$ M_r 516,4

Definition

Betamethasondihydrogenphosphat-Dinatrium enthält mindestens 96,0 und höchstens 103,0 Prozent 9-Fluor-11β,17,21-trihydroxy-16β-methylpregna-1,4-dien-3,20-dion-21-dihydrogenphosphat, Dinatriumsalz, berechnet auf die wasserfreie Substanz.

Eigenschaften

Weißes bis fast weißes, sehr hygroskopisches Pulver; leicht löslich in Wasser, schwer löslich in Ethanol, praktisch unlöslich in Dichlormethan und Ether.

Prüfung auf Identität

1: B, C.

2: A, C, D, E, F.

A. 10,0 mg Substanz werden in 5 ml Wasser *R* gelöst. Die Lösung wird mit wasserfreiem Ethanol *R* zu 100,0 ml verdünnt. 2,0 ml Lösung werden in einem Reagenzglas mit Schliffstopfen mit 10,0 ml Phenylhydrazin-Schwefelsäure *R* gemischt und 20 min lang im Wasserbad von 60 °C erhitzt. Die sofort abgekühlte Lösung zeigt ein Absorptionsmaximum (2.2.25) bei 450 nm mit einer Absorption von höchstens 0,10.

B. Die Prüfung erfolgt mit Hilfe der IR-Spektroskopie (2.2.24) durch Vergleich des Spektrums der Substanz mit dem von Betamethasondihydrogenphosphat-Dinatrium *CRS*. Wenn die Spektren bei der Prüfung in fester Form unterschiedlich sind, werden Substanz und Referenzsubstanz getrennt in der eben notwendigen Menge Ethanol 96 % *R* gelöst. Nach Eindampfen der Lösungen auf dem Wasserbad werden mit den Rückständen erneut Spektren aufgenommen.

C. Die Prüfung erfolgt mit Hilfe der Dünnschichtchromatographie (2.2.27) unter Verwendung einer Schicht eines geeigneten Kieselgels, das einen Fluoreszenzindikator mit intensivster Anregung der Fluoreszenz bei 254 nm enthält.

Untersuchungslösung: 10 mg Substanz werden in Methanol *R* zu 10 ml gelöst.

Referenzlösung a: 10 mg Betamethasondihydrogenphosphat-Dinatrium *CRS* werden in Methanol *R* zu 10 ml gelöst.

Referenzlösung b: 10 mg Prednisolondihydrogenphosphat-Dinatrium *CRS* werden in Methanol *R* zu 10 ml gelöst. 5 ml Lösung werden mit der Referenzlösung a zu 10 ml verdünnt.

Auf die Platte werden getrennt 5 µl jeder Lösung aufgetragen. Die Chromatographie erfolgt mit einer Mischung von 20 Volumteilen Essigsäure *R*, 20 Volumteilen Wasser *R* und 60 Volumteilen 1-Butanol *R* über eine Laufstrecke von 15 cm. Die Platte wird an der Luft trocknen gelassen und im ultravioletten Licht bei 254 nm ausgewertet. Der Hauptfleck im Chromatogramm der Untersuchungslösung entspricht in bezug auf Lage und Größe dem Hauptfleck im Chromatogramm der Referenzlösung a. Die Platte wird mit ethanolischer Schwefelsäure *R* besprüht, 10 min lang oder bis zum Erscheinen von Flecken bei 120 °C erhitzt und erkalten gelassen. Die Auswertung erfolgt im Tageslicht und im ultravioletten Licht bei 365 nm. Der Hauptfleck im Chromatogramm der Untersuchungslösung entspricht in bezug auf Lage, Farbe im Tageslicht, Fluoreszenz im ultravioletten Licht bei 365 nm und Größe dem Hauptfleck im Chromatogramm der Referenzlösung a. Die Prüfung darf nur ausgewertet werden, wenn das Chromatogramm der Referenzlösung b zwei Flecke zeigt, die möglicherweise nicht vollständig voneinander getrennt sind.

D. Etwa 2 mg Substanz werden unter Schütteln in 2 ml Schwefelsäure *R* gelöst. Innerhalb von 5 min entwickelt sich eine intensive, rotbraune Färbung. Die Lösung wird zu 10 ml Wasser *R* gegeben. Nach dem Mischen verblaßt die Färbung, und die Lösung bleibt klar.

E. Etwa 5 mg Substanz werden in einem Tiegel mit 45 mg schwerem Magnesiumoxid *R* gemischt. Die Mischung wird so lange geglüht, bis der Rückstand fast weiß ist (normalerweise weniger als 5 min). Nach dem Erkaltenlassen werden 1 ml Wasser *R*, 0,05 ml Phenolphthalein-Lösung *R* 1 und etwa 1 ml verdünnte Salzsäure *R* zugesetzt, damit die Lösung farblos ist. Die Mischung wird filtriert und 1,0 ml Filtrat mit einer frisch hergestellten Mischung von 0,1 ml Alizarin-S-Lösung *R* und 0,1 ml Zirconiumnitrat-Lösung *R* versetzt. Nach dem Mischen wird 5 min lang stehengelassen und die Färbung mit der einer unter gleichen Bedingungen hergestellten Blindlösung verglichen. Die Lösung ist gelb, die Blindlösung rot gefärbt.

F. Etwa 40 mg Substanz werden mit 2 ml Schwefelsäure *R* bis zum Erscheinen weißer Dämpfe vorsichtig erhitzt. Dann wird tropfenweise mit Salpetersäure *R* versetzt und so lange weiter erhitzt, bis die Lösung fast farblos ist. Nach dem Abkühlen wird mit 2 ml Wasser *R* versetzt, erneut bis zum Erscheinen weißer Dämpfe erhitzt und abgekühlt. Nach Zusatz von 10 ml Wasser *R* wird mit verdünnter Ammoniak-Lösung *R* 1 gegen rotes Lackmuspapier *R* neutralisiert. Die Lösung gibt die Identitätsreaktion a auf Natrium (2.3.1) und die Identitätsreaktion b auf Phosphat (2.3.1).

B

Monographien

Prüfung auf Reinheit

Prüflösung: 1,0 g Substanz wird in kohlendioxidfreiem Wasser *R* zu 20 ml gelöst.

Aussehen der Lösung: Die Prüflösung muß klar (2.2.1) und darf nicht stärker gefärbt sein als die Farbvergleichslösung B_7 (2.2.2, Methode II).

***p*H-Wert** (2.2.3): 1 ml Prüflösung wird mit kohlendioxidfreiem Wasser *R* zu 5 ml verdünnt. Der *p*H-Wert dieser Lösung muß zwischen 7,5 und 9,0 liegen.

Spezifische Drehung (2.2.7): 0,250 g Substanz werden in Wasser *R* zu 25,0 ml gelöst. Die spezifische Drehung muß zwischen +98 und +104° liegen, berechnet auf die wasserfreie Substanz.

Verwandte Substanzen: Die Prüfung erfolgt mit Hilfe der Flüssigchromatographie (2.2.29).

Untersuchungslösung: 62,5 mg Substanz werden in der mobilen Phase zu 25,0 ml gelöst.

Referenzlösung a: 25 mg Betamethasondihydrogenphosphat-Dinatrium *CRS* und 25 mg Dexamethasondihydrogenphosphat-Dinatrium *CRS* werden in der mobilen Phase zu 25,0 ml gelöst. 1,0 ml Lösung wird mit der mobilen Phase zu 25,0 ml verdünnt.

Referenzlösung b: 1,0 ml Untersuchungslösung wird mit der mobilen Phase zu 50,0 ml verdünnt.

Die Chromatographie kann durchgeführt werden mit
- einer Säule aus rostfreiem Stahl von 0,25 m Länge und 4,6 mm innerem Durchmesser, gepackt mit octadecylsilyliertem Kieselgel zur Chromatographie *R* (5 µm)
- folgender Mischung als mobile Phase bei einer Durchflußrate von 1 ml je Minute: In einem 250-ml-Erlenmeyerkolben werden 1,360 g Kaliumdihydrogenphosphat *R* und 0,600 g Hexylamin *R* gemischt, die Mischung wird 10 min lang stehengelassen und in 185 ml Wasser *R* gelöst; nach Zusatz von 65 ml Acetonitril *R* wird gemischt und filtriert (0,45 µm)
- einem Spektrometer als Detektor bei einer Wellenlänge von 254 nm.

Die Säule wird mit der mobilen Phase bei einer Durchflußrate von 1 ml je Minute etwa 45 min lang äquilibriert.

Die Empfindlichkeit des Systems wird so eingestellt, daß die Höhe des Hauptpeaks im Chromatogramm der Referenzlösung b 70 bis 90 Prozent des maximalen Ausschlags beträgt.

20 µl Referenzlösung a werden eingespritzt. Werden die Chromatogramme unter den vorgeschriebenen Bedingungen aufgezeichnet, so betragen die Retentionszeiten für Betamethasondihydrogenphosphat-Dinatrium etwa 14 min und für Dexamethasondihydrogenphosphat-Dinatrium etwa 15,5 min. Die Prüfung darf nur ausgewertet werden, wenn die Auflösung zwischen den Peaks von Betamethasondihydrogenphosphat-Dinatrium und Dexamethasondihydrogenphosphat-Dinatrium mindestens 2,0 beträgt. Falls erforderlich wird die Konzentration von Acetonitril oder von Wasser in der mobilen Phase erhöht.

Je 20 µl Untersuchungslösung und Referenzlösung b werden getrennt eingespritzt. Die Chromatographie erfolgt über eine Dauer, die der 2fachen Retentionszeit des Hauptpeaks entspricht. Im Chromatogramm der Untersuchungslösung darf keine Peakfläche, mit Ausnahme der des Hauptpeaks, größer sein als die Fläche des Hauptpeaks im Chromatogramm der Referenzlösung b (2 Prozent), und höchstens eine dieser Peakflächen darf größer sein als das 0,5fache der Fläche des Hauptpeaks im Chromatogramm der Referenzlösung b (1 Prozent). Im Chromatogramm der Untersuchungslösung darf die Summe aller Peakflächen, mit Ausnahme der des Hauptpeaks, nicht größer sein als das 1,5fache der Fläche des Hauptpeaks im Chromatogramm der Referenzlösung b (3 Prozent). Peaks, deren Fläche kleiner ist als das 0,025fache der Fläche des Hauptpeaks im Chromatogramm der Referenzlösung b, werden nicht berücksichtigt.

Anorganisches Phosphat: 50 mg Substanz werden in Wasser *R* zu 100 ml gelöst. 10 ml Lösung werden mit 5 ml Molybdat-Vanadat-Reagenz *R* gemischt und 5 min lang stehengelassen. Die Lösung darf nicht stärker gelb gefärbt sein als eine gleichzeitig unter gleichen Bedingungen mit 10 ml Phosphat-Lösung (5 ppm PO_4) *R* hergestellte Referenzlösung (1 Prozent).

Wasser (2.5.12): Höchstens 8,0 Prozent, mit 0,200 g Substanz nach der Karl-Fischer-Methode bestimmt.

Gehaltsbestimmung

0,100 g Substanz werden in Wasser *R* zu 100,0 ml gelöst. 5,0 ml Lösung werden mit Wasser *R* zu 250,0 ml verdünnt. Die Absorption (2.2.25) wird im Maximum bei 241 nm gemessen.

Der Gehalt an $C_{22}H_{28}FNa_2O_8P$ wird mit Hilfe der spezifischen Absorption errechnet ($A_{1\,cm}^{1\,\%}$ = 297).

Lagerung

Dicht verschlossen, vor Licht geschützt.

1999, 809

Betamethasondipropionat

Betamethasoni dipropionas

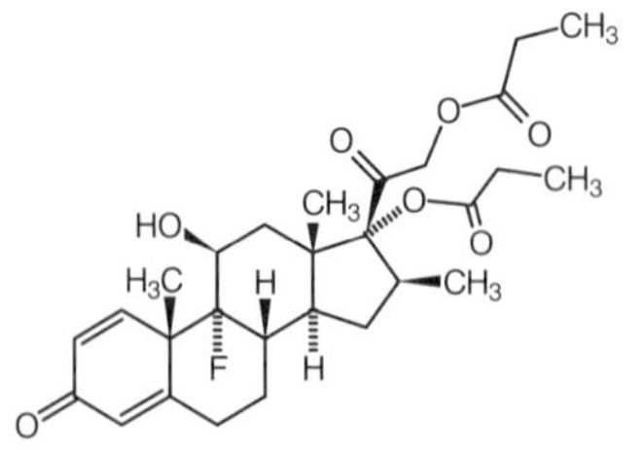

$C_{28}H_{37}FO_7$ M_r 504,6

Definition

Betamethasondipropionat enthält mindestens 97,0 und höchstens 103,0 Prozent 9-Fluor-11β,17,21-trihydroxy-

16β-methylpregna-1,4-dien-3,20-dion-17,21-dipropionat, berechnet auf die getrocknete Substanz.

Eigenschaften

Weißes bis fast weißes, kristallines Pulver; praktisch unlöslich in Wasser, leicht löslich in Aceton und Dichlormethan, wenig löslich in Ethanol.

Prüfung auf Identität

1: B, C.
2: A, D, E, F.

A. 10,0 mg Substanz werden in wasserfreiem Ethanol *R* zu 100,0 ml gelöst. 2,0 ml Lösung werden in einem Reagenzglas aus Glas mit Schliffstopfen mit 10,0 ml Phenylhydrazin-Schwefelsäure *R* gemischt und 20 min lang im Wasserbad von 60 °C erhitzt. Die sofort abgekühlte Lösung zeigt ein Absorptionsmaximum (2.2.25) bei 419 nm mit einer Absorption von höchstens 0,10.

B. Die Prüfung erfolgt mit Hilfe der IR-Spektroskopie (2.2.24) durch Vergleich des Spektrums der Substanz mit dem von Betamethasondipropionat *CRS*.

C. Die Prüfung erfolgt mit Hilfe der Dünnschichtchromatographie (2.2.27) unter Verwendung einer Schicht eines geeigneten Kieselgels, das einen Fluoreszenzindikator mit intensivster Anregung der Fluoreszenz bei 254 nm enthält.

Untersuchungslösung: 10 mg Substanz werden in einer Mischung von 1 Volumteil Methanol *R* und 9 Volumteilen Dichlormethan *R* zu 10 ml gelöst.

Referenzlösung a: 10 mg Betamethasondipropionat *CRS* werden in einer Mischung von 1 Volumteil Methanol *R* und 9 Volumteilen Dichlormethan *R* zu 10 ml gelöst.

Referenzlösung b: 10 mg Desoxycortonacetat *CRS* werden in einer Mischung von 1 Volumteil Methanol *R* und 9 Volumteilen Dichlormethan *R* zu 10 ml gelöst. 5 ml Lösung werden mit der Referenzlösung a zu 10 ml verdünnt.

Auf die Platte werden getrennt 5 µl jeder Lösung aufgetragen. Die Chromatographie erfolgt mit einer Mischung von 1,2 Volumteilen Wasser *R* und 8 Volumteilen Methanol *R*, die einer Mischung von 15 Volumteilen Ether *R* und 77 Volumteilen Dichlormethan *R* zugesetzt wird, über eine Laufstrecke von 15 cm. Die Platte wird an der Luft trocknen gelassen und im ultravioletten Licht bei 254 nm ausgewertet. Der Hauptfleck im Chromatogramm der Untersuchungslösung entspricht in bezug auf Lage und Größe dem Hauptfleck im Chromatogramm der Referenzlösung a. Die Platte wird mit ethanolischer Schwefelsäure *R* besprüht, 10 min lang oder bis zum Erscheinen der Flecke bei 120 °C erhitzt und erkalten gelassen. Die Auswertung erfolgt im Tageslicht und im ultravioletten Licht bei 365 nm. Der Hauptfleck im Chromatogramm der Untersuchungslösung entspricht in bezug auf Lage, Farbe im Tageslicht, Fluoreszenz im ultravioletten Licht bei 365 nm und Größe dem Hauptfleck im Chromatogramm der Referenzlösung a. Die Prüfung darf nur ausgewertet werden, wenn das Chromatogramm der Referenzlösung b deutlich voneinander getrennt 2 Flecke zeigt.

D. Die Prüfung erfolgt mit Hilfe der Dünnschichtchromatographie (2.2.27) unter Verwendung einer Schicht eines geeigneten Kieselgels, das einen Fluoreszenzindikator mit intensivster Anregung der Fluoreszenz bei 254 nm enthält.

Untersuchungslösung a: 25 mg Substanz werden unter Erwärmen in Methanol *R* zu 5 ml gelöst (Stammlösung A). 2 ml Stammlösung A werden mit Dichlormethan *R* zu 10 ml verdünnt.

Untersuchungslösung b: 2 ml Stammlösung A werden in ein Reagenzglas aus Glas von 15 ml Inhalt mit einem Schliffstopfen oder einem Stopfen aus Polytetrafluorethylen gegeben. Nach Zusatz von 10 ml gesättigter methanolischer Kaliumhydrogencarbonat-Lösung *R* wird sofort 5 min lang ein kräftiger Strom von Stickstoff *R* durch die Lösung geleitet. Das Reagenzglas wird verschlossen, 2 h lang unter Lichtschutz im Wasserbad von 45 °C erwärmt und anschließend erkalten gelassen.

Referenzlösung a: 25 mg Betamethasondipropionat *CRS* werden unter Erwärmen in Methanol *R* zu 5 ml gelöst (Stammlösung B). 2 ml Stammlösung B werden mit Dichlormethan *R* zu 10 ml verdünnt.

Referenzlösung b: 2 ml Stammlösung B werden in ein Reagenzglas aus Glas von 15 ml Inhalt mit einem Schliffstopfen oder einem Stopfen aus Polytetrafluorethylen gegeben. Nach Zusatz von 10 ml gesättigter methanolischer Kaliumhydrogencarbonat-Lösung *R* wird sofort 5 min lang ein kräftiger Strom von Stickstoff *R* durch die Lösung geleitet. Das Reagenzglas wird verschlossen, 2 h lang unter Lichtschutz im Wasserbad von 45 °C erwärmt und anschließend erkalten gelassen.

Auf die Platte werden getrennt 5 µl jeder Lösung aufgetragen. Die Chromatographie erfolgt mit einer Mischung von 1,2 Volumteilen Wasser *R* und 8 Volumteilen Methanol *R*, die einer Mischung von 15 Volumteilen Ether *R* und 77 Volumteilen Dichlormethan *R* zugesetzt wird, über eine Laufstrecke von 15 cm. Die Platte wird an der Luft trocknen gelassen und im ultravioletten Licht bei 254 nm ausgewertet. Die Hauptflecke in den Chromatogrammen der Untersuchungslösungen entsprechen in bezug auf Lage und Größe den Hauptflecken in den Chromatogrammen der entsprechenden Referenzlösungen. Die Platte wird mit ethanolischer Schwefelsäure *R* besprüht, 10 min lang oder bis zum Erscheinen von Flecken bei 120 °C erhitzt und erkalten gelassen. Die Auswertung erfolgt im Tageslicht und im ultravioletten Licht bei 365 nm. Die Hauptflecke in den Chromatogrammen der Untersuchungslösungen entsprechen in bezug auf Lage, Farbe im Tageslicht, Fluoreszenz im ultravioletten Licht bei 365 nm und Größe den Hauptflecken in den Chromatogrammen der entsprechenden Referenzlösungen. Die Hauptflecke in den Chromatogrammen der Untersuchungslösung b und der Referenzlösung b haben einen deutlich kleineren R_f-Wert als die Hauptflecke in den Chromatogrammen der Untersuchungslösung a und der Referenzlösung a.

E. Etwa 2 mg Substanz werden unter Schütteln in 2 ml Schwefelsäure *R* gelöst. Innerhalb von 5 min entwickelt sich eine intensive, rotbraune Färbung. Die Lösung wird zu 10 ml Wasser *R* gegeben. Nach dem Mischen verblaßt die Färbung, und die Lösung bleibt klar.

F. Etwa 5 mg Substanz werden in einem Tiegel mit 45 mg schwerem Magnesiumoxid *R* gemischt. Die Mischung wird so lange geglüht, bis der Rückstand fast weiß ist (normalerweise weniger als 5 min). Nach dem Erkaltenlassen werden 1 ml Wasser *R*, 0,05 ml Phenolphthalein-Lösung *R* 1 und etwa 1 ml verdünnte Salzsäure *R* zugesetzt, damit die Lösung farblos ist. Die Mischung wird filtriert und 1,0 ml Filtrat mit einer frisch hergestellten Mischung von 0,1 ml Alizarin-S-Lösung *R* und 0,1 ml Zirconiumnitrat-Lösung *R* versetzt. Nach dem Mischen wird 5 min lang stehengelassen und die Färbung mit der einer unter gleichen Bedingungen hergestellten Blindlösung verglichen. Die Lösung ist gelb, die Blindlösung rot gefärbt.

Prüfung auf Reinheit

Spezifische Drehung (2.2.7): 0,250 g Substanz werden in Dioxan *R* zu 25,0 ml gelöst. Die spezifische Drehung muß zwischen +63 und +70° liegen, berechnet auf die getrocknete Substanz.

Verwandte Substanzen: Die Prüfung erfolgt mit Hilfe der Flüssigchromatographie (2.2.29).

Untersuchungslösung: 62,5 mg Substanz werden in der mobilen Phase zu 25,0 ml gelöst.

Referenzlösung a: 2,5 mg Betamethasondipropionat *CRS* und 2,5 mg Beclomethasondipropionat *CRS* werden in der mobilen Phase zu 50,0 ml gelöst.

Referenzlösung b: 1,0 ml Untersuchungslösung wird mit der mobilen Phase zu 50,0 ml verdünnt.

Die Chromatographie kann durchgeführt werden mit

- einer Säule aus rostfreiem Stahl von 0,25 m Länge und 4,6 mm innerem Durchmesser, gepackt mit octadecylsilyliertem Kieselgel zur Chromatographie *R* (5 µm)
- folgender Mischung als mobile Phase bei einer Durchflußrate von 1 ml je Minute: 350 ml Wasser *R* werden mit 600 ml Acetonitril *R* sorgfältig gemischt; die Mischung wird zum Äquilibrieren stehengelassen, mit Wasser *R* zu 1000 ml verdünnt und erneut gemischt
- einem Spektrometer als Detektor bei einer Wellenlänge von 254 nm.

Die Säule wird mit der mobilen Phase bei einer Durchflußrate von 1 ml je Minute etwa 45 min lang äquilibriert.

Die Empfindlichkeit des Systems wird so eingestellt, daß die Höhe des Hauptpeaks im Chromatogramm der Referenzlösung b 70 bis 90 Prozent des maximalen Ausschlags beträgt.

20 µl Referenzlösung a werden eingespritzt. Werden die Chromatogramme unter den vorgeschriebenen Bedingungen aufgezeichnet, betragen die Retentionszeiten etwa 9 min für Betamethasondipropionat und etwa 10,7 min für Beclomethasondipropionat. Die Prüfung darf nur ausgewertet werden, wenn die Auflösung zwischen den Peaks von Betamethasondipropionat und Beclomethasondipropionat mindestens 2,5 beträgt. Falls erforderlich wird die Konzentration von Acetonitril in der mobilen Phase geändert.

Je 20 µl Untersuchungslösung und Referenzlösung b werden getrennt eingespritzt. Die Chromatographie erfolgt über eine Dauer, die der 2,5fachen Retentionszeit des Hauptpeaks entspricht. Im Chromatogramm der Untersuchungslösung darf keine Peakfläche, mit Ausnahme der des Hauptpeaks, größer sein als das 0,75fache der Fläche des Hauptpeaks im Chromatogramm der Referenzlösung b (1,5 Prozent), und höchstens eine dieser Peakflächen darf größer sein als das 0,5fache der Fläche des Hauptpeaks im Chromatogramm der Referenzlösung b (1 Prozent). Im Chromatogramm der Untersuchungslösung darf die Summe aller Peakflächen, mit Ausnahme der des Hauptpeaks, nicht größer sein als das 1,25fache der Fläche des Hauptpeaks im Chromatogramm der Referenzlösung b (2,5 Prozent). Peaks, deren Fläche kleiner ist als das 0,025fache der Fläche des Hauptpeaks im Chromatogramm der Referenzlösung b, werden nicht berücksichtigt.

Trocknungsverlust (2.2.32): Höchstens 1,0 Prozent, mit 0,500 g Substanz durch Trocknen im Trockenschrank bei 100 bis 105 °C bestimmt.

Gehaltsbestimmung

50,0 mg Substanz werden in Ethanol 96 % *R* zu 100,0 ml gelöst. 2,0 ml Lösung werden mit Ethanol 96 % *R* zu 50,0 ml verdünnt. Die Absorption (2.2.25) wird im Maximum bei 240 nm gemessen.

Der Gehalt an $C_{28}H_{37}FO_7$ wird mit Hilfe der spezifischen Absorption errechnet ($A^{1\%}_{1\,cm}$ = 305).

Lagerung

Gut verschlossen, vor Licht geschützt.

1999, 1073

Biotin

Biotinum

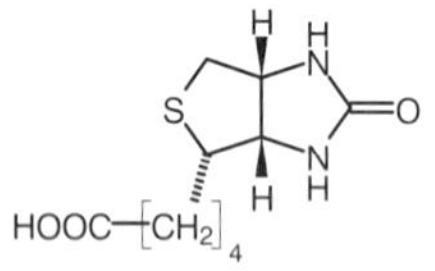

$C_{10}H_{16}N_2O_3S$ M_r 244,3

Definition

Biotin enthält mindestens 98,5 und höchstens 101,0 Prozent 5-[(3a*S*,4*S*,6a*R*)-2-Oxohexahydrothieno[3,4-*d*]imidazol-4-yl]pentansäure, berechnet auf die getrocknete Substanz.

Eigenschaften

Weißes, kristallines Pulver oder farblose Kristalle; sehr schwer löslich in Wasser und Ethanol, praktisch unlöslich in Aceton. Die Substanz löst sich in verdünnten Alkalihydroxid-Lösungen.

Prüfung auf Identität

1: A.
2: B, C.

A. Die Prüfung erfolgt mit Hilfe der IR-Spektroskopie (2.2.24) durch Vergleich des Spektrums der Substanz mit dem von Biotin *CRS*.

B. Die bei der Prüfung „Verwandte Substanzen“ (siehe „Prüfung auf Reinheit“) erhaltenen Chromatogramme werden ausgewertet. Der Hauptfleck im Chromatogramm der Untersuchungslösung b entspricht in bezug auf Lage und Größe dem Hauptfleck im Chromatogramm der Referenzlösung a.

C. Etwa 10 mg Substanz werden unter Erwärmen in 20 ml Wasser *R* gelöst. Die Lösung wird erkalten gelassen. Nach Zusatz von 0,1 ml Bromwasser *R* wird dieses entfärbt.

Prüfung auf Reinheit

Prüflösung: 0,250 g Substanz werden in einer Lösung von Natriumhydroxid *R* (4 g · l^{-1}) zu 25,0 ml gelöst.

Aussehen der Lösung: Die Prüflösung muß klar (2.2.1) und farblos (2.2.2, Methode II) sein.

Spezifische Drehung (2.2.7): Die spezifische Drehung, an der Prüflösung bestimmt, muß zwischen +89 und +93° liegen, berechnet auf die getrocknete Substanz.

Verwandte Substanzen: Die Prüfung erfolgt mit Hilfe der Dünnschichtchromatographie (2.2.27) unter Verwendung einer Schicht eines geeigneten Kieselgels (5 µm).

Die Lösungen werden unmittelbar vor Gebrauch hergestellt und unter Ausschluß direkter Lichteinwirkung aufbewahrt.

Untersuchungslösung a: 50 mg Substanz werden in Essigsäure 98 % *R* zu 10 ml gelöst.

Untersuchungslösung b: 1 ml Untersuchungslösung a wird mit Essigsäure 98 % *R* zu 10 ml verdünnt.

Referenzlösung a: 5 mg Biotin *CRS* werden in Essigsäure 98 % *R* zu 10 ml gelöst.

Referenzlösung b: 1 ml Untersuchungslösung b wird mit Essigsäure 98 % *R* zu 20 ml verdünnt.

Referenzlösung c: 1 ml Untersuchungslösung b wird mit Essigsäure 98 % *R* zu 40 ml verdünnt.

Auf die Platte werden getrennt 10 µl jeder Lösung aufgetragen. Die Chromatographie erfolgt mit einer Mischung von 5 Volumteilen Methanol *R*, 25 Volumteilen Essigsäure 98 % *R* und 75 Volumteilen Toluol *R* über eine Laufstrecke von 15 cm. Die Platte wird im Warmluftstrom getrocknet und erkalten gelassen. Anschließend wird die Platte mit Dimethylaminozimtaldehyd-Lösung *R* besprüht und sofort im Tageslicht ausgewertet. Kein im Chromatogramm der Untersuchungslösung a auftretender Nebenfleck darf größer oder stärker gefärbt sein als der Fleck im Chromatogramm der Referenzlösung b (0,5 Prozent), und höchstens ein Nebenfleck darf größer oder stärker gefärbt sein als der Fleck im Chromatogramm der Referenzlösung c (0,25 Prozent).

Schwermetalle (2.4.8): 1,0 g Substanz muß der Grenzprüfung C auf Schwermetalle entsprechen (10 ppm). Zur Herstellung der Referenzlösung wird 1 ml Blei-Lösung (10 ppm Pb) *R* verwendet.

Trocknungsverlust (2.2.32): Höchstens 1,0 Prozent, mit 1,000 g Substanz durch Trocknen im Trockenschrank bei 100 bis 105 °C bestimmt.

Sulfatasche (2.4.14): Höchstens 0,1 Prozent, mit 1,0 g Substanz bestimmt.

Gehaltsbestimmung

0,200 g Substanz werden in 5 ml Dimethylformamid *R* suspendiert. Die Mischung wird so lange erhitzt, bis sich die Substanz vollständig gelöst hat. Nach Zusatz von 50 ml wasserfreiem Ethanol *R* wird mit Tetrabutylammoniumhydroxid-Lösung (0,1 mol · l^{-1}) titriert. Der Endpunkt wird mit Hilfe der Potentiometrie (2.2.20) bestimmt.

1 ml Tetrabutylammoniumhydroxid-Lösung (0,1 mol · l^{-1}) entspricht 24,43 mg $C_{10}H_{16}N_2O_3S$.

Lagerung

Gut verschlossen, vor Licht geschützt.

Verunreinigungen

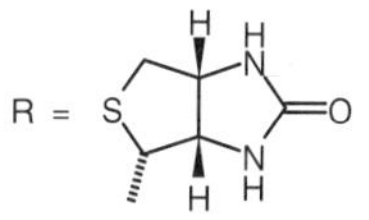

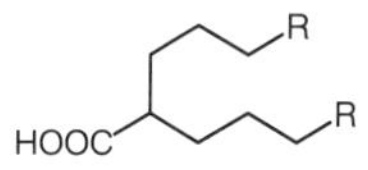

A. Di[3-[(3a*S*,4*S*,6a*R*)-2-oxohexahydrothieno[3,4-*d*]imidazol-4-yl]propyl]essigsäure

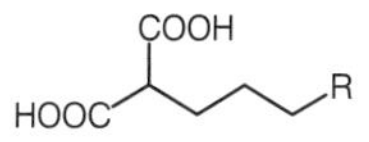

B. 4-[(3a*S*,4*S*,6a*R*)-2-Oxohexahydrothieno[3,4-*d*]imidazol-4-yl]butan-1,1-dicarbonsäure

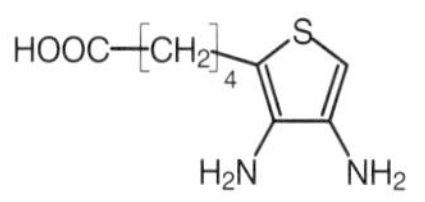

C. 5-(3,4-Diamino-2-thienyl)pentansäure

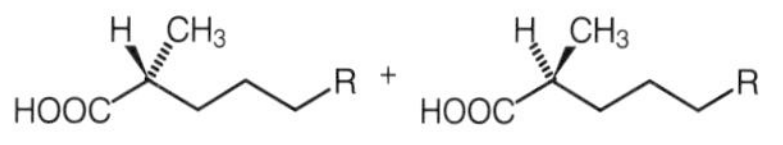

D. 2-Methyl-5-[(3a*S*,4*S*,6a*R*)-2-oxohexahydrothieno[3,4-*d*]imidazol-4-yl]pentansäure

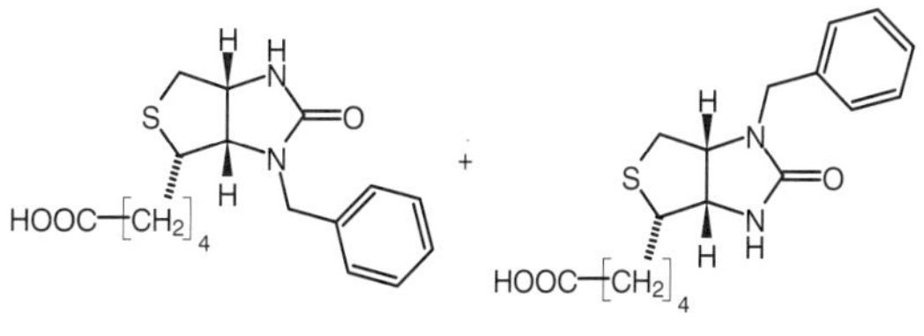

E. 5-[(3a*S*,4*S*,6a*R*)-*N*-Benzyl-2-oxohexahydrothieno[3,4-*d*]imidazol-4-yl]pentansäure.

1998, 1174

Birkenblätter
Betulae folium

Definition

Birkenblätter bestehen aus den ganzen oder geschnittenen, getrockneten Laubblättern von *Betula pendula* Roth, von *Betula pubescens* Ehrh., von beiden Arten oder auch von Hybriden beider Arten. Die Droge enthält mindestens 1,5 Prozent Flavonoide, berechnet als Hyperosid ($C_{21}H_{20}O_{12}$; M_r 464,4) und bezogen auf die getrocknete Droge.

Eigenschaften

Die Droge weist die unter „Prüfung auf Identität, A und B" beschriebenen makroskopischen und mikroskopischen Merkmale auf.

Prüfung auf Identität

A. Die Blätter beider Arten sind auf der Oberseite dunkelgrün, auf der Unterseite graugrün und viel heller. Sie besitzen eine auffallende, enge Netznervatur. Die Blattnerven sind hellbraun bis fast weiß.

Die Blätter von *Betula pendula* sind kahl und beidseitig dicht drüsig punktiert, 3 bis 7 cm lang und 2 bis 5 cm breit. Der Blattstiel ist lang, die doppelt gesägte Blattspreite dreieckig bis rautenförmig und am Blattgrund breit kegelförmig oder abgestumpft. Die Seitenwinkel sind wenig oder gar nicht abgerundet, die Blattspitze ist lang und zugespitzt.

Die Blätter von *Betula pubescens* zeigen nur wenige Drüsenhaare und sind beidseitig schwach behaart. Die Blattunterseite zeigt kleine, gelblichgraue Haarbüschel in den Aderwinkeln. Die Blätter sind etwas kleiner, oval bis rautenförmig und abgerundeter. Auch sind sie rauher und regelmäßiger gesägt. Die Blattspitze ist weder lang noch zugespitzt.

B. Die Droge wird pulverisiert (355). Das Pulver ist grünlichgrau. Die Prüfung erfolgt unter dem Mikroskop, wobei Chloralhydrat-Lösung *R* verwendet wird. Das Pulver zeigt zahlreiche Blattfragmente mit geradwandigen Epidermiszellen sowie Zellen der unteren Epidermis, umgeben von Spaltöffnungen vom anomocytischen Typ (2.8.3) und auf der oberen und unteren Epidermis 100 bis 120 µm große, schuppige Drüsen. Die Mesophyllfragmente enthalten Calciumoxalatkristalle. Fragmente radialer Gefäßbündel und Sklerenchymfasern werden von Kristallzellreihen begleitet. Ist *Betula pubescens* anwesend, finden sich auch dickwandige, einzellige Deckhaare von etwa 80 bis 600 µm, meist von 100 bis 200 µm Länge.

C. Die Prüfung erfolgt mit Hilfe der Dünnschichtchromatographie (2.2.27) unter Verwendung einer Schicht eines geeigneten Kieselgels.

Untersuchungslösung: 1 g pulverisierte Droge (355) wird 5 min lang mit 10 ml Methanol *R* in einem Wasserbad von 60 °C erhitzt. Nach dem Abkühlen wird die Mischung filtriert.

Referenzlösung: 1 mg Chlorogensäure *R*, 1 mg Kaffeesäure *R*, 2,5 mg Hyperosid *R* und 2,5 mg Rutosid *R* werden in 10 ml Methanol *R* gelöst.

Auf die Platte werden getrennt 10 µl jeder Lösung bandförmig aufgetragen. Die Chromatographie erfolgt mit einer Mischung von 10 Volumteilen wasserfreier Ameisensäure *R*, 10 Volumteilen Wasser *R*, 30 Volumteilen Ethylmethylketon *R* und 50 Volumteilen Ethylacetat *R* über eine Laufstrecke von 10 cm. Die Platte wird im Warmluftstrom getrocknet, mit einer Lösung von Diphenylboryloxyethylamin *R* ($10\ g \cdot l^{-1}$) in Methanol *R* und anschließend mit einer Lösung von Macrogol 400 *R* ($50\ g \cdot l^{-1}$) in Methanol *R* besprüht. Die Platte wird 30 min lang an der Luft trocknen gelassen und im ultravioletten Licht bei 365 nm ausgewertet. Das Chromatogramm der Referenzlösung zeigt in der unteren Hälfte 3 Zonen. In aufsteigender Reihenfolge der R_f-Werte finden sich eine gelblichbraun fluoreszierende Zone (Rutosid), eine hellblau fluoreszierende Zone (Chlorogensäure) und eine gelblichbraun fluoreszierende Zone (Hyperosid). Eine hellblau fluoreszierende Zone (Kaffeesäure) ist auch im oberen Drittel des Chromatogramms sichtbar.

Das Chromatogramm der Untersuchungslösung zeigt 3 Zonen, die in bezug auf Lage und Fluoreszenz dem Rutosid, der Chlorogensäure und dem Hyperosid im Chromatogramm der Referenzlösung entsprechen. Die Rutosidzone ist sehr schwach, die Hyperosidzone hingegen intensiv. Das Chromatogramm zeigt außerdem weitere schwach gelblich-braun fluoreszierende Zonen zwischen den Zonen der Kaffeesäure und der Chlorogensäure im Chromatogramm der Referenzlösung. Nahe der Lösungsmittelfront ist eine rot fluoreszierende, dem Chlorophyll entsprechende Zone sichtbar. Im Chromatogramm der Untersuchungslösung findet sich zwischen dieser Zone und dem Bereich des R_f-Werts der Zone der Kaffeesäure im Chromatogramm der Referenzlösung eine bräunlichgelbe Zone (Quercetin).

Prüfung auf Reinheit

Fremde Bestandteile (2.8.2): Höchstens 3 Prozent Teile weiblicher Kätzchen und höchstens 3 Prozent sonstiger fremder Bestandteile.

Trocknungsverlust (2.2.32): Höchstens 10,0 Prozent, mit 1,000 g pulverisierter Droge (355) durch 2 h langes Trocknen im Trockenschrank bei 100 bis 105 °C bestimmt.

Asche (2.4.16): Höchstens 5,0 Prozent.

Gehaltsbestimmung

Stammlösung: 0,200 g pulverisierte Droge (355) werden in einem 100-ml-Rundkolben mit 1 ml einer Lösung von Methenamin *R* ($5\ g \cdot l^{-1}$), 20 ml Aceton *R* und 2 ml Salzsäure *R* 1 versetzt und 30 min lang zum Rückfluß erhitzt. Die Flüssigkeit wird durch einen Wattebausch in einen 100-ml-Meßkolben filtriert. Wattebausch und Drogenrückstand werden im Rundkolben 2mal 10 min lang mit je 20 ml Aceton *R* zum Rückfluß erhitzt. Nach dem Erkaltenlassen der Flüssigkeit auf Raumtemperatur wird durch einen Wattebausch, dann durch ein Papierfilter in den Meßkolben filtriert. Unter Waschen von Rundkolben und Filter wird mit Aceton *R* zu 100,0 ml verdünnt. 20,0 ml Lösung werden in einem Scheidetrichter mit 20 ml Wasser *R* versetzt, einmal mit 15 ml und 3mal mit je 10 ml Ethylacetat *R* ausgeschüttelt. Die in einem Scheidetrichter vereinigten Ethylacetat-Auszüge werden 2mal mit je 50 ml Wasser *R* gewaschen, über 10 g wasserfreiem Natriumsulfat *R* in einen Meßkolben filtriert und mit Ethylacetat *R* zu 50,0 ml verdünnt.

Untersuchungslösung: 10,0 ml Stammlösung werden mit 1 ml Aluminiumchlorid-Reagenz *R* versetzt und mit einer 5prozentigen Lösung (*V*/*V*) von Essigsäure 98 % *R* in Methanol *R* zu 25,0 ml verdünnt.

Kompensationsflüssigkeit: 10,0 ml Stammlösung werden mit einer 5prozentigen Lösung (*V*/*V*) von Essigsäure 98 % *R* in Methanol *R* zu 25,0 ml verdünnt.

Nach 30 min wird die Absorption (2.2.25) der Untersuchungslösung bei 425 nm gegen die Kompensationsflüssigkeit gemessen.

Der Prozentgehalt an Flavonoiden, berechnet als Hyperosid, errechnet sich nach der Formel

$$\frac{A \cdot 1{,}25}{m},$$

wobei eine spezifische Absorption des Hyperosids $A_{1\,\text{cm}}^{1\,\%} = 500$ zugrunde gelegt wird.

A = gemessene Absorption bei 425 nm
m = Einwaage der Droge in Gramm.

Lagerung

Gut verschlossen, vor Licht geschützt.

1998, 1175

Bitterorangenblütenöl

Aurantii amari floris aetheroleum

Definition

Bitterorangenblütenöl wird durch Wasserdampfdestillation aus den frischen Blüten von *Citrus aurantium* L. subsp. *aurantium* (*C. aurantium* L. subsp. *amara* Engl.) erhalten.

Eigenschaften

Klare, schwach gelb bis dunkelgelb gefärbte Flüssigkeit von charakteristischem, an Bitterorangenblüten erinnerndem Geruch; mischbar mit Ethanol, Ether, fetten Ölen, flüssigem Paraffin und Petroläther.

Prüfung auf Identität

1: B.
2: A.

A. Die bei der Prüfung „Bergapten" (siehe „Prüfung auf Reinheit") erhaltenen Chromatogramme werden im ultravioletten Licht bei 365 nm ausgewertet. Vor dem Besprühen mit dem Reagenz zeigt das Chromatogramm der Untersuchungslösung eine Zone, die in bezug auf Lage und Fluoreszenz der Zone des Methylanthranilats im Chromatogramm der Referenzlösung entspricht. Weitere Zonen können vorhanden sein. Das Chromatogramm wird nach dem Besprühen im ultravioletten Licht bei 365 nm ausgewertet. Das Chromatogramm der Referenzlösung zeigt in der oberen Hälfte eine bräunlichorange fluoreszierende, dem Linalylacetat entsprechende Zone, in der unteren Hälfte eine bräunlichorange fluoreszierende, dem Linalool entsprechende, und unmittelbar darunter eine grünlichgelb fluoreszierende, dem Bergapten entsprechende Zone. Das Chromatogramm der Untersuchungslösung zeigt Zonen, die in bezug auf Lage und Fluoreszenz den Zonen von Linalylacetat und Linalool im Chromatogramm der Referenzlösung entsprechen. Weitere Zonen können vorhanden sein.

B. Die bei der Prüfung „Chromatographisches Profil" (siehe „Prüfung auf Reinheit") erhaltenen Chromatogramme werden ausgewertet. Die Retentionszeiten der Hauptpeaks im Chromatogramm der Untersuchungslösung entsprechen annähernd denen der Hauptpeaks im Chromatogramm der Referenzlösung.

Prüfung auf Reinheit

Relative Dichte (2.2.5): 0,866 bis 0,880.

Brechungsindex (2.2.6): 1,468 bis 1,474.

Optische Drehung (2.2.7): +1,5 bis +11,5°.

Säurezahl (2.5.1): Höchstens 2,0.

Bergapten: Die Prüfung erfolgt mit Hilfe der Dünnschichtchromatographie (2.2.27) unter Verwendung einer Schicht eines geeigneten Kieselgels.

Untersuchungslösung: 0,1 g Öl werden in Ethanol 96 % *R* zu 5,0 ml gelöst.

Referenzlösung: 5 µl Methylanthranilat *R*, 10 µl Linalool *R*, 20 µl Linalylacetat *R* und 10 mg Bergapten *R* werden in Ethanol 96 % *R* zu 10,0 ml gelöst.

Auf die Platte werden getrennt 10 µl jeder Lösung bandförmig aufgetragen. Die Chromatographie erfolgt mit einer Mischung von 15 Volumteilen Ethylacetat *R* und 85 Volumteilen Toluol *R* über eine Laufstrecke von 15 cm. Die Platte wird an der Luft trocknen gelassen und im ultravioletten Licht bei 365 nm ausgewertet. Das Chromatogramm der Referenzlösung zeigt in der Mitte eine blau fluoreszierende Zone (Methylanthranilat) und darunter eine grünlichgelb fluoreszierende Zone (Bergapten). Die Platte wird mit Anisaldehyd-Reagenz *R* besprüht und 10 min lang bei 100 bis 105 °C erhitzt. Die Auswertung erfolgt im ultravioletten Licht bei 365 nm.

Das Chromatogramm der Untersuchungslösung darf keine dem Bergapten (wesentlicher Bestandteil des Bitterorangenschalenöles) im Chromatogramm der Referenzlösung entsprechende Zone zeigen.

Chromatographisches Profil: Die Prüfung erfolgt mit Hilfe der Gaschromatographie (2.2.28).

Untersuchungslösung: Das Öl.

Referenzlösung: 5 µl α-Terpineol *R*, 5 µl Geranylacetat *R*, 5 µl Methylanthranilat *R*, 5 µl Nerylacetat *R*, 5 µl Sabinen *R*, 5 µl *trans*-Nerolidol *R*, 20 µl β-Pinen *R*, 20 µl Linalylacetat *R*, 40 µl Limonen *R* und 40 µl Linalool *R* werden in 1 ml Hexan *R* gelöst.

Die Chromatographie kann durchgeführt werden mit

- einer Kapillarsäule aus Quarz von 25 bis 60 m Länge und etwa 0,25 mm innerem Durchmesser, belegt mit Macrogol 20 000 *R* als stationäre Phase
- Helium zur Chromatographie *R* als Trägergas bei einer Durchflußrate von 1,5 ml je Minute
- einem Flammenionisationsdetektor
- einem Splitverhältnis von 1:100.

Die Temperatur der Säule wird 4 min lang bei 75 °C gehalten, dann je Minute um 4 °C auf 230 °C erhöht und 20 min lang bei 230 °C gehalten. Die Temperatur des Probeneinlasses und des Detektors wird bei 270 °C gehalten.

Etwa 0,1 µl Referenzlösung werden eingespritzt. Wird die Chromatographie unter den beschriebenen Bedingungen durchgeführt, erscheinen im Chromatogramm die Komponenten in der bei der Zusammensetzung der Referenzlösung angegebenen Reihenfolge. Die Retentionszeiten dieser Substanzen werden festgehalten.

Die Prüfung darf nur ausgewertet werden, wenn die Zahl der theoretischen Böden, errechnet aus dem Limonen-Peak bei 110 °C, mindestens 30 000 und die Auflösung zwischen den Peaks von β-Pinen und Sabinen mindestens 1,5 beträgt.

0,2 µl Öl werden eingespritzt. Mit Hilfe der im Chromatogramm der Referenzlösung ermittelten Retentionszeiten werden die Bestandteile der Referenzlösung im Chromatogramm der Untersuchungslösung lokalisiert (der Hexan-Peak wird nicht beachtet).

Der Prozentgehalt der einzelnen Bestandteile wird mit Hilfe des Verfahrens der Normalisierung ermittelt.

Die Prozentgehalte liegen innerhalb folgender Bereiche:

β-Pinen	7,0 bis 17,0 Prozent
Limonen	9,0 bis 18,0 Prozent
Linalool	18,0 bis 42,0 Prozent
Linalylacetat	3,0 bis 16,0 Prozent
α-Terpineol	2,0 bis 7,0 Prozent
Nerylacetat	1,0 bis 3,0 Prozent
Geranylacetat	1,5 bis 4,0 Prozent
trans-Nerolidol	1,0 bis 9,0 Prozent
Methylanthranilat	0,1 bis 1,0 Prozent

Lagerung

In dicht verschlossenen, dem Verbrauch angemessenen, möglichst vollständig gefüllten Behältnissen, vor Licht und Wärme geschützt.

Dieses typische Chromatogramm dient zur Information und als Anleitung zum Analysenverfahren. Es ist nicht Bestandteil der Anforderungen dieser Monographie.

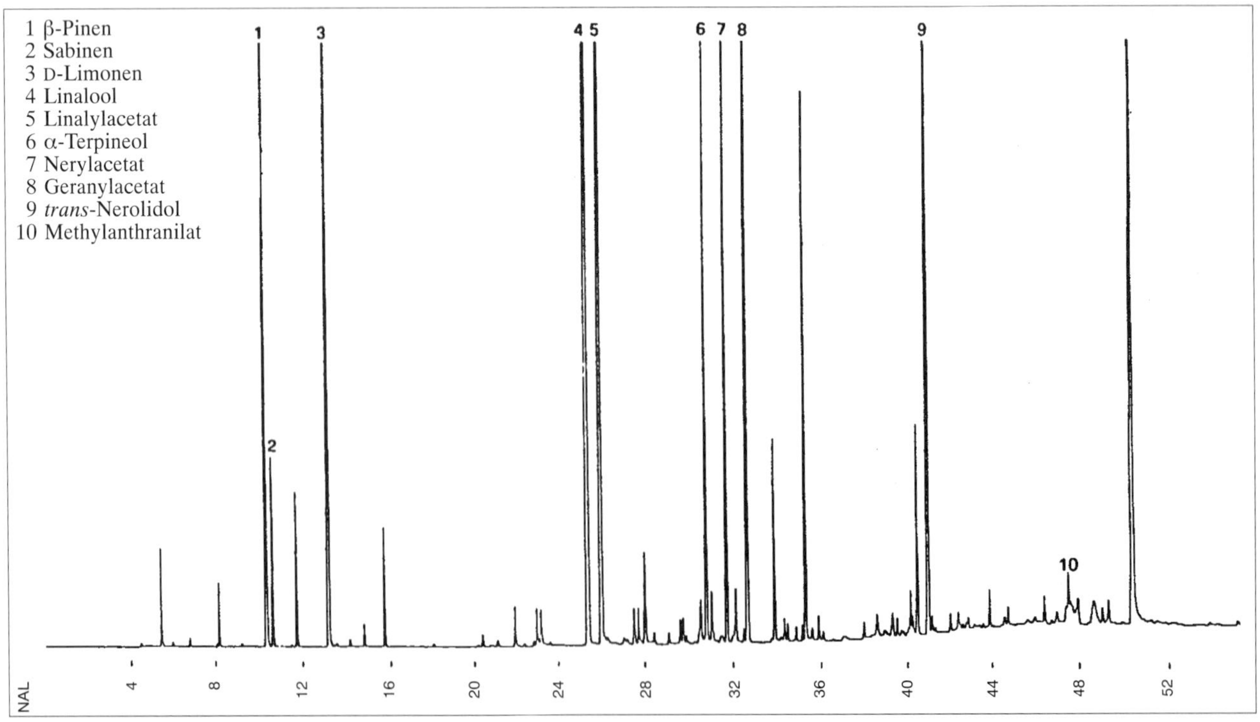

Abb. 1175-1: Typisches Chromatogramm des Bitterorangenblütenöls

1998, 1224

Blutgerinnungsfaktor VII vom Menschen (gefriergetrocknet)

Factor VII coagulationis humanus cryodesiccatus

Definition

Blutgerinnungsfaktor VII vom Menschen (gefriergetrocknet) ist eine Fraktion von Plasmaproteinen. Sie enthält das einkettige Glycoprotein Faktor VII und kann auch kleine Mengen der aktivierten Form, dem zweikettigen Derivat Faktor VIIa, sowie der Faktoren II, IX, X, Protein C und Protein S enthalten. Blutgerinnungsfaktor VII vom Menschen wird aus Plasma vom Menschen hergestellt, das der Monographie **Plasma vom Menschen zur Fraktionierung (Plasma humanum ad separationem)** entspricht.

Die Wirksamkeit der nach den Angaben in der Beschriftung rekonstituierten Zubereitung beträgt mindestens 15 I.E. Blutgerinnungsfaktor VII je Milliliter.

Herstellung

Das Herstellungsverfahren muß die Aktivierung anderer Gerinnungsfaktoren so gering wie möglich halten, um Gerinnungsstörungen soweit wie möglich zu begrenzen. Das Herstellungsverfahren umfaßt einen Schritt oder mehrere Schritte, die bekannte Infektionserreger nachweislich entfernen oder inaktivieren. Falls virusinaktivierende Substanzen während der Herstellung verwendet werden, muß das darauffolgende Reinigungsverfahren in bezug auf seine Fähigkeit, diese Substanzen auf eine geeignete Konzentration zu reduzieren, validiert werden. Rückstände müssen auf eine Konzentration reduziert werden, die die Sicherheit der Zubereitung für den Patienten gewährleistet.

Die spezifische Aktivität vor der Zugabe eines Proteinstabilisators beträgt mindestens 2 I.E. Blutgerinnungsfaktor VII je Milligramm Gesamtprotein.

Die den Blutgerinnungsfaktor VII enthaltende Fraktion wird in einer geeigneten Flüssigkeit gelöst. Heparin, Antithrombin und Hilfsstoffe, wie zum Beispiel ein Stabilisator, können zugesetzt werden. Ein Konservierungsmittel darf nicht zugesetzt werden. Die Lösung wird über ein bakterienzurückhaltendes Filter in sterile Endbehältnisse abgefüllt und sofort eingefroren. Anschließend wird sie gefriergetrocknet. Die Behältnisse werden unter Vakuum oder Inertbegasung verschlossen.

Prüfung auf Eignung des Herstellungsverfahrens

Die Eignung des Herstellungsverfahrens bezüglich der Aktivität der Faktoren II, IX und X, angegeben in Internationalen Einheiten und bezogen auf die Aktivität des Faktors VII, muß nachgewiesen werden.

Die Eignung des Herstellungsverfahrens bezüglich der Aktivität des Faktors VIIa muß nachgewiesen werden. Die Faktor-VIIa-Aktivität kann beispielsweise unter Verwendung eines rekombinanten, löslichen Gewebefaktors bestimmt werden, der den Faktor VII nicht aktiviert, aber als Cofaktor spezifisch für Faktor VIIa dient. Eine Mischung des rekombinanten, löslichen Gewebefaktors mit Phospholipid-Reagenz wird mit einer Verdünnung der zu prüfenden Zubereitung mit Faktor-VII-Mangelplasma inkubiert. Nach Zusatz von Calciumchlorid wird die Gerinnungszeit bestimmt. Die Gerinnungszeit steht in umgekehrtem Verhältnis zur Faktor-VIIa-Aktivität der Zubereitung.

Eigenschaften

Pulver oder brüchige Masse, die weiß, schwach gelblich, grün oder blau gefärbt sein kann.

Die gefriergetrocknete Zubereitung wird, wie in der Beschriftung angegeben, unmittelbar vor der „Prüfung auf Identität", der „Prüfung auf Reinheit" und der „Bestimmung der Wirksamkeit" gelöst, mit Ausnahme der Prüfungen „Löslichkeit" und „Wasser".

Prüfung auf Identität

A. Unter Verwendung einer geeigneten Reihe artspezifischer Antisera wird das Präzipitationsverhalten der Zubereitung geprüft. Die Prüfung soll unter Verwendung von spezifischen Antisera durchgeführt werden, die gegen Plasmaproteine aller Arten von Haustieren gerichtet sind, welche für die Herstellung von Substanzen biologischen Ursprungs im Herkunftsland verwendet werden. Die Zubereitung enthält Proteine vom Menschen und gibt negative Reaktionen mit Antisera gegen Plasmaproteine anderer Arten.

B. Die „Bestimmung der Wirksamkeit" trägt zur Identifizierung der Zubereitung bei.

Prüfung auf Reinheit

***p*H-Wert** (2.2.3): Der *p*H-Wert der Zubereitung muß zwischen 6,5 und 7,5 liegen.

Löslichkeit: Einem Behältnis mit der Zubereitung wird das in der Beschriftung angegebene Volumen des Lösungsmittels bei der in der Beschriftung angegebenen Temperatur zugesetzt. Unter leichtem Umschwenken muß sich die Zubereitung innerhalb von 10 min vollständig lösen. Die Lösung muß klar oder schwach opaleszent und kann gefärbt sein.

Osmolalität (2.2.35): Mindestens 240 mosmol · kg^{-1}.

Gesamtprotein: Falls erforderlich wird ein genau gemessenes Volumen der Zubereitung mit einer Lösung von Natriumchlorid *R* (9 g · l^{-1}) so verdünnt, daß die Lösung etwa 15 mg Protein in 2 ml enthält. In einem Zentrifugenglas mit rundem Boden werden 2,0 ml dieser Lösung mit 2 ml einer Lösung von Natriummolybdat *R* (75 g · l^{-1}) und 2 ml einer Mischung von 1 Volumteil nitratfreier Schwefelsäure *R* und 30 Volumteilen Wasser *R* versetzt. Nach Umschütteln und 5 min langem Zentrifugieren wird die überstehende Flüssigkeit dekantiert. Das Zentrifugenglas wird umgedreht auf Filterpapier abtropfen gelassen. Im Rückstand wird der Stickstoff mit Hilfe der Kjeldahl-Bestimmung (2.5.9) ermittelt und die Proteinmenge durch Multiplikation mit 6,25 berechnet.

B

Monographien

Aktivierte Gerinnungsfaktoren: Wenn die Zubereitung Heparin enthält, wird dessen Menge entsprechend der Prüfung „Heparin" bestimmt und durch Zusatz von Protaminsulfat *R* neutralisiert (10 µg Protaminsulfat neutralisieren 1 I.E. Heparin). Die Zubereitung wird 1:10 und 1:100 unter Verwendung von Trometamol-Pufferlösung *p*H 7,5 *R* verdünnt. Eine Reihe von Röhrchen aus Polystyrol wird in ein Wasserbad von 37 °C gestellt. In jedes Röhrchen werden 0,1 ml blutplättchenarmes Plasma *R* und 0,1 ml einer geeigneten Verdünnung von Cefalin-Reagenz *R* oder Blutplättchen-Ersatz *R* gegeben. Die Röhrchen bleiben 60 s lang stehen. Jedem Röhrchen werden entweder 0,1 ml einer der Verdünnungen oder 0,1 ml der Pufferlösungen (Kontrolle) zugesetzt. Unmittelbar danach werden jedem Röhrchen 0,1 ml einer vorher auf 37 °C erwärmten Lösung von Calciumchlorid *R* ($3,7\ g \cdot l^{-1}$) zugesetzt. Innerhalb von 30 min nach Herstellung der Ausgangsverdünnung wird diejenige Zeit gemessen, die zwischen Zusatz der Calciumchlorid-Lösung und Bildung eines Gerinnsels vergeht. Für jede Verdünnung muß die Gerinnungszeit mindestens 150 s betragen. Die Prüfung darf nur ausgewertet werden, wenn die Gerinnungszeit für die Kontrolle zwischen 200 und 350 s liegt.

Heparin: Falls bei der Herstellung der Zubereitung Heparin zugesetzt wurde, wird die „Bestimmung von Heparin in Blutgerinnungsfaktoren" (2.7.12) durchgeführt. Die Zubereitung darf keinen höheren Gehalt an Heparin aufweisen als in der Beschriftung angegeben und höchstens 0,5 I.E. Heparin je I.E. Blutgerinnungsfaktor VII.

Thrombin: Wenn die Zubereitung Heparin enthält, wird dessen Menge entsprechend der Prüfung „Heparin" bestimmt und durch Zusatz von Protaminsulfat *R* neutralisiert (10 µg Protaminsulfat neutralisieren 1 I.E. Heparin). In jedem von 2 Röhrchen werden gleiche Volumteile der Zubereitung und einer Lösung von Fibrinogen *R* ($3\ g \cdot l^{-1}$) gemischt. Eines der Röhrchen wird 6 h lang bei 37 °C und das andere 24 h lang bei Raumtemperatur gehalten. In einem dritten Röhrchen wird ein Teil Fibrinogen-Lösung mit einem Teil einer Lösung von Thrombin vom Menschen *R*, die 1 I.E. je Milliliter enthält, gemischt und in ein Wasserbad von 37 °C gestellt. In den Röhrchen mit der Zubereitung kommt es nicht zur Gerinnung. Im Röhrchen mit Thrombin tritt die Gerinnung innerhalb von 30 s ein.

Wasser (2.5.12): Höchstens 3,0 Prozent. Einem Behältnis mit der Zubereitung wird ein geeignetes Volumen wasserfreies Methanol *R* zugegeben, umgeschüttelt und anschließend stehengelassen. Die Bestimmung erfolgt mit einem bekannten Volumen der überstehenden Lösung.

Sterilität (2.6.1): Die Zubereitung muß der Prüfung entsprechen.

Pyrogene (2.6.8): Die Zubereitung muß der Prüfung entsprechen. Je Kilogramm Körpermasse eines Kaninchens wird ein Volumen, das mindestens 30 I.E. Blutgerinnungsfaktor VII enthält, injiziert.

Bestimmung der Wirksamkeit

Die „Wertbestimmung von Blutgerinnungsfaktor VII" (2.7.10) wird durchgeführt.

Der ermittelte Wert muß mindestens 80 und darf höchstens 120 Prozent des angegebenen Werts betragen. Die Vertrauensgrenzen ($P = 0,95$) des ermittelten Werts müssen mindestens 80 und dürfen höchstens 120 Prozent betragen.

Lagerung

Vor Licht geschützt.

Beschriftung

Die Beschriftung gibt insbesondere an
- Anzahl der Internationalen Einheiten an Blutgerinnungsfaktor VII je Behältnis
- Proteinmenge je Behältnis
- falls zutreffend, Name und Menge einer jeden zugesetzten Substanz einschließlich des Heparins
- Name und Menge des Lösungsmittels, das für die Rekonstitution der Zubereitung verwendet werden muß
- Lagerungsbedingungen
- Verfallsdatum
- daß im Falle der Anwendung von Arzneimitteln aus menschlichem Blut oder Plasma eine Übertragung von Infektionserregern nicht vollständig ausgeschlossen werden kann.

1998, 275

Blutgerinnungsfaktor VIII vom Menschen (gefriergetrocknet)

Factor VIII coagulationis humanus cryodesiccatus

Definition

Blutgerinnungsfaktor VIII vom Menschen (gefriergetrocknet) ist eine Fraktion von Plasmaproteinen. Sie enthält den Blutgerinnungsfaktor VIII, ein Glycoprotein, und je nach Herstellungsmethode unterschiedliche Mengen an von-Willebrand-Faktor. Blutgerinnungsfaktor VIII vom Menschen wird aus Plasma vom Menschen hergestellt, das der Monographie **Plasma vom Menschen zur Fraktionierung (Plasma humanum ad separationem)** entspricht.

Die Wirksamkeit der nach den Angaben in der Beschriftung gelösten Zubereitung beträgt mindestens 20 I.E. Blutgerinnungsfaktor VIII:C je Milliliter.

Herstellung

Das Herstellungsverfahren umfaßt einen Schritt oder mehrere Schritte, die bekannte Infektionserreger nachweislich entfernen oder inaktivieren. Falls virusinaktivierende Substanzen während der Herstellung verwendet werden, muß das darauffolgende Reinigungsverfahren in bezug auf seine Fähigkeit, diese Substanzen auf eine geeignete Konzentration zu reduzieren, validiert werden. Rückstände müssen auf eine Konzentration reduziert werden, die die Sicherheit der Zubereitung für den Patienten gewährleistet.

Die spezifische Aktivität vor der Zugabe eines Proteinstabilisators beträgt mindestens 1 I.E. Blutgerinnungsfaktor VIII:C je Milligramm Gesamtprotein.

Die den Blutgerinnungsfaktor VIII enthaltende Fraktion wird in einer geeigneten Flüssigkeit gelöst. Hilfsstoffe, wie zum Beispiel ein Stabilisator, können zugesetzt werden. Ein Konservierungsmittel darf nicht zugesetzt werden. Die Lösung wird über ein bakterienzurückhaltendes Filter in sterile Endbehältnisse abgefüllt und sofort eingefroren. Anschließend wird sie gefriergetrocknet. Die Behältnisse werden unter Vakuum oder Inertbegasung verschlossen.

Validierung von Prüfungen von Produkten mit deklarierter von-Willebrand-Faktor-Aktivität: In Zubereitungen, die zur Behandlung des von-Willebrand-Jürgens-Syndroms vorgesehen sind, muß nachgewiesen werden, daß das Herstellungsverfahren in bezug auf den von-Willebrand-Faktor ein Produkt mit stets reproduzierbarer Zusammensetzung ergibt. Die Zusammensetzung kann auf verschiedene Weise bestimmt werden. Zum Beispiel können die Anzahl und die Mengenverhältnisse der verschiedenen Multimere bestimmt werden. Die Bestimmung kann mit Hilfe der Agarose-Gelelektrophorese (etwa 1 Prozent Agarose) unter Verwendung von Natriumdodecylsulfat (SDS) erfolgen, mit oder ohne Western blot auf Nitrocellulose. Als Referenz wird Normalplasma vom Menschen verwendet. Die Detektion des Multimeren-Profils kann mit Hilfe der Immunenzym-Technik und die quantitative Bestimmung densitometrisch oder mit Hilfe anderer geeigneter Methoden erfolgen.

Von-Willebrand-Faktor-Aktivität: In Zubereitungen, die zur Behandlung des von-Willebrand-Jürgens-Syndroms vorgesehen sind, wird die von-Willebrand-Faktor-Aktivität mit Hilfe einer geeigneten Methode bestimmt. Als Vergleich dient eine Zubereitung gleicher Art wie die zu prüfende Zubereitung, die zuvor mit Hilfe des Internationalen Standards zur Bestimmung des von-Willebrand-Faktors in Plasma eingestellt wurde. Geeignete Methoden ermöglichen die Bestimmung der Ristocetin-Cofaktor-Aktivität und der Kollagenbindungs-Aktivität.

Nachstehend wird als Beispiel eine Methode beschrieben, die zur Bestimmung der Ristocetin-Cofaktor-Aktivität geeignet ist.

Ristocetin-Cofaktor-Aktivität: Geeignete Verdünnungen der Zubereitung und der Referenzzubereitung werden mit Hilfe einer Lösung hergestellt, die Natriumchlorid *R* ($9 \text{ g} \cdot \text{l}^{-1}$) und Albumin vom Menschen ($50 \text{ g} \cdot \text{l}^{-1}$) enthält. Jede der Verdünnungen wird mit einem geeigneten Volumen eines von-Willebrand-Reagenzes, das stabilisierte Blutplättchen vom Menschen und Ristocetin A enthält, versetzt, durch 1 min langes vorsichtiges Kreisen auf einer Glasplatte gemischt und anschließend 1 min lang stehengelassen. Die Auswertung erfolgt gegen einen dunklen Untergrund bei seitlich einfallendem Licht. Die letzte Verdünnung, die noch eine deutlich sichtbare Gerinnung zeigt, entspricht dem Ristocetin-Cofaktor-Titer der Zubereitung. Als Negativkontrolle wird die Lösung verwendet, die zur Herstellung der Verdünnungen verwendet wurde.

Der ermittelte Wert muß mindestens 60 und darf höchstens 140 Prozent der für diese Zubereitung festgelegten Wirksamkeit betragen.

B

Monographien

Eigenschaften

Pulver oder brüchige Masse, weiß bis schwach gelblich.

Die gefriergetrocknete Zubereitung wird, wie in der Beschriftung angegeben, unmittelbar vor der „Prüfung auf Identität", der „Prüfung auf Reinheit" und der „Bestimmung der Wirksamkeit" gelöst, mit Ausnahme der Prüfungen „Löslichkeit" und „Wasser".

Prüfung auf Identität

A. Unter Verwendung einer geeigneten Reihe artspezifischer Antisera wird das Präzipitationsverhalten der Zubereitung geprüft. Die Prüfung soll unter Verwendung von spezifischen Antisera durchgeführt werden, die gegen Plasmaproteine aller Arten von Haustieren gerichtet sind, welche für die Herstellung von Substanzen biologischen Ursprungs im Herkunftsland verwendet werden. Die Zubereitung enthält Proteine vom Menschen und gibt negative Reaktionen mit Antisera gegen Plasmaproteine anderer Arten.

B. Die Bestimmung der Aktivitäten des Blutgerinnungsfaktors VIII:C und, falls zutreffend, des von-Willebrand-Faktors tragen zur Identifizierung der Zubereitung bei.

Prüfung auf Reinheit

***p*H-Wert** (2.2.3): Der *p*H-Wert der Zubereitung muß zwischen 6,5 und 7,5 liegen.

Löslichkeit: Einem Behältnis mit der Zubereitung wird das in der Beschriftung angegebene Volumen des Lösungsmittels bei der in der Beschriftung angegebenen Temperatur zugesetzt. Unter leichtem Umschwenken muß sich die Zubereitung innerhalb von 10 min vollständig lösen. Die Lösung muß farblos oder schwach gelblich, klar oder schwach opaleszent sein.

Osmolalität (2.2.35): Mindestens 240 $\text{mosmol} \cdot \text{kg}^{-1}$.

Gesamtprotein: Falls erforderlich wird ein genau gemessenes Volumen der gelösten Zubereitung mit einer Lösung von Natriumchlorid *R* ($9 \text{ g} \cdot \text{l}^{-1}$) so verdünnt, daß die Lösung etwa 15 mg Protein in 2 ml enthält. In einem Zentrifugenglas mit rundem Boden werden 2,0 ml dieser Lösung mit 2 ml einer Lösung von Natriummolybdat *R* ($75 \text{ g} \cdot \text{l}^{-1}$) und 2 ml einer Mischung von 1 Volumteil nitratfreier Schwefelsäure *R* und 30 Volumteilen Wasser *R* versetzt. Nach Umschütteln und 5 min langem Zentrifugieren wird die überstehende Flüssigkeit dekantiert. Das Zentrifugenglas wird umgedreht auf Filterpapier abtropfen gelassen. Im Rückstand wird der Stickstoff mit Hilfe der Kjeldahl-Bestimmung (2.5.9) ermittelt und die Proteinmenge durch Multiplikation mit 6,25 berechnet.

Für bestimmte Zubereitungen, insbesondere solche, die keinen Proteinstabilisator wie Albumin enthalten, ist die beschriebene Methode nicht geeignet, so daß eine andere validierte Methode zur Proteinbestimmung angewendet werden muß.

Anti-A- und Anti-B-Hämagglutinine: Die gelöste Zubereitung wird mit einer Lösung von Natriumchlorid *R* (9 g · l^{-1}) so verdünnt, daß sie 3 I.E. Blutgerinnungsfaktor VIII:C je Milliliter enthält. Die Prüfung auf die Anti-A- und Anti-B-Hämagglutinine erfolgt durch die indirekte Methode (2.6.20). Die Verdünnungen 1:64 weisen keine Agglutination auf.

Hepatitis-B-Oberflächenantigen: Die gelöste Zubereitung wird mit einer Methode geeigneter Empfindlichkeit wie dem Enzymimmunassay (2.7.1) geprüft. Hepatitis-B-Oberflächenantigen darf nicht nachgewiesen werden.

Wasser (2.5.12): Höchstens 3,0 Prozent. Einem Behältnis mit der Zubereitung wird ein geeignetes Volumen wasserfreies Methanol *R* zugegeben, umgeschüttelt und anschließend stehengelassen. Die Bestimmung erfolgt mit einem bekannten Volumen der überstehenden Lösung.

Sterilität (2.6.1): Die Zubereitung muß der Prüfung entsprechen.

Pyrogene (2.6.8): Die Zubereitung muß der Prüfung entsprechen. Je Kilogramm Körpermasse eines Kaninchens wird ein Volumen, das mindestens 30 I.E. Blutgerinnungsfaktor VIII:C enthält, injiziert.

Bestimmung der Wirksamkeit

Die „Wertbestimmung von Blutgerinnungsfaktor VIII" (2.7.4) wird durchgeführt.

Der ermittelte Wert muß mindestens 80 und darf höchstens 120 Prozent des angegebenen Werts betragen. Die Vertrauensgrenzen ($P = 0{,}95$) des ermittelten Werts müssen mindestens 80 und dürfen höchstens 120 Prozent betragen.

Lagerung

Vor Licht geschützt.

Beschriftung

Die Beschriftung gibt insbesondere an

- Anzahl der Internationalen Einheiten an Blutgerinnungsfaktor VIII:C und, falls zutreffend, von-Willebrand-Faktor je Behältnis
- Proteinmenge je Behältnis
- Name und Menge einer jeden zugesetzten Substanz
- Name und Menge des Lösungsmittels, das für die Rekonstitution der Zubereitung verwendet werden muß
- Lagerungsbedingungen
- Verfallsdatum
- daß im Falle der Anwendung von Arzneimitteln aus menschlichem Blut oder Plasma eine Übertragung von Infektionserregern nicht vollständig ausgeschlossen werden kann.

1998, 1223

Blutgerinnungsfaktor IX vom Menschen (gefriergetrocknet)

Factor IX coagulationis humanus cryodesiccatus

Definition

Blutgerinnungsfaktor IX vom Menschen (gefriergetrocknet) ist eine Fraktion von Plasmaproteinen. Sie enthält den Blutgerinnungsfaktor IX. Die Herstellungsmethode muß die Abtrennung von Faktor IX von anderen Prothrombin-Komplex-Faktoren (Faktor II, VII und X) ermöglichen. Blutgerinnungsfaktor IX vom Menschen wird aus Plasma vom Menschen hergestellt, das der Monographie **Plasma vom Menschen zur Fraktionierung (Plasma humanum ad separationem)** entspricht.

Die Wirksamkeit der nach den Angaben in der Beschriftung gelösten Zubereitung beträgt mindestens 20 I.E. Blutgerinnungsfaktor IX je Milliliter.

Herstellung

Das Herstellungsverfahren muß, soweit wie möglich, die volle Wirksamkeit des Blutgerinnungsfaktors IX gewährleisten, um die Aktivierung anderer Gerinnungsfaktoren so gering wie möglich zu halten (um Gerinnungsstörungen soweit wie möglich zu begrenzen). Das Herstellungsverfahren umfaßt einen Schritt oder mehrere Schritte, die bekannte Infektionserreger nachweislich entfernen oder inaktivieren. Falls virusinaktivierende Substanzen während der Herstellung verwendet werden, muß das darauffolgende Reinigungsverfahren in bezug auf seine Fähigkeit, diese Substanzen auf eine geeignete Konzentration zu reduzieren, validiert werden. Alle Rückstände müssen auf eine Konzentration reduziert werden, die die Sicherheit der Zubereitung für den Patienten gewährleistet.

Die spezifische Aktivität vor der Zugabe eines Proteinstabilisators beträgt mindestens 50 I.E. Blutgerinnungsfaktor IX je Milligramm Gesamtprotein.

Die den Blutgerinnungsfaktor IX enthaltende Fraktion wird in einer geeigneten Flüssigkeit gelöst. Heparin, Antithrombin und andere Hilfsstoffe, wie zum Beispiel ein Stabilisator, können zugesetzt werden. Ein Konservierungsmittel darf nicht zugesetzt werden. Die Lösung wird über ein bakterienzurückhaltendes Filter in sterile Endbehältnisse abgefüllt und sofort eingefroren. Anschließend wird sie gefriergetrocknet. Die Behältnisse werden unter Vakuum oder Inertbegasung verschlossen.

Prüfung auf Eignung des Herstellungsverfahrens

Die Prüfung auf Eignung des Herstellungsverfahrens erfolgt mit Hilfe geeigneter Analysenmethoden, die während der Prozeßentwicklung festgelegt wurden; sie umfassen üblicherweise

- Wertbestimmung von Blutgerinnungsfaktor IX
- Bestimmung der aktivierten Gerinnungsfaktoren

- Bestimmung der Faktoren II, VII und X, deren Aktivität insgesamt nicht größer als 5 Prozent des Blutgerinnungsfaktors IX sein darf.

Eigenschaften

Pulver oder brüchige Masse, weiß bis schwach gelblich.

Die gefriergetrocknete Zubereitung wird, wie in der Beschriftung angegeben, unmittelbar vor der „Prüfung auf Identität", der „Prüfung auf Reinheit" und der „Bestimmung der Wirksamkeit" gelöst, mit Ausnahme der Prüfungen „Löslichkeit" und „Wasser".

Prüfung auf Identität

A. Unter Verwendung einer geeigneten Reihe artspezifischer Antisera wird das Präzipitationsverhalten der Zubereitung geprüft. Die Prüfung soll unter Verwendung von spezifischen Antisera durchgeführt werden, die gegen Plasmaproteine aller Arten von Haustieren gerichtet sind, welche für die Herstellung von Substanzen biologischen Ursprungs im Herkunftsland verwendet werden. Die Zubereitung enthält Proteine vom Menschen und gibt negative Reaktionen mit Antisera gegen Plasmaproteine anderer Arten.

B. Die „Bestimmung der Wirksamkeit" trägt zur Identifizierung der Zubereitung bei.

Prüfung auf Reinheit

***p*H-Wert** (2.2.3): Der *p*H-Wert der Zubereitung muß zwischen 6,5 und 7,5 liegen.

Löslichkeit: Einem Behältnis mit der Zubereitung wird das in der Beschriftung angegebene Volumen des Lösungsmittels bei der in der Beschriftung angegebenen Temperatur zugesetzt. Unter leichtem Umschwenken muß sich die Zubereitung innerhalb von 10 min vollständig lösen. Die Lösung muß farblos und klar oder schwach opaleszent sein.

Osmolalität (2.2.35): Mindestens 240 mosmol · kg^{-1}.

Gesamtprotein: Falls erforderlich wird ein genau gemessenes Volumen der Zubereitung mit einer Lösung von Natriumchlorid *R* (9 g · l^{-1}) so verdünnt, daß die Lösung etwa 15 mg Protein in 2 ml enthält. In einem Zentrifugenglas mit rundem Boden werden 2,0 ml dieser Lösung mit 2 ml einer Lösung von Natriummolybdat *R* (75 g · l^{-1}) und 2 ml einer Mischung von 1 Volumteil nitratfreier Schwefelsäure *R* und 30 Volumteilen Wasser *R* versetzt. Nach Umschütteln und 5 min langem Zentrifugieren wird die überstehende Flüssigkeit dekantiert. Das Zentrifugenglas wird umgedreht auf Filterpapier abtropfen gelassen. Im Rückstand wird der Stickstoff mit Hilfe der Kjeldahl-Bestimmung (2.5.9) ermittelt und die Proteinmenge durch Multiplikation mit 6,25 berechnet.

Für bestimmte Zubereitungen, insbesondere solche, die keinen Proteinstabilisator wie Albumin enthalten, ist die beschriebene Methode nicht geeignet, so daß eine andere validierte Methode zur Proteinbestimmung angewendet werden muß.

Aktivierte Gerinnungsfaktoren: Wenn die Zubereitung Heparin enthält, wird dessen Menge entsprechend der Prüfung „Heparin" bestimmt und durch Zusatz von Protaminsulfat *R* neutralisiert (10 µg Protaminsulfat neutralisiert 1 I.E. Heparin). Falls erforderlich wird die Zubereitung so verdünnt, daß sie 20 I.E. Blutgerinnungsfaktor IX je Milliliter enthält. Die Zubereitung wird 1 : 10 und 1 : 100 unter Verwendung von Trometamol-Pufferlösung *p*H 7,5 *R* verdünnt. Eine Reihe von Röhrchen aus Polystyrol wird in ein Wasserbad von 37 °C gestellt. In jedes Röhrchen werden 0,1 ml blutplättchenarmes Plasma *R* und 0,1 ml einer geeigneten Verdünnung von Cefalin-Reagenz *R* oder Blutplättchen-Ersatz *R* gegeben. Die Röhrchen bleiben 60 s lang stehen. Jedem Röhrchen werden entweder 0,1 ml einer der Verdünnungen oder 0,1 ml der Pufferlösungen (Kontrolle) zugesetzt. Unmittelbar danach werden jedem Röhrchen 0,1 ml einer vorher auf 37 °C erwärmten Lösung von Calciumchlorid *R* (3,7 g · l^{-1}) zugesetzt. Innerhalb von 30 min nach Herstellung der Ausgangsverdünnung wird diejenige Zeit gemessen, die zwischen Zusatz der Calciumchlorid-Lösung und Bildung eines Gerinnsels vergeht. Für jede Verdünnung muß die Gerinnungszeit mindestens 150 s betragen. Die Prüfung darf nur ausgewertet werden, wenn die Gerinnungszeit für die Kontrolle zwischen 200 und 350 s liegt.

Heparin: Falls bei der Herstellung der Zubereitung Heparin zugesetzt wurde, wird die „Bestimmung von Heparin in Blutgerinnungsfaktoren" (2.7.12) durchgeführt. Die Zubereitung darf keinen höheren Gehalt an Heparin aufweisen als in der Beschriftung angegeben und höchstens 0,5 I.E. Heparin je I.E. Blutgerinnungsfaktor IX.

Wasser (2.5.12): Höchstens 3,0 Prozent. Einem Behältnis mit der Zubereitung wird ein geeignetes Volumen wasserfreies Methanol *R* zugegeben, umgeschüttelt und anschließend stehengelassen. Die Bestimmung erfolgt mit einem bekannten Volumen der überstehenden Lösung.

Sterilität (2.6.1): Die Zubereitung muß der Prüfung entsprechen.

Pyrogene (2.6.8): Die Zubereitung muß der Prüfung entsprechen. Je Kilogramm Körpermasse eines Kaninchens wird ein Volumen, das mindestens 30 I.E. Blutgerinnungsfaktor IX enthält, injiziert.

Bestimmung der Wirksamkeit

Die „Wertbestimmung von Blutgerinnungsfaktor IX" (2.7.11) wird durchgeführt.

Der ermittelte Wert muß mindestens 80 und darf höchstens 125 Prozent des angegebenen Werts betragen. Die Vertrauensgrenzen (P = 0,95) des ermittelten Werts müssen mindestens 80 und dürfen höchstens 125 Prozent betragen.

Lagerung

Vor Licht geschützt.

Beschriftung

Die Beschriftung gibt insbesondere an
- Anzahl der Internationalen Einheiten an Blutgerinnungsfaktor IX je Behältnis
- Proteinmenge je Behältnis

- falls zutreffend, Name und Menge einer jeden zugesetzten Substanz einschließlich des Heparins
- Name und Menge des Lösungsmittels, das für die Rekonstitution der Zubereitung verwendet werden muß
- Lagerungsbedingungen
- Verfallsdatum
- daß im Falle der Anwendung von Arzneimitteln aus menschlichem Blut oder Plasma eine Übertragung von Infektionserregern nicht vollständig ausgeschlossen werden kann.

1999, 1323

Bockshornsamen

Trigonella foenugraeci semen

Definition

Bockshornsamen bestehen aus den getrockneten, reifen Samen von *Trigonella foenum-graecum* L.

Eigenschaften

Die Droge hat einen kräftigen, charakteristischen, aromatischen Geruch.

Die Droge weist die unter „Prüfung auf Identität, A und B" beschriebenen makroskopischen und mikroskopischen Merkmale auf.

Prüfung auf Identität

A. Der Samen ist hart, flach, braun bis rötlichbraun und mehr oder weniger rhomboid mit abgerundeten Rändern. Er ist 3 bis 5 mm lang, 2 bis 3 mm breit und 1,5 bis 2 mm dick. Die größte Fläche weist eine Furche auf, die den Samen in 2 ungleiche Teile teilt. Der kleinere Teil enthält die Keimwurzel, der größere die Keimblätter.

B. Die Droge wird pulverisiert (355). Das Pulver ist gelblichbraun. Die Prüfung erfolgt unter dem Mikroskop, wobei Chloralhydrat-Lösung *R* verwendet wird. Das Pulver zeigt folgende Merkmale: Bruchstücke der Samenschale mit Epidermiszellen, die, wie an Schnittstellen sichtbar, eine dicke Kutikula aufweisen und von flaschenförmiger Gestalt sind, sowie mit darunterliegendem, großzelligem Hypoderm, dessen Zellen am oberen Ende schmäler, in der Mitte zusammengezogen sind und an den radialen Wänden Verdickungsleisten aufweisen; gelblichbraune Epidermisfragmente in der Aufsicht, bestehend aus kleinen, polygonalen Zellen mit verdickten, getüpfelten Wänden, häufig mit anhängenden Zellen des Hypoderms von rundlichem Umriß und mit verdickten, dichtperligen Wänden; Bruchstücke des Hypoderms von unten gesehen, zusammengesetzt aus polygonalen Zellen, deren leistenähnliche Verdickungen sich bis zu den oberen und unteren Wänden erstrecken; Parenchym der Samenschale, bestehend aus länglichen, rechteckigen Zellen mit schwach verdickten, perligen Wänden; Bruchstücke des Endosperms mit unregelmäßig verdickten, manchmal länglichen, schleimführenden Zellen.

C. Die Prüfung erfolgt mit Hilfe der Dünnschichtchromatographie (2.2.27) unter Verwendung einer DC-Platte mit Kieselgel F_{254} *R*.

Untersuchungslösung: 1,0 g pulverisierte Droge (710) wird in einem 25-ml-Erlenmeyerkolben mit 5,0 ml Methanol *R* versetzt und 5 min lang im Wasserbad von 65 °C erhitzt. Nach dem Abkühlen wird filtriert.

Referenzlösung: 3,0 mg Trigonellinhydrochlorid *R* werden in 1,0 ml Methanol *R* gelöst.

Auf die Platte werden getrennt 20 µl Untersuchungslösung und 10 µl Referenzlösung bandförmig aufgetragen. Die Chromatographie erfolgt mit einer Mischung von 30 Volumteilen Wasser *R* und 70 Volumteilen Methanol *R* über eine Laufstrecke von 10 cm. Die Platte wird an der Luft trocknen gelassen und im ultravioletten Licht bei 254 nm ausgewertet. Das Chromatogramm der Untersuchungslösung zeigt in der unteren Hälfte eine fluoreszenzmindernde Zone, die in bezug auf Lage und Fluoreszenz etwa der Zone im Chromatogramm der Referenzlösung entspricht. Mit Dragendorffs Reagenz *R* 2 besprüht, zeigt das Chromatogramm der Untersuchungslösung eine intensive, orangerote Zone, die in bezug auf Lage und Farbe etwa der Zone im Chromatogramm der Referenzlösung entspricht. Das Chromatogramm zeigt auch in der oberen Hälfte eine breite, hell bräunlichgelbe Zone (Triglyceride).

Prüfung auf Reinheit

Fremde Bestandteile (2.8.2): Die Droge muß der Prüfung entsprechen.

Quellungszahl (2.8.4): Mindestens 6, mit der pulverisierten Droge (710) bestimmt.

Trocknungsverlust (2.2.32): Höchstens 12,0 Prozent, mit 1,000 g pulverisierter Droge durch 2 h langes Trocknen im Trockenschrank bei 100 bis 105 °C bestimmt.

Asche (2.4.16): Höchstens 5,0 Prozent.

Lagerung

Gut verschlossen, vor Licht geschützt.

1998, 1178

Bromperidol
Bromperidolum

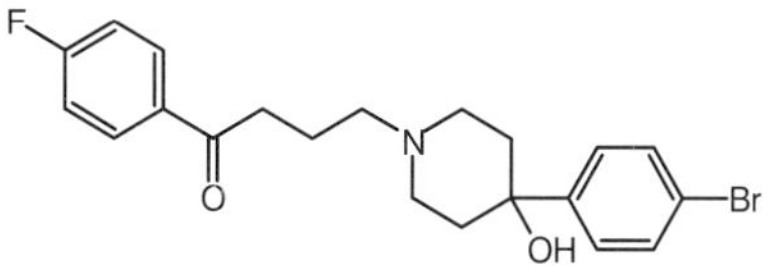

$C_{21}H_{23}BrFNO_2$ M_r 420,3

Definition

Bromperidol enthält mindestens 99,0 und höchstens 101,0 Prozent 4-[4-(4-Bromphenyl)-4-hydroxypiperidin-1-yl]-1-(4-fluorphenyl)butan-1-on, berechnet auf die getrocknete Substanz.

Eigenschaften

Weißes bis fast weißes Pulver; praktisch unlöslich in Wasser, wenig löslich in Dichlormethan und Methanol, schwer löslich in Ethanol.

Prüfung auf Identität

1: B, E.
2: A, C, D, E.

A. Schmelztemperatur (2.2.14): 156 bis 159 °C.

B. Die Prüfung erfolgt mit Hilfe der IR-Spektroskopie (2.2.24) durch Vergleich des Spektrums der Substanz mit dem von Bromperidol *CRS*. Die Prüfung erfolgt mit Hilfe von Preßlingen.

C. Die Prüfung erfolgt mit Hilfe der Dünnschichtchromatographhie (2.2.27) unter Verwendung einer Schicht eines geeigneten, octadecylsilylierten Kieselgels.

Untersuchungslösung: 10 mg Substanz werden in Methanol *R* zu 10 ml gelöst.

Referenzlösung a: 10 mg Bromperidol *CRS* werden in Methanol *R* zu 10 ml gelöst.

Referenzlösung b: 10 mg Bromperidol *CRS* und 10 mg Haloperidol *CRS* werden in Methanol *R* zu 10 ml gelöst.

Auf die Platte wird getrennt 1 µl jeder Lösung aufgetragen. Die Chromatographie erfolgt in einer ungesättigten Kammer mit einer Mischung von 10 Volumteilen Tetrahydrofuran *R*, 45 Volumteilen Methanol *R* und 45 Volumteilen einer Lösung von Natriumchlorid *R* ($58\ g \cdot l^{-1}$) über eine Laufstrecke von 15 cm. Die Platte wird an der Luft trocknen gelassen und im ultravioletten Licht bei 254 nm ausgewertet. Der Hauptfleck im Chromatogramm der Untersuchungslösung entspricht in bezug auf Lage und Größe dem Hauptfleck im Chromatogramm der Referenzlösung a. Die Prüfung darf nur ausgewertet werden, wenn das Chromatogramm der Referenzlösung b zwei Flecke zeigt, die möglicherweise nicht vollständig voneinander getrennt sind.

D. Etwa 10 mg Substanz werden in 5 ml wasserfreiem Ethanol *R* gelöst. Werden 0,5 ml Dinitrobenzol-Lösung *R* und 0,5 ml ethanolische Kaliumhydroxid-Lösung ($2\ mol \cdot l^{-1}$) *R* zugesetzt, entsteht eine violette Färbung, die nach 20 min braunrot wird.

E. 0,1 g Substanz werden in einem Porzellantiegel mit 0,5 g wasserfreiem Natriumcarbonat *R* versetzt. Über freier Flamme wird 10 min lang erhitzt. Nach dem Erkaltenlassen wird der Rückstand mit 5 ml verdünnter Salpetersäure *R* aufgenommen und filtriert. 1 ml Filtrat wird mit 1 ml Wasser *R* versetzt. Die Lösung gibt die Identitätsreaktion a auf Bromid (2.3.1).

Prüfung auf Reinheit

Aussehen der Lösung: 0,2 g Substanz werden in 20 ml einer 1prozentigen Lösung (*V/V*) von Milchsäure *R* gelöst. Die Lösung muß klar (2.2.1) und darf nicht stärker gefärbt sein als die Farbvergleichslösung G_7 (2.2.2, Methode II).

Verwandte Substanzen: Die Prüfung erfolgt mit Hilfe der Flüssigchromatographie (2.2.29).

Untersuchungslösung: 0,100 g Substanz werden in Methanol *R* zu 10,0 ml gelöst.

Referenzlösung a: 2,5 mg Bromperidol *CRS* und 5,0 mg Haloperidol *CRS* werden in Methanol *R* zu 50,0 ml gelöst.

Referenzlösung b: 5,0 ml Untersuchungslösung werden mit Methanol *R* zu 100,0 ml verdünnt. 1,0 ml dieser Lösung wird mit Methanol *R* zu 10,0 ml verdünnt.

Die Chromatographie kann durchgeführt werden mit
- einer Säule aus rostfreiem Stahl von 0,1 m Länge und 4,0 mm innerem Durchmesser, gepackt mit desaktiviertem, octadecylsilyliertem Kieselgel zur Chromatographie *R* (3 µm)
- als mobile Phase bei einer Durchflußrate von 1,5 ml je Minute:
  mobile Phase A: Eine Lösung von Tetrabutylammoniumhydrogensulfat *R* ($17\ g \cdot l^{-1}$)
  mobile Phase B: Acetonitril *R*

Zeit (min)	mobile Phase A (% *V/V*)	mobile Phase B (% *V/V*)	Erläuterungen
0 – 15	90 → 50	10 → 50	linearer Gradient
15 – 20	50	50	isokratische Elution
20 – 25	90	10	zurück zur Anfangszusammensetzung
25 = 0	90	10	Wiederbeginn des Gradienten

- einem Spektrometer als Detektor bei einer Wellenlänge von 230 nm.

Die Säule wird mindestens 30 min lang mit Acetonitril *R*, danach mindestens 5 min lang mit der Anfangszusammensetzung äquilibriert.

Die Empfindlichkeit des Systems wird so eingestellt, daß die Höhe des Hauptpeaks im Chromatogramm mit

10 µl Referenzlösung b mindestens 50 Prozent des maximalen Ausschlags beträgt.

10 µl Referenzlösung a werden eingespritzt. Wird das Chromatogramm unter den vorgeschriebenen Bedingungen aufgezeichnet, beträgt die Retentionszeit für Haloperidol etwa 5,5 min und für Bromperidol etwa 6 min. Die Prüfung darf nur ausgewertet werden, wenn die Auflösung zwischen den Peaks von Haloperidol und Bromperidol mindestens 3,0 beträgt. Falls erforderlich wird die Acetonitril-Konzentration in der mobilen Phase verändert oder die Programmierung des linearen Gradienten angepaßt.

Je 10 µl Methanol *R* als Blindlösung, Untersuchungslösung und Referenzlösung b werden getrennt eingespritzt. Im Chromatogramm der Untersuchungslösung darf keine Peakfläche, mit Ausnahme der des Hauptpeaks, größer sein als die Fläche des Hauptpeaks im Chromatogramm der Referenzlösung b (0,5 Prozent), und die Summe ihrer Flächen darf nicht größer sein als das 2fache der Fläche des Hauptpeaks im Chromatogramm der Referenzlösung b (1 Prozent). Der Lösungsmittelpeak und Peaks, deren Fläche kleiner ist als das 0,1fache der Fläche des Hauptpeaks im Chromatogramm der Referenzlösung b, werden nicht berücksichtigt.

Trocknungsverlust (2.2.32): Höchstens 0,5 Prozent, mit 1,000 g Substanz durch Trocknen im Trockenschrank bei 100 bis 105 °C bestimmt.

Sulfatasche (2.4.14): Höchstens 0,1 Prozent, mit 1,0 g Substanz im Platintiegel bestimmt.

Gehaltsbestimmung

0,300 g Substanz, in 50 ml einer Mischung von 1 Volumteil Essigsäure 98 % *R* und 7 Volumteilen Ethylmethylketon *R* gelöst, werden mit Perchlorsäure (0,1 mol · l^{-1}) unter Zusatz von 0,2 ml Naphtholbenzein-Lösung *R* titriert.

1 ml Perchlorsäure (0,1 mol · l^{-1}) entspricht 42,03 mg $C_{21}H_{23}BrFNO_2$.

Lagerung

Gut verschlossen, vor Licht geschützt.

Verunreinigungen

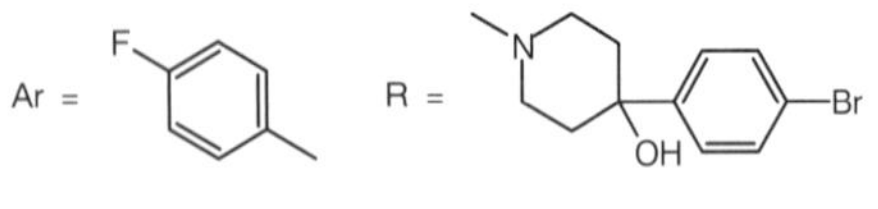

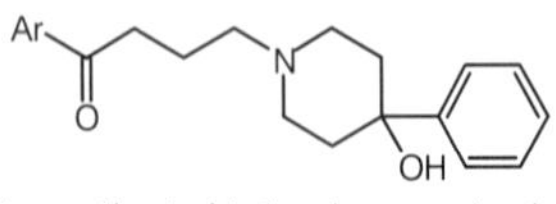

A. 1-(4-Fluorphenyl)-4-(4-hydroxy-4-phenylpiperidin-1-yl)butan-1-on

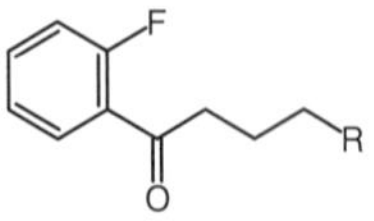

B. 4-[4-(4-Bromphenyl)-4-hydroxypiperidin-1-yl]-1-(2-fluorphenyl)butan-1-on

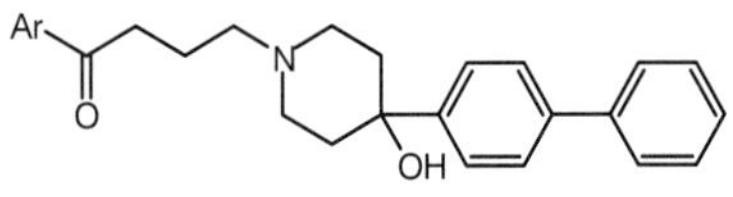

C. 4-[4-(Biphenyl-4-yl)-4-hydroxypiperidin-1-yl]-1-(4-fluorphenyl)butan-1-on

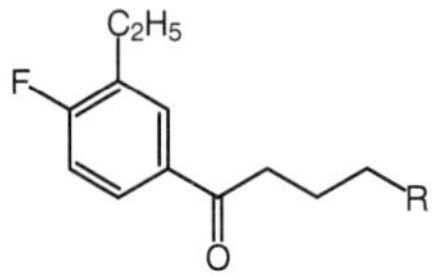

D. 4-[4-(4-Bromphenyl)-4-hydroxypiperidin-1-yl]-1-(3-ethyl-4-fluorphenyl)butan-1-on

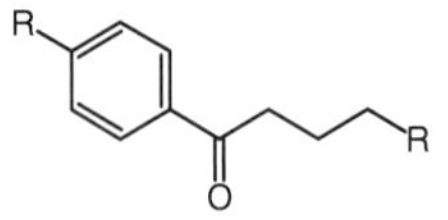

E. 4-[4-(4-Bromphenyl)-4-hydroxypiperidin-1-yl]-1-[4-[4-(4-bromphenyl)-4-hydroxypiperidin-1-yl]phenyl]butan-1-on

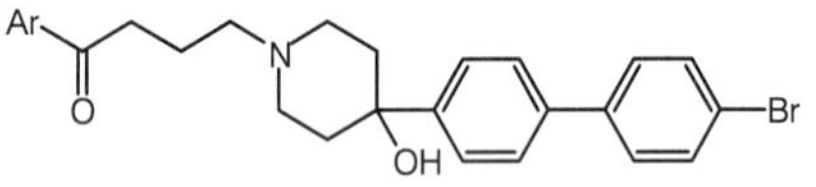

F. 4-[4-(4′-Brombiphenyl-4-yl)-4-hydroxypiperidin-1-yl]-1-(4-fluorphenyl)butan-1-on.

1998, 977

Brompheniraminhydrogenmaleat

Brompheniramini maleas

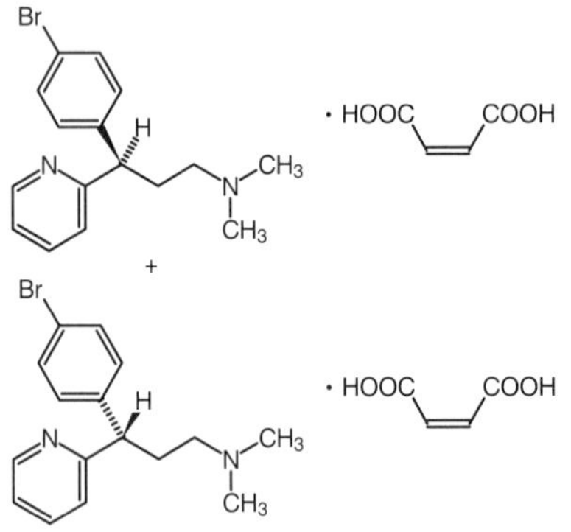

$C_{20}H_{23}BrN_2O_4$ M_r 435,3

Definition

Brompheniraminhydrogenmaleat enthält mindestens 98,0 und höchstens 101,0 Prozent (*RS*)-[3-(4-Bromphenyl)-3-(pyridin-2-yl)propyl]dimethylamin-hydrogen-(*Z*)-butendioat, berechnet auf die getrocknete Substanz.

Eigenschaften

Weißes bis fast weißes, kristallines Pulver; löslich in Wasser, leicht löslich in Dichlormethan, Ethanol und Methanol.

Prüfung auf Identität

1: A, B, C, D, E.
2: A, B, E, F.

A. Schmelztemperatur (2.2.14): 130 bis 135 °C.

B. 65 mg Substanz werden in Salzsäure (0,1 mol · l^{-1}) zu 100,0 ml gelöst. 5,0 ml Lösung werden mit Salzsäure (0,1 mol · l^{-1}) zu 100,0 ml verdünnt. Diese Lösung, zwischen 220 und 320 nm gemessen, zeigt ein Absorptionsmaximum (2.2.25) bei 265 nm. Die spezifische Absorption, im Maximum gemessen, liegt zwischen 190 und 210.

C. Die Prüfung erfolgt mit Hilfe der IR-Spektroskopie (2.2.24) durch Vergleich des Spektrums der Substanz mit dem von Brompheniraminhydrogenmaleat *CRS*. Die Prüfung erfolgt mit Hilfe von Preßlingen unter Verwendung von Kaliumbromid *R*.

D. Die bei der Prüfung „Verwandte Substanzen“ (siehe „Prüfung auf Reinheit“) erhaltenen Chromatogramme werden ausgewertet. Der Hauptpeak im Chromatogramm der Untersuchungslösung entspricht in bezug auf Retentionszeit und Fläche ungefähr dem Hauptpeak im Chromatogramm der Referenzlösung a. Die beiden Hauptpeaks im Chromatogramm der Referenzlösung c entsprechen in bezug auf die Retentionszeit den Peaks in den Chromatogrammen der Referenzlösungen a und b.

E. Die Prüfung erfolgt mit Hilfe der Dünnschichtchromatographie (2.2.27) unter Verwendung einer Schicht eines geeigneten Kieselgels, das einen Fluoreszenzindikator mit intensivster Anregung der Fluoreszenz bei 254 nm enthält.

Untersuchungslösung: 0,10 g Substanz werden in Methanol *R* zu 5,0 ml gelöst.

Referenzlösung: 56 mg Maleinsäure *R* werden in Methanol *R* zu 10 ml gelöst.

Auf die Platte werden getrennt 5 µl jeder Lösung aufgetragen. Die Chromatographie erfolgt mit einer Mischung von 3 Volumteilen Wasser *R*, 7 Volumteilen wasserfreier Ameisensäure *R*, 20 Volumteilen Methanol *R* und 70 Volumteilen Diisopropylether *R* über eine Laufstrecke von 12 cm. Die Platte wird einige Minuten lang im Luftstrom getrocknet und anschließend im ultravioletten Licht bei 254 nm ausgewertet. Das Chromatogramm der Untersuchungslösung zeigt deutlich voneinander getrennt 2 Flecke. Der obere der beiden Flecke entspricht in bezug auf Lage und Größe dem Fleck im Chromatogramm der Referenzlösung.

F. 0,15 g Substanz werden 10 min lang in einem Porzellantiegel mit 0,5 g wasserfreiem Natriumcarbonat *R* über offener Flamme erhitzt und erkalten gelassen. Der Rückstand wird in 10 ml verdünnter Salpetersäure *R* aufgenommen und die Mischung filtriert. 1 ml Filtrat, mit 1 ml Wasser *R* verdünnt, gibt die Identitätsreaktion a auf Bromid (2.3.1).

Prüfung auf Reinheit

Aussehen der Lösung: 2,0 g Substanz werden in Methanol *R* zu 20 ml gelöst. Die Lösung muß klar (2.2.1) und darf nicht stärker gefärbt sein als die Farbvergleichslösung BG_6 (2.2.2, Methode II).

***p*H-Wert** (2.2.3): 0,20 g Substanz werden in 20 ml kohlendioxidfreiem Wasser *R* gelöst. Der *p*H-Wert der Lösung muß zwischen 4,0 und 5,0 liegen.

Optische Drehung (2.2.7): 2,5 g Substanz werden in Wasser *R* zu 25,0 ml gelöst. Der Drehungswinkel, in einer Schichtdicke von 2 dm gemessen, muß zwischen −0,2 und +0,2° liegen.

Verwandte Substanzen: Die Prüfung erfolgt mit Hilfe der Gaschromatographie (2.2.28).

Untersuchungslösung: 0,10 g Substanz werden in Dichlormethan *R* zu 10 ml gelöst.

Referenzlösung a: 10 mg Brompheniraminhydrogenmaleat *CRS* werden in Dichlormethan *R* zu 1 ml gelöst.

Referenzlösung b: 5 mg Chlorphenaminhydrogenmaleat *CRS* werden in Dichlormethan *R* zu 1 ml gelöst.

Referenzlösung c: 0,5 ml Untersuchungslösung und 0,5 ml Referenzlösung b werden gemischt.

Die Chromatographie kann durchgeführt werden mit
- einer Säule aus Glas von 2,3 m Länge und 2 mm innerem Durchmesser, gepackt mit säure- und basegewaschenem, silanisiertem Kieselgur zur Gaschromatographie *R* (135 bis 175 µm), imprägniert mit 3 Prozent (*m/m*) Poly[methyl(50)phenyl(50)]siloxan *R*
- Stickstoff zur Chromatographie *R* als Trägergas bei einer Durchflußrate von 20 ml je Minute
- einem Flammenionisationsdetektor.

Die Temperatur der Säule wird bei 205 °C, die des Probeneinlasses und des Detektors bei 250 °C gehalten.

1 µl jeder Lösung wird getrennt eingespritzt.

Die Prüfung darf nur ausgewertet werden, wenn im Chromatogramm der Referenzlösung c die Auflösung zwischen den Peaks von Brompheniramin und Chlorphenamin mindestens 1,5 beträgt. Nach dem Einspritzen der Untersuchungslösung wird die Chromatographie über eine Dauer durchgeführt, die der 2,5fachen Retentionszeit des Hauptpeaks entspricht.

Im Chromatogramm der Untersuchungslösung darf die Summe aller Peakflächen, mit Ausnahme der Fläche des Hauptpeaks, nicht größer sein als 1 Prozent der Fläche des Hauptpeaks, und keine Peakfläche, mit Ausnahme der des Hauptpeaks, darf größer sein als 0,4 Prozent der Fläche des Hauptpeaks. Peaks, deren Fläche kleiner ist als 0,1 Prozent der Fläche des Brompheniramin-Peaks im Chromatogramm der Untersuchungslösung, werden nicht berücksichtigt.

Schwermetalle (2.4.8): 1,0 g Substanz muß der Grenzprüfung C auf Schwermetalle entsprechen (20 ppm). Zur Herstellung der Referenzlösung werden 2 ml Blei-Lösung (10 ppm Pb) *R* verwendet.

Trocknungsverlust (2.2.32): Höchstens 0,5 Prozent, mit 1,000 g Substanz durch 3 h langes Trocknen im Trockenschrank bei 100 bis 105 °C bestimmt.

Sulfatasche (2.4.14): Höchstens 0,1 Prozent, mit 1,0 g Substanz bestimmt.

Gehaltsbestimmung

0,260 g Substanz, in 50 ml wasserfreier Essigsäure *R* gelöst, werden mit Perchlorsäure (0,1 mol · l^{-1}) titriert. Der Endpunkt wird mit Hilfe der Potentiometrie (2.2.20) bestimmt.

1 ml Perchlorsäure (0,1 mol · l^{-1}) entspricht 21,77 mg $C_{20}H_{23}BrN_2O_4$.

Lagerung

Gut verschlossen, vor Licht geschützt.

Verunreinigungen

A. Chlorphenamin

B. Dexchlorpheniramin

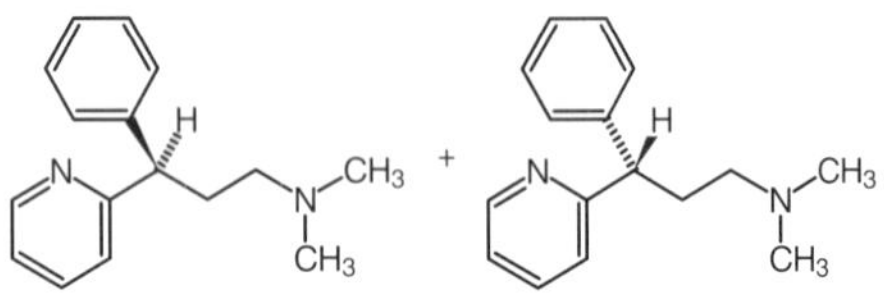

C. (3*RS*)-*N*,*N*-Dimethyl-3-phenyl-3-(pyridin-2-yl)propan-1-amin (Pheniramin).

1998, 1179

Bufexamac

Bufexamacum

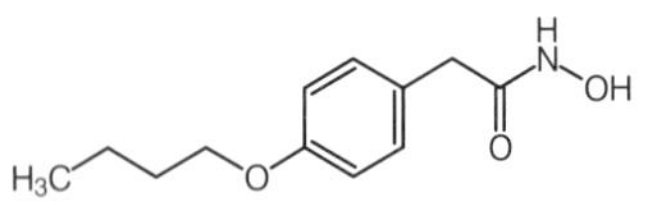

$C_{12}H_{17}NO_3$ — M_r 223,3

Definition

Bufexamac enthält mindestens 98,5 und höchstens 101,5 Prozent 2-(4-Butoxyphenyl)-*N*-hydroxyacetamid, berechnet auf die getrocknete Substanz.

Eigenschaften

Weißes bis fast weißes, kristallines Pulver; praktisch unlöslich in Wasser, löslich in Dimethylformamid, schwer löslich in Ethylacetat und Methanol.

Prüfung auf Identität

1: B.
2: A, C.

A. 20 mg Substanz werden in Methanol *R* zu 20 ml gelöst. 1 ml Lösung wird mit Methanol *R* zu 50 ml verdünnt. Diese Lösung, zwischen 210 und 360 nm gemessen, zeigt Absorptionsmaxima (2.2.25) bei 228, 277 und 284 nm.

B. Die Prüfung erfolgt mit Hilfe der IR-Spektroskopie (2.2.24) durch Vergleich des Spektrums der Substanz mit dem von Bufexamac *CRS*. Die Prüfung erfolgt mit Hilfe von Preßlingen.

C. Die Prüfung erfolgt mit Hilfe der Dünnschichtchromatographie (2.2.27) unter Verwendung einer Schicht eines geeigneten Kieselgels, das einen Fluoreszenzindikator mit intensivster Anregung der Fluoreszenz bei 254 nm enthält.

Untersuchungslösung: 10 mg Substanz werden in Methanol *R* zu 5 ml gelöst.

Referenzlösung a: 20 mg Bufexamac *CRS* werden in Methanol *R* zu 10 ml gelöst.

Referenzlösung b: 10 mg Salicylsäure *R* werden in der Referenzlösung a zu 5 ml gelöst.

Auf die Platte werden getrennt 10 µl jeder Lösung aufgetragen. Die Chromatographie erfolgt mit einer Mischung von 4 Volumteilen Essigsäure 98 % *R*, 20 Volumteilen Dioxan *R* und 90 Volumteilen Toluol *R* über eine Laufstrecke von 15 cm. Die Platte wird im Warmluftstrom getrocknet und anschließend im ultravioletten Licht bei 254 nm ausgewertet. Der Hauptfleck im Chromatogramm der Untersuchungslösung entspricht in bezug auf Lage und Größe dem Hauptfleck im Chromatogramm der Referenzlösung a. Die Prüfung darf nur ausgewertet werden, wenn das Chromatogramm der Referenzlösung b deutlich voneinander getrennt 2 Flecke zeigt.

Prüfung auf Reinheit

Verwandte Substanzen: Die Prüfung erfolgt mit Hilfe der Flüssigchromatographie (2.2.29).

Untersuchungslösung: 50,0 mg Substanz werden in der mobilen Phase zu 20,0 ml gelöst.

Referenzlösung a: 5,0 ml Untersuchungslösung werden mit der mobilen Phase zu 25,0 ml verdünnt. 1,0 ml dieser Lösung wird mit der mobilen Phase zu 100,0 ml verdünnt.

Referenzlösung b: 5 mg Bufexamac *CRS* und 5 mg Salicylsäure *R* werden in der mobilen Phase zu 10 ml gelöst. 1 ml Lösung wird mit der mobilen Phase zu 10 ml verdünnt.

Die Chromatographie kann durchgeführt werden mit

- einer Säule aus rostfreiem Stahl von 0,25 m Länge und 4,6 mm innerem Durchmesser, gepackt mit octadecylsilyliertem Kieselgel zur Chromatographie *R* (5 µm) mit einer spezifischen Oberfläche von 350 $m^2 \cdot g^{-1}$ und einer Porengröße von 10 nm.
- einer Mischung von 30 Volumteilen einer Lösung von Kaliummonohydrogenphosphat *R* (1,4 g · l^{-1}) und

70 Volumteilen Methanol *R*, die mit Phosphorsäure 10 % *R* auf einen *p*H-Wert von 3,6 eingestellt wurde, als mobile Phase bei einer Durchflußrate von 1 ml je Minute

- einem Spektrometer als Detektor bei einer Wellenlänge von 275 nm.

Je 20 µl Referenzlösung a und Referenzlösung b werden getrennt eingespritzt. Die Empfindlichkeit des Systems wird so eingestellt, daß die Höhe des Hauptpeaks im Chromatogramm der Referenzlösung a mindestens 50 Prozent des maximalen Ausschlags beträgt. Die Prüfung darf nur ausgewertet werden, wenn im Chromatogramm der Referenzlösung b die Auflösung zwischen den Peaks von Salicylsäure und Bufexamac mindestens 2,0 beträgt.

20 µl Untersuchungslösung werden eingespritzt. Die Chromatographie erfolgt über eine Dauer, die der 4fachen Retentionszeit des Bufexamac-Peaks entspricht. Im Chromatogramm der Untersuchungslösung darf keine Peakfläche, mit Ausnahme der des Hauptpeaks, größer sein als die Fläche des Hauptpeaks im Chromatogramm der Referenzlösung a (0,2 Prozent). Im Chromatogramm der Untersuchungslösung darf die Summe aller Peakflächen, mit Ausnahme der des Hauptpeaks, nicht größer sein als das 2,5fache der Fläche des Hauptpeaks im Chromatogramm der Referenzlösung a (0,5 Prozent). Der Lösungsmittelpeak und Peaks, deren Fläche kleiner ist als das 0,05fache der Fläche des Hauptpeaks im Chromatogramm der Referenzlösung a, werden nicht berücksichtigt.

Trocknungsverlust (2.2.32): Höchstens 0,5 Prozent, mit 1,000 g Substanz durch 3 h langes Trocknen im Vakuumtrockenschrank bei 80 °C bestimmt.

Sulfatasche (2.4.14): Höchstens 0,1 Prozent, mit 1,0 g Substanz bestimmt.

Gehaltsbestimmung

0,200 g Substanz, in 50 ml Dimethylformamid *R* gelöst, werden mit Lithiummethanolat-Lösung (0,1 mol · l^{-1}) titriert. Der Endpunkt wird mit Hilfe der Potentiometrie (2.2.20) bestimmt.

1 ml Lithiummethanolat-Lösung (0,1 mol · l^{-1}) entspricht 22,33 mg $C_{12}H_{17}NO_3$.

Lagerung

Gut verschlossen, vor Licht geschützt.

Verunreinigungen

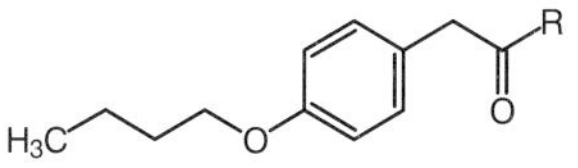

A. R = OH: 2-(4-Butoxyphenyl)essigsäure

B. R = OCH_3: Methyl-2-(4-butoxyphenyl)acetat

C. R = OC_4H_9: Butyl-2-(4-butoxyphenyl)acetat

D. R = NH_2: 2-(4-Butoxyphenyl)acetamid.

1998, 1180

Buprenorphin

Buprenorphinum

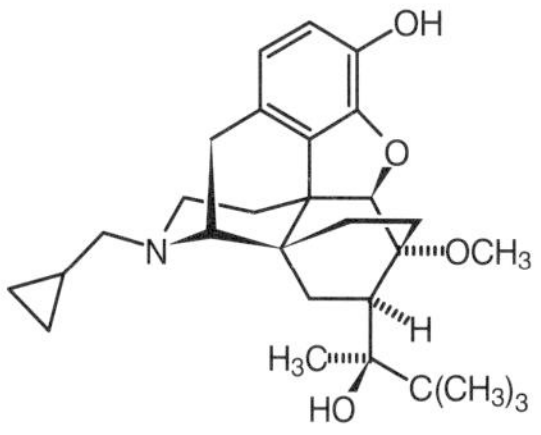

$C_{29}H_{41}NO_4$ M_r 467,6

Definition

Buprenorphin enthält mindestens 98,5 und höchstens 101,0 Prozent (2*S*)-2-[17-(Cyclopropylmethyl)-4,5α-epoxy-3-hydroxy-6-methoxy-6α,14-ethano-14α-morphinan-7α-yl]-3,3-dimethylbutan-2-ol, berechnet auf die getrocknete Substanz.

Eigenschaften

Weißes bis fast weißes Pulver; sehr schwer löslich in Wasser, leicht löslich in Aceton, löslich in Methanol, schwer löslich in Cyclohexan. Die Substanz löst sich in verdünnten Säuren.

Die Substanz schmilzt bei etwa 217 °C.

Prüfung auf Identität

Die Prüfung erfolgt mit Hilfe der IR-Spektroskopie (2.2.24) durch Vergleich des Spektrums der Substanz mit dem Buprenorphin-Referenzspektrum der Ph. Eur.

Prüfung auf Reinheit

Prüflösung: 0,250 g Substanz werden in wasserfreiem Ethanol *R* zu 25,0 ml gelöst.

Aussehen der Lösung: Die Prüflösung muß klar (2.2.1) und farblos (2.2.2, Methode II) sein.

Spezifische Drehung (2.2.7): Die spezifische Drehung, an der Prüflösung gemessen, muß zwischen –103 und –107° liegen, berechnet auf die getrocknete Substanz.

Verwandte Substanzen: Die Prüfung erfolgt mit Hilfe der Flüssigchromatographie (2.2.29).

Untersuchungslösung: 25,0 mg Substanz werden in der mobilen Phase zu 10,0 ml gelöst.

Referenzlösung a: 5 mg Substanz werden in 2,0 ml Methanol *R* gelöst. Die Lösung wird mit 0,25 ml Salzsäure (2 mol · l^{-1}) versetzt.

Referenzlösung b: 0,5 ml Untersuchungslösung werden mit der mobilen Phase zu 200,0 ml verdünnt.

Referenzlösung c: 0,65 ml Untersuchungslösung werden mit der mobilen Phase zu 100,0 ml verdünnt.

Referenzlösung d: 4,0 ml Referenzlösung b werden mit der mobilen Phase zu 10,0 ml verdünnt.

Die Chromatographie kann durchgeführt werden mit
- einer Säule aus rostfreiem Stahl von 0,25 m Länge und 4,6 mm innerem Durchmesser, gepackt mit octadecylsilyliertem Kieselgel zur Chromatographie *R* (5 µm)
- einer Mischung von 10 Volumteilen einer Lösung von Ammoniumacetat *R* (10 g · l^{-1}) und 60 Volumteilen Methanol *R* als mobile Phase bei einer Durchflußrate von etwa 1 ml je Minute
- einem Spektrometer als Detektor bei einer Wellenlänge von 288 nm.

Die Temperatur der Säule wird bei 40 °C gehalten.

20 µl Referenzlösung a werden eingespritzt. Die Durchflußrate wird so eingestellt, daß die Retentionszeit des Buprenorphin-Peaks etwa 15 min beträgt. Die Prüfung darf nur ausgewertet werden, wenn das Chromatogramm der Referenzlösung a zwei Peaks zeigt und der erste Peak im Vergleich zum zweiten (Buprenorphin) eine relative Retentionszeit von 0,93 aufweist.

20 µl jeder Lösung werden getrennt eingespritzt. Das Chromatogramm der Untersuchungslösung wird über eine Dauer, die der 2,5fachen Retentionszeit des Hauptpeaks entspricht, aufgezeichnet. Im Chromatogramm der Untersuchungslösung darf keine Peakfläche, mit Ausnahme der des Hauptpeaks, größer sein als die Fläche des Hauptpeaks im Chromatogramm der Referenzlösung b (0,25 Prozent), und die Summe ihrer Flächen darf nicht größer sein als die Fläche des Peaks im Chromatogramm der Referenzlösung c (0,65 Prozent). Peaks, deren Fläche kleiner ist als die des Hauptpeaks im Chromatogramm der Referenzlösung d, werden nicht berücksichtigt.

Trocknungsverlust (2.2.32): Höchstens 1,0 Prozent, mit 1,000 g Substanz durch Trocknen im Trockenschrank bei 100 bis 105 °C bestimmt.

Gehaltsbestimmung

0,400 g Substanz, in 40 ml wasserfreier Essigsäure *R* gelöst, werden mit Perchlorsäure (0,1 mol · l^{-1}) unter Zusatz von 0,1 ml Kristallviolett-Lösung *R* bis zum Farbumschlag von Violettblau nach Grün titriert.

1 ml Perchlorsäure (0,1 mol · l^{-1}) entspricht 46,76 mg $C_{29}H_{41}NO_4$.

Lagerung

Gut verschlossen, vor Licht geschützt.

Verunreinigungen

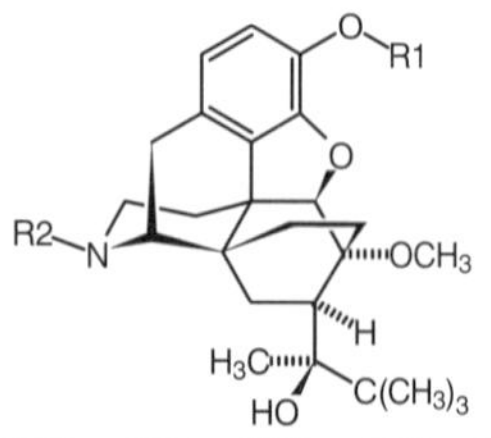

A. R1 = H, R2 = CH_2–CH_2–CH=CH_2: (2*S*)-2-[17-(But-3-enyl)-4,5α-epoxy-3-hydroxy-6-methoxy-6α,14-ethano-14α-morphinan-7α-yl]-3,3-dimethylbutan-2-ol

B. R1 = H, R2 = H: (2*S*)-2-(4,5α-Epoxy-3-hydroxy-6-methoxy-6α,14-ethano-14α-morphinan-7α-yl)-3,3-dimethylbutan-2-ol

C. R1 = CH_3, R2 = CN: 4,5α-Epoxy-7α-[(1*S*)-1-hydroxy-1,2,2-trimethylpropyl]-3,6-dimethoxy-6α,14-ethano-14α-morphinan-17-carbonitril.

1998, 1181

Buprenorphinhydrochlorid

Buprenorphini hydrochloridum

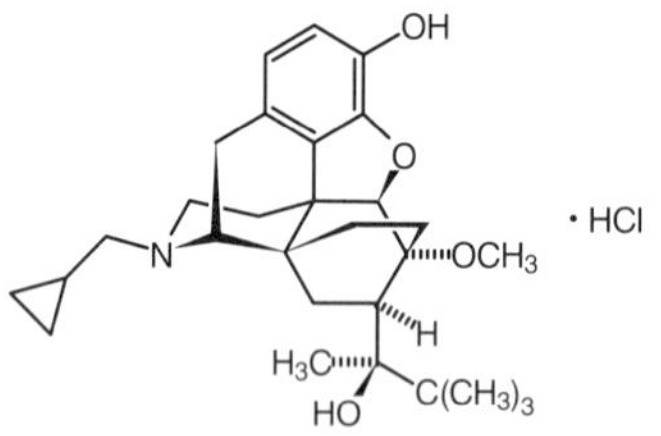

$C_{29}H_{42}ClNO_4$ M_r 504,1

Definition

Buprenorphinhydrochlorid enthält mindestens 98,5 und höchstens 101,0 Prozent (2*S*)-2-[17-(Cyclopropylmethyl)-4,5α-epoxy-3-hydroxy-6-methoxy-6α,14-ethano-14α-morphinan-7α-yl]-3,3-dimethylbutan-2-ol-hydrochlorid, berechnet auf die getrocknete Substanz.

Eigenschaften

Weißes bis fast weißes, kristallines Pulver; wenig löslich in Wasser, leicht löslich in Methanol, löslich in Ethanol, praktisch unlöslich in Cyclohexan.

Prüfung auf Identität

A. Die Prüfung erfolgt mit Hilfe der IR-Spektroskopie (2.2.24) durch Vergleich des Spektrums der Substanz mit dem Buprenorphinhydrochlorid-Referenzspektrum der Ph. Eur.

B. 3 ml Prüflösung (siehe „Prüfung auf Reinheit") geben die Identitätsreaktion a auf Chlorid (2.3.1).

Prüfung auf Reinheit

Prüflösung: 0,250 g Substanz werden in 5,0 ml Methanol *R* gelöst. Die Lösung wird unter Schütteln mit kohlendioxidfreiem Wasser *R* zu 25,0 ml verdünnt.

Aussehen der Lösung: Die Prüflösung muß klar (2.2.1) und farblos (2.2.2, Methode II) sein.

Sauer oder alkalisch reagierende Substanzen: 10,0 ml Prüflösung werden mit 0,05 ml Methylrot-Lösung *R* versetzt. Bis zum Farbumschlag dürfen höchstens 0,2 ml

Natriumhydroxid-Lösung (0,02 mol · l^{-1}) oder Salzsäure (0,02 mol · l^{-1}) verbraucht werden.

Spezifische Drehung (2.2.7): 0,100 g Substanz werden in Methanol *R* zu 10,0 ml gelöst. Die spezifische Drehung der Lösung muß zwischen –92 und –98° liegen, berechnet auf die getrocknete Substanz.

Verwandte Substanzen: Die Prüfung erfolgt mit Hilfe der Flüssigchromatographie (2.2.29).

Untersuchungslösung: 25,0 mg Substanz werden in der mobilen Phase zu 10,0 ml gelöst.

Referenzlösung a: 5 mg Substanz werden in 2,0 ml Methanol *R* gelöst. Die Lösung wird mit 0,25 ml Salzsäure (2 mol · l^{-1}) versetzt.

Referenzlösung b: 0,5 ml Untersuchungslösung werden mit der mobilen Phase zu 200,0 ml verdünnt.

Referenzlösung c: 0,65 ml Untersuchungslösung werden mit der mobilen Phase zu 100,0 ml verdünnt.

Referenzlösung d: 4,0 ml Referenzlösung b werden mit der mobilen Phase zu 10,0 ml verdünnt.

Die Chromatographie kann durchgeführt werden mit
- einer Säule aus rostfreiem Stahl von 0,25 m Länge und 4,6 mm innerem Durchmesser, gepackt mit octadecylsilyliertem Kieselgel zur Chromatographie *R* (5 µm)
- einer Mischung von 10 Volumteilen einer Lösung von Ammoniumacetat *R* (10 g · l^{-1}) und 60 Volumteilen Methanol *R* als mobile Phase bei einer Durchflußrate von etwa 1 ml je Minute
- einem Spektrometer als Detektor bei einer Wellenlänge von 288 nm.

Die Temperatur der Säule wird bei 40 °C gehalten.

20 µl Referenzlösung a werden eingespritzt. Die Durchflußrate wird so eingestellt, daß die Retentionszeit des Buprenorphin-Peaks etwa 15 min beträgt. Die Prüfung darf nur ausgewertet werden, wenn das Chromatogramm der Referenzlösung a zwei Peaks zeigt und der erste Peak im Vergleich zum zweiten (Buprenorphin) eine relative Retentionszeit von 0,93 aufweist.

20 µl jeder Lösung werden getrennt eingespritzt. Das Chromatogramm der Untersuchungslösung wird über eine Dauer, die der 2,5fachen Retentionszeit des Hauptpeaks entspricht, aufgezeichnet. Im Chromatogramm der Untersuchungslösung darf keine Peakfläche, mit Ausnahme der des Hauptpeaks, größer sein als die Fläche des Hauptpeaks im Chromatogramm der Referenzlösung b (0,25 Prozent), und die Summe ihrer Flächen darf nicht größer sein als die Fläche des Peaks im Chromatogramm der Referenzlösung c (0,65 Prozent). Peaks, deren Fläche kleiner ist als die des Hauptpeaks im Chromatogramm der Referenzlösung d, werden nicht berücksichtigt.

Trocknungsverlust (2.2.32): Höchstens 1,0 Prozent, mit 1,000 g Substanz durch Trocknen im Trockenschrank bei 115 bis 120 °C bestimmt.

Gehaltsbestimmung

0,400 g Substanz, in 40 ml wasserfreier Essigsäure *R* gelöst, werden nach Zusatz von 10 ml Acetanhydrid *R* mit Perchlorsäure (0,1 mol · l^{-1}) titriert. Der Endpunkt wird mit Hilfe der Potentiometrie (2.2.20) bestimmt.

1 ml Perchlorsäure (0,1 mol · l^{-1}) entspricht 50,41 mg $C_{29}H_{42}ClNO_4$.

Lagerung

Gut verschlossen, vor Licht geschützt.

Verunreinigungen

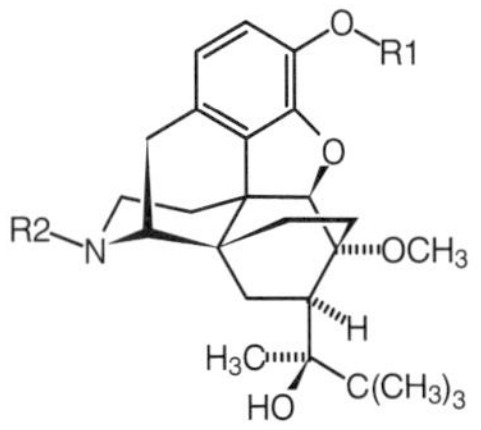

A. R1 = H, R2 = CH_2–CH_2–CH=CH_2: (2*S*)-2-[17-(But-3-enyl)-4,5α-epoxy-3-hydroxy-6-methoxy-6α,14-ethano-14α-morphinan-7α-yl]-3,3-dimethylbutan-2-ol

B. R1 = H, R2 = H: (2*S*)-2-(4,5α-Epoxy-3-hydroxy-6-methoxy-6α,14-ethano-14α-morphinan-7α-yl)-3,3-dimethylbutan-2-ol

C. R1 = CH_3, R2 = CN: 4,5α-Epoxy-7α-[(1*S*)-1-hydroxy-1,2,2-trimethylpropyl]-3,6-dimethoxy-6α,14-ethano-14α-morphinan-17-carbonitril.

1998, 1077

Buserelin

Buserelinum

L-Glp—L-His—L-Trp—L-Ser—L-Tyr—D-Ser—L-Leu—L-Arg—L-Pro—NH—C_2H_5
(D-Ser: $C(CH_3)_3$)

$C_{60}H_{86}N_{16}O_{13}$ M_r 1239,5

Definition

Buserelin ist ein zum Gonadotropin-Releasing Hormon (GnRH) vom Menschen analoges, synthetisches Nonapeptid und besitzt agonistische Aktivität zu Gonadorelin. Die Substanz wird durch chemische Synthese gewonnen und in der Acetat-Form in Verkehr gebracht. Buserelin enthält mindestens 95,0 und höchstens 102,0 Prozent des Peptids mit der Summenformel $C_{60}H_{86}N_{16}O_{13}$, berechnet auf die wasser- und essigsäurefreie Substanz.

Eigenschaften

Weißes bis schwach gelbliches, hygroskopisches Pulver; wenig löslich in Wasser und verdünnten Säuren.

Prüfung auf Identität

A. Die unter „Gehaltsbestimmung" erhaltenen Chromatogramme werden ausgewertet. Die Retentionszeit des Hauptpeaks im Chromatogramm der Untersuchungslösung entspricht ungefähr der des Hauptpeaks im Chromatogramm der Referenzlösung b.

B

Monographien

B. Das ^{1}H-Kernresonanz-Spektrum (2.2.33) einer Lösung der Substanz (4 mg · ml^{-1}) in einer Mischung von 20 Volumteilen [D_4]-Essigsäure *R* und 80 Volumteilen [D_2]-Wasser *R* entspricht dem Buserelin-Referenzspektrum der Ph. Eur.

Prüfung auf Reinheit

Aussehen der Lösung: Eine Lösung der Substanz (10 g · l^{-1}) muß klar (2.2.1) und darf nicht stärker gefärbt sein als die Referenzlösung G_7 (2.2.2, Methode II).

Absorption (2.2.25): 10,0 mg Substanz werden in 100,0 ml Salzsäure (0,01 mol · l^{-1}) gelöst. Die spezifische Absorption, im Maximum bei 278 nm gemessen, muß zwischen 49 und 56 liegen, berechnet auf die wasser- und essigsäurefreie Substanz.

Aminosäuren: Die Prüfung erfolgt mit Hilfe eines Aminosäureanalysators unter Verwendung eines geeigneten Internen Standards wie DL-Norleucin. Das Gerät wird mit Hilfe einer Mischung eingestellt, die äquimolare Mengen von Ammoniak, Glycin und folgender L-Aminosäuren:

Lysin	Threonin
Histidin	Serin
Arginin	Glutaminsäure
Asparaginsäure	Prolin
Alanin	Leucin
Valin	Tyrosin
Methionin	Phenylalanin
Isoleucin	

sowie die halbe äquimolare Menge an L-Cystin enthält.

Untersuchungslösung: 1,0 mg Substanz wird in eine geeignete, sorgfältig gereinigte Ampulle aus Hartglas von 100 mm Länge und 6 mm innerem Durchmesser gegeben. Eine geeignete Menge einer 50prozentigen Lösung (*V/V*) von Salzsäure *R* wird hinzugefügt. Die Ampulle wird in eine Kältemischung von –5 °C getaucht, evakuiert, bis der Druck unterhalb von 133 Pa liegt, und zugeschmolzen. Nach 16 h langem Erhitzen bei 110 bis 115 °C wird abgekühlt, die Ampulle geöffnet und der Inhalt mit 5mal je 0,2 ml Wasser *R* in einen 10-ml-Kolben überführt. Anschließend wird unter vermindertem Druck über Kaliumhydroxid *R* zur Trockne eingedampft. Dieser Vorgang wird nochmals wiederholt. Der Rückstand wird in einer Pufferlösung, die für den Aminosäureanalysator geeignet ist, aufgenommen und mit der gleichen Pufferlösung zu einem geeigneten Volumen verdünnt.

Ein geeignetes, genau gemessenes Volumen der Untersuchungslösung wird in den Aminosäureanalysator eingebracht, so daß der Peak der in der größten Menge vorhandenen Aminosäure dem größten Teil des maximalen Ausschlags entspricht.

Der Anteil jeder Aminosäure wird in Mol ausgedrückt. Die relativen Verhältnisse der Aminosäuren werden unter der Annahme, daß $^1/_6$ der Summe der Mole von Glutaminsäure, Histidin, Tyrosin, Leucin, Arginin und Prolin gleich 1 ist, berechnet.

Die Werte müssen innerhalb folgender Grenzen liegen: Serin 1,4 bis 2,0; Prolin 0,8 bis 1,2; Glutaminsäure 0,9 bis 1,1; Leucin 0,9 bis 1,1; Tyrosin 0,9 bis 1,1; Histidin 0,9 bis 1,1 und Arginin 0,9 bis 1,1. Mit Ausnahme von Tryptophan dürfen höchstens Spuren von anderen Aminosäuren vorhanden sein.

Spezifische Drehung (2.2.7): Eine Lösung der Substanz (10 g · l^{-1}) wird hergestellt. Die spezifische Drehung muß zwischen –49 und –58° liegen, berechnet auf die wasser- und essigsäurefreie Substanz.

Essigsäure: Zwischen 3,0 und 7,0 Prozent, mit Hilfe der Gaschromatographie (2.2.28) unter Verwendung von Propionsäure *R* als Interner Standard bestimmt.

Interner-Standard-Lösung: Eine 0,1prozentige Lösung (*V/V*) von Propionsäure *R* in Wasser *R* wird hergestellt.

Untersuchungslösung: 15,0 mg Substanz und anschließend 400,0 mg Interner-Standard-Lösung werden in eine Probeflasche gegeben. Nach Zusatz von 0,6 ml Wasser *R*, 1,0 ml Pufferlösung *p*H 3,0 *R* und 30 µl Salzsäure (1 mol · l^{-1}) wird der Inhalt gemischt.

Referenzlösung: 100,0 mg Essigsäure *R* werden in einen 100-ml-Meßkolben eingewogen und mit Wasser *R* zu 100,0 ml verdünnt. Nach dem Mischen werden 600,0 mg der Lösung und anschließend 400,0 mg Interner-Standard-Lösung in eine Probeflasche gegeben. Nach Zusatz von 1,0 ml Pufferlösung *p*H 3,0 *R* wird der Inhalt gemischt.

Die Chromatographie kann durchgeführt werden mit
- einer Säule aus Glas von 1,2 m Länge und 4 mm innerem Durchmesser, gepackt mit sauer gewaschenem, silanisiertem Kieselgur zur Gaschromatographie *R* (150 bis 180 µm), der mit 4 Prozent (*m/m*) Polysorbat 80 *R* belegt ist
- Stickstoff zur Chromatographie *R* als Trägergas bei einer Durchflußrate von 40 ml je Minute
- einem Flammenionisationsdetektor.

Die Temperatur der Säule wird bei 130 °C, die des Probeneinlasses bei 150 °C und die des Detektors bei 200 °C gehalten.

Je 1 µl Untersuchungslösung und Referenzlösung werden getrennt eingespritzt.

Verwandte Peptide: Die Prüfung erfolgt mit Hilfe der Flüssigchromatographie (2.2.29) wie unter „Gehaltsbestimmung" beschrieben.

10 µl Referenzlösung c werden eingespritzt. Das Chromatogramm wird über die 2fache Retentionszeit des Hauptpeaks aufgezeichnet. Die Empfindlichkeit des Systems wird so eingestellt, daß die Höhe des Hauptpeaks im Chromatogramm der Referenzlösung c zwischen 50 und 70 Prozent des maximalen Ausschlags beträgt.

10 µl Untersuchungslösung werden eingespritzt. Im Chromatogramm der Untersuchungslösung darf keine Peakfläche, mit Ausnahme der des Hauptpeaks, größer sein als das 3fache der Fläche des Hauptpeaks im Chromatogramm der Referenzlösung c (3,0 Prozent), und die Summe aller Peakflächen, mit Ausnahme der des Hauptpeaks, darf nicht größer sein als das 5fache der Fläche des Hauptpeaks im Chromatogramm der Referenzlösung c (5,0 Prozent). Der Lösungsmittelpeak und Peaks, deren Fläche kleiner ist als das 0,1fache der Fläche des Hauptpeaks im Chromatogramm der Referenzlösung c, werden nicht berücksichtigt.

Wasser (2.5.12): Höchstens 4,0 Prozent, mit 80,0 mg Substanz nach der Karl-Fischer-Methode bestimmt.

Sterilität (2.6.1): Buserelin zur Herstellung von Parenteralia, das dabei keinem weiteren geeigneten Sterilisationsverfahren unterworfen wird, muß der Prüfung entsprechen.

Bakterien-Endotoxine (2.6.14): Buserelin zur Herstellung von Parenteralia, das dabei keinem weiteren geeigneten Verfahren zur Beseitigung von Bakterien-Endotoxinen unterworfen wird, darf höchstens 55,5 I.E. Endotoxine je Milligramm Substanz enthalten.

Gehaltsbestimmung

Die Bestimmung erfolgt mit Hilfe der Flüssigchromatographie (2.2.29).

Untersuchungslösung: 5,0 mg Substanz werden in 5,0 ml mobiler Phase gelöst.

Referenzlösung a: Der Inhalt eines Fläschchens D-His-Buserelin *CRS* wird in mobiler Phase gelöst. Ein geeignetes Volumen der Lösung wird mit der mobilen Phase so verdünnt, daß eine Konzentration von 1 mg · ml^{-1} erhalten wird. 1,0 ml Untersuchungslösung wird mit 1,0 ml dieser Lösung gemischt.

Referenzlösung b: Der Inhalt eines Fläschchens Buserelin *CRS* wird in mobiler Phase gelöst. Ein geeignetes Volumen der Lösung wird mit der mobilen Phase so verdünnt, daß eine Konzentration von 1 mg · ml^{-1} erhalten wird.

Referenzlösung c: 1,0 ml Untersuchungslösung wird mit Wasser *R* zu 100,0 ml verdünnt.

Die Chromatographie kann durchgeführt werden mit
- einer Säule aus rostfreiem Stahl von 0,25 m Länge und 4 mm innerem Durchmesser, gepackt mit octadecylsilyliertem Kieselgel zur Chromatographie *R* (5 µm)
- einer Mischung von 200 ml Acetonitril *R* und 700 ml Phosphorsäure 85% *R* (11,2 g · l^{-1}) bei einer Durchflußrate von 0,8 ml je Minute; der *p*H-Wert der Mischung wird mit Triethylamin *R* auf 2,5 eingestellt
- einem Spektrometer als Detektor bei einer Wellenlänge von 220 nm.

10 µl Referenzlösung a werden eingespritzt. Die Bestimmung darf nur ausgewertet werden, wenn die Auflösung zwischen dem D-His-Buserelin-Peak und dem Buserelin-Peak mindestens 1,5 beträgt.

Je 10 µl Untersuchungslösung und Referenzlösung b werden getrennt eingespritzt.

Der Gehalt an Buserelin wird mit Hilfe der Peakflächen in den Chromatogrammen der Untersuchungslösung und der Referenzlösung b sowie dem angegebenen Gehalt von Buserelin *CRS* berechnet.

Lagerung

Dicht verschlossen, vor Licht geschützt, zwischen 2 und 8 °C. Falls die Substanz steril ist, im Behältnis mit Sicherheitsverschluß.

Beschriftung

Die Beschriftung gibt insbesondere an
- die Masse an Peptid in dem Behältnis
- falls zutreffend, daß die Substanz frei von Bakterien-Endotoxinen ist
- falls zutreffend, daß die Substanz steril ist.

1999, 881

Butyl-4-hydroxybenzoat

Butylis parahydroxybenzoas

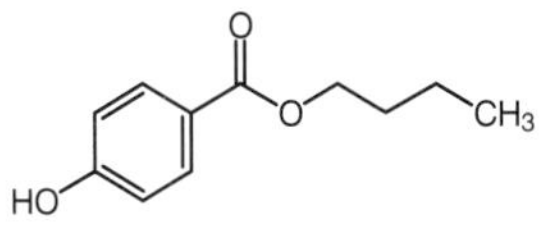

$C_{11}H_{14}O_3$ M_r 194,2

Definition

Butyl-4-hydroxybenzoat enthält mindestens 99,0 und höchstens 100,5 Prozent Butyl(4-hydroxybenzoat).

Eigenschaften

Weißes bis fast weißes, kristallines Pulver oder farblose Kristalle; sehr schwer löslich in Wasser, leicht löslich in Ethanol und Methanol.

Prüfung auf Identität

1: A, B.

2: A, C, D.

A. Schmelztemperatur (2.2.14): 68 bis 71 °C.

B. Die Prüfung erfolgt mit Hilfe der IR-Spektroskopie (2.2.24) durch Vergleich des Spektrums der Substanz mit dem von Butyl-4-hydroxybenzoat *CRS*.

C. Die bei der Prüfung „Verwandte Substanzen“ (siehe „Prüfung auf Reinheit“) erhaltenen Chromatogramme werden ausgewertet. Der Hauptfleck im Chromatogramm der Untersuchungslösung b entspricht in bezug auf Lage und Größe dem Hauptfleck im Chromatogramm der Referenzlösung b.

D. Etwa 10 mg Substanz werden in einem Reagenzglas mit 1 ml Natriumcarbonat-Lösung *R* versetzt. Die Mischung wird 30 s lang zum Sieden erhitzt und anschließend abgekühlt (Lösung a). Weitere 10 mg Substanz werden in einem gleichen Reagenzglas mit 1 ml Natriumcarbonat-Lösung *R* versetzt; die Substanz löst sich teilweise (Lösung b). Die Lösungen a und b werden gleichzeitig jeweils mit 5 ml Aminopyrazolon-Lösung *R* und 1 ml Kaliumhexacyanoferrat(III)-Lösung *R* versetzt. Nach dem Mischen ist die Lösung b gelb bis orangebraun gefärbt, die Lösung a orange bis rot, wobei die Färbung deutlich intensiver ist als eine eventuell ähnliche Färbung der Lösung b.

Prüfung auf Reinheit

Prüflösung: 1,0 g Substanz wird in Ethanol 96 % *R* zu 10 ml gelöst.

Aussehen der Lösung: Die Prüflösung muß klar (2.2.1) und darf nicht stärker gefärbt sein als die Farbvergleichslösung BG_6 (2.2.2, Methode II).

Sauer reagierende Substanzen: 2 ml Prüflösung werden mit 3 ml Ethanol 96 % *R*, 5 ml kohlendioxidfreiem Wasser *R* und 0,1 ml Bromcresolgrün-Lösung *R* versetzt. Bis zum Farbumschlag nach Blau dürfen höchstens 0,1 ml Natriumhydroxid-Lösung (0,1 mol · l^{-1}) verbraucht werden.

Verwandte Substanzen: Die Prüfung erfolgt mit Hilfe der Dünnschichtchromatographie (2.2.27) unter Verwendung einer Schicht eines geeigneten octadecylsilylierten Kieselgels, das einen Fluoreszenzindikator mit intensivster Anregung der Fluoreszenz bei 254 nm enthält.

Untersuchungslösung a: 0,10 g Substanz werden in Aceton *R* zu 10 ml gelöst.

Untersuchungslösung b: 1 ml Untersuchungslösung a wird mit Aceton *R* zu 10 ml verdünnt.

Referenzlösung a: 0,5 ml Untersuchungslösung a werden mit Aceton *R* zu 100 ml verdünnt.

Referenzlösung b: 10 mg Butyl-4-hydroxybenzoat *CRS* werden in Aceton *R* zu 10 ml gelöst.

Referenzlösung c: 10 mg Propyl-4-hydroxybenzoat *R* werden in 1 ml Untersuchungslösung a gelöst. Die Lösung wird mit Aceton *R* zu 10 ml verdünnt.

Auf die Platte werden getrennt 2 µl jeder Lösung aufgetragen. Die Chromatographie erfolgt mit einer Mischung von 1 Volumteil Essigsäure 98 % *R*, 30 Volumteilen Wasser *R* und 70 Volumteilen Methanol *R* über eine Laufstrecke von 15 cm. Die Platte wird an der Luft trocknen gelassen und im ultravioletten Licht bei 254 nm ausgewertet. Kein im Chromatogramm der Untersuchungslösung a auftretender Nebenfleck darf größer oder intensiver sein als der Fleck im Chromatogramm der Referenzlösung a (0,5 Prozent). Die Prüfung darf nur ausgewertet werden, wenn das Chromatogramm der Referenzlösung c deutlich voneinander getrennt 2 Hauptflecke zeigt.

Sulfatasche (2.4.14): Höchstens 0,1 Prozent, mit 1,0 g Substanz bestimmt.

Gehaltsbestimmung

2,000 g Substanz werden in einem Erlenmeyerkolben mit Schliffstopfen mit 40,0 ml Natriumhydroxid-Lösung (1 mol · l^{-1}) versetzt und 1 h lang zum Rückfluß erhitzt. Nach dem Erkaltenlassen wird der Kühler mit Wasser *R* gewaschen. Der Überschuß an Natriumhydroxid-Lösung wird mit Schwefelsäure (0,5 mol · l^{-1}) bis zum 2. Wendepunkt titriert. Der Endpunkt wird mit Hilfe der Potentiometrie (2.2.20) bestimmt. Ein Blindversuch wird durchgeführt.

1 ml Natriumhydroxid-Lösung (1 mol · l^{-1}) entspricht 0,1942 g $C_{11}H_{14}O_3$.

Verunreinigungen

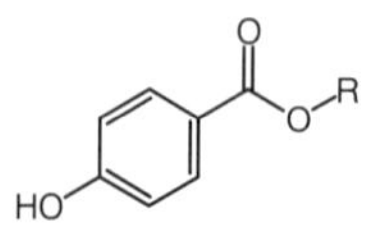

A. R = H: 4-Hydroxybenzoesäure
B. R = CH_3: Methyl(4-hydroxybenzoat)
C. R = $CH_2–CH_3$: Ethyl(4-hydroxybenzoat)
D. R = $CH_2–CH_2–CH_3$: Propyl(4-hydroxybenzoat).

C

1999, 1295

Calcifediol
Calcifediolum

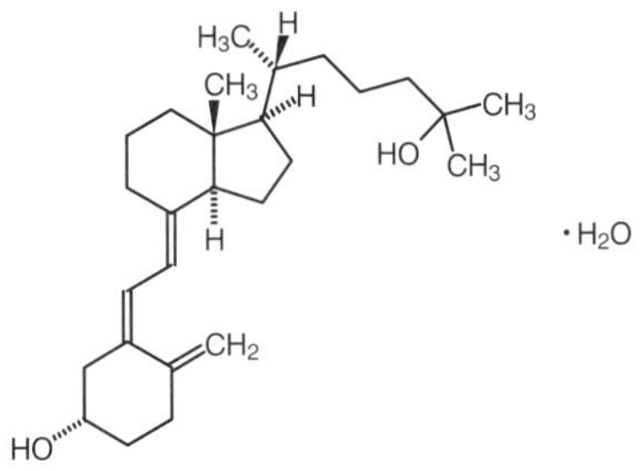

$C_{27}H_{44}O_2 \cdot H_2O$ M_r 418,7

Definition

Calcifediol ist das Monohydrat von (5*Z*,7*E*)-9,10-Seco-cholesta-5,7,10(19)-trien-3β,25-diol und enthält mindestens 97,0 und höchstens 102,0 Prozent $C_{27}H_{44}O_2$, berechnet auf die wasserfreie Substanz.

Eigenschaften

Weiße bis fast weiße Kristalle; praktisch unlöslich in Wasser, leicht löslich in Ethanol, löslich in fetten Ölen.

Die Substanz ist empfindlich gegen Luft, Wärme und Licht.

Eine reversible Isomerisierung zu Prä-Calcifediol kann in Lösung in Abhängigkeit von Temperatur und Zeit eintreten.

Prüfung auf Identität

A. Die Prüfung erfolgt mit Hilfe der IR-Spektroskopie (2.2.24) durch Vergleich des Spektrums der Substanz mit dem Calcifediol-Referenzspektrum der Ph. Eur. Die Prüfung erfolgt mit 2 mg Substanz und 225 mg Kaliumbromid *R*.

B. Die bei der „Gehaltsbestimmung" erhaltenen Chromatogramme werden ausgewertet. Der Hauptpeak im Chromatogramm der Untersuchungslösung entspricht in bezug auf Retentionszeit und ungefähre Größe dem Hauptpeak im Chromatogramm der Referenzlösung a.

Prüfung auf Reinheit

Verwandte Substanzen: Die Prüfung erfolgt mit Hilfe der Flüssigchromatographie (2.2.29) wie bei der „Gehaltsbestimmung" beschrieben. Das bei der „Gehaltsbestimmung" erhaltene Chromatogramm der Untersuchungslösung wird ausgewertet. Unter Verwendung des Verfahrens „Normalisierung" wird der Prozentgehalt an verwandten Substanzen, mit Ausnahme von Prä-Calcifediol, die innerhalb der 2fachen Retentionszeit des Calcifediols eluiert werden, berechnet. Der Prozentgehalt jeder einzelnen verwandten Substanz darf höchstens 0,5 Prozent und die Summe aller verwandten Substanzen höchstens 1,0 Prozent betragen. Peaks, die kleiner sind als 0,1 Prozent, werden nicht berücksichtigt.

Wasser (2.5.32): 2,8 bis 5,0 Prozent, mit 10,0 mg Substanz nach der Mikrobestimmung von Wasser bestimmt.

Gehaltsbestimmung

Die Bestimmung muß so schnell wie möglich durchgeführt werden, wobei der Einfluß von UV-haltigem Licht und von Luft zu vermeiden ist.

Die Bestimmung erfolgt mit Hilfe der Flüssigchromatographie (2.2.29).

Untersuchungslösung: 1,0 mg Substanz wird ohne Erwärmen in 10,0 ml mobiler Phase gelöst.

Referenzlösung a: 1,0 mg Calcifediol *CRS* wird ohne Erwärmen in 10,0 ml mobiler Phase gelöst.

Referenzlösung b: Die Referenzlösung a wird mit der mobilen Phase 1:100 verdünnt.

Referenzlösung c: 2 ml Referenzlösung a werden 2 h lang im Wasserbad von 80 °C zum Rückfluß erhitzt und anschließend abgekühlt.

Die Chromatographie kann durchgeführt werden mit
- einer Säule von 0,15 m Länge und 4,6 mm innerem Durchmesser, gepackt mit octylsilyliertem Kieselgel zur Chromatographie *R* 1 (5 µm)
- einer Mischung von 200 Volumteilen Wasser *R* und 800 Volumteilen Methanol *R* als mobile Phase bei einer Durchflußrate von 1,5 ml je Minute
- einem Spektrometer als Detektor bei einer Wellenlänge von 265 nm
- einer Probenschleife.

Je 50 µl Referenzlösung c werden 6mal eingespritzt. Werden die Chromatogramme unter den vorgeschriebenen Bedingungen aufgezeichnet, beträgt die relative Retentionszeit für Prä-Calcifediol etwa 1,3, bezogen auf Calcifediol. Die Bestimmung darf nur ausgewertet werden, wenn die relative Standardabweichung der Fläche des Calcifediol-Peaks höchstens 1 Prozent und die Auflösung zwischen den Peaks von Prä-Calcifediol und Calcifediol mindestens 5,0 beträgt. Falls erforderlich wird die Zusammensetzung der mobilen Phase so geändert, daß die geforderte Auflösung erhalten wird.

Je 50 µl Referenzlösung a und Referenzlösung b werden getrennt eingespritzt und die Chromatogramme aufgezeichnet.

50 µl Untersuchungslösung werden eingespritzt. Das Chromatogramm wird unter den gleichen Bedingungen über eine Dauer, die der 2fachen Retentionszeit des Hauptpeaks entspricht, aufgezeichnet.

Lagerung

Dicht verschlossen, unter Stickstoff, vor Licht geschützt, zwischen 2 und 8 °C.

Der Inhalt eines geöffneten Behältnisses muß sofort verbraucht werden.

Verunreinigungen

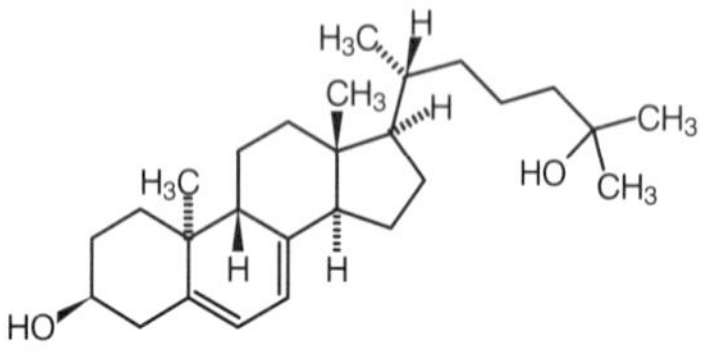

A. 10α-Cholesta-5,7-dien-3β,25-diol

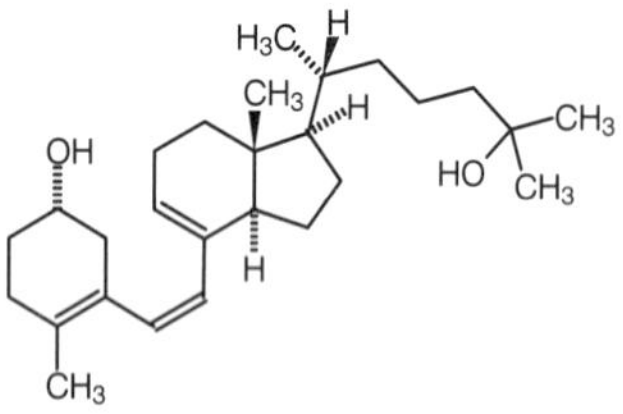

B. (6*Z*)-9,10-Secocholesta-5(10),6,8-trien-3β,25-diol (Prä-Calcifediol)

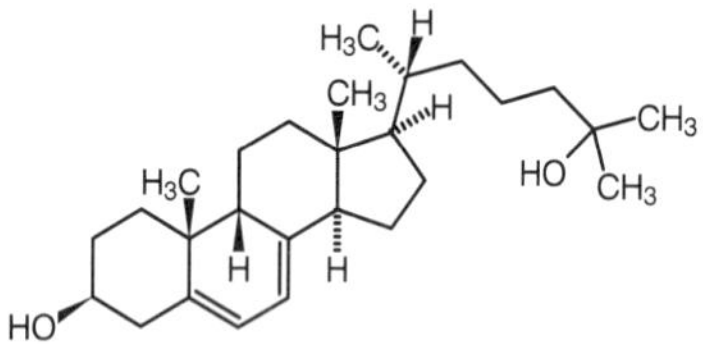

C. Cholesta-5,7-dien-3β,25-diol

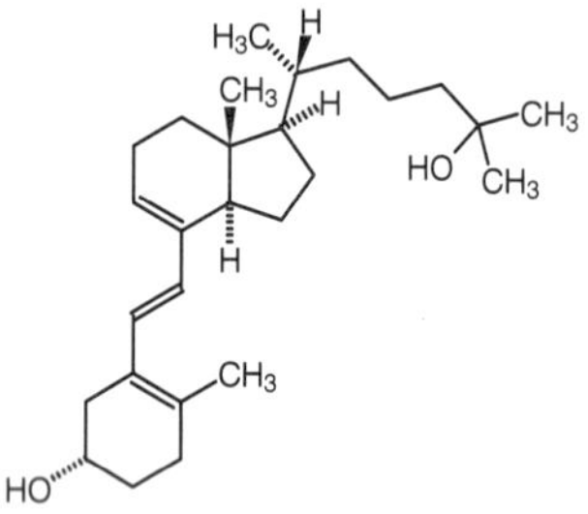

D. (6*E*)-9,10-Secocholesta-5(10),6,8-trien-3β,25-diol

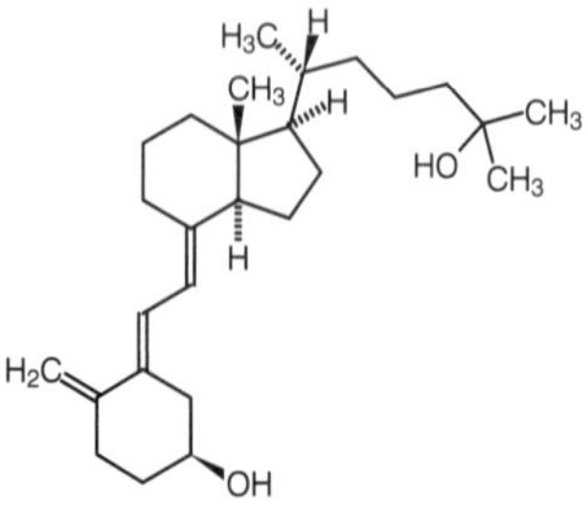

E. (5*E*,7*E*)-9,10-Secocholesta-5,7,10(19)-trien-3β,25-diol.

1998, 883

Calcitriol

Calcitriolum

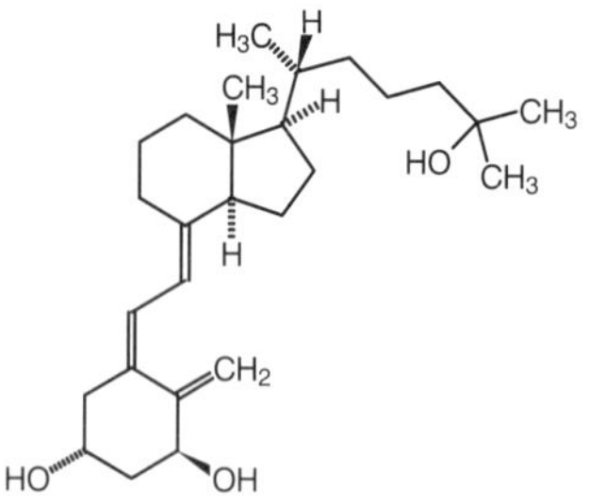

$C_{27}H_{44}O_3$ M_r 416,6

Definition

Calcitriol enthält mindestens 97,0 und höchstens 103,0 Prozent (5*Z*,7*E*)-9,10-Secocholesta-5,7,10(19)-trien-1α,3β,25-triol.

Eigenschaften

Weiße bis fast weiße Kristalle; praktisch unlöslich in Wasser, leicht löslich in Ethanol, löslich in Ether und fetten Ölen. Die Substanz ist empfindlich gegen Luft, Wärme und Licht.

Eine reversible Isomerisierung zu Prächalcitriol kann in Lösung in Abhängigkeit von Temperatur und Zeit eintreten.

Prüfung auf Identität

A. Die Prüfung erfolgt mit Hilfe der IR-Spektroskopie (2.2.24) durch Vergleich des Spektrums der Substanz mit dem Calcitriol-Referenzspektrum der Ph. Eur.

B. Die bei der „Gehaltsbestimmung“ erhaltenen Chromatogramme werden ausgewertet. Der Hauptpeak im Chromatogramm der Untersuchungslösung entspricht in bezug auf Retentionszeit und ungefähre Größe dem Hauptpeak im Chromatogramm der Referenzlösung a.

Prüfung auf Reinheit

Absorption (2.2.25): 1 Volumteil der Untersuchungslösung (siehe „Gehaltsbestimmung“) wird mit 1 Volumteil der mobilen Phase verdünnt. Die Absorption dieser Lösung, im Maximum bei 265 nm gemessen, muß zwischen 0,38 und 0,42 liegen.

Verwandte Substanzen: Der Prozentgehalt an verwandten Substanzen, ausgenommen Präcalcitriol, die innerhalb der 2fachen Retentionszeit des Calcitriols eluiert werden, wird aus den Peakflächen im Chromatogramm der Untersuchungslösung (siehe „Gehaltsbestimmung“) mit Hilfe des Verfahrens „Normalisierung“ berechnet. Der Gehalt an verwandten Substanzen darf höchstens 1 Prozent betragen.

Gehaltsbestimmung

Die Bestimmung muß so schnell wie möglich durchgeführt werden, wobei der Einfluß von direkter Lichteinstrahlung und von Luft zu vermeiden ist.

Die Bestimmung erfolgt mit Hilfe der Flüssigchromatographie (2.2.29).

Untersuchungslösung: 1,000 mg Substanz wird ohne Erwärmen in 50,0 ml mobiler Phase gelöst.

Referenzlösung a: 1,000 mg Calcitriol *CRS* wird ohne Erwärmen in 50,0 ml mobiler Phase gelöst.

Referenzlösung b: 25 ml Referenzlösung a werden 45 min lang im Wasserbad von 90 °C unter Begasung mit Stickstoff *R* zum Rückfluß erhitzt und danach abgekühlt.

Die Chromatographie kann durchgeführt werden mit

- einer Säule von 0,25 m Länge und 4,6 mm innerem Durchmesser, gepackt mit einem geeigneten Kieselgel (3 bis 5 µm)
- einer Mischung von 45 Volumteilen Ethylenglycolmonoethylether *R*, 275 Volumteilen Dichlormethan *R* und 680 Volumteilen Trimethylpentan *R* als mobile Phase bei einer Durchflußrate von 2,5 ml je Minute
- einem Spektrometer als Detektor bei einer Wellenlänge von 265 nm
- einer Probenschleife.

100 µl Referenzlösung b werden eingespritzt. Das Chromatogramm wird aufgezeichnet. Insgesamt wird 6mal eingespritzt. Werden die Chromatogramme unter den vorgeschriebenen Bedingungen aufgezeichnet, beträgt die relative Retentionszeit für Prächalcitriol etwa 1,3, bezogen auf Calcitriol. Die Gehaltsbestimmung darf nur ausgewertet werden, wenn die relative Standardabweichung der Fläche des Calcitriol-Peaks höchstens 1 Prozent und die Auflösung zwischen den Peaks von Calcitriol und Präcalcitriol mindestens 2,0 beträgt. Falls erforderlich wird die Zusammensetzung der mobilen Phase geändert, um die geforderte Auflösung zu erhalten.

100 µl Referenzlösung a werden eingespritzt. Das Chromatogramm wird aufgezeichnet. Das gleiche Volumen der Untersuchungslösung wird eingespritzt. Das Chromatogramm wird unter den gleichen Bedingungen über eine Dauer, die der 2fachen Retentionszeit des Hauptpeaks entspricht, aufgezeichnet.

Lagerung

Dicht verschlossen, unter Stickstoff, vor Licht geschützt, zwischen 2 und 8 °C.

Der Inhalt eines geöffneten Behältnisses muß sofort verbraucht werden.

Verunreinigungen

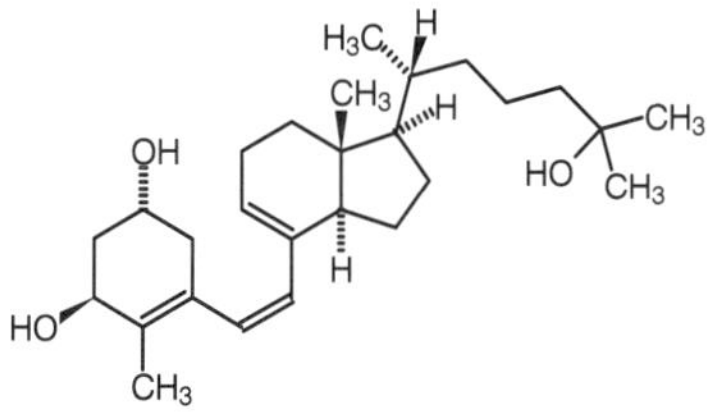

A. Prä-1α,25-dihydroxycolecalciferol

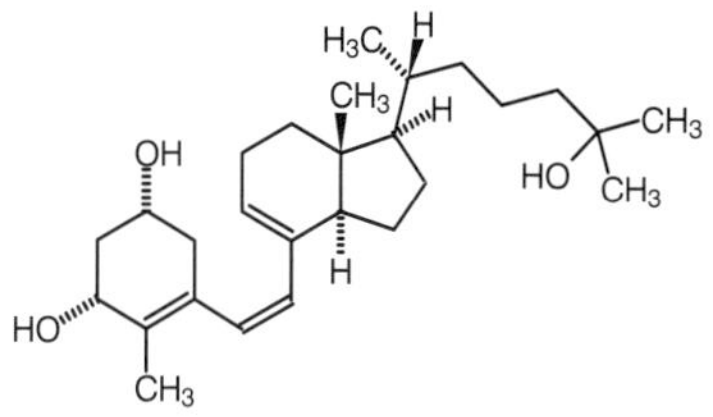

B. Prä-1β,25-dihydroxycolecalciferol

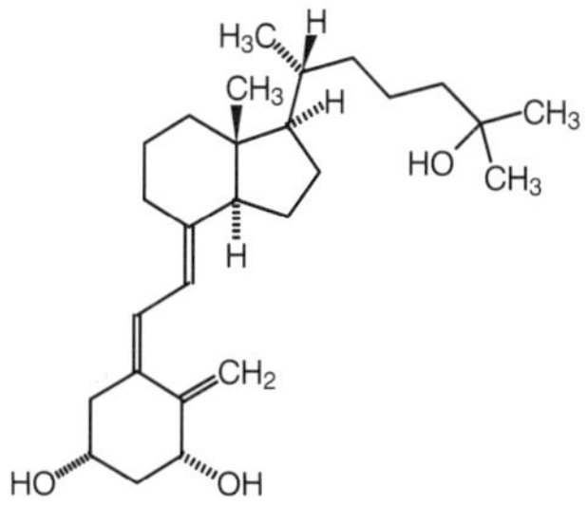

C. 1β,25-Dihydroxycolecalciferol

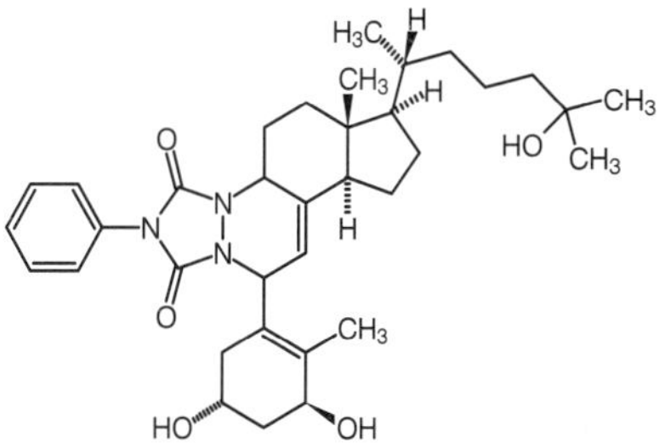

D. 1α-Präcalcitriol-Triazolin-Addukt

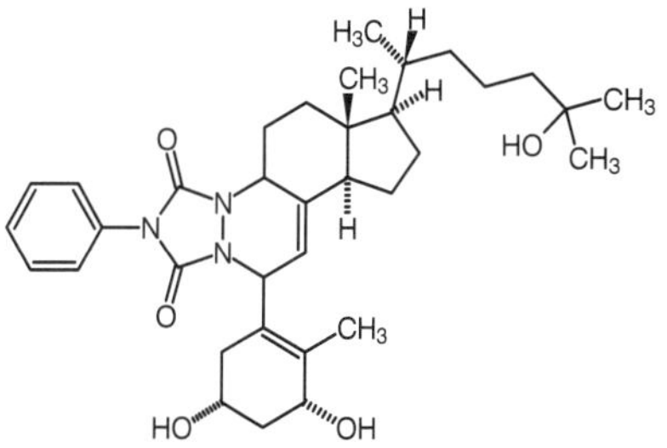

E. 1β-Präcalcitriol-Triazolin-Addukt.

1998, 1182

Calciumascorbat

Calcii ascorbas

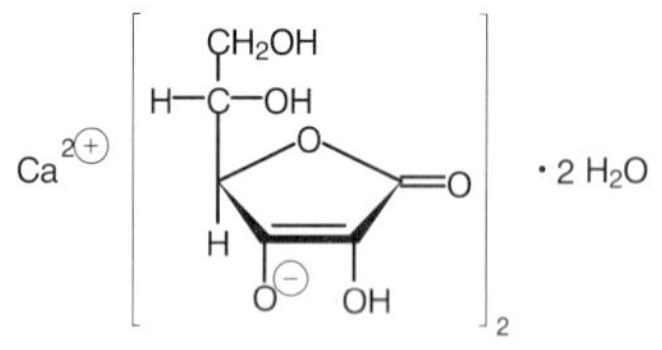

$C_{12}H_{14}CaO_{12} \cdot 2\,H_2O$ M_r 426,3

Definition

Calciumascorbat enthält mindestens 99,0 und höchstens 100,5 Prozent Di[(*R*)-2-[(*S*)-1,2-dihydroxyethyl]-4-hydroxy-5-oxo-2*H*-furan-3-olat], Calciumsalz, Dihydrat.

Eigenschaften

Weißes bis schwach gelbliches, kristallines Pulver; leicht löslich in Wasser, praktisch unlöslich in Ethanol.

Prüfung auf Identität

1: A, B, E.
2: A, C, D, E.

A. Die Substanz entspricht der Prüfung „Spezifische Drehung" (siehe „Prüfung auf Reinheit").

B. Die Prüfung erfolgt mit Hilfe der IR-Spektroskopie (2.2.24) durch Vergleich des Spektrums der Substanz mit dem Calciumascorbat-Referenzspektrum der Ph. Eur.

C. 1 ml Prüflösung (siehe „Prüfung auf Reinheit") wird mit Wasser *R* zu 10 ml verdünnt. Werden 2 ml Lösung mit 0,2 ml einer Lösung von Eisen(II)-sulfat *R* ($100\ g \cdot l^{-1}$) versetzt, entwickelt sich eine intensive Violettfärbung.

D. Wird 1 ml Prüflösung mit 0,2 ml verdünnter Salpetersäure *R* und 0,2 ml Silbernitrat-Lösung *R* 2 versetzt, bildet sich ein grauer Niederschlag.

E. Die Substanz gibt die Identitätsreaktion b auf Calcium (2.3.1).

Prüfung auf Reinheit

Prüflösung: 5,00 g Substanz werden in kohlendioxidfreiem Wasser *R* zu 50,0 ml gelöst.

Aussehen der Lösung: Die Prüflösung muß klar (2.2.1) und darf nicht stärker gefärbt sein als die Farbvergleichslösung G_6 (2.2.2, Methode II). Die Farbe der Lösung muß sofort nach Herstellung der Lösung geprüft werden.

***p*H-Wert** (2.2.3): Der *p*H-Wert der Prüflösung muß zwischen 6,8 und 7,4 liegen.

Spezifische Drehung (2.2.7): +95 bis +97°, an der frisch hergestellten Prüflösung bestimmt und auf die getrocknete Substanz berechnet.

Fluorid: Höchstens 10 ppm F. Die Prüfung erfolgt mit Hilfe der Bestimmung der Ionenkonzentration unter Verwendung ionenselektiver Elektroden (2.2.36, Methode I), wobei als Indikatorelektrode eine selektive Elektrode für Fluoridionen und als Referenzelektrode eine Silber/Silberchlorid-Elektrode verwendet wird.

Untersuchungslösung: In einem 50-ml-Meßkolben wird 1,000 g Substanz in einer Lösung von Salzsäure *R* ($10,3\ g \cdot l^{-1}$) gelöst. Nach Zusatz von 5,0 ml Fluorid-Lösung (1 ppm F) *R* wird die Lösung mit einer Lösung von Salzsäure *R* ($10,3\ g \cdot l^{-1}$) zu 50,0 ml verdünnt. 20,0 ml Lösung werden mit 20,0 ml Pufferlösung zur Einstellung der Gesamtionenstärke *R* und 3 ml einer Lösung von wasserfreiem Natriumacetat *R* ($82\ g \cdot l^{-1}$) versetzt. Nach Einstellen des *p*H-Werts auf 5,2 mit Ammoniak-Lösung *R* wird mit destilliertem Wasser *R* zu 50,0 ml verdünnt.

Referenzlösungen: 0,25 ml, 0,5 ml, 1,0 ml, 2,0 ml und 5,0 ml Fluorid-Lösung (10 ppm F) *R* werden jeweils mit 20,0 ml Pufferlösung zur Einstellung der Gesamtionenstärke *R* versetzt und mit destilliertem Wasser *R* zu 50,0 ml verdünnt.

Die Messung wird an jeder Lösung durchgeführt. Die Fluoridkonzentration wird mit Hilfe der Eichgeraden unter Berücksichtigung der Fluoridzugabe in der Untersuchungslösung berechnet.

Kupfer: Höchstens 5 ppm Cu. Der Gehalt an Kupfer wird mit Hilfe der Atomabsorptionsspektroskopie (2.2.23, Methode I) bestimmt.

Untersuchungslösung: 2,0 g Substanz werden in einer Lösung von Salpetersäure *R* ($9,7\ g \cdot l^{-1}$) zu 25,0 ml gelöst.

Referenzlösungen: Die Referenzlösungen werden aus der Kupfer-Lösung (10 ppm Cu) *R* durch Verdünnen mit einer Lösung von Salpetersäure *R* ($9,7\ g \cdot l^{-1}$) hergestellt.

Die Absorption wird bei 324,8 nm unter Verwendung einer Kupfer-Hohlkathodenlampe als Strahlungsquelle und einer Luft-Acetylen-Flamme bestimmt.

Eisen: Höchstens 2 ppm Fe. Der Gehalt an Eisen wird mit Hilfe der Atomabsorptionsspektroskopie (2.2.23, Methode I) bestimmt.

Untersuchungslösung: 5,0 g Substanz werden in einer Lösung von Salpetersäure *R* ($9,7\ g \cdot l^{-1}$) zu 25,0 ml gelöst.

Referenzlösungen: Die Referenzlösungen werden aus der Eisen-Lösung (10 ppm Fe) *R* durch Verdünnen mit einer Lösung von Salpetersäure *R* ($9,7\ g \cdot l^{-1}$) hergestellt.

Die Absorption wird bei 248,3 nm unter Verwendung einer Eisen-Hohlkathodenlampe als Strahlungsquelle und einer Luft-Acetylen-Flamme bestimmt.

Schwermetalle (2.4.8): 2,0 g Substanz müssen der Grenzprüfung D auf Schwermetalle entsprechen (10 ppm). Zur Herstellung der Referenzlösung werden 2,0 ml Blei-Lösung (10 ppm Pb) *R* verwendet.

Trocknungsverlust (2.2.32): Höchstens 0,1 Prozent, mit 1,000 g Substanz durch 2 h langes Trocknen im Trockenschrank bei 100 bis 105 °C bestimmt.

Gehaltsbestimmung

80,0 mg Substanz, in einer Mischung von 10 ml verdünnter Schwefelsäure *R* und 80 ml kohlendioxidfreiem Wasser *R* gelöst, werden unter Zusatz von 1 ml Stärke-Lösung *R* mit Iod-Lösung (0,05 mol · l^{-1}) bis zur bestehenden Violettblaufärbung titriert.

1 ml Iod-Lösung (0,05 mol · l^{-1}) entspricht 10,66 mg $C_{12}H_{14}CaO_{12} \cdot 2\ H_2O$.

Lagerung

Gut verschlossen, in nichtmetallischem Behältnis, vor Licht geschützt.

1999, 1183

Calciumdobesilat-Monohydrat
Calcii dobesilas monohydricum

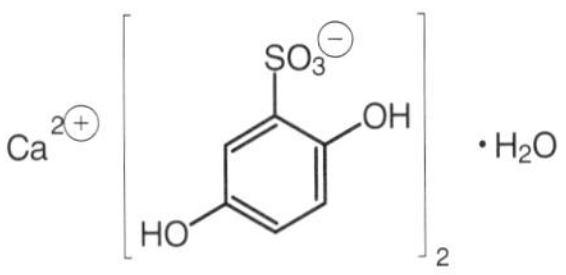

$C_{12}H_{10}CaO_{10}S_2 \cdot H_2O$ M_r 436,4

Definition

Calciumdobesilat-Monohydrat enthält mindestens 99,0 und höchstens 102,0 Prozent Calcium-di(2,5-dihydroxybenzolsulfonat), berechnet auf die wasserfreie Substanz.

Eigenschaften

Weißes bis fast weißes, hygroskopisches Pulver; sehr leicht löslich in Wasser, leicht löslich in wasserfreiem Ethanol, sehr schwer löslich in 2-Propanol, praktisch unlöslich in Dichlormethan.

Prüfung auf Identität

A. 0,100 g Substanz werden in Wasser *R* zu 200,0 ml gelöst. 5,0 ml Lösung werden mit Wasser *R* zu 100,0 ml verdünnt. Diese Lösung, zwischen 210 und 350 nm gemessen, zeigt Absorptionsmaxima (2.2.25) bei 221 und 301 nm. Die spezifische Absorption, im Maximum bei 301 nm gemessen, liegt zwischen 174 und 181.

B. 1 ml Eisen(III)-chlorid-Lösung *R* 2, 1 ml einer frisch hergestellten Lösung von Kaliumhexacyanoferrat(III) *R* (10 g · l^{-1}) und 0,1 ml Salpetersäure *R* werden gemischt. Werden zu dieser Mischung 5 ml frisch hergestellte Prüflösung (siehe „Prüfung auf Reinheit") gegeben, entstehen sofort eine blaue Färbung und ein Niederschlag.

C. 2 ml frisch hergestellte Prüflösung (siehe „Prüfung auf Reinheit") geben die Identitätsreaktion b auf Calcium (2.3.1).

Prüfung auf Reinheit

Prüflösung: 10,0 g Substanz werden in kohlendioxidfreiem Wasser *R* zu 100 ml gelöst.

Aussehen der Lösung: Die frisch hergestellte Prüflösung muß klar (2.2.1) und farblos (2.2.2, Methode II) sein.

***p*H-Wert** (2.2.3): Der *p*H-Wert der Prüflösung muß zwischen 4,5 und 6,0 liegen.

Hydrochinon: Die Prüfung erfolgt mit Hilfe der Dünnschichtchromatographie (2.2.27) unter Verwendung einer Schicht eines geeigneten Kieselgels, das einen Fluoreszenzindikator mit intensivster Anregung bei 254 nm enthält.

Untersuchungslösung: 2,0 g Substanz werden in Wasser *R* zu 10 ml gelöst.

Referenzlösung: 10 mg Hydrochinon *R* werden in Wasser *R* zu 50 ml gelöst.

Auf die Platte werden 10 µl jeder Lösung aufgetragen. Die Platte wird im Kaltluftstrom getrocknet und mit einer Mischung von 20 Volumteilen Dichlormethan *R*, 30 Volumteilen Methylacetat *R* und 50 Volumteilen Ethylacetat *R* über eine Laufstrecke von 15 cm entwikkelt. Die Platte wird im Warmluftstrom getrocknet und im ultravioletten Licht bei 254 nm ausgewertet. Ein im Chromatogramm der Untersuchungslösung auftretender Hydrochinonfleck darf nicht intensiver sein als der Hauptfleck im Chromatogramm der Referenzlösung (0,1 Prozent).

Schwermetalle (2.4.8): 1,0 g Substanz muß der Grenzprüfung C auf Schwermetalle entsprechen (15 ppm). Zur Herstellung der Referenzlösung werden 1,5 ml Blei-Lösung (10 ppm Pb) *R* verwendet.

Eisen (2.4.9): 10 ml Prüflösung müssen der Grenzprüfung auf Eisen (10 ppm) entsprechen.

Wasser (2.5.12): 4,0 bis 6,0 Prozent, mit 0,500 g Substanz nach der Karl-Fischer-Methode bestimmt.

Gehaltsbestimmung

0,200 g Substanz, in einer Mischung von 10 ml Wasser *R* und 40 ml verdünnter Schwefelsäure *R* gelöst, werden mit Cer(IV)-sulfat-Lösung (0,1 mol · l^{-1}) titriert. Der Endpunkt wird mit Hilfe der Potentiometrie (2.2.20) bestimmt.

1 ml Cer(IV)-sulfat-Lösung (0,1 mol · l^{-1}) entspricht 10,45 mg $C_{12}H_{10}CaO_{10}S_2$.

Lagerung

Dicht verschlossen, vor Licht geschützt.

Verunreinigungen

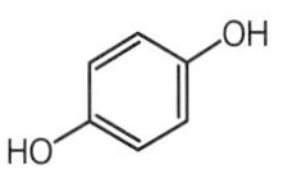

A. Benzol-1,4-diol (Hydrochinon).

Monographien C

1999, 978

Calciumfolinat

Calcii folinas

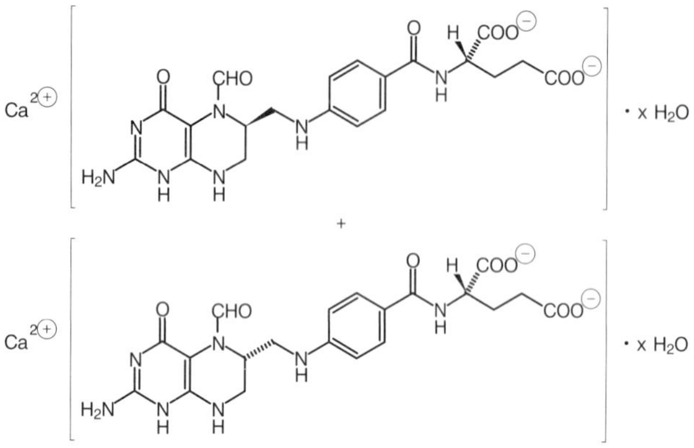

$C_{20}H_{21}CaN_7O_7 \cdot x\ H_2O$ M_r 511,5 (wasserfreie Substanz)

Definition

Calciumfolinat enthält mindestens 97,0 und höchstens 102,0 Prozent (2*S*)-2-[[4-[[[(6*RS*)-2-Amino-5-formyl-4-oxo-1,4,5,6,7,8-hexahydropteridin-6-yl]methyl]amino]benzoyl]amino]pentandioat,Calciumsalz und mindestens 7,54 und höchstens 8,14 Prozent Calcium, beide berechnet auf die wasser- und lösungsmittelfreie Substanz.

Eigenschaften

Weißes bis schwach gelbes, amorphes oder kristallines Pulver; wenig löslich in Wasser, praktisch unlöslich in Aceton und Ethanol.

Die amorphe Form kann übersättigte wäßrige Lösungen ergeben.

Prüfung auf Identität

1: A, B, D.

2: A, C, D.

A. Die Substanz entspricht der Prüfung „Spezifische Drehung" (siehe „Prüfung auf Reinheit").

B. Die Prüfung erfolgt mit Hilfe der IR-Spektroskopie (2.2.24) durch Vergleich des Spektrums der Substanz mit dem von Calciumfolinat *CRS*. Die Prüfung erfolgt mit Hilfe von Preßlingen. Wenn die Spektren unterschiedlich sind, werden Substanz und Referenzsubstanz getrennt in der eben notwendigen Menge Wasser *R* gelöst. Die Lösungen werden tropfenweise mit so viel Aceton *R* versetzt, daß ein Niederschlag entsteht. Nach 15 min langem Stehenlassen wird zentrifugiert. Die Niederschläge werden 2mal mit einer geringen Menge Aceton *R* gewaschen und getrocknet. Mit den Rückständen werden erneut Spektren aufgenommen.

C. Die Prüfung erfolgt mit Hilfe der Dünnschichtchromatographie (2.2.27) unter Verwendung einer Schicht von Cellulose zur Chromatographie F_{254} *R*.

Untersuchungslösung: 15 mg Substanz werden in einer 3prozentigen Lösung (*V/V*) von Ammoniak-Lösung *R* zu 5 ml gelöst.

Referenzlösung: 15 mg Calciumfolinat *CRS* werden in einer 3prozentigen Lösung (*V/V*) von Ammoniak-Lösung *R* zu 5 ml gelöst.

Auf die Platte werden getrennt 5 µl jeder Lösung aufgetragen. Die Chromatographie erfolgt mit der unteren Phase einer Mischung von 1 Volumteil Isoamylalkohol *R* und 10 Volumteilen einer Lösung von Citronensäure *R* ($50\ g \cdot l^{-1}$), die zuvor mit Ammoniak-Lösung *R* auf einen *p*H-Wert von 8 eingestellt wurde, über eine Laufstrecke von 15 cm. Die Platte wird an der Luft trocknen gelassen und im ultravioletten Licht bei 254 nm ausgewertet. Der Hauptfleck im Chromatogramm der Untersuchungslösung entspricht in bezug auf Lage und Größe dem Hauptfleck im Chromatogramm der Referenzlösung.

D. Die Substanz gibt die Identitätsreaktion b auf Calcium (2.3.1).

Die Prüfungen auf Reinheit und die Gehaltsbestimmung müssen so rasch wie möglich und unter Ausschluß direkter Lichteinwirkung durchgeführt werden.

Prüfung auf Reinheit

Prüflösung: 1,25 g Substanz werden in kohlendioxidfreiem Wasser *R*, falls erforderlich durch Erwärmen auf 40 °C, zu 50,0 ml gelöst.

Aussehen der Lösung: Die Prüflösung muß klar (2.2.1) sein. Die Absorption (2.2.25) der Prüflösung bei 420 nm wird unter Verwendung von Wasser *R* als Kompensationsflüssigkeit gemessen. Sie darf höchstens 0,60 betragen.

***p*H-Wert** (2.2.3): Der *p*H-Wert der Prüflösung muß zwischen 6,8 und 8,0 liegen.

Spezifische Drehung (2.2.7): Die spezifische Drehung, an der Prüflösung bestimmt, muß zwischen +14,4 und +18,0° liegen, berechnet auf die wasser- und lösungsmittelfreie Substanz.

Aceton, Ethanol, Methanol: Höchstens 0,5 Prozent Aceton, 3,0 Prozent Ethanol und 0,5 Prozent Methanol. Die Prüfung erfolgt mit Hilfe der Gaschromatographie (2.2.28, Dampfraumanalyse, Methode b).

Untersuchungslösung: 0,25 g Substanz werden in Wasser *R* zu 10,0 ml gelöst.

Referenzlösung: 0,125 g Aceton *R*, 0,750 g wasserfreies Ethanol *R* und 0,125 g Methanol *R* werden mit Wasser *R* zu 1000,0 ml verdünnt.

Die Chromatographie kann durchgeführt werden mit
- einer Kapillarsäule aus Quarz von 10 m Länge und 0,32 mm innerem Durchmesser, belegt mit Styrol-Divinylbenzol-Copolymer *R*
- Stickstoff zur Chromatographie *R* als Trägergas bei einer Durchflußrate von 4 ml je Minute
- einem Flammenionisationsdetektor.

Die Temperatur der Säule wird um 10 °C je Minute von 80 auf 220 °C erhöht. Die Temperatur des Probeneinlasses wird bei 110 °C und die des Detektors bei 270 °C gehalten. Die Proben werden 20 min lang in eine thermostatisierte Kammer von 80 °C gestellt und 30 s lang unter Druck gehalten.

Das Einspritzen jeder Lösung wird mindestens 3mal wiederholt.

Verwandte Substanzen: Die bei der „Gehaltsbestimmung" erhaltenen Chromatogramme werden ausgewertet. Im Chromatogramm der Untersuchungslösung darf eine der Formylfolsäure entsprechende Peakfläche nicht größer sein als die Fläche des Hauptpeaks im Chromatogramm der Referenzlösung c (1 Prozent). Keine Peakfläche im Chromatogramm der Untersuchungslösung, mit Ausnahme der des Hauptpeaks und der der Formylfolsäure, darf größer sein als die Fläche des Hauptpeaks im Chromatogramm der Referenzlösung b (1 Prozent). Die Summe aller Peakflächen im Chromatogramm der Untersuchungslösung, mit Ausnahme der des Hauptpeaks, darf nicht größer sein als das 2,5fache der Fläche des Hauptpeaks im Chromatogramm der Referenzlösung b (2,5 Prozent). Peakflächen, die kleiner sind als die Fläche des Hauptpeaks im Chromatogramm der Referenzlösung d, werden nicht berücksichtigt.

Chlorid (2.4.4): 67 mg Substanz werden in 10 ml Wasser *R* gelöst. Die Lösung wird mit 3 ml Essigsäure *R* versetzt. Anschließend wird filtriert und der Niederschlag 5mal mit je 5 ml Wasser *R* gewaschen. Filtrat und Waschflüssigkeit werden vereinigt und mit Wasser *R* zu 100 ml verdünnt. 15 ml dieser Lösung müssen der Grenzprüfung auf Chlorid entsprechen (0,5 Prozent).

Schwermetalle (2.4.8): 0,80 g Substanz werden in einem geeigneten Tiegel mit einer ausreichenden Menge Schwefelsäure *R* benetzt und bei niedriger Temperatur vorsichtig so lange erhitzt, bis die Substanz vollständig verkohlt ist. Der Rückstand wird nach Zusatz von 2 ml Salpetersäure *R* und 0,25 ml Schwefelsäure *R* vorsichtig so lange weiter erhitzt, bis keine weißen Dämpfe mehr entstehen. Zur vollständigen Verbrennung des Kohlenstoffs wird anschließend bei 500 bis 600 °C geglüht. Nach dem Erkaltenlassen wird mit 4 ml Salzsäure *R* 1 versetzt, der Tiegel mit einem Deckel versehen und 15 min lang im Wasserbad erhitzt. Anschließend wird der Deckel entfernt und der Inhalt im Wasserbad langsam zur Trockne eingedampft. Der Rückstand wird mit 0,05 ml Salzsäure *R* und 10 ml heißem Wasser *R* versetzt. Nach 2 min wird der Lösung tropfenweise so lange verdünnte Ammoniak-Lösung *R* 1 zugefügt, bis sie gegen rotes Lackmuspapier *R* eben alkalisch reagiert. Die Lösung wird mit Wasser *R* zu 25 ml verdünnt und mit verdünnter Essigsäure *R* auf einen *p*H-Wert von 3,0 bis 4,0 eingestellt. Falls erforderlich wird filtriert, Tiegel sowie Filter werden mit 10 ml Wasser *R* gewaschen, Filtrat und Waschflüssigkeit vereinigt und mit Wasser *R* zu 40 ml verdünnt. 12 ml dieser Lösung werden mit 2 ml Pufferlösung *p*H 3,5 *R* gemischt. Nach Zusatz der Lösung zu 1,2 ml Thioacetamid-Reagenz *R* wird erneut sofort gemischt. Die Lösung darf nicht stärker gefärbt sein als eine folgendermaßen hergestellte Referenzlösung: 4 ml Blei-Lösung (10 ppm Pb) *R* werden mit Wasser *R* zu 25 ml verdünnt und mit verdünnter Essigsäure *R* auf einen *p*H-Wert von 3,0 bis 4,0 eingestellt. Die Lösung wird mit Wasser *R* zu 40 ml verdünnt. 12 ml dieser Lösung werden mit 2 ml Pufferlösung *p*H 3,5 *R* gemischt. Nach Zusatz der Lösung zu 1,2 ml Thioacetamid-Reagenz *R* wird erneut sofort gemischt (50 ppm).

Platin: Höchstens 20 ppm. Der Gehalt an Platin wird mit Hilfe der Atomabsorptionsspektroskopie (2.2.23, Methode II) bestimmt.

Untersuchungslösung: 1,00 g Substanz wird in Wasser *R* zu 100,0 ml gelöst.

Referenzlösungen: Die Referenzlösungen werden aus der Platin-Lösung (30 ppm Pt) *R*, mit der erforderlichen Menge einer Mischung von 1 Volumteil Salpetersäure *R* und 99 Volumteilen Wasser *R* verdünnt, hergestellt.

Die Absorption wird bei 265,9 nm unter Verwendung einer Platin-Hohlkathodenlampe als Strahlungsquelle bestimmt.

Wasser (2.5.12): Höchstens 17,0 Prozent, mit 0,200 g fein pulverisierter Substanz nach der Karl-Fischer-Methode mit einem geeigneten pyridinfreien Titrationsmittel bestimmt. Vor der Titration wird die Substanz im pyridinfreien Lösungsmittel etwa 6 min lang gerührt.

Sterilität (2.6.1): Calciumfolinat zur Herstellung von Parenteralia, das dabei keinem weiteren geeigneten Sterilisationsverfahren unterworfen wird, muß der Prüfung entsprechen.

Bakterien-Endotoxine (2.6.14): Calciumfolinat zur Herstellung von Parenteralia, das dabei keinem weiteren geeigneten Verfahren zur Beseitigung von Bakterien-Endotoxinen unterworfen wird, darf höchstens 0,5 I.E. Bakterien-Endotoxine je Milligramm Substanz enthalten.

Gehaltsbestimmung

Calcium: 0,400 g Substanz werden in Wasser *R* zu 300 ml gelöst. Calcium wird nach „Komplexometrische Titrationen" (2.5.11) bestimmt.

1 ml Natriumedetat-Lösung (0,1 mol · l^{-1}) entspricht 4,008 mg Ca.

Calciumfolinat: Die Bestimmung erfolgt mit Hilfe der Flüssigchromatographie (2.2.29).

Untersuchungslösung: 10,0 mg Substanz werden in Wasser *R* zu 10,0 ml gelöst.

Referenzlösung a: 10,0 mg Calciumfolinat *CRS* werden in Wasser *R* zu 10,0 ml gelöst.

Referenzlösung b: 1,0 ml Referenzlösung a wird mit Wasser *R* zu 100,0 ml verdünnt.

Referenzlösung c: 10,0 mg Formylfolsäure *CRS* werden in Wasser *R* zu 100,0 ml gelöst. 1,0 ml Lösung wird mit Wasser *R* zu 10,0 ml verdünnt.

Referenzlösung d: 1,0 ml Referenzlösung b wird mit Wasser *R* zu 10,0 ml verdünnt.

Referenzlösung e: 5,0 ml Referenzlösung c werden mit Referenzlösung b zu 10,0 ml verdünnt.

Die Chromatographie kann durchgeführt werden mit
- einer Säule aus rostfreiem Stahl von 0,25 m Länge und 4 mm innerem Durchmesser, gepackt mit octadecylsilyliertem Kieselgel zur Chromatographie *R* (5 μm)

- folgender mobilen Phase bei einer Durchflußrate von 1 ml je Minute: 220 ml Methanol *R* werden mit 780 ml einer Lösung gemischt, die 2,0 ml Tetrabutylammoniumhydroxid-Lösung *R* und 2,2 g Natriummonohydrogenphosphat *R* enthält und zuvor mit Phosphorsäure 85 % *R* auf einen *p*H-Wert von 7,8 eingestellt wurde
- einem Spektrometer als Detektor bei einer Wellenlänge von 280 nm.

Die Temperatur der Säule wird bei 40 °C gehalten.

10 µl jeder Lösung werden getrennt eingespritzt. Die Chromatographie erfolgt über eine Dauer, die der 2,5fachen Retentionszeit des Hauptpeaks im Chromatogramm der Untersuchungslösung entspricht. Die Prüfung darf nur ausgewertet werden, wenn im Chromatogramm der Referenzlösung e die Auflösung zwischen den Peaks von Calciumfolinat und Formylfolsäure mindestens 2,2 und die relative Standardabweichung der Fläche des Hauptpeaks bei 6 aufeinanderfolgenden Einspritzungen der Referenzlösung a höchstens 2,0 Prozent beträgt.

Der Prozentgehalt an $C_{20}H_{21}CaN_7O_7$ wird aus den Peakflächen und dem deklarierten Gehalt von Calciumfolinat *CRS* berechnet.

Lagerung

Dicht verschlossen, vor Licht geschützt. Falls die Substanz steril ist, im Behältnis mit Sicherheitsverschluß.

Beschriftung

Die Beschriftung gibt insbesondere, falls zutreffend, an

- daß die Substanz steril ist
- daß die Substanz frei von Bakterien-Endotoxinen ist.

Verunreinigungen

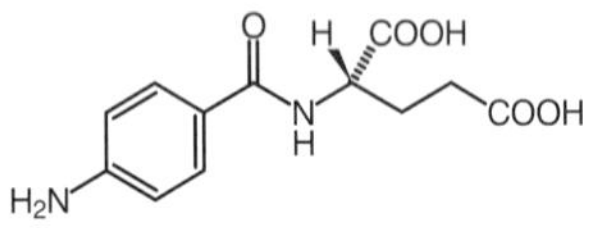

A. (2*S*)-2-[(4-Aminobenzoyl)amino]pentandisäure

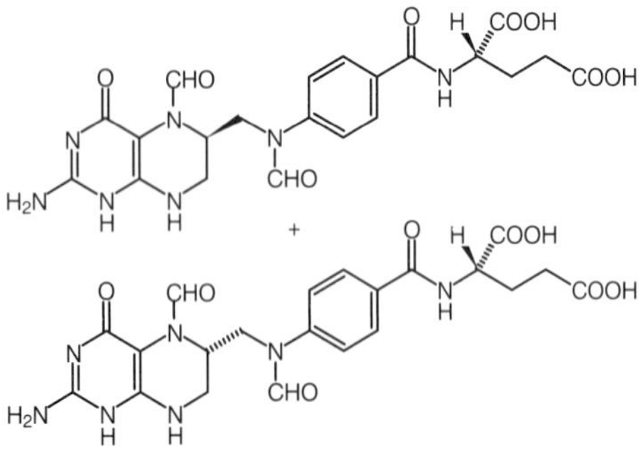

B. (2*S*)-2-[[4-[[[(6*RS*)-2-Amino-5-formyl-4-oxo-1,4,5,6,7,8-hexahydropteridin-6-yl]methyl]formylamino]benzoyl]amino]pentandisäure
(5,10-Diformyltetrahydrofolsäure)

C. Folsäure

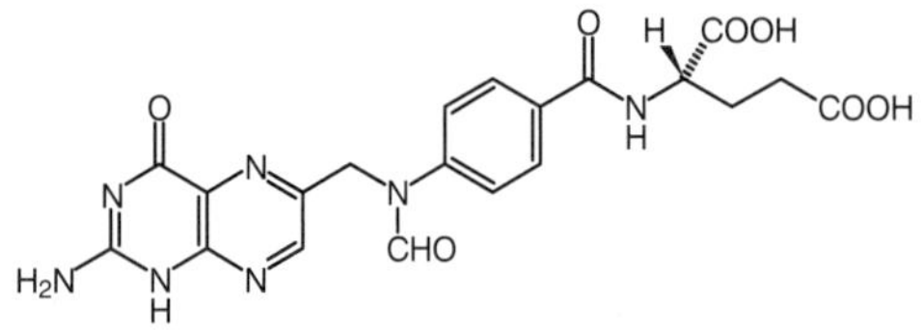

D. (2*S*)-2-[[4-[[(2-Amino-4-oxo-1,4-dihydropteridin-6-yl)methyl]formylamino]benzoyl]amino]pentandisäure
(10-Formylfolsäure)

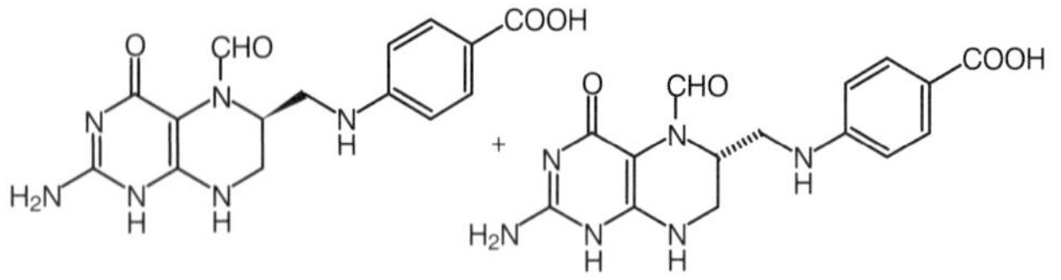

E. 4-[[[(6*RS*)-2-Amino-5-formyl-4-oxo-1,4,5,6,7,8-hexahydropteridin-6-yl]methyl]amino]benzoesäure
(5-Formyltetrahydropteroinsäure)

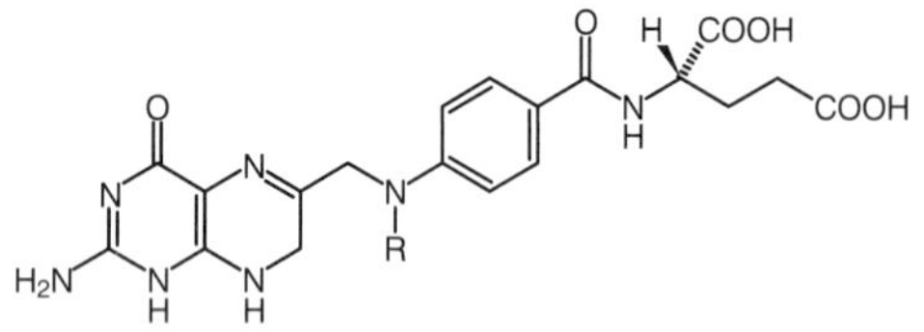

F. R = CHO: (2*S*)-2-[[4-[[(2-Amino-4-oxo-1,4,7,8-tetrahydropteridin-6-yl)methyl]formylamino]benzoyl]amino]pentandisäure
(10-Formyldihydrofolsäure)

G. R = H: (2*S*)-2-[[4-[[(2-Amino-4-oxo-1,4,7,8-tetrahydropteridin-6-yl)methyl]amino]benzoyl]amino]pentandisäure
(Dihydrofolsäure).

1998, 979

Calciumgluconat zur Herstellung von Parenteralia

Calcii gluconas ad iniectabile

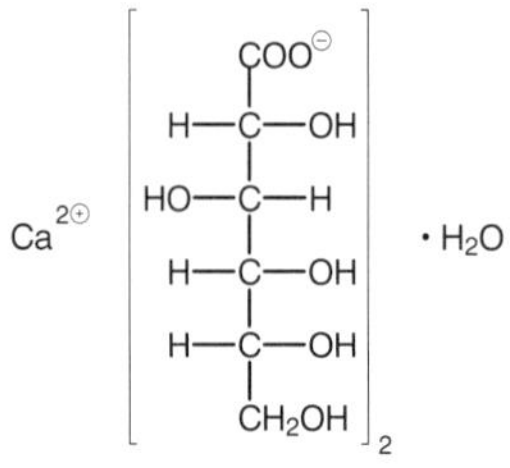

$C_{12}H_{22}CaO_{14} \cdot H_2O$ M_r 448,4

Definition

Calciumgluconat zur Herstellung von Parenteralia enthält mindestens 99,0 und höchstens 101,0 Prozent D-Gluconsäure, Calciumsalz, Monohydrat.

Eigenschaften

Weißes, kristallines oder körniges Pulver; wenig löslich in Wasser, leicht löslich in siedendem Wasser.

Prüfung auf Identität

A. Die Prüfung erfolgt mit Hilfe der Dünnschichtchromatographie (2.2.27) unter Verwendung einer Schicht von Kieselgel G *R*.

Untersuchungslösung: 20 mg Substanz werden in 1 ml Wasser *R*, falls erforderlich unter Erhitzen im Wasserbad von 60 °C, gelöst.

Referenzlösung: 20 mg Calciumgluconat *CRS* werden in 1 ml Wasser *R*, falls erforderlich unter Erhitzen im Wasserbad von 60 °C, gelöst.

Auf die Platte werden getrennt 5 µl jeder Lösung aufgetragen. Die Chromatographie erfolgt mit einer Mischung von 10 Volumteilen Ethylacetat *R*, 10 Volumteilen konzentrierter Ammoniak-Lösung *R*, 30 Volumteilen Wasser *R* und 50 Volumteilen Ethanol 96 % *R* über eine Laufstrecke von 10 cm. Die Platte wird 20 min lang bei 100 °C getrocknet und erkalten gelassen. Anschließend wird mit einer Lösung von Kaliumdichromat *R* ($50 g \cdot l^{-1}$) in einer 40prozentigen Lösung (*m/m*) von Schwefelsäure *R* besprüht. Nach 5 min entspricht der Hauptfleck im Chromatogramm der Untersuchungslösung in bezug auf Lage, Farbe und Größe dem Hauptfleck im Chromatogramm der Referenzlösung.

B. Etwa 20 mg Substanz geben die Identitätsreaktion b auf Calcium (2.3.1).

Prüfung auf Reinheit

Prüflösung: 10,0 g Substanz werden mit 90 ml siedendem destillierten Wasser *R* übergossen. Die Mischung wird unter Schütteln bis zur vollständigen Lösung zum Sieden erhitzt, jedoch höchstens 10 s lang. Mit destilliertem Wasser *R* wird zu 100,0 ml verdünnt.

Aussehen der Lösung: Bei 60 °C darf die Prüflösung nicht stärker gefärbt sein als die Farbvergleichslösung B_7 (2.2.2, Methode II). Nach dem Abkühlen auf 20 °C darf sie nicht stärker opaleszieren als die Referenzsuspension II (2.2.1).

***p*H-Wert** (2.2.3): 1,0 g Substanz wird in 20 ml kohlendioxidfreiem Wasser *R* unter Erhitzen im Wasserbad gelöst. Der *p*H-Wert der Lösung muß zwischen 6,4 und 8,3 liegen.

Organische Substanzen, Borsäure: In einer mit Schwefelsäure *R* gespülten Porzellanschale werden unter Kühlung in einer Eis-Wasser-Mischung 0,5 g Substanz mit 2 ml gekühlter Schwefelsäure *R* gemischt. Weder eine gelbe noch eine braune Färbung darf auftreten. Nach Zusatz von 1 ml Chromotrop-2B-Lösung *R* entwickelt sich eine Violettfärbung, die nicht in Dunkelblau umschlagen darf. Die Färbung wird mit derjenigen einer Mischung von 1 ml Chromotrop-2B-Lösung *R* und 2 ml gekühlter Schwefelsäure *R* verglichen.

Oxalat: Die Prüfung erfolgt mit Hilfe der Flüssigchromatographie (2.2.29).

Untersuchungslösung: 1,00 g Substanz wird in Wasser zur Chromatographie *R* zu 100,0 ml gelöst.

Referenzlösung: 1,00 g Substanz wird in Wasser zur Chromatographie *R* gelöst. 0,5 ml einer Lösung von Natriumoxalat *R* ($0,152 g \cdot l^{-1}$) in Wasser zur Chromatographie *R* werden zugesetzt. Mit Wasser zur Chromatographie *R* wird zu 100,0 ml verdünnt.

Die Chromatographie kann durchgeführt werden mit

- einer Vorsäule von 30 mm Länge und 4 mm innerem Durchmesser, gepackt mit einem geeigneten stark basischen Anionenaustauscher (30 bis 50 µm)
- 2 Säulen von je 0,25 m Länge und 4 mm innerem Durchmesser, gepackt mit einem geeigneten stark basischen Anionenaustauscher (30 bis 50 µm)
- einer Säule mit einer Membran zur Beseitigung von Anionen, in Reihe verbunden mit der Vorsäule und den Säulen zur Analyse; diese Säulen sind mit einer Membran ausgerüstet, die die mobile Phase im Gegenstrom von der Regenerationslösung trennt bei einer Durchflußrate von 4 ml je Minute
- folgender mobilen Phase bei einer Durchflußrate von 2 ml je Minute: 0,212 g wasserfreies Natriumcarbonat *R* und 63 mg Natriumhydrogencarbonat *R* werden in Wasser zur Chromatographie *R* zu 1000,0 ml gelöst
- einer Lösung von Schwefelsäure *R* ($1,23 g \cdot l^{-1}$) in Wasser zur Chromatographie *R* als Regenerationslösung
- einem Leitfähigkeitsdetektor
- einer Probenschleife.

Je 50 µl Referenzlösung werden 5mal eingespritzt. Die Prüfung darf nur ausgewertet werden, wenn die relative Standardabweichung der Fläche des Oxalat-Peaks im Chromatogramm der Referenzlösung höchstens 2,0 Prozent beträgt.

Je 50 µl Untersuchungslösung und Referenzlösung werden getrennt 3mal eingespritzt.

Der Gehalt an Oxalat in ppm wird nach folgender Formel errechnet:

$$\frac{S_T \cdot 50}{S_R - S_T}$$

S_T = Peakfläche des Oxalats im Chromatogramm der Untersuchungslösung

S_R = Peakfläche des Oxalats im Chromatogramm der Referenzlösung.

Die Substanz darf höchstens 100 ppm Oxalat enthalten.

Saccharose, reduzierende Zucker: 0,5 g Substanz werden in einer Mischung von 2 ml Salzsäure *R* 1 und 10 ml Wasser *R* gelöst. Die Lösung wird 5 min lang im Sieden gehalten, nach dem Erkaltenlassen mit 10 ml Natriumcarbonat-Lösung *R* versetzt und 10 min lang stehengelassen, mit Wasser *R* zu 25 ml verdünnt und filtriert. 5 ml Filtrat werden mit 2 ml Fehlingscher Lösung *R* versetzt und 1 min lang im Sieden gehalten. Nach 2 min langem Stehenlassen darf sich kein roter Niederschlag gebildet haben.

Chlorid (2.4.4): 10 ml filtrierte Prüflösung werden mit 5 ml Wasser *R* versetzt. Die Lösung muß der Grenzprüfung auf Chlorid entsprechen (50 ppm).

Phosphat (2.4.11): 1 ml Prüflösung wird mit Wasser *R* zu 100 ml verdünnt. Die Lösung muß der Grenzprüfung auf Phosphat entsprechen (100 ppm).

Sulfat (2.4.13): 15 ml filtrierte Prüflösung müssen der Grenzprüfung auf Sulfat entsprechen (50 ppm). Zur Herstellung der Referenzlösung wird eine Mischung von 7,5 ml Sulfat-Lösung (10 ppm SO_4) *R* und 7,5 ml destilliertem Wasser *R* verwendet.

Eisen: Höchstens 5 ppm. Der Gehalt an Eisen wird mit Hilfe der Atomabsorptionsspektroskopie (2.2.23, Methode I) bestimmt.

Untersuchungslösung: 2,0 g Substanz werden in einem 100-ml-Becher aus Polytetrafluorethylen mit 5 ml Salpetersäure *R* zum Sieden erhitzt und bis fast zur Trockne eingedampft. 1 ml Wasserstoffperoxid-Lösung 30 % *R* wird zugegeben und die Mischung erneut bis fast zur Trockne eingedampft. Die Behandlung mit Wasserstoffperoxid wird so oft wiederholt, bis eine klare Lösung erhalten wird. Mit 2 ml Salpetersäure *R* wird die Lösung in einen 25-ml-Meßkolben gespült und mit verdünnter Salzsäure *R* zu 25,0 ml verdünnt. In gleicher Weise wird eine Blindlösung hergestellt, die anstelle der Substanz 0,65 g Calciumchlorid *R* 1 enthält.

Referenzlösungen: Die Referenzlösungen werden aus der Eisen-Lösung (20 ppm Fe) *R* durch Verdünnen mit verdünnter Salzsäure *R* hergestellt.

Die Absorption wird bei 248,3 nm unter Verwendung einer Eisen-Hohlkathodenlampe als Strahlungsquelle und einer Luft-Acetylen-Flamme bestimmt. Die Messung ist mit Deuterium-Untergrundkompensation durchzuführen.

Magnesium, Alkalimetalle: 0,50 g Substanz werden mit einer Mischung von 1,0 ml verdünnter Essigsäure *R* und 10,0 ml Wasser *R* versetzt und bis zur vollständigen Lösung unter Umschwenken kurz zum Sieden erhitzt. Zur siedend heißen Lösung werden 5,0 ml Ammoniumoxalat-Lösung *R* zugegeben. Die Mischung wird mindestens 6 h lang stehengelassen und anschließend durch einen Glassintertiegel (2.1.2) in einen Porzellantiegel filtriert. Das Filtrat wird vorsichtig zur Trockne eingedampft und der Rückstand geglüht. Der Rückstand darf höchstens 2 mg betragen (0,4 Prozent).

Schwermetalle (2.4.8): 12 ml Prüflösung müssen der Grenzprüfung A auf Schwermetalle entsprechen (10 ppm). Zur Herstellung der Referenzlösung wird die Blei-Lösung (1 ppm Pb) *R* verwendet.

Bakterien-Endotoxine (2.6.14): Höchstens 167 I.E. Bakterien-Endotoxine je Gramm Substanz.

Mikrobielle Verunreinigung:
Keimzahl (2.6.12): Höchstens 10^2 koloniebildende aerobe Einheiten je Gramm Substanz, durch Auszählen auf Agarplatten bestimmt.

Spezifische Mikroorganismen (2.6.13): *Escherichia coli, Pseudomonas aeruginosa* und *Staphylococcus aureus* dürfen nicht vorhanden sein.

Gehaltsbestimmung

0,350 g Substanz werden in 20 ml heißem Wasser *R* gelöst. Nach dem Erkaltenlassen wird die Lösung mit Wasser *R* zu 300 ml verdünnt. Calcium wird nach „Komplexometrische Titrationen" (2.5.11) unter Zusatz von 50 mg Calconcarbonsäure *R* bestimmt.

1 ml Natriumedetat-Lösung (0,1 mol · l^{-1}) entspricht 44,84 mg $C_{12}H_{22}CaO_{14} \cdot H_2O$.

Lagerung

Gut verschlossen.

1999, 1078

Calciumhydroxid

Calcii hydroxidum

$Ca(OH)_2$ M_r 74,1

Definition

Calciumhydroxid[1)] enthält mindestens 95,0 und höchstens 100,5 Prozent $Ca(OH)_2$.

Eigenschaften

Feines, weißes Pulver; praktisch unlöslich in Wasser.

Prüfung auf Identität

A. 0,80 g Substanz werden in einer Reibschale mit 10 ml Wasser *R* und 0,5 ml Phenolphthalein-Lösung *R* gemischt. Die Suspension färbt sich rot. Nach Zusatz von 17,5 ml Salzsäure (1 mol · l^{-1}) entfärbt sich die Lösung, ohne zu schäumen. Die rote Färbung tritt wieder auf, wenn die Mischung 1 min lang verrieben wird. Nach Zusatz von weiteren 6 ml Salzsäure (1 mol · l^{-1}) und Verreiben entfärbt sich die Lösung.

B. Etwa 0,1 g Substanz werden in verdünnter Salzsäure *R* gelöst. Die Lösung wird mit Wasser *R* zu 10 ml verdünnt. 5 ml dieser Lösung geben die Identitätsreaktion b auf Calcium (2.3.1).

Prüfung auf Reinheit

Salzsäureunlösliche Substanzen: 2,0 g Substanz werden in 30 ml Salzsäure *R* gelöst. Die Lösung wird zum Sieden erhitzt und filtriert. Der Rückstand wird mit heißem Wasser *R* gewaschen. Die Masse des Rückstands darf höchstens 10 mg betragen (0,5 Prozent).

Carbonat: Höchstens 5,0 Prozent $CaCO_3$. Die titrierte Lösung aus der „Gehaltsbestimmung" wird mit 5,0 ml Salzsäure (1 mol · l^{-1}) versetzt. Der Säureüberschuß wird mit Natriumhydroxid-Lösung (1 mol · l^{-1}) unter Zusatz von 0,5 ml Methylorange-Lösung *R* titriert.

1 ml Salzsäure (1 mol · l^{-1}) entspricht 50,05 mg $CaCO_3$.

[1)] Diese Fassung des Textes entspricht der Eilrevision „Resolution AP-CSP (98) 3".

Chlorid (2.4.4): 0,30 g Substanz werden in einer Mischung von 2 ml Salpetersäure *R* und 10 ml Wasser *R* gelöst. Die Lösung wird mit Wasser *R* zu 30 ml verdünnt. 15 ml dieser Lösung müssen der Grenzprüfung auf Chlorid entsprechen (330 ppm).

Sulfat (2.4.13): 0,15 g Substanz werden in einer Mischung von 5 ml verdünnter Salzsäure *R* und 10 ml destilliertem Wasser *R* gelöst. Die Lösung wird mit destilliertem Wasser *R* zu 60 ml verdünnt. 15 ml dieser Lösung müssen der Grenzprüfung auf Sulfat entsprechen (0,4 Prozent).

Arsen (2.4.2): 0,50 g Substanz werden in 5 ml bromhaltiger Salzsäure *R* gelöst. Die Lösung wird mit Wasser *R* zu 50 ml verdünnt. 25 ml dieser Lösung müssen der Grenzprüfung auf Arsen entsprechen (4 ppm).

Alkalimetalle, Magnesium: 1,0 g Substanz wird in einer Mischung von 10 ml Salzsäure *R* und 40 ml Wasser *R* gelöst. Nach dem Erhitzen zum Sieden werden 50 ml einer Lösung von Oxalsäure *R* ($63\ g \cdot l^{-1}$) zugesetzt. Nach dem Neutralisieren mit Ammoniak-Lösung *R* wird mit Wasser *R* zu 200 ml verdünnt. Nach 1 h langem Stehenlassen wird durch ein geeignetes Filter filtriert. 100 ml Filtrat werden mit 0,5 ml Schwefelsäure *R* versetzt. Nach vorsichtigem Eindampfen zur Trockne wird geglüht. Die Masse des Rückstands darf höchstens 20 mg betragen (4,0 Prozent, berechnet als Sulfate).

Schwermetalle (2.4.8): 1,0 g Substanz wird in 10 ml Salzsäure *R* 1 gelöst. Die Lösung wird im Wasserbad zur Trockne eingedampft. Der Rückstand wird in 20 ml Wasser *R* gelöst. Die Lösung wird filtriert. 12 ml Filtrat müssen der Grenzprüfung A auf Schwermetalle entsprechen (20 ppm). Zur Herstellung der Referenzlösung wird die Blei-Lösung (2 ppm Pb) *R* verwendet.

Gehaltsbestimmung

1,500 g Substanz werden in einer Reibschale mit 20 bis 30 ml Wasser *R* und 0,5 ml Phenolphthalein-Lösung *R* versetzt. Mit Salzsäure ($1\ mol \cdot l^{-1}$) wird unter Verreiben mit einem Pistill titriert, bis die rote Färbung verschwindet. Die titrierte Lösung wird für die Prüfung „Carbonat" (siehe „Prüfung auf Reinheit") verwendet.

1 ml Salzsäure ($1\ mol \cdot l^{-1}$) entspricht 37,05 mg $Ca(OH)_2$.

Lagerung

Gut verschlossen.

1999, 1296

Calciumlävulinat-Dihydrat

Calcii laevulinas dihydricum

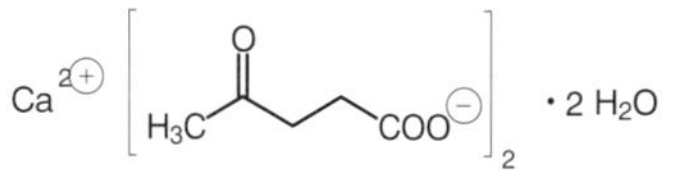

$C_{10}H_{14}CaO_6 \cdot 2\ H_2O$ M_r 306,3

Definition

Calciumlävulinat-Dihydrat enthält mindestens 98,0 und höchstens 101,0 Prozent Calcium-di(4-oxopentanoat), berechnet auf die getrocknete Substanz.

Eigenschaften

Weißes bis fast weißes, kristallines Pulver; leicht löslich in Wasser, sehr schwer löslich in Ethanol, praktisch unlöslich in Dichlormethan.

Prüfung auf Identität

1: A, D, E.
2: B, C, D, E.

A. Die Prüfung erfolgt mit Hilfe der IR-Spektroskopie (2.2.24) durch Vergleich des Spektrums der Substanz mit dem von Calciumlävulinat-Dihydrat *CRS*.

B. Die Prüfung erfolgt mit Hilfe der Dünnschichtchromatographie (2.2.27) unter Verwendung eines geeigneten Kieselgels.

Untersuchungslösung: 60 mg Substanz werden in Wasser *R* zu 1 ml gelöst.

Referenzlösung: 60 mg Calciumlävulinat-Dihydrat *CRS* werden in Wasser *R* zu 1 ml gelöst.

Auf die Platte werden getrennt 10 µl jeder Lösung aufgetragen. Die Chromatographie erfolgt mit einer Mischung von 10 Volumteilen konzentrierter Ammoniak-Lösung *R*, 10 Volumteilen Ethylacetat *R*, 30 Volumteilen Wasser *R* und 50 Volumteilen Ethanol 96 % *R* über eine Laufstrecke von 10 cm. Die Platte wird 20 min lang bei 100 bis 105 °C getrocknet, erkalten gelassen und mit einer Lösung von Kaliumpermanganat *R* ($30\ g \cdot l^{-1}$) besprüht. Die Platte wird im Warmluftstrom etwa 5 min lang oder bis zur Gelbfärbung der Flecke getrocknet und im Tageslicht ausgewertet. Der Hauptfleck im Chromatogramm der Untersuchungslösung entspricht in bezug auf Lage, Farbe und Größe dem Hauptfleck im Chromatogramm der Referenzlösung.

C. 1 ml Prüflösung (siehe „Prüfung auf Reinheit") wird mit 20 ml einer Lösung von Dinitrophenylhydrazin *R* ($2,5\ g \cdot l^{-1}$) in verdünnter Salzsäure *R* versetzt. Nach 15 min langem Stehenlassen wird filtriert. Der Niederschlag wird mit Wasser *R* gewaschen und im Trockenschrank bei 100 bis 105 °C getrocknet. Die

Schmelztemperatur (2.2.14) liegt zwischen 203 und 210 °C.

D. Die Substanz gibt die Identitätsreaktion b auf Calcium (2.3.1).

E. Die Substanz entspricht der Prüfung „Trocknungsverlust“ (siehe „Prüfung auf Reinheit“).

Prüfung auf Reinheit

Prüflösung: 10,0 g Substanz werden in kohlendioxidfreiem Wasser *R*, das aus destilliertem Wasser *R* hergestellt wurde, zu 100,0 ml gelöst.

Aussehen der Lösung: Die Prüflösung muß klar (2.2.1) und darf nicht stärker gefärbt sein als die Farbvergleichslösung G_6 (2.2.2, Methode II).

***p*H-Wert** (2.2.3): Der *p*H-Wert der Prüflösung muß zwischen 6,8 und 7,8 liegen.

Oxidierbare Substanzen: 1 ml Prüflösung wird mit 10 ml Wasser *R*, 1 ml verdünnter Schwefelsäure *R* und 0,25 ml einer Lösung von Kaliumpermanganat *R* (3,0 g · l^{-1}) versetzt und gemischt. Nach 5 min muß eine violette Färbung noch sichtbar sein.

Saccharose, reduzierende Zucker: 5 ml Prüflösung werden mit 2 ml Salzsäure *R* 1 versetzt und mit Wasser *R* zu 10 ml verdünnt. Die Lösung wird 5 min lang zum Sieden erhitzt. Nach dem Erkaltenlassen werden 10 ml Natriumcarbonat-Lösung *R* zugesetzt. Nach 5 min langem Stehenlassen wird mit Wasser *R* zu 25 ml verdünnt und filtriert. Werden 5 ml Filtrat mit 2 ml Kupfer(II)-tartrat-Lösung *R* versetzt und 1 min lang zum Sieden erhitzt, darf sich kein roter Niederschlag bilden.

Chlorid (2.4.4): 10 ml Prüflösung, mit Wasser *R* zu 15 ml verdünnt, müssen der Grenzprüfung auf Chlorid entsprechen (50 ppm).

Sulfat (2.4.13): 7,5 ml Prüflösung, mit destilliertem Wasser *R* zu 15 ml verdünnt, müssen der Grenzprüfung auf Sulfat entsprechen (200 ppm).

Magnesium, Alkalimetalle: 10 ml Prüflösung werden mit 80 ml Wasser *R*, 10 ml Ammoniumchlorid-Lösung *R* und 1 ml Ammoniak-Lösung *R* versetzt. Die Lösung wird zum Sieden erhitzt. Die siedende Lösung wird tropfenweise mit 50 ml heißer Ammoniumoxalat-Lösung *R* versetzt. Nach 4 h langem Stehenlassen wird die Lösung mit Wasser *R* zu 200 ml verdünnt und filtriert. 100 ml Filtrat werden mit 0,5 ml Schwefelsäure *R* versetzt und im Wasserbad zur Trockne eingedampft. Der Rückstand wird bei 600 °C bis zur konstanten Masse geglüht. Der Rückstand darf höchstens 5,0 mg betragen (1,0 Prozent).

Schwermetalle (2.4.8): 12 ml Prüflösung müssen der Grenzprüfung A auf Schwermetalle entsprechen (10 ppm). Zur Herstellung der Referenzlösung wird die Blei-Lösung (1 ppm Pb) *R* verwendet.

Trocknungsverlust (2.2.32): 11,0 bis 12,5 Prozent, mit 0,200 g Substanz durch Trocknen im Trockenschrank bei 100 bis 105 °C bestimmt.

Pyrogene (2.6.8): Calciumlävulinat-Dihydrat zur Herstellung von Parenteralia, das dabei keinem weiteren geeigneten Verfahren zur Beseitigung von Pyrogenen unterworfen wird, muß der Prüfung entsprechen. Jedem Kaninchen werden 4 ml einer Lösung der Substanz (50 mg · ml^{-1}) je Kilogramm Körpermasse injiziert.

Gehaltsbestimmung

0,240 g Substanz werden in 50 ml Wasser *R* gelöst. Das Calcium wird nach „Komplexometrische Titrationen“ (2.5.11) bestimmt.

1 ml Natriumedetat-Lösung (0,1 mol · l^{-1}) entspricht 27,03 mg $C_{10}H_{14}CaO_6$.

Lagerung

Gut verschlossen, vor Licht geschützt.

Beschriftung

Die Beschriftung gibt insbesondere, falls zutreffend, an, daß die Substanz frei von Pyrogenen ist.

1998, 1102

Calicivirosis-Lebend-Impfstoff (gefriergetrocknet) für Katzen

Vaccinum calicivirosis felinae vivum cryodesiccatum

Definition

Calicivirosis-Lebend-Impfstoff (gefriergetrocknet) für Katzen ist eine Zubereitung eines geeigneten Stamms oder mehrerer geeigneter Stämme des Katzen-Calicivirus.

Herstellung

Entsprechend **Impfstoffe für Tiere (Vaccina ad usum veterinarium)**. Das Virus wird in geeigneten Zellinien (5.2.4) gezüchtet. Die Virussuspension wird geerntet und mit einer geeigneten Stabilisator-Lösung gemischt. Die Mischung wird anschließend gefriergetrocknet.

Auswahl der Impfstoffstämme

Die Herstellungsmethode muß nachweislich konstant Calicivirosis-Impfstoff von angemessener Unschädlichkeit (besonders für trächtige Katzen, falls die Anwendung nicht kontraindiziert ist), Abwesenheit von Reversion der Virulenz und Immunogenität ergeben. Folgende Prüfungen können zum Nachweis der Unschädlichkeit (5.2.6) und Wirksamkeit (5.2.7) eingesetzt werden.

Unschädlichkeit: 10 Katzen im Mindestalter, das für diesen Impfstoff angegeben ist, die keine Antikörper gegen Katzen-Calicivirus aufweisen, wird auf dem empfohlenen Weg eine Impfstoffdosis appliziert, die dem 10fachen des maximalen Titers entspricht, der für eine Charge des Impfstoffs erwartet werden kann. Bleiben die Katzen über die Dauer von 21 Tagen hinweg bei guter Gesundheit und zeigen keine anomalen lokalen oder systemischen Reaktionen, so entspricht der Impfstoffstamm der Prüfung.

Reversion zur Virulenz: 2 Katzen, die keine Antikörper gegen Katzen-Calicivirus aufweisen, wird auf dem empfohlenen Weg eine Impfstoffdosis (zum Beispiel etwa 10 Dosen) appliziert, die ein maximales Wiederauftreten des Virus in den nachstehend beschriebenen Passagen erlaubt. Nach 5 Tagen werden die Katzen getötet, Nasenschleim, Tonsillen und Trachea entnommen, gemischt, in 10 ml gepufferter Salzlösung homogenisiert und dekantiert. Die überstehende Flüssigkeit wird intranasal in 2 weitere Katzen inokuliert. Dieses Vorgehen wird 5mal wiederholt. In jeder Passage muß die Anwesenheit von Virus nachgewiesen werden. Tritt das Virus nicht wieder auf, so wird eine 2. Reihe von Passagen durchgeführt. Die Katzen, die die letzte Passage erhalten haben, werden 21 Tage lang beobachtet und ihre Reaktionen mit denen der Katzen in der Prüfung „Unschädlichkeit" verglichen. Der Impfstoffstamm entspricht der Prüfung, wenn keine Anzeichen einer Erhöhung der Virulenz im Vergleich zum ursprünglichen Virus auftreten.

Immunogenität: Die „Bestimmung der Wirksamkeit" ist zum Nachweis der Immunogenität des Impfstoffs geeignet.

Chargenprüfung

Wenn die „Bestimmung der Wirksamkeit" zufriedenstellende Ergebnisse bei einer repräsentativen Charge des Impfstoffs erbracht hat, kann diese Bestimmung mit Zustimmung der zuständigen Behörde an anderen Impfstoff-Chargen aus demselben Saatgut als Routineuntersuchung entfallen.

Prüfung auf Identität

Wird der rekonstituierte Impfstoff mit einem monospezifischen Antikörper oder mehreren monospezifischen Antikörpern neutralisiert, darf er empfängliche Zellkulturen nach Inokulation nicht mehr infizieren.

Prüfung auf Reinheit

Unschädlichkeit: 2 Katzen im Alter von 8 bis 12 Wochen wird die 10fache Impfstoffdosis auf einem empfohlenen Weg appliziert. Über die Dauer von 14 Tagen hinweg bleiben die Katzen bei guter Gesundheit und zeigen keine anomalen lokalen oder systemischen Reaktionen.

Bakterien, Pilze: Der rekonstituierte Impfstoff muß der Prüfung „Sterilität" (siehe **Impfstoffe für Tiere**) entsprechen.

Mykoplasmen (2.6.7): Der rekonstituierte Impfstoff muß der Prüfung entsprechen.

Fremde Viren: Der Impfstoff wird mit einem monospezifischen Antikörper oder mehreren monospezifischen Antikörpern neutralisiert und in empfängliche Zellen inokuliert. Mindestens eine Passage wird durchgeführt. Die Kulturen werden 14 Tage lang aufbewahrt. Die Kulturen werden auf zytopathogene Wirkungen untersucht, und die Prüfung auf hämadsorbierende Substanzen wird durchgeführt. In den Kulturen dürfen keine Anzeichen einer viralen Kontamination auftreten.

Virustiter: Der rekonstituierte Impfstoff wird bei einer für die Vermehrung des Virus günstigen Temperatur in empfänglichen Zellkulturen titriert. Eine Dosis des Impfstoffs enthält keine geringere Menge Virus als den angegebenen Mindesttiter.

Bestimmung der Wirksamkeit

Die Bestimmung muß für jeden Stamm des Katzen-Calicivirus durchgeführt werden.

Katzen im Alter von 8 bis 12 Wochen, die keine Antikörper gegen Katzen-Calicivirus haben, werden verwendet. 10 Katzen werden auf einem empfohlenen Weg entsprechend dem empfohlenen Plan geimpft. 10 Katzen werden als Kontrolltiere verwendet. 4 Wochen nach der letzten Injektion wird jeder geimpften und jeder Kontrollkatze eine so große Menge eines virulenten Calicivirus-Stamms desselben Typs wie der des Impfstoffstamms intranasal appliziert, daß bei mindestens 8 der Kontrolltiere die typischen Zeichen der Krankheit (Hyperthermie, Zahnfleischulzera, Atemsymptome) auftreten. Nach dieser Belastung werden die Katzen 14 Tage lang beobachtet. Vom 2. bis 14. Tag werden täglich die Nasenspülungen zur Prüfung auf Virusausscheidung gesammelt. Die Körpertemperatur und Krankheitszeichen werden täglich entsprechend der nachstehenden Punktewertung aufgezeichnet. Der Impfstoff entspricht der Bestimmung, wenn die Punktzahl für die geimpften Katzen signifikant niedriger ist als bei den Kontrolltieren.

Symptome	Punktzahl
Tod	10
gestörtes Allgemeinbefinden	2
Körpertemperatur ≥ 39,5 °C	1
Körpertemperatur ≤ 37,5 °C	2
Ulzera (nasal oder oral)	
wenige, kleine	1
viele, große	3
Nasensekret	
wenig	1
reichlich	2
Augenausfluß	1
Gewichtsverlust	2
Virusausscheidung (Gesamtzahl an Tagen)	
≤ 4 Tage	1
5 bis 7 Tage	2
> 7 Tage	3

Lagerung

Entsprechend **Impfstoffe für Tiere**.

Beschriftung

Entsprechend **Impfstoffe für Tiere**.

1998, 655

Racemischer Campher

Camphora racemica

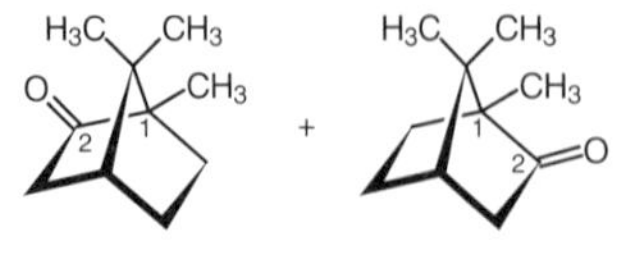

$C_{10}H_{16}O$ M_r 152,2

Definition

Racemischer Campher ist (1*RS*,4*SR*)-1,7,7-Trimethylbicyclo[2.2.1]heptan-2-on.

Eigenschaften

Weißes, kristallines Pulver oder krümelige, kristalline Masse, sehr flüchtig selbst bei Raumtemperatur; schwer löslich in Wasser, sehr leicht löslich in Ethanol, Ether und Petroläther, leicht löslich in fetten Ölen, sehr schwer löslich in Glycerol.

Prüfung auf Identität

1: A, C.
2: A, B, D.

A. Die Substanz entspricht der Prüfung „Optische Drehung" (siehe „Prüfung auf Reinheit").

B. Schmelztemperatur (2.2.14): 172 bis 180 °C.

C. Die Prüfung erfolgt mit Hilfe der IR-Spektroskopie (2.2.24) durch Vergleich des Spektrums der Substanz mit dem von racemischem Campher *CRS*. Die Prüfung erfolgt mit Hilfe von Pasten unter Verwendung von flüssigem Paraffin *R*.

D. 1,0 g Substanz wird in 30 ml Methanol *R* gelöst. Die Lösung wird mit 1,0 g Hydroxylaminhydrochlorid *R* sowie 1,0 g wasserfreiem Natriumacetat *R* versetzt und 2 h lang zum Rückfluß erhitzt. Nach dem Erkaltenlassen werden 100 ml Wasser *R* zugesetzt. Es bildet sich ein Niederschlag. Nach dem Abfiltrieren wird der Niederschlag mit 10 ml Wasser *R* gewaschen, aus 10 ml einer Mischung von 4 Volumteilen Ethanol 96 % *R* und 6 Volumteilen Wasser *R* umkristallisiert und im Vakuum getrocknet. Die Schmelztemperatur (2.2.14) der Kristalle liegt zwischen 118 und 121 °C.

Prüfung auf Reinheit

Die Wägungen sind schnell durchzuführen.

Prüflösung: 2,50 g Substanz werden in Ethanol 96 % *R* zu 25,0 ml gelöst.

Aussehen der Lösung: Die Prüflösung muß klar (2.2.1) und farblos (2.2.2, Methode II) sein.

Sauer oder alkalisch reagierende Substanzen: 1,0 g Substanz wird in 10 ml Ethanol 96 % *R* gelöst. Die Lösung, mit 0,1 ml Phenolphthalein-Lösung *R* 1 versetzt, muß farblos sein. Bis zum Farbumschlag dürfen höchstens 0,2 ml Natriumhydroxid-Lösung (0,1 mol · l^{-1}) verbraucht werden.

Optische Drehung (2.2.7): +0,15 bis −0,15°, an der Prüflösung bestimmt.

Verwandte Substanzen: Die Prüfung erfolgt mit Hilfe der Gaschromatographie (2.2.28).

Untersuchungslösung: 50 mg Substanz werden in Hexan *R* zu 50,0 ml gelöst.

Referenzlösung a: 50 mg Substanz und 50 mg Bornylacetat *R* werden in Hexan *R* zu 50,0 ml gelöst.

Referenzlösung b: 1,0 ml Untersuchungslösung wird mit Hexan *R* zu 200,0 ml verdünnt.

Die Chromatographie kann durchgeführt werden mit
- einer Säule von 2 m Länge und 2 mm innerem Durchmesser, gepackt mit Kieselgur zur Gaschromatographie *R*, imprägniert mit 10 Prozent (*m*/*m*) Macrogol 20 000 *R*
- Stickstoff zur Chromatographie *R* als Trägergas bei einer Durchflußrate von 30 ml je Minute
- einem Flammenionisationsdetektor.

Die Temperatur der Säule wird bei 130 °C, die des Probeneinlasses und des Detektors bei 200 °C gehalten.

1 µl jeder Lösung wird eingespritzt. Die Empfindlichkeit des Systems wird so eingestellt, daß die Höhe des Hauptpeaks im Chromatogramm der Untersuchungslösung etwa 80 Prozent des maximalen Ausschlags beträgt. Die Chromatographie wird über eine Dauer, die der 3fachen Retentionszeit des Camphers entspricht, durchgeführt.

Die Prüfung darf nur ausgewertet werden, wenn
- im Chromatogramm der Referenzlösung a die Auflösung zwischen den Peaks von Campher und Bornylacetat mindestens 1,5 beträgt
- das Chromatogramm der Referenzlösung b einen Hauptpeak zeigt, dessen Signal-Rausch-Verhältnis mindestens 5 beträgt.

Im Chromatogramm der Untersuchungslösung darf die Summe der Peakflächen, mit Ausnahme der Fläche des Hauptpeaks, nicht größer sein als 4 Prozent der Fläche des Hauptpeaks, und keine Peakfläche darf größer sein als 2 Prozent der Fläche des Hauptpeaks. Der Lösungsmittelpeak und Peaks, deren Fläche kleiner ist als die Fläche des Peaks im Chromatogramm der Referenzlösung b, werden nicht berücksichtigt.

Halogenverbindungen: In einem Destillationskolben wird 1,0 g Substanz in 10 ml 2-Propanol *R* gelöst. Nach Zusatz von 1,5 ml verdünnter Natriumhydroxid-Lösung *R* und 50 mg Raney-Nickel *R* wird im Wasserbad bis zur Entfernung des 2-Propanols *R* erhitzt und erkalten gelassen. Nach Zusatz von 5 ml Wasser *R* wird gemischt, durch ein vorher mit Wasser *R* chloridfrei gewaschenes, feuchtes Filter filtriert und das Filtrat mit Wasser *R* zu 10,0 ml verdünnt. 5,0 ml Lösung werden tropfenweise mit Salpetersäure *R* versetzt, bis sich der auftretende Niederschlag wieder gelöst hat. Anschließend wird mit Wasser *R* zu 15 ml verdünnt. Die Lösung muß der Grenzprüfung auf Chlorid (2.4.4) (100 ppm) entsprechen.

Wasser: 1 g Substanz muß sich in 10 ml Petroläther *R* klar (2.2.1) lösen.

Verdampfungsrückstand: 2,0 g Substanz werden im Wasserbad verdampft. Der Rückstand wird 1 h lang bei 100 bis 105 °C erhitzt. Die Masse des Rückstands darf höchstens 1 mg betragen (0,05 Prozent).

Lagerung

Gut verschlossen.

1998, 1185

Carbasalat-Calcium

Carbasalatum calcicum

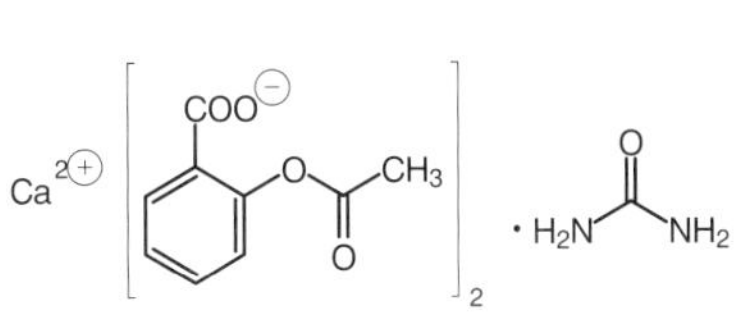

$C_{19}H_{18}CaN_2O_9$ M_r 458,4

Definition

Carbasalat-Calcium enthält mindestens 99,0 und höchstens 101,0 Prozent einer äquimolaren Mischung von Calcium-di[2-(acetyloxy)benzoat] und Harnstoff, berechnet auf die wasserfreie Substanz.

Eigenschaften

Weißes, kristallines Pulver; leicht löslich in Wasser und Dimethylformamid, praktisch unlöslich in Aceton und wasserfreiem Methanol.

Die Substanz ist, soweit wie möglich, unter Ausschluß von Feuchtigkeit zu handhaben. Die Prüfung der Substanz in wäßriger Lösung ist unmittelbar nach Herstellung durchzuführen.

Prüfung auf Identität

1: B, E.
2: A, C, D, E.

A. 0,250 g Substanz werden in Wasser *R* zu 100,0 ml gelöst. 1,0 ml Lösung wird mit 75 ml Wasser *R* und 5 ml verdünnter Salzsäure *R* versetzt, gemischt und mit Wasser *R* zu 100,0 ml verdünnt. Diese Lösung, sofort nach der Herstellung zwischen 220 und 350 nm gemessen, zeigt Absorptionsmaxima (2.2.25) bei 228 und 276 nm. Die spezifischen Absorptionen, in den Maxima gemessen, liegen zwischen 363 und 379 bzw. 49 und 53.

B. Die Prüfung erfolgt mit Hilfe der IR-Spektroskopie (2.2.24) durch Vergleich des Spektrums der Substanz mit dem Carbasalat-Calcium-Referenzspektrum der Ph. Eur.

C. 0,1 g Substanz werden in 10 ml Wasser *R* gelöst. Die Lösung, 2 min lang zum Sieden erhitzt und abgekühlt, gibt die Identitätsreaktion a auf Salicylat (2.3.1).

D. Werden 0,2 g Substanz mit 0,2 g Natriumhydroxid *R* erhitzt, bildet sich eine gelbe bis gelbbraune Färbung, und die Dämpfe bewirken einen Umschlag von rotem Lackmuspapier *R* nach Blau.

E. Die Substanz gibt die Identitätsreaktion a auf Calcium (2.3.1)

Prüfung auf Reinheit

Aussehen der Lösung: 2,5 g Substanz werden in 50 ml Wasser *R* gelöst. Die Lösung darf nicht stärker opaleszieren als die Referenzsuspension II (2.2.1) und muß farblos (2.2.2, Methode II) sein.

Verwandte Substanzen: 0,150 g Substanz werden in einem 100-ml-Meßkolben in 10 ml Tetrabutylammoniumhydroxid-Lösung (0,1 mol · l^{-1}) in 2-Propanol *R* gelöst. Unter gelegentlichem Umschütteln wird 10 min lang stehengelassen. 8,0 ml Salzsäure (0,1 mol · l^{-1}) und 20,0 ml einer Lösung von Natriumtetraborat *R* (19 g · l^{-1}) werden zugesetzt und gemischt. Unter ständigem Schütteln werden 2,0 ml einer Lösung von Aminopyrazolon *R* (10 g · l^{-1}) und 2,0 ml einer Lösung von Kaliumhexacyanoferrat(III) *R* (10 g · l^{-1}) zugesetzt. Nach 2 min langem Stehenlassen wird mit Wasser *R* zu 100,0 ml verdünnt, gemischt und 20 min lang stehengelassen. Die Absorption (2.2.25) der Lösung, im Maximum bei 505 nm unter Verwendung von Wasser *R* als Kompensationsflüssigkeit gemessen, darf höchstens 0,125 betragen (0,1 Prozent, ausgedrückt als Acetylsalicylsalicylsäure).

Salicylsäure: In einem 100-ml-Meßkolben werden 0,200 g Substanz in 80 ml Wasser *R* gelöst. Die Lösung wird mit 10 ml einer Lösung von Eisen(III)-nitrat *R* (10 g · l^{-1}) in einer Lösung von verdünnter Salpetersäure *R* (80 g · l^{-1}) versetzt und mit Wasser *R* zu 100,0 ml verdünnt. Sofort nach der Herstellung wird die Absorption (2.2.25) im Maximum bei 525 nm, unter Verwendung von Wasser *R* als Kompensationsflüssigkeit, gemessen. Die Absorption darf höchstens 0,115 betragen (0,5 Prozent, ausgedrückt als Salicylsäure).

Natrium: Höchstens 0,1 Prozent Na, mit 1,0 g Substanz in 500,0 ml Wasser *R* gelöst und mit Hilfe der Atomemissionsspektrometrie (2.2.22, Methode I) bestimmt.

Schwermetalle (2.4.8): 2,0 g Substanz werden unter Erwärmen in 8 ml Wasser *R* gelöst. Die Lösung wird abgekühlt und mit 12 ml Aceton *R* versetzt. 12 ml dieser Lösung müssen der Grenzprüfung B auf Schwermetalle entsprechen (10 ppm). Zur Herstellung der Referenzlösung werden 10 ml Blei-Lösung (1 ppm Pb) *R* verwendet.

Wasser (2.5.12): Höchstens 0,1 Prozent, mit 1,000 g Substanz, in einer Mischung von 15 ml Dimethylformamid *R* und 15 ml wasserfreiem Methanol *R* gelöst, nach der Karl-Fischer-Methode bestimmt.

Gehaltsbestimmung

In einem Schliffkolben werden 0,400 g Substanz in 25 ml Wasser *R* gelöst. Die Lösung wird mit 25,0 ml Natriumhydroxid-Lösung (0,1 mol · l^{-1}) versetzt. Der Kol-

C

Monographien

ben wird verschlossen und 2 h lang stehengelassen. Unter Zusatz von 0,2 ml Phenolphthalein-Lösung *R* wird mit Salzsäure (0,1 mol · l^{-1}) titriert. Ein Blindversuch wird durchgeführt.

1 ml Natriumhydroxid-Lösung (0,1 mol · l^{-1}) entspricht 22,92 mg $C_{19}H_{18}CaN_2O_9$.

Lagerung

Dicht verschlossen.

Verunreinigungen

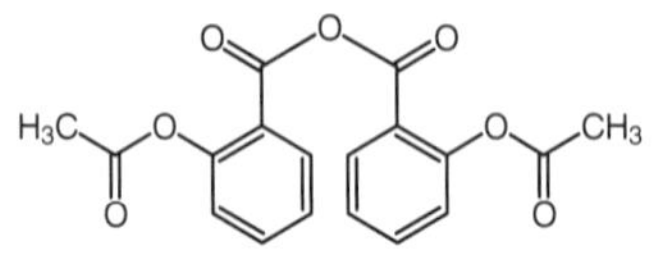

A. 2-(Acetyloxy)benzoesäureanhydrid

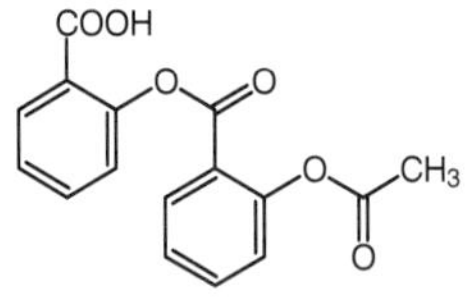

B. 2-[[2-(Acetyloxy)benzoyl]oxy]benzoesäure (Acetylsalicylsalicylsäure)

C. 2-Hydroxybenzoesäure (Salicylsäure).

1999, 812

Carbenicillin-Dinatrium

Carbenicillinum natricum

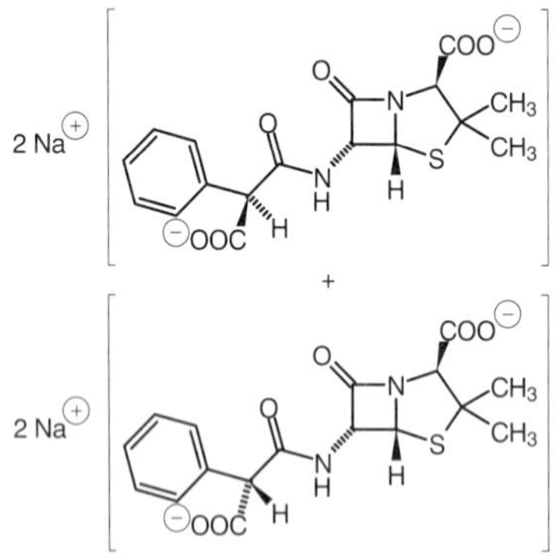

$C_{17}H_{16}N_2Na_2O_6S$ M_r 422,4

Definition

Carbenicillin-Dinatrium enthält mindestens 89,0 und höchstens 101,0 Prozent (2*S*,5*R*,6*R*)-6-[(*RS*)-(2-Carboxylato-2-phenylacetyl)amino]-3,3-dimethyl-7-oxo-4-thia-1-azabicyclo[3.2.0]heptan-2-carbonsäure, Dinatriumsalz, berechnet auf die wasserfreie Substanz.

Herstellung

Wird die Substanz nach einem Verfahren hergestellt, bei dem Rückstände von Dimethylanilin verbleiben können, und/oder werden Ausgangsmaterialien oder Zwischenprodukte verwendet, die Rückstände von Dimethylanilin enthalten können, muß sie der folgenden Prüfung entsprechen:

Dimethylanilin (2.4.26, Methode B): Höchstens 20 ppm.

Wird die Substanz nach einem Verfahren hergestellt, bei dem Rückstände von 2-Ethylhexansäure verbleiben können, muß sie der folgenden Prüfung entsprechen:

2-Ethylhexansäure: Höchstens 0,5 Prozent (*m/m*). Die Prüfung erfolgt mit Hilfe der Gaschromatographie (2.2.28) unter Anwendung einer geeigneten und validierten Methode.

Eigenschaften

Weißes bis schwach gelbes, hygroskopisches Pulver; leicht löslich in Wasser, löslich in Ethanol und Methanol.

Prüfung auf Identität

1: A, D.

2: B, C, D.

A. Die Prüfung erfolgt mit Hilfe der IR-Spektroskopie (2.2.24) durch Vergleich des Spektrums der Substanz mit dem von Carbenicillin-Dinatrium *CRS*.

B. Die Prüfung erfolgt mit Hilfe der Dünnschichtchromatographie (2.2.27) unter Verwendung einer DC-Platte mit silanisiertem Kieselgel *R*.

Untersuchungslösung: 25 mg Substanz werden in Methanol *R* zu 5 ml gelöst.

Referenzlösung a: 25 mg Carbenicillin-Dinatrium *CRS* werden in Methanol *R* zu 5 ml gelöst.

Referenzlösung b: 25 mg Carbenicillin-Dinatrium *CRS* und 25 mg Ampicillin-Natrium *CRS* werden in Methanol *R* zu 5 ml gelöst.

Auf die Platte wird getrennt 1 µl jeder Lösung aufgetragen. Die Chromatographie erfolgt mit einer Mischung von 10 Volumteilen Aceton *R* und 90 Volumteilen einer Lösung von Ammoniumacetat *R* (154 g · l^{-1}), deren *p*H-Wert mit Essigsäure 98 % *R* auf 5,0 eingestellt wird, über eine Laufstrecke von 12 cm. Die Platte wird im Warmluftstrom getrocknet und anschließend Iodgas ausgesetzt. Der Hauptfleck im Chromatogramm der Untersuchungslösung entspricht in bezug auf Lage, Farbe und Größe dem Hauptfleck im Chromatogramm der Referenzlösung a. Die Prüfung darf nur ausgewertet werden, wenn das Chromatogramm der Referenzlösung b deutlich voneinander getrennt 2 Flecke zeigt.

C. Etwa 2 mg Substanz werden in einem Reagenzglas von etwa 150 mm Länge und 15 mm Durchmesser mit 0,05 ml Wasser *R* befeuchtet. Nach Zusatz von 2 ml Formaldehyd-Schwefelsäure *R* wird der Inhalt des Reagenzglases durch Schütteln gemischt. Die Lösung ist praktisch farblos. Wird das Reagenzglas 1 min lang in ein Wasserbad gestellt, entsteht eine Gelbbraunfärbung.

D. Die Substanz gibt die Identitätsreaktion a auf Natrium (2.3.1).

Prüfung auf Reinheit

Prüflösung: 2,50 g Substanz werden in kohlendioxidfreiem Wasser *R* zu 50 ml gelöst.

Aussehen der Lösung: Die Prüflösung muß klar (2.2.1) und darf nicht stärker gefärbt sein als die Farbvergleichslösung G_5 (2.2.2, Methode II).

***p*H-Wert** (2.2.3): Der *p*H-Wert der Prüflösung muß zwischen 5,5 und 7,5 liegen.

Spezifische Drehung (2.2.7): 0,200 g Substanz werden in Wasser *R* zu 20,0 ml gelöst. Die spezifische Drehung muß zwischen +182 und +196° liegen, berechnet auf die wasserfreie Substanz.

Verwandte Substanzen: Die Prüfung erfolgt mit Hilfe der Flüssigchromatographie (2.2.29) wie unter „Gehaltsbestimmung" beschrieben.

20 µl Untersuchungslösung b werden eingespritzt, und die Elution wird unter isokratischen Bedingungen begonnen. Unmittelbar nach dem Auftreten des Carbenicillin-Peaks wird wie nachfolgend beschrieben auf lineare Gradientenelution übergegangen. Wenn die mobile Phase so eingestellt worden ist, daß ihre Zusammensetzung die geforderte Auflösung gewährleistet, beginnt die Zeitmessung beim Gradienten mit Null.

Zeit (min)	mobile Phase A (% *V/V*)	mobile Phase B (% *V/V*)	Erläuterungen
0 – 30	85 → 0	15 → 100	linearer Gradient
30 – 45	0	100	isokratisch
45 – 60	0 → 85	100 → 15	Re-Äquilibrierung

Die Säule wird mit der anfänglich gewählten mobilen Phase 15 min lang äquilibriert.

20 µl Referenzlösung b werden eingespritzt, und die Elution wird nach demselben Programm durchgeführt. Um eine Blindprobe zu erhalten, werden 20 µl Lösungsmittelmischung eingespritzt, wobei die Elution auf gleiche Weise durchgeführt wird. Im Chromatogramm der Untersuchungslösung b darf eine dem Benzylpenicillin-Natrium entsprechende Peakfläche nicht größer sein als das 5fache der Fläche des Hauptpeaks im Chromatogramm der Referenzlösung b (5 Prozent). Keine Peakfläche, mit Ausnahme der des Hauptpeaks und einer dem Benzylpenicillin entsprechenden Fläche, darf größer sein als das 3fache der Fläche des Hauptpeaks im Chromatogramm der Referenzlösung b (3 Prozent). Die Summe aller Peakflächen, mit Ausnahme der Fläche des Hauptpeaks, darf nicht größer sein als das 11fache der Fläche des Hauptpeaks im Chromatogramm der Referenzlösung b (11 Prozent). Peaks der Blindprobe und Peaks, deren Fläche kleiner ist als das 0,1fache der Fläche des Hauptpeaks im Chromatogramm der Referenzlösung b, werden nicht berücksichtigt.

Wasser (2.5.12): Höchstens 5,5 Prozent, mit 0,150 g Substanz nach der Karl-Fischer-Methode bestimmt.

Sterilität (2.6.1): Carbenicillin-Dinatrium zur Herstellung von Parenteralia, das dabei keinem weiteren geeigneten Sterilisationsverfahren unterworfen wird, muß der Prüfung entsprechen.

Bakterien-Endotoxine (2.6.14): Carbenicillin-Dinatrium zur Herstellung von Parenteralia, das dabei keinem weiteren geeigneten Verfahren zur Beseitigung von Bakterien-Endotoxinen unterworfen wird, darf höchstens 0,05 I.E. Bakterien-Endotoxine je Milligramm Substanz enthalten.

Gehaltsbestimmung

Die Bestimmung erfolgt mit Hilfe der Flüssigchromatographie (2.2.29).

Lösungsmittelmischung: 7,8 g Natriumdihydrogenphosphat *R* werden in 900 ml Wasser *R* gelöst. Die mit verdünnter Natriumhydroxid-Lösung *R* auf einen *p*H-Wert von 6,4 eingestellte Lösung wird mit Wasser *R* zu 1000 ml verdünnt.

Untersuchungslösung a: 25,0 mg Substanz werden in der Lösungsmittelmischung zu 50,0 ml gelöst.

Untersuchungslösung b: Die Lösung ist unmittelbar vor Gebrauch herzustellen. 60,0 mg Substanz werden in der Lösungsmittelmischung zu 20,0 ml gelöst.

Referenzlösung a: 25,0 mg Carbenicillin-Dinatrium *CRS* werden in der Lösungsmittelmischung zu 50,0 ml gelöst.

Referenzlösung b: 30,0 mg Benzylpenicillin-Natrium *CRS* werden in der Lösungsmittelmischung zu 20,0 ml gelöst. 1,0 ml Lösung wird mit der Lösungsmittelmischung zu 50,0 ml verdünnt.

Referenzlösung c: 2,0 mg Cefixim *CRS* werden in der Lösungsmittelmischung zu 50,0 ml gelöst. 5,0 ml Lösung werden mit 5,0 ml Referenzlösung a versetzt.

Referenzlösung d: 1,0 ml Referenzlösung a wird mit der Lösungsmittelmischung zu 25,0 ml verdünnt. 1,0 ml dieser Lösung wird mit der Lösungsmittelmischung zu 100,0 ml verdünnt.

Die Chromatographie kann durchgeführt werden mit
- einer Säule von 0,25 m Länge und 4,6 mm innerem Durchmesser, gepackt mit octadecylsilyliertem Kieselgel zur Chromatographie *R* (5 µm)
- folgenden mobilen Phasen bei einer Durchflußrate von 1,0 ml je Minute:
  mobile Phase A: 980 ml einer Lösung von Natriumdihydrogenphosphat *R* (15,6 g · l^{-1}), deren *p*H-Wert falls erforderlich mit Phosphorsäure 10 % *R* oder verdünnter Natriumhydroxid-Lösung *R* auf 4,3 eingestellt wurde, werden mit 20 ml Acetonitril *R* gemischt
  mobile Phase B: 600 ml einer Lösung von Natriumdihydrogenphosphat *R* (15,6 g · l^{-1}), deren *p*H-Wert falls erforderlich mit Phosphorsäure 10 % *R* oder verdünnter Natriumhydroxid-Lösung *R* auf 4,3 eingestellt wurde, werden mit 400 ml Acetonitril *R* gemischt
- einem Spektrometer als Detektor bei einer Wellenlänge von 230 nm.

Die Säule wird mit einer Mischung von mobiler Phase A zu mobiler Phase B von 85 zu 15 äquilibriert.

20 µl Referenzlösung c und 20 µl Referenzlösung d werden eingespritzt. Die Bestimmung darf nur ausgewertet werden, wenn im Chromatogramm der Referenzlösung c die Auflösung zwischen den 2 Hauptpeaks mindestens 9,0 beträgt (falls erforderlich wird das Verhältnis von Phase A zu Phase B in der mobilen Phase geändert) und das Massenverteilungsverhältnis für den zweiten Peak (Carbenicillin) zwischen 3,5 und 4,8 liegt. Die Bestimmung darf nur ausgewertet werden, wenn im Chromatogramm der Referenzlösung d der Hauptpeak ein Signal-Rausch-Verhältnis von mindestens 3 besitzt.

Je 20 µl Referenzlösung a werden 6mal eingespritzt. Die Bestimmung darf nur ausgewertet werden, wenn die relative Standardabweichung der Fläche des Hauptpeaks höchstens 1,0 Prozent beträgt.

20 µl Untersuchungslösung a und 20 µl Referenzlösung a werden abwechselnd eingespritzt.

Lagerung

Dicht verschlossen, vor Licht geschützt, zwischen 2 und 8 °C. Falls die Substanz steril ist, im Behältnis mit Sicherheitsverschluß.

Beschriftung

Die Beschriftung gibt, insbesondere, falls zutreffend, an

- daß die Substanz steril ist
- daß die Substanz frei von Bakterien-Endotoxinen ist.

Verunreinigungen

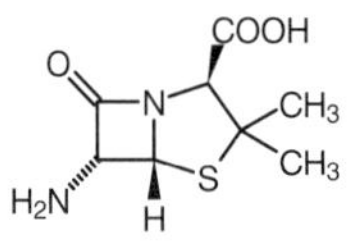

A. (2*S*,5*R*,6*R*)-6-Amino-3,3-dimethyl-7-oxo-4-thia-1-azabicyclo[3.2.0]heptan-2-carbonsäure (6-Aminopenicillansäure)

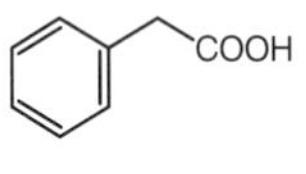

B. Phenylessigsäure

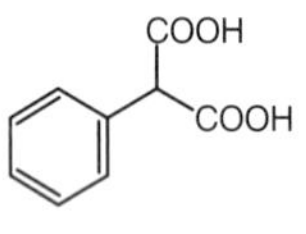

C. 2-Phenylpropandisäure (Phenylmalonsäure)

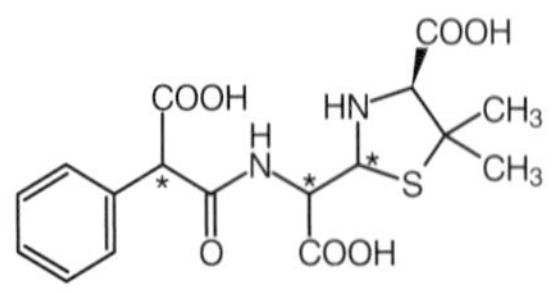

D. (4*S*)-2-[Carboxy[(2-carboxy-2-phenylacetyl)amino]methyl]-5,5-dimethylthiazolidin-4-carbonsäure (Penicillosäuren des Carbenicillins)

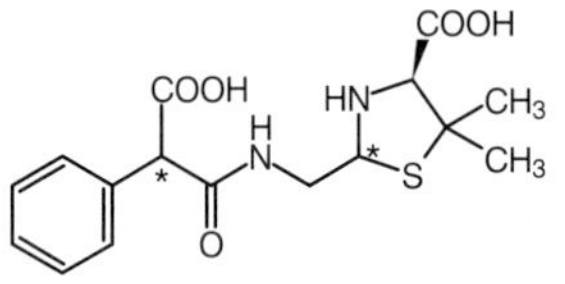

E. (4*S*)-2-[[(2-Carboxy-2-phenylacetyl)amino]methyl]-5,5-dimethylthiazolidin-4-carbonsäure (Penillosäuren des Carbenicillins)

F. (2*S*,5*R*,6*R*)-3,3-Dimethyl-7-oxo-6-[(phenylacetyl)amino]-4-thia-1-azabicyclo[3.2.0]heptan-2-carbonsäure (Benzylpenicillin)

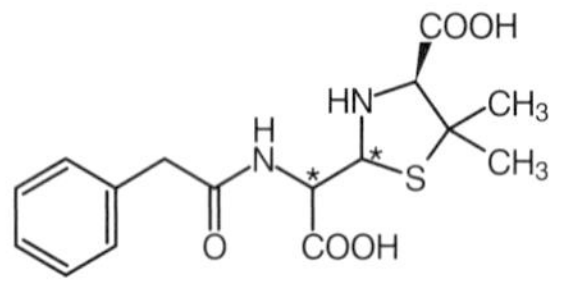

G. (4*S*)-2-[Carboxy[(phenylacetyl)amino]methyl]-5,5-dimethylthiazolidin-4-carbonsäure (Penicillosäuren des Benzylpenicillins)

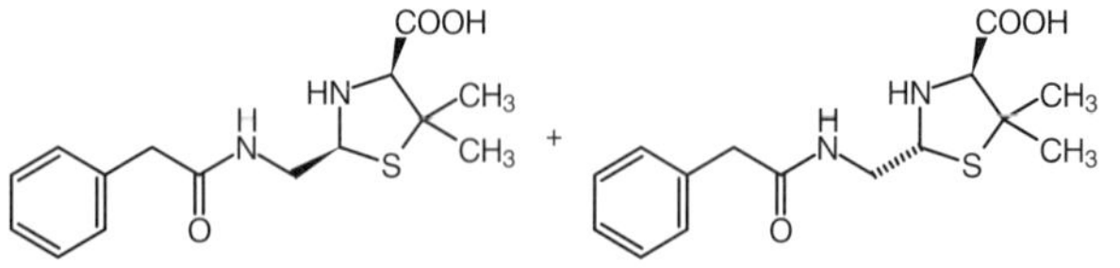

H. (2*RS*,4*S*)-2-[[(Phenylacetyl)amino]methyl]-5,5-dimethylthiazolidin-4-carbonsäure (Penillosäuren des Benzylpenicillins)

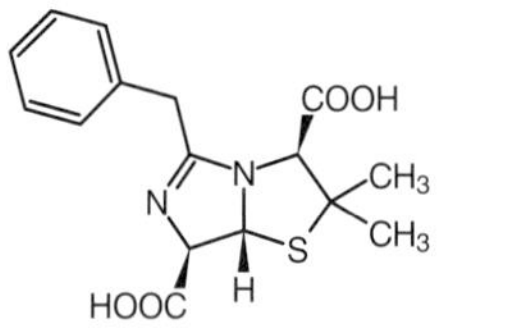

I. (3*S*,7*R*,7a*R*)-5-Benzyl-2,2-dimethyl-2,3,7,7a-tetrahydroimidazo[5,1-*b*]thiazol-3,7-dicarbonsäure (Penillsäure des Benzylpenicillins).

1999, 1299

Carbomere

Carbomera

Definition

Carbomere sind Polymere mit großer relativer Molekülmasse von Acrylsäure, quervernetzt mit Polyalkenethern von Zuckern oder Polyalkoholen. Sie enthalten mindestens 56,0 und höchstens 68,0 Prozent Carboxyl-Gruppen (–COOH), berechnet auf die getrocknete Substanz. Die scheinbare Viskosität muß mindestens 70,0 und darf höchstens 130,0 Prozent des in der Beschriftung angegebenen Werts für Carbomere mit einer nominellen scheinbaren Viskosität von 20 000 mPa · s oder mehr und mindestens 50,0 und höchstens 150,0 Prozent des in der Beschriftung angegebenen Werts für Carbomere mit einer nominellen scheinbaren Viskosität unter 20 000 mPa · s betragen.

Eigenschaften

Weißes, lockeres, hygroskopisches Pulver; die Substanz quillt in Wasser und anderen polaren Lösungsmitteln nach Dispersion und Neutralisation mit Natriumhydroxid-Lösung.

Prüfung auf Identität

1: A, E.
2: B, C, D, E.

A. Die Prüfung erfolgt mit Hilfe der IR-Spektroskopie (2.2.24). Das Spektrum zeigt Hauptbanden bei 2960, 1720, 1455, 1415, 1250, 1175 und 800 cm^{-1}, mit der stärksten Bande bei 1720 cm^{-1}.

B. Wird eine Dispersion der Substanz (10 g · l^{-1}) mit Natriumhydroxid-Lösung (1 mol · l^{-1}) auf einen *p*H-Wert von etwa 7,5 eingestellt, bildet sich ein hochviskoses Gel.

C. Werden 10 ml des unter „Prüfung auf Identität" B gebildeten Gels unter ständigem Rühren mit 2 ml einer Lösung von Calciumchlorid *R* (100 g · l^{-1}) versetzt, entsteht sofort ein weißer Niederschlag.

D. Werden 10 ml einer Dispersion der Substanz (10 g · l^{-1}) mit 0,5 ml Thymolblau-Lösung *R* versetzt, entsteht eine orange Färbung.
Werden 10 ml einer Dispersion der Substanz (10 g · l^{-1}) mit 0,5 ml Cresolrot-Lösung *R* versetzt, entsteht eine gelbe Färbung.

E. Die Substanz entspricht der in der Beschriftung angegebenen scheinbaren Viskosität.

Prüfung auf Reinheit

Scheinbare Viskosität: Die Substanz wird 1 h lang im Vakuum bei 80 °C getrocknet. In einem 1000-ml-Becherglas werden 2,50 g der zuvor getrockneten Substanz vorsichtig in 500 ml Wasser *R* gegeben, unter ständigem Rühren bei einer Umdrehungsgeschwindigkeit von 1000 ± 50 Umdrehungen je Minute (UPM). Der Schaft des Rührers wird an einer Seite des Becherglases in einem Winkel von 60° befestigt. Die zuvor getrocknete Substanz wird über einen Zeitraum von 45 bis 90 s zugesetzt, in gleichen Mengen und sicherstellend, daß sich lockere Aggregate des Pulvers verteilen. Das Rühren wird 15 min lang mit 1000 ± 50 UPM fortgesetzt. Der Rührer wird entfernt und das Becherglas mit der Dispersion 30 min lang in ein Wasserbad von 25 ± 0,2 °C gestellt. Der Rührer wird erneut eingesetzt bis zu der Eintauchtiefe, die erforderlich ist, um sicherzustellen, daß keine Luft in die Dispersion gezogen wird. Unter Rühren mit 300 ± 25 UPM wird bis zu einem *p*H-Wert zwischen 7,3 und 7,8 titriert, wobei eine Lösung von Natriumhydroxid *R* (180 g · l^{-1}) der Dispersion unter der Oberfläche zugesetzt wird. Der Endpunkt wird mit Hilfe der Potentiometrie (2.2.20) unter Verwendung einer Glas-/Kalomel-Elektrode bestimmt. Dabei werden insgesamt etwa 6,2 ml der Lösung von Natriumhydroxid *R* (180 g · l^{-1}) verbraucht. Vor der endgültigen *p*H-Wert-Bestimmung sind 2 bis 3 min abzuwarten. Übersteigt der endgültige *p*H-Wert 7,8, ist die Zubereitung zu verwerfen und eine neue unter Verwendung einer geringeren Menge Natriumhydroxid für die Titration herzustellen.

Die neutralisierte Zubereitung wird erneut 1 h lang in ein Wasserbad von 25 °C gestellt. Dann wird ohne Verzögerung die Viskosität bestimmt, um leichte Viskositätsänderungen zu vermeiden, die 75 min nach der Neutralisation auftreten. Die Viskosität wird mit einem Rotationsviskosimeter (2.2.10) bestimmt, dessen Spindel sich mit etwa 20 UPM bewegt. Zur Messung des erwarteten Bereichs der scheinbaren Viskosität wird eine geeignete Spindel ausgewählt. Die scheinbare Viskosität muß zwischen 300 und 115 000 mPa · s liegen.

Freie Acrylsäure: Die Bestimmung erfolgt mit Hilfe der Flüssigchromatographie (2.2.29).

Untersuchungslösung: 0,125 g Substanz werden in einer Lösung von Aluminiumkaliumsulfat *R* (25 g · l^{-1}) suspendiert. Die Suspension wird mit einer Lösung von Aluminiumkaliumsulfat *R* (25 g · l^{-1}) zu 25,0 ml verdünnt und anschließend 20 min lang unter gelegentlichem Schütteln auf 50 °C erwärmt. Dann wird die Suspension ununterbrochen 60 min lang bei Raumtemperatur geschüttelt und anschließend zentrifugiert. Die klare, überstehende Flüssigkeit wird als Untersuchungslösung verwendet.

Referenzlösung: 62,5 mg Acrylsäure *R* werden in einer Lösung von Aluminiumkaliumsulfat *R* (25 g · l^{-1}) zu 100,0 ml gelöst. 1,0 ml Lösung wird mit einer Lösung von Aluminiumkaliumsulfat *R* (25 g · l^{-1}) zu 50,0 ml verdünnt.

Die Chromatographie kann durchgeführt werden mit
- einer Säule von 0,12 m Länge und 4,6 mm innerem Durchmesser, gepackt mit octadecylsilyliertem Kieselgel zur Chromatographie *R* (5 µm),
- den mobilen Phasen A und B bei einer Durchflußrate von 1 ml je Minute, entsprechend dem Gradienten in der nachfolgenden Tabelle
  mobile Phase A: Eine Lösung von Kaliumdihydrogenphosphat *R* (1,361 g · l^{-1})
  mobile Phase B: Eine Mischung gleicher Volumteile einer Lösung von Kaliumdihydrogenphosphat *R* (1,361 g · l^{-1}) und Acetonitril zur Chromatographie *R*

Zeit (min)	mobile Phase A (% *V/V*)	mobile Phase B (% *V/V*)
0	100	0
8	100	0
9	0	100
20	0	100
21	100	0
30	100	0

- einem Spektrometer als Detektor bei einer Wellenlänge von 205 nm.

Etwa 20 µl jeder Lösung werden getrennt eingespritzt. Werden die Chromatogramme unter den vorgeschriebenen Bedingungen aufgezeichnet, beträgt die Retentionszeit für Acrylsäure etwa 6,0 min.

C

Monographien

Im Chromatogramm der Untersuchungslösung darf eine der Acrylsäure entsprechende Peakfläche nicht größer sein als die entsprechende Peakfläche im Chromatogramm der Referenzlösung (0,25 Prozent).

Benzol: Die Prüfung erfolgt mit Hilfe der Prüfung „Lösungsmittel-Rückstände" (2.4.24, System A).

Lösungsmittel-Lösung: 0,100 g Benzol *R* werden mit Dimethylsulfoxid *R* zu 100,0 ml verdünnt. 1,0 ml Lösung wird mit Wasser *R* zu100,0 ml verdünnt. 1,0 ml dieser Lösung wird mit Wasser *R* zu 100,0 ml verdünnt.

Untersuchungslösung: 50,0 mg Substanz werden in eine Probeflasche eingewogen und mit 5,0 ml Wasser *R* sowie 1,0 ml Dimethylsulfoxid *R* versetzt.

Referenzlösung: 50,0 mg Substanz werden in eine Probeflasche eingewogen und mit 4,0 ml Wasser *R*, 1,0 ml Dimethylsulfoxid *R* und 1,0 ml Lösungsmittel-Lösung versetzt.

Die Probeflaschen werden mit Gummistopfen, die mit Polytetrafluorethylen überzogen sind, dicht verschlossen und mit einer Aluminiumkappe gesichert. Die Probeflaschen werden geschüttelt, um eine homogene Suspension zu erhalten.

Die folgenden Bedingungen bei der Headspace-Chromatographie können angewendet werden:
- Äquilibrierungstemperatur 80 °C
- Äquilibrierungszeit 60 min
- Überleitungstemperatur 90 °C.

1 ml Gasphase der Referenzlösung wird auf die Säule des Systems A gegeben. Falls erforderlich wird die Empfindlichkeit des Systems so eingestellt, daß die Höhe des Benzol-Peaks im Chromatogramm mindestens 20 Prozent des maximalen Ausschlags beträgt.

Je 1 ml Gasphase der Untersuchungslösung und der Referenzlösung wird auf die Säule gegeben. In gleicher Weise wird noch 2mal verfahren.

Die mittlere Peakfläche des Benzols in den Chromatogrammen der Untersuchungslösung darf höchstens die Hälfte der mittleren Peakfläche des Benzols in den Chromatogrammen der Referenzlösung betragen.

Die Prüfung darf nur ausgewertet werden, wenn nach 3 paarweise aufeinanderfolgenden Einspritzungen von Untersuchungslösung und Referenzlösung die relative Standardabweichung höchstens 15 Prozent beträgt (2 ppm).

Schwermetalle (2.4.8): 1,0 g Substanz muß der Grenzprüfung C auf Schwermetalle entsprechen (20 ppm). Zur Herstellung der Referenzlösung werden 2 ml Blei-Lösung (10 ppm Pb) *R* verwendet.

Trocknungsverlust (2.2.32): Höchstens 2,0 Prozent, mit 1,000 g Substanz durch 60 min langes Trocknen im Vakuum bei 80 °C bestimmt.

Sulfatasche (2.4.14): Höchstens 4,0 Prozent, mit 1,0 g Substanz bestimmt.

Gehaltsbestimmung

0,120 g Substanz werden langsam und unter starkem Rühren in 400 ml Wasser *R* gestreut, und das Rühren wird 15 min lang fortgesetzt. Nach Herabsetzen der Rührgeschwindigkeit wird mit Natriumhydroxid-Lösung (0,2 mol · l^{-1}) auf einen *p*H-Wert von 10,0 titriert. Der Endpunkt wird mit Hilfe der Potentiometrie (2.2.20) unter Verwendung einer Glas-/Kalomel-Elektrode bestimmt. Nach jedem Zusatz von Natriumhydroxid-Lösung (0,2 mol · l^{-1}) wird etwa 1 min lang gerührt, bevor der *p*H-Wert abgelesen wird.

1 ml Natriumhydroxid-Lösung (0,2 mol · l^{-1}) entspricht 9,0 mg Carboxyl-Gruppen.

Lagerung

Dicht verschlossen.

Beschriftung

Die Beschriftung gibt insbesondere die nominelle scheinbare Viskosität an.

1998, 1186

Niedrigsubstituiertes Carmellose-Natrium

Carmellosum natricum, substitutum humile

Definition

Niedrigsubstituiertes Carmellose-Natrium (Natriumcarboxymethylcellulose) ist das Natriumsalz einer teilweise *O*-carboxymethylierten Cellulose. Die Substanz enthält mindestens 2,0 und höchstens 4,5 Prozent Natrium (Na), berechnet auf die getrocknete Substanz.

Eigenschaften

Weißes bis fast weißes Pulver oder kurze Fasern; praktisch unlöslich in Aceton, wasserfreiem Ethanol und Toluol. Die Substanz quillt in Wasser unter Bildung eines Gels.

Prüfung auf Identität

A. Wird 1 g Substanz mit 100 ml einer Lösung von Natriumhydroxid *R* (100 g · l^{-1}) geschüttelt, bildet sich eine Suspension.

B. 1 g Substanz wird mit 50 ml Wasser *R* geschüttelt. In einem Reagenzglas wird 1 ml der Mischung mit 1 ml Wasser *R* und 0,05 ml einer frisch hergestellten Lösung von 1-Naphthol *R* (40 g · l^{-1}) in Methanol *R* versetzt. Das Reagenzglas wird schräg gehalten und mit 2 ml Schwefelsäure *R* vorsichtig unterschichtet. An der Grenze der beiden Schichten entsteht eine purpurrote Färbung.

C. Die Substanz entspricht der Prüfung „Sulfatasche" (siehe „Prüfung auf Reinheit").

D. Die für die Prüfung „Schwermetalle“ (siehe „Prüfung auf Reinheit“) aus der Sulfatasche hergestellte Lösung gibt die Identitätsreaktion a auf Natrium (2.3.1).

Prüfung auf Reinheit

***p*H-Wert** (2.2.3): 1 g Substanz wird 5 min lang mit 100 ml kohlendioxidfreiem Wasser *R* geschüttelt. Nach dem Zentrifugieren muß der *p*H-Wert der Suspension zwischen 6,0 und 8,5 liegen.

Natriumchlorid, Natriumglycolat: Höchstens 0,5 Prozent für die Summe der Gehalte an Natriumchlorid und Natriumglycolat, berechnet auf die getrocknete Substanz.

Natriumchlorid: 5,00 g Substanz werden in einem 250-ml-Erlenmeyerkolben mit 50 ml Wasser *R* und 5 ml Wasserstoffperoxid-Lösung 30 % *R* versetzt. Die Mischung wird 20 min lang im Wasserbad erhitzt und gelegentlich geschüttelt, bis die Substanz vollständig hydratisiert ist. Nach dem Abkühlen wird die Mischung mit 100 ml Wasser *R* und 10 ml Salpetersäure *R* versetzt und mit Silbernitrat-Lösung (0,05 mol · l^{-1}) titriert. Der Endpunkt wird mit Hilfe der Potentiometrie (2.2.20) unter Verwendung einer Silberelektrode als Meßelektrode und einer 2poligen Referenzelektrode, die als externe Elektrolytlösung eine Lösung von Kaliumnitrat *R* (100 g · l^{-1}) und als internen Elektrolyten eine Standardelektrolytlösung enthält, bestimmt.

1 ml Silbernitrat-Lösung (0,05 mol · l^{-1}) entspricht 2,922 mg NaCl.

Natriumglycolat: Eine 0,500 g getrockneter Substanz entsprechende Menge wird in einem Becherglas mit 5 ml Essigsäure 98 % *R* und 5 ml Wasser *R* versetzt und geschüttelt, bis die Substanz vollständig hydratisiert ist (etwa 30 min lang). Nach Zusatz von 80 ml Aceton *R* und 2 g Natriumchlorid *R* wird einige Minuten lang geschüttelt bis zur vollständigen Ausfällung der Carboxymethylcellulose. Anschließend wird durch ein mit Aceton *R* angefeuchtetes Schnellfilter in einen Meßkolben filtriert. Becherglas und Filter werden mit Aceton *R* nachgespült. Das mit der Waschflüssigkeit vereinigte Filtrat wird mit Aceton *R* zu 100,0 ml verdünnt und 24 h lang stehengelassen (ohne Schütteln). Die überstehende, klare Flüssigkeit dient als Untersuchungslösung.

Referenzlösungen: 0,100 g Glycolsäure *R*, zuvor im Vakuum über Phosphor(V)-oxid *R* getrocknet, werden in Wasser *R* zu 100,0 ml gelöst. 0,5 ml, 1,0 ml, 1,5 ml und 2,0 ml Lösung werden in je einen Meßkolben überführt und mit Wasser *R* zu je 5,0 ml verdünnt. Nach Zusatz von 5 ml Essigsäure 98 % *R* werden diese Lösungen mit Aceton *R* zu 100,0 ml verdünnt und gemischt.

2,0 ml Untersuchungslösung und 2,0 ml jeder Referenzlösung werden getrennt in 25-ml-Meßkolben überführt. Die nicht verschlossenen Kolben werden zur Entfernung des Acetons im Wasserbad erhitzt. Nach dem Erkaltenlassen werden die Lösungen zuerst mit 5,0 ml 2,7-Dihydroxynaphthalin-Lösung *R* versetzt, gemischt und anschließend mit weiteren 15,0 ml 2,7-Dihydroxynaphthalin-Lösung *R* versetzt und erneut gemischt. Die Meßkolben werden mit Aluminiumfolie verschlossen und im Wasserbad 20 min lang erhitzt. Nach dem Abkühlen wird mit Schwefelsäure *R* bis zur Marke aufgefüllt.

Die Absorption (2.2.25) jeder Lösung wird bei 540 nm gegen 2,0 ml Kompensationsflüssigkeit, die 5 Prozent (*V/V*) Essigsäure 98 % *R* und 5 Prozent (*V/V*) Wasser *R* in Aceton *R* enthält, gemessen. Aus der mit Hilfe der Absorptionen der Referenzlösungen erhaltenen Eichkurve und der Absorption der Untersuchungslösung wird die Masse (a) der Glycolsäure in der Substanz in Milligramm bestimmt und der Gehalt an Natriumglycolat nach folgender Formel errechnet:

$$\frac{10 \cdot 1{,}29 \cdot a}{(100 - b)\, m}$$

1,29 = Umrechnungsfaktor von Glycolsäure in Natriumglycolat

b = Trocknungsverlust in Prozent

m = Masse der Substanz in Gramm.

Wasserlösliche Substanzen: Höchstens 70,0 Prozent. 5,00 g Substanz werden mit 400,0 ml Wasser *R* versetzt und im Abstand von jeweils 10 min 3mal 1 min lang geschüttelt. Nach 1 h langem Stehenlassen wird falls erforderlich zentrifugiert. 100,0 ml überstehende Flüssigkeit werden durch ein Schnellfilter im Vakuum filtriert. 75,0 ml Filtrat werden zur Trockne eingedampft. Der Rückstand wird 4 h lang bei 100 bis 105 °C getrocknet.

Schwermetalle (2.4.8): Der unter „Sulfatasche“ erhaltene Rückstand wird mit 1 ml Salzsäure *R* versetzt. Die Mischung wird im Wasserbad eingedampft. Der Rückstand wird mit 20 ml Wasser *R* aufgenommen. 12 ml Lösung müssen der Grenzprüfung A auf Schwermetalle entsprechen (20 ppm). Zur Herstellung der Referenzlösung wird die Blei-Lösung (1 ppm Pb) *R* verwendet.

Trocknungsverlust (2.2.32): Höchstens 10,0 Prozent, mit 1,000 g Substanz durch Trocknen im Trockenschrank bei 100 bis 105 °C bestimmt.

Sulfatasche (2.4.14): 6,5 bis 13,5 Prozent, mit 1,0 g Substanz in einer Mischung gleicher Volumteile Wasser *R* und Schwefelsäure *R* bestimmt und auf die getrocknete Substanz berechnet. Diese Grenzwerte entsprechen einem Gehalt an Natrium (Na) zwischen 2,0 und 4,5 Prozent.

Folgende Prüfung kann zur besseren Charakterisierung der Substanz in Hinblick auf die vorgesehene Darreichungsform durchgeführt werden. Die Prüfung ist nicht verbindlich.

Sedimentationsvolumen: In einem graduierten 100-ml-Meßzylinder werden zu 20 ml 2-Propanol *R* unter kräftigem Schütteln 5,0 g Substanz gegeben. Die Mischung wird mit 2-Propanol *R* zu 30 ml und anschließend mit Wasser *R* zu 50 ml verdünnt und erneut kräftig geschüttelt. Innerhalb von 15 min wird das Schütteln 3mal wiederholt. Die Mischung wird 4 h lang stehengelassen und das Volumen der Masse, die sich absetzt, bestimmt (15,0 bis 35,0 ml).

Lagerung

Gut verschlossen.

1998, 1187

Carmustin

Carmustinum

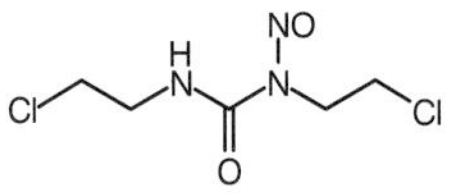

$C_5H_9Cl_2N_3O_2$ M_r 214,1

Definition

Carmustin enthält mindestens 98,0 und höchstens 102,0 Prozent 1,3-Di(2-chlorethyl)-1-nitrosoharnstoff, berechnet auf die wasserfreie Substanz.

Eigenschaften

Gelbliches, körniges Pulver; sehr schwer löslich in Wasser, sehr leicht löslich in Dichlormethan und Ether, leicht löslich in wasserfreiem Ethanol.

Die Substanz schmilzt bei etwa 31 °C unter Zersetzung.

Prüfung auf Identität

Die Prüfung erfolgt mit Hilfe der IR-Spektroskopie (2.2.24) durch Vergleich des Spektrums der Substanz mit dem Carmustin-Referenzspektrum der Ph. Eur. Die Prüfung erfolgt mit Hilfe der geschmolzenen Substanz als Film.

Prüfung auf Reinheit

1,3-Di(2-chlorethyl)harnstoff (Verunreinigung A): Die Prüfung erfolgt mit Hilfe der Dünnschichtchromatographie (2.2.27) unter Verwendung einer Schicht eines geeigneten Kieselgels.

Untersuchungslösung: 0,10 g Substanz werden in Dichlormethan *R* zu 5 ml gelöst.

Referenzlösung a: 2 mg Carmustin-Verunreinigung A *CRS* werden in Dichlormethan *R* zu 10 ml gelöst.

Referenzlösung b: 1 ml Untersuchungslösung wird mit Dichlormethan *R* zu 10 ml verdünnt. 5 ml dieser Lösung werden mit 5 ml Referenzlösung a gemischt.

Auf die Platte werden getrennt 2 µl jeder Lösung aufgetragen. Die Chromatographie erfolgt mit einer Mischung von 10 Volumteilen Methanol *R* und 90 Volumteilen Dichlormethan *R* über eine Laufstrecke von 10 cm. Die Platte wird an der Luft trocknen gelassen, mit Diethylamin *R* besprüht und anschließend 10 min lang bei 125 °C erhitzt. Nach dem Erkaltenlassen wird die Platte mit Silbernitrat-Lösung *R* 2 besprüht und anschließend ultraviolettem Licht von 365 nm ausgesetzt, bis braune bis schwarze Flecke erscheinen. Der Fleck der Carmustin-Verunreinigung A im Chromatogramm der Untersuchungslösung darf nicht größer oder intensiver sein als der Fleck im Chromatogramm der Referenzlösung a (1 Prozent). Die Prüfung darf nur ausgewertet werden, wenn das Chromatogramm der Referenzlösung b deutlich voneinander getrennt 2 Flecke zeigt.

Wasser (2.5.12): Höchstens 1,0 Prozent, mit 0,50 g Substanz nach der Karl-Fischer-Methode bestimmt.

Gehaltsbestimmung

0,100 g Substanz werden in 30 ml wasserfreiem Ethanol *R* gelöst. Die Lösung wird mit Wasser *R* zu 100,0 ml verdünnt. 3,0 ml Lösung werden mit Wasser *R* zu 100,0 ml verdünnt. Die Absorption (2.2.25) dieser Lösung wird im Maximum bei 230 nm gemessen.

Der Gehalt an $C_5H_9Cl_2N_3O_2$ wird mit Hilfe der spezifischen Absorption berechnet ($A_{1\,cm}^{1\,\%}$ = 270).

Lagerung

Dicht verschlossen, vor Licht geschützt, zwischen 2 und 8 °C.

Verunreinigungen

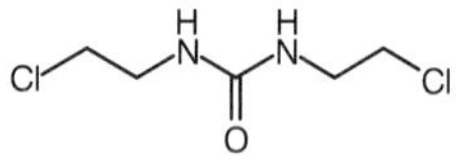

A. 1,3-Di(2-chlorethyl)harnstoff.

1998, 105

Cascararinde

Rhamni purshianae cortex

Definition

Cascararinde besteht aus der getrockneten ganzen oder zerkleinerten Rinde von *Rhamnus purshiana* D.C. (*Frangula purshiana* (D.C.) A. Gray ex J.C. Cooper). Die Droge enthält mindestens 8,0 Prozent Hydroxyanthracen-Glykoside, von denen mindestens 60 Prozent Cascaroside sind, jeweils berechnet als Cascarosid A ($C_{27}H_{32}O_{14}$; M_r 580,5) und bezogen auf die getrocknete Droge.

Eigenschaften

Die Droge weist die unter „Prüfung auf Identität, A und B" beschriebenen makroskopischen und mikroskopischen Merkmale auf.

Prüfung auf Identität

A. Die Droge besteht aus schwach rinnenförmigen oder fast flachen Stücken von 1 bis 5 mm Dicke, die gewöhnlich in Länge und Breite stark variieren. Die äußere Oberfläche ist grau bis dunkelgrau-braun und weist gelegentlich quer verlaufende Lentizellen auf. Die äußere Oberfläche ist meistens mehr oder weniger vollständig bedeckt mit einer Schicht weißlicher Flechten, epiphytischer Moose und beblätterter Lebermoose. Die innere Oberfläche von gelber bis rötlichbrauner oder fast schwarzer Farbe zeigt eine schwache Längsstreifung. Die innere Oberfläche färbt sich beim Aufbringen von Alkalien rot. Der gelbe Bruch ist kurz, körnig und im Inneren etwas faserig.

B. Die Droge wird pulverisiert (355). Das Pulver ist gelblichbraun. Die Prüfung erfolgt unter dem Mikroskop, wobei Chloralhydrat-Lösung *R* verwendet wird. Das Pulver zeigt folgende Merkmale: Bündel teilweise verholzter Bastfasern, die von Calciumoxalatprismen führenden Zellreihen begleitet sind; Gruppen von Steinzellen, die von kristallführenden Zellreihen umgeben sind; Calciumoxalatdrusen; einige Parenchymzellen enthalten einen gelben Farbstoff, der sich beim Aufbringen von Alkalien tiefrot färbt; Korkzellen und häufig Epiphyten; letztere sind ganze Lebermoosblätter oder deren Bruchstücke, mit einer nur eine Zellschicht dicken Lamina ohne Mittelrippe, aus isodiametrischen Zellen bestehend, oder Blätter von Moosen mit einer nur eine Zellschicht dicken Lamina, die aus gestreckten Zellen und einer mehrere Zellen dikken Mittelrippe bestehen.

C. Die bei der Prüfung „Andere *Rhamnus*-Arten, Anthrone" (siehe „Prüfung auf Reinheit") erhaltenen Chromatogramme werden nach dem Besprühen mit einer Lösung von Kaliumhydroxid *R* ($50\ g \cdot l^{-1}$) in Ethanol 50 % *R* und Erhitzen ausgewertet. Das Chromatogramm der Untersuchungslösung weist mehrere rötlichbraune Zonen unterschiedlicher Intensität auf. 4 davon sind schwach sichtbar, von denen sich 3 etwa in der Mitte des Chromatogramms befinden und eine im unteren Drittel liegt. Eine stark gefärbte Zone ist im oberen Drittel des Chromatogramms lokalisiert. Das Chromatogramm wird im ultravioletten Licht bei 365 nm ausgewertet. Das Chromatogramm der Untersuchungslösung weist mehrere Zonen gleicher Fluoreszenz ober- und besonders unterhalb der des Aloins im Chromatogramm der Referenzlösung auf (Cascaroside).

D. 0,2 g pulverisierte Droge (180) werden mit 50 ml Wasser *R* im Wasserbad 15 min lang erhitzt. Nach dem Erkaltenlassen wird filtriert. 10 ml Filtrat werden mit 20 ml Salzsäure *R* 1 versetzt und 15 min lang im Wasserbad erhitzt. Nach dem Erkaltenlassen wird die Lösung in einen Scheidetrichter überführt und 3mal mit je 20 ml Ether *R* ausgeschüttelt. Die wäßrige Phase (Lösung a) wird aufbewahrt.

(a) Die 3 Etherphasen werden vereinigt und mit 10 ml verdünnter Ammoniak-Lösung *R* 2 ausgeschüttelt. Die wäßrige Phase färbt sich purpurrot.

(b) Die Lösung a wird in einem kleinen Kolben mit 5 g Eisen(III)-chlorid *R* versetzt und im Wasserbad 30 min lang erhitzt. Nach dem Erkaltenlassen wird die Lösung in einen Scheidetrichter überführt und mit 15 ml Ether *R* ausgeschüttelt. Die Etherphase wird mit 10 ml Wasser *R* gewaschen. Die wäßrige Phase wird verworfen und die Etherphase mit 5 ml verdünnter Ammoniak-Lösung *R* 2 ausgeschüttelt. Die wäßrige Phase färbt sich rot.

Prüfung auf Reinheit

Andere *Rhamnus*-Arten, Anthrone: Die Prüfung erfolgt mit Hilfe der Dünnschichtchromatographie (2.2.27) unter Verwendung einer Schicht eines geeigneten Kieselgels.

Untersuchungslösung: 0,5 g pulverisierte Droge (180) werden mit 5 ml Ethanol 70 % *R* zum Sieden erhitzt. Nach dem Abkühlen und Zentrifugieren wird die überstehende Flüssigkeit sofort dekantiert. Diese Flüssigkeit muß innerhalb von 30 min verwendet werden.

Referenzlösung: 20 mg Aloin *R* werden in Ethanol 70 % *R* zu 10 ml gelöst.

Auf die Platte werden getrennt 10 µl jeder Lösung bandförmig aufgetragen. Die Chromatographie erfolgt mit einer Mischung von 13 Volumteilen Wasser *R*, 17 Volumteilen Methanol *R* und 100 Volumteilen Ethylacetat *R* über eine Laufstrecke von 10 cm. Nach 5 min langem Verdunstenlassen der mobilen Phase wird die Platte mit etwa 10 ml einer Lösung von Kaliumhydroxid *R* ($50\ g \cdot l^{-1}$) in Ethanol 50 % *R* besprüht und 15 min lang bei 100 bis 105 °C erhitzt. Nach dem Erhitzen wird das Chromatogramm sofort ausgewertet. Das Chromatogramm der Referenzlösung weist in der Mitte eine rötlichbraune, dem Aloin entsprechende Zone auf. Die Auswertung erfolgt im ultravioletten Licht bei 365 nm. Das Chromatogramm der Referenzlösung zeigt in der Mitte eine intensive, gelblichbraun fluoreszierende, dem Aloin entsprechende Zone. Das Chromatogramm der Untersuchungslösung darf keine orangebraun fluoreszierenden Zonen zwischen der Zone des Aloins und den Zonen der Cascaroside aufweisen.

Auf eine weitere Platte werden 10 µl Untersuchungslösung bandförmig aufgetragen. Die Chromatographie erfolgt wie oben beschrieben. Nach höchstens 5 min langem Verdunstenlassen der mobilen Phase wird die Platte sofort mit einer Lösung von Nitrotetrazolblau *R* ($5\ g \cdot l^{-1}$) in Methanol *R* besprüht. Das Chromatogramm wird sofort ausgewertet. Violette oder graublaue Zonen dürfen nicht auftreten.

Fremde Bestandteile (2.8.2): Höchstens 1 Prozent.

Trocknungsverlust (2.2.32): Höchstens 10,0 Prozent, mit 1,000 g pulverisierter Droge (180) durch 2 h langes Trocknen im Trockenschrank bei 100 bis 105 °C bestimmt.

Asche (2.4.16): Höchstens 7,0 Prozent.

Gehaltsbestimmung

Die Bestimmung soll unter Ausschluß direkter Lichteinwirkung innerhalb eines Tages durchgeführt werden.

1,00 g pulverisierte Droge (180) wird unter Rühren in 100 ml siedendes Wasser *R* gegeben und 5 min lang unter Rühren weiter erhitzt. Nach dem Erkaltenlassen wird mit Wasser *R* zu 100,0 ml verdünnt, geschüttelt und filtriert. Die ersten 20 ml des Filtrats werden verworfen. 10,0 ml Filtrat werden in einem Scheidetrichter mit 0,1 ml Salzsäure ($1\ mol \cdot l^{-1}$) versetzt und 2mal mit je 20 ml einer Mischung von 1 Volumteil Ether *R* und 3 Volumteilen Hexan *R* ausgeschüttelt. Die vereinigten Ether-Hexan-Phasen werden mit 5 ml Wasser *R* gewaschen. Die organische Phase wird verworfen. Die mit der Waschflüssigkeit vereinigte wäßrige Phase wird 4mal mit je 30 ml

Ethylacetat *R* ausgeschüttelt, das frisch mit Wasser *R* gesättigt ist. (Zur Sättigung des Ethylacetats mit Wasser werden 3 min lang 150 ml Ethylacetat *R* mit 15 ml Wasser *R* geschüttelt und zum Trennen der Phasen stehengelassen.) Bei der Phasentrennung ist jeweils so lange zu warten, bis die organische Phase klar ist. Die Ethylacetatphasen werden vereinigt. Die wäßrige Phase wird zur Gehaltsbestimmung der Cascaroside, die organische Phase zur Gehaltsbestimmung der übrigen Hydroxyanthracen-Glykoside verwendet.

Hydroxyanthracen-Glykoside ohne Cascaroside: Die organische Phase wird in einem geeigneten Kolben bis fast zur Trockne eingeengt. Der Rückstand wird in 0,3 bis 0,5 ml Methanol *R* gelöst und die Lösung unter Spülen mit warmem Wasser *R* in einen Meßkolben überführt. Nach dem Erkaltenlassen wird mit Wasser *R* zu 50,0 ml verdünnt. 20,0 ml Lösung werden in einen 100-ml-Rundkolben mit Schliff gegeben, der 2 g Eisen(III)-chlorid *R* und 12 ml Salzsäure *R* enthält. Der mit einem Rückflußkühler versehene Kolben wird so in ein Wasserbad gestellt, daß die Wasseroberfläche oberhalb der der Kolbenflüssigkeit steht, und 4 h lang erhitzt. Nach dem Erkaltenlassen wird die Lösung in einen Scheidetrichter überführt und der Kolben nacheinander mit 3 bis 4 ml Natriumhydroxid-Lösung (1 mol · l^{-1}) sowie 3 bis 4 ml Wasser *R* gewaschen. Die Waschflüssigkeiten werden dem Inhalt des Scheidetrichters zugefügt. Die Lösung wird 3mal mit je 30 ml einer Mischung von 1 Volumteil Ether *R* und 3 Volumteilen Hexan *R* ausgeschüttelt. Die vereinigten Ether-Hexan-Phasen werden 2mal mit je 10 ml Wasser *R* gewaschen. Die Waschflüssigkeiten werden verworfen. Die organische Phase wird mit Ether-Hexan-Mischung zu 100,0 ml verdünnt. 20,0 ml werden im Wasserbad vorsichtig zur Trockne eingedampft, und der Rückstand wird in 10,0 ml einer Lösung von Magnesiumacetat *R* (5 g · l^{-1}) in Methanol *R* gelöst. Die Absorption (2.2.25) wird bei 515 nm gegen Methanol *R* als Kompensationsflüssigkeit gemessen.

Der Prozentgehalt an Hydroxyanthracenglykosiden, berechnet als Cascarosid A, errechnet sich nach der Formel

$$\frac{A \cdot 6{,}95}{m},$$

wobei eine spezifische Absorption von $A_{1\,cm}^{1\%} = 180$ bei 515 nm zugrunde gelegt wird.

A = gemessene Absorption bei 515 nm
m = Einwaage der Droge in Gramm.

Die Absorption der Untersuchungslösung wird bei 440 nm gemessen. Die Gehaltsbestimmung muß wiederholt werden, wenn das Verhältnis der Absorption bei 515 nm zu der bei 440 nm kleiner als 2,4 ist.

Cascaroside: Die für diese Bestimmung vorgesehene wäßrige Phase wird mit Wasser *R* zu 50,0 ml verdünnt. 20,0 ml Lösung werden entsprechend den Angaben für die Gehaltsbestimmung der „Hydroxyanthracen-Glykoside ohne Cascaroside“ behandelt.

Der Prozentgehalt an Hydroxyanthracenglykosiden, berechnet als Cascarosid A, errechnet sich nach der Formel

$$\frac{A \cdot 6{,}95}{m},$$

wobei eine spezifische Absorption von $A_{1\,cm}^{1\%} = 180$ bei 515 nm zugrunde gelegt wird.

A = gemessene Absorption bei 515 nm
m = Einwaage der Droge in Gramm.

Die Absorption der Untersuchungslösung wird bei 440 nm gemessen. Die Gehaltsbestimmung muß wiederholt werden, wenn das Verhältnis der Absorption bei 515 nm zu der bei 440 nm kleiner als 2,7 ist.

Lagerung

Gut verschlossen, vor Licht geschützt.

1999, 986

Cefaclor-Monohydrat

Cefaclorum

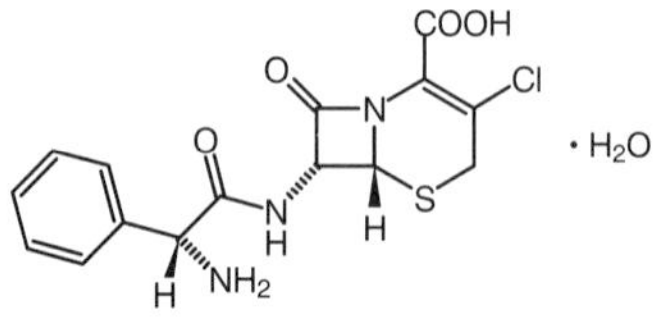

$C_{15}H_{14}ClN_3O_4S \cdot H_2O$ M_r 385,8

Definition

Cefaclor-Monohydrat enthält mindestens 96,0 und höchstens 102,0 Prozent (6*R*,7*R*)-7-[[(2*R*)-2-Amino-2-phenylacetyl]amino]-3-chlor-8-oxo-5-thia-1-azabicyclo[4.2.0]oct-2-en-2-carbonsäure, berechnet auf die wasserfreie Substanz.

Eigenschaften

Weißes bis schwach gelbes Pulver; schwer löslich in Wasser, praktisch unlöslich in Dichlormethan und Methanol.

Prüfung auf Identität

1: A.
2: B, C.

A. Die Prüfung erfolgt mit Hilfe der IR-Spektroskopie (2.2.24) durch Vergleich des Spektrums der Substanz mit dem von Cefaclor-Monohydrat *CRS*.

B. Die Prüfung erfolgt mit Hilfe der Dünnschichtchromatographie (2.2.27) unter Verwendung einer Schicht von silanisiertem Kieselgel HF_{254} *R*.

Untersuchungslösung: 10 mg Substanz werden in 5 ml einer Mischung von gleichen Volumteilen Methanol *R* und Phosphat-Pufferlösung *p*H 7,0 (0,067 mol · l^{-1}) *R* gelöst.

Referenzlösung a: 10 mg Cefaclor *CRS* werden in 5 ml einer Mischung von gleichen Volumteilen

Methanol *R* und Phosphat-Pufferlösung *p*H 7,0 (0,067 mol · l^{-1}) *R* gelöst.

Referenzlösung b: 10 mg Cefaclor *CRS* und 10 mg Cefalexin *CRS* werden in 5 ml einer Mischung von gleichen Volumteilen Methanol *R* und Phosphat-Pufferlösung *p*H 7,0 (0,067 mol · l^{-1}) *R* gelöst.

Auf die Platte wird getrennt 1 µl jeder Lösung aufgetragen. Die Chromatographie erfolgt mit einer Mischung von 15 Volumteilen Methanol *R* und 85 Volumteilen einer Lösung von Ammoniumacetat *R* (154 g · l^{-1}), die zuvor mit Essigsäure *R* auf einen *p*H-Wert von 6,2 eingestellt wurde, über eine Laufstrecke von 15 cm. Die Platte wird im Warmluftstrom getrocknet und im ultravioletten Licht bei 254 nm ausgewertet. Der Hauptfleck im Chromatogramm der Untersuchungslösung entspricht in bezug auf Lage und Größe dem Hauptfleck im Chromatogramm der Referenzlösung a. Die Prüfung darf nur ausgewertet werden, wenn das Chromatogramm der Referenzlösung b deutlich voneinander getrennt 2 Flecke zeigt.

C. Etwa 2 mg Substanz werden in einem Reagenzglas von 150 mm Länge und 15 mm innerem Durchmesser mit 0,05 ml Wasser *R* befeuchtet. Nach Zusatz von 2 ml Formaldehyd-Schwefelsäure *R* wird der Inhalt des Reagenzglases durch Schütteln gemischt. Die Lösung ist farblos. Wird das Reagenzglas 1 min lang in ein Wasserbad gestellt, entsteht eine gelblichbraune Färbung.

Prüfung auf Reinheit

***p*H-Wert** (2.2.3): 0,250 g Substanz werden in kohlendioxidfreiem Wasser *R* zu 10 ml suspendiert. Der *p*H-Wert der Suspension muß zwischen 3,0 und 4,5 liegen.

Spezifische Drehung (2.2.7): 0,250 g Substanz werden in einer Lösung von Salzsäure *R* (10 g · l^{-1}) zu 25,0 ml gelöst. Die spezifische Drehung muß zwischen +101 und +111° liegen, berechnet auf die wasserfreie Substanz.

Verwandte Substanzen: Die Prüfung erfolgt mit Hilfe der Flüssigchromatographie (2.2.29).

Untersuchungslösung: 50,0 mg Substanz werden in 10,0 ml einer Lösung von Natriumdihydrogenphosphat *R* (2,7 g · l^{-1}), deren *p*H-Wert mit Phosphorsäure 85 % *R* auf 2,5 eingestellt wurde, gelöst.

Referenzlösung a: 2,5 mg Cefaclor *CRS* und 5,0 mg Δ^3-Cefaclor *CRS* werden in 100,0 ml einer Lösung von Natriumdihydrogenphosphat *R* (2,7 g · l^{-1}), deren *p*H-Wert mit Phosphorsäure 85 % *R* auf 2,5 eingestellt wurde, gelöst.

Referenzlösung b: 1,0 ml Untersuchungslösung wird mit einer Lösung von Natriumdihydrogenphosphat *R* (2,7 g · l^{-1}), deren *p*H-Wert mit Phosphorsäure 85 % *R* auf 2,5 eingestellt wurde, zu 100,0 ml verdünnt.

Die Chromatographie kann durchgeführt werden mit

- einer Säule aus rostfreiem Stahl von 0,25 m Länge und 4,6 mm innerem Durchmesser, gepackt mit nachsilanisiertem, octadecylsilyliertem Kieselgel zur Chromatographie *R* (5 µm)
- einer Mischung der mobilen Phasen A und B unter Einsatz der Gradientenelution bei einer Durchflußrate von 1,0 ml je Minute:
  mobile Phase A: eine Lösung von Natriumdihydrogenphosphat *R* (7,8 g · l^{-1}) wird mit Phosphorsäure 85 % *R* auf einen *p*H-Wert von 4,0 eingestellt
  mobile Phase B: 450 ml Acetonitril *R* werden mit 550 ml mobiler Phase A gemischt
- einem Spektrometer als Detektor bei einer Wellenlänge von 220 nm
- einer 20-µl-Probenschleife.

Die Säule wird vor jeder Prüfung mindestens 15 min lang mit einer Mischung von 5 Volumteilen mobiler Phase B und 95 Volumteilen mobiler Phase A äquilibriert. Die Lösungen werden getrennt eingespritzt. Die Chromatographie erfolgt durch Gradientenelution, wobei 30 min lang die Konzentration der mobilen Phase B gleichmäßig und linear um 0,67 Prozent (*V/V*) je Minute erhöht wird (25 Prozent (*V/V*)). Anschließend wird 15 min lang die Konzentration der mobilen Phase B gleichmäßig und linear um 5 Prozent (*V/V*) je Minute erhöht (100 Prozent (*V/V*)). Schließlich wird 10 min lang mit mobiler Phase B eluiert. Anschließend wird mit einer Mischung von 5 Volumteilen mobiler Phase B und 95 Volumteilen mobiler Phase A eluiert, um die Säule erneut zu äquilibrieren.

Die Referenzlösung a wird eingespritzt. Die Prüfung darf nur ausgewertet werden, wenn die Auflösung zwischen den Peaks von Cefaclor und Δ^3-Cefaclor mindestens 2 und der Symmetriefaktor des Peaks von Cefaclor höchstens 1,2 beträgt. Falls erforderlich wird die Konzentration an Acetonitril in der mobilen Phase geändert.

Die Untersuchungslösung und die Referenzlösung b werden getrennt eingespritzt. Im Chromatogramm der Untersuchungslösung darf keine Peakfläche, mit Ausnahme der des Hauptpeaks und der der mobilen Phase, größer sein als 50 Prozent der Fläche des Hauptpeaks im Chromatogramm der Referenzlösung b (0,5 Prozent), und die Summe aller Peakflächen darf nicht größer sein als das 2fache der Fläche des Hauptpeaks im Chromatogramm der Referenzlösung b (2 Prozent). Peaks, deren Fläche kleiner ist als 10 Prozent der Fläche des Hauptpeaks im Chromatogramm der Referenzlösung b, werden nicht berücksichtigt.

Schwermetalle (2.4.8): 1,0 g Substanz muß der Grenzprüfung C auf Schwermetalle entsprechen (30 ppm). Zur Herstellung der Referenzlösung werden 3 ml Blei-Lösung (10 ppm Pb) *R* verwendet.

Wasser (2.5.12): 3,0 bis 6,5 Prozent, mit 0,200 g Substanz nach der Karl-Fischer-Methode bestimmt.

Gehaltsbestimmung

Die Bestimmung erfolgt mit Hilfe der Flüssigchromatographie (2.2.29).

Untersuchungslösung: 15,0 mg Substanz werden in der mobilen Phase zu 50,0 ml gelöst.

Referenzlösung a: 15,0 mg Cefaclor *CRS* werden in der mobilen Phase zu 50,0 ml gelöst.

Referenzlösung b: 15,0 mg Cefaclor *CRS* und 15,0 mg Δ^3-Cefaclor *CRS* werden in der mobilen Phase zu 50,0 ml gelöst.

Die Chromatographie kann durchgeführt werden mit

- einer Säule aus rostfreiem Stahl von 0,25 m Länge und 4,6 mm innerem Durchmesser, gepackt mit octadecylsilyliertem Kieselgel zur Chromatographie *R* (5 µm)
- folgender mobilen Phase bei einer Durchflußrate von 1,5 ml je Minute: 220 ml Methanol *R* werden einer Mischung von 780 ml Wasser *R*, 10 ml Triethylamin *R* und 1 g Natriumpentansulfonat *R*, deren *p*H-Wert mit Phosphorsäure 85 % *R* auf 2,5 eingestellt wurde, zugesetzt.
- einem Spektrometer als Detektor bei einer Wellenlänge von 265 nm
- einer 20-µl-Probenschleife.

Die Referenzlösung b wird eingespritzt. Die Bestimmung darf nur ausgewertet werden, wenn die Auflösung zwischen den Peaks von Cefaclor und Δ^3-Cefaclor mindestens 2,5 beträgt. Falls erforderlich wird die Konzentration an Methanol in der mobilen Phase geändert. Die Bestimmung darf nur ausgewertet werden, wenn der Symmetriefaktor für den Peak von Cefaclor höchstens 1,5 beträgt.

Die Referenzlösung a wird 6mal eingespritzt. Die Bestimmung darf nur ausgewertet werden, wenn die relative Standardabweichung der Peakfläche von Cefaclor höchstens 1,0 Prozent beträgt.

Die Untersuchungslösung und die Referenzlösung a werden abwechselnd eingespritzt.

Lagerung

Gut verschlossen.

Verunreinigungen

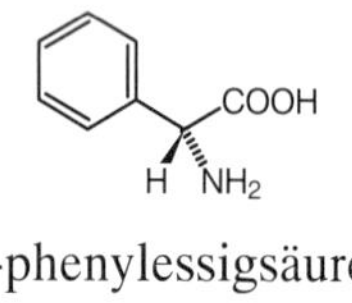

A. (2*R*)-2-Amino-2-phenylessigsäure (2-Phenylglycin)

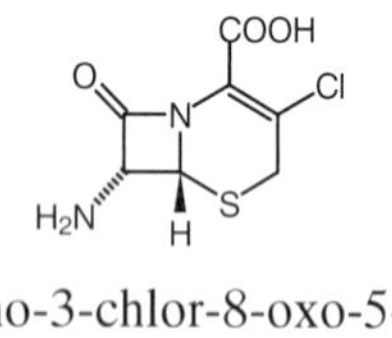

B. (6*R*,7*R*)-7-Amino-3-chlor-8-oxo-5-thia-1-azabicyclo[4.2.0]oct-2-en-2-carbonsäure

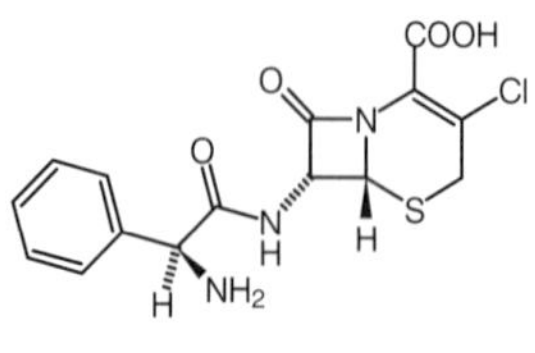

C. (6*R*,7*R*)-7-[[(2*S*)-2-Amino-2-phenylacetyl]amino]-3-chlor-8-oxo-5-thia-1-azabicyclo[4.2.0]oct-2-en-2-carbonsäure

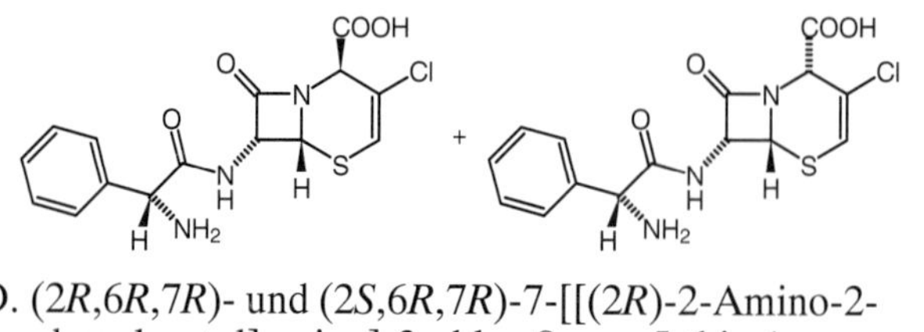

D. (2*R*,6*R*,7*R*)- und (2*S*,6*R*,7*R*)-7-[[(2*R*)-2-Amino-2-phenylacetyl]amino]-3-chlor-8-oxo-5-thia-1-azabicyclo[4.2.0]oct-3-en-2-carbonsäure (Δ^3-Cefaclor)

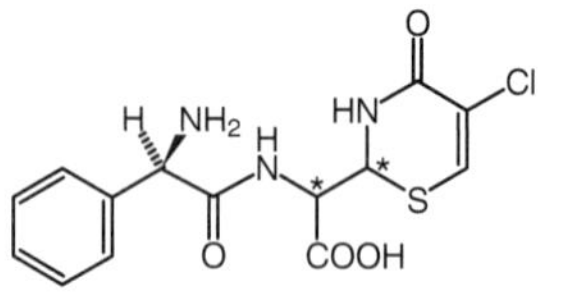

E. 2-[[(2*R*)-2-Amino-2-phenylacetyl]amino]-2-(5-chlor-3,4-dihydro-2*H*-1,3-thiazin-2-yl)essigsäure

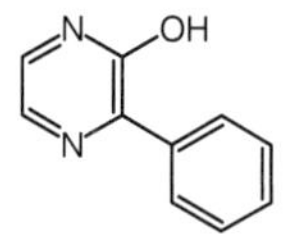

F. 3-Phenylpyrazin-2-ol.

1998, 987

Cefalotin-Natrium

Cefalotinum natricum

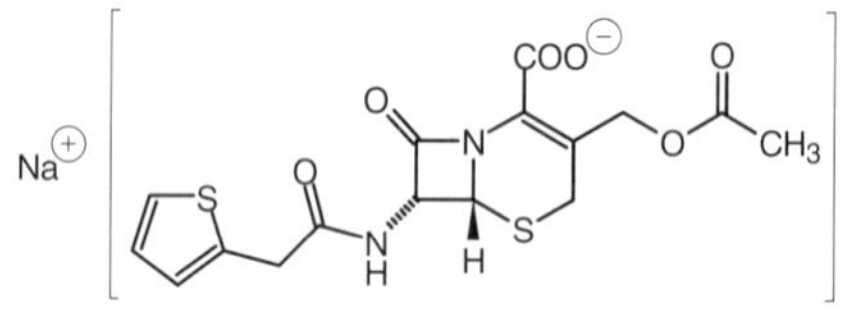

$C_{16}H_{15}N_2NaO_6S_2$ M_r 418,4

Definition

Cefalotin-Natrium enthält mindestens 96,0 und höchstens 101,0 Prozent (6*R*,7*R*)-3-Acetyloxymethyl-8-oxo-7-[[2-(thiophen-2-yl)acetyl]amino]-5-thia-1-azabicyclo[4.2.0]oct-2-en-2-carbonsäure, Natriumsalz, berechnet auf die wasserfreie Substanz.

Herstellung

Wird die Substanz nach einem Verfahren hergestellt, bei dem Rückstände von 2-Ethylhexansäure verbleiben könnten, muß sie der folgenden Prüfung entsprechen:

2-Ethylhexansäure: Die Prüfung erfolgt mit Hilfe der Gaschromatographie (2.2.28) unter Anwendung einer geeigneten, validierten Methode. Die Substanz darf höchstens 0,5 Prozent (*m*/*m*) 2-Ethylhexansäure enthalten.

Eigenschaften

Weißes bis fast weißes Pulver; leicht löslich in Wasser, schwer löslich in wasserfreiem Ethanol, praktisch unlöslich in Ether.

Prüfung auf Identität

1: A, D.
2: B, C, D.

A. Die Prüfung erfolgt mit Hilfe der IR-Spektroskopie (2.2.24) durch Vergleich des Spektrums der Substanz mit dem von Cefalotin-Natrium *CRS*.

B. Die Prüfung erfolgt mit Hilfe der Dünnschichtchromatographie (2.2.27) unter Verwendung einer Schicht von silanisiertem Kieselgel HF_{254} *R*.

Untersuchungslösung: 20 mg Substanz werden in 5 ml einer Mischung von gleichen Volumteilen Methanol *R* und Phosphat-Pufferlösung *p*H 7,0 (0,067 mol · l^{-1}) *R* gelöst.

Referenzlösung a: 20 mg Cefalotin-Natrium *CRS* werden in 5 ml einer Mischung von gleichen Volumteilen Methanol *R* und Phosphat-Pufferlösung *p*H 7,0 (0,067 mol · l^{-1}) *R* gelöst.

Referenzlösung b: 20 mg Cefalotin-Natrium *CRS* und 20 mg Cefaloridin (α- oder δ-Form) *CRS* werden in 5 ml einer Mischung von gleichen Volumteilen Methanol *R* und Phosphat-Pufferlösung *p*H 7,0 (0,067 mol · l^{-1}) *R* gelöst.

Auf die Platte wird getrennt 1 µl jeder Lösung aufgetragen. Die Chromatographie erfolgt mit einer Mischung von 15 Volumteilen Acetonitril *R* und 85 Volumteilen einer Lösung von Ammoniumacetat *R* (154 g · l^{-1}), die zuvor mit Essigsäure *R* auf einen *p*H-Wert von 6,2 eingestellt wurde, über eine Laufstrecke von 15 cm. Die Platte wird im Warmluftstrom getrocknet und im ultravioletten Licht bei 254 nm ausgewertet. Der Hauptfleck im Chromatogramm der Untersuchungslösung entspricht in bezug auf Lage und Größe dem Hauptfleck im Chromatogramm der Referenzlösung a. Die Prüfung darf nur ausgewertet werden, wenn das Chromatogramm der Referenzlösung b deutlich voneinander getrennt 2 Flecke zeigt.

C. Etwa 2 mg Substanz werden in einem Reagenzglas von 150 mm Länge und 15 mm innerem Durchmesser mit 0,05 ml Wasser *R* befeuchtet. Nach Zusatz von 2 ml Formaldehyd-Schwefelsäure *R* wird der Inhalt des Reagenzglases durch Schütteln gemischt. Die Lösung ist bräunlichrot gefärbt. Wird das Reagenzglas 1 min lang in ein Wasserbad gestellt, entsteht eine rötlichbraune Färbung.

D. Die Substanz gibt die Identitätsreaktion a auf Natrium (2.3.1).

Prüfung auf Reinheit

Prüflösung: 2,50 g Substanz werden in kohlendioxidfreiem Wasser *R* zu 25,0 ml gelöst.

Aussehen der Lösung: Die Prüflösung muß klar (2.2.1) sein. Die Absorption (2.2.25) der Prüflösung, bei 450 nm gemessen, darf höchstens 0,20 betragen.

***p*H-Wert** (2.2.3): Der *p*H-Wert der Prüflösung muß zwischen 4,5 und 7,0 liegen.

Spezifische Drehung (2.2.7): 1,25 g Substanz werden in Wasser *R* zu 25,0 ml gelöst. Die spezifische Drehung muß zwischen +124 und +134° liegen, berechnet auf die wasserfreie Substanz.

Verwandte Substanzen: Die Prüfung erfolgt mit Hilfe der Flüssigchromatographie (2.2.29) wie unter „Gehaltsbestimmung" beschrieben.

Untersuchungslösung und Referenzlösung b werden getrennt eingespritzt. Die Chromatographie erfolgt über eine Dauer, die mindestens der 4fachen Retentionszeit des Hauptpeaks entspricht. Im Chromatogramm der Untersuchungslösung darf keine Peakfläche, mit Ausnahme der des Hauptpeaks, größer sein als die Fläche des Hauptpeaks im Chromatogramm der Referenzlösung b (1 Prozent). Die Summe der Flächen aller Nebenpeaks darf nicht größer sein als das 3fache der Fläche des Hauptpeaks im Chromatogramm der Referenzlösung b (3 Prozent). Peaks, deren Fläche kleiner ist als das 0,1fache der Fläche des Hauptpeaks im Chromatogramm der Referenzlösung b, werden nicht berücksichtigt.

Dimethylanilin: Höchstens 20 ppm. Die Prüfung erfolgt mit Hilfe der Gaschromatographie (2.2.28) unter Verwendung von Naphthalin *R* als Interner Standard.

Interner-Standard-Lösung: 50,0 mg Naphthalin *R* werden in Cyclohexan *R* zu 50,0 ml gelöst. 5,0 ml Lösung werden mit Cyclohexan *R* zu 100,0 ml verdünnt.

Untersuchungslösung: 1,00 g Substanz wird in einem Reagenzglas mit Schliffstopfen mit 5 ml Natriumhydroxid-Lösung (1 mol · l^{-1}) und 1,0 ml Interner-Standard-Lösung versetzt. Das Reagenzglas wird verschlossen und 1 min lang kräftig geschüttelt. Falls erforderlich wird zentrifugiert. Die obere Phase wird verwendet.

Referenzlösung: 50,0 mg *N,N*-Dimethylanilin *R* werden mit 2 ml Salzsäure *R* und 20 ml Wasser *R* versetzt. Die Mischung wird bis zur Auflösung der Substanz geschüttelt und mit Wasser *R* zu 50,0 ml verdünnt. 5,0 ml Lösung werden mit Wasser *R* zu 250,0 ml verdünnt. 1,0 ml dieser Lösung wird in einem Reagenzglas mit Schliffstopfen mit 5 ml Natriumhydroxid-Lösung (1 mol · l^{-1}) und 1,0 ml Interner-Standard-Lösung versetzt. Das Reagenzglas wird verschlossen und 1 min lang kräftig geschüttelt. Falls erforderlich wird zentrifugiert. Die obere Phase wird verwendet.

Die Chromatographie kann durchgeführt werden mit

- einer Säule aus Glas von 2 m Länge und 2 mm innerem Durchmesser, gepackt mit silanisiertem Kieselgur zur Gaschromatographie *R*, imprägniert mit 3 Prozent (*m/m*) Poly[methyl(50)phenyl(50)]siloxan *R*
- Stickstoff zur Chromatographie *R* als Trägergas bei einer Durchflußrate von 30 ml je Minute
- einem Flammenionisationsdetektor.

Die Temperatur der Säule wird bei 120 °C, die des Probeneinlasses und des Detektors bei 150 °C gehalten.

Je 1 µl Untersuchungslösung und Referenzlösung wird getrennt eingespritzt.

Wasser (2.5.12): Höchstens 1,5 Prozent, mit 0,500 g Substanz nach der Karl-Fischer-Methode bestimmt.

Sterilität (2.6.1): Cefalotin-Natrium zur Herstellung von Parenteralia, das dabei keinem weiteren geeigneten Sterilisationsverfahren unterworfen wird, muß der Prüfung entsprechen.

Bakterien-Endotoxine (2.6.14): Cefalotin-Natrium zur Herstellung von Parenteralia, das dabei keinem weiteren geeigneten Verfahren zur Beseitigung von Bakterien-Endotoxinen unterworfen wird, darf höchstens 0,13 I.E. Bakterien-Endotoxine je Milligramm Substanz enthalten.

Gehaltsbestimmung

Die Bestimmung erfolgt mit Hilfe der Flüssigchromatographie (2.2.29).

Untersuchungslösung: 25,0 mg Substanz werden in der mobilen Phase zu 25,0 ml gelöst.

Referenzlösung a: 25,0 mg Cefalotin-Natrium *CRS* werden in der mobilen Phase zu 25,0 ml gelöst.

Referenzlösung b: 1,0 ml Referenzlösung a wird mit der mobilen Phase zu 100,0 ml verdünnt.

Referenzlösung c: 5 ml Referenzlösung a werden 10 min lang im Wasserbad von 90 °C erhitzt. Nach dem Abkühlen wird sofort eingespritzt.

Die Chromatographie kann durchgeführt werden mit
- einer Säule aus rostfreiem Stahl von 0,25 m Länge und 4,6 mm innerem Durchmesser, gepackt mit octadecylsilyliertem Kieselgel zur Chromatographie *R* (5 µm)
- folgender mobilen Phase bei einer Durchflußrate von 1,0 ml je Minute: 17 g Natriumacetat *R* werden in 790 ml Wasser *R* gelöst; nach Zusatz von 0,6 ml Essigsäure 98 % *R* wird falls erforderlich der *p*H-Wert mit verdünnter Natriumhydroxid-Lösung *R* oder Essigsäure 98 % *R* auf 5,8 bis 6,0 eingestellt; anschließend wird mit 150 ml Acetonitril *R* und 70 ml wasserfreiem Ethanol *R* versetzt und gemischt
- einem Spektrometer als Detektor bei einer Wellenlänge von 254 nm
- einer 10-µl-Probenschleife.

Die Temperatur der Säule wird bei 40 °C gehalten.

Die Referenzlösung c wird eingespritzt. Die Empfindlichkeit des Systems wird so eingestellt, daß Peaks erhalten werden, deren Höhe mindestens die Hälfte des maximalen Ausschlags beträgt. Das Chromatogramm zeigt 2 Hauptpeaks, die dem Cefalotin und dem Desacetoxycefalotin entsprechen. Die Bestimmung darf nur ausgewertet werden, wenn die Auflösung zwischen den 2 Hauptpeaks mindestens 9,0 beträgt. Falls erforderlich wird die Konzentration an Acetonitril in der mobilen Phase geändert. Die Bestimmung darf nur ausgewertet werden, wenn der Symmetriefaktor des Cefalotin-Peaks höchstens 1,8 beträgt.

Die Referenzlösung a wird 6mal eingespritzt. Die Bestimmung darf nur ausgewertet werden, wenn die relative Standardabweichung der Peakfläche von Cefalotin höchstens 1,0 Prozent beträgt. Falls erforderlich werden die Einstellungen des Integrators geändert.

Die Untersuchungslösung und die Referenzlösung a werden abwechselnd eingespritzt. Der Prozentgehalt an Cefalotin-Natrium wird berechnet.

Lagerung

Dicht verschlossen, vor Licht geschützt, unterhalb von 30 °C. Falls die Substanz steril ist, im Behältnis mit Sicherheitsverschluß.

Beschriftung

Die Beschriftung gibt insbesondere, falls zutreffend, an
- daß die Substanz steril ist
- daß die Substanz frei von Bakterien-Endotoxinen ist.

Verunreinigungen

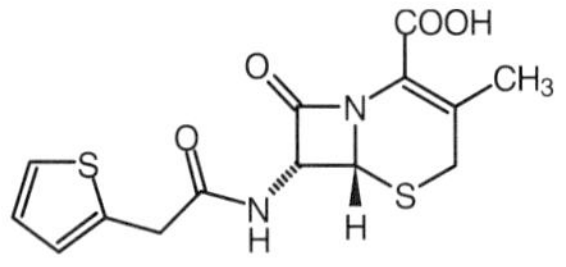

A. (6*R*,7*R*)-3-Methyl-8-oxo-7-[[2-(thiophen-2-yl)acetyl]amino]-5-thia-1-azabicyclo[4.2.0]oct-2-en-2-carbonsäure (Desacetoxycefalotin).

1999, 1188

Cefixim

Cefiximum

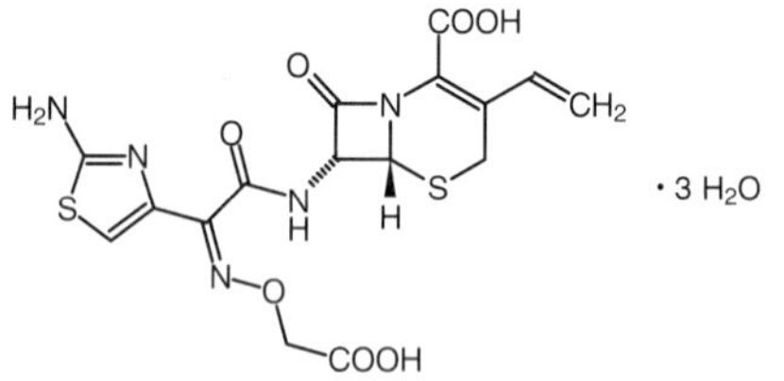

$C_{16}H_{15}N_5O_7S_2 \cdot 3\ H_2O$ M_r 507,5

Definition

Cefixim ist das Trihydrat der (6*R*,7*R*)-7-[[(*Z*)-2-(2-Aminothiazol-4-yl)-2-[(carboxymethoxy)imino]acetyl]amino]-3-ethenyl-8-oxo-5-thia-1-azabicyclo[4.2.0]oct-2-en-2-carbonsäure. Die Substanz enthält mindestens 95,0 und höchstens 101,0 Prozent $C_{16}H_{15}N_5O_7S_2$, berechnet auf die wasser- und ethanolfreie Substanz.

Eigenschaften

Weißes bis fast weißes, schwach hygroskopisches Pulver; schwer löslich in Wasser, leicht löslich in Methanol, wenig löslich in wasserfreiem Ethanol, praktisch unlöslich in Ethylacetat.

Prüfung auf Identität

1: A.
2. B, C.

A. Die Prüfung erfolgt mit Hilfe der IR-Spektroskopie (2.2.24) durch Vergleich des Spektrums der Substanz mit dem von Cefixim *CRS*. Wenn die Spektren unterschiedlich sind, werden Substanz und Referenzsubstanz getrennt in Methanol *R* gelöst. Nach Eindampfen der Lösungen zur Trockne werden mit den Rückständen erneut Spektren aufgenommen.

B. Die Prüfung erfolgt mit Hilfe der Dünnschichtchromatographie (2.2.27) unter Verwendung einer DC-Platte mit silanisiertem Kieselgel F_{254} *R*.

Untersuchungslösung: 20 mg Substanz werden in 5 ml einer Mischung von gleichen Volumteilen Methanol *R* und Phosphat-Pufferlösung *p*H 7,0 (0,067 mol · l^{-1}) *R* gelöst.

Referenzlösung a: 20 mg Cefixim *CRS* werden in 5 ml einer Mischung von gleichen Volumteilen Methanol *R* und Phosphat-Pufferlösung *p*H 7,0 (0,067 mol · l^{-1}) *R* gelöst.

Referenzlösung b: 20 mg Cefixim *CRS* und 20 mg Ceftriaxon-Natrium *CRS* werden in 5 ml einer Mischung von gleichen Volumteilen Methanol *R* und Phosphat-Pufferlösung *p*H 7,0 (0,067 mol · l^{-1}) *R* gelöst.

Auf die Platte wird getrennt 1 µl jeder Lösung aufgetragen. Die Chromatographie erfolgt mit einer Mischung von 10 Volumteilen Methylacetat *R* und 90 Volumteilen einer Lösung von Ammoniumacetat *R* (154 g · l^{-1}), deren *p*H-Wert zuvor mit Essigsäure *R* auf 6,2 eingestellt wurde, über eine Laufstrecke von 15 cm. Die Platte wird an der Luft trocknen gelassen und im ultravioletten Licht bei 254 nm ausgewertet. Der Hauptfleck im Chromatogramm der Untersuchungslösung entspricht in bezug auf Lage und Größe dem Hauptfleck im Chromatogramm der Referenzlösung a. Die Prüfung darf nur ausgewertet werden, wenn das Chromatogramm der Referenzlösung b deutlich voneinander getrennt 2 Flecke zeigt.

C. Etwa 2 mg Substanz werden in einem Reagenzglas von 150 mm Länge und 15 mm innerem Durchmesser mit 0,05 ml Wasser *R* befeuchtet. Nach Zusatz von 2 ml Formaldehyd-Schwefelsäure *R* wird der Inhalt des Reagenzglases durch Schütteln gemischt. Die Lösung ist gelb gefärbt. Wird das Reagenzglas 1 min lang in ein Wasserbad gestellt, entsteht eine Orangefärbung.

Prüfung auf Reinheit

***p*H-Wert** (2.2.3): 0,5 g Substanz werden in kohlendioxidfreiem Wasser *R* zu 10 ml suspendiert. Der *p*H-Wert der Suspension muß zwischen 2,6 und 4,1 liegen.

Verwandte Substanzen: Die Prüfung erfolgt mit Hilfe der Flüssigchromatographie (2.2.29) wie unter „Gehaltsbestimmung" beschrieben.

Die Referenzlösung b wird eingespritzt. Die Empfindlichkeit des Systems wird so eingestellt, daß die Höhe des Hauptpeaks im Chromatogramm mindestens 50 Prozent des maximalen Ausschlags beträgt.

Die Untersuchungslösung wird eingespritzt. Die Chromatographie erfolgt über eine Dauer, die der 3fachen Retentionszeit des Hauptpeaks entspricht. Im Chromatogramm der Untersuchungslösung darf keine Peakfläche, mit Ausnahme der des Hauptpeaks, größer sein als das 0,5fache der Fläche des Hauptpeaks im Chromatogramm der Referenzlösung b (0,5 Prozent). Im Chromatogramm der Untersuchungslösung darf die Summe aller Peakflächen, mit Ausnahme der des Hauptpeaks, nicht größer sein als das 3fache der Fläche des Hauptpeaks im Chromatogramm der Referenzlösung b (3 Prozent). Peaks, deren Fläche kleiner ist als das 0,1fache der Fläche des Hauptpeaks im Chromatogramm der Referenzlösung b, werden nicht berücksichtigt.

Ethanol (2.4.24): Höchstens 1,0 Prozent (*m*/*m*).

Die Prüfung erfolgt mit Hilfe der Gaschromatographie (2.2.28, Dampfraumanalyse, Zusatzmethode).

Stammlösung: 0,250 g Substanz werden in einer Mischung von 1 Volumteil Dimethylacetamid *R* und 4 Volumteilen Wasser *R* zu 25,0 ml gelöst.

Wasser (2.5.12): 9,0 bis 12,0 Prozent, mit 0,200 g Substanz nach der Karl-Fischer-Methode bestimmt.

Sulfatasche (2.4.14): Höchstens 0,2 Prozent, mit 1,0 g Substanz bestimmt.

Gehaltsbestimmung

Die Bestimmung erfolgt mit Hilfe der Flüssigchromatographie (2.2.29).

Untersuchungslösung: 25,0 mg Substanz werden in der mobilen Phase zu 25,0 ml gelöst.

Referenzlösung a: 25,0 mg Cefixim *CRS* werden in der mobilen Phase zu 25,0 ml gelöst.

Referenzlösung b: 1,0 ml Referenzlösung a wird mit der mobilen Phase zu 100,0 ml verdünnt.

Referenzlösung c: 10 mg Cefixim *CRS* werden in 10 ml Wasser *R* gelöst. Die Lösung wird 45 min lang im Wasserbad erhitzt. Nach dem Abkühlen wird sofort eingespritzt.

Die Chromatographie kann durchgeführt werden mit
- einer Säule von 0,125 m Länge und 4 mm innerem Durchmesser, gepackt mit octadecylsilyliertem Kieselgel zur Chromatographie *R* (5 µm)
- folgender mobilen Phase bei einer Durchflußrate von 1,0 ml je Minute: eine Mischung von 250 Volumteilen Acetonitril *R* und 750 Volumteilen einer Tetrabutylammoniumhydroxid-Lösung, die wie folgt hergestellt wird: 8,2 g Tetrabutylammoniumhydroxid *R* werden in Wasser *R* zu 800 ml gelöst, mit Phosphorsäure 10 % *R* auf einen *p*H-Wert von 6,5 eingestellt und mit Wasser *R* zu 1000 ml verdünnt
- einem Spektrometer als Detektor bei einer Wellenlänge von 254 nm
- einer 10-µl-Probenschleife.

Die Temperatur der Säule wird bei 40 °C gehalten.

Die Referenzlösung c wird eingespritzt. Die Empfindlichkeit des Systems wird so eingestellt, daß die Höhen der Hauptpeaks im Chromatogramm mindestens 20 Prozent des maximalen Ausschlags betragen. Die Bestimmung darf nur ausgewertet werden, wenn die Auflösung zwischen den 2 Hauptpeaks (Cefixim und *E*-Isomer) mindestens 2,0 beträgt. Falls erforderlich wird der Anteil von Acetonitril in der mobilen Phase geändert.

Die Referenzlösung a wird 6mal eingespritzt. Die Bestimmung darf nur ausgewertet werden, wenn die relative Standardabweichung der Peakfläche von Cefixim höchstens 1,0 Prozent beträgt.

Die Untersuchungslösung und die Referenzlösung a werden abwechselnd eingespritzt.

Lagerung

Dicht verschlossen, vor Licht geschützt.

Verunreinigungen

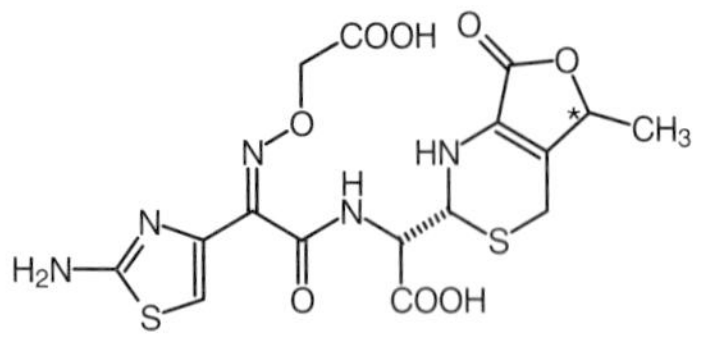

A. 2-[[(*Z*)-2-(2-Aminothiazol-4-yl)-2-[(carboxymethoxy)imino]acetyl]amino]-2-[(2*R*)-5-methyl-7-oxo-1,2,5,7-tetrahydro-4*H*-furo[3,4-*d*][1,3]thiazin-2-yl]essigsäure

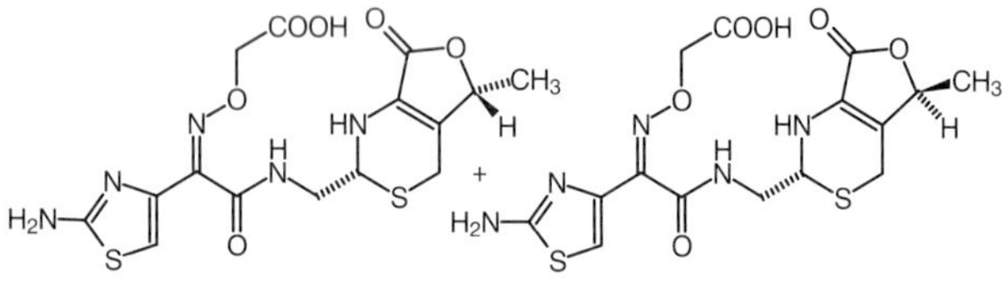

B. 2-[[[(*Z*)-1-(2-Aminothiazol-4-yl)-2-[[[(2*R*,5*RS*)-5-methyl-7-oxo-1,2,5,7-tetrahydro-4*H*-furo[3,4-*d*][1,3]thiazin-2-yl]methyl]amino]-2-oxoethyliden]amino]oxy]essigsäure

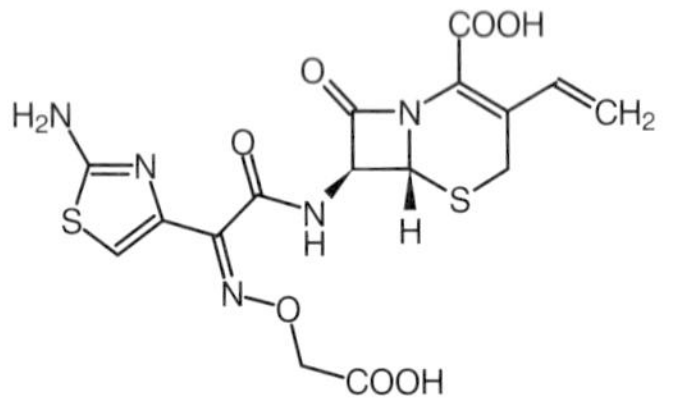

C. (6*R*,7*S*)-7-[[(*Z*)-2-(2-Aminothiazol-4-yl)-2-[(carboxymethoxy)imino]acetyl]amino]-3-ethenyl-8-oxo-5-thia-1-azabicyclo[4.2.0]oct-2-en-2-carbonsäure (Cefixim-7-Epimer)

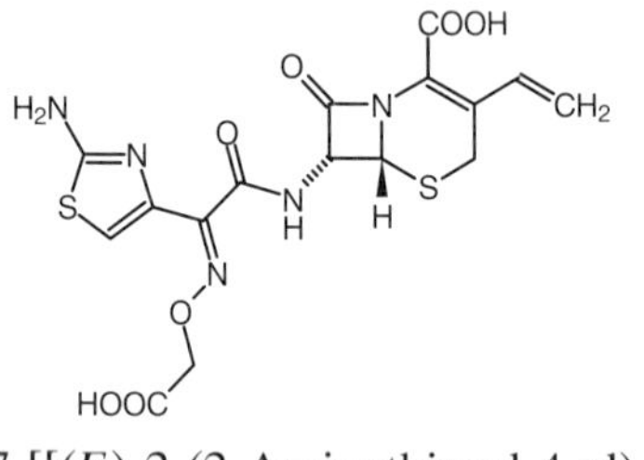

D. (6*R*,7*R*)-7-[[(*E*)-2-(2-Aminothiazol-4-yl)-2-[(carboxymethoxy)imino]acetyl]amino]-3-ethenyl-8-oxo-5-thia-1-azabicyclo[4.2.0]oct-2-en-2-carbonsäure (Cefixim-*E*-Isomer)

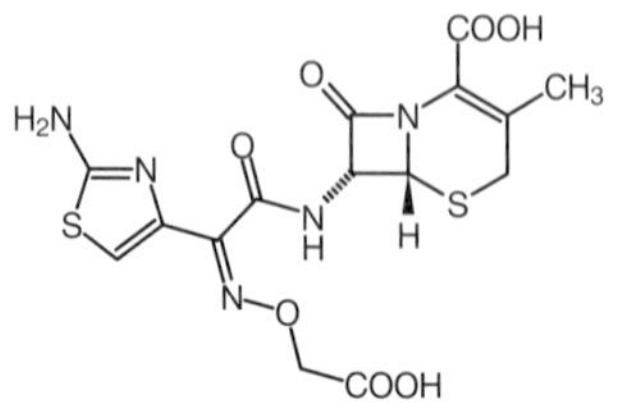

E. (6*R*,7*R*)-7-[[(*Z*)-2-(2-Aminothiazol-4-yl)-2-[(carboxymethoxy)imino]acetyl]amino]-3-methyl-8-oxo-5-thia-1-azabicyclo[4.2.0]oct-2-en-2-carbonsäure.

1999, 989

Cefotaxim-Natrium

Cefotaximum natricum

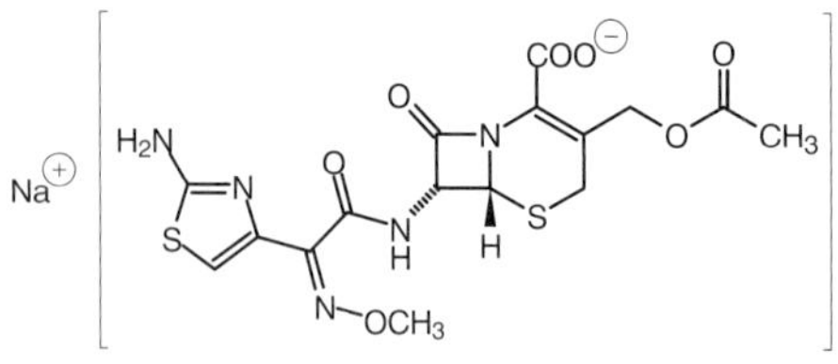

$C_{16}H_{16}N_5NaO_7S_2$ M_r 477,4

Definition

Cefotaxim-Natrium enthält mindestens 96,0 und höchstens 101,0 Prozent (6*R*,7*R*)-3-[(Acetyloxy)methyl]-7-[[(*Z*)-2-(2-aminothiazol-4-yl)-2-(methoxyimino)acetyl]amino]-8-oxo-5-thia-1-azabicyclo[4.2.0]oct-2-en-2-carbonsäure, Natriumsalz, berechnet auf die getrocknete Substanz.

Herstellung

Wird die Substanz nach einem Verfahren hergestellt, bei dem Rückstände von 2-Ethylhexansäure verbleiben könnten, muß sie der folgenden Prüfung entsprechen:

2-Ethylhexansäure: Die Prüfung erfolgt mit Hilfe der Gaschromatographie (2.2.28) unter Anwendung einer geeigneten, validierten Methode. Die Substanz darf höchstens 0,5 Prozent (*m*/*m*) 2-Ethylhexansäure enthalten.

Eigenschaften

Weißes bis schwach gelbes, hygroskopisches Pulver; sehr leicht löslich in Wasser, wenig löslich in Methanol, praktisch unlöslich in Ether.

Prüfung auf Identität

1: A, D.
2: B, C, D.

A. Die Prüfung erfolgt mit Hilfe der IR-Spektroskopie (2.2.24) durch Vergleich des Spektrums der Substanz mit dem von Cefotaxim-Natrium *CRS*.

B. Die Prüfung erfolgt mit Hilfe der Dünnschichtchromatographie (2.2.27) unter Verwendung einer Schicht von silanisiertem Kieselgel HF_{254} *R*.

Untersuchungslösung: 20 mg Substanz werden in 5,0 ml einer Mischung von gleichen Volumteilen Methanol *R* und Phosphat-Pufferlösung *p*H 7,0 (0,067 mol · l^{-1}) *R* gelöst.

Referenzlösung a: 20 mg Cefotaxim-Natrium *CRS* werden in 5,0 ml einer Mischung von gleichen Volumteilen Methanol *R* und Phosphat-Pufferlösung *p*H 7,0 (0,067 mol · l^{-1}) *R* gelöst.

Referenzlösung b: 20 mg Cefotaxim-Natrium *CRS* und 20 mg Cefoxitin-Natrium *CRS* werden in 5,0 ml einer Mischung von gleichen Volumteilen Methanol *R* und Phosphat-Pufferlösung *p*H 7,0 (0,067 mol · l^{-1}) *R* gelöst.

Auf die Platte wird getrennt 1 µl jeder Lösung aufgetragen. Die Chromatographie erfolgt mit einer Mischung von 15 Volumteilen Aceton *R* und 85 Volumteilen einer Lösung von Ammoniumacetat *R* (154 g · l^{-1}), die zuvor mit Essigsäure *R* auf einen *p*H-Wert von 6,2 eingestellt wurde, über eine Laufstrecke von 15 cm. Die Platte wird an der Luft trocknen gelassen und im ultravioletten Licht bei 254 nm ausgewertet. Der Hauptfleck im Chromatogramm der Untersuchungslösung entspricht in bezug auf Lage und Größe dem Hauptfleck im Chromatogramm der Referenzlösung a. Die Prüfung darf nur ausgewertet werden, wenn das Chromatogramm der Referenzlösung b deutlich voneinander getrennt 2 Flecke zeigt.

C. Etwa 2 mg Substanz werden in einem Reagenzglas von etwa 150 mm Länge und 15 mm innerem Durchmesser mit 0,05 ml Wasser *R* befeuchtet. Nach Zusatz von 2 ml Formaldehyd-Schwefelsäure *R* wird der Inhalt des Reagenzglases durch Schütteln gemischt. Die Lösung ist leuchtend gelb gefärbt. Wird das Reagenzglas 1 min lang in ein Wasserbad gestellt, entsteht eine Braunfärbung.

D. Die Substanz gibt die Identitätsreaktion a auf Natrium (2.3.1).

Prüfung auf Reinheit

Prüflösung: 2,5 g Substanz werden in kohlendioxidfreiem Wasser *R* zu 25,0 ml gelöst.

Aussehen der Lösung: Die Prüflösung muß klar (2.2.1) sein. Werden 10 ml Prüflösung mit 1 ml Essigsäure 98 % *R* versetzt und sofort geprüft, muß die Lösung klar sein. Die Absorption (2.2.25) der Prüflösung, bei 430 nm gemessen, darf höchstens 0,20 betragen.

***p*H-Wert** (2.2.3): Der *p*H-Wert der Prüflösung muß zwischen 4,5 und 6,5 liegen.

Spezifische Drehung (2.2.7): 0,100 g Substanz werden in Wasser *R* zu 10,0 ml gelöst. Die spezifische Drehung muß zwischen +58 und +64° liegen, berechnet auf die getrocknete Substanz.

Absorption (2.2.25): 20,0 mg Substanz werden in Wasser *R* zu 100,0 ml gelöst. 10,0 ml Lösung werden mit Wasser *R* zu 100,0 ml verdünnt. Die spezifische Absorption, im Maximum bei 235 nm gemessen, muß zwischen 360 und 390 liegen, berechnet auf die getrocknete Substanz.

Verwandte Substanzen: Die Prüfung erfolgt mit Hilfe der Flüssigchromatographie (2.2.29) wie unter „Gehaltsbestimmung“ beschrieben.

Die Untersuchungslösung und die Referenzlösung b werden getrennt eingespritzt. Die Chromatographie erfolgt über eine Dauer, die mindestens der 8fachen Retentionszeit des Hauptpeaks entspricht. Im Chromatogramm der Untersuchungslösung darf keine Peakfläche, mit Ausnahme der des Hauptpeaks, größer sein als die Fläche des Hauptpeaks im Chromatogramm der Referenzlösung b (1 Prozent). Die Summe der Flächen aller Nebenpeaks darf nicht größer sein als das 3fache der Fläche des Hauptpeaks im Chromatogramm der Referenzlösung b (3 Prozent).

Dimethylanilin: Höchstens 20 ppm. Die Prüfung erfolgt mit Hilfe der Gaschromatographie (2.2.28) unter Verwendung von Naphthalin *R* als Interner Standard.

Interner-Standard-Lösung: 50,0 mg Naphthalin *R* werden in Cyclohexan *R* zu 50,0 ml gelöst. 5,0 ml Lösung werden mit Cyclohexan *R* zu 100,0 ml verdünnt.

Untersuchungslösung: 1,00 g Substanz wird in einem Reagenzglas mit Schliffstopfen mit 5 ml Natriumhydroxid-Lösung (1 mol · l^{-1}) und 1,0 ml Interner-Standard-Lösung versetzt. Das Reagenzglas wird verschlossen und 1 min lang kräftig geschüttelt. Falls erforderlich wird zentrifugiert. Die obere Phase wird verwendet.

Referenzlösung: 50,0 mg *N*,*N*-Dimethylanilin *R* werden mit 2 ml Salzsäure *R* und 20 ml Wasser *R* versetzt. Die Mischung wird bis zur Auflösung der Substanz geschüttelt und mit Wasser *R* zu 50,0 ml verdünnt. 5,0 ml Lösung werden mit Wasser *R* zu 250,0 ml verdünnt. 1,0 ml dieser Lösung wird in einem Reagenzglas mit Schliffstopfen mit 5 ml Natriumhydroxid-Lösung (1 mol · l^{-1}) und 1,0 ml Interner-Standard-Lösung versetzt. Das Reagenzglas wird verschlossen und 1 min lang kräftig geschüttelt. Falls erforderlich wird zentrifugiert. Die obere Phase wird verwendet.

Die Chromatographie kann durchgeführt werden mit
- einer Säule aus Glas von 2 m Länge und 2 mm innerem Durchmesser, gepackt mit silanisiertem Kieselgur zur Gaschromatographie *R*, imprägniert mit 3 Prozent (*m*/*m*) Poly[methyl(50)phenyl(50)]siloxan *R*
- Stickstoff zur Chromatographie *R* als Trägergas bei einer Durchflußrate von 30 ml je Minute
- einem Flammenionisationsdetektor.

Die Temperatur der Säule wird bei 120 °C, die des Probeneinlasses und des Detektors bei 150 °C gehalten.

Je 1 µl Untersuchungslösung und Referenzlösung wird getrennt eingespritzt.

Trocknungsverlust (2.2.32): Höchstens 3,0 Prozent, mit 1,000 g Substanz durch Trocknen im Trockenschrank bei 100 bis 105 °C bestimmt.

Sterilität (2.6.1): Cefotaxim-Natrium zur Herstellung von Parenteralia, das dabei keinem weiteren geeigneten Sterilisationsverfahren unterworfen wird, muß der Prüfung entsprechen.

Bakterien-Endotoxine (2.6.14): Cefotaxim-Natrium zur Herstellung von Parenteralia, das dabei keinem weiteren geeigneten Verfahren zur Beseitigung von Bakterien-Endotoxinen unterworfen wird, darf höchstens 0,05 I.E. Bakterien-Endotoxine je Milligramm Substanz enthalten.

Gehaltsbestimmung

Die Bestimmung erfolgt mit Hilfe der Flüssigchromatographie (2.2.29).

Untersuchungslösung: 25,0 mg Substanz werden in der mobilen Phase zu 25,0 ml gelöst.

Referenzlösung a: 25,0 mg Cefotaxim-Natrium *CRS* werden in der mobilen Phase zu 25,0 ml gelöst.

Referenzlösung b: 1,0 ml Referenzlösung a wird mit der mobilen Phase zu 100,0 ml verdünnt.

Referenzlösung c: 4,0 ml Untersuchungslösung werden mit 1,0 ml verdünnter Salzsäure *R* versetzt. Die Lösung wird 2 h lang bei 40 °C erwärmt und anschließend mit 5,0 ml Pufferlösung *p*H 6,6 *R* und 1,0 ml verdünnter Natriumhydroxid-Lösung *R* versetzt.

Die Chromatographie kann durchgeführt werden mit

- einer Säule von 0,25 m Länge und 4,6 mm innerem Durchmesser, gepackt mit octadecylsilyliertem Kieselgel zur Chromatographie *R* (5 µm)
- folgender mobilen Phase bei einer Durchflußrate von 1,0 ml je Minute: 3,5 g Kaliumdihydrogenphosphat *R* und 11,6 g Natriummonohydrogenphosphat *R* werden in 1000 ml Wasser *R* zum *p*H-Wert 7,0 gelöst; die Lösung wird mit 180 ml Methanol *R* versetzt
- einem Spektrometer als Detektor bei einer Wellenlänge von 235 nm
- einer 10-µl-Probenschleife.

Referenzlösung a und Referenzlösung c werden getrennt eingespritzt. Die Empfindlichkeit des Systems wird so eingestellt, daß die Höhe der Hauptpeaks im Chromatogramm der Referenzlösung c mindestens 50 Prozent des maximalen Ausschlags beträgt. Die Bestimmung darf nur ausgewertet werden, wenn Cefotaxim als zweiter von den Hauptpeaks eluiert wird und die Auflösung zwischen den 2 Hauptpeaks mindestens 3,5 beträgt. Falls erforderlich wird eine andere stationäre Phase verwendet oder die Konzentration von Methanol in der mobilen Phase geändert. Die Bestimmung darf nur ausgewertet werden, wenn der Symmetriefaktor des Cefotaxim-Peaks höchstens 2,0 beträgt.

Die Referenzlösung a wird 6mal eingespritzt. Die Bestimmung darf nur ausgewertet werden, wenn die relative Standardabweichung der Peakfläche von Cefotaxim höchstens 1,0 Prozent beträgt.

Untersuchungslösung und Referenzlösung a werden abwechselnd eingespritzt.

Lagerung

Dicht verschlossen, vor Licht geschützt, unterhalb von 30 °C. Falls die Substanz steril ist, im Behältnis mit Sicherheitsverschluß.

Beschriftung

Die Beschriftung gibt insbesondere, falls zutreffend, an

- daß die Substanz steril ist
- daß die Substanz frei von Bakterien-Endotoxinen ist.

Verunreinigungen

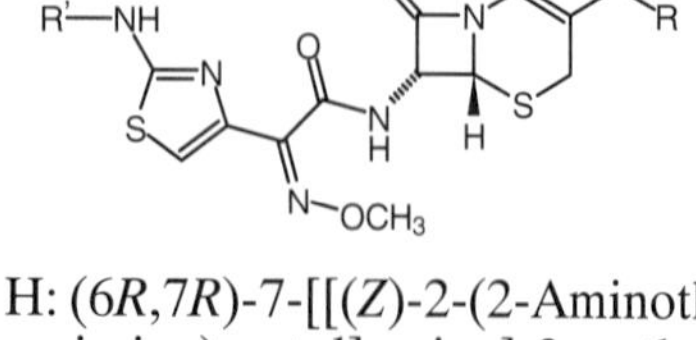

A. R = R′ = H: (6*R*,7*R*)-7-[[(*Z*)-2-(2-Aminothiazol-4-yl)-2-(methoxyimino)acetyl]amino]-3-methyl-8-oxo-5-thia-1-azabicyclo[4.2.0]oct-2-en-2-carbonsäure (Desacetoxycefotaxim)

B. R = OH, R′ = H: (6*R*,7*R*)-7-[[(*Z*)-2-(2-Aminothiazol-4-yl)-2-(methoxyimino)acetyl]amino]-3-hydroxymethyl-8-oxo-5-thia-1-azabicyclo[4.2.0]oct-2-en-2-carbonsäure (Desacetylcefotaxim)

C. R = O–CO–CH_3, R′ = CHO: (6*R*,7*R*)-3-[(Acetyloxy)methyl]-7-[[(*Z*)-2-[2-(formylamino)thiazol-4-yl]-2-(methoxyimino)acetyl]amino]-8-oxo-5-thia-1-azabicyclo[4.2.0]oct-2-en-2-carbonsäure (*N*-Formylcefotaxim)

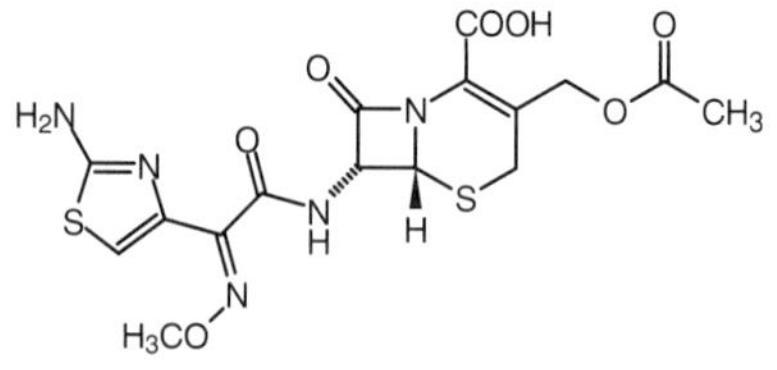

D. (6*R*,7*R*)-3-[(Acetyloxy)methyl]-7-[[(*E*)-2-(2-aminothiazol-4-yl)-2-(methoxyimino)acetyl]amino]-8-oxo-5-thia-1-azabicyclo[4.2.0]oct-2-en-2-carbonsäure (*E*-Cefotaxim)

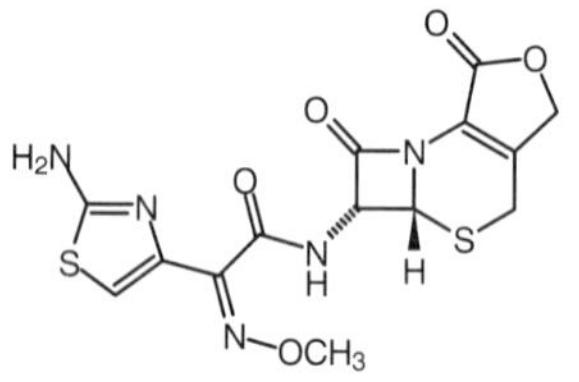

E. (*Z*)-2-(2-Aminothiazol-4-yl)-*N*-[(5a*R*,6*R*)-1,7-dioxo-1,4,6,7-tetrahydro-3*H*,5a*H*-azeto[2,1-*b*]furo[3,4-*d*][1,3]thiazin-6-yl]-2-(methoxyimino)acetamid (Desacetylcefotaximlacton).

1998, 814

Cefradin

Cefradinum

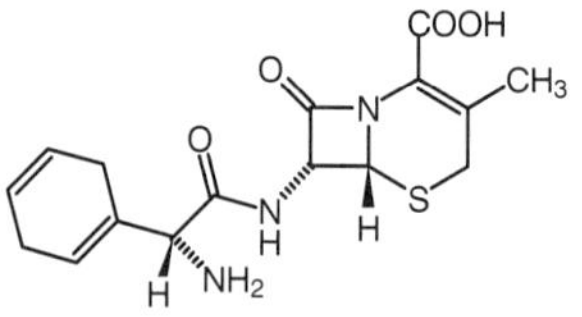

$C_{16}H_{19}N_3O_4S$ M_r 349,4

Definition

Cefradin enthält mindestens 90,0 Prozent (6*R*,7*R*)-7-[(*R*)-2-Amino-2-(cyclohexa-1,4-dienyl)acetamido]-3-methyl-8-oxo-5-thia-1-azabicyclo[4.2.0]oct-2-en-2-carbonsäure, berechnet auf die wasserfreie Substanz. Die Summe der Prozentgehalte an $C_{16}H_{19}N_3O_4S$ und Cefalexin ($C_{16}H_{17}N_3O_4S$; M_r 347,4) beträgt mindestens 95,0 und höchstens 102,0 Prozent, berechnet auf die wasserfreie Substanz.

Eigenschaften

Weißes bis schwach gelbes, hygroskopisches Pulver; wenig löslich in Wasser, praktisch unlöslich in Ethanol und Ether.

Prüfung auf Identität

1: A.

2: B, C.

A. Die Prüfung erfolgt mit Hilfe der IR-Spektroskopie (2.2.24) durch Vergleich des Spektrums der Substanz mit dem von Cefradin *CRS*. Wenn die Spektren bei der Prüfung in fester Form unterschiedlich sind, werden jeweils 30 mg Substanz und Referenzsubstanz getrennt in 10 ml Methanol *R* gelöst, die Lösungen bei 40 °C und einem Druck unterhalb 2 kPa zur Trockne eingedampft und die Spektren mit den Rückständen erneut aufgenommen.

B. Die Prüfung erfolgt mit Hilfe der Dünnschichtchromatographie (2.2.27) unter Verwendung einer Schicht von silanisiertem Kieselgel HF_{254} *R*.

Untersuchungslösung: 20 mg Substanz werden in 5 ml einer Mischung von gleichen Volumteilen Methanol *R* und Phosphat-Pufferlösung *p*H 7,0 (0,067 mol · l^{-1}) *R* gelöst.

Referenzlösung a: 20 mg Cefradin *CRS* werden in 5 ml einer Mischung von gleichen Volumteilen Methanol *R* und Phosphat-Pufferlösung *p*H 7,0 (0,067 mol · l^{-1}) *R* gelöst.

Referenzlösung b: 20 mg Cefradin *CRS* und 20 mg Cefalexin *CRS* werden in 5 ml einer Mischung von gleichen Volumteilen Methanol *R* und Phosphat-Pufferlösung *p*H 7,0 (0,067 mol · l^{-1}) *R* gelöst.

Auf die Platte wird getrennt 1 µl jeder Lösung aufgetragen. Die Chromatographie erfolgt mit einer Mischung von 15 Volumteilen Aceton *R* und 85 Volumteilen einer Lösung von Ammoniumacetat *R* (150 g · l^{-1}), deren *p*H-Wert zuvor mit Essigsäure 98 % *R* auf 6,2 eingestellt wurde, über eine Laufstrecke von 15 cm. Die Platte wird an der Luft trocknen gelassen. Die Auswertung erfolgt im ultravioletten Licht bei 254 nm. Der Hauptfleck im Chromatogramm der Untersuchungslösung entspricht in bezug auf Lage und Größe dem Hauptfleck im Chromatogramm der Referenzlösung a. Die Prüfung darf nur ausgewertet werden, wenn das Chromatogramm der Referenzlösung b deutlich voneinander getrennt 2 Flecke zeigt.

C. Etwa 2 mg Substanz werden in einem Reagenzglas von etwa 150 mm Länge und 15 mm innerem Durchmesser mit 0,05 ml Wasser *R* befeuchtet. Nach Zusatz von 2 ml Formaldehyd-Schwefelsäure *R* wird der Inhalt des Reagenzglases durch Schütteln gemischt. Die Lösung ist schwach gelb gefärbt. Wird das Reagenzglas 1 min lang in ein Wasserbad gestellt, entsteht eine intensive Gelbfärbung.

Prüfung auf Reinheit

Prüflösung: 2,50 g Substanz werden in Natriumcarbonat-Lösung *R* zu 25,0 ml gelöst.

Aussehen der Lösung: Die Prüflösung darf nicht stärker opaleszieren als die Referenzsuspension II (2.2.1). Die Prüflösung wird 5 min lang stehengelassen. Die Absorption (2.2.25) der Prüflösung, bei 450 nm gemessen, darf höchstens 0,20 betragen.

***p*H-Wert** (2.2.3): 0,100 g Substanz werden in kohlendioxidfreiem Wasser *R* zu 10 ml gelöst. Der *p*H-Wert der Lösung muß zwischen 3,5 und 6,0 liegen.

Spezifische Drehung (2.2.7): 0,250 g Substanz werden in Acetat-Pufferlösung *p*H 4,6 *R* zu 25,0 ml gelöst. Die spezifische Drehung muß zwischen +80 und +90° liegen, berechnet auf die wasserfreie Substanz.

Absorption (2.2.25): 50,0 mg Substanz werden in Wasser *R* zu 100,0 ml gelöst. Die Absorption der Lösung, bei 330 nm gemessen, darf höchstens 0,05 betragen. 2,0 ml Lösung werden mit Wasser *R* zu 50,0 ml verdünnt. Diese Lösung, zwischen 220 und 300 nm gemessen, zeigt ein Absorptionsmaximum bei 262 nm. Die spezifische Absorption, im Maximum gemessen, muß zwischen 215 und 240 liegen, berechnet auf die wasserfreie Substanz.

Verwandte Substanzen: Die Prüfung erfolgt mit Hilfe der Dünnschichtchromatographie (2.2.27) unter Verwendung einer Schicht von Kieselgel G *R*. Die Platte wird durch Entwicklung mit einer 5prozentigen Lösung (*V/V*) von Tetradecan *R* in Hexan *R* imprägniert. Nach dem Verdunstenlassen des Lösungsmittels wird die Chromatographie in derselben Laufrichtung durchgeführt.

Untersuchungslösung a: 0,25 g Substanz werden in verdünnter Salzsäure *R* zu 10 ml gelöst.

Referenzlösung a: 1,0 ml Untersuchungslösung wird mit verdünnter Salzsäure *R* zu 100 ml verdünnt.

Referenzlösung b: 25 mg 7-Aminodesacetoxycefalosporansäure *CRS* werden in verdünnter Salzsäure *R* zu 10 ml gelöst (Referenzlösung b′). 1 ml Referenzlösung b′ wird mit verdünnter Salzsäure *R* zu 10 ml verdünnt.

Referenzlösung c: 25 mg Cyclohexa-1,4-dienylglycin *CRS* werden in verdünnter Salzsäure *R* zu 10 ml gelöst (Referenzlösung c′). 1 ml Referenzlösung c′ wird mit verdünnter Salzsäure *R* zu 10 ml verdünnt.

Referenzlösung d: 0,25 g Substanz werden in einer Mischung von 1 ml Referenzlösung b′ und 1 ml Referenzlösung c′ gelöst. Die Lösung wird mit verdünnter Salzsäure *R* zu 10 ml verdünnt.

Auf die Platte werden getrennt 5 µl jeder Lösung aufgetragen. Die Chromatographie erfolgt mit einer Mischung von 3 Volumteilen Aceton *R*, 80 Volumteilen einer Lösung von Natriummonohydrogenphosphat *R* (72 g · l^{-1}) und 120 Volumteilen einer Lösung von Citronensäure *R* (21 g · l^{-1}) über eine Laufstrecke von 15 cm. Die Platte wird 3 min lang bei 90 °C getrocknet, anschließend im noch heißen Zustand mit einer Lösung von Ninhydrin *R* (1 g · l^{-1}) in der mobilen Phase besprüht, weitere 15 min lang bei 90 °C erhitzt und erkalten gelas-

C

Monographien

sen. Ein der 7-Aminodesacetoxycefalosporansäure entsprechender Fleck im Chromatogramm der Untersuchungslösung darf nicht größer oder stärker gefärbt sein als der Hauptfleck im Chromatogramm der Referenzlösung b (1,0 Prozent). Ein dem Cyclohexa-1,4-dienylglycin entsprechender Fleck im Chromatogramm der Untersuchungslösung (die Lage wird durch den Vergleich mit dem Chromatogramm der Referenzlösung d bestimmt) darf nicht größer oder stärker gefärbt sein als der Hauptfleck im Chromatogramm der Referenzlösung c (1,0 Prozent). Kein im Chromatogramm der Untersuchungslösung auftretender Fleck, mit Ausnahme des Hauptflecks, des Flecks der 7-Aminodesacetoxycefalosporansäure und des Flecks des Cyclohexa-1,4-dienylglycins, darf größer oder stärker gefärbt sein als der Hauptfleck im Chromatogramm der Referenzlösung a (1,0 Prozent). Die Prüfung darf nur ausgewertet werden, wenn das Chromatogramm der Referenzlösung d deutlich voneinander getrennt 3 Flecke zeigt.

Cefalexin: Höchstens 5,0 Prozent, berechnet auf die wasserfreie Substanz. Die Prüfung erfolgt mit Hilfe der Flüssigchromatographie (2.2.29) wie unter „Gehaltsbestimmung" beschrieben. Die Untersuchungslösung und die Referenzlösung b werden getrennt eingespritzt.

Dimethylanilin: Höchstens 20 ppm. Die Prüfung erfolgt mit Hilfe der Gaschromatographie (2.2.28) unter Verwendung von Naphthalin *R* als Interner Standard.

Interner-Standard-Lösung: 50,0 mg Naphthalin *R* werden in Cyclohexan *R* zu 50,0 ml gelöst. 5,0 ml Lösung werden mit Cyclohexan *R* zu 100,0 ml verdünnt.

Untersuchungslösung: 1,00 g Substanz wird in einem Reagenzglas mit Schliffstopfen mit 5 ml Natriumhydroxid-Lösung (1 mol · l^{-1}) und 1,0 ml Interner-Standard-Lösung versetzt. Das Reagenzglas wird verschlossen und 1 min lang kräftig geschüttelt. Falls erforderlich wird zentrifugiert. Die obere Phase wird verwendet.

Referenzlösung: 50,0 mg *N,N*-Dimethylanilin *R* werden mit 2 ml Salzsäure *R* und 20 ml Wasser *R* versetzt. Die Mischung wird bis zur Auflösung der Substanz geschüttelt und mit Wasser *R* zu 50,0 ml verdünnt. 5,0 ml Lösung werden mit Wasser *R* zu 250,0 ml verdünnt. 1,0 ml dieser Lösung wird in einem Reagenzglas mit Schliffstopfen mit 5,0 ml Natriumhydroxid-Lösung (1 mol · l^{-1}) und 1,0 ml Interner-Standard-Lösung versetzt. Das Reagenzglas wird verschlossen und 1 min lang kräftig geschüttelt. Falls erforderlich wird zentrifugiert. Die obere Phase wird verwendet.

Die Chromatographie kann durchgeführt werden mit
- einer Säule aus Glas von 2 m Länge und 2 mm innerem Durchmesser, gepackt mit silanisiertem Kieselgur zur Gaschromatographie *R*, imprägniert mit 3 Prozent (*m/m*) Poly[methyl(50)phenyl(50)]siloxan *R*
- Stickstoff zur Chromatographie *R* als Trägergas bei einer Durchflußrate von 30 ml je Minute
- einem Flammenionisationsdetektor.

Die Temperatur der Säule wird bei 120 °C, die des Probeneinlasses und des Detektors bei 150 °C gehalten.

Je 1 µl Untersuchungslösung und Referenzlösung wird getrennt eingespritzt.

Wasser (2.5.12): Höchstens 6,0 Prozent, mit 0,300 g Substanz nach der Karl-Fischer-Methode bestimmt.

Sulfatasche (2.4.14): Höchstens 0,2 Prozent, mit 1,0 g Substanz bestimmt.

Gehaltsbestimmung

Die Bestimmung erfolgt mit Hilfe der Flüssigchromatographie (2.2.29).

Untersuchungslösung: 50,0 mg Substanz werden in der mobilen Phase zu 100,0 ml gelöst.

Referenzlösung a: 50,0 mg Cefradin *CRS* werden in der mobilen Phase zu 100,0 ml gelöst.

Referenzlösung b: 10,0 mg Cefradin *CRS* und 10,0 mg Cefalexin *CRS* werden in der mobilen Phase zu 100,0 ml gelöst.

Die Chromatographie kann durchgeführt werden mit
- einer Säule von 0,25 m Länge und 4,6 mm innerem Durchmesser, gepackt mit octadecylsilyliertem Kieselgel zur Chromatographie *R* (5 oder 10 µm)
- einer Mischung von 1 Volumteil verdünnter Essigsäure *R*, 17 Volumteilen einer Lösung von Natriumacetat *R* (36,2 g · l^{-1}), 200 Volumteilen Methanol *R* und 782 Volumteilen Wasser *R* als mobile Phase bei einer Durchflußrate von 1,0 ml je Minute
- einem Spektrometer als Detektor bei einer Wellenlänge von 254 nm
- einer 20-µl-Probenschleife.

Die Referenzlösung b wird eingespritzt. Die Empfindlichkeit des Systems wird so eingestellt, daß die Höhe der Peaks mindestens 50 Prozent des maximalen Ausschlags beträgt. Die Bestimmung darf nur ausgewertet werden, wenn die Auflösung zwischen den Peaks von Cefalexin und Cefradin mindestens 4 beträgt. Falls erforderlich wird der Anteil an Methanol in der mobilen Phase geändert.

Die Referenzlösung a wird 6mal eingespritzt. Die Bestimmung darf nur ausgewertet werden, wenn die relative Standardabweichung der Peakfläche von Cefradin höchstens 1,0 Prozent beträgt.

Die Untersuchungslösung und die Referenzlösung a werden getrennt eingespritzt. Die Prozentgehalte von Cefradin und Cefalexin werden berechnet.

Lagerung

Dicht verschlossen, vor Licht geschützt, unterhalb von 30 °C.

1998, 991

Ceftriaxon-Dinatrium

Ceftriaxonum natricum

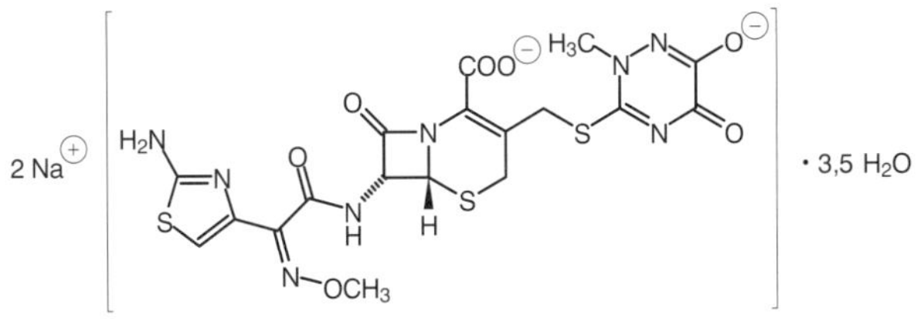

$C_{18}H_{16}N_8Na_2O_7S_3 \cdot 3,5\ H_2O$ M_r 662

Definition

Ceftriaxon-Dinatrium enthält mindestens 96,0 und höchstens 102,0 Prozent (6*R*,7*R*)-7-[2-(2-Amino-1,3-thiazol-4-yl)-2-[(*Z*)-methoxyimino]acetamido]-3-(6-hydroxy-2-methyl-5-oxo-2,5-dihydro-1,2,4-triazin-3-ylsulfanylmethyl)-8-oxo-5-thia-1-azabicyclo[4.2.0]oct-2-en-2-carbonsäure, Dinatriumsalz, berechnet auf die wasserfreie Substanz.

Eigenschaften

Weißes bis gelbliches, kristallines, schwach hygroskopisches Pulver; sehr leicht löslich in Wasser, wenig löslich in Methanol, sehr schwer löslich in Ethanol.

Prüfung auf Identität

1: A, D.
2: B, C, D.

A. Die Prüfung erfolgt mit Hilfe der IR-Spektroskopie (2.2.24) durch Vergleich des Spektrums der Substanz mit dem von Ceftriaxon-Natrium *CRS.*

B. Die Prüfung erfolgt mit Hilfe der Dünnschichtchromatographie (2.2.27) unter Verwendung einer Schicht von silanisiertem Kieselgel HF_{254} *R.*

Untersuchungslösung: 20 mg Substanz werden in 5 ml einer Mischung von gleichen Volumteilen Methanol *R* und Phosphat-Pufferlösung *p*H 7,0 ($0,067\ mol \cdot l^{-1}$) *R* gelöst.

Referenzlösung a: 20 mg Ceftriaxon-Natrium *CRS* werden in 5 ml einer Mischung von gleichen Volumteilen Methanol *R* und Phosphat-Pufferlösung *p*H 7,0 ($0,067\ mol \cdot l^{-1}$) *R* gelöst.

Referenzlösung b: 20 mg Ceftriaxon-Natrium *CRS* und 20 mg Cefradin *CRS* werden in 5 ml einer Mischung von gleichen Volumteilen Methanol *R* und Phosphat-Pufferlösung *p*H 7,0 ($0,067\ mol \cdot l^{-1}$) *R* gelöst.

Auf die Platte wird getrennt 1 µl jeder Lösung aufgetragen. Die Chromatographie erfolgt mit einer Mischung von 10 Volumteilen Methylacetat *R* und 90 Volumteilen einer Lösung von Ammoniumacetat *R* ($150\ g \cdot l^{-1}$), die zuvor mit Essigsäure *R* auf einen *p*H-Wert von 6,2 eingestellt wird, über eine Laufstrecke von 15 cm. Die Platte wird im Warmluftstrom getrocknet und im ultravioletten Licht bei 254 nm ausgewertet. Der Hauptfleck im Chromatogramm der Untersuchungslösung entspricht in bezug auf Lage und Größe dem Hauptfleck im Chromatogramm der Referenzlösung a. Die Prüfung darf nur ausgewertet werden, wenn das Chromatogramm der Referenzlösung b deutlich voneinander getrennt 2 Flecke zeigt.

C. Etwa 2 mg Substanz werden in einem Reagenzglas von 150 mm Länge und 15 mm innerem Durchmesser mit 0,05 ml Wasser *R* befeuchtet. Nach Zusatz von 2 ml Formaldehyd-Schwefelsäure *R* wird der Inhalt des Reagenzglases durch Rühren gemischt. Die Lösung ist grünlichgelb gefärbt. Wird das Reagenzglas 1 min lang in ein Wasserbad gestellt, entsteht eine Gelbfärbung.

D. Die Substanz gibt die Identitätsreaktion a auf Natrium (2.3.1).

Prüfung auf Reinheit

Prüflösung: 2,40 g Substanz werden in kohlendioxidfreiem Wasser *R* zu 20,0 ml gelöst.

Aussehen der Lösung: 2 ml Prüflösung werden mit Wasser *R* zu 20 ml verdünnt. Diese Lösung muß klar (2.2.1) und darf nicht stärker gefärbt sein als die Farbvergleichslösung G_5 oder BG_5 (2.2.2, Methode II).

***p*H-Wert** (2.2.3): Der *p*H-Wert der Prüflösung muß zwischen 6,0 und 8,0 liegen.

Spezifische Drehung (2.2.7): 0,250 g Substanz werden in Wasser *R* zu 25,0 ml gelöst. Die spezifische Drehung muß zwischen –155 und –170° liegen, berechnet auf die wasserfreie Substanz.

Verwandte Substanzen: Die Prüfung erfolgt mit Hilfe der Flüssigchromatographie (2.2.29) wie unter „Gehaltsbestimmung" beschrieben.

Die Untersuchungslösung und die Referenzlösung c werden getrennt eingespritzt. Die Chromatographie erfolgt über eine Dauer, die mindestens der doppelten Retentionszeit des Hauptpeaks entspricht. Im Chromatogramm der Untersuchungslösung darf keine Peakfläche, mit Ausnahme der des Hauptpeaks, größer sein als die Fläche des Hauptpeaks im Chromatogramm der Referenzlösung c (1,0 Prozent). Die Summe der Flächen aller Nebenpeaks darf nicht größer sein als das 4fache der Fläche des Hauptpeaks im Chromatogramm der Referenzlösung c (4,0 Prozent). Peaks, deren Fläche kleiner ist als das 0,1fache der Fläche des Hauptpeaks im Chromatogramm der Referenzlösung c, werden nicht berücksichtigt.

Wasser (2.5.12): 8,0 bis 11,0 Prozent, mit 0,100 g Substanz nach der Karl-Fischer-Methode bestimmt.

Sterilität (2.6.1): Ceftriaxon-Dinatrium zur Herstellung von Parenteralia, das dabei keinem weiteren geeigneten Sterilisationsverfahren unterworfen wird, muß der Prüfung entsprechen.

Bakterien-Endotoxine (2.6.14): Ceftriaxon-Dinatrium zur Herstellung von Parenteralia, das dabei keinem weiteren geeigneten Verfahren zur Beseitigung von Bakterien-Endotoxinen unterworfen wird, darf höchstens

0,20 I.E. Bakterien-Endotoxine je Milligramm Substanz enthalten.

Gehaltsbestimmung

Die Bestimmung erfolgt mit Hilfe der Flüssigchromatographie (2.2.29).

Untersuchungslösung: 30,0 mg Substanz werden in der mobilen Phase zu 100,0 ml gelöst.

Referenzlösung a: 30,0 mg Ceftriaxon-Natrium *CRS* werden in der mobilen Phase zu 100,0 ml gelöst.

Referenzlösung b: 5,0 mg Ceftriaxon-Natrium *CRS* und 5,0 mg Ceftriaxon-Verunreinigung A *CRS* werden in der mobilen Phase zu 100,0 ml gelöst.

Referenzlösung c: 1,0 ml Untersuchungslösung wird mit der mobilen Phase zu 100,0 ml verdünnt.

Die Chromatographie kann durchgeführt werden mit
- einer Säule aus rostfreiem Stahl von 0,25 m Länge und 4,6 mm innerem Durchmesser, gepackt mit octadecylsilyliertem Kieselgel zur Chromatographie *R* (5 µm)
- folgender mobilen Phase bei einer Durchflußrate von 1,5 ml je Minute: 2,0 g Tetrakis(decyl)ammoniumbromid *R* und 2,0 g Tetraheptylammoniumbromid *R* werden gelöst in einer Mischung von 440 ml Wasser *R*, 55 ml Phosphat-Pufferlösung *p*H 7,0 (0,067 mol · l^{-1}) *R*, 5,0 ml Citrat-Pufferlösung *p*H 5,0, die durch Lösen von 20,17 g Citronensäure *R* in 800 ml Wasser *R*, Einstellen des *p*H-Werts mit konzentrierter Natriumhydroxid-Lösung *R* auf 5,0 und Verdünnen mit Wasser *R* zu 1000,0 ml hergestellt wird, und 500 ml Acetonitril *R*
- einem Spektrometer als Detektor bei einer Wellenlänge von 254 nm
- einer 20-µl-Probenschleife.

Die Referenzlösung b wird eingespritzt. Die Empfindlichkeit des Systems wird so eingestellt, daß die Höhe der Peaks mindestens die Hälfte des maximalen Ausschlags beträgt. Die Bestimmung darf nur ausgewertet werden, wenn die Auflösung zwischen den 2 Hauptpeaks mindestens 3,0 beträgt.

Die Referenzlösung a wird 6mal eingespritzt. Die Bestimmung darf nur ausgewertet werden, wenn die relative Standardabweichung der Peakfläche von Ceftriaxon-Dinatrium höchstens 1,0 Prozent beträgt.

Die Untersuchungslösung und die Referenzlösung a werden abwechselnd eingespritzt. Der Prozentgehalt an Ceftriaxon-Dinatrium wird berechnet.

Lagerung

Gut verschlossen, vor Licht geschützt, unterhalb von 30 °C. Falls die Substanz steril ist, im Behältnis mit Sicherheitsverschluß.

Beschriftung

Die Beschriftung gibt insbesondere, falls zutreffend, an
- daß die Substanz steril ist
- daß die Substanz frei von Bakterien-Endotoxinen ist.

Verunreinigungen

A. (6*R*,7*R*)-7-[2-(2-Amino-1,3-thiazol-4-yl)-2-[(*E*)-methoxyimino]acetamido]-3-(6-hydroxy-2-methyl-5-oxo-2,5-dihydro-1,2,4-triazin-3-ylsulfanylmethyl)-8-oxo-5-thia-1-azabicyclo[4.2.0]oct-2-en-2-carbonsäure, Dinatriumsalz (Ceftriaxon-Dinatrium, *E*-Isomer)

B. 2-(2-Amino-1,3-thiazol-4-yl)-*N*-[(5a*R*,6*R*)-1,7-dioxo-1,4,6,7-tetrahydro-3*H*,5a*H*-azeto[2,1-*b*]furo[3,4-*d*][1,3]thiazin-6-yl]-2-[(*Z*)-methoxyimino]acetamid

C. 6-Hydroxy-2-methyl-3-sulfanyl-1,2,4-triazin-5(2*H*)-on

D. *S*-(1,3-Benzothiazol-2-yl)[(2-amino-1,3-thiazol-4-yl)-[(*Z*)-methoxyimino]thioacetat]

E. (6*R*,7*R*)-7-Amino-3-(6-hydroxy-2-methyl-5-oxo-2,5-dihydro-1,2,4-triazin-3-ylsulfanylmethyl)-8-oxo-5-thia-1-azabicyclo[4.2.0]oct-2-en-2-carbonsäure.

1999, 1300

Cefuroximaxetil

Cefuroximum axetili

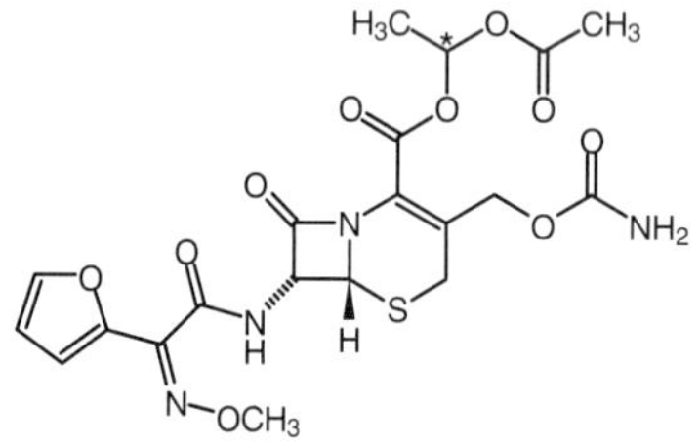

$C_{20}H_{22}N_4O_{10}S$ M_r 510,5

Definition

Cefuroximaxetil enthält mindestens 96,0 und höchstens 102,0 Prozent einer Mischung der zwei Diastereomere von (1*RS*)-1-[(Acetyl)oxy]ethyl-(6*R*,7*R*)-3-[(carbamoyloxy)methyl]-7-[[(*Z*)-2-(furan-2-yl)-2-(methoxyimino)acetyl]amino]-8-oxo-5-thia-1-azabicyclo[4.2.0]oct-2-en-2-carboxylat, berechnet auf die wasser- und acetonfreie Substanz.

Eigenschaften

Weißes bis fast weißes Pulver; schwer löslich in Wasser, löslich in Aceton, Ethylacetat und Methanol, schwer löslich in Ethanol.

Prüfung auf Identität

A. Die Prüfung erfolgt mit Hilfe der IR-Spektroskopie (2.2.24) durch Vergleich des Spektrums der Substanz mit dem von Cefuroximaxetil *CRS*.

B. Die unter „Gehaltsbestimmung" erhaltenen Chromatogramme werden ausgewertet. Die Hauptpeaks im Chromatogramm der Untersuchungslösung entsprechen in bezug auf Retentionszeit und Größe den Peaks der Diastereomere A und B von Cefuroximaxetil im Chromatogramm der Referenzlösung d.

Prüfung auf Reinheit

Diastereomere-Verhältnis: Die Prüfung erfolgt mit Hilfe der Flüssigchromatographie (2.2.29) wie unter „Gehaltsbestimmung" beschrieben. Im Chromatogramm der Untersuchungslösung muß das Verhältnis der Peakfläche des Cefuroximaxetil-Diastereomers A zur Summe der Peakflächen der Cefuroximaxetil-Diastereomere A und B zwischen 0,48 und 0,55 liegen, wobei das Verfahren „Normalisierung" anzuwenden ist.

Verwandte Substanzen: Die Prüfung erfolgt mit Hilfe der Flüssigchromatographie (2.2.29) wie unter „Gehaltsbestimmung" beschrieben. Der Prozentgehalt an verwandten Substanzen im Chromatogramm der Untersuchungslösung wird aus den Peakflächen nach dem Verfahren „Normalisierung" berechnet. Peaks, deren Fläche kleiner ist als das 0,05fache der Summe der Flächen der beiden Hauptpeaks im Chromatogramm der Referenzlösung a, werden nicht berücksichtigt. Die Summe der Prozentgehalte der beiden *E*-Isomere-Peaks, die durch Vergleich mit dem Chromatogramm der Referenzlösung c lokalisiert werden, darf höchstens 1,0 Prozent betragen. Die Summe der Prozentgehalte der beiden Δ^3-Isomere-Peaks, die durch Vergleich mit dem Chromatogramm der Referenzlösung b lokalisiert werden, darf höchstens 1,5 Prozent betragen. Die Peakfläche jeder weiteren verwandten Substanz darf höchstens 0,5 Prozent betragen. Die Summe aller verwandten Substanzen darf höchstens 3,0 Prozent betragen.

Aceton (2.4.24): Höchstens 1,1 Prozent.

Wasser (2.5.12): Höchstens 1,5 Prozent, mit 0,400 g Substanz nach der Karl-Fischer-Methode bestimmt.

Gehaltsbestimmung

Die Bestimmung erfolgt mit Hilfe der Flüssigchromatographie (2.2.29).

Untersuchungslösung: 10,0 mg Substanz werden in der mobilen Phase zu 50,0 ml gelöst. *Die Lösung ist unmittelbar vor Gebrauch herzustellen.*

Referenzlösung a: 1,0 ml Untersuchungslösung wird mit der mobilen Phase zu 100,0 ml verdünnt.

Referenzlösung b: 5 ml Untersuchungslösung werden 1 h lang bei 60 °C erhitzt, um die Δ^3-Isomere zu erhalten.

Referenzlösung c: 5 ml Untersuchungslösung werden 24 h lang ultraviolettem Licht von 254 nm ausgesetzt, um die *E*-Isomere zu erhalten.

Referenzlösung d: 10,0 mg Cefuroximaxetil *CRS* werden in der mobilen Phase zu 50,0 ml gelöst. *Die Lösung ist unmittelbar vor Gebrauch herzustellen.*

Die Chromatographie kann durchgeführt werden mit

- einer Säule aus rostfreiem Stahl von 0,25 m Länge und 4,6 mm innerem Durchmesser, gepackt mit trimethylsilyliertem Kieselgel zur Chromatographie *R* (5 µm)
- einer Mischung von 38 Volumteilen Methanol *R* und 62 Volumteilen einer Lösung von Ammoniumdihydrogenphosphat *R* (23 g · l^{-1}) als mobile Phase bei einer Durchflußrate von 1,0 ml je Minute
- einem Spektrometer als Detektor bei einer Wellenlänge von 278 nm.

Je 20 µl Referenzlösung a, b, c und d werden getrennt eingespritzt. Werden die Chromatogramme unter den vorgeschriebenen Bedingungen aufgezeichnet, betragen die relativen Retentionszeiten bezogen auf Cefuroximaxetil-Diastereomer A (zweiter Peak) etwa 0,9 für Cefuroximaxetil-Diastereomer B, 1,2 für die Cefuroximaxetil-Δ^3-Isomere und 1,7 bis 2,1 für die *E*-Isomere. Die Bestimmung darf nur ausgewertet werden, wenn im Chromatogramm der Referenzlösung d die Auflösung zwischen den Peaks der Cefuroximaxetil-Diastereomere A und B mindestens 1,5 beträgt und im Chromatogramm der Referenzlösung b die Auflösung zwischen den Peaks des Cefuroximaxetil-Diastereomers A und der Cefuroximaxetil-Δ^3-Isomere mindestens 1,5 beträgt.

Die Referenzlösung d wird 6mal eingespritzt. Die Bestimmung darf nur ausgewertet werden, wenn die relative Standardabweichung der Summe der Peakflächen der Cefuroximaxetil-Diastereomere A und B höchstens 2,0 Prozent beträgt.

Der Prozentgehalt an $C_{20}H_{22}N_4O_{10}S$ wird mit Hilfe der Summe der Peakflächen der Cefuroximaxetil-Diastereomere A und B und dem angegebenen Gehalt an $C_{20}H_{22}N_4O_{10}S$ in Cefuroximaxetil *CRS* berechnet.

Lagerung

Dicht verschlossen, vor Licht geschützt.

Verunreinigungen

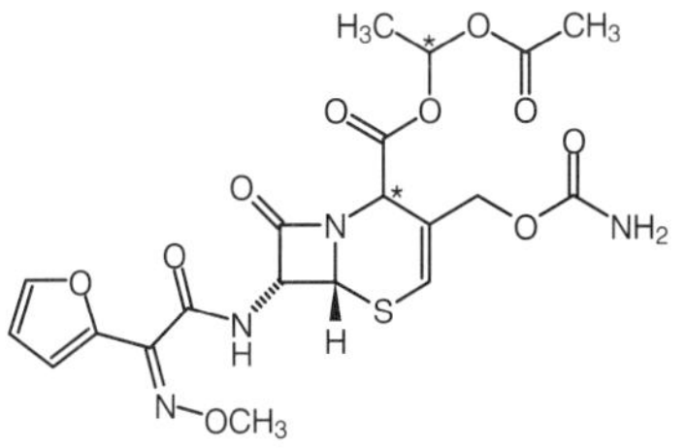

A. (1*RS*)-1-[(Acetyl)oxy]ethyl(2*RS*,6*R*,7*R*)-3-[(carbamoyloxy)methyl]-7-[[(*Z*)-2-(furan-2-yl)-2-(methoxyimino)acetyl]amino]-8-oxo-5-thia-1-azabicyclo[4.2.0]oct-3-en-2-carboxylat (Δ^3-Isomere)

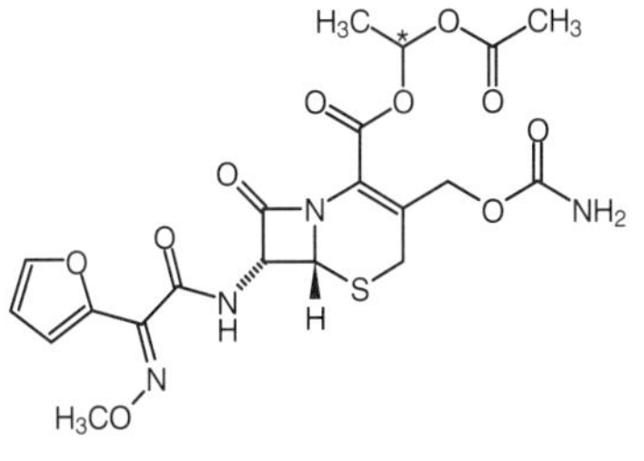

B. (1*RS*)-1-[(Acetyl)oxy]ethyl(6*R*,7*R*)-3-[(carbamoyloxy)methyl]-7-[[(*E*)-2-(furan-2-yl)-2-(methoxyimino)acetyl]amino]-8-oxo-5-thia-1-azabicyclo[4.2.0]oct-2-en-2-carboxylat (*E*-Isomere)

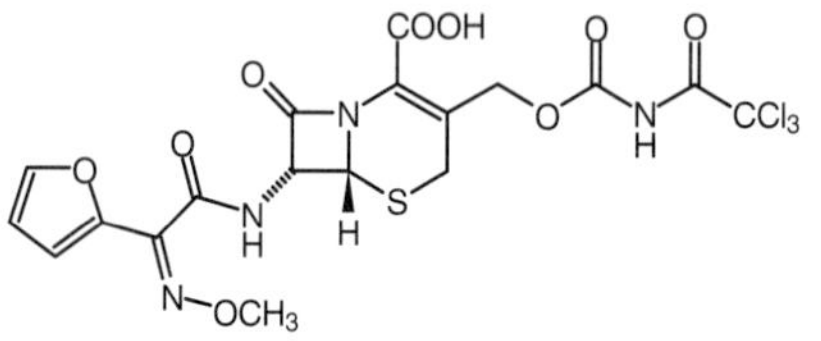

C. (6*R*,7*R*)-7-[[(*Z*)-2-(Furan-2-yl)-2-(methoxyimino)-acetyl]amino]-8-oxo-3-[[[(trichloracetyl)carbamoyl]oxy]methyl]-5-thia-1-azabicyclo[4.2.0]oct-2-en-2-carbonsäure

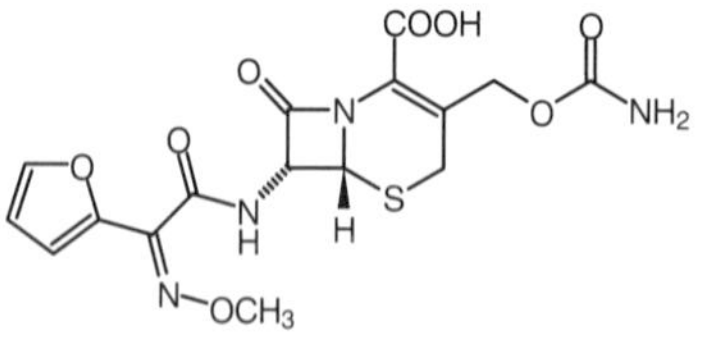

D. (6*R*,7*R*)-3-[(Carbamoyloxy)methyl]-7-[[(*Z*)-2-(furan-2-yl)-2-(methoxyimino)acetyl]amino]-8-oxo-5-thia-1-azabicyclo[4.2.0]oct-2-en-2-carbonsäure (Cefuroxim).

1999, 314

Celluloseacetatphthalat

Cellulosi acetas phthalas

Definition

Celluloseacetatphthalat[1)] ist eine teilweise *O*-acetylierte und *O*-phthalylierte Cellulose und enthält mindestens 30,0 und höchstens 36,0 Prozent Phthalyl-Gruppen ($C_8H_5O_3$; M_r der Gruppe 149,1) und mindestens 21,5 und höchstens 26,0 Prozent Acetyl-Gruppen (C_2H_3O; M_r der Gruppe 43,05), beide berechnet auf die wasser- und säurefreie Substanz.

Eigenschaften

Weißes, leicht fließendes Pulver oder farblose Schuppen, hygroskopisch; praktisch unlöslich in Wasser, leicht löslich in Aceton, löslich in Diethylenglykol, praktisch unlöslich in Dichlormethan und wasserfreiem Ethanol. Die Substanz löst sich in verdünnten Alkalihydroxid-Lösungen.

Prüfung auf Identität

A. Die Prüfung erfolgt mit Hilfe der IR-Spektroskopie (2.2.24) durch Vergleich des Spektrums der Substanz mit dem Celluloseacetatphthalat-Referenzspektrum der Ph. Eur.

B. Etwa 0,15 g Substanz werden in 1 ml Aceton *R* gelöst. Wird die Lösung auf eine Glasplatte aufgebracht und trocknen gelassen, bildet sich ein dünner, transparenter, glänzender Film.

Prüfung auf Reinheit

Viskosität (2.2.8): 15 g Substanz, berechnet auf die wasserfreie Substanz, werden in 85 g einer Mischung von 1 Volumteil Wasser *R* und 249 Volumteilen Aceton *R* gelöst. Die Viskosität, bei 25 °C bestimmt, muß zwischen 45 und 90 mPa · s liegen.

Freie Säure: Höchstens 3,0 Prozent (*S*), berechnet als Phthalsäure und bezogen auf die wasserfreie Substanz. 3,0 g Substanz werden 2 h lang mit 100 ml einer Mischung von 35 Volumteilen Wasser *R* und 65 Volumteilen Methanol *R* geschüttelt und anschließend abfiltriert. Der Kolben und das Filter werden 2mal mit je 10 ml einer Mischung von 35 Volumteilen Wasser *R* und 65 Volumteilen Methanol *R* gewaschen. Filtrat und Waschflüssigkeiten werden vereinigt und nach Zusatz von Phenolphthalein-Lösung *R* mit Natriumhydroxid-Lösung (0,1 mol · l^{-1}) bis zur schwachen Rosafärbung titriert. Ein Blindversuch wird durchgeführt.

1 ml Natriumhydroxid-Lösung (0,1 mol · l^{-1}) entspricht 8,3 mg freier Säure, berechnet als Phthalsäure.

Schwermetalle (2.4.8): 2,0 g Substanz müssen der Grenzprüfung C auf Schwermetalle entsprechen (10 ppm). Zur Herstellung der Referenzlösung werden 2 ml Blei-Lösung (10 ppm Pb) *R* verwendet.

Wasser (2.5.12): Höchstens 5,0 Prozent, mit 0,500 g Substanz nach der Karl-Fischer-Methode bestimmt. Die Bestimmung wird unter Verwendung einer Mischung von 2 Volumteilen Dichlormethan *R* und 3 Volumteilen wasserfreiem Ethanol *R* durchgeführt.

Sulfatasche (2.4.14): Höchstens 0,1 Prozent, mit 1,0 g Substanz bestimmt.

Gehaltsbestimmung

Phthalyl-Gruppen: 1,000 g Substanz, in 50 ml einer Mischung von 2 Volumteilen Aceton *R* und 3 Volumteilen Ethanol 96 % *R* gelöst, wird nach Zusatz von 0,1 ml Phenolphthalein-Lösung *R* mit Natriumhydroxid-Lösung (0,1 mol · l^{-1}) bis zur schwachen Rosafärbung titriert. Ein Blindversuch wird durchgeführt.

Der Prozentgehalt an Phthalyl-Gruppen (*P*) wird nach folgender Formel berechnet:

$$\frac{14900n}{(100-a)(100-S)m} - \frac{179{,}5S}{(100-S)}$$

a = Prozentgehalt Wasser
m = Einwaage Substanz in Gramm
n = Anzahl verbrauchter Milliliter Natriumhydroxid-Lösung (0,1 mol · l^{-1})
S = Prozentgehalt „Freie Säure" (siehe „Prüfung auf Reinheit").

Acetyl-Gruppen: 0,100 g Substanz werden mit 25,0 ml Natriumhydroxid-Lösung (0,1 mol · l^{-1}) versetzt und 30 min lang im Wasserbad zum Rückfluß erhitzt. Nach dem Abkühlen wird nach Zusatz von 0,1 ml Phenolphthalein-Lösung *R* mit Salzsäure (0,1 mol · l^{-1}) bis zur

[1)] Diese Fassung des Textes entspricht der Eilrevision „Resolution AP-CSP (98) 3".

Entfärbung der Lösung titriert. Ein Blindversuch wird durchgeführt.

Der Prozentgehalt an Acetyl-Gruppen wird nach folgender Formel berechnet:

$$\left[\frac{4300(n_2 - n_1)}{(100 - a)(100 - S)m} - \frac{51{,}8S}{(100 - S)}\right] - 0{,}578P$$

a = Prozentgehalt Wasser
m = Einwaage Substanz in Gramm
n_1 = Anzahl verbrauchter Milliliter Salzsäure ($0{,}1\ mol \cdot l^{-1}$)
n_2 = Anzahl verbrauchter Milliliter Salzsäure ($0{,}1\ mol \cdot l^{-1}$) im Blindversuch
P = Prozentgehalt Phthalyl-Gruppen
S = Prozentgehalt „Freie Säure" (siehe „Prüfung auf Reinheit").

Lagerung

Dicht verschlossen.

1999, 315

Cellulosepulver

Cellulosi pulvis

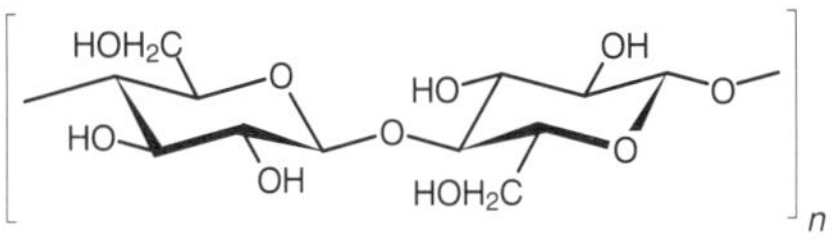

$(C_6H_{10}O_5)_n$

Definition

Cellulosepulver ist eine gereinigte und mechanisch zerkleinerte Cellulose. Sie wird erhalten durch Behandlung von α-Cellulose, die aus einem Brei von Pflanzenfasern gewonnen wurde.

Eigenschaften

Weißes bis fast weißes, feines oder körniges Pulver; praktisch unlöslich in Wasser, Aceton, wasserfreiem Ethanol, Toluol, verdünnten Säuren und den meisten organischen Lösungsmitteln, schwer löslich in einer Natriumhydroxid-Lösung ($50\ g \cdot l^{-1}$).

Prüfung auf Identität

A. Werden etwa 10 mg Substanz auf einem Uhrglas in 2 ml iodhaltiger Zinkchlorid-Lösung *R* dispergiert, färbt sich die Substanz blauviolett.

B. In einem 125-ml-Erlenmeyerkolben werden 0,250 g Substanz mit 25,0 ml Wasser *R* und 25,0 ml Kupfer(II)-diethylendiaminhydroxid-Lösung ($1\ mol \cdot l^{-1}$) versetzt. In die Mischung wird sofort Stickstoff *R* eingeleitet und der Kolben verschlossen. Die Mischung wird geschüttelt, bis sich die Substanz vollständig gelöst hat. 7,0 ml Lösung werden in ein geeignetes Kapillarviskosimeter (2.2.9) gegeben. Mindestens 5 min lang wird die Temperatur der Lösung auf 25 ± 0,1 °C eingestellt. Die Durchflußzeit t_1, die die Lösung braucht, um von einer Markierung zur andern zu fließen, wird in Sekunden gemessen. Die kinematische Viskosität v_1 der Lösung wird berechnet als

$$t_1\ (k_1),$$

wobei k_1 die Konstante des Viskosimeters ist.

Ein geeignetes Volumen Kupfer(II)-diethylendiaminhydroxid-Lösung ($1\ mol \cdot l^{-1}$) wird mit demselben Volumen Wasser *R* verdünnt. Mit einem geeigneten Kapillarviskosimeter wird die Durchflußzeit t_2 dieser Lösung gemessen. Die kinematische Viskosität v_2 wird nach folgender Formel berechnet

$$t_2\ (k_2),$$

wobei k_2 die Konstante des Viskosimeters ist.

Die relative Viskosität η_{rel} der Lösung der Substanz wird nach folgender Formel berechnet

$$v_1/v_2.$$

Die Grenzviskositätszahl $[\eta]c$ wird durch Extrapolieren mit Hilfe der Tab. 315-1 bestimmt.

Der Polymerisationsgrad P wird nach folgender Formel berechnet

$$\frac{95[\eta]c}{m[(100 - b) \cdot 10^{-2}]}$$

m = Einwaage Substanz in Gramm
b = Trocknungsverlust in Prozent (siehe Prüfung „Trocknungsverlust").

Der Polymerisationsgrad beträgt mindestens 440.

Prüfung auf Reinheit

Löslichkeit: 50 mg Substanz müssen sich in 10 ml Kupfer(II)-tetrammin-Reagenz *R* vollständig lösen.

***p*H-Wert** (2.2.3): 10 g Substanz werden mit 90 ml kohlendioxidfreiem Wasser *R* versetzt. Die Suspension wird unter gelegentlichem Umschütteln 1 h lang stehengelassen. Der *p*H-Wert der überstehenden Flüssigkeit muß zwischen 5,0 und 7,5 liegen.

Etherlösliche Substanzen: In einem Glasrohr von etwa 20 mm innerem Durchmesser wird mit 10,0 g Substanz eine Säule hergestellt. Die Säule wird mit 50 ml peroxidfreiem Ether *R* eluiert. Das Eluat wird zur Trockne eingedampft. Der Rückstand darf höchstens 15,0 mg betragen (0,15 Prozent).

Wasserlösliche Substanzen: 6,0 g Substanz werden mit 90 ml frisch zum Sieden erhitztem und anschließend abgekühltem Wasser *R* gemischt und unter gelegentlichem Umschütteln 10 min lang stehengelassen. Die Mischung wird filtriert. Die ersten 10 ml Filtrat werden verworfen. Falls erforderlich wird das Filtrat ein zweites Mal durch dasselbe Filter filtriert, damit ein klares Filtrat erhalten wird. Anschließend werden 15,0 ml Filtrat in einer zuvor gewogenen Abdampfschale im Wasserbad zur Trockne eingedampft. Der Rückstand, 1 h lang bei 100 bis 105 °C getrocknet, darf höchstens 15,0 mg betragen (1,5 Prozent).

Tab. 315-1: Grenzviskositätszahlen

Grenzviskositätszahlen $[\eta]c$ in Abhängigkeit von der relativen Viskosität η_{rel}

η_{rel}	0,00	0,01	0,02	0,03	0,04	0,05	0,06	0,07	0,08	0,09
1,1	0,098	0,106	0,115	0,125	0,134	0,143	0,152	0,161	0,170	0,180
1,2	0,189	0,198	0,207	0,216	0,225	0,233	0,242	0,250	0,259	0,268
1,3	0,276	0,285	0,293	0,302	0,310	0,318	0,326	0,334	0,342	0,350
1,4	0,358	0,367	0,375	0,383	0,391	0,399	0,407	0,414	0,422	0,430
1,5	0,437	0,445	0,453	0,460	0,468	0,476	0,484	0,491	0,499	0,507
1,6	0,515	0,522	0,529	0,536	0,544	0,551	0,558	0,566	0,573	0,580
1,7	0,587	0,595	0,602	0,608	0,615	0,622	0,629	0,636	0,642	0,649
1,8	0,656	0,663	0,670	0,677	0,683	0,690	0,697	0,704	0,710	0,717
1,9	0,723	0,730	0,736	0,743	0,749	0,756	0,762	0,769	0,775	0,782
2,0	0,788	0,795	0,802	0,809	0,815	0,821	0,827	0,833	0,840	0,846
2,1	0,852	0,858	0,864	0,870	0,876	0,882	0,888	0,894	0,900	0,906
2,2	0,912	0,918	0,924	0,929	0,935	0,941	0,948	0,953	0,959	0,965
2,3	0,971	0,976	0,983	0,988	0,994	1,000	1,006	1,011	1,017	1,022
2,4	1,028	1,033	1,039	1,044	1,050	1,056	1,061	1,067	1,072	1,078
2,5	1,083	1,089	1,094	1,100	1,105	1,111	1,116	1,121	1,126	1,131
2,6	1,137	1,142	1,147	1,153	1,158	1,163	1,169	1,174	1,179	1,184
2,7	1,190	1,195	1,200	1,205	1,210	1,215	1,220	1,225	1,230	1,235
2,8	1,240	1,245	1,250	1,255	1,260	1,265	1,270	1,275	1,280	1,285
2,9	1,290	1,295	1,300	1,305	1,310	1,314	1,319	1,324	1,329	1,333
3,0	1,338	1,343	1,348	1,352	1,357	1,362	1,367	1,371	1,376	1,381
3,1	1,386	1,390	1,395	1,400	1,405	1,409	1,414	1,418	1,423	1,427
3,2	1,432	1,436	1,441	1,446	1,450	1,455	1,459	1,464	1,468	1,473
3,3	1,477	1,482	1,486	1,491	1,496	1,500	1,504	1,508	1,513	1,517
3,4	1,521	1,525	1,529	1,533	1,537	1,542	1,546	1,550	1,554	1,558
3,5	1,562	1,566	1,570	1,575	1,579	1,583	1,587	1,591	1,595	1,600
3,6	1,604	1,608	1,612	1,617	1,621	1,625	1,629	1,633	1,637	1,642
3,7	1,646	1,650	1,654	1,658	1,662	1,666	1,671	1,675	1,679	1,683
3,8	1,687	1,691	1,695	1,700	1,704	1,708	1,712	1,715	1,719	1,723
3,9	1,727	1,731	1,735	1,739	1,742	1,746	1,750	1,754	1,758	1,762
4,0	1,765	1,769	1,773	1,777	1,781	1,785	1,789	1,792	1,796	1,800
4,1	1,804	1,808	1,811	1,815	1,819	1,822	1,826	1,830	1,833	1,837
4,2	1,841	1,845	1,848	1,852	1,856	1,859	1,863	1,867	1,870	1,874
4,3	1,878	1,882	1,885	1,889	1,893	1,896	1,900	1,904	1,907	1,911
4,4	1,914	1,918	1,921	1,925	1,929	1,932	1,936	1,939	1,943	1,946
4,5	1,950	1,954	1,957	1,961	1,964	1,968	1,971	1,975	1,979	1,982
4,6	1,986	1,989	1,993	1,996	2,000	2,003	2,007	2,010	2,013	2,017
4,7	2,020	2,023	2,027	2,030	2,033	2,037	2,040	2,043	2,047	2,050
4,8	2,053	2,057	2,060	2,063	2,067	2,070	2,073	2,077	2,080	2,083
4,9	2,087	2,090	2,093	2,097	2,100	2,103	2,107	2,110	2,113	2,116
5,0	2,119	2,122	2,125	2,129	2,132	2,135	2,139	2,142	2,145	2,148
5,1	2,151	2,154	2,158	2,160	2,164	2,167	2,170	2,173	2,176	2,180
5,2	2,183	2,186	2,190	2,192	2,195	2,197	2,200	2,203	2,206	2,209
5,3	2,212	2,215	2,218	2,221	2,224	2,227	2,230	2,233	2,236	2,240
5,4	2,243	2,246	2,249	2,252	2,255	2,258	2,261	2,264	2,267	2,270
5,5	2,273	2,276	2,279	2,282	2,285	2,288	2,291	2,294	2,297	2,300
5,6	2,303	2,306	2,309	2,312	2,315	2,318	2,320	2,324	2,326	2,329
5,7	2,332	2,335	2,338	2,341	2,344	2,347	2,350	2,353	2,355	2,358
5,8	2,361	2,364	2,367	2,370	2,373	2,376	2,379	2,382	2,384	2,387
5,9	2,390	2,393	2,396	2,400	2,403	2,405	2,408	2,411	2,414	2,417
6,0	2,419	2,422	2,425	2,428	2,431	2,433	2,436	2,439	2,442	2,444
6,1	2,447	2,450	2,453	2,456	2,458	2,461	2,464	2,467	2,470	2,472
6,2	2,475	2,478	2,481	2,483	2,486	2,489	2,492	2,494	2,497	2,500
6,3	2,503	2,505	2,508	2,511	2,513	2,516	2,518	2,521	2,524	2,526
6,4	2,529	2,532	2,534	2,537	2,540	2,542	2,545	2,547	2,550	2,553
6,5	2,555	2,558	2,561	2,563	2,566	2,568	2,571	2,574	2,576	2,579
6,6	2,581	2,584	2,587	2,590	2,592	2,595	2,597	2,600	2,603	2,605
6,7	2,608	2,610	2,613	2,615	2,618	2,620	2,623	2,625	2,627	2,630
6,8	2,633	2,635	2,637	2,640	2,643	2,645	2,648	2,650	2,653	2,655
6,9	2,658	2,660	2,663	2,665	2,668	2,670	2,673	2,675	2,678	2,680

Tab. 315-1: Grenzviskositätszahlen (Fortsetzung)

η_{rel}	0,00	0,01	0,02	0,03	0,04	0,05	0,06	0,07	0,08	0,09
7,0	2,683	2,685	2,687	2,690	2,693	2,695	2,698	2,700	2,702	2,705
7,1	2,707	2,710	2,712	2,714	2,717	2,719	2,721	2,724	2,726	2,729
7,2	2,731	2,733	2,736	2,738	2,740	2,743	2,745	2,748	2,750	2,752
7,3	2,755	2,757	2,760	2,762	2,764	2,767	2,769	2,771	2,774	2,776
7,4	2,779	2,781	2,783	2,786	2,788	2,790	2,793	2,795	2,798	2,800
7,5	2,802	2,805	2,807	2,809	2,812	2,814	2,816	2,819	2,821	2,823
7,6	2,826	2,828	2,830	2,833	2,835	2,837	2,840	2,842	2,844	2,847
7,7	2,849	2,851	2,854	2,856	2,858	2,860	2,863	2,865	2,868	2,870
7,8	2,873	2,875	2,877	2,879	2,881	2,884	2,887	2,889	2,891	2,893
7,9	2,895	2,898	2,900	2,902	2,905	2,907	2,909	2,911	2,913	2,915
8,0	2,918	2,920	2,922	2,924	2,926	2,928	2,931	2,933	2,935	2,937
8,1	2,939	2,942	2,944	2,946	2,948	2,950	2,952	2,955	2,957	2,959
8,2	2,961	2,963	2,966	2,968	2,970	2,972	2,974	2,976	2,979	2,981
8,3	2,983	2,985	2,987	2,990	2,992	2,994	2,996	2,998	3,000	3,002
8,4	3,004	3,006	3,008	3,010	3,012	3,015	3,017	3,019	3,021	3,023
8,5	3,025	3,027	3,029	3,031	3,033	3,035	3,037	3,040	3,042	3,044
8,6	3,046	3,048	3,050	3,052	3,054	3,056	3,058	3,060	3,062	3,064
8,7	3,067	3,069	3,071	3,073	3,075	3,077	3,079	3,081	3,083	3,085
8,8	3,087	3,089	3,092	3,094	3,096	3,098	3,100	3,102	3,104	3,106
8,9	3,108	3,110	3,112	3,114	3,116	3,118	3,120	3,122	3,124	3,126
9,0	3,128	3,130	3,132	3,134	3,136	3,138	3,140	3,142	3,144	3,146
9,1	3,148	3,150	3,152	3,154	3,156	3,158	3,160	3,162	3,164	3,166
9,2	3,168	3,170	3,172	3,174	3,176	3,178	3,180	3,182	3,184	3,186
9,3	3,188	3,190	3,192	3,194	3,196	3,198	3,200	3,202	3,204	3,206
9,4	3,208	3,210	3,212	3,214	3,215	3,217	3,219	3,221	3,223	3,225
9,5	3,227	3,229	3,231	3,233	3,235	3,237	3,239	3,241	3,242	3,244
9,6	3,246	3,248	3,250	3,252	3,254	3,256	3,258	3,260	3,262	3,264
9,7	3,266	3,268	3,269	3,271	3,273	3,275	3,277	3,279	3,281	3,283
9,8	3,285	3,287	3,289	3,291	3,293	3,295	3,297	3,298	3,300	3,302
9,9	3,304	3,305	3,307	3,309	3,311	3,313	3,316	3,318	3,320	3,321
η_{rel}	0,0	0,1	0,2	0,3	0,4	0,5	0,6	0,7	0,8	0,9
10	3,32	3,34	3,36	3,37	3,39	3,41	3,43	3,45	3,46	3,48
11	3,50	3,52	3,53	3,55	3,56	3,58	3,60	3,61	3,63	3,64
12	3,66	3,68	3,69	3,71	3,72	3,74	3,76	3,77	3,79	3,80
13	3,80	3,83	3,85	3,86	3,88	3,89	3,90	3,92	3,93	3,95
14	3,96	3,97	3,99	4,00	4,02	4,03	4,04	4,06	4,07	4,09
15	4,10	4,11	4,13	4,14	4,15	4,17	4,18	4,19	4,20	4,22
16	4,23	4,24	4,25	4,27	4,28	4,29	4,30	4,31	4,33	4,34
17	4,35	4,36	4,37	4,38	4,39	4,41	4,42	4,43	4,44	4,45
18	4,46	4,47	4,48	4,49	4,50	4,52	4,53	4,54	4,55	4,56
19	4,57	4,58	4,59	4,60	4,61	4,62	4,63	4,64	4,65	4,66

Stärke: 10 g Substanz werden mit 90 ml Wasser *R* versetzt. Die Mischung wird 5 min lang zum Sieden erhitzt und anschließend heiß filtriert. Wird das Filtrat nach dem Abkühlen mit 0,1 ml Iod-Lösung (0,05 mol · l^{-1}) versetzt, darf keine blaue Färbung auftreten.

Schwermetalle (2.4.8): 2,0 g Substanz müssen der Grenzprüfung C auf Schwermetalle entsprechen (10 ppm). Zur Herstellung der Referenzlösung werden 2 ml Blei-Lösung (10 ppm Pb) *R* verwendet.

Trocknungsverlust (2.2.32): Höchstens 6,5 Prozent, mit 1,000 g Substanz durch 3 h langes Trocknen im Trockenschrank bei 100 bis 105 °C bestimmt.

Sulfatasche (2.4.14): Höchstens 0,3 Prozent, mit 1,0 g Substanz bestimmt.

Mikrobielle Verunreinigung:

Keimzahl (2.6.12): Höchstens 10^3 koloniebildende, aerobe Einheiten sowie höchstens 10^2 Pilze je Gramm Substanz, durch Auszählen auf Agarplatten bestimmt.

Spezifische Mikroorganismen (2.6.13): *Escherichia coli, Pseudomonas aeruginosa, Staphylococcus aureus* und Salmonellen dürfen nicht vorhanden sein.

1998, 1084

Cetirizindihydrochlorid

Cetirizini dihydrochloridum

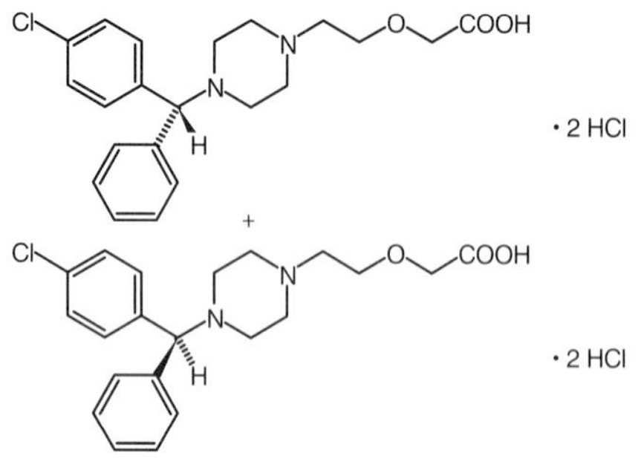

$C_{21}H_{27}Cl_3N_2O_3$ M_r 461,8

Definition

Cetirizindihydrochlorid enthält mindestens 99,0 und höchstens 100,5 Prozent (*RS*)-2-[2-[4-[(4-Chlorphenyl)phenylmethyl]piperazin-1-yl]ethoxy]essigsäure-dihydrochlorid, berechnet auf die getrocknete Substanz.

Eigenschaften

Weißes bis fast weißes Pulver; leicht löslich in Wasser, praktisch unlöslich in Aceton und Dichlormethan.

Prüfung auf Identität

1: B, D.
2: A, C, D.

A. 20,0 mg Substanz werden in Salzsäure (0,1 mol · l^{-1}) zu 100,0 ml gelöst. 10,0 ml Lösung werden mit Salzsäure (0,1 mol · l^{-1}) zu 100,0 ml verdünnt. Diese Lösung, zwischen 210 und 350 nm gemessen, zeigt ein Absorptionsmaximum (2.2.25) bei 231 nm. Die spezifische Absorption, im Maximum gemessen, liegt zwischen 359 und 381.

B. Die Prüfung erfolgt mit Hilfe der IR-Spektroskopie (2.2.24) durch Vergleich des Spektrums der Substanz mit dem von Cetirizindihydrochlorid *CRS*. Die Prüfung erfolgt mit Hilfe von Preßlingen.

C. Die Prüfung erfolgt mit Hilfe der Dünnschichtchromatographie (2.2.27) unter Verwendung einer Schicht von Kieselgel GF_{254} *R*.

Untersuchungslösung: 10 mg Substanz werden in Wasser *R* zu 5 ml gelöst.

Referenzlösung a: 10 mg Cetirizindihydrochlorid *CRS* werden in Wasser *R* zu 5 ml gelöst.

Referenzlösung b: 10 mg Chlorphenaminhydrogenmaleat *CRS* werden in Wasser *R* zu 5 ml gelöst. 1 ml Lösung wird mit 1 ml Referenzlösung a versetzt.

Auf die Platte werden getrennt 5 µl jeder Lösung aufgetragen. Die Chromatographie erfolgt mit einer Mischung von 1 Volumteil Ammoniak-Lösung *R*, 10 Volumteilen Methanol *R* und 90 Volumteilen Dichlormethan *R* über eine Laufstrecke von 15 cm. Die Platte wird im Kaltluftstrom getrocknet und im ultravioletten Licht bei 254 nm ausgewertet. Der Hauptfleck im Chromatogramm der Untersuchungslösung entspricht in bezug auf Lage und Größe dem Hauptfleck im Chromatogramm der Referenzlösung a. Die Prüfung darf nur ausgewertet werden, wenn das Chromatogramm der Referenzlösung b deutlich voneinander getrennt 2 Flecke zeigt.

D. Die Substanz gibt die Identitätsreaktion a auf Chlorid (2.3.1).

Prüfung auf Reinheit

Prüflösung: 1,0 g Substanz wird in kohlendioxidfreiem Wasser *R* zu 20 ml gelöst.

Aussehen der Lösung: Die Prüflösung muß klar (2.2.1) und darf nicht stärker gefärbt sein als die Farbvergleichslösung BG_7 (2.2.2, Methode II).

***p*H-Wert** (2.2.3): Der *p*H-Wert der Prüflösung muß zwischen 1,2 und 1,8 liegen.

Verwandte Substanzen: Die Prüfung erfolgt mit Hilfe der Flüssigchromatographie (2.2.29).

Untersuchungslösung: 20,0 mg Substanz werden in der mobilen Phase zu 100,0 ml gelöst.

Referenzlösung a: 5,0 mg Cetirizindihydrochlorid *CRS* und 5,0 mg Cetirizin-Verunreinigung A *CRS* werden in der mobilen Phase zu 25,0 ml gelöst. 1,0 ml Lösung wird mit der mobilen Phase zu 100,0 ml verdünnt.

Referenzlösung b: 2,0 ml Untersuchungslösung werden mit der mobilen Phase zu 50,0 ml verdünnt. 5,0 ml dieser Lösung werden mit der mobilen Phase zu 100,0 ml verdünnt.

Die Chromatographie kann durchgeführt werden mit
- einer Säule aus rostfreiem Stahl von 0,25 m Länge und 4,6 mm innerem Durchmesser, gepackt mit Kieselgel zur Chromatographie *R* (5 µm)
- einer Mischung von 0,4 Volumteilen verdünnter Schwefelsäure *R*, 6,6 Volumteilen Wasser *R* und 93 Volumteilen Acetonitril *R* als mobile Phase bei einer Durchflußrate von 1 ml je Minute
- einem Spektrometer als Detektor bei einer Wellenlänge von 230 nm.

20 µl Referenzlösung a werden eingespritzt. Die Empfindlichkeit des Systems wird so eingestellt, daß die Höhe der Peaks im Chromatogramm mindestens 50 Prozent des maximalen Ausschlags beträgt. Die Prüfung darf nur ausgewertet werden, wenn die Auflösung zwischen dem ersten Peak (Cetirizin) und dem zweiten Peak (Cetirizin-Verunreinigung A) mindestens 3 und der Symmetriefaktor höchstens 2,0 beträgt.

Je 20 µl Untersuchungslösung und Referenzlösung b werden getrennt eingespritzt. Die Chromatographie erfolgt über eine Dauer, die der 3fachen Retentionszeit des Cetirizin-Peaks entspricht. Im Chromatogramm der Untersuchungslösung darf keine Peakfläche, mit Ausnahme der des Hauptpeaks, größer sein als die Peakfläche im Chromatogramm der Referenzlösung b (0,2 Prozent). Die Summe aller Peakflächen, mit Ausnahme der des

Hauptpeaks, darf nicht größer sein als das 1,5fache der Fläche des Peaks im Chromatogramm der Referenzlösung b (0,3 Prozent). Peaks, deren Fläche kleiner ist als das 0,1fache der Peakfläche im Chromatogramm der Referenzlösung b, werden nicht berücksichtigt.

Schwermetalle (2.4.8): 2,0 g Substanz werden in Wasser *R* zu 20 ml gelöst. 12 ml Lösung müssen der Grenzprüfung A auf Schwermetalle entsprechen (10 ppm). Zur Herstellung der Referenzlösung wird die Blei-Lösung (1 ppm Pb) *R* verwendet.

Trocknungsverlust (2.2.32): Höchstens 0,5 Prozent, mit 1,000 g Substanz durch Trocknen im Trockenschrank bei 100 bis 105 °C bestimmt.

Sulfatasche (2.4.14): Höchstens 0,2 Prozent, mit 1,0 g Substanz bestimmt.

Gehaltsbestimmung

0,100 g Substanz, in 70 ml einer Mischung von 30 Volumteilen Wasser *R* und 70 Volumteilen Aceton *R* gelöst, werden mit Natriumhydroxid-Lösung (0,1 mol · l^{-1}) bis zum zweiten Wendepunkt titriert. Der Endpunkt wird mit Hilfe der Potentiometrie (2.2.20) bestimmt. Ein Blindversuch wird durchgeführt.

1 ml Natriumhydroxid-Lösung (0,1 mol · l^{-1}) entspricht 15,39 mg $C_{21}H_{27}Cl_3N_2O_3$.

Lagerung

Gut verschlossen, vor Licht geschützt.

Verunreinigungen

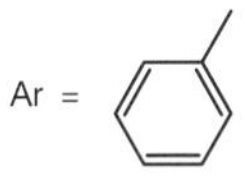

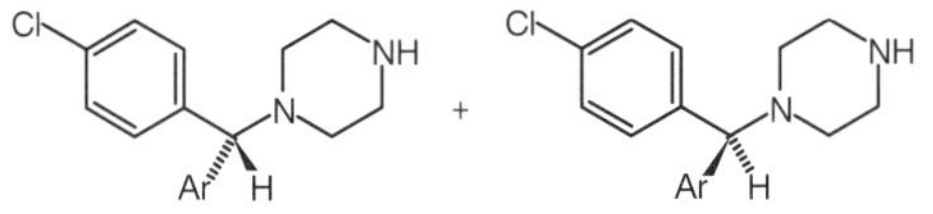

A. (*RS*)-1-[(4-Chlorphenyl)phenylmethyl]piperazin

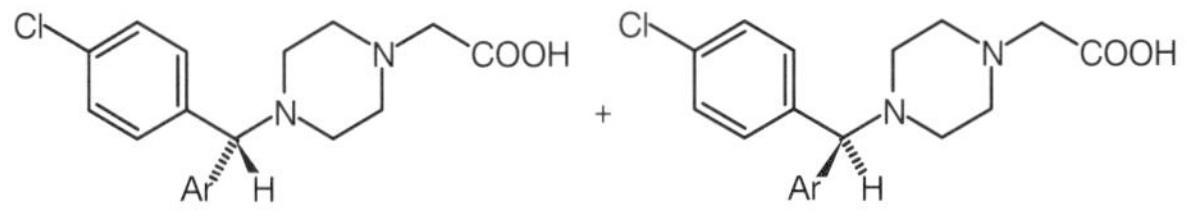

B. (*RS*)-2-[4-[(4-Chlorphenyl)phenylmethyl]piperazin-1-yl]essigsäure

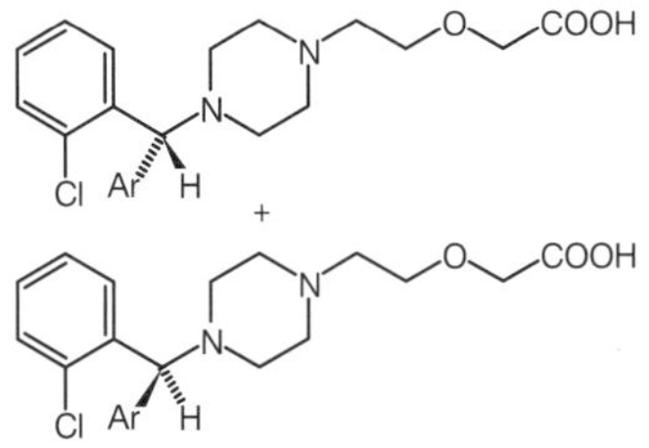

C. (*RS*)-2-[2-[4-[(2-Chlorphenyl)phenylmethyl]piperazin-1-yl]ethoxy]essigsäure

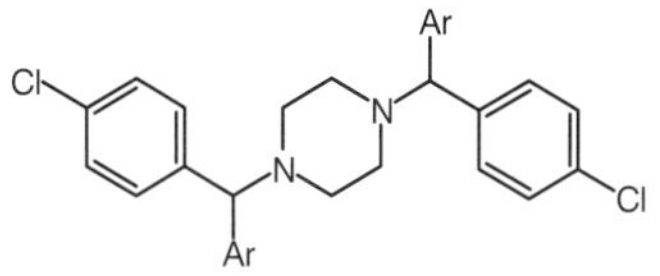

D. Bis[(4-chlorphenyl)phenylmethyl)piperazin

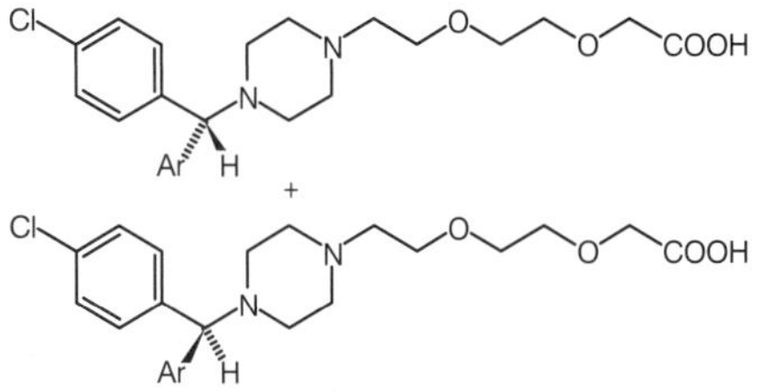

E. (*RS*)-2-[2-[2-[4-[(4-Chlorphenyl)phenylmethyl]piperazin-1-yl]ethoxy]ethoxy]essigsäure (Ethoxycetirizin)

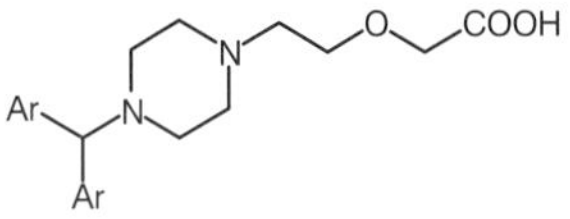

F. (*RS*)-2-[2-[4-(Diphenylmethyl)piperazin-1-yl]ethoxy]essigsäure.

1999, 379

Cetylpyridiniumchlorid

Cetylpyridinii chloridum

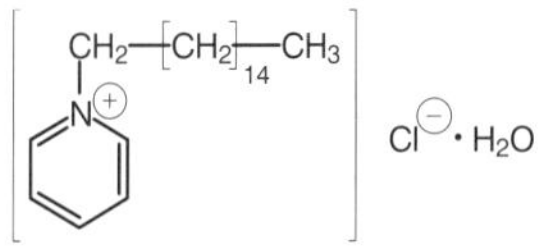

$C_{21}H_{38}ClN \cdot H_2O$ M_r 358,0

Definition

Cetylpyridiniumchlorid enthält mindestens 96,0 und höchstens 101,0 Prozent 1-Hexadecylpyridinium-chlorid, berechnet auf die wasserfreie Substanz.

Eigenschaften

Weißes Pulver, schwach seifig anzufühlen; löslich in Wasser und Ethanol, sehr schwer löslich in Ether. Eine wäßrige Lösung schäumt stark beim Schütteln.

Prüfung auf Identität

1: B, D.
2: A, C, D.

A. 0,10 g Substanz werden in Wasser *R* zu 100,0 ml gelöst. 5,0 ml Lösung werden mit Wasser *R* zu 100,0 ml verdünnt. Diese Lösung, zwischen 240 und 300 nm gemessen, zeigt ein Absorptionsmaximum (2.2.25) bei 259 nm und Schultern bei etwa 254 und etwa

265 nm. Die spezifische Absorption, im Maximum gemessen, liegt zwischen 126 und 134, berechnet auf die wasserfreie Substanz.

B. Die Prüfung erfolgt mit Hilfe der IR-Spektroskopie (2.2.24) durch Vergleich des Spektrums der Substanz mit dem von Cetylpyridiniumchlorid *CRS*. Die Prüfung erfolgt mit der festen Substanz.

C. 5 ml verdünnte Natriumhydroxid-Lösung *R* werden mit 0,1 ml Bromphenolblau-Lösung *R* 1 und 5 ml Chloroform *R* versetzt. Nach dem Umschütteln bleibt die Chloroformschicht farblos. Nach Zusatz von 0,1 ml Prüflösung (siehe „Prüfung auf Reinheit") und Umschütteln färbt sich die Chloroformschicht blau.

D. Die Prüflösung (siehe „Prüfung auf Reinheit") gibt die Identitätsreaktion a auf Chlorid (2.3.1).

Prüfung auf Reinheit

Prüflösung: 1,0 g Substanz wird in kohlendioxidfreiem Wasser *R* zu 100 ml gelöst.

Aussehen der Lösung: Die Prüflösung darf nicht stärker opaleszieren als die Referenzsuspension II (2.2.1) und muß farblos (2.2.2, Methode II) sein.

Sauer reagierende Substanzen: 50 ml Prüflösung werden mit 0,1 ml Phenolphthalein-Lösung *R* versetzt. Bis zum Farbumschlag dürfen höchstens 2,5 ml Natriumhydroxid-Lösung (0,02 mol · l^{-1}) verbraucht werden.

Amine, Aminsalze: 5,0 g Substanz werden unter Erhitzen in 20 ml einer Mischung von 3 Volumteilen Salzsäure (1 mol · l^{-1}) und 97 Volumteilen Methanol *R* gelöst. Nach Zusatz von 100 ml 2-Propanol *R* wird langsam Stickstoff *R* durch die Lösung geleitet. Die Lösung wird nach und nach mit 12,0 ml Tetrabutylammoniumhydroxid-Lösung (0,1 mol · l^{-1}) versetzt und die mit Hilfe der Potentiometrie (2.2.20) ermittelte Titrationskurve aufgezeichnet. Zeigt die Kurve 2 Wendepunkte, darf das zwischen den beiden Wendepunkten zugesetzte Volumen an Maßlösung höchstens 5,0 ml betragen. Zeigt die Kurve keinen Wendepunkt, entspricht die Substanz nicht der Prüfung. Zeigt die Kurve nur einen Wendepunkt, wird die Prüfung wiederholt, wobei die Lösung vor der Titration mit 3,0 ml einer Lösung von Dimethyldecylamin *R* (25,0 g · l^{-1}) in 2-Propanol *R* versetzt wird. Zeigt die Titrationskurve nach Zusatz von 12,0 ml Maßlösung nur einen Wendepunkt, entspricht die Substanz nicht der Prüfung.

Wasser (2.5.12): 4,5 bis 5,5 Prozent, mit 0,300 g Substanz nach der Karl-Fischer-Methode bestimmt.

Sulfatasche (2.4.14): Höchstens 0,2 Prozent, mit 1,0 g Substanz bestimmt.

Gehaltsbestimmung

2,00 g Substanz werden in Wasser *R* zu 100,0 ml gelöst. 25,0 ml Lösung werden in einem Scheidetrichter mit 25 ml Chloroform *R*, 10 ml Natriumhydroxid-Lösung (0,1 mol · l^{-1}) und 10,0 ml einer frisch hergestellten Lösung von Kaliumiodid *R* (50 g · l^{-1}) versetzt. Die Mischung wird kräftig geschüttelt. Nach der Trennung der Phasen wird die Chloroformphase verworfen. Die wäßrige Phase wird 3mal mit je 10 ml Chloroform *R* ausgeschüttelt. Die Chloroformphasen werden verworfen. Die wäßrige Phase wird mit 40 ml Salzsäure *R* versetzt, die Mischung erkalten gelassen und anschließend mit Kaliumiodat-Lösung (0,05 mol · l^{-1}) titriert, bis die dunkelbraune Farbe fast verschwunden ist. Nach Zusatz von 2 ml Chloroform *R* wird die Titration unter kräftigem Schütteln fortgesetzt, bis sich die Farbe der Chloroformphase nicht mehr ändert. Mit einer Mischung von 10,0 ml der frisch hergestellten Lösung von Kaliumiodid *R* (50 g · l^{-1}), 20 ml Wasser *R* und 40 ml Salzsäure *R* wird ein Blindversuch durchgeführt.

1 ml Kaliumiodat-Lösung (0,05 mol · l^{-1}) entspricht 34,0 mg $C_{21}H_{38}ClN$.

1999, 801

Emulgierender Cetylstearylalkohol (Typ A)

Alcohol cetylicus et stearylicus emulsificans A

Definition

Emulgierender Cetylstearylalkohol (Typ A) ist ein Gemisch, das mindestens 80,0 Prozent Cetylstearylalkohol und mindestens 7,0 Prozent Natriumcetylstearylsulfat enthält, berechnet auf die wasserfreie Substanz. Die Substanz kann einen geeigneten Puffer enthalten.

Eigenschaften

Körner, Schuppen, Tafeln oder wachsartige Masse, weiß bis schwach gelb; löslich in heißem Wasser unter Bildung einer opaleszierenden Lösung, praktisch unlöslich in kaltem Wasser, schwer löslich in Ethanol.

Prüfung auf Identität

1: B, C, D.
2: A, C.

A. Die Prüfung erfolgt mit Hilfe der Dünnschichtchromatographie (2.2.27) unter Verwendung einer DC-Platte mit silanisiertem Kieselgel *R*.

Untersuchungslösung a: 0,1 g Substanz werden in 10 ml Trimethylpentan *R* durch Erhitzen im Wasserbad gelöst. Die Lösung wird mit 2 ml Ethanol 70 % *R* ausgeschüttelt. Nach Trennung der Phasen wird die untere Phase als Untersuchungslösung b verwendet. 1 ml der oberen Phase wird mit Trimethylpentan *R* zu 8 ml verdünnt.

Untersuchungslösung b: Die untere Phase der Untersuchungslösung a wird verwendet.

Referenzlösung a: 40 mg Cetylstearylalkohol *R* werden in 10 ml Trimethylpentan *R* gelöst.

Referenzlösung b: 20 mg Natriumcetylstearylsulfat *R* werden in 10 ml Ethanol 70 % *R* durch Erhitzen im Wasserbad gelöst.

Auf die Platte werden getrennt 2 µl jeder Lösung aufgetragen. Die Chromatographie erfolgt mit einer Mischung von 20 Volumteilen Wasser *R*, 40 Volumteilen Aceton *R* und 40 Volumteilen Methanol *R* über eine Laufstrecke von 12 cm. Die Platte wird an der Luft trocknen gelassen und mit einer Lösung von Molybdatophosphorsäure *R* (50 g · l^{-1}) in Ethanol 96 % *R* besprüht. Die Platte wird bei 120 °C erhitzt, bis Flecke erscheinen (etwa 3 h). Die 2 Hauptflecke im Chromatogramm der Untersuchungslösung a entsprechen in bezug auf Lage und Farbe den Hauptflecken im Chromatogramm der Referenzlösung a. 2 der Flecke im Chromatogramm der Untersuchungslösung b entsprechen in bezug auf Lage und Farbe den Hauptflecken im Chromatogramm der Referenzlösung b.

B. Die bei der „Gehaltsbestimmung“ erhaltenen Chromatogramme werden ausgewertet. Die 2 Hauptpeaks im Chromatogramm der Untersuchungslösung b entsprechen in bezug auf ihre Retentionszeiten den 2 Hauptpeaks im Chromatogramm der Referenzlösung.

C. Die Substanz färbt die nichtleuchtende Flamme gelb.

D. Etwa 0,3 g Substanz werden auf dem Wasserbad mit 20 ml wasserfreiem Ethanol *R* unter Umschütteln zum Sieden erhitzt. Nach sofortigem Filtrieren wird zur Trockne eingedampft und der Rückstand mit 7 ml Wasser *R* aufgenommen. 1 ml Lösung wird mit 0,1 ml einer Lösung von Methylenblau *R* (1 g · l^{-1}), 2 ml verdünnter Schwefelsäure *R* und 2 ml Dichlormethan *R* versetzt und geschüttelt. Die Dichlormethanphase ist blau gefärbt.

Prüfung auf Reinheit

Säurezahl (2.5.1): Höchstens 2,0.

Iodzahl (2.5.4): Höchstens 3,0, mit 2,00 g Substanz, in 25 ml Dichlormethan *R* gelöst, bestimmt.

Verseifungszahl (2.5.6): Höchstens 2,0, mit 2,00 g Substanz bestimmt.

Wasser (2.5.12): Höchstens 3,0 Prozent, mit 2,50 g Substanz nach der Karl-Fischer-Methode bestimmt.

Gehaltsbestimmung

Cetylstearylalkohol

Die Bestimmung erfolgt mit Hilfe der Gaschromatographie (2.2.28).

Interner-Standard-Lösung: 0,60 g Heptadecanol *CRS* werden in wasserfreiem Ethanol *R* zu 150 ml gelöst.

Untersuchungslösung a: 0,300 g Substanz werden in 50 ml Interner-Standard-Lösung gelöst. Nach Zusatz von 50 ml Wasser *R* wird 4mal mit je 25 ml Pentan *R* ausgeschüttelt, wobei falls erforderlich Natriumchlorid *R* zur Erleichterung der Phasentrennung zugesetzt wird. Die vereinigten organischen Phasen werden 2mal mit je 30 ml Wasser *R* gewaschen, über wasserfreiem Natriumsulfat *R* getrocknet und filtriert.

Untersuchungslösung b: 0,300 g Substanz werden in 50 ml wasserfreiem Ethanol *R* gelöst. Nach Zusatz von 50 ml Wasser *R* wird 4mal mit je 25 ml Pentan *R* ausgeschüttelt, wobei falls erforderlich Natriumchlorid *R* zur Erleichterung der Phasentrennung zugesetzt wird. Die vereinigten organischen Phasen werden 2mal mit je 30 ml Wasser *R* gewaschen, über wasserfreiem Natriumsulfat *R* getrocknet und filtriert.

Referenzlösung: 50 mg Cetylalkohol *CRS* und 50 mg Stearylalkohol *CRS* werden in wasserfreiem Ethanol *R* zu 10 ml gelöst.

Die Chromatographie kann durchgeführt werden mit
- einer Kapillarsäule aus Quarz von 25 m Länge und 0,25 mm innerem Durchmesser, belegt mit Polydimethylsiloxan *R*
- Stickstoff zur Chromatographie *R* als Trägergas bei einer Durchflußrate von 1 ml je Minute
- einem Flammenionisationsdetektor
- einem Splitverhältnis von 1:100

unter Verwendung von folgendem Temperaturprogramm:

	Zeit (min)	**Temperatur (°C)**	**Rate (°C/min)**	**Erläuterungen**
Säule	0–20	150→250	5	linearer Gradient
Probeneinlaß		250		
Detektor		250		

Die Substanzen werden in folgender Reihenfolge eluiert: Cetylalkohol, Heptadecanol (Interner Standard) und Stearylalkohol.

Je 1 µl Untersuchungslösung a und b wird getrennt eingespritzt. Wenn ein Peak im Chromatogramm der Untersuchungslösung b erscheint, der die gleiche Retentionszeit wie der Peak des Internen Standards im Chromatogramm der Untersuchungslösung a hat, wird das Verhältnis *r* nach folgender Gleichung errechnet:

$$r = \frac{S_{ci}}{S_i}$$

S_{ci} = Peakfläche des Cetylalkohols im Chromatogramm der Untersuchungslösung b

S_i = Peakfläche im Chromatogramm der Untersuchungslösung a, der die gleiche Retentionszeit wie der Peak des Internen Standards hat.

Wenn *r* kleiner als 300 ist, wird die korrigierte Peakfläche $S_{Ha(corr)}$ des Internen Standards im Chromatogramm der Untersuchungslösung a nach folgender Gleichung errechnet:

$$S_{Ha\,(corr)} = S'_{Ha} - \frac{S_i \cdot S_c}{S_{ci}}$$

S'_{Ha} = Peakfläche des Internen Standards im Chromatogramm der Untersuchungslösung a

S_c = Peakfläche des Cetylalkohols im Chromatogramm der Untersuchungslösung a.

Unter gleichen Bedingungen werden gleiche Mengen Referenzlösung und Untersuchungslösung a eingespritzt. Die Peaks im Chromatogramm der Untersuchungslösung a werden durch Vergleich ihrer Retentionszeiten mit denjenigen der Peaks im Chromatogramm der Referenzlösung identifiziert. Die Fläche jedes Peaks wird bestimmt.

Der Prozentgehalt an Cetylalkohol in der Substanz wird nach folgender Formel errechnet:

$$S_A \frac{100 \cdot m_H}{S_{Ha\,(corr)} \cdot m}$$

S_A = Peakfläche des Cetylalkohols im Chromatogramm der Untersuchungslösung a

m_H = Menge des Internen Standards in der Untersuchungslösung a in Milligramm

$S_{Ha\,(corr)}$ = korrigierte Peakfläche des Internen Standards im Chromatogramm der Untersuchungslösung a

m = Menge Substanz in der Untersuchungslösung a in Milligramm.

Der Prozentgehalt an Stearylalkohol in der Substanz wird nach folgender Formel errechnet:

$$S_B \frac{100 \cdot m_H}{S_{Ha\,(corr)} \cdot m}$$

S_B = Peakfläche des Stearylalkohols im Chromatogramm der Untersuchungslösung a.

Der Prozentgehalt an Cetylstearylalkohol entspricht der Summe der Prozentgehalte an Cetylalkohol und Stearylalkohol.

Natriumcetylstearylsulfat

0,300 g Substanz, in 25 ml Dichlormethan *R* dispergiert, werden nach Zusatz von 50 ml Wasser *R* und 10 ml Dimidiumbromid-Sulfanblau-Reagenz *R* mit Benzethoniumchlorid-Lösung (0,004 mol · l^{-1}) im Ultraschallbad unter Erwärmen titriert. Nach jedem Zusatz wird gewartet, bis sich die Phasen getrennt haben. Die Titration wird fortgesetzt bis zum Farbumschlag von Rosa nach Grau in der Dichlormethanphase.

1 ml Benzethoniumchlorid-Lösung (0,004 mol · l^{-1}) entspricht 1,434 mg Natriumcetylstearylsulfat.

Beschriftung

Die Beschriftung gibt, falls zutreffend, Name und Konzentration des zugesetzten Puffers an.

1999, 802

Emulgierender Cetylstearylalkohol (Typ B)

Alcohol cetylicus et stearylicus emulsificans B

Definition

Emulgierender Cetylstearylalkohol (Typ B) ist ein Gemisch, das mindestens 80,0 Prozent Cetylstearylalkohol und mindestens 7,0 Prozent Natriumdodecylsulfat enthält, berechnet auf die wasserfreie Substanz. Die Substanz kann einen geeigneten Puffer enthalten.

Eigenschaften

Körner, Schuppen, Tafeln oder wachsartige Masse, weiß bis schwach gelb; löslich in heißem Wasser unter Bildung einer opaleszierenden Lösung, praktisch unlöslich in kaltem Wasser, schwer löslich in Ethanol.

Prüfung auf Identität

1: B, C, D.
2: A, C.

A. Die Prüfung erfolgt mit Hilfe der Dünnschichtchromatographie (2.2.27) unter Verwendung einer DC-Platte mit silanisiertem Kieselgel *R*.

Untersuchungslösung a: 0,1 g Substanz werden in 10 ml Trimethylpentan *R* durch Erhitzen im Wasserbad gelöst. Die Lösung wird mit 2 ml Ethanol 70 % *R* ausgeschüttelt. Nach Trennung der Phasen wird die untere Phase als Untersuchungslösung b verwendet. 1 ml der oberen Phase wird mit Trimethylpentan *R* zu 8 ml verdünnt.

Untersuchungslösung b: Die untere Phase der Untersuchungslösung a wird verwendet.

Referenzlösung a: 40 mg Cetylstearylalkohol *R* werden in 10 ml Trimethylpentan *R* gelöst.

Referenzlösung b: 20 mg Natriumdodecylsulfat *R* werden in 10 ml Ethanol 70 % *R* durch Erhitzen im Wasserbad gelöst.

Auf die Platte werden getrennt 2 µl jeder Lösung aufgetragen. Die Chromatographie erfolgt mit einer Mischung von 20 Volumteilen Wasser *R*, 40 Volumteilen Aceton *R* und 40 Volumteilen Methanol *R* über eine Laufstrecke von 12 cm. Die Platte wird an der Luft trocknen gelassen und mit einer Lösung von Molybdatophosphorsäure *R* (50 g · l^{-1}) in Ethanol 96 % *R* besprüht. Die Platte wird bei 120 °C erhitzt, bis Flecke erscheinen (etwa 3 h). Die 2 Hauptflecke im Chromatogramm der Untersuchungslösung a entsprechen in bezug auf Lage und Farbe den Hauptflecken im Chromatogramm der Referenzlösung a. Einer der Flecke im Chromatogramm der Untersuchungslösung b entspricht in bezug auf Lage und Farbe dem Hauptfleck im Chromatogramm der Referenzlösung b.

B. Die bei der „Gehaltsbestimmung" erhaltenen Chromatogramme werden ausgewertet. Die 2 Hauptpeaks im Chromatogramm der Untersuchungslösung b entsprechen in bezug auf ihre Retentionszeiten den 2 Hauptpeaks im Chromatogramm der Referenzlösung.

C. Die Substanz färbt die nichtleuchtende Flamme gelb.

D. 0,3 g Substanz werden auf dem Wasserbad mit 20 ml wasserfreiem Ethanol *R* unter Umschütteln zum Sieden erhitzt. Nach sofortigem Filtrieren wird zur Trockne eingedampft und der Rückstand mit 7 ml Wasser *R* aufgenommen. 1 ml Lösung wird mit 0,1 ml einer Lösung von Methylenblau *R* (1 g · l^{-1}), 2 ml verdünnter Schwefelsäure *R* und 2 ml Dichlormethan *R* versetzt und geschüttelt. Die Dichlormethanphase ist blau gefärbt.

Prüfung auf Reinheit

Säurezahl (2.5.1): Höchstens 2,0.

Iodzahl (2.5.4): Höchstens 3,0, mit 2,00 g Substanz, in 25 ml Dichlormethan *R* gelöst, bestimmt.

Verseifungszahl (2.5.6): Höchstens 2,0, mit 2,00 g Substanz bestimmt.

Wasser (2.5.12): Höchstens 3,0 Prozent, mit 2,50 g Substanz nach der Karl-Fischer-Methode bestimmt.

Gehaltsbestimmung

Cetylstearylalkohol

Die Bestimmung erfolgt mit Hilfe der Gaschromatographie (2.2.28).

Interner-Standard-Lösung: 0,60 g Heptadecanol *CRS* werden in wasserfreiem Ethanol *R* zu 150 ml gelöst.

Untersuchungslösung a: 0,300 g Substanz werden in 50 ml Interner-Standard-Lösung gelöst. Nach Zusatz von 50 ml Wasser *R* wird 4mal mit je 25 ml Pentan *R* ausgeschüttelt, wobei falls erforderlich Natriumchlorid *R* zur Erleichterung der Phasentrennung zugesetzt wird. Die vereinigten organischen Phasen werden 2mal mit je 30 ml Wasser *R* gewaschen, über wasserfreiem Natriumsulfat *R* getrocknet und filtriert.

Untersuchungslösung b: 0,300 g Substanz werden in 50 ml wasserfreiem Ethanol *R* gelöst. Nach Zusatz von 50 ml Wasser *R* wird 4mal mit je 25 ml Pentan *R* ausgeschüttelt, wobei falls erforderlich Natriumchlorid *R* zur Erleichterung der Phasentrennung zugesetzt wird. Die vereinigten organischen Phasen werden 2mal mit je 30 ml Wasser *R* gewaschen, über wasserfreiem Natriumsulfat *R* getrocknet und filtriert.

Referenzlösung: 50 mg Cetylalkohol *CRS* und 50 mg Stearylalkohol *CRS* werden in wasserfreiem Ethanol *R* zu 10 ml gelöst.

Die Chromatographie kann durchgeführt werden mit

- einer Kapillarsäule aus Quarz von 25 m Länge und 0,25 mm innerem Durchmesser, belegt mit Polydimethylsiloxan *R*
- Stickstoff zur Chromatographie *R* als Trägergas bei einer Durchflußrate von 1 ml je Minute
- einem Flammenionisationsdetektor
- einem Splitverhältnis von 1:100

unter Verwendung von folgendem Temperaturprogramm:

	Zeit (min)	Temperatur (°C)	Rate (°C/min)	Erläuterungen
Säule	0–20	150→250	5	linearer Gradient
Probeneinlaß		250		
Detektor		250		

Die Substanzen werden in folgender Reihenfolge eluiert: Cetylalkohol, Heptadecanol (Interner Standard) und Stearylalkohol.

Je 1 µl Untersuchungslösung a und b wird getrennt eingespritzt. Wenn ein Peak im Chromatogramm der Untersuchungslösung b erscheint, der die gleiche Retentionszeit wie der Peak des Internen Standards im Chromatogramm der Untersuchungslösung a hat, wird das Verhältnis *r* nach folgender Gleichung errechnet:

$$r = \frac{S_{ci}}{S_i}$$

S_{ci} = Peakfläche des Cetylalkohols im Chromatogramm der Untersuchungslösung b

S_i = Peakfläche im Chromatogramm der Untersuchungslösung a, der die gleiche Retentionszeit wie der Peak des Internen Standards hat.

Wenn *r* kleiner als 300 ist, wird die korrigierte Peakfläche $S_{Ha\,(corr)}$ des Internen Standards im Chromatogramm der Untersuchungslösung a nach folgender Gleichung errechnet

$$S_{Ha\,(corr)} = S'_{Ha} - \frac{S_i \cdot S_c}{S_{ci}}$$

S'_{Ha} = Peakfläche des Internen Standards im Chromatogramm der Untersuchungslösung a

S_c = Peakfläche des Cetylalkohols im Chromatogramm der Untersuchungslösung a.

Unter gleichen Bedingungen werden gleiche Mengen Referenzlösung und Untersuchungslösung a eingespritzt. Die Peaks im Chromatogramm der Untersuchungslösung a werden durch Vergleich ihrer Retentionszeiten mit denjenigen der Peaks im Chromatogramm der Referenzlösung identifiziert. Die Fläche jedes Peaks wird bestimmt.

Der Prozentgehalt an Cetylalkohol in der Substanz wird nach folgender Formel errechnet

$$S_A \cdot \frac{100 \cdot m_H}{S_{Ha\,(corr)} \cdot m}$$

S_A = Peakfläche des Cetylalkohols im Chromatogramm der Untersuchungslösung a

m_H = Menge des Internen Standards in der Untersuchungslösung a in Milligramm

$S_{Ha\,(corr)}$ = korrigierte Peakfläche des Internen Standards im Chromatogramm der Untersuchungslösung a

m = Menge Substanz in der Untersuchungslösung a in Milligramm.

Der Prozentgehalt an Stearylalkohol in der Substanz wird nach folgender Formel errechnet

$$S_B \cdot \frac{100 \cdot m_H}{S_{Ha\,(corr)} \cdot m}$$

S_B = Peakfläche des Stearylalkohols im Chromatogramm der Untersuchungslösung a.

Der Prozentgehalt an Cetylstearylalkohol entspricht der Summe der Prozentgehalte an Cetylalkohol und Stearylalkohol.

Natriumdodecylsulfat

0,300 g Substanz, in 25 ml Dichlormethan *R* dispergiert, werden nach Zusatz von 50 ml Wasser *R* und 10 ml Dimi-

C

Monographien

diumbromid-Sulfanblau-Reagenz *R* mit Benzethoniumchlorid-Lösung (0,004 mol · l^{-1}) im Ultraschallbad unter Erwärmen titriert. Nach jedem Zusatz wird gewartet, bis sich die Phasen getrennt haben. Die Titration wird fortgesetzt bis zum Farbumschlag von Rosa nach Grau in der Dichlormethanphase.

1 ml Benzethoniumchlorid-Lösung (0,004 mol · l^{-1}) entspricht 1,154 mg Natriumdodecylsulfat.

Beschriftung

Die Beschriftung gibt, falls zutreffend, Name und Konzentration des zugesetzten Puffers an.

1998, 1189

Chenodeoxycholsäure

Acidum chenodeoxycholicum

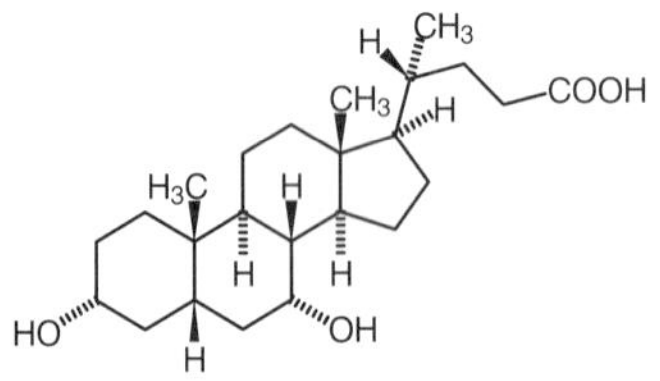

$C_{24}H_{40}O_4$ M_r 392,6

Definition

Chenodeoxycholsäure enthält mindestens 99,0 und höchstens 101,0 Prozent 3α,7α-Dihydroxy-5β-cholan-24-säure, berechnet auf die getrocknete Substanz.

Eigenschaften

Weißes bis fast weißes Pulver; sehr schwer löslich in Wasser, leicht löslich in Ethanol, löslich in Aceton, schwer löslich in Dichlormethan.

Prüfung auf Identität

1: A.
2: B, C.

A. Die Prüfung erfolgt mit Hilfe der IR-Spektroskopie (2.2.24) durch Vergleich des Spektrums der Substanz mit dem von Chenodeoxycholsäure *CRS*. Die Prüfung erfolgt mit Hilfe von Preßlingen unter Verwendung von Kaliumbromid *R*.

B. Die bei der Prüfung „Verwandte Substanzen" (siehe „Prüfung auf Reinheit") erhaltenen Chromatogramme werden ausgewertet. Der Hauptfleck im Chromatogramm der Untersuchungslösung b entspricht in bezug auf Lage, Farbe und Größe dem Hauptfleck im Chromatogramm der Referenzlösung a.

C. Etwa 10 mg Substanz werden in 1 ml Schwefelsäure *R* gelöst. Die Lösung wird mit 0,1 ml Formaldehyd-Lösung *R* versetzt und 5 min lang stehengelassen. Nach Zusatz von 5 ml Wasser *R* bildet sich eine grünlichblau gefärbte Suspension.

Prüfung auf Reinheit

Spezifische Drehung (2.2.7): 0,500 g Substanz werden in Methanol *R* zu 25,0 ml gelöst. Die spezifische Drehung muß zwischen +11,0 und +13,0° liegen, berechnet auf die getrocknete Substanz.

Verwandte Substanzen: Die Prüfung erfolgt mit Hilfe der Dünnschichtchromatographie (2.2.27) unter Verwendung einer Schicht eines geeigneten Kieselgels.

Untersuchungslösung a: 0,40 g Substanz werden in einer Mischung von 1 Volumteil Wasser *R* und 9 Volumteilen Aceton *R* zu 10 ml gelöst.

Untersuchungslösung b: 1 ml Untersuchungslösung a wird mit einer Mischung von 1 Volumteil Wasser *R* und 9 Volumteilen Aceton *R* zu 10 ml verdünnt.

Referenzlösung a: 40 mg Chenodeoxycholsäure *CRS* werden in einer Mischung von 1 Volumteil Wasser *R* und 9 Volumteilen Aceton *R* zu 10 ml gelöst.

Referenzlösung b: 20 mg Lithocholsäure *CRS* werden in einer Mischung von 1 Volumteil Wasser *R* und 9 Volumteilen Aceton *R* zu 10 ml gelöst. 2 ml Lösung werden mit einer Mischung von 1 Volumteil Wasser *R* und 9 Volumteilen Aceton *R* zu 100 ml verdünnt.

Referenzlösung c: 20 mg Ursodeoxycholsäure *CRS* werden in einer Mischung von 1 Volumteil Wasser *R* und 9 Volumteilen Aceton *R* zu 50 ml gelöst.

Referenzlösung d: 20 mg Cholsäure *CRS* werden in einer Mischung von 1 Volumteil Wasser *R* und 9 Volumteilen Aceton *R* zu 100 ml gelöst.

Referenzlösung e: 0,5 ml Untersuchungslösung a werden mit einer Mischung von 1 Volumteil Wasser *R* und 9 Volumteilen Aceton *R* zu 20 ml verdünnt. 1 ml dieser Lösung wird mit einer Mischung von 1 Volumteil Wasser *R* und 9 Volumteilen Aceton *R* zu 10 ml verdünnt.

Referenzlösung f: 10 mg Chenodeoxycholsäure *CRS* werden in Referenzlösung c zu 25 ml gelöst.

Auf die Platte werden getrennt 5 µl jeder Lösung aufgetragen. Die Chromatographie erfolgt ohne Kammersättigung mit einer Mischung von 1 Volumteil Essigsäure 98 % *R*, 30 Volumteilen Aceton *R* und 60 Volumteilen Dichlormethan *R* über eine Laufstrecke von 15 cm. Die Platte wird 10 min lang bei 120 °C getrocknet, sofort mit einer Lösung von Molybdatophosphorsäure *R* (47,6 g · l^{-1}) in einer Mischung von 1 Volumteil Schwefelsäure *R* und 20 Volumteilen Essigsäure 98 % *R* besprüht und anschließend erneut bei 120 °C erhitzt, bis blaue Flecke auf einem helleren Hintergrund erscheinen. Ein der Lithocholsäure entsprechender Fleck im Chromatogramm der Untersuchungslösung a darf nicht größer oder intensiver sein als der Hauptfleck im Chromatogramm der Referenzlösung b (0,1 Prozent). Ein der Ursodeoxycholsäure entsprechender Fleck im Chromatogramm der Untersuchungslösung a darf nicht größer oder intensiver sein als der Hauptfleck im Chromatogramm der Referenzlösung c (1 Prozent). Ein der Cholsäure entsprechender Fleck im Chromatogramm der Untersuchungslösung a darf nicht größer oder intensiver sein als der Hauptfleck im Chromatogramm der Referenzlösung d (0,5 Prozent). Kein Nebenfleck im Chromatogramm der Untersuchungslösung a, mit Ausnahme der der Lithocholsäure, der Ursodeoxycholsäure und der Cholsäure entsprechenden Flecke, darf größer oder intensiver sein als der Hauptfleck im Chromatogramm der Referenzlösung e (0,25 Prozent). Die Prüfung darf nur ausgewertet werden, wenn das Chromatogramm der Referenzlösung f deutlich voneinander getrennt 2 Hauptflecke zeigt.

Schwermetalle (2.4.8): 1,0 g Substanz muß der Grenzprüfung C auf Schwermetalle entsprechen (20 ppm). Zur Herstellung der Referenzlösung werden 2 ml Blei-Lösung (10 ppm Pb) *R* verwendet.

Trocknungsverlust (2.2.32): Höchstens 1,5 Prozent, mit 1,000 g Substanz durch Trocknen im Trockenschrank bei 100 bis 105 °C bestimmt.

Sulfatasche (2.4.14): Höchstens 0,1 Prozent, mit 1,0 g Substanz bestimmt.

Gehaltsbestimmung

0,350 g Substanz, in 50 ml Ethanol 96 % *R*, das zuvor unter Zusatz von 0,2 ml Phenolphthalein-Lösung *R* neutralisiert wurde, gelöst, werden nach Zusatz von 50 ml Wasser *R* mit Natriumhydroxid-Lösung ($0,1 mol \cdot l^{-1}$) bis zum Farbumschlag nach Rosa titriert.

1 ml Natriumhydroxid-Lösung ($0,1 mol \cdot l^{-1}$) entspricht 39,26 mg $C_{24}H_{40}O_4$.

Verunreinigungen

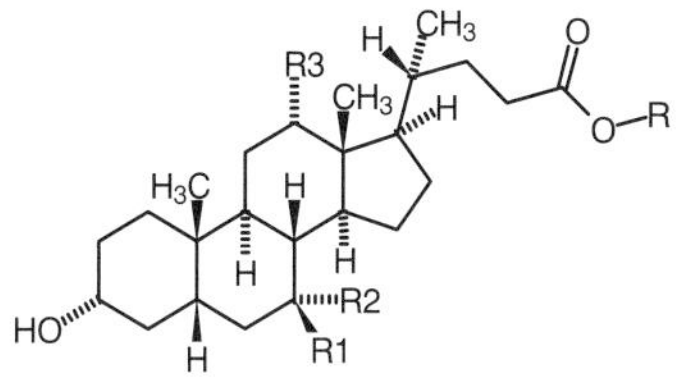

A. R = H, R1 = OH, R2 = H, R3 = H: 3α,7β-Dihydroxy-5β-cholan-24-säure (Ursodeoxycholsäure)

B. R = H, R1 = H, R2 = OH, R3 = OH: 3α,7α,12α-Trihydroxy-5β-cholan-24-säure (Cholsäure)

C. R = H, R1 = H, R2 = H, R3 = H: 3α-Hydroxy-5β-cholan-24-säure (Lithocholsäure)

D. R = H, R1 = OH, R2 = H, R3 = OH: 3α,7β,12α-Trihydroxy-5β-cholan-24-säure (Ursocholsäure)

E. R = H, R1 = H, R2 = H, R3 = OH: 3α,12α-Dihydroxy-5β-cholan-24-säure (Desoxycholsäure)

F. R = H, R1, R2 = =O, R3 = H: 3α-Hydroxy-7-oxo-5β-cholan-24-säure

G. R = CH_3, R1 = OH, R2 = H, R3 = H: Methyl-3α,7β-dihydroxy-5β-cholan-24-oat.

1999, 17

Chinidinsulfat

Chinidini sulfas

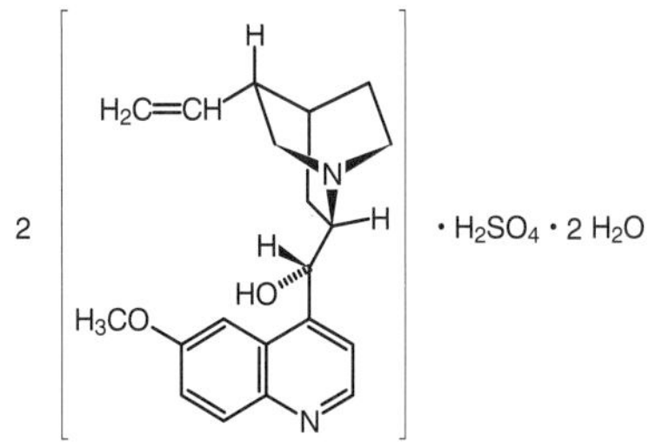

$C_{40}H_{50}N_4O_8S \cdot 2\,H_2O$ M_r 783

Definition

Chinidinsulfat enthält mindestens 99,0 und höchstens 101,0 Prozent Alkaloidmonosulfate, berechnet als Bis[(*S*)-(6-methoxychinolin-4-yl)[(2*R*,4*S*,5*R*)-5-ethenyl-1-azabicyclo[2.2.2]oct-2-yl]methanol]-sulfat und bezogen auf die getrocknete Substanz.

Eigenschaften

Weißes bis fast weißes, kristallines Pulver oder feine, seidenartige, farblose Nadeln; schwer löslich in Wasser, löslich in siedendem Wasser und in Ethanol, praktisch unlöslich in Aceton.

Prüfung auf Identität

A. Die Prüfung erfolgt mit Hilfe der Dünnschichtchromatographie (2.2.27) unter Verwendung einer DC-Platte mit Kieselgel G *R*.

Untersuchungslösung: 0,10 g Substanz werden in Methanol *R* zu 10 ml gelöst.

Referenzlösung: 0,10 g Chinidinsulfat *CRS* werden in Methanol *R* zu 10 ml gelöst.

Auf die Platte werden getrennt 5 μl jeder Lösung aufgetragen. Die Chromatographie erfolgt mit einer Mischung von 10 Volumteilen Diethylamin *R*, 24 Volumteilen Ether *R* und 40 Volumteilen Toluol *R* über eine Laufstrecke von 15 cm. Die Platte wird 15 min lang im Luftstrom getrocknet und die Chromatographie wiederholt. Die Platte wird 30 min lang bei 105 °C erhitzt, erkalten gelassen und mit Iodplatin-Reagenz *R* besprüht. Der Hauptfleck im Chromatogramm der Untersuchungslösung entspricht in bezug auf Lage, Farbe und Größe dem Hauptfleck im Chromatogramm der Referenzlösung.

B. Wird eine Lösung von etwa 5 mg Substanz in 5 ml Wasser *R* mit 0,2 ml Bromwasser *R* und 1 ml verdünnter Ammoniak-Lösung *R* 2 versetzt, entsteht eine grüne Färbung.

C. Eine Lösung von 0,1 g Substanz in 3 ml verdünnter Schwefelsäure *R* wird mit Wasser *R* zu 100 ml verdünnt. Die Lösung zeigt im ultravioletten Licht bei

366 nm eine intensive, blaue Fluoreszenz, die nach Zusatz von 1 ml Salzsäure *R* fast vollständig verschwindet.

D. Etwa 50 mg Substanz werden in 5 ml heißem Wasser *R* gelöst. Nach dem Abkühlen wird die Lösung mit 1 ml Silbernitrat-Lösung *R* 1 versetzt und mit einem Glasstab umgerührt. Nach einigen Minuten entsteht ein weißer Niederschlag, der sich auf Zusatz von verdünnter Salpetersäure *R* auflöst.

E. Die Substanz gibt die Identitätsreaktion a auf Sulfat (2.3.1).

F. Die Substanz entspricht der Prüfung „*p*H-Wert" (siehe „Prüfung auf Reinheit").

Prüfung auf Reinheit

Prüflösung: 0,500 g Substanz werden in Salzsäure (0,1 mol · l^{-1}) zu 25,0 ml gelöst.

Aussehen der Lösung: Die Prüflösung muß klar (2.2.1) und darf nicht stärker gefärbt sein als die Farbvergleichslösung GG_6 (2.2.2, Methode II).

***p*H-Wert** (2.2.3): 0,10 g Substanz werden in kohlendioxidfreiem Wasser *R* zu 10 ml gelöst. Der *p*H-Wert der Lösung muß zwischen 6,0 und 6,8 liegen.

Spezifische Drehung (2.2.7): +275 bis +290°, an der Prüflösung bestimmt und berechnet auf die getrocknete Substanz.

Andere China-Alkaloide: Die Prüfung erfolgt mit Hilfe der Flüssigchromatographie (2.2.29).

Untersuchungslösung: 20 mg Substanz werden, falls erforderlich unter Erwärmen, in 5 ml mobiler Phase gelöst. Die Lösung wird mit der mobilen Phase zu 10 ml verdünnt.

Referenzlösung a: 20 mg Chininsulfat *CRS* werden, falls erforderlich unter Erwärmen, in 5 ml mobiler Phase gelöst. Die Lösung wird mit der mobilen Phase zu 10 ml verdünnt.

Referenzlösung b: 20 mg Chinidinsulfat *CRS* werden, falls erforderlich unter Erwärmen, in 5 ml mobiler Phase gelöst. Die Lösung wird mit der mobilen Phase zu 10 ml verdünnt.

Referenzlösung c: Je 1 ml Referenzlösung a und b werden gemischt.

Referenzlösung d: 1,0 ml Referenzlösung a wird mit der mobilen Phase zu 10,0 ml verdünnt. 1,0 ml dieser Lösung wird mit der mobilen Phase zu 50,0 ml verdünnt.

Referenzlösung e: 10 mg Thioharnstoff *R* werden in der mobilen Phase zu 10 ml gelöst.

Die Chromatographie kann durchgeführt werden mit
- einer Säule aus rostfreiem Stahl von 0,15 bis 0,25 m Länge und 4,6 mm innerem Durchmesser, gepackt mit octadecylsilyliertem Kieselgel zur Chromatographie *R* (5 oder 10 µm)
- folgender Mischung als mobile Phase bei einer Durchflußrate von 1,5 ml je Minute: 6,8 g Kaliumdihydrogenphosphat *R* und 3,0 g Hexylamin *R* werden in 700 ml Wasser *R* gelöst; der *p*H-Wert wird mit Phosphorsäure 10 % *R* auf 2,8 eingestellt; nach Zusatz von 60 ml Acetonitril *R* wird mit Wasser *R* zu 1000 ml verdünnt
- einem Spektrometer als Detektor bei einer Wellenlänge von 250 nm für die Referenzlösung e und 316 nm für die übrigen Lösungen.

Je 10 µl Referenzlösung b und e werden nacheinander eingespritzt. Falls erforderlich wird die Konzentration von Acetonitril in der mobilen Phase so geändert, daß das Massenverteilungsverhältnis des Chinidin-Peaks im Chromatogramm der Referenzlösung b 3,5 bis 4,5 beträgt, wobei $t_{R'}$ aus dem Thioharnstoff-Peak im Chromatogramm der Referenzlösung e berechnet wird.

Je 10 µl Referenzlösung a, b, c und d werden nacheinander eingespritzt. Das Chromatogramm der Referenzlösung a zeigt einen dem Chinin entsprechenden Hauptpeak und einen Dihydrochinin-Peak, dessen relative Retentionszeit, bezogen auf Chinin, etwa 1,4 beträgt. Das Chromatogramm der Referenzlösung b zeigt einen dem Chinidin entsprechenden Hauptpeak und einen Dihydrochinidin-Peak, dessen relative Retentionszeit, bezogen auf Chinidin, etwa 1,2 beträgt. Das Chromatogramm der Referenzlösung c zeigt 4 dem Chinidin, Chinin, Dihydrochinidin und Dihydrochinin entsprechende Peaks, die durch Vergleich der Retentionszeiten mit denen der entsprechenden Peaks in den Chromatogrammen der Referenzlösungen a und b identifiziert werden.

Die Prüfung darf nur ausgewertet werden, wenn im Chromatogramm der Referenzlösung c die Auflösung zwischen den Peaks von Chinin und Chinidin mindestens 3,0 und diejenige zwischen den Peaks von Dihydrochinidin und Chinin mindestens 2,0 beträgt sowie das Chromatogramm der Referenzlösung d einen Hauptpeak mit einem Signal-Rausch-Verhältnis von mindestens 4 aufweist.

10 µl Untersuchungslösung werden eingespritzt. Die Chromatographie wird über eine Dauer, die der 2,5fachen Retentionszeit des Hauptpeaks entspricht, durchgeführt. Im Chromatogramm der Untersuchungslösung wird der Prozentgehalt an verwandten Substanzen unter Anwendung des Verfahrens „Normalisierung" berechnet, wobei Peaks, deren Fläche kleiner ist als die des Hauptpeaks im Chromatogramm der Referenzlösung d, nicht berücksichtigt werden.

Der Gehalt an Dihydrochinidin darf höchstens 15 Prozent betragen; der Gehalt jeder verwandten Substanz mit einer kleineren Retentionszeit als der des Chinidins darf höchstens 5 Prozent betragen; der Gehalt jeder weiteren verwandten Substanz darf höchstens 2,5 Prozent betragen.

Bor: *Glasgeräte sind wenn immer möglich zu vermeiden.*

Untersuchungslösung: 1,00 g Substanz wird in einer Mischung von 0,5 ml Salzsäure *R* und 4,0 ml Wasser *R* gelöst.

Referenzlösung: 0,572 g Borsäure *R* werden in Wasser *R* zu 1000,0 ml gelöst. 5,0 ml Lösung werden mit Wasser *R* zu 100,0 ml verdünnt. 1,0 ml dieser Lösung wird mit 3,0 ml Wasser *R* und 0,5 ml Salzsäure *R* versetzt.

Blindlösung: 0,5 ml Salzsäure *R* werden zu 4,0 ml Wasser *R* gegeben.

Die Untersuchungslösung, die Referenzlösung und die Blindlösung werden mit je 3,0 ml einer Lösung von 2-Ethylhexandiol *R* (100 g · l^{-1}) in Dichlormethan *R* versetzt und 1 min lang geschüttelt. Die Lösungen werden 6 min lang stehengelassen. 1,0 ml der unteren Phase wird mit 2,0 ml einer Lösung von Curcumin *R* ($3,75\ g \cdot l^{-1}$) in wasserfreier Essigsäure *R* und 0,3 ml Schwefelsäure *R* versetzt und gemischt. Nach 20 min werden 25,0 ml Ethanol 96 % *R* zugesetzt und gemischt. Die Blindlösung ist gelb gefärbt. Eine in der Untersuchungslösung auftretende Rotfärbung darf nicht stärker sein als die der Referenzlösung (5 ppm B).

Trocknungsverlust (2.2.32): 3,0 bis 5,0 Prozent, mit 1,000 g Substanz durch Trocknen im Trockenschrank bei 130 °C bestimmt.

Sulfatasche (2.4.14): Höchstens 0,1 Prozent, mit 1,0 g Substanz bestimmt.

Gehaltsbestimmung

0,200 g Substanz, in 20 ml Acetanhydrid *R* gelöst, werden nach Zusatz von 0,15 ml Naphtholbenzein-Lösung *R* mit Perchlorsäure ($0,1\ mol \cdot l^{-1}$) titriert.

1 ml Perchlorsäure ($0,1\ mol \cdot l^{-1}$) entspricht 24,90 mg $C_{40}H_{50}N_4O_8S$.

Lagerung

Vor Licht geschützt.

Verunreinigungen

A. Chinin

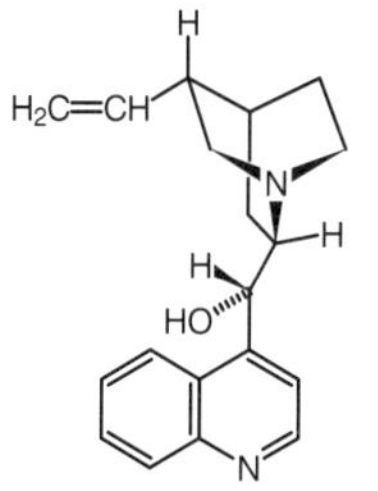

B. (*S*)-(Chinolin-4-yl)[(2*R*,4*S*,5*R*)-5-ethenyl-1-azabicyclo[2.2.2]oct-2-yl]methanol (Cinchonin)

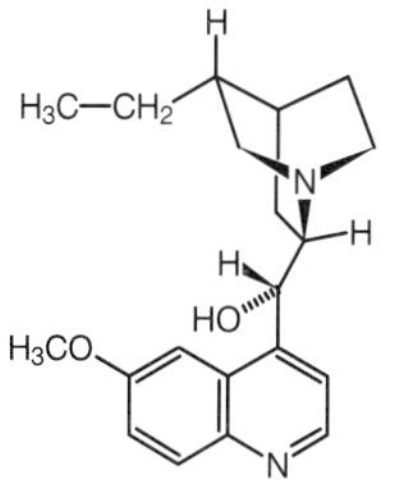

C. (*S*)-(6-Methoxychinolin-4-yl)[(2*R*,4*S*,5*R*)-5-ethyl-1-azabicyclo[2.2.2]oct-2-yl]methanol (Dihydrochinidin).

1999, 18

Chininhydrochlorid

Chinini hydrochloridum

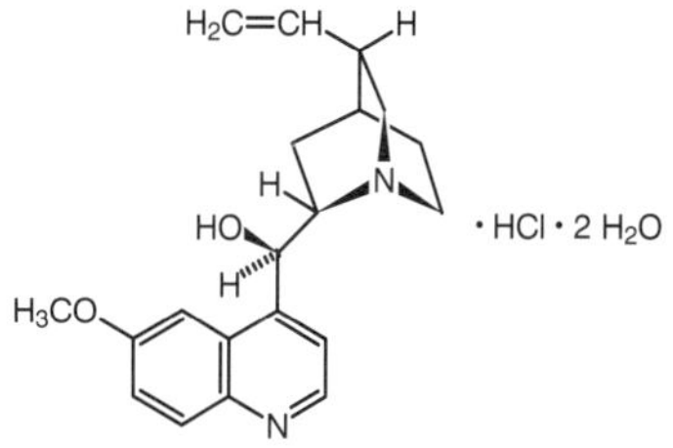

$C_{20}H_{25}ClN_2O_2 \cdot 2\ H_2O$ M_r 396,9

Definition

Chininhydrochlorid enthält mindestens 99,0 und höchstens 101,0 Prozent Alkaloidmonohydrochloride, berechnet als (*R*)-(6-Methoxychinolin-4-yl)[(2*S*,4*S*,5*R*)-5-ethenyl-1-azabicyclo[2.2.2]oct-2-yl]methanol-hydrochlorid und bezogen auf die getrocknete Substanz.

Eigenschaften

Feine, seidenartige, oft in Büscheln zusammengeballte, farblose Nadeln; löslich in Wasser, leicht löslich in Ethanol.

Prüfung auf Identität

A. Die Prüfung erfolgt mit Hilfe der Dünnschichtchromatographie (2.2.27) unter Verwendung einer DC-Platte mit Kieselgel G *R*.

Untersuchungslösung: 0,10 g Substanz werden in Methanol *R* zu 10 ml gelöst.

Referenzlösung: 0,10 g Chininsulfat *CRS* werden in Methanol *R* zu 10 ml gelöst.

Auf die Platte werden getrennt 5 µl jeder Lösung aufgetragen. Die Chromatographie erfolgt mit einer Mischung von 10 Volumteilen Diethylamin *R*, 24 Volumteilen Ether *R* und 40 Volumteilen Toluol *R* über eine Laufstrecke von 15 cm. Die Platte wird 15 min lang im Luftstrom getrocknet und die Chromatographie wiederholt. Die Platte wird 30 min lang bei 105 °C erhitzt, erkalten gelassen und mit Iodplatin-Reagenz *R* besprüht. Der Hauptfleck im Chromatogramm der Untersuchungslösung entspricht in bezug auf Lage, Farbe und Größe dem Hauptfleck im Chromatogramm der Referenzlösung.

B. Etwa 10 mg Substanz werden in Wasser *R* zu 10 ml gelöst. Werden 5 ml Lösung mit 0,2 ml Bromwasser *R* und 1 ml verdünnter Ammoniak-Lösung *R* 2 versetzt, entsteht eine grüne Färbung.

C. Eine Lösung von 0,1 g Substanz in 3 ml verdünnter Schwefelsäure *R* wird mit Wasser *R* zu 100 ml verdünnt. Die Lösung zeigt im ultravioletten Licht bei 366 nm eine intensive, blaue Fluoreszenz, die nach Zusatz von 1 ml Salzsäure *R* fast vollständig verschwindet.

D. Die Substanz gibt die Identitätsreaktionen auf Chlorid (2.3.1).

E. Die Substanz entspricht der Prüfung „*p*H-Wert" (siehe „Prüfung auf Reinheit").

Prüfung auf Reinheit

Prüflösung: 1,0 g Substanz wird in kohlendioxidfreiem Wasser *R*, das aus destilliertem Wasser *R* hergestellt wurde, zu 50 ml gelöst.

Aussehen der Lösung: Die Prüflösung muß klar (2.2.1) und darf nicht stärker gefärbt sein als die Farbvergleichslösung G_6 (2.2.2, Methode II).

***p*H-Wert** (2.2.3): 10 ml Prüflösung werden mit kohlendioxidfreiem Wasser *R* zu 20 ml verdünnt. Der *p*H-Wert dieser Lösung muß zwischen 6,0 und 6,8 liegen.

Spezifische Drehung (2.2.7): 0,500 g Substanz werden in Salzsäure (0,1 mol · l^{-1}) zu 25,0 ml gelöst. Die spezifische Drehung muß zwischen –245 und –258° liegen, berechnet auf die getrocknete Substanz.

Andere China-Alkaloide: Die Prüfung erfolgt mit Hilfe der Flüssigchromatographie (2.2.29).

Untersuchungslösung: 20 mg Substanz werden, falls erforderlich unter Erwärmen, in 5 ml mobiler Phase gelöst. Die Lösung wird mit der mobilen Phase zu 10 ml verdünnt.

Referenzlösung a: 20 mg Chininsulfat *CRS* werden, falls erforderlich unter Erwärmen, in 5 ml mobiler Phase gelöst. Die Lösung wird mit der mobilen Phase zu 10 ml verdünnt.

Referenzlösung b: 20 mg Chinidinsulfat *CRS* werden, falls erforderlich unter Erwärmen, in 5 ml mobiler Phase gelöst. Die Lösung wird mit der mobilen Phase zu 10 ml verdünnt.

Referenzlösung c: Je 1 ml Referenzlösung a und b werden gemischt.

Referenzlösung d: 1,0 ml Referenzlösung a wird mit der mobilen Phase zu 10,0 ml verdünnt. 1,0 ml dieser Lösung wird mit der mobilen Phase zu 50,0 ml verdünnt.

Referenzlösung e: 10 mg Thioharnstoff *R* werden in der mobilen Phase zu 10 ml gelöst.

Die Chromatographie kann durchgeführt werden mit

- einer Säule aus rostfreiem Stahl von 0,15 bis 0,25 m Länge und 4,6 mm innerem Durchmesser, gepackt mit octadecylsilyliertem Kieselgel zur Chromatographie *R* (5 oder 10 µm)
- folgender Mischung als mobile Phase bei einer Durchflußrate von 1,5 ml je Minute: 6,8 g Kaliumdihydrogenphosphat *R* und 3,0 g Hexylamin *R* werden in 700 ml Wasser *R* gelöst; der *p*H-Wert wird mit Phosphorsäure 10 % *R* auf 2,8 eingestellt; nach Zusatz von 60 ml Acetonitril *R* wird mit Wasser *R* zu 1000 ml verdünnt
- einem Spektrometer als Detektor bei einer Wellenlänge von 250 nm für die Referenzlösung e und 316 nm für die übrigen Lösungen.

Je 10 µl Referenzlösung b und e werden nacheinander eingespritzt. Falls erforderlich wird die Konzentration an Acetonitril in der mobilen Phase so geändert, daß das Massenverteilungsverhältnis des Chinidin-Peaks im Chromatogramm der Referenzlösung b 3,5 bis 4,5 beträgt, wobei $t_{R'}$ aus dem Thioharnstoff-Peak im Chromatogramm der Referenzlösung e berechnet wird.

Je 10 µl Referenzlösung a, b, c und d werden nacheinander eingespritzt. Das Chromatogramm der Referenzlösung a zeigt einen dem Chinin entsprechenden Hauptpeak und einen Dihydrochinin-Peak, dessen relative Retentionszeit, bezogen auf Chinin, etwa 1,4 beträgt. Das Chromatogramm der Referenzlösung b zeigt einen dem Chinidin entsprechenden Hauptpeak und einen Dihydrochinidin-Peak, dessen relative Retentionszeit, bezogen auf Chinidin, etwa 1,2 beträgt. Das Chromatogramm der Referenzlösung c zeigt 4 dem Chinidin, Chinin, Dihydrochinidin und Dihydrochinin entsprechende Peaks, die durch Vergleich der Retentionszeiten mit denen der entsprechenden Peaks in den Chromatogrammen der Referenzlösungen a und b identifiziert werden.

Die Prüfung darf nur ausgewertet werden, wenn im Chromatogramm der Referenzlösung c die Auflösung zwischen den Peaks von Chinin und Chinidin mindestens 3,0 und diejenige zwischen den Peaks von Dihydrochinidin und Chinin mindestens 2,0 beträgt und das Chromatogramm der Referenzlösung d einen Hauptpeak mit einem Signal-Rausch-Verhältnis von mindestens 4 aufweist.

10 µl Untersuchungslösung werden eingespritzt. Die Chromatographie wird über eine Dauer, die der 2,5fachen Retentionszeit des Hauptpeaks entspricht, durchgeführt. Im Chromatogramm der Untersuchungslösung wird der Prozentgehalt an verwandten Substanzen unter Anwendung des Verfahrens „Normalisierung" berechnet, wobei Peaks, deren Fläche kleiner ist als die des Hauptpeaks im Chromatogramm der Referenzlösung d, nicht berücksichtigt werden.

Der Gehalt an Dihydrochinin darf höchstens 10 Prozent betragen; der Gehalt jeder verwandten Substanz mit einer kleineren Retentionszeit als der des Chinins darf höchstens 5 Prozent betragen; der Gehalt jeder weiteren verwandten Substanz darf höchstens 2,5 Prozent betragen.

Sulfat (2.4.13): 15 ml Prüflösung müssen der Grenzprüfung auf Sulfat entsprechen (500 ppm).

Barium: 15 ml Prüflösung werden mit 1 ml verdünnter Schwefelsäure *R* versetzt. Nach mindestens 15 min darf die Lösung nicht stärker opaleszieren als eine Mischung von 15 ml Prüflösung und 1 ml destilliertem Wasser *R*.

Trocknungsverlust (2.2.32): 6,0 bis 10,0 Prozent, mit 1,000 g Substanz durch Trocknen im Trockenschrank bei 100 bis 105 °C bestimmt.

Sulfatasche (2.4.14): Höchstens 0,1 Prozent, mit 1,0 g Substanz bestimmt.

Gehaltsbestimmung

0,250 g Substanz, in 50 ml Ethanol 96 % *R* gelöst und mit 5,0 ml Salzsäure (0,01 mol · l^{-1}) werden mit Natriumhydroxid-Lösung (0,1 mol · l^{-1}) titriert. Der Endpunkt wird mit Hilfe der Potentiometrie (2.2.20) bestimmt. Das zwischen den beiden Wendepunkten zugesetzte Volumen wird abgelesen.

1 ml Natriumhydroxid-Lösung (0,1 mol · l^{-1}) entspricht 36,09 mg $C_{20}H_{25}ClN_2O_2$.

Lagerung

Vor Licht geschützt.

Verunreinigungen

A. Chinidin

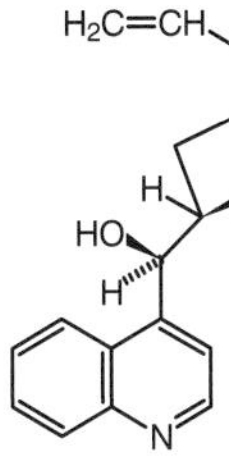

B. (*R*)-(Chinolin-4-yl)[(2*S*,4*S*,5*R*)-5-ethenyl-1-azabicyclo[2.2.2]oct-2-yl]methanol (Cinchonidin)

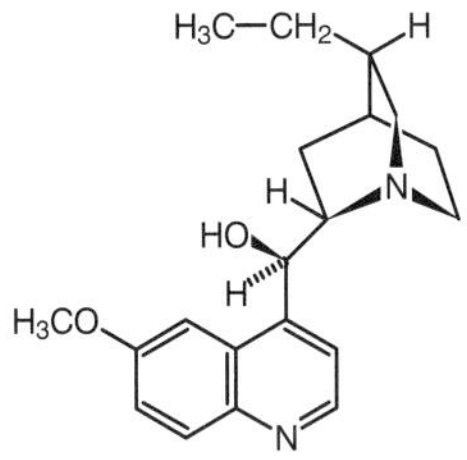

C. (*R*)-(6-Methoxychinolin-4-yl)[(2*S*,4*S*,5*R*)-5-ethyl-1-azabicyclo[2.2.2]oct-2-yl]methanol (Dihydrochinin).

1999, 19

Chininsulfat

Chinini sulfas

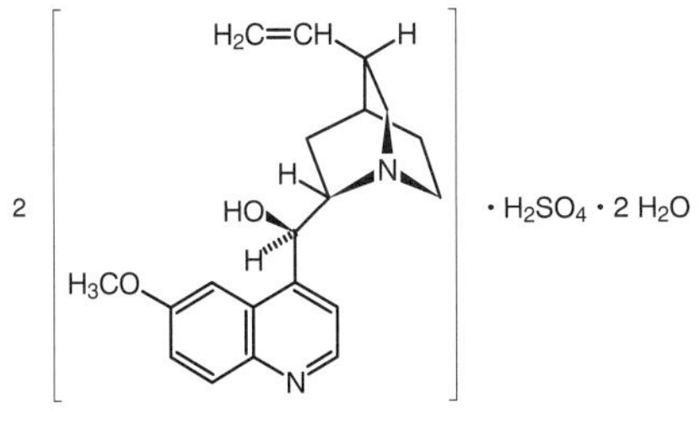

$C_{40}H_{50}N_4O_8S \cdot 2\ H_2O$ — M_r 783

Definition

Chininsulfat enthält mindestens 99,0 und höchstens 101,0 Prozent Alkaloidmonosulfate, berechnet als Bis[(*R*)-(6-methoxychinolin-4-yl)-[(2*S*,4*S*,5*R*)-5-ethenyl-1-azabicyclo[2.2.2]oct-2-yl]methanol]-sulfat und bezogen auf die getrocknete Substanz.

Eigenschaften

Weißes bis fast weißes, kristallines Pulver oder feine, farblose Nadeln; schwer löslich in Wasser, wenig löslich in siedendem Wasser und in Ethanol.

Prüfung auf Identität

A. Die Prüfung erfolgt mit Hilfe der Dünnschichtchromatographie (2.2.27) unter Verwendung einer DC-Platte mit Kieselgel G *R*.

Untersuchungslösung: 0,10 g Substanz werden in Methanol *R* zu 10 ml gelöst.

Referenzlösung: 0,10 g Chininsulfat *CRS* werden in Methanol *R* zu 10 ml gelöst.

Auf die Platte werden getrennt 5 µl jeder Lösung aufgetragen. Die Chromatographie erfolgt mit einer Mischung von 10 Volumteilen Diethylamin *R*, 24 Volumteilen Ether *R* und 40 Volumteilen Toluol *R* über eine Laufstrecke von 15 cm. Die Platte wird 15 min lang im Luftstrom getrocknet und die Chromatographie wiederholt. Die Platte wird 30 min lang bei 105 °C erhitzt, erkalten gelassen und mit Iodplatin-Reagenz *R* besprüht. Der Hauptfleck im Chromatogramm der Untersuchungslösung entspricht in bezug auf Lage, Farbe und Größe dem Hauptfleck im Chromatogramm der Referenzlösung.

B. Wird eine Lösung von etwa 5 mg Substanz in 5 ml Wasser *R* mit 0,2 ml Bromwasser *R* und 1 ml verdünnter Ammoniak-Lösung *R* 2 versetzt, entsteht eine grüne Färbung.

C. Eine Lösung von 0,1 g Substanz in 3 ml verdünnter Schwefelsäure *R* wird mit Wasser *R* zu 100 ml verdünnt. Die Lösung zeigt im ultravioletten Licht bei 366 nm eine intensive, blaue Fluoreszenz, die nach Zusatz von 1 ml Salzsäure *R* fast vollständig verschwindet.

D. Etwa 45 mg Substanz werden in 5 ml verdünnter Salzsäure *R* gelöst. Die Lösung gibt die Identitätsreaktion a auf Sulfat (2.3.1).

E. Die Substanz entspricht der Prüfung „*p*H-Wert" (siehe „Prüfung auf Reinheit").

Prüfung auf Reinheit

Prüflösung: 0,500 g Substanz werden in Salzsäure (0,1 mol · l^{-1}) zu 25,0 ml gelöst.

Aussehen der Lösung: Die Prüflösung muß klar (2.2.1) und darf nicht stärker gefärbt sein als die Farbvergleichslösung GG_6 (2.2.2, Methode II).

***p*H-Wert** (2.2.3): Der *p*H-Wert einer Suspension der Substanz (10 g · l^{-1}) in Wasser *R* muß zwischen 5,7 und 6,6 liegen.

Spezifische Drehung (2.2.7): –237 bis –245°, an der Prüflösung bestimmt und auf die getrocknete Substanz berechnet.

Andere China-Alkaloide: Die Prüfung erfolgt mit Hilfe der Flüssigchromatographie (2.2.29).

Untersuchungslösung: 20 mg Substanz werden, falls erforderlich unter Erwärmen, in 5 ml mobiler Phase gelöst. Die Lösung wird mit der mobilen Phase zu 10 ml verdünnt.

Referenzlösung a: 20 mg Chininsulfat *CRS* werden, falls erforderlich unter Erwärmen, in 5 ml mobiler Phase gelöst. Die Lösung wird mit der mobilen Phase zu 10 ml verdünnt.

Referenzlösung b: 20 mg Chinidinsulfat *CRS* werden, falls erforderlich unter Erwärmen, in 5 ml mobiler Phase gelöst. Die Lösung wird mit der mobilen Phase zu 10 ml verdünnt.

Referenzlösung c: Je 1 ml Referenzlösung a und b werden gemischt.

Referenzlösung d: 1,0 ml Referenzlösung a wird mit der mobilen Phase zu 10,0 ml verdünnt. 1,0 ml dieser Lösung wird mit der mobilen Phase zu 50,0 ml verdünnt.

Referenzlösung e: 10 mg Thioharnstoff *R* werden in der mobilen Phase zu 10 ml gelöst.

Die Chromatographie kann durchgeführt werden mit
- einer Säule aus rostfreiem Stahl von 0,15 bis 0,25 m Länge und 4,6 mm innerem Durchmesser, gepackt mit octadecylsilyliertem Kieselgel zur Chromatographie *R* (5 oder 10 µm)
- folgender Mischung als mobile Phase bei einer Durchflußrate von 1,5 ml je Minute: 6,8 g Kaliumdihydrogenphosphat *R* und 3,0 g Hexylamin *R* werden in 700 ml Wasser *R* gelöst; der *p*H-Wert wird mit Phosphorsäure 10 % *R* auf 2,8 eingestellt; nach Zusatz von 60 ml Acetonitril *R* wird mit Wasser *R* zu 1000 ml verdünnt
- einem Spektrometer als Detektor bei einer Wellenlänge von 250 nm für die Referenzlösung e und 316 nm für die übrigen Lösungen.

Je 10 µl Referenzlösung b und e werden nacheinander eingespritzt. Falls erforderlich wird die Konzentration an Acetonitril in der mobilen Phase so geändert, daß für den Chinidin-Peak im Chromatogramm der Referenzlösung b das Massenverteilungsverhältnis 3,5 bis 4,5 beträgt, wobei $t_{R'}$ aus dem Thioharnstoff-Peak im Chromatogramm der Referenzlösung e berechnet wird.

Je 10 µl Referenzlösung a, b, c und d werden nacheinander eingespritzt. Das Chromatogramm der Referenzlösung a zeigt einen dem Chinin entsprechenden Hauptpeak und einen Dihydrochinin-Peak, dessen relative Retentionszeit, bezogen auf Chinin, etwa 1,4 beträgt. Das Chromatogramm der Referenzlösung b zeigt einen dem Chinidin entsprechenden Hauptpeak und einen Dihydrochinidin-Peak, dessen relative Retentionszeit, bezogen auf Chinidin, etwa 1,2 beträgt. Das Chromatogramm der Referenzlösung c zeigt 4 dem Chinidin, Chinin, Dihydrochinidin und Dihydrochinin entsprechende Peaks, die durch Vergleich der Retentionszeiten mit denen der entsprechenden Peaks in den Chromatogrammen der Referenzlösungen a und b identifiziert werden.

Die Prüfung darf nur ausgewertet werden, wenn im Chromatogramm der Referenzlösung c die Auflösung zwischen den Peaks von Chinin und Chinidin mindestens 3,0 und diejenige zwischen den Peaks von Dihydrochinidin und Chinin mindestens 2,0 beträgt und das Chromatogramm der Referenzlösung d einen Hauptpeak mit einem Signal-Rausch-Verhältnis von mindestens 4 aufweist.

10 µl Untersuchungslösung werden eingespritzt. Die Chromatographie wird über eine Dauer, die der 2,5fachen Retentionszeit des Hauptpeaks entspricht, durchgeführt. Im Chromatogramm der Untersuchungslösung wird der Prozentgehalt an verwandten Substanzen unter Anwendung des Verfahrens „Normalisierung" berechnet, wobei Peaks, deren Fläche kleiner ist als die des Hauptpeaks im Chromatogramm der Referenzlösung d, nicht berücksichtigt werden.

Der Gehalt an Dihydrochinin darf höchstens 10 Prozent betragen; der Gehalt jeder verwandten Substanz mit einer kleineren Retentionszeit als der des Chinins darf höchstens 5 Prozent betragen; der Gehalt jeder weiteren verwandten Substanz darf höchstens 2,5 Prozent betragen.

Trocknungsverlust (2.2.32): 3,0 bis 5,0 Prozent, mit 1,000 g Substanz durch Trocknen im Trockenschrank bei 100 bis 105 °C bestimmt.

Sulfatasche (2.4.14): Höchstens 0,1 Prozent, mit 1,0 g Substanz bestimmt.

Gehaltsbestimmung

0,300 g Substanz, in einer Mischung von 10 ml Chloroform *R* und 20 ml Acetanhydrid *R* gelöst, werden mit Perchlorsäure (0,1 mol · l^{-1}) titriert. Der Endpunkt wird mit Hilfe der Potentiometrie (2.2.20) bestimmt.

1 ml Perchlorsäure (0,1 mol · l^{-1}) entspricht 24,90 mg $C_{40}H_{50}N_4O_8S$.

Lagerung

Vor Licht geschützt.

Verunreinigungen

A. Chinidin

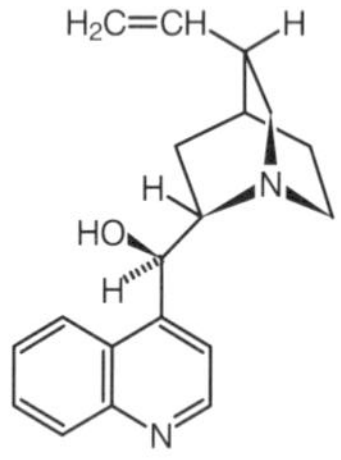

B. (*R*)-(Chinolin-4-yl)[(2*S*,4*S*,5*R*)-5-ethenyl-1-azabicyclo[2.2.2]oct-2-yl]methanol (Cinchonidin)

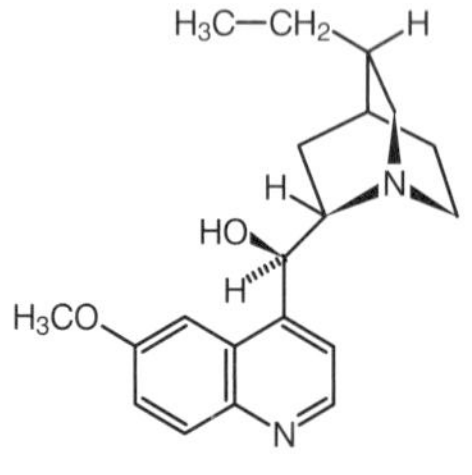

C. (*R*)-(6-Methoxychinolin-4-yl)[(2*S*,4*S*,5*R*)-5-ethyl-1-azabicyclo[2.2.2]oct-2-yl]methanol (Dihydrochinin).

1998, 1086

Chlorcyclizinhydrochlorid

Chlorcyclizini hydrochloridum

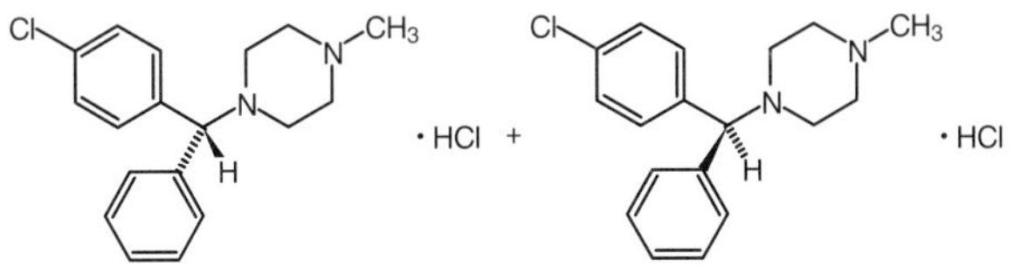

$C_{18}H_{22}Cl_2N_2$ M_r 337,3

Definition

Chlorcyclizinhydrochlorid enthält mindestens 99,0 und höchstens 101,0 Prozent (*RS*)-(1-[(4-Chlorphenyl)-phenylmethyl]-4-methylpiperazin-hydrochlorid, berechnet auf die getrocknete Substanz.

Eigenschaften

Weißes, kristallines Pulver; leicht löslich in Wasser, löslich in Ethanol, leicht löslich in Dichlormethan, praktisch unlöslich in Ether.

Prüfung auf Identität

1: B, D.

2: A, C, D.

A. 10,0 mg Substanz werden in einer Lösung von Schwefelsäure *R* (0,5 g · l^{-1}) zu 100,0 ml gelöst. 10,0 ml Lösung werden mit einer Lösung von Schwefelsäure *R* (0,5 g · l^{-1}) zu 100,0 ml verdünnt. Diese Lösung, zwischen 215 und 300 nm gemessen, zeigt ein Absorptionsmaximum (2.2.25) bei 231 nm. Die spezifische Absorption, im Maximum gemessen, liegt zwischen 475 und 525, berechnet auf die getrocknete Substanz.

B. Die Prüfung erfolgt mit Hilfe der IR-Spektroskopie (2.2.24) durch Vergleich des Spektrums der Substanz mit dem von Chlorcyclizinhydrochlorid *CRS*. Die Prüfung erfolgt mit Hilfe von Preßlingen.

C. Die bei der Prüfung „Verwandte Substanzen" (siehe „Prüfung auf Reinheit") erhaltenen Chromatogramme werden ausgewertet. Der Hauptfleck im Chromatogramm der Untersuchungslösung b entspricht in bezug auf Lage und Größe dem Hauptfleck im Chromatogramm der Referenzlösung a.

D. Die Substanz gibt die Identitätsreaktion a auf Chlorid (2.3.1).

Prüfung auf Reinheit

Aussehen der Lösung: 0,5 g Substanz werden in Wasser *R* zu 10 ml gelöst. Die Lösung muß klar (2.2.1) und farblos (2.2.2, Methode II) sein.

***p*H-Wert** (2.2.3): 0,10 g Substanz werden in kohlendioxidfreiem Wasser *R* zu 10 ml gelöst. Der *p*H-Wert der Lösung muß zwischen 5,0 und 6,0 liegen.

Verwandte Substanzen: Die Prüfung erfolgt mit Hilfe der Dünnschichtchromatographie (2.2.27) unter Verwendung einer Schicht eines geeigneten Kieselgels.

Untersuchungslösung a: 0,20 g Substanz werden in Methanol *R* zu 10 ml gelöst.

Untersuchungslösung b: 5 ml Untersuchungslösung a werden mit Methanol *R* zu 100 ml verdünnt.

Referenzlösung a: 10 mg Chlorcyclizinhydrochlorid *CRS* werden in Methanol *R* zu 10 ml gelöst.

Referenzlösung b: 5 mg Methylpiperazin *R* werden in Methanol *R* zu 50 ml gelöst.

Referenzlösung c: 1 ml Untersuchungslösung b wird mit Methanol *R* zu 25 ml verdünnt.

Referenzlösung d: 10 mg Hydroxyzindihydrochlorid *CRS* und 10 mg Chlorcyclizinhydrochlorid *CRS* werden in Methanol *R* zu 10 ml gelöst.

Auf die Platte werden getrennt 10 µl jeder Lösung aufgetragen. Die Chromatographie erfolgt mit einer Mischung von 2 Volumteilen konzentrierter Ammoniak-Lösung *R*, 13 Volumteilen Methanol *R* und 85 Volumteilen Dichlormethan *R* über eine Laufstrecke von 15 cm. Die Platte wird an der Luft trocknen gelassen und anschließend 10 min lang Iodgas ausgesetzt. Im Chromatogramm der Untersuchungslösung a darf der Methylpiperazin-Fleck nicht intensiver sein als der Fleck im Chromatogramm der Referenzlösung b (0,5 Prozent), und kein Fleck, mit Ausnahme des Hauptflecks und des Methylpiperazin-Flecks, darf intensiver sein als der Fleck im Chromatogramm der Referenzlösung c (0,2 Prozent). Die Prüfung darf nur ausgewertet werden, wenn das Chromatogramm der Referenzlösung d deutlich voneinander getrennt 2 Flecke zeigt.

Trocknungsverlust (2.2.32): Höchstens 1,0 Prozent, mit 1,000 g Substanz durch Trocknen im Trockenschrank bei 130 °C bestimmt.

Sulfatasche (2.4.14): Höchstens 0,1 Prozent, mit 1,0 g Substanz bestimmt.

Gehaltsbestimmung

0,200 g Substanz, in einer Mischung von 1 ml Salzsäure (0,1 mol · l^{-1}) und 50 ml Methanol *R* gelöst, werden mit Natriumhydroxid-Lösung (0,1 mol · l^{-1}) titriert. Der Endpunkt wird mit Hilfe der Potentiometrie (2.2.20) bestimmt. Das zwischen den beiden Wendepunkten zugesetzte Volumen wird abgelesen.

1 ml Natriumhydroxid-Lösung (0,1 mol · l^{-1}) entspricht 33,73 mg $C_{18}H_{22}Cl_2N_2$.

Lagerung

Gut verschlossen, vor Licht geschützt.

Verunreinigungen

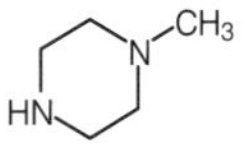

A. *N*-Methylpiperazin.

1999, 384

Chlorocresol

Chlorocresolum

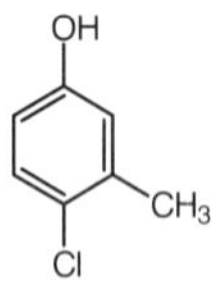

C_7H_7ClO M_r 142,6

Definition

Chlorocresol enthält mindestens 98,0 und höchstens 101,0 Prozent 4-Chlor-3-methylphenol.

Eigenschaften

Weißes bis fast weißes, kristallines Pulver oder weiße und kompakte, kristalline Masse, die in Form von Plätzchen vorliegen kann, oder farblose bis weiße Kristalle; schwer löslich in Wasser, sehr leicht löslich in Ethanol, leicht löslich in Ether und fetten Ölen. Die Substanz löst sich in Alkalihydroxid-Lösungen.

Prüfung auf Identität

A. Schmelztemperatur (2.2.14): 64 bis 67 °C.

B. 0,1 g Substanz werden mit 0,2 ml Benzoylchlorid *R* und 0,5 ml verdünnter Natriumhydroxid-Lösung *R* versetzt. Die Mischung wird so lange kräftig geschüttelt, bis ein weißer, kristalliner Niederschlag entstanden ist. Nach Zusatz von 5 ml Wasser *R* wird abfiltriert. Der Niederschlag, aus 5 ml Methanol *R* umkristallisiert und bei 70 °C getrocknet, schmilzt (2.2.14) zwischen 85 und 88 °C.

C. Werden 5 ml Prüflösung (siehe „Prüfung auf Reinheit") mit 0,1 ml Eisen(III)-chlorid-Lösung *R* 1 versetzt, entsteht eine bläuliche Färbung.

Prüfung auf Reinheit

Prüflösung: 3,0 g fein pulverisierte Substanz werden 2 min lang mit 60 ml kohlendioxidfreiem Wasser *R* geschüttelt; anschließend wird filtriert.

Aussehen der Lösung: 1,25 g Substanz werden in Ethanol 96 % *R* zu 25 ml gelöst. Die Lösung muß klar (2.2.1) und darf nicht stärker gefärbt sein als die Farbvergleichslösung BG_6 (2.2.2, Methode II).

Sauer reagierende Substanzen: 10 ml Prüflösung werden mit 0,1 ml Methylrot-Lösung *R* versetzt. Die Lösung ist orange oder rot gefärbt. Bis zum Farbumschlag nach Reingelb dürfen höchstens 0,2 ml Natriumhydroxid-Lösung (0,01 mol · l^{-1}) verbraucht werden.

Verwandte Substanzen: Die Prüfung erfolgt mit Hilfe der Gaschromatographie (2.2.28).

Untersuchungslösung: 1,0 g Substanz wird in Aceton *R* zu 100 ml gelöst.

Die Chromatographie kann durchgeführt werden mit
- einer Säule aus Glas von 1,80 m Länge und 3 bis 4 mm innerem Durchmesser, gepackt mit silanisiertem Kieselgur zur Gaschromatographie *R*, imprägniert mit 3 bis 5 Prozent (*m*/*m*) Poly[methyl(50)phenyl(50)]siloxan *R*
- Stickstoff zur Chromatographie *R* als Trägergas bei einer Durchflußrate von 30 ml je Minute
- einem Flammenionisationsdetektor.

Die Temperatur der Säule wird bei 125 °C, die des Probeneinlasses bei 210 °C und die des Detektors bei 230 °C gehalten.

Die Chromatographie wird über den 3fachen Zeitraum (etwa 8 min), der für das Erscheinen des Chlorocresol-Peaks erforderlich ist, durchgeführt. Im Chromatogramm darf die Summe der Flächen der Peaks, mit Ausnahme der des Chlorocresol-Peaks, höchstens 1 Prozent der Gesamtpeakfläche betragen. Der Lösungsmittelpeak wird nicht berücksichtigt.

Nichtflüchtige Substanzen: 2,0 g Substanz werden auf dem Wasserbad eingedampft. Der bei 100 bis 105 °C getrocknete Rückstand darf höchstens 2 mg betragen (0,1 Prozent).

Gehaltsbestimmung

70,0 mg Substanz werden in einem Erlenmeyerkolben mit Schliffstopfen in 30 ml Essigsäure 98 % *R* gelöst. Die Lösung wird mit 25,0 ml Kaliumbromat-Lösung (0,0167 mol · l^{-1}), 20 ml einer Lösung von Kaliumbromid *R* (150 g · l^{-1}) und 10 ml Salzsäure *R* versetzt und 15 min lang unter Lichtschutz stehengelassen. Nach Zusatz von 1 g Kaliumiodid *R* und 100 ml Wasser *R* wird mit Natriumthiosulfat-Lösung (0,1 mol · l^{-1}) unter kräftigem Schütteln titriert, wobei gegen Ende der Titration 1 ml Stärke-Lösung *R* zugesetzt wird. Ein Blindversuch wird durchgeführt.

1 ml Kaliumbromat-Lösung (0,0167 mol · l^{-1}) entspricht 3,565 mg C_7H_7ClO.

Lagerung

Vor Licht geschützt.

1999, 1087

Chlorpropamid
Chlorpropamidum

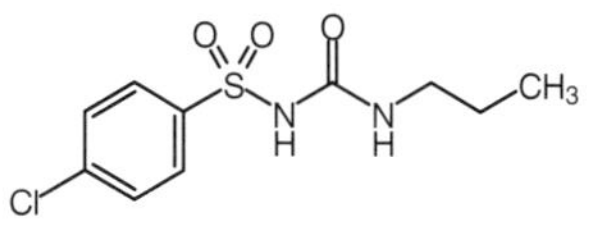

$C_{10}H_{13}ClN_2O_3S$ M_r 276,7

Definition

Chlorpropamid enthält mindestens 99,0 und höchstens 101,0 Prozent 1-[(4-Chlorphenyl)sulfonyl]-3-propylharnstoff, berechnet auf die getrocknete Substanz.

Eigenschaften

Weißes, kristallines Pulver; praktisch unlöslich in Wasser, leicht löslich in Aceton und Dichlormethan, löslich in Ethanol. Die Substanz löst sich in verdünnten Alkalihydroxid-Lösungen.

Die Substanz zeigt Polymorphie.

Prüfung auf Identität

1: C, D.
2: A, B, D.

A. Schmelztemperatur (2.2.14): 126 bis 130 °C.

B. 0,10 g Substanz werden in Methanol *R* zu 50,0 ml gelöst. 5,0 ml Lösung werden mit Salzsäure (0,01 mol · l^{-1}) zu 100,0 ml verdünnt. 10,0 ml dieser Lösung werden mit Salzsäure (0,01 mol · l^{-1}) zu 100,0 ml verdünnt. Diese Lösung, zwischen 220 und 350 nm gemessen, zeigt ein Absorptionsmaximum (2.2.25) bei 232 nm. Die spezifische Absorption, im Maximum gemessen, liegt zwischen 570 und 630.

C. Die Prüfung erfolgt mit Hilfe der IR-Spektroskopie (2.2.24) durch Vergleich des Spektrums der Substanz mit dem von Chlorpropamid *CRS*. Die Prüfung erfolgt mit Hilfe von Preßlingen. Wenn die Spektren unterschiedlich sind, werden Substanz und Referenzsubstanz getrennt in Dichlormethan *R* gelöst. Nach Eindampfen zur Trockne werden mit den Rückständen erneut Spektren aufgenommen.

D. 0,1 g Substanz werden 10 min lang mit 2 g wasserfreiem Natriumcarbonat *R* zur hellen Rotglut erhitzt und erkalten gelassen. Der Rückstand wird in etwa 5 ml Wasser *R* aufgenommen. Die Mischung wird mit Wasser *R* zu 10 ml verdünnt und anschließend filtriert. Das Filtrat gibt die Identitätsreaktion a auf Chlorid (2.3.1).

Prüfung auf Reinheit

Verwandte Substanzen: Die Prüfung erfolgt mit Hilfe der Dünnschichtchromatographie (2.2.27) unter Verwendung einer Schicht eines geeigneten Kieselgels.

Untersuchungslösung: 0,50 g Substanz werden in Aceton *R* zu 10 ml gelöst.

Referenzlösung a: 15 mg 4-Chlorbenzolsulfonamid *R* (Chlorpropamid-Verunreinigung A) werden in Aceton *R* zu 100 ml gelöst.

Referenzlösung b: 15 mg Chlorpropamid-Verunreinigung B *CRS* werden in Aceton *R* zu 100 ml gelöst.

Referenzlösung c: 0,3 ml Untersuchungslösung werden mit Aceton *R* zu 100 ml verdünnt.

Referenzlösung d: 5 ml Referenzlösung c werden mit Aceton *R* zu 15 ml verdünnt.

Referenzlösung e: 0,10 g Substanz, 5 mg Chlorbenzolsulfonamid *R* und 5 mg Chlorpropamid-Verunreinigung B *CRS* werden in Aceton *R* zu 10 ml gelöst.

Auf die Platte werden getrennt 5 µl jeder Lösung aufgetragen. Die Chromatographie erfolgt mit einer Mischung von 11,5 Volumteilen konzentrierter Ammoniak-Lösung *R*, 30 Volumteilen Cyclohexan *R*, 50 Volumteilen Methanol *R* und 100 Volumteilen Dichlormethan *R* über eine Laufstrecke von 15 cm. Die Platte wird im Kaltluftstrom getrocknet und anschließend 10 min lang bei 110 °C erhitzt. Auf den Boden einer Chromatographiekammer wird eine Schale mit einer Mischung von 1 Volumteil Salzsäure *R*, 1 Volumteil Wasser *R* und 2 Volumteilen einer Lösung von Kaliumpermanganat *R* (50 g · l^{-1}) gestellt, die Kammer geschlossen und 15 min lang stehengelassen. Die getrocknete, heiße Platte wird in die Kammer gestellt und die Kammer geschlossen. Die Platte wird 2 min lang Chlorgas ausgesetzt, herausgenommen und so lange in einen Kaltluftstrom gehalten, bis der Überschuß an Chlor entfernt ist und die Kieselgelschicht unterhalb der Startpunkte bei Aufbringen eines Tropfens Kaliumiodid-Stärke-Lösung *R* keine Blaufärbung mehr zeigt. Die Platte wird mit Kaliumiodid-Stärke-Lösung *R* besprüht. Der 4-Chlorbenzolsulfonamid-Fleck im Chromatogramm der Untersuchungslösung darf nicht größer oder stärker gefärbt sein als der Fleck im Chromatogramm der Referenzlösung a (0,3 Prozent). Der 1,3-Dipropylharnstoff-Fleck im Chromatogramm der Untersuchungslösung darf nicht größer oder stärker gefärbt sein als der Fleck im Chromatogramm der Referenzlösung b (0,3 Prozent). Kein im Chromatogramm der Untersuchungslösung auftretender Nebenfleck, mit Ausnahme des 4-Chlorbenzolsulfonamid- und des 1,3-Dipropylharnstoff-Flecks, darf größer oder stärker gefärbt sein als der Fleck im Chromatogramm der Referenzlösung c (0,3 Prozent), und höchstens 2 Nebenflecke dürfen größer oder stärker gefärbt sein als der Fleck im Chromatogramm der Referenzlösung d (0,1 Prozent). Die Prüfung darf nur ausgewertet werden, wenn das Chromatogramm der Referenzlösung e deutlich voneinander getrennt 3 Flecke zeigt, die mit ungefähren R_f-Werten von 0,4 bzw. 0,6 bzw. 0,9 dem Chlorpropamid, der Chlorpropamid-Verunreinigung A und der Chlorpropamid-Verunreinigung B entsprechen.

Schwermetalle (2.4.8): 2,0 g Substanz werden in einer Mischung von 15 Volumteilen Wasser *R* und 85 Volumteilen Aceton *R* zu 20 ml gelöst. 12 ml Lösung müssen der Grenzprüfung B auf Schwermetalle entsprechen (20 ppm). Zur Herstellung der Referenzlösung wird eine Blei-Lösung (2 ppm Pb) verwendet, die durch Verdünnen

C

Monographien

der Blei-Lösung (100 ppm Pb) *R* mit einer Mischung von 15 Volumteilen Wasser *R* und 85 Volumteilen Aceton *R* erhalten wird.

Trocknungsverlust (2.2.32): Höchstens 0,5 Prozent, mit 1,000 g Substanz durch Trocknen im Trockenschrank bei 100 bis 105 °C bestimmt.

Sulfatasche (2.4.14): Höchstens 0,1 Prozent, mit 1,0 g Substanz bestimmt.

Gehaltsbestimmung

0,250 g Substanz, in 50 ml Ethanol 96 % *R*, das zuvor unter Zusatz von Phenolphthalein-Lösung *R* 1 neutralisiert wurde, gelöst, werden nach Zusatz von 25 ml Wasser *R* mit Natriumhydroxid-Lösung (0,1 mol · l^{-1}) bis zum Umschlag nach Rosa titriert.

1 ml Natriumhydroxid-Lösung (0,1 mol · l^{-1}) entspricht 27,67 mg $C_{10}H_{13}ClN_2O_3S$.

Lagerung

Vor Licht geschützt.

Verunreinigungen

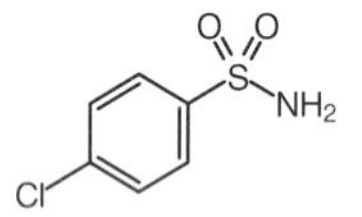

A. 4-Chlorbenzolsulfonamid

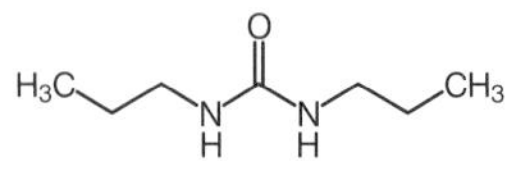

B. 1,3-Dipropylharnstoff

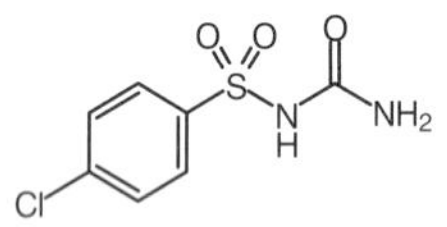

C. (4-Chlorphenylsulfonyl)harnstoff.

1999, 815

Chlorprothixenhydrochlorid

Chlorprothixeni hydrochloridum

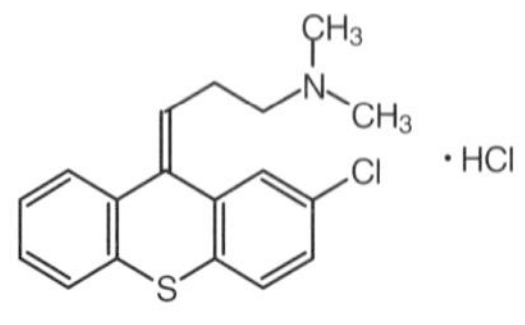

$C_{18}H_{19}Cl_2NS$ M_r 352,3

Definition

Chlorprothixenhydrochlorid[1] enthält mindestens 99,0 und höchstens 101,0 Prozent (*Z*)-3-(2-Chlor-9*H*-thioxanthen-9-yliden)-*N*,*N*-dimethylpropan-1-amin-hydrochlorid, berechnet auf die getrocknete Substanz.

Eigenschaften

Weißes bis fast weißes, kristallines Pulver; löslich in Wasser und Ethanol, schwer löslich in Dichlormethan.

Die Substanz schmilzt bei etwa 220 °C.

Prüfung auf Identität

1: A, E.
2: B, C, D, E.

A. Die Prüfung erfolgt mit Hilfe der IR-Spektroskopie (2.2.24) durch Vergleich des Spektrums der Substanz mit dem von Chlorprothixenhydrochlorid *CRS*. Die Prüfung erfolgt mit Hilfe von Preßlingen.

B. 0,2 g Substanz werden in einer Mischung von 5 ml Dioxan *R* und 5 ml einer Lösung von Natriumnitrit *R* (1,5 g · l^{-1}) gelöst. Nach Zusatz von 0,8 ml Salpetersäure *R* wird 10 min lang stehengelassen. Die Lösung wird zu 20 ml Wasser *R* gegeben und 1 h lang stehengelassen. Der Niederschlag wird abfiltriert und das Filtrat sofort für die „Prüfung auf Identität, C" verwendet. Der Niederschlag wird unter Erwärmen in etwa 15 ml Ethanol 96 % *R* gelöst. Die Lösung wird zu 10 ml Wasser *R* gegeben. Der Niederschlag wird abfiltriert und 2 h lang bei 100 bis 105 °C getrocknet. Die Schmelztemperatur (2.2.14) liegt zwischen 152 und 154 °C.

C. 1 ml des unter „Prüfung auf Identität, B" erhaltenen Filtrats wird mit 0,2 ml einer Suspension von 50 mg Echtrotsalz B *R* in 1 ml Ethanol 96 % *R* versetzt. Nach Zusatz von 1 ml ethanolischer Kaliumhydroxid-Lösung (0,5 mol · l^{-1}) entsteht eine dunkelrote Färbung. Ein Blindversuch wird durchgeführt.

D. Etwa 20 mg Substanz werden in 2 ml Salpetersäure *R* gelöst. Die Lösung ist rot gefärbt. Nach Zusatz von 5 ml Wasser *R* zeigt die Lösung im ultravioletten Licht bei 365 nm eine grüne Fluoreszenz.

E. Die Substanz gibt die Identitätsreaktion a auf Chlorid (2.3.1).

Prüfung auf Reinheit

Prüflösung: 0,25 g Substanz werden in kohlendioxidfreiem Wasser *R* zu 25 ml gelöst.

Aussehen der Lösung: Die Prüflösung muß klar (2.2.1) und farblos (2.2.2, Methode II) sein.

***p*H-Wert** (2.2.3): Der *p*H-Wert der Prüflösung muß zwischen 4,4 und 5,2 liegen.

Verwandte Substanzen:
Die Prüfung wird unter Ausschluß direkter Lichteinwirkung durchgeführt.

Die Prüfung erfolgt mit Hilfe der Flüssigchromatographie (2.2.29).

[1] Diese Fassung des Textes entspricht der Eilrevision „Resolution AP-CSP (98) 3".

Untersuchungslösung: 20,0 mg Substanz werden in der mobilen Phase zu 20,0 ml gelöst.

Referenzlösung a: 20,0 mg Chlorprothixenhydrochlorid *CRS* (welches 2 Prozent (*m/m*) *E*-Isomer enthält) werden in der mobilen Phase zu 20,0 ml gelöst.

Referenzlösung b: 2,0 ml Untersuchungslösung werden mit der mobilen Phase zu 100,0 ml verdünnt. 3,0 ml dieser Lösung werden mit der mobilen Phase zu 20,0 ml verdünnt.

Die Chromatographie kann durchgeführt werden mit

- einer Säule aus rostfreiem Stahl von 0,12 m Länge und 4,0 mm innerem Durchmesser, gepackt mit desaktiviertem, octadecylsilyliertem Kieselgel zur Chromatographie *R* (3 bis 5 µm)
- einer Mischung von 50 Volumteilen Methanol *R*, 400 Volumteilen Acetonitril *R* und 550 Volumteilen destilliertem Wasser *R*, die Kaliumdihydrogenphosphat *R* (6,0 g · l^{-1}), Natriumdodecylsulfat *R* (2,9 g · l^{-1}) und Tetrabutylammoniumbromid *R* (9 g · l^{-1}) enthält, als mobile Phase bei einer Durchflußrate von 1,5 ml je Minute
- einem Spektrometer als Detektor bei einer Wellenlänge von 254 nm.

Die Säule wird etwa 30 min lang mit der mobilen Phase bei einer Durchflußrate von 1,5 ml je Minute äquilibriert.

20 µl Referenzlösung b werden eingespritzt. Die Empfindlichkeit des Systems wird so eingestellt, daß die Höhe des Hauptpeaks im Chromatogramm mindestens 10 Prozent des maximalen Ausschlags beträgt.

20 µl Referenzlösung a werden eingespritzt. Die Prüfung darf nur ausgewertet werden, wenn die relative Retentionszeit für das *E*-Isomer, bezogen auf den Hauptpeak, etwa 1,35 und die Retentionszeit des Hauptpeaks etwa 10 min betragen.

20 µl Untersuchungslösung werden eingespritzt. Die Chromatographie erfolgt über eine Dauer, die der 2fachen Retentionszeit von Chlorprothixen entspricht. Im Chromatogramm der Untersuchungslösung darf eine dem *E*-Isomer entsprechende Peakfläche nicht größer sein als die Fläche des entsprechenden Peaks im Chromatogramm der Referenzlösung a (2 Prozent); die Fläche eines Peaks mit einer relativen Retentionszeit von etwa 1,55 (Verunreinigung E) darf nicht größer sein als das 3fache der Fläche des Hauptpeaks im Chromatogramm der Referenzlösung b (0,3 Prozent Verunreinigung E, unter Berücksichtigung eines Responsfaktors von 3). Keine Peakfläche, mit Ausnahme der des Hauptpeaks, des *E*-Isomer-Peaks und eines der Verunreinigung E entsprechenden Peaks, darf größer sein als die Fläche des Hauptpeaks im Chromatogramm der Referenzlösung b (0,3 Prozent). Die Summe aller Peakflächen, mit Ausnahme der des Hauptpeaks, des *E*-Isomer-Peaks und eines der Verunreinigung E entsprechenden Peaks, darf nicht größer sein als das 2,33fache der Fläche des Hauptpeaks im Chromatogramm der Referenzlösung b (0,7 Prozent). Peaks, deren Fläche kleiner ist als das 0,1fache der Fläche des Hauptpeaks im Chromatogramm der Referenzlösung b, werden nicht berücksichtigt.

Schwermetalle (2.4.8): 1,0 g Substanz muß der Grenzprüfung C auf Schwermetalle entsprechen (20 ppm). Zur Herstellung der Referenzlösung werden 2 ml Blei-Lösung (10 ppm Pb) *R* verwendet.

Trocknungsverlust (2.2.32): Höchstens 0,5 Prozent, mit 1,000 g Substanz durch 3 h langes Trocknen im Vakuum bei 60 °C bestimmt.

Sulfatasche (2.4.14): Höchstens 0,1 Prozent, mit 1,0 g Substanz bestimmt.

Gehaltsbestimmung

0,300 g Substanz, in einer Mischung von 5,0 ml Salzsäure (0,01 mol · l^{-1}) und 50 ml Ethanol 96 % *R* gelöst, werden mit Natriumhydroxid-Lösung (0,1 mol · l^{-1}) titriert. Das zwischen den beiden mit Hilfe der Potentiometrie (2.2.20) bestimmten Wendepunkten zugesetzte Volumen wird abgelesen.

1 ml Natriumhydroxid-Lösung (0,1 mol · l^{-1}) entspricht 35,23 mg $C_{18}H_{19}Cl_2NS$.

Lagerung

Vor Licht geschützt.

Verunreinigungen

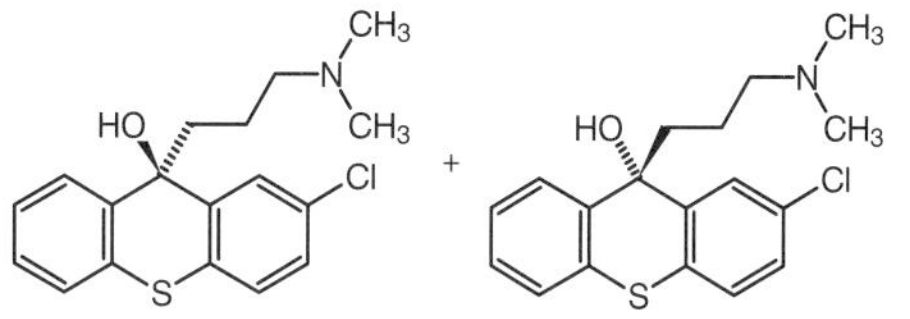

A. (*RS*)-2-Chlor-9-[3-(dimethylamino)propyl]-9*H*-thioxanthen-9-ol

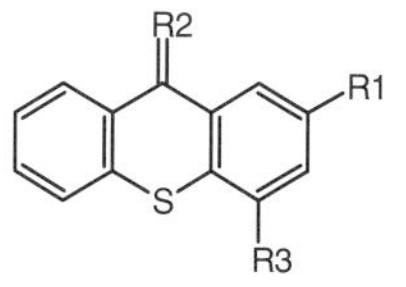

B. R1 = H, R2 = CH–CH_2–CH_2–$N(CH_3)_2$, R3 = H: 3-(9*H*-Thioxanthen-9-yliden)-*N*,*N*-dimethylpropan-1-amin

C. R1 = Cl, R2 = CH–CH_2– CH_2–NH–CH_3, R3 = H: (*Z*)-3-(2-Chlor-9*H*-thioxanthen-9-yliden)-*N*-methylpropan-1-amin

D. R1 = H, R2 = CH–CH_2– CH_2–$N(CH_3)_2$, R3 = Cl: (*Z*)-3-(4-Chlor-9*H*-thioxanthen-9-yliden)-*N*,*N*-dimethylpropan-1-amin

E. R1 = Cl, R2 = O, R3 = H: 2-Chlorthioxanthon

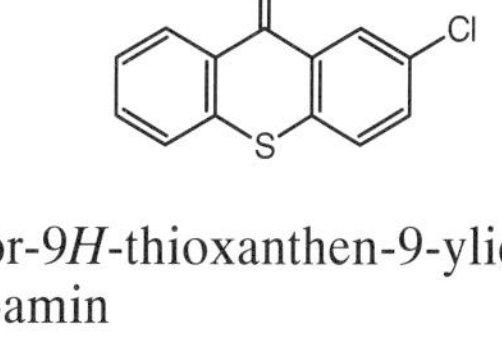

F. (*E*)-3-(2-Chlor-9*H*-thioxanthen-9-yliden)-*N*,*N*-dimethylpropan-1-amin (*E*-Isomer).

1998, 546

Chlortalidon
Chlortalidonum

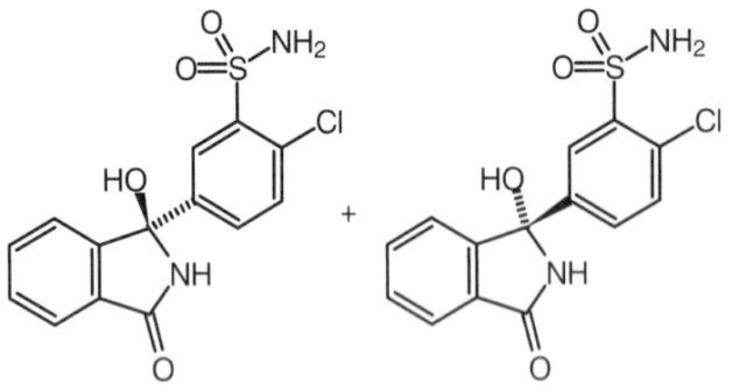

$C_{14}H_{11}ClN_2O_4S$ M_r 338,8

Definition

Chlortalidon enthält mindestens 98,0 und höchstens 102,0 Prozent 2-Chlor-5-[(1*RS*)-1-hydroxy-3-oxo-2,3-dihydro-1*H*-isoindol-1-yl]benzolsulfonamid, berechnet auf die getrocknete Substanz.

Eigenschaften

Weißes bis gelblichweißes Pulver; praktisch unlöslich in Wasser, löslich in Aceton und Methanol, schwer löslich in Ethanol, praktisch unlöslich in Dichlormethan. Die Substanz löst sich in verdünnten Alkalihydroxid-Lösungen.

Die Substanz schmilzt bei etwa 220 °C unter Zersetzung.

Prüfung auf Identität

1: B.
2: A, C, D, E.

A. 50,0 mg Substanz werden in Ethanol 96 % *R* zu 50,0 ml gelöst. 10,0 ml Lösung werden mit Ethanol 96 % *R* zu 100,0 ml verdünnt. Diese Lösung, zwischen 230 und 340 nm gemessen, zeigt Absorptionsmaxima (2.2.25) bei 275 und 284 nm. Das Verhältnis der Absorption im Maximum bei 284 nm zu der im Maximum bei 275 nm liegt zwischen 0,73 und 0,88.

B. Die Prüfung erfolgt mit Hilfe der IR-Spektroskopie (2.2.24) durch Vergleich des Spektrums der Substanz mit dem von Chlortalidon *CRS*. Die Prüfung erfolgt mit Hilfe von Preßlingen unter Verwendung von Kaliumbromid *R*.

C. Die Prüfung erfolgt mit Hilfe der Dünnschichtchromatographie (2.2.27) unter Verwendung einer Schicht von Kieselgel GF_{254} *R*.

Untersuchungslösung: 10 mg Substanz werden in Aceton *R* zu 10 ml gelöst.

Referenzlösung a: 10 mg Chlortalidon *CRS* werden in Aceton *R* zu 10 ml gelöst.

Referenzlösung b: 10 mg Chlortalidon *CRS* und 10 mg Hydrochlorothiazid *CRS* werden in Aceton *R* zu 10 ml gelöst.

Auf die Platte werden getrennt 5 µl jeder Lösung aufgetragen. Die Chromatographie erfolgt mit einer Mischung von 1,5 Volumteilen Wasser *R* und 98,5 Volumteilen Ethylacetat *R* über eine Laufstrecke von 10 cm. Die Platte wird an der Luft trocknen gelassen und im ultravioletten Licht bei 254 nm ausgewertet. Der Hauptfleck im Chromatogramm der Untersuchungslösung entspricht in bezug auf Lage und Größe dem Hauptfleck im Chromatogramm der Referenzlösung a. Die Prüfung darf nur ausgewertet werden, wenn das Chromatogramm der Referenzlösung b deutlich voneinander getrennt 2 Flecke zeigt.

D. Werden etwa 10 mg Substanz in 1 ml Schwefelsäure *R* gelöst, entsteht eine intensive Gelbfärbung.

E. Die Substanz entspricht der Prüfung „Optische Drehung" (siehe „Prüfung auf Reinheit").

Prüfung auf Reinheit

Aussehen der Lösung: 1,0 g Substanz wird in verdünnter Natriumhydroxid-Lösung *R* zu 10 ml gelöst. Die Lösung muß klar (2.2.1) und darf nicht stärker gefärbt sein als die Stufe 6 der am besten geeigneten Farbvergleichslösung (2.2.2, Methode II).

Optische Drehung (2.2.7): 0,20 g Substanz werden in Methanol *R* zu 20 ml gelöst. Der Drehungswinkel muß zwischen −0,15 und +0,15° liegen.

Sauer reagierende Substanzen: 1,0 g Substanz wird unter Erwärmen in einer Mischung von 25 ml Aceton *R* und 25 ml kohlendioxidfreiem Wasser *R* gelöst. Nach dem Abkühlen wird mit Natriumhydroxid-Lösung (0,1 mol · l^{-1}) titriert. Der Endpunkt wird mit Hilfe der Potentiometrie (2.2.20) bestimmt. Höchstens 0,75 ml Natriumhydroxid-Lösung (0,1 mol · l^{-1}) dürfen verbraucht werden.

Verwandte Substanzen: Die Prüfung erfolgt mit Hilfe der Dünnschichtchromatographie (2.2.27) unter Verwendung einer Schicht eines geeigneten Kieselgels, das einen Fluoreszenzindikator mit intensivster Anregung der Fluoreszenz bei 254 nm enthält.

Untersuchungslösung: 0,2 g Substanz werden in einer Mischung von 1 Volumteil Wasser *R* und 4 Volumteilen Aceton *R* zu 5 ml gelöst.

Referenzlösung a: Je 20 mg Chlortalidon-Verunreinigung B *CRS* und Chlortalidon *CRS* werden in einer Mischung von 1 Volumteil Wasser *R* und 4 Volumteilen Aceton *R* zu 50 ml gelöst.

Referenzlösung b: 1 ml Untersuchungslösung wird mit einer Mischung von 1 Volumteil Wasser *R* und 4 Volumteilen Aceton *R* zu 200 ml verdünnt.

Auf die Platte werden getrennt 5 µl jeder Lösung aufgetragen. Die Chromatographie erfolgt mit einer Mischung von 5 Volumteilen Toluol *R*, 10 Volumteilen Xylol *R*, 20 Volumteilen konzentrierter Ammoniak-Lösung *R*, 30 Volumteilen Dioxan *R* und 30 Volumteilen 2-Propanol *R* über eine Laufstrecke von 15 cm. Die Platte wird im Warmluftstrom getrocknet und anschließend im ultravioletten Licht bei 254 nm ausgewertet. Ein der Chlortalidon-Verunreinigung B entsprechender Fleck im Chromatogramm der Untersuchungslösung darf nicht größer oder intensiver sein als der entsprechende Fleck im Chromatogramm der Referenzlösung a (1 Prozent). Ein weiterer Nebenfleck im Chromatogramm der Untersuchungslösung darf nicht größer oder intensiver sein als der Fleck im Chromatogramm der Referenzlösung b (0,5 Prozent). Die Prüfung darf nur ausgewertet werden, wenn das Chromatogramm der Referenzlösung a deutlich voneinander getrennt 2 Flecke zeigt.

Chlorid (2.4.4): 0,3 g Substanz werden fein verrieben und mit 30 ml Wasser *R* versetzt. Nach 5 min langem Schütteln wird filtriert. 15 ml Filtrat müssen der Grenzprüfung auf Chlorid entsprechen (350 ppm). Zur Herstellung der Referenzlösung werden 10 ml Chlorid-Lösung (5 ppm Cl) *R* verwendet.

Trocknungsverlust (2.2.32): Höchstens 0,5 Prozent, mit 1,000 g Substanz durch Trocknen im Trockenschrank bei 100 bis 105 °C bestimmt.

Sulfatasche (2.4.14): Höchstens 0,1 Prozent, mit 1,0 g Substanz bestimmt.

Gehaltsbestimmung

0,200 g Substanz, in 50 ml Aceton *R* gelöst, werden in Stickstoffatmosphäre mit Tetrabutylammoniumhydroxid-Lösung (0,1 mol · l^{-1}) titriert. Der Endpunkt wird mit Hilfe der Potentiometrie (2.2.20) bestimmt. Ein Blindversuch wird durchgeführt.

1 ml Tetrabutylammoniumhydroxid-Lösung (0,1 mol · l^{-1}) entspricht 33,88 mg $C_{14}H_{11}ClN_2O_4S$.

Verunreinigungen

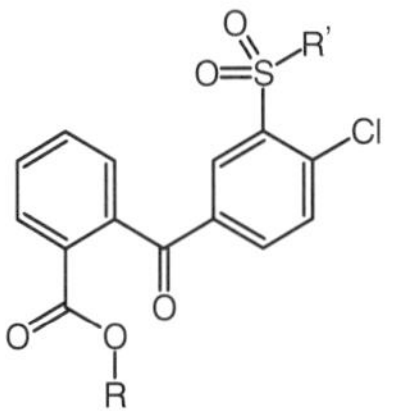

A. R = H, R′ = OH: 2-(4-Chlor-3-sulfobenzoyl)benzoesäure

B. R = H, R′ = NH_2: 2-(4-Chlor-3-sulfamoylbenzoyl)benzoesäure

C. R = CH_2–CH_3, R′ = NH_2: Ethyl-2-(4-chlor-3-sulfamoylbenzoyl)benzoat

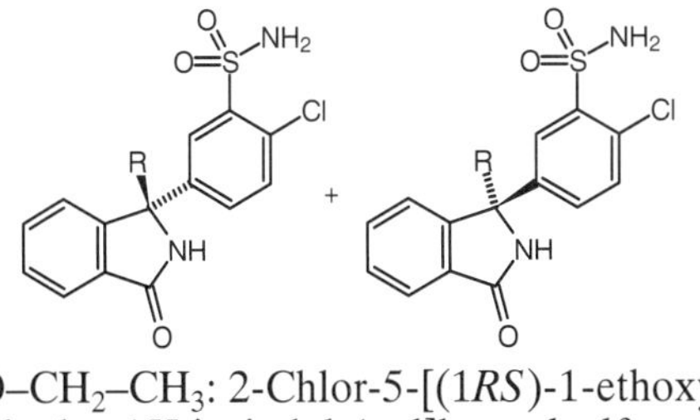

D. R = O–CH_2–CH_3: 2-Chlor-5-[(1*RS*)-1-ethoxy-3-oxo-2,3-dihydro-1*H*-isoindol-1-yl]benzolsulfonamid

E. R = H: 2-Chlor-5-[(1*RS*)-3-oxo-2,3-dihydro-1*H*-isoindol-1-yl]benzolsulfonamid

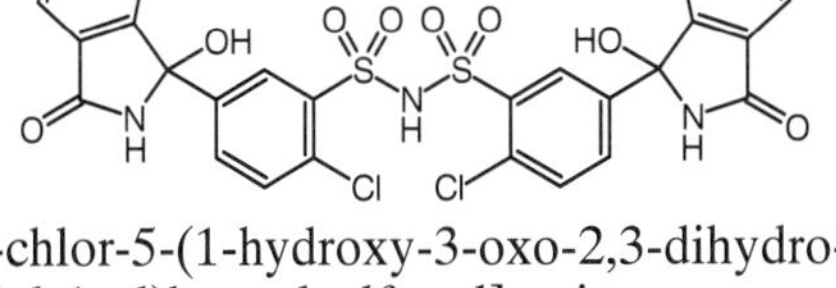

F. Bis[2-chlor-5-(1-hydroxy-3-oxo-2,3-dihydro-1*H*-isoindol-1-yl)benzolsulfonyl]amin.

1998, 173

Chlortetracyclinhydrochlorid

Chlortetracyclini hydrochloridum

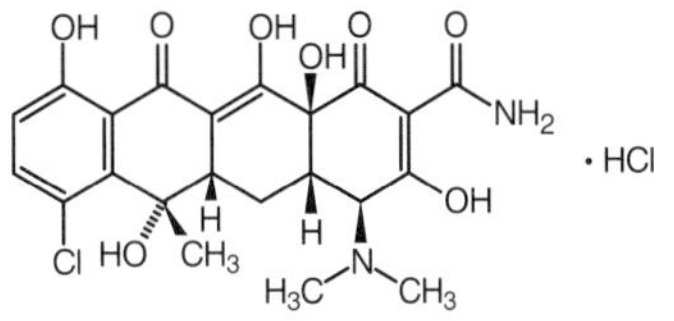

$C_{22}H_{24}Cl_2N_2O_8$ M_r 515,3

Definition

Chlortetracyclinhydrochlorid ist (4*S*,4a*S*,5a*S*,6*S*,12a*S*)-7-Chlor-4-dimethylamino-1,4,4a,5,5a,6,11,12a-octahydro-3,6,10,12,12a-pentahydroxy-6-methyl-1,11-dioxonaphthacen-2-carboxamid-hydrochlorid und wird aus bestimmten Stämmen von *Streptomyces aureofaciens* gewonnen oder nach anderen Verfahren hergestellt. Die Substanz enthält mindestens 89,5 Prozent Chlortetracyclinhydrochlorid, und die Summe von Chlortetracyclinhydrochlorid und Tetracyclinhydrochlorid beträgt mindestens 94,5 und höchstens 100,5 Prozent, berechnet als Chlortetracyclinhydrochlorid, jeweils auf die wasserfreie Substanz bezogen.

Eigenschaften

Gelbes Pulver; schwer löslich in Wasser und Ethanol. Die Substanz löst sich in Alkalihydroxid- und Alkalicarbonat-Lösungen.

Prüfung auf Identität

A. Die Prüfung erfolgt mit Hilfe der Dünnschichtchromatographie (2.2.27) unter Verwendung einer Schicht von Kieselgel H *R*. Eine Lösung von Natriumedetat *R* (100 g · l^{-1}) wird mit konzentrierter Natriumhydroxid-Lösung *R* auf einen *p*H-Wert von 8,0 eingestellt. Die Platte wird mit etwa 10 ml der Lösung gleichmäßig besprüht (für eine 100-mm x 200-mm-Platte). Die Platte wird 1 h lang in waagerechter Lage an der Luft trocknen gelassen. Vor der Verwendung wird die Platte 1 h lang bei 110 °C erhitzt.

Untersuchungslösung: 5 mg Substanz werden in Methanol *R* zu 10 ml gelöst.

Referenzlösung a: 5 mg Chlortetracyclinhydrochlorid *CRS* werden in Methanol *R* zu 10 ml gelöst.

Referenzlösung b: Je 5 mg Chlortetracyclinhydrochlorid *CRS*, Tetracyclinhydrochlorid *CRS* und Metacyclinhydrochlorid *CRS* werden in Methanol *R* zu 10 ml gelöst.

Auf die Platte wird getrennt 1 µl jeder Lösung aufgetragen. Die Chromatographie erfolgt mit einer Mischung von 6 Volumteilen Wasser *R*, 35 Volumteilen Methanol *R* und 59 Volumteilen Dichlormethan *R* über eine Laufstrecke von 15 cm. Die Platte wird im Luftstrom getrocknet und im ultravioletten Licht bei 365 nm ausgewertet. Der Hauptfleck im Chromatogramm der Untersuchungslösung entspricht in bezug auf Lage, Farbe und Größe dem Hauptfleck im Chromatogramm der Referenzlösung a. Die Prüfung darf nur ausgewertet werden, wenn das Chromatogramm der Referenzlösung b deutlich voneinander getrennt 3 Flecke zeigt.

B. Werden etwa 2 mg Substanz mit 5 ml Schwefelsäure *R* versetzt, entsteht eine tiefblaue Färbung, die bläulichgrün wird. Beim Eingießen der Lösung in 2,5 ml Wasser *R* wird die Lösung bräunlich.

C. Die Substanz gibt die Identitätsreaktion a auf Chlorid (2.3.1).

Prüfung auf Reinheit

***p*H-Wert** (2.2.3): 0,1 g Substanz werden in kohlendioxidfreiem Wasser *R* unter leichtem Erwärmen zu 10 ml gelöst. Der *p*H-Wert der Lösung muß zwischen 2,3 und 3,3 liegen.

Spezifische Drehung (2.2.7): 0,125 g Substanz werden in Wasser *R* zu 50,0 ml gelöst. Die spezifische Drehung muß zwischen –235 und –250° liegen, berechnet auf die wasserfreie Substanz.

Absorption (2.2.25): 0,125 g Substanz werden in Wasser *R* zu 25,0 ml gelöst. Die Absorption, zwischen 430 und 460 nm gemessen, darf höchstens 0,40 betragen.

Verwandte Substanzen: Die Prüfung erfolgt mit Hilfe der Flüssigchromatographie (2.2.29) wie unter „Gehaltsbestimmung" beschrieben.

Untersuchungslösung und Referenzlösungen e und f werden eingespritzt. Die Prüfung darf nur ausgewertet werden, wenn der Peak im Chromatogramm der Referenzlösung f zur Auswertung geeignet ist. Im Chromatogramm der Untersuchungslösung darf die Fläche des dem 4-*epi*-Chlortetracyclin entsprechenden Peaks nicht größer sein als die Fläche des dem 4-*epi*-Chlortetracyclin entsprechenden Peaks im Chromatogramm der Referenzlösung e (4,0 Prozent). Die Gesamtfläche aller zwischen dem Lösungsmittelpeak und dem Peak, der dem Chlortetracyclin entspricht, auftretenden Peaks, mit Ausnahme der dem Tetracyclin und dem 4-*epi*-Chlortetracyclin entsprechenden Peaks, darf nicht größer als 25 Prozent der Fläche des dem 4-*epi*-Chlortetracyclin entsprechenden Peaks im Chromatogramm der Referenzlösung e sein (1,0 Prozent). Peaks, deren Fläche kleiner ist als die Fläche des Hauptpeaks im Chromatogramm der Referenzlösung f, werden nicht berücksichtigt.

Tetracyclinhydrochlorid: Höchstens 8,0 Prozent, berechnet auf die wasserfreie Substanz. Die Bestimmung erfolgt mit Hilfe der Flüssigchromatographie (2.2.29) wie unter „Gehaltsbestimmung" beschrieben. Untersuchungslösung und Referenzlösung e werden getrennt eingespritzt.

Schwermetalle (2.4.8): 0,5 g Substanz müssen der Grenzprüfung C auf Schwermetalle entsprechen (50 ppm). Zur Herstellung der Referenzlösung werden 2,5 ml Blei-Lösung (10 ppm Pb) *R* verwendet.

Wasser (2.5.12): Höchstens 2,0 Prozent, mit 0,300 g Substanz nach der Karl-Fischer-Methode bestimmt.

Sulfatasche (2.4.14): Höchstens 0,5 Prozent, mit 1,0 g Substanz bestimmt.

Sterilität (2.6.1): Chlortetracyclinhydrochlorid zur Herstellung von Parenteralia, das dabei keinem weiteren geeigneten Sterilisationsverfahren unterworfen wird, muß der Prüfung entsprechen.

Bakterien-Endotoxine (2.6.14): Chlortetracyclinhydrochlorid zur Herstellung von Parenteralia, das dabei keinem weiteren geeigneten Verfahren zur Beseitigung von Bakterien-Endotoxinen unterworfen wird, darf höchstens 1 I.E. Bakterien-Endotoxine je Milligramm Substanz enthalten.

Gehaltsbestimmung

Die Bestimmung erfolgt mit Hilfe der Flüssigchromatographie (2.2.29).

Untersuchungslösung: 25,0 mg Substanz werden in Salzsäure (0,01 mol · l^{-1}) zu 25,0 ml gelöst.

Referenzlösung a: 25,0 mg Chlortetracyclinhydrochlorid *CRS* werden in Salzsäure (0,01 mol · l^{-1}) zu 25,0 ml gelöst.

Referenzlösung b: 10,0 mg 4-*epi*-Chlortetracyclinhydrochlorid *CRS* werden in Salzsäure (0,01 mol · l^{-1}) zu 25,0 ml gelöst.

Referenzlösung c: 20,0 mg Tetracyclinhydrochlorid *CRS* werden in Salzsäure (0,01 mol · l^{-1}) zu 25,0 ml gelöst.

Referenzlösung d: Eine Mischung von 5,0 ml Referenzlösung a und 10,0 ml Referenzlösung b wird mit Salzsäure (0,01 mol · l^{-1}) zu 25,0 ml verdünnt.

Referenzlösung e: Eine Mischung von 5,0 ml Referenzlösung b und 5,0 ml Referenzlösung c wird mit Salzsäure (0,01 mol · l^{-1}) zu 50,0 ml verdünnt.

Referenzlösung f: 1,0 ml Referenzlösung c wird mit Salzsäure (0,01 mol · l^{-1}) zu 20,0 ml verdünnt. 5,0 ml dieser Lösung werden mit Salzsäure (0,01 mol · l^{-1}) zu 200,0 ml verdünnt.

Die Chromatographie kann durchgeführt werden mit
- einer Säule von 0,25 m Länge und 4,6 mm innerem Durchmesser, gepackt mit octylsilyliertem Kieselgel zur Chromatographie *R* (5 µm oder 10 µm) bei einer Temperatur von 35 °C
- einer Mischung von 50 ml Perchlorsäure-Lösung *R*, 450 ml Dimethylsulfoxid *R* und 500 ml Wasser *R* als mobile Phase bei einer Durchflußrate von 1 ml je Minute
- einem Spektrometer als Detektor bei einer Wellenlänge von 280 nm
- einer 20-µl-Probenschleife
- einem elektronischen Integrator.

Die Referenzlösung d wird eingespritzt. Die Empfindlichkeit des Systems wird so eingestellt, daß die Höhe der Peaks mindestens 50 Prozent des maximalen Ausschlags beträgt. Die Prüfung darf nur ausgewertet werden, wenn die Auflösung zwischen dem ersten (4-*epi*-Chlortetracyclin) und dem zweiten Peak (Chlortetracyclin) mindestens 2,0 beträgt. Falls erforderlich wird die Konzentration an Dimethylsulfoxid in der mobilen Phase so geändert, daß die geforderte Auflösung erhalten wird. Der Symmetriefaktor des zweiten Peaks darf höchstens 1,3 betragen.

Die Referenzlösung a wird 6mal eingespritzt. Die Prüfung darf nur ausgewertet werden, wenn die relative Standardabweichung der Peakflächen von Chlortetracyclinhydrochlorid höchstens 1,0 Prozent beträgt. Falls erforderlich werden die Parameter des Integrators angepaßt.

Untersuchungslösung und Referenzlösung a werden abwechselnd eingespritzt. Der Prozentgehalt an Chlortetracyclinhydrochlorid wird berechnet.

Lagerung

Gut verschlossen, vor Licht geschützt. Falls die Substanz steril ist, im Behältnis mit Sicherheitsverschluß.

Beschriftung

Die Beschriftung gibt insbesondere, falls zutreffend, an
- daß die Substanz steril ist
- daß die Substanz frei von Bakterien-Endotoxinen ist.

Verunreinigungen

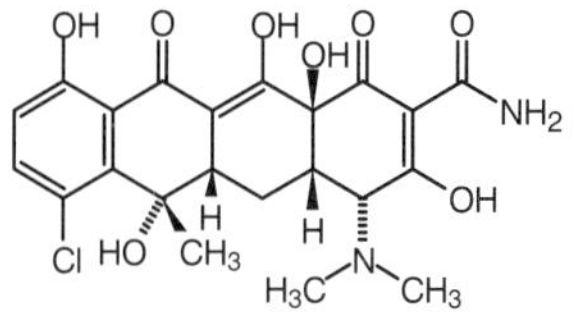

A. 4-*epi*-Chlortetracyclin
B. Tetracyclin.

1999, 993

Cholesterol

Cholesterolum

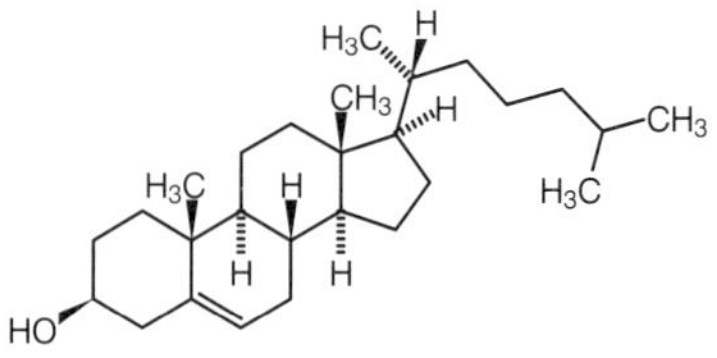

$C_{27}H_{46}O$ M_r 386,7

Definition

Cholesterol enthält mindestens 95,0 Prozent Cholest-5-en-3β-ol und mindestens 97,0 und höchstens 103,0 Prozent Gesamtsterole, berechnet auf die getrocknete Substanz.

Herstellung

Falls die Substanz aus Säugetiergewebe oder aus anderem Material (zum Beispiel Wollwachs) der gleichen Tierart gewonnen wird, müssen die zur Gewinnung dieser Substanz verwendeten Tiere den lebensmittelrechtlichen, von der zuständigen Behörde überwachten Gesundheitsanforderungen an Tiere entsprechen, die für den menschlichen Verzehr bestimmt sind. Außerdem dürfen die verwendeten Gewebe keine spezifizierten Risikofaktoren enthalten, wie sie durch geltende internationale oder falls zutreffend nationale Gesetze definiert sind.

Eigenschaften

Weißes bis fast weißes, kristallines Pulver; praktisch unlöslich in Wasser, wenig löslich in Aceton und Ethanol.

Die Substanz ist lichtempfindlich.

Prüfung auf Identität

A. Schmelztemperatur (2.2.14): 147 bis 150 °C.

B. Die Prüfung erfolgt mit Hilfe der Dünnschichtchromatographie (2.2.27) unter Verwendung einer DC-Platte mit Kieselgel G *R*.

Die Lösungen werden unmittelbar vor Gebrauch hergestellt.

Untersuchungslösung: 10 mg Substanz werden in Dichlorethan *R* zu 5 ml gelöst.

Referenzlösung: 10 mg Cholesterol *CRS* werden in Dichlorethan *R* zu 5 ml gelöst.

Auf die Platte werden getrennt 20 µl jeder Lösung aufgetragen. Die Chromatographie erfolgt sofort und unter Lichtschutz mit einer Mischung von 33 Volumteilen Ethylacetat *R* und 66 Volumteilen Toluol *R* über eine Laufstrecke von 15 cm. Die Platte wird an der Luft trocknen gelassen und 3mal mit Antimon(III)-chlorid-Lösung *R* besprüht. Die Chromatogramme werden 3 bis 4 min nach dem Besprühen ausgewertet. Der Hauptfleck im Chromatogramm der Untersuchungslösung entspricht in bezug auf Lage, Farbe und Größe dem Hauptfleck im Chromatogramm der Referenzlösung.

C. Etwa 5 mg Substanz werden in 2 ml Dichlormethan *R* gelöst. Die Lösung wird nach Zusatz von 1 ml Acetanhydrid *R* und 0,01 ml Schwefelsäure *R* geschüttelt. Eine rosa Färbung entwickelt sich, die schnell rot, anschließend blau und schließlich brillantgrün wird.

Prüfung auf Reinheit

Löslichkeit in Ethanol: In einem mit einem Stopfen verschlossenen Kolben werden 0,5 g Substanz in 50 ml Ethanol 96 % *R* bei 50 °C gelöst. Die Lösung wird 2 h lang stehengelassen. Ein Niederschlag oder eine Trübung darf nicht entstehen.

Sauer reagierende Substanzen: 1,0 g Substanz wird in 10 ml Ether *R* gelöst. Nach Zusatz von 10,0 ml Natriumhydroxid-Lösung (0,1 mol · l^{-1}) wird die Mischung etwa 1 min lang geschüttelt, zum Abdampfen des Ethers vorsichtig erhitzt und anschließend 5 min lang im Sieden gehalten. Die Mischung wird abgekühlt, mit 10 ml Wasser *R* verdünnt, mit 0,1 ml Phenolphthalein-Lösung *R* versetzt und unter kräftigem Rühren mit Salzsäure (0,1 mol · l^{-1}) titriert, bis die rosa Färbung gerade nicht mehr sichtbar ist. Ein Blindversuch wird durchgeführt. Die Differenz an Salzsäure (0,1 mol · l^{-1}) darf höchstens 0,3 ml betragen.

Trocknungsverlust (2.2.32): Höchstens 0,3 Prozent, mit 1,000 g Substanz durch 4 h langes Trocknen im Vakuum bei 60 °C bestimmt.

Sulfatasche (2.4.14): Höchstens 0,1 Prozent, mit 1,0 g Substanz bestimmt.

Gehaltsbestimmung

Die Bestimmung erfolgt mit Hilfe der Gaschromatographie (2.2.28) unter Verwendung von Pregnenolonisobutyrat *CRS* als Interner Standard.

Interner-Standard-Lösung: 0,100 g Pregnenolonisobutyrat *CRS* werden in Heptan *R* zu 100,0 ml gelöst.

Untersuchungslösung: 25,0 mg Substanz werden in Interner-Standard-Lösung zu 25,0 ml gelöst.

Referenzlösung: 25,0 mg Cholesterol *CRS* werden in Interner-Standard-Lösung zu 25,0 ml gelöst.

Die Chromatographie kann durchgeführt werden mit
- einer Kapillarsäule aus Quarz von 30 m Länge und 0,53 mm innerem Durchmesser, belegt mit Polydimethylsiloxan *R* (Filmdicke 1,5 µm)
- Helium zur Chromatographie *R* als Trägergas bei einer Durchflußrate von 6 ml je Minute
- einem Flammenionisationsdetektor.

Die Temperatur der Säule wird bei 270 °C, die des Probeneinlasses bei 280 °C und die des Detektors bei 290 °C gehalten.

0,5 µl jeder Lösung werden getrennt eingespritzt. Die Bestimmung darf nur ausgewertet werden, wenn die Auflösung zwischen dem Peak von Pregnenolonisobutyrat und dem von Cholest-5-en-3β-ol im Chromatogramm der Referenzlösung mindestens 3,5 beträgt.

Der Prozentgehalt an Cholest-5-en-3β-ol wird mit Hilfe des angegebenen Gehalts an Cholest-5-en-3β-ol im Cholesterol *CRS* berechnet.

Der Prozentgehalt an Gesamtsterolen wird als Summe der Gehalte an Cholest-5-en-3β-ol und anderer Substanzen, deren Peaks eine Retentionszeit von höchstens dem 1,5fachen der Retentionszeit von Cholest-5-en-3β-ol haben, errechnet. Der Peak des Internen Standards und der Peak des Lösungsmittels werden nicht berücksichtigt.

Lagerung

Vor Licht geschützt.

Verunreinigungen

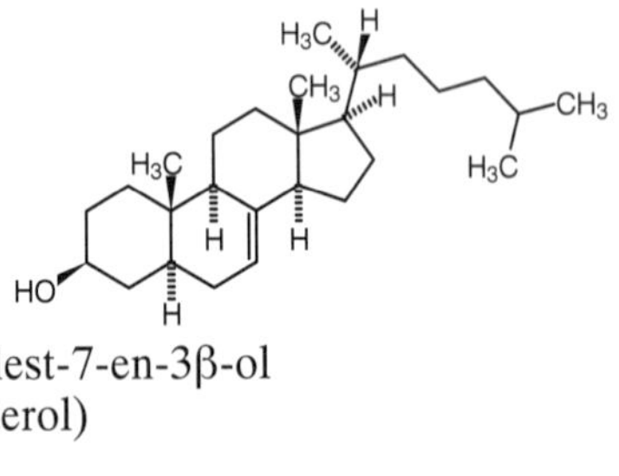

A. 5α-Cholest-7-en-3β-ol (Lathosterol)

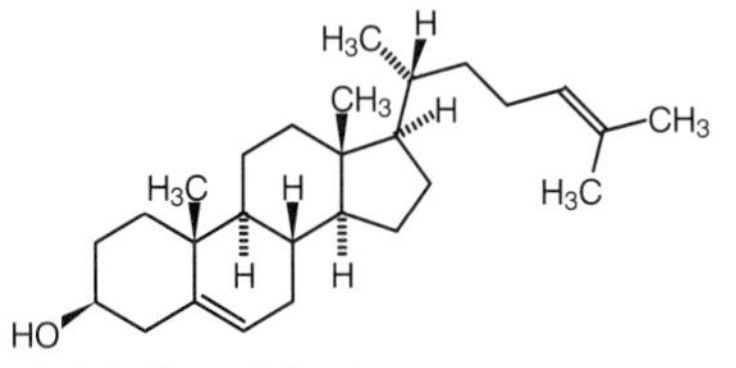

B. Cholesta-5,24-dien-3β-ol (Desmosterol)

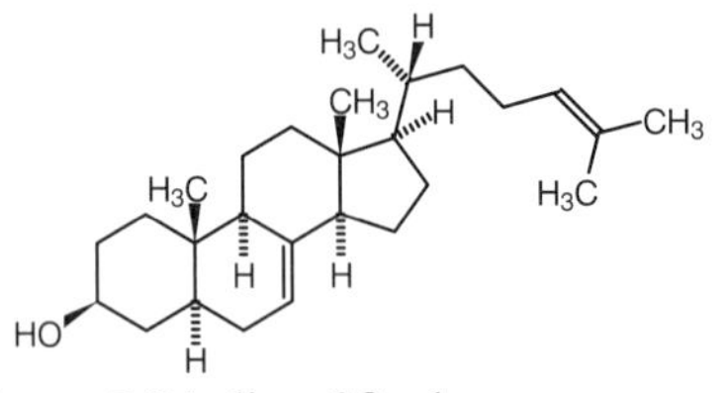

C. 5α-Cholesta-7,24-dien-3β-ol.

1999, 1302

Ciclopirox-Olamin

Ciclopiroxum olaminum

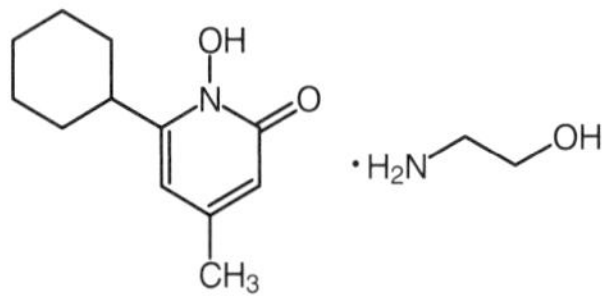

$C_{14}H_{24}N_2O_3$ M_r 268,4

Definition

Ciclopirox-Olamin enthält mindestens 76,0 und höchstens 78,5 Prozent Ciclopirox (6-Cyclohexyl-1-hydroxy-4-methylpyridin-2(1*H*)-on; $C_{12}H_{17}NO_2$; M_r 207,3) und mindestens 22,2 und höchstens 23,3 Prozent 2-Aminoethanol (C_2H_7NO; M_r 61,1), beide berechnet auf die getrocknete Substanz.

Eigenschaften

Weißes bis schwach gelbes, kristallines Pulver; schwer löslich in Wasser, sehr leicht löslich in Dichlormethan und Ethanol, schwer löslich in Ethylacetat, praktisch unlöslich in Cyclohexan.

Die Substanz zeigt Polymorphie.

Prüfung auf Identität

1: A.
2: B.

A. Die Prüfung erfolgt mit Hilfe der IR-Spektroskopie (2.2.24) durch Vergleich des Spektrums der Substanz mit dem von Ciclopirox-Olamin *CRS*. Wenn die Spektren bei der Prüfung in fester Form unterschiedlich sind, werden Substanz und Referenzsubstanz getrennt in der eben notwendigen Menge Ethylacetat *R* gelöst und nach dem Eindampfen auf dem Wasserbad zur Trockne mit den Rückständen erneut Spektren aufgenommen.

B. Die Prüfung erfolgt mit Hilfe der Dünnschichtchromatographie (2.2.27) unter Verwendung einer Schicht eines geeigneten Kieselgels, das einen Fluoreszenzindikator mit intensivster Anregung der Fluoreszenz bei 254 nm enthält.

Untersuchungslösung: 25 mg Substanz werden in Methanol *R* zu 10 ml gelöst.

Referenzlösung: 25 mg Ciclopirox-Olamin *CRS* werden in Methanol *R* zu 10 ml gelöst.

Vor Gebrauch werden 2 Platten mit einer Mischung von 10 Volumteilen konzentrierter Ammoniak-Lösung *R*, 15 Volumteilen Wasser *R* und 75 Volumteilen wasserfreiem Ethanol *R* gewaschen, bis die Lösungsmittelfront das Ende der Platte erreicht hat. Die Platten werden 5 min an der Luft trocknen gelassen.

Auf die Platten werden getrennt 10 µl jeder Lösung aufgetragen. Die Chromatographie erfolgt mit einer Mischung von 10 Volumteilen konzentrierter Ammoniak-Lösung *R*, 15 Volumteilen Wasser *R* und 75 Volumteilen wasserfreiem Ethanol *R* über eine Laufstrecke von 15 cm. Die Platten werden 10 min lang an der Luft trocknen gelassen und im ultravioletten Licht bei 254 nm ausgewertet. Der Hauptfleck im Chromatogramm der Untersuchungslösung entspricht in bezug auf Lage und Größe dem Hauptfleck im Chromatogramm der Referenzlösung. Eine der Platten wird mit Eisen(III)-chlorid-Lösung *R* 3 besprüht. Der Hauptfleck im Chromatogramm der Untersuchungslösung entspricht in bezug auf Lage, Farbe und Größe dem Hauptfleck im Chromatogramm der Referenzlösung. Die zweite Platte wird mit Ninhydrin-Lösung *R* besprüht und bei 110 °C erhitzt, bis Flecke sichtbar werden. Der Hauptfleck im Chromatogramm der Untersuchungslösung entspricht in bezug auf Lage, Farbe und Größe dem Hauptfleck im Chromatogramm der Referenzlösung.

Prüfung auf Reinheit

Aussehen der Lösung: 2,0 g Substanz werden in Methanol *R* zu 20 ml gelöst. Die Lösung muß klar (2.2.1) und darf nicht stärker gefärbt sein als die Farbvergleichslösung BG_7 (2.2.2, Methode II).

***p*H-Wert** (2.2.3): 1,0 g Substanz wird in kohlendioxidfreiem Wasser *R* zu 100 ml gelöst. Der *p*H-Wert der Lösung muß zwischen 8,0 und 9,0 liegen.

Verwandte Substanzen: Die Prüfung erfolgt mit Hilfe der Flüssigchromatographie (2.2.29).

Die Prüfung ist unter Ausschluß direkter Lichteinwirkung auszuführen. Alle Materialien, die in direkten Kontakt mit der Untersuchungssubstanz kommen, wie Säulenmaterial, Reagenzien, Lösungsmittel und andere Materialien, dürfen nur ein Minimum an extrahierbaren Metallionen enthalten.

Untersuchungslösung: 40,0 mg Substanz (entsprechend etwa 30 mg Ciclopirox) werden in einer Mischung von 20 µl wasserfreier Essigsäure *R*, 2 ml Acetonitril *R* und 15 ml mobiler Phase, falls erforderlich im Ultraschallbad, gelöst. Die Lösung wird mit mobiler Phase zu 20,0 ml verdünnt.

Referenzlösung a: 15,0 mg Ciclopirox-Verunreinigung A *CRS* und 15,0 mg Ciclopirox-Verunreinigung B *CRS* werden in einer Mischung von 1 ml Acetonitril *R* und 7 ml mobiler Phase gelöst. Die Lösung wird mit mobiler Phase zu 10,0 ml verdünnt.

Referenzlösung b: 1,0 ml Referenzlösung a wird mit einer Mischung von 1 Volumteil Acetonitril *R* und 9 Volumteilen mobiler Phase zu 200,0 ml verdünnt.

Referenzlösung c: 2,0 ml Referenzlösung b werden mit einer Mischung von 1 Volumteil Acetonitril *R* und 9 Volumteilen mobiler Phase zu 10,0 ml verdünnt.

Referenzlösung d: 5 ml Referenzlösung a werden mit 5 ml Untersuchungslösung gemischt.

Die Chromatographie kann durchgeführt werden mit
- einer Säule aus rostfreiem Stahl von 80 mm Länge und 4 mm innerem Durchmesser, gepackt mit cyanopropylsilyliertem Kieselgel zur Chromatographie *R* (5 µm)
- einer Mischung von 1 Volumteil wasserfreier Essigsäure *R*, 1 Volumteil Acetylaceton *R*, 500 Volumteilen Wasser *R* und 500 Volumteilen Acetonitril *R* als Waschflüssigkeit
- folgender mobilen Phase bei einer Durchflußrate von 0,7 ml je Minute: eine Mischung von 0,1 Volumteilen wasserfreier Essigsäure *R*, 230 Volumteilen Acetonitril *R* und 770 Volumteilen einer Lösung von Natriumedetat *R* ($0{,}96\ g \cdot l^{-1}$); wenn die Retentionszeit des Hauptpeaks im Chromatogramm der Untersuchungslösung nicht zwischen 8 und 11 min liegt, muß das Verhältnis von Natriumedetat-Lösung ($0{,}96\ g \cdot l^{-1}$) zu Acetonitril entsprechend geändert werden
- einem Spektrometer als Detektor bei Wellenlängen von 220 und 298 nm.

Bei Verwendung einer neuen Säule muß diese zur Vermeidung störender Metallionen mindestens 15 h lang mit der Waschflüssigkeit und dann mindestens 5 h lang mit der mobilen Phase bei einer Durchflußrate von 0,2 ml je Minute gewaschen werden.

Je 10 µl Untersuchungslösung, Referenzlösung b, c und d werden getrennt eingespritzt. Die Chromatographie erfolgt bei 220 nm und 298 nm über eine Dauer, die der 2,5fachen Retentionszeit des Hauptpeaks im Chromatogramm der Untersuchungslösung entspricht.

Die relativen Retentionszeiten sind:

– Verunreinigung A:	0,5
– Verunreinigung C:	0,9
– Ciclopirox:	1,0
– Verunreinigung B:	1,3.

Die Prüfung darf nur ausgewertet werden, wenn im Chromatogramm der Referenzlösung d die Auflösung zwischen den Peaks von Verunreinigung B und Ciclopirox mindestens 2,0 beträgt, das Chromatogramm der Referenzlösung c bei 298 nm einen der Verunreinigung B entsprechenden Peak mit einem Signal-Rausch-Verhältnis von mindestens 3 zeigt und im Chromatogramm der Untersuchungslösung der Symmetriefaktor des Hauptpeaks zwischen 0,8 und 2,0 liegt.

Im Chromatogramm der Untersuchungslösung darf bei 220 nm die Peakfläche der Ciclopirox-Verunreinigung A

C

Monographien

nicht größer sein als die Fläche des entsprechenden Peaks im Chromatogramm der Referenzlösung b, gemessen bei der gleichen Wellenlänge (0,5 Prozent). Im Chromatogramm der Untersuchungslösung darf bei 298 nm keine Peakfläche, mit Ausnahme der des Hauptpeaks, größer sein als die Peakfläche der Ciclopirox-Verunreinigung B im Chromatogramm der Referenzlösung b bei der gleichen Wellenlänge (0,5 Prozent). Im Chromatogramm der Untersuchungslösung darf bei 298 nm die Summe aller Peakflächen, mit Ausnahme der des Hauptpeaks und der des Peaks der Ciclopirox-Verunreinigung B, nicht größer sein als die Peakfläche der Ciclopirox-Verunreinigung B im Chromatogramm der Referenzlösung b (0,5 Prozent). Lösungsmittelpeaks und Peaks, deren Fläche kleiner ist als die Fläche der Ciclopirox-Verunreinigung B im Chromatogramm der Referenzlösung c bei 298 nm, werden nicht berücksichtigt (0,1 Prozent).

Schwermetalle (2.4.8): 1,0 g Substanz muß der Grenzprüfung C auf Schwermetalle entsprechen (20 ppm). Zur Herstellung der Referenzlösung werden 2 ml Blei-Lösung (10 ppm Pb) *R* verwendet.

Trocknungsverlust (2.2.32): Höchstens 1,5 Prozent, mit 1,000 g Substanz durch Trocknen im Vakuum bei 45 bis 50 °C über wasserfreiem Calciumchlorid *R* bestimmt.

Sulfatasche (2.4.14): Höchstens 0,1 Prozent, mit 1,0 g Substanz bestimmt.

Gehaltsbestimmung

2-Aminoethanol: 0,250 g Substanz, in 25 ml wasserfreier Essigsäure *R* gelöst, werden mit Perchlorsäure (0,1 mol · l^{-1}) titriert. Der Endpunkt wird mit Hilfe der Potentiometrie (2.2.20) bestimmt.

1 ml Perchlorsäure (0,1 mol · l^{-1}) entspricht 6,108 mg C_2H_7NO.

Ciclopirox: 0,200 g Substanz werden in 2 ml Methanol *R* gelöst, mit 38 ml Wasser *R* versetzt, gerührt und sofort mit Natriumhydroxid-Lösung (0,1 mol · l^{-1}) titriert. Der Endpunkt wird mit Hilfe der Potentiometrie (2.2.20) bestimmt. Ein Blindversuch wird durchgeführt.

Zur Titration wird Natriumhydroxid-Lösung (0,1 mol · l^{-1}) verwendet, deren Titer unter den vorstehend beschriebenen Bedingungen mit Hilfe von 0,100 g Benzoesäure *RV* bestimmt wurde.

1 ml Natriumhydroxid-Lösung (0,1 mol · l^{-1}) entspricht 20,73 mg $C_{12}H_{17}NO_2$.

Lagerung

Vor Licht geschützt.

Verunreinigungen

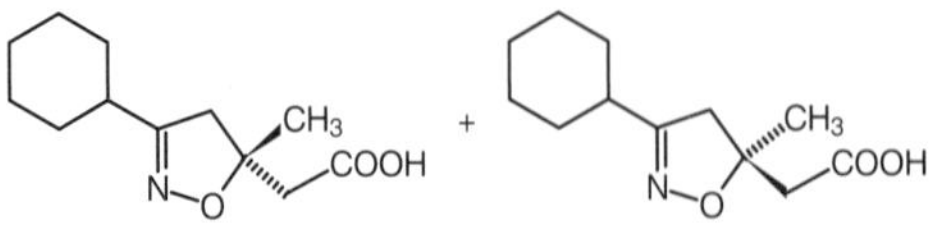

A. (*RS*)-2-(3-Cyclohexyl-5-methyl-4,5-dihydroisoxazol-5-yl)essigsäure

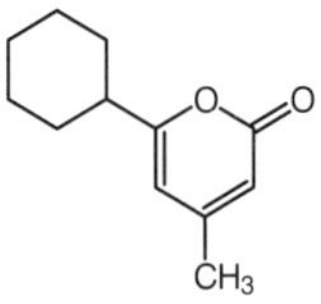

B. 6-Cyclohexyl-4-methyl-2*H*-pyran-2-on

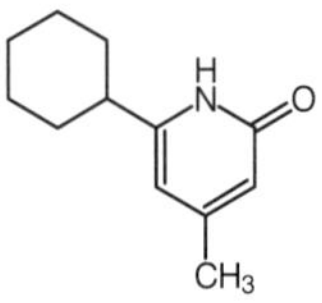

C. 6-Cyclohexyl-4-methylpyridin-2(1*H*)-on.

1998, 816

Cinnarizin

Cinnarizinum

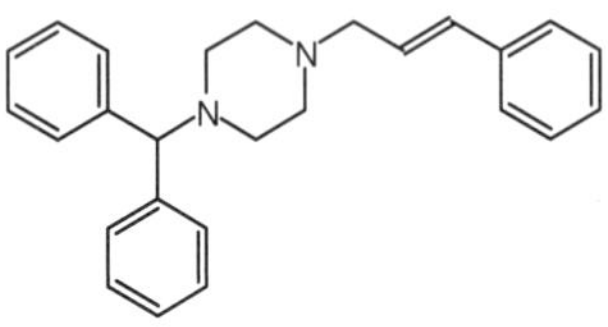

$C_{26}H_{28}N_2$ M_r 368,5

Definition

Cinnarizin enthält mindestens 99,0 und höchstens 101,0 Prozent (*E*)-1-(Diphenylmethyl)-4-(3-phenylprop-2-enyl)piperazin, berechnet auf die getrocknete Substanz.

Eigenschaften

Weißes bis fast weißes Pulver; praktisch unlöslich in Wasser, leicht löslich in Dichlormethan, löslich in Aceton, schwer löslich in Ethanol und Methanol.

Prüfung auf Identität

1: A, B.
2: A, C, D.

A. Schmelztemperatur (2.2.14): 118 bis 122 °C.

B. Die Prüfung erfolgt mit Hilfe der IR-Spektroskopie (2.2.24) durch Vergleich des Spektrums der Substanz mit dem von Cinnarizin *CRS*. Die Prüfung erfolgt mit Hilfe von Preßlingen.

C. Die Prüfung erfolgt mit Hilfe der Dünnschichtchromatographie (2.2.27) unter Verwendung einer Schicht eines geeigneten octadecylsilylierten Kieselgels, das einen Fluoreszenzindikator mit intensivster Anregung der Fluoreszenz bei 254 nm enthält.

Untersuchungslösung: 10 mg Substanz werden in Methanol *R* zu 20 ml gelöst.

Referenzlösung a: 10 mg Cinnarizin *CRS* werden in Methanol *R* zu 20 ml gelöst.

Referenzlösung b: 10 mg Cinnarizin *CRS* und 10 mg Flunarizinhydrochlorid *CRS* werden in Methanol *R* zu 20 ml gelöst.

Auf die Platte werden getrennt 5 µl jeder Lösung aufgetragen. Die Chromatographie erfolgt ohne Kammersättigung mit einer Mischung von 20 Volumteilen Natriumchlorid-Lösung (1 mol · l^{-1}), 30 Volumteilen Methanol *R* und 50 Volumteilen Aceton *R* über eine Laufstrecke von 15 cm. Die Platte wird an der Luft trocknen gelassen und im ultravioletten Licht bei 254 nm ausgewertet. Der Hauptfleck im Chromatogramm der Untersuchungslösung entspricht in bezug auf Lage und Größe dem Hauptfleck im Chromatogramm der Referenzlösung a. Die Prüfung darf nur ausgewertet werden, wenn das Chromatogramm der Referenzlösung b deutlich voneinander getrennt 2 Flecke zeigt.

D. 0,2 g wasserfreie Citronensäure *R* werden unter Erhitzen im Wasserbad von 80 °C in 10 ml Acetanhydrid *R* gelöst. Nach 10 min langem Erhitzen bei 80 °C werden etwa 20 mg Substanz zugesetzt. Eine purpurrote Färbung entsteht.

Prüfung auf Reinheit

Aussehen der Lösung: 0,5 g Substanz werden in Dichlormethan *R* zu 20 ml gelöst. Die Lösung muß klar (2.2.1) und darf nicht stärker gefärbt sein als die Farbvergleichslösung BG_7 (2.2.2, Methode II).

Sauer oder alkalisch reagierende Substanzen: 0,5 g Substanz werden in 15 ml Wasser *R* suspendiert. Die Mischung wird 2 min lang zum Sieden erhitzt, abgekühlt und filtriert. Das Filtrat wird mit kohlendioxidfreiem Wasser *R* zu 20 ml verdünnt. 10 ml dieser Lösung werden mit 0,1 ml Phenolphthalein-Lösung *R* und 0,25 ml Natriumhydroxid-Lösung (0,01 mol · l^{-1}) versetzt. Die Lösung muß rosa gefärbt sein. 10 ml Lösung werden mit 0,1 ml Methylrot-Lösung *R* und 0,25 ml Salzsäure (0,01 mol · l^{-1}) versetzt. Die Lösung muß rot gefärbt sein.

Verwandte Substanzen: Die Prüfung erfolgt mit Hilfe der Flüssigchromatographie (2.2.29).

Untersuchungslösung: 25,0 mg Substanz werden in Methanol *R* zu 10,0 ml gelöst.

Referenzlösung a: 12,5 mg Cinnarizin *CRS* und 15,0 mg Flunarizinhydrochlorid *CRS* werden in Methanol *R* zu 100,0 ml gelöst. 1,0 ml Lösung wird mit Methanol *R* zu 20,0 ml verdünnt.

Referenzlösung b: 1,0 ml Untersuchungslösung wird mit Methanol *R* zu 100,0 ml verdünnt. 5,0 ml Lösung werden mit Methanol *R* zu 20,0 ml verdünnt.

Die Chromatographie kann durchgeführt werden mit

- einer Säule aus rostfreiem Stahl von 0,1 m Länge und 4,0 mm innerem Durchmesser, gepackt mit desaktiviertem, octadecylsilyliertem Kieselgel zur Chromatographie *R* (3 µm)
- einer Mischung der mobilen Phasen A und B unter Einsatz der Gradientenelution bei einer Durchflußrate von 1,5 ml je Minute gemäß der Tabelle
  mobile Phase A: Eine Lösung von Ammoniumacetat *R* (10 g · l^{-1})
  mobile Phase B: Eine 0,2prozentige Lösung (*V/V*) von Essigsäure 98 % *R* in Acetonitril *R*

Zeit (min)	mobile Phase A (% *V/V*)	mobile Phase B (% *V/V*)	Erläuterungen
0–20	75 → 10	25 → 90	linearer Elutionsgradient
20–25	10	90	isokratisch
25–30	75	25	zurück zum Anfangsgleichgewicht
30 = 0	75	25	Neubeginn des Gradienten

- einem Spektrometer als Detektor bei einer Wellenlänge von 230 nm.

Die Säule wird mindestens 30 min lang mit der Ausgangsmischung äquilibriert.

Die Empfindlichkeit des Systems wird so eingestellt, daß die Höhe des Hauptpeaks im Chromatogramm mit 10 µl Referenzlösung b mindestens 50 Prozent des maximalen Ausschlags beträgt. Falls erforderlich wird die Konzentration von Essigsäure 98 % in der mobilen Phase B geändert, bis eine horizontale Basislinie erhalten wird.

10 µl Referenzlösung a werden eingespritzt. Wird das Chromatogramm unter den vorgeschriebenen Bedingungen aufgezeichnet, betragen die Retentionszeiten für Cinnarizin etwa 11 min und für Flunarizin etwa 11,5 min. Die Prüfung darf nur ausgewertet werden, wenn die Auflösung zwischen den Peaks von Cinnarizin und Flunarizin mindestens 5,0 beträgt. Falls erforderlich wird das Zeitprogramm der Gradientenelution geändert.

10 µl Methanol *R* als Blindlösung und je 10 µl Untersuchungslösung und Referenzlösung b werden getrennt eingespritzt. Im Chromatogramm der Untersuchungslösung darf keine Peakfläche, mit Ausnahme der des Hauptpeaks, größer sein als die Fläche des Hauptpeaks im Chromatogramm der Referenzlösung b (0,25 Prozent). Im Chromatogramm der Untersuchungslösung darf die Summe aller Peakflächen, mit Ausnahme der des Hauptpeaks, nicht größer sein als das 2fache der Fläche des Hauptpeaks im Chromatogramm der Referenzlösung b (0,5 Prozent). Ein Peak der Blindlösung und Peaks, deren Fläche kleiner ist als das 0,2fache der Fläche des Hauptpeaks im Chromatogramm der Referenzlösung b, werden nicht berücksichtigt.

Schwermetalle (2.4.8): 1,0 g Substanz wird in einer Mischung von 15 Volumteilen Wasser *R* und 85 Volumteilen Aceton *R* gelöst und mit so viel verdünnter Salzsäure *R* versetzt, bis die Substanz vollständig gelöst ist. Anschließend wird die Lösung mit einer Mischung von 15 Volumteilen Wasser *R* und 85 Volumteilen Aceton *R* zu 20 ml verdünnt. 12 ml dieser Lösung müssen der Grenzprüfung B auf Schwermetalle entsprechen (20 ppm). Zur Herstellung der Referenzlösung werden 10 ml Blei-Lösung (1 ppm Pb) verwendet, die durch Verdünnen der Blei-Lösung (100 ppm Pb) *R* mit einer Mi-

C

Monographien

schung von 15 Volumteilen Wasser *R* und 85 Volumteilen Aceton *R* erhalten werden.

Trocknungsverlust (2.2.32): Höchstens 0,5 Prozent, mit 1,000 g Substanz durch 4 h langes Trocknen im Vakuumtrockenschrank bei 60 °C bestimmt.

Sulfatasche (2.4.14): Höchstens 0,1 Prozent, mit 1,0 g Substanz bestimmt.

Gehaltsbestimmung

0,150 g Substanz, in 50 ml einer Mischung von 1 Volumteil Essigsäure 98 % *R* und 7 Volumteilen Ethylmethylketon *R* gelöst, werden nach Zusatz von 0,2 ml Naphtholbenzein-Lösung *R* mit Perchlorsäure (0,1 mol · l^{-1}) titriert.

1 ml Perchlorsäure (0,1 mol · l^{-1}) entspricht 18,43 mg $C_{26}H_{28}N_2$.

Lagerung

Gut verschlossen, vor Licht geschützt.

Verunreinigungen

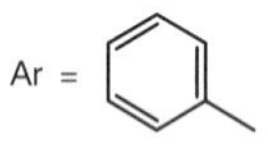

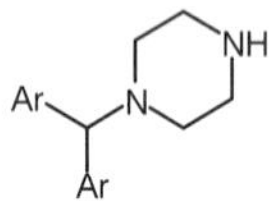

A. 1-(Diphenylmethyl)piperazin

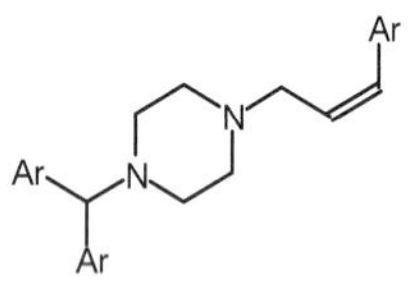

B. (*Z*)-1-(Diphenylmethyl)-4-(3-phenylprop-2-enyl)-piperazin

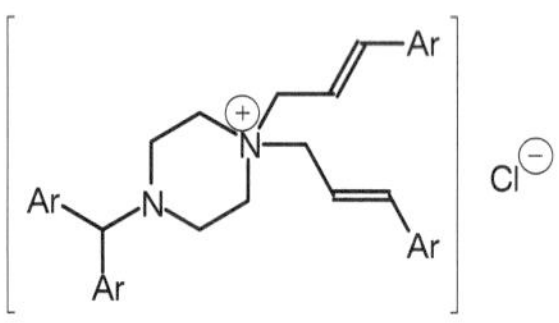

C. (*E*)-1,1-Bis(3-phenylprop-2-enyl)-4-(diphenylmethyl)piperaziniumchlorid

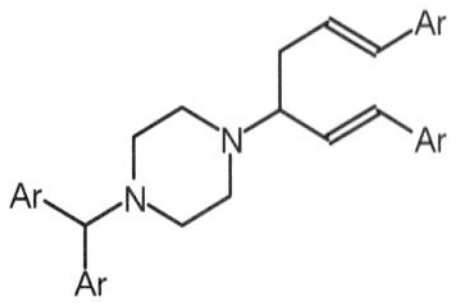

D. (*E*)-1-(Diphenylmethyl)-4-[4-phenyl-1-[(*E*)-2-phenylvinyl]but-3-enyl]piperazin

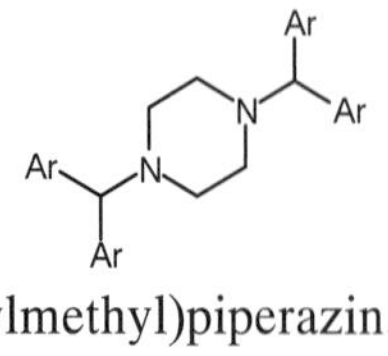

E. 1,4-Bis(diphenylmethyl)piperazin.

1999, 1303

Clebopridmalat

Clebopridi malas

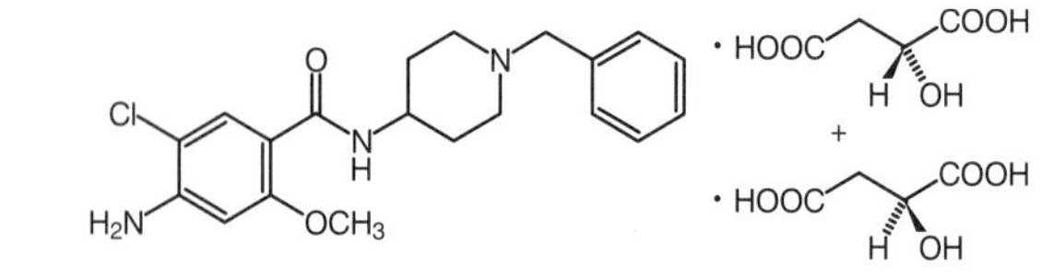

$C_{24}H_{30}ClN_3O_7$ M_r 508,0

Definition

Clebopridmalat enthält mindestens 98,5 und höchstens 101,0 Prozent 4-Amino-*N*-(1-benzylpiperidin-4-yl)-5-chlor-2-methoxybenzamid-(*RS*)-2-hydroxybutandioat, berechnet auf die getrocknete Substanz.

Eigenschaften

Weißes bis fast weißes, kristallines Pulver; wenig löslich in Wasser und Methanol, schwer löslich in wasserfreiem Ethanol, praktisch unlöslich in Dichlormethan.

Die Substanz schmilzt bei etwa 164 °C unter Zersetzung.

Prüfung auf Identität

1: B, C.
2: A, C, D.

A. 20,0 mg Substanz werden in Wasser *R* zu 100,0 ml gelöst. 10,0 ml Lösung werden mit Wasser *R* zu100,0 ml verdünnt. Diese Lösung, zwischen 230 und 350 nm gemessen, zeigt Absorptionsmaxima (2.2.25) bei 270 und 307 nm. Die spezifischen Absorptionen liegen zwischen 252 und 278 beziehungsweise zwischen 204 und 226.

B. Die Prüfung erfolgt mit Hilfe der IR-Spektroskopie (2.2.24) durch Vergleich des Spektrums der Substanz mit dem von Clebopridmalat *CRS*. Die Prüfung erfolgt mit Hilfe von Preßlingen.

C. 20 mg Substanz werden in 1 ml Schwefelsäure *R* gelöst. Die Lösung wird mit 1 ml 2-Naphthol-Lösung *R* 1 versetzt und gemischt. Diese Lösung zeigt im Tageslicht betrachtet eine gelbe Färbung mit blauer Fluoreszenz.

D. Die Prüfung erfolgt mit Hilfe der Dünnschichtchromatographie (2.2.27) unter Verwendung einer Schicht eines geeigneten Kieselgels, das einen Fluoreszenzindikator mit intensivster Anregung der Fluoreszenz bei 254 nm enthält.

Untersuchungslösung: 5 mg Substanz werden in wasserfreiem Ethanol *R* zu 10 ml gelöst.

Referenzlösung a: 5 mg Clebopridmalat *CRS* werden in wasserfreiem Ethanol *R* zu 10 ml gelöst.

Referenzlösung b: 5 mg Clebopridmalat *CRS* und 5 mg Metoclopramidhydrochlorid *CRS* werden in wasserfreiem Ethanol *R* zu 10 ml gelöst.

Auf die Platte werden getrennt 5 µl jeder Lösung bandförmig (10 mm × 3 mm) aufgetragen. Die Chromatographie erfolgt mit einer Mischung von 2 Volumteilen konzentrierter Ammoniak-Lösung *R*, 14 Volumteilen Aceton *R*, 14 Volumteilen Methanol *R* und 70 Volumteilen Toluol *R* über eine Laufstrecke von 15 cm. Die Platte wird an der Luft trocknen gelassen und anschließend im ultravioletten Licht bei 254 nm ausgewertet. Die Hauptzone im Chromatogramm der Untersuchungslösung entspricht in bezug auf Lage und Größe der Hauptzone im Chromatogramm der Referenzlösung a. Die Prüfung darf nur ausgewertet werden, wenn das Chromatogramm der Referenzlösung b deutlich voneinander getrennt 2 Zonen zeigt.

Prüfung auf Reinheit

Prüflösung: 1,0 g Substanz wird in kohlendioxidfreiem Wasser *R* zu 100,0 ml gelöst.

Aussehen der Lösung: Die Prüflösung muß unmittelbar nach der Herstellung klar (2.2.1) und farblos (2.2.2, Methode I) sein.

***p*H-Wert** (2.2.3): Der *p*H-Wert der Prüflösung muß zwischen 3,8 und 4,2 liegen.

Verwandte Substanzen: Die Prüfung erfolgt mit Hilfe der Flüssigchromatographie (2.2.29).

Untersuchungslösung: 0,10 g Substanz werden in der mobilen Phase zu 100,0 ml gelöst.

Referenzlösung a: 1,0 ml Untersuchungslösung wird mit der mobilen Phase zu 100,0 ml verdünnt. 1,0 ml dieser Lösung wird mit der mobilen Phase zu 10,0 ml verdünnt.

Referenzlösung b: 10,0 mg Clebopridmalat *CRS* und 10,0 mg Metoclopramidhydrochlorid *CRS* werden in der mobilen Phase zu 100,0 ml gelöst. 1,0 ml Lösung wird mit der mobilen Phase zu 10,0 ml verdünnt.

Die Chromatographie kann durchgeführt werden mit

- einer Säule aus rostfreiem Stahl von 0,12 m Länge und 4,0 mm innerem Durchmesser, gepackt mit octadecylsilyliertem Kieselgel zur Chromatographie *R* (5 µm),
- einer Mischung von 20 Volumteilen Acetonitril *R* und 80 Volumteilen einer Lösung von Natriumheptansulfonat *R* ($1\ g \cdot l^{-1}$), welche zuvor mit Phosphorsäure 85 % *R* auf einen *p*H-Wert von 2,5 eingestellt wurde, als mobile Phase bei einer Durchflußrate von 1 ml je Minute
- einem Spektrometer als Detektor bei einer Wellenlänge von 215 nm.

Die Säule wird 30 min lang mit der mobilen Phase äquilibriert.

20 µl Referenzlösung b werden eingespritzt. Die Empfindlichkeit des Systems wird so eingestellt, daß die Höhe der Peaks im Chromatogramm mindestens 30 Prozent des maximalen Ausschlags beträgt. Die Prüfung darf nur ausgewertet werden, wenn die Retentionszeit des zweiten Peaks (Cleboprid) etwa 15 min und die relative Retentionszeit des ersten Peaks etwa 0,45 beträgt.

Je 20 µl Untersuchungslösung und Referenzlösung a werden getrennt eingespritzt. Die Chromatographie der Untersuchungslösung erfolgt über eine Dauer, die der 2fachen Retentionszeit des Hauptpeaks entspricht.

Im Chromatogramm der Untersuchungslösung darf keine Peakfläche, mit Ausnahme der des Hauptpeaks und der der 2 Peaks, die in den ersten 2 Minuten eluiert werden, größer sein als die Fläche des Hauptpeaks im Chromatogramm der Referenzlösung a (0,1 Prozent). Die Summe aller Peakflächen, mit Ausnahme der des Hauptpeaks und der der 2 Peaks, die in den ersten 2 Minuten eluiert werden, darf nicht größer sein als das 3fache der Fläche des Hauptpeaks im Chromatogramm der Referenzlösung a (0,3 Prozent). Peaks, deren Fläche kleiner ist als das 0,25fache der Fläche des Hauptpeaks im Chromatogramm der Referenzlösung a, werden nicht berücksichtigt.

Chlorid: *Die Lösungen müssen gleichzeitig hergestellt werden.*

Untersuchungslösung: 0,530 g Substanz werden in 20,0 ml wasserfreier Essigsäure *R* gelöst. Die Lösung wird nach Zusatz von 6 ml verdünnter Salpetersäure *R* mit Wasser *R* zu 50,0 ml verdünnt.

Referenzlösung: 1,5 ml Salzsäure ($0{,}001\ mol \cdot l^{-1}$) werden mit 20,0 ml wasserfreier Essigsäure *R*, anschließend mit 6 ml verdünnter Salpetersäure *R* versetzt und mit Wasser *R* zu 50,0 ml verdünnt.

Die beiden frisch hergestellten Lösungen werden getrennt in Reagenzgläser gegeben. Beide Lösungen werden mit 1 ml Silbernitrat-Lösung *R* 2 versetzt und anschließend 5 min lang vor Licht geschützt stehengelassen. Die Lösungen werden in seitlicher Durchsicht gegen einen schwarzen Hintergrund betrachtet. Die Untersuchungslösung darf nicht stärker opaleszieren als die Referenzlösung (100 ppm).

Sulfat: *Die Lösungen müssen gleichzeitig hergestellt werden.*

Untersuchungslösung: 3,00 g Substanz werden, falls erforderlich unter Erwärmen, in 20,0 ml Essigsäure 98 % *R* gelöst und erkalten gelassen. Die Lösung wird mit Wasser *R* zu 50,0 ml verdünnt.

Referenzlösung: 9 ml Sulfat-Lösung (10 ppm SO_4) *R* 1 werden mit 6 ml Essigsäure 98 % *R* versetzt.

In 2 Reagenzgläser werden je 1,5 ml Sulfat-Lösung (10 ppm SO_4) *R* 1 und anschließend 1 ml einer Lösung von Bariumchlorid *R* ($250\ g \cdot l^{-1}$) gegeben. Nach dem Umschütteln werden die Lösungen 1 min lang stehengelassen. Eines der beiden Reagenzgläser wird mit 15 ml Untersuchungslösung und das andere mit 15 ml Referenzlösung versetzt.

Nach 5 min darf die Mischung mit der Untersuchungslösung nicht stärker opaleszieren als die Mischung mit der Referenzlösung (100 ppm).

Schwermetalle (2.4.8): 1,0 g Substanz muß der Grenzprüfung D auf Schwermetalle entsprechen (20 ppm). Zur Herstellung der Referenzlösung werden 2 ml Blei-Lösung (10 ppm Pb) *R* verwendet.

Trocknungsverlust (2.2.32): Höchstens 0,5 Prozent, mit 1,000 g Substanz durch Trocknen im Trockenschrank bei 100 bis 105 °C bestimmt.

Sulfatasche (2.4.14): Höchstens 0,1 Prozent, mit 1,0 g Substanz bestimmt.

Gehaltsbestimmung

0,400 g Substanz, in 50 ml wasserfreier Essigsäure *R* gelöst, werden mit Perchlorsäure (0,1 mol · l^{-1}) titriert. Der Endpunkt wird mit Hilfe der Potentiometrie (2.2.20) bestimmt.

1 ml Perchlorsäure (0,1 mol · l^{-1}) entspricht 50,80 mg $C_{24}H_{30}ClN_3O_7$.

Lagerung

Vor Licht geschützt.

Verunreinigungen

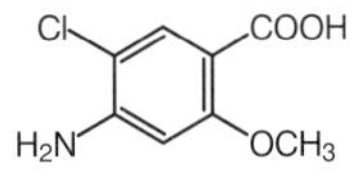

A. 4-Amino-5-chlor-2-methoxybenzoesäure

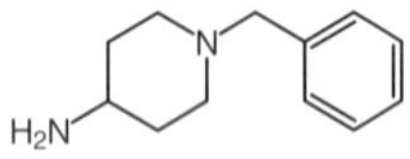

B. (1-Benzylpiperidin-4-yl)amin

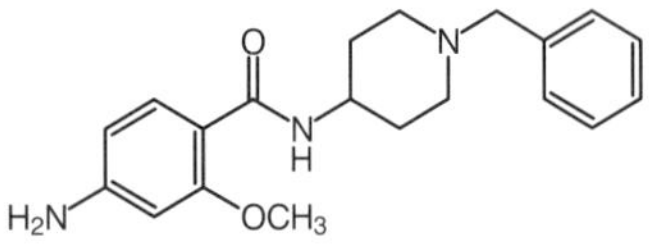

C. 4-Amino-*N*-(1-benzylpiperidin-4-yl)-2-methoxybenzamid.

1998, 1190

Clemastinfumarat

Clemastini fumaras

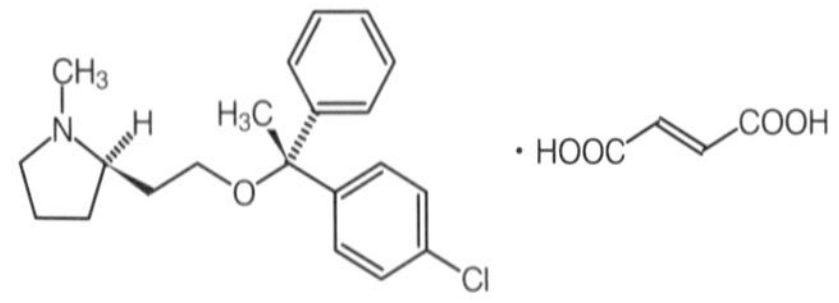

$C_{25}H_{30}ClNO_5$ M_r 460,0

Definition

Clemastinfumarat enthält mindestens 98,5 und höchstens 101,0 Prozent (2*R*)-2-[2-[(*R*)-1-(4-Chlorphenyl)-1-phenylethoxy]ethyl]-1-methylpyrrolidin-(*E*)-butendioat, berechnet auf die getrocknete Substanz.

Eigenschaften

Weißes bis fast weißes, kristallines Pulver; sehr schwer löslich in Wasser, wenig löslich in Ethanol 70 % (*V/V*), schwer löslich in Ethanol 50 % (*V/V*) und Methanol.

Prüfung auf Identität

1: A, B.
2: A, C, D.

A. Die Substanz entspricht der Prüfung „Spezifische Drehung" (siehe „Prüfung auf Reinheit").

B. Die Prüfung erfolgt mit Hilfe der IR-Spektroskopie (2.2.24) durch Vergleich des Spektrums der Substanz mit dem von Clemastinfumarat *CRS*.

C. Die bei der Prüfung „Verwandte Substanzen" (siehe „Prüfung auf Reinheit") erhaltenen Chromatogramme werden ausgewertet. Der Hauptfleck im Chromatogramm der Untersuchungslösung b entspricht in bezug auf Lage, Farbe und Größe dem Hauptfleck im Chromatogramm der Referenzlösung a.

D. Die Prüfung erfolgt mit Hilfe der Dünnschichtchromatographie (2.2.27) unter Verwendung einer Schicht von Kieselgel G *R*.

Untersuchungslösung: 40 mg Substanz werden in Methanol *R* zu 2 ml gelöst.

Referenzlösung: 50 mg Fumarsäure *CRS* werden in Ethanol 96 % *R* zu 10 ml gelöst.

Auf die Platte werden getrennt 5 µl jeder Lösung aufgetragen. Die Chromatographie erfolgt mit einer Mischung von 5 Volumteilen Wasser *R*, 25 Volumteilen wasserfreier Ameisensäure *R* und 70 Volumteilen Diisopropylether *R* über eine Laufstrecke von 15 cm. Die Platte wird 30 min lang bei 100 bis 105 °C getrocknet und nach dem Erkaltenlassen mit einer Lösung von Kaliumpermanganat *R* (16 g · l^{-1}) besprüht. Anschließend wird im Tageslicht ausgewertet. Der Fleck mit dem größten R_f-Wert im Chromatogramm der Untersuchungslösung entspricht in bezug auf Lage, Farbe und Größe dem Fleck im Chromatogramm der Referenzlösung.

Prüfung auf Reinheit

Prüflösung: 0,500 g Substanz werden in Methanol *R* zu 50,0 ml gelöst.

Aussehen der Lösung: Die Prüflösung muß klar (2.2.1) und darf nicht stärker gefärbt sein als die Referenzlösung BG_7 (2.2.2, Methode II).

***p*H-Wert** (2.2.3): 1,0 g Substanz wird in 10 ml kohlendioxidfreiem Wasser *R* suspendiert. Der *p*H-Wert der Suspension muß zwischen 3,2 und 4,2 liegen.

Spezifische Drehung (2.2.7): Die spezifische Drehung muß zwischen +15,0 und +18,0° liegen, an der Prüflösung bestimmt und auf die getrocknete Substanz berechnet.

Verwandte Substanzen: Die Prüfung erfolgt mit Hilfe der Dünnschichtchromatographie (2.2.27) unter Verwendung einer Schicht von Kieselgel G *R*.

Untersuchungslösung a: 0,100 g Substanz werden in Methanol *R* zu 5,0 ml gelöst.

Untersuchungslösung b: 1,0 ml Untersuchungslösung a wird mit Methanol *R* zu 10,0 ml verdünnt.

Referenzlösung a: 20,0 mg Clemastinfumarat *CRS* werden in Methanol *R* zu 10,0 ml gelöst.

Referenzlösung b: 1,5 ml Untersuchungslösung b werden mit Methanol *R* zu 50,0 ml verdünnt.

Referenzlösung c: 0,5 ml Untersuchungslösung b werden mit Methanol *R* zu 50,0 ml verdünnt.

Referenzlösung d: 10,0 mg Diphenhydraminhydrochlorid *CRS* werden in 5,0 ml Referenzlösung a gelöst.

Auf die Platte werden getrennt 5 µl jeder Lösung aufgetragen. Die Chromatographie erfolgt mit einer Mischung von 1 Volumteil konzentrierter Ammoniak-Lösung *R*, 20 Volumteilen Methanol *R* und 80 Volumteilen Tetrahydrofuran *R* über eine Laufstrecke von 15 cm. Die Platte wird 5 min lang im Kaltluftstrom getrocknet, dann mit einer frisch hergestellten Mischung von 1 Volumteil Dragendorffs Reagenz *R* und 10 Volumteilen verdünnter Essigsäure *R* und anschließend mit Wasserstoffperoxid-Lösung 3 % *R* besprüht. Die Platte wird sofort mit einer Glasplatte gleicher Größe bedeckt und nach 2 min ausgewertet. Kein im Chromatogramm der Untersuchungslösung a auftretender Nebenfleck darf größer oder stärker gefärbt sein als der Fleck im Chromatogramm der Referenzlösung b (0,3 Prozent), und höchstens 4 der Nebenflecke dürfen größer oder stärker gefärbt sein als der Fleck im Chromatogramm der Referenzlösung c (0,1 Prozent). Ein auf dem Startpunkt verbleibender Fleck wird nicht berücksichtigt (Fumarsäure). Die Prüfung darf nur ausgewertet werden, wenn das Chromatogramm der Referenzlösung d deutlich voneinander getrennt 2 Flecke zeigt.

1-(4-Chlorphenyl)-1-phenylethanol. Die Prüfung erfolgt mit Hilfe der Flüssigchromatographie (2.2.29).

Untersuchungslösung: 20 mg Substanz werden in einer Mischung von 25 Volumteilen Acetonitril *R* und 75 Volumteilen einer Lösung von Ammoniumdihydrogenphosphat *R* (10 g · l^{-1}) zu 100 ml gelöst.

Referenzlösung a: 6 mg 1-(4-Chlorphenyl)-1-phenylethanol *CRS* werden in einer Mischung von 25 Volumteilen Acetonitril *R* und 75 Volumteilen einer Lösung von Ammoniumdihydrogenphosphat *R* (10 g · l^{-1}) zu 100 ml gelöst.

Referenzlösung b: 1 ml Referenzlösung a wird mit einer Mischung von 25 Volumteilen Acetonitril *R* und 75 Volumteilen einer Lösung von Ammoniumdihydrogenphosphat *R* (10 g · l^{-1}) zu 100 ml verdünnt.

Referenzlösung c: 10 mg Substanz werden in einer Mischung von 25 Volumteilen Acetonitril *R* und 75 Volumteilen einer Lösung von Ammoniumdihydrogenphosphat *R* (10 g · l^{-1}) zu 100 ml gelöst. 1 ml Lösung wird mit 1 ml Referenzlösung a versetzt und mit einer Mischung von 25 Volumteilen Acetonitril *R* und 75 Volumteilen einer Lösung von Ammoniumdihydrogenphosphat *R* (10 g · l^{-1}) zu 100 ml verdünnt.

Die Chromatographie kann durchgeführt werden mit

- einer Säule aus rostfreiem Stahl von 0,1 m Länge und 4,6 mm innerem Durchmesser, gepackt mit octadecylsilyliertem Kieselgel zur Chromatographie *R* (5 µm)
- einer Mischung von 0,1 Volumteilen Phosphorsäure 85 % *R*, 45 Volumteilen Acetonitril *R* und 55 Volumteilen einer Lösung von Ammoniumdihydrogenphosphat *R* (10 g · l^{-1}) als mobile Phase bei einer Durchflußrate von 1 ml je Minute
- einem Spektrometer als Detektor bei einer Wellenlänge von 220 nm.

100 µl jeder Lösung werden getrennt eingespritzt. Die Prüfung darf nur ausgewertet werden, wenn im Chromatogramm der Referenzlösung c die Auflösung zwischen den Peaks von Clemastin und 1-(4-Chlorphenyl)-1-phenylethanol mehr als 2,2 beträgt. Ein dem 1-(4-Chlorphenyl)-1-phenylethanol entsprechender Peak im Chromatogramm der Untersuchungslösung darf nicht größer sein als die Fläche des Peaks im Chromatogramm der Referenzlösung b (0,3 Prozent).

Trocknungsverlust (2.2.32): Höchstens 0,5 Prozent, mit 1,000 g Substanz durch 6 h langes Trocknen im Trockenschrank bei 100 bis 105 °C bestimmt.

Sulfatasche (2.4.14): Höchstens 0,1 Prozent, mit 1,0 g Substanz bestimmt.

Gehaltsbestimmung

0,350 g Substanz, in 60 ml wasserfreier Essigsäure *R* gelöst, werden mit Perchlorsäure (0,1 mol · l^{-1}) titriert. Der Endpunkt wird mit Hilfe der Potentiometrie (2.2.20) bestimmt.

1 ml Perchlorsäure (0,1 mol · l^{-1}) entspricht 46,00 mg $C_{25}H_{30}ClNO_5$.

Verunreinigungen

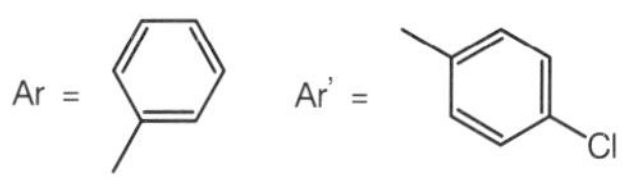

Qualifizierte Verunreinigungen

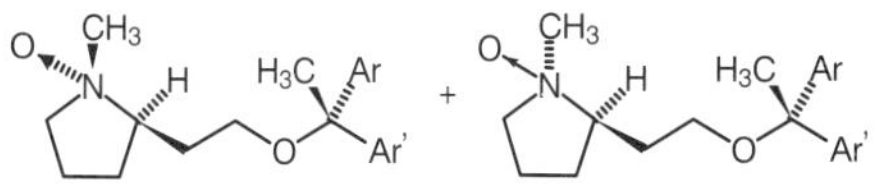

A. (1*RS*,2*R*)-2[2-[(*R*)-1-(4-Chlorphenyl)-1-phenylethoxy]ethyl]-1-methylpyrrolidin-1-oxid

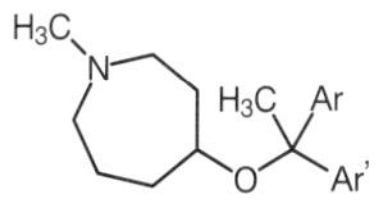

B. 4-[1-(4-Chlorphenyl)-1-phenylethoxy]-1-methylazepan

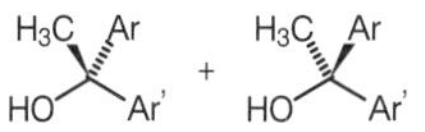

C. (*RS*)-1-(4-Chlorphenyl)-1-phenylethanol.

Weitere bestimmbare Verunreinigungen

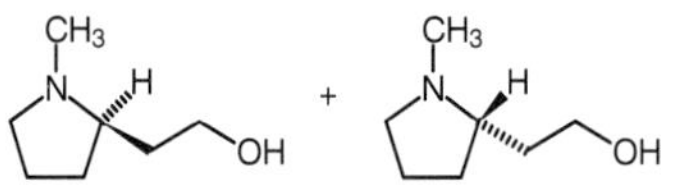

D. 2-[(2*RS*)-1-Methylpyrrolidin-2-yl]ethanol.

1998, 661

Cloxacillin-Natrium

Cloxacillinum natricum

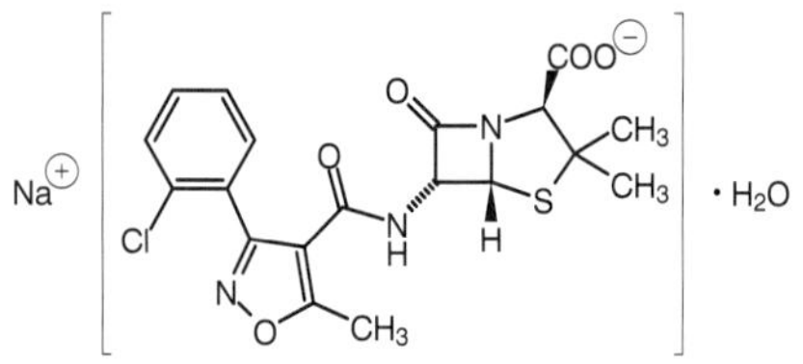

$C_{19}H_{17}ClN_3NaO_5S \cdot H_2O$ M_r 475,9

Definition

Cloxacillin-Natrium enthält mindestens 95,0 und höchstens 101,0 Prozent (2*S*,5*R*,6*R*)-6-[[[3-(2-Chlorphenyl)-5-methylisoxazol-4-yl]carbonyl]amino]-3,3-dimethyl-7-oxo-4-thia-1-azabicyclo[3.2.0]heptan-2-carbonsäure, Natriumsalz, berechnet auf die wasserfreie Substanz.

Herstellung

Wird die Substanz nach einem Verfahren hergestellt, bei dem Rückstände von 2-Ethylhexansäure verbleiben könnten, muß sie der folgenden Prüfung entsprechen:

2-Ethylhexansäure: Die Prüfung erfolgt mit Hilfe der Gaschromatographie (2.2.28) unter Anwendung einer geeigneten, validierten Methode. Die Substanz darf höchstens 0,8 Prozent (*m*/*m*) 2-Ethylhexansäure enthalten.

Eigenschaften

Weißes bis fast weißes, kristallines, hygroskopisches Pulver; leicht löslich in Wasser und Methanol, löslich in Ethanol.

Prüfung auf Identität

1: A, D.
2: B, C, D.

A. Die Prüfung erfolgt mit Hilfe der IR-Spektroskopie (2.2.24) durch Vergleich des Spektrums der Substanz mit dem von Cloxacillin-Natrium *CRS*. Die Prüfung erfolgt mit Hilfe von Preßlingen.

B. Die Prüfung erfolgt mit Hilfe der Dünnschichtchromatographie (2.2.27) unter Verwendung einer Schicht von silanisiertem Kieselgel H *R*.

Untersuchungslösung: 25 mg Substanz werden in 5 ml Wasser *R* gelöst.

Referenzlösung a: 25 mg Cloxacillin-Natrium *CRS* werden in 5 ml Wasser *R* gelöst.

Referenzlösung b: Je 25 mg Cloxacillin-Natrium *CRS*, Dicloxacillin-Natrium *CRS* und Flucloxacillin-Natrium *CRS* werden in 5 ml Wasser *R* gelöst.

Auf die Platte wird getrennt 1 µl jeder Lösung aufgetragen. Die Chromatographie erfolgt mit einer Mischung von 30 Volumteilen Aceton *R* und 70 Volumteilen einer Lösung von Ammoniumacetat *R* ($154 g \cdot l^{-1}$), deren *p*H-Wert zuvor mit Essigsäure 98 % *R* auf 5,0 eingestellt wurde, über eine Laufstrecke von 15 cm. Die Platte wird an der Luft trocknen gelassen und anschließend Iodgas ausgesetzt, bis Flecke erscheinen. Die Auswertung erfolgt im Tageslicht. Der Hauptfleck im Chromatogramm der Untersuchungslösung entspricht in bezug auf Lage, Farbe und Größe dem Hauptfleck im Chromatogramm der Referenzlösung a. Die Prüfung darf nur ausgewertet werden, wenn das Chromatogramm der Referenzlösung b deutlich voneinander getrennt 3 Flecke zeigt.

C. Etwa 2 mg Substanz werden in einem Reagenzglas von etwa 150 mm Länge und 15 mm innerem Durchmesser mit 0,05 ml Wasser *R* befeuchtet. Nach Zusatz von 2 ml Formaldehyd-Schwefelsäure *R* wird der Inhalt des Reagenzglases durch Schütteln gemischt. Die Lösung ist schwach grünlichgelb gefärbt. Wird das Reagenzglas 1 min lang in ein Wasserbad gestellt, entsteht eine Gelbfärbung.

D. Die Substanz gibt die Identitätsreaktion a auf Natrium (2.3.1).

Prüfung auf Reinheit

Prüflösung: 2,50 g Substanz werden in kohlendioxidfreiem Wasser *R* zu 25,0 ml gelöst.

Aussehen der Lösung: Die Prüflösung muß klar (2.2.1) sein. Die Absorption (2.2.25) der Prüflösung, bei 430 nm gemessen, darf höchstens 0,04 betragen.

***p*H-Wert** (2.2.3): Der *p*H-Wert der Prüflösung muß zwischen 5,0 und 7,0 liegen.

Spezifische Drehung (2.2.7): 0,250 g Substanz werden in Wasser *R* zu 25,0 ml gelöst. Die spezifische Drehung muß zwischen +160 und +169° liegen, berechnet auf die wasserfreie Substanz.

Verwandte Substanzen: Die Prüfung erfolgt mit Hilfe der Flüssigchromatographie (2.2.29) wie unter „Gehaltsbestimmung“ beschrieben.

Die Untersuchungslösung a wird eingespritzt. Die Chromatographie erfolgt über eine Dauer, die der 5fachen Retentionszeit des Hauptpeaks entspricht.

Die Referenzlösung b wird eingespritzt. Im Chromatogramm der Untersuchungslösung a darf die Fläche keines Peaks, mit Ausnahme der des Hauptpeaks, größer sein als die Fläche des Hauptpeaks im Chromatogramm der Referenzlösung b (1 Prozent), und die Summe der Flächen aller Peaks, mit Ausnahme der des Hauptpeaks, darf nicht größer sein als das 5fache der Fläche des Hauptpeaks im Chromatogramm der Referenzlösung b (5 Prozent).

Peaks, deren Fläche kleiner ist als das 0,05fache der Fläche des Hauptpeaks im Chromatogramm der Referenzlösung b, werden nicht berücksichtigt.

Dimethylanilin: Höchstens 20 ppm. Die Prüfung erfolgt mit Hilfe der Gaschromatographie (2.2.28) unter Verwendung von Naphthalin *R* als Interner Standard.

Interner-Standard-Lösung: 50,0 mg Naphthalin *R* werden in Cyclohexan *R* zu 50,0 ml gelöst. 5,0 ml Lösung werden mit Cyclohexan *R* zu 100,0 ml verdünnt.

Untersuchungslösung: 1,00 g Substanz wird in einem Reagenzglas mit Schliffstopfen mit 5 ml Natriumhydroxid-Lösung (1 mol · l^{-1}) und 1,0 ml Interner-Standard-Lösung versetzt. Das Reagenzglas wird verschlossen und 1 min lang kräftig geschüttelt. Falls erforderlich wird zentrifugiert. Die obere Phase wird verwendet.

Referenzlösung: 50,0 mg *N,N*-Dimethylanilin *R* werden mit 2 ml Salzsäure *R* und 20 ml Wasser *R* versetzt. Bis zur Lösung wird geschüttelt und mit Wasser *R* zu 50,0 ml verdünnt. 5,0 ml Lösung werden mit Wasser *R* zu 250,0 ml verdünnt. 1,0 ml dieser Lösung wird in einem Reagenzglas mit Schliffstopfen mit 5 ml Natriumhydroxid-Lösung (1 mol · l^{-1}) und 1,0 ml Interner-Standard-Lösung versetzt. Das Reagenzglas wird verschlossen und 1 min lang kräftig geschüttelt. Falls erforderlich wird zentrifugiert. Die obere Phase wird verwendet.

Die Chromatographie kann durchgeführt werden mit
- einer Säule aus Glas von 2 m Länge und 2 mm innerem Durchmesser, gepackt mit silanisiertem Kieselgur zur Gaschromatographie *R*, imprägniert mit 3 Prozent (*m*/*m*) Poly[methyl(50)phenyl(50)]siloxan *R*
- Stickstoff zur Chromatographie *R* als Trägergas bei einer Durchflußrate von 30 ml je Minute
- einem Flammenionisationsdetektor.

Die Temperatur der Säule wird bei 120 °C, die des Probeneinlasses und des Detektors bei 150 °C gehalten.

Je 1 µl Untersuchungslösung und Referenzlösung wird getrennt eingespritzt.

Wasser (2.5.12): 3,0 bis 4,5 Prozent, mit 0,300 g Substanz nach der Karl-Fischer-Methode bestimmt.

Sterilität (2.6.1): Cloxacillin-Natrium zur Herstellung von Parenteralia, das dabei keinem weiteren geeigneten Sterilisationsverfahren unterworfen wird, muß der Prüfung entsprechen.

Bakterien-Endotoxine (2.6.14): Cloxacillin-Natrium zur Herstellung von Parenteralia, das dabei keinem weiteren geeigneten Verfahren zur Beseitigung von Bakterien-Endotoxinen unterworfen wird, darf höchstens 0,40 I.E. Bakterien-Endotoxine je Milligramm Substanz enthalten.

Gehaltsbestimmung

Die Bestimmung erfolgt mit Hilfe der Flüssigchromatographie (2.2.29).

Untersuchungslösung a: 50,0 mg Substanz werden in der mobilen Phase zu 50,0 ml gelöst.

Untersuchungslösung b: 5,0 ml Untersuchungslösung a werden mit der mobilen Phase zu 50,0 ml verdünnt.

Referenzlösung a: 50,0 mg Cloxacillin-Natrium *CRS* werden in der mobilen Phase zu 50,0 ml gelöst. 5,0 ml Lösung werden mit der mobilen Phase zu 50,0 ml verdünnt.

Referenzlösung b: 5,0 ml Untersuchungslösung b werden mit der mobilen Phase zu 50,0 ml verdünnt.

Referenzlösung c: 5 mg Flucloxacillin *CRS* und 5 mg Cloxacillin *CRS* werden in der mobilen Phase zu 50,0 ml gelöst.

Die Chromatographie kann durchgeführt werden mit
- einer Säule aus rostfreiem Stahl von 0,25 m Länge und 4 mm innerem Durchmesser, gepackt mit octadecylsilyliertem Kieselgel zur Chromatographie *R* (5 µm)
- einer Mischung von 75 Volumteilen einer Lösung von Kaliumdihydrogenphosphat *R* (2,7 g · l^{-1}), die zuvor mit verdünnter Natriumhydroxid-Lösung *R* auf einen *p*H-Wert von 5,0 eingestellt wurde, und 25 Volumteilen Acetonitril *R* als mobile Phase bei einer Durchflußrate von 1,0 ml je Minute
- einem Spektrometer als Detektor bei einer Wellenlänge von 225 nm
- einer 20-µl-Probenschleife.

Die Referenzlösung c wird eingespritzt. Die Empfindlichkeit des Systems wird so eingestellt, daß die Höhe der Hauptpeaks im Chromatogramm mindestens 50 Prozent des maximalen Ausschlags beträgt. Die Bestimmung darf nur ausgewertet werden, wenn die Auflösung zwischen dem ersten Peak (Cloxacillin) und dem zweiten Peak (Flucloxacillin) mindestens 2,5 beträgt.

Die Referenzlösung a wird 6mal eingespritzt. Die Bestimmung darf nur ausgewertet werden, wenn die relative Standardabweichung für die Peakfläche von Cloxacillin höchstens 1,0 Prozent beträgt.

Die Untersuchungslösung b und die Referenzlösung a werden abwechselnd eingespritzt.

Lagerung

Dicht verschlossen, unterhalb von 25 °C. Falls die Substanz steril ist, in einem Behältnis mit Sicherheitsverschluß.

Beschriftung

Die Beschriftung gibt insbesondere, falls zutreffend, an
- daß die Substanz steril ist
- daß die Substanz frei von Bakterien-Endotoxinen ist.

Verunreinigungen

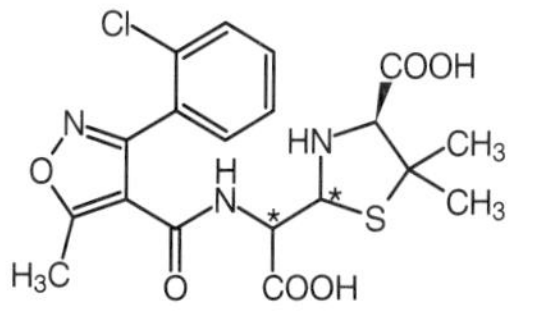

A. (4*S*)-2-[Carboxy[[[3-(2-chlorphenyl)-5-methylisoxazol-4-yl]carbonyl]amino]methyl]-5,5-dimethylthiazolidin-4-carbonsäure (Penicillosäuren von Cloxacillin)

C

Monographien

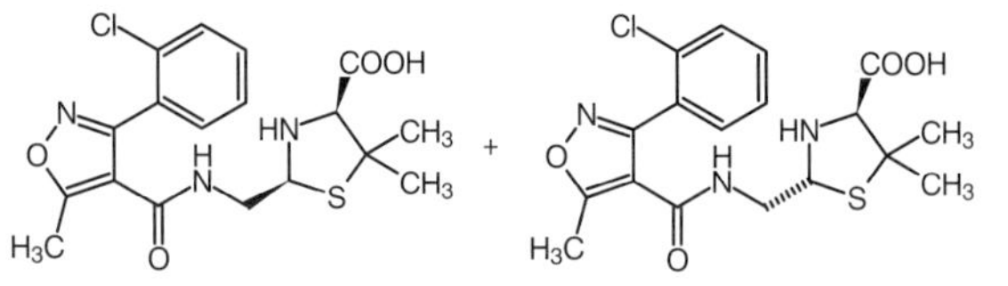

B. (2*RS*,4*S*)-2-[[[[3-(2-Chlorphenyl)-5-methylisoxazol-4-yl]carbonyl]amino]methyl]-5,5-dimethylthiazolidin-4-carbonsäure
(Penillosäuren von Cloxacillin)

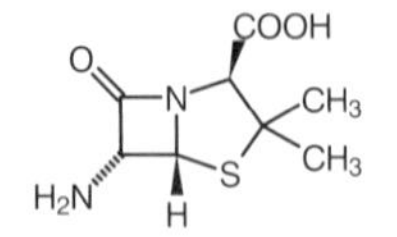

C. (2*S*,5*R*,6*R*)-6-Amino-3,3-dimethyl-7-oxo-4-thia-1-azabicyclo[3.2.0]heptan-2-carbonsäure
(6-Aminopenicillansäure)

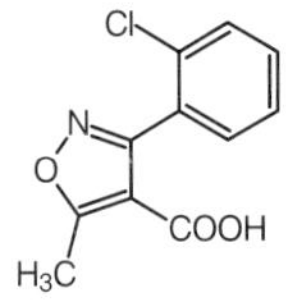

D. 3-(2-Chlorphenyl)-5-methylisoxazol-4-carbonsäure.

1998, 1191

Clozapin

Clozapinum

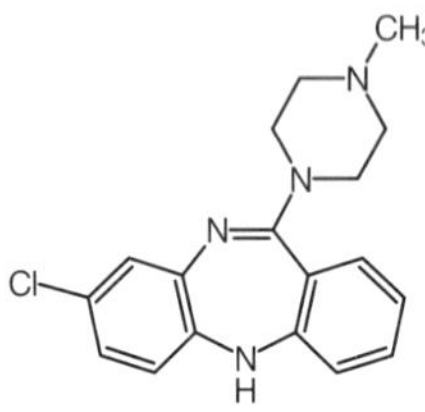

$C_{18}H_{19}ClN_4$ M_r 326,8

Definition

Clozapin enthält mindestens 99,0 und höchstens 101,0 Prozent 8-Chlor-11-(4-methylpiperazin-1-yl)-5*H*-dibenzo[*b*,*e*][1,4]diazepin, berechnet auf die getrocknete Substanz.

Eigenschaften

Gelbes, kristallines Pulver; praktisch unlöslich in Wasser, leicht löslich in Dichlormethan, löslich in Ethanol. Die Substanz löst sich in verdünnter Essigsäure.

Prüfung auf Identität

A. Schmelztemperatur (2.2.14): 182 bis 186 °C.

B. Die Prüfung erfolgt mit Hilfe der IR-Spektroskopie (2.2.24) durch Vergleich des Spektrums der Substanz mit dem von Clozapin *CRS*. Die Prüfung erfolgt mit Hilfe von Preßlingen.

Prüfung auf Reinheit

Verwandte Substanzen: Die Prüfung erfolgt mit Hilfe der Dünnschichtchromatographie (2.2.27) unter Verwendung einer Schicht eines geeigneten Kieselgels, das einen Fluoreszenzindikator mit intensivster Anregung der Fluoreszenz bei 254 nm enthält. Vor der Verwendung wird die Platte mit einer Mischung von 25 Volumteilen Methanol *R* und 75 Volumteilen Dichlormethan *R* entwickelt und 15 min lang an der Luft trocknen gelassen.

Untersuchungslösung a: 0,20 g Substanz werden in Dichlormethan *R* zu 5 ml gelöst.

Untersuchungslösung b: 1 ml Untersuchungslösung a wird mit Dichlormethan *R* zu 10 ml verdünnt.

Referenzlösung a: 20 mg Clozapin *CRS* werden in Dichlormethan *R* zu 5 ml gelöst.

Referenzlösung b: 1,5 ml Untersuchungslösung b werden mit Dichlormethan *R* zu 50 ml verdünnt.

Referenzlösung c: 1 ml Untersuchungslösung b wird mit Dichlormethan *R* zu 50 ml verdünnt.

Referenzlösung d: 5 ml Referenzlösung c werden mit Dichlormethan *R* zu 10 ml verdünnt.

Referenzlösung e: 10 mg Clozapin *CRS* und 10 mg Oxazepam *CRS* werden in Dichlormethan *R* zu 5 ml gelöst.

Auf die Platte werden getrennt 5 µl jeder Lösung aufgetragen. Die Chromatographie erfolgt mit einer Mischung von 25 Volumteilen Methanol *R* und 75 Volumteilen Dichlormethan *R* über eine Laufstrecke von 10 cm. Die Platte wird an der Luft trocknen gelassen und anschließend im ultravioletten Licht bei 254 nm ausgewertet. Kein im Chromatogramm der Untersuchungslösung a auftretender Nebenfleck darf größer oder intensiver sein als der Fleck im Chromatogramm der Referenzlösung b (0,3 Prozent). Höchstens ein Nebenfleck darf größer oder intensiver sein als der Fleck im Chromatogramm der Referenzlösung c (0,2 Prozent), und höchstens 2 Nebenflekke dürfen größer oder intensiver sein als der Fleck im Chromatogramm der Referenzlösung d (0,1 Prozent). Die Prüfung darf nur ausgewertet werden, wenn das Chromatogramm der Referenzlösung e deutlich voneinander getrennt 2 Flecke und das Chromatogramm der Referenzlösung d einen deutlich sichtbaren Fleck zeigen.

Schwermetalle (2.4.8): 1,0 g Substanz muß der Grenzprüfung C auf Schwermetalle entsprechen (20 ppm). Zur Herstellung der Referenzlösung werden 2 ml Blei-Lösung (10 ppm Pb) *R* verwendet.

Trocknungsverlust (2.2.32): Höchstens 0,5 Prozent, mit 1,000 g Substanz durch Trocknen im Trockenschrank bei 100 bis 105 °C bestimmt.

Sulfatasche (2.4.14): Höchstens 0,1 Prozent, mit 1,0 g Substanz bestimmt.

Gehaltsbestimmung

0,100 g Substanz, in 50 ml Essigsäure 98 % *R* gelöst, werden mit Perchlorsäure (0,1 mol · l^{-1}) titriert. Die Bestimmung des Endpunkts erfolgt mit Hilfe der Potentiometrie (2.2.20).

1 ml Perchlorsäure (0,1 mol · l^{-1}) entspricht 16,34 mg $C_{18}H_{19}ClN_4$.

Verunreinigungen

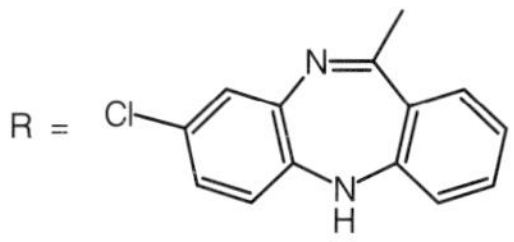

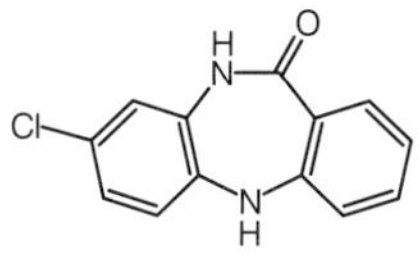

A. 8-Chlor-5,10-dihydro-11*H*-dibenzo[*b*,*e*][1,4]diazepin-11-on

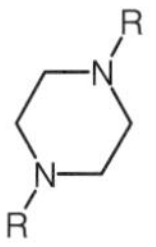

B. 11,11′-(Piperazin-1,4-diyl)bis(8-chlor-5*H*-dibenzo[*b*,*e*][1,4]diazepin)

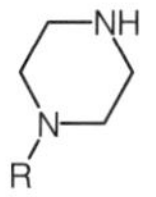

C. 8-Chlor-11-(piperazin-1-yl)-5*H*-dibenzo[*b*,*e*][1,4]diazepin.

1999, 891

Copovidon

Copovidonum

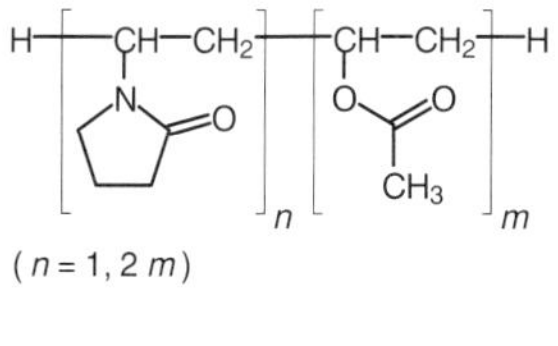

$(C_6H_9NO)_n \cdot (C_4H_6O_2)_m$ M_r $(111,1)_n + (86,1)_m$

Definition

Copovidon ist ein Copolymerisat aus 1-Vinylpyrrolidin-2-on und Vinylacetat im Verhältnis 3 zu 2 (*m*/*m*) und enthält mindestens 7,0 und höchstens 8,0 Prozent Stickstoff sowie mindestens 35,3 und höchstens 42,0 Prozent Vinylacetat, beides berechnet auf die getrocknete Substanz. Die Konstante *K* liegt zwischen 90,0 und 110,0 Prozent des in der Beschriftung angegebenen Werts.

Eigenschaften

Pulver oder Blättchen, weiß bis gelblichweiß, hygroskopisch; leicht löslich in Wasser, Dichlormethan und Ethanol, praktisch unlöslich in Ether.

Prüfung auf Identität

1: A.
2: B, C.

A. Die Prüfung erfolgt mit Hilfe der IR-Spektroskopie (2.2.24) durch Vergleich des Spektrums der Substanz mit dem Copovidon-Referenzspektrum der Ph. Eur.

B. Wird 1 ml Prüflösung (siehe „Prüfung auf Reinheit“) mit 5 ml Wasser *R* und 0,2 ml Iod-Lösung (0,05 mol · l^{-1}) versetzt, entsteht eine rote Färbung.

C. 0,7 g Hydroxylaminhydrochlorid *R* werden in 10 ml Methanol *R* gelöst. Die Lösung wird mit 20 ml einer Lösung von Natriumhydroxid *R* (40 g · l^{-1}) versetzt und falls erforderlich filtriert. 5 ml Lösung werden mit 0,1 g Substanz 2 min lang zum Sieden erhitzt. 50 µl dieser Lösung werden auf Filterpapier getropft. Nach Auftropfen von 0,1 ml einer Mischung von gleichen Volumteilen Eisen(III)-chlorid-Lösung *R* 1 und Salzsäure *R* entsteht eine violette Färbung.

Prüfung auf Reinheit

Prüflösung: 10 g Substanz werden in Wasser *R* zu 100 ml gelöst. Die Substanz wird dem Wasser *R* in kleinen Portionen unter ständigem Rühren zugesetzt.

Aussehen der Lösung: Die Prüflösung darf nicht stärker opaleszieren als die Referenzsuspension III (2.2.1) und nicht stärker gefärbt sein als die Farbvergleichslösung B_5, R_5 oder BG_5 (2.2.2, Methode II).

Aldehyde: 20,0 g Substanz werden in einem Schliffkolben mit 180 ml Wasser *R* versetzt. 45 min lang wird zum Rückfluß erhitzt. Nach dem Erkaltenlassen wird destilliert. Etwa 60 ml Destillat werden in 20,0 ml einer Lösung von Hydroxylaminhydrochlorid *R* (70 g · l^{-1}) aufgefangen, die zuvor mit Natriumhydroxid-Lösung (1 mol · l^{-1}) auf einen *p*H-Wert von 3,1 eingestellt und in einer Eis-Wasser-Mischung gekühlt wurde. Die Mischung wird mit Natriumhydroxid-Lösung (0,1 mol · l^{-1}) titriert. Höchstens 9,1 ml Natriumhydroxid-Lösung (0,1 mol · l^{-1}) dürfen verbraucht werden, um wieder einen *p*H-Wert von 3,1 zu erhalten (0,2 Prozent, berechnet als Acetaldehyd). Ein Blindversuch wird durchgeführt.

Peroxide: 10 ml Prüflösung werden mit Wasser *R* zu 25 ml verdünnt, mit 2 ml Titan(III)-chlorid-Schwefelsäure-Reagenz *R* versetzt und 30 min lang stehengelassen. Die Absorption (2.2.25) der Lösung wird bei 405 nm gegen eine Mischung von 25 ml einer Lösung der Substanz (40 g · l^{-1}) und 2 ml einer 13prozentigen Lösung (*V*/*V*) von Schwefelsäure *R* als Kompensationsflüssigkeit gemessen. Die Absorption darf höchstens 0,35 betragen (400 ppm, berechnet als H_2O_2).

Hydrazin: Die Prüfung erfolgt mit Hilfe der Dünnschichtchromatographie (2.2.27) unter Verwendung einer DC-Platte mit silanisiertem Kieselgel *R*.

Die Lösungen sind frisch herzustellen.

Untersuchungslösung: 25 ml Prüflösung werden mit 0,5 ml einer Lösung von Salicylaldehyd *R* (50 g · l^{-1}) in Methanol *R* versetzt, gemischt und 15 min lang im Wasserbad von 60 °C erhitzt. Nach dem Erkaltenlassen wird 2 min lang mit 2,0 ml Xylol *R* ausgeschüttelt und zentrifugiert. Die obere, klare Phase wird verwendet.

Referenzlösung: 9 mg Salicylaldazin *R* werden in Xylol *R* zu 100 ml gelöst. 1 ml Lösung wird mit Xylol *R* zu 10 ml verdünnt.

Auf die Platte werden getrennt 10 µl jeder Lösung aufgetragen. Die Chromatographie erfolgt mit einer Mischung von 20 Volumteilen Wasser *R* und 80 Volumteilen Methanol *R* über eine Laufstrecke von 15 cm. Die Platte wird an der Luft trocknen gelassen und im ultravioletten Licht bei 365 nm ausgewertet. Ein im Chromatogramm der Untersuchungslösung auftretender Salicylaldazin-Fleck darf nicht intensiver sein als der Fleck im Chromatogramm der Referenzlösung (1 ppm Hydrazin).

Monomere: 5,0 g Substanz werden in 15 ml Methanol *R* gelöst. Die Lösung wird langsam mit 20,0 ml Iodmonobromid-Lösung *R* versetzt und unter Lichtschutz sowie häufigem Schütteln 30 min lang stehengelassen. Nach Zusatz von 10 ml einer Lösung von Kaliumiodid *R* (100 g · l^{-1}) wird mit Natriumthiosulfat-Lösung (0,1 mol · l^{-1}) bis zur Gelbfärbung titriert. Die Titration wird tropfenweise fortgesetzt, bis sich die Lösung entfärbt. Ein Blindversuch wird durchgeführt. Höchstens 3,6 ml Natriumthiosulfat-Lösung (0,1 mol · l^{-1}) dürfen verbraucht werden (höchstens 0,4 Prozent).

Schwermetalle (2.4.8): 12 ml Prüflösung müssen der Grenzprüfung A auf Schwermetalle entsprechen (20 ppm). Zur Herstellung der Referenzlösung wird die Blei-Lösung (2 ppm Pb) *R* verwendet.

Trocknungsverlust (2.2.32): Höchstens 5,0 Prozent, mit 0,500 g Substanz durch Trocknen im Trockenschrank bei 100 bis 105 °C bestimmt.

Sulfatasche (2.4.14): Höchstens 0,1 Prozent, mit 1,0 g Substanz bestimmt.

Viskosität, ausgedrückt als Konstante *K*: 5,0 ml Prüflösung werden mit Wasser *R* zu 50,0 ml verdünnt. Nach 1 h langem Stehenlassen wird die Viskosität (2.2.9) der Lösung bei 25 ± 0,1 °C mit dem Viskosimeter Nr. 1 bestimmt. Die Ausflußzeit sollte mindestens100 s betragen. Die Konstante *K* wird nach folgender Formel errechnet

$$\frac{1{,}5 \log \eta - 1}{0{,}5 + 0{,}003c} + \frac{\sqrt{300c \log \eta + (c + 1{,}5c \log \eta)^2}}{0{,}15c + 0{,}003c^2}$$

c = Konzentration der Substanz in Gramm je 100 ml, berechnet auf die getrocknete Substanz

η = Viskosität der Lösung, bezogen auf Wasser.

Gehaltsbestimmung

Stickstoff: Mit 30,0 mg Substanz und 1 g einer Mischung von 3 Teilen Kupfer(II)-sulfat *R* und 997 Teilen Kaliumsulfat *R* wird die Kjeldahl-Bestimmung (2.5.9) durchgeführt. Die Lösung wird erhitzt, bis sie klar und blaßgrün ist. Das Erhitzen wird 45 min lang fortgesetzt.

Vinylacetat: Mit 2,00 g Substanz wird die Verseifungszahl (2.5.6) bestimmt. Das Ergebnis wird mit 0,1534 multipliziert, um den Prozentgehalt an Vinylacetat zu erhalten.

Lagerung

Vor Feuchtigkeit geschützt.

Beschriftung

Die Beschriftung gibt insbesondere die Konstante *K* an.

1998, 1194

Crotamiton

Crotamitonum

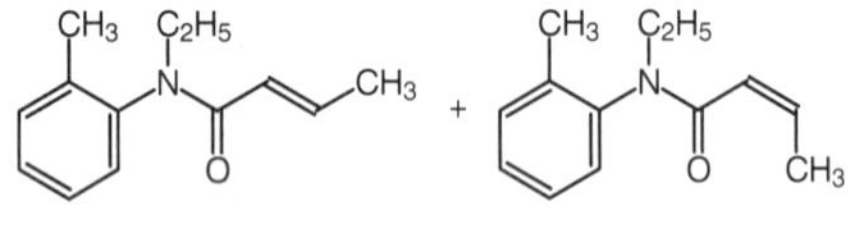

$C_{13}H_{17}NO$ M_r 203,3

Definition

Crotamiton enthält mindestens 96,0 und höchstens 101,0 Prozent *N*-Ethyl-*N*-(2-methylphenyl)but-2-enamid, berechnet als Summe des *E*- und *Z*-Isomers und höchstens 15,0 Prozent *Z*-Isomer.

Eigenschaften

Farblose bis schwach gelbe, ölige Flüssigkeit; schwer löslich in Wasser, mischbar mit Ethanol. Bei niederen Temperaturen kann die Substanz teilweise oder vollständig fest sein.

Prüfung auf Identität

1: B.

2: A, C, D.

A. 25,0 mg Substanz werden in Cyclohexan *R* zu 100,0 ml gelöst. 1,0 ml Lösung wird mit Cyclohexan *R* zu 10,0 ml verdünnt. Diese Lösung, zwischen 220 und 300 nm gemessen, zeigt ein Absorptionsmaximum (2.2.25) bei 242 nm. Die spezifische Absorption, im Maximum gemessen, liegt zwischen 300 und 330.

B. Die Prüfung erfolgt mit Hilfe der IR-Spektroskopie (2.2.24) durch Vergleich des Spektrums der Substanz mit dem von Crotamiton *CRS*.

C. Die Prüfung erfolgt mit Hilfe der Dünnschichtchromatographie (2.2.27) unter Verwendung einer Schicht eines geeigneten Kieselgels, das einen Fluoreszenzindikator mit intensivster Anregung der Fluoreszenz bei 254 nm enthält.

Untersuchungslösung: 25 mg Substanz werden in wasserfreiem Ethanol *R* zu 10 ml gelöst.

Referenzlösung: 25 mg Crotamiton *CRS* werden in wasserfreiem Ethanol *R* zu 10 ml gelöst.

Auf die Platte werden getrennt 5 µl jeder Lösung aufgetragen. Die Chromatographie erfolgt über eine Laufstrecke von 15 cm mit einer Mischung, die wie folgt hergestellt wird: 98 Volumteile Dichlormethan *R* werden mit 2 Volumteilen konzentrierter Ammoniak-Lösung *R* geschüttelt. Die Mischung wird über wasserfreiem Natriumsulfat *R* getrocknet und anschließend filtriert. 97 Volumteile des Filtrats werden mit 3 Volumteilen 2-Propanol *R* gemischt. Die Platte wird an der Luft trocknen gelassen und anschließend im ultravioletten Licht bei 254 nm ausgewertet. Der Hauptfleck im Chromatogramm der Untersuchungslösung entspricht in bezug auf Lage und Größe dem Hauptfleck im Chromatogramm der Referenzlösung.

D. Werden 10 ml einer gesättigten Lösung der Substanz mit einigen Tropfen einer Lösung von Kaliumpermanganat *R* ($3 g \cdot l^{-1}$) versetzt, entwickelt sich eine braune Färbung, und beim Stehenlassen entsteht ein brauner Niederschlag.

Prüfung auf Reinheit

Relative Dichte (2.2.5): 1,006 bis 1,011.

Brechungsindex (2.2.6): 1,540 bis 1,542.

Freie Amine: 5,00 g Substanz werden in 16 ml Dichlormethan *R* gelöst. Die Lösung wird mit 4,0 ml Essigsäure *R* versetzt. Nach Zusatz von 0,1 ml Metanilgelb-Lösung *R* und 1,0 ml Perchlorsäure ($0,02 mol \cdot l^{-1}$) ist die Lösung rot gefärbt (500 ppm, berechnet als Ethylaminotoluol).

Chlorid: 5,0 g Substanz werden mit 25 ml Ethanol 96 % *R* und 5 ml einer Lösung von Natriumhydroxid *R* ($200 g \cdot l^{-1}$) 1 h lang zum Rückfluß erhitzt. Nach dem Abkühlen wird die Mischung mit 5 ml Wasser *R* versetzt und anschließend mit 25 ml Ether *R* geschüttelt. Die untere Phase wird mit Wasser *R* zu 20 ml verdünnt. Die Lösung wird mit 5 ml Salpetersäure *R* versetzt und mit Wasser *R* zu 50 ml verdünnt. Diese Lösung wird mit 1 ml einer frisch hergestellten Lösung von Silbernitrat *R* ($50 g \cdot l^{-1}$) versetzt. Die Lösung darf nicht stärker opaleszieren als eine Mischung von 1 ml einer frisch hergestellten Lösung von Silbernitrat *R* ($50 g \cdot l^{-1}$) und einer Lösung, die wie folgt hergestellt wird: 5 ml einer Lösung von Natriumhydroxid *R* ($200 g \cdot l^{-1}$) werden mit Wasser *R* zu 20 ml verdünnt. Nach Zusatz von 1,5 ml Salzsäure ($0,01 mol \cdot l^{-1}$) und 5 ml Salpetersäure *R* wird die Lösung mit Wasser *R* zu 50 ml verdünnt (100 ppm).

Verwandte Substanzen: Die Prüfung erfolgt mit Hilfe der Flüssigchromatographie (2.2.29), wie unter „Gehaltsbestimmung“ beschrieben.

Je 20 µl Untersuchungslösung a, Referenzlösung b und Referenzlösung c werden getrennt eingespritzt. Die Chromatographie erfolgt über eine Dauer, die der 2,5fachen Retentionszeit des Hauptpeaks entspricht. Im Chromatogramm der Untersuchungslösung a darf die Fläche des Peaks der Crotamiton-Verunreinigung A nicht größer sein als die des entsprechenden Peaks im Chromatogramm der Referenzlösung b (3 Prozent). Die Summe aller Peakflächen, mit Ausnahme der des Hauptpeaks, der des *Z*-Isomer-Peaks und der des Peaks der Crotamiton-Verunreinigung A, darf nicht größer sein als die Summe der Flächen des *Z*-Isomer-Peaks und des *E*-Isomer-Peaks im Chromatogramm der Referenzlösung c (1 Prozent). Peaks, deren Fläche kleiner ist als das 0,02fache der Fläche des Hauptpeaks im Chromatogramm der Referenzlösung c, werden nicht berücksichtigt.

Sulfatasche (2.4.14): Höchstens 0,1 Prozent, mit 1,0 g Substanz bestimmt.

Gehaltsbestimmung

Die Bestimmung erfolgt mit Hilfe der Flüssigchromatographie (2.2.29).

Untersuchungslösung a: 50,0 mg Substanz werden in der mobilen Phase zu 100,0 ml gelöst.

Untersuchungslösung b: 1,0 ml Untersuchungslösung a wird mit der mobilen Phase zu 20,0 ml verdünnt.

Referenzlösung a: 50,0 mg Crotamiton *CRS* werden in der mobilen Phase zu 100,0 ml gelöst. 1,0 ml Lösung wird mit der mobilen Phase zu 20,0 ml verdünnt.

Referenzlösung b: 15,0 mg Crotamiton-Verunreinigung A *CRS* werden in der mobilen Phase zu 20,0 ml gelöst. 1,0 ml Lösung wird mit der mobilen Phase zu 50,0 ml verdünnt.

Referenzlösung c: 1,0 ml Untersuchungslösung a wird mit der mobilen Phase zu 100,0 ml verdünnt.

Referenzlösung d: 15 mg Crotamiton-Verunreinigung A *CRS* werden in der mobilen Phase zu 100 ml gelöst. 1 ml Lösung wird mit der Untersuchungslösung a zu 10 ml verdünnt.

Die Chromatographie kann durchgeführt werden mit

- einer Säule aus rostfreiem Stahl von 0,25 m Länge und 4 mm innerem Durchmesser, gepackt mit Kieselgel zur Chromatographie *R* (5 µm)
- einer Mischung von 8 Volumteilen Tetrahydrofuran *R* und 92 Volumteilen Cyclohexan *R* als mobile Phase bei einer Durchflußrate von 1,0 ml je Minute
- einem Spektrometer als Detektor bei einer Wellenlänge von 242 nm.

Je 20 µl Referenzlösung b und Referenzlösung d werden getrennt eingespritzt. Werden die Chromatogramme unter den vorgeschriebenen Bedingungen aufgezeichnet, betragen die relativen Retentionszeiten bezogen auf den Hauptpeak (*E*-Isomer) für das *Z*-Isomer etwa 0,5 und für die Crotamiton-Verunreinigung A etwa 0,8. Die Empfindlichkeit des Systems wird so eingestellt, daß die Höhe des Hauptpeaks im Chromatogramm der Referenzlösung b mindestens 70 Prozent des maximalen Ausschlags beträgt. Die Bestimmung darf nur ausgewertet werden, wenn im Chromatogramm der Referenzlösung d die Auflösung zwischen den Peaks der Crotamiton-Verunreinigung A und des *E*-Isomers mindestens 4,5 beträgt.

Untersuchungslösung b und Referenzlösung a werden abwechselnd eingespritzt. Der Prozentgehalt an $C_{13}H_{17}NO$ wird mit Hilfe der Summe der Flächen des *Z*- und *E*-Isomers in den Chromatogrammen berechnet.

Der Gehalt an Z-Isomer wird mit Hilfe des Gesamtgehalts an E- und Z-Isomer im Chromatogramm der Untersuchungslösung b berechnet.

Lagerung

In gut verschlossenem, dem Verbrauch angemessenem, möglichst vollständig gefülltem Behältnis, vor Licht geschützt.

Verunreinigungen

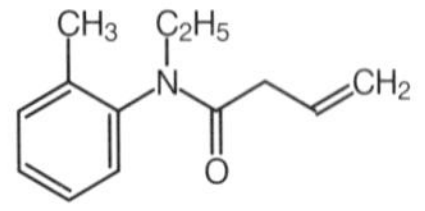

A. N-Ethyl-N-(2-methylphenyl)but-3-enamid.

1999, 547

Cyanocobalamin

Cyanocobalaminum

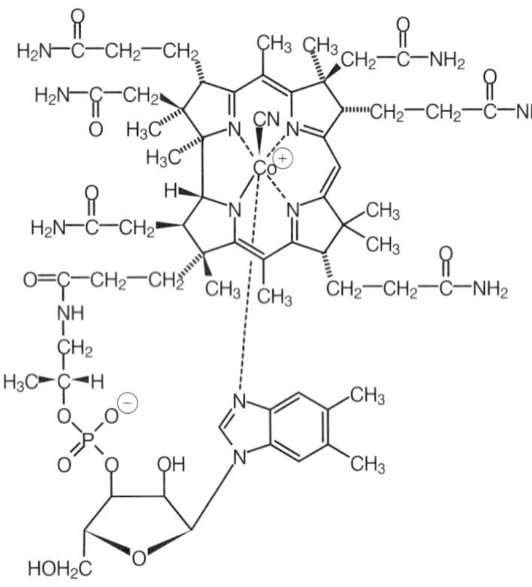

$C_{63}H_{88}CoN_{14}O_{14}P$ M_r 1355

Definition

Cyanocobalamin enthält mindestens 96,0 und höchstens 102,0 Prozent α-(5,6-Dimethylbenzimidazol-1-yl)cyanocobamid, berechnet auf die getrocknete Substanz.

Eigenschaften

Kristallines Pulver oder Kristalle, dunkelrot; wenig löslich in Wasser und Ethanol, praktisch unlöslich in Aceton und Ether. Die wasserfreie Substanz ist sehr hygroskopisch.

Prüfung auf Identität

A. 2,5 mg Substanz werden in Wasser *R* zu 100,0 ml gelöst. Die Lösung, zwischen 260 und 610 nm gemessen, zeigt Absorptionsmaxima (2.2.25) bei 278, 361 und bei 547 bis 559 nm. Das Verhältnis der Absorption im Maximum bei 361 nm zu der im Maximum bei 547 bis 559 nm liegt zwischen 3,15 und 3,45. Das Verhältnis der Absorption im Maximum bei 361 nm zu der im Maximum bei 278 nm liegt zwischen 1,70 und 1,90.

B. *Die Prüfung ist unter Lichtschutz durchzuführen.* Die Prüfung erfolgt mit Hilfe der Dünnschichtchromatographie (2.2.27) unter Verwendung einer Schicht von Kieselgel G *R*.

Untersuchungslösung: 2 mg Substanz werden in 1 ml einer Mischung von gleichen Volumteilen Ethanol 96 % *R* und Wasser *R* gelöst.

Referenzlösung: 2 mg Cyanocobalamin *CRS* werden in 1 ml einer Mischung von gleichen Volumteilen Ethanol 96 % *R* und Wasser *R* gelöst.

Auf die Platte werden getrennt 10 µl jeder Lösung aufgetragen. Die Chromatographie erfolgt ohne Kammersättigung mit einer Mischung von 9 Volumteilen verdünnter Ammoniak-Lösung *R* 1, 30 Volumteilen Methanol *R* und 45 Volumteilen Chloroform *R* über eine Laufstrecke von 12 cm. Die Platte wird an der Luft trocknen gelassen und im Tageslicht ausgewertet. Der Hauptfleck im Chromatogramm der Untersuchungslösung entspricht in bezug auf Lage, Farbe und Größe dem Hauptfleck im Chromatogramm der Referenzlösung.

Prüfung auf Reinheit

Verwandte Substanzen: Die Prüfung erfolgt mit Hilfe der Flüssigchromatographie (2.2.29).

Untersuchungslösung: 10,0 mg Substanz werden in der mobilen Phase zu 10,0 ml gelöst. Die Lösung ist innerhalb von 1 h zu verwenden.

Referenzlösung a: 3,0 ml Untersuchungslösung werden mit der mobilen Phase zu 100,0 ml verdünnt. Die Lösung ist innerhalb von1 h zu verwenden.

Referenzlösung b: 5,0 ml Untersuchungslösung werden mit der mobilen Phase zu 50,0 ml verdünnt. 1,0 ml Lösung wird mit der mobilen Phase zu 100,0 ml verdünnt. Die Lösung ist innerhalb von 1 h zu verwenden.

Referenzlösung c: 25 mg Substanz werden, falls erforderlich unter Erwärmen, in 10 ml Wasser *R* gelöst. Nach dem Erkaltenlassen werden 5 ml einer Lösung von Chloramin T *R* ($1{,}0\ g \cdot l^{-1}$) und 0,5 ml Salzsäure ($0{,}05\ mol \cdot l^{-1}$) zugesetzt. Die Mischung wird mit Wasser *R* zu 25 ml verdünnt, umgeschüttelt und 5 min lang stehengelassen. 1 ml Lösung wird mit der mobilen Phase zu 10 ml verdünnt und sofort eingespritzt.

Die Chromatographie kann durchgeführt werden mit
- einer Säule aus rostfreiem Stahl von 0,25 m Länge und 4 mm innerem Durchmesser, gepackt mit octylsilyliertem Kieselgel zur Chromatographie *R* (5 µm)

- folgender Mischung als mobile Phase bei einer Durchflußrate von 0,8 ml je Minute: 26,5 Volumteile Methanol *R* und 73,5 Volumteile einer Lösung von Natriummonohydrogenphosphat *R* ($10\ g \cdot l^{-1}$) werden gemischt; die Mischung wird mit Phosphorsäure 85 % *R* auf einen *p*H-Wert von 3,5 eingestellt und ist innerhalb von 2 Tagen zu verwenden
- einem Spektrometer als Detektor bei einer Wellenlänge von 361 nm
- einer Probenschleife.

20 µl jeder Lösung werden getrennt eingespritzt. Die Chromatographie wird über eine Dauer, die der 3fachen Retentionszeit von Cyanocobalamin entspricht, durchgeführt. Im Chromatogramm der Untersuchungslösung darf die Summe der Peakflächen, mit Ausnahme der Fläche des Hauptpeaks, nicht größer sein als die Fläche des Hauptpeaks im Chromatogramm der Referenzlösung a (3,0 Prozent). Peaks, deren Fläche kleiner ist als die Fläche des Hauptpeaks im Chromatogramm der Referenzlösung b, werden nicht berücksichtigt. Die Prüfung darf nur ausgewertet werden, wenn das Chromatogramm der Referenzlösung c zwei Hauptpeaks zeigt, wobei die Auflösung zwischen diesen Peaks mindestens 2,5 betragen muß, und wenn das Chromatogramm der Referenzlösung b einen Hauptpeak mit einem Signal-Rausch-Verhältnis von mindestens 5 aufweist.

Trocknungsverlust (2.2.32): Höchstens 12,0 Prozent, mit 20,00 mg Substanz durch 2 h langes Trocknen im Vakuum bei 100 bis 105 °C bestimmt.

Gehaltsbestimmung

25,00 mg Substanz werden in Wasser *R* zu 1000,0 ml gelöst. Die Absorption (2.2.25) der Lösung wird im Maximum bei 361 nm gemessen.

Der Gehalt an $C_{63}H_{88}CoN_{14}O_{14}P$ wird mit Hilfe der spezifischen Absorption berechnet ($A_{1\,cm}^{1\%} = 207$).

Lagerung

Dicht verschlossen, vor Licht geschützt.

1999, 710

[57Co]Cyanocobalamin-Kapseln

Cyanocobalamini[57Co] capsulae

Definition

[57Co]Cyanocobalamin-Kapseln enthalten α-(5,6-Dimethylbenzimidazol-1-yl)cyano[57Co]cobamid. Sie können geeignete Hilfsstoffe enthalten. Cobalt-57 ist ein Radioisotop des Cobalts und kann durch Bestrahlung von Nickel mit Protonen erhalten werden. [57Co]Cyanocobalamin kann durch geeignete Mikroorganismen, die auf einem [57Co]Cobalt-Ionen enthaltenden Nährmedium wachsen, hergestellt werden. Mindestens 90 Prozent des Cobalt-57 liegen in Form von Cyanocobalamin vor. Die Kapseln müssen, ausgenommen in begründeten und zugelassenen Fällen, den Anforderungen an Hartkapseln der Monographie **Kapseln (Capsulae,** siehe **Darreichungsformen)** entsprechen.

Eigenschaften

Hartgelatinekapseln.

Cobalt-57 hat eine Halbwertszeit von 271 Tagen und emittiert Gammastrahlen.

Prüfung auf Identität

A. Das Spektrum der Gammastrahlen der Kapseln wird, wie in der Monographie **Radioaktive Arzneimittel (Radiopharmaceutica)** beschrieben, mit einem geeigneten Gerät gemessen. Das Spektrum weicht nicht signifikant von dem einer Cobalt-57-Referenzlösung ab. Cobalt-57- und Cobalt-58-Referenzlösung können von national autorisierten Laboratorien bezogen werden. Das wichtigste Gammaphoton des Cobalt-57 hat eine Energie von 0,122 MeV.

B. Die bei der Prüfung „Radiochemische Reinheit" (siehe „Prüfung auf Reinheit") erhaltenen Chromatogramme werden ausgewertet. Der Hauptpeak im Radiochromatogramm der Untersuchungslösung entspricht in bezug auf die Retentionszeit dem Hauptpeak im Chromatogramm der Referenzlösung.

Prüfung auf Reinheit

Radionukleare Reinheit: Das Spektrum der Gammastrahlen wird, wie in der Monographie **Radioaktive Arzneimittel** beschrieben, mit einem geeigneten Gerät gemessen, das mit Hilfe einer Cobalt-57- und Cobalt-58-Referenzlösung eingestellt wurde. Das Spektrum der Untersuchungslösung weicht nicht signifikant von dem einer Cobalt-57-Referenzlösung ab. Die relativen Mengen des vorhandenen Cobalt-57, Cobalt-56 und Cobalt-58 werden bestimmt. Cobalt-56 hat eine Halbwertszeit von 78 Tagen, und seine Anwesenheit zeigt sich durch Gammaphotonen der Energie 0,847 MeV. Cobalt-58 hat eine Halbwertszeit von 70,8 Tagen, und seine Anwesenheit zeigt sich durch Gammaphotonen der Energie 0,811 MeV. Höchstens 0,1 Prozent der Gesamtradioaktivität entsprechen Cobalt-56, Cobalt-58 und anderen radionuklearen Verunreinigungen.

Radiochemische Reinheit: Die Prüfung erfolgt mit Hilfe der Flüssigchromatographie (2.2.29).

Untersuchungslösung: Der Inhalt einer Kapsel wird in 1,0 ml Wasser *R* gelöst. Die Lösung wird 10 min lang stehengelassen und dann 10 min lang bei 2000 Umdrehungen je Minute zentrifugiert. Die überstehende Lösung dient als Untersuchungslösung.

Referenzlösung: 10 mg Cyanocobalamin *CRS* werden in der mobilen Phase zu 100 ml gelöst. 2 ml Lösung werden

C

Monographien

mit der mobilen Phase zu 100 ml verdünnt. Diese Lösung ist innerhalb von 1 h zu verwenden.

Die Chromatographie kann durchgeführt werden mit
- einer Säule aus rostfreiem Stahl von 0,25 m Länge und 4 mm innerem Durchmesser, gepackt mit octylsilyliertem Kieselgel zur Chromatographie *R* (5 µm)
- einer Mischung von 26,5 Volumteilen Methanol *R* und 73,5 Volumteilen einer Lösung von Natriummonohydrogenphosphat *R* (10 g · l^{-1}) als mobile Phase bei einer Durchflußrate von 1,0 ml je Minute; die Mischung wird mit Phosphorsäure 85 % *R* auf einen *p*H-Wert von 3,5 eingestellt und ist innerhalb von 2 Tagen zu verwenden
- einem Gerät zur Messung der Radioaktivität von Cobalt-57
- einem Spektrometer als Detektor bei einer Wellenlänge von 361 nm
- einer Probenschleife.

100 µl Untersuchungslösung werden eingespritzt. Die Chromatographie erfolgt über eine Dauer, die der 3fachen Retentionszeit von Cyanocobalamin entspricht. Die Peakflächen werden bestimmt, und der Prozentgehalt an Cobalt-57 als Cyanocobalamin wird errechnet.

100 µl Referenzlösung werden eingespritzt. Das Chromatogramm wird 30 min lang aufgezeichnet.

Zerfallszeit: Die Kapseln müssen der Prüfung „Zerfallszeit, Tabletten und Kapseln" (2.9.1) entsprechen, wobei die Prüfung mit einer Kapsel anstatt mit 6 Kapseln durchgeführt wird.

Gleichförmigkeit des Gehalts: Die Radioaktivität von mindestens 10 Kapseln wird in einer geeigneten Zählvorrichtung unter konstanten geometrischen Bedingungen für jede Kapsel einzeln bestimmt. Die durchschnittliche Radioaktivität je Kapsel wird errechnet. Die Radioaktivität keiner Kapsel darf um mehr als 10 Prozent vom Mittelwert abweichen. Die relative Standardabweichung darf höchstens 3,5 Prozent betragen.

Radioaktivität

Die durchschnittliche Radioaktivität, bestimmt unter „Gleichförmigkeit des Gehalts", beträgt mindestens 90,0 und höchstens 110,0 Prozent der deklarierten Cobalt-57-Radioaktivität zum Zeitpunkt, der in der Beschriftung angegeben ist.

Lagerung

Dicht verschlossen, vor Licht geschützt, zwischen 2 und 8 °C, entsprechend **Radioaktive Arzneimittel**.

Beschriftung

Entsprechend **Radioaktive Arzneimittel**.

1999, 269

[57Co]Cyanocobalamin-Lösung

Cyanocobalamini[57Co] solutio

Definition

[57Co]Cyanocobalamin-Lösung ist eine Lösung von α-(5,6-Dimethylbenzimidazol-1-yl)cyano[57Co]cobamid und kann einen Stabilisator und ein Konservierungsmittel enthalten. Cobalt-57 ist ein Radioisotop des Cobalts und kann durch Bestrahlung von Nickel mit Protonen geeigneter Energie erhalten werden. [57Co]Cyanocobalamin kann durch geeignete Mikroorganismen, die auf einem [57Co]Cobalt-Ionen enthaltenden Nährmedium wachsen, hergestellt werden. Die Lösung enthält mindestens 90,0 und höchstens 110,0 Prozent der deklarierten Cobalt-57-Radioaktivität zu dem in der Beschriftung angegebenen Zeitpunkt. Mindestens 90 Prozent des Cobalt-57 liegt in Form von Cyanocobalamin vor.

Eigenschaften

Klare, farblose bis schwach rosafarbene Lösung.

Cobalt-57 hat eine Halbwertszeit von 271 Tagen und emittiert Gammastrahlen.

Prüfung auf Identität

A. Das Spektrum der Gammastrahlen der Lösung wird, wie in der Monographie **Radioaktive Arzneimittel (Radiopharmaceutica)** beschrieben, mit einem geeigneten Gerät gemessen. Das Spektrum der Prüflösung weicht nicht signifikant von dem einer Cobalt-57-Referenzlösung ab. Cobalt-57- und Cobalt-58-Referenzlösung können von national autorisierten Laboratorien bezogen werden. Das wichtigste Gammaphoton des Cobalt-57 hat eine Energie von 0,122 MeV.

B. Die bei der Prüfung „Radiochemische Reinheit" (siehe „Prüfung auf Reinheit") erhaltenen Chromatogramme werden ausgewertet. Der Hauptpeak im Radiochromatogramm der Untersuchungslösung entspricht in bezug auf die Retentionszeit dem Hauptpeak im Chromatogramm der Referenzlösung.

Prüfung auf Reinheit

***p*H-Wert** (2.2.3): Der *p*H-Wert der Lösung muß zwischen 4,0 und 6,0 liegen.

Radionukleare Reinheit: Das Spektrum der Gammastrahlen wird, wie in der Monographie **Radioaktive Arzneimittel** beschrieben, mit einem geeigneten Gerät gemessen, das mit Hilfe einer Cobalt-57- und Cobalt-58-Referenzlösung eingestellt wurde. Das Spektrum der Lösung weicht nicht signifikant von dem einer Cobalt-57-Referenzlösung ab. Die relativen Mengen des vorhandenen Cobalt-57, Cobalt-56 und Cobalt-58 werden bestimmt. Cobalt-56 hat eine Halbwertszeit von 78 Tagen, und seine Anwesenheit zeigt sich durch Gammaphotonen der Energie 0,847 MeV. Cobalt-58 hat eine Halbwertszeit von 70,8 Tagen, und seine Anwesenheit zeigt sich durch Gammaphotonen der Energie 0,811 MeV. Höchstens 0,1 Prozent der Gesamtradioaktivität entsprechen Cobalt-56, Cobalt-58 und anderen radionuklearen Verunreinigungen.

Radiochemische Reinheit: Die Prüfung erfolgt mit Hilfe der Flüssigchromatographie (2.2.29).

Referenzlösung: 10 mg Cyanocobalamin *CRS* werden in der mobilen Phase zu 100,0 ml gelöst. 2 ml Lösung werden mit der mobilen Phase zu 100 ml verdünnt. Diese Lösung ist innerhalb von 1 h zu verwenden.

Die Chromatographie kann durchgeführt werden mit
- einer Säule aus rostfreiem Stahl von 0,25 m Länge und 4 mm innerem Durchmesser, gepackt mit octylsilyliertem Kieselgel zur Chromatographie *R* (5 µm)
- einer Mischung von 26,5 Volumteilen Methanol *R* und 73,5 Volumteilen einer Lösung von Natriummonohydrogenphosphat *R* (10 g · l^{-1}) als mobile Phase bei einer Durchflußrate von 1,0 ml je Minute; die Mischung wird mit Phosphorsäure 85 % *R* auf einen *p*H-Wert von 3,5 eingestellt und ist innerhalb von 2 Tagen zu verwenden
- einem Gerät zur Messung der Radioaktivität von Cobalt-57
- einem Spektrometer als Detektor bei einer Wellenlänge von 361 nm
- einer Probenschleife.

100 µl Untersuchungslösung werden eingespritzt. Die Chromatographie erfolgt über eine Dauer, die der 3fachen Retentionszeit von Cyanocobalamin entspricht. Die Peakflächen werden bestimmt, und der Prozentgehalt an Cobalt-57 als Cyanocobalamin wird errechnet.

100 µl Referenzlösung werden eingespritzt. Das Chromatogramm wird 30 min lang aufgezeichnet.

Radioaktivität

Die Radioaktivität der Lösung wird, wie in der Monographie **Radioaktive Arzneimittel** beschrieben, mit einem geeigneten Gerät durch Vergleich mit einer Cobalt-57-Referenzlösung bestimmt.

Lagerung

Vor Licht geschützt, zwischen 2 und 8 °C, entsprechend **Radioaktive Arzneimittel**.

Beschriftung

Entsprechend **Radioaktive Arzneimittel**.

1999, 270

[58Co]Cyanocobalamin-Lösung

Cyanocobalamini[58Co] solutio

C

Monographien

Definition

[58Co]Cyanocobalamin-Lösung ist eine Lösung von α-(5,6-Dimethylbenzimidazol-1-yl)cyano[58Co]cobamid und kann einen Stabilisator und ein Konservierungsmittel enthalten. Cobalt-58 ist ein Radioisotop des Cobalts und kann durch Neutronenbestrahlung von Nickel erhalten werden. [58Co]Cyanocobalamin kann durch geeignete Mikroorganismen, die auf einem [58Co]Cobalt-Ionen enthaltenden Nährmedium wachsen, hergestellt werden. Die Lösung enthält mindestens 90,0 und höchstens 110,0 Prozent der deklarierten Cobalt-58-Radioaktivität zu dem in der Beschriftung angegebenen Zeitpunkt. Mindestens 90 Prozent des Cobalt-58 liegen in Form von Cyanocobalamin vor.

Eigenschaften

Klare, farblose bis schwach rosafarbene Lösung.

Cobalt-58 hat eine Halbwertszeit von 70,8 Tagen und emittiert Beta-(β^+)- und Gammastrahlen.

Prüfung auf Identität

A. Das Spektrum der Gammastrahlen der Lösung wird, wie in der Monographie **Radioaktive Arzneimittel (Radiopharmaceutica)** beschrieben, mit einem geeigneten Gerät gemessen. Das Spektrum der Prüflösung weicht nicht signifikant von dem einer Cobalt-58-Referenzlösung ab. Cobalt-58-, Cobalt-57- und Cobalt-60-Referenzlösung können von national autorisierten Laboratorien bezogen werden. Die wichtigsten Gammaphotonen des Cobalt-58 haben Energien von 0,511 MeV (Vernichtungsstrahlung) und 0,811 MeV.

B. Die bei der Prüfung „Radiochemische Reinheit" (siehe „Prüfung auf Reinheit") erhaltenen Chromatogramme werden ausgewertet. Der Hauptpeak im Radiochromatogramm der Lösung entspricht in bezug auf die Retentionszeit dem Hauptpeak im Chromatogramm der Referenzlösung.

Prüfung auf Reinheit

***p*H-Wert** (2.2.3): Der *p*H-Wert der Lösung muß zwischen 4,0 und 6,0 liegen.

Radionukleare Reinheit: Das Spektrum der Gammastrahlen wird, wie in der Monographie **Radioaktive Arzneimittel** beschrieben, mit einem geeigneten Gerät gemessen, das eine ausreichende Auflösung besitzt und mit Hilfe einer Cobalt-58-, Cobalt-57- und Cobalt-60-Referenzlösung eingestellt wurde. Das Spektrum der Lösung weicht nicht signifikant von dem einer Cobalt-58-Referenzlösung ab. Die relativen Mengen des vorhandenen Cobalt-58, Cobalt-57 und Cobalt-60 werden bestimmt. Cobalt-57 hat eine Halbwertszeit von 271 Tagen, und seine Anwesenheit zeigt sich durch Gammaphotonen der Energie 0,122 MeV. Cobalt-60 hat eine Halbwertszeit von 5,27 Jahren, und seine Anwesenheit zeigt sich durch Gammaphotonen der Energien 1,173 und 1,332 MeV. Höchstens 1 Prozent der Gesamtradioaktivität entspricht Cobalt-60. Höchstens 2 Prozent der Gesamtradioaktivität entsprechen Cobalt-57, Cobalt-60 und anderen radionuklearen Verunreinigungen.

Radiochemische Reinheit: Die Prüfung erfolgt mit Hilfe der Flüssigchromatographie (2.2.29).

Referenzlösung: 10 mg Cyanocobalamin *CRS* werden in der mobilen Phase zu 100 ml gelöst. 2 ml Lösung werden mit der mobilen Phase zu 100 ml verdünnt. Diese Lösung ist innerhalb von 1 h zu verwenden.

Die Chromatographie kann durchgeführt werden mit

- einer Säule aus rostfreiem Stahl von 0,25 m Länge und 4 mm innerem Durchmesser, gepackt mit octylsilyliertem Kieselgel zur Chromatographie *R* (5 μm)
- einer Mischung von 26,5 Volumteilen Methanol *R* und 73,5 Volumteilen einer Lösung von Natriummonohydrogenphosphat *R* (10 g · l^{-1}) als mobile Phase bei einer Durchflußrate von 1,0 ml je Minute; die Mischung wird mit Phosphorsäure 85 % *R* auf einen *p*H-Wert von 3,5 eingestellt und ist innerhalb von 2 Tagen zu verwenden
- einem Gerät zur Messung der Radioaktivität von Cobalt-58
- einem Spektrometer als Detektor bei einer Wellenlänge von 361 nm
- einer Probenschleife.

100 μl Lösung werden eingespritzt. Die Chromatographie erfolgt über eine Dauer, die der 3fachen Retentionszeit von Cyanocobalamin entspricht. Die Peakflächen werden bestimmt, und der Prozentgehalt an Cobalt-58 als Cyanocobalamin wird errechnet.

100 μl Referenzlösung werden eingespritzt. Das Chromatogramm wird 30 min lang aufgezeichnet.

Radioaktivität

Die Radioaktivität der Lösung wird, wie in der Monographie **Radioaktive Arzneimittel** beschrieben, mit einem geeigneten Gerät durch Vergleich mit einer Cobalt-58-Referenzlösung oder durch Messung mit einem Gerät, das mit Hilfe einer derartigen Lösung eingestellt wurde, bestimmt.

Lagerung

Vor Licht geschützt, zwischen 2 und 8 °C, entsprechend **Radioaktive Arzneimittel**.

Beschriftung

Entsprechend **Radioaktive Arzneimittel**.

1999, 1092

Cyclizinhydrochlorid

Cyclizini hydrochloridum

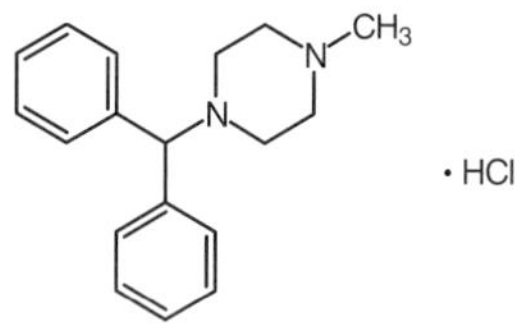

$C_{18}H_{23}ClN_2$ M_r 302,8

Definition

Cyclizinhydrochlorid enthält mindestens 98,5 und höchstens 101,0 Prozent 1-(Diphenylmethyl)-4-methylpiperazin-hydrochlorid, berechnet auf die getrocknete Substanz.

Eigenschaften

Weißes, kristallines Pulver; schwer löslich in Wasser und Ethanol, praktisch unlöslich in Ether.

Prüfung auf Identität

1: B, E.

2: A, C, D, E.

A. 20,0 mg Substanz werden in einer Lösung von Schwefelsäure *R* (5 g · l^{-1}) zu 100,0 ml gelöst (Lösung A). Die Lösung A, zwischen 240 und 350 nm gemessen, zeigt Absorptionsmaxima (2.2.25) bei 258 und 262 nm. Das Verhältnis der Absorption im Maximum bei 262 nm zu der im Maximum bei 258 nm liegt zwischen 1,0 und 1,1. 10,0 ml Lösung A werden mit einer Lösung von Schwefelsäure *R* (5 g · l^{-1}) zu 100,0 ml verdünnt (Lösung B). Die Lösung B, zwischen 210 und 240 nm gemessen, zeigt ein Absorptionsmaximum bei 225 nm. Die spezifische Absorption, im Maximum gemessen, liegt zwischen 370 und 410. Das Auflösungsvermögen des Geräts wird überprüft (2.2.25). Die Prüfung darf nur ausgewertet werden, wenn das Verhältnis der Absorptionen mindestens 1,7 beträgt.

B. Die Prüfung erfolgt mit Hilfe der IR-Spektroskopie (2.2.24) durch Vergleich des Spektrums der Substanz mit dem von Cyclizinhydrochlorid *CRS*. Die Prüfung erfolgt mit Hilfe von Preßlingen unter Verwendung von Kaliumchlorid *R*.

C. Die bei der Prüfung „Verwandte Substanzen" (siehe „Prüfung auf Reinheit") erhaltenen Chromatogramme werden ausgewertet. Der Hauptfleck im Chromatogramm der Untersuchungslösung b entspricht in bezug auf Lage, Farbe und Größe dem Hauptfleck im Chromatogramm der Referenzlösung a.

D. 0,5 g Substanz werden in 10 ml Ethanol 60 % *R*, falls erforderlich unter Erhitzen, gelöst. Nach dem Abkühlen in einer Eis-Wasser-Mischung wird mit 1 ml verdünnter Natriumhydroxid-Lösung *R* und 10 ml

Wasser *R* versetzt. Anschließend wird filtriert, der Niederschlag mit Wasser *R* gewaschen und 2 h lang bei 60 °C und höchstens 0,7 kPa getrocknet.

Die Schmelztemperatur (2.2.14) liegt zwischen 105 und 108 °C.

E. Die Substanz gibt die Identitätsreaktion a auf Chlorid (2.3.1).

Prüfung auf Reinheit

***p*H-Wert** (2.2.3): 0,5 g Substanz werden in einer Mischung von 40 Volumteilen Ethanol 96 % *R* und 60 Volumteilen kohlendioxidfreiem Wasser *R* zu 25 ml gelöst. Der *p*H-Wert der Lösung muß zwischen 4,5 und 5,5 liegen.

Verwandte Substanzen: Die Prüfung erfolgt mit Hilfe der Dünnschichtchromatographie (2.2.27) unter Verwendung einer DC-Platte mit Kieselgel *R*.

Die Lösungen werden unmittelbar vor Gebrauch hergestellt.

Untersuchungslösung a: 0,20 g Substanz werden in Methanol *R* zu 10 ml gelöst.

Untersuchungslösung b: 5 ml Untersuchungslösung a werden mit Methanol *R* zu 100 ml verdünnt.

Referenzlösung a: 10 mg Cyclizinhydrochlorid *CRS* werden in Methanol *R* zu 10 ml gelöst.

Referenzlösung b: 5 mg Methylpiperazin *R* werden in Methanol *R* zu 50 ml gelöst.

Referenzlösung c: 1 ml Untersuchungslösung b wird mit Methanol *R* zu 10 ml verdünnt.

Referenzlösung d: 10 mg Cyclizinhydrochlorid *CRS* und 10 mg Hydroxyzindihydrochlorid *CRS* werden in Methanol *R* zu 10 ml gelöst.

Auf die Platte werden getrennt 20 µl jeder Lösung aufgetragen. Die Chromatographie erfolgt mit einer Mischung von 2 Volumteilen konzentrierter Ammoniak-Lösung *R*, 13 Volumteilen Methanol *R* und 85 Volumteilen Dichlormethan *R* über eine Laufstrecke von 15 cm. Die Platte wird 30 min lang an der Luft trocknen gelassen und anschließend 10 min lang Iodgas ausgesetzt. Ein im Chromatogramm der Untersuchungslösung a auftretender Methylpiperazin-Fleck darf nicht intensiver sein als der Fleck im Chromatogramm der Referenzlösung b (0,5 Prozent), und kein Nebenfleck, mit Ausnahme des Methylpiperazin-Flecks, darf intensiver sein als der Hauptfleck im Chromatogramm der Referenzlösung c (0,5 Prozent). Die Prüfung darf nur ausgewertet werden, wenn das Chromatogramm der Referenzlösung d deutlich voneinander getrennt 2 Flecke zeigt.

Trocknungsverlust (2.2.32): Höchstens 1,0 Prozent, mit 1,000 g Substanz durch Trocknen im Trockenschrank bei 130 °C bestimmt.

Sulfatasche (2.4.14): Höchstens 0,1 Prozent, mit 1,0 g Substanz bestimmt.

Gehaltsbestimmung

0,200 g Substanz, in 15 ml wasserfreier Ameisensäure *R* gelöst, werden nach Zusatz von 40 ml Acetanhydrid *R* mit Perchlorsäure ($0,1 \ mol \cdot l^{-1}$) titriert. Der Endpunkt wird mit Hilfe der Potentiometrie (2.2.20) bestimmt.

1 ml Perchlorsäure ($0,1 \ mol \cdot l^{-1}$) entspricht 15,14 mg $C_{18}H_{23}ClN_2$.

Lagerung

Vor Licht geschützt.

Verunreinigungen

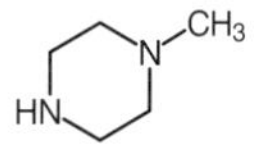

A. 1-Methylpiperazin.

C

Monographien

1999, 1094

Cyproteronacetat

Cyproteroni acetas

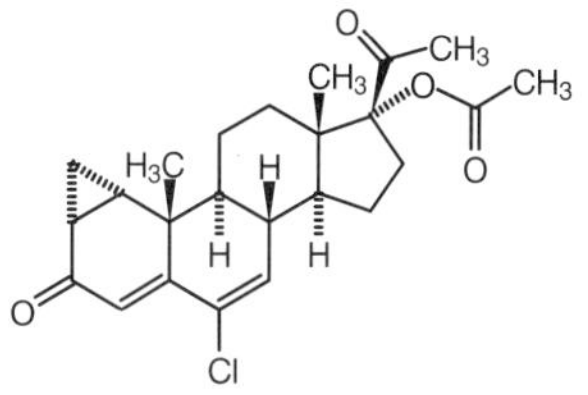

$C_{24}H_{29}ClO_4$ M_r 416,9

Definition

Cyproteronacetat enthält mindestens 97,0 und höchstens 103,0 Prozent 6-Chlor-17-hydroxy-1α,2α-methylenpregna-4,6-dien-3,20-dion-17-acetat, berechnet auf die getrocknete Substanz.

Eigenschaften

Weißes bis fast weißes, kristallines Pulver; praktisch unlöslich in Wasser, sehr leicht löslich in Dichlormethan, leicht löslich in Aceton, löslich in Methanol, wenig löslich in wasserfreiem Ethanol.

Die Substanz schmilzt bei etwa 210 °C.

Prüfung auf Identität

1: A.

2: B, C, D, E.

A. Die Prüfung erfolgt mit Hilfe der IR-Spektroskopie (2.2.24) durch Vergleich des Spektrums der Substanz mit dem von Cyproteronacetat *CRS*.

B. Die Prüfung erfolgt mit Hilfe der Dünnschichtchromatographie (2.2.27) unter Verwendung einer DC-Platte mit Kieselgel F_{254} *R*.

Untersuchungslösung: 20 mg Substanz werden in Dichlormethan *R* zu 10 ml gelöst.

Referenzlösung: 10 mg Cyproteronacetat *CRS* werden in Dichlormethan *R* zu 5 ml gelöst.

Auf die Platte werden getrennt 5 µl jeder Lösung aufgetragen. Die Chromatographie erfolgt mit einer Mischung von 50 Volumteilen Cyclohexan *R* und 50 Volumteilen Ethylacetat *R* über eine Laufstrecke von 15 cm. Die Platte wird an der Luft trocknen gelassen, anschließend wird die Chromatographie wiederholt. Die Platte wird an der Luft trocknen gelassen und im ultravioletten Licht bei 254 nm ausgewertet. Der Hauptfleck im Chromatogramm der Untersuchungslösung entspricht in bezug auf Lage und Größe dem Hauptfleck im Chromatogramm der Referenzlösung.

C. Etwa 1 mg Substanz wird mit 2 ml Schwefelsäure *R* versetzt. Nach 2 min langem Erhitzen im Wasserbad entsteht eine rote Färbung. Die Lösung wird abgekühlt und vorsichtig zu 4 ml Wasser *R* gegeben. Nach dem Umschütteln schlägt die Färbung nach Violett um.

D. Etwa 30 mg Substanz werden mit 0,3 g wasserfreiem Natriumcarbonat *R* etwa 10 min lang über offener Flamme verascht und erkalten gelassen. Der Rückstand wird mit 5 ml verdünnter Salpetersäure *R* aufgenommen und die Mischung filtriert. 1 ml Filtrat, mit 1 ml Wasser *R* verdünnt, gibt die Identitätsreaktion a auf Chlorid (2.3.1).

E. Die Substanz gibt die Identitätsreaktion auf Acetyl (2.3.1).

Prüfung auf Reinheit

Spezifische Drehung (2.2.7): 0,25 g Substanz werden in Aceton *R* zu 25,0 ml gelöst. Die spezifische Drehung muß zwischen +152 und +157° liegen, berechnet auf die getrocknete Substanz.

Verwandte Substanzen: Die Prüfung erfolgt mit Hilfe der Flüssigchromatographie (2.2.29).

Untersuchungslösung: 10,0 mg Substanz werden in Acetonitril *R* zu 10,0 ml gelöst.

Referenzlösung a: 1,0 ml Untersuchungslösung wird mit Acetonitril *R* zu 100,0 ml verdünnt.

Referenzlösung b: 5 mg Medroxyprogesteronacetat *CRS* werden in Acetonitril *R* zu 50,0 ml gelöst. 1,0 ml Lösung wird mit der Referenzlösung a zu 10,0 ml verdünnt.

Die Chromatographie kann durchgeführt werden mit

- einer Säule aus rostfreiem Stahl von 0,125 m Länge und 4,6 mm innerem Durchmesser, gepackt mit octadecylsilyliertem Kieselgel zur Chromatographie *R* (3 µm)
- einer Mischung von 40 Volumteilen Acetonitril *R* und 60 Volumteilen Wasser *R* als mobile Phase bei einer Durchflußrate von 1,5 ml je Minute
- einem Spektrometer als Detektor bei einer Wellenlänge von 254 nm.

Je 20 µl Referenzlösung a und b werden getrennt eingespritzt. Die Empfindlichkeit des Systems wird so eingestellt, daß die Höhe des Hauptpeaks im Chromatogramm der Referenzlösung a mindestens 50 Prozent des maximalen Ausschlags beträgt. Die Prüfung darf nur ausgewertet werden, wenn im Chromatogramm der Referenzlösung b die Auflösung zwischen den Peaks von Cyproteronacetat und Medroxyprogesteronacetat mindestens 3,0 beträgt.

20 µl Untersuchungslösung werden eingespritzt. Die Chromatographie erfolgt über eine Dauer, die der 2fachen Retentionszeit von Cyproteronacetat entspricht. Im Chromatogramm der Untersuchungslösung darf die Summe der Flächen aller Peaks, mit Ausnahme der des Hauptpeaks, nicht größer sein als das 0,5fache der Fläche des Hauptpeaks im Chromatogramm der Referenzlösung a (0,5 Prozent). Peaks, deren Fläche kleiner ist als das 0,05fache der Fläche des Hauptpeaks im Chromatogramm der Referenzlösung a, werden nicht berücksichtigt.

Trocknungsverlust (2.2.32): Höchstens 0,5 Prozent, mit 1,000 g Substanz durch Trocknen im Vakuumtrockenschrank bei 80 °C und höchstens 0,7 kPa bestimmt.

Sulfatasche (2.4.14): Höchstens 0,1 Prozent, mit 1,0 g Substanz bestimmt.

Gehaltsbestimmung

50,0 mg Substanz werden in Methanol *R* zu 50,0 ml gelöst. 1,0 ml Lösung wird mit Methanol *R* zu 100,0 ml verdünnt. Die Absorption (2.2.25) wird im Maximum bei 282 nm gemessen.

Der Gehalt an $C_{24}H_{29}ClO_4$ wird mit Hilfe der spezifischen Absorption berechnet ($A_{1\,cm}^{1\%}$ = 414).

Lagerung

Vor Licht geschützt.

Verunreinigungen

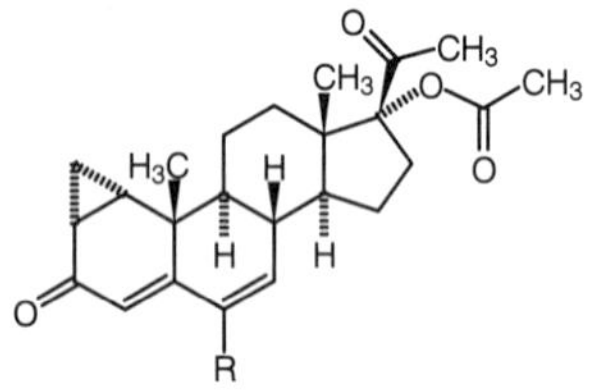

A. R = H: 17-Hydroxy-1α,2α-methylenpregna-4,6-dien-3,20-dion-17-acetat

B. R = OCH_3: 17-Hydroxy-6-methoxy-1α,2α-methylenpregna-4,6-dien-3,20-dion-17-acetat.

1999, 895

Cysteinhydrochlorid-Monohydrat

Cysteini hydrochloridum monohydricum

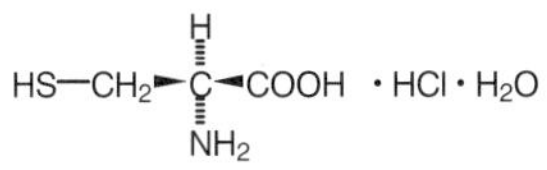

$C_3H_8ClNO_2S \cdot H_2O$ M_r 175,6

Definition

Cysteinhydrochlorid-Monohydrat[1] enthält mindestens 98,5 und höchstens 101,0 Prozent (*R*)-2-Amino-3-mercaptopropansäure-hydrochlorid, berechnet auf die getrocknete Substanz.

Herstellung

Wenn Cysteinhydrochlorid-Monohydrat durch Fermentation hergestellt wird, muß es zusätzlich den Anforderungen der Monographie **Fermentationsprodukte (Producta ab fermentatione)** entsprechen.

Eigenschaften

Weißes, kristallines Pulver oder farblose Kristalle; leicht löslich in Wasser, schwer löslich in Ethanol, praktisch unlöslich in Ether.

Prüfung auf Identität

1: A, B, E.
2: A, C, D, E.

A. Die Substanz entspricht der Prüfung „Spezifische Drehung" (siehe „Prüfung auf Reinheit").

B. Die Prüfung erfolgt mit Hilfe der IR-Spektroskopie (2.2.24) durch Vergleich des Spektrums der Substanz mit dem von Cysteinhydrochlorid-Monohydrat *CRS*. Die Prüfung erfolgt mit Hilfe von Preßlingen.

C. Die bei der Prüfung „Mit Ninhydrin nachweisbare Substanzen" (siehe „Prüfung auf Reinheit") erhaltenen Chromatogramme werden ausgewertet. Der Hauptfleck im Chromatogramm der Untersuchungslösung b entspricht in bezug auf Lage, Farbe und Größe dem Hauptfleck im Chromatogramm der Referenzlösung b.

D. 5 mg Substanz werden in 1 ml verdünnter Natriumhydroxid-Lösung *R* gelöst. Nach Zusatz von 1 ml einer Lösung von Natriumpentacyanonitrosylferrat *R* ($30 \text{ g} \cdot l^{-1}$) entsteht eine tiefe, violette Färbung, die in Braunrot und dann in Orange übergeht. Nach Zusatz von 1 ml Salzsäure *R* färbt sich die Lösung grün.

E. Die Substanz gibt die Identitätsreaktion a auf Chlorid (2.3.1).

Prüfung auf Reinheit

Prüflösung: 2,5 g Substanz werden in destilliertem Wasser *R* zu 50 ml gelöst.

Aussehen der Lösung: 10 ml Prüflösung werden mit Wasser *R* zu 20 ml verdünnt. Die Lösung muß klar (2.2.1) und darf nicht stärker gefärbt sein als die Farbvergleichslösung BG_6 (2.2.2, Methode II).

Spezifische Drehung (2.2.7): 2,00 g Substanz werden in Salzsäure *R* 1 zu 25,0 ml gelöst. Die spezifische Drehung muß zwischen +5,5 und +7,0° liegen, berechnet auf die getrocknete Substanz.

Mit Ninhydrin nachweisbare Substanzen: Die Prüfung erfolgt mit Hilfe der Dünnschichtchromatographie (2.2.27) unter Verwendung einer Schicht eines geeigneten Kieselgels.

Untersuchungslösung a: 0,20 g Substanz werden in Wasser *R* zu 10 ml gelöst. 5 ml Lösung werden mit 5 ml einer Lösung von Ethylmaleinimid *R* ($20 \text{ g} \cdot l^{-1}$) in Ethanol 96 % *R* versetzt und 5 min lang reagieren gelassen.

Untersuchungslösung b: 1 ml Untersuchungslösung a wird mit Wasser *R* zu 50 ml verdünnt.

Referenzlösung a: 20 mg Cysteinhydrochlorid-Monohydrat *CRS* werden in Wasser *R* zu 10 ml gelöst. Die Lösung wird mit 10 ml einer Lösung von Ethylmaleinimid *R* ($20 \text{ g} \cdot l^{-1}$) in Ethanol 96 % *R* versetzt und 5 min lang reagieren gelassen.

Referenzlösung b: 2 ml Referenzlösung a werden mit Wasser *R* zu 10 ml verdünnt.

Referenzlösung c: 5 ml Untersuchungslösung b werden mit Wasser *R* zu 20 ml verdünnt.

Referenzlösung d: 10 mg Tyrosin *CRS* werden in 10 ml Referenzlösung a gelöst. Die Lösung wird mit Wasser *R* zu 25 ml verdünnt.

Auf die Platte werden getrennt 5 µl jeder Lösung, ausgenommen der Referenzlösung a, aufgetragen. Die Chromatographie erfolgt mit einer Mischung von 20 Volumteilen Essigsäure 98 % *R*, 20 Volumteilen Wasser *R* und 60 Volumteilen 1-Butanol *R* über eine Laufstrecke von 15 cm. Die Platte wird an der Luft trocknen gelassen und mit Ninhydrin-Lösung *R* besprüht. Die Platte wird 15 min lang bei 100 bis 105 °C erhitzt. Kein im Chromatogramm der Untersuchungslösung a auftretender Nebenfleck darf größer oder stärker gefärbt sein als der Fleck im Chromatogramm der Referenzlösung c (0,5 Prozent). Die Prüfung darf nur ausgewertet werden, wenn das Chromatogramm der Referenzlösung d deutlich voneinander getrennt 2 Hauptflecke zeigt.

Sulfat (2.4.13): 10 ml Prüflösung werden mit destilliertem Wasser *R* zu 15 ml verdünnt. Die Lösung muß der Grenzprüfung auf Sulfat entsprechen (300 ppm).

Ammonium: Mit 2 Uhrgläsern von 60 mm Durchmesser wird durch Aufeinanderlegen ein Hohlraum gebildet. An

[1] Diese Fassung des Textes entspricht der Eilrevision „Resolution AP-CSP (98) 10".

die Innenwand des oberen Uhrglases wird mit einigen Tropfen Wasser *R* ein Stück rotes Lackmuspapier *R* von 5 mm × 5 mm geklebt. Auf das untere Uhrglas werden 50 mg fein pulverisierte Substanz gebracht und in 0,5 ml Wasser *R* gelöst. Nach Zusatz von 0,30 g schwerem Magnesiumoxid *R* wird kurz mit einem Glasstab verrieben und das obere Uhrglas sofort auf das untere Uhrglas gelegt. In gleicher Weise wird gleichzeitig eine Referenzmischung aus 0,1 ml Ammonium-Lösung (100 ppm NH_4) *R*, 0,5 ml Wasser *R* und 0,30 g schwerem Magnesiumoxid *R* angesetzt. Untersuchungs- und Referenzmischung werden 15 min lang bei 40 °C erwärmt. Das Lackmuspapier über der Untersuchungsmischung darf sich nicht intensiver blau färben als das Lackmuspapier über der Referenzmischung (200 ppm).

Eisen (2.4.9): In einem Scheidetrichter werden 0,50 g Substanz in 10 ml verdünnter Salzsäure *R* gelöst. Die Lösung wird 3mal je 3 min lang mit je 10 ml Isobutylmethylketon *R* 1 ausgeschüttelt. Die vereinigten organischen Phasen werden 3 min lang mit 10 ml Wasser *R* ausgeschüttelt. Die wäßrige Phase muß der Grenzprüfung auf Eisen entsprechen (20 ppm).

Schwermetalle (2.4.8): 2,0 g Substanz werden in Wasser *R* gelöst. Mit konzentrierter Ammoniak-Lösung *R* wird auf einen *p*H-Wert zwischen 3 und 4 eingestellt und mit Wasser *R* zu 20 ml verdünnt. 12 ml Lösung müssen der Grenzprüfung A auf Schwermetalle entsprechen (10 ppm). Zur Herstellung der Referenzlösung wird die Blei-Lösung (1 ppm Pb) *R* verwendet.

Trocknungsverlust (2.2.32): 8,0 bis 12,0 Prozent, mit 1,000 g Substanz durch 24 h langes Trocknen im Vakuum bei höchstens 0,7 kPa.

Sulfatasche (2.4.14): Höchstens 0,1 Prozent, mit 1,0 g Substanz bestimmt.

Gehaltsbestimmung

In einem Erlenmeyerkolben mit Schliffstopfen werden 0,300 g Substanz und 4 g Kaliumiodid *R* in 20 ml Wasser *R* gelöst. Nach dem Abkühlen in einer Eis-Wasser-Mischung wird die Lösung mit 3 ml Salzsäure *R* 1 und 25,0 ml Iod-Lösung (0,05 mol · l^{-1}) versetzt. Der Kolben wird verschlossen 20 min lang im Dunkeln stehengelassen. Mit Natriumthiosulfat-Lösung (0,1 mol · l^{-1}) wird titriert, wobei gegen Ende der Titration 3 ml Stärke-Lösung *R* zugesetzt werden. Ein Blindversuch wird durchgeführt.

1 ml Iod-Lösung (0,05 mol · l^{-1}) entspricht 15,76 mg $C_3H_8ClNO_2S$.

Lagerung

Gut verschlossen, vor Licht geschützt.

1999, 998

Cystin

Cystinum

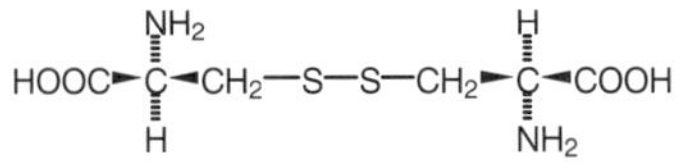

$C_6H_{12}N_2O_4S_2$ M_r 240,3

Definition

Cystin[1] enthält mindestens 98,5 und höchstens 101,0 Prozent (*R,R*)-3,3′-Dithiobis(2-aminopropansäure), berechnet auf die getrocknete Substanz.

Herstellung

Wenn Cystin durch Fermentation hergestellt wird, muß es zusätzlich den Anforderungen der Monographie **Fermentationsprodukte (Producta ab fermentatione)** entsprechen.

Eigenschaften

Weißes, kristallines Pulver; praktisch unlöslich in Wasser und Ethanol. Die Substanz löst sich in verdünnten Alkalihydroxid-Lösungen.

Prüfung auf Identität

1: A, B.
2: A, C, D.

A. Die Substanz entspricht der Prüfung „Spezifische Drehung“ (siehe „Prüfung auf Reinheit“).

B. Die Prüfung erfolgt mit Hilfe der IR-Spektroskopie (2.2.24) durch Vergleich des Spektrums der Substanz mit dem von Cystin *CRS*. Die Prüfung erfolgt mit Hilfe von Preßlingen.

C. Die bei der Prüfung „Mit Ninhydrin nachweisbare Substanzen“ (siehe „Prüfung auf Reinheit“) erhaltenen Chromatogramme werden ausgewertet. Der Hauptfleck im Chromatogramm der Untersuchungslösung b entspricht in bezug auf Lage, Farbe und Größe dem Hauptfleck im Chromatogramm der Referenzlösung a.

D. 0,1 g Substanz werden vorsichtig mit 1 ml Wasserstoffperoxid-Lösung 30 % *R* und 0,1 ml Eisen(III)-chlorid-Lösung *R* 1 versetzt. Nach dem Erkaltenlassen und Zusatz von 1 ml verdünnter Salzsäure *R*, 5 ml Wasser *R* und 1 ml Bariumchlorid-Lösung *R* 1 bildet sich innerhalb von 3 min eine Trübung oder ein weißer Niederschlag.

Prüfung auf Reinheit

Aussehen der Lösung: 1,0 g Substanz wird in verdünnter Salzsäure *R* zu 10 ml gelöst. Die Lösung muß klar

[1] Diese Fassung des Textes entspricht der Eilrevision „Resolution AP-CSP (98) 10“.

(2.2.1) und darf nicht stärker gefärbt sein als die Farbvergleichslösung G_7 (2.2.2, Methode II).

Spezifische Drehung (2.2.7): 0,50 g Substanz werden in Salzsäure (1 mol · l^{-1}) zu 25,0 ml gelöst. Die spezifische Drehung muß zwischen –218 und –224° liegen, berechnet auf die getrocknete Substanz.

Mit Ninhydrin nachweisbare Substanzen: Die Prüfung erfolgt mit Hilfe der Dünnschichtchromatographie (2.2.27) unter Verwendung einer Schicht eines geeigneten Kieselgels.

Untersuchungslösung a: 0,10 g Substanz werden in Salzsäure (1 mol · l^{-1}) zu 10 ml gelöst.

Untersuchungslösung b: 1 ml Untersuchungslösung a wird mit Wasser *R* zu 50 ml verdünnt.

Referenzlösung a: 10 mg Cystin *CRS* werden in 1 ml Salzsäure (1 mol · l^{-1}) gelöst. Die Lösung wird mit Wasser *R* zu 50 ml verdünnt.

Referenzlösung b: 2 ml Untersuchungslösung b werden mit Wasser *R* zu 20 ml verdünnt.

Referenzlösung c: 10 mg Cystin *CRS* und 10 mg Argininhydrochlorid *CRS* werden in 1 ml Salzsäure (1 mol · l^{-1}) gelöst. Die Lösung wird mit Wasser *R* zu 25 ml verdünnt.

Auf die Platte werden getrennt 5 µl jeder Lösung aufgetragen. Die Chromatographie erfolgt mit einer Mischung von 30 Volumteilen konzentrierter Ammoniak-Lösung *R* und 70 Volumteilen 2-Propanol *R* über eine Laufstrecke von 15 cm. Die Platte wird an der Luft trocknen gelassen, mit Ninhydrin-Lösung *R* besprüht und 15 min lang bei 100 bis 105 °C erhitzt. Kein im Chromatogramm der Untersuchungslösung a auftretender Nebenfleck darf größer oder stärker gefärbt sein als der Fleck im Chromatogramm der Referenzlösung b (0,2 Prozent). Die Prüfung darf nur ausgewertet werden, wenn das Chromatogramm der Referenzlösung c deutlich voneinander getrennt 2 Flecke zeigt.

Chlorid (2.4.4): 0,25 g Substanz werden in 5 ml verdünnter Salpetersäure *R* gelöst. Die Lösung, mit Wasser *R* zu 15 ml verdünnt, muß ohne weiteren Zusatz von Salpetersäure der Grenzprüfung auf Chlorid entsprechen (200 ppm).

Sulfat (2.4.13): 0,5 g Substanz werden in 5 ml verdünnter Salzsäure *R* gelöst. Die Lösung, mit destilliertem Wasser *R* zu 15 ml verdünnt, muß der Grenzprüfung auf Sulfat entsprechen (300 ppm).

Ammonium (2.4.1): 0,10 g Substanz müssen der Grenzprüfung B auf Ammonium entsprechen (200 ppm). Zur Herstellung der Referenzmischung werden 0,2 ml Ammonium-Lösung (100 ppm NH_4) *R* verwendet.

Eisen (2.4.9): In einem Scheidetrichter wird 1,0 g Substanz in 10 ml verdünnter Salzsäure *R* gelöst. Die Lösung wird 3mal je 3 min lang mit je 10 ml Isobutylmethylketon *R* 1 ausgeschüttelt. Die vereinigten organischen Phasen werden 3 min lang mit 10 ml Wasser *R* ausgeschüttelt. Die wäßrige Phase muß der Grenzprüfung auf Eisen entsprechen (10 ppm).

Schwermetalle (2.4.8): 2,0 g Substanz müssen der Grenzprüfung D auf Schwermetalle entsprechen (10 ppm). Zur Herstellung der Referenzlösung werden 2 ml Blei-Lösung (10 ppm Pb) *R* verwendet.

Trocknungsverlust (2.2.32): Höchstens 0,5 Prozent, mit 1,000 g Substanz durch Trocknen im Trockenschrank bei 100 bis 105 °C bestimmt.

Sulfatasche (2.4.14): Höchstens 0,1 Prozent, mit 1,0 g Substanz bestimmt.

Gehaltsbestimmung

In einem Erlenmeyerkolben mit Schliffstopfen werden 0,100 g Substanz in einer Mischung von 2 ml verdünnter Natriumhydroxid-Lösung *R* und 10 ml Wasser *R* gelöst. Nach Zusatz von 10 ml einer Lösung von Kaliumbromid *R* (200 g · l^{-1}), 50,0 ml Kaliumbromat-Lösung (0,0167 mol · l^{-1}) und 15 ml verdünnter Salzsäure *R* wird der Kolben verschlossen und in einer Eis-Wasser-Mischung abgekühlt. Unter Lichtschutz wird 10 min lang stehengelassen. Nach Zusatz von 1,5 g Kaliumiodid *R* wird nach 1 min mit Natriumthiosulfat-Lösung (0,1 mol · l^{-1}) titriert unter Zusatz von 2 ml Stärke-Lösung *R* gegen Ende der Titration. Ein Blindversuch wird durchgeführt.

1 ml Kaliumbromat-Lösung (0,0167 mol · l^{-1}) entspricht 2,403 mg $C_6H_{12}N_2O_4S_2$.

Lagerung

Gut verschlossen, vor Licht geschützt.

D

1999, 1195

Dalteparin-Natrium

Dalteparinum natricum

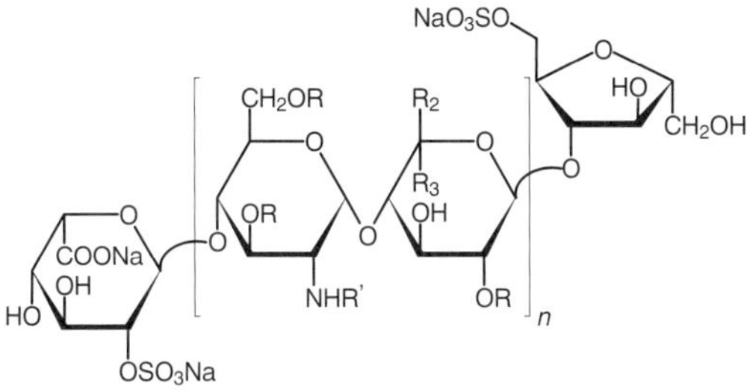

n = 3 bis 20, R = H oder SO_3Na, R' = SO_3Na oder $COCH_3$
R_2 = H und R_3 = COONa oder R_2 = COONa und R_3 = H

Definition

Dalteparin-Natrium ist das Natriumsalz eines niedermolekularen Heparins, das durch Depolymerisierung von Heparin aus der Intestinalschleimhaut von Schweinen mit Hilfe von salpetriger Säure gewonnen wird. Der Hauptteil der Komponenten hat eine 2-*O*-Sulfo-α-L-idopyranosuronsäure-Struktur am nicht reduzierenden Ende und eine 6-*O*-Sulfo-2,5-anhydro-D-mannitol-Struktur am reduzierenden Ende ihrer Kette.

Dalteparin-Natrium muß der Monographie ***Niedermolekulare Heparine (Heparina massae molecularis minoris)*** *entsprechen, mit folgenden Änderungen und Ergänzungen:*

Die mittlere relative Molekülmasse liegt im Bereich von 5600 bis 6400, wobei der charakteristische Wert etwa 6000 beträgt. Der Grad der Sulfatierung je Disaccharid-Einheit beträgt 2,0 bis 2,5. Die Aktivität beträgt mindestens 110 und höchstens 210 I.E. Anti-Faktor-Xa-Aktivität je Milligramm, berechnet auf die getrocknete Substanz. Die Anti-Faktor-IIa-Aktivität beträgt mindestens 35 und höchstens 100 I.E. je Milligramm, berechnet auf die getrocknete Substanz. Das Verhältnis der Anti-Faktor-Xa-Aktivität zur Anti-Faktor-IIa-Aktivität liegt zwischen 1,9 und 3,2.

Herstellung

Dalteparin-Natrium wird durch validierte Herstellungs- und Reinigungsverfahren gewonnen, die geeignet sind, die Gegenwart von N–NO-Gruppen möglichst gering zu halten.

Durch ein geeignetes, validiertes Bewertungsverfahren muß nachgewiesen werden, daß eine Kontamination durch N–NO-Gruppen mit Hilfe des Herstellungsverfahrens auf festgelegte Grenzwerte herabgesetzt wird.

Prüfung auf Identität

Die „Prüfung auf Identität, C" der Monographie **Niedermolekulare Heparine** wird durchgeführt, wobei die Substanz folgender Forderung entsprechen muß:

Die mittlere relative Molekülmasse liegt im Bereich von 5600 bis 6400. Der Gehalt an Ketten mit einer relativen Molekülmasse kleiner als 3000 beträgt höchstens 13,0 Prozent (*m/m*) und der Gehalt an Ketten mit einer relativen Molekülmasse über 8000 liegt im Bereich von 15,0 bis 25,0 Prozent (*m/m*).

Prüfung auf Reinheit

Aussehen der Lösung: 1 g Substanz wird in 10 ml Wasser *R* gelöst. Die Lösung muß klar (2.2.1) und darf nicht stärker gefärbt sein als die Stufe 5 der am besten geeigneten Farbvergleichslösung (2.2.2, Methode II).

Nitrit: Höchstens 5 ppm. Die Prüfung erfolgt mit Hilfe der Flüssigchromatographie (2.2.29).

Vor Herstellung der Lösungen müssen alle Meßkolben mindestens 3mal mit Wasser R gespült werden.

Untersuchungslösung: 80,0 mg Substanz werden in Wasser *R* zu 10,0 ml gelöst. Die Lösung wird mindestens 30 min lang stehengelassen.

Referenzlösung a: 60,0 mg Natriumnitrit *R* werden in Wasser *R* zu 1000,0 ml gelöst.

Zur Herstellung der Referenzlösung b ist eine zuvor mit der Referenzlösung a gespülte Pipette zu benutzen.

Referenzlösung b: 1,00 ml Referenzlösung a wird mit Wasser *R* zu 50,0 ml verdünnt.

Vor Herstellung der Referenzlösungen c, d und e sind alle Pipetten mit der Referenzlösung b zu spülen.

Referenzlösung c: 1,00 ml Referenzlösung b wird mit Wasser *R* zu 100,0 ml verdünnt (1 ppm Nitrit).

Referenzlösung d: 3,00 ml Referenzlösung b werden mit Wasser *R* zu 100,0 ml verdünnt (3 ppm Nitrit).

Referenzlösung e: 5,00 ml Referenzlösung b werden mit Wasser *R* zu 100,0 ml verdünnt (5 ppm Nitrit).

Die Chromatographie kann durchgeführt werden mit
- einer Säule von 0,125 m Länge und 4,3 mm innerem Durchmesser, gepackt mit einem stark basischen Anionenaustauscher
- einer Lösung von 13,61 g Natriumacetat *R* in Wasser *R*, die mit Phosphorsäure 85 % *R* auf einen *p*H-Wert von 4,3 eingestellt und mit Wasser *R* zu 1000 ml verdünnt wurde, als mobile Phase bei einer Durchflußrate von 1,0 ml je Minute
- einem geeigneten elektrochemischen Gerät als Detektor mit folgenden Eigenschaften und Einstellungen: einer geeigneten Arbeitselektrode, einem Detektorpotential von +1,00 V gegenüber einer Silber/Silber-

D

Monographien

chlorid-Vergleichselektrode und einer Detektorempfindlichkeit von 0,1 µA über die gesamte Skala.

100 µl Referenzlösung d werden eingespritzt. Werden die Chromatogramme unter den vorgeschriebenen Bedingungen aufgezeichnet, beträgt die Retentionszeit für Nitrit etwa 3,3 bis 4,0 min. Die Prüfung darf nur ausgewertet werden, wenn

- die Anzahl der theoretischen Böden, berechnet für den Nitrit-Peak, mindestens 7000 je Meter Säulenlänge beträgt (Dalteparin-Natrium blockiert die Bindungsstellen der stationären Phase, was eine kürzere Retentionszeit und ein geringeres Trennvermögen für das Analysat zur Folge hat; die anfängliche Qualität der Säule kann mit Hilfe einer Lösung von Natriumchlorid *R* (58 g · l^{-1}) bei einer Durchflußrate von 1,0 ml je Minute 1 h lang teilweise wiederhergestellt werden; nach der Regenerierung wird die Säule mit 200 bis 400 ml Wasser *R* gespült)
- der Symmetriefaktor für den Nitrit-Peak höchstens 3 beträgt
- die nach 6 Einspritzungen erhaltene relative Standardabweichung für die Nitrit-Peakfläche höchstens 3,0 Prozent beträgt.

Je 100 µl Referenzlösung c und e werden eingespritzt. Die Prüfung darf nur ausgewertet werden, wenn

- der Korrelationskoeffizient für eine lineare Beziehung zwischen Konzentration und Wirkung bei den Referenzlösungen c, d und e mindestens 0,995 beträgt
- das Signal-Rausch-Verhältnis für die Referenzlösung c mindestens 5 beträgt (falls der Rauschpegel zu hoch ist, wird eine Wiederholungseinstellung der Elektrode empfohlen)
- eine Einspritzung von Wasser *R* als Blindlösung keine falschen Peaks ergibt.

100 µl Untersuchungslösung werden eingespritzt. Der Gehalt an Nitrit wird aus den Peakflächen in den Chromatogrammen der Referenzlösungen c, d und e errechnet.

Bor: Höchstens 1 ppm, mit Hilfe der Atomemissionsspektroskopie mit induktiv gekoppeltem Plasma (ICP) ermittelt.

Das Bor wird durch Messung der Strahlung eines induktiv gekoppelten Plasmas (ICP) bei einer für Bor spezifischen Wellenlänge bestimmt. Die Emissionslinie bei 249,733 nm wird verwendet. Eine geeignete Apparatur wird verwendet, deren Einstellungen nach den Angaben des Herstellers optimiert werden.

Untersuchungslösung: 0,2500 g Substanz werden in etwa 2 ml Wasser zur Chromatographie *R* gelöst. Die Lösung wird mit 100 µl Salpetersäure *R* versetzt und mit Wasser zur Chromatographie *R* zu 10,00 ml verdünnt.

Referenzlösung a: Eine 1prozentige Lösung (*V/V*) von Salpetersäure *R* in Wasser zur Chromatographie *R* wird hergestellt (Blindlösung).

Referenzlösung b: Eine Lösung von Borsäure *R* (11,4 µg · ml^{-1}) in einer 1prozentigen Lösung (*V/V*) von Salpetersäure *R* in Wasser zur Chromatographie *R* wird hergestellt (STD_{cal}).

Referenzlösung c: 0,2500 g borfreies Referenz-Dalteparin-Natrium werden in etwa 2 ml Wasser zur Chromatographie *R* gelöst. Die Lösung wird mit 100 µl Salpetersäure *R* versetzt und mit Wasser zur Chromatographie *R* zu 10,00 ml verdünnt (STD_0).

Referenzlösung d: 0,2500 g borfreies Referenz-Dalteparin-Natrium werden in etwa 2 ml einer 1prozentigen Lösung (*V/V*) von Salpetersäure *R* in Wasser zur Chromatographie *R* gelöst. Die Lösung wird mit 10 µl einer Lösung von Borsäure *R* (5,7 mg · ml^{-1}) versetzt und mit der 1prozentigen Lösung (*V/V*) von Salpetersäure *R* in Wasser zur Chromatographie *R* zu 10,00 ml verdünnt (STD_1). Diese Lösung enthält 1 µg · ml^{-1} Bor.

Der Borgehalt der Substanz wird mit Hilfe folgenden Korrekturfaktors berechnet:

$$f = \frac{[STD_1 - STD_0] \cdot 2}{STD_{cal} - \text{Blindwert}}$$

Trocknungsverlust (2.2.32): Höchstens 5,0 Prozent, mit 1,000 g Substanz durch 3 h langes Trocknen im Vakuumtrockenschrank über Phosphor(V)-oxid *R* bei 60 °C und höchstens 670 Pa bestimmt.

1999, 662

Daunorubicinhydrochlorid

Daunorubicini hydrochloridum

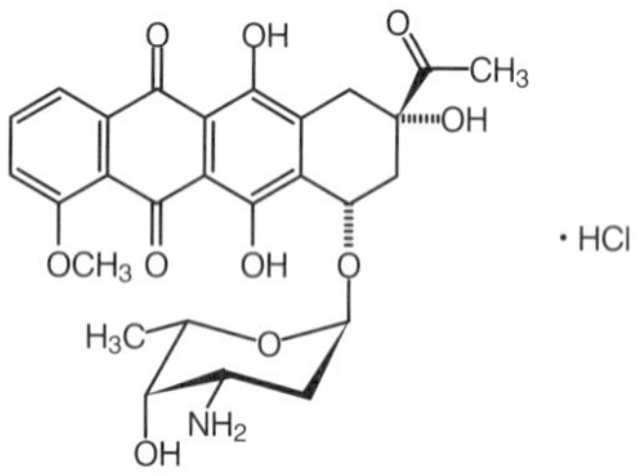

$C_{27}H_{30}ClNO_{10}$ M_r 564,0

Definition

Daunorubicinhydrochlorid ist das Hydrochlorid einer Substanz, die aus bestimmten Stämmen von *Streptomyces coeruleorubidus* oder *Streptomyces peucetius* gewonnen oder durch andere Verfahren hergestellt wird. Daunorubicinhydrochlorid enthält mindestens 95,0 und höchstens 103,0 Prozent (8*S*,10*S*)-8-Acetyl-10-[(3-amino-2,3,6-tridesoxy-α-L-*lyxo*-hexopyranosyl)oxy]-6,8,11-trihydroxy-1-methoxy-7,8,9,10-tetrahydronaphthacen-5,12-dion-hydrochlorid, berechnet auf die wasser- und lösungsmittelfreie Substanz.

Herstellung

Die angewendeten Herstellungsmethoden müssen darauf abzielen, die Anwesenheit von Histamin auszuschließen oder möglichst gering zu halten.

Eigenschaften

Rotoranges, kristallines, hygroskopisches Pulver; leicht löslich in Wasser und Methanol, schwer löslich in Ethanol, praktisch unlöslich in Aceton.

Prüfung auf Identität

A. Die Prüfung erfolgt mit Hilfe der IR-Spektroskopie (2.2.24) durch Vergleich des Spektrums der Substanz mit dem von Daunorubicinhydrochlorid *CRS*.

B. Etwa 10 mg Substanz werden in 0,5 ml Salpetersäure *R* gelöst. Die Lösung wird mit 0,5 ml Wasser *R* versetzt, 2 min lang über offener Flamme erhitzt und erkalten gelassen. Nach Zusatz von 0,5 ml Silbernitrat-Lösung *R* 1 bildet sich ein weißer Niederschlag.

Prüfung auf Reinheit

p**H-Wert** (2.2.3): 50 mg Substanz werden in kohlendioxidfreiem Wasser *R* zu 10 ml gelöst. Der *p*H-Wert der Lösung muß zwischen 4,5 und 6,5 liegen.

Verwandte Substanzen: Die Prüfung erfolgt mit Hilfe der Flüssigchromatographie (2.2.29) wie unter „Gehaltsbestimmung" beschrieben.

Je 5 µl Untersuchungslösung, Referenzlösung c und Referenzlösung d werden getrennt eingespritzt. Die Chromatographie der Untersuchungslösung erfolgt über eine Dauer, die der 2,5fachen Retentionszeit des Hauptpeaks entspricht. Im Chromatogramm der Untersuchungslösung darf eine dem Daunorubicin-Aglycon, dem Daunorubicinol, dem Doxorubicin und dem Feudomycin B entsprechende Peakfläche nicht größer sein als die Fläche des entsprechenden Peaks im Chromatogramm der Referenzlösung c (Daunorubucin-Aglycon: 0,5 Prozent, Daunorubicinol: 1,5 Prozent, Doxorubicin: 0,5 Prozent, Feudomycin B: 0,7 Prozent). Keine weitere Peakfläche, mit Ausnahme der des Hauptpeaks und der Peaks von Daunorubicinol, Daunorubicin-Aglycon, Doxorubicin und Feudomycin B, darf größer sein als die Fläche des Hauptpeaks im Chromatogramm der Referenzlösung d (0,5 Prozent), und die Summe solcher Peakflächen darf nicht größer sein als das 4fache der Fläche des Hauptpeaks im Chromatogramm der Referenzlösung d (2 Prozent). Peaks, deren Fläche kleiner ist als das 0,1fache der Fläche des Hauptpeaks im Chromatogramm der Referenzlösung d, werden nicht berücksichtigt.

Aceton, Butanol: Höchstens 0,5 Prozent (*m*/*m*) Aceton und höchstens 1,0 Prozent (*m*/*m*) Butanol. Die Prüfung erfolgt mit Hilfe der Gaschromatographie (2.2.28) unter Verwendung von Dioxan *R* als Interner Standard.

Untersuchungslösung: 50,0 mg Substanz werden in einer Lösung von Dioxan *R* ($1 g \cdot l^{-1}$) zu 1,0 ml gelöst.

Referenzlösung: 0,50 g 1-Butanol *R*, 0,25 g Aceton *R* und 1,0 g Dioxan *R* werden gemischt und mit Wasser *R* zu 100 ml verdünnt. 10 ml Lösung werden mit Wasser *R* zu 100 ml verdünnt.

Die Chromatographie kann durchgeführt werden mit
- einer Säule aus Glas von 2 m Länge und 3 mm innerem Durchmesser, gepackt mit Kieselgur zur Gaschromatographie *R* 1, imprägniert mit 10 Prozent (*m*/*m*) Macrogol 20 000 *R*
- Stickstoff zur Chromatographie *R* als Trägergas
- einem Flammenionisationsdetektor.

Die Temperatur der Säule wird bei 70 °C gehalten.
1 µl jeder Lösung wird getrennt eingespritzt.

Wasser (2.5.12): Höchstens 3,0 Prozent, mit 0,100 g Substanz nach der Karl-Fischer-Methode bestimmt.

Sterilität (2.6.1): Daunorubicinhydrochlorid zur Herstellung von Parenteralia, das dabei keinem weiteren geeigneten Sterilisationsverfahren unterworfen wird, muß der Prüfung entsprechen.

Pyrogene (2.6.8): Daunorubicinhydrochlorid zur Herstellung von Parenteralia, das dabei keinem weiteren geeigneten Verfahren zur Beseitigung von Pyrogenen unterworfen wird, muß der Prüfung entsprechen. Je Kilogramm Körpermasse eines Kaninchens wird 1 ml einer Lösung, die 2,5 mg Substanz je Milliliter Wasser für Injektionszwecke *R* enthält, injiziert, wobei die Injektionszeit 15 s je 1 Milliliter betragen sollte. Die Kaninchen dürfen vorher keiner Prüfung auf Pyrogene mit Anthracyclinen unterworfen worden sein.

Gehaltsbestimmung

Die Bestimmung erfolgt mit Hilfe der Flüssigchromatographie (2.2.29). *Die Lösungen sind unmittelbar vor der Verwendung herzustellen.*

Untersuchungslösung: 25,0 mg Substanz werden in der mobilen Phase zu 25,0 ml gelöst.

Referenzlösung a: 25,0 mg Daunorubicinhydrochlorid *CRS* werden in der mobilen Phase zu 25,0 ml gelöst.

Referenzlösung b: 10 mg Daunorubicinhydrochlorid *CRS* und 10 mg Daunorubicinolhydrochlorid *CRS* werden in der mobilen Phase zu 100 ml gelöst. 1 ml Lösung wird mit der mobilen Phase zu 10 ml verdünnt.

Referenzlösung c: 5,0 mg Daunorubicin-Aglycon *CRS*, 5,0 mg Doxorubicinhydrochlorid *CRS*, 7,0 mg Feudomycin B *CRS* und 15,0 mg Daunorubicinolhydrochlorid *CRS* werden in der mobilen Phase zu 100,0 ml gelöst. 1,0 ml Lösung wird mit der mobilen Phase zu 10,0 ml verdünnt.

Referenzlösung d: 1,0 ml Referenzlösung a wird mit der mobilen Phase zu 200,0 ml verdünnt.

Die Chromatographie kann durchgeführt werden mit
- einer Säule aus rostfreiem Stahl von 0,25 m Länge und 4,6 mm innerem Durchmesser, gepackt mit octadecylsilyliertem Kieselgel zur Chromatographie *R* (5 µm)
- einer Mischung von 42 Volumteilen Acetonitril *R* und 58 Volumteilen einer Lösung, die $2,88 g \cdot l^{-1}$ Natriumdodecylsulfat *R* und $2,25 g \cdot l^{-1}$ Phosphorsäure 85 % *R* enthält, als mobile Phase bei einer Durchflußrate von 0,8 ml je Minute
- einem Spektrometer als Detektor bei einer Wellenlänge von 254 nm.

5 µl Referenzlösung b werden eingespritzt. Die Empfindlichkeit des Systems wird so eingestellt, daß die Höhe der 2 Hauptpeaks im Chromatogramm mindestens

50 Prozent des maximalen Ausschlags beträgt. Die Bestimmung darf nur ausgewertet werden, wenn die Auflösung zwischen den Peaks von Daunorubicin und Daunorubicinol mindestens 8,0 beträgt. Falls erforderlich wird der Anteil von Acetonitril in der mobilen Phase geändert.

Die Referenzlösung a wird 6mal eingespritzt. Die Bestimmung darf nur ausgewertet werden, wenn die relative Standardabweichung der Peakfläche von Daunorubicin höchstens 1,0 Prozent beträgt.

Die Untersuchungslösung und die Referenzlösung a werden abwechselnd eingespritzt. Der Prozentgehalt an $C_{27}H_{30}ClNO_{10}$ wird berechnet.

Lagerung

Dicht verschlossen, vor Licht geschützt. Falls die Substanz steril ist, im Behältnis mit Sicherheitsverschluß.

Beschriftung

Die Beschriftung gibt insbesondere, falls zutreffend, an
- daß die Substanz steril ist
- daß die Substanz pyrogenfrei ist.

Verunreinigungen

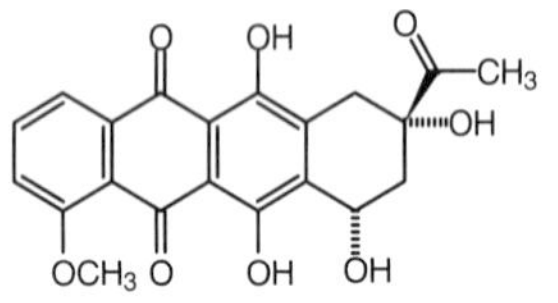

A. (8*S*,10*S*)-8-Acetyl-6,8,10,11-tetrahydroxy-1-methoxy-7,8,9,10-tetrahydronaphthacen-5,12-dion (Daunorubicin-Aglycon)

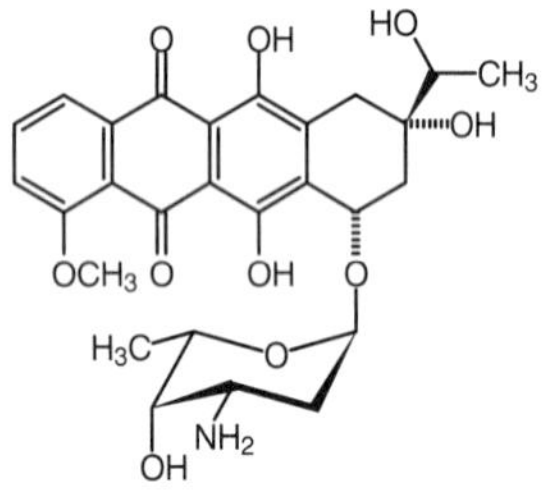

B. (8*S*,10*S*)-10-[(3-Amino-2,3,6-tridesoxy-α-L-*lyxo*-hexopyranosyl)oxy]-6,8,11-trihydroxy-8-(1-hydroxyethyl)-1-methoxy-7,8,9,10-tetrahydronaphthacen-5,12-dion (Daunorubicinol)

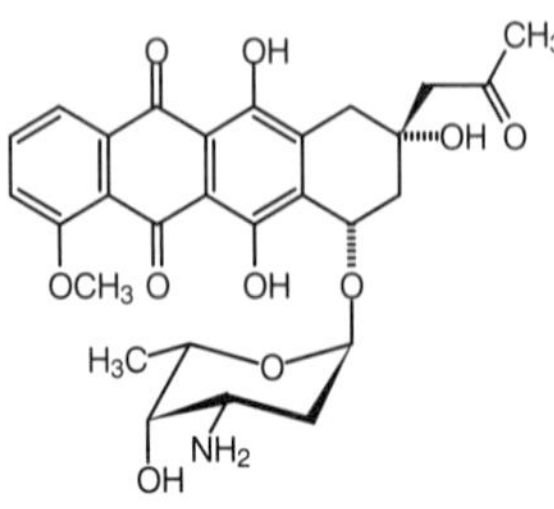

C. (8*S*,10*S*)-10-[(3-Amino-2,3,6-tridesoxy-α-L-*lyxo*-hexopyranosyl)oxy]-6,8,11-trihydroxy-1-methoxy-8-(2-oxopropyl)-7,8,9,10-tetrahydronaphthacen-5,12-dion (Feudomycin B)

D. (8*S*,10*S*)-10-[(3-Amino-2,3,6-tridesoxy-α-L-*lyxo*-hexopyranosyl)oxy]-6,8,11-trihydroxy-8-(hydroxyacetyl)-1-methoxy-7,8,9,10-tetrahydronaphthacen-5,12-dion (Doxorubicin)

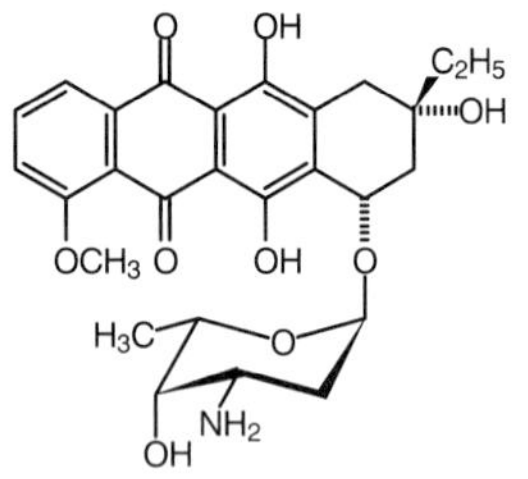

E. (8*S*,10*S*)-10-[(3-Amino-2,3,6-tridesoxy-α-L-*lyxo*-hexopyranosyl)oxy]-8-ethyl-6,8,11-trihydroxy-1-methoxy-7,8,9,10-tetrahydronaphthacen-5,12-dion (Feudomycin A)

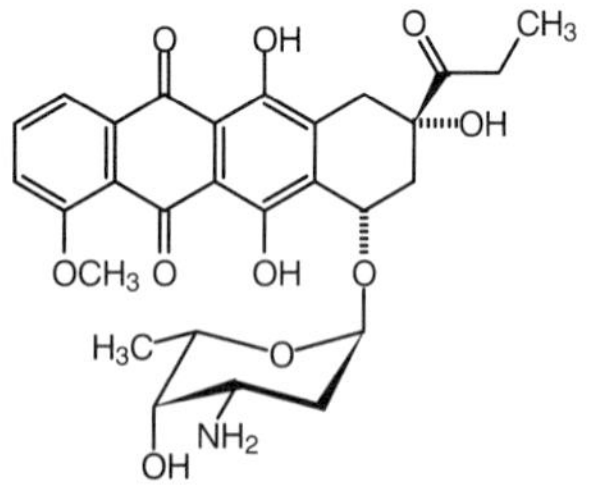

F. (8*S*,10*S*)-10-[(3-Amino-2,3,6-tridesoxy-α-L-*lyxo*-hexopyranosyl)oxy]-6,8,11-trihydroxy-1-methoxy-8-(1-oxopropyl)-7,8,9,10-tetrahydronaphthacen-5,12-dion.

1999, 1307

Decyloleat

Decylis oleas

Definition

Decyloleat ist eine Mischung aus Decylestern von Fettsäuren, hauptsächlich von Ölsäure. Die Substanz kann ein geeignetes Antioxidans enthalten.

Herstellung

Wenn Decyloleat aus Geweben von Säugetieren oder anderem Material, das von Warmblütern stammt, gewonnen wird, müssen die Tiere den lebensmittelrechtlichen, von der zuständigen Behörde überwachten Gesundheitsanforderungen an Tiere entsprechen, die für den menschlichen Verzehr bestimmt sind. Außerdem dürfen die verwendeten Gewebe keine spezifizierten Risikofaktoren enthalten, wie sie durch geltende internationale oder falls zutreffend nationale Gesetze definiert sind.

Eigenschaften

Klare, schwach gelbliche bis farblose Flüssigkeit; praktisch unlöslich in Wasser, mischbar mit Dichlormethan, Ethanol und Petroläther (Siedebereich 40 bis 60 °C).

Prüfung auf Identität

A. Die Substanz entspricht der Prüfung „Relative Dichte" (siehe „Prüfung auf Reinheit").

B. Die Substanz entspricht der Prüfung „Verseifungszahl" (siehe „Prüfung auf Reinheit").

C. Die Substanz entspricht der Prüfung „Gehalt an Ölsäure" (siehe „Prüfung auf Reinheit").

Prüfung auf Reinheit

Relative Dichte (2.2.5): 0,860 bis 0,870.

Säurezahl (2.5.1): Höchstens 1,0, mit 10,0 g Substanz bestimmt.

Iodzahl (2.5.4): 55 bis 70.

Peroxidzahl (2.5.5): Höchstens 10,0.

Verseifungszahl (2.5.6): 130 bis 140, mit 2,0 g Substanz bestimmt.

Gehalt an Ölsäure: Die „Prüfung fetter Öle auf fremde Öle durch Gaschromatographie" (2.4.22) wird durchgeführt. Die Fettsäurefraktion muß mindestens 60,0 Prozent Ölsäure enthalten.

Wasser (2.5.12): Höchstens 1,0 Prozent, mit 1,00 g Substanz nach der Karl-Fischer-Methode bestimmt.

Asche (2.4.16): Höchstens 0,1 Prozent, mit 2,0 g Substanz bestimmt.

Lagerung

Vor Licht geschützt, in gut verschlossenen, dem Verbrauch angemessenen, möglichst vollständig gefüllten Behältnissen.

Beschriftung

Die Beschriftung gibt insbesondere, falls zutreffend, den Namen und die Konzentration des zugesetzten Antioxidans an.

1999, 1308

Deptropincitrat

Deptropini citras

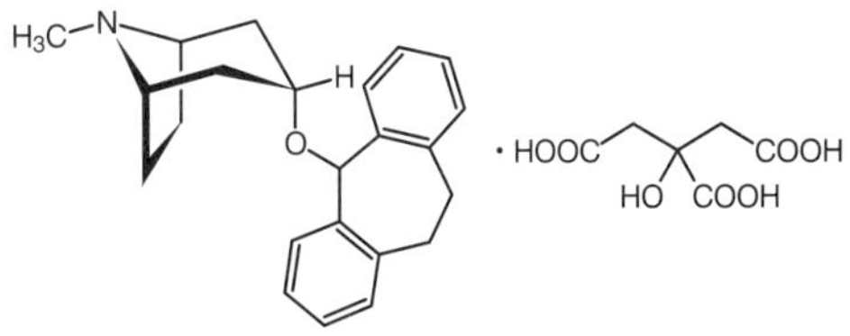

$C_{29}H_{35}NO_8$ M_r 525,6

Definition

Deptropincitrat enthält mindestens 98,0 und höchstens 101,0 Prozent (1*R*,3*r*,5*S*)-3-(10,11-Dihydro-5*H*-dibenzo[*a*,*d*][7]annulen-5-yloxy)-8-methyl-8-azabicyclo[3.2.1]octan-dihydrogencitrat, berechnet auf die getrocknete Substanz.

Eigenschaften

Weißes bis fast weißes, mikrokristallines Pulver; sehr schwer löslich in Wasser und wasserfreiem Ethanol, praktisch unlöslich in Dichlormethan und Ether.

Die Substanz schmilzt bei etwa 170 °C unter Zersetzung.

Prüfung auf Identität

1: A.
2: B, C, D, E.

A. Die Prüfung erfolgt mit Hilfe der IR-Spektroskopie (2.2.24) durch Vergleich des Spektrums der Substanz mit dem von Deptropincitrat *CRS*.

B. Die bei der Prüfung „Verwandte Substanzen" (siehe „Prüfung auf Reinheit") erhaltenen Chromatogramme werden ausgewertet. Der Hauptfleck im Chromatogramm der Untersuchungslösung b entspricht in bezug auf Lage, Farbe und Größe dem Hauptfleck im Chromatogramm der Referenzlösung b.

C. Wird etwa 1 mg Substanz mit 0,5 ml Schwefelsäure *R* versetzt, entwickelt sich eine beständige rotorange Färbung.

D. Etwa 1 mg Substanz wird in 0,25 ml Perchlorsäure *R* gelöst. Die Lösung wird so lange erwärmt, bis sie trüb wird. Nach Zusatz von 5 ml Essigsäure 98 % *R* entsteht eine rosa Färbung mit intensiver, grüner Fluoreszenz.

E. Werden etwa 5 mg Substanz mit 1 ml Acetanhydrid *R* und anschließend mit 5 ml Pyridin *R* versetzt, entwickelt sich eine violette Färbung.

Prüfung auf Reinheit

***p*H-Wert** (2.2.3): 0,25 g Substanz werden in kohlendioxidfreiem Wasser *R* suspendiert. Die Suspension wird mit kohlendioxidfreiem Wasser *R* zu 25 ml verdünnt und anschließend filtriert. Der *p*H-Wert der Lösung muß zwischen 3,7 und 4,5 liegen.

Verwandte Substanzen: Die Prüfung erfolgt mit Hilfe der Dünnschichtchromatographie (2.2.27) unter Verwendung einer Schicht eines geeigneten Kieselgels, das einen Fluoreszenzindikator mit intensivster Anregung der Fluoreszenz bei 254 nm enthält.

Untersuchungslösung a: 0,10 g Substanz werden in Methanol *R* zu 10 ml gelöst.

Untersuchungslösung b: 1 ml Untersuchungslösung a wird mit Methanol *R* zu 10 ml verdünnt.

Referenzlösung a: 1,0 ml Untersuchungslösung a wird mit Methanol *R* zu 100,0 ml verdünnt.

Referenzlösung b: 20 mg Deptropincitrat *CRS* werden in Methanol *R* zu 2 ml gelöst. 1 ml Lösung wird mit Methanol *R* zu 10 ml verdünnt.

Referenzlösung c: 5 mg Tropin *CRS* werden in Methanol *R* zu 100,0 ml gelöst.

Referenzlösung d: 10 mg Deptropincitrat *CRS* und 10 mg Tropin *CRS* werden in Methanol *R* zu 25 ml gelöst.

Auf die Platte werden getrennt 40 µl jeder Lösung aufgetragen. Die Chromatographie erfolgt mit einer Mischung von 8 Volumteilen konzentrierter Ammoniak-Lösung *R* und 92 Volumteilen Butanol *R* über eine Laufstrecke von 10 cm. Die Platte wird so lange bei 100 bis 105 °C getrocknet, bis das Ammoniak vollständig verdampft ist, und anschließend im ultravioletten Licht bei 254 nm ausgewertet. Kein im Chromatogramm der Untersuchungslösung a auftretender Nebenfleck darf größer oder intensiver sein als der Fleck im Chromatogramm der Referenzlösung a (1 Prozent). Anschließend wird die Platte mit Dragendorffs Reagenz *R* und danach mit einer Lösung von Natriumnitrit *R* ($10 \text{ g} \cdot l^{-1}$) besprüht. Die Platte wird Iodgas ausgesetzt und anschließend im Tageslicht und im ultravioletten Licht bei 254 nm ausgewertet. Ein im Chromatogramm der Untersuchungslösung a auftretender Tropin-Fleck darf nicht größer oder intensiver sein als der Fleck im Chromatogramm der Referenzlösung c (0,5 Prozent). Ein weiterer Nebenfleck darf nicht größer oder intensiver sein als der Fleck im Chromatogramm der Referenzlösung a (1 Prozent). Die Prüfung darf nur ausgewertet werden, wenn das Chromatogramm der Referenzlösung d deutlich voneinander getrennt 2 Flecke zeigt.

Schwermetalle (2.4.8): 1,0 g Substanz muß der Grenzprüfung C auf Schwermetalle entsprechen (20 ppm). Zur Herstellung der Referenzlösung werden 2 ml Blei-Lösung (10 ppm Pb) *R* verwendet.

Trocknungsverlust (2.2.32): Höchstens 2,0 Prozent, mit 1,000 g Substanz durch 4 h langes Trocknen im Trockenschrank bei 100 bis 105 °C bestimmt.

Sulfatasche (2.4.14): Höchstens 0,1 Prozent, mit 1,0 g Substanz bestimmt.

Gehaltsbestimmung

0,400 g Substanz, in 50 ml wasserfreier Essigsäure *R* gelöst, werden mit Perchlorsäure ($0{,}1 \text{ mol} \cdot l^{-1}$) titriert. Der Endpunkt wird mit Hilfe der Potentiometrie (2.2.20) bestimmt.

1 ml Perchlorsäure ($0{,}1 \text{ mol} \cdot l^{-1}$) entspricht 52,56 mg $C_{29}H_{35}NO_8$.

Lagerung

Vor Licht geschützt.

Verunreinigungen

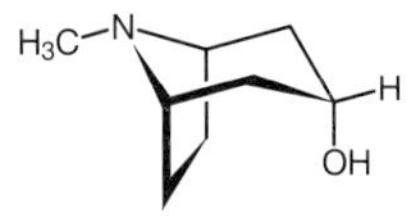

A. (1*R*,3*r*,5*S*)-8-Methyl-8-azabicyclo[3.2.1]octan-3-ol (Tropin)

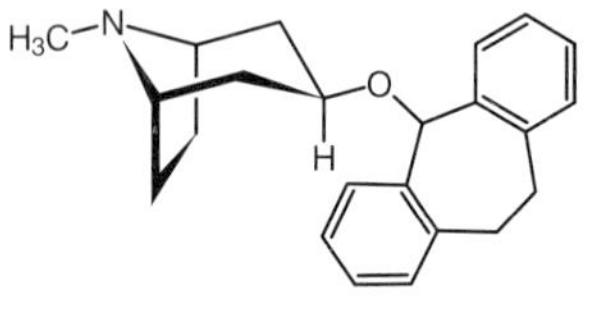

B. (1*R*,3*s*,5*S*)-3-(10,11-Dihydro-5*H*-dibenzo[*a,d*][7]annulen-5-yloxy)-8-methyl-8-azabicyclo[3.2.1]octan (Pseudodeptropin)

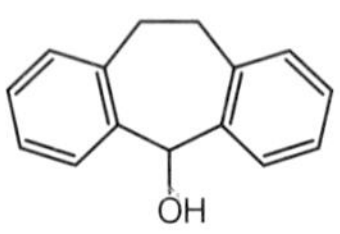

C. 10,11-Dihydro-5*H*-dibenzo[*a,d*][7]annulen-5-ol (Dibenzocycloheptadienol)

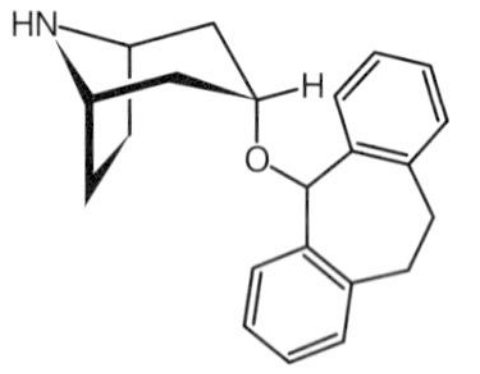

D. (1*R*,3*r*,5*S*)-3-(10,11-Dihydro-5*H*-dibenzo[*a,d*][7]annulen-5-yloxy)-8-azabicyclo[3.2.1]octan (Demethyldeptropin).

1998, 712

Desmopressin

Desmopressinum

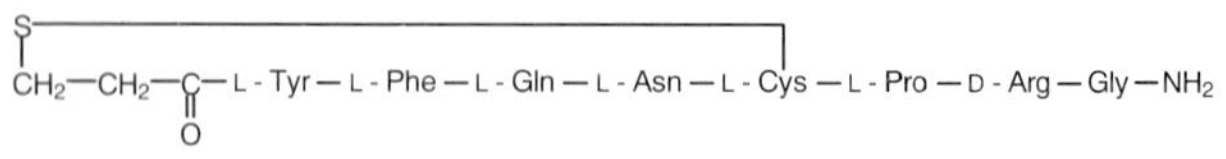

$C_{46}H_{64}N_{14}O_{12}S_2$ M_r 1069

Definition

Desmopressin ist ein synthetisches cyclisches Nonapeptid mit antidiuretischer Wirkung, das mindestens

95,0 Prozent und höchstens eine 105,0 Prozent entsprechende Menge des Peptids $C_{46}H_{64}N_{14}O_{12}S_2$, berechnet auf die wasser- und essigsäurefreie Substanz, enthält. Die Substanz ist als Acetat erhältlich.

Eigenschaften

Weißes, flockiges Pulver; löslich in Wasser, Essigsäure 98 % und Ethanol.

Prüfung auf Identität

Die bei der „Gehaltsbestimmung" erhaltenen Chromatogramme werden ausgewertet. Der Hauptpeak im Chromatogramm der Untersuchungslösung entspricht in bezug auf Retentionszeit und Größe annähernd dem Hauptpeak im Chromatogramm der Referenzlösung.

Prüfung auf Reinheit

Spezifische Drehung (2.2.7): 10,0 mg Substanz werden in einer 1prozentigen Lösung (*V/V*) von Essigsäure 98 % *R* zu 5,0 ml gelöst. Die spezifische Drehung muß zwischen –72 und –82° liegen, berechnet auf die wasser- und essigsäurefreie Substanz.

Aminosäuren: Die Prüfung erfolgt mit Hilfe eines Aminosäureanalysators. Das Gerät wird mit Hilfe einer Mischung eingestellt, die äquimolare Mengen Ammoniak, Glycin und folgender L-Aminosäuren

Lysin	Alanin
Histidin	Valin
Arginin	Methionin
Aspartinsäure	Isoleucin
Threonin	Leucin
Serin	Tyrosin
Glutaminsäure	Phenylalanin
Prolin	

sowie die halbe äquimolare Menge an L-Cystin enthält.

Zur Validierung der Methode wird ein geeigneter Interner Standard, wie zum Beispiel DL-Norleucin *R*, eingesetzt.

Untersuchungslösung: 1,0 mg Substanz wird in eine sorgfältig gereinigte Ampulle aus Hartglas von 100 mm Länge und 6 mm innerem Durchmesser gegeben. Eine geeignete Menge 50prozentiger (*V/V*) Salzsäure *R* wird zugegeben. Die Ampulle wird in eine Kältemischung von –5 °C getaucht, evakuiert, bis der Druck höchstens 133 Pa beträgt, und zugeschmolzen. Nach 16 h langem Erhitzen bei 110 bis 115 °C wird abgekühlt, die Ampulle geöffnet und der Inhalt mit 5mal je 0,2 ml Wasser *R* in einen 10-ml-Kolben überführt. Anschließend wird unter vermindertem Druck über Kaliumhydroxid *R* zur Trockne eingedampft. Der Rückstand wird in Wasser *R* gelöst und unter vermindertem Druck über Kaliumhydroxid *R* zur Trockne eingedampft. Dieser Vorgang wird nochmals wiederholt. Der Rückstand wird in einer für den verwendeten Aminosäureanalysator geeigneten Pufferlösung aufgenommen und mit der gleichen Pufferlösung auf ein geeignetes Volumen verdünnt.

Ein geeignetes, genau gemessenes Volumen der Untersuchungslösung wird in den Aminosäureanalysator gebracht, so daß der Peak der in der größten Menge vorhandenen Aminosäure den größten Teil des möglichen Ausschlags einnimmt.

Der Anteil jeder Aminosäure wird in Mol ausgedrückt. Die relativen Verhältnisse der Aminosäuren werden unter der Annahme, daß ein Sechstel der Summe der Mole von Aspartinsäure, Glutaminsäure, Prolin, Glycin, Arginin und Phenylalanin gleich 1 ist, berechnet. Die Werte müssen innerhalb folgender Grenzen liegen: Aspartinsäure 0,95 bis 1,05; Glutaminsäure 0,95 bis 1,05; Prolin 0,95 bis 1,05; Glycin 0,95 bis 1,05; Arginin 0,95 bis 1,05; Phenylalanin 0,95 bis 1,05; Tyrosin 0,70 bis 1,05; die Hälfte von Cystin 0,30 bis 1,05. Lysin, Isoleucin und Leucin dürfen nicht, andere Aminosäuren höchstens in Spuren vorhanden sein.

Verwandte Peptide: Die Prüfung erfolgt mit Hilfe der Flüssigchromatographie (2.2.29) nach der unter „Gehaltsbestimmung" beschriebenen Methode und den in der folgenden Tabelle aufgeführten Elutionsbedingungen bei einer Durchflußrate von 1,5 ml je Minute:

Zeit (min)	mobile Phase A (% *V/V*)	mobile Phase B (% *V/V*)	Erläuterungen
0 – 4	76	24	isokratisch
4 – 18	76 → 58	24 → 42	linearer Gradient
18 – 35	58 → 48	42 → 52	linearer Gradient
35 – 40	48 → 76	52 → 24	zurück zur Anfangszusammensetzung
40 – 50	76	24	isokratisch; Re-Äquilibrierung

50 µl Validierungslösung werden eingespritzt und der Desmopressin- und Oxytocin-Peak (der erste beziehungsweise zweite Peak) identifiziert. Falls erforderlich wird die Konzentration an Acetonitril in der mobilen Phase so verändert, daß für den Desmopressin-Peak eine Retentionszeit von etwa 16 min erhalten wird. Die Prüfung darf nur ausgewertet werden, wenn die Auflösung zwischen den beiden Peaks mindestens 1,5 beträgt.

50 µl Untersuchungslösung werden eingespritzt. Keine Peakfläche, mit Ausnahme der des Hauptpeaks, darf größer sein als 0,5 Prozent der Gesamtfläche aller Peaks. Die Summe aller Peakflächen, mit Ausnahme der des Hauptpeaks, darf nicht größer sein als 1,5 Prozent der Gesamtfläche aller Peaks. Der Lösungsmittelpeak und Peaks, deren Fläche kleiner ist als 0,05 Prozent der Fläche des Hauptpeaks, werden nicht berücksichtigt.

Essigsäure: 3,0 bis 8,0 Prozent (*m/m*), mit Hilfe der Gaschromatographie (2.2.28) unter Verwendung von Acetonitril *R* als Interner Standard bestimmt.

Interner-Standard-Lösung: 80 mg Acetonitril *R* werden mit Salzsäure (0,2 mol · l^{-1}) zu 100,0 ml verdünnt.

Untersuchungslösung a: 20,0 mg Substanz werden in 400 µl Salzsäure (0,2 mol · l^{-1}) unter kräftigem Schütteln gelöst.

Untersuchungslösung b: 20,0 mg Substanz werden in 400 µl Interner-Standard-Lösung unter kräftigem Schütteln gelöst.

Referenzlösung: 0,100 g Essigsäure 98 % *R* werden mit Interner-Standard-Lösung zu 100,0 ml verdünnt.

Die Chromatographie kann durchgeführt werden mit
- einer Säule aus Glas von 3 m Länge und 2 mm innerem Durchmesser, gepackt mit Ethylvinylbenzol-Divinylbenzol-Copolymer *R* (125 bis 180 µm)
- Stickstoff zur Chromatographie *R* als Trägergas
- einem Flammenionisationsdetektor.

Die Temperatur der Säule wird bei 180 °C, die des Probeneinlasses bei 200 °C und die des Detektors bei 250 °C gehalten.

0,5 bis 1,0 µl Untersuchungslösung a, Untersuchungslösung b und Referenzlösung werden getrennt eingespritzt.

Wasser: Höchstens 6,0 Prozent (*m/m*), mit Hilfe der Gaschromatographie (2.2.28) unter Verwendung von wasserfreiem Methanol *R* als Interner Standard bestimmt.

Für die Prüfung werden trockene Glasgeräte, die silikonisiert sein können, verwendet.

Interner-Standard-Lösung: 15 µl wasserfreies Methanol *R* werden mit 2-Propanol *R* 1 zu 100,0 ml verdünnt.

Untersuchungslösung a: 4,0 mg Substanz werden in 0,5 ml 2-Propanol *R* 1 gelöst.

Untersuchungslösung b: 4,0 mg Substanz werden in 0,5 ml Interner-Standard-Lösung gelöst.

Referenzlösung: 50 ml Interner-Standard-Lösung werden mit 10 µl Wasser *R* versetzt (das entspricht einem Wassergehalt von 2,5 Prozent in der Substanz).

Die Chromatographie kann durchgeführt werden mit
- einer Säule aus rostfreiem Stahl von 1 m Länge und 2 mm innerem Durchmesser, gepackt mit Styrol-Divinylbenzol-Copolymer *R* (180 bis 250 µm)
- Helium zur Chromatographie *R* als Trägergas
- einem Wärmeleitfähigkeitsdetektor.

Die Temperatur der Säule wird bei 120 °C und die des Detektors bei 150 °C gehalten.

Die für die Untersuchungslösung a, Untersuchungslösung b und die Referenzlösung jeweils gewählten Volumen werden eingespritzt. Der Gehalt an Wasser wird unter Berücksichtigung des in der Interner-Standard-Lösung gegebenenfalls enthaltenen Wassers berechnet, wobei die Dichte (2.2.5) des Wassers bei 20 °C mit 0,9972 g · ml^{-1} angenommen wird.

Sterilität (2.6.1): Desmopressin zur Herstellung von Parenteralia, das dabei keinem weiteren geeigneten Sterilisationsverfahren unterworfen wird, muß der Prüfung entsprechen.

Bakterien-Endotoxine (2.6.14): Desmopressin zur Herstellung von Parenteralia, das dabei keinem weiteren geeigneten Verfahren zur Beseitigung von Bakterien-Endotoxinen unterworfen wird, darf höchstens 500 I.E. Bakterien-Endotoxine je Milligramm Substanz enthalten.

Gehaltsbestimmung

Die Bestimmung erfolgt mit Hilfe der Flüssigchromatographie (2.2.29).

Untersuchungslösung: 1,0 mg Substanz wird in 2,0 ml Wasser *R* gelöst.

Referenzlösung: Der Inhalt einer Probeflasche Desmopressin *CRS* wird in Wasser *R* zu einer Konzentration von 0,5 mg · ml^{-1} gelöst.

Validierungslösung: Der Inhalt einer Probeflasche Oxytocin *CRS* wird in Wasser *R* zu einer Konzentration von 0,5 mg · ml^{-1} gelöst. Gleiche Volumteile Lösung und Untersuchungslösung werden gemischt.

Die Chromatographie kann durchgeführt werden mit
- einer Säule aus rostfreiem Stahl von 0,12 m Länge und 4,0 mm innerem Durchmesser, gepackt mit octadecylsilyliertem Kieselgel zur Chromatographie *R* (5 µm)
- einer Mischung von 60 Volumteilen mobiler Phase A und 40 Volumteilen mobiler Phase B als mobile Phase bei einer Durchflußrate von 2,0 ml je Minute:
  mobile Phase A: Phosphat-Pufferlösung *p*H 7,0 (0,067 mol · l^{-1}) *R*, filtriert und entgast
  mobile Phase B: gleiche Volumteile mobiler Phase A und von Acetonitril zur Chromatographie *R* werden gemischt, filtriert und entgast
- einem Spektrometer als Detektor bei einer Wellenlänge von 220 nm.

50 µl Validierungslösung werden eingespritzt und der Desmopressin- und Oxytocin-Peak (der erste beziehungsweise zweite Peak) identifiziert. Falls erforderlich wird die Konzentration an Acetonitril in der mobilen Phase so verändert, daß für den Desmopressin-Peak eine Retentionszeit von etwa 5 min erhalten wird. Die Bestimmung darf nur ausgewertet werden, wenn die Auflösung zwischen den beiden Peaks mindestens 1,5 beträgt.

Je 50 µl Untersuchungs- und Referenzlösung werden eingespritzt.

Der Gehalt an $C_{46}H_{64}N_{14}O_{12}S_2$ wird mit Hilfe der Peakflächen in den mit der Untersuchungslösung und der Referenzlösung erhaltenen Chromatogrammen und des für Desmopressin *CRS* angegebenen Gehalts an $C_{46}H_{64}N_{14}O_{12}S_2$ errechnet.

Lagerung

Dicht verschlossen, vor Licht und Feuchtigkeit geschützt, zwischen 2 und 8 °C. Falls die Substanz steril ist, im Behältnis mit Sicherheitsverschluß.

Beschriftung

Die Beschriftung gibt insbesondere an
- die Peptidmenge je Behältnis
- falls zutreffend, daß die Substanz steril ist
- falls zutreffend, daß die Substanz frei von Bakterien-Endotoxinen ist.

1998, 388

Dexamethason

Dexamethasonum

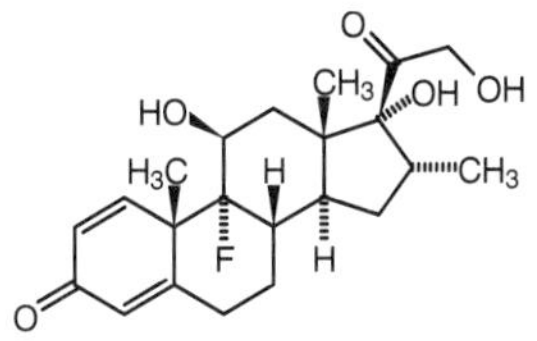

$C_{22}H_{29}FO_5$ M_r 392,5

Definition

Dexamethason enthält mindestens 97,0 und höchstens 103,0 Prozent 9-Fluor-11β,17,21-trihydroxy-16α-methylpregna-1,4-dien-3,20-dion, berechnet auf die getrocknete Substanz.

Eigenschaften

Weißes bis fast weißes, kristallines Pulver; praktisch unlöslich in Wasser, wenig löslich in wasserfreiem Ethanol, schwer löslich in Dichlormethan.

Die Substanz schmilzt bei etwa 255 °C unter Zersetzung.

Prüfung auf Identität

1: B, C.
2: A, C, D, E.

A. 10,0 mg Substanz werden in wasserfreiem Ethanol *R* zu 100,0 ml gelöst. In einem Reagenzglas mit Schliffstopfen werden 2,0 ml Lösung mit 10,0 ml Phenylhydrazin-Schwefelsäure *R* versetzt. Die Mischung wird 20 min lang im Wasserbad von 60 °C erhitzt und sofort abgekühlt. Die Absorption (2.2.25), im Maximum bei 419 nm gemessen, beträgt mindestens 0,4.

B. Die Prüfung erfolgt mit Hilfe der IR-Spektroskopie (2.2.24) durch Vergleich des Spektrums der Substanz mit dem von Dexamethason *CRS*.

C. Die Prüfung erfolgt mit Hilfe der Dünnschichtchromatographie (2.2.27) unter Verwendung einer Schicht eines geeigneten Kieselgels, das einen Fluoreszenzindikator mit intensivster Anregung der Fluoreszenz bei 254 nm enthält.

Untersuchungslösung: 10 mg Substanz werden in einer Mischung von 1 Volumteil Methanol *R* und 9 Volumteilen Dichlormethan *R* zu 10 ml gelöst.

Referenzlösung a: 20 mg Dexamethason *CRS* werden in einer Mischung von 1 Volumteil Methanol *R* und 9 Volumteilen Dichlormethan *R* zu 20 ml gelöst.

Referenzlösung b: 10 mg Betamethason *CRS* werden in der Referenzlösung a zu 10 ml gelöst.

Auf die Platte werden getrennt 5 µl jeder Lösung aufgetragen. Die Chromatographie erfolgt mit einer Mischung von 5 Volumteilen 1-Butanol *R*, das mit Wasser *R* gesättigt ist, 10 Volumteilen Toluol *R* und 85 Volumteilen Ether *R* über eine Laufstrecke von 15 cm. Die Platte wird an der Luft trocknen gelassen und im ultravioletten Licht bei 254 nm ausgewertet. Der Hauptfleck im Chromatogramm der Untersuchungslösung entspricht in bezug auf Lage und Größe dem Hauptfleck im Chromatogramm der Referenzlösung a. Die Platte wird mit ethanolischer Schwefelsäure *R* besprüht, 10 min lang oder bis zum Erscheinen von Flecken bei 120 °C erhitzt und erkalten gelassen. Die Auswertung erfolgt im Tageslicht und im ultravioletten Licht bei 365 nm. Der Hauptfleck im Chromatogramm der Untersuchungslösung entspricht in bezug auf Lage, Farbe im Tageslicht, Fluoreszenz im ultravioletten Licht bei 365 nm und Größe dem Hauptfleck im Chromatogramm der Referenzlösung a. Die Prüfung darf nur ausgewertet werden, wenn das Chromatogramm der Referenzlösung b 2 Flecke zeigt, die möglicherweise nicht vollständig voneinander getrennt sind.

D. Etwa 2 mg Substanz werden unter Schütteln in 2 ml Schwefelsäure *R* gelöst. Innerhalb von 5 min entwickelt sich eine schwache, rotbraune Färbung. Wird die Lösung zu 10 ml Wasser *R* gegeben und gemischt, verschwindet die Färbung.

E. Etwa 5 mg Substanz werden in einem Tiegel mit 45 mg schwerem Magnesiumoxid *R* gemischt. Die Mischung wird so lange geglüht, bis der Rückstand fast weiß ist (normalerweise weniger als 5 min lang). Nach dem Erkaltenlassen werden 1 ml Wasser *R*, 0,05 ml Phenolphthalein-Lösung *R* 1 und etwa 1 ml verdünnte Salzsäure *R* zugesetzt, so daß die Lösung farblos ist. Die Mischung wird filtriert. Eine frisch hergestellte Mischung von 0,1 ml Alizarin-S-Lösung *R* und 0,1 ml Zirconiumnitrat-Lösung *R* wird mit 1,0 ml Filtrat versetzt. Nach dem Mischen wird 5 min lang stehengelassen und die Färbung mit der einer unter gleichen Bedingungen hergestellten Blindlösung verglichen. Die Lösung ist gelb, die Blindlösung rot gefärbt.

Prüfung auf Reinheit

Spezifische Drehung (2.2.7): 0,250 g Substanz werden in Dioxan *R* zu 25,0 ml gelöst. Die spezifische Drehung muß zwischen +75 und +80° liegen, berechnet auf die getrocknete Substanz.

Verwandte Substanzen: Die Prüfung erfolgt mit Hilfe der Flüssigchromatographie (2.2.29).

Untersuchungslösung: 25,0 mg Substanz werden in einer 50prozentigen Lösung (*V/V*) von Acetonitril *R* in Methanol *R* zu 10,0 ml gelöst.

Referenzlösung a: 2 mg Dexamethason *CRS* und 2 mg Methylprednisolon *CRS* werden in der mobilen Phase A zu 100,0 ml gelöst.

Referenzlösung b: 1,0 ml Untersuchungslösung wird mit der mobilen Phase A zu 100,0 ml verdünnt.

Die Chromatographie kann durchgeführt werden mit

– einer Säule aus rostfreiem Stahl von 0,25 m Länge und 4,6 mm innerem Durchmesser, gepackt mit octadecylsilyliertem Kieselgel zur Chromatographie *R* (5 µm)

– einer Mischung der mobilen Phasen A und B unter Einsatz der Gradientenelution bei einer Durchflußrate von 2,5 ml je Minute gemäß der Tabelle

mobile Phase A: In einem 1000-ml-Meßkolben werden 250 ml Acetonitril *R* und 700 ml Wasser *R* gemischt; die mobile Phase wird zum Äquilibrieren stehengelassen, mit Wasser *R* zu 1000 ml verdünnt und erneut gemischt

mobile Phase B: Acetonitril *R*

Zeit (min)	mobile Phase A (% *V/V*)	mobile Phase B (% *V/V*)	Erläuterungen
0	100	0	isokratisch
15	100 → 0	0 → 100	linearer Elutionsgradient
40	0	100	Ende des Chromatogramms, zurück zu 100 % A
41	100	0	zurück zum Anfangsgleichgewicht mit A
46 = 0	100	0	Anfangsgleichgewicht, Beginn des nächsten Chromatogramms

– einem Spektrometer als Detektor bei einer Wellenlänge von 254 nm.

Die Temperatur der Säule wird bei 45 °C gehalten.

Die Säule wird mindestens 30 min lang mit der mobilen Phase B und anschließend 5 min lang mit der mobilen Phase A bei einer Durchflußrate von 2,5 ml je Minute äquilibriert. Für die nachfolgenden Chromatogramme wird die Säule wie in der Tabelle zwischen 40 und 46 min angegeben äquilibriert.

Die Empfindlichkeit des Systems wird so eingestellt, daß die Höhe des Hauptpeaks im Chromatogramm mit 20 µl Referenzlösung b mindestens 50 Prozent des maximalen Ausschlags beträgt.

20 µl Referenzlösung a werden eingespritzt. Werden die Chromatogramme unter den vorgeschriebenen Bedingungen aufgezeichnet, betragen die Retentionszeiten für Methylprednisolon etwa 11,5 min und für Dexamethason etwa 13 min. Die Prüfung darf nur ausgewertet werden, wenn die Auflösung zwischen den Peaks von Methylprednisolon und Dexamethason mindestens 2,8 beträgt. Falls erforderlich wird die Konzentration von Acetonitril in der mobilen Phase A geändert.

20 µl einer 50prozentigen Lösung (*V/V*) von Acetonitril *R* in Methanol *R* als Blindlösung und je 20 µl Untersuchungslösung und Referenzlösung b werden getrennt eingespritzt. Die Chromatographie erfolgt über eine Dauer, die der 2fachen Retentionszeit des Hauptpeaks im Chromatogramm der Untersuchungslösung entspricht. Im Chromatogramm der Untersuchungslösung darf keine Peakfläche, mit Ausnahme der des Hauptpeaks, größer sein als das 0,5fache der Fläche des Hauptpeaks im Chromatogramm der Referenzlösung b (0,5 Prozent). Im Chromatogramm der Untersuchungslösung darf die Summe aller Peakflächen, mit Ausnahme der des Hauptpeaks, nicht größer sein als die Fläche des Hauptpeaks im Chromatogramm der Referenzlösung b (1 Prozent). Peaks der Blindlösung und Peaks, deren Fläche kleiner ist als das 0,05fache der Fläche des Hauptpeaks im Chromatogramm der Referenzlösung b, werden nicht berücksichtigt.

Trocknungsverlust (2.2.32): Höchstens 0,5 Prozent, mit 0,500 g Substanz durch Trocknen im Trockenschrank bei 100 bis 105 °C bestimmt.

Gehaltsbestimmung

0,100 g Substanz werden in Ethanol 96 % *R* zu 100,0 ml gelöst. 2,0 ml Lösung werden mit Ethanol 96 % *R* zu 100,0 ml verdünnt. Die Absorption (2.2.25) wird im Maximum bei 238,5 nm gemessen.

Der Gehalt an $C_{22}H_{29}FO_5$ wird mit Hilfe der spezifischen Absorption berechnet ($A^{1\%}_{1\,cm}$ = 394).

Lagerung

Gut verschlossen, vor Licht geschützt.

1998, 549

Dexamethasondihydrogenphosphat-Dinatrium

Dexamethasoni natrii phosphas

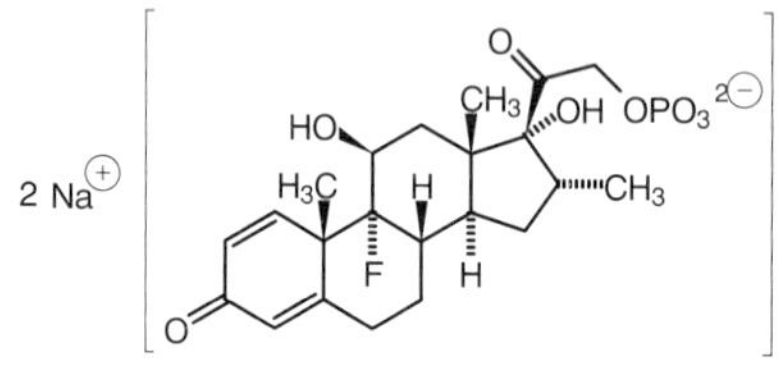

$C_{22}H_{28}FNa_2O_8P$ M_r 516,4

Definition

Dexamethasondihydrogenphosphat-Dinatrium enthält mindestens 97,0 und höchstens 103,0 Prozent 9-Fluor-11β,17,21-trihydroxy-16α-methylpregna-1,4-dien-3,20-dion-21-yldihydrogenphosphat, Dinatriumsalz, berechnet auf die wasser- und ethanolfreie Substanz.

Eigenschaften

Weißes bis fast weißes, sehr hygroskopisches Pulver; leicht löslich in Wasser, schwer löslich in Ethanol, praktisch unlöslich in Dichlormethan und Ether.

Die Substanz zeigt Polymorphie.

Prüfung auf Identität

1: B, C.
2: A, C, D, E, F.

A. 10,0 mg Substanz werden in 5 ml Wasser *R* gelöst. Die Lösung wird mit wasserfreiem Ethanol *R* zu 100,0 ml verdünnt. 2,0 ml Lösung werden in einem Reagenzglas mit Schliffstopfen mit 10,0 ml Phenylhydrazin-Schwefelsäure *R* gemischt. Die Mischung wird 20 min lang im Wasserbad von 60 °C erhitzt und sofort abgekühlt. Die Absorption (2.2.25), im Maximum bei 419 nm gemessen, beträgt mindestens 0,20.

B. Die Prüfung erfolgt mit Hilfe der IR-Spektroskopie (2.2.24) durch Vergleich des Spektrums der Substanz mit dem von Dexamethasondihydrogenphosphat-Dinatrium *CRS*. Wenn die Spektren bei der Prüfung in fester Form unterschiedlich sind, werden Substanz und Referenzsubstanz getrennt in der eben notwendigen Menge Ethanol 96 % *R* gelöst. Nach Eindampfen der Lösungen auf dem Wasserbad werden mit den Rückständen erneut Spektren aufgenommen.

C. Die Prüfung erfolgt mit Hilfe der Dünnschichtchromatographie (2.2.27) unter Verwendung einer Schicht eines geeigneten Kieselgels, das einen Fluoreszenzindikator mit intensivster Anregung der Fluoreszenz bei 254 nm enthält.

Untersuchungslösung: 10 mg Substanz werden in Methanol *R* zu 10 ml gelöst.

Referenzlösung a: 20 mg Dexamethasondihydrogenphosphat-Dinatrium *CRS* werden in Methanol *R* zu 20 ml gelöst.

Referenzlösung b: 10 mg Prednisolondihydrogenphosphat-Dinatrium *CRS* werden in der Referenzlösung a zu 10 ml gelöst.

Auf die Platte werden getrennt 5 µl jeder Lösung aufgetragen. Die Chromatographie erfolgt mit einer Mischung von 20 Volumteilen Essigsäure *R*, 20 Volumteilen Wasser *R* und 60 Volumteilen 1-Butanol *R* über eine Laufstrecke von 15 cm. Die Platte wird an der Luft trocknen gelassen und im ultravioletten Licht bei 254 nm ausgewertet. Der Hauptfleck im Chromatogramm der Untersuchungslösung entspricht in bezug auf Lage und Größe dem Hauptfleck im Chromatogramm der Referenzlösung a. Die Platte wird mit ethanolischer Schwefelsäure *R* besprüht, 10 min lang oder bis zum Erscheinen von Flecken bei 120 °C erhitzt und erkalten gelassen. Die Auswertung erfolgt im Tageslicht und im ultravioletten Licht bei 365 nm. Der Hauptfleck im Chromatogramm der Untersuchungslösung entspricht in bezug auf Lage, Farbe im Tageslicht, Fluoreszenz im ultravioletten Licht bei 365 nm und Größe dem Hauptfleck im Chromatogramm der Referenzlösung a. Die Prüfung darf nur ausgewertet werden, wenn das Chromatogramm der Referenzlösung b zwei Flecke zeigt, die möglicherweise nicht vollständig voneinander getrennt sind.

D. Etwa 2 mg Substanz werden unter Schütteln in 2 ml Schwefelsäure *R* gelöst. Innerhalb von 5 min entwickelt sich eine schwache, gelblichbraune Färbung. Die Lösung wird zu 10 ml Wasser *R* gegeben. Nach dem Mischen verblaßt die Färbung, und die Lösung bleibt klar.

E. Etwa 5 mg Substanz werden in einem Tiegel mit 45 mg schwerem Magnesiumoxid *R* gemischt. Die Mischung wird so lange geglüht, bis der Rückstand fast weiß ist (normalerweise weniger als 5 min lang). Nach dem Erkaltenlassen werden 1 ml Wasser *R*, 0,05 ml Phenolphthalein-Lösung *R* 1 und etwa 1 ml verdünnte Salzsäure *R* zugesetzt, so daß die Lösung farblos ist. Die Mischung wird filtriert. Eine frisch hergestellte Mischung von 0,1 ml Alizarin-S-Lösung *R* und 0,1 ml Zirconiumnitrat-Lösung *R* wird mit 1,0 ml Filtrat versetzt. Nach dem Mischen wird 5 min lang stehengelassen und die Färbung mit der einer unter gleichen Bedingungen hergestellten Blindlösung verglichen. Die Lösung ist gelb, die Blindlösung rot gefärbt.

F. 40 mg Substanz werden mit 2 ml Schwefelsäure *R* bis zum Erscheinen weißer Dämpfe vorsichtig erhitzt. Dann wird tropfenweise mit Salpetersäure *R* versetzt und so lange weiter erhitzt, bis die Lösung fast farblos ist. Nach dem Abkühlen wird mit 2 ml Wasser *R* versetzt, erneut bis zum Erscheinen weißer Dämpfe erhitzt und abgekühlt. Nach Zusatz von 10 ml Wasser *R* wird mit verdünnter Ammoniak-Lösung *R* 1 gegen rotes Lackmuspapier *R* neutralisiert. Die Lösung gibt die Identitätsreaktion a auf Natrium (2.3.1) und die Identitätsreaktion b auf Phosphat (2.3.1).

Prüfung auf Reinheit

Prüflösung: 1,0 g Substanz wird in kohlendioxidfreiem Wasser *R* zu 20 ml gelöst.

Aussehen der Lösung: Die Prüflösung muß klar (2.2.1) und darf nicht stärker gefärbt sein als die Farbvergleichslösung B_7 (2.2.2, Methode II).

***p*H-Wert** (2.2.3): 1 ml Prüflösung wird mit kohlendioxidfreiem Wasser *R* zu 5 ml verdünnt. Der *p*H-Wert dieser Lösung muß zwischen 7,5 und 9,5 liegen.

Spezifische Drehung (2.2.7): 0,250 g Substanz werden in Wasser *R* zu 25,0 ml gelöst. Die spezifische Drehung muß zwischen +75 und +83° liegen, berechnet auf die wasser- und ethanolfreie Substanz.

Verwandte Substanzen: Die Prüfung erfolgt mit Hilfe der Flüssigchromatographie (2.2.29).

Untersuchungslösung: 25,0 mg Substanz werden in der mobilen Phase zu 10,0 ml gelöst.

Referenzlösung a: 2 mg Dexamethasondihydrogenphosphat-Dinatrium *CRS* und 2 mg Betamethasondihydrogenphosphat-Dinatrium *CRS* werden in der mobilen Phase zu 100,0 ml gelöst.

Referenzlösung b: 1,0 ml Untersuchungslösung wird mit der mobilen Phase zu 100,0 ml verdünnt.

Die Chromatographie kann durchgeführt werden mit
- einer Säule aus rostfreiem Stahl von 0,25 m Länge und 4,6 mm innerem Durchmesser, gepackt mit octadecylsilyliertem Kieselgel zur Chromatographie *R* (5 µm)
- folgender mobilen Phase bei einer Durchflußrate von 1 ml je Minute: In einem 250-ml-Erlenmeyerkolben werden 1,360 g Kaliumdihydrogenphosphat *R* und 0,600 g Hexylamin *R* gemischt und 10 min lang ste-

D

Monographien

hengelassen; die Mischung wird in 182,5 ml Wasser *R* gelöst, die Lösung mit 67,5 ml Acetonitril *R* versetzt, gemischt und filtriert (0,45 µm)

- einem Spektrometer als Detektor bei einer Wellenlänge von 254 nm.

Die Säule wird mit der mobilen Phase bei einer Durchflußrate von 1 ml je Minute etwa 45 min lang äquilibriert. Die Empfindlichkeit des Systems wird so eingestellt, daß die Höhe des Hauptpeaks im Chromatogramm mit 20 µl Referenzlösung b mindestens 50 Prozent des maximalen Ausschlags beträgt.

20 µl Referenzlösung a werden eingespritzt. Werden die Chromatogramme unter den vorgeschriebenen Bedingungen aufgezeichnet, betragen die Retentionszeiten für Betamethasondihydrogenphosphat-Dinatrium etwa 12,5 min und für Dexamethasondihydrogenphosphat-Dinatrium etwa 14 min. Die Prüfung darf nur ausgewertet werden, wenn die Auflösung zwischen den Peaks von Betamethasondihydrogenphosphat-Dinatrium und Dexamethasondihydrogenphosphat-Dinatrium mindestens 2,2 beträgt. Falls erforderlich wird die Konzentration von Acetonitril in der mobilen Phase geringfügig geändert oder die Konzentration von Wasser erhöht.

Je 20 µl Untersuchungslösung und Referenzlösung b werden getrennt eingespritzt. Die Chromatographie erfolgt über eine Dauer, die der 2fachen Retentionszeit des Hauptpeaks entspricht. Im Chromatogramm der Untersuchungslösung darf keine Peakfläche, mit Ausnahme der des Hauptpeaks, größer sein als das 0,5fache der Fläche des Hauptpeaks im Chromatogramm der Referenzlösung b (0,5 Prozent). Im Chromatogramm der Untersuchungslösung darf die Summe aller Peakflächen, mit Ausnahme der des Hauptpeaks, nicht größer sein als die Fläche des Hauptpeaks im Chromatogramm der Referenzlösung b (1 Prozent). Peaks, deren Fläche kleiner ist als das 0,05fache der Fläche des Hauptpeaks im Chromatogramm der Referenzlösung b, werden nicht berücksichtigt.

Anorganische Phosphate: 50 mg Substanz werden in Wasser *R* zu 100 ml gelöst. 10 ml Lösung werden mit 5 ml Molybdat-Vanadat-Reagenz *R* gemischt. Zur Herstellung der Referenzlösung werden 10 ml Phosphat-Lösung (5 ppm PO_4) *R* verwendet. Die Lösungen werden 5 min lang stehengelassen. Die Lösung der Substanz darf nicht stärker gelb gefärbt sein als die zur gleichen Zeit und unter gleichen Bedingungen hergestellte Referenzlösung (1 Prozent).

Ethanol: Höchstens 3,0 Prozent (*m*/*m*). Die Prüfung erfolgt mit Hilfe der Gaschromatographie (2.2.28) unter Verwendung von 1-Propanol *R* als Interner Standard.

Interner-Standard-Lösung: 1,0 ml 1-Propanol *R* wird mit Wasser *R* zu 100,0 ml verdünnt.

Untersuchungslösung: 0,50 g Substanz werden in 5,0 ml Interner-Standard-Lösung gelöst. Die Lösung wird mit Wasser *R* zu 10,0 ml verdünnt.

Referenzlösung: 1,0 g wasserfreies Ethanol *R* wird mit Wasser *R* zu 100,0 ml verdünnt. 2,0 ml Lösung werden mit 5,0 ml Interner-Standard-Lösung gemischt und mit Wasser *R* zu 10,0 ml verdünnt.

Die Chromatographie kann durchgeführt werden mit

- einer Säule von 1 m Länge und 3,2 mm innerem Durchmesser, gepackt mit Ethylvinylbenzol-Divinylbenzol-Copolymer *R* 1 (150 bis 180 µm)
- Stickstoff zur Chromatographie *R* als Trägergas bei einer Durchflußrate von 30 ml je Minute
- einem Flammenionisationsdetektor.

Die Temperatur der Säule wird bei 150 °C, die des Probeneinlasses bei 250 °C und die des Detektors bei 280 °C gehalten.

2 µl jeder Lösung werden getrennt eingespritzt.

Ethanol, Wasser: Höchstens 13,0 Prozent (*m*/*m*). Der Wassergehalt wird mit 0,200 g Substanz nach der Karl-Fischer-Methode (2.5.12) bestimmt. Die Prozentgehalte von Wasser und des bei der Prüfung „Ethanol" bestimmten Ethanols werden zusammengezählt.

Gehaltsbestimmung

0,100 g Substanz werden in Wasser *R* zu 100,0 ml gelöst. 10,0 ml Lösung werden mit Wasser *R* zu 500,0 ml verdünnt. Die Absorption (2.2.25) wird im Maximum bei 241,5 nm gemessen.

Der Gehalt an $C_{22}H_{28}FNa_2O_8P$ wird mit Hilfe der spezifischen Absorption berechnet ($A_{1\,cm}^{1\%}$ = 303).

Lagerung

Dicht verschlossen, vor Licht geschützt.

Verunreinigungen

A. Dexamethason

B. Betamethasondihydrogenphosphat-Dinatrium.

1999, 1196

Dexchlorpheniramin-hydrogenmaleat

Dexchlorpheniramini maleas

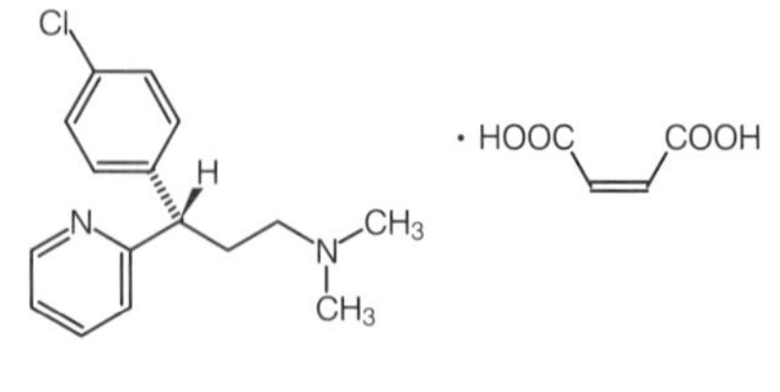

$C_{20}H_{23}ClN_2O_4$ M_r 390,9

Definition

Dexchlorpheniraminhydrogenmaleat enthält mindestens 98,0 und höchstens 100,5 Prozent (3*S*)-3-(4-Chlorphenyl)-3-(pyridin-2-yl)-*N*,*N*-dimethylpropan-1-amin-(*Z*)-butendioat, berechnet auf die getrocknete Substanz.

Eigenschaften

Weißes, kristallines Pulver; sehr leicht löslich in Wasser, leicht löslich in Dichlormethan, Ethanol und Methanol.

Prüfung auf Identität

1: A, C, E.
2: A, B, D, E.

A. Die Substanz entspricht der Prüfung „Spezifische Drehung" (siehe „Prüfung auf Reinheit").

B. Schmelztemperatur (2.2.14): 110 bis 115 °C.

C. Die Prüfung erfolgt mit Hilfe der IR-Spektroskopie (2.2.24) durch Vergleich des Spektrums der Substanz mit dem von Dexchlorpheniraminhydrogenmaleat *CRS*. Die Prüfung erfolgt mit Hilfe von Preßlingen unter Verwendung von Kaliumbromid *R*.

D. Die Prüfung erfolgt mit Hilfe der Dünnschichtchromatographie (2.2.27) unter Verwendung einer DC-Platte mit Kieselgel F_{254} *R*.

Untersuchungslösung: 0,10 g Substanz werden in Methanol *R* zu 5,0 ml gelöst.

Referenzlösung: 56 mg Maleinsäure *R* werden in Methanol *R* zu 10 ml gelöst.

Auf die Platte werden getrennt 5 µl jeder Lösung aufgetragen. Die Chromatographie erfolgt mit einer Mischung von 3 Volumteilen Wasser *R*, 7 Volumteilen wasserfreier Ameisensäure *R*, 20 Volumteilen Methanol *R* und 70 Volumteilen Diisopropylether *R* über eine Laufstrecke von 12 cm. Die Platte wird einige Minuten lang im Kaltluftstrom getrocknet und anschließend im ultravioletten Licht bei 254 nm ausgewertet. Das Chromatogramm der Untersuchungslösung zeigt deutlich voneinander getrennt 2 Flecke. Der obere der beiden Flecke entspricht in bezug auf Lage und Größe dem Fleck im Chromatogramm der Referenzlösung.

E. 0,15 g Substanz werden in einem Porzellantiegel 10 min lang mit 0,5 g wasserfreiem Natriumcarbonat *R* über offener Flamme erhitzt und erkalten gelassen. Der Rückstand wird mit 10 ml verdünnter Salpetersäure *R* aufgenommen und die Mischung filtriert. 1 ml Filtrat, mit 1 ml Wasser *R* verdünnt, gibt die Identitätsreaktion a auf Chlorid (2.3.1).

Prüfung auf Reinheit

Prüflösung: 2,0 g Substanz werden in Wasser *R* zu 20,0 ml gelöst.

Aussehen der Lösung: Die Prüflösung muß klar (2.2.1) und darf nicht stärker gefärbt sein als die Farbvergleichslösung BG_6 (2.2.2, Methode II).

***p*H-Wert** (2.2.3): 0,20 g Substanz werden in 20 ml Wasser *R* gelöst. Der *p*H-Wert der Lösung muß zwischen 4,5 und 5,5 liegen.

Spezifische Drehung (2.2.7): Die spezifische Drehung muß zwischen +22 und +23° liegen, an der Prüflösung bestimmt und auf die getrocknete Substanz berechnet.

Verwandte Substanzen: Die Prüfung erfolgt mit Hilfe der Gaschromatographie (2.2.28).

Untersuchungslösung: 10,0 mg Substanz werden in 1,0 ml Dichlormethan *R* gelöst.

Referenzlösung: 5,0 mg Brompheniraminhydrogenmaleat *CRS* werden in 0,5 ml Dichlormethan *R* gelöst. Die Lösung wird mit 0,5 ml Untersuchungslösung versetzt. 0,5 ml Lösung werden mit Dichlormethan *R* zu 50,0 ml verdünnt.

Die Chromatographie kann durchgeführt werden mit
- einer Säule aus Glas von 2,3 m Länge und 2 mm innerem Durchmesser, gepackt mit säure- und basegewaschenem, silanisiertem Kieselgur zur Gaschromatographie *R* (135–175 µm), imprägniert mit 3 Prozent (*m/m*) einer Mischung von 50 Prozent Polydimethylsiloxan und 50 Prozent Polydiphenylsiloxan
- Stickstoff zur Chromatographie *R* als Trägergas bei einer Durchflußrate von 20 ml je Minute
- einem Flammenionisationsdetektor.

Die Temperatur der Säule wird bei 205 °C, die des Probeneinlasses und des Detektors bei 250 °C gehalten.

1 µl Referenzlösung wird eingespritzt. Die Prüfung darf nur ausgewertet werden, wenn im Chromatogramm der Referenzlösung die Auflösung zwischen den Peaks von Dexchlorpheniramin und Brompheniramin mindestens 1,5 beträgt.

1 µl Untersuchungslösung wird eingespritzt. Die Chromatographie erfolgt über eine Dauer, die mindestens der 2,5fachen Retentionszeit des Hauptpeaks entspricht. Im Chromatogramm der Untersuchungslösung darf keine Peakfläche, mit Ausnahme der des Hauptpeaks, größer sein als das 0,8fache der Fläche des Dexchlorpheniramin-Peaks im Chromatogramm der Referenzlösung (0,4 Prozent). Im Chromatogramm der Untersuchungslösung darf die Summe aller Peakflächen, mit Ausnahme der des Hauptpeaks, nicht größer sein als das 2fache der Fläche des Dexchlorpheniramin-Peaks im Chromatogramm der Referenzlösung (1 Prozent).

Enantiomere: Die Prüfung erfolgt mit Hilfe der Flüssigchromatographie (2.2.29).

Untersuchungslösung: 10,0 mg Substanz werden in 3 ml Wasser *R* gelöst. Die Lösung wird bis zur alkalischen Reaktion mit einigen Tropfen konzentrierter Ammoniak-Lösung *R* versetzt und anschließend mit 5 ml Dichlormethan *R* geschüttelt. Die Phasen werden getrennt, und die untere Phase (Dichlormethanphase) wird auf dem Wasserbad bis auf einen öligen Rückstand eingedampft. Der ölige Rückstand wird in 2-Propanol *R* zu 10,0 ml gelöst.

Referenzlösung a: 10,0 mg Dexchlorpheniraminhydrogenmaleat *CRS* werden in 3 ml Wasser *R* gelöst. Die Lösung wird bis zur alkalischen Reaktion mit einigen Tropfen konzentrierter Ammoniak-Lösung *R* versetzt und anschließend mit 5 ml Dichlormethan *R* geschüttelt. Die Phasen werden getrennt, und die untere Phase (Dichlormethanphase) wird auf dem Wasserbad bis auf einen öligen Rückstand eingedampft. Der ölige Rückstand wird in 2-Propanol *R* zu 10,0 ml gelöst.

Referenzlösung b: 10,0 mg Chlorphenaminhydrogenmaleat *CRS* werden in 3 ml Wasser *R* gelöst. Die Lösung wird bis zur alkalischen Reaktion mit einigen Tropfen

D

Monographien

konzentrierter Ammoniak-Lösung *R* versetzt und anschließend mit 5 ml Dichlormethan *R* geschüttelt. Die Phasen werden getrennt, und die untere Phase (Dichlormethanphase) wird auf dem Wasserbad bis auf einen öligen Rückstand eingedampft. Der ölige Rückstand wird in 2-Propanol *R* zu 10,0 ml gelöst.

Referenzlösung c: 1,0 ml Untersuchungslösung wird mit 2-Propanol *R* zu 50 ml verdünnt.

Die Chromatographie kann durchgeführt werden mit

- einer Säule aus rostfreiem Stahl von 0,25 m Länge und 4,6 mm innerem Durchmesser, gepackt mit Kieselgel zur Chromatographie, Amylosederivat *R*
- einer Mischung von 3 Volumteilen Diethylamin *R*, 20 Volumteilen 2-Propanol *R* und 980 Volumteilen Hexan *R* als mobile Phase bei einer Durchflußrate von 1 ml je Minute
- einem Spektrometer als Detektor bei einer Wellenlänge von 254 nm.

Werden die Chromatogramme unter diesen Bedingungen aufgezeichnet, erscheint der Peak des *S*-Isomers als erstes.

10 µl jeder Lösung werden getrennt eingespritzt. Die Prüfung darf nur ausgewertet werden, wenn im Chromatogramm der Referenzlösung b die Auflösung zwischen dem Peak des (*R*)-Enantiomers und des (*S*)-Enantiomers mindestens 1,5 beträgt. Die Retentionszeiten der Hauptpeaks in den Chromatogrammen der Untersuchungslösung und der Referenzlösung a sind identisch [(*S*)-Enantiomer].

Im Chromatogramm der Untersuchungslösung darf die Fläche des Peaks des (*R*)-Enantiomers nicht größer sein als die Fläche des Hauptpeaks im Chromatogramm der Referenzlösung c (2 Prozent). Keine Peakfläche, mit Ausnahme der des Hauptpeaks und der des (*R*)-Enantiomers, darf größer sein als das 0,25fache der Fläche des Hauptpeaks im Chromatogramm der Referenzlösung c (0,5 Prozent).

Schwermetalle (2.4.8): 1,0 g Substanz muß der Grenzprüfung C auf Schwermetalle entsprechen (20 ppm). Zur Herstellung der Referenzlösung werden 2 ml Blei-Lösung (10 ppm Pb) *R* verwendet.

Trocknungsverlust (2.2.32): Höchstens 0,5 Prozent, mit 1,000 g Substanz durch 4 h langes Trocknen im Trockenschrank bei 65 °C bestimmt.

Sulfatasche (2.4.14): Höchstens 0,1 Prozent, mit 1,0 g Substanz bestimmt.

Gehaltsbestimmung

0,150 g Substanz, in 25 ml wasserfreier Essigsäure *R* gelöst, werden mit Perchlorsäure (0,1 mol · l^{-1}) titriert. Der Endpunkt wird mit Hilfe der Potentiometrie (2.2.20) bestimmt.

1 ml Perchlorsäure (0,1 mol · l^{-1}) entspricht 19,54 mg $C_{20}H_{23}ClN_2O_4$.

Lagerung

Vor Licht geschützt.

Verunreinigungen

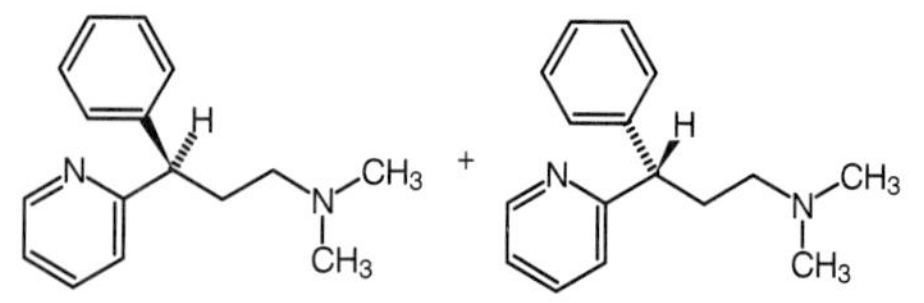

A. (3*RS*)-3-Phenyl-3-(pyridin-2-yl)-*N*,*N*-dimethylpropan-1-amin
(Pheniramin)

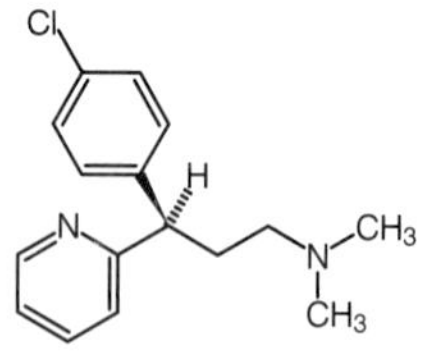

B. (3*R*)-3-(4-Chlorphenyl)-3-(pyridin-2-yl)-*N*,*N*-dimethylpropan-1-amin.

1998, 663

Dicloxacillin-Natrium

Dicloxacillinum natricum

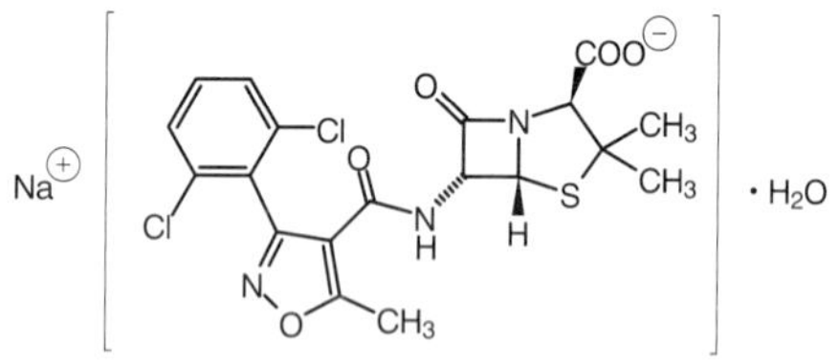

$C_{19}H_{16}Cl_2N_3NaO_5S \cdot H_2O$ M_r 510,3

Definition

Dicloxacillin-Natrium enthält mindestens 95,0 und höchstens 101,0 Prozent (2*S*,5*R*,6*R*)-6-[[[3-(2,6-Dichlorphenyl)-5-methylisoxazol-4-yl]carbonyl]amino]-3,3-dimethyl-7-oxo-4-thia-1-azabicyclo[3.2.0]heptan-2-carbonsäure, Natriumsalz, berechnet auf die wasserfreie Substanz.

Herstellung

Wird die Substanz nach einem Verfahren hergestellt, bei dem Rückstände von 2-Ethylhexansäure verbleiben könnten, muß sie der folgenden Prüfung entsprechen:

2-Ethylhexansäure: Die Prüfung erfolgt mit Hilfe der Gaschromatographie (2.2.28) unter Anwendung einer geeigneten, validierten Methode. Die Substanz darf höchstens 0,8 Prozent (*m*/*m*) 2-Ethylhexansäure enthalten.

Eigenschaften

Weißes bis fast weißes, kristallines, hygroskopisches Pulver; leicht löslich in Wasser, löslich in Ethanol und Methanol.

Prüfung auf Identität

1: A, D.
2: B, C, D.

A. Die Prüfung erfolgt mit Hilfe der IR-Spektroskopie (2.2.24) durch Vergleich des Spektrums der Substanz mit dem von Dicloxacillin-Natrium *CRS*. Die Prüfung erfolgt mit Hilfe von Preßlingen.

B. Die Prüfung erfolgt mit Hilfe der Dünnschichtchromatographie (2.2.27) unter Verwendung einer Schicht von silanisiertem Kieselgel H *R*.

Untersuchungslösung: 25 mg Substanz werden in 5 ml Wasser *R* gelöst.

Referenzlösung a: 25 mg Dicloxacillin-Natrium *CRS* werden in 5 ml Wasser *R* gelöst.

Referenzlösung b: Je 25 mg Cloxacillin-Natrium *CRS*, Dicloxacillin-Natrium *CRS* und Flucloxacillin-Natrium *CRS* werden in 5 ml Wasser *R* gelöst.

Auf die Platte wird getrennt 1 µl jeder Lösung aufgetragen. Die Chromatographie erfolgt mit einer Mischung von 30 Volumteilen Aceton *R* und 70 Volumteilen einer Lösung von Ammoniumacetat *R* ($154 \text{ g} \cdot l^{-1}$), deren *p*H-Wert zuvor mit Essigsäure 98 % *R* auf 5,0 eingestellt wurde, über eine Laufstrecke von 15 cm. Die Platte wird an der Luft trocknen gelassen und anschließend Iodgas ausgesetzt, bis Flecke erscheinen. Die Auswertung erfolgt im Tageslicht. Der Hauptfleck im Chromatogramm der Untersuchungslösung entspricht in bezug auf Lage, Farbe und Größe dem Hauptfleck im Chromatogramm der Referenzlösung a. Die Prüfung darf nur ausgewertet werden, wenn das Chromatogramm der Referenzlösung b deutlich voneinander getrennt 3 Flecke zeigt.

C. Etwa 2 mg Substanz werden in einem Reagenzglas von etwa 150 mm Länge und 15 mm Durchmesser mit 0,05 ml Wasser *R* befeuchtet. Nach Zusatz von 2 ml Formaldehyd-Schwefelsäure *R* wird der Inhalt des Reagenzglases durch Schütteln gemischt. Die Lösung ist schwach grünlichgelb gefärbt. Wird das Reagenzglas 1 min lang in ein Wasserbad gestellt, entsteht eine Gelbfärbung.

D. Die Substanz gibt die Identitätsreaktion a auf Natrium (2.3.1).

Prüfung auf Reinheit

Prüflösung: 2,50 g Substanz werden in kohlendioxidfreiem Wasser *R* zu 25,0 ml gelöst.

Aussehen der Lösung: Die Prüflösung muß klar (2.2.1) sein. Die Absorption (2.2.25) der Prüflösung, bei 430 nm gemessen, darf höchstens 0,04 betragen.

***p*H-Wert** (2.2.3): Der *p*H-Wert der Prüflösung muß zwischen 5,0 und 7,0 liegen.

Spezifische Drehung (2.2.7): 0,250 g Substanz werden in Wasser *R* zu 25,0 ml gelöst. Die spezifische Drehung muß zwischen +128 und +143° liegen, berechnet auf die wasserfreie Substanz.

Verwandte Substanzen: Die Prüfung erfolgt mit Hilfe der Flüssigchromatographie (2.2.29) wie unter „Gehaltsbestimmung" beschrieben.

Die Referenzlösung b wird eingespritzt. Die Empfindlichkeit des Systems wird so eingestellt, daß die Höhe des Hauptpeaks im Chromatogramm mindestens 50 Prozent des maximalen Ausschlags beträgt.

Die Untersuchungslösung a wird eingespritzt. Die Chromatographie erfolgt über eine Dauer, die der 5fachen Rententionszeit des Hauptpeaks entspricht. Im Chromatogramm der Untersuchungslösung a darf keine Peakfläche, mit Ausnahme der des Hauptpeaks, größer sein als die Fläche des Hauptpeaks im Chromatogramm der Referenzlösung b (1 Prozent). Die Summe der Flächen aller Nebenpeaks darf nicht größer sein als das 5fache der Fläche des Hauptpeaks im Chromatogramm der Referenzlösung b (5 Prozent). Peaks, deren Fläche kleiner ist als das 0,05fache der Fläche des Hauptpeaks im Chromatogramm der Referenzlösung b, werden nicht berücksichtigt.

Dimethylanilin: Höchstens 20 ppm. Die Prüfung erfolgt mit Hilfe der Gaschromatographie (2.2.28) unter Verwendung von Naphthalin *R* als Interner Standard.

Interner-Standard-Lösung: 50,0 mg Naphthalin *R* werden in Cyclohexan *R* zu 50,0 ml gelöst. 5,0 ml Lösung werden mit Cyclohexan *R* zu 100,0 ml verdünnt.

Untersuchungslösung: 1,00 g Substanz wird in einem Reagenzglas mit Schliffstopfen mit 5 ml Natriumhydroxid-Lösung ($1 \text{ mol} \cdot l^{-1}$) und 1,0 ml Interner-Standard-Lösung versetzt. Das Reagenzglas wird verschlossen und 1 min lang kräftig geschüttelt. Falls erforderlich wird zentrifugiert. Die obere Phase wird verwendet.

Referenzlösung: 50,0 mg *N,N*-Dimethylanilin *R* werden mit 2 ml Salzsäure *R* und 20 ml Wasser *R* versetzt. Bis zur Lösung wird geschüttelt, danach mit Wasser *R* zu 50,0 ml verdünnt. 5,0 ml Lösung werden mit Wasser *R* zu 250,0 ml verdünnt. 1,0 ml dieser Lösung wird in einem Reagenzglas mit Schliffstopfen mit 5 ml Natriumhydroxid-Lösung ($1 \text{ mol} \cdot l^{-1}$) und 1,0 ml Interner-Standard-Lösung versetzt. Das Reagenzglas wird verschlossen und 1 min lang kräftig geschüttelt. Falls erforderlich wird zentrifugiert. Die obere Phase wird verwendet.

Die Chromatographie kann durchgeführt werden mit
- einer Säule aus Glas von 2 m Länge und 2 mm innerem Durchmesser, gepackt mit silanisiertem Kieselgur zur Gaschromatographie *R*, imprägniert mit 3 Prozent (*m*/*m*) Poly[methyl(50)phenyl(50)]siloxan *R*
- Stickstoff zur Chromatographie *R* als Trägergas bei einer Durchflußrate von 30 ml je Minute
- einem Flammenionisationsdetektor.

Die Temperatur der Säule wird bei 120 °C, die des Probeneinlasses und des Detektors bei 150 °C gehalten.

Je 1 µl Untersuchungslösung und Referenzlösung wird getrennt eingespritzt.

Wasser (2.5.12): 3,0 bis 4,5 Prozent, mit 0,300 g Substanz nach der Karl-Fischer-Methode bestimmt.

D

Monographien

Sterilität (2.6.1): Dicloxacillin-Natrium zur Herstellung von Parenteralia, das dabei keinem weiteren geeigneten Sterilisationsverfahren unterworfen wird, muß der Prüfung entsprechen.

Pyrogene (2.6.8): Dicloxacillin-Natrium zur Herstellung von Parenteralia, das dabei keinem weiteren geeigneten Verfahren zur Beseitigung von Pyrogenen unterworfen wird, muß der Prüfung entsprechen. Je Kilogramm Körpermasse eines Kaninchens wird 1 ml einer Lösung, die 20 mg Substanz je Milliliter in Wasser für Injektionszwecke *R* enthält, injiziert.

Gehaltsbestimmung

Die Bestimmung erfolgt mit Hilfe der Flüssigchromatographie (2.2.29).

Untersuchungslösung a: 50,0 mg Substanz werden in der mobilen Phase zu 50,0 ml gelöst.

Untersuchungslösung b: 5,0 ml Untersuchungslösung a werden mit der mobilen Phase zu 50,0 ml verdünnt.

Referenzlösung a: 50,0 mg Dicloxacillin-Natrium *CRS* werden in der mobilen Phase zu 50,0 ml gelöst. 5,0 ml Lösung werden mit der mobilen Phase zu 50,0 ml verdünnt.

Referenzlösung b: 5,0 ml Untersuchungslösung b werden mit der mobilen Phase zu 50,0 ml verdünnt.

Referenzlösung c: 5 mg Flucloxacillin-Natrium *CRS* und 5 mg Dicloxacillin-Natrium *CRS* werden in der mobilen Phase zu 50,0 ml gelöst.

Die Chromatographie kann durchgeführt werden mit
- einer Säule aus rostfreiem Stahl von 0,25 m Länge und 4 mm innerem Durchmesser, gepackt mit octadecylsilyliertem Kieselgel zur Chromatographie *R* (5 µm)
- folgender mobilen Phase bei einer Durchflußrate von 1,0 ml je Minute: 75 Volumteile einer Lösung von Kaliumdihydrogenphosphat *R* ($2,7\ g \cdot l^{-1}$), die mit verdünnter Natriumhydroxid-Lösung *R* auf einen *p*H-Wert von 5,0 eingestellt wurde, und 25 Volumteile Acetonitril *R* werden gemischt
- einem Spektrometer als Detektor bei einer Wellenlänge von 225 nm
- einer 20-µl-Probenschleife.

Die Referenzlösung c wird eingespritzt. Werden die Chromatogramme unter den vorgeschriebenen Bedingungen aufgezeichnet, beträgt die Retentionszeit von Dicloxacillin etwa 10 min. Die Empfindlichkeit des Systems wird so eingestellt, daß die Höhe der Hauptpeaks mindestens 50 Prozent des maximalen Ausschlags beträgt. Die Bestimmung darf nur ausgewertet werden, wenn die Auflösung zwischen dem ersten Peak (Flucloxacillin) und dem zweiten Peak (Dicloxacillin) mindestens 2,5 beträgt.

Die Referenzlösung a wird 6mal eingespritzt. Die Bestimmung darf nur ausgewertet werden, wenn die relative Standardabweichung der Peakfläche von Dicloxacillin höchstens 1,0 Prozent beträgt.

Untersuchungslösung b und Referenzlösung a werden abwechselnd eingespritzt.

Lagerung

Dicht verschlossen, unterhalb von 25 °C. Falls die Substanz steril ist, im Behältnis mit Sicherheitsverschluß.

Beschriftung

Die Beschriftung gibt insbesondere, falls zutreffend, an
- daß die Substanz steril ist
- daß die Substanz pyrogenfrei ist.

Verunreinigungen

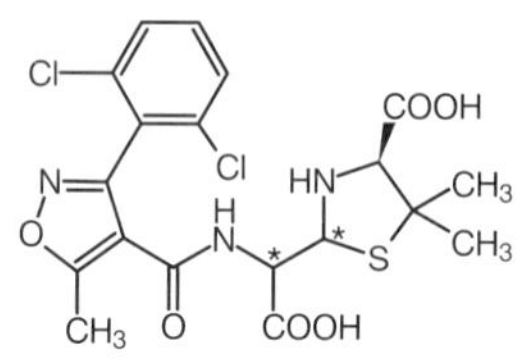

A. (4*S*)-2-[Carboxy[[[3-(2,6-dichlorphenyl)-5-methylisoxazol-4-yl]carbonyl]amino]methyl]-5,5-dimethylthiazolidin-4-carbonsäure
(Penicillosäuren des Dicloxacillins)

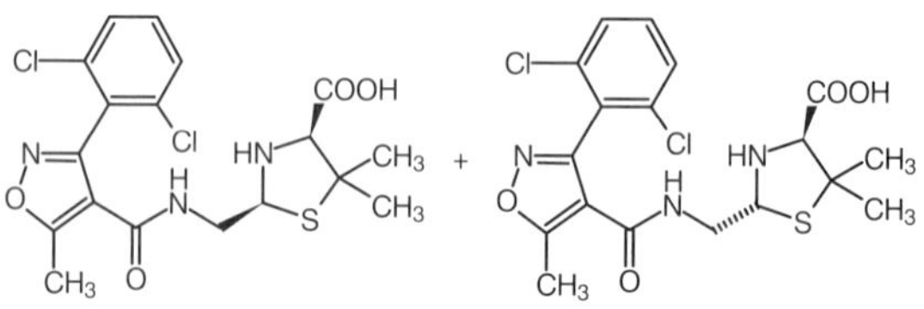

B. (2*RS*,4*S*)-2-[[[[3-(2,6-Dichlorphenyl)-5-methylisoxazol-4-yl]carbonyl]amino]methyl]-5,5-dimethylthiazolidin-4-carbonsäure
(Penillosäuren des Dicloxacillins)

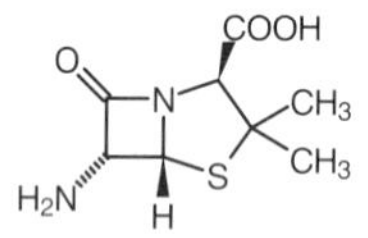

C. (2*S*,5*R*,6*R*)-6-Amino-3,3-dimethyl-7-oxo-4-thia-1-azabicyclo[3.2.0]heptan-2-carbonsäure
(6-Aminopenicillansäure)

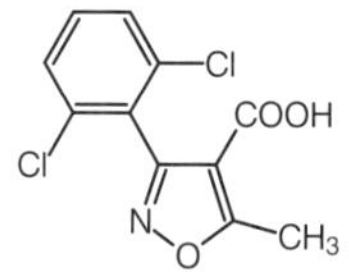

D. 3-(2,6-Dichlorphenyl)-5-methylisoxazol-4-carbonsäure.

1998, 1197

Dicycloverinhydrochlorid

Dicycloverini hydrochloridum

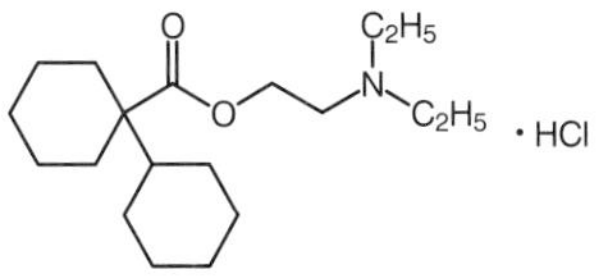

$C_{19}H_{36}ClNO_2$ M_r 346,0

Definition

Dicycloverinhydrochlorid enthält mindestens 99,0 und höchstens 101,0 Prozent 2-[(Diethylamino)ethyl]bicyclohexyl-1-carboxylat-hydrochlorid, berechnet auf die getrocknete Substanz.

Eigenschaften

Weißes bis fast weißes, kristallines Pulver; löslich in Wasser, leicht löslich in Dichlormethan und Ethanol.

Die Substanz zeigt Polymorphie.

Prüfung auf Identität

1: A, D.

2: B, C, D.

A. Die Prüfung erfolgt mit Hilfe der IR-Spektroskopie (2.2.24) durch Vergleich des Spektrums der Substanz mit dem von Dicycloverinhydrochlorid *CRS*. Die Prüfung erfolgt mit Hilfe von Preßlingen unter Verwendung von Kaliumchlorid *R*. Wenn die Spektren bei der Prüfung unterschiedlich sind, werden Substanz und Referenzsubstanz getrennt in Aceton *R* gelöst. Nach Eindampfen der Lösungen zur Trockne werden mit den Rückständen erneut Spektren aufgenommen.

B. Die bei der Prüfung „Verwandte Substanzen" (siehe „Prüfung auf Reinheit") erhaltenen Chromatogramme werden ausgewertet. Der Hauptfleck im Chromatogramm der Untersuchungslösung b entspricht in bezug auf Lage, Farbe und Größe dem Hauptfleck im Chromatogramm der Referenzlösung b.

C. 3 ml einer Lösung von Natriumdodecylsulfat *R* ($1{,}0\ g \cdot l^{-1}$) werden mit 5 ml Dichlormethan *R* und anschließend mit 0,05 ml einer Lösung von Methylenblau *R* ($2{,}5\ g \cdot l^{-1}$) versetzt und vorsichtig gemischt. Nach dem Stehenlassen ist die untere Phase blau gefärbt. Nach Zusatz von 2 ml einer Lösung der Substanz ($20\ g \cdot l^{-1}$) wird erneut vorsichtig gemischt und stehengelassen. Die obere Phase ist blau gefärbt und die untere Phase ist farblos.

D. Die Substanz gibt die Identitätsreaktion a auf Chlorid (2.3.1).

Prüfung auf Reinheit

***p*H-Wert** (2.2.3): 0,5 g Substanz werden in Wasser *R* zu 50 ml gelöst. Der *p*H-Wert der Lösung muß zwischen 5,0 und 5,5 liegen.

Verwandte Substanzen: Die Prüfung erfolgt mit Hilfe der Dünnschichtchromatographie (2.2.27) unter Verwendung einer Schicht eines geeigneten Kieselgels.

Untersuchungslösung a: 0,25 g Substanz werden in Methanol *R* zu 5 ml gelöst.

Untersuchungslösung b: 1 ml Untersuchungslösung a wird mit Methanol *R* zu 50 ml verdünnt.

Referenzlösung a: 1 ml Untersuchungslösung b wird mit Methanol *R* zu 10 ml verdünnt.

Referenzlösung b: 10 mg Dicycloverinhydrochlorid *CRS* werden in Methanol *R* zu 10 ml gelöst.

Referenzlösung c: 5 mg Tropicamid *CRS* werden in der Referenzlösung b zu 5 ml gelöst.

Auf die Platte werden getrennt 10 µl jeder Lösung aufgetragen. Die Chromatographie erfolgt mit einer Mischung von 5 Volumteilen konzentrierter Ammoniak-Lösung *R*, 10 Volumteilen Ethylacetat *R*, 10 Volumteilen Wasser *R* und 75 Volumteilen 1-Propanol *R* über eine Laufstrecke von 15 cm. Die Platte wird im Warmluftstrom getrocknet und anschließend mit verdünntem Dragendorffs Reagenz *R* besprüht. Kein im Chromatogramm der Untersuchungslösung a auftretender Nebenfleck darf größer oder stärker gefärbt sein als der Hauptfleck im Chromatogramm der Referenzlösung a (0,2 Prozent). Die Prüfung darf nur ausgewertet werden, wenn das Chromatogramm der Referenzlösung c deutlich voneinander getrennt 2 Flecke zeigt.

Trocknungsverlust (2.2.32): Höchstens 1,0 Prozent, mit 1,000 g Substanz durch Trocknen im Trockenschrank bei 100 bis 105 °C bestimmt.

Sulfatasche (2.4.14): Höchstens 0,1 Prozent, mit 1,0 g Substanz bestimmt.

Gehaltsbestimmung

0,300 g Substanz, in einer Mischung von 5,0 ml Salzsäure ($0{,}01\ mol \cdot l^{-1}$) und 50 ml Ethanol 96 % *R* gelöst, werden mit Natriumhydroxid-Lösung ($0{,}1\ mol \cdot l^{-1}$) titriert. Der Endpunkt wird mit Hilfe der Potentiometrie (2.2.20) bestimmt. Das zwischen den beiden Wendepunkten zugesetzte Volumen wird abgelesen.

1 ml Natriumhydroxid-Lösung ($0{,}1\ mol \cdot l^{-1}$) entspricht 34,60 mg $C_{19}H_{36}ClNO_2$.

Lagerung

Gut verschlossen.

Verunreinigungen

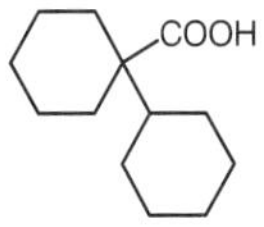

A. Bicyclohexyl-1-carbonsäure.

1998, 1198

Diethylenglycolmono-ethylether

Diethylenglycoli monoethylicum aetherum

$H_5C_2O—CH_2—CH_2—O—CH_2—CH_2OH$

$C_6H_{14}O_3$ M_r 134,2

Definition

Diethylenglycolmonoethylether enthält mindestens 99,0 und höchstens 101,0 Prozent 2-(2-Ethoxyethoxy)ethanol. Die Substanz wird durch Kondensation von Ethylenoxid mit Ethanol und nachfolgender Destillation hergestellt.

Eigenschaften

Klare, farblose, hygroskopische Flüssigkeit; mischbar mit Wasser, Aceton und Ethanol, mischbar in bestimmten Verhältnissen mit pflanzlichen Ölen, nicht mischbar mit Mineralölen.

Die relative Dichte beträgt etwa 0,991.

Prüfung auf Identität

A. Brechungsindex (2.2.6): 1,426 bis 1,428.

B. Die Prüfung erfolgt mit Hilfe der IR-Spektroskopie (2.2.24) durch Vergleich des Spektrums der Substanz mit dem von Diethylenglycolmonoethylether *CRS*. Die Prüfung erfolgt zwischen 2 Preßlingen von Kaliumbromid *R*.

C. Die bei der „Gehaltsbestimmung" erhaltenen Chromatogramme werden ausgewertet. Der Hauptpeak im Chromatogramm der Untersuchungslösung entspricht in bezug auf Retentionszeit und Größe ungefähr dem Hauptpeak im Chromatogramm der Referenzlösung.

Prüfung auf Reinheit

Säurezahl (2.5.1): Höchstens 0,1. 30,0 ml Substanz werden in 30 ml Ethanol 96 % *R* gelöst, das zuvor mit Kaliumhydroxid-Lösung (0,1 mol · l^{-1}) gegen Phenolphthalein-Lösung *R* neutralisiert wurde. Die Lösung wird mit ethanolischer Kaliumhydroxid-Lösung (0,01 mol · l^{-1}) titriert.

Peroxidzahl (2.5.5): Höchstens 8,0, mit 2,00 g Substanz bestimmt.

Ethylenglycolmonoethylether, Ethylenglycol, Diethylenglycol: Höchstens 0,20 Prozent Ethylenglycolmonoethylether und höchstens insgesamt 0,50 Prozent Ethylenglycol und Diethylenglycol. Die Prüfung erfolgt mit Hilfe der bei der „Gehaltsbestimmung" beschriebenen Gaschromatographie (2.2.28).

0,1 µl Referenzlösung a werden eingespritzt. Werden die Chromatogramme unter den vorgeschriebenen Bedingungen aufgezeichnet, betragen die Retentionszeiten für Ethylenglycolmonoethylether etwa 1 min, für Ethylenglycol etwa 7 min und für Diethylenglycol etwa 14 min.

0,1 µl Untersuchungslösung werden eingespritzt. Der Prozentgehalt an Ethylenglycolmonoethylether, Ethylenglycol und Diethylenglycol wird unter Anwendung des Verfahrens der Normalisierung berechnet.

Ethylenoxid-Rückstände (2.4.25): Höchstens 1 ppm.

Wasser (2.5.12): Höchstens 0,1 Prozent, mit 10,0 g Substanz nach der Karl-Fischer-Methode bestimmt.

Gehaltsbestimmung

Die Bestimmung erfolgt mit Hilfe der Gaschromatographie (2.2.28).

Untersuchungslösung: Die Substanz.

Referenzlösung a: Je 0,10 g Diethylenglycol *R*, Ethylenglycol *R* und Ethylenglycolmonoethylether *R* werden in Methanol *R* zu 100,0 ml gelöst.

Referenzlösung b: Diethylenglycolmonoethylether *CRS*.

Die Chromatographie kann durchgeführt werden mit

- einer Kapillarsäule aus Quarz von 15 m Länge und 0,53 mm innerem Durchmesser, belegt mit einer Schicht von Macrogol-20 000-nitroterephthalat *R* (Filmdicke 0,5 µm)
- Stickstoff zur Chromatographie *R* als Trägergas bei einer Durchflußrate von 2 ml je Minute
- einem Flammenionisationsdetektor.

Die Temperatur der Säule wird um 5 °C je Minute von 60 °C auf 200 °C erhöht, die des Probeneinlasses bei 240 °C und die des Detektors bei 250 °C gehalten.

0,1 µl Untersuchungslösung werden eingespritzt. Der Prozentgehalt an $C_6H_{14}O_3$ aus den Peakflächen im erhaltenen Chromatogramm wird unter Anwendung des Verfahrens „Normalisierung" berechnet.

Lagerung

Dicht verschlossen, unter Inertgas, unterhalb von 35 °C.

Beschriftung

Die Beschriftung gibt insbesondere an, daß die Substanz unter Inertgas zu lagern ist.

1999, 78

Digitoxin
Digitoxinum

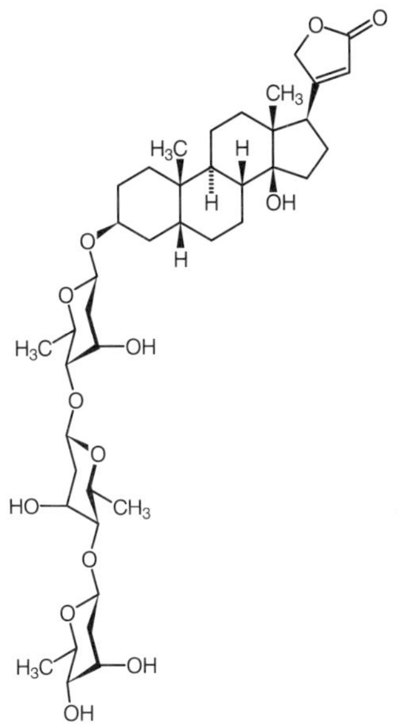

$C_{41}H_{64}O_{13}$ M_r 765

Definition

Digitoxin enthält mindestens 95,0 und höchstens 103,0 Prozent 3β-[(*O*-2,6-Didesoxy-β-D-*ribo*-hexopyranosyl-(1→ 4)-*O*-2,6-didesoxy-β-D-*ribo*-hexopyranosyl-(1→ 4)-2,6-didesoxy-β-D-*ribo*-hexopyranosyl)oxy]-14-hydroxy-5β,14β-card-20(22)-enolid, berechnet auf die getrocknete Substanz.

Eigenschaften

Weißes bis fast weißes Pulver; praktisch unlöslich in Wasser, leicht löslich in einer Mischung von gleichen Volumteilen Chloroform und Methanol, schwer löslich in Ethanol und Methanol.

Prüfung auf Identität

1: A.
2: B, C, D.

A. Die Prüfung erfolgt mit Hilfe der IR-Spektroskopie (2.2.24) durch Vergleich des Spektrums der Substanz mit dem von Digitoxin *CRS*.

B. Die bei der Prüfung „Verwandte Substanzen" (siehe „Prüfung auf Reinheit") erhaltenen Chromatogramme werden ausgewertet. Der Hauptfleck im Chromatogramm der Untersuchungslösung entspricht in bezug auf Lage, Farbe und Größe dem Hauptfleck im Chromatogramm der Referenzlösung a.

C. Etwa 0,5 mg Substanz werden in 0,2 ml Ethanol 60 % *R* suspendiert. Nach Zusatz von 0,1 ml Dinitrobenzoesäure-Lösung *R* und 0,1 ml verdünnter Natriumhydroxid-Lösung *R* entsteht eine violette Färbung.

D. Etwa 0,5 mg Substanz werden unter Erwärmen in 1 ml Essigsäure 98 % *R* gelöst. Die erkaltete Lösung wird mit 0,05 ml Eisen(III)-chlorid-Lösung *R* 1 versetzt und die Mischung vorsichtig mit 1 ml Schwefelsäure *R*, ohne die beiden Flüssigkeiten zu mischen, unterschichtet. An der Berührungsfläche der beiden Schichten entsteht ein brauner Ring. Beim Stehenlassen tritt eine grüne, später blaue Färbung in der oberen Schicht auf.

Prüfung auf Reinheit

Aussehen der Lösung: 50 mg Substanz werden in einer Mischung von gleichen Volumteilen Chloroform *R* und Methanol *R* zu 10 ml gelöst. Die Lösung muß klar (2.2.1) und farblos (2.2.2, Methode I) sein.

Spezifische Drehung (2.2.7): 0,25 g Substanz werden in Chloroform *R* zu 10,0 ml gelöst. Die spezifische Drehung muß zwischen +16,0 und +18,5° liegen.

Verwandte Substanzen: Die Prüfung erfolgt mit Hilfe der Dünnschichtchromatographie (2.2.27) unter Verwendung einer DC-Platte mit Kieselgel G *R*.

Untersuchungslösung: 20 mg Substanz werden in einer Mischung von gleichen Volumteilen Chloroform *R* und Methanol *R* zu 2 ml gelöst.

Referenzlösung a: 20 mg Digitoxin *CRS* werden in einer Mischung von gleichen Volumteilen Chloroform *R* und Methanol *R* zu 2 ml gelöst.

Referenzlösung b: 0,5 ml Referenzlösung a werden mit einer Mischung von gleichen Volumteilen Chloroform *R* und Methanol *R* zu 50 ml verdünnt.

Referenzlösung c: 10 mg Gitoxin *CRS* werden unter Umrühren in einer Mischung von gleichen Volumteilen Chloroform *R* und Methanol *R* zu 50 ml gelöst.

Referenzlösung d: 1 ml Referenzlösung b wird mit einer Mischung von gleichen Volumteilen Chloroform *R* und Methanol *R* zu 2 ml verdünnt.

Referenzlösung e: 1 ml Referenzlösung a wird mit 1 ml Referenzlösung c gemischt.

Auf die Platte werden getrennt 5 µl jeder Lösung aufgetragen. Die Chromatographie erfolgt sofort mit einer Mischung von 15 Volumteilen Methanol *R*, 40 Volumteilen Cyclohexan *R* und 90 Volumteilen Chloroform *R* über eine Laufstrecke von 15 cm. Die Platte wird 5 min lang im Luftstrom getrocknet und erneut in der gleichen Laufrichtung chromatographiert. Die Platte wird erneut 5 min lang im Luftstrom getrocknet, mit einer Mischung von 1 Volumteil Schwefelsäure *R* und 9 Volumteilen Ethanol 96 % *R* besprüht und 15 min lang bei 130 °C erhitzt. Die Auswertung erfolgt im Tageslicht.

Gitoxin: Ein dem Gitoxin entsprechender Fleck im Chromatogramm der Untersuchungslösung darf nicht stärker gefärbt sein als der mit Referenzlösung c erhaltene Fleck (2 Prozent).

Andere Glykoside: Im Chromatogramm der Untersuchungslösung auftretende Nebenflecke, mit Ausnahme des Gitoxin-Flecks, dürfen nicht stärker gefärbt sein als der mit Referenzlösung b erhaltene Fleck (1 Prozent).

D

Monographien

Die Prüfung darf nur ausgewertet werden, wenn das Chromatogramm der Referenzlösung e deutlich voneinander getrennte Flecke von Digitoxin, Gitoxin und anderen Glykosiden zeigt und wenn der mit Referenzlösung d erhaltene Fleck deutlich sichtbar ist.

Trocknungsverlust (2.2.32): Höchstens 1,5 Prozent, mit 0,500 g Substanz durch 2 h langes Trocknen im Trockenschrank bei 100 bis 105 °C bestimmt.

Sulfatasche (2.4.14): Höchstens 0,1 Prozent, mit dem bei der Prüfung „Trocknungsverlust" erhaltenen Rückstand bestimmt.

Gehaltsbestimmung

40,0 mg Substanz werden in Ethanol 96 % *R* zu 50,0 ml gelöst. 5,0 ml Lösung werden mit Ethanol 96 % *R* zu 100,0 ml verdünnt. Unter gleichen Bedingungen wird eine Referenzlösung mit 40,0 mg Digitoxin *CRS* hergestellt. Je 5,0 ml beider Lösungen werden mit 3,0 ml alkalischer Natriumpikrat-Lösung *R* versetzt und 30 min lang vor direkter Lichteinwirkung geschützt aufbewahrt. Die Absorption (2.2.25) der beiden Lösungen wird im Maximum bei 495 nm gegen eine gleichzeitig hergestellte Kompensationsflüssigkeit gemessen, die aus einer Mischung von 5,0 ml Ethanol 96 % *R* und 3,0 ml alkalischer Natriumpikrat-Lösung *R* besteht.

Der Gehalt an $C_{41}H_{64}O_{13}$ wird mit Hilfe der gemessenen Absorptionen und der Konzentrationen der Lösungen berechnet.

Lagerung

Gut verschlossen, vor Licht geschützt.

1999, 1310

Wasserhaltiges Dihydralazinsulfat

Dihydralazini sulfas hydricus

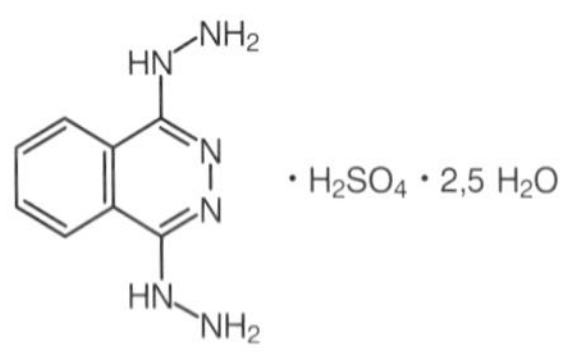

$C_8H_{12}N_6O_4S \cdot 2,5\ H_2O$ — M_r 333,3

Definition

Wasserhaltiges Dihydralazinsulfat enthält mindestens 98,0 und höchstens 102,0 Prozent (Phthalazin-1,4-diyl)dihydrazin-sulfat, berechnet auf die getrocknete Substanz.

Eigenschaften

Weißes bis schwach gelbes, kristallines Pulver; schwer löslich in Wasser, praktisch unlöslich in wasserfreiem Ethanol. Die Substanz löst sich in verdünnten Mineralsäuren.

Prüfung auf Identität

A. Die Prüfung erfolgt mit Hilfe der IR-Spektroskopie (2.2.24) durch Vergleich des Spektrums der Substanz mit dem Referenzspektrum der Ph. Eur. von wasserhaltigem Dihydralazinsulfat.

B. Etwa 50 mg Substanz werden in 5 ml verdünnter Salzsäure *R* gelöst. Die Lösung gibt die Identitätsreaktion a auf Sulfat (2.3.1).

Prüfung auf Reinheit

Aussehen der Lösung: 0,20 g Substanz werden in verdünnter Salpetersäure *R* zu 10 ml gelöst. Die Lösung muß klar (2.2.1) und darf nicht stärker gefärbt sein als die Farbvergleichslösung BG_6 (2.2.2, Methode II).

Verwandte Substanzen: Die Prüfung erfolgt mit Hilfe der Flüssigchromatographie (2.2.29).

Die Lösungen sind unmittelbar vor Gebrauch herzustellen.

Untersuchungslösung: 50,0 mg Substanz werden in einer Lösung von Essigsäure 98 % *R* (6 g · l^{-1}) zu 50,0 ml gelöst.

Referenzlösung a: 1,0 ml Untersuchungslösung wird mit der mobilen Phase, die Natriumedetat *R* (0,5 g · l^{-1}) enthält, zu 100,0 ml verdünnt. 1,0 ml dieser Lösung wird mit der mobilen Phase, die Natriumedetat *R* (0,5 g · l^{-1}) enthält, zu 10,0 ml verdünnt.

Referenzlösung b: 10,0 mg Dihydralazin-Verunreinigung A *CRS* werden in der mobilen Phase, die Natriumedetat *R* (0,5 g · l^{-1}) enthält, zu 50,0 ml gelöst. 2,0 ml Lösung werden mit der mobilen Phase, die Natriumedetat *R* (0,5 g · l^{-1}) enthält, zu 20,0 ml verdünnt.

Referenzlösung c: 2 ml Untersuchungslösung werden mit der mobilen Phase, die Natriumedetat *R* (0,5 g · l^{-1}) enthält, zu 10 ml verdünnt. 1 ml dieser Lösung wird mit der Referenzlösung b zu 10 ml verdünnt.

Die Chromatographie kann durchgeführt werden mit
- einer Säule aus rostfreiem Stahl von 0,25 m Länge und 4,6 mm innerem Durchmesser, gepackt mit cyanopropylsilyliertem Kieselgel zur Chromatographie *R* (5 bis 10 µm)
- einer Mischung als mobile Phase bei einer Durchflußrate von 1,5 ml je Minute, die wie folgt hergestellt wird: Zu 22 Volumteilen Acetonitril *R* werden 78 Volumteile einer Lösung zugesetzt, die 1,44 g Natriumdodecylsulfat *R* und 0,75 g Tetrabutylammoniumbromid *R* je Liter enthält und mit Schwefelsäure (0,05 mol · l^{-1}) auf einen *p*H-Wert von 3,0 eingestellt ist
- einem Spektrometer als Detektor bei einer Wellenlänge von 230 nm.

20 µl Referenzlösung c werden eingespritzt. Die Empfindlichkeit des Systems wird so eingestellt, daß die

Höhe der 2 Hauptpeaks im Chromatogramm mindestens 50 Prozent des maximalen Ausschlags beträgt. Wird das Chromatogramm unter den vorgeschriebenen Bedingungen aufgezeichnet, beträgt die relative Retentionszeit, bezogen auf Dihydralazin, für Dihydralazin-Verunreinigung A etwa 0,8. Die Prüfung darf nur ausgewertet werden, wenn die Auflösung zwischen den Peaks von Dihydralazin-Verunreinigung A und Dihydralazin mindestens 2,0 beträgt.

20 µl Untersuchungslösung werden eingespritzt. Die Chromatographie erfolgt über eine Dauer, die der 2fachen Retentionszeit von Dihydralazin entspricht.

Je 20 µl Referenzlösung a und Referenzlösung b werden getrennt eingespritzt. Im Chromatogramm der Untersuchungslösung darf eine der Dihydralazin-Verunreinigung A entsprechende Peakfläche nicht größer sein als die entsprechende Peakfläche im Chromatogramm der Referenzlösung b (2 Prozent), und keine Peakfläche, mit Ausnahme der des Hauptpeaks und der der Dihydralazin-Verunreinigung A, darf größer sein als die des Hauptpeaks im Chromatogramm der Referenzlösung a (0,1 Prozent). Im Chromatogramm der Untersuchungslösung darf die Summe aller Peakflächen, mit Ausnahme der des Hauptpeaks und der der Dihydralazin-Verunreinigung A, nicht größer sein als das 5fache der Fläche des Hauptpeaks im Chromatogramm der Referenzlösung a (0,5 Prozent). Peaks, deren Fläche kleiner ist als das 0,1fache der Fläche des Hauptpeaks im Chromatogramm der Referenzlösung a, werden nicht berücksichtigt.

Hydrazin: Die Prüfung erfolgt mit Hilfe der Flüssigchromatographie (2.2.29).

Die Lösungen sind unmittelbar vor Gebrauch herzustellen.

Untersuchungslösung: 40,0 mg Hydrazinsulfat *R* werden in Wasser *R* zu 100,0 ml gelöst. 1,0 ml Lösung wird mit Wasser *R* zu 25,0 ml verdünnt. 0,50 ml dieser Lösung werden mit 0,200 g Substanz versetzt und in 6 ml verdünnter Salzsäure *R* gelöst. Die Lösung wird mit Wasser *R* zu 10,0 ml verdünnt. 0,50 ml dieser Lösung werden sofort in einem Zentrifugenglas mit Schliffstopfen mit 2,0 ml einer Lösung von Benzaldehyd *R* (60 g · l^{-1}) in einer Mischung gleicher Volumteile Methanol *R* und Wasser *R* versetzt. Die Mischung wird 90 s lang geschüttelt. Nach Zusatz von 1,0 ml Wasser *R* und 5,0 ml Heptan *R* wird 1 min lang geschüttelt und anschließend zentrifugiert. Die obere Phase wird verwendet.

Referenzlösung: 40,0 mg Hydrazinsulfat *R* werden in Wasser *R* zu 100,0 ml gelöst. 1,0 ml Lösung wird mit Wasser *R* zu 25,0 ml verdünnt. 0,50 ml dieser Lösung werden mit 6 ml verdünnter Salzsäure *R* versetzt und mit Wasser *R* zu 10,0 ml verdünnt. 0,50 ml dieser Lösung werden in einem Zentrifugenglas mit Schliffstopfen mit 2,0 ml einer Lösung von Benzaldehyd *R* (60 g · l^{-1}) in einer Mischung gleicher Volumteile Methanol *R* und Wasser *R* versetzt. Die Mischung wird 90 s lang geschüttelt. Nach Zusatz von 1,0 ml Wasser *R* und 5,0 ml Heptan *R* wird 1 min lang geschüttelt und anschließend zentrifugiert. Die obere Phase wird verwendet.

Blindlösung: Die Lösung wird in gleicher Weise hergestellt wie die Referenzlösung. Anstelle der 0,50 ml Hydrazinsulfat-Lösung werden 0,50 ml Wasser *R* verwendet.

Die Chromatographie kann durchgeführt werden mit

- einer Säule aus rostfreiem Stahl von 0,25 m Länge und 4,6 mm innerem Durchmesser, gepackt mit octadecylsilyliertem Kieselgel zur Chromatographie *R* (5 µm)
- einer Mischung von 30 Volumteilen einer Lösung von Natriumedetat *R* (0,3 g · l^{-1}) und 70 Volumteilen Acetonitril *R* als mobile Phase bei einer Durchflußrate von 1 ml je Minute
- einem Spektrometer als Detektor bei einer Wellenlänge von 305 nm.

Je 20 µl Untersuchungslösung, Referenzlösung und Blindlösung werden getrennt eingespritzt. Die Chromatogramme der Referenzlösung und der Blindlösung werden verglichen. Der Peak des Benzaldehydazins (Benzalazins) entspricht dem von Hydrazin mit einer relativen Retentionszeit bezogen auf den Hauptpeak (Benzaldehyd) von etwa 1,8.

Im Chromatogramm der Untersuchungslösung darf die dem Benzaldehydazin entsprechende Peakfläche nicht größer sein als das 2fache der Fläche des entsprechenden Peaks im Chromatogramm der Referenzlösung (10 ppm Hydrazin).

Eisen (2.4.9): Der unter „Sulfatasche" erhaltene Rückstand wird mit 0,2 ml Schwefelsäure *R* versetzt. Die Mischung wird so lange vorsichtig erhitzt, bis die Säure fast vollständig entfernt ist, und anschließend erkalten gelassen. Der Rückstand wird unter Erhitzen in 5,5 ml Salzsäure *R* 1 gelöst. Die noch heiße Lösung wird durch ein Filter filtriert, das zuvor 3mal mit verdünnter Salzsäure *R* gewaschen wurde. Der Tiegel und das Filter werden mit 5 ml Wasser *R* gewaschen. Filtrat und Waschflüssigkeit werden vereinigt. Die Lösung wird mit etwa 3,5 ml konzentrierter Natriumhydroxid-Lösung *R* neutralisiert. Der *p*H-Wert der Lösung wird mit Essigsäure *R* auf 3 bis 4 eingestellt und die Lösung mit Wasser *R* zu 20 ml verdünnt. Diese Lösung muß der Grenzprüfung auf Eisen entsprechen (20 ppm). Zur Herstellung der Referenzlösung werden 5 ml Eisen-Lösung (2 ppm Fe) *R* und 5 ml Wasser *R* verwendet.

Trocknungsverlust (2.2.32): 13,0 bis 15,0 Prozent, mit 1,000 g Substanz durch 5 h langes Trocknen im Trockenschrank bei 50 °C und höchstens 0,7 kPa bestimmt.

Sulfatasche (2.4.14): Höchstens 0,1 Prozent, mit 1,0 g Substanz bestimmt.

Gehaltsbestimmung

60,0 mg Substanz, in 25 ml Wasser *R* gelöst, werden nach Zusatz von 35 ml Salzsäure *R* langsam mit Kaliumiodat-Lösung (0,05 mol · l^{-1}) titriert. Der Endpunkt wird mit Hilfe der Potentiometrie (2.2.20) unter Verwendung einer Kalomel-Bezugselektrode und einer Platin-Meßelektrode bestimmt.

1 ml Kaliumiodat-Lösung (0,05 mol · l^{-1}) entspricht 7,208 mg $C_8H_{12}N_6O_4S$.

Verunreinigungen

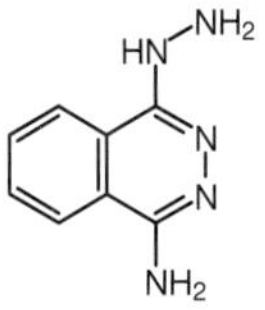

A. 4-Hydrazinophthalazin-1-amin

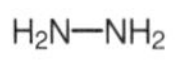

B. Hydrazin

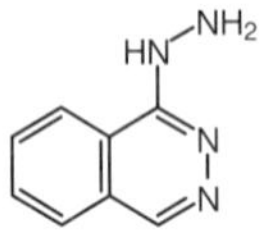

C. (Phthalazin-1-yl)hydrazin (Hydralazin).

1999, 138

Dimeticon

Dimeticonum

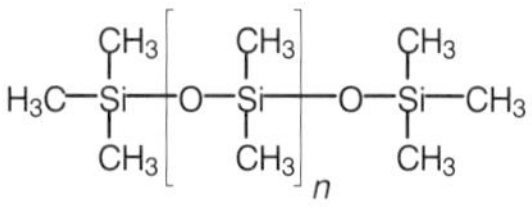

Definition

Dimeticon ist ein durch Hydrolyse und Polykondensation von Dichlordimethylsilan und Chlortrimethylsilan erhaltenes Polydimethylsiloxan. Die verschiedenen Typen unterscheiden sich durch die nominelle Viskosität, die durch die Nummer beim Substanznamen ausgedrückt wird.

Der Polymerisationsgrad (n = 20 bis 400) ist so, daß die kinematische Viskosität von 20 bis 1300 $mm^2 \cdot s^{-1}$ reicht.

Dimeticon mit einer nominellen Viskosität von 50 $mm^2 \cdot s^{-1}$ *und weniger ist nur zur äußerlichen Anwendung bestimmt.*

Eigenschaften

Klare, farblose Flüssigkeiten verschiedener Viskosität; praktisch unlöslich in Wasser, sehr schwer löslich bis praktisch unlöslich in wasserfreiem Ethanol, mischbar mit Ethylacetat, Ethylmethylketon und Toluol.

Prüfung auf Identität

A. Die Identität der Substanz wird durch die kinematische Viskosität bei 25 °C nachgewiesen (siehe „Prüfung auf Reinheit“).

B. Die Prüfung erfolgt mit Hilfe der IR-Spektroskopie (2.2.24). Der Bereich von 850 bis 750 cm^{-1} im Spektrum wird nicht berücksichtigt. Das Spektrum ist mit dem der als Typmuster ausgewählten Substanz identisch.

C. 0,5 g Substanz werden in einem Reagenzglas auf kleiner Flamme bis zum Erscheinen weißer Dämpfe erhitzt. Das Reagenzglas wird so über ein zweites Reagenzglas, das 1 ml einer Lösung von Chromotropsäure *R* ($1 g \cdot l^{-1}$) in Schwefelsäure *R* enthält, gehalten, daß die Dämpfe die Lösung erreichen. Das zweite Reagenzglas wird etwa 10 s lang geschüttelt und 5 min lang im Wasserbad erhitzt. Die Lösung färbt sich violett.

D. Die Sulfatasche (2.4.14), mit 50 mg Substanz in einem Platintiegel hergestellt, ist ein weißes Pulver und gibt die Identitätsreaktion auf Silicat (2.3.1).

Prüfung auf Reinheit

Sauer reagierende Substanzen: 2,0 g Substanz werden mit 25 ml einer Mischung gleicher Volumteile von wasserfreiem Ethanol *R* und Ether *R*, die zuvor gegen 0,2 ml Bromthymolblau-Lösung *R* 1 neutralisiert wurde, versetzt. Nach Schütteln der Lösung dürfen bis zum Umschlag nach Blau höchstens 0,15 ml Natriumhydroxid-Lösung ($0,01 mol \cdot l^{-1}$) verbraucht werden.

Viskosität (2.2.9): Bei 25 °C wird die kinematische Viskosität bestimmt. Für Dimeticon muß die gemessene Viskosität mindestens 90 und darf höchstens 110 Prozent der in der Beschriftung angegebenen Viskosität betragen.

Mineralöle: 2 g Substanz werden in einem Reagenzglas im ultravioletten Licht bei 365 nm geprüft. Die Fluoreszenz darf nicht stärker als die einer unter gleichen Bedingungen geprüften Lösung sein, die 0,1 ppm Chininsulfat *R* in Schwefelsäure ($0,005 mol \cdot l^{-1}$) enthält.

Phenylierte Verbindungen: 5,0 g Substanz werden unter Schütteln in 10 ml Cyclohexan *R* gelöst. Die Absorption (2.2.25), zwischen 250 und 270 nm gemessen, darf höchstens 0,2 betragen.

Schwermetalle: 1,0 g Substanz wird mit Dichlormethan *R* gemischt und mit Dichlormethan *R* zu 20 ml verdünnt. 1,0 ml einer frisch hergestellten Lösung von Dithizon *R* ($0,02 g \cdot l^{-1}$) in Dichlormethan *R*, 0,5 ml Wasser *R* und 0,5 ml einer Mischung von 1 Volumteil verdünnter Ammoniak-Lösung *R* 2 und 9 Volumteilen einer Lösung von Hydroxylaminhydrochlorid *R* ($2 g \cdot l^{-1}$) werden zugesetzt. Gleichzeitig wird folgende Referenzlösung hergestellt: 20 ml Dichlormethan *R* werden mit 1,0 ml einer frisch hergestellten Lösung von Dithizon *R* ($0,02 g \cdot l^{-1}$) in Dichlormethan *R*, 0,5 ml Blei-Lösung (10 ppm Pb) *R* und 0,5 ml einer Mischung von 1 Volumteil verdünnter Ammoniak-Lösung *R* 2 und 9 Volumteilen einer Lösung von Hydroxylaminhydrochlorid *R* ($2 g \cdot l^{-1}$) versetzt. Jede Lösung wird sofort 1 min lang kräftig geschüttelt. Die in der zu untersuchenden Lösung auftretende Rotfärbung darf nicht stärker als diejenige der Referenzlösung sein (5 ppm).

Flüchtige Bestandteile: Höchstens 0,3 Prozent, mit 1,00 g Dimeticon mit einer nominalen Viskosität von mehr als 50 $mm^2 \cdot s^{-1}$ durch 2 h langes Erhitzen in einer

Schale von 60 mm Durchmesser und 10 mm Höhe im Trockenschrank bei 150 °C bestimmt.

Beschriftung

Die Beschriftung gibt insbesondere an

- die Viskosität als Ziffer hinter dem Namen der Substanz
- falls zutreffend, daß die Substanz für die äußerliche Anwendung bestimmt ist.

1999, 1311

Dinoproston

Dinoprostonum

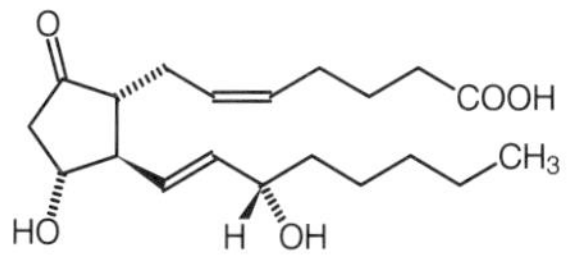

$C_{20}H_{32}O_5$ M_r 352,5

Definition

Dinoproston enthält mindestens 95,0 und höchstens 102,0 Prozent (*Z*)-7-[(1*R*,2*R*,3*R*)-3-Hydroxy-2-[(*E*)-(3*S*)-3-hydroxyoct-1-enyl]-5-oxocyclopentyl]hept-5-ensäure (PGE_2), berechnet auf die wasserfreie Substanz.

Eigenschaften

Weißes bis fast weißes, kristallines Pulver oder farblose Kristalle; praktisch unlöslich in Wasser, sehr leicht löslich in Methanol, leicht löslich in Ethanol. Die Substanz zersetzt sich bei Raumtemperatur.

Prüfung auf Identität

A. 50,0 mg Substanz werden unmittelbar vor der Messung in Ethanol 96 % *R* zu 10,0 ml gelöst. Die spezifische Drehung (2.2.7) liegt zwischen −82 und −90°, berechnet auf die wasserfreie Substanz.

B. Die Prüfung erfolgt mit Hilfe der IR-Spektroskopie (2.2.24) durch Vergleich des Spektrums der Substanz mit dem von Dinoproston *CRS*.

Prüfung auf Reinheit

Die Lösungen sind unmittelbar vor Gebrauch herzustellen.

Verwandte Substanzen: Die Prüfung erfolgt mit Hilfe der Flüssigchromatographie (2.2.29) wie unter „Gehaltsbestimmung" beschrieben.

Die Empfindlichkeit des Systems wird so eingestellt, daß die Höhe des Hauptpeaks im Chromatogramm mit 20 µl Referenzlösung b mindestens 20 Prozent des maximalen Ausschlags beträgt.

Je 10 µl Untersuchungslösung a, Referenzlösung b und Referenzlösung c werden getrennt eingespritzt. Werden die Chromatogramme unter den vorgeschriebenen Bedingungen aufgezeichnet, beträgt die Retentionszeit für Dinoproston etwa 18 min, für Verunreinigung C (5-*trans*-PGE_2) etwa 21 min, für Verunreinigung D (PGA_2) etwa 33 min und für Verunreinigung E (PGB_2) etwa 36 min.

Grenzwerte

Korrekturfaktoren

Peak für:	Korrekturfaktor
15-Oxo-PGE_2 (Verunreinigung F)	0,2
Verunreinigung D	0,2
Verunreinigung E	0,7

Verunreinigung C
Höchstens das 3fache der Fläche des Hauptpeaks im Chromatogramm der Referenzlösung b (1,5 Prozent).

Verunreinigung D (korrigierte Fläche)
Höchstens das 2fache der Fläche des Hauptpeaks im Chromatogramm der Referenzlösung b (1,0 Prozent).

Verunreinigung E (korrigierte Fläche)
Höchstens entsprechend der Fläche des Hauptpeaks im Chromatogramm der Referenzlösung b (0,5 Prozent).

Jede weitere Verunreinigung
Höchstens entsprechend der Fläche des Hauptpeaks im Chromatogramm der Referenzlösung b (0,5 Prozent).

Summe aller weiteren Verunreinigungen
Höchstens das 2fache der Fläche des Hauptpeaks im Chromatogramm der Referenzlösung b (1,0 Prozent).

Nicht berücksichtigt
Peaks, die durch die mobile Phase oder das Lösungsmittel verursacht werden, und Peaks, deren Fläche kleiner ist als das 0,1fache der Fläche des Hauptpeaks im Chromatogramm der Referenzlösung b (0,05 Prozent).

Wenn ein Peak mit der relativen Retentionszeit von etwa 0,8, bezogen auf Dinoproston, auftritt und der Gehalt dieser Verunreinigung mehr als 0,5 Prozent beträgt oder die Summe aller weiteren Verunreinigungen 1,0 Prozent übersteigt, werden 20 µl Untersuchungslösung a eingespritzt und das Chromatogramm mit Hilfe eines Spektrometers als Detektor bei einer Wellenlänge von 230 nm aufgezeichnet. Wenn die Peakfläche, die bei 230 nm ermittelt wird, dem 2fachen der Peakfläche bei 210 nm entspricht, wird die Fläche bei 210 nm mit dem Korrekturfaktor für Verunreinigung F multipliziert.

Wasser (2.5.12): Höchstens 0,5 Prozent, mit 0,50 g Substanz nach der Karl-Fischer-Methode bestimmt.

Gehaltsbestimmung

Die Lösungen sind unmittelbar vor Gebrauch herzustellen.

Die Bestimmung erfolgt mit Hilfe der Flüssigchromatographie (2.2.29).

Untersuchungslösung a: 10,0 mg Substanz werden in einer 58prozentigen Lösung (*V/V*) von Methanol *R* 2 zu 2,0 ml gelöst.

Untersuchungslösung b: 20,0 mg Substanz werden in einer 58prozentigen Lösung (*V/V*) von Methanol *R* 2 zu 20,0 ml gelöst.

Referenzlösung a: 1 mg Dinoproston *CRS* und 1 mg Dinoproston-Verunreinigung C *CRS* werden in einer 58prozentigen Lösung (*V/V*) von Methanol *R* 2 zu 10,0 ml gelöst. 4,0 ml Lösung werden mit einer 58prozentigen Lösung (*V/V*) von Methanol *R* 2 zu 10,0 ml verdünnt.

Referenzlösung b: 0,5 ml Untersuchungslösung a werden mit einer 58prozentigen Lösung (*V/V*) von Methanol *R* 2 zu 10,0 ml verdünnt. 1,0 ml dieser Lösung wird mit einer 58prozentigen Lösung (*V/V*) von Methanol *R* 2 zu 10,0 ml verdünnt.

Referenzlösung c: Zersetzung von Dinoproston zu den Verunreinigungen D und E zur Prüfung auf Identität. 1 mg Dinoproston wird in 100 µl Natriumhydroxid-Lösung (1 mol · l^{-1}) gelöst (die Lösung wird dabei bräunlichrot), nach 4 min mit 150 µl Essigsäure (1 mol · l^{-1}) versetzt (die Lösung opalesziert dabei gelblich) und mit einer 58prozentigen Lösung (*V/V*) von Methanol *R* 2 zu 5,0 ml verdünnt.

Referenzlösung d: 20 mg Dinoproston *CRS* werden in einer 58prozentigen Lösung (*V/V*) von Methanol *R* 2 zu 20,0 ml gelöst.

Die Chromatographie kann durchgeführt werden mit
- einer Säule aus rostfreiem Stahl von 0,25 m Länge und 4,6 mm innerem Durchmesser, gepackt mit nachsilanisiertem, octadecylsilyliertem Kieselgel zur Chromatographie *R*
- einer Mischung von 42 Volumteilen einer 0,2prozentigen Lösung (*V/V*) von Essigsäure *R* und 58 Volumteilen Methanol *R* 2 als mobile Phase bei einer Durchflußrate von 1,0 ml je Minute
- einem Spektrometer als Detektor bei einer Wellenlänge von 210 nm.

Die Temperatur der Säule wird bei etwa 30 °C gehalten.

20 µl Referenzlösung a werden eingespritzt. Werden die Chromatogramme unter den vorgeschriebenen Bedingungen aufgezeichnet, beträgt die Retentionszeit für Dinoproston etwa 18 min, für Verunreinigung C etwa 21 min. Die „Gehaltsbestimmung“ und die Prüfung „Verwandte Substanzen“ dürfen nur ausgewertet werden, wenn die Auflösung zwischen dem Peak des Dinoprostons und dem der Verunreinigung C mindestens 3,8 beträgt. Falls erforderlich wird die Konzentration der Essigsäurelösung und/oder des Methanols der mobilen Phase geändert. (Eine Erhöhung der Essigsäurekonzentration verlängert die Retentionszeit für Dinoproston und Verunreinigung C; eine Erhöhung der Methanolkonzentration verkürzt die Retentionszeit für beide Komponenten.)

Die Empfindlichkeit des Systems wird so eingestellt, daß die Höhe des Hauptpeaks im Chromatogramm mit 20 µl Referenzlösung d mindestens 50 Prozent des maximalen Ausschlags beträgt.

Die Bestimmung darf nur ausgewertet werden, wenn die relative Standardabweichung der Peakfläche für Dinoproston im Chromatogramm der Referenzlösung d höchstens 2,0 Prozent beträgt.

20 µl Untersuchungslösung b werden eingespritzt. Der Prozentgehalt an Dinoproston wird berechnet.

Lagerung

Gut verschlossen, bei einer Temperatur, die −15 °C nicht übersteigt.

Verunreinigungen

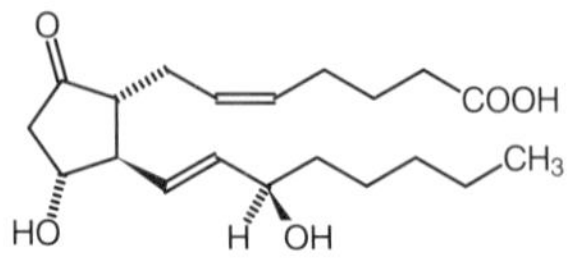

A. (*Z*)-7-[(1*R*,2*R*,3*R*)-3-Hydroxy-2-[(*E*)-(3*R*)-3-hydroxyoct-1-enyl]-5-oxocyclopentyl]hept-5-ensäure (15-epiPGE$_2$; (15*R*)-PGE$_2$)

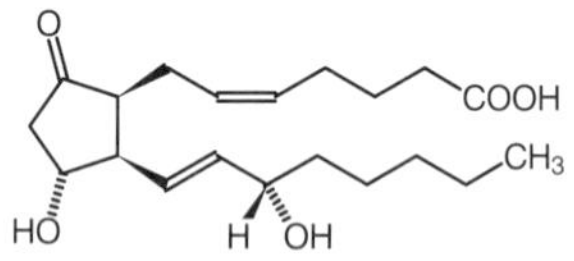

B. (*Z*)-7-[(1*S*,2*R*,3*R*)-3-Hydroxy-2-[(*E*)-(3*S*)-3-hydroxyoct-1-enyl]-5-oxocyclopentyl]hept-5-ensäure (8-epiPGE$_2$; (8*S*)-PGE$_2$)

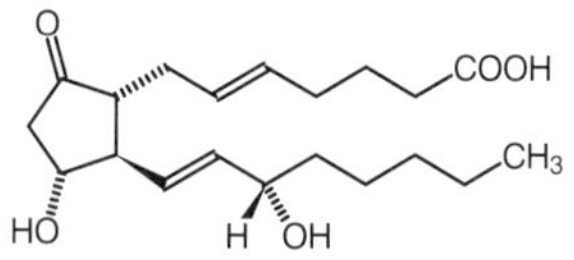

C. (*E*)-7-[(1*R*,2*R*,3*R*)-3-Hydroxy-2-[(*E*)-(3*S*)-3-hydroxyoct-1-enyl]-5-oxocyclopentyl]hept-5-ensäure (5-*trans*-PGE$_2$; (5*E*)-PGE$_2$)

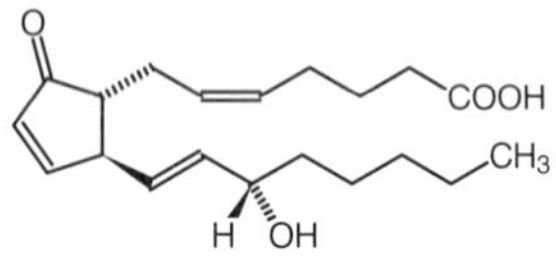

D. (*Z*)-7-[(1*R*,2*S*)-2-[(*E*)-(3*S*)-3-Hydroxyoct-1-enyl]-5-oxocyclopent-3-enyl]hept-5-ensäure (PGA$_2$)

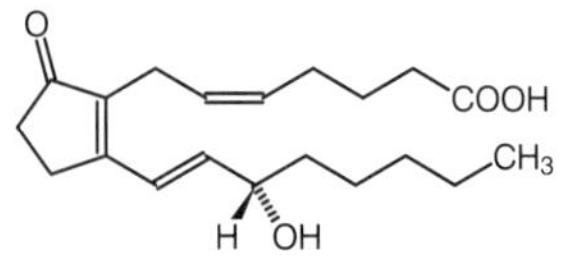

E. (*Z*)-7-[2-[(*E*)-(3*S*)-3-Hydroxyoct-1-enyl]-5-oxocyclopent-1-enyl]hept-5-ensäure (PGB$_2$)

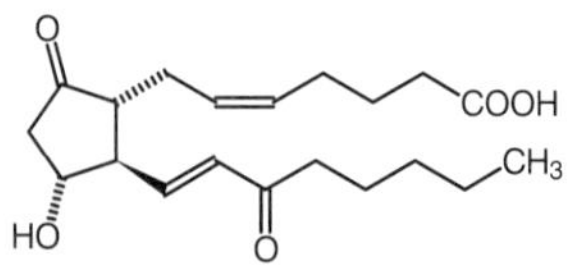

F. (*Z*)-7-[(1*R*,2*R*,3*R*)-3-Hydroxy-2-[(*E*)-3-oxooct-1-enyl]-5-oxocyclopentyl]hept-5-ensäure (15-oxo-PGE$_2$; 15-keto-PGE$_2$).

1999, 1312

Dinoprost-Trometamol

Dinoprostum trometamoli

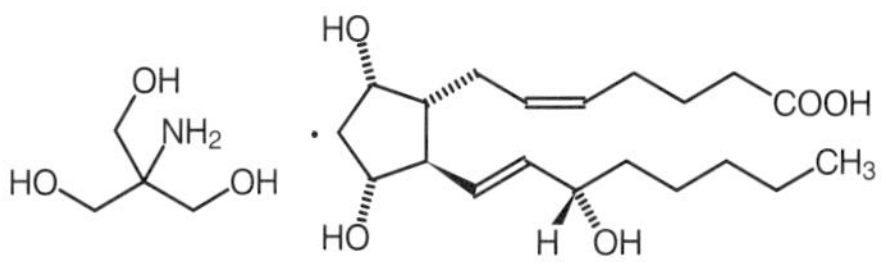

$C_{24}H_{45}NO_8$ M_r 475,6

Definition

Dinoprost-Trometamol enthält mindestens 96,0 und höchstens 102,0 Prozent Trometamol-(*Z*)-7-[(1*R*,2*R*,3*R*,5*S*)-3,5-dihydroxy-2-[(*E*)-(3*S*)-3-hydroxyoct-1-enyl]cyclopentyl]hept-5-enoat ($PGF_{2\alpha}$), berechnet auf die wasserfreie Substanz.

Eigenschaften

Weißes bis fast weißes Pulver; sehr leicht löslich in Wasser, leicht löslich in Ethanol, praktisch unlöslich in Acetonitril.

Prüfung auf Identität

A. 0,100 g Substanz werden in Ethanol 96 % *R* zu 10,0 ml gelöst. Die spezifische Drehung (2.2.7) liegt zwischen +19 und +26°, berechnet auf die wasserfreie Substanz.

B. Die Prüfung erfolgt mit Hilfe der IR-Spektroskopie (2.2.24) durch Vergleich des Spektrums der Substanz mit dem von Dinoprost-Trometamol *CRS*.

Prüfung auf Reinheit

Verwandte Substanzen: Die Prüfung erfolgt mit Hilfe der Flüssigchromatographie (2.2.29).

Untersuchungslösung: 10,0 mg Substanz werden in einer Mischung von 23 Volumteilen Acetonitril *R* und 77 Volumteilen Wasser *R* zu 10,0 ml gelöst.

Referenzlösung a: Abbau von Dinoprost-Trometamol zu Verunreinigung B. 1 mg Substanz wird in 1 ml mobiler Phase gelöst. Die Lösung wird 5 min lang im Wasserbad von 85 °C erhitzt und abgekühlt.

Referenzlösung b: 2,0 ml Untersuchungslösung werden mit einer Mischung von 23 Volumteilen Acetonitril *R* und 77 Volumteilen Wasser *R* zu 20,0 ml verdünnt. 2,0 ml dieser Lösung werden mit der gleichen Mischung zu 20,0 ml verdünnt.

Die Chromatographie kann durchgeführt werden mit

- einer Säule aus rostfreiem Stahl von 0,15 m Länge und 3,9 mm innerem Durchmesser, gepackt mit octadecylsilyliertem Kieselgel zur Chromatographie *R* 1 (5 µm)
- einer mobilen Phase bei einer Durchflußrate von 1 ml je Minute, die wie folgt hergestellt wird: 2,44 g Natriumdihydrogenphosphat *R* werden in Wasser *R* zu 1000 ml gelöst und mit Phosphorsäure 85 % *R* (etwa 0,6 ml) auf einen *p*H-Wert von 2,5 eingestellt; 770 ml dieser Pufferlösung werden mit 230 ml Acetonitril *R* 1 gemischt
- einem Spektrometer als Detektor bei einer Wellenlänge von 200 nm.

Die Empfindlichkeit des Systems wird so eingestellt, daß die Höhe des Hauptpeaks im Chromatogramm mit 20 µl Referenzlösung b 25 bis 50 Prozent des maximalen Ausschlags beträgt.

20 µl Referenzlösung a werden eingespritzt. Werden die Chromatogramme unter den vorgeschriebenen Bedingungen aufgezeichnet, beträgt die Retentionszeit für Verunreinigung B ((15*R*)-$PGF_{2\alpha}$) etwa 55 min, für Verunreinigung A (5,6-*trans*-$PGF_{2\alpha}$) etwa 60 min und für Dinoprost etwa 66 min. Die Chromatographie erfolgt über eine Dauer, die der 2,5fachen Retentionszeit des Hauptpeaks entspricht (um Zersetzungsprodukte zu eluieren, die sich während des Erhitzens gebildet haben). Die Prüfung darf nur ausgewertet werden, wenn die Auflösung zwischen dem der Verunreinigung A entsprechenden Peak und dem der Verunreinigung B entsprechenden Peak mindestens 1,5 beträgt und die Auflösung zwischen den Peaks der Verunreinigung A und Dinoprost mindestens 2,0 beträgt. Falls erforderlich wird der Anteil an Acetonitril in der mobilen Phase erhöht, um die Retentionszeiten zu verkürzen. Der Symmetriefaktor der Peaks, die der Verunreinigung A und der Verunreinigung B entsprechen, muß unter 1,2 liegen.

Je 20 µl Untersuchungslösung und Referenzlösung b werden getrennt eingespritzt. Die Chromatographie der Untersuchungslösung wird nach Auftreten des Hauptpeaks 10 min lang fortgesetzt. Im Chromatogramm der Untersuchungslösung darf die Fläche eines Peaks, der der Verunreinigung A entspricht, nicht größer sein als das 2fache der Fläche des Hauptpeaks im Chromatogramm der Referenzlösung b (2 Prozent). Keine Peakfläche, mit Ausnahme der des Hauptpeaks und eines Peaks der Verunreinigung A, darf größer sein als das 1,5fache der Fläche des Hauptpeaks im Chromatogramm der Referenzlösung b (1,5 Prozent), und höchstens die Fläche eines Peaks darf größer sein als das 0,5fache der Fläche des Hauptpeaks im Chromatogramm der Referenzlösung b (0,5 Prozent). Die Summe aller Peakflächen, mit Ausnahme der des Hauptpeaks und der des Peaks der Verunreinigung A, darf nicht größer sein als das 2fache der Fläche der Hauptpeaks im Chromatogramm der Referenzlösung b (2 Prozent). Peaks, die durch die mobile Phase oder durch Trometamol (Retentionszeit etwa 1,5 min) verursacht werden, und Peaks, deren Fläche kleiner ist als das 0,05fache der Fläche des Hauptpeaks im Chromatogramm der Referenzlösung b, werden nicht berücksichtigt.

Wasser (2.5.12): Höchstens 1,0 Prozent, mit 0,500 g Substanz nach der Karl-Fischer-Methode bestimmt.

Gehaltsbestimmung

Die Bestimmung erfolgt mit Hilfe der Flüssigchromatographie (2.2.29).

D

Monographien

Untersuchungslösung: 10,0 mg Substanz werden in einer Mischung von 23 Volumteilen Acetonitril *R* und 77 Volumteilen Wasser *R* zu 10,0 ml gelöst.

Referenzlösung: 10,0 mg Dinoprost-Trometamol *CRS* werden in einer Mischung von 23 Volumteilen Acetonitril *R* und 77 Volumteilen Wasser *R* zu 10,0 ml gelöst.

Die Chromatographie kann durchgeführt werden mit
- einer Säule aus rostfreiem Stahl von 0,15 m Länge und 3,9 mm innerem Durchmesser, gepackt mit octadecylsilyliertem Kieselgel zur Chromatographie *R* 1 (5 µm)
- einer mobilen Phase bei einer Durchflußrate von 1 ml je Minute, die wie folgt hergestellt wird: 2,44 g Natriumdihydrogenphosphat *R* werden in Wasser *R* zu 1000 ml gelöst und mit Phosphorsäure 85 % *R* (etwa 0,6 ml) auf einen *p*H-Wert von 2,5 eingestellt; 770 ml dieser Pufferlösung werden mit 230 ml Acetonitril *R* gemischt
- einem Spektrometer als Detektor bei einer Wellenlänge von 200 nm.

Die Empfindlichkeit des Systems wird so eingestellt, daß die Höhe des Hauptpeaks im Chromatogramm mit 20 µl Referenzlösung 70 bis 90 Prozent des maximalen Ausschlags beträgt. Wird das Chromatogramm unter den vorgeschriebenen Bedingungen aufgezeichnet, beträgt die Retentionszeit für Dinoprost etwa 23 min.

Die Referenzlösung wird 6mal eingespritzt. Die Bestimmung darf nur ausgewertet werden, wenn die relative Standardabweichung der Peakfläche von Dinoprost höchstens 2,0 Prozent beträgt.

20 µl Untersuchungslösung werden eingespritzt.

Der Prozentgehalt an Dinoprost-Trometamol wird berechnet.

Verunreinigungen

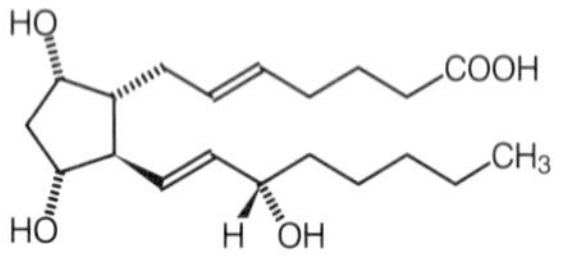

A. (*E*)-7-[(1*R*,2*R*,3*R*,5*S*)-3,5-Dihydroxy-2-[(*E*)-(3*S*)-3-hydroxyoct-1-enyl]cyclopentyl]hept-5-ensäure ((5*E*)-PGF$_{2\alpha}$; 5,6-*trans*-PGF$_{2\alpha}$)

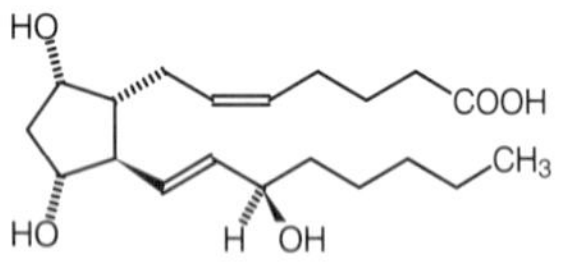

B. (*Z*)-7-[(1*R*,2*R*,3*R*,5*S*)-3,5-Dihydroxy-2-[(*E*)-(3*R*)-3-hydroxyoct-1-enyl]cyclopentyl]hept-5-ensäure ((15*R*)-PGF$_{2\alpha}$; 15-epi-PGF$_{2\alpha}$)

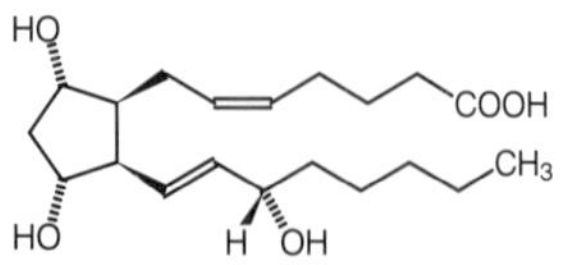

C. (*Z*)-7-[(1*S*,2*R*,3*R*,5*S*)-3,5-Dihydroxy-2-[(*E*)-(3*S*)-3-hydroxyoct-1-enyl]cyclopentyl]hept-5-ensäure ((8*S*)-PGF$_{2\alpha}$; 8-epi-PGF$_{2\alpha}$)

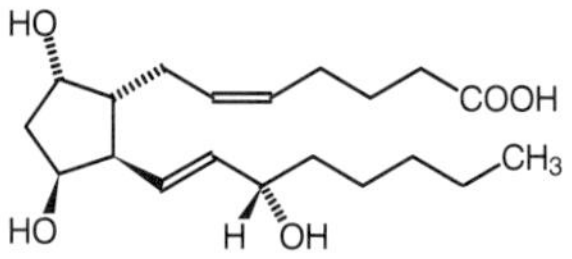

D. (*Z*)-7-[(1*R*,2*R*,3*S*,5*S*)-3,5-Dihydroxy-2-[(*E*)-(3*S*)-3-hydroxyoct-1-enyl]cyclopentyl]hept-5-ensäure (11β-PGF$_{2\alpha}$; 11-epi-PGF$_{2\alpha}$).

1999, 819

Diphenoxylathydrochlorid

Diphenoxylati hydrochloridum

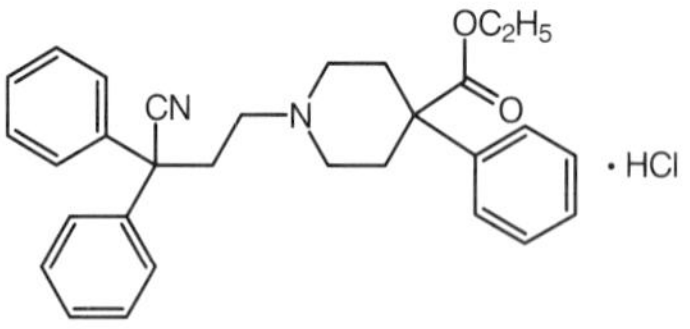

$C_{30}H_{33}ClN_2O_2$ M_r 489,1

Definition

Diphenoxylathydrochlorid enthält mindestens 98,0 und höchstens 102,0 Prozent Ethyl[1-(3-cyan-3,3-diphenylpropyl)-4-phenyl-4-piperidincarboxylat]-hydrochlorid, berechnet auf die getrocknete Substanz.

Eigenschaften

Weißes bis fast weißes, kristallines Pulver; sehr schwer löslich in Wasser, leicht löslich in Dichlormethan, wenig löslich in Ethanol, praktisch unlöslich in Ether.

Die Substanz schmilzt bei etwa 220 °C unter Zersetzung.

Prüfung auf Identität

A. Die Prüfung erfolgt mit Hilfe der IR-Spektroskopie (2.2.24) durch Vergleich des Spektrums der Substanz mit dem Diphenoxylathydrochlorid-Referenzspektrum der Ph. Eur.

B. Etwa 30 mg Substanz werden in 5 ml Methanol *R* gelöst. Nach Zusatz von 0,25 ml Salpetersäure *R* und 0,4 ml Silbernitrat-Lösung *R* 1 wird umgeschüttelt und stehengelassen. Ein zusammenballender Niederschlag bildet sich, der abzentrifugiert und 3mal mit je 2 ml Methanol *R* gewaschen wird. Dieser Arbeitsvorgang ist rasch und unter Ausschluß direkter Lichteinwirkung durchzuführen. Der Niederschlag wird in 2 ml Wasser *R* suspendiert und mit 1,5 ml Ammoniak-Lösung *R* versetzt. Der Niederschlag löst sich leicht.

Prüfung auf Reinheit

Aussehen der Lösung: 1,0 g Substanz wird in Dichlormethan *R* zu 10 ml gelöst. Die Lösung muß klar (2.2.1) und darf nicht stärker gefärbt sein als die Farbvergleichslösung G_6 (2.2.2, Methode II).

Verwandte Substanzen: Die Prüfung erfolgt mit Hilfe der Dünnschichtchromatographie (2.2.27) unter Verwendung einer Schicht eines geeigneten octadecylsilylierten Kieselgels (5 µm), das einen Fluoreszenzindikator mit intensivster Anregung der Fluoreszenz bei 254 nm enthält.

Untersuchungslösung: 1 g Substanz wird in einer Mischung von 1 Volumteil Methanol *R* und 2 Volumteilen Dichlormethan *R* zu 20 ml gelöst.

Referenzlösung a: 0,5 ml Untersuchungslösung werden mit einer Mischung von 1 Volumteil Methanol *R* und 2 Volumteilen Dichlormethan *R* zu 100 ml verdünnt.

Referenzlösung b: 0,50 g Substanz werden in 25 ml einer Lösung von Kaliumhydroxid *R* (15 g · l^{-1}) in Methanol *R* gelöst und mit 1 ml Wasser *R* versetzt. Die Lösung wird im Wasserbad 4 h lang zum Rückfluß erhitzt. Nach dem Abkühlen werden 25 ml Salzsäure (0,5 mol · l^{-1}) zugesetzt, mit 100 ml Dichlormethan *R* wird ausgeschüttelt, die untere Phase abgetrennt und auf dem Wasserbad zur Trockne eingedampft. Der Rückstand wird in 10 ml einer Mischung von 1 Volumteil Methanol *R* und 2 Volumteilen Dichlormethan *R* gelöst. Die Lösung wird mit 10 ml Untersuchungslösung versetzt und mit einer Mischung von 1 Volumteil Methanol *R* und 2 Volumteilen Dichlormethan *R* zu 25 ml verdünnt.

Auf eine Platte von 100 mm Seitenlänge wird getrennt 1 µl jeder Lösung aufgetragen. Die Chromatographie erfolgt in einer ungesättigten Kammer mit einer Mischung von 10 Volumteilen Methanol *R*, 30 Volumteilen einer Lösung von Natriumchlorid *R* (59 g · l^{-1}) und 60 Volumteilen Dioxan *R* über eine Laufstrecke von 7 cm. Die Platte wird im Trockenschrank 15 min lang bei 160 °C getrocknet und, ohne erkalten zu lassen, 30 min lang in eine geschlossene Kammer mit etwa 20 ml rauchender Salpetersäure *R* gestellt. Die Platte wird herausgenommen, 15 min lang bei 160 °C erhitzt und nach dem Erkaltenlassen sofort im ultravioletten Licht bei 254 nm ausgewertet. Kein im Chromatogramm der Untersuchungslösung auftretender Nebenfleck darf größer oder intensiver sein als der Fleck im Chromatogramm der Referenzlösung a (0,5 Prozent). Die Prüfung darf nur ausgewertet werden, wenn das Chromatogramm der Referenzlösung b deutlich voneinander getrennt 2 Flecke zeigt.

Trocknungsverlust (2.2.32): Höchstens 0,5 Prozent, mit 1,000 g Substanz durch Trocknen im Trockenschrank bei 100 bis 105 °C bestimmt.

Sulfatasche (2.4.14): Höchstens 0,1 Prozent, mit 1,0 g Substanz bestimmt.

Gehaltsbestimmung

0,250 g Substanz, in einer Mischung von 5,0 ml Salzsäure (0,01 mol · l^{-1}) und 40 ml Ethanol 96 % *R* gelöst, werden mit ethanolischer Natriumhydroxid-Lösung (0,1 mol · l^{-1}) titriert. Das zwischen den beiden mit Hilfe der Potentiometrie (2.2.20) ermittelten Wendepunkten zugesetzte Volumen wird abgelesen.

1 ml ethanolische Natriumhydroxid-Lösung (0,1 mol · l^{-1}) entspricht 48,91 mg $C_{30}H_{33}ClN_2O_2$.

Lagerung

Gut verschlossen, vor Licht geschützt.

1998, 486

Diprophyllin
Diprophyllinum

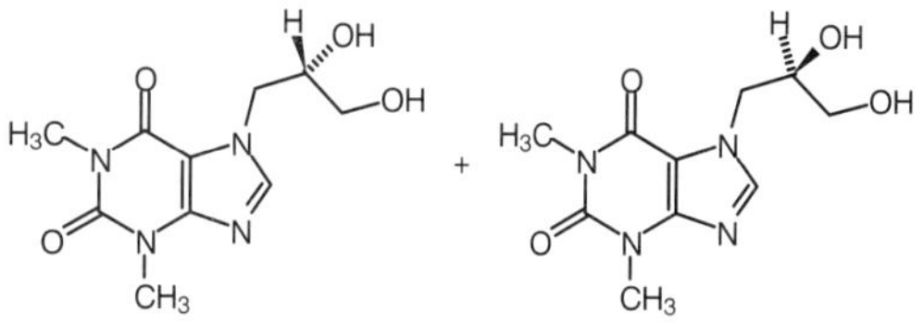

$C_{10}H_{14}N_4O_4$ M_r 254,2

Definition

Diprophyllin enthält mindestens 98,5 und höchstens 101,0 Prozent 7-[(2*RS*)-2,3-Dihydroxypropyl]-1,3-dimethyl-3,7-dihydro-1*H*-purin-2,6-dion, berechnet auf die getrocknete Substanz.

Eigenschaften

Weißes, kristallines Pulver; leicht löslich in Wasser, schwer löslich in Ethanol.

Prüfung auf Identität

1: B, C.
2: A, C, D.

A. Schmelztemperatur (2.2.14): 160 bis 165 °C.

B. Die Prüfung erfolgt mit Hilfe der IR-Spektroskopie (2.2.24) durch Vergleich des Spektrums der Substanz mit dem von Diprophyllin *CRS*. Die Prüfung erfolgt mit Hilfe von Preßlingen unter Verwendung von 0,5 bis 1 mg Substanz und 0,3 g Kaliumbromid *R*.

C. 1 g Substanz wird in 5 ml Acetanhydrid *R* gelöst. Die Lösung wird 15 min lang zum Rückfluß erhitzt und anschließend erkalten gelassen. Nach Zusatz von 100 ml einer Mischung von 20 Volumteilen Ether *R* und 80 Volumteilen Petroläther *R* wird unter gelegentlichem Umschütteln mindestens 20 min lang in einer Eis-Wasser-Mischung gekühlt. Der Niederschlag wird abfiltriert, mit einer Mischung von 20 Volumteilen Ether *R* und 80 Volumteilen Petroläther *R* gewaschen und aus Ethanol 96 % *R* umkristallisiert. Nach dem Trocknen im Vakuum schmelzen (2.2.14) die Kristalle zwischen 142 und 148 °C.

D. Die Substanz gibt die Identitätsreaktion auf Xanthine (2.3.1).

D

Monographien

Prüfung auf Reinheit

Prüflösung: 2,5 g Substanz werden in kohlendioxidfreiem Wasser *R* zu 50 ml gelöst.

Aussehen der Lösung: Die Prüflösung muß klar (2.2.1) und farblos (2.2.2, Methode II) sein.

Sauer oder alkalisch reagierende Substanzen: 10 ml Prüflösung werden mit 0,25 ml Bromthymolblau-Lösung *R* 1 versetzt. Die Lösung muß gelb oder grün gefärbt sein. Bis zum Farbumschlag nach Blau dürfen höchstens 0,4 ml Natriumhydroxid-Lösung (0,01 mol · l^{-1}) verbraucht werden.

Verwandte Substanzen: Die Prüfung erfolgt mit Hilfe der Dünnschichtchromatographie (2.2.27) unter Verwendung einer Schicht von Kieselgel HF_{254} *R*.

Untersuchungslösung: 0,3 g Substanz werden in einer Mischung von 20 Volumteilen Wasser *R* und 30 Volumteilen Methanol *R* zu 10 ml gelöst. Die Lösung ist unmittelbar vor Gebrauch herzustellen.

Referenzlösung a: 1 ml Untersuchungslösung wird mit Methanol *R* zu 100 ml verdünnt.

Referenzlösung b: 0,2 ml Untersuchungslösung werden mit Methanol *R* zu 100 ml verdünnt.

Referenzlösung c: 10 mg Theophyllin *R* werden in Methanol *R* gelöst. Die Lösung wird mit 0,3 ml Untersuchungslösung versetzt und mit Methanol *R* zu 10 ml verdünnt.

Auf die Platte werden getrennt 10 µl jeder Lösung aufgetragen. Die Chromatographie erfolgt mit einer Mischung von 1 Volumteil konzentrierter Ammoniak-Lösung *R*, 10 Volumteilen wasserfreiem Ethanol *R* und 90 Volumteilen Chloroform *R* über eine Laufstrecke von 15 cm. Die Platte wird an der Luft trocknen gelassen und im ultravioletten Licht bei 254 nm ausgewertet. Kein im Chromatogramm der Untersuchungslösung auftretender Nebenfleck darf größer oder intensiver sein als der Fleck im Chromatogramm der Referenzlösung a (1 Prozent), und höchstens ein Fleck darf größer oder intensiver sein als der Fleck im Chromatogramm der Referenzlösung b (0,2 Prozent). Die Prüfung darf nur ausgewertet werden, wenn das Chromatogramm der Referenzlösung c deutlich voneinander getrennt 2 Flecke zeigt.

Chlorid (2.4.4): 2,5 ml Prüflösung, mit Wasser *R* zu 15 ml verdünnt, müssen der Grenzprüfung auf Chlorid entsprechen (400 ppm).

Schwermetalle (2.4.8): 12 ml Prüflösung müssen der Grenzprüfung A auf Schwermetalle entsprechen (20 ppm). Zur Herstellung der Referenzlösung wird die Blei-Lösung (1 ppm Pb) *R* verwendet.

Trocknungsverlust (2.2.32): Höchstens 0,5 Prozent, mit 1,000 g Substanz durch Trocknen im Trockenschrank bei 100 bis 105 °C bestimmt.

Sulfatasche (2.4.14): Höchstens 0,1 Prozent, mit 1,0 g Substanz bestimmt.

Gehaltsbestimmung

Um eine Überhitzung zu vermeiden, muß während der Titration sorgfältig gemischt und unmittelbar nach Erreichen des Endpunkts die Titration abgebrochen werden.

0,200 g Substanz, in 3,0 ml wasserfreier Ameisensäure *R* gelöst, werden nach Zusatz von 50,0 ml Acetanhydrid *R* mit Perchlorsäure (0,1 mol · l^{-1}) titriert. Der Endpunkt wird mit Hilfe der Potentiometrie (2.2.20) bestimmt.

1 ml Perchlorsäure (0,1 mol · l^{-1}) entspricht 25,42 mg $C_{10}H_{14}N_4O_4$.

Lagerung

Gut verschlossen, vor Licht geschützt.

1998, 1199

Dipyridamol

Dipyridamolum

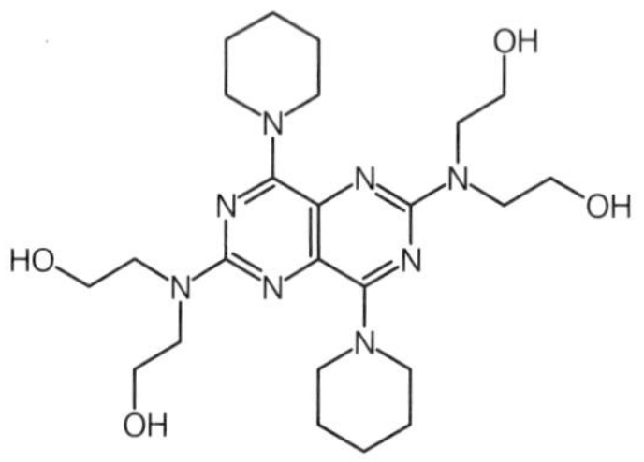

$C_{24}H_{40}N_8O_4$ M_r 504,6

Definition

Dipyridamol enthält mindestens 98,5 und höchstens 101,5 Prozent 2,2′,2″,2‴-[[4,8-Di(piperidin-1-yl)pyrimido[5,4-*d*]pyrimidin-2,6-diyl]dinitrilo]tetraethanol, berechnet auf die getrocknete Substanz.

Eigenschaften

Hellgelbes, kristallines Pulver; praktisch unlöslich in Wasser, leicht löslich in Aceton, löslich in wasserfreiem Ethanol, praktisch unlöslich in Ether. Die Substanz löst sich in verdünnten Mineralsäuren.

Prüfung auf Identität

1: C.
2: A, B, D.

A. Schmelztemperatur (2.2.14): 162 bis 168 °C.

B. 10 mg Substanz werden in einer Mischung von 1 Volumteil Salzsäure (0,1 mol · l^{-1}) und 9 Volumteilen Methanol *R* zu 50,0 ml gelöst. 5,0 ml Lösung werden mit einer Mischung von 1 Volumteil Salzsäure (0,1 mol · l^{-1}) und 9 Volumteilen Methanol *R* zu 100,0 ml verdünnt. Diese Lösung, zwischen 220 und 350 nm gemessen, zeigt Absorptionsmaxima (2.2.25) bei 232 und 284 nm. Das Verhältnis der Absorption im Maximum bei 284 nm zu der im Maximum bei 232 nm liegt zwischen 1,25 und 1,45.

C. Die Prüfung erfolgt mit Hilfe der IR-Spektroskopie (2.2.24) durch Vergleich des Spektrums der Substanz mit dem von Dipyridamol *CRS*. Die Prüfung erfolgt mit Hilfe von Preßlingen aus Kaliumbromid *R*.

D. Werden etwa 5 mg Substanz in einer Mischung von 0,1 ml Salpetersäure *R* und 2 ml Schwefelsäure *R* gelöst, entwickelt sich eine intensive, violette Färbung.

Prüfung auf Reinheit

Verwandte Substanzen: Die Prüfung erfolgt mit Hilfe der Flüssigchromatographie (2.2.29).

Untersuchungslösung: 10,0 mg Substanz werden in der mobilen Phase zu 20,0 ml gelöst.

Referenzlösung a: 1,0 ml Untersuchungslösung wird mit der mobilen Phase zu 20,0 ml verdünnt. 1,0 ml dieser Lösung wird mit der mobilen Phase zu 10,0 ml verdünnt.

Referenzlösung b: 10,0 mg Diltiazemhydrochlorid *CRS* werden in der mobilen Phase zu 10,0 ml gelöst. 1,0 ml Lösung wird mit der Referenzlösung a zu 20,0 ml verdünnt.

Die Chromatographie kann durchgeführt werden mit

- einer Säule aus rostfreiem Stahl von 0,25 m Länge und 4,6 mm innerem Durchmesser, gepackt mit octylsilyliertem Kieselgel zur Chromatographie *R* (5 µm)
- einer wie folgt hergestellten Mischung als mobile Phase bei einer Durchflußrate von 1,3 ml je Minute: 0,504 g Kaliumdihydrogenphosphat *R* werden in 370 ml Wasser *R* gelöst, die Lösung wird mit Phosphorsäure 85 % *R* auf einen *p*H-Wert von 3,0 eingestellt und mit 80 ml Acetonitril *R* und 550 ml Methanol *R* versetzt
- einem Spektrometer als Detektor bei einer Wellenlänge von 290 nm.

Die Temperatur der Säule wird bei 30 °C gehalten.

20 µl jeder Lösung werden getrennt eingespritzt. Die Chromatographie der Untersuchungslösung erfolgt über eine Dauer, die der 9fachen Retentionszeit von Dipyridamol entspricht. Die Prüfung darf nur ausgewertet werden, wenn im Chromatogramm der Referenzlösung b die Auflösung zwischen den Peaks von Diltiazem und Dipyridamol mindestens 2,0 beträgt. Im Chromatogramm der Untersuchungslösung darf keine Peakfläche, mit Ausnahme der des Hauptpeaks, größer sein als die Peakfläche im Chromatogramm der Referenzlösung a (0,5 Prozent). Die Summe aller Peakflächen, mit Ausnahme der des Hauptpeaks, darf nicht größer sein als das 2fache der Peakfläche im Chromatogramm der Referenzlösung a (1 Prozent). Peaks, deren Fläche kleiner ist als das 0,1fache der Peakfläche im Chromatogramm der Referenzlösung a, werden nicht berücksichtigt.

Chlorid (2.4.4): 0,250 g Substanz werden mit 10 ml Wasser *R* versetzt. Nach kräftigem Schütteln wird filtriert. Das Filter wird mit 5 ml Wasser *R* gespült. Das Filtrat wird mit Wasser *R* zu 15 ml verdünnt. Die Lösung muß der Grenzprüfung auf Chlorid entsprechen (200 ppm).

Trocknungsverlust (2.2.32): Höchstens 0,5 Prozent, mit 1,000 g Substanz durch Trocknen im Trockenschrank bei 100 bis 105 °C bestimmt.

Sulfatasche (2.4.14): Höchstens 0,1 Prozent, mit 1,0 g Substanz bestimmt.

Gehaltsbestimmung

0,400 g Substanz, in 70 ml Methanol *R* gelöst, werden mit Perchlorsäure (0,1 mol · l^{-1}) titriert. Der Endpunkt wird mit Hilfe der Potentiometrie (2.2.20) bestimmt.

1 ml Perchlorsäure (0,1 mol · l^{-1}) entspricht 50,46 mg $C_{24}H_{40}N_8O_4$.

Lagerung

Gut verschlossen, vor Licht geschützt.

Verunreinigungen

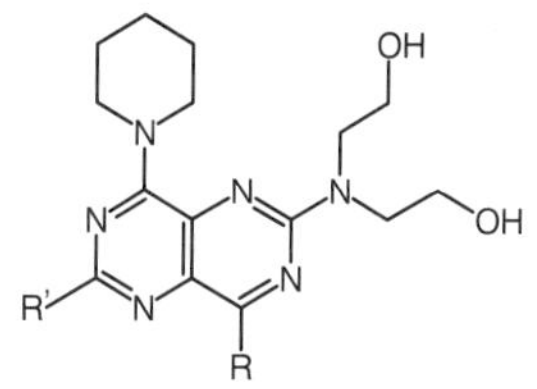

A. R = R' = NC_5H_{10}: 2,2'-[[4,6,8-Tri(piperidin-1-yl)pyrimido[5,4-*d*]pyrimidin-2-yl]nitrilo]diethanol

B. R = R' = $N(CH_2–CH_2OH)_2$: 2,2',2'',2''',2'''',2'''''-[[8-(Piperidin-1-yl)pyrimido[5,4-*d*]pyrimidin-2,4,6-triyl]trinitrilo]hexaethanol

C. R = NC_5H_{10}, R' = Cl: 2,2'-[[2-Chlor-4,8-di(piperidin-1-yl)pyrimido[5,4-*d*]pyrimidin-6-yl]nitrilo]diethanol.

1999, 1313

Dirithromycin

Dirithromycinum

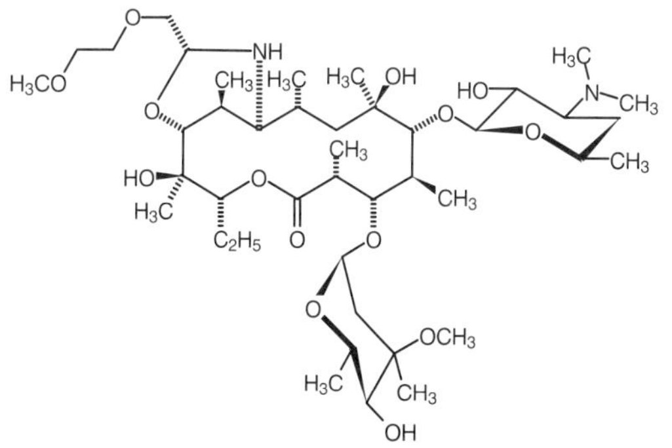

$C_{42}H_{78}N_2O_{14}$ M_r 835

Definition

Dirithromycin ist (1*R*,2*S*,3*R*,6*R*,7*S*,8*S*,9*R*,10*R*,12*R*,13*S*,15*R*,17*S*)-9-[[3-(Dimethylamino)-3,4,6-tridesoxy-β-D-*xylo*-hexopyranosyl]oxy]-3-ethyl-2,10-dihydroxy-15-[(2-methoxyethoxy)methyl]-2,6,8,10,12,17-hexamethyl-7-[(3-*C*-methyl-3-*O*-methyl-2,6-didesoxy-α-L-*ribo*-hexopyranosyl)oxy]-4,16-dioxa-14-azabicyclo[11.3.1]heptadecan-5-on (oder (9*S*)-9,11-[Imino[(1*R*)-2-(2-methoxyethoxy)ethyliden]oxy]-9-desoxo-11-desoxyerythromycin). Die Summe der Prozentgehalte von $C_{42}H_{78}N_2O_{14}$ und Dirithromycin-15*S*-Epimer beträgt mindestens 96,0 und höchstens 102,0 Prozent, berechnet auf die wasserfreie Substanz.

Eigenschaften

Weißes bis fast weißes Pulver; sehr schwer löslich in Wasser, sehr leicht löslich in Dichlormethan und Methanol.

Die Substanz zeigt Polymorphie.

Prüfung auf Identität

A. Die Prüfung erfolgt mit Hilfe der IR-Spektroskopie (2.2.24) durch Vergleich des Spektrums der Substanz mit dem von Dirithromycin *CRS*. Die Prüfung erfolgt mit Hilfe von Preßlingen.

B. Die unter „Gehaltsbestimmung" erhaltenen Chromatogramme werden ausgewertet. Der Hauptpeak im Chromatogramm der Untersuchungslösung a entspricht in bezug auf Retentionszeit und Größe dem Hauptpeak im Chromatogramm der Referenzlösung a.

Prüfung auf Reinheit

Verwandte Substanzen: Die Prüfung erfolgt mit Hilfe der Flüssigchromatographie (2.2.29) wie unter „Gehaltsbestimmung" beschrieben.

10 µl Referenzlösung b werden eingespritzt. Die Empfindlichkeit des Systems wird so eingestellt, daß die Höhe des Hauptpeaks im Chromatogramm mindestens 50 Prozent des maximalen Ausschlags beträgt.

10 µl Untersuchungslösung b werden eingespritzt. Die Chromatographie erfolgt über eine Dauer, die der 3fachen Retentionszeit des Hauptpeaks entspricht. Im Chromatogramm der Untersuchungslösung b darf eine der Verunreinigung A entsprechende Peakfläche nicht größer sein als das 0,75fache der Fläche des Hauptpeaks im Chromatogramm der Referenzlösung b (1,5 Prozent). Im Chromatogramm der Untersuchungslösung b darf keine Peakfläche, mit Ausnahme der des Hauptpeaks, des Peaks der Verunreinigung A und eines dem 15*S*-Epimer entsprechenden Peaks, größer sein als das 0,5fache der Fläche des Hauptpeaks im Chromatogramm der Referenzlösung b (1 Prozent).

Dirithromycin-15*S*-Epimer: Höchstens 1,5 Prozent. Die Prüfung erfolgt mit Hilfe der Flüssigchromatographie (2.2.29) wie unter „Gehaltsbestimmung" beschrieben.

10 µl Referenzlösung b werden eingespritzt. Die Empfindlichkeit des Systems wird so eingestellt, daß die Höhe des Hauptpeaks im Chromatogramm mindestens 50 Prozent des maximalen Ausschlags beträgt.

Die Referenzlösung b wird 6mal eingespritzt. Die Prüfung darf nur ausgewertet werden, wenn die relative Standardabweichung der Peakfläche von Dirithromycin höchstens 5,0 Prozent beträgt.

Die Untersuchungslösung b und die Referenzlösung b werden abwechselnd eingespritzt. Der Prozentgehalt an Dirithromycin-15*S*-Epimer wird mit Hilfe des Chromatogramms der Referenzlösung b berechnet.

Acetonitril (2.4.24, System A): Höchstens 0,1 Prozent.

Die Lösungen werden unter Verwendung von Dimethylformamid *R* anstelle von Wasser *R* hergestellt.

Stammlösung: 0,200 g Substanz werden in Dimethylformamid *R* zu 20,0 ml gelöst.

Die folgenden Bedingungen bei der statischen Headspace-Gaschromatographie können angewendet werden
- Äquilibrierungstemperatur 120 °C
- Äquilibrierungszeit 60 min
- Überleitungstemperatur 125 °C.

Schwermetalle (2.4.8): 1,0 g Substanz wird in 20 ml einer Mischung von gleichen Volumteilen Methanol *R* und Wasser *R* gelöst. 12 ml Lösung müssen der Grenzprüfung B auf Schwermetalle entsprechen (20 ppm). Zur Herstellung der Referenzlösung wird eine Blei-Lösung (1 ppm Pb) verwendet, die durch Verdünnen der Blei-Lösung (100 ppm Pb) *R* mit einer Mischung von gleichen Volumteilen Methanol *R* und Wasser *R* hergestellt wird.

Wasser (2.5.12): Höchstens 1,0 Prozent, mit 1,00 g Substanz nach der Karl-Fischer-Methode bestimmt.

Sulfatasche (2.4.14): Höchstens 0,1 Prozent, mit 1,0 g Substanz bestimmt.

Gehaltsbestimmung

Die Bestimmung erfolgt mit Hilfe der Flüssigchromatographie (2.2.29).

Lösungsmittelmischung: 30 Volumteile Methanol *R* und 70 Volumteile Acetonitril *R* werden gemischt.

Untersuchungslösung a: 20,0 mg Substanz werden in der Lösungsmittelmischung zu 10,0 ml gelöst.

Untersuchungslösung b: 0,10 g Substanz werden in der Lösungsmittelmischung zu 10,0 ml gelöst.

Referenzlösung a: 20,0 mg Dirithromycin *CRS* werden in der Lösungsmittelmischung zu 10,0 ml gelöst.

Referenzlösung b: 5,0 ml Referenzlösung a werden mit der Lösungsmittelmischung zu 50,0 ml verdünnt.

Referenzlösung c: 20 mg Dirithromycin *CRS* werden in der mobilen Phase zu 10 ml gelöst. Die Lösung wird vor der Verwendung 24 h lang stehengelassen.

Die Chromatographie kann durchgeführt werden mit
- einer Säule aus rostfreiem Stahl von 0,25 m Länge und 4,6 mm innerem Durchmesser, gepackt mit octadecylsilyliertem Kieselgel zur Chromatographie *R* (5 µm)
- folgender mobilen Phase bei einer Durchflußrate von 2,0 ml je Minute: eine Mischung von 9 Volumteilen Wasser *R*, 19 Volumteilen Methanol *R*, 28 Volumteilen einer Lösung, die Kaliumdihydrogenphosphat *R* ($1{,}9\ g \cdot l^{-1}$) und Kaliummonohydrogenphosphat *R* ($9{,}1\ g \cdot l^{-1}$) enthält und falls erforderlich mit einer Lösung von Kaliumhydroxid *R* ($100\ g \cdot l^{-1}$) auf einen *p*H-Wert von 7,5 eingestellt wurde, und 44 Volumteilen Acetonitril *R*

– einem Spektrometer als Detektor bei einer Wellenlänge von 205 nm.

Die Temperatur der Säule wird bei 40 °C gehalten.

10 µl Referenzlösung a werden eingespritzt. Die Empfindlichkeit des Systems wird so eingestellt, daß die Höhe des Hauptpeaks im Chromatogramm mindestens 50 Prozent des maximalen Ausschlags beträgt.

10 µl Referenzlösung c werden eingespritzt. Wird das Chromatogramm unter den vorgeschriebenen Bedingungen aufgezeichnet, beträgt die relative Retentionszeit für Verunreinigung A, bezogen auf Dirithromycin, etwa 0,7 und für das 15*S*-Epimer etwa 1,1. Die Bestimmung darf nur ausgewertet werden, wenn die Auflösung zwischen den Peaks von Dirithromycin und 15*S*-Epimer mindestens 2,0 beträgt (falls erforderlich wird die Konzentration der organischen Anteile in der mobilen Phase geändert).

Die Referenzlösung a wird 6mal eingespritzt. Die Bestimmung darf nur ausgewertet werden, wenn die relative Standardabweichung der Peakfläche von Dirithromycin höchstens 1,0 Prozent beträgt.

Die Untersuchungslösung a und die Referenzlösung a werden abwechselnd eingespritzt.

Verunreinigungen

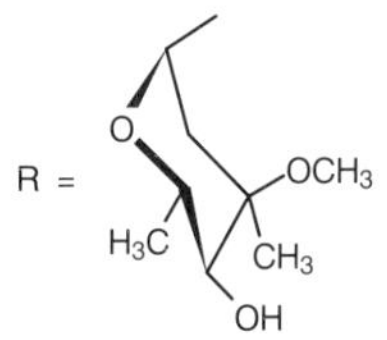

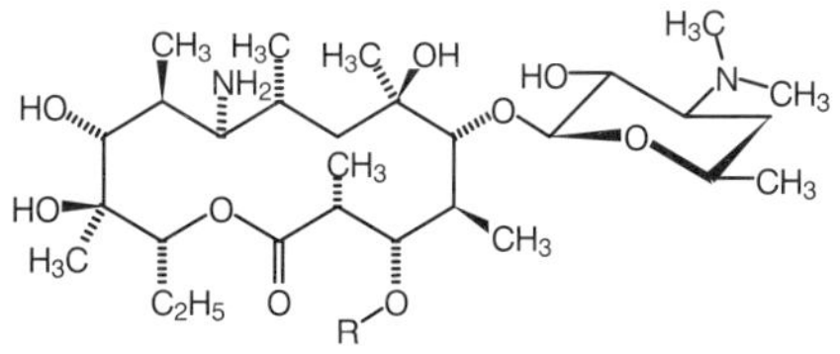

A. (9*S*)-9-Amino-9-desoxoerythromycin

B. R = H: (9*S*)-9-Amino-3-de(2,6-didesoxy-3-*C*-methyl-3-*O*-methyl-α-L-*ribo*-hexopyranosyl)-9-desoxoerythromycin

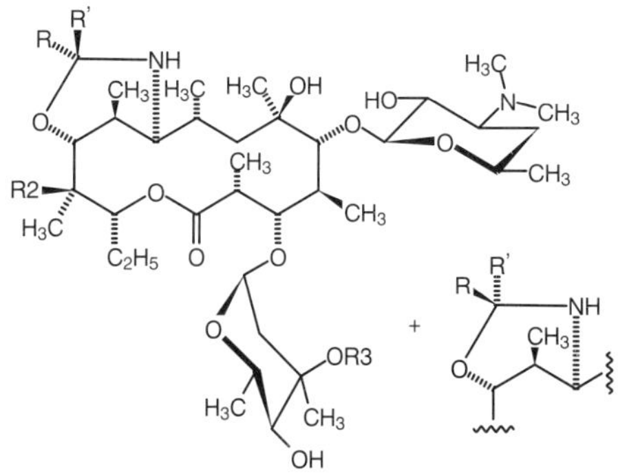

C. R = CH_2–O–CH_2–CH_2–O–CH_3, R′ = H, R2 = H, R3 = CH_3: (9*S*)-9,11-[Imino[(1*RS*)-2-(2-methoxyethoxy)ethyliden]oxy]-9-desoxo-11,12-didesoxyerythromycin (Dirithromycin B)

D. R = CH_2–O–CH_2–CH_2–O–CH_3, R′ = H, R2 = OH, R3 = H: (9*S*)-9,11-[Imino[(1*RS*)-2-(2-methoxyethoxy)ethyliden]oxy]-3′-*O*-demethyl-9-desoxo-11-desoxyerythromycin (Dirithromycin C)

E. R = CH_3, R′ = CH_3, R2 = OH, R3 = CH_3: 9,11-[Imino(1-methylethyliden]oxy]-9-desoxo-11-desoxyerythromycin.

1998, 416

Distickstoffmonoxid

Dinitrogenii oxidum

N_2O — M_r 44,01

Definition

Eine bei 15 °C entnommene Probe von Distickstoffmonoxid enthält mindestens 98,0 Prozent (*V/V*) N_2O in der Gasphase.

Eigenschaften

Farbloses Gas. Bei einer Temperatur von 20 °C und einem Druck von 101 kPa löst sich 1 Volumteil Gas in etwa 1,5 Volumteilen Wasser.

Herstellung

Distickstoffmonoxid wird aus Ammoniumnitrat durch thermische Zersetzung gewonnen.

Die Prüfungen erfolgen an der Gasphase.

Falls die Prüfungen an einer Flasche durchgeführt werden, wird diese vor Ausführung der Prüfungen mindestens 6 h lang bei Raumtemperatur gelagert. Bei allen Prüfungen wird die Flasche senkrecht mit dem Ventil nach oben gestellt.

Kohlendioxid: Höchstens 300 ppm, mit Hilfe der Gaschromatographie bestimmt (2.2.28).

Untersuchungsgas: Das Gas.

Referenzgas: Ein Gemisch, das 300 ppm Kohlendioxid *R* 1 in Distickstoffmonoxid *R* enthält.

Die Chromatographie kann durchgeführt werden mit
– einer Säule aus rostfreiem Stahl von 3,5 m Länge und 2 mm innerem Durchmesser, gepackt mit Ethylvinylbenzol-Divinylbenzol-Copolymer *R*
– Helium zur Chromatographie *R* als Trägergas bei einer Durchflußrate von 15 ml je Minute
– einem Wärmeleitfähigkeitsdetektor
– einer Probenschleife.

Die Temperatur der Säule wird bei 40 °C und die des Detektors bei 90 °C gehalten.

Das Untersuchungsgas und das Referenzgas werden getrennt eingespritzt. Die Einspritzvolumen und die Versuchsbedingungen werden so eingestellt, daß die Höhe des Kohlendioxid-Peaks im Chromatogramm des Referenzgases mindestens 35 Prozent des maximalen Ausschlags beträgt. Die Prüfung darf nur ausgewertet werden, wenn die erhaltenen Chromatogramme eine deutliche Trennung des Kohlendioxids vom Distickstoffmonoxid aufweisen.

Der Gehalt an Kohlendioxid im Untersuchungsgas wird mit Hilfe der Fläche des Kohlendioxid-Peaks im Chromatogramm des Referenzgases ermittelt.

Kohlenmonoxid: Höchstens 5 ppm, mit Hilfe der Gaschromatographie bestimmt (2.2.28).

Falls die Prüfung an einer Flasche durchgeführt wird, wird der erste Anteil des Gases verwendet.

Untersuchungsgas: Das Gas.

Referenzgas: Ein Gemisch, das 5 ppm Kohlenmonoxid *R* in Distickstoffmonoxid *R* enthält.

Die Chromatographie kann durchgeführt werden mit
- einer Säule aus rostfreiem Stahl von 2 m Länge und 4 mm innerem Durchmesser, gepackt mit einem geeigneten Molekularsieb zur Chromatographie (Porengröße 0,5 nm)
- Helium zur Chromatographie *R* als Trägergas bei einer Durchflußrate von 60 ml je Minute
- einem Flammenionisationsdetektor mit Methankonverter.

Die Temperatur der Säule wird bei 50 °C, die des Probeneinlasses und des Detektors bei 130 °C gehalten.

Das Untersuchungsgas und das Referenzgas werden getrennt eingespritzt. Die Einspritzvolumen und die Versuchsbedingungen werden so eingestellt, daß die Höhe des Kohlenmonoxid-Peaks im Chromatogramm des Referenzgases mindestens 35 Prozent des maximalen Ausschlags beträgt.

Der Gehalt an Kohlenmonoxid wird mit Hilfe der Fläche des Kohlenmonoxid-Peaks im Chromatogramm des Referenzgases ermittelt.

Stickstoffmonoxid, Stickstoffdioxid: Insgesamt höchstens 2 ppm in der Gasphase und in der flüssigen Phase, mit Hilfe eines Geräts zur Messung der Chemilumineszenz bestimmt (2.5.26).

Untersuchungsgas: Das Gas.

Referenzgas a: Distickstoffmonoxid *R*.

Referenzgas b: Ein Gemisch, das 2 ppm Stickstoffmonoxid *R* in Stickstoff *R* 1 enthält.

Der Nullpunkt und die Empfindlichkeit werden mit Hilfe der Referenzgase a und b eingestellt.

Der Gehalt an Stickstoffmonoxid und -dioxid wird gemessen, indem die aus der Gasphase und der flüssigen Phase des Untersuchungsgases entnommenen Proben getrennt geprüft werden.

Wasser: Höchstens 60 ppm, mit Hilfe eines Hygrometers mit elektrolytischem Meßprinzip bestimmt (2.5.28).

Gehaltsbestimmung: Die Bestimmung erfolgt mit Hilfe der Gaschromatographie (2.2.28).

Untersuchungsgas: Das Gas.

Referenzgas: Distickstoffmonoxid *R*.

Die Chromatographie kann durchgeführt werden mit
- einer Säule aus rostfreiem Stahl von 2 m Länge und 2 mm innerem Durchmesser, gepackt mit Kieselgel zur Chromatographie *R* (250 bis 355 µm)
- Helium zur Chromatographie *R* als Trägergas bei einer Durchflußrate von 50 ml je Minute
- einem Wärmeleitfähigkeitsdetektor.

Die Temperatur der Säule und die des Probeneinlasses wird bei 60 °C, die des Detektors bei 130 °C gehalten.

Das Untersuchungsgas und das Referenzgas werden getrennt eingespritzt. Die Einspritzvolumen und die Versuchsbedingungen werden so eingestellt, daß die Höhe des Distickstoffmonoxid-Peaks im Chromatogramm des Referenzgases mindestens 35 Prozent des maximalen Ausschlags beträgt. Die Fläche des Distickstoffmonoxid-Peaks im Chromatogramm des Untersuchungsgases muß mindestens 98,0 Prozent des Distickstoffmonoxid-Peaks im Chromatogramm des Referenzgases betragen.

Prüfung auf Identität

1: A.
2: B, C.

A. Die Prüfung erfolgt mit Hilfe der IR-Spektroskopie (2.2.24) durch Vergleich des Spektrums des Gases mit dem Distickstoffmonoxid-Referenzspektrum der Ph. Eur.

B. Ein glühender Holzspan flammt in Gegenwart des Gases auf.

C. Beim Einleiten des Gases in eine alkalische Pyrogallol-Lösung *R* entwickelt sich keine braune Färbung.

Prüfung auf Reinheit

Die Prüfungen erfolgen an der Gasphase.

Falls die Prüfungen an einer Flasche durchgeführt werden, wird diese vor Ausführung der Prüfungen mindestens 6 h lang bei Raumtemperatur gelagert. Bei allen Prüfungen wird die Flasche senkrecht mit dem Ventil nach oben gestellt.

Kohlendioxid: Höchstens 300 ppm, mit Hilfe eines Prüfröhrchens für Kohlendioxid (2.1.6) bestimmt.

Kohlenmonoxid: Höchstens 5 ppm, mit Hilfe eines Prüfröhrchens für Kohlenmonoxid (2.1.6) bestimmt.

Stickstoffmonoxid, Stickstoffdioxid: Höchstens 2 ppm, mit Hilfe eines Prüfröhrchens für Stickstoffmonoxid und Stickstoffdioxid (2.1.6) bestimmt.

Falls die Prüfung an einer Flasche durchgeführt wird, wird der erste Anteil des Untersuchungsgases verwendet.

Wasserdampf: Höchstens 60 ppm, mit Hilfe eines Prüfröhrchens für Wasserdampf (2.1.6) bestimmt.

Lagerung

Unter Druck verflüssigt in geeigneten Behältnissen, den bestehenden Sicherheitsvorschriften entsprechend. Hähne und Ventile dürfen nicht gefettet oder geölt werden.

Verunreinigungen

A. Kohlendioxid
B. Kohlenmonoxid
C. Stickstoffmonoxid
D. Stickstoffdioxid
E. Wasser.

1998, 1007

Dithranol

Dithranolum

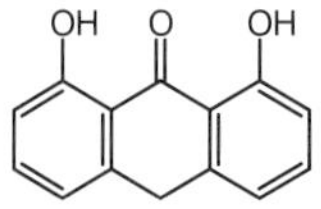

$C_{14}H_{10}O_3$ M_r 226,2

Definition

Dithranol enthält mindestens 98,5 und höchstens 101,0 Prozent 1,8-Dihydroxyanthracen-9(10*H*)-on, berechnet auf die getrocknete Substanz.

Eigenschaften

Gelbes bis bräunlichgelbes, kristallines Pulver; praktisch unlöslich in Wasser, löslich in Dichlormethan, wenig löslich in Aceton, schwer löslich in Ethanol. Die Substanz löst sich in verdünnten Alkalihydroxid-Lösungen.

Alle Prüfungen sind unter Ausschluß direkter Lichteinwirkung und mit frisch hergestellten Lösungen durchzuführen.

Prüfung auf Identität

1: A, B.
2: A, C, D.

A. Schmelztemperatur (2.2.14): 178 bis 182 °C.

B. Die Prüfung erfolgt mit Hilfe der IR-Spektroskopie (2.2.24) durch Vergleich des Spektrums der Substanz mit dem von Dithranol *CRS*.

C. Die Prüfung erfolgt mit Hilfe der Dünnschichtchromatographie (2.2.27) unter Verwendung einer Schicht von Kieselgel H *R*.

Untersuchungslösung: 10 mg Substanz werden in Dichlormethan *R* zu 10 ml gelöst.

Referenzlösung a: 10 mg Dithranol *CRS* werden in Dichlormethan *R* zu 10 ml gelöst.

Referenzlösung b: Etwa 5 mg Dantron *R* werden in 5 ml Referenzlösung a gelöst.

Auf die Platte werden getrennt 10 µl jeder Lösung aufgetragen. Die Chromatographie erfolgt mit einer Mischung von gleichen Volumteilen Dichlormethan *R* und Hexan *R* über eine Laufstrecke von 12 cm. Die Platte wird an der Luft trocknen gelassen und anschließend in eine mit Ammoniakgas gesättigte Chromatographiekammer gestellt, bis Flecke erscheinen. Die Auswertung erfolgt im Tageslicht. Der Hauptfleck im Chromatogramm der Untersuchungslösung entspricht in bezug auf Lage, Farbe und Größe dem Hauptfleck im Chromatogramm der Referenzlösung a. Die Prüfung darf nur ausgewertet werden, wenn das Chromatogramm der Referenzlösung b deutlich voneinander getrennt 2 Flecke zeigt.

D. 5 mg Substanz werden mit 0,1 g wasserfreiem Natriumacetat *R* und 1 ml Acetanhydrid *R* versetzt und 30 s lang zum Sieden erhitzt. Nach Zusatz von 20 ml Ethanol 96 % *R* zeigt die Lösung im ultravioletten Licht bei 365 nm eine blaue Fluoreszenz.

Prüfung auf Reinheit

Verwandte Substanzen:

A. Die Prüfung erfolgt mit Hilfe der Flüssigchromatographie (2.2.29).

Untersuchungslösung: 0,200 g Substanz werden in 20 ml Dichlormethan *R* gelöst. Nach Zusatz von 1,0 ml Essigsäure 98 % *R* wird die Lösung mit Hexan *R* zu 100,0 ml verdünnt.

Referenzlösung: Je 10,0 mg Anthron *R*, Dantron *R*, Dithranol-Verunreinigung C *CRS* und Dithranol *CRS* werden in Dichlormethan *R* zu 10,0 ml gelöst. 1,0 ml Lösung wird mit 19,0 ml Dichlormethan *R* und 1,0 ml Essigsäure 98 % *R* versetzt und mit Hexan *R* zu 50,0 ml verdünnt.

Die Chromatographie kann durchgeführt werden mit

- einer Säule aus rostfreiem Stahl von 0,25 m Länge und 4,6 mm innerem Durchmesser, gepackt mit Kieselgel zur Chromatographie *R* (5 µm)
- einer Mischung von 1 Volumteil Essigsäure 98 % *R*, 5 Volumteilen Dichlormethan *R* und 82 Volumteilen Hexan *R* als mobile Phase bei einer Durchflußrate von 2 ml je Minute
- einem Spektrometer als Detektor bei einer Wellenlänge von 260 nm.

20 µl jeder Lösung werden getrennt eingespritzt. Die Chromatographie erfolgt über eine Dauer, die der 1,5fachen Retentionszeit der Dithranol-Verunreinigung C entspricht. Die Empfindlichkeit des Systems wird so eingestellt, daß der Ausschlag für den Hauptpeak im Chromatogramm der Referenzlösung etwa 70 Prozent des maximalen Ausschlags beträgt. Werden die Chromatogramme unter den vorgeschriebenen Bedingungen aufgezeichnet, werden die Peaks in der folgenden Reihenfolge eluiert: Dithranol, Dantron, Anthron und Dithranol-Verunreinigung C. Die Prüfung darf nur ausgewertet werden, wenn im Chromatogramm der Referenzlösung die Auflösung zwischen den Peaks von Dithranol und Dantron größer als 2,0 ist.

Im Chromatogramm der Untersuchungslösung dürfen die Flächen der dem Anthron, Dantron oder Dithranol-Verunreinigung C entsprechenden Peaks jeweils nicht größer sein als die entsprechende Peakfläche im Chromatogramm der Referenzlösung (1,0 Prozent), und keine Peakfläche, mit Ausnahme der des Hauptpeaks und der dem Anthron, Dantron und Dithranol-Verunreinigung C entsprechenden Peaks, darf größer sein als die Fläche des dem Dithranol entsprechenden Peaks im Chromatogramm der Referenzlösung (1,0 Prozent).

B. Die Prüfung erfolgt mit Hilfe der Flüssigchromatographie (2.2.29).

Untersuchungslösung: 25,0 mg Substanz werden in der mobilen Phase zu 25,0 ml gelöst.

Referenzlösung: 25,0 mg Dithranol-Verunreinigung D *CRS* und 25,0 mg Dithranol *CRS* werden in der mobilen Phase zu 50,0 ml gelöst. 1,0 ml Lösung wird mit der mobilen Phase zu 20,0 ml verdünnt.

Die Chromatographie kann durchgeführt werden mit

- einer Säule aus rostfreiem Stahl von 0,20 m Länge und 4,6 mm innerem Durchmesser, gepackt mit octadecylsilyliertem Kieselgel zur Chromatographie *R* (5 µm)
- einer Mischung von 2,5 Volumteilen Essigsäure 98 % *R*, 40 Volumteilen Tetrahydrofuran *R* und 60 Volumteilen Wasser *R* als mobile Phase bei einer Durchflußrate von 0,9 ml je Minute
- einem Spektrometer als Detektor bei einer Wellenlänge von 254 nm.

20 µl jeder Lösung werden getrennt eingespritzt. Die Chromatographie erfolgt über eine Dauer, die der 3fachen Retentionszeit des Dithranol-Peaks entspricht. Die Empfindlichkeit des Systems wird so eingestellt, daß der Ausschlag für den Hauptpeak im Chromatogramm der Referenzlösung etwa 50 Prozent des maximalen Ausschlags beträgt. Die Prüfung darf nur ausgewertet werden, wenn im Chromatogramm der Referenzlösung die Auflösung zwischen den Peaks von Dithranol-Verunreinigung D und Dithranol größer als 2,5 ist.

Die Fläche eines im Chromatogramm der Untersuchungslösung auftretenden Peaks entsprechend der Dithranol-Verunreinigung D darf nicht größer sein als die entsprechende Peakfläche im Chromatogramm der Referenzlösung (2,5 Prozent).

Der Gesamtgehalt an verwandten Substanzen, wie in der Prüfung A und B bestimmt, darf höchstens 3,0 Prozent betragen.

Chlorid (2.4.4): 1,0 g Substanz wird 1 min lang mit 20 ml Wasser *R* geschüttelt und anschließend abfiltriert. 10 ml Filtrat, mit Wasser *R* zu 15 ml verdünnt, müssen der Grenzprüfung auf Chlorid entsprechen (100 ppm).

Trocknungsverlust (2.2.32): Höchstens 0,5 Prozent, mit 1,000 g Substanz durch Trocknen im Trockenschrank bei 100 bis 105 °C bestimmt.

Sulfatasche (2.4.14): Höchstens 0,1 Prozent, mit 1,0 g Substanz bestimmt.

Gehaltsbestimmung

0,200 g Substanz, in 50 ml wasserfreiem Pyridin *R* gelöst, werden unter Stickstoff *R* mit Tetrabutylammoniumhydroxid-Lösung (0,1 mol · l^{-1}) titriert. Der Endpunkt wird mit Hilfe der Potentiometrie (2.2.20) unter Verwendung einer Glas-Meßelektrode und einer Kalomel-Bezugselektrode, welche eine gesättigte Lösung von Kaliumchlorid *R* in Methanol *R* enthält, bestimmt.

1 ml Tetrabutylammoniumhydroxid-Lösung (0,1 mol · l^{-1}) entspricht 22,62 mg $C_{14}H_{10}O_3$.

Lagerung

Gut verschlossen, vor Licht geschützt.

Verunreinigungen

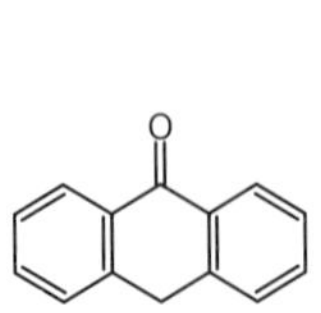

A. Anthron

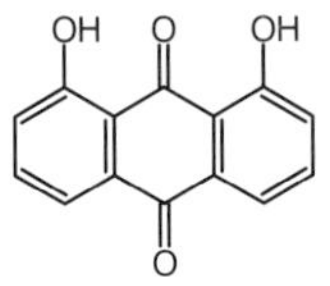

B. Dantron

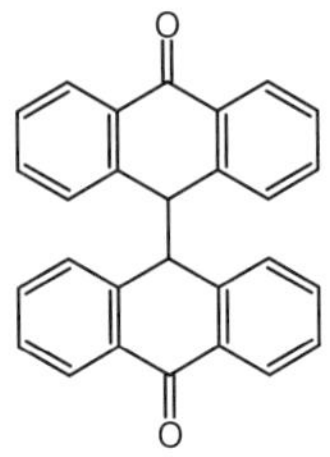

C. Dithranol-Dimer

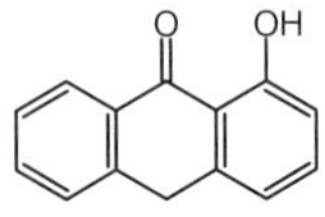

D. 1-Hydroxy-9-anthron.

1998, 1200

Dobutaminhydrochlorid

Dobutamini hydrochloridum

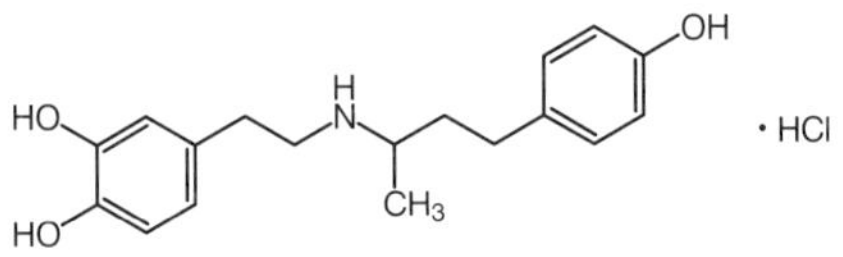

$C_{18}H_{24}ClNO_3$ M_r 337,9

Definition

Dobutaminhydrochlorid enthält mindestens 98,5 und höchstens 101,0 Prozent (*RS*)-4-[2-[[3-(4-Hydroxyphenyl)-1-methylpropyl]amino]ethyl]benzol-1,2-diol-hydrochlorid, berechnet auf die getrocknete Substanz.

Eigenschaften

Weißes bis fast weißes, kristallines Pulver; wenig löslich in Wasser, löslich in Methanol, wenig löslich in Ethanol.

Prüfung auf Identität

1: C, E.
2: A, B, D, E.

A. Schmelztemperatur (2.2.14): 189 bis 192 °C.

B. 20,0 mg Substanz werden in Methanol *R* zu 100,0 ml gelöst. 10,0 ml Lösung werden mit Methanol *R* zu 100,0 ml verdünnt. Diese Lösung, zwischen 220 und 300 nm gemessen, zeigt Absorptionsmaxima (2.2.25) bei 223 und 281 nm. Das Verhältnis der Absorption bei 281 nm zu der bei 223 nm liegt zwischen 0,34 und 0,36.

C. Die Prüfung erfolgt mit Hilfe der IR-Spektroskopie (2.2.24) durch Vergleich des Spektrums der Substanz mit dem von Dobutaminhydrochlorid *CRS*. Die Prüfung erfolgt mit Hilfe von Preßlingen.

D. Die Prüfung erfolgt mit Hilfe der Dünnschichtchromatographie (2.2.27) unter Verwendung einer Schicht von Kieselgel G *R*.

Untersuchungslösung: 10 mg Substanz werden in einer Mischung gleicher Volumteile Essigsäure 98 % *R* und Methanol *R* zu 10 ml gelöst.

Referenzlösung a: 10,0 mg Dobutaminhydrochlorid *CRS* werden in einer Mischung gleicher Volumteile Essigsäure 98 % *R* und Methanol *R* zu 10 ml gelöst.

Referenzlösung b: 5,0 mg Dopaminhydrochlorid *CRS* werden in 5 ml Untersuchungslösung gelöst.

Auf die Platte werden getrennt 10 µl jeder Lösung aufgetragen. Die Chromatographie erfolgt mit einer Mischung von 5 Volumteilen Wasser *R*, 15 Volumteilen Essigsäure 98 % *R*, 30 Volumteilen Ether *R* und 45 Volumteilen 1-Butanol *R* über eine Laufstrecke von 15 cm. Die Platte wird getrocknet und anschließend mit einer Lösung von Kaliumpermanganat *R* ($1 g \cdot l^{-1}$) besprüht. Der Hauptfleck im Chromatogramm der Untersuchungslösung entspricht in bezug auf Lage, Farbe und Größe dem Hauptfleck im Chromatogramm der Referenzlösung a. Die Prüfung darf nur ausgewertet werden, wenn das Chromatogramm der Referenzlösung b deutlich voneinander getrennt 2 Flecke zeigt.

E. Die Substanz, in einer Mischung gleicher Volumteile Methanol *R* und Wasser *R* gelöst, gibt die Identitätsreaktion a auf Chlorid (2.3.1).

Prüfung auf Reinheit

Sauer oder alkalisch reagierende Substanzen: 0,1 g Substanz werden unter leichtem Erwärmen in Wasser *R* zu 10 ml gelöst. Nach Zusatz von 0,1 ml Methylrot-Lösung *R* und 0,2 ml Natriumhydroxid-Lösung ($0,01 mol \cdot l^{-1}$) ist die Lösung gelb. Wird die Lösung mit 0,4 ml Salzsäure ($0,01 mol \cdot l^{-1}$) versetzt, ist sie rot gefärbt.

Optische Drehung (2.2.7): 0,50 g Substanz werden in Methanol *R* zu 10,0 ml gelöst. Der Drehungswinkel muß zwischen −0,05 und +0,05° liegen.

Absorption (2.2.25): 0,5 g Substanz werden, falls erforderlich unter Erwärmen auf 30 bis 35 °C, in einer Mischung gleicher Volumteile Methanol *R* und Wasser *R* zu 25 ml gelöst. Die Lösung wird rasch abgekühlt. Die Absorption der Lösung, sofort bei 480 nm gemessen, beträgt höchstens 0,04.

Verwandte Substanzen: Die Prüfung erfolgt mit Hilfe der Flüssigchromatographie (2.2.29).

Untersuchungslösung: 0,10 g Substanz werden in einer Mischung von 35 Volumteilen mobiler Phase B und 65 Volumteilen mobiler Phase A zu 20,0 ml gelöst.

Referenzlösung a: 4,0 ml Untersuchungslösung werden mit einer Lösung von Anisaldehyd *R* ($50 mg \cdot l^{-1}$) in einer Mischung von 35 Volumteilen mobiler Phase B und 65 Volumteilen mobiler Phase A zu 100,0 ml verdünnt. 1,0 ml dieser Lösung wird mit einer Mischung von 35 Volumteilen mobiler Phase B und 65 Volumteilen mobiler Phase A zu 10,0 ml verdünnt.

Referenzlösung b: 5,0 ml Untersuchungslösung werden mit einer Mischung von 35 Volumteilen mobiler Phase B und 65 Volumteilen mobiler Phase A zu 100,0 ml verdünnt. 1,0 ml dieser Lösung wird mit einer Mischung von 35 Volumteilen mobiler Phase B und 65 Volumteilen mobiler Phase A zu 10,0 ml verdünnt.

Die Chromatographie kann durchgeführt werden mit

- einer Säule aus rostfreiem Stahl von 0,15 m Länge und 4,6 mm innerem Durchmesser, gepackt mit octadecylsilyliertem Kieselgel zur Chromatographie *R* (5 µm)
- einer Mischung der folgenden mobilen Phasen A und B bei einer Durchflußrate von 1 ml je Minute gemäß folgender Tabelle:
  mobile Phase A: 2,60 g Natriumoctansulfonat *R* werden in 1000 ml Wasser *R* gelöst. Nach Zusatz von 3 ml Triethylamin *R* wird der *p*H-Wert mit Phosphorsäure 85 % *R* auf 2,5 eingestellt.
  mobile Phase B: Eine Mischung von 18 Volumteilen Acetonitril *R* und 82 Volumteilen Methanol *R*

Zeit (min)	mobile Phase A (% *V/V*)	mobile Phase B (% *V/V*)
0 – 5	65	35
5 – 20	65 → 20	35 → 80
20 – 25	20	80

- einem Spektrometer als Detektor bei einer Wellenlänge von 280 nm.

20 µl Referenzlösung a werden eingespritzt. Die Prüfung darf nur ausgewertet werden, wenn die Auflösung zwischen den Peaks von Dobutaminhydrochlorid und Anisaldehyd mindestens 4,0 beträgt.

Je 20 µl Untersuchungslösung und Referenzlösung b werden getrennt eingespritzt. Im Chromatogramm der Untersuchungslösung darf keine Peakfläche, mit Ausnahme der des Hauptpeaks, größer sein als die Fläche des Hauptpeaks im Chromatogramm der Referenzlösung b (0,5 Prozent). Im Chromatogramm der Untersuchungslösung darf die Summe aller Peakflächen, mit Ausnahme der des Hauptpeaks, nicht größer sein als das 2fache der Fläche des Hauptpeaks im Chromatogramm der Referenzlösung b (1 Prozent). Lösungsmittelpeaks und Peaks, deren Fläche kleiner ist als das 0,1fache der Fläche des Hauptpeaks im Chromatogramm der Referenzlösung b, werden nicht berücksichtigt.

Schwermetalle (2.4.8): 2,0 g Substanz müssen der Grenzprüfung C auf Schwermetalle entsprechen (10 ppm). Zur Herstellung der Referenzlösung werden 2 ml Blei-Lösung (10 ppm Pb) *R* verwendet.

Trocknungsverlust (2.2.32): Höchstens 0,5 Prozent, mit 1,000 g Substanz durch Trocknen im Trockenschrank bei 100 bis 105 °C bestimmt.

Sulfatasche (2.4.14): Höchstens 0,1 Prozent, mit 1,0 g Substanz bestimmt.

Gehaltsbestimmung

Um eine Überhitzung zu vermeiden, muß während der Titration sorgfältig gemischt und unmittelbar nach Erreichen des Endpunkts die Titration abgebrochen werden.

0,250 g Substanz, in 10 ml wasserfreier Ameisensäure *R* gelöst und mit 50 ml Acetanhydrid *R* versetzt, werden mit Perchlorsäure (0,1 mol · l^{-1}) titriert. Der Endpunkt wird mit Hilfe der Potentiometrie (2.2.20) bestimmt.

1 ml Perchlorsäure (0,1 mol · l^{-1}) entspricht 33,79 mg $C_{18}H_{24}ClNO_3$.

Lagerung

Gut verschlossen, vor Licht geschützt.

Verunreinigungen

A. Dopamin

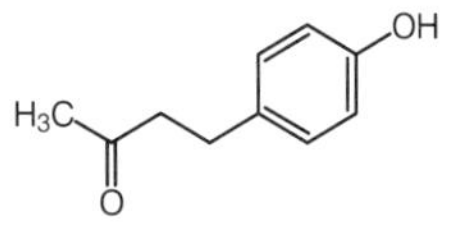

B. 4-(4-Hydroxyphenyl)butan-2-on

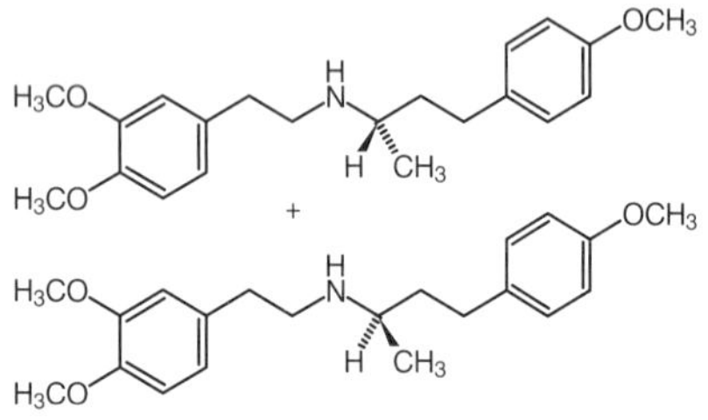

C. (*RS*)-4-[2-[[3-(4-Methoxyphenyl)-1-methylpropyl]amino]ethyl]-1,2-dimethoxybenzol.

1998, 664

Dopaminhydrochlorid

Dopamini hydrochloridum

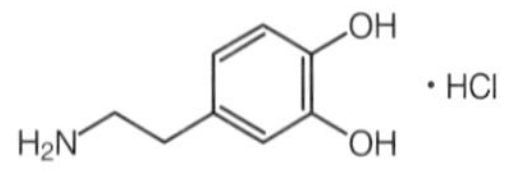

$C_8H_{12}ClNO_2$ — M_r 189,6

Definition

Dopaminhydrochlorid enthält mindestens 98,0 und höchstens 102,0 Prozent 4-(2-Aminoethyl)benzol-1,2-diol-hydrochlorid, berechnet auf die getrocknete Substanz.

Eigenschaften

Weißes bis fast weißes, kristallines Pulver; leicht löslich in Wasser, löslich in Ethanol, wenig löslich in Aceton und Dichlormethan.

Prüfung auf Identität

1: B, E.
2: A, C, D, E.

A. 40,0 mg Substanz werden in Salzsäure (0,1 mol · l^{-1}) zu 100,0 ml gelöst. 10,0 ml Lösung werden mit Salzsäure (0,1 mol · l^{-1}) zu 100,0 ml verdünnt. Diese Lösung, zwischen 230 und 350 nm gemessen, zeigt ein Absorptionsmaximum (2.2.25) bei 280 nm. Die spezifische Absorption, im Maximum gemessen, liegt zwischen 136 und 150.

B. Die Prüfung erfolgt mit Hilfe der IR-Spektroskopie (2.2.24) durch Vergleich des Spektrums der Substanz mit dem von Dopaminhydrochlorid *CRS*. Die Prüfung erfolgt mit Hilfe von Preßlingen unter Verwendung von Kaliumchlorid *R*.

C. Etwa 5 mg Substanz werden in einer Mischung von 5 ml Salzsäure (1 mol · l^{-1}) und 5 ml Wasser *R* gelöst. Nach Zusatz von 0,1 ml Natriumnitrit-Lösung *R*, die Ammoniummolybdat *R* (100 g · l^{-1}) enthält, entsteht eine gelbe Färbung, die auf Zusatz von konzentrierter Natriumhydroxid-Lösung *R* nach Rot übergeht.

D. Etwa 2 mg Substanz werden in 2 ml Wasser *R* gelöst. Nach Zusatz von 0,2 ml Eisen(III)-chlorid-Lösung *R* 2 entsteht eine grüne Färbung, die auf Zusatz von 0,1 g Methenamin *R* nach Blauviolett übergeht.

E. Die Substanz gibt die Identitätsreaktion a auf Chlorid (2.3.1).

Prüfung auf Reinheit

Aussehen der Lösung: 0,4 g Substanz werden in Wasser *R* zu 10 ml gelöst. Die Lösung muß klar (2.2.1) und darf nicht stärker gefärbt sein als die Farbvergleichslösung B_6 oder G_6 (2.2.2, Methode II).

Sauer oder alkalisch reagierende Substanzen: 0,5 g Substanz werden in kohlendioxidfreiem Wasser *R* zu 10 ml gelöst. Nach Zusatz von 0,1 ml Methylrot-Lösung *R* und 0,75 ml Natriumhydroxid-Lösung (0,01 mol · l^{-1}) muß die Lösung gelb gefärbt sein. Nach Zusatz von 1,5 ml Salzsäure (0,01 mol · l^{-1}) muß die Lösung rot gefärbt sein.

Verwandte Substanzen: Die Prüfung erfolgt mit Hilfe der Dünnschichtchromatographie (2.2.27) unter Verwendung einer Schicht von Kieselgel G *R*.

Untersuchungslösung: 0,15 g Substanz werden in Methanol *R* zu 5 ml gelöst.

Referenzlösung a: 7,5 mg 4-*O*-Methyldopaminhydrochlorid *R* werden in Methanol *R* zu 100 ml gelöst.

Referenzlösung b: Je 7,5 mg 3-*O*-Methyldopaminhydrochlorid *R* und 4-*O*-Methyldopaminhydrochlorid *R* werden in Methanol *R* zu 100 ml gelöst.

Auf die Platte werden getrennt 10 µl jeder Lösung aufgetragen. Die Chromatographie erfolgt mit einer Mischung von 2 Volumteilen wasserfreier Ameisensäure *R*, 7 Volumteilen Wasser *R*, 36 Volumteilen Methanol *R* und 52 Volumteilen Chloroform *R* über eine Laufstrecke von 15 cm. Die Platte wird 15 min lang an der Luft trocknen gelassen und anschließend gleichmäßig und reichlich mit einer frisch hergestellten Mischung gleicher Volumteile Kaliumhexacyanoferrat(III)-Lösung *R* und Eisen(III)-chlorid-Lösung *R* 1 besprüht. Kein im Chromatogramm der Untersuchungslösung auftretender Nebenfleck mit einem größeren R_f-Wert als der Hauptfleck darf größer oder stärker gefärbt sein als der Fleck im Chromatogramm der Referenzlösung a (0,25 Prozent). Die Prüfung darf nur ausgewertet werden, wenn das Chromatogramm der Referenzlösung b deutlich voneinander getrennt 2 Flecke zeigt.

Schwermetalle (2.4.8): 1,0 g Substanz muß der Grenzprüfung C auf Schwermetalle entsprechen (20 ppm). Zur Herstellung der Referenzlösung werden 2 ml Blei-Lösung (10 ppm Pb) *R* verwendet.

Trocknungsverlust (2.2.32): Höchstens 0,5 Prozent, mit 1,000 g Substanz durch 2 h langes Trocknen im Trockenschrank bei 100 bis 105 °C bestimmt.

Sulfatasche (2.4.14): Höchstens 0,1 Prozent, mit 1,0 g Substanz bestimmt.

Gehaltsbestimmung

Um eine Überhitzung zu vermeiden, muß während der Titration sorgfältig gemischt und unmittelbar nach Erreichen des Endpunkts die Titration abgebrochen werden.

0,1500 g Substanz, in 10 ml wasserfreier Ameisensäure *R* gelöst, werden nach Zusatz von 50 ml Acetanhydrid *R* mit Perchlorsäure (0,1 mol · l^{-1}) titriert. Der Endpunkt wird mit Hilfe der Potentiometrie (2.2.20) bestimmt.

1 ml Perchlorsäure (0,1 mol · l^{-1}) entspricht 18,96 mg $C_8H_{12}ClNO_2$.

Lagerung

Dicht verschlossen, vor Licht geschützt.

Verunreinigungen

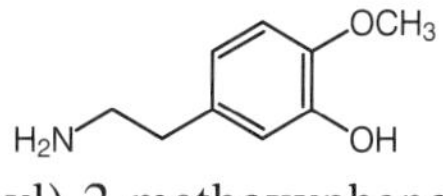

A. 5-(2-Aminoethyl)-2-methoxyphenol (4-*O*-Methyldopamin).

1999, 1314

Dosulepinhydrochlorid

Dosulepini hydrochloridum

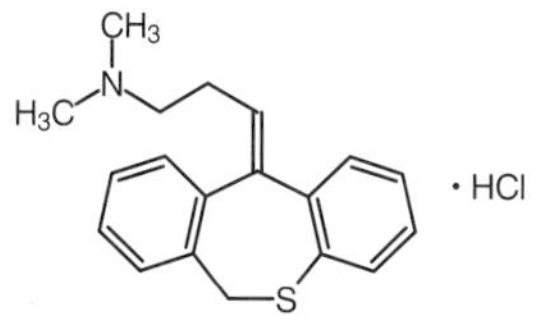

$C_{19}H_{22}ClNS$ M_r 331,9

Definition

Dosulepinhydrochlorid enthält mindestens 98,0 und höchstens 101,0 Prozent (*E*)-3-(6,11-Dihydrodibenzo[*b,e*]thiepin-11-yliden)-*N,N*-dimethylpropan-1-amin-hydrochlorid, berechnet auf die getrocknete Substanz.

Eigenschaften

Weißes bis schwach gelbliches, kristallines Pulver; leicht löslich in Wasser, Dichlormethan und Ethanol.

Prüfung auf Identität

1: B, D.
2: A, C, D.

A. 25,0 mg Substanz werden in einer Lösung von Salzsäure *R* (1 g · l^{-1}) in Methanol *R* zu 100,0 ml gelöst. 2,0 ml Lösung werden mit einer Lösung von Salzsäure *R* (1 g · l^{-1}) in Methanol *R* zu 50,0 ml verdünnt. Diese Lösung, zwischen 220 und 350 nm gemessen, zeigt Absorptionsmaxima (2.2.25) bei 231 und 306 nm und eine Schulter bei etwa 260 nm. Die spezifische Absorption, im Maximum bei 231 nm gemessen, liegt zwischen 660 und 730.

B. Die Prüfung erfolgt mit Hilfe der IR-Spektroskopie (2.2.24) durch Vergleich des Spektrums der Substanz mit dem von Dosulepinhydrochlorid *CRS*. Die Prüfung erfolgt mit Hilfe von Preßlingen.

C. Wird etwa 1 mg Substanz in 5 ml Schwefelsäure *R* gelöst, entsteht eine dunkelrote Färbung.

D. Die Substanz gibt die Identitätsreaktion b auf Chlorid (2.3.1).

Prüfung auf Reinheit

***Z*-Isomer und verwandte Substanzen:** Die Prüfung erfolgt mit Hilfe der Flüssigchromatographie (2.2.29).

Die Lösungen müssen unmittelbar vor Gebrauch hergestellt werden.

Untersuchungslösung: 50,0 mg Substanz werden in 5 ml Methanol *R* gelöst. Die Lösung wird mit der mobilen Phase zu 50,0 ml verdünnt.

Referenzlösung a: 12,5 mg Dosulepin-Verunreinigung A *CRS* werden in 5 ml Methanol *R* gelöst. Die Lösung wird mit der mobilen Phase zu 50,0 ml verdünnt. 1,0 ml Lösung wird mit der mobilen Phase zu 100,0 ml verdünnt.

Referenzlösung b: 20,0 mg Dosulepinhydrochlorid *CRS* werden in 5 ml Methanol *R* gelöst. Die Lösung wird mit der mobilen Phase zu 20,0 ml verdünnt.

Die Chromatographie kann durchgeführt werden mit
- einer Säule aus rostfreiem Stahl von 0,25 m Länge und 4,6 mm innerem Durchmesser, gepackt mit cyanopropylsilyliertem Kieselgel zur Chromatographie *R* 1 (5 µm),
- einer Mischung von 0,2 Volumteilen Phosphorsäure 85 % *R*, 10 Volumteilen einer Lösung von Natriumbutansulfonat *R* ($10 g \cdot l^{-1}$), 35 Volumteilen Methanol *R* und 55 Volumteilen Wasser *R* als mobile Phase bei einer Durchflußrate von 1 ml je Minute
- einem Spektrometer als Detektor bei einer Wellenlänge von 229 nm.

Die Temperatur der Säule wird bei 35 °C gehalten.

20 µl Referenzlösung b werden eingespritzt. Werden die Chromatogramme unter den vorgeschriebenen Bedingungen aufgezeichnet, beträgt die relative Retentionszeit für das *Z*-Isomer etwa 0,9, bezogen auf den Hauptpeak (*E*-Isomer). Die Empfindlichkeit des Systems wird so eingestellt, daß die Höhe des *Z*-Isomer-Peaks im Chromatogramm mindestens 50 Prozent des maximalen Ausschlags beträgt. Die Prüfung darf nur ausgewertet werden, wenn die Auflösung zwischen den Peaks von *Z*-Isomer und *E*-Isomer mindestens 1,0 beträgt.

Je 20 µl Untersuchungslösung und Referenzlösung a werden getrennt eingespritzt. Im Chromatogramm der Untersuchungslösung darf eine der Dosulepin-Verunreinigung A entsprechende Peakfläche nicht größer sein als die Fläche des Hauptpeaks im Chromatogramm der Referenzlösung a (0,25 Prozent). Eine dem *Z*-Isomer entsprechende Peakfläche darf nicht größer sein als 5 Prozent der Summe der Flächen der beiden Isomer-Peaks. Im Chromatogramm der Untersuchungslösung darf keine Peakfläche, mit Ausnahme der des Hauptpeaks, der der Dosulepin-Verunreinigung A und der des *Z*-Isomers, größer sein als das 0,4fache der Fläche des Hauptpeaks im Chromatogramm der Referenzlösung a (0,1 Prozent).

Schwermetalle (2.4.8): 1,0 g Substanz muß der Grenzprüfung C auf Schwermetalle entsprechen (10 ppm). Zur Herstellung der Referenzlösung wird 1 ml Blei-Lösung (10 ppm Pb) *R* verwendet.

Trocknungsverlust (2.2.32): Höchstens 0,5 Prozent, mit 1,000 g Substanz durch Trocknen im Trockenschrank bei 100 bis 105 °C bestimmt.

Sulfatasche (2.4.14): Höchstens 0,1 Prozent, mit 1,0 g Substanz bestimmt.

Gehaltsbestimmung

0,250 g Substanz, in einer Mischung von 5 ml wasserfreier Essigsäure *R* und 35 ml Acetanhydrid *R* gelöst, werden mit Perchlorsäure ($0,1 mol \cdot l^{-1}$) titriert. Der Endpunkt wird mit Hilfe der Potentiometrie (2.2.20) bestimmt.

1 ml Perchlorsäure ($0,1 mol \cdot l^{-1}$) entspricht 33,19 mg $C_{19}H_{22}ClNS$.

Lagerung

Vor Licht geschützt.

Verunreinigungen

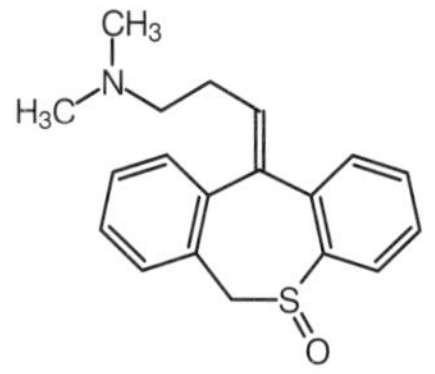

A. (*E*)-3-(6,11-Dihydrodibenzo[*b,e*]thiepin-11-yliden)-*N,N*-dimethylpropan-1-amin-*S*-oxid

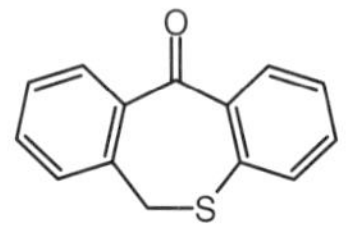

B. 6,11-Dihydrodibenzo[*b,e*]thiepin-11-on

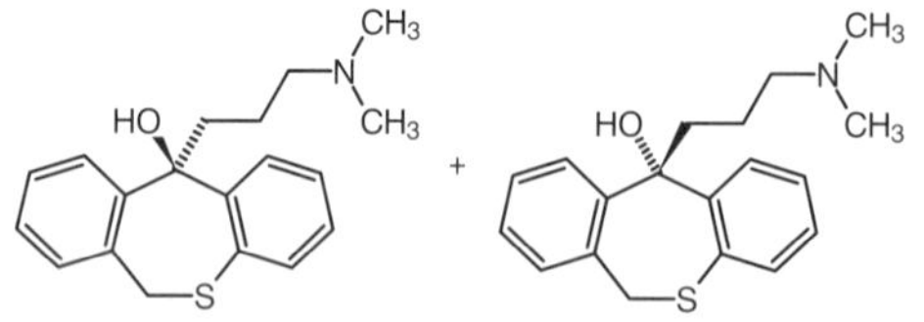

C. (*RS*)-11-[3-(Dimethylamino)propyl]-6,11-dihydrodibenzo[*b,e*]thiepin-11-ol

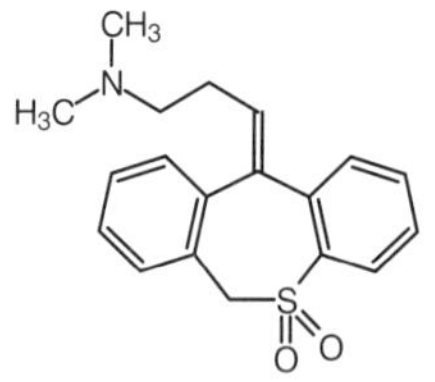

D. (*E*)-3-(6,11-Dihydrodibenzo[*b,e*]thiepin-11-yliden)-*N,N*-dimethylpropan-1-amin-*S,S*-dioxid

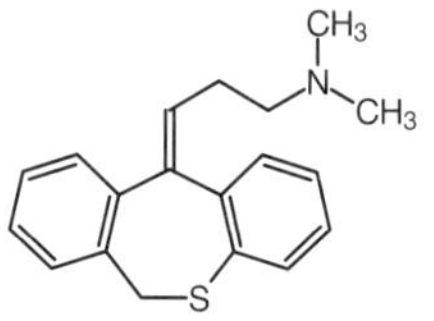

E. (*Z*)-3-(6,11-Dihydrodibenzo[*b,e*]thiepin-11-yliden)-*N,N*-dimethylpropan-1-amin.

1998, 1201

Doxapramhydrochlorid

Doxaprami hydrochloridum

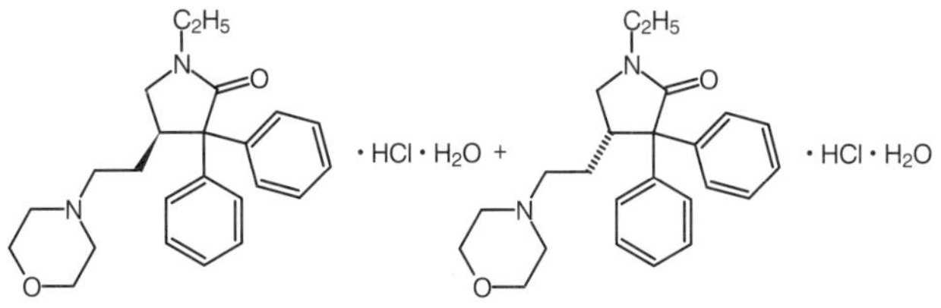

$C_{24}H_{31}ClN_2O_2 \cdot H_2O$ M_r 433,0

Definition

Doxapramhydrochlorid enthält mindestens 98,0 und höchstens 100,5 Prozent (*RS*)-1-Ethyl-4-(2-morpholinoethyl)-3,3-diphenylpyrrolidin-2-on-hydrochlorid, berechnet auf die getrocknete Substanz.

Eigenschaften

Weißes bis fast weißes, kristallines Pulver; wenig löslich in Wasser, Dichlormethan und Ethanol.

Prüfung auf Identität

1: A, C.

2: B, C.

A. Die Prüfung erfolgt mit Hilfe der IR-Spektroskopie (2.2.24) durch Vergleich des Spektrums der Substanz mit dem von Doxapramhydrochlorid *CRS*. Die Prüfung erfolgt mit Hilfe von Preßlingen unter Verwendung von Kaliumchlorid *R*.

B. Die Prüfung erfolgt mit Hilfe der Dünnschichtchromatographie (2.2.27) unter Verwendung einer Schicht eines geeigneten Kieselgels.

Untersuchungslösung: 10 mg Substanz werden in Methanol *R* zu 10 ml gelöst.

Referenzlösung: 10 mg Doxapramhydrochlorid *CRS* werden in Methanol *R* zu 10 ml gelöst.

Auf die Platte werden getrennt 10 µl jeder Lösung aufgetragen. Die Chromatographie erfolgt mit einer Mischung von 20 Volumteilen einer Lösung von Ammoniak-Lösung *R* (17 g · l^{-1}) und 80 Volumteilen 2-Propanol *R* über eine Laufstrecke von 15 cm. Die Platte wird an der Luft trocknen gelassen, mit verdünntem Dragendorffs Reagenz *R* besprüht und sofort ausgewertet. Der Hauptfleck im Chromatogramm der Untersuchungslösung entspricht in bezug auf Lage, Farbe und Größe dem Hauptfleck im Chromatogramm der Referenzlösung.

C. Die Substanz gibt die Identitätsreaktion a auf Chlorid (2.3.1).

Prüfung auf Reinheit

Prüflösung: 2,500 g Substanz werden in kohlendioxidfreiem Wasser *R* zu 50,0 ml gelöst.

Aussehen der Lösung: 10 ml Prüflösung werden mit Wasser *R* zu 25 ml verdünnt. Die Lösung muß klar (2.2.1) und farblos (2.2.2, Methode II) sein.

***p*H-Wert** (2.2.3): 5 ml Prüflösung werden mit kohlendioxidfreiem Wasser *R* zu 25 ml verdünnt. Der *p*H-Wert der Lösung muß zwischen 3,5 und 5,0 liegen.

Optische Drehung (2.2.7): Der Drehungswinkel, an der Prüflösung bestimmt, muß zwischen −0,10 und +0,10° liegen.

Verwandte Substanzen: Die Prüfung erfolgt mit Hilfe der Flüssigchromatographie (2.2.29).

Untersuchungslösung: 10,0 mg Substanz werden in der mobilen Phase zu 10,0 ml gelöst.

Referenzlösung a: 1,0 ml Untersuchungslösung wird mit der mobilen Phase zu 100,0 ml verdünnt.

Referenzlösung b: 1,0 ml Referenzlösung a wird mit der mobilen Phase zu 5,0 ml verdünnt.

Die Chromatographie kann durchgeführt werden mit

- einer Säule aus rostfreiem Stahl von 0,25 m Länge und 4,6 mm innerem Durchmesser, gepackt mit octadecylsilyliertem Kieselgel zur Chromatographie *R* (5 µm)
- folgender mobilen Phase bei einer Durchflußrate von 1,5 ml je Minute: eine Mischung von 15 Volumteilen Acetonitril *R*, 20 Volumteilen einer Lösung von Ammoniumdihydrogenphosphat *R* (1,1 g · l^{-1}), die mit Phosphorsäure 10 % *R* auf einen *p*H-Wert von 4,5 eingestellt wurde, und 25 Volumteilen Methanol *R*
- einem Spektrometer als Detektor bei einer Wellenlänge von 214 nm.

20 µl Referenzlösung b werden eingespritzt. Die Empfindlichkeit des Systems wird so eingestellt, daß die Höhe des Hauptpeaks im Chromatogramm mindestens 50 Prozent des maximalen Ausschlags beträgt. Wird das Chromatogramm unter den vorgeschriebenen Bedingungen aufgezeichnet, beträgt die Retentionszeit für Doxapramhydrochlorid etwa 10 min.

20 µl Untersuchungslösung werden eingespritzt. Die Chromatographie erfolgt über eine Dauer, die der 2fachen Retentionszeit von Doxapramhydrochlorid entspricht. Im Chromatogramm der Untersuchungslösung darf keine Peakfläche, mit Ausnahme der des Hauptpeaks, größer sein als die Fläche des Hauptpeaks im Chromatogramm der Referenzlösung b (0,2 Prozent). Im Chromatogramm der Untersuchungslösung darf die Summe aller Peakflächen, mit Ausnahme der des Hauptpeaks, nicht größer sein als die Fläche des Hauptpeaks im Chromatogramm der Referenzlösung a (1 Prozent). Lösungsmittelpeaks und Peaks, deren Fläche kleiner ist als das 0,025fache der Fläche des Hauptpeaks im Chromatogramm der Referenzlösung a, werden nicht berücksichtigt.

Schwermetalle (2.4.8): 2,0 g Substanz werden in einer Mischung von 3 Volumteilen Wasser *R* und 17 Volumteilen Methanol *R* zu 20 ml gelöst. 12 ml Lösung müssen der Grenzprüfung B auf Schwermetalle entsprechen (20 ppm). Zur Herstellung der Referenzlösung wird eine Blei-Lösung (2 ppm Pb), die durch Verdünnen der Blei-

Lösung (100 ppm Pb) *R* mit einer Mischung von 3 Volumteilen Wasser *R* und 17 Volumteilen Methanol *R* erhalten wird, verwendet.

Trocknungsverlust (2.2.32): 3,0 bis 4,5 Prozent, mit 1,000 g Substanz durch Trocknen im Trockenschrank bei 100 bis 105 °C bestimmt.

Sulfatasche (2.4.14): Höchstens 0,1 Prozent, mit 1,0 g Substanz bestimmt.

Gehaltsbestimmung

0,300 g Substanz, in einer Mischung von 10,0 ml Salzsäure (0,01 mol · l^{-1}) und 50 ml Ethanol 96 % *R* gelöst, werden mit Natriumhydroxid-Lösung (0,1 mol · l^{-1}) titriert. Das zwischen den beiden mit Hilfe der Potentiometrie (2.2.20) bestimmten Wendepunkten zugesetzte Volumen wird abgelesen.

1 ml Natriumhydroxid-Lösung (0,1 mol · l^{-1}) entspricht 41,50 mg $C_{24}H_{31}ClN_2O_2$.

Lagerung

Gut verschlossen.

Verunreinigungen

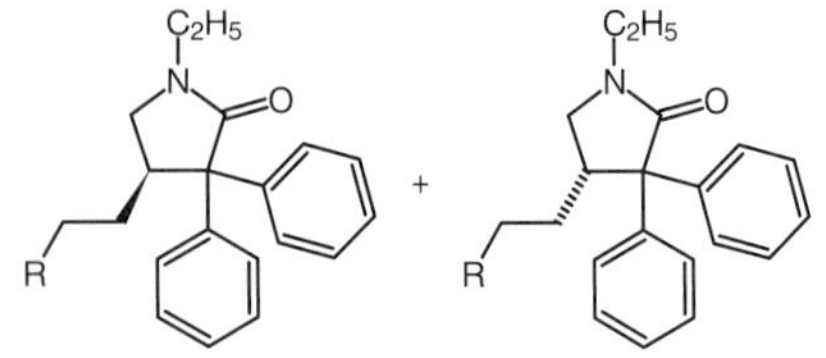

A. R = Cl: (*RS*)-4-(2-Chlorethyl)-1-ethyl-3,3-diphenylpyrrolidin-2-on
B. R = NH–CH_2–CH_2OH: (*RS*)-1-Ethyl-4-[2-[(2-hydroxyethyl)amino]ethyl]-3,3-diphenylpyrrolidin-2-on.

E

1998, 1202

Egg-Drop-Syndrom-Impfstoff (inaktiviert)

Vaccinum morbi partus diminutionis MCMLXXVI inactivatum ad pullum

Definition

Egg-Drop-Syndrom-Impfstoff (inaktiviert) ist eine Emulsion oder Suspension mit einem geeigneten Stamm des Egg-Drop-Syndrom-Virus (hämagglutinierendes Geflügel-Adenovirus), das so inaktiviert ist, daß seine immunogenen Eigenschaften erhalten bleiben.

Herstellung

Entsprechend **Impfstoffe für Tiere (Vaccina ad usum veterinarium)**. Der Virus-Impfstamm wird in Hühner- oder in Entenbruteiern eines gesunden Bestandes oder in geeigneten Zellkulturen (5.2.4) vermehrt. Die Prüfung der Virusinaktivierung erfolgt, unter Einsatz des jeweils empfindlichsten Systems, entweder auf befruchteten Enteneiern, die aus Beständen stammen, die frei von Egg-Drop-Syndrom-Virus-Infektionen sind, oder auf befruchteten Hühnereiern, die aus SPF-Zuchten (5.2.2) stammen müssen, oder in geeigneten Zellkulturen. Je Prüfungsansatz werden 10 Impfstoffdosen verwendet. Kein vermehrungsfähiges Virus darf nachweisbar sein.

Der Impfstoff kann Adjuvantien enthalten.

Auswahl der Impfstoffzusammensetzung

Der Impfstoff muß nachweislich von angemessener Immunogenität und Unschädlichkeit sein. Die folgende Bestimmung kann verwendet werden, um die Wirksamkeit des Impfstoffs (5.2.7) zu zeigen.

Immunogenität: Die „Bestimmung der Wirksamkeit" dient dem Nachweis der Immunogenität.

Prüfung der Charge

Die unter „Bestimmung der Wirksamkeit" beschriebene Bestimmung erfolgt nicht notwendigerweise bei der routinemäßigen Prüfung von Impfstoffchargen. Entsprechend den Vorgaben oder nach Zustimmung durch die zuständige Behörde wird die Bestimmung für den Impfstoff ein- oder mehrmals durchgeführt. Wenn die Bestimmung nicht durchgeführt wird, muß eine geeignete, validierte, alternative Methode angewendet werden, wobei sich die Akzeptanzkriterien nach einer Impfstoffcharge richten, die nach der unter „Bestimmung der Wirksamkeit" beschriebenen Methode zufriedenstellende Ergebnisse erzielte. Die nachfolgende Bestimmung kann angewendet werden, wenn eine zufriedenstellende Korrelation zu der unter „Bestimmung der Wirksamkeit" beschriebenen Bestimmung sichergestellt wurde.

Bestimmung der Wirksamkeit der Charge: Mindestens zehn 14 bis 28 Tage alte Küken aus einer SPF-Zucht (5.2.2) werden mit einer Impfstoffdosis und auf eine der empfohlenen Arten der Anwendung geimpft. Diesen Küken und 5 nicht geimpften Kontrollküken gleichen Alters und gleicher Herkunft werden 4 Wochen später Serumproben entnommen. Jede Serumprobe wird mit Hilfe des Hämagglutinations-(HA-)Hemmtests mit 4 Einheiten HA-Antigen und Hühnererythrozyten auf Antikörper untersucht. Die Bestimmung darf nur ausgewertet werden, wenn im Serum der ungeimpften Tiere keine spezifischen Antikörper nachweisbar sind. Der Impfstoff entspricht den Anforderungen der Bestimmung, wenn der durchschnittliche Antikörpertiter der geimpften Küken nicht niedriger ist als der Antikörpertiter, der von einer Impfstoffcharge hervorgerufen wurde, die nach der unter „Bestimmung der Wirksamkeit" beschriebenen Methode zufriedenstellende Ergebnisse erzielte.

Prüfung auf Identität

In Hühnern, die keine Antikörper gegen das Egg-Drop-Syndrom-Virus besitzen, stimuliert der Impfstoff die Bildung spezifischer Antikörper.

Prüfung auf Reinheit

Unschädlichkeit: Eine doppelte Impfstoffdosis wird jedem von 10 Küken im Alter von 14 bis 28 Tagen aus einer SPF-Zucht (5.2.2) auf eine der empfohlenen Arten der Anwendung appliziert. Die Tiere werden 21 Tage lang beobachtet. Anomale lokale oder systemische Reaktionen dürfen nicht auftreten.

Inaktivierung:
A. Im Falle der Herstellung des Impfstoffs in Bruteiern wird die Prüfung mit Entenbruteiern, die aus einer Zucht stammen, welche frei vom Egg-Drop-Syndrom-Virus ist, oder, falls eine höhere Sensitivität erzielt werden kann, mit Hühnereiern aus SPF-Beständen (5.2.2) durchgeführt.

In die Allantoishöhle von 10 Bruteiern, 10 bis 14 Tage alt, die frei von parentalen Antikörpern gegen das Egg-Drop-Syndrom-Virus sind, werden 2/5 einer Impfstoffdosis injiziert. 8 Tage lang wird bebrütet und beobachtet. Die Allantoisflüssigkeit aus den Eiern mit lebenden und toten Embryonen wird getrennt gesammelt mit Ausnah-

E

Monographien

me der aus Eiern mit Embryonen, die innerhalb von 24 h nach der Injektion aus unspezifischen Gründen abgestorben sind.

In die Allantoishöhle von jedem von je zehn 10 bis 14 Tage alten Bruteiern, die frei von parentalen Antikörpern gegen das Egg-Drop-Syndrom-Virus sind, werden je 0,2 ml der getrennt nach lebenden und abgestorbenen Embryonen gesammelten Allantoisflüssigkeit injiziert. Weitere 8 Tage lang wird bebrütet. Nach dieser Zeit wird die Allantoisflüssigkeit jedes Eies unter Verwendung von Hühnererythrozyten auf das Vorhandensein von Hämagglutininen geprüft.

Wenn mehr als 20 Prozent der Embryonen in einem Stadium der beiden Prüfungen sterben, muß diese Prüfung wiederholt werden. Der Impfstoff entspricht der Prüfung, wenn kein Hinweis auf hämagglutinierende Aktivität auftritt und wenn in keiner der Wiederholungsprüfungen mehr als 20 Prozent der Embryonen aus unspezifischen Gründen abgestorben sind.

Bei der Prüfung dürfen Antibiotika verwendet werden, um eine Infektion durch Bakterien zu verhindern.

B. Für Impfstoffe, deren Virussaatgut an ein Wachstum in Zellkulturen adaptiert ist, wird eine geeignete Zellkultur mit 10 Impfstoffdosen inokuliert. Enthält der Impfstoff ein öliges Adjuvans, ist dieses mit geeigneten Mitteln zu entfernen. Die Kulturen werden 7 Tage lang bei 38 ± 1 °C bebrütet. Eine Passage auf eine andere Zellkultur wird durchgeführt. Die Kulturen werden weitere 7 Tage lang bei 38 ± 1 °C bebrütet. Die Zellkulturen werden regelmäßig während der Bebrütung untersucht. Nach Abschluß der Bebrütung wird die überstehende Flüssigkeit der Kultur auf hämagglutinierende Aktivität untersucht. Der Impfstoff entspricht der Prüfung, wenn die Zellkultur kein Anzeichen einer Infektion zeigt und in der überstehenden Flüssigkeit keine hämagglutinierende Aktivität nachgewiesen wird.

Fremde Agenzien: Die Küken aus der Prüfung „Unschädlichkeit“ (siehe „Prüfung auf Reinheit“) werden verwendet. 21 Tage nach der Injektion der doppelten Impfstoffdosis wird jedem Küken auf dem gleichen Weg 1 Impfstoffdosis verabreicht. 2 Wochen später wird jedem Tier eine Serumprobe entnommen und entsprechend der Prüfung „SPF-Hühnerherden für die Herstellung und Qualitätskontrolle von Impfstoffen“ (5.2.2) auf Antikörper folgender fremder Agenzien untersucht: Aviäre-Enzephalomyelitis-Virus, Aviäre-Leukose-Virus, Infektiöse-Bronchitis-Virus, Aviäre-infektiöse-Bursitis-Virus, Infektiöse-Laryngotracheitis-Virus, Influenza-Virus Typ A, Virus des M. Marek, Newcastle-Krankheit-Virus. Die in Entenbruteiern hergestellten Impfstoffe werden zusätzlich auf *Chlamydia*-Antikörper (mit Hilfe des Komplement-Bindungs- oder des Gel-Präzipitationstests), auf Antikörper gegen die Enten-Hepatitis-Viren Typ 1 und 2 (mit Hilfe des Immunfluoreszenz- oder des Serumneutralisationstests) und gegen das Virus des M. Derzsy (mit Hilfe des Serumneutralisationstests) geprüft. Der Impfstoff darf keine Bildung von Antikörpern gegen diese Agenzien auslösen.

Sterilität: Der Impfstoff entspricht der Prüfung „Sterilität“ der Monographie **Impfstoffe für Tiere**.

Bestimmung der Wirksamkeit

Jeweils 2 Gruppen von je 30 Hennen aus SPF-Beständen (5.2.2) und im empfohlenen Impfalter werden geimpft. Als Kontrolle werden je 1 Gruppe von 10 und von 30 Hennen gleichen Alters und gleicher Herkunft wie die geimpften Tiere gehalten. Die Legeleistung jeder Henne wird vom Beginn der Legeperiode an bis 4 Wochen nach der Belastungsinfektion aufgezeichnet.

Im Alter von 30 Wochen werden jedes Tier einer Gruppe der geimpften Hennen und die 10 ungeimpften Kontrolltiere mit einer Menge des Egg-Drop-Syndrom-Virus infiziert, die ausreicht, die Legeleistung quantitativ und/oder qualitativ sehr deutlich zu mindern. Der Impfstoff entspricht der Bestimmung, wenn die Legeleistung der geimpften Hennen weder quantitativ noch qualitativ deutlich abnimmt. Die Bestimmung darf nur ausgewertet werden, wenn die Minderung der Legeleistung und/oder der Eiqualität der Kontrolltiere deutlich zu erkennen ist.

Gegen Ende der Legeperiode werden die zweite Gruppe der geimpften Hennen und die Gruppe der 30 Kontrolltiere wie oben beschrieben infiziert. Der Impfstoff entspricht der Bestimmung, wenn die Legeleistung der geimpften Hennen weder quantitativ noch qualitativ deutlich abnimmt. Die Bestimmung darf nur ausgewertet werden, wenn die Minderung der Legeleistung und/oder der Eiqualität der Kontrolltiere deutlich zu erkennen ist.

An den Serumproben, die zum Zeitpunkt der Impfung, 4 Wochen später und unmittelbar vor der Belastungsinfektion entnommen wurden, wird eine serologische Prüfung durchgeführt. Die Prüfung darf nur ausgewertet werden, wenn in keiner Probe der Kontrolltiere Antikörper gegen das Egg-Drop-Syndrom-Virus nachgewiesen werden.

Lagerung

Entsprechend **Impfstoffe für Tiere**.

Beschriftung

Entsprechend **Impfstoffe für Tiere**.

Die Beschriftung gibt insbesondere an, ob der vorliegende Impfstamm zur Vermehrung in Hühner- oder Entenembryonen oder in Zellkulturen geeignet ist.

1999, 1097

Enoxaparin-Natrium

Enoxaparinum natricum

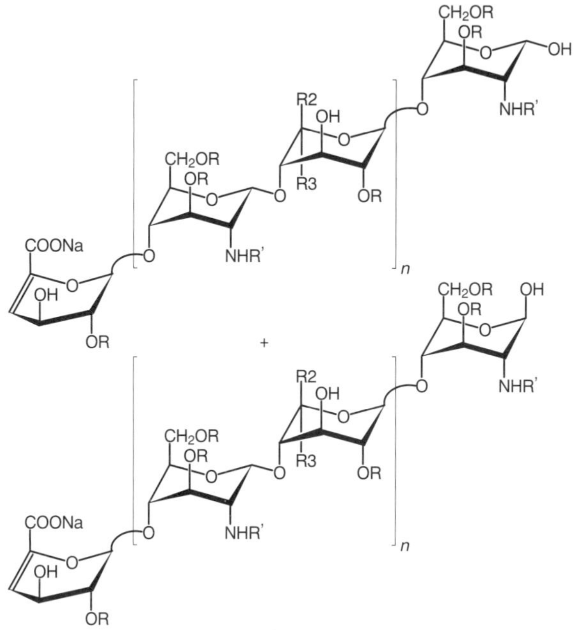

n = 1 bis 21, R = H oder SO_3Na, R' = H oder SO_3Na oder $COCH_3$
R2 = H und R3 = COONa oder R2 = COONa und R3 = H

Definition

Enoxaparin-Natrium ist das Natriumsalz eines niedermolekularen Heparins, das durch alkalische Depolymerisierung des Benzylesters von Heparin aus der Intestinalschleimhaut von Schweinen gewonnen wird. Der Hauptteil der Komponenten hat eine 4-Enopyranoseuronat-Struktur am nicht reduzierenden Ende ihrer Kette.

Enoxaparin-Natrium muß der Monographie ***Niedermolekulare Heparine (Heparina massae molecularis minoris)*** *entsprechen mit folgenden Änderungen und Ergänzungen:*

Die mittlere relative Molekülmasse liegt im Bereich von 3500 bis 5500, wobei der charakteristische Wert etwa 4500 beträgt.

Der Grad der Sulfatierung je Disaccharid-Einheit beträgt etwa 2.

Die Aktivität beträgt mindestens 90 und höchstens 125 I.E. Anti-Faktor-Xa-Aktivität je Milligramm, berechnet auf die getrocknete Substanz. Das Verhältnis der Anti-Faktor-Xa-Aktivität zur Anti-Faktor-IIa-Aktivität liegt zwischen 3,3 und 5,3.

Prüfung auf Identität

Die Substanz muß der „Prüfung auf Identität, C“ der Monographie **Niedermolekulare Heparine** entsprechen. Die Substanz muß folgenden Anforderungen entsprechen:

Die mittlere relative Molekülmasse liegt im Bereich von 3500 bis 5500. Der prozentuale Anteil (*m*/*m*) der Heparinketten mit einer relativen Molekülmasse von weniger als 2000 beträgt zwischen 12,0 und 20,0 Prozent. Der prozentuale Anteil (*m*/*m*) der Heparinketten mit einer relativen Molekülmasse zwischen 2000 und 8000 liegt im Bereich von 68,0 bis 88,0 Prozent.

Prüfung auf Reinheit

Aussehen der Lösung: 1,0 g Substanz wird in 10 ml Wasser *R* gelöst. Die Lösung muß klar (2.2.1) und darf nicht stärker gefärbt sein als die Stufe 5 der am besten geeigneten Farbvergleichslösung (2.2.2, Methode II).

Absorption (2.2.25): 50,0 mg Substanz werden in 100 ml Salzsäure (0,01 mol · l^{-1}) gelöst. Die spezifische Absorption, bei 231 nm gemessen, muß zwischen 14,0 und 20,0 liegen, berechnet auf die getrocknete Substanz.

Benzylalkohol: Höchstens 0,1 Prozent (*m*/*m*). Die Prüfung erfolgt mit Hilfe der Flüssigchromatographie (2.2.29).

Interner-Standard-Lösung: Eine Lösung von 3,4-Dimethylphenol *R* (1 g · l^{-1}) in Methanol *R*.

Untersuchungslösung: 0,500 g Substanz werden in 5,0 ml Natriumhydroxid-Lösung (1 mol · l^{-1}) gelöst. Die Lösung wird 1 h lang stehengelassen. Anschließend wird die Lösung mit 1,0 ml Essigsäure 98 % *R* und 1,0 ml Interner-Standard-Lösung versetzt und mit Wasser *R* zu 10,0 ml verdünnt.

Referenzlösung: 0,50 ml einer Lösung von Benzylalkohol *R* (0,25 g · l^{-1}) werden mit 1,0 ml Interner-Standard-Lösung gemischt und mit Wasser *R* zu 10,0 ml verdünnt.

Die Chromatographie kann durchgeführt werden mit
- einer Säule aus rostfreiem Stahl von 0,15 m Länge und 4,6 mm innerem Durchmesser, gepackt mit octylsilyliertem Kieselgel zur Chromatographie *R* (5 μm), ausgestattet mit einer Vorsäule von 20 mm Länge und 4,6 mm innerem Durchmesser, die mit dem gleichen Material gepackt ist
- einer Mischung von 5 Volumteilen Methanol *R*, 15 Volumteilen Acetonitril *R* und 80 Volumteilen Wasser *R* als mobile Phase bei einer Durchflußrate von 1 ml je Minute
- einem Spektrometer als Detektor bei einer Wellenlänge von 256 nm.

Im Chromatogramm der Referenzlösung wird das Verhältnis (R_1) der Höhe des Benzylalkohol-Peaks zu der Höhe des Peaks des Internen Standards berechnet. Im Chromatogramm der Untersuchungslösung wird das Verhältnis (R_2) der Höhe des Benzylalkohol-Peaks zu der Höhe des Peaks des Internen Standards berechnet.

Der Gehalt an Benzylalkohol in Prozent (*m*/*m*) wird mit Hilfe folgender Formel berechnet

$$\frac{0{,}0125 \cdot R_2}{m \cdot R_1}$$

m = Einwaage der Substanz in Gramm.

Natrium: 11,3 bis 13,5 Prozent, berechnet auf die getrocknete Substanz. Die Prüfung erfolgt mit Hilfe der Atomabsorptionsspektroskopie (2.2.23, Methode I).

E

Monographien

1998, 1171

Gehärtetes Erdnußöl

Arachidis oleum hydrogenatum

Definition

Gehärtetes Erdnußöl ist ein durch Reinigen, Bleichen, Härten und Desodorieren erhaltenes Öl, das aus den geschälten Samen von *Arachis hypogaea* L. gewonnen wird. Jede Art von gehärtetem Erdnußöl ist durch den angegebenen Tropfpunkt charakterisiert.

Eigenschaften

Weiße bis schwach gelbliche, weiche Masse, die beim Erwärmen zu einer klaren und blaßgelben Flüssigkeit schmilzt; praktisch unlöslich in Wasser, leicht löslich in Dichlormethan und Petroläther (Siedebereich: 65 bis 70 °C), sehr schwer löslich in Ethanol.

Prüfung auf Identität

1: A, B.
2: A, C.

A. Die Substanz entspricht der Prüfung „Tropfpunkt“ (siehe „Prüfung auf Reinheit“).

B. Die Prüfung erfolgt mit Hilfe der „Identifizierung fetter Öle durch Dünnschichtchromatographie“ (2.3.2). Das Chromatogramm entspricht dem typischen Chromatogramm des Erdnußöls.

C. Die Substanz entspricht der Prüfung „Fremde fette Öle“ (siehe „Prüfung auf Reinheit“).

Prüfung auf Reinheit

Tropfpunkt (2.2.17): 32 bis 43 °C. In diesem Bereich darf der Tropfpunkt höchstens um 3 °C vom angegebenen Wert abweichen.

Säurezahl (2.5.1): Höchstens 0,5. 10,0 g Substanz werden in 50 ml des vorgeschriebenen Lösungsmittels durch Erhitzen im Wasserbad gelöst.

Peroxidzahl (2.5.5): Höchstens 5,0. 5,0 g Substanz werden in 30 ml des vorgeschriebenen Lösungsmittels durch Erhitzen im Wasserbad gelöst.

Unverseifbare Anteile (2.5.7): Höchstens 1,0 Prozent.

Alkalisch reagierende Substanzen in fetten Ölen (2.4.19): Die Substanz muß der Prüfung entsprechen.

Fremde fette Öle: Die Prüfung erfolgt mit Hilfe der „Prüfung fetter Öle auf fremde Öle durch Gaschromatographie“ (2.4.22).

Die Chromatographie kann durchgeführt werden mit

- einer Kapillarsäule aus Quarz von 25 m Länge und 0,25 mm innerem Durchmesser, belegt mit Poly(cyanopropyl)siloxan *R* (Filmdicke 0,2 µm)
- Helium zur Chromatographie *R* als Trägergas bei einer Durchflußrate von 0,7 ml je Minute
- einem Flammenionisationsdetektor
- einem Splitverhältnis von 1:100.

Die Temperatur der Säule wird 20 min lang bei 180 °C, die des Probeneinlasses und des Detektors bei 250 °C gehalten.

Die Fettsäurefraktion muß wie folgt zusammengesetzt sein:

- Gesättigte Fettsäuren mit einer Kettenlänge kleiner als C_{14}: höchstens 0,5 Prozent
- Myristinsäure: höchstens 0,5 Prozent
- Palmitinsäure: 7,0 bis 16,0 Prozent
- Stearinsäure: 3,0 bis 19,0 Prozent
- Ölsäure und Isomere ($C_{18:1}$ äquivalente Kettenlänge auf Poly(cyanopropyl)siloxan 18,5 bis 18,8): 54,0 bis 78,0 Prozent
- Linolsäure und Isomere ($C_{18:2}$ äquivalente Kettenlänge auf Poly(cyanopropyl)siloxan 19,4 bis 19,8): höchstens 10,0 Prozent
- Arachinsäure: 1,0 bis 3,0 Prozent
- Eicosensäuren ($C_{20:1}$ äquivalente Kettenlänge auf Poly(cyanopropyl)siloxan 20,4 bis 20,7): höchstens 2,1 Prozent
- Behensäure: 1,0 bis 5,0 Prozent
- Erucasäure und Isomere ($C_{22:1}$ äquivalente Kettenlänge auf Poly(cyanopropyl)siloxan 22,4 bis 22,6): höchstens 0,5 Prozent
- Lignocerinsäure: 0,5 bis 3,0 Prozent.

Nickel: Höchstens 1 ppm Ni. Der Gehalt an Nickel wird mit Hilfe der Atomabsorptionsspektroskopie (2.2.23, Methode II) bestimmt.

Untersuchungslösung: In einen zuvor nach Glühen gewogenen Platin- oder Quarztiegel werden 5,0 g Substanz gegeben. Nach vorsichtigem Erhitzen wird ein Docht aus einem eingerollten, aschefreien Filterpapier in die Substanz gesteckt. Der Docht wird angezündet. Sobald die Substanz selbst brennt, wird nicht mehr erhitzt. Nach der Verbrennung wird in einem Muffelofen bei etwa 600 °C geglüht. Die Veraschung wird fortgesetzt, bis die Asche weiß ist. Nach dem Abkühlen wird der Rückstand 2mal mit je 2 ml verdünnter Salzsäure *R* aufgenommen und in einen 25-ml-Meßkolben gebracht. Nach Zusatz von 0,3 ml Salpetersäure *R* wird mit Wasser *R* zu 25,0 ml verdünnt.

Referenzlösungen: 3 Referenzlösungen werden hergestellt durch Zusatz von 1,0 ml, 2,0 ml sowie 4,0 ml Nickel-Lösung (0,2 ppm Ni) *R* zu 2,0 ml Untersuchungslösung und Verdünnen mit Wasser *R* zu 10,0 ml.

Die Absorption wird bei 232 nm unter Verwendung einer Nickel-Hohlkathodenlampe als Strahlungsquelle, einem Graphitofen als Atomisierungseinrichtung und Argon *R* als Trägergas bestimmt.

Wasser (2.5.12): Höchstens 0,3 Prozent, mit 1,000 g Substanz nach der Karl-Fischer-Methode bestimmt.

Lagerung

Gut verschlossen, vor Licht geschützt.

Beschriftung

Die Beschriftung gibt insbesondere den Tropfpunkt an.

1999, 82

Ergocalciferol
Ergocalciferolum

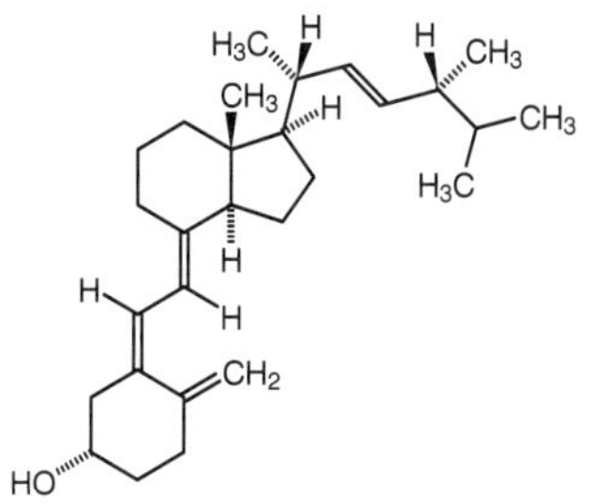

$C_{28}H_{44}O$ M_r 396,7

Definition

Ergocalciferol (Vitamin D_2) enthält mindestens 97,0 und höchstens 103,0 Prozent (*5Z,7E,22E*)-9,10-Seco-ergosta-5,7,10(19),22-tetraen-3β-ol.

1 Milligramm Ergocalciferol entspricht in seiner antirachitischen Wirksamkeit bei Ratten 40 000 I.E. Vitamin D.

Eigenschaften

Weißes bis schwach gelbliches, kristallines Pulver oder weiße bis fast weiße Kristalle; praktisch unlöslich in Wasser, leicht löslich in Ethanol und Ether, löslich in fetten Ölen; luft-, wärme- und lichtempfindlich. Lösungen in flüchtigen Lösungsmitteln sind instabil und müssen sofort verwendet werden.

Eine reversible Isomerisierung zu Präergocalciferol kann in Lösung, abhängig von Temperatur und Zeit, stattfinden.

Prüfung auf Identität

1: A, B.
2: A, C.

A. Schmelztemperatur (2.2.14): 112 bis 117 °C, mit der nicht pulverisierten und nicht getrockneten Substanz bestimmt.

B. Die Prüfung erfolgt mit Hilfe der IR-Spektroskopie (2.2.24) durch Vergleich des Spektrums der Substanz mit dem von Ergocalciferol *CRS*. Die Prüfung erfolgt mit Hilfe von Preßlingen.

C. Die bei der Prüfung „Ergosterol" (siehe „Prüfung auf Reinheit") erhaltenen Chromatogramme werden ausgewertet. Der Hauptfleck im Chromatogramm der Untersuchungslösung entspricht in bezug auf Lage, Farbe und Größe dem Hauptfleck im Chromatogramm der Referenzlösung a.

Prüfung auf Reinheit

Spezifische Drehung (2.2.7): 0,200 g Substanz werden schnell und ohne Erwärmen in aldehydfreiem Ethanol 96 % *R* zu 25,0 ml gelöst. Die spezifische Drehung muß zwischen +103 und +107° liegen, in einer Schichtdicke von 2 dm und innerhalb von 30 min nach Herstellen der Lösung bestimmt.

Absorption (2.2.25): 50,0 mg Substanz werden schnell und ohne Erwärmen in aldehydfreiem Ethanol 96 % *R* zu 100,0 ml gelöst. 5,0 ml Lösung werden mit aldehydfreiem Ethanol 96 % *R* zu 250,0 ml verdünnt. Unter gleichen Bedingungen wird eine Referenzlösung unter Verwendung von 50,0 mg Ergocalciferol *CRS* hergestellt. Die Absorption der beiden Lösungen wird im Maximum bei 265 nm innerhalb von 30 min nach Herstellung der Lösungen gemessen. Die Absorption der zu untersuchenden Lösung darf um höchstens 3 Prozent von der der Referenzlösung abweichen. Die Prüfung darf nur ausgewertet werden, wenn die gemessene Absorption zwischen 0,45 und 0,50 liegt.

Reduzierende Substanzen: 0,1 g Substanz werden in aldehydfreiem Ethanol 96 % *R* zu 10,0 ml gelöst. Die Lösung wird mit 0,5 ml einer Lösung von Tetrazolblau *R* ($5 g \cdot l^{-1}$) in aldehydfreiem Ethanol 96 % *R* und 0,5 ml verdünnter Tetramethylammoniumhydroxid-Lösung *R* versetzt und stehengelassen. Nach genau 5 min wird die Lösung mit 1,0 ml Essigsäure 98 % *R* versetzt. Gleichzeitig und unter gleichen Bedingungen werden 10,0 ml einer Referenzlösung hergestellt, die 0,2 µg Hydrochinon *R* je Milliliter aldehydfreiem Ethanol 96 % *R* enthält. Die Absorption (2.2.25) der beiden Lösungen wird bei 525 nm gegen 10,0 ml aldehydfreies Ethanol 96 % *R* als Kompensationsflüssigkeit gemessen, das unter den gleichen Bedingungen behandelt wird. Die Absorption der zu untersuchenden Lösung darf nicht größer als die der Referenzlösung sein (20 ppm).

Ergosterol: Die Prüfung erfolgt mit Hilfe der Dünnschichtchromatographie (2.2.27) unter Verwendung einer Schicht von Kieselgel G *R*.

Untersuchungslösung: 0,25 g Substanz werden in Dichlorethan *R*, das Squalan *R* ($10 g \cdot l^{-1}$) und Butylhydroxytoluol *R* ($0,1 g \cdot l^{-1}$) enthält, zu 5 ml gelöst.

Vor Gebrauch frisch herzustellen.

Referenzlösung a: 0,10 g Ergocalciferol *CRS* werden in Dichlorethan *R*, das Squalan *R* ($10 g \cdot l^{-1}$) und Butylhydroxytoluol *R* ($0,1 g \cdot l^{-1}$) enthält, zu 2 ml gelöst.

Vor Gebrauch frisch herzustellen.

Referenzlösung b: 5 mg Ergosterol *CRS* werden in Dichlorethan *R*, das Squalan *R* ($10 g \cdot l^{-1}$) und Butylhydroxytoluol *R* ($0,1 g \cdot l^{-1}$) enthält, zu 50 ml gelöst.

Vor Gebrauch frisch herzustellen.

Referenzlösung c: Gleiche Volumteile Referenzlösung a und Referenzlösung b werden gemischt.

Vor Gebrauch frisch herzustellen.

Auf die Platte werden getrennt je 10 µl Untersuchungslösung und Referenzlösungen a und b sowie 20 µl Referenzlösung c aufgetragen. Die Chromatographie erfolgt sofort unter Lichtausschluß mit einer Mischung von gleichen Volumteilen Cyclohexan *R* und peroxidfreiem Ether *R*, die Butylhydroxytoluol *R* ($0,1 g \cdot l^{-1}$) enthält, über eine Laufstrecke von 15 cm. Die Platte wird an der Luft trocknen gelassen und 3mal mit Antimon(III)-chlorid-Lösung *R* 1 besprüht. Die Chromatogramme werden 3 bis 4 min nach dem Besprühen ausgewertet. Der Hauptfleck im Chromatogramm der Untersuchungslösung ist zuerst orangegelb und geht dann in Braun über. Ein im Chromatogramm der Untersuchungslösung unmittelbar unter dem Hauptfleck allmählich auftretender violetter Fleck, der dem Ergosterol entspricht, darf nicht größer oder stärker gefärbt sein als der Fleck im Chromatogramm der Referenzlösung b (0,2 Prozent). Das Chromatogramm der Untersuchungslösung darf keinen Fleck zeigen, der nicht einem der Flecke in den Chromatogrammen der Referenzlösungen a und b entspricht. Die Prüfung darf nur ausgewertet werden, wenn das Chromatogramm der Referenzlösung c deutlich voneinander getrennt 2 Flecke zeigt.

Gehaltsbestimmung

Die Bestimmung muß so schnell wie möglich durchgeführt werden, wobei der Einfluß von UV-haltigem Licht und von Luft zu vermeiden ist.

Die Bestimmung erfolgt mit Hilfe der Flüssigchromatographie (2.2.29).

Untersuchungslösung: 10,0 mg Substanz werden ohne Erwärmen in 10,0 ml Toluol *R* gelöst. Die Lösung wird mit der mobilen Phase zu 100,0 ml verdünnt.

Referenzlösung a: 10,0 mg Ergocalciferol *CRS* werden ohne Erwärmen in 10,0 ml Toluol *R* gelöst. Die Lösung wird mit der mobilen Phase zu 100,0 ml verdünnt.

Referenzlösung b: 0,5 g Colecalciferol zur Eignungsprüfung *CRS* werden in 2,0 ml Toluol *R* gelöst. Die Lösung wird mit der mobilen Phase zu 10,0 ml verdünnt. Die Lösung wird 45 min lang im Wasserbad von 90 °C zum Rückfluß erhitzt und anschließend abgekühlt.

Die Chromatographie kann durchgeführt werden mit
- einer Säule von 0,25 m Länge und 4,6 mm innerem Durchmesser, gepackt mit einem geeigneten Kieselgel (5 bis 10 µm)
- einer Mischung von 3 Volumteilen Pentanol *R* und 997 Volumteilen Hexan *R* als mobile Phase bei einer Durchflußrate von 2 ml je Minute
- einem Spektrometer als Detektor bei einer Wellenlänge von 254 nm.

Ein automatischer Probengeber oder eine Probenschleife wird empfohlen. Ein geeignetes Volumen der Referenzlösung b wird eingespritzt und das Chromatogramm mit einer solchen Empfindlichkeit aufgezeichnet, daß der Ausschlag für Colecalciferol mehr als 50 Prozent des maximalen Ausschlags beträgt.

Insgesamt wird 6mal eingespritzt. Werden die Chromatogramme unter den vorgeschriebenen Bedingungen aufgezeichnet, betragen die relativen Retentionszeiten etwa 0,4 für Präcolecalciferol, etwa 0,5 für *trans*-Colecalciferol und 1 für Colecalciferol. Die relative Standardabweichung der Ansprechempfindlichkeit für Colecalciferol darf nicht größer als 1 Prozent und die Auflösung für Präcolecalciferol und *trans*-Colecalciferol darf nicht kleiner als 1,0 sein. Falls erforderlich werden die Zusammensetzung und die Durchflußrate der mobilen Phase so geändert, daß die geforderte Auflösung erhalten wird.

Ein geeignetes Volumen der Referenzlösung a wird eingespritzt und das Chromatogramm mit einer solchen Empfindlichkeit aufgezeichnet, daß der Ausschlag für Ergocalciferol mehr als 50 Prozent des maximalen Ausschlags beträgt. Dasselbe Volumen Untersuchungslösung wird eingespritzt und das Chromatogramm in gleicher Weise aufgezeichnet.

Der Gehalt an Ergocalciferol in Prozent errechnet sich nach der Formel

$$\frac{m'}{m} \cdot \frac{S_D}{S'_D} \cdot 100$$

m = Masse der Substanz in Milligramm in der Untersuchungslösung

m' = Masse Ergocalciferol *CRS* in Milligramm in der Referenzlösung a

S_D = Peakfläche oder -höhe von Ergocalciferol im Chromatogramm der Untersuchungslösung

S'_D = Peakfläche oder -höhe von Ergocalciferol im Chromatogramm der Referenzlösung a.

Lagerung

Dicht verschlossen, unter Stickstoff, vor Licht geschützt, zwischen 2 und 8 °C. Der Inhalt eines geöffneten Behältnisses sollte so schnell wie möglich verbraucht werden.

1999, 1316

Konzentrierte Erythropoietin-Lösung

Erythropoietini solutio concentrata

APPRLICDSR	VLERYLLEAK	EAENITTGCA
EHCSLNENIT	VPDTKVNFYA	WKRMEVGQQA
VEVWQGLALL	SEAVLRGQAL	LVNSSQPWEP
LQLHVDKAVS	GLRSLTTLLR	ALGAQKEAIS
PPDAASAAPL	RTITADTFRK	LFRVYSNFLR
GKLKLYTGEA	CRTGD	

M_r etwa 30 600

Definition

Konzentrierte Erythropoietin-Lösung ist eine Lösung, die eine Gruppe nahe verwandter Glykoproteine enthält, die sich hinsichtlich ihrer Aminosäuresequenz (165 Aminosäuren) sowie im durchschnittlichen Glykosilierungsmuster nicht von natürlichem (urinalem) Erythropoietin vom Menschen unterscheidet und in Konzentrationen von 0,5 bis 10 mg je Milliliter vorliegt. Sie kann Puffersubstanzen und andere Hilfsstoffe enthalten. Die Wirksamkeit beträgt mindestens 100 000 I.E. je Milligramm aktiver Substanz, bestimmt unter den Bedingungen, die unter „Gehaltsbestimmung“ und unter „Proteingehalt“ beschrieben sind.

Konzentrierte Erythropoietin-Lösung entspricht den Anforderungen der Monographie **DNA-rekombinationstechnisch hergestellte Produkte (Producta ab ADN recombinante)**.

Herstellung

Erythropoietin wird in vitro mit Hilfe der DNA-Rekombinationstechnik in Zellkulturen von Nagern hergestellt.

Vor der Chargenfreigabe müssen an jeder Charge des Endprodukts folgende Prüfungen durchgeführt werden, es sei denn, die zuständige Behörde läßt Ausnahmen zu:

Aus Wirtszellen stammende Proteine: Der Grenzwert wird durch die zuständige Behörde festgelegt.

Aus Wirtszellen und Vektoren stammende DNA: Der Grenzwert wird durch die zuständige Behörde festgelegt.

Eigenschaften

Klare bis leicht trübe, farblose Lösung.

Prüfung auf Identität

A. Die „Bestimmung der Wirksamkeit" der Zubereitung dient gleichzeitig als Prüfung auf Identität.

B. Die Prüfung erfolgt mit Hilfe der isoelektrischen Fokussierung.

Untersuchungslösung: Die Zubereitung wird durch ein geeignetes Verfahren entsalzt. Dazu kann mit Wasser *R* verdünnt werden, um eine Konzentration von 1 mg je Milliliter zu erhalten. Ein geeigneter Volumteil wird mit Hilfe eines Membranfiltersystems, das für die Entsalzung von Proteinen geeignet ist, nach den Angaben des Herstellers entsalzt. Die entsalzte Probe wird mit Wasser *R* auf das ursprüngliche Volumen verdünnt.

Referenzlösung a: Eine Lösung von Erythropoietin *BRS* in Wasser *R*, die eine Konzentration von 1 mg je Milliliter aufweist, wird hergestellt. Die Probe wird wie für die Untersuchungslösung beschrieben entsalzt.

Referenzlösung b: Eine Kalibrierlösung für den isoelektrischen Punkt (*p*H-Wert 2,5 bis 6,5) wird entsprechend den Angaben des Geräteherstellers zubereitet.

Das isoelektrische Fokussierungsverfahren kann unter Verwendung eines 0,5 mm dicken Polyacrylamid-Plattengels durchgeführt werden, das Ampholyte zur Einstellung eines *p*H-Bereichs von 3 bis 5 enthält und wie folgt zubereitet wird: In einem Zweihalskolben werden 9 g Harnstoff *R*, 6,0 ml 30prozentige Acrylamid-Bisacrylamid-Lösung (36,5:1) *R*, 1,05 ml Ampholytlösung *p*H 3 bis 5, 0,45 ml Ampholytlösung *p*H 3 bis 10 und 13,5 ml Wasser *R* gemischt und entgast. Der Lösung werden 15 µl Tetramethylethylendiamin *R* und 0,3 ml einer frisch hergestellten Lösung von Ammoniumpersulfat *R* ($100 \text{ g} \cdot \text{l}^{-1}$) zugesetzt.

Die Mischung wird in eine geeignete Gelkassette mit den Abmessungen von etwa 15 × 15 × 0,05 cm gegossen, ein geeigneter Kamm eingebracht und zur Polymerisierung stehengelassen.

Als Anodenlösung wird die Anolytlösung zur isoelektrischen Fokussierung *p*H 3 bis 5 *R* verwendet und als Kathodenlösung die Katholytlösung zur isoelektrischen Fokussierung *p*H 3 bis 5 *R*. Die Präfokussierung wird 1 h lang bei einer gleichbleibenden Leistung von 10 W mit einer Spannung von höchstens 2000 V und einer Stromstärke von höchstens 100 mA durchgeführt.

15 µl jeder Lösung werden getrennt auf das Gel aufgebracht. Die Fokussierung wird weitere 30 min lang unter den gleichen Arbeitsbedingungen fortgeführt. Dann wird das Gel aus der Fokussierungskammer genommen, in 200 ml einer Lösung getaucht, die 35 g Sulfosalicylsäure *R* und 100 g Trichloressigsäure *R* je Liter Entfärberlösung *R* enthält. Die Inkubation wird 30 min lang unter leichtem Schwenken bei Raumtemperatur durchgeführt. Nach Abgießen der Lösung werden 200 ml Entfärberlösung *R* zugesetzt, und das Gel wird 1 h lang unter ständigem Schwenken inkubiert. Nach Abgießen der Lösung werden 200 ml Coomassie-Färbelösung *R* zugesetzt, und das Gel wird nochmals 30 min lang inkubiert. Anschließend wird das Gel mit Entfärberlösung *R* durch passive Diffusion entfärbt, bis die Banden gegen einen hellen Hintergrund gut zu erkennen sind.

Die Prüfung darf nur ausgewertet werden, wenn die Verteilung der Banden im Elektropherogramm der Referenzlösung b den Angaben des Geräteherstellers entspricht und das Elektropherogramm der Referenzlösung a Banden in der Lage enthält, die der im Erythropoietin-Isoformen-Referenzelektropherogramm entspricht. Falls erforderlich werden Einstellung der Spannung und Dauer verändert, um eine optimale Trennung der Isoformen zu erreichen. Die Banden, die den Isoformen 2 bis 7 entsprechen, werden identifiziert.

Die Banden im Elektropherogramm der Untersuchungslösung entsprechen in bezug auf ihre Lage den Banden im Elektropherogramm der Referenzlösung a. Die Hauptbanden entsprechen den Isoformen 4, 5 und 6. Außerdem können schwächere Banden, die den Isoformen 2, 3 und 7 entsprechen, vorhanden sein. Andere Banden sind nur andeutungsweise vorhanden.

C. Die Prüfung erfolgt mit Hilfe der Polyacrylamidgelelektrophorese (2.2.31) und der Immunpräzipitation (2.7.1).

Die Prüfung wird mit Polyacrylamid-Plattengelen von 0,75 mm Dicke und etwa 16 cm Seitenlänge unter Verwendung einer geeigneten Elektrophorese-Apparatur für Plattengele durchgeführt. Die Gelkassette wird entsprechend den Angaben des Geräteherstellers zusammengesetzt.

Trenngel: In einem Zweihalskolben werden 8,0 ml 30prozentige Acrylamid-Bisacrylamid-Lösung (29:1) *R*, 5,0 ml Trometamol-Pufferlösung *p*H 8,8 ($1,5 \text{ mol} \cdot \text{l}^{-1}$) *R*, 6,6 ml Wasser *R* und 0,2 ml einer Lösung von Natriumdodecylsulfat *R* ($100 \text{ g} \cdot \text{l}^{-1}$) gemischt. Die Lösung wird entgast und mit 8 µl Tetramethylethylendiamin *R* und 0,2 ml einer frisch hergestellten Lösung von Ammoniumpersulfat *R* ($100 \text{ g} \cdot \text{l}^{-1}$) versetzt.

Die Trenngelmischung wird in die zusammengesetzte Kassette bis zur erforderlichen Tiefe des stationären Gels gegossen, mit einer Schicht von 2-Pro-

E

Monographien

panol *R* bedeckt und zur Polymerisierung stehengelassen.

Sammelgel: In einem Zweihalskolben werden 1,0 ml 30prozentige Acrylamid-Bisacrylamid-Lösung (29:1) *R*, 0,75 ml Trometamol-Pufferlösung *p*H 6,8 (1 mol · l^{-1}) *R*, 4,1 ml Wasser *R* und 0,06 ml einer Lösung von Natriumdodecylsulfat *R* (100 g · l^{-1}) gemischt. Die Lösung wird entgast und mit 6 µl Tetramethylethylendiamin *R* und 0,06 ml einer frisch hergestellten Lösung von Ammoniumpersulfat *R* (100 g · l^{-1}) versetzt.

Das 2-Propanol wird vom polymerisierten Trenngel entfernt, die Mischung für das Sammelgel eingefüllt, ein geeigneter Kamm zur Bildung von Vertiefungen eingelegt und die Mischung zur Polymerisierung stehengelassen.

Proben-Pufferlösung: Gleiche Volumteile konzentrierte SDS-PAGE-Proben-Pufferlösung *R* und Wasser *R* werden gemischt.

Untersuchungslösung a: Die Zubereitung wird mit Wasser *R* so verdünnt, daß eine Konzentration von 1,0 mg je Milliliter erhalten wird. 1 Volumteil Lösung wird mit 1 Volumteil konzentrierter SDS-PAGE-Proben-Pufferlösung *R* versetzt.

Untersuchungslösung b: 0,9 ml Proben-Pufferlösung werden mit 0,1 ml Untersuchungslösung a versetzt.

Referenzlösung a: Der Inhalt einer Ampulle Erythropoietin *BRS* wird in 0,25 ml Wasser *R* gelöst. Die Lösung wird mit dem gleichen Volumen konzentrierter SDS-PAGE-Proben-Pufferlösung *R* versetzt.

Referenzlösung b: 0,9 ml Proben-Pufferlösung werden mit 0,1 ml Referenzlösung a versetzt.

Referenzlösung c: Eine Molekülmassen-Referenzlösung wird verwendet, die geeignet ist, die SDS-PAGE im Bereich zwischen 10 und 70 kD zu kalibrieren.

Referenzlösung d: Eine Molekülmassen-Referenzlösung wird verwendet, die geeignet ist, die SDS-PAGE im Bereich zwischen 10 und 70 kD zu kalibrieren und den Elektrotransfer zu einer geeigneten Membran zu gewährleisten.

Das angefertigte Gel wird in die Apparatur gelegt und das vorgeschriebene Volumen gepufferte SDS-PAGE-Lösung *R* hinzugefügt. Die Untersuchungslösungen und die Referenzlösungen, die sich in verschlossenen Reagenzgläsern befinden, werden etwa 2 min lang im Wasserbad erhitzt.

Je 20 µl jeder Lösung werden in die Vertiefungen des Sammelgels in folgender Reihenfolge gegeben: Referenzlösung c, Referenzlösung a, Untersuchungslösung a, keine Lösung, Referenzlösung b, Untersuchungslösung b, Referenzlösung d.

Die Elektrophorese wird unter den Bedingungen durchgeführt, die vom Gerätehersteller angegeben sind. Nach Beendigung der Trennung wird die Gelkassette aus dem Apparat genommen und das Gel in 2 Teile geschnitten. Der erste Teil enthält die Referenzlösung c, Referenzlösung a und die Untersuchungslösung a. Der zweite Teil enthält die Referenzlösung b, die Untersuchungslösung b und die Referenzlösung d.

Der erste Teil des Gels wird in Coomassie-Färbelösung *R* gelegt und etwa 1 h lang geschwenkt. Dann wird das Gel in die Entfärberlösung *R* gelegt und so lange unter Schwenken entfärbt, bis die Proteinbanden gegen einen hellen Hintergrund gut sichtbar werden. Die Prüfung darf nur ausgewertet werden, wenn die Molekülmassen-Referenzlösungen in deutliche Banden getrennt sind mit näherungsweise linearem Verhältnis zwischen der Wanderstrecke und dem dekadischen Logarithmus der jeweiligen relativen Molekülmasse. Das Elektropherogramm der Untersuchungslösung a zeigt eine einzelne diffuse Bande in einer Lage und Intensität, die der Einzelbande im Elektropherogramm der Referenzlösung a entspricht.

Der zweite Teil des Gels wird auf eine Membran übertragen, die für die Immobilisation von Proteinen geeignet ist, wobei eine handelsübliche Elektroblotting-Apparatur verwendet wird und nach den Angaben des Herstellers zu verfahren ist. Nach dem Elektroblotting wird die Membran in einer neutralen isotonischen Pufferlösung, die ein geeignetes Fällungsmittel enthält (zum Beispiel 50 g · l^{-1} Milchpulver oder fötales Kälberserum (10 Prozent *V/V*)), 1 bis 2 h lang inkubiert. Anschließend folgt eine 1 bis 14 h lange Inkubation im gleichen Fällungsmittel, das eine geeignete Verdünnung eines polyklonalen oder monoklonalen Anti-Erythropoietin-Antikörpers enthält. Der an das Erythropoietin gebundene Antikörper wird unter Verwendung eines geeigneten enzym- oder radioaktiv markierten Antikörpers (beispielsweise eines zweiten Antikörpers, der an eine alkalische Phosphatase gebunden ist) detektiert. Die genaue Zusammensetzung des Fällungsreagenzes, die Konzentrationen und die Inkubationszeiten sind gemäß den Angaben unter „Immunochemische Methoden" (2.7.1) zu optimieren.

Die Prüfung darf nur ausgewertet werden, wenn das Elektropherogramm der Molekülmassen-Referenzlösung d deutlich getrennte Banden zeigt mit näherungsweise linearem Verhältnis zwischen der Wanderstrecke und dem dekadischen Logarithmus der jeweiligen relativen Molekülmasse.

Die Bahn der Untersuchungslösung b zeigt eine einzelne breite Bande, die in bezug auf Lage und Intensität der einzelnen Bande entspricht, die in der Bahn der Referenzlösung b erscheint.

D. Die Prüfung erfolgt mit Hilfe der tryptischen Peptidkartierung.

Untersuchungslösung: Die Zubereitung wird mit Trometamol-Acetat-Pufferlösung *p*H 8,5 *R* so verdünnt, daß eine Konzentration von 1,0 mg je Milliliter entsteht. Die Lösung wird mit Trometamol-Acetat-Pufferlösung *p*H 8,5 *R* unter geeigneten Bedingungen äquilibriert (geeignet sind Dialyse gegen Trometamol-Acetat-Pufferlösung *p*H 8,5 *R* oder Membranfiltration unter Verwendung der unter „Prüfung auf Identität, B" beschriebenen Methode, wobei jedoch die entsalzte Probe mit Trometamol-Acetat-Pufferlösung *p*H 8,5 *R* rekonstituiert werden muß). Die dialysierte Lösung wird in ein Polypropylen-Zentrifugenglas überführt. 0,5 µl einer frisch hergestellten Lösung von Trypsin zur Proteinsequenzierung *R* in Wasser *R* mit einer Konzentration von 1 mg je Milliliter werden zu 0,25 ml der Untersuchungslösung gegeben. Das Zentrifugenglas wird verschlossen und 18 h lang in einem Wasserbad von 37 °C gehalten. Anschließend wird die Probe aus dem Wasserbad genommen und die Reaktion sofort durch Einfrieren gestoppt.

Referenzlösung: Der Inhalt einer Ampulle Erythropoietin *BRS* wird in 0,25 ml Wasser *R* gelöst. Anschließend muß wie bei der Herstellung der Untersuchungslösung gleichzeitig und unter den gleichen Bedingungen verfahren werden.

Die beiden Hydrolysate werden mit Hilfe der Flüssigchromatographie (2.2.29) untersucht.

Die Chromatographie kann durchgeführt werden mit

- einer Säule aus rostfreiem Stahl von 0,25 m Länge und 4,6 mm innerem Durchmesser, gepackt mit butylsilyliertem Kieselgel zur Chromatographie *R* (5 bis 10 µm)
- folgenden mobilen Phasen:
  mobile Phase A: Eine 0,06prozentige (*V/V*) Lösung von Trifluoressigsäure *R*
  mobile Phase B: 100 ml Wasser *R* werden mit 0,6 ml Trifluoressigsäure *R* versetzt und mit Acetonitril zur Chromatographie *R* zu 1000 ml verdünnt.

Die Elutionsbedingungen sind in der nachfolgenden Tabelle beschrieben. Falls erforderlich kann der Gradient geändert werden, um die Trennung des Hydrolysats zu verbessern.

Zeit (min)	**Durchfluß-rate (ml/min)**	**mobile Phase A** (% *V/V*)	**mobile Phase B** (% *V/V*)	**Erläuterungen**
0 – 10	0,75	100	0	isokratisch
10 – 125	0,75	100 → 39	0 → 61	linearer Gradient
125 – 135	1,25	39 → 17	61 → 83	linearer Gradient
135 – 145	1,25	17 → 0	83 → 100	linearer Gradient
145 – 150	1,25	100	0	Re-Äquilibrierung

- einem Spektrometer als Detektor bei einer Wellenlänge von 214 nm.

Die Säule wird unter den Anfangsbedingungen mindestens 15 min lang äquilibriert. Unter Anwendung des vorstehend angegebenen Gradienten wird ein Leerdurchlauf durchgeführt.

Je 50 µl Untersuchungslösung und Referenzlösung werden getrennt eingespritzt. Die Prüfung darf nur ausgewertet werden, wenn die Chromatogramme beider Lösungen dem Erythropoietin-Hydrolysat-Referenzchromatogramm der Ph. Eur. qualitativ entsprechen. Das Profil des Chromatogramms der Untersuchungslösung entspricht dem des Chromatogramms der Referenzlösung.

E. Die Prüfung erfolgt mit Hilfe der N-terminalen Sequenzanalyse.

Der Edman-Abbau wird unter Verwendung eines Geräts zur automatischen Festphasen-Sequenzierung durchgeführt, das entsprechend den Herstellerangaben bedient wird.

Eine 50 µg entsprechende Menge Erythropoietin wird entsalzt. Zum Beispiel wird ein Volumen, das 50 µg aktiver Substanz entspricht, in 1 ml einer 0,1prozentigen Lösung (*V/V*) von Trifluoressigsäure *R* gelöst.

Eine präparative RP-18-Säule wird nach Angaben des Herstellers vorgewaschen und mit einer 0,1prozentigen Lösung (*V/V*) von Trifluoressigsäure *R* äquilibriert. Nachdem die Probe auf die Säule gegeben wurde, wird nacheinander mit je einer 0,1prozentigen Lösung (*V/V*) von Trifluoressigsäure *R* gewaschen, die 0 Prozent, 10 Prozent oder 50 Prozent (*V/V*) Acetonitril *R* enthält.

Das mit 50prozentigem (*V/V*) Acetonitril gewonnene Eluat wird lyophilisiert.

Die entsalzte Probe wird in 50 µl einer 0,1prozentigen Lösung (*V/V*) von Trifluoressigsäure *R* erneut gelöst und nach den Angaben des Herstellers auf eine Sequenzierungssäule aufgebracht. 15 Folgeläufe werden durchgeführt, wobei die Reaktionsbedingungen für Prolin während des zweiten und dritten Durchlaufs eingehalten werden müssen.

Die mit Phenylthiohydantoin umgesetzten Aminosäuren (PTH-Aminosäuren), die bei jedem Durchlauf erhalten wurden, werden mit Hilfe der Umkehrphasen-Flüssigchromatographie identifiziert. Zur Durchführung können die Säule und Reagenzien verwendet werden, die der Hersteller des Sequenzierungs-Geräts für die Trennung von PTH-Aminosäuren angibt.

Zur Kalibrierung der Trennung werden verwendet

- die vom Hersteller zur Verfügung gestellte Mischung der PTH-Aminosäuren unter Gradientenbedingungen, die (wie angegeben) so eingestellt sind, daß eine optimale Trennung aller Aminosäuren erreicht wird
- eine Probe von einem Sequenzierungs-Blindlauf wie vom Hersteller angegeben.

Die ersten 15 Aminosäuren sind:

Alanin – Prolin – Prolin – Arginin – Leucin – Isoleucin – (nicht zuordenbarer Peak) – Aspartamsäure – Serin – Arginin – Valin – Leucin – Glutaminsäure – Arginin – Tyrosin.

Prüfung auf Reinheit

Proteine: Die Prüfung erfolgt mit Hilfe der UV-Vis-Spektroskopie (2.2.25).

Untersuchungslösung: Die Zubereitung wird mit einer Lösung von Ammoniumhydrogencarbonat *R* (4 g · l^{-1}) so verdünnt, daß eine Konzentration von 1 mg Erythropoietin je Milliliter erhalten wird.

Das Absorptionsspektrum wird zwischen 250 und 400 nm aufgezeichnet. Der Wert des Absorptionsmaximums (276 bis 280 nm) wird gemessen; falls Streulicht durch Trübung verursacht wird, wird bei 400 nm gemessen und korrigiert. Die Konzentration an Erythropoietin wird unter Verwendung des spezifischen Absorptionsfaktors von 7,43 berechnet und muß mindestens 80 und darf höchstens 120 Prozent der angegebenen Konzentration betragen.

Dimere und verwandte Substanzen mit größerer relativer Molekülmasse: Die Prüfung erfolgt mit Hilfe der Ausschlußchromatographie (2.2.30).

Untersuchungslösung: Die Zubereitung wird mit der mobilen Phase so verdünnt, daß eine Konzentration von 0,2 mg Erythropoietin je Milliliter erhalten wird.

Referenzlösung: 0,02 ml Untersuchungslösung werden mit 0,98 ml mobiler Phase versetzt.

Die Chromatographie kann durchgeführt werden mit

- einer Säule aus rostfreiem Stahl von 0,6 m Länge und 7,5 mm innerem Durchmesser, gepackt mit hydrophilem Kieselgel zur Chromatographie *R* geeigneter Qualität zur Fraktionierung globulärer Proteine mit einer relativen Molekülmasse zwischen 20 000 und 200 000
- folgender mobilen Phase bei einer Durchflußrate von 0,5 ml je Minute: 1,15 g wasserfreies Natriummonohydrogenphosphat *R*, 0,2 g Kaliumdihydrogenphosphat *R* und 23,4 g Natriumchlorid *R* werden in 1000 ml Wasser *R* gelöst (entsprechend 1,5 $mmol \cdot l^{-1}$ Kaliumdihydrogenphosphat, 8,1 $mmol \cdot l^{-1}$ Natriummonohydrogenphosphat und 0,4 $mol \cdot l^{-1}$ Natriumchlorid und einem *p*H-Wert von 7,4); falls erforderlich wird auf einen *p*H-Wert von 7,4 eingestellt
- einem Spektrometer als Detektor bei einer Wellenlänge von 214 nm.

Je 100 µl Untersuchungslösung und Referenzlösung werden getrennt eingespritzt und die Chromatogramme mindestens 1 h lang aufgezeichnet. Im Chromatogramm der Untersuchungslösung darf die Summe der Flächen der Peaks, die vor dem Hauptpeak eluiert werden, nicht größer sein als die Fläche des Hauptpeaks im Chromatogramm der Referenzlösung (2 Prozent). Die Prüfung darf nur ausgewertet werden, wenn die Fläche des Hauptpeaks im Chromatogramm der Referenzlösung 1,5 bis 2,5 Prozent der Fläche des Hauptpeaks im Chromatogramm der Untersuchungslösung beträgt.

Sialinsäure

Untersuchungslösung a: Die Zubereitung wird mit der mobilen Phase, die bei der Prüfung „Dimere und verwandte Substanzen mit größerer relativer Molekülmasse“ verwendet wird, zu einer Konzentration von 0,3 mg Erythropoietin je Milliliter verdünnt.

Untersuchungslösung b: Zu 0,5 ml Untersuchungslösung a werden 0,5 ml der mobilen Phase gegeben, die bei der Prüfung „Dimere und verwandte Substanzen mit größerer relativer Molekülmasse“ verwendet wird.

Referenzlösung a: Eine geeignete Menge Sialinsäure *R* wird in Wasser *R* zu einer Konzentration von 0,1 mg je Milliliter gelöst.

Referenzlösung b: 0,8 ml Referenzlösung a werden mit 0,2 ml Wasser *R* versetzt.

Referenzlösung c: 0,6 ml Referenzlösung a werden mit 0,4 ml Wasser *R* versetzt.

Referenzlösung d: 0,4 ml Referenzlösung a werden mit 0,6 ml Wasser *R* versetzt.

Referenzlösung e: 0,2 ml Referenzlösung a werden mit 0,8 ml Wasser *R* versetzt.

Referenzlösung f: Wasser *R*.

Eine Dreifachbestimmung wird durchgeführt. Je 100 µl der Untersuchungslösungen und Referenzlösungen werden in 10-ml-Reagenzgläser gegeben und mit 1,0 ml Resorcin-Reagenz *R* versetzt. Nach dem Verschließen der Reagenzgläser wird 30 min lang bei 100 °C inkubiert. Nach dem Kühlen in Eis werden in jedes Reagenzglas 2,0 ml einer Mischung von 12 Volumteilen 1-Butanol *R* und 48 Volumteilen Butylacetat *R* gegeben. Nach kräftigem Mischen wird zur Phasentrennung stehengelassen. Nachdem die obere Phase vollständig klar geworden ist, wird sie abgegossen, wobei sorgfältig darauf zu achten ist, daß keine Anteile der unteren Phase mitgenommen werden. Die Absorption (2.2.25) jeder Probe wird bei 580 nm gemessen. Unter Verwendung der mit Hilfe der Referenzlösungen erstellten Eichkurve wird der Gehalt an Sialinsäure für jede der beiden Untersuchungslösungen bestimmt und der Mittelwert gebildet. Der Gehalt an Mol Sialinsäure je Mol Erythropoietin wird berechnet unter Zugrundelegen

- der relativen Molekülmasse von 30 600 für Erythropoietin
- der relativen Molekülmasse von 309 für Sialinsäure.

Die Zubereitung muß mindestens 10 Mol Sialinsäure je Mol Erythropoietin enthalten. Die Prüfung darf nur ausgewertet werden, wenn die Werte der 3 Bestimmungen höchstens um ±10 Prozent abweichen und der Wert der Referenzlösung a das 1,5 bis 2,5fache des Werts der Untersuchungslösung a beträgt.

Bakterien-Endotoxine (2.6.14): Höchstens 20 I.E. Bakterien-Endotoxine in einem Volumen, das 100 000 I.E. Erythropoietin enthält.

Bestimmung der Wirksamkeit

Die Wirksamkeit der Zubereitung wird mit der von Erythropoietin *BRS* verglichen und in Internationalen Einheiten (I.E.) angegeben.

Die ermittelte Wirksamkeit muß mindestens 80 Prozent und darf höchstens 125 Prozent der angegebenen Wirksamkeit betragen. Die Vertrauensgrenzen der ermittelten Wirksamkeit ($P = 0{,}95$) müssen mindestens 64 Prozent und dürfen höchstens 156 Prozent der angegebenen Wirksamkeit betragen.

Die Bestimmung der Wirksamkeit wird mit Hilfe der Methode A oder B durchgeführt.

A. *In polyzythämischen Mäusen*

Die Wirksamkeit der Zubereitung wird ermittelt, indem unter den gegebenen Bedingungen ihre Fähigkeit zur Stimulation des Einbaus von ^{59}Fe in zirkulierende rote Blutzellen von Mäusen ermittelt wird, die durch Einwirkung von reduziertem atmosphärischem Druck polyzythämisch gemacht sind.

Unter Benutzung einer hypobaren Kammer ist hierzu die folgende Vorgehensweise geeignet:

Bei weiblichen Mäusen desselben Stamms mit einer Körpermasse von 16 bis 18 Gramm wird Polyzythämie induziert. Die Mäuse werden in eine hypoxische Kammer gesperrt, und der Druck wird auf 60,8 kPa gesenkt. Nach 3 Tagen bei 60,8 kPa wird der Druck weiter auf 55,7 bis 40,5 kPa gesenkt, und die Tiere werden 11 Tage lang bei diesem Druck gehalten (das partielle Vakuum wird täglich etwa um 11 Uhr höchstens 1 h lang unterbrochen, um die Käfige zu reinigen und die Tiere zu füttern). Danach werden die Mäuse wieder normalen atmosphärischen Bedingungen ausgesetzt. Die Mäuse werden randomisiert in Käfige zu je 6 Tieren verteilt und markiert.

Untersuchungslösung a: Die Zubereitung wird mit albuminhaltiger Phosphat-Pufferlösung *p*H 7,2 *R* 1 zu einer Konzentration von 0,2 I.E. je Milliliter verdünnt.

Untersuchungslösung b: Gleiche Volumteile Untersuchungslösung a und albuminhaltige Phosphat-Pufferlösung *p*H 7,2 *R* 1 werden gemischt.

Untersuchungslösung c: Gleiche Volumteile Untersuchungslösung b und albuminhaltige Phosphat-Pufferlösung *p*H 7,2 *R* 1 werden gemischt.

Referenzlösung a: Erythropoietin *BRS* wird in albuminhaltiger Phosphat-Pufferlösung *p*H 7,2 *R* 1 zu einer Konzentration von 0,2 I.E. je Milliliter gelöst.

Referenzlösung b: Gleiche Volumteile Referenzlösung a und albuminhaltige Phosphat-Pufferlösung *p*H 7,2 *R* 1 werden gemischt.

Referenzlösung c: Gleiche Volumteile Referenzlösung b und albuminhaltige Phosphat-Pufferlösung *p*H 7,2 *R* 1 werden gemischt.

Konzentrierte [^{59}Fe]Eisen(III)-chlorid-Lösung: Eine handelsübliche Lösung von [^{59}Fe]Eisen(III)-chlorid wird verwendet (spezifische Aktivität etwa 100 bis 1000 MBq je Milligramm Eisen).

[^{59}Fe]Eisen(III)-chlorid-Lösung: Konzentrierte [^{59}Fe]Eisen(III)-chlorid-Lösung wird mit Natriumcitrat-Pufferlösung *p*H 7,8 *R* zu einer Lösung mit der Aktivität von $3{,}7 \cdot 10^4$ Bq je Milliliter verdünnt.

Die Konzentrationen der Untersuchungslösungen und Referenzlösungen müssen falls erforderlich je nach Reaktion der Tiere neu eingestellt werden.

3 Tage nachdem die Tiere wieder atmosphärischem Druck ausgesetzt sind, werden jedem Tier 0,2 ml der entsprechenden Lösung subkutan injiziert. Die 6 Tiere in jedem Käfig werden mit einer der 6 unterschiedlichen Lösungen behandelt (3 Untersuchungslösungen und 3 Referenzlösungen). Die Abfolge der Injektionen je Käfig ist jeweils randomisiert. Ein Minimum von 8 Käfigen ($n = 8$) wird empfohlen.

2 Tage nach der Injektion der Untersuchungs- oder Referenzlösung werden jedem Tier intraperitoneal 0,2 ml [^{59}Fe]Eisen(III)-chlorid-Lösung injiziert. Die Reihenfolge der Injektionen muß die gleiche sein wie die der Erythropoietin-Injektionen, und der Zeitabstand zwischen der Verabreichung des Erythropoietins und der [^{59}Fe]Eisen(III)-chlorid-Lösung muß bei jedem Tier der gleiche sein.

Nach weiteren 48 h wird jedes Tier durch die Injektion eines geeigneten Anästhetikums betäubt, die Körpermasse bestimmt und Blutproben (0,65 ml) aus der Bifurkation der Aorta entnommen und in Hämatokrit-Kapillaren gegeben. Nach der Bestimmung des Hämatokrits für jede Probe wird die Radioaktivität gemessen.

Die Ergebnisse für jede Maus (Prozent [^{59}Fe] im gesamten zirkulierenden Blut) werden mit Hilfe folgender Formel errechnet:

$$\frac{A_s \cdot M \cdot 7{,}5}{A_t \cdot V_s}$$

A_s = Radioaktivität in der Probe
A_t = gesamte Radioaktivität, die injiziert wurde
7,5 = gesamtes Blutvolumen als Prozentgehalt der Körpermasse
M = Körpermasse in Gramm
V_s = Volumen der Probe.

Die Wirksamkeit wird mit Hilfe der üblichen statistischen Methoden, die zum Beispiel bei der Auswertung paralleler Regressionsgeraden angewendet werden, berechnet. Von der Berechnung auszuschließen ist jedes Tier, dessen Hämatokrit weniger als 54 Prozent beträgt oder dessen Körpermasse 24 g übersteigt.

B. *In normozythämischen Mäusen*

Die Bestimmung der Wirksamkeit beruht auf der Stimulation der Retikulozytenproduktion in normozythämischen Mäusen.

Die Bestimmung der Wirksamkeit kann nach folgendem Verfahren durchgeführt werden:

Untersuchungslösung a: Die Zubereitung wird mit albuminhaltiger Phosphat-Pufferlösung *p*H 7,2 *R* 1 zu einer Konzentration von 80 I.E. je Milliliter verdünnt.

Untersuchungslösung b: Gleiche Volumteile Untersuchungslösung a und albuminhaltige Phosphat-Pufferlösung *p*H 7,2 *R* 1 werden gemischt.

Untersuchungslösung c: Gleiche Volumteile Untersuchungslösung b und albuminhaltige Phosphat-Pufferlösung *p*H 7,2 *R* 1 werden gemischt.

Referenzlösung a: Erythropoietin *BRS* wird in albuminhaltiger Phosphat-Pufferlösung *p*H 7,2 *R* 1 zu einer Konzentration von 80 I.E. je Milliliter gelöst.

Referenzlösung b: Gleiche Volumteile Referenzlösung a und albuminhaltige Phosphat-Pufferlösung *p*H 7,2 *R* 1 werden gemischt.

Referenzlösung c: Gleiche Volumteile Referenzlösung b und albuminhaltige Phosphat-Pufferlösung *p*H 7,2 *R* 1 werden gemischt.

Die Konzentration der Untersuchungslösungen und Referenzlösungen müssen falls erforderlich je nach Reaktion der Tiere neu eingestellt werden.

Zu Beginn der Bestimmung werden die Mäuse nach geeignetem Alter und Stamm (8 Wochen alte B6D2F1-Mäuse sind geeignet) randomisiert in 6 Käfige verteilt. Eine minimale Zahl von 8 Mäusen je Käfig ($n = 8$) wird empfohlen. Jedem Tier werden subkutan 0,5 ml der dem entsprechenden Käfig zugeordneten Lösung injiziert. Die Mäuse werden neu verteilt, so daß jeder Käfig jeweils eine Maus enthält, die mit einer der 6 verschiedenen Lösungen behandelt wurde (3 Untersuchungslösungen und 3 Referenzlösungen, 6 Mäuse je Käfig).

4 Tage nach den Injektionen werden Blutproben von den Tieren genommen, und die Anzahl der Retikulozyten wird mit einer geeigneten Methode bestimmt.

Die folgende Methode kann angewendet werden:

Das Blutvolumen, die Verdünnungsmethode und das Fluoreszenz-Reagenz können variiert werden, um eine optimale Entwicklung und Stabilität der Fluoreszenz zu gewährleisten.

Konzentrierte Färbelösung: Zur Zählung der Retikulozyten wird eine Lösung von Thiazolorange verwendet. Eine doppelt so starke Konzentration, wie sie zur Analyse erforderlich ist, wird hergestellt.

Folgende Verdünnungsschritte werden durchgeführt: Das Gesamtblut wird 1:500 mit dem Puffer verdünnt, der zur Herstellung der Färbelösung dient. Diese Lösung wird 1:2 mit der konzentrierten Färbelösung verdünnt.

Nachdem 3 bis 10 min lang angefärbt wurde, werden die Retikulozyten mikrofluorimetrisch in einem Durchfluß-Zytometer gezählt. Der Prozentgehalt an Retikulozyten wird mit Hilfe eines biparametrischen Histogramms bestimmt: Anzahl der Zellen je roter Fluoreszenz (620 nm).

Die Wirksamkeit wird mit Hilfe der üblichen statistischen Methoden, die zum Beispiel bei der Auswertung paralleler Regressionsgeraden angewendet werden, berechnet.

Lagerung

Dicht verschlossen, unterhalb von –20 °C. Auftauen und wiederholtes Einfrieren sind zu vermeiden.

Beschriftung

Die Beschriftung gibt insbesondere an

- den Gehalt an Erythropoietin in Milligramm je Milliliter
- die Wirksamkeit in Internationalen Einheiten je Milliliter
- falls zutreffend Namen und Konzentration weiterer Bestandteile.

1999, 821

Estradiol-Hemihydrat

Estradiolum hemihydricum

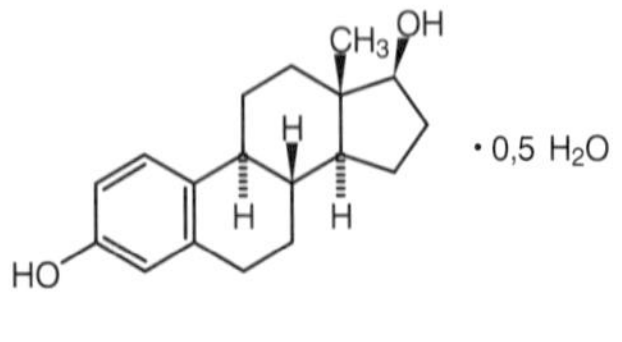

$C_{18}H_{24}O_2 \cdot 0{,}5\ H_2O$ — M_r 281,4

Definition

Estradiol-Hemihydrat enthält mindestens 97,0 und höchstens 103,0 Prozent Estra-1,3,5(10)-trien-3,17β-diol, berechnet auf die wasserfreie Substanz.

Eigenschaften

Weißes bis fast weißes, kristallines Pulver oder farblose Kristalle; praktisch unlöslich in Wasser, löslich in Aceton, wenig löslich in Ethanol, schwer löslich in Dichlormethan und Ether.

Prüfung auf Identität

1: B.
2: A, C, D, E.

A. Schmelztemperatur (2.2.14): 175 bis 180 °C.

B. Die Prüfung erfolgt mit Hilfe der IR-Spektroskopie (2.2.24) durch Vergleich des Spektrums der Substanz mit dem von Estradiol-Hemihydrat *CRS*.

C. Die Prüfung erfolgt mit Hilfe der Dünnschichtchromatographie (2.2.27) unter Verwendung einer Schicht eines geeigneten Kieselgels.

Untersuchungslösung: 50 mg Substanz werden in Methanol *R* zu 50 ml gelöst.

Referenzlösung a: 50 mg Estradiol-Hemihydrat *CRS* werden in Methanol *R* zu 50 ml gelöst.

Referenzlösung b: 25 mg Ethinylestradiol *CRS* werden in der Referenzlösung a zu 25 ml gelöst.

Auf die Platte werden 5 µl jeder Lösung getrennt aufgetragen. Die Chromatographie erfolgt mit einer Mischung von 20 Volumteilen Ethanol 96 % *R* und 80 Volumteilen Toluol *R* über eine Laufstrecke von 15 cm. Die Platte wird an der Luft trocknen gelassen, bis der Geruch nach Lösungsmittel nicht mehr wahrnehmbar ist, und 10 min lang bei 110 °C erhitzt. Die heiße Platte wird mit ethanolischer Schwefelsäure *R* besprüht, erneut 10 min lang bei 110 °C erhitzt und erkalten gelassen. Die Auswertung erfolgt im Tageslicht und im ultravioletten Licht bei 365 nm. Der Hauptfleck im Chromatogramm der Untersuchungslösung entspricht in bezug auf Lage, Farbe im Tageslicht, Fluoreszenz im ultravioletten Licht bei 365 nm und Größe dem Hauptfleck im Chromatogramm der Referenzlösung a. Die Prüfung darf nur ausgewertet werden, wenn das Chromatogramm der Referenzlösung b zwei Flecke zeigt, die möglicherweise nicht vollständig voneinander getrennt sind.

D. Etwa 1 mg Substanz wird mit 0,5 ml frisch hergestellter Molybdänschwefelsäure *R* 2 versetzt. Eine blaue Färbung entwickelt sich, und die Lösung zeigt im ultravioletten Licht bei 365 nm eine intensive, grüne Fluoreszenz. Nach Zusatz von 1 ml Schwefelsäure *R* und 9 ml Wasser *R* wird die Lösung rosa und zeigt eine gelbliche Fluoreszenz.

E. Die Substanz entspricht der Prüfung „Wasser" (siehe „Prüfung auf Reinheit").

Prüfung auf Reinheit

Spezifische Drehung (2.2.7): 0,250 g Substanz werden in Ethanol 96 % *R* zu 25,0 ml gelöst. Die spezifische Drehung muß zwischen +76 und +83° liegen, berechnet auf die wasserfreie Substanz.

Verwandte Substanzen: Die Prüfung erfolgt mit Hilfe der Flüssigchromatographie (2.2.29).

Untersuchungslösung: 25,0 mg Substanz werden in 10 ml Acetonitril *R* gelöst. Die Lösung wird mit Methanol *R* zu 25,0 ml verdünnt.

Referenzlösung a: 1,0 ml Untersuchungslösung wird mit der mobilen Phase zu 50,0 ml verdünnt.

Referenzlösung b: 12,5 mg 17α-Estradiol *R* werden in 20 ml Acetonitril *R* gelöst. Die Lösung wird mit Methanol *R* zu 50,0 ml verdünnt. 25,0 mg Estradiol-Hemihydrat *CRS* werden in 10 ml Acetonitril *R* gelöst. Die Lösung wird mit 0,5 ml der Lösung von 17α-Estradiol *R* versetzt und mit Methanol *R* zu 25,0 ml verdünnt.

Die Chromatographie kann durchgeführt werden mit
- einer Säule aus rostfreiem Stahl von 0,25 m Länge und 4 mm innerem Durchmesser, gepackt mit octadecylsilyliertem Kieselgel zur Chromatographie *R* (5 µm)
- folgender mobilen Phase bei einer Durchflußrate von 1 ml je Minute: 400 ml Acetonitril *R* werden mit 50 ml Methanol *R* und 400 ml Wasser *R* versetzt; nach 10 min langem Stehenlassen wird mit Wasser *R* zu 1000 ml verdünnt und gemischt
- einem Spektrometer als Detektor bei einer Wellenlänge von 280 nm.

Die Säule wird mit der mobilen Phase etwa 60 min lang bei einer Durchflußrate von 1 ml je Minute äquilibriert. Die Empfindlichkeit des Systems wird so eingestellt, daß die Höhe des mit 20 µl Referenzlösung a erhaltenen Hauptpeaks im Chromatogramm 70 bis 90 Prozent des maximalen Ausschlags beträgt.

20 µl Referenzlösung b werden eingespritzt. Wird das Chromatogramm unter den vorgeschriebenen Bedingungen aufgezeichnet, betragen die Retentionszeiten von Estradiol-Hemihydrat etwa 11 min und von 17α-Estradiol etwa 13 min. Von der Basislinie ausgehend, werden die Höhe (*A*) des 17α-Estradiol-Peaks und die Höhe (*B*) des niedrigsten Punkts der Kurve zwischen diesem und dem Estradiol-Hemihydrat-Peak gemessen. Die Prüfung darf nur ausgewertet werden, wenn die Höhe (*A*) größer ist als das 3fache der Höhe (*B*). Falls erforderlich werden die Konzentrationen von Acetonitril und Wasser in der mobilen Phase geändert.

Je 20 µl Untersuchungslösung, Referenzlösung a und Referenzlösung b werden getrennt eingespritzt. Die Chromatographie erfolgt über eine Dauer, die der 2fachen Retentionszeit des Hauptpeaks entspricht. Im Chromatogramm der Untersuchungslösung darf die Fläche eines unmittelbar nach dem Hauptpeak auftretenden 17α-Estradiol-Peaks nicht größer sein als die Fläche des entsprechenden Peaks im Chromatogramm der Referenzlösung b (0,5 Prozent). Keine Fläche, mit Ausnahme der des Hauptpeaks und der des 17α-Estradiol-Peaks, darf größer sein als das 0,25fache der Fläche des Hauptpeaks im Chromatogramm der Referenzlösung a (0,5 Prozent). Im Chromatogramm der Untersuchungslösung darf die Summe der Flächen aller Nebenpeaks, einschließlich der Fläche des 17α-Estradiol-Peaks, nicht größer sein als das 0,5fache der Fläche des Hauptpeaks im Chromatogramm der Referenzlösung a (1,0 Prozent). Der Lösungsmittelpeak und Peaks, deren Fläche kleiner ist als das 0,01fache der Fläche des Hauptpeaks im Chromatogramm der Referenzlösung a, werden nicht berücksichtigt.

Wasser (2.5.12): 2,9 bis 3,5 Prozent, mit 0,500 g Substanz nach der Karl-Fischer-Methode bestimmt.

Sulfatasche (2.4.14): Höchstens 0,1 Prozent, mit 1,0 g Substanz bestimmt.

Gehaltsbestimmung

20,0 mg Substanz werden in Ethanol 96 % *R* zu 100,0 ml gelöst. 5,0 ml Lösung werden mit Natriumhydroxid-Lösung (0,1 mol · l^{-1}) zu 50,0 ml verdünnt. Die Absorption (2.2.25) wird im Maximum bei 238 nm gemessen.

Der Gehalt an $C_{18}H_{24}O_2$ wird mit Hilfe der spezifischen Absorption errechnet ($A^{1\%}_{1\,cm}$ = 335).

Lagerung

Gut verschlossen, vor Licht geschützt.

1999, 1203

Estriol

Estriolum

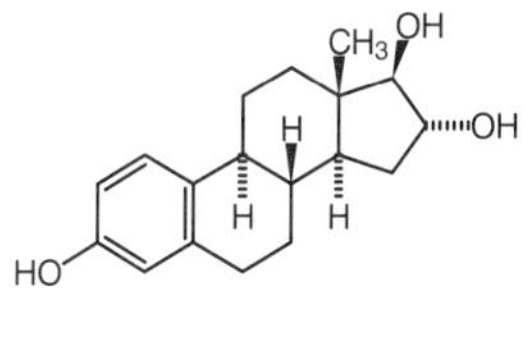

$C_{18}H_{24}O_3$ M_r 288,4

Definition

Estriol enthält mindestens 97,0 und höchstens 103,0 Prozent Estra-1,3,5(10)-trien-3,16α,17β-triol, berechnet auf die getrocknete Substanz.

Eigenschaften

Weißes bis fast weißes, kristallines Pulver; praktisch unlöslich in Wasser, wenig löslich in Ethanol.

Die Substanz schmilzt bei etwa 282 °C.

Prüfung auf Identität

A. Die Prüfung erfolgt mit Hilfe der IR-Spektroskopie (2.2.24) durch Vergleich des Spektrums der Substanz mit dem von Estriol *CRS*.

B. Die Prüfung erfolgt mit Hilfe der Dünnschichtchromatographie (2.2.27) unter Verwendung einer Schicht eines geeigneten Kieselgels.

Untersuchungslösung: 10 mg Substanz werden in Methanol *R* zu 10 ml gelöst.

Referenzlösung a: 10 mg Estriol *CRS* werden in Methanol *R* zu 10 ml gelöst.

Referenzlösung b: 5 mg Estradiol-Hemihydrat *CRS* werden in der Referenzlösung a zu 5 ml gelöst.

Auf die Platte werden getrennt 5 µl jeder Lösung aufgetragen. Die Chromatographie erfolgt mit einer Mischung von 20 Volumteilen Ethanol 96 % *R* und 80 Volumteilen Toluol *R* über eine Laufstrecke von 15 cm. Die Platte wird an der Luft trocknen gelassen, mit ethanolischer Schwefelsäure *R* besprüht und anschließend 10 min lang oder bis zum Erscheinen von Flecken bei 100 °C erhitzt. Nach dem Erkaltenlassen wird im Tageslicht und im ultravioletten Licht bei 365 nm ausgewertet. Der Hauptfleck im Chromatogramm der Untersuchungslösung entspricht in bezug auf Lage, Farbe im Tageslicht, Fluoreszenz im ultravioletten Licht bei 365 nm und Größe dem Hauptfleck im Chromatogramm der Referenzlösung a. Die Prüfung darf nur ausgewertet werden, wenn das Chromatogramm der Referenzlösung b deutlich voneinander getrennt 2 Flecke zeigt.

Prüfung auf Reinheit

Spezifische Drehung (2.2.7): 80 mg Substanz werden in wasserfreiem Ethanol *R* zu 10 ml gelöst. Die spezifische Drehung muß zwischen +60 und +65° liegen, berechnet auf die getrocknete Substanz.

Verwandte Substanzen: Die Prüfung erfolgt mit Hilfe der Flüssigchromatographie (2.2.29).

Lösungsmittel-Mischung: Eine Mischung von 20 Volumteilen 2-Propanol *R* 1 und 80 Volumteilen Heptan *R*.

Untersuchungslösung: 20,0 mg Substanz werden in 5 ml 2-Propanol *R* 1 gelöst. Die Lösung wird mit der Lösungsmittel-Mischung zu 20,0 ml verdünnt.

Referenzlösung a: 5 mg Estriol *CRS* und 2,0 mg Estriol-Verunreinigung A *CRS* werden in 5 ml 2-Propanol *R* 1 gelöst. Die Lösung wird mit der Lösungsmittel-Mischung zu 10,0 ml verdünnt. 1,0 ml dieser Lösung wird mit der Lösungsmittel-Mischung zu 20,0 ml verdünnt.

Referenzlösung b: 1,0 ml Untersuchungslösung wird mit der Lösungsmittel-Mischung zu 10,0 ml verdünnt. 1,0 ml dieser Lösung wird mit der Lösungsmittel-Mischung zu 10,0 ml verdünnt.

Die Chromatographie kann durchgeführt werden mit

- einer Säule aus rostfreiem Stahl von 0,15 m Länge und 4,0 mm innerem Durchmesser, gepackt mit dihydroxypropylsilyliertem Kieselgel zur Chromatographie *R* (5 µm)
- einer Mischung der mobilen Phasen A und B unter Einsatz der Gradientenelution bei einer Durchflußrate von 1,2 ml je Minute gemäß der Tabelle

mobile Phase A: Heptan *R*

mobile Phase B: 2-Propanol *R* 1

Zeit (min)	**mobile Phase A** (% *V/V*)	**mobile Phase B** (% *V/V*)	**Erläuterungen**
0 – 10	95 → 88	5 → 12	linearer Gradient
10 – 20	88	12	isokratisch
20 – 30	88 → 95	12 → 5	Rückkehr zur Anfangskonzentration
30 – 35	95	5	Äquilibrierung
35 = 0	95	5	Neubeginn des Gradienten

- einem Spektrometer als Detektor bei einer Wellenlänge von 280 nm.

Die Temperatur der Säule wird bei 40 °C gehalten.

Die Säule wird mit einer Mischung von 20 Prozent (*V/V*) 2-Propanol *R* 1 in Heptan *R* so lange äquilibriert, bis eine stabile Basislinie erhalten wird.

Die Empfindlichkeit des Systems wird so eingestellt, daß die Höhe des Hauptpeaks im Chromatogramm mit 20 µl Referenzlösung b etwa 25 Prozent des maximalen Ausschlags beträgt.

20 µl Referenzlösung a werden eingespritzt. Werden die Chromatogramme unter den vorgeschriebenen Bedingungen aufgezeichnet, beträgt die Retentionszeit für Estriol etwa 19 min und für die Estriol-Verunreinigung A etwa 21 min. Die Prüfung darf nur ausgewertet werden, wenn die Auflösung zwischen den Peaks von Estriol und der Estriol-Verunreinigung A mindestens 2,2 beträgt. Wenn die Retentionszeiten länger sind oder die Auflösung geringer ist, wird die Säule zuerst mit Aceton *R* und anschließend mit Heptan *R* gewaschen.

20 µl Lösungsmittel-Mischung als Blindlösung und je 20 µl Untersuchungslösung, Referenzlösung a und Referenzlösung b werden getrennt eingespritzt. Im Chromatogramm der Untersuchungslösung darf ein Peak der Estriol-Verunreinigung A nicht größer sein als das 0,5fache der Fläche des Peaks der Estriol-Verunreinigung A im Chromatogramm der Referenzlösung a (0,5 Prozent). Im Chromatogramm der Untersuchungslösung darf keine Peakfläche, mit Ausnahme der des Hauptpeaks und der des Peaks der Estriol-Verunreinigung A, größer sein als das 0,5fache der Fläche des Hauptpeaks im Chromatogramm der Referenzlösung b (0,5 Prozent). Die Summe aller Peakflächen, mit Ausnahme der des Hauptpeaks und der des Peaks der Estriol-Verunreinigung A, darf nicht größer sein als die Fläche des Hauptpeaks im Chromatogramm der Referenzlösung b (1 Prozent). Peaks der Blindlösung und Peaks, deren Fläche kleiner ist als das 0,05fache der Fläche des Hauptpeaks im Chromatogramm der Referenzlösung b, werden nicht berücksichtigt.

Trocknungsverlust (2.2.32): Höchstens 0,5 Prozent, mit 1,000 g Substanz durch 3 h langes Trocknen im Trockenschrank bei 100 bis 105 °C bestimmt.

Gehaltsbestimmung

25,0 mg Substanz werden in Ethanol 96 % *R* zu 50,0 ml gelöst. 10,0 ml Lösung werden mit Ethanol 96 % *R* zu 50,0 ml verdünnt. Die Absorption (2.2.25) dieser Lösung wird im Maximum bei 281 nm gemessen.

Der Gehalt an $C_{18}H_{24}O_3$ wird mit Hilfe der spezifischen Absorption berechnet ($A_{1\,cm}^{1\,\%}$ = 72,5).

Verunreinigungen

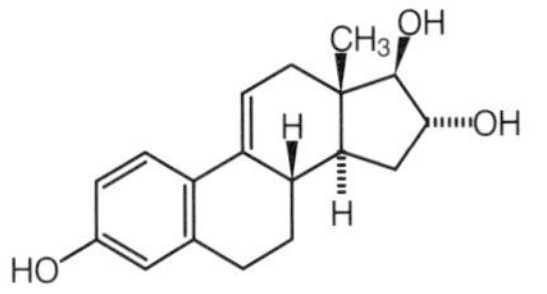

A. 9,11-Didehydroestriol

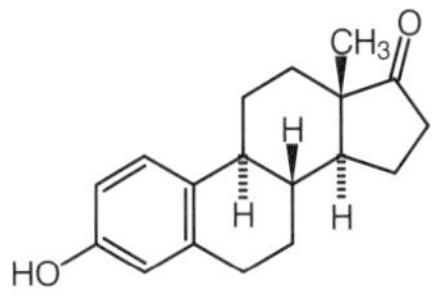

B. Estron

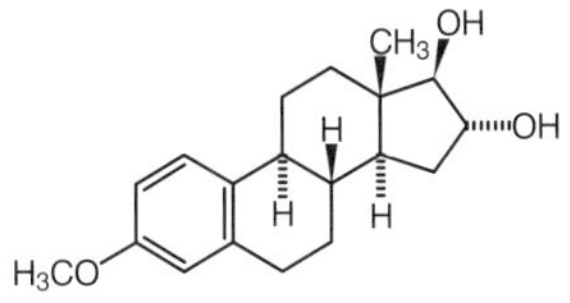

C. Estriol-3-methylether

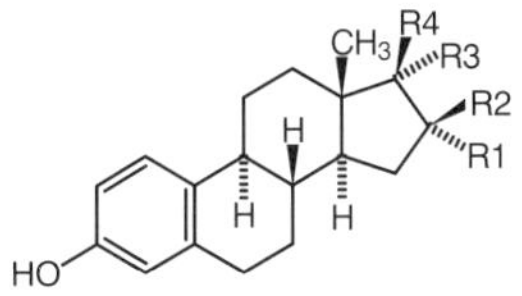

D. R1 = R2 = R3 = H, R4 = OH: Estradiol
E. R1 = R3 = OH, R2 = R4 = H: 17-Epi-Estriol
F. R1 = R3 = H, R2 = R4 = OH: 16-Epi-Estriol
G. R1 = R4 = H, R2 = R3 = OH: 16,17-Epi-Estriol.

1998, 1204

Etamsylat

Etamsylatum

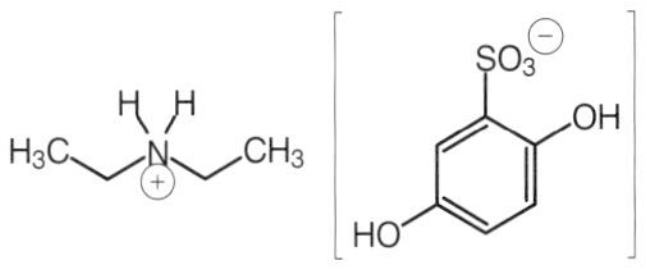

$C_{10}H_{17}NO_5S$ M_r 263,3

Definition

Etamsylat enthält mindestens 99,0 und höchstens 101,0 Prozent Diethylammonium-2,5-dihydroxybenzolsulfonat, berechnet auf die getrocknete Substanz.

Eigenschaften

Weißes bis fast weißes, kristallines Pulver; sehr leicht löslich in Wasser, leicht löslich in Methanol, löslich in wasserfreiem Ethanol, praktisch unlöslich in Dichlormethan.

Die Substanz zeigt Polymorphie.

Prüfung auf Identität

1: B.
2: A, C, D.

A. Schmelztemperatur (2.2.14): 127 bis 134 °C.

B. Die Prüfung erfolgt mit Hilfe der IR-Spektroskopie (2.2.24) durch Vergleich des Spektrums der Substanz mit dem von Etamsylat *CRS*. Die Prüfung erfolgt mit Hilfe von Preßlingen.

C. 0,100 g Substanz werden in Wasser *R* zu 200,0 ml gelöst. 5,0 ml Lösung werden mit Wasser *R* zu 100,0 ml verdünnt. Diese Lösung, sofort zwischen 210 und 350 nm gemessen, zeigt Absorptionsmaxima (2.2.25) bei 221 und 301 nm. Die spezifische Absorption, im Maximum bei 301 nm gemessen, liegt zwischen 145 und 151.

D. 2 ml frisch hergestellte Prüflösung (siehe „Prüfung auf Reinheit“) werden in einem Reagenzglas mit 0,5 g Natriumhydroxid *R* gemischt und erhitzt. Ein Streifen feuchtes, rotes Lackmuspapier *R* wird über die Öffnung des Reagenzglases gelegt. Die Färbung des Papiers schlägt nach Blau um.

Prüfung auf Reinheit

Prüflösung: 10,0 g Substanz werden in kohlendioxidfreiem Wasser *R* zu 100 ml gelöst.

Aussehen der Lösung: Die frisch hergestellte Prüflösung muß klar (2.2.1) und farblos (2.2.2, Methode II) sein.

***p*H-Wert** (2.2.3): Der *p*H-Wert der Prüflösung muß zwischen 4,5 und 5,6 liegen.

Hydrochinon: Die Prüfung erfolgt mit Hilfe der Dünnschichtchromatographie (2.2.27) unter Verwendung einer Schicht eines geeigneten Kieselgels, das einen Fluoreszenzindikator mit intensivster Anregung der Fluoreszenz bei 254 nm enthält.

Untersuchungslösung: 2,0 g Substanz werden in Wasser *R* zu 10 ml gelöst.

Referenzlösung: 10 mg Hydrochinon *R* werden in Wasser *R* zu 50 ml gelöst.

Auf die Platte werden getrennt 10 µl jeder Lösung aufgetragen. Die Startpunkte werden im Kaltluftstrom getrocknet. Die Chromatographie erfolgt mit Hilfe einer Mischung von 20 Volumteilen Dichlormethan *R*, 30 Volumteilen Methylacetat *R* und 50 Volumteilen Ethylacetat *R* über eine Laufstrecke von 15 cm. Die Platte wird im Warmluftstrom getrocknet und im ultravioletten Licht bei 254 nm ausgewertet. Ein Hydrochinonfleck im Chromatogramm der Untersuchungslösung darf nicht intensiver sein als der Hauptfleck im Chromatogramm der Referenzlösung (0,1 Prozent).

Schwermetalle (2.4.8): 1,0 g Substanz muß der Grenzprüfung C auf Schwermetalle entsprechen (15 ppm). Zur Herstellung der Referenzlösung werden 1,5 ml Blei-Lösung (10 ppm Pb) *R* verwendet.

Eisen (2.4.9): 10 ml Prüflösung müssen der Grenzprüfung auf Eisen entsprechen (10 ppm).

Trocknungsverlust (2.2.32): Höchstens 0,5 Prozent, mit 1,000 g Substanz durch Trocknen im Vakuum bei 60 °C bestimmt.

Sulfatasche (2.4.14): Höchstens 0,1 Prozent, mit 1,0 g Substanz bestimmt.

Gehaltsbestimmung

0,200 g Substanz, in einer Mischung von 10 ml Wasser *R* und 40 ml verdünnter Schwefelsäure *R* gelöst, werden mit Cer(IV)-sulfat-Lösung (0,1 mol · l^{-1}) titriert. Der Endpunkt wird mit Hilfe der Potentiometrie (2.2.20) bestimmt.

1 ml Cer(IV)-sulfat-Lösung (0,1 mol · l^{-1}) entspricht 13,16 mg $C_{10}H_{17}NO_5S$.

Lagerung

Dicht verschlossen, vor Licht geschützt.

Verunreinigungen

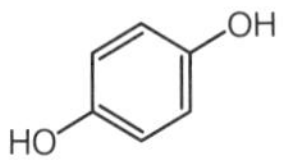

A. Benzol-1,4-diol (Hydrochinon).

1999, 1318

Wasserfreies Ethanol

Ethanolum anhydricum

C_2H_6O M_r 46,07

Definition

Wasserfreies Ethanol enthält mindestens 99,5 Prozent (*V/V*) Ethylalkohol, entsprechend mindestens 99,2 Prozent (*m/m*) bei 20 °C.

Eigenschaften

Klare, farblose, flüchtige, leicht entzündbare, hygroskopische Flüssigkeit; mischbar mit Wasser und Dichlormethan. Die Substanz brennt mit blauer, nicht rußender Flamme.

Die Siedetemperatur beträgt etwa 78 °C.

Prüfung auf Identität

1: A, B.
2: A, C, D.

A. Die Substanz entspricht der Prüfung „Relative Dichte“ (siehe „Prüfung auf Reinheit“).

B. Die Prüfung erfolgt mit Hilfe der IR-Spektroskopie (2.2.24) durch Vergleich des Spektrums der Substanz mit dem Referenzspektrum der Ph. Eur. von wasserfreiem Ethanol.

C. 0,1 ml Substanz werden mit 1 ml einer Lösung von Kaliumpermanganat *R* (10 g · l^{-1}) und 0,2 ml verdünnter Schwefelsäure *R* in einem Reagenzglas gemischt. Die Öffnung des Reagenzglases wird sofort mit einem Filterpapier bedeckt, das mit einer frisch hergestellten Lösung von 0,1 g Natriumpentacyanonitrosylferrat *R* und 0,5 g Piperazin-Hexahydrat *R* in 5 ml Wasser *R* getränkt ist. Nach einigen Minuten entsteht auf dem Papier eine intensive blaue Färbung, die nach 10 bis 15 min verblaßt.

D. Zu 0,5 ml Substanz werden 5 ml Wasser *R* und 2 ml verdünnte Natriumhydroxid-Lösung *R*, danach langsam 2 ml Iod-Lösung (0,05 mol · l^{-1}) zugesetzt. Innerhalb von 30 min bildet sich ein gelber Niederschlag.

Prüfung auf Reinheit

Aussehen: Die Substanz muß klar (2.2.1) und farblos (2.2.2, Methode II) sein, verglichen mit Wasser *R*. 1,0 ml Substanz wird mit Wasser *R* zu 20 ml verdünnt. Nach 5 min langem Stehenlassen muß die Lösung im Vergleich zu Wasser *R* klar (2.2.1) sein.

Sauer oder alkalisch reagierende Substanzen: 20 ml Substanz werden mit 20 ml kohlendioxidfreiem Wasser *R* und 0,1 ml Phenolphthalein-Lösung *R* versetzt. Die Lösung ist farblos. Nach Zusatz von 1,0 ml Natriumhydroxid-Lösung (0,01 mol · l^{-1}) tritt eine Rosafärbung auf (30 ppm, berechnet als Essigsäure).

Relative Dichte (2.2.5): 0,7907 bis 0,7932.

Absorption (2.2.25): Die Substanz, zwischen 235 und 340 nm in einer 5-cm-Küvette gegen Wasser *R* als Kompensationsflüssigkeit gemessen, darf höchstens folgende Absorptionen aufweisen: 0,40 bei 240 nm, 0,30 zwischen 250 und 260 nm und 0,10 zwischen 270 und 340 nm. Die Absorptionskurve muß gleichmäßig sein.

Flüchtige Verunreinigungen: Die Prüfung erfolgt mit Hilfe der Gaschromatographie (2.2.28).

Untersuchungslösung a: Die Substanz.

Untersuchungslösung b: 500,0 ml Substanz werden mit 150 µl 4-Methylpentan-2-ol *R* versetzt.

Referenzlösung a: 100 µl wasserfreies Methanol *R* werden mit der Substanz zu 50,0 ml verdünnt. 5,0 ml Lösung werden mit der Substanz zu 50,0 ml verdünnt.

Referenzlösung b: 50 µl wasserfreies Methanol *R* und 50 µl Acetaldehyd *R* werden mit der Substanz zu 50,0 ml verdünnt. 100 µl Lösung werden mit der Substanz zu 10,0 ml verdünnt.

Referenzlösung c: 150 µl 1,1-Diethoxyethan *R* werden mit der Substanz zu 50,0 ml verdünnt. 100 µl Lösung werden mit der Substanz zu 10,0 ml verdünnt.

Referenzlösung d: 100 µl Benzol *R* werden mit der Substanz zu 100,0 ml verdünnt. 100 µl Lösung werden mit der Substanz zu 50,0 ml verdünnt.

Die Chromatographie kann durchgeführt werden mit

- einer Kapillarsäule aus Quarz von 30 m Länge und 0,32 mm innerem Durchmesser, belegt mit Poly-[(cyanopropyl)(phenyl)][dimethyl]siloxan *R* (Filmdicke 1,8 µm)
- Helium zur Chromatographie *R* als Trägergas bei einer Durchflußrate von 1,5 ml je Minute
- einem Flammenionisationsdetektor.

Die Bestimmung wird mit folgendem Temperaturprogramm durchgeführt:

	Zeit (min)	**Temperatur (°C)**	**Rate ($°C \cdot min^{-1}$)**	**Erläuterungen**
Säule	0 – 12	40		isothermisch
	12 – 32	40 → 240	10	linearer Gradient
	32 – 42	240		isothermisch
Probeneinlaß		280		
Detektor		280		

1 µl Referenzlösung b wird eingespritzt. Die Empfindlichkeit des Systems wird so eingestellt, daß die Höhe der beiden Peaks vor dem Hauptpeak mindestens 50 Prozent des maximalen Ausschlags beträgt. Die Prüfung darf nur ausgewertet werden, wenn die Auflösung zwischen den Peaks von Acetaldehyd (1. Peak) und Methanol (2. Peak) mindestens 2,0 beträgt. Falls erforderlich wird die Anfangstemperatur der Säule erniedrigt.

1 µl jeder Lösung wird getrennt eingespritzt. Im Chromatogramm der Substanz darf die Peakfläche des Methanols höchstens das 0,5fache der entsprechenden Peakfläche im Chromatogramm der Referenzlösung a (200 ppm *V/V*) betragen.

Die Summe der Gehalte (ppm) an Acetaldehyd und 1,1-Diethoxyethan wird aus den Flächen der entsprechenden Peaks im Chromatogramm der Substanz nach folgender Formel berechnet:

$$\frac{10 \cdot A_E}{A_T - A_E} + \frac{10 \cdot C_E}{C_T - C_E}$$

A_E = Fläche des Acetaldehyd-Peaks im Chromatogramm der Substanz

A_T = Fläche des Acetaldehyd-Peaks im Chromatogramm der Referenzlösung b

C_E = Fläche des 1,1-Diethoxyethan-Peaks im Chromatogramm der Substanz

C_T = Fläche des 1,1-Diethoxyethan-Peaks im Chromatogramm der Referenzlösung c.

E

Monographien

Dieses typische Chromatogramm dient zur Information und als Anleitung zum Analysenverfahren. Es ist nicht Bestandteil der Anforderungen dieser Monographie.

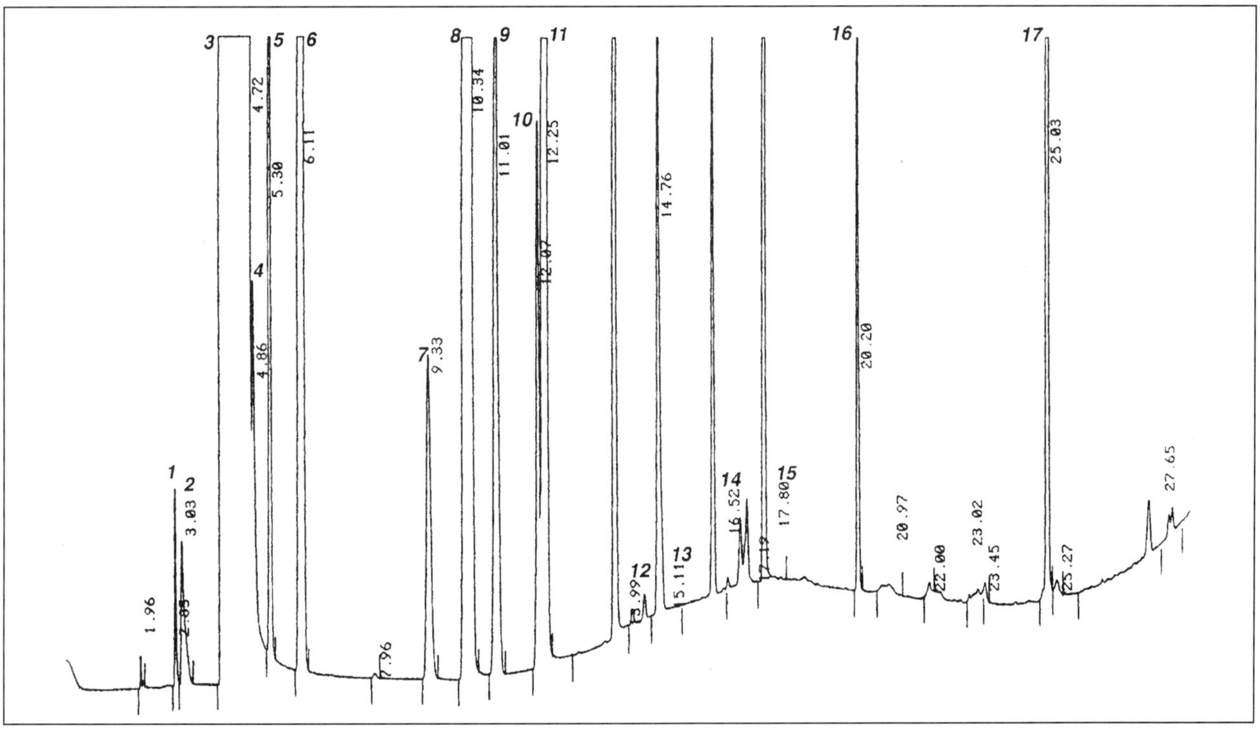

Abb. 1318-1: Prüfung auf Reinheit: „Flüchtige Verunreinigungen". Das Chromatogramm zeigt eine Mischung von Ethanol und 16 Verunreinigungen

1 = Acetaldehyd	6 = *tert.* Butanol	10 = Benzol	14 = Isobutylmethylketon
2 = Methanol	7 = Ethylmethylketon	11 = 2-Methyl-1-propanol	15 = Pentanol
3 = Ethanol	8 = 2-Butanol	12 = Butanol	16 = Furfural
4 = Aceton	9 = Cyclohexan	13 = Acetal	17 = Octanol
5 = 2-Propanol			

Die Summe der Gehalte an Acetaldehyd und 1,1-Diethoxyethan darf höchstens 10 ppm (*V/V*) betragen, berechnet als Acetaldehyd.

Der Gehalt an Benzol (ppm) wird aus der entsprechenden Peakfläche im Chromatogramm der Substanz nach folgender Formel berechnet:

$$\frac{B_E}{B_T - B_E}$$

B_E = Peakfläche des Benzols im Chromatogramm der Substanz

B_T = Peakfläche des Benzols im Chromatogramm der Referenzlösung d.

Falls erforderlich kann der Nachweis von Benzol mit einem anderen geeigneten Chromatographie-System (stationäre Phase mit anderer Polarität) durchgeführt werden.

Die Substanz darf höchstens 2 ppm (*V/V*) Benzol enthalten.

Im Chromatogramm der Untersuchungslösung b darf die Summe der Peakflächen, mit Ausnahme der Fläche des Hauptpeaks und der Peakflächen von Methanol, Acetaldehyd, 1,1-Diethoxyethan und Benzol nicht größer sein als die Peakfläche von 4-Methylpentan-2-ol (300 ppm). Peaks, deren Fläche kleiner ist als das 0,03fache der Fläche des 4-Methylpentan-2-ol-Peaks im Chromatogramm der Untersuchungslösung b, werden nicht berücksichtigt.

Verdampfungsrückstand: Höchstens 25 mg · l^{-1}. 100 ml Substanz werden auf dem Wasserbad zur Trockne eingedampft. Der Rückstand, 1 h lang im Trockenschrank bei 100 bis 105 °C getrocknet, darf höchstens 2,5 mg betragen.

Lagerung

Gut verschlossen, vor Licht geschützt.

Verunreinigungen

A. 1,1-Diethoxyethan (Acetal)
B. Acetaldehyd
C. Aceton
D. Benzol
E. Cyclohexan
F. Methanol
G. Butan-2-on (Ethylmethylketon)
H. 4-Methylpentan-2-on (Isobutylmethylketon)
I. Propan-1-ol
J. Propan-2-ol (2-Propanol)
K. Butanol
L. Butan-2-ol (2-Butanol)
M. 2-Methylpropanol (Isobutanol)
N. Furan-2-carbaldehyd (Furfural)
O. 2-Methylpropan-2-ol (*tert.* Butanol)
P. 2-Methylbutan-2-ol
Q. Pentan-2-ol
R. Pentanol
S. Hexanol
T. Heptan-2-ol
U. Hexan-2-ol
V. Hexan-3-ol.

1999, 1317

Ethanol 96 %

Ethanolum (96 per centum)

Definition

Ethanol 96 % enthält mindestens 95,1 und höchstens 96,9 Prozent (*V/V*) Ethylalkohol (C_2H_6O; M_r 46,07), entsprechend mindestens 92,6 und höchstens 95,2 Prozent (*m/m*) bei 20 °C, und Wasser.

Eigenschaften

Klare, farblose, flüchtige, leicht entzündbare, hygroskopische Flüssigkeit; mischbar mit Wasser und Dichlormethan. Die Substanz brennt mit blauer, nicht rußender Flamme.

Die Siedetemperatur beträgt etwa 78 °C.

Prüfung auf Identität

1: A, B.
2: A, C, D.

A. Die Substanz entspricht der Prüfung „Relative Dichte“ (siehe „Prüfung auf Reinheit“).

B. Die Prüfung erfolgt mit Hilfe der IR-Spektroskopie (2.2.24) durch Vergleich des Spektrums der Substanz mit dem Referenzspektrum der Ph. Eur. von wasserfreiem Ethanol.

C. 0,1 ml Substanz werden mit 1 ml einer Lösung von Kaliumpermanganat *R* (10 g · l^{-1}) und 0,2 ml verdünnter Schwefelsäure *R* in einem Reagenzglas gemischt. Die Öffnung des Reagenzglases wird sofort mit einem Filterpapier bedeckt, das mit einer frisch hergestellten Lösung von 0,1 g Natriumpentacyanonitrosylferrat *R* und 0,5 g Piperazin-Hexahydrat *R* in 5 ml Wasser *R* getränkt ist. Nach wenigen Minuten entsteht auf dem Papier eine intensive blaue Färbung, die nach 10 bis 15 min verblaßt.

D. Zu 0,5 ml Substanz werden 5 ml Wasser *R* und 2 ml verdünnte Natriumhydroxid-Lösung *R*, danach langsam 2 ml Iod-Lösung (0,05 mol · l^{-1}) zugesetzt. Innerhalb von 30 min bildet sich ein gelber Niederschlag.

Prüfung auf Reinheit

Aussehen: Die Substanz muß klar (2.2.1) und farblos (2.2.2, Methode II) sein, verglichen mit Wasser *R*. 1,0 ml Substanz wird mit Wasser *R* zu 20 ml verdünnt. Nach

5 min langem Stehenlassen muß die Lösung im Vergleich mit Wasser *R* klar (2.2.1) sein.

Sauer oder alkalisch reagierende Substanzen: 20 ml Substanz werden mit 20 ml kohlendioxidfreiem Wasser *R* und 0,1 ml Phenolphthalein-Lösung *R* versetzt. Die Lösung ist farblos. Nach Zusatz von 1,0 ml Natriumhydroxid-Lösung (0,01 mol · l^{-1}) tritt eine Rosafärbung auf (30 ppm, berechnet als Essigsäure).

Relative Dichte (2.2.5): 0,8051 bis 0,8124.

Absorption (2.2.25): Die Substanz, zwischen 235 und 340 nm in einer 5-cm-Küvette gegen Wasser *R* als Kompensationsflüssigkeit gemessen, darf höchstens folgende Absorptionen aufweisen: 0,40 bei 240 nm, 0,30 zwischen 250 und 260 nm und 0,10 zwischen 270 und 340 nm. Die Absorptionskurve muß gleichmäßig sein.

Flüchtige Verunreinigungen: Die Prüfung erfolgt mit Hilfe der Gaschromatographie (2.2.28).

Untersuchungslösung a: Die Substanz.

Untersuchungslösung b: 500,0 ml Substanz werden mit 150 µl 4-Methylpentan-2-ol *R* versetzt.

Referenzlösung a: 100 µl wasserfreies Methanol *R* werden mit der Substanz zu 50,0 ml verdünnt. 5,0 ml Lösung werden mit der Substanz zu 50,0 ml verdünnt.

Referenzlösung b: 50 µl wasserfreies Methanol *R* und 50 µl Acetaldehyd *R* werden mit der Substanz zu 50,0 ml verdünnt. 100 µl Lösung werden mit der Substanz zu 10,0 ml verdünnt.

Referenzlösung c: 150 µl 1,1-Diethoxyethan *R* werden mit der Substanz zu 50,0 ml verdünnt. 100 µl Lösung werden mit der Substanz zu 10,0 ml verdünnt.

Referenzlösung d: 100 µl Benzol *R* werden mit der Substanz zu 100,0 ml verdünnt. 100 µl Lösung werden mit der Substanz zu 50,0 ml verdünnt.

Die Chromatographie kann durchgeführt werden mit
- einer Kapillarsäule aus Quarz von 30 m Länge und 0,32 mm innerem Durchmesser, belegt mit Poly-[(cyanopropyl)(phenyl)][dimethyl]siloxan *R* (Filmdicke 1,8 µm)
- Helium zur Chromatographie *R* als Trägergas bei einer Durchflußrate von 1,5 ml je Minute
- einem Flammenionisationsdetektor.

Die Bestimmung wird mit folgendem Temperaturprogramm durchgeführt:

	Zeit (min)	**Temperatur (°C)**	**Rate (°C · min^{-1})**	**Erläuterungen**
Säule	0 – 12	40		isothermisch
	12 – 32	40 → 240	10	linearer Gradient
	32 – 42	240		isothermisch
Probeneinlaß		280		
Detektor		280		

E

Monographien

Dieses typische Chromatogramm dient zur Information und als Anleitung zum Analysenverfahren. Es ist nicht Bestandteil der Anforderungen dieser Monographie.

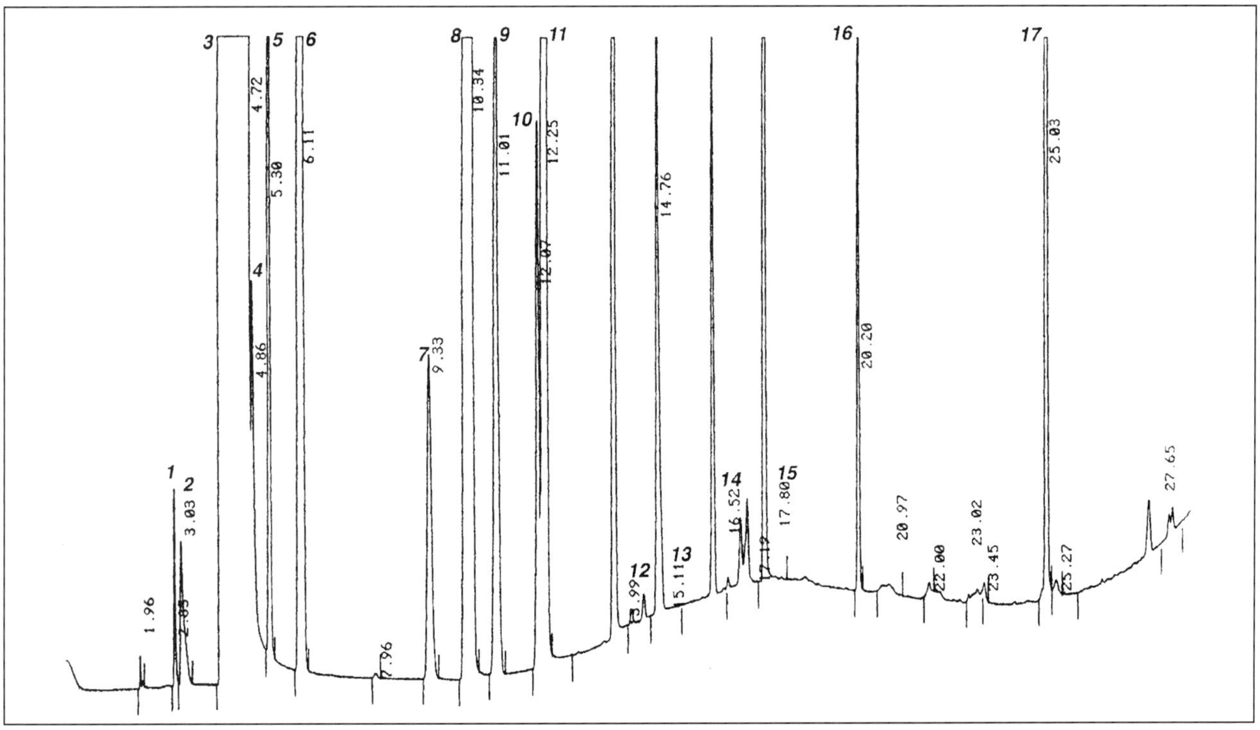

Abb. 1317-1: Prüfung auf Reinheit: „Flüchtige Verunreinigungen". Das Chromatogramm zeigt eine Mischung von Ethanol und 16 Verunreinigungen

1 = Acetaldehyd
2 = Methanol
3 = Ethanol
4 = Aceton
5 = 2-Propanol
6 = *tert.* Butanol
7 = Ethylmethylketon
8 = 2-Butanol
9 = Cyclohexan
10 = Benzol
11 = 2-Methyl-1-propanol
12 = Butanol
13 = Acetal
14 = Isobutylmethylketon
15 = Pentanol
16 = Furfural
17 = Octanol

1 µl Referenzlösung b wird eingespritzt. Die Empfindlichkeit des Systems wird so eingestellt, daß die Höhe der beiden Peaks vor dem Hauptpeak mindestens 50 Prozent des maximalen Ausschlags beträgt. Die Prüfung darf nur ausgewertet werden, wenn die Auflösung zwischen den Peaks von Acetaldehyd (1. Peak) und Methanol (2. Peak) mindestens 2,0 beträgt. Falls erforderlich wird die Anfangstemperatur der Säule erniedrigt.

1 µl jeder Lösung wird getrennt eingespritzt. Im Chromatogramm der Substanz darf die Peakfläche des Methanols höchstens das 0,5fache der entsprechenden Peakfläche im Chromatogramm der Referenzlösung a (200 ppm *V/V*) betragen.

Die Summe der Gehalte (ppm) an Acetaldehyd und 1,1-Diethoxyethan wird aus den Flächen der entsprechenden Peaks im Chromatogramm der Substanz nach folgender Formel berechnet:

$$\frac{10 \cdot A_E}{A_T - A_E} + \frac{10 \cdot C_E}{C_T - C_E}$$

A_E = Fläche des Acetaldehyd-Peaks im Chromatogramm der Substanz

A_T = Fläche des Acetaldehyd-Peaks im Chromatogramm der Referenzlösung b

C_E = Fläche des 1,1-Diethoxyethan-Peaks im Chromatogramm der Substanz

C_T = Fläche des 1,1-Diethoxyethan-Peaks im Chromatogramm der Referenzlösung c.

Die Summe der Gehalte an Acetaldehyd und 1,1-Diethoxyethan darf höchstens 10 ppm (*V/V*) betragen, berechnet als Acetaldehyd.

Der Gehalt an Benzol (ppm) wird aus der entsprechenden Peakfläche im Chromatogramm der Substanz nach folgender Formel berechnet:

$$\frac{B_E}{B_T - B_E}$$

B_E = Peakfläche des Benzols im Chromatogramm der Substanz

B_T = Peakfläche des Benzols im Chromatogramm der Referenzlösung d.

Falls erforderlich kann der Nachweis von Benzol mit einem anderen geeigneten Chromatographie-System (stationäre Phase mit anderer Polarität) durchgeführt werden.

Die Substanz darf höchstens 2 ppm (*V/V*) Benzol enthalten.

Im Chromatogramm der Untersuchungslösung b darf die Summe der Peakflächen, mit Ausnahme der Fläche des Hauptpeaks und der Peakflächen von Methanol, Acetaldehyd, 1,1-Diethoxyethan und Benzol, nicht größer sein als die Peakfläche von 4-Methylpentan-2-ol (300 ppm). Peaks, deren Fläche kleiner ist als das 0,03fache der Fläche des 4-Methylpentan-2-ol-Peaks im Chromatogramm der Untersuchungslösung b, werden nicht berücksichtigt.

Verdampfungsrückstand: Höchstens 25 mg · l^{-1}. 100 ml Substanz werden auf dem Wasserbad zur Trockne eingedampft. Der Rückstand, im Trockenschrank 1 h lang bei 100 bis 105 °C getrocknet, darf höchstens 2,5 mg betragen.

Lagerung

Gut verschlossen, vor Licht geschützt.

Verunreinigungen

A. 1,1-Diethoxyethan (Acetal)
B. Acetaldehyd
C. Aceton
D. Benzol
E. Cyclohexan
F. Methanol
G. Butan-2-on (Ethylmethylketon)
H. 4-Methylpentan-2-on (Isobutylmethylketon)
I. Propan-1-ol
J. Propan-2-ol (2-Propanol)
K. Butanol
L. Butan-2-ol (2-Butanol)
M. 2-Methylpropanol (Isobutanol)
N. Furan-2-carbaldehyd (Furfural)
O. 2-Methylpropan-2-ol (*tert.* Butanol)
P. 2-Methylbutan-2-ol
Q. Pentan-2-ol
R. Pentanol
S. Hexanol
T. Heptan-2-ol
U. Hexan-2-ol
V. Hexan-3-ol.

1998, 140

Ethinylestradiol

Ethinylestradiolum

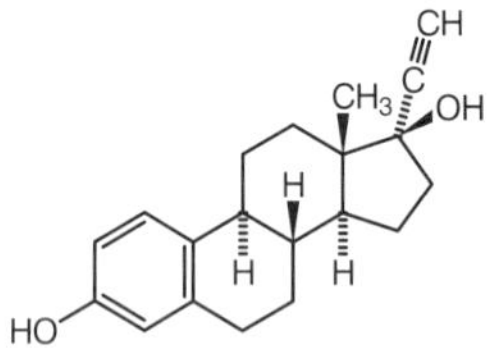

$C_{20}H_{24}O_2$ M_r 296,4

Definition

Ethinylestradiol enthält mindestens 97,0 und höchstens 102,0 Prozent 19-Nor-17α-pregna-1,3,5(10)-trien-20-in-3,17-diol, berechnet auf die getrocknete Substanz.

Eigenschaften

Weißes oder schwach gelblichweißes, kristallines Pulver; praktisch unlöslich in Wasser, leicht löslich in Ethanol und Ether. Die Substanz löst sich in verdünnten Alkalihydroxid-Lösungen.

Prüfung auf Identität

1: B, C.
2: A, C, D.

A. Schmelztemperatur (2.2.14): 181 bis 185 °C.

B. Die Prüfung erfolgt mit Hilfe der IR-Spektroskopie (2.2.24) durch Vergleich des Spektrums der Substanz mit dem von Ethinylestradiol *CRS*. Wenn die Spektren bei der Prüfung in fester Form unterschiedlich sind, werden erneut Spektren der Substanz und der Referenzsubstanz mit Lösungen in Chloroform *R* ($30 g \cdot l^{-1}$) aufgenommen.

C. Die unter „Verwandte Substanzen" (siehe „Prüfung auf Reinheit") erhaltenen Chromatogramme werden im Tageslicht und im ultravioletten Licht bei 365 nm ausgewertet. Der Hauptfleck im Chromatogramm der Untersuchungslösung b entspricht in bezug auf Lage, Farbe, Fluoreszenz und Größe dem mit der Referenzlösung a erhaltenen Hauptfleck.

D. Wird etwa 1 mg Substanz in 1 ml Schwefelsäure *R* gelöst, so entsteht eine orangerote Färbung mit grünlicher Fluoreszenz im ultravioletten Licht bei 365 nm. Wird die Lösung in 10 ml Wasser *R* gegeben, schlägt die Farbe nach Violett um, und ein violetter Niederschlag bildet sich.

Prüfung auf Reinheit

Aussehen der Lösung: 0,50 g Substanz werden in 10 ml wasserfreiem Ethanol *R* gelöst. Die Lösung muß klar (2.2.1) und darf nicht stärker gefärbt sein als die Farbvergleichslösung BG_6 (2.2.2, Methode I).

Spezifische Drehung (2.2.7): 1,25 g Substanz werden in Pyridin *R* zu 25,0 ml gelöst. Die spezifische Drehung muß zwischen –27 und –30° liegen, berechnet auf die getrocknete Substanz.

Absorption (2.2.25): 0,10 g Substanz werden in Ethanol 96 % *R* zu 100,0 ml gelöst. 10,0 ml Lösung werden mit Ethanol 96 % *R* zu 100,0 ml verdünnt. Die Lösung zeigt ein Absorptionsmaximum bei 281 nm. Die spezifische Absorption, im Maximum gemessen, muß zwischen 69 und 73 liegen.

Verwandte Substanzen: Die Prüfung erfolgt mit Hilfe der Dünnschichtchromatographie (2.2.27) unter Verwendung einer Schicht von Kieselgel G *R*.

Untersuchungslösung a: 0,2 g Substanz werden in einer Mischung von 1 Volumteil Methanol *R* und 9 Volumteilen Chloroform *R* zu 10 ml gelöst.

Untersuchungslösung b: 2,5 ml Untersuchungslösung a werden mit einer Mischung von 1 Volumteil Methanol *R* und 9 Volumteilen Chloroform *R* zu 50 ml verdünnt.

Referenzlösung a: 25 mg Ethinylestradiol *CRS* werden in einer Mischung von 1 Volumteil Methanol *R* und 9 Volumteilen Chloroform *R* zu 25 ml gelöst.

Referenzlösung b: 10 mg Estron *CRS* werden in einer Mischung von 1 Volumteil Methanol *R* und 9 Volumteilen Chloroform *R* zu 10 ml gelöst. 2 ml Lösung werden mit einer Mischung von 1 Volumteil Methanol *R* und 9 Volumteilen Chloroform *R* zu 10 ml verdünnt.

Referenzlösung c: 1 ml Untersuchungslösung b wird mit einer Mischung von 1 Volumteil Methanol *R* und 9 Volumteilen Chloroform *R* zu 5 ml verdünnt.

Auf die Platte werden getrennt 5 µl jeder Lösung aufgetragen. Die Chromatographie erfolgt mit einer Mischung von 10 Volumteilen Ethanol 96 % *R* und 90 Volumteilen Toluol *R* über eine Laufstrecke von 15 cm. Die Platte wird an der Luft bis zum Verschwinden des Lösungsmittelgeruchs getrocknet und dann 10 min lang bei 110 °C erhitzt. Die heiße Platte wird mit ethanolischer Schwefelsäure R besprüht. Dann wird nochmals 10 min lang bei 110 °C erhitzt. Die Auswertung erfolgt im ultravioletten Licht bei 365 nm. Kein dem Estron entsprechender Fleck im Chromatogramm der Untersuchungslösung a darf größer sein als der Fleck im Chromatogramm der Referenzlösung b (1,0 Prozent). Kein Fleck, mit Ausnahme des Hauptflecks und des Estron-Flecks, darf im Chromatogramm der Untersuchungslösung a stärker gefärbt sein als der Fleck im Chromatogramm der Referenzlösung c (1,0 Prozent).

Trocknungsverlust (2.2.32): Höchstens 1,0 Prozent, mit 0,50 g Substanz durch 3 h langes Trocknen im Trockenschrank bei 100 bis 105 °C bestimmt.

Gehaltsbestimmung

0,200 g Substanz, in 40 ml Tetrahydrofuran *R* gelöst, werden nach Zusatz von 5 ml einer Lösung von Silbernitrat *R* ($100 g \cdot l^{-1}$) mit Natriumhydroxid-Lösung ($0,1 mol \cdot l^{-1}$) titriert. Der Endpunkt wird mit Hilfe der Potentiometrie (2.2.20) bestimmt. Ein Blindversuch wird durchgeführt.

1 ml Natriumhydroxid-Lösung ($0,1 mol \cdot l^{-1}$) entspricht 29,64 mg $C_{20}H_{24}O_2$.

Lagerung

Gut verschlossen, vor Licht geschützt.

1999, 822

Ethylcellulose

Ethylcellulosum

Definition

Ethylcellulose ist eine teilweise *O*-ethylierte Cellulose. Sie enthält mindestens 44,0 und höchstens 51,0 Prozent Ethoxy-Gruppen ($-OC_2H_5$), berechnet auf die getrocknete Substanz.

E

Monographien

Eigenschaften

Pulver oder granuliertes Pulver, weiß bis gelblichweiß, geruchlos oder fast geruchlos; praktisch unlöslich in Wasser, löslich in Dichlormethan und einer Mischung von 20 g Ethanol und 80 g Toluol, schwer löslich in Ethylacetat und Methanol, praktisch unlöslich in Glycerol 85 % und Propylenglycol. Die Lösungen können schwach opaleszieren.

Prüfung auf Identität

A. Die Prüfung erfolgt mit Hilfe der IR-Spektroskopie (2.2.24) durch Vergleich des Spektrums der Substanz mit dem Ethylcellulose-Referenzspektrum der Ph. Eur.

B. 0,2 g Substanz lösen sich nicht in 10 ml Wasser *R*, jedoch in 10 ml Toluol *R*, wobei eine schwach opaleszierende Lösung entsteht.

C. Die Substanz entspricht der „Gehaltsbestimmung“.

Prüfung auf Reinheit

Sauer oder alkalisch reagierende Substanzen: 0,5 g Substanz werden mit 25 ml kohlendioxidfreiem Wasser *R* versetzt und 15 min lang geschüttelt. Die Suspension wird durch einen Glassintertiegel (40) filtriert. Werden 10 ml Lösung mit 0,1 ml Phenolphthalein-Lösung *R* und 0,5 ml Natriumhydroxid-Lösung (0,01 mol · l^{-1}) versetzt, muß die Lösung rosa gefärbt sein. Werden 10 ml Lösung mit 0,1 ml Methylrot-Lösung *R* und 0,5 ml Salzsäure (0,01 mol · l^{-1}) versetzt, muß die Lösung rot gefärbt sein.

Viskosität (2.2.9): Eine 5,00 g getrockneter Substanz entsprechende Menge wird mit 95 g einer Mischung von 20 g Ethanol 96 % *R* und 80 g Toluol *R* geschüttelt, bis die Substanz gelöst ist. Die Viskosität wird mit Hilfe eines Kapillarviskosimeters bestimmt. Die Viskosität, bestimmt bei 25 °C und ausgedrückt in Millipascalsekunden, muß mindestens 90,0 und darf höchstens 110,0 Prozent des in der Beschriftung angegebenen Werts betragen, wenn dieser über 10 mPa · s liegt; sie muß mindestens 80,0 und darf höchstens 120,0 Prozent des in der Beschriftung angegebenen Werts betragen, wenn dieser zwischen 6 und 10 mPa · s liegt; sie muß mindestens 75,0 und darf höchstens 140,0 Prozent des in der Beschriftung angegebenen Werts betragen, wenn dieser unter 6 mPa · s liegt.

Acetaldehyd: 3,0 g Substanz werden in einem 250-ml-Erlenmeyerkolben mit Schliffstopfen mit 10 ml Wasser *R* versetzt und 1 h lang maschinell gerührt. Die Suspension wird 24 h lang stehengelassen und filtriert. Das Filtrat wird mit Wasser *R* zu 100,0 ml verdünnt. 5,0 ml verdünntes Filtrat werden in einem 25-ml-Meßkolben mit 5 ml einer Lösung von Methylbenzothiazolonhydrazonhydrochlorid *R* (0,5 g · l^{-1}) versetzt und 5 min lang im Wasserbad von 60 °C erhitzt. Nach Zusatz von 2 ml Eisen(III)-chlorid-Sulfaminsäure-Reagenz *R* wird erneut 5 min lang im Wasserbad von 60 °C erhitzt. Die Lösung wird abgekühlt und mit Wasser *R* zu 25,0 ml verdünnt. Diese Lösung darf nicht stärker gefärbt sein als eine gleichzeitig und in gleicher Weise hergestellte Referenzlösung, wobei anstelle der 5,0 ml des verdünnten Filtrats 5,0 ml einer Lösung, die durch Verdünnen von 3,0 ml Acetaldehyd-Lösung (100 ppm C_2H_4O) *R* 1 mit Wasser *R* zu 100,0 ml hergestellt wird, verwendet werden (100 ppm).

Chlorid (2.4.4): 0,250 g Substanz werden in 50 ml Wasser *R* suspendiert. Die Suspension wird zum Sieden erhitzt, unter gelegentlichem Umschütteln erkalten gelassen und filtriert. Die ersten 10 ml Filtrat werden verworfen. 10 ml Filtrat, mit Wasser *R* zu 15 ml verdünnt, müssen der Grenzprüfung auf Chlorid entsprechen (0,1 Prozent).

Schwermetalle (2.4.8): 1,0 g Substanz muß der Grenzprüfung C auf Schwermetalle entsprechen (20 ppm). Zur Herstellung der Referenzlösung werden 2 ml Blei-Lösung (10 ppm Pb) *R* verwendet.

Trocknungsverlust (2.2.32): Höchstens 3,0 Prozent, mit 1,000 g Substanz durch 2 h langes Trocknen im Trockenschrank bei 100 bis 105 °C bestimmt.

Sulfatasche (2.4.14): Höchstens 0,5 Prozent, mit 1,0 g Substanz bestimmt.

Gehaltsbestimmung

Die Gehaltsbestimmung erfolgt mit Hilfe der Gaschromatographie (2.2.28).

Interner-Standard-Lösung: 120 µl Toluol *R* werden mit *o*-Xylol *R* zu 10 ml verdünnt.

Vorsicht: *Iodwasserstoffsäure und ihre Reaktionsprodukte sind äußerst toxisch. Untersuchungs- und Referenzlösung müssen in einem gut funktionierenden Abzug hergestellt werden.*

Untersuchungslösung: In eine geeignete, dickwandige 5-ml-Probeflasche, die mit einem Überdruck-Membranverschluß verschlossen wird, werden 50,0 mg Substanz, 50,0 mg Adipinsäure *R* und 2,0 ml Interner-Standard-Lösung gegeben. Die Mischung wird vorsichtig mit 2,0 ml Iodwasserstoffsäure *R* versetzt. Die Probeflasche wird sofort fest verschlossen und mit dem Inhalt genau gewogen. Die Probeflasche wird 30 s lang geschüttelt, 10 min lang bei 125 °C erhitzt, 2 min lang erkalten gelassen, wieder 30 s lang geschüttelt und erneut 10 min lang bei 125 °C erhitzt. Nach 2 min langem Erkaltenlassen wird ein drittes Mal 30 s lang geschüttelt und 10 min lang bei 125 °C erhitzt. Die Probeflasche wird 45 min lang erkalten gelassen und gewogen. Wenn der Masseverlust mehr als 10 mg beträgt, wird die Mischung verworfen und eine neue hergestellt. Die überstehende Flüssigkeit wird verwendet.

Referenzlösung: In eine geeignete, dickwandige 10-ml-Probeflasche, die mit einem Überdruck-Membranverschluß verschlossen wird, werden 100,0 mg Adipinsäure *R*, 4,0 ml Interner-Standard-Lösung und 4,0 ml Iodwasserstoffsäure *R* gegeben. Die Probeflasche wird fest verschlossen und mit dem Inhalt genau gewogen. Mit Hilfe einer Spritze werden 50 µl Iodethan *R* durch die Membran hindurch eingespritzt. Die Probeflasche wird erneut gewogen. Die Massedifferenz entspricht dem zugesetzten Iodethan. Nach kräftigem Schütteln wird bis zur Phasentrennung stehengelassen.

Die Chromatographie kann durchgeführt werden mit

- einer Säule aus rostfreiem Stahl von 5,0 m Länge und 2 mm innerem Durchmesser, gepackt mit Kieselgur zur Gaschromatographie *R* (150 bis 180 μm), imprägniert mit 3 Prozent (*m*/*m*) Polydimethylsiloxan *R*
- Stickstoff zur Chromatographie *R* als Trägergas bei einer Durchflußrate von 15 ml je Minute
- einem Flammenionisationsdetektor.

Die Temperatur der Säule wird bei 80 °C, die des Probeneinlasses und die des Detektors bei 200 °C gehalten.

Je 1 μl überstehende Flüssigkeit der Untersuchungslösung und der Referenzlösung wird getrennt eingespritzt.

Die relativen Retentionszeiten betragen 0,6 für Iodethan, 1,0 für Toluol und 2,3 für *o*-Xylol. Die Empfindlichkeit des Systems wird so eingestellt, daß die Höhe der beiden Hauptpeaks mindestens 50 Prozent des maximalen Ausschlags beträgt. Die Bestimmung darf nur ausgewertet werden, wenn die Auflösung zwischen dem Iodethan-Peak und dem Toluol-Peak mindestens 2,0 beträgt.

Der Prozentgehalt an Ethoxy-Gruppen wird nach folgender Formel berechnet:

$$\frac{Q_1 \cdot m_2 \cdot 45{,}1 \cdot 100 \cdot 100}{2 \cdot Q_2 \cdot m_1 \cdot 156{,}0 \cdot (100 - d)}$$

Q_1 = Verhältnis zwischen der Fläche des Iodethan-Peaks und der des Toluol-Peaks im Chromatogramm der Untersuchungslösung
Q_2 = Verhältnis zwischen der Fläche des Iodethan-Peaks und der des Toluol-Peaks im Chromatogramm der Referenzlösung
m_1 = Masse der für die Untersuchungslösung verwendeten Substanz in Milligramm
m_2 = Masse des für die Referenzlösung verwendeten Iodethans in Milligramm
d = Trocknungsverlust in Prozent.

Lagerung

Gut verschlossen.

Beschriftung

Die Beschriftung gibt insbesondere die nominale Viskosität in Millipascalsekunden für eine 5prozentige Lösung (*m*/*m*) von Ethylcellulose an.

1999, 900

Ethyl-4-hydroxybenzoat

Ethylis parahydroxybenzoas

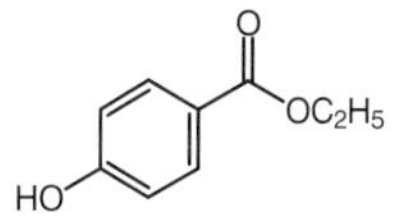

$C_9H_{10}O_3$ M_r 166,2

Definition

Ethyl-4-hydroxybenzoat enthält mindestens 99,0 und höchstens 100,5 Prozent Ethyl(4-hydroxybenzoat).

Eigenschaften

Weißes bis fast weißes, kristallines Pulver oder farblose Kristalle; sehr schwer löslich in Wasser, leicht löslich in Ethanol und Methanol.

Prüfung auf Identität

1: A, B.
2: A, C, D.

A. Schmelztemperatur (2.2.14): 115 bis 118 °C.

B. Die Prüfung erfolgt mit Hilfe der IR-Spektroskopie (2.2.24) durch Vergleich des Spektrums der Substanz mit dem von Ethyl-4-hydroxybenzoat *CRS*.

C. Die bei der Prüfung „Verwandte Substanzen" (siehe „Prüfung auf Reinheit") erhaltenen Chromatogramme werden ausgewertet. Der Hauptfleck im Chromatogramm der Untersuchungslösung b entspricht in bezug auf Lage und Intensität dem Hauptfleck im Chromatogramm der Referenzlösung b.

D. Etwa 10 mg Substanz werden in einem Reagenzglas mit 1 ml Natriumcarbonat-Lösung *R* versetzt, 30 s lang zum Sieden erhitzt und abgekühlt (Lösung a). In einem weiteren, gleichen Reagenzglas werden etwa 10 mg Substanz mit 1 ml Natriumcarbonat-Lösung *R* versetzt. Die Substanz löst sich teilweise (Lösung b). Den Lösungen a und b werden gleichzeitig je 5 ml Aminopyrazolon-Lösung *R* und je 1 ml Kaliumhexacyanoferrat(III)-Lösung *R* zugesetzt. Nach dem Mischen ist die Färbung der Lösung b gelb bis orangebraun. Die Färbung der Lösung a ist orange bis rot und deutlich intensiver als die eventuell ähnliche Färbung der Lösung b.

Prüfung auf Reinheit

Prüflösung: 1,0 g Substanz wird in Ethanol 96 % *R* zu 10 ml gelöst.

Aussehen der Lösung: Die Prüflösung muß klar (2.2.1) und darf nicht stärker gefärbt sein als die Farbvergleichslösung BG_6 (2.2.2, Methode II).

Sauer reagierende Substanzen: 2 ml Prüflösung werden mit 3 ml Ethanol 96 % *R*, 5 ml kohlendioxidfreiem

E

Monographien

Wasser *R* und 0,1 ml Bromcresolgrün-Lösung *R* versetzt. Bis zum Farbumschlag nach Blau dürfen höchstens 0,1 ml Natriumhydroxid-Lösung (0,1 mol · l^{-1}) verbraucht werden.

Verwandte Substanzen: Die Prüfung erfolgt mit Hilfe der Dünnschichtchromatographie (2.2.27) unter Verwendung einer Schicht eines geeigneten octadecylsilylierten Kieselgels, das einen Fluoreszenzindikator mit intensivster Anregung der Fluoreszenz bei 254 nm enthält.

Untersuchungslösung a: 0,10 g Substanz werden in Aceton *R* zu 10 ml gelöst.

Untersuchungslösung b: 1 ml Untersuchungslösung a wird mit Aceton *R* zu 10 ml verdünnt.

Referenzlösung a: 0,5 ml Untersuchungslösung a werden mit Aceton *R* zu 100 ml verdünnt.

Referenzlösung b: 10 mg Ethyl-4-hydroxybenzoat *CRS* werden in Aceton *R* zu 10 ml gelöst.

Referenzlösung c: 10 mg Methyl-4-hydroxybenzoat *R* werden in 1 ml Untersuchungslösung a gelöst. Die Lösung wird mit Aceton *R* zu 10 ml verdünnt.

Auf die Platte werden getrennt 2 µl jeder Lösung aufgetragen. Die Chromatographie erfolgt mit einer Mischung von 1 Volumteil Essigsäure 98 % *R*, 30 Volumteilen Wasser *R* und 70 Volumteilen Methanol *R* über eine Laufstrecke von 15 cm. Die Platte wird an der Luft trocknen gelassen und im ultravioletten Licht bei 254 nm ausgewertet. Kein im Chromatogramm der Untersuchungslösung a auftretender Nebenfleck darf größer oder intensiver sein als der Fleck im Chromatogramm der Referenzlösung a (0,5 Prozent). Die Prüfung darf nur ausgewertet werden, wenn das Chromatogramm der Referenzlösung c deutlich voneinander getrennt 2 Hauptflecke zeigt.

Sulfatasche (2.4.14): Höchstens 0,1 Prozent, mit 1,0 g Substanz bestimmt.

Gehaltsbestimmung

2,000 g Substanz werden in einem Erlenmeyerkolben mit Schliffstopfen mit 40,0 ml Natriumhydroxid-Lösung (1 mol · l^{-1}) versetzt. 1 h lang wird vorsichtig zum Rückfluß erhitzt. Nach dem Erkaltenlassen wird der Kühler mit Wasser *R* gespült. Der Überschuß an Natriumhydroxid wird mit Schwefelsäure (0,5 mol · l^{-1}) bis zum zweiten Wendepunkt titriert. Der Endpunkt wird mit Hilfe der Potentiometrie (2.2.20) bestimmt. Ein Blindversuch wird durchgeführt.

1 ml Natriumhydroxid-Lösung (1 mol · l^{-1}) entspricht 166,2 mg $C_9H_{10}O_3$.

Verunreinigungen

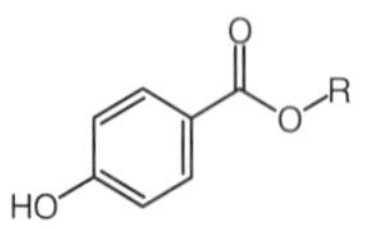

A. R = H: 4-Hydroxybenzoesäure
B. R = CH_3: Methyl(4-hydroxybenzoat)
C. R = CH_2–CH_2–CH_3: Propyl(4-hydroxybenzoat)
D. R = CH_2–CH_2–CH_2–CH_3: Butyl(4-hydroxybenzoat).

1999, 1319

Ethyloleat

Ethylis oleas

Definition

Ethyloleat ist eine Mischung von Ethylestern von Fettsäuren, hauptsächlich von Ölsäure. Die Substanz kann ein geeignetes Antioxidans enthalten.

Herstellung

Wenn Ethyloleat aus Geweben von Säugetieren oder anderem Material, das von Warmblütern stammt, gewonnen wird, müssen die Tiere den lebensmittelrechtlichen, von der zuständigen Behörde überwachten Gesundheitsanforderungen an Tiere entsprechen, die für den menschlichen Verzehr bestimmt sind. Außerdem dürfen die verwendeten Gewebe keine spezifizierten Risikofaktoren enthalten, wie sie durch geltende internationale oder falls zutreffend nationale Gesetze definiert sind.

Eigenschaften

Hellgelbe bis farblose, klare Flüssigkeit; praktisch unlöslich in Wasser, mischbar mit Dichlormethan, Ethanol und Petroläther (40 bis 60 °C).

Prüfung auf Identität

A. Die Substanz entspricht der Prüfung „Relative Dichte" (siehe „Prüfung auf Reinheit").

B. Die Substanz entspricht der Prüfung „Verseifungszahl" (siehe „Prüfung auf Reinheit").

C. Die Substanz entspricht der Prüfung „Gehalt an Ölsäure" (siehe „Prüfung auf Reinheit").

Prüfung auf Reinheit

Relative Dichte (2.2.5): 0,866 bis 0,874.

Säurezahl (2.5.1): Höchstens 0,5, mit 10,0 g Substanz bestimmt.

Iodzahl (2.5.4): 75 bis 90.

Peroxidzahl (2.5.5): Höchstens 10,0.

Verseifungszahl (2.5.6): 177 bis 188, mit 2,0 g Substanz bestimmt.

Gehalt an Ölsäure: Die Bestimmung wird mit Hilfe der „Prüfung fetter Öle auf fremde Öle durch Gaschromatographie" (2.4.22) durchgeführt. Die Fettsäurefraktion der Substanz enthält mindestens 60 Prozent Ölsäure.

Wasser (2.5.12): Höchstens 1,0 Prozent, mit 1,00 g Substanz nach der Karl-Fischer-Methode bestimmt.

Asche (2.4.16): Höchstens 0,1 Prozent, mit 2,0 g Substanz bestimmt.

Lagerung

Vor Licht geschützt, in gut verschlossenen, dem Verbrauch angemessenen, möglichst vollständig gefüllten Behältnissen.

Beschriftung

Die Beschriftung gibt, falls zutreffend, den Namen und die Konzentration des zugesetzten Antioxidans an.

1999, 1205

Etilefrinhydrochlorid

Etilefrini hydrochloridum

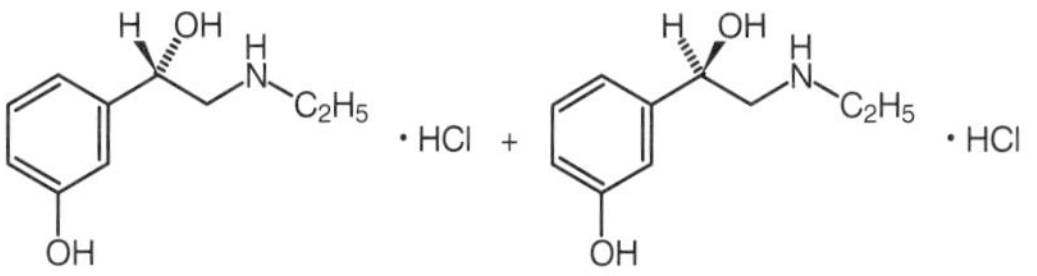

$C_{10}H_{16}ClNO_2$ M_r 217,7

Definition

Etilefrinhydrochlorid enthält mindestens 98,0 und höchstens 101,0 Prozent (*RS*)-2-Ethylamino-1-(3-hydroxyphenyl)ethanol-hydrochlorid, berechnet auf die getrocknete Substanz.

Eigenschaften

Weißes, kristallines Pulver oder farblose Kristalle; leicht löslich in Wasser, löslich in Ethanol, praktisch unlöslich in Dichlormethan.

Prüfung auf Identität

1: B, E.
2: A, C, D, E.

A. Schmelztemperatur (2.2.14): 118 bis 122 °C.

B. Die Prüfung erfolgt mit Hilfe der IR-Spektroskopie (2.2.24) durch Vergleich des Spektrums der Substanz mit dem von Etilefrinhydrochlorid *CRS*. Die Prüfung erfolgt mit Hilfe von Preßlingen unter Verwendung von Kaliumchlorid *R*.

C. Die Prüfung erfolgt mit Hilfe der Dünnschichtchromatographie (2.2.27) unter Verwendung einer DC-Platte mit Kieselgel *R*.

Die Lösungen sind unter Ausschluß direkter Lichteinwirkung herzustellen. Die Chromatographie muß unter Lichtschutz ausgeführt werden.

Untersuchungslösung: 25 mg Substanz werden in Methanol *R* zu 5 ml gelöst.

Referenzlösung a: 25 mg Etilefrinhydrochlorid *CRS* werden in Methanol *R* zu 5 ml gelöst.

Referenzlösung b: 10 mg Phenylephrinhydrochlorid *CRS* werden in 2 ml Referenzlösung a gelöst. Die Lösung wird mit Methanol *R* zu 10 ml verdünnt.

Auf die Platte werden getrennt 5 µl jeder Lösung aufgetragen. Die Chromatographie erfolgt mit einer Mischung von 5 Volumteilen konzentrierter Ammoniak-Lösung *R*, 25 Volumteilen Methanol *R* und 70 Volumteilen Dichlormethan *R* über eine Laufstrecke von 15 cm. Die Platte wird im Warmluftstrom getrocknet und mit einer Lösung von Kaliumpermanganat *R* (10 g · l^{-1}) besprüht. Die Auswertung erfolgt im Tageslicht 15 min nach dem Besprühen. Der Hauptfleck im Chromatogramm der Untersuchungslösung entspricht in bezug auf Lage, Farbe und Größe dem Hauptfleck im Chromatogramm der Referenzlösung a. Die Prüfung darf nur ausgewertet werden, wenn das Chromatogramm der Referenzlösung b deutlich voneinander getrennt 2 Flecke zeigt.

D. Werden 0,2 ml Prüflösung (siehe „Prüfung auf Reinheit") mit 1 ml Wasser *R*, 0,1 ml Kupfer(II)-sulfat-Lösung *R* und 1 ml konzentrierter Natriumhydroxid-Lösung *R* versetzt, entsteht eine Blaufärbung. Wird nach Zusatz von 2 ml Ether *R* geschüttelt, bleibt die obere Phase farblos.

E. 1 ml Prüflösung (siehe „Prüfung auf Reinheit") wird mit Wasser *R* zu 10 ml verdünnt. Die Lösung gibt die Identitätsreaktion a auf Chlorid (2.3.1).

E

Monographien

Prüfung auf Reinheit

Prüflösung: 2,50 g Substanz werden in kohlendioxidfreiem Wasser *R*, das aus destilliertem Wasser *R* hergestellt wurde, zu 50,0 ml gelöst.

Aussehen der Lösung: Die Prüflösung muß klar (2.2.1) und farblos (2.2.2, Methode II) sein.

Sauer oder alkalisch reagierende Substanzen: 4 ml Prüflösung werden mit kohlendioxidfreiem Wasser *R* zu 10 ml verdünnt. Nach Zusatz von 0,1 ml Methylrot-Lösung *R* und 0,2 ml Natriumhydroxid-Lösung (0,01 mol · l^{-1}) muß die Lösung gelb gefärbt sein. Bis zum Farbumschlag nach Rot dürfen höchstens 0,4 ml Salzsäure (0,01 mol · l^{-1}) verbraucht werden.

Optische Drehung (2.2.7): Der Drehungswinkel, an der Prüflösung bestimmt, muß zwischen −0,10 und +0,10° liegen.

Verwandte Substanzen: Die Prüfung erfolgt mit Hilfe der Flüssigchromatographie (2.2.29).

Untersuchungslösung: 50,0 mg Substanz werden in Wasser *R* zu 50,0 ml gelöst.

Referenzlösung a: 1,0 ml Untersuchungslösung wird mit Wasser *R* zu 10,0 ml verdünnt. 1,0 ml dieser Lösung wird mit Wasser *R* zu 50,0 ml verdünnt.

Referenzlösung b: 10,0 mg Etilefrin-Verunreinigung A *CRS* werden in Wasser *R* zu 50,0 ml gelöst. 1,0 ml Lösung wird mit Wasser *R* zu 50,0 ml verdünnt.

Referenzlösung c: 10,0 ml Referenzlösung a werden mit 5,0 ml Referenzlösung b versetzt und mit Wasser *R* zu 20,0 ml verdünnt.

Die Chromatographie kann durchgeführt werden mit

- einer Säule aus rostfreiem Stahl von 0,25 m Länge und 4,6 mm innerem Durchmesser, gepackt mit octylsilyliertem Kieselgel zur Chromatographie *R* (5 µm)
- folgender mobilen Phase bei einer Durchflußrate von 1 ml je Minute: eine Mischung von 35 Volumteilen Acetonitril *R* und 65 Volumteilen einer Lösung von Natriumdodecylsulfat *R* (1,1 g · l^{-1}), die mit Phosphorsäure 85 % *R* auf einen *p*H-Wert von 2,3 eingestellt wurde
- einem Spektrometer als Detektor bei einer Wellenlänge von 220 nm.

20 µl Referenzlösung c werden eingespritzt. Wird das Chromatogramm unter den vorgeschriebenen Bedingungen aufgezeichnet, beträgt die Retentionszeit für Etilefrin etwa 9 min und für die Etilefrin-Verunreinigung A etwa 10 min. Die Empfindlichkeit des Systems wird so eingestellt, daß die Höhe des Etilefrin-Peaks im Chromatogramm mindestens 50 Prozent des maximalen Ausschlags beträgt. Die Prüfung darf nur ausgewertet werden, wenn die Auflösung zwischen den Peaks von Etilefrin und der Etilefrin-Verunreinigung A mindestens 2,5 beträgt.

Je 20 µl Untersuchungslösung, Referenzlösung a und Referenzlösung b werden getrennt eingespritzt. Die Chromatographie der Untersuchungslösung erfolgt über eine Dauer, die der 3fachen Retentionszeit von Etilefrin entspricht. Im Chromatogramm der Untersuchungslösung darf eine der Etilefrin-Verunreinigung A entsprechende Peakfläche nicht größer sein als die Fläche des Hauptpeaks im Chromatogramm der Referenzlösung b (0,4 Prozent), und keine Peakfläche, mit Ausnahme der des Hauptpeaks und der der Etilefrin-Verunreinigung A entsprechenden Peakfläche, darf größer sein als die Fläche des Hauptpeaks im Chromatogramm der Referenzlösung a (0,2 Prozent). Im Chromatogramm der Untersuchungslösung darf die Summe aller Peakflächen, mit Ausnahme der des Hauptpeaks und der der Etilefrin-Verunreinigung A entsprechenden Peakfläche, nicht größer sein als das 5fache der Fläche des Hauptpeaks im Chromatogramm der Referenzlösung a (1 Prozent). Lösungsmittelpeaks und Peaks, deren Fläche kleiner ist als das 0,1fache der Fläche des Hauptpeaks im Chromatogramm der Referenzlösung a, werden nicht berücksichtigt.

Sulfat (2.4.13): 15 ml Prüflösung müssen der Grenzprüfung auf Sulfat entsprechen (200 ppm).

Schwermetalle (2.4.8): 2,0 g Substanz werden in 20 ml Wasser *R* gelöst. 12 ml Lösung müssen der Grenzprüfung A auf Schwermetalle entsprechen (20 ppm). Zur Herstellung der Referenzlösung wird die Blei-Lösung (2 ppm Pb) *R* verwendet.

Trocknungsverlust (2.2.32): Höchstens 0,5 Prozent, mit 1,000 g Substanz durch Trocknen im Trockenschrank bei 100 bis 105 °C bestimmt.

Sulfatasche (2.4.14): Höchstens 0,1 Prozent, mit 1,0 g Substanz bestimmt.

Gehaltsbestimmung

0,150 g Substanz, in einer Mischung von 20 ml wasserfreier Essigsäure *R* und 50 ml Acetanhydrid *R* gelöst, werden mit Perchlorsäure (0,1 mol · l^{-1}) titriert. Der Endpunkt wird mit Hilfe der Potentiometrie (2.2.20) bestimmt.

1 ml Perchlorsäure (0,1 mol · l^{-1}) entspricht 21,77 mg $C_{10}H_{16}ClNO_2$.

Lagerung

Dicht verschlossen, vor Licht geschützt.

Verunreinigungen

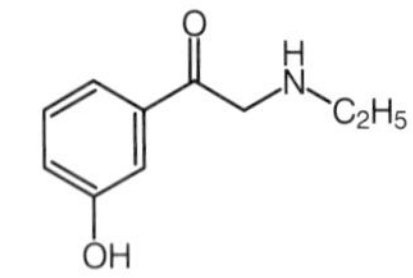

A. 2-Ethylamino-1-(3-hydroxyphenyl)ethanon (Etilefron)

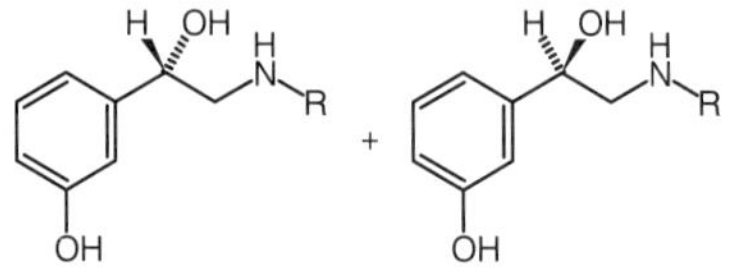

B. R = CH_3: (*RS*)-2-Methylamino-1-(3-hydroxyphenyl)ethanol (Phenylephrin)

C. R = H: (*RS*)-2-Amino-1-(3-hydroxyphenyl)ethanol (Norfenefrin).

1998, 492

Etofyllin

Etofyllinum

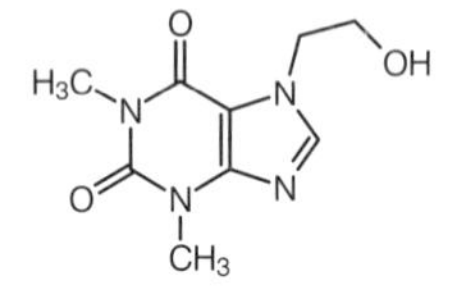

$C_9H_{12}N_4O_3$ M_r 224,2

Definition

Etofyllin enthält mindestens 98,5 und höchstens 101,0 Prozent 7-(2-Hydroxyethyl)-1,3-dimethyl-3,7-dihydro-1*H*-purin-2,6-dion, berechnet auf die getrocknete Substanz.

Eigenschaften

Weißes, kristallines Pulver; löslich in Wasser, schwer löslich in Ethanol.

Prüfung auf Identität

1: B, C.
2: A, C, D.

A. Schmelztemperatur (2.2.14): 161 bis 166 °C.

B. Die Prüfung erfolgt mit Hilfe der IR-Spektroskopie (2.2.24) durch Vergleich des Spektrums der Substanz mit dem von Etofyllin *CRS*. Die Prüfung erfolgt mit Hilfe von Preßlingen unter Verwendung von 0,5 bis 1 mg Substanz und 0,3 g Kaliumbromid *R*.

C. 1 g Substanz wird in 5 ml Acetanhydrid *R* gelöst. Die Lösung wird 15 min lang zum Rückfluß erhitzt und anschließend erkalten gelassen. Nach Zusatz von 100 ml einer Mischung von 20 Volumteilen Ether *R* und 80 Volumteilen Petroläther *R* wird unter gelegentlichem Umschütteln mindestens 20 min lang in einer Eis-Wasser-Mischung gekühlt. Der Niederschlag wird abfiltriert, mit einer Mischung von 20 Volumteilen Ether *R* und 80 Volumteilen Petroläther *R* gewaschen und aus Ethanol 96 % *R* umkristallisiert. Nach dem Trocknen im Vakuum schmelzen (2.2.14) die Kristalle zwischen 101 und 105 °C.

D. Die Substanz gibt die Identitätsreaktion auf Xanthine (2.3.1).

Prüfung auf Reinheit

Prüflösung: 2,5 g Substanz werden in kohlendioxidfreiem Wasser *R* zu 50 ml gelöst.

Aussehen der Lösung: Die Prüflösung muß klar (2.2.1) und farblos (2.2.2, Methode II) sein.

Sauer oder alkalisch reagierende Substanzen: 10 ml Prüflösung werden mit 0,25 ml Bromthymolblau-Lösung *R* 1 versetzt. Die Lösung muß gelb oder grün gefärbt sein. Bis zum Farbumschlag nach Blau dürfen höchstens 0,4 ml Natriumhydroxid-Lösung (0,01 mol · l^{-1}) verbraucht werden.

Verwandte Substanzen: Die Prüfung erfolgt mit Hilfe der Dünnschichtchromatographie (2.2.27) unter Verwendung einer Schicht von Kieselgel HF_{254} *R*.

Untersuchungslösung: 0,3 g Substanz werden in einer Mischung von 20 Volumteilen Wasser *R* und 30 Volumteilen Methanol *R* zu 10 ml gelöst. Die Lösung ist unmittelbar vor Gebrauch herzustellen.

Referenzlösung a: 1 ml Untersuchungslösung wird mit Methanol *R* zu 100 ml verdünnt.

Referenzlösung b: 0,2 ml Untersuchungslösung werden mit Methanol *R* zu 100 ml verdünnt.

Referenzlösung c: 10 mg Theophyllin *R* werden in Methanol *R* gelöst. Die Lösung wird mit 0,3 ml Untersuchungslösung versetzt und mit Methanol *R* zu 10 ml verdünnt.

Auf die Platte werden getrennt 10 µl jeder Lösung aufgetragen. Die Chromatographie erfolgt mit einer Mischung von 1 Volumteil konzentrierter Ammoniak-Lösung *R*, 10 Volumteilen wasserfreiem Ethanol *R* und 90 Volumteilen Chloroform *R* über eine Laufstrecke von 15 cm. Die Platte wird an der Luft trocknen gelassen und im ultravioletten Licht bei 254 nm ausgewertet. Kein im Chromatogramm der Untersuchungslösung auftretender Nebenfleck darf größer oder intensiver sein als der Fleck im Chromatogramm der Referenzlösung a (1 Prozent), und höchstens ein Fleck darf größer oder intensiver sein als der Fleck im Chromatogramm der Referenzlösung b (0,2 Prozent). Die Prüfung darf nur ausgewertet werden, wenn das Chromatogramm der Referenzlösung c deutlich voneinander getrennt 2 Flecke zeigt.

Chlorid (2.4.4): 2,5 ml Prüflösung, mit Wasser *R* zu 15 ml verdünnt, müssen der Grenzprüfung auf Chlorid entsprechen (400 ppm).

Schwermetalle (2.4.8): 12 ml Prüflösung müssen der Grenzprüfung A auf Schwermetalle entsprechen (20 ppm). Zur Herstellung der Referenzlösung wird die Blei-Lösung (1 ppm Pb) *R* verwendet.

Trocknungsverlust (2.2.32): Höchstens 0,5 Prozent, mit 1,000 g Substanz durch Trocknen im Trockenschrank bei 100 bis 105 °C bestimmt.

Sulfatasche (2.4.14): Höchstens 0,1 Prozent, mit 1,0 g Substanz bestimmt.

Gehaltsbestimmung

Um Überhitzung während der Titration zu vermeiden, wird während des Titrierens gründlich durchgemischt und die Titration unmittelbar nach Erreichen des Endpunkts beendet.

0,200 g Substanz, in 3,0 ml wasserfreier Ameisensäure *R* gelöst, werden nach Zusatz von 50,0 ml Acetanhydrid *R* mit Perchlorsäure (0,1 mol · l^{-1}) titriert. Der Endpunkt wird mit Hilfe der Potentiometrie (2.2.20) bestimmt.

1 ml Perchlorsäure (0,1 mol · l^{-1}) entspricht 22,42 mg $C_9H_{12}N_4O_3$.

Lagerung

Gut verschlossen, vor Licht geschützt.

E

Monographien

1999, 823

Etoposid

Etoposidum

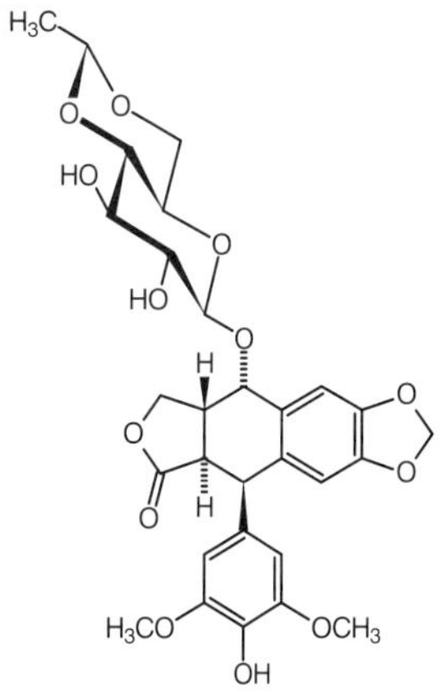

$C_{29}H_{32}O_{13}$ M_r 588,6

Definition

Etoposid enthält mindestens 98,0 und höchstens 101,0 Prozent (5*R*,5a*R*,8a*R*,9S)-9-[(4,6-*O*-(*R*)-Ethyliden-β-D-glucopyranosyl)oxy]-5-(4-hydroxy-3,5-dimethoxyphenyl)-5,8,8a,9-tetrahydroisobenzofuro[5,6-*f*][1,3]benzodioxol-6(5a*H*)-on, berechnet auf die getrocknete Substanz.

Eigenschaften

Weißes bis fast weißes, kristallines Pulver; praktisch unlöslich in Wasser, wenig löslich in Methanol, schwer löslich in Dichlormethan und Ethanol.

Prüfung auf Identität

1: A, B.
2: C, D.

A. Die Substanz entspricht der Prüfung „Spezifische Drehung" (siehe „Prüfung auf Reinheit").

B. Die Prüfung erfolgt mit Hilfe der IR-Spektroskopie (2.2.24) durch Vergleich des Spektrums der Substanz mit dem von Etoposid *CRS*.

C. Die Prüfung erfolgt mit Hilfe der Dünnschichtchromatographie (2.2.27) unter Verwendung einer Schicht von Kieselgel H *R*.

Untersuchungslösung: 10 mg Substanz werden in einer Mischung von 1 Volumteil Methanol *R* und 9 Volumteilen Dichlormethan *R* zu 2 ml gelöst.

Referenzlösung: 10 mg Etoposid *CRS* werden in einer Mischung von 1 Volumteil Methanol *R* und 9 Volumteilen Dichlormethan *R* zu 2 ml gelöst.

Auf die Platte werden getrennt 5 µl jeder Lösung bandförmig (10 mm) aufgetragen. Die Chromatographie erfolgt sofort mit einer Mischung von 1,5 Volumteilen Wasser *R*, 8 Volumteilen Essigsäure 98 % *R*, 20 Volumteilen Aceton *R* und 100 Volumteilen Dichlormethan *R* über eine Laufstrecke von 17 cm. Die Platte wird 5 min lang im Warmluftstrom getrocknet und mit einer Mischung von 1 Volumteil Schwefelsäure *R* und 9 Volumteilen Ethanol 96 % *R* besprüht. Nach 15 min langem Erhitzen bei 140 °C wird die Platte sofort mit einer Glasplatte gleicher Größe bedeckt. Die Auswertung erfolgt im Tageslicht. Die Hauptzone im Chromatogramm der Untersuchungslösung entspricht in bezug auf Lage, Farbe und Größe der Hauptzone im Chromatogramm der Referenzlösung.

D. In einem Reagenzglas werden etwa 5 mg Substanz in 5 ml Essigsäure 98 % *R* gelöst. Die Lösung wird mit 0,05 ml Eisen(III)-chlorid-Lösung *R* 1 versetzt. Nach dem Mischen wird vorsichtig mit 2 ml Schwefelsäure *R* versetzt, ohne daß die beiden Schichten sich mischen, und 30 min lang stehengelassen. An der Berührungszone der beiden Schichten entsteht ein rosa bis rötlichbrauner Ring, und die obere Schicht ist gelb gefärbt.

Prüfung auf Reinheit

Aussehen der Lösung: 0,6 g Substanz werden in einer Mischung von 1 Volumteil Methanol *R* und 9 Volumteilen Dichlormethan *R* zu 20 ml gelöst. Die Lösung muß klar (2.2.1) und darf nicht stärker gefärbt sein als die Farbvergleichslösung G_6 oder BG_6 (2.2.2, Methode II).

Spezifische Drehung (2.2.7): 50 mg Substanz werden in einer Mischung von 1 Volumteil Methanol *R* und 9 Volumteilen Dichlormethan *R* zu 10,0 ml gelöst. Die spezifische Drehung muß zwischen –106 und –114° liegen, berechnet auf die getrocknete Substanz.

Verwandte Substanzen: Die Prüfung erfolgt mit Hilfe der Flüssigchromatographie (2.2.29) wie unter „Gehaltsbestimmung" beschrieben.

Je 10 µl Untersuchungslösung a, Referenzlösung a und Referenzlösung b werden getrennt eingespritzt. Werden die Chromatogramme unter den vorgeschriebenen Bedingungen aufgezeichnet, werden die Substanzen in der gleichen Reihenfolge mit den gleichen Retentionszeiten, wie im typischen Chromatogramm angegeben (siehe Abb. 823-1), eluiert. Im Chromatogramm der Untersuchungslösung a darf keine Peakfläche, mit Ausnahme der des Hauptpeaks, größer sein als die Fläche des Hauptpeaks im Chromatogramm der Referenzlösung a (0,5 Prozent); höchstens 2 dieser Peakflächen dürfen größer sein als die Fläche des Hauptpeaks im Chromatogramm der Referenzlösung b (0,2 Prozent). Im Chromatogramm der Untersuchungslösung a darf die Summe aller Peakflächen, mit Ausnahme der des Hauptpeaks, nicht größer sein als das 2fache der Fläche des Hauptpeaks im Chromatogramm der Referenzlösung a (1 Prozent). Lösungsmittelpeaks und Peaks, deren Fläche kleiner ist als das 0,1fache der Fläche des Hauptpeaks im Chromatogramm der Referenzlösung a, werden nicht berücksichtigt.

Schwermetalle (2.4.8): 1,0 g Substanz muß der Grenzprüfung C auf Schwermetalle entsprechen (20 ppm). Zur Herstellung der Referenzlösung werden 2 ml Blei-Lösung (10 ppm Pb) *R* verwendet.

Trocknungsverlust (2.2.32): Höchstens 3,0 Prozent, mit 0,500 g Substanz durch 4 h langes Trocknen im Vakuumtrockenschrank bei 100 bis 105 °C im Hochvakuum bestimmt.

Sulfatasche (2.4.14): Höchstens 0,1 Prozent, mit 1,0 g Substanz bestimmt.

Gehaltsbestimmung

Die Bestimmung erfolgt mit Hilfe der Flüssigchromatographie (2.2.29).

Untersuchungslösung a: 40 mg Substanz werden in einer Mischung von 50 Prozent (*V/V*) mobiler Phase A und 50 Prozent (*V/V*) mobiler Phase B zu 10,0 ml gelöst.

Untersuchungslösung b: 50 mg Substanz werden in einer Mischung von 50 Prozent (*V/V*) mobiler Phase A und 50 Prozent (*V/V*) mobiler Phase B zu 50,0 ml gelöst.

Referenzlösung a: 1,0 ml Untersuchungslösung a wird mit einer Mischung von 50 Prozent (*V/V*) mobiler Phase A und 50 Prozent (*V/V*) mobiler Phase B zu 10,0 ml verdünnt. 1,0 ml dieser Lösung wird mit einer Mischung von 50 Prozent (*V/V*) mobiler Phase A und 50 Prozent (*V/V*) mobiler Phase B zu 20,0 ml verdünnt.

Referenzlösung b: 4,0 ml Referenzlösung a werden mit einer Mischung von 50 Prozent (*V/V*) mobiler Phase A und 50 Prozent (*V/V*) mobiler Phase B zu 10,0 ml verdünnt.

Referenzlösung c: 50 mg Etoposid *CRS* werden in einer Mischung von 50 Prozent (*V/V*) mobiler Phase A und 50 Prozent (*V/V*) mobiler Phase B zu 50,0 ml gelöst.

Referenzlösung d: 10 ml Untersuchungslösung b werden mit 0,1 ml einer 4prozentigen Lösung (*V/V*) von Essigsäure 98 % *R* und 0,1 ml Phenolphthalein-Lösung *R* versetzt. Anschließend wird die Lösung mit Natriumhydroxid-Lösung (1 mol · l^{-1}) bis zur schwachen Rosafärbung versetzt (etwa 0,15 ml). Nach 15 min werden 0,1 ml einer 4prozentigen Lösung (*V/V*) von Essigsäure 98 % *R* zugesetzt.

Die Chromatographie kann durchgeführt werden mit
- einer Säule aus rostfreiem Stahl von 0,125 m Länge und 4,6 mm innerem Durchmesser, gepackt mit octadecylsilyliertem Kieselgel zur Chromatographie *R* (5 µm)
- einer Mischung der mobilen Phasen A und B unter Einsatz der Gradientenelution bei einer Durchflußrate von 1 ml je Minute:
  mobile Phase A: 1 Volumteil Triethylamin *R*, 1 Volumteil wasserfreie Ameisensäure *R* und 998 Volumteile Wasser *R* werden gemischt
  mobile Phase B: 1 Volumteil Triethylamin *R*, 1 Volumteil wasserfreie Ameisensäure *R* und 998 Volumteile Acetonitril *R* werden gemischt

Zeit (min)	mobile Phase A (% *V/V*)	mobile Phase B (% *V/V*)	Erläuterungen
	75	25	Äquilibrierung
0 – 7	75	25	isokratisch
7 – 23	75 → 27	25 → 73	linearer Gradient
23 – 25	27 → 75	73 → 25	linearer Gradient
25 – 40	75	25	Re-Äquilibrierung

- einem Spektrometer als Detektor bei einer Wellenlänge von 285 nm
- einer Probenschleife.

Die Temperatur der Säule wird bei 40 °C gehalten.

10 µl Referenzlösung d werden eingespritzt. Die Chromatographie erfolgt, bis der Phenolphthalein-Peak eluiert ist. Die Bestimmung darf nur ausgewertet werden, wenn das Chromatogramm 2 Hauptpeaks aufweist, die dem Etoposid und dem *cis*-Etoposid (Verunreinigung B) entsprechen und die Auflösung dieser beiden Peaks mindestens 3,0 beträgt. Der Phenolphthalein-Peak wird nicht berücksichtigt. Falls erforderlich wird der Anteil an mobiler Phase A während der isokratischen Elution geringfügig erhöht. Wird das Chromatogramm unter den vorgeschriebenen Bedingungen aufgezeichnet, entsprechen die Retentionszeiten im Chromatogramm der Referenzlösung d denjenigen im typischen Chromatogramm (siehe Abb. 823-2).

Je 10 µl Referenzlösung c werden 6mal eingespritzt. Die Bestimmung darf nur ausgewertet werden, wenn die relative Standardabweichung der Peakfläche von Etoposid weniger als 1,0 Prozent beträgt.

Je 10 µl Untersuchungslösung b und Referenzlösung c werden getrennt eingespritzt. Der Prozentgehalt an Etoposid ($C_{29}H_{32}O_{13}$) wird aus den Peakflächen der Chromatogramme und dem angegebenen Prozentgehalt von Etoposid *CRS* berechnet.

Lagerung

Dicht verschlossen.

Verunreinigungen

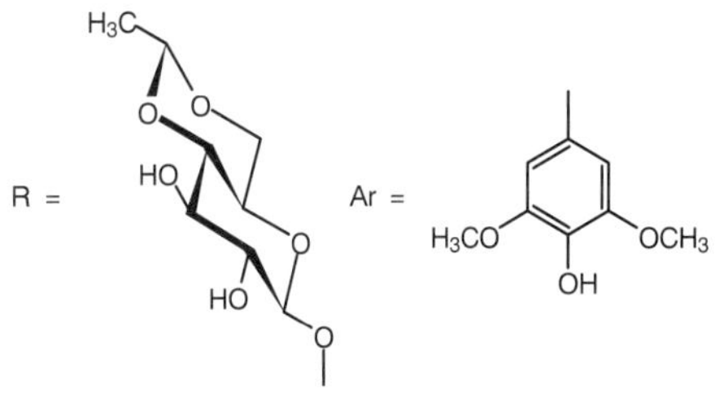

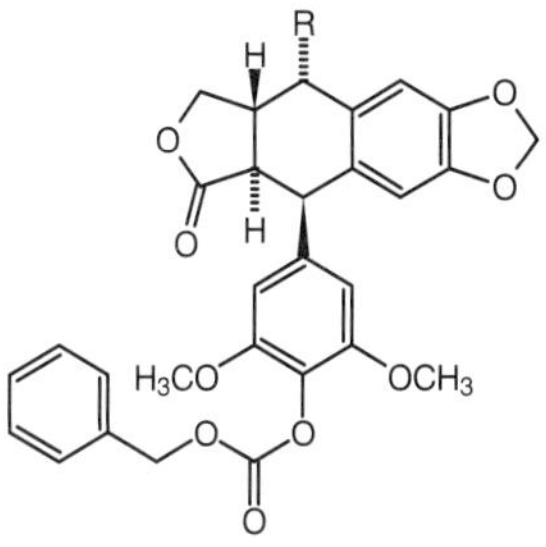

A. (5*R*,5a*R*,8a*R*,9*S*)-9-[(4,6-*O*-(*R*)-Ethyliden-β-D-glucopyranosyl)oxy]-5-[4-[(benzyloxycarbonyl)oxy]-3,5-dimethoxyphenyl]-5,8,8a,9-tetrahydroisobenzofuro[5,6-*f*][1,3]benzodioxol-6(5a*H*)-on
(4′-Carbobenzoyloxyethyliden-Lignan P)

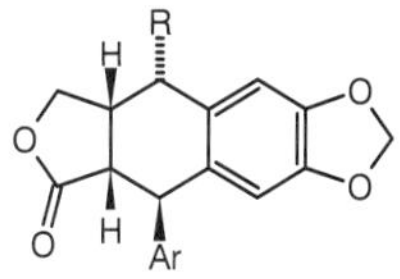

B. (5*R*,5a*S*,8a*R*,9*S*)-9-[(4,6-*O*-(*R*)-Ethyliden-β-D-glucopyranosyl)oxy]-5-(4-hydroxy-3,5-dimethoxyphenyl)-5,8,8a,9-tetrahydroisobenzofuro[5,6-*f*][1,3]benzodioxol-6(5a*H*)-on
(Picroethyliden-Lignan P; *cis*-Etoposid)

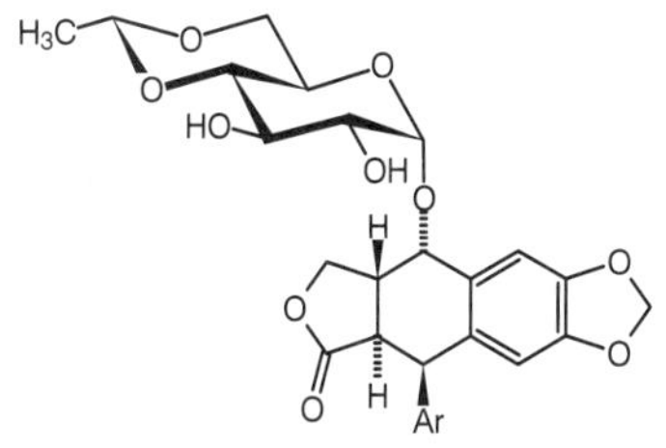

C. (5*R*,5a*R*,8a*R*,9*S*)-9-[(4,6-*O*-(*R*)-Ethyliden-α-D-glucopyranosyl)oxy]-5-(4-hydroxy-3,5-dimethoxyphenyl)-5,8,8a,9-tetrahydroisobenzofuro[5,6-*f*][1,3]benzodioxol-6(5a*H*)-on
(α-Etoposid)

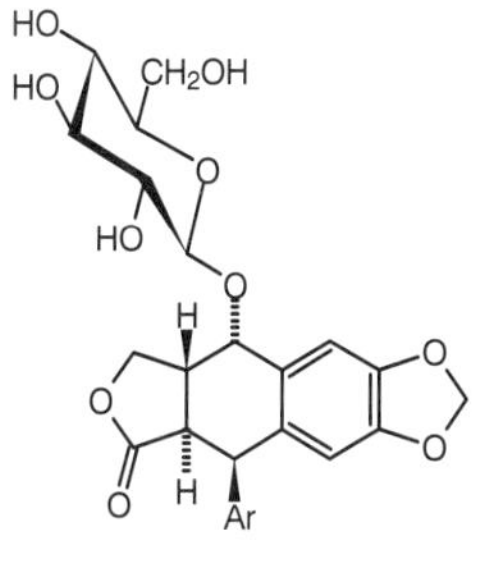

D. (5*R*,5a*R*,8a*R*,9*S*)-9-[(β-D-Glucopyranosyl)oxy]-5-(4-hydroxy-3,5-dimethoxyphenyl)-5,8,8a,9-tetrahydroisobenzofuro[5,6-*f*][1,3]benzodioxol-6(5a*H*)-on
(Lignan P)

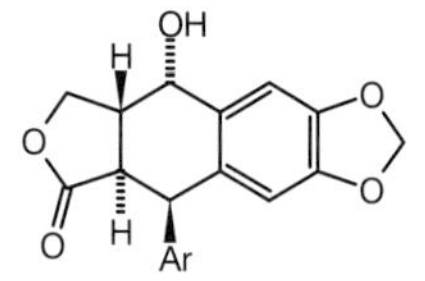

E. (5*R*,5a*R*,8a*R*,9*S*)-9-Hydroxy-5-(4-hydroxy-3,5-dimethoxyphenyl)-5,8,8a,9-tetrahydroisobenzofuro[5,6-*f*][1,3]benzodioxol-6(5a*H*)-on
(4′-Demethylepipodophyllotoxin)

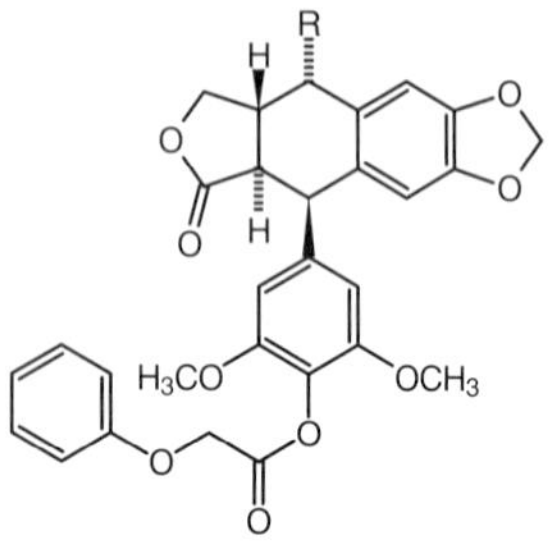

F. (5*R*,5a*R*,8a*R*,9*S*)-9-[(4,6-*O*-(*R*)-Ethyliden-β-D-glucopyranosyl)oxy]-5-[4-[(2-phenoxyacetyl)oxy]-3,5-dimethoxyphenyl]-5,8,8a,9-tetrahydroisobenzofuro[5,6-*f*][1,3]benzodioxol-6(5a*H*)-on
(Phenoxyacetyl-4′-etoposid)

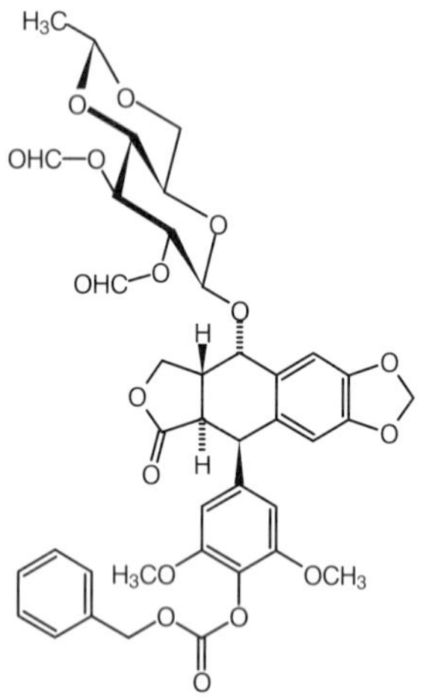

G. (5*R*,5a*R*,8a*R*,9*S*)-9-[(2,3-Diformyl-4,6-*O*-(*R*)-ethyliden-β-D-glucopyranosyl)oxy]-5-[4-[(benzyloxycarbonyl)oxy]-3,5-dimethoxyphenyl]-5,8,8a,9-tetrahydroisobenzofuro[5,6-*f*][1,3]benzodioxol-6(5a*H*)-on
(4′-Carbobenzoyloxydiformyl-ethyliden-Lignan P)

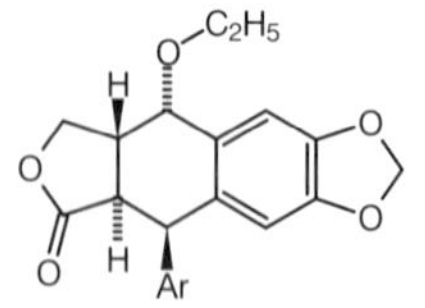

H. (5*R*,5a*R*,8a*R*,9*S*)-9-Ethoxy-5-(4-hydroxy-3,5-dimethoxyphenyl)-5,8,8a,9-tetrahydroisobenzofuro[5,6-*f*][1,3]benzodioxol-6(5a*H*)-on
(4′-*O*-Demethyl-1-*O*-ethyl-epipodophyllotoxin)

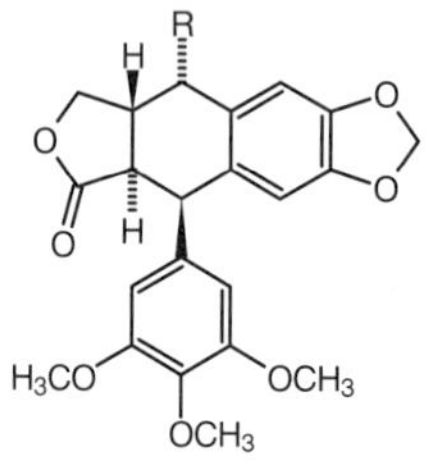

I. (5*R*,5a*R*,8a*R*,9*S*)-9-[(4,6-*O*-(*R*)-Ethyliden-β-D-glucopyranosyl)oxy]-5-(3,4,5-trimethoxyphenyl)-5,8,8a,9-tetrahydroisobenzofuro[5,6-*f*][1,3]benzodioxol-6(5a*H*)-on
(4-*O*-Methyl-ethyliden-Lignan P)

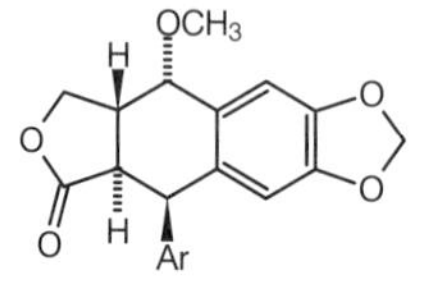

J. (5*R*,5a*R*,8a*R*,9*S*)-9-Methoxy-5-(4-hydroxy-3,5-dimethoxyphenyl)-5,8,8a,9-tetrahydroisobenzofuro[5,6-*f*][1,3]benzodioxol-6(5a*H*)-on
(4′-*O*-Demethyl-1-*O*-methyl-epipodophyllotoxin)

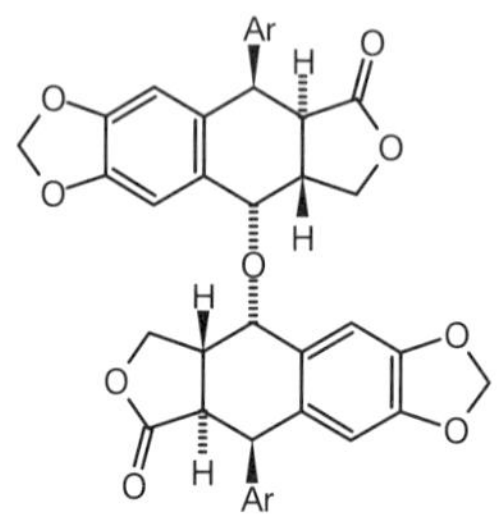

K. 9,9′-Oxybis[(5*R*,5a*R*,8a*R*,9*S*)-5-(4-hydroxy-3,5-dimethoxyphenyl)-5,8,8a,9-tetrahydroisobenzofuro[5,6-*f*][1,3]benzodioxol-6(5a*H*)-on]
(Di-4′-*O*-Demethylepipodophyllotoxin)

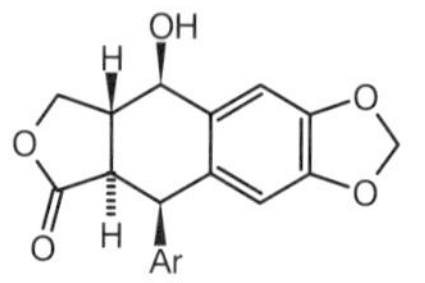

L. (5*R*,5a*R*,8a*R*,9*R*)-9-Hydroxy-5-(4-hydroxy-3,5-dimethoxyphenyl)-5,8,8a,9-tetrahydroisobenzofuro[5,6-*f*][1,3]benzodioxol-6(5a*H*)-on
(4′-*O*-Demethylpodophyllotoxin)

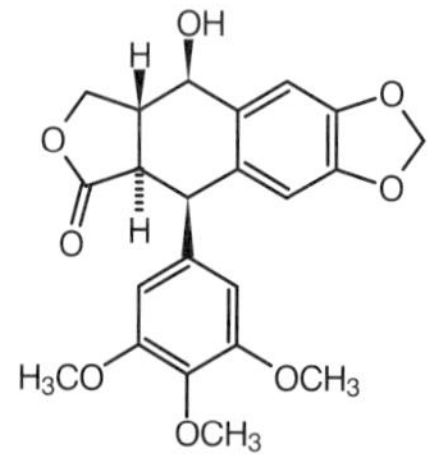

M. (5*R*,5a*R*,8a*R*,9*R*)-9-Hydroxy-5-(3,4,5-trimethoxyphenyl)-5,8,8a,9-tetrahydroisobenzofuro[5,6-*f*][1,3]benzodioxol-6(5a*H*)-on
(Podophyllotoxin).

Diese typischen Chromatogramme dienen zur Information und als Anleitung zum Analysenverfahren. Sie sind nicht Bestandteil der Anforderungen dieser Monographie.

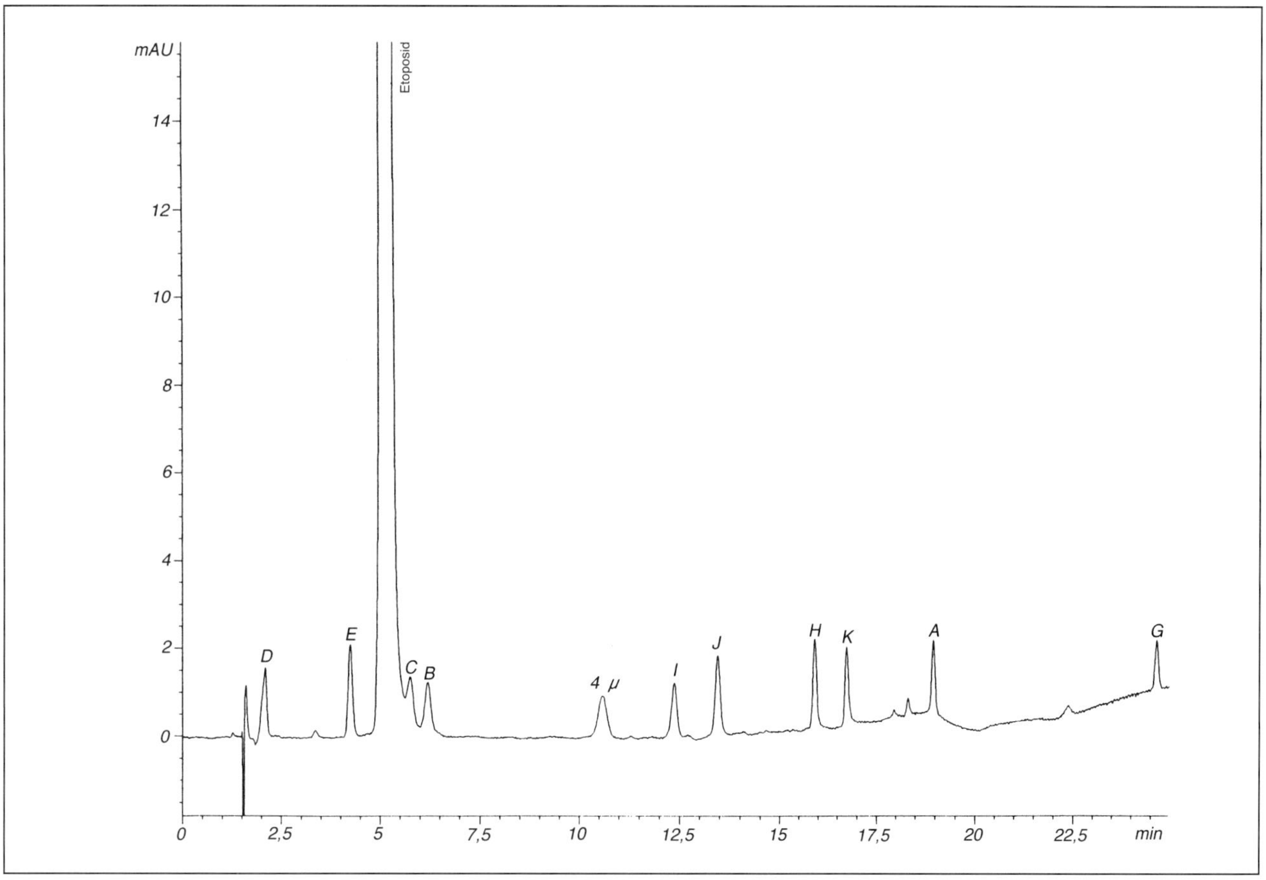

Abb. 823-1: Typisches Chromatogramm für die Prüfung auf Reinheit, Verwandte Substanzen

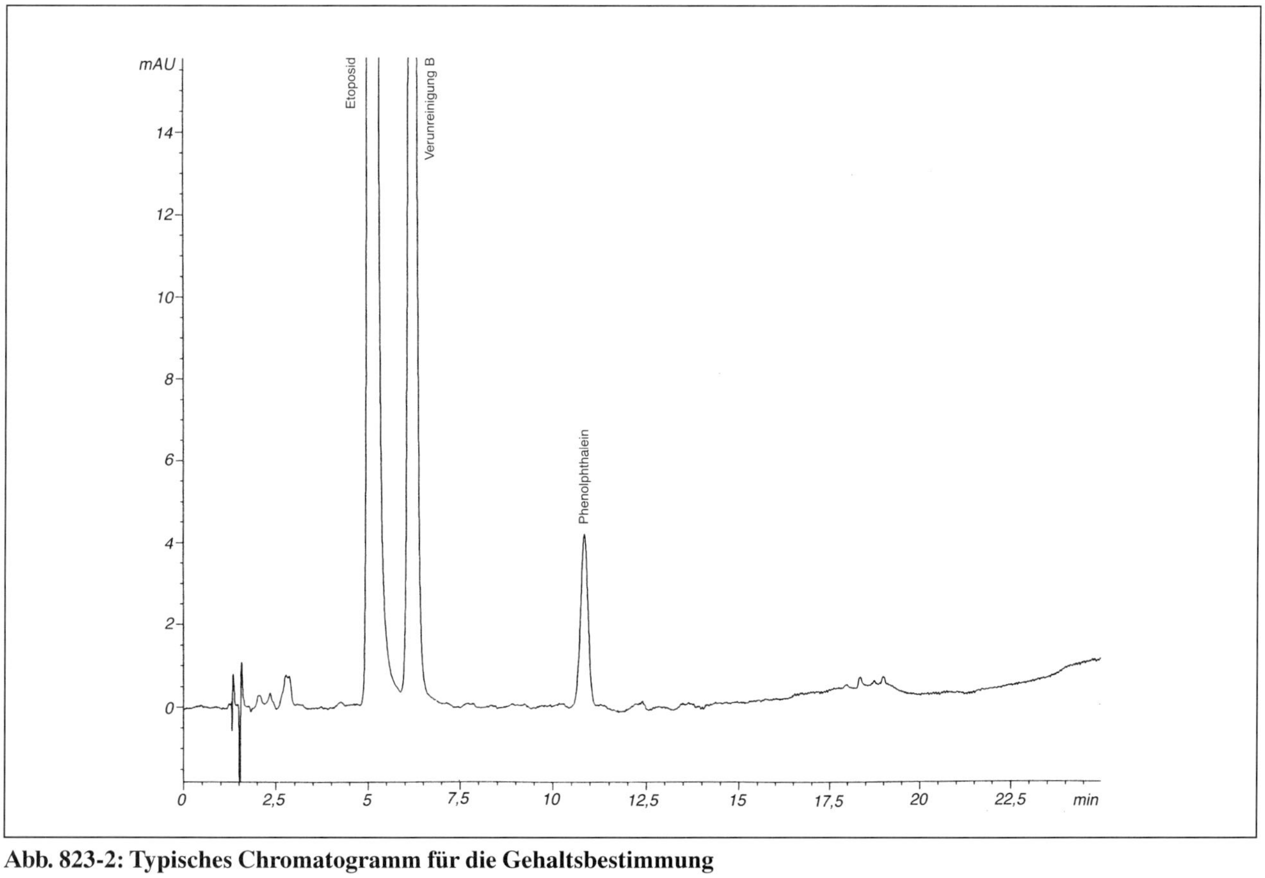

Abb. 823-2: Typisches Chromatogramm für die Gehaltsbestimmung

1999, 1320

Eucalyptusblätter
Eucalypti folium

Definition

Eucalyptusblätter bestehen aus den ganzen oder geschnittenen, getrockneten Laubblättern älterer Zweige von *Eucalyptus globulus* Labillardière. Die aus ganzen Blättern bestehende Droge enthält mindestens 20 ml · kg^{-1} ätherisches Öl, die geschnittene Droge mindestens 15 ml · kg^{-1} ätherisches Öl, jeweils bezogen auf die wasserfreie Droge.

Eigenschaften

Die Droge hat einen aromatischen Geruch nach Cineol.

Die Droge weist die unter „Prüfung auf Identität, A und B" beschriebenen makroskopischen und mikroskopischen Merkmale auf.

Prüfung auf Identität

A. Die meist graugrünen, relativ dicken Blätter sind länglich-elliptisch und schwach sichelförmig, zumeist bis 25 cm lang und bis 5 cm breit. Der in sich gedrehte, stark runzelige Blattstiel ist 2 bis 3 cm, selten 5 cm lang. Die lederigen, steifen, ganzrandigen und kahlen Blätter zeigen einen gelblichgrünen Mittelnerv. Die Sekundärnerven vereinigen sich an jeder Seite zu einem deutlichen Randnerv. Der Blattrand ist glatt und etwas verdickt. Auf beiden Blattseiten befinden sich unregelmäßig verstreut kleine, punktförmige, dunkelbraune Korkwarzen. Im durchscheinenden Licht sind kleine Öldrüsen zu erkennen.

B. Die Droge wird pulverisiert (355). Das Pulver ist graugrün. Die Prüfung erfolgt unter dem Mikroskop, wobei Chloralhydrat-Lösung *R* verwendet wird. Das Pulver zeigt folgende Merkmale: Fragmente der kahlen Blattspreite mit kleinen, dickwandigen Epidermiszellen, die eine dicke Kutikula tragen; zahlreiche Spaltöffnungen vom anomocytischen Typ (2.8.3), deren Durchmesser bis über 80 µm betragen kann; vereinzelt bis über 300 µm große Gruppen brauner, im Zentrum braunschwarzer Korkzellen; Fragmente des isobilateralen Mesophylls mit 2- bis 3reihigem Palisadenparenchym an beiden Seiten, dazwischenliegend mehrschichtiges Schwammparenchym, dessen längliche Zellen in gleicher Richtung wie die Palisadenzellen verlaufen und Kristalle sowie Drusen aus Calciumoxalat enthalten; Mesophyllfragmente mit großen, schizogenen Öldrüsen.

C. Die Prüfung erfolgt mit Hilfe der Dünnschichtchromatographie (2.2.27) unter Verwendung einer Schicht eines geeigneten Kieselgels.

Untersuchungslösung: 0,5 g frisch pulverisierte Droge (355) werden 2 bis 3 min lang mit 5 ml Toluol *R* geschüttelt und über etwa 2 g wasserfreiem Natriumsulfat *R* abfiltriert.

Referenzlösung: 50 µl Cineol *R* werden in Toluol *R* zu 5 ml gelöst.

Auf die Platte werden getrennt 10 µl jeder Lösung bandförmig aufgetragen. Die Chromatographie erfolgt mit einer Mischung von 10 Volumteilen Ethylacetat *R* und 90 Volumteilen Toluol *R* über eine Laufstrecke von 15 cm. Die Platte wird an der Luft trocknen gelassen und mit Anisaldehyd-Reagenz *R* besprüht. Die Auswertung erfolgt im Tageslicht, wobei 5 bis 10 min lang unter Beobachtung bei 100 bis 105 °C erhitzt wird. Im Chromatogramm der Referenzlösung erscheint etwa in der Mitte die Zone des Cineols. Die Hauptzone im Chromatogramm der Untersuchungslösung ist in bezug auf Lage und Farbe ähnlich der Cineol-Zone im Chromatogramm der Referenzlösung. Das Chromatogramm zeigt zusätzlich eine intensive violette Zone (Kohlenwasserstoffe) nahe der Fließmittelfront, wo auch andere, schwächere Zonen auftreten können.

Prüfung auf Reinheit

Fremde Bestandteile (2.8.2): Höchstens 3 Prozent dunkle und braune Blätter, höchstens 5 Prozent Stengelanteile und höchstens 2 Prozent andere fremde Bestandteile. Herz- oder eiförmige, ungestielte Blätter junger Zweige mit zahlreichen, beidseitig vorhandenen Drüsen, die im durchscheinenden Licht als Punkte zu erkennen sind, dürfen nicht vorhanden sein. Die Bestimmung wird mit 30 g Droge durchgeführt.

Wasser (2.2.13): Höchstens 100 ml · kg^{-1}, mit 20,0 g pulverisierter Droge (355) durch Destillation bestimmt.

Asche (2.4.16): Höchstens 6,0 Prozent.

Gehaltsbestimmung

Die Bestimmung erfolgt nach „Gehaltsbestimmung des ätherischen Öls in Drogen" (2.8.12) unter Verwendung von 10,0 g unmittelbar vor der Bestimmung zerschnittener Droge, einem 500-ml-Rundkolben, 200 ml Wasser *R* und 100 ml Glycerol *R* als Destillationsflüssigkeit sowie 0,5 ml Xylol *R* als Vorlage. 2 h lang wird mit einer Destillationsgeschwindigkeit von 2 bis 3 ml je Minute destilliert.

Lagerung

Vor Licht geschützt.

1998, 390

Eucalyptusöl

Eucalypti aetheroleum

Definition

Eucalyptusöl wird durch Wasserdampfdestillation und anschließende Rektifikation aus den frischen Blättern oder frischen Zweigspitzen verschiedener cineolreicher Eucalyptusarten erhalten, wie *Eucalyptus globulus* Labillardière, *Eucalyptus fruticetorum* F. von Mueller (syn. *Eucalyptus polybractea* R.T. Baker) und *Eucalyptus smithii* R.T. Baker. Das ätherische Öl muß mindestens 70,0 Prozent (*m/m*) 1,8-Cineol (Eucalyptol) enthalten.

Eigenschaften

Farblose bis schwach gelb gefärbte Flüssigkeit, aromatischer und campherartiger Geruch, brennender und campherartiger, dann kühlender Geschmack.

Prüfung auf Identität

Die bei der Prüfung „Andere Eucalyptus-Arten" (siehe „Prüfung auf Reinheit") erhaltenen Chromatogramme werden ausgewertet. Das Chromatogramm der Referenzlösung a zeigt beim Auswerten im Tageslicht eine dem Cineol entsprechende Zone in der Mitte des Chromatogramms. Das Chromatogramm der Untersuchungslösung zeigt eine Hauptzone, die in bezug auf Lage und Farbe der Cineol-Zone im Chromatogramm der Referenzlösung a entspricht. Andere, schwache Zonen können anwesend sein.

Prüfung auf Reinheit

Relative Dichte (2.2.5): 0,906 bis 0,925.

Brechungsindex (2.2.6): 1,458 bis 1,470.

Optische Drehung (2.2.7): Zwischen 0 und +10°.

Löslichkeit von ätherischen Ölen in Ethanol (2.8.10): Das Öl muß sich in 5 Volumteilen Ethanol 70 % *R* lösen.

Andere Eucalyptus-Arten: Die Prüfung erfolgt mit Hilfe der Dünnschichtchromatographie (2.2.27) unter Verwendung einer Schicht eines geeigneten Kieselgels.

Untersuchungslösung: 0,1 g Öl werden in Toluol *R* zu 10 ml gelöst.

Referenzlösung a: 50 µl Cineol *R* werden in Toluol *R* zu 5 ml gelöst.

Referenzlösung b: 10 µl Citronellal *R* werden in 5 ml Toluol *R* gelöst.

Auf die Platte werden getrennt 10 µl jeder Lösung bandförmig aufgetragen. Die Chromatographie erfolgt mit einer Mischung von 10 Volumteilen Ethylacetat *R* und 90 Volumteilen Toluol *R* über eine Laufstrecke von 15 cm. Die Platte wird an der Luft trocknen gelassen, mit Anisaldehyd-Reagenz *R* besprüht und 5 bis 10 min lang bei 100 bis 105 °C erhitzt. Das Chromatogramm der Referenzlösung b zeigt in der oberen Hälfte eine dem Citronellal entsprechende Zone. Im Chromatogramm der Untersuchungslösung darf keine der Zone im Chromatogramm der Referenzlösung b entsprechende Zone auftreten.

Aldehyde: In einem Reagenzglas aus Glas von 150 mm Länge und 25 mm Durchmesser mit Schliffstopfen werden 10 ml Öl in 5 ml Toluol *R* und 4 ml ethanolischer Hydroxylaminhydrochlorid-Lösung *R* kräftig geschüttelt. Mit Kaliumhydroxid-Lösung (0,5 mol · l^{-1}) in Ethanol 60 % *R* wird sofort bis zum Farbumschlag von Rot nach Gelb titriert. Ohne das Schütteln zu unterbrechen, wird bis zur rein gelben Färbung des Indikators titriert. 2 min lang wird geschüttelt und dann stehengelassen. Der Endpunkt ist erreicht, wenn die rein gelbe Färbung in der unteren Schicht bestehenbleibt. Die Reaktion ist nach etwa 15 min beendet. Die Bestimmung wird mit weiteren 10 ml Öl wiederholt, wobei als Referenzlösung für den Umschlagspunkt die Flüssigkeit der ersten Titration, nach Zusatz von 0,5 ml Kaliumhydroxid-Lösung (0,5 mol · l^{-1}) in Ethanol 60 % *R* verwendet wird. Bei der zweiten Bestimmung dürfen höchstens 2,0 ml Kaliumhydroxid-Lösung (0,5 mol · l^{-1}) in Ethanol 60 % *R* verbraucht werden.

Phellandren: 1 ml Öl wird mit 2 ml Essigsäure 98 % *R* und 5 ml Petroläther *R* 1 gemischt. Nach Zusatz von 2 ml einer gesättigten Lösung von Natriumnitrit *R* wird vorsichtig umgeschüttelt. In der oberen Phase darf sich innerhalb 1 h kein kristalliner Niederschlag bilden.

Gehaltsbestimmung

Die Bestimmung wird nach „Gehaltsbestimmung von 1,8-Cineol in ätherischen Ölen" (2.8.11) durchgeführt.

Lagerung

In dicht verschlossenen, dem Verbrauch angemessenen, möglichst vollständig gefüllten Behältnissen, vor Wärme geschützt.

1999, 1100

Eugenol

Eugenolum

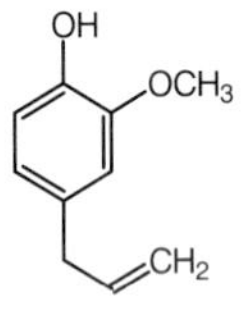

$C_{10}H_{12}O_2$ M_r 164,2

Definition

Eugenol ist 2-Methoxy-4-(prop-2-enyl)phenol.

Eigenschaften

Klare, farblose bis schwach gelbe, an der Luft braun werdende, stark nach Gewürznelke riechende Flüssigkeit; praktisch unlöslich in Wasser, leicht löslich in Ethanol 70 % (*V/V*), praktisch unlöslich in Glycerol, mischbar mit Dichlormethan, Essigsäure 98 %, Ethanol, Ether und fetten Ölen.

Prüfung auf Identität

1: B.

2: A, C, D.

A. Die Substanz entspricht der Prüfung „Brechungsindex" (siehe „Prüfung auf Reinheit").

B. Die Prüfung erfolgt mit Hilfe der IR-Spektroskopie (2.2.24) durch Vergleich des Spektrums der Substanz mit dem von Eugenol *CRS*.

C. Die Prüfung erfolgt mit Hilfe der Dünnschichtchromatographie (2.2.27) unter Verwendung einer DC-Platte mit Kieselgel F_{254} *R*.

Untersuchungslösung: 50 µl Substanz werden in Ethanol 96 % *R* zu 25 ml gelöst.

Referenzlösung: 50 µl Eugenol *CRS* werden in Ethanol 96 % *R* zu 25 ml gelöst.

Auf die Platte werden getrennt 5 µl jeder Lösung aufgetragen. Die Chromatographie erfolgt mit einer Mischung von 10 Volumteilen Ethylacetat *R* und 90 Volumteilen Toluol *R* über eine Laufstrecke von 15 cm. Die Platte wird im Kaltluftstrom getrocknet und im ultravioletten Licht bei 254 nm ausgewertet. Der Hauptfleck im Chromatogramm der Untersuchungslösung entspricht in bezug auf Lage und Größe dem Hauptfleck im Chromatogramm der Referenzlösung. Die Platte wird mit Anisaldehyd-Reagenz *R* besprüht und 10 min lang bei 100 bis 105 °C erhitzt. Der Hauptfleck im Chromatogramm der Untersuchungslösung entspricht in bezug auf Lage, Farbe und Größe dem Hauptfleck im Chromatogramm der Referenzlösung.

D. 0,05 ml Substanz werden in 2 ml Ethanol 96 % *R* gelöst. Wird die Lösung mit 0,1 ml Eisen(III)-chlorid-Lösung *R* 1 versetzt, entsteht eine dunkelgrüne Färbung, die innerhalb von 10 min in Gelbgrün umschlägt.

Prüfung auf Reinheit

Relative Dichte (2.2.5): 1,066 bis 1,070.

Brechungsindex (2.2.6): 1,540 bis 1,542.

Dimere und oligomere Verbindungen: 0,150 g Substanz werden in wasserfreiem Ethanol *R* zu 100,0 ml gelöst. Die Absorption (2.2.25) der Lösung, bei 330 nm gemessen, darf höchstens 0,25 betragen.

Verwandte Substanzen: Höchstens 3,0 Prozent. Die Prüfung erfolgt mit Hilfe der Gaschromatographie (2.2.28).

Untersuchungslösung: 1,00 g Substanz wird in wasserfreiem Ethanol *R* zu 5,0 ml gelöst.

Referenzlösung a: 1,0 ml Untersuchungslösung wird mit wasserfreiem Ethanol *R* zu 100,0 ml verdünnt.

Referenzlösung b: 50 mg Vanillin *R* werden in 1 ml Untersuchungslösung gelöst. Die Lösung wird mit wasserfreiem Ethanol *R* zu 5 ml verdünnt.

Die Chromatographie kann durchgeführt werden mit
- einer Kapillarsäule aus Quarz von 30 m Länge und 0,25 mm innerem Durchmesser, belegt mit Poly[methyl(50)phenyl(50)siloxan *R* (Filmdicke 0,25 µm)
- Helium zur Chromatographie *R* als Trägergas bei einer Durchflußrate von 1 ml je Minute
- einem Flammenionisationsdetektor
- einem Splitverhältnis von 1: 40.

	Zeit (min)	Temperatur (°C)	Rate (°C/min)	Erläuterungen
Säule	0 – 2 2 – 27 27 – 47	80 80 → 280 280	– 8 –	isothermisch linearer Gradient isothermisch
Probeneinlaß		250		
Detektor		280		

Je 1 µl Untersuchungslösung, Referenzlösung a und Referenzlösung b wird getrennt eingespritzt. Die Prüfung darf nur ausgewertet werden, wenn im Chromatogramm der Referenzlösung b die relative Retentionszeit für den Vanillin-Peak mindestens dem 1,1fachen des Eugenol-Peaks entspricht. Der Prozentgehalt an verwandten Substanzen wird aus den Peakflächen im Chromatogramm der Untersuchungslösung unter Verwendung des Verfahrens „Normalisierung" berechnet. Der Lösungmittel-Peak und Peaks, deren Fläche kleiner ist als das 0,05fache der Fläche des Hauptpeaks im Chromatogramm der Referenzlösung a, werden nicht berücksichtigt. Der Gehalt an verwandten Substanzen mit einer relativen Retentionszeit über 2,0, bezogen auf den Hauptpeak, darf höchstens 1,0 Prozent betragen. Der Gehalt jeder einzelnen verwandten Substanz darf höchstens 0,5 Prozent und der Gesamtgehalt an verwandten Substanzen höchstens 3,0 Prozent betragen.

Kohlenwasserstoffe: In einem Reagenzglas mit Stopfen wird 1 ml Substanz in 5 ml verdünnter Natriumhydroxid-Lösung *R* gelöst und mit 30 ml Wasser *R* versetzt. Sofort beobachtet muß die Lösung gelb und klar (2.2.1) sein.

Sulfatasche (2.4.14): Höchstens 0,1 Prozent, mit 1,0 g Substanz bestimmt.

Lagerung

Vor Licht geschützt, in dem Verbrauch angemessenen, möglichst vollständig gefüllten Behältnissen.

Verunreinigungen

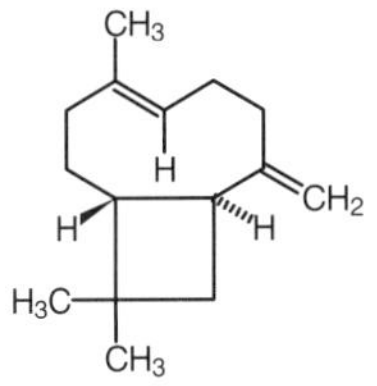

A. (*E*)-(1*R*,9*S*)-4,11,11-Trimethyl-8-methylenbicyclo[7.2.0]undec-4-en (β-Caryophyllen)

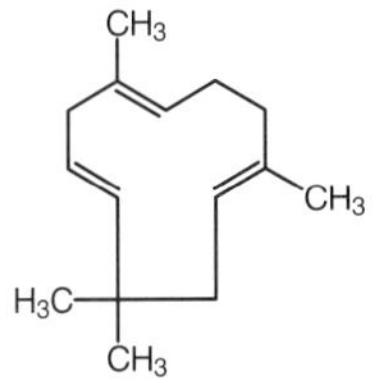

B. (*E*,*E*,*E*)-2,6,6,9-Tetramethylcycloundeca-1,4,8-trien (α-Humulen, α-Caryophyllen)

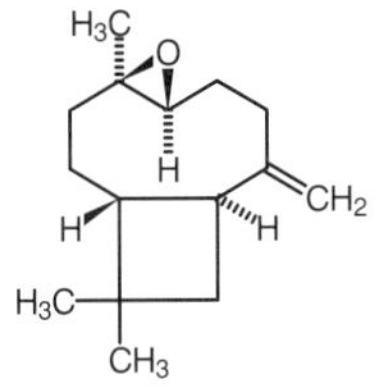

C. (1*R*,4*R*,5*S*,9*S*)-4,5-Epoxy-4,11,11-trimethyl-8-methylenbicyclo[7.2.0]undecan (β-Caryophyllenoxid)

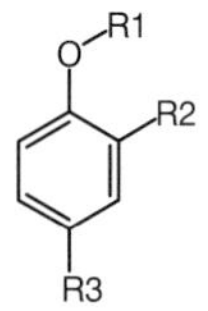

D. R1 = H, R2 = H, R3 = $CH_2-CH=CH_2$: 4-(Prop-2-enyl)phenol

E. R1 = CH_3, R2 = OCH_3, R3 = $CH_2-CH=CH_2$: 1,2-Dimethoxy-4-(prop-2-enyl)benzol (Eugenolmethylether)

F. R1 = H, R2 = OCH_3, R3 = $CH=CH-CH_3$ (*cis*): 2-Methoxy-4-[(*Z*)-prop-1-enyl]phenol (*cis*-Isoeugenol)

G. R1 = H, R2 = OCH_3, R3 = $CH=CH-CH_3$ (*trans*): 2-Methoxy-4-[(*E*)-prop-1-enyl]phenol (*trans*-Isoeugenol)

H. R1 = H, R2 = OCH_3, R3 = CHO: 4-Hydroxy-3-methoxybenzaldehyd (Vanillin)

I. R1 = $CO-CH_3$, R2 = OCH_3, R3 = $CH_2-CH=CH_2$: 2-Methoxy-4-(prop-2-enyl)phenylacetat (Acetyleugenol)

J. R1 = H, R2 = OCH_3, R3 = $CO-CH=CH_2$: 1-(4-Hydroxy-3-methoxyphenyl)prop-2-enon

K. R1 = H, R2 = OCH_3, R3 = $CH=CH-CHO$: (*E*)-3-(4-Hydroxy-3-methoxyphenyl)prop-2-enal (*trans*-Coniferylaldehyd)

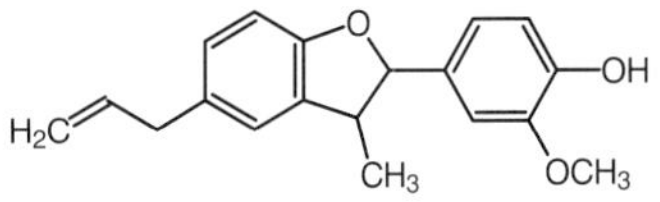

L. 2-Methoxy-4-[3-methyl-5-(prop-2-enyl)-2,3-dihydro-1-benzofuran-2-yl]phenol (Dehydrodieugenol)

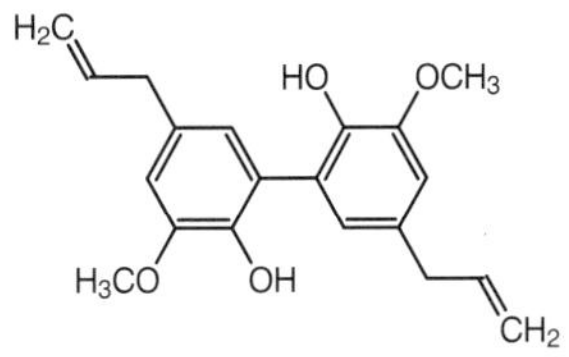

M. 3,3′-Dimethoxy-5,5′-di(prop-2-enyl)biphenyl-2,2′-diol

N. und O. Zwei weitere unbekannte dimere Verbindungen

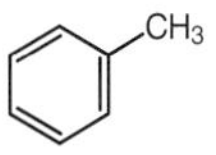

P. Toluol.

F

1998, 25

Faulbaumrinde

Frangulae cortex

Definition

Faulbaumrinde besteht aus der getrockneten ganzen oder zerkleinerten Rinde der Stämme und Zweige von *Rhamnus frangula* L. (Syn. *Frangula alnus* Miller) und enthält mindestens 7,0 Prozent Glucofranguline, berechnet als Glucofrangulin A ($C_{27}H_{30}O_{14}$; M_r 578,5) und bezogen auf die getrocknete Droge.

Eigenschaften

Die Droge weist die unter „Prüfung auf Identität, A und B" beschriebenen makroskopischen und mikroskopischen Merkmale auf.

Prüfung auf Identität

A. Die Rinde besteht aus gebogenen, fast flachen oder gerollten Fragmenten oder aus einfachen oder doppelten Röhren mit einer Wandstärke von 0,5 bis 2 mm und verschiedener Länge und Durchmesser. Die graubraune bis dunkelbraune Außenseite ist längsgerunzelt und mit zahlreichen grauen, querverlaufenden, länglichen Lentizellen bedeckt. Werden die äußeren Schichten entfernt, wird eine dunkelrote Schicht sichtbar. Die orangebraune bis rotbraune Innenseite, die sich beim Aufbringen von Alkalien rot färbt, ist glatt und trägt eine feine Längsstreifung. Der Bruch ist kurz, im inneren Teil faserig.

B. Die Droge wird pulverisiert (355). Das Pulver ist gelblich bis rötlichbraun. Die Prüfung erfolgt unter dem Mikroskop, wobei Chloralhydrat-Lösung *R* verwendet wird. Das Pulver zeigt folgende Merkmale: zahlreiche Gruppen teilweise verholzter Bastfasern, begleitet von Kristallzellschichten, die Calciumoxalatprismen enthalten; rötlichbraune Korkfragmente; Parenchymfragmente mit Calciumoxalatdrusen; Steinzellen fehlen.

C. Die bei der Prüfung „Andere *Rhamnus*-Arten, Anthrone" (siehe „Prüfung auf Reinheit") erhaltenen Chromatogramme werden im Tageslicht ausgewertet. Das Chromatogramm der Untersuchungslösung zeigt 2 orangebraune Zonen (Glucofranguline) im unteren Drittel und 2 bis 4 rote Zonen (Franguline, nicht immer deutlich getrennt, und darüber Frangulaemodine) im oberen Drittel.

D. Etwa 50 mg pulverisierte Droge (180) werden mit 25 ml verdünnter Salzsäure *R* im Wasserbad 15 min lang erhitzt. Nach dem Erkaltenlassen wird mit 20 ml Ether *R* ausgeschüttelt. Die wäßrige Phase wird verworfen. Die Etherphase wird mit 10 ml verdünnter Ammoniak-Lösung *R* 1 ausgeschüttelt. Die wäßrige Phase färbt sich rötlichviolett.

Prüfung auf Reinheit

Andere *Rhamnus*-Arten, Anthrone: Die Prüfung erfolgt mit Hilfe der Dünnschichtchromatographie (2.2.27) unter Verwendung einer Schicht eines geeigneten Kieselgels.

Untersuchungslösung: 0,5 g pulverisierte Droge (180) werden mit 5 ml Ethanol 70 % *R* zum Sieden erhitzt. Nach Abkühlen und Zentrifugieren wird die überstehende Flüssigkeit sofort dekantiert. Diese Flüssigkeit muß innerhalb von 30 min verwendet werden.

Referenzlösung: 20 mg Aloin *R* werden in Ethanol 70 % *R* zu 10 ml gelöst.

Auf die Platte werden getrennt 10 µl jeder Lösung bandförmig aufgetragen. Die Chromatographie erfolgt mit einer Mischung von 13 Volumteilen Wasser *R*, 17 Volumteilen Methanol *R* und 100 Volumteilen Ethylacetat *R* über eine Laufstrecke von 10 cm. Das Fließmittel wird höchstens 5 min lang verdunsten gelassen. Anschließend wird die Platte mit einer Lösung von Kaliumhydroxid *R* ($50 g \cdot l^{-1}$) in Ethanol 50 % *R* besprüht und 15 min lang bei 100 bis 105 °C erhitzt. Die Auswertung erfolgt im ultravioletten Licht bei 365 nm. Das Chromatogramm der Referenzlösung zeigt in der Mitte eine bräunlichgelbe, dem Aloin entsprechende Zone. Das Chromatogramm der Untersuchungslösung darf keine intensiv gelb und keine orange bis rötlich fluoreszierende Zone zeigen, die in bezug auf die Lage dem Aloin im Chromatogramm der Referenzlösung entspricht.

Auf eine weitere Platte werden 10 µl Untersuchungslösung bandförmig aufgetragen. Die Chromatographie erfolgt wie oben beschrieben. Nach höchstens 5 min langem Verdunstenlassen des Fließmittels wird die Platte sofort mit einer Lösung von Nitrotetrazolblau *R* ($5 g \cdot l^{-1}$) in Methanol *R* besprüht. Das Chromatogramm wird sofort ausgewertet. Violette oder graublaue Zonen dürfen nicht auftreten.

Fremde Bestandteile (2.8.2): Höchstens 1 Prozent.

Trocknungsverlust (2.2.32): Höchstens 10,0 Prozent, mit 1,000 g pulverisierter Droge (355) durch 2 h langes Trocknen im Trockenschrank bei 100 bis 105 °C bestimmt.

Asche (2.4.16): Höchstens 6,0 Prozent.

Gehaltsbestimmung

Die Bestimmung wird unter Ausschluß direkter Lichteinwirkung durchgeführt.

0,250 g pulverisierte Droge (180) werden in einem gewogenen Rundkolben mit Schliff mit 25,0 ml einer 70prozentigen Lösung (*V/V*) von Methanol *R* versetzt und gemischt. Der Kolben wird gewogen und 15 min lang im Wasserbad zum Rückfluß erhitzt. Nach dem Erkaltenlassen wird erneut gewogen, mit einer 70prozentigen Lösung (*V/V*) von Methanol *R* auf die ursprüngliche Masse ergänzt und filtriert. 5,0 ml Filtrat werden in einem Scheidetrichter mit 50 ml Wasser *R* sowie 0,1 ml Salzsäure *R* versetzt und 5mal mit je 20 ml Petroläther *R* ausgeschüttelt. Danach wird die wäßrige Phase in einen 100-ml-Meßkolben gegeben. Die vereinigten Petrolätherphasen werden 2mal mit je 15 ml Wasser *R* nachgewaschen. Die Waschflüssigkeit wird zum Spülen des Scheidetrichters verwendet und zur wäßrigen Lösung in den Meßkolben gegeben. Nach Zusatz von 5 ml einer Lösung von Natriumcarbonat *R* (50 g · l^{-1}) wird mit Wasser *R* zu 100,0 ml verdünnt. Die Petrolätherphase wird verworfen. 40,0 ml der wäßrigen Schicht werden in einen 200-ml-Rundkolben mit Schliff überführt. Nach Zusatz von 20 ml einer Lösung von Eisen(III)-chlorid *R* (200 g · l^{-1}) wird 20 min lang im Wasserbad, dessen Wasserspiegel oberhalb der Flüssigkeit im Kolben liegen soll, zum Rückfluß erhitzt. Nach Zusatz von 2 ml Salzsäure *R* wird erneut 20 min lang unter häufigem Schütteln erhitzt, bis der Niederschlag gelöst ist. Nach Erkaltenlassen wird die Mischung in einem Scheidetrichter 3mal mit je 25 ml Ether *R* ausgeschüttelt, wobei zuvor der Kolben mit dem Ether ausgespült wird. Die Etherauszüge werden vereinigt, 2mal mit je 15 ml Wasser *R* gewaschen und nach Überführen in einen Meßkolben mit Ether *R* zu 100,0 ml verdünnt. 20,0 ml der Lösung werden vorsichtig zur Trockne eingedampft. Der Rückstand wird in 10,0 ml einer Lösung von Magnesiumacetat *R* (5 g · l^{-1}) in Methanol *R* gelöst.

Die Absorption (2.2.25) der Lösung wird bei 515 nm gegen Methanol *R* als Kompensationsflüssigkeit gemessen.

Der Prozentgehalt an Glucofrangulinen, berechnet als Glucofrangulin A, errechnet sich nach der Formel

$$\frac{A \cdot 3{,}06}{m}$$

wobei eine spezifische Absorption von $A_{1\,\text{cm}}^{1\,\%} = 204$ für Glucofrangulin A zugrunde gelegt wird.

A = gemessene Absorption bei 515 nm
m = Einwaage der Droge in Gramm.

Lagerung

Gut verschlossen, vor Licht geschützt.

1998, 1214

Eingestellter Faulbaumrindentrockenextrakt

Frangulae corticis extractum siccum normatum

Definition

Eingestellter Faulbaumrindentrockenextrakt wird aus **Faulbaumrinde (Frangulae cortex)** hergestellt und enthält mindestens 15,0 und höchstens 30,0 Prozent Glucofranguline, berechnet als Glucofrangulin A ($C_{27}H_{30}O_{14}$; M_r 578,5) und bezogen auf den getrockneten Extrakt. Der ermittelte Gehalt darf höchstens um ±10 Prozent von dem in der Beschriftung angegebenen Wert abweichen.

Herstellung

Der Extrakt wird aus der getrockneten und zerkleinerten Rinde und Ethanol (50 bis 80 Prozent *V/V*) durch ein geeignetes, der Monographie **Extrakte (Extracta)** entsprechendes Verfahren hergestellt.

Eigenschaften

Gelblichbraunes, feines Pulver.

Prüfung auf Identität

A. Die Prüfung erfolgt mit Hilfe der Dünnschichtchromatographie (2.2.27) unter Verwendung einer Schicht eines geeigneten Kieselgels.

Untersuchungslösung: 0,05 g Substanz werden mit 5 ml Ethanol 70 % *R* zum Sieden erhitzt. Nach dem Abkühlen und Zentrifugieren wird die überstehende Lösung sofort dekantiert und innerhalb von 30 min verwendet.

Referenzlösung: 20 mg Aloin *R* werden in Ethanol 70 % *R* zu 10 ml gelöst.

Auf die Platte werden getrennt 10 µl jeder Lösung bandförmig aufgetragen. Die Chromatographie erfolgt mit einer Mischung von 13 Volumteilen Wasser *R*, 17 Volumteilen Methanol *R* und 100 Volumteilen Ethylacetat *R* über eine Laufstrecke von 10 cm. Die Platte wird 5 min lang trocknen gelassen, mit einer Lösung von Kaliumhydroxid *R* (50 g · l^{-1}) in Ethanol 50 % *R* besprüht und 15 min lang bei 100 bis 105 °C erhitzt. Die Auswertung erfolgt unmittelbar nach dem Erhitzen. Das Chromatogramm der Referenzlösung zeigt im mittleren Drittel eine rötlichbraune, dem Aloin entsprechende Zone. Das Chromatogramm der Untersuchungslösung zeigt im unteren Drittel 2 orangebraune Zonen (Glucofranguline) und im oberen Drittel 2 bis 4 rote Zonen (Franguline, nicht immer scharf getrennt, und darüber Frangulaemodine).

B. Etwa 25 mg Substanz werden mit 25 ml verdünnter Salzsäure *R* im Wasserbad 15 min lang erhitzt. Nach dem Erkaltenlassen wird mit 20 ml Ether *R* ausgeschüttelt. Die wäßrige Phase wird verworfen. Die Etherphase wird mit 10 ml verdünnter Ammoniak-Lösung *R* 1 ausgeschüttelt. Die wäßrige Phase färbt sich rötlich-violett.

Prüfung auf Reinheit

Trocknungsverlust: Höchstens 5,0 Prozent. Die Prüfung wird wie für Trockenextrakte in der Monographie **Extrakte** beschrieben durchgeführt.

Mikrobielle Verunreinigungen:

Keimzahl (2.6.12): Höchstens 10^4 koloniebildende aerobe Mikroorganismen und höchstens 10^2 Pilze je Gramm Substanz, durch Auszählen auf Agarplatten bestimmt.

Spezifische Mikroorganismen (2.6.13): *Escherichia coli* und Salmonellen dürfen nicht vorhanden sein.

Gehaltsbestimmung

Die Bestimmung muß unter Ausschluß direkter Lichteinwirkung durchgeführt werden.

In einem gewogenen Rundkolben mit Schliff werden 0,100 g Substanz mit 25,0 ml einer 70prozentigen Lösung (*V/V*) von Methanol *R* versetzt und gemischt. Der Kolben wird neuerlich gewogen. Die Mischung wird 15 min lang im Wasserbad von 70 °C zum Rückfluß erhitzt. Nach dem Erkaltenlassen wird wieder gewogen, mit einer 70prozentigen Lösung (*V/V*) von Methanol *R* auf die ursprüngliche Masse ergänzt und die Mischung filtriert. 5,0 ml Filtrat werden in einem Scheidetrichter mit 50 ml Wasser *R* und 0,1 ml Salzsäure *R* versetzt und 5mal mit je 20 ml Petroläther *R* 1 ausgeschüttelt. Nach Phasentrennung wird die wäßrige Phase in einen 100-ml-Meßkolben überführt. Die vereinigten Petrolätherphasen werden 2mal mit je 15 ml Wasser *R* gewaschen. Die Waschflüssigkeit wird zum Ausspülen der Scheidetrichter verwendet und zur Lösung im Meßkolben gegeben. Nach Zusatz von 5 ml einer Lösung von Natriumcarbonat *R* ($50 g \cdot l^{-1}$) wird mit Wasser *R* zu 100,0 ml verdünnt. Die Petrolätherphase wird verworfen. 40,0 ml der wäßrigen Lösung werden in einem mit Schliff versehenen 200-ml-Rundkolben mit 20 ml einer Lösung von Eisen(III)-chlorid *R* ($200 g \cdot l^{-1}$) 20 min lang im Wasserbad zum Rückfluß erhitzt, wobei der Wasserspiegel oberhalb des Flüssigkeitsspiegels im Kolben sein muß. Anschließend werden 2 ml Salzsäure *R* zugefügt und unter häufigem Schütteln nochmals 20 min lang erhitzt, bis der Niederschlag gelöst ist. Nach dem Erkaltenlassen wird die Mischung in einem Scheidetrichter 3mal mit je 25 ml Ether *R* ausgeschüttelt, wobei der Ether zuvor zum Ausspülen des Kolbens verwendet wurde. Die vereinigten Etherauszüge werden 2mal mit je 15 ml Wasser *R* gewaschen und in einem Meßkolben mit Ether *R* zu 100,0 ml verdünnt. 20,0 ml dieser Lösung werden vorsichtig zur Trockne eingedampft. Der Rückstand wird in 10,0 ml einer Lösung von Magnesiumacetat *R* ($5 g \cdot l^{-1}$) in Methanol *R* gelöst. Die Absorption (2.2.25) der Lösung wird bei 515 nm gegen Methanol *R* als Kompensationsflüssigkeit gemessen.

Der Prozentgehalt an Glucofrangulinen, berechnet als Glucofrangulin A, wird nach folgender Formel errechnet

$$\frac{A \cdot 3{,}06}{m}$$

wobei die spezifische Absorption für Glucofrangulin A mit $A_{1\,cm}^{1\,\%} = 204$ angenommen wird, berechnet auf der Basis der spezifischen Absorption von Aloin.

A = gemessene Absorption bei 515 nm
m = Masse der Substanz in Gramm.

Lagerung

Dicht verschlossen, vor Licht geschützt.

Beschriftung

Entsprechend **Extrakte**.

Die Beschriftung gibt insbesondere den Gehalt an Glucofrangulinen an.

F

Monographien

1999, 1208

Fenbendazol

Fenbendazolum

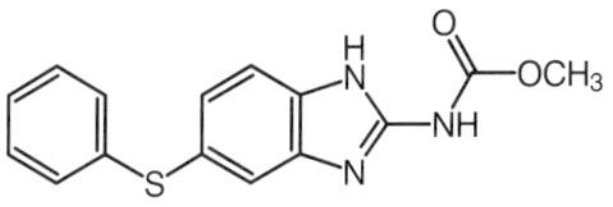

$C_{15}H_{13}N_3O_2S$ M_r 299,4

Definition

Fenbendazol enthält mindestens 98,0 und höchstens 101,0 Prozent Methyl[5-(phenylsulfanyl)-1*H*-benzimidazol-2-yl]carbamat, berechnet auf die getrocknete Substanz.

Eigenschaften

Weißes bis fast weißes Pulver; praktisch unlöslich in Wasser, wenig löslich in Dimethylformamid, sehr schwer löslich in Methanol.

Prüfung auf Identität

Die Prüfung erfolgt mit Hilfe der IR-Spektroskopie (2.2.24) durch Vergleich des Spektrums der Substanz mit dem von Fenbendazol *CRS*. Die Prüfung erfolgt mit Hilfe von Preßlingen.

Prüfung auf Reinheit

Verwandte Substanzen: Die Prüfung erfolgt mit Hilfe der Flüssigchromatographie (2.2.29).

Untersuchungslösung: 50,0 mg Substanz werden in 10,0 ml methanolischer Salzsäure *R* gelöst.

Referenzlösung a: 50,0 mg Fenbendazol *CRS* werden in 10,0 ml methanolischer Salzsäure *R* gelöst. 1,0 ml Lösung wird mit Methanol *R* zu 200,0 ml verdünnt. 5,0 ml dieser Lösung werden mit methanolischer Salzsäure *R* zu 10,0 ml verdünnt.

Referenzlösung b: 10,0 mg Fenbendazol-Verunreinigung A *CRS* werden in 100,0 ml Methanol *R* gelöst. 1,0 ml Lösung wird mit methanolischer Salzsäure *R* zu 10,0 ml verdünnt.

Referenzlösung c: 10,0 mg Fenbendazol-Verunreinigung B *CRS* werden in 100,0 ml Methanol *R* gelöst. 1,0 ml Lösung wird mit methanolischer Salzsäure *R* zu 10,0 ml verdünnt.

Referenzlösung d: 10,0 mg Fenbendazol *CRS* und 10,0 mg Mebendazol *CRS* werden in 100,0 ml Methanol *R* gelöst. 1,0 ml Lösung wird mit methanolischer Salzsäure *R* zu 10,0 ml verdünnt.

Die Chromatographie kann durchgeführt werden mit
- einer Säule aus rostfreiem Stahl von 0,25 m Länge und 4,6 mm innerem Durchmesser, gepackt mit octadecylsilyliertem Kieselgel zur Chromatographie *R* (5 µm)
- einer Mischung der mobilen Phasen A und B bei einer Durchflußrate von 1 ml je Minute gemäß folgender Tabelle:
  mobile Phase A: 1 Volumteil wasserfreie Essigsäure *R*, 30 Volumteile Methanol *R* und 70 Volumteile Wasser *R* werden gemischt
  mobile Phase B: 1 Volumteil wasserfreie Essigsäure *R*, 30 Volumteile Wasser *R* und 70 Volumteile Methanol *R* werden gemischt

Zeit (min)	mobile Phase A (% *V/V*)	mobile Phase B (% *V/V*)	Erläuterungen
0 – 10	100	0	isokratisch
10 – 40	100 → 0	0 → 100	linearer Gradient
40 – 41	0	100	isokratisch
41 – 50	0 → 100	100 → 0	Re-Äquilibrierung

- einem Spektrometer als Detektor bei einer Wellenlänge von 280 nm.

Werden die Chromatogramme unter den vorgeschriebenen Bedingungen aufgezeichnet, beträgt die Retentionszeit für Fenbendazol etwa 19 min.

10 µl jeder Lösung werden getrennt eingespritzt. Die Prüfung darf nur ausgewertet werden, wenn im Chromatogramm der Referenzlösung d die Auflösung zwischen dem Fenbendazol-Peak und dem Mebendazol-Peak mindestens 1,5 beträgt.

Im Chromatogramm der Untersuchungslösung dürfen die Peakflächen der Fenbendazol-Verunreinigung A oder der Fenbendazol-Verunreinigung B nicht größer sein als das 2,5fache der Fläche der entsprechenden Peaks in den Chromatogrammen der Referenzlösungen b und c (0,5 Prozent). Keine Peakfläche, mit Ausnahme der des Hauptpeaks und der der Peaks der Fenbendazol-Verunreinigungen A und B, darf größer sein als das 2fache der Fläche des Hauptpeaks im Chromatogramm der Referenzlösung a (0,5 Prozent). Im Chromatogramm der Untersuchungslösung darf die Summe aller Peakflächen, mit Ausnahme der des Hauptpeaks, nicht größer sein als das 4fache der Fläche des Hauptpeaks im Chromatogramm der Referenzlösung a (1 Prozent). Peaks, deren Fläche kleiner ist als das 0,2fache der Fläche des Hauptpeaks im Chromatogramm der Referenzlösung a, werden nicht berücksichtigt.

Schwermetalle (2.4.8): 1,0 g Substanz muß der Grenzprüfung C auf Schwermetalle entsprechen (20 ppm). Zur Herstellung der Referenzlösung werden 2 ml Blei-Lösung (10 ppm Pb) *R* verwendet.

Trocknungsverlust (2.2.32): Höchstens 1,0 Prozent, mit 1,000 g Substanz durch 3 h langes Trocknen im Trockenschrank bei 100 bis 105 °C bestimmt.

Sulfatasche (2.4.14): Höchstens 0,3 Prozent, mit 1,0 g Substanz bestimmt.

Gehaltsbestimmung

0,200 g Substanz, falls erforderlich unter Erwärmen, in 30 ml wasserfreier Essigsäure *R* gelöst, werden nach dem Abkühlen mit Perchlorsäure (0,1 mol · l^{-1}) titriert. Der Endpunkt wird mit Hilfe der Potentiometrie (2.2.20) bestimmt.

1 ml Perchlorsäure (0,1 mol · l^{-1}) entspricht 29,94 mg $C_{15}H_{13}N_3O_2S$.

Lagerung

Vor Licht geschützt.

Verunreinigungen

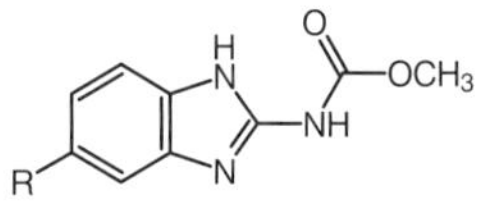

A. R = H: Methyl(1*H*-benzimidazol-2-yl)carbamat

B. R = Cl: Methyl[5(6)-chlorbenzimidazol-2-yl]carbamat.

1998, 1209

Fenbufen

Fenbufenum

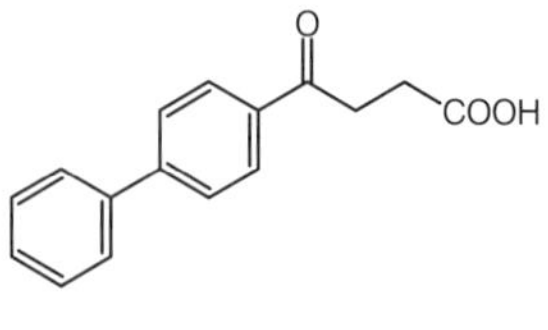

$C_{16}H_{14}O_3$ M_r 254,3

Definition

Fenbufen enthält mindestens 98,5 und höchstens 101,0 Prozent 4-(Biphenyl-4-yl)-4-oxobutansäure, berechnet auf die getrocknete Substanz.

Eigenschaften

Weißes, feines, kristallines Pulver; sehr schwer löslich in Wasser, schwer löslich in Aceton, Dichlormethan und Ethanol.

Prüfung auf Identität

1: B.
2: A, C.

A. Schmelztemperatur (2.2.14): 186 bis 189 °C.

B. Die Prüfung erfolgt mit Hilfe der IR-Spektroskopie (2.2.24) durch Vergleich des Spektrums der Substanz mit dem von Fenbufen *CRS*.

C. Die Prüfung erfolgt mit Hilfe der Dünnschichtchromatographie (2.2.27) unter Verwendung einer Schicht eines geeigneten Kieselgels, das einen Fluoreszenzindikator mit intensivster Anregung der Fluoreszenz bei 254 nm enthält.

Untersuchungslösung: 10 mg Substanz werden in Dichlormethan *R* zu 10 ml gelöst.

Referenzlösung a: 10 mg Fenbufen *CRS* werden in Dichlormethan *R* zu 10 ml gelöst.

Referenzlösung b: 10 mg Ketoprofen *CRS* werden in Dichlormethan *R* zu 10 ml gelöst. 5 ml Lösung werden mit 5 ml Referenzlösung a versetzt.

Auf die Platte werden getrennt 10 µl jeder Lösung aufgetragen. Die Chromatographie erfolgt mit einer Mischung von 5 Volumteilen wasserfreier Essigsäure *R*, 25 Volumteilen Ethylacetat *R* und 75 Volumteilen Hexan *R* über eine Laufstrecke von 15 cm. Die Platte wird an der Luft trocknen gelassen und im ultravioletten Licht bei 254 nm ausgewertet. Der Hauptfleck im Chromatogramm der Untersuchungslösung entspricht in bezug auf Lage und Größe dem Hauptfleck im Chromatogramm der Referenzlösung a. Die Prüfung darf nur ausgewertet werden, wenn das Chromatogramm der Referenzlösung b deutlich voneinander getrennt 2 Flecke zeigt.

Prüfung auf Reinheit

Verwandte Substanzen: Die Prüfung erfolgt mit Hilfe der Flüssigchromatographie (2.2.29).

Untersuchungslösung: 50,0 mg Substanz werden in einer Mischung von 40 Volumteilen Dimethylformamid *R* und 60 Volumteilen mobiler Phase A zu 10,0 ml gelöst.

Referenzlösung a: 0,5 ml Untersuchungslösung werden mit einer Mischung von 40 Volumteilen Dimethylformamid *R* und 60 Volumteilen mobiler Phase A zu 50,0 ml verdünnt. 1,0 ml dieser Lösung wird mit einer Mischung von 40 Volumteilen Dimethylformamid *R* und 60 Volumteilen mobiler Phase A zu 10,0 ml verdünnt.

Referenzlösung b: 25 mg Fenbufen *CRS* und 6 mg Ketoprofen *CRS* werden in einer Mischung von 40 Volumteilen Dimethylformamid *R* und 60 Volumteilen mobiler Phase A zu 10 ml gelöst. 1 ml Lösung wird mit einer Mischung von 40 Volumteilen Dimethylformamid *R* und 60 Volumteilen mobiler Phase A zu 100 ml verdünnt.

Die Chromatographie kann durchgeführt werden mit

- einer Säule aus rostfreiem Stahl von 0,125 m Länge und 4,0 mm innerem Durchmesser, gepackt mit octadecylsilyliertem Kieselgel zur Chromatographie *R* (5 µm)
- einer Mischung der mobilen Phasen A und B bei einer Durchflußrate von 2 ml je Minute:

  mobile Phase A: 32 Volumteile Acetonitril *R* und 68 Volumteile einer Mischung von 1 Volumteil Essigsäure 98 % *R* und 55 Volumteilen Wasser *R* werden gemischt

  mobile Phase B: 45 Volumteile Acetonitril *R* und 55 Volumteile einer Mischung von 1 Volumteil Essigsäure 98 % *R* und 55 Volumteilen Wasser *R* werden gemischt

Zeit (min)	mobile Phase A (% *V/V*)	mobile Phase B (% *V/V*)	Erläuterungen
0 – 15	100	0	isokratisch
15 – 20	100 → 0	0 → 100	linearer Gradient
20 – 35	0	100	isokratisch
35 – 40	0 → 100	100 → 0	linearer Gradient
40 – 45	100	0	Äquilibrierung

- einem Spektrometer als Detektor bei einer Wellenlänge von 254 nm.

Je 20 µl Referenzlösung a und Referenzlösung b werden getrennt eingespritzt. Die Empfindlichkeit des Systems wird so eingestellt, daß die Höhe des Hauptpeaks im Chromatogramm der Referenzlösung a mindestens 50 Prozent des maximalen Ausschlags beträgt. Die Prüfung darf nur ausgewertet werden, wenn die Auflösung zwischen den Peaks von Ketoprofen und Fenbufen im Chromatogramm der Referenzlösung b mindestens 5,0 beträgt.

20 µl Untersuchungslösung werden eingespritzt. Im Chromatogramm der Untersuchungslösung darf keine Peakfläche, mit Ausnahme der des Hauptpeaks, größer sein als die Fläche des Hauptpeaks im Chromatogramm der Referenzlösung a (0,1 Prozent). Im Chromatogramm der Untersuchungslösung darf die Summe aller Peakflächen, mit Ausnahme der des Hauptpeaks, nicht größer sein als das 5fache der Fläche des Hauptpeaks im Chromatogramm der Referenzlösung a (0,5 Prozent). Lösungsmittelpeaks und Peaks, deren Fläche kleiner ist als das 0,2fache der Fläche des Hauptpeaks im Chromatogramm der Referenzlösung a, werden nicht berücksichtigt.

Schwermetalle (2.4.8): 1,0 g Substanz muß der Grenzprüfung C auf Schwermetalle entsprechen (20 ppm). Zur Herstellung der Referenzlösung werden 2 ml Blei-Lösung (10 ppm Pb) *R* verwendet.

Trocknungsverlust (2.2.32): Höchstens 0,5 Prozent, mit 1,000 g Substanz durch 3 h langes Trocknen im Trockenschrank bei 100 bis 105 °C bestimmt.

Sulfatasche (2.4.14): Höchstens 0,1 Prozent, mit 1,0 g Substanz bestimmt.

Gehaltsbestimmung

0,200 g Substanz, in 75 ml Aceton *R*, das zuvor unter Zusatz von Phenolphthalein-Lösung *R* 1 neutralisiert wurde, gelöst, werden nach Zusatz von 50 ml Wasser *R* und 0,2 ml Phenolphthalein-Lösung *R* 1 mit Natriumhydroxid-Lösung (0,1 mol · l^{-1}) titriert. Ein Blindversuch wird durchgeführt.

1 ml Natriumhydroxid-Lösung (0,1 mol · l^{-1}) entspricht 25,43 mg $C_{16}H_{14}O_3$.

Lagerung

Gut verschlossen.

Verunreinigungen

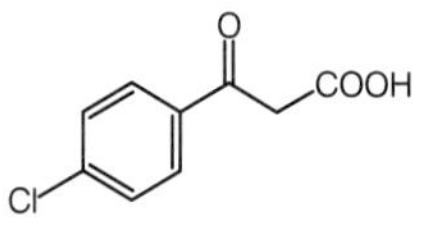

A. 3-(4-Chlorphenyl)-3-oxopropansäure

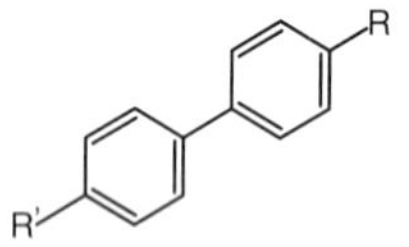

B. R = CO–CH=CH–CO_2H, R′ = H: 4-(Biphenyl-4-yl)-4-oxobut-2-ensäure

C. R = R′ = H: Biphenyl

D. R = CO–CH_2–CH_2–CO_2H, R′ = OH: 4-(4′-Hydroxybiphenyl-4-yl)-4-oxobutansäure.

1999, 824

Bitterer Fenchel

Foeniculi amari fructus

Definition

Bitterer Fenchel besteht aus den getrockneten, ganzen Früchten und Teilfrüchten von *Foeniculum vulgare* Miller, ssp. *vulgare*, var. *vulgare*. Die Droge enthält mindestens 40 ml · kg^{-1} ätherisches Öl, berechnet auf die wasserfreie Droge. Das ätherische Öl enthält mindestens 60,0 Prozent Anethol und mindestens 15,0 Prozent Fenchon.

Eigenschaften

Die Droge ist grünlichbraun, braun oder grün.

Die Droge weist die unter „Prüfung auf Identität, A und B“ beschriebenen makroskopischen und mikroskopischen Merkmale auf.

Prüfung auf Identität

A. Die ganzen Früchte sind nahezu zylindrisch, unten breit abgerundet, oben verschmälert und haben ein breites Griffelpolster. Sie sind im allgemeinen etwa 3 bis 12 mm lang und 3 bis 4 mm breit. Die Teilfrüchte sind gewöhnlich frei und kahl. Sie tragen 5 deutlich hervortretende, leicht gebogene Rippen. Im Querschnitt sind unter der Lupe auf der Rückseite 4, auf der Vorderseite 2 Sekretkanäle sichtbar.

B. Die Droge wird pulverisiert (355). Das Pulver ist graubraun bis graugelb. Die Prüfung erfolgt unter dem Mikroskop, wobei Chloralhydrat-Lösung R verwendet wird. Das Pulver zeigt folgende Merkmale: gelbe Fragmente der breiten Sekretkanäle, häufig mit polygonalen, gelblichbraun-wandigen Sekretionszellen und mit anliegenden, dünnwandigen, 2 bis 9 µm breiten, parkettförmig angeordneten Querzellen. Daneben finden sich Netzleisten des Mesokarps, zahlreiche Faserbündel aus den Rippen, oft begleitet von engen Spiralgefäßen, sehr zahlreiche Fragmente des Endosperms mit Aleuronkörnern, die sehr kleine Calciumoxalatdrusen enthalten, und vereinzelt Faserbündel aus dem Karpophor.

C. Die Prüfung erfolgt mit Hilfe der Dünnschichtchromatographie (2.2.27) unter Verwendung einer Schicht von Kieselgel GF_{254} *R*.

Untersuchungslösung: 0,3 g frisch pulverisierte Droge (1400) werden 15 min lang mit 5,0 ml Dichlormethan *R* geschüttelt. Anschließend wird filtriert und das Filtrat vorsichtig im Wasserbad von 60 °C zur Trockne eingedampft. Der Rückstand wird in 0,5 ml Toluol *R* gelöst.

Referenzlösung: 50 µl Anethol *R* und 10 µl Fenchon *R* werden in 5,0 ml Hexan *R* gelöst.

Auf die Platte werden getrennt 10 µl jeder Lösung bandförmig (20 mm × 3 mm) aufgetragen. Die Chromatographie erfolgt mit einer Mischung von 20 Volumteilen Hexan *R* und 80 Volumteilen Toluol *R* über eine Laufstrecke von 10 cm. Die Platte wird an der Luft trocknen gelassen und im ultravioletten Licht bei 254 nm ausgewertet. Die Chromatogramme zeigen in der Mitte eine fluoreszenzmindernde, dem Anethol entsprechende Zone. Die Platte wird mit Schwefelsäure *R* besprüht, 5 bis 10 min lang bei 140 °C erhitzt, bis eine gelbe, dem Fenchon entsprechende Zone im unteren Drittel der Chromatogramme erscheint. Anethol erscheint als violette Zone in der Mitte des Chromatogramms. Das Chromatogramm der Untersuchungslösung zeigt zusätzlich im oberen Drittel eine rötlichbraune Zone (Terpene).

Prüfung auf Reinheit

Estragol: Das unter „Gehaltsbestimmung“ erhaltene ätherische Öl darf höchstens 5,0 Prozent Estragol enthalten.

Die Prüfung erfolgt wie unter „Gehaltsbestimmung, Anethol, Fenchon“ beschrieben unter Verwendung nachstehender Referenzlösung:

Referenzlösung: 5 mg Estragol *R* werden in 0,5 ml Xylol *R* gelöst.

Der Prozentgehalt an Estragol wird mit Hilfe des Verfahrens „Normalisierung“ bestimmt.

Fremde Bestandteile (2.8.2): Höchstens 1,5 Prozent Doldenstiele und höchstens 1,5 Prozent sonstige fremde Bestandteile.

Wasser (2.2.13): Höchstens 80 ml · kg^{-1}, mit 20,0 g pulverisierter Droge (710) durch Destillation bestimmt.

Asche (2.4.16): Höchstens 10,0 Prozent.

Gehaltsbestimmung

Ätherisches Öl: Die Bestimmung erfolgt nach „Gehaltsbestimmung des ätherischen Öls in Drogen“ (2.8.12) unter Verwendung von 5,0 g unmittelbar vorher grob zerkleinerter Droge (1400), einem 500-ml-Rundkolben, 200 ml Wasser *R* als Destillationsflüssigkeit und 0,50 ml Xylol *R* als Vorlage. 2 h lang wird mit einer Destillationsgeschwindigkeit von 2 bis 3 ml je Minute destilliert.

Anethol, Fenchon: Die Bestimmung erfolgt mit Hilfe der Gaschromatographie (2.2.28).

Untersuchungslösung: Die bei der Bestimmung „Ätherisches Öl“ erhaltene Mischung von ätherischem Öl und Xylol *R* wird mit Xylol *R* unter Waschen der Apparatur zu 5,0 ml verdünnt.

Referenzlösung: 5 mg Fenchon *R* und 5 mg Anethol *R* werden in 0,5 ml Xylol *R* gelöst.

Die Chromatographie kann durchgeführt werden mit
- einer Kapillarsäule von 30 bis 60 m Länge und 0,3 mm innerem Durchmesser, belegt mit Macrogol 20 000 *R*
- Stickstoff zur Chromatographie *R* als Trägergas bei einer Durchflußrate von 0,40 ml je Minute und einem Splitverhältnis von 1:200
- einem Flammenionisationsdetektor.

Die Temperatur der Säule wird 4 min lang bei 60 °C gehalten, dann um 5 °C je Minute bis auf 170 °C erhöht und 15 min lang bei 170 °C gehalten. Die Temperatur des Probeneinlasses wird bei 220 °C und die des Detektors bei 270 °C gehalten.

1 µl Referenzlösung wird eingespritzt. Die Retentionszeiten der Bestandteile, die in der Reihenfolge wie bei der Herstellung der Referenzlösung angegeben eluiert werden, werden aufgezeichnet.

1 µl Untersuchungslösung wird eingespritzt. Der Prozentgehalt an Anethol und Fenchon wird mit Hilfe des Verfahrens „Normalisierung“ berechnet.

Lagerung

Gut verschlossen, vor Licht geschützt.

1999, 825

Süßer Fenchel

Foeniculi dulcis fructus

Definition

Süßer Fenchel besteht aus den getrockneten, ganzen Früchten und Teilfrüchten von *Foeniculum vulgare* Miller, ssp. *vulgare,* var. *dulce* (Miller) Thellung. Die Droge enthält mindestens 20 ml · kg^{-1} ätherisches Öl, berechnet auf die wasserfreie Droge. Das ätherische Öl enthält mindestens 80,0 Prozent Anethol.

Eigenschaften

Die Droge ist blaßgrün oder blaßgelblichbraun.

Die Droge weist die unter „Prüfung auf Identität, A und B“ beschriebenen makroskopischen und mikroskopischen Merkmale auf.

Prüfung auf Identität

A. Die ganzen Früchte sind nahezu zylindrisch, unten breit abgerundet, oben verschmälert und haben ein breites Griffelpolster. Sie sind im allgemeinen etwa 3 bis 12 mm lang und 3 bis 4 mm breit. Die Teilfrüchte sind gewöhnlich frei und kahl. Sie tragen 5 deutlich hervortretende, leicht gebogene Rippen. Im Querschnitt sind unter der Lupe auf der Rückseite 4, auf der Vorderseite 2 Sekretkanäle sichtbar.

B. Die Droge wird pulverisiert (355). Das Pulver ist graubraun bis graugelb. Die Prüfung erfolgt unter dem Mikroskop, wobei Chloralhydrat-Lösung *R* verwendet wird. Das Pulver zeigt folgende Merkmale: gelbe Fragmente der breiten Sekretkanäle, häufig mit polygonalen, gelblichbraun-wandigen Sekretionszellen und mit anliegenden, dünnwandigen, 2 bis 9 µm breiten, parkettförmig angeordneten Querzellen. Daneben finden sich Netzleisten des Mesokarps, zahlreiche Faserbündel aus den Rippen, oft begleitet von engen Spiralgefäßen, sehr zahlreiche Fragmente des Endosperms mit Aleuronkörnern, die sehr kleine Calciumoxalatdrusen enthalten, und vereinzelt Faserbündel aus dem Karpophor.

C. Die Prüfung erfolgt mit Hilfe der Dünnschichtchromatographie (2.2.27) unter Verwendung einer Schicht von Kieselgel GF_{254} *R*.

Untersuchungslösung: 0,3 g frisch pulverisierte Droge (1400) werden 15 min lang mit 5,0 ml Dichlormethan *R* geschüttelt. Anschließend wird filtriert und das Filtrat vorsichtig im Wasserbad von 60 °C zur Trockne eingedampft. Der Rückstand wird in 0,5 ml Toluol *R* gelöst.

Referenzlösung: 60 µl Anethol *R* werden in 5,0 ml Hexan *R* gelöst.

Auf die Platte werden getrennt 10 µl jeder Lösung bandförmig (20 mm × 3 mm) aufgetragen. Die Chromatographie erfolgt mit einer Mischung von 20 Vo-

F

Monographien

lumteilen Hexan *R* und 80 Volumteilen Toluol *R* über eine Laufstrecke von 10 cm. Die Platte wird an der Luft trocknen gelassen und im ultravioletten Licht bei 254 nm ausgewertet. Die Chromatogramme zeigen in der Mitte eine fluoreszenzmindernde, dem Anethol entsprechende Zone. Die Platte wird mit Schwefelsäure *R* besprüht, 5 min lang bei 140 °C erhitzt und im Tageslicht ausgewertet. Die Chromatogramme zeigen in der Mitte eine dem Anethol entsprechende violette Zone. Das Chromatogramm der Untersuchungslösung zeigt zusätzlich im oberen Drittel eine rötlichbraune Zone (Terpene).

Prüfung auf Reinheit

Estragol, Fenchon: Das unter „Gehaltsbestimmung" erhaltene ätherische Öl darf höchstens 10,0 Prozent Estragol und höchstens 7,5 Prozent Fenchon enthalten.

Die Prüfung erfolgt wie unter „Gehaltsbestimmung, Anethol" beschrieben unter Verwendung nachstehender Referenzlösung:

Referenzlösung: 5 mg Estragol *R* und 5 mg Fenchon *R* werden in 0,5 ml Xylol *R* gelöst.

Der Prozentgehalt an Estragol und Fenchon wird mit Hilfe des Verfahrens „Normalisierung" bestimmt.

Fremde Bestandteile (2.8.2): Höchstens 1,5 Prozent Doldenstiele und höchstens 1,5 Prozent sonstige fremde Bestandteile.

Wasser (2.2.13): Höchstens 80 ml · kg^{-1}, mit 20,0 g pulverisierter Droge (710) durch Destillation bestimmt.

Asche (2.4.16): Höchstens 10,0 Prozent.

Gehaltsbestimmung

Ätherisches Öl: Die Bestimmung erfolgt nach „Gehaltsbestimmung des ätherischen Öls in Drogen" (2.8.12) unter Verwendung von 10,0 g unmittelbar vorher grob zerkleinerter Droge (1400), einem 500-ml-Rundkolben, 200 ml Wasser *R* als Destillationsflüssigkeit und 0,50 ml Xylol *R* als Vorlage. 2 h lang wird mit einer Destillationsgeschwindigkeit von 2 bis 3 ml je Minute destilliert.

Anethol: Die Bestimmung erfolgt mit Hilfe der Gaschromatographie (2.2.28).

Untersuchungslösung: Die bei der Bestimmung „Ätherisches Öl" erhaltene Mischung von ätherischem Öl und Xylol *R* wird mit Xylol *R* unter Waschen der Apparatur zu 5,0 ml verdünnt.

Referenzlösung: 5 mg Anethol *R* werden in 0,5 ml Xylol *R* gelöst.

Die Chromatographie kann durchgeführt werden mit
- einer Kapillarsäule von 30 bis 60 m Länge und 0,3 mm innerem Durchmesser, belegt mit Macrogol 20 000 *R*
- Stickstoff zur Chromatographie *R* als Trägergas bei einer Durchflußrate von 0,40 ml je Minute und einem Splitverhältnis von 1:200
- einem Flammenionisationsdetektor.

Die Temperatur der Säule wird 4 min lang bei 60 °C gehalten, dann um 5 °C je Minute bis auf 170 °C erhöht und 15 min lang bei 170 °C gehalten. Die Temperatur des Probeneinlasses wird bei 220 °C und die des Detektors bei 270 °C gehalten.

1 µl jeder Lösung wird eingespritzt. Der Prozentgehalt an Anethol wird mit Hilfe des Verfahrens „Normalisierung" berechnet.

Lagerung

Gut verschlossen, vor Licht geschützt.

1999, 1322

Fenofibrat

Fenofibratum

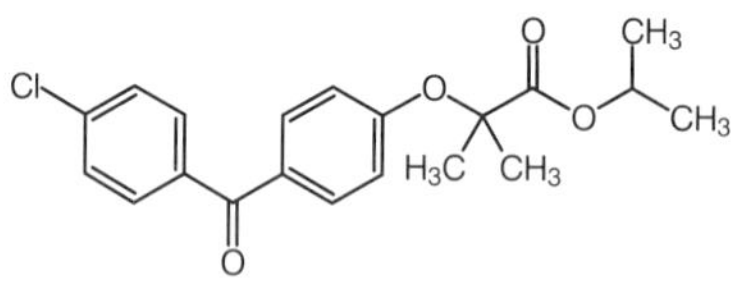

$C_{20}H_{21}ClO_4$ M_r 360,8

Definition

Fenofibrat enthält mindestens 98,5 und höchstens 101,0 Prozent 1-Methylethyl-2-[4-(4-chlorbenzoyl)phenoxy]-2-methylpropanoat, berechnet auf die getrocknete Substanz.

Eigenschaften

Weißes bis fast weißes, kristallines Pulver; praktisch unlöslich in Wasser, sehr leicht löslich in Dichlormethan, schwer löslich in Ethanol.

Prüfung auf Identität

A. Schmelztemperatur (2.2.14): 79 bis 82 °C.

B. Die Prüfung erfolgt mit Hilfe der IR-Spektroskopie (2.2.24) durch Vergleich des Spektrums der Substanz mit dem von Fenofibrat *CRS*. Die Prüfung erfolgt mit Hilfe von Preßlingen.

Prüfung auf Reinheit

Prüflösung: 2,50 g Substanz werden mit 25 ml destilliertem Wasser *R* versetzt. Die Mischung wird 10 min lang bei 50 °C erhitzt. Nach dem Abkühlen wird die Mischung mit destilliertem Wasser *R* zu 50,0 ml verdünnt und filtriert. Das Filtrat wird als Prüflösung verwendet.

Aussehen der Lösung: 0,50 g Substanz werden in Aceton *R* zu 10,0 ml gelöst. Die Lösung muß klar (2.2.1) und darf nicht stärker gefärbt sein als die Farbvergleichslösung BG_6 (2.2.2, Methode II).

Sauer reagierende Substanzen: 1,0 g Substanz wird in 50 ml Ethanol 96 % *R*, das zuvor unter Zusatz von 0,2 ml Phenolphthalein-Lösung *R* 1 neutralisiert wurde, gelöst.

Bis zum Umschlag nach Rosa dürfen höchstens 0,2 ml Natriumhydroxid-Lösung (0,1 mol · l^{-1}) verbraucht werden.

Verwandte Substanzen: Die Prüfung erfolgt mit Hilfe der Flüssigchromatographie (2.2.29) wie unter „Gehaltsbestimmung" beschrieben.

20 µl Referenzlösung b werden eingespritzt. Die Empfindlichkeit des Systems wird so eingestellt, daß die Höhe der Peaks im Chromatogramm mindestens 20 Prozent des maximalen Ausschlags beträgt. Werden die Chromatogramme unter den vorgeschriebenen Bedingungen aufgezeichnet, betragen die relativen Retentionszeiten, bezogen auf Fenofibrat, für Fenofibrat-Verunreinigung A etwa 0,34, für Fenofibrat-Verunreinigung B etwa 0,36, für Fenofibrat-Verunreinigung C etwa 0,50, für Fenofibrat-Verunreinigung D etwa 0,65, für Fenofibrat-Verunreinigung E etwa 0,80, für Fenofibrat-Verunreinigung F etwa 0,85 und für Fenofibrat-Verunreinigung G etwa 1,35. Die Prüfung darf nur ausgewertet werden, wenn die Auflösung zwischen dem Peak der Fenofibrat-Verunreinigung A und dem Peak der Fenofibrat-Verunreinigung B mindestens 1,5 beträgt.

Je 20 µl Referenzlösung b und Untersuchungslösung werden getrennt eingespritzt. Die Chromatographie der Untersuchungslösung erfolgt über eine Dauer, die der 2fachen Retentionszeit von Fenofibrat entspricht. Im Chromatogramm der Untersuchungslösung darf eine der Fenofibrat-Verunreinigung A, B oder G entsprechende Peakfläche nicht größer sein als die entsprechende Peakfläche im Chromatogramm der Referenzlösung b (0,1 Prozent für die Fenofibrat-Verunreinigungen A und B und 0,2 Prozent für die Fenofibrat-Verunreinigung G); keine Peakfläche, mit Ausnahme der des Hauptpeaks und der der Fenofibrat-Verunreinigungen A, B und G, darf größer sein als die Fläche des Fenofibrat-Peaks im Chromatogramm der Referenzlösung b (0,1 Prozent). Im Chromatogramm der Untersuchungslösung darf die Summe aller Peakflächen, mit Ausnahme der des Hauptpeaks, nicht größer sein als das 5fache der Fläche des Fenofibrat-Peaks im Chromatogramm der Referenzlösung b (0,5 Prozent). Peaks, deren Fläche kleiner ist als das 0,1fache der Fläche des Fenofibrat-Peaks im Chromatogramm der Referenzlösung b, werden nicht berücksichtigt.

Halogenide (2.4.4): 10 ml Prüflösung werden mit 5 ml destilliertem Wasser *R* versetzt. Diese Lösung muß der Grenzprüfung auf Chlorid entsprechen (100 ppm, berechnet als Chlorid).

Sulfat (2.4.13): 10 ml Prüflösung werden mit 5 ml destilliertem Wasser *R* versetzt. Diese Lösung muß der Grenzprüfung auf Sulfat entsprechen (100 ppm).

Schwermetalle (2.4.8): 1,0 g Substanz muß der Grenzprüfung C auf Schwermetalle entsprechen (20 ppm). Zur Herstellung der Referenzlösung werden 2 ml Blei-Lösung (10 ppm Pb) *R* verwendet.

Trocknungsverlust (2.2.32): Höchstens 0,5 Prozent, mit 1,000 g Substanz durch Trocknen im Vakuum bei 60 °C bestimmt.

Sulfatasche (2.4.14): Höchstens 0,1 Prozent, mit 1,0 g Substanz bestimmt.

Gehaltsbestimmung

Die Bestimmung erfolgt mit Hilfe der Flüssigchromatographie (2.2.29).

Untersuchungslösung: 0,100 g Substanz werden in der mobilen Phase zu 100,0 ml gelöst.

Referenzlösung a: 25,0 mg Fenofibrat *CRS* werden in der mobilen Phase zu 25,0 ml gelöst.

Referenzlösung b: 10,0 mg Fenofibrat *CRS*, 10,0 mg Fenofibrat-Verunreinigung A *CRS*, 10,0 mg Fenofibrat-Verunreinigung B *CRS* und 20,0 mg Fenofibrat-Verunreinigung G *CRS* werden in der mobilen Phase zu 100,0 ml gelöst. 1,0 ml Lösung wird mit der mobilen Phase zu 100,0 ml verdünnt.

Die Chromatographie kann durchgeführt werden mit
- einer Säule aus rostfreiem Stahl von 0,25 m Länge und 4,0 mm innerem Durchmesser, gepackt mit octadecylsilyliertem Kieselgel zur Chromatographie *R* (5 µm),
- einer Mischung von 30 Volumteilen Wasser *R*, das mit Phosphorsäure 85 % *R* auf einen *p*H-Wert von 2,5 eingestellt wurde, und 70 Volumteilen Acetonitril *R* als mobile Phase bei einer Durchflußrate von 1 ml je Minute
- einem Spektrometer als Detektor bei einer Wellenlänge von 286 nm.

5 µl Referenzlösung b werden eingespritzt. Die Empfindlichkeit des Systems wird so eingestellt, daß die Höhe der Peaks im Chromatogramm mindestens 50 Prozent des maximalen Ausschlags beträgt.

5 µl Referenzlösung a werden insgesamt 6mal eingespritzt. Die Bestimmung darf nur ausgewertet werden, wenn die relative Standardabweichung der Fläche des Fenofibrat-Peaks höchstens 1,0 Prozent beträgt.

Je 5 µl Untersuchungslösung und Referenzlösung a werden getrennt eingespritzt.

Lagerung

Vor Licht geschützt.

Verunreinigungen

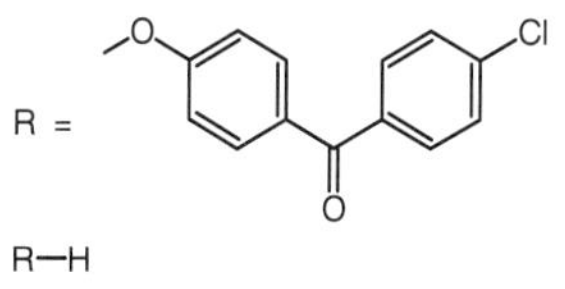

A. (4-Chlorphenyl)(4-hydroxyphenyl)methanon

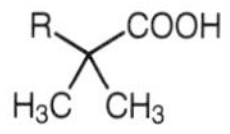

B. 2-[4-(4-Chlorbenzoyl)phenoxy]-2-methylpropansäure (Fenofibrinsäure)

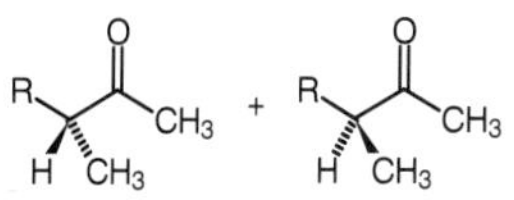

C. (3*RS*)-3-[4-(4-Chlorbenzoyl)phenoxy]butan-2-on

F

Monographien

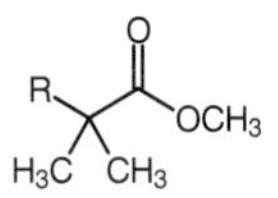

D. Methyl-2-[4-(4-chlorbenzoyl)phenoxy]-2-methyl-propanoat

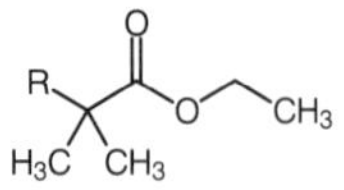

E. Ethyl-2-[4-(4-chlorbenzoyl)phenoxy]-2-methylpropanoat

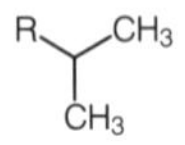

F. (4-Chlorphenyl)[4-[(1-methylethyl)oxy]phenyl]-methanon

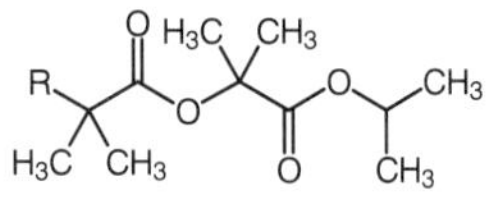

G. 1-Methylethyl-2-[[2-[4-(4-chlorbenzoyl)phenoxy]-2-methylpropanoyl]oxy]-2-methylpropanoat.

1998, 1210

Fentanyl

Fentanylum

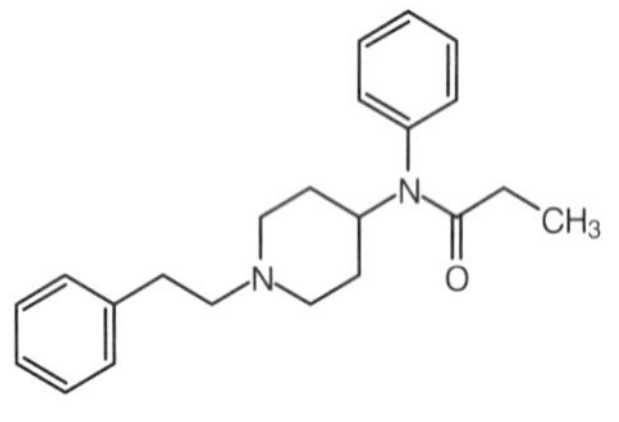

$C_{22}H_{28}N_2O$ M_r 336,5

Definition

Fentanyl enthält mindestens 99,0 und höchstens 101,0 Prozent *N*-Phenyl-*N*-[1-(2-phenylethyl)piperidin-4-yl]propanamid, berechnet auf die getrocknete Substanz.

Eigenschaften

Weißes bis fast weißes Pulver; praktisch unlöslich in Wasser, leicht löslich in Ethanol und Methanol.

Die Substanz zeigt Polymorphie.

Prüfung auf Identität

Die Prüfung erfolgt mit Hilfe der IR-Spektroskopie (2.2.24) durch Vergleich des Spektrums der Substanz mit dem Fentanyl-Referenzspektrum der Ph. Eur. Falls die Spektren bei der Prüfung in fester Form unterschiedlich sind, wird die Substanz in der eben notwendigen Menge wasserfreiem Ethanol *R* gelöst. Die Lösung wird bei Raumtemperatur im Luftstrom zur Trockne eingedampft. Mit dem Rückstand wird erneut ein Spektrum aufgenommen.

Prüfung auf Reinheit

Verwandte Substanzen: Die Prüfung erfolgt mit Hilfe der Flüssigchromatographie (2.2.29).

Untersuchungslösung: 0,100 g Substanz werden in Methanol *R* zu 10,0 ml gelöst.

Referenzlösung a: Zur Herstellung des Zerfallsprodukts (Fentanyl-Verunreinigung D) in situ werden 10 mg Substanz in 10,0 ml verdünnter Salzsäure *R* gelöst. Im Wasserbad wird 4 h lang zum Rückfluß erhitzt. Nach dem Neutralisieren mit 10,0 ml verdünnter Natriumhydroxid-Lösung *R* wird im Wasserbad zur Trockne eingedampft. Nach dem Abkühlen wird der Rückstand in 10 ml Methanol *R* aufgenommen. Die Lösung wird filtriert.

Referenzlösung b: 1,0 ml Untersuchungslösung wird mit Methanol *R* zu 100,0 ml verdünnt. 5,0 ml dieser Lösung werden mit Methanol *R* zu 20,0 ml verdünnt.

Die Chromatographie kann durchgeführt werden mit
- einer Säule aus rostfreiem Stahl von 0,1 m Länge und 4,6 mm innerem Durchmesser, gepackt mit octadecylsilyliertem Kieselgel zur Chromatographie *R* (3 µm)
- einer Mischung der mobilen Phasen A und B unter Einsatz der Gradientenelution bei einer Durchflußrate von 1,5 ml je Minute gemäß der Tabelle
  mobile Phase A: Eine Lösung von Ammoniumcarbonat *R* ($5\ g \cdot l^{-1}$) in einer Mischung von 10 Volumteilen Tetrahydrofuran *R* und 90 Volumteilen Wasser *R*
  mobile Phase B: Acetonitril *R*

Zeit (min)	mobile Phase A (% *V/V*)	mobile Phase B (% *V/V*)	Erläuterungen
0 – 15	90 → 40	10 → 60	linearer Gradient
15 – 20	40	60	isokratisch
20 – 25	90	10	Rückkehr zur Anfangszusammensetzung
25 = 0	90	10	Neubeginn des Gradienten

- einem Spektrometer als Detektor bei einer Wellenlänge von 220 nm.

Die Säule wird mindestens 30 min lang mit Acetonitril *R*, dann mindestens 5 min lang mit der Anfangszusammensetzung äquilibriert.

Die Empfindlichkeit des Systems wird so eingestellt, daß die Höhe des Hauptpeaks im Chromatogramm mit 10 µl Referenzlösung b mindestens 50 Prozent des maximalen Ausschlags beträgt.

10 µl Referenzlösung a werden eingespritzt. Werden die Chromatogramme unter den vorgeschriebenen Bedingungen aufgezeichnet, beträgt die Retentionszeit für Fentanyl etwa 10 min und für die Fentanyl-Verunreinigung D etwa 12 min. Die Prüfung darf nur ausgewertet werden, wenn die Auflösung zwischen den Peaks von Fentanyl und der Fentanyl-Verunreinigung D mindestens 8,0 beträgt. Falls erforderlich wird die Konzentration an

Acetonitril in der mobilen Phase oder das Zeitprogramm für den linearen Elutionsgradienten geändert.

Je 10 µl Untersuchungslösung, Referenzlösung b und Methanol *R* als Blindlösung werden getrennt eingespritzt. Im Chromatogramm der Untersuchungslösung darf keine Peakfläche, mit Ausnahme der des Hauptpeaks, größer sein als die Fläche des Hauptpeaks im Chromatogramm der Referenzlösung b (0,25 Prozent). Die Summe aller Peakflächen, mit Ausnahme der des Hauptpeaks, darf nicht größer sein als das 2fache der Fläche des Hauptpeaks im Chromatogramm der Referenzlösung b (0,5 Prozent). Der Peak der Blindlösung und Peaks, deren Fläche kleiner ist als das 0,2fache der Fläche des Hauptpeaks im Chromatogramm der Referenzlösung b, werden nicht berücksichtigt.

Trocknungsverlust (2.2.32): Höchstens 0,5 Prozent, mit 1,000 g Substanz durch Trocknen im Vakuum bei 50 °C bestimmt.

Gehaltsbestimmung

0,200 g Substanz, in 50 ml einer Mischung von 1 Volumteil Essigsäure 98 % *R* und 7 Volumteilen Ethylmethylketon *R* gelöst, werden nach Zusatz von 0,2 ml Naphtholbenzein-Lösung *R* mit Perchlorsäure (0,1 mol · l^{-1}) titriert.

1 ml Perchlorsäure (0,1 mol · l^{-1}) entspricht 33,65 mg $C_{22}H_{28}N_2O$.

Lagerung

Gut verschlossen, vor Licht geschützt.

Verunreinigungen

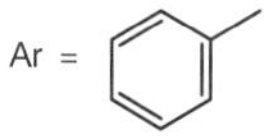

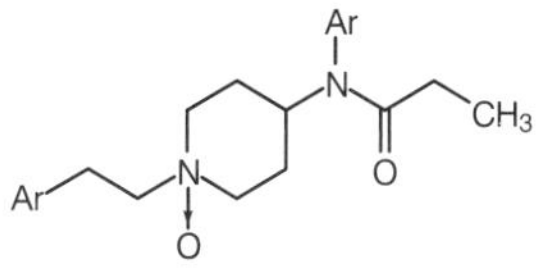

A. *N*-Phenyl-*N*-[1(2-phenylethyl)piperidin-4-yl]propanamid-1-oxid

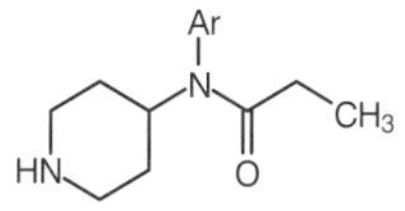

B. *N*-Phenyl-*N*-(piperidin-4-yl)propanamid

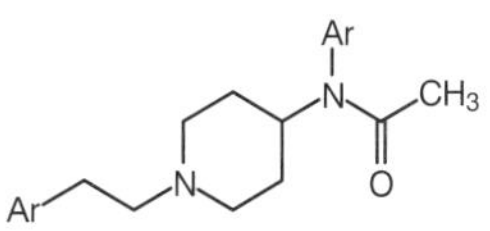

C. *N*-Phenyl-*N*-[1-(2-phenylethyl)piperidin-4-yl]acetamid

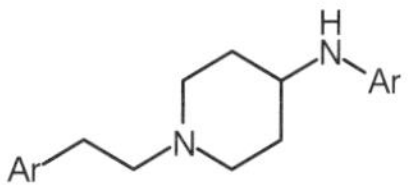

D. *N*-Phenyl-*N*-1-(2-phenylethyl)piperidin-4-amin.

1998, 1103

Fentanylcitrat

Fentanili citras

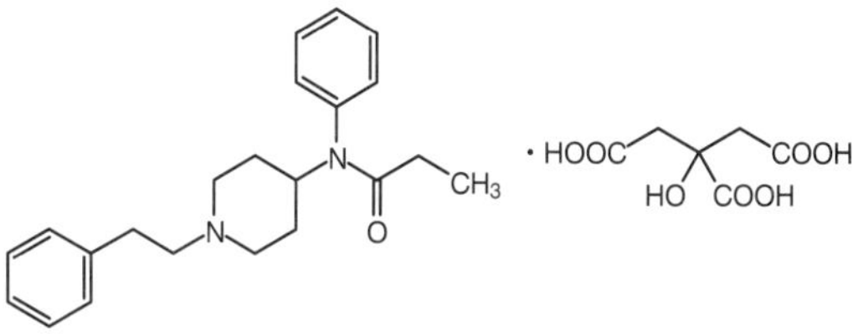

$C_{28}H_{36}N_2O_8$ M_r 528,6

Definition

Fentanylcitrat enthält mindestens 99,0 und höchstens 101,0 Prozent *N*-Phenyl-*N*-[1-(2-phenylethyl)piperidin-4-yl]propanamid-2-hydroxy-1,2,3-propantricarboxylat (1:1), berechnet auf die getrocknete Substanz.

Eigenschaften

Weißes bis fast weißes Pulver; löslich in Wasser, leicht löslich in Methanol, wenig löslich in Ethanol.

Die Substanz schmilzt bei etwa 152 °C unter Zersetzung.

Prüfung auf Identität

Die Prüfung erfolgt mit Hilfe der IR-Spektroskopie (2.2.24) durch Vergleich des Spektrums der Substanz mit dem Fentanylcitrat-Referenzspektrum der Ph. Eur.

Prüfung auf Reinheit

Aussehen der Lösung: 0,2 g Substanz werden in Wasser *R* zu 20 ml gelöst. Die Lösung muß klar (2.2.1) und farblos (2.2.2, Methode II) sein.

Verwandte Substanzen: Die Prüfung erfolgt mit Hilfe der Flüssigchromatographie (2.2.29).

Untersuchungslösung: 0,100 g Substanz werden in Methanol *R* zu 10,0 ml gelöst.

Referenzlösung a: Zur Herstellung des Zerfallsprodukts (Verunreinigung D) in situ werden 10 mg Substanz in 10,0 ml verdünnter Salzsäure *R* gelöst. Im Wasserbad wird 4 h lang zum Rückfluß erhitzt. Nach dem Neutralisieren mit 10,0 ml verdünnter Natriumhydroxid-Lösung *R* wird im Wasserbad zur Trockne eingedampft. Nach dem Abkühlen wird der Rückstand in 10 ml Methanol *R* aufgenommen. Die Lösung wird filtriert.

Referenzlösung b: 1,0 ml Untersuchungslösung wird mit Methanol *R* zu 100,0 ml verdünnt. 5,0 ml dieser Lösung werden mit Methanol *R* zu 20,0 ml verdünnt.

Die Chromatographie kann durchgeführt werden mit

– einer Säule aus rostfreiem Stahl von 0,1 m Länge und 4,6 mm innerem Durchmesser, gepackt mit octadecylsilyliertem Kieselgel zur Chromatographie *R* (3 µm)

F

Monographien

– einer Mischung der mobilen Phasen A und B unter Einsatz der Gradientenelution bei einer Durchflußrate von 1,5 ml je Minute gemäß der Tabelle
mobile Phase A: Eine Lösung von Ammoniumcarbonat *R* (5 g · l^{-1}) in einer Mischung von 10 Volumteilen Tetrahydrofuran *R* und 90 Volumteilen Wasser *R*
mobile Phase B: Acetonitril *R*

Zeit (min)	**mobile Phase A (% *V/V*)**	**mobile Phase B (% *V/V*)**	**Erläuterungen**
0 – 15	90 → 40	10 → 60	linearer Gradient
15 – 20	40	60	isokratisch
20 – 25	90	10	Rückkehr zur Anfangszusammensetzung
25 = 0	90	10	Neubeginn des Gradienten

– einem Spektrometer als Detektor bei einer Wellenlänge von 220 nm.

Die Säule wird mindestens 30 min lang mit Acetonitril *R* äquilibriert, worauf mindestens 5 min lang zur Anfangszusammensetzung zurückgekehrt wird. Die Empfindlichkeit des Systems wird so eingestellt, daß die Höhe des Hauptpeaks im Chromatogramm mit 10 µl Referenzlösung b mindestens 50 Prozent des maximalen Ausschlags beträgt.

10 µl Referenzlösung a werden eingespritzt. Werden die Chromatogramme unter den vorgeschriebenen Bedingungen aufgezeichnet, beträgt die Retentionszeit für Fentanyl etwa 10 min und für die Fentanyl-Verunreinigung D etwa 12 min. Die Prüfung darf nur ausgewertet werden, wenn die Auflösung zwischen den Peaks von Fentanyl und der Fentanyl-Verunreinigung D mindestens 8,0 beträgt. Falls erforderlich wird die Konzentration an Acetonitril in der mobilen Phase oder das Zeitprogramm für den linearen Elutionsgradienten geändert.

Je 10 µl Untersuchungslösung, Referenzlösung b und Methanol *R* als Blindlösung werden getrennt eingespritzt. Im Chromatogramm der Untersuchungslösung darf keine Peakfläche, mit Ausnahme der des Hauptpeaks, größer sein als die Fläche des Hauptpeaks im Chromatogramm der Referenzlösung b (0,25 Prozent). Die Summe aller Peakflächen, mit Ausnahme der des Hauptpeaks, darf nicht größer sein als das 2fache der Fläche des Hauptpeaks im Chromatogramm der Referenzlösung b (0,5 Prozent). Peaks der Blindlösung, Peaks, deren relative Retentionszeit kleiner oder gleich 0,05 ist, und Peaks, deren Fläche kleiner ist als das 0,2fache der Fläche des Hauptpeaks im Chromatogramm der Referenzlösung b, werden nicht berücksichtigt.

Trocknungsverlust (2.2.32): Höchstens 0,5 Prozent, mit 1,000 g Substanz im Vakuum bei 60 °C bestimmt.

Gehaltsbestimmung

0,300 g Substanz, in 50 ml einer Mischung von 1 Volumteil Essigsäure 98 % *R* und 7 Volumteilen Ethylmethylketon *R* gelöst, werden nach Zusatz von 0,2 ml Naphtholbenzein-Lösung *R* mit Perchlorsäure (0,1 mol · l^{-1}) titriert.

1 ml Perchlorsäure (0,1 mol · l^{-1}) entspricht 52,86 mg $C_{28}H_{36}N_2O_8$.

Lagerung

Gut verschlossen, vor Licht geschützt.

Verunreinigungen

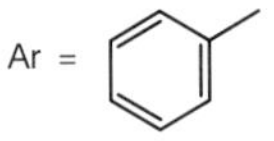

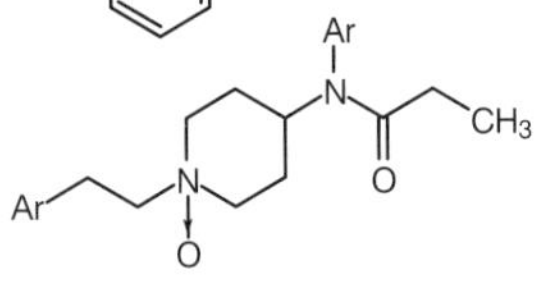

A. *N*-Phenyl-*N*-[1-(2-phenylethyl)piperidin-4-yl]propanamid-1-oxid

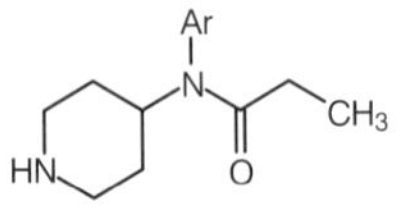

B. *N*-Phenyl-*N*-(piperidin-4-yl)propanamid

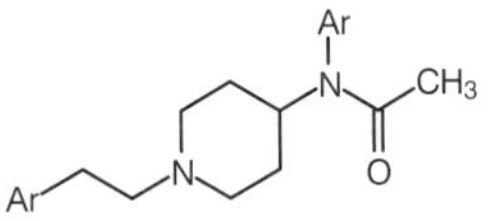

C. *N*-Phenyl-*N*-[1-(2-phenylethyl)piperidin-4-yl]acetamid

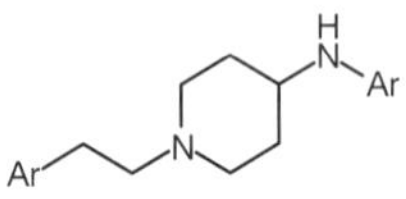

D. *N*-Phenyl-*N*-1-(2-phenylethyl)piperidin-4-amin.

1998, 1211

Fenticonazolnitrat

Fenticonazoli nitras

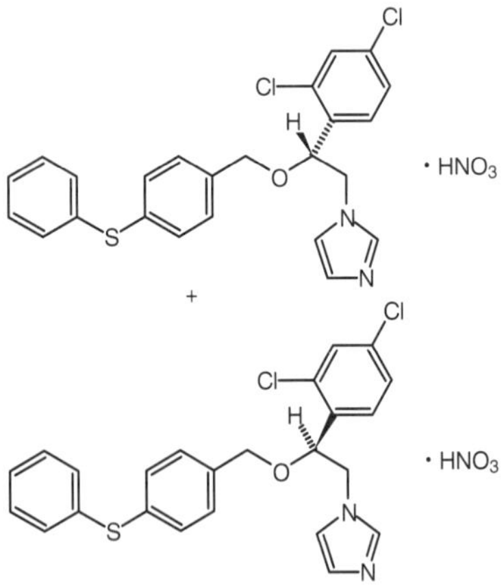

$C_{24}H_{21}Cl_2N_3O_4S$ M_r 518,4

Definition

Fenticonazolnitrat enthält mindestens 99,0 und höchstens 101,0 Prozent (*RS*)-1-[2-(2,4-Dichlorphenyl)]-2-[4-(phenylsulfanyl)benzyloxy]ethyl-1*H*-imidazol-nitrat, berechnet auf die getrocknete Substanz.

Eigenschaften

Weißes bis fast weißes, kristallines Pulver; praktisch unlöslich in Wasser, leicht löslich in Dimethylformamid und Methanol, wenig löslich in wasserfreiem Ethanol.

Prüfung auf Identität

1: C, D.
2: A, B, D.

A. Schmelztemperatur (2.2.14): 134 bis 137 °C.

B. 20,0 mg Substanz werden in wasserfreiem Ethanol *R* zu 100,0 ml gelöst. 1,0 ml Lösung wird mit wasserfreiem Ethanol *R* zu 10,0 ml verdünnt. Diese Lösung, zwischen 230 und 350 nm gemessen, zeigt ein Absorptionsmaximum (2.2.25) bei 252 nm, eine Schulter bei etwa 270 nm und ein Absorptionsminimum bei 236 nm. Die spezifische Absorption im Maximum liegt zwischen 260 und 280.

C. Die Prüfung erfolgt mit Hilfe der IR-Spektroskopie (2.2.24) durch Vergleich des Spektrums der Substanz mit dem von Fenticonazolnitrat *CRS*.

D. Die Substanz gibt die Identitätsreaktion auf Nitrat (2.3.1).

Prüfung auf Reinheit

Optische Drehung (2.2.7): 0,10 g Substanz werden in Methanol *R* zu 10,0 ml gelöst. Die optische Drehung der Lösung muß zwischen −0,10 und +0,10° liegen.

Verwandte Substanzen: Die Prüfung erfolgt mit Hilfe der Flüssigchromatographie (2.2.29).

Untersuchungslösung: 25,0 mg Substanz werden in der mobilen Phase zu 25,0 ml gelöst.

Referenzlösung a: 1,0 ml Untersuchungslösung wird mit der mobilen Phase zu 200,0 ml verdünnt.

Referenzlösung b: 10,0 ml Referenzlösung a werden mit der mobilen Phase zu 25,0 ml verdünnt.

Referenzlösung c: 1,0 ml Referenzlösung a wird mit der mobilen Phase zu 10,0 ml verdünnt.

Referenzlösung d: 5 ml Untersuchungslösung werden mit 5,0 mg Fenticonazol-Verunreinigung D *CRS* versetzt und in der mobilen Phase zu 100,0 ml gelöst. 2,0 ml Lösung werden mit der mobilen Phase zu 10,0 ml verdünnt.

Die Chromatographie kann durchgeführt werden mit
- einer Säule aus rostfreiem Stahl von 0,25 m Länge und 4 mm innerem Durchmesser, gepackt mit octadecylsilyliertem Kieselgel zur Chromatographie *R* (5 bis 10 µm)
- als mobile Phase bei einer Durchflußrate von 1,0 ml je Minute eine Mischung von 70 Volumteilen Acetonitril *R* und 30 Volumteilen Phosphat-Pufferlösung, die wie folgt hergestellt wird: 34,0 g Kaliumdihydrogenphosphat *R* werden in 900 ml Wasser *R* gelöst; die Lösung wird mit Phosphorsäure 85 % *R* auf einen *p*H-Wert von 3,0 eingestellt und mit Wasser *R* zu 1000 ml verdünnt
- einem Spektrometer als Detektor bei einer Wellenlänge von 229 nm.

10 µl Referenzlösung b werden eingespritzt. Die Empfindlichkeit des Systems wird so eingestellt, daß die Höhe des Fenticonazol-Peaks mindestens 10 Prozent des maximalen Ausschlags beträgt.

Je 10 µl Referenzlösung c und Referenzlösung d werden getrennt eingespritzt. Die Prüfung darf nur ausgewertet werden, wenn im Chromatogramm der Referenzlösung d die Auflösung zwischen den Peaks von Fenticonazol-Verunreinigung D und Fenticonazol mindestens 2,0 und das Signal-Rausch-Verhältnis im Chromatogramm der Referenzlösung c mindestens 5 betragen.

Je 10 µl Untersuchungslösung und Referenzlösung a werden getrennt eingespritzt. Die Chromatographie der Untersuchungslösung erfolgt über eine Dauer, die der 5,5fachen Retentionszeit des Hauptpeaks entspricht. Im Chromatogramm der Untersuchungslösung darf die Fläche keines Peaks, mit Ausnahme der des Hauptpeaks und des Peaks des Nitrations (welches dem Totvolumen der Säule entspricht), größer sein als die Fläche des Hauptpeaks im Chromatogramm der Referenzlösung b (0,2 Prozent), und die Summe ihrer Flächen darf nicht größer sein als die Fläche des Hauptpeaks im Chromatogramm der Referenzlösung a (0,5 Prozent). Peaks, deren Fläche kleiner ist als die des Hauptpeaks im Chromatogramm der Referenzlösung c, werden nicht berücksichtigt.

Toluol: Höchstens 100 ppm. Die Prüfung erfolgt mit Hilfe der Gaschromatographie (2.2.28, Dampfraumanalyse, Methode b).

Untersuchungslösung: 0,2 g Substanz werden in einer 10-ml-Probeflasche in 5 ml Wasser *R* dispergiert.

Referenzlösung: 4 mg Toluol *R* werden mit Wasser *R* zu 1000 ml gemischt. 5 ml Lösung werden in eine 10-ml-Probeflasche gegeben.

Die Chromatographie kann durchgeführt werden mit
- einer Säule von 25 m Länge und 0,32 mm innerem Durchmesser, belegt mit Poly[cyanopropyl(7)phenyl(7)methyl(86)]siloxan *R* (Filmdicke 1,2 µm)
- Helium zur Chromatographie *R* als Trägergas (Splitverhältnis 1:25, Druck am Kopf der Säule 40 kPa)
- einem Flammenionisationsdetektor.

Die Temperatur der Säule wird bei 80 °C, die des Probeneinlasses bei 180 °C und die des Detektors bei 220 °C gehalten.

Jede Lösung wird 1 h lang bei 90 °C gehalten. Auf die Säule wird 1 ml Gasphase gegeben.

Trocknungsverlust (2.2.32): Höchstens 0,5 Prozent, mit 1,000 g Substanz durch Trocknen im Vakuum bei 60 °C bestimmt.

Sulfatasche (2.4.14): Höchstens 0,1 Prozent, mit 1,0 g Substanz bestimmt.

Gehaltsbestimmung

0,450 g Substanz, in 50 ml einer Mischung gleicher Volumteile wasserfreier Essigsäure *R* und Ethylmethylketon *R* gelöst, werden mit Perchlorsäure (0,1 mol · l^{-1})

F

Monographien

titriert. Der Endpunkt wird mit Hilfe der Potentiometrie (2.2.20) bestimmt.

1 ml Perchlorsäure (0,1 mol · l^{-1}) entspricht 51,84 mg $C_{24}H_{21}Cl_2N_3O_4S$.

Lagerung

Gut verschlossen, vor Licht geschützt.

Verunreinigungen

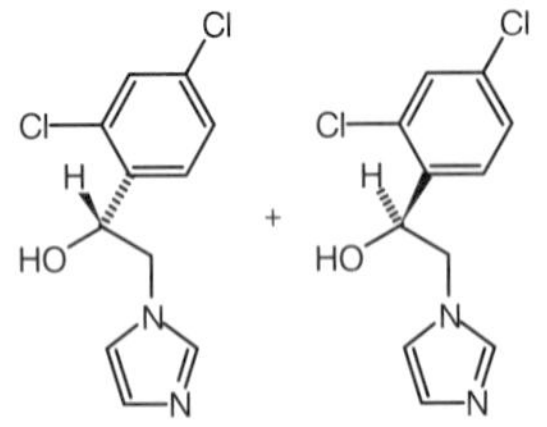

A. (*RS*)-1-(2,4-Dichlorphenyl)-2-(1*H*-imidazol-1-yl)ethanol

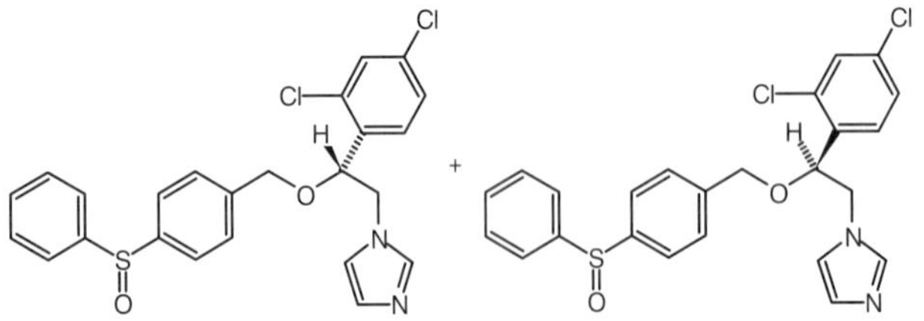

B. (*RS*)-1-[2-(2,4-Dichlorphenyl)-2-[4-(phenylsulfinyl)benzyloxy]ethyl]-1*H*-imidazol

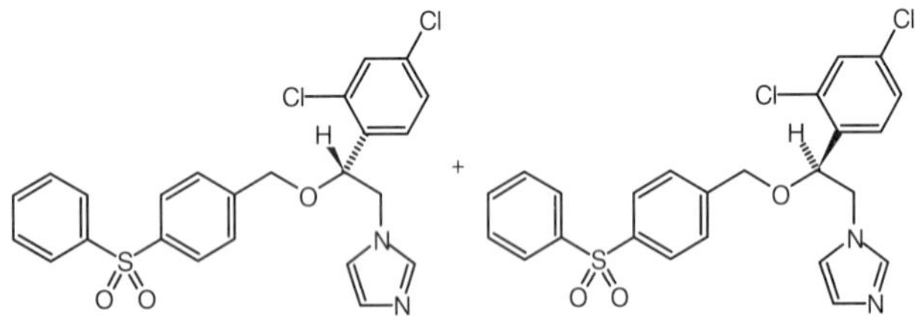

C. (*RS*)-1-[2-(2,4-Dichlorphenyl)-2-[4-(phenylsulfonyl)benzyloxy]ethyl]-1*H*-imidazol

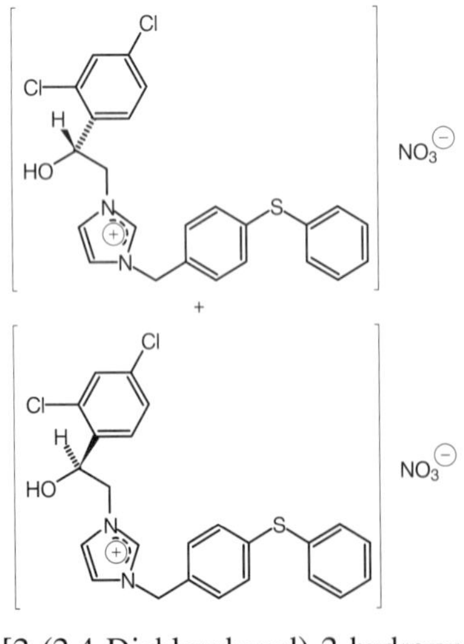

D. (*RS*)-1-[2-(2,4-Dichlorphenyl)-2-hydroxyethyl]-3-[4-(phenylsulfanyl)benzyl]imidazol-nitrat

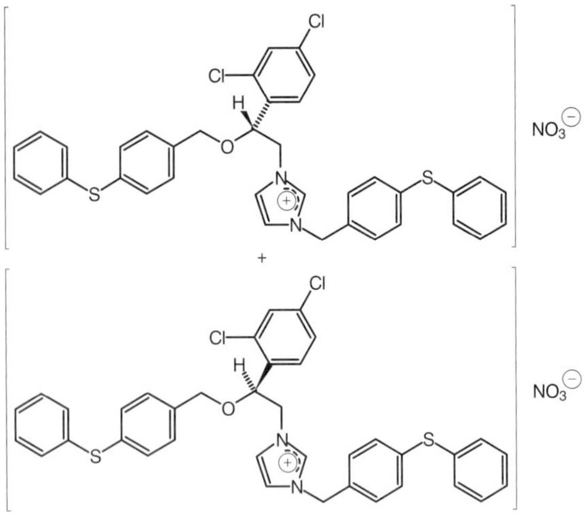

E. (*RS*)-1-[2-(2,4-Dichlorphenyl)-2-[4-(phenylsulfanyl)benzyloxy]ethyl]-3-[4-(phenylsulfanyl)benzyl]imidazol-nitrat.

1999, 1468

Fermentationsprodukte

Producta ab fermentatione

Diese Monographie[1] ist auf indirekte, durch Fermentation erhaltene Genprodukte anwendbar.

Sie ist nicht anwendbar auf

- *Impfstoffe für den Menschen und Impfstoffe für Tiere in Monographien des Arzneibuchs*
- *Produkte, die mit Hilfe von kontinuierlichen Zellinien vom Menschen oder vom Tier gewonnen werden*
- *direkte Genprodukte, die von Nukleinsäuren in Proteine transkribiert und translatiert werden, mit oder ohne Modifikation nach der Translation*
- *Produkte, die halbsynthetisch aus Fermentationsprodukten oder durch Biokatalyse gewonnen werden*
- *Nährmediumkonzentrate oder nicht aufgearbeitete Fermentationsprodukte.*

Der Text in dieser Monographie ist nur anwendbar auf Produkte, die in spezifischen Monographien des Arzneibuchs beschrieben sind und unmittelbar durch Fermentation, wie nachstehend angegeben, gewonnen werden. Die Anforderungen gelten nicht notwendigerweise für Fermentationsprodukte, die nicht in Monographien beschrieben sind. Die zuständige Behörde kann jedoch die Anforderungen der vorliegenden Monographie zu deren Beurteilung heranziehen.

[1] Dieser Text entspricht der Eilresolution „Resolution AP-CSP (98) 9“.

Definition

Fermentationsprodukte im Sinne dieser Monographie sind aktive oder inaktive Arzneistoffe, die durch kontrollierte Fermentation in Form indirekter Genprodukte gewonnen werden. Sie stellen primäre oder sekundäre Stoffwechselprodukte von Mikroorganismen, wie Bakterien, Hefepilzen, Pilzen und Mikroalgen, dar, die durch herkömmliche Verfahren oder mittels rDNA-Rekombinationstechnologie modifiziert sein können. Solche Stoffwechselprodukte sind Vitamine, Aminosäuren, Antibiotika, Alkaloide und Polysaccharide. Sie können durch (diskontinuierliche) Batch-Fermentationsverfahren oder durch kontinuierliche Fermentationsverfahren mit nachfolgenden Prozeßschritten wie Extraktion, Konzentration, Reinigung und Isolation gewonnen werden.

Herstellung

Die Herstellung beruht auf einem validierten Verfahren, das sich als geeignet erwiesen hat. Das Ausmaß der Validierung wird durch die kritischen Stufen im Herstellungsprozeß bestimmt.

Charakterisierung des zur Herstellung verwendeten Mikroorganismus

Die Herkunft des für die Herstellung verwendeten Mikroorganismus muß belegt und der Mikroorganismus ausreichend charakterisiert sein. Dazu können die Bestimmung seines Phänotyps, makroskopische und mikroskopische Verfahren sowie biochemische Prüfungen und gegebenenfalls die Bestimmung des Genotyps sowie molekulargenetische Prüfungen gehören.

Verfahren mit einem Saatgutsystem

Die Masterzellbank ist eine homogene Suspension oder ein Lyophilisat der ursprünglichen Zellen, die in einzelnen Gefäßen aufbewahrt werden. Die Lebens- und Vermehrungsfähigkeit der Zellen unter den gewählten Lagerungsbedingungen und ihre Fähigkeit, nach der Lagerung einen zufriedenstellenden Herstellungsprozeß zu gewährleisten, müssen nachgewiesen sein. Die Vermehrung der Masterzellbank geschieht über ein Saatgutsystem und unter Verwendung einer Arbeitszellbank.

Die Arbeitszellbank ist eine homogene Suspension oder ein Lyophilisat des Zellmaterials, das von der Masterzellbank stammt und in gleichen Volumen auf einzelne Gefäße verteilt gelagert wird (zum Beispiel in flüssigem Stickstoff). Die Herstellung kann (diskontinuierlich) im Batchverfahren oder in kontinuierlichen Verfahren erfolgen und wird unter festgelegten Bedingungen beendet.

Alle Gefäße einer Zellbank werden unter gleichen Bedingungen gelagert. Wenn sie einmal aus dem Lagerbestand entnommen worden sind, dürfen die einzelnen Ampullen, Durchstechflaschen oder Kulturstäbchen nicht in die Zellbank zurückgebracht werden.

Verfahren mit schrittweisem Wachstum in Zellkulturen

Der Inhalt eines Gefäßes mit der Arbeitszellbank wird, falls erforderlich nach Resuspendieren der Zellen, als Inokulum für ein geeignetes Nährmedium verwendet. Nach einer geeigneten Wachstumsphase werden die Kulturen verwendet, um den Fermentationsprozeß in Gang zu bringen, falls erforderlich nach einer Vorkultur in einem Vorfermenter. Die Bedingungen sind für jeden Verfahrensschritt festgelegt und müssen bei jedem Herstellungszyklus eingehalten werden.

Kontrolle bei Verfahrensänderungen

Wird das Herstellungsverfahren so geändert, daß sich das Verunreinigungsprofil des Produkts signifikant ändert, müssen die kritischen Schritte, die mit dieser Änderung verbunden sind, validiert werden.

Falls sich der bei der Herstellung verwendete Mikroorganismus signifikant geändert und zu einer signifikanten Änderung des Verunreinigungsprofils des Produkts geführt hat, müssen die kritischen Verfahrensschritte, insbesondere die Reinigung und Isolierung, validiert werden.

Bei der Validierung muß gezeigt werden, daß neue Verunreinigungen des Produkts, die aus der Änderung resultieren, durch Prüfungen erfaßt werden. Falls erforderlich werden zusätzliche oder andere Prüfungen mit geeigneten Grenzwerten eingeführt. Führt die Verfahrensänderung oder der veränderte Mikroorganismus zu einer Zunahme einer bereits vorhandenen Verunreinigung, muß beurteilt werden, ob diese Zunahme vertretbar ist.

Wird die Masterzellbank ersetzt, müssen die kritischen Schritte des Herstellungsverfahrens soweit validiert werden, um zu zeigen, daß die Qualität und Sicherheit des Produkts nicht beeinträchtigt werden. Besonders zu beachten sind Änderungen im Verunreinigungsprofil, wenn im Verfahren ein modifizierter oder neuer Mikroorganismus für die Herstellung verwendet wird.

Ausgangsmaterialien

Die Ausgangsmaterialien, die für die Fermentation und/ oder die Aufarbeitung verwendet werden, müssen von geeigneter Qualität sein. Sie müssen geprüft werden, um sicherzustellen, daß sie den schriftlich festgehaltenen Spezifikationen entsprechen.

Mikroorganismen in Nährmedien oder in der zur Belüftung zugeführten Luft dürfen nur in so kleiner Anzahl vorhanden sein, daß eine dadurch bedingte Kontamination die Qualität, Reinheit und Sicherheit des Produkts nicht beeinträchtigt. Nährstoffe, Vorläufersubstanzen und Substrate müssen während der Fermentation unter aseptischen Bedingungen zugesetzt werden.

In-Prozeß-Kontrollen

In-Prozeß-Kontrollen gewährleisten während der Fermentation und der Aufarbeitung gleichmäßige Bedingungen und damit die Qualität des isolierten Produkts. Insbesondere ist darauf zu achten, daß jede mikrobielle Verunreinigung, die Qualität, Reinheit und Sicherheit des Produkts beeinträchtigen kann, durch Kontrolle nachgewiesen wird.

Zur Kontrolle der Herstellungsbedingungen können Parameter wie

- Temperatur
- *p*H-Wert
- Durchflußgeschwindigkeit der zur Belüftung verwendeten Luft
- Rührgeschwindigkeit
- Druck

angewendet werden. Die Konzentration des angestrebten Fermentationsprodukts kann aufgezeichnet werden.

F

Monographien

Aufarbeitung

Am Ende der Fermentation wird der zur Herstellung verwendete Mikroorganismus inaktiviert oder entfernt. Die weitere Aufarbeitung erfolgt so, daß Überreste des Kulturmediums auf eine annehmbare Konzentration vermindert werden und somit sichergestellt ist, daß das gewünschte Produkt in gleichbleibender Qualität gewonnen wird.

Für die angewendeten Reinigungsverfahren, wie zum Beispiel Behandlung mit Aktivkohle, Ultrafiltration oder Lösungsmittelextraktion, muß gezeigt werden, daß

- Überreste von Mikroorganismen, die zur Herstellung verwendet werden
- Kulturmedien, Substrate und Vorläufersubstanzen
- unerwünschte Umwandlungsprodukte von Substraten und Vorläufersubstanzen

weitgehend oder vollständig entfernt werden.

Falls erforderlich werden geeignete Prüfungen als In-Prozeß-Kontrollen oder am isolierten Fermentationsprodukt durchgeführt.

Prüfung auf Identität, Prüfung auf Reinheit und Gehaltsbestimmung

Die Anforderungen, die das Produkt während der Laufzeit erfüllen muß, und die spezifischen Prüfmethoden sind in den einzelnen Produkt-Monographien angegeben.

Lagerung

Siehe jeweilige Produkt-Monographien.

Beschriftung

Siehe jeweilige Produkt-Monographien.

1999, 1324

Flecainidacetat

Flecainidi acetas

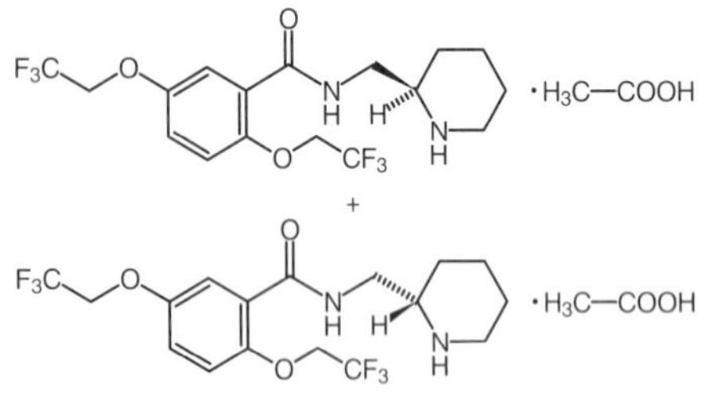

$C_{19}H_{24}F_6N_2O_5$ M_r 474,4

Definition

Flecainidacetat enthält mindestens 98,0 und höchstens 101,0 Prozent *N*-[(*RS*)-(Piperidin-2-ylmethyl)]-2,5-bis-(2,2,2-trifluorethoxy)benzamid-acetat, berechnet auf die getrocknete Substanz.

Eigenschaften

Weißes bis fast weißes, kristallines, sehr hygroskopisches Pulver; löslich in Wasser und wasserfreiem Ethanol. Die Substanz löst sich sehr leicht in verdünnter Essigsäure und ist praktisch unlöslich in verdünnter Salzsäure.

Prüfung auf Identität

1: A, C.
2: A, B, D.

A. Schmelztemperatur (2.2.14): 146 bis 152 °C. Das Schmelzintervall ist nicht größer als 3 °C.

B. 50 mg Substanz werden in Ethanol 96 % *R* zu 50,0 ml gelöst. 5,0 ml Lösung werden mit Ethanol 96 % *R* zu 50,0 ml verdünnt. Diese Lösung, zwischen 230 und 350 nm gemessen, zeigt ein Absorptionsmaximum (2.2.25) bei 298 nm. Die spezifische Absorption, im Maximum gemessen, liegt zwischen 61 und 65.

C. Die Prüfung erfolgt mit Hilfe der IR-Spektroskopie (2.2.24) durch Vergleich des Spektrums der Substanz mit dem von Flecainidacetat *CRS*.

D. Die Substanz gibt die Identitätsreaktion b auf Acetat (2.3.1).

Prüfung auf Reinheit

Aussehen der Lösung: 0,25 g Substanz werden in Wasser *R* gelöst. Die Lösung wird nach Zusatz von 0,05 ml Essigsäure 98 % *R* mit Wasser *R* zu 10 ml verdünnt. Die Lösung muß klar (2.2.1) und farblos (2.2.2, Methode II) sein.

***p*H-Wert** (2.2.3): 0,25 g Substanz werden in kohlendioxidfreiem Wasser *R* zu 10 ml gelöst. Der *p*H-Wert der Lösung muß zwischen 6,7 und 7,1 liegen.

Verwandte Substanzen: Die Prüfung erfolgt mit Hilfe der Flüssigchromatographie (2.2.29).

Untersuchungslösung: 0,25 g Substanz werden in Methanol *R* zu 25,0 ml gelöst.

Referenzlösung a: 5,0 ml Untersuchungslösung werden mit Methanol *R* zu 100,0 ml verdünnt. 1,0 ml dieser Lösung wird mit Methanol *R* zu 10,0 ml verdünnt.

Referenzlösung b: 25 mg Flecainidacetat *CRS* und 25 mg Flecainidacetat-Verunreinigung A *CRS* werden in Methanol *R* zu 25,0 ml gelöst.

Die Chromatographie kann durchgeführt werden mit

- einer Säule aus rostfreiem Stahl von 0,15 m Länge und 4,6 mm innerem Durchmesser, gepackt mit octylsilyliertem Kieselgel zur Chromatographie *R* (5 µm)
- einer Mischung der mobilen Phasen A und B unter Einsatz der Gradientenelution bei einer Durchflußrate von 2 ml je Minute:
  mobile Phase A: 2 ml konzentrierte Ammoniak-Lösung *R* werden mit 4 ml Triethylamin *R* und anschließend mit 985 ml Wasser *R* gemischt; nach Zusatz von 6 ml Phosphorsäure 85 % *R* wird der *p*H-Wert der Lösung mit konzentrierter Ammoniak-Lösung *R* auf 2,8 eingestellt.

mobile Phase B: Acetonitril *R*.

Zeit (min)	mobile Phase A (% *V/V*)	mobile Phase B (% *V/V*)	Erläuterungen
	90	10	Äquilibrierung
0 – 12	90 → 30	10 → 70	linearer Gradient
12 – 17	30	70	isokratisch
17 – 19	30 → 90	70 → 10	linearer Gradient
19 – 21	90	10	Re-Äquilibrierung

– einem Spektrometer als Detektor bei einer Wellenlänge von 300 nm
– einer Probenschleife.

Falls keine geeignete Basislinie erhalten wird, wird eine andere Qualität von Triethylamin verwendet.

20 µl Referenzlösung b werden eingespritzt. Die Prüfung darf nur ausgewertet werden, wenn die Auflösung zwischen den beiden Peaks im Chromatogramm mindestens 4 beträgt.

Je 20 µl Untersuchungslösung und Referenzlösung a werden getrennt eingespritzt. Im Chromatogramm der Untersuchungslösung darf keine Peakfläche, mit Ausnahme der des Hauptpeaks, größer sein als das 0,4fache der Fläche des Hauptpeaks im Chromatogramm der Referenzlösung a (0,2 Prozent). Die Summe aller Peakflächen, mit Ausnahme der des Hauptpeaks, darf nicht größer sein als die Fläche des Peaks im Chromatogramm der Referenzlösung a (0,5 Prozent). Peaks, deren Fläche kleiner ist als das 0,02fache der Fläche des Hauptpeaks im Chromatogramm der Referenzlösung a, werden nicht berücksichtigt.

(Piperidin-2-yl)methanamin: Die Prüfung erfolgt mit Hilfe der Dünnschichtchromatographie (2.2.27) unter Verwendung einer Schicht von Kieselgel HF_{254} *R*.

Untersuchungslösung: 0,10 g Substanz werden in Methanol *R* zu 2,0 ml gelöst.

Referenzlösung: 10 mg (Piperidin-2-yl)methanamin *CRS* werden in Methanol *R* zu 10,0 ml gelöst. 1,0 ml Lösung wird nach Zusatz von 25 mg Flecainidacetat *CRS* mit Methanol *R* zu 10,0 ml verdünnt.

Auf die Platte werden getrennt 5 µl jeder Lösung aufgetragen. Die Chromatographie erfolgt mit einer frisch hergestellten Mischung von 5 Volumteilen konzentrierter Ammoniak-Lösung *R* und 95 Volumteilen Aceton *R* über eine Laufstrecke von 10 cm. Die Platte wird so lange bei 100 bis 105 °C erhitzt, bis kein Geruch von Ammoniak mehr wahrnehmbar ist. Die Lage des Flecainid-Flecks wird im ultravioletten Licht bei 254 nm festgestellt. Anschließend wird die Platte mit einer frisch hergestellten Lösung von Ninhydrin *R* (2 g · l^{-1}) in Methanol *R* besprüht, 2 bis 5 min lang bei 100 bis 110 °C erhitzt und im Tageslicht ausgewertet. Im Chromatogramm der Untersuchungslösung darf ein dem (Piperidin-2-yl)methanamin entsprechender Fleck nicht größer oder stärker gefärbt sein als der entsprechende Fleck im Chromatogramm der Referenzlösung (0,2 Prozent). Die Prüfung darf nur ausgewertet werden, wenn das Chromatogramm der Referenzlösung deutlich voneinander getrennt 2 Flecke zeigt.

Schwermetalle (2.4.8): 1,0 g Substanz muß der Grenzprüfung C auf Schwermetalle entsprechen (20 ppm). Zur Herstellung der Referenzlösung werden 2 ml Blei-Lösung (10 ppm Pb) *R* verwendet.

Trocknungsverlust (2.2.32): Höchstens 0,5 Prozent, mit 1,000 g Substanz durch 2 h langes Trocknen im Vakuumtrockenschrank bei 60 °C und höchstens 0,6 kPa bestimmt.

Sulfatasche (2.4.14): *Die Prüfung erfolgt im Platintiegel.*

Höchstens 0,1 Prozent, mit 1,0 g Substanz bestimmt.

Gehaltsbestimmung

0,400 g Substanz, in 25 ml wasserfreier Essigsäure *R* gelöst, werden mit Perchlorsäure (0,1 mol · l^{-1}) titriert. Der Endpunkt wird mit Hilfe der Potentiometrie (2.2.20) bestimmt.

1 ml Perchlorsäure (0,1 mol · l^{-1}) entspricht 47,44 mg $C_{19}H_{24}F_6N_2O_5$.

Lagerung

Gut verschlossen, vor Licht geschützt.

Verunreinigungen

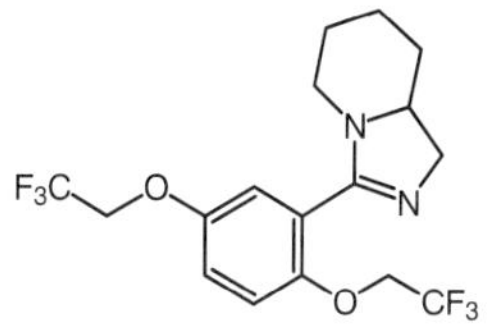

A. 3-[2,5-Bis(2,2,2-trifluorethoxy)phenyl]-1,5,6,7,8,8a-hexahydroimidazo[1,5-*a*]pyridin

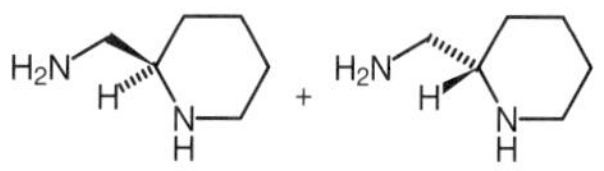

B. (*RS*)-(Piperidin-2-yl)methanamin

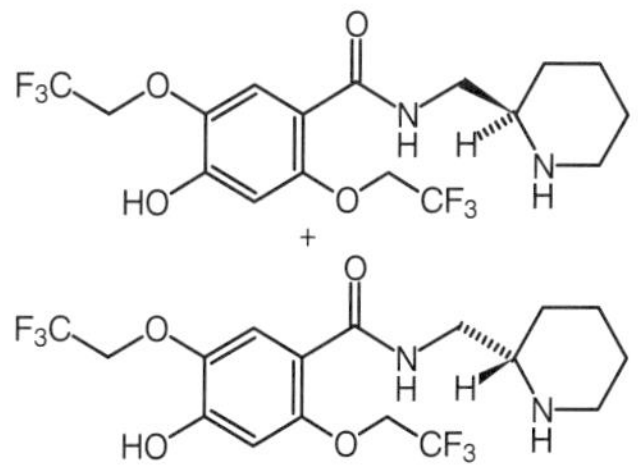

C. (*RS*)-4-Hydroxy-*N*-(piperidin-2-ylmethyl)-2,5-bis(2,2,2-trifluorethoxy)benzamid

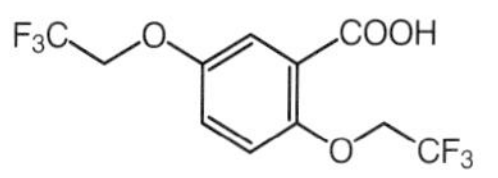

D. 2,5-Bis(2,2,2-trifluorethoxy)benzoesäure

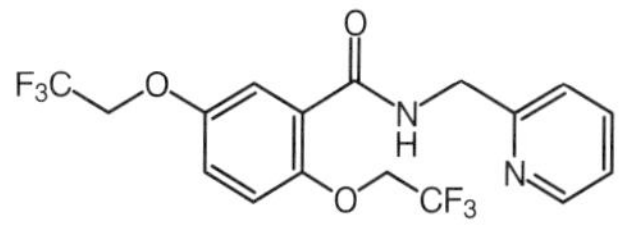

E. *N*-(Pyridin-2-ylmethyl)-2,5-bis(2,2,2-trifluorethoxy)benzamid.

F

Monographien

1999, 1333

Indische Flohsamen

Plantaginis ovatae semen

Definition

Indische Flohsamen bestehen aus den getrockneten, reifen Samen von *Plantago ovata* Forsskal (*Plantago ispaghula* Roxburgh).

Eigenschaften

Die Droge weist die unter „Prüfung auf Identität, A und B" beschriebenen makroskopischen und mikroskopischen Merkmale auf.

Prüfung auf Identität

A. Die blaßrosa bis beigefarbenen Samen sind glatt, von schiffchenähnlicher Gestalt, gekrümmt, 1,5 bis 3,5 mm lang, 1,5 bis 2 mm breit und 1 bis 1,5 mm dick. Die konkave Seite zeigt im Zentrum einen hellen Fleck, der dem Hilum entspricht, die konvexe Seite einen hellbraunen Fleck, welcher der Lage des Embryos entspricht und bis etwa ein Viertel der Samenlänge einnimmt.

B. Die Droge wird pulverisiert (355). Das Pulver ist hellbraun. Die Prüfung erfolgt unter dem Mikroskop, wobei Chloralhydrat-Lösung *R* verwendet wird. Das Pulver zeigt folgende Merkmale: Bruchstücke des Episperms mit polygonalen, schleimführenden Zellen; Fragmente der inneren Schichten der Samenschale, bestehend aus bräunlichen, dünnwandigen Zellen, häufig mit anhaftenden äußeren Schichten des Endosperms; Aleuronkörner und Öltröpfchen führende Endospermfragmente mit dicken, cellulosehaltigen Wänden; einige wenige Bruchstücke des Embryos mit dünnwandigen Zellen. Wird unter dem Mikroskop unter Verwendung einer 50prozentigen Lösung (*V/V*) von Glycerol *R* geprüft, zeigt das Pulver Stärkekörner mit einem Durchmesser von 3 bis 25 µm, die einzeln oder in Gruppen, 2- oder 4fach zusammengesetzt, auftreten können.

C. Die Prüfung erfolgt mit Hilfe der Dünnschichtchromatographie (2.2.27) unter Verwendung einer DC-Platte mit Kieselgel *R*.

Untersuchungslösung: In einem dickwandigen Zentrifugenröhrchen werden zu 50 mg pulverisierter Droge (355) 2 ml einer Lösung von Trifluoressigsäure *R* ($230\ g \cdot l^{-1}$) gegeben. Nach kräftigem Schütteln wird das Röhrchen verschlossen und die Mischung 1 h lang bei 120 °C erhitzt. Das Hydrolysat wird zentrifugiert, die klare, überstehende Flüssigkeit in einen 50-ml-Kolben gebracht, mit 10 ml Wasser *R* versetzt und unter vermindertem Druck zur Trockne eingedampft. Der Rückstand wird in 10 ml Wasser *R* aufgenommen und erneut unter vermindertem Druck zur Trockne eingedampft. Der Rückstand wird in 2 ml Methanol *R* aufgenommen.

Referenzlösung a: 10 mg Arabinose *R* werden in einer kleinen Menge Wasser *R* gelöst. Die Lösung wird mit Methanol *R* zu 10 ml verdünnt.

Referenzlösung b: 10 mg Xylose *R* werden in einer kleinen Menge Wasser *R* gelöst. Die Lösung wird mit Methanol *R* zu 10 ml verdünnt.

Referenzlösung c: 10 mg Galactose *R* werden in einer kleinen Menge Wasser *R* gelöst. Die Lösung wird mit Methanol *R* zu 10 ml verdünnt.

Auf die Platte werden getrennt 10 µl jeder Lösung bandförmig aufgetragen. Die Chromatographie erfolgt mit einer Mischung von 15 Volumteilen Wasser *R* und 85 Volumteilen Acetonitril *R* über eine Laufstrecke von 15 cm. Die Platte wird mit Aminohippursäure-Reagenz *R* besprüht, 5 min lang bei 120 °C erhitzt und im Tageslicht ausgewertet. Das Chromatogramm der Untersuchungslösung zeigt 2 orangerosa Zonen (Arabinose und Xylose) sowie eine gelbe Zone (Galactose) in ähnlicher Lage und Farbe wie die Hauptzonen in den Chromatogrammen der Referenzlösungen.

Prüfung auf Reinheit

Fremde Bestandteile (2.8.2): Die Droge muß der Prüfung entsprechen. Die Prüfung wird mit 10,0 g Droge durchgeführt.

Quellungszahl (2.8.4): Mindestens 9, mit der pulverisierten Droge (355) bestimmt.

Trocknungsverlust (2.2.32): Höchstens 10,0 Prozent, mit 1,000 g pulverisierter Droge (355) durch 2 h langes Trocknen im Trockenschrank bei 100 bis 105 °C bestimmt.

Asche (2.4.16): Höchstens 4,0 Prozent.

Lagerung

Gut verschlossen, vor Licht geschützt.

1999, 1334

Indische Flohsamenschalen

Plantaginis ovatae seminis tegumentum

Definition

Indische Flohsamenschalen bestehen aus den Samenschalen von *Plantago ovata* Forsskal (*Plantago ispaghula* Roxburgh).

Eigenschaften

Die Droge weist die unter „Prüfung auf Identität, A und B" beschriebenen makroskopischen und mikroskopischen Merkmale auf.

Prüfung auf Identität

A. Die blaßrosa bis beigefarbenen Samenschalen sind glatt, von schiffchenähnlicher Gestalt, gekrümmt, 1,5 bis 3,5 mm lang und 1,5 bis 2 mm breit. Die konvexe Seite zeigt einen hellbraunen Fleck, der dem Ort entspricht, an dem sich der Embryo vor der Abtrennung vom Samen befand.

B. Die Droge wird pulverisiert (355). Das Pulver ist hellgelb. Die Prüfung erfolgt unter dem Mikroskop, wobei Chloralhydrat-Lösung *R* verwendet wird. Das Pulver zeigt folgende Merkmale: Bruchstücke des Episperms mit polygonalen, schleimführenden Zellen; Fragmente der inneren Schichten der Samenschale, bestehend aus bräunlichen, dünnwandigen Zellen, häufig mit anhaftenden äußeren Schichten des Endosperms. Wird unter dem Mikroskop unter Verwendung einer 50prozentigen Lösung (*V/V*) von Glycerol *R* geprüft, zeigt das Pulver Stärkekörner mit einem Durchmesser von 3 bis 25 µm, die einzeln oder in Gruppen, 2- oder 4fach zusammengesetzt, auftreten können.

C. Die Prüfung erfolgt mit Hilfe der Dünnschichtchromatographie (2.2.27) unter Verwendung einer DC-Platte mit Kieselgel *R*.

Untersuchungslösung: In einem dickwandigen Zentrifugenröhrchen werden zu 10 mg pulverisierter Droge (355) 2 ml einer Lösung von Trifluoressigsäure *R* (230 g · l^{-1}) gegeben. Nach kräftigem Schütteln wird das Röhrchen verschlossen und die Mischung 1 h lang bei 120 °C erhitzt. Das Hydrolysat wird zentrifugiert, die klare, überstehende Flüssigkeit in einen 50-ml-Kolben gebracht, mit 10 ml Wasser *R* versetzt und unter vermindertem Druck zur Trockne eingedampft. Der Rückstand wird in 10 ml Wasser *R* aufgenommen und erneut unter vermindertem Druck zur Trockne eingedampft. Der Rückstand wird in 2 ml Methanol *R* aufgenommen.

Referenzlösung a: 10 mg Arabinose *R* werden in einer kleinen Menge Wasser *R* gelöst. Die Lösung wird mit Methanol *R* zu 10 ml verdünnt.

Referenzlösung b: 10 mg Xylose *R* werden in einer kleinen Menge Wasser *R* gelöst. Die Lösung wird mit Methanol *R* zu 10 ml verdünnt.

Referenzlösung c: 10 mg Galactose *R* werden in einer kleinen Menge Wasser *R* gelöst. Die Lösung wird mit Methanol *R* zu 10 ml verdünnt.

Auf die Platte werden getrennt 10 µl jeder Lösung bandförmig aufgetragen. Die Chromatographie erfolgt mit einer Mischung von 15 Volumteilen Wasser *R* und 85 Volumteilen Acetonitril *R* über eine Laufstrecke von 15 cm. Die Platte wird mit Aminohippursäure-Reagenz *R* besprüht, 5 min lang bei 120 °C erhitzt und im Tageslicht ausgewertet. Das Chromatogramm der Untersuchungslösung zeigt 2 orangerosa Zonen (Arabinose und Xylose) sowie eine gelbe Zone (Galactose) in ähnlicher Lage und Farbe wie die Hauptzonen in den Chromatogrammen der Referenzlösungen.

Prüfung auf Reinheit

Fremde Bestandteile (2.8.2): Die Droge muß der Prüfung entsprechen. Die Prüfung wird mit 5,0 g Droge durchgeführt.

Quellungszahl (2.8.4): Mindestens 40, mit 0,1 g pulverisierter Droge (355) bestimmt.

Trocknungsverlust (2.2.32): Höchstens 12,0 Prozent, mit 1,000 g pulverisierter Droge (355) durch 2 h langes Trocknen im Trockenschrank bei 100 bis 105 °C bestimmt.

Asche (2.4.16): Höchstens 4,0 Prozent.

Lagerung

Gut verschlossen, vor Licht geschützt.

F

Monographien

1998, 668

Flucloxacillin-Natrium

Flucloxacillinum natricum

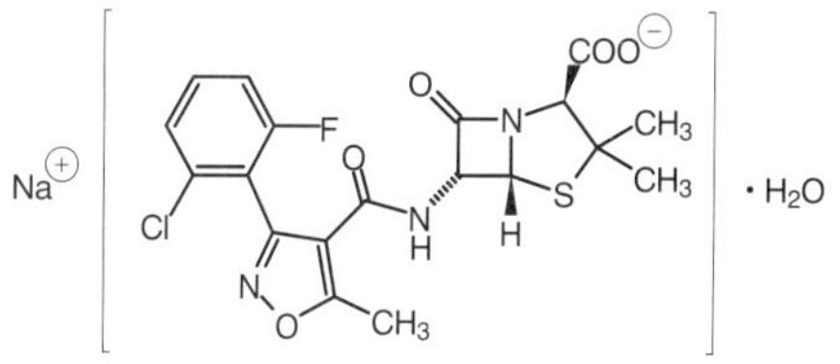

$C_{19}H_{16}ClFN_3NaO_5S \cdot H_2O$ M_r 493,9

Definition

Flucloxacillin-Natrium enthält mindestens 95,0 und höchstens 101,0 Prozent (2*S*,5*R*,6*R*)-6-[[[3-(2-Chlor-6-fluorphenyl)-5-methylisoxazol-4-yl]carbonyl]amino]-3,3-dimethyl-7-oxo-4-thia-1-azabicyclo[3.2.0]heptan-2-carbonsäure, Natriumsalz, berechnet auf die wasserfreie Substanz.

Herstellung

Wird die Substanz nach einem Verfahren hergestellt, bei dem Rückstände von 2-Ethylhexansäure verbleiben könnten, muß sie der folgenden Prüfung entsprechen:

2-Ethylhexansäure: Die Prüfung erfolgt mit Hilfe der Gaschromatographie (2.2.28) unter Anwendung einer geeigneten, validierten Methode. Die Substanz darf höchstens 0,8 Prozent (*m/m*) 2-Ethylhexansäure enthalten.

Eigenschaften

Weißes bis fast weißes, kristallines, hygroskopisches Pulver; leicht löslich in Wasser und Methanol, löslich in Ethanol.

Prüfung auf Identität

1: A, D.

2: B, C, D.

A. Die Prüfung erfolgt mit Hilfe der IR-Spektroskopie (2.2.24) durch Vergleich des Spektrums der Substanz mit dem von Flucloxacillin-Natrium *CRS*.

B. Die Prüfung erfolgt mit Hilfe der Dünnschichtchromatographie (2.2.27) unter Verwendung einer Schicht von silanisiertem Kieselgel H *R*.

Untersuchungslösung: 25 mg Substanz werden in 5 ml Wasser *R* gelöst.

Referenzlösung a: 25 mg Flucloxacillin-Natrium *CRS* werden in 5 ml Wasser *R* gelöst.

Referenzlösung b: Je 25 mg Cloxacillin-Natrium *CRS*, Dicloxacillin-Natrium *CRS* und Flucloxacillin-Natrium *CRS* werden in 5 ml Wasser *R* gelöst.

Auf die Platte wird getrennt 1 µl jeder Lösung aufgetragen. Die Chromatographie erfolgt mit einer Mischung von 30 Volumteilen Aceton *R* und 70 Volumteilen einer Lösung von Ammoniumacetat *R* ($154 g \cdot l^{-1}$), deren *p*H-Wert zuvor mit Essigsäure 98 % *R* auf 5,0 eingestellt wurde, über eine Laufstrecke von 15 cm. Die Platte wurde an der Luft trocknen gelassen und anschließend Iodgas ausgesetzt, bis Flecke erscheinen. Die Auswertung erfolgt im Tageslicht. Der Hauptfleck im Chromatogramm der Untersuchungslösung entspricht in bezug auf Lage, Farbe und Größe dem Hauptfleck im Chromatogramm der Referenzlösung a. Die Prüfung darf nur ausgewertet werden, wenn das Chromatogramm der Referenzlösung b deutlich voneinander getrennt 3 Flecke zeigt.

C. Etwa 2 mg Substanz werden in einem Reagenzglas von etwa 150 mm Länge und 15 mm innerem Durchmesser mit 0,05 ml Wasser *R* befeuchtet. Nach Zusatz von 2 ml Formaldehyd-Schwefelsäure *R* wird der Inhalt des Reagenzglases durch Schütteln gemischt. Die Lösung ist schwach grünlichgelb gefärbt. Wird das Reagenzglas 1 min lang in ein Wasserbad gestellt, entsteht eine Gelbfärbung.

D. Die Substanz gibt die Identitätsreakion a auf Natrium (2.3.1).

Prüfung auf Reinheit

Prüflösung: 2,50 g Substanz werden in kohlendioxidfreiem Wasser *R* zu 25,0 ml gelöst.

Aussehen der Lösung: Die Prüflösung muß klar (2.2.1) sein. Die Absorption (2.2.25) der Prüflösung, bei 430 nm gemessen, darf höchstens 0,04 betragen.

***p*H-Wert** (2.2.3): Der *p*H-Wert der Prüflösung muß zwischen 5,0 und 7,0 liegen.

Spezifische Drehung (2.2.7): 0,250 g Substanz werden in Wasser *R* zu 25,0 ml gelöst. Die spezifische Drehung muß zwischen +158 und +168° liegen, berechnet auf die wasserfreie Substanz.

Verwandte Substanzen: Die Prüfung erfolgt mit Hilfe der Flüssigchromatographie (2.2.29) wie unter „Gehaltsbestimmung“ beschrieben.

Die Untersuchungslösung a wird eingespritzt. Die Chromatographie erfolgt über eine Dauer, die der 5fachen Retentionszeit des Hauptpeaks entspricht.

Die Referenzlösung b wird eingespritzt. Im Chromatogramm der Untersuchungslösung a darf keine Peakfläche, mit Ausnahme der des Hauptpeaks, größer sein als die Fläche des Hauptpeaks im Chromatogramm der Referenzlösung b (1 Prozent). Die Summe der Flächen aller Nebenpeaks darf nicht größer sein als das 5fache der Fläche des Hauptpeaks im Chromatogramm der Referenzlösung b (5 Prozent). Peaks, deren Fläche kleiner ist als das 0,05fache der Fläche des Hauptpeaks im Chromatogramm der Referenzlösung b, werden nicht berücksichtigt.

Dimethylanilin: Höchstens 20 ppm. Die Prüfung erfolgt mit Hilfe der Gaschromatographie (2.2.28) unter Verwendung von Naphthalin *R* als Interner Standard.

Interner-Standard-Lösung: 50,0 mg Naphthalin *R* werden in Cyclohexan *R* zu 50,0 ml gelöst. 5,0 ml Lösung werden mit Cyclohexan *R* zu 100,0 ml verdünnt.

Untersuchungslösung: 1,00 g Substanz wird in einem Reagenzglas mit Schliffstopfen mit 5 ml Natriumhydroxid-Lösung ($1 mol \cdot l^{-1}$) und 1,0 ml Interner-Standard-Lösung versetzt. Das Reagenzglas wird verschlossen und 1 min lang kräftig geschüttelt. Falls erforderlich wird zentrifugiert. Die obere Phase wird verwendet.

Referenzlösung: 50,0 mg N,N-Dimethylanilin *R* werden mit 2 ml Salzsäure *R* und 20 ml Wasser *R* versetzt. Bis zur Lösung wird geschüttelt und mit Wasser *R* zu 50,0 ml verdünnt. 5,0 ml Lösung werden mit Wasser *R* zu 250,0 ml verdünnt. 1,0 ml dieser Lösung wird in einem Reagenzglas mit Schliffstopfen mit 5 ml Natriumhydroxid-Lösung ($1 mol \cdot l^{-1}$) und 1,0 ml Interner-Standard-Lösung versetzt. Das Reagenzglas wird verschlossen und 1 min lang kräftig geschüttelt. Falls erforderlich wird zentrifugiert. Die obere Phase wird verwendet.

Die Chromatographie kann durchgeführt werden mit

- einer Säule aus Glas von 2 m Länge und 2 mm innerem Durchmesser, gepackt mit silanisiertem Kieselgur zur Gaschromatographie *R*, imprägniert mit 3 Prozent (*m/m*) Poly[methyl(50)phenyl(50)]siloxan *R*
- Stickstoff zur Chromatographie *R* als Trägergas bei einer Durchflußrate von 30 ml je Minute
- einem Flammenionisationsdetektor.

Die Temperatur der Säule wird bei 120 °C, die des Probeneinlasses und des Detektors bei 150 °C gehalten.

Je 1 µl Untersuchungslösung und Referenzlösung werden getrennt eingespritzt.

Wasser (2.5.12): 3,0 bis 4,5 Prozent, mit 0,300 g Substanz nach der Karl-Fischer-Methode bestimmt.

Sterilität (2.6.1): Flucloxacillin-Natrium zur Herstellung von Parenteralia, das dabei keinem weiteren geeigneten Sterilisationsverfahren unterworfen wird, muß der Prüfung entsprechen.

Pyrogene (2.6.8): Flucloxacillin-Natrium zur Herstellung von Parenteralia, das dabei keinem weiteren geeigneten Verfahren zur Beseitigung von Pyrogenen unterworfen wird, muß der Prüfung entsprechen. Je Kilogramm Körpermasse eines Kaninchens wird 1 ml einer Lösung, die 20 mg der Substanz je Milliliter in Wasser für Injektionszwecke *R* enthält, injiziert.

Gehaltsbestimmung

Die Bestimmung erfolgt mit Hilfe der Flüssigchromatographie (2.2.29).

Untersuchungslösung a: 50,0 mg Substanz werden in der mobilen Phase zu 50,0 ml gelöst.

Untersuchungslösung b: 5,0 ml Untersuchungslösung a werden mit der mobilen Phase zu 50,0 ml verdünnt.

Referenzlösung a: 50,0 mg Flucloxacillin-Natrium *CRS* werden in der mobilen Phase zu 50,0 ml gelöst. 5,0 ml Lösung werden mit der mobilen Phase zu 50,0 ml verdünnt.

Referenzlösung b: 5,0 ml Referenzlösung a werden mit der mobilen Phase zu 50,0 ml verdünnt.

Referenzlösung c: 5 mg Flucloxacillin-Natrium *CRS* und 5 mg Cloxacillin-Natrium *CRS* werden in der mobilen Phase zu 50,0 ml gelöst.

Die Chromatographie kann durchgeführt werden mit
- einer Säule aus rostfreiem Stahl von 0,25 m Länge und 4 mm innerem Durchmesser, gepackt mit octadecylsilyliertem Kieselgel zur Chromatographie *R* (5 µm)
- folgender mobilen Phase bei einer Durchflußrate von 1 ml je Minute: 75 Volumteile einer Lösung von Kaliumdihydrogenphosphat *R* ($2{,}7 \text{ g} \cdot \text{l}^{-1}$), die mit verdünnter Natriumhydroxid-Lösung *R* auf einen *p*H-Wert von 5,0 eingestellt wurde, und 25 Volumteile Acetonitril *R* werden gemischt.
- einem Spektrometer als Detektor bei einer Wellenlänge von 225 nm
- einer 20-µl-Probenschleife.

Die Referenzlösung c wird eingespritzt. Die Empfindlichkeit des Systems wird so eingestellt, daß die Höhe der Hauptpeaks mindestens 50 Prozent des maximalen Ausschlags beträgt. Die Bestimmung darf nur ausgewertet werden, wenn die Auflösung zwischen dem ersten Peak (Cloxacillin) und dem zweiten Peak (Flucloxacillin) mindestens 2,5 beträgt.

Die Referenzlösung a wird 6mal eingespritzt. Die Bestimmung darf nur ausgewertet werden, wenn die relative Standardabweichung der Peakfläche von Flucloxacillin höchstens 1,0 Prozent beträgt.

Untersuchungslösung b und Referenzlösung a werden abwechselnd eingespritzt.

Lagerung

Dicht verschlossen, unterhalb von 25 °C. Falls die Substanz steril ist, im Behältnis mit Sicherheitsverschluß.

Beschriftung

Die Beschriftung gibt insbesondere, falls zutreffend, an
- daß die Substanz steril ist
- daß die Substanz pyrogenfrei ist.

Verunreinigungen

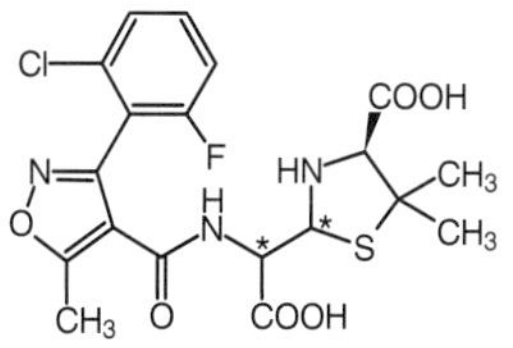

A. (4*S*)-2-[Carboxy[[[3-(2-chlor-6-fluorphenyl)-5-methylisoxazol-4-yl]carbonyl]amino]methyl]-5,5-dimethylthiazolidin-4-carbonsäure (Penicillosäuren des Flucloxacillins)

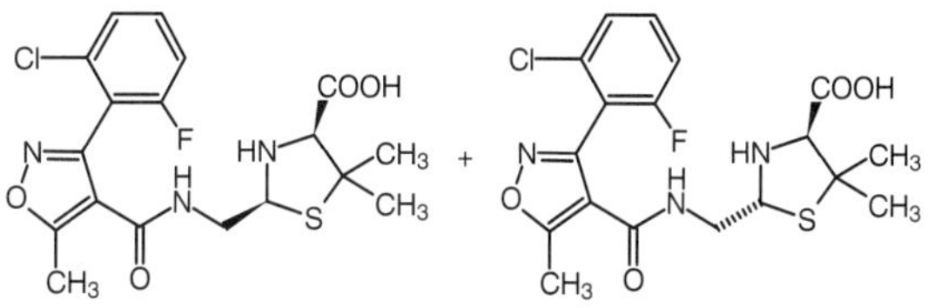

B. (2*RS*,4*S*)-2-[[[[3-(2-Chlor-6-fluorphenyl)-5-methylisoxazol-4-yl]carbonyl]amino]methyl]-5,5-dimethylthiazolidin-4-carbonsäure (Penillosäuren des Flucloxacillins)

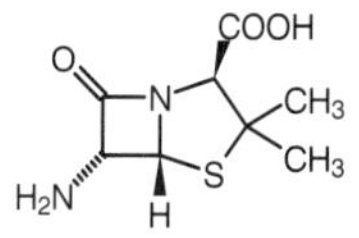

C. (2*S*,5*R*,6*R*)-6-Amino-3,3-dimethyl-7-oxo-4-thia-1-azabicyclo[3.2.0]heptan-2-carbonsäure (6-Aminopenicillansäure)

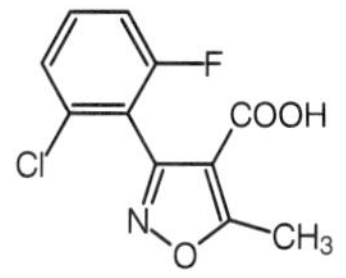

D. 3-(2-Chlor-6-fluorphenyl)-5-methylisoxazol-4-carbonsäure.

1999, 1325

[^{18}F]Fludeoxyglucose-Injektionslösung

Fludeoxyglucosi[^{18}F] solutio iniectabilis

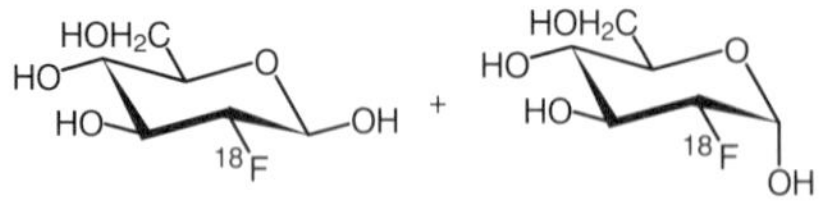

Definition

[^{18}F]Fludeoxyglucose-Injektionslösung ist eine sterile Lösung von 2-[^{18}F]Fluor-2-desoxy-D-glucopyranose (2-[^{18}F]Fluor-2-desoxy-D-glucose) für diagnostische Zwecke. Die Injektionslösung enthält mindestens 90,0 und höchstens 110,0 Prozent der deklarierten Fluor-18-Radioaktivität zu dem in der Beschriftung angegebenen Zeitpunkt. Mindestens 95 Prozent der Radioaktivität entsprechen Fluor-18 in Form von 2-[^{18}F]Fluor-2-desoxy-D-glucose und 2-[^{18}F]Fluor-2-desoxy-D-mannose, wobei der Anteil an 2-[^{18}F]Fluor-2-desoxy-D-mannose höchstens 10 Prozent der Gesamtradioaktivität beträgt. Mindestens 99,0 Prozent der Gesamtradioaktivität entsprechen Fluor-18. Die Menge an 2-Fluor-2-desoxy-D-glucose beträgt für die empfohlene Maximaldosis der Injektionslösung höchstens 10 mg.

Herstellung

Herstellung des Radionuklids

Fluor-18 ist ein Radioisotop des Fluors und kann durch verschiedene Kernspalt-Reaktionen, induziert zum Beispiel durch Protonenbestrahlung von Sauerstoff-18, Deuteronenbestrahlung von Neon-20 oder durch Bestrahlung von Sauerstoff-16 mit Helium-3- oder Helium-4-Kernen, hergestellt werden.

Radiochemische Synthese

2-[^{18}F]Fluor-2-desoxy-D-glucose kann durch verschiedene chemische Syntheseverfahren hergestellt werden, die unterschiedliche Produkte bezüglich der spezifischen Radioaktivität, der Nebenprodukte und der möglichen Verunreinigungen ergeben.

Das am häufigsten verwendete Verfahren ist die Methode der nukleophilen Substitution mittels Phasentransferkatalyse von 1,3,4,6-Tetra-*O*-acetyl-2-*O*-trifluormethansulfonyl-β-D-mannopyranose mit [^{18}F]Fluorid. In der Regel wird [^{18}F]Fluorid an ein Anionenaustauscherharz adsorbiert und anschließend mit einer Lösung von Kaliumcarbonat eluiert. Das Eluat wird zur Trockne eingedampft. Durch Zugabe eines Phasentransferkatalysators, wie eines Aminopolyethers in getrocknetem Acetonitril, kann die nukleophile Eigenschaft von [^{18}F]Fluorid erhöht und somit das Reaktionsvermögen bei erhöhter Temperatur mit tetraacetyliertem Mannosyltriflat (Mannosyltrifluormethansulfonat) vergrößert werden. Anschließende Hydrolyse entweder unter sauren oder alkalischen Bedingungen ergibt 2-[^{18}F]Fluor-2-desoxy-D-glucose. Hydrolyse unter Verwendung von Salzsäure kann zur Bildung von 2-Chlor-2-desoxy-D-glucose, Hydrolyse unter alkalischen Bedingungen zur Bildung von 2-[^{18}F]Fluor-2-desoxy-D-mannose als Nebenprodukt führen.

Variationen der Methode sind die Verwendung von Tetraalkylammoniumsalz anstelle von Aminopolyether oder die Methode der nukleophilen Substitution mittels Festphasen-Katalyse an ein mit zum Beispiel 4-(4-Methylpiperidino)pyridin derivatisiertes Anionen-Austauscherharz.

Die elektrophilen Syntheseverfahren zur Herstellung von 2-[^{18}F]Fluor-2-desoxy-D-glucose beruhen auf der Reaktion von molekularem [^{18}F]Fluor oder von [^{18}F]Acetylhypofluorit mit 3,4,6-Tri-*O*-acetyl-D-glucal. [^{18}F]Acetylhypofluorit wird durch Einwirkung von molekularem [^{18}F]Fluor auf einen stabilen Essigsäure-Kaliumacetat-Komplex gebildet. Zur Herstellung von molekularem [^{18}F]Fluor ist ein Zusatz einer kleinen Menge Fluor (üblicherweise 0,1 bis 1 Prozent) zum Neon-Gas erforderlich, der zu einer Reduktion der spezifischen Radioaktivität des Endprodukts führt. Die Hydrolyse von *O*-acetyliertem [^{18}F]fluoriertem Zucker ergibt 2-[^{18}F]Fluor-2-desoxy-D-glucose und üblicherweise kleine Mengen von 2-[^{18}F]Fluor-2-desoxy-D-mannose.

Die Zubereitung kann mit Hilfe von serieller Chromatographie in der Kombination von ionenzurückhaltendem Harz, Ionenaustauscherharz, Tonerde und octadecylsilyliertem Kieselgel gereinigt werden. Der Phasentransferkatalysator kann mit Hilfe verschiedener Methoden entfernt werden, die alle auf der Verwendung von Trennsäulen in Kombination beruhen.

Herstellungsverfahren und ihre Eignung müssen den Anforderungen der zuständigen Behörde entsprechen.

Ausgangsmaterialien

1. Zur Bestrahlung vorgesehene Materialien

Um sicherzustellen, daß unter definierten Bedingungen Fluor-18 in gewünschter Menge und Qualität erhalten wird, muß jede Charge mit Hilfe spezieller Produktionstests überprüft werden, bevor sie zur routinemäßigen Produktion von Fluor-18 und Herstellung von Zubereitungen verwendet wird.

2. Vorläuferstoffe zur organischen Synthese

Um sicherzustellen, daß die Vorläuferstoffe unter definierten Bedingungen Zubereitungen in gewünschter Menge und Qualität ergeben, müssen die Vorläuferstoffe mit Hilfe spezieller Produktionstests geprüft werden, bevor sie zur routinemäßigen Herstellung von Zubereitungen verwendet werden.

1,3,4,6-Tetra-O-acetyl-2-O-trifluormethansulfonyl-β-D-mannopyranose: Die Prüfung erfolgt mit Hilfe der IR-Spektroskopie (2.2.24) durch Vergleich des Spektrums der Substanz mit dem 1,3,4,6-Tetra-*O*-acetyl-2-*O*-trifluormethansulfonyl-β-D-mannopyranose-Referenzspektrum der Ph. Eur.

Schmelztemperatur (2.2.14): 119 bis 122 °C.

3,4,6-Tri-O-acetyl-D-glucal: Die Prüfung erfolgt mit Hilfe der IR-Spektroskopie (2.2.24) durch Vergleich des

Spektrums der Substanz mit dem 3,4,6-Tri-*O*-acetyl-D-glucal-Referenzspektrum der Ph. Eur.
Schmelztemperatur (2.2.14): 53 bis 55 °C.

Eigenschaften

Klare, farblose bis schwach gelbe Lösung.

Fluor-18 hat eine Halbwertszeit von 109,8 min und emittiert Positronen mit einer maximalen Energie von 0,633 MeV, gefolgt von Gammastrahlen mit einer Energie von 0,511 MeV.

Prüfung auf Identität

A. Das Spektrum der Gammastrahlen wird, wie in der Monographie **Radioaktive Arzneimittel (Radiopharmaceutica)** beschrieben, mit einem geeigneten Gerät gemessen. Das Gammaphoton hat eine Energie von 0,511 MeV; in Abhängigkeit von den geometrischen Meßbedingungen kann ein Gesamtpeak mit einer Energie von 1,022 MeV erhalten werden.

B. Die Injektionslösung muß der Prüfung „Radionukleare Reinheit“ (siehe „Prüfung auf Reinheit“) entsprechen.

C. Die bei der Prüfung „Radiochemische Reinheit, a“ (siehe „Prüfung auf Reinheit“) erhaltenen Chromatogramme werden ausgewertet. Der Hauptpeak im Radiochromatogramm der Untersuchungslösung entspricht in bezug auf seine Retentionszeit dem Hauptpeak im Chromatogramm der Referenzlösung b.

Prüfung auf Reinheit

***p*H-Wert** (2.2.3): Der *p*H-Wert der Injektionslösung muß zwischen 4,5 und 8,5 liegen.

Chemische Reinheit: *Bestimmte Prüfungen auf chemische Reinheit können entfallen, wenn die genannten Substanzen nicht verwendet werden oder sie im Herstellungsprozeß nicht gebildet werden können.*

a) ***2-Fluor-2-desoxy-D-glucose, 2-Chlor-2-desoxy-D-glucose:*** Die Prüfung erfolgt mit Hilfe der Flüssigchromatographie (2.2.29).

Untersuchungslösung: Die Injektionslösung.

Referenzlösung a: 10 mg Glucose *R* werden in Wasser *R* zu 100 ml gelöst.

Referenzlösung b: 10 mg 2-Fluor-2-desoxy-D-glucose *R* werden in Wasser *R* zu *V* ml gelöst, wobei *V* die empfohlene Maximaldosis ausgedrückt in Millilitern ist.

Referenzlösung c: 1,0 mg 2-Chlor-2-desoxy-D-glucose *CRS* wird in Wasser *R* zu 2,0 ml gelöst. 1 ml Lösung wird mit Wasser *R* zu *V* ml verdünnt, wobei *V* die empfohlene Maximaldosis ausgedrückt in Millilitern ist.

Die Chromatographie kann durchgeführt werden mit
- einer Säule von 0,25 m Länge und 4,0 mm innerem Durchmesser, gepackt mit stark basischem Anionenaustauscher zur Chromatographie *R* (10 µm)
- vor Kontamination mit Kohlendioxid geschützte Natriumhydroxid-Lösung (0,1 mol · l^{-1}) als mobile Phase bei einer Durchflußrate von 1 ml je Minute
- einem zur Bestimmung der radiochemischen Reinheit geeigneten Radioaktivitätsdetektor
- einem Detektor, der zur Bestimmung von Kohlenhydraten im erforderlichen Konzentrationsbereich geeignet ist
- einer Probenschleife.

Die Temperatur der Säule wird konstant zwischen 20 und 30 °C gehalten.

Die Säule wird so lange mit der mobilen Phase äquilibriert, bis eine stabile Basislinie erhalten wird.

Die Referenzlösungen a, b und c werden getrennt eingespritzt. Falls die Validierungsstudien die Bildung von 2-Chlor-2-desoxy-D-glucose ausschließen, werden die Referenzlösungen a und b getrennt eingespritzt. Die Chromatographie erfolgt über eine Dauer, die der 2fachen Retentionszeit von D-Glucose, 2-Fluor-2-desoxy-D-glucose oder, falls zutreffend, 2-Chlor-2-desoxy-D-glucose entspricht.

Die Untersuchungslösung wird eingespritzt. Das Chromatogramm, das mit dem Detektor für Kohlenhydrate erhalten wird, zeigt einen der D-Glucose entsprechenden Hauptpeak (Untersuchungslösungen von nukleophilen Syntheseverfahren) oder 2-Fluor-2-desoxy-D-glucose (Untersuchungslösungen von elektrophilen Syntheseverfahren). Werden die Chromatogramme unter den vorgeschriebenen Bedingungen aufgezeichnet, wird 2-Chlor-2-desoxy-D-glucose nach 2-Fluor-2-desoxy-D-glucose eluiert, wobei die beiden Peaks möglicherweise nicht vollständig getrennt sind. Im Chromatogramm der Untersuchungslösung sind die Peakflächen von 2-Fluor-2-desoxy-D-glucose und 2-Chlor-2-desoxy-D-glucose nicht größer als die Peakflächen im Chromatogramm der Referenzlösung b und/oder der Referenzlösung c (10 mg 2-Fluor-2-desoxy-D-glucose je *V* ml und/oder 0,5 mg 2-Chlor-2-desoxy-D-glucose je *V* ml).

b) ***Aminopolyether:*** *Diese Prüfung ist nur an der Lösung als Bulk, vor dem Zusatz von Natriumchlorid durch den Hersteller, durchzuführen und ist nicht für die fertige Zubereitung zur Injektion vorgesehen.*

Die Prüfung erfolgt mit Hilfe der Dünnschichtchromatographie (2.2.27) unter Verwendung einer DC-Platte mit Kieselgel *R*.

Untersuchungslösung: Die Injektionslösung.

Referenzlösung: 0,110 g Aminopolyether *R* werden in Wasser *R* zu 10,0 ml gelöst. 0,2 ml Lösung werden mit Wasser *R* zu *V* ml verdünnt, wobei *V* die empfohlene Maximaldosis ausgedrückt in Millilitern ist.

Auf die Platte werden getrennt 2 µl Untersuchungslösung und Referenzlösung aufgetragen. Die Chromatographie erfolgt mit einer Mischung von 1 Volumteil Ammoniak-Lösung *R* und 9 Volumteilen Methanol *R* über eine Laufstrecke von etwa 8 cm. Die Platte wird 15 min lang an der Luft trocknen gelassen und anschließend mindestens 10 min lang Iodgas ausgesetzt. Der im Chromatogramm der Untersuchungslösung auftretende Aminopolyether-Fleck darf nicht größer oder stärker gefärbt sein als der Fleck im Chromatogramm der Referenzlösung (2,2 mg je *V* ml).

c) ***Tetraalkylammoniumsalze:*** Die Prüfung erfolgt mit Hilfe der Flüssigchromatographie (2.2.29).

Untersuchungslösung: Die Injektionslösung.

Referenzlösung: 2,1 ml Tetrabutylammoniumhydroxid-Lösung ($0{,}1\ mol \cdot l^{-1}$) werden mit Wasser *R* zu 20 ml verdünnt. 1 ml Lösung wird mit Wasser *R* zu *V* ml verdünnt, wobei *V* die empfohlene Maximaldosis ausgedrückt in Millilitern ist.

Die Chromatographie kann durchgeführt werden mit
- einer Säule von 0,125 m Länge und 4,0 mm innerem Durchmesser, gepackt mit octadecylsilyliertem Kieselgel zur Chromatographie *R* (5 µm)
- einer Mischung von 25 Volumteilen einer Lösung von Toluolsulfonsäure *R* ($0{,}95\ g \cdot l^{-1}$) und 75 Volumteilen Acetonitril *R* als mobile Phase bei einer Durchflußrate von 0,6 ml je Minute
- einem Spektrometer als Detektor bei einer Wellenlänge von 254 nm
- einer Probenschleife.

Die Temperatur der Säule wird konstant zwischen 20 und 30 °C gehalten.

Die Säule wird mit der mobilen Phase so lange äquilibriert, bis eine stabile Basislinie erhalten wird.

Die Referenzlösung wird eingespritzt. Die Chromatographie erfolgt über eine Dauer, die der 2fachen Retentionszeit der Tetrabutylammonium-Ionen entspricht.

Die Untersuchungslösung wird eingespritzt. Im Chromatogramm der Untersuchungslösung darf eine den Tetrabutylammonium-Ionen entsprechende Peakfläche nicht größer sein als die Fläche des Peaks im Chromatogramm der Referenzlösung (2,75 mg je *V* ml).

d) ***4-(4-Methylpiperidino)pyridin:*** Die Prüfung erfolgt mit Hilfe der UV-Spektrometrie (2.2.25).

Untersuchungslösung: Die Injektionslösung.

Referenzlösung: 20 mg 4-(4-Methylpiperidino)pyridin *R* werden in Wasser *R* zu 100,0 ml gelöst. 0,1 ml Lösung werden mit Wasser *R* zu *V* ml verdünnt, wobei *V* die empfohlene Maximaldosis ausgedrückt in Millilitern ist.

Die Absorption der Untersuchungslösung und der Referenzlösung wird im Maximum bei 263 nm gemessen. Die Absorption der Untersuchungslösung darf nicht größer sein als die der Referenzlösung (0,02 mg je *V* ml).

e) ***Lösungsmittel-Rückstände*** (2.4.24): Die Konzentration an Acetonitril beträgt höchstens 4,1 mg je *V* ml, wobei *V* die empfohlene Maximaldosis ausgedrückt in Millilitern ist. Die Injektionslösung darf vor Abschluß der Prüfung angewendet werden.

Radionukleare Reinheit: Das Spektrum der Gammastrahlen wird, wie in der Monographie **Radioaktive Arzneimittel** beschrieben, mit einem geeigneten Gerät gemessen. Die nach einer der in der Monographie **Radioaktive Arzneimittel** beschriebenen Methoden gemessene Halbwertszeit beträgt zwischen 105 und 115 min. Die Injektionslösung darf vor Abschluß der Prüfung angewendet werden.

Radiochemische Reinheit

a) Die Prüfung erfolgt mit Hilfe der Flüssigchromatographie (2.2.29), wie unter „Chemische Reinheit, a" beschrieben.

Werden die Chromatogramme, die mit einem Radioaktivitätsdetektor sichtbar gemacht werden, unter den vorgeschriebenen Bedingungen aufgezeichnet, weist der Hauptfleck im Chromatogramm der Untersuchungslösung die gleiche Retentionszeit auf wie der Peak im Chromatogramm der Referenzlösung b, der mit dem Kohlenhydratdetektor sichtbar gemacht wird. Die Retentionszeiten von 2-[18F]Fluor-2-desoxy-D-mannose und [18F]Fluorid entsprechen ungefähr 90 Prozent beziehungsweise 50 Prozent der Retentionszeit von 2-[18F]Fluor-2-desoxy-D-glucose. Weitere Peaks, die partiell acetylierten Derivaten von 2-[18F]Fluor-2-desoxy-D-glucose zuzuordnen sind, können auftreten.

Der Prozentgehalt an [18F]fluorierten Substanzen wird mit Hilfe der Peakflächen im Chromatogramm der Untersuchungslösung berechnet. Die Summe der Gesamtprozentgehalte der Radioaktivität von 2-[18F]Fluor-2-desoxy-D-glucose und von 2-[18F]Fluor-2-desoxy-D-mannose muß mindestens 95 Prozent der Gesamtradioaktivität betragen, wobei der Anteil an 2-[18F]Fluor-2-desoxy-D-mannose höchstens 10 Prozent der Gesamtradioaktivität betragen darf.

Mit dieser Methode werden nicht hydrolysierte oder nur teilweise hydrolysierte 2-[18F]Fluor-2-desoxytetraacetyl-D-glucose nur ungenügend oder überhaupt nicht erfaßt, da diese Zwischenprodukte unter den zuvor aufgeführten Bedingungen zum gewünschten Endprodukt 2-[18F]Fluor-2-desoxy-D-glucose hydrolysieren können.

b) Die Prüfung erfolgt mit Hilfe der Dünnschichtchromatographie (2.2.27), wie in der Monographie **Radioaktive Arzneimittel** beschrieben, unter Verwendung einer DC-Platte mit Kieselgel *R*.

Untersuchungslösung: Die Injektionslösung.

Auf die Platte werden 2 bis 10 µl Untersuchungslösung aufgetragen. Die Chromatographie erfolgt mit einer Mischung von 5 Volumteilen Wasser *R* und 95 Volumteilen Acetonitril *R* über eine Laufstrecke von 8 cm. Die Platte wird 15 min lang an der Luft trocknen gelassen. Die Verteilung der Radioaktivität wird mit Hilfe eines geeigneten Detektors ermittelt. Die Radioaktivität des der 2-Fluor-2-desoxy-D-glucose entsprechenden Flecks mit einem R_f-Wert von etwa 0,45 muß mindestens 95 Prozent der Gesamtradioaktivität betragen.

Mögliche Verunreinigungen sind: [18F]Fluorid mit einem R_f-Wert von 0,0; partiell acetylierte Derivate der 2-[18F]Fluor-2-desoxy-D-glucose mit einem R_f-Wert von etwa 0,8 bis 0,95.

Sterilität: Die Injektionslösung muß der Prüfung „Sterilität" der Monographie **Radioaktive Arzneimittel** entsprechen. Die Injektionslösung darf vor Abschluß der Prüfung angewendet werden.

Bakterien-Endotoxine (2.6.14): Höchstens 175/*V* I.E. Bakterien-Endotoxine je Milliliter Injektionslösung, wobei *V* die empfohlene Maximaldosis ausgedrückt in Millilitern ist. Die Injektionslösung darf vor Abschluß der Prüfung angewendet werden.

Radioaktivität

Die Radioaktivität wird, wie in der Monographie **Radioaktive Arzneimittel** beschrieben, mit einem geeigneten Gerät durch Vergleich mit einer Fluor-18-Referenzlösung oder durch Messung mit einem Gerät, das mit Hilfe einer solchen Lösung eingestellt wurde, bestimmt.

Fluor-18-Referenzlösungen können von national autorisierten Laboratorien bezogen werden.

Lagerung

Entsprechend **Radioaktive Arzneimittel**.

Beschriftung

Entsprechend **Radioaktive Arzneimittel**.

Auf der Packungsbeilage ist das Syntheseverfahren, das bei der Herstellung angewendet wurde, angegeben. Die Beschriftung auf dem jeweiligen Behältnis gibt insbesondere die maximal empfohlene Dosis ausgedrückt in Millilitern an.

1999, 1326

Flumazenil

Flumazenilum

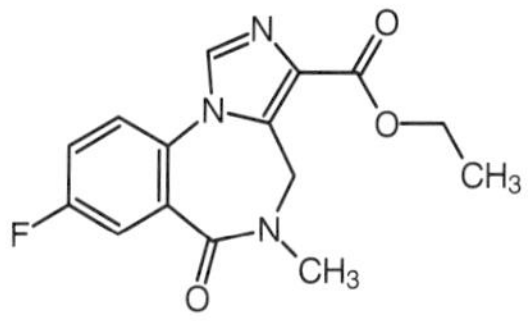

$C_{15}H_{14}FN_3O_3$ M_r 303,3

Definition

Flumazenil enthält mindestens 99,0 und höchstens 101,0 Prozent Ethyl-8-fluor-5-methyl-6-oxo-5,6-dihydro-4*H*-imidazo[1,5-*a*][1,4]benzodiazepin-3-carboxylat, berechnet auf die getrocknete Substanz.

Eigenschaften

Weißes bis fast weißes, kristallines Pulver; sehr schwer löslich in Wasser, leicht löslich in Dichlormethan, wenig löslich in Methanol.

Die Substanz schmilzt zwischen 198 und 202 °C.

Prüfung auf Identität

Die Prüfung erfolgt mit Hilfe der IR-Spektroskopie (2.2.24) durch Vergleich des Spektrums der Substanz mit dem Flumazenil-Referenzspektrum der Ph. Eur.

Prüfung auf Reinheit

Aussehen der Lösung: 0,10 g Substanz werden in Methanol *R* zu 10 ml gelöst. Die Lösung muß klar (2.2.1) und darf nicht stärker gefärbt sein als die Farbvergleichslösung BG_7 (2.2.2, Methode II).

Dimethylformamiddiethylacetal: 0,10 g Substanz werden in 0,5 ml Dichlormethan *R* gelöst. Die Lösung wird mit 1-Butanol *R* zu 10 ml verdünnt. 5,0 ml Lösung werden mit 2,0 ml Ninhydrin-Lösung *R* versetzt und 15 min lang im Wasserbad von 95 °C erhitzt. Eine blauviolette Färbung der Lösung darf nicht stärker sein als die einer gleichzeitig und unter gleichen Bedingungen hergestellten Referenzlösung mit 5,0 ml einer Lösung von Dimethylformamiddiethylacetal *R* ($0{,}1\ g \cdot l^{-1}$) in 1-Butanol *R* (1 Prozent).

Verwandte Substanzen: Die Prüfung erfolgt mit Hilfe der Flüssigchromatographie (2.2.29).

Untersuchungslösung: 0,10 g Substanz werden in der mobilen Phase zu 50,0 ml gelöst.

Referenzlösung a: 4 mg Chlordiazepoxid *R* werden in der mobilen Phase gelöst. Nach Zusatz von 2,0 ml Untersuchungslösung wird mit der mobilen Phase zu 50,0 ml verdünnt. 0,5 ml dieser Lösung werden mit der mobilen Phase zu 10,0 ml verdünnt.

Referenzlösung b: 4,0 ml Untersuchungslösung werden mit der mobilen Phase zu 100,0 ml verdünnt. 0,5 ml dieser Lösung werden mit der mobilen Phase zu 10,0 ml verdünnt.

Die Chromatographie kann durchgeführt werden mit
- einer Säule aus rostfreiem Stahl von 0,15 m Länge und 4,6 mm innerem Durchmesser, gepackt mit octylsilyliertem Kieselgel zur Chromatographie *R* (5 µm)
- einer Mischung von 20 Volumteilen Acetonitril *R* und 80 Volumteilen Wasser *R*, das zuvor mit Phosphorsäure 85 % *R* auf einen *p*H-Wert von 2,0 eingestellt wurde, als mobile Phase bei einer Durchflußrate von 1,5 ml je Minute
- einem Spektrometer als Detektor bei einer Wellenlänge von 230 nm.

Die Empfindlichkeit des Systems wird so eingestellt, daß die Höhe des Hauptpeaks im Chromatogramm mit 20 µl Referenzlösung b mindestens 50 Prozent des maximalen Ausschlags beträgt.

20 µl Referenzlösung a werden eingespritzt. Werden die Chromatogramme unter den vorgeschriebenen Bedingungen aufgezeichnet, beträgt die Retentionszeit für Chlordiazepoxid etwa 6 min und für Flumazenil etwa 9 min. Die Prüfung darf nur ausgewertet werden, wenn die Auflösung zwischen den Peaks von Chlordiazepoxid und Flumazenil mindestens 6,0 beträgt. Falls erforderlich wird der Anteil an Acetonitril in der mobilen Phase geändert.

Je 20 µl Untersuchungslösung und Referenzlösung b werden getrennt eingespritzt. Die Chromatographie erfolgt über eine Dauer, die der 2,5fachen Retentionszeit des Hauptpeaks entspricht. Im Chromatogramm der Untersuchungslösung darf keine Peakfläche, mit Ausnahme der des Hauptpeaks, größer sein als die Fläche des Hauptpeaks im Chromatogramm der Referenzlösung b (0,2 Prozent) und die Summe aller Peakflächen, mit Ausnahme der des Hauptpeaks, darf nicht größer sein als das 2,5fache der Fläche des Hauptpeaks im Chromatogramm der Referenzlösung b (0,5 Prozent). Der Lösungsmittelpeak und Peaks, deren Fläche kleiner ist als das 0,25fache der Fläche des Hauptpeaks im Chromatogramm der Referenzlösung b, werden nicht berücksichtigt.

Trocknungsverlust (2.2.32): Höchstens 0,5 Prozent, mit 1,000 g Substanz durch Trocknen im Trockenschrank bei 100 bis 105 °C bestimmt.

F

Monographien

Sulfatasche (2.4.14): Höchstens 0,1 Prozent, mit 1,0 g Substanz im Platintiegel bestimmt.

Gehaltsbestimmung

0,250 g Substanz, in 50 ml einer Mischung von 2 Volumteilen Acetanhydrid *R* und 3 Volumteilen wasserfreier Essigsäure *R* gelöst, werden mit Perchlorsäure (0,1 mol · l^{-1}) titriert. Der Endpunkt wird mit Hilfe der Potentiometrie (2.2.20) bestimmt.

1 ml Perchlorsäure (0,1 mol · l^{-1}) entspricht 30,33 mg $C_{15}H_{14}FN_3O_3$.

Verunreinigungen

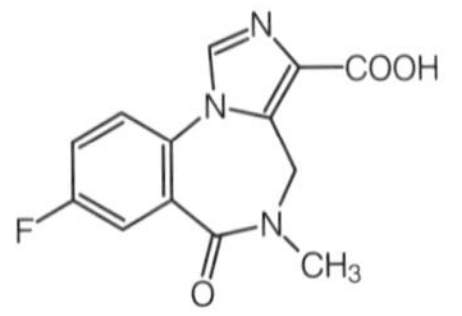

A. 8-Fluor-5-methyl-6-oxo-5,6-dihydro-4*H*-imidazo[1,5-*a*][1,4]benzodiazepin-3-carbonsäure

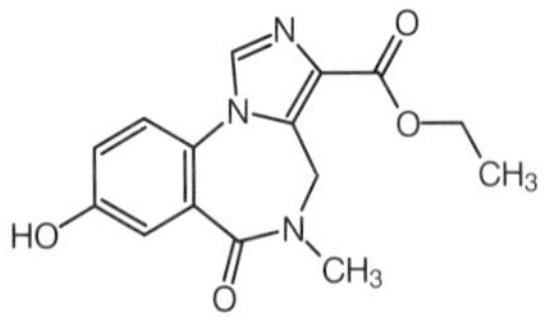

B. Ethyl-8-hydroxy-5-methyl-6-oxo-5,6-dihydro-4*H*-imidazo[1,5-*a*][1,4]benzodiazepin-3-carboxylat

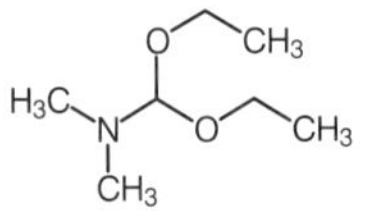

C. Dimethylformamiddiethylacetal.

1999, 1327

Flumetasonpivalat

Flumetasoni pivalas

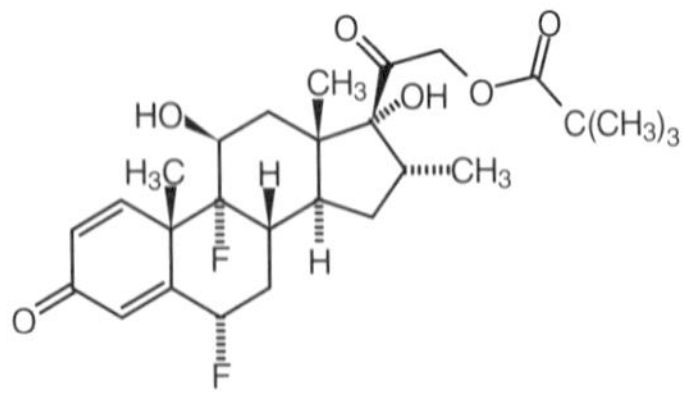

$C_{27}H_{36}F_2O_6$ M_r 494,6

Definition

Flumetasonpivalat enthält mindestens 97,0 und höchstens 103,0 Prozent 6α,9-Difluor-11β,17-dihydroxy-16α-methyl-3,20-dioxopregna-1,4-dien-21-yl-2,2-dimethylpropanoat, berechnet auf die getrocknete Substanz.

Eigenschaften

Weißes bis fast weißes, kristallines Pulver; praktisch unlöslich in Wasser, wenig löslich in Aceton, schwer löslich in Dichlormethan und Ethanol.

Die Substanz zeigt Polymorphie.

Prüfung auf Identität

1: A, B.
2: B, C, D.

A. Die Prüfung erfolgt mit Hilfe der IR-Spektroskopie (2.2.24) durch Vergleich des Spektrums der Substanz mit dem von Flumetasonpivalat *CRS*. Wenn die Spektren in fester Form unterschiedlich sind, werden Substanz und Referenzsubstanz getrennt in Aceton *R* gelöst. Nach Eindampfen der Lösungen auf dem Wasserbad zur Trockne werden mit den Rückständen erneut Spektren aufgenommen.

B. Die Prüfung erfolgt mit Hilfe der Dünnschichtchromatographie (2.2.27) unter Verwendung einer DC-Platte mit Kieselgel F_{254} *R*.

Untersuchungslösung: 10 mg Substanz werden in Aceton *R* zu 10 ml gelöst.

Referenzlösung a: 10 mg Flumetasonpivalat *CRS* werden in Aceton *R* zu 10 ml gelöst.

Referenzlösung b: 10 mg Desoxycortonacetat *CRS* werden in Aceton *R* zu 10 ml gelöst. 5 ml Lösung werden mit der Referenzlösung a zu 10 ml verdünnt.

Auf die Platte werden getrennt 5 µl jeder Lösung aufgetragen. Die Chromatographie erfolgt mit einer Mischung von 1,2 Volumteilen Wasser *R* und 8 Volumteilen Methanol *R*, die einer Mischung von 15 Volumteilen Ether *R* und 77 Volumteilen Dichlormethan *R* zugesetzt wird, über eine Laufstrecke von 15 cm. Die Platte wird an der Luft trocknen gelassen und anschließend im ultravioletten Licht bei 254 nm ausgewertet. Der Hauptfleck im Chromatogramm der Untersuchungslösung entspricht in bezug auf Lage und Größe dem Hauptfleck im Chromatogramm der Referenzlösung a. Anschließend wird die Platte mit ethanolischer Schwefelsäure *R* besprüht, 10 min lang oder bis zum Erscheinen von Flecken bei 120 °C erhitzt und erkalten gelassen. Die Auswertung erfolgt im Tageslicht und im ultravioletten Licht bei 365 nm. Der Hauptfleck im Chromatogramm der Untersuchungslösung entspricht in bezug auf Lage, Farbe im Tageslicht, Fluoreszenz im ultravioletten Licht bei 365 nm und Größe dem Hauptfleck im Chromatogramm der Referenzlösung a. Die Prüfung darf nur ausgewertet werden, wenn das Chromatogramm der Referenzlösung b deutlich voneinander getrennt 2 Flecke zeigt.

C. Werden etwa 2 mg Substanz mit 2 ml einer Mischung von 0,5 ml Wasser *R* und 1,5 ml Schwefelsäure *R* versetzt und unter Schütteln gelöst, entsteht innerhalb von 5 min eine rosa Färbung. Wird die Lösung zu 10 ml Wasser *R* gegeben und gemischt, verblaßt die Färbung, und die Lösung ist klar.

D. Etwa 5 mg Substanz werden in einem Tiegel mit 45 mg schwerem Magnesiumoxid *R* gemischt. Die

Mischung wird so lange geglüht, bis der Rückstand fast weiß ist (normalerweise weniger als 5 min lang). Nach dem Erkaltenlassen werden 1 ml Wasser *R*, 0,05 ml Phenolphthalein-Lösung *R* 1 und etwa 1 ml verdünnte Salzsäure *R* zugesetzt, damit die Lösung farblos ist. Die Mischung wird filtriert. 1,0 ml Filtrat wird einer frisch hergestellten Mischung von 0,1 ml Alizarin-S-Lösung *R* und 0,1 ml Zirkoniumnitrat-Lösung *R* zugesetzt. Nach dem Mischen wird 5 min lang stehengelassen und die Färbung mit der einer unter gleichen Bedingungen hergestellten Blindlösung verglichen. Die Lösung ist gelb, die Blindlösung rot gefärbt.

Prüfung auf Reinheit

Prüflösung: 0,50 g Substanz werden in Aceton *R* zu 25,0 ml gelöst.

Aussehen der Lösung: Die Prüflösung muß klar (2.2.1) und darf nicht stärker gefärbt sein als die Farbvergleichslösung BG_6 (2.2.2, Methode II).

Spezifische Drehung (2.2.7): Die spezifische Drehung muß zwischen +69 und +77° liegen, an der Prüflösung bestimmt und berechnet auf die getrocknete Substanz.

Verwandte Substanzen: Die Prüfung erfolgt mit Hilfe der Flüssigchromatographie (2.2.29).

Untersuchungslösung: 25,0 mg Substanz werden in der mobilen Phase zu 25,0 ml gelöst. 10,0 ml Lösung werden mit der mobilen Phase zu 100,0 ml verdünnt.

Referenzlösung a: 10 mg Testosteron *R* werden in der mobilen Phase zu 100,0 ml gelöst. 10,0 ml Lösung werden mit 10,0 ml Untersuchungslösung versetzt, gemischt und mit der mobilen Phase zu 100,0 ml verdünnt.

Referenzlösung b: 3,0 ml Untersuchungslösung werden mit der mobilen Phase zu 100,0 ml verdünnt.

Die Chromatographie kann durchgeführt werden mit
- einer Säule aus rostfreiem Stahl von 0,25 m Länge und 4,6 mm innerem Durchmesser, gepackt mit octadecylsilyliertem Kieselgel zur Chromatographie *R* (5 µm)
- einer Mischung von 5 Volumteilen Tetrahydrofuran *R*, 30 Volumteilen Acetonitril *R*, 30 Volumteilen Wasser *R* und 35 Volumteilen Methanol *R* als mobile Phase bei einer Durchflußrate von 0,6 ml je Minute
- einem Spektrometer als Detektor bei einer Wellenlänge von 254 nm.

20 µl Referenzlösung b werden eingespritzt. Die Empfindlichkeit des Systems wird so eingestellt, daß die Höhe des Hauptpeaks im Chromatogramm mindestens 50 Prozent des maximalen Ausschlags beträgt.

20 µl Referenzlösung a werden eingespritzt. Werden die Chromatogramme unter den vorgeschriebenen Bedingungen aufgezeichnet, beträgt die Retentionszeit für Testosteron etwa 11 min und für Flumetasonpivalat etwa 15 min. Die Prüfung darf nur ausgewertet werden, wenn die Auflösung zwischen den Peaks von Testosteron und Flumetasonpivalat mindestens 5,0 beträgt. Falls erforderlich wird die Konzentration an Tetrahydrofuran in der mobilen Phase geändert.

20 µl Untersuchungslösung werden eingespritzt. Die Chromatographie erfolgt über eine Dauer, die der 1,5fachen Retentionszeit des Hauptpeaks entspricht. Im Chromatogramm der Untersuchungslösung darf die Summe aller Peakflächen, mit Ausnahme der des Hauptpeaks, nicht größer sein als die Fläche des Hauptpeaks im Chromatogramm der Referenzlösung b (3 Prozent). Peaks, deren Fläche kleiner ist als das 0,02fache der Fläche des Hauptpeaks im Chromatogramm der Referenzlösung b, werden nicht berücksichtigt.

Trocknungsverlust (2.2.32): Höchstens 1,0 Prozent, mit 0,500 g Substanz durch 4 h langes Trocknen im Trockenschrank bei 100 bis 105 °C bestimmt.

Gehaltsbestimmung

50,0 mg Substanz werden in Ethanol 96 % *R* zu 100,0 ml gelöst. 2,0 ml Lösung werden mit Ethanol 96 % *R* zu 100,0 ml verdünnt. Die Absorption (2.2.25) dieser Lösung wird im Maximum bei 239 nm gemessen.

Der Gehalt an $C_{27}H_{36}F_2O_6$ wird mit Hilfe der spezifischen Absorption berechnet ($A_{1\,cm}^{1\%}$ = 336).

Lagerung

Vor Licht geschützt.

Verunreinigungen

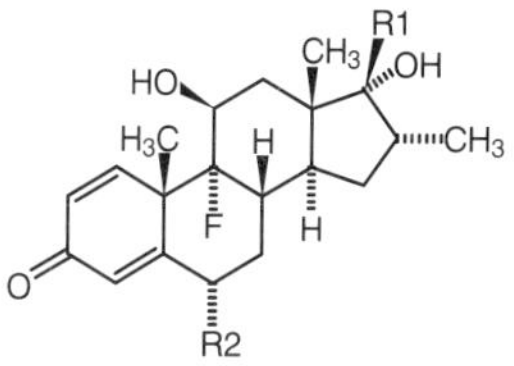

A. R1 = CO–CH_2OH, R2 = F: 6α,9-Difluor-11β,17,21-trihydroxy-16α-methylpregna-1,4-dien-3,20-dion (Flumetason)

B. R1 = CO–CH_2OCOCH_3, R2 = F: 6α,9-Difluor-11β,17-dihydroxy-16α-methyl-3,20-dioxopregna-1,4-dien-21-ylacetat (Flumetasonacetat)

C. R1 = CO–$CH_2OCOC(CH_3)_3$, R2 = H: 9-Fluor-11β,17-dihydroxy-16α-methyl-3,20-dioxopregna-1,4-dien-21-yl-2,2-dimethylpropanoat (Dexamethasonpivalat)

D. R1 = CO–$CH_2OCOC(CH_3)_3$, R2 = Cl: 6α-Chlor-9-fluor-11β,17-dihydroxy-16α-methyl-3,20-dioxopregna-1,4-dien-21-yl-2,2-dimethylpropanoat (Chlordexamethasonpivalat).

F

Monographien

1998, 1212

Fluocortolonpivalat

Fluocortoloni pivalas

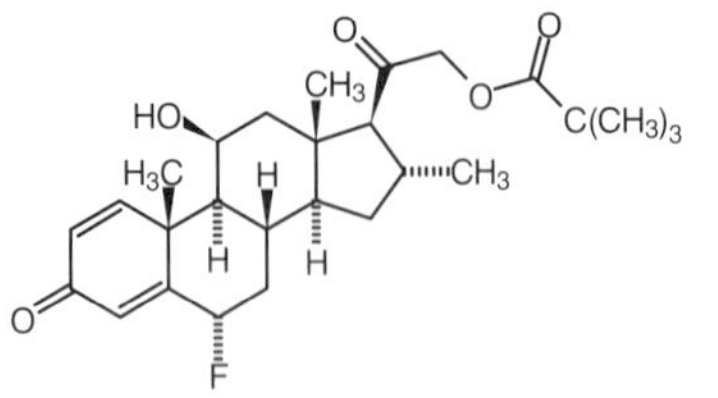

$C_{27}H_{37}FO_5$ M_r 460,6

Definition

Fluocortolonpivalat enthält mindestens 97,0 und höchstens 103,0 Prozent 6α-Fluor-11β-hydroxy-16α-methyl-3,20-dioxopregna-1,4-dien-21-yl-2,2-dimethylpropanoat, berechnet auf die getrocknete Substanz.

Eigenschaften

Weißes bis fast weißes, kristallines Pulver; praktisch unlöslich in Wasser, leicht löslich in Dichlormethan und Dioxan, wenig löslich in Ethanol.

Prüfung auf Identität

1: A, B.
2: B, C, D.

A. Die Prüfung erfolgt mit Hilfe der IR-Spektroskopie (2.2.24) durch Vergleich des Spektrums der Substanz mit dem von Fluocortolonpivalat *CRS*.

B. Die Prüfung erfolgt mit Hilfe der Dünnschichtchromatographie (2.2.27) unter Verwendung einer Schicht eines geeigneten Kieselgels, das einen Fluoreszenzindikator mit intensivster Anregung der Fluoreszenz bei 254 nm enthält.

Untersuchungslösung: 10 mg Substanz werden in einer Mischung von 1 Volumteil Methanol *R* und 9 Volumteilen Dichlormethan *R* zu 10 ml gelöst.

Referenzlösung a: 20 mg Fluocortolonpivalat *CRS* werden in einer Mischung von 1 Volumteil Methanol *R* und 9 Volumteilen Dichlormethan *R* zu 20 ml gelöst.

Referenzlösung b: 10 mg Norethisteron *CRS* werden in der Referenzlösung a zu 10 ml gelöst.

Auf die Platte werden getrennt 5 µl jeder Lösung aufgetragen. Die Chromatographie erfolgt über eine Laufstrecke von 15 cm mit einer Mischung von 1,2 Volumteilen Wasser *R* und 8 Volumteilen Methanol *R*, die einer Mischung von 15 Volumteilen Ether *R* und 77 Volumteilen Dichlormethan *R* zugesetzt wird. Die Platte wird an der Luft trocknen gelassen und anschließend im ultravioletten Licht bei 254 nm ausgewertet. Der Hauptfleck im Chromatogramm der Untersuchungslösung entspricht in bezug auf Lage und Größe dem Hauptfleck im Chromatogramm der Referenzlösung a. Anschließend wird die Platte mit ethanolischer Schwefelsäure *R* besprüht. Die Platte wird 10 min lang oder bis zum Erscheinen von Flekken bei 120 °C erhitzt und erkalten gelassen. Die Auswertung erfolgt im Tageslicht und im ultravioletten Licht bei 365 nm. Der Hauptfleck im Chromatogramm der Untersuchungslösung entspricht in bezug auf Lage, Farbe im Tageslicht, Fluoreszenz im ultravioletten Licht bei 365 nm und Größe dem Hauptfleck im Chromatogramm der Referenzlösung a. Die Prüfung darf nur ausgewertet werden, wenn das Chromatogramm der Referenzlösung b deutlich voneinander getrennt 2 Flecke zeigt.

C. Wird etwa 1 mg Substanz mit 2 ml einer Mischung von 2 Volumteilen Essigsäure 98 % *R* und 3 Volumteilen Schwefelsäure *R* versetzt und 1 min lang im Wasserbad erhitzt, entsteht eine rote Färbung. Nach Zusatz von 5 ml Wasser *R* wird die Färbung allmählich violettrot.

D. Etwa 5 mg Substanz werden in einem Tiegel mit 45 mg schwerem Magnesiumoxid *R* gemischt. Die Mischung wird so lange geglüht, bis der Rückstand fast weiß ist (normalerweise weniger als 5 min lang). Nach dem Erkaltenlassen werden 1 ml Wasser *R*, 0,05 ml Phenolphthalein-Lösung *R* 1 und etwa 1 ml verdünnte Salzsäure *R* zugesetzt, damit die Lösung farblos ist. Die Mischung wird filtriert und das Filtrat mit einer frisch hergestellten Mischung von 0,1 ml Alizarin-S-Lösung *R* und 0,1 ml Zirconiumnitrat-Lösung *R* versetzt. Nach dem Mischen wird 5 min lang stehengelassen und die Färbung mit der einer unter gleichen Bedingungen hergestellten Blindlösung verglichen. Die Lösung ist gelb, die Blindlösung rot gefärbt.

Prüfung auf Reinheit

Spezifische Drehung (2.2.7): 0,25 g Substanz werden in Dioxan *R* zu 25,0 ml gelöst. Die spezifische Drehung muß zwischen +100 und +105° liegen, berechnet auf die getrocknete Substanz.

Verwandte Substanzen: Die Prüfung erfolgt mit Hilfe der Flüssigchromatographie (2.2.29).

Untersuchungslösung: 10,0 mg Substanz werden in Acetonitril *R* zu 10,0 ml gelöst.

Referenzlösung a: 1,0 ml Untersuchungslösung wird mit Acetonitril *R* zu 100,0 ml verdünnt.

Referenzlösung b: 2 mg Fluocortolonpivalat *CRS* und 2 mg Prednisolonhexanoat *CRS* werden in Acetonitril *R* zu 100 ml gelöst.

Die Chromatographie kann durchgeführt werden mit

- einer Säule aus rostfreiem Stahl von 0,25 m Länge und 4,6 mm innerem Durchmesser, gepackt mit octadecylsilyliertem Kieselgel zur Chromatographie *R* (5 µm)
- einer Mischung von 25 Volumteilen Methanol *R*, 30 Volumteilen Acetonitril *R* und 32 Volumteilen Wasser *R* als mobile Phase bei einer Durchflußrate von 1,5 ml je Minute
- einem Spektrometer als Detektor bei einer Wellenlänge von 243 nm.

20 µl Referenzlösung a werden eingespritzt. Die Empfindlichkeit des Systems wird so eingestellt, daß die Höhe des Hauptpeaks im Chromatogramm mindestens 50 Prozent des maximalen Ausschlags beträgt.

20 µl Referenzlösung b werden eingespritzt. Die Prüfung darf nur ausgewertet werden, wenn die Auflösung zwischen den zwei Hauptpeaks mindestens 5,0 beträgt.

20 µl Untersuchungslösung werden eingespritzt. Die Chromatographie erfolgt über eine Dauer, die der 2fachen Retentionszeit von Fluocortolonpivalat entspricht. Im Chromatogramm der Untersuchungslösung darf keine Peakfläche, mit Ausnahme der des Hauptpeaks, größer sein als die Fläche des Hauptpeaks im Chromatogramm der Referenzlösung a (1 Prozent). Die Summe aller Peakflächen, mit Ausnahme der des Hauptpeaks, darf nicht größer sein als das 2,0fache der Fläche des Hauptpeaks im Chromatogramm der Referenzlösung a (2 Prozent). Lösungsmittelpeaks und Peaks, deren Fläche kleiner ist als das 0,025fache der Fläche des Hauptpeaks im Chromatogramm der Referenzlösung a, werden nicht berücksichtigt.

Trocknungsverlust (2.2.32): Höchstens 1,0 Prozent, mit 1,000 g Substanz durch Trocknen im Trockenschrank bei 100 bis 105 °C bestimmt.

Sulfatasche (2.4.14): Höchstens 0,1 Prozent, mit 1,0 g Substanz bestimmt.

Gehaltsbestimmung

30,0 mg Substanz werden in wasserfreiem Ethanol *R* zu 100,0 ml gelöst. 5,0 ml Lösung werden mit wasserfreiem Ethanol *R* zu 100,0 ml verdünnt. Die Absorption (2.2.25) dieser Lösung wird im Maximum bei 242 nm gemessen.

Der Gehalt an $C_{27}H_{37}FO_5$ wird mit Hilfe der spezifischen Absorption berechnet ($A^{1\%}_{1\,cm}$ = 350).

Lagerung

Gut verschlossen, vor Licht geschützt.

Verunreinigungen

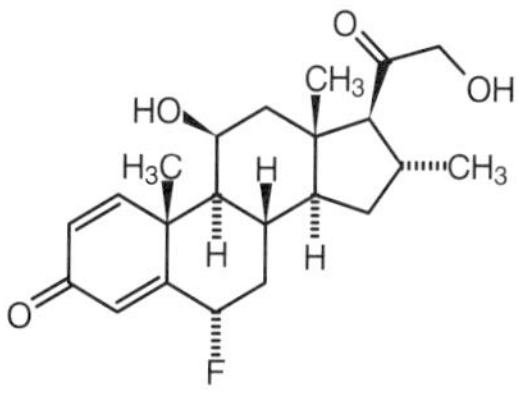

A. 6α-Fluor-11β,21-dihydroxy-16α-methylpregna-1,4-dien-3,20-dion
(Fluocortolon)

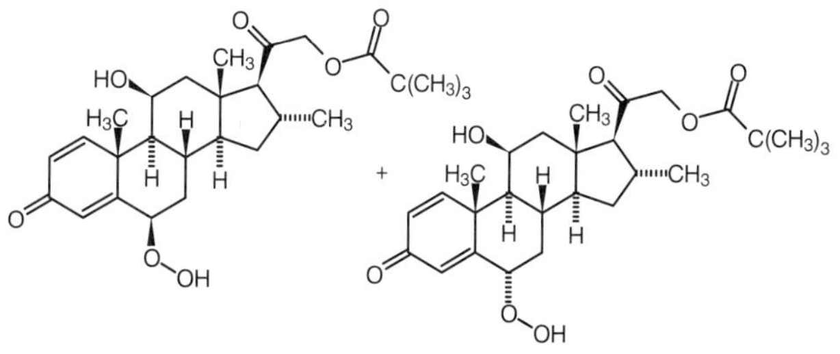

B. 6-Hydroperoxy-11β-hydroxy-16α-methyl-3,20-dioxopregna-1,4-dien-21-yl-2,2-dimethylpropanoat

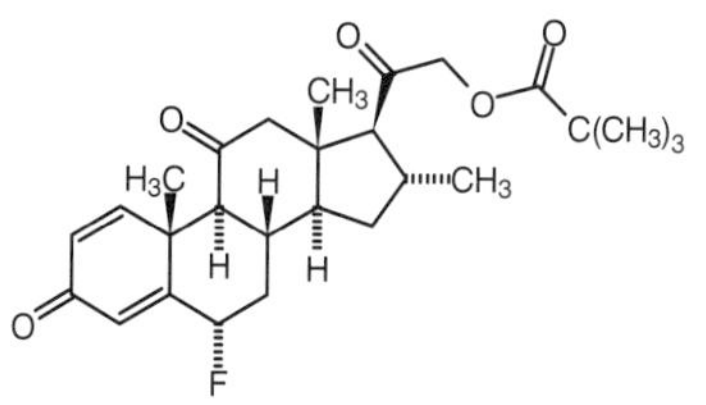

C. 6α-Fluor-16α-methyl-3,11,20-trioxopregna-1,4-dien-21-yl-2,2-dimethylpropanoat

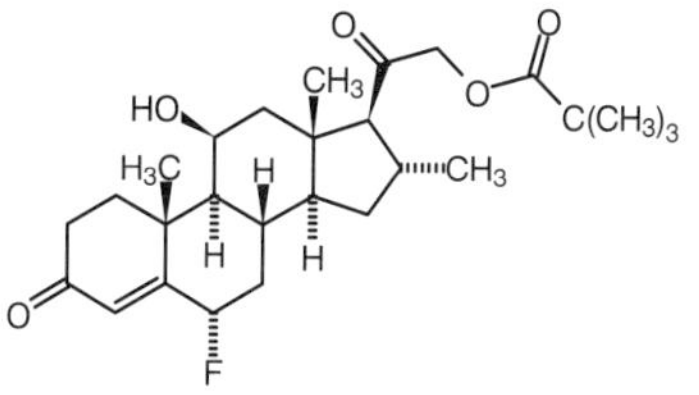

D. 6α-Fluor-11β-hydroxy-16α-methyl-3,20-dioxopregna-4-en-21-yl-2,2-dimethylpropanoat.

1998, 1213

Fluorescein-Natrium

Fluoresceinum natricum

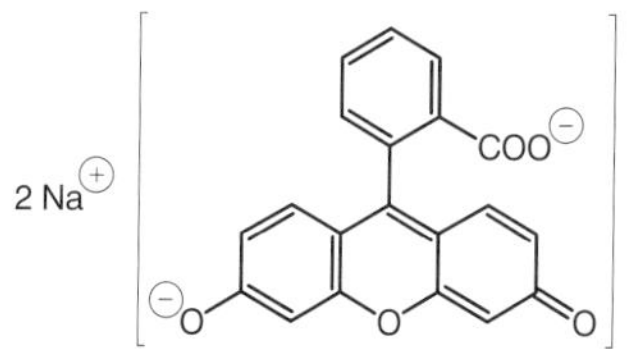

$C_{20}H_{10}Na_2O_5$ M_r 376,3

Definition

Fluorescein-Natrium enthält mindestens 95,0 und höchstens 103,0 Prozent 2-(3-Oxo-6-oxido-3*H*-xanthen-9-yl)benzoesäure, Dinatriumsalz, berechnet auf die getrocknete Substanz.

Eigenschaften

Orangerotes, feines, hygroskopisches Pulver; leicht löslich in Wasser, löslich in Ethanol, praktisch unlöslich in Dichlormethan und Hexan.

Prüfung auf Identität

1: B, D.
2: A, C, D.

A. 0,1 ml Prüflösung (siehe „Prüfung auf Reinheit") werden mit Wasser *R* zu 10 ml verdünnt. Die Lösung zeigt eine gelbgrüne Fluoreszenz, die nach Zusatz von 0,1 ml verdünnter Salzsäure *R* verschwindet und nach Zusatz von 0,2 ml verdünnter Natriumhydroxid-Lösung *R* wieder erscheint.

B. Die Prüfung erfolgt mit Hilfe der IR-Spektroskopie (2.2.24) durch Vergleich des Spektrums der Substanz mit dem Fluorescein-Natrium-Referenzspektrum der Ph. Eur. Die Prüfung erfolgt mit Hilfe von Preßlingen.

C. 0,05 ml der bei der „Prüfung auf Identität, A“ erhaltenen Lösung (vor dem Zusatz von verdünnter Salzsäure *R*) auf ein Filterpapier gebracht, geben einen gelben Fleck, der, 1 min lang Bromgas, dann Ammoniakgas ausgesetzt, dunkelrosa wird.

D. 0,1 g Substanz werden in einem Porzellantiegel geglüht. Der Rückstand wird in 5 ml Wasser *R* gelöst. Die Lösung wird filtriert. 2 ml Filtrat geben die Identitätsreaktion a auf Natrium (2.3.1).

Prüfung auf Reinheit

Prüflösung: 1,0 g Substanz wird in kohlendioxidfreiem Wasser *R*, das aus destilliertem Wasser *R* hergestellt wurde, zu 50 ml gelöst.

Aussehen der Lösung: Die Prüflösung muß klar (2.2.1) und orangegelb, mit einer gelbgrünen Fluoreszenz, gefärbt sein.

***p*H-Wert** (2.2.3): Der *p*H-Wert der Prüflösung muß zwischen 7,0 und 9,0 liegen.

Verwandte Substanzen, Resorcin: Die Prüfung erfolgt mit Hilfe der Dünnschichtchromatographie (2.2.27) unter Verwendung einer Schicht eines geeigneten Kieselgels.

Untersuchungslösung a: 0,10 g Substanz werden in einer Lösung von Salzsäure *R* ($10 \text{ g} \cdot l^{-1}$) in Methanol *R* zu 10 ml gelöst.

Untersuchungslösung b: 0,250 g Substanz werden in 5 ml Wasser *R* gelöst. Die Lösung wird in einen Scheidetrichter unter Nachspülen mit 3 ml Wasser *R* gegeben. 2 ml Pufferlösung *p*H 8,0 *R* und 2,5 g Natriumchlorid *R* werden zugesetzt. Nach dem Umschütteln bis zur Lösung des Natriumchlorids wird 2mal mit je 25 ml peroxidfreiem Ether *R* ausgeschüttelt. Die Etherphasen werden mit wasserfreiem Natriumsulfat *R* getrocknet und mit einem Rotationsverdampfer zur Trockne eingedampft. Der Rückstand wird in 10 ml einer Lösung von Salzsäure *R* ($10 \text{ g} \cdot l^{-1}$) in Methanol *R* gelöst.

Referenzlösung a: 0,5 ml Untersuchungslösung a werden mit einer Lösung von Salzsäure *R* ($10 \text{ g} \cdot l^{-1}$) in Methanol *R* zu 100 ml verdünnt.

Referenzlösung b: 1 ml Untersuchungslösung a wird mit einer Lösung von Salzsäure *R* ($10 \text{ g} \cdot l^{-1}$) in Methanol *R* zu 50 ml verdünnt. 1 ml dieser Lösung wird mit einer Lösung von Salzsäure *R* ($10 \text{ g} \cdot l^{-1}$) in Methanol *R* zu 10 ml verdünnt.

Referenzlösung c: 25 mg Resorcin *R* werden in Methanol *R* zu 100 ml gelöst.

Referenzlösung d: 10 ml Referenzlösung c werden mit Wasser *R* zu 20 ml verdünnt.

Referenzlösung e: 5 ml Referenzlösung c werden mit 1 ml Untersuchungslösung a versetzt und mit Methanol *R* zu 10 ml verdünnt.

Auf die Platte werden getrennt je 5 µl Untersuchungslösungen a und b und Referenzlösungen a, b, d und e aufgetragen. Die Chromatographie erfolgt mit einer Mischung von 10 Volumteilen Methanol *R* und 90 Volumteilen Dichlormethan *R* über eine Laufstrecke von 15 cm. Die Platte wird an der Luft trocknen gelassen und im ultravioletten Licht bei 365 nm ausgewertet. Die Platte wird 30 min lang Iodgas ausgesetzt und im Tageslicht ausgewertet. Kein Nebenfleck im Chromatogramm der Untersuchungslösung a darf intensiver sein als der Hauptfleck im Chromatogramm der Referenzlösung a (0,5 Prozent), und höchstens ein Nebenfleck darf intensiver sein als der Hauptfleck im Chromatogramm der Referenzlösung b (0,2 Prozent). Ein dem Resorcin entsprechender Fleck im Chromatogramm der Untersuchungslösung b darf nicht intensiver sein als der Hauptfleck im Chromatogramm der Referenzlösung d (0,5 Prozent). Die Prüfung darf nur ausgewertet werden, wenn das Chromatogramm der Referenzlösung e deutlich voneinander getrennt 2 Flecke zeigt. Die dem Resorcin entsprechenden Flecke sind nur nach Einwirkung von Iodgas sichtbar.

Dimethylformamid: Die Prüfung erfolgt mit Hilfe der Gaschromatographie (2.2.28) unter Verwendung von Dimethylacetamid *R* als Interner Standard.

Interner-Standard-Lösung: 20 µl Dimethylacetamid *R* werden mit Wasser *R* zu 100 ml verdünnt.

Untersuchungslösung a: 1,0 g Substanz wird in 10 ml Wasser *R* gelöst. Unter vorsichtigem Umschütteln werden 10 ml einer Lösung von Salzsäure *R* ($60 \text{ g} \cdot l^{-1}$) zugesetzt. Nach 15 min langem Stehenlassen wird zentrifugiert. In 5 ml der überstehenden Flüssigkeit werden 0,10 g Natriumphosphat *R* gelöst.

Untersuchungslösung b: 1,0 g Substanz wird in 10 ml Interner-Standard-Lösung gelöst. Unter vorsichtigem Umschütteln werden 10 ml einer Lösung von Salzsäure *R* ($60 \text{ g} \cdot l^{-1}$) zugesetzt. Nach 15 min langem Stehenlassen wird zentrifugiert. In 5 ml der überstehenden Flüssigkeit werden 0,10 g Natriumphosphat *R* gelöst.

Referenzlösung: 20 µl Dimethylformamid *R* werden mit Wasser *R* zu 10 ml verdünnt. 1 ml Lösung wird mit Wasser *R* zu 10 ml verdünnt. Nach Zusatz von 10 ml Interner-Standard-Lösung wird gemischt.

Die Chromatographie kann durchgeführt werden mit

- einer Säule aus Glas von 1,5 m Länge und 4 mm innerem Durchmesser, gepackt mit silanisiertem Kieselgur zur Gaschromatographie *R* (135 bis 175 µm), imprägniert mit 10 Prozent (*m*/*m*) Macrogol 1000 *R*
- Stickstoff zur Chromatographie *R* als Trägergas bei einer Durchflußrate von 40 ml je Minute
- einem Flammenionisationsdetektor.

Die Temperatur der Säule wird bei 120 °C, die des Probeneinlasses und des Detektors bei 170 °C gehalten.

2 µl jeder Lösung werden eingespritzt. Das Verhältnis zwischen der Fläche des Dimethylformamid-Peaks im Chromatogramm der Untersuchungslösung b zur Fläche des Peaks des Internen Standards darf nicht größer sein als das entsprechende Verhältnis im Chromatogramm der Referenzlösung (0,2 Prozent).

Chlorid (2.4.4): 10 ml Prüflösung werden mit 90 ml Wasser *R* und 1 ml verdünnter Salpetersäure *R* versetzt. Nach mindestens 10 min langem Stehenlassen wird filtriert. 10 ml Filtrat, mit Wasser *R* zu 15 ml verdünnt, müssen der Grenzprüfung auf Chlorid entsprechen (0,25 Prozent).

Sulfat (2.4.13): 5 ml Prüflösung werden mit 90 ml destilliertem Wasser *R* und 2,5 ml verdünnter Salzsäure *R* versetzt und mit destilliertem Wasser *R* zu 100 ml verdünnt. Nach dem Filtrieren müssen 15 ml Filtrat der Grenzprüfung auf Sulfat entsprechen (1,0 Prozent).

Zink: 5 ml Prüflösung werden mit Wasser *R* zu 10 ml verdünnt. Nach Zusatz von 2 ml Salzsäure *R* 1 wird filtriert. Wird das Filtrat mit 0,1 ml Kaliumhexacyanoferrat(II)-Lösung *R* versetzt, darf sich nicht sofort eine Trübung oder ein Niederschlag bilden.

Trocknungsverlust (2.2.32): Höchstens 10,0 Prozent, mit 1,000 g Substanz durch Trocknen im Trockenschrank bei 100 bis 105 °C bestimmt.

Gehaltsbestimmung

50,0 mg Substanz werden in Wasser *R* zu 500,0 ml gelöst. 5,0 ml Lösung werden mit Pufferlösung *p*H 8,0 *R* zu 200,0 ml verdünnt. Die Absorption (2.2.25) wird im Maximum bei 492 nm gemessen.

Der Gehalt an $C_{20}H_{10}Na_2O_5$ wird mit Hilfe der spezifischen Absorption berechnet ($A_{1\,cm}^{1\,\%}$ = 2050).

Lagerung

Dicht verschlossen, vor Licht geschützt.

Verunreinigungen

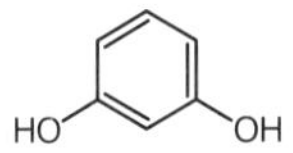

A. Benzol-1,3-diol (Resorcin).

1999, 1104

Fluoxetinhydrochlorid

Fluoxetini hydrochloridum

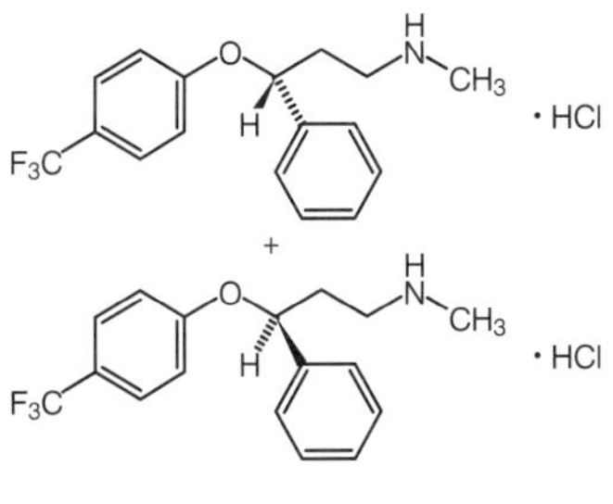

$C_{17}H_{19}ClF_3NO$ M_r 345,8

Definition

Fluoxetinhydrochlorid enthält mindestens 98,0 und höchstens 101,5 Prozent (*RS*)-*N*-Methyl-3-phenyl-3-(4-trifluormethylphenoxy)propyl-1-amin-hydrochlorid, berechnet auf die wasser- und acetonitrilfreie Substanz.

Eigenschaften

Weißes bis fast weißes, kristallines Pulver; wenig löslich in Wasser, leicht löslich in Methanol, wenig löslich in Dichlormethan.

Prüfung auf Identität

A. Die Prüfung erfolgt mit Hilfe der IR-Spektroskopie (2.2.24) durch Vergleich des Spektrums der Substanz mit dem von Fluoxetinhydrochlorid *CRS*. Die Prüfung erfolgt mit Hilfe von Preßlingen.

B. Die Substanz gibt die Identitätsreaktion a auf Chlorid (2.3.1).

Prüfung auf Reinheit

Prüflösung: 2,0 g Substanz werden in einer Mischung von 15 Volumteilen Wasser *R* und 85 Volumteilen Methanol *R* zu 100 ml gelöst.

Aussehen der Lösung: Die Prüflösung muß klar (2.2.1) und farblos (2.2.2, Methode II) sein.

***p*H-Wert** (2.2.3): 0,20 g Substanz werden in kohlendioxidfreiem Wasser *R* zu 20 ml gelöst. Der *p*H-Wert der Lösung muß zwischen 4,5 und 6,5 liegen.

Optische Drehung (2.2.7): Der Drehungswinkel, an der Prüflösung bestimmt, muß zwischen −0,05 und +0,05° liegen.

Verwandte Substanzen: Die Prüfung erfolgt mit Hilfe der Flüssigchromatographie (2.2.29) wie unter „Gehaltsbestimmung" beschrieben. Das Spektrometer wird auf eine Wellenlänge von 215 nm eingestellt.

Untersuchungslösung a: 55,0 mg Substanz werden in der mobilen Phase zu 10,0 ml gelöst.

Untersuchungslösung b: 2,0 ml Untersuchungslösung a werden mit der mobilen Phase zu 10,0 ml verdünnt.

Referenzlösung: 22,0 mg Fluoxetinhydrochlorid *CRS* werden in 10,0 ml Schwefelsäure (0,5 mol · l^{-1}) gelöst. Die Lösung wird 3 h lang bei etwa 85 °C erhitzt und erkalten gelassen. Die Lösung enthält nachweisbare Mengen Fluoxetinhydrochlorid-Verunreinigung A und 4-Trifluormethylphenol. 0,4 ml Lösung werden mit 28,0 mg Fluoxetinhydrochlorid *CRS*, etwa 1 mg Fluoxetinhydrochlorid-Verunreinigung B *CRS* und etwa 1 mg Fluoxetinhydrochlorid-Verunreinigung C *CRS* versetzt und mit der mobilen Phase zu 25,0 ml verdünnt.

Werden die Chromatogramme unter den vorgeschriebenen Bedingungen aufgezeichnet, betragen die relativen Retentionszeiten bezogen auf Fluoxetinhydrochlorid für Fluoxetinhydrochlorid-Verunreinigung A etwa 0,24, für Fluoxetinhydrochlorid-Verunreinigung B etwa 0,27 und für Fluoxetinhydrochlorid-Verunreinigung C etwa 0,94.

10 µl Referenzlösung werden eingespritzt. Die Prüfung darf nur ausgewertet werden, wenn im Chromatogramm der Referenzlösung die Retentionszeit für Fluoxetinhydrochlorid zwischen 10 und 18 min liegt;

die Retentionszeit für 4-Trifluormethylphenol höchstens 35 min beträgt; das Verhältnis *h*/*v* höchstens 1,1 beträgt (*h* ist die Distanz zwischen dem Maximum des Peaks der Verunreinigung C und Basislinie; *v* ist die Distanz zwischen dem Maximum des Peaks der Verunreinigung C und dem tiefsten Punkt zwischen dem Peak der Verunreinigung C und dem Peak von Fluoxetinhydrochlorid). Falls das Verhältnis größer als 1,1 ist, wird das Volumen von Methanol in der mobilen Phase verringert und das Volumen der Triethylamin-Lösung erhöht.

Je 10 µl Untersuchungslösung a und b werden getrennt eingespritzt. Die Chromatographie erfolgt über eine Dauer, die der 3fachen Retentionszeit des Fluoxetinhydrochlorid-Peaks entspricht. Im Chromatogramm der Untersuchungslösung b darf der Peak der Verunreinigung C nicht größer sein als das 0,0075fache der Fläche des Hauptpeaks (0,15 Prozent).

Die Peakflächen der Verunreinigung A oder B im Chromatogramm der Untersuchungslösung a dürfen nicht größer sein als das 0,0125fache der Fläche des Hauptpeaks im Chromatogramm der Untersuchungslösung b (0,25 Prozent). Keine Peakfläche, mit Ausnahme der des Hauptpeaks und der der Verunreinigung A und B, darf größer sein als das 0,005fache der Fläche des Hauptpeaks im Chromatogramm der Untersuchungslösung b (0,1 Prozent). Im Chromatogramm der Untersuchungslösung a darf die Summe aller Peakflächen, mit Ausnahme der des Hauptpeaks, nicht größer sein als das 0,025fache der Fläche des Hauptpeaks im Chromatogramm der Untersuchungslösung b (0,5 Prozent). Peaks, deren Fläche kleiner ist als das 0,0025fache der Fläche des Hauptpeaks im Chromatogramm der Untersuchungslösung b, werden nicht berücksichtigt.

Acetonitril: Höchstens 0,1 Prozent. Die Prüfung erfolgt mit Hilfe der Gaschromatographie (2.2.28).

Untersuchungslösung: 50 mg Substanz werden in Dimethylformamid *R* zu 5,0 ml gelöst.

Referenzlösung: 1,0 g Acetonitril *R* wird mit Dimethylformamid *R* versetzt und gemischt. Die Mischung wird mit Dimethylformamid *R* zu 100,0 ml verdünnt. 1,0 ml Lösung wird mit Dimethylformamid *R* zu 1000,0 ml verdünnt.

Die Chromatographie kann durchgeführt werden mit
- einer Kapillarsäule aus Quarz von 30 m Länge und 0,53 mm innerem Durchmesser, belegt mit Macrogol 20 000 *R* (Filmdicke 1 µm)
- Helium zur Chromatographie *R* als Trägergas bei einer Durchflußrate von 10 ml je Minute
- einem Flammenionisationsdetektor.

Die Temperatur der Säule wird 2 min lang bei 35 °C gehalten, dann um 15 °C je Minute auf 220 °C erhöht und 10 min lang bei 220 °C gehalten. Die Temperatur des Probeneinlasses und die des Detektors wird bei 250 °C gehalten.

Je 1 µl Untersuchungslösung, Referenzlösung und Lösungsmittel wird getrennt eingespritzt. Im Chromatogramm der Referenzlösung wird die Retentionszeit von Acetonitril ermittelt. Im Chromatogramm des Lösungsmittels darf kein Peak mit derselben Retentionszeit des Acetonitrils vorhanden sein. Die Peakfläche des Acetonitrils im Chromatogramm der Untersuchungslösung darf nicht größer sein als die entsprechende Peakfläche im Chromatogramm der Referenzlösung.

Schwermetalle (2.4.8): 1,0 g Substanz muß der Grenzprüfung C auf Schwermetalle entsprechen (20 ppm). Zur Herstellung der Referenzlösung werden 2 ml Blei-Lösung (10 ppm Pb) *R* verwendet.

Wasser (2.5.12): Höchstens 0,5 Prozent, mit 1,00 g Substanz nach der Karl-Fischer-Methode bestimmt.

Sulfatasche (2.4.14): Höchstens 0,1 Prozent, mit 1,0 g Substanz bestimmt.

Gehaltsbestimmung

Die Bestimmung erfolgt mit Hilfe der Flüssigchromatographie (2.2.29).

Untersuchungslösung: 55,0 mg Substanz werden in der mobilen Phase zu 50,0 ml gelöst. 10,0 ml Lösung werden mit der mobilen Phase zu 100,0 ml verdünnt.

Referenzlösung: 55,0 mg Fluoxetinhydrochlorid *CRS* werden in der mobilen Phase zu 50,0 ml gelöst. 10,0 ml Lösung werden mit der mobilen Phase zu 100,0 ml verdünnt.

Die Chromatographie kann durchgeführt werden mit
- einer Säule aus rostfreiem Stahl von 0,25 m Länge und 4,6 mm innerem Durchmesser, gepackt mit octylsilyliertem Kieselgel zur Chromatographie *R* (5 µm)
- folgender mobilen Phase bei einer Durchflußrate von 1 ml je Minute: eine Mischung von 8 Volumteilen Methanol *R*, 30 Volumteilen Tetrahydrofuran *R* und 62 Volumteilen einer Lösung von Triethylamin *R*, die wie folgt hergestellt wird: 10 ml Triethylamin *R* werden mit 980 ml Wasser *R* versetzt und gemischt; der *p*H-Wert der Mischung wird mit Phosphorsäure 85 % *R* auf 6,0 eingestellt (etwa 4,5 ml) und die Mischung mit Wasser *R* zu 1000 ml verdünnt
- einem Spektrometer als Detektor bei einer Wellenlänge von 227 nm.

Die Empfindlichkeit des Systems wird so eingestellt, daß die Höhe des Hauptpeaks im Chromatogramm der Referenzlösung mindestens 50 Prozent des maximalen Ausschlags beträgt. Die Konzentration von Methanol und der Triethylamin-Lösung in der mobilen Phase wird so eingestellt, daß die Retentionszeit für Fluoxetinhydrochlorid zwischen 10 und 18 min liegt. Die Bestimmung darf nur ausgewertet werden, wenn der Symmetriefaktor für Fluoxetinhydrochlorid bei 10 Prozent der Peakhöhe höchstens 2,0 beträgt.

Je 10 µl Untersuchungslösung und Referenzlösung werden getrennt eingespritzt. Der Gehalt an Fluoxetinhydrochlorid ($C_{17}H_{19}ClF_3NO$) wird mit Hilfe der Flächen der Peaks in den Chromatogrammen der Untersuchungslösung und der Referenzlösung unter Berücksichtigung des angegebenen Gehalts an Fluoxetinhydrochlorid in Fluoxetinhydrochlorid *CRS* und unter Berücksichtigung des Wasser- und Acetonitrilgehalts berechnet.

Lagerung

Gut verschlossen.

Verunreinigungen

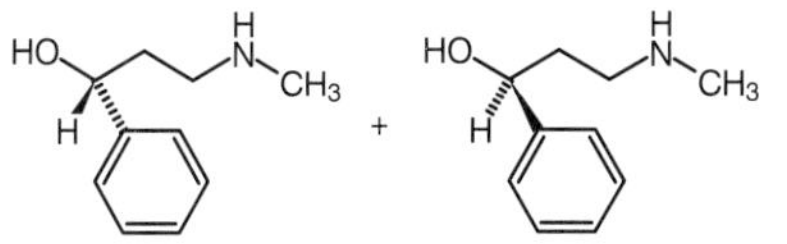

A. (*RS*)-3-Methylamino-1-phenylpropan-1-ol

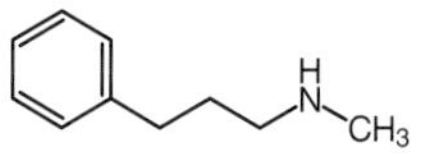

B. *N*-Methyl-3-phenylpropyl-1-amin

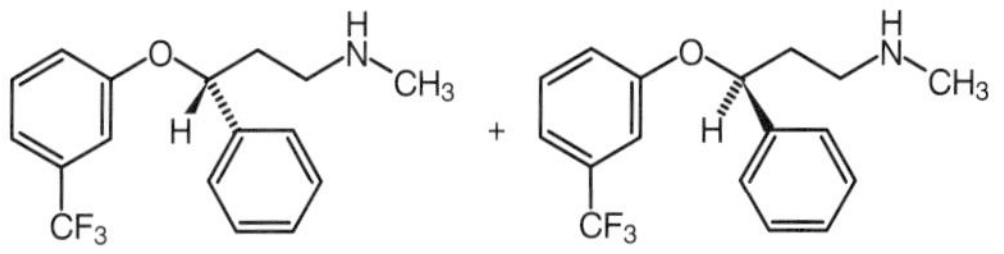

C. (*RS*)-*N*-Methyl-3-phenyl-3-(3-trifluormethylphen=oxy)propyl-1-amin.

1998, 826

Formaldehyd-Lösung 35%

Formaldehydi solutio (35 per centum)

Definition

Formaldehyd-Lösung 35 % enthält mindestens 34,5 und höchstens 38,0 Prozent (*m*/*m*) Formaldehyd (CH_2O; M_r 30,03) und Methanol als Stabilisator.

Eigenschaften

Klare, farblose Flüssigkeit; mischbar mit Wasser und Ethanol. Die Lösung kann sich bei der Lagerung trüben.

Prüfung auf Identität

A. 1 ml Prüflösung (siehe „Prüfung auf Reinheit") wird mit Wasser *R* zu 10 ml verdünnt. 0,05 ml Lösung werden mit 1 ml einer Lösung von Chromotropsäure *R* (15 g · l^{-1}), 2 ml Wasser *R* und 8 ml Schwefelsäure *R* versetzt. Die Lösung färbt sich innerhalb 5 min blauviolett oder rotviolett.

B. 0,1 ml Prüflösung werden mit 10 ml Wasser *R*, 2 ml einer frisch hergestellten Lösung von Phenylhydrazinhydrochlorid *R* (10 g · l^{-1}), 1 ml Kaliumhexacyanoferrat(III)-Lösung *R* und 5 ml Salzsäure *R* versetzt. Eine intensive Rotfärbung entwickelt sich.

C. 0,5 ml Substanz werden in einem Reagenzglas mit 2 ml Wasser *R* und 2 ml Silbernitrat-Lösung *R* 2 versetzt. Nach Zusatz von verdünnter Ammoniak-Lösung *R* 2 bis zur schwach alkalischen Reaktion und Erwärmen im Wasserbad bildet sich ein grauer Niederschlag oder ein Silberspiegel.

D. Die Substanz entspricht den Grenzwerten der „Gehaltsbestimmung".

Prüfung auf Reinheit

Prüflösung: 10 ml der falls erforderlich filtrierten Substanz werden mit kohlendioxidfreiem Wasser *R* zu 50 ml verdünnt.

Aussehen der Lösung: Die Prüflösung muß farblos sein (2.2.2, Methode II).

Sauer reagierende Substanzen: 10 ml Prüflösung werden mit 1 ml Phenolphthalein-Lösung *R* versetzt. Bis zum Farbumschlag nach Rot dürfen höchstens 0,4 ml Natriumhydroxid-Lösung (0,1 mol · l^{-1}) verbraucht werden.

Methanol: 9,0 bis 15,0 Prozent (*V*/*V*). Die Prüfung erfolgt mit Hilfe der Gaschromatographie (2.2.28) unter Verwendung von wasserfreiem Ethanol *R* 1 als Interner Standard.

Interner-Standard-Lösung: 10 ml wasserfreies Ethanol *R* 1 werden mit Wasser *R* zu 100 ml verdünnt.

Untersuchungslösung: 10,0 ml Substanz werden mit 10,0 ml Interner-Standard-Lösung versetzt und mit Wasser *R* zu 100,0 ml verdünnt.

Referenzlösung: 1,0 ml Methanol *R* wird mit 10,0 ml Interner-Standard-Lösung versetzt und mit Wasser *R* zu 100,0 ml verdünnt.

Die Chromatographie kann durchgeführt werden mit
- einer Säule aus Glas von 1,5 bis 2,0 m Länge und 2 bis 4 mm innerem Durchmesser, gepackt mit Ethylvinylbenzol-Divinylbenzol-Copolymer *R* (150 bis 180 µm)
- Stickstoff zur Chromatographie *R* als Trägergas bei einer Durchflußrate von 30 bis 40 ml je Minute
- einem Flammenionisationsdetektor.

Die Temperatur der Säule wird bei 120 °C, die des Probeneinlasses und des Detektors bei 150 °C gehalten.

1 µl Referenzlösung wird eingespritzt. Die Empfindlichkeit des Systems wird so eingestellt, daß die Höhe der Peaks mindestens 50 Prozent des maximalen Ausschlags beträgt. Die Prüfung darf nur ausgewertet werden, wenn die Auflösung zwischen den Peaks von Methanol und Ethanol mindestens 2,0 beträgt.

Je 1 µl Untersuchungslösung und Referenzlösung wird getrennt eingespritzt.

Der Prozentgehalt an Methanol wird berechnet.

Sulfatasche (2.4.14): Höchstens 0,1 Prozent, mit 1,0 g Substanz bestimmt.

Gehaltsbestimmung

In einen 100-ml-Meßkolben, der 2,5 ml Wasser *R* und 1 ml verdünnte Natriumhydroxid-Lösung *R* enthält, wird 1,000 g Substanz gegeben. Nach Umschütteln wird mit Wasser *R* zu 100,0 ml verdünnt. 10,0 ml Lösung werden mit 30,0 ml Iod-Lösung (0,05 mol · l^{-1}) und, nach dem Mischen, mit 10 ml verdünnter Natriumhydroxid-Lösung *R* versetzt. Nach 15 min wird mit 25 ml verdünnter Schwefelsäure *R* angesäuert und mit Natriumthiosulfat-Lösung ($0,1 \text{ mol} \cdot l^{-1}$) unter Zusatz von 2 ml Stärke-Lösung *R* titriert.

1 ml Iod-Lösung ($0,05 \text{ mol} \cdot l^{-1}$) entspricht 1,501 mg CH_2O.

Lagerung

Gut verschlossen, vor Licht geschützt, bei 15 bis 25 °C.

1999, 1328

Fosfomycin-Calcium

Fosfomycinum calcicum

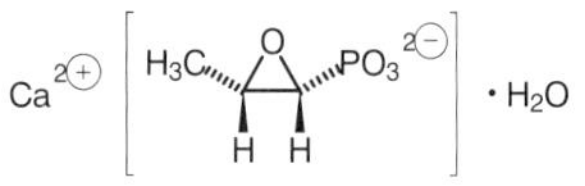

$C_3H_5CaO_4P \cdot H_2O$ M_r 194,1

Definition

Fosfomycin-Calcium enthält mindestens 95,0 und höchstens 101,0 Prozent (2*R*,3*S*)-(3-Methyloxiran-2-yl)phosphonsäure, Calciumsalz, berechnet auf die wasserfreie Substanz.

Eigenschaften

Weißes bis fast weißes Pulver; schwer löslich in Wasser, praktisch unlöslich in Aceton, Dichlormethan und Methanol.

Prüfung auf Identität

1: A, D.
2: B, C, D.

A. Die Prüfung erfolgt mit Hilfe der IR-Spektroskopie (2.2.24) durch Vergleich des Spektrums der Substanz mit dem Fosfomycin-Calcium-Referenzspektrum der Ph. Eur. Die Prüfung erfolgt mit Hilfe von Preßlingen unter Verwendung von Kaliumbromid *R*.

B. Etwa 0,1 g Substanz werden in 3 ml einer 25prozentigen Lösung (*V/V*) von Perchlorsäure *R* gelöst. Nach Zusatz von 1 ml Natriumperiodat-Lösung ($0,1 \text{ mol} \cdot l^{-1}$) wird 30 min lang im Wasserbad erhitzt. Nach dem Erkaltenlassen werden 50 ml Wasser *R* zugesetzt. Die Lösung wird mit einer gesättigten Lösung von Natriumhydrogencarbonat *R* neutralisiert und daraufhin mit 1 ml einer frisch hergestellten Lösung von Kaliumiodid *R* ($400 \text{ g} \cdot l^{-1}$) versetzt. Zur gleichen Zeit und unter gleichen Bedingungen wird eine Blindlösung hergestellt. Die Untersuchungslösung bleibt farblos, die Blindlösung ist orange gefärbt.

C. Etwa 8 mg Substanz werden mit 2 ml Wasser *R*, 1 ml Perchlorsäure *R* und 2 ml Natriumperiodat-Lösung ($0,1 \text{ mol} \cdot l^{-1}$) versetzt. Die Mischung wird 10 min lang im Wasserbad erhitzt und ohne vorheriges Abkühlen mit 1 ml Ammoniummolybdat-Lösung *R 5* und 1 ml Aminohydroxynaphthalinsulfonsäure-Lösung *R* versetzt. Die Mischung wird 30 min lang stehengelassen, wobei eine blaue Färbung entsteht.

D. Die Substanz gibt die Identitätsreaktion a auf Calcium (2.3.1).

Prüfung auf Reinheit

***p*H-Wert** (2.2.3): 20 mg Substanz werden in kohlendioxidfreiem Wasser *R* zu 20,0 ml gelöst. Der *p*H-Wert der Lösung muß zwischen 8,1 und 9,6 liegen.

Spezifische Drehung (2.2.7): 2,5 g Substanz werden in einer Lösung von Natriumedetat *R* ($125 \text{ g} \cdot l^{-1}$), die zuvor mit konzentrierter Natriumhydroxid-Lösung *R* auf einen *p*H-Wert von 8,5 eingestellt wurde, zu 50,0 ml gelöst. Die spezifische Drehung, gemessen bei 405 nm unter Verwendung einer Quecksilberdampflampe, muß zwischen −11,0 und −13,0° liegen, berechnet auf die wasserfreie Substanz.

Calcium-(1,2-dihydroxypropyl)phosphonat: Höchstens 1,5 Prozent. 0,200 g Substanz werden in einem Erlenmeyerkolben mit Schliffstopfen in 100,0 ml Wasser *R* gelöst. Nach Zusatz von 50 ml Phthalat-Pufferlösung *p*H 6,4 *R* und 5,0 ml Natriumperiodat-Lösung ($0,005 \text{ mol} \cdot l^{-1}$) wird der Kolben verschlossen, geschüttelt und 90 min lang unter Lichtschutz stehengelassen. Nach Zusatz von 10 ml einer frisch hergestellten Lösung von Kaliumiodid *R* ($400 \text{ g} \cdot l^{-1}$) wird der Kolben verschlossen, 2 min lang geschüttelt und anschließend mit Natriumarsenit-Lösung ($0,0025 \text{ mol} \cdot l^{-1}$) titriert, bis die Gelbfärbung fast verschwunden ist. Nach Zusatz von 2 ml Stärke-Lösung *R* wird langsam bis zur völligen Entfärbung titriert. Unter gleichen Bedingungen wird ein Blindversuch durchgeführt.

Der Prozentgehalt an $C_3H_7CaO_5P$ wird mit Hilfe folgender Formel berechnet

$$\frac{(n_1 - n_2) \cdot c \cdot 97}{m \cdot (100 - H)} \cdot 100$$

m = Masse der Substanz in Milligramm
n_1 = Milliliter verbrauchte Natriumarsenit-Lösung ($0,0025 \text{ mol} \cdot l^{-1}$) im Blindversuch
n_2 = Milliliter verbrauchte Natriumarsenit-Lösung ($0,0025 \text{ mol} \cdot l^{-1}$) bei der Titration der Untersuchungslösung
c = Molarität der Natriumarsenit-Lösung
H = Prozentgehalt an Wasser.

Chlorid (2.4.4): 0,500 g Substanz werden in Wasser *R* gelöst. Nach Zusatz von 2 ml Salpetersäure *R* wird mit der gleichen Säure zu 50 ml verdünnt. 2,5 ml Lösung werden mit 12,5 ml Wasser *R* versetzt. Die Lösung muß der Grenzprüfung auf Chlorid entsprechen (0,2 Prozent).

Schwermetalle (2.4.8): 2,5 g Substanz werden in 6 ml Essigsäure 98 % *R* gelöst. Die Lösung wird mit Wasser *R* zu 25,0 ml verdünnt. 12 ml Lösung müssen der Grenzprüfung A auf Schwermetalle entsprechen (20 ppm). Zur Herstellung der Referenzlösung wird die Blei-Lösung (2 ppm Pb) *R* verwendet.

Wasser (2.5.12): 8,5 bis 11,5 Prozent, mit 0,250 g Substanz nach der Karl-Fischer-Methode unter Verwendung einer Mischung von 1 Volumteil Pyridin *R* und 3 Volumteilen Ethylenglycol *R* als Lösungsmittel bestimmt.

Gehaltsbestimmung

0,120 g Substanz werden in einem Erlenmeyerkolben mit Schliffstopfen in 20,0 ml Natriumperiodat-Lösung (0,1 mol · l⁻¹) gelöst. Nach Zusatz von 5 ml einer 50prozentigen Lösung (*V/V*) von Perchlorsäure *R* wird geschüttelt und dann 105 min lang im Wasserbad von 37 °C erwärmt. Nach Zusatz von 50 ml Wasser *R* wird die Lösung sofort mit einer gesättigten Lösung von Natriumhydrogencarbonat *R* auf einen *p*H-Wert von 6,4 eingestellt. Nach Zusatz von 10 ml einer frisch hergestellten Lösung von Kaliumiodid *R* (400 g · l^{-1}) wird der Kolben verschlossen, 2 min lang stehengelassen und anschließend mit Natriumarsenit-Lösung (0,1 mol · l^{-1}) titriert, bis die Gelbfärbung fast verschwunden ist. Nach Zusatz von 2 ml Stärke-Lösung *R* wird langsam bis zum vollständigen Verschwinden der Färbung titriert. Unter gleichen Bedingungen wird ein Blindversuch durchgeführt.

Der Prozentgehalt an $C_3H_5CaO_4P$ wird mit Hilfe folgender Formel berechnet

$$\frac{(n_1 - n_2) \cdot c \cdot 88 \cdot 100}{m \cdot (100 - H)} - G$$

m = Masse der Substanz in Milligramm
n_1 = Milliliter verbrauchte Natriumarsenit-Lösung (0,1 mol · l^{-1}) im Blindversuch
n_2 = Milliliter verbrauchte Natriumarsenit-Lösung (0,1 mol · l^{-1}) bei der Titration der Untersuchungslösung
c = Molarität der Natriumarsenit-Lösung
G = Prozentgehalt an Calcium-(1,2-dihydroxypropyl)phosphonat
H = Prozentgehalt an Wasser.

Lagerung

Dicht verschlossen, vor Licht geschützt.

Verunreinigungen

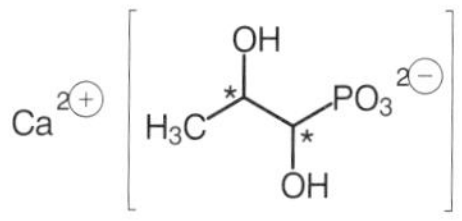

A. Calcium-(1,2-dihydroxypropyl)phosphonat.

1999, 1329

Fosfomycin-Natrium

Fosfomycinum natricum

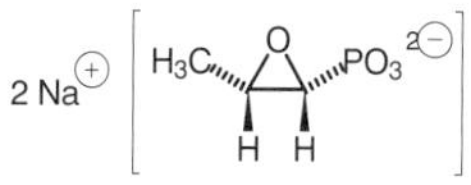

$C_3H_5Na_2O_4P$ M_r 182,0

Definition

Fosfomycin-Natrium enthält mindestens 95,0 und höchstens 101,0 Prozent (2*R*,3*S*)-(3-Methyloxiran-2-yl)phosphonsäure, Dinatriumsalz, berechnet auf die wasserfreie Substanz.

Eigenschaften

Weißes bis fast weißes, sehr hygroskopisches Pulver; sehr leicht löslich in Wasser, wenig löslich in Methanol, praktisch unlöslich in Dichlormethan und wasserfreiem Ethanol.

Prüfung auf Identität

1: A, D.

2: B, C, D.

A. Die Prüfung erfolgt mit Hilfe der IR-Spektroskopie (2.2.24) durch Vergleich des Spektrums der Substanz mit dem Fosfomycin-Natrium-Referenzspektrum der Ph. Eur. Die Prüfung erfolgt mit Hilfe von Preßlingen unter Verwendung von Kaliumbromid *R*.

B. 0,1 g Substanz werden in 3 ml einer 25prozentigen Lösung (*V/V*) von Perchlorsäure *R* gelöst. Nach Zusatz von 1 ml Natriumperiodat-Lösung (0,1 mol · l^{-1}) wird 30 min lang im Wasserbad erhitzt. Nach dem Erkaltenlassen werden 50 ml Wasser *R* zugesetzt. Die Lösung wird mit einer gesättigten Lösung von Natriumhydrogencarbonat *R* neutralisiert und daraufhin mit 1 ml einer frisch hergestellten Lösung von Kaliumiodid *R* (400 g · l^{-1}) versetzt. Zur gleichen Zeit und unter gleichen Bedingungen wird eine Blindlösung hergestellt. Die Untersuchungslösung bleibt farblos, die Blindlösung ist orange gefärbt.

C. Etwa 8 mg Substanz werden mit 2 ml Wasser *R*, 1 ml Perchlorsäure *R* und 2 ml Natriumperiodat-Lösung (0,1 mol · l^{-1}) versetzt. Die Mischung wird 10 min lang im Wasserbad erhitzt und ohne vorheriges Abkühlen mit 1 ml Ammoniummolybdat-Lösung *R* 5 und 1 ml Aminohydroxynaphthalinsulfonsäure-Lösung *R* versetzt. Die Mischung wird 30 min lang stehengelassen, wobei eine blaue Färbung entsteht.

D. Die Substanz gibt die Identitätsreaktion a auf Natrium (2.3.1).

F

Monographien

Prüfung auf Reinheit

Prüflösung: 5,0 g Substanz werden in kohlendioxidfreiem Wasser *R* zu 50,0 ml gelöst.

Aussehen der Lösung: Die Prüflösung muß klar (2.2.1) und darf nicht stärker gefärbt sein als die Farbvergleichslösung B_9 (2.2.2, Methode II).

***p*H-Wert** (2.2.3): 10 ml Prüflösung werden mit kohlendioxidfreiem Wasser *R* zu 20 ml verdünnt. Der *p*H-Wert der Lösung muß zwischen 9,0 und 10,5 liegen.

Spezifische Drehung (2.2.7): 2,5 g Substanz werden in Wasser *R* zu 50,0 ml gelöst. Die spezifische Drehung, gemessen bei 405 nm unter Verwendung einer Quecksilberdampflampe, muß zwischen –13,0 und –15,0° liegen, berechnet auf die wasserfreie Substanz.

Dinatrium-(1,2-dihydroxypropyl)phosphonat: Höchstens 1,0 Prozent. 0,200 g Substanz werden in einem Erlenmeyerkolben mit Schliffstopfen in 100,0 ml Wasser *R* gelöst. Nach Zusatz von 50 ml Phthalat-Pufferlösung *p*H 6,4 *R* und 5,0 ml Natriumperiodat-Lösung (0,005 mol · l^{-1}) wird der Kolben verschlossen, geschüttelt und 90 min lang unter Lichtschutz stehengelassen. Nach Zusatz von 10 ml einer frisch hergestellten Lösung von Kaliumiodid *R* (400 g · l^{-1}) wird der Kolben verschlossen, 2 min lang geschüttelt und anschließend mit Natriumarsenit-Lösung (0,0025 mol · l^{-1}) titriert, bis die Gelbfärbung fast verschwunden ist. Nach Zusatz von 2 ml Stärke-Lösung *R* wird langsam bis zur völligen Entfärbung titriert. Unter gleichen Bedingungen wird ein Blindversuch durchgeführt.

Der Prozentgehalt an $C_3H_7Na_2O_5P$ wird mit Hilfe folgender Formel berechnet

$$\frac{(n_1 - n_2) \cdot c \cdot 100}{m \cdot (100 - H)} \cdot 100$$

m = Masse der Substanz in Milligramm
n_1 = Milliliter verbrauchte Natriumarsenit-Lösung (0,0025 mol · l^{-1}) im Blindversuch
n_2 = Milliliter verbrauchte Natriumarsenit-Lösung (0,0025 mol · l^{-1}) bei der Titration der Untersuchungslösung
c = Molarität der Natriumarsenit-Lösung
H = Prozentgehalt an Wasser.

Schwermetalle (2.4.8): 12 ml Prüflösung müssen der Grenzprüfung A auf Schwermetalle entsprechen (20 ppm). Zur Herstellung der Referenzlösung wird die Blei-Lösung (2 ppm Pb) *R* verwendet.

Wasser (2.5.12): Höchstens 1,0 Prozent, mit 0,50 g Substanz nach der Karl-Fischer-Methode unter Verwendung einer Mischung von 1 Volumteil Pyridin *R* und 3 Volumteilen Ethylenglycol *R* als Lösungsmittel bestimmt.

Sterilität (2.6.1): Fosfomycin-Natrium zur Herstellung von Parenteralia, das dabei keinem weiteren geeigneten Sterilisationsverfahren unterworfen wird, muß der Prüfung entsprechen.

Bakterien-Endotoxine (2.6.14): Fosfomycin-Natrium zur Herstellung von Parenteralia, das dabei keinem weiteren geeigneten Verfahren zur Beseitigung von Bakterien-Endotoxinen unterworfen wird, darf höchstens 0,083 I.E. Bakterien-Endotoxine je Milligramm Substanz enthalten.

Gehaltsbestimmung

0,120 g Substanz werden in einem Erlenmeyerkolben mit Schliffstopfen in 20,0 ml Natriumperiodat-Lösung (0,1 mol · l^{-1}) gelöst. Nach Zusatz von 5 ml einer 50prozentigen Lösung (*V/V*) von Perchlorsäure *R* wird geschüttelt und dann 105 min lang im Wasserbad von 37 °C erwärmt. Nach Zusatz von 50 ml Wasser *R* wird die Lösung sofort mit einer gesättigten Lösung von Natriumhydrogencarbonat *R* auf einen *p*H-Wert von 6,4 eingestellt. Nach Zusatz von 10 ml einer frisch hergestellten Lösung von Kaliumiodid *R* (400 g · l^{-1}) wird der Kolben verschlossen, 2 min lang stehengelassen und anschließend mit Natriumarsenit-Lösung (0,1 mol · l^{-1}) titriert, bis die Gelbfärbung fast verschwunden ist. Nach Zusatz von 2 ml Stärke-Lösung *R* wird langsam bis zum vollständigen Verschwinden der Färbung titriert. Unter gleichen Bedingungen wird ein Blindversuch durchgeführt.

Der Prozentgehalt an $C_3H_5Na_2O_4P$ wird mit Hilfe folgender Formel berechnet

$$\frac{(n_1 - n_2) \cdot c \cdot 91 \cdot 100}{m \cdot (100 - H)} - G$$

m = Masse der Substanz in Milligramm
n_1 = Milliliter verbrauchte Natriumarsenit-Lösung (0,1 mol · l^{-1}) im Blindversuch
n_2 = Milliliter verbrauchte Natriumarsenit-Lösung (0,1 mol · l^{-1}) bei der Titration der Untersuchungslösung
c = Molarität der Natriumarsenit-Lösung
G = Prozentgehalt an Dinatrium-(1,2-dihydroxypropyl)phosphonat
H = Prozentgehalt an Wasser.

Lagerung

Dicht verschlossen, vor Licht geschützt. Falls die Substanz steril ist, im Behältnis mit Sicherheitsverschluß.

Beschriftung

Die Beschriftung gibt insbesondere, falls zutreffend, an
– daß die Substanz steril ist
– daß die Substanz frei von Bakterien-Endotoxinen ist.

Verunreinigungen

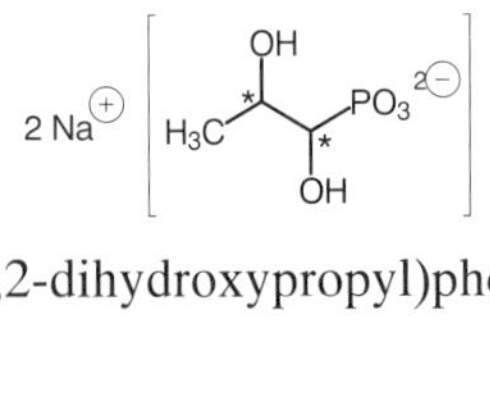

A. Dinatrium-(1,2-dihydroxypropyl)phosphonat.

1998, 180

Framycetinsulfat

Framycetini sulfas

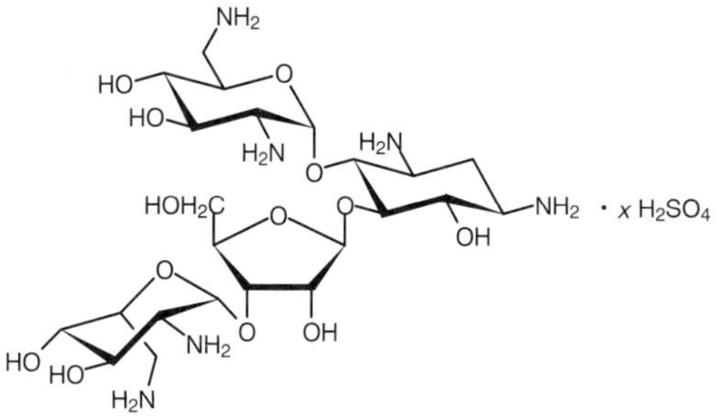

$C_{23}H_{46}N_6O_{13} \cdot x\,H_2SO_4$ M_r 615 (Base)

Definition

Framycetinsulfat ist *O*-2,6-Diamino-2,6-didesoxy-α-D-glucopyranosyl-(1→4)-*O*-[*O*-2,6-diamino-2,6-didesoxy-β-L-idopyranosyl-(1→3)-β-D-ribofuranosyl-(1→5)]-2-desoxy-D-streptamin-sulfat (Neomycin-B-sulfat), das aus bestimmten, ausgewählten Stämmen von *Streptomyces fradiae* oder *Streptomyces decaris* gewonnen oder durch andere Verfahren hergestellt wird. Die Wirksamkeit beträgt mindestens 630 I.E. Neomycin B je Milligramm Substanz, berechnet auf die getrocknete Substanz.

Eigenschaften

Weißes bis gelblichweißes, hygroskopisches Pulver; leicht löslich in Wasser, sehr schwer löslich in Ethanol, praktisch unlöslich in Aceton und Ether.

Prüfung auf Identität

A. Die Substanz entspricht der Prüfung „Neomycin C" (siehe „Prüfung auf Reinheit").

B. Die Substanz gibt die Identitätsreaktion a auf Sulfat (2.3.1).

Prüfung auf Reinheit

***p*H-Wert** (2.2.3): 0,1 g Substanz werden in kohlendioxidfreiem Wasser *R* zu 10 ml gelöst. Der *p*H-Wert der Lösung muß zwischen 6,0 und 7,0 liegen.

Spezifische Drehung (2.2.7): 1,00 g Substanz wird in Wasser *R* zu 10,0 ml gelöst. Die spezifische Drehung muß zwischen +52,5 und +55,5° liegen, berechnet auf die getrocknete Substanz.

Gehalt an Alkoholen: Höchstens 2 Prozent, berechnet als Methanol. 0,200 g Substanz (*m* g) werden in einer kleinen Destillationsapparatur in 5 ml Wasser *R* gelöst und mit 0,05 ml Schwefelsäure (0,05 mol · l^{-1}) versetzt. Anschließend wird destilliert. Etwa 2,5 ml Destillat werden in einem 10-ml-Meßzylinder aufgefangen. Das Destillat wird unter 2maligem Waschen des Meßzylinders mit je 1 ml Wasser *R* in einen Erlenmeyerkolben überführt. Nach Zusatz von 25,0 ml Kaliumdichromat-Lösung (0,0167 mol · l^{-1}), welche 40 Prozent (*V/V*) Schwefelsäure *R* enthält, wird 30 min lang im Wasserbad erhitzt. Nach dem Abkühlen wird in einen 750-ml-Erlenmeyerkolben überführt und mit Wasser *R* zu 500 ml verdünnt. Nach Zusatz von 10 ml einer Lösung von Kaliumiodid *R* (100 g · l^{-1}) wird 5 min lang stehengelassen. Anschließend wird mit Natriumthiosulfat-Lösung (0,1 mol · l^{-1}) unter Verwendung von Stärke-Lösung *R*, die gegen Ende der Titration zugesetzt wird, bis zum Farbumschlag von Dunkelblau nach Blaßgrün titriert (n_1 Milliliter verbrauchter Natriumthiosulfat-Lösung (0,1 mol · l^{-1})). Ein Blindversuch wird durchgeführt unter Verwendung von 5 ml Wasser *R* (n_2 Milliliter verbrauchter Natriumthiosulfat-Lösung (0,1 mol · l^{-1})).

Der Prozentgehalt an Alkoholen, ausgedrückt als Methanol, errechnet sich nach der Formel:

$$0{,}0534\ \frac{(n_2 - n_1)}{m}$$

Neamin: Die Prüfung erfolgt mit Hilfe der Dünnschichtchromatographie (2.2.27) unter Verwendung einer Schicht von Kieselgel H *R*.

Untersuchungslösung: 0,250 g Substanz werden in Wasser *R* zu 10,0 ml gelöst.

Referenzlösung a: 0,5 mg Neamin *CRS* werden in Wasser *R* zu 2,0 ml gelöst.

Referenzlösung b: 0,5 ml Untersuchungslösung und 0,5 ml Referenzlösung a werden gemischt.

Auf die Platte werden getrennt 5 µl jeder Lösung bandförmig (5 mm) aufgetragen. Die Banden werden getrocknet. Die Chromatographie erfolgt mit einer Mischung von 10 Volumteilen Dichlormethan *R*, 20 Volumteilen konzentrierter Ammoniak-Lösung *R* und 30 Volumteilen Methanol *R* über eine Laufstrecke von mindestens 8 cm. Die Platte wird 10 min lang bei 100 bis 105 °C getrocknet, mit Ninhydrin-Reagenz *R* besprüht und 15 min lang bei 110 °C erhitzt. Die Platte wird erneut mit Ninhydrin-Reagenz *R* besprüht und 15 min lang bei 110 °C erhitzt. Eine dem Neamin entsprechende Zone im Chromatogramm der Untersuchungslösung darf nicht größer oder intensiver sein als die Zone im Chromatogramm der Referenzlösung a (1 Prozent). Die Prüfung darf nur ausgewertet werden, wenn das Chromatogramm der Referenzlösung b deutlich voneinander getrennt 2 Hauptzonen zeigt.

Neomycin C: Die Prüfung erfolgt mit Hilfe der Dünnschichtchromatographie (2.2.27) unter Verwendung einer Schicht eines geeigneten Kieselgels.

Untersuchungslösung: 40 mg Substanz werden in Wasser *R* zu 5,0 ml gelöst.

Referenzlösung a: 40 mg Framycetinsulfat *CRS* werden in Wasser *R* zu 5,0 ml gelöst.

Referenzlösung b: 30 mg Framycetinsulfat *CRS* werden in Wasser *R* zu 25,0 ml gelöst. 5,0 ml Lösung werden mit Wasser *R* zu 25,0 ml verdünnt.

Referenzlösung c: 40 mg Neomycinsulfat *CRS* werden in Wasser *R* zu 5,0 ml gelöst.

Auf die Platte werden getrennt 5 µl jeder Lösung bandförmig (5 mm) aufgetragen. Die Chromatographie erfolgt mit einer Mischung von 20 Volumteilen Methanol *R* und 80 Volumteilen einer Lösung von Natriumchlorid *R* (200 g · l^{-1}) über eine Laufstrecke von mindestens 12 cm. Die Platte wird 10 min lang bei 100 bis 105 °C getrocknet, mit Ninhydrin-Lösung *R* 1 besprüht und 10 min lang bei 100 bis 105 °C erhitzt. Die Hauptzone im Chromatogramm der Untersuchungslösung entspricht in bezug auf Lage, Farbe und Größe der Hauptzone im Chromatogramm der Referenzlösung a. Die Neomycin-C-Zone im Chromatogramm der Untersuchungslösung, deren R_f-Wert nur wenig kleiner ist als der der Hauptzone, darf nicht größer oder intensiver sein als die Zone im Chromatogramm der Referenzlösung b (3 Prozent). Die Prüfung darf nur ausgewertet werden, wenn im Chromatogramm der Referenzlösung c eine Zone sichtbar ist, deren R_f-Wert nur wenig kleiner ist als der der Hauptzone.

Sulfat: Mindestens 27,0 und höchstens 31,0 Prozent Sulfat (SO_4), berechnet auf die getrocknete Substanz. 0,250 g Substanz werden in 100 ml Wasser *R* gelöst. Die Lösung wird mit konzentrierter Ammoniak-Lösung *R* auf einen *p*H-Wert von 11 eingestellt. Nach Zusatz von 10,0 ml Bariumchlorid-Lösung (0,1 mol · l^{-1}) und etwa 0,5 mg Phthaleinpurpur *R* wird mit Natriumedetat-Lösung (0,1 mol · l^{-1}) titriert. Beim beginnenden Farbumschlag des Indikators werden 50 ml Ethanol 96 % *R* zugesetzt. Die Titration wird bis zum Verschwinden der blauvioletten Färbung fortgesetzt.

1 ml Bariumchlorid-Lösung (0,1 mol · l^{-1}) entspricht 9,606 mg Sulfat (SO_4).

Trocknungsverlust (2.2.32): Höchstens 8,0 Prozent, mit 1,00 g Substanz durch 3 h langes Trocknen über Phosphor(V)-oxid *R* bei 60 °C und unterhalb 0,7 kPa bestimmt.

Sulfatasche (2.4.14): Höchstens 1,0 Prozent, mit 1,0 g Substanz bestimmt.

Sterilität (2.6.1): Framycetinsulfat zum Einbringen in Körperhöhlen, das keinem weiteren geeigneten Sterilisationsverfahren unterworfen wird, muß der Prüfung entsprechen.

Pyrogene (2.6.8): Framycetinsulfat zum Einbringen in Körperhöhlen, das dabei keinem weiteren geeigneten Verfahren zur Beseitigung von Pyrogenen unterworfen wird, muß der Prüfung entsprechen. Je Kilogramm Körpermasse eines Kaninchens werden 16 mg Substanz, gelöst in 5 ml Wasser für Injektionszwecke *R*, injiziert.

Wertbestimmung

Die Ausführung erfolgt nach „Mikrobiologische Wertbestimmung von Antibiotika" (2.7.2). Als Referenzsubstanz wird Framycetinsulfat *CRS* verwendet.

Lagerung

Dicht verschlossen, vor Licht geschützt. Falls die Substanz zum Einbringen in Körperhöhlen bestimmt ist, im Behältnis mit Sicherheitsverschluß.

Beschriftung

Die Beschriftung gibt insbesondere, falls zutreffend, an

- daß die Substanz steril ist
- daß die Substanz pyrogenfrei ist.

Verunreinigungen

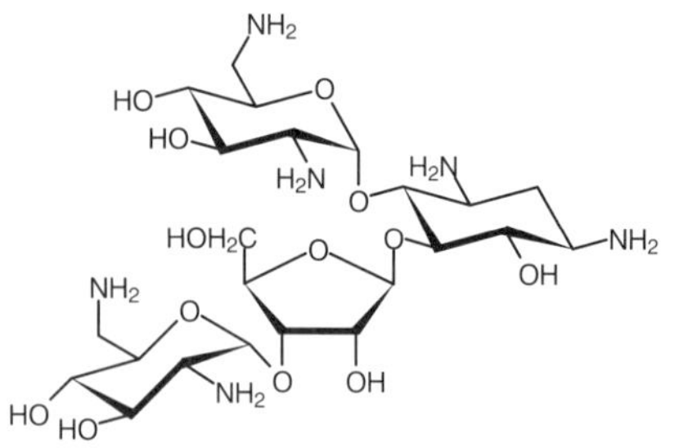

A. Neomycin C

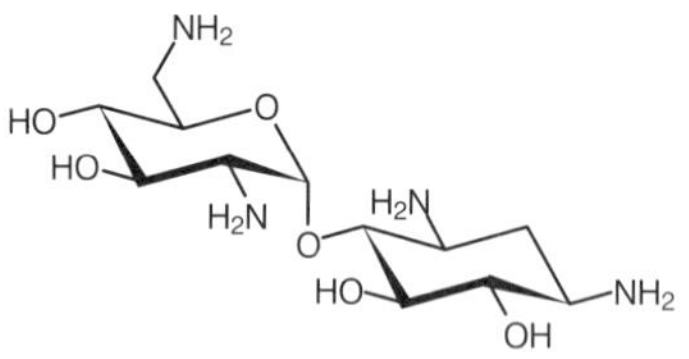

B. Neamin.

1999, 1375

FSME-Impfstoff (inaktiviert)

Vaccinum encephalitidis ixodibus advectae inactivatum

Definition

FSME-Impfstoff (inaktiviert) ist eine flüssige Zubereitung eines geeigneten Stamms des Frühsommer-Meningo-Enzephalitis-Virus, gezüchtet in Hühnerembryo- oder anderen geeigneten Zellkulturen und inaktiviert durch ein geeignetes, validiertes Verfahren.

Herstellung

Die Herstellung des Impfstoffs beruht auf einem Saatgutsystem. Das Herstellungsverfahren muß nachweislich konstant Impfstoffe ergeben, die mit dem Impfstoff vergleichbar sind, der sich in klinischen Prüfungen hinsichtlich Unschädlichkeit und Wirksamkeit als zufriedenstellend erwiesen hat. Abgesehen von begründeten und zugelassenen Fällen darf das Virus im fertigen Impfstoff vom Mastersaatgut nicht mehr Passagen entfernt sein, als die Zahl der Passagen, die das Virus für die Zubereitung des Impfstoffs, der in klinischen Prüfungen verwendet wurde, durchlaufen hat.

Das Herstellungsverfahren wird einer Validierung unterzogen und muß gewährleisten, daß, falls der Impfstoff geprüft wird, die Zubereitung der „Prüfung auf anomale Toxizität, Sera und Impfstoffe für Menschen“ (2.6.9) entspricht.

Substrat für die Virusvermehrung

Das Virus wird in Hühnerembryo-Zellen, die aus Eiern von SPF-Beständen gewonnen werden (5.2.2), oder in geeigneten anderen Zellkulturen vermehrt.

Virussaatgut

Der verwendete Virusstamm wird anhand von Unterlagen, die Angaben über die Herkunft und anschließende Behandlung des Stamms enthalten, identifiziert. Das Saatgut wird bei oder unterhalb von −60 °C gelagert.

Nur ein Saatgut, das den nachfolgenden Prüfungen entspricht, darf für die Virusvermehrung verwendet werden.

Prüfung auf Identität: In jedem Saatgut wird mit Hilfe einer geeigneten immunchemischen Methode (2.7.1), vorzugsweise unter Verwendung von monoklonalen Antikörpern, nachgewiesen, daß es den Impfstamm des FSME-Virus enthält.

Viruskonzentration: Die Viruskonzentration eines jeden Saatguts wird durch Titration in geeigneten Zellkulturen bestimmt, um die Gleichförmigkeit der Herstellung zu überwachen.

Fremde Agenzien (2.6.16): Jedes Saatgut muß den Anforderungen der „Prüfung auf fremde Agenzien in Virus-Lebend-Impfstoffen für Menschen“ entsprechen. Die Prüfungen in Zellkulturen werden nur in von Menschen und Affen stammenden Zellen durchgeführt. Zur Neutralisation des Impfvirus werden vorzugsweise monoklonale Antikörper eingesetzt.

Virusvermehrung und Ernte

Alle Arbeiten mit den Zellkulturen erfolgen unter aseptischen Bedingungen in einem Bereich, in dem mit keinen anderen Zellen gearbeitet wird. Serum und Trypsin, die zur Zubereitung von Zellsuspensionen und Nährmedien verwendet werden, müssen nachweislich frei von fremden Agenzien sein. Das Zellkulturmedium kann einen *p*H-Indikator wie Phenolrot und zugelassene Antibiotika in der eben noch wirksamen Konzentration enthalten. Mindestens 500 ml der für die Impfstoffherstellung verwendeten Zellkulturen werden als nicht infizierte Zellkulturen (Kontrollzellen) zurückbehalten.

Nur eine einzelne Ernte, die den nachfolgenden Prüfungen entspricht, darf für die Herstellung der inaktivierten Ernte verwendet werden.

Prüfung auf Identität: In jeder einzelnen Ernte wird mit Hilfe einer geeigneten immunchemischen Methode (2.7.1), vorzugsweise unter Verwendung von monoklonalen Antikörpern, oder durch Virusneutralisation in Zellkulturen nachgewiesen, daß sie das FSME-Virus enthält.

Verunreinigende Mikroorganismen: Jede einzelne Ernte muß der „Prüfung auf Sterilität“ (2.6.1) entsprechen, wobei 10 ml Zubereitung für jedes Nährmedium eingesetzt werden.

Mykoplasmen (2.6.7): Jede einzelne Ernte muß der Prüfung entsprechen, wobei 1 ml Zubereitung für jedes Nährmedium eingesetzt wird.

Kontrollzellen: Die Kontrollzellen müssen den Anforderungen der „Prüfung auf fremde Agenzien in Virus-Lebend-Impfstoffen für Menschen“ (2.6.16) entsprechen. Wenn ein Zellbanksystem zur Herstellung des Impfstoffs verwendet wird, müssen die Kontrollzellen auch der „Prüfung auf Identität“ entsprechen.

Viruskonzentration: Die Viruskonzentration wird durch Titration in geeigneten Zellkulturen bestimmt, um die Gleichförmigkeit der Produktion zu überwachen.

Inaktivierung

Um den Inaktivierungsprozeß nicht zu stören, werden Virusaggregate unmittelbar vor der Inaktivierung mittels Filtration entfernt. Die Virussuspension wird mit Hilfe einer validierten Methode inaktiviert. Die Methode muß nachweislich kontinuierlich in der Lage sein, FSME-Virus zu inaktivieren, ohne die antigene und immunogene Aktivität zu zerstören. In Validierungsuntersuchungen wird eine Inaktivierungskurve aufgenommen, die die Konzentration des restlichen vermehrungsfähigen Virus, gemessen zu mindestens 3 Zeitpunkten, zeigt. Wenn Formaldehyd zur Inaktivierung verwendet wird, muß nach der Inaktivierung ein Überschuß an Formaldehyd nachgewiesen werden.

Nur eine inaktivierte Virusernte, die der nachfolgenden Prüfung entspricht, darf zur Herstellung des fertigen Impfstoffs als Bulk verwendet werden.

Restliches infektiöses Virus: Primäre Hühnerfibroblasten-Zellkulturen oder andere Zellen, die sich als mindestens gleich empfindlich für das FSME-Virus erwiesen haben, werden mit einer Menge der inaktivierten Ernte beimpft, die mindestens 10 Einzeldosen des fertigen Impfstoffs für den Menschen entspricht. Der Zellrasen beträgt mindestens 3 cm^2 je Milliliter Inokulum. Die Kulturen werden 14 Tage lang bei 36 bis 38 °C bebrütet. Am Ende des Bebrütungszeitraums darf kein zytopathischer Effekt erkennbar sein. Die Kulturflüssigkeiten werden gesammelt, je 0,03 ml davon werden mindestens je 10 Mäusen im Alter von etwa 4 Wochen intrazerebral injiziert. Die Mäuse werden 14 Tage lang beobachtet. Sie dürfen keine Anzeichen einer Infektion mit FSME-Virus zeigen.

Reinigung

Mehrere inaktivierte einzelne Ernten können vereint werden, bevor sie konzentriert und mit geeigneten Methoden gereinigt werden, vorzugsweise mit Hilfe einer Durchfluß-Saccharose-Dichtegradienten-Zentrifugation.

Nur eine gereinigte, inaktivierte Virusernte, die den nachfolgenden Prüfungen entspricht, darf zur Herstellung des fertigen Impfstoffs als Bulk verwendet werden.

Sterilität (2.6.1): Die gereinigte, inaktivierte Virusernte muß der Prüfung entsprechen, wobei für jedes Medium 10 ml eingesetzt werden.

Spezifische Aktivität: Der Antigengehalt in der gereinigten, inaktivierten Virusernte wird mit einer geeigneten immunchemischen Methode (2.7.1) bestimmt. Der Gesamtproteingehalt wird mit einer geeigneten Methode bestimmt. Die „spezifische Aktivität", berechnet als Antigengehalt je Masse-Einheit an Gesamtprotein, muß innerhalb der für das bestimmte Produkt zugelassenen Grenzwerte liegen.

Fertiger Impfstoff als Bulk

Der fertige Impfstoff als Bulk wird aus einer oder mehreren gereinigten, inaktivierten Virusernten hergestellt.

Nur ein fertiger Impfstoff als Bulk, der nachstehender Prüfung entspricht, darf für die Herstellung der Fertigzubereitung verwendet werden.

Sterilität (2.6.1): Der fertige Impfstoff als Bulk muß der Prüfung entsprechen, wobei für jedes Medium 10 ml eingesetzt werden.

Fertigzubereitung

Nur eine Fertigzubereitung, die den nachstehenden Anforderungen unter „Prüfung auf Identität", „Prüfung auf Reinheit" und „Bestimmung der Wirksamkeit" entspricht, darf zur Verwendung freigegeben werden. Vorausgesetzt, die Prüfungen „Freier Formaldehyd", „Rinderserumalbumin" (falls zutreffend), „Pyrogene" und „Bestimmung der Wirksamkeit" wurden mit zufriedenstellenden Ergebnissen am fertigen Impfstoff als Bulk durchgeführt, kann auf die Durchführung dieser Prüfungen an der Fertigzubereitung verzichtet werden.

Prüfung auf Identität

Der Nachweis von FSME-Virus-Antigen im Impfstoff unter Verwendung spezifischer Antikörper mit einer geeigneten immunchemischen Methode (2.7.1) oder die unter „Bestimmung der Wirksamkeit" beschriebene Immunogenitätsprüfung an der Maus dienen als Nachweis der Identität.

Prüfung auf Reinheit

Aluminium: Wenn hydratisiertes Aluminiumphosphat oder Aluminiumhydroxid als Adjuvans verwendet wird, muß der Impfstoff der in der Monographie **Impfstoffe für Menschen (Vaccina ad usum humanum)** vorgeschriebenen Prüfung entsprechen.

Freier Formaldehyd (2.4.18): Höchstens $0,1\ g \cdot l^{-1}$.

Rinderserumalbumin: Falls Rinderserumalbumin während der Herstellung verwendet wird, darf der Impfstoff höchstens 50 ng je Einzeldosis für den Menschen, mit einer geeigneten immunchemischen Methode (2.7.1) bestimmt, enthalten.

Sterilität (2.6.1): Der Impfstoff muß der Prüfung entsprechen.

Pyrogene (2.6.8): Der Impfstoff muß der Prüfung entsprechen. Jedem Kaninchen wird je Kilogramm Körpergewicht eine Einzeldosis für den Menschen injiziert.

Bestimmung der Wirksamkeit

Die Wirksamkeit des Impfstoffs wird bestimmt durch den Vergleich derjenigen Dosis, die notwendig ist, um einen bestimmten Anteil Mäuse gegen die Wirkung einer intraperitoneal verabreichten tödlichen Dosis des FSME-Virus zu schützen, mit der Menge einer Referenzzubereitung von FSME-Impfstoff, die den gleichen Schutz verleiht. Für diesen Vergleich werden eine zugelassene Referenzzubereitung und eine geeignete Zubereitung von FSME-Virus eines zugelassenen Stamms als Belastungszubereitung benötigt.

Der nachstehende Text beschreibt als Beispiel eine Methode, die sich für einen bestimmten Impfstoff als geeignet erwiesen hat.

Auswahl und Verteilung der Versuchstiere: Für die Bestimmung werden gesunde Mäuse mit einer Körpermasse von 11 bis 17 g aus derselben Zucht verwendet. Die Mäuse werden in mindestens 6 Gruppen einer geeigneten Größe eingeteilt, um den Anforderungen an die Validität der Bestimmung zu entsprechen; für die Titration der Belastungssuspension werden mindestens 4 Gruppen von 10 Mäusen verwendet. Die Mäuse müssen dasselbe Geschlecht haben, oder weibliche und männliche Tiere müssen gleichmäßig auf die Gruppen verteilt sein.

Bestimmung der Wirksamkeit: Mindestens je 3 geeignete Verdünnungen des zu prüfenden Impfstoffs und der Referenzzubereitung werden hergestellt; um den Validitätskriterien zu genügen, sind in der Regel 4 bis 5 Verdünnungen nötig. Die Verdünnungen werden so gewählt, daß die Suspension mit der höchsten Konzentration erwartungsgemäß mehr als 50 Prozent der Tiere und die Suspension mit der geringsten Konzentration weniger als 50 Prozent der Tiere schützt. Jede Verdünnung wird einer Gruppe von Mäusen zugeordnet, und jeder Maus werden subkutan 0,2 ml der Verdünnung injiziert, die ihrer Gruppe zugeordnet war. Nach 7 Tagen wird eine zweite Injektion bei gleicher Verteilung der Verdünnungen vorgenommen. 14 Tage nach der zweiten Injektion wird eine Suspension des Belastungsvirus hergestellt, die mindestens 100 LD_{50} in 0,2 ml enthält. Jeder geimpften Maus werden 0,2 ml dieser Virussuspension intraperitoneal injiziert. Um die Belastungsdosis abzuschätzen, wird von der Belastungssuspension eine Reihe mit mindestens 3 Verdünnungen mit einem Verdünnungsfaktor von jeweils höchstens 1:100 hergestellt. Die Belastungssuspension und die 4 Verdünnungen werden den 5 Gruppen von je 10 Mäusen zugeordnet, und jeder Maus werden 0,2 ml der ihrer Gruppe zugeordneten Belastungssuspension oder deren Verdünnung intraperitoneal injiziert. Die Tiere werden 21 Tage lang beobachtet, und die Zahl der Tiere, die im Zeitraum von 7 bis 21 Tagen nach der Belastung an FSME verenden, wird registriert.

Auswertung: Die Ergebnisse werden mit den üblichen statistischen Methoden für eine Prüfung auf der Basis quantaler Werte ausgewertet (siehe zum Beispiel 5.3 „Statistische Auswertung der Ergebnisse biologischer Wertbestimmungen und Reinheitsprüfungen").

Validitätskriterien: Der Impfstoff entspricht der Bestimmung, wenn

- die Konzentration des Belastungsvirus mindestens 100 LD_{50} beträgt
- sowohl bei dem zu prüfenden Impfstoff als auch bei der Referenzzubereitung die Dosis, die 50 Prozent der Tiere schützt (PD_{50}), zwischen der größten und der kleinsten den Mäusen verabreichten Dosis liegt
- die statistische Analyse der Dosis-Wirkungs-Beziehungen eine signifikante Steigung und keine signifi-

kante Abweichung von Linearität und Parallelität ergibt

- die Vertrauensgrenzen für die ermittelte Wirksamkeit (P = 0,95) mindestens 33 und höchstens 300 Prozent betragen.

Anforderung an die Wirksamkeit: In die Berechnung der mittleren Wirksamkeit und der Vertrauensgrenzen (P = 0,95) der mittleren Wirksamkeit werden die Ergebnisse aller gültigen Prüfungen einbezogen; gewichtete Mittelwerte werden mit Hilfe des Reziprokwerts des quadrierten Standardfehlers als Wichtung berechnet. Der Impfstoff entspricht der Bestimmung, wenn die ermittelte Wirksamkeit mindestens dem Wert entspricht, der von der zuständigen Behörde auf der Basis von Daten aus klinischen Wirksamkeitsbestimmungen für ein bestimmtes Produkt zugelassen wurde.

Lagerung

Entsprechend **Impfstoffe für Menschen**.

Beschriftung

Entsprechend **Impfstoffe für Menschen**.

Die Beschriftung gibt insbesondere an

- den im Impfstoff enthaltenen Virusstamm
- den für die Impfstoffherstellung verwendeten Zelltyp.

G

1998, 1215

Galactose
Galactosum

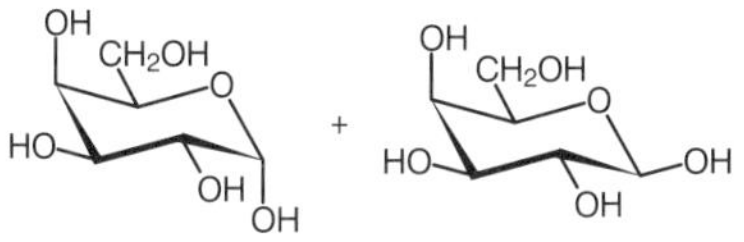

$C_6H_{12}O_6$ M_r 180,2

Definition

Galactose ist D-Galactopyranose.

Eigenschaften

Weißes, kristallines oder feinkörniges Pulver; leicht löslich bis löslich in Wasser, sehr schwer löslich in Ethanol.

Prüfung auf Identität

1: A.
2: B, C.

A. Die Prüfung erfolgt mit Hilfe der IR-Spektroskopie (2.2.24) durch Vergleich des Spektrums der Substanz mit dem von Galactose *CRS*. Die Prüfung erfolgt mit Hilfe von Preßlingen.

B. Die Prüfung erfolgt mit Hilfe der Dünnschichtchromatographie (2.2.27) unter Verwendung einer Schicht eines geeigneten Kieselgels.

Untersuchungslösung: 10 mg Substanz werden in einer Mischung von 2 Volumteilen Wasser *R* und 3 Volumteilen Methanol *R* zu 20 ml gelöst.

Referenzlösung a: 10 mg Galactose *CRS* werden in einer Mischung von 2 Volumteilen Wasser *R* und 3 Volumteilen Methanol *R* zu 20 ml gelöst.

Referenzlösung b: Je 10 mg Galactose *CRS*, Glucose *CRS* und Lactose *CRS* werden in einer Mischung von 2 Volumteilen Wasser *R* und 3 Volumteilen Methanol *R* zu 20 ml gelöst.

Auf die Platte werden getrennt 2 µl jeder Lösung aufgetragen und die Startpunkte sorgfältig getrocknet. Die Chromatographie erfolgt ohne Kammersättigung mit einer Mischung von 15 Volumteilen Wasser *R* und 85 Volumteilen 1-Propanol *R* über eine Laufstrecke von 15 cm. Die Platte wird im Warmluftstrom getrocknet, mit einer Lösung von 0,5 g Thymol *R* in einer Mischung von 5 ml Schwefelsäure *R* und 95 ml Ethanol 96 % *R* gleichmäßig besprüht und schließlich 10 min lang im Trockenschrank bei 130 °C erhitzt. Der Hauptfleck im Chromatogramm der Untersuchungslösung entspricht in bezug auf Lage, Farbe und Größe dem Hauptfleck im Chromatogramm der Referenzlösung a. Die Prüfung darf nur ausgewertet werden, wenn das Chromatogramm der Referenzlösung b deutlich voneinander getrennt 3 Flecke zeigt.

C. 0,1 g Substanz werden in 10 ml Wasser *R* gelöst. Werden der Lösung 3 ml Fehlingsche Lösung *R* zugesetzt und die Mischung anschließend erhitzt, entsteht ein orange bis rot gefärbter Niederschlag.

Prüfung auf Reinheit

Prüflösung: 10,0 g Substanz werden unter Erhitzen im Wasserbad von 50 °C in kohlendioxidfreiem Wasser *R*, das aus destilliertem Wasser *R* hergestellt wurde, zu 50 ml gelöst.

Aussehen der Lösung: Die Prüflösung muß klar (2.2.1) und darf nicht stärker gefärbt sein als die Farbvergleichslösung B_8 (2.2.2, Methode II).

Sauer oder alkalisch reagierende Substanzen: Werden 30 ml Prüflösung mit 0,3 ml Phenolphthalein-Lösung *R* versetzt, muß die Lösung farblos bleiben. Bis zum Umschlag nach Rosa dürfen höchstens 1,5 ml Natriumhydroxid-Lösung (0,01 mol · l^{-1}) verbraucht werden.

Spezifische Drehung (2.2.7): 10,00 g Substanz werden in 80 ml Wasser *R* gelöst. Die Lösung wird mit 0,2 ml verdünnter Ammoniak-Lösung *R* 1 versetzt und nach 30 min langem Stehenlassen mit Wasser *R* zu 100,0 ml verdünnt. Die spezifische Drehung muß zwischen +78,0 und +81,5° liegen, berechnet auf die wasserfreie Substanz.

Barium: 5 ml Prüflösung werden mit destilliertem Wasser *R* zu 10 ml verdünnt und mit 1 ml verdünnter Schwefelsäure *R* versetzt. Unmittelbar danach sowie nach 1 h darf die Lösung nicht stärker opaleszieren als eine Mischung von 5 ml Prüflösung und 6 ml destilliertem Wasser *R*.

Blei (2.4.10): Die Substanz muß der Grenzprüfung auf „Blei in Zuckern" entsprechen (0,5 ppm).

Wasser (2.5.12): Höchstens 1,0 Prozent, mit 1,00 g Substanz nach der Karl-Fischer-Methode bestimmt.

Sulfatasche: 5 ml Prüflösung werden mit 2 ml Schwefelsäure *R* versetzt. Die Lösung wird auf dem Wasserbad zur Trockne eingedampft und der Rückstand bis zur Massekonstanz geglüht. Der Rückstand darf höchstens 1 mg betragen (0,1 Prozent).

Mikrobielle Verunreinigungen:
Keimzahl (2.6.12): Höchstens 10^2 koloniebildende, aerobe Einheiten je Gramm Substanz.

Lagerung

Gut verschlossen.

1999, 181

Gallamintriethiodid

Gallamini triethiodidum

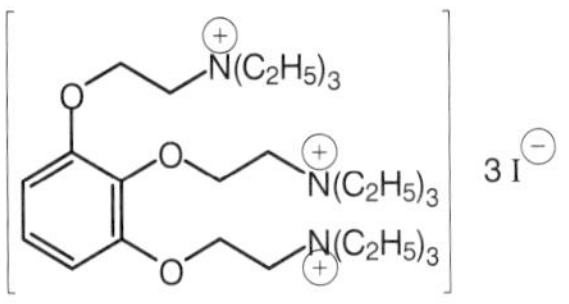

$C_{30}H_{60}I_3N_3O_3$ M_r 892

Definition

Gallamintriethiodid enthält mindestens 98,0 und höchstens 101,0 Prozent 2,2′,2″-[Benzol-1,2,3-triyltri(oxy)]-tris-(*N*,*N*,*N*-triethylethanammonium)triiodid, berechnet auf die getrocknete Substanz.

Eigenschaften

Weißes bis fast weißes, hygroskopisches Pulver; sehr leicht löslich in Wasser, schwer löslich in Ethanol, praktisch unlöslich in Dichlormethan und Ether.

Prüfung auf Identität

1: B, D.
2: A, C, D.

A. 50 mg Substanz werden in Salzsäure (0,01 mol · l^{-1}) zu 50,0 ml gelöst. 1,0 ml Lösung wird mit Salzsäure (0,01 mol · l^{-1}) zu 100,0 ml verdünnt. Diese Lösung, zwischen 220 und 350 nm gemessen, zeigt ein Absorptionsmaximum (2.2.25) bei 225 nm. Die spezifische Absorption, im Maximum gemessen, liegt zwischen 500 und 550.

B. Die Prüfung erfolgt mit Hilfe der IR-Spektroskopie (2.2.24) durch Vergleich des Spektrums der Substanz mit dem von Gallamintriethiodid *CRS*.

C. Werden 5 ml Prüflösung (siehe „Prüfung auf Reinheit") mit 1 ml Mayers Reagenz *R* versetzt, entsteht ein gelber Niederschlag.

D. 0,5 ml Prüflösung (siehe „Prüfung auf Reinheit") werden mit Wasser *R* zu 2 ml verdünnt und mit 0,2 ml verdünnter Salpetersäure *R* versetzt. Die Lösung gibt die Identitätsreaktion a auf Iodid (2.3.1).

Prüfung auf Reinheit

Prüflösung: 0,6 g Substanz werden in Wasser *R* zu 30 ml gelöst.

Aussehen der Lösung: Die Prüflösung muß klar (2.2.1) und darf sofort nach der Herstellung nicht stärker gefärbt sein als die Farbvergleichslösung G_7 (2.2.2, Methode II).

Sauer oder alkalisch reagierende Substanzen: 50 ml Wasser *R* werden mit 0,2 ml Methylrot-Lösung *R* versetzt. Die Mischung wird mit Schwefelsäure (0,01 mol · l^{-1}) oder Natriumhydroxid-Lösung (0,02 mol · l^{-1}) bis zur orangegelben Färbung versetzt. 1,0 g Substanz wird in dieser Mischung unter Schütteln gelöst. Bis zum Farbumschlag nach dem ursprünglichen Orangegelb dürfen höchstens 0,2 ml Schwefelsäure (0,01 mol · l^{-1}) oder Natriumhydroxid-Lösung (0,02 mol · l^{-1}) verbraucht werden.

Verwandte Substanzen: Die Prüfung erfolgt mit Hilfe der Flüssigchromatographie (2.2.29).

Untersuchungslösung: 30,0 mg Substanz werden in der mobilen Phase zu 50,0 ml gelöst.

Referenzlösung: 1,0 ml Untersuchungslösung wird mit der mobilen Phase zu 100,0 ml verdünnt.

Die Chromatographie kann durchgeführt werden mit
- einer Säule aus rostfreiem Stahl von 0,25 m Länge und 4,6 mm innerem Durchmesser, gepackt mit octadecylsilyliertem Kieselgel zur Chromatographie *R* (5 µm)
- folgender mobilen Phase bei einer Durchflußrate von 1 ml je Minute: 14 g Natriumperchlorat *R* werden in 850 ml Phosphat-Pufferlösung *p*H 3,0 *R* gelöst; die Lösung wird mit 150 ml Methanol *R* versetzt
- einem Spektrometer als Detektor bei einer Wellenlänge von 205 nm.

Werden die Chromatogramme unter den vorgeschriebenen Bedingungen aufgezeichnet, betragen die relativen Retentionszeiten für die Gallamin-Verunreinigung A etwa 0,45, für die Verunreinigung B etwa 0,50, für die Verunreinigung C etwa 0,65, für die Verunreinigung D etwa 0,75, für die Verunreinigung E etwa 0,85 und für die Verunreinigung F etwa 0,90, bezogen auf die Retentionszeit von Triethylgallaminperchlorat (etwa 40 min, siehe Abb. 181-1).

Je 20 µl Untersuchungslösung und Referenzlösung werden getrennt eingespritzt. Die Chromatographie erfolgt über eine Dauer, die der 1,5fachen Retentionszeit von Triethylgallaminperchlorat entspricht. Im Chromatogramm der Untersuchungslösung darf keine Peakfläche, mit Ausnahme der des Hauptpeaks, größer sein als die Fläche des Hauptpeaks im Chromatogramm der Referenzlösung (1 Prozent). Im Chromatogramm der Untersuchungslösung darf die Summe aller Peakflächen, mit Ausnahme der des Hauptpeaks, nicht größer sein als das 2fache der Fläche des Hauptpeaks im Chromatogramm der Referenzlösung (2 Prozent). Der dem Iodid entsprechende Peak mit der Retentionszeit 0 wird nicht berücksichtigt.

Trocknungsverlust (2.2.32): Höchstens 1,5 Prozent, mit 1,000 g Substanz durch Trocknen im Trockenschrank bei 100 bis 105 °C bestimmt.

Sulfatasche (2.4.14): Höchstens 0,1 Prozent, mit 1,0 g Substanz bestimmt.

Gehaltsbestimmung

Um Überhitzung zu vermeiden, muß während der Titration sorgfältig gemischt und unmittelbar nach Erreichen des Endpunkts die Titration abgebrochen werden.

0,270 g Substanz, in einer Mischung von 5,0 ml wasserfreier Ameisensäure *R* und 50,0 ml Acetanhydrid *R* gelöst, werden mit Perchlorsäure (0,1 mol · l^{-1}) titriert. Der Endpunkt wird mit Hilfe der Potentiometrie (2.2.20) bestimmt.

1 ml Perchlorsäure (0,1 mol · l^{-1}) entspricht 29,72 mg $C_{30}H_{60}I_3N_3O_3$.

Lagerung

Dicht verschlossen, vor Licht geschützt.

Verunreinigungen

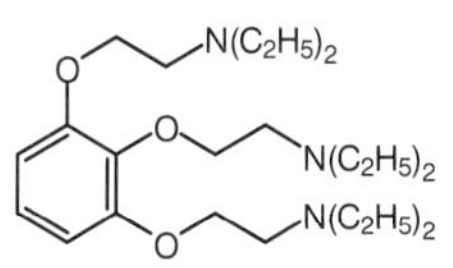

A. 2,2′,2″-[Benzol-1,2,3-triyltri(oxy)]tris-(*N*,*N*-diethylethanamin)

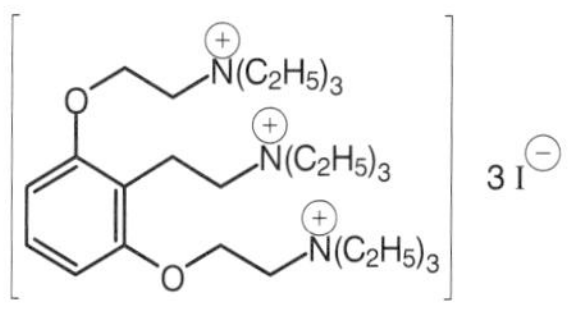

B. 2,2′-[2-[2-(Triethylammonio)ethyl]-1,3-phenylenbi(oxy)]bis(*N*,*N*,*N*-triethylethanammonium)triiodid

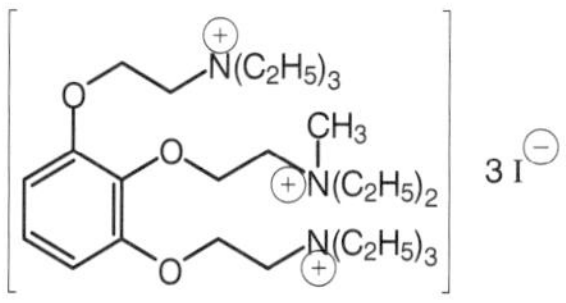

C. 2,2′-[2-[2-(Diethylmethylammonio)ethoxy]-1,3-phenylenbi(oxy)]bis(*N*,*N*,*N*-triethylethanammonium)triiodid

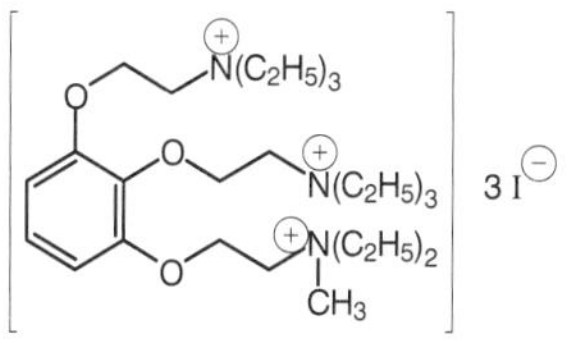

D. 2,2′-[3-[2-(Diethylmethylammonio)ethoxy]-1,2-phenylenbi(oxy)]bis(*N*,*N*,*N*-triethylethanammonium)triiodid

Dieses typische Chromatogramm dient zur Information und als Anleitung zum Analysenverfahren. Es ist nicht Bestandteil der Anforderungen dieser Monographie.

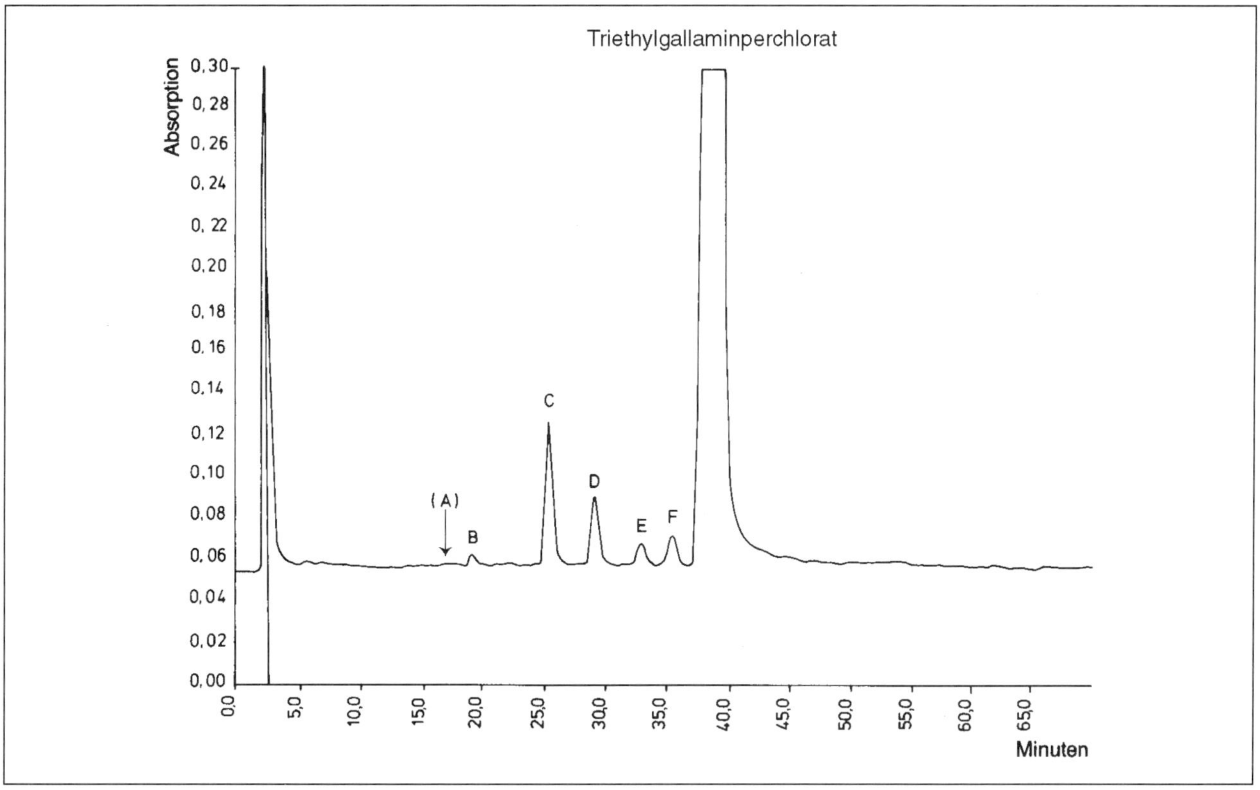

Abb. 181-1: Typisches Chromatogramm

G

Monographien

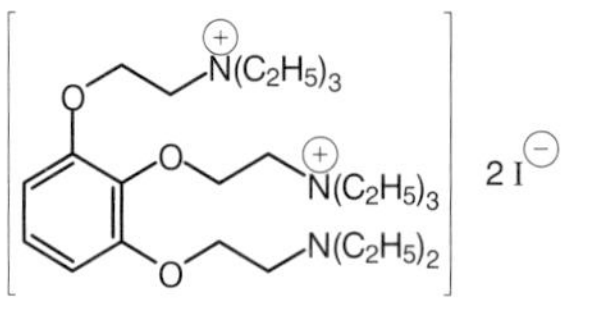

E. 2,2′-[3-[2-(Diethylamino)ethoxy]-1,2-phenylen=bi(oxy)]bis(*N*,*N*,*N*-triethylethanammonium)=diiodid

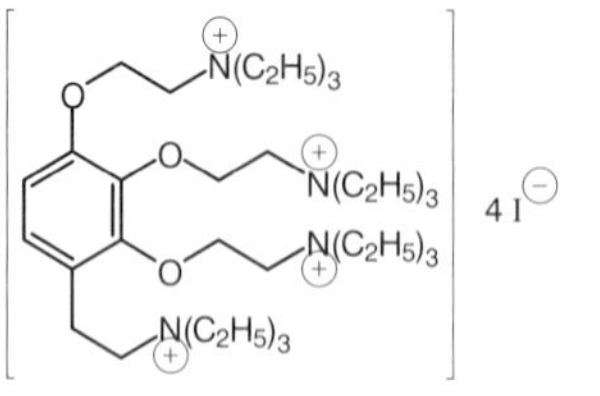

F. 2,2′,2″-[4-[2-(Triethylammonio)ethyl]benzol-1,2,3-triyltri(oxy)]tris-(*N*,*N*,*N*-triethylethanammonium)=tetraiodid.

1998, 555

[^{67}Ga]Galliumcitrat-Injektionslösung

Gallii[^{67}Ga] citratis solutio iniectabilis

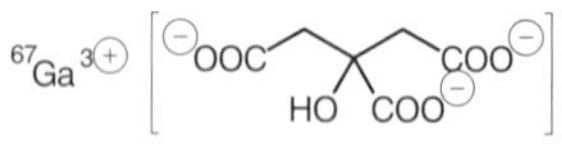

Definition

[^{67}Ga]Galliumcitrat-Injektionslösung ist eine sterile Lösung von Gallium-67 in Form von Galliumcitrat. Sie kann durch Zusatz von Natriumchlorid und Natriumcitrat isotonisch gemacht sein und kann ein geeignetes Konservierungsmittel wie Benzylalkohol enthalten. Gallium-67 ist ein Radioisotop des Galliums und kann durch Bestrahlung von Zink (das Zink kann mit Zink-68 angereichert sein) mit Protonen geeigneter Energie hergestellt werden. Gallium-67 kann vom Zink durch Lösungsmittelextraktion oder durch Säulenchromatographie abgetrennt werden. Die Injektionslösung enthält mindestens 90,0 und höchstens 110,0 Prozent der deklarierten Gallium-67-Radioaktivität zu dem in der Beschriftung angegebenen Zeitpunkt. Höchstens 0,2 Prozent der Gesamtradioaktivität entspricht Gallium-66.

Eigenschaften

Klare, farblose Lösung.

Gallium-67 hat eine Halbwertszeit von 3,26 Tagen und emittiert Gammastrahlen.

Prüfung auf Identität

A. Das Spektrum der Gammastrahlen wird, wie in der Monographie **Radioaktive Arzneimittel (Radiopharmaceutica)** beschrieben, mit einem geeigneten Gerät gemessen. Das Spektrum weicht nicht signifikant von dem einer Gallium-67-Referenzlösung ab, entweder durch direkten Vergleich oder durch Messung mit einem Gerät bestimmt, das mit Hilfe einer derartigen Lösung eingestellt wurde. Gallium-67-Referenzlösung kann von national autorisierten Laboratorien bezogen werden. Die wichtigsten Gammaphotonen haben Energien von 0,093, 0,185 und 0,300 MeV.

B. 0,2 ml Injektionslösung werden mit 0,2 ml einer Lösung, die Eisen(III)-chlorid *R* ($1\ g \cdot l^{-1}$) und 0,1 Prozent (*V*/*V*) Salzsäure *R* enthält, gemischt. Die Färbung der Untersuchungslösung ist mit derjenigen einer Lösung zu vergleichen, die Benzylalkohol *R* ($9\ g \cdot l^{-1}$) und Natriumchlorid *R* ($7\ g \cdot l^{-1}$) enthält und in gleicher Weise behandelt wurde. Eine Gelbfärbung entsteht nur in der Untersuchungslösung.

Prüfung auf Reinheit

***p*H-Wert** (2.2.3): Der *p*H-Wert der Injektionslösung muß zwischen 5,0 und 8,0 liegen.

Radionukleare Reinheit: Das Spektrum der Gammastrahlen wird, wie in der Monographie **Radioaktive Arzneimittel** beschrieben, mit einem geeigneten Gerät gemessen. Abgesehen von Unterschieden, die der Gegenwart von Gallium-66 zugeordnet werden können, weicht das Spektrum nicht signifikant von dem einer Gallium-67-Referenzlösung ab. Gallium-66 hat eine Halbwertszeit von 9,4 h; das wichtigste Gammaphoton besitzt eine Energie von 1,039 MeV. Der Anteil der Radioaktivität von Gallium-66 an der Gesamtradioaktivität darf höchstens 0,2 Prozent betragen.

Zink: 0,1 ml Injektionslösung werden mit 0,9 ml Wasser *R*, 5 ml Acetat-Pufferlösung *p*H 4,7 *R*, 1 ml einer Lösung von Natriumthiosulfat *R* ($250\ g \cdot l^{-1}$) und 5,0 ml einer Dithizon-Lösung versetzt. (10 mg Dithizon *R* werden in 100 ml Ethylmethylketon *R* gelöst; die Lösung wird 5 min lang stehengelassen, filtriert und unmittelbar vor Verwendung mit Ethylmethylketon *R* im Verhältnis 1:10 verdünnt.) Die Mischung wird 2 min lang kräftig geschüttelt und die organische Phase abgetrennt. Die Absorption (2.2.25) der organischen Phase wird bei 530 nm gemessen, wobei als Kompensationsflüssigkeit die organische Phase aus dem Blindversuch verwendet wird. Die Absorption darf nicht größer sein als die der organischen Phase einer Referenzlösung, die mit 0,1 ml Zink-Lösung (5 ppm Zn) *R* unter gleichen Bedingungen hergestellt wurde.

Sterilität: Die Injektionslösung muß der Prüfung „Sterilität" der Monographie **Radioaktive Arzneimittel** entsprechen. Die Injektionslösung kann vor Abschluß der Prüfung angewendet werden.

Radioaktivität

Die Radioaktivität wird, wie in der Monographie **Radioaktive Arzneimittel** beschrieben, mit einem geeigneten Gerät durch Vergleich mit einer Gallium-67-Referenzlösung oder durch Messung mit einem Gerät, das mit Hilfe einer derartigen Lösung eingestellt wurde, bestimmt.

Lagerung

Entsprechend **Radioaktive Arzneimittel**.

Beschriftung

Entsprechend **Radioaktive Arzneimittel**.

1999, 537

Gelbfieber-Lebend-Impfstoff

Vaccinum febris flavae vivum

Definition

Gelbfieber-Lebend-Impfstoff ist eine gefriergetrocknete Zubereitung des 17D-Stamms des Gelbfieber-Virus, das in befruchteten Hühnereiern gezüchtet wurde. Der Impfstoff wird entsprechend der Beschriftung unmittelbar vor dem Gebrauch rekonstituiert und ergibt eine klare Flüssigkeit.

Herstellung

Die Herstellung des Impfstoffs basiert auf dem Saatgutsystem. Das Herstellungsverfahren muß nachweislich konstant einen Gelbfieber-Lebend-Impfstoff von angemessener Immunogenität und Unschädlichkeit für den Menschen ergeben.

Das Herstellungsverfahren wird einer Validierung unterzogen und muß gewährleisten, daß, falls der Impfstoff geprüft wird, die Zubereitung der „Prüfung auf anomale Toxizität“ (2.6.9) entspricht, wobei die Prüfung für Meerschweinchen wie folgt modifiziert wird: Jedem Tier werden 10 Dosen für den Menschen injiziert. Sie werden 21 Tage lang beobachtet.

Referenzzubereitung: In der Prüfung „Neurotropismus“ wird eine geeignete Impfstoffcharge, die sich bei der Anwendung am Menschen als zufriedenstellend erwiesen hat, als Referenzzubereitung verwendet.

Substrat für die Virusvermehrung

Das Virus für die Zubereitung des Master- und Arbeitssaatguts und aller Impfstoffzubereitungen wird im Gewebe von Hühnerembryonen aus SPF-Beständen (5.2.2) gezüchtet.

Saatgut

Die Identität des 17D-Stamms muß durch Unterlagen belegt werden, die Informationen über die Herkunft des Stamms und die nachfolgende Behandlung enthalten. Virussaatgut wird in großen Mengen hergestellt und bei einer Temperatur unterhalb von –60 °C gelagert. Master- und Arbeitssaatgut dürfen kein Protein vom Menschen oder Serum enthalten.

Abgesehen von begründeten und zugelassenen Fällen muß der fertige Impfstoff Viren aus der 204. bis 239. Passage enthalten, ausgehend von dem ursprünglichen Isolat des Stamms 17D. Das Arbeitssaatgut darf nur eine Passage vom Mastersaatgut entfernt sein. Das Arbeitssaatgut muß ohne Zwischenpassage als Inokulum für die Infizierung der Gewebe für die Herstellung des fertigen Impfstoffs verwendet werden, um zu gewährleisten, daß kein Impfstoff hergestellt wird, der mehr als eine Passage von einem Saatgut entfernt ist, das alle Unschädlichkeitsprüfungen bestanden hat.

Nur ein Virussaatgut, das den nachstehenden Prüfungen entspricht, darf für die Virusvermehrung verwendet werden.

Identität: Bei der Prüfung muß durch einen Serumneutralisationsversuch in der Zellkultur mit Hilfe von spezifischen Antikörpern nachgewiesen werden, daß das Master- und Arbeitssaatgut das Gelbfieber-Virus enthalten.

Fremde Agenzien (2.6.16): Das Arbeitssaatgut muß den nachstehenden Prüfungen entsprechen:
- Bakterien und Pilze
- Mykoplasmen
- Mykobakterien
- Geflügelviren
- Ausgewachsene Mäuse (nur intraperitoneale Inokulation)
- Meerschweinchen.

Prüfung an Affen: Jedes Master- und Arbeitssaatgut muß den Prüfungen auf Virämie (Viszerotropismus), Immunogenität und Neurotropismus an Affen entsprechen.

Für die Prüfung an Affen müssen *Macaca sp.* verwendet werden, die für Gelbfieber empfänglich sind und die zum Zeitpunkt der Injektion des Saatvirus nicht immun gegen Gelbfieber waren. Die Tiere müssen gesund sein und dürfen keine vorherige intrazerebrale oder intraspinale Inokulation erhalten haben. Zusätzlich dürfen sie auf keinem anderen Applikationsweg mit neurotropen Viren oder Antigenen, die mit dem Gelbfieber-Virus verwandt sind, inokuliert worden sein. Für jede Prüfung müssen mindestens 10 Affen verwendet werden.

Eine Prüfdosis von 0,25 ml wird verwendet, die das Äquivalent von mindestens 5000 und höchstens 50 000 Maus-LD_{50} enthält, bestimmt durch eine Titration des infektiösen Virus und unter Verwendung der üblichen Äquivalenz von Viruskonzentration und Maus-LD_{50} (siehe „Bestimmung der Wirksamkeit“). Die Prüfdosis wird in den Stirnlappen aller narkotisierten Affen injiziert, und diese werden mindestens 30 Tage lang beobachtet.

Virämie (Viszerotropismus): Viszerotropismus wird durch die im Serum vorhandene Virusmenge angezeigt. Am zweiten, vierten und sechsten Tag nach der Inokulation wird jedem Affen Blut entnommen und aus jeder Probe Serum hergestellt. Aus jedem Serum werden Verdünnungen im Verhältnis 1:10, 1:100 und 1:1000 hergestellt, und mit jeder Verdünnung werden Gruppen von mindestens 6 Kulturgefäßen beimpft, die für die Bestimmung der Viruskonzentration verwendet werden. Das Saatgut entspricht der Prüfung, wenn keines der Seren mehr als das Äquivalent von 500 Maus-LD_{50} in 0,03 ml enthält und höchstens ein Serum mehr als das Äquivalent von 100 Maus-LD_{50} in 0,03 ml enthält.

G Monographien

Immunogenität: 30 Tage nach der Injektion der Prüfdosis wird jedem Affen Blut entnommen und aus jeder Probe Serum gewonnen. Das Saatgut entspricht der Prüfung, wenn nachgewiesen wird, daß mindestens 90 Prozent der Affen immun sind; die Immunität wird durch Untersuchung ihrer Seren mit Hilfe der nachstehend angegebenen Prüfung auf Neutralisierung des Gelbfiebervirus bestimmt.

Nachweislich kann eine geringe Verdünnung des Serums (zum Beispiel 1:10) nichtspezifische Hemmstoffe enthalten, welche die Prüfung beeinflussen. Ein solches Serum muß behandelt werden, um Hemmstoffe zu entfernen. Verdünnungen von mindestens 1:10, 1:40 und 1:160 vom Serum jedes Affen werden mit einem gleichen Volumen 17D-Impfstoffvirus zu einer Verdünnung gemischt, die bei der verwendeten Titrationsmethode eine optimale Zahl an Plaques bildet. Die Serum-Virus-Mischungen werden 1 h lang im Wasserbad von 37 °C inkubiert, anschließend in einer Eis-Wasser-Mischung abgekühlt. 0,2 ml jeder Serum-Virus-Mischung werden in eine Reihe von jeweils 4 Zellkulturplatten gegeben, das weitere Vorgehen entspricht der Bestimmung der „Viruskonzentration". In gleicher Weise erfolgt die Beimpfung von 10 Platten mit derselben Virusmenge und einem gleichen Volumen einer 1:10-Verdünnung des Serums der Affen, das nachweislich keine neutralisierenden Antikörper gegen Gelbfieber-Virus enthält. Am Ende des Beobachtungszeitraums wird die mittlere Anzahl von Plaques auf den Platten, die mit dem Virus und Nicht-immun-Serum beimpft wurden, mit der mittleren Anzahl von Plaques auf den Platten, die mit dem Virus und Verdünnungen von jedem Serum der Affen beimpft wurden, verglichen. Höchstens 10 Prozent der Versuchsaffen dürfen Serum aufweisen, das die Anzahl der Plaques bei einer Verdünnung von 1:10 nicht um 50 Prozent reduziert.

Neurotropismus: Neurotropismus wird festgestellt anhand des klinischen Nachweises einer Enzephalitis, des Auftretens anderer klinischer Manifestationen und anhand der Auswertung histologischer Läsionen, durch Vergleich der Affen der Prüfung mit 10 Affen, denen die Referenzzubereitung injiziert wurde. Das Saatgut darf nur angewendet werden, wenn weder das Auftreten und die Dauer der fieberhaften Reaktion noch klinische Anzeichen einer Enzephalitis und anatomisch-pathologische Befunde auf eine Änderung der Eigenschaften des Virus hinweisen.

Klinische Auswertung: Die Affen werden 30 Tage lang täglich von Personal untersucht, das mit den klinischen Symptomen von Enzephalitis bei Primaten vertraut ist. Falls erforderlich werden die Affen aus ihren Käfigen entfernt und auf Zeichen motorischer Schwäche oder spastischer Zustände untersucht. Das Saatgut darf nur verwendet werden, wenn bei den Affen, denen es injiziert wurde, schwere Symptome von Enzephalitis, wie Paralysis oder die Unfähigkeit, spontan zu stehen, oder Todesfälle nicht häufiger auftreten als bei Affen, die mit dem Referenzimpfstoff geimpft wurden. Diesen und anderen Symptomen von Enzephalitis, wie Parese, Inkoordination, Lethargie, Tremor oder spastische Zustände, werden numerische Werte bezüglich der Schwere der Symptome anhand einer Stufenskala zugeschrieben. An jedem Tag wird jedem in der Prüfung befindlichen Affen anhand der folgenden Skala eine Bewertungsziffer vergeben:

Stufe 1: rauhes Fell, frißt nicht
Stufe 2: hohe Stimme, inaktiv, langsame Bewegungen
Stufe 3: Zittern, Tremor, Inkoordination, Schwäche der Extremitäten
Stufe 4: Unfähigkeit zu stehen, Lähmung der Extremitäten oder Tod (einem toten Affen wird vom Todestag an bis zum 30. Tag täglich die höchste Bewertungsziffer von 4 zugeordnet).

Die klinische Bewertungsziffer für jeden Affen ist der Mittelwert aus dessen täglichen Bewertungsziffern. Die klinische Bewertungsziffer für das Saatgut ist der Mittelwert aus den Bewertungsziffern der einzelnen Affen. Das Saatgut darf nur verwendet werden, wenn der Mittelwert der klinischen Bewertungsziffern von der Gruppe der Affen, denen es injiziert wurde, nicht signifikant größer ($P = 0{,}95$) ist als der Mittelwert der klinischen Bewertungsziffern von der Gruppe der Affen, die mit der Referenzzubereitung geimpft wurden. Zusätzlich muß bei der Entscheidung über die Annehmbarkeit eines Saatguts besondere Aufmerksamkeit darauf gelegt werden, ob irgendein Tier ungewöhnlich schwere Symptome zeigt.

Histologische Auswertung: Von 5 Ebenen des Gehirns werden Schnitte angefertigt:

Block I: Corpus striatum auf der Ebene des Chiasma opticum
Block II: Thalamus auf der Ebene der Corpora mamillaria
Block III: Mesencephalon auf der Ebene der oberen Colliculi
Block IV: Pons und Kleinhirn auf der Ebene der Nuclei olivares superiores
Block V: Medulla oblongata und Kleinhirn auf der Ebene der Nuclei olivares inferiores mediales.

Die zervikalen und lumbalen Verdickungen des Rükkenmarks werden jeweils gleichmäßig in 6 Blöcke geteilt und in Paraffin eingebettet. Stücke von 15 µm Größe werden aus dem Gewebeblock geschnitten und mit Gallocyanin gefärbt. Numerische Bewertungsziffern werden entsprechend der nachstehenden Auflistung für jede linke und rechte Hälfte des Marks und für die Strukturen einer jeden Hirnhälfte vergeben. Die Läsionen werden wie folgt bewertet:

Stufe 1 – Geringgradig: 1 bis 3 kleine fokale entzündliche Infiltrate. Degeneration oder Verlust von einigen Neuronen
Stufe 2 – Moderat: 4 oder mehr fokale entzündliche Infiltrate. Degeneration oder Verlust von höchstens $^1/_3$ aller Neuronen
Stufe 3 – Stark: Moderate fokale oder diffuse entzündliche Infiltrate. Degeneration oder Verlust von bis zu $^2/_3$ aller Neuronen
Stufe 4 – Höchstgradig: Unterschiedliche, aber häufig schwere Entzündungsreaktion. Degeneration oder Verlust von über 90 Prozent aller Neuronen.

Aus der Literatur ist bekannt (I. S. Levenbook *et al.*, *Journal of Biological Standardization,* 1987, **15**, 305–313), daß die Verabreichung von Gelbfieber-Impfstoff im Affenhirn histologische Läsionen in verschiedenen anatomischen Regionen des Zentralnervensystems mit unterschiedlicher Häufigkeit und Schwere verursacht. Basierend auf diesen beiden Indikatoren können die anatomischen Strukturen in Zielbereiche, Bereiche geringer Empfindlichkeit und Diskriminierungsbereiche eingeteilt werden. Als Zielbereiche werden solche bezeichnet, die in der Mehrzahl der Affen, unabhängig vom Grad der Neurovirulenz des Saatguts, häufig schwere und spezifische Läsionen zeigen. Als Bereiche geringer Empfindlichkeit werden solche bezeichnet, die nur geringe spezifische Läsionen und diese nur bei einer Minderheit der Affen aufweisen. Diskriminierungsbereiche sind solche, in denen sich ein signifikanter Anstieg in der Häufigkeit schwererer Läsionen zeigt, wenn Virussaatgut mit einem höheren Grad an Neurovirulenz verabreicht wird. Diskriminierungs- und Zielbereiche für *Macaca cynomolgus* und *Macaca rhesus* sind in der nachstehenden Tabelle aufgeführt.

Affenart	**Diskriminierungs-bereich**	**Zielbereich**
Macaca cynomolgus	Globus pallidus Putamen anteriore oder mediale thalamische Nuclei lateraler thalamischer Nucleus	Substantia nigra
Macaca rhesus	Nucleus caudatus	Substantia nigra
	Globus pallidus	zervikale Verdickung des Rückenmarks
	Putamen	lumbale Verdickung des Rückenmarks
	anteriore oder mediale thalamische Nuclei lateraler thalamischer Nucleus zervikale Verdickung des Rückenmarks lumbale Verdickung des Rückenmarks	

Die Bewertungsziffern für die Diskriminierungs- und Zielbereiche werden zur endgültigen Bewertung des Virussaatgutes herangezogen. Eine Bewertungsziffer für einen einzelnen Affen wird berechnet als Summe der einzelnen Zielbereichs-Bewertungsziffern für jede Hirnhälfte, geteilt durch die Anzahl der untersuchten Bereiche. Eine weitere Bewertungsziffer wird in gleicher Weise für die Diskriminierungsbereiche berechnet.

Die mittleren Bewertungsziffern für eine Testgruppe werden auf 2 Arten berechnet:

(1) die Summe der Bewertungsziffern für die Diskriminierungsbereiche der einzelnen Affen, geteilt durch die Anzahl aller Affen, und

(2) die Summe der Bewertungsziffern für die Ziel- und Diskriminierungsbereiche der einzelnen Affen, geteilt durch die Anzahl Affen.

Diese beiden mittleren Bewertungsziffern werden bei der Entscheidung über die Annehmbarkeit eines Virussaatgutes berücksichtigt. Das Saatgut darf nur verwendet werden, wenn keine der beiden mittleren Bewertungsziffern signifikant größer (P = 0,95) ist als bei Affen, die mit der Referenzzubereitung geimpft wurden.

Vermehrung und Ernte

Die weitere Behandlung der Bruteier erfolgt unter aseptischen Bedingungen in einem Raum, in dem nicht gleichzeitig mit anderen infektiösen Agenzien oder Zellen gearbeitet wird. 2 Prozent, mindestens aber 20 und höchstens 50 Eier werden als nichtinfizierte Kontrolleier zurückbehalten. Nach der Beimpfung und Bebrütung bei einer kontrollierten Temperatur werden nur lebende und normal entwickelte Hühnerembryonen geerntet. Das Alter der Embryonen zum Zeitpunkt der Ernte wird vom ersten Einlegen des Eies in den Brüter an gerechnet und darf höchstens 12 Tage betragen.

Nach der Homogenisierung und Klärung durch Zentrifugieren wird der Extrakt aus dem Embryonenmaterial laut nachstehender Beschreibung geprüft und bis zur Weiterverarbeitung unterhalb von –70 °C gehalten. Viruserntcn, die den Prüfungen entsprechen, können vereinigt werden. Der Virussuspension darf in keiner Phase der Herstellung Protein vom Menschen zugesetzt werden. Wenn Stabilisatoren zugesetzt werden, dürfen diese nachweislich keine antigenen oder sensibilisierenden Eigenschaften für den Menschen aufweisen.

Für die Zubereitung des fertigen Impfstoffs als Bulk darf nur eine Virusernte verwendet werden, die den nachstehenden Prüfungen entspricht.

Identität: Die einzelne Ernte enthält Viren, deren Identität als Gelbfieber-Viren unter Verwendung spezifischer Antikörper durch Serumneutralisierung in der Zellkultur geprüft wurde.

Fremde Agenzien (2.6.16): Die einzelne Ernte entspricht den Anforderungen der „Prüfung auf fremde Agenzien in Virus-Lebend-Impfstoffen für Menschen".

Kontrolleier (2.6.16): Die Kontrolleier entsprechen den Anforderungen der „Prüfung auf fremde Agenzien in Virus-Lebend-Impfstoffen für Menschen, Kontrolleier".

Viruskonzentration: Zur Berechnung der Verdünnung für die Formulierung des fertigen Impfstoffs als Bulk wird jede Ernte wie nachstehend unter „Bestimmung der Wirksamkeit" angegeben geprüft.

Fertiger Impfstoff als Bulk

Einzelne Ernten, die den vorstehend genannten Prüfungen entsprechen, werden vereinigt und nochmals geklärt. Eine Prüfung auf Proteinstickstoffgehalt wird durchgeführt. Ein geeigneter Stabilisator kann zugesetzt werden, und die vereinigten Ernten können entsprechend verdünnt werden.

Nur ein fertiger Impfstoff als Bulk, der den nachstehenden Prüfungen entspricht, darf für die Herstellung der Fertigzubereitung verwendet werden.

Verunreinigung durch Mikroorganismen: Der fertige Impfstoff als Bulk muß der „Prüfung auf Sterilität" (2.6.1) entsprechen. Für jedes Medium werden 10 ml verwendet.

Proteinstickstoffgehalt: Vor dem Zusatz eines Stabilisators darf der Proteinstickstoffgehalt höchstens 0,25 mg je Dosis für den Menschen betragen.

Fertigzubereitung

Der fertige Impfstoff als Bulk wird aseptisch in sterile Behältnisse mit Sicherheitsverschluß abgefüllt und bis zu einer Restfeuchte gefriergetrocknet, die nachweislich für die Stabilität des Impfstoffs günstig ist. Die Behältnisse werden dann so verschlossen, daß jede Verunreinigung und das Eindringen von Feuchtigkeit ausgeschlossen sind.

Nur eine Fertigzubereitung, die eine zufriedenstellende Thermostabilität aufweist und den Anforderungen der nachfolgenden Abschnitte „Prüfung auf Identität", „Prüfung auf Reinheit" und „Bestimmung der Wirksamkeit" entspricht, kann zur Verwendung freigegeben werden. Unter der Voraussetzung, daß die Prüfung auf „Ovalbumin" mit zufriedenstellenden Ergebnissen am fertigen Impfstoff als Bulk durchgeführt wurde, kann sie bei der Fertigzubereitung entfallen.

Thermostabilität: Proben der fertigen Zubereitung des gefriergetrockneten Impfstoffs werden in trockenem Zustand 14 Tage lang bei 37 °C gehalten. Die Viruskonzentration wird, wie unter „Bestimmung der Wirksamkeit" beschrieben, parallel am erwärmten und am nicht erwärmten Impfstoff bestimmt. Die Differenz in der Viruskonzentration zwischen dem nicht erwärmten und dem erwärmten Impfstoff darf höchstens 1,0 $\log_{10}$ betragen, und die Virusmenge des erwärmten Impfstoffs, in PBE gemessen, darf je Dosis nicht geringer sein als diejenige, die 10^3 Maus-LD_{50} je Dosis für den Menschen entspricht.

Prüfung auf Identität

Wenn der entsprechend der Beschriftung rekonstituierte Impfstoff mit spezifischem Gelbfieber-Antiserum gemischt wird, verringert sich seine Fähigkeit, empfängliche Zellkulturen zu infizieren, signifikant.

Prüfung auf Reinheit

Verunreinigung durch Mikroorganismen: Der rekonstituierte Impfstoff muß der Prüfung auf Sterilität (2.6.1) entsprechen.

Ovalbumin: Höchstens 5 µg Ovalbumin je Dosis für den Menschen, bestimmt durch eine geeignete immunchemische Methode (2.7.1).

Wasser (2.5.12): Höchstens 3,0 Prozent, nach der Karl-Fischer-Methode bestimmt.

Bakterien-Endotoxine (2.6.14): Höchstens 5 I.E. Endotoxine je Dosis für den Menschen.

Bestimmung der Wirksamkeit

Das infektiöse Virus wird auf Zellkulturen titriert. Zur Validierung jeder Titration muß eine geeignete Virus-Referenzzubereitung verwendet werden. Die Virusmenge im Impfstoff, in PBE gemessen, darf je Dosis für den Menschen nicht geringer sein als diejenige, die 10^3 Maus-LD_{50} entspricht. Die Relation zwischen Maus-LD_{50} und PBE wird von jedem Laboratorium bestimmt und von der zuständigen Behörde genehmigt.

Zur Bestimmung der Maus-LD_{50} kann die nachfolgend beschriebene Technik oder jede andere geeignete Technik verwendet werden.

Vorschlag einer Methode für die Bestimmung der Maus-LD_{50}

Maus-LD_{50}: Die statistisch berechnete Menge Virussuspension, die nach intrazerebraler Inokulation von 4 bis 6 Wochen alten Mäusen eines hochempfänglichen Stamms bei 50 Prozent dieser Tiere eine tödlich verlaufende spezifische Enzephalitis auslösen kann.

Geeignete Reihenverdünnungen des rekonstituierten Impfstoffs werden mit einem Verdünnungsmittel für Gelbfieber-Virus angelegt (eine Lösung von Rinderalbumin *R* (7,5 g · l^{-1}) in natriumchloridhaltiger Phosphat-Pufferlösung *p*H 7,4 *R* oder einem anderen Verdünnungsmittel, das nachweislich ebenso geeignet ist, die Infektionsfähigkeit des Virus zu erhalten).

Mäusen eines hochempfänglichen Stamms, die 4 bis 6 Wochen alt sind, werden unter Narkose 0,03 ml der Impfstoffverdünnung intrazerebral injiziert. Für jede Verdünnungsstufe werden Gruppen von mindestens 6 Mäusen verwendet; die Verdünnungsreihen werden so angelegt, daß sie den Bereich 0 bis 100 Prozent der Sterblichkeit der Mäuse abdecken. Die Injektion der Mäuse erfolgt unmittelbar nach der Herstellung der Verdünnung. Die Mäuse werden 21 Tage lang beobachtet, und jeder Todesfall wird registriert. Bei den Berechnungen werden nur die Überlebenden und die Todesfälle, die durch eine typische Gelbfieberinfektion verursacht wurden, berücksichtigt. Mäuse, die am 21. Beobachtungstag gelähmt sind, werden zu den Überlebenden gezählt.

Lagerung

Entsprechend **Impfstoffe für Menschen (Vaccina ad usum humanum)**.

Beschriftung

Entsprechend **Impfstoffe für Menschen**.

Die Beschriftung gibt insbesondere an

- den für die Zubereitung verwendeten Virusstamm
- daß der Impfstoff aus Hühnerembryonen gewonnen wurde
- die Mindest-Viruskonzentration
- daß Kontakt mit Desinfektionsmitteln zu vermeiden ist
- die Dauer der Verwendbarkeit des Impfstoffs nach der Rekonstituierung.

1999, 1330

Glucose-Lösung

Glucosum liquidum

Definition

Glucose-Lösung ist eine wäßrige Lösung einer Mischung von Glucose, Di- und Polysacchariden, die durch Hydrolyse von Stärke gewonnen wird. Glucose-Lösung enthält mindestens 70,0 und höchstens 99,5 Prozent Trockensubstanz. Der Hydrolysegrad, ausgedrückt als Glucose-Äquivalent (GÄ), ist mindestens 20 Prozent und weicht höchstens um 10 Prozent von dem in der Beschriftung angegebenen Wert ab.

Eigenschaften

Farblose bis braune, klare, viskose Flüssigkeit; mischbar mit Wasser. Die Substanz kann bei Raumtemperatur teilweise oder ganz fest werden; sie verflüssigt sich erneut durch Erwärmen auf 50 °C.

Prüfung auf Identität

A. 0,1 g Substanz werden in 2,5 ml Wasser *R* gelöst. Wird die Lösung mit 2,5 ml Fehlingscher Lösung *R* erhitzt, bildet sich ein roter Niederschlag.

B. Ein geeignetes Stäbchen, dessen reaktive Zone Glucose-Oxidase, Peroxidase und eine Wasserstoff spendende Substanz wie Tetramethylbenzidin enthält, wird 1 s lang in eine Lösung der Substanz (5 g · l^{-1}) getaucht. Die reaktive Zone wird 60 s lang beobachtet. Die Farbe wechselt von Gelb nach Grün oder Blau.

C. Die Substanz ist eine farblose bis braune, klare, viskose, mit Wasser mischbare Flüssigkeit. Sie kann bei Raumtemperatur teilweise oder ganz fest sein; sie verflüssigt sich erneut durch Erwärmen auf 50 °C.

D. Die Substanz entspricht der Prüfung „Glucose-Äquivalent" (siehe „Prüfung auf Reinheit").

Prüfung auf Reinheit

Prüflösung: 25,0 g Substanz werden in kohlendioxidfreiem Wasser *R* zu 50,0 ml gelöst.

***p*H-Wert** (2.2.3): Der *p*H-Wert einer Mischung von 30 ml Prüflösung und 1 ml einer Lösung von Kaliumchlorid *R* (223,6 g · l^{-1}) muß zwischen 4,0 und 6,0 liegen.

Schwefeldioxid (2.5.29): Höchstens 20 ppm. Wird die Substanz zur Herstellung von Hartkaramellen verwendet, höchstens 400 ppm, vorausgesetzt, daß das Endprodukt höchstens 50 ppm Schwefeldioxid enthält.

Schwermetalle (2.4.8): 2 ml Prüflösung werden mit Wasser *R* zu 30 ml verdünnt. Diese Lösung muß der Grenzprüfung E auf Schwermetalle entsprechen (10 ppm). Zur Herstellung der Referenzlösung werden 10 ml Blei-Lösung (1 ppm Pb) *R* verwendet.

Trocknungsverlust (2.2.32): Höchstens 30,0 Prozent, mit 1,000 g Substanz bestimmt. Die Substanz wird mit 3 g zuvor 2 h lang bei 80 °C unter vermindertem Druck getrocknetem Kieselgur *R* verrieben und 2 h lang bei 80 °C unter vermindertem Druck getrocknet.

Sulfatasche (2.4.14): Höchstens 0,5 Prozent, mit 1,0 g Substanz bestimmt.

Glucose-Äquivalent: In einem 500-ml-Meßkolben wird eine Substanzmenge, die 2,85 bis 3,15 g reduzierenden Kohlenhydraten entspricht, berechnet als Glucose, genau eingewogen. Die Substanz wird zu 500,0 ml in Wasser *R* gelöst. Mit der Lösung wird eine 50-ml-Bürette gefüllt. 25,0 ml Fehlingsche Lösung *R* werden in einen 250-ml-Erlenmeyerkolben gebracht, mit 18,5 ml Lösung der Substanz aus der Bürette versetzt, gemischt und mit Glasperlen versetzt. Der Kolben wird auf eine Heizplatte gestellt, die so vorgeheizt ist, daß die Lösung nach 2 min ± 15 s zu sieden beginnt. Die Lösung wird genau 120 s lang im Sieden gehalten, mit 1 ml einer Lösung von Methylenblau *R* (1 g · l^{-1}) versetzt und mit der Lösung der Substanz (V_1) bis zum Verschwinden der blauen Färbung titriert. Während der Titration wird die Lösung im Sieden gehalten.

Die Fehlingsche Lösung wird mit einer Lösung, die genau 0,600 g Glucose *R* in 100,0 ml Wasser *R* enthält, eingestellt (V_0).

Das Glucose-Äquivalent (GÄ) wird mit Hilfe folgender Gleichung berechnet:

$$\text{GÄ} = \frac{300 \cdot V_0 \cdot 100}{V_1 \cdot M \cdot D}$$

V_0 = verbrauchtes Volumen der Glucose-Referenzlösung in Milliliter

V_1 = verbrauchtes Volumen der Lösung der Substanz in Milliliter

M = Masse der Substanz in Gramm

D = Prozentgehalt der Trockensubstanz in der Substanz.

Beschriftung

Die Beschriftung gibt das Glucose-Äquivalent (GÄ) an.

1999, 750

Glutaminsäure

Acidum glutamicum

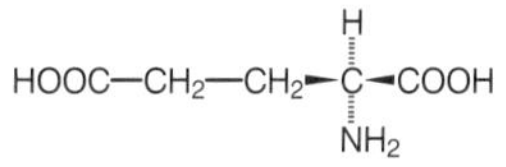

$C_5H_9NO_4$ M_r 147,1

Definition

Glutaminsäure[1] enthält mindestens 98,5 und höchstens 100,5 Prozent (*S*)-2-Aminopentan-1,5-disäure, berechnet auf die getrocknete Substanz.

Herstellung

Wenn Glutaminsäure durch Fermentation hergestellt wird, muß sie zusätzlich den Anforderungen der Monographie **Fermentationsprodukte (Producta ab fermentatione)** entsprechen.

[1] Diese Fassung des Textes entspricht der Eilrevision „Resolution AP-CSP (98) 10".

Eigenschaften

Weißes, kristallines Pulver oder farblose Kristalle; leicht löslich in siedendem Wasser, schwer löslich in kaltem Wasser, praktisch unlöslich in Aceton, Essigsäure, Ethanol und Ether.

Prüfung auf Identität

1: A, B.
2: A, C, D.

A. Die Substanz entspricht der Prüfung „Spezifische Drehung" (siehe „Prüfung auf Reinheit").

B. Die Prüfung erfolgt mit Hilfe der IR-Spektroskopie (2.2.24) durch Vergleich des Spektrums der Substanz mit dem von Glutaminsäure *CRS*. Die Prüfung erfolgt mit Hilfe von Preßlingen. Wenn die Spektren unterschiedlich sind, werden Substanz und Referenzsubstanz getrennt in der eben notwendigen Menge Wasser *R* gelöst. Nach Eindampfen der Lösungen zur Trockne bei 60 °C werden mit den Rückständen erneut Spektren aufgenommen.

C. Die bei der Prüfung „Mit Ninhydrin nachweisbare Substanzen" (siehe „Prüfung auf Reinheit") erhaltenen Chromatogramme werden ausgewertet. Der Hauptfleck im Chromatogramm der Untersuchungslösung b entspricht in bezug auf Lage, Farbe und Größe dem Hauptfleck im Chromatogramm der Referenzlösung a.

D. 2,0 ml Prüflösung (siehe „Prüfung auf Reinheit") werden mit 0,1 ml Phenolphthalein-Lösung *R* versetzt. Bis zum Umschlag nach Rot werden 3,0 bis 3,5 ml Natriumhydroxid-Lösung (1 mol · l^{-1}) verbraucht. Der Lösung wird eine Mischung von 3 ml Formaldehyd-Lösung *R*, 3 ml kohlendioxidfreiem Wasser *R* und 0,1 ml Phenolphthalein-Lösung *R*, die mit Natriumhydroxid-Lösung (1 mol · l^{-1}) bis zur Rosafärbung versetzt wurde, zugesetzt. Die Lösung entfärbt sich. Natriumhydroxid-Lösung (1 mol · l^{-1}) wird bis zur Rotfärbung zugesetzt. Der Gesamtverbrauch an Natriumhydroxid-Lösung (1 mol · l^{-1}) beträgt 4,0 bis 4,7 ml.

Prüfung auf Reinheit

Prüflösung: 5,00 g Substanz werden unter Erwärmen in Salzsäure (1 mol · l^{-1}) zu 50,0 ml gelöst.

Aussehen der Lösung: Die Prüflösung muß klar (2.2.1) und farblos (2.2.2, Methode II) sein.

Spezifische Drehung (2.2.7): +30,5 bis +32,5°, an der Prüflösung bestimmt und auf die getrocknete Substanz berechnet.

Mit Ninhydrin nachweisbare Substanzen: Die Prüfung erfolgt mit Hilfe der Dünnschichtchromatographie (2.2.27) unter Verwendung einer Schicht eines geeigneten Kieselgels.

Untersuchungslösung a: 0,10 g Substanz werden in 5 ml verdünnter Ammoniak-Lösung *R* 2 gelöst. Die Lösung wird mit Wasser *R* zu 10 ml verdünnt.

Untersuchungslösung b: 1 ml Untersuchungslösung a wird mit Wasser *R* zu 50 ml verdünnt.

Referenzlösung a: 10 mg Glutaminsäure *CRS* werden in Wasser *R* zu 50 ml gelöst.

Referenzlösung b: 5 ml Untersuchungslösung b werden mit Wasser *R* zu 20 ml verdünnt.

Referenzlösung c: 10 mg Glutaminsäure *CRS* und 10 mg Aspartinsäure *CRS* werden in Wasser *R* zu 25 ml gelöst.

Auf die Platte werden getrennt 5 µl jeder Lösung aufgetragen. Die Platte wird im Luftstrom 15 min lang getrocknet. Die Chromatographie erfolgt mit einer Mischung von 20 Volumteilen Essigsäure 98 % *R*, 20 Volumteilen Wasser *R* und 60 Volumteilen 1-Butanol *R* über eine Laufstrecke von 15 cm. Die Platte wird an der Luft trocknen gelassen, mit Ninhydrin-Lösung *R* besprüht und 15 min lang bei 100 bis 105 °C erhitzt. Kein im Chromatogramm der Untersuchungslösung a auftretender Nebenfleck darf größer oder stärker gefärbt sein als der Fleck im Chromatogramm der Referenzlösung b (0,5 Prozent). Die Prüfung darf nur ausgewertet werden, wenn das Chromatogramm der Referenzlösung c deutlich voneinander getrennt 2 Flecke zeigt.

Chlorid (2.4.4): 0,25 g Substanz werden in 3 ml verdünnter Salpetersäure *R* gelöst. Die mit Wasser *R* zu 15 ml verdünnte Lösung muß ohne weiteren Zusatz von Salpetersäure der Grenzprüfung auf Chlorid entsprechen (200 ppm).

Sulfat (2.4.13): 5 ml Prüflösung, mit destilliertem Wasser *R* zu 15 ml verdünnt, müssen der Grenzprüfung auf Sulfat entsprechen (300 ppm).

Ammonium: Mit 2 Uhrgläsern von 60 mm Durchmesser wird durch Aufeinanderlegen ein Hohlraum gebildet. An die Innenwand des oberen Uhrglases wird mit einigen Tropfen Wasser *R* ein Stück rotes Lackmuspapier *R* von 5 mm × 5 mm geklebt. Auf das untere Uhrglas werden 50 mg fein pulverisierte Substanz gebracht und mit 0,5 ml Wasser *R* suspendiert. Nach Zusatz von 0,30 g schwerem Magnesiumoxid *R* wird kurz mit einem Glasstab verrieben und das obere Uhrglas sofort auf das untere Uhrglas gelegt. In gleicher Weise wird gleichzeitig eine Referenzmischung aus 0,1 ml Ammonium-Lösung (100 ppm NH_4) *R*, 0,5 ml Wasser *R* und 0,30 g schwerem Magnesiumoxid *R* angesetzt. Untersuchungs- und Referenzmischung werden 15 min lang bei 40 °C erwärmt. Das Lackmuspapier über der Untersuchungsmischung darf sich nicht intensiver blau färben als das Lackmuspapier über der Referenzmischung (200 ppm).

Eisen (2.4.9): In einem Scheidetrichter wird 1,0 g Substanz in 10 ml verdünnter Salzsäure *R* gelöst. Die Lösung wird 3mal je 3 min lang mit je 10 ml Isobutylmethylketon *R* 1 ausgeschüttelt. Die vereinigten organischen Phasen werden 3 min lang mit 10 ml Wasser *R* ausgeschüttelt. Die wäßrige Phase muß der Grenzprüfung auf Eisen entsprechen (10 ppm).

Schwermetalle (2.4.8): 2,0 g Substanz müssen der Grenzprüfung D auf Schwermetalle entsprechen (10 ppm). Zur Herstellung der Referenzlösung werden 2 ml Blei-Lösung (10 ppm Pb) *R* verwendet.

Trocknungsverlust (2.2.32): Höchstens 0,5 Prozent, mit 1,000 g Substanz durch Trocknen im Trockenschrank bei 100 bis 105 °C bestimmt.

Sulfatasche (2.4.14): Höchstens 0,1 Prozent, mit 1,0 g Substanz bestimmt.

Gehaltsbestimmung

0,130 g Substanz werden unter Erwärmen in 50 ml kohlendioxidfreiem Wasser *R* gelöst. Nach dem Abkühlen wird mit Natriumhydroxid-Lösung (0,1 mol · l^{-1}) unter Zusatz von 0,1 ml Bromthymolblau-Lösung *R* 1 bis zum Farbumschlag von Gelb nach Blau titriert.

1 ml Natriumhydroxid-Lösung (0,1 mol · l^{-1}) entspricht 14,71 mg $C_5H_9NO_4$.

Lagerung

Gut verschlossen, vor Licht geschützt.

1998, 496

Glycerol

Glycerolum

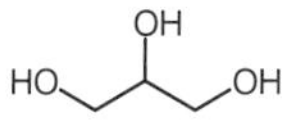

$C_3H_8O_3$ M_r 92,1

Definition

Glycerol enthält mindestens 98,0 und höchstens 101,0 Prozent 1,2,3-Propantriol, berechnet auf die wasserfreie Substanz.

Eigenschaften

Klare, farblose bis fast farblose, sirupartige, sich fettig anfühlende, stark hygroskopische Flüssigkeit; mischbar mit Wasser und Ethanol, schwer löslich in Aceton, praktisch unlöslich in Ether, fetten und ätherischen Ölen.

Prüfung auf Identität

1: A, B.
2: A, C, D.

A. Die Substanz entspricht der Prüfung „Brechungsindex“ (siehe „Prüfung auf Reinheit“).

B. 5 ml Substanz werden mit 1 ml Wasser *R* sorgfältig gemischt. Die Prüfung erfolgt mit Hilfe der IR-Spektroskopie (2.2.24) durch Vergleich des Spektrums der Substanz mit dem Glycerol-85%-Referenzspektrum der Ph. Eur.

C. 1 ml Substanz wird mit 0,5 ml Salpetersäure *R* gemischt. Die Mischung wird mit 0,5 ml Kaliumdichromat-Lösung *R* überschichtet. An der Grenzschicht der beiden Flüssigkeiten entsteht ein blauer Ring, der 10 min lang bestehenbleibt, ohne daß die Farbe in die untere Schicht diffundiert.

D. Wird 1 ml Substanz in einer Abdampfschale mit 2 g Kaliumhydrogensulfat *R* erhitzt, entstehen stechend riechende und tränenreizende Dämpfe, die ein mit Neßlers Reagenz *R* getränktes Filterpapier schwärzen.

Prüfung auf Reinheit

Prüflösung: 50,0 g Substanz werden mit kohlendioxidfreiem Wasser *R* zu 100,0 ml verdünnt.

Aussehen der Lösung: Die Prüflösung muß klar sein (2.2.1). 10 ml Prüflösung werden mit Wasser *R* zu 25 ml verdünnt. Die Lösung muß farblos sein (2.2.2, Methode II).

Brechungsindex (2.2.6): 1,470 bis 1,475.

Sauer oder alkalisch reagierende Substanzen: 50 ml Prüflösung werden mit 0,5 ml Phenolphthalein-Lösung *R* versetzt. Die Lösung muß farblos bleiben. Bis zum Farbumschlag nach Rosa dürfen höchstens 0,2 ml Natriumhydroxid-Lösung (0,1 mol · l^{-1}) verbraucht werden.

Ester: Die bei der Prüfung „Sauer oder alkalisch reagierende Substanzen“ erhaltene Lösung wird mit Natriumhydroxid-Lösung (0,1 mol · l^{-1}) versetzt, bis insgesamt 10,0 ml zugesetzt sind, und 5 min lang zum Rückfluß erhitzt. Nach Abkühlen und Zusatz von 0,5 ml Phenolphthalein-Lösung *R* wird mit Salzsäure (0,1 mol · l^{-1}) titriert. Bis zum Farbumschlag müssen mindestens 8,0 ml Salzsäure (0,1 mol · l^{-1}) verbraucht werden.

Halogenverbindungen: 10 ml Prüflösung werden mit 1 ml verdünnter Natriumhydroxid-Lösung *R*, 5 ml Wasser *R* und 50 mg Raney-Nickel *R* versetzt und 10 min lang im Wasserbad erhitzt. Nach dem Abkühlen wird filtriert. Kolben und Filter werden mit Wasser *R* gewaschen, bis 25 ml Filtrat erhalten sind. 5 ml Filtrat werden mit 4 ml Ethanol 96 % *R*, 2,5 ml Wasser *R*, 0,5 ml Salpetersäure *R* und 0,05 ml Silbernitrat-Lösung *R* 2 versetzt und gemischt. Nach 2 min darf die Lösung nicht stärker opaleszieren als eine gleichzeitig unter gleichen Bedingungen hergestellte Referenzlösung aus 7,0 ml Chlorid-Lösung (5 ppm Cl) *R*, 4 ml Ethanol 96 % *R*, 0,5 ml Wasser *R*, 0,5 ml Salpetersäure *R* und 0,05 ml Silbernitrat-Lösung *R* 2 (35 ppm).

Zucker: 10 ml Prüflösung werden 5 min lang mit 1 ml verdünnter Schwefelsäure *R* im Wasserbad erhitzt. Nach Zusatz von 3 ml carbonatfreier, verdünnter Natriumhydroxid-Lösung *R* (hergestellt wie die carbonatfreie Natriumhydroxid-Lösung unter Natriumhydroxid-Lösung (1 mol · l^{-1})) wird gemischt und tropfenweise 1 ml frisch hergestellte Kupfer(II)-sulfat-Lösung *R* zugesetzt. Die Lösung muß klar und blau sein. Nach 5 min langem Erhitzen im Wasserbad bleibt die Lösung blau, und kein Niederschlag darf entstanden sein.

Aldehyde, reduzierende Substanzen: 7,5 ml Prüflösung werden in einem Erlenmeyerkolben mit Schliffstopfen mit 7,5 ml Wasser *R* und 1,0 ml Pararosaniliniumchlorid-Reagenz *R* versetzt. Nach dem Verschließen des Kolbens wird 1 h lang stehengelassen. Die Lösung darf nicht stärker gefärbt sein als eine gleichzeitig unter gleichen Bedingungen hergestellte Referenzlösung mit 7,5 ml Formaldehyd-Lösung (5 ppm CH_2O) *R* und 7,5 ml Wasser *R*. Die Prüfung darf nur ausgewertet werden, wenn die Referenzlösung rosa gefärbt ist.

Chlorid (2.4.4): 1 ml Prüflösung, mit Wasser *R* zu 15 ml verdünnt, muß der Grenzprüfung auf Chlorid entsprechen (10 ppm). Zur Herstellung der Referenzlösung wird 1 ml Chlorid-Lösung (5 ppm Cl) *R* mit Wasser *R* zu 15 ml verdünnt.

G

Monographien

Schwermetalle (2.4.8): 6 ml Prüflösung werden mit Wasser *R* zu 15 ml verdünnt. 12 ml Lösung müssen der Grenzprüfung A auf Schwermetalle entsprechen (5 ppm). Zur Herstellung der Referenzlösung wird die Blei-Lösung (1 ppm Pb) *R* verwendet.

Wasser (2.5.12): Höchstens 2,0 Prozent, mit 1,500 g Substanz nach der Karl-Fischer-Methode bestimmt.

Sulfatasche (2.4.14): Höchstens 0,01 Prozent. 5,0 g Substanz werden zum Sieden erhitzt und verbrannt.

Gehaltsbestimmung

0,1000 g Substanz werden sorgfältig mit 45 ml Wasser *R* gemischt, mit 25,0 ml einer Lösung von Natriumperiodat *R* (21,4 g · l^{-1}) versetzt und 15 min lang unter Lichtschutz stehengelassen. Nach Zusatz von 5,0 ml einer Lösung von Ethylenglycol *R* (500 g · l^{-1}) wird 20 min lang unter Lichtschutz stehengelassen und mit Natriumhydroxid-Lösung (0,1 mol · l^{-1}) unter Zusatz von 0,5 ml Phenolphthalein-Lösung *R* titriert. Ein Blindversuch wird durchgeführt.

1 ml Natriumhydroxid-Lösung (0,1 mol · l^{-1}) entspricht 9,21 mg $C_3H_8O_3$.

Lagerung

Dicht verschlossen.

1998, 497

Glycerol 85 %

Glycerolum (85 per centum)

Definition

Glycerol 85 % ist eine wäßrige Lösung, die mindestens 83,5 und höchstens 88,5 Prozent (*m/m*) 1,2,3-Propantriol ($C_3H_8O_3$; M_r 92,1) enthält.

Eigenschaften

Klare, farblose bis fast farblose, sirupartige, sich fettig anfühlende, stark hygroskopische Flüssigkeit; mischbar mit Wasser und Ethanol, schwer löslich in Aceton, praktisch unlöslich in Ether, fetten und ätherischen Ölen.

Prüfung auf Identität

1: A, B.
2: A, C, D.

A. Die Substanz entspricht der Prüfung „Brechungsindex“ (siehe „Prüfung auf Reinheit“).

B. Die Prüfung erfolgt mit Hilfe der IR-Spektroskopie (2.2.24) durch Vergleich des Spektrums der Substanz mit dem Glycerol-85 %-Referenzspektrum der Ph. Eur.

C. 1 ml Substanz wird mit 0,5 ml Salpetersäure *R* gemischt. Die Mischung wird mit 0,5 ml Kaliumdichromat-Lösung *R* überschichtet. An der Grenzschicht der beiden Flüssigkeiten entsteht ein blauer Ring, der 10 min lang bestehenbleibt, ohne daß die Farbe in die untere Schicht diffundiert.

D. Wird 1 ml Substanz in einer Abdampfschale mit 2 g Kaliumhydrogensulfat *R* erhitzt, entstehen stechend riechende und tränenreizende Dämpfe, die ein mit Neßlers Reagenz *R* getränktes Filterpapier schwärzen.

Prüfung auf Reinheit

Prüflösung: 58,0 g Substanz werden mit kohlendioxidfreiem Wasser *R* zu 100,0 ml verdünnt.

Aussehen der Lösung: Die Prüflösung muß klar sein (2.2.1). 10 ml Prüflösung werden mit Wasser *R* zu 25 ml verdünnt. Die Lösung muß farblos sein (2.2.2, Methode II).

Brechungsindex (2.2.6): 1,449 bis 1,455.

Sauer oder alkalisch reagierende Substanzen: 50 ml Prüflösung werden mit 0,5 ml Phenolphthalein-Lösung *R* versetzt. Die Lösung muß farblos bleiben. Bis zum Farbumschlag nach Rosa dürfen höchstens 0,2 ml Natriumhydroxid-Lösung (0,1 mol · l^{-1}) verbraucht werden.

Ester: Die bei der Prüfung „Sauer oder alkalisch reagierende Substanzen“ erhaltene Lösung wird mit Natriumhydroxid-Lösung (0,1 mol · l^{-1}) versetzt, bis insgesamt 10,0 ml zugesetzt sind, und 5 min lang zum Rückfluß erhitzt. Nach Abkühlen und Zusatz von 0,5 ml Phenolphthalein-Lösung *R* wird mit Salzsäure (0,1 mol · l^{-1}) titriert. Bis zum Farbumschlag müssen mindestens 8,0 ml Salzsäure (0,1 mol · l^{-1}) verbraucht werden.

Halogenverbindungen: 10 ml Prüflösung werden mit 1 ml verdünnter Natriumhydroxid-Lösung *R*, 5 ml Wasser *R* und 50 mg Raney-Nickel *R* versetzt und 10 min lang im Wasserbad erhitzt. Nach dem Abkühlen wird filtriert. Kolben und Filter werden mit Wasser *R* gewaschen, bis 25 ml Filtrat erhalten sind. 5 ml Filtrat werden mit 4 ml Ethanol 96 % *R*, 2,5 ml Wasser *R*, 0,5 ml Salpetersäure *R* und 0,05 ml Silbernitrat-Lösung *R* 2 versetzt und gemischt. Nach 2 min darf die Lösung nicht stärker opaleszieren als eine gleichzeitig unter gleichen Bedingungen hergestellte Referenzlösung aus 7,0 ml Chlorid-Lösung (5 ppm Cl) *R*, 4 ml Ethanol 96 % *R*, 0,5 ml Wasser *R*, 0,5 ml Salpetersäure *R* und 0,05 ml Silbernitrat-Lösung *R* 2 (30 ppm).

Zucker: 10 ml Prüflösung werden 5 min lang mit 1 ml verdünnter Schwefelsäure *R* im Wasserbad erhitzt. Nach Zusatz von 3 ml carbonatfreier, verdünnter Natriumhydroxid-Lösung *R* (hergestellt wie die carbonatfreie Natriumhydroxid-Lösung unter Natriumhydroxid-Lösung (1 mol · l^{-1})) wird gemischt und tropfenweise 1 ml frisch hergestellte Kupfer(II)-sulfat-Lösung *R* zugesetzt. Die Lösung muß klar und blau sein. Nach 5 min langem Erhitzen im Wasserbad bleibt die Lösung blau, und kein Niederschlag darf entstanden sein.

Aldehyde, reduzierende Substanzen: 7,5 ml Prüflösung werden in einem Erlenmeyerkolben mit Schliffstopfen mit 7,5 ml Wasser *R* und 1,0 ml Pararosaniliniumchlorid-Reagenz *R* versetzt. Nach dem Verschließen des

Kolbens wird 1 h lang stehengelassen. Die Lösung darf nicht stärker gefärbt sein als eine gleichzeitig unter gleichen Bedingungen hergestellte Referenzlösung mit 7,5 ml Formaldehyd-Lösung (5 ppm CH_2O) *R* und 7,5 ml Wasser *R*. Die Prüfung darf nur ausgewertet werden, wenn die Referenzlösung rosa gefärbt ist.

Chlorid (2.4.4): 1 ml Prüflösung, mit Wasser *R* zu 15 ml verdünnt, muß der Grenzprüfung auf Chlorid entsprechen (10 ppm). Zur Herstellung der Referenzlösung wird 1 ml Chlorid-Lösung (5 ppm Cl) *R* mit Wasser *R* zu 15 ml verdünnt.

Schwermetalle (2.4.8): 6 ml Prüflösung werden mit Wasser *R* zu 15 ml verdünnt. 12 ml Lösung müssen der Grenzprüfung A auf Schwermetalle entsprechen (5 ppm). Zur Herstellung der Referenzlösung wird die Blei-Lösung (1 ppm Pb) *R* verwendet.

Wasser (2.5.12): 12,0 bis 16,0 Prozent, mit 0,2000 g Substanz nach der Karl-Fischer-Methode bestimmt.

Sulfatasche (2.4.14): Höchstens 0,01 Prozent. 5,0 g Substanz werden zum Sieden erhitzt und verbrannt.

Gehaltsbestimmung

0,1000 g Substanz werden sorgfältig mit 45 ml Wasser *R* gemischt, mit 25,0 ml einer Lösung von Natriumperiodat *R* (21,4 g · l^{-1}) versetzt und 15 min lang unter Lichtschutz stehengelassen. Nach Zusatz von 5,0 ml einer Lösung von Ethylenglycol *R* (500 g · l^{-1}) wird 20 min lang unter Lichtschutz stehengelassen und mit Natriumhydroxid-Lösung (0,1 mol · l^{-1}) unter Zusatz von 0,5 ml Phenolphthalein-Lösung *R* titriert. Ein Blindversuch wird durchgeführt.

1 ml Natriumhydroxid-Lösung (0,1 mol · l^{-1}) entspricht 9,21 mg $C_3H_8O_3$.

Lagerung

Dicht verschlossen.

1999, 1331

Glyceroltrinitrat-Lösung

Glyceroli trinitratis solutio

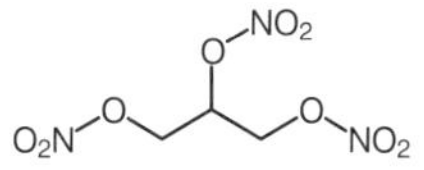

$C_3H_5N_3O_9$ M_r 227,1

Definition

Glyceroltrinitrat-Lösung ist eine ethanolische Lösung von Glyceroltrinitrat. Die Substanz enthält mindestens 9,85 und höchstens 101,0 g · l^{-1} Propan-1,2,3-triol-trinitrat und mindestens 98,5 und höchstens 101,0 Prozent der in der Beschriftung angegebenen Menge Glyceroltrinitrat.

Eigenschaften

Farblose bis schwach gelbliche, klare Lösung; mischbar mit Aceton und wasserfreiem Ethanol. Reines Glyceroltrinitrat ist eine farblose Flüssigkeit; nicht mischbar mit Wasser; leicht löslich in wasserfreiem Ethanol, mischbar mit Aceton.

Prüfung auf Identität

1: A, D.

2: B, C, D.

Glyceroltrinitrat muß stets mit wasserfreiem Ethanol verdünnt werden, um das Abscheiden von Tröpfchen reinen Glyceroltrinitrats in der Lösung zu verhindern.

Nach den Prüfungen auf Identität und Reinheit müssen die Rückstände und Lösungen 5 min lang im Wasserbad mit verdünnter Natriumhydroxid-Lösung R erhitzt werden.

A. 50 µl Substanz, falls erforderlich mit wasserfreiem Ethanol *R* auf eine Konzentration von 10 g · l^{-1} verdünnt, werden auf einen Preßling von Kaliumbromid *R* gebracht und das Lösungsmittel im Vakuum verdampft. Die Prüfung erfolgt mit Hilfe der IR-Spektroskopie (2.2.24) durch Vergleich des Spektrums der Substanz mit dem Glyceroltrinitrat-Referenzspektrum der Ph. Eur.

B. Die Prüfung erfolgt mit Hilfe der Dünnschichtchromatographie (2.2.27) unter Verwendung einer DC-Platte mit Kieselgel G *R*.

Untersuchungslösung: Eine 50 mg Glyceroltrinitrat entsprechende Menge Substanz wird in Aceton *R* zu 100 ml gelöst.

Referenzlösung: 0,05 ml Glyceroltrinitrat-Lösung *CRS* werden mit Aceton *R* zu 1 ml verdünnt.

Auf die Platte werden getrennt 5 µl jeder Lösung aufgetragen. Die Chromatographie erfolgt mit einer Mischung von 20 Volumteilen Ethylacetat *R* und 80 Volumteilen Toluol *R* über eine Laufstrecke von 10 cm. Die Platte wird an der Luft trocknen gelassen und mit einer frisch hergestellten Kaliumiodid-Stärke-Lösung *R* besprüht. Die Platte wird 15 min lang ultraviolettem Licht von 254 nm ausgesetzt und im Tageslicht ausgewertet. Der Hauptfleck im Chromatogramm der Untersuchungslösung entspricht in bezug auf Lage, Farbe und Größe dem Hauptfleck im Chromatogramm der Referenzlösung.

C. Eine 10 mg Glyceroltrinitrat entsprechende Menge Substanz wird mit 10 ml peroxidfreiem Ether *R* versetzt. Im Stickstoffstrom wird unterhalb 40 °C zur Trockne eingedampft. Der Rückstand gibt die Identitätsreaktion auf Nitrat (2.3.1).

D. Die Substanz entspricht den Grenzwerten bei der Gehaltsbestimmung.

Prüfung auf Reinheit

Glyceroltrinitrat muß stets mit wasserfreiem Ethanol verdünnt werden, um das Abscheiden von Tröpfchen reinen Glyceroltrinitrats in der Lösung zu verhindern.

Nach den Prüfungen auf Identität und Reinheit müssen die Rückstände und Lösungen 5 min lang mit verdünnter Natriumhydroxid-Lösung R erhitzt werden.

Aussehen der Lösung: Die Substanz wird falls erforderlich mit wasserfreiem Ethanol *R* auf eine Konzentration von 10 g · l^{-1} verdünnt. Die Lösung darf nicht stärker gefärbt sein als die Farbvergleichslösung G_7 (2.2.2, Methode II).

Anorganische Nitrate: Die Prüfung erfolgt mit Hilfe der Dünnschichtchromatographie (2.2.27) unter Verwendung einer DC-Platte mit Kieselgel *R*.

Untersuchungslösung: Die Substanz wird falls erforderlich mit wasserfreiem Ethanol *R* auf eine Konzentration von 10 g · l^{-1} verdünnt.

Referenzlösung: 5 mg Kaliumnitrat *R* werden in 1 ml Wasser *R* gelöst. Die Lösung wird mit Ethanol 96 % *R* zu 100 ml verdünnt.

Auf die Platte werden getrennt 10 µl jeder Lösung aufgetragen. Die Chromatographie erfolgt mit einer Mischung von 15 Volumteilen Essigsäure 98 % *R*, 30 Volumteilen Aceton *R* und 60 Volumteilen Toluol *R* über eine Laufstrecke von 15 cm. Die Platte wird im Luftstrom getrocknet, bis die Essigsäure vollständig entfernt ist, und anschließend mit einer frisch hergestellten Kaliumiodid-Stärke-Lösung *R* reichlich besprüht. Die Platte wird 15 min lang ultraviolettem Licht von 254 nm ausgesetzt und bei Tageslicht ausgewertet. Ein dem Nitrat-Ion entsprechender Fleck im Chromatogramm der Untersuchungslösung darf nicht größer oder intensiver sein als der Fleck im Chromatogramm der Referenzlösung (0,5 Prozent, bezogen auf Glyceroltrinitrat und berechnet als Kaliumnitrat).

Verwandte Substanzen: Die Prüfung erfolgt mit Hilfe der Flüssigchromatographie (2.2.29).

Untersuchungslösung: Eine 2 mg Glyceroltrinitrat entsprechende Menge Substanz wird in der mobilen Phase zu 20,0 ml gelöst.

Referenzlösung a: 0,10 g Glyceroltrinitrat-Lösung *CRS* und eine 1,0 mg Pentaerythrityltetranitrat entsprechende Menge Pentaerythrityltetranitrat-Verreibung *CRS* werden in der mobilen Phase zu 100,0 ml gelöst. Die Lösung wird mit Ultraschall behandelt und falls erforderlich filtriert.

Referenzlösung b: 1,0 ml Untersuchungslösung wird mit der mobilen Phase zu 100,0 ml verdünnt.

Die Chromatographie kann durchgeführt werden mit

- einer Säule aus rostfreiem Stahl von 0,25 m Länge und 4,6 mm innerem Durchmesser, gepackt mit octadecylsilyliertem Kieselgel zur Chromatographie *R* (5 µm)
- einer Mischung von gleichen Volumteilen Acetonitril *R* und Wasser *R* als mobile Phase bei einer Durchflußrate von 1 ml je Minute
- einem Spektrometer als Detektor bei einer Wellenlänge von 210 nm.

Je 20 µl Referenzlösung a und b werden getrennt eingespritzt. Die Empfindlichkeit des Systems wird so eingestellt, daß die Höhe des Hauptpeaks im Chromatogramm der Referenzlösung b mindestens 70 Prozent des maximalen Ausschlags beträgt. Die Prüfung darf nur ausgewertet werden, wenn im Chromatogramm der Referenzlösung a die Auflösung zwischen den Peaks des Glyceroltrinitrats und des Pentaerythrityltetranitrats mindestens 2,0 beträgt.

20 µl Untersuchungslösung werden eingespritzt. Die Chromatographie erfolgt über eine Dauer, die der 3fachen Retentionszeit des Hauptpeaks entspricht. Keine Peakfläche, mit Ausnahme der des Hauptpeaks, darf größer sein als die Fläche des Hauptpeaks im Chromatogramm der Referenzlösung b (1 Prozent, bezogen auf Glyceroltrinitrat). Die Summe der Flächen aller Nebenpeaks darf nicht größer sein als das 3fache der Fläche des Hauptpeaks im Chromatogramm der Referenzlösung b (3 Prozent, bezogen auf Glyceroltrinitrat). Peaks, deren Fläche kleiner ist als das 0,1fache der Fläche des Hauptpeaks im Chromatogramm der Referenzlösung b, werden nicht berücksichtigt.

Gehaltsbestimmung

Eine 60,0 mg Glyceroltrinitrat entsprechende Menge Substanz, in 80 ml Pyridin *R* gelöst, wird mit Tetrabutylammoniumhydroxid-Lösung (0,1 mol · l^{-1}) titriert. Der Endpunkt wird mit Hilfe der Potentiometrie (2.2.20) bestimmt.

1 ml Tetrabutylammoniumhydroxid-Lösung (0,1 mol · l^{-1}) entspricht 7,57 mg $C_3H_5N_3O_9$.

Lagerung

Die verdünnten Lösungen (10 g · l^{-1}) vor Licht geschützt, zwischen 2 und 15 °C. Konzentriertere Lösungen vor Licht geschützt, zwischen 15 und 20 °C.

Beschriftung

Die Beschriftung gibt insbesondere den Gehalt an Glyceroltrinitrat an.

Verunreinigungen

A. Anorganische Nitrate

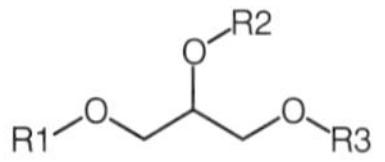

B. R1 = NO_2, R2 = H, R3 = H: Propan-1,2,3-triol-1-nitrat

C. R1 = H, R2 = NO_2, R3 = H: Propan-1,2,3-triol-2-nitrat

D. R1 = NO_2, R2 = NO_2, R3 = H: Propan-1,2,3-triol-1,2-dinitrat

E. R1 = NO_2, R2 = H, R3 = NO_2: Propan-1,2,3-triol-1,3-dinitrat.

1998, 827

Gonadorelinacetat

Gonadorelini acetas

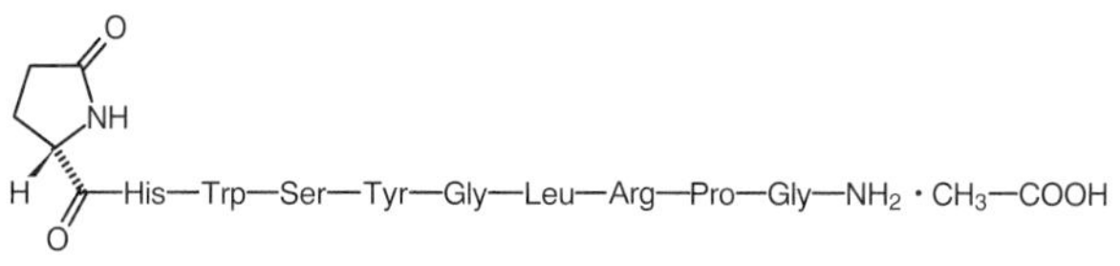

$C_{57}H_{79}N_{17}O_{15}$ M_r 1242

Definition

Gonadorelinacetat ist das Acetat eines Hypothalamus-Peptids, das die Ausschüttung des follikelstimulierenden Hormons und des luteinisierenden Hormons aus der Hypophyse stimuliert. Die Substanz enthält mindestens 95,0 und höchstens 102,0 Prozent des Peptids $C_{55}H_{75}N_{17}O_{13}$, berechnet auf die wasser- und essigsäurefreie Substanz. Sie wird durch Synthese gewonnen.

Eigenschaften

Weißes bis schwach gelbliches Pulver; löslich in Wasser und in 1prozentiger Lösung (*V/V*) von Essigsäure 98 %, wenig löslich in Methanol.

Prüfung auf Identität

A. Die bei der „Gehaltsbestimmung" erhaltenen Chromatogramme werden ausgewertet. Der Hauptpeak im Chromatogramm der Untersuchungslösung entspricht in bezug auf Retentionszeit und Größe etwa dem Hauptpeak im Chromatogramm der Referenzlösung a.

B. Die Prüfung erfolgt mit Hilfe der Dünnschichtchromatographie (2.2.27) unter Verwendung einer Schicht von Kieselgel G *R*. Die bei der „Gehaltsbestimmung" hergestellte Untersuchungslösung und die Referenzlösung a werden verwendet.

Auf die Platte werden getrennt 10 µl jeder Lösung aufgetragen. Die Chromatographie erfolgt mit einer Mischung von 6 Volumteilen Essigsäure 98 % *R*, 14 Volumteilen Wasser *R*, 45 Volumteilen Methanol *R* und 60 Volumteilen Dichlormethan *R* über eine Laufstrecke von 15 cm. Die Platte wird 5 min lang an der Luft trocknen gelassen. In eine Chromatographiekammer wird eine Abdampfschale gestellt, die eine Mischung von 10 ml einer Lösung von Kaliumpermanganat *R* (50 g · l^{-1}) und 3 ml Salzsäure *R* enthält. Die Kammer wird verschlossen und stehengelassen. Die getrocknete Platte wird in die Kammer gestellt und nach Verschließen 2 min lang Chlorgas ausgesetzt. Anschließend wird die Platte herausgenommen, einem Kaltluftstrom ausgesetzt, bis der Chlorüberschuß beseitigt ist und eine Kieselgelfläche unterhalb der Auftragspunkte mit 0,05 ml Kaliumiodid-Stärke-Lösung *R* keine blaue Farbe mehr ergibt. Die Platte wird mit Kaliumiodid-Stärke-Lösung *R* besprüht. Der Hauptfleck im Chromatogramm der Untersuchungslösung entspricht in bezug auf Lage und Größe dem Hauptfleck im Chromatogramm der Referenzlösung a.

Prüfung auf Reinheit

Aussehen der Lösung: Eine Lösung der Substanz (10 g · l^{-1}) muß klar (2.2.1) und darf nicht stärker gefärbt sein als die Farbvergleichslösung G_5 (2.2.2, Methode II).

Spezifische Drehung (2.2.7): 10,0 mg Substanz werden in 1,0 ml einer 1prozentigen Lösung (*V/V*) von Essigsäure 98 % *R* gelöst. Die spezifische Drehung muß zwischen –54 und –66° liegen, berechnet auf den unter „Gehaltsbestimmung" ermittelten Peptidgehalt.

Absorption (2.2.25): 10,0 mg Substanz werden in Wasser *R* zu 100,0 ml gelöst. Die Absorption, im Maximum bei 278 nm gemessen und auf einen Gehalt von 10 mg je 100 ml Lösung, bezogen auf den unter „Gehaltsbestimmung" ermittelten Peptidgehalt, korrigiert, muß zwischen 0,55 und 0,61 liegen.

Aminosäuren: Die Prüfung erfolgt mit Hilfe eines Aminosäureanalysators. Das Gerät wird mit Hilfe einer Mischung eingestellt, die äquimolare Mengen Ammoniak, Glycin und folgender L-Aminosäuren:

Lysin	Threonin	Alanin	Leucin
Histidin	Serin	Valin	Tyrosin
Arginin	Glutaminsäure	Methionin	Phenylalanin
Aspartinsäure	Prolin	Isoleucin	

sowie die halbe äquimolare Menge an L-Cystin enthält. Für die Methodenvalidierung wird ein geeigneter Interner Standard, wie DL-Norleucin *R*, verwendet.

Untersuchungslösung: 1,0 mg Substanz wird in eine sorgfältig gereinigte Ampulle aus Hartglas von 100 mm Länge und 6 mm innerem Durchmesser gegeben. Eine geeignete Menge einer 50prozentigen Lösung (*V/V*) von Salzsäure *R* wird zugegeben. Die Ampulle wird in eine Kältemischung von –5 °C getaucht, evakuiert, bis der Druck höchstens 133 Pa beträgt, und zugeschmolzen. Nach 16 h langem Erhitzen bei 110 bis 115 °C wird abgekühlt, die Ampulle geöffnet und der Inhalt mit 5mal je 0,2 ml Wasser *R* in einen 10-ml-Kolben überführt. Anschließend wird unter vermindertem Druck über Kaliumhydroxid *R* zur Trockne eingedampft. Der Rückstand wird in Wasser *R* gelöst und unter vermindertem Druck über Kaliumhydroxid *R* zur Trockne eingedampft. Der Rückstand wird in einer für den verwendeten Aminosäureanalysator geeigneten Pufferlösung aufgenommen und mit der gleichen Pufferlösung auf ein geeignetes Volumen verdünnt.

Ein geeignetes, genau gemessenes Volumen der Untersuchungslösung wird in den Aminosäureanalysator eingebracht, so daß die Höhe des Peaks der in der größten Menge vorhandenen Aminosäure mindestens 90 Prozent des maximalen Ausschlags beträgt.

Der Anteil jeder Aminosäure wird in Mol ausgedrückt. Die relativen Verhältnisse der Aminosäuren werden unter der Annahme, daß ein Siebtel der Summe der Mole von Histidin, Glutaminsäure, Leucin, Prolin, Glycin, Tyrosin und Arginin gleich 1 ist, berechnet. Die Werte müssen innerhalb folgender Grenzen liegen: Serin 0,7 bis 1,05; Glutaminsäure 0,95 bis 1,05; Prolin 0,95 bis 1,05; Glycin

1,9 bis 2,1; Leucin 0,9 bis 1,1; Tyrosin 0,7 bis 1,05; Histidin 0,95 bis 1,05; Arginin 0,95 bis 1,05. Lysin und Isoleucin dürfen nicht, andere Aminosäuren mit Ausnahme von Tryptophan höchstens in Spuren vorhanden sein.

Verwandte Substanzen: Die Prüfung erfolgt mit Hilfe der Flüssigchromatographie (2.2.29) wie unter „Gehaltsbestimmung" beschrieben.

20 µl Referenzlösung b werden eingespritzt. Die Empfindlichkeit des Systems wird so eingestellt, daß die Höhe des Hauptpeaks im erhaltenen Chromatogramm mindestens 50 Prozent des maximalen Ausschlags beträgt.

20 µl Untersuchungslösung werden eingespritzt. Die Chromatographie wird über eine Dauer, die der 2fachen Retentionszeit des Gonadorelins entspricht, durchgeführt. Im Chromatogramm der Untersuchungslösung darf keine Peakfläche, mit Ausnahme der des Hauptpeaks, größer sein als das 2fache des Hauptpeaks im Chromatogramm der Referenzlösung b (2 Prozent), und die Summe aller Nebenpeakflächen darf nicht größer sein als das 5fache der Fläche des Hauptpeaks im Chromatogramm der Referenzlösung b (5 Prozent). Peaks, deren Fläche kleiner als das 0,05fache der Fläche des Hauptpeaks im Chromatogramm der Referenzlösung b ist, werden nicht berücksichtigt.

Essigsäure: Höchstens 7,5 Prozent (*m/m*), mit Hilfe der Gaschromatographie (2.2.28) unter Verwendung von 1-Butanol *R* als Interner Standard bestimmt.

Interner-Standard-Lösung: 1 ml 1-Butanol *R* wird mit Wasser *R* zu 100 ml verdünnt. 5 ml Lösung werden mit Salzsäure (0,01 mol · l^{-1}) zu 100 ml verdünnt.

Untersuchungslösung: 0,150 g Substanz werden in der Interner-Standard-Lösung zu 10,0 ml gelöst.

Referenzlösung: 1,0 g Essigsäure 98 % *R* wird mit Salzsäure (0,01 mol · l^{-1}) zu 20,0 ml verdünnt. 1,0 ml Lösung wird mit der Interner-Standard-Lösung zu 50,0 ml verdünnt.

Die Chromatographie kann durchgeführt werden mit

- einer Kapillarsäule oder einer Säule aus Quarz von 50 m Länge und 0,32 oder 0,53 mm innerem Durchmesser, belegt mit Poly[methyl(95)phenyl(5)]siloxan *R* (Filmdicke 5 µm)
- Helium zur Chromatographie *R* als Trägergas
- einem Splitverhältnis von etwa 15 bei einer linearen Geschwindigkeit von etwa 30 cm · s^{-1}
- einem Flammenionisationsdetektor.

Die Temperatur der Säule wird bei 95 °C, die des Probeneinlasses und des Detektors bei 250 °C gehalten.

2 µl jeder Lösung werden getrennt eingespritzt. Der Gehalt an Essigsäure im Gonadorelinacetat wird berechnet.

Wasser (2.5.12): Höchstens 7,0 Prozent, mit 0,500 g Substanz nach der Karl-Fischer-Methode bestimmt.

Sterilität (2.6.1): Gonadorelinacetat zur Herstellung von Parenteralia, das dabei keinem weiteren geeigneten Sterilisationsverfahren unterworfen wird, muß der Prüfung entsprechen.

Bakterien-Endotoxine (2.6.14): Gonadorelinacetat zur Herstellung von Parenteralia, das dabei keinem weiteren Verfahren zur Beseitigung von Bakterien-Endotoxinen unterworfen wird, darf höchstens 70 I.E. Bakterien-Endotoxine je Milligramm Substanz enthalten.

Gehaltsbestimmung

Die Bestimmung erfolgt mit Hilfe der Flüssigchromatographie (2.2.29).

Untersuchungslösung: 5,0 mg Substanz werden in Wasser *R* zu 10,0 ml gelöst.

Referenzlösung a: 5,0 mg Gonadorelin *CRS* werden in Wasser *R* zu 10,0 ml gelöst.

Referenzlösung b: 1,0 ml Untersuchungslösung wird mit Wasser *R* zu 100,0 ml verdünnt.

Referenzlösung c: 2,5 mg Substanz werden in 1 ml Salzsäure (0,1 mol · l^{-1}) gelöst. Die Lösung wird 4 h lang im Wasserbad von 65 °C erhitzt, mit 1 ml Natriumhydroxid (0,1 mol · l^{-1}) versetzt und mit Wasser *R* zu 5,0 ml verdünnt.

Die Chromatographie kann durchgeführt werden mit

- einer Säule aus rostfreiem Stahl von 0,12 m Länge und 4,0 mm innerem Durchmesser, gepackt mit octadecylsilyliertem Kieselgel zur Chromatographie *R* (5 µm)
- folgender Mischung als mobile Phase bei einer Durchflußrate von 1,5 ml je Minute: 13 Volumteile Acetonitril *R* und 87 Volumteile einer 1,18prozentigen Lösung (*V/V*) von Phosphorsäure 85 % *R*, die mit Triethylamin *R* auf einen *p*H-Wert von 2,3 eingestellt ist
- einem Spektrometer als Detektor bei einer Wellenlänge von 215 nm.

20 µl Referenzlösung c werden eingespritzt. Die Bestimmung darf nur ausgewertet werden, wenn die Auflösung zwischen dem ersten und zweiten Peak mindestens 2,0 beträgt.

Je 20 µl Untersuchungslösung und Referenzlösung a werden eingespritzt. Der Gehalt an Gonadorelin wird mit Hilfe des angegebenen Gehalts an Gonadorelin *CRS* berechnet.

Lagerung

Dicht verschlossen, vor Licht geschützt, zwischen 2 und 8 °C.

Falls die Substanz steril ist, im Behältnis mit Sicherheitsverschluß.

Beschriftung

Die Beschriftung gibt insbesondere an

- die Peptidmenge je Behältnis
- falls zutreffend, daß die Substanz steril ist
- falls zutreffend, daß die Substanz frei von Bakterien-Endotoxinen ist.

1998, 1218

Guar

Cyamopsidis seminis pulvis

Definition

Guar wird aus den Samen von *Cyamopsis tetragonolobus* (L.) Taub. durch Zermahlen des Endosperms gewonnen und besteht vorwiegend aus Guargalactomannan.

Eigenschaften

Weißes bis fast weißes Pulver, das beim Lösen in Wasser einen Schleim unterschiedlicher Viskosität ergibt; praktisch unlöslich in Ethanol.

Die Droge weist die unter „Prüfung auf Identität, A" beschriebenen mikroskopischen Merkmale auf.

Prüfung auf Identität

A. Die Prüfung erfolgt unter dem Mikroskop, wobei Glycerol *R* verwendet wird. Die Droge (125) zeigt spitz-eiförmige bis eiförmige, gewöhnlich einzeln vorliegende Zellen mit sehr dicken Wänden rund um ein zentrales, etwas verlängertes Lumen mit körnigem Inhalt sowie kleine, unregelmäßige, einzeln oder in Gruppen vorliegende Zellen mit dünneren Wänden.

B. 2 g Droge werden in einem Erlenmeyerkolben rasch mit 45 ml Wasser *R* versetzt und 30 s lang kräftig gerührt. Nach 5 bis 10 min bildet sich ein steifes Gel, das beim Umdrehen des Kolbens nicht ausfließt.

C. Eine Suspension von 0,1 g Droge in 10 ml Wasser *R* wird mit 1 ml einer Lösung von Natriumtetraborat *R* (10 g · l^{-1}) gemischt. Die Mischung geliert bald.

D. Die Prüfung erfolgt mit Hilfe der Dünnschichtchromatographie (2.2.27) unter Verwendung einer Schicht eines geeigneten Kieselgels.

Untersuchungslösung: 10 mg Droge werden in einem dickwandigen Zentrifugenglas mit 2 ml einer Lösung von Trifluoressigsäure *R* (100 g · l^{-1}) versetzt. Nach kräftigem Schütteln zum Lösen des entstehenden Gels wird das Zentrifugenglas verschlossen und die Mischung 1 h lang bei 120 °C erhitzt. Das Hydrolysat wird zentrifugiert und die klare, überstehende Flüssigkeit vorsichtig in einen 50-ml-Meßkolben gebracht. Nach Zusatz von 10 ml Wasser *R* wird die Lösung unter vermindertem Druck zur Trockne eingedampft. Dem sich bildenden klaren Film werden 0,1 ml Wasser *R* und anschließend 0,9 ml Methanol *R* zugesetzt. Der entstandene amorphe Niederschlag wird abzentrifugiert. Die überstehende Flüssigkeit wird falls erforderlich mit Methanol *R* zu 1 ml verdünnt.

Referenzlösung: 10 mg Galactose *R* und 10 mg Mannose *R* werden in 2 ml Wasser *R* gelöst. Die Lösung wird mit Methanol *R* zu 20 ml verdünnt.

Auf die Platte werden getrennt 5 µl jeder Lösung bandförmig aufgetragen. Die Chromatographie erfolgt mit einer Mischung von 15 Volumteilen Wasser *R* und 85 Volumteilen Acetonitril *R* über eine Laufstrecke von 15 cm. Die Platte wird mit Aminohippursäure-Reagenz *R* besprüht und 5 min lang bei 120 °C erhitzt. Das Chromatogramm der Referenzlösung zeigt im unteren Teil 2 deutlich getrennte bräunliche Zonen (Galactose und Mannose in Reihenfolge steigender R_f-Werte). Im Chromatogramm der Untersuchungslösung sind 2 Zonen zu erkennen, die der Galactose und Mannose entsprechen.

Prüfung auf Reinheit

Traganth, Sterculia-Gummi, Agar, Alginate und Carrageenate: Einer kleinen Menge Droge werden 0,2 ml frisch hergestellte Rutheniumrot-Lösung *R* zugesetzt. Unter dem Mikroskop betrachtet, dürfen sich die Zellwände nicht rot färben.

Protein: Höchstens 8,0 Prozent. Der Stickstoffgehalt wird mit Hilfe der Kjeldahl-Bestimmung (2.5.9) unter Verwendung von 0,170 g Droge ermittelt. Das Ergebnis wird mit 6,25 multipliziert.

Viskosität: Eine 1,00 g getrockneter Droge entsprechende Menge wird mit 2,5 ml 2-Propanol *R* befeuchtet und unter Rühren in Wasser *R* zu 100,0 ml aufgenommen. Nach 1 h wird die Viskosität (2.2.10) mit Hilfe eines Rotationsviskosimeters bei 20 °C und einem Schergefälle von 100 s^{-1} bestimmt. Die Viskosität muß mindestens 85 und darf höchstens 115 Prozent des in der Beschriftung angegebenen Werts betragen.

Trocknungsverlust (2.2.32): Höchstens 15,0 Prozent, mit 1,000 g Droge durch 5 h langes Trocknen im Trockenschrank bei 100 bis 105 °C bestimmt.

Asche (2.4.16): Höchstens 1,8 Prozent.

Mikrobielle Verunreinigung:
Keimzahl (2.6.12): Höchstens 10^4 koloniebildende, aerobe Einheiten je Gramm Droge, durch Auszählen auf Agarplatten bestimmt.

Spezifische Mikroorganismen (2.6.13): *Escherichia coli* und Salmonellen dürfen nicht vorhanden sein.

Lagerung

Gut verschlossen.

Beschriftung

Die Beschriftung gibt insbesondere die Viskosität einer Lösung der Substanz (10 g · l^{-1}) in Millipascalsekunden an.

1999, 908

Guargalactomannan

Guar galactomannanum

Definition

Guargalactomannan wird aus den Samen von *Cyamopsis tetragonolobus* (L.) Taub. durch Zermahlen der Endospermen und anschließende Teilhydrolyse gewonnen. Die Hauptkomponenten der Substanz sind Polysaccharide, die aus D-Galactose und D-Mannose in den Molverhältnissen 1:1,4 bis 1:2 zusammengesetzt sind. Die Moleküle bestehen aus einer linearen Hauptkette von $\beta(1\rightarrow4)$-glykosidisch gebundenen Mannosen, an die einzelne Galactosen $\alpha(1\rightarrow6)$-glykosidisch gebunden sind.

Eigenschaften

Gelblichweißes Pulver; löslich in kaltem und heißem Wasser, praktisch unlöslich in organischen Lösungsmitteln.

Prüfung auf Identität

A. 5 g Prüflösung (siehe „Prüfung auf Reinheit") werden mit 0,5 ml einer Lösung von Natriumtetraborat *R* ($10\ g \cdot l^{-1}$) gemischt. Nach kurzer Zeit bildet sich ein Gel.

B. 20 g Prüflösung werden 10 min lang im Wasserbad erhitzt. Nach dem Erkaltenlassen wird mit Wasser *R* auf die ursprüngliche Masse ergänzt. Die Lösung geliert nicht.

C. Die Prüfung erfolgt mit Hilfe der Dünnschichtchromatographie (2.2.27) unter Verwendung einer Schicht von Kieselgel G *R*.

Untersuchungslösung: 10 mg Substanz werden in einem dickwandigen Zentrifugenglas mit 2 ml einer Lösung von Trifluoressigsäure *R* ($230\ g \cdot l^{-1}$) versetzt. Nach kräftigem Schütteln zum Lösen des entstehenden Gels wird das Zentrifugenglas verschlossen und die Mischung 1 h lang bei 120 °C erhitzt. Das Hydrolysat wird zentrifugiert und die klare überstehende Flüssigkeit vorsichtig in einen 50-ml-Kolben gebracht. Nach Zusatz von 10 ml Wasser *R* wird die Lösung unter vermindertem Druck zur Trockne eingedampft. Der Rückstand wird in 10 ml Wasser *R* gelöst und die Lösung erneut unter vermindertem Druck zur Trockne eingedampft. Dem sich bildenden klaren Film, der nicht nach Essigsäure riechen darf, werden 0,1 ml Wasser *R* und anschließend 1 ml Methanol *R* zugesetzt. Der entstandene amorphe Niederschlag wird abzentrifugiert. Die überstehende Flüssigkeit wird falls erforderlich mit Methanol *R* zu 1 ml verdünnt.

Referenzlösung: 10 mg Galactose *R* und 10 mg Mannose *R* werden in 2 ml Wasser *R* gelöst. Die Lösung wird mit Methanol *R* zu 10 ml verdünnt.

Auf die Platte werden getrennt 5 µl jeder Lösung bandförmig (20 mm × 3 mm) aufgetragen. Die Chromatographie erfolgt mit einer Mischung von 15 Volumteilen Wasser *R* und 85 Volumteilen Acetonitril *R* über eine Laufstrecke von 15 cm. Die Platte wird mit Aminohippursäure-Reagenz *R* besprüht und 5 min lang bei 120 °C erhitzt. Das Chromatogramm der Referenzlösung zeigt im unteren Teil 2 deutlich getrennte bräunliche Zonen (Galactose und Mannose in Reihenfolge steigender R_f-Werte). Im Chromatogramm der Untersuchungslösung sind 2 Zonen zu erkennen, die der Galactose und Mannose entsprechen.

Prüfung auf Reinheit

Prüflösung: 1,0 g Substanz wird mit 2 ml 2-Propanol *R* befeuchtet. Unter Rühren wird mit Wasser *R* zu 100 g verdünnt und weiter gerührt, bis die Substanz gleichmäßig dispergiert ist. Die Dispersion wird mindestens 1 h lang stehengelassen. Falls ihre Viskosität unter 200 mPa · s liegt, werden 3,0 g anstatt 1,0 g Substanz verwendet.

***p*H-Wert** (2.2.3): Der *p*H-Wert der Prüflösung muß zwischen 5,5 und 7,5 liegen.

Viskosität: Eine 2,00 g getrockneter Substanz entsprechende Menge wird mit 2,5 ml 2-Propanol *R* befeuchtet und unter Rühren in Wasser *R* zu 100,0 ml gelöst. Nach 1 h wird die Viskosität (2.2.10) mit Hilfe eines Rotationsviskosimeters bei 20 °C und einem Schergefälle von 100 s^{-1} bestimmt. Die Viskosität muß mindestens 75 und darf höchstens 140 Prozent des in der Beschriftung angegebenen Werts betragen.

Unlösliche Substanzen: Unter Rühren werden in einem 250-ml-Kolben 1,50 g Substanz in einer Mischung von 150 ml Wasser *R* und 1,6 ml Schwefelsäure *R* dispergiert. Der Kolben wird gewogen und anschließend im Wasserbad 6 h lang zum Rückfluß erhitzt. Bis zur ursprünglichen Masse wird mit Wasser *R* ergänzt. Die heiße Lösung wird durch einen gewogenen Glassintertiegel (160) filtriert. Der Tiegel wird mit heißem Wasser *R* gewaschen und bei 100 bis 105 °C getrocknet. Der Rückstand darf höchstens 105 mg (7,0 Prozent) betragen.

Protein: Höchstens 5,0 Prozent. Der Stickstoffgehalt wird mit Hilfe der Kjeldahl-Bestimmung (2.5.9) unter Verwendung von 0,400 g Substanz ermittelt. Das Ergebnis wird mit 6,25 multipliziert.

Tragant, Sterculia-Gummi, Agar, Alginate und Carrageenate: Einer kleinen Menge Substanz werden 0,2 ml frisch hergestellte Rutheniumrot-Lösung *R* zugesetzt. Unter dem Mikroskop betrachtet darf kein Bestandteil rot gefärbt sein.

Trocknungsverlust (2.2.32): Höchstens 15,0 Prozent, mit 1,000 g Substanz durch 5 h langes Trocknen im Trockenschrank bei 100 bis 105 °C bestimmt.

Asche (2.4.16): Höchstens 1,8 Prozent, mit 1,00 g Substanz nach Benetzen mit 10 ml Wasser *R* bestimmt.

Mikrobielle Verunreinigung:
Keimzahl (2.6.12): Höchstens 10^3 koloniebildende aerobe Einheiten je Gramm Substanz, durch Auszählen auf Agarplatten bestimmt.

Spezifische Mikroorganismen (2.6.13): *Escherichia coli* und Salmonellen dürfen nicht vorhanden sein.

Lagerung

Gut verschlossen.

Beschriftung

Die Beschriftung gibt insbesondere die Viskosität einer Lösung der Substanz ($20 \text{ g} \cdot \text{l}^{-1}$) in Millipascalsekunden an.

H

1999, 1219

Haemophilus-Typ-B-Impfstoff (konjugiert)

Vaccinum haemophili stirpe b conjugatum

Definition

Haemophilus-Typ-B-Impfstoff (konjugiert) ist eine flüssige oder gefriergetrocknete Zubereitung, die aus einem Polysaccharid besteht, das aus einem geeigneten Stamm von *Haemophilus influenzae* Typ B gewonnen wurde und kovalent an ein Trägerprotein gebunden ist. Das Polysaccharid ist das Polyribosylribitolphosphat (PRP), ein lineares Copolymer aus 3-β-D-Ribofuranosyl-(1→1)-ribitol-5-phosphat [$(C_{10}H_{19}O_{12}P)_n$], mit definierter Molekülgröße. Das mit dem Polysaccharid konjugierte Trägerprotein induziert eine T-Lymphozyten-vermittelte Immunantwort der B-Lymphozyten gegen das Polysaccharid.

Haemophilus-Typ-B-Impfstoff (konjugiert) entspricht den Anforderungen der Monographie **Impfstoffe für Menschen (Vaccina ad usum humanum)**.

Herstellung

Allgemeine Voraussetzungen

Das Herstellungsverfahren muß nachweislich konstant Haemophilus-Typ-B-Impfstoff (konjugiert) von angemessener Immunogenität und Unschädlichkeit für den Menschen ergeben. Die Herstellung des PRP und des Trägerproteins beruht auf Saatgutsystemen.

Das Herstellungsverfahren wird einer Validierung unterzogen und muß gewährleisten, daß, falls der Impfstoff geprüft wird, die Zubereitung der „Prüfung auf anomale Toxizität, Prüfung von Sera und Impfstoffen für Menschen" (2.6.9) entspricht.

Die Stabilität der Fertigzubereitung und geeigneter Zwischenprodukte wird mit Hilfe einer oder mehrerer Indikator-Prüfungen bestimmt, wie der Bestimmung der Molekülgröße, des freien PRP im Konjugat, der Immunogenität für die Maus. Mit diesen Stabilitätsprüfungen wird zugleich auch der für die Zulassung der Fertigzubereitung vorgeschriebene Nachweis der Wirksamkeitsdauer erbracht, die der angegebenen Verwendbarkeit entsprechen muß.

Bakterielles Saatgut

Die Abwesenheit von Verunreinigungen der Saatgutstämme von *Haemophilus influenzae* Typ B wird durch Beimpfung geeigneter Nährmedien und durch mikroskopische Untersuchung eines Gram-Präparats nachgewiesen. Bei starker Vergrößerung werden so viele Gesichtsfelder untersucht, daß mindestens 10 000 Bakterien beurteilt werden.

H.-influenzae-Typ-B-Polysaccharid (PRP)

Haemophilus-influenzae-Typ-B-Bakterien werden in einem flüssigen Nährmedium gezüchtet, welches keine hochmolekularen Polysaccharide enthält; liegen im Nährmedium Blutgruppensubstanzen vor, so muß das Herstellungsverfahren validiert sein, um nachzuweisen, daß diese Substanzen mit dem Reinigungsschritt des Verfahrens sicher entfernt werden. Die bakterielle Reinheit der Kultur wird mit einer geeigneten Methode nachgewiesen. Die Kultur kann inaktiviert werden. Das PRP wird von der Kulturflüssigkeit getrennt und mit einer geeigneten Methode gereinigt. Flüchtige Substanzen des gereinigten Polysaccharids, einschließlich Wasser, werden mit einer geeigneten Methode, wie der Thermogravimetrie, bestimmt (2.2.34); wie nachstehend ausgeführt, dienen die Ergebnisse dieser Bestimmungen zur Berechnung von Prüfungsergebnissen, die auf die Trockenmasse der Substanz bezogen werden.

Nur ein PRP, das den nachfolgenden Prüfungen entspricht, darf für die Konjugat-Herstellung verwendet werden:

Identität: Die Identität des PRP wird mit einer immunchemischen Methode (2.7.1) oder einer anderen geeigneten Methode bestimmt.

Molekülgröße: Die Bestimmung erfolgt mit Hilfe der Ausschlußchromatographie (2.2.30). Dabei wird der Prozentsatz des PRP, das vor einem bestimmten Wert von K_D oder innerhalb eines bestimmten Intervalls von K_D eluiert wird, bestimmt. Jede Charge PRP muß den festgelegten Grenzwerten entsprechen. Zur Information sind in Tab. 1219-1 die zur Zeit vorgeschriebenen Grenzwerte zugelassener Produkte für die angegebene stationäre Phase aufgeführt. Falls erforderlich kann die Molekülgröße auch nach chemischer Modifizierung des Polysaccharids bestimmt werden.

An Stelle der Bestimmung der Verteilungskurve der Molekülgröße kann eine validierte Bestimmung des Polymerisationsgrades oder der mittleren relativen Molekülmasse und deren Verteilungskurve durchgeführt werden.

Ribose (2.5.31): Mindestens 32 Prozent, berechnet auf die getrocknete Substanz.

Phosphor (2.5.18): 6,8 bis 9,0 Prozent, berechnet auf die getrocknete Substanz.

H

Monographien

Tab. 1219-1: Zusammensetzung der zur Zeit zugelassenen Impfstoffe und Eigenschaften ihrer Bestandteile PRP und Trägerprotein

Trägerprotein			Haemophilus-Polysaccharid		Konjugation	
Art	**Reinheit**	**Menge je Humandosis**	**Molekülgröße**	**Menge je Humandosis**	**Bindungsmethode**	**Verfahren**
Diphtherie-Toxoid	> 1500 Lf je Milligramm Stickstoff	18 µg	niedermolekulares PRP K_D: 0,6 – 0,7 auf quervernetzter Agarose zur Chromatographie *R*	25 µg	PRP-Aktivierung mit Bromcyan	aktiviertes Diphtherie-Toxoid (D-AH^+) mit Bromcyan aktiviertes PRP, konjugierter Impfstoff
Tetanus-Toxoid	> 1500 Lf je Milligramm Stickstoff	20 µg	PRP ≥ 50 % ≤ K_D: 0,30 auf quervernetzter Agarose zur Chromatographie *R*	10 µg	Carbodiimid	mit ADH aktiviertes PRP (PRP-kov.-AH) + konz. Tetanus-Protein + EDAC-konjugierter Impfstoff
Diphtherie-Protein CRM 197	> 90 Prozent Diphtherie-Protein	25 µg	niedermolekulares PRP Dp = 15–35 oder 10–35	10 µg	reduktive Aminierung (in einem Schritt) oder Aktivierung mit *N*-Hydroxysuccinimid	direkte Bindung des Polysaccharids mit CRM 197 (Aktivierung mit Cyanoborhydrid)
Protein der äußeren Zellmembran von *N. meningitidis* Gruppe B (OMP)	Vesikel der äußeren Proteinmembran; ≤ 8 Prozent der Lipopolysaccharide	250 µg	niedermolekulares PRP K_D ≤ 0,6 auf quervernetzter Agarose zur Chromatographie *R* oder $M_W > 50 \times 10^3$	15 µg	Thioetherbindung	PRP-Aktivierung mit CDI PRP-IM + BuA2 + BrAc = PRP-BuA2-BrAc + OMP thioaktiviert – konjugierter Impfstoff

Abkürzungen:
ADH: Adipinsäure-dihydrazid
BrAc: Bromacetylchlorid
BuA2: Butan-1,4-diamid
CDI: Carbonyldiimidazol
Dp: Polymerisationsgrad
EDAC: 1-Ethyl-3-(3-dimethylaminopropyl)carbodiimid
IM: Imidazol
M_W: mittlere Molekülmasse

Protein (2.5.16): Höchstens 1,0 Prozent, berechnet auf die getrocknete Substanz. Eine ausreichende PRP-Menge muß verwendet werden, um den Nachweis von 1,0 Prozent Protein zu ermöglichen.

Nukleinsäuren (2.5.17): Höchstens 1,0 Prozent, berechnet auf die getrocknete Substanz.

Bakterien-Endotoxine (2.6.14): Höchstens 25 I.E. Bakterien-Endotoxine je Mikrogramm PRP.

Reagenzien-Rückstände: Falls erforderlich wird geprüft, ob Rückstände der für die Inaktivierung oder Reinigung verwendeten Reagenzien noch nachweisbar sind. Für jedes Reagenz gilt ein zulässiger oberer Grenzwert; für jedes Produkt und jede PRP-Charge muß nachgewiesen werden, daß die Reagenzien-Rückstände unterhalb dieser Grenzwerte liegen. Wurde mit Validierungsprüfungen die Entfernung von Reagenzien-Rückständen nachgewiesen, so kann die Prüfung für das entsprechende PRP-Produkt entfallen.

Trägerprotein

Das mit PRP konjugierte Trägerprotein induziert eine T-Lymphozytenvermittelte Immunantwort. In Tab. 1219-1 sind die zur Zeit zugelassenen Trägerproteine und die Konjugationsverfahren aufgeführt. Die Trägerproteine werden mit geeigneten Bakterienkulturen hergestellt. Die Kulturen müssen nachweislich frei von bakterieller Verunreinigung sein, mit Hilfe einer geeigneten Methode kann die Kultur vor der Reinigung des Trägerproteins inaktiviert werden.

Nur ein Trägerprotein, das den nachfolgenden Prüfungen entspricht, darf für die Konjugatherstellung verwendet werden.

Identität: Die Identität des Trägerproteins wird mit Hilfe einer geeigneten immunchemischen Methode (2.7.1) bestimmt.

Sterilität (2.6.1): Für jedes Nährmedium müssen 10 ml oder eine 100 Dosen entsprechende Menge geprüft werden, jedoch jeweils die kleinere Menge.

Diphtherie-Toxoid: Das Diphtherie-Toxoid wird entsprechend der Monographie **Diphtherie-Adsorbat-Impfstoff (Vaccinum diphtheriae adsorbatum)** hergestellt und entspricht den Prüfungsvorschriften für gereinigtes Toxoid im Bulk.

Tetanus-Toxoid: Das Tetanus-Toxoid wird entsprechend der Monographie **Tetanus-Adsorbat-Impfstoff (Vaccinum tetani adsorbatum)** hergestellt und entspricht den Prüfvorschriften für gereinigtes Toxoid im Bulk mit der Ausnahme, daß die antigene Reinheit mindestens 1500 Lf je Milligramm Proteinstickstoff enthält.

Diphtherie-Protein CRM 197: Mit Hilfe einer geeigneten Methode bestimmt, muß der Gehalt an Diphtherie-Protein CRM 197 wenigstens 90 Prozent betragen. Für die Validierung oder routinemäßig muß die Unschädlichkeit des Produkts mit geeigneten Methoden nachgewiesen werden.

Proteinkomplex der äußeren Zellmembran von *Neisseria meningitidis* Gruppe B (OMP): OMP muß den Anforderungen der Prüfungen „Lipopolysaccharide" und „Pyrogene" entsprechen:

Lipopolysaccharide: Der mit einer geeigneten Methode bestimmte Gehalt an Lipopolysacchariden beträgt höchstens 8 Prozent.

Pyrogene (2.6.8): Je Kilogramm Körpermasse eines Kaninchens werden 0,25 µg OMP injiziert.

Konjugat als Bulk

Für die Konjugationsreaktion muß PRP chemisch modifiziert werden, was im allgemeinen mit einer teilweisen Depolymerisierung vor oder während der Reaktion verbunden ist. In das Trägerprotein oder das PRP können funktionelle Gruppen (reaktive oder als Moleküleinschübe) eingebaut werden. Über eine kovalente Bindung entsteht das PRP-Trägerprotein-Konjugat. Mit einem Reinigungsschritt werden restliches Reagenz entfernt und gegebenenfalls mit Hilfe von geeigneten Substanzen noch vorhandene freie funktionelle Gruppen inaktiviert.

Für die Herstellung der Fertigzubereitung darf nur ein Konjugat als Bulk verwendet werden, das den Anforderungen der folgenden Prüfungen entspricht. Dabei werden für jede Prüfung und für jedes Produkt zulässige Grenzwerte festgelegt und jede Charge des Konjugats muß diesen Anforderungen entsprechen. In Tab. 1219-2 sind die zulässigen Grenzwerte für einige der

Tab. 1219-2: Zusammensetzung der zur Zeit zugelassenen fertigen konjugierten Impfstoffe als Bulk

Prüfung	Trägerprotein			
	Diphtherie-Toxoid	Tetanus-Toxoid	CRM 197	OMP
freies PRP	< 37 %	< 20 %	< 25 %	< 15 %
freies Protein	< 4 %	< 1 %; falls zutreffend	< 1 % oder < 2 %; je nach Konjugationsverfahren	nicht zutreffend
PRP/Protein-Quotient	1,25–1,8	0,30–0,55	0,3–0,7	0,05–0,1
Molekülgröße (K_D) quervernetzte Agarose zur Chromatographie *R* quervernetzte Agarose zur Chromatographie *R* 1	 95 % < 0,75 0,6–0,7	 60 % < 0,2 85 % < 0,5	 50 % 0,3–0,6	 85 % < 0,3

zur Zeit zugelassenen Produkte aufgeführt. Bestimmte Prüfungen der gefriergetrockneten Impfstoffe müssen mit der Fertigzubereitung – und nicht mit dem Konjugat als Bulk – durchgeführt werden, wenn der zu prüfende Bestandteil bei der Gefriertrocknung verändert werden könnte.

PRP: Der Gehalt an PRP wird durch die Bestimmung des Phosphors (2.5.18), der Ribose (2.5.31) oder mit einer geeigneten immunchemischen Methode (2.7.1) bestimmt.

Protein: Der Gehalt an Protein wird mit Hilfe einer geeigneten chemischen Methode bestimmt (zum Beispiel: 2.5.16).

PRP/Protein-Quotient: Der Quotient PRP/Protein wird berechnet.

Molekülgröße: Mit Hilfe der Ausschlußchromatographie (2.2.30) wird die Molekülgrößenbestimmung mit jeder Charge des Konjugats als Bulk durchgeführt.

Freies PRP: Nach Elimination des Konjugats erfolgt die Bestimmung des freien PRP mit Hilfe einer der folgenden Methoden: Ausschluß- oder hydrophobe Chromatographie, Ultrafiltration oder auch andere validierte Verfahren.

Freies Trägerprotein: Der Gehalt an freiem Trägerprotein wird entweder direkt mit einer geeigneten Methode bestimmt oder indirekt rechnerisch mit Hilfe der Ergebnisse anderer Prüfungen ermittelt. Der Gehalt muß innerhalb der für das Produkt vorgeschriebenen Grenzwerte liegen.

Freie funktionelle Gruppen: Das Konjugat als Bulk darf keine freien funktionellen Gruppen besitzen; zumindest muß bei der Validierung des Herstellungsverfahrens nachgewiesen sein, daß die im Bulk noch vorhandenen freien funktionellen Gruppen im weiteren Herstellungsprozeß ihre Aktivität verlieren (zum Beispiel auf Grund ihrer kurzen Halbwertszeit).

Reagenzien-Rückstände: Bei der Validierung des Verfahrens oder mit Hilfe geeigneter Methoden muß sichergestellt sein, daß Reagenzien-Rückstände eliminiert sind: zum Beispiel dürfen Cyanid, EDAC (Ethyldimethylaminopropylcarbodiimid) und Phenol nicht mehr nachweisbar sein.

Sterilität (2.6.1): Für jedes Nährmedium müssen 10 ml oder eine 100 Dosen entsprechende Menge geprüft werden, jedoch jeweils die kleinere Menge.

Fertiger Impfstoff als Bulk

Das Konjugat als Bulk wird mit einem geeigneten Verdünnungsmittel auf die Konzentration der Fertigzubereitung gebracht. Vor der Verdünnung dürfen Adjuvans, Konservierungsmittel und Stabilisatoren zugesetzt werden.

Nur ein fertiger Impfstoff als Bulk, der den Anforderungen folgender Prüfungen entspricht, darf für die Herstellung der Fertigzubereitung verwendet werden:

Konservierungsmittel: Wurde ein Konservierungsmittel verwendet, so muß dessen Gehalt mit Hilfe einer geeigneten chemischen oder physikalisch-chemischen Methode bestimmt werden. Die Menge muß mindestens 85 und darf höchstens 115 Prozent der angegebenen Menge betragen.

Sterilität (2.6.1): Der fertige Impfstoff als Bulk muß der Prüfung entsprechen. Geprüft werden je Nährmedium 10 ml des Bulk-Impfstoffs.

Fertigzubereitung

Nur eine Fertigzubereitung, die den Prüfungen „Identität", „Reinheit" und der „Bestimmung der Wirksamkeit" entspricht, darf zur Anwendung freigegeben werden. Vorausgesetzt, daß die Prüfung „Konservierungsmittel" und – bei flüssigem Impfstoff – die „Bestimmung der Wirksamkeit" für den fertigen Impfstoff als Bulk erfolgt sind, können sie für die Fertigzubereitung entfallen.

***p*H-Wert** (2.2.3): Der *p*H-Wert des – gegebenenfalls rekonstituierten – Impfstoffs muß innerhalb der für das jeweilige Produkt vorgeschriebenen Grenzen liegen.

Prüfung auf Identität

Die Identität des Impfstoffs wird mit Hilfe einer PRP-geeigneten immunchemischen Methode (2.7.1) bestimmt. Die Bestimmung der Wirksamkeit gilt ebenfalls als Prüfung auf Identität.

Prüfung auf Reinheit

PRP: Der Gehalt an PRP wird mit der Bestimmung des Phosphors (2.5.18), der Ribose (2.5.31) oder mit einer geeigneten immunchemischen Methode (2.7.1) bestimmt. Der Impfstoff muß mindestens 80 Prozent der in der Beschriftung angegebenen PRP-Menge enthalten.

Aluminium: Liegt der zu prüfende Impfstoff als Adsorbat an Aluminiumhydroxid vor, so muß er den Anforderungen der Prüfung der Monographie **Impfstoffe für Menschen** entsprechen.

Konservierungsmittel: Falls vorhanden, wird der Gehalt des Konservierungsmittels durch eine geeignete chemische oder physikalisch-chemische Methode bestimmt. Der Gehalt darf nicht unter dem als wirksam erwiesenen Minimum liegen und höchstens 115 Prozent des in der Beschriftung angegebenen Gehalts betragen.

Wasser (2.5.12): Der gefriergetrocknete Impfstoff darf höchstens 3,0 Prozent Wasser enthalten.

Sterilität (2.6.1): Der Impfstoff muß der Prüfung entsprechen.

Pyrogene (2.6.8): Der Impfstoff muß der Prüfung entsprechen. Je nach Trägerprotein des Impfstoffs wird einem Kaninchen je Kilogramm Körpermasse eine Impfstoffmenge injiziert, die 1 µg PRP für das Diphtherie-Toxoid oder -Protein CRM 197, 0,1 µg PRP für das Tetanus-Toxoid und 0,025 µg PRP für das OMP entspricht.

Bestimmung der Wirksamkeit

Abgesehen von begründeten und zugelassenen Fällen muß die Immunogenität jedes Impfstoffs mit Hilfe einer geeigneten Methode an der Maus nachgewiesen werden: Der Impfstoff induziert eine T-Lymphozyten-vermittelte Immunreaktion. Nach der Validierung eignet sich zum Beispiel folgende Bestimmung:

2 Gruppen mit je mindestens 8 gesunden Mäusen im Alter von etwa 6 bis 8 Wochen desselben Zuchtstamms werden verwendet. An den Versuchstagen 0 und 14 wird jeder Maus der einen Gruppe eine geeignete Impfstoffmenge subkutan injiziert. Die andere Gruppe dient als Kontrolle. Am Versuchstag 21 wird jeder Maus Blut entnommen; die Seren der Kontrolltiere werden vereinigt. Mit Hilfe einer geeigneten immunchemischen Methode (2.7.1) (zum Beispiel der enzymgebundenen Immunpräzipitationsmethode zum Nachweis von IgG) wird der PRP-Antikörpertiter des Serums jeder geimpften Maus und des vereinigten Serums der Kontrolltiere bestimmt. Wenigstens die Hälfte der geimpften Mäuse muß eine Serokonversion erkennen lassen, das heißt, der Antikörpertiter ist mindestens 4mal höher als der des vereinigten Serums der Kontrolltiere.

Lagerung

Entsprechend **Impfstoffe für Menschen**.

Beschriftung

Entsprechend **Impfstoffe für Menschen**.

Die Beschriftung gibt insbesondere an

- die Menge an PRP in Mikrogramm je Humandosis
- das Trägerprotein des Impfstoffs und seine Menge je Humandosis.

1998, 616

Haloperidol

Haloperidolum

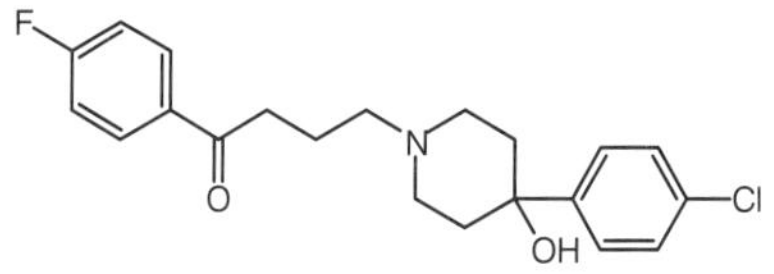

$C_{21}H_{23}ClFNO_2$ M_r 375,9

Definition

Haloperidol enthält mindestens 99,0 und höchstens 101,0 Prozent 4-[4-(4-Chlorphenyl)-4-hydroxypiperidin-1-yl]-1-(4-fluorphenyl)butan-1-on, berechnet auf die getrocknete Substanz.

Eigenschaften

Weißes bis fast weißes Pulver; praktisch unlöslich in Wasser, schwer löslich in Dichlormethan, Ethanol und Methanol.

Prüfung auf Identität

1: B, E.
2: A, C, D, E.

A. Schmelztemperatur (2.2.14): 150 bis 153 °C.

B. Die Prüfung erfolgt mit Hilfe der IR-Spektroskopie (2.2.24) durch Vergleich des Spektrums der Substanz mit dem von Haloperidol *CRS*. Die Prüfung erfolgt mit Hilfe von Preßlingen.

C. Die Prüfung erfolgt mit Hilfe der Dünnschichtchromatographie (2.2.27) unter Verwendung einer Schicht eines geeigneten octadecylsilylierten Kieselgels.

Untersuchungslösung: 10 mg Substanz werden in Methanol *R* zu 10 ml gelöst.

Referenzlösung a: 10 mg Haloperidol *CRS* werden in Methanol *R* zu 10 ml gelöst.

Referenzlösung b: 10 mg Haloperidol *CRS* und 10 mg Bromperidol *CRS* werden in Methanol *R* zu 10 ml gelöst.

Auf die Platte wird getrennt 1 µl jeder Lösung aufgetragen. Die Chromatographie erfolgt ohne Kammersättigung mit einer Mischung von 10 Volumteilen Tetrahydrofuran *R*, 45 Volumteilen Methanol *R* und 45 Volumteilen einer Lösung von Natriumchlorid *R* (58 g · l^{-1}) über eine Laufstrecke von 15 cm. Die Platte wird an der Luft trocknen gelassen und im ultravioletten Licht bei 254 nm ausgewertet. Der Hauptfleck im Chromatogramm der Untersuchungslösung entspricht in bezug auf Lage und Größe dem Hauptfleck im Chromatogramm der Referenzlösung a. Die Prüfung darf nur ausgewertet werden, wenn das Chromatogramm der Referenzlösung b zwei Flecke zeigt, die möglicherweise nicht vollständig voneinander getrennt sind.

D. Etwa 10 mg Substanz werden in 5 ml wasserfreiem Ethanol *R* gelöst. Nach Zusatz von 0,5 ml Dinitrobenzol-Lösung *R* und 0,5 ml ethanolischer Kaliumhydroxid-Lösung (2 mol · l^{-1}) *R* entsteht eine violette Färbung, die innerhalb von 20 min rotbraun wird.

E. 0,1 g Substanz werden in einem Porzellantiegel mit 0,5 g wasserfreiem Natriumcarbonat *R* versetzt und anschließend über offener Flamme 10 min lang erhitzt. Nach dem Erkaltenlassen wird der Rückstand mit 5 ml verdünnter Salpetersäure *R* aufgenommen und die Mischung filtriert. 1 ml Filtrat, mit 1 ml Wasser *R* versetzt, gibt die Identitätsreaktion a auf Chlorid (2.3.1).

Prüfung auf Reinheit

Aussehen der Lösung: 0,2 g Substanz werden in 20 ml einer 1prozentigen Lösung (*V/V*) von Milchsäure *R* gelöst. Die Lösung muß klar (2.2.1) und darf nicht stärker gefärbt sein als die Farbvergleichslösung G_7 (2.2.2, Methode II).

Verwandte Substanzen: Die Prüfung erfolgt mit Hilfe der Flüssigchromatographie (2.2.29).

Untersuchungslösung: 0,100 g Substanz werden in Methanol *R* zu 10,0 ml gelöst.

Referenzlösung a: 5,0 mg Haloperidol *CRS* und 2,5 mg Bromperidol *CRS* werden in Methanol *R* zu 50,0 ml gelöst.

H Monographien

Referenzlösung b: 5,0 ml Untersuchungslösung werden mit Methanol *R* zu 100,0 ml verdünnt. 1,0 ml dieser Lösung wird mit Methanol *R* zu 10,0 ml verdünnt.

Die Chromatographie kann durchgeführt werden mit
- einer Säule aus rostfreiem Stahl von 0,1 m Länge und 4,6 mm innerem Durchmesser, gepackt mit desaktiviertem, octadecylsilyliertem Kieselgel zur Chromatographie *R* (3 μm)
- einer Mischung der mobilen Phasen A und B unter Einsatz der Gradientenelution bei einer Durchflußrate von 1,5 ml je Minute gemäß der Tabelle
  mobile Phase A: eine Lösung von Tetrabutylammoniumhydrogensulfat *R* (17 g · l^{-1})
  mobile Phase B: Acetonitril *R*

Zeit (min)	mobile Phase A (% *V/V*)	mobile Phase B (% *V/V*)	Erläuterungen
0 – 15	90→50	10→50	linearer Elutionsgradient
15 – 20	50	50	isokratisch
20 – 25	90	10	zurück zum Anfangsgleichgewicht
25 = 0	90	10	Neubeginn des Gradienten

- einem Spektrometer als Detektor bei einer Wellenlänge von 230 nm.

Die Säule wird mindestens 30 min lang bei einer Durchflußrate von 1,5 ml je Minute mit Acetonitril *R* äquilibriert, worauf mindestens 5 min lang zur Anfangszusammensetzung zurückgekehrt wird.

Die Empfindlichkeit des Systems wird so eingestellt, daß die Höhe des Hauptpeaks im Chromatogramm mit 10 μl Referenzlösung b mindestens 50 Prozent des maximalen Ausschlags beträgt.

10 μl Referenzlösung a werden eingespritzt. Wird das Chromatogramm unter den vorgeschriebenen Bedingungen aufgezeichnet, betragen die Retentionszeiten für Haloperidol etwa 5,5 min und für Bromperidol etwa 6 min. Die Prüfung darf nur ausgewertet werden, wenn die Auflösung zwischen den Peaks von Haloperidol und Bromperidol mindestens 3,0 beträgt. Falls erforderlich wird die Konzentration von Acetonitril in der mobilen Phase oder das Zeitprogramm der Gradientenelution geändert.

10 μl Methanol *R* als Blindlösung und je 10 μl Untersuchungslösung und Referenzlösung b werden getrennt eingespritzt. Im Chromatogramm der Untersuchungslösung darf keine Peakfläche, mit Ausnahme der des Hauptpeaks, größer sein als die Fläche des Hauptpeaks im Chromatogramm der Referenzlösung b (0,5 Prozent). Im Chromatogramm der Untersuchungslösung darf die Summe aller Peakflächen, mit Ausnahme der des Hauptpeaks, nicht größer sein als das 2fache der Fläche des Hauptpeaks im Chromatogramm der Referenzlösung b (1 Prozent). Peaks der Blindlösung und Peaks, deren Fläche kleiner ist als das 0,1fache der Fläche des Hauptpeaks im Chromatogramm der Referenzlösung b, werden nicht berücksichtigt.

Trocknungsverlust (2.2.32): Höchstens 0,5 Prozent, mit 1,000 g Substanz durch Trocknen im Trockenschrank bei 100 bis 105 °C bestimmt.

Sulfatasche (2.4.14): Höchstens 0,1 Prozent, mit 1,0 g Substanz unter Verwendung eines Platintiegels bestimmt.

Gehaltsbestimmung

0,300 g Substanz, in 50 ml einer Mischung von 1 Volumteil Essigsäure 98 % *R* und 7 Volumteilen Ethylmethylketon *R* gelöst, werden nach Zusatz von 0,2 ml Naphtholbenzein-Lösung *R* mit Perchlorsäure (0,1 mol · l^{-1}) titriert.

1 ml Perchlorsäure (0,1 mol · l^{-1}) entspricht 37,59 mg $C_{21}H_{23}ClFNO_2$.

Lagerung

Gut verschlossen, vor Licht geschützt.

Verunreinigungen

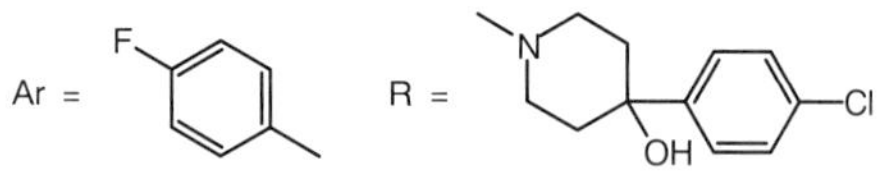

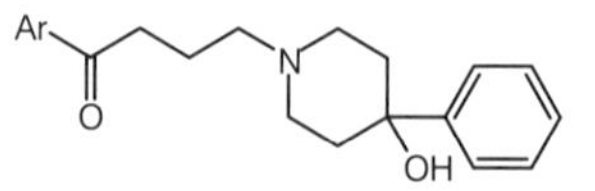

A. 1-(4-Fluorphenyl)-4-(4-hydroxy-4-phenylpiperidin-1-yl)butan-1-on

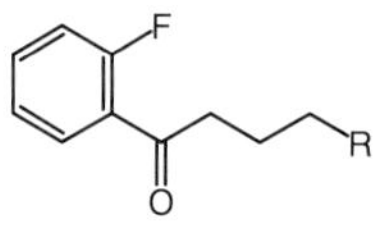

B. 4-[4-(4-Chlorphenyl)-4-hydroxypiperidin-1-yl]-1-(2-fluorphenyl)butan-1-on

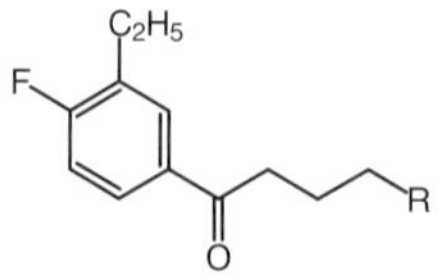

C. 4-[4-(4-Chlorphenyl)-4-hydroxypiperidin-1-yl]-1-(3-ethyl-4-fluorphenyl)butan-1-on

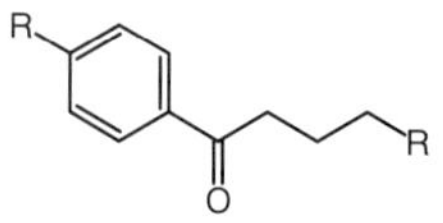

D. 4-[4-(4-Chlorphenyl)-4-hydroxypiperidin-1-yl]-1-[4-[4-(4-chlorphenyl)-4-hydroxypiperidin-1-yl]-phenyl]butan-1-on

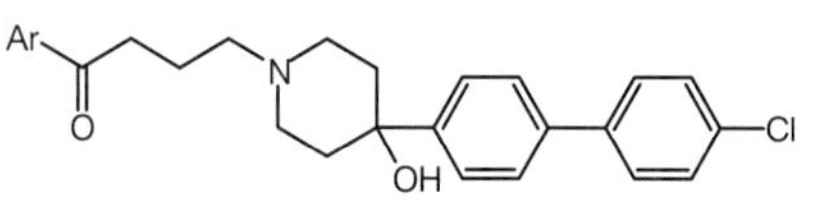

E. 4-[4-(4′-Chlorbiphenyl-4-yl)-4-hydroxypiperidin-1-yl]-1-(4-fluorphenyl)butan-1-on

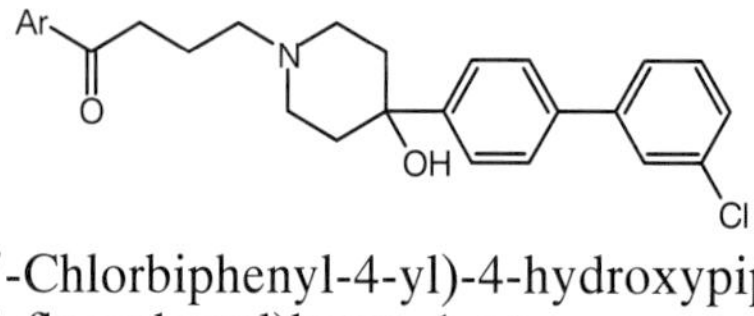

F. 4-[4-(3′-Chlorbiphenyl-4-yl)-4-hydroxypiperidin-1-yl]-1-(4-fluorphenyl)butan-1-on.

1999, 393

Halothan

Halothanum

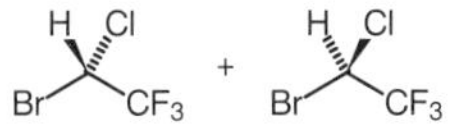

$C_2HBrClF_3$ — M_r 197,4

Definition

Halothan ist (*RS*)-2-Brom-2-chlor-1,1,1-trifluorethan, dem 0,01 Prozent (*m/m*) Thymol zugesetzt sind.

Eigenschaften

Klare, farblose, bewegliche, schwere, nicht entflammbare Flüssigkeit; schwer löslich in Wasser, mischbar mit wasserfreiem Ethanol, mit Ether und Trichlorethylen.

Prüfung auf Identität

1: B.
2: A, C.

A. Die Substanz entspricht der Prüfung „Destillationsbereich" (siehe „Prüfung auf Reinheit").

B. Die Prüfung erfolgt mit Hilfe der IR-Spektroskopie (2.2.24) durch Vergleich des Spektrums der Substanz mit dem Halothan-Referenzspektrum der Ph. Eur. Die Prüfung erfolgt in einer Schichtdicke von 0,1 mm.

C. In einem Reagenzglas werden 2 ml *tert.* Butanol *R* mit 0,1 ml Substanz, 1 ml Kupferedetat-Lösung *R*, 0,5 ml konzentrierter Ammoniak-Lösung *R* und einer Mischung von 0,4 ml Wasserstoffperoxid-Lösung 30 % *R* und 1,6 ml Wasser *R* versetzt (Lösung a). Gleichzeitig wird eine Blindlösung hergestellt (Lösung b). Beide Reagenzgläser werden 15 min lang im Wasserbad von 50 °C erhitzt. Nach dem Abkühlen wird jede Lösung mit 0,3 ml Essigsäure 98 % *R* versetzt. Je 1 ml Lösung a und b wird mit je 0,5 ml einer Mischung von gleichen Volumteilen einer frisch hergestellten Alizarin-S-Lösung *R* und Zirconiumnitrat-Lösung *R* versetzt. Die Lösung a ist gelb, die Lösung b rot gefärbt.

Je 1 ml Lösung a und b wird mit je 1 ml Pufferlösung *p*H 5,2 *R*, 1 ml der 1 zu 10 mit Wasser *R* verdünnten Phenolrot-Lösung *R* und 0,1 ml Chloramin-T-Lösung *R* versetzt. Die Lösung a ist bläulichpurpur, die Lösung b gelb gefärbt.

Je 2 ml Lösung a und b werden mit je 0,5 ml einer Mischung von 25 Volumteilen Schwefelsäure *R* und 75 Volumteilen Wasser *R*, 0,5 ml Aceton *R* und 0,2 ml einer Lösung von Kaliumbromat *R* (50 g · l^{-1}) versetzt und umgeschüttelt. Nach 2 min langem Erhitzen im Wasserbad von 50 °C wird abgekühlt. 0,5 ml einer Mischung von gleichen Volumteilen Salpetersäure *R* und Wasser *R* sowie 0,5 ml Silbernitrat-Lösung *R* 2 werden zugesetzt. Die Lösung a ist trüb, und nach einigen Minuten bildet sich ein weißer Niederschlag. Die Lösung b bleibt klar.

Prüfung auf Reinheit

Sauer oder alkalisch reagierende Substanzen: 20 ml Substanz werden 3 min lang mit 20 ml kohlendioxidfreiem Wasser *R* geschüttelt und stehengelassen. Die wäßrige Phase wird abgetrennt und mit 0,2 ml Bromcresolpurpur-Lösung *R* versetzt. Bis zum Farbumschlag dürfen höchstens 0,1 ml Natriumhydroxid-Lösung (0,01 mol · l^{-1}) oder 0,6 ml Salzsäure (0,01 mol · l^{-1}) verbraucht werden.

Relative Dichte (2.2.5): 1,872 bis 1,877.

Destillationsbereich (2.2.11): Die Substanz muß zwischen 49,0 und 51,0 °C vollständig destillieren. 95 Prozent der Substanz müssen innerhalb eines Bereichs von 1,0 °C destillieren.

Verwandte, flüchtige Substanzen: Die Prüfung erfolgt mit Hilfe der Gaschromatographie (2.2.28) unter Verwendung von Trichlortrifluorethan *CRS* als Interner Standard.

Untersuchungslösung a: Die Substanz.

Untersuchungslösung b: 5,0 ml Trichlortrifluorethan *CRS* werden in der Substanz zu 100,0 ml gelöst. 1,0 ml Lösung wird mit der Substanz zu 100,0 ml verdünnt. 1,0 ml dieser Lösung wird mit der Substanz zu 10,0 ml verdünnt.

Die Chromatographie kann durchgeführt werden mit
- einer Säule von 2,75 m Länge und 5 mm innerem Durchmesser, gepackt mit silanisiertem Kieselgur zur Gaschromatographie *R* 1 (180 bis 250 µm), wobei die ersten 1,8 m mit 30 Prozent (*m/m*) Macrogol 400 *R* und der restliche Teil mit 30 Prozent (*m/m*) Dinonylphthalat *R* imprägniert sind
- Stickstoff zur Chromatographie *R* als Trägergas bei einer Durchflußrate von 30 ml je Minute
- einem Flammenionisationsdetektor.

Die Temperatur der Säule wird bei 50 °C gehalten.

Je 5 µl Untersuchungslösung a und b werden getrennt eingespritzt. Im Chromatogramm der Untersuchungslösung b darf die Summe aller Peakflächen, mit Ausnahme der Fläche des Hauptpeaks und der des Peaks des Internen Standards, nicht größer sein als die Peakfläche des Internen Standards, falls erforderlich korrigiert hinsichtlich eventueller Verunreinigungen mit der gleichen Retentionszeit wie der Interne Standard (0,005 Prozent).

Bromid, Chlorid: 10 ml Substanz werden 3 min lang mit 20 ml Wasser *R* geschüttelt. 5 ml der wäßrigen Phase werden mit 5 ml Wasser *R*, 0,05 ml Salpetersäure *R* und 0,2 ml Silbernitrat-Lösung *R* 1 versetzt. Die Lösung darf nicht stärker opaleszieren als eine Mischung von 5 ml wäßriger Phase und 5 ml Wasser *R*.

Brom, Chlor: Werden 10 ml der bei der Prüfung „Bromid, Chlorid" erhaltenen wäßrigen Phase mit 1 ml Kaliumiodid-Stärke-Lösung *R* versetzt, darf keine Blaufärbung entstehen.

Thymol: Die Prüfung erfolgt mit Hilfe der Gaschromatographie (2.2.28) unter Verwendung von Menthol *R* als Interner Standard.

H

Monographien

Interner-Standard-Lösung: 0,10 g Menthol *R* werden in Dichlormethan *R* zu 100,0 ml gelöst.

Untersuchungslösung: 20,0 ml Substanz werden mit 5,0 ml Interner-Standard-Lösung versetzt.

Referenzlösung: 20,0 mg Thymol *R* werden in Dichlormethan *R* zu 100,0 ml gelöst. 20,0 ml Lösung werden mit 5,0 ml Interner-Standard-Lösung versetzt.

Die Chromatographie kann durchgeführt werden mit
- einer Kapillarsäule aus Quarz von 15 m Länge und 0,53 mm innerem Durchmesser, belegt mit Polydimethylsiloxan *R* (Filmdicke 1,5 µm)
- Stickstoff zur Chromatographie *R* als Trägergas bei einer Durchflußrate von 15 ml je Minute
- einem Flammenionisationsdetektor.

Die Temperatur der Säule wird bei 150 °C, die des Probeneinlasses bei 170 °C und die des Detektors bei 200 °C gehalten.

Je 1,0 µl Interner-Standard-Lösung, Untersuchungslösung und Referenzlösung wird getrennt eingespritzt.

Die Fläche des im Chromatogramm der Untersuchungslösung auftretenden Thymol-Peaks darf nicht kleiner als 75 Prozent und nicht größer als 115 Prozent der Fläche des entsprechenden Peaks im Chromatogramm der Referenzlösung (0,008 bis 0,012 Prozent (*m*/*m*)) sein.

Nichtflüchtige Substanzen: Höchstens 20 mg · l^{-1}. 50 ml Substanz werden auf dem Wasserbad zur Trockne eingedampft. Der Rückstand, 2 h lang im Trockenschrank bei 100 bis 105 °C getrocknet, darf höchstens 1 mg betragen.

Lagerung

Dicht verschlossen, vor Licht geschützt, unterhalb von 25 °C. Das Material, aus dem das Behältnis hergestellt ist, muß unter Berücksichtigung der Reaktionsbereitschaft der Substanz gegenüber bestimmten Metallen ausgewählt werden.

Verunreinigungen

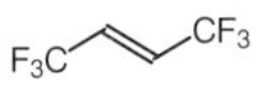

A. 1,1,1,4,4,4-Hexafluorbut-2-en

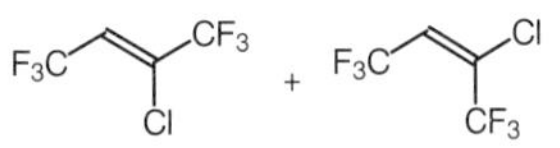

B. (*Z*)-1,1,1,4,4,4-Hexafluor-2-chlorbut-2-en
(*E*)-1,1,1,4,4,4-Hexafluor-2-chlorbut-2-en

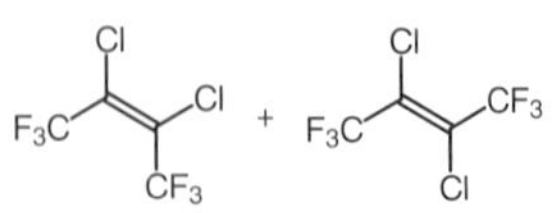

C. (*Z*)-1,1,1,4,4,4-Hexafluor-2,3-dichlorbut-2-en
(*E*)-1,1,1,4,4,4-Hexafluor-2,3-dichlorbut-2-en

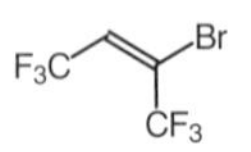

D. (*E*)-1,1,1,4,4,4-Hexafluor-2-brombut-2-en

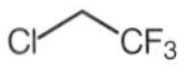

E. 2-Chlor-1,1,1-trifluorethan

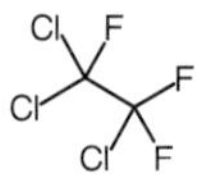

F. 1,1,2-Trichlor-1,2,2-trifluorethan

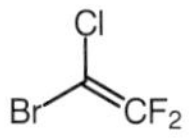

G. 1-Brom-1-chlor-2,2-difluorethen

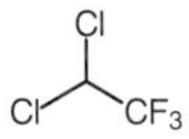

H. 2,2-Dichlor-1,1,1-trifluorethan

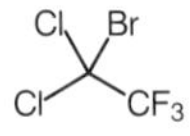

I. 1-Brom-1,1-dichlor-2,2,2-trifluorethan

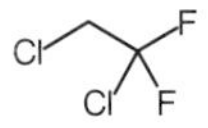

J. 1,2-Dichlor-1,1-difluorethan.

1998, 1107

Hepatitis-A-Adsorbat-Impfstoff (inaktiviert)

Vaccinum hepatitidis A inactivatum adsorbatum

Definition

Hepatitis-A-Adsorbat-Impfstoff (inaktiviert) ist eine flüssige Zubereitung eines geeigneten Stamms des Hepatitis-A-Virus, der in Zellkulturen gezüchtet und mit einer validierten Methode inaktiviert wird sowie an einen mineralischen Träger adsorbiert ist. Der Impfstoff ist eine opaleszierende Suspension.

Der Impfstoff entspricht der Monographie **Impfstoffe für Menschen (Vaccina ad usum humanum)**.

Herstellung

Die Impfstoffherstellung beruht auf einem Virussaatgutsystem und einem Zellbanksystem. Die Herstellungsmethode muß nachweislich konstant Impfstoff von angemessener Immunogenität, Unschädlichkeit für den Menschen und Stabilität ergeben.

Das Herstellungsverfahren wird einer Validierung unterzogen und muß gewährleisten, daß, falls der Impfstoff geprüft wird, die Zubereitung der „Prüfung auf anomale Toxizität", Prüfung von Sera und Impfstoffen für Menschen (2.6.9) entspricht.

Abgesehen von begründeten und zugelassenen Fällen darf das Virus im fertigen Impfstoff nicht mehr Passagen vom Mastersaatgut entfernt sein, wie zur Herstellung eines Impfstoffs gebraucht wurden, der hinsichtlich Unschädlichkeit und Wirksamkeit in klinischen Studien zufriedenstellende Ergebnisse erzielt hat.

Referenzzubereitung: Als Referenzzubereitung wird ein Teil einer Charge verwendet, die mindestens so immunogen wirkt wie eine Charge, die in klinischen Studien an jungen, gesunden Erwachsenen nach einer vollständigen Erstimmunisierung mindestens 95 Prozent Serokonversion bewirkt hat, die einem Titer an neutralisierenden Antikörpern entspricht, der als schützend angesehen wird. Ein Antikörpertiter von 20 mI.E./ml, im ELISA bestimmt, wird als schützend angesehen.

Substrat für die Virusvermehrung

Das Virus wird in diploiden Zellinien vom Menschen (5.2.3) oder in kontinuierlichen Zellinien, die von der zuständigen Behörde zugelassen sind, vermehrt.

Saatgut

Der Hepatitis-A-Virusstamm zur Herstellung des Mastersaatguts wird durch ein Protokoll über die Herkunft und die anschließende Behandlung identifiziert.

Nur ein Saatgut, das den nachstehenden Prüfungen entspricht, darf zur Virusvermehrung verwendet werden.

Identität: Jedes Master- und jedes Arbeitssaatgut wird mit Hilfe von spezifischen Antikörpern als Hepatitis-A-Virus identifiziert.

Viruskonzentration: Um die Gleichförmigkeit der Herstellung zu kontrollieren, wird die Viruskonzentration von Master- und Arbeitssaatgut bestimmt.

Fremde Agenzien: Master- und Arbeitssaatgut entsprechen den Anforderungen an Saatgut für Virusimpfstoffe (2.6.16). Falls primäre Affenzellen zur Isolierung des Stamms verwendet wurden, müssen zusätzlich Maßnahmen ergriffen werden, um sicherzustellen, daß der Stamm nicht mit Affenviren, wie Simianes-Immundefizienz-Virus und Filoviren, kontaminiert ist.

Virusvermehrung und Virusernte

Alle Arbeiten an der Zellbank und den folgenden Zellkulturen werden unter aseptischen Bedingungen in einem Bereich vorgenommen, in dem mit keinen anderen Zellen gearbeitet wird. Zugelassenes Tierserum, aber kein Serum vom Menschen darf für die Zellkulturmedien verwendet werden. Serum und Trypsin zur Herstellung von Zellsuspensionen und Nährmedien müssen nachweislich frei von fremden Agenzien sein. Zellkulturmedien dürfen einen *p*H-Indikator wie Phenolrot und Antibiotika in einer gerade noch wirksamen Konzentration enthalten. Mindestens 500 ml der zur Impfstoffherstellung eingesetzten Zellkulturen müssen als nicht-infizierte Zellkulturen (Kontrollzellen) aufbewahrt werden. Mehrere Ernten aus derselben Zellkultur zur Herstellung dürfen vereint und als eine Einzelernte betrachtet werden.

Nur eine Einzelernte, die den nachstehenden Prüfungen entspricht, darf zur Impfstoffherstellung verwendet werden. Ist in einer ausreichenden Zahl von Einzelernten die Gleichförmigkeit des Verhältnisses zwischen Viruskonzentration und Antigengehalt belegt worden, so kann dies als Routineuntersuchung anschließend entfallen.

Identität: Die Bestimmung des Antigengehalts dient als Identitätsnachweis der Einzelernte.

Bakterien, Pilze (2.6.1): Die Einzelernte muß der Prüfung „Sterilität" entsprechen. Die Prüfung wird mit 10 ml Zubereitung je Nährmedium durchgeführt.

Mykoplasmen (2.6.7): Die Einzelernte muß der Prüfung entsprechen. Die Prüfung wird mit 1 ml Zubereitung je Nährmedium durchgeführt.

Kontrollzellen: Die Kontrollzellen der Herstellungszellkultur entsprechen einer Prüfung auf Identität und den Anforderungen an fremde Agenzien (2.6.16).

Antigengehalt: Zur Überwachung der Gleichförmigkeit der Herstellung wird der Gehalt an Hepatitits-A-Antigen mit einer geeigneten immunchemischen Methode (2.7.1) bestimmt. Der Gehalt muß innerhalb der für das bestimmte Produkt zugelassenen Grenzen liegen.

Verhältnis Viruskonzentration zu Antigengehalt: Die Beständigkeit des Verhältnisses von Konzentration an infektiösem Virus, mit einer geeigneten Zellkulturmethode bestimmt, und dem Antigengehalt wird mit einer geeigneten Anzahl Einzelernten validiert.

Reinigung und gereinigte Ernte

Die Ernte, die aus mehreren Einzelernten vereint sein kann, wird mit validierten Methoden gereinigt. Sind zur Herstellung kontinuierliche Zellinien verwendet worden, muß für den Reinigungsprozeß nachgewiesen sein, daß er den Anteil an Wirtszell-DNA gleichförmig vermindert.

Nur eine gereinigte Ernte, die den nachstehenden Prüfungen entspricht, darf zur Herstellung der inaktivierten Ernte verwendet werden.

Viruskonzentration: Die Konzentration an infektiösem Virus in der gereinigten Ernte, mit einer geeigneten Zellkulturmethode bestimmt, dient als Startpunkt der Inaktivierungskurve und zur Überwachung der Herstellung.

Verhältnis Antigen zu Gesamtprotein: Der Gehalt an Hepatitis-A-Virus-Antigen wird mit einer geeigneten immunchemischen Methode (2.7.1) ermittelt. Der Gesamtproteingehalt wird mit einer validierten Methode bestimmt. Das Verhältnis von Gehalt an Hepatitis-A-Virus-Antigen zu Gesamtproteingehalt muß innerhalb der für das bestimmte Produkt zugelassenen Grenzen liegen.

Rinderserumalbumin: Höchstens 50 ng im Äquivalent einer Einzeldosis für Menschen, bestimmt mit einer geeigneten immunchemischen Methode (2.7.1). Falls dem Herstellungsprozeß angemessen, können andere geeignete Proteinmarker verwendet werden, um die Wirksamkeit des Reinigungsprozesses zu belegen.

Rückstände von Wirtszell-DNA: Werden kontinuierliche Zellinien zur Virusvermehrung verwendet, darf der Gehalt an restlicher Wirtszell-DNA in der Menge, die einer Einzeldosis für Menschen entspricht, höchstens 100 pg betragen, bestimmt mit einer geeigneten Methode entsprechend der Monographie **DNA-rekombinationstechnisch hergestellte Produkte (Producta ab ADN recombinante)**.

Rückstände von chemischen Substanzen: Werden chemische Substanzen während des Reinigungsprozesses eingesetzt, müssen Prüfungen auf diese Substanzen an der gereinigten (oder inaktivierten) Ernte durchgeführt werden, außer die Validierung des Prozesses hat die völlige Entfernung nachgewiesen. Die Konzentration darf die für das betreffende Produkt zugelassenen Grenzwerte nicht übersteigen.

Inaktivierung und inaktivierte Ernte

Mehrere gereinigte Ernten dürfen vor der Inaktivierung vereint werden. Um den Inaktivierungsprozeß nicht zu stören, müssen Virusaggregate verhindert oder direkt vor und/oder während des Inaktivierungsprozesses entfernt werden. Die Virussuspension wird mit Hilfe einer validierten Methode inaktiviert. Die Methode muß nachweislich Hepatitis-A-Virus gleichmäßig inaktivieren können, ohne die antigene und immunogene Aktivität zu zerstören. Als Teil der Validierungsstudien wird eine Inaktivierungskurve aus den Konzentrationen an Rückständen von vermehrungsfähigen Viren, die zu mindestens 3 Zeitpunkten gemessen wurden (zum Beispiel an Tag 0, 1 und 2 des Inaktivierungsverfahrens), erstellt. Wird Formaldehyd zur Inaktivierung verwendet, muß am Ende des Inaktivierungsprozesses auf überschüssigen freien Formaldehyd geprüft werden.

Nur eine inaktivierte Ernte, die den nachstehenden Prüfungen entspricht, darf zur Herstellung des fertigen Impfstoffs als Bulk verwendet werden.

Inaktivierung: Eine Amplifikationsprüfung auf restliches infektiöses Hepatitis-A-Virus wird durchgeführt, indem Zellkulturen desselben Typs wie für die Impfstoffherstellung mit einer 5 Prozent der Charge entsprechenden Menge der inaktivierten Ernte, aber höchstens 1500 Dosen, mindestens 28 Tage lang inokuliert werden. Nach 2 Passagen wird eine genügend empfindliche Prüfung auf Rückstände von infektiösem Virus durchgeführt. In den Proben, die am Ende des Inaktivierungsprozesses genommen wurden, dürfen keine Anzeichen von Hepatitis-A-Virus-Vermehrung gefunden werden. Inokula infektiöser Zellen werden in gleicher Weise als positive Kontrollen mitgeführt, um die Empfänglichkeit der Zellen und die Abwesenheit von Störungen nachzuweisen.

Sterilität (2.6.1): Die inaktivierte Ernte muß der Prüfung entsprechen. Die Prüfung wird mit 10 ml Zubereitung je Nährmedium durchgeführt.

Bakterien-Endotoxine (2.6.14): Höchstens 2 I.E. Bakterien-Endotoxine je Einzeldosis für Menschen.

Antigengehalt: Der Gehalt an Hepatitis-A-Antigen wird mit Hilfe einer geeigneten immunchemischen Methode (2.7.1) bestimmt.

Rückstände von chemischen Substanzen: Entspricht den Anforderungen wie unter „Reinigung und gereinigte Ernte, Rückstände von chemischen Substanzen" beschrieben.

Fertiger Impfstoff als Bulk

Der fertige Impfstoff als Bulk wird aus einer inaktivierten Ernte oder mehreren inaktivierten Ernten hergestellt. Zugelassene Adjuvantien, Stabilisatoren und Konservierungsmittel dürfen zugesetzt werden.

Nur ein fertiger Impfstoff als Bulk, der den nachstehenden Prüfungen entspricht, darf zur Herstellung der Fertigzubereitung verwendet werden.

Sterilität (2.6.1): Der fertige Impfstoff als Bulk muß der Prüfung entsprechen. Die Prüfung wird mit 10 ml Zubereitung je Nährmedium durchgeführt.

Konservierungsmittel: Falls zutreffend wird der Gehalt an Konservierungsmitteln mit einer geeigneten chemischen oder physikalisch-chemischen Methode bestimmt. Der Gehalt muß mindestens 85 und darf höchstens 115 Prozent des vorgesehenen Gehalts betragen.

Fertigzubereitung

Fertiger Impfstoff als Bulk wird aseptisch in sterile Behältnisse mit Sicherheitsverschluß abgefüllt. Anschließend werden die Behältnisse so verschlossen, daß eine Kontamination ausgeschlossen ist.

Nur eine Fertigzubereitung, die allen Anforderungen unter „Prüfung auf Identität", „Prüfung auf Reinheit" und „Bestimmung der Wirksamkeit" entspricht, darf zur Verwendung freigegeben werden. Haben die Prüfungen „Freier Formaldehyd" (falls zutreffend), „Konservierungsmittel" (falls zutreffend) und die „Bestimmung der Wirksamkeit" beim fertigen Impfstoff als Bulk zufriedenstellende Ergebnisse erzielt, können sie bei der Fertigzubereitung entfallen.

Prüfung auf Identität

Der Nachweis von Hepatitis-A-Antigen im Impfstoff unter Verwendung spezifischer Antikörper mit einer geeigneten immunchemischen Methode (2.7.1) oder die unter „Bestimmung der Wirksamkeit" beschriebene Immunogenitätsprüfung an der Maus dienen als Nachweis der Identität.

Prüfung auf Reinheit

Aluminium: Werden hydratisiertes Aluminiumphosphat oder Aluminiumhydroxid als Adsorbentien verwendet, muß der Impfstoff der Prüfung in der Monographie **Impfstoffe für Menschen** entsprechen.

Freier Formaldehyd: Ist Formaldehyd zur Inaktivierung verwendet worden, muß der Impfstoff der Prüfung in der Monographie **Impfstoffe für Menschen** entsprechen.

Konservierungsmittel: Falls zutreffend wird der Gehalt an Konservierungsmitteln mit einer geeigneten chemischen oder physikalisch-chemischen Methode bestimmt. Der Gehalt muß mindestens der Mindestwirksamkeitsmenge entsprechen und darf höchstens 115 Prozent des angegebenen Gehalts betragen.

Sterilität (2.6.1): Der Impfstoff muß der Prüfung entsprechen.

Bestimmung der Wirksamkeit

Entweder wird die Wirksamkeit des Impfstoffs bestimmt durch Vergleich der Menge, die notwendig ist, um in

Mäusen spezifische Antikörper zu induzieren, mit der Menge einer Referenzzubereitung, die den gleichen Effekt hat, oder in vitro mit einer validierten Antigen-Bestimmung.

Die nachstehende Prüfung an Mäusen dient als Beispiel für eine geeignete Bestimmung an einem gegebenen Impfstoff, aber andere validierte Methoden dürfen auch eingesetzt werden.

Auswahl und Verteilung der Prüftiere: In der Prüfung werden etwa 5 Wochen alte, gesunde Mäuse desselben Wurfs und eines Stamms eingesetzt, der sich als geeignet erwiesen hat. Die Tiere sollen dasselbe Geschlecht haben. Die Tiere werden in mindestens 7 gleiche Gruppen einer für die Anforderungen der „Bestimmung der Wirksamkeit" geeigneten Anzahl eingeteilt.

Ausführung: Mit Hilfe einer Lösung von Natriumchlorid *R* ($9 \text{ g} \cdot \text{l}^{-1}$), die das gleiche aluminiumhaltige Adjuvans enthält wie der Impfstoff, werden je mindestens 3 Verdünnungen des Impfstoffs und der entsprechenden Referenzlösungen hergestellt. Jede Verdünnung wird jeweils einer Tiergruppe zugeordnet. Jedes Tier dieser Gruppe wird mit höchstens 1,0 ml dieser Verdünnung subkutan geimpft. Die Gruppe ungeimpfter Tiere erhält subkutane Injektionen des Verdünnungsmittels. Nach 28 bis 32 Tagen wird allen Tieren unter Anästhesie Blut entnommen. Die einzelnen Sera werden getrennt aufbewahrt. Die Einzelsera werden mit Hilfe einer geeigneten immunchemischen Methode (2.7.1) auf spezifische Antikörper gegen Hepatitis-A-Virus untersucht.

Berechnungen: Die Berechnungen werden mit Hilfe der üblichen statistischen Methoden für Prüfungen mit quantalen Antworten durchgeführt (siehe beispielsweise „5.3, Statistische Auswertung der Ergebnisse biologischer Wertbestimmungen und Reinheitsprüfungen", Abschnitt 4).

Der maximale Reaktionsgrad, der in einem ungeimpften Tier für diese bestimmte Prüfung erwartet werden kann, wird aus der Verteilung des Reaktionsgrads jedes Serums der ungeimpften Gruppe errechnet. Jede über diesen Grad hinausgehende Antwort im geimpften Tier wird als Serokonversion definiert.

Der prozentuale Anteil an Tieren mit Serokonversion in jeder Gruppe wird in geeigneter Weise transformiert (beispielsweise mit einer Probit-Transformation), und die Daten werden mit Hilfe des Parallelenmodells (log-Dosis-Wirkungskurve) ausgewertet. Die Wirksamkeit der Zubereitung wird im Verhältnis zu der der Referenzzubereitung bestimmt.

Gültigkeitsbedingungen: Die Bestimmung darf nur ausgewertet werden, wenn

- für Impfstoff und Referenzimpfstoff die ED_{50} zwischen niedrigster und höchster den Tieren verabreichter Dosis liegt
- die statistische Analyse keine signifikante Abweichung vom Prinzip der Linearität oder Parallelität zeigt
- die Vertrauensgrenzen der ermittelten relativen Wirksamkeit zwischen 33 und 300 Prozent der ermittelten Wirksamkeit liegen.

Anforderung an die Wirksamkeit: Die obere Vertrauensgrenze ($P = 0{,}95$) der ermittelten relativen Wirksamkeit muß mindestens 1,0 betragen.

Lagerung

Entsprechend **Impfstoffe für Menschen**.

Beschriftung

Entsprechend **Impfstoffe für Menschen**. Die Beschriftung gibt insbesondere an

- die biologische Herkunft der zur Herstellung des Impfstoffs verwendeten Zellen
- das zur Herstellung des Impfstoffs verwendete Adjuvans.

1998, 1016

Hepatitis-B-Immunglobulin vom Menschen zur intravenösen Anwendung

Immunoglobulinum humanum hepatitidis B ad usum intravenosum

Definition

Hepatitis-B-Immunglobulin vom Menschen zur intravenösen Anwendung ist eine flüssige oder gefriergetrocknete Zubereitung, die Immunglobuline, vorwiegend Immunglobulin G, enthält. Die Zubereitung wird aus Plasma von ausgewählten und/oder immunisierten Spendern gewonnen, die Antikörper gegen Hepatitis-B-Oberflächenantigen besitzen. **Immunglobulin vom Menschen zur intravenösen Anwendung (Immunoglobulinum humanum normale ad usum intravenosum)** kann zugesetzt sein.

Hepatitis-B-Immunglobulin vom Menschen zur intravenösen Anwendung entspricht der Monographie **Immunglobulin vom Menschen zur intravenösen Anwendung** mit Ausnahme der Mindestzahl von Spendern, des Mindestgehalts an Gesamtprotein und des Grenzwerts der Osmolalität.

Bestimmung der Wirksamkeit

Die Wirksamkeit wird bestimmt durch Vergleich des Antikörpertiters der Zubereitung mit einer in Internationalen Einheiten eingestellten Standardzubereitung. Die Bestimmung erfolgt mit Hilfe eines Immunassays (2.7.1) geeigneter Empfindlichkeit und Selektivität.

Die Internationale Einheit entspricht der Wirksamkeit einer festgelegten Menge der Internationalen Standardzubereitung von Hepatitis-B-Immunglobulin vom Menschen. Der Gehalt der Internationalen Standardzubereitung, angegeben in Internationalen Einheiten, wird von der Weltgesundheitsorganisation festgelegt.

Die angegebene Wirksamkeit muß mindestens 50 I.E. je Milliliter betragen. Die ermittelte Wirksamkeit muß mindestens der angegebenen Wirksamkeit entsprechen. Die Vertrauensgrenzen ($P = 0,95$) der ermittelten Wirksamkeit müssen mindestens 80 und dürfen höchstens 125 Prozent betragen.

Lagerung

Entsprechend **Immunglobulin vom Menschen zur intravenösen Anwendung**.

Beschriftung

Entsprechend **Immunglobulin vom Menschen zur intravenösen Anwendung**.

Die Beschriftung gibt insbesondere die Mindestanzahl der Internationalen Einheiten je Behältnis an.

1999, 1315

Hepatitis-Lebend-Impfstoff für Enten

Vaccinum hepatitidis viralis anatis vivum

Definition

Hepatitis-Lebend-Impfstoff für Enten ist eine Zubereitung eines geeigneten Stamms des Hepatitis-Virus 1 der Ente.

Herstellung

Entsprechend **Impfstoffe für Tiere (Vaccina ad usum veterinarium)**.

Das für die Herstellung verwendete Virus wird in der Allantoishöhle befruchteter Eier von Hühnern aus SPF-Beständen (5.2.2) oder in geeigneten Zellkulturen (5.2.4) vermehrt.

Die Virussuspension wird geerntet und kann mit einer geeigneten Stabilisator-Lösung gemischt sein. Der Impfstoff kann gefriergetrocknet sein.

Auswahl des Impfstoffstamms

Für die Herstellung des Impfstoffs darf nur ein Virusstamm benutzt werden, der sich für die Vögel, für die er vorgesehen ist, als zufriedenstellend im Hinblick auf Unschädlichkeit (5.2.6), Stabilität der Virulenz-Attenuierung und Immunogenität (5.2.7) erwiesen hat.

Die folgenden Prüfungen können verwendet werden, um die Unschädlichkeit und die Immunogenität nachzuweisen.

Unschädlichkeit: Die Prüfung wird mit jeder der empfohlenen Arten der Anwendung durchgeführt. Für jede Prüfung werden mindestens 20 empfängliche Eintags-Entenküken, die keine Antikörper gegen Hepatitis-Virus 1 der Ente besitzen, verwendet. Jedem Entenküken wird eine Menge des Impfstoffs verabreicht, dessen Virustiter mindestens der 10fachen normalerweise verabreichten Dosis entspricht. Die Entenküken werden 21 Tage lang beobachtet. Das Impfvirus entspricht der Prüfung, wenn keines der Küken signifikante Krankheitssymptome zeigt oder aus Gründen stirbt, die auf das Impfvirus zurückzuführen sind.

Reversion zur Virulenz: 5 Eintags-Entenküken (Zier- und Nutzgeflügel), die keine Antikörper gegen Hepatitis-Virus 1 der Ente besitzen, wird oronasal eine Impfstoffmenge verabreicht, die eine möglichst vollständige Reisolation des Virus für weitere Kulturpassagen, wie nachstehend beschrieben, gewährleistet. Nach 2 bis 4 Tagen werden von jedem Entenküken Leberproben entnommen. Die Proben werden vereint. Je 1 ml der vereinten Lebersuspension wird 5 weiteren seronegativen Entenküken (Zier- und Nutzgeflügel) des gleichen Alters oronasal verabreicht. Dieser Vorgang wird 5mal durchgeführt. Auf jeder der Passagestufen wird das Vorhandensein von Virus geprüft. Wird das Virus in einer der Passagen nicht mehr nachgewiesen, wird eine zweite Serie von Passagen durchgeführt. Die Entenküken, die die letzte Passage erhalten haben, werden 21 Tage lang beobachtet. Der Impfvirusstamm entspricht der Prüfung, wenn auf dem höchsten Passageniveau keine Anzeichen für einen Anstieg der Virulenz im Vergleich zum nicht passagierten Virus erkennbar sind. Falls das Virus in keiner End-Passage nachweisbar war, entspricht der Impfvirusstamm der Prüfung, wenn auf dem höchsten Passageniveau, auf dem das Virus noch nachweisbar war, keine Anzeichen für einen Anstieg der Virulenz nachweisbar sind. Falls irgendein Anzeichen einer Reversion zur Virulenz bei einer der Passagen erkennbar ist, sollte empfohlen werden, daß bei der Anwendung des Impfstoffs sichergestellt werden muß, daß eine Übertragung auf empfängliche Entenküken ausgeschlossen ist.

Immunogenität: Die unter „Bestimmung der Wirksamkeit" beschriebene Prüfung ist für den Nachweis der Immunogenität des Stamms geeignet.

Prüfung der Charge

Falls die Prüfung „Aviäre Leukoseviren" und die Prüfungen auf Fremdviren in Zellkulturen und in Bruteiern mit befriedigendem Ergebnis an einer repräsentativen Charge des Impfstoffs durchgeführt wurden, können diese Prüfungen als Routinekontrolle für weitere Chargen aus dem gleichen Saatvirus entfallen, wenn die zuständige Behörde dem zustimmt.

Sofern die „Bestimmung der Wirksamkeit" mit befriedigendem Ergebnis an einer repräsentativen Charge des Impfstoffs durchgeführt wurde, kann die Bestimmung als Routinekontrolle für weitere Chargen aus dem gleichen Saatvirus entfallen, wenn die zuständige Behörde dem zustimmt.

Prüfung auf Identität

Der Impfstoff wird falls erforderlich verdünnt. Nach dem Mischen mit einem monospezifischen Antiserum ist der Impfstoff nicht mehr in der Lage, die Allantoishöhle befruchteter Eier von Hühnern aus SPF-Beständen (5.2.2) oder Zellkulturen zu infizieren, in die er inokuliert wurde.

Prüfung auf Reinheit

Unschädlichkeit: Für jede Prüfung werden mindestens 10 empfängliche Eintags-Entenküken (Zier- und Nutzgeflügel), die keine Antikörper gegen Hepatitis-Virus 1 der Ente besitzen, verwendet. Nach einer der empfohlenen Arten der Anwendung wird jedem Entenküken die 10fache Dosis des Impfstoffs verabreicht. Die Entenküken werden 21 Tage lang beobachtet. Die Prüfung darf nur ausgewertet werden, wenn während des Beobachtungszeitraums höchstens 2 Entenküken aus Gründen sterben, die nicht auf den Impfstoff zurückzuführen sind. Der Impfstoff entspricht der Prüfung, wenn keines der Küken signifikante Krankheitssymptome zeigt oder aus Gründen stirbt, die auf den Impfstoff zurückzuführen sind.

Bakterien und Pilze: Der Impfstoff, falls erforderlich mit der beigefügten Flüssigkeit rekonstituiert, muß der Prüfung „Sterilität“ der Monographie **Impfstoffe für Tiere** entsprechen.

Mykoplasmen (2.6.7): Der Impfstoff muß der Prüfung entsprechen.

Aviäre Leukoseviren (2.6.4): Der falls erforderlich verdünnte und mit einem monospezifischen Antiserum neutralisierte Impfstoff muß der „Prüfung auf Leukoseviren“ entsprechen.

Prüfung auf Fremdviren unter Verwendung von Zellkulturen (2.6.5): Der falls erforderlich verdünnte und mit einem monospezifischen Antiserum neutralisierte Impfstoff muß der Prüfung entsprechen.

Prüfung auf fremde Agenzien unter Verwendung von Küken (2.6.6): Der Impfstoff muß der Prüfung entsprechen. Zusätzlich wird ein Fluoreszenz-Antikörpertest oder ein ELISA auf Retikuloendothelial-Viren des Geflügels mit den Seren der geimpften Küken durchgeführt. Das Ergebnis muß negativ sein.

Prüfung auf Fremdviren unter Verwendung von Bruteiern (2.6.3): Der falls erforderlich verdünnte und mit einem monospezifischen Antiserum neutralisierte Impfstoff muß der Prüfung entsprechen.

Virustiter: Der Virustiter wird durch Inokulation des Impfstoffs in die Allantoishöhle 9 bis 11 Tage alter, befruchteter Eier oder in geeigneten Zellkulturen bestimmt. Eine Impfstoffdosis enthält mindestens die in der Beschriftung angegebene Mindestmenge an Virus.

Bestimmung der Wirksamkeit

a) Passive Immunisierung durch Impfung von Brutenten

Mindestens 10 Brutenten (Zier- und Nutzgeflügel) gleicher Herkunft in der Legephase, die keine Antikörper gegen Hepatitis-Virus 1 der Ente besitzen, werden verwendet. Mindestens 5 dieser Enten werden entsprechend der Gebrauchsinformation geimpft, und mindestens 5 Enten werden als Kontrolle gehalten. Nach einem randomisierten Verfahren werden mindestens 20 frisch geschlüpfte Küken der geimpften Enten und mindestens 10 frisch geschlüpfte Küken der ungeimpften Enten ausgewählt. Alle Entenküken werden im Alter von einer Woche oronasal mit einer ausreichenden Menge eines virulenten Stamms von Hepatitis-Virus 1 der Ente belastet. Die Entenküken werden 14 Tage lang beobachtet. Die Bestimmung darf nur ausgewertet werden, wenn mindestens 90 Prozent der Nachkommen der ungeimpften Enten sterben. Der Impfstoff entspricht der Bestimmung, wenn mindestens 80 Prozent der belasteten Nachkommen der geimpften Enten überleben und keine signifikanten Krankheitssymptome zeigen.

b) Aktive Immunisierung von Entenküken

Mindestens 30 Entenküken (Zier- und Nutzgeflügel) der gleichen Herkunft, die keine Antikörper gegen Hepatitis-Virus 1 der Ente besitzen, werden verwendet. Mindestens 20 Entenküken werden entsprechend der Gebrauchsanweisung geimpft. Mindestens 10 der Entenküken werden als Kontrolle gehalten. Alle Entenküken werden 5 Tage nach der Impfung oronasal mit einer ausreichenden Menge eines virulenten Stamms von Hepatitis-Virus 1 der Ente belastet. Die Entenküken werden 14 Tage lang beobachtet. Die Bestimmung darf nur ausgewertet werden, wenn mindestens 90 Prozent der ungeimpften Entenküken sterben. Der Impfstoff entspricht der Bestimmung, wenn mindestens 80 Prozent der geimpften Entenküken überleben und keine signifikanten Krankheitssymptome zeigen.

Lagerung

Entsprechend **Impfstoffe für Tiere**.

Beschriftung

Entsprechend **Impfstoffe für Tiere**.

Falls gezeigt wurde, daß das Impfvirus Reversion zur Virulenz zeigen kann, gibt die Beschriftung insbesondere an, daß Vorsichtsmaßnahmen zu treffen sind, um die Übertragung des virulenten Virus auf ungeimpfte Entenküken zu vermeiden.

1998, 1221

Hexetidin

Hexetidinum

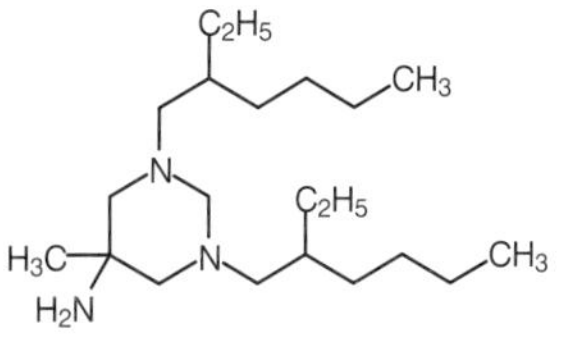

$C_{21}H_{45}N_3$ M_r 339,6

Definition

Hexetidin enthält mindestens 98,0 und höchstens 102,0 Prozent 1,3-Bis(2-ethylhexyl)-5-methylhexahydropyrimidin-5-amin.

Eigenschaften

Farblose bis schwach gelbe, ölige Flüssigkeit; sehr schwer löslich in Wasser, leicht löslich in Aceton, Dichlormethan und Ethanol. Die Substanz löst sich in verdünnten Mineralsäuren.

Prüfung auf Identität

1: A.
2: B, C, D.

A. Die Prüfung erfolgt mit Hilfe der IR-Spektroskopie (2.2.24) durch Vergleich des Spektrums der Substanz mit dem von Hexetidin *CRS*.

B. Die bei der Prüfung „Verwandte Substanzen" (siehe „Prüfung auf Reinheit") erhaltenen Chromatogramme werden ausgewertet. Der Hauptfleck im Chromatogramm der Untersuchungslösung b entspricht in bezug auf Lage, Farbe und Größe dem Hauptfleck im Chromatogramm der Referenzlösung a.

C. 0,2 ml Substanz werden mit 2 ml Schwefelsäure *R* und 2 mg Chromotropsäure *R* versetzt. Beim Erhitzen im Wasserbad von 60 °C entwickelt sich eine violette Färbung.

D. 0,2 ml Substanz werden in 1 ml Dichlormethan *R* gelöst. Nach Zusatz von 0,5 ml Kupfer(II)-sulfat-Lösung *R*, 0,05 ml ethanolischer Schwefelsäure (0,25 mol · l^{-1}) *R* und 5 ml Wasser *R* wird geschüttelt. Beim Stehenlassen färbt sich die untere Phase intensiv blau.

Prüfung auf Reinheit

Aussehen der Substanz: Die Substanz muß klar (2.2.1) und darf nicht stärker gefärbt sein als die Farbvergleichslösung G_5 oder GG_5 (2.2.2, Methode II).

Relative Dichte (2.2.5): 0,864 bis 0,870.

Brechungsindex (2.2.6): 1,461 bis 1,467.

Optische Drehung (2.2.7): 1,0 g Substanz wird in wasserfreiem Ethanol *R* zu 10,0 ml gelöst. Der Drehungswinkel der Lösung muß zwischen −0,10 und +0,10° liegen.

Absorption (2.2.25): 0,50 g Substanz werden in Heptan *R* zu 50,0 ml gelöst. Die Absorption der Lösung, zwischen 270 und 350 nm gemessen, darf höchstens 0,1 betragen.

Verwandte Substanzen: Die Prüfung erfolgt mit Hilfe der Dünnschichtchromatographie (2.2.27) unter Verwendung einer Schicht von Kieselgel H *R*.

Die Lösungen werden unmittelbar vor Gebrauch hergestellt.

Untersuchungslösung a: 2,0 g Substanz werden in Heptan *R* zu 20 ml gelöst.

Untersuchungslösung b: 1 ml Untersuchungslösung a wird mit Heptan *R* zu 10 ml verdünnt.

Referenzlösung a: 20 mg Hexetidin *CRS* werden in Heptan *R* zu 2 ml gelöst.

Referenzlösung b: 1 ml Untersuchungslösung a wird mit Heptan *R* zu 100 ml verdünnt.

Referenzlösung c: 5 ml Referenzlösung b werden mit Heptan *R* zu 10 ml verdünnt.

Referenzlösung d: 10 mg Dehydrohexetidin *CRS* werden in der Untersuchungslösung a zu 10 ml gelöst.

Auf die Platte wird getrennt 1 µl jeder Lösung aufgetragen. Auf den Boden der Chromatographiekammer wird eine Kristallisierschale mit konzentrierter Ammoniak-Lösung *R* 1 gestellt. Die getrocknete Platte wird in der geschlossenen Kammer 15 min lang Ammoniakgas ausgesetzt. Das überschüssige Ammoniak wird mit einem Luftstrom entfernt. Die Chromatographie erfolgt mit einer Mischung von 20 Volumteilen Methanol *R* und 80 Volumteilen Toluol *R* über eine Laufstrecke von 15 cm. Nach dem Trocknenlassen an der Luft wird die Platte 30 min lang Iodgas ausgesetzt. Im Chromatogramm der Untersuchungslösung a auftretende Nebenflecke dürfen nicht größer und nicht stärker gefärbt sein als der Fleck im Chromatogramm der Referenzlösung b (1 Prozent), und höchstens 2 Nebenflecke dürfen größer und stärker gefärbt sein als der Hauptfleck im Chromatogramm der Referenzlösung c (0,5 Prozent). Die Prüfung darf nur ausgewertet werden, wenn das Chromatogramm der Referenzlösung d deutlich voneinander getrennt 2 Flecke zeigt.

Schwermetalle (2.4.8): 2,0 g Substanz werden in einer Mischung von 15 Volumteilen Wasser *R* und 85 Volumteilen Aceton *R* zu 20 ml gelöst. 12 ml Lösung müssen der Grenzprüfung B auf Schwermetalle entsprechen (10 ppm). Zur Herstellung der Referenzlösung wird eine Blei-Lösung (1 ppm Pb), die durch Verdünnen der Blei-Lösung (100 ppm Pb) *R* mit einer Mischung von 15 Volumteilen Wasser *R* und 85 Volumteilen Aceton *R* hergestellt wird, verwendet.

Sulfatasche (2.4.14): Höchstens 0,1 Prozent, mit 1,0 g Substanz bestimmt.

Gehaltsbestimmung

0,150 g Substanz, in 80 ml wasserfreier Essigsäure *R* gelöst, werden mit Perchlorsäure (0,1 mol · l^{-1}) titriert. Der Endpunkt wird mit Hilfe der Potentiometrie (2.2.20) bestimmt.

1 ml Perchlorsäure (0,1 mol · l^{-1}) entspricht 16,98 mg $C_{21}H_{45}N_3$.

Lagerung

Gut verschlossen, vor Licht geschützt.

Verunreinigungen

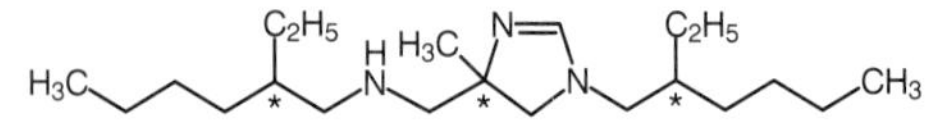

A. 2-Ethyl-*N*-[[1-(2-ethylhexyl)-4-methyl-4,5-dihydro-1*H*-imidazol-4-yl]methyl]hexan-1-amin (Dehydrohexetidin)

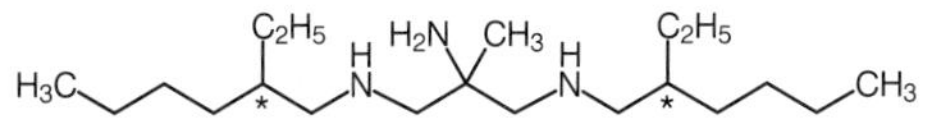

B. *N,N'*-Bis(2-ethylhexyl)-2-methylpropan-1,2,3-triamin
(Triamin)

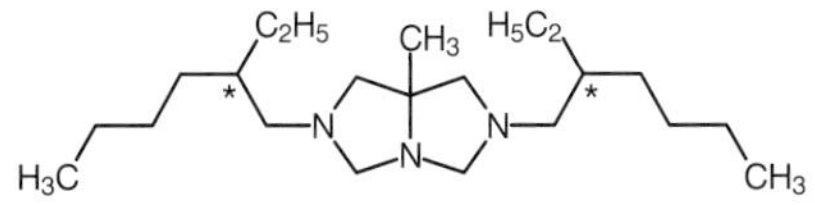

C. 2,6-Bis(2-ethylhexyl)-7a-methylhexahydro-1*H*-imidazo[1,5-*c*]imidazol
(Hexedin)

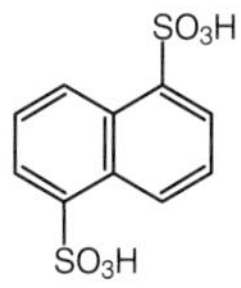

D. Naphthalin-1,5-disulfonsäure.

1999, 911

Histidin

Histidinum

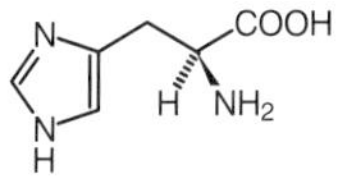

$C_6H_9N_3O_2$ M_r 155,2

Definition

Histidin[1]) enthält mindestens 98,5 und höchstens 101,0 Prozent (*S*)-2-Amino-3-(imidazol-4-yl)propansäure, berechnet auf die getrocknete Substanz.

Herstellung

Wenn Histidin durch Fermentation hergestellt wird, muß es zusätzlich den Anforderungen der Monographie **Fermentationsprodukte (Producta ab fermentatione)** entsprechen.

Eigenschaften

Weißes, kristallines Pulver oder farblose Kristalle; löslich in Wasser, sehr schwer löslich in Ethanol, praktisch unlöslich in Ether.

Prüfung auf Identität

1: A, B.
2: A, C, D.

A. Die Substanz entspricht der Prüfung „Spezifische Drehung" (siehe „Prüfung auf Reinheit").

B. Die Prüfung erfolgt mit Hilfe der IR-Spektroskopie (2.2.24) durch Vergleich des Spektrums der Substanz mit dem von Histidin *CRS*. Die Prüfung erfolgt mit Hilfe von Preßlingen. Wenn die Spektren unterschiedlich sind, werden Substanz und Referenzsubstanz getrennt in der eben notwendigen Menge Wasser *R* gelöst. Die Lösungen werden bei 60 °C zur Trockne eingedampft und mit den Rückständen erneut Spektren aufgenommen.

C. Die bei der Prüfung „Mit Ninhydrin nachweisbare Substanzen" (siehe „Prüfung auf Reinheit") erhaltenen Chromatogramme werden ausgewertet. Der Hauptfleck im Chromatogramm der Untersuchungslösung b entspricht in bezug auf Lage, Farbe und Größe dem Hauptfleck im Chromatogramm der Referenzlösung a.

D. 0,1 g Substanz werden in 7 ml Wasser *R* gelöst. Die Lösung wird mit 3 ml einer Lösung von Natriumhydroxid *R* (200 g · l^{-1}) versetzt. 50 mg Sulfanilsäure *R* werden in einer Mischung von 0,1 ml Salzsäure *R* und 10 ml Wasser *R* gelöst und mit 0,1 ml Natriumnitrit-Lösung *R* versetzt. Wird die erste Lösung mit der zweiten versetzt, entsteht nach dem Mischen eine orangerote Färbung.

Prüfung auf Reinheit

Prüflösung: 2,5 g Substanz werden unter Erhitzen im Wasserbad in destilliertem Wasser *R* zu 50 ml gelöst.

Aussehen der Lösung: Die Prüflösung muß klar (2.2.1) und darf nicht stärker gefärbt sein als die Farbvergleichslösung BG_7 (2.2.2, Methode II).

Spezifische Drehung (2.2.7): 2,75 g Substanz werden in 12,0 ml Salzsäure *R* 1 gelöst. Die Lösung wird mit Wasser *R* zu 25,0 ml verdünnt. Die spezifische Drehung muß zwischen +11,8 und +12,8° liegen, berechnet auf die getrocknete Substanz.

Mit Ninhydrin nachweisbare Substanzen: Die Prüfung erfolgt mit Hilfe der Dünnschichtchromatographie (2.2.27) unter Verwendung einer Schicht eines geeigneten Kieselgels.

Untersuchungslösung a: 0,10 g Substanz werden in Wasser *R* zu 10 ml gelöst.

Untersuchungslösung b: 1 ml Untersuchungslösung a wird mit Wasser *R* zu 50 ml verdünnt.

Referenzlösung a: 10 mg Histidin *CRS* werden in Wasser *R* zu 50 ml gelöst.

Referenzlösung b: 5 ml Untersuchungslösung b werden mit Wasser *R* zu 20 ml verdünnt.

Referenzlösung c: 10 mg Histidin *CRS* und 10 mg Prolin *CRS* werden in Wasser *R* zu 25 ml gelöst.

Auf die Platte werden getrennt 5 µl jeder Lösung aufgetragen. Die Platte wird im Luftstrom getrocknet. Die Chromatographie erfolgt mit einer Mischung von 20 Volumteilen Essigsäure 98 % *R*, 20 Volumteilen Wasser *R* und 60 Volumteilen 1-Butanol *R* über eine Laufstrecke von 15 cm. Die Platte wird an der Luft trocknen

H

Monographien

[1]) Diese Fassung des Textes entspricht der Eilrevision „Resolution AP-CSP (98) 10".

gelassen, mit Ninhydrin-Lösung *R* besprüht und 15 min lang bei 100 bis 105 °C erhitzt. Kein im Chromatogramm der Untersuchungslösung a auftretender Nebenfleck darf größer oder stärker gefärbt sein als der Fleck im Chromatogramm der Referenzlösung b (0,5 Prozent). Die Prüfung darf nur ausgewertet werden, wenn das Chromatogramm der Referenzlösung c deutlich voneinander getrennt 2 Flecke zeigt.

Chlorid (2.4.4): 5 ml Prüflösung, mit Wasser *R* zu 15 ml verdünnt, müssen der Grenzprüfung auf Chlorid entsprechen (200 ppm).

Sulfat (2.4.13): 10 ml Prüflösung, mit destilliertem Wasser *R* zu 15 ml verdünnt, müssen der Grenzprüfung auf Sulfat entsprechen (300 ppm).

Ammonium: Mit 2 Uhrgläsern von 60 mm Durchmesser wird durch Aufeinanderlegen ein Hohlraum gebildet. An die Innenwand des oberen Uhrglases wird mit einigen Tropfen Wasser *R* ein Stück rotes Lackmuspapier *R* von 5 mm x 5 mm geklebt. Auf das untere Uhrglas werden 50 mg fein pulverisierte Substanz gebracht und in 0,5 ml Wasser *R* gelöst. Nach Zusatz von 0,30 g schwerem Magnesiumoxid *R* wird kurz mit einem Glasstab verrieben und das obere Uhrglas sofort auf das untere Uhrglas gelegt. Gleichzeitig und in gleicher Weise wird eine Referenzmischung aus 0,1 ml Ammonium-Lösung (100 ppm NH_4) *R*, 0,5 ml Wasser *R* und 0,30 g schwerem Magnesiumoxid *R* hergestellt. Untersuchungs- und Referenzmischung werden 15 min lang bei 40 °C erwärmt. Das Lackmuspapier über der Untersuchungsmischung darf nicht intensiver blau gefärbt sein als das Lackmuspapier über der Referenzmischung (200 ppm).

Eisen (2.4.9): In einem Scheidetrichter wird 1,0 g Substanz in 10 ml verdünnter Salzsäure *R* gelöst. Die Lösung wird 3mal je 3 min lang mit je 10 ml Isobutylmethylketon *R* 1 ausgeschüttelt. Die vereinigten organischen Phasen werden 3 min lang mit 10 ml Wasser *R* ausgeschüttelt. Die wäßrige Phase muß der Grenzprüfung auf Eisen entsprechen (10 ppm).

Schwermetalle (2.4.8): 2,0 g Substanz werden, falls erforderlich unter Erwärmen, in einer Mischung von 3 ml verdünnter Salzsäure *R* und 15 ml Wasser *R* gelöst. Die Lösung wird mit Wasser *R* zu 20 ml verdünnt. 12 ml Lösung müssen der Grenzprüfung A auf Schwermetalle entsprechen (10 ppm). Zur Herstellung der Referenzlösung wird die Blei-Lösung (1 ppm Pb) *R* verwendet.

Trocknungsverlust (2.2.32): Höchstens 0,5 Prozent, mit 1,000 g Substanz durch Trocknen im Trockenschrank bei 100 bis 105 °C bestimmt.

Sulfatasche (2.4.14): Höchstens 0,1 Prozent, mit 1,0 g Substanz bestimmt.

Gehaltsbestimmung

0,130 g Substanz, in 50 ml Wasser *R* gelöst, werden mit Salzsäure (0,1 mol · l^{-1}) titriert. Der Endpunkt wird mit Hilfe der Potentiometrie (2.2.20) bestimmt.

1 ml Salzsäure (0,1 mol · l^{-1}) entspricht 15,52 mg $C_6H_9N_3O_2$.

Lagerung

Gut verschlossen, vor Licht geschützt.

1999, 910

Histidinhydrochlorid-Monohydrat

Histidini hydrochloridum monohydricum

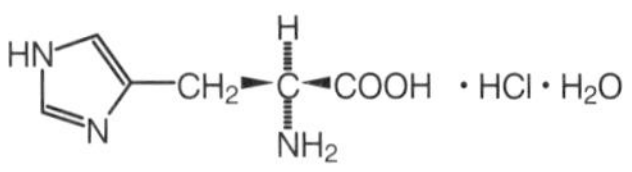

$C_6H_{10}ClN_3O_2 \cdot H_2O$ M_r 209,6

Definition

Histidinhydrochlorid-Monohydrat[1)] enthält mindestens 98,5 und höchstens 101,0 Prozent (*S*)-2-Amino-3-(imidazol-4-yl)propansäure-hydrochlorid, berechnet auf die getrocknete Substanz.

Herstellung

Wenn Histidinhydrochlorid-Monohydrat durch Fermentation hergestellt wird, muß es zusätzlich den Anforderungen der Monographie **Fermentationsprodukte (Producta ab fermentatione)** entsprechen.

Eigenschaften

Weißes, kristallines Pulver oder farblose Kristalle; leicht löslich in Wasser, schwer löslich in Ethanol, praktisch unlöslich in Ether.

Prüfung auf Identität

1: A, B, C, F.
2: A, B, D, E, F.

A. Die Substanz entspricht der Prüfung „Spezifische Drehung" (siehe „Prüfung auf Reinheit").

B. Die Substanz entspricht der Prüfung „*p*H-Wert" (siehe „Prüfung auf Reinheit").

C. Die Prüfung erfolgt mit Hilfe der IR-Spektroskopie (2.2.24) durch Vergleich des Spektrums der Substanz mit dem von Histidinhydrochlorid-Monohydrat *CRS*. Die Prüfung erfolgt mit Hilfe von Preßlingen.

D. Die bei der Prüfung „Mit Ninhydrin nachweisbare Substanzen" (siehe „Prüfung auf Reinheit") erhaltenen Chromatogramme werden ausgewertet. Der Hauptfleck im Chromatogramm der Untersuchungslösung b entspricht in bezug auf Lage, Farbe und Größe dem Hauptfleck im Chromatogramm der Referenzlösung a.

E. 0,1 g Substanz werden in 7 ml Wasser *R* gelöst und mit 3 ml einer Lösung von Natriumhydroxid *R*

[1)] Diese Fassung des Textes entspricht der Eilrevision „Resolution AP-CSP (98) 10".

($200\ g \cdot l^{-1}$) versetzt. 50 mg Sulfanilsäure *R* werden in einer Mischung von 0,1 ml Salzsäure *R* und 10 ml Wasser *R* gelöst und mit 0,1 ml Natriumnitrit-Lösung *R* versetzt. Wird die erste Lösung mit der zweiten versetzt, entsteht nach dem Mischen eine orangerote Färbung.

F. Etwa 20 mg Substanz geben die Identitätsreaktion a auf Chlorid (2.3.1).

Prüfung auf Reinheit

Prüflösung: 2,5 g Substanz werden in kohlendioxidfreiem Wasser *R*, das aus destilliertem Wasser *R* hergestellt wurde, zu 50 ml gelöst.

Aussehen der Lösung: Die Prüflösung muß klar (2.2.1) und darf nicht stärker gefärbt sein als die Farbvergleichslösung BG_6 (2.2.2, Methode II).

***p*H-Wert** (2.2.3): Der *p*H-Wert der Prüflösung muß zwischen 3,0 und 5,0 liegen.

Spezifische Drehung (2.2.7): 2,75 g Substanz werden in 12,0 ml Salzsäure *R* 1 gelöst. Die Lösung wird mit Wasser *R* zu 25,0 ml verdünnt. Die spezifische Drehung muß zwischen +9,2 und +10,6° liegen, berechnet auf die getrocknete Substanz.

Mit Ninhydrin nachweisbare Substanzen: Die Prüfung erfolgt mit Hilfe der Dünnschichtchromatographie (2.2.27) unter Verwendung einer Schicht eines geeigneten Kieselgels.

Untersuchungslösung a: 0,10 g Substanz werden in Wasser *R* zu 10 ml gelöst.

Untersuchungslösung b: 1 ml Untersuchungslösung a wird mit Wasser *R* zu 50 ml verdünnt.

Referenzlösung a: 10 mg Histidinhydrochlorid-Monohydrat *CRS* werden in Wasser *R* zu 50 ml gelöst.

Referenzlösung b: 5 ml Untersuchungslösung b werden mit Wasser *R* zu 20 ml verdünnt.

Referenzlösung c: 10 mg Histidinhydrochlorid-Monohydrat *CRS* und 10 mg Prolin *CRS* werden in Wasser *R* zu 25 ml gelöst.

Auf die Platte werden getrennt 5 µl jeder Lösung aufgetragen. Die Platte wird im Luftstrom getrocknet. Die Chromatographie erfolgt mit einer Mischung von 20 Volumteilen Essigsäure 98 % *R*, 20 Volumteilen Wasser *R* und 60 Volumteilen 1-Butanol *R* über eine Laufstrecke von 15 cm. Die Platte wird an der Luft trocknen gelassen, mit Ninhydrin-Lösung *R* besprüht und 15 min lang bei 100 bis 105 °C erhitzt. Kein im Chromatogramm der Untersuchungslösung a auftretender Nebenfleck darf größer oder stärker gefärbt sein als der Fleck im Chromatogramm der Referenzlösung b (0,5 Prozent). Die Prüfung darf nur ausgewertet werden, wenn das Chromatogramm der Referenzlösung c deutlich voneinander getrennt 2 Flecke zeigt.

Sulfat (2.4.13): 10 ml Prüflösung, mit destilliertem Wasser *R* zu 15 ml verdünnt, müssen der Grenzprüfung auf Sulfat entsprechen (300 ppm).

Ammonium: Mit 2 Uhrgläsern von 60 mm Durchmesser wird durch Aufeinanderlegen ein Hohlraum gebildet. An die Innenwand des oberen Uhrglases wird mit einigen Tropfen Wasser *R* ein Stück rotes Lackmuspapier *R* von 5 mm × 5 mm geklebt. Auf das untere Uhrglas werden 50 mg fein pulverisierte Substanz gebracht und in 0,5 ml Wasser *R* gelöst. Nach Zusatz von 0,30 g schwerem Magnesiumoxid *R* wird kurz mit einem Glasstab verrieben und das obere Uhrglas sofort auf das untere Uhrglas gelegt. Gleichzeitig und in gleicher Weise wird eine Referenzmischung aus 0,1 ml Ammonium-Lösung (100 ppm NH_4) *R*, 0,5 ml Wasser *R* und 0,30 g schwerem Magnesiumoxid *R* hergestellt. Untersuchungs- und Referenzmischung werden 15 min lang bei 40 °C erwärmt. Das Lackmuspapier über der Untersuchungsmischung darf nicht intensiver blau gefärbt sein als das Lackmuspapier über der Referenzmischung (200 ppm).

Eisen (2.4.9): In einem Scheidetrichter wird 1,0 g Substanz in 10 ml verdünnter Salzsäure *R* gelöst. Die Lösung wird 3mal je 3 min lang mit je 10 ml Isobutylmethylketon *R* 1 ausgeschüttelt. Die vereinigten organischen Phasen werden 3 min lang mit 10 ml Wasser *R* ausgeschüttelt. Die wäßrige Phase muß der Grenzprüfung auf Eisen entsprechen (10 ppm).

Schwermetalle (2.4.8): 2,0 g Substanz werden in Wasser *R* zu 20 ml gelöst. 12 ml Lösung müssen der Grenzprüfung A auf Schwermetalle entsprechen (10 ppm). Zur Herstellung der Referenzlösung wird die Blei-Lösung (1 ppm Pb) *R* verwendet.

Trocknungsverlust (2.2.32): 7,0 bis 10,0 Prozent, mit 1,000 g Substanz durch Trocknen im Trockenschrank bei 145 bis 150 °C bestimmt.

Sulfatasche (2.4.14): Höchstens 0,1 Prozent, mit 1,0 g Substanz bestimmt.

Gehaltsbestimmung

0,160 g Substanz, in 50 ml kohlendioxidfreiem Wasser *R* gelöst, werden mit Natriumhydroxid-Lösung ($0{,}1\ mol \cdot l^{-1}$) titriert. Der Endpunkt wird mit Hilfe der Potentiometrie (2.2.20) bestimmt.

1 ml Natriumhydroxid-Lösung ($0{,}1\ mol \cdot l^{-1}$) entspricht 19,16 mg $C_6H_{10}ClN_3O_2$.

Lagerung

Gut verschlossen, vor Licht geschützt.

1998, 1217

Holunderblüten

Sambuci flos

Definition

Holunderblüten bestehen aus den getrockneten Blüten von *Sambucus nigra* L. Die Droge enthält mindestens 0,80 Prozent Flavonoide, berechnet als Isoquercitrin ($C_{21}H_{20}O_{12}$; M_r 464,4) und bezogen auf die getrocknete Droge.

Eigenschaften

Die Droge weist die unter „Prüfung auf Identität, A und B" beschriebenen makroskopischen und mikroskopischen Merkmale auf.

Prüfung auf Identität

A. Die im Durchmesser etwa 5 mm betragenden Blüten besitzen (mit der Lupe betrachtet) 3 kleine Vorblätter und können einen Blütenstiel aufweisen. Der 5zipfelige Kelch ist klein, die Blumenkrone hellgelb mit 5 breitovalen Kronblättern, die am Grund zu einer Röhre verwachsen sind. Die Filamente der 5 gelben Staubblätter wechseln mit den Kronblättern ab. Häufig liegt die Blumenkrone isoliert oder zusammen mit den an der Basis der Kronröhre mit den Filamenten verwachsenen Staubblättern vor. Der unterständige, 3teilige Fruchtknoten trägt einen kurzen Griffel mit 3 stumpfen Narben.

B. Die Droge wird pulverisiert (355). Das Pulver ist grünlichgelb. Die Prüfung erfolgt unter dem Mikroskop, wobei Chloralhydrat-Lösung *R* verwendet wird. Das Pulver zeigt zahlreiche kugelförmige, manchmal ellipsoidale Pollenkörner mit einem Durchmesser von etwa 30 µm, die 3 Keimporen und eine feinpunktierte Exine aufweisen; Epidermiszellen des Kelches mit Kutikularstreifung und gelegentlich einzelligen, randständigen Deckhaaren der basalen Region; Kronblattfragmente mit zahlreichen kleinen Kügelchen von ätherischem Öl, auf der oberen Epidermis mit schwach verdickten, getüpfelten Wänden und gestreifter Kutikula; Mesophyllzellen der Kron- und Kelchblätter mit Idioblasten, die zahlreich Kristallsand von Calciumoxalat enthalten.

C. Die bei der Prüfung „*Sambucus ebulus* L." (siehe „Prüfung auf Reinheit") erhaltenen Chromatogramme werden im ultravioletten Licht bei 365 nm ausgewertet. Das Chromatogramm der Untersuchungslösung ist gekennzeichnet durch die intensiv hellblau fluoreszierende Zone der Chlorogensäure, die orange fluoreszierende Zone des Rutosids sowie die ebenfalls orange fluoreszierende Zone des Isoquercitrins, die geringfügig höher als die Zone von Hyperosid im Chromatogramm der Referenzlösung auftritt. Etwas unterhalb der Kaffeesäure-Zone im Chromatogramm der Referenzlösung tritt im Chromatogramm der Untersuchungslösung eine grünlichblau fluoreszierende Zone auf. Weitere, schwach fluoreszierende Zonen können vorhanden sein. Im Tageslicht sind im Chromatogramm der Untersuchungslösung nur die orange fluoreszierenden Zonen von Rutosid und Isoquercitrin deutlich erkennbar.

Prüfung auf Reinheit

Fremde Bestandteile (2.8.2): Höchstens 8 Prozent Stielfragmente und andere fremde Bestandteile und höchstens 15 Prozent mißfarbige braune Blüten, mit 10 g Droge bestimmt.

***Sambucus ebulus* L.:** Die Prüfung erfolgt mit Hilfe der Dünnschichtchromatographie (2.2.27) unter Verwendung einer Schicht eines geeigneten Kieselgels.

Untersuchungslösung: 0,5 g pulverisierte Droge (355) werden mit 10 ml Methanol *R* versetzt und 5 min lang unter häufigem Schütteln in einem Wasserbad von 65 °C erhitzt. Nach dem Erkaltenlassen wird filtriert und das Filtrat mit Methanol *R* zu 10 ml verdünnt.

Referenzlösung: Je 1 mg Kaffeesäure *R* und Chlorogensäure *R* sowie je 2,5 mg Hyperosid *R* und Rutosid *R* werden in 10 ml Methanol *R* gelöst.

Auf die Platte werden getrennt 10 µl jeder Lösung bandförmig aufgetragen. Die Chromatographie erfolgt mit einer Mischung von 10 Volumteilen wasserfreier Ameisensäure *R*, 10 Volumteilen Wasser *R*, 30 Volumteilen Ethylmethylketon *R* und 50 Volumteilen Ethylacetat *R* über eine Laufstrecke von 15 cm. Nach dem Trocknen bei 100 bis 105 °C wird die noch warme Platte mit einer Lösung von Diphenylboryloxyethylamin *R* ($10 g \cdot l^{-1}$) in Methanol *R* und anschließend mit einer Lösung von Macrogol 400 *R* ($50 g \cdot l^{-1}$) in Methanol *R* besprüht. Nach 30 min langem Trocknen an der Luft erfolgt die Auswertung im ultravioletten Licht bei 365 nm. Das Chromatogramm der Referenzlösung zeigt in der unteren Hälfte mit steigendem R_f-Wert die orange fluoreszierende Zone des Rutosids, die hellblau fluoreszierende Zone der Chlorogensäure und die orangegelb bis orangebraun fluoreszierende Zone des Hyperosids. Das obere Drittel zeigt die grünlichblau fluoreszierende Zone der Kaffeesäure. Im Chromatogramm der Untersuchungslösung darf unterhalb der Rutosidzone im Chromatogramm der Referenzlösung keine rosa gefärbte Zone erkennbar sein.

Trocknungsverlust (2.2.32): Höchstens 10,0 Prozent, mit 1,000 g pulverisierter Droge (355) durch 2 h langes Trocknen im Trockenschrank bei 100 bis 105 °C bestimmt.

Asche (2.4.16): Höchstens 10,0 Prozent.

Gehaltsbestimmung

Stammlösung: 0,600 g pulverisierte Droge (355) werden in einem 100-ml-Rundkolben mit 1 ml einer Lösung von Methenamin *R* ($5 g \cdot l^{-1}$), 20 ml Aceton *R* und 2 ml Salzsäure *R* 1 versetzt und 30 min lang zum Rückfluß erhitzt. Das Gemisch wird durch einen Wattebausch in einen Kolben filtriert. Die verwendete Watte wird zum Rückstand im Rundkolben gegeben und der Inhalt 2mal 10 min lang mit je 20 ml Aceton *R* zum Rückfluß erhitzt. Die Auszüge werden nach dem Erkaltenlassen jeweils durch einen Wattebausch in den Kolben filtriert. Nach dem Abkühlen werden die vereinigten Acetonauszüge durch ein Papierfilter in einen 100-ml-Meßkolben filtriert. Mit Aceton *R*, das zuvor zum Nachspülen von Kolben und Papierfilter dient, wird aufgefüllt. 20,0 ml Lösung werden in einem Scheidetrichter mit 20 ml Wasser *R* versetzt, 1mal mit 15 ml und 3mal mit je 10 ml Ethylacetat *R* ausgeschüttelt. Die in einem Scheidetrichter vereinigten Ethylacetat-Auszüge werden 2mal mit je 50 ml Wasser *R* gewaschen, anschließend über wasserfreies Natriumsulfat *R* in einen Meßkolben filtriert und mit Ethylacetat *R* zu 50,0 ml verdünnt.

Untersuchungslösung: 10,0 ml Stammlösung werden mit 1 ml Aluminiumchlorid-Reagenz *R* versetzt und mit einer 5prozentigen Lösung (*V/V*) von Essigsäure 98 % *R* in Methanol *R* zu 25,0 ml verdünnt.

Kompensationsflüssigkeit: 10,0 ml Stammlösung werden mit einer 5prozentigen Lösung (*V/V*) von Essigsäure 98 % *R* in Methanol *R* zu 25,0 ml verdünnt.

Nach 30 min wird die Absorption (2.2.25) der Untersuchungslösung bei 425 nm gegen die Kompensationsflüssigkeit gemessen. Der Prozentgehalt an Flavonoiden, berechnet als Isoquercitrin, errechnet sich nach der Formel

$$\frac{A \cdot 1{,}25}{m},$$

wobei die spezifische Absorption $A_{1\,\text{cm}}^{1\,\%} = 500$ zugrunde gelegt wird.

A = gemessene Absorption bei 425 nm
m = Masse der Droge in Gramm.

Lagerung

Gut verschlossen, vor Licht geschützt.

1999, 1038

Homöopathische Zubereitungen

Praeparationes homoeopathicae

Definition

Homöopathische Zubereitungen werden aus Substanzen, Stoffen oder konzentrierten Zubereitungen nach einer homöopathischen Verfahrenstechnik hergestellt.

Eine homöopathische Zubereitung wird in der Regel mit der lateinischen Bezeichnung der konzentrierten Zubereitung sowie dem Verdünnungsgrad gekennzeichnet.

Ausgangsstoffe

Ausgangsstoffe für die Herstellung homöopathischer Zubereitungen sind pflanzlichen, chemischen, mineralischen oder tierischen Ursprungs.

Für Ausgangsstoffe tierischen Ursprungs muß die Abwesenheit jeglicher pathogener Agenzien glaubhaft erwiesen sein. Ausgangsstoffe pflanzlichen oder tierischen Ursprungs können entweder in frischem oder getrocknetem Zustand verarbeitet werden. Frische Ausgangsstoffe können gegebenenfalls tiefgefroren gelagert werden.

Frische Ausgangsstoffe können in begründeten Fällen für Transport oder Lagerung in Ethanol aufbewahrt werden, vorausgesetzt, die Gesamtmenge des in dieser Weise behandelten Ausgangsstoffes einschließlich des dabei verwendeten Ethanols wird für die weitere Verarbeitung eingesetzt.

Ausgangsstoffe entsprechen den Anforderungen der jeweiligen Monographie der Ph. Eur.

Arzneiträger

Arzneiträger sind Hilfsstoffe für die Herstellung bestimmter konzentrierter Zubereitungen oder für die Potenzierung, zum Beispiel Gereinigtes Wasser, Ethanol geeigneter Konzentration, Glycerol und Lactose-Monohydrat.

Arzneiträger entsprechen den Anforderungen der jeweiligen Monographien der Ph. Eur.

Konzentrierte Zubereitungen

Konzentrierte Zubereitungen sind Substanzen, Stoffe oder Zubereitungen, die als Ausgangsmaterial für die Herstellung homöopathischer Zubereitungen eingesetzt werden. Als konzentrierte Zubereitung für Ausgangsstoffe pflanzlichen oder tierischen Ursprungs wird in der Regel eine Urtinktur oder ein Glycerolmazerat, für Ausgangsstoffe chemischen oder mineralischen Ursprungs die Substanz selbst bezeichnet.

Urtinkturen

Urtinkturen sind flüssige Zubereitungen, die durch Einwirkenlassen eines geeigneten flüssigen Arzneiträgers auf Ausgangsstoffe pflanzlichen oder tierischen Ursprungs erhalten werden.

Urtinkturen können auch aus Pflanzensäften mit oder ohne Zusatz eines Arzneiträgers erhalten werden.

Urtinkturen werden durch das Symbol „TM“ oder „∅“ gekennzeichnet.

Glycerolmazerate

Glycerolmazerate sind flüssige Zubereitungen, die durch Einwirkenlassen von Glycerol oder einer Mischung von Glycerol mit Ethanol geeigneter Konzentration oder einer Mischung von Glycerol mit einer Natriumchlorid-Lösung geeigneter Konzentration auf Ausgangsstoffe botanischen oder zoologischen Ursprungs erhalten werden.

Potenzierung

Durch Potenzierung nach einer homöopathischen Verfahrenstechnik werden aus konzentrierten Zubereitungen Verdünnungen (Dilutionen) und Verreibungen (Triturationen) hergestellt: Aus flüssigen Zubereitungen werden stufenweise flüssige Verdünnungen hergestellt; aus festen Zubereitungen werden stufenweise entsprechende Verreibungen hergestellt.

Jeweils eine Potenzierungsstufe wird in der Regel im Dezimal- oder Centesimal-Verhältnis wie folgt hergestellt:

- aus 1 Teil konzentrierter Zubereitung und 9 Teilen Arzneiträger; diese Potenzierungsstufe kann mit „D“ oder „DH“ oder „X“ (Dezimal) bezeichnet werden,
- aus 1 Teil konzentrierter Zubereitung und 99 Teilen Arzneiträger; diese Potenzierungsstufe kann mit „C“ oder „CH“ (Centesimal) bezeichnet werden.

Die Anzahl der Potenzierungsstufen bestimmt den in der Bezeichnung anzugebenden Verdünnungsgrad; zum Beispiel bedeutet „D3“ oder „3DH“ oder „3X“ die dritte Potenzierungsstufe im Dezimalsystem; „C3“ oder „3CH“ oder „3C“ bedeutet die dritte Potenzierungsstufe im Centesimalsystem.

Darreichungsformen

Darreichungsformen homöopathischer Zubereitungen entsprechen den diesbezüglichen, in den jeweiligen Monographien zu „Darreichungsformen“ der Ph. Eur. enthaltenen sowie den folgenden Angaben und Anforderungen:

- als „Wirkstoffe (Arzneistoffe)“ der Darreichungsformen homöopathischer Zubereitungen gelten „Verdünnungen (Dilutionen) oder Verreibungen (Triturationen) konzentrierter Zubereitungen“,
- diese Darreichungsformen werden unter Verwendung geeigneter Hilfsstoffe hergestellt,
- die Prüfung „Gleichförmigkeit des Gehalts einzeldosierter Arzneiformen“ (2.9.6) ist im Regelfall nicht durchzuführen, es sei denn, daß sie in bestimmten Fällen ausdrücklich vorgeschrieben ist.

Definition der homöopathischen Darreichungsformen „Streukügelchen“ und „Globuli velati“

Streukügelchen und Globuli velati zum homöopathischen Gebrauch sind feste Zubereitungen. Sie werden aus Saccharose, Lactose-Monohydrat oder anderen geeigneten Hilfsstoffen sowie aus einer oder mehreren homöopathischen Verdünnung/en konzentrierter homöopathischer Zubereitungen erhalten, indem auf die Kügelchen die Verdünnung/en aufgebracht werden, gegebenenfalls auch unter Zusatz der Hilfsstoffe in ansteigenden Mengen.

Sie sind zur oralen oder sublingualen Anwendung bestimmt.

1998, 1222

Hopfenzapfen

Lupuli flos

Definition

Hopfenzapfen bestehen aus den getrockneten, gewöhnlich ganzen, weiblichen Blütenständen von *Humulus lupulus* L.

Eigenschaften

Die Droge hat einen charakteristischen, angenehm würzigen Geruch.

Die Droge weist die unter „Prüfung auf Identität, A und B“ beschriebenen makroskopischen und mikroskopischen Merkmale auf.

Prüfung auf Identität

A. Hopfenzapfen liegen gewöhnlich einzeln vor. Sie sind 2 bis 5 cm lang, gestielt, eiförmig und bestehen aus vielen ovalen, grünlichgelben, sitzenden, häutigen, dachziegelartig übereinanderliegenden Nebenblättern. Die äußeren Nebenblätter sind abgeflacht und symmetrisch. Die inneren Nebenblätter (Vorblätter) sind länger und am Grund durch eine Blattfalte, die in der Regel eine Frucht (Achaena) umhüllt, asymmetrisch. Der Fruchtknoten oder seltener die Frucht, der Blattgrund der Nebenblätter und besonders die umhüllende Blattfalte sind mit kleinen orangegelben Drüsen bedeckt.

B. Die Droge wird pulverisiert (355). Das Pulver ist grünlichgelb. Die Prüfung erfolgt unter dem Mikroskop, wobei Chloralhydrat-Lösung *R* verwendet wird. Das Pulver zeigt folgende Merkmale: Fragmente der Nebenblätter und der Vorblätter, bedeckt von polygonalen, unregelmäßigen Epidermiszellen mit welligen Wänden; einzellige, kegelförmige, gerade oder gebogene Deckhaare mit dünnen, glatten Wänden; selten anomocytische Spaltöffnungen; Mesophyllfragmente mit kleinen Calciumoxalatdrusen; viele charakteristische, orangegelbe Drüsenhaare mit einem kurzen, zweizelligen, zweireihigen Stiel, der ein 150 bis 250 µm großes, zu einem Becher verbreitertes Gebilde trägt. Dieses besteht aus einer halbkugelförmigen Schicht von Sekretzellen, deren Kutikula durch ein ölig-harziges Sekret haubenförmig abgehoben ist. Ferner finden sich Fragmente länglicher Steinzellen aus der Samenschale mit dicken Zellwänden, die gestreift sind und zahlreiche Tüpfel zeigen.

C. Die Prüfung erfolgt mit Hilfe der Dünnschichtchromatographie (2.2.27) unter Verwendung einer Schicht eines geeigneten Kieselgels, das einen Fluoreszenzindikator mit intensivster Anregung der Fluoreszenz bei 254 nm enthält.

Untersuchungslösung: 1,0 g frisch pulverisierte Droge (355) wird 15 min lang mit 10 ml einer Mischung von 3 Volumteilen Wasser *R* und 7 Volumteilen Methanol *R* geschüttelt. Anschließend wird filtriert.

Referenzlösung: 1,0 mg Sudanorange *R*, 2,0 mg Curcumin *R* und 2,0 mg Dimethylaminobenzaldehyd *R* werden in 20 ml Methanol *R* gelöst.

Auf die Platte werden getrennt 20 µl jeder Lösung bandförmig aufgetragen. Die Chromatographie erfolgt mit einer Mischung von 2 Volumteilen wasserfreier Essigsäure *R*, 38 Volumteilen Ethylacetat *R* und 60 Volumteilen Cyclohexan *R* über eine Laufstrecke von 15 cm. Die Platte wird an der Luft trocknen gelassen und im ultravioletten Licht bei 254 nm ausgewertet. Das Chromatogramm der Referenzlösung zeigt 3 fluoreszenzlöschende Zonen; im unteren Viertel findet sich die schwache Curcuminzone, etwas unterhalb der Mitte die Dimethylaminobenzaldehydzone und darüber die Sudanorangezone. Das Chromatogramm der Untersuchungslösung zeigt eine Anzahl fluoreszenzlöschender Zonen in ähnlicher Lage wie die Zonen im Chromatogramm der Referenzlösung. Im Bereich der Curcuminzone findet sich eine schwache, dem Xanthohumol entsprechende Zone, nahe der Dimethylaminobenzaldehydzone liegen die den Humulonen zugehörigen Zonen und nahe der Sudanorangezone die 2 Lupulonzonen. Im ultravioletten Licht, bei 365 nm ausgewertet, zeigt das Chromatogramm der Untersuchungslösung, daß die Lupulonzonen blau, die Humulonzonen braun und die Xanthohumolzone dunkelbraun fluoreszieren. Wird die Platte mit verdünntem Molybdat-Wolframat-Reagenz *R* besprüht, anschließend Ammoniakgas ausgesetzt und im Tageslicht ausgewertet, so sind im Chromatogramm der Untersuchungslösung die Zonen der Humulone und Lupulone bläulichgrau, die Xanthohumolzone hingegen ist grünlichgrau gefärbt. Im Chromatogramm der Referenzlösung sind die Zonen bläulichgrau bis bräunlichgrau gefärbt.

Prüfung auf Reinheit

Fremde Bestandteile (2.8.2): Die Droge muß der Prüfung entsprechen.

Mit Ethanol 70 % (*V/V*) extrahierbare Stoffe: 10,0 g pulverisierte Droge (355) werden 10 min lang mit 300 ml Ethanol 70 % *R* im Wasserbad zum Rückfluß erhitzt. Nach dem Erkaltenlassen wird filtriert, wobei die ersten 10 ml des Filtrats verworfen werden. 30,0 ml Filtrat werden auf dem Wasserbad zur Trockne eingedampft und 2 h lang im Trockenschrank bei 100 bis 105 °C getrocknet. Der Rückstand muß mindestens 0,250 g betragen (25,0 Prozent).

Trocknungsverlust (2.2.32): Höchstens 10,0 Prozent, mit 1,000 g pulverisierter Droge (355) durch 2 h langes Trocknen im Trockenschrank bei 100 bis 105 °C bestimmt.

Asche (2.4.16): Höchstens 12,0 Prozent.

Lagerung

Gut verschlossen, vor Licht geschützt.

1998, 829

Hydralazinhydrochlorid

Hydralazini hydrochloridum

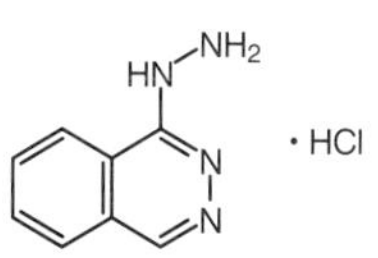

$C_8H_9ClN_4$ M_r 196,6

Definition

Hydralazinhydrochlorid enthält mindestens 98,5 und höchstens 101,0 Prozent 1-Phthalazinylhydrazin-hydrochlorid, berechnet auf die getrocknete Substanz.

Eigenschaften

Weißes bis fast weißes, kristallines Pulver; löslich in Wasser, schwer löslich in Ethanol, sehr schwer löslich in Dichlormethan.

Die Substanz schmilzt bei etwa 275 °C unter Zersetzung.

Prüfung auf Identität

1: B, E.
2: A, C, D, E.

A. 50 mg Substanz werden in Wasser *R* zu 100 ml gelöst. 2 ml Lösung werden mit Wasser *R* zu 100 ml verdünnt. Diese Lösung, zwischen 220 und 350 nm gemessen, zeigt Absorptionsmaxima (2.2.25) bei 240, 260, 303 und 315 nm. Das Verhältnis der Absorption im Maximum bei 240 nm zu der im Maximum bei 303 nm beträgt 2,0 bis 2,2.

B. Die Prüfung erfolgt mit Hilfe der *IR*-Spektroskopie (2.2.24) durch Vergleich des Spektrums der Substanz mit dem von Hydralazinhydrochlorid *CRS*. Die Prüfung erfolgt mit Hilfe von Preßlingen.

C. 0,5 g Substanz werden in einer Mischung von 8 ml verdünnter Salzsäure *R* und 100 ml Wasser *R* gelöst und mit 2 ml Natriumnitrit-Lösung *R* versetzt. Die Lösung wird 10 min lang stehengelassen und filtriert. Die Schmelztemperatur (2.2.14) des mit Wasser *R* gewaschenen und bei 100 bis 105 °C getrockneten Niederschlags beträgt 209 bis 212 °C.

D. Etwa 10 mg Substanz werden in 2 ml Wasser *R* gelöst. Nach Zusatz von 2 ml einer Lösung von Nitrobenzaldehyd *R* (20 g · l^{-1}) in Ethanol 96 % *R* entsteht ein orange gefärbter Niederschlag.

E. Die Substanz gibt die Identitätsreaktion a auf Chlorid (2.3.1).

Prüfung auf Reinheit

Prüflösung: 0,5 g Substanz werden in kohlendioxidfreiem Wasser *R* zu 25 ml gelöst.

Aussehen der Lösung: 4 ml Prüflösung werden mit Wasser *R* zu 20 ml gelöst. Die Lösung muß klar (2.2.1) und darf nicht stärker gefärbt sein als die Farbvergleichslösung GG_6 (2.2.2, Methode II).

***p*H-Wert** (2.2.3): Der *p*H-Wert der Prüflösung muß zwischen 3,5 und 4,2 liegen.

Verwandte Substanzen: Die Prüfung erfolgt mit Hilfe der Flüssigchromatographie (2.2.29).

Untersuchungslösung: 25,0 mg Substanz werden in der mobilen Phase zu 50,0 ml gelöst.

Referenzlösung a: 1,0 ml Untersuchungslösung wird mit der mobilen Phase zu 100,0 ml verdünnt.

Referenzlösung b: 10,0 ml Referenzlösung a werden mit der mobilen Phase zu 50,0 ml verdünnt.

Referenzlösung c: 25,0 mg Phthalazin *R* werden in der mobilen Phase zu 50,0 ml gelöst. 4,0 ml Lösung werden mit der mobilen Phase zu 100,0 ml verdünnt.

H

Monographien

Referenzlösung d: Eine Mischung von 4,0 ml Untersuchungslösung und 10,0 ml Referenzlösung c wird mit der mobilen Phase zu 100,0 ml verdünnt.

Die Lösungen müssen innerhalb eines Tages verwendet werden.

Die Chromatographie kann durchgeführt werden mit

- einer Säule aus rostfreiem Stahl von 0,25 m Länge und 4,6 mm innerem Durchmesser, gepackt mit cyanopropylsilyliertem Kieselgel zur Chromatographie *R* 1 (10 µm)
- einer Mischung als mobile Phase bei einer Durchflußrate von 1 ml je Minute, die wie folgt hergestellt wird: Zu 22 Volumteilen Acetonitril *R* werden 78 Volumteile einer Lösung zugesetzt, die 1,44 g Natriumdodecylsulfat *R* und 0,75 g Tetrabutylammoniumbromid *R* je Liter enthält; die Mischung wird mit Schwefelsäure (0,05 mol · l^{-1}) auf einen *p*H-Wert von 3,0 eingestellt
- einem Spektrometer als Detektor bei einer Wellenlänge von 230 nm.

20 µl Referenzlösung a werden eingespritzt. Die Empfindlichkeit des Systems wird so eingestellt, daß die Höhe des Hauptpeaks mindestens 70 Prozent des maximalen Ausschlags beträgt. Werden die Chromatogramme unter den vorgeschriebenen Bedingungen aufgezeichnet, beträgt die Retentionszeit von Hydralazin etwa 10 bis 12 min. Falls erforderlich wird die Konzentration von Acetonitril in der mobilen Phase geändert.

20 µl Untersuchungslösung werden eingespritzt. Die Chromatographie wird über eine Dauer, die der 3fachen Retentionszeit von Hydralazin entspricht, durchgeführt.

20 µl Referenzlösung b werden eingespritzt. Im Chromatogramm der Untersuchungslösung darf keine Peakfläche, mit Ausnahme der des Lösungsmittelpeaks und des Hydralazin-Peaks, größer sein als die Fläche des Peaks im Chromatogramm der Referenzlösung b (0,2 Prozent).

Die Prüfung darf nur ausgewertet werden, wenn das Chromatogramm der Referenzlösung d zwei Hauptpeaks zeigt, wobei die Auflösung zwischen den beiden Peaks mindestens 2,5 betragen und der Hauptpeak im Chromatogramm der Referenzlösung b ein Signal-Rausch-Verhältnis von mindestens 3 aufweisen muß.

Hydrazin: Die Prüfung erfolgt mit Hilfe der Dünnschichtchromatographie (2.2.27) unter Verwendung einer Schicht von Kieselgel G *R*.

Untersuchungslösung: 0,12 g Substanz werden in 4 ml Wasser *R* gelöst. Nach Zusatz von 4 ml einer Lösung von Salicylaldehyd *R* (150 g · l^{-1}) in Methanol *R* und 0,2 ml Salzsäure *R* wird gemischt. Die Mischung wird 2 bis 4 h lang bei einer 25 °C nicht überschreitenden Temperatur gehalten, bis sich der entstandene Niederschlag abgesetzt hat. Nach Zusatz von 4 ml Toluol *R* wird intensiv geschüttelt und zentrifugiert. Die klare, überstehende Flüssigkeit wird in einen 100-ml-Scheidetrichter gebracht, die Toluolphase abgetrennt und 2mal, jeweils 3 min lang, mit je 20 ml einer Lösung von Natriumdisulfit *R* (200 g · l^{-1}) und daraufhin 2mal mit je 50 ml Wasser *R* geschüttelt. Die Toluolphase wird abgetrennt und als Untersuchungslösung verwendet.

Referenzlösung a: 12 mg Hydrazinsulfat *R* werden in verdünnter Salzsäure *R* zu 100,0 ml gelöst. 1,0 ml Lösung wird mit verdünnter Salzsäure *R* zu 100,0 ml verdünnt.

Referenzlösung b: Die Lösung wird gleichzeitig und unter gleichen Bedingungen wie für die Untersuchungslösung beschrieben unter Verwendung von 1,0 ml Referenzlösung a und 3 ml Wasser *R* hergestellt.

Auf die Platte werden getrennt 20 µl Untersuchungslösung und 20 µl Referenzlösung b aufgetragen. Die Chromatographie erfolgt mit einer Mischung von 10 Volumteilen Ethanol 96 % *R* und 90 Volumteilen Toluol *R* über eine Laufstrecke von 10 cm. Die Platte wird an der Luft trocknen gelassen und im ultravioletten Licht bei 365 nm ausgewertet. Ein im Chromatogramm der Untersuchungslösung auftretender, gelb fluoreszierender Fleck darf nicht intensiver sein als der entsprechende Fleck im Chromatogramm der Referenzlösung b (10 ppm Hydrazin).

Schwermetalle (2.4.8): 1,0 g Substanz muß der Grenzprüfung C auf Schwermetalle entsprechen (20 ppm). Zur Herstellung der Referenzlösung werden 2 ml Blei-Lösung (10 ppm Pb) *R* verwendet.

Trocknungsverlust (2.2.32): Höchstens 0,5 Prozent, mit 1,000 g Substanz durch Trocknen im Vakuum bestimmt.

Sulfatasche (2.4.14): Höchstens 0,1 Prozent, mit 1,0 g Substanz bestimmt.

Gehaltsbestimmung

80,0 mg Substanz, in 25 ml Wasser *R* gelöst, werden nach Zusatz von 35 ml Salzsäure *R* mit Kaliumiodat-Lösung (0,05 mol · l^{-1}) titriert. Der Endpunkt wird mit Hilfe der Potentiometrie (2.2.20) unter Verwendung einer Kalomel-Bezugselektrode und einer Platin-Meßelektrode bestimmt.

1 ml Kaliumiodat-Lösung (0,05 mol · l^{-1}) entspricht 9,832 mg $C_8H_9ClN_4$.

Lagerung

Gut verschlossen, vor Licht geschützt.

1998, 394

Hydrochlorothiazid

Hydrochlorothiazidum

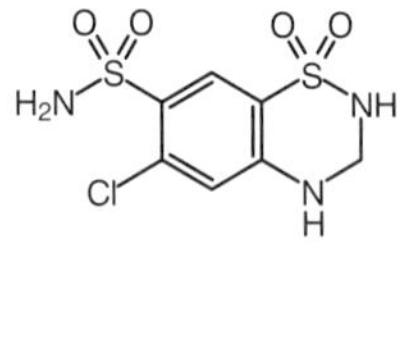

$C_7H_8ClN_3O_4S_2$ M_r 297,7

Definition

Hydrochlorothiazid enthält mindestens 98,0 und höchstens 102,0 Prozent 6-Chlor-3,4-dihydro-2*H*-1,2,4-benzothiadiazin-7-sulfonamid-1,1-dioxid, berechnet auf die getrocknete Substanz.

Eigenschaften

Weißes bis fast weißes, kristallines Pulver; sehr schwer löslich in Wasser, löslich in Aceton, wenig löslich in Ethanol. Die Substanz löst sich in verdünnten Alkalihydroxid-Lösungen.

Prüfung auf Identität

1: B.
2: A, C, D.

A. 50,0 mg Substanz werden in 10 ml Natriumhydroxid-Lösung (0,1 mol · l^{-1}) gelöst. Die Lösung wird mit Wasser *R* zu 100,0 ml verdünnt. 2,0 ml dieser Lösung werden mit Natriumhydroxid-Lösung (0,01 mol · l^{-1}) zu 100,0 ml verdünnt. Diese Lösung, zwischen 250 und 350 nm gemessen, zeigt Absorptionsmaxima (2.2.25) bei 273 und 323 nm. Das Verhältnis der Absorption im Maximum bei 273 zu der im Maximum bei 323 nm liegt zwischen 5,4 und 5,7.

B. Die Prüfung erfolgt mit Hilfe der IR-Spektroskopie (2.2.24) durch Vergleich des Spektrums der Substanz mit dem von Hydrochlorothiazid *CRS*.

C. Die Prüfung erfolgt mit Hilfe der Dünnschichtchromatographie (2.2.27) unter Verwendung einer Schicht eines geeigneten Kieselgels, das einen Fluoreszenzindikator mit intensivster Anregung der Fluoreszenz bei 254 nm enthält.

Untersuchungslösung: 50 mg Substanz werden in Aceton *R* zu 10 ml gelöst.

Referenzlösung a: 50 mg Hydrochlorothiazid *CRS* werden in Aceton *R* zu 10 ml gelöst.

Referenzlösung b: 25 mg Chlorothiazid *R* werden in der Referenzlösung a zu 5 ml gelöst.

Auf die Platte werden getrennt 2 µl jeder Lösung aufgetragen. Die Chromatographie erfolgt mit Ethylacetat *R* über eine Laufstrecke von 10 cm. Die Platte wird im Luftstrom getrocknet und im ultravioletten Licht bei 254 nm ausgewertet. Der Hauptfleck im Chromatogramm der Untersuchungslösung entspricht in bezug auf Lage und Größe dem Hauptfleck im Chromatogramm der Referenzlösung a. Die Prüfung darf nur ausgewertet werden, wenn das Chromatogramm der Referenzlösung b deutlich voneinander getrennt 2 Flecke zeigt.

D. Wird etwa 1 mg Substanz mit 2 ml einer frisch hergestellten Lösung von Chromotropsäure *R* (0,5 g · l^{-1}) in einer abgekühlten Mischung von 35 Volumteilen Wasser *R* und 65 Volumteilen Schwefelsäure *R* vorsichtig erwärmt, entsteht eine violette Färbung.

Prüfung auf Reinheit

Sauer oder alkalisch reagierende Substanzen: 0,5 g pulverisierte Substanz werden 2 min lang mit 25 ml Wasser *R* geschüttelt. Anschließend wird filtriert. Werden 10 ml Filtrat mit 0,2 ml Natriumhydroxid-Lösung (0,01 mol · l^{-1}) und 0,15 ml Methylrot-Lösung *R* versetzt, muß die Lösung gelb gefärbt sein. Bis zum Farbumschlag nach Rot dürfen höchstens 0,4 ml Salzsäure (0,01 mol · l^{-1}) verbraucht werden.

Verwandte Substanzen: Die Prüfung erfolgt mit Hilfe der Flüssigchromatographie (2.2.29).

Untersuchungslösung: 30,0 mg Substanz werden in 5 ml einer Mischung gleicher Volumteile Acetonitril *R* und Methanol *R*, falls erforderlich mit Hilfe von Ultraschall, gelöst. Die Lösung wird mit Phosphat-Pufferlösung *p*H 3,2 *R* 1 zu 20,0 ml verdünnt.

Lösungsmittelmischung: 50,0 ml einer Mischung gleicher Volumteile Acetonitril *R* und Methanol *R* werden mit Phosphat-Pufferlösung *p*H 3,2 *R* 1 zu 200,0 ml verdünnt.

Referenzlösung a: 15,0 mg Hydrochlorothiazid *CRS* und 15,0 mg Chlorothiazid *CRS* werden in 25,0 ml einer Mischung gleicher Volumteile Acetonitril *R* und Methanol *R*, falls erforderlich mit Hilfe von Ultraschall, gelöst. Die Lösung wird mit Phosphat-Pufferlösung *p*H 3,2 *R* 1 zu 100,0 ml verdünnt. 5,0 ml dieser Lösung werden mit der Lösungsmittelmischung zu 100,0 ml verdünnt.

Referenzlösung b: 1,0 ml Untersuchungslösung wird mit der Lösungsmittelmischung zu 50,0 ml verdünnt. 5,0 ml dieser Lösung werden mit der Lösungsmittelmischung zu 20,0 ml verdünnt.

Die Chromatographie kann durchgeführt werden mit

- einer Säule aus rostfreiem Stahl von 0,1 m Länge und 4,6 mm innerem Durchmesser, gepackt mit octadecylsilyliertem Kieselgel zur Chromatographie *R* (3 µm)
- einer Mischung der mobilen Phase A und B unter Einsatz der Gradientenelution bei einer Durchflußrate von 0,8 ml je Minute gemäß der Tabelle
  mobile Phase A: 940 ml Phosphat-Pufferlösung *p*H 3,2 *R* 1 werden mit 60,0 ml Methanol *R* und anschließend mit 10,0 ml Tetrahydrofuran *R* versetzt und gemischt
  mobile Phase B: Eine Mischung von 500 ml Methanol *R* und 500 ml Phosphat-Pufferlösung *p*H 3,2 *R* 1 wird mit 50,0 ml Tetrahydrofuran *R* versetzt und gemischt

Zeit (min)	mobile Phase A (% *V/V*)	mobile Phase B (% *V/V*)	Erläuterungen
0 – 17	100 → 55	0 → 45	linearer Elutionsgradient
17 – 30	55	45	isokratisch
30 – 35	55 → 100	45 → 0	linearer Elutionsgradient
35 – 50	100	0	isokratisch
50 = 0	100	0	zurück zum Anfangsgleichgewicht

- einem Spektrometer als Detektor bei einer Wellenlänge von 224 nm.

Die Säule wird mindestens 20 min lang mit der mobilen Phase A äquilibriert. Die Empfindlichkeit des Systems wird so eingestellt, daß die Höhe des Hauptpeaks im Chromatogramm mit 10 µl Referenzlösung b mindestens 50 Prozent des maximalen Ausschlags beträgt.

10 µl Referenzlösung a werden eingespritzt. Wird das Chromatogramm unter den vorgeschriebenen Bedingungen aufgezeichnet, betragen die Retentionszeiten für Chlorothiazid etwa 7 min und für Hydrochlorothiazid etwa 8 min. Die Prüfung darf nur ausgewertet werden,

wenn die Auflösung zwischen den Peaks von Chlorothiazid und Hydrochlorothiazid mindestens 2,5 beträgt. Falls erforderlich wird die Zusammensetzung der mobilen Phase oder das Zeitprogramm der Gradientenelution geringfügig geändert.

10 µl Lösungsmittelmischung als Blindlösung und je 10 µl Untersuchungslösung und Referenzlösung b werden getrennt eingespritzt. Im Chromatogramm der Untersuchungslösung darf keine Peakfläche, mit Ausnahme der des Hauptpeaks, größer sein als die Fläche des Hauptpeaks im Chromatogramm der Referenzlösung b (0,5 Prozent). Im Chromatogramm der Untersuchungslösung darf die Summe aller Peakflächen, mit Ausnahme der des Hauptpeaks, nicht größer sein als das 2fache der Fläche des Hauptpeaks im Chromatogramm der Referenzlösung b (1 Prozent). Peaks der Blindlösung und Peaks, deren Fläche kleiner ist als das 0,1fache der Fläche des Hauptpeaks im Chromatogramm der Referenzlösung b, werden nicht berücksichtigt.

Chlorid (2.4.4): 1,0 g Substanz wird in 25 ml Aceton *R* gelöst. Die Lösung wird mit Wasser *R* zu 30 ml verdünnt. 15 ml Lösung müssen der Grenzprüfung auf Chlorid entsprechen (100 ppm). Zur Herstellung der Referenzlösung werden 10 ml Chlorid-Lösung (5 ppm Cl) *R* und 5 ml Aceton *R*, das 15 Prozent (*V/V*) Wasser *R* enthält, verwendet.

Trocknungsverlust (2.2.32): Höchstens 0,5 Prozent, mit 1,000 g Substanz durch Trocknen im Trockenschrank bei 100 bis 105 °C bestimmt.

Sulfatasche (2.4.14): Höchstens 0,1 Prozent, mit 1,0 g Substanz bestimmt.

Gehaltsbestimmung

0,120 g Substanz, in 50 ml Dimethylsulfoxid *R* gelöst, werden mit Tetrabutylammoniumhydroxid-Lösung (0,1 mol · l^{-1}) titriert. Der Endpunkt wird mit Hilfe der Potentiometrie (2.2.20) beim zweiten Wendepunkt bestimmt.

1 ml Tetrabutylammoniumhydroxid-Lösung (0,1 mol · l^{-1}) entspricht 14,88 mg $C_7H_8ClN_3O_4S_2$.

Verunreinigungen

A. Chlorothiazid

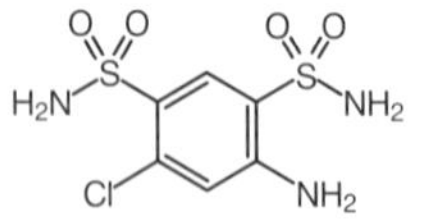

B. 4-Amino-6-chlorbenzol-1,3-disulfonamid

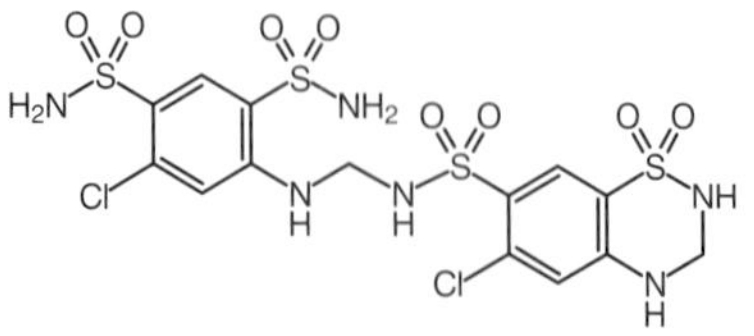

C. 4-Chlor-6-[[[[(6-chlor-3,4-dihydro-2*H*-1,2,4-benzothiadiazin-7-yl-1,1-dioxid)sulfonyl]amino]methyl]amino]benzol-1,3-disulfonamid.

1999, 335

Hydrocortison

Hydrocortisonum

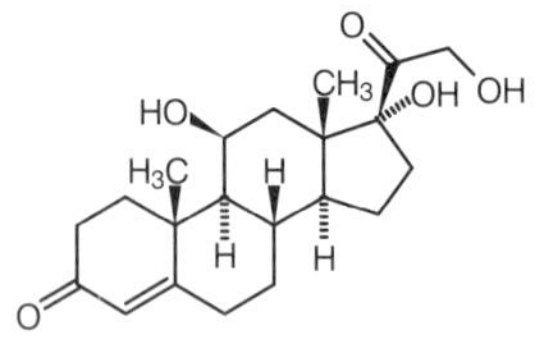

$C_{21}H_{30}O_5$ M_r 362,5

Definition

Hydrocortison enthält mindestens 97,0 und höchstens 103,0 Prozent 11β,17,21-Trihydroxypregn-4-en-3,20-dion, berechnet auf die getrocknete Substanz.

Eigenschaften

Weißes bis fast weißes, kristallines Pulver; praktisch unlöslich in Wasser, wenig löslich in Aceton und Ethanol, schwer löslich in Dichlormethan.

Die Substanz zeigt Polymorphie.

Prüfung auf Identität

1: A, B.
2: C, D.

A. Die Prüfung erfolgt mit Hilfe der IR-Spektroskopie (2.2.24) durch Vergleich des Spektrums der Substanz mit dem von Hydrocortison *CRS*. Wenn die Spektren bei der Prüfung in fester Form unterschiedlich sind, werden Substanz und Referenzsubstanz getrennt in der eben notwendigen Menge Aceton *R* gelöst. Nach Eindampfen der Lösungen im Wasserbad zur Trockne werden mit den Rückständen erneut Spektren aufgenommen.

B. Die Prüfung erfolgt mit Hilfe der Dünnschichtchromatographie (2.2.27) unter Verwendung einer Schicht eines geeigneten Kieselgels, das einen Fluoreszenzindikator mit intensivster Anregung der Fluoreszenz bei 254 nm enthält.

Untersuchungslösung: 10 mg Substanz werden in einer Mischung von 1 Volumteil Methanol *R* und 9 Volumteilen Dichlormethan *R* zu 10 ml gelöst.

Referenzlösung a: 20 mg Hydrocortison *CRS* werden in einer Mischung von 1 Volumteil Methanol *R* und 9 Volumteilen Dichlormethan *R* zu 20 ml gelöst.

Referenzlösung b: 10 mg Prednisolon *CRS* werden in der Referenzlösung a zu 10 ml gelöst.

Auf die Platte werden getrennt 5 µl jeder Lösung aufgetragen. Die Chromatographie erfolgt mit einer Mischung von 1,2 Volumteilen Wasser *R* und 8 Volumteilen Methanol *R*, die einer Mischung von 15 Volumteilen Ether *R* und 77 Volumteilen Dichlormethan *R* zugesetzt wird, über eine Laufstrecke von

15 cm. Eine zweite Chromatographie erfolgt mit einer Mischung von 5 Volumteilen mit Wasser *R* gesättigtem 1-Butanol *R*, 15 Volumteilen Toluol *R* und 80 Volumteilen Ether *R* über eine Laufstrecke von 15 cm. Die Platte wird an der Luft trocknen gelassen und im ultravioletten Licht bei 254 nm ausgewertet. Der Hauptfleck im Chromatogramm der Untersuchungslösung entspricht in bezug auf Lage und Größe dem Hauptfleck im Chromatogramm der Referenzlösung a. Die Platte wird mit ethanolischer Schwefelsäure *R* besprüht, 10 min lang oder bis zum Erscheinen von Flecken bei 120 °C erhitzt und erkalten gelassen. Die Auswertung erfolgt im Tageslicht und im ultravioletten Licht bei 365 nm. Der Hauptfleck im Chromatogramm der Untersuchungslösung entspricht in bezug auf Lage, Farbe im Tageslicht, Fluoreszenz im ultravioletten Licht bei 365 nm und Größe dem Hauptfleck im Chromatogramm der Referenzlösung a. Die Prüfung darf nur ausgewertet werden, wenn das Chromatogramm der Referenzlösung b deutlich voneinander getrennt 2 Flecke zeigt.

C. Die Prüfung erfolgt mit Hilfe der Dünnschichtchromatographie (2.2.27) unter Verwendung einer Schicht eines geeigneten Kieselgels, das einen Fluoreszenzindikator mit intensivster Anregung der Fluoreszenz bei 254 nm enthält.

Untersuchungslösung a: 25 mg Substanz werden in Methanol *R* zu 5 ml gelöst (Stammlösung). 2 ml Stammlösung werden mit Dichlormethan *R* zu 10 ml verdünnt.

Untersuchungslösung b: 0,4 ml der unter „Untersuchungslösung a“ erhaltenen Stammlösung werden in ein Reagenzglas aus Glas von 100 mm Länge und 20 mm Durchmesser mit einem Schliffstopfen oder einem Stopfen aus Polytetrafluorethylen gegeben. Das Lösungsmittel wird unter Erwärmen in einem Strom von Stickstoff *R* entfernt und der Rückstand mit 2 ml einer 15prozentigen Lösung (*V/V*) von Essigsäure 98 % *R* und 50 mg Natriumbismutat *R* versetzt. Das Reagenzglas wird verschlossen und die Suspension 1 h lang unter Lichtschutz mit Hilfe eines Schüttelgeräts kontinuierlich geschüttelt. Nach Zusatz von 2 ml einer 15prozentigen Lösung (*V/V*) von Essigsäure 98 % *R* wird in einen 50-ml-Scheidetrichter filtriert, wobei das Filter 2mal mit je 5 ml Wasser *R* gewaschen wird. Das klare Filtrat wird mit 10 ml Dichlormethan *R* ausgeschüttelt. Die organische Phase wird mit 5 ml Natriumhydroxid-Lösung (1 mol · l^{-1}) sowie 2mal mit je 5 ml Wasser *R* gewaschen und anschließend über wasserfreiem Natriumsulfat *R* getrocknet.

Referenzlösung a: 25 mg Hydrocortison *CRS* werden in Methanol *R* zu 5 ml gelöst (Stammlösung). 2 ml Stammlösung werden mit Dichlormethan *R* zu 10 ml verdünnt.

Referenzlösung b: 0,4 ml der unter „Referenzlösung a“ erhaltenen Stammlösung werden in ein Reagenzglas aus Glas von 100 mm Länge und 20 mm Durchmesser mit Schliffstopfen oder einem Stopfen aus Polytetrafluorethylen gegeben. Das Lösungsmittel wird unter Erwärmen in einem Strom von Stickstoff *R* entfernt und der Rückstand mit 2 ml einer 15prozentigen Lösung (*V/V*) von Essigsäure 98 % *R* und 50 mg Natriumbismutat *R* versetzt. Das Reagenzglas wird verschlossen und die Suspension 1 h lang unter Lichtschutz mit Hilfe eines Schüttelgeräts kontinuierlich geschüttelt. Nach Zusatz von 2 ml einer 15prozentigen Lösung (*V/V*) von Essigsäure 98 % *R* wird in einen 50-ml-Scheidetrichter filtriert, wobei das Filter 2mal mit je 5 ml Wasser *R* gewaschen wird. Das klare Filtrat wird mit 10 ml Dichlormethan *R* ausgeschüttelt. Die organische Phase wird mit 5 ml Natriumhydroxid-Lösung (1 mol · l^{-1}) sowie 2mal mit je 5 ml Wasser *R* gewaschen und anschließend über wasserfreiem Natriumsulfat *R* getrocknet.

Auf die Platte werden getrennt je 5 µl Untersuchungslösung a und Referenzlösung a sowie je 25 µl Untersuchungslösung b und Referenzlösung b aufgetragen, wobei die beiden letzten Lösungen in kleinen Anteilen aufgetragen werden, um kleine Flecke am Startpunkt zu erhalten. Die Chromatographie erfolgt mit einer Mischung von 1,2 Volumteilen Wasser *R* und 8 Volumteilen Methanol *R*, die einer Mischung von 15 Volumteilen Ether *R* und 77 Volumteilen Dichlormethan *R* zugesetzt wird, über eine Laufstrecke von 15 cm. Eine zweite Chromatographie erfolgt mit einer Mischung von 5 Volumteilen mit Wasser *R* gesättigtem 1-Butanol *R*, 15 Volumteilen Toluol *R* und 80 Volumteilen Ether *R* über eine Laufstrecke von 15 cm. Die Platte wird an der Luft trocknen gelassen und im ultravioletten Licht bei 254 nm ausgewertet. Die Hauptflecke in den Chromatogrammen der Untersuchungslösungen entsprechen in bezug auf Lage und Größe den Hauptflecken in den Chromatogrammen der entsprechenden Referenzlösungen. Die Platte wird mit ethanolischer Schwefelsäure *R* besprüht, 10 min lang oder bis zum Erscheinen von Flecken bei 120 °C erhitzt und erkalten gelassen. Die Auswertung erfolgt im Tageslicht und im ultravioletten Licht bei 365 nm. Die Hauptflecke in den Chromatogrammen der Untersuchungslösungen entsprechen in bezug auf Lage, Farbe im Tageslicht, Fluoreszenz im ultravioletten Licht bei 365 nm und Größe den Hauptflecken in den Chromatogrammen der entsprechenden Referenzlösungen. Die Hauptflecke in den Chromatogrammen der Untersuchungslösung b und der Referenzlösung b haben einen deutlich größeren R_f-Wert als die Hauptflecke in den Chromatogrammen der Untersuchungslösung a und der Referenzlösung a.

D. Etwa 2 mg Substanz werden unter Schütteln in 2 ml Schwefelsäure *R* gelöst. Innerhalb von 5 min entwickelt sich eine intensive braunrote Färbung mit grüner Fluoreszenz, die besonders intensiv im ultravioletten Licht bei 365 nm ist. Die Lösung wird zu 10 ml Wasser *R* gegeben. Nach dem Mischen verblaßt die Färbung, und die Lösung bleibt klar. Die Fluoreszenz im ultravioletten Licht bleibt bestehen.

Prüfung auf Reinheit

Spezifische Drehung (2.2.7): 0,250 g Substanz werden in Dioxan *R* zu 25,0 ml gelöst. Die spezifische Drehung muß zwischen +150 und +156° liegen, berechnet auf die getrocknete Substanz.

Verwandte Substanzen: Die Prüfung erfolgt mit Hilfe der Flüssigchromatographie (2.2.29).

Die Lösungen werden unmittelbar vor Gebrauch hergestellt.

Untersuchungslösung: 25,0 mg Substanz werden in 2 ml Tetrahydrofuran *R* gelöst. Die Lösung wird mit Wasser *R* zu 10,0 ml verdünnt.

Referenzlösung a: 2 mg Hydrocortison *CRS* und 2 mg Prednisolon *CRS* werden in der mobilen Phase zu 100,0 ml gelöst.

Referenzlösung b: 1,0 ml Untersuchungslösung wird mit der mobilen Phase zu 100,0 ml verdünnt.

Die Chromatographie kann durchgeführt werden mit

- einer Säule aus rostfreiem Stahl von 0,25 m Länge und 4,6 mm innerem Durchmesser, gepackt mit desaktiviertem, nachsilanisiertem, octadecylsilyliertem Kieselgel zur Chromatographie *R* (5 µm)
- folgender mobilen Phase bei einer Durchflußrate von 1 ml je Minute: In einem 1000-ml-Meßkolben werden 220 ml Tetrahydrofuran *R* und 700 ml Wasser *R* gemischt; die Mischung wird zum Äquilibrieren stehengelassen, mit Wasser *R* zu 1000 ml verdünnt und erneut gemischt
- einem Spektrometer als Detektor bei einer Wellenlänge von 254 nm.

Die Säule wird bei einer Temperatur von 45 °C gehalten.

Die Säule wird mit der mobilen Phase bei einer Durchflußrate von 1 ml je Minute etwa 30 min lang äquilibriert.

Die Empfindlichkeit des Systems wird so eingestellt, daß die Höhe des Hauptpeaks im Chromatogramm mit 20 µl Referenzlösung b mindestens 50 Prozent des maximalen Ausschlags beträgt.

20 µl Referenzlösung a werden eingespritzt. Werden die Chromatogramme unter den vorgeschriebenen Bedingungen aufgezeichnet, betragen die Retentionszeiten etwa 14 min für Prednisolon und etwa 15,5 min für Hydrocortison. Die Prüfung darf nur ausgewertet werden, wenn die Auflösung zwischen den Peaks von Prednisolon und Hydrocortison mindestens 2,2 beträgt. Falls erforderlich wird die Konzentration von Tetrahydrofuran in der mobilen Phase geändert.

20 µl Lösungsmittel-Mischung der Untersuchungslösung als Blindlösung und je 20 µl Untersuchungslösung und Referenzlösung b werden getrennt eingespritzt. Die Chromatographie erfolgt über eine Dauer, die der 4fachen Retentionszeit des Hauptpeaks im Chromatogramm der Untersuchungslösung entspricht. Im Chromatogramm der Untersuchungslösung darf keine Peakfläche, mit Ausnahme der des Hauptpeaks, größer sein als das 0,5fache der Fläche des Hauptpeaks im Chromatogramm der Referenzlösung b (0,5 Prozent). Im Chromatogramm der Untersuchungslösung darf die Summe aller Peakflächen, mit Ausnahme der des Hauptpeaks, nicht größer sein als das 1,5fache der Fläche des Hauptpeaks im Chromatogramm der Referenzlösung b (1,5 Prozent). Ein Peak der Blindlösung und Peaks, deren Fläche kleiner ist als das 0,05fache der Fläche des Hauptpeaks im Chromatogramm der Referenzlösung b, werden nicht berücksichtigt.

Trocknungsverlust (2.2.32): Höchstens 1,0 Prozent, mit 0,500 g Substanz durch Trocknen im Trockenschrank bei 100 bis 105 °C bestimmt.

Gehaltsbestimmung

0,100 g Substanz werden in Ethanol 96 % *R* zu 100,0 ml gelöst. 2,0 ml Lösung werden mit Ethanol 96 % *R* zu 100,0 ml verdünnt. Die Absorption (2.2.25) wird im Maximum bei 241,5 nm gemessen.

Der Gehalt an $C_{21}H_{30}O_5$ wird mit Hilfe der spezifischen Absorption berechnet ($A_{1\,cm}^{1\,\%}$ = 440).

Lagerung

Vor Licht geschützt.

Verunreinigungen

A. Prednisolon

B. Cortison

C. Hydrocortisonacetat

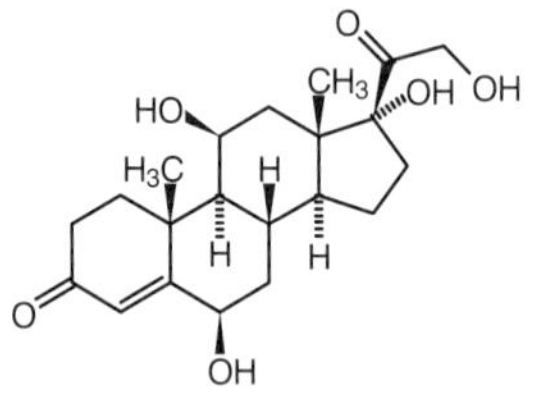

D. 6β,11β,17,21-Tetrahydroxypregn-4-en-3,20-dion (6β-Hydroxyhydrocortison)

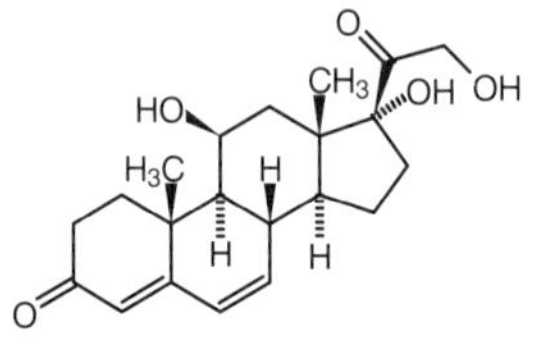

E. 11β,17,21-Trihydroxypregna-4,6-dien-3,20-dion (Δ^6-Hydrocortison)

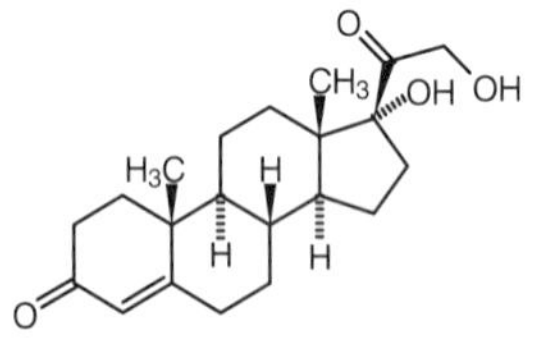

F. 17,21-Dihydroxypregn-4-en-3,20-dion (Reichstein-Substanz)

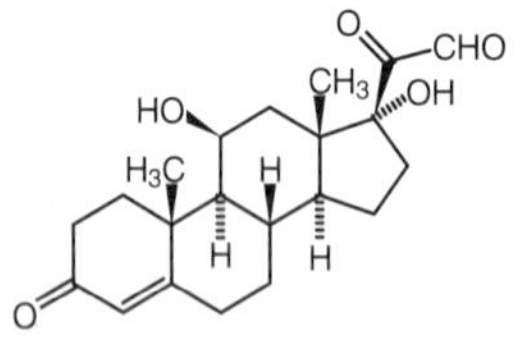

G. 11β,17-Dihydroxy-3,20-dioxopregn-4-en-21-al.

1998, 336

Hydroxyethylcellulose
Hydroxyethylcellulosum

Definition

Hydroxyethylcellulose ist eine teilweise *O*-2-hydroxyethylierte Cellulose.

Eigenschaften

Pulver oder granuliertes Pulver, weiß, gelblichweiß oder grauweiß; löslich in heißem und kaltem Wasser unter Bildung einer kolloidalen Lösung, praktisch unlöslich in Aceton, Ethanol, Ether und Toluol.

Prüfung auf Identität

A. Werden 10 ml Prüflösung (siehe „Prüfung auf Reinheit") zum Sieden erhitzt, bleibt die Lösung klar.

B. Werden 10 ml Prüflösung mit 0,3 ml verdünnter Essigsäure *R* und 2,5 ml einer Lösung von Tannin *R* (100 g · l^{-1}) versetzt, entsteht ein gelblichweißer, flokkiger Niederschlag, der sich in verdünnter Ammoniak-Lösung *R* 1 löst.

C. 1 g Substanz wird in einem Reagenzglas von etwa 160 mm Länge mit 2 g fein pulverisiertem Mangan(II)-sulfat *R* sorgfältig gemischt. In den oberen Teil des Reagenzglases wird ein Filterpapierstreifen 2 cm tief eingeführt, der mit einer frisch hergestellten und mit Salzsäure (1 mol · l^{-1}) auf einen *p*H-Wert von etwa 9,8 eingestellten Mischung von 1 Volumteil einer Lösung von Diethanolamin *R* (200 g · l^{-1}) und 11 Volumteilen einer Lösung von Natriumpentacyanonitrosylferrat *R* (50 g · l^{-1}) imprägniert ist. Das Reagenzglas wird 8 cm tief in ein Bad mit Siliconöl getaucht, das auf 190 bis 200 °C erhitzt ist. Das Filterpapier muß sich innerhalb von 10 min blau färben. Ein Blindversuch wird durchgeführt.

D. 0,2 g Substanz werden ohne Erhitzen vollständig in 15 ml einer Lösung von Schwefelsäure *R* (700 g · l^{-1}) gelöst. Die Lösung wird unter Rühren in 100 ml eisgekühltes Wasser *R* gegossen und mit eisgekühltem Wasser *R* zu 250 ml verdünnt. 1 ml Lösung wird in einem Reagenzglas unter Kühlen in einer Eis-Wasser-Mischung tropfenweise mit 8 ml Schwefelsäure *R* versetzt und sorgfältig gemischt. Die Lösung wird genau 3 min lang im Wasserbad erhitzt und anschließend unverzüglich in einer Eis-Wasser-Mischung abgekühlt. Unter Kühlen wird die Lösung vorsichtig mit 0,6 ml Ninhydrin-Lösung *R* 2 versetzt und sorgfältig gemischt. Beim Stehenlassen bei 25 °C entsteht sofort eine Rosafärbung, die innerhalb von 100 min nicht nach Violett umschlagen darf.

Prüfung auf Reinheit

Prüflösung: Eine 1,0 g getrockneter Substanz entsprechende Menge wird in 50 ml kohlendioxidfreiem Wasser *R* dispergiert. Nach 10 min wird mit kohlendioxidfreiem Wasser *R* zu 100 ml verdünnt und bis zur vollständigen Lösung gerührt.

Aussehen der Prüflösung: Die Prüflösung darf nicht stärker opaleszieren als die Referenzsuspension III (2.2.1) und darf nicht stärker gefärbt sein als die Farbvergleichslösung G_6 (2.2.2, Methode II).

***p*H-Wert** (2.2.3): Der *p*H-Wert der Prüflösung muß zwischen 5,5 und 8,5 liegen.

Viskosität: Eine 2,00 g getrockneter Substanz entsprechende Menge wird in 50 g Wasser *R* unter Schütteln suspendiert. Die Suspension wird mit Wasser *R* zu 100,0 g verdünnt und geschüttelt, bis die Substanz vollständig gelöst ist. Die Viskosität (2.2.10) wird mit Hilfe eines Rotationsviskosimeters bei 25 °C und einem Schergefälle von 100 s^{-1} für Substanzen mit einer erwarteten Viskosität von höchstens 100 mPa · s, einem Schergefälle von 10 s^{-1} für Substanzen mit einer erwarteten Viskosität zwischen 100 und 20 000 mPa · s und einem Schergefälle von 1 s^{-1} für Substanzen mit einer erwarteten Viskosität oberhalb von 20 000 mPa · s bestimmt. Wenn die genaue Einhaltung der vorgeschriebenen Schergefälle nicht möglich ist, wird ein etwas höheres und ein etwas niedrigeres Schergefälle angewendet und anschließend interpoliert. Die Viskosität muß mindestens 75 und darf höchstens 140 Prozent des in der Beschriftung angegebenen Werts betragen.

Chlorid (2.4.4): 1 ml Prüflösung wird mit Wasser *R* zu 30 ml verdünnt. 15 ml dieser Lösung müssen der Grenzprüfung auf Chlorid entsprechen (1,0 Prozent).

Nitrat: 5 ml Prüflösung werden mit Wasser *R* zu 10 ml verdünnt. 1 ml dieser Lösung wird mit 19 ml Wasser *R*, 2 ml konzentrierter Ammoniak-Lösung *R*, 0,5 ml einer Lösung von Mangan(II)-sulfat *R* (10 g · l^{-1}) und 1 ml einer Lösung von Sulfanilamid *R* (10 g · l^{-1}) versetzt. Die Lösung wird mit 0,1 g Zink *R* als Granulat versetzt, 30 min lang in einer Eis-Wasser-Mischung stehengelassen, wobei sie von Zeit zu Zeit geschüttelt wird. Die Mischung wird unter Druck durch einen Glassintertiegel (40) filtriert. Werden in einem Reagenzglas 10 ml Filtrat mit 2,5 ml Salzsäure *R* angesäuert, mit 0,5 ml einer Lösung von Naphthylethylendiamindihydrochlorid *R* (10 g · l^{-1}) versetzt und 15 min lang stehengelassen, entwickelt sich eine violettrote Färbung, die nicht intensiver sein darf als die einer Referenzlösung, die gleichzeitig und unter gleichen Bedingungen mit einer Mischung von 1 ml Nitrat-Lösung (10 ppm NO_3) *R* und 19 ml Wasser *R* hergestellt wird (0,2 Prozent).

Schwermetalle (2.4.8): 1,0 g Substanz muß der Grenzprüfung C auf Schwermetalle entsprechen (20 ppm). Zur Herstellung der Referenzlösung werden 2 ml Blei-Lösung (10 ppm Pb) *R* verwendet.

Glyoxal: In einem Reagenzglas mit Schliffstopfen wird 1,0 g Substanz mit 10,0 ml wasserfreiem Ethanol *R* versetzt. Das Reagenzglas wird verschlossen, 30 min lang mechanisch gerührt und zentrifugiert. 2,0 ml überstehende Flüssigkeit werden mit 5,0 ml einer Lösung von Methylbenzothiazolonhydrazonhydrochlorid *R* (4 g · l^{-1}) in einer 80prozentigen Lösung (*V*/*V*) von Essigsäure 98 % *R* versetzt. Zum Homogenisieren wird geschüttelt.

Nach 2 h darf die Lösung nicht stärker gefärbt sein als eine Referenzlösung, die gleichzeitig und unter gleichen Bedingungen hergestellt wurde, wobei 2,0 ml überstehende Flüssigkeit durch 2,0 ml Glyoxal-Lösung (20 ppm $C_2H_2O_2$) *R* ersetzt werden (200 ppm).

Ethylenoxid: Höchstens 1 ppm. Die Prüfung erfolgt mit Hilfe der Gaschromatographie (2.2.28, Dampfraumanalyse, Zusatzmethode).

Untersuchungslösung: In einer 5-ml-Probeflasche wird 1,00 g Substanz (M_T) mit 1 ml Wasser *R* versetzt.

Referenzlösung a: In einer 5-ml-Probeflasche wird 1,00 g Substanz (M_R) mit 0,2 ml gekühlter Ethylenoxid-Lösung *R* (entsprechend 225 mg Ethylenoxid) und 0,8 ml Wasser *R* versetzt.

Referenzlösung b: In einer 5-ml-Probeflasche werden 0,1 ml Ethylenoxid-Lösung *R* mit 0,1 ml einer frisch hergestellten Lösung von Acetaldehyd *R* (10 mg · l^{-1}) versetzt.

Die Probeflaschen werden sofort mit einem Butylkautschuk-Membranstopfen, der mit einer Aluminium- oder Teflon-Folie beschichtet ist, und einer Aluminiumkappe verschlossen. Um eine homogene Lösung zu erhalten, wird gemischt.

Für die statische Head-space-Gaschromatographie können folgende Bedingungen gewählt werden:
- Äquilibrierungstemperatur: 70 °C
- Äquilibrierungszeit: 45 min
- Überleitungstemperatur: 75 °C
- Helium zur Chromatographie *R* oder Stickstoff zur Chromatographie *R* als Trägergas
- Druckausgleichszeit: 30 s
- Einspritzvolumen: 1 ml.

Die Chromatographie kann durchgeführt werden mit
- einer Kapillarsäule aus Glas oder Quarz von 30 m Länge und 0,32 mm innerem Durchmesser, belegt mit einer Schicht von Polydimethylsiloxan *R* (Filmdicke 1,0 μm)
- Helium zur Chromatographie *R* oder Stickstoff zur Chromatographie *R* als Trägergas bei einer linearen Durchflußgeschwindigkeit von etwa 20 cm je Sekunde
- einem Splitverhältnis von 1:20
- einem Flammenionisationsdetektor.

Die Temperatur der Säule wird 5 min lang bei 50 °C gehalten, dann um 30 °C je Minute auf 230 °C erhöht und 5 min lang bei 230 °C gehalten. Die Temperatur des Probeneinlasses wird bei 150 °C und die des Detektors bei 250 °C gehalten.

1,0 ml Gasphase über der Referenzlösung b wird eingespritzt. Die Empfindlichkeit des Systems wird so eingestellt, daß die Höhe der 2 Hauptpeaks im Chromatogramm mindestens 15 Prozent des maximalen Ausschlags beträgt. Die Prüfung darf nur ausgewertet werden, wenn die Auflösung zwischen den Peaks von Acetaldehyd und Ethylenoxid mindestens 3,5 beträgt.

Je 1,0 ml Gasphase über der Untersuchungslösung und der Referenzlösung a wird getrennt eingespritzt.

Die Fläche des Ethylenoxid-Peaks im Chromatogramm der Untersuchungslösung darf nicht größer sein als das 0,5fache der Fläche des Ethylenoxid-Peaks im Chromatogramm der Referenzlösung a.

Der Gehalt an Ethylenoxid in ppm kann auch nach folgender Formel berechnet werden

$$\frac{A_T \cdot M_{EO} \cdot C}{0{,}25\,(A_R \cdot M_T - A_T \cdot M_R)} \qquad \text{mit } C = \frac{c_{EO}}{M_{EO} \cdot 10}$$

A_T = Fläche des Ethylenoxid-Peaks im Chromatogramm der Untersuchungslösung
A_R = Fläche des Ethylenoxid-Peaks im Chromatogramm der Referenzlösung a
M_{EO} = Masse des bei der Zubereitung der Ethylenoxid-Lösung R absorbierten Ethylenoxids in Gramm
M_T = Masse der Substanz in der Untersuchungslösung in Gramm
M_R = Masse der Substanz in der Referenzlösung in Gramm
C = Korrekturfaktor (aus der Formel zu bestimmen)
c_{EO} = durch Titration bestimmter Gehalt an Ethylenoxid in Milligramm je Milliliter.

2-Chlorethanol: Höchstens 10 ppm. Die Prüfung erfolgt mit Hilfe der Gaschromatographie (2.2.28, Dampfraumanalyse).

Untersuchungslösung: In einer 20-ml-Probeflasche, die für die Gaschromatographie, Dampfraumanalyse, geeignet ist, werden 50 mg Substanz (M_T) mit 2 μl 2-Propanol *R* versetzt.

Referenzlösung: In einer 20-ml-Probeflasche, die für die Gaschromatographie, Dampfraumanalyse, geeignet ist, werden 50 mg Substanz (M_R) mit 2 μl 2-Chlorethanol-Lösung *R* versetzt.

Die Probeflaschen werden sofort mit einem Butylkautschuk-Membranstopfen, der mit einer Aluminium- oder Teflon-Folie beschichtet ist, und einer Aluminiumkappe verschlossen. Um eine homogene Lösung zu erhalten, wird gemischt.

Für die statische Head-space-Gaschromatographie können folgende Bedingungen gewählt werden:

Die Probeflasche wird mit Helium zur Chromatographie *R* bei einer Durchflußrate von 20 ml je Minute durchströmt. Die Probeflaschen werden 40 min lang bei 110 °C erhitzt. Die Dauer des Einspritzens beträgt 5 min. Die extrahierten Gase werden auf einer Vorsäule von 13,6 cm Länge und 4 mm innerem Durchmesser konzentriert, die mit silanisiertem Ethylvinylbenzol-Divinylbenzol-Copolymer *R* (150 μm) gepackt ist und bei einer Temperatur von 50 °C gehalten wird.

Die Vorsäule wird rasch auf 210 °C erhitzt, mit Helium zur Chromatographie *R* bei einer Durchflußrate von 5 ml je Minute in der entgegengesetzten Richtung durchströmt und das Gas auf die Trennsäule gespült.

Die Chromatographie kann durchgeführt werden mit
- einer Kapillarsäule aus Quarz von 30 m Länge und 0,53 mm innerem Durchmesser, belegt mit einer Schicht von Macrogol 20 000 zur Chromatographie *R* (Filmdicke 1,0 μm)
- Helium zur Chromatographie *R* als Trägergas bei einer linearen Durchflußgeschwindigkeit von etwa 60 cm je Sekunde
- einem Flammenionisationsdetektor.

Die Temperatur der Säule wird 6 min lang bei 60 °C gehalten, dann um 5 °C je Minute auf 110 °C, anschließend um 8 °C je Minute auf 230 °C erhöht und zuletzt

5 min lang bei 230 °C gehalten. Die Temperatur des Probeneinlasses wird bei 150 °C und die des Detektors bei 260 °C gehalten.

Die Chromatogramme der Untersuchungslösung und der Referenzlösung werden nacheinander aufgezeichnet.

Der Gehalt an 2-Chlorethanol in ppm kann nach folgender Formel berechnet werden

$$\frac{A_T \cdot c}{(A_R \cdot M_T) - (A_T \cdot M_R)}$$

A_T = Fläche des 2-Chlorethanol-Peaks im Chromatogramm der Untersuchungslösung

A_R = Fläche des 2-Chlorethanol-Peaks im Chromatogramm der Referenzlösung

M_T = Masse der Substanz in der Untersuchungslösung in Gramm

M_R = Masse der Substanz in der Referenzlösung in Gramm

c = Masse an 2-Chlorethanol in 2,0 µl der 2-Chlorethanol-Lösung *R* in Mikrogramm.

Trocknungsverlust (2.2.32): Höchstens 10,0 Prozent, mit 1,000 g Substanz durch 3 h langes Trocknen im Trockenschrank bei 100 bis 105 °C bestimmt.

Sulfatasche (2.4.14): Höchstens 4,0 Prozent, mit 1,0 g Substanz bestimmt.

Lagerung

Gut verschlossen.

Beschriftung

Die Beschriftung gibt insbesondere die Viskosität einer 2prozentigen Lösung (*m/m*) von Hydroxyethylcellulose in Millipascalsekunden an.

1998, 1225

Hydroxyethylsalicylat

Hydroxyethylis salicylas

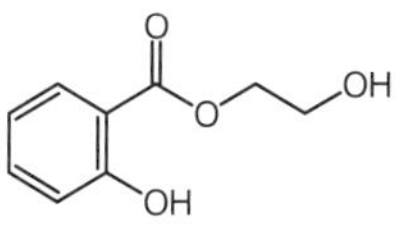

$C_9H_{10}O_4$ M_r 182,2

Definition

Hydroxyethylsalicylat enthält mindestens 98,0 und höchstens 102,0 Prozent 2-Hydroxyethyl-2-hydroxybenzoat.

Eigenschaften

Farblose bis nahezu farblose, ölige Flüssigkeit; wenig löslich in Wasser, sehr leicht löslich in Aceton, Dichlormethan und Ether, leicht löslich in Ethanol.

Prüfung auf Identität

1. A, B.
2. A, C, D, E.

A. Die Substanz entspricht der Prüfung „Brechungsindex“ (siehe „Prüfung auf Reinheit“).

B. Die Prüfung erfolgt mit Hilfe der IR-Spektroskopie (2.2.24) durch Vergleich des Spektrums der Substanz mit dem von Hydroxyethylsalicylat *CRS*. Die Prüfung erfolgt als Film.

C. Die bei der Prüfung „Verwandte Substanzen“ (siehe „Prüfung auf Reinheit“) erhaltenen Chromatogramme werden ausgewertet. Der Hauptfleck im Chromatogramm der Untersuchungslösung b entspricht in bezug auf Lage und Größe dem Hauptfleck im Chromatogramm der Referenzlösung a.

D. Wird eine Mischung von 1 ml Prüflösung (siehe „Prüfung auf Reinheit“) und 1 ml Wasser *R* mit 0,2 ml Eisen(III)-chlorid-Lösung *R* 2 versetzt, entsteht eine violettrote Färbung, die auf Zusatz von 2 ml verdünnter Essigsäure *R* sofort verschwindet. Eine sehr schwache Violettfärbung kann bestehenbleiben.

E. 1,0 g Substanz wird in einem Reagenzglas von 160 mm Länge mit 2,0 g fein pulverisiertem Mangan(II)-sulfat *R* sorgfältig vermischt. In den oberen Teil des Reagenzglases wird ein Filterpapierstreifen 2 cm tief eingeführt, der mit einer frisch hergestellten und mit Salzsäure (1 mol · l^{-1}) auf einen *p*H-Wert von etwa 9,8 eingestellten Mischung von 1 Volumteil einer 20prozentigen Lösung (*V/V*) von Diethanolamin *R* und 11 Volumteilen einer Lösung von Natriumpentacyanonitrosylferrat *R* (50 g · l^{-1}) imprägniert ist. Das Reagenzglas wird 1 bis 2 min lang unter leichtem Schütteln über freier Flamme erhitzt. Das Filterpapier färbt sich blau.

Prüfung auf Reinheit

Prüflösung: 2,5 g Substanz werden in 40 ml Ethanol 96 % *R* gelöst. Die Lösung wird mit destilliertem Wasser *R* zu 50 ml verdünnt.

Aussehen der Lösung: Die Prüflösung muß klar (2.2.1) und farblos (2.2.2, Methode II) sein.

Sauer oder alkalisch reagierende Substanzen: 2 ml Prüflösung müssen nach Zusatz von 0,1 ml Methylrot-Lösung *R* und 0,2 ml Natriumhydroxid-Lösung (0,01 mol · l^{-1}) gelb gefärbt sein. Nach Zusatz von 0,3 ml Salzsäure (0,01 mol · l^{-1}) ist die Lösung rot gefärbt.

Brechungsindex (2.2.6): 1,548 bis 1,551.

Relative Dichte (2.2.5): 1,252 bis 1,257.

Verwandte Substanzen: Die Prüfung erfolgt mit Hilfe der Dünnschichtchromatographie (2.2.27) unter Verwendung einer Schicht eines geeigneten Kieselgels, das einen Fluoreszenzindikator mit intensivster Anregung der Fluoreszenz bei 254 nm enthält.

Untersuchungslösung a: 0,50 g Substanz werden in Methanol *R* zu 10 ml gelöst.

Untersuchungslösung b: 2 ml Untersuchungslösung a werden mit Methanol *R* zu 50 ml verdünnt.

Referenzlösung a: 50,0 mg Hydroxyethylsalicylat *CRS* werden in Methanol *R* zu 25 ml gelöst.

Referenzlösung b: 2,5 ml Untersuchungslösung b werden mit Methanol R zu 10 ml verdünnt.

Referenzlösung c: 0,10 g Ethylenglycol *R* werden in Methanol *R* zu 50 ml gelöst. 1,25 ml Lösung werden mit Methanol *R* zu 10 ml verdünnt.

Auf die Platte werden getrennt 10 µl jeder Lösung aufgetragen. Die Chromatographie erfolgt mit einer Mischung von 20 Volumteilen Ethylacetat *R*, 20 Volumteilen Essigsäure 98 % *R* und 60 Volumteilen Cyclohexan *R* über eine Laufstrecke von 15 cm. Die Platte wird im Kaltluftstrom getrocknet. Die Auswertung erfolgt im ultravioletten Licht bei 254 nm. Kein im Chromatogramm der Untersuchungslösung a auftretender Nebenfleck darf intensiver sein als der Fleck im Chromatogramm der Referenzlösung b (1 Prozent). Die Platte wird mit Ammoniumvanadat-Lösung *R* besprüht und 10 min lang bei 100 °C getrocknet. Nach 10 min langem Erkaltenlassen erfolgt die Auswertung im Tageslicht. Ein dem Ethylenglycol entsprechender Fleck im Chromatogramm der Untersuchungslösung a darf nicht größer oder stärker gefärbt sein als der Fleck im Chromatogramm der Referenzlösung c (0,5 Prozent). Andere im Chromatogramm der Untersuchungslösung a auftretende Nebenflecke dürfen nicht größer oder stärker gefärbt sein als der Fleck im Chromatogramm der Referenzlösung b (1 Prozent). Die Prüfung darf nur ausgewertet werden, wenn der Fleck im Chromatogramm der Referenzlösung c deutlich sichtbar ist.

Chlorid (2.4.4): 10 ml Prüflösung, mit Wasser *R* zu 15 ml verdünnt, müssen der Grenzprüfung auf Chlorid entsprechen (100 ppm).

Sulfat (2.4.13): 12 ml Prüflösung, mit destilliertem Wasser *R* zu 15 ml verdünnt, müssen der Grenzprüfung auf Sulfat entsprechen (250 ppm).

Sulfatasche (2.4.14): Höchstens 0,1 Prozent, mit 1,0 g Substanz bestimmt.

Gehaltsbestimmung

0,125 g Substanz werden in einem Erlenmeyerkolben mit Schliffstopfen in 30 ml Essigsäure 98 % *R* gelöst. Die Lösung wird mit 10 ml verdünnter Schwefelsäure *R* und anschließend mit 1,5 g Kaliumbromid *R* und 50,0 ml Kaliumbromat-Lösung (0,02 mol · l^{-1}) versetzt, der Kolben sofort verschlossen und 15 min lang unter Lichtschutz stehengelassen. Nach sofortigem Zusatz von 1,5 g Kaliumiodid *R* nach dem Öffnen des Kolbens wird mit Natriumthiosulfat-Lösung (0,1 mol · l^{-1}) titriert, wobei gegen Ende der Titration 1 ml Stärke-Lösung *R* zugesetzt wird. Ein Blindversuch wird durchgeführt.

1 ml Kaliumbromat-Lösung (0,02 mol · l^{-1}) entspricht 5,466 mg $C_9H_{10}O_4$.

Lagerung

Gut verschlossen, vor Licht geschützt.

Verunreinigungen

A. Salicylsäure

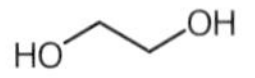

B. Ethan-1,2-diol (Ethylenglycol).

1998, 347

Hypromellosephthalat

Hypromellosi phthalas

Definition

Hypromellosephthalat (Hydroxypropylmethylcellulosephthalat) ist der Monoester der Phthalsäure mit Hypromellose und enthält Methoxy-Gruppen ($–OCH_3$), 2-Hydroxypropoxy-Gruppen ($–OCH_2CHOHCH_3$) sowie mindestens 21,0 und höchstens 35,0 Prozent Phthaloyl-Gruppen (*o*-Carboxybenzoyl, $–C_8H_5O_3$), berechnet auf die wasserfreie Substanz.

Eigenschaften

Weißes bis fast weißes, körniges Pulver oder weiße bis fast weiße, leicht fließende Schuppen; praktisch unlöslich in Wasser, löslich in einer Mischung gleicher Volumteile Aceton und Methanol sowie in einer Mischung gleicher Volumteile Dichlormethan und Methanol, sehr schwer löslich in Aceton und Toluol, praktisch unlöslich in wasserfreiem Ethanol.

Prüfung auf Identität

A. Die Prüfung erfolgt mit Hilfe der IR-Spektroskopie (2.2.24) durch Vergleich des Spektrums der Substanz mit dem Hypromellosephthalat-Referenzspektrum der Ph. Eur.

B. Etwa 40 mg Substanz werden in 1 ml einer Mischung gleicher Volumteile Aceton *R* und Methanol *R* gelöst. Wird die Lösung auf eine Glasplatte aufgebracht und trocknen gelassen, bildet sich ein dünner, farbloser, transparenter Film.

Prüfung auf Reinheit

Freie Phthalsäure: Die Prüfung erfolgt mit Hilfe der Flüssigchromatographie (2.2.29).

Untersuchungslösung: 0,20 g Substanz werden in etwa 50 ml Acetonitril *R* im Ultraschallbad gelöst. Die Lösung wird mit 10 ml Wasser *R* versetzt, auf Raumtemperatur abgekühlt und mit Acetonitril *R* zu 100,0 ml verdünnt.

Referenzlösung: 5,0 mg Phthalsäure *R* werden in 125 ml Acetonitril *R* gelöst. Die Lösung wird mit 25 ml Wasser *R* versetzt und mit Acetonitril *R* zu 250,0 ml verdünnt.

Die Chromatographie kann durchgeführt werden mit

- einer Säule von 0,25 m Länge und 4,6 mm innerem Durchmesser, gepackt mit porösem Kieselgel oder Keramik-Mikropartikeln (5 bis 10 µm), an die Octadecylsilan chemisch gebunden ist
- einer Mischung von 15 Volumteilen Acetonitril *R* und 85 Volumteilen einer Lösung von Cyanessigsäure *R* ($8,5\ g \cdot l^{-1}$) als mobile Phase bei einer Durchflußrate von 2 ml je Minute
- einem Spektrometer als Detektor bei 235 nm.

20 µl Referenzlösung werden eingespritzt. Die Empfindlichkeit des Systems wird so eingestellt, daß die Höhe des Hauptpeaks mindestens 50 Prozent des maximalen Ausschlags entspricht, wobei der Lösungsmittel-Peak nicht berücksichtigt wird.

20 µl Untersuchungslösung werden eingespritzt. Die Fläche des Phthalsäure-Peaks im Chromatogramm der Untersuchungslösung darf nicht größer sein als die Fläche des Hauptpeaks im Chromatogramm der Referenzlösung (1 Prozent).

Chlorid: 1,0 g Substanz wird in 40,0 ml Natriumhydroxid-Lösung ($0,2\ mol \cdot l^{-1}$) gelöst. Die Lösung wird mit 0,05 ml Phenolphthalein-Lösung *R* und tropfenweise unter Umschütteln mit verdünnter Salpetersäure *R* bis zum Verschwinden der roten Färbung versetzt. Unter Umrühren wird die Lösung mit weiteren 20,0 ml verdünnter Salpetersäure *R* versetzt. Die Mischung wird im Wasserbad erhitzt, bis der gelatinöse Niederschlag körnig geworden ist. Nach dem Abkühlen wird zentrifugiert. Die flüssige Phase wird abgetrennt und der Rückstand 3mal mit 20 ml Wasser *R* gewaschen. Die Waschflüssigkeiten werden durch Zentrifugieren abgetrennt. Die mit der flüssigen Phase vereinigten Waschflüssigkeiten werden filtriert, mit 5,0 ml Silbernitrat-Lösung ($0,1\ mol \cdot l^{-1}$) versetzt, mit Wasser *R* zu 200,0 ml verdünnt und gemischt. 50,0 ml dieser Lösung dürfen nicht stärker opaleszieren als eine Referenzlösung, die wie folgt hergestellt wird: 0,5 ml Salzsäure ($0,01\ mol \cdot l^{-1}$) werden mit 10,0 ml Natriumhydroxid-Lösung ($0,2\ mol \cdot l^{-1}$) gemischt, mit 7 ml verdünnter Salpetersäure *R* und 5,0 ml Silbernitrat-Lösung ($0,1\ mol \cdot l^{-1}$) versetzt und mit Wasser *R* zu 50,0 ml verdünnt (0,07 Prozent).

Schwermetalle (2.4.8): 2,0 g Substanz müssen der Grenzprüfung C auf Schwermetalle entsprechen (10 ppm). Zur Herstellung der Referenzlösung werden 2 ml Blei-Lösung (10 ppm Pb) *R* verwendet.

Sulfatasche (2.4.14): Höchstens 0,2 Prozent, mit 1,0 g Substanz bestimmt.

Wasser (2.5.12): Höchstens 5,0 Prozent, mit 0,500 g Substanz nach der Karl-Fischer-Methode bestimmt. Die Bestimmung wird unter Verwendung von 50 ml wasserfreiem Methanol *R* als Lösungsmittel durchgeführt.

Gehaltsbestimmung

1,000 g Substanz, in 50 ml einer Mischung von 1 Volumteil Wasser *R*, 2 Volumteilen Aceton *R* und 2 Volumteilen Ethanol 96 % *R* gelöst, wird nach Zusatz von 0,1 ml Phenolphthalein-Lösung *R* mit Natriumhydroxid-Lösung ($0,1\ mol \cdot l^{-1}$) bis zur schwachen Rosafärbung titriert. Ein Blindversuch wird durchgeführt.

Der Prozentgehalt an Phthaloyl-Gruppen wird nach folgender Formel berechnet

$$\frac{149\,n}{(100-a)\,m} - 1{,}795\,S$$

a = Prozentgehalt Wasser
m = Einwaage Substanz in Gramm
n = Anzahl verbrauchter Milliliter Natriumhydroxid-Lösung ($0,1\ mol \cdot l^{-1}$)
S = Prozentgehalt „Freie Phthalsäure“ (siehe „Prüfung auf Reinheit“).

Lagerung

Dicht verschlossen.

I

1999, 1226

Imipenem

Imipenemum

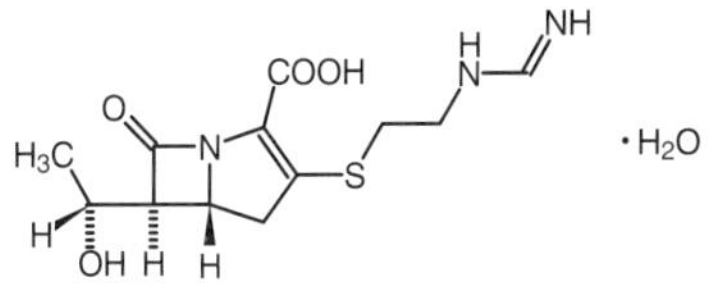

$C_{12}H_{17}N_3O_4S \cdot H_2O$ M_r 317,4

Definition

Imipenem enthält mindestens 98,0 und höchstens 101,0 Prozent (5*R*,6*S*)-6-[(*R*)-1-Hydroxyethyl]-3-[[2-[(iminomethyl)amino]ethyl]sulfanyl]-7-oxo-1-azabicyclo[3.2.0]hept-2-en-2-carbonsäure, berechnet auf die wasserfreie Substanz.

Eigenschaften

Weißes bis fast weißes oder schwach gelbes Pulver; wenig löslich in Wasser, schwer löslich in Methanol.

Prüfung auf Identität

Die Prüfung erfolgt mit Hilfe der IR-Spektroskopie (2.2.24) durch Vergleich des Spektrums der Substanz mit dem von Imipenem *CRS*.

Prüfung auf Reinheit

Aussehen der Lösung: 0,500 g Substanz werden in Phosphat-Pufferlösung *p*H 7,0 *R* 3 zu 50 ml gelöst. Die Lösung darf nicht stärker opaleszieren als die Referenzsuspension II (2.2.1) und nicht stärker gefärbt sein als Stufe 6 der am besten geeigneten Farbvergleichslösung (2.2.2, Methode II).

***p*H-Wert** (2.2.3): 0,500 g Substanz werden in kohlendioxidfreiem Wasser *R* zu 100,0 ml gelöst. Der *p*H-Wert der Lösung muß zwischen 4,5 und 7,0 liegen.

Spezifische Drehung (2.2.7): 0,125 g Substanz werden in Phosphat-Pufferlösung *p*H 7,0 *R* 3 zu 25,0 ml gelöst. Die spezifische Drehung, bei 25 °C gemessen, muß zwischen +84 und +89° liegen, berechnet auf die wasserfreie Substanz.

Verwandte Substanzen: Die Prüfung erfolgt mit Hilfe der Flüssigchromatographie (2.2.29) wie unter „Gehaltsbestimmung" beschrieben.

20 µl Referenzlösung b werden eingespritzt. Die Empfindlichkeit des Systems wird so eingestellt, daß die Höhe des Hauptpeaks im Chromatogramm mindestens 50 Prozent des maximalen Ausschlags beträgt.

20 µl Untersuchungslösung werden eingespritzt. Die Chromatographie erfolgt über eine Dauer, die der 2fachen Retentionszeit des Hauptpeaks entspricht. Im Chromatogramm der Untersuchungslösung darf eine dem Thienamycin entsprechende Peakfläche nicht größer sein als die Fläche des Hauptpeaks im Chromatogramm der Referenzlösung b (1 Prozent). Im Chromatogramm der Untersuchungslösung darf keine Peakfläche, mit Ausnahme der des Hauptpeaks und des Thienamycin-Peaks, größer sein als das 0,3fache der Fläche des Hauptpeaks im Chromatogramm der Referenzlösung b (0,3 Prozent). Im Chromatogramm der Untersuchungslösung darf die Summe aller Peakflächen, mit Ausnahme der des Hauptpeaks und des Thienamycin-Peaks, nicht größer sein als die Fläche des Hauptpeaks im Chromatogramm der Referenzlösung b (1 Prozent). Peaks, deren Fläche kleiner ist als das 0,1fache der Fläche des Hauptpeaks im Chromatogramm der Referenzlösung b, werden nicht berücksichtigt.

Aceton, 2-Propanol: Insgesamt höchstens 0,25 Prozent (*m/m*).

Die Prüfung erfolgt mit Hilfe der Gaschromatographie (2.2.28, Dampfraumanalyse).

Untersuchungslösung: In einer 20-ml-Probeflasche werden 0,100 g Substanz und 1,0 g wasserfreies Natriumsulfat *R* in Wasser *R* zu 5,0 ml gelöst. Die Probeflasche wird verschlossen und 10 min lang geschüttelt.

Referenzlösung: 0,250 g Aceton *R* und 0,250 g 2-Propanol *R* werden mit Wasser *R* zu 50,0 ml verdünnt. 1,0 ml Lösung wird mit Wasser *R* zu 100,0 ml verdünnt (entsprechend 0,25 Prozent (*m/m*) Aceton und 0,25 Prozent (*m/m*) 2-Propanol). In eine 20-ml-Probeflasche werden 5,0 ml dieser Lösung gegeben. Nach Zusatz von 1,0 g wasserfreiem Natriumsulfat *R* wird die Probeflasche verschlossen und 10 min lang geschüttelt.

Die Chromatographie kann durchgeführt werden mit
- einer Kapillarsäule aus Quarz von 30 m Länge und 0,53 mm innerem Durchmesser, belegt mit Macrogol 20 000 *R* (Filmdicke 1,5 µm)
- Helium zur Chromatographie *R* als Trägergas
- einem Flammenionisationsdetektor.

Die Temperatur der Säule wird 7 min lang bei 60 °C gehalten, anschließend um 15 °C je Minute auf 240 °C erhöht und 20 min lang bei 240 °C gehalten. Die Temperatur des Probeneinlasses wird bei 140 °C und die des Detektors bei 260 °C gehalten. Die Probeflaschen werden 60 min lang bei 85 °C äquilibriert.

Je 1 ml der Gasphase jeder Lösung wird getrennt eingespritzt.

Wasser (2.5.12): 5,0 bis 8,0 Prozent, mit 0,200 g Substanz nach der Karl-Fischer-Methode bestimmt. Ein Iod-Schwefligsäure-Reagenz, welches Imidazol anstatt Pyridin enthält, wird verwendet sowie für jede Bestimmung ein sauberes Titrationsgefäß.

Sulfatasche (2.4.14): Höchstens 0,2 Prozent, mit 1,0 g Substanz bestimmt.

Sterilität (2.6.1): Imipenem zur Herstellung von Parenteralia, das dabei keinem weiteren geeigneten Sterilisationsverfahren unterworfen wird, muß der Prüfung entsprechen.

Bakterien-Endotoxine (2.6.14): Imipenem zur Herstellung von Parenteralia, das dabei keinem weiteren geeigneten Verfahren zur Beseitigung von Bakterien-Endotoxinen unterworfen wird, darf höchstens 0,17 I.E. Bakterien-Endotoxine je Milligramm Substanz enthalten.

Gehaltsbestimmung

Die Bestimmung erfolgt mit Hilfe der Flüssigchromatographie (2.2.29).

Die Lösungen sind in einer Eis-Wasser-Mischung aufzubewahren und innerhalb von 8 h nach der Herstellung zu verwenden.

Untersuchungslösung: 40,0 mg Substanz werden in der mobilen Phase zu 100,0 ml gelöst.

Referenzlösung a: 40,0 mg Imipenem *CRS* werden in der mobilen Phase zu 100,0 ml gelöst.

Referenzlösung b: 1,0 ml Untersuchungslösung wird mit der mobilen Phase zu 100,0 ml verdünnt.

Referenzlösung c: 20 ml Untersuchungslösung, die mit Natriumhydroxid-Lösung *R* auf einen *p*H-Wert von 10 eingestellt wurde, werden 5 min lang bei 80 °C erhitzt.

Die Chromatographie kann durchgeführt werden mit
- einer Säule aus rostfreiem Stahl von 0,25 m Länge und 4,6 mm innerem Durchmesser, gepackt mit octadecylsilyliertem Kieselgel zur Chromatographie *R* (5 µm)
- folgender mobilen Phase bei einer Durchflußrate von 1,0 ml je Minute: eine Mischung von 0,7 Volumteilen Acetonitril *R* und 99,3 Volumteilen einer Lösung von Kaliummonohydrogenphosphat *R* (8,7 g · l^{-1}), die mit Phosphorsäure 10 % *R* auf einen *p*H-Wert von 7,3 eingestellt wurde
- einem Spektrometer als Detektor bei einer Wellenlänge von 254 nm.

20 µl Referenzlösung a werden eingespritzt. Die Empfindlichkeit des Systems wird so eingestellt, daß die Höhe des Hauptpeaks im Chromatogramm mindestens 50 Prozent des maximalen Ausschlags beträgt.

20 µl Referenzlösung c werden eingespritzt. Wird das Chromatogramm unter den vorgeschriebenen Bedingungen aufgezeichnet, beträgt die Retentionszeit für Imipenem etwa 9 min und die auf Imipenem bezogene relative Retentionszeit für Thienamycin etwa 0,8. Die Bestimmung darf nur ausgewertet werden, wenn die Auflösung zwischen den Peaks von Imipenem und Thienamycin mindestens 3,5 beträgt.

Je 20 µl Referenzlösung a werden 6mal eingespritzt. Die Bestimmung darf nur ausgewertet werden, wenn die relative Standardabweichung der Peakfläche von Imipenem höchstens 1,0 Prozent beträgt.

Untersuchungslösung und Referenzlösung a werden abwechselnd eingespritzt.

Lagerung

Dicht verschlossen, zwischen 2 und 8 °C. Falls die Substanz steril ist, im Behältnis mit Sicherheitsverschluß.

Beschriftung

Die Beschriftung gibt insbesondere, falls zutreffend, an
- daß die Substanz steril ist
- daß die Substanz frei von Bakterien-Endotoxinen ist.

Verunreinigungen

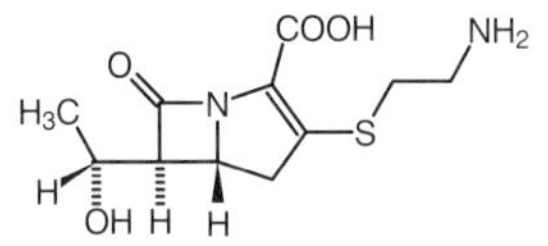

A. (5*R*,6*S*)-3-[(2-Aminoethyl)sulfanyl]-6-[(*R*)-1-hydroxyethyl]-7-oxo-1-azabicyclo[3.2.0]hept-2-en-2-carbonsäure (Thienamycin).

1998, 153

Impfstoffe für Menschen

Vaccina ad usum humanum

Die Bestimmungen dieser Monographie gelten im Zusammenhang mit den Monographien über Impfstoffe für Menschen im Arzneibuch. Die Anforderungen betreffen nicht notwendigerweise Impfstoffe, die nicht Gegenstand solcher Monographien sind. Für einen Kombinationsimpfstoff, dessen spezifische Zusammensetzung nicht von einer Monographie erfaßt wird, muß der Impfstoff für die einzelnen Komponenten den jeweiligen Monographien entsprechen; alle notwendigen Modifikationen müssen von der zuständigen Behörde genehmigt werden.

Definition

Impfstoffe für Menschen enthalten antigene Stoffe mit der Fähigkeit, eine spezifische, aktive Immunität beim Menschen gegen das infizierende Agenz oder das von ihm gebildete Toxin oder Antigen zu induzieren. Für das vorgesehene Impfschema beim Menschen muß eine ausreichende immunogene Aktivität nachgewiesen sein.

Impfstoffe für Menschen können enthalten: Organismen, die chemisch oder physikalisch ohne Zerstörung ihrer antigenen Wirksamkeit inaktiviert wurden; lebende Organismen, die falls erforderlich in geeigneter Weise zur Abschwächung ihrer Virulenz behandelt worden sind, während eine ausreichende antigene Wirksamkeit aufrechterhalten wurde; Antigenextrakte, die von Organismen abgegeben oder durch DNA-Rekombinationstechnik hergestellt werden; Antigene, die in nativer Form vorliegen oder chemisch oder physikalisch entgiftet sind, als Aggregate, Polymere oder als Konjugate an einen Träger zur Erhöhung der Antigenität.

Die in den Monographien für Impfstoffe für Menschen verwendete Terminologie ist im Kapitel 5.2.1 definiert.

Bakterielle Impfstoffe: Bakterielle Impfstoffe sind Suspensionen unterschiedlicher Trübung in farblosen bis fast farblosen Flüssigkeiten. Sie können gefriergetrocknet sein. Die Konzentration der lebenden oder inaktivierten Bakterien wird in Internationalen Trübungseinheiten ausgedrückt oder soweit möglich durch direkte Zellzählung oder bei lebenden Bakterien durch Auszählung der vermehrungsfähigen Einheiten bestimmt.

Bakterielle Toxoide: Bakterielle Toxoide werden aus Toxinen hergestellt; dabei wird deren Toxizität durch physikalische oder chemische Verfahren auf ein nicht nachweisbares Niveau verringert oder vollständig beseitigt, ohne ihre immunisierende Eigenschaft zu zerstören. Die Toxine werden von ausgewählten Stämmen spezifischer Mikroorganismen gewonnen. Das Herstellungsverfahren gewährleistet, daß sich das Toxoid nicht zum Toxin zurückbildet. Die Toxoide können gelöst oder gefriergetrocknet, gereinigt und adsorbiert sein. Adsorbierte Toxoide sind Suspensionen weißer oder grauer Teilchen in farblosen oder hellgelben Flüssigkeiten; sie können in dem Behältnis einen Bodensatz bilden.

Virusimpfstoffe: Virusimpfstoffe werden aus Viren, die in Tieren, Geflügelembryonen, geeigneten Zellkulturen oder geeigneten Geweben gezüchtet werden, oder in gentechnisch veränderten Zellkulturen hergestellt. Je nach Art der Herstellung können sie in der Trübung unterschiedlich sein oder in gefriergetrockneter Form vorliegen. Flüssige oder rekonstituierte, gefriergetrocknete Zubereitungen können gefärbt sein, wenn sie einen *p*H-Indikator wie Phenolrot enthalten.

Herstellung

Allgemeine Anforderungen: Die Anforderungen für die Herstellung, einschließlich der In-Prozeß-Kontrollen, sind in den Einzelmonographien enthalten. In begründeten und zugelassenen Fällen können bestimmte Prüfungen entfallen, wenn nachgewiesen ist, etwa durch Validierungsstudien, daß das Herstellungsverfahren konstant die Einhaltung der Prüfkriterien gewährleistet.

Abgesehen von begründeten und zugelassenen Fällen beruht die Herstellung auf einem Saatgutsystem. Das Herstellungsverfahren stellt sicher, daß eine ausreichende Immunogenität erhalten bleibt, die Zubereitung unschädlich ist und die Verunreinigung mit fremden Agenzien verhindert wird.

Impfstoffe, die mit Hilfe der DNA-Rekombinationstechnik hergestellt werden, müssen den Anforderungen der Monographie **DNA-rekombinationstechnisch hergestellte Produkte (Producta ab ADN recombinante)** entsprechen.

Abgesehen von begründeten und zugelassenen Fällen darf in der Herstellung einer Fertigzubereitung die Anzahl der Passagen einer Viruskultur oder die Zahl der Subkulturen bei Bakterien nicht größer sein als die, die für die Zubereitung als Impfstoff durchlaufen wurde und die sich in klinischen Prüfungen hinsichtlich Unschädlichkeit und Wirksamkeit als zufriedenstellend erwiesen hat.

Impfstoffe sind soweit wie möglich frei von Bestandteilen, die bekanntermaßen toxische, allergische oder andere unerwünschte Reaktionen beim Menschen verursachen. Geeignete Hilfsstoffe einschließlich Stabilisatoren und Adjuvantien können zugesetzt werden. Penicillin und Streptomycin dürfen in keinem Stadium der Herstellung verwendet oder der Fertigzubereitung zugesetzt werden; jedoch darf ein Mastersaatgut, das mit Medien hergestellt wurde, die Penicillin oder Streptomycin enthielten, in begründeten und zugelassenen Fällen für die Herstellung verwendet werden.

Zur Vermeidung der Verunreinigung der Impfstoffe mit dem kausalen Agenz der spongiformen Enzephalopathie, etwa dem Erreger der bovinen spongiformen Enzephalopathie, müssen Maßnahmen ergriffen werden. Falls Gewebe von Rindern oder Schafen zur Herstellung verwendet wird, müssen die Tiere frei von spongiformer Enzephalopathie sein und dürfen nicht Risikofaktoren wie dem Füttern mit Proteinen, die von Wiederkäuern stammen, ausgesetzt sein. Die Tiere müssen aus zertifizierten Quellen stammen. Das relative Infektionsrisiko und somit das potentielle Risiko des bei der Gewinnung verwendeten Tiergewebes muß bei der Auswahl des Tiergewebes berücksichtigt werden.

Substrat für die Vermehrung: Substrate für die Vermehrung erfüllen die entsprechenden Anforderungen des Arzneibuchs (5.2.2, 5.2.3) oder, falls nicht zutreffend, die Anforderungen der zuständigen Behörde. Die gesamte Behandlung der Zellbank und der folgenden Zellkulturen erfolgt unter aseptischen Bedingungen in einem Raum, in dem mit keinen anderen Zellen gearbeitet wird. Bei der Zubereitung von Zellsuspensionen sowie von Zellkulturmedien müssen Serum und Trypsin nachweislich frei von fremden Agenzien sein.

Saatgut: Der für das Mastersaatgut verwendete Bakterien- oder Virusstamm wird anhand von Unterlagen identifiziert, die die Herkunft und die nachfolgenden Manipulationen belegen müssen. Das Saatgut darf keine anderen Mikroorganismen als ausschließlich den Saatgutstamm enthalten.

Kulturmedien: Kulturmedien sind soweit wie möglich frei von Bestandteilen, die bekanntermaßen toxische, allergische oder andere unerwünschte Reaktionen beim Menschen verursachen. Falls die Verwendung solcher Bestandteile erforderlich ist, muß nachgewiesen werden, daß die in der Fertigzubereitung verbleibende Menge so weit reduziert ist, daß das Produkt unschädlich ist. Geeignetes Serum von Tieren (Serum vom Menschen darf nicht verwendet werden) kann in den Zellkulturmedien verwendet werden. Das Nährmedium für die Erhaltung des Zellwachstums während der Virusvermehrung darf jedoch kein Tierserum enthalten, falls nichts anderes vorgeschrieben ist. Dem Nährmedium für die Zellkultur können ein *p*H-Indikator wie Phenolrot sowie geeignete Antibiotika in der eben noch wirksamen Konzentration zugesetzt werden. Wann immer möglich ist ein antibiotikumfreies Produktionsmedium vorzuziehen.

Vermehrung und Ernte: Die Saatkulturen werden unter definierten Bedingungen vermehrt und geerntet. Die

Reinheit der Ernte wird auf geeignete Weise, wie in der Monographie festgelegt, geprüft.

Kontrollzellen: Für Impfstoffe, die in Zellkulturen hergestellt werden, müssen Kontrollzellen gemäß den Anforderungen gehalten und geprüft werden. Die Kontrolle ist nur gültig, wenn diese Zellen unter absolut identischen Bedingungen wie die Produktionszellen gehalten werden. Dies schließt die Verwendung derselben Mediencharge und der gleichen Medienwechsel ein.

Kontrolleier: Für Lebend-Impfstoffe, die in Eiern hergestellt werden, sind Kontrolleier so zu inkubieren und zu prüfen, wie in der Monographie beschrieben.

Reinigung: Falls zutreffend kann ein validiertes Reinigungsverfahren angewendet werden.

Inaktivierung: Inaktivierte Impfstoffe werden einem validierten Inaktivierungsverfahren unterzogen, dessen Wirksamkeit und Gleichförmigkeit nachgewiesen ist. Bei bekannten möglichen Verunreinigungen der Ernte, wie etwa bei Impfstoffen, die in Eiern gesunder Hühner hergestellt werden, die aber nicht die SPF-Bedingungen erfüllen, muß das Inaktivierungsverfahren auch für diese möglichen Verunreinigungen validiert sein. Die Prüfung auf Inaktivierung wird, abgesehen von begründeten und zugelassenen Fällen, unmittelbar nach der Inaktivierung durchgeführt.

Zwischenprodukte: Falls zutreffend, muß die Stabilität von Zwischenprodukten unter den festgelegten Lagerungsbedingungen geprüft und eine Dauer der Verwendbarkeit festgelegt werden.

Fertiger Impfstoff als Bulk: Der fertige Impfstoff als Bulk wird durch Mischung der Bestandteile des Impfstoffs unter aseptischen Bedingungen hergestellt.

Adsorbentien: Die Impfstoffe können adsorbiert sein an Aluminiumhydroxid, Aluminiumphosphat, Calciumphosphat oder andere geeignete Adsorbentien. Die Adsorbentien werden unter besonderen Bedingungen hergestellt, die ihnen die geeignete physikalische Form und adsorptiven Eigenschaften verleihen.

Konservierungsmittel: Ein geeignetes Konservierungsmittel darf sterilen und inaktivierten Impfstoffen zugesetzt werden; ein solcher Zusatz ist zwingend notwendig, wenn diese Zubereitungen in Mehrdosenbehältnissen in den Handel gebracht werden, sofern in der Monographie nichts anderes vorgeschriebenen ist. Falls ein Konservierungsmittel zugesetzt ist, muß nachgewiesen werden, daß die Unschädlichkeit und Wirksamkeit des Impfstoffs nicht nachteilig beeinflußt werden. Die Wirksamkeit des Konservierungsmittels muß für die Dauer der Verwendbarkeit nachgewiesen werden.

Fertigzubereitung: Impfstoffe zur parenteralen Anwendung werden aus dem fertigen Impfstoff als Bulk unter aseptischen Bedingungen in sterile Behältnisse mit Sicherheitsverschluß abgefüllt, die so verschlossen werden, daß eine Verunreinigung ausgeschlossen ist. Falls erforderlich wird der Impfstoff gefriergetrocknet. Für Impfstoffe, die nicht zur parenteralen Anwendung vorgesehen sind, erfolgt die Abfüllung des fertigen Impfstoffs als Bulk unter geeigneten Bedingungen in sterile Behältnisse mit Sicherheitsverschluß.

Stabilität: Die Wirksamkeit der Fertigzubereitung muß für die Dauer der Verwendbarkeit durch validierte Studien gewährleistet sein. Der Abfall der Wirksamkeit unter den empfohlenen Lagerungsbedingungen wird ermittelt, wobei starker Abfall der Wirksamkeit, auch innerhalb der festgelegten Wirksamkeitsgrenzen, darauf hinweisen kann, daß der Impfstoff nicht geeignet ist.

Adsorptionsgrad: Während der Entwicklung eines adsorbierten Impfstoffs wird der Grad der Adsorption als Bestandteil der Prüfung auf gleichbleibende Herstellung bewertet. Als Freigabekriterium dienen die Ergebnisse von klinisch geprüften Chargen. Die Stabilitätsdaten müssen belegen, daß der Grad der Adsorption für die Dauer der Verwendbarkeit nicht geringer ist als der der klinisch geprüften Chargen.

Prüfung auf Reinheit

Impfstoffe müssen den in den entsprechenden Monographien beschriebenen Prüfungen auf Reinheit entsprechen. Falls zutreffend gelten die folgenden Prüfungen:

Aluminium (2.5.13): Bei Verwendung eines aluminiumhaltigen Adsorbens darf die Zubereitung höchstens 1,25 mg Aluminium (Al) je Einzeldosis enthalten, falls nichts anderes vorgeschrieben ist.

Calcium (2.5.14): Bei Verwendung eines calciumhaltigen Adsorbens darf die Zubereitung höchstens 1,3 mg Calcium (Ca) je Einzeldosis enthalten, falls nichts anderes vorgeschrieben ist.

Formaldehyd (2.4.18): Wenn Formaldehyd bei der Herstellung des Impfstoffs verwendet wurde, darf die Konzentration von freiem Formaldehyd im Impfstoff höchstens $0{,}2\ g \cdot l^{-1}$ betragen, falls nichts anderes vorgeschrieben ist.

Phenol (2.5.15): Wenn Phenol bei der Herstellung des Impfstoffs verwendet wurde, darf seine Konzentration im Impfstoff höchstens $2{,}5\ g \cdot l^{-1}$ betragen, falls nichts anderes vorgeschrieben ist.

Wasser (2.5.12): Bei gefriergetrockneten Impfstoffen darf der Wassergehalt des Impfstoffs höchstens 3,0 Prozent (*m/m*) betragen, falls nichts anderes vorgeschrieben ist.

Lagerung

Vor Licht geschützt. Falls nichts anderes vorgeschrieben ist, müssen Impfstoffe bei 5 ± 3 °C gelagert werden. Adsorbat-Impfstoffe dürfen nicht eingefroren werden.

Dauer der Verwendbarkeit: Falls nichts anderes vorgeschrieben ist, wird die Dauer der Verwendbarkeit vom Beginn der Bestimmung der Wirksamkeit an berechnet. Sie gilt für Impfstoffe, die unter den vorgeschriebenen Bedingungen gelagert werden.

Beschriftung

Die Beschriftung gibt insbesondere an
- Bezeichnung der Zubereitung
- Chargennummer oder andere Hinweise zur Identifikation

- empfohlene Dosis für den Menschen und empfohlene Art der Verabreichung
- Lagerungsbedingungen
- Verfallsdatum
- Bezeichnung und Menge des Konservierungsmittels
- Bezeichnung jedes Antibiotikums, Adjuvans, Geschmackskorrigens oder Stabilisators, die dem Impfstoff zugesetzt wurden
- Bezeichnung jedes Bestandteils, der möglicherweise zu nachteiligen Reaktionen führt, sowie jede Kontraindikation für den Impfstoff
- für gefriergetrocknete Impfstoffe:
  - Bezeichnung oder Zusammensetzung und Volumen der zuzusetzenden Flüssigkeit zur Rekonstitution
  - die Zeit, innerhalb derer der Impfstoff nach dem Lösen verwendet werden muß.

1999, 62

Impfstoffe für Tiere

Vaccina ad usum veterinarium

Die Bestimmungen dieser Monographie beziehen sich auf die im Arzneibuch enthaltenen Monographien über Impfstoffe für Tiere. Sie beziehen sich nicht unbedingt auf Impfstoffe für Tiere, die nicht Gegenstand von Monographien sind. Bei Kombinationsimpfstoffen gelten die Anforderungen der entsprechenden Monographie für jede Komponente, die Gegenstand einer Monographie ist. Die Anforderungen werden gegebenenfalls wie nachstehend angegeben abgeändert (siehe „Prüfung auf Reinheit" (Unschädlichkeit); „Bewertung der Unschädlichkeit von Impfstoffen für Tiere" (5.2.6)*; „Bewertung der Wirksamkeit von Impfstoffen für Tiere"* (5.2.7)*).*

Definition

Impfstoffe für Tiere sind Zubereitungen, die antigene Stoffe enthalten. Sie werden zur Bildung einer spezifischen, aktiven Immunität gegen Krankheiten verabreicht, die durch Bakterien, Toxine, Viren oder Parasiten hervorgerufen werden. Die inaktivierten oder Lebend-Impfstoffe bewirken eine aktive Immunität, die sonst auch passiv über mütterliche Antikörper übertragen werden kann, gegen die in den Impfstoffen enthaltenen Immunogene, gelegentlich auch gegen Organismen mit verwandten Antigenen. Die Impfstoffe können vermehrungsfähige oder inaktivierte Mikroorganismen, Parasiten, aber auch antigene Fraktionen oder Stoffe enthalten, die von diesen Organismen gebildet werden und unschädlich gemacht wurden, wobei ihre antigenen Eigenschaften ganz oder zum Teil erhalten bleiben. Impfstoffe können auch Kombinationen dieser Bestandteile enthalten. Geeignete Adjuvantien können zur Verstärkung der immunisierenden Eigenschaften der Impfstoffe zugesetzt werden.

Die in den Monographien über Impfstoffe für Tiere verwendete Terminologie wird unter (5.2.1) definiert.

Bakterielle Impfstoffe und bakterielle Toxoide

Bakterielle Impfstoffe und bakterielle Toxoide werden aus Kulturen gewonnen, die auf geeigneten festen, in geeigneten flüssigen Nährmedien oder durch andere geeignete Verfahren gezüchtet werden. Die Anforderungen in diesem Abschnitt gelten nicht für bakterielle Impfstoffe, die in Zellkulturen oder in lebenden Tieren gewonnen werden. Der verwendete Bakterienstamm kann gentechnisch verändert worden sein. Die Identität, die antigene Wirksamkeit und die Reinheit jeder Bakterienkultur müssen sorgfältig kontrolliert werden.

Bakterielle Impfstoffe enthalten inaktivierte oder vermehrungsfähige Bakterien oder deren antigene Bestandteile; sie sind flüssige Zubereitungen unterschiedlicher Trübung; sie können aber auch gefriergetrocknet sein.

Bakterielle Toxoide werden aus Toxinen gewonnen, indem deren Toxizität durch physikalische oder chemische Verfahren stark verringert oder vollständig beseitigt wird, während eine ausreichende immunisierende Wirkung erhalten bleibt. Diese Toxine werden von ausgewählten Stämmen spezifischer Mikroorganismen gewonnen, die auf geeigneten Nährmedien gezüchtet werden, oder sie werden durch andere geeignete Verfahren, zum Beispiel durch chemische Synthese, gewonnen.

Die Toxoide können
- flüssig sein
- mit Aluminiumkaliumsulfat oder einem anderen geeigneten Mittel gefällt sein
- gereinigt und/oder an Aluminiumphosphat, Aluminiumhydroxid, Calciumphosphat oder an ein anderes, in der Monographie vorgeschriebenes Adsorbens adsorbiert sein.

Bakterielle Toxoide sind klare bis schwach opaleszierende Flüssigkeiten. Adsorbierte Toxoide bilden Suspensionen oder Emulsionen. Bestimmte Toxoide können gefriergetrocknet sein.

Wenn nicht anders angegeben, gelten die nachstehenden Bestimmungen und Anforderungen in gleicher Weise für bakterielle Impfstoffe, bakterielle Toxoide und Produkte, die eine Kombination von Bakterienzellen und Toxoiden enthalten.

Virusimpfstoffe

Virusimpfstoffe werden durch Vermehrung in geeigneten Zellkulturen (5.2.4), in Geweben, in Mikroorganismen, in Bruteiern oder, wenn keine andere Möglichkeit besteht, in lebenden Tieren oder durch ein anderes geeignetes Verfahren gewonnen. Der Virusstamm kann gentechnisch verändert worden sein. Virusimpfstoffe sind flüssige oder gefriergetrocknete Zubereitungen aus einem Virus oder mehreren Viren, Virusuntereinheiten oder -peptiden.

Virus-Lebend-Impfstoffe werden aus Viren mit abgeschwächter Virulenz oder mit einer für die Empfängerspezies natürlich schwachen Virulenz gewonnen.

Inaktivierte Virusimpfstoffe werden einem validierten Verfahren zur Inaktivierung des Virus unterworfen und können gereinigt und konzentriert werden.

Vektorimpfstoffe

Vektorimpfstoffe sind flüssige oder gefriergetrocknete Zubereitungen aus einem Typ oder mehreren Typen vermehrungsfähiger Mikroorganismen (Bakterien oder Viren), die für die Empfängerspezies nicht pathogen oder schwach pathogen sind und in die ein Antigen-codierendes Gen oder mehrere Antigen-codierende Gene inseriert sind, die eine Immunantwort hervorrufen, die gegen andere Mikroorganismen schützt.

Herstellung

Die Herstellungsmethoden, die je nach der Impfstoffart verschieden sind, sollen die Identität und Immunogenität des Antigens erhalten und Abwesenheit von Verunreinigung mit Fremdstoffen garantieren.

Substanzen tierischen Ursprungs, die für die Herstellung von Impfstoffen für Tiere verwendet werden, müssen den unter 5.2.5 vorgeschriebenen Anforderungen entsprechen. Andere Substanzen, die für die Herstellung von Impfstoffen für Tiere verwendet werden, müssen den Anforderungen des Arzneibuchs entsprechen (wenn eine entsprechende Monographie enthalten ist) und werden so zubereitet, daß eine Verunreinigung des Impfstoffs mit vermehrungsfähigen Organismen oder Toxinen vermieden wird.

Substrate für die Impfstoffherstellung

Zellkulturen für die Herstellung von Impfstoffen für Tiere müssen den unter 5.2.4 stehenden Anforderungen entsprechen.

Bezieht sich eine Monographie auf Hühnerherden, die frei sind von spezifizierten pathogenen Mikroorganismen (SPF-Herden), müssen diese den unter „SPF-Hühnerherden für die Herstellung und Qualitätskontrolle von Impfstoffen" (5.2.2) vorgeschriebenen Anforderungen entsprechen.

Werden Organismen für die Herstellung inaktivierter Impfstoffe in Geflügelembryonen gezüchtet, müssen die Embryonen entweder aus SPF-Herden stammen oder aus gesunden Nicht-SPF-Herden, die, wie in der Monographie angegeben, frei sind von bestimmten Agenzien und deren Antikörpern. Der Nachweis, daß der Inaktivierungsprozeß gegen spezifische, potentielle Verunreinigungen wirksam ist, kann notwendig sein. Für die Herstellung eines Mastersaatguts und für alle Passagen eines Mikroorganismus bis zum Arbeitssaatgut müssen Eier aus SPF-Beständen (5.2.2) verwendet werden.

Ist die Verwendung von Tieren oder tierischem Gewebe bei der Herstellung von Impfstoffen für Tiere nicht zu vermeiden, müssen diese Tiere frei von spezifizierten Krankheitserregern sowohl für die Ausgangs- als auch die Empfängerspezies sein.

Nährmedien

Zumindest die qualitative Zusammensetzung der Nährmedien, die für die Herstellung von Saatkulturen und für die Produktion verwendet werden, muß protokolliert werden. Für jeden der angegebenen Bestandteile muß der Reinheitsgrad angegeben werden. Wenn Nährmedien oder deren Bestandteile Markennamen tragen, wird das vermerkt und eine entsprechende Beschreibung gegeben. Bei Bestandteilen tierischer Herkunft werden die Ausgangsspezies und das Herkunftsland angegeben, und sie müssen den unter 5.2.5 beschriebenen Kriterien entsprechen. Die Herstellungsverfahren für die verwendeten Nährmedien, einschließlich Sterilisationsverfahren, müssen protokolliert werden.

Der Zusatz von Antibiotika bei der Herstellung beschränkt sich in der Regel auf Zellkulturflüssigkeiten und andere Medien, Eiinokulate und Material, das aus Haut oder anderem Gewebe gewonnen wurde.

Bakterielles Saatgut

Allgemeine Anforderungen: Gattung und Spezies (gegebenenfalls auch Stamm) der für den Impfstoff verwendeten Bakterien werden angegeben. Bakterien, die für die Herstellung verwendet werden, werden, soweit möglich, in einem Saatgutsystem vermehrt. Jedes Mastersaatgut wird, wie nachstehend beschrieben, geprüft. Für jedes Mastersaatgut muß ein Protokoll über die Herkunft, das Datum der Isolierung, die Art und Häufigkeit der Passagen (einschließlich Reinigungs- und Charakterisierungsverfahren) und die Lagerbedingungen geführt werden. Jedem Mastersaatgut wird zur Identifizierung ein spezieller Code zugeteilt.

Vermehrung: Die Mindest- und die Höchstzahl der Subkulturen jedes Mastersaatguts vor dem Herstellungsstadium wird angegeben. Die für das Anlegen der Saatkulturen und die Zubereitung von Suspensionen für die Saatgutvermehrung verwendeten Methoden, die Techniken der Saatgutbeimpfung, Titer und Konzentration der Inokulate und der verwendeten Nährmedien müssen dokumentiert werden. Die Eigenschaften des Saatgutmaterials (zum Beispiel Dissoziation oder Antigenität) müssen nachweislich durch diese Subkulturen unverändert bleiben. Die Lagerungsbedingungen für jedes Saatgut werden protokolliert.

Identität und Reinheit: Jedes Mastersaatgut darf nachweislich nur die angegebene Bakterienspezies und den angegebenen Bakterienstamm enthalten. Eine kurze Beschreibung der Methode zur Identifizierung jedes Stamms durch seine biochemischen, serologischen und morphologischen Eigenschaften und zur möglichst genauen Unterscheidung verwandter Stämme wird, wie auch die Bestimmungsmethode für die Reinheit des Stamms, aufgezeichnet. Enthält das Mastersaatgut nachweislich vermehrungsfähige Organismen einer anderen Spezies und eines anderen Stamms als angegeben, ist es für die Impfstoffherstellung ungeeignet.

Virussaatgut

Allgemeine Anforderungen: Viren, die für die Herstellung verwendet werden, werden nach einem Saatgutsystem vermehrt. Jedes Mastersaatgut wird, wie nachstehend beschrieben, geprüft. Für jedes Saatgut wird ein Protokoll über Herkunft, Datum der Isolierung, Art und Häufigkeit der Passagen (einschließlich Reinigungs- und Charakterisierungsverfahren) und Lagerbedingungen geführt. Jedem Mastersaatgut wird zur Identifizierung ein besonderer Code zugeteilt. In der Regel darf das für die Impfstoffherstellung verwendete Virus höchstens 5 Passagen vom Mastersaatgut entfernt sein. In den unten beschriebenen Prüfungen am Mastersaatgut sind die verwendeten Organismen, sofern nicht anders angegeben, in der Regel höchstens 5 Passagen vom Mastersaatgut entfernt.

Wenn das Mastersaatgut in einem dauerhaft infizierten Mastersaatzellgut enthalten ist, werden die folgenden Prüfungen an einer angemessenen Menge Viren durchgeführt, die durch Lysis des Mastersaatzellguts gewonnen wurden. Wenn entsprechende Prüfungen an lysierten Zellen zur Validierung der Eignung des Mastersaatzellguts durchgeführt worden sind, müssen diese Prüfungen nicht wiederholt werden.

Vermehrung: Das Mastersaatgut und alle nachfolgenden Passagen werden auf Zellen, in befruchteten Eiern oder in Tieren vermehrt, die nachweislich für die Impfstoffherstellung geeignet sind (siehe oben). Werden Substanzen tierischen Ursprungs verwendet, müssen sie den unter 5.2.5 beschriebenen Anforderungen entsprechen.

Identität: Eine geeignete Methode zur Identifizierung des Stamms und zur bestmöglichen Unterscheidung dieses Stamms von verwandten Stämmen muß eingesetzt werden.

Verunreinigungen durch Bakterien und Pilze: Das Mastersaatgut muß der „Prüfung auf Sterilität" (2.6.1) entsprechen.

Mykoplasmen (2.6.7): Das Mastersaatgut muß der Prüfung entsprechen.

Abwesenheit von fremden Viren: Zubereitungen monoklonaler oder polyklonaler Antikörper mit einem hohen Gehalt an neutralisierenden Antikörpern gegen das Virus des Saatguts werden als Fertigzubereitungen mit Hilfe eines Antigens hergestellt, das von keiner Passage des Virusisolats abgeleitet ist, aus dem das Mastersaatvirus stammt. Jede Serumcharge wird 30 min lang bei 56 °C gehalten, um das Komplement zu inaktivieren. Jede Charge muß nachweislich frei von Antikörpern gegen mögliche Verunreinigungen des Saatvirus sein und von allen nicht spezifischen hemmenden Wirkungen auf die Fähigkeit der Viren, Zellen (oder, falls zutreffend, Eier) zu infizieren und sich in ihnen zu vermehren. Wenn ein solches Serum nicht erhältlich ist, müssen andere Methoden angewendet werden, um das Saatvirus spezifisch zu beseitigen oder zu neutralisieren.

Eine Probe des Mastersaatguts wird mit einer möglichst geringen Menge von monoklonalem oder polyklonalem Antikörper behandelt, so daß das Virus weitgehend neutralisiert oder beseitigt wird. Das endgültige Virus-Serum-Gemisch sollte möglichst mindestens den Virusgehalt von 10 Impfstoffdosen je 0,1 ml bei Impfstoffen für Geflügel und je 1 ml bei anderen Impfstoffen aufweisen. Dieses Gemisch wird wie folgt auf Abwesenheit von fremden Agenzien geprüft.

Bei Impfstoffen für Geflügel werden die „Prüfung auf Fremdviren unter Verwendung von Bruteiern" (2.6.3), die „Prüfung auf Leukoseviren" (2.6.4), die „Prüfung auf Fremdviren unter Verwendung von Zellkulturen" (2.6.5) und die „Prüfung auf fremde Agenzien unter Verwendung von Küken" (2.6.6) durchgeführt.

Bei anderen Impfstoffen werden Kulturen der erforderlichen Zelltypen mit einer Fläche von mindestens 70 cm^2 mit der Mischung beimpft. Die Kulturen können in jedem geeigneten Wachstumsstadium bis zu einer Konfluenz von 70 Prozent beimpft werden. Mindestens ein Zellrasen jedes Typs muß als Kontrolle zurückbehalten werden. Die Kulturen müssen eine Woche lang täglich kontrolliert werden. Am Ende dieses Zeitraums werden die Kulturen dreimal eingefroren und aufgetaut, anschließend zur Beseitigung von Zelltrümmern zentrifugiert und erneut demselben Zelltyp wie oben inokuliert. Dieser Vorgang wird zweimal wiederholt. Die letzte Passage muß eine ausreichende Menge Zellen in geeigneten Gefäßen hervorbringen, um die nachstehenden Prüfungen durchführen zu können.

Entsprechend den unter 5.2.4 stehenden relevanten Abschnitten über Zellkulturen beschriebenen Methoden wird auf zytopathische und hämadsorbierende Agenzien untersucht. Techniken wie Immunfluoreszenz werden zum Nachweis spezifischer verunreinigender Agenzien in den Zellkulturen angewendet. Mit dem Mastersaatgut beimpft werden

- primäre Zellen der Spezies, von welcher das Virus stammt
- Zellen, die für die Viren empfänglich sind, die für jene Spezies pathogen sind, für die der Impfstoff vorgesehen ist, und
- Zellen, die für Pesti-Viren empfänglich sind.

Wird nachgewiesen, daß das Mastersaatgut vermehrungsfähige Organismen irgendeiner Art, die nicht dem Virus der angegebenen Spezies und des angegebenen Stamms entsprechen, oder fremde Virus-Antigene enthält, ist es für die Impfstoffherstellung ungeeignet.

Inaktivierung

Inaktivierte Impfstoffe werden einem validierten Inaktivierungsverfahren unterzogen. Die nachstehend beschriebene Prüfung der Inaktivierungskinetik wird einmal für einen bestimmten Produktionsprozeß durchgeführt. Die anderen nachstehend beschriebenen Prüfungen müssen in jedem Herstellungszyklus durchgeführt werden. Bei Inaktivierungsprüfungen muß die Möglichkeit in Betracht gezogen werden, daß Organismen unter den Herstellungsbedingungen physisch vor dem Inaktivierungsmittel geschützt sein können.

Inaktivierungskinetik: Das Inaktivierungsmittel und das Inaktivierungsverfahren müssen nachweislich das Virus unter Herstellungsbedingungen inaktivieren. Für die Inaktivierungskinetik müssen geeignete Daten gesammelt werden. In der Regel darf die für die Inaktivierung erforderliche Zeit höchstens 67 Prozent der Dauer des Inaktivierungsvorgangs betragen.

Aziridin: Wird eine Aziridinverbindung als Inaktivierungsmittel verwendet, darf nachweislich am Ende des Inaktivierungsvorgangs kein Inaktivierungsmittel zurückbleiben. Das kann durch Neutralisation des Inaktivierungsmittels mit Thiosulfat geschehen, dessen Überschuß nach Beendigung des Inaktivierungsverfahrens in der inaktivierten Ernte nachgewiesen werden muß.

Formaldehyd: Bei der Verwendung von Formaldehyd als Inaktivierungsmittel muß eine Prüfung auf freien Formaldehyd durchgeführt werden, wie unter „Prüfung auf Reinheit" vorgeschrieben.

Andere Inaktivierungsmittel: Bei der Verwendung anderer Inaktivierungsmethoden muß mit Hilfe geeigneter Prüfungen nachgewiesen werden, daß das Inaktivierungsmittel beseitigt oder bis auf einen zulässigen Rest verbraucht ist.

Prüfung auf Inaktivierung: Eine Prüfung auf vollständige Inaktivierung wird unmittelbar nach dem Inaktivierungsverfahren und, falls zutreffend, der Neutralisierung oder Beseitigung des Inaktivierungsmittels durchgeführt. Enthält der Impfstoff ein Adjuvans, das die Prüfung auf Inaktivierung an der Fertigzubereitung unmöglich macht, wird statt der Prüfung an der Fertigzubereitung im Verlauf des Herstellungsprozesses eine Prüfung auf Inaktivierung an der Bulk-Antigen-Mischung unmittelbar vor dem Zusatz des Adjuvans durchgeführt.

Bakterielle Impfstoffe: Die gewählte Prüfmethode muß für die verwendeten Impfstoffbakterien geeignet sein und muß aus mindestens zwei Passagen im zur Herstellung verwendeten Nährmedium bestehen oder, sofern ein festes Nährmedium verwendet wurde, in einem geeigneten flüssigen Nährmedium oder in dem Nährmedium, das die betreffende Monographie vorschreibt. Das Produkt entspricht der Prüfung, wenn keine Anzeichen für vermehrungsfähige Organismen beobachtet werden.

Bakterielle Toxoide: Eine Prüfung auf Entgiftung wird unmittelbar nach der Herstellung des Toxoids und, sofern zutreffend, nach der Neutralisierung oder der Beseitigung des Inaktivierungsmittels durchgeführt. Die gewählte Prüfung muß für das vorhandene Toxin oder die vorhandenen Toxine geeignet und die empfindlichste verfügbare Methode sein. Besteht die Gefahr einer Rückkehr zur Toxizität, muß im fortgeschrittensten Stadium des Produktionsprozesses, in dem die Empfindlichkeit der Prüfung nicht gefährdet wird, eine ergänzende Prüfung durchgeführt werden.

Virusimpfstoffe: Die gewählte Prüfmethode muß für das verwendete Virus geeignet sein und aus mindestens 2 Passagen in Zellen, bebrüteten Eiern oder, sofern keine andere geeignete empfindliche Methode verfügbar ist, in Tieren bestehen. Die Anzahl der Zellproben, Eier oder Tiere muß ausreichend groß sein, um eine angemessene Empfindlichkeit der Prüfung zu gewährleisten. Bei Prüfungen an Zellkulturen werden mindestens 150 cm^2 des Zellrasens mit 1,0 ml der inaktivierten Ernte beimpft. Das Produkt entspricht der Prüfung, wenn keine Anzeichen eines vermehrungsfähigen Virus oder anderen Mikroorganismen beobachtet werden.

Auswahl der Impfstoffzusammensetzung und des Impfstoffstamms

Bei der Auswahl der Impfstoffzusammensetzung und des Impfstoffstamms sind Unschädlichkeit, Wirksamkeit und Stabilität wichtige Aspekte, die bewertet werden müssen. Allgemeine Anforderungen für die Bewertung der Unschädlichkeit und Wirksamkeit werden nachstehend in den Abschnitten „Bewertung der Unschädlichkeit von Impfstoffen für Tiere" und „Bewertung der Wirksamkeit von Impfstoffen für Tiere" angegeben. Diese Anforderungen können durch die Anforderungen in den Monographien verdeutlicht oder ergänzt werden.

Die vorgesehene Dauer der Verwendbarkeit muß durch die Ergebnisse der Prüfungen auf Stabilität nachgewiesen werden. Diese Nachweise umfassen Bestimmungen des Virustiters, der Anzahl von Bakterien und der Wirksamkeit, die in regelmäßigen Abständen bis 3 Monate nach Ablauf des Verfalldatums an mindestens 3 repräsentativen, aufeinanderfolgenden Impfstoffchargen durchgeführt werden, die unter den empfohlenen Lagerbedingungen gehalten wurden. Außerdem dienen als Nachweis, falls zutreffend, die Meßergebnisse des Feuchtigkeitsgehalts (bei gefriergetrockneten Produkten), der physikalischen Prüfungen des Adjuvans, der chemischen Prüfung von Stoffen sowie Bestimmungen von Bestandteilen des Adjuvans und von Konservierungsstoffen und des *p*H-Werts.

Falls zutreffend werden Untersuchungen der Stabilität des rekonstituierten Impfstoffs unter Verwendung des gemäß den vorgeschlagenen Empfehlungen rekonstituierten Produkts durchgeführt.

Fertiger Impfstoff als Bulk

Der fertige Impfstoff als Bulk wird durch Mischen einer oder mehrerer Antigenchargen, die allen Anforderungen entsprechen, mit Hilfsstoffen wie Adjuvantien, Stabilisatoren, Konservierungsmitteln und Verdünnungsmitteln hergestellt.

Konservierungsmittel: Konservierungsmittel werden verwendet, um Verderb oder unerwünschte Wirkungen, die durch mikrobielle Verunreinigung verursacht werden, beim Gebrauch eines Impfstoffs zu verhindern. Konservierungsmittel werden gefriergetrockneten Produkten nicht zugesetzt; sie können aber falls erforderlich unter Berücksichtigung des maximalen Zeitraums, der für die Verwendung nach der Rekonstituierung empfohlen wird, dem Verdünnungsmittel für Mehrfachdosen gefriergetrockneter Produkte zugesetzt werden. In Einzeldosen flüssiger Zubereitungen ist der Zusatz von Konservierungsmitteln in der Regel nicht zulässig; er kann zulässig sein, wenn zum Beispiel derselbe Impfstoff in Einzeldosis- und Mehrfachdosen-Behältnissen abgefüllt wird. Bei flüssigen Zubereitungen in Mehrfachdosen-Behältnissen richtet sich die Notwendigkeit einer wirksamen Konservierung danach, ob während des Gebrauchs und der längsten empfohlenen Verwendungszeit nach dem Anbrechen des Behältnisses eine Verunreinigung möglich ist. Wenn ein Konservierungsmittel zugesetzt wird, muß seine Wirksamkeit während der Dauer der Verwendbarkeit nachgewiesen werden. Die Menge des Konservierungsmittels im fertigen Impfstoff als Bulk wird für jede Charge mit einer geeigneten Methode bestimmt. Die Menge muß mindestens 85 und darf höchstens 115 Prozent der angegebenen Menge betragen.

Der Zusatz von Antibiotika als Konservierungsmittel ist nicht zulässig.

Für inaktivierte Impfstoffe, bei denen Hilfsstoffe eine Prüfung auf Inaktivierung stören würden, wird während der Zubereitung des fertigen Impfstoffs als Bulk eine Prüfung auf Inaktivierung durchgeführt, nachdem die verschiedenen Antigenchargen gemischt wurden, aber vor dem Zusatz von Hilfsstoffen. Die Prüfung auf Inaktivierung kann dann am fertigen Impfstoff als Bulk und an der Fertigzubereitung unterbleiben.

Bestimmte Prüfungen können am fertigen Impfstoff als Bulk statt an der Fertigzubereitung oder an den Fertigzubereitungen, die davon abgeleitet sind, durchgeführt werden. Zu diesen Prüfungen gehören beispielsweise die Prüfung auf Konservierungsstoffe, auf freien Formaldehyd, auf Unschädlichkeit und die Bestimmung der Wirksamkeit von inaktivierten Impfstoffen.

Fertigzubereitung

Sofern die Monographie nichts anderes vorschreibt, wird der fertige Impfstoff als Bulk aseptisch in sterile Behältnisse mit Sicherheitsverschluß abgefüllt, die so verschlossen werden, daß jede Verunreinigung ausgeschlossen ist.

Physikalische Prüfungen: Ein Impfstoff mit einem öligen Adjuvans wird mit einer geeigneten Methode auf Viskosität geprüft. Die Viskosität muß nachweislich innerhalb der für das Produkt festgelegten Grenzen liegen. Die Stabilität einer Emulsion muß nachgewiesen werden.

Chemische Prüfungen: Mit geeigneten Prüfungen muß nachgewiesen werden, daß die Konzentration bestimmter Stoffe, wie Aluminium und Konservierungsmittel, innerhalb der für das Produkt festgelegten Grenzen liegt.

***p*H-Wert:** Der *p*H-Wert der flüssigen Produkte und der Verdünnungsmittel wird gemessen. Er muß nachweislich innerhalb der für das Produkt festgelegten Grenzen liegen.

Wasser (2.5.12): Falls zutreffend wird der Gefriertrocknungsprozeß durch Bestimmung des Wassergehalts kontrolliert, der nachweislich innerhalb der für das Produkt festgelegten Grenzen liegen muß.

Nur eine Charge, die jeder der nachstehend und/oder in der betreffenden Monographie unter „Prüfung auf Identität", „Prüfung auf Reinheit" und „Bestimmung der Wirksamkeit" vorgeschriebenen Anforderungen entspricht, darf zur Verwendung freigegeben werden. Mit der Zustimmung der zuständigen Behörde können bestimmte Prüfungen an der Fertigzubereitung unterbleiben, wenn Prüfungen, die im Verlauf des Verfahrens erfolgen, eine gleiche oder bessere Garantie gewähren, daß die Fertigzubereitung den Anforderungen entspricht, oder wenn alternative Prüfungen durchgeführt wurden, die in bezug auf die Methode des Arzneibuchs validiert sind.

Prüfung auf Reinheit

Die Monographien geben ebenfalls Prüfungen an, die an jedem einzelnen Impfstoff durchgeführt werden müssen.

Freier Formaldehyd (2.4.18; Methode B ist anzuwenden, wenn Natriummetabisulfit zur Neutralisation von überschüssigem Formaldehyd verwendet wurde): Wurde Formaldehyd bei der Zubereitung verwendet, darf die Konzentration an freiem Formaldehyd höchstens $0{,}5\,g \cdot l^{-1}$ betragen, außer die Unschädlichkeit einer größeren Menge wurde nachgewiesen.

Phenol (2.5.15): Enthält der Impfstoff Phenol, darf die Konzentration höchstens $5\,g \cdot l^{-1}$ betragen.

Sterilität (2.6.1): Sofern in der Monographie vorgeschrieben, müssen Impfstoffe der Prüfung entsprechen. Ist das Flüssigkeitsvolumen in einem Behältnis größer als 100 ml, soll möglichst die Membranfilter-Methode verwendet werden. Kann diese nicht angewendet werden, kann die Direktbeimpfungs-Methode verwendet werden.

Beträgt das Flüssigkeitsvolumen in jedem Behältnis 20 ml oder mehr, muß das für jedes Nährmedium verwendete Mindestvolumen entweder 10 Prozent des Inhalts oder 5 ml betragen, jedoch jeweils die kleinere Menge.

Die geeignete Anzahl der zu prüfenden Proben (2.6.1) beträgt 1 Prozent der Charge, mindestens aber 4 und höchstens 10.

Mykoplasmen (2.6.7): Falls in einer Monographie vorgeschrieben, muß der Impfstoff der Prüfung auf Mykoplasmen entsprechen.

Unschädlichkeit: In der Regel werden 2 Dosen eines inaktivierten Impfstoffs und/oder 10 Dosen eines Lebend-Impfstoffs auf dem empfohlenen Weg injiziert. Bei Kombinationsimpfstoffen kann die Prüfung an den Einzelbestandteilen erfolgen, wenn die Darreichung des Impfstoffs das erlaubt. Ist das nicht möglich, muß unter Umständen die vorgeschriebene Anzahl Dosen eines Lebend-Impfstoffs in der Prüfung reduziert werden, wenn die Verabreichung von 10 Dosen die Injektion einer unannehmbar großen Menge eines inaktivierten Bestandteils erforderte. Die Tiere werde über den längsten in der Monographie vorgeschriebenen Zeitraum beobachtet. Eine anomale lokale oder systemische Reaktion darf nicht auftreten.

Lagerung

Vor Licht geschützt, zwischen 2 und 8 °C, sofern nichts anderes in der Monographie vorgeschrieben ist. Flüssige Zubereitungen dürfen nicht eingefroren werden, sofern nichts anderes vorgeschrieben ist.

Beschriftung

Die Beschriftung gibt an
- daß die Zubereitung für Tiere bestimmt ist
- das Volumen der Zubereitung und die Anzahl der Dosen in dem Behältnis
- den Verabreichungsweg
- den verwendeten Bakterien- oder Virustyp oder die Typen und bei Lebend-Impfstoffen die Mindestanzahl vermehrungsfähiger Bakterien oder den Mindest-Virustiter
- falls zutreffend, bei inaktivierten Impfstoffen die Mindestwirksamkeit in Internationalen Einheiten
- falls zutreffend, die Bezeichnung und die Menge jedes Konservierungsmittels oder jedes anderen Stoffes, der dem Impfstoff zugesetzt wurde
- die Bezeichnung jedes Stoffes, der unter Umständen eine nachteilige Reaktion hervorrufen kann
- bei gefriergetrockneten Impfstoffen
  - die Bezeichnung oder Zusammensetzung und das Volumen der zuzusetzenden Flüssigkeit zur Rekonstituierung
  - den Zeitraum für die Verwendung des Impfstoffs nach der Rekonstituierung
- bei Impfstoffen mit einem öligen Adjuvans, daß dringend ärztliche Hilfe erforderlich ist, wenn der Impfstoff versehentlich Menschen injiziert worden ist
- die Tierarten, für welche der Impfstoff bestimmt ist
- die Indikationen für den Impfstoff
- die Gebrauchsanweisung
- die für die verschiedenen Tierarten empfohlenen Dosen.

1998, 1227

[^{111}In]Indium(III)-chlorid-Lösung

Indii[^{111}In] chloridi solutio

Definition

[^{111}In]Indium(III)-chlorid-Lösung ist eine sterile Lösung von Indium-111 als Chlorid in wäßriger Salzsäure. Sie enthält keine Zusätze. Indium-111 ist ein Radioisotop des Indiums und kann aus Cadmium durch Bestrahlung mit Protonen geeigneter Energie hergestellt werden. Die Lösung enthält mindestens 90,0 und höchstens 110,0 Prozent der deklarierten Indium-111-Radioaktivität zu dem in der Beschriftung angegebenen Datum und zu der angegebenen Uhrzeit. Die Radioaktivität anderer Radionuklide als die des Indium-111 darf höchstens 0,25 Prozent der Gesamtradioaktivität betragen. Mindestens 95 Prozent der Radioaktivität entsprechen Indium-111 in Form des Indium(III)-Ions. Die Herstellungsmethode muß so gewählt werden, daß kein Zusatz eines Trägers erforderlich ist. Die spezifische Radioaktivität beträgt mindestens 1,85 GBq Indium-111 je Mikrogramm Indium.

Eigenschaften

Klare, farblose Lösung.

Indium-111 hat eine Halbwertszeit von 2,8 Tagen und emittiert Gamma- und Röntgenstrahlen.

Prüfung auf Identität

A. *Die Prüfung wird erst durchgeführt, nachdem Verunreinigungen mit kurzer Halbwertszeit wie Indium-110m zerfallen sind.* Das Spektrum der Gamma- und Röntgenstrahlen wird, wie in der Monographie **Radioaktive Arzneimittel (Radiopharmaceutica)** beschrieben, mit einem geeigneten Gerät gemessen. Das Spektrum weicht nicht signifikant von dem einer Indium-111-Referenzlösung ab, abgesehen von möglichen Unterschieden, die dem Vorhandensein von Indium-114m zuzuschreiben sind. Die Messung erfolgt durch direkten Vergleich oder durch Messung mit einem Gerät, das mit Hilfe einer solchen Lösung eingestellt wurde. Indium-111- und Indium-114m-Referenzlösungen können von national autorisierten Laboratorien bezogen werden. Die wichtigsten Gammaphotonen des Indium-111 haben Energien von 0,171 MeV und 0,245 MeV.

B. Werden 100 µl Silbernitrat-Lösung *R* 2 mit 50 µl der zu prüfenden Lösung versetzt, entsteht ein weißer Niederschlag.

C. Die Lösung entspricht der Prüfung „*p*H-Wert“ (siehe „Prüfung auf Reinheit“).

D. Das bei der Prüfung „Radiochemische Reinheit“ (siehe „Prüfung auf Reinheit“) erhaltene Chromatogramm wird ausgewertet. Der Hauptpeak hat einen R_f-Wert zwischen 0,5 und 0,8.

Prüfung auf Reinheit

***p*H-Wert** (2.2.3): Der *p*H-Wert der Lösung muß zwischen 1,0 und 2,0 liegen.

Radionukleare Reinheit: Das Spektrum der Gamma- und Röntgenstrahlen wird, wie in der Monographie **Radioaktive Arzneimittel** beschrieben, mit einem geeigneten Gerät gemessen. Das Spektrum der Lösung darf nicht signifikant von dem einer Indium-111-Referenzlösung abweichen, abgesehen von möglichen Unterschieden, die dem Indium-114m zuzuordnen sind.

Indium-114m: *Die Prüfung wird erst durchgeführt, nachdem Verunreinigungen mit kurzer Halbwertszeit wie Indium-110m zerfallen sind.* Ein geeignetes Volumen der Lösung, entsprechend 30 MBq, wird für die Prüfung verwendet. Das Spektrum der Gammastrahlen wird unter Verwendung eines geeigneten Geräts gemessen, versehen mit einem 6 mm dicken Bleischild, welches zwischen der Probe und dem Detektor angebracht wird. Der Ausschlag im Bereich von 0,558 bis 0,725 MeV Gammaphoton von Indium-114m darf nicht größer sein als der einer 75 kBq-Indium-114m-Referenzlösung (0,25 Prozent), unter den gleichen Bedingungen gemessen, wobei alle Messungen auf das Datum und den Zeitpunkt der Anwendung bezogen werden. Indium-111- und Indium-114m-Referenzlösungen können von national autorisierten Laboratorien bezogen werden.

Radiochemische Reinheit: Die Prüfung erfolgt mit Hilfe der Dünnschichtchromatographie (2.2.27) wie in der Monographie **Radioaktive Arzneimittel** beschrieben. Als stationäre Phase wird Kieselgel auf einer Glasfaserfolie verwendet.

Auf die Platte werden 5 µl Untersuchungslösung aufgetragen. Die Chromatographie erfolgt sofort mit einer Lösung von Natriumchlorid *R* (9,0 g · l^{-1}), die zuvor mit verdünnter Salzsäure *R* auf einen *p*H-Wert von 2,3 ± 0,05 eingestellt wurde, über eine Laufstrecke von 15 cm. Die Platte wird im Kaltluftstrom getrocknet und anschließend die Verteilung der Radioaktivität mit einem geeigneten Detektor ausgewertet. Indium-111-chlorid weist einen R_f-Wert zwischen 0,5 und 0,8 auf. Mindestens 95 Prozent der Gesamtradioaktivität des Chromatogramms müssen Indium-111-chlorid entsprechen.

Cadmium: Höchstens 0,40 µg · ml^{-1}. Die Prüfung erfolgt mit Hilfe der Atomabsorptionsspektroskopie (2.2.23, Methode I).

Untersuchungslösung: 0,05 ml Lösung werden mit Salzsäure *R* geeigneter Konzentration auf ein geeignetes Volumen verdünnt.

Referenzlösungen: Die Referenzlösungen werden aus der Cadmium-Lösung (0,1 % Cd) *R* durch entsprechendes Verdünnen mit der gleichen Salzsäure, die zur Herstellung der Untersuchungslösung verwendet wurde, hergestellt.

Die Absorption wird bei 228,8 nm unter Verwendung einer Cadmium-Hohlkathodenlampe als Strahlungsquelle bestimmt.

Kupfer: Höchstens 0,15 µg · ml^{-1}. Die Prüfung erfolgt mit Hilfe der Atomabsorptionsspektroskopie (2.2.23, Methode I).

Untersuchungslösung: 0,1 ml Lösung werden mit Salzsäure *R* geeigneter Konzentration auf ein geeignetes Volumen verdünnt.

Referenzlösungen: Die Referenzlösungen werden aus der Kupfer-Lösung (0,1 % Cu) *R* durch entsprechendes Verdünnen mit der gleichen Salzsäure, die zur Herstellung der Untersuchungslösung verwendet wurde, hergestellt.

Die Absorption wird bei 324,8 nm unter Verwendung einer Kupfer-Hohlkathodenlampe als Strahlungsquelle bestimmt.

Eisen: Höchstens 0,60 µg · ml^{-1}. Die Prüfung erfolgt mit Hilfe der Atomabsorptionsspektroskopie (2.2.23, Methode I).

Untersuchungslösung: 0,1 ml Lösung werden mit Salzsäure *R* geeigneter Konzentration auf ein geeignetes Volumen verdünnt.

Referenzlösungen: Die Referenzlösungen werden aus der Eisen-Lösung (1 g · l^{-1} Fe) *R* durch entsprechendes Verdünnen mit der gleichen Salzsäure, die zur Herstellung der Untersuchungslösung verwendet wurde, hergestellt.

Die Absorption wird bei 248,3 nm unter Verwendung einer Eisen-Hohlkathodenlampe als Strahlungsquelle bestimmt.

Sterilität: Die Lösung muß der Prüfung „Sterilität" der Monographie **Radioaktive Arzneimittel** entsprechen. Die Lösung darf vor Abschluß der Prüfung angewendet werden.

Radioaktivität

Die Radioaktivität wird, wie in der Monographie **Radioaktive Arzneimittel** beschrieben, mit einem geeigneten Gerät durch Vergleich mit einer Indium-111-Referenzlösung oder durch Messung mit einem Gerät, das mit Hilfe einer solchen Lösung eingestellt wurde, bestimmt.

Lagerung

Entsprechend **Radioaktive Arzneimittel**.

Beschriftung

Entsprechend **Radioaktive Arzneimittel**.

1998, 249

Influenza-Impfstoff (inaktiviert) für Pferde

Vaccinum influenzae equi inactivatum

Definition

Influenza-Impfstoff (inaktiviert) für Pferde ist eine Suspension eines Stamms oder mehrerer Stämme von Pferde-Influenza-Virus, die inaktiviert sind, ohne ihre Immunogenität zu beeinträchtigen. Geeignete Stämme enthalten sowohl Hämagglutinin als auch Neuraminidase.

Herstellung

Entsprechend **Impfstoffe für Tiere (Vaccina ad usum veterinarium)**. Jeder Virusstamm wird getrennt in befruchteten Hühnereiern eines gesunden Bestandes oder in einer geeigneten Zellkultur (5.2.4) vermehrt. Die Virussuspension kann gereinigt und konzentriert werden. Der Antigengehalt wird auf Grund des Hämagglutinin-Gehalts der Virussuspension ermittelt wie unter „In-Prozeß-Kontrollen" beschrieben. Der Gehalt an Hämagglutinin jedes einzelnen Stamms muß mindestens dem entsprechen, der für einen Impfstoff ermittelt wurde, der der Bestimmung der Wirksamkeit entspricht.

Die Prüfung auf verbleibendes infektiöses Influenza-Virus wird nach Methode A oder B durchgeführt. Die jeweils empfindlichere Methode wird angewandt. Die Menge des geprüften inaktivierten Virus muß mindestens 10 Impfstoffdosen entsprechen.

A. Der Impfstoff wird in geeignete Zellkulturen inokuliert. Nach 8 Tagen Inkubation wird eine Subkultur angelegt, die weitere 6 bis 8 Tage lang inkubiert wird. Etwa 0,1 ml der überstehenden Flüssigkeit der Zellkultur werden geerntet und auf vermehrungsfähiges Virus mit Hilfe eines Hämagglutinationstests untersucht. Tritt eine Hämagglutination auf, wird eine weitere Passage durchgeführt. Eine Hämagglutination darf nicht auftreten.

B. Je 0,2 ml Impfstoff werden in die Allantoishöhle von 10 Bruteiern inokuliert. Die Bruteier werden 3 bis 4 Tage lang bei 33 bis 37 °C bebrütet. Die Prüfung darf nur ausgewertet werden, wenn mindestens 8 der 10 Embryonen überleben. Jeweils 0,5 ml der Allantoisflüssigkeit der überlebenden Embryonen werden geerntet und vereinigt. Je 0,2 ml dieser vereinigten Flüssigkeit werden in die Allantoishöhle von 10 weiteren Bruteiern inokuliert. Die Bruteier werden 3 bis 4 Tage lang bei 33 bis 37 °C bebrütet. Die Prüfung darf nur ausgewertet werden, wenn mindestens 8 der 10 Embryonen überleben. Jeweils etwa 0,1 ml der Allantoisflüssigkeit der überlebenden Embryonen wird geerntet und einzeln auf vermehrungsfähiges Virus mit Hilfe eines Hämagglutinationstests untersucht. Tritt eine Hämagglutination in einer der Proben auf, wird eine weitere Passage für diese Flüssigkeit durchgeführt. Eine Hämagglutination darf nicht auftreten.

Der Impfstoff kann geeignete Adjuvantien enthalten.

Auswahl der Impfstoffzusammensetzung

Die Auswahl der für den Impfstoff verwendeten Stämme beruht auf epidemiologischen Daten. Das „Office international des épizooties" (siehe 1.5) gibt regelmäßig einen Überblick der epidemiologischen Daten und empfiehlt falls erforderlich neue Stämme, die der aktuellen epidemiologischen Lage entsprechen. Diese Stämme werden gemäß den gültigen Bestimmungen der Vertragsstaaten des Übereinkommens über die Ausarbeitung eines Europäischen Arzneibuchs verwendet.

Der Impfstoff muß nachweislich für Pferde unschädlich und immunogen sein. Falls sich bestimmte Pferdezuchten als besonders empfindlich gegenüber dem Impf-

I

Monographien

stoff erwiesen haben, werden Tiere dieser Zuchten für die Prüfung auf Unschädlichkeit verwendet. Die nachfolgend beschriebenen Prüfungen können zum Nachweis der Unschädlichkeit (5.2.6) und Wirksamkeit (5.2.7) verwendet werden.

Unschädlichkeit: Die Prüfung wird für jede der Tierkategorien, für die die Verwendung des Impfstoffs vorgesehen ist, und für jede Art der Anwendung durchgeführt. Eine 2 Impfstoffdosen entsprechende Menge wird auf die vorgesehene Weise mindestens 10 Tieren injiziert. Nach 14 Tagen wird jedem Tier eine weitere Dosis des Impfstoffs injiziert. Die Tiere werden weitere 14 Tage lang beobachtet. Während der Zeit der Prüfung von 28 Tagen dürfen keine anomalen lokalen oder systemischen Reaktionen auftreten. Für Impfstoffe, die zur Anwendung bei trächtigen Stuten vorgesehenen sind, werden die Tiere dieser Kategorie während des oder der relevanten Trimester der Trächtigkeit geimpft, und die Beobachtungszeit wird bis zum Abfohlen verlängert. Jede Auswirkung auf die Trächtigkeit oder auf die Neugeborenen wird festgehalten.

Immunogenität: Die unter „Bestimmung der Wirksamkeit" beschriebene Bestimmung kann zum Nachweis der Immunogenität der verwendeten Stämme dienen.

Für mindestens einen Impfstoffstamm wird eine Prüfung mit einer virulenten Belastungsinfektion durchgeführt. Für andere Stämme im Impfstoff kann der Nachweis der Immunogenität, wenn begründet, auch über die Induktion einer Immunantwort in Pferden erbracht werden. Die Begründung für den Schutz gegen Infektionen durch diese Stämme kann auf veröffentlichten Ergebnissen über die Beziehung zwischen Antikörpertiter und Schutz bei antigen verwandten Stämmen beruhen.

Wird der serologische Nachweis durchgeführt, erfolgt die Prüfung wie unter „Bestimmung der Wirksamkeit" beschrieben, wobei anstelle einer virulenten Belastungsinfektion 2 Wochen nach der letzten Impfung der Antikörpertiter jedes Serums mit einer geeigneten immunchemischen Methode (2.7.1) bestimmt wird. Die nachstehend beschriebenen Methoden „Einfacher radialer Hämolysetest" oder „Hämagglutinations-Hemmtest" haben sich als geeignet erwiesen; ein Referenzserum wird zur Validierung der Prüfung mitgeführt. Die Kriterien für die Gültigkeit der Prüfung sind von dem verwendeten Virusstamm abhängig und basieren auf verfügbaren Daten. So haben sich für A/equi-2-Viren normalerweise im einfachen radialen Hämolysetest Antikörpertiter von mindestens 85 mm^2 und für den Hämagglutinations-Hemmtest (vor der Mischung mit der Suspension aus Antigen und Erythrozyten) Titer von mindestens 1:64 als ausreichend erwiesen.

Die Forderungen für die Zubereitung hängen von dem Nachweis der Immunogenität ab, je nachdem ob der Schutz gegen eine Belastungsinfektion oder die Antikörperproduktion gezeigt wurde.

Einfacher radialer Hämolysetest: Jedes Serum wird 30 min lang bei 56 °C erhitzt. An jedem Serum wird die Prüfung jeweils mit dem Antigen oder den Antigenen durchgeführt, die aus dem Virus oder den Viren isoliert wurden, die für die Impfstoffherstellung verwendet wurden. 1 ml einer Suspension von Schaferythrozyten in Barbital-Pufferlösung (1 Volumteil Erythrozyten je 10 Volumteile der fertigen Suspension) werden mit 1 ml einer geeigneten Verdünnung des Influenza-Virusstamms in Barbital-Pufferlösung gemischt und 30 min lang bei 4 °C inkubiert. Zu 2 ml der Virus-Erythrozyten-Mischung wird 1 ml einer Lösung von Chrom(III)-chlorid-Hexahydrat *R* ($3 g \cdot l^{-1}$) zugefügt, gemischt und 10 min lang stehengelassen. Die sensibilisierten Erythrozyten werden im Wasserbad von 47 °C erwärmt. 15 ml einer Lösung von Agarose *R* ($10 g \cdot l^{-1}$) in Barbital-Pufferlösung werden mit 0,7 ml der sensibilisierten Erythrozyten und einer ausreichenden Menge in Barbital-Pufferlösung verdünntem Meerschweinchen-Komplement bei 47 °C gemischt. Die Mischung wird in Petrischalen gegossen. Nach Erstarren des Agars werden Löcher eingestanzt. In jedes Loch werden 5 µl unverdünntes Untersuchungs- oder Referenzserum gegeben. Die Petrischalen werden 18 h lang bei 37 °C inkubiert. Die Durchmesser der Hämolysezonen werden gemessen und die Hämolysefläche berechnet. Die Hämolysefläche in Quadratmillimetern ist ein Maß für den Antikörpertiter.

Hämagglutinations-Hemmtest: Jedes Serum wird durch 30 min langes Erhitzen bei 56 °C inaktiviert. Zu 1 Volumteil jedes Serums werden 3 Volumteile natriumchloridhaltiger Phosphat-Pufferlösung *p*H 7,4 *R* und 4 Volumteile einer Suspension von leichtem Kaolin *R* ($250 g \cdot l^{-1}$) in der gleichen Pufferlösung zugesetzt. Jede Mischung wird 10 min lang geschüttelt und danach zentrifugiert. Die überstehende Flüssigkeit wird mit einer konzentrierten Suspension von Hühnererythrozyten vermischt. Die Mischung wird 60 min lang bei 37 °C stehengelassen. Anschließend wird zentrifugiert. Die Verdünnung des so gewonnenen Serums ist 1:8. Mit jedem Serum werden Prüfungen durchgeführt, für die das Antigen oder die Antigene der Stämme verwendet werden, aus denen der Impfstoff hergestellt wurde. Aus jedem verdünnten Serum wird eine Zweier-Verdünnungsreihe angelegt. 0,025 ml jeder Verdünnung werden 0,025 ml der betreffenden Antigensuspension zugesetzt, die mit Ether *R* behandelt wurde und 4 hämagglutinierende Einheiten enthält. Die Mischungen werden 30 min lang bei Raumtemperatur stehengelassen. Danach werden 0,05 ml einer Suspension von Hühnererythrozyten ($2 \cdot 10^7$ Erythrozyten je Milliliter) zugesetzt. Nach 1 h langem Stehenlassen bei Raumtemperatur wird die letzte Serumverdünnung abgelesen, welche die Hämagglutination noch vollständig hemmt.

In-Prozeß-Kontrollen

Der Hämagglutiningehalt der inaktivierten Virussuspension wird, wo dies möglich ist, nach Reinigung und Konzentration mit einer geeigneten immunchemischen Methode (2.7.1) bestimmt. Als geeignet hat sich die einfache radiale Immundiffusion unter Verwendung einer geeigneten Referenzzubereitung erwiesen. Der Gehalt muß innerhalb der Grenzen liegen, die sich für die Herstellung eines befriedigenden Impfstoffs als ausreichend erwiesen haben. Für Impfstoffe, die auf Eiern hergestellt werden, wird zur Kontrolle der Herstellung der Gehalt an Bakterien-Endotoxinen der Virusernte bestimmt.

Prüfung der Charge

Die unter „Bestimmung der Wirksamkeit" beschriebene Bestimmung erfolgt nicht notwendigerweise bei der routinemäßigen Prüfung von Impfstoffchargen. Entsprechend den Vorgaben oder nach Zustimmung der zuständigen Behörde wird die Bestimmung für den Impfstoff ein- oder mehrmals durchgeführt. Wenn die Bestimmung nicht durchgeführt wird, muß eine geeignete, validierte alternative Methode angewendet werden, wobei sich die Akzeptanzkriterien nach einer Impfstoffcharge richten, die nach der unter „Bestimmung der Wirksamkeit" beschriebenen Methode zufriedenstellende Ergebnisse erzielte. Die folgende Bestimmung kann angewendet werden.

Bestimmung der Wirksamkeit der Charge: 5 Meerschweinchen, die frei von spezifischen Antikörpern sind, erhalten subkutan je eine Dosis des Impfstoffs. Nach 21 Tagen werden Blutproben entnommen und das Serum abgetrennt. Die Prüfung der Seren auf spezifische Antikörper wird mit einer geeigneten immunchemischen Methode (2.7.1) durchgeführt. Unter Verwendung eines Referenzserums zur Validierung des Tests haben sich der einfache radiale Hämolysetest und der Hämagglutinations-Hemmtest als geeignet erwiesen. Die Antikörpertiter sind nicht signifikant niedriger als die, welche mit einer Charge erzielt werden, die sich als zufriedenstellend in einer „Bestimmung der Wirksamkeit" am Pferd erwiesen hat.

Prüfung auf Identität

Der Impfstoff ruft in empfänglichen Tieren die Bildung spezifischer Antikörper hervor.

Prüfung auf Reinheit

Unschädlichkeit: Mindestens 2 Pferden wird das 2fache der in der Beschriftung angegebenen Dosis injiziert. Nach 2 Wochen wird jedem Pferd eine Impfstoffdosis injiziert. Die Tiere bleiben nach der zweiten Injektion 10 Tage lang unter Beobachtung. Die Tiere müssen bei guter Gesundheit bleiben. Anomale lokale oder systemische Reaktionen dürfen nicht auftreten.

Inaktivierung: In die Allantoishöhle von 10 Bruteiern werden je 0,2 ml des Impfstoffs inokuliert. Die Bruteier werden 3 bis 4 Tage lang bei 33 bis 37 °C bebrütet. Die Prüfung darf nur ausgewertet werden, wenn mindestens 8 der 10 Embryonen überleben. Von jedem überlebenden Embryo werden 0,5 ml der Allantoisflüssigkeit geerntet. Die Flüssigkeiten werden vereinigt. Je 0,2 ml der vereinigten Flüssigkeiten werden in weitere 10 Bruteier inokuliert. Die Bruteier werden 3 bis 4 Tage lang bei 33 bis 37 °C bebrütet. Die Prüfung darf nur ausgewertet werden, wenn mindestens 8 der 10 Embryonen überleben. Von jedem überlebenden Embryo werden 0,1 ml der Allantoisflüssigkeit geerntet und einzeln in einem Hämagglutinations-Test auf vermehrungsfähige Viren untersucht. Wenn in einer der Flüssigkeiten eine Hämagglutination auftritt, wird für diese Flüssigkeit eine weitere Passage in Bruteiern und ein weiterer Hämagglutinations-Test durchgeführt. Eine Hämagglutination darf nicht auftreten.

Sterilität: Der Impfstoff muß der Prüfung „Sterilität" der Monographie **Impfstoffe für Tiere** entsprechen.

Bestimmung der Wirksamkeit

Die Bestimmung der Wirksamkeit wird unter Verwendung eines Virusstamms für die Belastungsinfektion durchgeführt, gegen den der Impfstoff schützen soll. Falls möglich ist ein neueres Isolat zu verwenden.

10 Pferde im Alter von mindestens 6 Monaten, die keine spezifischen Antikörper gegen Pferde-Influenza-Virus besitzen, werden verwendet. Die Seronegativität gegenüber den Pferde-Influenza-Viren wird an jeder einzelnen Blutprobe individuell bestimmt. 6 Tiere werden entsprechend dem empfohlenen Schema geimpft. 7 Tage nach der ersten Immunisierung wird von jedem Tier eine zweite Blutprobe genommen und einzeln auf Antikörper gegen Pferde-Influenza-Viren untersucht, um anamnestische serologische Reaktionen nachzuweisen. Tiere, die auf dieser Stufe eine Serokonversion zeigen, werden von der weiteren Untersuchung ausgeschlossen. Frühestens 2 Wochen nach der letzten Impfung wird allen 10 Pferden in einem Aerosol eine Menge des Pferde-Influenza-Virus verabreicht, die ausreicht, um bei empfänglichen Tieren charakteristische Krankheitssymptome, wie Fieber, Nasenausfluß und Husten, hervorzurufen. Die Tiere werden 14 Tage lang beobachtet. Zum Nachweis des Virus werden täglich von jedem Tier Nasenabstriche genommen. Die geimpften Tiere zeigen lediglich schwach ausgeprägte Symptome, während die Kontrolltiere eine charakteristische Symptomatik entwickeln. Die durchschnittliche Zahl an Tagen, an denen das Virus ausgeschieden wird, ist ebenso wie die entsprechenden Virustiter bei den geimpften Tieren signifikant niedriger als bei den Kontrolltieren.

Lagerung

Entsprechend **Impfstoffe für Tiere**.

Beschriftung

Entsprechend **Impfstoffe für Tiere**.

Die Beschriftung gibt insbesondere an
- das Alter, in dem die Tiere geimpft werden sollten
- den Zeitraum zwischen der ersten und zweiten Injektion
- ob Auffrischimpfungen notwendig sind
- die im Impfstoff enthaltenen Virusstämme.

1999, 276

Insulin

Insulinum

Schweine-Insulin	$C_{256}H_{381}N_{65}O_{76}S_6$	M_r 5778
Rinder-Insulin	$C_{254}H_{377}N_{65}O_{75}S_6$	M_r 5734

Definition

Insulin ist die gereinigte, natürliche, antidiabetisch wirkende Substanz aus Rinder- oder Schweinepankreas. Der Gehalt beträgt mindestens 93,0 und höchstens 105,0 Prozent Schweine-Insulin ($C_{256}H_{381}N_{65}O_{76}S_6$) und, falls zutreffend, das entsprechende A21-Desamido-Insulin beziehungsweise Rinder-Insulin ($C_{254}H_{377}N_{65}O_{75}S_6$) und, falls zutreffend, das entsprechende A21-Desamido-Insulin, berechnet auf die getrocknete Substanz[1)].

Herstellung

Die Tiere, von welchen Insulin gewonnen wird, müssen den lebensmittelrechtlichen, von der zuständigen Behörde überwachten Gesundheitsanforderungen an Tiere entsprechen, die für den menschlichen Verzehr bestimmt sind. Außerdem dürfen die verwendeten Gewebe keine spezifizierten Risikofaktoren enthalten, wie sie durch geltende internationale oder, falls zutreffend, nationale Gesetze definiert sind.

Eigenschaften

Weißes bis fast weißes Pulver; praktisch unlöslich in Wasser, wasserfreiem Ethanol und in Ether, löslich in verdünnten Mineralsäuren und, unter Zersetzung, in verdünnten Lösungen von Alkalihydroxid.

Prüfung auf Identität

A. Die unter „Gehaltsbestimmung" erhaltenen Chromatogramme werden ausgewertet. Der Hauptpeak im Chromatogramm der Untersuchungslösung entspricht in bezug auf die Retentionszeit dem Hauptpeak im Chromatogramm der Referenzlösung b oder, wo zutreffend, der Referenzlösung c.

B. Die Prüfung erfolgt durch Bestimmung der Aminosäuresequenz.

Untersuchungslösung: Eine Lösung der Substanz in Salzsäure (0,01 mol · l^{-1}), die 2,0 mg Insulin je Milliliter enthält, wird hergestellt. 500 µl Lösung werden in ein sauberes Reagenzglas gegeben und mit 2,0 ml HEPES-Pufferlösung *p*H 7,5 *R* und 400 µl einer Lösung versetzt, die 1 mg je Milliliter *Staphylococcus-aureus*-Stamm-V8-Protease *R* enthält. Das Reagenzglas wird verschlossen und 6 h lang bei 25 °C inkubiert. Dann wird die Reaktion durch Zusatz von 2,9 ml Sulfat-Pufferlösung *p*H 2,0 *R* gestoppt.

Referenzlösung: Gleichzeitig und unter gleichen Bedingungen wie bei der Untersuchungslösung wird eine Lösung mit Rinder-Insulin *CRS* oder, falls zutreffend, Schweine-Insulin *CRS* anstelle der Substanz hergestellt.

Die Prüfung erfolgt mit Hilfe der Flüssigchromatographie (2.2.29).

Die Chromatographie kann durchgeführt werden mit

- einer Säule aus rostfreiem Stahl von 0,10 m Länge und 4,6 mm innerem Durchmesser, gepackt mit octadecylsilyliertem Kieselgel zur Chromatographie *R* (3 µm)
- mit den mobilen Phasen bei einer Durchflußrate von 1 ml je Minute:
  mobile Phase A: 100 ml Acetonitril zur Chromatographie *R*, 700 ml Wasser *R* und 200 ml Sulfat-Pufferlösung *p*H 2,0 *R* werden gemischt, filtriert und entgast
  mobile Phase B: 400 ml Acetonitril zur Chromatographie *R*, 400 ml Wasser *R* und 200 ml Sulfat-Pufferlösung *p*H 2,0 *R* werden gemischt, filtriert und entgast.
  Die Elutionsbedingungen sind in der nachfolgenden Tabelle beschrieben. Falls erforderlich kann der Gradient verändert werden, um die Trennung des Hydrolysats zu verbessern.

Zeit (min)	**mobile Phase A** (*% V/V*)	**mobile Phase B** (*% V/V*)	**Erläuterungen**
0 – 60	90 → 30	10 → 70	linearer Gradient
60 – 65	30 → 0	70 → 100	linearer Gradient
65 – 70	0	100	isokratisch

- einem Spektrometer als Detektor bei einer Wellenlänge von 214 nm.

Die Temperatur der Säule wird bei 40 °C gehalten.

Die Säule wird unter den Anfangsbedingungen mindestens 15 min lang äquilibriert. Mit Hilfe des oben genannten Gradienten wird ein Blindlauf durchgeführt.

Je 50 µl Untersuchungslösung und Referenzlösung werden getrennt eingespritzt. Die Prüfung darf nur ausgewertet werden, wenn das mit jeder Lösung erhaltene Chromatogramm qualitativ dem Rinder-Insulin-Hydrolysat-Referenzchromatogramm der Ph. Eur. bzw. dem Schweine-Insulin-Hydrolysat-Referenzchromatogramm der Ph. Eur. entspricht. Im Chromatogramm der Referenzlösung werden die Peaks für die Hydrolysat-Fragmente I, II und III identifiziert. Der Symmetriefaktor der Peaks für Fragment II und Fragment III darf höchstens 1,5 und die Auflösung zwischen beiden Peaks muß mindestens 1,9 betragen.

Das Profil des Chromatogramms der Untersuchungslösung entspricht dem der Referenzlösung.

Anmerkung: Die Retentionszeit für Fragment I von Schweine-Insulin und Insulin human ist die gleiche. Die Retentionszeit für Fragment II ist für alle Insuline gleich. Die Retentionszeit für Fragment III ist für Rinder-Insulin und für Schweine-Insulin die gleiche.

Prüfung auf Reinheit

Verunreinigungen mit einer größeren Molekülmasse als Insulin: Die Prüfung erfolgt mit Hilfe der Ausschlußchromatographie (2.2.30).

Untersuchungslösung: 4 mg Substanz werden in 1,0 ml Salzsäure (0,01 mol · l^{-1}) gelöst.

Lösung zur Bestimmung des Auflösungsvermögens: Eine Insulinlösung der Konzentration von etwa 4 mg je Milliliter wird verwendet, die mehr als 0,4 Prozent Proteine mit größeren Molekülmassen enthält. Geeignet hierzu ist eine Insulinzubereitung zur Injektion, die entweder aus einer Lösung oder Suspension besteht, die mit der ausreichenden Menge Salzsäure (6 mol · l^{-1}) geklärt wurde und den angegebenen Prozentgehalt von Proteinen mit größeren Molekülmassen enthält, oder eine Insulinlösung, die mit Salzsäure (0,01 mol · l^{-1}) hergestellt wurde. Insulin,

1) 1 I.E. Insulin entspricht 0,0345 mg Schweine-Insulin beziehungsweise 0,0342 mg Rinder-Insulin.

das den angegebenen Prozentgehalt an Proteinen mit größeren Molekülmassen enthält, kann durch 10 Tage langes Stehenlassen von Insulinpulver bei Raumtemperatur erhalten werden.

Die Lösungen sind zwischen 2 und 10 °C aufzubewahren und innerhalb von 7 Tagen zu verwenden. Wird eine automatische Einspritzvorrichtung verwendet, ist sie bei einer Temperatur zwischen 2 und 10 °C zu halten.

Die Chromatographie kann durchgeführt werden mit

- einer Säule von 0,3 m Länge und mindestens 7,5 mm innerem Durchmesser, gepackt mit hydrophilem Kieselgel zur Chromatographie *R* (5 bis 10 μm) von einer Qualität, die zur Trennung des monomeren Insulins vom Dimer und von Polymeren geeignet ist
- einer filtrierten und entgasten Mischung von 15 Volumteilen Essigsäure 98 % *R*, 20 Volumteilen Acetonitril *R* und 65 Volumteilen einer Lösung von Arginin *R* (1,0 g · l^{-1}) als mobile Phase bei einer Durchflußrate von 0,5 ml je Minute
- einem Spektrometer als Detektor bei einer Wellenlänge von 276 nm.

Äquilibrierung der Säule: Bevor eine neue Säule zur Chromatographie benutzt werden kann, ist sie durch wiederholtes Einspritzen einer Insulinlösung, die Proteine mit größeren Molekülmassen enthält, zu äquilibrieren. Die Lösung zur Bestimmung des Auflösungsvermögens wird mindestens 3mal eingespritzt. Die Säule ist äquilibriert, wenn reproduzierbare Ergebnisse durch 2 aufeinanderfolgende Injektionen erhalten wurden.

100 μl Lösung zur Bestimmung des Auflösungsvermögens werden eingespritzt. Wird das Chromatogramm unter den vorgeschriebenen Bedingungen aufgezeichnet, beträgt die Retentionszeit für polymere Insulinkomplexe 13 bis 17 min, die für kovalent-dimeres Insulin etwa 17,5 min, die für monomeres Insulin etwa 20 min und die für Salze etwa 22 min. Die Prüfung darf nur ausgewertet werden, wenn die Auflösung mindestens 2,0 beträgt, definiert als das Verhältnis der Höhe des Peaks des Dimers zur Höhe des Tals, das die Peaks des Monomers und des Dimers voneinander trennt.

100 μl Untersuchungslösung werden eingespritzt. Das Chromatogramm wird etwa 35 min lang aufgezeichnet. Im Chromatogramm darf die Summe der Flächen aller Peaks mit einer geringeren Retentionszeit als die des Hauptpeaks nicht größer sein als 1,0 Prozent der Peakgesamtfläche. Peaks, deren Retentionszeit größer ist als die des Insulin-Peaks, werden nicht berücksichtigt.

Verwandte Proteine: Die Prüfung erfolgt mit Hilfe der Flüssigchromatographie (2.2.29) wie unter „Gehaltsbestimmung" beschrieben, wobei die in der folgenden Tabelle genannten Elutionsbedingungen gelten.

Zeit (min)	mobile Phase A (% *V/V*)	mobile Phase B (% *V/V*)	Erläuterungen
0 – 30	42	58	isokratisch
30 – 44	42 → 11	58 → 89	linearer Gradient
44 – 50	11	89	isokratisch

Die Lösungen werden zwischen 2 und 10 °C aufbewahrt und innerhalb 24 h verwendet. Eine System-Eignungsprüfung (Auflösung, Linearität), wie sie unter „Gehaltsbestimmung" beschrieben ist, wird durchgeführt. Falls erforderlich wird die mobile Phase so geändert, daß das Schweine-A21-Desamido-Insulin vor Beginn des Gradienten vollständig eluiert ist. Das Gradientenprofil kann ebenfalls einreguliert werden, damit die vollständige Elution aller insulinverwandter Verunreinigungen gewährleistet wird.

20 μl Referenzlösung b oder, falls zutreffend, Referenzlösung c und 20 μl Untersuchungslösung werden getrennt eingespritzt. Falls erforderlich wird das Injektionsvolumen zwischen 10 und 20 μl eingestellt, in Übereinstimmung mit dem Resultat, das bei der Prüfung auf Linearität, beschrieben unter „Gehaltsbestimmung", erhalten wurde. Die Chromatogramme werden etwa 50 min lang aufgezeichnet. Im Chromatogramm jeder der Referenzlösungen erscheint das A21-Desamido-Insulin als kleiner Peak nach dem Hauptpeak mit einer relativen Retentionszeit von etwa 1,3, bezogen auf den Hauptpeak. Im Chromatogramm der Untersuchungslösung darf die Fläche des A21-Desamido-Insulin-Peaks höchstens 3,0 Prozent der Gesamtfläche der Peaks betragen. Die Summe der Flächen aller Peaks, mit Ausnahme des dem Insulin und des dem A21-Desamido-Insulin entsprechenden Peaks, darf höchstens 3,0 Prozent der Gesamtfläche der Peaks betragen.

Proinsulin-ähnliche Immunreaktivität (PLI): Höchstens 10 ppm, berechnet auf die getrocknete Substanz und mit Hilfe einer immunchemischen Methode geeigneter Empfindlichkeit (2.7.1), wie dem Radioimmunassay, bestimmt. Zur Kalibrierung der Methode wird Internationales Referenzreagenz für Schweineproinsulin oder Rinderproinsulin verwendet.

Zink: Höchstens 1,0 Prozent Zn, mit Hilfe der Atomabsorptionsspektroskopie (2.2.23, Methode I) bestimmt und auf die getrocknete Substanz berechnet.

Untersuchungslösung: 50,0 mg Substanz werden in Salzsäure (0,01 mol · l^{-1}) zu 25,0 ml gelöst. Falls erforderlich wird mit Salzsäure (0,01 mol · l^{-1}) auf eine geeignete Konzentration verdünnt (zum Beispiel: 0,4 bis 1,6 μg Zn je Milliliter).

Referenzlösungen: Als Referenzlösungen werden Verdünnungen von 0,40, 0,80, 1,00, 1,20 und 1,60 μg Zn je Milliliter verwendet, die aus Zink-Lösung (5 mg Zn/ml) *R* mit Salzsäure (0,01 mol · l^{-1}) unmittelbar vor Gebrauch hergestellt werden.

Die Absorption wird bei 213,9 nm gemessen mit einer Zink-Hohlkathodenlampe als Strahlungsquelle und einer Luft-Acetylen-Flamme mit geeignetem Volumenverhältnis der Gase (zum Beispiel: 11 Liter Luft und 2 Liter Acetylen je Minute).

Trocknungsverlust (2.2.32): Höchstens 10,0 Prozent, mit 0,200 g Substanz durch 24 h langes Trocknen im Trockenschrank bei 100 bis 105 °C bestimmt.

Sulfatasche (2.4.14): Höchstens 2,5 Prozent, mit 0,200 g Substanz bestimmt und auf die getrocknete Substanz berechnet.

Bakterien-Endotoxine (2.6.14): Insulin zur Herstellung von Parenteralia, das dabei keinem weiteren geeigneten Verfahren zur Beseitigung von Bakterien-Endotoxinen unterworfen wird, darf höchstens 10 I.E. Bakterien-Endotoxine je Milligramm Substanz enthalten.

Gehaltsbestimmung

Die Bestimmung erfolgt mit Hilfe der Flüssigchromatographie (2.2.29).

Untersuchungslösung: 40,0 mg Substanz werden in Salzsäure (0,01 mol · l^{-1}) zu 10,0 ml gelöst.

Referenzlösung a: Der Inhalt einer Durchstechflasche Insulin human *CRS* wird in Salzsäure (0,01 mol · l^{-1}) so gelöst, daß eine Konzentration von 4,0 mg je Milliliter erhalten wird.

Referenzlösung b: Der Inhalt einer Durchstechflasche Schweine-Insulin *CRS* wird in Salzsäure (0,01 mol · l^{-1}) so gelöst, daß eine Konzentration von 4,0 mg je Milliliter erhalten wird.

Referenzlösung c: Falls die zu prüfende Substanz Rinder-Insulin ist, werden 40,0 mg Rinder-Insulin *CRS* in 10,0 ml Salzsäure (0,01 mol · l^{-1}) gelöst.

Referenzlösung d: 1,0 ml Referenzlösung b wird mit Salzsäure (0,01 mol · l^{-1}) zu 10,0 ml verdünnt.

Referenzlösung e: 1,0 ml Referenzlösung c wird mit Salzsäure (0,01 mol · l^{-1}) zu 10,0 ml verdünnt.

Lösung zur Bestimmung des Auflösungsvermögens: 1,0 ml Referenzlösung a wird mit 1,0 ml Referenzlösung b gemischt.

Die Lösungen sind zwischen 2 und 10 °C aufzubewahren und innerhalb 48 h zu verwenden. Wird eine automatische Einspritzvorrichtung verwendet, ist sie bei einer Temperatur zwischen 2 und 10 °C zu halten.

Die Chromatographie kann durchgeführt werden mit

- einer Säule aus rostfreiem Stahl von 0,25 m Länge und 4,6 mm innerem Durchmesser, gepackt mit octadecylsilyliertem Kieselgel zur Chromatographie *R* (5 µm)
- folgenden Mischungen als mobile Phasen, die bei einer Temperatur von mindestens 20 °C hergestellt und aufbewahrt werden, bei einer Durchflußrate von 1 ml je Minute:
  mobile Phase A: 28,4 g wasserfreies Natriumsulfat *R* werden in Wasser *R* zu 1000 ml gelöst; die Lösung wird mit 2,7 ml Phosphorsäure 85 % *R* versetzt und falls erforderlich mit Ethanolamin *R* auf einen *p*H-Wert von 2,3 eingestellt; die Lösung wird filtriert und entgast
  mobile Phase B: 550 ml mobile Phase A werden mit 450 ml Acetonitril *R* gemischt; die Lösung wird auf mindestens 20 °C erwärmt, um eine Fällung zu vermeiden, anschließend filtriert und entgast. (Das Mischen der mobilen Phase A mit Acetonitril ist ein endothermer Prozeß.)
- einem Spektrometer als Detektor bei einer Wellenlänge von 214 nm.

Die Temperatur der Säule wird bei 40 °C gehalten.

Die Elution wird mit einer Mischung von 42 Volumteilen mobiler Phase A und 58 Volumteilen mobiler Phase B durchgeführt. Falls erforderlich wird das Verhältnis verändert.

Je 20 µl Lösung zur Bestimmung des Auflösungsvermögens und Referenzlösung b werden getrennt eingespritzt. Das Chromatogramm der Lösung zur Bestimmung des Auflösungsvermögens wird so lange aufgezeichnet, bis der dem Hauptpeak im Chromatogramm der Referenzlösung b entsprechende Peak deutlich sichtbar ist. Im Chromatogramm der Lösung zur Bestimmung des Auflösungsvermögens werden die Peaks für Schweine-Insulin und Insulin human identifiziert.

Die Bestimmung darf nur ausgewertet werden, wenn die Auflösung zwischen den Peaks von Insulin human und von Schweine-Insulin mindestens 1,2 beträgt. Die Acetonitrilkonzentration in der mobilen Phase wird geändert, bis die erforderliche Auflösung erreicht ist.

Zur Bestimmung des Schweine-Insulins werden je 20 µl Untersuchungslösung, Referenzlösung b und Referenzlösung d, zur Bestimmung des Rinder-Insulins je 20 µl Untersuchungslösung, Referenzlösung c und Referenzlösung e getrennt eingespritzt.

Die Bestimmung darf nur ausgewertet werden, wenn die Fläche des Hauptpeaks im Chromatogramm der Referenzlösung b oder c das 10(± 0,5)fache der Fläche des Hauptpeaks im Chromatogramm der Referenzlösung d oder e beträgt. Wird diese Forderung nicht erfüllt, wird das Einspritzvolumen zwischen 10 und 20 µl so gewählt, daß die Meßwerte im Linearitätsbereich des Detektors liegen.

Der Gehalt an Insulin ($C_{256}H_{381}N_{65}O_{76}S_6$ oder $C_{254}H_{377}N_{65}O_{75}S_6$) zusammen mit dem entsprechenden A21-Desamido-Insulin wird aus der Fläche des Hauptpeaks und der Peakfläche des A21-Desamido-Insulins der Chromatogramme der Untersuchungslösung und der betreffenden Referenzlösung und dem angegebenen Gehalt von Schweine-Insulin plus A21-Desamido-Schweine-Insulin in Schweine-Insulin *CRS* bzw. Rinder-Insulin plus A21-Desamido-Rinder-Insulin in Rinder-Insulin *CRS* berechnet.

Lagerung

Dicht verschlossen, vor Licht geschützt, bis zur Freigabe durch den Hersteller bei –20 °C. Aufgetaut wird Insulin bei 5 ± 3 °C gelagert und innerhalb eines kurzen Zeitraums zur Herstellung von Zubereitungen verbraucht. Um eine Absorption von Luftfeuchte während des Wägens auszuschließen, muß das Insulin dabei Raumtemperatur aufweisen.

Beschriftung

Die Beschriftung gibt insbesondere an

- von welcher Tierart die Substanz gewonnen wurde
- falls zutreffend, daß die Substanz frei von Bakterien-Endotoxinen ist.

1999, 838

Insulin human

Insulinum humanum

$C_{257}H_{383}N_{65}O_{77}S_6$ M_r 5808

Definition

Insulin human ist ein Protein, das die Struktur des vom Pankreas des Menschen gebildeten antidiabetischen

Hormons besitzt. Der Gehalt an Insulin human ($C_{257}H_{383}N_{65}O_{77}S_6$) sowie A21-Desamido-Insulin-human beträgt mindestens 95,0 und höchstens 105,0 Prozent, berechnet auf die getrocknete Substanz[1]. Insulin human wird entweder durch enzymatische Modifikation von Insulin aus Schweinepankreas und geeignete Reinigung oder durch eine Methode, die auf der DNA-Rekombinationstechnologie (rDNA) beruht, hergestellt. Insulin human, das durch rDNA-Technologie hergestellt wird, muß den Anforderungen der Monographie **DNA-rekombinationstechnisch hergestellte Produkte (Producta ab ADN recombinante)** entsprechen.

Herstellung

Insulin human wird unter Bedingungen hergestellt, die eine möglichst geringe mikrobielle Kontamination gewährleisten.

Bei Insulin human, das durch enzymatische Modifikation von Insulin aus Schweinepankreas hergestellt wurde, muß der Herstellungsprozeß auf völlige Entfernung von restlicher proteolytischer Aktivität validiert sein. Die zuständige Behörde kann zusätzliche Prüfungen fordern.

Bei Insulin human, das durch eine Methode hergestellt wurde, die auf rDNA-Technologie beruht, muß vor der Freigabe an jeder Charge des fertigen Produkts als Bulk die folgende Prüfung durchgeführt werden, es sei denn, die zuständige Behörde genehmigt Ausnahmen:

Von Wirtszellen stammende Proteine: Höchstens 10 ppm, wie in der Monographie **DNA-rekombinationstechnisch hergestellte Produkte** beschrieben, bestimmt.

Eigenschaften

Weißes bis fast weißes Pulver; praktisch unlöslich in Wasser, wasserfreiem Ethanol und in Ether, löslich in verdünnten Mineralsäuren und, unter Zersetzung, in verdünnten Alkalihydroxid-Lösungen.

Prüfung auf Identität

A. Die unter „Gehaltsbestimmung“ erhaltenen Chromatogramme werden ausgewertet. Der Hauptpeak im Chromatogramm der Untersuchungslösung entspricht in bezug auf die Retentionszeit dem Hauptpeak im Chromatogramm der Referenzlösung a.

B. Die Prüfung erfolgt durch Bestimmung der Aminosäuresequenz.

Untersuchungslösung: Eine Lösung der Substanz in Salzsäure (0,01 mol · l^{-1}), die 2,0 mg Insulin human je Milliliter enthält, wird hergestellt. 500 µl Lösung werden in ein sauberes Reagenzglas gegeben und mit 2,0 ml HEPES-Pufferlösung *p*H 7,5 *R* und 400 µl einer Lösung versetzt, die 1 mg je Milliliter *Staphylococcus-aureus*-Stamm-V8-Protease *R* enthält. Das Reagenzglas wird verschlossen und 6 h lang bei 25 °C inkubiert. Dann wird die Reaktion durch Zusatz von 2,9 ml Sulfat-Pufferlösung *p*H 2,0 *R* gestoppt.

Referenzlösung: Gleichzeitig und unter gleichen Bedingungen wie bei der Untersuchungslösung wird eine Lösung mit Insulin human *CRS* anstelle der Substanz hergestellt.

Die Prüfung erfolgt mit Hilfe der Flüssigchromatographie (2.2.29).

Die Chromatographie kann durchgeführt werden mit

- einer Säule aus rostfreiem Stahl von 0,10 m Länge und 4,6 mm innerem Durchmesser, gepackt mit octadecylsilyliertem Kieselgel zur Chromatographie *R* (3 µm)
- mit den mobilen Phasen bei einer Durchflußrate von 1 ml je Minute:
  mobile Phase A: 100 ml Acetonitril zur Chromatographie *R*, 700 ml Wasser *R* und 200 ml Sulfat-Pufferlösung *p*H 2,0 *R* werden gemischt, filtriert und entgast
  mobile Phase B: 400 ml Acetonitril zur Chromatographie *R*, 400 ml Wasser *R* und 200 ml Sulfat-Pufferlösung *p*H 2,0 *R* werden gemischt, filtriert und entgast.
  Die Elutionsbedingungen sind in der nachfolgenden Tabelle beschrieben. Falls erforderlich kann der Gradient verändert werden, um die Trennung des Hydrolysats zu verbessern.

Zeit (min)	mobile Phase A (% *V/V*)	mobile Phase B (% *V/V*)	Erläuterungen
0 – 60	90 → 30	10 → 70	linearer Gradient
60 – 65	30 → 0	70 → 100	linearer Gradient
65 – 70	0	100	isokratisch

- einem Spektrometer als Detektor bei einer Wellenlänge von 214 nm.

Die Temperatur der Säule wird bei 40 °C gehalten.

Die Säule wird unter den Anfangsbedingungen mindestens 15 min lang äquilibriert. Mit Hilfe des oben genannten Gradienten wird ein Blindlauf durchgeführt.

Je 50 µl Untersuchungslösung und Referenzlösung werden getrennt eingespritzt. Die Prüfung darf nur ausgewertet werden, wenn das mit jeder Lösung erhaltene Chromatogramm qualitativ dem Insulin-human-Hydrolysat-Referenzchromatogramm der Ph. Eur. entspricht. Im Chromatogramm der Referenzlösung werden die Peaks für die Hydrolysat-Fragmente I, II und III identifiziert. Der Symmetriefaktor der Peaks für Fragment II und Fragment III darf höchstens 1,5 und die Auflösung zwischen beiden Peaks muß mindestens 3,4 betragen.

Das Profil des Chromatogramms der Untersuchungslösung entspricht dem der Referenzlösung.

Anmerkung: Die Retentionszeit für Fragment I von Schweine-Insulin und Insulin human ist die gleiche. Die Retentionszeit für Fragment II ist für alle Insuline gleich. Die Retentionszeit für Fragment III ist für Rinder-Insulin und für Schweine-Insulin die gleiche.

[1] 1 I.E. Insulin entspricht 0,0347 mg Insulin human.

I

Monographien

Prüfung auf Reinheit

Verunreinigungen mit einer größeren Molekülmasse als Insulin: Die Prüfung erfolgt mit Hilfe der Ausschlußchromatographie (2.2.30).

Untersuchungslösung: 4 mg Substanz werden in 1,0 ml Salzsäure (0,01 mol · l^{-1}) gelöst.

Lösung zur Bestimmung des Auflösungsvermögens: Eine Insulinlösung der Konzentration von etwa 4 mg je Milliliter wird verwendet, die mehr als 0,4 Prozent Proteine mit größeren Molekülmassen enthält. Geeignet hierzu ist eine Insulinzubereitung zur Injektion, die entweder aus einer Lösung oder Suspension besteht, die mit der ausreichenden Menge Salzsäure (6 mol · l^{-1}) geklärt wurde und den angegebenen Prozentgehalt von Proteinen mit größeren Molekülmassen enthält, oder eine Insulinlösung, die mit Salzsäure (0,01 mol · l^{-1}) hergestellt wurde. Insulin, das den angegebenen Prozentgehalt an Proteinen mit größeren Molekülmassen enthält, kann durch 10 Tage langes Stehenlassen von Insulinpulver bei Raumtemperatur erhalten werden.

Die Lösungen sind zwischen 2 und 10 °C aufzubewahren und innerhalb von 7 Tagen zu verwenden. Wird eine automatische Einspritzvorrichtung verwendet, ist sie bei einer Temperatur zwischen 2 und 10 °C zu halten.

Die Chromatographie kann durchgeführt werden mit

- einer Säule von 0,3 m Länge und mindestens 7,5 mm innerem Durchmesser, gepackt mit hydrophilem Kieselgel zur Chromatographie *R* (5 bis 10 µm) von einer Qualität, die zur Trennung des monomeren Insulins vom Dimer und von Polymeren geeignet ist
- einer filtrierten und entgasten Mischung von 15 Volumteilen Essigsäure 98% *R*, 20 Volumteilen Acetonitril *R* und 65 Volumteilen einer Lösung von Arginin *R* (1,0 g · l^{-1}) als mobile Phase bei einer Durchflußrate von 0,5 ml je Minute
- einem Spektrometer als Detektor bei einer Wellenlänge von 276 nm.

Äquilibrierung der Säule: Bevor eine neue Säule zur Chromatographie benutzt werden kann, ist sie durch wiederholtes Einspritzen einer Insulinlösung, die Proteine mit größeren Molekülmassen enthält, zu äquilibrieren. Die Lösung zur Bestimmung des Auflösungsvermögens wird mindestens 3mal eingespritzt. Die Säule ist äquilibriert, wenn reproduzierbare Ergebnisse durch 2 aufeinanderfolgende Injektionen erhalten wurden.

100 µl Lösung zur Bestimmung des Auflösungsvermögens werden eingespritzt. Wird das Chromatogramm unter den vorgeschriebenen Bedingungen aufgezeichnet, beträgt die Retentionszeit für polymere Insulinkomplexe 13 bis 17 min, die für kovalent-dimeres Insulin etwa 17,5 min, die für monomeres Insulin etwa 20 min und für Salze etwa 22 min. Die Prüfung darf nur ausgewertet werden, wenn die Auflösung mindestens 2,0 beträgt, definiert als das Verhältnis der Höhe des Peaks des Dimers zur Höhe des Tals, das die Peaks des Monomers und des Dimers voneinander trennt.

100 µl Untersuchungslösung werden eingespritzt. Das Chromatogramm wird etwa 35 min lang aufgezeichnet. Im Chromatogramm darf die Summe der Flächen aller Peaks mit einer geringeren Retentionszeit als die des Hauptpeaks nicht größer sein als 1,0 Prozent der Gesamtfläche der Peaks. Peaks, deren Retentionszeit größer ist als die des Insulin-Peaks, werden nicht berücksichtigt.

Verwandte Proteine: Die Prüfung erfolgt mit Hilfe der Flüssigchromatographie (2.2.29) wie unter „Gehaltsbestimmung" beschrieben, wobei die in der folgenden Tabelle genannten Elutionsbedingungen gelten.

Zeit (min)	**mobile Phase A** (*% V/V*)	**mobile Phase B** (*% V/V*)	**Erläuterungen**
0 – 30	42	58	isokratisch
30 – 44	42 → 11	58 → 89	linearer Gradient
44 – 50	11	89	isokratisch

Die Lösungen werden zwischen 2 und 10 °C aufbewahrt und innerhalb 24 h verwendet. Eine System-Eignungsprüfung (Auflösung, Linearität), wie sie unter „Gehaltsbestimmung" beschrieben ist, wird durchgeführt. Falls erforderlich wird die mobile Phase so geändert, daß das Schweine-A21-Desamido-Insulin vor Beginn des Gradienten vollständig eluiert ist. Das Gradientenprofil kann ebenfalls einreguliert werden, damit die vollständige Elution aller insulinverwandter Verunreinigungen gewährleistet wird.

Je 20 µl Referenzlösung a, Referenzlösung b, Referenzlösung c und Untersuchungslösung werden getrennt eingespritzt. Falls erforderlich wird das Einspritzvolumen zwischen 10 und 20 µl eingestellt, in Übereinstimmung mit dem Resultat, das bei der Prüfung auf Linearität, beschrieben unter „Gehaltsbestimmung", erhalten wurde. Die Chromatogramme werden etwa 50 min lang aufgezeichnet.

Im Chromatogramm der Referenzlösung a erscheint das A21-Desamido-Insulin-human als kleiner Peak nach dem Hauptpeak mit einer relativen Retentionszeit von etwa 1,3, bezogen auf den Hauptpeak. Im Chromatogramm der Untersuchungslösung darf die Fläche des A21-Desamido-Insulin-human-Peaks nicht größer sein als 2,0 Prozent der Gesamtfläche der Peaks; die Summe der Flächen aller Peaks, mit Ausnahme der Peaks von Insulin human und A21-Desamido-Insulin-human, darf nicht größer sein als 2,0 Prozent der Gesamtfläche der Peaks.

Für halbsynthetisches Insulin human gilt: Die Fläche eines Peaks im Chromatogramm der Untersuchungslösung, die dem Hauptpeak im Chromatogramm der Referenzlösung b entspricht, darf nicht größer sein als die Fläche des entsprechenden Peaks im Chromatogramm der Referenzlösung c (1,0 Prozent Schweine-Insulin im Insulin human).

Proinsulin-ähnliche Immunreaktivität (PLI): Höchstens 10 ppm, berechnet auf die getrocknete Substanz und mit Hilfe einer immunchemischen Methode (2.7.1) geeigneter Empfindlichkeit, wie dem Radioimmunassay, bestimmt. Für Insulin human, das durch enzymatische Modifikation von Insulin aus Schweinepankreas hergestellt wurde, wird zur Kalibrierung der Methode das Internationale Referenzreagenz für Schweineproinsulin verwendet. Für Insulin human, das durch rDNA-Technologie hergestellt wurde, wird das Internationale Referenzreagenz für Proinsulin human verwendet.

Zink: Höchstens 1,0 Prozent Zn, mit Hilfe der Atomabsorptionsspektroskopie (2.2.23, Methode I) bestimmt und auf die getrocknete Substanz berechnet.

Untersuchungslösung: 50,0 mg Substanz werden in Salzsäure (0,01 mol · l^{-1}) zu 25,0 ml gelöst. Falls erforderlich wird mit Salzsäure (0,01 mol · l^{-1}) auf eine geeignete Konzentration verdünnt (zum Beispiel: 0,4 bis 1,6 µg Zn je Milliliter).

Referenzlösungen: Als Referenzlösungen werden Verdünnungen von 0,40, 0,80, 1,00, 1,20 und 1,60 µg Zn je Milliliter verwendet, die aus Zink-Lösung (5 mg Zn/ml) *R* und Salzsäure (0,01 mol · l^{-1}) unmittelbar vor Gebrauch hergestellt sind.

Die Absorption wird bei 213,9 nm mit einer Zink-Hohlkathodenlampe als Strahlungsquelle und einer Luft-Acetylen-Flamme mit geeignetem Volumverhältnis der Gase (zum Beispiel: 11 Liter Luft und 2 Liter Acetylen je Minute) gemessen.

Trocknungsverlust (2.2.32): Höchstens 10,0 Prozent, mit 0,200 g Substanz durch 24 h langes Trocknen im Trockenschrank bei 100 bis 105 °C bestimmt.

Sulfatasche (2.4.14): Höchstens 2,5 Prozent, mit 0,200 g Substanz bestimmt und auf die getrocknete Substanz berechnet.

Bakterien-Endotoxine (2.6.14): Insulin human zur Herstellung von Parenteralia, das dabei keinem weiteren geeigneten Verfahren zur Beseitigung von Bakterien-Endotoxinen unterworfen wird, darf höchstens 10 I.E. Bakterien-Endotoxine je Milligramm Substanz enthalten.

Gehaltsbestimmung

Die Bestimmung erfolgt mit Hilfe der Flüssigchromatographie (2.2.29).

Untersuchungslösung: 40,0 mg Substanz werden in Salzsäure (0,01 mol · l^{-1}) zu 10,0 ml gelöst.

Referenzlösung a: Der Inhalt einer Durchstechflasche Insulin human *CRS* wird in Salzsäure (0,01 mol · l^{-1}) so gelöst, daß eine Konzentration von 4,0 mg je Milliliter erhalten wird.

Referenzlösung b: Der Inhalt einer Durchstechflasche Schweine-Insulin *CRS* wird in Salzsäure (0,01 mol · l^{-1}) so gelöst, daß eine Konzentration von 4,0 mg je Milliliter erhalten wird.

Referenzlösung c: 1,0 ml Referenzlösung b wird mit Salzsäure (0,01 mol · l^{-1}) zu 50,0 ml verdünnt. 1,0 ml dieser Lösung wird mit 1,0 ml Referenzlösung a versetzt.

Referenzlösung d: 1,0 ml Referenzlösung a wird mit Salzsäure (0,01 mol · l^{-1}) zu 10,0 ml verdünnt.

Lösung zur Bestimmung des Auflösungsvermögens: 1,0 ml Referenzlösung a wird mit 1,0 ml Referenzlösung b gemischt.

Die Lösungen sind zwischen 2 und 10 °C aufzubewahren und innerhalb 48 h zu verwenden. Wird eine automatische Einspritzvorrichtung verwendet, ist sie bei einer Temperatur zwischen 2 und 10 °C zu halten.

Die Chromatographie kann durchgeführt werden mit

- einer Säule aus rostfreiem Stahl von 0,25 m Länge und 4,6 mm innerem Durchmesser, gepackt mit octadecylsilyliertem Kieselgel zur Chromatographie *R* (5 µm)
- folgenden Mischungen, die bei einer Temperatur von mindestens 20 °C hergestellt und gelagert werden, als mobile Phasen bei einer Durchflußrate von 1 ml je Minute:
  mobile Phase A: 28,4 g wasserfreies Natriumsulfat *R* werden in Wasser *R* zu 1000 ml gelöst; die Lösung wird mit 2,7 ml Phosphorsäure 85 % *R* versetzt und falls erforderlich mit Ethanolamin *R* auf einen *p*H-Wert von 2,3 eingestellt; die Lösung wird filtriert und entgast
  mobile Phase B: 550 ml mobile Phase A werden mit 450 ml Acetonitril *R* gemischt; die Lösung wird auf mindestens 20 °C erwärmt, um eine Fällung zu vermeiden, anschließend filtriert und entgast. (Das Mischen der mobilen Phase A mit Acetonitril ist ein endothermer Prozeß.)
- einem Spektrometer als Detektor bei einer Wellenlänge von 214 nm.

Die Temperatur der Säule wird bei 40 °C gehalten.

Die Elution wird mit einer Mischung von 42 Volumteilen mobiler Phase A und 58 Volumteilen mobiler Phase B durchgeführt. Falls erforderlich wird das Verhältnis geändert.

Je 20 µl Lösung zur Bestimmung des Auflösungsvermögens und Referenzlösung b werden getrennt eingespritzt. Das Chromatogramm der Lösung zur Bestimmung des Auflösungsvermögens wird so lange aufgezeichnet, bis der dem Hauptpeak im Chromatogramm der Referenzlösung b entsprechende Peak deutlich sichtbar wird. Im Chromatogramm der Lösung zur Bestimmung des Auflösungsvermögens werden die Peaks für Schweine-Insulin und Insulin human identifiziert.

Die Bestimmung darf nur ausgewertet werden, wenn die Auflösung zwischen den Peaks von Insulin human und Schweine-Insulin mindestens 1,2 beträgt. Die Acetonitrilkonzentration in der mobilen Phase wird geändert, bis die erforderliche Auflösung erreicht ist.

Je 20 µl Untersuchungslösung, Referenzlösung a und Referenzlösung d werden getrennt eingespritzt. Die Bestimmung darf nur ausgewertet werden, wenn die Fläche des Hauptpeaks im Chromatogramm der Referenzlösung a das 10(± 0,5)fache der Fläche des Hauptpeaks im Chromatogramm der Referenzlösung d beträgt. Wird diese Forderung nicht erfüllt, wird das Einspritzvolumen zwischen 10 und 20 µl so gewählt, daß die Meßwerte im Linearitätsbereich des Detektors liegen.

Der Gehalt an Insulin human ($C_{257}H_{383}N_{65}O_{77}S_6$) zusammen mit dem von A21-Desamido-Insulin human wird aus der Fläche des Hauptpeaks und der Fläche des A21-Desamido-Insulin-human-Peaks in den Chromatogrammen der Untersuchungslösung und der Referenzlösung a sowie dem angegebenen Gehalt von Insulin human zusammen mit A21-Desamido-Insulin human in Insulin human *CRS* berechnet.

Lagerung

Dicht verschlossen, vor Licht geschützt, bis zur Freigabe durch den Hersteller bei –20 °C. Aufgetaut wird Insulin human bei 5 ± 3 °C gelagert und innerhalb eines kurzen Zeitraums zur Herstellung von Zubereitungen verbraucht. Um eine Absorption von Luftfeuchte während des Wägens auszuschließen, muß das Insulin dabei Raumtemperatur aufweisen.

Beschriftung

Die Beschriftung gibt insbesondere an

- ob die Substanz durch enzymatische Modifikation von Schweine-Insulin oder durch rDNA-Technologie hergestellt wurde
- falls zutreffend, daß die Substanz frei von Bakterien-Endotoxinen ist.

1999, 836

Insulin-Zink-Kristall-suspension zur Injektion

Insulini zinci cristallini suspensio iniectabilis

*Insulin-Zink-Kristallsuspension zur Injektion muß der Monographie **Insulinzubereitungen zur Injektion (Praeparationes insulini iniectabiles)** mit folgenden Ergänzungen und Änderungen entsprechen:*

Definition

Insulin-Zink-Kristallsuspension zur Injektion ist eine sterile, neutrale Suspension von Schweineinsulin, Rinderinsulin oder Insulin human, die mit einem geeigneten Zinksalz komplexiert sind. Insulin in dieser Form ist praktisch unlöslich in Wasser.

Eigenschaften

Weiße Suspension, die sich bei längerem Stehenlassen in ein weißes Sediment und eine farblose bis fast farblose überstehende Flüssigkeit trennt. Das Sediment läßt sich leicht durch Schütteln suspendieren. Unter dem Mikroskop erscheinen die Partikel als rhomboedrische Kristalle, überwiegend mit einer maximalen Ausdehnung von über 10 µm, aber selten über 40 µm, von Ecke zu Ecke des Kristalls gemessen.

Prüfung auf Identität

Die unter „Gehaltsbestimmung“ erhaltenen Chromatogramme werden ausgewertet. Der dem Insulin entsprechende Peak im Chromatogramm der Untersuchungslösung entspricht in bezug auf die Lage dem Hauptpeak im Chromatogramm der entsprechenden Referenzlösung.

Prüfung auf Reinheit

Mit gepufferter Aceton-Lösung nicht extrahierbares Insulin: Mindestens 90 Prozent des Insulingehalts. Ein Volumteil der Zubereitung, das 200 I.E. Insulin enthält, wird zentrifugiert und die überstehende Flüssigkeit verworfen. Der Rückstand wird in 1,65 ml Wasser *R* gründlich suspendiert, mit 3,3 ml gepufferter Aceton-Lösung *R* versetzt und 3 min lang gerührt. Anschließend wird erneut zentrifugiert und die überstehende Flüssigkeit verworfen. Alle Schritte werden mit dem Rückstand wiederholt. Der Rückstand wird in Salzsäure (0,1 mol · l^{-1}) zu 2,0 ml gelöst. Der Gehalt des Rückstands (*R*) an Insulin und der Gesamtgehalt an Insulin (*T*) eines gleichen Volumens der Suspension werden mit Hilfe einer geeigneten Methode bestimmt. Der prozentuale Anteil des mit gepufferter Aceton-Lösung nicht extrahierbaren Insulins wird nach der Formel

$$\frac{100\,R}{T}$$

berechnet.

Gesamtzink: 0,12 bis 0,25 mg je 100 I.E. Insulin. Die Bestimmung erfolgt nach der in der Monographie **Insulinzubereitungen zur Injektion** beschriebenen Methode.

Zink in Lösung: 20 bis 65 Prozent des Gesamtzinks dürfen in der Lösung vorhanden sein. Die Bestimmung erfolgt nach der in der Monographie **Insulinzubereitungen zur Injektion** beschriebenen Methode.

1999, 837

Insulin-Zink-Suspension zur Injektion

Insulini zinci suspensio iniectabilis

*Insulin-Zink-Suspension zur Injektion muß der Monographie **Insulinzubereitungen zur Injektion (Praeparationes insulini iniectabiles)** mit folgenden Ergänzungen und Änderungen entsprechen:*

Definition

Insulin-Zink-Suspension zur Injektion ist eine sterile, neutrale Suspension von Schweineinsulin, Rinderinsulin oder Insulin human mit einem geeigneten Zinksalz. Insulin in dieser Form ist praktisch unlöslich in Wasser.

Herstellung

Die Herstellung erfolgt entsprechend den in der Monographie **Insulinzubereitungen zur Injektion** beschriebenen Verfahren.

Insulin-Zink-Suspension zur Injektion wird durch Mischen von Insulin-Zink-Kristallsuspension zur Injektion und amorpher Insulin-Zink-Suspension zur Injektion im Verhältnis 7:3 hergestellt.

Eigenschaften

Weiße Suspension, die sich bei längerem Stehenlassen in ein weißes Sediment und eine farblose bis fast farblose überstehende Flüssigkeit trennt. Das Sediment läßt sich leicht durch Schütteln suspendieren. Unter dem Mikroskop erscheint die Mehrheit der Partikel als rhomboedrische Kristalle mit einer maximalen Ausdehnung von über 10 µm, aber selten über 40 µm, von Ecke zu Ecke des Kristalls gemessen. Ein beträchtlicher Teil der Partikel erscheint bei starker Vergrößerung uneinheitlich geformt mit einer maximalen Ausdehnung, die selten über 2 µm liegt.

Prüfung auf Identität

Die unter „Gehaltsbestimmung" erhaltenen Chromatogramme werden ausgewertet. Bei Zubereitungen, die aus einer Insulinsorte (Rinder-, Schweineinsulin oder Insulin human) hergestellt sind, entspricht der dem Insulin entsprechende Peak im Chromatogramm der Untersuchungslösung in bezug auf die Retentionszeit dem Hauptpeak im Chromatogramm der entsprechenden Referenzlösung. Bei Zubereitungen, die aus einer Mischung von Rinder- und Schweineinsulin hergestellt sind, entsprechen die den beiden Insulinen entsprechenden Peaks im Chromatogramm der Untersuchungslösung in bezug auf die Lage den Hauptpeaks im Chromatogramm der entsprechenden Referenzlösung.

Prüfung auf Reinheit

Mit gepufferter Aceton-Lösung nicht extrahierbares Insulin: 63 bis 77 Prozent des Insulingehalts. Ein Volumteil der Zubereitung, das 200 I.E. Insulin enthält, wird zentrifugiert und die überstehende Flüssigkeit verworfen. Der Rückstand wird in 1,65 ml Wasser *R* suspendiert, mit 3,3 ml gepufferter Aceton-Lösung *R* versetzt und 3 min lang gerührt. Anschließend wird erneut zentrifugiert und die überstehende Flüssigkeit verworfen. Alle Schritte werden mit dem Rückstand wiederholt. Der Rückstand wird in Salzsäure ($0,1 \text{ mol} \cdot l^{-1}$) zu 2,0 ml gelöst. Der Gehalt des Rückstands (*R*) an Insulin und der Gesamtgehalt an Insulin (*T*) eines gleichen Volumens der Suspension werden mit Hilfe einer geeigneten Methode bestimmt. Der prozentuale Anteil des mit gepufferter Aceton-Lösung nicht extrahierbaren Insulins wird nach der Formel

$$\frac{100\,R}{T}$$

berechnet.

Gesamtzink: 0,12 bis 0,25 mg je 100 I.E. Insulin. Die Bestimmung erfolgt nach der in der Monographie **Insulinzubereitungen zur Injektion** beschriebenen Methode.

Zink in Lösung: 20 bis 65 Prozent des Gesamtzinks dürfen in der Lösung vorhanden sein. Die Bestimmung erfolgt nach der in der Monographie **Insulinzubereitungen zur Injektion** beschriebenen Methode.

1999, 835

Amorphe Insulin-Zink-Suspension zur Injektion

Insulini zinci amorphi suspensio iniectabilis

Amorphe Insulin-Zink-Suspension zur Injektion muß der Monographie ***Insulinzubereitungen zur Injektion (Praeparationes insulini iniectabiles)*** *mit folgenden Ergänzungen und Änderungen entsprechen:*

Definition

Amorphe Insulin-Zink-Suspension zur Injektion ist eine sterile, neutrale Suspension von Schweineinsulin, Rinderinsulin oder Insulin human, die mit einem geeigneten Zinksalz komplexiert sind. Insulin in dieser Form ist praktisch unlöslich in Wasser.

Eigenschaften

Weiße Suspension, die sich bei längerem Stehenlassen in ein weißes Sediment und eine farblose bis fast farblose überstehende Flüssigkeit trennt. Das Sediment läßt sich leicht durch Schütteln suspendieren. Unter dem Mikroskop erscheinen die Partikel als uneinheitlich geformt mit einer maximalen Ausdehnung, die selten über 2 µm liegt.

Prüfung auf Identität

Die unter „Gehaltsbestimmung" erhaltenen Chromatogramme werden ausgewertet. Der dem Insulin entsprechende Peak im Chromatogramm der Untersuchungslösung entspricht in bezug auf die Lage dem Hauptpeak im Chromatogramm der entsprechenden Referenzlösung.

Prüfung auf Reinheit

Gesamtzink: 0,12 bis 0,25 mg je 100 I.E. Insulin. Die Bestimmung erfolgt nach der in der Monographie **Insulinzubereitungen zur Injektion** beschriebenen Methode.

Zink in Lösung: 20 bis 65 Prozent des Gesamtzinks dürfen in der Lösung vorhanden sein. Die Bestimmung erfolgt nach der in der Monographie **Insulinzubereitungen zur Injektion** beschriebenen Methode.

1999, 854

Insulinzubereitungen zur Injektion

Praeparationes insulini iniectabiles

Insulinzubereitungen zur Injektion müssen den in der Monographie ***Parenteralia (Parenteralia)*** *vorgeschriebenen Prüfungen für Injektionslösungen entsprechen.*

Definition

Insulinzubereitungen zur Injektion sind sterile Zubereitungen von ***Insulin human (Insulinum humanum)*** oder ***Insulin (Insulinum)***. Sie enthalten mindestens 90,0 und höchstens 110,0 Prozent der in der Beschriftung angegebenen Menge an Insulin human oder Insulin und sind entweder Lösungen, Suspensionen oder werden durch Kombination von Lösungen und Suspensionen hergestellt.

Herstellung

Die Herstellungsverfahren sind so angelegt, daß sie geeignete Eigenschaften hinsichtlich des Einsetzens und der Dauer der therapeutischen Wirkung ergeben.

Entsprechend den verschiedenen Herstellungsverfahren werden folgende Maßnahmen in geeigneter Reihenfolge durchgeführt:

- Zusatz geeigneter Konservierungsmittel
- Zusatz einer geeigneten Substanz oder geeigneter Substanzen, um die Zubereitung blutisotonisch zu machen
- Zusatz einer geeigneten Substanz oder geeigneter Substanzen, um einen geeigneten *p*H-Wert einzustellen
- Bestimmung der Stärke der insulinhaltigen Komponente oder Komponenten, mit falls erforderlich anschließender Einstellung der Zubereitung auf die erforderliche Anzahl von Internationalen Einheiten je Milliliter
- Filtration der insulinhaltigen Komponente oder Komponenten durch bakterienzurückhaltende Filter. Nachdem diese Maßnahme durchgeführt worden ist, müssen alle darauf folgenden Maßnahmen aseptisch, unter Verwendung von Materialien, die mit Hilfe einer geeigneten Methode sterilisiert wurden, durchgeführt werden.

Falls erforderlich werden weitere geeignete Substanzen zugesetzt und geeignete Verfahren angewendet, um der insulinhaltigen Komponente oder den Komponenten die geeignete physikalische Form zu geben. Die Zubereitung wird aseptisch in sterile Behältnisse gefüllt, die so verschlossen werden, daß eine mikrobielle Verunreinigung ausgeschlossen wird.

Prüfung auf Reinheit

***p*H-Wert** (2.2.3): Falls nichts anderes vorgeschrieben ist, muß der *p*H-Wert der Lösung oder Suspension zwischen 6,9 und 7,8 liegen.

Gelöstes Insulin: Für Insulinzubereitungen zur Injektion, die als Suspensionen vorliegen, höchstens 2,5 Prozent des gesamten Insulingehalts, falls nichts anderes angegeben ist. 10 ml Suspension werden 10 min lang bei 1500 *g* zentrifugiert und die überstehende Flüssigkeit vom Rückstand sorgfältig getrennt. Der Insulingehalt der überstehenden Flüssigkeit (S) wird mit Hilfe einer geeigneten Methode bestimmt. Der prozentuale Anteil des Insulins in Lösung wird nach der Formel

$$\frac{100\,S}{T}$$

berechnet, wobei T der Gesamtgehalt an Insulin ist, der wie unter „Gehaltsbestimmung“ beschrieben bestimmt wird.

Verunreinigungen mit einer größeren Molekülmasse als Insulin: Die Prüfung erfolgt mit Hilfe der Ausschlußchromatographie (2.2.30).

Untersuchungslösung: Der zu prüfenden Zubereitung, Suspension oder Lösung, werden je Milliliter 4 µl Salzsäure (6 mol · l^{-1}) zugesetzt, um eine klare, saure Lösung zu erhalten. Liegt eine Suspension vor, ist die Probe vor der Prüfung zu homogenisieren. Wird die Suspension nach dem ersten Säurezusatz nicht innerhalb von 5 min klar, sind weitere aliquote Teile der Säure, jedoch nicht mehr als 4 µl je Milliliter zuzugeben, bis eine klare Lösung erhalten wird. Zubereitungen mit Konzentrationen von mehr als 100 I.E. je Milliliter müssen mit Salzsäure (0,01 mol · l^{-1}) zusätzlich verdünnt werden, um eine Übersättigung der Säule mit monomerem Insulin zu vermeiden.

Lösung zur Bestimmung des Auflösungsvermögens: Eine Insulinlösung der Konzentration von etwa 4 mg je Milliliter wird verwendet, die mehr als 0,4 Prozent Proteine mit größeren Molekülmassen enthält. Geeignet hierzu ist eine Insulinzubereitung zur Injektion, die entweder aus einer Lösung oder Suspension besteht, die mit der ausreichenden Menge Salzsäure (6 mol · l^{-1}) geklärt wurde und den angegebenen Prozentgehalt von Proteinen mit größeren Molekülmassen enthält, oder eine Insulinlösung, die mit Salzsäure (0,01 mol · l^{-1}) hergestellt wurde. Insulin, das den angegebenen Prozentsatz an Proteinen mit größeren Molekülmassen enthält, kann durch 10 Tage langes Stehenlassen von Insulinpulver bei Raumtemperatur erhalten werden.

Die Lösungen sind zwischen 2 und 10 °C aufzubewahren und innerhalb von 30 h (Insulin-Injektionslösungen) oder 7 Tagen (andere Insulin-Zubereitungen) zu verwenden. Wird eine automatische Einspritzvorrichtung verwendet, ist sie bei einer Temperatur zwischen 2 und 10 °C zu halten.

Die Chromatographie kann durchgeführt werden mit

- einer Säule von 0,3 m Länge und mindestens 7,5 mm innerem Durchmesser, gepackt mit hydrophilem Kieselgel zur Chromatographie *R* (5 bis 10 µm) von einer Qualität, die zur Trennung des monomeren Insulins vom Dimer und von Polymeren geeignet ist

- einer filtrierten und entgasten Mischung von 15 Volumteilen Essigsäure 98 % *R*, 20 Volumteilen Acetonitril *R* und 65 Volumteilen einer Lösung von Arginin *R* (1,0 g · l^{-1}) als mobile Phase bei einer Durchflußrate von 0,5 ml je Minute
- einem Spektrometer als Detektor bei einer Wellenlänge von 276 nm.

Äquilibrierung der Säule: Bevor eine neue Säule zur Chromatographie benutzt werden kann, ist sie durch wiederholtes Einspritzen einer Insulinlösung, die Proteine mit größeren Molekülmassen enthält, zu äquilibrieren. Die Lösung zur Bestimmung des Auflösungsvermögens wird mindestens 3mal eingespritzt. Die Säule ist äquilibriert, wenn reproduzierbare Ergebnisse durch 2 aufeinanderfolgende Einspritzungen erhalten werden. Werden protaminhaltige Proben untersucht, ist die Äquilibrierung der Säule mit protaminhaltigen Lösungen durchzuführen.

100 µl Lösung zur Bestimmung des Auflösungsvermögens werden eingespritzt. Werden die Chromatogramme unter den vorgeschriebenen Bedingungen aufgezeichnet, beträgt die Retentionszeit für polymere Insulinkomplexe oder kovalente Insulin-Protamin-Komplexe 13 bis 17 min, die für kovalent-dimeres Insulin etwa 17,5 min, die für monomeres Insulin etwa 20 min und die für Salze etwa 22 min. Enthält die zu untersuchende Lösung Konservierungsmittel wie Methyl-4-hydroxybenzoat, *m*-Cresol oder Phenol, werden diese Verbindungen später eluiert. Die Prüfung darf nur ausgewertet werden, wenn die Auflösung mindestens 2,0 beträgt, definiert als das Verhältnis der Höhe des Peaks des Dimers zur Höhe über der Grundlinie des Tals, das die Peaks des Monomers und des Dimers voneinander trennt.

100 µl Untersuchungslösung werden eingespritzt. Das Chromatogramm wird etwa 35 min lang aufgezeichnet. Im Chromatogramm darf die Summe der Flächen aller Peaks mit einer geringeren Retentionszeit als die des Hauptpeaks nicht größer sein als 3,0 Prozent (protaminhaltige Zubereitungen) oder 2,0 Prozent (protaminfreie Zubereitungen) der Gesamtfläche der Peaks. Peaks, deren Retentionszeit größer ist als die des Insulin-Peaks, werden nicht berücksichtigt.

Verwandte Proteine: Die Prüfung erfolgt mit Hilfe der Flüssigchromatographie (2.2.29) wie unter „Gehaltsbestimmung“ beschrieben, wobei die in der folgenden Tabelle genannten Elutionsbedingungen gelten.

Zeit (min)	mobile Phase A (% *V/V*)	mobile Phase B (% *V/V*)	Erläuterungen
0 – 30	42	58	isokratisch
30 – 44	42 → 11	58 → 89	linearer Gradient
44 – 50	11	89	isokratisch

Die Lösungen werden zwischen 2 und 10 °C aufbewahrt und innerhalb 24 h verwendet. Eine System-Eignungsprüfung (Auflösung, Linearität), wie sie unter „Gehaltsbestimmung“ beschrieben ist, wird durchgeführt. Falls erforderlich wird die mobile Phase so geändert, daß das Schweine-A21-Desamido-Insulin vor Beginn des Gradienten vollständig eluiert ist. Das Gradientenprofil kann ebenfalls eingestellt werden, damit die vollständige Elution aller insulinverwandter Verunreinigungen gewährleistet wird.

Je 20 µl Untersuchungslösung und Referenzlösung a (Insulinzubereitungen mit 100 I.E. je Milliliter) oder Referenzlösung b (Insulinzubereitungen mit 40 I.E. je Milliliter) werden getrennt eingespritzt. Falls erforderlich wird das Einspritzvolumen zwischen 10 und 20 µl eingestellt, in Übereinstimmung mit dem Resultat, das bei der Prüfung auf Linearität, beschrieben unter „Gehaltsbestimmung“, erhalten wurde. Die Chromatogramme werden etwa 50 min lang aufgezeichnet. Falls erforderlich wird die mobile Phase weiter verändert, um sicherzustellen, daß in der Untersuchungslösung vorhandene Konservierungsmittel deutlich vom Insulin abgetrennt sind und eine kürzere Retentionszeit aufweisen. Eine geringe Erniedrigung der Acetonitrilkonzentration vergrößert die Retentionszeit des Insulins relativ stärker als die der Konservierungsmittel.

Im Chromatogramm jeder der beiden Referenzlösungen erscheint das A21-Desamido-Insulin als kleiner Peak nach dem Hauptpeak mit einer relativen Retentionszeit von etwa 1,3, bezogen auf den Hauptpeak von Insulin. Im Chromatogramm der Untersuchungslösung darf die Fläche eines dem A21-Desamido-Insulin entsprechenden Peaks nicht größer sein als 5,0 Prozent der Gesamtfläche der Peaks; die Summe der Flächen aller Peaks, mit Ausnahme der des Insulins und des A21-Desamido-Insulins, darf nicht größer sein als 6,0 Prozent der Gesamtfläche der Peaks. Peaks von Konservierungsmitteln und Protamin (welche frühzeitig eluiert werden) werden nicht berücksichtigt.

Gesamtzink: Höchstens die in der jeweiligen Monographie angegebene Menge, mit Hilfe der Atomabsorptionsspektroskopie (2.2.23, Methode I) bestimmt.

Falls nicht anders vorgeschrieben, wird folgende Methode angewendet:

Untersuchungslösung: Ein Volumteil der leicht geschüttelten Zubereitung, das 200 I.E. Insulin enthält, wird mit Salzsäure (0,01 mol · l^{-1}) zu 25,0 ml verdünnt. Falls erforderlich wird mit Salzsäure (0,01 mol · l^{-1}) auf eine geeignete Konzentration verdünnt (zum Beispiel 0,4 bis 1,6 µg Zink je Milliliter).

Referenzlösungen: Als Referenzlösungen werden Verdünnungen von 0,40, 0,80, 1,00, 1,20 und 1,60 µg Zn je Milliliter verwendet, die aus Zink-Lösung (5 mg Zn/ml) *R* mit Salzsäure (0,01 mol · l^{-1}) unmittelbar vor Gebrauch hergestellt werden.

Die Absorption wird bei 213,9 nm mit einer Zink-Hohlkathodenlampe als Strahlungsquelle und einer Luft-Acetylen-Flamme mit geeignetem Volumverhältnis der Gase (zum Beispiel: 11 Liter Luft und 2 Liter Acetylen je Minute) gemessen.

Zink in Lösung: Falls zutreffend, höchstens die in der jeweiligen Monographie angegebene Menge, mit Hilfe der Atomabsorptionsspektroskopie (2.2.23, Methode I) bestimmt.

Untersuchungslösung: 1 ml der klaren, überstehenden Flüssigkeit, die durch Zentrifugieren der Zubereitung erhalten wurde, wird mit Wasser *R* zu 25,0 ml verdünnt. Falls erforderlich wird mit Wasser *R* auf eine geeignete Konzentration verdünnt (zum Beispiel 0,4 bis 1,6 µg Zink je Milliliter).

Referenzlösungen: Als Referenzlösungen werden Verdünnungen von 0,40, 0,80, 1,00, 1,20 und 1,60 µg Zn je Milliliter verwendet, die aus Zink-Lösung (5 mg Zn/ml) *R* mit Salzsäure (0,01 mol · l^{-1}) unmittelbar vor Gebrauch hergestellt werden.

Die Absorption wird bei 213,9 nm mit einer Zink-Hohlkathodenlampe als Strahlungsquelle und einer Luft-Acetylen-Flamme mit geeignetem Volumverhältnis der Gase (zum Beispiel: 11 Liter Luft und 2 Liter Acetylen je Minute) gemessen.

Bakterien-Endotoxine (2.6.14): Höchstens 80 I.E. Bakterien-Endotoxine je 100 I.E. Insulin.

Gehaltsbestimmung

Die Bestimmung erfolgt mit Hilfe der Flüssigchromatographie (2.2.29).

Untersuchungslösung: Der Zubereitung, Suspension oder Lösung, werden je Milliliter 4 µl Salzsäure (6 mol · l^{-1}) zugesetzt, um eine klare Lösung zu erhalten. Liegt eine Suspension vor, ist die Probe vor der Untersuchung zu homogenisieren. Wird die Suspension nach dem ersten Säurezusatz nicht innerhalb von 5 min klar, sind kleine aliquote Teile der Säure, jedoch höchstens 4 µl je Milliliter zuzugeben, bis eine klare Lösung erhalten wird. Zubereitungen mit Konzentrationen von mehr als 100 I.E. je Milliliter müssen mit Salzsäure (0,01 mol · l^{-1}) weiter verdünnt werden, um eine Überladung der Säule zu vermeiden.

Referenzlösung a: Im Fall einer Zubereitung, die nur eine Insulinsorte enthält, wird der Inhalt einer Durchstechflasche Insulin human *CRS* oder Schweine-Insulin *CRS* oder eine genau bestimmte Menge Rinder-Insulin *CRS* in Salzsäure (0,01 mol · l^{-1}) so gelöst, daß eine Konzentration von 4,0 mg je Milliliter erhalten wird. Bei einer Zubereitung, die sowohl Rinder- als auch Schweine-Insulin enthält, wird 1,0 ml einer Lösung von 4,0 mg Rinder-Insulin *CRS* je Milliliter Salzsäure (0,01 mol · l^{-1}) und 1,0 ml einer Lösung von 4,0 mg Schweine-Insulin *CRS* je Milliliter Salzsäure (0,01 mol · l^{-1}) gemischt.

Referenzlösung a wird für die Gehaltsbestimmung von Insulinzubereitungen, die 100 I.E. je Milliliter enthalten, verwendet.

Referenzlösung b: 4,0 ml Referenzlösung a werden mit Salzsäure (0,01 mol · l^{-1}) zu 10,0 ml verdünnt.

Referenzlösung b wird für die Gehaltsbestimmung von Insulinzubereitungen, die 40 I.E. je Milliliter enthalten, verwendet.

Referenzlösung c: Der Inhalt einer Durchstechflasche Insulin human *CRS* wird in Salzsäure (0,01 mol · l^{-1}) so gelöst, daß eine Konzentration von 4,0 mg je Milliliter erhalten wird.

Referenzlösung d: Der Inhalt einer Durchstechflasche Schweine-Insulin *CRS* wird in Salzsäure (0,01 mol · l^{-1}) so gelöst, daß eine Konzentration von 4,0 mg je Milliliter erhalten wird.

Referenzlösung e: 1,0 ml Referenzlösung a wird mit Salzsäure (0,01 mol · l^{-1}) zu 10,0 ml verdünnt.

Referenzlösung f: 1,0 ml Referenzlösung b wird mit Salzsäure (0,01 mol · l^{-1}) zu 10,0 ml verdünnt.

Lösung zur Bestimmung des Auflösungsvermögens: 1,0 ml Referenzlösung c wird mit 1,0 ml Referenzlösung d gemischt.

Die Lösungen sind zwischen 2 und 10 °C aufzubewahren und innerhalb 48 h zu verwenden. Wird eine automatische Einspritzvorrichtung verwendet, ist sie bei einer Temperatur zwischen 2 und 10 °C zu halten.

Die Chromatographie kann durchgeführt werden mit

- einer Säule aus rostfreiem Stahl von 0,25 m Länge und 4,6 mm innerem Durchmesser, gepackt mit octadecylsilyliertem Kieselgel zur Chromatographie *R* (5 µm)
- folgenden Mischungen als mobile Phasen bei einer Durchflußrate von 1 ml je Minute, die bei einer Temperatur von mindestens 20 °C hergestellt und aufbewahrt werden:
  mobile Phase A: 28,4 g wasserfreies Natriumsulfat *R* werden in Wasser *R* zu 1000 ml gelöst; die Lösung wird mit 2,7 ml Phosphorsäure 85 % *R* versetzt und falls erforderlich mit Ethanolamin *R* auf einen *p*H-Wert von 2,3 eingestellt; die Lösung wird filtriert und entgast
  mobile Phase B: 550 ml mobile Phase A werden mit 450 ml Acetonitril R gemischt; die Lösung wird auf eine Temperatur von mindestens 20 °C erwärmt, um eine Fällung zu vermeiden, anschließend filtriert und entgast. (Das Mischen der mobilen Phase A mit Acetonitril ist ein endothermer Prozeß.)
- einem Spektrometer als Detektor bei einer Wellenlänge von 214 nm.

Die Temperatur der Säule wird bei 40 °C gehalten.

Die Elution wird mit einer Mischung von 42 Volumteilen mobiler Phase A und 58 Volumteilen mobiler Phase B durchgeführt. Falls erforderlich wird das Verhältnis verändert.

Je 20 µl Lösung zur Bestimmung des Auflösungsvermögens und Referenzlösung d werden getrennt eingespritzt. Das Chromatogramm der Lösung zur Bestimmung des Auflösungsvermögens wird so lange aufgezeichnet, bis der dem Hauptpeak im Chromatogramm der Referenzlösung d entsprechende Peak sichtbar ist. Im Chromatogramm der Lösung zur Bestimmung des Auflösungsvermögens werden die Peaks für Schweine-Insulin und Insulin human identifiziert. Die Bestimmung darf nur ausgewertet werden, wenn die Auflösung zwischen den Peaks von Schweine-Insulin und Insulin human mindestens 1,2 beträgt. Die Acetonitrilkonzentration in der mobilen Phase wird geändert, bis diese Auflösung erreicht ist.

Je 20 µl Untersuchungslösung, Referenzlösung a und Referenzlösung e (bei Insulinzubereitungen, die 100 I.E. je Milliliter enthalten) beziehungsweise je 20 µl Referenzlösung b und Referenzlösung f (bei Insulinzubereitungen, die 40 I.E. je Milliliter enthalten) werden getrennt eingespritzt. Falls erforderlich wird die mobile Phase weiter verändert, um sicherzustellen, daß in der Untersuchungslösung vorhandene Konservierungsmittel deutlich vom Insulin abgetrennt sind und eine kleinere Retentionszeit aufweisen. Eine geringe Erniedrigung der Acetonitrilkonzentration erhöht die Retentionszeit der Insulinpeaks relativ stärker als die der Konservierungsmittel. Falls erforderlich wird die Säule nach beendeter Chromatographie mit einer Mischung von gleichen Volumteilen Acetonitril *R* und Wasser *R* genügend lange ausgewaschen, um sicherzustellen, daß alle störenden Substanzen vor dem Einspritzen der nächsten Lösung eluiert sind. Die Bestimmung darf nur ausgewertet werden, wenn die Fläche des Hauptpeaks im Chromatogramm der Referenzlösung a oder b das 10(± 0,5)fache der Fläche des Hauptpeaks im Chromatogramm der Referenzlösung e oder f beträgt. Wird diese Forderung nicht erfüllt, wird das Einspritzvolumen zwischen 10 und 20 µl so gewählt, daß die Meßwerte im Linearitätsbereich des Detektors liegen.

Der Gehalt an Insulin, zusammen mit dem entsprechenden A21-Desamido-Insulin wird aus der Peakfläche des Rinder-, Schweine- oder des Insulin human und den Flächen aller den A21-Desamido-Insulinen entsprechenden Peaks sowie dem angegebenen Insulingehalt zusammen mit dem A21-Desamido-Insulin-Gehalt in Rinder-Insulin *CRS*, Schweine-Insulin *CRS* oder Insulin human *CRS* berechnet. Bei Zubereitungen, die Rinder- und Schweine-Insulin enthalten, wird die Summe der Peakflächen des Rinder- und Schweine-Insulins und die Summe der Fläche aller den A21-Desamido-Insulinen entsprechenden Peaks beider Insuline verwendet[1]).

Lagerung

Wenn nichts anderes vorgeschrieben ist, in einem Behältnis mit Sicherheitsverschluß, vor Licht geschützt, bei 5 ± 3 °C.

Insulinzubereitungen dürfen nicht gefrieren.

Beschriftung

Die Beschriftung gibt insbesondere an
- die Aktivität in Internationalen Einheiten je Milliliter
- die Konzentration des Insulins in Milligramm je Milliliter (bei Zubereitungen, die sowohl Schweine- als auch Rinder-Insulin enthalten, wird die Konzentration als die Summe der beiden Insulingehalte ausgedrückt)
- falls zutreffend, daß die Substanz durch enzymatische Modifikation von Schweine-Insulin hergestellt wurde
- falls zutreffend, daß die Substanz durch rDNA-Technologie hergestellt wurde
- falls zutreffend, die Tierart, von der die Substanz gewonnen wurde
- daß die Zubereitung nicht eingefroren werden darf
- falls zutreffend, daß die Zubereitung vor Gebrauch suspendiert werden muß.

1) 100 I.E. Insulin entsprechen 3,47 mg Insulin human, 3,45 mg Schweine-Insulin und 3,42 mg Rinder-Insulin.

1999, 1113

[123I]Iobenguan-Injektionslösung

Iobenguani[123I] solutio iniectabilis

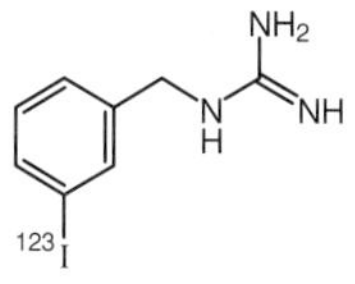

$C_8H_{10}[^{123}I]N_3$

Definition

[123I]Iobenguan-Injektionslösung ist eine sterile Lösung von 1-(3-[123I]Iodbenzyl)guanidin oder eines seiner Salze, die frei von Bakterien-Endotoxinen ist. Sie kann einen geeigneten Puffer, einen geeigneten Katalysator zur Markierung wie Kupferionen, einen geeigneten Stabilisator zur Markierung wie Ascorbinsäure und Konservierungsmittel enthalten. Iod-123 ist ein Radioisotop des Iods und kann durch Protonenbestrahlung von Xenon, angereichert auf mindestens 98 Prozent Xenon-124, hergestellt werden. Das zunächst entstehende Cäsium-123 zerfällt über das Folgeprodukt Xenon-123 zu Iod-123. Die Injektionslösung enthält mindestens 90,0 und höchstens 110,0 Prozent der deklarierten Iod-123-Radioaktivität zu dem in der Beschriftung angegebenen Zeitpunkt. Mindestens 95 Prozent der Radioaktivität entsprechen Iod-123 in Form von Iobenguan. Die spezifische Radioaktivität beträgt mindestens 10 GBq Iod-123 je Gramm Iobenguan-Base. Die Radioaktivität anderer Radionuklide als die des Iod-123 darf höchstens 0,35 Prozent der Gesamtradioaktivität betragen.

Eigenschaften

Klare, farblose bis schwach gelbe Lösung.

Iod-123 hat eine Halbwertszeit von 13,2 h und emittiert Gamma- und Röntgenstrahlen.

Prüfung auf Identität

A. Das Spektrum der Gamma- und Röntgenstrahlen wird, wie in der Monographie **Radioaktive Arzneimittel (Radiopharmaceutica)** beschrieben, mit einem geeigneten Gerät gemessen. Das Spektrum weicht nicht signifikant von dem einer Iod-123-Referenzlösung ab, abgesehen von möglichen Unterschieden wie dem Vorhandensein von Iod-125, Tellur-121 und anderen Radionuklid-Verunreinigungen. Iod-123-, Iod-125- und Tellur-121-Referenzlösungen können von autorisierten Laboratorien bezogen werden. Das wichtigste Gammaphoton des Iod-123 hat eine Energie von 0,159 MeV. Iod-125 hat eine Halbwertszeit von 59,4 Tagen und emittiert Gammastrahlung mit einer Energie von 0,027 MeV und Gammaphotonen von 0,035 MeV. Tellur-121 hat eine

Halbwertszeit von 19,2 Tagen, und seine wichtigsten Gammaphotonen haben Energien von 0,507 und 0,573 MeV.

B. Die bei der Prüfung „Radiochemische Reinheit" (siehe „Prüfung auf Reinheit") erhaltenen Chromatogramme werden ausgewertet. Die Verteilung der Radioaktivität trägt zur Identifizierung der Injektionslösung bei.

Prüfung auf Reinheit

***p*H-Wert** (2.2.3): Der *p*H-Wert der Injektionslösung muß zwischen 3,5 und 8,0 liegen.

Radionukleare Reinheit: Das Spektrum der Gammastrahlen wird, wie in der Monographie **Radioaktive Arzneimittel** beschrieben, mit einem geeigneten Gerät gemessen. Die relativen Mengen Iod-125, Tellur-121 und anderer radionuklearer Verunreinigungen werden bestimmt. Radionuklide mit einer längeren Halbwertszeit als Iod-125 dürfen nicht nachweisbar sein. Für die Bestimmung des Iod-125, des Tellur-121 und anderer radionuklearer Verunreinigungen wird die Untersuchungslösung lange genug gelagert, bis die Radioaktivität des Iod-123 auf einen so niedrigen Wert abgeklungen ist, daß eine Messung der radionuklearen Verunreinigungen möglich wird. Das Gamma- und Röntgenspektrum der abgeklungenen Injektionslösung wird mit einem geeigneten Gerät nach den Angaben in der Monographie **Radioaktive Arzneimittel** aufgezeichnet. Die Radioaktivität, die nicht Iod-123 entspricht, darf höchstens 0,35 Prozent der Gesamtradioaktivität betragen. Die Injektionslösung darf vor Abschluß der Prüfung angewendet werden.

Radiochemische Reinheit: Die Prüfung erfolgt mit Hilfe der Flüssigchromatographie (2.2.29).

Untersuchungslösung: Die Injektionslösung.

Referenzlösung a: 0,100 g Natriumiodid *R* werden in der mobilen Phase zu 100 ml gelöst.

Referenzlösung b: 20,0 mg Iobenguansulfat *CRS* werden in der mobilen Phase zu 100,0 ml gelöst.

Die Chromatographie kann durchgeführt werden mit

- einer Säule aus rostfreiem Stahl von 0,25 m Länge und 4,0 mm innerem Durchmesser, gepackt mit Kieselgel zur Chromatographie *R* (5 µm)
- einer Mischung von 1 Volumteil einer Lösung von Ammoniumnitrat *R* ($80 g \cdot l^{-1}$), 2 Volumteilen verdünnter Ammoniak-Lösung *R* 2 und 27 Volumteilen Methanol *R* als mobile Phase bei einer Durchflußrate von 1,0 ml je Minute
- einem geeigneten Gerät zum Nachweis der Radioaktivität
- einem Spektrometer, das mit einer Durchflußzelle ausgestattet ist, als Detektor bei einer Wellenlänge von 254 nm
- einer 10-µl-Probenschleife.

Die Untersuchungslösung und die Referenzlösungen werden getrennt eingespritzt. In den Chromatogrammen muß die Radioaktivität des Iobenguan-Peaks mindestens 95 Prozent der Gesamtradioaktivität betragen. Die Radioaktivität des Iodid-Peaks darf höchstens 4 Prozent der Gesamtradioaktivität, die der übrigen Peaks höchstens 1 Prozent der Gesamtradioaktivität betragen.

Spezifische Radioaktivität: Die spezifische Radioaktivität wird nach den Ergebnissen in der Prüfung „Radiochemische Reinheit" berechnet. Mit der Fläche des Iobenguan-Peaks in den Chromatogrammen der Untersuchungslösung und der Referenzlösung b wird der Gehalt an Iobenguansulfat bestimmt und mit Hilfe des Faktors 0,85 die Konzentration an Iobenguan-Base berechnet.

Sterilität: Die Injektionslösung muß der Prüfung „Sterilität" der Monographie **Radioaktive Arzneimittel** entsprechen. Die Injektionslösung darf vor Abschluß der Prüfung angewendet werden.

Bakterien-Endotoxine (2.6.14): Höchstens 175/*V* I.E. Bakterien-Endotoxine je Milliliter Injektionslösung, wobei *V* die empfohlene Maximaldosis ausgedrückt in Milliliter ist.

Radioaktivität

Die Radioaktivität wird, wie in der Monographie **Radioaktive Arzneimittel** beschrieben, mit einem geeigneten Gerät durch Vergleich mit einer Iod-123-Referenzlösung oder durch Messung mit einem Gerät, das mit Hilfe einer solchen Lösung eingestellt wurde, bestimmt.

Lagerung

Vor Licht geschützt, entsprechend **Radioaktive Arzneimittel**.

Beschriftung

Entsprechend **Radioaktive Arzneimittel**.

Die Beschriftung gibt insbesondere die spezifische Radioaktivität, ausgedrückt in GBq Iod-123 je Gramm Iobenguan-Base, an.

1999, 1111

[131I]Iobenguan-Injektionslösung für diagnostische Zwecke

Iobenguani[131I] solutio iniectabilis ad usum diagnosticum

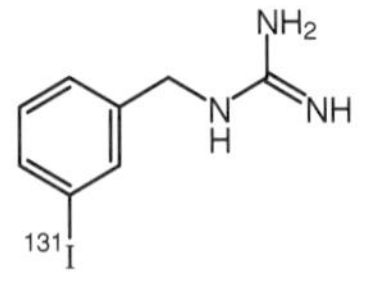

$C_8H_{10}[^{131}I]N_3$

Definition

[131I]Iobenguan-Injektionslösung für diagnostische Zwecke ist eine sterile Lösung von 1-(3-[131I]Iodbenzyl)guanidin oder eines seiner Salze, die frei von Bakterien-Endotoxinen ist. Sie kann einen geeigneten Puffer, einen geeigneten Katalysator zur Markierung wie Kupferionen, einen geeigneten Stabilisator zur Markierung wie Ascorbinsäure und Konservierungsmittel enthalten. Iod-131 ist ein Radioisotop des Iods und kann durch Neutronenbestrahlung von Tellur oder durch Extraktion von Kernspaltprodukten des Urans erhalten werden. Die Injektionslösung enthält mindestens 90,0 und höchstens 110,0 Prozent der deklarierten Iod-131-Radioaktivität zu dem in der Beschriftung angegebenen Zeitpunkt. Mindestens 94 Prozent der Radioaktivität entsprechen Iod-131 in Form von Iobenguan. Die spezifische Radioaktivität beträgt mindestens 20 GBq Iod-131 je Gramm Iobenguan-Base.

Eigenschaften

Klare, farblose bis schwach gelbe Lösung.

Iod-131 hat eine Halbwertszeit von 8,04 Tagen und emittiert Beta- und Gammastrahlen.

Prüfung auf Identität

A. Das Spektrum der Gammastrahlen wird, wie in der Monographie **Radioaktive Arzneimittel (Radiopharmaceutica)** beschrieben, mit einem geeigneten Gerät gemessen. Das Spektrum weicht nicht signifikant von dem einer Iod-131-Referenzlösung ab. Iod-131-Referenzlösungen können von autorisierten Laboratorien bezogen werden. Die Prüfung erfolgt durch direkten Vergleich. Das wichtigste Gammaphoton des Iod-131 hat eine Energie von 0,365 MeV.

B. Die bei der Prüfung „Radiochemische Reinheit“ (siehe „Prüfung auf Reinheit“) erhaltenen Chromatogramme werden ausgewertet. Die Verteilung der Radioaktivität trägt zur Identifizierung der Injektionslösung bei.

Prüfung auf Reinheit

***p*H-Wert** (2.2.3): Der *p*H-Wert der Injektionslösung muß zwischen 3,5 und 8,0 liegen.

Radionukleare Reinheit: Das Spektrum der Gammastrahlen wird, wie in der Monographie **Radioaktive Arzneimittel** beschrieben, mit einem geeigneten Gerät gemessen. Das Spektrum weicht nicht signifikant von dem einer Iod-131-Referenzlösung ab. Die relativen Mengen Iod-131, Iod-133, Iod-135 und anderer radionuklearer Verunreinigungen werden bestimmt. Iod-133 hat eine Halbwertszeit von 20,8 h, und seine wichtigsten Gammaphotonen haben Energien von 0,530 und 0,875 MeV. Iod-135 hat eine Halbwertszeit von 6,55 h, und seine wichtigsten Gammaphotonen haben Energien von 0,527, 1,132 und 1,260 MeV. Mindestens 99,9 Prozent der Gesamtradioaktivität entsprechen Iod-131.

Radiochemische Reinheit: Die Prüfung erfolgt mit Hilfe der Flüssigchromatographie (2.2.29).

Untersuchungslösung: Die Injektionslösung.

Referenzlösung a: 0,100 g Natriumiodid *R* werden in der mobilen Phase zu 100 ml gelöst.

Referenzlösung b: 20,0 mg Iobenguansulfat *CRS* werden in der mobilen Phase zu 100,0 ml gelöst.

Die Chromatographie kann durchgeführt werden mit

- einer Säule aus rostfreiem Stahl von 0,25 m Länge und 4,0 mm innerem Durchmesser, gepackt mit Kieselgel zur Chromatographie *R* (5 µm)
- einer Mischung von 1 Volumteil einer Lösung von Ammoniumnitrat *R* (80 g · l^{-1}), 2 Volumteilen verdünnter Ammoniak-Lösung *R* 2 und 27 Volumteilen Methanol *R* als mobile Phase bei einer Durchflußrate von 1,0 ml je Minute
- einem geeigneten Gerät zum Nachweis der Radioaktivität
- einem Spektrometer, das mit einer Durchflußzelle ausgestattet ist, als Detektor bei einer Wellenlänge von 254 nm
- einer 10-µl-Probenschleife.

Die Untersuchungslösung und die Referenzlösungen werden getrennt eingespritzt. In den Chromatogrammen muß die Radioaktivität des Iobenguan-Peaks mindestens 94 Prozent der Gesamtradioaktivität betragen. Die Radioaktivität des Iodid-Peaks darf höchstens 5 Prozent der Gesamtradioaktivität, die der übrigen Peaks höchstens 1 Prozent der Gesamtradioaktivität betragen.

Spezifische Radioaktivität: Die spezifische Radioaktivität wird nach den Ergebnissen in der Prüfung „Radiochemische Reinheit“ berechnet. Mit der Fläche des Iobenguan-Peaks in den Chromatogrammen der Untersuchungslösung und der Referenzlösung b wird der Gehalt an Iobenguansulfat bestimmt und mit Hilfe des Faktors 0,85 die Konzentration an Iobenguan-Base berechnet.

Sterilität: Die Injektionslösung muß der Prüfung „Sterilität“ der Monographie **Radioaktive Arzneimittel** entsprechen. Die Injektionslösung darf vor Abschluß der Prüfung angewendet werden.

Bakterien-Endotoxine (2.6.14): Höchstens 175/*V* I.E. Bakterien-Endotoxine je Milliliter Injektionslösung, wobei *V* die empfohlene Maximaldosis ausgedrückt in Milliliter ist.

Radioaktivität

Die Radioaktivität wird, wie in der Monographie **Radioaktive Arzneimittel** beschrieben, mit einem geeigneten Gerät durch Vergleich mit einer Iod-131-Referenzlösung oder durch Messung mit einem Gerät, das mit Hilfe einer solchen Lösung eingestellt wurde, bestimmt.

Lagerung

Vor Licht geschützt, entsprechend **Radioaktive Arzneimittel**.

Beschriftung

Entsprechend **Radioaktive Arzneimittel**.

Die Beschriftung gibt insbesondere die spezifische Radioaktivität, ausgedrückt in GBq Iod-131 je Gramm Iobenguan-Base, an.

1999, 1112

[^{131}I]Iobenguan-Injektionslösung für therapeutische Zwecke

Iobenguani[^{131}I] solutio iniectabilis ad usum therapeuticum

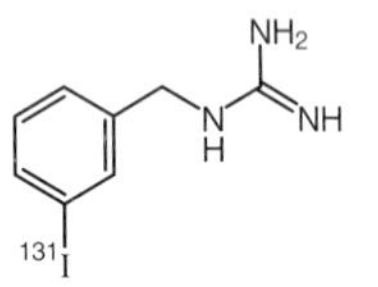

$C_8H_{10}[^{131}I]N_3$

Definition

[^{131}I]Iobenguan-Injektionslösung für therapeutische Zwecke ist eine sterile Lösung von 1-(3-[^{131}I]Iodbenzyl)guanidin oder eines seiner Salze, die frei von Bakterien-Endotoxinen ist. Sie kann einen geeigneten Puffer, einen geeigneten Katalysator zur Markierung wie Kupferionen, einen geeigneten Stabilisator zur Markierung wie Ascorbinsäure und Konservierungsmittel enthalten. Iod-131 ist ein Radioisotop des Iods und kann durch Neutronenbestrahlung von Tellur oder durch Extraktion von Kernspaltprodukten des Urans erhalten werden. Die Injektionslösung enthält mindestens 90,0 und höchstens 110,0 Prozent der deklarierten Iod-131-Radioaktivität zu dem in der Beschriftung angegebenen Zeitpunkt. Mindestens 92 Prozent der Radioaktivität entsprechen Iod-131 in Form von Iobenguan. Die spezifische Radioaktivität beträgt mindestens 400 GBq Iod-131 je Gramm Iobenguan-Base.

Eigenschaften

Klare, farblose bis schwach gelbe Lösung.

Iod-131 hat eine Halbwertszeit von 8,04 Tagen und emittiert Beta- und Gammastrahlen.

Prüfung auf Identität

A. Das Spektrum der Gammastrahlen wird, wie in der Monographie **Radioaktive Arzneimittel (Radiopharmaceutica)** beschrieben, mit einem geeigneten Gerät gemessen. Das Spektrum weicht nicht signifikant von dem einer Iod-131-Referenzlösung ab. Iod-131-Referenzlösungen können von autorisierten Laboratorien bezogen werden. Die Prüfung erfolgt durch direkten Vergleich. Das wichtigste Gammaphoton des Iod-131 hat eine Energie von 0,365 MeV.

B. Die bei der Prüfung „Radiochemische Reinheit" (siehe „Prüfung auf Reinheit") erhaltenen Chromatogramme werden ausgewertet. Die Verteilung der Radioaktivität trägt zur Identifizierung der Injektionslösung bei.

Prüfung auf Reinheit

***p*H-Wert** (2.2.3): Der *p*H-Wert der Injektionslösung muß zwischen 3,5 und 8,0 liegen.

Radionukleare Reinheit: Das Spektrum der Gammastrahlen wird, wie in der Monographie **Radioaktive Arzneimittel** beschrieben, mit einem geeigneten Gerät gemessen. Das Spektrum weicht nicht signifikant von dem einer Iod-131-Referenzlösung ab. Die relativen Mengen Iod-131, Iod-133, Iod-135 und anderer radionuklearer Verunreinigungen werden bestimmt. Iod-133 hat eine Halbwertszeit von 20,8 h, und seine wichtigsten Gammaphotonen haben Energien von 0,530 und 0,875 MeV. Iod-135 hat eine Halbwertszeit von 6,55 h, und seine wichtigsten Gammaphotonen haben Energien von 0,527, 1,132 und 1,260 MeV. Mindestens 99,9 Prozent der Gesamtradioaktivität entsprechen Iod-131.

Radiochemische Reinheit: Die Prüfung erfolgt mit Hilfe der Flüssigchromatographie (2.2.29).

Untersuchungslösung: Die Injektionslösung.

Referenzlösung a: 0,100 g Natriumiodid *R* werden in der mobilen Phase zu 100 ml gelöst.

Referenzlösung b: 20,0 mg Iobenguansulfat *CRS* werden in der mobilen Phase zu 100,0 ml gelöst.

Die Chromatographie kann durchgeführt werden mit
- einer Säule aus rostfreiem Stahl von 0,25 m Länge und 4,0 mm innerem Durchmesser, gepackt mit Kieselgel zur Chromatographie *R* (5 µm)
- einer Mischung von 1 Volumteil einer Lösung von Ammoniumnitrat *R* ($80\ g \cdot l^{-1}$), 2 Volumteilen verdünnter Ammoniak-Lösung *R* 2 und 27 Volumteilen Methanol *R* als mobile Phase bei einer Durchflußrate von 1,0 ml je Minute
- einem geeigneten Gerät zum Nachweis der Radioaktivität
- einem Spektrometer, das mit einer Durchflußzelle ausgestattet ist, als Detektor bei einer Wellenlänge von 254 nm
- einer 10-µl-Probenschleife.

Die Untersuchungslösung und die Referenzlösungen werden getrennt eingespritzt. In den Chromatogrammen muß die Radioaktivität des Iobenguan-Peaks mindestens 92 Prozent der Gesamtradioaktivität betragen. Die Radioaktivität des Iodid-Peaks darf höchstens 7 Prozent der Gesamtradioaktivität, die der übrigen Peaks höchstens 1 Prozent der Gesamtradioaktivität betragen.

Spezifische Radioaktivität: Die spezifische Radioaktivität wird nach den Ergebnissen in der Prüfung „Radiochemische Reinheit" berechnet. Mit der Fläche des Iobenguan-Peaks in den Chromatogrammen der Untersuchungslösung und der Referenzlösung b wird der Gehalt an Iobenguansulfat bestimmt und mit Hilfe des Faktors 0,85 die Konzentration an Iobenguan-Base berechnet.

Sterilität: Die Injektionslösung muß der Prüfung „Sterilität" der Monographie **Radioaktive Arzneimittel** entsprechen. Die Injektionslösung darf vor Abschluß der Prüfung angewendet werden.

Bakterien-Endotoxine (2.6.14): Höchstens 175/*V* I.E. Bakterien-Endotoxine je Milliliter Injektionslösung, wobei *V* die empfohlene Maximaldosis ausgedrückt in Milliliter ist.

Radioaktivität

Die Radioaktivität wird, wie in der Monographie **Radioaktive Arzneimittel** beschrieben, mit einem geeigneten Gerät durch Vergleich mit einer Iod-131-Referenzlösung oder durch Messung mit einem Gerät, das mit Hilfe einer solchen Lösung eingestellt wurde, bestimmt.

Lagerung

Vor Licht geschützt, entsprechend **Radioaktive Arzneimittel**.

Beschriftung

Entsprechend **Radioaktive Arzneimittel**.

Die Beschriftung gibt insbesondere die spezifische Radioaktivität, ausgedrückt in GBq Iod-131 je Gramm Iobenguan-Base, an.

1999, 1114

Iohexol

Iohexolum

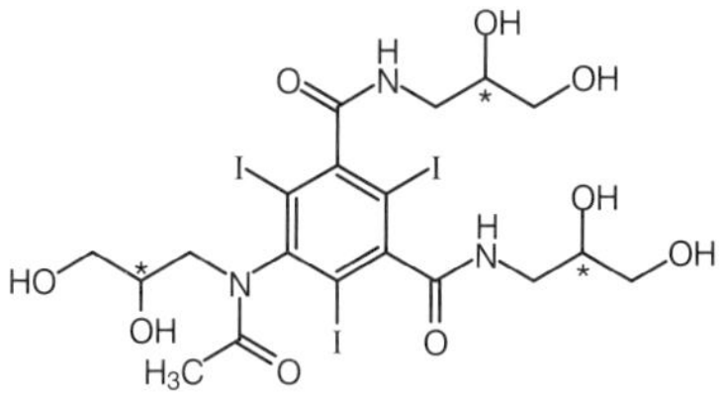

$C_{19}H_{26}I_3N_3O_9$ M_r 821

Definition

Iohexol enthält mindestens 98,0 und höchstens 101,0 Prozent 5-[(Acetyl)(2,3-dihydroxypropyl)amino]-*N,N'*-bis(2,3-dihydroxypropyl)-2,4,6-triiodbenzol-1,3-dicarboxamid, berechnet auf die wasserfreie Substanz.

Eigenschaften

Weißes bis grauweißes, hygroskopisches Pulver; sehr leicht löslich in Wasser, leicht löslich in Methanol, praktisch unlöslich in Dichlormethan und Ether.

Die Substanz ist eine Mischung von Diastereomeren und Atropisomeren.

Prüfung auf Identität

A. Die Prüfung erfolgt mit Hilfe der IR-Spektroskopie (2.2.24) durch Vergleich des Spektrums der Substanz mit dem von Iohexol *CRS*. Die Prüfung erfolgt mit Hilfe von Preßlingen unter Verwendung von Kaliumbromid *R*.

B. Die bei der Prüfung „Verwandte Substanzen" A (siehe „Prüfung auf Reinheit") erhaltenen Chromatogramme werden ausgewertet. Retentionszeit und Größe der Hauptpeaks im Chromatogramm der Referenzlösung b und der Iohexol-Peaks im Chromatogramm der Referenzlösung a müssen annähernd gleich sein.

Prüfung auf Reinheit

Prüflösung: 5,0 g Substanz werden in Wasser *R* zu 50,0 ml gelöst.

Aussehen der Lösung: Die Prüflösung muß klar (2.2.1) und darf nicht stärker gefärbt sein als die Farbvergleichslösung G_7 (2.2.2, Methode II).

Verwandte Substanzen

A. Die Prüfung erfolgt mit Hilfe der Flüssigchromatographie (2.2.29).

[Anmerkung: Iohexol verursacht, bedingt durch Endo-Exo-Isomerie, in den Chromatogrammen 2 nicht auflösbare Peaks. Zusätzlich ist dem Iohexol ein kleiner Peak zuzuschreiben, der als Schulter im aufsteigenden Ast des ersten Hauptpeaks erscheint. Die Retentionszeit dieses kleinen Peaks ist um etwa 1,2 min kürzer als die des ersten Hauptpeaks.]

Untersuchungslösung: 0,150 g Substanz werden in Wasser *R* zu 100,0 ml gelöst.

Referenzlösung a: Je 15,0 mg Iohexol *CRS* und Iohexol-Verunreinigung A *CRS* werden in einer Mischung von 1 bis 2 Tropfen verdünnter Natriumhydroxid-Lösung *R* und 10 ml Wasser *R* gelöst. Die Lösung wird mit Wasser *R* zu 100,0 ml verdünnt. 1,0 ml Lösung wird mit Wasser *R* zu 10,0 ml verdünnt.

Referenzlösung b: 1,0 ml Untersuchungslösung wird mit Wasser *R* zu 100,0 ml verdünnt.

Die Chromatographie kann durchgeführt werden mit

- einer Säule aus rostfreiem Stahl von 0,25 m Länge und 4,6 mm innerem Durchmesser, gepackt mit einem geeigneten octadecylsilylierten Kieselgel zur Chromatographie *R* (5 µm)
- folgender mobilen Phase bei einer Durchflußrate von 1 ml je Minute: ausgehend von einer Mischung von 1 Volumteil Acetonitril *R* und 99 Volumteilen Wasser *R* wird über einen Zeitraum von 60 min durch lineare Gradientenelution auf eine Mischung von 13 Volumteilen Acetonitril *R* und 87 Volumteilen Wasser *R* gewechselt
- einem Spektrometer als Detektor bei einer Wellenlänge von 254 nm.

Die Säule wird mit der mobilen Phase der anfänglichen Zusammensetzung mindestens 10 min lang äquilibriert.

Die Empfindlichkeit des Systems wird so eingestellt, daß die Höhe des Hauptpeaks im Chromatogramm mit 10 µl Referenzlösung b mindestens 50 Prozent des maximalen Ausschlags beträgt.

I

Monographien

Als Blindlösung werden 10 µl Wasser *R* eingespritzt. Werden 10 µl Referenzlösung a eingespritzt und wird das Chromatogramm unter den vorgeschriebenen Bedingungen aufgezeichnet, beträgt die Retentionszeit für Iohexol-Verunreinigung A etwa 17 min und für die beiden Iohexol-Peaks (Exo-Endo-Isomerie) etwa 20 min. Die Prüfung darf nur ausgewertet werden, wenn die Auflösung zwischen dem Iohexol-Verunreinigung-A-Peak und dem zweiten, größeren Iohexol-Peak mindestens 5 beträgt. Falls erforderlich wird die Endkonzentration an Acetonitril in der mobilen Phase oder das Zeitprogramm für den linearen Gradienten so geändert, daß die geforderte Auflösung erhalten wird.

Je 10 µl Untersuchungslösung und Referenzlösung b werden getrennt eingespritzt. Im Chromatogramm der Untersuchungslösung darf keine Peakfläche, mit Ausnahme der der Iohexol-Peaks (siehe oben), größer sein als das 0,5fache der Fläche der Iohexol-Hauptpeaks im Chromatogramm der Referenzlösung b (0,5 Prozent); die Summe aller Peakflächen, mit Ausnahme der der Iohexol-Peaks (siehe oben), darf nicht größer sein als das 1,5fache der Fläche der Hauptpeaks im Chromatogramm der Referenzlösung b (1,5 Prozent). Peaks, die auch bei der Blindlösung auftreten, werden nicht berücksichtigt.

B. Die Prüfung erfolgt mit Hilfe der Dünnschichtchromatographie (2.2.27) unter Verwendung einer Schicht von Kieselgel GF_{254} *R*.

Untersuchungslösung: 1,0 g Substanz wird in Wasser *R* zu 10,0 ml gelöst.

Referenzlösung a: 50 mg Iohexol-Verunreinigung J *CRS* und 50 mg Iohexol *CRS* werden in Wasser *R* zu 10,0 ml gelöst.

Referenzlösung b: 1,0 ml Untersuchungslösung wird mit Wasser *R* zu 10,0 ml verdünnt. 1,0 ml dieser Lösung wird mit Wasser *R* zu 50,0 ml verdünnt.

Die Platte wird mit der mobilen Phase gewaschen, 30 min lang bei Raumtemperatur und 1 h lang bei 90 °C getrocknet.

Auf die Platte werden getrennt 10 µl jeder Lösung aufgetragen. Die Chromatographie erfolgt mit einer Mischung von 20 Volumteilen konzentrierter Ammoniak-Lösung *R*, 20 Volumteilen Methanol *R*, 35 Volumteilen 2-Propanol *R* und 50 Volumteilen Aceton *R* über eine Laufstrecke von 10 cm. Die Auswertung erfolgt im ultravioletten Licht bei 254 nm. Kein im Chromatogramm der Untersuchungslösung auftretender Nebenfleck darf größer und intensiver sein als der Fleck im Chromatogramm der Referenzlösung b (0,2 Prozent). Die Prüfung darf nur ausgewertet werden, wenn das Chromatogramm der Referenzlösung a deutlich voneinander getrennt 2 Flecke zeigt.

3-Chlorpropan-1,2-diol: Höchstens 100 ppm, mit Hilfe der Gaschromatographie (2.2.28) bestimmt.

Untersuchungslösung: 1,0 g Substanz wird in 2,0 ml Wasser *R* gelöst. Die Lösung wird 4mal mit je 2 ml Methylacetat *R* geschüttelt. Die vereinigten oberen Phasen werden mit wasserfreiem Natriumsulfat *R* getrocknet, filtriert und auf 2 ml eingeengt.

Referenzlösung: 0,50 g 3-Chlorpropan-1,2-diol *R* werden in Methylacetat *R* zu 100,0 ml gelöst. 1,0 ml Lösung wird mit Methylacetat *R* zu 100,0 ml verdünnt.

Die Chromatographie kann durchgeführt werden mit

- einer Kapillarsäule aus Quarz von 25 m Länge und 0,33 mm innerem Durchmesser, belegt mit Poly[methyl(50)phenyl(50)]siloxan *R* (Filmdicke 1 µm)
- Helium zur Chromatographie *R* als Trägergas bei einer Durchflußrate von 1 ml je Minute
- einem Flammenionisationsdetektor.

Die Temperatur der Säule wird 2 min lang bei 80 °C gehalten, dann um 15 °C je Minute auf 170 °C erhöht und 2 min lang bei dieser Temperatur gehalten. Die Temperatur des Probeneinlasses wird bei 230 °C, die des Detektors bei 250 °C gehalten.

2 µl jeder Lösung werden getrennt während 30 s ohne Splitting eingespritzt. Werden die Chromatogramme unter den vorgeschriebenen Bedingungen aufgezeichnet, beträgt die Retentionszeit für 3-Chlorpropan-1,2-diol etwa 8 min.

Der Gehalt an 3-Chlorpropan-1,2-diol wird berechnet.

Methanol, Ethylenglykolmonomethylether, 2-Propanol: Höchstens 50 ppm, 100 ppm bzw. 100 ppm, bestimmt mit Hilfe der Gaschromatographie (2.2.28, Dampfraumanalyse, Methode b), unter Verwendung von 2-Butanol *R* als Interner Standard.

Interner-Standard-Lösung: 0,50 g 2-Butanol *R* werden in Wasser *R* zu 500,0 ml gelöst. 5,0 ml Lösung werden mit Wasser *R* zu 100,0 ml verdünnt.

Untersuchungslösung a: 6,25 g Substanz werden unter Zusatz von 5,0 ml Interner-Standard-Lösung mit Wasser *R* zu 25,0 ml verdünnt.

Untersuchungslösung b: 5,0 ml Untersuchungslösung a und 1,0 ml Wasser *R* werden in eine 10-ml-Probeflasche gebracht, die sofort verschlossen wird.

Untersuchungslösung c: 5,0 ml Untersuchungslösung a und 1,0 ml Referenzlösung b werden in eine 10-ml-Probeflasche gebracht, die sofort verschlossen wird. (Die Lösung enthält je Gramm einen Zusatz von 10 µg Methanol *R*, 20 µg 2-Propanol *R* und 20 µg Ethylenglykolmonomethylether *R*.)

Untersuchungslösung d: 5,0 ml Untersuchungslösung a und 1,0 ml Referenzlösung c werden in eine 10-ml-Probeflasche gebracht, die sofort verschlossen wird. (Die Lösung enthält je Gramm einen Zusatz von 25 µg Methanol *R*, 50 µg 2-Propanol *R* und 50 µg Ethylenglykolmonomethylether *R*.)

Untersuchungslösung e: 5,0 ml Untersuchungslösung a und 1,0 ml Referenzlösung d werden in eine 10-ml-Probeflasche gebracht, die sofort verschlossen wird. (Die Lösung enthält je Gramm einen Zusatz von 50 µg Methanol *R*, 100 µg 2-Propanol *R* und 100 µg Ethylenglykolmonomethylether *R*.)

Referenzlösung a: 0,625 g Methanol *R*, 1,250 g 2-Propanol *R* und 1,250 g Ethylenglykolmonomethylether *R* werden in Wasser *R* zu 1000,0 ml gelöst, wobei jeweils zwischen der Zugabe der einzelnen Komponenten Wasser *R* zugesetzt wird.

Referenzlösung b: 10,0 ml Referenzlösung a werden mit Wasser *R* zu 50,0 ml verdünnt. 10,0 ml dieser Lösung werden mit Wasser *R* zu 100,0 ml verdünnt.

Referenzlösung c: 5,0 ml Referenzlösung a werden mit Wasser *R* zu 100,0 ml verdünnt.

Referenzlösung d: 10,0 ml Referenzlösung a werden mit Wasser *R* zu 100,0 ml verdünnt.

Referenzlösung e: 10,0 ml Interner-Standard-Lösung werden mit 10,0 ml Referenzlösung d versetzt und mit Wasser *R* zu 50,0 ml verdünnt. 6,0 ml dieser Lösung werden in eine 10-ml-Probeflasche gebracht, die sofort verschlossen wird.

Folgende Bedingungen sind bei der statischen Headspace-Chromatographie einzuhalten:
- ein auf 95 °C eingestelltes, thermostatisch kontrolliertes Bad
- Äquilibrierungszeit 15 min
- Überleitungstemperatur 140 °C
- Druckausgleichszeit 30 s
- Schleifenfüllzeit 10 s
- Einspritzzeit 10 s.

Die Chromatographie kann durchgeführt werden mit
- einer Kapillarsäule aus Quarz von 30 m Länge und 0,54 mm innerem Durchmesser, belegt mit quervernetztem Poly[(cyanopropyl)methylphenylmethyl]siloxan *R* (Filmdicke 3 µm)
- Helium zur Chromatographie *R* als Trägergas bei einer Durchflußrate von etwa 14 ml je Minute
- einem Flammenionisationsdetektor.

Die Temperatur der Säule wird 5 min lang bei 40 °C gehalten, dann um 10 °C je Minute auf 100 °C erhöht und 1 min lang bei dieser Temperatur gehalten. Die Temperatur des Probeneinlasses wird bei 140 °C und die des Detektors bei 250 °C gehalten.

Die Chromatographie wird mit den Untersuchungslösungen b, c, d und e sowie mit der Referenzlösung e durchgeführt. Werden die Chromatogramme unter den vorgeschriebenen Bedingungen aufgezeichnet, so betragen die Retentionszeiten für Methanol etwa 1,2 min, für 2-Propanol etwa 1,8 min, für 2-Butanol etwa 3,5 min und für Ethylenglykolmonomethylether etwa 4,5 min. Die Prüfung darf nur ausgewertet werden, wenn im Chromatogramm der Referenzlösung e die Auflösung zwischen den Peaks von Methanol und 2-Propanol mindestens 2,5 beträgt.

Aus den mit den Untersuchungslösungen erhaltenen Chromatogrammen wird für jedes der Lösungsmittel das Verhältnis seiner Peakfläche zu der des Internen Standards berechnet. Mit Hilfe der Peakflächenverhältnisse wird eine lineare Regressionsanalyse durchgeführt und daraus die Konzentration des Lösungsmittels in der Substanz abgeleitet.

Alternativ kann (in einem Diagramm) das jeweilige Peakflächenverhältnis gegen die je Gramm zugesetzte Menge des Lösungsmittels, deren Gehalt bestimmt werden soll, aufgetragen werden. Die Verbindungslinie der einzelnen Punkte wird so weit extrapoliert, bis sie sich mit der Konzentrationsachse schneidet. Aus dem Abstand zwischen diesem Punkt und dem Schnittpunkt der Koordinationsachse läßt sich die Konzentration (Mikrogramm je Gramm) des in der Substanz zu bestimmenden Lösungsmittels ablesen.

Aromatische Amine: Höchstens 0,05 Prozent (*m*/*m*), mit Hilfe der UV-Vis-Spektroskopie (2.2.25) bestimmt.

Untersuchungslösung: 0,200 g Substanz werden in einem 25-ml-Meßkolben in 15,0 ml Wasser *R* gelöst.

Referenzlösung: 10,0 ml einer Lösung, die 10 µg Iohexol-Verunreinigung J *CRS* je Milliliter enthält, werden in einem 25-ml-Meßkolben mit 5,0 ml Wasser *R* gemischt.

Kompensationsflüssigkeit: 15,0 ml Wasser *R* in einem 25-ml-Meßkolben.

[Anmerkung: Während der folgenden Analysenschritte müssen die Meßkolben, bis alle Reagenzien zugesetzt worden sind, in einer Eis-Wasser-Mischung gekühlt und soweit wie möglich vor Licht geschützt werden.]

Die Meßkolben werden unter Lichtschutz 5 min lang in eine Eis-Wasser-Mischung gestellt. Der Inhalt wird anschließend unter Umschwenken mit je 1,5 ml Salzsäure *R* 1 versetzt. Nach Zusatz von 1,0 ml einer Lösung von Natriumnitrit *R* (20 g · l^{-1}) wird gemischt und 4 min lang stehengelassen. 1,0 ml einer Lösung von Sulfaminsäure *R* (40 g · l^{-1}) wird zugegeben, so lange schwach geschüttelt, bis die Gasentwicklung beendet ist, und schließlich 1 min lang stehengelassen. *(Vorsicht: Bei dieser Reaktion entsteht ein beachtlicher Druck.)* 1,0 ml einer frisch hergestellten Lösung von Naphthylethylendiamindihydrochlorid *R* (3 g · l^{-1}) in einer Mischung von 30 Volumteilen Wasser *R* und 70 Volumteilen Propylenglykol *R* wird zugegeben und gemischt. Die Meßkolben werden aus der Eis-Wasser-Mischung genommen, der Inhalt mit Wasser *R* auf 25,0 ml aufgefüllt, gemischt und 5 min lang stehengelassen. Die Absorptionen der mit Untersuchungs- und Referenzlösung erhaltenen Lösungen werden gleichzeitig in 5-cm-Küvetten bei 495 nm gegen die mit der Kompensationsflüssigkeit erhaltene Lösung gemessen.

Der Gehalt an freien aromatischen Aminen wird berechnet.

Iodid: Höchstens 20 ppm. 6,000 g Substanz werden in Wasser *R* zu 20 ml gelöst. Die Lösung wird mit 2,0 ml Kaliumiodid-Lösung (0,001 mol · l^{-1}) versetzt und unter Verwendung einer Silberindikatorelektrode und einer geeigneten Vergleichselektrode mit Silbernitrat-Lösung (0,001 mol · l^{-1}) titriert. Der Endpunkt der Titration wird mit Hilfe der Potentiometrie (2.2.20) bestimmt. Vom Verbrauch der Maßlösung wird das einer Menge von 2,0 ml Kaliumiodid-Lösung (0,001 mol · l^{-1}) entsprechende Volumen abgezogen. Dieses wird durch Titration einer Kompensationslösung, der 2,0 ml Kaliumiodid-Lösung (0,001 mol · l^{-1}) zugesetzt worden sind, ermittelt. Das verbleibende Volumen wird zur Berechnung des Iodidgehalts verwendet.

1 ml Silbernitrat-Lösung (0,001 mol · l^{-1}) entspricht 126,9 µg Iodid.

Ionische Verbindungen: Höchstens 0,05 Prozent (*m*/*m*), berechnet als Natriumchlorid und mit Hilfe der Spezifischen Leitfähigkeit (2.2.38) bestimmt. *Alle Glasgeräte sind vor Gebrauch 5mal mit destilliertem Wasser R zu spülen.*

Untersuchungslösung: 1,0 g Substanz wird in Wasser *R* zu 50,0 ml gelöst.

Referenzlösung: 10,0 mg Natriumchlorid *R* werden in Wasser *R* zu 100,0 ml gelöst. 10,0 ml Lösung werden mit Wasser *R* zu 100,0 ml verdünnt.

Die spezifische Leitfähigkeit der Untersuchungslösung und der Referenzlösung wird mit einem geeigneten Leitfähigkeitsmeßgerät gemessen. Die spezifische Leitfähigkeit der Untersuchungslösung darf nicht größer sein als die der Referenzlösung.

Schwermetalle (2.4.8): 12 ml Prüflösung müssen der Grenzprüfung A auf Schwermetalle entsprechen (10 ppm). Zur Herstellung der Referenzlösung wird die Blei-Lösung (1 ppm Pb) *R* verwendet.

Wasser (2.5.12): Höchstens 4,0 Prozent, mit 1,000 g Substanz nach der Karl-Fischer-Methode bestimmt.

Gehaltsbestimmung

In einem 250-ml-Rundkolben werden 0,500 g Substanz mit 25 ml konzentrierter Natriumhydroxid-Lösung *R*, 20 ml Wasser *R*, 1 g Zinkstaub *R* und einigen Glasperlen 30 min lang zum Rückfluß erhitzt. Nach dem Erkaltenlassen wird der Kühler mit 20 ml Wasser *R* gespült, wobei die Waschflüssigkeit im Kolben aufgefangen wird. Anschließend wird durch einen Glassintertiegel filtriert und das Filter mehrmals mit Wasser *R* nachgewaschen. Das mit der Waschflüssigkeit vereinigte Filtrat wird mit 5 ml Essigsäure 98 % *R* versetzt und sofort mit Silbernitrat-Lösung (0,1 mol · l^{-1}) titriert. Der Endpunkt wird mit Hilfe der Potentiometrie (2.2.20) unter Verwendung eines geeigneten Elektrodensystems, wie zum Beispiel Silber/Quecksilber(I)-sulfat, bestimmt.

1 ml Silbernitrat-Lösung (0,1 mol · l^{-1}) entspricht 27,37 mg $C_{19}H_{26}I_3N_3O_9$.

Lagerung

Dicht verschlossen, vor Licht und Feuchtigkeit geschützt.

Verunreinigungen

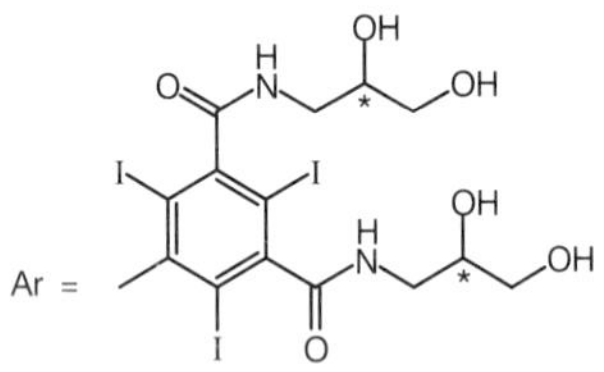

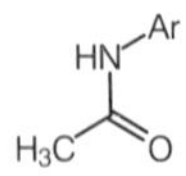

A. 5-Acetylamino-*N*,*N'*-bis(2,3-dihydroxypropyl)-2,4,6-triiodbenzol-1,3-dicarboxamid

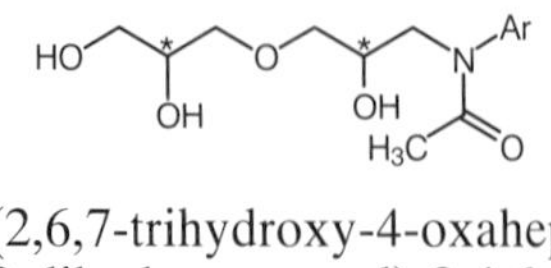

B. 5-[(Acetyl)(2,6,7-trihydroxy-4-oxaheptyl)amino]-*N*,*N'*-bis(2,3-dihydroxypropyl)-2,4,6-triiodbenzol-1,3-dicarboxamid

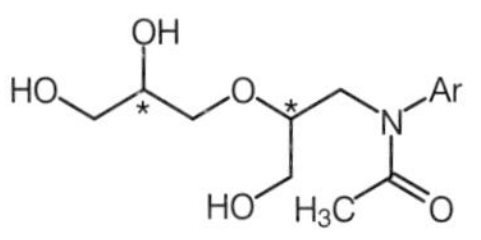

C. 5-[(Acetyl)(5,6-dihydroxy-2-hydroxymethyl-3-oxahexyl)amino]-*N*,*N'*-bis(2,3-dihydroxypropyl)-2,4,6-triiodbenzol-1,3-dicarboxamid

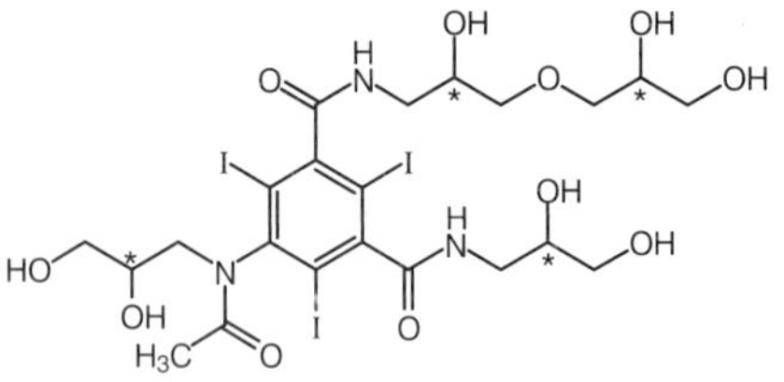

D. 5-[(Acetyl)(2,3-dihydroxypropyl)amino]-*N*-(2,3-dihydroxypropyl)-*N'*-(2,6,7-trihydroxy-4-oxaheptyl)-2,4,6-triiodbenzol-1,3-dicarboxamid

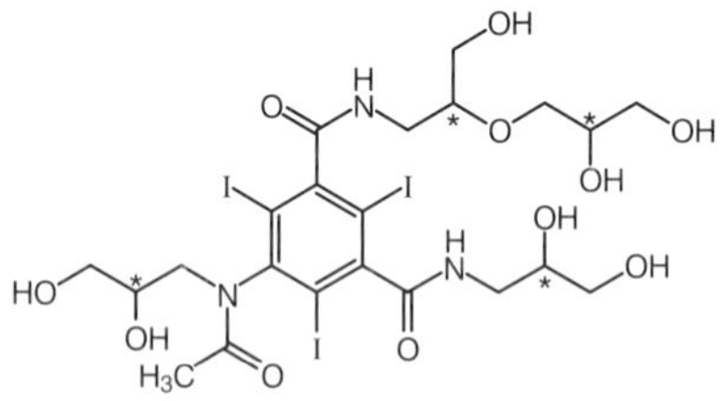

E. 5-[(Acetyl)(2,3-dihydroxypropyl)amino]-*N*-(5,6-dihydroxy-2-hydroxymethyl-3-oxahexyl)-*N'*-(2,3-dihydroxypropyl)-2,4,6-triiodbenzol-1,3-dicarboxamid

F. 5-Amino-*N*,*N'*-bis(2,3-dihydroxypropyl)diiodbenzol-1,3-dicarboxamid

G. 5-Acetylamino-*N*,*N'*-bis(2,3-dihydroxypropyl)diiodbenzol-1,3-dicarboxamid

H. 5-[(Acetyl)(2,3-dihydroxypropyl)amino]-*N*,*N'*-bis-(2,3-dihydroxypropyl)diiodbenzol-1,3-dicarboxamid

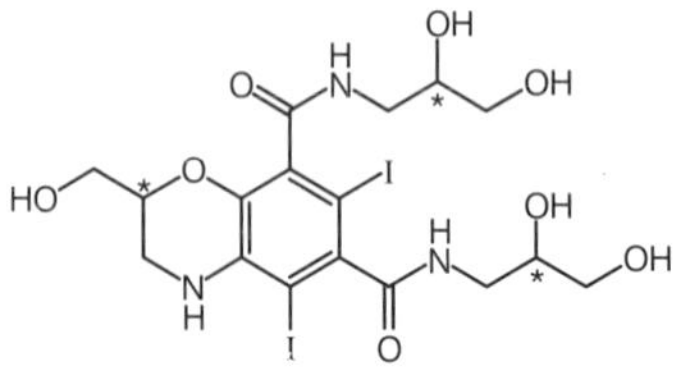

I. 2-Hydroxymethyl-*N*,*N'*-bis(2,3-dihydroxypropyl)-5,7-diiod-2,3-dihydro-4*H*-1,4-benzoxazin-6,8-dicarboxamid

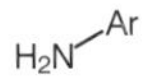

J. 5-Amino-*N*,*N'*-bis(2,3-dihydroxypropyl)-2,4,6-triiodbenzol-1,3-dicarboxamid.

1999, 1115

Iopamidol
Iopamidolum

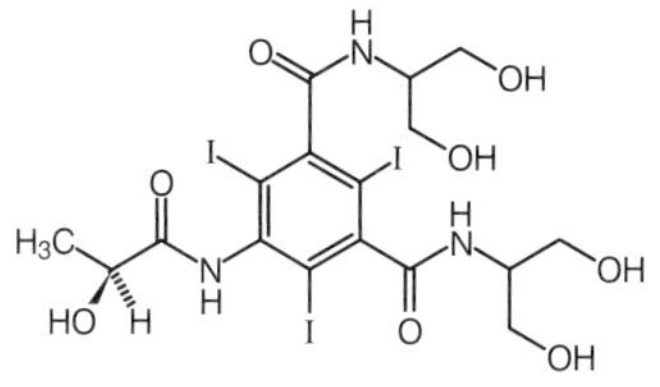

$C_{17}H_{22}I_3N_3O_8$ M_r 777

Definition

Iopamidol enthält mindestens 98,0 und höchstens 101,0 Prozent (*S*)-*N*,*N*'-Bis[2-hydroxy-1-(hydroxymethyl)ethyl]-5-[(2-hydroxypropanoyl)amino]-2,4,6-triiodbenzol-1,3-dicarboxamid, berechnet auf die getrocknete Substanz.

Eigenschaften

Weißes bis fast weißes Pulver; leicht löslich in Wasser, sehr schwer löslich in Methanol, praktisch unlöslich in Dichlormethan und Ethanol.

Prüfung auf Identität

A. Die Prüfung erfolgt mit Hilfe der IR-Spektroskopie (2.2.24) durch Vergleich des Spektrums der Substanz mit dem von Iopamidol *CRS*.

B. Die Substanz entspricht der Prüfung „Trocknungsverlust" (siehe „Prüfung auf Reinheit").

C. Die Substanz entspricht der Prüfung „Spezifische Drehung" (siehe „Prüfung auf Reinheit").

Prüfung auf Reinheit

Aussehen der Lösung: 1 g Substanz wird in Wasser *R* zu 50 ml gelöst. Die Lösung muß klar (2.2.1) und farblos (2.2.2, Methode II) sein.

Sauer oder alkalisch reagierende Substanzen: 10,0 g Substanz werden in kohlendioxidfreiem Wasser *R* zu 100 ml gelöst. Um den *p*H-Wert (2.2.3) auf 7,0 einzustellen, dürfen höchstens 0,75 ml Salzsäure (0,01 mol · l^{-1}) oder 1,4 ml Natriumhydroxid-Lösung (0,01 mol · l^{-1}) verbraucht werden.

Spezifische Drehung (2.2.7): 10,0 g Substanz werden, falls erforderlich unter Erwärmen, in Wasser *R* zu 25,0 ml gelöst. Die spezifische Drehung muß zwischen –4,6 und –5,2° liegen, bei 436 nm bestimmt und berechnet auf die getrocknete Substanz.

Verwandte Substanzen: Die Prüfung erfolgt mit Hilfe der Flüssigchromatographie (2.2.29).

Untersuchungslösung: 0,50 g Substanz werden in Wasser *R* zu 50,0 ml gelöst.

Referenzlösung a: 1,0 ml Untersuchungslösung wird mit Wasser *R* zu 20,0 ml verdünnt. 1,0 ml dieser Lösung wird mit Wasser *R* zu 20,0 ml verdünnt.

Referenzlösung b: 25 mg Iopamidol-Verunreinigung B *CRS* werden in Wasser *R* zu 100 ml gelöst. 0,5 ml Lösung werden mit Referenzlösung a zu 5 ml verdünnt.

Die Chromatographie kann durchgeführt werden mit
- einer Säule aus rostfreiem Stahl von 0,25 m Länge und 4 mm innerem Durchmesser, gepackt mit octadecylsilyliertem Kieselgel zur Chromatographie *R* (5 µm)
- einer Mischung von Wasser *R* (mobile Phase A) und einer 25prozentigen Lösung (*V*/*V*) von Methanol *R* (mobile Phase B) als mobile Phase bei einer Durchflußrate von 1,5 ml je Minute unter Einsatz der Gradientenelution gemäß folgender Tabelle:

Zeit (min)	mobile Phase A (% *V*/*V*)	mobile Phase B (% *V*/*V*)
0	92,5	7,5
6	92,5	7,5
18	65	35
30	8	92
34	8	92
36	92,5	7,5

- einem Spektrometer als Detektor bei einer Wellenlänge von 240 nm.

Die Temperatur der Säule wird bei 35 °C gehalten.

20 µl Referenzlösung b werden eingespritzt. Die Empfindlichkeit des Systems wird so eingestellt, daß die Höhe der 2 Hauptpeaks im Chromatogramm mindestens 50 Prozent des maximalen Ausschlags beträgt. Die Prüfung darf nur ausgewertet werden, wenn im Chromatogramm die Auflösung zwischen den Peaks von Iopamidol-Verunreinigung B und Iopamidol mindestens 5,0 beträgt.

Je 20 µl Untersuchungslösung und Referenzlösung a werden getrennt eingespritzt. Im Chromatogramm der Untersuchungslösung darf die Summe aller Peakflächen, mit Ausnahme der des Hauptpeaks, nicht größer sein als die Fläche des Hauptpeaks im Chromatogramm der Referenzlösung a (0,25 Prozent). Peaks, deren Fläche kleiner ist als das 0,02fache der Fläche des Hauptpeaks im Chromatogramm der Referenzlösung a, werden nicht berücksichtigt.

Aromatische Amine: *Die Lösungen und Reagenzien sind in einer Eis-Wasser-Mischung und unter Ausschluß direkter Lichteinwirkung aufzubewahren.*

Untersuchungslösung: 0,500 g Substanz werden in einem 25-ml-Meßkolben in 20,0 ml Wasser *R* gelöst.

Referenzlösung: 4,0 ml einer Lösung von Iopamidol-Verunreinigung A *CRS* (25,0 mg · l^{-1}) werden in einem 25-ml-Meßkolben mit 16,0 ml Wasser *R* versetzt.

Blindlösung: 20,0 ml Wasser *R* werden in einen 25-ml-Meßkolben gegeben.

Die Meßkolben werden in eine Eis-Wasser-Mischung gestellt und 5 min lang unter Lichtschutz stehengelassen. In jeden Meßkolben wird 1,0 ml Salzsäure *R* gegeben. Nach dem Mischen wird 5 min lang stehengelassen. Nach Zusatz von je 1,0 ml einer frisch hergestellten Lö-

I

Monographien

sung von Natriumnitrit *R* (20 g · l^{-1}) wird gemischt und 5 min lang stehengelassen. Nach Zusatz von 1,0 ml einer Lösung von Ammoniumsulfamat *R* (120 g · l^{-1}) wird vorsichtig geschüttelt, bis die Gasbildung beendet ist, und anschließend erneut 5 min lang stehengelassen *(Vorsicht: Ein beachtlicher Überdruck entsteht)*. Nach Zusatz von 1,0 ml einer frisch hergestellten Lösung von Naphthylethylendiamindihydrochlorid *R* (1 g · l^{-1}) wird gemischt. Die Meßkolben werden aus der Eis-Wasser-Mischung genommen und 10 min lang stehengelassen. Die Mischungen werden mit Wasser *R* zu 25,0 ml verdünnt. Nach dem Mischen werden sofort die Absorptionen (2.2.25) der aus der Untersuchungslösung und der Referenzlösung erhaltenen Mischungen bei 500 nm gegen die Mischung der Blindlösung als Kompensationsflüssigkeit gemessen.

Die Absorption der Untersuchungslösung darf nicht größer sein als die der Referenzlösung (200 ppm).

Iod: 2,0 g Substanz werden in einem Zentrifugenglas mit Schliffstopfen in 25 ml Wasser *R* gelöst. Nach Zusatz von 5 ml Toluol *R* und 5 ml verdünnter Schwefelsäure *R* wird geschüttelt und anschließend zentrifugiert. Die obere Phase darf nicht rot gefärbt sein.

Iodid: Höchstens 10 ppm. 6,000 g Substanz werden in Wasser *R* zu 20 ml gelöst. Die Lösung, mit 2,0 ml Kaliumiodid-Lösung (0,001 mol · l^{-1}) versetzt, wird mit Silbernitrat-Lösung (0,001 mol · l^{-1}), unter Verwendung einer Silber-Meßelektrode und einer geeigneten Bezugselektrode, titriert. Ein Blindversuch wird mit Hilfe von 2,0 ml Kaliumiodid-Lösung (0,001 mol · l^{-1}) durchgeführt. Der Endpunkt der Titration wird mit Hilfe der Potentiometrie (2.2.20) bestimmt. Der Gehalt an Iodid wird mit Hilfe des Verbrauchs an Silbernitrat-Lösung (0,001 mol · l^{-1}), unter Abzug des Verbrauchs an Silbernitrat-Lösung (0,001 mol · l^{-1}) für die 2,0 ml Kaliumiodid-Lösung (0,001 mol · l^{-1}), berechnet.

1 ml Silbernitrat-Lösung (0,001 mol · l^{-1}) entspricht 126,9 µg Iodid.

Schwermetalle (2.4.8): 2,0 g Substanz müssen der Grenzprüfung C auf Schwermetalle entsprechen (10 ppm). Zur Herstellung der Referenzlösung werden 2 ml Blei-Lösung (10 ppm Pb) *R* verwendet.

Trocknungsverlust (2.2.32): Höchstens 0,5 Prozent, mit 1,000 g Substanz durch Trocknen im Trockenschrank bei 100 bis 105 °C bestimmt.

Sulfatasche (2.4.14): Höchstens 0,1 Prozent, mit 1,0 g Substanz bestimmt.

Sterilität (2.6.1): Iopamidol zur Herstellung von Parenteralia, das dabei keinem weiteren geeigneten Sterilisationsverfahren unterworfen wird, muß der Prüfung entsprechen.

Bakterien-Endotoxine (2.6.14): Iopamidol zur Herstellung von Parenteralia, das dabei keinem weiteren geeigneten Verfahren zur Beseitigung von Bakterien-Endotoxinen unterworfen wird, darf höchstens 1,4 I.E. Bakterien-Endotoxine je Gramm Substanz enthalten.

Gehaltsbestimmung

0,300 g Substanz werden in einem 250-ml-Rundkolben mit 5 ml konzentrierter Natriumhydroxid-Lösung *R*, 20 ml Wasser *R*, 1 g Zinkstaub *R* und einigen Glasperlen versetzt und 30 min lang zum Rückfluß erhitzt. Nach dem Erkaltenlassen wird der Kühler mit 20 ml Wasser *R* gespült, wobei die Waschflüssigkeit im Kolben aufgefangen wird. Die Mischung wird durch einen Glassintertiegel filtriert. Das Filter wird mit mehreren Portionen Wasser *R* gewaschen. Filtrat und Waschflüssigkeiten werden vereinigt, mit 5 ml Essigsäure 98 % *R* versetzt und sofort mit Silbernitrat-Lösung (0,1 mol · l^{-1}) titriert. Der Endpunkt wird mit Hilfe der Potentiometrie (2.2.20) unter Verwendung eines geeigneten Elektroden-Systems, wie Silber/Quecksilber(I)-sulfat, bestimmt.

1 ml Silbernitrat-Lösung (0,1 mol · l^{-1}) entspricht 25,90 mg $C_{17}H_{22}I_3N_3O_8$.

Lagerung

Gut verschlossen, vor Licht geschützt. Falls die Substanz steril ist, im Behältnis mit Sicherheitsverschluß.

Beschriftung

Die Beschriftung gibt insbesondere, falls zutreffend, an

- daß die Substanz steril ist
- daß die Substanz frei von Bakterien-Endotoxinen ist.

Verunreinigungen

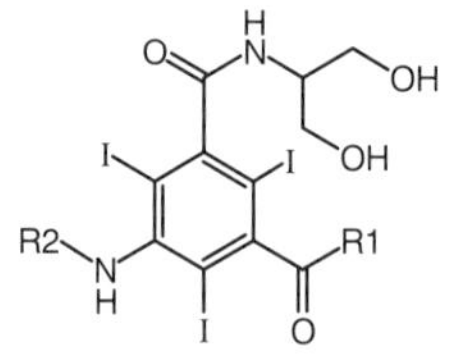

A. R1 = $NHCH(CH_2OH)_2$, R2 = H: 5-Amino-*N*,*N'*-bis[2-hydroxy-1-(hydroxymethyl)ethyl]-2,4,6-triiodbenzol-1,3-dicarboxamid

B. R1 = $NHCH(CH_2OH)_2$, R2 = $COCH_2OH$: *N*,*N'*-Bis[2-hydroxy-1-(hydroxymethyl)ethyl]-5-[(2-hydroxyacetyl)amino]-2,4,6-triiodbenzol-1,3-dicarboxamid

C. R1 = $NHCH(CH_2OH)_2$, R2 = $COCH_3$: 5-(Acetylamino)-*N*,*N'*-bis[2-hydroxy-1-(hydroxymethyl)ethyl]-2,4,6-triiodbenzol-1,3-dicarboxamid

D. R1 = OH, R2 = $COCHOHCH_3$: 3-[*N*-[2-Hydroxy-1-(hydroxymethyl)ethyl]carbamoyl]-5-[(2-hydroxypropanoyl)amino]-2,4,6-triiodbenzoesäure

E. R1 = $NHCH(CH_2OH)_2$, R2 = $OCH(CH_3)OCOCH_3$: 5-[(2-Acetyloxypropanoyl)amino]-*N*,*N'*-bis[2-hydroxy-1-(hydroxymethyl)ethyl]-2,4,6-triiodbenzol-1,3-dicarboxamid

F. R1 = $N(CH_3)_2$, R2 = $COCHOHCH_3$: *N*-[2-Hydroxy-1-(hydroxymethyl)ethyl]-5-[(2-hydroxypropanoyl)amino]-*N'*-dimethyl-2,4,6-triiodbenzol-1,3-dicarboxamid

G. R1 = $NHCH_2–CHOH–CH_2OH$, R2 = $COCHOHCH_3$: *N*-[2-Hydroxy-1-(hydroxymethyl)ethyl]-*N'*-(2,3-dihydroxypropyl)-5-[(2-hydroxypropanoyl)amino]-2,4,6-triiodbenzol-1,3-dicarboxamid.

1999, 700

Iopansäure

Acidum iopanoicum

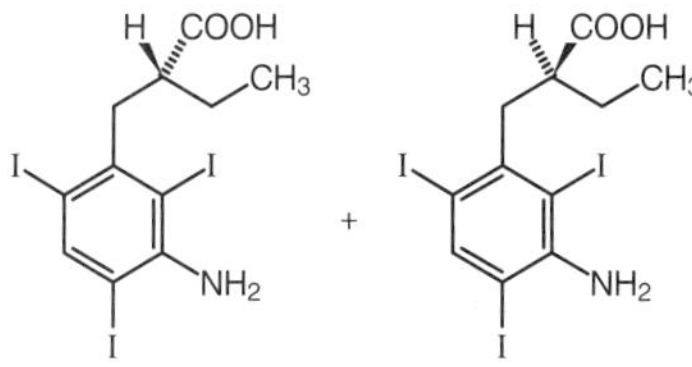

$C_{11}H_{12}I_3NO_2$ M_r 571

Definition

Iopansäure enthält mindestens 98,5 und höchstens 101,0 Prozent (*RS*)-2-(3-Amino-2,4,6-triiodbenzyl)butansäure, berechnet auf die getrocknete Substanz.

Eigenschaften

Weißes bis gelblichweißes Pulver; praktisch unlöslich in Wasser, löslich in wasserfreiem Ethanol, Ether und Methanol. Die Substanz löst sich in verdünnten Alkalihydroxid-Lösungen.

Prüfung auf Identität

1: B.
2: A, C, D.

A. Schmelztemperatur (2.2.14): Etwa 155 °C unter Zersetzung.

B. Die Prüfung erfolgt mit Hilfe der IR-Spektroskopie (2.2.24) durch Vergleich des Spektrums der Substanz mit dem von Iopansäure *CRS*.

C. Die bei der Prüfung „Verwandte Substanzen" (siehe „Prüfung auf Reinheit") erhaltenen Chromatogramme werden ausgewertet. Die Platte wird mit einer Lösung von Dimethylaminozimtaldehyd *R* ($1 g \cdot l^{-1}$) in einer Mischung von 1 Volumteil Salzsäure *R* und 99 Volumteilen Ethanol 96 % *R* besprüht. Der Hauptfleck im Chromatogramm der Untersuchungslösung b entspricht in bezug auf Lage, Farbe und Größe dem Hauptfleck im Chromatogramm der Referenzlösung a.

D. Werden 50 mg Substanz in einer kleinen Porzellanschale vorsichtig über einer offenen Flamme erhitzt, entwickeln sich violette Gase.

Prüfung auf Reinheit

Aussehen der Lösung: 1,0 g Substanz wird in Natriumhydroxid-Lösung ($1 mol \cdot l^{-1}$) zu 20 ml gelöst. Die Lösung muß klar (2.2.1) und darf nicht stärker gefärbt sein als die Farbvergleichslösung G_3 (2.2.2, Methode II).

Verwandte Substanzen: Die Prüfung erfolgt mit Hilfe der Dünnschichtchromatographie (2.2.27) unter Verwendung einer Schicht von Kieselgel GF_{254} *R*.

Untersuchungslösung a: 1,0 g Substanz wird in einer Mischung von 3 Volumteilen Ammoniak-Lösung *R* und 97 Volumteilen Methanol *R* zu 10 ml gelöst.

Untersuchungslösung b: 1 ml Untersuchungslösung a wird mit einer Mischung von 3 Volumteilen Ammoniak-Lösung *R* und 97 Volumteilen Methanol *R* zu 10 ml verdünnt.

Referenzlösung a: 50 mg Iopansäure *CRS* werden in einer Mischung von 3 Volumteilen Ammoniak-Lösung *R* und 97 Volumteilen Methanol *R* zu 5 ml gelöst.

Referenzlösung b: 1 ml Untersuchungslösung b wird mit einer Mischung von 3 Volumteilen Ammoniak-Lösung *R* und 97 Volumteilen Methanol *R* zu 50 ml verdünnt.

Auf die Platte werden getrennt 5 µl jeder Lösung aufgetragen. Die Chromatographie erfolgt mit einer Mischung von 10 Volumteilen konzentrierter Ammoniak-Lösung *R*, 20 Volumteilen Methanol *R*, 20 Volumteilen Toluol *R* und 50 Volumteilen Dioxan *R* über eine Laufstrecke von 10 cm. Die Auswertung erfolgt im ultravioletten Licht bei 254 nm. Kein im Chromatogramm der Untersuchungslösung a auftretender Nebenfleck darf größer oder intensiver sein als der Fleck im Chromatogramm der Referenzlösung b (0,2 Prozent).

Halogenide: 0,46 g Substanz werden mit 10 ml Salpetersäure *R* und 15 ml Wasser *R* versetzt. Nach 5 min langem Schütteln wird filtriert. 15 ml Filtrat müssen der Grenzprüfung auf Chlorid (2.4.4) entsprechen (180 ppm, berechnet als Chlorid).

Trocknungsverlust (2.2.32): Höchstens 0,5 Prozent, mit 1,000 g Substanz durch 1 h langes Trocknen im Trockenschrank bei 100 bis 105 °C bestimmt.

Sulfatasche (2.4.14): Höchstens 0,1 Prozent, mit 1,0 g Substanz bestimmt.

Gehaltsbestimmung

0,150 g Substanz werden in einem 250-ml-Rundkolben mit 5 ml konzentrierter Natriumhydroxid-Lösung *R*, 20 ml Wasser *R*, 1 g Zinkstaub *R* und einigen Glasperlen versetzt. Die Mischung wird 60 min lang zum Rückfluß erhitzt. Nach dem Erkaltenlassen wird der Kühler mit 20 ml Wasser *R* gespült, wobei die Waschflüssigkeit im Kolben aufgefangen wird. Die Mischung wird durch einen Glassintertiegel filtriert und das Filter mehrmals mit Wasser *R* gewaschen. Filtrat und Waschflüssigkeiten werden vereinigt. Nach Zusatz von 40 ml verdünnter Schwefelsäure *R* wird sofort mit Silbernitrat-Lösung ($0,1 mol \cdot l^{-1}$) titriert. Der Endpunkt wird mit Hilfe der Potentiometrie (2.2.20) unter Verwendung eines geeigneten Elektrodensystems, wie Silber/Quecksilber(I)-sulfat, bestimmt.

1 ml Silbernitrat-Lösung ($0,1 mol \cdot l^{-1}$) entspricht 19,03 mg $C_{11}H_{12}I_3NO_2$.

Lagerung

Gut verschlossen, vor Licht geschützt.

1999, 751

Iotalaminsäure

Acidum iotalamicum

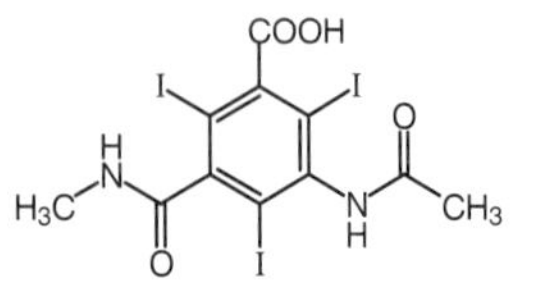

$C_{11}H_9I_3N_2O_4$ M_r 614

Definition

Iotalaminsäure enthält mindestens 98,5 und höchstens 101,0 Prozent 3-Acetylamino-2,4,6-triiod-5-[(methylamino)carbonyl]benzoesäure, berechnet auf die getrocknete Substanz.

Eigenschaften

Weißes bis fast weißes Pulver; schwer löslich in Wasser und Ethanol, praktisch unlöslich in Ether. Die Substanz löst sich in verdünnten Alkalihydroxid-Lösungen.

Prüfung auf Identität

1: A.
2: B, C.

A. Die Prüfung erfolgt mit Hilfe der IR-Spektroskopie (2.2.24) durch Vergleich des Spektrums der Substanz mit dem von Iotalaminsäure *CRS*.

B. Die Prüfung erfolgt mit Hilfe der Dünnschichtchromatographie (2.2.27) unter Verwendung einer Schicht von Kieselgel GF_{254} *R*.

Untersuchungslösung: 50 mg Substanz werden in Methanol *R*, das 3 Prozent (*V/V*) Ammoniak-Lösung *R* enthält, zu 5 ml gelöst.

Referenzlösung: 50 mg Iotalaminsäure *CRS* werden in Methanol *R*, das 3 Prozent (*V/V*) Ammoniak-Lösung *R* enthält, zu 5 ml gelöst.

Auf die Platte werden getrennt 5 µl jeder Lösung aufgetragen. Die Chromatographie erfolgt mit einer Mischung von 20 Volumteilen wasserfreier Ameisensäure *R*, 25 Volumteilen Ethylmethylketon *R* und 60 Volumteilen Toluol *R* über eine Laufstrecke von 15 cm. Die Platte wird bis zum Verdunsten des Fließmittels trocknen gelassen und im ultravioletten Licht bei 254 nm ausgewertet. Der Hauptfleck im Chromatogramm der Untersuchungslösung entspricht in bezug auf Lage und Größe dem Hauptfleck im Chromatogramm der Referenzlösung.

C. Werden 50 mg Substanz in einer kleinen Porzellanschale vorsichtig über einer Flamme erhitzt, entwickeln sich violette Gase.

Prüfung auf Reinheit

Aussehen der Lösung: 1,0 g Substanz wird in Natriumhydroxid-Lösung (1 mol · l^{-1}) zu 20 ml gelöst. Die Lösung muß klar (2.2.1) und farblos (2.2.2, Methode II) sein.

Verwandte Substanzen: Die Prüfung erfolgt mit Hilfe der Dünnschichtchromatographie (2.2.27) unter Verwendung einer Schicht von Kieselgel GF_{254} *R*.

Untersuchungslösung: 1,0 g Substanz wird in Methanol *R*, das 3 Prozent (*V/V*) Ammoniak-Lösung *R* enthält, zu 10 ml gelöst.

Referenzlösung a: 1 ml Untersuchungslösung wird mit Wasser *R* zu 50 ml verdünnt. 1 ml dieser Lösung wird mit Wasser *R* zu 10 ml verdünnt.

Referenzlösung b: 1 mg 5-Amino-2,4,6-triiod-*N*-methylisophthalamidsäure *CRS* wird in 5 ml Referenzlösung a gelöst.

Auf die Platte werden getrennt 5 µl jeder Lösung aufgetragen. Die Chromatographie erfolgt mit einer Mischung von 1 Volumteil Essigsäure 98 % *R*, 1 Volumteil wasserfreier Ameisensäure *R*, 1 Volumteil Methanol *R*, 5 Volumteilen Ether *R* und 10 Volumteilen Dichlormethan *R* über eine Laufstrecke von 10 cm. Die Platte wird bis zum Verdunsten des Fließmittels trocknen gelassen und im ultravioletten Licht bei 254 nm ausgewertet. Kein im Chromatogramm der Untersuchungslösung auftretender Nebenfleck darf größer oder intensiver sein als der Fleck im Chromatogramm der Referenzlösung a (0,2 Prozent). Die Prüfung darf nur ausgewertet werden, wenn das Chromatogramm der Referenzlösung b deutlich voneinander getrennt 2 Flecke zeigt.

Halogenide: 0,55 g Substanz werden in einer Mischung von 4 ml verdünnter Natriumhydroxid-Lösung *R* und 15 ml Wasser *R* gelöst. Nach Zusatz von 6 ml verdünnter Salpetersäure *R* wird filtriert. 15 ml Filtrat müssen der Grenzprüfung auf Chlorid (2.4.4) entsprechen (150 ppm, als Chlorid bestimmt).

Aromatische Amine: *Die Reagenzien und hergestellten Lösungen sind in einer Eis-Wasser-Mischung unter Ausschluß direkter Lichteinwirkung aufzubewahren.*

In einem 50-ml-Meßkolben werden 0,50 g Substanz mit 15 ml Wasser *R* geschüttelt. Nach Zusatz von 1 ml verdünnter Natriumhydroxid-Lösung *R* wird in einer Eis-Wasser-Mischung abgekühlt. 5 ml einer frisch hergestellten Lösung von Natriumnitrit *R* (5 g · l^{-1}) und 12 ml verdünnter Salzsäure *R* werden zugesetzt. Nach vorsichtigem Umschütteln wird stehengelassen. Genau 2 min nach dem Zusatz der Salzsäure werden 10 ml einer Lösung von Ammoniumsulfamat *R* (20 g · l^{-1}) zugefügt. Nach 5 min langem Stehen unter häufigem Umschütteln werden 0,15 ml einer Lösung von 1-Naphthol *R* (100 g · l^{-1}) in Ethanol 96 % *R* zugesetzt. Nach dem Mischen wird 5 min lang stehengelassen. Nach Zusatz von 3,5 ml Pufferlösung *p*H 10,9 *R* wird gemischt und mit Wasser *R* zu 50,0 ml verdünnt. Nach spätestens 20 min wird die Absorption (2.2.25) dieser Lösung bei 485 nm gegen eine Kompensationsflüssigkeit gemessen unter Verwendung einer Lösung, die gleichzeitig und unter gleichen Bedingungen, aber ohne Substanz hergestellt wurde. Die Absorption darf höchstens 0,30 betragen.

Schwermetalle (2.4.8): 2,0 g Substanz werden in 4 ml verdünnter Natriumhydroxid-Lösung *R* gelöst. Die Lösung wird mit Wasser *R* zu 20 ml verdünnt. 12 ml Lösung müssen der Grenzprüfung A auf Schwermetalle entsprechen (20 ppm). Zur Herstellung der Referenzlösung wird die Blei-Lösung (2 ppm Pb) *R* verwendet.

Trocknungsverlust (2.2.32): Höchstens 0,5 Prozent, mit 0,300 g Substanz durch Trocknen im Trockenschrank bei 100 bis 105 °C bestimmt.

Sulfatasche (2.4.14): Höchstens 0,1 Prozent, mit 1,0 g Substanz bestimmt.

Gehaltsbestimmung

In einem 250-ml-Rundkolben werden 0,150 g Substanz mit 5 ml konzentrierter Natriumhydroxid-Lösung *R*, 20 ml Wasser *R*, 1 g Zinkstaub *R* und einigen Glasperlen versetzt. Die Mischung wird 30 min lang zum Rückfluß erhitzt. Nach dem Erkaltenlassen wird der Rückflußkühler mit 20 ml Wasser *R* gespült, wobei die Waschflüssigkeit im Kolben aufgefangen wird. Der Inhalt wird durch einen Glassintertiegel filtriert, wobei das Filter mehrmals mit Wasser *R* gewaschen wird. Die Waschflüssigkeiten werden mit dem Filtrat vereinigt. Nach Zusatz von 40 ml verdünnter Schwefelsäure *R* wird sofort mit Silbernitrat-Lösung (0,1 mol · l^{-1}) titriert. Der Endpunkt wird mit Hilfe der Potentiometrie (2.2.20) unter Verwendung eines geeigneten Elektrodensystems, wie Silber/Quecksilber(I)-sulfat, bestimmt.

1 ml Silbernitrat-Lösung (0,1 mol · l^{-1}) entspricht 20,47 mg $C_{11}H_9I_3N_2O_4$.

Lagerung

Gut verschlossen, vor Licht geschützt.

1998, 919

Ipratropiumbromid

Ipratropii bromidum

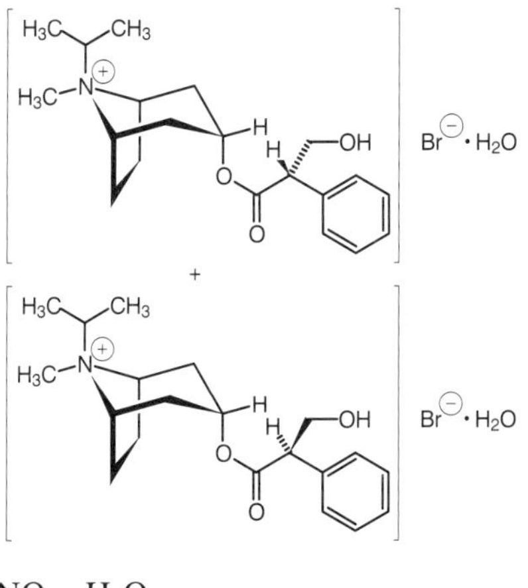

$C_{20}H_{30}BrNO_3 \cdot H_2O$ M_r 430,4

Definition

Ipratropiumbromid enthält mindestens 99,0 und höchstens 100,5 Prozent (1*R*,3*r*,5*S*,8*r*)-3-[(*RS*)-(3-Hydroxy-2-phenylpropanoyl)oxy]-8-methyl-8-(1-methylethyl)-8-azoniabicyclo[3.2.1]octan-bromid, berechnet auf die wasserfreie Substanz.

Eigenschaften

Weißes bis fast weißes, kristallines Pulver; löslich in Wasser, leicht löslich in Methanol, schwer löslich in Ethanol.

Die Substanz schmilzt bei etwa 230 °C unter Zersetzung.

Prüfung auf Identität

1: A, E.
2: B, C, D, E.

A. Die Prüfung erfolgt mit Hilfe der IR-Spektroskopie (2.2.24) durch Vergleich des Spektrums der Substanz mit dem von Ipratropiumbromid *CRS*.

B. Die Prüfung erfolgt mit Hilfe der Dünnschichtchromatographie (2.2.27) unter Verwendung einer geeigneten Schicht von Kieselgel.

Untersuchungslösung: 5 mg Substanz werden in 1 ml Methanol *R* gelöst.

Referenzlösung a: 10 mg Ipratropiumbromid *CRS* werden in 2 ml Methanol *R* gelöst.

Referenzlösung b: 5 mg Methylatropiniumbromid *CRS* werden in 1 ml Referenzlösung a gelöst.

Auf die Platte werden getrennt 2 µl jeder Lösung aufgetragen. Die Chromatographie erfolgt mit einer Mischung von 2,5 Volumteilen wasserfreier Ameisensäure *R*, 7,5 Volumteilen Wasser *R*, 45 Volumteilen Dichlormethan *R* und 45 Volumteilen Ethanol 96 % *R* über eine Laufstrecke von 10 cm. Die Platte wird an der Luft trocknen gelassen und anschließend mit Dragendorffs Reagenz *R* besprüht. Der Hauptfleck im Chromatogramm der Untersuchungslösung entspricht in bezug auf Lage, Farbe und Größe dem Hauptfleck im Chromatogramm der Referenzlösung a. Die Prüfung darf nur ausgewertet werden, wenn das Chromatogramm der Referenzlösung b deutlich voneinander getrennt 2 Hauptflecke zeigt.

C. Werden 5 ml Prüflösung (siehe „Prüfung auf Reinheit") mit 2 ml verdünnter Natriumhydroxid-Lösung *R* versetzt, bildet sich kein Niederschlag.

D. Etwa 1 mg Substanz wird mit 0,2 ml Salpetersäure *R* im Wasserbad zur Trockne eingedampft. Der Rückstand wird in 2 ml Aceton *R* gelöst. Nach Zusatz von 0,1 ml einer Lösung von Kaliumhydroxid *R* (30 g · l^{-1}) in Methanol *R* entsteht eine Violettfärbung.

E. Die Substanz gibt die Identitätsreaktion a auf Bromid (2.3.1).

Prüfung auf Reinheit

Prüflösung: 0,50 g Substanz werden in kohlendioxidfreiem Wasser *R* zu 50,0 ml gelöst.

Aussehen der Lösung: Die Prüflösung muß klar (2.2.1) und darf nicht stärker gefärbt sein als die Farbvergleichslösung GG_7 (2.2.2, Methode II).

***p*H-Wert** (2.2.3): Der *p*H-Wert der Prüflösung muß zwischen 5,0 und 7,5 liegen.

Optische Drehung (2.2.7): Die optische Drehung, an der Prüflösung bestimmt, muß zwischen –0,10 und +0,10° liegen.

Verwandte Substanzen: Die Prüfung erfolgt mit Hilfe der Flüssigchromatographie (2.2.29).

Untersuchungslösung: 25 mg Substanz werden in der mobilen Phase zu 100 ml gelöst.

Referenzlösung a: 25 mg (8*s*)-Ipratropiumbromid *CRS* werden in 200 ml der mobilen Phase gelöst (Lösung A). 1 ml Lösung wird mit der mobilen Phase zu 100 ml verdünnt.

Referenzlösung b: 1 Volumteil Untersuchungslösung wird mit 2 Volumteilen Lösung A gemischt.

Die Chromatographie kann durchgeführt werden mit
- einer Säule aus rostfreiem Stahl von 0,125 m Länge und 4 mm innerem Durchmesser, gepackt mit octylsilyliertem Kieselgel zur Chromatographie *R* (5 µm)
- einer Mischung von 120 ml Acetonitril *R* und 1000 ml Phosphorsäure (0,05 mol · l^{-1}), die 1 g Natriummethansulfonat *R* enthält, als mobile Phase bei einer Durchflußrate von 2 ml je Minute
- einem Spektrometer als Detektor bei einer Wellenlänge von 210 nm.

20 µl jeder Lösung werden getrennt eingespritzt. Die Chromatographie erfolgt über eine Dauer, die der 2fachen Retentionszeit des Hauptpeaks im Chromatogramm der Untersuchungslösung entspricht. Im Chromatogramm der Untersuchungslösung darf die Fläche eines dem (8*s*)-Ipratropium entsprechenden Peaks nicht größer sein als die Fläche des Peaks im Chromatogramm der Referenzlösung a (0,5 Prozent), und die Fläche keines Peaks, mit Ausnahme der des Hauptpeaks und der dem (8*s*)-Ipratropium entsprechenden Peaks, darf größer sein als das 0,5fache der Fläche des Peaks im Chromatogramm der Referenzlösung a (0,25 Prozent).

Die Prüfung darf nur ausgewertet werden, wenn
- im Chromatogramm der Referenzlösung b die Auflösung zwischen den Peaks von Ipratropium und (8*s*)-Ipratropium mindestens 1,5 beträgt
- im Chromatogramm der Untersuchungslösung der Symmetriefaktor des Hauptpeaks höchstens 2,2 beträgt
- im Chromatogramm der Referenzlösung a das Signal-Rausch-Verhältnis mindestens 5 beträgt.

Apo-Ipratropium: Höchstens 0,5 Prozent. 0,14 g Substanz werden in Salzsäure (0,01 mol · l^{-1}) zu 100 ml gelöst. Die Absorption (2.2.25) der Lösung wird bei 246 (A_{246}) und 263 nm (A_{263}) gemessen. Der Prozentgehalt an Apo-Ipratropium errechnet sich nach der Formel

$$\left(\frac{A_{246}}{A_{263}} - 0{,}863\right) \cdot 10.$$

Wasser (2.5.12): 3,9 bis 4,4 Prozent, mit 0,500 g Substanz nach der Karl-Fischer-Methode bestimmt.

Sulfatasche (2.4.14): Höchstens 0,1 Prozent, mit 1,0 g Substanz bestimmt.

Gehaltsbestimmung

0,350 g Substanz, in 50 ml Wasser *R* gelöst, werden nach Zusatz von 3 ml verdünnter Salpetersäure *R* mit Silbernitrat-Lösung (0,1 mol · l^{-1}) titriert. Der Endpunkt wird mit Hilfe der Potentiometrie (2.2.20) bestimmt.

1 ml Silbernitrat-Lösung (0,1 mol · l^{-1}) entspricht 41,24 mg $C_{20}H_{30}BrNO_3$.

Verunreinigungen

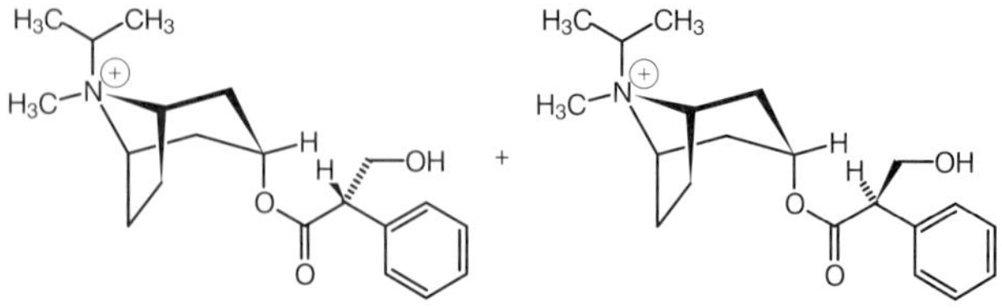

A. (8*s*)-Ipratropium

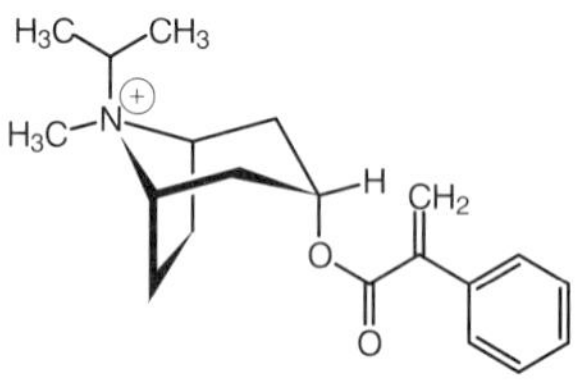

B. Apo-Ipratropium.

1999, 770

Isoleucin

Isoleucinum

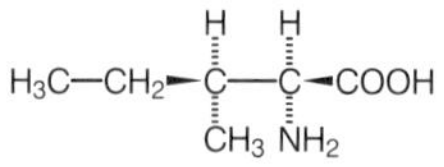

$C_6H_{13}NO_2$ M_r 131,2

Definition

Isoleucin[1)] enthält mindestens 98,5 und höchstens 101,0 Prozent (2*S*,3*S*)-2-Amino-3-methylpentansäure, berechnet auf die getrocknete Substanz.

Herstellung

Wenn Isoleucin durch Fermentation hergestellt wird, muß es zusätzlich den Anforderungen der Monographie **Fermentationsprodukte (Producta ab fermentatione)** entsprechen.

1) Diese Fassung des Textes entspricht der Eilrevision „Resolution AP-CSP (98) 10".

Eigenschaften

Weißes bis fast weißes, kristallines Pulver oder Blättchen; wenig löslich in Wasser, schwer löslich in Ethanol, praktisch unlöslich in Ether. Die Substanz löst sich in verdünnten Mineralsäuren und verdünnten Alkalihydroxid-Lösungen.

Prüfung auf Identität

1: A, C.
2: A, B, D.

A. Die Substanz entspricht der Prüfung „Spezifische Drehung" (siehe „Prüfung auf Reinheit").

B. 0,5 g Substanz werden in Wasser *R* zu 25 ml gelöst. Die Lösung ist rechtsdrehend.

C. Die Prüfung erfolgt mit Hilfe der IR-Spektroskopie (2.2.24) durch Vergleich des Spektrums der Substanz mit dem von Isoleucin *CRS*. Die Prüfung erfolgt mit Hilfe von Preßlingen.

D. Die bei der Prüfung „Mit Ninhydrin nachweisbare Substanzen" (siehe „Prüfung auf Reinheit") erhaltenen Chromatogramme werden ausgewertet. Der Hauptfleck im Chromatogramm der Untersuchungslösung b entspricht in bezug auf Lage, Farbe und Größe dem Hauptfleck im Chromatogramm der Referenzlösung a.

Prüfung auf Reinheit

Aussehen der Lösung: 0,5 g Substanz werden in Salzsäure (1 mol · l^{-1}) zu 10 ml gelöst. Die Lösung muß klar (2.2.1) und darf nicht stärker gefärbt sein als die Farbvergleichslösung BG_6 (2.2.2, Methode II).

Spezifische Drehung (2.2.7): 1,00 g Substanz wird in Salzsäure *R* 1 zu 25,0 ml gelöst. Die spezifische Drehung muß zwischen +39,0 und +42,0° liegen, berechnet auf die getrocknete Substanz.

Mit Ninhydrin nachweisbare Substanzen: Die Prüfung erfolgt mit Hilfe der Dünnschichtchromatographie (2.2.27) unter Verwendung einer Schicht eines geeigneten Kieselgels.

Untersuchungslösung a: 0,10 g Substanz werden in Salzsäure (0,1 mol · l^{-1}) zu 10 ml gelöst.

Untersuchungslösung b: 1 ml Untersuchungslösung a wird mit Wasser *R* zu 50 ml verdünnt.

Referenzlösung a: 10 mg Isoleucin *CRS* werden in Salzsäure (0,1 mol · l^{-1}) zu 50 ml gelöst.

Referenzlösung b: 5 ml Untersuchungslösung b werden mit Wasser *R* zu 20 ml verdünnt.

Referenzlösung c: 10 mg Isoleucin *CRS* und 10 mg Valin *CRS* werden in Salzsäure (0,1 mol · l^{-1}) zu 25 ml gelöst.

Auf die Platte werden getrennt 5 µl jeder Lösung aufgetragen. Die Chromatographie erfolgt mit einer Mischung von 20 Volumteilen Essigsäure 98 % *R*, 20 Volumteilen Wasser *R* und 60 Volumteilen 1-Butanol *R* über eine Laufstrecke von 15 cm. Die Platte wird an der Luft trocknen gelassen, mit Ninhydrin-Lösung *R* besprüht und 15 min lang bei 100 bis 105 °C erhitzt. Kein im Chromatogramm der Untersuchungslösung a auftretender Nebenfleck darf größer oder stärker gefärbt sein als der Fleck im Chromatogramm der Referenzlösung b (0,5 Prozent). Die Prüfung darf nur ausgewertet werden, wenn das Chromatogramm der Referenzlösung c deutlich voneinander getrennt 2 Flecke zeigt.

Chlorid (2.4.4): 0,25 g Substanz, in Wasser *R* zu 15 ml gelöst, müssen der Grenzprüfung auf Chlorid entsprechen (200 ppm).

Sulfat (2.4.13): 0,5 g Substanz werden in 3 ml verdünnter Salzsäure *R* gelöst. Die mit destilliertem Wasser *R* zu 15 ml verdünnte Lösung muß der Grenzprüfung auf Sulfat entsprechen (300 ppm).

Ammonium: Mit 2 Uhrgläsern von 60 mm Durchmesser wird durch Aufeinanderlegen ein Hohlraum gebildet. An die Innenwand des oberen Uhrglases wird mit einigen Tropfen Wasser *R* ein Stück rotes Lackmuspapier *R* von 5 mm x 5 mm geklebt. Auf das untere Uhrglas werden 50 mg fein pulverisierte Substanz gebracht und in 0,5 ml Wasser *R* gelöst oder suspendiert. Nach Zusatz von 0,30 g schwerem Magnesiumoxid *R* wird kurz mit einem Glasstab verrieben und das obere Uhrglas sofort auf das untere Uhrglas gelegt. In gleicher Weise wird gleichzeitig eine Referenzmischung aus 0,1 ml Ammonium-Lösung (100 ppm NH_4) *R*, 0,5 ml Wasser *R* und 0,30 g schwerem Magnesiumoxid *R* angesetzt. Untersuchungs- und Referenzmischung werden 15 min lang bei 40 °C erwärmt. Das Lackmuspapier über der Untersuchungsmischung darf sich nicht intensiver blau färben als das Lackmuspapier über der Referenzmischung (200 ppm).

Eisen (2.4.9): In einem Scheidetrichter wird 1,0 g Substanz in 10 ml verdünnter Salzsäure *R* gelöst. Die Lösung wird 3mal je 3 min lang mit je 10 ml Isobutylmethylketon *R* 1 ausgeschüttelt. Die vereinigten organischen Phasen werden 3 min lang mit 10 ml Wasser *R* ausgeschüttelt. Die wäßrige Phase muß der Grenzprüfung auf Eisen entsprechen (10 ppm).

Schwermetalle (2.4.8): 2,0 g Substanz müssen der Grenzprüfung D auf Schwermetalle entsprechen (10 ppm). Zur Herstellung der Referenzlösung werden 2 ml Blei-Lösung (10 ppm Pb) *R* verwendet.

Trocknungsverlust (2.2.32): Höchstens 0,5 Prozent, mit 1,000 g Substanz durch Trocknen im Trockenschrank bei 100 bis 105 °C bestimmt.

Sulfatasche (2.4.14): Höchstens 0,1 Prozent, mit 1,0 g Substanz bestimmt.

Gehaltsbestimmung

0,100 g Substanz, in 3 ml wasserfreier Ameisensäure *R* gelöst, werden nach Zusatz von 30 ml wasserfreier Essigsäure *R* und 0,1 ml Naphtholbenzein-Lösung *R* mit Perchlorsäure (0,1 mol · l^{-1}) bis zum Farbumschlag von Braungelb nach Grün titriert.

1 ml Perchlorsäure (0,1 mol · l^{-1}) entspricht 13,12 mg $C_6H_{13}NO_2$.

Lagerung

Gut verschlossen, vor Licht geschützt.

1999, 833

Isophan-Insulin-Suspension zur Injektion

Insulini isophani iniectabilium

*Isophan-Insulin-Suspension zur Injektion muß der Monographie **Insulinzubereitungen zur Injektion (Praeparationes insulini iniectabiles)** mit folgenden Ergänzungen und Änderungen entsprechen:*

Definition

Isophan-Insulin-Suspension zur Injektion ist eine sterile Suspension von Schweineinsulin, Rinderinsulin oder Insulin human, die mit Protaminsulfat oder einem anderen geeigneten Protamin komplexiert sind.

Herstellung

Die Herstellung erfolgt entsprechend den in der Monographie **Insulinzubereitungen zur Injektion** beschriebenen Verfahren.

Die Protaminmenge entspricht dem Isophanverhältnis und muß mindestens 0,3 mg und darf höchstens 0,6 mg Protaminsulfat je 100 I.E. Insulin im Komplex betragen.

Eigenschaften

Weiße Suspension, die sich bei längerem Stehenlassen in ein weißes Sediment und eine farblose bis fast farblose überstehende Flüssigkeit trennt. Das Sediment läßt sich leicht durch Schütteln suspendieren. Unter dem Mikroskop erscheinen die Partikel als stabförmige Kristalle, überwiegend mit einer maximalen Ausdehnung von über 1 µm, aber selten über 60 µm, frei von großen Aggregaten.

Prüfung auf Identität

Die unter „Gehaltsbestimmung" erhaltenen Chromatogramme werden ausgewertet. Der dem Insulin entsprechende Peak im Chromatogramm der Untersuchungslösung entspricht in bezug auf die Lage dem Hauptpeak im Chromatogramm der entsprechenden Referenzlösung.

Prüfung auf Reinheit

Gesamtzink: Höchstens 40,0 µg je 100 I.E. Insulin, nach der in der Monographie **Insulinzubereitungen zur Injektion** beschriebenen Methode bestimmt.

1999, 832

Biphasische Isophan-Insulin-Suspension zur Injektion

Insulini isophani biphasici iniectabilium

*Biphasische Isophan-Insulin-Suspension zur Injektion muß der Monographie **Insulinzubereitungen zur Injektion (Praeparationes insulini iniectabiles)** mit Ausnahme der Prüfung „Gelöstes Insulin" und folgenden ergänzenden Prüfungen entsprechen:*

Definition

Biphasische Isophan-Insulin-Suspension zur Injektion ist eine sterile, gepufferte Suspension von Schweineinsulin oder Insulin human, das mit Protaminsulfat oder einem anderen geeigneten Protamin komplexiert ist, in einer Lösung von Insulin derselben Art.

Herstellung

Die Herstellung erfolgt entsprechend den in der Monographie **Insulinzubereitungen zur Injektion** beschriebenen Verfahren.

Biphasische Isophan-Insulin-Suspension zur Injektion wird durch Mischen von löslichem Insulin zur Injektion und Isophan-Insulin zur Injektion in definierten Verhältnissen hergestellt.

Die definierten Verhältnisse müssen mit Hilfe einer geeigneten, von der zuständigen Behörde genehmigten Methode nachgewiesen werden und den Angaben der Beschriftung entsprechen.

Eigenschaften

Weiße Suspension, die sich bei längerem Stehenlassen in ein weißes Sediment und eine farblose bis fast farblose, überstehende Flüssigkeit trennt. Das Sediment läßt sich leicht durch Schütteln suspendieren. Unter dem Mikroskop erscheinen die Partikel als stabförmige Kristalle, überwiegend mit einer maximalen Ausdehnung von über 1 µm, aber selten über 60 µm, frei von großen Aggregaten.

Prüfung auf Identität

Die unter „Gehaltsbestimmung" erhaltenen Chromatogramme werden ausgewertet. Der dem Insulin entsprechende Peak im Chromatogramm der Untersuchungslösung entspricht in bezug auf die Lage dem Hauptpeak im Chromatogramm der entsprechenden Referenzlösung.

Prüfung auf Reinheit

Gesamtzink: Höchstens 40,0 µg je 100 I.E. Insulin, nach der in der Monographie **Insulinzubereitungen zur Injektion** beschriebenen Methode bestimmt.

Beschriftung

Entsprechend **Insulinzubereitungen zur Injektion**.

Außerdem gibt die Beschriftung insbesondere an

- das bei der Herstellung angewandte Verhältnis von löslichem Insulin zur Injektion zu Isophan-Insulin zur Injektion.

1999, 1332

Isoprenalinhydrochlorid

Isoprenalini hydrochloridum

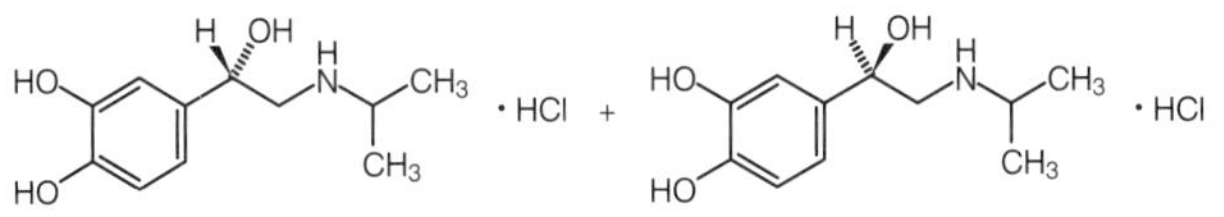

$C_{11}H_{18}ClNO_3$ M_r 247,7

Definition

Isoprenalinhydrochlorid enthält mindestens 98,0 und höchstens 101,5 Prozent (*RS*)-1-(3,4-Dihydroxyphenyl)-2-(1-methylethyl)aminoethanol-hydrochlorid, berechnet auf die getrocknete Substanz.

Eigenschaften

Weißes bis fast weißes, kristallines Pulver; leicht löslich in Wasser, wenig löslich in Ethanol, praktisch unlöslich in Dichlormethan.

Prüfung auf Identität

1: B, C, E.
2: A, C, D, E.

A. Schmelztemperatur (2.2.14): 166 bis 170 °C.

B. Die Prüfung erfolgt mit Hilfe der IR-Spektroskopie (2.2.24) durch Vergleich des Spektrums der Substanz mit dem von Isoprenalinhydrochlorid *CRS*. Die Prüfung erfolgt mit Hilfe von Preßlingen.

C. Die Substanz entspricht der Prüfung „Optische Drehung" (siehe „Prüfung auf Reinheit").

D. Werden 0,1 ml Prüflösung (siehe „Prüfung auf Reinheit") mit 0,05 ml Eisen(III)-chlorid-Lösung *R* 1 und 0,9 ml Wasser *R* versetzt, erscheint eine grüne Färbung. Wird die Lösung tropfenweise mit Natriumhydrogencarbonat-Lösung *R* versetzt, färbt sie sich zunächst blau und dann rot.

E. 0,5 ml Prüflösung werden mit 1,5 ml Wasser *R* versetzt. Die Lösung gibt die Identitätsreaktion a auf Chlorid (2.3.1).

Prüfung auf Reinheit

Die Lösungen sind unmittelbar vor Gebrauch herzustellen.

Prüflösung: 2,5 g Substanz werden in kohlendioxidfreiem Wasser *R* zu 25,0 ml gelöst.

Aussehen der Lösung: Die Prüflösung muß klar (2.2.1) und darf nicht stärker gefärbt sein als die Farbvergleichslösung B_7 oder BG_7 (2.2.2, Methode II).

***p*H-Wert** (2.2.3): Der *p*H-Wert einer Mischung von 5 ml Prüflösung und 5 ml kohlendioxidfreiem Wasser *R* muß zwischen 4,3 und 5,5 liegen.

Optische Drehung (2.2.7): Der Drehungswinkel muß zwischen −0,10 und +0,10° liegen, an der Prüflösung bestimmt.

Verwandte Substanzen: Die Prüfung erfolgt mit Hilfe der Flüssigchromatographie (2.2.29).

Untersuchungslösung a: 50,0 mg Substanz werden in der mobilen Phase zu 10,0 ml gelöst.

Untersuchungslösung b: 0,5 ml Untersuchungslösung a werden mit der mobilen Phase zu 100,0 ml verdünnt.

Referenzlösung a: 2,5 mg Isoprenalinhydrochlorid *CRS* werden in der mobilen Phase zu 100,0 ml gelöst.

Referenzlösung b: 2,5 mg Orciprenalinsulfat *CRS* werden in der mobilen Phase zu 100,0 ml gelöst.

Referenzlösung c: 1,0 ml Untersuchungslösung b wird mit 1,0 ml Referenzlösung b versetzt und mit der mobilen Phase zu 20,0 ml verdünnt.

Die Chromatographie kann durchgeführt werden mit

- einer Säule aus rostfreiem Stahl von 0,125 m Länge und 4,0 mm innerem Durchmesser, gepackt mit octadecylsilyliertem Kieselgel zur Chromatographie *R* (5 µm)
- einer Mischung von 5 Volumteilen Methanol *R* und 95 Volumteilen einer Lösung von Phosphorsäure 85 % *R* ($11{,}5\ g \cdot l^{-1}$) als mobile Phase bei einer Durchflußrate von 1,0 ml je Minute
- einem Spektrometer als Detektor bei einer Wellenlänge von 280 nm
- einer Probenschleife.

20 µl Referenzlösung a werden eingespritzt. Die Empfindlichkeit des Systems wird so eingestellt, daß die Höhe des Hauptpeaks im Chromatogramm mindestens 50 Prozent des maximalen Ausschlags beträgt. Die Retentionszeit des Peaks wird durch Veränderung der Methanolkonzentration in der mobilen Phase auf etwa 3 min eingestellt.

Je 20 µl Untersuchungslösung a und Referenzlösung c werden getrennt eingespritzt. Die Chromatographie der Untersuchungslösung a erfolgt über eine Dauer, die der 7fachen Retentionszeit von Isoprenalin entspricht. Die Prüfung darf nur ausgewertet werden, wenn im Chromatogramm der Referenzlösung c

- die Auflösung zwischen den 2 Hauptpeaks mindestens 3 beträgt
- das Signal-Rausch-Verhältnis des Isoprenalin-Peaks mindestens 3 beträgt.

Im Chromatogramm der Untersuchungslösung a darf keine Peakfläche, mit Ausnahme der des Hauptpeaks, größer sein als die Fläche des Hauptpeaks im Chromatogramm der Referenzlösung a (0,5 Prozent). Die Summe dieser Flächen darf nicht größer sein als das 2fache der Fläche des Hauptpeaks im Chromatogramm der Referenzlösung a (1 Prozent). Peaks, deren Fläche kleiner ist als das 0,05fache der Fläche des Hauptpeaks im Chromatogramm der Referenzlösung a, werden nicht berücksichtigt.

Trocknungsverlust (2.2.32): Höchstens 1,0 Prozent, mit 1,000 g Substanz durch 4 h langes Trocknen im Vakuum bei 15 bis 25 °C bestimmt.

Sulfatasche (2.4.14): Höchstens 0,1 Prozent, mit 1,0 g Substanz bestimmt.

Gehaltsbestimmung

Um eine Überhitzung zu vermeiden, muß während der Titration sorgfältig gemischt und unmittelbar nach Erreichen des Endpunkts die Titration abgebrochen werden.

0,150 g Substanz, in 10 ml wasserfreier Ameisensäure *R* gelöst, werden nach Zusatz von 50 ml Acetanhydrid *R* mit Perchlorsäure (0,1 mol · l^{-1}) titriert. Der Endpunkt wird mit Hilfe der Potentiometrie (2.2.20) bestimmt.

1 ml Perchlorsäure (0,1 mol · l^{-1}) entspricht 24,77 mg $C_{11}H_{18}ClNO_3$.

Lagerung

Dicht verschlossen, vor Licht geschützt.

Verunreinigungen

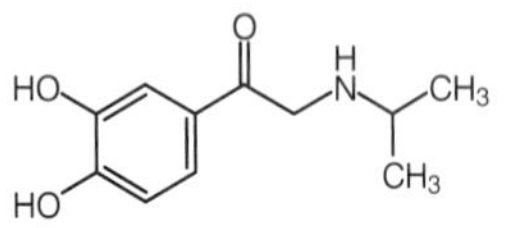

A. 1-(3,4-Dihydroxyphenyl)-2-(1-methylethylamino)-ethanon.

1999, 1335

Itraconazol

Itraconazolum

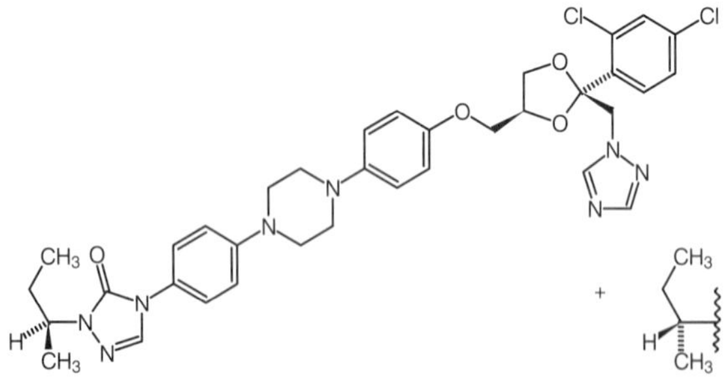

$C_{35}H_{38}Cl_2N_8O_4$ M_r 706

Definition

Itraconazol enthält mindestens 98,5 und höchstens 101,5 Prozent 4-[4-[4-[4-[[*cis*-2-(2,4-Dichlorphenyl)-2-(1*H*-1,2,4-triazol-1-ylmethyl)-1,3-dioxolan-4-yl]methoxy]phenyl]piperazin-1-yl]phenyl]-2-[(1*RS*)-1-methylpropyl]-2,4-dihydro-3*H*-1,2,4-triazol-3-on, berechnet auf die getrocknete Substanz.

Eigenschaften

Weißes bis fast weißes Pulver; praktisch unlöslich in Wasser, leicht löslich in Dichlormethan, wenig löslich in Tetrahydrofuran, sehr schwer löslich in Ethanol.

Prüfung auf Identität

1: B.
2: A, C, D.

A. Schmelztemperatur (2.2.14): 166 bis 170 °C.

B. Die Prüfung erfolgt mit Hilfe der IR-Spektroskopie (2.2.24) durch Vergleich des Spektrums der Substanz mit dem von Itraconazol *CRS*. Die Prüfung erfolgt mit Hilfe von Preßlingen.

C. Die Prüfung erfolgt mit Hilfe der Dünnschichtchromatographie (2.2.27) unter Verwendung einer Schicht eines geeigneten octadecylsilylierten Kieselgels.

Untersuchungslösung: 30 mg Substanz werden in einer Mischung gleicher Volumteile Dichlormethan *R* und Methanol *R* zu 5 ml gelöst.

Referenzlösung a: 30 mg Itraconazol *CRS* werden in einer Mischung gleicher Volumteile Dichlormethan *R* und Methanol *R* zu 5 ml gelöst.

Referenzlösung b: 30 mg Itraconazol *CRS* und 30 mg Ketoconazol *CRS* werden in einer Mischung gleicher Volumteile Dichlormethan *R* und Methanol *R* zu 5 ml gelöst.

Auf die Platte werden getrennt 5 µl jeder Lösung aufgetragen. Die Chromatographie erfolgt in einer ungesättigten Kammer mit einer Mischung von 20 Volumteilen Ammoniumacetat-Lösung *R*, 40 Volumteilen Dioxan *R* und 40 Volumteilen Methanol *R* über eine Laufstrecke von 10 cm. Die Platte wird 15 min lang im Warmluftstrom getrocknet und anschließend Iodgas ausgesetzt, bis Flecke erscheinen. Die Auswertung erfolgt im Tageslicht. Der Hauptfleck im Chromatogramm der Untersuchungslösung entspricht in bezug auf Lage, Farbe und Größe dem Hauptfleck im Chromatogramm der Referenzlösung a. Die Prüfung darf nur ausgewertet werden, wenn das Chromatogramm der Referenzlösung b deutlich voneinander getrennt 2 Flecke zeigt.

D. 30 mg Substanz werden in einem Porzellantiegel 10 min lang mit 0,3 g wasserfreiem Natriumcarbonat *R* über offener Flamme erhitzt und erkalten gelassen. Der Rückstand wird in 5 ml verdünnter Salpetersäure *R* aufgenommen und die Mischung filtriert. 1 ml Filtrat, mit 1 ml Wasser *R* verdünnt, gibt die Identitätsreaktion a auf Chlorid (2.3.1).

Prüfung auf Reinheit

Prüflösung: 2,0 g Substanz werden in Dichlormethan *R* zu 20,0 ml gelöst.

Aussehen der Lösung: Die Prüflösung muß klar (2.2.1) und darf nicht stärker gefärbt sein als die Farbvergleichslösung BG_6 (2.2.2, Methode II).

Optische Drehung (2.2.7): Der Drehungswinkel muß zwischen −0,10 und +0,10° liegen, an der Prüflösung bestimmt.

Verwandte Substanzen: Die Prüfung erfolgt mit Hilfe der Flüssigchromatographie (2.2.29).

Untersuchungslösung: 0,100 g Substanz werden in einer Mischung gleicher Volumteile Methanol *R* und Tetrahydrofuran *R* zu 10,0 ml gelöst.

Referenzlösung a: 5,0 mg Itraconazol *CRS* und 5,0 mg Miconazol *CRS* werden in einer Mischung gleicher Volumteile Methanol *R* und Tetrahydrofuran *R* zu 100,0 ml gelöst.

Referenzlösung b: 1,0 ml Untersuchungslösung wird mit einer Mischung gleicher Volumteile Methanol *R* und Tetrahydrofuran *R* zu 100,0 ml verdünnt. 5,0 ml dieser Lösung werden mit einer Mischung gleicher Volumteile Methanol *R* und Tetrahydrofuran *R* zu 10,0 ml verdünnt.

Die Chromatographie kann durchgeführt werden mit

- einer Säule aus rostfreiem Stahl von 0,1 m Länge und 4,0 mm innerem Durchmesser, gepackt mit desaktiviertem, octadecylsilyliertem Kieselgel zur Chromatographie *R* (3 µm)
- einer Mischung der mobilen Phase A und B bei einer Durchflußrate von 1,5 ml je Minute gemäß folgender Tabelle:
  mobile Phase A: eine Lösung von Tetrabutylammoniumhydrogensulfat *R* (27,2 g · l^{-1})
  mobile Phase B: Acetonitril *R*

Zeit (min)	mobile Phase A (% *V/V*)	mobile Phase B (% *V/V*)	Erläuterungen
0 - 20	80 → 50	20 → 50	linearer Gradient
20 - 25	50	50	isokratisch
25 - 30	80	20	zurück zur Anfangszusammensetzung
30 = 0	80	20	Neubeginn des Gradientenprogramms

- einem Spektrometer als Detektor bei einer Wellenlänge von 225 nm.

Die Säule wird mindestens 30 min lang mit Acetonitril *R* bei einer Durchflußrate von 1,5 ml je Minute und anschließend mindestens 5 min lang mit der Anfangs-Mischung äquilibriert.

Die Empfindlichkeit des Systems wird so eingestellt, daß die Höhe des Hauptpeaks im Chromatogramm mit 10 µl Referenzlösung b mindestens 50 Prozent des maximalen Ausschlags beträgt.

10 µl Referenzlösung a werden eingespritzt. Wird das Chromatogramm unter den vorgeschriebenen Bedingungen aufgezeichnet, beträgt die Retentionszeit für Miconazol etwa 10,5 min und für Itraconazol etwa 11 min. Die Prüfung darf nur ausgewertet werden, wenn die Auflösung zwischen den Peaks von Miconazol und Itraconazol mindestens 2,0 beträgt. Falls erforderlich wird die Konzentration an Acetonitril in der mobilen Phase oder das Zeitprogramm der linearen Gradientenelution geändert.

10 µl einer Mischung gleicher Volumteile Methanol *R* und Tetrahydrofuran *R* als Blindlösung und je 10 µl Untersuchungslösung und Referenzlösung b werden getrennt eingespritzt. Im Chromatogramm der Untersuchungslösung darf keine Peakfläche, mit Ausnahme der des Hauptpeaks, größer sein als die Fläche des Hauptpeaks im Chromatogramm der Referenzlösung b (0,5 Prozent). Im Chromatogramm der Untersuchungslösung darf die Summe aller Peakflächen, mit Ausnahme der des Hauptpeaks, nicht größer sein als das 2,5fache der Fläche des Hauptpeaks im Chromatogramm der Referenzlösung b (1,25 Prozent). Ein im Chromatogramm der Blindlösung auftretender Peak und Peaks, deren Fläche kleiner ist als das 0,1fache der Fläche des Hauptpeaks im Chromatogramm der Referenzlösung b, werden nicht berücksichtigt.

Trocknungsverlust (2.2.32): Höchstens 0,5 Prozent, mit 1,000 g Substanz durch 4 h langes Trocknen im Trockenschrank bei 100 bis 105 °C bestimmt.

Sulfatasche (2.4.14): Höchstens 0,1 Prozent, mit 1,0 g Substanz bestimmt.

Gehaltsbestimmung

0,300 g Substanz, in 70 ml einer Mischung von 1 Volumteil Essigsäure 98 % *R* und 7 Volumteilen Ethylmethylketon *R* gelöst, werden mit Perchlorsäure (0,1 mol · l^{-1}) titriert. Der Endpunkt wird mit Hilfe der Potentiometrie (2.2.20) bestimmt, wobei bis zum zweiten Wendepunkt titriert wird.

1 ml Perchlorsäure (0,1 mol · l^{-1}) entspricht 35,3 mg $C_{35}H_{38}Cl_2N_8O_4$.

Lagerung

Gut verschlossen, vor Licht geschützt.

Verunreinigungen

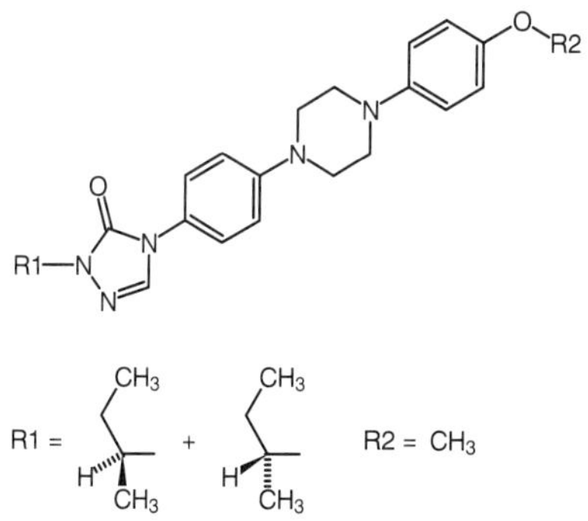

A. 4-[4-[4-(4-Methoxyphenyl)piperazin-1-yl]phenyl]-2-[(1*RS*)-1-methylpropyl]-2,4-dihydro-3*H*-1,2,4-triazol-3-on

I

Monographien

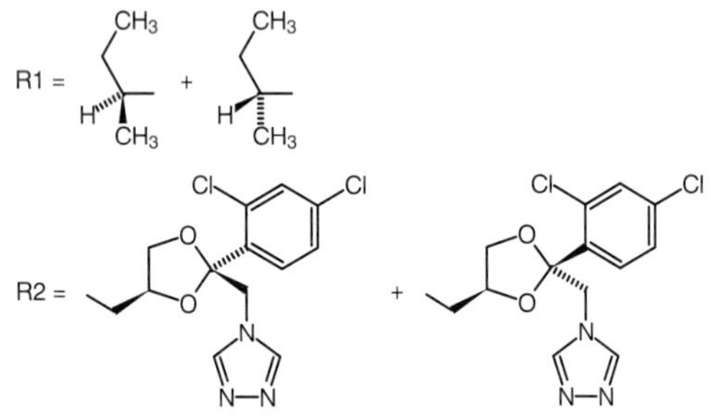

B. 4-[4-[4-[4-[[*cis*-2-(2,4-Dichlorphenyl)-2-(1*H*-1,2,4-triazol-4-ylmethyl)-1,3-dioxolan-4-yl]methoxy]phenyl]piperazin-1-yl]phenyl]-2-[(1*RS*)-1-methylpropyl]-2,4-dihydro-3*H*-1,2,4-triazol-3-on

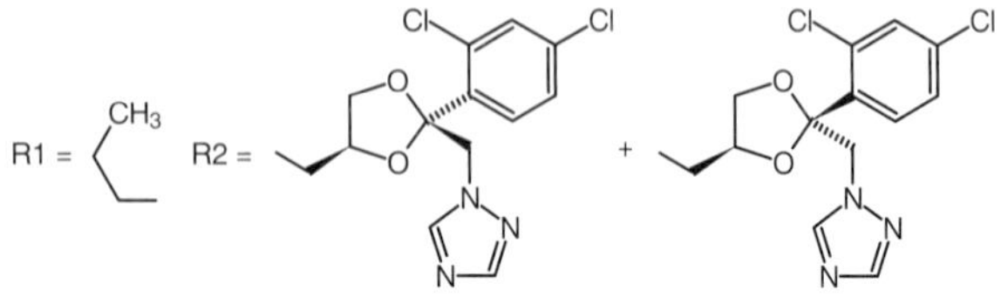

C. 4-[4-[4-[4-[[*cis*-2-(2,4-Dichlorphenyl)-2-(1*H*-1,2,4-triazol-1-ylmethyl)-1,3-dioxolan-4-yl]methoxy]phenyl]piperazin-1-yl]phenyl]-2-(1-propyl)-2,4-dihydro-3*H*-1,2,4-triazol-3-on

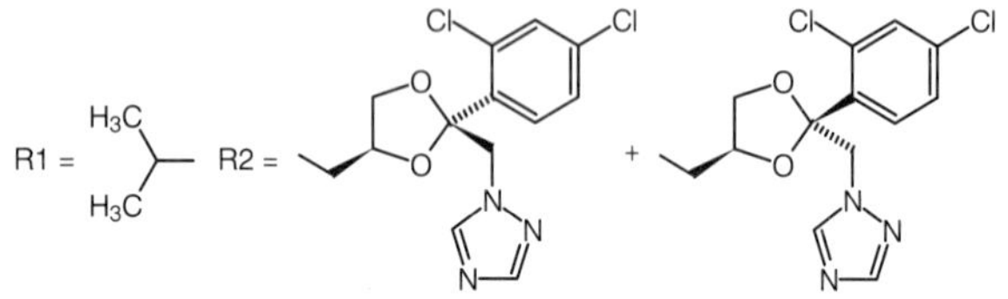

D. 4-[4-[4-[4-[[*cis*-2-(2,4-Dichlorphenyl)-2-(1*H*-1,2,4-triazol-1-ylmethyl)-1,3-dioxolan-4-yl]methoxy]phenyl]piperazin-1-yl]phenyl]-2-(1-methylethyl)-2,4-dihydro-3*H*-1,2,4-triazol-3-on

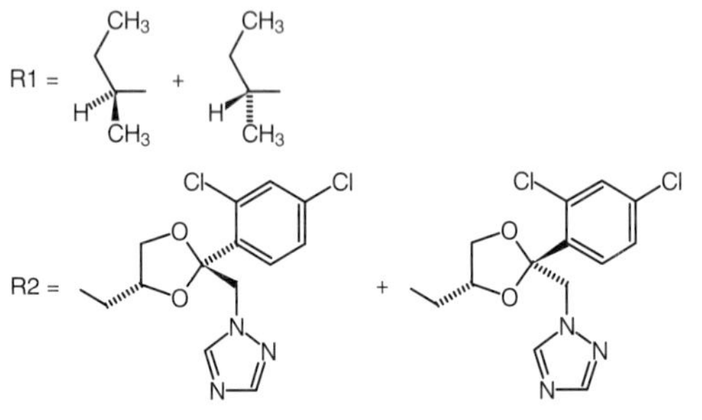

E. 4-[4-[4-[4-[[*trans*-2-(2,4-Dichlorphenyl)-2-(1*H*-1,2,4-triazol-1-ylmethyl)-1,3-dioxolan-4-yl]methoxy]phenyl]piperazin-1-yl]phenyl]-2-[(1*RS*)-1-methylpropyl]-2,4-dihydro-3*H*-1,2,4-triazol-3-on

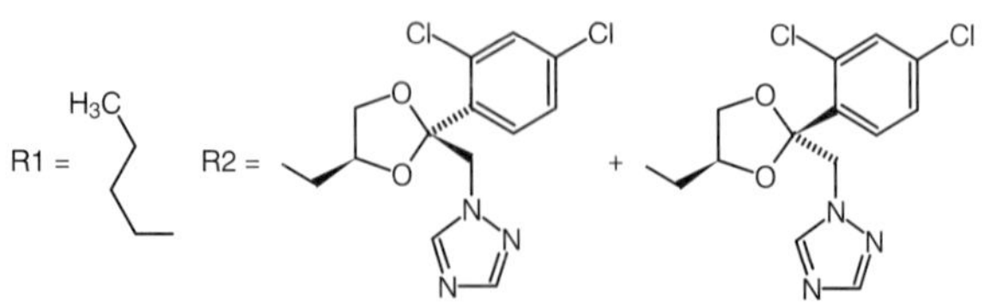

F. 2-Butyl-4-[4-[4-[4-[[*cis*-2-(2,4-dichlorphenyl)-2-(1*H*-1,2,4-triazol-1-ylmethyl)-1,3-dioxolan-4-yl]methoxy]phenyl]piperazin-1-yl]phenyl]-2,4-dihydro-3*H*-1,2,4-triazol-3-on

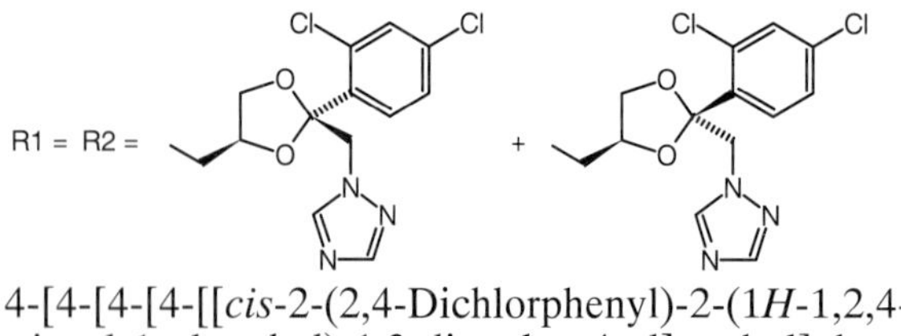

G. 4-[4-[4-[4-[[*cis*-2-(2,4-Dichlorphenyl)-2-(1*H*-1,2,4-triazol-1-ylmethyl)-1,3-dioxolan-4-yl]methyl]phenyl]piperazin-1-yl]phenyl]-2-[[*cis*-2-(2,4-dichlorphenyl)-2-(1*H*-1,2,4-triazol-1-ylmethyl)-1,3-dioxolan-4-yl]methyl]-2,4-dihydro-3*H*-1,2,4-triazol-3-on.

1999, 1336

Ivermectin

Ivermectinum

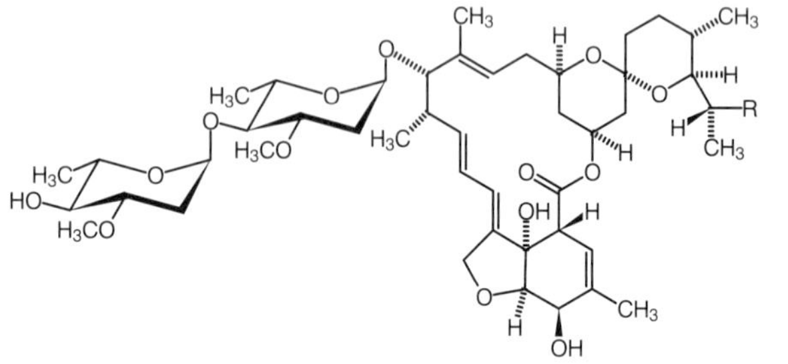

Komponente	R	Summenformel	M_r
H_2B_{1a}	CH_2–CH_3	$C_{48}H_{74}O_{14}$	875
H_2B_{1b}	CH_3	$C_{47}H_{72}O_{14}$	861

Definition

Ivermectin ist ein Gemisch von (2a*E*,4*E*,8*E*)-(5′*S*,6*S*,6′*R*,7*S*,11*R*,13*R*,15*S*,17a*R*,20*R*,20a*R*,20b*S*)-20,20b-Dihydroxy-5′,6,8,19-tetramethyl-7-[[(3-*O*-methyl-4-*O*-(3-*O*-methyl-2,6-didesoxy-α-L-*arabino*-hexopyranosyl)-2,6-didesoxy-α-L-*arabino*-hexopyranosyl]oxy]-6′-[(1*S*)-1-methylpropyl]-3′,4′,5′,6,6′,7,10,11,14,15,17a,20,20a,20b-tetradecahydrospiro[11,15-methano-2*H*,13*H*,17*H*-furo[4,3,2-*pq*][2,6]benzodioxacyclooctadecen-13,2′-[2*H*]pyran]-17-on (oder 5-*O*-Demethyl-22,23-dihydroavermectin A_{1a}) (Komponente H_2B_{1a}) und (2a*E*,4*E*,8*E*)-(5′*S*,6*S*,6′*R*,7*S*,11*R*,13*R*,15*S*,17a*R*,20*R*,20a*R*,20b*S*)-20,20b-dihydroxy-5′,6,8,19-tetramethyl-6′-(1-methylethyl)-7-[[(3-*O*-methyl-4-*O*-(3-*O*-methyl-2,6-didesoxy-α-L-*arabino*-hexopyranosyl)-2,6-didesoxy-α-L-*arabino*-hexopyranosyl]oxy]-3′,4′,5′,6,6′,7,10,11,14,15,17a,20,20a,20b-tetradecahydrospiro[11,15-methano-2*H*,13*H*,17*H*-furo[4,3,2-*pq*][2,6]benzodioxacyclooctadecen-13,2′-[2*H*]pyran]-17-on (oder 25-(1-Methylethyl)-5-*O*-demethyl-25-de(1-methylpropyl)-22,23-dihydroavermectin A_{1a}) (Komponente H_2B_{1b}). Die Substanz enthält mindestens 90,0 Prozent $C_{48}H_{74}O_{14}$ (Komponente H_2B_{1a}), und die

Summe der Gehalte der Komponenten H_2B_{1a} und H_2B_{1b} beträgt mindestens 95,0 und höchstens 100,5 Prozent, beide berechnet auf die wasser- und lösungsmittelfreie Substanz.

Eigenschaften

Weißes bis gelblichweißes, kristallines, schwach hygroskopisches Pulver; praktisch unlöslich in Wasser, leicht löslich in Dichlormethan, löslich in Ethanol.

Prüfung auf Identität

A. Die Prüfung erfolgt mit Hilfe der IR-Spektroskopie (2.2.24) durch Vergleich des Spektrums der Substanz mit dem von Ivermectin *CRS*.

B. Die bei der „Gehaltsbestimmung" erhaltenen Chromatogramme werden ausgewertet. Die beiden Hauptpeaks im Chromatogramm der Untersuchungslösung entsprechen in bezug auf Retentionszeit und Fläche den beiden Hauptpeaks im Chromatogramm der Referenzlösung a.

Prüfung auf Reinheit

Aussehen der Lösung: 1,0 g Substanz wird in 50 ml Toluol *R* gelöst. Die Lösung muß klar (2.2.1) und darf nicht stärker gefärbt sein als die Farbvergleichslösung BG_7 (2.2.2, Methode II).

Spezifische Drehung (2.2.7): 0,250 g Substanz werden in Methanol *R* zu 50,0 ml gelöst. Die spezifische Drehung muß zwischen –17 und –20° liegen, berechnet auf die wasser- und lösungsmittelfreie Substanz.

Verwandte Substanzen: Die Prüfung erfolgt mit Hilfe der Flüssigchromatographie (2.2.29) wie unter „Gehaltsbestimmung" beschrieben.

20 µl Untersuchungslösung werden eingespritzt. Die Chromatographie erfolgt über eine Dauer, die der 2fachen Retentionszeit von Ivermectin entspricht.

Je 20 µl Referenzlösung b und Referenzlösung c werden getrennt eingespritzt. Im Chromatogramm der Untersuchungslösung darf die Fläche eines Peaks mit einer relativen Retentionszeit von 1,3 bis 1,5, bezogen auf den Hauptpeak, nicht größer sein als das 2,5fache der Fläche des Hauptpeaks im Chromatogramm der Referenzlösung b (2,5 Prozent), und keine andere Peakfläche, mit Ausnahme der beiden Hauptpeaks, darf größer sein als die Fläche des Hauptpeaks im Chromatogramm der Referenzlösung b (1 Prozent). Im Chromatogramm der Untersuchungslösung darf die Summe aller Peakflächen, mit Ausnahme der der beiden Hauptpeaks, nicht größer sein als das 5fache der Fläche des Hauptpeaks im Chromatogramm der Referenzlösung b (5 Prozent). Peaks, deren Fläche kleiner ist als die des Hauptpeaks im Chromatogramm der Referenzlösung c, werden nicht berücksichtigt.

Ethanol, Formamid: Höchstens 5,0 Prozent Ethanol und höchstens 3,0 Prozent Formamid. Die Prüfung erfolgt mit Hilfe der Gaschromatographie (2.2.28) unter Verwendung von 2-Propanol *R* als Interner Standard.

Interner-Standard-Lösung: 0,5 ml 2-Propanol *R* werden mit Wasser *R* zu 100 ml verdünnt.

Untersuchungslösung: In einem Zentrifugenglas werden 0,120 g Substanz in 2,0 ml *m*-Xylol *R*, falls erforderlich unter Erwärmen im Wasserbad von 40 bis 50 °C, gelöst. Nach Zusatz von 2,0 ml Wasser *R* wird gründlich geschüttelt und anschließend zentrifugiert. Die obere Phase wird abgetrennt und mit 2,0 ml Wasser *R* extrahiert. Die obere Phase wird verworfen, und die wäßrigen Phasen werden vereinigt. Nach Zusatz von 1,0 ml Interner-Standard-Lösung wird zentrifugiert und noch vorhandenes *m*-Xylol verworfen.

Referenzlösung a: 3,0 g wasserfreies Ethanol *R* werden mit Wasser *R* zu 100,0 ml verdünnt.

Referenzlösung b: 1,0 g Formamid *R* wird mit Wasser *R* zu 100,0 ml verdünnt.

Referenzlösung c: 5,0 ml Referenzlösung a und 5,0 ml Referenzlösung b werden mit Wasser *R* zu 50,0 ml verdünnt. 2,0 ml dieser Lösung werden in einem Zentrifugenglas mit 2,0 ml *m*-Xylol *R* versetzt, gründlich gemischt und anschließend zentrifugiert. Die obere Phase wird abgetrennt und mit 2,0 ml Wasser *R* extrahiert. Die obere Phase wird verworfen, und die wäßrigen Phasen werden vereinigt. Nach Zusatz von 1,0 ml Interner-Standard-Lösung wird zentrifugiert und noch vorhandenes *m*-Xylol verworfen.

Referenzlösung d: 10,0 ml Referenzlösung a und 10,0 ml Referenzlösung b werden mit Wasser *R* zu 50,0 ml verdünnt. 2,0 ml dieser Lösung werden wie bei Referenzlösung c beschrieben extrahiert.

Die Chromatographie kann durchgeführt werden mit
- einer Kapillarsäule aus Quarz oder einer wide-bore-Säule von 30 m Länge und 0,32 oder 0,53 mm innerem Durchmesser, belegt mit Poly[(cyanopropyl)(phenyl)][dimethyl]siloxan *R* (Filmdicke 1,8 bis 3 µm)
- Helium zur Chromatographie *R* als Trägergas bei einem Splitverhältnis von 1:5 und einer linearen Strömungsgeschwindigkeit von etwa 35 cm je Sekunde
- einem Flammenionisationsdetektor
- folgendem Temperaturprogramm

	Zeit (min)	Temperatur (°C)	Rate (°C/min)	Erläuterungen
Säule	0 – 5	40		isothermisch
	5 – 12	40 → 180	20	linearer Gradient
	12 – 14	180		isothermisch
Probeneinlaß		140		
Detektor		250		

Die Untersuchungslösung, die Referenzlösung c und die Referenzlösung d werden getrennt eingespritzt.

Schwermetalle (2.4.8): 1,0 g Substanz muß der Grenzprüfung C auf Schwermetalle entsprechen (20 ppm). Zur Herstellung der Referenzlösung werden 2 ml Blei-Lösung (10 ppm Pb) *R* verwendet.

Wasser (2.5.12): Höchstens 1,0 Prozent, mit 0,50 g Substanz nach der Karl-Fischer-Methode bestimmt.

Sulfatasche (2.4.14): Höchstens 0,1 Prozent, mit 1,0 g Substanz bestimmt.

Gehaltsbestimmung

Die Bestimmung erfolgt mit Hilfe der Flüssigchromatographie (2.2.29).

Untersuchungslösung: 40,0 mg Substanz werden in Methanol *R* zu 50,0 ml gelöst.

Referenzlösung a: 40,0 mg Ivermectin *CRS* werden in Methanol *R* zu 50,0 ml gelöst.

Referenzlösung b: 1,0 ml Referenzlösung a wird mit Methanol *R* zu 100,0 ml verdünnt.

Referenzlösung c: 5,0 ml Referenzlösung b werden mit Methanol *R* zu 100,0 ml verdünnt.

Die Chromatographie kann durchgeführt werden mit

- einer Säule aus rostfreiem Stahl von 0,25 m Länge und 4,6 mm innerem Durchmesser, gepackt mit octadecylsilyliertem Kieselgel zur Chromatographie *R* (5 µm)
- einer Mischung der mobilen Phasen A und B bei einer Durchflußrate von 1,0 ml je Minute
  mobile Phase A: Wasser *R*
  mobile Phase B: 35 Volumteile Methanol *R* und 53 Volumteile Acetonitril *R* werden gemischt
- einem Spektrometer als Detektor bei einer Wellenlänge von 254 nm.

Die Säule wird mit einer Mischung der mobilen Phasen A und B im Verhältnis von 15:85 äquilibriert.

20 µl Referenzlösung a werden eingespritzt. Die Bestimmung darf nur ausgewertet werden, wenn im Chromatogramm die Auflösung zwischen dem ersten Peak (Komponente H_2B_{1b}) und dem zweiten Peak (Komponente H_2B_{1a}) mindestens 3,0 beträgt (falls erforderlich wird das Verhältnis von A zu B in der mobilen Phase geändert) und der Symmetriefaktor des Hauptpeaks nicht größer ist als 2,5.

20 µl Referenzlösung c werden eingespritzt. Die Empfindlichkeit des Systems wird so eingestellt, daß das Signal-Rausch-Verhältnis für den Hauptpeak mindestens 10 beträgt.

Die Referenzlösung a wird 6mal eingespritzt. Die Bestimmung darf nur ausgewertet werden, wenn im Chromatogramm die relative Standardabweichung für die Peakfläche der Komponente H_2B_{1a} höchstens 1,0 Prozent beträgt.

Untersuchungslösung und Referenzlösung a werden abwechselnd eingespritzt.

Der Prozentgehalt an Komponente H_2B_{1a} und Ivermectin (Summe der Komponenten H_2B_{1a} und H_2B_{1b}) wird berechnet.

Lagerung

Dicht verschlossen.

Verunreinigungen

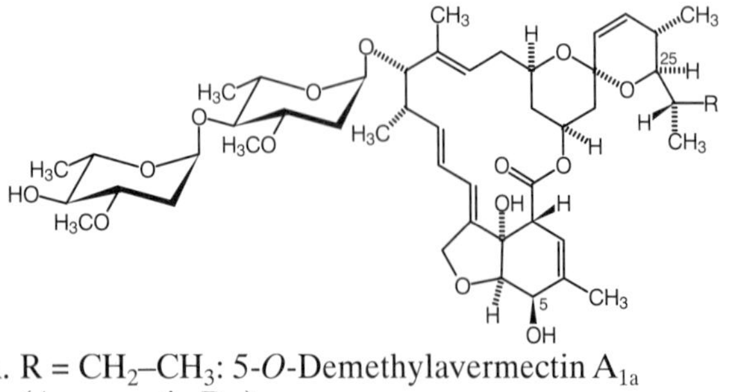

A. R = CH_2–CH_3: 5-*O*-Demethylavermectin A_{1a} (Avermectin B_{1a})

B. R = CH_3: 25-(1-Methylethyl)-5-*O*-demethyl-25-de(1-methylpropyl)avermectin A_{1a} (Avermectin B_{1b})

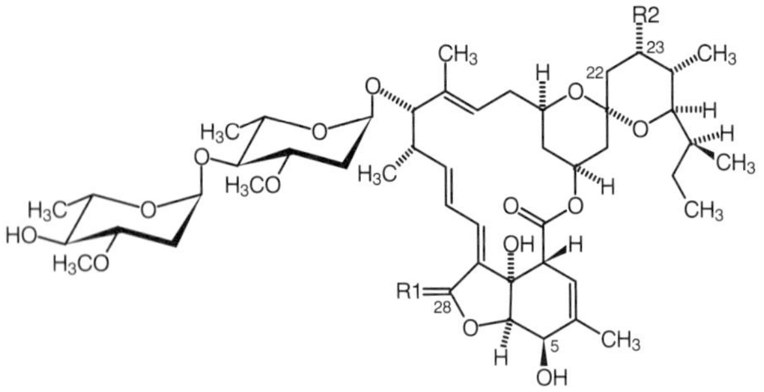

C. R1 = H_2, R2 = OH: (23*S*)-23-Hydroxy-5-*O*-demethyl-22,23-dihydroavermectin A_{1a} (Avermectin B_{2a})

D. R1 = O, R2 = H: 28-Oxo-5-*O*-demethyl-22,23-dihydroavermectin A_{1a} (28-Oxo-H_2B_{1a})

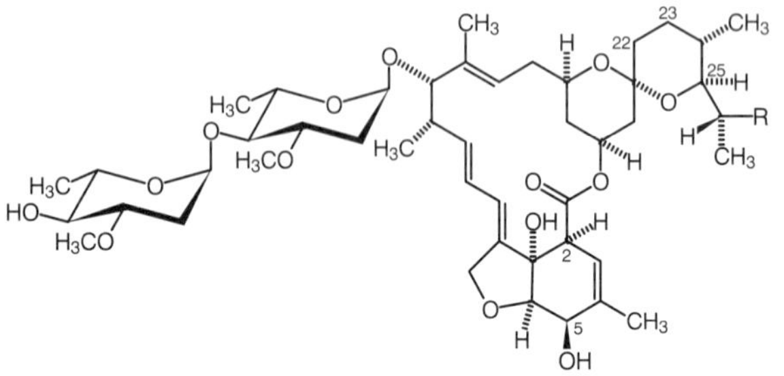

E. R = CH_2–CH_3: (2*S*)-5-*O*-Demethyl-22,23-dihydroavermectin A_{1a} (2-Epimer-H_2B_{1a})

F. R = CH_3: (2*S*)-25-(1-Methylethyl)-5-*O*-demethyl-25-de(1-methylpropyl)-22,23-dihydroavermectin A_{1a} (2-Epimer-H_2B_{1b})

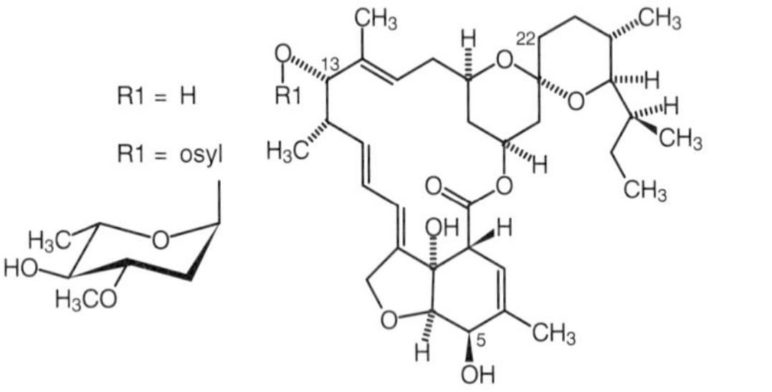

G. R1 = H: 5-*O*-Demethyl-22,23-dihydroavermectin A_{1a}-aglykon (H_2B_{1a}-Aglykon)

H. R1 = Osyl: 4′-*O*-De(2,6-didesoxy-3-*O*-α-L-*arabino*-hexopyranosyl)-5-*O*-demethyl-22,23-dihydroavermectin A_{1a}

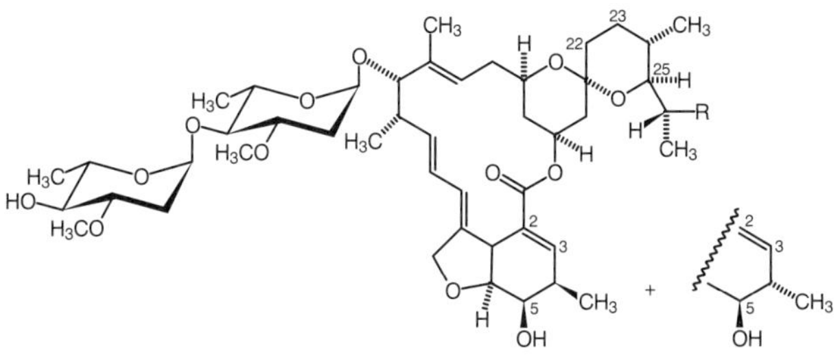

I. R = CH_2–CH_3: 2,3-Didehydro-5-*O*-demethyl-3,4,22,23-tetrahydroavermectin A_{1a}
($\Delta^{2,3}$-H_2B_{1a})

J. R = CH_3: 25-(1-Methylethyl)-2,7-didehydro-5-*O*-de-methyl-25-de(1-methylpropyl)-3,4,22,23-tetrahydro-avermectin A_{1a}
($\Delta^{2,3}$-H_2B_{1b})

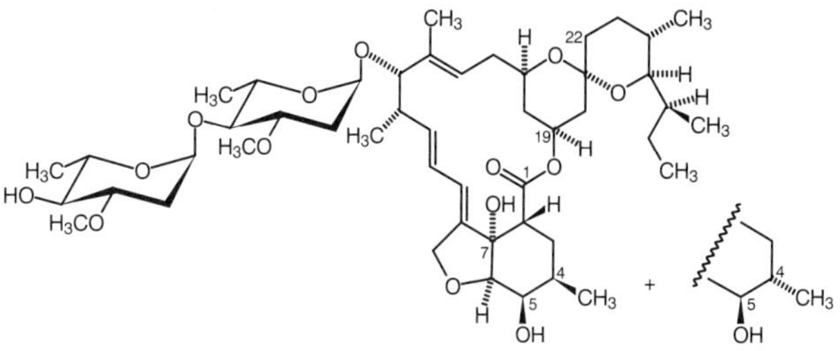

K. (4*R*)- und (4*S*)-5-*O*-Demethyl-3,4,22,23-tetrahydro-avermectin A_{1a}
(H_4B_{1a}-Isomere).

K

1998, 400

Kaliumcitrat

Kalii citras

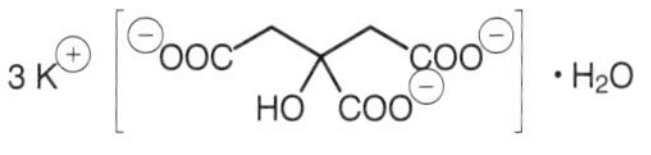

$C_6H_5K_3O_7 \cdot H_2O$ M_r 324,4

Definition

Kaliumcitrat enthält mindestens 99,0 und höchstens 101,0 Prozent 2-Hydroxy-1,2,3-propantricarbonsäure, Trikaliumsalz, berechnet auf die wasserfreie Substanz.

Eigenschaften

Weißes, körniges Pulver oder durchscheinende Kristalle, hygroskopisch; sehr leicht löslich in Wasser, praktisch unlöslich in Ethanol.

Prüfung auf Identität

A. 1 ml Prüflösung, mit 4 ml Wasser *R* verdünnt, gibt die Identitätsreaktion auf Citrat (2.3.1).

B. 0,5 ml Prüflösung (siehe „Prüfung auf Reinheit") geben die Identitätsreaktion b auf Kalium (2.3.1).

Prüfung auf Reinheit

Prüflösung: 10,0 g Substanz werden in kohlendioxidfreiem Wasser *R*, das aus destilliertem Wasser *R* hergestellt wurde, zu 100 ml gelöst.

Aussehen der Lösung: Die Prüflösung muß klar (2.2.1) und farblos (2.2.2, Methode II) sein.

Sauer oder alkalisch reagierende Substanzen: 10 ml Prüflösung werden mit 0,1 ml Phenolphthalein-Lösung *R* versetzt. Bis zum Farbumschlag dürfen höchstens 0,2 ml Salzsäure (0,1 mol · l^{-1}) oder Natriumhydroxid-Lösung (0,1 mol · l^{-1}) verbraucht werden.

Chlorid (2.4.4): 10 ml Prüflösung, mit Wasser *R* zu 15 ml verdünnt, müssen der Grenzprüfung auf Chlorid entsprechen (50 ppm).

Oxalat: 0,50 g Substanz werden in 4 ml Wasser *R* gelöst, mit 3 ml Salzsäure *R* sowie 1 g Zink *R* als Granulat versetzt und 1 min lang im Wasserbad erhitzt. Nach 2 min langem Stehenlassen wird die Lösung in ein Reagenzglas dekantiert, das 0,25 ml einer Lösung von Phenylhydrazinhydrochlorid *R* (10 g · l^{-1}) enthält. Die Lösung wird zum Sieden erhitzt, rasch abgekühlt, in einen Meßzylinder überführt und mit der gleichen Menge Salzsäure *R* sowie 0,25 ml Kaliumhexacyanoferrat(III)-Lösung *R* versetzt. Anschließend wird geschüttelt und 30 min lang stehengelassen. Die Lösung darf nicht stärker rosa gefärbt sein als eine gleichzeitig unter gleichen Bedingungen hergestellte Referenzlösung mit 4 ml einer Lösung von Oxalsäure *R* (0,05 g · l^{-1}) (300 ppm).

Sulfat (2.4.13): 10 ml Prüflösung werden mit 2 ml Salzsäure *R* 1 versetzt und mit destilliertem Wasser *R* zu 15 ml verdünnt. Die Lösung muß der Grenzprüfung auf Sulfat entsprechen (150 ppm).

Natrium: Höchstens 0,3 Prozent Na. Der Gehalt an Natrium wird mit Hilfe der Atomemissionsspektrometrie (2.2.22, Methode II) bestimmt.

Untersuchungslösung: 10 ml Prüflösung werden mit 1 ml verdünnter Salzsäure *R* versetzt und mit destilliertem Wasser *R* zu 100 ml verdünnt.

Referenzlösungen: Die Referenzlösungen werden aus einer Lösung von Natriumchlorid *R*, die 1 mg Na je Milliliter enthält, durch Verdünnen mit destilliertem Wasser *R* hergestellt.

Die Emissionsintensität wird bei 589 nm gemessen.

Schwermetalle (2.4.8): 12 ml Prüflösung müssen der Grenzprüfung A auf Schwermetalle entsprechen (10 ppm). Zur Herstellung der Referenzlösung wird die Blei-Lösung (1 ppm Pb) *R* verwendet.

Verhalten gegen Schwefelsäure: 0,20 g pulverisierte Substanz werden mit 10 ml Schwefelsäure *R* versetzt und 60 min lang im Wasserbad bei 90 ± 1 °C erhitzt. Nach raschem Abkühlen darf die Lösung nicht stärker gefärbt sein als die Farbvergleichslösung G_2 oder GG_2 (2.2.2, Methode II).

Wasser (2.5.12): 4,0 bis 7,0 Prozent, mit 0,500 g Substanz nach der Karl-Fischer-Methode bestimmt. Nach Einbringen der Substanz in die Apparatur wird 15 min lang gerührt und mit Karl-Fischer-Lösung *R* titriert.

Gehaltsbestimmung

0,150 g Substanz werden unter Erwärmen auf etwa 50 °C in 20 ml wasserfreier Essigsäure *R* gelöst. Nach dem Abkühlen wird mit Perchlorsäure (0,1 mol · l^{-1}) unter Zusatz von 0,25 ml Naphtholbenzein-Lösung *R* bis zum Farbumschlag nach Grün titriert.

1 ml Perchlorsäure (0,1 mol · l^{-1}) entspricht 10,21 mg $C_6H_5K_3O_7$.

Lagerung

Dicht verschlossen.

K

Monographien

1998, 1140

Kaliumclavulanat

Kalii clavulanas

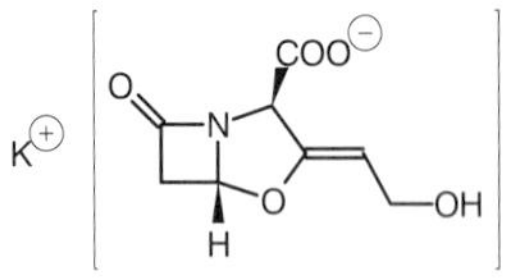

$C_8H_8KNO_5$ M_r 237,3

Definition

Kaliumclavulanat ist das Kaliumsalz einer Substanz, die aus bestimmten Stämmen von *Streptomyces clavuligerus* gewonnen oder durch andere Verfahren hergestellt wird. Sie enthält mindestens 96,5 und höchstens 100,5 Prozent (*Z*)-(2*R*,5*R*)-3-(2-Hydroxyethyliden)-7-oxo-4-oxa-1-azabicyclo[3.2.0]heptan-2-carbonsäure, Kaliumsalz, berechnet auf die wasserfreie Substanz.

Eigenschaften

Weißes bis fast weißes, kristallines, hygroskopisches Pulver; leicht löslich in Wasser, schwer löslich in Ethanol, sehr schwer löslich in Aceton.

Prüfung auf Identität

A. Die Prüfung erfolgt mit Hilfe der IR-Spektroskopie (2.2.24) durch Vergleich des Spektrums der Substanz mit dem Kaliumclavulanat-Referenzspektrum der Ph. Eur.

B. Die Substanz gibt die Identitätsreaktion b auf Kalium (2.3.1).

Prüfung auf Reinheit

Prüflösung: 0,400 g Substanz werden in kohlendioxidfreiem Wasser *R* zu 20,0 ml gelöst.

***p*H-Wert** (2.2.3): 5 ml Prüflösung werden mit kohlendioxidfreiem Wasser *R* zu 10 ml verdünnt. Der *p*H-Wert der Lösung muß zwischen 5,5 und 7,5 liegen.

Spezifische Drehung (2.2.7): Die spezifische Drehung, an der Prüflösung bestimmt, muß zwischen +53 und +63° liegen, berechnet auf die wasserfreie Substanz.

Absorption (2.2.25): 50,0 mg Substanz werden in Phosphat-Pufferlösung *p*H 7,0 (0,1 mol · l^{-1}) *R* zu 50,0 ml gelöst. Die Absorption der Lösung, sofort bei 278 nm gemessen, darf höchstens 0,40 betragen.

Verwandte Substanzen: Die Prüfung erfolgt mit Hilfe der Flüssigchromatographie (2.2.29).

Die Lösungen sind unmittelbar vor Gebrauch herzustellen.

Untersuchungslösung: 0,250 g Substanz werden in der mobilen Phase A zu 25,0 ml gelöst.

Referenzlösung a: 1,0 ml Untersuchungslösung wird mit der mobilen Phase A zu 100,0 ml verdünnt.

Referenzlösung b: 10 mg Lithiumclavulanat *CRS* und 10 mg Amoxicillin-Trihydrat *CRS* werden in der mobilen Phase A zu 100 ml gelöst.

Die Chromatographie kann durchgeführt werden mit
- einer Säule aus rostfreiem Stahl von 0,25 m Länge und 4,6 mm innerem Durchmesser, gepackt mit octadecylsilyliertem Kieselgel zur Chromatographie *R* (5 µm)
- einer Mischung einer mit Phosphorsäure 10 % *R* auf einen *p*H-Wert von 4,0 eingestellten Lösung von Natriumdihydrogenphosphat *R* (7,8 g · l^{-1}) (mobile Phase A) und Methanol *R* 1 (mobile Phase B) als mobiler Phase bei einer Durchflußrate von 2 ml je Minute mit dem in der Tabelle beschriebenen Elutionsgradienten:

Zeit (min)	mobile Phase A (% *V/V*)	mobile Phase B (% *V/V*)
0 – 4	100	0
4 – 15	100 → 50	0 → 50
15 – 18	50	50

- einem Spektrometer als Detektor bei einer Wellenlänge von 230 nm.

Die Temperatur der Säule wird bei 40 °C gehalten.

20 µl Referenzlösung b werden eingespritzt. Die Empfindlichkeit des Systems wird so eingestellt, daß die Höhe des ersten Peaks (Clavulanat) im erhaltenen Chromatogramm mindestens 70 Prozent des maximalen Ausschlags beträgt. Die Prüfung darf nur ausgewertet werden, wenn im Chromatogramm die Auflösung zwischen dem ersten Peak (Clavulanat) und dem zweiten Peak (Amoxicillin) mindestens 10 beträgt.

Je 20 µl Untersuchungslösung und Referenzlösung a werden eingespritzt. Die Chromatographie erfolgt über eine Dauer, die der 10fachen Retentionszeit des Hauptpeaks entspricht. Im Chromatogramm der Untersuchungslösung darf die Fläche keines Peaks, mit Ausnahme des Hauptpeaks, größer sein als die Fläche des Hauptpeaks im Chromatogramm der Referenzlösung a (1,0 Prozent). Die Summe der Flächen aller Peaks, mit Ausnahme des Hauptpeaks, im Chromatogramm der Untersuchungslösung darf höchstens das 2fache der Fläche des Hauptpeaks im Chromatogramm der Referenzlösung a betragen (2,0 Prozent). Peaks, deren Fläche kleiner ist als das 0,02fache der Fläche des Hauptpeaks im Chromatogramm der Referenzlösung a, werden nicht berücksichtigt.

1,1-Dimethylethylamin: Höchstens 0,2 Prozent. Die Prüfung erfolgt mit Hilfe der Gaschromatographie (2.2.28).

Untersuchungslösung: 0,20 g Substanz werden in 3,0 ml einer Lösung von Natriumhydroxid *R* (4 g · l^{-1}) gelöst. Nach Ausschütteln mit 5,0 ml Dichlormethan *R* wird die untere Phase verwendet.

Referenzlösung: 5,0 ml einer Lösung von 1,1-Dimethylethylamin *R* (80 mg · l^{-1}) in Dichlormethan *R* werden mit

3,0 ml einer Lösung von Natriumhydroxid *R* (4 g · l^{-1}) ausgeschüttelt. Die untere Phase wird verwendet.

Die Chromatographie kann durchgeführt werden mit
- einer Säule aus rostfreiem Stahl von 4 m Länge und 3 mm innerem Durchmesser, gepackt mit Kieselgur zur Gaschromatographie *R* (135 bis 175 µm), imprägniert mit 8 Prozent (*m/m*) Macrogol 20 000 *R* und 2 Prozent (*m/m*) Kaliumhydroxid *R*
- Stickstoff zur Chromatographie *R* als Trägergas bei einer Durchflußrate von 30 ml je Minute
- einem Flammenionisationsdetektor.

Die Temperatur der Säule wird bei 60 °C, die des Probeneinlasses bei 150 °C und die des Detektors bei 180 °C gehalten.

Kaliumclavam-2-carboxylat: Höchstens 0,01 Prozent. Die Prüfung erfolgt mit Hilfe der Flüssigchromatographie (2.2.29).

Untersuchungslösung: 1,00 g Substanz wird in Wasser *R* zu 100,0 ml gelöst.

Referenzlösung: Eine Lösung von etwa 1,9 µg · ml^{-1} Kaliumclavam-2-carboxylat *CRS* wird hergestellt.

Die Chromatographie kann durchgeführt werden mit
- einer Säule aus rostfreiem Stahl von 0,3 m Länge und 4,6 mm innerem Durchmesser, gepackt mit octadecylsilyliertem Kieselgel zur Chromatographie *R* (10 µm)
- einer mit Phosphorsäure 10 % *R* auf einen *p*H-Wert von 4,0 eingestellten Lösung von Natriumdihydrogenphosphat *R* (15,6 g · l^{-1}) als mobile Phase bei einer Durchflußrate von 0,5 ml je Minute
- einem Spektrometer als Detektor bei einer Wellenlänge von 210 nm.

20 µl Referenzlösung werden eingespritzt. Die Empfindlichkeit des Systems wird so eingestellt, daß ein meßbarer Peak eine Retentionszeit von etwa 11 min benötigt.

20 µl Untersuchungslösung werden eingespritzt. Der Gehalt an Kaliumclavam-2-carboxylat wird aus den Flächen des Hauptpeaks im Chromatogramm der Referenzlösung und des entsprechenden Peaks im Chromatogramm der Untersuchungslösung bestimmt.

Wasser (2.5.12): Höchstens 0,5 Prozent, mit 1,000 g Substanz nach der Karl-Fischer-Methode bestimmt.

Sterilität (2.6.1): Kaliumclavulanat zur Herstellung von Parenteralia, das dabei keinem weiteren geeigneten Sterilisationsverfahren unterworfen wird, muß der Prüfung entsprechen.

Bakterien-Endotoxine (2.6.14): Kaliumclavulanat zur Herstellung von Parenteralia, das dabei keinem weiteren geeigneten Verfahren zur Beseitigung von Bakterien-Endotoxinen unterworfen wird, darf höchstens 0,03 I.E. Bakterien-Endotoxine je Milligramm enthalten.

Gehaltsbestimmung

Die Bestimmung erfolgt mit Hilfe der Flüssigchromatographie (2.2.29).

Die Lösungen sind unmittelbar vor Gebrauch herzustellen.

Untersuchungslösung: 50,0 mg Substanz werden in einer mit Essigsäure 98 % *R* auf einen *p*H-Wert von 6,0 eingestellten Lösung von Natriumacetat *R* (4,1 g · l^{-1}) zu 50,0 ml gelöst.

Referenzlösung a: 50,0 mg Lithiumclavulanat *CRS* werden in einer zuvor mit Essigsäure 98 % *R* auf einen *p*H-Wert von 6,0 eingestellten Lösung von Natriumacetat *R* (4,1 g · l^{-1}) zu 50,0 ml gelöst.

Referenzlösung b: 50,0 mg Lithiumclavulanat *CRS* und 50,0 mg Amoxicillin-Trihydrat *CRS* werden in einer zuvor mit Essigsäure 98 % *R* auf einen *p*H-Wert von 6,0 eingestellten Lösung von Natriumacetat *R* (4,1 g · l^{-1}) zu 50,0 ml gelöst.

Die Chromatographie kann durchgeführt werden mit
- einer Säule aus rostfreiem Stahl von 0,3 m Länge und 4,6 mm innerem Durchmesser, gepackt mit octadecylsilyliertem Kieselgel zur Chromatographie *R* (10 µm)
- einer Mischung von 5 Volumteilen Methanol *R* 1 und 95 Volumteilen einer zuvor mit Phosphorsäure 10 % *R* auf einen *p*H-Wert von 4,0 eingestellten Lösung von Natriumdihydrogenphosphat *R* (15 g · l^{-1}) als mobile Phase bei einer Durchflußrate von 1 ml je Minute
- einem Spektrometer als Detektor bei einer Wellenlänge von 230 nm.

20 µl Referenzlösung b werden eingespritzt. Die Bestimmung darf nur ausgewertet werden, wenn im Chromatogramm die Auflösung zwischen dem ersten Peak (Clavulanat) und dem zweiten Peak (Amoxicillin) mindestens 3,5 beträgt und wenn der Symmetriefaktor des dem Clavulanat entsprechenden Peaks nicht größer als 1,5 ist.

Die Referenzlösung a wird 6mal eingespritzt. Die Bestimmung darf nur ausgewertet werden, wenn die relative Standardabweichung der Fläche des Clavulanat-Peaks höchstens 1,0 Prozent beträgt.

Je 20 µl Untersuchungslösung und Referenzlösung a werden getrennt eingespritzt.

1 mg $C_8H_9NO_5$ entspricht 1,191 mg $C_8H_8KNO_5$.

Lagerung

Dicht verschlossen. Falls die Substanz steril ist, im Behältnis mit Sicherheitsverschluß.

Beschriftung

Die Beschriftung gibt insbesondere, falls zutreffend, an
- daß die Substanz steril ist
- daß die Substanz frei von Bakterien-Endotoxinen ist.

Verunreinigungen

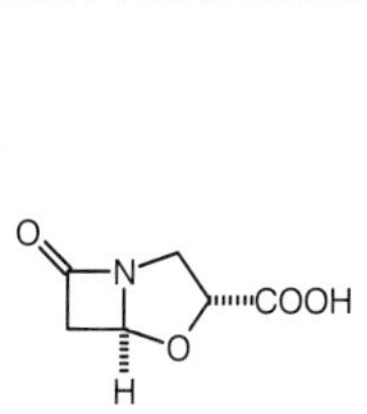

A. (3*S*,5*S*)-7-Oxo-4-oxa-1-azabicyclo[3.2.0]heptan-3-carbonsäure
(Clavam-2-carbonsäure)

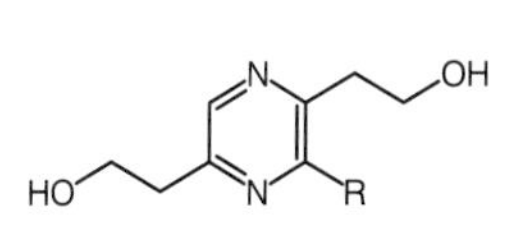

B. R = H: Pyrazin-2,5-diyl(diethanol)

K

Monographien

C. R = CH_2–CH_2–CO_2H: 3-[3,6-Di(2-hydroxyethyl)-pyrazin-2-yl]propionsäure
D. R = CH_2–CH_3: 3-Ethylpyrazin-2,5-diyl(diethanol)

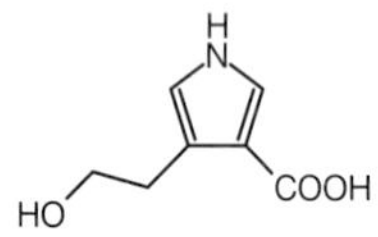

E. 4-(2-Hydroxyethyl)pyrrol-3-carbonsäure.

Eisen (2.4.9): 5 ml Prüflösung, mit Wasser *R* zu 10 ml verdünnt, müssen der Grenzprüfung auf Eisen entsprechen (20 ppm).

Schwermetalle (2.4.8): 12 ml Prüflösung müssen der Grenzprüfung A auf Schwermetalle entsprechen (10 ppm). Zur Herstellung der Referenzlösung wird die Blei-Lösung (1 ppm Pb) *R* verwendet.

Trocknungsverlust (2.2.32): Höchstens 1,0 Prozent, mit 1,000 g pulverisierter Substanz durch 3 h langes Trocknen im Trockenschrank bei 100 bis 105 °C bestimmt.

Gehaltsbestimmung

1,500 g Substanz werden in Wasser *R* zu 100,0 ml gelöst. 20,0 ml Lösung werden mit 40 ml Salzsäure *R* versetzt und mit Kaliumiodat-Lösung (0,05 mol · l^{-1}) bis zum Farbumschlag von Rot nach Gelb titriert. Nach Zusatz von 5 ml Chloroform *R* wird unter kräftigem Schütteln bis zur Entfärbung der Chloroformphase weitertitriert.

1 ml Kaliumiodat-Lösung (0,05 mol · l^{-1}) entspricht 16,60 mg KI.

Lagerung

Gut verschlossen, vor Licht geschützt.

1999, 186

Kaliumiodid

Kalii iodidum

KI M_r 166,0

Definition

Kaliumiodid enthält mindestens 99,0 und höchstens 100,5 Prozent KI, berechnet auf die getrocknete Substanz.

Eigenschaften

Farblose Kristalle oder weißes Pulver; sehr leicht löslich in Wasser, leicht löslich in Glycerol, löslich in Ethanol.

Prüfung auf Identität

A. Die Prüflösung (siehe „Prüfung auf Reinheit") gibt die Identitätsreaktionen auf Iodid (2.3.1).

B. Die Prüflösung (siehe „Prüfung auf Reinheit") gibt die Identitätsreaktionen auf Kalium (2.3.1).

Prüfung auf Reinheit

Prüflösung: 10,0 g Substanz werden in kohlendioxidfreiem Wasser *R*, das aus destilliertem Wasser *R* hergestellt wurde, zu 100 ml gelöst.

Aussehen der Lösung: Die Prüflösung muß klar (2.2.1) und farblos (2.2.2, Methode II) sein.

Alkalisch reagierende Substanzen: 12,5 ml Prüflösung werden mit 0,1 ml Bromthymolblau-Lösung *R* 1 versetzt. Bis zum Farbumschlag dürfen höchstens 0,5 ml Salzsäure (0,01 mol · l^{-1}) verbraucht werden.

Iodat: Werden 10 ml Prüflösung mit 0,25 ml iodidfreier Stärke-Lösung *R* und 0,2 ml verdünnter Schwefelsäure *R* versetzt und 2 min lang im Dunkeln stehengelassen, darf keine Blaufärbung auftreten.

Sulfat (2.4.13): 10 ml Prüflösung, mit destilliertem Wasser *R* zu 15 ml verdünnt, müssen der Grenzprüfung auf Sulfat entsprechen (150 ppm).

Thiosulfat: Werden 10 ml Prüflösung mit 0,1 ml Stärke-Lösung *R* und 0,1 ml Iod-Lösung (0,005 mol · l^{-1}) versetzt, muß eine Blaufärbung auftreten.

1999, 121

Kaliumpermanganat

Kalii permanganas

$KMnO_4$ M_r 158,0

Definition

Kaliumpermanganat enthält mindestens 99,0 und höchstens 100,5 Prozent $KMnO_4$.

Eigenschaften

Dunkelviolette bis fast schwarze, metallisch glänzende Kristalle oder dunkelviolettes bis bräunlichschwarzes, körniges Pulver; löslich in kaltem Wasser, leicht löslich in siedendem Wasser. Die Substanz zersetzt sich bei der Berührung mit verschiedenen organischen Stoffen.

Prüfung auf Identität

A. Etwa 50 mg Substanz werden in 5 ml Wasser *R* gelöst. Nach Zusatz von 1 ml Ethanol 96 % *R* und 0,3 ml verdünnter Natriumhydroxid-Lösung *R* entsteht eine grüne Färbung. Wird die Lösung zum Sieden erhitzt, bildet sich ein dunkelbrauner Niederschlag.

B. Die unter „Prüfung auf Identität" A erhaltene Mischung wird filtriert. Das Filtrat gibt die Identitätsreaktion b auf Kalium (2.3.1).

Prüfung auf Reinheit

Prüflösung: 0,75 g Substanz werden in 25 ml destilliertem Wasser *R* gelöst. Nach Zusatz von 3 ml Ethanol 96 % *R* wird 2 bis 3 min lang zum Sieden erhitzt. Nach dem Abkühlen wird mit destilliertem Wasser *R* zu 30 ml verdünnt und anschließend filtriert.

Aussehen der Lösung: Die Prüflösung muß farblos (2.2.2, Methode II) sein.

Wasserunlösliche Substanzen: 0,5 g Substanz werden in 50 ml Wasser *R* gelöst und zum Sieden erhitzt. Die Lösung wird durch einen gewogenen Glassintertiegel (16) filtriert und der Tiegel mit Wasser *R* nachgewaschen, bis das Filtrat farblos ist. Der auf dem Filter verbleibende Rückstand wird im Trockenschrank bei 100 bis 105 °C getrocknet und darf höchstens 5 mg (1,0 Prozent) betragen.

Chlorid (2.4.4): 10 ml Prüflösung, mit Wasser *R* zu 15 ml verdünnt, müssen der Grenzprüfung auf Chlorid entsprechen (200 ppm).

Sulfat (2.4.13): 12 ml Prüflösung, mit destilliertem Wasser *R* zu 15 ml verdünnt, müssen der Grenzprüfung auf Sulfat entsprechen (500 ppm).

Gehaltsbestimmung

0,300 g Substanz werden in Wasser *R* zu 100,0 ml gelöst. Zu 20,0 ml Lösung werden 20 ml Wasser *R*, 1 g Kaliumiodid *R* und 10 ml verdünnte Salzsäure *R* hinzugefügt. Das ausgeschiedene Iod wird in Gegenwart von 1 ml Stärke-Lösung *R* mit Natriumthiosulfat-Lösung ($0,1 \text{ mol} \cdot l^{-1}$) titriert.

1 ml Natriumthiosulfat-Lösung ($0,1 \text{ mol} \cdot l^{-1}$) entspricht 3,160 mg $KMnO_4$.

1998, 355

Kartoffelstärke

Solani amylum

Definition

Kartoffelstärke wird aus den Knollen von *Solanum tuberosum* L. gewonnen.

Eigenschaften

Sehr feines, weißes Pulver, das beim Reiben zwischen den Fingern knirscht; praktisch unlöslich in kaltem Wasser und in Ethanol.

Kartoffelstärke darf keine Stärke anderer Herkunft enthalten. Allenfalls dürfen Gewebsfragmente der Stammpflanze in winzigen Mengen vorhanden sein.

Prüfung auf Identität

A. Die Prüfung erfolgt unter dem Mikroskop unter Verwendung einer Mischung gleicher Volumteile Glycerol *R* und Wasser *R*.

Die Droge zeigt unregelmäßige, ei- oder birnenförmige Körner von 30 bis 100 µm Durchmesser oder rundliche Körner von 10 bis 35 µm Durchmesser und gelegentlich zusammengesetzte 2- bis 4teilige Körner. Die ei- und birnenförmigen Körner haben einen exzentrischen, die rundlichen einen zentralen oder schwach exzentrischen Spalt; bei allen Körnern ist eine konzentrische Schichtung deutlich erkennbar. Im polarisierten Licht erscheint über dem Spalt ein ausgeprägtes Kreuz.

B. Wird 1 g Droge 1 min lang in 50 ml Wasser *R* zum Sieden erhitzt und anschließend abgekühlt, bildet sich ein dicker, opaleszierender Kleister.

C. Wird 1 ml des unter „Prüfung auf Identität“ B erhaltenen Kleisters mit 0,05 ml Iod-Lösung *R* 1 versetzt, entsteht eine tiefblaue Färbung, die beim Erhitzen verschwindet und beim Abkühlen wieder auftritt.

Prüfung auf Reinheit

***p*H-Wert** (2.2.3): 5,0 g Droge werden 60 s lang mit 25,0 ml kohlendioxidfreiem Wasser *R* geschüttelt und anschließend 15 min lang stehengelassen. Der *p*H-Wert der Lösung muß zwischen 5,0 und 8,0 liegen.

Eisen (2.4.9): 1,5 g Droge werden mit 15 ml verdünnter Salzsäure *R* geschüttelt und anschließend abfiltriert. Das Filtrat muß der Grenzprüfung auf Eisen entsprechen (10 ppm).

Fremde Bestandteile (2.8.2): Die Prüfung erfolgt unter dem Mikroskop unter Verwendung einer Mischung von gleichen Volumteilen Glycerol *R* und Wasser *R*. Höchstens Spuren von Zellwand- und Protoplasmafragmenten dürfen vorhanden sein.

Proteine: Höchstens 0,1 Prozent (entsprechend 0,017 Prozent N_2, Umrechnungsfaktor: 5,7), mit 6,0 g Droge mit Hilfe der Kjeldahl-Bestimmung, Halbmikro-Methode (2.5.9), mit folgender Änderung bestimmt:

Im Kolbenhals haftende Teilchen werden mit 25 ml Schwefelsäure *R* in den Kolben gespült. Das Erhitzen wird so lange fortgesetzt, bis eine klare Lösung vorliegt. 45 ml Konzentrierte Natriumhydroxid-Lösung *R* werden zugesetzt.

Oxidierende Substanzen (2.5.30): Die Droge muß der Prüfung entsprechen.

Schwefeldioxid (2.5.29): Höchstens 50 ppm.

Trocknungsverlust (2.2.32): Höchstens 20,0 Prozent, mit 1,000 g Droge durch 90 min langes Trocknen im Trockenschrank bei 130 °C bestimmt.

Sulfatasche (2.4.14): Höchstens 0,6 Prozent, mit 1,0 g Droge bestimmt.

Mikrobielle Verunreinigung:
Keimzahl (2.6.12): Höchstens 10^3 koloniebildende, aerobe Einheiten und höchstens 10^2 Pilze je Gramm Droge, durch Auszählen auf Agarplatten bestimmt.

Spezifische Mikroorganismen (2.6.13): *Escherichia coli* darf nicht vorhanden sein.

Lagerung

Gut verschlossen.

1998, 921

Ketoconazol

Ketoconazolum

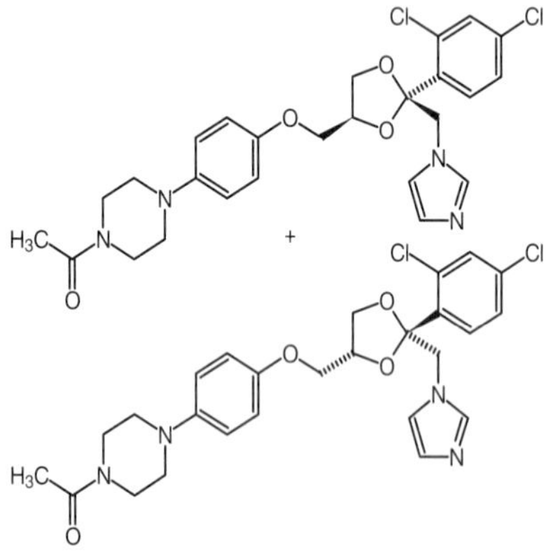

$C_{26}H_{28}Cl_2N_4O_4$ M_r 531,4

Definition

Ketoconazol enthält mindestens 99,0 und höchstens 101,0 Prozent 1-Acetyl-4-[4-[[(2*RS*,4*SR*)-2-(2,4-dichlorphenyl)-2-(1*H*-imidazol-1-ylmethyl)-1,3-dioxolan-4-yl]methoxy]phenyl]piperazin, berechnet auf die getrocknete Substanz.

Eigenschaften

Weißes bis fast weißes Pulver; praktisch unlöslich in Wasser, leicht löslich in Dichlormethan, löslich in Methanol, wenig löslich in Ethanol.

Prüfung auf Identität

1: B.

2: A, C, D.

A. Schmelztemperatur (2.2.14): 148 bis 152 °C.

B. Die Prüfung erfolgt mit Hilfe der IR-Spektroskopie (2.2.24) durch Vergleich des Spektrums der Substanz mit dem von Ketoconazol *CRS*. Die Prüfung erfolgt mit Hilfe von Preßlingen.

C. Die Prüfung erfolgt mit Hilfe der Dünnschichtchromatographie (2.2.27) unter Verwendung einer Schicht eines geeigneten octadecylsilylierten Kieselgels.

Untersuchungslösung: 30 mg Substanz werden in der mobilen Phase zu 5 ml gelöst.

Referenzlösung a: 30 mg Ketoconazol *CRS* werden in der mobilen Phase zu 5 ml gelöst.

Referenzlösung b: 30 mg Ketoconazol *CRS* und 30 mg Econazolnitrat *CRS* werden in der mobilen Phase zu 5 ml gelöst.

Auf die Platte werden getrennt 5 µl jeder Lösung aufgetragen. Die Chromatographie erfolgt mit einer Mischung von 20 Volumteilen Ammoniumacetat-Lösung *R*, 40 Volumteilen Dioxan *R* und 40 Volumteilen Methanol *R* über eine Laufstrecke von 15 cm. Die Platte wird 15 min lang im Warmluftstrom getrocknet und anschließend Iodgas ausgesetzt, bis Flecke erscheinen. Die Auswertung erfolgt im Tageslicht. Der Hauptfleck im Chromatogramm der Untersuchungslösung entspricht in bezug auf Lage, Farbe und Größe dem Hauptfleck im Chromatogramm der Referenzlösung a. Die Prüfung darf nur ausgewertet werden, wenn das Chromatogramm der Referenzlösung b deutlich voneinander getrennt 2 Flecke zeigt.

D. Etwa 30 mg Substanz werden in einem Porzellantiegel 10 min lang mit 0,3 g wasserfreiem Natriumcarbonat *R* über offener Flamme erhitzt und erkalten gelassen. Der Rückstand wird in 5 ml verdünnter Salpetersäure *R* aufgenommen und die Mischung filtriert. 1 ml Filtrat, mit 1 ml Wasser *R* verdünnt, gibt die Identitätsreaktion a auf Chlorid (2.3.1).

Prüfung auf Reinheit

Prüflösung: 1,0 g Substanz wird in Dichlormethan *R* zu 10 ml gelöst.

Aussehen der Lösung: Die Prüflösung muß klar (2.2.1) und darf nicht stärker gefärbt sein als die Farbvergleichslösung BG_4 (2.2.2, Methode II).

Optische Drehung (2.2.7): Der Drehungswinkel muß zwischen −0,10 und +0,10° liegen, an der Prüflösung bestimmt.

Verwandte Substanzen: Die Prüfung erfolgt mit Hilfe der Flüssigchromatographie (2.2.29).

Untersuchungslösung: 0,100 g Substanz werden in Methanol *R* zu 10,0 ml gelöst.

Referenzlösung a: 2,5 mg Ketoconazol *CRS* und 2,5 mg Loperamidhydrochlorid *CRS* werden in Methanol *R* zu 50,0 ml gelöst.

Referenzlösung b: 5,0 ml Untersuchungslösung werden mit Methanol *R* zu 100,0 ml verdünnt. 1,0 ml dieser Lösung wird mit Methanol *R* zu 10,0 ml verdünnt.

Die Chromatographie kann durchgeführt werden mit

- einer Säule aus rostfreiem Stahl von 0,10 m Länge und 4,6 mm innerem Durchmesser, gepackt mit octadecylsilyliertem Kieselgel zur Chromatographie *R* (3 µm)
- folgenden mobilen Phasen bei einer Durchflußrate von 2 ml je Minute unter Einsatz der Gradientenelution: Zuerst wird eine Mischung von 0,5 Volumteilen Acetonitril *R* und 9,5 Volumteilen einer Lösung von Tetrabutylammoniumhydrogensulfat *R* ($3,4 g \cdot l^{-1}$)

durch die Säule gepumpt; anschließend wird durch lineare Gradientenelution innerhalb von 10 min auf eine Mischung von 5 Volumteilen Acetonitril *R* und 5 Volumteilen einer Lösung von Tetrabutylammoniumhydrogensulfat *R* (3,4 g · l^{-1}) gewechselt; diese Mischung wird anschließend noch 5 min lang durch die Säule gepumpt

– einem Spektrometer als Detektor bei einer Wellenlänge von 220 nm.

Die Säule wird mindestens 30 min lang mit Acetonitril *R* und anschließend mindestens 5 min lang mit der Mischung, die zuerst verwendet wird, äquilibriert.

Die Empfindlichkeit des Systems wird so eingestellt, daß die Höhe des Hauptpeaks im Chromatogramm mit 10 µl Referenzlösung b mindestens 50 Prozent des maximalen Ausschlags beträgt.

10 µl Referenzlösung a werden eingespritzt. Werden die Chromatogramme unter den vorgeschriebenen Bedingungen aufgezeichnet, beträgt die Retentionszeit für Ketoconazol etwa 6 min und die für Loperamidhydrochlorid etwa 8 min. Die Prüfung darf nur ausgewertet werden, wenn die Auflösung zwischen den Peaks von Ketoconazol und Loperamidhydrochlorid mindestens 15 beträgt. Falls erforderlich wird die Endkonzentration an Acetonitril in der mobilen Phase oder das Zeitprogramm der linearen Gradientenelution geändert.

10 µl Methanol *R* als Blindlösung und je 10 µl Untersuchungslösung und Referenzlösung b werden getrennt eingespritzt. Im Chromatogramm der Untersuchungslösung darf die Summe aller Peakflächen, mit Ausnahme der des Hauptpeaks, nicht größer sein als die Fläche des Hauptpeaks im Chromatogramm der Referenzlösung b (0,5 Prozent).

Peaks der Blindlösung und Peaks, deren Fläche kleiner ist als das 0,1fache der Fläche des Hauptpeaks im Chromatogramm der Referenzlösung b, werden nicht berücksichtigt.

Schwermetalle (2.4.8): 1,0 g Substanz muß der Grenzprüfung D auf Schwermetalle entsprechen (20 ppm). Zur Herstellung der Referenzlösung werden 2 ml Blei-Lösung (10 ppm Pb) *R* verwendet.

Trocknungsverlust (2.2.32): Höchstens 0,5 Prozent, mit 1,000 g Substanz durch Trocknen im Trockenschrank bei 100 bis 105 °C bestimmt.

Sulfatasche (2.4.14): Höchstens 0,1 Prozent, mit 1,0 g Substanz bestimmt.

Gehaltsbestimmung

0,200 g Substanz, in 70 ml einer Mischung von 1 Volumteil Essigsäure 98 % *R* und 7 Volumteilen Ethylmethylketon *R* gelöst, werden mit Perchlorsäure (0,1 mol · l^{-1}) titriert. Der Endpunkt wird mit Hilfe der Potentiometrie (2.2.20) bestimmt.

1 ml Perchlorsäure (0,1 mol · l^{-1}) entspricht 26,57 mg $C_{26}H_{28}Cl_2N_4O_4$.

Lagerung

Gut verschlossen, vor Licht geschützt.

Verunreinigungen

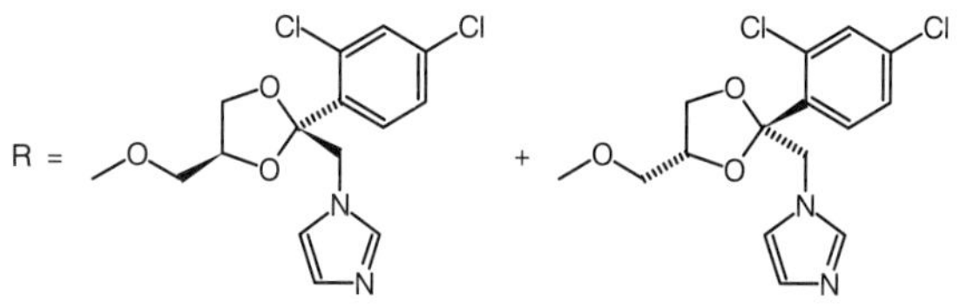

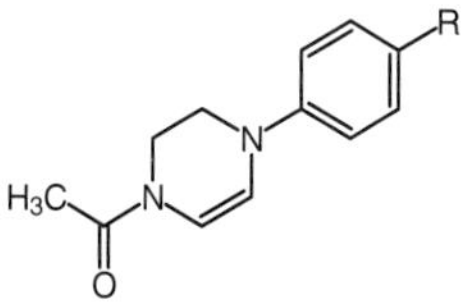

A. 1-Acetyl-4-[4-[[(2*RS*,4*SR*)-2-(2,4-dichlorphenyl)-2-(1*H*-imidazol-1-ylmethyl)-1,3-dioxolan-4-yl]methoxy]phenyl]-1,2,3,4-tetrahydropyrazin

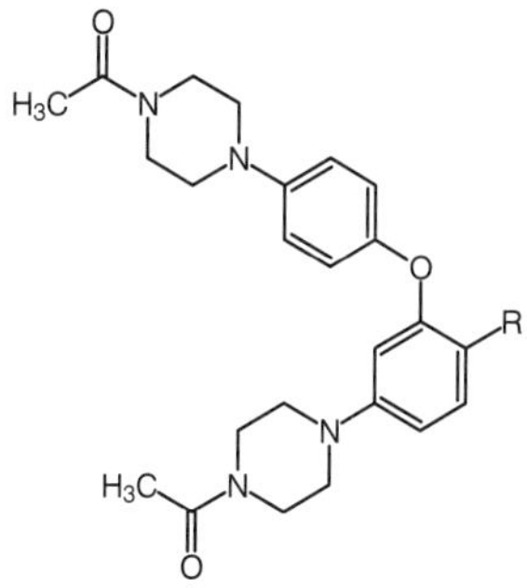

B. 1-Acetyl-4-[4-[[(2*RS*,4*SR*)-2-(2,4-dichlorphenyl)-2-(1*H*-imidazol-1-ylmethyl)-1,3-dioxolan-4-yl]methoxy]-3-[4-(4-acetylpiperazin-1-yl)phenoxy]phenyl]piperazin

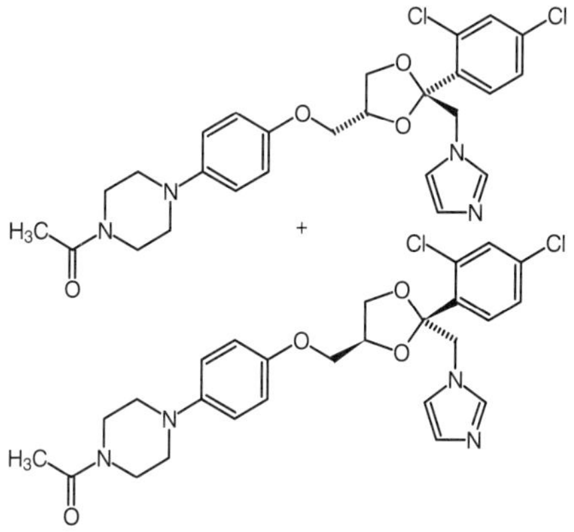

C. 1-Acetyl-4-[4-[[(2*RS*,4*SR*)-2-(2,4-dichlorphenyl)-2-(1*H*-imidazol-1-ylmethyl)-1,3-dioxolan-4-yl]methoxy]phenyl]piperazin

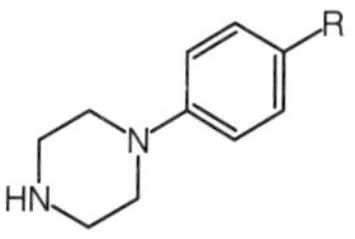

D. 1-[4-[[(2*RS*,4*SR*)-2-(2,4-Dichlorphenyl)-2-(1*H*-imidazol-1-ylmethyl)-1,3-dioxolan-4-yl]methoxy]phenyl]piperazin.

1998, 1216

Knoblauchpulver

Allii sativi bulbi pulvis

Definition

Knoblauchpulver wird aus den geschnittenen, gefriergetrockneten oder bei einer Temperatur von höchstens 65 °C getrockneten Zwiebeln von *Allium sativum* L. durch Pulverisieren erhalten. Die Droge enthält mindestens 0,45 Prozent Allicin ($C_6H_{10}OS_2$; M_r 162,3), berechnet auf die getrocknete Droge.

Eigenschaften

Hellgelbes Pulver.

Die Droge weist die unter „Prüfung auf Identität, A" beschriebenen mikroskopischen Merkmale auf.

Prüfung auf Identität

A. Die Prüfung erfolgt unter dem Mikroskop, wobei Chloralhydrat-Lösung *R* verwendet wird. Das Pulver zeigt zahlreiche Parenchymfragmente sowie Gruppen von Spiral- oder Ringgefäßen, die von dünnwandigem Parenchym begleitet sind.

B. Die Prüfung erfolgt mit Hilfe der Dünnschichtchromatographie (2.2.27) unter Verwendung einer Schicht eines geeigneten Kieselgels.

Untersuchungslösung: 1,0 g Droge wird mit 5,0 ml Methanol *R* versetzt und 60 s lang geschüttelt. Anschließend wird filtriert.

Referenzlösung: 5 mg Alanin *R* werden in 10 ml Wasser *R* gelöst. Die Lösung wird mit Methanol *R* zu 20 ml verdünnt.

Auf die Platte werden getrennt 20 µl Untersuchungslösung und 10 µl Referenzlösung bandförmig aufgetragen. Die Chromatographie erfolgt mit einer Mischung von 20 Volumteilen Essigsäure 98 % *R*, 20 Volumteilen 1-Propanol *R*, 20 Volumteilen Wasser *R* und 40 Volumteilen wasserfreiem Ethanol *R* über eine Laufstrecke von 10 cm. Die Platte wird an der Luft trocknen gelassen, anschließend mit einer Lösung von Ninhydrin *R* ($2\ g \cdot l^{-1}$) in einer Mischung von 5 Volumteilen Essigsäure 98 % *R* und 95 Volumteilen 1-Butanol *R* besprüht, 5 bis 10 min lang bei 105 bis 110 °C erhitzt und anschließend im Tageslicht ausgewertet. Das Chromatogramm der Referenzlösung zeigt im mittleren Drittel eine violette Zone (Alanin). Das Chromatogramm der Untersuchungslösung zeigt eine violette bis bräunlichrote Zone in ähnlicher Lage wie die im Chromatogramm der Referenzlösung auftretende Zone, die dem Alliin entspricht; ober- und unterhalb dieser Zone sind weitere, im allgemeinen schwächer violett gefärbte Zonen vorhanden.

Prüfung auf Reinheit

Stärke: Die Prüfung der Droge erfolgt unter dem Mikroskop, wobei Wasser *R* verwendet wird. Wird Iod-Lösung *R* 1 zugesetzt, darf keine Blaufärbung entstehen.

Trocknungsverlust (2.2.32): Höchstens 7,0 Prozent, mit 1,000 g Droge durch Trocknen im Trockenschrank bei 100 bis 105 °C bestimmt.

Asche (2.4.16): Höchstens 5,0 Prozent.

Gehaltsbestimmung

Die Bestimmung erfolgt mit Hilfe der Flüssigchromatographie (2.2.29) unter Verwendung von Butyl-4-hydroxybenzoat *R* als Interner Standard.

Die Bestimmung ist so rasch wie möglich durchzuführen.

Interner-Standard-Lösung: 20,0 mg Butyl-4-hydroxybenzoat *R* werden in einer Mischung gleicher Volumteile Methanol *R* und Wasser *R* zu 100,0 ml gelöst.

Untersuchungslösung: 0,800 g Droge werden mit 20,0 ml Wasser *R* versetzt. Die Mischung wird 5 min lang bei 4 °C im Ultraschallbad homogenisiert, 30 min lang bei Raumtemperatur stehengelassen und 30 min lang zentrifugiert. 10,0 ml der überstehenden Flüssigkeit werden mit einer Mischung von 40 Volumteilen einer 1prozentigen Lösung (*V/V*) von wasserfreier Ameisensäure *R* und 60 Volumteilen Methanol *R* zu 25,0 ml verdünnt (Stammlösung). Anschließend wird geschüttelt und 5 min lang zentrifugiert. 0,50 ml Interner-Standard-Lösung werden in einem Meßkolben mit Stammlösung zu 10,0 ml verdünnt.

Die Chromatographie kann durchgeführt werden mit

- einer Säule aus rostfreiem Stahl von 0,25 m Länge und 4 mm innerem Durchmesser, verbunden mit einer Vorsäule aus rostfreiem Stahl von 20 mm Länge und 4 mm innerem Durchmesser, beide gepackt mit nachsilanisiertem, octadecylsilyliertem Kieselgel zur Chromatographie *R* (5 µm)
- einer Mischung von 40 Volumteilen einer 1prozentigen Lösung (*V/V*) von wasserfreier Ameisensäure *R* und 60 Volumteilen Methanol *R* als mobile Phase bei einer Durchflußrate von 0,8 ml je Minute
- einer Probenschleife
- einem Spektrometer als Detektor bei einer Wellenlänge von 254 nm.

1 µl Interner-Standard-Lösung und 10 µl Untersuchungslösung werden getrennt eingespritzt. Die Empfindlichkeit des Systems wird so eingestellt, daß die Höhe des Butyl-4-hydroxybenzoat-Peaks im Chromatogramm der Untersuchungslösung etwa 50 Prozent des maximalen Ausschlags beträgt.

Der Prozentgehalt an Allicin wird nach folgender Formel berechnet:

$$\frac{F_1 \cdot m_2 \cdot 22{,}75}{F_2 \cdot m_1}$$

F_1 = Fläche des Allicin-Peaks (Hauptpeak) in der Untersuchungslösung
F_2 = Fläche des Butyl-4-hydroxybenzoat-Peaks in der Untersuchungslösung
m_1 = Drogenmenge in Gramm

m_2 = Menge an Butyl-4-hydroxybenzoat in Gramm je 100,0 ml Interner-Standard-Lösung. 1 mg Butyl-4-hydroxybenzoat entspricht 8,65 mg Allicin.

Lagerung

Gut verschlossen, vor Licht geschützt.

1999, 313

Medizinische Kohle

Carbo activatus

Definition

Medizinische Kohle[1] wird aus pflanzlichen Materialien durch geeignete Verkohlungsverfahren gewonnen, welche der Substanz ein hohes Adsorptionsvermögen verleihen.

Eigenschaften

Schwarzes, leichtes Pulver, frei von körnigen Teilchen; praktisch unlöslich in allen gebräuchlichen Lösungsmitteln.

Prüfung auf Identität

A. Zur Rotglut erhitzt, verbrennt die Substanz langsam ohne Flamme.

B. Die Substanz entspricht der Prüfung „Adsorptionsvermögen“ (siehe „Prüfung auf Reinheit“).

Prüfung auf Reinheit

Prüflösung: 2,0 g Substanz werden in einem Erlenmeyerkolben mit Schliff mit 50 ml verdünnter Salzsäure *R* versetzt und vorsichtig 1 h lang zum Rückfluß erhitzt. Anschließend wird abfiltriert und das Filter mit verdünnter Salzsäure *R* gewaschen. Das Filtrat wird mit der Waschflüssigkeit vereinigt und im Wasserbad zur Trockne eingedampft. Der Rückstand wird in Salzsäure (0,1 mol · l^{-1}) zu 50,0 ml gelöst.

Sauer oder alkalisch reagierende Substanzen: 2,0 g Substanz werden mit 40 ml Wasser *R* versetzt. Die Mischung wird 5 min lang zum Sieden erhitzt. Nach dem Abkühlen wird mit kohlendioxidfreiem Wasser *R* zu 40 ml ergänzt und filtriert. Die ersten 20 ml Filtrat werden verworfen. 10 ml Filtrat werden mit 0,25 ml Bromthymolblau-Lösung *R* 1 und 0,25 ml Natriumhydroxid-Lösung (0,02 mol · l^{-1}) versetzt. Die Lösung ist blau. Höchstens 0,75 ml Salzsäure (0,02 mol · l^{-1}) dürfen bis zum Farbumschlag nach Gelb verbraucht werden.

[1] Diese Fassung des Textes entspricht der Eilrevision „Resolution AP-CSP (98) 3“.

Säurelösliche Substanzen: 1,0 g Substanz wird mit 25 ml verdünnter Salpetersäure *R* versetzt. Die Mischung wird 5 min lang zum Sieden erhitzt und heiß durch einen Glassintertiegel (10) filtriert. Das Filter wird mit 10 ml heißem Wasser *R* gewaschen. Filtrat und Waschflüssigkeit werden vereinigt und im Wasserbad zur Trockne eingedampft. Der Rückstand wird mit 1 ml Salzsäure *R* versetzt. Die Mischung wird erneut zur Trockne eingedampft. Der Rückstand wird bei 100 bis 105 °C zur konstanten Masse getrocknet. Der Rückstand darf höchstens 30 mg betragen (3 Prozent).

Alkalilösliche, gefärbte Substanzen: 0,25 g Substanz werden mit 10 ml verdünnter Natriumhydroxid-Lösung *R* versetzt. Die Mischung wird 1 min lang zum Sieden erhitzt. Nach dem Abkühlen wird filtriert und das Filtrat mit Wasser *R* zu 10 ml verdünnt. Die Lösung darf nicht stärker gefärbt sein als die Farbvergleichslösung GG_4 (2.2.2, Methode II).

Ethanollösliche Substanzen: 2,0 g Substanz werden mit 50 ml Ethanol 96 % *R* versetzt und 10 min lang zum Rückfluß erhitzt. Danach wird sofort abfiltriert, abgekühlt und mit Ethanol 96 % *R* zu 50 ml verdünnt. Das Filtrat darf nicht stärker gefärbt sein als die Farbvergleichslösung G_6 oder BG_6 (2.2.2, Methode II). 40 ml Filtrat werden zur Trockne eingedampft. Der Rückstand wird bei 100 bis 105 °C bis zur konstanten Masse getrocknet. Der Rückstand darf höchstens 8 mg betragen (0,5 Prozent).

Fluoreszierende Substanzen: 10,0 g Substanz werden 2 h lang in einem Extraktionsapparat nach Soxhlet mit 100 ml Cyclohexan *R* 1 extrahiert. Der Auszug wird mit Cyclohexan *R* 1 zu 100 ml verdünnt und im ultravioletten Licht bei 365 nm geprüft. Die Fluoreszenz der Lösung darf nicht stärker sein als die einer unter denselben Bedingungen geprüften Lösung von 83 µg Chinin *R* in 1000 ml Schwefelsäure (0,005 mol · l^{-1}).

Sulfid: 1,0 g Substanz wird in einem Erlenmeyerkolben mit 5 ml Salzsäure *R* 1 und 20 ml Wasser *R* versetzt und zum Sieden erhitzt. Die entweichenden Dämpfe dürfen Blei(II)-acetat-Papier *R* nicht bräunen.

Blei: Höchstens 10 ppm Pb. Der Bleigehalt wird mit Hilfe der Atomabsorptionsspektroskopie (2.2.23, Methode I) bestimmt.

Untersuchungslösung: Die Prüflösung.

Referenzlösungen: Die Referenzlösungen werden aus der Blei-Lösung (100 ppm Pb) *R* durch Verdünnen mit Salzsäure (0,1 mol · l^{-1}) hergestellt.

Die Absorption wird bei 283,3 nm unter Verwendung einer Blei-Hohlkathodenlampe als Strahlungsquelle und einer Luft-Acetylen-Flamme bestimmt. Abhängig vom verwendeten Gerät kann auch bei 217,0 nm gemessen werden.

Kupfer: Höchstens 25 ppm Cu. Der Kupfergehalt wird mit Hilfe der Atomabsorptionsspektroskopie (2.2.23, Methode I) bestimmt.

Untersuchungslösung: Die Prüflösung.

Referenzlösungen: Die Referenzlösungen werden aus der Kupfer-Lösung (0,1 Prozent Cu) *R* durch Verdünnen mit Salzsäure (0,1 mol · l^{-1}) hergestellt.

Die Absorption wird bei 325,0 nm unter Verwendung einer Kupfer-Hohlkathodenlampe als Strahlungsquelle und einer Luft-Acetylen-Flamme bestimmt.

Zink: Höchstens 25 ppm Zn. Der Zinkgehalt wird mit Hilfe der Atomabsorptionsspektroskopie (2.2.23, Methode I) bestimmt.

Untersuchungslösung: Die Prüflösung.

Referenzlösungen: Die Referenzlösungen werden aus der Zink-Lösung (100 ppm Zn) *R* durch Verdünnen mit Salzsäure (0,1 mol · l^{-1}) hergestellt.

Die Absorption wird bei 214,0 nm unter Verwendung einer Zink-Hohlkathodenlampe als Strahlungsquelle und einer Luft-Acetylen-Flamme bestimmt.

Trocknungsverlust (2.2.32): Höchstens 15 Prozent, mit 1,00 g Substanz durch 4 h langes Trocknen im Trockenschrank bei 120 °C bestimmt.

Sulfatasche (2.4.14): Höchstens 5,0 Prozent, mit 1,0 g Substanz bestimmt.

Adsorptionsvermögen: 0,300 g Substanz werden in einem 100-ml-Erlenmeyerkolben mit Schliffstopfen mit 25,0 ml einer frisch hergestellten Lösung von 0,5 g Phenazon *R* in 50 ml Wasser *R* versetzt. Die Mischung wird 15 min lang kräftig geschüttelt und filtriert, wobei die ersten 5 ml des Filtrats verworfen werden. 10,0 ml Filtrat werden mit 1,0 g Kaliumbromid *R* und 20 ml verdünnter Salzsäure *R* versetzt und mit Kaliumbromat-Lösung (0,0167 mol · l^{-1}) in Gegenwart von 0,1 ml Methylrot-Lösung *R* bis zum Verschwinden der Rotfärbung titriert. Gegen Ende der Titration wird langsam, 1 Tropfen alle 15 s, titriert. Ein Blindversuch mit 10,0 ml der Phenazon-Lösung wird durchgeführt.

Die von 100 g Substanz adsorbierte Menge Phenazon errechnet sich nach der Formel:

$$\frac{2{,}353\,(a-b)}{m}$$

a = Anzahl verbrauchter Milliliter Kaliumbromat-Lösung (0,0167 mol · l^{-1}) im Blindversuch
b = Anzahl verbrauchter Milliliter Kaliumbromat-Lösung (0,0167 mol · l^{-1}) im Hauptversuch
m = Einwaage Substanz in Gramm.

100 g Substanz, berechnet auf die getrocknete Substanz, müssen mindestens 40 g Phenazon adsorbieren.

Mikrobielle Verunreinigung:
Keimzahl (2.6.12): Höchstens 10^3 koloniebildende aerobe Einheiten je Gramm Substanz, durch Auszählen auf Agarplatten bestimmt.

Lagerung

Dicht verschlossen.

1998, 375

Kohlendioxid

Carbonei dioxidum

CO_2 M_r 44,01

Definition

Kohlendioxid enthält mindestens 99,5 Prozent (*V/V*) CO_2 in der Gasphase.

Eigenschaften

Farbloses Gas. Bei einer Temperatur von 20 °C und einem Druck von 101 kPa ist 1 Volumteil Kohlendioxid in etwa 1 Volumteil Wasser löslich.

Herstellung

Die Prüfung erfolgt an der Gasphase.

Falls die Prüfungen an einer Gasflasche durchgeführt werden, wird die Kohlendioxid-Flasche vor Ausführung der Prüfungen mindestens 6 h lang bei Raumtemperatur gelagert. Bei allen Prüfungen wird die Flasche senkrecht mit dem Ventil nach oben gestellt.

Kohlenmonoxid: Höchstens 5 ppm, mit Hilfe der Gaschromatographie bestimmt (2.2.28).

Untersuchungsgas: Das Gas.

Referenzgas: Ein Gemisch, das 5 ppm Kohlenmonoxid *R* in Kohlendioxid *R* 1 enthält.

Die Chromatographie kann durchgeführt werden mit
- einer Säule aus rostfreiem Stahl von 2 m Länge und 4 mm innerem Durchmesser, gepackt mit einem geeigneten Molekularsieb zur Chromatographie (0,5 nm Porengröße)
- Helium zur Chromatographie *R* als Trägergas bei einer Durchflußrate von 60 ml je Minute
- einem Flammenionisationsdetektor mit Methankonverter.

Die Temperatur der Säule wird bei 50 °C, die des Probeneinlasses und des Detektors bei 130 °C gehalten.

Das Untersuchungsgas und das Referenzgas werden eingespritzt. Die Einspritzvolumen und die Versuchsbedingungen werden so eingestellt, daß die Höhe des Kohlenmonoxid-Peaks im Chromatogramm des Referenzgases mindestens 35 Prozent des maximalen Ausschlags beträgt.

Der Gehalt an Kohlenmonoxid wird mit Hilfe der Fläche des Kohlenmonoxid-Peaks im Chromatogramm des Referenzgases ermittelt.

Stickstoffmonoxid, Stickstoffdioxid: Insgesamt höchstens 2 ppm, mit Hilfe eines Geräts zur Messung der Chemilumineszenz bestimmt (2.5.26).

Untersuchungsgas: Das Gas.

Referenzgas a: Kohlendioxid *R* 1.

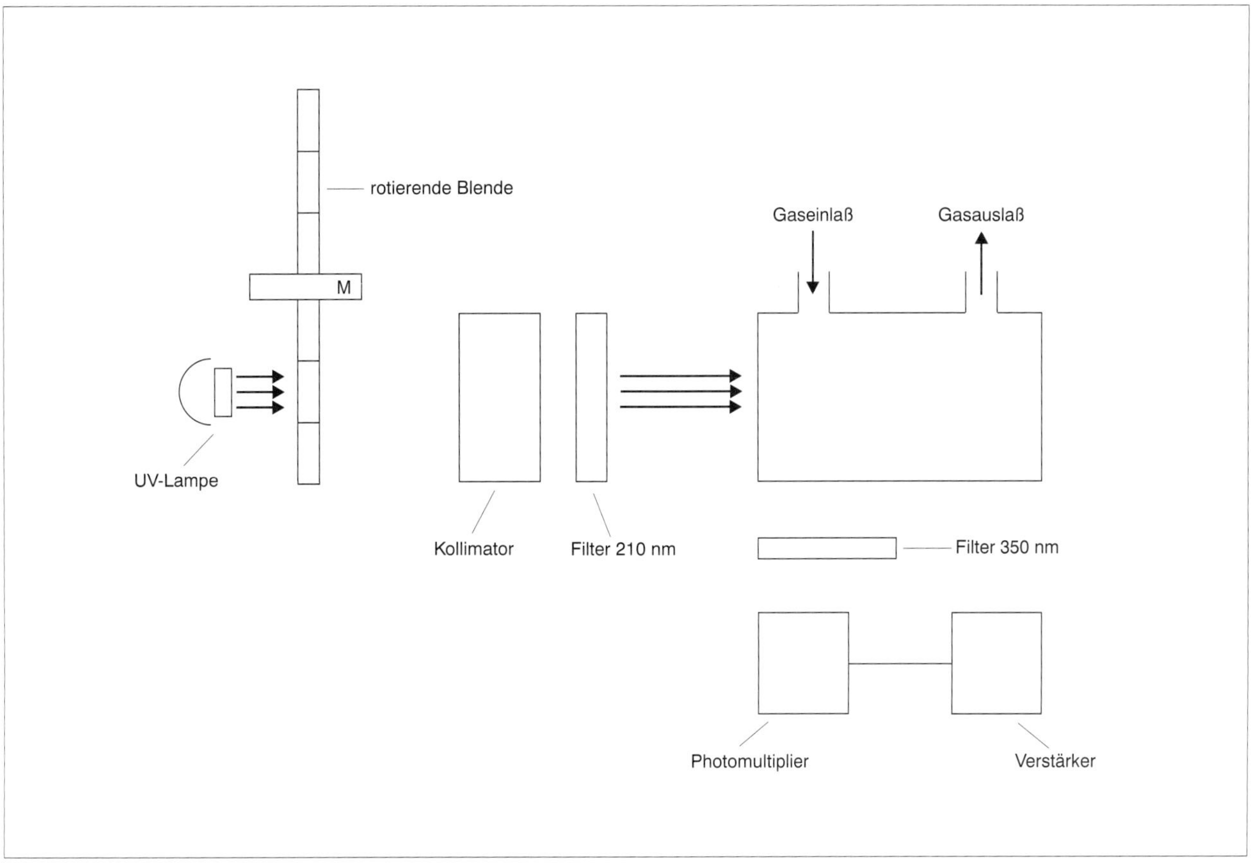

Abb. 375-1: UV-Fluoreszenzanalysator

Referenzgas b: Ein Gemisch, das 2 ppm Stickstoffmonoxid *R* in Kohlendioxid *R* 1 enthält.

Der Nullpunkt und die Empfindlichkeit des Geräts werden mit Hilfe der Referenzgase a und b eingestellt. Der Gehalt an Stickstoffmonoxid und -dioxid im Untersuchungsgas wird bestimmt.

Gesamtschwefel: Höchstens 1 ppm, mit Hilfe eines UV-Fluoreszenzanalysators nach Oxidation der schwefelhaltigen Substanzen durch Erhitzen auf 1000 °C bestimmt (siehe Abb. 375-1).

Die Apparatur besteht aus

- einem System, das UV-Strahlen mit einer Wellenlänge von 210 nm erzeugt, bestehend aus einer UV-Lampe, einem Kollimator und einem Filter; der Strahl wird periodisch durch eine mit hoher Geschwindigkeit rotierende Blende zurückgehalten
- einer Reaktionskammer, durch die das zuvor filtrierte Untersuchungsgas strömt
- einem Detektionssystem für die emittierte Strahlung mit einer Wellenlänge von 350 nm, das aus einem Filter, einem Photomultiplier und einem Verstärker besteht.

Untersuchungsgas: Das Gas.

Referenzgas a: Kohlendioxid *R* 1.

Referenzgas b: Ein Gemisch, das zwischen 0,5 und 2 ppm Schwefelwasserstoff *R* 1 in Kohlendioxid *R* 1 enthält.

Der Nullpunkt und die Empfindlichkeit des Geräts werden mit Hilfe der Referenzgase a und b eingestellt. Das Untersuchungsgas wird durch einen auf 1000 °C erhitzten Quarzofen geleitet. Sauerstoff *R* strömt mit einer 10fach geringeren Durchflußgeschwindigkeit als das Untersuchungsgas durch den Ofen. Der Gehalt an Schwefeldioxid wird in dem den Ofen verlassenden Gasgemisch bestimmt.

Wasser: Höchstens 60 ppm, mit Hilfe eines Hygrometers mit elektrolytischem Meßprinzip bestimmt (2.5.28).

Gehaltsbestimmung: Die Bestimmung erfolgt mit Hilfe eines Infrarot-Analysators (2.5.24).

Untersuchungsgas: Das Gas. Zur Vermeidung von Streulichteffekten muß das Gas filtriert werden.

Referenzgas a: Kohlendioxid *R* 1.

Referenzgas b: Ein Gemisch, das 95,0 Prozent (*V/V*) Kohlendioxid *R* 1 und 5,0 Prozent (*V/V*) Stickstoff *R* 1 enthält.

Der Nullpunkt und die Empfindlichkeit des Geräts werden mit Hilfe der Referenzgase a und b eingestellt. Der Gehalt an Kohlendioxid im Untersuchungsgas wird bestimmt.

Prüfung auf Identität

1: A.

2: B, C.

A. Die Prüfung erfolgt mit Hilfe der IR-Spektroskopie (2.2.24) durch Vergleich des Spektrums der Substanz mit dem Kohlendioxid-Referenzspektrum der Ph. Eur.

B. Wird ein glühender Holzspan in eine Kohlendioxid-Atmosphäre eingeführt, so erlischt er.

C. Beim Einleiten von Kohlendioxid in Bariumhydroxid-Lösung *R* entsteht ein weißer Niederschlag, der sich in verdünnter Essigsäure *R* unter Aufbrausen löst.

Prüfung auf Reinheit

Die Prüfung erfolgt an der Gasphase.

Falls die Prüfung an einer Gasflasche durchgeführt wird, wird die Kohlendioxid-Flasche vor Ausführung der Prüfungen mindestens 6 h lang bei Raumtemperatur gelagert. Bei allen Prüfungen wird die Flasche senkrecht mit dem Ventil nach oben gestellt.

Kohlenmonoxid: Höchstens 5 ppm, mit Hilfe eines Prüfröhrchens für Kohlenmonoxid (2.1.6) bestimmt.

Schwefelwasserstoff: Höchstens 1 ppm, mit Hilfe eines Prüfröhrchens für Schwefelwasserstoff (2.1.6) bestimmt.

Stickstoffmonoxid, -dioxid: Höchstens 2 ppm, mit Hilfe eines Prüfröhrchens für Stickstoffmonoxid und Stickstoffdioxid (2.1.6) bestimmt.

Schwefeldioxid: Höchstens 2 ppm, mit Hilfe eines Prüfröhrchens für Schwefeldioxid (2.1.6) bestimmt.

Wasserdampf: Höchstens 60 ppm, mit Hilfe eines Prüfröhrchens für Wasserdampf (2.1.6) bestimmt.

Lagerung

Unter Druck verflüssigt in geeigneten Behältnissen, den bestehenden Sicherheitsvorschriften entsprechend.

Verunreinigungen

A. Stickstoffmonoxid
B. Stickstoffdioxid
C. Kohlenmonoxid
D. Gesamtschwefel
E. Wasser.

1999, 1304

Koriander

Coriandri fructus

Definition

Koriander besteht aus den getrockneten Früchten von *Coriandrum sativum* L. Die Droge enthält mindestens 3 ml · kg^{-1} ätherisches Öl, berechnet auf die getrocknete Droge.

Eigenschaften

Die braune bis hellbraune Frucht ist mehr oder weniger kugelig und hat einen Durchmesser von etwa 1,5 bis 5 mm. Bei ovaler Form kann sie 2 bis 6 mm lang sein.

Die Droge weist die unter „Prüfung auf Identität“ A und B beschriebenen makroskopischen und mikroskopischen Merkmale auf.

Prüfung auf Identität

A. Die Teilfrüchte sind gewöhnlich fest miteinander verbunden. Die Frucht ist kahl und zeigt 10 gewellte, wenig hervortretende Hauptrippen sowie 8 gerade, deutlicher hervortretende Nebenrippen. Der Scheitel trägt den zugespitzten Griffelpolster. Die innere Oberfläche der Teilfrüchte ist konkav. Ein kurzer Rest des Fruchtstengels kann vorhanden sein.

B. Die Droge wird pulverisiert (355). Das Pulver ist braun. Die Prüfung erfolgt unter dem Mikroskop, wobei Chloralhydrat-Lösung *R* verwendet wird. Das Pulver zeigt neben zahlreichen Öltröpfchen folgende Merkmale: Endospermfragmente mit kleinen, dickwandigen, regelmäßigen Zellen, die kleine Kristalle, Oxalatdrusen und Öltröpfchen enthalten; Fragmente des Endokarps mit sehr schmalen Zellen, die parkettförmig angeordnet sind und gewöhnlich zusammen mit einer Schicht dünnwandiger, rechteckiger Steinzellen aus dem Mesokarp vorkommen; Bruchstücke der Sklerenchymplatte des Mesokarps, bestehend aus kurzen, stark verdickten, getüpfelten Faserzellen, die mit benachbarten, im rechten Winkel dazu verlaufenden Zellschichten auftreten; Parenchymfragmente mit kleinen, dickwandigen Zellen sowie gelegentlich Gefäßbündelfragmente.

C. Die Prüfung erfolgt mit Hilfe der Dünnschichtchromatographie (2.2.27) unter Verwendung einer Schicht eines geeigneten Kieselgels.

Untersuchungslösung: 0,50 g frisch pulverisierte Droge (355) werden 2 bis 3 min lang mit 5,0 ml Hexan *R* geschüttelt und durch etwa 2 g wasserfreies Natriumsulfat *R* filtriert.

Referenzlösung: 15 µl Linalool *R* und 25 µl Olivenöl *R* werden in 5,0 ml Hexan *R* gelöst. Die Lösung ist unmittelbar vor Gebrauch herzustellen.

Auf die Platte werden getrennt 20 µl Untersuchungslösung und 10 µl Referenzlösung bandförmig aufgetragen. Die Chromatographie erfolgt mit einer Mischung von 5 Volumteilen Ethylacetat *R* und 95 Volumteilen Toluol *R* über eine Laufstrecke von 10 cm. Die Platte wird an der Luft trocknen gelassen und die Chromatographie unter den gleichen Bedingungen wiederholt. Die Platte wird erneut an der Luft trocknen gelassen, anschließend mit Anisaldehyd-Reagenz *R* besprüht, 5 bis 10 min lang unter Beobachtung bei 100 bis 105 °C erhitzt und sofort im Tageslicht ausgewertet. Im Chromatogramm der Referenzlösung liegt die violette bis grauviolette Linalool-Zone in der unteren Hälfte und die bläulichviolette Triglycerid-Zone in der oberen Hälfte. Das Chromatogramm der Untersuchungslösung zeigt in bezug auf Lage und Farbe ähnliche Zonen wie das Chromatogramm der Referenzlösung. Einige violettgraue bis bräunliche Zonen, einschließlich der dem Geraniol entsprechenden Zone, finden sich zwischen der Startlinie und der Zone, welche der Linalool-Zone im Chromatogramm der Referenzlösung entspricht. Auch zwischen den Zonen, die den Triglyceriden und dem Linalool im Chromatogramm der Referenzlösung entsprechen, können im Chromatogramm der Untersuchungslösung einige schwache, violettgraue Zonen auftreten.

Prüfung auf Reinheit

Fremde Bestandteile (2.8.2): Die Droge muß der Prüfung entsprechen. Keine Frucht darf Fraßspuren von Tieren aufweisen.

Trocknungsverlust (2.2.32): Höchstens 10,0 Prozent, mit 1,000 g pulverisierter Droge (355) durch 2 h langes Trocknen im Trockenschrank bei 100 bis 105 °C bestimmt.

Asche (2.4.16): Höchstens 8,0 Prozent.

Gehaltsbestimmung

Die Bestimmung erfolgt nach „Gehaltsbestimmung des ätherischen Öls in Drogen“ (2.8.12) unter Verwendung von 30,0 g unmittelbar vorher grobkörnig pulverisierter Droge, einem 500-ml-Rundkolben, 200 ml Wasser *R* als Destillationsflüssigkeit und 0,5 ml Xylol *R* als Vorlage. 2 h lang wird mit einer Destillationsgeschwindigkeit von 2 bis 3 ml je Minute destilliert.

Lagerung

Vor Licht geschützt.

L

1998, 923

Labetalolhydrochlorid
Labetaloli hydrochloridum

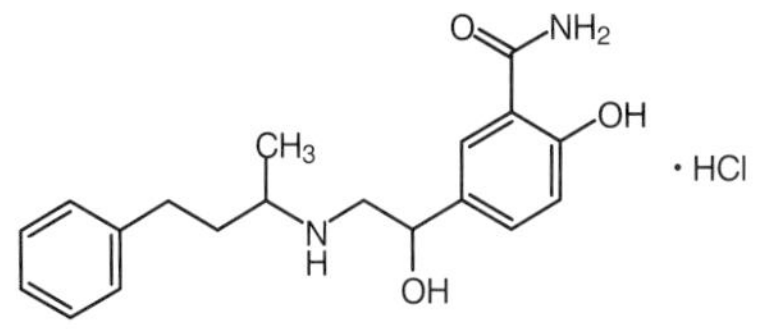

$C_{19}H_{25}ClN_2O_3$ M_r 364,9

Definition

Labetalolhydrochlorid enthält mindestens 98,5 und höchstens 101,0 Prozent 2-Hydroxy-5-[1-hydroxy-2-[(1-methyl-3-phenylpropyl)amino]ethyl]benzamid-hydrochlorid, berechnet auf die getrocknete Substanz.

Eigenschaften

Weißes bis fast weißes Pulver; wenig löslich in Wasser und Ethanol, praktisch unlöslich in Dichlormethan und Ether.

Prüfung auf Identität

1: A, C, E.
2: A, B, D, E.

A. Die optische Drehung (2.2.7), an der Prüflösung (siehe „Prüfung auf Reinheit") bestimmt, liegt zwischen −0,05 und +0,05°.

B. 25,0 mg Substanz werden in Salzsäure (0,1 mol · l^{-1}) zu 250,0 ml gelöst. Die Lösung, zwischen 230 und 350 nm gemessen, zeigt ein Absorptionsmaximum (2.2.25) bei 302 nm. Die spezifische Absorption, im Maximum gemessen, liegt zwischen 83 und 88.

C. Die Prüfung erfolgt mit Hilfe der IR-Spektroskopie (2.2.24) durch Vergleich des Spektrums der Substanz mit dem von Labetalolhydrochlorid *CRS*.

D. Die Prüfung erfolgt mit Hilfe der Dünnschichtchromatographie (2.2.27) unter Verwendung einer Schicht eines geeigneten octadecylsilylierten Kieselgels, das einen Fluoreszenzindikator mit intensivster Anregung der Fluoreszenz bei 254 nm enthält.

Untersuchungslösung: 10 mg Substanz werden in 1 ml Ethanol 96 % *R* gelöst.

Referenzlösung a: 10 mg Labetalolhydrochlorid *CRS* werden in 1 ml Ethanol 96 % *R* gelöst.

Referenzlösung b: 10 mg Labetalolhydrochlorid *CRS* und 10 mg Propranololhydrochlorid *CRS* werden in Ethanol 96 % *R* zu 5 ml gelöst.

Auf die Platte werden getrennt 2 µl jeder Lösung aufgetragen. Die Chromatographie erfolgt mit einer Mischung von 0,5 Volumteilen Perchlorsäure *R*, 50 Volumteilen Wasser *R* und 80 Volumteilen Methanol *R*, unmittelbar nach Eingießen der mobilen Phase in die Chromatographiekammer, über eine Laufstrecke von 15 cm. Die Platte wird an der Luft trocknen gelassen und im ultravioletten Licht bei 254 nm ausgewertet. Der Hauptfleck im Chromatogramm der Untersuchungslösung entspricht in bezug auf Lage und Größe dem Hauptfleck im Chromatogramm der Referenzlösung a. Die Prüfung darf nur ausgewertet werden, wenn das Chromatogramm der Referenzlösung b deutlich voneinander getrennt 2 Flecke zeigt.

E. Die Substanz gibt die Identitätsreaktion a auf Chlorid (2.3.1).

Prüfung auf Reinheit

Prüflösung: 0,50 g Substanz werden in kohlendioxidfreiem Wasser *R* zu 50 ml gelöst.
Die Prüflösung ist frisch herzustellen.

Aussehen der Lösung: Die Prüflösung muß klar (2.2.1) und darf nicht stärker gefärbt sein als die Stufe 6 der am besten geeigneten Farbvergleichslösung (2.2.2, Methode II).

***p*H-Wert** (2.2.3): Der *p*H-Wert der Prüflösung muß zwischen 4,0 und 5,0 liegen.

Verhältnis der Diastereomeren: Die Prüfung erfolgt mit Hilfe der Gaschromatographie (2.2.28).

Untersuchungslösung: 2,0 mg Substanz werden in 1,0 ml einer Lösung von Butyldihydroxyboran *R* (12,0 g · l^{-1}) in wasserfreiem Pyridin *R* gelöst. Die Lösung wird 20 min lang stehengelassen.

Die Chromatographie kann durchgeführt werden mit
- einer Säule aus Glas von 1,5 m Länge und 4 mm innerem Durchmesser, gepackt mit silanisierter Kieselgur zur Gaschromatographie *R* (125–150 µm), imprägniert mit 3 Prozent (*m/m*) Poly[methyl(50)phenyl(50)]siloxan *R*
- Stickstoff zur Chromatographie *R* als Trägergas bei einer Durchflußrate von 40 ml je Minute
- einem Flammenionisationsdetektor.

Die Temperatur der Säule, des Probeneinlasses und des Detektors wird bei 300 °C gehalten.

2 µl Untersuchungslösung werden eingespritzt. Das Chromatogramm zeigt 2 Peaks, wobei jeder einem Diastereomerenpaar entspricht. Die Empfindlichkeit des Systems wird so eingestellt, daß die Höhe des größeren Peaks der 2 Diastereomerenpaare etwa 80 Prozent des maximalen Ausschlags beträgt.

Die Prüfung darf nur ausgewertet werden, wenn die Entfernung des tiefsten Punktes zwischen den beiden Peaks zur Basislinie höchstens 5 Prozent des maximalen Ausschlags beträgt. Die Fläche jedes Peaks muß mindestens 45 Prozent und darf höchstens 55 Prozent der Summe der Flächen beider Peaks betragen.

Verwandte Substanzen: Die Prüfung erfolgt mit Hilfe der Flüssigchromatographie (2.2.29).

Untersuchungslösung: 50,0 mg Substanz werden in der mobilen Phase zu 10,0 ml gelöst.

Referenzlösung: 0,5 ml Untersuchungslösung werden mit der mobilen Phase zu 100,0 ml verdünnt.

Die Chromatographie kann durchgeführt werden mit

- einer Säule aus rostfreiem Stahl von 0,15 m Länge und 4,6 mm innerem Durchmesser, gepackt mit octadecylsilyliertem Kieselgel zur Chromatographie *R* (5 µm)
- einer Mischung von 150 ml Tetrahydrofuran *R*, 300 ml Methanol *R*, 550 ml Wasser *R*, 0,82 g Tetrabutylammoniumhydrogensulfat *R*, 1 g Natriumoctylsulfat *R* und 10 ml einer 10prozentigen Lösung (*V*/*V*) von Schwefelsäure *R* als mobile Phase bei einer Durchflußrate von 1 ml je Minute
- einem Spektrometer als Detektor bei einer Wellenlänge von 229 nm.

Die Säule wird etwa 30 min lang mit der mobilen Phase bei einer Durchflußrate von 1 ml je Minute äquilibriert.

Die Empfindlichkeit des Systems wird so eingestellt, daß die Höhe des Hauptpeaks im Chromatogramm mit 20 µl Referenzlösung mindestens 50 Prozent des maximalen Ausschlags beträgt. Werden die Chromatogramme unter den vorgeschriebenen Bedingungen aufgezeichnet, beträgt die Retentionszeit des Hauptpeaks zwischen 10 und 15 min. Falls erforderlich wird der Wassergehalt der mobilen Phase geändert, wobei das Verhältnis 2 : 1 von Methanol zu Tetrahydrofuran beibehalten werden muß.

20 µl jeder Lösung werden getrennt eingespritzt. Die Chromatographie erfolgt über eine Dauer, die der 3fachen Retentionszeit des Hauptpeaks entspricht. Im Chromatogramm der Untersuchungslösung darf keine Peakfläche, mit Ausnahme der des Hauptpeaks, größer sein als das 0,6fache der Fläche des Hauptpeaks im Chromatogramm der Referenzlösung (0,3 Prozent). Im Chromatogramm der Untersuchungslösung darf die Summe aller Peakflächen, mit Ausnahme der des Hauptpeaks, nicht größer sein als die Fläche des Hauptpeaks im Chromatogramm der Referenzlösung (0,5 Prozent). Der Lösungsmittelpeak und Peaks, deren Fläche kleiner ist als das 0,1fache der Fläche des Hauptpeaks im Chromatogramm der Referenzlösung, werden nicht berücksichtigt.

Schwermetalle (2.4.8): 1,0 g Substanz muß der Grenzprüfung C auf Schwermetalle entsprechen (20 ppm). Zur Herstellung der Referenzlösung werden 2 ml Blei-Lösung (10 ppm Pb) *R* verwendet.

Trocknungsverlust (2.2.32): Höchstens 1,0 Prozent, mit 1,000 g Substanz durch Trocknen im Vakuumtrockenschrank bei 100 bis 105 °C und höchstens 0,7 kPa bestimmt.

Sulfatasche (2.4.14): Höchstens 0,1 Prozent, mit 1,0 g Substanz bestimmt.

Gehaltsbestimmung

Um eine Überhitzung zu vermeiden, muß während der Titration sorgfältig gemischt und unmittelbar nach Erreichen des Endpunkts die Titration abgebrochen werden.

0,200 g Substanz, in einer Mischung von 10 ml wasserfreier Ameisensäure *R* und 40 ml Acetanhydrid *R* gelöst, werden mit Perchlorsäure (0,1 mol · l^{-1}) titriert. Der Endpunkt wird mit Hilfe der Potentiometrie (2.2.20) bestimmt.

1 ml Perchlorsäure (0,1 mol · l^{-1}) entspricht 36,49 mg $C_{19}H_{25}ClN_2O_3$.

Verunreinigungen

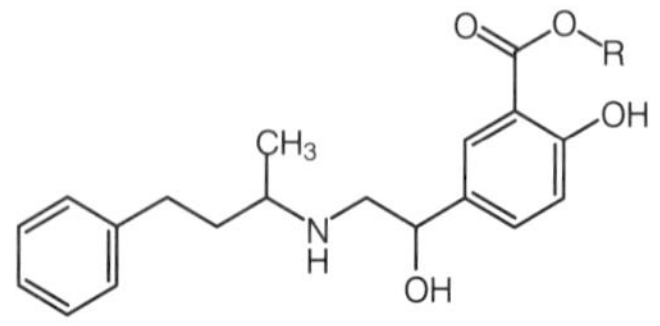

A. R = H: 2-Hydroxy-5-[1-hydroxy-2-[(1-methyl-3-phenylpropyl)amino]ethyl]benzoesäure

B. R = CH_3: Methyl-2-hydroxy-5-[1-hydroxy-2-[(1-methyl-3-phenylpropyl)amino]ethyl]benzoat.

1999, 1337

Lactitol-Monohydrat

Lactitolum monohydricum

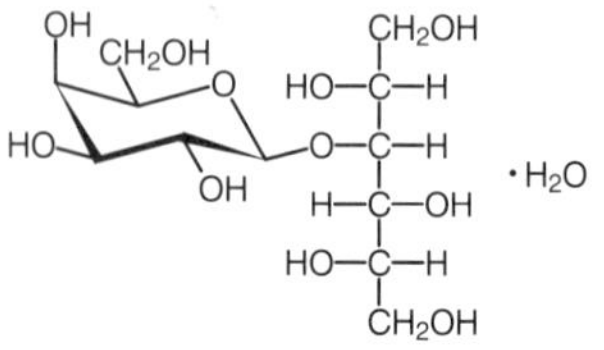

$C_{12}H_{24}O_{11} \cdot H_2O$ M_r 362,3

Definition

Lactitol-Monohydrat[1)] enthält mindestens 97,0 Prozent 4-*O*-(β-D-Galactopyranosyl)-D-glucitol, berechnet auf die wasserfreie Substanz.

[1)] Diese Fassung des Textes entspricht der Eilrevision „Resolution AP-CSP (98) 8".

Eigenschaften

Weißes, kristallines Pulver; sehr leicht löslich in Wasser, schwer löslich in Ethanol, praktisch unlöslich in Dichlormethan.

Prüfung auf Identität

1: B.
2: A, C.

A. Die Substanz entspricht der Prüfung „Spezifische Drehung“ (siehe „Prüfung auf Reinheit“).

B. Die Prüfung erfolgt mit Hilfe der IR-Spektroskopie (2.2.24) durch Vergleich des Spektrums der Substanz mit dem von Lactitol-Monohydrat *CRS*.

C. Die Prüfung erfolgt mit Hilfe der Dünnschichtchromatographie (2.2.27) unter Verwendung von Kieselgel G *R*.

Untersuchungslösung: 50 mg Substanz werden in Methanol *R* zu 20 ml gelöst.

Referenzlösung a: 50 mg Lactitol-Monohydrat *CRS* werden in Methanol *R* zu 20 ml gelöst.

Referenzlösung b: 5 mg Sorbitol *CRS* werden in 2 ml Referenzlösung a gelöst. Die Lösung wird mit Methanol *R* zu 20 ml verdünnt.

Auf die Platte werden getrennt 2 µl jeder Lösung aufgetragen. Die Chromatographie erfolgt mit einer Mischung von 25 Volumteilen Wasser *R* und 75 Volumteilen Acetonitril *R* über eine Laufstrecke von 8 cm. Die Platte wird an der Luft trocknen gelassen, mit 4-Aminobenzoesäure-Lösung *R* besprüht und im Kaltluftstrom bis zum Verschwinden von Acetonitril getrocknet. Die Platte wird 15 min lang bei 100 °C erhitzt und nach dem Erkaltenlassen mit einer Lösung von Natriumperiodat *R* (2 g · l^{-1}) besprüht. Nach dem Trocknen im Kaltluftstrom wird die Platte 15 min lang bei 100 °C erhitzt. Der Hauptfleck im Chromatogramm der Untersuchungslösung entspricht in bezug auf Lage, Farbe und Größe dem Hauptfleck im Chromatogramm der Referenzlösung a. Die Prüfung darf nur ausgewertet werden, wenn das Chromatogramm der Referenzlösung b deutlich voneinander getrennt 2 Flecke zeigt.

Prüfung auf Reinheit

Prüflösung: 5,000 g Substanz werden in kohlendioxidfreiem Wasser *R* zu 50,0 ml gelöst.

Aussehen der Lösung: Die Prüflösung muß klar (2.2.1) und darf nicht stärker gefärbt sein als die Farbvergleichslösung BG_7 (2.2.2, Methode II).

Sauer oder alkalisch reagierende Substanzen: 10 ml Prüflösung werden mit 10 ml kohlendioxidfreiem Wasser *R* versetzt. 10 ml dieser Lösung werden mit 0,05 ml Phenolphthalein-Lösung *R* versetzt. Bis zum Umschlag nach Rosa dürfen höchstens 0,2 ml Natriumhydroxid-Lösung (0,01 mol · l^{-1}) verbraucht werden. Zu weiteren 10 ml dieser Lösung werden 0,05 ml Methylrot-Lösung *R* zugesetzt. Bis zum Farbumschlag nach Rot dürfen höchstens 0,3 ml Salzsäure (0,01 mol · l^{-1}) verbraucht werden.

Spezifische Drehung (2.2.7): Die spezifische Drehung, an der Prüflösung bestimmt, muß zwischen +13,5 und +15,5° liegen, berechnet auf die wasserfreie Substanz.

Verwandte Substanzen: Die Prüfung erfolgt mit Hilfe der Flüssigchromatographie (2.2.29) wie unter „Gehaltsbestimmung“ beschrieben.

Der Prozentgehalt an verwandten Substanzen wird aus den Peakflächen im Chromatogramm der Untersuchungslösung mit Hilfe des Verfahrens „Normalisierung“ berechnet. Der Gehalt an Lactulitol darf höchstens 1,5 Prozent und der Gesamtgehalt aller anderen verwandten Substanzen höchstens 1,5 Prozent betragen.

Reduzierende Zucker: 5,0 g Substanz werden in 3 ml Wasser *R* unter Erwärmen gelöst. Nach Abkühlen werden 20 ml Kupfer(II)-citrat-Lösung *R* und einige Glasperlen zugesetzt. Innerhalb von 4 min wird die Lösung zum Sieden erhitzt und 3 min lang im Sieden gehalten. Nach raschem Abkühlen werden 100 ml einer 2,4prozentigen Lösung (*V/V*) von Essigsäure 98 % *R* und 20,0 ml Iod-Lösung (0,025 mol · l^{-1}) zugesetzt. Unter ständigem Rühren wird mit 25 ml einer Mischung von 6 Volumteilen Salzsäure *R* und 94 Volumteilen Wasser *R* versetzt. Nach Auflösen des Niederschlags wird der Iodüberschuß mit Natriumthiosulfat-Lösung (0,05 mol · l^{-1}) titriert unter Zusatz von 1 ml Stärke-Lösung *R* gegen Ende der Titration. Der Verbrauch an Natriumthiosulfat-Lösung (0,05 mol · l^{-1}) muß mindestens 12,8 ml betragen (0,2 Prozent).

Blei (2.4.10): Die Substanz muß der Grenzprüfung „Blei in Zuckern“ entsprechen (0,5 ppm).

Nickel (2.4.15): Die Substanz muß der Grenzprüfung „Nickel in Polyolen“ entsprechen (1 ppm).

Wasser (2.5.12): 4,5 bis 5,5 Prozent, mit 0,30 g Substanz nach der Karl-Fischer-Methode bestimmt.

Sulfatasche (2.4.14): Höchstens 0,1 Prozent, mit 1,0 g Substanz bestimmt.

Mikrobielle Verunreinigung:
Keimzahl (2.6.12): Höchstens 10^3 koloniebildende, aerobe Einheiten je Gramm Substanz.

Spezifische Mikroorganismen (2.6.13): *Escherichia coli, Pseudomonas aeruginosa* und Salmonellen dürfen nicht vorhanden sein.

Gehaltsbestimmung

Die Bestimmung erfolgt mit Hilfe der Flüssigchromatographie (2.2.29).

Untersuchungslösung: 50,0 mg Substanz werden in Wasser *R* zu 10,0 ml gelöst.

Referenzlösung a: 10 mg Lactitol-Monohydrat *CRS* und 10 mg Glycerol *R* werden in Wasser *R* zu 50,0 ml gelöst.

Referenzlösung b: 1,0 ml Untersuchungslösung wird mit Wasser *R* zu 100,0 ml verdünnt. 5 ml dieser Lösung werden mit Wasser *R* zu 100 ml verdünnt.

Die Chromatographie kann durchgeführt werden mit
- einer Säule aus rostfreiem Stahl von 0,30 m Länge und 7,8 mm innerem Durchmesser, gepackt mit einem stark sauren Kationenaustauscher, Calciumsalz *R*

– Wasser *R* als mobile Phase bei einer Durchflußrate von 0,6 ml je Minute
– einem Refraktometer als Detektor.

Die Temperatur der Säule wird bei 60 °C gehalten.

100 µl Referenzlösung a werden eingespritzt. Die Bestimmung darf nur ausgewertet werden, wenn die Auflösung zwischen dem 1. Peak (Lactitol) und dem 2. Peak (Glycerol) mindestens 5 beträgt.

Je 100 µl Untersuchungslösung und Referenzlösung b werden getrennt eingespritzt. Die Chromatographie erfolgt über eine Dauer, die der 2,5fachen Retentionszeit von Lactitol entspricht. Die Retentionszeit des Lactitols beträgt etwa 13 min. Die relativen Retentionszeiten, berechnet auf Lactitol, betragen für Lactose etwa 0,7, für Lactulitol etwa 0,8, für Glycerol etwa 1,3, für Mannitol etwa 1,5, für Dulcitol (Galactitol) etwa 1,8 und für Sorbitol etwa 1,9.

Der Gehalt an $C_{12}H_{24}O_{11}$ wird aus den Peakflächen im Chromatogramm der Untersuchungslösung mit Hilfe des Verfahrens „Normalisierung" berechnet. Peaks, deren Fläche kleiner ist als die des Hauptpeaks im Chromatogramm der Referenzlösung b, werden nicht berücksichtigt.

Lagerung

Gut verschlossen.

Verunreinigungen

A. Lactose

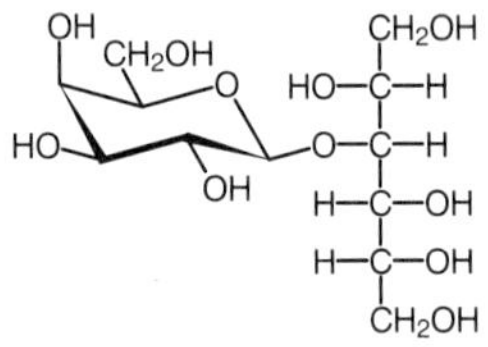

B. Lactulitol

C. Mannitol

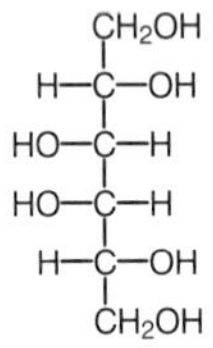

D. Dulcitol (Galactitol)

E. Sorbitol.

1998, 1230

Lactulose

Lactulosum

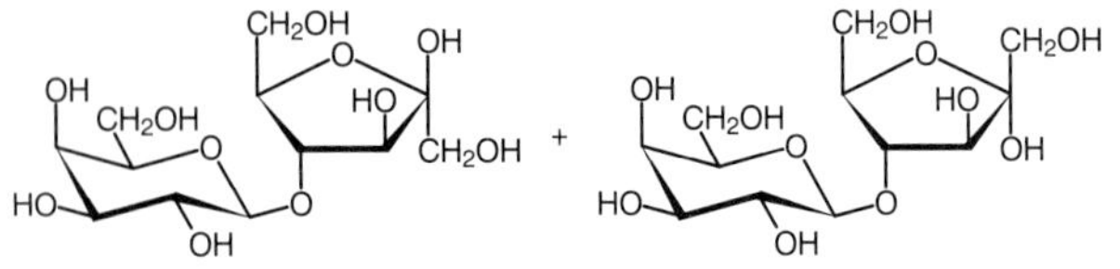

$C_{12}H_{22}O_{11}$ M_r 342,3

Definition

Lactulose enthält mindestens 95,0 und höchstens 102,0 Prozent 4-*O*-β-D-Galactopyranosyl-D-fructofuranose, berechnet auf die wasserfreie Substanz.

Eigenschaften

Weißes bis fast weißes, kristallines Pulver; leicht löslich in Wasser, wenig löslich in Methanol, praktisch unlöslich in Toluol.

Die Substanz schmilzt bei etwa 168 °C.

Prüfung auf Identität

1: B, C, D, E.

2: A, C, D, E.

A. Die Prüfung erfolgt mit Hilfe der Dünnschichtchromatographie (2.2.27) unter Verwendung einer Schicht von Kieselgel G *R*.

Untersuchungslösung: 50,0 mg Substanz werden in Wasser *R* zu 10,0 ml gelöst.

Referenzlösung: 50,0 mg Lactulose *CRS* werden in Wasser *R* zu 10,0 ml gelöst.

Auf die Platte werden getrennt 2 µl jeder Lösung aufgetragen. Die Chromatographie erfolgt mit einer Mischung von 10 Volumteilen Essigsäure 98 % *R*, 15 Volumteilen einer Lösung von Borsäure *R* ($50\ g \cdot l^{-1}$), 20 Volumteilen Methanol *R* und 55 Volumteilen Ethylacetat *R* über eine Laufstrecke von 15 cm. Die Platte wird 5 min lang bei 100 bis 105 °C getrocknet und anschließend erkalten gelassen. Die Platte wird mit einer Lösung von 1,3-Dihydroxynaphthalin *R* ($1,0\ g \cdot l^{-1}$) in einer Mischung von 10 Volumteilen Schwefelsäure *R* und 90 Volumteilen Methanol *R* besprüht und 5 min lang bei 110 °C erhitzt. Der Hauptfleck im Chromatogramm der Untersuchungslösung entspricht in bezug auf Lage, Farbe und Größe dem Hauptfleck im Chromatogramm der Referenzlösung.

B. Die unter „Gehaltsbestimmung" erhaltenen Chromatogramme werden ausgewertet. Der Hauptpeak im Chromatogramm der Untersuchungslösung entspricht in bezug auf Lage und Größe dem Hauptpeak im Chromatogramm der Referenzlösung b.

C. 50 mg Substanz werden in 10 ml Wasser *R* gelöst. Nach Zusatz von 3 ml Fehlingscher Lösung *R* und Erhitzen entsteht ein roter Niederschlag.

D. 0,125 g Substanz werden in 5 ml Wasser *R* gelöst. Wird die Lösung mit 5 ml Ammoniak-Lösung *R* versetzt und 10 min lang im Wasserbad von 80 °C erhitzt, entsteht eine rote Färbung.

E. Die Substanz entspricht der Prüfung „Spezifische Drehung“ (siehe „Prüfung auf Reinheit“).

Prüfung auf Reinheit

Prüflösung: 3,0 g Substanz werden in kohlendioxidfreiem Wasser *R* zu 50 ml gelöst.

Aussehen der Lösung: Die Prüflösung muß klar (2.2.1) und darf nicht stärker gefärbt sein als die Farbvergleichslösung BG_5 (2.2.2, Methode II).

***p*H-Wert** (2.2.3): 10 ml Prüflösung werden mit 0,1 ml einer gesättigten Lösung von Kaliumchlorid *R* versetzt. Der *p*H-Wert dieser Lösung muß zwischen 3,0 und 7,0 liegen.

Spezifische Drehung (2.2.7): 1,25 g Substanz werden in Wasser *R* gelöst. Die Lösung wird nach Zusatz von 0,2 ml konzentrierter Ammoniak-Lösung *R* mit Wasser *R* zu 25,0 ml verdünnt. Die spezifische Drehung muß zwischen – 46,0 und –50,0° liegen, berechnet auf die wasserfreie Substanz.

Verwandte Substanzen: Die unter „Gehaltsbestimmung“ erhaltenen Chromatogramme werden ausgewertet. Im Chromatogramm der Untersuchungslösung darf die Summe aller Peakflächen, die den Hauptpeaks in den Chromatogrammen der Referenzlösungen d, e, f, g und h (Galactose, Lactose, Epi-Lactose, Tagatose und Fructose) entsprechen, nicht größer sein als die Fläche des Lactulose-Peaks im Chromatogramm der Referenzlösung a (3 Prozent).

Methanol: Höchstens 50 ppm. Die Prüfung erfolgt mit Hilfe der Gaschromatographie (2.2.28, Dampfraumanalyse, Methode b).

Interner-Standard-Lösung: 0,5 ml 1-Propanol *R* werden mit 100,0 ml Wasser *R* gemischt. 1,0 ml Lösung wird mit Wasser *R* zu 100,0 ml verdünnt. 5,0 ml dieser Lösung werden mit Wasser *R* zu 50,0 ml verdünnt.

Untersuchungslösung: 79 mg Substanz werden in einer 20-ml-Probeflasche mit 1,0 ml Interner-Standard-Lösung und anschließend mit 5 µl einer 0,1prozentigen Lösung (*V/V*) von Methanol *R* versetzt.

Referenzlösung: 1,0 ml Interner-Standard-Lösung wird in einer 20-ml-Probeflasche mit 5 µl einer 0,1prozentigen Lösung (*V/V*) von Methanol *R* versetzt.

Die Chromatographie kann durchgeführt werden mit
- einer Säule von 2 m Länge und 2 mm innerem Durchmesser, gepackt mit Ethylvinylbenzol-Divinylbenzol-Copolymer *R* (180 µm)
- Helium zur Chromatographie *R* als Trägergas bei einer Durchflußrate von 30 ml je Minute
- einem Flammenionisationsdetektor.

Die Temperatur der Säule wird bei 140 °C, die des Probeneinlasses bei 200 °C und die des Detektors bei 220 °C gehalten. Die Lösungen werden 1 h lang bei 60 °C gehalten. Nach einer Druckausgleichszeit von 1 min wird jeweils 1 ml der Gasphase auf die Säule gebracht.

Im Chromatogramm der Untersuchungslösung darf das Verhältnis der Peakflächen von Methanol und Internem Standard nicht größer sein als das 2fache des Verhältnisses der entsprechenden Peakflächen im Chromatogramm der Referenzlösung. Der Gehalt an Methanol wird unter Berücksichtigung einer Dichte (2.2.5) bei 20 °C von 0,79 g · ml^{-1} für Methanol berechnet.

Bor: *Geräte aus Glas sollten soweit wie möglich vermieden werden.*

Referenzlösung: 50,0 mg Borsäure *R* werden in Wasser *R* zu 100,0 ml gelöst. 5,0 ml Lösung werden mit Wasser *R* zu 100,0 ml verdünnt.

Diese Lösung wird in einem gut verschlossenen Behältnis aus Polyethylen aufbewahrt.

In vier 25-ml-Flaschen aus Polyethylen werden jeweils
- 0,50 g Substanz in 2,0 ml Wasser *R* gelöst (Lösung A)
- 0,50 g Substanz in 1,0 ml Referenzlösung gelöst und mit 1,0 ml Wasser *R* verdünnt (Lösung B)
- 1,0 ml Referenzlösung und 1,0 ml Wasser *R* gegeben (Lösung C)
- 2,0 ml Wasser *R* (Blindlösung) gegeben.

Jede Flasche wird mit 4,0 ml Acetat-Natriumedetat-Pufferlösung *p*H 5,5 *R* versetzt. Nach dem Mischen wird mit 4,0 ml einer frisch hergestellten Azomethin-H-Lösung *R* versetzt und nach erneutem Mischen 1 h lang stehengelassen.

Die Absorption (2.2.25) der Lösungen A, B und C wird bei 420 nm unter Verwendung der Blindlösung als Kompensationsflüssigkeit gemessen. Die Prüfung darf nur ausgewertet werden, wenn die Absorption der Lösung C mindestens 0,25 beträgt. Die Absorption der Lösung B muß mindestens das 2fache der Absorption der Lösung A betragen (9 ppm Bor).

Blei (2.4.10): Die Substanz muß der Grenzprüfung „Blei in Zuckern“ entsprechen (0,5 ppm).

Wasser (2.5.12): Höchstens 2,5 Prozent, mit 0,500 g Substanz nach der Karl-Fischer-Methode bestimmt.

Sulfatasche (2.4.14): Höchstens 0,1 Prozent, mit 1,0 g Substanz bestimmt.

Mikrobielle Verunreinigung:
Keimzahl (2.6.12): Höchstens 10^2 koloniebildende, aerobe Einheiten je Gramm Substanz, durch Auszählen auf Agarplatten bestimmt.

Spezifische Mikroorganismen (2.6.13): *Escherichia coli* darf nicht vorhanden sein.

Gehaltsbestimmung

Die Bestimmung erfolgt mit Hilfe der Flüssigchromatographie (2.2.29).

Untersuchungslösung: 1,00 g Substanz wird in 10 ml Wasser *R* gelöst. Nach Zusatz von 12,5 ml Acetonitril *R* unter Erwärmen wird mit Wasser *R* zu 25,0 ml verdünnt.

Referenzlösung a: 3 ml Untersuchungslösung werden unter Erwärmen mit 47,5 ml Acetonitril *R* versetzt und mit Wasser *R* zu 100,0 ml verdünnt.

Referenzlösung b: 1,00 g Lactulose *CRS* wird in 10 ml Wasser *R* gelöst. Nach Zusatz von 12,5 ml Acetonitril *R* unter Erwärmen wird mit Wasser *R* zu 25,0 ml verdünnt.

Referenzlösung c: 20 mg Lactulose *CRS* und 20 mg Epi-Lactose *CRS* werden in 2,0 ml Wasser *R* gelöst. Nach Zusatz von 2,5 ml Acetonitril *R* unter Erwärmen wird mit Wasser *R* zu 5,0 ml verdünnt.

Referenzlösung d: 0,2 g Galactose *R* werden in 20 ml Wasser *R* gelöst. Nach Zusatz von 25,0 ml Acetonitril *R* unter Erwärmen wird mit Wasser *R* zu 50,0 ml verdünnt.

Referenzlösung e: 0,2 g Lactose *R* werden in 20 ml Wasser *R* gelöst. Nach Zusatz von 25,0 ml Acetonitril *R* unter Erwärmen wird mit Wasser *R* zu 50,0 ml verdünnt.

Referenzlösung f: 20 mg Epi-Lactose *CRS* werden in 2 ml Wasser *R* gelöst. Nach Zusatz von 2,5 ml Acetonitril *R* unter Erwärmen wird mit Wasser *R* zu 5,0 ml verdünnt.

Referenzlösung g: 0,2 g Tagatose *R* werden in 20 ml Wasser *R* gelöst. Nach Zusatz von 25,0 ml Acetonitril *R* unter Erwärmen wird mit Wasser *R* zu 50,0 ml verdünnt.

Referenzlösung h: 0,2 g Fructose *R* werden in 20 ml Wasser *R* gelöst. Nach Zusatz von 25,0 ml Acetonitril *R* unter Erwärmen wird mit Wasser *R* zu 50,0 ml verdünnt.

Die Chromatographie kann durchgeführt werden mit

- einer Vorsäule aus rostfreiem Stahl von 0,05 m Länge und 4,6 mm innerem Durchmesser, gefolgt von einer Säule aus rostfreiem Stahl von 0,15 m Länge und 4,6 mm innerem Durchmesser, beide gepackt mit aminopropylsilyliertem Kieselgel zur Chromatographie *R* (3 µm); die Temperatur der Säule wird bei 38 ± 1 °C gehalten
- einer Mischung als mobile Phase bei einer Durchflußrate von 1,0 ml je Minute, die wie folgt hergestellt wird: 0,253 g Natriumdihydrogenphosphat *R* werden in 220 ml Wasser *R* gelöst; die Lösung wird mit 780 ml Acetonitril *R* versetzt
- einem Refraktometer als Detektor, bei einer konstanten Temperatur gehalten.

Werden die Chromatogramme unter den vorgeschriebenen Bedingungen aufgezeichnet, beträgt die Retentionszeit für Lactulose etwa 18,3 min. Die relativen Retentionszeiten, berechnet auf die der Lactulose, betragen für Tagatose etwa 0,38, für Fructose etwa 0,42, für Galactose etwa 0,57, für Epi-Lactose etwa 0,90 und für Lactose etwa 1,17.

20 µl Referenzlösung c werden eingespritzt. Die Bestimmung darf nur ausgewertet werden, wenn die Auflösung zwischen dem Lactulose-Peak und dem Epi-Lactose-Peak mindestens 1,3 beträgt. Falls erforderlich wird die Konzentration von Acetonitril *R* in der mobilen Phase zwischen 75,0 und 82,0 Prozent (*V/V*) eingestellt, um die vorgeschriebene Auflösung zu erhalten.

Je 20 µl Untersuchungslösung und Referenzlösung b werden getrennt eingespritzt. Die Chromatographie erfolgt über eine Dauer, die der 2,5fachen Retentionszeit der Lactulose entspricht.

Der Prozentgehalt an $C_{12}H_{22}O_{11}$ (Lactulose) wird aus den Peakflächen und dem angegebenen Gehalt für Lactulose *CRS* berechnet.

Lagerung

Gut verschlossen.

Verunreinigungen

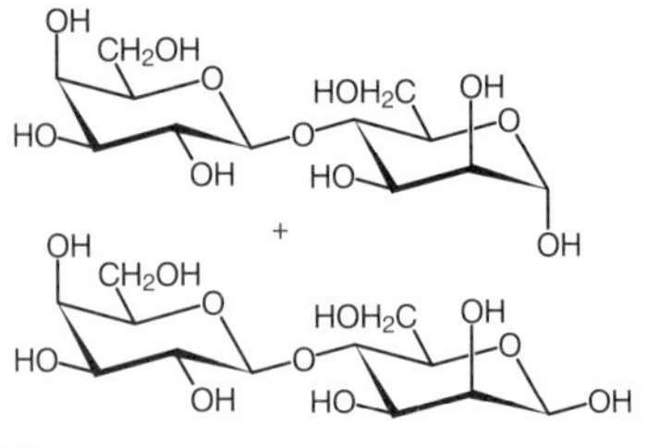

A. Epi-Lactose

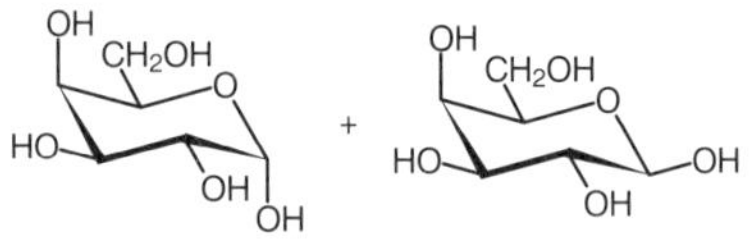

B. Galactose
C. Lactose
D. Fructose

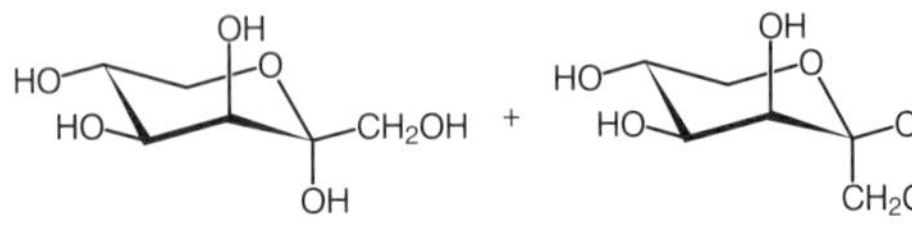

E. Tagatose.

1999, 924

Lactulose-Lösung

Lactulosum liquidum

Definition

Lactulose-Lösung ist eine wäßrige Lösung von Lactulose (4-*O*-β-D-Galactopyranosyl-D-fructofuranose), wobei letztere normalerweise durch alkalische Isomerisierung von Lactose gewonnen wird. Sie kann geringe Mengen anderer Zucker wie Lactose, Epi-Lactose, Galactose, Tagatose und Fructose enthalten. Die Lösung enthält mindestens 620 g · l^{-1} Lactulose ($C_{12}H_{22}O_{11}$; M_r 342,3) und mindestens 95,0 und höchstens 105,0 Prozent des in der Beschriftung angegebenen Gehalts an Lactulose. Die Lösung kann ein geeignetes Konservierungsmittel enthalten.

Eigenschaften

Klare, farblose bis schwach bräunlichgelbe, viskose Flüssigkeit; mischbar mit Wasser. Die Lösung ist übersättigt und kann Kristalle enthalten, die sich beim Erwärmen auflösen.

Eine 10prozentige Verdünnung (*V/V*) ist linksdrehend.

Prüfung auf Identität

1: B, C, D.
2: A, C, D.

A. Die Prüfung erfolgt mit Hilfe der Dünnschichtchromatographie (2.2.27) unter Verwendung einer Schicht von Kieselgel G *R*.

Untersuchungslösung: 0,50 g Substanz werden mit Wasser *R* zu 50 ml verdünnt.

Referenzlösung: 60 mg Lactulose *CRS* werden in Wasser *R* zu 10 ml gelöst.

Auf die Platte werden getrennt 2 µl jeder Lösung aufgetragen. Die Chromatographie erfolgt mit einer Mischung von 10 Volumteilen Essigsäure 98 % *R*, 15 Volumteilen einer Lösung von Borsäure *R* ($50 \, g \cdot l^{-1}$), 20 Volumteilen Methanol *R* und 55 Volumteilen Ethylacetat *R* über eine Laufstrecke von 15 cm. Die Platte wird 5 min lang bei 100 bis 105 °C getrocknet und anschließend erkalten gelassen. Die Platte wird mit einer Lösung von Dihydroxynaphthalin *R* ($1{,}0 \, g \cdot l^{-1}$) in einer Mischung von 10 Volumteilen Schwefelsäure *R* und 90 Volumteilen Methanol *R* besprüht und 5 min lang bei 110 °C erhitzt. Der Hauptfleck im Chromatogramm der Untersuchungslösung entspricht in bezug auf Lage, Farbe und Größe dem Hauptfleck im Chromatogramm der Referenzlösung.

B. Die unter „Gehaltsbestimmung" erhaltenen Chromatogramme werden ausgewertet. Die Retentionszeit des Hauptpeaks im Chromatogramm der Untersuchungslösung entspricht annähernd der des Hauptpeaks im Chromatogramm der Referenzlösung b.

C. 0,1 g Substanz werden mit 10 ml Wasser *R* versetzt. Nach Zusatz von 3 ml Fehlingscher Lösung *R* und Erhitzen entsteht ein roter Niederschlag.

D. 0,25 g Substanz werden mit 5 ml Wasser *R* und 5 ml Ammoniak-Lösung *R* versetzt. Wird die Lösung 10 min lang im Wasserbad von 80 °C erhitzt, entsteht eine rote Färbung.

Prüfung auf Reinheit

Prüflösung: 10 g Substanz werden mit kohlendioxidfreiem Wasser *R* zu 100 ml verdünnt.

Aussehen der Lösung: Die Prüflösung muß klar (2.2.1) und darf nicht stärker gefärbt sein als die Farbvergleichslösung BG_5 (2.2.2, Methode II).

***p*H-Wert** (2.2.3): 10 ml Prüflösung werden mit 0,1 ml einer gesättigten Lösung von Kaliumchlorid *R* versetzt. Der *p*H-Wert dieser Lösung muß zwischen 3,0 und 7,0 liegen.

Verwandte Substanzen: Die unter „Gehaltsbestimmung" erhaltenen Chromatogramme werden ausgewertet. Im Chromatogramm der Untersuchungslösung darf ein dem Hauptpeak im Chromatogramm der Referenzlösung d entsprechender Peak (Galactose) nicht größer sein als das 3fache der Fläche des Lactulose-Peaks im Chromatogramm der Referenzlösung a (15 Prozent); ein dem Hauptpeak im Chromatogramm der Referenzlösung e entsprechender Peak (Lactose) darf nicht größer sein als das 2fache der Fläche des Lactulose-Peaks im Chromatogramm der Referenzlösung a (10 Prozent); ein dem Hauptpeak im Chromatogramm der Referenzlösung f entsprechender Peak (Epi-Lactose) darf nicht größer sein als das 2fache der Fläche des Lactulose-Peaks im Chromatogramm der Referenzlösung a (10 Prozent); ein dem Hauptpeak im Chromatogramm der Referenzlösung g entsprechender Peak (Tagatose) darf nicht größer sein als das 0,8fache der Fläche des Lactulose-Peaks im Chromatogramm der Referenzlösung a (4 Prozent); ein dem Hauptpeak im Chromatogramm der Referenzlösung h entsprechender Peak (Fructose) darf nicht größer sein als das 0,2fache der Fläche des Lactulose-Peaks im Chromatogramm der Referenzlösung a (1 Prozent).

Methanol: Höchstens 30 ppm. Die Prüfung erfolgt mit Hilfe der Gaschromatographie (2.2.28, Dampfraumanalyse, Methode b).

Interner-Standard-Lösung: 0,5 ml 1-Propanol *R* werden mit 100,0 ml Wasser *R* gemischt. 1,0 ml Lösung wird mit Wasser *R* zu 100,0 ml verdünnt. 5,0 ml dieser Lösung werden mit Wasser *R* zu 50,0 ml verdünnt.

Untersuchungslösung: 0,13 g Substanz werden in einer 20-ml-Probeflasche mit 1,0 ml Interner-Standard-Lösung und anschließend mit 5 µl einer 0,1prozentigen Lösung (*V/V*) von Methanol *R* versetzt.

Referenzlösung: 1,0 ml Interner-Standard-Lösung wird in einer 20-ml-Probeflasche mit 5 µl einer 0,1prozentigen Lösung (*V/V*) von Methanol *R* versetzt.

Die Chromatographie kann durchgeführt werden mit
- einer Säule von 2 m Länge und 2 mm innerem Durchmesser, gepackt mit Ethylvinylbenzol-Divinylbenzol-Copolymer *R* (180 µm)
- Helium zur Chromatographie *R* als Trägergas bei einer Durchflußrate von 30 ml je Minute
- einem Flammenionisationsdetektor.

Die Temperatur der Säule wird bei 140 °C, die des Probeneinlasses bei 200 °C und die des Detektors bei 220 °C gehalten. Die Lösungen werden 1 h lang bei 60 °C gehalten. Nach einer Druckausgleichszeit von 1 min wird jeweils 1 ml der Gasphase auf die Säule gebracht.

Im Chromatogramm der Untersuchungslösung darf das Verhältnis der Peakflächen von Methanol und Interner Standard nicht größer sein als das 2fache des Verhältnisses der entsprechenden Peakflächen im Chromatogramm der Referenzlösung. Der Gehalt an Methanol wird unter Berücksichtigung einer Dichte (2.2.5) bei 20 °C von $0{,}79 \, g \cdot ml^{-1}$ für Methanol berechnet.

Sulfit: 5,0 g Substanz werden mit 40 ml Wasser *R* gemischt. Nach Zusatz von 2,0 ml Natriumhydroxid-Lösung ($0{,}1 \, mol \cdot l^{-1}$) wird mit Wasser *R* zu 100 ml verdünnt. 10,0 ml Lösung werden mit 1,0 ml Salzsäure *R* 1, 2,0 ml Schiffs Reagenz *R* 1 und 2,0 ml einer 0,5prozentigen Lösung (*V/V*) von Formaldehyd-Lösung *R* versetzt. Nach 30 min langem Stehenlassen wird die Absorption (2.2.25) der Lösung bei 583 nm gemessen unter Verwendung einer Kompensationsflüssigkeit, die gleichzeitig und unter gleichen Bedingungen unter Verwendung von 10,0 ml Wasser *R* anstelle der Untersuchungslösung hergestellt wurde. Die Absorption der Lösung darf nicht größer sein als die einer Referenzlösung, die gleichzeitig und unter gleichen Bedingungen unter Verwendung von 10,0 ml Sulfit-Lösung (1,5 ppm SO_2) *R* anstelle der Untersuchungslösung hergestellt wurde (30 ppm).

Bor: *Geräte aus Glas sollten soweit wie möglich vermieden werden.*

Referenzlösung: 56,0 mg Borsäure *R* werden in Wasser *R* zu 100,0 ml gelöst. 5,0 ml Lösung werden mit Wasser *R* zu 100,0 ml verdünnt.

Diese Lösung wird in einem gut verschlossenen Behältnis aus Polyethylen gelagert.

In vier 25-ml-Flaschen aus Polyethylen werden jeweils
- 1,00 g Substanz und 1 ml Wasser *R* (Lösung A)
- 1,00 g Substanz und 1 ml Referenzlösung (Lösung B)
- 1 ml Referenzlösung und 1 ml Wasser *R* (Lösung C)
- 2 ml Wasser *R* (Blindlösung)

gegeben.

Jede Flasche wird mit 4,0 ml Acetat-Natriumedetat-Pufferlösung *p*H 5,5 *R* versetzt. Nach dem Mischen wird mit 4,0 ml einer frisch hergestellten Azomethin-H-Lösung *R* versetzt und nach erneutem Mischen 1 h lang stehengelassen.

Die Absorption (2.2.25) der Lösungen A, B und C wird bei 420 nm unter Verwendung der Blindlösung als Kompensationsflüssigkeit gemessen. Die Prüfung darf nur ausgewertet werden, wenn die Absorption der Lösung C mindestens 0,25 beträgt. Die Absorption der Lösung B muß mindestens das 2fache der Absorption der Lösung A betragen (5 ppm Bor).

Blei (2.4.10): Die Substanz muß der Grenzprüfung „Blei in Zuckern" entsprechen (0,5 ppm, berechnet auf den in der Beschriftung angegebenen Gehalt an Lactulose).

Sulfatasche (2.4.14): Höchstens 0,2 Prozent, mit 1,5 g Substanz bestimmt und berechnet auf den in der Beschriftung angegebenen Gehalt an Lactulose.

Mikrobielle Verunreinigung:
Keimzahl (2.6.12): Höchstens 10^2 koloniebildende, aerobe Einheiten je Gramm Substanz, durch Auszählen auf Agarplatten bestimmt.

Spezifische Mikroorganismen (2.6.13): *Escherichia coli* darf nicht vorhanden sein.

Gehaltsbestimmung

Die Bestimmung erfolgt mit Hilfe der Flüssigchromatographie (2.2.29).

Untersuchungslösung: 4,00 g Substanz werden mit 20 ml Wasser *R* gemischt. Die Mischung wird nach Zusatz von 25,0 ml Acetonitril *R* erwärmt und mit Wasser *R* zu 50,0 ml verdünnt.

Referenzlösung a: 5 ml Untersuchungslösung werden unter Erwärmen mit 47,5 ml Acetonitril *R* versetzt und mit Wasser *R* zu 100,0 ml verdünnt.

Referenzlösung b: 2,00 g Lactulose *CRS* werden in 20 ml Wasser *R* gelöst. Nach Zusatz von 25,0 ml Acetonitril *R* unter Erwärmen wird mit Wasser *R* zu 50,0 ml verdünnt.

Referenzlösung c: 20 mg Lactulose *CRS* und 20 mg Epi-Lactose *CRS* werden in 2,0 ml Wasser *R* gelöst. Nach Zusatz von 2,5 ml Acetonitril *R* unter Erwärmen wird mit Wasser *R* zu 5,0 ml verdünnt.

Referenzlösung d: 0,2 g Galactose *R* werden in 20 ml Wasser *R* gelöst. Nach Zusatz von 25,0 ml Acetonitril *R* unter Erwärmen wird mit Wasser *R* zu 50,0 ml verdünnt.

Referenzlösung e: 0,2 g Lactose *R* werden in 20 ml Wasser *R* gelöst. Nach Zusatz von 25,0 ml Acetonitril *R* unter Erwärmen wird mit Wasser *R* zu 50,0 ml verdünnt.

Referenzlösung f: 20 mg Epi-Lactose *CRS* werden in 2 ml Wasser *R* gelöst. Nach Zusatz von 2,5 ml Acetonitril *R* unter Erwärmen wird mit Wasser *R* zu 5,0 ml verdünnt.

Referenzlösung g: 0,2 g Tagatose *R* werden in 20 ml Wasser *R* gelöst. Nach Zusatz von 25,0 ml Acetonitril *R* unter Erwärmen wird mit Wasser *R* zu 50,0 ml verdünnt.

Referenzlösung h: 0,2 g Fructose *R* werden in 20 ml Wasser *R* gelöst. Nach Zusatz von 25,0 ml Acetonitril *R* unter Erwärmen wird mit Wasser *R* zu 50,0 ml verdünnt.

Die Chromatographie kann durchgeführt werden mit
- einer Vorsäule aus rostfreiem Stahl von 0,05 m Länge und 4,6 mm innerem Durchmesser, gefolgt von einer Säule aus rostfreiem Stahl von 0,15 m Länge und 4,6 mm innerem Durchmesser, beide gepackt mit aminopropylsilyliertem Kieselgel zur Chromatographie *R* (3 µm); die Temperatur der Säulen wird bei 38 ± 1 °C gehalten
- einer Mischung als mobile Phase bei einer Durchflußrate von 1,0 ml je Minute, die wie folgt hergestellt wird: 0,253 g Natriumdihydrogenphosphat *R* werden in 220 ml Wasser *R* gelöst; die Lösung wird mit 780 ml Acetonitril *R* versetzt
- einem Differentialrefraktometer als Detektor (RI-Detektor) bei einer konstanten Temperatur gehalten.

Werden die Chromatogramme unter den vorgeschriebenen Bedingungen aufgezeichnet, beträgt die Retentionszeit von Lactulose etwa 18 min. Die relativen Retentionszeiten, berechnet auf die der Lactulose, betragen für Tagatose etwa 0,38, für Fructose etwa 0,42, für Galactose etwa 0,57, für Epi-Lactose etwa 0,90 und für Lactose etwa 1,17.

20 µl Referenzlösung c werden eingespritzt. Die Bestimmung darf nur ausgewertet werden, wenn die Auflösung zwischen dem Lactulose- und dem Epi-Lactose-Peak mindestens 1,3 beträgt. Falls erforderlich wird die Konzentration von Acetonitril *R* in der mobilen Phase zwischen 75,0 und 82,0 Prozent (*V/V*) eingestellt, um die vorgeschriebene Auflösung zu erhalten.

Je 20 µl Untersuchungslösung und Referenzlösung b werden getrennt eingespritzt. Die Chromatographie erfolgt über eine Dauer, die der 2,5fachen Retentionszeit der Lactulose entspricht.

Der Prozentgehalt an $C_{12}H_{22}O_{11}$ (Lactulose) wird aus den Flächen der Peaks und dem angegebenen Gehalt für Lactulose *CRS* berechnet.

Beschriftung

Die Beschriftung gibt insbesondere an
- Gehalt an Lactulose
- falls zutreffend, Namen und Konzentration des zugesetzten Konservierungsmittels.

Verunreinigungen

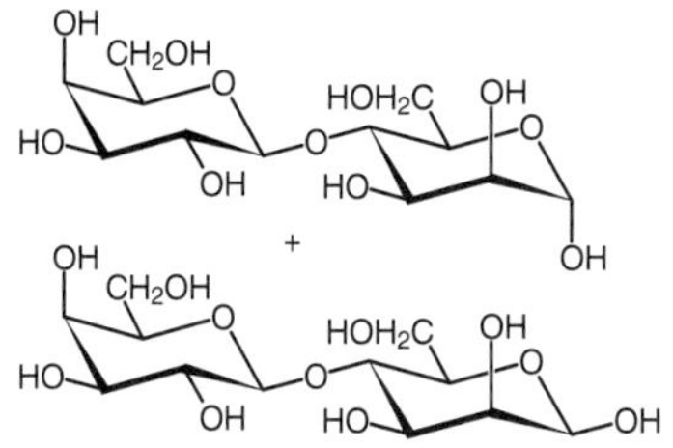

A. Epi-Lactose

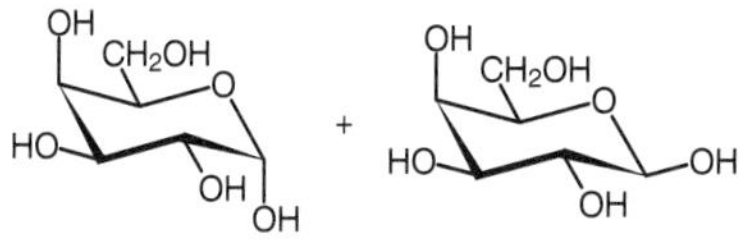

B. Galactose
C. Lactose
D. Fructose

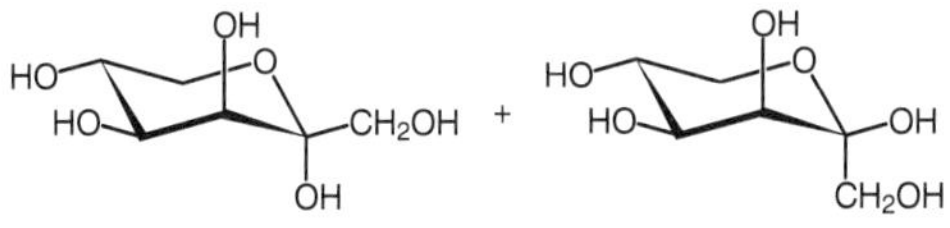

E. Tagatose.

1999, 1338

Lavendelöl

Lavandulae aetheroleum

Definition

Lavendelöl ist das durch Destillation mit Wasserdampf gewonnene ätherische Öl aus den frischen Blütenständen von *Lavandula angustifolia* Miller (*Lavandula officinalis* Chaix).

Eigenschaften

Klare, farblose bis schwach gelbe Flüssigkeit von charakteristischem Geruch; mischbar mit Ethanol 90 % (*V/V*), Ether und fetten Ölen.

Prüfung auf Identität

1: B.
2: A.

A. Die Prüfung erfolgt mit Hilfe der Dünnschichtchromatographie (2.2.27) unter Verwendung einer Schicht eines geeigneten Kieselgels.

Untersuchungslösung: 20 µl Öl werden in 1 ml Toluol *R* gelöst.

Referenzlösung: 10 µl Linalool *R* und 10 µl Linalylacetat *R* werden in 1 ml Toluol *R* gelöst.

Auf die Platte werden getrennt 10 µl jeder Lösung bandförmig aufgetragen. Die Chromatographie erfolgt 2mal im Abstand von 5 min mit einer Mischung von 5 Volumteilen Ethylacetat *R* und 95 Volumteilen Toluol *R* über eine Laufstrecke von 10 cm. Die Platte wird an der Luft trocknen gelassen, mit Anisaldehyd-Reagenz *R* besprüht und 5 bis 10 min lang unter Beobachtung bei 100 bis 105 °C erhitzt. Die Auswertung erfolgt im Tageslicht. Im Chromatogramm der Referenzlösung erscheinen die violett gefärbte Zone des Linalools in der unteren Hälfte und die des Linalylacetats etwas oberhalb der Mitte. Im Chromatogramm der Untersuchungslösung erscheinen 2 Zonen in etwa gleicher Höhe und von ähnlicher Farbe und Farbintensität wie die im Chromatogramm der Referenzlösung; unterhalb der Zone des Linalools treten gewöhnlich noch 2 bis 5 weitere, bräunlichgrün oder violettrot gefärbte Zonen auf, von denen eine bräunlichgrün gefärbte Zone direkt unter der Zone des Linalools erscheint und am stärksten gefärbt ist; über der Zone des Linalools sowie im Bereich der Fließmittelfront sind noch weitere violettrot gefärbte Zonen sichtbar. Im Chromatogramm der Untersuchungslösung kann zwischen der Zone des Linalools und der darüberliegenden, violettrot gefärbten Zone des Caryophyllenepoxids eine schwache, violettbraune, vom Cineol stammende Zone sichtbar sein.

B. Die bei der Prüfung „Chromatographisches Profil" (siehe „Prüfung auf Reinheit") erhaltenen Chromatogramme werden ausgewertet. Die Retentionszeiten der Hauptpeaks im Chromatogramm der Untersuchungslösung entsprechen den Retentionszeiten der Hauptpeaks im Chromatogramm der Referenzlösung.

Prüfung auf Reinheit

Relative Dichte (2.2.5): 0,878 bis 0,892.

Brechungsindex (2.2.6): 1,455 bis 1,466.

Optische Drehung (2.2.7): –12,5 bis –7°.

Säurezahl (2.5.1): Höchstens 1,0, mit 5,0 g Öl, in 50 ml des vorgeschriebenen Lösungsmittelgemischs gelöst, bestimmt.

Fremde Ester (2.8.6): Das Öl muß der Prüfung entsprechen.

Fette Öle, verharzte ätherische Öle (2.8.7): Das Öl muß der Prüfung entsprechen.

Wasserlösliche Anteile: 10 ml Öl werden in einem 50-ml-Meßzylinder vorsichtig auf 20 ml gesättigte Natriumchlorid-Lösung *R* geschichtet. Die Schichtgrenze wird markiert. Nach dem Durchmischen und Absetzenlassen darf das Volumen der Ölschicht nicht verändert sein.

Chromatographisches Profil: Die Prüfung erfolgt mit Hilfe der Gaschromatographie (2.2.28).

Untersuchungslösung: Das Öl.

Referenzlösung: 0,1 g Limonen *R*, 0,2 g Cineol *R*, 0,2 g 3-Octanon *R*, 0,05 g Campher *R*, 0,4 g Linalool *R*, 0,6 g Linalylacetat *R*, 0,2 g Terpinen-4-ol *R*, 0,1 g Lavandulylacetat *R*, 0,2 g Lavandulol *R* und 0,2 g α-Terpineol *R* werden in 1 ml Hexan *R* gelöst.

Dieses typische Chromatogramm dient zur Information und als Anleitung zum Analysenverfahren. Es ist nicht Bestandteil der Anforderungen dieser Monographie.

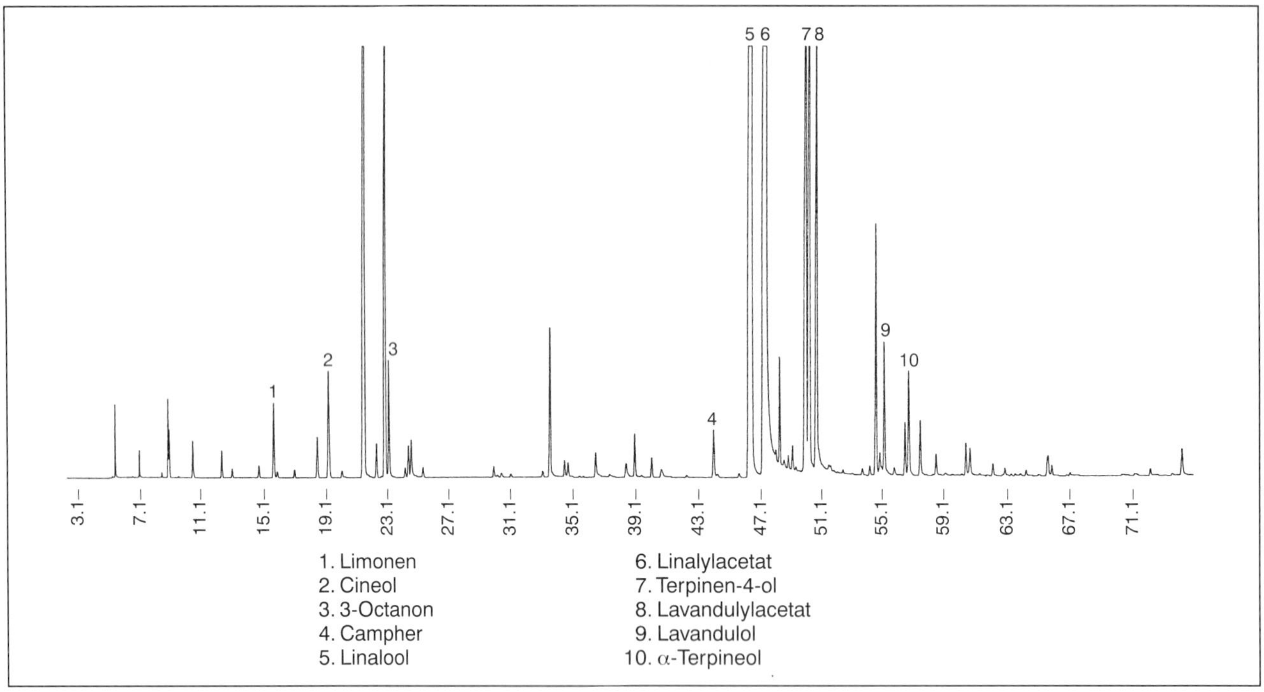

Abb. 1338-1: Typisches Chromatogramm für Lavendelöl

Die Chromatographie kann durchgeführt werden mit

- einer Kapillarsäule aus Quarz von 60 m Länge und etwa 0,25 mm innerem Durchmesser, belegt mit Macrogol 20 000 *R*
- Helium zur Chromatographie *R* als Trägergas bei einer Durchflußrate von 1,5 ml je Minute
- einem Flammenionisationsdetektor
- einem Splitverhältnis von 1:100.

Die Temperatur der Säule wird 15 min lang bei 70 °C gehalten und dann um 2 °C je Minute auf 180 °C erhöht. Die Temperatur des Probeneinlasses und die des Detektors wird bei 220 °C gehalten.

Etwa 0,2 µl Referenzlösung werden eingespritzt. Werden die Chromatogramme unter den vorgeschriebenen Bedingungen aufgezeichnet, erfolgt die Elution der Bestandteile in der Reihenfolge, in der auch die Zusammensetzung der Referenzlösung angegeben ist. Die Retentionszeiten der Substanzen werden aufgezeichnet.

Die Prüfung darf nur ausgewertet werden, wenn die Zahl der theoretischen Böden, berechnet für den Limonen-Peak bei 110 °C, mindestens 30 000 und die Auflösung zwischen den Peaks von Limonen und Cineol mindestens 1,5 beträgt.

0,2 µl Untersuchungslösung werden eingespritzt. Unter Verwendung der im Chromatogramm der Referenzlösung ermittelten Retentionszeiten werden die Peaks im Chromatogramm der Untersuchungslösung identifiziert. Der Hexan-Peak wird nicht berücksichtigt.

Der Prozentgehalt der Bestandteile wird mit Hilfe des Verfahrens „Normalisierung" berechnet.

Die Prozentgehalte müssen in folgenden Bereichen liegen:

Limonen	höchstens 1,0 Prozent
Cineol	höchstens 2,5 Prozent
3-Octanon	höchstens 2,5 Prozent
Campher	höchstens 1,2 Prozent
Linalool	20,0 bis 45,0 Prozent
Linalylacetat	25,0 bis 46,0 Prozent
Terpinen-4-ol	1,2 bis 6,0 Prozent
Lavandulylacetat	mindestens 1,0 Prozent
Lavandulol	mindestens 0,1 Prozent
α-Terpineol	höchstens 2,0 Prozent

Lagerung

Vor Licht und Wärme geschützt, in dicht verschlossenen, dem Verbrauch angemessenen, möglichst vollständig gefüllten Behältnissen.

1999, 1192

Lebertran (Typ A)

Iecoris aselli oleum (Typus A)

Definition

Lebertran (Typ A) ist das gereinigte fette Öl, das aus der frischen Leber der Spezies *Gadus morhua* L. und anderen Spezies der Familie *Gadidae* gewonnen wird. Feste Substanzen werden durch Abkühlen und Filtrieren entfernt. Lebertran (Typ A) enthält mindestens 600 I.E. (180 µg) und höchstens 2500 I.E. (750 µg) Vitamin A je Gramm sowie mindestens 60 I.E. (1,5 µg) und höchstens 250 I.E. (6,25 µg) Vitamin D_3 je Gramm.

Zugelassene Antioxidantien können in von der zuständigen Behörde zugelassenen Konzentrationen zugesetzt werden.

Eigenschaften

Klare, gelbliche, viskose Flüssigkeit; praktisch unlöslich in Wasser, schwer löslich in Ethanol, mischbar mit Petroläther.

Prüfung auf Identität

1: A, B, C.
2: C, D.

A. Die Untersuchungslösung (siehe „Gehaltsbestimmung Vitamin A", Methode A) zeigt ein Absorptionsmaximum (2.2.25) zwischen 323 und 327 nm.
   Das Chromatogramm der Untersuchungslösung (siehe „Gehaltsbestimmung Vitamin A", Methode B) zeigt einen Peak, der dem all-*trans*-Retinol-Peak im Chromatogramm der Referenzlösung entspricht.

B. Das Chromatogramm der Untersuchungslösung a (siehe „Gehaltsbestimmung Vitamin D_3") zeigt einen Peak, der dem Colecalciferol-Peak im Chromatogramm der Referenzlösung b entspricht.

C. Die Substanz entspricht der Prüfung „Fettsäurezusammensetzung" (siehe „Prüfung auf Reinheit").

D. Werden 0,1 g Substanz mit 0,5 ml Chloroform *R* und 1 ml Antimon(III)-chlorid-Lösung *R* gemischt, entsteht innerhalb von etwa 10 s eine intensive, blaue Färbung.

Prüfung auf Reinheit

Aussehen der Substanz: Die Substanz darf nicht stärker gefärbt sein als eine wie folgt hergestellte Referenzlösung (2.2.2, Methode II): 3,0 ml Stammlösung Rot werden mit 25,0 ml Stammlösung Gelb gemischt. Die Mischung wird mit einer Lösung von Salzsäure *R* ($10\ g \cdot l^{-1}$) zu 50,0 ml verdünnt.

Relative Dichte (2.2.5): 0,917 bis 0,930.

Brechungsindex (2.2.6): 1,477 bis 1,484.

Säurezahl (2.5.1): Höchstens 2,0, mit 5,0 g Substanz bestimmt.

Anisidinzahl: Höchstens 30,0.

Die Anisidinzahl ist das 100fache der optischen Dichte einer Lösung von 1 g Substanz in 100 ml einer Mischung von Lösungsmitteln und Reagenzien entsprechend der nachstehend beschriebenen Methode, gemessen in einer Schichtdicke von 1 cm.

Die Bestimmung muß so schnell wie möglich und unter Ausschluß direkter Lichteinwirkung durchgeführt werden.

Untersuchungslösung a: 0,500 g Substanz werden mit Trimethylpentan *R* zu 25,0 ml verdünnt.

Untersuchungslösung b: 5,0 ml Untersuchungslösung a werden mit 1,0 ml einer Lösung von *p*-Anisidin *R* ($2{,}5\ g \cdot l^{-1}$) in Essigsäure 98 % *R* geschüttelt. Die Lösung ist unter Lichtschutz aufzubewahren.

Referenzlösung: 5,0 ml Trimethylpentan *R* werden mit 1,0 ml einer Lösung von *p*-Anisidin *R* ($2{,}5\ g \cdot l^{-1}$) in Essigsäure 98 % *R* geschüttelt. Die Lösung ist unter Lichtschutz aufzubewahren.

Die Absorption der Untersuchungslösung a wird gegen Trimethylpentan *R* als Kompensationsflüssigkeit bei 350 nm gemessen. Genau 10 min nach der Herstellung der Untersuchungslösung b wird die Absorption dieser Lösung bei 350 nm gegen die Referenzlösung als Kompensationsflüssigkeit gemessen.

Die Anisidinzahl wird nach folgender Formel berechnet:

$$\frac{25 \cdot (1{,}2A_b - A_a)}{m}$$

A_b = Absorption der Untersuchungslösung b bei 350 nm
A_a = Absorption der Untersuchungslösung a bei 350 nm
m = Einwaage der Substanz für die Untersuchungslösung a in Gramm.

Iodzahl (2.5.4): 150 bis 180.

Peroxidzahl (2.5.5): Höchstens 10,0.

Unverseifbare Anteile (2.5.7): Höchstens 1,5 Prozent (*m/m*), mit 5,0 g Substanz bestimmt.

Stearine: 10 ml Substanz bleiben nach 3 h langem Abkühlen in einer Eis-Wasser-Mischung klar.

Fettsäurezusammensetzung:

Fettsäure	Kürzel	minimale Fläche in %	maximale Fläche in %
Gesättigte Fettsäuren:			
Myristinsäure	14 : 0	2,0	6,0
Palmitinsäure	16 : 0	7,0	14,0
Stearinsäure	18 : 0	1,0	4,0
Einfach ungesättigte Fettsäuren:			
Palmitoleinsäure	16 : 1 n–7	4,5	11,5
cis-Vaccensäure	18 : 1 n–7	2,0	7,0
Ölsäure	18 : 1 n–9	12,0	21,0
Gadoleinsäure	20 : 1 n–11	1,0	5,5
Eicosensäure	20 : 1 n–9	5,0	17,0
Erucasäure	22 : 1 n–9	0	1,5
Cetoleinsäure (22 : 1 n–11)	22 : 1 n–11+13	5,0	12,0
Mehrfach ungesättigte Fettsäuren:			
Linolsäure	18 : 2 n–6	0,5	3,0
Linolensäure	18 : 3 n–3	0	2,0
Stearidonsäure	18 : 4 n–3	0,5	4,5
Eicosapentaensäure	20 : 5 n–3	7,0	16,0
Docosahexaensäure	22 : 6 n–3	6,0	18,0

Die Prüfung erfolgt mit Hilfe der Gaschromatographie (2.2.28).

L

Monographien

Dieses typische Chromatogramm dient zur Information und als Anleitung zum Analysenverfahren. Es ist nicht Bestandteil der Anforderungen dieser Monographie.

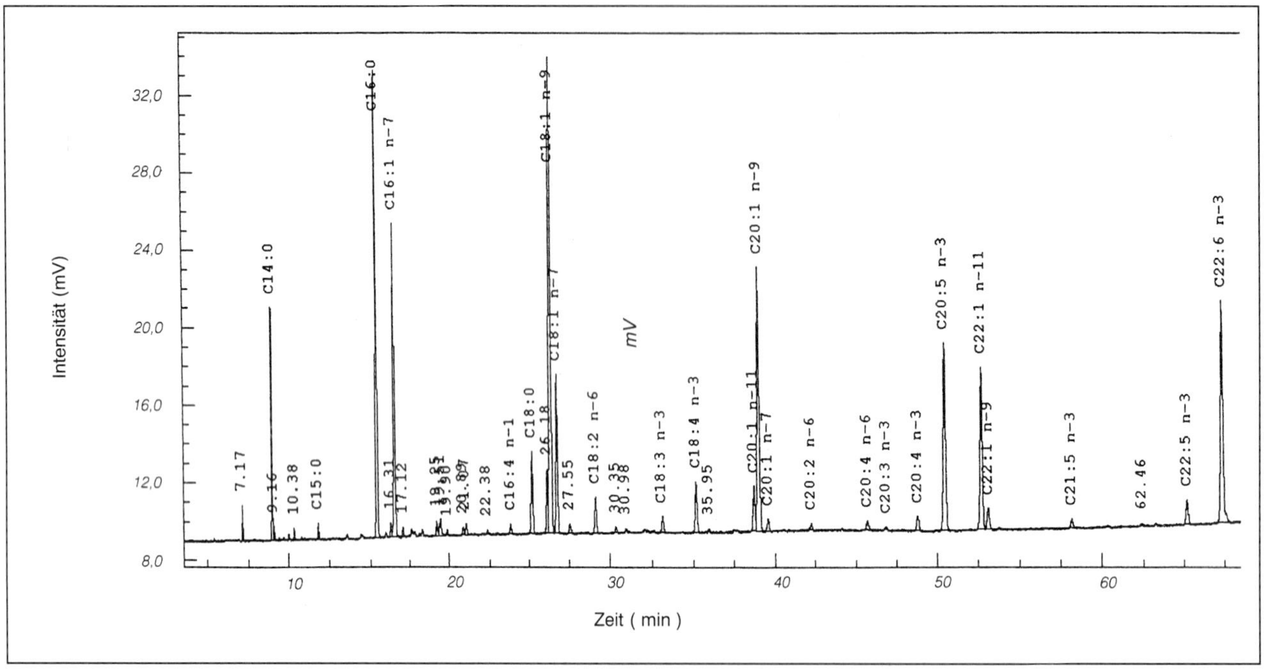

Abb. 1192-1: Typisches Chromatogramm für die Prüfung „Fettsäurezusammensetzung"

Untersuchungslösung: In einem Meßkolben werden etwa 0,45 g Substanz mit einer Lösung von Butylhydroxytoluol *R* (50 mg · l^{-1}) in Hexan *R* zu 10,0 ml verdünnt. 2,0 ml Lösung werden in einem Reagenzglas aus Quarzglas mit einem schwachen Strom von Stickstoff *R* zur Trockne eingedampft. Nach Zusatz von 1,5 ml einer Lösung von Natriumhydroxid *R* (20 g · l^{-1}) in Methanol *R* wird die Mischung mit Stickstoff *R* überschichtet, mit einem Polytetrafluorethylen-Stopfen dicht verschlossen, gemischt und 7 min lang im Wasserbad erhitzt. Nach dem Abkühlen wird der Ansatz mit 2 ml methanolischer Bortrichlorid-Lösung *R* versetzt, mit Stickstoff *R* überschichtet, dicht verschlossen, gemischt und 30 min lang im Wasserbad erhitzt. Nach Abkühlen auf 40 bis 50 °C wird der Mischung 1 ml Trimethylpentan *R* zugesetzt. Das Gefäß wird dicht verschlossen und der Inhalt mindestens 30 s lang kräftig geschüttelt. Anschließend werden sofort 5 ml einer gesättigten Lösung von Natriumchlorid *R* hinzugefügt, die Mischung wird mit Stickstoff *R* überschichtet, das Gefäß verschlossen und der Inhalt mindestens 15 s lang kräftig geschüttelt. Nachdem die Trimethylpentan-Phase klar ist, wird sie in ein weiteres Reagenzglas überführt. Die wäßrig-methanolische Phase wird erneut mit 1 ml Trimethylpentan *R* geschüttelt. Die Trimethylpentan-Phasen werden vereinigt, 2mal mit je 1 ml Wasser *R* gewaschen und über wasserfreiem Natriumsulfat *R* getrocknet. Von jeder Probe werden 2 Lösungen hergestellt.

Die Chromatographie kann durchgeführt werden mit

- einer Kapillarsäule aus Quarz von mindestens 30 m Länge und 0,25 mm innerem Durchmesser, belegt mit Macrogol 20 000 *R* (Filmdicke 0,25 µm)
- Wasserstoff zur Chromatographie *R* oder Helium zur Chromatographie *R* als Trägergas, wobei eine Waschflasche zur Entfernung von Sauerstoff vorgeschaltet ist
- einem Flammenionisationsdetektor
- einem Splitverhältnis von 1:200
- einem geeigneten Integrator.

Die Temperatur der Säule wird bei 170 °C beginnend um 1 °C je Minute auf 225 °C erhöht und 20 min lang bei 225 °C gehalten. Die Temperatur des Probeneinlasses wird bei 250 °C und die des Detektors bei 280 °C gehalten.

2mal wird jeweils 1 µl Untersuchungslösung eingespritzt.

Die Prüfung darf nur ausgewertet werden, wenn

- die zu prüfenden 15 Fettsäuren nach dem typischen Chromatogramm (Abb. 1192-1) identifiziert werden können
- eine Einspritzung einer Mischung, die gleiche Mengen Methylpalmitat *R*, Methylstearat *R*, Methylarachidat *R* und Methylbehenat *R* enthält, die Flächenprozente von 24,4; 24,8; 25,2 und 25,6 für die Fettsäuremethylester in der angegebenen Reihenfolge ergibt
- die Auflösung zwischen den Peaks von Methyloleat und Methyl-*cis*-vaccenat mindestens 1,3 beträgt
- die Auflösung zwischen den Peaks von Methylgadoleat und Methyleicosenat ausreichend ist, um die Peaks zu identifizieren und eine Flächenbestimmung vorzunehmen.

Die Flächenprozente für jeden Fettsäuremethylester werden nach folgender Gleichung berechnet:

$$\text{Flächenprozent} = \frac{A_x}{A_t} \cdot 100$$

A_x = Fläche des Fettsäuremethylesters x

A_t = Gesamtfläche.

Die Berechnung darf nur durchgeführt werden, wenn
- die Gesamtfläche nur auf Flächen basiert, die zu einzelnen Fettsäuremethylestern gehören
- die Anzahl der Fettsäuremethylester-Peaks, deren Fläche größer als 0,05 Prozent ist, mindestens 24 beträgt
- die 24 größten Peaks der Methylester mindestens 90 Prozent der Gesamtfläche betragen. (Diese entsprechen im allgemeinen folgender Elutionsreihenfolge: 14 : 0, 15 : 0, 16 : 0, 16 : 1 n – 7, 16 : 4 n – 1, 18 : 0, 18 : 1 n – 9, 18 : 1 n – 7, 18 : 2 n – 6, 18 : 3 n – 3, 18 : 4 n – 3, 20 : 1 n – 11, 20 : 1 n – 9, 20 : 1 n – 7, 20 : 2 n – 6, 20 : 4 n – 6, 20 : 3 n – 3, 20 : 4 n – 3, 20 : 5 n – 3, 22 : 1 n – 11, 22 : 1 n – 9, 21 : 5 n – 3, 22 : 5 n – 3, 22 : 6 n – 3.)

Gehaltsbestimmung

Vitamin A: *Die Gehaltsbestimmung muß so schnell wie möglich durchgeführt werden, wobei der Einfluß von direktem Licht, Luft, Oxidationsmitteln, Katalysatoren (zum Beispiel Kupfer oder Eisen) und Säuren zu vermeiden ist.*

Die Bestimmung erfolgt wie unter „Methode A" beschrieben mit Hilfe der UV-Spektroskopie (2.2.25). Falls sich diese Methode als ungeeignet erweist, wird die Bestimmung wie unter „Methode B" beschrieben mit Hilfe der Flüssigchromatographie (2.2.29) durchgeführt.

Methode A

Untersuchungslösung: 1,00 g Substanz wird in einem Rundkolben mit 3 ml einer frisch hergestellten 50prozentigen Lösung (*m*/*m*) von Kaliumhydroxid *R* und 30 ml wasserfreiem Ethanol *R* versetzt. Die Mischung wird 30 min lang zum Rückfluß erhitzt, wobei ein Strom von Stickstoff *R* eingeleitet wird. Nach schnellem Abkühlen werden 30 ml Wasser *R* zugesetzt. Die Mischung wird mit 50 ml Ether *R* ausgeschüttelt. Das Ausschütteln wird noch 3mal wiederholt. Die wäßrige Phase wird nach der vollständigen Phasentrennung verworfen. Die vereinigten Etherphasen werden 4mal mit je 50 ml Wasser *R* gewaschen und in einem schwachen Strom von Stickstoff *R* bei einer Temperatur von höchstens 30 °C zur Trockne eingedampft. Bei einer Temperatur von höchstens 30 °C und vermindertem Druck (Wasserstrahlpumpe) kann auch ein Rotationsverdampfer eingesetzt werden. Der Rückstand a wird in einer ausreichenden Menge 2-Propanol *R* 1 gelöst, so daß die erwartete Konzentration von Vitamin A zwischen 10 und 15 I.E. je Milliliter beträgt.

Die Absorptionen der erhaltenen Lösung werden bei 300, 310, 325 und 334 nm sowie bei der Wellenlänge im Maximum mit einem geeigneten Spektrometer in 1-cm-Küvetten gegen 2-Propanol *R* 1 als Kompensationsflüssigkeit gemessen.

Der Gehalt an Vitamin A, berechnet als all-*trans*-Retinol, in Internationalen Einheiten je Gramm wird nach folgender Formel berechnet:

$$A_{325} \cdot \frac{1830\,V}{100\,m}$$

A_{325} = Absorption bei 325 nm
m = Einwaage der Substanz in Gramm
V = Gesamtvolumen der Lösung, die eine Konzentration von 10 bis 15 I.E. Vitamin A je Milliliter enthält
1830 = Umrechnungsfaktor für die spezifische Absorption von all-*trans*-Retinol in Internationale Einheiten.

Die angegebene Formel kann nur angewendet werden, wenn A_{325} höchstens $A_{325,\mathrm{corr}}/0{,}970$ beträgt. $A_{325,\mathrm{corr}}$ ist die korrigierte Absorption bei 325 nm und wird nach folgender Gleichung berechnet:

$$A_{325,\mathrm{corr}} = 6{,}815\,A_{325} - 2{,}555\,A_{310} - 4{,}260\,A_{334}$$

A steht für die Absorption bei der indexierten Wellenlänge.

Falls A_{325} größer als $A_{325,\mathrm{corr}}/0{,}970$ ist, wird der Vitamin-A-Gehalt nach folgender Formel berechnet:

$$A_{325,\,\mathrm{corr}} \cdot \frac{1830\,V}{100\,m}$$

Die Bestimmung darf nur ausgewertet werden, wenn
- die Wellenlänge des Maximums zwischen 323 und 327 nm liegt
- das Verhältnis der Absorptionen A_{300}/A_{325} höchstens 0,73 beträgt.

Methode B

Untersuchungslösung: 2,00 g Substanz werden in einem Rundkolben mit 5 ml einer frisch hergestellten Lösung von Ascorbinsäure *R* (100 g · l^{-1}) und 10 ml einer frisch hergestellten Lösung von Kaliumhydroxid *R* (800 g · l^{-1}) sowie 100 ml wasserfreiem Ethanol *R* versetzt. Die Mischung wird 15 min lang im Wasserbad zum Rückfluß erhitzt und mit 100 ml einer Lösung von Natriumchlorid *R* (10 g · l^{-1}) versetzt. Anschließend wird die entstandene Lösung gekühlt und in einen 500-ml-Scheidetrichter überführt, wobei der Rundkolben mit etwa 75 ml einer Lösung von Natriumchlorid *R* (10 g · l^{-1}) und anschließend mit 150 ml einer Mischung gleicher Volumteile Petroläther *R* 3 und Ether *R* gespült wird. Nach 1 min langem Schütteln und nach der vollständigen Phasentrennung wird die wäßrige Phase verworfen. Die organische Phase wird zunächst mit 50 ml einer Lösung von Kaliumhydroxid *R* (30 g · l^{-1}) in einer 10prozentigen Lösung (*V*/*V*) von wasserfreiem Ethanol *R* und anschließend 3mal mit je 50 ml einer Lösung von Natriumchlorid *R* (10 g · l^{-1}) gewaschen. Die organische Phase wird durch 5 g wasserfreies Natriumsulfat *R* auf einem Schnellfilter in einen 250-ml-Kolben, der an einen Rotationsverdampfer angeschlossen werden kann, filtriert. Der Trichter wird mit 10 ml frischem Extraktionsmittel gewaschen. Die organischen Phasen werden filtriert und vereinigt und bei einer Temperatur von höchstens 30 °C unter vermindertem Druck (Wasserstrahlpumpe) abdestilliert. Nach der Destillation wird der Rückstand mit Stickstoff *R* überschichtet. Alternativ kann das Lösungsmittel mit Hilfe eines schwachen Stroms von Stickstoff *R* bei einer Temperatur von höchstens 30 °C entfernt werden. Der Rückstand wird in 2-Propanol *R* gelöst. Die Lösung wird in einen 25-ml-Meßkolben überführt und mit 2-Propanol *R* zu 25 ml aufgefüllt. Erwärmen, zum Beispiel in einem Ultraschallbad, kann erforderlich sein. (Ein erheblicher Anteil des weißen Rückstands ist Cholesterol, welches etwa 50 Prozent (*m*/*m*) des unverseifbaren Anteils von Lebertran ausmacht.)

Referenzlösung a: Eine Lösung von Retinolacetat *CRS* in einer Konzentration von etwa 1000 I.E. all-*trans*-Retinol je Milliliter wird in 2-Propanol *R* 1 hergestellt.

Die genaue Konzentration der Referenzlösung a wird durch UV-Spektroskopie (2.2.25) bestimmt. Die Referenzlösung a wird mit 2-Propanol *R* 1 verdünnt, so daß Lösungen mit einer geschätzten Konzentration von 10 bis 15 I.E. je Milliliter entstehen. Die Absorption wird bei 326 nm in 1-cm-Küvetten gegen 2-Propanol *R* 1 als Kompensationsflüssigkeit bestimmt.

Der Vitamin-A-Gehalt in Internationalen Einheiten je Milliliter der Referenzlösung a wird nach folgender Formel berechnet, wobei der angegebene Gehalt an Retinolacetat *CRS* berücksichtigt wird:

$$A_{326} \cdot \frac{1900 \cdot V_2}{100 \cdot V_1}$$

A_{326} = Absorption bei 326 nm
V_2 = Volumen der verdünnten Lösung
V_1 = verwendetes Volumen der Referenzlösung a
1900 = Umrechnungsfaktor für die spezifische Absorption von Retinolacetat *CRS* in Internationale Einheiten.

Referenzlösung b: Die Herstellung erfolgt wie für die Untersuchungslösung beschrieben, wobei anstelle der Substanz 2,00 ml Referenzlösung a verwendet werden.

Die genaue Konzentration der Referenzlösung b wird durch UV-Spektroskopie (2.2.25) bestimmt.

Die Referenzlösung b wird mit 2-Propanol *R* 1 verdünnt, so daß Lösungen mit einer geschätzten Konzentration von 10 bis 15 I.E. je Milliliter all-*trans*-Retinol entstehen. Die Absorption wird bei 325 nm in 1-cm-Küvetten gegen 2-Propanol *R* 1 als Kompensationsflüssigkeit bestimmt.

Der Gehalt an all-*trans*-Retinol in Internationalen Einheiten je Milliliter der Referenzlösung b wird nach folgender Formel berechnet:

$$A_{325} \cdot \frac{1830 \cdot V_4}{100 \cdot V_3}$$

A_{325} = Absorption bei 325 nm
V_3 = Volumen der verdünnten Lösung
V_4 = verwendetes Volumen der Referenzlösung b
1830 = Umrechnungsfaktor für die spezifische Absorption von all-*trans*-Retinol in Internationale Einheiten.

Die Chromatographie kann durchgeführt werden mit
- einer Säule aus rostfreiem Stahl von 0,25 m Länge und 4,6 mm innerem Durchmesser, gepackt mit octadecylsilyliertem Kieselgel zur Chromatographie *R* (5 bis 10 µm)
- einer Mischung von 3 Volumteilen Wasser *R* und 97 Volumteilen Methanol *R* als mobile Phase bei einer Durchflußrate von 1 ml je Minute
- einem Spektrometer als Detektor bei einer Wellenlänge von 325 nm
- einer 10-µl-Probenschleife
- einem Integrator.

Die Untersuchungslösung und die Referenzlösung b werden jeweils 3mal getrennt eingespritzt. Die Retentionszeit von all-*trans*-Retinol liegt zwischen 4 und 6 min.

Die Bestimmung darf nur ausgewertet werden, wenn
- das Chromatogramm der Untersuchungslösung einen Peak zeigt, der dem all-*trans*-Retinol-Peak im Chromatogramm der Referenzlösung b entspricht
- bei Zusatz von Retinolacetat *CRS* zur Untersuchungslösung (Standard-Additionsmethode) eine Wiederfindungsrate von mindestens 95 Prozent festgestellt wird
- die Wiederfindungsrate von all-*trans*-Retinol in der Referenzlösung b, direkt durch UV-Spektroskopie bestimmt, mindestens 95 Prozent beträgt.

Der Vitamin-A-Gehalt wird nach folgender Formel berechnet:

$$A_1 \cdot \frac{C \cdot V}{A_2} \cdot \frac{1}{m}$$

A_1 = Fläche des all-*trans*-Retinol-Peaks im Chromatogramm der Untersuchungslösung
A_2 = Fläche des all-*trans*-Retinol-Peaks im Chromatogramm der Referenzlösung b
C = Konzentration in Internationalen Einheiten je Milliliter von Retinolacetat *CRS* in der Referenzlösung a, bestimmt vor der Verseifung (= 1000 I.E. je Milliliter)
V = Volumen der Referenzlösung a, welches weiterbehandelt wurde (2,00 ml)
m = Einwaage der Substanz für die Untersuchungslösung (2,00 g).

Vitamin D_3: *Die Gehaltsbestimmung muß so schnell wie möglich durchgeführt werden, wobei der Einfluß von direktem Licht und Luft zu vermeiden ist.*

Die Bestimmung erfolgt mit Hilfe der Flüssigchromatographie (2.2.29).

Interner-Standard-Lösung: 0,50 mg Ergocalciferol *CRS* werden in 100 ml wasserfreiem Ethanol *R* gelöst.

Untersuchungslösung a: 4,00 g Substanz werden in einem Rundkolben mit 5 ml einer frisch hergestellten Lösung von Ascorbinsäure *R* ($100 \text{ g} \cdot l^{-1}$) und 10 ml einer frisch hergestellten Lösung von Kaliumhydroxid *R* ($800 \text{ g} \cdot l^{-1}$) sowie 100 ml wasserfreiem Ethanol *R* versetzt. Die Mischung wird 30 min lang im Wasserbad zum Rückfluß erhitzt und mit 100 ml einer Lösung von Natriumchlorid *R* ($10 \text{ g} \cdot l^{-1}$) versetzt. Anschließend wird die entstandene Lösung auf Raumtemperatur abgekühlt. Die Lösung wird aus dem Rundkolben in einen 500-ml-Scheidetrichter überführt, wobei der Rundkolben mit etwa 75 ml einer Lösung von Natriumchlorid *R* ($10 \text{ g} \cdot l^{-1}$) und anschließend mit 150 ml einer Mischung gleicher Volumteile Petroläther *R* 3 und Ether *R* gespült wird. Nach 1 min langem Schütteln und im Anschluß an die vollständige Phasentrennung wird die wäßrige Phase verworfen und die organische Phase zunächst mit 50 ml einer Lösung von Kaliumhydroxid *R* ($30 \text{ g} \cdot l^{-1}$) in einer 10prozentigen Lösung (*V/V*) von wasserfreiem Ethanol *R* und anschließend 3mal mit je 50 ml einer Lösung von Natriumchlorid *R* ($10 \text{ g} \cdot l^{-1}$) gewaschen. Die organische Phase wird durch 5 g wasserfreies Natriumsulfat *R* auf einem Schnellfilter in einen 250-ml-Kolben, der an einen Rotationsverdampfer angeschlossen werden kann, filtriert. Der Trichter wird mit 10 ml frischem Extraktionsmittel gewaschen. Die organischen Phasen werden filtriert, vereinigt und bei einer Temperatur von höchstens 30 °C unter vermindertem Druck (Wasserstrahlpumpe) abdestilliert. Nach der Destillation wird der Rückstand mit Stickstoff *R* überschichtet. Alternativ kann das Lösungsmittel mit Hilfe eines schwachen Stroms von Stickstoff *R* bei einer Temperatur von höchstens 30 °C entfernt werden. Der Rückstand wird in 1,5 ml mobiler Phase, die unter „Aufreinigung" beschrieben wird, gelöst. Erwärmen, zum Beispiel in einem Ultraschallbad, kann erforderlich sein. (Ein erheblicher Anteil des weißen Rückstands ist Cholesterol, welches etwa 50 Prozent (*m/m*) des unverseifbaren Anteils von Lebertran ausmacht.)

Untersuchungslösung b: 4,00 g Substanz werden mit 2,0 ml Interner-Standard-Lösung versetzt. Anschließend wird wie unter Untersuchungslösung a beschrieben weiterverfahren.

Referenzlösung a: 0,50 mg Colecalciferol *CRS* werden in 100,0 ml wasserfreiem Ethanol *R* gelöst.

Referenzlösung b: In einem Rundkolben werden 2,0 ml Referenzlösung a mit 2,0 ml Interner-Standard-Lösung gemischt. Anschließend wird wie unter Untersuchungslösung a beschrieben weiterverfahren.

Aufreinigung

Die Chromatographie kann durchgeführt werden mit
- einer Säule aus rostfreiem Stahl von 0,25 m Länge und 4,6 mm innerem Durchmesser, gepackt mit cyanopropylsilyliertem Kieselgel zur Chromatographie *R* (10 µm)
- einer Mischung von 1,6 Volumteilen Isoamylalkohol *R* und 98,4 Volumteilen Hexan *R* als mobile Phase bei einer Durchflußrate von 1,1 ml je Minute
- einem Spektrometer als Detektor bei einer Wellenlänge von 265 nm.

350 µl Referenzlösung b werden eingespritzt. Das Eluat wird im Zeitraum von 2 min vor bis 2 min nach der Retentionszeit von Colecalciferol in einem Reagenzglas mit Schliffstopfen gesammelt, das 1 ml einer Lösung von Butylhydroxytoluol *R* ($1\ g \cdot l^{-1}$) in Hexan *R* enthält. Der Vorgang wird jeweils mit den Untersuchungslösungen a und b wiederholt. Die 3 Eluate werden getrennt bei einer Temperatur von höchstens 30 °C und unter einem schwachen Strom von Stickstoff *R* zur Trockne eingedampft. Die 3 Rückstände werden getrennt in je 1,5 ml Acetonitril *R* gelöst.

Bestimmung

Die Chromatographie kann durchgeführt werden mit
- einer Säule aus rostfreiem Stahl von 0,15 m Länge und 4,6 mm innerem Durchmesser, gepackt mit octadecylsilyliertem Kieselgel zur Chromatographie *R* (5 µm)
- einer Mischung von 0,2 Volumteilen Phosphorsäure 85 % *R* und 99,8 Volumteilen einer 96prozentigen Lösung (*V/V*) von Acetonitril *R* als mobile Phase bei einer Durchflußrate von 1,0 ml je Minute
- einem Spektrometer als Detektor bei einer Wellenlänge von 265 nm.

Höchstens 200 µl jeder der 3 Lösungen, die unter „Aufreinigung" erhalten werden, werden 2mal getrennt eingespritzt.

Die Bestimmung darf nur ausgewertet werden, wenn
- im Chromatogramm der Referenzlösung b die Auflösung zwischen dem Ergocalciferol- und dem Colecalciferol-Peak mindestens 1,4 beträgt
- Zusätze von Colecalciferol *CRS* zur Untersuchungslösung a (Standardadditionsmethode) Wiederfindungsraten von mindestens 95 Prozent aufweisen, wenn der Interne Standard bei der Berechnung berücksichtigt wurde.

Der Gehalt an Vitamin D_3 in Internationalen Einheiten je Gramm wird nach folgender Formel berechnet, wobei der angegebene Gehalt an Colecalciferol *CRS* berücksichtigt wird:

$$\frac{A_2}{A_6} \cdot \frac{A_3}{A_4 - [A_5/A_1] \cdot A_2} \cdot \frac{m_2}{m_1} \cdot \frac{V_2}{V_1} \cdot 40$$

m_1 = Einwaage der Substanz für die Untersuchungslösung b in Gramm

m_2 = Einwaage an Colecalciferol *CRS* für die Herstellung der Referenzlösung a in Mikrogramm (500 µg)

A_1 = Fläche (oder Höhe) des Colecalciferol-Peaks im Chromatogramm der Untersuchungslösung a

A_2 = Fläche (oder Höhe) des Colecalciferol-Peaks im Chromatogramm der Untersuchungslösung b

A_3 = Fläche (oder Höhe) des Ergocalciferol-Peaks im Chromatogramm der Referenzlösung b

A_4 = Fläche (oder Höhe) des Ergocalciferol-Peaks im Chromatogramm der Untersuchungslösung b

A_5 = Fläche (oder Höhe) eines möglichen Peaks im Chromatogramm der Untersuchungslösung a mit der gleichen Retentionszeit wie Ergocalciferol im Chromatogramm der Untersuchungslösung b

A_6 = Fläche (oder Höhe) des Colecalciferol-Peaks im Chromatogramm der Referenzlösung b

V_1 = Gesamtvolumen der Referenzlösung a (100 ml)

V_2 = Volumen der Referenzlösung a, welches für die Herstellung der Referenzlösung b verwendet wurde (2,0 ml).

Lagerung

Vor Licht geschützt, vorzugsweise unter Inertgas in dicht verschlossenen, dem Verbrauch angemessenen, möglichst vollständig gefüllten Behältnissen.

Der Inhalt eines geöffneten Behältnisses muß schnell verbraucht werden. Die nicht benötigte Menge muß durch Inertgasatmosphäre geschützt werden.

Beschriftung

Die Beschriftung gibt insbesondere an
- falls zutreffend, Name und Konzentration der zugesetzten Antioxidantien
- Anzahl der Internationalen Einheiten Vitamin A je Gramm
- Anzahl der Internationalen Einheiten Vitamin D_3 je Gramm.

1999, 1193

Lebertran (Typ B)

Iecoris aselli oleum (Typus B)

Definition

Lebertran (Typ B) ist das gereinigte fette Öl, das aus der frischen Leber der Spezies *Gadus morhua* L. und anderen Spezies der Familie *Gadidae* gewonnen wird. Feste Substanzen werden durch Abkühlen und Filtrieren entfernt. Lebertran (Typ B) enthält mindestens 600 I.E. (180 µg) und höchstens 2500 I.E. (750 µg) Vitamin A je Gramm sowie mindestens 60 I.E. (1,5 µg) und höchstens 250 I.E. (6,25 µg) Vitamin D_3 je Gramm.

Zugelassene Antioxidantien können in von der zuständigen Behörde zugelassenen Konzentrationen zugesetzt werden.

Eigenschaften

Klare, gelbliche, viskose Flüssigkeit; praktisch unlöslich in Wasser, schwer löslich in Ethanol, mischbar mit Petroläther.

Prüfung auf Identität

1: A, B, C.
2: C, D.

A. Die Untersuchungslösung (siehe „Gehaltsbestimmung Vitamin A", Methode A) zeigt ein Absorptionsmaximum (2.2.25) zwischen 323 und 327 nm.

Das Chromatogramm der Untersuchungslösung (siehe „Gehaltsbestimmung Vitamin A", Methode B) zeigt einen Peak, der dem all-*trans*-Retinol-Peak im Chromatogramm der Referenzlösung entspricht.

B. Das Chromatogramm der Untersuchungslösung a (siehe „Gehaltsbestimmung Vitamin D_3") zeigt einen Peak, der dem Colecalciferol-Peak im Chromatogramm der Referenzlösung b entspricht.

C. Die Substanz entspricht der Prüfung „Fettsäurezusammensetzung" (siehe „Prüfung auf Reinheit").

D. Werden 0,1 g Substanz mit 0,5 ml Chloroform *R* und 1 ml Antimon(III)-chlorid-Lösung *R* gemischt, entsteht innerhalb von etwa 10 s eine intensive, blaue Färbung.

Prüfung auf Reinheit

Aussehen der Substanz: Die Substanz darf nicht stärker gefärbt sein als eine wie folgt hergestellte Referenzlösung (2.2.2, Methode II): 3,0 ml Stammlösung Rot werden mit 25,0 ml Stammlösung Gelb gemischt. Die Mischung wird mit einer Lösung von Salzsäure *R* (10 g · l^{-1}) zu 50,0 ml verdünnt.

Relative Dichte (2.2.5): 0,917 bis 0,930.

Brechungsindex (2.2.6): 1,477 bis 1,484.

Säurezahl (2.5.1): Höchstens 2,0, mit 5,0 g Substanz bestimmt.

Iodzahl (2.5.4): 150 bis 180.

Peroxidzahl (2.5.5): Höchstens 10,0.

Unverseifbare Anteile (2.5.7): Höchstens 1,5 Prozent (*m/m*), mit 5,0 g Substanz bestimmt.

Stearine: 10 ml Substanz bleiben nach 3 h langem Abkühlen in einer Eis-Wasser-Mischung klar.

Fettsäurezusammensetzung:

Fettsäure	Kürzel	minimale Fläche in %	maximale Fläche in %
Gesättigte Fettsäuren:			
Myristinsäure	14 : 0	2,0	6,0
Palmitinsäure	16 : 0	7,0	14,0
Stearinsäure	18 : 0	1,0	4,0
Einfach ungesättigte Fettsäuren:			
Palmitoleinsäure	16 : 1 n–7	4,5	11,5
cis-Vaccensäure	18 : 1 n–7	2,0	7,0
Ölsäure	18 : 1 n–9	12,0	21,0
Gadoleinsäure	20 : 1 n–11	1,0	5,5
Eicosensäure	20 : 1 n–9	5,0	17,0
Erucasäure	22 : 1 n–9	0	1,5
Cetoleinsäure (22 : 1 n–11)	22 : 1 n–11+13	5,0	12,0
Mehrfach ungesättigte Fettsäuren:			
Linolsäure	18 : 2 n–6	0,5	3,0
Linolensäure	18 : 3 n–3	0	2,0
Stearidonsäure	18 : 4 n–3	0,5	4,5
Eicosapentaensäure	20 : 5 n–3	7,0	16,0
Docosahexaensäure	22 : 6 n–3	6,0	18,0

Die Prüfung erfolgt mit Hilfe der Gaschromatographie (2.2.28).

Untersuchungslösung: In einem Meßkolben werden etwa 0,45 g Substanz mit einer Lösung von Butylhydroxytoluol *R* (50 mg · l^{-1}) in Hexan *R* zu 10,0 ml verdünnt. 2,0 ml Lösung werden in einem Reagenzglas aus Quarzglas mit einem schwachen Strom von Stickstoff *R* zur Trockne eingedampft. Nach Zusatz von 1,5 ml einer Lösung von Natriumhydroxid *R* (20 g · l^{-1}) in Methanol *R* wird die Mischung mit Stickstoff *R* überschichtet, mit einem Polytetrafluorethylen-Stopfen dicht verschlossen, gemischt und 7 min lang im Wasserbad erhitzt. Nach dem Abkühlen wird der Ansatz mit 2 ml methanolischer Bortrichlorid-Lösung *R* versetzt, mit Stickstoff *R* überschichtet, dicht verschlossen, gemischt und 30 min lang im Wasserbad erhitzt. Nach Abkühlen auf 40 bis 50 °C wird der Mischung 1 ml Trimethylpentan *R* zugesetzt. Das Gefäß wird dicht verschlossen und der Inhalt mindestens 30 s lang kräftig geschüttelt. Anschließend werden sofort 5 ml einer gesättigten Lösung von Natriumchlorid *R* hinzugefügt, die Mischung wird mit Stickstoff *R*

Dieses typische Chromatogramm dient zur Information und als Anleitung zum Analysenverfahren. Es ist nicht Bestandteil der Anforderungen dieser Monographie.

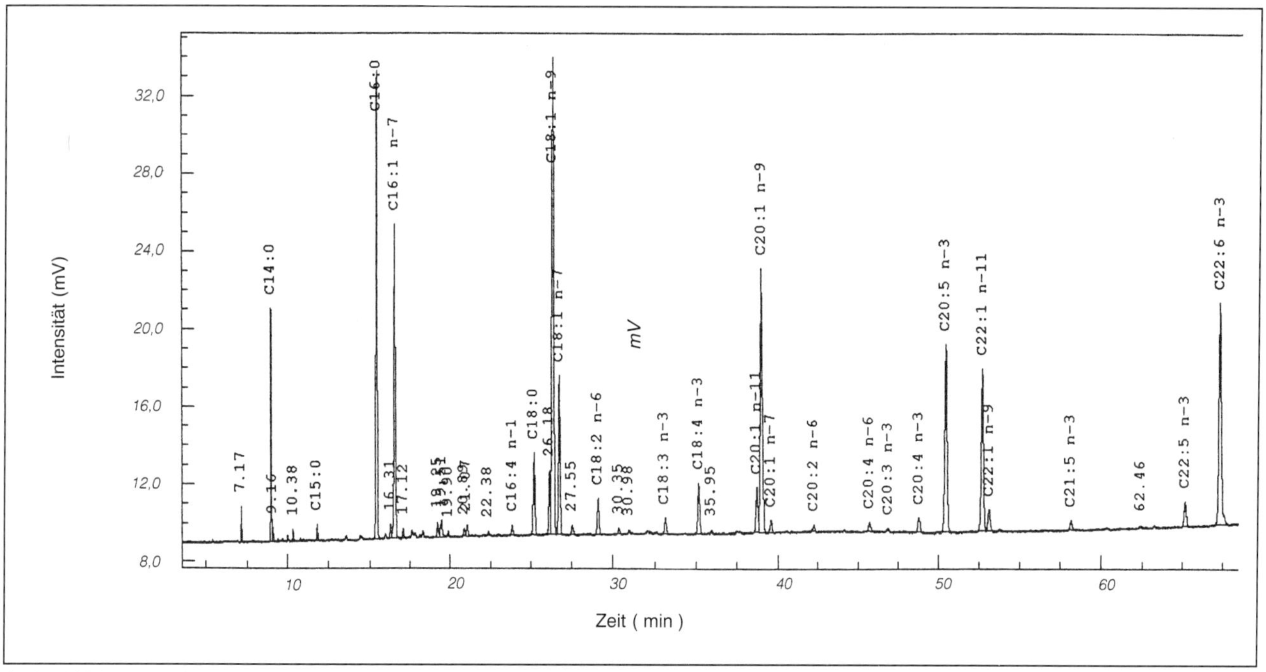

Abb. 1193-1: Typisches Chromatogramm für die Prüfung „Fettsäurezusammensetzung"

überschichtet, das Gefäß verschlossen und der Inhalt mindestens 15 s lang kräftig geschüttelt. Nachdem die Trimethylpentan-Phase klar ist, wird sie in ein weiteres Reagenzglas überführt. Die wäßrig-methanolische Phase wird erneut mit 1 ml Trimethylpentan *R* geschüttelt. Die Trimethylpentan-Phasen werden vereinigt, 2mal mit je 1 ml Wasser *R* gewaschen und über wasserfreiem Natriumsulfat *R* getrocknet. Von jeder Probe werden 2 Lösungen hergestellt.

Die Chromatographie kann durchgeführt werden mit

- einer Kapillarsäule aus Quarz von mindestens 30 m Länge und 0,25 mm innerem Durchmesser, belegt mit Macrogol 20 000 *R* (0,25 µm Filmdicke)
- Wasserstoff zur Chromatographie *R* oder Helium zur Chromatographie *R* als Trägergas, wobei eine Waschflasche zur Entfernung von Sauerstoff vorgeschaltet ist
- einem Flammenionisationsdetektor
- einem Splitverhältnis von 1:200
- einem geeigneten Integrator.

Die Temperatur der Säule wird bei 170 °C beginnend um 1 °C je Minute auf 225 °C erhöht und 20 min lang bei 225 °C gehalten. Die Temperatur des Probeneinlasses wird bei 250 °C und die des Detektors bei 280 °C gehalten.

2mal wird jeweils 1 µl Untersuchungslösung eingespritzt.

Die Prüfung darf nur ausgewertet werden, wenn

- die zu prüfenden 15 Fettsäuren nach dem typischen Chromatogramm (Abb. 1193-1) identifiziert werden können
- eine Einspritzung einer Mischung, die gleiche Mengen Methylpalmitat *R*, Methylstearat *R*, Methylarachidat *R* und Methylbehenat *R* enthält, die Flächenprozente von 24,4; 24,8; 25,2 und 25,6 für die Fettsäuremethylester in der angegebenen Reihenfolge ergibt
- die Auflösung zwischen den Peaks von Methyloleat und Methyl-*cis*-vaccenat mindestens 1,3 beträgt
- die Auflösung zwischen den Peaks von Methylgadoleat und Methyleicosenat ausreichend ist, um die Peaks zu identifizieren und eine Flächenbestimmung vorzunehmen.

Die Flächenprozente für jeden Fettsäuremethylester werden nach folgender Gleichung berechnet:

$$\text{Flächenprozent} = \frac{A_x}{A_t} \cdot 100$$

A_x = Fläche des Fettsäuremethylesters x
A_t = Gesamtfläche.

Die Berechnung darf nur durchgeführt werden, wenn

- die Gesamtfläche nur auf Flächen basiert, die zu einzelnen Fettsäuremethylestern gehören
- die Anzahl der Fettsäuremethylester-Peaks, deren Fläche größer als 0,05 Prozent ist, mindestens 24 beträgt
- die 24 größten Peaks der Methylester mindestens 90 Prozent der Gesamtfläche betragen. (Diese entsprechen im allgemeinen folgender Elutionsreihenfolge: 14 : 0, 15 : 0, 16 : 0, 16 : 1 n – 7, 16 : 4 n – 1, 18 : 0, 18 : 1 n – 9, 18 : 1 n – 7, 18 : 2 n – 6, 18 : 3 n – 3, 18 : 4 n – 3, 20 : 1 n – 11, 20 : 1 n – 9, 20 : 1 n – 7, 20 : 2 n – 6, 20 : 4 n – 6, 20 : 3 n – 3, 20 : 4 n – 3, 20 : 5 n – 3, 22 : 1 n – 11, 22 : 1 n – 9, 21 : 5 n – 3, 22 : 5 n – 3, 22 : 6 n – 3.)

Gehaltsbestimmung

Vitamin A: *Die Gehaltsbestimmung muß so schnell wie möglich durchgeführt werden, wobei der Einfluß von di-*

rektem Licht, Luft, Oxidationsmitteln, Katalysatoren (zum Beispiel Kupfer oder Eisen) und Säuren zu vermeiden ist.

Die Bestimmung erfolgt wie unter „Methode A" beschrieben mit Hilfe der UV-Spektroskopie (2.2.25). Falls sich diese Methode als ungeeignet erweist, wird die Bestimmung wie unter „Methode B" beschrieben mit Hilfe der Flüssigchromatographie (2.2.29) durchgeführt.

Methode A

Untersuchungslösung: 1,00 g Substanz wird in einem Rundkolben mit 3 ml einer frisch hergestellten 50prozentigen Lösung (*m/m*) von Kaliumhydroxid *R* und 30 ml wasserfreiem Ethanol *R* versetzt. Die Mischung wird 30 min lang zum Rückfluß erhitzt, wobei ein Strom von Stickstoff *R* eingeleitet wird. Nach schnellem Abkühlen werden 30 ml Wasser *R* zugesetzt. Die Mischung wird mit 50 ml Ether *R* ausgeschüttelt. Das Ausschütteln wird noch 3mal wiederholt. Die wäßrige Phase wird nach der vollständigen Phasentrennung verworfen. Die vereinigten Etherphasen werden 4mal mit je 50 ml Wasser *R* gewaschen und in einem schwachen Strom von Stickstoff *R* bei einer Temperatur von höchstens 30 °C zur Trockne eingedampft. Bei einer Temperatur von höchstens 30 °C und vermindertem Druck (Wasserstrahlpumpe) kann auch ein Rotationsverdampfer eingesetzt werden. Der Rückstand wird in einer ausreichenden Menge 2-Propanol *R* 1 gelöst, so daß die erwartete Konzentration von Vitamin A zwischen 10 und 15 I.E. je Milliliter beträgt.

Die Absorptionen der erhaltenen Lösung werden bei 300, 310, 325 und 334 nm sowie bei der Wellenlänge im Maximum mit einem geeigneten Spektrometer in 1-cm-Küvetten gegen 2-Propanol *R* 1 als Kompensationsflüssigkeit gemessen.

Der Gehalt an Vitamin A, berechnet als all-*trans*-Retinol, in Internationalen Einheiten je Gramm wird nach folgender Formel berechnet:

$$A_{325} \cdot \frac{1830V}{100\ m}$$

A_{325} = Absorption bei 325 nm
m = Einwaage der Substanz in Gramm
V = Gesamtvolumen der Lösung, die eine Konzentration von 10 bis 15 I.E. Vitamin A je Milliliter enthält
1830 = Umrechnungsfaktor für die spezifische Absorption von all-*trans*-Retinol in Internationale Einheiten.

Die angegebene Formel kann nur angewendet werden, wenn A_{325} höchstens $A_{325,corr}/0,970$ beträgt. $A_{325,corr}$ ist die korrigierte Absorption bei 325 nm und wird nach folgender Gleichung berechnet:

$$A_{325,corr} = 6,815\,A_{325} - 2,555\,A_{310} - 4,260\,A_{334}$$

A steht für die Absorption bei der indexierten Wellenlänge.

Falls A_{325} größer als $A_{325,corr}/0,970$ ist, wird der Vitamin-A-Gehalt nach folgender Formel berechnet:

$$A_{325,\,corr} \cdot \frac{1830V}{100\ m}$$

Die Bestimmung darf nur ausgewertet werden, wenn

- die Wellenlänge des Maximums zwischen 323 und 327 nm liegt
- das Verhältnis der Absorptionen A_{300}/A_{325} höchstens 0,73 beträgt.

Methode B

Untersuchungslösung: 2,00 g Substanz werden in einem Rundkolben mit 5 ml einer frisch hergestellten Lösung von Ascorbinsäure *R* (100 g · l^{-1}) und 10 ml einer frisch hergestellten Lösung von Kaliumhydroxid *R* (800 g · l^{-1}) sowie 100 ml wasserfreiem Ethanol *R* versetzt. Die Mischung wird 15 min lang im Wasserbad zum Rückfluß erhitzt und mit 100 ml einer Lösung von Natriumchlorid *R* (10 g · l^{-1}) versetzt. Anschließend wird die entstandene Lösung gekühlt und in einen 500-ml-Scheidetrichter überführt, wobei der Rundkolben mit etwa 75 ml einer Lösung von Natriumchlorid *R* (10 g · l^{-1}) und anschließend mit 150 ml einer Mischung gleicher Volumteile Petroläther *R* 3 und Ether *R* gespült wird. Nach 1 min langem Schütteln und nach der vollständigen Phasentrennung wird die wäßrige Phase verworfen. Die organische Phase wird zunächst mit 50 ml einer Lösung von Kaliumhydroxid *R* (30 g · l^{-1}) in einer 10prozentigen Lösung (*V/V*) von wasserfreiem Ethanol *R* und anschließend 3mal mit je 50 ml einer Lösung von Natriumchlorid *R* (10 g · l^{-1}) gewaschen. Die organische Phase wird durch 5 g wasserfreies Natriumsulfat *R* auf einem Schnellfilter in einen 250-ml-Kolben, der an einen Rotationsverdampfer angeschlossen werden kann, filtriert. Der Trichter wird mit 10 ml frischem Extraktionsmittel gewaschen. Die organischen Phasen werden filtriert und vereinigt und bei einer Temperatur von höchstens 30 °C unter vermindertem Druck (Wasserstrahlpumpe) abdestilliert. Nach der Destillation wird der Rückstand mit Stickstoff *R* überschichtet. Alternativ kann das Lösungsmittel mit Hilfe eines schwachen Stroms von Stickstoff *R* bei einer Temperatur von höchstens 30 °C entfernt werden. Der Rückstand wird in 2-Propanol *R* gelöst. Die Lösung wird in einen 25-ml-Meßkolben überführt und mit 2-Propanol *R* zu 25 ml aufgefüllt. Erwärmen, zum Beispiel in einem Ultraschallbad, kann erforderlich sein. (Ein erheblicher Anteil des weißen Rückstands ist Cholesterol, welches etwa 50 Prozent (*m/m*) des unverseifbaren Anteils von Lebertran ausmacht.)

Referenzlösung a: Eine Lösung von Retinolacetat *CRS* in einer Konzentration von etwa 1000 I.E. all-*trans*-Retinol je Milliliter wird in 2-Propanol *R* 1 hergestellt.

Die genaue Konzentration der Referenzlösung a wird durch UV-Spektroskopie (2.2.25) bestimmt. Die Referenzlösung a wird mit 2-Propanol *R* 1 verdünnt, so daß Lösungen mit einer geschätzten Konzentration von 10 bis 15 I.E. je Milliliter entstehen. Die Absorption wird bei 326 nm in 1-cm-Küvetten gegen 2-Propanol *R* 1 als Kompensationsflüssigkeit bestimmt.

Der Vitamin-A-Gehalt in Internationalen Einheiten je Milliliter der Referenzlösung a wird nach folgender Formel berechnet, wobei der angegebene Gehalt an Retinolacetat *CRS* berücksichtigt wird:

$$A_{326} \cdot \frac{1900 \cdot V_2}{100 \cdot V_1}$$

A_{326} = Absorption bei 326 nm

V_2 = Volumen der verdünnten Lösung
V_1 = verwendetes Volumen der Referenzlösung a
1900 = Umrechnungsfaktor für die spezifische Absorption von Retinolacetat *CRS* in Internationale Einheiten.

Referenzlösung b: Die Herstellung erfolgt wie für die Untersuchungslösung beschrieben, wobei anstelle der Substanz 2,00 ml Referenzlösung a verwendet werden.

Die genaue Konzentration der Referenzlösung b wird durch UV-Spektroskopie (2.2.25) bestimmt.

Die Referenzlösung b wird mit 2-Propanol *R* 1 verdünnt, so daß Lösungen mit einer geschätzten Konzentration von 10 bis 15 I.E. je Milliliter all-*trans*-Retinol entstehen. Die Absorption wird bei 325 nm in 1-cm-Küvetten gegen 2-Propanol *R* 1 als Kompensationsflüssigkeit bestimmt.

Der Gehalt an all-*trans*-Retinol in Internationalen Einheiten je Milliliter der Referenzlösung b wird nach folgender Formel berechnet:

$$A_{325} \cdot \frac{1830 \cdot V_4}{100 \cdot V_3}$$

A_{325} = Absorption bei 325 nm
V_3 = Volumen der verdünnten Lösung
V_4 = verwendetes Volumen der Referenzlösung b
1830 = Umrechnungsfaktor für die spezifische Absorption von all-*trans*-Retinol in Internationale Einheiten.

Die Chromatographie kann durchgeführt werden mit
- einer Säule aus rostfreiem Stahl von 0,25 m Länge und 4,6 mm innerem Durchmesser, gepackt mit octadecylsilyliertem Kieselgel zur Chromatographie *R* (5 bis 10 µm)
- einer Mischung von 3 Volumteilen Wasser *R* und 97 Volumteilen Methanol *R* als mobile Phase bei einer Durchflußrate von 1 ml je Minute
- einem Spektrometer als Detektor bei einer Wellenlänge von 325 nm
- einer 10-µl-Probenschleife
- einem Integrator.

Die Untersuchungslösung und die Referenzlösung b werden jeweils 3mal getrennt eingespritzt. Die Retentionszeit von all-*trans*-Retinol liegt zwischen 4 und 6 min.

Die Bestimmung darf nur ausgewertet werden, wenn
- das Chromatogramm der Untersuchungslösung einen Peak zeigt, der dem all-*trans*-Retinol-Peak im Chromatogramm der Referenzlösung b entspricht
- bei Zusatz von Retinolacetat *CRS* zur Untersuchungslösung (Standard-Additionsmethode) eine Wiederfindungsrate von mindestens 95 Prozent festgestellt wird
- die Wiederfindungsrate von all-*trans*-Retinol in der Referenzlösung b, direkt durch UV-Spektroskopie bestimmt, mindestens 95 Prozent beträgt.

Der Vitamin-A-Gehalt wird nach folgender Formel berechnet:

$$A_1 \cdot \frac{C \cdot V}{A_2} \cdot \frac{1}{m}$$

A_1 = Fläche des all-*trans*-Retinol-Peaks im Chromatogramm der Untersuchungslösung
A_2 = Fläche des all-*trans*-Retinol-Peaks im Chromatogramm der Referenzlösung b
C = Konzentration in Internationalen Einheiten je Milliliter von Retinolacetat *CRS* in der Referenzlösung a, bestimmt vor der Verseifung (= 1000 I.E. je Milliliter)
V = Volumen der Referenzlösung a, welches weiterbehandelt wurde (2,00 ml)
m = Einwaage der Substanz für die Untersuchungslösung (2,00 g).

Vitamin D_3: *Die Gehaltsbestimmung muß so schnell wie möglich durchgeführt werden, wobei der Einfluß von direktem Licht und Luft zu vermeiden ist.*

Die Bestimmung erfolgt mit Hilfe der Flüssigchromatographie (2.2.29).

Interner-Standard-Lösung: 0,50 mg Ergocalciferol *CRS* werden in 100 ml wasserfreiem Ethanol *R* gelöst.

Untersuchungslösung a: 4,00 g Substanz werden in einem Rundkolben mit 5 ml einer frisch hergestellten Lösung von Ascorbinsäure *R* (100 g · l^{-1}) und 10 ml einer frisch hergestellten Lösung von Kaliumhydroxid *R* (800 g · l^{-1}) sowie 100 ml wasserfreiem Ethanol *R* versetzt. Die Mischung wird 30 min lang im Wasserbad zum Rückfluß erhitzt und mit 100 ml einer Lösung von Natriumchlorid *R* (10 g · l^{-1}) versetzt. Anschließend wird die entstandene Lösung auf Raumtemperatur abgekühlt. Die Lösung wird aus dem Rundkolben in einen 500-ml-Scheidetrichter überführt, wobei der Rundkolben mit etwa 75 ml einer Lösung von Natriumchlorid *R* (10 g · l^{-1}) und anschließend mit 150 ml einer Mischung gleicher Volumteile Petroläther *R* 3 und Ether *R* gespült wird. Nach 1 min langem Schütteln und im Anschluß an die vollständige Phasentrennung wird die wäßrige Phase verworfen und die organische Phase zunächst mit 50 ml einer Lösung von Kaliumhydroxid *R* (30 g · l^{-1}) in einer 10prozentigen Lösung (*V/V*) von wasserfreiem Ethanol *R* und anschließend 3mal mit je 50 ml einer Lösung von Natriumchlorid *R* (10 g · l^{-1}) gewaschen. Die organische Phase wird durch 5 g wasserfreies Natriumsulfat *R* auf einem Schnellfilter in einen 250-ml-Kolben, der an einen Rotationsverdampfer angeschlossen werden kann, filtriert. Der Trichter wird mit 10 ml frischem Extraktionsmittel gewaschen. Die organischen Phasen werden filtriert, vereinigt und bei einer Temperatur von höchstens 30 °C unter vermindertem Druck (Wasserstrahlpumpe) abdestilliert. Nach der Destillation wird der Rückstand mit Stickstoff *R* überschichtet. Alternativ kann das Lösungsmittel mit Hilfe eines schwachen Stroms von Stickstoff *R* bei einer Temperatur von höchstens 30 °C entfernt werden. Der Rückstand wird in 1,5 ml mobiler Phase, die unter „Aufreinigung" beschrieben wird, gelöst. Erwärmen, zum Beispiel in einem Ultraschallbad, kann erforderlich sein. (Ein erheblicher Anteil des weißen Rückstands ist Cholesterol, welches etwa 50 Prozent (*m/m*) des unverseifbaren Anteils von Lebertran ausmacht.)

Untersuchungslösung b: 4,00 g Substanz werden mit 2,0 ml Interner-Standard-Lösung versetzt. Anschließend wird wie unter Untersuchungslösung a beschrieben weiterverfahren.

Referenzlösung a: 0,50 mg Colecalciferol *CRS* werden in 100,0 ml wasserfreiem Ethanol *R* gelöst.

Referenzlösung b: In einem Rundkolben werden 2,0 ml Referenzlösung a mit 2,0 ml Interner-Standard-Lösung gemischt. Anschließend wird wie unter Untersuchungslösung a beschrieben weiterverfahren.

Aufreinigung

Die Chromatographie kann durchgeführt werden mit
- einer Säule aus rostfreiem Stahl von 0,25 m Länge und 4,6 mm innerem Durchmesser, gepackt mit cyanopropylsilyliertem Kieselgel zur Chromatographie *R* (10 µm)
- einer Mischung von 1,6 Volumteilen Isoamylalkohol *R* und 98,4 Volumteilen Hexan *R* als mobile Phase bei einer Durchflußrate von 1,1 ml je Minute
- einem Spektrometer als Detektor bei einer Wellenlänge von 265 nm.

350 µl Referenzlösung b werden eingespritzt. Das Eluat wird im Zeitraum von 2 min vor bis 2 min nach der Retentionszeit von Colecalciferol in einem Reagenzglas mit Schliffstopfen gesammelt, das 1 ml einer Lösung von Butylhydroxytoluol *R* ($1 g \cdot l^{-1}$) in Hexan *R* enthält. Der Vorgang wird jeweils mit den Untersuchungslösungen a und b wiederholt. Die 3 Eluate werden getrennt bei einer Temperatur von höchstens 30 °C und unter einem schwachen Strom von Stickstoff *R* zur Trockne eingedampft. Die 3 Rückstände werden getrennt in je 1,5 ml Acetonitril *R* gelöst.

Bestimmung

Die Chromatographie kann durchgeführt werden mit
- einer Säule aus rostfreiem Stahl von 0,15 m Länge und 4,6 mm innerem Durchmesser, gepackt mit octadecylsilyliertem Kieselgel zur Chromatographie *R* (5 µm)
- einer Mischung von 0,2 Volumteilen Phosphorsäure 85 % *R* und 99,8 Volumteilen einer 96prozentigen Lösung (*V/V*) von Acetonitril *R* als mobile Phase bei einer Durchflußrate von 1,0 ml je Minute
- einem Spektrometer als Detektor bei einer Wellenlänge von 265 nm.

Höchstens 200 µl jeder der 3 Lösungen, die unter „Aufreinigung" erhalten werden, werden 2mal getrennt eingespritzt.

Die Bestimmung darf nur ausgewertet werden, wenn
- im Chromatogramm der Referenzlösung b die Auflösung zwischen dem Ergocalciferol- und dem Colecalciferol-Peak mindestens 1,4 beträgt
- Zusätze von Colecalciferol *CRS* zur Untersuchungslösung a (Standardadditionsmethode) Wiederfindungsraten von mindestens 95 Prozent aufweisen, wenn der Interne Standard bei der Berechnung berücksichtigt wurde.

Der Gehalt an Vitamin D_3 in Internationalen Einheiten je Gramm wird nach folgender Formel berechnet, wobei der angegebene Gehalt an Colecalciferol *CRS* berücksichtigt wird:

$$\frac{A_2}{A_6} \cdot \frac{A_3}{A_4 - [A_5/A_1] \cdot A_2} \cdot \frac{m_2}{m_1} \cdot \frac{V_2}{V_1} \cdot 40$$

m_1 = Einwaage der Substanz für die Untersuchungslösung b in Gramm
m_2 = Einwaage an Colecalciferol *CRS* für die Herstellung der Referenzlösung a in Mikrogramm (500 µg)
A_1 = Fläche (oder Höhe) des Colecalciferol-Peaks im Chromatogramm der Untersuchungslösung a
A_2 = Fläche (oder Höhe) des Colecalciferol-Peaks im Chromatogramm der Untersuchungslösung b
A_3 = Fläche (oder Höhe) des Ergocalciferol-Peaks im Chromatogramm der Referenzlösung b
A_4 = Fläche (oder Höhe) des Ergocalciferol-Peaks im Chromatogramm der Untersuchungslösung b
A_5 = Fläche (oder Höhe) eines möglichen Peaks im Chromatogramm der Untersuchungslösung a mit der gleichen Retentionszeit wie Ergocalciferol im Chromatogramm der Untersuchungslösung b
A_6 = Fläche (oder Höhe) des Colecalciferol-Peaks im Chromatogramm der Referenzlösung b
V_1 = Gesamtvolumen der Referenzlösung a (100 ml)
V_2 = Volumen der Referenzlösung a, welches für die Herstellung der Referenzlösung b verwendet wurde (2,0 ml).

Lagerung

Vor Licht geschützt, vorzugsweise unter Inertgas in dicht verschlossenen, dem Verbrauch angemessenen, möglichst vollständig gefüllten Behältnissen.

Der Inhalt eines geöffneten Behältnisses muß schnell verbraucht werden. Die nicht benötigte Menge muß durch Inertgasatmosphäre geschützt werden.

Beschriftung

Die Beschriftung gibt insbesondere an
- falls zutreffend, Name und Konzentration der zugesetzten Antioxidantien
- Anzahl der Internationalen Einheiten Vitamin A je Gramm
- Anzahl der Internationalen Einheiten Vitamin D_3 je Gramm.

1999, 771

Leucin

Leucinum

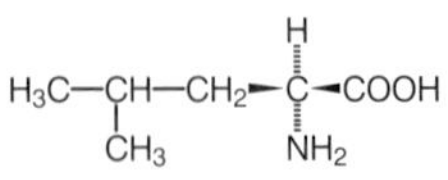

$C_6H_{13}NO_2$ M_r 131,2

Definition

Leucin[1] enthält mindestens 98,5 und höchstens 101,0 Prozent (*S*)-2-Amino-4-methylpentansäure, berechnet auf die getrocknete Substanz.

[1] Diese Fassung des Textes entspricht der Eilrevision „Resolution AP-CSP (98) 10".

Herstellung

Wenn Leucin durch Fermentation hergestellt wird, muß es zusätzlich den Anforderungen der Monographie **Fermentationsprodukte (Producta ab fermentatione)** entsprechen.

Eigenschaften

Weißes bis fast weißes, kristallines Pulver oder glänzende Blättchen; wenig löslich in Wasser, praktisch unlöslich in Ethanol und Ether. Die Substanz löst sich in verdünnten Mineralsäuren und verdünnten Alkalihydroxid-Lösungen.

Prüfung auf Identität

1: A, C.
2: A, B, D.

A. Die Substanz entspricht der Prüfung „Spezifische Drehung" (siehe „Prüfung auf Reinheit").

B. 0,50 g Substanz werden in Wasser *R* zu 25 ml gelöst. Die Lösung ist linksdrehend.

C. Die Prüfung erfolgt mit Hilfe der IR-Spektroskopie (2.2.24) durch Vergleich des Spektrums der Substanz mit dem von Leucin *CRS*. Die Prüfung erfolgt mit Hilfe von Preßlingen.

D. Die bei der Prüfung „Mit Ninhydrin nachweisbare Substanzen" (siehe „Prüfung auf Reinheit") erhaltenen Chromatogramme werden ausgewertet. Der Hauptfleck im Chromatogramm der Untersuchungslösung b entspricht in bezug auf Lage, Farbe und Größe dem Hauptfleck im Chromatogramm der Referenzlösung a.

Prüfung auf Reinheit

Aussehen der Lösung: 0,5 g Substanz werden in Salzsäure (1 mol · l^{-1}) zu 10 ml gelöst. Die Lösung muß klar (2.2.1) und darf nicht stärker gefärbt sein als die Farbvergleichslösung BG_6 (2.2.2, Methode II).

Spezifische Drehung (2.2.7): 1,00 g Substanz wird in Salzsäure *R* 1 zu 25,0 ml gelöst. Die spezifische Drehung muß zwischen +14,5 und +16,5° liegen, berechnet auf die getrocknete Substanz.

Mit Ninhydrin nachweisbare Substanzen: Die Prüfung erfolgt mit Hilfe der Dünnschichtchromatographie (2.2.27) unter Verwendung einer Schicht eines geeigneten Kieselgels.

Untersuchungslösung a: 0,10 g Substanz werden in Salzsäure (0,1 mol · l^{-1}) zu 10 ml gelöst.

Untersuchungslösung b: 1 ml Untersuchungslösung a wird mit Wasser *R* zu 50 ml verdünnt.

Referenzlösung a: 10 mg Leucin *CRS* werden in Salzsäure (0,1 mol · l^{-1}) zu 50 ml gelöst.

Referenzlösung b: 5 ml Untersuchungslösung b werden mit Wasser *R* zu 20 ml verdünnt.

Referenzlösung c: 10 mg Leucin *CRS* und 10 mg Valin *CRS* werden in Salzsäure (0,1 mol · l^{-1}) zu 25 ml gelöst.

Auf die Platte werden getrennt 5 µl jeder Lösung aufgetragen. Die Platte wird an der Luft trocknen gelassen. Die Chromatographie erfolgt mit einer Mischung von 20 Volumteilen Essigsäure 98 % *R*, 20 Volumteilen Wasser *R* und 60 Volumteilen 1-Butanol *R* über eine Laufstrecke von 15 cm. Die Platte wird an der Luft trocknen gelassen, mit Ninhydrin-Lösung *R* besprüht und 15 min lang bei 100 bis 105 °C erhitzt. Kein im Chromatogramm der Untersuchungslösung a auftretender Nebenfleck darf größer oder stärker gefärbt sein als der Fleck im Chromatogramm der Referenzlösung b (0,5 Prozent). Die Prüfung darf nur ausgewertet werden, wenn das Chromatogramm der Referenzlösung c deutlich voneinander getrennt 2 Flecke zeigt.

Chlorid (2.4.4): 0,25 g Substanz, in Wasser *R* zu 15 ml gelöst, müssen der Grenzprüfung auf Chlorid entsprechen (200 ppm).

Sulfat (2.4.13): 0,5 g Substanz werden in 3 ml verdünnter Salzsäure *R* gelöst. Die mit destilliertem Wasser *R* zu 15 ml verdünnte Lösung muß der Grenzprüfung auf Sulfat entsprechen (300 ppm).

Ammonium: Mit 2 Uhrgläsern von 60 mm Durchmesser wird durch Aufeinanderlegen ein Hohlraum gebildet. An die Innenwand des oberen Uhrglases wird mit einigen Tropfen Wasser *R* ein Stück rotes Lackmuspapier *R* von 5 mm x 5 mm geklebt. Auf das untere Uhrglas werden 50 mg fein pulverisierte Substanz gebracht und in 0,5 ml Wasser *R* gelöst oder suspendiert. Nach Zusatz von 0,30 g schwerem Magnesiumoxid *R* wird kurz mit einem Glasstab verrieben und das obere Uhrglas sofort auf das untere Uhrglas gelegt. In gleicher Weise wird gleichzeitig eine Referenzmischung aus 0,1 ml Ammonium-Lösung (100 ppm NH_4) *R*, 0,5 ml Wasser *R* und 0,30 g schwerem Magnesiumoxid *R* angesetzt. Untersuchungs- und Referenzmischung werden 15 min lang bei 40 °C erwärmt. Das Lackmuspapier über der Untersuchungsmischung darf sich nicht intensiver blau färben als das Lackmuspapier über der Referenzmischung (200 ppm).

Eisen (2.4.9): In einem Scheidetrichter wird 1,0 g Substanz in 10 ml verdünnter Salzsäure *R* gelöst. Die Lösung wird 3mal je 3 min lang mit je 10 ml Isobutylmethylketon *R* 1 ausgeschüttelt. Die vereinigten organischen Phasen werden 3 min lang mit 10 ml Wasser *R* ausgeschüttelt. Die wäßrige Phase muß der Grenzprüfung auf Eisen entsprechen (10 ppm).

Schwermetalle (2.4.8): 2,0 g Substanz müssen der Grenzprüfung D auf Schwermetalle entsprechen (10 ppm). Zur Herstellung der Referenzlösung werden 2 ml Blei-Lösung (10 ppm Pb) *R* verwendet.

Trocknungsverlust (2.2.32): Höchstens 0,5 Prozent, mit 1,000 g Substanz durch Trocknen im Trockenschrank bei 100 bis 105 °C bestimmt.

Sulfatasche (2.4.14): Höchstens 0,1 Prozent, mit 1,0 g Substanz bestimmt.

Gehaltsbestimmung

0,100 g Substanz, in 3 ml wasserfreier Ameisensäure *R* gelöst, werden nach Zusatz von 30 ml wasserfreier Essigsäure *R* und 0,1 ml Naphtholbenzein-Lösung *R* mit Perchlorsäure (0,1 mol · l^{-1}) bis zum Farbumschlag von Braungelb nach Grün titriert.

1 ml Perchlorsäure (0,1 mol · l^{-1}) entspricht 13,12 mg $C_6H_{13}NO_2$.

Lagerung

Gut verschlossen, vor Licht geschützt.

1999, 1321

Leukose-Impfstoff (inaktiviert) für Katzen

Vaccinum leucosis felinae inactivatum

Definition

Leukose-Impfstoff (inaktiviert) für Katzen ist eine Zubereitung immunogener Komponenten eines geeigneten Stamms des Leukose-Virus der Katze.

Herstellung

Entsprechend **Impfstoffe für Tiere (Vaccina ad usum veterinarium)**. Die immunogenen Komponenten bestehen entweder aus einem geeigneten Stamm des Leukose-Virus der Katze, der so inaktiviert wurde, daß eine ausreichende Immunogenität erhalten bleibt, oder aus Virusbestandteilen mit angemessenen immunogenen Eigenschaften. Die Virusbestandteile können mittels rekombinanter DNA-Technologie hergestellt sein. Wird der Impfstoff mittels rekombinanter DNA-Technologie hergestellt, muß er der Monographie **DNA-rekombinationstechnisch hergestellte Produkte (Producta ab ADN recombinante)** entsprechen.

Falls zutreffend wird die Prüfung auf Inaktivierung mit einer mindestens 25 Dosen des Impfstoffs entsprechenden Menge des inaktivierten Virus durchgeführt. 2 Passagen werden in Zellkulturen des gleichen Typs wie für die Herstellung des Impfstoffs verwendet durchgeführt. Wird eine andere Zellkultur verwendet, muß sie mindestens die gleiche Empfindlichkeit aufweisen. Vermehrungsfähiges Virus darf nicht nachgewiesen werden.

Der Impfstoff kann ein Adjuvans enthalten.

Auswahl der Impfstoffzusammensetzung

Die Auswahl des Stamms des Leukose-Virus der Katze und/oder der Antigene, die im Impfstoff enthalten sind, muß sicherstellen, daß Unschädlichkeit (5.2.6) (einschließlich der Unschädlichkeit für trächtige Katzen, wenn der Impfstoff für diese Anwendung vorgesehen ist) und Immunogenität (5.2.7) belegt sind. Zum Nachweis der Unschädlichkeit und der Immunogenität des Impfstoffs können folgende Prüfungen durchgeführt werden.

Unschädlichkeit: Jede Prüfung wird mit jeder der empfohlenen Arten der Anwendung durchgeführt. Tiere, die sowohl frei von Antikörpern gegen das gp70-Antigen des Leukose-Virus der Katze sind als auch weder eine Virämie noch eine Antigenämie zum Zeitpunkt der Prüfung aufweisen, werden verwendet. Die Abwesenheit der Antikörper und Antigene wird mit einem ELISA nachgewiesen.

A. Mindestens 10 Katzen im für die Impfung empfohlenen Mindestalter werden nach dem empfohlenen Schema geimpft. 5 Katzen im gleichen Alter werden als Kontrolle gehalten. Die Rektaltemperatur jeder Katze wird am Tag vor der Impfung, zum Zeitpunkt der Impfung, 4 h und 8 h danach sowie täglich während der folgenden 4 Tage erfaßt. Nach der letzten Impfung werden die Tiere mindestens 4 Wochen lang beobachtet. Während der gesamten Beobachtungszeit treten keine anomalen lokalen oder systemischen Reaktionen auf. 1, 2 und 4 Wochen nach der letzten Impfung werden die Tiere mit geeigneten Prüfungen auf immunsuppressive Wirkungen untersucht. Der Impfstoff entspricht der Prüfung, wenn bei den geimpften Tieren keine signifikanten Unterschiede gegenüber den Kontrolltieren beobachtet werden.

B. Die doppelte Dosis des Impfstoffs wird mit einer der vorgesehenen Arten der Anwendung mindestens 10 Katzen im für die Impfung empfohlenen Mindestalter injiziert. Nach dem in der Gebrauchsinformation vorgesehenen Zeitintervall wird jedem der Tiere eine einfache Dosis injiziert. Falls die Gebrauchsinformation eine dritte Injektion vorsieht, wird diese nach dem vorgesehenen Zeitintervall verabreicht. Die Tiere werden nach der letzten Injektion 14 Tage lang beobachtet. Der Impfstoff entspricht der Prüfung, wenn während der gesamten Beobachtungszeit keine anomalen lokalen oder systemischen Reaktionen auftreten.

C. Falls der Impfstoff für die Anwendung bei trächtigen Katzen nicht kontraindiziert ist, wird mindestens 10 Katzen in verschiedenen Trächtigkeitsstadien die doppelte Impfstoffdosis injiziert. Die Katzen werden bis zum Werfen beobachtet und alle Auswirkungen auf Trächtigkeit und Wurf festgehalten. Der Impfstoff entspricht der Prüfung, wenn während der gesamten Beobachtungszeit keine anomalen lokalen oder systemischen Reaktionen auftreten.

Immunogenität: Die „Bestimmung der Wirksamkeit" ist für den Nachweis der Immunogenität geeignet.

In-Prozeß-Kontrollen

Während der Herstellung werden geeignete immunchemische Prüfungen zur Bewertung von Qualität und Reinheit der in dem Impfstoff enthaltenen viralen Antigene durchgeführt. Die Werte müssen innerhalb der für das bestimmte Produkt zugelassenen Grenzen liegen.

Prüfung der Charge

Bestimmung der Wirksamkeit der Charge: Die unter „Bestimmung der Wirksamkeit" beschriebene Bestimmung erfolgt nicht notwendigerweise bei der routinemäßigen Prüfung von Impfstoffchargen. Entsprechend der Entscheidung oder nach Zustimmung durch die zuständige Behörde wird die Bestimmung für den Impfstoff ein oder mehrmals durchgeführt. Wenn die Bestimmung nicht durchgeführt wird, muß eine geeignete, validierte, alternative Methode angewendet werden, wobei sich die Akzeptanzkriterien nach einer Impfstoffcharge richten, die nach der unter „Bestimmung der Wirksamkeit“ beschriebenen Methode zufriedenstellende Ergebnisse erzielt hat.

Bakterien-Endotoxine: Wird der Impfstoff mittels rekombinanter DNA-Technologie mit einem bakteriellen Wirtssystem wie *Escherichia coli* hergestellt, muß für jede Charge eine Prüfung auf Bakterien-Endotoxine (2.6.14) durchgeführt werden. Falls die Eigenschaften des hinzugefügten Adjuvans die Durchführung einer zufriedenstellenden Prüfung verhindern, wird diese am Antigen unmittelbar vor Zufügen des Adjuvans durchgeführt. Der ermittelte Wert muß innerhalb der für das bestimmte Produkt zugelassenen Grenzen liegen und sich für Katzen als sicher erwiesen haben.

Prüfung auf Identität

Nach Impfung gesunder seronegativer Katzen regt der Impfstoff die Bildung von spezifischen Antikörpern gegen das oder die in der Beschriftung genannte(n) Antigen(e) an.

Prüfung auf Reinheit

Unschädlichkeit: 2 Katzen im für die Impfung empfohlenen Mindestalter, die keine Antikörper gegen das Leukose-Virus der Katze haben, wird die doppelte Impfstoffdosis nach einer der in der Beschriftung angegebenen Arten der Anwendung injiziert. Die Tiere werden 14 Tage lang beobachtet. Der Impfstoff entspricht der Prüfung, wenn keine anomalen lokalen oder systemischen Reaktionen auftreten.

Inaktivierung: Falls der Impfstoff inaktiviertes Virus enthält, wird eine Prüfung auf restliche vermehrungsfähige Viren in einer empfänglichen Zellkultur über 2 Passagen durchgeführt. Vermehrungsfähiges Virus darf nicht nachgewiesen werden. Enthält der Impfstoff ein Adjuvans, welches die Prüfung stört, so wird das Adjuvans möglichst von der flüssigen Phase mit einer Methode getrennt, welche Virus nicht inaktiviert und welche den Nachweis vermehrungsfähiger Viren nicht stört.

Sterilität: Der Impfstoff muß der Prüfung „Sterilität“ der Monographie **Impfstoffe für Tiere** entsprechen.

Bestimmung der Wirksamkeit

Mindestens 25 empfängliche Katzen im für die Impfung empfohlenen Mindestalter, die frei von spezifischen Antikörpern gegen die Antigene des Leukose-Virus der Katze und die Onkogen-Membran-Antigene der Katze (Anti-FOCMA-Antikörper) sind und die zum Zeitpunkt der Bestimmung weder eine Virämie noch eine Antigenämie zeigen, werden verwendet. Mindestens 15 Katzen werden gemäß der Gebrauchsinformation nach einer der empfohlenen Arten der Anwendung geimpft. Mindestens 10 weitere Katzen dienen als Kontrolltiere. Nach der letzten Impfung werden die Tiere mindestens 14 Tage lang beobachtet. Danach wird eine Menge eines virulenten Stamms des Leukose-Virus der Katze, die ausreicht, bei mindestens 80 Prozent empfänglicher Tiere eine Virämie oder Antigenämie (p27-Protein) zu erzeugen, ein oder mehrmals intraperitoneal injiziert oder oronasal verabreicht. Für die Belastungsinfektion ist ein epidemiologisch relevanter Stamm zu verwenden, der vorzugsweise Virus des Typs A enthält. Die Tiere werden weitere 15 Wochen lang beobachtet. Von der dritten Woche an wird wöchentlich auf Virämie oder Antigenämie (p27-Protein) mit einer geeigneten Methode untersucht. Als geeignet haben sich zum Beispiel ein Immunfluoreszenznachweis zirkulierender Leukozyten oder ein ELISA erwiesen. Eine Katze wird als dauerhaft infiziert betrachtet, wenn sie zwischen der 3. und 15. Woche eine positive Virämie oder Antigenämie in 3 aufeinanderfolgenden Wochen oder bei 5 Untersuchungen, unabhängig ob aufeinanderfolgend oder nicht, zeigt. Die Bestimmung ist nur gültig, wenn mindestens 80 Prozent der Kontrollkatzen dauerhaft infiziert sind. Der Impfstoff entspricht der Bestimmung, wenn mindestens 80 Prozent der geimpften Katzen keine dauerhafte Infektion zeigen.

Lagerung

Entsprechend **Impfstoffe für Tiere**.

Beschriftung

Entsprechend **Impfstoffe für Tiere**.

Die Beschriftung gibt insbesondere an, welches Antigen oder welche Antigene im Impfstoff enthalten sind.

1999, 1339

Levocarnitin

Levocarnitinum

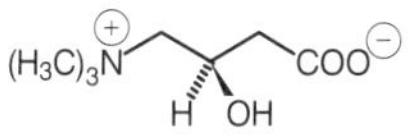

$C_7H_{15}NO_3$ — M_r 161,2

Definition

Levocarnitin enthält mindestens 98,0 und höchstens 102,0 Prozent (3*R*)-3-Hydroxy-4-(trimethylammonium)butanoat, berechnet auf die wasserfreie Substanz.

Eigenschaften

Weißes, kristallines Pulver oder farblose Kristalle, hygroskopisch; leicht löslich in Wasser, löslich in warmem Ethanol, praktisch unlöslich in Aceton.

Prüfung auf Identität

1: A, B.
2: A, C.

A. Die Substanz entspricht der Prüfung „Spezifische Drehung“ (siehe „Prüfung auf Reinheit“).

B. Die Prüfung erfolgt mit Hilfe der IR-Spektroskopie (2.2.24) durch Vergleich des Spektrums der Substanz mit dem von Levocarnitin *CRS*. Die Prüfung erfolgt mit der zuvor 5 h lang im Vakuum bei 50 °C getrockneten Substanz und Referenzsubstanz, mit Hilfe von Preßlingen.

C. 1 ml Prüflösung (siehe „Prüfung auf Reinheit") wird mit 9 ml Wasser *R* verdünnt. Wird diese Lösung mit 10 ml verdünnter Schwefelsäure *R* und anschließend mit 30 ml Reineckesalz-Lösung *R* versetzt, entsteht ein rosa Niederschlag. Die Mischung wird 30 min lang stehengelassen. Der Niederschlag wird abfiltriert, mit Wasser *R*, Ethanol 96 % *R* und anschließend mit Aceton *R* gewaschen. Die Schmelztemperatur (2.2.14) des bei 80 °C getrockneten Niederschlags beträgt 147 bis 150 °C.

Prüfung auf Reinheit

Prüflösung: 5,00 g Substanz werden in kohlendioxidfreiem Wasser *R*, das aus destilliertem Wasser *R* hergestellt wurde, zu 50,0 ml gelöst.

Aussehen der Lösung: Die Prüflösung muß klar (2.2.1) und farblos (2.2.2, Methode II) sein.

***p*H-Wert** (2.2.3): 10 ml Prüflösung werden mit kohlendioxidfreiem Wasser *R* zu 20 ml verdünnt. Der *p*H-Wert dieser Lösung muß zwischen 6,5 und 8,5 liegen.

Spezifische Drehung (2.2.7): Die spezifische Drehung, an der Prüflösung bestimmt, muß zwischen −29,0 und −32,0° liegen, berechnet auf die wasserfreie Substanz.

Verwandte Substanzen: Die Prüfung erfolgt mit Hilfe der Flüssigchromatographie (2.2.29).

Untersuchungslösung: 0,10 g Substanz werden in der mobilen Phase zu 20,0 ml gelöst.

Referenzlösung a: 1,0 ml Untersuchungslösung wird mit der mobilen Phase zu 100,0 ml verdünnt. 1,0 ml dieser Lösung wird mit der mobilen Phase zu 10,0 ml verdünnt.

Referenzlösung b: 12,5 mg Levocarnitin-Verunreinigung A *CRS* werden in Wasser *R* zu 50,0 ml gelöst. 2,0 ml Lösung werden mit der mobilen Phase zu 20,0 ml verdünnt.

Referenzlösung c: 10,0 mg Levocarnitin-Verunreinigung A *CRS* werden in Wasser *R* zu 10,0 ml gelöst. 2,0 ml Lösung werden mit der mobilen Phase zu 20,0 ml verdünnt.

Referenzlösung d: 0,100 g Levocarnitin *CRS* werden in der Referenzlösung c zu 10,0 ml gelöst.

Die Chromatographie kann durchgeführt werden mit

- einer Säule aus rostfreiem Stahl von 0,30 m Länge und 3,9 mm innerem Durchmesser, gepackt mit aminopropylmethylsilyliertem Kieselgel zur Chromatographie *R* (10 µm)
- einer Mischung von 35 Volumteilen einer Lösung von Kaliumdihydrogenphosphat *R* (6,81 g · l^{-1}), die mit verdünnter Natriumhydroxid-Lösung *R* auf einen *p*H-Wert von 4,7 eingestellt wurde, und 65 Volumteilen Acetonitril *R* als mobile Phase bei einer Durchflußrate von 1 ml je Minute
- einem Spektrometer als Detektor bei einer Wellenlänge von 205 nm.

Die Temperatur der Säule wird bei 30 °C gehalten.

Werden die Chromatogramme unter den vorgeschriebenen Bedingungen aufgezeichnet, beträgt die Retentionszeit für Levocarnitin etwa 9,6 min und für Levocarnitin-Verunreinigung A etwa 10,6 min. Die Empfindlichkeit des Systems wird so eingestellt, daß die Höhe des Hauptpeaks im Chromatogramm der Referenzlösung b mindestens 20 Prozent des maximalen Ausschlags beträgt.

25 µl Referenzlösung d werden eingespritzt. Die Chromatographie erfolgt über eine Dauer von 15 min. Die Prüfung darf nur ausgewertet werden, wenn im Chromatogramm die Auflösung zwischen den Peaks von Levocarnitin und Levocarnitin-Verunreinigung A mindestens 0,9 beträgt.

Je 25 µl Untersuchungslösung, Referenzlösung a und Referenzlösung b werden getrennt eingespritzt. Im Chromatogramm der Untersuchungslösung darf eine der Levocarnitin-Verunreinigung A entsprechende Peakfläche nicht größer sein als die Fläche des Hauptpeaks im Chromatogramm der Referenzlösung b (0,5 Prozent); keine Peakfläche, mit Ausnahme der des Hauptpeaks und der der Levocarnitin-Verunreinigung A, darf größer sein als die Fläche des Hauptpeaks im Chromatogramm der Referenzlösung a (0,1 Prozent).

Chlorid (2.4.4): 2,5 ml Prüflösung, mit Wasser *R* zu 15 ml verdünnt, müssen der Grenzprüfung auf Chlorid entsprechen (200 ppm).

Sulfat (2.4.13): 5 ml Prüflösung, mit destilliertem Wasser *R* zu 15 ml verdünnt, müssen der Grenzprüfung auf Sulfat entsprechen (300 ppm).

Schwermetalle (2.4.8): 12 ml Prüflösung müssen der Grenzprüfung A auf Schwermetalle entsprechen (10 ppm). Zur Herstellung der Referenzlösung wird die Blei-Lösung (1 ppm Pb) *R* verwendet.

Wasser (2.5.12): Höchstens 1,0 Prozent, mit 2,00 g Substanz nach der Karl-Fischer-Methode bestimmt.

Sulfatasche (2.4.14): Höchstens 0,1 Prozent, mit 1,0 g Substanz bestimmt.

Gehaltsbestimmung

0,125 g Substanz, in einer Mischung von 3 Volumteilen wasserfreier Ameisensäure *R* und 50 Volumteilen wasserfreier Essigsäure *R* gelöst, werden unter Zusatz von 0,2 ml Kristallviolett-Lösung *R* mit Perchlorsäure (0,1 mol · l^{-1}) bis zum Farbumschlag von Violett nach Grün titriert.

1 ml Perchlorsäure (0,1 mol · l^{-1}) entspricht 16,12 mg $C_7H_{15}NO_3$.

Lagerung

Dicht verschlossen.

Verunreinigungen

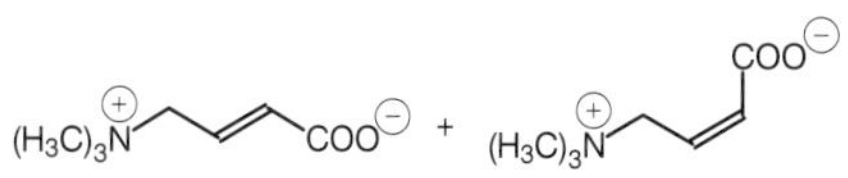

A. (*E*)- oder (*Z*)-4-(Trimethylammonium)but-2-enoat

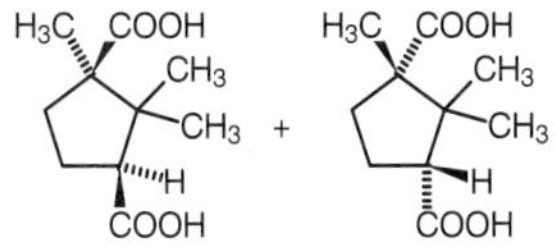

B. (1*RS*,3*SR*)-1,2,2-Trimethylcyclopentan-1,3-dicarbonsäure
(Camphersäure)

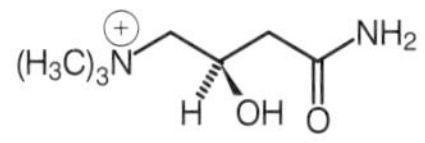

C. [(2*R*)-3-Carbamoyl-2-hydroxypropyl]trimethylammonium
(Carnitinamid)

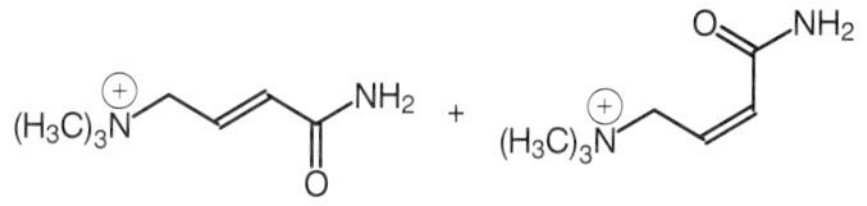

D. (*E*)- oder (*Z*)-(3-Carbamoylprop-2-enyl)trimethylammonium.

1998, 227

Lidocainhydrochlorid

Lidocaini hydrochloridum

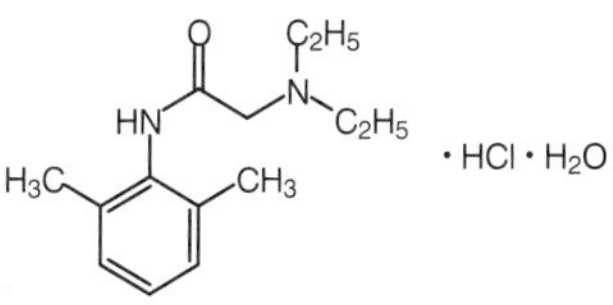

$C_{14}H_{23}ClN_2O \cdot H_2O$ M_r 288,8

Definition

Lidocainhydrochlorid enthält mindestens 99,0 und höchstens 101,0 Prozent 2-Diethylamino-2′,6′-dimethylacetanilid-hydrochlorid, berechnet auf die wasserfreie Substanz.

Eigenschaften

Weißes, kristallines Pulver; sehr leicht löslich in Wasser, leicht löslich in Ethanol, praktisch unlöslich in Ether.

Prüfung auf Identität

1: A, B, F.
2: A, C, D, E, F.

A. Schmelztemperatur (2.2.14): 74 bis 79 °C, an der Substanz ohne vorheriges Trocknen bestimmt.

B. Die Prüfung erfolgt mit Hilfe der IR-Spektroskopie (2.2.24) durch Vergleich des Spektrums der Substanz mit dem von Lidocainhydrochlorid *CRS*.

C. 0,2 g Substanz werden in 10 ml Wasser *R* gelöst und mit 10 ml Pikrinsäure-Lösung *R* versetzt. Der mit Wasser *R* gewaschene und getrocknete Niederschlag schmilzt (2.2.14) bei etwa 230 °C.

D. Etwa 5 mg Substanz werden mit 0,5 ml rauchender Salpetersäure *R* versetzt. Auf dem Wasserbad wird zur Trockne eingedampft, abgekühlt und der Rückstand in 5 ml Aceton *R* gelöst. Nach Zusatz von 0,2 ml ethanolischer Kaliumhydroxid-Lösung *R* entsteht eine Grünfärbung.

E. 5 ml Prüflösung (siehe „Prüfung auf Reinheit") werden nach Zusatz von 5 ml Wasser *R* mit verdünnter Natriumhydroxid-Lösung *R* alkalisiert. Der Niederschlag wird auf einem Filter gesammelt und mit Wasser *R* ausgewaschen. Die Hälfte des Niederschlags wird in 1 ml Ethanol 96 % *R* gelöst. Nach Zusatz von 0,5 ml einer Lösung von Cobalt(II)-nitrat *R* (100 g · l^{-1}) entsteht ein blaugrüner Niederschlag.

F. Die Substanz gibt die Identitätsreaktion a auf Chlorid (2.3.1).

Prüfung auf Reinheit

Prüflösung: 1,0 g Substanz wird in kohlendioxidfreiem Wasser *R* zu 20 ml gelöst.

Aussehen der Lösung: Die Prüflösung muß klar (2.2.1) und farblos (2.2.2, Methode II) sein.

***p*H-Wert** (2.2.3): 1 ml Prüflösung wird mit kohlendioxidfreiem Wasser *R* zu 10 ml verdünnt. Der *p*H-Wert der Lösung muß zwischen 4,0 und 5,5 liegen.

2,6-Dimethylanilin:
Lösung a: 0,25 g Substanz werden in Methanol *R* zu 10 ml gelöst. Die Lösung dient zur Herstellung der Untersuchungslösung.

Lösung b: 50 mg 2,6-Dimethylanilin *R* werden in Methanol *R* zu 100 ml gelöst. 1 ml Lösung wird mit Methanol *R* zu 100 ml verdünnt. Diese Lösung dient zur Herstellung der Referenzlösung.

3 Neßler-Zylinder werden verwendet. In den ersten werden 2 ml Lösung a, in den zweiten 1 ml Lösung b und 1 ml Methanol *R* und in den dritten für die Blindlösung 2 ml Methanol *R* eingefüllt. In jeden Neßler-Zylinder wird 1 ml einer frisch hergestellten Lösung von Dimethylaminobenzaldehyd *R* (10 g · l^{-1}) in Methanol *R* und 2 ml Essigsäure 98 % *R* zugegeben. Nach 10 min langem Stehenlassen bei Raumtemperatur muß die Intensität der Gelbfärbung der Untersuchungslösung zwischen der der Blindlösung und der der Referenzlösung liegen (100 ppm).

L

Monographien

Schwermetalle (2.4.8): 1,0 g Substanz wird in Wasser *R* zu 25 ml gelöst. Die Lösung wird filtriert. 10 ml Filtrat müssen der Grenzprüfung E auf Schwermetalle entsprechen (5 ppm). Zur Herstellung der Referenzlösung werden 2 ml Blei-Lösung (1 ppm Pb) *R* verwendet.

Wasser (2.5.12): 5,5 bis 7,0 Prozent, mit 0,250 g Substanz nach der Karl-Fischer-Methode bestimmt.

Sulfatasche (2.4.14): Höchstens 0,1 Prozent, mit 1,0 g Substanz bestimmt.

Gehaltsbestimmung

0,250 g Substanz, in 30 ml wasserfreier Essigsäure *R* gelöst, werden nach Zusatz von 6 ml Quecksilber(II)-acetat-Lösung *R* und 0,05 ml Kristallviolett-Lösung *R* mit Perchlorsäure (0,1 mol · l^{-1}) titriert.

1 ml Perchlorsäure (0,1 mol · l^{-1}) entspricht 27,08 mg $C_{14}H_{23}ClN_2O$.

Lagerung

Gut verschlossen, vor Licht geschützt.

1998, 1233

Liebstöckelwurzel

Levistici radix

Definition

Liebstöckelwurzel besteht aus dem ganzen oder geschnittenen, getrockneten Wurzelstock und den Wurzeln von *Levisticum officinale* Koch. Die ganze Droge enthält mindestens 4,0 ml · kg^{-1}, die geschnittene Droge mindestens 3,0 ml · kg^{-1} ätherisches Öl, berechnet auf die wasserfreie Droge.

Eigenschaften

Die Droge weist die unter „Prüfung auf Identität, A und B" beschriebenen makroskopischen und mikroskopischen Merkmale auf.

Prüfung auf Identität

A. Die Wurzelstöcke und großen Wurzeln sind oft längsgespalten. Der Wurzelstock ist kurz, bis 5 cm dick, hell graubraun bis gelblichbraun, glatt oder mit mehreren Auswüchsen. Die wenig verzweigten Wurzeln sind von gleicher Farbe wie der Wurzelstock, gewöhnlich bis 1,5 cm dick und bis etwa 25 cm lang. Der Bruch ist meist glatt und zeigt eine breite, gelblichweiße Rinde und einen schmalen, braungelben Holzkörper.

B. Die Droge wird pulverisiert (355). Das Pulver ist bräunlichgelb. Die Prüfung erfolgt unter dem Mikroskop, wobei Chloralhydrat-Lösung *R* verwendet wird. Das Pulver zeigt in der Aufsicht polygonale, rundliche Korkzellen mit braunem Inhalt; ferner reichlich Parenchymzellen, meist dünnwandig und rundlich, einige auch dickwandiger; Gruppen kleiner, netzartig verdickter Gefäße, eingebettet in kleinzelligem, unverholztem Parenchym; Fragmente großer, netzartig verdickter Gefäße mit einem Durchmesser bis 125 µm; Fragmente von Exkretgängen, die bis 180 µm breit sein können. Wird unter dem Mikroskop unter Verwendung einer 50prozentigen Lösung (*V*/*V*) von Glycerol *R* geprüft, zeigt das Pulver bis zu 12 µm große, einfache, rundliche bis ovale Stärkekörner sowie zahlreiche größere, manchmal aus mehreren zusammengesetzte Körner.

C. Das bei der Prüfung „Angelicae radix" (siehe „Prüfung auf Reinheit") erhaltene Chromatogramm der Referenzlösung wird im ultravioletten Licht bei 254 nm ausgewertet und dabei die fluoreszenzlöschende Zone (Eugenol) markiert. Im ultravioletten Licht bei 365 nm ausgewertet, zeigt das Chromatogramm der Untersuchungslösung eine intensiv blaßblau bis grünlichblau fluoreszierende Hauptzone. Diese Zone befindet sich auf einer Höhe, die etwas unterhalb der Eugenolzone im Chromatogramm der Referenzlösung liegt. Eine oder 2 kleinere Zonen der gleichen Fluoreszenz liegen unmittelbar unterhalb der Hauptzone. Im unteren Teil des Chromatogramms der Untersuchungslösung sind weitere Zonen mit geringerer Fluoreszenz sichtbar.

Prüfung auf Reinheit

Angelicae radix: Die Prüfung erfolgt mit Hilfe der Dünnschichtchromatographie (2.2.27) unter Verwendung einer Schicht eines geeigneten Kieselgels, das einen Fluoreszenzindikator mit intensivster Anregung der Fluoreszenz bei 254 nm enthält.

Untersuchungslösung: 2 g frisch pulverisierte Droge (500) werden 10 min lang mit 10 ml einer Mischung gleicher Volumteile Dichlormethan *R* und Methanol *R* geschüttelt. Anschließend wird die Mischung filtriert.

Referenzlösung: 50 mg Eugenol *R* werden in einer Mischung gleicher Volumteile Dichlormethan *R* und Methanol *R* zu 10,0 ml gelöst.

Auf die Platte werden getrennt 10 µl jeder Lösung bandförmig aufgetragen. Die Chromatographie erfolgt mit einer Mischung gleicher Volumteile Dichlormethan *R* und Toluol *R* über eine Laufstrecke von 10 cm. Die Platte wird an der Luft trocknen gelassen und anschließend die Chromatographie mit dem gleichen Fließmittel über die gleiche Laufstrecke wiederholt. Die Platte wird an der Luft trocknen gelassen. Die Auswertung erfolgt im ultravioletten Licht bei 365 nm. Das Chromatogramm der Untersuchungslösung darf im unteren Drittel keine intensiv blau oder bläulichviolett fluoreszierende Zone zeigen.

Fremde Bestandteile (2.8.2): Höchstens 3 Prozent, mit 50 g Droge bestimmt.

Asche (2.4.16): Höchstens 8,0 Prozent.

Salzsäureunlösliche Asche (2.8.1): Höchstens 2,0 Prozent.

Wasser (2.2.13): Höchstens 120 ml · kg^{-1}, mit 25,00 g Droge durch Destillation bestimmt.

Gehaltsbestimmung

Ätherisches Öl: Die Bestimmung erfolgt nach „Gehaltsbestimmung des ätherischen Öls in Drogen" (2.8.12) unter Verwendung von 40,0 g frisch pulverisierter Droge (500), 10 Tropfen flüssigem Paraffin *R*, einem 2-l-Rundkolben, 500 ml Wasser *R* als Destillationsflüssigkeit und 0,50 ml Xylol *R* als Vorlage. 4 h lang wird mit einer Destillationsgeschwindigkeit von 2 bis 3 ml je Minute destilliert.

Lagerung

Gut verschlossen, vor Licht geschützt.

1998, 1120

Lisinopril-Dihydrat

Lisinoprilum dihydricum

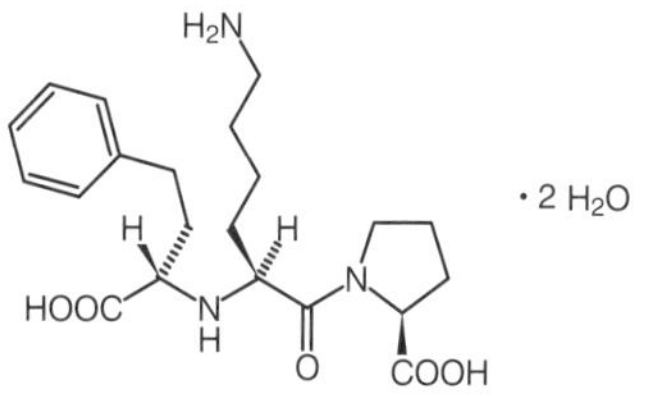

$C_{21}H_{31}N_3O_5 \cdot 2\,H_2O$ M_r 441,5

Definition

Lisinopril-Dihydrat enthält mindestens 98,5 und höchstens 101,5 Prozent *N*-[*N*-[(1*S*)-1-Carboxy-3-phenylpropyl]-L-lysyl]-L-prolin, berechnet auf die wasserfreie Substanz.

Eigenschaften

Weißes, kristallines Pulver; sehr leicht löslich in Wasser, wenig löslich in Methanol, praktisch unlöslich in Aceton und wasserfreiem Ethanol.

Prüfung auf Identität

Die Prüfung erfolgt mit Hilfe der IR-Spektroskopie (2.2.24) durch Vergleich des Spektrums der Substanz mit dem von Lisinopril-Dihydrat *CRS*. Die Prüfung erfolgt mit Hilfe von Preßlingen.

Prüfung auf Reinheit

Spezifische Drehung (2.2.7): 0,5 g Substanz werden in Zinkacetat-Lösung *R* zu 50,0 ml gelöst. Die spezifische Drehung muß zwischen −43 und −47° liegen, berechnet auf die wasserfreie Substanz.

Verwandte Substanzen: Die Prüfung erfolgt mit Hilfe der Flüssigchromatographie (2.2.29).

Untersuchungslösung: 20,0 mg Substanz werden in der mobilen Phase A zu 10,0 ml gelöst.

Referenzlösung a: 20,0 mg Lisinopril-Dihydrat zur Eignungsprüfung *CRS* werden in der mobilen Phase A zu 10,0 ml gelöst.

Referenzlösung b: 0,5 ml Untersuchungslösung werden mit der mobilen Phase A zu 50,0 ml verdünnt.

Die Chromatographie kann durchgeführt werden mit

- einer Säule aus rostfreiem Stahl von 0,25 m Länge und 4,6 mm innerem Durchmesser, gepackt mit octylsilyliertem Kieselgel zur Chromatographie *R*
- einer Mischung der mobilen Phasen A und B bei einer Durchflußrate von 1,8 ml je Minute unter Einsatz der Gradientenelution gemäß der Tabelle
  mobile Phase A: 30 Volumteile Acetonitril *R* und 970 Volumteile Natriumdihydrogenphosphat-Lösung (0,02 mol · l^{-1}), deren *p*H-Wert zuvor mit einer Lösung von Natriumhydroxid *R* (50 g · l^{-1}) auf 5,0 eingestellt wurde, werden gemischt
  mobile Phase B: 200 ml Acetonitril *R* und 800 ml Natriumdihydrogenphosphat-Lösung (0,02 mol · l^{-1}), deren *p*H-Wert zuvor mit einer Lösung von Natriumhydroxid *R* (50 g · l^{-1}) auf 5,0 eingestellt wurde, werden gemischt

Zeit (min)	mobile Phase A (% *V/V*)	mobile Phase B (% *V/V*)	Erläuterungen
0	100	0	Beginn der Gradientenelution
35	70	30	Ende der Gradientenelution, Beginn isokratisch
45	70	30	zurück zu den Anfangsbedingungen
50 = 0	100	0	Beginn des nächsten Chromatogramms

- einem Spektrometer als Detektor bei einer Wellenlänge von 210 nm.

Die Temperatur der Säule wird bei 50 °C gehalten.

Die Säule wird mit der mobilen Phase A mindestens 30 min lang äquilibriert. Die Empfindlichkeit des Systems wird so eingestellt, daß die Höhe des Hauptpeaks im Chromatogramm mit 20 µl Referenzlösung b mindestens 50 Prozent des maximalen Ausschlags beträgt.

20 µl Referenzlösung a werden eingespritzt. Das Chromatogramm muß dem Chromatogramm-Typ in der Beilage zu Lisinopril-Dihydrat zur Eignungsprüfung *CRS* entsprechen: Die Peaks der Lisinopril-Verunreinigung A und E erscheinen je auf einer Seite des Lisinopril-Peaks. Von der Basislinie ausgehend werden die Höhen *A1* und *A2* der Peaks der Lisinopril-Verunreinigung A und E und die Höhen *B1* und *B2* der niedrigsten Punkte der Kurven zwischen diesen und dem Lisinopril-Peak gemessen. Die Prüfung darf nur ausgewertet werden, wenn *A1* größer als das 9fache von *B1* und *A2* größer als das 9fache von *B2* ist.

Falls erforderlich wird der *p*H-Wert der mobilen Phase mit Phosphorsäure 85 % *R* auf 4,5 eingestellt und die

L

Monographien

Chromatographie wiederholt. Bei bestimmten Säulen ist eine Einstellung des *p*H-Werts auf 4,0 erforderlich, um eine ausreichende Trennung der Peaks der Lisinopril-Verunreinigung A, Lisinopril und Lisinopril-Verunreinigung E zu erhalten. Wird nach der *p*H-Einstellung die Retentionszeit für die Peaks der Lisinopril-Verunreinigungen C und D verlängert und somit eine Integration erschwert, wird der Anteil der mobilen Phase B zu Beginn der Chromatographie innerhalb von 35 bis 45 min von 30 auf 40 Prozent erhöht. Anschließend wird diese Konzentration noch 10 min lang beibehalten. Danach wird vor dem nächsten Einspritzen 10 min lang auf 100 Prozent mobile Phase A gewechselt.

Je 20 µl Untersuchungslösung und Referenzlösung b werden getrennt eingespritzt. Der Peak der Lisinopril-Verunreinigung E im Chromatogramm der Untersuchungslösung darf nicht größer sein als das 0,3fache der Fläche des Hauptpeaks im Chromatogramm der Referenzlösung b (0,3 Prozent). Kein im Chromatogramm der Untersuchungslösung auftretender Peak, mit Ausnahme des Hauptpeaks und des Peaks der Lisinopril-Verunreinigung E, darf größer sein als das 0,3fache der Fläche des Hauptpeaks im Chromatogramm der Referenzlösung b (0,3 Prozent). Die Summe aller Peakflächen, mit Ausnahme der des Hauptpeaks und der des Peaks der Lisinopril-Verunreinigung E, darf nicht größer sein als das 0,5fache der Fläche des Hauptpeaks im Chromatogramm der Referenzlösung b (0,5 Prozent). Der Lösungsmittelpeak, ein in den ersten 3 Minuten des Chromatographierens auftretender Peak und Peaks, deren Fläche kleiner ist als das 0,05fache der Fläche des Hauptpeaks im Chromatogramm der Referenzlösung b, werden nicht berücksichtigt.

Wasser (2.5.12): 8,0 bis 9,5 Prozent, mit 0,200 g Substanz nach der Karl-Fischer-Methode bestimmt.

Sulfatasche (2.4.14): Höchstens 0,1 Prozent, mit 1,0 g Substanz bestimmt.

Gehaltsbestimmung

0,350 g Substanz, in 50 ml destilliertem Wasser *R* gelöst, werden mit Natriumhydroxid-Lösung ($0{,}1\ mol \cdot l^{-1}$) titriert. Der Endpunkt wird mit Hilfe der Potentiometrie (2.2.20) bestimmt.

1 ml Natriumhydroxid-Lösung ($0{,}1\ mol \cdot l^{-1}$) entspricht 40,55 mg $C_{21}H_{31}N_3O_5$.

Verunreinigungen

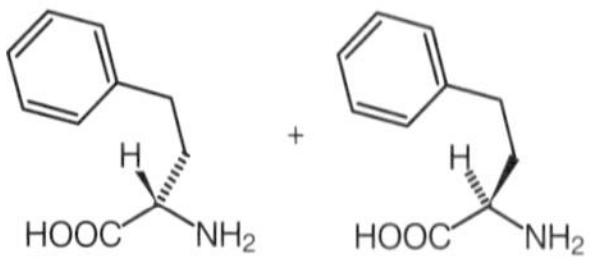

A. (*RS*)-2-Amino-4-phenylbutansäure

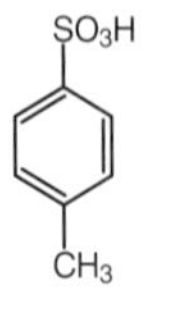

B. Toluol-4-sulfonsäure

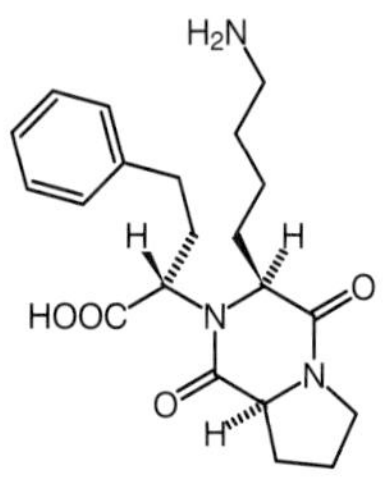

C. (*S*)-2-[(3*S*,8a*S*)-3-(4-Aminobutyl)-1,2,3,4,6,7,8,8a-octahydro-1,4-dioxopyrrolo[1,2-*a*]piperazin-2-yl]-4-phenylbutansäure
(*S*,*S*,*S*-Diketopiperazin)

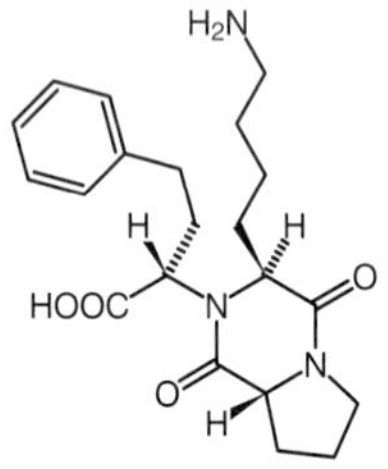

D. (*S*)-2-[(3*S*,8a*R*)-3-(4-Aminobutyl)-1,2,3,4,6,7,8,8a-octahydro-1,4-dioxopyrrolo[1,2-*a*]piperazin-2-yl]-4-phenylbutansäure
(*R*,*S*,*S*-Diketopiperazin)

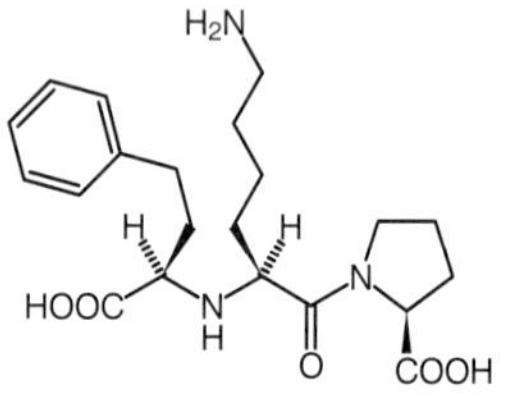

E. *N*-[*N*-[(*R*)-1-Carboxy-3-phenylpropyl]-L-lysyl]-L-prolin
(Lisinopril-*R*,*S*,*S*-Isomer)

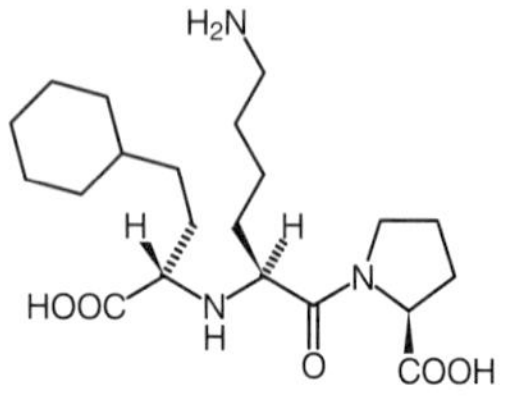

F. *N*-[*N*-[(*S*)-1-Carboxy-3-cyclohexylpropyl]-L-lysyl]-L-prolin
(Cyclohexyl-Analoges).

1998, 1264

Lösungen zur Aufbewahrung von Organen

Solutiones ad conservationem partium corporis

Definition

Lösungen zur Aufbewahrung von Organen sind sterile, wäßrige Zubereitungen, die zur Lagerung, zum Schutz und/oder zur Perfusion von insbesondere zur Transplantation vorgesehenen Säugetier-Organen bestimmt sind.

Die Lösungen enthalten normalerweise Elektrolyte in einer Konzentration, die der intrazellulären Elektrolytzusammensetzung ähnlich ist.

Die Lösungen können Kohlenhydrate (wie Glucose oder Mannitol), Aminosäuren, Calcium-Komplexbildner (wie Citrat oder Phosphat), Hydrokolloide (wie Stärke oder Gelatine-Derivate) oder andere Hilfsstoffe enthalten. Diese Hilfsstoffe sind zum Beispiel dazu bestimmt, Lösungen blutisotonisch zu machen und den *p*H-Wert von Pufferlösungen einzustellen oder zu stabilisieren sowie einen Abbau der Inhaltsstoffe zu verhindern. Sie dürfen jedoch nicht die beabsichtigte Wirkung der Lösung beeinflussen oder in den angewendeten Konzentrationen toxische Wirkungen oder unangemessene lokale Reizungen hervorrufen. Wirkstoffe können in Lösungen zur Aufbewahrung von Organen enthalten sein oder unmittelbar vor der Anwendung zugesetzt werden.

Lösungen zur Aufbewahrung von Organen werden vor der Anwendung auf Temperaturen unterhalb der Raumtemperatur (im allgemeinen auf 2 bis 6 °C) abgekühlt, um die Temperatur des Organs und somit seinen Metabolismus herabzusetzen.

Die Lösungen, unter geeigneten Beobachtungsbedingungen geprüft, sind klar und praktisch frei von Partikeln. Die Lösungen können auch als konzentrierte Lösungen vertrieben werden. In diesem Falle sind sie unmittelbar vor Gebrauch mit einer geeigneten Flüssigkeit auf das vorgeschriebene Volumen zu verdünnen. Nach dem Verdünnen müssen sie den Anforderungen an Lösungen zur Aufbewahrung von Organen entsprechen.

Falls zutreffend müssen die Behältnisse für Lösungen zur Aufbewahrung von Organen den unter „Material zur Herstellung von Behältnissen" (3.1 und Unterabschnitte) sowie „Behältnisse" (3.2 und Unterabschnitte) enthaltenen Forderungen entsprechen. Die Lösungen sind in Glasbehältnissen (3.2.1) oder anderen Behältnissen, wie Kunststoffbehältnissen (3.2.2 und 3.2.8), abgefüllt. Die Dichtigkeit der Behältnisse muß durch geeignete Maßnahmen gesichert sein. Die Verschlüsse müssen ein sicheres Verschließen gewährleisten, das Eindringen von Mikroorganismen sowie anderer Kontaminanten verhindern und sollen gewöhnlich das Entnehmen eines Teils oder des ganzen Inhalts ermöglichen, ohne daß der Verschluß entfernt werden muß. Die Kunststoffmaterialien oder Elastomeren (3.2.9), aus denen die Verschlüsse bestehen, müssen ausreichend widerstandsfähig und elastisch sein, um den Durchstich einer Nadel mit geringstmöglichem Abrieb an Teilchen zu ermöglichen.

Herstellung

Bei der Herstellung von Lösungen zur Aufbewahrung von Organen werden Materialien und Methoden eingesetzt, die dazu bestimmt sind, Sterilität zu gewährleisten und die Kontamination mit sowie das Wachstum von Mikroorganismen zu vermeiden. Empfehlungen dazu werden unter „Methoden zur Herstellung steriler Zubereitungen" (5.1.1) angegeben.

Abgesehen von begründeten und zugelassenen Fällen werden die Lösungen mit **Wasser für Injektionszwecke (Aqua ad iniectabilia)** hergestellt und enthalten keine Konservierungsmittel.

Prüfung auf Reinheit

***p*H-Wert** (2.2.3): *Die Prüfung ist bei Raumtemperatur durchzuführen.* Der *p*H-Wert der Lösung muß zwischen 5,0 und 8,0 liegen.

Osmolalität (2.2.35): Die Osmolalität der Lösung muß zwischen 250 und 380 mosmol · kg^{-1} liegen.

Hydroxymethylfurfural: Falls die Lösung Glucose enthält, muß sie folgender Prüfung entsprechen: Ein 25 mg Glucose enthaltendes Volumen (*V*) der Lösung wird mit 5,0 ml einer Lösung von *p*-Toluidin *R* (100 g · l^{-1}) in 2-Propanol *R*, die 10 Prozent (*V/V*) Essigsäure 98 % *R* enthält, und 1,0 ml einer Lösung von Barbitursäure *R* (5 g · l^{-1}) versetzt. Die bei 550 nm nach 2 bis 3 min langem Stehenlassen der Mischung gemessene Absorption (2.2.25) darf nicht größer sein als die einer gleichzeitig unter gleichen Bedingungen hergestellten Referenzlösung, die mit dem gleichen Volumen (*V*) einer Lösung, das 10 µg Hydroxymethylfurfural *R* enthält, hergestellt wird.

Partikelkontamination: Die Prüfung „Nichtsichtbare Partikel" (2.9.19) wird mit 50 ml Lösung durchgeführt. Die Lösung darf je Milliliter höchstens 50 Partikel, die größer als 10 µm sind, und höchstens 5 Partikel, die größer als 25 µm sind, enthalten.

Sterilität (2.6.1): Die Lösung muß der Prüfung entsprechen.

Bakterien-Endotoxine (2.6.14): Höchstens 0,5 I.E. Bakterien-Endotoxine je Milliliter Lösung.

Pyrogene (2.6.8): Lösungen, bei denen keine validierte Prüfung auf Bakterien-Endotoxine durchgeführt werden kann, müssen der Prüfung entsprechen. Abgesehen von begründeten und zugelassenen Fällen werden je Kilogramm Körpermasse jedes Kaninchens 10 ml Lösung injiziert.

Beschriftung

Die Beschriftung gibt insbesondere an

- daß die Lösung nicht zur Injektion zu verwenden ist
- die Zusammensetzung der Lösung in Gramm je Liter und in Millimol je Liter
- das Nennvolumen der Lösung im Behältnis
- die Osmolalität in Milliosmol je Kilogramm

- daß jeder nicht verwendete Anteil der gebrauchsfertigen, konzentrierten oder verdünnten Lösung zu verwerfen ist
- die Lagerungsbedingungen.

Für konzentrierte Lösungen gibt die Beschriftung zusätzlich an

- daß die Lösung unmittelbar vor Gebrauch mit einer geeigneten Flüssigkeit zu verdünnen ist.

1998, 928

Lomustin

Lomustinum

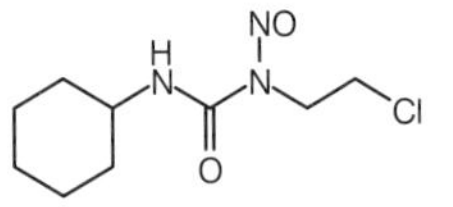

$C_9H_{16}ClN_3O_2$ M_r 233,7

Definition

Lomustin enthält mindestens 98,5 und höchstens 100,5 Prozent 1-(2-Chlorethyl)-3-cyclohexyl-1-nitrosoharnstoff, berechnet auf die getrocknete Substanz.

Eigenschaften

Gelbes, kristallines Pulver; praktisch unlöslich in Wasser, leicht löslich in Aceton und Dichlormethan, löslich in Ethanol.

Die Prüfungen sind unter Lichtschutz durchzuführen und alle Lösungen unmittelbar vor Gebrauch herzustellen.

Prüfung auf Identität

1: C.
2: A, B, D, E.

A. Schmelztemperatur (2.2.14): 89 bis 91 °C.

B. 50,0 mg Substanz werden in Ethanol 96 % *R* zu 50,0 ml gelöst. 2,0 ml Lösung werden mit Ethanol 96 % *R* zu 100,0 ml verdünnt. Diese Lösung, zwischen 220 und 350 nm gemessen, zeigt ein Absorptionsmaximum (2.2.25) bei 230 nm. Die spezifische Absorption, im Maximum gemessen, liegt zwischen 250 und 270.

C. Die Prüfung erfolgt mit Hilfe der IR-Spektroskopie (2.2.24) durch Vergleich des Spektrums der Substanz mit dem von Lomustin *CRS*. Die Prüfung erfolgt mit Hilfe von Preßlingen.

D. Die bei der Prüfung „Verwandte Substanzen" (siehe „Prüfung auf Reinheit") erhaltenen Chromatogramme werden ausgewertet. Der Hauptfleck im Chromatogramm der Untersuchungslösung b entspricht in bezug auf Lage, Farbe und Größe dem Hauptfleck im Chromatogramm der Referenzlösung a.

E. Etwa 25 mg Substanz werden in 1 ml Methanol *R* gelöst. Nach Zusatz von 0,1 ml verdünnter Natriumhydroxid-Lösung *R* und 2 ml Wasser *R* wird mit verdünnter Salpetersäure *R* tropfenweise angesäuert und filtriert. Das Filtrat gibt die Identitätsreaktion a auf Chlorid (2.3.1).

Prüfung auf Reinheit

Verwandte Substanzen:

A. Die Prüfung erfolgt mit Hilfe der Dünnschichtchromatographie (2.2.27) unter Verwendung einer Schicht von Kieselgel G *R*.

Untersuchungslösung a: 0,25 g Substanz werden in Methanol *R* zu 10 ml gelöst.

Untersuchungslösung b: 1 ml Untersuchungslösung a wird mit Methanol *R* zu 25 ml verdünnt.

Referenzlösung a: 10 mg Lomustin *CRS* werden in Methanol *R* zu 10 ml gelöst.

Referenzlösung b: 1 ml Untersuchungslösung b wird mit Methanol *R* zu 10 ml verdünnt.

Referenzlösung c: 1 ml Untersuchungslösung b wird mit Methanol *R* zu 20 ml verdünnt.

Referenzlösung d: 10 mg Lomustin *CRS* und 10 mg Dicyclohexylharnstoff *R* werden in Methanol *R* zu 10 ml gelöst.

Auf die Platte werden getrennt 5 µl jeder Lösung aufgetragen. Die Chromatographie erfolgt mit einer Mischung von 20 Volumteilen Essigsäure 98 % *R* und 80 Volumteilen Toluol *R* über eine Laufstrecke von 15 cm. Die Platte wird 1 h lang im Trockenschrank bei 110 °C getrocknet. Auf den Boden einer Chromatographiekammer wird eine Schale mit einer Mischung von 1 Volumteil Salzsäure *R* 1, 1 Volumteil Wasser *R* und 2 Volumteilen einer Lösung von Kaliumpermanganat *R* (15 g · l^{-1}) gestellt, die Kammer geschlossen und 15 min lang stehengelassen. Die getrocknete Platte wird in die Kammer gestellt und die Kammer geschlossen. Die Platte wird 5 min lang dem Chlorgas ausgesetzt, herausgenommen und so lange in einen Kaltluftstrom gehalten, bis der Überschuß an Chlor entfernt ist und die Kieselgelschicht unterhalb der Startpunkte bei Aufbringen eines Tropfens Kaliumiodid-Stärke-Lösung *R* keine Blaufärbung mehr zeigt. Die Platte wird mit Kaliumiodid-Stärke-Lösung *R* besprüht. Kein im Chromatogramm der Untersuchungslösung a auftretender Nebenfleck darf größer oder stärker gefärbt sein als der Fleck im Chromatogramm der Referenzlösung b (0,4 Prozent), und höchstens ein Nebenfleck darf größer oder stärker gefärbt sein als der Fleck im Chromatogramm der Referenzlösung c (0,2 Prozent). Die Prüfung darf nur ausgewertet werden, wenn das Chromatogramm der Referenzlösung d deutlich voneinander getrennt 2 Hauptflecke zeigt.

B. Die Prüfung erfolgt mit Hilfe der Flüssigchromatographie (2.2.29).

Untersuchungslösung: 0,25 g Substanz werden in Methanol *R* zu 10,0 ml gelöst.

Referenzlösung: 1,0 ml Untersuchungslösung wird mit Methanol *R* zu 100,0 ml verdünnt.

Die Chromatographie kann durchgeführt werden mit

- einer Säule aus rostfreiem Stahl von 0,25 m Länge und 4 mm innerem Durchmesser, gepackt mit octadecylsilyliertem Kieselgel zur Chromatographie *R* (5 bis 10 μm)
- einer Mischung von 50 Volumteilen Wasser *R* und 50 Volumteilen Methanol *R* als mobile Phase bei einer Durchflußrate von 2 ml je Minute
- einem Spektrometer als Detektor bei einer Wellenlänge von 230 nm
- einer Probenschleife.

20 μl Referenzlösung werden eingespritzt. Die Empfindlichkeit des Systems wird so eingestellt, daß die Höhe des Hauptpeaks im Chromatogramm der Referenzlösung mindestens 50 Prozent des maximalen Ausschlags beträgt.

20 μl jeder Lösung werden getrennt eingespritzt. Im Chromatogramm der Untersuchungslösung darf die Summe aller Peakflächen, mit Ausnahme der des Hauptpeaks, nicht größer sein als die Fläche des Hauptpeaks im Chromatogramm der Referenzlösung (1 Prozent). Der Lösungsmittelpeak und Peaks, deren Fläche kleiner ist als das 0,05fache der Fläche des Hauptpeaks im Chromatogramm der Referenzlösung, werden nicht berücksichtigt.

Chlorid (2.4.4): 0,24 g Substanz werden in 4 ml Methanol *R* gelöst. Die Lösung wird mit 20 ml Wasser *R* versetzt, 20 min lang stehengelassen und filtriert. 10 ml Filtrat, mit 5 ml Methanol *R* versetzt, müssen der Grenzprüfung auf Chlorid entsprechen (500 ppm). Zur Herstellung der Referenzlösung werden anstelle von 5 ml Wasser *R* 5 ml Methanol *R* verwendet.

Trocknungsverlust (2.2.32): Höchstens 1,0 Prozent, mit 1,000 g Substanz durch 24 h langes Trocknen im Exsikkator über Phosphor(V)-oxid *R* bei höchstens 0,7 kPa bestimmt.

Gehaltsbestimmung

0,200 g Substanz werden in etwa 3 ml Ethanol 96 % *R* gelöst. Die Lösung wird mit 20 ml einer Lösung von Kaliumhydroxid *R* (200 g · l^{-1}) versetzt und 2 h lang zum Rückfluß erhitzt. Nach Zusatz von 75 ml Wasser *R* und 4 ml Salpetersäure *R* wird abgekühlt und mit Silbernitrat-Lösung (0,1 mol · l^{-1}) titriert. Der Endpunkt wird mit Hilfe der Potentiometrie (2.2.20) bestimmt. Ein Blindversuch wird durchgeführt.

1 ml Silbernitrat-Lösung (0,1 mol · l^{-1}) entspricht 23,37 mg $C_9H_{16}ClN_3O_2$.

Lagerung

Gut verschlossen, vor Licht geschützt.

Verunreinigungen

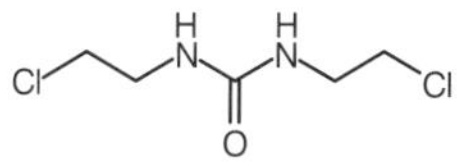

A. 1,3-Bis(2-chlorethyl)harnstoff

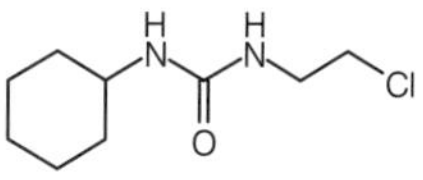

B. 1-(2-Chlorethyl)-3-cyclohexylharnstoff

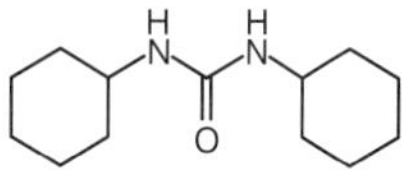

C. 1,3-Dicyclohexylharnstoff.

1999, 1121

Lorazepam

Lorazepamum

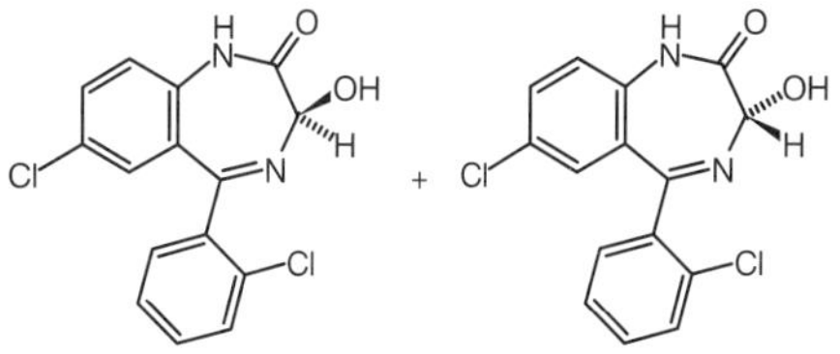

$C_{15}H_{10}Cl_2N_2O_2$ M_r 321,2

Definition

Lorazepam enthält mindestens 98,5 und höchstens 102,0 Prozent (*RS*)-7-Chlor-5-(2-chlorphenyl)-3-hydroxy-1,3-dihydro-*2H*-1,4-benzodiazepin-2-on, berechnet auf die getrocknete Substanz.

Eigenschaften

Weißes bis fast weißes, kristallines Pulver; praktisch unlöslich in Wasser, wenig löslich in Ethanol, wenig bis schwer löslich in Dichlormethan.

Die Substanz zeigt Polymorphie.

Prüfung auf Identität

1: B.
2: A, C.

A. 10,0 mg Substanz werden in Ethanol 96 % *R* zu 100,0 ml gelöst. 10,0 ml Lösung werden mit Ethanol 96 % *R* zu 100,0 ml verdünnt. Diese Lösung, zwischen 210 und 280 nm gemessen, zeigt ein Absorptionsmaximum (2.2.25) bei 230 nm. Die spezifische Absorption, im Maximum gemessen, liegt zwischen 1070 und 1170.

B. Die Prüfung erfolgt mit Hilfe der IR-Spektroskopie (2.2.24) zwischen 600 und 2000 cm^{-1} durch Vergleich des Spektrums der Substanz mit dem von Lorazepam *CRS*. Die Prüfung erfolgt mit Hilfe von Preßlingen unter Verwendung von Kaliumbromid *R*.

C. Die bei der Prüfung „Verwandte Substanzen" (siehe „Prüfung auf Reinheit") erhaltenen Chromatogramme werden ausgewertet. Der Hauptfleck im Chromatogramm der Untersuchungslösung b entspricht in bezug auf Lage und Größe dem Fleck im Chromatogramm der Referenzlösung a. Die Prüfung darf nur ausgewertet werden, wenn das Chromatogramm der Referenzlösung d deutlich voneinander getrennt 2 Flecke zeigt.

Prüfung auf Reinheit

Verwandte Substanzen: Die Prüfung erfolgt mit Hilfe der Dünnschichtchromatographie (2.2.27) unter Verwendung einer DC-Platte mit Kieselgel F_{254} *R*. Die Platte wird so lange in eine Kammer mit Methanol *R* gestellt, bis die Fließmittelfront 17 cm hochgestiegen ist. Die Platte wird an der Luft trocknen gelassen und anschließend 1 h lang bei 100 bis 105 °C erhitzt.

Untersuchungslösung a: 0,200 g Substanz werden in Aceton *R* zu 10 ml gelöst.

Untersuchungslösung b: 2 ml Untersuchungslösung a werden mit Aceton *R* zu 50 ml verdünnt.

Referenzlösung a: 20 mg Lorazepam *CRS* werden in Aceton *R* zu 25 ml gelöst.

Referenzlösung b: 1 ml Untersuchungslösung b wird mit Aceton *R* zu 20 ml verdünnt.

Referenzlösung c: 5 ml Referenzlösung b werden mit Aceton *R* zu 10 ml verdünnt.

Referenzlösung d: 4 mg Nitrazepam *CRS* werden in Aceton *R* gelöst. Nach Zusatz von 5 ml Referenzlösung a wird mit Aceton *R* zu 20 ml verdünnt.

Auf die Platte werden getrennt 20 µl jeder Lösung aufgetragen. Die Chromatographie erfolgt mit einer Mischung von 10 Volumteilen Methanol *R* und 100 Volumteilen Dichlormethan *R* in derselben Richtung, wie sie für Methanol verwendet wurde, über eine Laufstrecke von 12 cm. Die Platte wird an der Luft trocknen gelassen und im ultravioletten Licht bei 254 nm ausgewertet. Kein Nebenfleck im Chromatogramm der Untersuchungslösung a darf größer oder intensiver sein als der Fleck im Chromatogramm der Referenzlösung b (0,2 Prozent), und höchstens ein Nebenfleck darf größer oder intensiver sein als der Fleck im Chromatogramm der Referenzlösung c (0,1 Prozent).

Trocknungsverlust (2.2.32): Höchstens 0,5 Prozent, mit 1,000 g Substanz bei 100 bis 105 °C im Hochvakuum bestimmt.

Sulfatasche (2.4.14): Höchstens 0,1 Prozent, mit 1,0 g Substanz bestimmt.

Gehaltsbestimmung

0,250 g Substanz, in 30 ml Dimethylformamid *R* gelöst, werden mit Tetrabutylammoniumhydroxid-Lösung (0,1 mol · l^{-1}) titriert. Der Endpunkt wird mit Hilfe der Potentiometrie (2.2.20) bestimmt. Während der Titration ist die Lösung vor Kohlendioxid der Luft zu schützen.

1 ml Tetrabutylammoniumhydroxid-Lösung (0,1 mol · l^{-1}) entspricht 32,12 mg $C_{15}H_{10}Cl_2N_2O_2$.

Lagerung

Dicht verschlossen, vor Licht geschützt.

Verunreinigungen

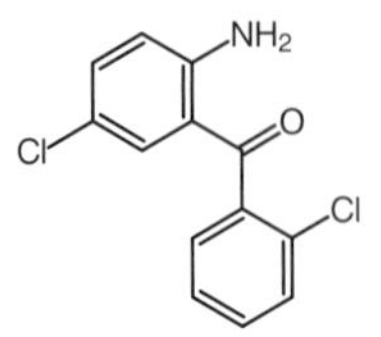

A. 2-Amino-2′,5-dichlorbenzophenon

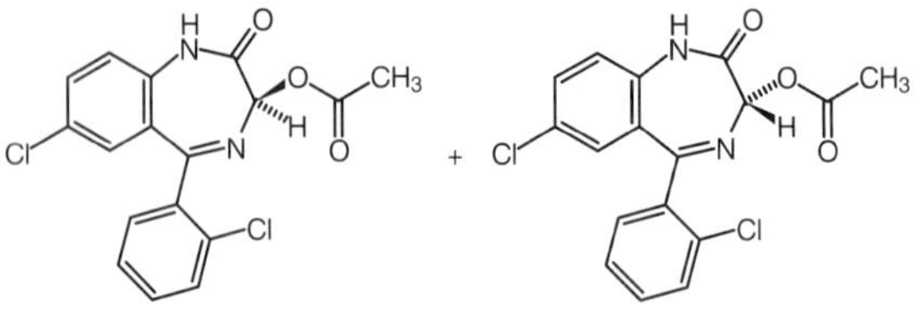

B. (*RS*)-3-(Acetyloxy)-7-chlor-5-(2-chlorphenyl)-1,3-dihydro-2*H*-1,4-benzodiazepin-2-on.

1998, 1238

Luft zur medizinischen Anwendung

Aer medicalis

Definition

Luft zur medizinischen Anwendung ist komprimierte Umgebungsluft, die mindestens 20,4 und höchstens 21,4 Prozent (*V/V*) Sauerstoff (O_2) enthält.

Eigenschaften

Farb- und geruchloses Gas.

Bei einer Temperatur von 20 °C und einem Druck von 101 kPa ist 1 Volumteil Gas in etwa 50 Volumteilen Wasser löslich.

Herstellung

Kohlendioxid: Höchstens 500 ppm, mit Hilfe eines Infrarot-Analysators bestimmt (2.5.24).

Untersuchungsgas: Das Gas. Zur Vermeidung von Streulichteffekten muß das Gas filtriert sein.

Referenzgas a: Ein Gemisch aus 79 Prozent (*V/V*) Stickstoff *R* 1 und 21 Prozent (*V/V*) Sauerstoff *R*, das höchstens 1 ppm Kohlendioxid *R* 1 enthält.

Referenzgas b: Ein Gemisch aus 79 Prozent (*V/V*) Stickstoff *R* 1 und 21 Prozent (*V/V*) Sauerstoff *R*, das 500 ppm Kohlendioxid *R* 1 enthält.

Der Nullpunkt und die Empfindlichkeit des Geräts werden mit Hilfe der Referenzgase a und b eingestellt. Der Gehalt an Kohlendioxid im Untersuchungsgas wird bestimmt.

Kohlenmonoxid: Höchstens 5 ppm, mit Hilfe eines Infrarot-Analysators bestimmt (2.5.25).

Untersuchungsgas: Das Gas. Zur Vermeidung von Streulichteffekten muß das Gas filtriert werden.

Referenzgas a: Ein Gemisch aus 79 Prozent (*V/V*) Stickstoff *R* 1 und 21 Prozent (*V/V*) Sauerstoff *R*, das höchstens 1 ppm Kohlenmonoxid *R* enthält.

Referenzgas b: Ein Gemisch aus 79 Prozent (*V/V*) Stickstoff *R* 1 und 21 Prozent (*V/V*) Sauerstoff *R*, das 5 ppm Kohlenmonoxid *R* enthält.

Der Nullpunkt und die Empfindlichkeit des Geräts werden mit Hilfe der Referenzgase a und b eingestellt. Der Gehalt an Kohlenmonoxid im Untersuchungsgas wird bestimmt.

Schwefeldioxid: Höchstens 1 ppm, mit Hilfe eines UV-Fluoreszenzanalysators bestimmt (siehe Abb. 1238-1).

Die Apparatur besteht aus

- einem System, das UV-Strahlen mit einer Wellenlänge von 210 nm erzeugt, bestehend aus einer UV-Lampe, einem Kollimator und einem Filter; der Strahl wird periodisch durch eine mit hoher Geschwindigkeit rotierende Blende zurückgehalten
- einer Reaktionskammer, durch die das Untersuchungsgas strömt
- einem Detektionssystem für die emittierte Strahlung mit einer Wellenlänge von 350 nm, das aus einem Filter, einem Photomultiplier und einem Verstärker besteht.

Untersuchungsgas: Das filtrierte Gas.

Referenzgas a: Ein Gemisch aus 79 Prozent (*V/V*) Stickstoff *R* 1 und 21 Prozent (*V/V*) Sauerstoff *R*.

Referenzgas b: Ein Gemisch aus 79 Prozent (*V/V*) Stickstoff *R* 1 und 21 Prozent (*V/V*) Sauerstoff *R*, das zwischen 0,5 und 2 ppm Schwefeldioxid *R* 1 enthält.

Der Nullpunkt und die Empfindlichkeit des Geräts werden mit Hilfe der Referenzgase a und b eingestellt. Der Gehalt an Schwefeldioxid im Untersuchungsgas wird bestimmt.

Öl: Höchstens 0,1 mg je Kubikmeter, mit Hilfe der im folgenden beschriebenen Apparatur bestimmt (siehe Abb. 1238-2).

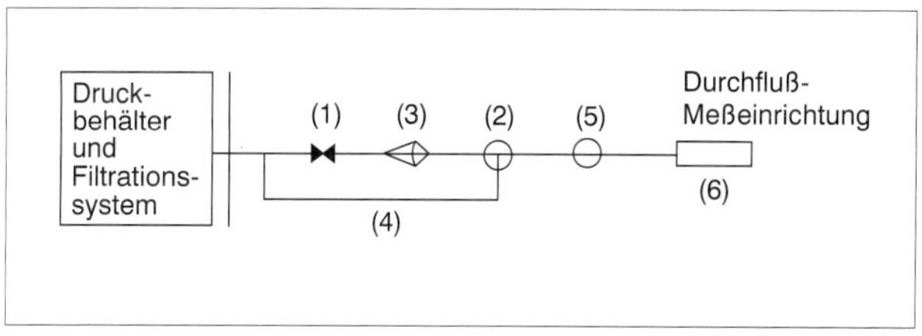

Abb. 1238-2: Apparatur zur Bestimmung von Öl

Die Apparatur besteht aus:

- einem 2-Wege-Hahn (1)
- einem 3-Wege-Hahn (2)
- einem Ölabscheider (3)
- einer Umgehungsleitung (4)
- einem Druckregler (5)
- einer Durchfluß-Meßeinrichtung (6).

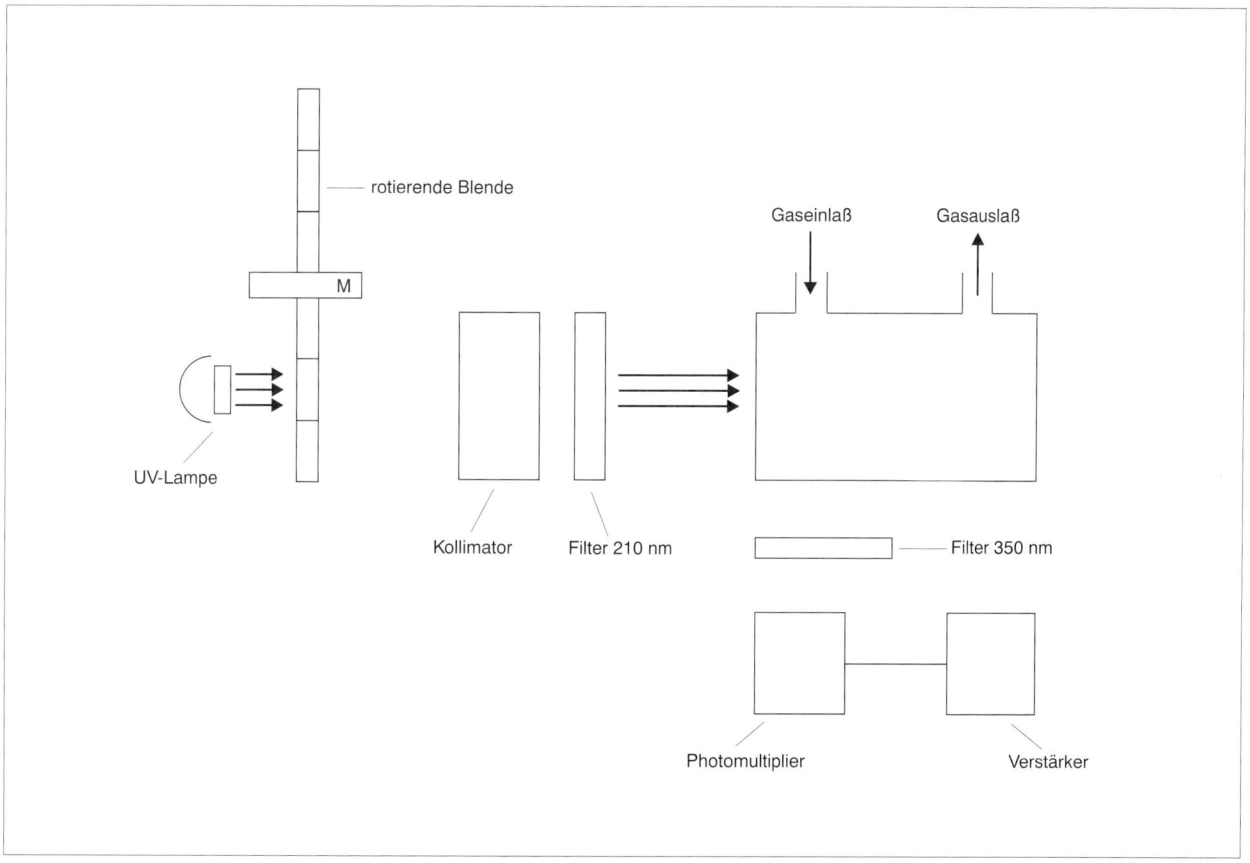

Abb. 1238-1: UV-Fluoreszenzanalysator

Die gesamte Apparatur wird vor der Benutzung mit öl- und fettfreiem Trichlortrifluorethan R gereinigt.

Ein Mikroglasfaserfilter wird in den Ölabscheider (3) eingesetzt. Mikroglasfaserfilter haben folgende Eigenschaften: 100 Prozent Borosilicatglas ohne Bindemittel, Resistenz gegenüber einer Hitzebehandlung von 500 °C (zum Beseitigen organischer Spuren) und 99,999 prozentiges Rückhaltevermögen gegenüber Natriumchlorid-Teilchen mit einem Durchmesser von 0,6 µm. Der 2-Wege-Hahn wird geschlossen, so daß das zu prüfende Gas durch die Umgehungsleitung (4) strömt und den 3-Wege-Hahn (2), den Druckregler (5) und die Durchfluß-Meßeinrichtung (6) durchspült. Das Einlaßventil des Druck- und Filtrationssystems wird geschlossen, der Hahn (1) geöffnet und der 3-Wege-Hahn (2) in die Stellung gedreht, daß ein Durchfluß zwischen Ölabscheider und Druckregler möglich ist. Das Einlaßventil wird geöffnet und der Druckregler (5) so eingestellt, daß die Durchfluß-Meßeinrichtung (6) eine Durchflußrate von 20 Litern je Minute anzeigt. 100,0 Liter des zu prüfenden Gases werden durch die Apparatur geleitet.

Der Mikroglasfaserfilter wird entnommen und in ein luftdicht verschlossenes Behältnis gelegt. Nach dem sorgfältigen Zerschneiden des Filters werden die Stücke in 25,0 ml Trichlortrifluorethan *R* gelegt (Untersuchungslösung).

Referenzlösungen im Konzentrationsbereich zwischen 0,05 und 0,5 µg Öl je Milliliter in Trichlortrifluorethan *R* werden aus dem Öl hergestellt, das zum Fetten des Kompressionssystems verwendet wird. Die Absorptionen der Untersuchungslösung und der Referenzlösungen werden mit Hilfe eines geeigneten IR-Spektrometers bei 2960,3, 2927,7 und 2855,0 cm^{-1} gemessen. Die Summe der 3 Absorptionen ergibt die Absorption des Öls. Kaliumbromid-Küvetten mit einer Schichtdicke von mehreren Zentimetern werden verwendet.

Aus den Absorptionen der Referenzlösungen wird eine Referenzkurve gezeichnet, mit deren Hilfe die Ölmenge bestimmt wird.

Stickstoffmonoxid, Stickstoffdioxid: Insgesamt höchstens 2 ppm, mit Hilfe eines Geräts zur Messung der Chemilumineszenz bestimmt (2.5.26).

Untersuchungsgas: Das Gas.

Referenzgas a: Ein Gemisch aus 79 Prozent (*V/V*) Stickstoff *R* 1 und 21 Prozent (*V/V*) Sauerstoff *R*, das höchstens 0,05 ppm Stickstoffmonoxid und Stickstoffdioxid enthält.

Referenzgas b: Ein Gemisch aus 2 ppm Stickstoffmonoxid *R* in Stickstoff *R* 1.

Der Nullpunkt und die Empfindlichkeit des Geräts werden mit Hilfe der Referenzgase a und b eingestellt. Der Gehalt an Stickstoffmonoxid und Stickstoffdioxid im Untersuchungsgas wird bestimmt.

Wasser: Höchstens 60 ppm, mit Hilfe eines Hygrometers mit elektrolytischem Meßprinzip bestimmt (2.5.28).

Gehaltsbestimmung: Die Sauerstoffkonzentration in der Luft wird mit Hilfe eines Geräts zur Messung des paramagnetischen Effekts bestimmt (2.5.27).

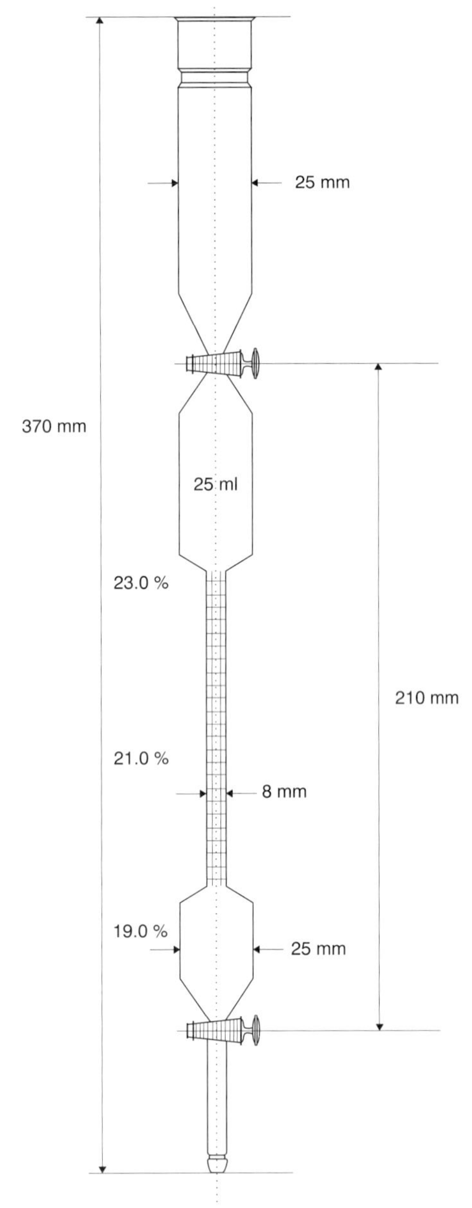

Abb. 1238-3: Gasbürette

Prüfung auf Identität

1: C.

2: A, B.

A. Wird ein glühender Holzspan in einen mit dem Gas gefüllten Erlenmeyerkolben eingeführt, so glüht dieser weiter.

B. Die Prüfung wird mit Hilfe einer kammerförmigen 25-ml-Gasbürette (siehe Abb. 1238-3) durchgeführt, deren mittlerer Teil aus einem Rohr mit einer 0,2-Prozent-Graduierung im Bereich zwischen 19,0 und 23,0 Prozent besteht. Die beiden Enden dieses Teils werden durch Schliffhähne abgeschlossen. Der untere Hahn ist mit einem Rohr verbunden, das am unteren Ende mit einer Olive versehen ist und zum Einströmen des Gases in die Apparatur dient. Ein zylindrischer Trichter oberhalb des oberen Hahns wird zum Einbringen einer Absorptionslösung benötigt.

Nach dem Waschen der Bürette mit Wasser *R* und anschließendem Trocknen werden die beiden Hähne geöffnet. Das mit der Olive versehene Glasrohr wird mit dem Ursprung des zu prüfenden Gases verbunden und eine Durchflußrate von 1 Liter je Minute eingestellt. Die Bürette wird durch 1 min langes Durchströmen des Gases gespült. Zunächst wird der untere Hahn der Bürette und unmittelbar danach der obere Hahn geschlossen. Anschließend wird die Bürette sofort von dem Gasbehälter getrennt und der obere Hahn zur Vermeidung eines Überdrucks schnell um eine halbe Umdrehung bewegt.

In senkrechter Stellung der Bürette wird der Trichter mit einer frisch hergestellten Mischung von 21 ml einer Lösung von Kaliumhydroxid *R* ($560\ g \cdot l^{-1}$) und 130 ml einer Lösung von Natriumdithionit *R* ($200\ g \cdot l^{-1}$) gefüllt. Der obere Hahn wird langsam geöffnet, wobei die Lösung den Sauerstoff absorbiert und in die Bürette fließt. Ohne zu schütteln wird 10 min lang stehengelassen. Anschließend wird der Stand des Flüssigkeitsmeniskus am graduierten Teil der Bürette abgelesen. Die abgelesene Ziffer stellt den Prozentgehalt (*V/V*) des Sauerstoffs dar. Der ermittelte Wert liegt zwischen 20,4 und 21,4.

C. Das Gas entspricht den unter „Gehaltsbestimmung" ermittelten Grenzwerten.

Prüfung auf Reinheit

Kohlendioxid: Höchstens 500 ppm, mit Hilfe eines Prüfröhrchens für Kohlendioxid (2.1.6) bestimmt.

Kohlenmonoxid: Höchstens 5 ppm, mit Hilfe eines Prüfröhrchens für Kohlenmonoxid (2.1.6) bestimmt.

Öl: Höchstens 0,1 mg je Kubikmeter, mit Hilfe eines Prüfröhrchens für Öl (2.1.6) bestimmt.

Schwefeldioxid: Höchstens 1 ppm, mit Hilfe eines Prüfröhrchens für Schwefeldioxid (2.1.6) bestimmt.

Stickstoffmonoxid, Stickstoffdioxid: Insgesamt höchstens 2 ppm, mit Hilfe eines Prüfröhrchens für Stickstoffmonoxid und Stickstoffdioxid (2.1.6) bestimmt.

Wasserdampf: Höchstens 60 ppm, mit Hilfe eines Prüfröhrchens für Wasserdampf (2.1.6) bestimmt.

Lagerung

Als Gas in geeigneten Behältnissen, den bestehenden Sicherheitsvorschriften entsprechend, oder durch ein Leitungsnetz geliefert.

Verunreinigungen

A. Kohlendioxid
B. Schwefeldioxid
C. Stickstoffmonoxid
D. Stickstoffdioxid
E. Öl
F. Kohlenmonoxid
G. Wasser.

1999, 930

Lysinhydrochlorid

Lysini hydrochloridum

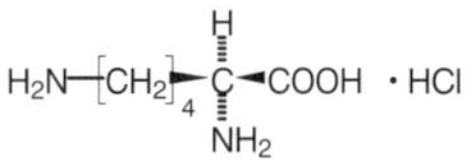

$C_6H_{15}ClN_2O_2$ M_r 182,7

Definition

Lysinhydrochlorid[1] enthält mindestens 98,5 und höchstens 101,0 Prozent (*S*)-2,6-Diaminohexansäure-hydrochlorid, berechnet auf die getrocknete Substanz.

Herstellung

Wenn Lysinhydrochlorid durch Fermentation hergestellt wird, muß es zusätzlich den Anforderungen der Monographie **Fermentationsprodukte (Producta ab fermentatione)** entsprechen.

Eigenschaften

Weißes, kristallines Pulver oder farblose Kristalle; leicht löslich in Wasser, schwer löslich in Ethanol, praktisch unlöslich in Ether.

Prüfung auf Identität

1: A, B, E.
2: A, C, D, E.

A. Die Substanz entspricht der Prüfung „Spezifische Drehung" (siehe „Prüfung auf Reinheit").

B. Die Prüfung erfolgt mit Hilfe der IR-Spektroskopie (2.2.24) durch Vergleich des Spektrums der Substanz mit dem von Lysinhydrochlorid *CRS*. Die Prüfung erfolgt mit Hilfe von Preßlingen. Wenn die Spektren unterschiedlich sind, werden Substanz und Referenzsubstanz getrennt in der eben notwendigen Menge Wasser *R* gelöst. Die Lösungen werden bei 60 °C zur Trockne eingedampft und mit den Rückständen erneut Spektren aufgenommen.

C. Die bei der Prüfung „Mit Ninhydrin nachweisbare Substanzen" (siehe „Prüfung auf Reinheit") erhaltenen Chromatogramme werden ausgewertet. Der Hauptfleck im Chromatogramm der Untersuchungslösung b entspricht in bezug auf Lage, Farbe und Größe dem Hauptfleck im Chromatogramm der Referenzlösung a.

D. Werden 0,1 ml Prüflösung (siehe „Prüfung auf Reinheit") mit 2 ml Wasser *R* und 1 ml einer Lösung von Molybdatophosphorsäure *R* ($50\ g \cdot l^{-1}$) versetzt, bildet sich ein gelblichweißer Niederschlag.

[1] Diese Fassung des Textes entspricht der Eilrevision „Resolution AP-CSP (98) 10".

E. 0,1 ml Prüflösung, mit 2 ml Wasser *R* verdünnt, geben die Identitätsreaktion a auf Chlorid (2.3.1).

Prüfung auf Reinheit

Prüflösung: 5,0 g Substanz werden in kohlendioxidfreiem Wasser *R*, das aus destilliertem Wasser *R* hergestellt wurde, zu 50 ml gelöst.

Aussehen der Lösung: Die Prüflösung muß klar (2.2.1) und darf nicht stärker gefärbt sein als die Farbvergleichslösung B_7 oder GG_7 (2.2.2, Methode II).

Spezifische Drehung (2.2.7): 2,00 g Substanz werden in Salzsäure *R* 1 zu 25,0 ml gelöst. Die spezifische Drehung muß zwischen +21,0 und +22,5° liegen, berechnet auf die getrocknete Substanz.

Mit Ninhydrin nachweisbare Substanzen: Die Prüfung erfolgt mit Hilfe der Dünnschichtchromatographie (2.2.27) unter Verwendung einer Schicht eines geeigneten Kieselgels.

Untersuchungslösung a: 0,10 g Substanz werden in Wasser *R* zu 10 ml gelöst.

Untersuchungslösung b: 1 ml Untersuchungslösung a wird mit Wasser *R* zu 50 ml verdünnt.

Referenzlösung a: 10 mg Lysinhydrochlorid *CRS* werden in Wasser *R* zu 50 ml gelöst.

Referenzlösung b: 5 ml Untersuchungslösung b werden mit Wasser *R* zu 20 ml verdünnt.

Referenzlösung c: 10 mg Lysinhydrochlorid *CRS* und 10 mg Arginin *CRS* werden in Wasser *R* zu 25 ml gelöst.

Auf die Platte werden getrennt 5 µl jeder Lösung aufgetragen. Die Chromatographie erfolgt mit einer Mischung von 30 Volumteilen konzentrierter Ammoniak-Lösung *R* und 70 Volumteilen 2-Propanol *R* über eine Laufstrecke von 15 cm. Die Platte wird bei 100 bis 105 °C bis zum vollständigen Verschwinden des Ammoniaks erhitzt. Die Platte wird mit Ninhydrin-Lösung *R* besprüht und 15 min lang bei 100 bis 105 °C erhitzt. Kein im Chromatogramm der Untersuchungslösung a auftretender Nebenfleck darf größer oder stärker gefärbt sein als der Fleck im Chromatogramm der Referenzlösung b (0,5 Prozent). Die Prüfung darf nur ausgewertet werden, wenn das Chromatogramm der Referenzlösung c deutlich voneinander getrennt 2 Hauptflecke zeigt.

Sulfat (2.4.13): 5 ml Prüflösung, mit destilliertem Wasser *R* zu 15 ml verdünnt, müssen der Grenzprüfung auf Sulfat entsprechen (300 ppm).

Ammonium: Mit 2 Uhrgläsern von 60 mm Durchmesser wird durch Aufeinanderlegen ein Hohlraum gebildet. An die Innenwand des oberen Uhrglases wird mit einigen Tropfen Wasser *R* ein Stück rotes Lackmuspapier *R* von 5 mm × 5 mm geklebt. Auf das untere Uhrglas werden 50 mg fein pulverisierte Substanz gebracht und in 0,5 ml Wasser *R* gelöst. Nach Zusatz von 0,30 g schwerem Magnesiumoxid *R* wird kurz mit einem Glasstab verrieben und das obere Uhrglas sofort auf das untere Uhrglas gelegt. Gleichzeitig und in gleicher Weise wird eine Referenzmischung aus 0,1 ml Ammonium-Lösung (100 ppm NH_4) *R*, 0,5 ml Wasser *R* und 0,30 g schwerem Magnesiumoxid *R* hergestellt. Untersuchungs- und Referenzmischung werden 15 min lang bei 40 °C erwärmt. Das Lackmuspapier über der Untersuchungsmischung darf sich nicht intensiver blau färben als das Lackmuspapier über der Referenzmischung (200 ppm).

Eisen (2.4.9): In einem Scheidetrichter werden 0,33 g Substanz in 10 ml verdünnter Salzsäure *R* gelöst. Die Lösung wird 3mal je 3 min lang mit je 10 ml Isobutylmethylketon *R* 1 ausgeschüttelt. Die vereinigten organischen Phasen werden 3 min lang mit 10 ml Wasser *R* ausgeschüttelt. Die wäßrige Phase muß der Grenzprüfung auf Eisen entsprechen (30 ppm).

Schwermetalle (2.4.8): 12 ml Prüflösung müssen der Grenzprüfung A auf Schwermetalle entsprechen (10 ppm). Zur Herstellung der Referenzlösung wird die Blei-Lösung (1 ppm Pb) *R* verwendet.

Trocknungsverlust (2.2.32): Höchstens 0,5 Prozent, mit 1,000 g Substanz durch Trocknen im Trockenschrank bei 100 bis 105 °C bestimmt.

Sulfatasche (2.4.14): Höchstens 0,1 Prozent, mit 1,0 g Substanz bestimmt.

Gehaltsbestimmung

0,150 g Substanz, in 5 ml wasserfreier Ameisensäure *R* gelöst, werden nach Zusatz von 50 ml wasserfreier Essigsäure *R* mit Perchlorsäure (0,1 mol · l^{-1}) titriert. Der Endpunkt wird mit Hilfe der Potentiometrie (2.2.20) bestimmt.

1 ml Perchlorsäure (0,1 mol · l^{-1}) entspricht 18,27 mg $C_6H_{15}ClN_2O_2$.

Lagerung

Gut verschlossen, vor Licht geschützt.

M

1999, 1184

Macrogolglycerolcaprylcaprate

Macrogolglyceroli caprylocapras

Definition

Macrogolglycerolcaprylcaprate sind Mischungen von Mono-, Di- und Triestern des Glycerols und Mono- und Diestern von Macrogolen mit einer mittleren relativen Molekülmasse zwischen 200 und 400. Sie werden entweder durch partielle Alkoholyse von Triglyceriden mittlerer Kettenlänge mit Macrogol oder durch Veresterung von Glycerol und Macrogol mit Capryl- und Caprinsäure oder durch Mischen von Glycerolestern und Kondensat von Ethylenoxid mit Caprylsäure (Octansäure) und Caprinsäure (Decansäure) gewonnen.

Eigenschaften

Blaßgelbe, ölige Flüssigkeiten; dispergierbar in heißem Wasser, leicht löslich in Dichlormethan.

Die relative Dichte bei 20 °C beträgt etwa 1,0 und der Brechungsindex bei 20 °C etwa 1,4.

Prüfung auf Identität

A. Die Prüfung erfolgt mit Hilfe der Dünnschichtchromatographie (2.2.27) unter Verwendung einer Schicht eines geeigneten Kieselgels.

Untersuchungslösung: 1,0 g Substanz wird in Dichlormethan *R* zu 20 ml gelöst.

Auf die Platte werden 50 µl Untersuchungslösung aufgetragen. Die Chromatographie erfolgt mit einer Mischung von 30 Volumteilen Hexan *R* und 70 Volumteilen Ether *R* über eine Laufstrecke von 15 cm. Die Platte wird an der Luft trocknen gelassen, mit einer Lösung von Rhodamin B *R* (0,1 g · l^{-1}) in Ethanol 96 % *R* besprüht und im ultravioletten Licht bei 365 nm ausgewertet. Das Chromatogramm zeigt einen den Triglyceriden entsprechenden Fleck mit einem ungefähren R_f-Wert von 0,9 (R_{st} 1) sowie Flecke, die den 1,3-Diglyceriden (R_{st} 0,7), den 1,2-Diglyceriden (R_{st} 0,6), den Monoglyceriden (R_{st} 0,1) und den Macrogolestern (R_{st} 0) entsprechen.

B. Die Substanz entspricht der Prüfung „Hydroxylzahl“ (siehe „Prüfung auf Reinheit“).

C. Die Substanz entspricht der Prüfung „Verseifungszahl“ (siehe „Prüfung auf Reinheit“).

D. Die Substanz entspricht der Prüfung „Zusammensetzung der Fettsäuren“ (siehe „Prüfung auf Reinheit“).

Prüfung auf Reinheit

Viskosität (2.2.9): Die Viskosität, bei 20 ± 0,5 °C bestimmt, muß den in der Tab. 1184-1 angegebenen Grenzwerten entsprechen:

Tabelle 1184-1

Ethylenoxid-Einheiten je Molekül (Nominalwert)	Macrogoltyp	Viskosität (mPa · s)
4	200	30 – 50
6	300	60 – 80
8	400	80 – 110

Säurezahl (2.5.1): Höchstens 2,0, mit 2,0 g Substanz bestimmt.

Hydroxylzahl (2.5.3, Methode A): Die Hydroxylzahl, mit 1,0 g Substanz bestimmt, muß den in der Tab. 1184-2 angegebenen Grenzwerten entsprechen:

Tabelle 1184-2

Ethylenoxid-Einheiten je Molekül (Nominalwert)	Macrogoltyp	Hydroxylzahl
4	200	170 – 205
6	300	140 – 180
8	400	80 – 120

Peroxidzahl (2.5.5): Höchstens 6,0, mit 2,0 g Substanz bestimmt.

Verseifungszahl (2.5.6): Die Verseifungszahl, mit 2,0 g Substanz bestimmt, muß den in der Tab. 1184-3 angegebenen Grenzwerten entsprechen:

Tabelle 1184-3

Ethylenoxid-Einheiten je Molekül (Nominalwert)	Macrogoltyp	Verseifungszahl
4	200	265 – 285
6	300	170 – 190
8	400	85 – 105

Alkalisch reagierende Substanzen: 5,0 g Substanz werden in einem Reagenzglas vorsichtig mit einer, falls erforderlich mit Salzsäure (0,01 mol · l^{-1}) oder Natriumhydroxid-Lösung (0,01 mol · l^{-1}) neutralisierten, Mischung von 0,05 ml einer Lösung von Bromphenolblau *R* (0,4 g · l^{-1}) in Ethanol 96 % *R*, 0,3 ml Wasser *R* und 10 ml Ethanol 96 % *R* versetzt. Nach Umschütteln wird stehengelassen. Bis zum Farbumschlag der oberen Phase nach Gelb darf höchstens 1,0 ml Salzsäure (0,01 mol · l^{-1}) verbraucht werden.

Freies Glycerol: Höchstens 5,0 Prozent. 1,20 g Substanz werden in 25,0 ml Dichlormethan *R*, falls erforderlich unter Erwärmen, gelöst. Nach dem Abkühlen werden 100 ml Wasser *R* zugesetzt. Nach Umschütteln werden 25,0 ml einer Lösung von Periodsäure *R* (6 g · l^{-1}) zugesetzt. Nach Umschütteln wird 30 min lang stehengelassen, nach Zusatz von 40 ml einer Lösung von Kaliumiodid *R* (75 g · l^{-1}) 1 min lang stehengelassen. Das Iod wird mit Natriumthiosulfat-Lösung (0,1 mol · l^{-1}) unter Zusatz von 1 ml Stärke-Lösung *R* titriert. Ein Blindversuch wird durchgeführt.

1 ml Natriumthiosulfat-Lösung (0,1 mol · l^{-1}) entspricht 2,3 mg Glycerol.

Zusammensetzung der Fettsäuren: Die Prüfung (2.4.22) erfolgt mit Hilfe der Gaschromatographie. Die Fettsäurefraktion muß folgende Zusammensetzung haben:

- Capronsäure: höchstens 2,0 Prozent
- Caprylsäure: 50,0 bis 80,0 Prozent
- Caprinsäure: 20,0 bis 50,0 Prozent
- Laurinsäure: höchstens 3,0 Prozent
- Myristinsäure: höchstens 1,0 Prozent.

Ethylenoxid, Dioxan (2.4.25): Höchstens 1 ppm Ethylenoxid und höchstens 10 ppm Dioxan. Bei der Bestimmung des Dioxangehalts muß der Korrekturfaktor 0,2 in der Berechnungsformel angewendet werden.

Schwermetalle (2.4.8): 2,0 g Substanz müssen der Grenzprüfung C auf Schwermetalle entsprechen (10 ppm). Zur Herstellung der Referenzlösung werden 2 ml Blei-Lösung (10 ppm Pb) *R* verwendet.

Wasser (2.5.12): Höchstens 1,0 Prozent, mit 1,0 g Substanz nach der Karl-Fischer-Methode bestimmt. Als Lösungsmittel wird eine Mischung von 30 Volumteilen wasserfreiem Methanol *R* und 70 Volumteilen Dichlormethan *R* verwendet.

Asche (2.4.16): Höchstens 0,1 Prozent, mit 1,0 g Substanz bestimmt.

Lagerung

Gut verschlossen.

Beschriftung

Die Beschriftung gibt insbesondere die mittlere relative Molekülmasse des verwendeten Macrogols oder die Anzahl der Ethylenoxid-Einheiten je Molekül an (Nominalwert).

1998, 1122

Macrogol-7-glycerolcocoat

Macrogoli 7 glyceroli cocoas

Definition

Macrogol-7-glycerolcocoat ist ein Gemisch von Monoestern, Diestern und Triestern von ethoxiliertem Glycerol mit Fettsäuren pflanzlichen Ursprungs. Die Fettsäurezusammensetzung entspricht der des Öls, das aus dem harten, getrockneten Teil des Endosperms von *Cocos nucifera* L. extrahiert wird. Der mittlere Gehalt an Ethylenoxid-Einheiten je Molekül beträgt 7.

Eigenschaften

Klare, gelbliche, ölige Flüssigkeit; löslich in Wasser, Ethanol und Petroläther.

Die relative Dichte beträgt etwa 1,05.

Prüfung auf Identität

A. 1,0 g Substanz wird in 99 g einer Mischung von 10 Volumteilen 2-Propanol *R* und 90 Volumteilen Wasser *R* gelöst. Die erhaltene klare Lösung wird auf etwa 65 °C erhitzt. Eine Trübung entsteht, die beim Erkaltenlassen auf 54 bis 35 °C verschwindet.

B. Die Substanz entspricht der Prüfung „Iodzahl" (siehe „Prüfung auf Reinheit").

C. Die Substanz entspricht der Prüfung „Verseifungszahl" (siehe „Prüfung auf Reinheit").

Prüfung auf Reinheit

Aussehen der Substanz: Die Substanz muß klar (2.2.1) und darf nicht stärker gefärbt sein als die Farbvergleichslösung G_2 (2.2.2, Methode I).

Alkalisch reagierende Substanzen: 2,0 g Substanz werden in einer heißen Mischung von 10 ml Wasser *R* und 10 ml Ethanol 96 % *R* gelöst. Nach Zusatz von 0,1 ml Bromthymolblau-Lösung *R* 1 dürfen bis zum Farbumschlag nach Gelb höchstens 0,5 ml Salzsäure (0,1 mol · l^{-1}) verbraucht werden.

Säurezahl (2.5.1): Höchstens 5,0, mit 5,0 g Substanz bestimmt.

Hydroxylzahl (2.5.3, Methode A): 170 bis 210.

Iodzahl (2.5.4): Höchstens 5,0.

Verseifungszahl (2.5.6): 85 bis 105, mit 2,0 g Substanz bestimmt.

Zusammensetzung der Fettsäuren: Die Prüfung erfolgt mit Hilfe der „Prüfung fetter Öle auf fremde Öle durch Gaschromatographie" (2.4.22). Die Fettsäurefraktion der Substanz muß folgende Zusammensetzung haben:

- Capronsäure höchstens 1,0 Prozent
- Caprylsäure 5,0 bis 10,0 Prozent

- Caprinsäure 4,0 bis 10,0 Prozent
- Laurinsäure 40,0 bis 55,0 Prozent
- Myristinsäure 14,0 bis 23,0 Prozent
- Palmitinsäure 8,0 bis 12,0 Prozent
- Stearinsäure 1,0 bis 5,0 Prozent
- Ölsäure 5,0 bis 10,0 Prozent
- Linolsäure höchstens 3,0 Prozent.

1,4-Dioxan: Höchstens 10 ppm, mit Hilfe der Prüfung „Lösungsmittel-Rückstände" (2.4.24) bestimmt.

Ethylenoxid: Höchstens 1 ppm. Die Prüfung erfolgt mit Hilfe der Gaschromatographie (2.2.28, Dampfraumanalyse).

Untersuchungslösung: 1,00 g Substanz (M_T) und 1 ml Wasser *R* werden in eine Probeflasche geeigneter Größe gegeben. Falls erforderlich wird etwa 10 min lang bei 50 °C erhitzt.

Referenzlösung a: 1,00 g Substanz (M_R), 0,20 g abgekühlte Ethylenoxid-Lösung *R* und 0,8 ml Wasser *R* werden in eine Probeflasche geeigneter Größe gegeben. Falls erforderlich wird etwa 10 min lang bei 50 °C erhitzt.

Referenzlösung b: 0,1 g Ethylenoxid-Lösung *R* werden in einer Probeflasche geeigneter Größe mit 0,1 ml einer frisch hergestellten Lösung von Acetaldehyd *R* ($10 mg \cdot l^{-1}$) versetzt.

Die Probeflaschen werden mit einer Butylkautschuk-Membran, die mit einer Aluminium- oder Teflonfolie beschichtet ist, und einer Aluminiumkappe verschlossen; bis zur homogenen Lösung wird gemischt.

Die folgenden Bedingungen bei der statischen Headspace-Gaschromatographie können angewendet werden:
- Äquilibrierungstemperatur mindestens 70 °C
- Äquilibrierungszeit 45 min
- Überleitungstemperatur 75 °C
- Helium zur Chromatographie *R* oder Stickstoff zur Chromatographie *R* als Trägergas
- Druckausgleichszeit 30 s
- Einspritzvolumen 1 ml.

Die Chromatographie kann durchgeführt werden mit
- einer Kapillarsäule aus Glas oder Quarz von 30 m Länge und 0,32 mm innerem Durchmesser, belegt mit Polydimethylsiloxan *R* (Filmdicke 1,0 µm)
- Helium zur Chromatographie *R* oder Stickstoff zur Chromatographie *R* als Trägergas bei einer linearen Geschwindigkeit von etwa 20 cm je Sekunde
- einem Splitverhältnis von 1:20
- einem Flammenionisationsdetektor.

Die Temperatur der Säule wird 5 min lang bei 50 °C gehalten, dann um 30 °C je Minute auf 230 °C erhöht und 5 min lang bei 230 °C gehalten; die Temperatur des Probeneinlasses wird bei 150 °C und die des Detektors bei 250 °C gehalten.

1 ml Gasphase der Referenzlösung b wird eingespritzt. Die Empfindlichkeit des Systems wird so eingestellt, daß die Höhe der beiden Hauptpeaks mindestens 15 Prozent des maximalen Ausschlags beträgt. Die Prüfung darf nur ausgewertet werden, wenn
- im Chromatogramm der Referenzlösung b die Auflösung zwischen den Peaks von Acetaldehyd und Ethylenoxid mindestens 2,0 beträgt
- im Chromatogramm der Referenzlösung b das Signal-Rausch-Verhältnis des Ethylenoxid-Peaks mindestens 10 beträgt.

Geeignete Mengen (zum Beispiel 1 ml) der Gasphasen der Untersuchungslösung und der Referenzlösung a werden getrennt eingespritzt. Das Einspritzen wird 2mal wiederholt. Die mittlere Fläche des Ethylenoxid-Peaks im Chromatogramm der Untersuchungslösung darf nicht größer sein als das 0,5fache der mittleren Fläche des entsprechenden Peaks im Chromatogramm der Referenzlösung a.

Die Prüfung darf nur ausgewertet werden, wenn die relative Standardabweichung der Peakfläche im Chromatogramm der Referenzlösung a bei den 3 Einspritzungen höchstens 15 Prozent beträgt. Der Gehalt an Ethylenoxid in ppm wird nach folgender Formel berechnet:

$$\frac{A_T}{(A_R \cdot M_T) - (A_T \cdot M_R)}$$

A_T = Fläche des Ethylenoxid-Peaks im Chromatogramm der Untersuchungslösung
A_R = Fläche des Ethylenoxid-Peaks im Chromatogramm der Referenzlösung a
M_T = Menge Substanz in Gramm in der Untersuchungslösung
M_R = Menge Substanz in Gramm in der Referenzlösung a.

Schwermetalle (2.4.8): 2,5 g Substanz werden in Wasser *R* zu 25 ml gelöst. 12 ml Lösung müssen der Grenzprüfung A auf Schwermetalle entsprechen (10 ppm). Zur Herstellung der Referenzlösung wird die Blei-Lösung (1 ppm Pb) *R* verwendet.

Wasser (2.5.12): Höchstens 1,0 Prozent, mit 2,00 g Substanz nach der Karl-Fischer-Methode bestimmt.

Asche (2.4.16): Höchstens 0,3 Prozent, mit 1,0 g Substanz bestimmt.

Lagerung

In gut verschlossenen, dem Verbrauch angemessenen, möglichst vollständig gefüllten Behältnissen.

1998, 1231

Macrogolglycerollaurate

Macrogolglyceroli lauras

Definition

Macrogolglycerollaurate sind Mischungen von Mono-, Di- und Triestern des Glycerols und Mono- und Diestern von Macrogolen mit einer mittleren relativen Molekülmasse zwischen 300 und 1500. Sie werden entweder durch partielle Alkoholyse gesättigter Öle, welche hauptsächlich Triglyceride der Laurinsäure enthalten, mit Macrogol oder durch Veresterung von Glycerol und

Macrogol durch gesättigte Fettsäuren oder durch Mischen von Glycerolestern und Kondensat von Ethylenoxid mit Fettsäuren dieser gehärteten Öle gewonnen.

Eigenschaften

Wachsartige, feste Substanzen von blaßgelber Farbe; dispergierbar in heißem Wasser, leicht löslich in Dichlormethan.

Prüfung auf Identität

A. Die Prüfung erfolgt mit Hilfe der Dünnschichtchromatographie (2.2.27) unter Verwendung einer Schicht eines geeigneten Kieselgels.

Untersuchungslösung: 1,0 g Substanz wird in Dichlormethan *R* zu 20 ml gelöst.

Auf die Platte werden 10 µl Untersuchungslösung aufgetragen. Die Chromatographie erfolgt mit einer Mischung von 30 Volumteilen Hexan *R* und 70 Volumteilen Ether *R* über eine Laufstrecke von 15 cm. Die Platte wird an der Luft trocknen gelassen, mit einer Lösung von Rhodamin B *R* (0,1 g · l^{-1}) in Ethanol 96 % *R* besprüht und im ultravioletten Licht bei 365 nm ausgewertet. Das Chromatogramm zeigt einen den Triglyceriden entsprechenden Fleck mit einem R_f-Wert von etwa 0,9 (R_{St} 1) sowie Flecke, die den 1,3-Diglyceriden (R_{St} 0,7), 1,2-Diglyceriden (R_{St} 0,6), Monoglyceriden (R_{St} 0,1) und Macrogolestern (R_{St} 0) entsprechen.

B. Die Substanz entspricht der Prüfung „Hydroxylzahl“ (siehe „Prüfung auf Reinheit“).

C. Die Substanz entspricht der Prüfung „Zusammensetzung der Fettsäuren“ (siehe „Prüfung auf Reinheit“).

D. Die Substanz entspricht der Prüfung „Verseifungszahl“ (siehe „Prüfung auf Reinheit“).

Prüfung auf Reinheit

Tropfpunkt (2.2.17): Die zuvor durch 1 h langes Erhitzen im Trockenschrank bei 100 ± 2 °C geschmolzene Substanz wird in den Nippel eingefüllt und 5 h lang bei einer Temperatur von etwa 5 °C stehengelassen. Der Tropfpunkt muß den in der Tab. 1231-1 angegebenen Grenzwerten entsprechen:

Tabelle 1231-1

Ethylenoxid-Einheiten je Molekül (Nominalwert)	Macrogoltyp	Tropfpunkt (°C)
6	300	33 – 38
8	400	36 – 41
12	600	38 – 43
32	1500	42,5 – 47,5

Säurezahl (2.5.1): Höchstens 2,0, mit 2,0 g Substanz bestimmt.

Hydroxylzahl (2.5.3, Methode A): Die Hydroxylzahl, mit 1,0 g Substanz bestimmt, muß den Grenzwerten in der Tab. 1231-2 entsprechen:

Tabelle 1231-2

Ethylenoxid-Einheiten je Molekül (Nominalwert)	Macrogoltyp	Hydroxylzahl
6	300	65 – 85
8	400	60 – 80
12	600	50 – 70
32	1500	36 – 56

Peroxidzahl (2.5.5): Höchstens 6,0, mit 2,0 g Substanz bestimmt.

Verseifungszahl (2.5.6): Die Verseifungszahl, mit 2,0 g Substanz bestimmt, muß den in der Tab. 1231-3 angegebenen Grenzwerten entsprechen:

Tabelle 1231-3

Ethylenoxid-Einheiten je Molekül (Nominalwert)	Macrogoltyp	Verseifungszahl
6	300	190 – 204
8	400	170 – 190
12	600	150 – 170
32	1500	79 – 93

Alkalisch reagierende Substanzen: In einem Reagenzglas werden 5,0 g Substanz vorsichtig mit einer, falls erforderlich mit Salzsäure (0,01 mol · l^{-1}) oder Natriumhydroxid-Lösung (0,01 mol · l^{-1}) neutralisierten, Mischung von 0,05 ml einer Lösung von Bromphenolblau *R* (0,4 g · l^{-1}) in Ethanol 96 % *R*, 0,3 ml Wasser *R* und 10 ml Ethanol 96 % *R* versetzt. Nach Umschütteln wird stehengelassen. Bis zum Farbumschlag der oberen Phase nach Gelb darf höchstens 1,0 ml Salzsäure (0,01 mol · l^{-1}) verbraucht werden.

Freies Glycerol: Höchstens 3,0 Prozent. 1,20 g Substanz werden in 25,0 ml Dichlormethan *R*, falls erforderlich unter Erwärmen, gelöst. Nach dem Abkühlen werden 100 ml Wasser *R* zugesetzt. Nach Umschütteln werden 25,0 ml einer Lösung von Periodsäure *R* (6 g · l^{-1}) zugesetzt. Nach Umschütteln wird 30 min lang stehengelassen. 40 ml einer Lösung von Kaliumiodid *R* (75 g · l^{-1}) werden zugesetzt. Nach 1 min langem Stehenlassen wird das Iod mit Natriumthiosulfat-Lösung (0,1 mol · l^{-1}) unter Zusatz von 1 ml Stärke-Lösung *R* titriert. Ein Blindversuch wird durchgeführt.

1 ml Natriumthiosulfat-Lösung (0,1 mol · l^{-1}) entspricht 2,3 mg Glycerol.

Zusammensetzung der Fettsäuren: Die Prüfung (2.4.22) erfolgt mit Hilfe der Gaschromatographie. Die Fettsäurefraktion muß folgende Zusammensetzung haben:

- Caprylsäure: höchstens 15,0 Prozent
- Caprinsäure: höchstens 12,0 Prozent
- Laurinsäure: 30,0 bis 50,0 Prozent
- Myristinsäure: 5,0 bis 25,0 Prozent
- Palmitinsäure: 4,0 bis 25,0 Prozent
- Stearinsäure: 5,0 bis 35,0 Prozent.

Ethylenoxid, Dioxan (2.4.25): Höchstens 1 ppm Ethylenoxid und höchstens 10 ppm Dioxan. Bei der Bestimmung des Dioxangehalts muß der Korrekturfaktor 0,2 in der Berechnungsformel angewendet werden.

Schwermetalle (2.4.8): 2,0 g Substanz müssen der Grenzprüfung C auf Schwermetalle entsprechen (10 ppm). Zur Herstellung der Referenzlösung werden 2 ml Blei-Lösung (10 ppm Pb) *R* verwendet.

Wasser (2.5.12): Höchstens 1,0 Prozent, mit 1,0 g Substanz nach der Karl-Fischer-Methode bestimmt. Als Lösungsmittel wird eine Mischung von 30 Volumteilen wasserfreiem Methanol *R* und 70 Volumteilen Dichlormethan *R* verwendet.

Asche (2.4.16): Höchstens 0,1 Prozent, mit 1,0 g Substanz bestimmt.

Lagerung

Gut verschlossen.

Beschriftung

Die Beschriftung gibt insbesondere die mittlere relative Molekülmasse des verwendeten Macrogols oder die Anzahl der Ethylenoxid-Einheiten je Molekül an (Nominalwert).

1998, 1232

Macrogolglycerollinoleate

Macrogolglyceroli linoleas

Definition

Macrogolglycerollinoleate sind Mischungen von Mono-, Di- und Triestern des Glycerols und Mono- und Diestern von Macrogol. Sie werden entweder durch partielle Alkoholyse von ungesättigtem Öl, welches hauptsächlich Triglyceride der Linolsäure enthält, mit Macrogolen mit einer mittleren relativen Molekülmasse zwischen 300 und 400 oder durch Veresterung von Glycerol und Macrogol mit ungesättigten Fettsäuren oder durch Mischen von Glycerolestern und Kondensat von Ethylenoxid mit Fettsäuren dieses ungesättigten Öls gewonnen.

Eigenschaften

Bernsteinfarbene, ölige Flüssigkeit; kann bei längerer Lagerung bei 20 °C eine Ablagerung geben; praktisch unlöslich, jedoch dispergierbar in Wasser, leicht löslich in Dichlormethan.

Die Viskosität bei 40 °C beträgt etwa 35 mPa · s, die relative Dichte bei 20 °C etwa 0,95 und der Brechungsindex bei 20 °C etwa 1,47.

Prüfung auf Identität

A. Die Prüfung erfolgt mit Hilfe der Dünnschichtchromatographie (2.2.27) unter Verwendung einer Schicht eines geeigneten Kieselgels.

Untersuchungslösung: 1,0 g Substanz wird in Dichlormethan *R* zu 20 ml gelöst.

Auf die Platte werden 10 µl Untersuchungslösung aufgetragen. Die Chromatographie erfolgt mit einer Mischung von 30 Volumteilen Hexan *R* und 70 Volumteilen Ether *R* über eine Laufstrecke von 15 cm. Die Platte wird an der Luft trocknen gelassen, mit einer Lösung von Rhodamin B *R* (0,1 g · l^{-1}) in Ethanol 96 % *R* besprüht und im ultravioletten Licht bei 365 nm ausgewertet. Das Chromatogramm zeigt einen den Triglyceriden entsprechenden Fleck mit einem R_f-Wert von etwa 0,9 (R_{St} 1) sowie Flecke, die den 1,3-Diglyceriden (R_{St} 0,7), 1,2-Diglyceriden (R_{St} 0,6), Monoglyceriden (R_{St} 0,1) und Macrogolestern (R_{St} 0) entsprechen.

B. Die Substanz entspricht der Prüfung „Hydroxylzahl“ (siehe „Prüfung auf Reinheit“).

C. Die Substanz entspricht der Prüfung „Zusammensetzung der Fettsäuren“ (siehe „Prüfung auf Reinheit“).

D. Die Substanz entspricht der Prüfung „Verseifungszahl“ (siehe „Prüfung auf Reinheit“).

Prüfung auf Reinheit

Säurezahl (2.5.1): Höchstens 2,0, mit 2,0 g Substanz bestimmt.

Hydroxylzahl (2.5.3, Methode A): 45 bis 65, mit 1,0 g Substanz bestimmt.

Iodzahl (2.5.4): 90 bis 110.

Peroxidzahl (2.5.5): Höchstens 12,0, mit 2,0 g Substanz bestimmt.

Verseifungszahl (2.5.6): 150 bis 170, mit 2,0 g Substanz bestimmt.

Alkalisch reagierende Substanzen: In einem Reagenzglas werden 5,0 g Substanz vorsichtig mit einer, falls erforderlich mit Salzsäure (0,01 mol · l^{-1}) oder Natriumhydroxid-Lösung (0,01 mol · l^{-1}) neutralisierten, Mischung von 0,05 ml einer Lösung von Bromphenolblau *R* (0,4 g · l^{-1}) in Ethanol 96 % *R*, 0,3 ml Wasser *R* und 10 ml Ethanol 96 % *R* versetzt. Nach Umschütteln wird stehengelassen. Bis zum Farbumschlag der oberen Phase nach Gelb darf höchstens 1,0 ml Salzsäure (0,01 mol · l^{-1}) verbraucht werden.

Freies Glycerol: Höchstens 3,0 Prozent. 1,20 g Substanz werden in 25,0 ml Dichlormethan *R*, falls erforderlich unter Erwärmen, gelöst. Nach dem Abkühlen werden 100 ml Wasser *R* zugesetzt. Nach Umschütteln werden 25,0 ml einer Lösung von Periodsäure *R* (6 g · l^{-1}) zugesetzt. Nach Umschütteln und 30 min langem Stehenlassen werden 40 ml einer Lösung von Kaliumiodid *R* (75 g · l^{-1}) zugesetzt. Nach 1 min langem Stehenlassen wird das Iod mit Natriumthiosulfat-Lösung (0,1 mol · l^{-1}) unter Zusatz von 1 ml Stärke-Lösung *R* titriert. Ein Blindversuch wird durchgeführt.

1 ml Natriumthiosulfat-Lösung (0,1 mol · l^{-1}) entspricht 2,3 mg Glycerol.

Zusammensetzung der Fettsäuren: Die Prüfung (2.4.22) erfolgt mit Hilfe der Gaschromatographie. Die Fettsäurefraktion muß folgende Zusammensetzung haben:
- Palmitinsäure: 4,0 bis 20,0 Prozent
- Stearinsäure: höchstens 6,0 Prozent
- Ölsäure: 20,0 bis 35,0 Prozent
- Linolsäure: 50,0 bis 65,0 Prozent
- Linolensäure: höchstens 2,0 Prozent
- Arachinsäure: höchstens 1,0 Prozent
- Eicosensäure: höchstens 1,0 Prozent.

Ethylenoxid, Dioxan (2.4.25): Höchstens 1 ppm Ethylenoxid und höchstens 10 ppm Dioxan. Bei der Bestimmung des Dioxangehalts muß der Korrekturfaktor 0,2 in der Berechnungsformel angewendet werden.

Schwermetalle (2.4.8): 2,0 g Substanz müssen der Grenzprüfung C auf Schwermetalle entsprechen (10 ppm). Zur Herstellung der Referenzlösung werden 2 ml Blei-Lösung (10 ppm Pb) *R* verwendet.

Wasser (2.5.12): Höchstens 1,0 Prozent, mit 1,0 g Substanz nach der Karl-Fischer-Methode bestimmt. Als Lösungsmittel wird eine Mischung von 30 Volumteilen wasserfreiem Methanol *R* und 70 Volumteilen Dichlormethan *R* verwendet.

Asche (2.4.16): Höchstens 0,1 Prozent, mit 1,0 g Substanz bestimmt.

Lagerung

Gut verschlossen, vor Licht geschützt, bei Raumtemperatur.

Beschriftung

Die Beschriftung gibt insbesondere die mittlere relative Molekülmasse des verwendeten Macrogols oder die Anzahl der Ethylenoxid-Einheiten je Molekül an (Nominalwert).

1998, 1249

Macrogolglycerololeate

Macrogolglyceroli oleas

Definition

Macrogolglycerololeate sind Mischungen von Mono-, Di- und Triestern des Glycerols und Mono- und Diestern von Macrogol. Sie werden entweder durch partielle Alkoholyse von ungesättigtem Öl, welches hauptsächlich Triglyceride der Ölsäure enthält, mit Macrogolen mit einer mittleren relativen Molekülmasse zwischen 300 und 400 oder durch Veresterung von Glycerol und Macrogol mit ungesättigten Fettsäuren oder durch Mischen von Glycerolestern und Kondensat von Ethylenoxid mit Fettsäuren dieses ungesättigten Öls gewonnen.

Eigenschaften

Bernsteinfarbene, ölige Flüssigkeit; kann bei längerer Aufbewahrung bei 20 °C eine Ablagerung geben; praktisch unlöslich, jedoch dispergierbar in Wasser, leicht löslich in Dichlormethan.

Die Viskosität bei 40 °C beträgt etwa 35 mPa · s, die relative Dichte bei 20 °C etwa 0,95 und der Brechungsindex bei 20 °C etwa 1,47.

Prüfung auf Identität

A. Die Prüfung erfolgt mit Hilfe der Dünnschichtchromatographie (2.2.27) unter Verwendung einer Schicht eines geeigneten Kieselgels.

Untersuchungslösung: 1,0 g Substanz wird in Dichlormethan *R* zu 20 ml gelöst.

Auf die Platte werden 10 µl Untersuchungslösung aufgetragen. Die Chromatographie erfolgt mit einer Mischung von 30 Volumteilen Hexan *R* und 70 Volumteilen Ether *R* über eine Laufstrecke von 15 cm. Die Platte wird an der Luft trocknen gelassen, mit einer Lösung von Rhodamin B *R* (0,1 g · l^{-1}) in Ethanol 96 % *R* besprüht und im ultravioletten Licht bei 365 nm ausgewertet. Das Chromatogramm zeigt einen den Triglyceriden entsprechenden Fleck mit einem R_f-Wert von etwa 0,9 (R_{St} 1) sowie Flecke, die den 1,3-Diglyceriden (R_{St} 0,7), 1,2-Diglyceriden (R_{St} 0,6), Monoglyceriden (R_{St} 0,1) und Macrogolestern (R_{St} 0) entsprechen.

B. Die Substanz entspricht der Prüfung „Hydroxylzahl" (siehe „Prüfung auf Reinheit").

C. Die Substanz entspricht der Prüfung „Zusammensetzung der Fettsäuren" (siehe „Prüfung auf Reinheit").

D. Die Substanz entspricht der Prüfung „Verseifungszahl" (siehe „Prüfung auf Reinheit").

Prüfung auf Reinheit

Säurezahl (2.5.1): Höchstens 2,0, mit 2,0 g Substanz bestimmt.

Hydroxylzahl (2.5.3, Methode A): 45 bis 65, mit 1,0 g Substanz bestimmt.

Iodzahl (2.5.4): 75 bis 95.

Peroxidzahl (2.5.5): Höchstens 12,0, mit 2,0 g Substanz bestimmt.

Verseifungszahl (2.5.6): 150 bis 170, mit 2,0 g Substanz bestimmt.

Alkalisch reagierende Substanzen: In einem Reagenzglas werden 5,0 g Substanz vorsichtig mit einer, falls erforderlich mit Salzsäure (0,01 mol · l^{-1}) oder Natriumhydroxid-Lösung (0,01 mol · l^{-1}) neutralisierten, Mischung von 0,05 ml einer Lösung von Bromphenolblau *R* (0,4 g · l^{-1}) in Ethanol 96 % *R*, 0,3 ml Wasser *R* und 10 ml Ethanol 96 % *R* versetzt. Nach Umschütteln wird stehengelassen. Bis zum Farbumschlag der oberen Phase nach Gelb darf höchstens 1,0 ml Salzsäure (0,01 mol · l^{-1}) verbraucht werden.

Freies Glycerol: Höchstens 3,0 Prozent. 1,20 g Substanz werden in 25,0 ml Dichlormethan *R*, falls erforderlich unter Erwärmen, gelöst. Nach dem Abkühlen werden 100 ml Wasser *R* zugesetzt. Nach Umschütteln werden 25,0 ml einer Lösung von Periodsäure *R* (6 g · l^{-1}) zugesetzt. Nach Umschütteln und 30 min langem Stehenlassen werden 40 ml einer Lösung von Kaliumiodid *R* (75 g · l^{-1}) zugesetzt. Nach 1 min langem Stehenlassen wird das Iod mit Natriumthiosulfat-Lösung (0,1 mol · l^{-1}) unter Zusatz von 1 ml Stärke-Lösung *R* titriert. Ein Blindversuch wird durchgeführt.

1 ml Natriumthiosulfat-Lösung (0,1 mol · l^{-1}) entspricht 2,3 mg Glycerol.

Zusammensetzung der Fettsäuren: Die Prüfung (2.4.22) erfolgt mit Hilfe der Gaschromatographie. Die Fettsäurefraktion muß folgende Zusammensetzung haben:
- Palmitinsäure: 4,0 bis 9,0 Prozent
- Stearinsäure: höchstens 6,0 Prozent
- Ölsäure: 58,0 bis 80,0 Prozent
- Linolsäure: 15,0 bis 35,0 Prozent
- Linolensäure: höchstens 2,0 Prozent
- Arachinsäure: höchstens 2,0 Prozent
- Eicosensäure: höchstens 2,0 Prozent.

Ethylenoxid, Dioxan (2.4.25): Höchstens 1 ppm Ethylenoxid und höchstens 10 ppm Dioxan. Bei der Bestimmung des Dioxangehalts muß der Korrekturfaktor 0,2 in der Berechnungsformel angewendet werden.

Schwermetalle (2.4.8): 2,0 g Substanz müssen der Grenzprüfung C auf Schwermetalle entsprechen (10 ppm). Zur Herstellung der Referenzlösung werden 2 ml Blei-Lösung (10 ppm Pb) *R* verwendet.

Wasser (2.5.12): Höchstens 1,0 Prozent, mit 1,0 g Substanz nach der Karl-Fischer-Methode bestimmt. Als Lösungsmittel wird eine Mischung von 30 Volumteilen wasserfreiem Methanol *R* und 70 Volumteilen Dichlormethan *R* verwendet.

Asche (2.4.16): Höchstens 0,1 Prozent, mit 1,0 g Substanz bestimmt.

Lagerung

Gut verschlossen, vor Licht geschützt, bei Raumtemperatur.

Beschriftung

Die Beschriftung gibt insbesondere die mittlere relative Molekülmasse des verwendeten Macrogols oder die Anzahl der Ethylenoxid-Einheiten je Molekül an (Nominalwert).

1999, 1268

Macrogolglycerolstearate

Macrogolglyceroli stearas

Definition

Macrogolglycerolstearate sind Mischungen von Mono-, Di- und Triestern des Glycerols sowie von Mono- und Diestern von Macrogolen mit einer mittleren relativen Molekülmasse zwischen 300 und 4000. Sie werden entweder durch partielle Alkoholyse gesättigter Öle, welche hauptsächlich Triglyceride der Stearinsäure enthalten, mit Macrogol oder durch Veresterung von Glycerol und Macrogol mit gesättigten Fettsäuren oder durch Mischen von Glycerolestern und Kondensat von Ethylenoxid mit Fettsäuren dieser hydrierten Öle gewonnen. Die Hydroxylzahl weicht höchstens 15 Einheiten und die Verseifungszahl höchstens 10 Einheiten vom Nominalwert ab.

Herstellung

Wenn Macrogolglycerolstearate aus Geweben von Säugetieren oder anderem Material, das von Warmblütern stammt, gewonnen werden, müssen die Tiere den lebensmittelrechtlichen, von der zuständigen Behörde überwachten Gesundheitsanforderungen an Tiere entsprechen, die für den menschlichen Verzehr bestimmt sind. Außerdem dürfen die verwendeten Gewebe keine spezifizierten Risikofaktoren enthalten, wie sie durch geltende internationale oder falls zutreffend nationale Gesetze definiert sind.

Eigenschaften

Wachsartige, feste Substanzen von blaßgelber Farbe; dispergierbar in heißem Wasser und heißem Paraffinöl, leicht löslich in Dichlormethan, löslich in heißem, wasserfreiem Ethanol.

Prüfung auf Identität

A. Die Prüfung erfolgt mit Hilfe der Dünnschichtchromatographie (2.2.27) unter Verwendung einer Schicht eines geeigneten Kieselgels.

Untersuchungslösung: 1,0 g Substanz wird in Dichlormethan *R* zu 20 ml gelöst.

Auf die Platte werden 10 µl Untersuchungslösung aufgetragen. Die Chromatographie erfolgt mit einer Mischung von 30 Volumteilen Hexan *R* und 70 Volumteilen Ether *R* über eine Laufstrecke von 15 cm. Die Platte wird an der Luft trocknen gelassen, mit einer Lösung von Rhodamin B *R* (0,1 g · l^{-1}) in Ethanol 96 % *R* besprüht und im ultravioletten Licht bei 365 nm ausgewertet. Das Chromatogramm zeigt einen den Triglyceriden entsprechenden Fleck mit einem R_f-Wert von etwa 0,9 (R_{St} 1) sowie Flecke, die den 1,3-Diglyceriden (R_{St} 0,7), 1,2-Diglyceriden (R_{St} 0,6), Monoglyceriden (R_{St} 0,1) und Macrogolestern (R_{St} 0) entsprechen.

B. Die Substanz entspricht der Prüfung „Hydroxylzahl" (siehe „Prüfung auf Reinheit").

C. Die Substanz entspricht der Prüfung „Verseifungszahl" (siehe „Prüfung auf Reinheit").

D. Die Substanz entspricht der Prüfung „Zusammensetzung der Fettsäuren" (siehe „Prüfung auf Reinheit").

Prüfung auf Reinheit

Säurezahl (2.5.1): Höchstens 2,0, mit 2,0 g Substanz bestimmt.

Hydroxylzahl (2.5.3, Methode A): Die Hydroxylzahl darf höchstens 15 Einheiten vom Nominalwert abweichen, mit 1,0 g Substanz bestimmt.

Peroxidzahl (2.5.5): Höchstens 6,0, mit 2,0 g Substanz bestimmt.

Verseifungszahl (2.5.6): Die Verseifungszahl darf höchstens 10 Einheiten vom Nominalwert abweichen, mit 2,0 g Substanz bestimmt.

Alkalisch reagierende Substanzen: In einem Reagenzglas werden 5,0 g Substanz vorsichtig mit einer, falls erforderlich mit Salzsäure (0,01 mol · l^{-1}) oder Natriumhydroxid-Lösung (0,01 mol · l^{-1}) neutralisierten, Mischung von 0,05 ml einer Lösung von Bromphenolblau *R* (0,4 g · l^{-1}) in Ethanol 96 % *R*, 0,3 ml Wasser *R* und 10 ml Ethanol 96 % *R* versetzt. Nach Umschütteln wird stehengelassen. Bis zum Farbumschlag der oberen Phase nach Gelb darf höchstens 1,0 ml Salzsäure (0,01 mol · l^{-1}) verbraucht werden.

Freies Glycerol: Höchstens 3,0 Prozent. 1,20 g Substanz werden in 25,0 ml Dichlormethan *R*, falls erforderlich unter Erwärmen, gelöst. Nach dem Abkühlen werden 100 ml Wasser *R* zugesetzt. Nach Umschütteln werden 25,0 ml einer Lösung von Periodsäure *R* (6 g · l^{-1}) zugesetzt. Nach Umschütteln wird 30 min lang stehengelassen. 40 ml einer Lösung von Kaliumiodid *R* (75 g · l^{-1}) werden zugesetzt. Nach 1 min langem Stehenlassen wird das Iod mit Natriumthiosulfat-Lösung (0,1 mol · l^{-1}) unter Zusatz von 1 ml Stärke-Lösung *R* titriert. Ein Blindversuch wird durchgeführt.

1 ml Natriumthiosulfat-Lösung (0,1 mol · l^{-1}) entspricht 2,3 mg Glycerol.

Zusammensetzung der Fettsäuren: Die Prüfung (2.4.22) erfolgt mit Hilfe der Gaschromatographie. Die Fettsäurefraktion muß folgende Zusammensetzung haben:

- Laurinsäure: höchstens 5,0 Prozent
- Myristinsäure: höchstens 5,0 Prozent
- unterschiedliche Mengen Stearin- und Palmitinsäure: Die Summe an $C_{18}H_{36}O_2$ und $C_{16}H_{32}O_2$ muß mindestens 90,0 Prozent betragen.

Ethylenoxid, Dioxan (2.4.25): Höchstens 1 ppm Ethylenoxid und höchstens 10 ppm Dioxan. Bei der Bestimmung des Dioxangehalts muß der Korrekturfaktor 0,2 in der Berechnungsformel angewendet werden.

Schwermetalle (2.4.8): 2,0 g Substanz müssen der Grenzprüfung C auf Schwermetalle entsprechen (10 ppm). Zur Herstellung der Referenzlösung werden 2 ml Blei-Lösung (10 ppm Pb) *R* verwendet.

Wasser (2.5.12): Höchstens 1,0 Prozent, mit 1,0 g Substanz nach der Karl-Fischer-Methode bestimmt. Als Lösungsmittel wird eine Mischung von 30 Volumteilen wasserfreiem Methanol *R* und 70 Volumteilen Dichlormethan *R* verwendet.

Asche (2.4.16): Höchstens 0,2 Prozent, mit 1,0 g Substanz bestimmt.

Lagerung

Gut verschlossen.

Beschriftung

Die Beschriftung gibt insbesondere die Hydroxylzahl, die Verseifungszahl und die mittlere relative Molekülmasse des verwendeten Macrogols oder die Anzahl der verwendeten Ethylenoxid-Einheiten je Molekül an (Nominalwert).

1999, 1234

Macrogolstearate

Macrogoli stearas

Definition

Macrogolstearate sind Mischungen von Mono- und Diestern von hauptsächlich Stearinsäure und Macrogolen. Sie werden entweder durch Ethoxylierung der Stearinsäure oder durch Veresterung von Macrogolen mit Stearinsäure gewonnen. Macrogolstearate können freie Macrogole enthalten. Die mittlere Polymerlänge beträgt 6 bis 100 Ethylenoxid-Einheiten je Molekül (Nominalwert).

Herstellung

Wenn Macrogolstearate aus Geweben von Säugetieren oder anderem Material, das von Warmblütern stammt, gewonnen werden, müssen die Tiere den lebensmittelrechtlichen, von der zuständigen Behörde überwachten Gesundheitsanforderungen an Tiere entsprechen, die für den menschlichen Verzehr bestimmt sind. Außerdem dürfen die verwendeten Gewebe keine spezifizierten Risikofaktoren enthalten, wie sie durch geltende internationale oder falls zutreffend nationale Gesetze definiert sind.

Eigenschaften

Weiße bis schwach gelbliche, wachsartige Masse; löslich in Ethanol und 2-Propanol. Macrogolstearat mit 6 bis 9 Ethylenoxid-Einheiten je Molekül ist praktisch unlöslich, jedoch leicht dispergierbar in Wasser und mischbar mit fetten Ölen und Wachsen. Macrogolstearat mit 20 bis 100 Ethylenoxid-Einheiten je Molekül ist löslich in Wasser und praktisch unlöslich in fetten Ölen und Wachsen.

Prüfung auf Identität

A. Die Substanz entspricht der Prüfung „Verseifungszahl" (siehe „Prüfung auf Reinheit").

B. Die Prüfung erfolgt mit Hilfe der Dünnschichtchromatographie (2.2.27) unter Verwendung einer Schicht eines geeigneten octadecylsilylierten Kieselgels zur Chromatographie mit hoher Leistung.

Untersuchungslösung: 1 g Substanz wird mit 100 ml einer Lösung von Kaliumhydroxid *R* (100 g · l^{-1}) versetzt. Die Mischung wird 30 min lang zum Rückfluß erhitzt. Die noch heiße Lösung wird mit 15 ml Salzsäure *R* angesäuert. Die Mischung wird mit 10 g Natriumchlorid *R* versetzt und erkalten gelassen. Die Mischung wird mit 50 ml Ether *R* ausgeschüttelt und bis zur Trennung der Phasen stehengelassen. 20 ml der oberen, trüben Phase werden in ein geeignetes Zentrifugenglas gegeben und 10 min lang zentrifugiert. 10 ml der klaren Etherphase werden in einem geeigneten Reagenzglas im Wasserbad zur Trockne eingedampft. Der Rückstand wird in 2,0 ml Ether *R* gelöst.

Referenzlösung: 30 mg Palmitinsäure *R* und 30 mg Stearinsäure *R* werden in 2,0 ml Ether *R* gelöst.

Auf die Platte werden getrennt 2 µl jeder Lösung aufgetragen. Die Chromatographie erfolgt mit einer Mischung von 10 Volumteilen Dichlormethan *R*, 40 Volumteilen Essigsäure 98 % *R* und 50 Volumteilen Aceton *R* über eine Laufstrecke von 8 cm. Die Platte wird im Kaltluftstrom getrocknet, mit einer Lösung von Molybdatophosphorsäure *R* (200 g · l^{-1}) in Ethanol 96 % *R* besprüht und 10 min lang bei 120 °C erhitzt. Das Chromatogramm der Referenzlösung zeigt, auf grünblauem Grund, 2 helle Hauptflecke, die in aufsteigender Reihenfolge der R_f-Werte Stearinsäure und Palmitinsäure entsprechen. Ein blauer Fleck in Sichelform kann über dem Stearinsäurefleck sichtbar sein. Das Chromatogramm der Untersuchungslösung zeigt in bezug auf Lage und Farbe ähnliche Flecke wie das Chromatogramm der Referenzlösung. Andere Flecke werden nicht berücksichtigt.

Prüfung auf Reinheit

Sauer oder alkalisch reagierende Substanzen: 1,0 g Substanz wird in 10,0 ml einer 90prozentigen Lösung (*V/V*) von wasserfreiem Ethanol *R* gelöst. Werden 2 ml Lösung mit 0,05 ml Methylrot-Lösung *R* versetzt, muß die Lösung orange gefärbt sein. Werden weitere 2 ml Lösung mit 0,05 ml Bromthymolblau-Lösung *R* 1 versetzt, darf die Lösung nicht blau gefärbt sein.

Schmelztemperatur (2.2.15): Die Säule der pulverisierten Substanz muß mindestens 10 cm von der Öffnung der Kapillare entfernt stehen. Siehe Tab. 1234-1.

Säurezahl (2.5.1): Höchstens 2,0, mit 2,0 g Substanz bestimmt.

Hydroxylzahl (2.5.3, Methode A): Siehe Tab. 1234-1.

Iodzahl (2.5.4): Höchstens 2,0.

Verseifungszahl (2.5.6): Siehe Tab. 1234-1.

Tabelle 1234-1

Ethylenoxid-Einheiten je Molekül (Nominalwert)	Schmelztemperatur	Hydroxylzahl	Verseifungszahl
6		90 – 110	85 – 105
8–9	26 – 35 °C	80 – 105	88 – 100
20	33 – 40 °C	50 – 62	46 – 56
40–50	38 – 52 °C	23 – 40	20 – 35
100	48 – 55 °C	15 – 30	5 – 20

Reduzierende Substanzen: 2,0 g Substanz werden in Wasser *R* zu 20 ml gelöst oder dispergiert. 1,0 ml Lösung wird mit 9 ml Natriumhydroxid-Lösung (0,1 mol · l^{-1}) und 0,5 ml Triphenyltetrazoliumchlorid-Lösung *R* gemischt. Im Wasserbad von 70 °C wird 5 min lang erhitzt. Die Lösung darf nicht stärker gefärbt sein als eine Mischung von 0,15 ml Stammlösung Gelb, 0,9 ml Stammlösung Rot und 8,95 ml einer Lösung von Salzsäure *R* (10 g · l^{-1}) (2.2.2, Methode II).

Ethylenoxid, Dioxan (2.4.25): Höchstens 1 ppm Ethylenoxid und höchstens 10 ppm Dioxan. Bei der Bestimmung des Dioxangehalts muß der Korrekturfaktor 0,2 in der Berechnungsformel angewendet werden.

Schwermetalle (2.4.8): 2,0 g Substanz müssen der Grenzprüfung C auf Schwermetalle entsprechen (10 ppm). Zur Herstellung der Referenzlösung werden 2 ml Blei-Lösung (10 ppm Pb) *R* verwendet.

Wasser (2.5.12): Höchstens 3,0 Prozent, mit 0,50 g Substanz nach der Karl-Fischer-Methode bestimmt. Als Lösungsmittel wird eine Mischung gleicher Volumteile Dichlormethan *R* und wasserfreiem Methanol *R* verwendet.

Asche (2.4.16): Höchstens 0,3 Prozent, mit 1,0 g Substanz bestimmt.

Lagerung

Dicht verschlossen.

Beschriftung

Die Beschriftung gibt insbesondere die Anzahl Ethylenoxid-Einheiten je Molekül an (Nominalwert).

1999, 1340

Macrogolstearylether

Macrogoli aetherum stearylicum

Definition

Macrogolstearylether ist ein Gemisch von Ethern, die durch Ethoxylierung von Stearylalkohol gewonnen werden. Die Substanz kann freie Macrogole und wechselnde Mengen an freiem Stearylalkohol enthalten. Die Menge Ethylenoxid, die mit Stearylalkohol reagiert hat, beträgt 2 bis 20 Einheiten je Molekül (Nominalwert).

Herstellung

Wenn Macrogolstearylether aus Geweben von Säugetieren oder anderem Material, das von Warmblütern stammt, gewonnen wird, müssen die Tiere den lebensmittelrechtlichen, von der zuständigen Behörde überwachten Gesundheitsanforderungen an Tiere entsprechen, die für den menschlichen Verzehr bestimmt sind. Außerdem dürfen die verwendeten Gewebe keine spezifizierten Risikofaktoren enthalten, wie sie durch geltende internationale oder falls zutreffend nationale Gesetze definiert sind.

Eigenschaften

Weiße bis gelblichweiße, fettige Masse, Plätzchen, wachsartige Kügelchen oder Schuppen.

Die Substanz mit 2 Einheiten Ethylenoxid je Molekül ist praktisch unlöslich in Wasser, löslich in Ethanol unter Erwärmen und in Dichlormethan. Die Substanz mit 10 Einheiten Ethylenoxid je Molekül ist löslich in Wasser und Ethanol. Die Substanz mit 20 Einheiten Ethylenoxid je Molekül ist löslich in Wasser, Dichlormethan und Ethanol.

Nach Schmelzen verfestigt sich die Substanz bei etwa 45 °C.

Prüfung auf Identität

A. Die Substanz entspricht der Prüfung „Hydroxylzahl" (siehe „Prüfung auf Reinheit").

B. Die Substanz entspricht der Prüfung „Iodzahl" (siehe „Prüfung auf Reinheit").

C. Die Substanz entspricht der Prüfung „Verseifungszahl" (siehe „Prüfung auf Reinheit").

D. Die Prüfung erfolgt mit Hilfe der Dünnschichtchromatographie (2.2.27) unter Verwendung einer DC-Platte mit Kieselgel *R*.

Untersuchungslösung: 10,0 g Substanz werden in einer Mischung von 1 Volumteil Wasser *R* und 9 Volumteilen Methanol *R* zu 75 ml gelöst. Nach Zusatz von 60 ml Heptan *R* wird 3 min lang geschüttelt. Zur Verminderung von Schaumbildung können einige Tropfen Ethanol 96 % *R* zugesetzt werden. Die obere Phase wird über wasserfreiem Natriumsulfat *R* filtriert. Das Filter wird 3mal mit je 10 ml Heptan *R* gewaschen. Die vereinigten Filtrate werden zur Trockne eingedampft. 50 mg des getrockneten Rückstands werden in 10 ml Methanol *R* gelöst (die Lösung kann opaleszent sein).

Referenzlösung: 25 mg Stearylalkohol *CRS* werden in Methanol *R* zu 25 ml gelöst.

Auf die Platte werden getrennt 20 µl jeder Lösung aufgetragen. Die Chromatographie erfolgt mit Ethylacetat *R* über eine Laufstrecke von 15 cm. Die Platte wird getrocknet und mit Vanillin-Schwefelsäure-Reagenz, das wie folgt hergestellt wird, besprüht: 0,5 g Vanillin *R* werden in 50 ml Ethanol 96 % *R* gelöst; die Lösung wird mit Schwefelsäure *R* zu 100 ml verdünnt. Die Platte wird an der Luft trocknen gelassen, 15 min lang bei etwa 130 °C erhitzt und an der Luft erkalten gelassen. Das Chromatogramm der Untersuchungslösung zeigt mehrere Flecke, von denen einer dem Hauptfleck im Chromatogramm der Referenzlösung entspricht.

E. 0,1 g Substanz werden in 5 ml Ethanol 96 % *R* gelöst oder dispergiert. Nach Zusatz von 2 ml Wasser *R*, 10 ml verdünnter Salzsäure *R*, 10 ml Bariumchlorid-Lösung *R* 1 und 10 ml einer Lösung von Molybdatophosphorsäure *R* ($100 \text{ g} \cdot \text{l}^{-1}$) bildet sich ein Niederschlag.

Prüfung auf Reinheit

Aussehen der Lösung: 5,0 g Substanz werden in Ethanol 96 % *R* zu 50 ml gelöst. Die Lösung darf nicht stärker gefärbt sein als die Farbvergleichslösung BG_5 (2.2.2, Methode II).

Alkalisch reagierende Substanzen: 2,0 g Substanz werden in einer heißen Mischung von 10 ml Ethanol 96 % *R* und 10 ml Wasser *R* gelöst. Nach Zusatz von 0,1 ml Bromthymolblau-Lösung *R* 1 dürfen bis zum Farbumschlag nach Gelb höchstens 0,5 ml Salzsäure ($0,1 \text{ mol} \cdot \text{l}^{-1}$) verbraucht werden.

Säurezahl (2.5.1): Höchstens 1,0, mit 5,0 g Substanz bestimmt.

Hydroxylzahl (2.5.3, Methode A): Siehe Tab. 1340-1.

Tabelle 1340-1

Ethylenoxid-Einheiten je Molekül (Nominalwert)	Hydroxylzahl
2	150 – 180
10	75 – 90
20	40 – 60

Iodzahl (2.5.4): Höchstens 2,0.

Verseifungszahl (2.5.6): Höchstens 3,0, mit 10,0 g Substanz bestimmt.

Ethylenoxid- und Dioxan-Rückstände (2.4.25): Höchstens 1 ppm Ethylenoxid und 10 ppm Dioxan. Bei der Gehaltsbestimmung von Dioxan wird der Korrekturfaktor 1/5 in der Berechnungsformel eingesetzt.

Wasser (2.5.12): Höchstens 3,0 Prozent, mit 1,00 g Substanz nach der Karl-Fischer-Methode bestimmt.

Lagerung

Dicht verschlossen.

Beschriftung

Die Beschriftung gibt insbesondere die Anzahl an Ethylenoxid-Einheiten an, die mit dem Stearylalkohol reagiert haben (Nominalwert).

1999, 402

Magnesiumchlorid-Hexahydrat

Magnesii chloridum hexahydricum

$MgCl_2 \cdot 6\ H_2O$ M_r 203,3

Definition

Magnesiumchlorid-Hexahydrat enthält mindestens 98,0 und höchstens 101,0 Prozent $MgCl_2 \cdot 6\ H_2O$.

Eigenschaften

Farblose, hygroskopische Kristalle; sehr leicht löslich in Wasser, leicht löslich in Ethanol.

Prüfung auf Identität

A. Die Substanz entspricht der Prüfung „Wasser" (siehe „Prüfung auf Reinheit").

B. Die Substanz gibt die Identitätsreaktion a auf Chlorid (2.3.1).

C. Die Substanz gibt die Identitätsreaktion auf Magnesium (2.3.1).

Prüfung auf Reinheit

Prüflösung: 10,0 g Substanz werden in kohlendioxidfreiem Wasser *R*, das aus destilliertem Wasser *R* hergestellt wurde, zu 100,0 ml gelöst.

Aussehen der Lösung: Die Prüflösung muß klar (2.2.1) und farblos (2.2.2, Methode II) sein.

Sauer oder alkalisch reagierende Substanzen: 5 ml Prüflösung werden mit 0,05 ml Phenolrot-Lösung *R* versetzt. Bis zum Farbumschlag dürfen höchstens 0,3 ml Salzsäure (0,01 mol · l^{-1}) oder Natriumhydroxid-Lösung (0,01 mol · l^{-1}) verbraucht werden.

Bromid: 2,0 ml Prüflösung werden mit Wasser *R* zu 10,0 ml verdünnt. 1,0 ml dieser Lösung wird mit 4,0 ml Wasser *R*, 2,0 ml Phenolrot-Lösung *R* 3 und 1,0 ml Chloramin-T-Lösung *R* 2 versetzt und sofort gemischt. Nach genau 2 min werden 0,30 ml Natriumthiosulfat-Lösung (0,1 mol · l^{-1}) zugesetzt, gemischt und mit Wasser *R* zu 10,0 ml verdünnt. Die Absorption (2.2.25) der Lösung, bei 590 nm gemessen, darf nicht größer sein als die einer gleichzeitig und unter gleichen Bedingungen hergestellten Referenzlösung, die unter Verwendung von 5,0 ml einer Lösung von Kaliumbromid *R* (3 mg · l^{-1}) hergestellt wurde (500 ppm). Als Kompensationsflüssigkeit wird Wasser *R* verwendet.

Sulfat (2.4.13): 15 ml Prüflösung müssen der Grenzprüfung auf Sulfat entsprechen (100 ppm).

Aluminium (2.4.17): Magnesiumchlorid-Hexahydrat zur Herstellung von Hämodialyse-, Hämofiltrations- oder Peritonealdialyselösungen muß der Prüfung auf Aluminium entsprechen. 4 g Substanz werden in 100 ml Wasser *R* gelöst. Nach Zusatz von 10 ml Acetat-Pufferlösung *p*H 6,0 *R* muß die Lösung der Grenzprüfung auf Aluminium entsprechen (1 ppm). Zur Herstellung der Referenzlösung wird eine Mischung von 2 ml Aluminium-Lösung (2 ppm Al) *R*, 10 ml Acetat-Pufferlösung *p*H 6,0 *R* und 98 ml Wasser *R* verwendet. Zur Herstellung der Kompensationsflüssigkeit dient eine Mischung von 10 ml Acetat-Pufferlösung *p*H 6,0 *R* und 100 ml Wasser *R*.

Arsen (2.4.2): 0,5 g Substanz müssen der Grenzprüfung A auf Arsen entsprechen (2 ppm).

Calcium (2.4.3): 1 ml Prüflösung, mit destilliertem Wasser *R* zu 15 ml verdünnt, muß der Grenzprüfung auf Calcium entsprechen (0,1 Prozent).

Eisen (2.4.9): 10 ml Prüflösung müssen der Grenzprüfung auf Eisen entsprechen (10 ppm).

Schwermetalle (2.4.8): 12 ml Prüflösung müssen der Grenzprüfung A auf Schwermetalle entsprechen (10 ppm). Zur Herstellung der Referenzlösung wird die Blei-Lösung (1 ppm Pb) *R* verwendet.

Kalium: Magnesiumchlorid-Hexahydrat zur Herstellung von Parenteralia darf höchstens 500 ppm K enthalten, bestimmt mit Hilfe der Atomemissionsspektroskopie (2.2.22, Methode I).

Untersuchungslösung: 1,00 g Substanz wird in Wasser *R* zu 100,0 ml gelöst.

Referenzlösung: 1,144 g zuvor 3 h lang bei 100 bis 105 °C getrocknetes Kaliumchlorid *R* werden in Wasser *R* zu 1000,0 ml gelöst (600 µg K je Milliliter). Die Lösung ist falls erforderlich zu verdünnen.

Die Intensität der Emission wird bei 768 nm gemessen.

Wasser (2.5.12): 51,0 bis 55,0 Prozent, mit 50,0 mg Substanz nach der Karl-Fischer-Methode bestimmt.

Gehaltsbestimmung

0,300 g Substanz werden in 50 ml Wasser *R* gelöst. Magnesium wird nach „Komplexometrische Titrationen" (2.5.11) bestimmt.

1 ml Natriumedetat-Lösung (0,1 mol · l^{-1}) entspricht 20,33 mg $MgCl_2 \cdot 6\ H_2O$.

Lagerung

Dicht verschlossen.

Beschriftung

Die Beschriftung gibt insbesondere, falls zutreffend, an, daß die Substanz bestimmt ist für die Herstellung von
- Hämodialyse-, Hämofiltrations- oder Peritonealdialyselösungen
- Parenteralia.

1999, 1341

Magnesiumchlorid-4,5-Hydrat

Magnesii chloridum 4,5-hydricum

$MgCl_2 \cdot \sim 4{,}5\ H_2O$ M_r 95,21 (wasserfreie Substanz)

Definition

Magnesiumchlorid-4,5-Hydrat enthält mindestens 98,5 und höchstens 101,0 Prozent $MgCl_2$, berechnet auf die wasserfreie Substanz.

Eigenschaften

Weißes bis fast weißes, körniges, hygroskopisches Pulver; sehr leicht löslich in Wasser, leicht löslich in Ethanol.

Prüfung auf Identität

A. Die Substanz entspricht der Prüfung „Wasser" (siehe „Prüfung auf Reinheit").

B. Die Substanz gibt die Identitätsreaktion a auf Chlorid (2.3.1).

C. Die Substanz gibt die Identitätsreaktion auf Magnesium (2.3.1).

Prüfung auf Reinheit

Prüflösung: 10,0 g Substanz werden in kohlendioxidfreiem Wasser *R*, das aus destilliertem Wasser *R* hergestellt wurde, zu 100,0 ml gelöst.

Aussehen der Lösung: Die Prüflösung muß klar (2.2.1) und farblos (2.2.2, Methode II) sein.

Sauer oder alkalisch reagierende Substanzen: 5 ml Prüflösung werden mit 0,05 ml Phenolrot-Lösung *R* versetzt. Bis zum Farbumschlag dürfen höchstens 0,3 ml Salzsäure (0,01 mol · l^{-1}) oder Natriumhydroxid-Lösung (0,01 mol · l^{-1}) verbraucht werden.

Bromid: 2,0 ml Prüflösung werden mit Wasser *R* zu 10,0 ml verdünnt. 1,0 ml dieser Lösung wird mit 4,0 ml Wasser *R*, 2,0 ml Phenolrot-Lösung *R* 3 und 1,0 ml Chloramin-T-Lösung *R* 2 versetzt und sofort gemischt. Nach genau 2 min werden 0,30 ml Natriumthiosulfat-Lösung (0,1 mol · l^{-1}) zugesetzt. Nach Mischen wird mit Wasser *R* zu 10,0 ml verdünnt. Die Absorption (2.2.25) der Lösung, bei 590 nm gemessen, darf höchstens derjenigen einer gleichzeitig und unter gleichen Bedingungen hergestellten Referenzlösung entsprechen, die unter Verwendung von 5,0 ml einer Lösung von Kaliumbromid *R* (3 mg · l^{-1}) hergestellt wurde (500 ppm). Als Kompensationsflüssigkeit wird Wasser *R* verwendet.

Sulfat (2.4.13): 15 ml Prüflösung müssen der Grenzprüfung auf Sulfat entsprechen (100 ppm).

Aluminium (2.4.17): Magnesiumchlorid-4,5-Hydrat zur Herstellung von Hämodialyse-, Hämofiltrations- oder Peritonealdialyselösungen muß der Prüfung auf Aluminium entsprechen. 4 g Substanz werden in 100 ml Wasser *R* gelöst. Nach Zusatz von 10 ml Acetat-Pufferlösung *p*H 6,0 *R* muß die Lösung der Grenzprüfung auf Aluminium entsprechen (1 ppm). Zur Herstellung der Referenzlösung wird eine Mischung von 2 ml Aluminium-Lösung (2 ppm Al) *R*, 10 ml Acetat-Pufferlösung *p*H 6,0 *R* und 98 ml Wasser *R* verwendet. Zur Herstellung der Kompensationsflüssigkeit dient eine Mischung von 10 ml Acetat-Pufferlösung *p*H 6,0 *R* und 100 ml Wasser *R*.

Arsen (2.4.2): 0,5 g Substanz müssen der Grenzprüfung A auf Arsen entsprechen (2 ppm).

Calcium (2.4.3): 1 ml Prüflösung, mit destilliertem Wasser *R* zu 15 ml verdünnt, muß der Grenzprüfung auf Calcium entsprechen (0,1 Prozent).

Eisen (2.4.9): 10 ml Prüflösung müssen der Grenzprüfung auf Eisen entsprechen (10 ppm).

Schwermetalle (2.4.8): 12 ml Prüflösung müssen der Grenzprüfung A auf Schwermetalle entsprechen (10 ppm). Zur Herstellung der Referenzlösung wird die Blei-Lösung (1 ppm Pb) *R* verwendet.

Kalium: Magnesiumchlorid-4,5-Hydrat zur Herstellung von Parenteralia darf höchstens 500 ppm K enthalten, bestimmt mit Hilfe der Atomemissionsspektroskopie (2.2.22, Methode I).

Untersuchungslösung: 1,00 g Substanz wird in Wasser *R* zu 100,0 ml gelöst.

Referenzlösung: 1,144 g zuvor 3 h lang bei 100 bis 105 °C getrocknetes Kaliumchlorid *R* werden in Wasser *R* zu 1000,0 ml gelöst (600 µg K je Milliliter). Die Lösung ist falls erforderlich zu verdünnen.

Die Intensität der Emission wird bei 768 nm gemessen.

Wasser (2.5.12): 44,0 bis 48,0 Prozent, mit 50,0 mg Substanz nach der Karl-Fischer-Methode bestimmt.

Gehaltsbestimmung

0,250 g Substanz werden in 50 ml Wasser *R* gelöst. Magnesium wird nach „Komplexometrische Titrationen" (2.5.11) bestimmt.

1 ml Natriumedetat-Lösung (0,1 mol · l^{-1}) entspricht 9,521 mg $MgCl_2$.

Lagerung

Dicht verschlossen.

Beschriftung

Die Beschriftung gibt insbesondere, falls zutreffend, an, daß die Substanz bestimmt ist für die Herstellung von

- Hämodialyse-, Hämofiltrations- oder Peritonealdialyselösungen
- Parenteralia.

1999, 1342

Raffiniertes Maisöl

Maydis oleum raffinatum

Definition

Raffiniertes Maisöl ist das aus den Samen von *Zea mays* L. durch Auspressen oder durch Extraktion und anschließende Raffination gewonnene fette Öl.

Eigenschaften

Klares, hellgelbes bis gelbes Öl; praktisch unlöslich in Wasser und Ethanol, mischbar mit Dichlormethan und Petroläther (Siedebereich 40 bis 60 °C).

Die relative Dichte der Substanz beträgt etwa 0,920 und der Brechungsindex etwa 1,474.

Prüfung auf Identität

A. Die Prüfung erfolgt nach „Identifizierung fetter Öle durch Dünnschichtchromatographie" (2.3.2). Das Chromatogramm der Untersuchungslösung entspricht dem der Referenzlösung.

B. Die Substanz entspricht der Prüfung „Fettsäurezusammensetzung" (siehe „Prüfung auf Reinheit").

Prüfung auf Reinheit

Säurezahl (2.5.1): Höchstens 0,5, mit 10,0 g Substanz bestimmt; höchstens 0,3 für Raffiniertes Maisöl zur Herstellung von Parenteralia.

Peroxidzahl (2.5.5): Höchstens 10,0; höchstens 5,0 für Raffiniertes Maisöl zur Herstellung von Parenteralia.

Unverseifbare Anteile (2.5.7): Höchstens 2,8 Prozent, mit 5,0 g Substanz bestimmt.

Alkalisch reagierende Substanzen (2.4.19): Die Substanz muß der Prüfung „Alkalisch reagierende Substanzen in fetten Ölen" entsprechen.

Fettsäurezusammensetzung: Die Prüfung erfolgt nach „Prüfung fetter Öle auf fremde Öle durch Gaschromatographie" (2.4.22). Die Fettsäurefraktion des Öls muß wie folgt zusammengesetzt sein:

- Fettsäuren mit einer Kettenlänge kleiner als C_{16}: höchstens 0,6 Prozent
- Palmitinsäure: 8,6 bis 16,5 Prozent
- Stearinsäure: höchstens 3,3 Prozent
- Ölsäure: 20,0 bis 42,2 Prozent (äquivalente Kettenlänge auf Polyethylenglycoladipat 18,3)
- Linolsäure: 39,4 bis 65,6 Prozent (äquivalente Kettenlänge auf Polyethylenglycoladipat 18,9)
- Linolensäure: 0,5 bis 1,5 Prozent (äquivalente Kettenlänge auf Polyethylenglycoladipat 19,7)
- Arachinsäure: höchstens 0,8 Prozent
- Eicosensäure: höchstens 0,5 Prozent (äquivalente Kettenlänge auf Polyethylenglycoladipat 20,3)
- Behensäure: höchstens 0,5 Prozent
- andere Fettsäuren: höchstens 0,5 Prozent.

Sterole (2.4.23): Die Prüfung erfolgt mit Hilfe der Gaschromatographie. Die Sterolfraktion des Öls darf höchstens 0,3 Prozent Brassicasterol enthalten.

Wasser (2.5.32): Höchstens 0,1 Prozent für Raffiniertes Maisöl zur Herstellung von Parenteralia, mit 5,00 g Substanz nach der Mikrobestimmung von Wasser bestimmt. Als Lösungsmittel wird eine Mischung von gleichen Volumteilen Decylalkohol *R* und wasserfreiem Methanol *R* verwendet.

Lagerung

Vor Licht geschützt, in gut verschlossenen, dem Verbrauch angemessenen, möglichst vollständig gefüllten Behältnissen, unterhalb von 25 °C.

Beschriftung

Die Beschriftung gibt insbesondere an

- falls zutreffend, daß das Öl zur Herstellung von Parenteralia geeignet ist
- ob das Öl durch mechanisches Auspressen oder durch Extraktion gewonnen wurde.

1999, 1343

Malathion

Malathionum

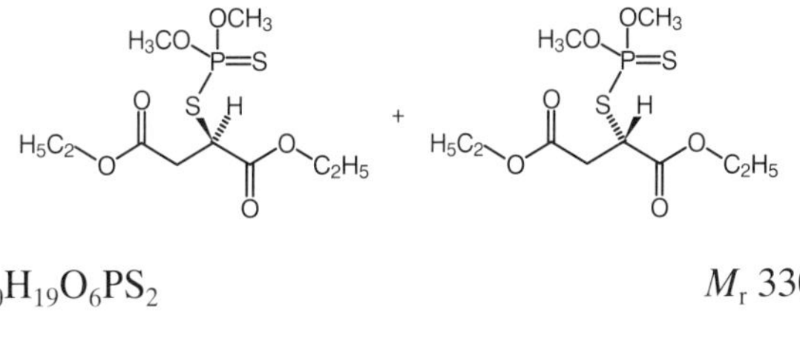

$C_{10}H_{19}O_6PS_2$ M_r 330,4

Definition

Malathion enthält mindestens 98,0 und höchstens 102,0 Prozent Diethyl-(2*RS*)-2-(dimethoxyphosphinodithioyl)butandioat, berechnet auf die wasserfreie Substanz.

M

Monographien

Eigenschaften

Klare, farblose bis leicht gelbliche Flüssigkeit; schwer löslich in Wasser, mischbar mit Aceton, Cyclohexan, Ethanol und pflanzlichen Ölen.

Die Substanz erstarrt bei etwa 3 °C.

Prüfung auf Identität

Die Prüfung erfolgt mit Hilfe der IR-Spektroskopie (2.2.24) durch Vergleich des Spektrums der Substanz mit dem von Malathion *CRS*.

Prüfung auf Reinheit

Relative Dichte (2.2.5): 1,220 bis 1,240.

Optische Drehung (2.2.7): 2,50 g Substanz werden in Ethanol 96 % *R* zu 25,0 ml gelöst. Der Drehungswinkel muß zwischen –0,1 und +0,1° liegen.

Verwandte Substanzen: Die Prüfung erfolgt mit Hilfe der Flüssigchromatographie (2.2.29) wie unter „Gehaltsbestimmung" beschrieben.

Je 20 µl Untersuchungslösung a und Referenzlösung d werden getrennt eingespritzt. Im Chromatogramm der Untersuchungslösung a darf die Peakfläche der Verunreinigung A nicht größer sein als das 3fache der entsprechenden Peakfläche im Chromatogramm der Referenzlösung d (0,3 Prozent); die Peakfläche der Verunreinigung B darf nicht größer sein als die entsprechende Peakfläche im Chromatogramm der Referenzlösung d (0,1 Prozent); die Summe der Flächen aller Nebenpeaks, mit Ausnahme der Peaks der Verunreinigungen A und B, darf nicht größer sein als das 2fache der Fläche des Hauptpeaks im Chromatogramm der Referenzlösung b (1 Prozent). Peaks, deren Fläche kleiner ist als das 0,1fache der Fläche des Hauptpeaks im Chromatogramm der Referenzlösung b, werden nicht berücksichtigt.

Wasser (2.5.12): Höchstens 0,1 Prozent, mit 2,000 g Substanz nach der Karl-Fischer-Methode bestimmt.

Gehaltsbestimmung

Die Bestimmung erfolgt mit Hilfe der Flüssigchromatographie (2.2.29).

Untersuchungslösung a: 0,10 g Substanz werden in einer Mischung von 1 Volumteil Wasser *R* und 3 Volumteilen Acetonitril *R* zu 5,0 ml gelöst.

Untersuchungslösung b: 1,0 ml Untersuchungslösung a wird mit einer Mischung von 1 Volumteil Wasser *R* und 3 Volumteilen Acetonitril *R* zu 10,0 ml verdünnt.

Referenzlösung a: 0,100 g Malathion *CRS* werden in einer Mischung von 1 Volumteil Wasser *R* und 3 Volumteilen Acetonitril *R* zu 50,0 ml gelöst.

Referenzlösung b: 0,5 ml Untersuchungslösung a werden mit einer Mischung von 1 Volumteil Wasser *R* und 3 Volumteilen Acetonitril *R* zu 100,0 ml verdünnt.

Referenzlösung c: 5,0 mg Malathion-Verunreinigung A *CRS* und 5,0 mg Malathion-Verunreinigung B *CRS* werden in einer Mischung von 1 Volumteil Wasser *R* und 3 Volumteilen Acetonitril *R* zu 50,0 ml gelöst.

Referenzlösung d: 2,0 ml Referenzlösung c werden mit einer Mischung von 1 Volumteil Wasser *R* und 3 Volumteilen Acetonitril *R* zu 10,0 ml verdünnt.

Die Chromatographie kann durchgeführt werden mit
- einer Säule aus rostfreiem Stahl von 0,15 m Länge und 4,6 mm innerem Durchmesser, gepackt mit octadecylsilyliertem Kieselgel zur Chromatographie *R* (10 µm)
- einer Mischung von 45 Volumteilen Acetonitril *R* und 55 Volumteilen Wasser *R* als mobile Phase bei einer Durchflußrate von 1 ml je Minute
- einem Spektrometer als Detektor bei einer Wellenlänge von 210 nm.

Die Temperatur der Säule wird bei 35 °C gehalten.

Je 20 µl Referenzlösung b und c werden getrennt eingespritzt. Werden die Chromatogramme unter den vorgeschriebenen Bedingungen aufgezeichnet, beträgt die Retentionszeit für Verunreinigung B etwa 3,5 min, für Verunreinigung A etwa 5 min und für Malathion etwa 16 min. Die Empfindlichkeit des Systems wird so eingestellt, daß die Höhe des Hauptpeaks im Chromatogramm der Referenzlösung b mindestens 50 Prozent des maximalen Ausschlags beträgt.

Die Bestimmung darf nur ausgewertet werden, wenn die Auflösung zwischen dem der Verunreinigung A und dem der Verunreinigung B entsprechenden Peak im Chromatogramm der Referenzlösung c mindestens 2,0 beträgt.

Die Referenzlösung a wird 6mal eingespritzt. Die Bestimmung darf nur ausgewertet werden, wenn die relative Standardabweichung der Peakfläche für Malathion höchstens 1,0 Prozent beträgt.

Untersuchungslösung b und Referenzlösung a werden abwechselnd eingespritzt. Der Prozentgehalt an Malathion wird berechnet.

Lagerung

Dicht verschlossen, vor Licht geschützt.

Verunreinigungen

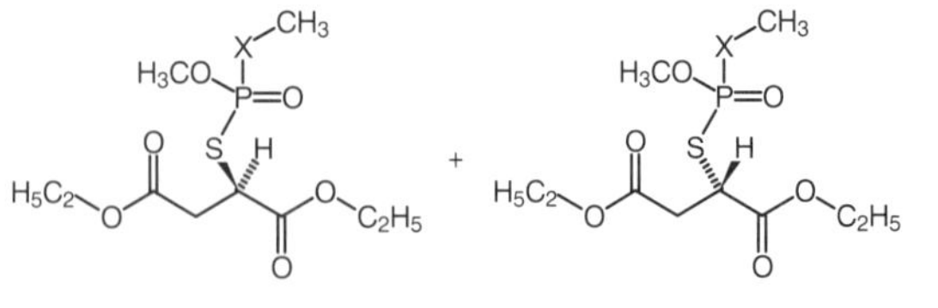

A. X = S: Diethyl-(2*RS*)-2-[(methoxy)(methylsulfanyl)-*S*-phosphinothioyl]butandioat
(Isomalathion)

B. X = O: Diethyl-(2*RS*)-2-(dimethoxy-*S*-phosphinothioyl)butandioat
(Maloxon)

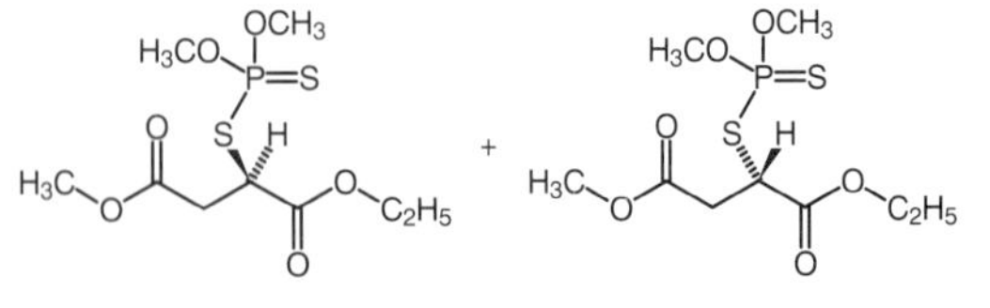

C. Ethyl- und Methyl-(2*RS*)-2-(dimethoxyphosphinodithioyl)butandioat
(Methylanalogon).

1998, 1235

Maltitol

Maltitolum

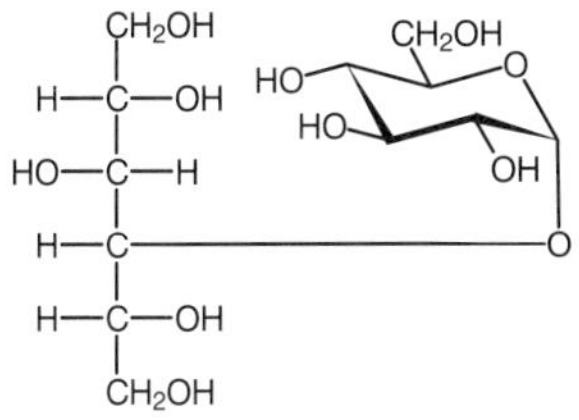

$C_{12}H_{24}O_{11}$ M_r 344,3

Definition

Maltitol enthält mindestens 98,0 und höchstens 102,0 Prozent 4-*O*-α-D-Glucopyranosyl-D-glucitol, berechnet auf die wasserfreie Substanz.

Eigenschaften

Weißes, kristallines Pulver; sehr leicht löslich in Wasser, praktisch unlöslich in wasserfreiem Ethanol.

Prüfung auf Identität

A. Schmelztemperatur (2.2.14): 148 bis 151 °C.

B. 3 ml einer frisch hergestellten Lösung von Brenzcatechin *R* (100 g · l⁻¹) werden unter Kühlung in einer Eis-Wasser-Mischung mit 6 ml Schwefelsäure *R* versetzt. 3 ml der gekühlten Mischung werden mit 0,3 ml Prüflösung (siehe „Prüfung auf Reinheit") versetzt. Wird anschließend vorsichtig etwa 30 s lang über offener Flamme erhitzt, entsteht eine Rosafärbung.

C. Die Prüfung erfolgt mit Hilfe der Dünnschichtchromatographie (2.2.27) unter Verwendung einer Schicht von Kieselgel G *R*.

Untersuchungslösung: 50 mg Substanz werden in Wasser *R* zu 20 ml gelöst.

Referenzlösung: 50 mg Maltitol *CRS* werden in Wasser *R* zu 20 ml gelöst.

Auf die Platte werden getrennt 2 µl jeder Lösung aufgetragen. Die Chromatographie erfolgt mit einer Mischung von 10 Volumteilen Wasser *R*, 20 Volumteilen Ethylacetat *R* und 70 Volumteilen 1-Propanol *R* über eine Laufstrecke von 17 cm. Die Platte wird an der Luft trocknen gelassen und mit Aminobenzoesäure-Lösung *R* besprüht. Die Platte wird im Kaltluftstrom getrocknet, bis das Aceton entfernt ist, und anschließend 15 min lang bei 100 °C erhitzt. Nach dem Erkaltenlassen wird mit einer Lösung von Natriumperiodat *R* (2 g · l^{-1}) besprüht. Die Platte wird im Kaltluftstrom getrocknet und anschließend 15 min lang bei 100 °C erhitzt. Der Hauptfleck im Chromatogramm der Untersuchungslösung entspricht in bezug auf Lage, Farbe und Größe dem Hauptfleck im Chromatogramm der Referenzlösung.

Prüfung auf Reinheit

Prüflösung: 5,0 g Substanz werden in kohlendioxidfreiem Wasser *R*, das aus destilliertem Wasser *R* hergestellt wurde, zu 50 ml gelöst.

Aussehen der Lösung: Die Prüflösung muß klar (2.2.1) und farblos (2.2.2, Methode II) sein.

Sauer oder alkalisch reagierende Substanzen: 10 ml Prüflösung werden mit 10 ml kohlendioxidfreiem Wasser *R* verdünnt. 10 ml dieser Lösung werden mit 0,05 ml Phenolphthalein-Lösung *R* versetzt. Bis zum Umschlag nach Rosa dürfen höchstens 0,2 ml Natriumhydroxid-Lösung (0,01 mol · l^{-1}) verbraucht werden. Weitere 10 ml Lösung werden mit 0,05 ml Methylrot-Lösung *R* versetzt. Bis zum Farbumschlag nach Rot dürfen höchstens 0,3 ml Salzsäure (0,01 mol · l^{-1}) verbraucht werden.

Spezifische Drehung (2.2.7): 5,0 g Substanz werden in Wasser *R* zu 100,0 ml gelöst. Die spezifische Drehung muß zwischen +105,5 und +108,5° liegen, berechnet auf die wasserfreie Substanz.

Reduzierende Zucker: 10,0 g Substanz werden unter Erwärmen in 6 ml Wasser *R* gelöst und abgekühlt. Nach Zusatz von 20 ml Kupfer(II)-citrat-Lösung *R* und einigen Glasperlen wird die Mischung so erhitzt, daß sie nach 4 min zu sieden beginnt, und anschließend 3 min lang im Sieden gehalten. Nach raschem Abkühlen werden 100 ml einer 2,4prozentigen Lösung (*V/V*) von Essigsäure 98 % *R* und 20,0 ml Iod-Lösung (0,025 mol · l^{-1}) zugesetzt. Unter Umschütteln werden 25 ml einer Mischung von 6 Volumteilen Salzsäure *R* und 94 Volumteilen Wasser *R* zugesetzt. Wenn sich der Niederschlag gelöst hat, wird der Überschuß an Iod mit Natriumthiosulfat-Lösung (0,05 mol · l^{-1}) titriert. Gegen Ende der Titration wird 1 ml Stärke-Lösung *R* zugesetzt.

Der Verbrauch an Natriumthiosulfat-Lösung (0,05 mol · l^{-1}) muß mindestens 12,8 ml betragen (0,1 Prozent).

Chlorid (2.4.4): 10 ml Prüflösung, mit Wasser *R* zu 15 ml verdünnt, müssen der Grenzprüfung auf Chlorid entsprechen (50 ppm).

Sulfat (2.4.13): 15 ml Prüflösung müssen der Grenzprüfung auf Sulfat entsprechen (100 ppm).

Blei (2.4.10): Die Substanz muß der Grenzprüfung „Blei in Zuckern" entsprechen (0,5 ppm).

Nickel (2.4.15): Die Substanz muß der Grenzprüfung „Nickel in Polyolen" entsprechen (1 ppm).

Wasser (2.5.12): Höchstens 1,0 Prozent, mit 1,00 g Substanz nach der Karl-Fischer-Methode bestimmt.

Sulfatasche (2.4.14): Höchstens 0,1 Prozent, mit 1,0 g Substanz bestimmt.

Gehaltsbestimmung

Die Bestimmung erfolgt mit Hilfe der Flüssigchromatographie (2.2.29).

Untersuchungslösung: 0,50 g Substanz werden in 20 ml Wasser *R* gelöst. Die Lösung wird mit Wasser *R* zu 50,0 ml verdünnt.

Referenzlösung: 50 mg Maltitol *CRS* werden in 2,0 ml Wasser *R* gelöst. Die Lösung wird mit Wasser *R* zu 5,0 ml verdünnt.

Die Chromatographie kann durchgeführt werden mit
- einer Säule aus rostfreiem Stahl von 0,3 m Länge und 7,8 mm innerem Durchmesser, gepackt mit stark saurem Kationenaustauscher, Calciumsalz *R* (9 µm); die Temperatur der Säule wird bei 85 ± 1 °C gehalten
- entgastem Wasser *R* als mobile Phase bei einer Durchflußrate von 0,5 ml je Minute
- einem Refraktometer als Detektor, bei einer konstanten Temperatur gehalten.

20 µl jeder Lösung werden getrennt eingespritzt. Die Chromatographie erfolgt über eine Dauer, die der 2fachen Retentionszeit von D-Maltitol entspricht.

Der Prozentgehalt an $C_{12}H_{24}O_{11}$ (D-Maltitol) wird mit Hilfe der Peakflächen und dem angegebenen Gehalt für Maltitol *CRS* berechnet.

1998, 1236

Maltitol-Lösung

Maltitolum liquidum

Definition

Maltitol-Lösung ist eine wäßrige Lösung einer hydrierten, teilweise hydrolysierten Stärke. Die Lösung enthält mindestens 70,0 Prozent (*m*/*m*) feste Masse, die hauptsächlich aus einer Mischung von D-Maltitol mit D-Sorbitol und hydrierten Oligo- und Polysacchariden besteht. Die Lösung enthält mindestens 50,0 Prozent (*m*/*m*) D-Maltitol ($C_{12}H_{24}O_{11}$) und höchstens 8,0 Prozent (*m*/*m*) D-Sorbitol ($C_6H_{14}O_6$), beides berechnet auf die wasserfreie Substanz. Die Lösung enthält mindestens 95,0 und höchstens 105,0 Prozent des angegebenen Gehalts an D-Maltitol.

Eigenschaften

Klare, farblose, sirupartige Flüssigkeit; mischbar mit Wasser und Glycerol.

Prüfung auf Identität

A. 3 ml einer frisch hergestellten Lösung von Brenzcatechin *R* (100 g · l^{-1}) werden unter Kühlung in einer Eis-Wasser-Mischung mit 6 ml Schwefelsäure *R* versetzt. 3 ml der gekühlten Mischung werden mit 0,3 ml Prüflösung (siehe „Prüfung auf Reinheit") versetzt. Wird anschließend vorsichtig etwa 30 s lang über offener Flamme erhitzt, entsteht eine Rosafärbung.

B. Die Prüfung erfolgt mit Hilfe der Dünnschichtchromatographie (2.2.27) unter Verwendung einer Schicht von Kieselgel G *R*.

Untersuchungslösung: 0,350 g Substanz werden mit Wasser *R* zu 100 ml verdünnt.

Referenzlösung: 50 mg Maltitol *CRS* werden in Wasser *R* zu 20 ml gelöst.

Auf die Platte werden getrennt 2 µl jeder Lösung aufgetragen. Die Chromatographie erfolgt mit einer Mischung von 10 Volumteilen Wasser *R*, 20 Volumteilen Ethylacetat *R* und 70 Volumteilen 1-Propanol *R* über eine Laufstrecke von 17 cm. Die Platte wird an der Luft trocknen gelassen und mit Aminobenzoesäure-Lösung *R* besprüht. Die Platte wird im Kaltluftstrom getrocknet, bis das Aceton entfernt ist, und anschließend 15 min lang bei 100 bis 105 °C erhitzt. Nach dem Erkaltenlassen wird mit einer Lösung von Natriumperiodat *R* (2 g · l^{-1}) besprüht. Die Platte wird im Kaltluftstrom getrocknet und anschließend 15 min lang bei 100 °C erhitzt. Der Hauptfleck im Chromatogramm der Untersuchungslösung entspricht in bezug auf Lage, Farbe und Größe dem Hauptfleck im Chromatogramm der Referenzlösung.

C. Die Substanz entspricht der Prüfung „Reduzierende Zucker" (siehe „Prüfung auf Reinheit").

Prüfung auf Reinheit

Prüflösung: 7,0 g Substanz werden mit kohlendioxidfreiem Wasser *R* zu 50 ml verdünnt.

Aussehen der Lösung: Die Prüflösung muß klar (2.2.1) und farblos (2.2.2, Methode II) sein.

Sauer oder alkalisch reagierende Substanzen: 10 ml Prüflösung werden mit 10 ml kohlendioxidfreiem Wasser *R* verdünnt. 10 ml dieser Lösung werden mit 0,05 ml Phenolphthalein-Lösung *R* versetzt. Bis zum Umschlag nach Rosa dürfen höchstens 0,2 ml Natriumhydroxid-Lösung (0,01 mol · l^{-1}) verbraucht werden. Weitere 10 ml Lösung werden mit 0,05 ml Methylrot-Lösung *R* versetzt. Bis zum Farbumschlag nach Rot dürfen höchstens 0,3 ml Salzsäure (0,01 mol · l^{-1}) verbraucht werden.

Reduzierende Zucker: 7,0 g Substanz werden mit 3 ml Wasser *R* versetzt. Nach Zusatz von 20 ml Kupfer(II)-citrat-Lösung *R* und einigen Glasperlen wird die Mischung so erhitzt, daß sie nach 4 min zu sieden beginnt, und 3 min lang im Sieden gehalten. Nach raschem Abkühlen werden 100 ml einer 2,4prozentigen Lösung (*V*/*V*) von Essigsäure 98 % *R* und 20,0 ml Iod-Lösung (0,025 mol · l^{-1}) zugesetzt. Unter ständigem Schütteln werden 25 ml einer Mischung von 6 Volumteilen Salzsäure *R* und 94 Volumteilen Wasser *R* zugesetzt. Wenn sich der Niederschlag gelöst hat, wird der Überschuß an Iod mit Natriumthiosulfat-Lösung (0,05 mol · l^{-1}) titriert. Gegen Ende der Titration wird 1 ml Stärke-Lösung *R* zugesetzt.

Der Verbrauch an Natriumthiosulfat-Lösung (0,05 mol · l^{-1}) muß mindestens 12,8 ml betragen (0,2 Prozent).

Chlorid (2.4.4): 7,5 ml Prüflösung, mit Wasser *R* zu 15 ml verdünnt, müssen der Grenzprüfung auf Chlorid entsprechen (50 ppm).

Sulfat (2.4.13): 1,5 g Substanz, mit destilliertem Wasser *R* zu 15 ml verdünnt, müssen der Grenzprüfung auf Sulfat entsprechen (100 ppm).

Blei (2.4.10): Die Substanz muß der Grenzprüfung „Blei in Zuckern" entsprechen (0,5 ppm).

Nickel (2.4.15): Die Substanz muß der Grenzprüfung „Nickel in Polyolen" entsprechen (1 ppm).

Wasser (2.5.12): Höchstens 30,0 Prozent, mit 0,100 g Substanz nach der Karl-Fischer-Methode bestimmt.

Sulfatasche (2.4.14): Höchstens 0,1 Prozent, mit 1,0 g Substanz bestimmt.

Gehaltsbestimmung

Die Bestimmung erfolgt mit Hilfe der Flüssigchromatographie (2.2.29).

Untersuchungslösung: 1,00 g Substanz wird mit 20 ml Wasser *R* gemischt. Die Mischung wird mit Wasser *R* zu 50,0 ml verdünnt.

Referenzlösung: 50,0 mg Maltitol *CRS* und 8,0 mg Sorbitol *CRS* werden in 2,0 ml Wasser *R* gelöst. Die Lösung wird mit Wasser *R* zu 5,0 ml verdünnt.

Die Chromatographie kann durchgeführt werden mit
- einer Säule aus rostfreiem Stahl von 0,3 m Länge und 7,8 mm innerem Durchmesser, gepackt mit stark saurem Kationenaustauscher, Calciumsalz *R* (9 µm); die Temperatur der Säule wird bei 85 ± 1 °C gehalten
- entgastem Wasser *R* als mobile Phase bei einer Durchflußrate von 0,5 ml je Minute
- einem Refraktometer als Detektor, bei einer konstanten Temperatur gehalten.

Werden die Chromatogramme unter den vorgeschriebenen Bedingungen aufgezeichnet, beträgt die relative Retentionszeit für Sorbitol, bezogen auf Maltitol, etwa 1,7.

20 µl jeder Lösung werden getrennt eingespritzt. Die Chromatographie erfolgt über eine Dauer, die der 3fachen Retentionszeit von Maltitol entspricht.

Der Prozentgehalt an $C_{12}H_{24}O_{11}$ (D-Maltitol) und $C_6H_{14}O_6$ (D-Sorbitol) wird mit Hilfe der Peakflächen und dem angegebenen Gehalt von Maltitol *CRS* und Sorbitol *CRS* berechnet.

Beschriftung

Die Beschriftung gibt insbesondere den Gehalt an D-Maltitol an.

1999, 559

Mannitol

Mannitolum

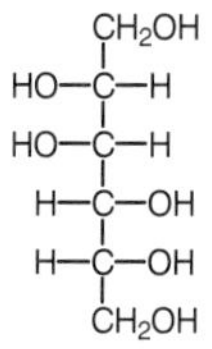

$C_6H_{14}O_6$ M_r 182,2

Definition

Mannitol enthält mindestens 98,0 und höchstens 101,5 Prozent D-Mannitol, berechnet auf die getrocknete Substanz.

Eigenschaften

Weißes, kristallines Pulver; leicht löslich in Wasser, sehr schwer löslich in Ethanol, praktisch unlöslich in Ether.

Prüfung auf Identität

A. Schmelztemperatur (2.2.14): 165 bis 170 °C.

B. Die Prüfung erfolgt mit Hilfe der Dünnschichtchromatographie (2.2.27) unter Verwendung einer Schicht von Kieselgel G *R*.

Untersuchungslösung: 25 mg Substanz werden in Wasser *R* zu 10 ml gelöst.

Referenzlösung: 25 mg Mannitol *CRS* werden in Wasser *R* zu 10 ml gelöst.

Auf die Platte werden getrennt 2 µl jeder Lösung aufgetragen. Die Chromatographie erfolgt mit einer Mischung von 10 Volumteilen Wasser *R*, 20 Volumteilen Ethylacetat *R* und 70 Volumteilen 1-Propanol *R* über eine Laufstrecke von 17 cm. Die Platte wird an der Luft trocknen gelassen und mit Aminobenzoesäure-Lösung *R* besprüht. Die Platte wird im Kaltluftstrom bis zum Verschwinden des Acetons getrocknet, 15 min lang bei 100 °C erhitzt und nach dem Erkaltenlassen mit einer Lösung von Natriumperiodat *R* ($2\ g \cdot l^{-1}$) besprüht. Nach dem Trocknen im Kaltluftstrom wird die Platte 15 min lang bei 100 °C erhitzt. Der Hauptfleck im Chromatogramm der Untersuchungslösung entspricht in bezug auf Lage, Farbe und Größe dem Hauptfleck im Chromatogramm der Referenzlösung.

C. 3 ml einer frisch hergestellten Lösung von Brenzkatechin *R* ($100\ g \cdot l^{-1}$) werden unter Kühlen in einer Eis-Wasser-Mischung mit 6 ml Schwefelsäure *R* versetzt. Werden 3 ml der gekühlten Mischung mit 0,3 ml Prüflösung (siehe „Prüfung auf Reinheit") versetzt und etwa 30 s lang vorsichtig über freier Flamme erhitzt, entwickelt sich eine Rosafärbung.

Prüfung auf Reinheit

Prüflösung: 5,0 g Substanz werden in kohlendioxidfreiem Wasser *R*, das aus destilliertem Wasser *R* hergestellt wurde, zu 50 ml gelöst.

Aussehen der Lösung: Die Prüflösung muß klar (2.2.1) und farblos (2.2.2, Methode II) sein.

Sauer oder alkalisch reagierende Substanzen: 5 ml Prüflösung werden mit 5 ml kohlendioxidfreiem Wasser *R* und 0,05 ml Phenolphthalein-Lösung *R* versetzt. Bis zum Umschlag nach Rosa dürfen höchstens 0,2 ml Natriumhydroxid-Lösung (0,01 mol · l^{-1}) verbraucht werden. 5 ml Prüflösung werden mit 5 ml kohlendioxidfreiem Wasser *R* und 0,05 ml Methylrot-Lösung *R* versetzt. Bis zum Farbumschlag nach Rot dürfen höchstens 0,3 ml Salzsäure (0,01 mol · l^{-1}) verbraucht werden.

Spezifische Drehung (2.2.7): 2,00 g Substanz und 2,6 g Natriumtetraborat *R* werden in etwa 20 ml 30 °C warmem Wasser *R* gelöst und 15 bis 30 min lang ohne weiteres Erwärmen geschüttelt. Die klare Lösung wird mit Wasser *R* zu 25,0 ml verdünnt. Die spezifische Drehung muß zwischen +23 und +25° liegen, berechnet auf die getrocknete Substanz.

Sorbitol: Die Prüfung erfolgt mit Hilfe der Dünnschichtchromatographie (2.2.27) unter Verwendung einer 0,75 mm dicken, wie folgt hergestellten Trennschicht: 0,100 g Carbomer *R* werden mit 110 ml Wasser *R* sorgfältig 1 h lang gerührt. Durch allmähliche Zugabe von verdünnter Natriumhydroxid-Lösung *R* unter ständigem Rühren wird auf einen *p*H-Wert von 7 eingestellt. Anschließend werden 30 g Kieselgel H *R* zugesetzt.

Die Platte wird 1 h lang bei 110 °C erhitzt und nach dem Erkaltenlassen sofort verwendet.

Untersuchungslösung: 0,5 g fein pulverisierte Substanz werden mit 10 ml Ethanol 96 % *R* versetzt. Die Mischung wird 30 min lang geschüttelt und dann filtriert.

Referenzlösung: 25 mg Sorbitol *CRS* werden in Ethanol 96 % *R* zu 25 ml gelöst.

Auf die Platte werden getrennt 2 µl jeder Lösung aufgetragen. Die Chromatographie erfolgt 5 h lang mit einer Mischung von 15 Volumteilen einer Lösung von Borsäure *R* (2 g · l^{-1}) und 85 Volumteilen 2-Propanol *R*. Die Platte wird 15 min lang bei 100 bis 105 °C getrocknet. Nach dem Erkaltenlassen wird die Platte mit einer Lösung von Kaliumpermanganat *R* (5 g · l^{-1}) in Natriumhydroxid-Lösung (1 mol · l^{-1}) besprüht und 2 min lang bei 100 °C erhitzt. Ein dem Sorbitol entsprechender Fleck im Chromatogramm der Untersuchungslösung darf nicht größer oder intensiver sein als der Fleck im Chromatogramm der Referenzlösung (2,0 Prozent).

Reduzierende Zucker: 5,00 g Substanz werden unter Erwärmen in 25 ml Wasser *R* gelöst. Nach dem Erkaltenlassen werden 20 ml Kupfer(II)-citrat-Lösung *R* und einige Glasperlen zugesetzt. Die Lösung wird so erhitzt, daß sie nach 4 min zu sieden beginnt, und 3 min lang im Sieden gehalten. Nach schnellem Abkühlen werden 100 ml einer 2,4prozentigen Lösung (*V/V*) von Essigsäure 98 % *R* und 20,0 ml Iod-Lösung (0,025 mol · l^{-1}) zugesetzt. Unter ständigem Schütteln werden 25 ml einer Mischung von 6 Volumteilen Salzsäure *R* und 94 Volumteilen Wasser *R* zugesetzt. Nach dem Lösen des Niederschlags wird der Iodüberschuß mit Natriumthiosulfat-Lösung (0,05 mol · l^{-1}) titriert, wobei gegen Ende der Titration 1 ml Stärke-Lösung *R* zugesetzt wird.

Der Verbrauch an Natriumthiosulfat-Lösung (0,05 mol · l^{-1}) muß mindestens 12,8 ml betragen.

Chlorid (2.4.4): 10 ml Prüflösung, mit Wasser *R* zu 15 ml verdünnt, müssen der Grenzprüfung auf Chlorid entsprechen (50 ppm).

Sulfat (2.4.13): Die Prüflösung muß der Grenzprüfung auf Sulfat entsprechen (100 ppm).

Blei (2.4.10): Die Substanz muß der Prüfung „Blei in Zuckern" entsprechen (0,5 ppm). Die Substanz wird in 150,0 ml des vorgeschriebenen Lösungsmittelgemischs gelöst.

Nickel (2.4.15): Die Substanz muß der Prüfung „Nickel in Polyolen" entsprechen (1 ppm). Die Substanz wird in 150,0 ml des vorgeschriebenen Lösungsmittelgemischs gelöst.

Trocknungsverlust (2.2.32): Höchstens 0,5 Prozent, mit 1,000 g Substanz durch Trocknen im Trockenschrank bei 100 bis 105 °C bestimmt.

Sulfatasche (2.4.14): Höchstens 0,1 Prozent, mit 2,0 g Substanz bestimmt.

Bakterien-Endotoxine (2.6.14): Mannitol zur Herstellung von Parenteralia, das dabei keinem weiteren geeigneten Verfahren zur Beseitigung von Bakterien-Endotoxinen unterworfen wird, darf höchstens 4 I.E. Bakterien-Endotoxine je Gramm für Zubereitungen mit einer Konzentration von weniger als 100 g · l^{-1} Mannitol und höchstens 2,5 I.E. Bakterien-Endotoxine je Gramm für Zubereitungen mit einer Konzentration von mindestens 100 g · l^{-1} Mannitol enthalten.

Gehaltsbestimmung

0,400 g Substanz werden in Wasser *R* zu 100,0 ml gelöst. 10,0 ml Lösung werden mit 20,0 ml einer Lösung von Natriumperiodat *R* (21,4 g · l^{-1}) und 2,0 ml verdünnter Schwefelsäure *R* versetzt und im Wasserbad genau 15 min lang erhitzt. Die Lösung wird abgekühlt, mit 3 g Natriumhydrogencarbonat *R* in kleinen Anteilen sowie mit 25,0 ml Natriumarsenit-Lösung (0,1 mol · l^{-1}) versetzt und gemischt. Nach Zusatz von 5 ml einer Lösung von Kaliumiodid *R* (200 g · l^{-1}) wird 15 min lang stehengelassen und anschließend mit Iod-Lösung (0,05 mol · l^{-1}) bis zum Auftreten einer Gelbfärbung titriert. Ein Blindversuch wird durchgeführt.

1 ml Iod-Lösung (0,05 mol · l^{-1}) entspricht 1,822 mg $C_6H_{14}O_6$.

Lagerung

Gut verschlossen.

Beschriftung

Die Beschriftung gibt insbesondere, falls zutreffend, die Höchstkonzentration an Bakterien-Endotoxinen an.

1998, 1237

Maprotilinhydrochlorid

Maprotilini hydrochloridum

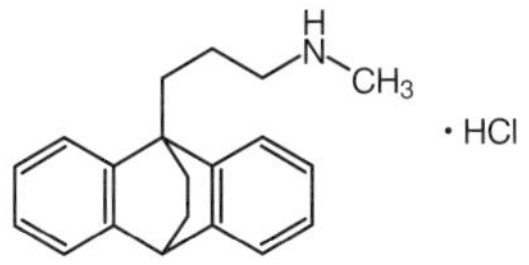

$C_{20}H_{24}ClN$ M_r 313,9

Definition

Maprotilinhydrochlorid enthält mindestens 99,0 und höchstens 101,0 Prozent 3-(9,10-Dihydro-9,10-ethanoanthracen-9-yl)-*N*-methylpropan-1-amin-hydrochlorid, berechnet auf die getrocknete Substanz.

Eigenschaften

Weißes bis fast weißes, kristallines Pulver; schwer löslich in Wasser, leicht löslich in Methanol, löslich in Ethanol, wenig löslich in Dichlormethan, sehr schwer löslich in Aceton.

Die Substanz zeigt Polymorphie.

Prüfung auf Identität

1: B, D.
2: A, C, D.

A. 10 mg Substanz werden in Salzsäure (1 mol · l^{-1}) zu 100 ml gelöst. Die Lösung, zwischen 250 und 300 nm gemessen, zeigt Absorptionsmaxima (2.2.25) bei 265 und 272 nm und ein Absorptionsminimum bei 268 nm. Das Verhältnis der Absorption im Maximum bei 272 nm zu der im Maximum bei 265 nm beträgt 1,1 bis 1,3.

B. Die Prüfung erfolgt mit Hilfe der IR-Spektroskopie (2.2.24) durch Vergleich des Spektrums der Substanz mit dem von Maprotilinhydrochlorid *CRS*. Die Prüfung erfolgt mit Hilfe von Preßlingen. Wenn die Spektren unterschiedlich sind, werden Substanz und Referenzsubstanz getrennt in Methanol *R* gelöst. Nach Eindampfen der Lösungen zur Trockne werden mit den Rückständen erneut Spektren aufgenommen.

C. Die Prüfung erfolgt mit Hilfe der Dünnschichtchromatographie (2.2.27) unter Verwendung einer Schicht eines geeigneten Kieselgels, das einen Fluoreszenzindikator mit intensivster Anregung der Fluoreszenz bei 254 nm enthält.

Untersuchungslösung: 25 mg Substanz werden in Methanol *R* zu 5 ml gelöst.

Referenzlösung a: 25 mg Maprotilinhydrochlorid *CRS* werden in Methanol *R* zu 5 ml gelöst.

Referenzlösung b: 10 mg Maprotilin-Verunreinigung D *CRS* werden in der Referenzlösung a zu 2 ml gelöst.

Auf die Platte werden getrennt 5 µl jeder Lösung aufgetragen. Die Chromatographie erfolgt mit einer Mischung von 4 Volumteilen Ethylacetat *R*, 5 Volumteilen verdünnter Ammoniak-Lösung *R* 1 und 14 Volumteilen 2-Butanol *R* über eine Laufstrecke von 10 cm. Die Platte wird im Warmluftstrom getrocknet und anschließend im ultravioletten Licht bei 254 nm ausgewertet. Der Hauptfleck im Chromatogramm der Untersuchungslösung entspricht in bezug auf Lage und Größe dem Hauptfleck im Chromatogramm der Referenzlösung a. Die Prüfung darf nur ausgewertet werden, wenn das Chromatogramm der Referenzlösung b deutlich voneinander getrennt 2 Flecke zeigt.

D. 0,5 ml Prüflösung (siehe „Prüfung auf Reinheit") werden mit Methanol *R* zu 2 ml verdünnt. Diese Lösung gibt die Identitätsreaktion a auf Chlorid (2.3.1).

Prüfung auf Reinheit

Prüflösung: 1,0 g Substanz wird in Methanol *R* zu 20 ml gelöst.

Aussehen der Lösung: Die Prüflösung muß klar (2.2.1) und darf nicht stärker gefärbt sein als die Farbvergleichslösung BG_6 (2.2.2, Methode II).

Verwandte Substanzen: Die Prüfung erfolgt mit Hilfe der Flüssigchromatographie (2.2.29).

Untersuchungslösung: 0,10 g Substanz werden in der mobilen Phase zu 100,0 ml gelöst.

Referenzlösung a: 1,0 ml Untersuchungslösung wird mit der mobilen Phase zu 10,0 ml verdünnt. 2,0 ml dieser Lösung werden mit der mobilen Phase zu 100,0 ml verdünnt.

Referenzlösung b: 1,0 mg Maprotilin-Verunreinigung D *CRS* wird in der Untersuchungslösung zu 10,0 ml gelöst.

Die Chromatographie kann durchgeführt werden mit

- einer Säule aus rostfreiem Stahl von 0,25 m Länge und 4,6 mm innerem Durchmesser, gepackt mit Kieselgel zur Chromatographie *R* (5 µm)
- folgender Mischung als mobile Phase bei einer Durchflußrate von 1 ml je Minute: Etwa 0,580 g Ammoniumacetat *R* werden in 200 ml Wasser *R* gelöst; die Lösung wird mit 2 ml einer Lösung von konzentrierter Ammoniak-Lösung *R* (70 g · l^{-1}) und anschließend mit 150 ml 2-Propanol *R* und 650 ml Methanol *R* versetzt; der scheinbare *p*H-Wert der Lösung liegt zwischen 8,2 und 8,4
- einem Spektrometer als Detektor bei einer Wellenlänge von 272 nm.

Werden die Chromatogramme unter den vorgeschriebenen Bedingungen aufgezeichnet, beträgt die Retentionszeit für Maprotilin etwa 10,3 min, und die relativen Retentionszeiten, bezogen auf Maprotilin, betragen für die Maprotilin-Verunreinigung A etwa 0,3, für die Maprotilin-Verunreinigung B etwa 0,47, für die Maprotilin-Verunreinigung C etwa 0,74, für die Maprotilin-Verunreinigung D etwa 0,81 und für die Maprotilin-Verunreinigung E etwa 1,26.

20 µl Referenzlösung b werden eingespritzt. Die Empfindlichkeit des Systems wird so eingestellt, daß die Höhe des Hauptpeaks (Maprotilin) mindestens 50 Prozent des maximalen Ausschlags beträgt. Die Prüfung darf nur aus-

gewertet werden, wenn im Chromatogramm der Referenzlösung b die Auflösung zwischen den Peaks der Maprotilin-Verunreinigung D und von Maprotilin zwischen 1,8 und 3,2 beträgt. Falls erforderlich wird die mobile Phase angepaßt, wobei die Anpassung in einer Abstufung von 0,1 *p*H-Einheiten erfolgt: Beträgt die Auflösung weniger als 1,8, wird die mobile Phase mit einer 50prozentigen Lösung (*V*/*V*) von Essigsäure *R* versetzt, und beträgt die Auflösung mehr als 3,2, wird die mobile Phase mit einer Lösung von konzentrierter Ammoniak-Lösung *R* (70 g · l^{-1}) versetzt.

Je 20 µl Untersuchungslösung und Referenzlösung a werden getrennt eingespritzt. Die Chromatographie der Untersuchungslösung erfolgt über eine Dauer, die der 1,5fachen Retentionszeit des Hauptpeaks entspricht. Im Chromatogramm der Untersuchungslösung darf keine Peakfläche, mit Ausnahme der des Hauptpeaks, größer sein als die Fläche des Hauptpeaks im Chromatogramm der Referenzlösung a (0,2 Prozent). Im Chromatogramm der Untersuchungslösung darf die Summe aller Peakflächen, mit Ausnahme der des Hauptpeaks, nicht größer sein als das 5fache der Fläche des Hauptpeaks im Chromatogramm der Referenzlösung a (1 Prozent). Peaks, deren Fläche kleiner ist als das 0,1fache der Fläche des Hauptpeaks im Chromatogramm der Referenzlösung a, werden nicht berücksichtigt.

Trocknungsverlust (2.2.32): Höchstens 1,0 Prozent, mit 1,000 g Substanz durch 6 h langes Trocknen im Vakuumtrockenschrank bei 80 °C und höchstens 2,5 kPa bestimmt.

Sulfatasche (2.4.14): Höchstens 0,1 Prozent, mit 1,0 g Substanz bestimmt.

Gehaltsbestimmung

0,250 g Substanz, in einer Mischung von 5 ml Salzsäure (0,1 mol · l^{-1}) und 50 ml Ethanol 96 % *R* gelöst, werden mit Natriumhydroxid-Lösung (0,1 mol · l^{-1}) titriert. Das zwischen den beiden mit Hilfe der Potentiometrie ermittelten Wendepunkten (2.2.20) zugesetzte Volumen wird abgelesen.

1 ml Natriumhydroxid-Lösung (0,1 mol · l^{-1}) entspricht 31,39 mg $C_{20}H_{24}ClN$.

Verunreinigungen

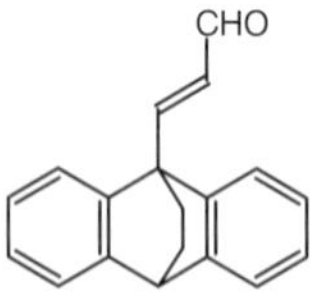

A. 3-(9,10-Dihydro-9,10-ethanoanthracen-9-yl)prop-2-enal

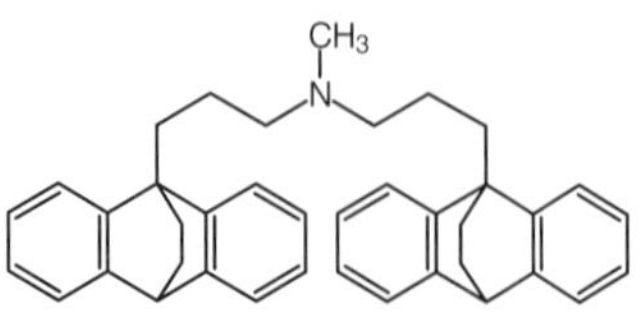

B. Methylbis[3-(9,10-dihydro-9,10-ethanoanthracen-9-yl)propyl]amin

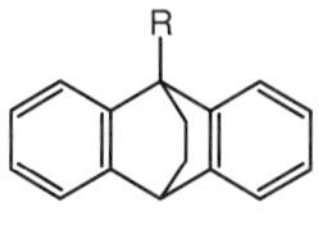

C. R = $CH_2CH_2CH_2NH_2$: 3-(9,10-Dihydro-9,10-ethanoanthracen-9-yl)propan-1-amin

D. R = $CH{=}CHCH_2NHCH_3$: 3-(9,10-Dihydro-9,10-ethanoanthracen-9-yl)-*N*-methylprop-2-en-1-amin (Dehydromaprotilin)

E. R = $CH_2CH_2CH_2N(CH_3)_2$: 3-(9,10-Dihydro-9,10-ethanoanthracen-9-yl)-*N*,*N*-dimethylpropan-1-amin.

1999, 213

Masern-Lebend-Impfstoff

Vaccinum morbillorum vivum

Definition

Masern-Lebend-Impfstoff ist eine gefriergetrocknete Zubereitung aus einem geeigneten attenuierten Stamm des Masern-Virus. Der Impfstoff wird unmittelbar vor der Anwendung entsprechend den Angaben in der Beschriftung rekonstituiert und ergibt eine klare Flüssigkeit, die durch einen enthaltenen *p*H-Indikator gefärbt sein kann.

Herstellung

Die Herstellung des Impfstoffs beruht auf einem Saatvirussystem und, falls der Impfstoff auf diploiden Zellen vom Menschen vermehrt wird, auf einem Zellbanksystem. Das Herstellungsverfahren muß nachweislich konstant Masern-Lebend-Impfstoff von angemessener Immunogenität und Unschädlichkeit für den Menschen ergeben. Abgesehen von begründeten und zugelassenen Fällen darf das Virus im fertigen Impfstoff nicht mehr Passagen vom Mastersaatgut entfernt sein als die Zahl der Passagen, die für die Zubereitung eines Impfstoffs durchlaufen wurde, der sich in klinischen Prüfungen hinsichtlich Unschädlichkeit und Wirksamkeit als zufriedenstellend erwiesen hat. Selbst bei zugelassenen Ausnahmen darf die Anzahl der Passagen, die über die Passagehäufigkeit für klinische Untersuchungen hinausgeht, höchstens 5 betragen.

Das Herstellungsverfahren wird einer Validierung unterzogen und muß gewährleisten, daß, falls der Impfstoff geprüft wird, die Zubereitung der „Prüfung auf anomale Toxizität, Prüfung von Sera und Impfstoffen für Menschen“ (2.6.9) entspricht.

Substrat zur Virusvermehrung

Das Virus wird in diploiden Zellen vom Menschen, die den Anforderungen an „Diploide Zellen für die Herstellung von Impfstoffen für Menschen“ (5.2.3) entsprechen oder in Kulturen von Hühnerembryozellen, die aus SPF-Beständen (5.2.2) stammen, vermehrt.

Saatgut

Der verwendete Stamm des Masern-Virus wird anhand von Unterlagen identifiziert, die die Herkunft und die nachfolgenden Manipulationen belegen müssen. Um die unnötige Verwendung von Affen bei der Prüfung auf Neurovirulenz zu vermeiden, wird Saatgut in großen Mengen hergestellt und, falls gefriergetrocknet, bei Temperaturen unterhalb von –20 °C oder, falls nicht gefriergetrocknet, unterhalb von –60 °C gelagert.

Nur ein Saatgut, das den nachfolgenden Prüfungen entspricht, darf für die Virusvermehrung verwendet werden.

Identität: Das Master- und das Arbeitssaatgut werden durch Serumneutralisation in Zellkultur unter Verwendung von spezifischen Antikörpern als Masern-Virus identifiziert.

Viruskonzentration: Die Viruskonzentration des Master- und Arbeitssaatguts wird bestimmt, um die Gleichförmigkeit der Herstellung zu überprüfen.

Fremde Agenzien (2.6.16): Das Arbeitssaatgut muß der Prüfung entsprechen.

Neurovirulenz (2.6.18): Das Arbeitssaatgut muß der Prüfung entsprechen. Für das Masern-Virus empfängliche *Macaca-* und *Cercopithecus*-Affen sind für die Prüfung geeignet.

Vermehrung und Ernte

Der Umgang mit der Zellbank und den folgenden Zellkulturen erfolgt unter aseptischen Bedingungen in einem Raum, in dem mit keinen anderen Zellen gearbeitet wird. Geeignetes Tierserum (Serum vom Menschen darf nicht verwendet werden) kann in den Zellkulturmedien verwendet werden. Das letzte Nährmedium für die Erhaltung des Zellwachstums während der Virusvermehrung darf jedoch kein Tierserum enthalten. Bei der Zubereitung von Zellsuspensionen sowie von Zellkulturmedien verwendetes Serum und Trypsin müssen nachweislich frei sein von fremden Agenzien. Den Nährmedien für die Zellkultur können ein *p*H-Indikator wie Phenolrot sowie geeignete Antibiotika in der eben noch wirksamen Konzentration zugesetzt werden. Das Substrat sollte, falls möglich, während der Herstellung frei von Antibiotika sein. Mindestens 500 ml der für die Impfstoffherstellung verwendeten Zellkultur werden als nicht infizierte Zellkultur (Kontrollzellen) aufbewahrt. Die Virussuspensionen werden zu einem für den verwendeten Virusstamm geeigneten Zeitpunkt geerntet.

Nur eine einzelne Ernte, die den nachfolgenden Prüfungen entspricht, darf für die Zubereitung des Fertigimpfstoffs als Bulk verwendet werden.

Identität: Die einzelne Ernte enthält Virus, das durch Serumneutralisation in Zellkultur unter Verwendung von spezifischen Antikörpern als Masern-Virus identifiziert wird.

Viruskonzentration: Die Viruskonzentration wird in der einzelnen Ernte wie unter „Bestimmung der Wirksamkeit" beschrieben bestimmt, um die Gleichförmigkeit der Herstellung zu überprüfen und um die Verdünnung für die Herstellung des fertigen Impfstoffs als Bulk zu ermitteln.

Fremde Agenzien (2.6.16): Die einzelne Ernte muß der Prüfung entsprechen.

Kontrollzellen: Falls diploide Zellen vom Menschen für die Herstellung verwendet werden, müssen die Kontrollzellen der „Prüfung auf Identität" und den Anforderungen der „Prüfung auf fremde Agenzien in Virus-Lebend-Impfstoffen für Menschen" (2.6.16) entsprechen.

Fertiger Impfstoff als Bulk

Einzelne Ernten, die den vorstehend beschriebenen Prüfungen entsprechen, werden vereinigt und geklärt, um Zellen zu entfernen. Ein geeigneter Stabilisator kann zugesetzt werden. Die vereinigten Ernten werden anschließend entsprechend verdünnt.

Nur ein fertiger Impfstoff als Bulk, der der nachstehenden Prüfung entspricht, darf zur Herstellung der Fertigzubereitung verwendet werden.

Verunreinigende Mikroorganismen: Der fertige Impfstoff als Bulk muß der „Prüfung auf Sterilität" (2.6.1) entsprechen. 10 ml Zubereitung werden für jedes Nährmedium verwendet.

Fertigzubereitung

Eine Mindestviruskonzentration wird für das Produkt zur Freigabe festgelegt, die in Kenntnis der Stabilitätsdaten sicherstellt, daß bis zum Ende der Verwendbarkeit mindestens der in der Beschriftung angegebene Virustiter enthalten ist.

Nur eine Fertigzubereitung, die der Mindestviruskonzentration zur Freigabe entspricht und hinsichtlich Temperaturbeständigkeit zufriedenstellend ist und der „Prüfung auf Identität" und der „Prüfung auf Reinheit" entspricht, darf zur Anwendung freigegeben werden. Vorausgesetzt, daß die Prüfung auf Rinderserumalbumin mit befriedigenden Ergebnissen für den fertigen Impfstoff als Bulk erfolgt ist, kann sie für die Fertigzubereitung entfallen.

Temperaturbeständigkeit: Proben der gefriergetrockneten Fertigzubereitung werden im trockenen Zustand 7 Tage lang bei 37 °C erwärmt. Wie unter „Bestimmung der Wirksamkeit" beschrieben, werden parallel die Viruskonzentrationen von Impfstoffproben des zuvor erwärmten und des nicht erwärmten, bei 5 ± 3 °C gelagerten Impfstoffs bestimmt. Die Viruskonzentration des zuvor erwärmten Impfstoffs darf nicht mehr als 1,0 log geringer sein als die des nicht erwärmten Impfstoffs.

Prüfung auf Identität

Wenn der entsprechend der Beschriftung rekonstituierte Impfstoff mit spezifischen Masern-Antikörpern gemischt wird, werden empfängliche Zellkulturen nicht mehr infiziert.

Prüfung auf Reinheit

Verunreinigende Mikroorganismen: Der rekonstituierte Impfstoff muß der „Prüfung auf Sterilität" (2.6.1) entsprechen.

Rinderserumalbumin: Höchstens 50 ng je Dosis für den Menschen, mit Hilfe einer geeigneten immunchemischen Methode (2.7.1) bestimmt.

Wasser (2.5.12): Höchstens 3,0 Prozent, nach der Karl-Fischer-Methode bestimmt.

Bestimmung der Wirksamkeit

Im Impfstoff wird das infektiöse Virus unter Verwendung von mindestens 5 Zellkulturen für jeden Verdünnungsschritt (Verdünnungsfaktor 0,5 log) oder mit einem Verfahren gleicher Genauigkeit mindestens 3mal titriert. Eine geeignete Virusreferenzzubereitung wird verwendet, um jede Bestimmung zu validieren. Die Viruskonzentration muß, wie in der Beschriftung angegeben, mindestens $1 \cdot 10^3$ $ZKID_{50}$ je Dosis für den Menschen betragen. Die Bestimmung darf nur ausgewertet werden, wenn die Vertrauensgrenze (P = 0,95) des Logarithmus der Viruskonzentration höchstens ± 0,3 beträgt.

Lagerung

Entsprechend **Impfstoffe für Menschen (Vaccina ad usum humanum)**.

Beschriftung

Entsprechend **Impfstoffe für Menschen**.

Die Beschriftung gibt insbesondere an

- Virusstamm, der für die Zubereitung des Impfstoffs verwendet wurde
- Art und Herkunft der für die Impfstoffherstellung benutzten Zellen
- Mindestviruskonzentration
- daß der Kontakt des Impfstoffs mit Desinfektionsmitteln zu vermeiden ist
- Zeitdauer, innerhalb welcher der rekonstituierte Impfstoff zu verbrauchen ist.

1999, 1057

Masern-Mumps-Röteln-Lebend-Impfstoff

Vaccinum morbillorum, parotitidis et rubellae vivum

Definition

Masern-Mumps-Röteln-Lebend-Impfstoff ist eine gefriergetrocknete Zubereitung aus geeigneten attenuierten Stämmen des Masern-, Mumps- und Röteln-Virus. Der Impfstoff wird unmittelbar vor der Anwendung entsprechend den Angaben in der Beschriftung rekonstituiert und ergibt eine klare Flüssigkeit, die durch einen enthaltenen *p*H-Indikator gefärbt sein kann.

Herstellung

Die 3 Komponenten werden wie in den entsprechenden Monographien beschrieben hergestellt und müssen den vorgeschriebenen Anforderungen entsprechen.

Das Herstellungsverfahren wird einer Validierung unterzogen und muß gewährleisten, daß, falls der Impfstoff geprüft wird, die Zubereitung der „Prüfung auf anomale Toxizität, Prüfung von Sera und Impfstoffen für Menschen" (2.6.9) entspricht.

Fertiger Impfstoff als Bulk

Einzelne Ernten jeder Komponente werden vereinigt und geklärt, um Zellen zu entfernen. Ein geeigneter Stabilisator kann zugesetzt werden. Die vereinigten Ernten werden anschließend entsprechend verdünnt. Angemessene Mengen der vereinigten Virusernten jeder Komponente werden gemischt.

Nur ein fertiger Impfstoff als Bulk, der der nachstehenden Prüfung entspricht, darf zur Herstellung der Fertigzubereitung verwendet werden.

Verunreinigende Mikroorganismen: Der fertige Impfstoff als Bulk muß der „Prüfung auf Sterilität" (2.6.1) entsprechen. 10 ml der Zubereitung werden für jedes Nährmedium verwendet.

Fertigzubereitung

Für jede Komponente wird eine Mindestviruskonzentration zur Freigabe der Fertigzubereitung festgelegt, die in Kenntnis der Stabilitätsdaten sicherstellt, daß bis zum Ende der Verwendbarkeit mindestens der in der Beschriftung angegebene Virustiter enthalten ist.

Nur eine Fertigzubereitung, die der Mindestviruskonzentration jeder Komponente zur Freigabe entspricht und die hinsichtlich Temperaturbeständigkeit zufriedenstellend ist und der „Prüfung auf Identität" und der „Prüfung auf Reinheit" entspricht, darf zur Anwendung freigegeben werden. Vorausgesetzt, daß die Prüfungen auf Rinderserumalbumin und, falls zutreffend, auf Ovalbumin mit befriedigenden Ergebnissen für den fertigen Impfstoff als Bulk erfolgt sind, können sie für die Fertigzubereitung entfallen.

Temperaturbeständigkeit: Proben der gefriergetrockneten Fertigzubereitung werden im trockenen Zustand 7 Tage lang bei 37 °C erwärmt. Wie unter „Bestimmung der Wirksamkeit" beschrieben, werden parallel die Viruskonzentrationen von Impfstoffproben des zuvor erwärmten und des nicht erwärmten, bei 5 ± 3 °C gelagerten Impfstoffs bestimmt. Die Viruskonzentration des zuvor erwärmten Impfstoffs darf für jede Komponente nicht mehr als 1,0 log geringer sein als die des nicht erwärmten Impfstoffs.

Prüfung auf Identität

Wenn der entsprechend der Beschriftung rekonstituierte Impfstoff mit spezifischen Masern-, Mumps- und Röteln-Antikörpern gemischt wird, werden empfängliche Zellkulturen nicht mehr infiziert. Wenn der entsprechend der Beschriftung rekonstituierte Impfstoff mit spezifischen Antikörpern gegen jeweils 2 der viralen Komponenten gemischt wird, infiziert die jeweils dritte Komponente empfängliche Zellen.

Prüfung auf Reinheit

Verunreinigende Mikroorganismen: Der rekonstituierte Impfstoff muß der „Prüfung auf Sterilität" (2.6.1) entsprechen.

Rinderserumalbumin: Höchstens 50 ng je Dosis für den Menschen, mit Hilfe einer geeigneten immunchemischen Methode (2.7.1) bestimmt.

Ovalbumin: Höchstens 1 µg je Einzeldosis für den Menschen, bestimmt mit einer geeigneten immunchemischen Methode (2.7.1), falls die Mumps-Komponente des Impfstoffs auf Hühnerembryonen hergestellt wird.

Wasser (2.5.12): Höchstens 3,0 Prozent, nach der Karl-Fischer-Methode bestimmt.

Bestimmung der Wirksamkeit

A. Der Impfstoff wird mit einer ausreichenden Menge spezifischer Antikörper gegen Mumps-Virus gemischt. Im Impfstoff wird das infektiöse Masern-Virus unter Verwendung von mindestens 5 Zellkulturen für jeden Verdünnungsschritt (Verdünnungsfaktor 0,5 log) oder mit einem Verfahren gleicher Genauigkeit mindestens 3mal titriert. Eine geeignete Virusreferenzzubereitung wird verwendet, um jede Bestimmung zu validieren. Die Masern-Viruskonzentration muß, wie in der Beschriftung angegeben, mindestens $1 \cdot 10^3$ $ZKID_{50}$ je Dosis für den Menschen betragen. Die Bestimmung darf nur ausgewertet werden, wenn die Vertrauensgrenze (P = 0,95) des Logarithmus der Viruskonzentration höchstens ± 0,3 beträgt.

B. Der Impfstoff wird mit einer ausreichenden Menge spezifischer Antikörper gegen Masern-Virus gemischt. Im Impfstoff wird das infektiöse Mumps-Virus unter Verwendung von mindestens 5 Zellkulturen für jeden Verdünnungsschritt (Verdünnungsfaktor 0,5 log) oder mit einem Verfahren gleicher Genauigkeit mindestens 3mal titriert. Eine geeignete Virusreferenzzubereitung wird verwendet, um jede Bestimmung zu validieren. Die Mumps-Viruskonzentration muß, wie in der Beschriftung angegeben, mindestens $5 \cdot 10^3$ $ZKID_{50}$ je Dosis für den Menschen betragen. Die Bestimmung darf nur ausgewertet werden, wenn die Vertrauensgrenze (P = 0,95) des Logarithmus der Viruskonzentration höchstens ± 0,3 beträgt.

C. Der Impfstoff wird mit einer ausreichenden Menge spezifischer Antikörper gegen Mumps-Virus gemischt. Im Impfstoff wird das infektiöse Röteln-Virus unter Verwendung von mindestens 5 Zellkulturen für jeden Verdünnungsschritt (Verdünnungsfaktor 0,5 log) oder mit einem Verfahren gleicher Genauigkeit mindestens 3mal titriert. Eine geeignete Virusreferenzzubereitung wird verwendet, um jede Bestimmung zu validieren. Die Röteln-Viruskonzentration muß, wie in der Beschriftung angegeben, mindestens $1 \cdot 10^3$ $ZKID_{50}$ je Dosis für den Menschen betragen. Die Bestimmung darf nur ausgewertet werden, wenn die Vertrauensgrenze (P = 0,95) des Logarithmus der Viruskonzentration höchstens ± 0,3 beträgt.

Lagerung

Entsprechend **Impfstoffe für Menschen (Vaccina ad usum humanum)**.

Beschriftung

Entsprechend **Impfstoffe für Menschen**.

Die Beschriftung gibt insbesondere an
- die Virusstämme, die für die Zubereitung des Impfstoffs verwendet wurden
- falls zutreffend, daß Hühnerembryonen für die Herstellung des Impfstoffs verwendet wurden
- Art und Herkunft der für die Impfstoffherstellung benutzten Zellen
- Mindestviruskonzentration für jede Komponente
- daß der Kontakt des Impfstoffs mit Desinfektionsmitteln zu meiden ist
- Zeitdauer, innerhalb welcher der rekonstituierte Impfstoff zu verbrauchen ist
- daß der Impfstoff schwangeren Frauen nicht verabreicht werden darf und daß Frauen nach der Impfung zwei Monate lang Schwangerschaft verhüten müssen.

1999, 673

Medroxyprogesteronacetat

Medroxyprogesteroni acetas

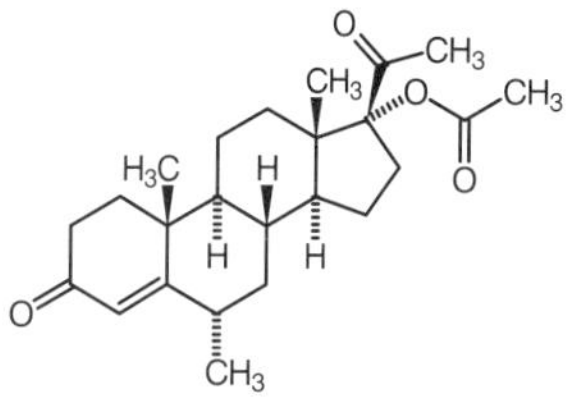

$C_{24}H_{34}O_4$ M_r 386,5

Definition

Medroxyprogesteronacetat enthält mindestens 97,0 und höchstens 103,0 Prozent 6α-Methyl-3,20-dioxopregn-4-en-17-yl-acetat, berechnet auf die getrocknete Substanz.

Eigenschaften

Weißes bis fast weißes, kristallines Pulver; praktisch unlöslich in Wasser, leicht löslich in Dichlormethan, löslich in Aceton und Dioxan, wenig löslich in Ethanol.

Prüfung auf Identität

1: A, B.
2: A, C.

A. Schmelztemperatur (2.2.14): 205 bis 209 °C.

B. Die Prüfung erfolgt mit Hilfe der IR-Spektroskopie (2.2.24) durch Vergleich des Spektrums der Substanz mit dem von Medroxyprogesteronacetat *CRS*.

C. Die unter Prüfung „Verunreinigung F" (siehe „Prüfung auf Reinheit") erhaltenen Chromatogramme werden nach dem Besprühen im ultravioletten Licht bei 365 nm ausgewertet. Der Hauptfleck im Chromatogramm der Untersuchungslösung b entspricht in bezug auf Lage, Fluoreszenz im ultravioletten Licht bei 365 nm und Größe dem Hauptfleck im Chromatogramm der Referenzlösung b.

Prüfung auf Reinheit

Spezifische Drehung (2.2.7): 0,250 g Substanz werden in Dioxan *R* zu 25,0 ml gelöst. Die spezifische Drehung muß zwischen +45 und +51° liegen, berechnet auf die getrocknete Substanz.

Verunreinigung F (6α-Methyl-3,20-dioxo-5β-pregnan-17-yl-acetat): Die Prüfung erfolgt mit Hilfe der Dünnschichtchromatographie (2.2.27) unter Verwendung einer DC-Platte mit Kieselgel *R*.

Untersuchungslösung a: 0,200 g Substanz werden in Dichlormethan *R* zu 10,0 ml gelöst.

Untersuchungslösung b: 1 ml Untersuchungslösung a wird mit Dichlormethan *R* zu 20 ml verdünnt.

Referenzlösung a: 20,0 mg Medroxyprogesteronacetat zur Eignungsprüfung *CRS* (enthält 0,5 Prozent Verunreinigung F) werden mit 1,0 ml Dichlormethan *R* versetzt und gelöst.

Referenzlösung b: 10 mg Medroxyprogesteronacetat *CRS* werden in Dichlormethan *R* zu 10 ml gelöst.

Auf die Platte werden getrennt 10 µl jeder Lösung aufgetragen. Die Chromatographie erfolgt mit einer Mischung von 10 Volumteilen Tetrahydrofuran *R*, 45 Volumteilen *tert.* Butylmethylether *R* und 45 Volumteilen Hexan *R* über eine Laufstrecke von 10 cm. Die Platte wird an der Luft trocknen gelassen und anschließend noch einmal mit der gleichen Mischung in der gleichen Richtung über eine Laufstrecke von 10 cm chromatographiert. Die Platte wird 10 min lang bei 120 °C erhitzt. Anschließend wird die Platte mit einer Lösung von 4-Toluolsulfonsäure *R* ($200 g \cdot l^{-1}$) in Ethanol 96 % *R* besprüht und erneut 10 min lang bei 120 °C erhitzt. Nach dem Erkaltenlassen wird die Platte im ultravioletten Licht bei 365 nm ausgewertet. Ein im Chromatogramm der Untersuchungslösung a auftretender, blau fluoreszierender Fleck mit einem größeren R_f-Wert als dem des Hauptflecks, entsprechend dem Medroxyprogesteronacetat, darf nicht größer oder intensiver sein als der entsprechende blau fluoreszierende Fleck der Verunreinigung F im Chromatogramm der Referenzlösung a (0,5 Prozent). Die Prüfung darf nur ausgewertet werden, wenn das Chromatogramm der Referenzlösung a deutlich voneinander getrennt 2 Flecke zeigt.

Verwandte Substanzen: Die Prüfung erfolgt mit Hilfe der Flüssigchromatographie (2.2.29).

Untersuchungslösung: 25,0 mg Substanz werden in 1 ml Tetrahydrofuran *R* gelöst. Die Lösung wird mit der mobilen Phase zu 10,0 ml verdünnt.

Referenzlösung a: 2 mg Medroxyprogesteronacetat *CRS* und 5 mg Megestrolacetat *CRS* werden in der mobilen Phase zu 100,0 ml gelöst.

Referenzlösung b: 1,0 ml Untersuchungslösung wird mit der mobilen Phase zu 100,0 ml verdünnt.

Die Chromatographie kann durchgeführt werden mit

- einer Säule aus rostfreiem Stahl von 0,25 m Länge und 4,6 mm innerem Durchmesser, gepackt mit desaktiviertem, nachsilanisiertem, octadecylsilyliertem Kieselgel zur Chromatographie *R* (5 µm)
- folgender Mischung als mobile Phase bei einer Durchflußrate von 2 ml je Minute: In einem 1000-ml-Meßkolben werden 100 ml Tetrahydrofuran *R*, 350 ml Acetonitril *R* und 500 ml Wasser *R* gemischt; die Mischung wird zum Äquilibrieren stehengelassen, mit Wasser *R* zu 1000 ml ergänzt und erneut gemischt
- einem Spektrometer als Detektor bei einer Wellenlänge von 254 nm.

Die Temperatur der Säule wird bei 40 °C gehalten.

Die Säule wird 30 min lang mit der mobilen Phase bei einer Durchflußrate von 2 ml je Minute äquilibriert.

Die Empfindlichkeit des Systems wird so eingestellt, daß die Höhe des Hauptpeaks im Chromatogramm mit 20 µl Referenzlösung b mindestens 50 Prozent des maximalen Ausschlags beträgt.

20 µl Referenzlösung a werden eingespritzt. Werden die Chromatogramme unter den vorgeschriebenen Bedingungen aufgezeichnet, beträgt die Retentionszeit für Megestrolacetat etwa 14,5 min und für Medroxyprogesteronacetat etwa 16,5 min. Die Prüfung darf nur ausgewertet werden, wenn die Auflösung zwischen den Peaks von Megestrolacetat und Medroxyprogesteronacetat mindestens 3,3 beträgt. Falls erforderlich wird die Konzentration an Acetonitril und/oder Tetrahydrofuran in der mobilen Phase geändert.

Je 20 µl Lösungsmittel-Mischung der Untersuchungslösung als Blindlösung, Untersuchungslösung und Referenzlösung b werden getrennt eingespritzt. Die Chromatographie der Untersuchungslösung erfolgt über eine Dauer, die der 1,5fachen Retentionszeit des Hauptpeaks entspricht. Im Chromatogramm der Untersuchungslösung darf keine Peakfläche, mit Ausnahme der des Hauptpeaks, größer sein als die Fläche des Hauptpeaks im Chromatogramm der Referenzlösung b (1 Prozent). Im Chromatogramm der Untersuchungslösung darf die Summe aller Peakflächen, mit Ausnahme der des Hauptpeaks, nicht größer sein als das 1,5fache der Fläche des Hauptpeaks im Chromatogramm der Referenzlösung b (1,5 Prozent). Peaks der Blindlösung und Peaks, deren Fläche kleiner ist als das 0,05fache der Fläche des Hauptpeaks im Chromatogramm der Referenzlösung b, werden nicht berücksichtigt.

Trocknungsverlust (2.2.32): Höchstens 1,0 Prozent, mit 0,500 g Substanz durch 3 h langes Trocknen im Trockenschrank bei 100 bis 105 °C bestimmt.

Gehaltsbestimmung

50,0 mg Substanz werden in Ethanol 96 % *R* zu 50,0 ml gelöst. 2,0 ml Lösung werden mit Ethanol 96 % *R* zu 100,0 ml verdünnt. Die Absorption (2.2.25) wird im Maximum bei 241 nm gemessen.

Der Gehalt an $C_{24}H_{34}O_4$ wird mit Hilfe der spezifischen Absorption berechnet ($A_{1\,cm}^{1\%}$ = 420).

Lagerung

Gut verschlossen, vor Licht geschützt.

Verunreinigungen

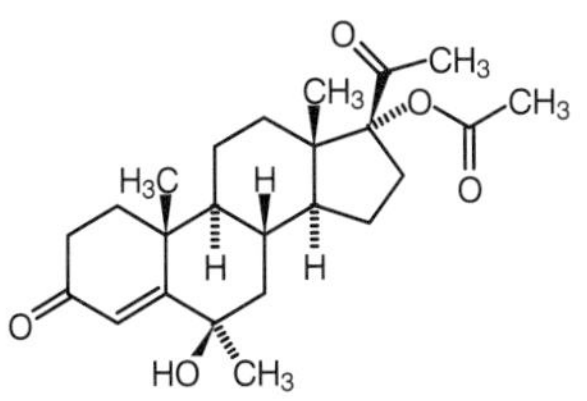

A. 6β-Hydroxy-6-methyl-3,20-dioxopregn-4-en-17-yl-acetat
(6β-Hydroxymedroxyprogesteronacetat)

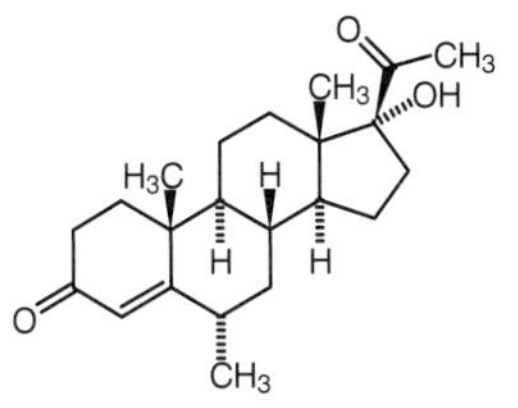

B. 6α-Methyl-17-hydroxypregn-4-en-3,20-dion
(Medroxyprogesteron)

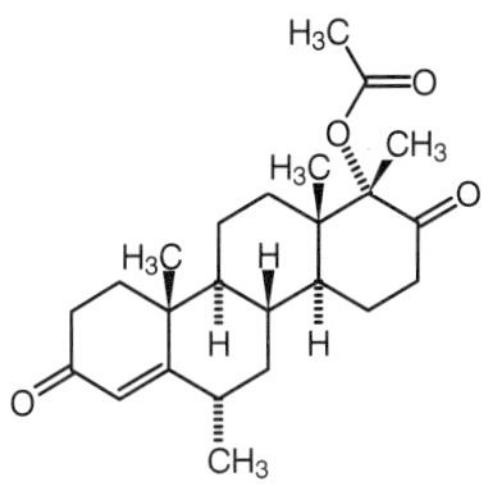

C. 6α,17β-Dimethyl-3,17-dioxo-*D*-homopregn-4-en-17α-yl-acetat

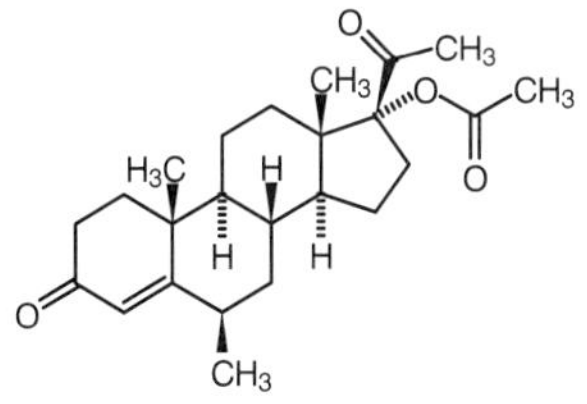

D. 6β-Methyl-3,20-dioxopregn-4-en-17-yl-acetat
(6-Epimedroxyprogesteronacetat)

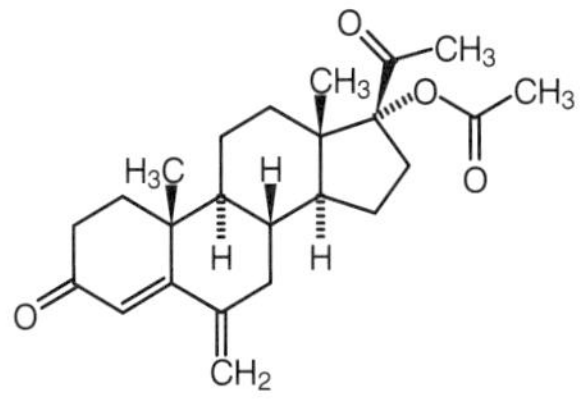

E. 6-Methylen-3,20-dioxopregn-4-en-17-yl-acetat
(6-Methylenhydroxyprogesteronacetat)

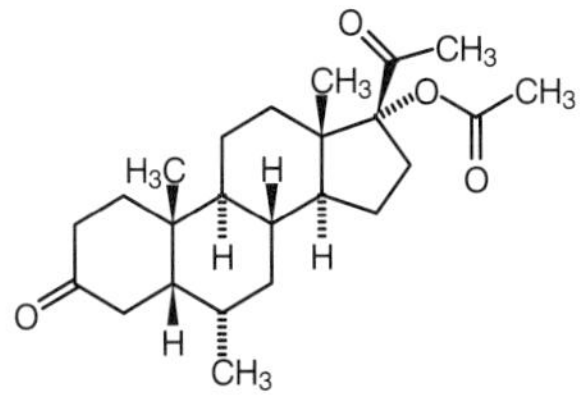

F. 6α-Methyl-3,20-dioxo-5β-pregnan-17-yl-acetat
(4,5β-Dihydromedroxyprogesteronacetat)

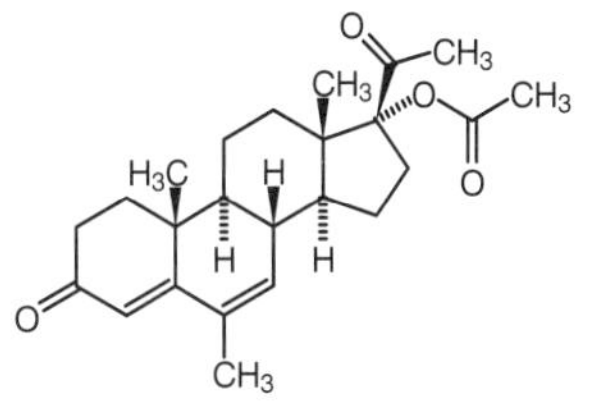

G. 6-Methyl-3,20-dioxopregna-4,6-dien-17-yl-acetat.

1999, 1240

Mefenaminsäure

Acidum mefenamicum

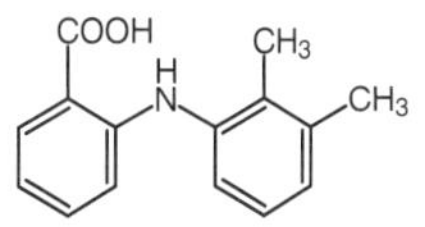

$C_{15}H_{15}NO_2$ M_r 241,3

Definition

Mefenaminsäure enthält mindestens 99,0 und höchstens 100,5 Prozent 2-[(2,3-Dimethylphenyl)amino]benzoesäure, berechnet auf die getrocknete Substanz.

Eigenschaften

Weißes bis fast weißes, mikrokristallines Pulver; praktisch unlöslich in Wasser, schwer löslich in Dichlormethan und Ethanol. Die Substanz löst sich in verdünnten Alkalihydroxid-Lösungen.

Die Substanz zeigt Polymorphie.

Prüfung auf Identität

1: B.
2: A, C, D.

A. 20 mg Substanz werden in einer Mischung von 1 Volumteil Salzsäure (1 mol · l^{-1}) und 99 Volumteilen Methanol *R* zu 100 ml gelöst. 5 ml Lösung werden mit einer Mischung von 1 Volumteil Salzsäure (1 mol · l^{-1}) und 99 Volumteilen Methanol *R* zu 50 ml verdünnt. Diese Lösung, zwischen 250 und 380 nm gemessen, zeigt Absorptionsmaxima (2.2.25) bei 279 und 350 nm. Das Verhältnis der Absorption im Maximum bei 279 nm zu der im Maximum bei 350 nm beträgt 1,1 bis 1,3.

B. Die Prüfung erfolgt mit Hilfe der IR-Spektroskopie (2.2.24) durch Vergleich des Spektrums der Substanz mit dem von Mefenaminsäure *CRS*. Die Prüfung erfolgt mit Hilfe von Preßlingen. Wenn die Spektren unterschiedlich sind, werden Substanz und Referenzsubstanz getrennt in Ethanol 96 % *R* gelöst. Nach Eindampfen der Lösungen zur Trockne werden mit den Rückständen erneut Spektren aufgenommen.

C. Etwa 25 mg Substanz werden in 15 ml Dichlormethan *R* gelöst. Die Lösung, im ultravioletten Licht bei 365 nm ausgewertet, zeigt eine intensive, grünlichgelbe Fluoreszenz. Vorsichtig werden tropfenweise 0,5 ml einer gesättigten Lösung von Trichloressigsäure *R* zugesetzt. Die Lösung, im ultravioletten Licht bei 365 nm ausgewertet, zeigt keine Fluoreszenz.

D. Etwa 5 mg Substanz werden in 2 ml Schwefelsäure *R* gelöst. Wird die Lösung mit 0,05 ml Kaliumdichromat-Lösung *R* 1 versetzt, entsteht eine intensive, blaue Färbung, die schnell bräunlichgrün wird.

Prüfung auf Reinheit

Verwandte Substanzen: Die Prüfung erfolgt mit Hilfe der Dünnschichtchromatographie (2.2.27) unter Verwendung einer DC-Platte mit Kieselgel GF_{254} *R*.

Untersuchungslösung: 0,125 g Substanz werden in einer Mischung von 1 Volumteil Methanol *R* und 3 Volumteilen Dichlormethan *R* zu 5 ml gelöst.

Referenzlösung a: 1 ml Untersuchungslösung wird mit einer Mischung von 1 Volumteil Methanol *R* und 3 Volumteilen Dichlormethan *R* zu 50 ml verdünnt. 1 ml dieser Lösung wird mit einer Mischung von 1 Volumteil Methanol *R* und 3 Volumteilen Dichlormethan *R* zu 10 ml verdünnt.

Referenzlösung b: 5 mg Flufenaminsäure *R* und 5 mg Mefenaminsäure *CRS* werden in einer Mischung von 1 Volumteil Methanol *R* und 3 Volumteilen Dichlormethan *R* zu 10 ml gelöst.

Auf die Platte werden getrennt 20 µl jeder Lösung aufgetragen. Die Chromatographie erfolgt mit einer Mischung von 1 Volumteil Essigsäure 98 % *R*, 25 Volumteilen Dioxan *R* und 90 Volumteilen Toluol *R* über eine Laufstrecke von 15 cm. Die Platte wird im Warmluftstrom getrocknet, 5 min lang Iodgas ausgesetzt und anschließend im ultravioletten Licht bei 254 nm ausgewertet. Kein im Chromatogramm der Untersuchungslösung auftretender Nebenfleck darf größer oder intensiver sein als der Fleck im Chromatogramm der Referenzlösung a (0,2 Prozent). Die Prüfung darf nur ausgewertet werden, wenn das Chromatogramm der Referenzlösung b deutlich voneinander getrennt 2 Flecke zeigt.

2,3-Dimethylanilin:

Lösung a: 0,250 g Substanz werden in einer Mischung von 1 Volumteil Methanol *R* und 3 Volumteilen Dichlormethan *R* zu 10 ml gelöst. Die Lösung wird zur Herstellung der Untersuchungslösung verwendet.

Lösung b: 50 mg 2,3-Dimethylanilin *R* werden in einer Mischung von 1 Volumteil Methanol *R* und 3 Volumteilen Dichlormethan *R* zu 100 ml gelöst. 1 ml Lösung wird mit einer Mischung von 1 Volumteil Methanol *R* und 3 Volumteilen Dichlormethan *R* zu 100 ml verdünnt. Diese Lösung wird zur Herstellung der Referenzlösung verwendet.

3 Reagenzgläser mit flachem Boden werden wie folgt beschickt:
- das erste Reagenzglas mit 2 ml Lösung a
- das zweite Reagenzglas mit 1 ml Lösung b und 1 ml einer Mischung von 1 Volumteil Methanol *R* und 3 Volumteilen Dichlormethan *R*
- das dritte Reagenzglas mit 2 ml einer Mischung von 1 Volumteil Methanol *R* und 3 Volumteilen Dichlormethan *R* (zur Herstellung einer Blindlösung).

In jedes der Reagenzgläser wird 1 ml einer frisch hergestellten Lösung von Dimethylaminobenzaldehyd *R* ($10 g \cdot l^{-1}$) in Methanol *R* und 2 ml Essigsäure 98 % *R* gegeben. Anschließend wird 10 min lang bei Raumtemperatur stehengelassen. Die Intensität der Gelbfärbung der Untersuchungslösung muß zwischen der der Blindlösung und der der Referenzlösung liegen (100 ppm).

Kupfer: Höchstens 10 ppm Cu. Der Gehalt an Kupfer wird mit Hilfe der Atomabsorptionsspektroskopie (2.2.23, Methode I) bestimmt.

Untersuchungslösung: 1,00 g Substanz wird in einem Quarztiegel mit Schwefelsäure *R* angefeuchtet und 30 min lang vorsichtig über offener Flamme erhitzt. Anschließend wird die Temperatur allmählich auf 650 °C gesteigert und so lange geglüht, bis keine schwarzen Partikel mehr vorhanden sind. Nach dem Erkaltenlassen wird der Rückstand in Salzsäure ($0,1 mol \cdot l^{-1}$) zu 25,0 ml gelöst.

Referenzlösungen: Die Referenzlösungen werden aus der Kupfer-Lösung (0,1 Prozent Cu) *R* falls erforderlich durch Verdünnen mit Salpetersäure ($0,1 mol \cdot l^{-1}$) hergestellt.

Die Absorption wird bei 324,8 nm unter Verwendung einer Kupfer-Hohlkathodenlampe als Strahlungsquelle und einer Luft-Acetylen-Flamme bestimmt.

Trocknungsverlust (2.2.32): Höchstens 0,5 Prozent, mit 1,000 g Substanz durch Trocknen im Trockenschrank bei 100 bis 105 °C bestimmt.

Sulfatasche (2.4.14): Höchstens 0,1 Prozent, mit 1,0 g Substanz bestimmt.

Gehaltsbestimmung

0,200 g Substanz werden mit Hilfe von Ultraschall in 100 ml warmem, wasserfreiem Ethanol *R* gelöst, das zuvor gegen Phenolrot-Lösung *R* neutralisiert wurde. Nach Zusatz von 0,1 ml Phenolrot-Lösung *R* wird mit Natriumhydroxid-Lösung ($0,1 mol \cdot l^{-1}$) titriert.

1 ml Natriumhydroxid-Lösung ($0,1 mol \cdot l^{-1}$) entspricht 24,13 mg $C_{15}H_{15}NO_2$.

Verunreinigungen

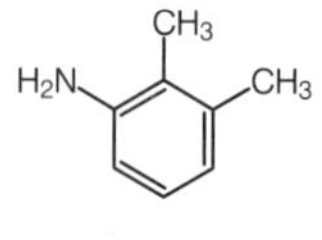

A. 2,3-Dimethylanilin

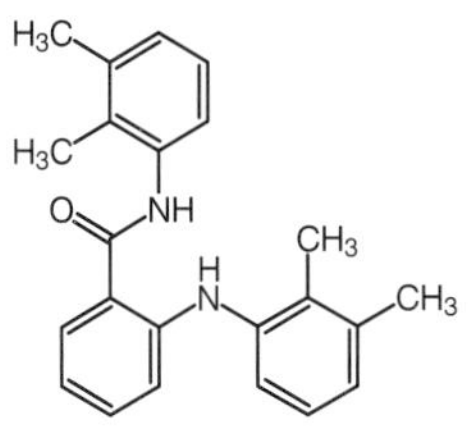

B. *N*-(2,3-Dimethylphenyl)-2-[(2,3-dimethylphenyl)amino]benzamid.

1998, 1241

Mefloquinhydrochlorid

Mefloquini hydrochloridum

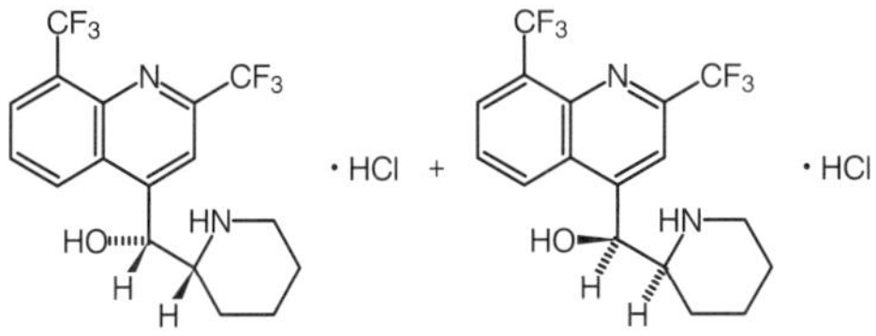

$C_{17}H_{17}ClF_6N_2O$ M_r 414,8

Definition

Mefloquinhydrochlorid enthält mindestens 99,0 und höchstens 101,0 Prozent (*RS*)-[2,8-Bis(trifluormethyl)chinolin-4-yl][(*SR*)-piperidin-2-yl]methanol-hydrochlorid, berechnet auf die wasser- und lösungsmittelfreie Substanz.

Eigenschaften

Weißes bis schwach gelbliches, kristallines Pulver; sehr schwer löslich in Wasser, leicht löslich in Methanol, löslich in Ethanol.

Die Substanz schmilzt bei etwa 260 °C unter Zersetzung.

Die Substanz zeigt Polymorphie.

Prüfung auf Identität

1: A, E.
2: B, C, D, E.

A. Die Prüfung erfolgt mit Hilfe der IR-Spektroskopie (2.2.24) durch Vergleich des Spektrums der Substanz mit dem von Mefloquinhydrochlorid *CRS*. Die Prüfung erfolgt mit Hilfe von Preßlingen unter Verwendung von Kaliumchlorid *R*. Wenn die Spektren unterschiedlich sind, werden Substanz und Referenzsubstanz getrennt in Methanol *R* gelöst. Nach Eindampfen der Lösungen zur Trockne werden mit den Rückständen erneut Spektren aufgenommen.

B. Die bei der Prüfung „Verwandte Substanzen" (siehe „Prüfung auf Reinheit") erhaltenen Chromatogramme werden ausgewertet. Der Hauptfleck im Chromatogramm der Untersuchungslösung b entspricht in bezug auf Lage, Farbe und Größe dem Hauptfleck im Chromatogramm der Referenzlösung a.

C. Etwa 10 mg Substanz werden in einem Tiegel mit 45 mg schwerem Magnesiumoxid *R* gemischt. Die Mischung wird so lange geglüht, bis der Rückstand fast weiß ist. Nach dem Erkaltenlassen werden 2 ml Wasser *R*, 0,05 ml Phenolphthalein-Lösung *R* 1 und etwa 1 ml verdünnte Salzsäure *R* zugesetzt, so daß die Lösung farblos ist. Die Mischung wird filtriert. Eine frisch hergestellte Mischung von 0,1 ml Alizarin-S-Lösung *R* und 0,1 ml Zirconiumnitrat-Lösung *R* wird mit dem Filtrat versetzt. Nach dem Mischen wird 5 min lang stehengelassen und die Färbung mit der einer unter gleichen Bedingungen hergestellten Blindlösung verglichen. Die Lösung ist gelb, die Blindlösung rot gefärbt.

D. Werden etwa 20 mg Substanz mit 0,2 ml Schwefelsäure *R* versetzt, entsteht im ultravioletten Licht bei 365 nm betrachtet eine blaue Fluoreszenz.

E. Die Substanz gibt die Identitätsreaktion b auf Chlorid (2.3.1).

Prüfung auf Reinheit

Prüflösung: 2,50 g Substanz werden in Methanol *R* zu 50,0 ml gelöst.

Aussehen der Lösung: Die Prüflösung muß klar (2.2.1) und darf nicht stärker gefärbt sein als die Farbvergleichslösung BG_7 (2.2.2, Methode I).

Optische Drehung (2.2.7): Der Drehungswinkel, an der Prüflösung bestimmt, muß zwischen −0,2 und +0,2° liegen.

Verwandte Substanzen: Die Prüfung erfolgt mit Hilfe der Dünnschichtchromatographie (2.2.27) unter Verwendung einer Schicht eines geeigneten Kieselgels, das einen Fluoreszenzindikator mit intensivster Anregung der Fluoreszenz bei 254 nm enthält. Vor der Verwendung wird die Platte mit einer Mischung von 20 Volumteilen Methanol *R* und 80 Volumteilen Dichlormethan *R* entwickelt und 15 min lang bei 105 °C erhitzt.

Untersuchungslösung a: 40 mg Substanz werden in Methanol *R* zu 5 ml gelöst.

Untersuchungslösung b: 1,0 ml Untersuchungslösung a wird mit Methanol *R* zu 5,0 ml verdünnt.

Referenzlösung a: 8 mg Mefloquinhydrochlorid *CRS* werden in Methanol *R* zu 5 ml gelöst.

Referenzlösung b: 2,5 ml Untersuchungslösung b werden mit Methanol *R* zu 100 ml verdünnt.

Referenzlösung c: 1 ml Referenzlösung b wird mit 1 ml einer Lösung von Chinidinsulfat *R* ($16 mg \cdot l^{-1}$) in Methanol *R* gemischt.

Auf die Platte werden getrennt 20 µl jeder Lösung aufgetragen. Die Chromatographie erfolgt mit einer Mischung von 10 Volumteilen wasserfreier Essigsäure *R*, 10 Volumteilen Methanol *R* und 80 Volumteilen Dichlormethan *R* über eine Laufstrecke von 10 cm. Die Platte wird 15 min lang im Warmluftstrom getrocknet und anschließend im ultravioletten Licht bei 254 nm ausgewer-

M

Monographien

tet. Die Platte wird mit einer frisch hergestellten Mischung von 1 Volumteil Schwefelsäure *R* und 40 Volumteilen Iodplatin-Reagenz *R* sparsam besprüht und anschließend mit Wasserstoffperoxid-Lösung 30 % *R* besprüht. Kein im Chromatogramm der Untersuchungslösung a auftretender Nebenfleck darf größer oder stärker gefärbt sein als der Fleck im Chromatogramm der Referenzlösung b (0,5 Prozent). Die Prüfung darf nur ausgewertet werden, wenn das Chromatogramm der Referenzlösung c deutlich voneinander getrennt 2 Flecke zeigt.

Lösungsmittel-Rückstände: Die Prüfung erfolgt mit Hilfe der Gaschromatographie (2.2.28).

Untersuchungslösung: 0,50 g Substanz werden in Dimethylformamid *R* zu 5,0 ml gelöst.

Referenzlösung: In einem 100-ml-Meßkolben werden 1,0 g Methanol *R*, 1,0 g wasserfreies Ethanol *R* und 1,0 g Aceton *R* gemischt. Die Mischung wird mit Dimethylformamid *R* zu 100,0 ml verdünnt. 1,0 ml Lösung wird mit Dimethylformamid *R* zu 100,0 ml verdünnt.

Die Chromatographie kann durchgeführt werden mit
- einer Säule aus rostfreiem Stahl von 2 m Länge und 2 mm innerem Durchmesser, gepackt mit Styrol-Divinylbenzol-Copolymer *R* (135 bis 175 µm)
- Helium zur Chromatographie *R* als Trägergas bei einer Durchflußrate von 20 bis 30 ml je Minute
- einem Flammenionisationsdetektor.

Die Temperatur der Säule wird 5 min lang bei 170 °C gehalten, anschließend um 5 °C je Minute auf 220 °C erhöht und 10 min lang bei 220 °C gehalten. Die Temperatur des Probeneinlasses und die des Detektors wird bei 230 °C gehalten.

Je 1 µl Untersuchungslösung und Referenzlösung wird getrennt eingespritzt. Die Substanzen werden wie folgt eluiert: Methanol, Ethanol und Aceton. Die Prüfung darf nur ausgewertet werden, wenn der Aceton-Peak im Chromatogramm der Referenzlösung ein Signal-Rausch-Verhältnis von mindestens 5 aufweist.

Die Flächen der Peaks von Methanol, Ethanol und Aceton werden bestimmt.

Der Gesamtgehalt an Ethanol, Methanol und Aceton darf höchstens 0,5 Prozent betragen.

Schwermetalle (2.4.8): 1,0 g Substanz muß der Grenzprüfung C auf Schwermetalle entsprechen (20 ppm). Zur Herstellung der Referenzlösung werden 2 ml Blei-Lösung (10 ppm Pb) *R* verwendet.

Wasser (2.5.12): Höchstens 3,0 Prozent, mit 1,00 g Substanz nach der Karl-Fischer-Methode bestimmt.

Sulfatasche (2.4.14): Höchstens 0,1 Prozent, mit 1,0 g Substanz bestimmt.

Gehaltsbestimmung

0,350 g Substanz, in 15 ml wasserfreier Ameisensäure *R* gelöst und mit 40 ml Acetanhydrid *R* versetzt, werden mit Perchlorsäure (0,1 mol · l^{-1}) titriert. Der Endpunkt wird mit Hilfe der Potentiometrie (2.2.20) bestimmt.

1 ml Perchlorsäure (0,1 mol · l^{-1}) entspricht 41,48 mg $C_{17}H_{17}ClF_6N_2O$.

Lagerung

Gut verschlossen, vor Licht geschützt.

Verunreinigungen

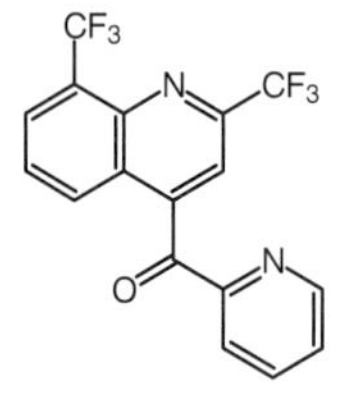

A. [2,8-Bis(trifluormethyl)chinolin-4-yl](pyridin-2-yl)methanon

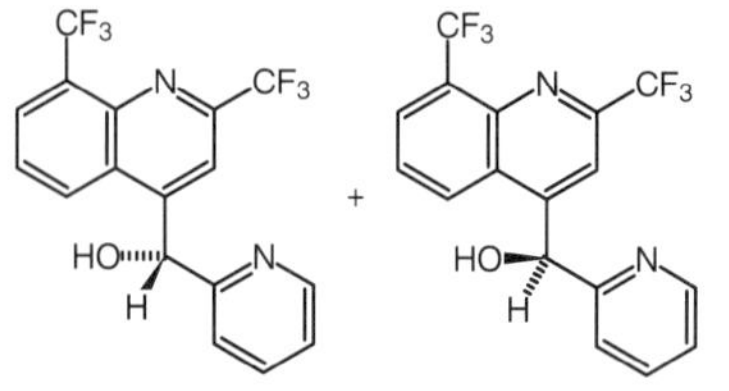

B. (*RS*)-[2,8-Bis(trifluormethyl)chinolin-4-yl](pyridin-2-yl)methanol

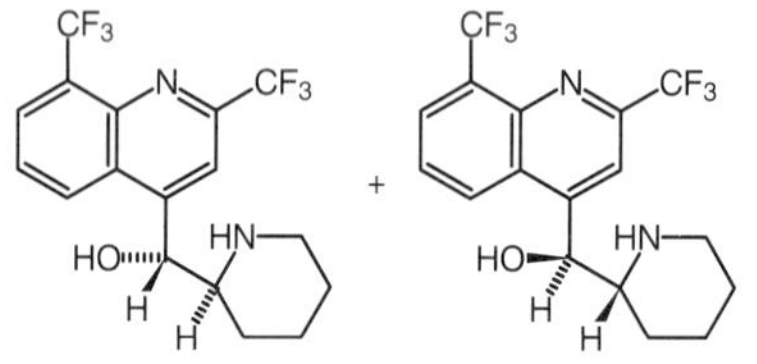

C. (*RS*)-[2,8-Bis(trifluormethyl)chinolin-4-yl][(*RS*)-piperidin-2-yl]methanol.

1998, 1242

Mepivacainhydrochlorid

Mepivacaini hydrochloridum

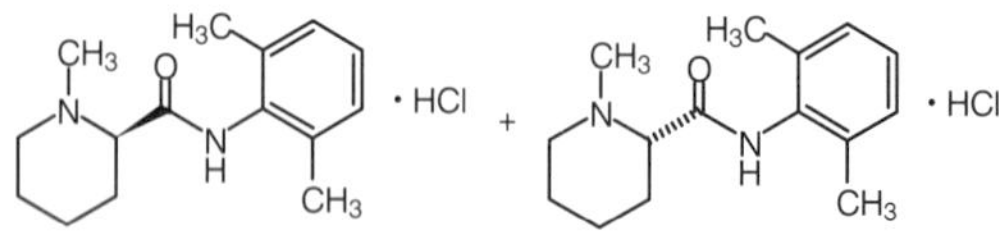

$C_{15}H_{23}ClN_2O$ M_r 282,8

Definition

Mepivacainhydrochlorid enthält mindestens 98,5 und höchstens 101,0 Prozent (*RS*)-*N*-(2,6-Dimethylphenyl)-1-methylpiperidin-2-carboxamid-hydrochlorid, berechnet auf die getrocknete Substanz.

Eigenschaften

Weißes, kristallines Pulver; leicht löslich in Wasser und Ethanol, sehr schwer löslich in Dichlormethan.

Die Substanz schmilzt bei etwa 260 °C unter Zersetzung.

Prüfung auf Identität

1: A, B, D.
2: B, C, D.

A. Die Prüfung erfolgt mit Hilfe der IR-Spektroskopie (2.2.24) durch Vergleich des Spektrums der Substanz mit dem von Mepivacainhydrochlorid *CRS*. Die Prüfung erfolgt mit Hilfe von Preßlingen.

B. Die Prüfung erfolgt mit Hilfe der Dünnschichtchromatographie (2.2.27) unter Verwendung einer Schicht eines geeigneten Kieselgels, das einen Fluoreszenzindikator mit intensivster Anregung der Fluoreszenz bei 254 nm enthält.

Untersuchungslösung: 20 mg Substanz werden in Ethanol 96 % *R* zu 5 ml gelöst.

Referenzlösung a: 20 mg Mepivacainhydrochlorid *CRS* werden in Ethanol 96 % *R* zu 5 ml gelöst.

Referenzlösung b: 20 mg Mepivacainhydrochlorid *CRS* und 20 mg Lidocainhydrochlorid *CRS* werden in Ethanol 96 % *R* zu 5 ml gelöst.

Auf die Platte werden getrennt 10 µl jeder Lösung aufgetragen. Die Chromatographie erfolgt mit einer Mischung von 1 Volumteil konzentrierter Ammoniak-Lösung *R*, 5 Volumteilen Methanol *R* und 100 Volumteilen Ether *R* über eine Laufstrecke von 12 cm. Die Platte wird an der Luft trocknen gelassen und anschließend im ultravioletten Licht bei 254 nm ausgewertet. Der Hauptfleck im Chromatogramm der Untersuchungslösung entspricht in bezug auf Lage und Größe dem Hauptfleck im Chromatogramm der Referenzlösung a. Die Prüfung darf nur ausgewertet werden, wenn das Chromatogramm der Referenzlösung b deutlich voneinander getrennt 2 Flecke zeigt.

C. 5 ml Prüflösung (siehe „Prüfung auf Reinheit“) werden nach Zusatz von 1 ml verdünnter Natriumhydroxid-Lösung *R* 2mal mit je 10 ml Ether *R* ausgeschüttelt. Die vereinigten oberen Phasen werden über wasserfreiem Natriumsulfat *R* getrocknet und anschließend filtriert. Der Ether wird auf dem Wasserbad abgedampft und der Rückstand 2 h lang bei 100 bis 105 °C getrocknet. Der Rückstand schmilzt (2.2.14) zwischen 151 und 155 °C.

D. Die Substanz gibt die Identitätsreaktion a auf Chlorid (2.3.1).

Prüfung auf Reinheit

Prüflösung: 1,5 g Substanz werden in kohlendioxidfreiem Wasser *R* zu 30 ml gelöst.

Aussehen der Lösung: Die Prüflösung muß klar (2.2.1) und darf nicht stärker gefärbt sein als die Farbvergleichslösung B_7 (2.2.2, Methode II).

***p*H-Wert** (2.2.3): 2 ml Prüflösung werden mit kohlendioxidfreiem Wasser *R* zu 5 ml verdünnt. Der *p*H-Wert dieser Lösung muß zwischen 4,0 und 5,0 liegen.

Optische Drehung (2.2.7): Der Drehungswinkel, an der Prüflösung bestimmt, muß zwischen −0,10 und +0,10° liegen.

Verwandte Substanzen: Die Prüfung erfolgt mit Hilfe der Flüssigchromatographie (2.2.29).

Untersuchungslösung: 20,0 mg Substanz werden in der mobilen Phase zu 10,0 ml gelöst.

Referenzlösung a: 20,0 mg Substanz und 30,0 mg Mepivacain-Verunreinigung B *CRS* werden in der mobilen Phase zu 100,0 ml gelöst. 1,0 ml Lösung wird mit der mobilen Phase zu 100,0 ml verdünnt.

Referenzlösung b: 1,0 ml Untersuchungslösung wird mit der mobilen Phase zu 100,0 ml verdünnt. 1,0 ml dieser Lösung wird mit der mobilen Phase zu 10,0 ml verdünnt.

Die Chromatographie kann durchgeführt werden mit
- einer Säule aus rostfreiem Stahl von 0,125 m Länge und 4,6 mm innerem Durchmesser, gepackt mit desaktiviertem, octadecylsilyliertem Kieselgel zur Chromatographie *R* (5 µm)
- einer Mischung von 35 Volumteilen Acetonitril *R* und 65 Volumteilen Phosphorsäure (0,02 mol · l^{-1}), die zuvor mit konzentrierter Natriumhydroxid-Lösung *R* auf einen *p*H-Wert von 7,6 eingestellt wurde, als mobile Phase bei einer Durchflußrate von 1 ml je Minute
- einem Spektrometer als Detektor bei einer Wellenlänge von 220 nm.

20 µl Referenzlösung a werden eingespritzt. Die Empfindlichkeit des Systems wird so eingestellt, daß die Höhe der beiden Hauptpeaks im Chromatogramm mindestens 20 Prozent des maximalen Ausschlags beträgt. Die Prüfung darf nur ausgewertet werden, wenn die Auflösung zwischen den Peaks der Mepivacain-Verunreinigung B und von Mepivacain mindestens 2,5 beträgt.

Je 20 µl Untersuchungslösung und Referenzlösung b werden getrennt eingespritzt. Die Chromatographie der Untersuchungslösung erfolgt über eine Dauer, die der 3fachen Retentionszeit von Mepivacain entspricht. Im Chromatogramm der Untersuchungslösung darf keine Peakfläche, mit Ausnahme der des Hauptpeaks, größer sein als das 2fache der Fläche des Hauptpeaks im Chromatogramm der Referenzlösung b (0,2 Prozent), und höchstens eine dieser Peakflächen darf größer sein als die Fläche des Hauptpeaks im Chromatogramm der Referenzlösung b (0,1 Prozent). Im Chromatogramm der Untersuchungslösung darf die Summe aller Peakflächen, mit Ausnahme der des Hauptpeaks, nicht größer sein als das 5fache der Fläche des Hauptpeaks im Chromatogramm der Referenzlösung b (0,5 Prozent). Peaks, deren Fläche kleiner ist als das 0,2fache der Fläche des Hauptpeaks im Chromatogramm der Referenzlösung b, werden nicht berücksichtigt.

2,6-Dimethylanilin: 0,50 g Substanz werden in Methanol *R* zu 10 ml gelöst. 2 ml Lösung werden mit 1 ml einer frisch hergestellten Lösung von Dimethylaminobenzaldehyd *R* (10 g · l^{-1}) in Methanol *R* und 2 ml Essigsäure 98 % *R* versetzt und 10 min lang stehengelassen. Die Lösung darf nicht stärker gelb gefärbt sein als eine gleichzeitig und unter gleichen Bedingungen hergestellte Referenzlösung. Hierzu werden 2 ml einer Lösung von 2,6-Dimethylanilin *R* (5 mg · l^{-1}) in Methanol *R* verwendet (100 ppm).

Schwermetalle (2.4.8): 1,0 g Substanz wird in Wasser *R* zu 25 ml gelöst. Die Lösung wird vorfiltriert. 10 ml Filtrat müssen der Grenzprüfung E auf Schwermetalle entsprechen (5 ppm). Zur Herstellung der Referenzlösung werden 2 ml Blei-Lösung (1 ppm Pb) *R* verwendet.

Trocknungsverlust (2.2.32): Höchstens 1,0 Prozent, mit 1,000 g Substanz durch Trocknen im Trockenschrank bei 100 bis 105 °C bestimmt.

Sulfatasche (2.4.14): Höchstens 0,1 Prozent, mit 1,0 g Substanz bestimmt.

Gehaltsbestimmung

0,250 g Substanz, in einer Mischung von 5,0 ml Salzsäure (0,01 mol · l^{-1}) und 50 ml Ethanol 96 % *R* gelöst, werden mit Natriumhydroxid-Lösung (0,1 mol · l^{-1}) titriert. Das zwischen den beiden mit Hilfe der Potentiometrie ermittelten Wendepunkten (2.2.20) zugesetzte Volumen wird abgelesen.

1 ml Natriumhydroxid-Lösung (0,1 mol · l^{-1}) entspricht 28,28 mg $C_{15}H_{23}ClN_2O$.

Lagerung

Gut verschlossen.

Verunreinigungen

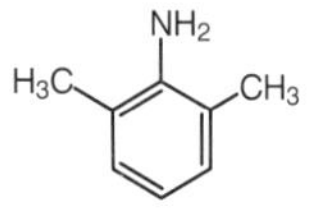

A. 2,6-Dimethylanilin (2,6-Dimethylbenzolamin)

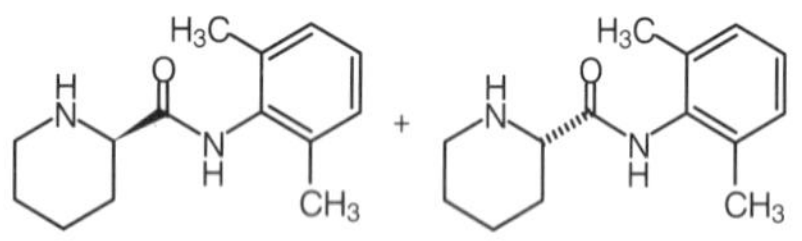

B. (*RS*)-*N*-(2,6-Dimethylphenyl)piperidin-2-carboxamid

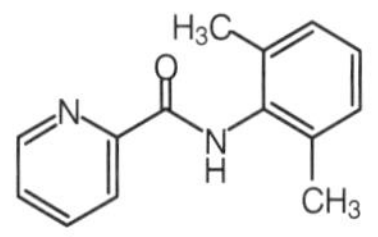

C. *N*-(2,6-Dimethylphenyl)pyridin-2-carboxamid

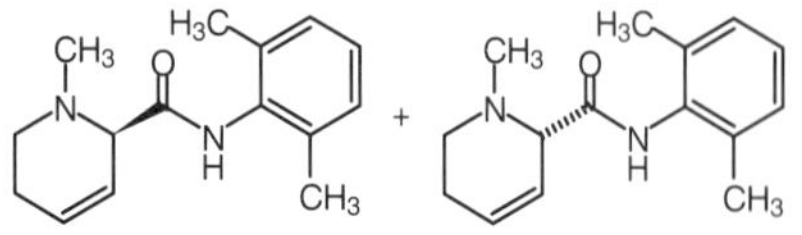

D. (*RS*)-*N*-(2,6-Dimethylphenyl)-1-methyl-1,2,5,6-tetrahydropyridin-2-carboxamid

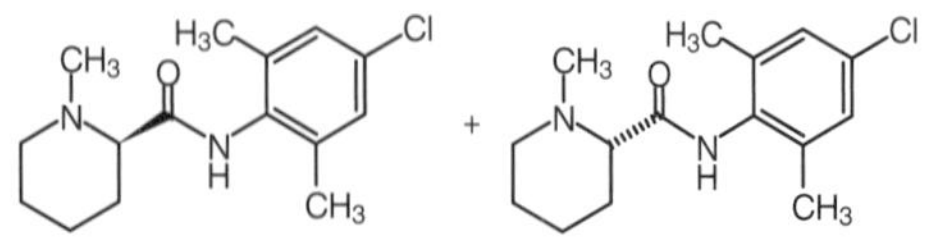

E. (*RS*)-*N*-(4-Chlor-2,6-dimethylphenyl)-1-methylpiperidin-2-carboxamid.

1999, 1346

Metamizol-Natrium

Metamizolum natricum

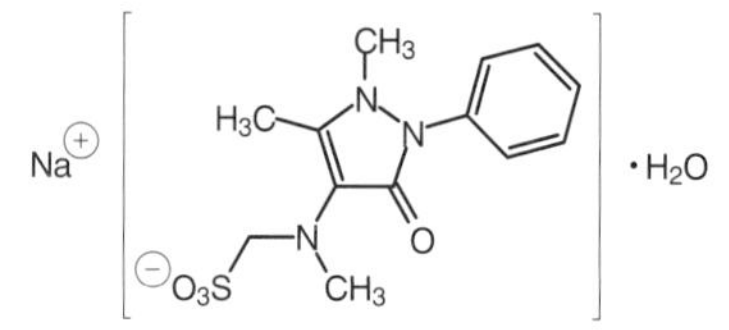

$C_{13}H_{16}N_3NaO_4S \cdot H_2O$ M_r 351,4

Definition

Metamizol-Natrium enthält mindestens 99,0 und höchstens 100,5 Prozent [(1,5-Dimethyl-3-oxo-2-phenyl-2,3-dihydro-1*H*-pyrazol-4-yl)-*N*-methylamino]methansulfonsäure, Natriumsalz, berechnet auf die getrocknete Substanz.

Eigenschaften

Weißes bis fast weißes, kristallines Pulver; sehr leicht löslich in Wasser, löslich in Ethanol.

Prüfung auf Identität

1: A, D.
2: B, C, D.

A. Die Prüfung erfolgt mit Hilfe der IR-Spektroskopie (2.2.24) durch Vergleich des Spektrums der Substanz mit dem von Metamizol-Natrium *CRS*.

B. Die Lösung von 50 mg Substanz in 1 ml Wasserstoffperoxid-Lösung 30 % *R* färbt sich zunächst blau und nach schnellem Verblassen innerhalb weniger Minuten intensiv rot.

C. 0,10 g Substanz werden in einem Reagenzglas mit einigen Glasperlen in 1,5 ml Wasser *R* gelöst. Nach Zusatz von 1,5 ml verdünnter Salzsäure *R* wird ein Filterpapier, das mit einer Lösung von 20 mg Kaliumiodat *R* in 2 ml Stärke-Lösung *R* befeuchtet wurde, auf die Öffnung des Reagenzglases gelegt. Bei Erwärmen der Lösung färbt das dabei entstehende Schwefeldioxid das Filterpapier blau. Nach weiterem, 1 min langem Erwärmen wird ein Glasstab mit einem Tropfen einer Lösung von Chromotropsäure *R* (10 g · l^{-1}) in Schwefelsäure *R* in die Öffnung des Reagenzglases gehalten. Innerhalb von 10 min färbt sich der Tropfen blauviolett.

D. 0,5 ml Prüflösung (siehe „Prüfung auf Reinheit") geben die Identitätsreaktion a auf Natrium (2.3.1).

Prüfung auf Reinheit

Prüflösung: 2,0 g Substanz werden in kohlendioxidfreiem Wasser *R* zu 40 ml gelöst.

Aussehen der Lösung: Die Prüflösung muß klar (2.2.1) und darf unmittelbar nach der Herstellung nicht stärker gefärbt sein als die Farbvergleichslösung BG_6 (2.2.2, Methode I).

Sauer oder alkalisch reagierende Substanzen: Werden 5 ml Prüflösung mit 0,1 ml Phenolphthalein-Lösung *R* 1 versetzt, ist die Lösung farblos. Bis zum Umschlag nach Rosa dürfen höchstens 0,1 ml Natriumhydroxid-Lösung (0,02 mol · l^{-1}) verbraucht werden.

Verwandte Substanzen: Die Prüfung erfolgt mit Hilfe der Flüssigchromatographie (2.2.29).

Die Lösungen müssen unmittelbar vor Gebrauch hergestellt werden.

Untersuchungslösung: 50,0 mg Substanz werden in Methanol *R* zu 10,0 ml gelöst.

Referenzlösung a: 10,0 mg Metamizol-Verunreinigung A *CRS* werden in Methanol *R* zu 20,0 ml gelöst.

Referenzlösung b: 1,0 ml Referenzlösung a wird mit Methanol *R* zu 20,0 ml verdünnt.

Referenzlösung c: 40 mg Metamizol-Natrium *CRS* werden in Methanol *R* zu 20,0 ml gelöst.

Referenzlösung d: 10 ml Referenzlösung c werden 10 min lang zum Rückfluß erhitzt. Nach dem Erkaltenlassen wird mit Methanol *R* zu 20,0 ml verdünnt.

Referenzlösung e: 6 ml Referenzlösung a werden mit 1 ml Referenzlösung c versetzt.

Die Chromatographie kann durchgeführt werden mit

- einer Säule aus rostfreiem Stahl von 0,25 m Länge und 4,6 mm innerem Durchmesser, gepackt mit desaktiviertem, octadecylsilyliertem Kieselgel zur Chromatographie *R* (5 µm)
- einer Mischung von 28 Volumteilen Methanol *R* und 72 Volumteilen einer Pufferlösung, hergestellt aus 1000 Volumteilen einer Lösung von Natriumdihydrogenphosphat *R* (6,0 g · l^{-1}) und 1 Volumteil Triethylamin *R* und mit konzentrierter Natriumhydroxid-Lösung *R* auf einen *p*H-Wert von 7,0 eingestellt, als mobile Phase bei einer Durchflußrate von 1,0 ml je Minute
- einem Spektrometer als Detektor bei einer Wellenlänge von 254 nm.

Werden die Chromatogramme unter den vorgeschriebenen Bedingungen aufgezeichnet, werden die Substanzen in folgender Reihenfolge eluiert: Metamizol-Verunreinigung A, Metamizol, Metamizol-Verunreinigung B, Metamizol-Verunreinigung C und Metamizol-Verunreinigung D.

10 µl Referenzlösung b werden eingespritzt. Die Empfindlichkeit des Systems wird so eingestellt, daß die Höhe des Hauptpeaks im Chromatogramm mindestens 50 Prozent des maximalen Ausschlags beträgt.

10 µl Referenzlösung d werden eingespritzt. Das Chromatogramm zeigt 2 Hauptpeaks, die dem Metamizol und der Metamizol-Verunreinigung C entsprechen.

10 µl Referenzlösung e werden eingespritzt. Die Prüfung darf nur ausgewertet werden, wenn im Chromatogramm die Auflösung zwischen den Peaks von Metamizol-Verunreinigung A und Metamizol mindestens 2,5 beträgt.

Je 10 µl Untersuchungslösung und Referenzlösung b werden getrennt eingespritzt. Die Chromatographie erfolgt über eine Dauer, die der 3,5fachen Retentionszeit von Metamizol entspricht. Im Chromatogramm der Untersuchungslösung darf eine der Metamizol-Verunreinigung C entsprechende Peakfläche nicht größer sein als die des Hauptpeaks im Chromatogramm der Referenzlösung b (0,5 Prozent). Im Chromatogramm der Untersuchungslösung darf keine Peakfläche, mit Ausnahme der des Hauptpeaks und der der Metamizol-Verunreinigung C, größer sein als das 0,4fache der Fläche des Hauptpeaks im Chromatogramm der Referenzlösung b (0,2 Prozent). Im Chromatogramm der Untersuchungslösung darf die Summe aller Peakflächen, mit Ausnahme der des Hauptpeaks, nicht größer sein als die Fläche des Hauptpeaks im Chromatogramm der Referenzlösung b (0,5 Prozent). Peaks, deren Fläche kleiner ist als das 0,05fache der Fläche des Hauptpeaks im Chromatogramm der Referenzlösung b, werden nicht berücksichtigt.

Sulfat (2.4.13): 0,150 g Substanz, in destilliertem Wasser *R* zu 15 ml gelöst, müssen der Grenzprüfung auf Sulfat entsprechen (0,1 Prozent).

Schwermetalle (2.4.8): 2,0 g Substanz werden in Wasser *R* zu 20 ml gelöst. 12 ml der frisch hergestellten Lösung müssen der Grenzprüfung A auf Schwermetalle entsprechen (20 ppm). Zur Herstellung der Referenzlösung wird die Blei-Lösung (2 ppm Pb) *R* verwendet.

Trocknungsverlust (2.2.32): 4,9 bis 5,3 Prozent, mit 1,000 g Substanz durch Trocknen im Trockenschrank bei 100 bis 105 °C bestimmt.

Gehaltsbestimmung

0,200 g Substanz, in 10 ml einer in einer Eis-Wasser-Mischung gekühlten Salzsäure (0,01 mol · l^{-1}) gelöst, werden sofort tropfenweise mit Iod-Lösung (0,05 mol · l^{-1}) titriert. Vor jedem weiteren Zusatz von Iod-Lösung (0,05 mol · l^{-1}) wird der entstandene Niederschlag durch Schütteln gelöst. Gegen Ende der Titration werden 2 ml Stärke-Lösung *R* zugesetzt und bis zur mindestens 2 min lang bestehenbleibenden Blaufärbung titriert. Während der Titration darf die Temperatur der Lösung 10 °C nicht übersteigen.

1 ml Iod-Lösung (0,05 mol · l^{-1}) entspricht 16,67 mg $C_{13}H_{16}N_3NaO_4S$.

Lagerung

Vor Licht geschützt.

Verunreinigungen

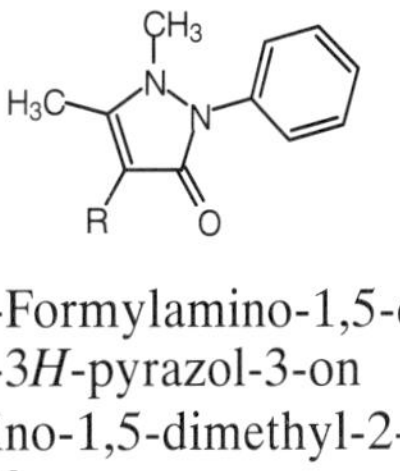

A. R = NHCHO: 4-Formylamino-1,5-dimethyl-2-phenyl-1,2-dihydro-3*H*-pyrazol-3-on

B. R = NH_2: 4-Amino-1,5-dimethyl-2-phenyl-1,2-dihydro-3*H*-pyrazol-3-on

C. R = $NHCH_3$: 4-Methylamino-1,5-dimethyl-2-phenyl-1,2-dihydro-3*H*-pyrazol-3-on

D. R = $N(CH_3)_2$: 4-Dimethylamino-1,5-dimethyl-2-phenyl-1,2-dihydro-3*H*-pyrazol-3-on.

M

Monographien

1998, 931

Metforminhydrochlorid

Metformini hydrochloridum

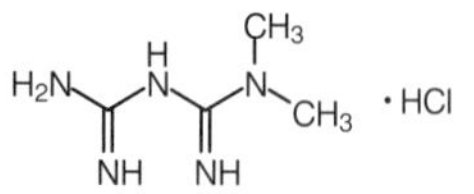

$C_4H_{12}ClN_5$ M_r 165,6

Definition

Metforminhydrochlorid enthält mindestens 98,5 und höchstens 101,0 Prozent 1,1-Dimethylbiguanid-hydrochlorid, berechnet auf die getrocknete Substanz.

Eigenschaften

Weiße Kristalle; leicht löslich in Wasser, schwer löslich in Ethanol, praktisch unlöslich in Aceton und Dichlormethan.

Prüfung auf Identität

1: B, E.
2: A, C, D, E.

A. Schmelztemperatur (2.2.14): 222 bis 226 °C.

B. Die Prüfung erfolgt mit Hilfe der IR-Spektroskopie (2.2.24) durch Vergleich des Spektrums der Substanz mit dem von Metforminhydrochlorid *CRS*. Die Prüfung erfolgt mit Hilfe von Preßlingen unter Verwendung von Kaliumchlorid *R*.

C. Die Prüfung erfolgt mit Hilfe der Dünnschichtchromatographie (2.2.27) unter Verwendung einer Schicht von Kieselgel G *R*.

Untersuchungslösung: 20 mg Substanz werden in Wasser *R* zu 5 ml gelöst.

Referenzlösung: 20 mg Metforminhydrochlorid *CRS* werden in Wasser *R* zu 5 ml gelöst.

Auf die Platte werden getrennt 5 µl jeder Lösung aufgetragen. Die Chromatographie erfolgt mit einer Mischung von 10 Volumteilen Essigsäure 98 % *R*, 40 Volumteilen 1-Butanol *R* und 50 Volumteilen Wasser *R* über eine Laufstrecke von 15 cm. Die Platte wird 15 min lang bei 100 bis 105 °C getrocknet und mit einer 20 min vor Gebrauch hergestellten Mischung gleicher Volumteile einer Lösung von Natriumpentacyanonitrosylferrat *R* ($100 g \cdot l^{-1}$), einer Lösung von Kaliumhexacyanoferrat(III) *R* ($100 g \cdot l^{-1}$) und einer Lösung von Natriumhydroxid *R* ($100 g \cdot l^{-1}$) besprüht. Der Hauptfleck im Chromatogramm der Untersuchungslösung entspricht in bezug auf Lage, Farbe und Größe dem Hauptfleck im Chromatogramm der Referenzlösung.

D. Etwa 5 mg Substanz werden in Wasser *R* zu 100 ml gelöst. 2 ml Lösung werden mit 0,25 ml konzentrierter Natriumhydroxid-Lösung *R* und 0,10 ml 1-Naphthol-Lösung *R* versetzt. Nach Schütteln und 15 min langem Stehenlassen in einer Eis-Wasser-Mischung werden 0,5 ml Natriumhypobromit-Lösung *R* zugesetzt. Nach Schütteln entsteht eine Rosafärbung.

E. Die Substanz gibt die Identitätsreaktion a auf Chlorid (2.3.1).

Prüfung auf Reinheit

Prüflösung: 2,0 g Substanz werden in Wasser *R* zu 20 ml gelöst.

Aussehen der Lösung: Die Prüflösung muß klar (2.2.1) und farblos (2.2.2, Methode II) sein.

Verwandte Substanzen: Die Prüfung erfolgt mit Hilfe der Flüssigchromatographie (2.2.29).

Untersuchungslösung: 0,50 g Substanz werden in der mobilen Phase zu 100,0 ml gelöst.

Referenzlösung a: 20,0 mg Cyanguanidin *R* werden in Wasser *R* zu 100,0 ml gelöst. 1,0 ml Lösung wird mit der mobilen Phase zu 200,0 ml verdünnt.

Referenzlösung b: 1,0 ml Untersuchungslösung wird mit der mobilen Phase zu 50,0 ml verdünnt. 1,0 ml dieser Lösung wird mit der mobilen Phase zu 20,0 ml verdünnt.

Referenzlösung c: 10,0 mg Melamin *R* werden in etwa 90 ml Wasser *R* gelöst. Nach Zusatz von 5,0 ml Untersuchungslösung wird mit Wasser *R* zu 100,0 ml verdünnt. 1,0 ml dieser Lösung wird mit der mobilen Phase zu 50,0 ml verdünnt.

Die Chromatographie kann durchgeführt werden mit

- einer Säule aus rostfreiem Stahl von 0,25 m Länge und 4,6 mm innerem Durchmesser, gepackt mit unregelmäßig gekörntem Kieselgel (10 µm), an das Benzolsulfonsäure-Gruppen chemisch gebunden sind, oder einer Säule aus rostfreiem Stahl von 0,11 m Länge und 4,7 mm innerem Durchmesser, gepackt mit regelmäßig gekörntem Kieselgel (5 µm), an das Benzolsulfonsäure-Gruppen chemisch gebunden sind
- einer Lösung von Ammoniumdihydrogenphosphat *R* ($17 g \cdot l^{-1}$), die mit Phosphorsäure 85 % *R* auf einen *p*H-Wert von 3,0 eingestellt wurde, als mobile Phase bei einer Durchflußrate von 1 ml je Minute
- einem Spektrometer als Detektor bei einer Wellenlänge von 218 nm.

20 µl Referenzlösung a werden eingespritzt. Die Empfindlichkeit des Systems wird so eingestellt, daß die Höhe des Hauptpeaks im Chromatogramm mindestens 50 Prozent des maximalen Ausschlags beträgt.

20 µl Referenzlösung c werden eingespritzt. Die Prüfung darf nur ausgewertet werden, wenn die Auflösung zwischen den Peaks von Melamin und Metforminhydrochlorid mindestens 10 beträgt.

Je 20 µl Untersuchungslösung, Referenzlösung a und Referenzlösung b werden getrennt eingespritzt. Die Chromatographie erfolgt über eine Dauer, die der 2fachen Retentionszeit der Substanz entspricht. Im Chromatogramm der Untersuchungslösung darf die dem Cyanguanidin entsprechende Peakfläche nicht größer sein als diejenige im Chromatogramm der Referenzlösung a (0,02 Prozent). Im Chromatogramm der Untersuchungslösung darf keine Peakfläche, mit Ausnahme der des Hauptpeaks und der des Cyanguanidin-Peaks, größer sein als die Fläche des Hauptpeaks im Chromatogramm der Referenzlösung b (0,1 Prozent).

Schwermetalle (2.4.8): 12 ml Prüflösung müssen der Grenzprüfung A auf Schwermetalle entsprechen (10 ppm). Zur Herstellung der Referenzlösung wird die Blei-Lösung (1 ppm Pb) *R* verwendet.

Trocknungsverlust (2.2.32): Höchstens 0,5 Prozent, mit 1,000 g Substanz durch 5 h langes Trocknen im Trockenschrank bei 100 bis 105 °C bestimmt.

Sulfatasche (2.4.14): Höchstens 0,1 Prozent, mit 1,0 g Substanz bestimmt.

Gehaltsbestimmung

Um eine Überhitzung zu vermeiden, muß während der Titration sorgfältig gemischt und unmittelbar nach Erreichen des Endpunkts die Titration abgebrochen werden.

60,0 mg Substanz, in 4 ml wasserfreier Ameisensäure *R* gelöst, werden nach Zusatz von 50 ml Acetanhydrid *R* mit Perchlorsäure (0,1 mol · l^{-1}) titriert. Der Endpunkt wird mit Hilfe der Potentiometrie (2.2.20) bestimmt.

1 ml Perchlorsäure (0,1 mol · l^{-1}) entspricht 8,28 mg $C_4H_{12}ClN_5$.

Lagerung

Gut verschlossen.

Verunreinigungen

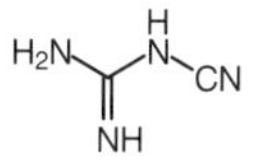

A. Cyanguanidin

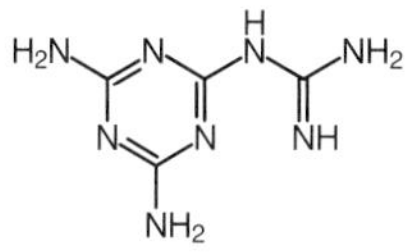

B. (4,6-Diamino-1,3,5-triazin-2-yl)guanidin

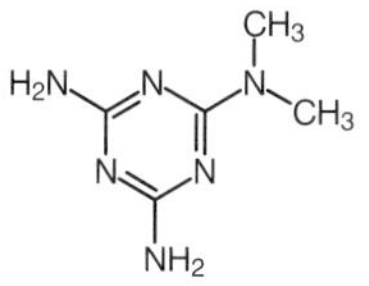

C. *N,N*-Dimethyl-1,3,5-triazin-2,4,6-triamin

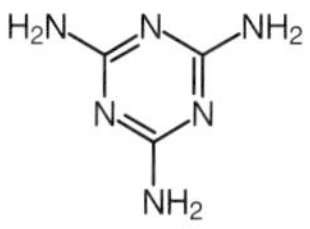

D. 1,3,5-Triazin-2,4,6-triamin (Melamin)

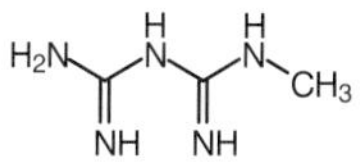

E. 1-Methylbiguanid.

1999, 1128

Methacrylsäure-Ethylacrylat-Copolymer (1:1)

Acidum methacrylicum et ethylis acrylas polymerisatum 1:1

Definition

Methacrylsäure-Ethylacrylat-Copolymer (1:1) ist ein Copolymer von Methacrylsäure und Ethylacrylat, dessen mittlere relative Molekülmasse etwa 250 000 beträgt. Das Verhältnis von Carboxyl-Gruppen zu Ester-Gruppen beträgt etwa 1:1. Die Substanz kann geeignete oberflächenaktive Substanzen wie Natriumdodecylsulfat oder Polysorbat 80 enthalten. Die Substanz enthält mindestens 46,0 und höchstens 50,6 Prozent (*m/m*) Methacrylsäure-Einheiten, berechnet auf die getrocknete Substanz.

Eigenschaften

Weißes, leicht fließendes Pulver; praktisch unlöslich in Wasser, leicht löslich in wasserfreiem Ethanol und 2-Propanol, praktisch unlöslich in Ethylacetat. Die Substanz löst sich leicht in einer Lösung von Natriumhydroxid (40 g · l^{-1}).

Prüfung auf Identität

A. Die Prüfung erfolgt mit Hilfe der IR-Spektroskopie (2.2.24) durch Vergleich des Spektrums der Substanz mit dem Referenzspektrum von Methacrylsäure-Ethylacrylat-Copolymer (1:1) der Ph. Eur.

B. Die Substanz entspricht der „Gehaltsbestimmung".

Prüfung auf Reinheit

Viskosität: In einer Mischung von 7,9 g Wasser *R* und 254,6 g 2-Propanol *R* wird eine 37,5 g getrockneter Substanz entsprechende Menge der Substanz gelöst. Die Viskosität (2.2.10) wird mit Hilfe eines Rotationsviskosimeters bei einem Schergefälle von 10 s^{-1} bestimmt. Die Viskosität muß zwischen 100 und 200 mPa · s liegen.

Aussehen als Film: Wird 1 ml Lösung, die zur Bestimmung der Viskosität hergestellt wurde, auf eine Glasplatte gegossen und trocknen gelassen, bildet sich ein klarer, spröder Film.

Ethylacrylat, Methacrylsäure: Gesamtgehalt höchstens 0,1 Prozent, mit Hilfe der Flüssigchromatographie (2.2.29) bestimmt.

Blindlösung: 25,0 ml Wasser *R* und 50,0 ml Methanol *R* werden gemischt.

Untersuchungslösung: 40 mg Substanz werden in 50,0 ml Methanol *R* gelöst. Die Lösung wird mit 25,0 ml Wasser *R* verdünnt.

Referenzlösung: 10 mg Ethylacrylat *R* und 10 mg Methacrylsäure *R* werden in Methanol *R* zu 50,0 ml gelöst. 0,1 ml Lösung werden mit Methanol *R* zu 50,0 ml verdünnt und mit 25,0 ml Wasser *R* gemischt.

Die Chromatographie kann durchgeführt werden mit

- einer Säule aus rostfreiem Stahl von 0,10 m Länge und 4 mm innerem Durchmesser, gepackt mit octadecylsilyliertem Kieselgel zur Chromatographie *R* (5 μm)
- einer Mischung von 30 Volumteilen Methanol *R* und 70 Volumteilen Phosphat-Pufferlösung *p*H 2,0 *R* als mobile Phase bei einer Durchflußrate von 2,5 ml je Minute
- einem Spektrometer als Detektor bei einer Wellenlänge von 202 nm.

50 μl jeder Lösung werden getrennt eingespritzt. Die Prüfung darf nur ausgewertet werden, wenn die Auflösung zwischen dem Ethylacrylat-Peak und dem Methacrylsäure-Peak im Chromatogramm der Referenzlösung mindestens 2,0 beträgt. Die Prüfung darf nicht ausgewertet werden, wenn das Chromatogramm der Blindlösung Peaks mit den gleichen Retentionszeiten wie Ethylacrylat oder Methacrylsäure aufweist.

Der Prozentgehalt an Monomeren wird mit Hilfe der Peakflächen in den Chromatogrammen der Untersuchungslösung und der Referenzlösung sowie aus dem Monomerengehalt der Referenzlösung berechnet.

Trocknungsverlust (2.2.32): Höchstens 5,0 Prozent, mit 1,000 g Substanz durch 6 h langes Trocknen im Trockenschrank bei 100 bis 105 °C bestimmt.

Sulfatasche (2.4.14): Höchstens 0,4 Prozent, mit 1,0 g Substanz bestimmt.

Gehaltsbestimmung

1,000 g Substanz, in einer Mischung von 40 ml Wasser *R* und 60 ml 2-Propanol *R* gelöst, wird nach Zusatz von Phenolphthalein-Lösung *R* langsam und unter Rühren mit Natriumhydroxid-Lösung (0,5 mol · l^{-1}) titriert.

1 ml Natriumhydroxid-Lösung (0,5 mol · l^{-1}) entspricht 43,05 mg $C_4H_6O_2$ (Methacrylsäure-Einheit).

Beschriftung

Die Beschriftung gibt insbesondere, falls zutreffend, Namen und Konzentration der oberflächenaktiven Substanzen an.

1999, 1129

Methacrylsäure-Ethylacrylat-Copolymer-(1:1)-Dispersion 30 %

Acidum methacrylicum et ethylis acrylas polymerisatum 1:1 dispersio 30 per centum

Definition

Methacrylsäure-Ethylacrylat-Copolymer-(1:1)-Dispersion 30 % ist eine wäßrige Dispersion eines Copolymers von Methacrylsäure und Ethylacrylat, dessen mittlere relative Molekülmasse etwa 250 000 beträgt. Das Verhältnis von Carboxyl-Gruppen zu Ester-Gruppen beträgt etwa 1:1. Die Substanz kann geeignete oberflächenaktive Substanzen wie Natriumdodecylsulfat oder Polysorbat 80 enthalten. Die Substanz enthält mindestens 46,0 und höchstens 50,6 Prozent (*m*/*m*) Methacrylsäure-Einheiten, berechnet auf den Verdampfungsrückstand.

Eigenschaften

Undurchsichtige, weiße, schwach viskose Flüssigkeit; mischbar mit Wasser. Beim Zusatz von Lösungsmitteln wie Aceton, wasserfreiem Ethanol oder 2-Propanol bildet sich ein Niederschlag, der sich im Überschuß des Lösungsmittels auflöst. Die Substanz ist mischbar mit einer Lösung von Natriumhydroxid (40 g · l^{-1}).

Die Substanz ist anfällig für mikrobielle Kontamination.

Prüfung auf Identität

A. Die Prüfung erfolgt mit Hilfe der IR-Spektroskopie (2.2.24) durch Vergleich des Spektrums der Substanz mit dem Referenzspektrum von Methacrylsäure-Ethylacrylat-Copolymer-(1:1)-Dispersion 30 % der Ph. Eur.

B. Die Substanz entspricht der „Gehaltsbestimmung".

Prüfung auf Reinheit

Viskosität: Die Viskosität (2.2.10) der Substanz wird mit Hilfe eines Rotationsviskosimeters bei einem Schergefälle von 50 s^{-1} bestimmt. Die Viskosität darf höchstens 15 mPa · s betragen.

Aussehen als Film: Wird 1 ml der Substanz auf eine Glasplatte gegossen und trocknen gelassen, bildet sich ein klarer, spröder Film.

Größere Teilchen: 100,0 g Substanz werden durch ein gewogenes Sieb (90) aus rostfreiem Stahl gegeben. Mit Wasser *R* wird so lange gespült, bis die Waschflüssigkeit klar ist. Das Sieb mit Rückstand wird bei 100 bis 105 °C getrocknet. Der Rückstand darf höchstens 1,00 g betragen.

Ethylacrylat, Methacrylsäure: Gesamtgehalt höchstens 0,1 Prozent, berechnet auf den Verdampfungsrückstand. Die Bestimmung erfolgt mit Hilfe der Flüssigchromatographie (2.2.29).

Blindlösung: 25,0 ml Wasser *R* und 50,0 ml Methanol *R* werden gemischt.

Untersuchungslösung: 40 mg Substanz werden in 50,0 ml Methanol *R* gelöst. Die Lösung wird mit 25,0 ml Wasser *R* verdünnt.

Referenzlösung: 10 mg Ethylacrylat *R* und 10 mg Methacrylsäure *R* werden in Methanol *R* zu 50,0 ml gelöst. 0,1 ml Lösung werden mit Methanol *R* zu 50,0 ml verdünnt und mit 25,0 ml Wasser *R* gemischt.

Die Chromatographie kann durchgeführt werden mit
- einer Säule aus rostfreiem Stahl von 0,10 m Länge und 4 mm innerem Durchmesser, gepackt mit octadecylsilyliertem Kieselgel zur Chromatographie *R* (5 µm)
- einer Mischung von 30 Volumteilen Methanol *R* und 70 Volumteilen Phosphat-Pufferlösung *p*H 2,0 *R* als mobile Phase bei einer Durchflußrate von 2,5 ml je Minute
- einem Spektrometer als Detektor bei einer Wellenlänge von 202 nm.

50 µl jeder Lösung werden getrennt eingespritzt. Die Prüfung darf nur ausgewertet werden, wenn die Auflösung zwischen dem Ethylacrylat-Peak und dem Methacrylsäure-Peak im Chromatogramm der Referenzlösung mindestens 2,0 beträgt. Die Prüfung darf nicht ausgewertet werden, wenn das Chromatogramm der Blindlösung Peaks mit den gleichen Retentionszeiten wie Ethylacrylat oder Methacrylsäure aufweist.

Der Prozentgehalt an Monomeren wird mit Hilfe der Peakflächen in den Chromatogrammen der Untersuchungslösung und der Referenzlösung sowie aus dem Monomerengehalt der Referenzlösung berechnet.

Verdampfungsrückstand: 1,000 g Substanz wird 5 h lang bei 110 °C getrocknet. Der Rückstand muß mindestens 0,285 g und darf höchstens 0,315 g betragen.

Sulfatasche (2.4.14): Höchstens 0,2 Prozent, mit 1,0 g Substanz bestimmt.

Mikrobielle Verunreinigung:
Keimzahl (2.6.12): Höchstens 10^3 koloniebildende, aerobe Einheiten je Gramm Substanz, durch Auszählen auf Agarplatten bestimmt.

Gehaltsbestimmung

1,500 g Substanz, in einer Mischung von 40 ml Wasser *R* und 60 ml 2-Propanol *R* gelöst, werden nach Zusatz von Phenolphthalein-Lösung *R* langsam und unter Rühren mit Natriumhydroxid-Lösung (0,5 mol · l^{-1}) titriert.

1 ml Natriumhydroxid-Lösung (0,5 mol · l^{-1}) entspricht 43,05 mg $C_4H_6O_2$ (Methacrylsäure-Einheit).

Lagerung

Vor Gefrieren geschützt.

Beim Umgang mit der Substanz ist das Risiko einer mikrobiellen Kontamination möglichst gering zu halten.

Beschriftung

Die Beschriftung gibt insbesondere, falls zutreffend, Namen und Konzentration der oberflächenaktiven Substanzen an.

1999, 1127

Methacrylsäure-Methylmethacrylat-Copolymer (1:1)

Acidum methacrylicum et methylis methacrylas polymerisatum 1:1

Definition

Methacrylsäure-Methylmethacrylat-Copolymer (1:1) ist ein Copolymer von Methacrylsäure und Methylmethacrylat, dessen mittlere relative Molekülmasse etwa 135 000 beträgt. Das Verhältnis von Carboxyl-Gruppen zu Ester-Gruppen beträgt etwa 1:1. Die Substanz enthält mindestens 46,0 und höchstens 50,6 Prozent (*m*/*m*) Methacrylsäure-Einheiten, berechnet auf die getrocknete Substanz.

Eigenschaften

Weißes, leicht fließendes Pulver; praktisch unlöslich in Wasser, leicht löslich in wasserfreiem Ethanol und 2-Propanol, praktisch unlöslich in Ethylacetat. Die Substanz löst sich leicht in einer Lösung von Natriumhydroxid (40 g · l^{-1}).

Prüfung auf Identität

A. Die Prüfung erfolgt mit Hilfe der IR-Spektroskopie (2.2.24) durch Vergleich des Spektrums der Substanz mit dem Referenzspektrum von Methacrylsäure-Methylmethacrylat-Copolymer (1:1) der Ph. Eur.

B. Die Substanz entspricht der „Gehaltsbestimmung“.

Prüfung auf Reinheit

Viskosität: In einer Mischung von 7,9 g Wasser *R* und 254,6 g 2-Propanol *R* wird eine 37,5 g getrockneter Substanz entsprechende Menge der Substanz gelöst. Die Viskosität (2.2.10) wird mit Hilfe eines Rotationsviskosimeters bei einem Schergefälle von 10 s^{-1} bestimmt. Die Viskosität muß zwischen 50 und 200 mPa · s liegen.

Aussehen als Film: Wird 1 ml Lösung, die zur Bestimmung der Viskosität hergestellt wurde, auf eine Glasplatte gegossen und trocknen gelassen, bildet sich ein klarer, spröder Film.

Methylmethacrylat, Methacrylsäure: Gesamtgehalt höchstens 0,1 Prozent, mit Hilfe der Flüssigchromatographie (2.2.29) bestimmt.

Blindlösung: 25,0 ml Wasser *R* und 50,0 ml Methanol *R* werden gemischt.

Untersuchungslösung: 40 mg Substanz werden in 50,0 ml Methanol *R* gelöst. Die Lösung wird mit 25,0 ml Wasser *R* verdünnt.

Referenzlösung: 10 mg Methylmethacrylat *R* und 10 mg Methacrylsäure *R* werden in Methanol *R* zu 50,0 ml gelöst. 0,1 ml Lösung werden mit Methanol *R* zu 50,0 ml verdünnt und mit 25,0 ml Wasser *R* gemischt.

Die Chromatographie kann durchgeführt werden mit
- einer Säule aus rostfreiem Stahl von 0,10 m Länge und 4 mm innerem Durchmesser, gepackt mit octadecylsilyliertem Kieselgel zur Chromatographie *R* (5 μm)
- einer Mischung von 30 Volumteilen Methanol *R* und 70 Volumteilen Phosphat-Pufferlösung *p*H 2,0 *R* als mobile Phase bei einer Durchflußrate von 2,5 ml je Minute
- einem Spektrometer als Detektor bei einer Wellenlänge von 202 nm.

50 μl jeder Lösung werden getrennt eingespritzt. Die Prüfung darf nur ausgewertet werden, wenn die Auflösung zwischen dem Methylmethacrylat-Peak und dem Methacrylsäure-Peak im Chromatogramm der Referenzlösung mindestens 2,0 beträgt. Die Prüfung darf nicht ausgewertet werden, wenn das Chromatogramm der Blindlösung Peaks mit den gleichen Retentionszeiten wie Methylmethacrylat oder Methacrylsäure aufweist.

Der Prozentgehalt an Monomeren wird mit Hilfe der Peakflächen in den Chromatogrammen der Untersuchungslösung und der Referenzlösung sowie aus dem Monomerengehalt der Referenzlösung berechnet.

Trocknungsverlust (2.2.32): Höchstens 5,0 Prozent, mit 1,000 g Substanz durch 6 h langes Trocknen im Trockenschrank bei 100 bis 105 °C bestimmt.

Sulfatasche (2.4.14): Höchstens 0,1 Prozent, mit 1,0 g Substanz bestimmt.

Gehaltsbestimmung

1,000 g Substanz, in einer Mischung von 40 ml Wasser *R* und 60 ml 2-Propanol *R* gelöst, wird nach Zusatz von Phenolphthalein-Lösung *R* langsam und unter Rühren mit Natriumhydroxid-Lösung (0,5 mol · l^{-1}) titriert.

1 ml Natriumhydroxid-Lösung (0,5 mol · l^{-1}) entspricht 43,05 mg $C_4H_6O_2$ (Methacrylsäure-Einheit).

1999, 1130

Methacrylsäure-Methylmethacrylat-Copolymer (1:2)

Acidum methacrylicum et methylis methacrylas polymerisatum 1:2

Definition

Methacrylsäure-Methylmethacrylat-Copolymer (1:2) ist ein Copolymer von Methacrylsäure und Methylmethacrylat, dessen mittlere relative Molekülmasse etwa 135 000 beträgt. Das Verhältnis von Carboxyl-Gruppen zu Ester-Gruppen beträgt etwa 1:2. Die Substanz enthält mindestens 27,6 und höchstens 30,7 Prozent (*m*/*m*) Methacrylsäure-Einheiten, berechnet auf die getrocknete Substanz.

Eigenschaften

Weißes, leicht fließendes Pulver; praktisch unlöslich in Wasser, leicht löslich in wasserfreiem Ethanol und 2-Propanol, praktisch unlöslich in Ethylacetat. Die Substanz löst sich leicht in einer Lösung von Natriumhydroxid (40 g · l^{-1}).

Prüfung auf Identität

A. Die Prüfung erfolgt mit Hilfe der IR-Spektroskopie (2.2.24) durch Vergleich des Spektrums der Substanz mit dem Referenzspektrum von Methacrylsäure-Methylmethacrylat-Copolymer (1:2) der Ph. Eur.

B. Die Substanz entspricht der „Gehaltsbestimmung".

Prüfung auf Reinheit

Viskosität: In einer Mischung von 7,9 g Wasser *R* und 254,6 g 2-Propanol *R* wird eine 37,5 g getrockneter Substanz entsprechende Menge der Substanz gelöst. Die Viskosität (2.2.10) wird mit Hilfe eines Rotationsviskosimeters bei einem Schergefälle von 10 s^{-1} bestimmt. Die Viskosität muß zwischen 50 und 200 mPa · s liegen.

Aussehen als Film: Wird 1 ml Lösung, die zur Bestimmung der Viskosität hergestellt wurde, auf eine Glasplatte gegossen und trocknen gelassen, bildet sich ein klarer, spröder Film.

Methylmethacrylat, Methacrylsäure: Gesamtgehalt höchstens 0,1 Prozent, mit Hilfe der Flüssigchromatographie (2.2.29) bestimmt.

Blindlösung: 25,0 ml Wasser *R* und 50,0 ml Methanol *R* werden gemischt.

Untersuchungslösung: 40 mg Substanz werden in 50,0 ml Methanol *R* gelöst. Die Lösung wird mit 25,0 ml Wasser *R* verdünnt.

Referenzlösung: 10 mg Methylmethacrylat *R* und 10 mg Methacrylsäure *R* werden in Methanol *R* zu 50,0 ml gelöst. 0,1 ml Lösung werden mit Methanol *R* zu 50,0 ml verdünnt. Die Lösung wird mit 25,0 ml Wasser *R* gemischt.

Die Chromatographie kann durchgeführt werden mit
- einer Säule aus rostfreiem Stahl von 0,10 m Länge und 4 mm innerem Durchmesser, gepackt mit octadecylsilyliertem Kieselgel zur Chromatographie *R* (5 µm)
- einer Mischung von 30 Volumteilen Methanol *R* und 70 Volumteilen Phosphat-Pufferlösung *p*H 2,0 *R* als mobile Phase bei einer Durchflußrate von 2,5 ml je Minute
- einem Spektrometer als Detektor bei einer Wellenlänge von 202 nm.

50 µl jeder Lösung werden getrennt eingespritzt. Die Prüfung darf nur ausgewertet werden, wenn die Auflösung zwischen dem Methylmethacrylat-Peak und dem Methacrylsäure-Peak im Chromatogramm der Referenzlösung mindestens 2,0 beträgt. Die Prüfung darf nicht ausgewertet werden, wenn das Chromatogramm der Blindlösung Peaks mit den gleichen Retentionszeiten wie Methylmethacrylat oder Methacrylsäure aufweist.

Der Prozentgehalt an Monomeren wird mit Hilfe der Peakflächen in den Chromatogrammen der Untersuchungslösung und der Referenzlösung sowie aus dem Monomerengehalt der Referenzlösung berechnet.

Trocknungsverlust (2.2.32): Höchstens 5,0 Prozent, mit 1,000 g Substanz durch 6 h langes Trocknen im Trockenschrank bei 100 bis 105 °C bestimmt.

Sulfatasche (2.4.14): Höchstens 0,1 Prozent, mit 1,0 g Substanz bestimmt.

Gehaltsbestimmung

1,000 g Substanz, in einer Mischung von 40 ml Wasser *R* und 60 ml 2-Propanol *R* gelöst, wird nach Zusatz von Phenolphthalein-Lösung *R* langsam und unter Rühren mit Natriumhydroxid-Lösung (0,5 mol · l^{-1}) titriert.

1 ml Natriumhydroxid-Lösung (0,5 mol · l^{-1}) entspricht 43,05 mg $C_4H_6O_2$ (Methacrylsäure-Einheit).

1999, 1027

Methionin

Methioninum

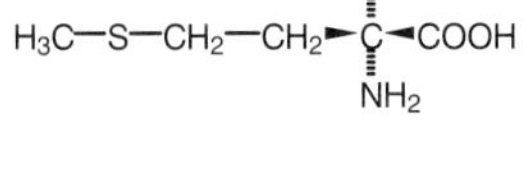

$C_5H_{11}NO_2S$ M_r 149,2

Definition

Methionin[1)] enthält mindestens 99,0 und höchstens 101,0 Prozent (*S*)-2-Amino-4-(methylthio)butansäure, berechnet auf die getrocknete Substanz.

Herstellung

Wenn Methionin durch Fermentation hergestellt wird, muß es zusätzlich den Anforderungen der Monographie **Fermentationsprodukte (Producta ab fermentatione)** entsprechen.

Eigenschaften

Weißes bis fast weißes, kristallines Pulver oder farblose Kristalle; löslich in Wasser, sehr schwer löslich in Ethanol, praktisch unlöslich in Ether.

Prüfung auf Identität

1: A, B.
2: A, C, D.

A. Die Substanz entspricht der Prüfung „Spezifische Drehung“ (siehe „Prüfung auf Reinheit“).

B. Die Prüfung erfolgt mit Hilfe der IR-Spektroskopie (2.2.24) durch Vergleich des Spektrums der Substanz mit dem von Methionin *CRS*.

C. Die bei der Prüfung „Mit Ninhydrin nachweisbare Substanzen“ (siehe „Prüfung auf Reinheit“) erhaltenen Chromatogramme werden ausgewertet. Der Hauptfleck im Chromatogramm der Untersuchungslösung b entspricht in bezug auf Lage, Farbe und Größe dem Hauptfleck im Chromatogramm der Referenzlösung a.

D. 0,1 g Substanz und 0,1 g Glycin *R* werden in 4,5 ml verdünnter Natriumhydroxid-Lösung *R* gelöst. Nach Zusatz von 1 ml einer Lösung von Natriumpentacyanonitrosylferrat *R* (25 g · l^{-1}) wird 10 min lang bei 40 °C erwärmt und anschließend erkalten gelassen. Nach Zusatz von 2 ml einer Mischung von 1 Volumteil Phosphorsäure 85 % *R* und 9 Volumteilen Salzsäure *R* entsteht eine dunkelrote Färbung.

Prüfung auf Reinheit

Prüflösung: 2,5 g Substanz werden in kohlendioxidfreiem Wasser *R* zu 100 ml gelöst.

Aussehen der Lösung: Die Prüflösung muß klar (2.2.1) und farblos (2.2.2, Methode II) sein.

***p*H-Wert** (2.2.3): Der *p*H-Wert der Prüflösung muß zwischen 5,5 und 6,5 liegen.

Spezifische Drehung (2.2.7): 1,00 g Substanz wird in Salzsäure *R* 1 zu 50,0 ml gelöst. Die spezifische Drehung muß zwischen +22,5 und +24,0° liegen, berechnet auf die getrocknete Substanz.

Mit Ninhydrin nachweisbare Substanzen: Die Prüfung erfolgt mit Hilfe der Dünnschichtchromatographie (2.2.27) unter Verwendung einer Schicht eines geeigneten Kieselgels.

Untersuchungslösung a: 0,10 g Substanz werden in verdünnter Salzsäure *R* zu 10 ml gelöst.

Untersuchungslösung b: 1 ml Untersuchungslösung a wird mit Wasser *R* zu 50 ml verdünnt.

Referenzlösung a: 10 mg Methionin *CRS* werden in einer Lösung von Salzsäure *R* (10 g · l^{-1}) zu 50 ml gelöst.

Referenzlösung b: 5 ml Untersuchungslösung b werden mit Wasser *R* zu 20 ml verdünnt.

[1)] Diese Fassung des Textes entspricht der Eilrevision „Resolution AP-CSP (98) 10“.

Referenzlösung c: 10 mg Methionin *CRS* und 10 mg Serin *CRS* werden in einer Lösung von Salzsäure 36 % *R* (10 g · l^{-1}) zu 25 ml gelöst.

Auf die Platte werden getrennt 5 µl jeder Lösung aufgetragen. Die Chromatographie erfolgt mit einer Mischung von 20 Volumteilen Essigsäure 98 % *R*, 20 Volumteilen Wasser *R* und 60 Volumteilen 1-Butanol *R* über eine Laufstrecke von 15 cm. Die Platte wird an der Luft trocknen gelassen, mit Ninhydrin-Lösung *R* besprüht und 15 min lang bei 100 bis 105 °C erhitzt. Kein im Chromatogramm der Untersuchungslösung a auftretender Nebenfleck darf größer oder stärker gefärbt sein als der Fleck im Chromatogramm der Referenzlösung b (0,5 Prozent). Die Prüfung darf nur ausgewertet werden, wenn das Chromatogramm der Referenzlösung c deutlich voneinander getrennt 2 Hauptflecke zeigt.

Chlorid: 10 ml Prüflösung werden mit 25 ml Wasser *R*, 5 ml verdünnter Salpetersäure *R* und 10 ml Silbernitrat-Lösung *R* 2 versetzt. Nach 5 min langem Stehenlassen unter Lichtschutz darf die Lösung nicht stärker opaleszieren als eine mit 10 ml Chlorid-Lösung (5 ppm Cl) *R* gleichzeitig unter gleichen Bedingungen hergestellte Referenzlösung (200 ppm). Die Beurteilung erfolgt in horizontaler Durchsicht gegen einen schwarzen Hintergrund.

Sulfat (2.4.13): 0,5 g Substanz werden in 3 ml verdünnter Salzsäure *R* gelöst. Die Lösung, mit destilliertem Wasser *R* zu 15 ml verdünnt, muß der Grenzprüfung auf Sulfat entsprechen (300 ppm).

Ammonium (2.4.1): 0,10 g Substanz müssen der Grenzprüfung B auf Ammonium entsprechen (200 ppm). Zur Herstellung der Referenzmischung werden 0,2 ml Ammonium-Lösung (100 ppm NH_4) *R* verwendet.

Eisen (2.4.9): In einem Scheidetrichter wird 1,0 g Substanz in 10 ml verdünnter Salzsäure *R* gelöst. Die Lösung wird 3mal je 3 min lang mit je 10 ml Isobutylmethylketon *R* 1 ausgeschüttelt. Die vereinigten organischen Phasen werden 3 min lang mit 10 ml Wasser *R* ausgeschüttelt. Die wäßrige Phase muß der Grenzprüfung auf Eisen entsprechen (10 ppm).

Schwermetalle (2.4.8): 2,0 g Substanz müssen der Grenzprüfung C auf Schwermetalle entsprechen (10 ppm). Zur Herstellung der Referenzlösung werden 2 ml Blei-Lösung (10 ppm Pb) *R* verwendet.

Trocknungsverlust (2.2.32): Höchstens 0,5 Prozent, mit 1,000 g Substanz durch Trocknen im Trockenschrank bei 100 bis 105 °C bestimmt.

Sulfatasche (2.4.14): Höchstens 0,1 Prozent, mit 1,0 g Substanz bestimmt.

Gehaltsbestimmung

0,125 g Substanz, in 5 ml wasserfreier Ameisensäure *R* gelöst, werden nach Zusatz von 30 ml wasserfreier Essigsäure *R* mit Perchlorsäure (0,1 mol · l^{-1}) titriert. Der Endpunkt wird mit Hilfe der Potentiometrie (2.2.20) bestimmt.

1 ml Perchlorsäure (0,1 mol · l^{-1}) entspricht 14,92 mg $C_5H_{11}NO_2S$.

Lagerung

Gut verschlossen, vor Licht geschützt.

1999, 409

Methyl-4-hydroxybenzoat

Methylis parahydroxybenzoas

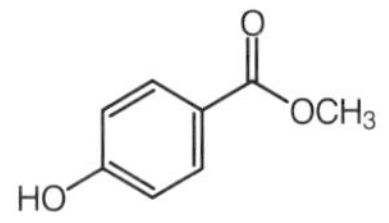

$C_8H_8O_3$ M_r 152,1

Definition

Methyl-4-hydroxybenzoat enthält mindestens 99,0 und höchstens 100,5 Prozent Methyl(4-hydroxybenzoat).

Eigenschaften

Weißes, kristallines Pulver oder farblose Kristalle; sehr schwer löslich in Wasser, leicht löslich in Ethanol und Methanol.

Prüfung auf Identität

1: A, B.
2: A, C, D.

A. Schmelztemperatur (2.2.14): 125 bis 128 °C.

B. Die Prüfung erfolgt mit Hilfe der IR-Spektroskopie (2.2.24) durch Vergleich des Spektrums der Substanz mit dem von Methyl-4-hydroxybenzoat *CRS*.

C. Die bei der Prüfung „Verwandte Substanzen" (siehe „Prüfung auf Reinheit") erhaltenen Chromatogramme werden ausgewertet. Der Hauptfleck im Chromatogramm der Untersuchungslösung b entspricht in bezug auf Lage und Intensität dem Hauptfleck im Chromatogramm der Referenzlösung b.

D. Etwa 10 mg Substanz werden in einem Reagenzglas mit 1 ml Natriumcarbonat-Lösung *R* versetzt, 30 s lang zum Sieden erhitzt und abgekühlt (Lösung a). In einem weiteren gleichen Reagenzglas werden etwa 10 mg Substanz mit 1 ml Natriumcarbonat-Lösung *R* versetzt. Die Substanz löst sich teilweise (Lösung b). Den Lösungen a und b werden gleichzeitig je 5 ml Aminopyrazolon-Lösung *R* und je 1 ml Kaliumhexacyanoferrat(III)-Lösung *R* zugesetzt. Nach dem Mischen ist die Färbung der Lösung b gelb bis orangebraun. Die Färbung der Lösung a ist orange bis rot und deutlich intensiver als eine möglicherweise auftretende ähnliche Färbung der Lösung b.

Prüfung auf Reinheit

Prüflösung: 1,0 g Substanz wird in Ethanol 96 % *R* zu 10 ml gelöst.

Aussehen der Lösung: Die Prüflösung muß klar (2.2.1) und darf nicht stärker gefärbt sein als die Farbvergleichslösung BG_6 (2.2.2, Methode II).

Sauer reagierende Substanzen: 2 ml Prüflösung werden mit 3 ml Ethanol 96 % *R*, 5 ml kohlendioxidfreiem Wasser *R* und 0,1 ml Bromcresolgrün-Lösung *R* versetzt. Bis zum Farbumschlag nach Blau dürfen höchstens 0,1 ml Natriumhydroxid-Lösung (0,1 mol · l^{-1}) verbraucht werden.

Verwandte Substanzen: Die Prüfung erfolgt mit Hilfe der Dünnschichtchromatographie (2.2.27) unter Verwendung einer Schicht eines geeigneten octadecylsilylierten Kieselgels, das einen Fluoreszenzindikator mit intensivster Anregung der Fluoreszenz bei 254 nm enthält.

Untersuchungslösung a: 0,10 g Substanz werden in Aceton *R* zu 10 ml gelöst.

Untersuchungslösung b: 1 ml Untersuchungslösung a wird mit Aceton *R* zu 10 ml verdünnt.

Referenzlösung a: 0,5 ml Untersuchungslösung a werden mit Aceton *R* zu 100 ml verdünnt.

Referenzlösung b: 10 mg Methyl-4-hydroxybenzoat *CRS* werden in Aceton *R* zu 10 ml gelöst.

Referenzlösung c: 10 mg Ethyl-4-hydroxybenzoat *CRS* werden in 1 ml Untersuchungslösung a gelöst. Die Lösung wird mit Aceton *R* zu 10 ml verdünnt.

Auf die Platte werden getrennt 2 µl jeder Lösung aufgetragen. Die Chromatographie erfolgt mit einer Mischung von 1 Volumteil Essigsäure 98 % *R*, 30 Volumteilen Wasser *R* und 70 Volumteilen Methanol *R* über eine Laufstrecke von 15 cm. Die Platte wird an der Luft trocknen gelassen und im ultravioletten Licht bei 254 nm ausgewertet. Kein im Chromatogramm der Untersuchungslösung a auftretender Nebenfleck darf größer oder intensiver sein als der Fleck im Chromatogramm der Referenzlösung a (0,5 Prozent). Die Prüfung darf nur ausgewertet werden, wenn das Chromatogramm der Referenzlösung c deutlich voneinander getrennt 2 Flecke zeigt.

Sulfatasche (2.4.14): Höchstens 0,1 Prozent, mit 1,0 g Substanz bestimmt.

Gehaltsbestimmung

2,000 g Substanz werden in einem Erlenmeyerkolben mit Rückflußkühler mit 40,0 ml Natriumhydroxid-Lösung (1 mol · l^{-1}) versetzt. 1 h lang wird vorsichtig zum Rückfluß erhitzt. Nach dem Erkaltenlassen wird der Kühler mit Wasser *R* gespült. Der Überschuß an Natriumhydroxid wird mit Schwefelsäure (0,5 mol · l^{-1}) bis zum zweiten Wendepunkt titriert. Der Endpunkt wird mit Hilfe der Potentiometrie (2.2.20) bestimmt. Ein Blindversuch wird durchgeführt.

1 ml Natriumhydroxid-Lösung (1 mol · l^{-1}) entspricht 0,1521 g $C_8H_8O_3$.

Verunreinigungen

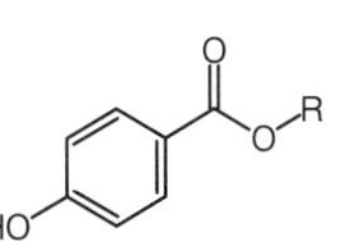

A. R = H: 4-Hydroxybenzoesäure
B. R = CH_2–CH_3: Ethyl(4-hydroxybenzoat)
C. R = CH_2–CH_2–CH_3: Propyl(4-hydroxybenzoat)
D. R = CH_2–CH_2–CH_2–CH_3: Butyl(4-hydroxybenzoat).

1999, 561

Methylprednisolon

Methylprednisolonum

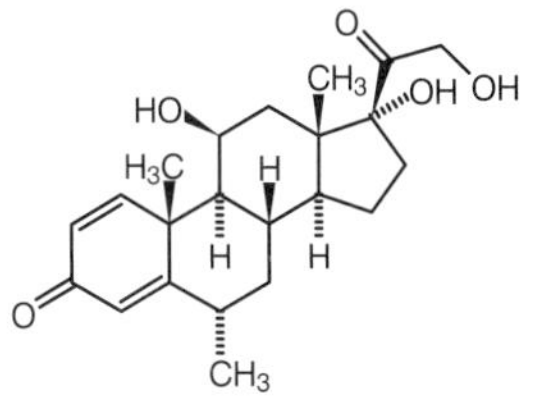

$C_{22}H_{30}O_5$ M_r 374,5

Definition

Methylprednisolon enthält mindestens 97,0 und höchstens 103,0 Prozent 11β,17,21-Trihydroxy-6α-methylpregna-1,4-dien-3,20-dion, berechnet auf die getrocknete Substanz.

Eigenschaften

Weißes bis fast weißes, kristallines Pulver; praktisch unlöslich in Wasser, wenig löslich in Ethanol, schwer löslich in Aceton und Dichlormethan.

Die Substanz zeigt Polymorphie.

Prüfung auf Identität

1: A, B.
2: C, D.

A. Die Prüfung erfolgt mit Hilfe der IR-Spektroskopie (2.2.24) durch Vergleich des Spektrums der Substanz mit dem von Methylprednisolon *CRS*. Wenn die Spektren bei der Prüfung in fester Form unterschiedlich sind, werden Substanz und Referenzsubstanz getrennt in der eben notwendigen Menge Aceton *R* gelöst. Nach Eindampfen der Lösungen auf dem Wasserbad werden mit den Rückständen erneut Spektren aufgenommen.

B. Die Prüfung erfolgt mit Hilfe der Dünnschichtchromatographie (2.2.27) unter Verwendung einer DC-Platte mit Kieselgel F_{254} *R*.

Untersuchungslösung: 10 mg Substanz werden in einer Mischung von 1 Volumteil Methanol *R* und 9 Volumteilen Dichlormethan *R* zu 10 ml gelöst.

Referenzlösung a: 20 mg Methylprednisolon *CRS* werden in einer Mischung von 1 Volumteil Methanol *R* und 9 Volumteilen Dichlormethan *R* zu 20 ml gelöst.

Referenzlösung b: 10 mg Hydrocortison *CRS* werden in der Referenzlösung a zu 10 ml gelöst.

Auf die Platte werden getrennt 5 µl jeder Lösung aufgetragen. Die Chromatographie erfolgt mit einer Mischung von 1,2 Volumteilen Wasser *R* und 8 Volumteilen Methanol *R*, die einer Mischung von 15 Volumteilen Ether *R* und 77 Volumteilen Dichlormethan *R* zugesetzt wird, über eine Laufstrecke von 15 cm. Eine zweite Chromatographie erfolgt mit einer Mischung von 5 Volumteilen mit Wasser *R* gesättigtem 1-Butanol *R*, 15 Volumteilen Toluol *R* und 80 Volumteilen Ether *R* über eine Laufstrecke von 15 cm. Die Platte wird an der Luft trocknen gelassen und im ultravioletten Licht bei 254 nm ausgewertet. Der Hauptfleck im Chromatogramm der Untersuchungslösung entspricht in bezug auf Lage und Größe dem Hauptfleck im Chromatogramm der Referenzlösung a. Die Platte wird mit ethanolischer Schwefelsäure *R* besprüht, 10 min lang oder bis zum Erscheinen von Flecken bei 120 °C erhitzt und erkalten gelassen. Die Auswertung erfolgt im Tageslicht und im ultravioletten Licht bei 365 nm. Der Hauptfleck im Chromatogramm der Untersuchungslösung entspricht in bezug auf Lage, Farbe im Tageslicht, Fluoreszenz im ultravioletten Licht bei 365 nm und Größe dem Hauptfleck im Chromatogramm der Referenzlösung a. Die Prüfung darf nur ausgewertet werden, wenn das Chromatogramm der Referenzlösung b deutlich voneinander getrennt 2 Flecke zeigt.

C. Die Prüfung erfolgt mit Hilfe der Dünnschichtchromatographie (2.2.27) unter Verwendung einer DC-Platte mit Kieselgel F_{254} *R*.

Untersuchungslösung a: 25 mg Substanz werden in Methanol *R* zu 5 ml gelöst (Stammlösung a). 2 ml Stammlösung a werden mit Dichlormethan *R* zu 10 ml verdünnt.

Untersuchungslösung b: 0,4 ml Stammlösung a werden in ein Reagenzglas aus Glas von 100 mm Länge und 20 mm Durchmesser mit Schliffstopfen oder einem Stopfen aus Polytetrafluorethylen gegeben. Das Lösungsmittel wird unter Erwärmen in einem Strom von Stickstoff *R* entfernt und der Rückstand mit 2 ml einer 15prozentigen Lösung (*V/V*) von Essigsäure 98 % *R* und 50 mg Natriumbismutat *R* versetzt. Das Reagenzglas wird verschlossen und die Suspension 1 h lang unter Lichtschutz mit Hilfe eines Schüttelgeräts kontinuierlich geschüttelt. Nach Zusatz von 2 ml einer 15prozentigen Lösung (*V/V*) von Essigsäure 98 % *R* wird in einen 50-ml-Scheidetrichter filtriert, wobei das Filter 2mal mit je 5 ml Wasser *R* gespült wird. Das klare Filtrat wird mit 10 ml Dichlormethan *R* geschüttelt. Die organische Phase wird mit 5 ml Natriumhydroxid-Lösung (1 mol · l^{-1}) sowie 2mal mit je 5 ml Wasser *R* gewaschen und anschließend über wasserfreiem Natriumsulfat *R* getrocknet.

Referenzlösung a: 25 mg Methylprednisolon *CRS* werden in Methanol *R* zu 5 ml gelöst (Stammlösung b). 2 ml Stammlösung b werden mit Dichlormethan *R* zu 10 ml verdünnt.

Referenzlösung b: 0,4 ml Stammlösung b werden in ein Reagenzglas aus Glas von 100 mm Länge und 20 mm Durchmesser mit Schliffstopfen oder einem Stopfen aus Polytetrafluorethylen gegeben. Das Lösungsmittel wird unter Erwärmen in einem Strom von Stickstoff *R* entfernt und der Rückstand mit 2 ml einer 15prozentigen Lösung (*V/V*) von Essigsäure 98 % *R* und 50 mg Natriumbismutat *R* versetzt. Das Reagenzglas wird verschlossen und die Suspension 1 h lang unter Lichtschutz mit Hilfe eines Schüttelgeräts kontinuierlich geschüttelt. Nach Zusatz von 2 ml einer 15prozentigen Lösung (*V/V*) von Essigsäure 98 % *R* wird in einen 50-ml-Scheidetrichter filtriert, wobei das Filter 2mal mit je 5 ml Wasser *R* gespült wird. Das klare Filtrat wird mit 10 ml Dichlormethan *R* geschüttelt. Die organische Phase wird mit 5 ml Natriumhydroxid-Lösung (1 mol · l^{-1}) sowie 2mal mit je 5 ml Wasser *R* gewaschen und anschließend über wasserfreiem Natriumsulfat *R* getrocknet.

Auf die Platte werden getrennt je 5 µl Untersuchungslösung a und Referenzlösung a sowie je 10 µl Untersuchungslösung b und Referenzlösung b aufgetragen, wobei die beiden letzten Lösungen in kleinen Anteilen aufgetragen werden, um kleine Flekke zu erhalten. Die Chromatographie erfolgt mit einer Mischung von 5 Volumteilen mit Wasser *R* gesättigtem 1-Butanol *R*, 10 Volumteilen Toluol *R* und 85 Volumteilen Ether *R* über eine Laufstrecke von 15 cm. Die Platte wird an der Luft trocknen gelassen und im ultravioletten Licht bei 254 nm ausgewertet. Der Hauptfleck in den Chromatogrammen der Untersuchungslösungen entspricht in bezug auf Lage und Größe dem Hauptfleck in den Chromatogrammen der entsprechenden Referenzlösungen. Die Platte wird mit ethanolischer Schwefelsäure *R* besprüht, 15 min lang bei 120 °C erhitzt und erkalten gelassen. Die Auswertung erfolgt im Tageslicht und im ultravioletten Licht bei 365 nm. Der Hauptfleck in den Chromatogrammen der Untersuchungslösungen entspricht in bezug auf Lage, Farbe im Tageslicht, Fluoreszenz im ultravioletten Licht bei 365 nm und Größe dem Hauptfleck in den Chromatogrammen der entsprechenden Referenzlösungen. Der Hauptfleck in den Chromatogrammen der Untersuchungslösung b und der Referenzlösung b hat einen deutlich größeren R_f-Wert als der Hauptfleck in den Chromatogrammen der Untersuchungslösung a und der Referenzlösung a.

D. Etwa 2 mg Substanz werden unter Schütteln in 2 ml Schwefelsäure *R* gelöst. Innerhalb von 5 min entwikkelt sich eine intensive, rote Färbung. Die Lösung zeigt im ultravioletten Licht bei 365 nm eine rötlichbraune Fluoreszenz. Wird die Lösung zu 10 ml Wasser *R* gegeben und gemischt, verblaßt die Färbung, und die Fluoreszenz im ultravioletten Licht bei 365 nm ist gelblichgrün.

Prüfung auf Reinheit

Spezifische Drehung (2.2.7): 0,250 g Substanz werden in Dioxan *R* zu 25,0 ml gelöst. Die spezifische Drehung muß zwischen +79 und +86° liegen, berechnet auf die getrocknete Substanz.

Verwandte Substanzen: Die Prüfung erfolgt mit Hilfe der Flüssigchromatographie (2.2.29).

Untersuchungslösung: 25,0 mg Substanz werden in einer Mischung gleicher Volumteile Acetonitril *R* und Methanol *R* zu 10,0 ml gelöst.

Referenzlösung a: 2 mg Methylprednisolon *CRS* und 2 mg Betamethason *CRS* werden in der mobilen Phase A zu 100,0 ml gelöst.

Referenzlösung b: 1,0 ml Untersuchungslösung wird mit der mobilen Phase A zu 100,0 ml verdünnt.

Die Chromatographie kann durchgeführt werden mit

- einer Säule aus rostfreiem Stahl von 0,25 m Länge und 4,6 mm innerem Durchmesser, gepackt mit octadecylsilyliertem Kieselgel zur Chromatographie *R* (5 µm)
- einer Mischung der mobilen Phasen A und B unter Einsatz der Gradientenelution bei einer Durchflußrate von 2,5 ml je Minute gemäß der Tabelle
  mobile Phase A: In einem 1000-ml-Meßkolben werden 250 ml Acetonitril *R* und 700 ml Wasser *R* gemischt; die Mischung wird zum Äquilibrieren stehengelassen, mit Wasser *R* auf 1000 ml ergänzt und erneut gemischt
  mobile Phase B: Acetonitril *R*

Zeit (min)	mobile Phase A (% *V/V*)	mobile Phase B (% *V/V*)	Erläuterungen
0	100	0	isokratisch
15	100	0	Beginn der linearen Gradientenelution
40	0	100	Ende des Chromatogramms, zurück auf 100 Prozent A
41	100	0	Beginn der Äquilibrierung mit A
46 = 0	100	0	Ende der Äquilibrierung, Beginn des nächsten Chromatogramms

- einem Spektrometer als Detektor bei einer Wellenlänge von 254 nm.

Die Temperatur der Säule wird bei 45 °C gehalten.

Die Säule wird mit der mobilen Phase B bei einer Durchflußrate von 2,5 ml je Minute mindestens 30 min lang und anschließend 5 min lang mit der mobilen Phase A äquilibriert. Für nachfolgende Chromatogramme wird wie in der Tabelle unter 40 bis 46 min beschrieben äquilibriert.

Die Empfindlichkeit des Systems wird so eingestellt, daß die Höhe des Hauptpeaks im Chromatogramm mit 20 µl Referenzlösung b mindestens 50 Prozent des maximalen Ausschlags beträgt.

20 µl Referenzlösung a werden eingespritzt. Werden die Chromatogramme unter den vorgeschriebenen Bedingungen aufgezeichnet, betragen die Retentionszeiten für Methylprednisolon etwa 11,5 min und für Betamethason etwa 12,5 min. Die Prüfung darf nur ausgewertet werden, wenn die Auflösung zwischen den Peaks von Methylprednisolon und Betamethason mindestens 1,5 beträgt. Falls erforderlich wird die Konzentration von Acetonitril in der mobilen Phase A geändert.

20 µl einer Mischung gleicher Volumteile Acetonitril *R* und Methanol *R* als Blindlösung und je 20 µl Untersuchungslösung und Referenzlösung b werden getrennt eingespritzt. Im Chromatogramm der Untersuchungslösung darf keine Peakfläche, mit Ausnahme der des Hauptpeaks, größer sein als das 0,5fache der Fläche des Hauptpeaks im Chromatogramm der Referenzlösung b (0,5 Prozent). Im Chromatogramm der Untersuchungslösung darf die Summe aller Peakflächen, mit Ausnahme der des Hauptpeaks, nicht größer sein als das 2fache der Fläche des Hauptpeaks im Chromatogramm der Referenzlösung b (2 Prozent). Peaks der Blindlösung und Peaks, deren Fläche kleiner ist als das 0,05fache der Fläche des Hauptpeaks im Chromatogramm der Referenzlösung b, werden nicht berücksichtigt.

Trocknungsverlust (2.2.32): Höchstens 1,0 Prozent, mit 0,500 g Substanz durch Trocknen im Trockenschrank bei 100 bis 105 °C bestimmt.

Gehaltsbestimmung

0,100 g Substanz werden in Ethanol 96 % *R* zu 100,0 ml gelöst. 2,0 ml Lösung werden mit Ethanol 96 % *R* zu 100,0 ml verdünnt. Die Absorption (2.2.25) wird im Maximum bei 243 nm gemessen.

Der Gehalt an $C_{22}H_{30}O_5$ wird mit Hilfe der spezifischen Absorption berechnet ($A^{1\%}_{1\,cm}$ = 395).

Lagerung

Vor Licht geschützt.

Verunreinigungen

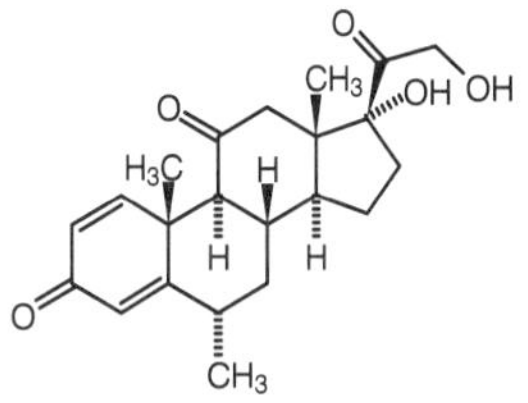

A. 17,21-Dihydroxy-6α-methylpregna-1,4-dien-3,11,20-trion

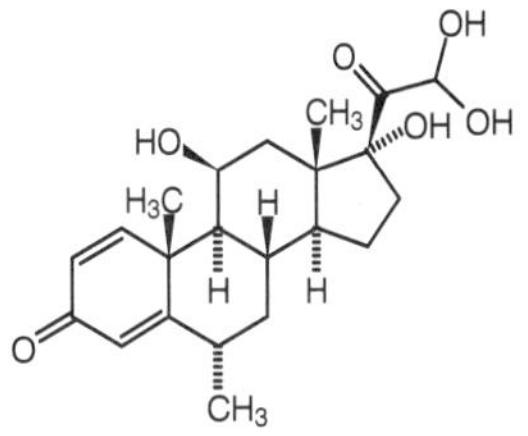

B. 11β,17,21,21-Tetrahydroxy-6α-methylpregna-1,4-dien-3,20-dion

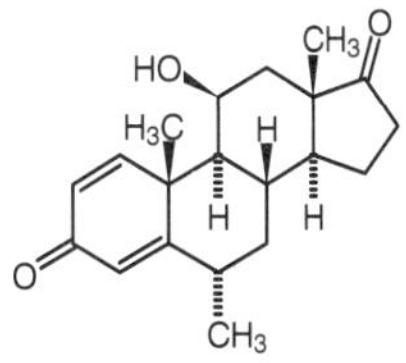

C. 11β-Hydroxy-6α-methylandrosta-1,4-dien-3,17-dion

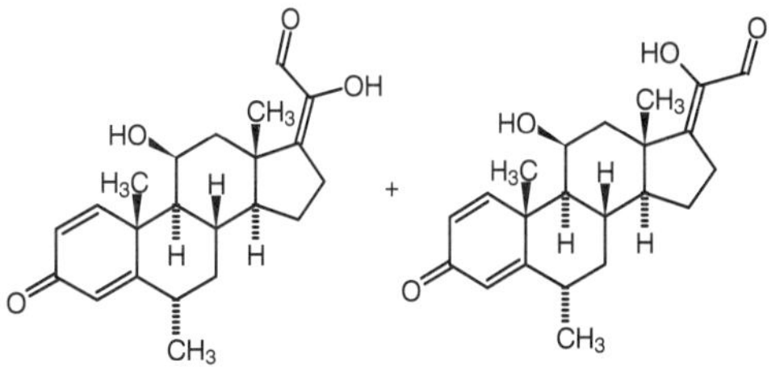

D. (*E*)- und (*Z*)-11β,20-Dihydroxy-6α-methylpregna-1,4,17(20)-trien-3,21-dion.

M

Monographien

1999, 1131

Methylprednisolonhydrogensuccinat

Methylprednisoloni hydrogenosuccinas

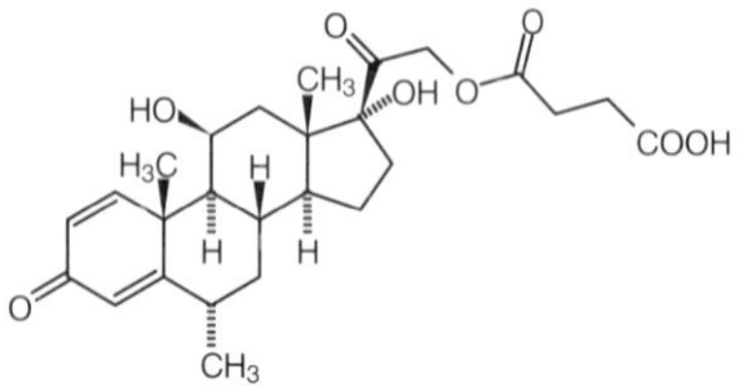

$C_{26}H_{34}O_8$ M_r 474,6

Definition

Methylprednisolonhydrogensuccinat enthält mindestens 97,0 und höchstens 103,0 Prozent 11β,17,21-Trihydroxy-6α-methylpregna-1,4-dien-3,20-dion-21-hydrogensuccinat, berechnet auf die getrocknete Substanz.

Eigenschaften

Weißes bis fast weißes, hygroskopisches Pulver; praktisch unlöslich in Wasser, schwer löslich in Aceton und wasserfreiem Ethanol, praktisch unlöslich in Ether. Die Substanz löst sich in verdünnten Alkalihydroxid-Lösungen.

Prüfung auf Identität

1: A, B.
2: C, D.

A. Die Prüfung erfolgt mit Hilfe der IR-Spektroskopie (2.2.24) durch Vergleich des Spektrums der Substanz mit dem von Methylprednisolonhydrogensuccinat *CRS*.

B. Die Prüfung erfolgt mit Hilfe der Dünnschichtchromatographie (2.2.27) unter Verwendung einer DC-Platte mit Kieselgel F_{254} *R*.

Untersuchungslösung: 10 mg Substanz werden in einer Mischung von 1 Volumteil Methanol *R* und 9 Volumteilen Dichlormethan *R* zu 10 ml gelöst.

Referenzlösung a: 20 mg Methylprednisolonhydrogensuccinat *CRS* werden in einer Mischung von 1 Volumteil Methanol *R* und 9 Volumteilen Dichlormethan *R* zu 20 ml gelöst.

Referenzlösung b: 10 mg Hydrocortisonhydrogensuccinat *CRS* werden in der Referenzlösung a zu 10 ml gelöst.

Auf die Platte werden getrennt 10 µl jeder Lösung aufgetragen. Die Chromatographie erfolgt mit einer Mischung von 0,1 Volumteilen wasserfreier Ameisensäure *R*, 1 Volumteil wasserfreiem Ethanol *R* und 15 Volumteilen Dichlormethan *R* über eine Laufstrekke von 15 cm. Die Platte wird an der Luft trocknen gelassen und im ultravioletten Licht bei 254 nm ausgewertet. Der Hauptfleck im Chromatogramm der Untersuchungslösung entspricht in bezug auf Lage und Größe dem Hauptfleck im Chromatogramm der Referenzlösung a. Die Platte wird mit ethanolischer Schwefelsäure *R* besprüht, 10 min lang oder bis zum Erscheinen von Flecken bei 120 °C erhitzt und erkalten gelassen. Die Auswertung erfolgt im Tageslicht und im ultravioletten Licht bei 365 nm. Der Hauptfleck im Chromatogramm der Untersuchungslösung entspricht in bezug auf Lage, Farbe im Tageslicht, Fluoreszenz im ultravioletten Licht bei 365 nm und Größe dem Hauptfleck im Chromatogramm der Referenzlösung a. Die Prüfung darf nur ausgewertet werden, wenn das Chromatogramm der Referenzlösung b 2 Flecke zeigt, die möglicherweise nicht vollständig voneinander getrennt sind.

C. Die Prüfung erfolgt mit Hilfe der Dünnschichtchromatographie (2.2.27) unter Verwendung einer DC-Platte mit Kieselgel F_{254} *R*.

Untersuchungslösung a: 25 mg Substanz werden unter Erwärmen in Methanol *R* zu 5 ml gelöst (Stammlösung a). 2 ml Stammlösung a werden mit Dichlormethan *R* zu 10 ml verdünnt.

Untersuchungslösung b: 2 ml der unter „Untersuchungslösung a" erhaltenen Stammlösung a werden in ein Reagenzglas aus Glas von 15 ml Inhalt mit einem Schliffstopfen oder einem Stopfen aus Polytetrafluorethylen gegeben. Nach Zusatz von 10 ml einer Lösung von Natriumhydroxid *R* ($0,8 g \cdot l^{-1}$) in Methanol *R* wird sofort 5 min lang ein Strom von Stickstoff *R* durch die Lösung geleitet. Das Reagenzglas wird verschlossen, 30 min lang unter Lichtschutz im Wasserbad von 45 °C erwärmt und anschließend erkalten gelassen.

Referenzlösung a: 25 mg Methylprednisolonhydrogensuccinat *CRS* werden unter Erwärmen in Methanol *R* zu 5 ml gelöst (Stammlösung b). 2 ml Stammlösung b werden mit Dichlormethan *R* zu 10 ml verdünnt.

Referenzlösung b: 2 ml der unter „Referenzlösung a" erhaltenen Stammlösung b werden in ein Reagenzglas aus Glas von 15 ml Inhalt mit Schliffstopfen oder einem Stopfen aus Polytetrafluorethylen gegeben. Nach Zusatz von 10 ml einer Lösung von Natriumhydroxid *R* ($0,8 g \cdot l^{-1}$) in Methanol *R* wird sofort 5 min lang ein Strom von Stickstoff *R* durch die Lösung geleitet. Das Reagenzglas wird verschlossen, 30 min lang unter Lichtschutz im Wasserbad von 45 °C erwärmt und anschließend erkalten gelassen.

Auf die Platte werden getrennt 5 µl jeder Lösung aufgetragen. Die Chromatographie erfolgt mit einer Mischung von 1,2 Volumteilen Wasser *R* und 8 Volumteilen Methanol *R*, die einer Mischung von 15 Volumteilen Ether *R* und 77 Volumteilen Dichlormethan *R* zugesetzt wird, über eine Laufstrecke von 15 cm. Die Platte wird an der Luft trocknen gelassen und im ultravioletten Licht bei 254 nm ausgewertet. Der Hauptfleck in den Chromatogrammen der Untersuchungslösungen entspricht in bezug auf Lage und

Größe dem Hauptfleck in den Chromatogrammen der entsprechenden Referenzlösungen. Die Platte wird mit ethanolischer Schwefelsäure *R* besprüht, 10 min lang oder bis zum Erscheinen von Flecken bei 120 °C erhitzt und erkalten gelassen. Die Auswertung erfolgt im Tageslicht und im ultravioletten Licht bei 365 nm. Der Hauptfleck in den Chromatogrammen der Untersuchungslösungen entspricht in bezug auf Lage, Farbe im Tageslicht, Fluoreszenz im ultravioletten Licht bei 365 nm und Größe dem Hauptfleck in den Chromatogrammen der entsprechenden Referenzlösungen. Der Hauptfleck in den Chromatogrammen der Untersuchungslösung b und der Referenzlösung b hat einen deutlich größeren R_f-Wert als der Hauptfleck in den Chromatogrammen der Untersuchungslösung a und der Referenzlösung a.

D. Etwa 2 mg Substanz werden unter Schütteln in 2 ml Schwefelsäure *R* gelöst. Innerhalb von 5 min entwikkelt sich eine rötlichbraune Färbung. Die Lösung wird zu 10 ml Wasser *R* gegeben. Nach dem Mischen verblaßt die Färbung, und ein Niederschlag bildet sich.

Prüfung auf Reinheit

Aussehen der Lösung: 0,100 g Substanz werden in 5 ml Natriumhydrogencarbonat-Lösung *R* gelöst. Die Lösung muß klar (2.2.1) sein.

Spezifische Drehung (2.2.7): 0,250 g Substanz werden in Dioxan *R* zu 25,0 ml gelöst. Die spezifische Drehung muß zwischen +87 und +95° liegen, berechnet auf die getrocknete Substanz.

Verwandte Substanzen: Die Prüfung erfolgt mit Hilfe der Flüssigchromatographie (2.2.29).

Untersuchungslösung: 25,0 mg Substanz werden in der mobilen Phase zu 10,0 ml gelöst.

Referenzlösung a: 25 mg Methylprednisolonhydrogensuccinat zur Eignungsprüfung *CRS* werden in der mobilen Phase zu 10,0 ml gelöst.

Referenzlösung b: 1,0 ml Untersuchungslösung wird mit der mobilen Phase zu 100,0 ml verdünnt.

Die Chromatographie kann durchgeführt werden mit
- einer Säule aus rostfreiem Stahl von 0,25 m Länge und 4,0 mm innerem Durchmesser, gepackt mit octadecylsilyliertem Kieselgel zur Chromatographie *R* (5 µm)
- einer Mischung von 33 Volumteilen Acetonitril *R* und 67 Volumteilen einer 3prozentigen Lösung (*V/V*) von Essigsäure 98 % *R* als mobile Phase bei einer Durchflußrate von 1 ml je Minute
- einem Spektrometer als Detektor bei einer Wellenlänge von 254 nm.

Die Säule wird mit der mobilen Phase bei einer Durchflußrate von 1 ml je Minute etwa 30 min lang äquilibriert.

Die Empfindlichkeit des Systems wird so eingestellt, daß die Höhe des Hauptpeaks im Chromatogramm mit 20 µl Referenzlösung b mindestens 50 Prozent des maximalen Ausschlags beträgt.

20 µl Referenzlösung a werden eingespritzt. Werden die Chromatogramme unter den vorgeschriebenen Bedingungen aufgezeichnet, betragen die Retentionszeiten für Methylprednisolonhydrogensuccinat etwa 22 min und für Methylhydrocortison-21-hydrogensuccinat etwa 24 min (die Verunreinigung eluiert unmittelbar nach dem Hauptpeak und zeigt eine Schulter). Von der Basislinie ausgehend werden die Höhe (A) des Methylhydrocortison-21-hydrogensuccinat-Peaks und die Höhe (B) des niedrigsten Punkts der Kurve zwischen diesem und dem Methylprednisolonhydrogensuccinat-Peak gemessen. Die Prüfung darf nur ausgewertet werden, wenn die Höhe (A) größer ist als das 4fache der Höhe (B). Falls erforderlich wird die Konzentration an Acetonitril in der mobilen Phase geändert.

Je 20 µl Untersuchungslösung und Referenzlösung b werden getrennt eingespritzt. Die Chromatographie erfolgt über eine Dauer, die der 2fachen Retentionszeit des Hauptpeaks entspricht. Im Chromatogramm der Untersuchungslösung darf keine Peakfläche, mit Ausnahme der des Hauptpeaks, größer sein als das 0,5fache der Fläche des Hauptpeaks im Chromatogramm der Referenzlösung b (0,5 Prozent). Im Chromatogramm der Untersuchungslösung darf die Summe aller Peakflächen, mit Ausnahme der des Hauptpeaks, nicht größer sein als die Fläche des Hauptpeaks im Chromatogramm der Referenzlösung b (1 Prozent). Der Lösungsmittelpeak und Peaks, deren Fläche kleiner ist als das 0,05fache der Fläche des Hauptpeaks im Chromatogramm der Referenzlösung b, werden nicht berücksichtigt.

Trocknungsverlust (2.2.32): Höchstens 1,0 Prozent, mit 1,000 g Substanz durch Trocknen im Trockenschrank bei 100 bis 105 °C bestimmt.

Sulfatasche (2.4.14): Höchstens 0,1 Prozent, mit 1,0 g Substanz bestimmt.

Gehaltsbestimmung

50,0 mg Substanz werden in Ethanol 96 % *R* zu 100,0 ml gelöst. 2,0 ml Lösung werden mit Ethanol 96 % *R* zu 50,0 ml verdünnt. Die Absorption (2.2.25) wird im Maximum bei 243 nm gemessen.

Der Gehalt an $C_{26}H_{34}O_8$ wird mit Hilfe der spezifischen Absorption berechnet ($A_{1\,cm}^{1\%}$ = 316).

Lagerung

Dicht verschlossen, vor Licht geschützt.

Verunreinigungen

A. Methylprednisolon

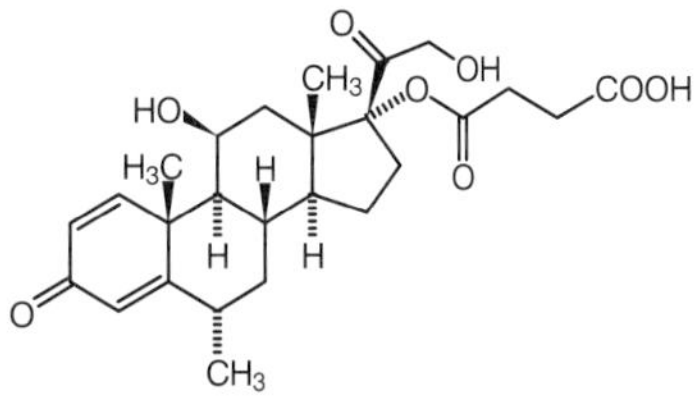

B. Methylprednisolon-17-hydrogensuccinat

C. Methylprednisolonacetat

M

Monographien

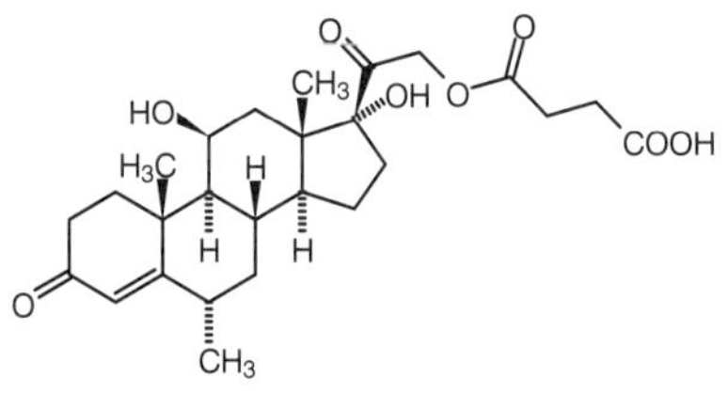

D. Methylhydrocortison-21-hydrogensuccinat.

1999, 1347

Metixenhydrochlorid

Metixeni hydrochloridum

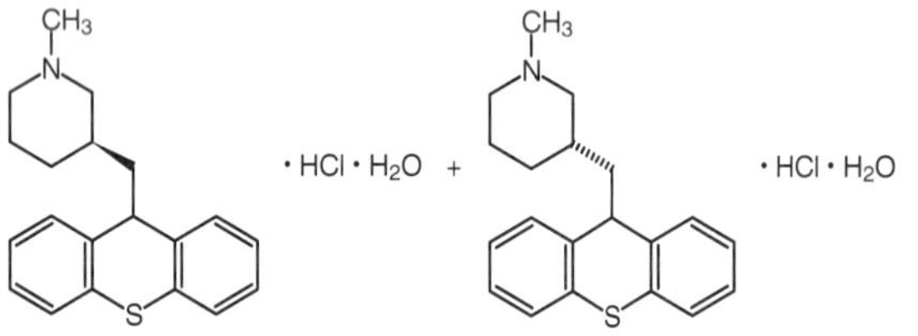

$C_{20}H_{24}ClNS \cdot H_2O$ M_r 363,9

Definition

Metixenhydrochlorid enthält mindestens 98,0 und höchstens 102,0 Prozent (*RS*)-1-Methyl-3-[(9*H*-thioxanthen-9-yl)methyl])piperidin-hydrochlorid, berechnet auf die getrocknete Substanz.

Eigenschaften

Weißes bis fast weißes, kristallines oder feinkristallines Pulver; löslich in Wasser, Dichlormethan und Ethanol, praktisch unlöslich in Ether.

Prüfung auf Identität

A. Die Prüfung erfolgt mit Hilfe der IR-Spektroskopie (2.2.24) durch Vergleich des Spektrums der Substanz mit dem von Metixenhydrochlorid *CRS*.

B. Die Substanz gibt die Identitätsreaktion a auf Chlorid (2.3.1).

Prüfung auf Reinheit

Aussehen der Lösung: 0,40 g Substanz werden in Methanol *R* zu 20,0 ml gelöst. Die Prüflösung muß klar (2.2.1) und darf nicht stärker gefärbt sein als die Farbvergleichslösung G_6 (2.2.2, Methode I).

***p*H-Wert** (2.2.3): 0,18 g Substanz werden in kohlendioxidfreiem Wasser *R*, falls erforderlich unter Erwärmen auf etwa 50 °C, gelöst. Nach dem Abkühlen wird die Lösung mit kohlendioxidfreiem Wasser *R* zu 10,0 ml verdünnt. Der *p*H-Wert der Lösung, unmittelbar nach der Herstellung gemessen, muß zwischen 4,4 und 5,8 liegen.

Verwandte Substanzen: Die Prüfung erfolgt mit Hilfe der Dünnschichtchromatographie (2.2.27) unter Verwendung einer DC-Platte mit Kieselgel *R*.

Die Prüfung muß unter Lichtschutz durchgeführt werden.

Untersuchungslösung: 50 mg Substanz werden in Dichlormethan *R* zu 5,0 ml gelöst.

Referenzlösung a: 5 mg Metixenhydrochlorid *CRS* werden in Dichlormethan *R* zu 100,0 ml gelöst.

Referenzlösung b: 20 mg Thioxanthen *CRS* werden in 50 ml Dichlormethan *R* gelöst. 1,0 ml Lösung wird mit Dichlormethan *R* zu 20,0 ml verdünnt.

Referenzlösung c: 5 mg Thioxanthon *CRS* werden in 50 ml Dichlormethan *R* gelöst. 1,0 ml Lösung wird mit Dichlormethan *R* zu 20,0 ml verdünnt.

Referenzlösung d: 4 ml Referenzlösung a werden mit Dichlormethan *R* zu 10,0 ml verdünnt.

Auf die Platte werden getrennt 5 µl jeder Lösung bandförmig aufgetragen. Die Chromatographie erfolgt mit einer Mischung von 10 Volumteilen Essigsäure 98 % *R*, 10 Volumteilen Methanol *R* und 80 Volumteilen Dichlormethan *R* über eine Laufstrecke von 10 cm. Die Platte wird im Kaltluftstrom getrocknet, mit einer Mischung von 1 Volumteil Schwefelsäure *R* und 9 Volumteilen Ethanol 96 % *R* besprüht und anschließend 10 min lang bei 100 °C erhitzt. Nach dem Erkaltenlassen wird die Platte im ultravioletten Licht bei 365 nm ausgewertet. Eine im Chromatogramm der Untersuchungslösung auftretende Thioxanthen-Zone darf nicht größer oder intensiver sein als die Zone im Chromatogramm der Referenzlösung b (0,2 Prozent). Eine auftretende Thioxanthon-Zone darf nicht größer oder intensiver sein als die Zone im Chromatogramm der Referenzlösung c (0,05 Prozent). Eine im Chromatogramm der Untersuchungslösung auftretende Nebenzone, mit Ausnahme der Thioxanthen-Zone und der Thioxanthon-Zone, darf nicht größer oder intensiver sein als die Zone im Chromatogramm der Referenzlösung a (0,5 Prozent), und höchstens eine dieser Nebenzonen darf größer oder intensiver sein als die Zone im Chromatogramm der Referenzlösung d (0,2 Prozent). Die Prüfung darf nur ausgewertet werden, wenn die Chromatogramme der Referenzlösungen b und c deutlich sichtbare und voneinander getrennte Zonen zeigen.

Trocknungsverlust (2.2.32): 4,0 bis 6,0 Prozent, mit 0,500 g Substanz durch Trocknen im Trockenschrank bei 138 bis 142 °C bestimmt.

Sulfatasche (2.4.14): Höchstens 0,1 Prozent, mit 1,0 g Substanz bestimmt.

Gehaltsbestimmung

0,250 g Substanz, in einer Mischung von 5,0 ml Salzsäure (0,01 mol · l^{-1}) und 50 ml Ethanol 96 % *R* gelöst, werden mit Natriumhydroxid-Lösung (0,1 mol · l^{-1}) titriert. Der Endpunkt wird mit Hilfe der Potentiometrie (2.2.20) bestimmt. Das zwischen den beiden Wendepunkten zugesetzte Volumen wird abgelesen.

1 ml Natriumhydroxid-Lösung (0,1 mol · l^{-1}) entspricht 34,59 mg $C_{20}H_{24}ClNS$.

Lagerung

Vor Licht geschützt.

Verunreinigungen

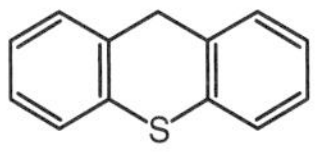

A. 9*H*-Thioxanthen

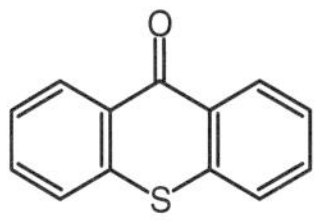

B. 9*H*-Thioxanthen-9-on (Thioxanthon).

1999, 1348

Metoclopramid

Metoclopramidum

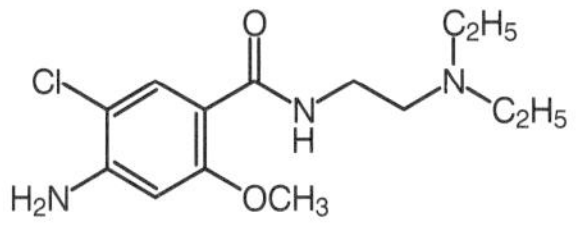

$C_{14}H_{22}ClN_3O_2$ M_r 299,8

Definition

Metoclopramid enthält mindestens 99,0 und höchstens 101,0 Prozent 4-Amino-5-chlor-*N*-(2-diethylamino=ethyl)-2-methoxybenzamid, berechnet auf die getrocknete Substanz.

Eigenschaften

Weißes bis fast weißes, feines Pulver; praktisch unlöslich in Wasser, wenig löslich in Dichlormethan, wenig bis schwer löslich in Ethanol.

Die Substanz zeigt Polymorphie.

Prüfung auf Identität

1: A, B.
2: A, C.

A. Schmelztemperatur (2.2.14): 145 bis 149 °C.

B. Die Prüfung erfolgt mit Hilfe der IR-Spektroskopie (2.2.24) durch Vergleich des Spektrums der Substanz mit dem von Metoclopramid *CRS*. Die Prüfung erfolgt mit Hilfe von Preßlingen.

C. Die bei der Prüfung „Verwandte Substanzen, Methode A" (siehe „Prüfung auf Reinheit") erhaltenen Chromatogramme werden vor dem Besprühen mit Dimethylaminobenzaldehyd-Lösung *R* 1 im ultravioletten Licht bei 254 nm ausgewertet. Der Hauptfleck im Chromatogramm der Untersuchungslösung entspricht in bezug auf Lage und Größe dem Hauptfleck im Chromatogramm der Referenzlösung a.

Prüfung auf Reinheit

Aussehen der Lösung: 2,5 g Substanz werden in 25 ml Salzsäure (0,1 mol · l^{-1}) gelöst. Die frisch hergestellte Lösung muß klar (2.2.1) und darf nicht stärker gefärbt sein als die Farbvergleichslösung G_6 (2.2.2, Methode II).

Verwandte Substanzen:
A. Die Prüfung erfolgt mit Hilfe der Dünnschichtchromatographie (2.2.27) unter Verwendung einer DC-Platte mit Kieselgel F_{254} *R*.

Untersuchungslösung: 40 mg Substanz werden in Methanol *R* zu 10 ml gelöst.

Referenzlösung a: 20 mg Metoclopramid *CRS* und 10 mg Sulpirid *CRS* werden in Methanol *R* zu 5 ml gelöst.

Referenzlösung b: 20 mg Diethylethylendiamin *R* werden in Methanol *R* zu 50 ml gelöst. 2 ml Lösung werden mit Methanol *R* zu 100 ml verdünnt.

Auf die Platte werden getrennt 5 µl jeder Lösung aufgetragen. Die Chromatographie erfolgt mit einer Mischung von 2 Volumteilen konzentrierter Ammoniak-Lösung *R*, 10 Volumteilen Dioxan *R*, 14 Volumteilen Methanol *R* und 90 Volumteilen Dichlormethan *R* über eine Laufstrecke von 12 cm. Die Platte wird an der Luft trocknen gelassen und im ultravioletten Licht bei 254 nm ausgewertet („Prüfung auf Identität, C"). Die Platte wird mit Dimethylaminobenzaldehyd-Lösung *R* 1 besprüht und an der Luft trocknen gelassen. Ein der Metoclopramid-Verunreinigung E entsprechender Fleck im Chromatogramm der Untersuchungslösung (bei der Auswertung im ultravioletten Licht bei 254 nm nicht sichtbar) darf nicht größer oder intensiver sein als der Fleck im Chromatogramm der Referenzlösung b (0,2 Prozent). Die Prüfung darf nur ausgewertet werden, wenn das Chromatogramm der Referenzlösung a deutlich voneinander getrennt 2 Flecke zeigt.

B. Die Prüfung erfolgt mit Hilfe der Flüssigchromatographie (2.2.29).

Untersuchungslösung: 10,0 mg Substanz werden in der mobilen Phase zu 10,0 ml gelöst.

Referenzlösung a: 0,2 ml Untersuchungslösung werden mit der mobilen Phase zu 100,0 ml verdünnt.

Referenzlösung b: 10,0 mg Metoclopramid-Verunreinigung A *CRS* werden in der mobilen Phase zu 100,0 ml gelöst. 1,0 ml Lösung wird mit 0,1 ml Untersuchungslösung gemischt und mit der mobilen Phase zu 10,0 ml verdünnt.

Die Chromatographie kann durchgeführt werden mit

– einer Säule aus rostfreiem Stahl von 0,25 m Länge und 4,6 mm innerem Durchmesser, gepackt mit octylsilyliertem Kieselgel zur Chromatographie *R* (5 µm)
– folgender mobilen Phase bei einer Durchflußrate von 1,5 ml je Minute: 6,8 g Kaliumdihydrogenphosphat *R* werden in 700 ml Wasser *R* gelöst; nach Zusatz von 0,2 ml Dimethyloctylamin *R* wird mit Phosphorsäure 10 % *R* auf einen *p*H-Wert von 4,0 eingestellt; mit

Wasser *R* wird zu 1000 ml verdünnt; nach Zusatz von 250 ml Acetonitril *R* wird gemischt
– einem Spektrometer als Detektor bei einer Wellenlänge von 240 nm.

10 µl jeder Lösung werden getrennt eingespritzt. Die Empfindlichkeit des Systems wird so eingestellt, daß die Höhe der Hauptpeaks im Chromatogramm der Referenzlösung b mindestens 50 Prozent des maximalen Ausschlags beträgt. Die Prüfung darf nur ausgewertet werden, wenn die Auflösung zwischen den 2 Hauptpeaks im Chromatogramm der Referenzlösung b mindestens 2,0 beträgt.

Die Chromatographie der Untersuchungslösung erfolgt über eine Dauer, die der 8fachen Retentionszeit des Metoclopramid-Peaks entspricht. Im Chromatogramm der Untersuchungslösung darf keine Peakfläche, mit Ausnahme der des Hauptpeaks, größer sein als die Fläche des Hauptpeaks im Chromatogramm der Referenzlösung a (0,2 Prozent), und die Summe dieser Peakflächen darf nicht größer sein als das 3fache der Fläche des Hauptpeaks im Chromatogramm der Referenzlösung a (0,6 Prozent). Peaks, deren Fläche kleiner ist als das 0,1fache der Fläche des Hauptpeaks im Chromatogramm der Referenzlösung a, werden nicht berücksichtigt.

Schwermetalle (2.4.8): 1,0 g Substanz muß der Grenzprüfung C auf Schwermetalle entsprechen (20 ppm). Zur Herstellung der Referenzlösung werden 2 ml Blei-Lösung (10 ppm Pb) *R* verwendet.

Trocknungsverlust (2.2.32): Höchstens 1,0 Prozent, mit 1,000 g Substanz durch Trocknen im Trockenschrank bei 100 bis 105 °C bestimmt.

Sulfatasche (2.4.14): Höchstens 0,1 Prozent, mit 1,0 g Substanz bestimmt.

Gehaltsbestimmung

0,250 g Substanz, in 50 ml wasserfreier Essigsäure 98 % *R* gelöst, werden nach Zusatz von 5 ml Acetanhydrid *R* mit Perchlorsäure (0,1 mol · l^{-1}) titriert. Der Endpunkt wird mit Hilfe der Potentiometrie (2.2.20) bestimmt.

1 ml Perchlorsäure (0,1 mol · l^{-1}) entspricht 29,98 mg $C_{14}H_{22}ClN_3O_2$.

Verunreinigungen

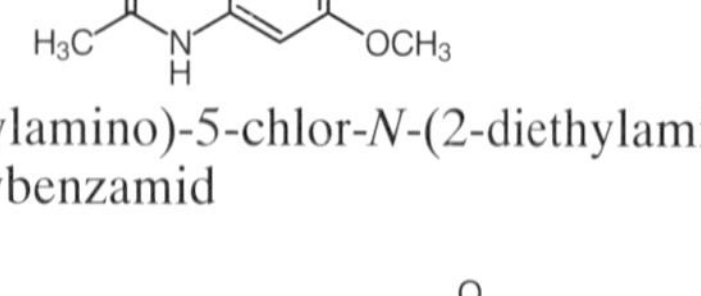

A. 4-(Acetylamino)-5-chlor-*N*-(2-diethylaminoethyl)-2-methoxybenzamid

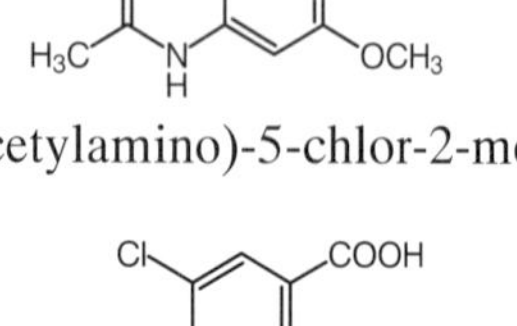

B. Methyl-4-(acetylamino)-5-chlor-2-methoxybenzoat

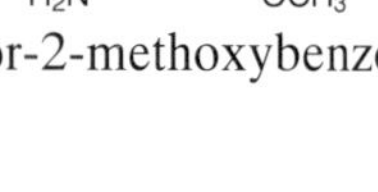

C. 4-Amino-5-chlor-2-methoxybenzoesäure

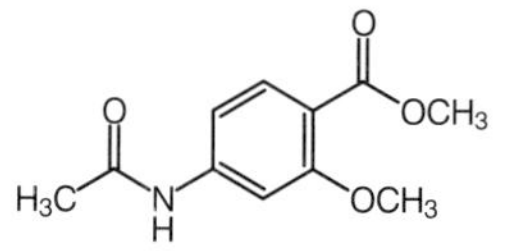

D. Methyl-4-(acetylamino)-2-methoxybenzoat

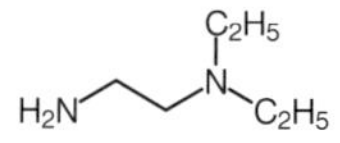

E. *N,N*-Diethylethan-1,2-diamin (Diethylethylendiamin)

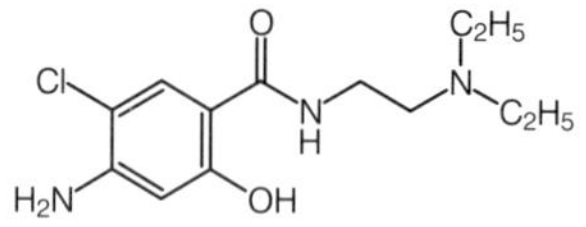

F. 4-Amino-5-chlor-*N*-(2-diethylaminoethyl)-2-hydroxybenzamid

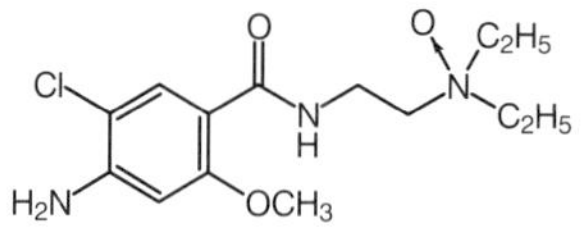

G. 4-Amino-5-chlor-*N*-(2-diethylaminoethyl)-2-methoxybenzamid-*N*-oxid

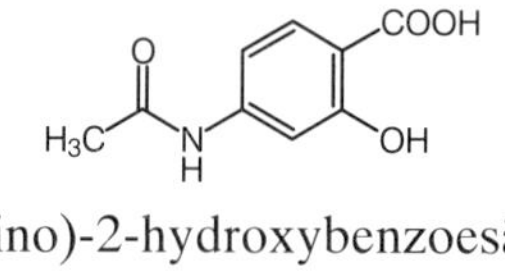

H. 4-(Acetylamino)-2-hydroxybenzoesäure.

1999, 674

Metoclopramidhydrochlorid

Metoclopramidi hydrochloridum

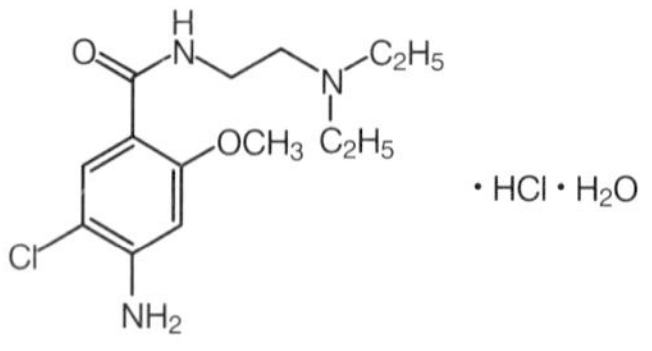

$C_{14}H_{23}Cl_2N_3O_2 \cdot H_2O$ M_r 354,3

Definition

Metoclopramidhydrochlorid enthält mindestens 99,0 und höchstens 101,0 Prozent 4-Amino-5-chlor-*N*-(2-diethylaminoethyl)-2-methoxybenzamid-hydrochlorid, berechnet auf die wasserfreie Substanz.

Eigenschaften

Weiße bis fast weiße Kristalle oder kristallines Pulver; sehr leicht löslich in Wasser, leicht löslich in Ethanol, wenig löslich in Dichlormethan, praktisch unlöslich in Ether.

Die Substanz schmilzt bei etwa 183 °C unter Zersetzung.

Prüfung auf Identität

1: A, B, D.
2: A, C, D, E.

A. Der *p*H-Wert (2.2.3) der Prüflösung (siehe „Prüfung auf Reinheit") liegt zwischen 4,5 und 6,0.

B. Die Prüfung erfolgt mit Hilfe der IR-Spektroskopie (2.2.24) durch Vergleich des Spektrums der Substanz mit dem von Metoclopramidhydrochlorid *CRS*. Die Prüfung erfolgt mit Hilfe von Preßlingen unter Verwendung von Kaliumchlorid *R*.

C. Die bei der Prüfung „Verwandte Substanzen" (siehe „Prüfung auf Reinheit") erhaltenen Chromatogramme werden im ultravioletten Licht vor dem Besprühen mit Dimethylaminobenzaldehyd-Lösung *R* 1 ausgewertet. Der Hauptfleck im Chromatogramm der Untersuchungslösung b entspricht in bezug auf Lage und Größe dem Hauptfleck im Chromatogramm der Referenzlösung a.

D. 1 ml Prüflösung, mit Wasser *R* zu 2 ml verdünnt, gibt die Identitätsreaktion a auf Chlorid (2.3.1).

E. Die Lösung von etwa 2 mg Substanz in 2 ml Wasser *R* gibt die Identitätsreaktion auf primäre aromatische Amine (2.3.1).

Prüfung auf Reinheit

Prüflösung: 2,5 g Substanz werden in kohlendioxidfreiem Wasser *R* zu 25 ml gelöst.

Aussehen der Lösung: Die Prüflösung muß klar (2.2.1) und farblos (2.2.2, Methode II) sein.

Verwandte Substanzen: Die Prüfung erfolgt mit Hilfe der Dünnschichtchromatographie (2.2.27) unter Verwendung einer Schicht von Kieselgel HF_{254} *R*.

Untersuchungslösung a: 0,40 g Substanz werden in Methanol *R* zu 10 ml gelöst.

Untersuchungslösung b: 1 ml Untersuchungslösung a wird mit Methanol *R* zu 10 ml verdünnt.

Referenzlösung a: 20 mg Metoclopramidhydrochlorid *CRS* werden in Methanol *R* zu 5 ml gelöst.

Referenzlösung b: 5 ml Untersuchungslösung a werden mit Methanol *R* zu 100 ml verdünnt. 1 ml dieser Lösung wird mit Methanol *R* zu 10 ml verdünnt.

Referenzlösung c: 10 mg Diethylethylendiamin *R* werden in Methanol *R* zu 50 ml gelöst.

Auf die Platte werden getrennt 5 µl jeder Lösung aufgetragen. Die Chromatographie erfolgt mit einer Mischung von 2 Volumteilen konzentrierter Ammoniak-Lösung *R*, 10 Volumteilen Dioxan *R*, 14 Volumteilen Methanol *R* und 90 Volumteilen Dichlormethan *R* über eine Laufstrecke von 12 cm. Die Platte wird an der Luft trocknen gelassen und im ultravioletten Licht bei 254 nm ausgewertet. Kein im Chromatogramm der Untersuchungslösung a auftretender Nebenfleck darf größer oder intensiver sein als der Hauptfleck im Chromatogramm der Referenzlösung b (0,5 Prozent). Die Platte wird mit Dimethylaminobenzaldehyd-Lösung *R* 1 besprüht und an der Luft trocknen gelassen. Kein im Chromatogramm der Untersuchungslösung a auftretender Nebenfleck, der im ultravioletten Licht bei 254 nm nicht zu sehen war, darf größer oder intensiver sein als der Fleck im Chromatogramm der Referenzlösung c (0,5 Prozent).

Schwermetalle (2.4.8): 12 ml Prüflösung müssen der Grenzprüfung A auf Schwermetalle entsprechen (20 ppm). Zur Herstellung der Referenzlösung wird die Blei-Lösung (2 ppm Pb) *R* verwendet.

Wasser (2.5.12): 4,5 bis 5,5 Prozent, mit 0,500 g Substanz nach der Karl-Fischer-Methode bestimmt.

Sulfatasche (2.4.14): Höchstens 0,1 Prozent, mit 1,0 g Substanz bestimmt.

Gehaltsbestimmung

0,2500 g Substanz, in einer Mischung von 5,0 ml Salzsäure (0,01 mol · l^{-1}) und 50 ml Ethanol 96 % *R* gelöst, werden mit Natriumhydroxid-Lösung (0,1 mol · l^{-1}) titriert. Das zwischen den beiden mit Hilfe der Potentiometrie (2.2.20) bestimmten Wendepunkten zugesetzte Volumen an Natriumhydroxid-Lösung (0,1 mol · l^{-1}) wird abgelesen.

1 ml Natriumhydroxid-Lösung (0,1 mol · l^{-1}) entspricht 33,63 mg $C_{14}H_{23}Cl_2N_3O_2$.

Lagerung

Gut verschlossen, vor Licht geschützt.

1999, 1133

Metrifonat

Metrifonatum

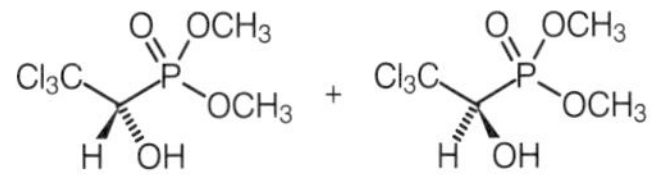

$C_4H_8Cl_3O_4P$ M_r 257,4

Definition

Metrifonat enthält mindestens 98,0 und höchstens 100,5 Prozent Dimethyl-(*RS*)-(2,2,2-trichlor-1-hydroxyethyl)phosphonat, berechnet auf die wasserfreie Substanz.

Eigenschaften

Weißes, kristallines Pulver; leicht löslich in Wasser, sehr leicht löslich in Dichlormethan, leicht löslich in Aceton und Ethanol.

Die Substanz schmilzt zwischen 76 und 81 °C.

M

Monographien

Prüfung auf Identität

1: A, B.
2: B, C, D.

A. Die Prüfung erfolgt mit Hilfe der IR-Spektroskopie (2.2.24) durch Vergleich des Spektrums der Substanz mit dem von Metrifonat *CRS*. Die Prüfung erfolgt mit Hilfe von Preßlingen.

B. Die Prüfung erfolgt mit Hilfe der Dünnschichtchromatographie (2.2.27) unter Verwendung einer DC-Platte mit Kieselgel *R*.

Untersuchungslösung: 10 mg Substanz werden in Methanol *R* zu 10 ml gelöst.

Referenzlösung: 10 mg Metrifonat *CRS* werden in Methanol *R* zu 10 ml gelöst.

Auf die Platte werden getrennt 10 µl jeder Lösung aufgetragen. Die Chromatographie erfolgt in einer nicht gesättigten Kammer mit einer Mischung von 5 Volumteilen Essigsäure 98 % *R*, 25 Volumteilen Dioxan *R* und 70 Volumteilen Toluol *R* über eine Laufstrecke von 15 cm. Die Platte wird an der Luft trocknen gelassen, mit einer Lösung von 4-(4-Nitrobenzyl)pyridin *R* ($50 g \cdot l^{-1}$) in Aceton *R* besprüht und 15 min lang bei 120 °C erhitzt. Die noch heiße Platte wird mit einer Lösung von Tetraethylenpentamin *R* ($100 g \cdot l^{-1}$) in Aceton *R* besprüht und sofort ausgewertet. Der Hauptfleck im Chromatogramm der Untersuchungslösung entspricht in bezug auf Lage, Farbe und Größe dem Hauptfleck im Chromatogramm der Referenzlösung.

C. Etwa 20 mg Substanz werden in 1 ml verdünnter Natriumhydroxid-Lösung *R* gelöst. Wird die Lösung mit 1 ml Pyridin *R* versetzt, geschüttelt und 2 min lang im Wasserbad erhitzt, entwickelt sich in der oberen Phase eine rote Färbung.

D. 0,1 g Substanz werden mit 0,5 ml Salpetersäure *R*, 0,5 ml einer Lösung von Ammoniumnitrat *R* 1 ($500 g \cdot l^{-1}$) und 0,1 ml Wasserstoffperoxid-Lösung 30 % *R* versetzt. Die Mischung wird 10 min lang im Wasserbad und anschließend zum Sieden erhitzt. Nach Zusatz von 1 ml Ammoniummolybdat-Lösung *R* entsteht eine gelbe Färbung oder ein gelber Niederschlag.

Prüfung auf Reinheit

Aussehen der Lösung: 5,0 g Substanz werden in 20 ml Methanol *R* gelöst. Die Lösung muß klar (2.2.1) und darf nicht stärker gefärbt sein als die Farbvergleichslösung G_7 (2.2.2, Methode II).

Sauer reagierende Substanzen: 2,5 g Substanz werden in kohlendioxidfreiem Wasser *R* zu 50 ml gelöst. Nach Zusatz von 0,1 ml Methylrot-Lösung *R* darf höchstens 1,0 ml Natriumhydroxid-Lösung ($0,1 mol \cdot l^{-1}$) bis zum Farbumschlag nach Gelb verbraucht werden.

Optische Drehung (2.2.7): 0,1 g Substanz werden in Ethanol 96 % *R* zu 10,0 ml gelöst. Der Drehungswinkel muß zwischen −0,10 und +0,10° liegen.

Verwandte Substanzen: Die Prüfung erfolgt mit Hilfe der Flüssigchromatographie (2.2.29).

Lösungsmittel-Mischung: 10 Volumteile mobile Phase B und 90 Volumteile mobile Phase A werden gemischt.

Untersuchungslösung: 0,20 g Substanz werden in der Lösungsmittel-Mischung zu 10,0 ml gelöst.

Referenzlösung a: Die Lösung ist frisch herzustellen. 10,0 mg Demethylmetrifonat *CRS* werden in der Lösungsmittel-Mischung zu 20,0 ml gelöst. 1,0 ml Lösung wird mit der Lösungsmittel-Mischung zu 5,0 ml verdünnt.

Referenzlösung b: 0,10 g Dichlorvos *R* werden in der Lösungsmittel-Mischung zu 50,0 ml gelöst. 1,0 ml Lösung wird mit der Lösungsmittel-Mischung zu 50,0 ml verdünnt.

Referenzlösung c: 1,0 ml Untersuchungslösung wird mit der Lösungsmittel-Mischung zu 10,0 ml verdünnt. 5,0 ml dieser Lösung werden mit der Lösungsmittel-Mischung zu 100,0 ml verdünnt.

Referenzlösung d: Die Lösung ist frisch herzustellen. 1,0 ml Referenzlösung a, 1,0 ml Referenzlösung b und 0,025 ml Untersuchungslösung werden gemischt.

Referenzlösung e: 4,0 ml Untersuchungslösung werden mit der Lösungsmittel-Mischung zu 100,0 ml verdünnt. 1,0 ml dieser Lösung wird mit der Lösungsmittel-Mischung zu 10,0 ml verdünnt.

Die Chromatographie kann durchgeführt werden mit
– einer Säule aus rostfreiem Stahl von 0,25 m Länge und 4,6 mm innerem Durchmesser, gepackt mit einem geeigneten octadecylsilylierten Kieselgel zur Chromatographie (10 µm)
– einer Mischung der mobilen Phasen A und B unter Einsatz der Gradientenelution bei einer Durchflußrate von 1 ml je Minute gemäß der Tabelle
mobile Phase A: eine Lösung von Kaliumdihydrogenphosphat *R* ($1,36 g \cdot l^{-1}$), die mit Phosphorsäure 85 % *R* auf einen *p*H-Wert von 2,9 eingestellt wurde
mobile Phase B: Acetonitril *R*

Zeit (min)	mobile Phase A (% *V/V*)	mobile Phase B (% *V/V*)
0 – 5	90	10
5 – 25	90 → 85	10 → 15
25 – Ende	85 → 45	15 → 55

– einem Spektrometer als Detektor bei einer Wellenlänge von 210 nm.

Die Säule wird 5 min lang mit der gleichen Mischung der mobilen Phasen, die für die ersten 5 min verwendet wird, äquilibriert, wobei die Temperatur bei 40 °C gehalten wird.

Werden die Chromatogramme unter den vorgeschriebenen Bedingungen aufgezeichnet, werden die Substanzen in nachstehender Reihenfolge eluiert: Demethylmetrifonat, Metrifonat und Dichlorvos.

10 µl Referenzlösung e werden eingespritzt. Die Empfindlichkeit des Systems wird so eingestellt, daß die Höhe des Hauptpeaks im Chromatogramm 50 bis 70 Prozent des maximalen Ausschlags beträgt.

50 µl Referenzlösung d werden eingespritzt. Die Prüfung darf nur ausgewertet werden, wenn die Auflösung

zwischen den Peaks von Demethylmetrifonat und Metrifonat mindestens 3,0 und die zwischen Metrifonat und Dichlorvos mindestens 4,5 beträgt.

Je 50 µl Untersuchungslösung, Referenzlösung a, Referenzlösung b und Referenzlösung c werden getrennt eingespritzt. Die Chromatographie der Untersuchungslösung erfolgt über eine Dauer, die der 3fachen Retentionszeit von Metrifonat entspricht. Im Chromatogramm der Untersuchungslösung darf die Fläche eines Demethylmetrifonat-Peaks nicht größer sein als die Fläche des Hauptpeaks im Chromatogramm der Referenzlösung a (0,5 Prozent); die Fläche eines Dichlorvos-Peaks darf nicht größer sein als die Fläche des Hauptpeaks im Chromatogramm der Referenzlösung b (0,2 Prozent); keine Peakfläche, mit Ausnahme der des Hauptpeaks, der des Demethylmetrifonat-Peaks und der des Dichlorvos-Peaks, darf größer sein als die Fläche des Hauptpeaks im Chromatogramm der Referenzlösung c (0,5 Prozent); die Summe aller Peakflächen, mit Ausnahme der des Hauptpeaks und der des Demethylmetrifonat-Peaks sowie des Dichlorvos-Peaks, darf nicht größer sein als das 2fache der Fläche des Hauptpeaks im Chromatogramm der Referenzlösung c (1 Prozent). Peaks, deren Fläche kleiner ist als das 0,1fache der Fläche des Hauptpeaks im Chromatogramm der Referenzlösung e, werden nicht berücksichtigt.

Chlorid: Höchstens 500 ppm. 5,00 g Substanz werden in 30 ml Ethanol 96 % *R* gelöst. Nach Zusatz einer Mischung von 15 ml Salpetersäure *R* und 100 ml Wasser *R* wird unter Verwendung einer Silber-Elektrode mit Silbernitrat-Lösung (0,01 mol · l^{-1}) titriert. Der Endpunkt wird mit Hilfe der Potentiometrie (2.2.20) bestimmt.

1 ml Silbernitrat-Lösung (0,01 mol · l^{-1}) entspricht 0,3546 mg Cl.

Schwermetalle (2.4.8): 2,0 g Substanz werden in 20 ml Wasser *R* gelöst. 12 ml Lösung müssen der Grenzprüfung A auf Schwermetalle entsprechen (10 ppm). Zur Herstellung der Referenzlösung wird die Blei-Lösung (1 ppm Pb) *R* verwendet.

Wasser (2.5.12): Höchstens 0,3 Prozent, mit 3,000 g Substanz nach der Karl-Fischer-Methode bestimmt.

Gehaltsbestimmung

0,300 g Substanz werden in 30 ml Ethanol 96 % *R* gelöst. Nach Zusatz von 10 ml Ethanolamin *R* wird 1 h lang bei einer Temperatur zwischen 20 und 22 °C stehengelassen. Anschließend wird eine gekühlte Mischung von 15 ml Salpetersäure *R* und 100 ml Wasser *R* zugesetzt, wobei die Temperatur der Mischung zwischen 20 und 22 °C liegen soll. Unter Beibehaltung dieser Temperatur wird mit Silbernitrat-Lösung (0,1 mol · l^{-1}) unter Verwendung einer Silber-Elektrode titriert. Der Endpunkt wird mit Hilfe der Potentiometrie (2.2.20) bestimmt.

Der Prozentgehalt an $C_4H_8Cl_3O_4P$ wird unter Berücksichtigung des Chlorid-Gehalts nach folgender Formel berechnet:

$$\left[\frac{V_p}{M_p} - \frac{V_{Cl}}{M_{Cl}} \cdot 0{,}1\right] \cdot 25{,}74 \cdot 0{,}1$$

V_p = Volumen der bei der Gehaltsbestimmung verbrauchten Silbernitrat-Lösung in Milliliter

M_p = Masse der bei der Gehaltsbestimmung verwendeten Substanz in Gramm

V_{Cl} = Volumen der bei der Prüfung „Chlorid" verbrauchten Silbernitrat-Lösung in Milliliter

M_{Cl} = Masse der bei der Prüfung „Chlorid" verwendeten Substanz in Gramm.

Lagerung

Vor Licht geschützt.

Verunreinigungen

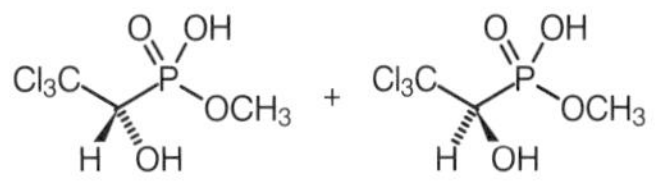

A. Methyl-(*RS*)-(2,2,2-trichlor-1-hydroxyethyl)phosphonat
(Demethylmetrifonat)

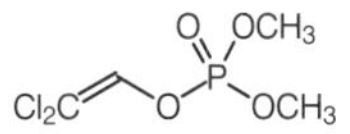

B. 2,2-Dichlorethenyl-dimethylphosphat
(Dichlorvos).

1999, 1030

Minocyclinhydrochlorid

Minocyclini hydrochloridum

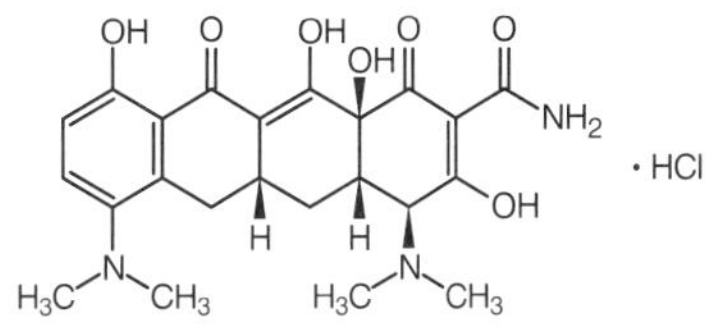

$C_{23}H_{28}ClN_3O_7$ M_r 493,9

Definition

Minocyclinhydrochlorid enthält mindestens 96,0 und höchstens 102,5 Prozent (4*S*,4a*S*,5a*R*,12a*S*)-4,7-Bis(dimethylamino)-3,10,12,12a-tetrahydroxy-1,11-dioxo-1,4,4a,5,5a,6,11,12a-octahydronaphthacen-2-carboxamid-hydrochlorid, berechnet auf die wasserfreie Substanz.

Eigenschaften

Gelbes, kristallines, hygroskopisches Pulver; wenig löslich in Wasser, schwer löslich in Ethanol, praktisch unlöslich in Ether. Die Substanz löst sich in Alkalihydroxid- und Alkalicarbonat-Lösungen.

Prüfung auf Identität

A. Die Prüfung erfolgt mit Hilfe der Dünnschichtchromatographie (2.2.27) unter Verwendung einer DC-Platte mit Kieselgel GF_{254} *R*. Eine Lösung von Natriumedetat *R* (100 g · l^{-1}) wird mit konzentrierter Natriumhydroxid-Lösung *R* auf einen *p*H-Wert von 9,0 eingestellt und gleichmäßig auf die Platte gesprüht (etwa 10 ml für eine 100-mm × 200-mm-Platte). Die Platte wird in waagrechter Lage mindestens 1 h lang trocknen gelassen. Vor Verwendung wird die Platte 1 h lang im Trockenschrank bei 110 °C getrocknet.

Untersuchungslösung: 5 mg Substanz werden in Methanol *R* zu 10 ml gelöst.

Referenzlösung a: 5 mg Minocyclinhydrochlorid *CRS* werden in Methanol *R* zu 10 ml gelöst.

Referenzlösung b: 5 mg Minocyclinhydrochlorid *CRS* und 5 mg Doxycyclinhyclat *CRS* werden in Methanol *R* zu 10 ml gelöst.

Auf die Platte werden getrennt 2 µl jeder Lösung aufgetragen. Die Chromatographie erfolgt mit einer Mischung von 6 Volumteilen Wasser *R*, 35 Volumteilen Methanol *R* und 59 Volumteilen Dichlormethan *R* über eine Laufstrecke von 15 cm. Die Platte wird im Luftstrom getrocknet und im ultravioletten Licht bei 254 nm ausgewertet. Der Fleck im Chromatogramm der Untersuchungslösung entspricht in bezug auf Lage und Größe dem Fleck im Chromatogramm der Referenzlösung a. Die Prüfung darf nur ausgewertet werden, wenn das Chromatogramm der Referenzlösung b deutlich voneinander getrennt 2 Flecke zeigt.

B. Werden etwa 2 mg Substanz mit 5 ml Schwefelsäure *R* versetzt, entsteht eine leuchtendgelbe Färbung. Beim Eingießen der Lösung in 2,5 ml Wasser *R* wird die Lösung blaßgelb.

C. Die Substanz gibt die Identitätsreaktion a auf Chlorid (2.3.1).

Prüfung auf Reinheit

Prüflösung: 0,100 g Substanz werden in kohlendioxidfreiem Wasser *R* zu 10,0 ml gelöst.

Aussehen der Lösung: 1,0 ml Prüflösung wird mit Wasser *R* zu 50,0 ml verdünnt. Die Lösung muß klar (2.2.1) und darf nicht stärker gefärbt sein als die Stufe 4 der am besten geeigneten Farbvergleichslösung (2.2.2, Methode II).

***p*H-Wert** (2.2.3): Der *p*H-Wert der Prüflösung muß zwischen 3,5 und 4,5 liegen.

Lichtabsorbierende Substanzen: *Die Messung ist innerhalb von 1 h nach Herstellung der Prüflösung durchzuführen.*

Die Absorption (2.2.25) der Prüflösung, bei 560 nm gemessen, darf höchstens 0,06 betragen.

Verwandte Substanzen: Die Prüfung erfolgt mit Hilfe der Flüssigchromatographie (2.2.29) wie unter „Gehaltsbestimmung" beschrieben.

Die Referenzlösungen b und c werden getrennt eingespritzt. Die Untersuchungslösung a wird eingespritzt. Die Chromatographie erfolgt über eine Dauer, die mindestens der 1,5fachen Retentionszeit des Hauptpeaks entspricht. Im Chromatogramm der Untersuchungslösung a darf die Fläche eines dem 4-*epi*-Minocyclin entsprechenden Peaks nicht größer sein als die Fläche des Hauptpeaks im Chromatogramm der Referenzlösung c (1,2 Prozent), und die Fläche keines Peaks zwischen dem Lösungsmittelpeak und dem 4-*epi*-Minocyclin-Peak oder die Fläche keines Peaks, der an der absteigenden Flanke des Hauptpeaks auftritt, darf größer sein als die Fläche des Hauptpeaks im Chromatogramm der Referenzlösung c (1,2 Prozent). Die Summe der Flächen aller dieser Peaks darf nicht größer sein als die Fläche des Hauptpeaks im Chromatogramm der Referenzlösung b (2 Prozent).

Schwermetalle (2.4.8): 0,5 g Substanz müssen der Grenzprüfung C auf Schwermetalle entsprechen (50 ppm). Zur Herstellung der Referenzlösung werden 2,5 ml Blei-Lösung (10 ppm Pb) *R* verwendet.

Wasser (2.5.12): 5,0 bis 8,0 Prozent, mit 0,500 g Substanz nach der Karl-Fischer-Methode bestimmt.

Sulfatasche (2.4.14): Höchstens 0,5 Prozent, mit 1,0 g Substanz bestimmt.

Sterilität (2.6.1): Minocyclinhydrochlorid zur Herstellung von Parenteralia, das dabei keinem weiteren geeigneten Sterilisationsverfahren unterworfen wird, muß der Prüfung entsprechen.

Bakterien-Endotoxine (2.6.14): Minocyclinhydrochlorid zur Herstellung von Parenteralia, das dabei keinem weiteren geeigneten Verfahren zur Beseitigung von Bakterien-Endotoxinen unterworfen wird, darf höchstens 1,25 I.E. Bakterien-Endotoxine je Milligramm Substanz enthalten.

Gehaltsbestimmung

Die Bestimmung erfolgt mit Hilfe der Flüssigchromatographie (2.2.29).

Die Gehaltsbestimmung muß unter Ausschluß direkter Lichteinwirkung durchgeführt werden. Die Lösungen sind bei einer Temperatur zwischen 2 und 8 °C zu lagern und müssen innerhalb von 3 h nach Herstellung verwendet werden.

Untersuchungslösung a: 25,0 mg Substanz werden in der mobilen Phase zu 100,0 ml gelöst.

Untersuchungslösung b: 10,0 ml Untersuchungslösung a werden mit der mobilen Phase zu 20,0 ml verdünnt.

Referenzlösung a: 12,5 mg Minocyclinhydrochlorid *CRS* werden in der mobilen Phase zu 100,0 ml gelöst.

Referenzlösung b: 2,0 ml Untersuchungslösung a werden mit der mobilen Phase zu 100,0 ml verdünnt.

Referenzlösung c: 1,2 ml Untersuchungslösung a werden mit der mobilen Phase zu 100,0 ml verdünnt.

Referenzlösung d: 10 mg Minocyclinhydrochlorid *CRS* werden in Wasser *R* zu 5 ml gelöst. 5 ml Lösung werden 60 min lang im Wasserbad erhitzt. Anschließend wird zur Trockne eingedampft und der Rückstand in 25 ml der mobilen Phase aufgenommen.

Die Chromatographie kann durchgeführt werden mit

- einer Säule von 0,20 m Länge und 4,6 mm innerem Durchmesser, gepackt mit octylsilyliertem Kieselgel zur Chromatographie *R* (5 µm)
- folgender mobilen Phase bei einer Durchflußrate von 1 ml je Minute: 25 Volumteile einer Lösung von Natriumedetat *R* (4 g · l^{-1}), 27 Volumteile Dimethylformamid *R* und 50 Volumteile einer Lösung von Ammoniumoxalat *R* (28 g · l^{-1}), die zuvor mit Tetrabutylammoniumhydroxid-Lösung *R* 1 auf einen *p*H-Wert von 7,0 eingestellt wurde, werden gemischt
- einem Spektrometer als Detektor bei einer Wellenlänge von 280 nm
- einer 20-µl-Probenschleife.

Die Referenzlösung d wird eingespritzt. Die Bestimmung darf nur ausgewertet werden, wenn die Auflösung zwischen den 2 Hauptpeaks mindestens 2 beträgt.

Die Referenzlösung a wird 6mal eingespritzt. Die Bestimmung darf nur ausgewertet werden, wenn die relative Standardabweichung der Peakfläche von Minocyclin höchstens 1,5 Prozent und die Anzahl der theoretischen Böden, vom Minocyclin-Peak berechnet, mindestens 15 000 je Meter beträgt.

Die Untersuchungslösung b und die Referenzlösung a werden abwechselnd eingespritzt.

Der Prozentgehalt an $C_{23}H_{28}ClN_3O_7$ wird berechnet.

Lagerung

Dicht verschlossen, vor Licht geschützt. Falls die Substanz steril ist, im Behältnis mit Sicherheitsverschluß.

Beschriftung

Die Beschriftung gibt insbesondere, falls zutreffend, an

- daß die Substanz steril ist
- daß die Substanz frei von Bakterien-Endotoxinen ist.

Verunreinigungen

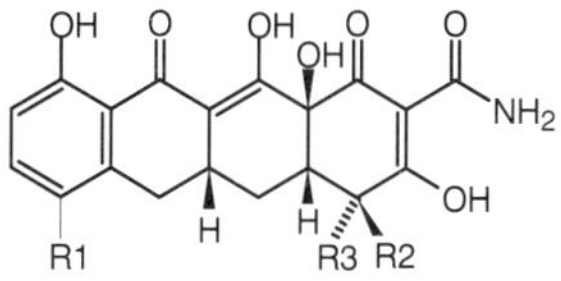

A. R1 = $N(CH_3)_2$, R2 = H, R3 = $N(CH_3)_2$: (4*R*,4a*S*, 5a*R*,12a*S*)-4,7-Bis(dimethylamino)-3,10,12,12a-tetrahydroxy-1,11-dioxo-1,4,4a,5,5a,6,11,12a-octahydronaphthacen-2-carboxamid (4-*epi*-Minocyclin)

B. R1 = H, R2 = $N(CH_3)_2$, R3 = H: (4*S*,4a*S*,5a*R*,12a*S*)-4-Dimethylamino-3,10,12,12a-tetrahydroxy-1,11-dioxo-1,4,4a,5,5a,6,11,12a-octahydronaphthacen-2-carboxamid (Sancyclin)

C. R1 = $NHCH_3$, R2 = $N(CH_3)_2$, R3 = H: (4*S*,4a*S*, 5a*R*,12a*S*)-4-Dimethylamino-3,10,12,12a-tetrahydroxy-7-methylamino-1,11-dioxo-1,4,4a,5,5a,6,11, 12a-octahydronaphthacen-2-carboxamid (7-Monodesmethylminocyclin).

1999, 1243

Mitoxantronhydrochlorid

Mitoxantroni hydrochloridum

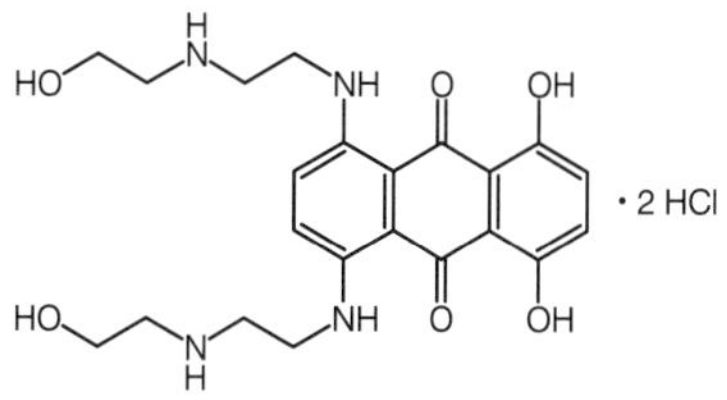

$C_{22}H_{30}Cl_2N_4O_6$ M_r 517,4

Definition

Mitoxantronhydrochlorid enthält mindestens 97,0 und höchstens 102,0 Prozent 1,4-Dihydroxy-5,8-bis[[2-[(2-hydroxyethyl)amino]ethyl]amino]anthracen-9,10-dion-dihydrochlorid, berechnet auf die wasser- und ethanolfreie Substanz.

Eigenschaften

Dunkelblaues, hygroskopisches Pulver, lädt sich elektrostatisch auf; wenig löslich in Wasser, schwer löslich in Methanol und praktisch unlöslich in Aceton.

Vorsicht: *Die Substanz und die Verunreinigung A laden sich elektrostatisch auf. Die Verwendung einer antistatischen Pistole oder einer anderen geeigneten Methode zum Entladen der festen Teilchen vor dem Wägen oder Handhaben ist zu empfehlen.*

Prüfung auf Identität

A. 2 bis 3 mg Substanz werden in 1 ml Methanol *R* unter Erwärmen im Wasserbad von 40 bis 50 °C gelöst. Die Lösung wird mit Hilfe eines Stroms von trockenem Stickstoff, falls erforderlich unter Erwärmen, zur Trockne eingedampft. Die Prüfung erfolgt mit Hilfe der IR-Spektroskopie (2.2.24) durch Vergleich des Spektrums der Substanz mit dem Mitoxantronhydrochlorid-Referenzspektrum der Ph. Eur.

B. Die Substanz gibt die Identitätsreaktion b auf Chlorid (2.3.1).

Prüfung auf Reinheit

Ethanol: Höchstens 1,6 Prozent (*m*/*m*). Die Prüfung erfolgt mit Hilfe der Gaschromatographie (2.2.28) unter Verwendung von 1-Propanol *R* als Interner Standard.

Interner-Standard-Lösung: 2,0 ml 1-Propanol *R* werden mit Wasser *R* zu 100 ml verdünnt. 5,0 ml Lösung werden mit Wasser *R* zu 100 ml verdünnt.

Untersuchungslösung: 0,100 g Substanz werden mit 2,0 ml Interner-Standard-Lösung gemischt. Die Mischung wird mit Wasser *R* zu 5,0 ml verdünnt. Der Erlenmeyerkolben wird 2 min lang in ein Ultraschallbad gestellt und danach 2 min lang geschüttelt. Falls erforder-

M

Monographien

lich werden die Ultraschallbehandlung und das Schütteln wiederholt, bis die Substanz vollständig gelöst ist.

Referenzlösung: 2,0 ml wasserfreies Ethanol *R* werden mit Wasser *R* zu 100,0 ml verdünnt. 5,0 ml Lösung werden mit Wasser *R* zu 100,0 ml verdünnt. 10,0 ml dieser Lösung und 10,0 ml Interner-Standard-Lösung werden mit Wasser *R* zu 25,0 ml verdünnt.

Die Chromatographie kann durchgeführt werden mit
- einer Säule von 2 m Länge und 3 mm innerem Durchmesser, gepackt mit Ethylvinylbenzol-Divinylbenzol-Copolymer *R*
- Helium zur Chromatographie *R* als Trägergas bei einer Durchflußrate von 19 ml je Minute
- einem Flammenionisationsdetektor.

Die Temperatur der Säule wird bei 120 °C, die des Probeneinlasses bei 175 °C und die des Detektors bei 210 °C gehalten.

Je 1 µl Untersuchungslösung und Referenzlösung wird getrennt eingespritzt. Die Retentionszeiten betragen für Ethanol etwa 1 min und für 1-Propanol etwa 2 min. Die Prüfung darf nur ausgewertet werden, wenn die Auflösung zwischen den Peaks von Ethanol und 1-Propanol im Chromatogramm der Referenzlösung mindestens 6 beträgt. Der Gehalt an Ethanol wird berechnet, indem 0,790 g · ml^{-1} als Dichte (2.2.5) bei 20 °C angenommen wird.

Verwandte Substanzen: Die Prüfung erfolgt mit Hilfe der Flüssigchromatographie (2.2.29) wie unter „Gehaltsbestimmung" beschrieben. Im Chromatogramm der Untersuchungslösung darf keine Peakfläche, mit Ausnahme der des Hauptpeaks, größer sein als die des Peaks im Chromatogramm der Referenzlösung b (1 Prozent). Die Summe ihrer Peakflächen darf nicht größer sein als das 2fache der Peakfläche im Chromatogramm der Referenzlösung b (2 Prozent). Peaks, deren Fläche kleiner ist als die des Hauptpeaks im Chromatogramm der Referenzlösung d, werden nicht berücksichtigt.

Wasser (2.5.12): Höchstens 6,0 Prozent, mit 0,300 g Substanz nach der Karl-Fischer-Methode bestimmt.

Gehaltsbestimmung

Die Bestimmung erfolgt mit Hilfe der Flüssigchromatographie (2.2.29).

Untersuchungslösung: 20,0 mg Substanz werden in etwa 40 ml mobiler Phase, falls erforderlich mit Hilfe von Ultraschall, gelöst. Die Lösung wird mit der mobilen Phase zu 50,0 ml verdünnt.

Referenzlösung a: 20,0 mg Mitoxantronhydrochlorid *CRS* werden in etwa 40 ml mobiler Phase, falls erforderlich mit Hilfe von Ultraschall, gelöst. Die Lösung wird mit der mobilen Phase zu 50,0 ml verdünnt.

Referenzlösung b: 1 ml Untersuchungslösung wird mit der mobilen Phase zu 100 ml verdünnt.

Referenzlösung c: 2,0 mg Mitoxantron-Verunreinigung A *CRS* werden in 1,0 ml Referenzlösung a gelöst.

Referenzlösung d: 1 ml Referenzlösung b wird mit der mobilen Phase zu 10 ml verdünnt.

Die Chromatographie kann durchgeführt werden mit
- einer Säule von 0,30 m Länge und 3,0 mm innerem Durchmesser, gepackt mit phenylsilyliertem Kieselgel zur Chromatographie *R* (10 µm)
- als mobile Phase bei einer Durchflußrate von 3 ml je Minute eine Mischung von 750 Volumteilen Wasser *R*, 250 Volumteilen Acetonitril *R* und 25 Volumteilen einer wie folgt hergestellten Lösung: 22,0 g Natriumheptansulfonat *R* werden in etwa 150 ml Wasser *R* gelöst; die Lösung wird durch ein Filter von 0,45 µm Porenweite filtriert; das Filter wird mit Wasser *R* gewaschen; Filtrat und Waschflüssigkeiten werden vereinigt, mit 32,0 ml Essigsäure 98 % *R* versetzt und mit Wasser *R* zu 250 ml verdünnt
- einem Spektrometer als Detektor bei einer Wellenlänge von 254 nm
- einer Probenschleife.

50 µl jeder Lösung werden getrennt eingespritzt. Die Bestimmung darf nur ausgewertet werden, wenn die Auflösung zwischen den 2 Hauptpeaks im Chromatogramm der Referenzlösung c mindestens 3,0 beträgt. Die Chromatographie der Untersuchungslösung erfolgt über eine Dauer, die dem 3fachen der Retentionszeit des Hauptpeaks entspricht. Der Gehalt an $C_{22}H_{30}Cl_2N_4O_6$ wird aus der Fläche der Peaks in den Chromatogrammen der Untersuchungslösung und der Referenzlösung a sowie dem angegebenen Gehalt an $C_{22}H_{30}Cl_2N_4O_6$ des Mitoxantronhydrochlorids *CRS* errechnet.

Lagerung

Dicht verschlossen.

Verunreinigungen

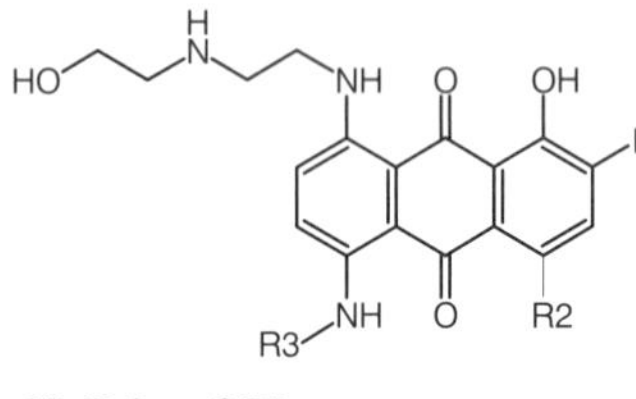

A. R1 = R3 = H, R2 = OH:
1-Amino-5,8-dihydroxy-4-[[2-[(2-hydroxyethyl)amino]ethyl]amino]anthracen-9,10-dion

B. R1 = R2 = H, R3 = CH_2–CH_2–NH–CH_2–CH_2OH:
5-Hydroxy-1,4-bis[[2-[(2-hydroxyethyl)amino]ethyl]amino]anthracen-9,10-dion

C. R1 = Cl, R2 = OH, R3 = CH_2–CH_2–NH–CH_2–CH_2OH:
2-Chlor-1,4-dihydroxy-5,8-bis[[2-[(2-hydroxyethyl)amino]ethyl]amino]anthracen-9,10-dion

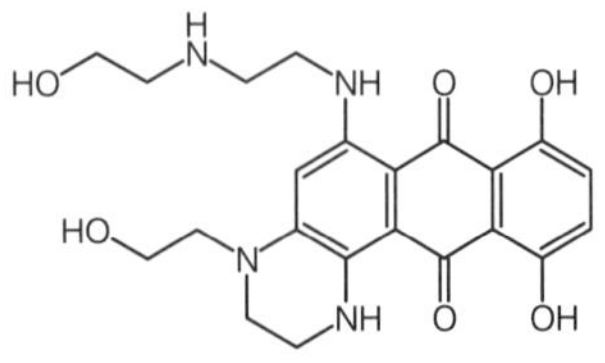

D. 8,11-Dihydroxy-4-(2-hydroxyethyl)-6-[[2-[(2-hydroxyethyl)amino]ethyl]amino]-1,2,3,4-tetrahydronaphtho[2,3-*f*]chinoxalin-7,12-dion.

1998, 97

Morphinhydrochlorid

Morphini hydrochloridum

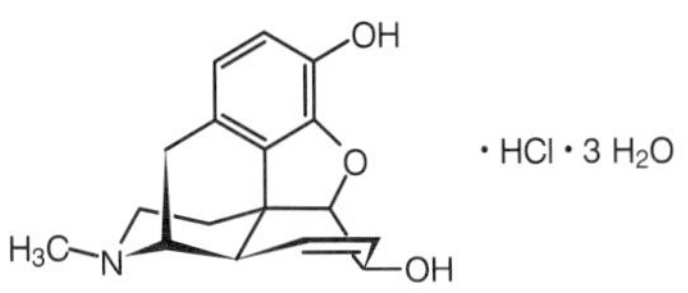

$C_{17}H_{20}ClNO_3 \cdot 3\ H_2O$ M_r 375,8

Definition

Morphinhydrochlorid enthält mindestens 98,0 und höchstens 101,0 Prozent 4,5α-Epoxy-17-methylmorphin-7-en-3,6α-diol-hydrochlorid, berechnet auf die getrocknete Substanz.

Eigenschaften

Weißes bis fast weißes, kristallines Pulver, farblose, seidenartige Nadeln oder würfelförmige Massen, verwitternd bei geringer Luftfeuchte; löslich in Wasser und Glycerol, schwer löslich in Ethanol, praktisch unlöslich in Ether.

Prüfung auf Identität

A. 10 mg Substanz werden in Wasser *R* zu 100,0 ml gelöst. Die Lösung, zwischen 250 und 350 nm gemessen, zeigt ein Absorptionsmaximum bei 285 nm. Die spezifische Absorption (2.2.25), im Maximum gemessen, beträgt etwa 41.

B. 10 mg Substanz werden in Natriumhydroxid-Lösung (0,1 mol · l^{-1}) zu 100,0 ml gelöst. Die Lösung, zwischen 265 und 350 nm gemessen, zeigt ein Absorptionsmaximum bei 298 nm. Die spezifische Absorption (2.2.25), im Maximum gemessen, beträgt etwa 70.

C. Etwa 1 mg pulverisierte Substanz wird in einer Porzellanschale mit 0,5 ml Schwefelsäure *R* und 0,05 ml Formaldehyd-Lösung *R* versetzt, wobei sich eine Purpurfärbung entwickelt, die violett wird.

D. Etwa 5 mg Substanz werden in 5 ml Wasser *R* gelöst. Nach Zusatz von 0,15 ml einer frisch bereiteten Lösung von Kaliumhexacyanoferrat(III) *R* (10 g · l^{-1}) und 0,05 ml Eisen(III)-chlorid-Lösung *R* 1 entsteht sofort eine blaue Färbung.

E. Etwa 5 mg Substanz werden in 5 ml Wasser *R* gelöst. Nach Zusatz von 1 ml Wasserstoffperoxid-Lösung 3 % *R*, 1 ml verdünnter Ammoniak-Lösung *R* 1 und 0,05 ml einer Lösung von Kupfer(II)-sulfat *R* (40 g · l^{-1}) entsteht eine Rotfärbung.

F. Die Substanz gibt die Identitätsreaktion a auf Chlorid (2.3.1).

G. Die Substanz gibt die Identitätsreaktion auf Alkaloide (2.3.1).

Prüfung auf Reinheit

Prüflösung: 0,50 g Substanz werden in Wasser *R* zu 25,0 ml gelöst.

Aussehen der Lösung: Die Prüflösung muß klar (2.2.1) und darf nicht stärker gefärbt sein als die Farbvergleichslösung G_6 oder BG_6 (2.2.2, Methode II).

Sauer oder alkalisch reagierende Substanzen: 10 ml Prüflösung werden mit 0,05 ml Methylrot-Lösung *R* versetzt. Bis zum Farbumschlag dürfen höchstens 0,2 ml Natriumhydroxid-Lösung (0,02 mol · l^{-1}) oder 0,2 ml Salzsäure (0,02 mol · l^{-1}) verbraucht werden.

Spezifische Drehung (2.2.7): Die spezifische Drehung, an der Prüflösung bestimmt, muß zwischen –110 und –115° liegen, berechnet auf die getrocknete Substanz.

Verwandte Substanzen: Die Prüfung erfolgt mit Hilfe der Dünnschichtchromatographie (2.2.27) unter Verwendung einer Schicht von Kieselgel G *R*.

Untersuchungslösung: 0,10 g Substanz werden in einer Mischung von gleichen Volumteilen Ethanol 96 % *R* und Wasser *R* zu 10 ml gelöst.

Referenzlösung: 50 mg Codeinphosphat *R* werden in 5 ml Untersuchungslösung gelöst. 0,1 ml Lösung werden mit einer Mischung von gleichen Volumteilen Ethanol 96 % *R* und Wasser *R* zu 10 ml verdünnt.

Auf die Platte werden getrennt 10 µl jeder Lösung aufgetragen. Die Chromatographie erfolgt mit einer frisch hergestellten Mischung von 2,5 Volumteilen konzentrierter Ammoniak-Lösung *R*, 32,5 Volumteilen Aceton *R*, 35 Volumteilen Ethanol 70 % *R* und 35 Volumteilen Toluol *R*, in der angegebenen Reihenfolge gemischt, über eine Laufstrecke von 15 cm. Nach Trocknen der Platte im Luftstrom wird mit Dragendorffs Reagenz *R* besprüht, 15 min lang im Luftstrom getrocknet und mit Wasserstoffperoxid-Lösung 3 % *R* besprüht. Der Codein-Fleck im Chromatogramm der Untersuchungslösung darf nicht größer oder intensiver sein als der entsprechende Fleck im Chromatogramm der Referenzlösung (1 Prozent). Im Chromatogramm der Untersuchungslösung auftretende Nebenflecke, mit Ausnahme des Codein-Flecks, dürfen nicht größer oder intensiver sein als der Morphin-Fleck der Referenzlösung (1 Prozent). Die Prüfung darf nur ausgewertet werden, wenn das Chromatogramm der Referenzlösung deutlich voneinander getrennt 2 Flecke zeigt.

Meconat: 10 ml Prüflösung werden mit 1 ml Salzsäure *R* und 0,1 ml Eisen(III)-chlorid-Lösung *R* 1 versetzt. Die Absorption (2.2.25) der Lösung bei 480 nm darf nicht größer als 0,05 sein (0,2 Prozent). Als Kompensationsflüssigkeit wird eine gleichzeitig und unter gleichen Bedingungen hergestellte Lösung, ausgehend von 10 ml Wasser *R*, verwendet.

Trocknungsverlust (2.2.32): 12,0 bis 15,0 Prozent, mit 0,500 g Substanz durch Trocknen im Trockenschrank bei 130 °C bestimmt.

Sulfatasche (2.4.14): Höchstens 0,1 Prozent, mit dem Rückstand unter „Trocknungsverlust“ bestimmt.

Gehaltsbestimmung

0,350 g Substanz, in 30 ml wasserfreier Essigsäure *R*, falls erforderlich unter Erwärmen, gelöst, werden nach dem Abkühlen unter Zusatz von 6 ml Quecksilber(II)-acetat-Lösung *R* und 0,1 ml Kristallviolett-Lösung *R* mit Perchlorsäure (0,1 mol · l^{-1}) titriert.

1 ml Perchlorsäure (0,1 mol · l^{-1}) entspricht 32,18 mg $C_{17}H_{20}ClNO_3$.

Lagerung

Dicht verschlossen, vor Licht geschützt.

Verunreinigungen

A. Codein

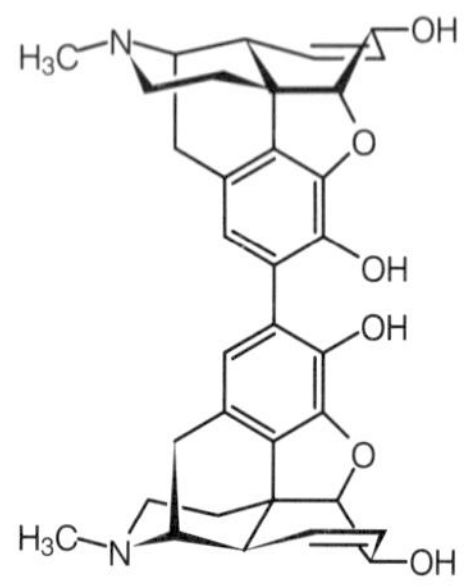

B. 2,2′-Bimorphin (Pseudomorphin)

C. Morphin-*N*-oxid

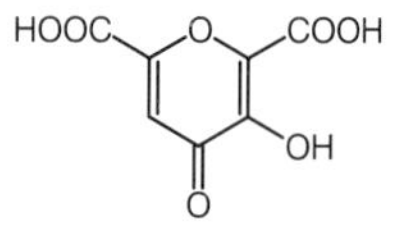

D. 3-Hydroxy-4-oxo-4*H*-pyran-2,6-dicarbonsäure (Meconsäure).

1998, 1244

Morphinsulfat

Morphini sulfas

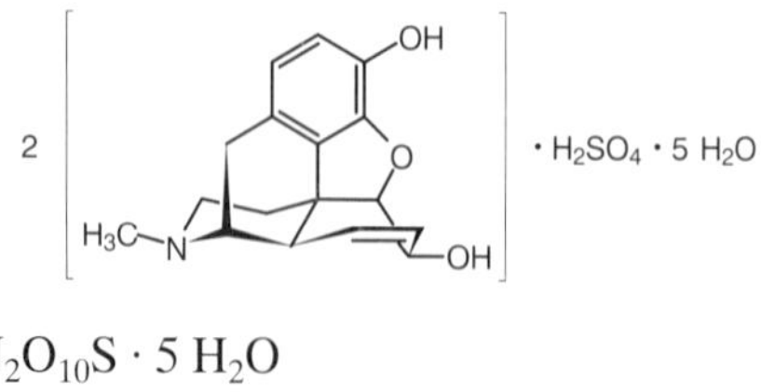

$C_{34}H_{40}N_2O_{10}S \cdot 5\ H_2O$ $\qquad$ M_r 759

Definition

Morphinsulfat enthält mindestens 98,0 und höchstens 102,0 Prozent Di[4,5α-epoxy-17-methylmorphin-7-en-3,6α-diol]sulfat, berechnet auf die wasser- und ethanolfreie Substanz.

Eigenschaften

Weißes bis fast weißes, kristallines Pulver; löslich in Wasser, sehr schwer löslich in Ethanol, praktisch unlöslich in Toluol.

Prüfung auf Identität

1: A, E.

2: B, C, D, E.

A. Die Prüfung erfolgt mit Hilfe der IR-Spektroskopie (2.2.24) durch Vergleich des Spektrums der Substanz mit dem Morphinsulfat-Referenzspektrum der Ph. Eur. Die Substanz wird vorher 1 h lang bei 145 °C getrocknet.

B. 0,100 g Substanz werden in Wasser *R* zu 100,0 ml gelöst (Lösung A). 10,0 ml Lösung A werden mit Wasser *R* zu 100,0 ml verdünnt. Die Lösung, zwischen 250 und 300 nm gemessen, zeigt ein Absorptionsmaximum (2.2.25) bei 285 nm. Die spezifische Absorption, im Maximum gemessen, liegt zwischen 37 und 43. 10,0 ml Lösung A werden mit Natriumhydroxid-Lösung (0,1 mol · l^{-1}) zu 100,0 ml verdünnt. Die Lösung, zwischen 250 und 350 nm gemessen, zeigt ein Absorptionsmaximum (2.2.25) bei 298 nm. Die spezifische Absorption, im Maximum gemessen, liegt zwischen 64 und 72.

C. Etwa 1 mg pulverisierte Substanz wird in einer Porzellanschale mit 0,5 ml Schwefelsäure *R* und 0,05 ml Formaldehyd-Lösung *R* versetzt, wobei sich eine Purpurfärbung entwickelt, die violett wird.

D. Die Substanz gibt die Identitätsreaktion auf Alkaloide (2.3.1).

E. Die Substanz gibt die Identitätsreaktionen auf Sulfat (2.3.1).

Prüfung auf Reinheit

Prüflösung: 0,500 g Substanz werden in Wasser *R* zu 25,0 ml gelöst.

Aussehen der Lösung: Die Prüflösung muß klar (2.2.1) und darf nicht stärker gefärbt sein als die Farbvergleichslösung G_6 oder BG_5 (2.2.2, Methode II).

Sauer oder alkalisch reagierende Substanzen: 10 ml Prüflösung werden mit 0,05 ml Methylrot-Lösung *R* versetzt. Bis zum Farbumschlag dürfen höchstens 0,2 ml Natriumhydroxid-Lösung (0,02 mol · l^{-1}) oder 0,2 ml Salzsäure (0,02 mol · l^{-1}) verbraucht werden.

Spezifische Drehung (2.2.7): Die spezifische Drehung, an der Prüflösung bestimmt, muß zwischen –107 und –110° liegen, berechnet auf die wasser- und ethanolfreie Substanz.

Verwandte Substanzen: Die Prüfung erfolgt mit Hilfe der Dünnschichtchromatographie (2.2.27) unter Verwendung einer Schicht von Kieselgel G *R*.

Untersuchungslösung: 0,20 g Substanz werden in einer Mischung von gleichen Volumteilen Ethanol 96 % *R* und Wasser *R* zu 10 ml gelöst.

Referenzlösung a: 25 mg Codeinphosphat *R* werden in 5 ml Untersuchungslösung gelöst. 0,2 ml Lösung werden mit einer Mischung von gleichen Volumteilen Ethanol 96 % *R* und Wasser *R* zu 10 ml verdünnt.

Referenzlösung b: 0,1 ml Untersuchungslösung werden mit einer Mischung von gleichen Volumteilen Ethanol 96 % *R* und Wasser *R* zu 20 ml verdünnt.

Referenzlösung c: 2,0 ml Referenzlösung b werden mit einer Mischung von gleichen Volumteilen Ethanol 96 % *R* und Wasser *R* zu 5,0 ml verdünnt.

Referenzlösung d: 2,0 ml Referenzlösung b werden mit einer Mischung von gleichen Volumteilen Ethanol 96 % *R* und Wasser *R* zu 10,0 ml verdünnt.

Auf die Platte werden getrennt 10 µl jeder Lösung aufgetragen. Die Chromatographie erfolgt mit einer frisch hergestellten Mischung von 2,5 Volumteilen konzentrierter Ammoniak-Lösung *R*, 32,5 Volumteilen Aceton *R*, 35 Volumteilen Ethanol 70 % *R* und 35 Volumteilen Toluol *R* über eine Laufstrecke von 10 cm, wobei die Lösungsmittel in der angegebenen Reihenfolge zu mischen sind. Nach Trocknen der Platte im Luftstrom wird mit Dragendorffs Reagenz *R* besprüht, 15 min lang im Luftstrom getrocknet und mit Wasserstoffperoxid-Lösung 3 % *R* besprüht. Der Codein-Fleck im Chromatogramm der Untersuchungslösung darf nicht größer oder intensiver sein als der entsprechende Fleck im Chromatogramm der Referenzlösung a (0,5 Prozent). Im Chromatogramm der Untersuchungslösung auftretende Nebenflecke, mit Ausnahme des dem Codein entsprechenden Flecks, dürfen nicht größer oder intensiver sein als der mit der Referenzlösung b erhaltene Fleck (0,5 Prozent), und höchstens 2 dieser Nebenflecke dürfen größer oder intensiver sein als der mit der Referenzlösung c erhaltene Fleck (0,2 Prozent). Die Prüfung darf nur ausgewertet werden, wenn das Chromatogramm der Referenzlösung a deutlich voneinander getrennt 2 Flecke zeigt und der Fleck im Chromatogramm der Referenzlösung d deutlich sichtbar ist.

Ethanol (2.4.24): Höchstens 0,5 Prozent.

Eisen (2.4.9): Der bei der Prüfung „Sulfatasche“ erhaltene Rückstand wird in Wasser *R* zu 10,0 ml gelöst. Die Lösung muß der Grenzprüfung auf Eisen entsprechen (5 ppm).

Wasser (2.5.12): 10,4 bis 13,4 Prozent, mit 0,200 g Substanz nach der Karl-Fischer-Methode bestimmt.

Sulfatasche (2.4.14): Höchstens 0,1 Prozent, mit 2,0 g Substanz bestimmt.

Gehaltsbestimmung

0,500 g Substanz, in 120 ml wasserfreier Essigsäure *R* gelöst, werden mit Perchlorsäure ($0{,}1\ mol \cdot l^{-1}$) titriert. Der Endpunkt wird mit Hilfe der Potentiometrie (2.2.20) bestimmt.

1 ml Perchlorsäure ($0{,}1\ mol \cdot l^{-1}$) entspricht 66,88 mg $C_{34}H_{40}N_2O_{10}S$.

Lagerung

Gut verschlossen, vor Licht geschützt.

Verunreinigungen

A. Codein

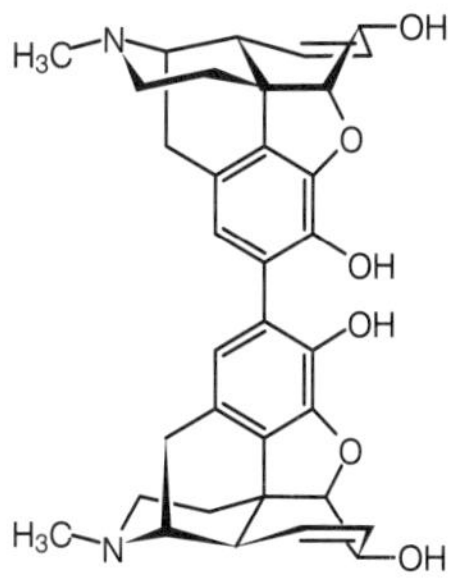

B. 2,2′-Bimorphin
(Pseudomorphin)

C. Morphin-*N*-oxid.

1999, 538

Mumps-Lebend-Impfstoff

Vaccinum parotitidis vivum

Definition

Mumps-Lebend-Impfstoff ist eine gefriergetrocknete Zubereitung aus einem geeigneten attenuierten Stamm des Mumps-Virus *(Paramyxovirus parotitidis)*. Der Impfstoff wird unmittelbar vor der Anwendung entsprechend den Angaben in der Beschriftung rekonstituiert und ergibt eine klare Flüssigkeit, die durch einen enthaltenen *p*H-Indikator gefärbt sein kann.

Herstellung

Die Herstellung des Impfstoffs beruht auf einem Virus-Saatgutsystem und, falls der Impfstoff auf diploiden Zellen vom Menschen vermehrt wird, auf einem Zellbanksystem. Das Herstellungsverfahren muß nachweislich konstant Mumps-Lebend-Impfstoff von angemessener Immunogenität und Unschädlichkeit für den Menschen ergeben. Abgesehen von begründeten und zugelassenen Fällen darf das Virus im fertigen Impfstoff nicht mehr Passagen vom Mastersaatgut entfernt sein als die Zahl der Passagen, die für die Zubereitung eines Impfstoffs durchlaufen wurden, der sich in klinischen Prüfungen hinsichtlich Unschädlichkeit und Wirksamkeit als zufriedenstellend erwiesen hat.

Das Herstellungsverfahren wird einer Validierung unterzogen und muß gewährleisten, daß, falls der Impfstoff geprüft wird, daß die Zubereitung der „Prüfung auf anomale Toxizität, Prüfung von Immunsera und Impfstoffen für Menschen“ (2.6.9) entspricht.

Substrat zur Virusvermehrung

Das Virus wird in diploiden Zellen vom Menschen (5.2.3), in Hühnerembryozellen oder in der Amnionhöhle von Hühnerembryonen, die aus SPF-Beständen stammen, vermehrt (5.2.2).

Saatgut

Der verwendete Stamm des Mumps-Virus wird anhand von Unterlagen identifiziert, die die Herkunft und die nachfolgenden Manipulationen belegen müssen. Um die unnötige Verwendung von Affen bei der Prüfung auf Neurovirulenz zu vermeiden, wird Saatgut in großen Mengen hergestellt und, falls gefriergetrocknet, bei Temperaturen unterhalb von –20 °C oder, falls nicht gefriergetrocknet, unterhalb von –60 °C gelagert.

Nur ein Saatgut, das den nachstehenden Prüfungen entspricht, darf für die Virusvermehrung verwendet werden.

Identität: Das Master- und das Arbeitssaatgut werden durch Serumneutralisation in Zellkultur unter Verwendung von spezifischen Antikörpern als Mumps-Virus identifiziert.

Viruskonzentration: Die Viruskonzentration des Master- und Arbeitssaatguts wird bestimmt, um die Gleichförmigkeit der Herstellung zu überprüfen.

Fremde Agenzien (2.6.16): Das Arbeitssaatgut muß der Prüfung entsprechen.

Neurovirulenz (2.6.18): Das Arbeitssaatgut muß der Prüfung entsprechen. Für das Mumps-Virus empfängliche *Macaca*- und *Cercopithecus*-Affen sind für die Prüfung geeignet.

Vermehrung und Ernte

Der Umgang mit der Zellbank und den folgenden Zellkulturen erfolgt unter aseptischen Bedingungen in einem Raum, in dem mit keinen anderen Zellen gearbeitet wird. Geeignetes Tierserum (Serum vom Menschen darf nicht verwendet werden) kann in den Zellkulturmedien verwendet werden. Bei der Zubereitung von Zellsuspensionen sowie von Zellkulturmedien verwendetes Serum und Trypsin müssen nachweislich frei sein von fremden Agenzien. Dem Nährmedium für die Zellkultur können ein *p*H-Indikator wie Phenolrot sowie geeignete Antibiotika in der eben noch wirksamen Konzentration zugesetzt werden. Das Substrat sollte, falls möglich, während der Herstellung frei von Antibiotika sein. Mindestens 500 ml der für die Impfstoffherstellung verwendeten Zellkultur werden als nicht infizierte Zellkultur (Kontrollzellen) aufbewahrt. Wird der Impfstoff auf Hühnerembryonen hergestellt, werden 2 Prozent, auf jeden Fall aber mindestens 20 Eier als nicht infizierte Kontrolleier aufbewahrt. Die Virussuspensionen werden zu einem für den verwendeten Virusstamm geeigneten Zeitpunkt geerntet.

Nur eine einzelne Ernte, die den nachstehenden Prüfungen entspricht, darf für die Zubereitung des Fertigimpfstoffs als Bulk verwendet werden.

Identität: Die einzelne Ernte enthält Virus, das durch Serumneutralisation in Zellkultur unter Verwendung von spezifischen Antikörpern als Mumps-Virus identifiziert wird.

Viruskonzentration: Die Viruskonzentration wird in der einzelnen Ernte wie unter „Bestimmung der Wirksamkeit" beschrieben bestimmt, um die Gleichförmigkeit der Herstellung zu überprüfen und um die Verdünnung für die Herstellung des fertigen Impfstoffs als Bulk zu ermitteln.

Fremde Agenzien (2.6.16): Die einzelne Ernte muß der Prüfung entsprechen.

Kontrollzellen, Kontrolleier: Falls diploide Zellen vom Menschen für die Herstellung verwendet werden, müssen die Kontrollzellen der „Prüfung auf Identität" entsprechen. Kontrollzellen und Kontrolleier müssen den Anforderungen der „Prüfung auf fremde Agenzien in Virus-Lebend-Impfstoffen für Menschen" (2.6.16) entsprechen.

Fertiger Impfstoff als Bulk

Einzelne Ernten, die den vorstehend beschriebenen Prüfungen entsprechen, werden vereinigt und geklärt, um Zellen zu entfernen. Ein geeigneter Stabilisator kann zugesetzt werden. Die vereinigten Ernten werden anschließend entsprechend verdünnt.

Nur ein fertiger Impfstoff als Bulk, der der nachstehenden Prüfung entspricht, darf zur Herstellung der Fertigzubereitung verwendet werden.

Verunreinigende Mikroorganismen: Der fertige Impfstoff als Bulk muß der „Prüfung auf Sterilität" (2.6.1) entsprechen. 10 ml der Zubereitung werden für jedes Nährmedium verwendet.

Fertigzubereitung

Eine Mindestviruskonzentration wird für die Fertigzubereitung zur Freigabe festgelegt, die in Kenntnis der Stabilitätsdaten sicherstellt, daß bis zum Ende der Verwendbarkeit mindestens der in der Beschriftung angegebene Virustiter enthalten ist.

Nur ein Endprodukt, das der Mindestviruskonzentration zur Freigabe entspricht und das hinsichtlich Temperaturbeständigkeit zufriedenstellend ist und der „Prüfung auf Identität" und der „Prüfung auf Reinheit" entspricht, darf zur Anwendung freigegeben werden. Vorausgesetzt, daß die Prüfungen auf Rinderserumalbumin und, falls zutreffend, Ovalbumin mit befriedigenden Ergebnissen für den fertigen Impfstoff als Bulk erfolgt sind, können sie für die Fertigzubereitung entfallen.

Temperaturbeständigkeit: Proben der gefriergetrockneten Fertigzubereitungen werden im trockenen Zustand 7 Tage lang bei 37 °C erwärmt. Wie unter „Bestimmung der Wirksamkeit" beschrieben, werden parallel die Viruskonzentrationen von Impfstoffproben des zuvor erwärmten und des nicht erwärmten, bei 5 ± 3 °C gelagerten Impfstoffs bestimmt. Die Viruskonzentration des zuvor erwärmten Impfstoffs darf nicht mehr als 1,0 log geringer sein als die des nicht erwärmten Impfstoffs.

Prüfung auf Identität

Wenn der entsprechend der Beschriftung rekonstituierte Impfstoff mit spezifischen Mumps-Antikörpern gemischt wird, werden empfängliche Zellkulturen nicht mehr infiziert.

Prüfung auf Reinheit

Verunreinigende Mikroorganismen: Der rekonstituierte Impfstoff muß der „Prüfung auf Sterilität“ (2.6.1) entsprechen.

Rinderserumalbumin: Höchstens 50 ng je Einzeldosis für den Menschen, mit Hilfe einer geeigneten immunchemischen Methode (2.7.1) bestimmt.

Ovalbumin: Höchstens 1 µg je Einzeldosis für den Menschen, bestimmt mit einer geeigneten immunchemischen Methode (2.7.1), falls der Impfstoff auf Hühnerembryonen hergestellt wird.

Wasser (2.5.12): Höchstens 3,0 Prozent, nach der Karl-Fischer-Methode bestimmt.

Bestimmung der Wirksamkeit

Im Impfstoff wird das infektiöse Virus unter Verwendung von mindestens 5 Zellkulturen für jeden Verdünnungsschritt (Verdünnungsfaktor 0,5 log) oder mit einem Verfahren gleicher Empfindlichkeit mindestens 3mal titriert. Eine geeignete Virusreferenzzubereitung wird verwendet, um jede Bestimmung zu validieren. Die Viruskonzentration muß, wie in der Beschriftung angegeben, mindestens $5 \cdot 10^3$ $ZKID_{50}$ je Dosis für den Menschen betragen. Die Bestimmung darf nur ausgewertet werden, wenn die Vertrauensgrenze ($P = 0{,}95$) des Logarithmus der Viruskonzentration höchstens ± 0,3 beträgt.

Lagerung

Entsprechend **Impfstoffe für Menschen (Vaccina ad usum humanum)**.

Beschriftung

Entsprechend **Impfstoffe für Menschen**.

Die Beschriftung gibt insbesondere an

- Virusstamm, der für die Zubereitung des Impfstoffs verwendet wurde
- daß für die Herstellung des Impfstoffs Hühnerembryonen verwendet wurden oder Art und Herkunft der für die Impfstoffherstellung benutzten Zellen
- Mindestviruskonzentration
- daß der Kontakt des Impfstoffs mit Desinfektionsmitteln zu meiden ist
- Zeitdauer, innerhalb welcher der rekonstituierte Impfstoff zu verbrauchen ist.

1999, 1349

Myrrhe

Myrrha

Definition

Myrrhe besteht aus dem an der Luft gehärteten Gummiharz, das aus Stamm und Ästen von *Commiphora molmol* Engler und/oder anderen *Commiphora*-Arten durch Anschneiden erhalten werden kann oder durch spontanes Austreten entsteht.

Eigenschaften

Myrrhe hat einen bitteren Geschmack.

Die Droge weist die unter „Prüfung auf Identität, A und B“ beschriebenen makroskopischen und mikroskopischen Merkmale auf.

Prüfung auf Identität

A. Die hell- oder dunkelorangebraunen, unregelmäßigen oder rundlichen Körner oder Stücke unterschiedlicher Größe zeigen Anteile verschiedener Farbe. Ihre Oberfläche ist meistens mit einem grauen bis gelblichbraunen Staub bedeckt.

B. Die Droge wird pulverisiert (355). Das Pulver ist bräunlichgelb bis rötlichbraun. Die Prüfung erfolgt unter dem Mikroskop, wobei Chloralhydrat-Lösung *R* verwendet wird. Das Pulver zeigt nur wenige Gewebefragmente der Stammpflanzen einschließlich folgender: rötlichbraune Korkfragmente; einzelne oder zusammenhängende, polyedrische bis längliche Steinzellen mit teilweise stark verdickten, getüpfelten und verholzten Wänden und bräunlichem Inhalt; Bruchstücke von dünnwandigem Parenchym und Sklerenchymfasern; unregelmäßig prismatische bis polyedrische, etwa 10 bis 25 µm große Calciumoxalatkristalle.

C. Das Chromatogramm der Prüfung „*Commiphora mukul*“ wird im Tageslicht ausgewertet. Die Platte wird mit Anisaldehyd-Reagenz *R* besprüht und 10 min lang unter Beobachtung bei 100 bis 105 °C erhitzt. Das Chromatogramm der Referenzlösung zeigt im unteren Drittel eine orangerote Zone (Thymol) und im mittleren Drittel eine violette Zone (Anethol).

   Das Chromatogramm der Untersuchungslösung zeigt eine alle anderen Zonen an Größe und Intensität übertreffende violette Zone (Furanoeudesma-1,3-dien) über der Zone des Anethols im Chromatogramm der Referenzlösung; ferner eine violette Zone in ähnlicher Lage wie die der Anethol-Zone im Chromatogramm der Referenzlösung sowie 2 intensiv violette Zonen in gleicher Lage wie die Zone des Thymols im Chromatogramm der Referenzlösung, wobei die obere dem Curzerenon und die untere dem 2-Methoxyfuranodien entspricht. Weitere, meist violette Zonen sind im Chromatogramm der Untersuchungslösung vorhanden.

Prüfung auf Reinheit

Fremde Bestandteile (2.8.2): Die Droge muß der Prüfung entsprechen.

Commiphora mukul: Die Prüfung erfolgt mit Hilfe der Dünnschichtchromatographie (2.2.27) unter Verwendung einer DC-Platte mit Kieselgel *R*.

Untersuchungslösung: 0,5 g pulverisierte Droge (355) werden 2 bis 3 min lang mit 5,0 ml Ethanol 96 % *R* auf dem Wasserbad erhitzt. Die Mischung wird abgekühlt und filtriert.

Referenzlösung: 10 mg Thymol *R* und 40 µl Anethol *R* werden in 10 ml Ethanol 96 % *R* gelöst.

Auf die Platte werden getrennt 10 µl jeder Lösung bandförmig aufgetragen. Die Chromatographie erfolgt mit einer Mischung von 2 Volumteilen Ethylacetat *R* und 98 Volumteilen Toluol *R* über eine Laufstrecke von 15 cm. Die Platte wird an der Luft trocknen gelassen. Im ultravioletten Licht bei 365 nm ausgewertet, darf das Chromatogramm der Untersuchungslösung im unteren Drittel keine blau bis violett fluoreszierenden Zonen zeigen.

Ethanolunlösliche Bestandteile: 1,00 g pulverisierte Droge (250) wird in einem Kolben 10 min lang mit 30 ml Ethanol 96 % *R* kräftig geschüttelt und danach die überstehende Flüssigkeit durch einen gewogenen Glassintertiegel (16) filtriert, wobei der Bodensatz im Kolben zurückbleiben soll. Die Extraktion wird 2mal mit je 20 ml Ethanol 96 % *R* wiederholt. Anschließend wird der Bodensatz unter Nachspülen mit Ethanol 96 % *R* quantitativ in den Glassintertiegel überführt. Nach dem Trocknen von Tiegel und Rückstand im Trockenschrank bei 100 bis 105 °C wird gewogen (höchstens 70 Prozent).

Trocknungsverlust (2.2.32): Höchstens 15,0 Prozent, mit 1,000 g pulverisierter Droge (355) durch 2 h langes Trocknen im Trockenschrank bei 100 bis 105 °C bestimmt.

Asche (2.4.16): Höchstens 7,0 Prozent.

Lagerung

Vor Licht geschützt.

N

1999, 1350

Nabumeton

Nabumetonum

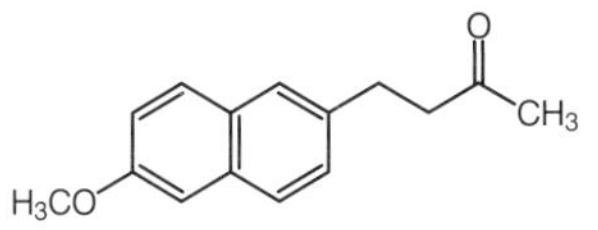

$C_{15}H_{16}O_2$ M_r 228,3

Definition

Nabumeton enthält mindestens 97,0 und höchstens 101,0 Prozent 4-(6-Methoxynaphthalin-2-yl)butan-2-on, berechnet auf die wasserfreie Substanz.

Eigenschaften

Weißes bis fast weißes, kristallines Pulver; praktisch unlöslich in Wasser, leicht löslich in Aceton, schwer löslich in Methanol.

Prüfung auf Identität

Die Prüfung erfolgt mit Hilfe der IR-Spektroskopie (2.2.24) durch Vergleich des Spektrums der Substanz mit dem von Nabumeton *CRS*.

Prüfung auf Reinheit

Verwandte Substanzen: Die Prüfung erfolgt mit Hilfe der Flüssigchromatographie (2.2.29) wie unter „Gehaltsbestimmung" beschrieben.

Je 20 µl Untersuchungslösung a und Referenzlösung b werden getrennt eingespritzt. Die Chromatographie erfolgt über eine Dauer, die der 5fachen Retentionszeit des Hauptpeaks entspricht. Im Chromatogramm der Untersuchungslösung a darf die Fläche eines der Nabumeton-Verunreinigung F entsprechenden Peaks mit der relativen Retentionszeit von 0,3, bezogen auf Nabumeton, nicht größer sein als das 6fache der Fläche des Hauptpeaks im Chromatogramm der Referenzlösung b (0,3 Prozent Verunreinigung F unter Berücksichtigung des relativen Responsfaktors von 0,1); die Summe der Flächen aller anderen Nebenpeaks darf nicht größer sein als die Fläche des Hauptpeaks im Chromatogramm der Referenzlösung b (0,5 Prozent). Peaks, deren Fläche kleiner ist als das 0,1fache der Fläche des Hauptpeaks im Chromatogramm der Referenzlösung b, werden nicht berücksichtigt.

Schwermetalle (2.4.8): 2,0 g Substanz müssen der Grenzprüfung C auf Schwermetalle entsprechen (10 ppm). Zur Herstellung der Referenzlösung werden 2 ml Blei-Lösung (10 ppm Pb) *R* verwendet.

Wasser (2.5.12): Höchstens 0,2 Prozent, mit 1,000 g Substanz nach der Karl-Fischer-Methode bestimmt.

Sulfatasche (2.4.14): Höchstens 0,1 Prozent, mit 1,0 g Substanz bestimmt.

Gehaltsbestimmung

Die Bestimmung erfolgt mit Hilfe der Flüssigchromatographie (2.2.29).

Untersuchungslösung a: 50,0 mg Substanz werden in Dichlorethan *R* zu 10,0 ml gelöst.

Untersuchungslösung b: 1,0 ml Untersuchungslösung a wird mit Dichlorethan *R* zu 25,0 ml verdünnt. 1,0 ml dieser Lösung wird mit Dichlorethan *R* zu 5,0 ml verdünnt.

Referenzlösung a: 20,0 mg Nabumeton *CRS* werden in Dichlorethan *R* zu 10,0 ml gelöst. 1,0 ml Lösung wird mit Dichlorethan *R* zu 50,0 ml verdünnt.

Referenzlösung b: 0,5 ml Untersuchungslösung a werden mit Dichlorethan *R* zu 100,0 ml verdünnt.

Referenzlösung c: 4 mg Nabumeton-Verunreinigung A *CRS* werden in Dichlorethan *R* zu 100 ml gelöst. 5 ml Lösung werden mit 5 ml Untersuchungslösung b versetzt.

Die Chromatographie kann durchgeführt werden mit
- einer Säule aus rostfreiem Stahl von 0,25 m Länge und 4,6 mm innerem Durchmesser, gepackt mit Kieselgel zur Chromatographie *R* (5 µm)
- Dichlorethan *R* als mobile Phase bei einer Durchflußrate von 1,0 ml je Minute
- einem Spektrometer als Detektor bei einer Wellenlänge von 254 nm.

Je 20 µl Referenzlösung b und c werden getrennt eingespritzt. Die Empfindlichkeit des Systems wird so eingestellt, daß die Höhe des Hauptpeaks im Chromatogramm der Referenzlösung b mindestens 70 Prozent des maximalen Ausschlags beträgt. Werden die Chromatogramme unter den vorgeschriebenen Bedingungen aufgezeichnet, beträgt die Retentionszeit für Nabumeton etwa 13 min. Die Bestimmung darf nur ausgewertet werden, wenn die Auflösung zwischen dem Nabumeton-Peak und dem der Nabumeton-Verunreinigung A entsprechenden Peak im Chromatogramm der Referenzlösung c mindestens 3,0 beträgt.

Untersuchungslösung b und Referenzlösung a werden abwechselnd eingespritzt.

Der Prozentgehalt an Nabumeton wird unter Verwendung des Chromatogramms der Referenzlösung a berechnet.

Lagerung

Vor Licht geschützt.

Verunreinigungen

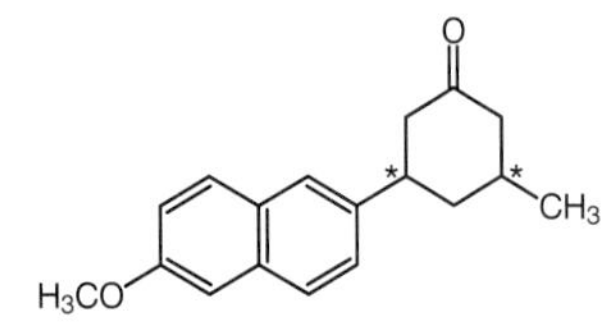

A. 5-(6-Methoxynaphthalin-2-yl)-3-methylcyclohexan-on

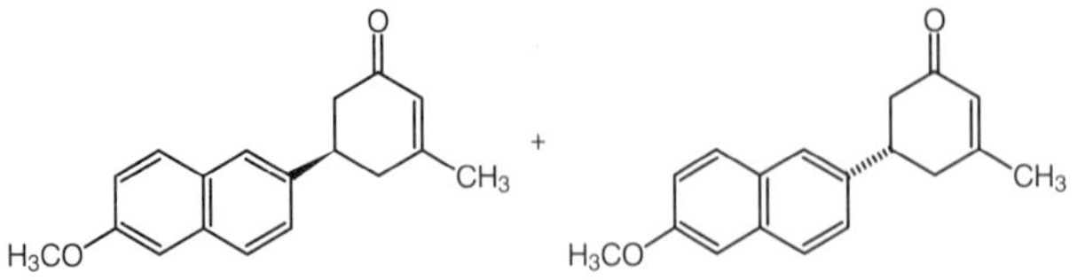

B. (5*RS*)-5-(6-Methoxynaphthalin-2-yl)-3-methylcyclo-hex-2-enon

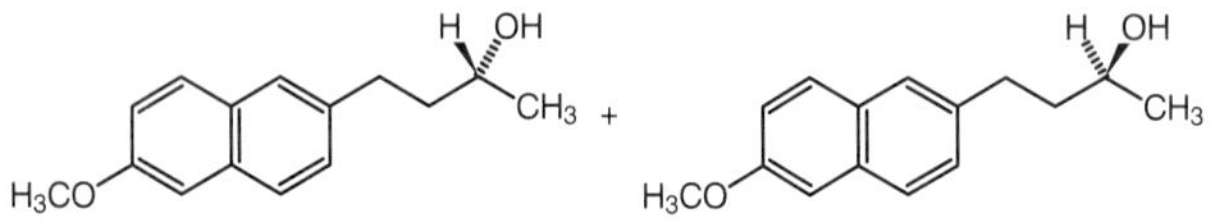

C. (2*RS*)-4-(6-Methoxynaphthalin-2-yl)butan-2-ol

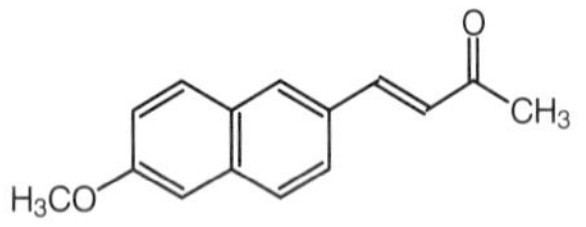

D. (*E*)-4-(6-Methoxynaphthalin-2-yl)but-3-en-2-on

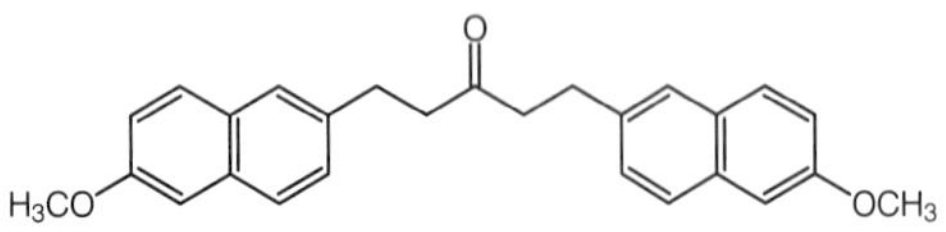

E. 1,5-Bis(6-methoxynaphthalin-2-yl)pentan-3-on

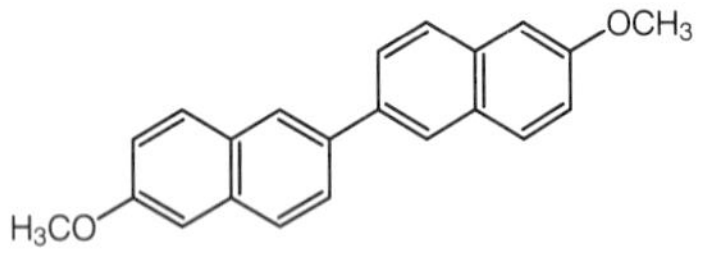

F. 6,6′-Dimethoxy-2,2′-binaphthalinyl.

1999, 1134

Nadroparin-Calcium

Nadroparinum calcicum

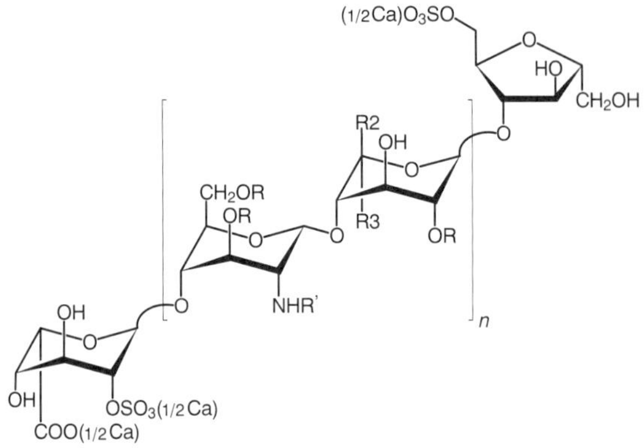

R = H oder SO_3(1/2Ca), R' = H oder SO_3 (1/2Ca) oder $COCH_3$
R2 = H und R3 = COO (1/2 Ca) oder R2 = COO (1/2 Ca) und R3 = H

Definition

Nadroparin-Calcium ist das Calciumsalz eines niedermolekularen Heparins, das durch Depolymerisierung von Heparin aus der Intestinalschleimhaut von Schweinen mit Hilfe von salpetriger Säure gewonnen wird und das von Molekülen mit einer relativen Molekülmasse von weniger als 2000 durch Fraktionierung zum größten Teil befreit worden ist. Die Substanz besteht mehrheitlich aus Molekülen, die am nicht reduzierenden Ende eine 2-*O*-Sulfo-α-L-idopyranosuronsäure-Struktur und am reduzierenden Ende eine 6-*O*-Sulfo-2,5-anhydro-D-mannitol-Struktur aufweisen.

Nadroparin-Calcium muß der Monographie ***Niedermolekulare Heparine (Heparina massae molecularis minoris)*** *entsprechen mit folgenden Änderungen und Ergänzungen:*

Die mittlere relative Molekülmasse liegt im Bereich von 3600 bis 5000, wobei der charakteristische Wert etwa 4300 beträgt.

Der Grad der Sulfatierung je Disaccharid-Einheit beträgt etwa 2.

Die Aktivität beträgt mindestens 95 und höchstens 130 I.E. Anti-Faktor-Xa-Aktivität je Milligramm, berechnet auf die getrocknete Substanz. Das Verhältnis der Anti-Faktor-Xa-Aktivität zur Anti-Faktor-IIa-Aktivität liegt zwischen 2,5 und 4,0.

Prüfung auf Identität

Die Substanz muß der „Prüfung auf Identität, C" der Monographie **Niedermolekulare Heparine** entsprechen.

Die Substanz muß folgenden Anforderungen entsprechen:

Die mittlere relative Molekülmasse liegt in Bereich von 3600 bis 5000. Der prozentuale Anteil (*m*/*m*) der Heparinketten mit einer mittleren relativen Molekülmasse von weniger als 2000 beträgt höchstens 15 Prozent. Der prozentuale Anteil (*m*/*m*) der Heparinketten mit einer mittleren relativen Molekülmasse zwischen 2000 und 8000 liegt im Bereich von 75 bis 95 Prozent. Der prozentuale Anteil (*m/m*) der Heparinketten mit einer mittleren relativen Molekülmasse zwischen 2000 und 4000 liegt im Bereich von 35 bis 55 Prozent.

Prüfung auf Reinheit

Aussehen der Lösung: 0,5 g Substanz werden in 10 ml Wasser *R* gelöst. Die Lösung darf nicht stärker opaleszieren als die Referenzsuspension II (2.2.1) und nicht stärker gefärbt sein als die Farbvergleichslösung G_5 (2.2.2, Methode II).

Ethanol: Höchstens 1,0 Prozent (*m/m*). Die Prüfung erfolgt mit Hilfe der Gaschromatographie (2.2.28, Dampfraumanalyse) unter Verwendung von 2-Propanol *R* als Interner Standard.

Interner-Standard-Lösung: 1,0 ml 2-Propanol *R* wird mit Wasser *R* zu 100,0 ml verdünnt. 1,0 ml Lösung wird mit Wasser *R* zu 50,0 ml verdünnt.

Referenzlösung: 1,0 ml wasserfreies Ethanol *R* wird mit Wasser *R* zu 100,0 ml verdünnt. 0,5 ml Lösung werden mit Wasser *R* zu 20,0 ml verdünnt.

Füllung der Probeflaschen: 4 Probeflaschen mit einem geeigneten Verschluß, die zu dem Einspritzsystem passen, werden versetzt mit
- 1,0 ml Wasser *R* (Blindprobe)
- 0,50 ml Referenzlösung und 0,50 ml Interner-Standard-Lösung (Referenzprobe)
- 10,0 mg Substanz und 1,0 ml Wasser *R* (Untersuchungsprobe A)
- 10,0 mg Substanz, 0,50 ml Wasser *R* und 0,50 ml Interner-Standard-Lösung (Untersuchungsprobe B).

Die Chromatographie kann durchgeführt werden mit
- einer Säule aus Nickel von 1,5 m Länge und 2 mm innerem Durchmesser, gepackt mit Ethylvinylbenzol-Divinylbenzol-Copolymer *R* (150 bis 180 µm)
- Helium zur Chromatographie *R* oder Stickstoff zur Chromatographie *R* als Trägergas bei einer Durchflußrate von 30 ml je Minute
- einem Flammenionisationsdetektor.

Die Temperatur der Säule wird bei 150 °C, die des Probeneinlasses und die des Detektors bei 250 °C gehalten.

Jede Probeflasche wird 15 min lang in der thermostatisierten Kammer bei 90 °C äquilibriert. Die Druckausgleichszeit vor dem Einspritzen beträgt 1 min.

Das Chromatogramm der Referenzprobe zeigt 2 Peaks, die dem Ethanol (etwa 2,5 min) und dem 2-Propanol (etwa 4 min) entsprechen. Zur Berechnung des Prozentgehalts (*m/m*) an Ethanol wird eine Dichte von 0,792 g je Milliliter bei 20 °C angenommen.

N–NO-Gruppen: Höchstens 0,25 ppm. Die Bestimmung erfolgt durch Spaltung der N–NO-Bindung mit Bromwasserstoffsäure in Ethylacetat unter Rückfluß und anschließender Bestimmung des NO-Gehalts durch Chemilumineszenz.

Apparatur (siehe Abb. 1134-1): Ein 500-ml-Dreihals-Rundkolben aus Quarzglas mit aufgesetztem Kühler, der ausgestattet ist mit
- einer Gaseinleitungsverbindung auf der einen Seite, die es ermöglicht, mit Hilfe einer Kanüle einen Strom von Argon *R* einzuleiten
- einer Schraubverbindung, versehen mit einem Septum auf der anderen Seite, die zum Einspritzen der Referenz- und Untersuchungslösung dient.

Der Rundkolben ist in Serie mit 3 Gaswaschflaschen, 2 Kühlfallen und anschließend mit einem Chemilumineszenz-Detektor so verbunden, daß die Apparatur gasdicht ist.

Vorbereitung des Chemilumineszenz-Detektors: Der Detektor und die Vakuumpumpe werden 48 h vor der Messung eingeschaltet. Das Vakuum muß kleiner als 0,07 kPa sein. Eine Stunde vor der Messung wird das Sauerstoff-Ventil geöffnet und auf 0,2 MPa bei einer Durchflußrate von 9,4 ml je Minute eingestellt.

Vorbereitung der Gaswaschflaschen: In jede Gaswaschflasche werden 30 ml einer Lösung von Natriumhydroxid *R* (300 g · l^{-1}) gegeben.

Vorbereitung der Kühlfallen:
- Kühlfalle bei einer Temperatur von –120 °C: In ein Isoliergefäß (Dewar-Gefäß) werden 250 ml wasserfreies Ethanol *R* gegeben. Unter Rühren mit einem Holzspatel wird langsam flüssiger Stickstoff zugegeben, bis eine Paste entsteht. Die Kühlfalle wird in das Isoliergefäß gestellt.
- Kühlfalle bei einer Temperatur von –160 °C: In ein Isoliergefäß (Dewar-Gefäß) werden 250 ml 2-Methylbutan *R* gegeben. Unter Rühren mit einem Holzspatel wird langsam flüssiger Stickstoff zugegeben, bis eine Paste entsteht. Die Kühlfalle wird in das Isoliergefäß gestellt.

Trocknen des 500-ml-Rundkolbens aus Borosilicat-Glas und des Kühlers: 50 ml Ethylacetat *R* werden 1 h lang unter Argon *R* zum Rückfluß erhitzt, ohne die Apparatur an den Chemilumineszenz-Detektor anzuschließen.

Untersuchungslösung: Die Substanz wird 12 h lang über Phosphor(V)-oxid *R* im Vakuum bei 60 °C getrocknet. 0,10 g getrocknete Substanz werden in 1,0 ml Formamid-Sulfaminsäure-Reagenz *R* gelöst. Die Lösung wird 30 min lang geschüttelt.

Referenzlösung: 0,1 ml Nitrosodipropylamin-Lösung *R* werden mit 6,0 ml wasserfreiem Ethanol *R* verdünnt. 0,1 ml Lösung werden mit 1,0 ml Formamid-Sulfaminsäure-Reagenz *R* verdünnt. (Diese Lösung entspricht 0,05 ppm N–NO-Gruppen.)

50 ml Ethylacetat-Sulfaminsäure-Reagenz *R* werden in den getrockneten 500-ml-Rundkolben aus Borosilicatglas gegeben, der mit einem Septum ausgestattet ist. Der Kühler, der zuvor 2 h lang auf –15 °C gekühlt wurde, wird auf den Kolben aufgesetzt. Die Kanüle für Argon *R* wird eingebracht und die Durchflußrate auf 0,1 Liter je Minute eingestellt. Die Apparatur wird auf ihre Dichtigkeit überprüft. Nur das Ventil zum Chemilumineszenz-Detektor bleibt offen, um Überdruck zu vermeiden. Das Ethylacetat-Sulfaminsäure-Reagenz wird zum Rückfluß erhitzt. Das System wird durch langsames Drehen des Ventils am Chemilumineszenz-Detektor und gleichzeiti-

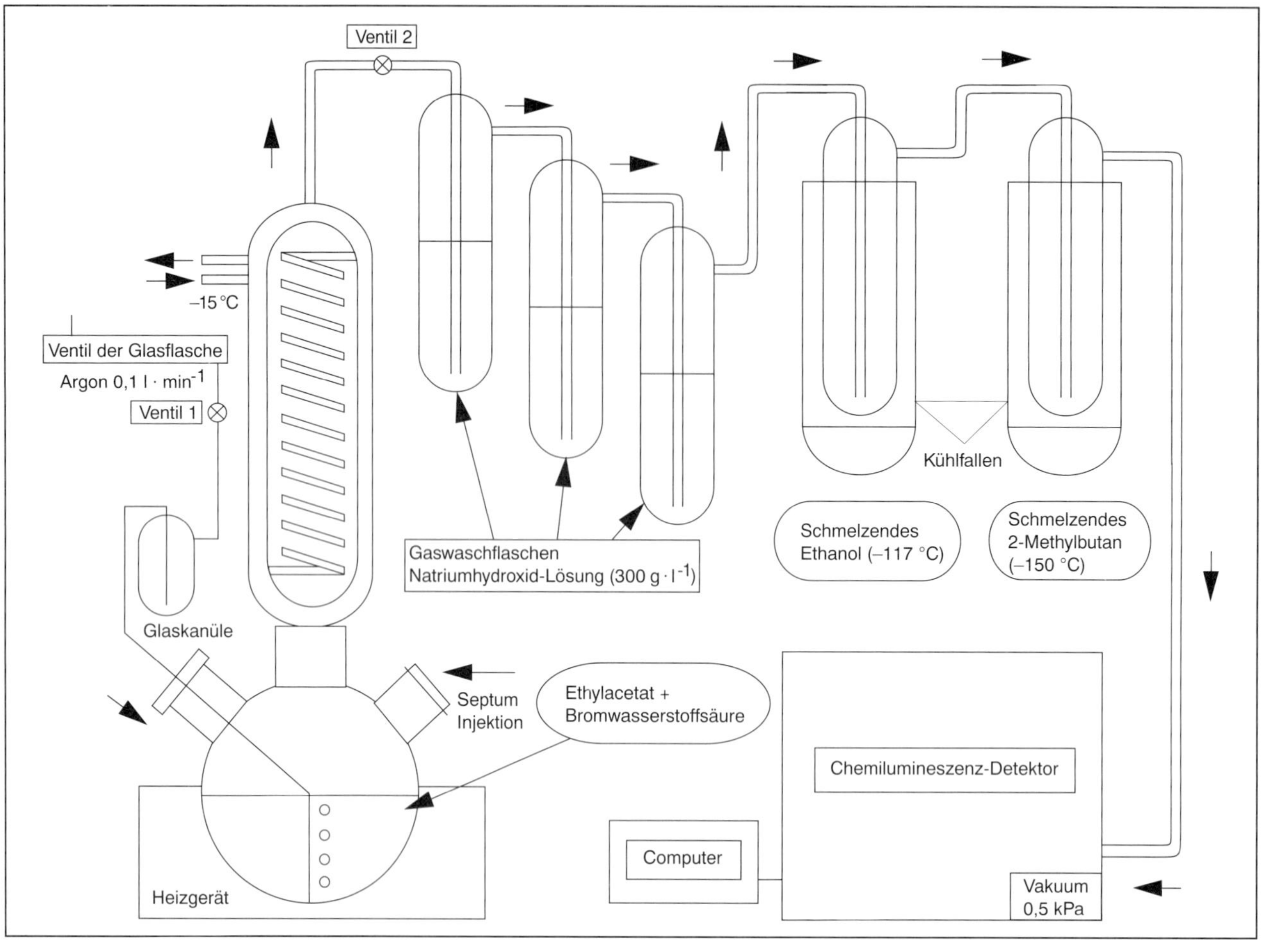

Abb. 1134-1: Apparatur zur Bestimmung der N–NO-Gruppen

Gaswaschflaschen: Höhe 240 mm, innerer Durchmesser 25 mm, innere Rohrlänge 230 mm bei einem inneren Durchmesser von 5 mm, mit einer zentralen Rotulex-Aufhängung. Die Gaswaschflaschen sind mit einem Einlaß und einem Auslaß versehen.

Chemilumineszenz-Detektor

Kühlfallen: Höhe 165 mm, innerer Durchmesser 40 mm, innere Rohrlänge 140 mm bei einem inneren Durchmesser von 13 mm. Die Kühlfallen sind mit einem Einlaß und einem Auslaß versehen.

Kühler: Höhe 210 mm, innerer Durchmesser 30 mm. Unten Schliffverbindung und oben Verbindung mit Auslaß.

Kolben: 3-Hals-Rundkolben aus Quarzglas mit einer Schliffverbindung in der Mitte, einer Verbindung auf der linken Seite und einer Schraubverbindung (15 mm) auf der rechten Seite.

Isoliergefäß: Innere Tiefe 220 mm, innerer Durchmesser 80 mm.

Septum: Septum aus Silicon, Durchmesser 14 mm, Dicke 3,5 mm.

Glas-Verbindung.

Apparatur-Verbindungen: Aus Teflon, innerer Durchmesser 3,2 mm, Dicke 0,8 mm.

ges Schließen des Einlasses des Chemilumineszenz-Detektors evakuiert. Das System ist äquilibriert, wenn ein Druck von 0,5 kPa erreicht ist. Der Nullwert des Chemilumineszenz-Detektors wird so eingestellt, daß der Ausschlag 10 Prozent des maximalen Ausschlags beträgt.

Durch das Septum am 500-ml-Rundkolben werden nacheinander 0,5 ml Wasser *R*, 2,0 ml und weitere 2,0 ml verdünnte Bromwasserstoffsäure *R* eingespritzt, wobei darauf geachtet wird, daß der Schreiber zwischen den Einspritzungen zur Basislinie zurückgekehrt ist.

50,0 µl Referenzlösung und anschließend, wenn der Schreiber zur Basislinie zurückgekehrt ist, 50,0 µl Untersuchungslösung werden eingespritzt.

Der Gehalt an N–NO-Gruppen der Substanz wird berechnet.

Sulfat-Ionen: Höchstens 0,5 Prozent. Die Prüfung erfolgt mit Hilfe der Flüssigchromatographie (2.2.29) unter Verwendung eines Geräts mit einem Leitfähigkeits-Detektor.

Untersuchungslösung: 30,0 mg Substanz werden in Wasser *R* zu 10,0 ml gelöst.

Referenzlösung: 1,4787 g wasserfreies Natriumsulfat *R* werden in Wasser *R* zu 1000,0 ml gelöst. 1,0 ml Lösung wird mit destilliertem Wasser *R* zu 200,0 ml verdünnt (5 ppm Sulfat-Ionen).

Die Chromatographie kann durchgeführt werden mit

- einer Anionentrennsäule von 0,05 m Länge und 4,6 mm innerem Durchmesser
- einem chemischen Neutralisations-System: eine Neutralisations-Mikromembran in Verbindung mit der mobilen Phase zur Anionen-Detektion
- mit einer Lösung von 1,91 g Natriumborat *R* in 1000 ml Wasser *R* als mobile Phase wird 15 min lang eluiert; anschließend wird innerhalb von 0,5 min zu 100 Prozent auf eine Natriumhydroxid-Lösung (0,1 mol · l^{-1}) gewechselt; mit dieser Lösung wird 10 min lang eluiert; anschließend wird innerhalb von 0,5 min zu den Anfangsbedingungen zurückgekehrt; die Durchflußrate beträgt 1,0 ml je Minute
- einem Detektor mit einer Empfindlichkeit von 30 µS.

Das chemische Neutralisations-System wird kontinuierlich im Gegenstrom mit einer Lösung von Schwefelsäure *R* (2,45 g · l^{-1}) bei einer Durchflußrate von 4 ml je Minute durch die Säule gepumpt.

50 µl jeder Lösung werden getrennt eingespritzt. Das Chromatogramm der Referenzlösung zeigt einen Hauptpeak, der dem Sulfat-Ion entspricht (Retentionszeit etwa 7,5 min). Falls erforderlich wird die Zusammensetzung der mobilen Phase verändert, um die vorgeschriebene Retentionszeit zu erhalten.

Der Gehalt an Sulfat wird berechnet.

1999, 625

Natriumalginat

Natrii alginas

Definition

Natriumalginat besteht hauptsächlich aus dem Natriumsalz der Alginsäure. Letzere ist ein Gemisch von Polyuronsäuren [$(C_6H_8O_6)_n$] mit wechselnden Anteilen β-(1→4)-D-Mannuronsäure und α-(1→4)-L-Guluronsäure und wird hauptsächlich aus Algen der Familie *Phaeophyceae* gewonnen.

Eigenschaften

Weißes bis blaß gelblichbraunes Pulver; langsam löslich in Wasser unter Bildung einer viskosen, kolloidalen Lösung, praktisch unlöslich in Ethanol und Ether.

Prüfung auf Identität

A. 0,2 g Substanz werden unter Schütteln in 20 ml Wasser *R* gelöst. Werden 5 ml Lösung mit 1 ml Calciumchlorid-Lösung *R* versetzt, entsteht eine voluminöse, gallertartige Masse.

B. Werden 10 ml der bei „Prüfung auf Identität, A" hergestellten Lösung mit 1 ml verdünnter Schwefelsäure *R* versetzt, entsteht eine gallertartige Masse.

C. 5 mg Substanz werden mit 5 ml Wasser *R*, 1 ml einer frisch hergestellten Lösung von Dihydroxynaphthalin *R* (10 g · l^{-1}) in Ethanol 96 % *R* und 5 ml Salzsäure *R* versetzt. Die Mischung wird 3 min lang zum Sieden erhitzt, anschließend abgekühlt, mit 5 ml Wasser *R* versetzt und mit 15 ml Diisopropylether *R* geschüttelt. Ein Blindversuch wird durchgeführt. Die mit der Substanz erhaltene obere Phase ist intensiver bläulichrot gefärbt als die der Blindlösung.

D. Die Substanz entspricht der Prüfung „Sulfatasche" (siehe „Prüfung auf Reinheit"). Der erhaltene Rückstand, in 2 ml Wasser *R* gelöst, gibt die Identitätsreaktion a auf Natrium (2.3.1).

Prüfung auf Reinheit

Prüflösung: 0,10 g Substanz werden unter ständigem Rühren in Wasser *R* zu 30 ml gelöst. Die Lösung wird 1 h lang stehengelassen.

Aussehen der Lösung: 1 ml Prüflösung wird mit Wasser *R* zu 10 ml verdünnt. Die Lösung darf nicht stärker opaleszieren als die Referenzsuspension II (2.2.1) und darf nicht stärker gefärbt sein als Stufe 6 der am besten geeigneten Farbvergleichslösung (2.2.2, Methode II).

Chlorid: Höchstens 1,0 Prozent. 2,50 g Substanz werden mit 50 ml verdünnter Salpetersäure *R* versetzt. Die Mischung wird 1 h lang geschüttelt, mit verdünnter Salpetersäure *R* zu 100,0 ml verdünnt und anschließend filtriert. 50,0 ml Filtrat werden mit 10,0 ml Silbernitrat-Lösung (0,1 mol · l^{-1}) und 5 ml Toluol *R* versetzt. Mit Ammoniumthiocyanat-Lösung (0,1 mol · l^{-1}) wird unter Zusatz von 2 ml Ammoniumeisen(III)-sulfat-Lösung *R* 2 titriert; in der Nähe des Umschlagspunkts wird kräftig geschüttelt.

1 ml Silbernitrat-Lösung (0,1 mol · l^{-1}) entspricht 3,545 mg Cl.

Calcium: Höchstens 1,5 Prozent Ca. Der Gehalt an Calcium wird mit Hilfe der Atomabsorptionsspektroskopie (2.2.23, Methode II) bestimmt.

Untersuchungslösung: 0,10 g Substanz werden unter Erwärmen auf dem Wasserbad in 50 ml verdünnter Ammoniak-Lösung *R* 2 gelöst. Nach dem Erkaltenlassen wird mit destilliertem Wasser *R* zu 100,0 ml verdünnt (Lösung a). 3,0 ml Lösung a werden mit destilliertem Wasser *R* zu 100,0 ml verdünnt.

Referenzlösungen: 3 Referenzlösungen werden in gleicher Weise wie die Untersuchungslösung, jedoch unter Zusatz von 0,75, 1,0 und 1,5 ml Calcium-Lösung (100 ppm Ca) *R* zu den 3,0 ml Lösung a, hergestellt.

Die Nulleinstellung des Geräts erfolgt mit einer Mischung von 1,5 Volumteilen verdünnter Ammoniak-Lösung *R* 2 und 98,5 Volumteilen destilliertem Wasser *R*. Die Absorption wird bei 422,7 nm bestimmt unter Verwendung einer Calcium-Hohlkathodenlampe als Strahlungsquelle und einer Luft-Acetylen-Flamme.

Schwermetalle (2.4.8): 1,0 g Substanz muß der Grenzprüfung F auf Schwermetalle entsprechen (20 ppm). Zur Herstellung der Referenzlösung werden 2 ml Blei-Lösung (10 ppm Pb) *R* verwendet.

Trocknungsverlust (2.2.32): Höchstens 15,0 Prozent, mit 0,1000 g Substanz durch 4 h langes Trocknen im Trockenschrank bei 100 bis 105 °C bestimmt.

Sulfatasche (2.4.14): 30,0 bis 36,0 Prozent, mit 0,1000 g Substanz bestimmt, berechnet auf die getrocknete Substanz.

Mikrobielle Verunreinigung:
Keimzahl (2.6.12): Höchstens 10^3 koloniebildende, aerobe Einheiten je Gramm Substanz, durch Auszählen auf Agarplatten bestimmt.

Spezifische Mikroorganismen (2.6.13): *Escherichia coli* und Salmonellen dürfen nicht vorhanden sein.

1999, 1150

Natriumamidotrizoat

Natrii amidotrizoas

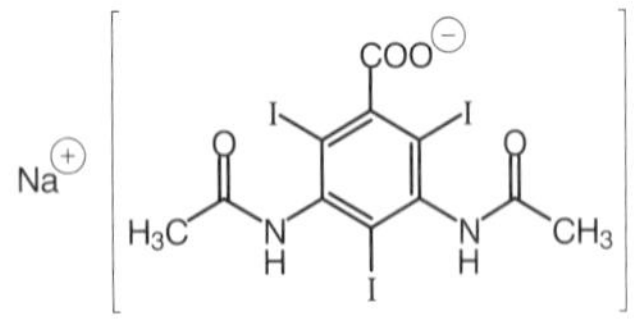

$C_{11}H_8I_3N_2NaO_4$ M_r 636

Definition

Natriumamidotrizoat enthält mindestens 98,0 und höchstens 101,0 Prozent 3,5-Bis(acetylamino)-2,4,6-triiodbenzoesäure, Natriumsalz, berechnet auf die wasserfreie Substanz.

Eigenschaften

Weißes bis fast weißes Pulver; leicht löslich in Wasser, schwer löslich in Ethanol, praktisch unlöslich in Aceton.

Die Substanz schmilzt bei etwa 261 °C unter Zersetzung.

Prüfung auf Identität

1: A, D.

2: B, C, D.

A. Die Prüfung erfolgt mit Hilfe der IR-Spektroskopie (2.2.24) durch Vergleich des Spektrums der Substanz mit dem von Natriumamidotrizoat *CRS*. Substanz und Referenzsubstanz werden zuvor 3 h lang bei 100 bis 105 °C getrocknet.

B. Die bei der Prüfung „Verwandte Substanzen" (siehe „Prüfung auf Reinheit") erhaltenen Chromatogramme werden ausgewertet. Der Hauptfleck im Chromatogramm der Untersuchungslösung b entspricht in bezug auf Lage und Größe dem Hauptfleck im Chromatogramm der Referenzlösung b.

C. Werden 50 mg Substanz in einer kleinen Porzellanschale vorsichtig über freier Flamme erhitzt, entwickelt sich violettes Gas.

D. Die Substanz gibt die Identitätsreaktion a auf Natrium (2.3.1).

Prüfung auf Reinheit

Prüflösung: 10 g Substanz werden in kohlendioxidfreiem Wasser *R* zu 20 ml gelöst.

Aussehen der Lösung: 1 ml Prüflösung wird mit Wasser *R* zu 10 ml verdünnt. Die Lösung muß klar (2.2.1) und farblos (2.2.2, Methode II) sein.

***p*H-Wert** (2.2.3): Der *p*H-Wert der Prüflösung muß zwischen 7,5 und 9,5 liegen.

Verwandte Substanzen: Die Prüfung erfolgt mit Hilfe der Dünnschichtchromatographie (2.2.27) unter Verwendung einer Schicht von Kieselgel GF_{254} *R*.

Die Lösungen werden bei gedämpftem Licht hergestellt und die Chromatogramme unter Lichtschutz entwickelt.

Untersuchungslösung a: 0,50 g Substanz werden in einer 3prozentigen Lösung (*V/V*) von Ammoniak-Lösung *R* in Methanol *R* zu 10 ml gelöst.

Untersuchungslösung b: 1 ml Untersuchungslösung a wird mit einer 3prozentigen Lösung (*V/V*) von Ammoniak-Lösung *R* in Methanol *R* zu 10 ml verdünnt.

Referenzlösung a: 1 ml Untersuchungslösung b wird mit einer 3prozentigen Lösung (*V/V*) von Ammoniak-Lösung *R* in Methanol *R* zu 50 ml verdünnt.

Referenzlösung b: 50 mg Natriumamidotrizoat *CRS* werden in einer 3prozentigen Lösung (*V/V*) von Ammoniak-Lösung *R* in Methanol *R* zu 10 ml gelöst.

Auf die Platte werden getrennt 2 µl jeder Lösung aufgetragen. Die Chromatographie erfolgt mit einer Mischung von 20 Volumteilen wasserfreier Ameisensäure *R*, 25 Volumteilen Ethylmethylketon *R* und 60 Volumteilen Toluol *R* über eine Laufstrecke von 15 cm. Die Platte wird trocknen gelassen, bis das Fließmittel verdunstet ist, und anschließend im ultravioletten Licht bei 254 nm ausgewertet. Kein Nebenfleck im Chromatogramm der Untersuchungslösung a darf größer oder intensiver sein als der Fleck im Chromatogramm der Referenzlösung a (0,2 Prozent).

Aromatische Amine: *Die Lösungen und Reagenzien sind unter Lichtschutz in einer Eis-Wasser-Mischung aufzubewahren.*

In einem 50-ml-Meßkolben werden 0,50 g Substanz mit 15 ml Wasser *R* versetzt. Nach dem Umschütteln wird mit 1 ml verdünnter Natriumhydroxid-Lösung *R* versetzt. Die Mischung wird in einer Eis-Wasser-Mischung abgekühlt, mit 5 ml einer frisch hergestellten Lösung von Natriumnitrit *R* ($5 g \cdot l^{-1}$) und 12 ml verdünnter Salzsäure *R* versetzt, vorsichtig umgeschüttelt und genau 2 min lang, vom Zusatz der Salzsäure an gerechnet, stehengelassen. Nach Zusatz von 10 ml einer Lösung von Ammoniumsulfamat *R* ($20 g \cdot l^{-1}$) wird unter häufigem Umschütteln 5 min lang stehengelassen, anschließend mit 0,15 ml einer Lösung von 1-Naphthol *R* ($100 g \cdot l^{-1}$) in Ethanol 96 % *R* versetzt, umgeschüttelt und erneut

5 min lang stehengelassen. Nach Zusatz von 3,5 ml Pufferlösung *p*H 10,9 *R* wird gemischt und mit Wasser *R* zu 50,0 ml verdünnt. Innerhalb von 20 min wird die Absorption (2.2.25) bei 485 nm gegen eine gleichzeitig und unter gleichen Bedingungen, aber ohne Zusatz der Substanz hergestellte Lösung als Kompensationsflüssigkeit gemessen. Die Absorption darf höchstens 0,30 betragen.

Freies Iod und Iodid: 1,0 g Substanz wird in destilliertem Wasser *R* zu 10 ml gelöst. Die Lösung wird tropfenweise mit verdünnter Salpetersäure *R* versetzt, bis die Fällung vollständig ist. Nach Zusatz von 3 ml verdünnter Salpetersäure *R* wird filtriert und der Niederschlag mit 5 ml Wasser *R* gewaschen. Filtrat und Waschflüssigkeit werden vereinigt. Nach Zusatz von 1 ml Wasserstoffperoxid-Lösung 30 % *R* und 1 ml Dichlormethan *R* wird geschüttelt. Die untere Phase darf nicht stärker gefärbt sein als eine gleichzeitig und unter gleichen Bedingungen hergestellte Referenzlösung unter Verwendung von 5 ml Iodid-Lösung (10 ppm I) *R*, 3 ml verdünnter Salpetersäure *R* und 15 ml Wasser *R* (50 ppm).

Schwermetalle (2.4.8): 4 ml Prüflösung werden mit Wasser *R* zu 20 ml verdünnt. 12 ml dieser Lösung müssen der Grenzprüfung A auf Schwermetalle entsprechen (20 ppm). Zur Herstellung der Referenzlösung wird die Blei-Lösung (2 ppm Pb) *R* verwendet.

Wasser (2.5.12): Höchstens 11,0 Prozent, mit 0,400 g Substanz nach der Karl-Fischer-Methode bestimmt.

Sulfatasche (2.4.14): Höchstens 0,1 Prozent, mit 1,0 g Substanz bestimmt.

Gehaltsbestimmung

0,150 g Substanz werden in einem 250-ml-Rundkolben mit 5 ml konzentrierter Natriumhydroxid-Lösung *R*, 20 ml Wasser *R*, 1 g Zinkstaub *R* und einigen Glasperlen versetzt. Die Mischung wird 30 min lang zum Rückfluß erhitzt. Nach dem Erkaltenlassen wird der Kühler mit 20 ml Wasser *R* gewaschen und die Waschflüssigkeit im Kolben gesammelt. Der Kolbeninhalt wird durch einen Glassintertiegel filtriert und das Filter wiederholt mit Wasser *R* gewaschen. Filtrat und Waschflüssigkeit werden vereinigt, mit 40 ml verdünnter Schwefelsäure *R* versetzt und sofort mit Silbernitrat-Lösung (0,1 mol · l^{-1}) titriert. Der Endpunkt wird mit Hilfe der Potentiometrie (2.2.20) unter Verwendung eines geeigneten Elektrodensystems, wie Silber/Quecksilber(I)-sulfat, bestimmt.

1 ml Silbernitrat-Lösung (0,1 mol · l^{-1}) entspricht 21,20 mg $C_{11}H_8I_3N_2NaO_4$.

Lagerung

Gut verschlossen, vor Licht geschützt.

Verunreinigungen

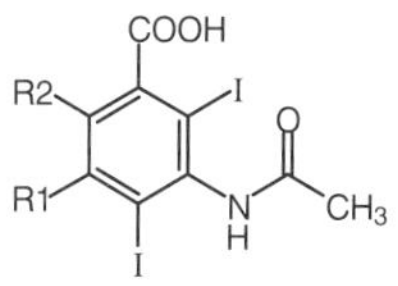

A. R1 = NH_2, R2 = I: 3-Acetylamino-5-amino-2,4,6-triiodbenzoesäure

B. R1 = $NHCOCH_3$, R2 = H: 3,5-Bis(acetylamino)-2,4-diiodbenzoesäure.

1999, 190

Natriumbromid

Natrii bromidum

NaBr M_r 102,9

Definition

Natriumbromid enthält mindestens 98,0 und höchstens 100,5 Prozent NaBr, berechnet auf die getrocknete Substanz.

Eigenschaften

Weißes, körniges Pulver oder kleine, farblose, durchsichtige oder durchscheinende Kristalle, schwach hygroskopisch; leicht löslich in Wasser, löslich in Ethanol.

Prüfung auf Identität

A. Die Substanz gibt die Identitätsreaktionen auf Bromid (2.3.1).

B. Die Prüflösung (siehe „Prüfung auf Reinheit") gibt die Identitätsreaktionen auf Natrium (2.3.1).

Prüfung auf Reinheit

Prüflösung: 10,0 g Substanz werden in kohlendioxidfreiem Wasser *R*, das aus destilliertem Wasser *R* hergestellt wurde, zu 100 ml gelöst.

Aussehen der Lösung: Die Prüflösung muß klar (2.2.1) und farblos (2.2.2, Methode II) sein.

Sauer oder alkalisch reagierende Substanzen: 10 ml Prüflösung werden mit 0,1 ml Bromthymolblau-Lösung *R* 1 versetzt. Bis zum Farbumschlag dürfen höchstens 0,5 ml Salzsäure (0,01 mol · l^{-1}) oder Natriumhydroxid-Lösung (0,01 mol · l^{-1}) verbraucht werden.

Bromat: 10 ml Prüflösung werden mit 1 ml Stärke-Lösung *R*, 0,1 ml einer Lösung von Kaliumiodid *R* (100 g · l^{-1}) und 0,25 ml Schwefelsäure (0,5 mol · l^{-1}) versetzt und 5 min lang im Dunkeln stehengelassen. Weder eine blaue noch violette Färbung darf sich entwickeln.

Chlorid: 1,000 g Substanz wird in einem Erlenmeyerkolben in 20 ml verdünnter Salpetersäure *R* gelöst. Nach Zusatz von 5 ml Wasserstoffperoxid-Lösung 30 % *R* wird auf dem Wasserbad bis zur vollständigen Entfärbung der Lösung erhitzt. Die Kolbenwände werden mit wenig Wasser *R* abgespült. Nach 15 min langem Erhitzen auf dem Wasserbad wird die Lösung erkalten gelassen, mit Wasser *R* auf 50 ml ergänzt, mit 5,0 ml Silbernitrat-Lösung (0,1 mol · l^{-1}) und 1 ml Dibutylphthalat *R* versetzt. Nach kräftigem Umschütteln wird die Lösung unter Zusatz von 5 ml Ammoniumeisen(III)-sulfat-Lösung *R* 2 mit Ammoniumthiocyanat-Lösung (0,1 mol · l^{-1}) titriert. Höchstens 1,7 ml Silbernitrat-Lösung (0,1 mol · l^{-1}) dürfen verbraucht werden (0,6 Prozent). Die verbrauchte Menge Silbernitrat-Lö-

N

Monographien

sung (0,1 mol · l^{-1}) wird für die „Gehaltsbestimmung" notiert.

Iodid: 5 ml Prüflösung werden mit 0,15 ml Eisen(III)-chlorid-Lösung *R* 1 und 2 ml Chloroform *R* versetzt und geschüttelt. Nach Trennung der Phasen muß die Chloroformschicht farblos (2.2.2, Methode I) sein.

Sulfat (2.4.13): 15 ml Prüflösung müssen der Grenzprüfung auf Sulfat entsprechen (100 ppm).

Barium: 5 ml Prüflösung werden mit 5 ml destilliertem Wasser *R* und 1 ml verdünnter Schwefelsäure *R* versetzt. Wenn sich nach 15 min eine Opaleszenz zeigt, darf sie höchstens so stark sein wie die einer Mischung von 5 ml Prüflösung und 6 ml destilliertem Wasser *R*.

Eisen (2.4.9): 5 ml Prüflösung, mit Wasser *R* zu 10 ml verdünnt, müssen der Grenzprüfung auf Eisen entsprechen (20 ppm).

Magnesium, Erdalkalimetalle (2.4.7): 10,0 g Substanz müssen der Grenzprüfung auf Magnesium, Erdalkalimetalle entsprechen. Die verbrauchte Menge Natriumedetat-Lösung (0,01 mol · l^{-1}) darf höchstens 5,0 ml betragen (200 ppm, berechnet als Ca).

Schwermetalle (2.4.8): 12 ml Prüflösung müssen der Grenzprüfung A auf Schwermetalle entsprechen (10 ppm). Zur Herstellung der Referenzlösung wird die Blei-Lösung (1 ppm Pb) *R* verwendet.

Trocknungsverlust (2.2.32): Höchstens 3,0 Prozent, mit 1,000 g Substanz durch 3 h langes Trocknen im Trockenschrank bei 100 bis 105 °C bestimmt.

Gehaltsbestimmung

2,000 g Substanz werden in Wasser *R* zu 100,0 ml gelöst. 10,0 ml dieser Lösung werden mit 50 ml Wasser *R*, 5 ml verdünnter Salpetersäure *R*, 25,0 ml Silbernitrat-Lösung (0,1 mol · l^{-1}) und 2 ml Dibutylphthalat *R* versetzt. Nach kräftigem Schütteln wird unter Zusatz von 2 ml Ammoniumeisen(III)-sulfat-Lösung *R* 2 mit Ammoniumthiocyanat-Lösung (0,1 mol · l^{-1}) titriert. In der Nähe des Umschlagspunktes wird kräftig geschüttelt. Das Resultat wird unter Berücksichtigung des Chloridgehaltes (siehe „Prüfung auf Reinheit") korrigiert.

1 ml Silbernitrat-Lösung (0,1 mol · l^{-1}) entspricht 10,29 mg NaBr.

Lagerung

Gut verschlossen.

1999, 847

Natriumcetylstearylsulfat

Natrii cetylo- et stearylosulfas

Definition

Natriumcetylstearylsulfat ist eine Mischung von Natriumcetylsulfat ($C_{16}H_{33}NaO_4S$; M_r 344,5) und Natriumstearylsulfat ($C_{18}H_{37}NaO_4S$; M_r 372,5) und enthält mindestens 90,0 Prozent Natriumcetylstearylsulfat sowie mindestens 40,0 Prozent Natriumcetylsulfat, beides berechnet auf die wasserfreie Substanz. Die Substanz kann einen geeigneten Puffer enthalten.

Eigenschaften

Weißes bis schwach gelbes, kristallines oder amorphes Pulver; löslich in heißem Wasser unter Bildung einer opaleszierenden Lösung, praktisch unlöslich in kaltem Wasser, teilweise löslich in Ethanol.

Prüfung auf Identität

1: B, D, F.

2: A, C, D, E, F.

A. Die Prüfung erfolgt mit Hilfe der Dünnschichtchromatographie (2.2.27) unter Verwendung einer DC-Platte mit silanisiertem Kieselgel *R*.

   Untersuchungslösung: 50 mg Substanz werden in 10 ml Ethanol 70 % *R* durch Erwärmen auf dem Wasserbad gelöst.

   Referenzlösung: 50 mg Natriumcetylstearylsulfat *CRS* werden in 10 ml Ethanol 70 % *R* durch Erwärmen auf dem Wasserbad gelöst.

   Auf die Platte werden getrennt 2 µl jeder Lösung aufgetragen. Die Chromatographie erfolgt mit einer Mischung von 20 Volumteilen Wasser *R*, 40 Volumteilen Aceton *R* und 40 Volumteilen Methanol *R* über eine Laufstrecke von 12 cm. Die Platte wird an der Luft trocknen gelassen und mit einer Lösung von Molybdatophosphorsäure *R* (50 g · l^{-1}) in Ethanol 96 % *R* besprüht. Die Platte wird bei 120 °C erhitzt, bis Flecke erscheinen (etwa 3 h). Die Hauptflecke im Chromatogramm der Untersuchungslösung entsprechen in bezug auf Lage und Farbe den Hauptflecken im Chromatogramm der Referenzlösung.

B. Die bei der „Gehaltsbestimmung" erhaltenen Chromatogramme werden ausgewertet. Die 2 Hauptpeaks im Chromatogramm der Untersuchungslösung c entsprechen in bezug auf ihre Retentionszeiten den 2 Hauptpeaks im Chromatogramm der Referenzlösung.

C. 0,1 g Substanz werden in 10 ml Wasser *R* gelöst. Die Lösung schäumt beim Schütteln.

D. Die Substanz färbt die nichtleuchtende Flamme gelb.

E. 0,1 ml der bei der „Prüfung auf Identität, C“ erhaltenen Lösung werden mit 0,1 ml einer Lösung von Methylenblau *R* (1 g · l^{-1}) und 2 ml verdünnter Schwefelsäure *R* versetzt. Nach Zusatz von 2 ml Dichlormethan *R* wird geschüttelt. Die Dichlormethanschicht färbt sich intensiv blau.

F. Die Mischung von etwa 10 mg Substanz mit 10 ml wasserfreiem Ethanol *R* wird unter häufigem Umschütteln im Wasserbad zum Sieden erhitzt und sofort filtriert. Nach dem Eindampfen zur Trockne wird der Rückstand in 7 ml Wasser *R* aufgenommen, mit 3 ml verdünnter Salzsäure *R* versetzt und die Lösung auf etwa die Hälfte ihres Volumens eingedampft. Nach dem Erkaltenlassen wird filtriert. Das Filtrat gibt nach Zusatz von 1 ml Bariumchlorid-Lösung *R* 1 einen weißen, kristallinen Niederschlag.

Prüfung auf Reinheit

Sauer oder alkalisch reagierende Substanzen: Eine unter Erwärmen hergestellte Lösung von 0,5 g Substanz in einer Mischung von 10 ml Wasser *R* und 15 ml Ethanol 90 % *R* muß nach Zusatz von 0,1 ml Phenolphthalein-Lösung *R* 1 farblos bleiben, sich jedoch nach Zusatz von 0,1 ml Natriumhydroxid-Lösung (0,1 mol · l rot färben.

Natriumchlorid, Natriumsulfat: Die Summe der Gehalte an Natriumchlorid und Natriumsulfat darf höchstens 8,0 Prozent betragen.

Natriumchlorid: 5,00 g Substanz werden in 50 ml Wasser *R* gelöst. Verdünnte Salpetersäure *R* wird tropfenweise zugesetzt, bis die Lösung gegen blaues Lackmuspapier *R* neutral reagiert; danach werden 2 ml Kaliumchromat-Lösung *R* zugegeben. Die Lösung wird mit Silbernitrat-Lösung (0,1 mol · l titriert.

1 ml Silbernitrat-Lösung (0,1 mol · l entspricht 5,844 mg NaCl.

Natriumsulfat: 0,500 g Substanz werden in 20 ml Wasser *R*, falls erforderlich unter vorsichtigem Erwärmen, gelöst. Die Lösung wird mit 1 ml einer Lösung von Dithizon *R* (0,5 g · l^{-1}) in Aceton *R* versetzt. Wenn die Lösung rot gefärbt ist, wird tropfenweise Salpetersäure (1 mol · l bis zum Farbumschlag nach Blaugrün zugesetzt. Nach Zusatz von 2,0 ml Dichloressigsäure-Reagenz *R* und 80 ml Aceton *R* wird mit Blei(II)-nitrat-Lösung (0,01 mol · l^{-1}) bis zum ersten bleibenden Farbumschlag nach Orangerot titriert.

1 ml Blei(II)-nitrat-Lösung (0,01 mol · l^{-1}) entspricht 1,420 mg Na_2SO_4.

Freier Cetylstearylalkohol: Höchstens 4,0 Prozent. Das bei der „Gehaltsbestimmung“ erhaltene Chromatogramm der Untersuchungslösung a wird ausgewertet. Der Prozentgehalt an freiem Cetylstearylalkohol in der Substanz wird nach folgender Formel berechnet:

$$S \frac{100 \cdot m_H}{S_{Ha\,(corr)} \cdot m}$$

S = Summe der Peakflächen des Cetyl- und Stearylalkohols im Chromatogramm der Untersuchungslösung a

m_H = Menge des bei der Herstellung der Untersuchungslösung a zugesetzten Internen Standards in Milligramm

$S_{Ha\,(corr)}$ = korrigierte Peakfläche des Internen Standards im Chromatogramm der Untersuchungslösung a

m = Einwaage der Substanz, die bei der Herstellung der Untersuchungslösung a verwendet wurde, in Milligramm.

Wasser (2.5.12): Höchstens 1,5 Prozent, mit 5,00 g Substanz nach der Karl-Fischer-Methode bestimmt.

Gehaltsbestimmung

Die Bestimmung erfolgt mit Hilfe der Gaschromatographie (2.2.28).

Interner-Standard-Lösung: 0,20 g Heptadecanol *CRS* werden in wasserfreiem Ethanol *R* zu 50 ml gelöst.

Untersuchungslösung a: 0,300 g Substanz werden in 50 ml wasserfreiem Ethanol *R* gelöst. Nach Zusatz von 2 ml Interner-Standard-Lösung und 48 ml Wasser *R* wird 4mal mit je 25 ml Pentan *R* ausgeschüttelt, wobei falls erforderlich zur Erleichterung der Phasentrennung Natriumchlorid *R* zugesetzt wird. Die organischen Phasen werden vereinigt. Die wäßrig-ethanolische Phase dient zur Herstellung der Untersuchungslösungen c und d. Die organische Phase wird 2mal mit je 30 ml Wasser *R* gewaschen, über wasserfreiem Natriumsulfat *R* getrocknet und filtriert.

Untersuchungslösung b: 0,300 g Substanz werden in 50 ml wasserfreiem Ethanol *R* gelöst. Nach Zusatz von 50 ml Wasser *R* wird 4mal mit je 25 ml Pentan *R* ausgeschüttelt, wobei falls erforderlich zur Erleichterung der Phasentrennung Natriumchlorid *R* zugesetzt wird. Die vereinigten organischen Phasen werden 2mal mit je 30 ml Wasser *R* gewaschen, über wasserfreiem Natriumsulfat *R* getrocknet und filtriert.

Untersuchungslösung c: In einen 200-ml-Kolben mit Rückflußkühler werden 25 ml der wäßrig-ethanolischen Phase der Untersuchungslösung a gebracht. Nach Zusatz von 20 ml Salzsäure *R* und 10 ml Interner-Standard-Lösung wird 2 h lang zum Rückfluß erhitzt. Nach dem Erkaltenlassen wird 4mal mit je 20 ml Pentan *R* ausgeschüttelt. Die vereinigten organischen Phasen werden 2mal mit je 20 ml Wasser *R* gewaschen, über wasserfreiem Natriumsulfat *R* getrocknet und filtriert.

Untersuchungslösung d: In einen 200-ml-Kolben mit Rückflußkühler werden 25 ml der wäßrig-ethanolischen Phase der Untersuchungslösung a gebracht. Nach Zusatz von 20 ml Salzsäure *R* und 10 ml wasserfreiem Ethanol *R* wird 2 h lang zum Rückfluß erhitzt. Nach dem Erkaltenlassen wird 4mal mit je 20 ml Pentan *R* ausgeschüttelt. Die vereinigten organischen Phasen werden 2mal mit je 20 ml Wasser *R* gewaschen, über wasserfreiem Natriumsulfat *R* getrocknet und filtriert.

Referenzlösung: 50 mg Cetylalkohol *CRS* und 50 mg Stearylalkohol *CRS* werden in wasserfreiem Ethanol *R* zu 10 ml gelöst.

Die Chromatographie kann durchgeführt werden mit

- einer Kapillarsäule aus Quarz von 25 m Länge und 0,25 mm innerem Durchmesser, belegt mit Polydime-

thylsiloxan *R* oder einer anderen geeigneten polaren Phase
- Stickstoff zur Chromatographie *R* als Trägergas bei einer Durchflußrate von 1 ml je Minute
- einem Flammenionisationsdetektor
- einem Splitverhältnis von 1:100.

unter Verwendung von folgendem Temperaturprogramm:

	Zeit (min)	Temperatur (°C)	Rate (°C/min)	Erläuterungen
Säule	0 – 20	150 → 250	5	linearer Gradient
Probeneinlaß		250		
Detektor		250		

Die Substanzen werden in folgender Reihenfolge eluiert: Cetylalkohol, Heptadecanol (Interner Standard) und Stearylalkohol.

Interferenzkorrektur: Je 1 µl Untersuchungslösung a und Untersuchungslösung b wird getrennt eingespritzt. Wenn ein Peak im Chromatogramm der Untersuchungslösung b mit der gleichen Retentionszeit wie der Peak des Internen Standards im Chromatogramm der Untersuchungslösung a erscheint, wird das Verhältnis *r* nach der folgenden Gleichung berechnet :

$$r = \frac{S_{ci}}{S_i}$$

S_{ci} = Peakfläche des Cetylalkohols im Chromatogramm der Untersuchungslösung b

S_i = Fläche des Peaks mit der gleichen Retentionszeit wie der Peak des Internen Standards im Chromatogramm der Untersuchungslösung a.

Wenn *r* kleiner als 300 ist, wird die korrigierte Fläche $S_{Ha\,(corr)}$ des Peaks des Internen Standards im Chromatogramm der Untersuchungslösung a nach folgender Gleichung berechnet:

$$S_{Ha\,(corr)} = S'_{Ha} - \frac{S_i \cdot S_c}{S_{ci}}$$

S'_{Ha} = Peakfläche des Internen Standards im Chromatogramm der Untersuchungslösung a

S_c = Peakfläche des Cetylalkohols im Chromatogramm der Untersuchungslösung a.

Je 1 µl Untersuchungslösung c und d wird getrennt eingespritzt. Die Interferenzkorrektur erfolgt in gleicher Weise wie für die Untersuchungslösung a. Die korrigierte Peakfläche $S_{Hc\,(corr)}$ des Internen Standards im Chromatogramm der Untersuchungslösung c wird berechnet.

Getrennt werden gleiche Mengen Referenzlösung, Untersuchungslösung c und Untersuchungslösung d eingespritzt. Die Peaks der Chromatogramme der Untersuchungslösungen werden durch Vergleich ihrer Retentionszeiten mit denjenigen der Peaks im Chromatogramm der Referenzlösung identifiziert. Die Fläche jedes Peaks wird bestimmt.

Der Prozentgehalt an Natriumcetylsulfat in der Substanz wird nach folgender Formel berechnet:

$$\frac{(A \cdot 1{,}421) \cdot m'_H \cdot 100}{S_{Hc\,(corr)} \cdot m'}$$

A = Peakfläche des Cetylalkohols im Chromatogramm der Untersuchungslösung c

m'_H = Menge des bei der Herstellung der Untersuchungslösung c zugesetzten Internen Standards in Milligramm

$S_{Hc\,(corr)}$ = korrigierte Peakfläche des Internen Standards im Chromatogramm der Untersuchungslösung c

m' = Einwaage der Substanz in der Untersuchungslösung c in Milligramm.

Der Prozentgehalt an Natriumstearylsulfat in der Substanz wird nach folgender Formel berechnet:

$$\frac{(B \cdot 1{,}377) \cdot m'_H \cdot 100}{S_{Hc\,(corr)} \cdot m'}$$

B = Peakfläche des Stearylalkohols im Chromatogramm der Untersuchungslösung c.

Der Prozentgehalt an Natriumcetylstearylsulfat entspricht der Summe der Prozentgehalte an Natriumcetylsulfat und Natriumstearylsulfat.

Beschriftung

Die Beschriftung gibt insbesondere, falls zutreffend, Namen und Konzentration des zugesetzten Puffers an.

1998, 98

Natriumdodecylsulfat

Natrii laurilsulfas

Definition

Natriumdodecylsulfat ist ein Gemisch von Natriumalkylsulfaten, das hauptsächlich aus Dodecylsulfat, Natriumsalz ($C_{12}H_{25}NaO_4S$; M_r 288,4) besteht. Die Substanz enthält mindestens 85,0 Prozent Natriumalkylsulfat, berechnet als $C_{12}H_{25}NaO_4S$.

Eigenschaften

Pulver oder Kristalle, weiß bis blaßgelb; leicht löslich in Wasser unter Bildung einer opaleszierenden Lösung, teilweise löslich in Ethanol.

Prüfung auf Identität

A. 0,1 g Substanz bilden beim Schütteln mit 10 ml Wasser *R* reichlich Schaum.

B. 0,1 ml der bei der „Prüfung auf Identität, A" erhaltenen Lösung werden mit 0,1 ml einer Lösung von Methylenblau *R* (1 g · l^{-1}) und 2 ml verdünnter Schwefelsäure *R* versetzt. Nach Zusatz von 2 ml Dichlormethan *R* wird geschüttelt. Die Dichlormethanphase färbt sich intensiv blau.

C. Etwa 10 mg Substanz werden mit 10 ml wasserfreiem Ethanol *R* unter häufigem Schütteln im Wasserbad zum Sieden erhitzt. Die Lösung wird sofort filtriert und das Ethanol abgedampft. Der Rückstand wird in 8 ml Wasser *R* gelöst. Die Lösung wird mit 3 ml verdünnter Salzsäure *R* versetzt, auf die Hälfte ihres Volumens eingedampft und erkalten gelassen. Die erstarrten Fettalkohole werden abfiltriert. Wird das Filtrat mit 1 ml Bariumchlorid-Lösung *R* 1 versetzt, bildet sich ein weißer, kristalliner Niederschlag.

D. 0,5 g Substanz werden verascht. Der Rückstand gibt die Identitätsreaktion a auf Natrium (2.3.1).

Prüfung auf Reinheit

Alkalisch reagierende Substanzen: 1,0 g Substanz wird in 100 ml kohlendioxidfreiem Wasser *R* gelöst. Die Lösung wird mit 0,1 ml Phenolrot-Lösung *R* versetzt. Bis zum Farbumschlag dürfen höchstens 0,5 ml Salzsäure (0,1 mol · l^{-1}) verbraucht werden.

Unveresterte Alkohole: 10 g Substanz werden in 100 ml Wasser *R* gelöst. Die Lösung wird mit 100 ml Ethanol 96 % *R* versetzt und 3mal mit je 50 ml Pentan *R* ausgeschüttelt, falls erforderlich unter Zusatz von Natriumchlorid *R* zur Beschleunigung der Phasentrennung. Die vereinigten organischen Phasen werden 3mal mit je 50 ml Wasser *R* gewaschen, über wasserfreiem Natriumsulfat *R* getrocknet, filtriert und auf dem Wasserbad so lange eingedampft, bis kein Lösungsmittelgeruch mehr wahrnehmbar ist. Der Rückstand wird 15 min lang bei 105 °C erhitzt und abgekühlt. Die Masse des Rückstands darf höchstens 0,4 g (4 Prozent) betragen.

Natriumchlorid, Natriumsulfat: Die Summe der Gehalte an Natriumchlorid und Natriumsulfat darf höchstens 8,0 Prozent betragen.

Natriumchlorid: 5,00 g Substanz werden in 50 ml Wasser *R* gelöst. Die Lösung wird tropfenweise mit verdünnter Salpetersäure *R* gegen blaues Lackmuspapier *R* neutralisiert. Nach Zusatz von 2 ml Kaliumchromat-Lösung *R* wird mit Silbernitrat-Lösung (0,1 mol · l^{-1}) titriert.

1 ml Silbernitrat-Lösung (0,1 mol · l^{-1}) entspricht 5,844 mg NaCl.

Natriumsulfat: 0,500 g Substanz werden in 20 ml Wasser *R*, falls erforderlich unter schwachem Erwärmen, gelöst. Die Lösung wird mit 1 ml einer Lösung von Dithizon *R* 1 (0,5 g · l^{-1}) in Aceton *R* versetzt. Ist die Lösung rot gefärbt, wird sie tropfenweise mit Salpetersäure (1 mol · l^{-1}) bis zum Farbumschlag nach Blaugrün versetzt. Nach Zusatz von 2,0 ml Dichloressigsäure-Reagenz *R* und 80 ml Aceton *R* wird mit Blei(II)-nitrat-Lösung (0,01 mol · l^{-1}) bis zum bestehenbleibenden Farbumschlag nach Violettrot oder Orangerot titriert. Ein Blindversuch wird durchgeführt.

1 ml Blei(II)-nitrat-Lösung (0,01 mol · l^{-1}) entspricht 1,420 mg Na_2SO_4.

Gehaltsbestimmung

1,15 g Substanz werden mit Wasser *R* zu 1000,0 ml, falls erforderlich unter Erwärmen, gelöst. 20,0 ml Lösung werden mit 15 ml Chloroform *R* und 10 ml Dimidiumbromid-Sulfanblau-Reagenz *R* versetzt. Unter kräftigem Schütteln wird mit Benzethoniumchlorid-Lösung (0,004 mol · l^{-1}) titriert, wobei vor jeder neuerlichen Zugabe die Phasentrennung abgewartet wird. Der Endpunkt ist erreicht, wenn die Rosafärbung der Chloroformphase vollständig verschwunden und eine graublaue Farbe entstanden ist.

1 ml Benzethoniumchlorid-Lösung (0,004 mol · l^{-1}) entspricht 1,154 mg Natriumalkylsulfat, berechnet als $C_{12}H_{25}NaO_4S$.

Lagerung

Gut verschlossen.

1999, 938

Natrium[131I]iodid-Kapseln für diagnostische Zwecke

Natrii iodidi[131I] capsulae ad usum diagnosticum

Definition

Natrium[131I]iodid-Kapseln für diagnostische Zwecke enthalten Iod-131 in Form von Natriumiodid und einen geeigneten festen Trägerstoff. Sie enthalten ebenfalls Natriumthiosulfat oder ein anderes geeignetes Reduktionsmittel und können einen geeigneten Puffer enthalten. Iod-131 ist ein Radioisotop des Iods und kann durch Neutronenbestrahlung von Tellur oder durch Extraktion von Kernspaltprodukten des Urans erhalten werden. Jede Kapsel enthält mindestens 90,0 und höchstens 110,0 Prozent der deklarierten Iod-131-Radioaktivität zu dem in der Beschriftung angegebenen Zeitpunkt. Höchstens 0,1 Prozent der Gesamtradioaktivität entspricht anderen Radionukliden als Iod-131. Mindestens 95 Prozent des Iod-131 liegen in Form von Iodid vor. Die Kapseln sind so herzustellen, daß die spezifische Radioaktivität mindestens 185 GBq Iod-131 je Milligramm Iod beträgt. Die Kapseln müssen, ausgenommen in begründeten und zugelassenen Fällen, den Anforderungen an Hartkapseln der Monographie **Kapseln (Capsulae**, siehe **Darreichungsformen)** entsprechen.

Eigenschaften

Iod-131 hat eine Halbwertszeit von 8,04 Tagen und emittiert Beta- und Gammastrahlen.

Prüfung auf Identität

A. Das Spektrum der Gammastrahlen der Kapseln wird, wie in der Monographie **Radioaktive Arzneimittel (Radiopharmaceutica)** beschrieben, mit einem geeigneten Gerät gemessen. Das Spektrum weicht nicht signifikant von dem einer Iod-131-Referenzlösung ab. Iod-131-Referenzlösung kann von national autorisierten Laboratorien bezogen werden. Das wichtigste Gammaphoton des Iod-131 hat eine Energie von 0,365 MeV.

B. Die bei der Prüfung „Radiochemische Reinheit" (siehe „Prüfung auf Reinheit") erhaltenen Chromatogramme werden ausgewertet. Die Verteilung der Radioaktivität trägt zur Identifizierung der Kapseln bei.

Prüfung auf Reinheit

Radionukleare Reinheit: Das Spektrum der Gammastrahlen wird, wie in der Monographie **Radioaktive Arzneimittel** beschrieben, mit einem geeigneten Gerät gemessen. Das Spektrum darf nicht signifikant von dem einer Iod-131-Referenzlösung abweichen.

Die relativen Mengen Iod-131, Iod-133, Iod-135 und anderer radionuklearer Verunreinigungen werden bestimmt. Iod-133 hat eine Halbwertszeit von 20,8 h, und seine wichtigsten Gammaphotonen haben Energien von 0,530 und 0,875 MeV. Iod-135 hat eine Halbwertszeit von 6,55 h, und seine wichtigsten Gammaphotonen haben Energien von 0,527, 1,132 und 1,260 MeV. Mindestens 99,9 Prozent der Gesamtradioaktivität müssen Iod-131 entsprechen.

Für diese Prüfung wird ein geeignetes Volumen der bei der Prüfung „Zerfallszeit" erhaltenen Lösung verwendet.

Radiochemische Reinheit: Die Prüfung erfolgt mit Hilfe der aufsteigenden Papierchromatographie (2.2.26), wie in der Monographie **Radioaktive Arzneimittel** beschrieben.

Untersuchungslösung: Der Inhalt einer Kapsel wird in 5 ml Wasser *R* gelöst.

Auf einen Streifen geeigneten Papiers werden 10 µl Untersuchungslösung aufgetragen. Auf denselben Startfleck werden ohne vorheriges Trocknen 10 µl einer Lösung, die Kaliumiodid *R* ($1 g \cdot l^{-1}$), Kaliumiodat *R* ($2 g \cdot l^{-1}$) und Natriumhydrogencarbonat *R* ($10 g \cdot l^{-1}$) enthält, aufgetragen. Die Chromatographie erfolgt ohne vorheriges Trocknen mit einer Mischung von 30 Volumteilen Wasser *R* und 70 Volumteilen Methanol *R* über eine Laufstrecke von 10 cm. Das Papier wird trocknen gelassen und die Verteilung der Radioaktivität mit Hilfe eines geeigneten Detektors bestimmt. In dem mit der Untersuchungslösung erhaltenen Chromatogramm muß die Radioaktivität des dem Iodid entsprechenden Flecks mindestens 95 Prozent der Gesamtradioaktivität betragen. Das Papier wird mit Palladium(II)-chlorid-Lösung *R* besprüht und in einem Warmluftstrom getrocknet. Der dem Iodid entsprechende Fleck färbt sich braun, der dem Iodat entsprechende nach dem Erhitzen gelb.

Zerfallszeit: In einer kleinen Kristallisierschale werden 10 ml einer Lösung von Kaliumiodid *R* ($20 g \cdot l^{-1}$) im Wasserbad von 37 °C erwärmt. Eine Kapsel wird mit Hilfe eines Magnetrührers bei 20 Umdrehungen je Minute gelöst. Hülle und Inhalt müssen sich innerhalb von 15 min vollständig lösen.

Gleichförmigkeit des Gehalts: Die Radioaktivität von mindestens 10 Kapseln wird in einer geeigneten Zählvorrichtung unter konstanten geometrischen Bedingungen für jede Kapsel einzeln bestimmt. Die durchschnittliche Radioaktivität je Kapsel wird errechnet. Die Radioaktivität keiner Kapsel darf mehr als 10 Prozent vom Mittelwert abweichen. Die relative Standardabweichung darf höchstens 3,5 Prozent betragen.

Radioaktivität

Die durchschnittliche Radioaktivität, bestimmt unter „Gleichförmigkeit des Gehalts" (siehe „Prüfung auf Reinheit"), beträgt mindestens 90,0 und höchstens 110,0 Prozent der deklarierten Iod-131-Radioaktivität zum Zeitpunkt, der in der Beschriftung angegeben ist.

Lagerung

Entsprechend **Radioaktive Arzneimittel**.

Beschriftung

Entsprechend **Radioaktive Arzneimittel**.

1998, 1151

Natriumlactat-Lösung

Natrii lactatis solutio

Definition

Natriumlactat besteht aus einem Gemisch von Enantiomeren. Die Substanz liegt am häufigsten als Racemat vor, wobei in einigen Fällen das (+)-(*S*)-Isomer dominant ist.

Natriumlactat-Lösung enthält mindestens 50,0 Prozent (*m/m*) Natrium-2-hydroxypropionat ($C_3H_5NaO_3$; M_r 112,1) und mindestens 96,0 und höchstens 104,0 Prozent der in der Beschriftung angegebenen Menge Natriumlactat.

Eigenschaften

Klare, farblose, leicht sirupöse Flüssigkeit; mischbar mit Wasser und Ethanol.

Prüfung auf Identität

A. 0,1 ml Substanz werden mit 10 ml Wasser *R* verdünnt. 5 ml Lösung geben die Identitätsreaktion auf Lactat (2.3.1).

B. Die Substanz gibt die Identitätsreaktion a auf Natrium (2.3.1).

Prüfung auf Reinheit

Prüflösung: Eine 40,0 g Natriumlactat entsprechende Menge Substanz wird mit destilliertem Wasser *R* zu 200 ml verdünnt.

Aussehen der Lösung: Die Substanz muß klar (2.2.1) und darf nicht stärker gefärbt sein als die Farbvergleichslösung BG_7 (2.2.2, Methode II).

***p*H-Wert** (2.2.3): Der *p*H-Wert der Substanz muß zwischen 6,5 und 9,0 liegen.

Reduzierende Substanzen, Saccharose: 5 ml Substanz werden mit 2 ml verdünnter Natriumhydroxid-Lösung *R* und 0,2 ml Kupfer(II)-sulfat-Lösung *R* versetzt. Die Lösung muß auch nach Erhitzen zum Sieden blau und klar bleiben. Die heiße Lösung wird mit 4 ml Salzsäure *R* versetzt und 1 min lang zum Sieden erhitzt. Nach Zusatz von 6 ml konzentrierter Natriumhydroxid-Lösung *R* und erneutem Erhitzen zum Sieden muß die Lösung blau gefärbt und klar sein.

Lösungsmittel-Rückstände (2.4.24): Die Prüfung erfolgt mit Hilfe der Gaschromatographie (Dampfraumanalyse, 2.2.28).

Lösungsmittellösung: 0,5 g Methanol *R* und 1,0 g wasserfreies Ethanol *R* werden in Wasser *R* zu 1000,0 ml gelöst. 5,0 ml Lösung werden mit Wasser *R* zu 100,0 ml verdünnt.

Untersuchungs-Stammlösung: Eine 0,500 g Natriumlactat entsprechende Menge Substanz wird mit Wasser *R* zu 10,0 ml verdünnt.

Untersuchungslösung: In eine Probeflasche werden 2,0 ml Untersuchungs-Stammlösung und 1,0 ml Wasser *R* gegeben.

Referenzlösung: In eine Probeflasche werden 2,0 ml Untersuchungs-Stammlösung und 1,0 ml Lösungsmittellösung gegeben.

Die Probeflaschen werden in einer Eis-Wasser-Mischung gekühlt. In jede Probeflasche werden 3,0 ml einer Lösung von Natriumhydroxid *R* (500 g · l^{-1}) gegeben.

Je 1 ml Gasphase der Untersuchungslösung und der Referenzlösung werden eingespritzt. Die Fläche der Methanol- und Ethanol-Peaks im Chromatogramm der Untersuchungslösung darf höchstens das 0,5fache der Fläche der Methanol- und Ethanol-Peaks im Chromatogramm der Referenzlösung betragen (250 ppm Methanol und 500 ppm Ethanol, bezogen auf Natriumlactat).

Wird die Substanz zur Herstellung von Parenteralia, Dialyselösungen, Hämodialyse- oder Hämofiltrationslösungen verwendet, darf sie höchstens 50 ppm Methanol enthalten, bezogen auf Natriumlactat.

Chlorid (2.4.4): 5 ml Prüflösung, mit Wasser *R* zu 15 ml verdünnt, müssen der Grenzprüfung auf Chlorid entsprechen (50 ppm, bezogen auf Natriumlactat).

Oxalat, Phosphat: 1 ml Substanz wird mit 15 ml Ethanol 96 % *R* und 2 ml Calciumchlorid-Lösung *R* versetzt und 5 min lang bei 75 °C erhitzt. Zeigt die Lösung eine Trübung, darf sie nicht stärker sein als die einer gleichzeitig und unter gleichen Bedingungen hergestellten Referenzlösung aus einer Mischung von 1 ml Substanz, 15 ml Ethanol 96 % *R* und 2 ml Wasser *R*.

Sulfat (2.4.13): 7,5 ml Prüflösung, mit destilliertem Wasser *R* zu 15 ml verdünnt, müssen der Grenzprüfung auf Sulfat entsprechen (100 ppm, bezogen auf Natriumlactat).

Aluminium: Natriumlactat-Lösung zur Herstellung von Parenteralia, Dialyselösungen, Hämodialyse- oder Hämofiltrationslösungen darf höchstens 0,1 ppm Al enthalten, mit Atomabsorptionsspektroskopie (2.2.23, Methode I) bestimmt. Zur Herstellung der Lösungen ist aluminiumfreies Material oder Material, das Aluminium bei den Anwendungsbedingungen nicht abgibt (Glas, Polyethylen usw.), zu verwenden.

Matrixmodifikationslösung: 100,0 g Ammoniumnitrat *R* werden in einer Mischung von 50 ml Wasser *R* und 4 ml Salpetersäure *R* gelöst. Die Lösung wird mit Wasser *R* zu 200 ml verdünnt.

Blindlösung: 2,0 ml Matrixmodifikationslösung werden mit Wasser *R* zu 25,0 ml verdünnt.

Untersuchungslösung: 1,25 g Substanz werden mit 2,0 ml Matrixmodifikationslösung versetzt und mit Wasser *R* zu 25,0 ml verdünnt.

Referenzlösung: Die Referenzlösungen (0,010 bis 0,050 ppm Aluminium) werden aus der Aluminium-Lösung (200 ppm Al) *R* frisch hergestellt.

Die Absorption wird bei 309,3 nm bestimmt unter Verwendung einer Aluminium-Hohlkathodenlampe als Strahlungsquelle, einem Graphitofen als Atomisierungseinrichtung und Argon *R* als Trägergas. Die Apparatur ist mit einem Korrektionssystem nicht spezifischer Absorption versehen. Der Ofen wird soviel Sekunden lang, die der Anzahl Mikroliter der eingespritzten Lösung entsprechen, auf 120 °C, dann 30 s lang auf 1000 °C und schließlich 6 s lang auf 2700 °C erhitzt.

Barium: 10 ml Prüflösung werden mit 10 ml Calciumsulfat-Lösung *R* versetzt und 30 min lang stehengelassen. Eine mögliche Trübung (2.2.1) der Lösung darf nicht stärker sein als die einer gleichzeitig und unter gleichen Bedingungen hergestellten Referenzlösung aus einer Mischung von 10 ml Prüflösung und 10 ml destilliertem Wasser *R*.

Eisen (2.4.9): 5 ml Prüflösung, mit Wasser *R* zu 10 ml verdünnt, müssen der Grenzprüfung auf Eisen entsprechen (10 ppm, bezogen auf Natriumlactat).

Schwermetalle (2.4.8): 12 ml Prüflösung müssen der Grenzprüfung A auf Schwermetalle entsprechen (10 ppm, bezogen auf Natriumlactat). Zur Herstellung der Referenzlösung wird die Blei-Lösung (2 ppm Pb) *R* verwendet.

Bakterien-Endotoxine (2.6.14): Natriumlactat-Lösung zur Herstellung von Parenteralia, die dabei keinem weiteren geeigneten Verfahren zur Beseitigung von Bakterien-Endotoxinen unterworfen wird, darf höchstens 5 I.E. Bakterien-Endotoxine je Gramm enthalten.

Gehaltsbestimmung

Eine 75,0 mg Natriumlactat entsprechende Menge Substanz, in einer Mischung von 10 ml Essigsäure 98 % *R* und 20 ml Acetanhydrid *R* gelöst, wird nach 15 min langem Stehenlassen mit Perchlorsäure (0,1 mol · l^{-1}) unter Zusatz von 1 ml Naphtholbenzein-Lösung *R* titriert.

1 ml Perchlorsäure (0,1 mol · l^{-1}) entspricht 11,21 mg $C_3H_5NaO_3$.

Lagerung

Gut verschlossen.

Beschriftung

Die Beschriftung gibt insbesondere an
- falls zutreffend, daß die Substanz zur Herstellung von Dialyse-, Hämodialyse- und Hämofiltrationslösungen bestimmt ist
- falls zutreffend, daß die Substanz zur Herstellung von Parenteralia bestimmt ist
- den deklarierten Gehalt an Natriumlactat.

1999, 1262

Natriummethyl-4-hydroxy-benzoat

Methylis parahydroxybenzoas natricum

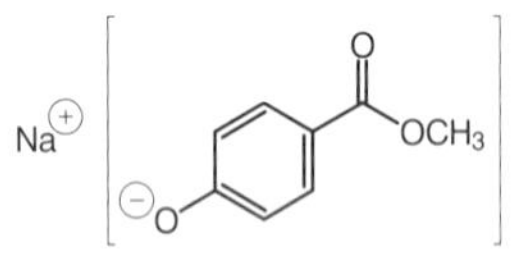

$C_8H_7NaO_3$ M_r 174,1

Definition

Natriummethyl-4-hydroxybenzoat enthält mindestens 99,0 und höchstens 102,0 Prozent Natrium-4-(methoxycarbonyl)phenolat, berechnet auf die wasserfreie Substanz.

Eigenschaften

Weißes, kristallines Pulver; leicht löslich in Wasser, wenig löslich in Ethanol, praktisch unlöslich in Dichlormethan.

Prüfung auf Identität

1: A, B, E.
2: A, C, D, E.

A. 0,5 g Substanz werden in 50 ml Wasser *R* gelöst. 5 ml Salzsäure *R* 1 werden sofort zugesetzt. Nach dem Filtrieren wird der Niederschlag mit Wasser *R* gewaschen und im Vakuum 2 h lang bei 80 °C getrocknet. Die Schmelztemperatur *(2.2.14)* des Niederschlags liegt zwischen 125 und 128 °C.

B. Die Prüfung erfolgt mit Hilfe der IR-Spektroskopie (2.2.24) durch Vergleich des Spektrums des bei der „Prüfung auf Identität, A" erhaltenen Niederschlags mit dem von Methyl-4-hydroxybenzoat *CRS*.

C. Die bei der Prüfung „Verwandte Substanzen" (siehe „Prüfung auf Reinheit") erhaltenen Chromatogramme werden ausgewertet. Der Hauptfleck im Chromatogramm der Untersuchungslösung b entspricht in bezug auf Lage und Größe dem Hauptfleck im Chromatogramm der Referenzlösung c.

D. Etwa 10 mg Substanz werden in einem Reagenzglas mit 1 ml Natriumcarbonat-Lösung *R* versetzt. Die Mischung wird 30 s lang zum Sieden erhitzt, abgekühlt und mit 5 ml Aminopyrazolon-Lösung *R* und 1 ml Kaliumhexacyanoferrat(III)-Lösung *R* versetzt. Nach dem Mischen entwickelt sich eine orange bis rote Färbung.

E. 1 ml Prüflösung (siehe „Prüfung auf Reinheit"), mit 1 ml Wasser *R* versetzt, gibt die Identitätsreaktion a auf Natrium (2.3.1).

Prüfung auf Reinheit

Prüflösung: 5,0 g Substanz werden in kohlendioxidfreiem Wasser *R*, das aus destilliertem Wasser *R* hergestellt wurde, zu 50 ml gelöst.

Aussehen der Lösung: Die Prüflösung, sofort nach der Herstellung geprüft, muß klar (2.2.1) und darf nicht stärker gefärbt sein als die Farbvergleichslösung BG_6 (2.2.2, Methode I).

***p*H-Wert** (2.2.3): 1 ml Prüflösung wird mit kohlendioxidfreiem Wasser *R* zu 100 ml verdünnt. Der *p*H-Wert dieser Lösung muß zwischen 9,5 und 10,5 liegen.

Verwandte Substanzen: Die Prüfung erfolgt mit Hilfe der Dünnschichtchromatographie (2.2.27) unter Verwendung einer Schicht eines geeigneten octadecylsilylierten Kieselgels, das einen Fluoreszenzindikator mit intensivster Anregung der Fluoreszenz bei 254 nm enthält.

Untersuchungslösung a: 0,100 g Substanz werden in 10 ml Wasser *R* gelöst. Sofort werden 2 ml Salzsäure *R* zugesetzt. Die Mischung wird mit 50 ml Ether *R* ausgeschüttelt. Die obere Phase wird zur Trockne eingedampft. Der Rückstand wird mit 10 ml Aceton *R* aufgenommen.

Untersuchungslösung b: 1 ml Untersuchungslösung a wird mit Aceton *R* zu 10 ml verdünnt.

Referenzlösung a: 34,3 mg 4-Hydroxybenzoesäure *R* werden in Aceton *R* zu 100 ml gelöst.

Referenzlösung b: 0,5 ml Untersuchungslösung a werden mit Aceton *R* zu 100 ml verdünnt.

Referenzlösung c: 10 mg Methyl-4-hydroxybenzoat *CRS* werden in Aceton *R* zu 10 ml gelöst.

Referenzlösung d: 10 mg Ethyl-4-hydroxybenzoat *CRS* werden in 1 ml Untersuchungslösung a gelöst. Die Lösung wird mit Aceton *R* zu 10 ml verdünnt.

Auf die Platte werden getrennt 5 µl jeder Lösung aufgetragen. Die Chromatographie erfolgt mit einer Mischung von 1 Volumteil Essigsäure 98 % *R*, 30 Volumteilen Wasser *R* und 70 Volumteilen Methanol *R* über eine Laufstrecke von 15 cm. Die Platte wird an der Luft trocknen gelassen und im ultravioletten Licht bei 254 nm ausgewertet. Ein im Chromatogramm der Untersuchungslösung a auftretender, dem Natrium-4-hydroxybenzoat entsprechender Fleck darf nicht größer oder intensiver sein als der Fleck im Chromatogramm der Referenzlösung a (4 Prozent). Kein Nebenfleck im Chromatogramm der Untersuchungslösung a, mit Ausnahme des dem Natrium-4-hydroxybenzoat entsprechenden Flecks, darf größer oder intensiver sein als der Fleck im Chromatogramm der Referenzlösung b (0,5 Prozent). Die Prüfung darf nur ausgewertet werden, wenn das Chromatogramm der Referenzlösung d deutlich voneinander getrennt 2 Hauptflecke zeigt.

Chlorid (2.4.4): 10 ml Prüflösung werden mit 30 ml Wasser *R* und 1 ml Salpetersäure *R* versetzt und mit Wasser *R* zu 50 ml verdünnt. Nach Umschütteln wird filtriert. 10 ml Filtrat, mit Wasser *R* zu 15 ml verdünnt, müssen der Grenzprüfung auf Chlorid entsprechen (350 ppm). Zur Herstellung der Referenzlösung werden 14 ml Chlorid-Lösung (5 ppm Cl) *R* und 1 ml Wasser *R* verwendet.

Sulfat (2.4.13): 25 ml Prüflösung werden mit 5 ml destilliertem Wasser *R* und 10 ml Salzsäure *R* versetzt und mit destilliertem Wasser *R* zu 50 ml verdünnt. Nach Umschütteln wird filtriert. 10 ml Filtrat, mit destilliertem Wasser *R* zu 15 ml verdünnt, müssen der Grenzprüfung auf Sulfat entsprechen (300 ppm).

Schwermetalle (2.4.8): 2,0 g Substanz müssen der Grenzprüfung C auf Schwermetalle entsprechen (10 ppm). Zur Herstellung der Referenzlösung werden 2 ml Blei-Lösung (10 ppm Pb) *R* verwendet.

Wasser (2.5.12): Höchstens 5,0 Prozent, mit 0,500 g Substanz nach der Karl-Fischer-Methode bestimmt.

Gehaltsbestimmung

0,150 g Substanz, in 50 ml wasserfreier Essigsäure *R* gelöst, werden mit Perchlorsäure (0,1 mol · l^{-1}) titriert. Der Endpunkt wird mit Hilfe der Potentiometrie (2.2.20) bestimmt.

1 ml Perchlorsäure (0,1 mol · l^{-1}) entspricht 17,41 mg $C_8H_7NaO_3$.

Lagerung

Gut verschlossen.

Verunreinigungen

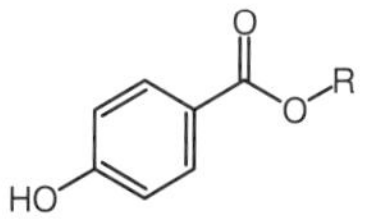

A. R = H: 4-Hydroxybenzoesäure
B. R = $CH_2–CH_3$: Ethyl-4-hydroxybenzoat
C. R = $CH_2–CH_2–CH_3$: Propyl-4-hydroxybenzoat
D. R = $CH_2–CH_2–CH_2–CH_3$: Butyl-4-hydroxybenzoat.

1999, 118

Natriummonohydrogenphosphat-Dodecahydrat

Dinatrii phosphas dodecahydricus

$Na_2HPO_4 \cdot 12\ H_2O$ M_r 358,1

Definition

Natriummonohydrogenphosphat-Dodecahydrat enthält mindestens 98,0 und höchstens 101,0 Prozent Na_2HPO_4, berechnet auf die wasserfreie Substanz.

Eigenschaften

Farblose, durchsichtige, stark verwitternde Kristalle; sehr leicht löslich in Wasser, praktisch unlöslich in Ethanol.

Prüfung auf Identität

A. Die Prüflösung (siehe „Prüfung auf Reinheit") gibt die Identitätsreaktionen auf Phosphat (2.3.1).

B. Die Prüflösung (siehe „Prüfung auf Reinheit") gibt die Identitätsreaktionen auf Natrium (2.3.1).

Prüfung auf Reinheit

Prüflösung: 5,0 g Substanz werden in destilliertem Wasser *R* zu 50 ml gelöst.

Aussehen der Lösung: Die Prüflösung muß klar (2.2.1) und farblos (2.2.2, Methode II) sein.

Reduzierende Substanzen: Eine Mischung von 5 ml Prüflösung, 5 ml verdünnter Schwefelsäure *R* und 0,25 ml Kaliumpermanganat-Lösung (0,02 mol · l^{-1}) wird 5 min lang im Wasserbad erhitzt. Die Lösung muß schwach rot gefärbt bleiben.

Natriumdihydrogenphosphat: Bezogen auf die Menge Salzsäure (1 mol · l^{-1}) (25 ml) und Natriumhydroxid-Lösung (1 mol · l^{-1}) (n_1 ml und n_2 ml), welche bei der Gehaltsbestimmung verbraucht wurden, darf das Verhältnis

$$\frac{n_2 - 25}{25 - n_1}$$

höchstens 0,025 betragen.

Chlorid (2.4.4): 2,5 ml Prüflösung werden mit 10 ml verdünnter Salpetersäure *R* versetzt und mit Wasser *R* zu 15 ml verdünnt. Die Lösung muß der Grenzprüfung auf Chlorid entsprechen (200 ppm).

Sulfat (2.4.13): 3 ml Prüflösung werden mit 2 ml verdünnter Salzsäure *R* versetzt und mit destilliertem Wasser *R* zu 15 ml verdünnt. Die Lösung muß der Grenzprüfung auf Sulfat entsprechen (500 ppm).

Arsen (2.4.2): 5 ml Prüflösung müssen der Grenzprüfung A auf Arsen entsprechen (2 ppm).

Eisen (2.4.9): 5 ml Prüflösung, mit Wasser *R* zu 10 ml verdünnt, müssen der Grenzprüfung auf Eisen entsprechen (20 ppm).

Schwermetalle (2.4.8): 12 ml Prüflösung müssen der Grenzprüfung A auf Schwermetalle entsprechen (10 ppm). Zur Herstellung der Referenzlösung wird die Blei-Lösung (1 ppm Pb) *R* verwendet.

Wasser (2.5.12): 57,0 bis 61,0 Prozent, mit 50,0 mg Substanz nach der Karl-Fischer-Methode unter Verwendung einer Mischung von 10 Volumteilen wasserfreiem Methanol *R* und 40 Volumteilen Formamid *R* bestimmt.

Gehaltsbestimmung

4,00 g Substanz (*m* g), in 25 ml Wasser *R* gelöst, werden nach Zusatz von 25,0 ml Salzsäure (1 mol · l^{-1}) mit Hilfe der Potentiometrie (2.2.20) mit Natriumhydroxid-Lösung (1 mol · l^{-1}) bis zum ersten Wendepunkt (n_1 ml) titriert. Anschließend wird mit Natriumhydroxid-Lösung (1 mol · l^{-1}) bis zum zweiten Wendepunkt weiter titriert

(n_2 ml, entspricht dem Gesamtverbrauch an Natriumhydroxid-Lösung (1 mol · l^{-1})).

Der Prozentgehalt an Na_2HPO_4 wird nach folgender Formel berechnet:

$$\frac{1420(25 - n_1)}{m(100 - d)}$$

d = Wassergehalt in Prozent.

Lagerung

Gut verschlossen.

1999, 1263

Natriumpropyl-4-hydroxybenzoat

Propylis parahydroxybenzoas natricum

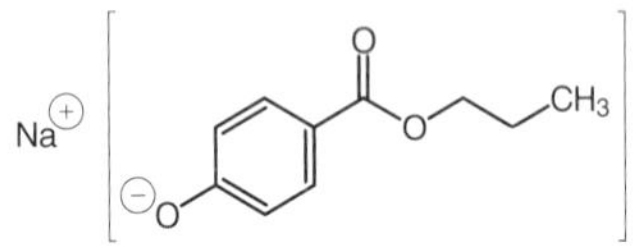

$C_{10}H_{11}NaO_3$ M_r 202,2

Definition

Natriumpropyl-4-hydroxybenzoat enthält mindestens 99,0 und höchstens 104,0 Prozent Natrium-4-(propoxycarbonyl)phenolat, berechnet auf die wasserfreie Substanz.

Eigenschaften

Weißes, kristallines Pulver; leicht löslich in Wasser, wenig löslich in Ethanol, praktisch unlöslich in Dichlormethan.

Prüfung auf Identität

1: A, B, E.
2: A, C, D, E.

A. 0,5 g Substanz werden in 50 ml Wasser *R* gelöst. Sofort werden 5 ml Salzsäure *R* 1 zugesetzt. Nach Filtrieren wird der Niederschlag mit Wasser *R* gewaschen und im Vakuum 2 h lang bei 80 °C getrocknet. Die Schmelztemperatur (2.2.14) des Niederschlags liegt zwischen 96 und 99 °C.

B. Die Prüfung erfolgt mit Hilfe der IR-Spektroskopie (2.2.24) durch Vergleich des Spektrums des bei der „Prüfung auf Identität, A" erhaltenen Niederschlags mit dem von Propyl-4-hydroxybenzoat *CRS*.

C. Die bei der Prüfung „Verwandte Substanzen" (siehe „Prüfung auf Reinheit") erhaltenen Chromatogramme werden ausgewertet. Der Hauptfleck im Chromatogramm der Untersuchungslösung b entspricht in bezug auf Lage und Größe dem Hauptfleck im Chromatogramm der Referenzlösung c.

D. Etwa 10 mg Substanz werden in einem Reagenzglas mit 1 ml Natriumcarbonat-Lösung *R* versetzt. 30 s lang wird zum Sieden erhitzt. Nach dem Abkühlen werden 5 ml Aminopyrazolon-Lösung *R* und 1 ml Kaliumhexacyanoferrat(III)-Lösung *R* zugesetzt. Nach dem Mischen entwickelt sich eine orange bis rote Färbung.

E. 1 ml Prüflösung (siehe „Prüfung auf Reinheit"), mit 1 ml Wasser *R* versetzt, gibt die Identitätsreaktion a auf Natrium (2.3.1).

Prüfung auf Reinheit

Prüflösung: 5,0 g Substanz werden in kohlendioxidfreiem Wasser *R*, das aus destilliertem Wasser *R* hergestellt wurde, zu 50 ml gelöst.

Aussehen der Lösung: Die Prüflösung, sofort nach der Herstellung geprüft, muß klar (2.2.1) und darf nicht stärker gefärbt sein als die Farbvergleichslösung BG_6 (2.2.2, Methode II).

***p*H-Wert** (2.2.3): 1 ml Prüflösung wird mit kohlendioxidfreiem Wasser *R* zu 100 ml verdünnt. Der *p*H-Wert dieser Lösung muß zwischen 9,5 und 10,5 liegen.

Verwandte Substanzen: Die Prüfung erfolgt mit Hilfe der Dünnschichtchromatographie (2.2.27) unter Verwendung einer Schicht eines geeigneten octadecylsilylierten Kieselgels, das einen Fluoreszenzindikator mit intensivster Anregung der Fluoreszenz bei 254 nm enthält.

Untersuchungslösung a: 0,100 g Substanz werden in 10 ml Wasser *R* gelöst. Sofort werden 2 ml Salzsäure *R* zugesetzt und mit 50 ml Ether *R* ausgeschüttelt. Die obere Phase wird zur Trockne eingedampft. Der Rückstand wird mit 10 ml Aceton *R* aufgenommen.

Untersuchungslösung b: 1 ml Untersuchungslösung a wird mit Aceton *R* zu 10 ml verdünnt.

Referenzlösung a: 34,3 mg 4-Hydroxybenzoesäure *R* werden in Aceton *R* zu 100 ml gelöst.

Referenzlösung b: 0,5 ml Untersuchungslösung a werden mit Aceton *R* zu 100 ml verdünnt.

Referenzlösung c: 10 mg Propyl-4-hydroxybenzoat *CRS* werden in Aceton *R* zu 10 ml gelöst.

Referenzlösung d: 10 mg Ethyl-4-hydroxybenzoat *CRS* werden in 1 ml Untersuchungslösung a gelöst. Die Lösung wird mit Aceton *R* zu 10 ml verdünnt.

Auf die Platte werden getrennt 5 µl jeder Lösung aufgetragen. Die Chromatographie erfolgt mit einer Mischung von 1 Volumteil Essigsäure 98 % *R*, 30 Volumteilen Wasser *R* und 70 Volumteilen Methanol *R* über eine Laufstrecke von 15 cm. Die Platte wird an der Luft trocknen gelassen und im ultravioletten Licht bei 254 nm ausgewertet. Ein im Chromatogramm der Untersuchungslösung a auftretender, dem Natrium-4-hydroxybenzoat entsprechender Fleck darf nicht größer oder intensiver sein als der Fleck im Chromatogramm der Referenzlösung a (4 Prozent). Kein Nebenfleck, mit Ausnahme des dem Natrium-4-hydroxybenzoat entsprechenden Flecks, darf größer oder intensiver sein als der Fleck im Chromatogramm der Referenzlösung b (0,5 Prozent). Die Prüfung darf nur ausgewertet werden, wenn das Chromatogramm der Referenzlösung d deutlich voneinander getrennt 2 Hauptflecke zeigt.

Chlorid (2.4.4): 10 ml Prüflösung werden mit 30 ml Wasser *R* und 1 ml Salpetersäure *R* versetzt und mit Wasser *R* zu 50 ml verdünnt. Nach Umschütteln wird filtriert. 10 ml Filtrat, mit Wasser *R* zu 15 ml verdünnt, müssen der Grenzprüfung auf Chlorid entsprechen (350 ppm). Zur Herstellung der Referenzlösung werden 14 ml Chlorid-Lösung (5 ppm Cl) *R* mit 1 ml Wasser *R* versetzt.

Sulfat (2.4.13): 25 ml Prüflösung werden mit 5 ml destilliertem Wasser *R* und 10 ml Salzsäure *R* versetzt und mit destilliertem Wasser *R* zu 50 ml verdünnt. Nach Umschütteln wird filtriert. 10 ml Filtrat, mit destilliertem Wasser *R* zu 15 ml verdünnt, müssen der Grenzprüfung auf Sulfat entsprechen (300 ppm).

Schwermetalle (2.4.8): 2,0 g Substanz müssen der Grenzprüfung C auf Schwermetalle entsprechen (10 ppm). Zur Herstellung der Referenzlösung werden 2 ml Blei-Lösung (10 ppm Pb) *R* verwendet.

Wasser (2.5.12): Höchstens 5,0 Prozent, mit 0,500 g Substanz nach der Karl-Fischer-Methode bestimmt.

Gehaltsbestimmung

0,150 g Substanz, in 50 ml wasserfreier Essigsäure *R* gelöst, werden mit Perchlorsäure (0,1 mol · l^{-1}) titriert. Der Endpunkt wird mit Hilfe der Potentiometrie (2.2.20) bestimmt.

1 ml Perchlorsäure (0,1 mol · l^{-1}) entspricht 20,22 mg $C_{10}H_{11}NaO_3$.

Lagerung

Gut verschlossen.

Verunreinigungen

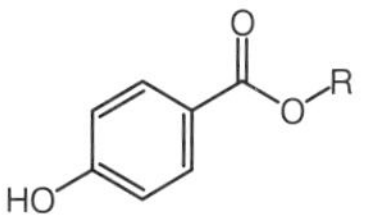

A. R = H: 4-Hydroxybenzoesäure
B. R = CH_3: Methyl-4-hydroxybenzoat
C. R = CH_2–CH_3: Ethyl-4-hydroxybenzoat
D. R = CH_2–CH_2–CH_2–CH_3: Butyl-4-hydroxybenzoat.

1999, 678

Natriumvalproat

Natrii valproas

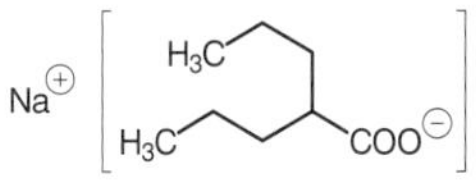

$C_8H_{15}NaO_2$ M_r 166,2

Definition

Natriumvalproat[1)] enthält mindestens 98,5 und höchstens 101,0 Prozent 2-Propylpentansäure, Natriumsalz, berechnet auf die getrocknete Substanz.

Eigenschaften

Weißes bis fast weißes, kristallines, hygroskopisches Pulver; sehr leicht löslich in Wasser, leicht bis schwer löslich in Ethanol.

Prüfung auf Identität

A. Die Prüfung erfolgt mit Hilfe der IR-Spektroskopie (2.2.24) durch Vergleich des Spektrums der Substanz mit dem von Natriumvalproat *CRS*. Wenn die Spektren der Substanz und der Referenzsubstanz bei der Prüfung in fester Form unterschiedlich sind, werden erneut Spektren mit Hilfe von Preßlingen aufgenommen, die wie folgt hergestellt werden: 50 µl einer Lösung der Substanz (100 g · l^{-1}) in Methanol *R* werden auf einen Preßling von Kaliumbromid *R* gebracht. Das Lösungsmittel wird im Vakuum verdunsten gelassen. Die Preßlinge werden sofort verwendet.

B. Die bei der Prüfung „Verwandte Substanzen" (siehe „Prüfung auf Reinheit") erhaltenen Chromatogramme werden ausgewertet. Der Hauptpeak im Chromatogramm der Untersuchungslösung b entspricht in bezug auf die Retentionszeit dem Hauptpeak im Chromatogramm der Referenzlösung b.

C. 2 ml Prüflösung (siehe „Prüfung auf Reinheit") geben die Identitätsreaktion a auf Natrium (2.3.1).

Prüfung auf Reinheit

Prüflösung: 1,25 g Substanz werden in einem Scheidetrichter in 20 ml destilliertem Wasser *R* gelöst. Nach Zusatz von 5 ml verdünnter Salpetersäure *R* wird umgeschüttelt und 12 h lang stehengelassen. Die untere Phase wird verwendet.

Aussehen der Lösung: 2,0 g Substanz werden in Wasser *R* zu 10 ml gelöst. Die Lösung darf nicht stärker opaleszieren als die Referenzsuspension II (2.2.1) und nicht

[1)] Diese Fassung des Textes entspricht der Eilrevision „Resolution AP-CSP (98) 8".

N Monographien

stärker gefärbt sein als die Farbvergleichslösung G_6 (2.2.2, Methode II).

Sauer oder alkalisch reagierende Substanzen: 1,0 g Substanz wird in 10 ml Wasser *R* gelöst. Die Lösung wird mit 0,1 ml Phenolphthalein-Lösung *R* versetzt. Bis zum Farbumschlag dürfen höchstens 0,75 ml Salzsäure (0,1 mol · l^{-1}) oder Natriumhydroxid-Lösung (0,1 mol · l^{-1}) verbraucht werden.

Verwandte Substanzen: Die Prüfung erfolgt mit Hilfe der Gaschromatographie (2.2.28) unter Verwendung von Buttersäure *R* als Interner Standard.

Interner-Standard-Lösung: 10 mg Buttersäure *R* werden in Heptan *R* zu 200 ml gelöst.

Untersuchungslösung a: 0,500 g Substanz werden in 10 ml Wasser *R* gelöst. Nach Zusatz von 5 ml verdünnter Schwefelsäure *R* wird 3mal mit je 20 ml Heptan *R* ausgeschüttelt. Die vereinigten Heptanphasen werden mit 10,0 ml Interner-Standard-Lösung versetzt, mit wasserfreiem Natriumsulfat *R* geschüttelt, filtriert und im Rotationsverdampfer bei höchstens 30 °C auf ein Volumen von etwa 10 ml eingeengt. Der Rückstand wird in Heptan *R* zu 10,0 ml gelöst. 1,0 ml dieser Lösung wird mit Heptan *R* zu 10,0 ml verdünnt.

Untersuchungslösung b: 40 mg Substanz werden in 100 ml Wasser *R* gelöst. 10 ml Lösung werden mit 0,5 ml verdünnter Schwefelsäure *R* versetzt und 3mal mit je 5 ml Heptan *R* ausgeschüttelt. Die vereinigten Heptanphasen werden mit wasserfreiem Natriumsulfat *R* geschüttelt, filtriert und im Rotationsverdampfer bei höchstens 30 °C auf ein Volumen von etwa 10 ml eingeengt.

Referenzlösung a: 20 mg 2-(1-Methylethyl)pentansäure *CRS* werden in 5,0 ml Untersuchungslösung b gelöst. Die Lösung wird mit Heptan *R* zu 10 ml verdünnt. 1 ml Lösung wird mit Heptan *R* zu 10 ml verdünnt.

Referenzlösung b: Die Lösung wird wie bei „Untersuchungslösung b" angegeben, unter Verwendung von Natriumvalproat *CRS* anstelle der Substanz hergestellt.

Die Chromatographie kann durchgeführt werden mit
- einer wide-bore-Säule aus Quarzglas von 30 m Länge und 0,53 mm innerem Durchmesser, belegt mit Macrogol-20 000-nitroterephthalat *R* (Filmdicke 0,5 µm)
- Helium zur Chromatographie *R* als Trägergas bei einer Durchflußrate von 8 ml je Minute
- einem Flammenionisationsdetektor

und folgendem Temperaturprogramm:

	Zeit (min)	Temperatur (°C)	Rate (°C/min)	Erläuterungen
Säule	0 – 10	130	–	isothermisch
	10 – 30	130 → 190	3	linearer Gradient
Probeneinlaß		220		
Detektor		220		

Je 1 µl jeder Lösung wird getrennt eingespritzt. Die Empfindlichkeit des Systems wird so eingestellt, daß die Höhe des dem Internen Standard entsprechenden Peaks im Chromatogramm mindestens 20 Prozent des maximalen Ausschlags beträgt. Die Prüfung darf nur ausgewertet werden, wenn im Chromatogramm der Referenzlösung a die Auflösung zwischen den Peaks von 2-(1-Methylethyl)pentansäure und Valproinsäure mindestens 3,0 beträgt. Im Chromatogramm der Untersuchungslösung a darf die Summe aller Peakflächen, mit Ausnahme der des Hauptpeaks, nicht größer sein als das 3fache der Fläche des Interner-Standard-Peaks (0,3 Prozent). Keine Peakfläche, mit Ausnahme der des Hauptpeaks, darf größer sein als die des Interner-Standard-Peaks (0,1 Prozent). Peaks, deren Fläche kleiner ist als das 0,1fache der Fläche des Interner-Standard-Peaks, werden nicht berücksichtigt.

Chlorid (2.4.4): 5 ml Prüflösung, mit 10 ml Wasser *R* verdünnt, müssen der Grenzprüfung auf Chlorid entsprechen (200 ppm).

Sulfat (2.4.13): Die Prüflösung muß der Grenzprüfung auf Sulfat entsprechen (200 ppm).

Schwermetalle (2.4.8): 1,0 g Substanz muß der Grenzprüfung C auf Schwermetalle entsprechen (20 ppm). Zur Herstellung der Referenzlösung werden 2 ml Blei-Lösung (10 ppm Pb) *R* verwendet.

Trocknungsverlust (2.2.32): Höchstens 2,0 Prozent, mit 1,000 g Substanz durch Trocknen im Trockenschrank bei 100 bis 105 °C bestimmt.

Gehaltsbestimmung

0,1500 g Substanz, in 25 ml wasserfreier Essigsäure *R* gelöst, werden mit Perchlorsäure (0,1 mol · l^{-1}) titriert. Der Endpunkt wird mit Hilfe der Potentiometrie (2.2.20) bestimmt.

1 ml Perchlorsäure (0,1 mol · l^{-1}) entspricht 16,62 mg $C_8H_{15}NaO_2$.

Lagerung

Dicht verschlossen.

Verunreinigungen

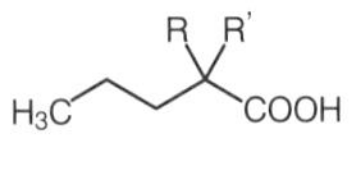

A. R = R′ = H: Pentansäure (Valeriansäure)

B. R = H, R′ = CH_2–CH_3: (2*RS*)-2-Ethylpentansäure

C. R = H, R′ = $CH(CH_3)_2$: (2*RS*)-2-(1-Methylethyl)-pentansäure

D. R = R′ = CH_2–CH_2–CH_3: 2,2-Dipropylpentansäure

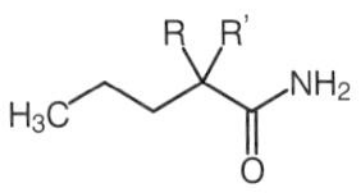

E. R = R′ = H: Pentanamid (Valeramid)

F. R = H, R′ = CH_2–CH_2–CH_3: 2-Propylpentanamid

G. R = R′ = CH_2–CH_2–CH_3: 2,2-Dipropylpentanamid

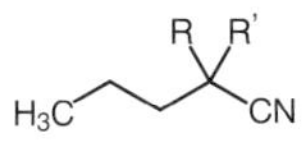

H. R = R′ = H: Pentannitril (Valeronitril)
I. R = H, R′ = CH_2–CH_2–CH_3: 2-Propylpentannitril
J. R = R′ = CH_2–CH_2–CH_3: 2,2-Dipropylpentannitril.

1998, 197

Neomycinsulfat
Neomycini sulfas

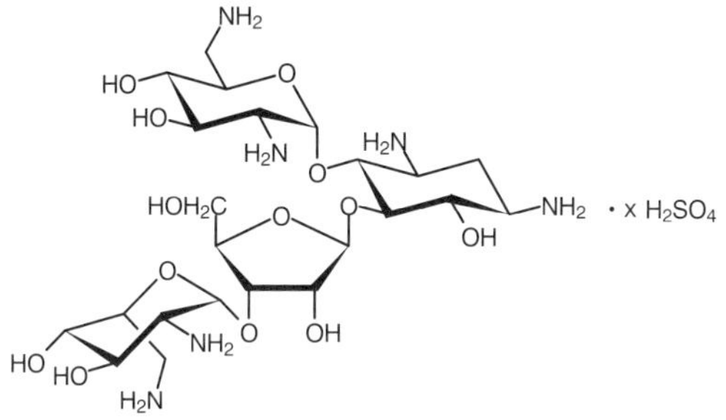

$C_{23}H_{46}N_6O_{13} \cdot x\ H_2SO_4$ — M_r 615 (Base)

Definition

Neomycinsulfat ist ein Gemisch von Sulfaten verschiedener Substanzen, die aus bestimmten ausgewählten Stämmen von *Streptomyces fradiae* gewonnen werden. Die Hauptkomponente ist das Sulfat von 4-*O*-(2,6-Diamino-2,6-didesoxy-α-D-glucopyranosyl)-5-*O*-[3-*O*-(2,6-diamino-2,6-didesoxy-β-L-idopyranosyl)-β-D-ribofuranosyl]-2-desoxy-D-streptamin (Neomycin B). Die Wirksamkeit beträgt mindestens 680 I.E. je Milligramm Substanz, berechnet auf die getrocknete Substanz.

Eigenschaften

Weißes bis gelblichweißes, hygroskopisches Pulver; sehr leicht löslich in Wasser, sehr schwer löslich in Ethanol, praktisch unlöslich in Aceton und Ether.

Prüfung auf Identität

A. Die Substanz entpricht der Prüfung „Neomycin C" (siehe „Prüfung auf Reinheit").

B. Die Substanz gibt die Identitätsreaktion a auf Sulfat (2.3.1).

Prüfung auf Reinheit

***p*H-Wert** (2.2.3): 0,1 g Substanz werden in kohlendioxidfreiem Wasser *R* zu 10 ml gelöst. Der *p*H-Wert der Lösung muß zwischen 5,0 und 7,5 liegen.

Spezifische Drehung (2.2.7): 1,00 g Substanz wird in Wasser *R* zu 10,0 ml gelöst. Die spezifische Drehung muß zwischen +53,5 und +59,0° liegen, berechnet auf die getrocknete Substanz.

Neamin: Die Prüfung erfolgt mit Hilfe der Dünnschichtchromatographie (2.2.27) unter Verwendung einer Schicht von Kieselgel H *R*.

Untersuchungslösung: 0,250 g Substanz werden in Wasser *R* zu 10,0 ml gelöst.

Referenzlösung a: 0,5 mg Neamin *CRS* werden in 1,0 ml Wasser *R* gelöst.

Referenzlösung b: 0,5 ml Untersuchungslösung und 0,5 ml Referenzlösung a werden gemischt.

Auf die Platte werden getrennt 5 µl jeder Lösung bandförmig (5 mm) aufgetragen. Die Banden werden getrocknet. Die Chromatographie erfolgt mit einer Mischung von 10 Volumteilen Dichlormethan *R*, 20 Volumteilen konzentrierter Ammoniak-Lösung *R* und 30 Volumteilen Methanol *R* über eine Laufstrecke von mindestens 8 cm. Die Platte wird 10 min lang bei 100 bis 105 °C getrocknet, mit Ninhydrin-Reagenz *R* besprüht und 15 min lang bei 110 °C erhitzt. Die Platte wird erneut mit Ninhydrin-Reagenz *R* besprüht und 15 min lang bei 110 °C erhitzt. Ein dem Neamin entsprechender Fleck im Chromatogramm der Untersuchungslösung darf nicht größer oder intensiver sein als der Fleck im Chromatogramm der Referenzlösung a (2 Prozent). Die Prüfung darf nur ausgewertet werden, wenn das Chromatogramm der Referenzlösung b deutlich voneinander getrennt 2 Hauptflekke zeigt.

Neomycin C: Die Prüfung erfolgt mit Hilfe der Dünnschichtchromatographie (2.2.27) unter Verwendung einer Schicht eines geeigneten Kieselgels.

Untersuchungslösung: 40 mg Substanz werden in Wasser *R* zu 5,0 ml gelöst.

Referenzlösung a: 30 mg Framycetinsulfat *CRS* werden in Wasser *R* zu 25,0 ml gelöst.

Referenzlösung b: 5,0 ml Referenzlösung a werden mit Wasser *R* zu 25,0 ml verdünnt.

Referenzlösung c: 40 mg Neomycinsulfat *CRS* werden in Wasser *R* zu 5,0 ml gelöst.

Auf die Platte werden getrennt 5 µl jeder Lösung bandförmig (5 mm) aufgetragen. Die Chromatographie erfolgt mit einer Mischung von 20 Volumteilen Methanol *R* und 80 Volumteilen einer Lösung von Natriumchlorid *R* ($200\ g \cdot l^{-1}$) über eine Laufstrecke von mindestens 12 cm. Die Platte wird 10 min lang bei 100 bis 105 °C getrocknet, mit Ninhydrin-Lösung *R* 1 besprüht und 10 min lang bei 100 bis 105 °C erhitzt. Die Hauptzone im Chromatogramm der Untersuchungslösung entspricht in bezug auf Lage, Farbe und Größe der Hauptzone im Chromatogramm der Referenzlösung c. Die Neomycin-C-Zone im Chromatogramm der Untersuchungslösung, deren R_f-Wert nur wenig kleiner ist als der der Hauptzone, darf nicht größer oder intensiver sein als die Zone im Chromatogramm der Referenzlösung a (15 Prozent), aber sie muß größer oder intensiver sein als die Zone im Chromatogramm der Referenzlösung b (3 Prozent). Die Prüfung darf nur ausgewertet werden, wenn im Chromatogramm der Referenzlösung c eine Zone sichtbar ist, deren R_f-Wert nur wenig kleiner ist als der der Hauptzone.

Sulfat: Mindestens 27,0 und höchstens 31,0 Prozent Sulfat (SO_4), berechnet auf die getrocknete Substanz. 0,250 g Substanz werden in 100 ml Wasser *R* gelöst. Die Lösung wird mit konzentrierter Ammoniak-Lösung *R* auf einen *p*H-Wert von 11 eingestellt. Nach Zusatz von 10,0 ml Bariumchlorid-Lösung (0,1 mol · l^{-1}) und etwa 0,5 mg Phthaleinpurpur *R* wird mit Natriumedetat-Lösung (0,1 mol · l^{-1}) titriert. Beim beginnenden Farbumschlag des Indikators werden 50 ml Ethanol 96 % *R* zugesetzt. Die Titration wird bis zum Verschwinden der blauvioletten Färbung fortgesetzt.

1 ml Bariumchlorid-Lösung (0,1 mol · l^{-1}) entspricht 9,606 mg Sulfat (SO_4).

Trocknungsverlust (2.2.32): Höchstens 8,0 Prozent, mit 1,00 g Substanz durch 3 h langes Trocknen über Phosphor(V)-oxid *R* bei 60 °C unterhalb 0,7 kPa bestimmt.

Sulfatasche (2.4.14): Höchstens 1,0 Prozent, mit 1,0 g Substanz bestimmt.

Wertbestimmung

Die Ausführung erfolgt nach „Mikrobiologische Wertbestimmung von Antibiotika" (2.7.2). Als Referenzsubstanz wird Neomycinsulfat *CRS* verwendet.

Lagerung

Dicht verschlossen, vor Licht geschützt.

Verunreinigungen

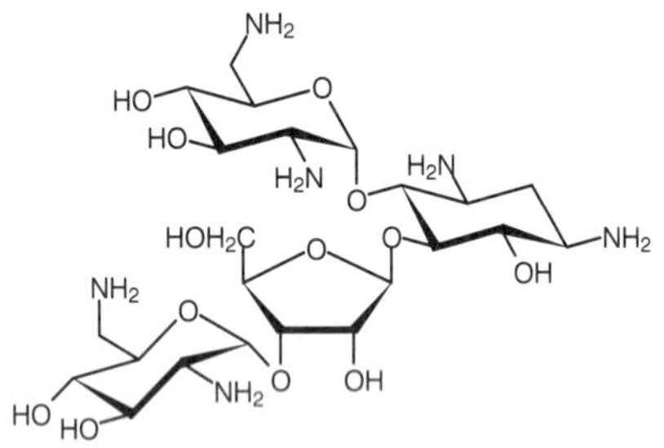

A. Neomycin C

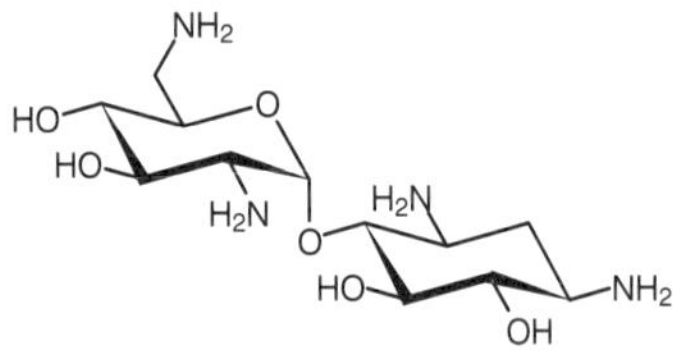

B. Neamin.

1999, 1351

Netilmicinsulfat

Netilmicini sulfas

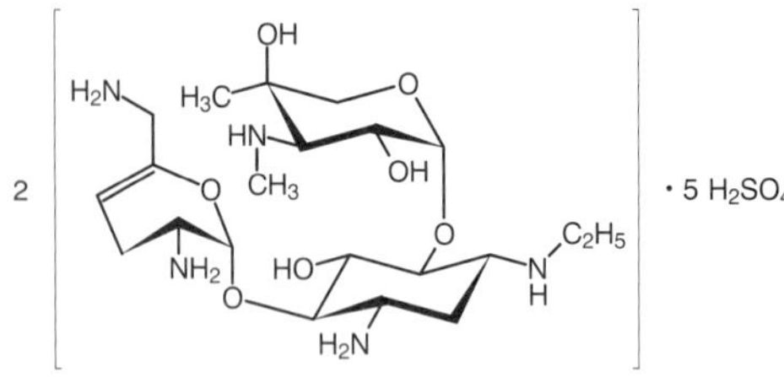

$C_{42}H_{92}N_{10}O_{34}S_5$ M_r 1442

Definition

Netilmicinsulfat ist 4-*O*-(2,6-Diamino-2,3,4,6-tetradesoxy-α-D-*glycero*-hex-4-enopyranosyl)-1-*N*-ethyl-6-*O*-[4-*C*-methyl-3-(methylamino)-3-desoxy-β-L-*arabino*-pyranosyl]-2-desoxy-D-streptamin-sulfat, eine Substanz, die aus Sisomicin durch Synthese hergestellt wird. Die Wirksamkeit beträgt mindestens 650 I.E. je Milligramm, berechnet auf die getrocknete Substanz.

Eigenschaften

Weißes bis gelblichweißes, sehr hygroskopisches Pulver; sehr leicht löslich in Wasser, praktisch unlöslich in Aceton und Ethanol.

Prüfung auf Identität

A. Die bei der Prüfung „Verwandte Substanzen" (siehe „Prüfung auf Reinheit") erhaltenen Chromatogramme werden ausgewertet. Der Hauptfleck im Chromatogramm der Untersuchungslösung b entspricht in bezug auf Lage, Farbe und Größe dem Hauptfleck im Chromatogramm der Referenzlösung a.

B. Die Substanz gibt die Identitätsreaktion a auf Sulfat (2.3.1).

Prüfung auf Reinheit

Prüflösung: 0,80 g Substanz werden in kohlendioxidfreiem Wasser *R* zu 20,0 ml gelöst.

Aussehen der Lösung: Die Prüflösung muß klar (2.2.1) sein. Die Absorption (2.2.25) der Prüflösung, bei 400 nm gemessen, darf höchstens 0,08 betragen.

***p*H-Wert** (2.2.3): Der *p*H-Wert der Prüflösung muß zwischen 3,5 und 5,5 liegen.

Spezifische Drehung (2.2.7): 0,50 g Substanz werden in Wasser *R* zu 10,0 ml gelöst. Die spezifische Drehung muß zwischen +88,0 und +96,0° liegen, berechnet auf die getrocknete Substanz.

Verwandte Substanzen: Die Prüfung erfolgt mit Hilfe der Dünnschichtchromatographie (2.2.27) unter Verwendung einer DC-Platte mit Kieselgel *R*.

Untersuchungslösung a: 0,30 g Substanz werden in Wasser *R* zu 2,0 ml gelöst.

Untersuchungslösung b: 1,0 ml Untersuchungslösung a wird mit Wasser *R* zu 50 ml verdünnt.

Referenzlösung a: 30 mg Netilmicinsulfat *CRS* werden in Wasser *R* zu 10 ml gelöst.

Referenzlösung b: 5 ml Referenzlösung a werden mit Wasser *R* zu 10 ml verdünnt.

Referenzlösung c: 36 mg Sisomicinsulfat *CRS* werden in Wasser *R* zu 25 ml gelöst.

Referenzlösung d: 31 mg 1-*N*-Ethylgaraminsulfat *CRS* werden in Wasser *R* zu 25 ml gelöst.

Referenzlösung e: 20 mg Netilmicinsulfat *CRS*, 20 mg Sisomicinsulfat *CRS* und 20 mg 1-*N*-Ethylgaraminsulfat *CRS* werden in Wasser *R* zu 10 ml gelöst.

Auf die Platte werden getrennt 2 µl jeder Lösung aufgetragen. Die Chromatographie erfolgt mit einer Mischung von 20 Volumteilen konzentrierter Ammoniak-Lösung *R*, 40 Volumteilen Dichlormethan *R* und 40 Volumteilen Methanol *R* über eine Laufstrecke von 10 cm. Die Platte wird im Warmluftstrom getrocknet, mit Ninhydrin-Reagenz *R* besprüht und 20 min lang bei 110 °C erhitzt. Im Chromatogramm der Untersuchungslösung a darf ein dem Sisomicin entsprechender Fleck nicht größer oder stärker gefärbt sein als der Fleck im Chromatogramm der Referenzlösung c (1 Prozent), und ein dem 1-*N*-Ethylgaramin entsprechender Fleck darf nicht größer oder stärker gefärbt sein als der Fleck im Chromatogramm der Referenzlösung d (1 Prozent). Kein Nebenfleck mit einem größeren R_f-Wert als der des Hauptflecks darf größer oder stärker gefärbt sein als der Fleck im Chromatogramm der Referenzlösung a (2 Prozent). Kein weiterer Nebenfleck darf größer oder stärker gefärbt sein als der Fleck im Chromatogramm der Referenzlösung b (1 Prozent). Die Prüfung darf nur ausgewertet werden, wenn das Chromatogramm der Referenzlösung e deutlich voneinander getrennt 3 Flecke zeigt.

Sulfat: 31,5 bis 35,0 Prozent Sulfat (SO_4), berechnet auf die getrocknete Substanz. 0,12 g Substanz werden in 100 ml Wasser *R* gelöst. Die Lösung wird mit konzentrierter Ammoniak-Lösung *R* auf einen *p*H-Wert von 11 eingestellt. Nach Zusatz von 10,0 ml Bariumchlorid-Lösung (0,1 mol · l^{-1}) und etwa 0,5 mg Phthaleinpurpur *R* wird mit Natriumedetat-Lösung (0,1 mol · l^{-1}) titriert. Beim beginnenden Farbumschlag des Indikators werden 50 ml Ethanol 96 % *R* zugesetzt, und die Titration wird bis zum Verschwinden der blauvioletten Färbung fortgesetzt.

1 ml Bariumchlorid-Lösung (0,1 mol · l^{-1}) entspricht 9,606 mg Sulfat (SO_4).

Trocknungsverlust (2.2.32): Höchstens 15,0 Prozent, mit 0,500 g Substanz durch 3 h langes Trocknen im Hochvakuum bei 110 °C bestimmt.

Sulfatasche (2.4.14): Höchstens 1,0 Prozent, mit 0,5 g Substanz bestimmt.

Sterilität (2.6.1): Netilmicinsulfat zur Herstellung von Parenteralia, das dabei keinem weiteren geeigneten Sterilisationsverfahren unterworfen wird, muß der Prüfung entsprechen.

Bakterien-Endotoxine (2.6.14): Netilmicinsulfat zur Herstellung von Parenteralia, das dabei keinem weiteren geeigneten Verfahren zur Beseitigung von Bakterien-Endotoxinen unterworfen wird, darf höchstens 1,25 I.E. Bakterien-Endotoxine je Milligramm Substanz enthalten.

Wertbestimmung

Die Ausführung erfolgt nach „Mikrobiologische Wertbestimmung von Antibiotika" (2.7.2) unter Anwendung der Diffusionsmethode.

Lagerung

Dicht verschlossen, vor Licht geschützt. Falls die Substanz steril ist, im Behältnis mit Sicherheitsverschluß.

Beschriftung

Die Beschriftung gibt insbesondere, falls zutreffend, an
- daß die Substanz steril ist
- daß die Substanz frei von Bakterien-Endotoxinen ist.

Verunreinigungen

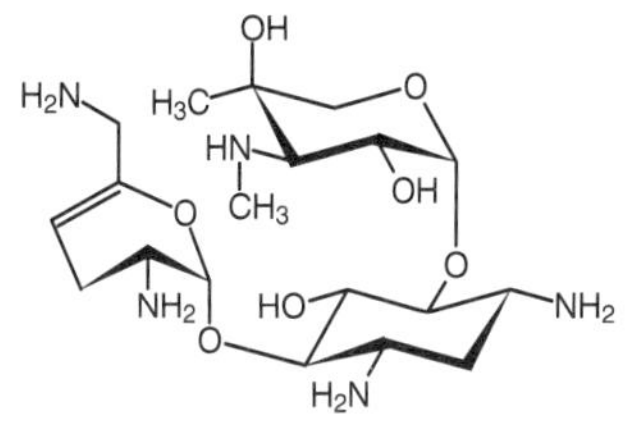

A. 4-*O*-(2,6-Diamino-2,3,4,6-tetradesoxy-α-D-*glycero*-hex-4-enopyranosyl)-6-*O*-[4-*C*-methyl-3-(methylamino)-3-desoxy-β-L-*arabino*-pyranosyl]-2-desoxy-D-streptamin (Sisomicin)

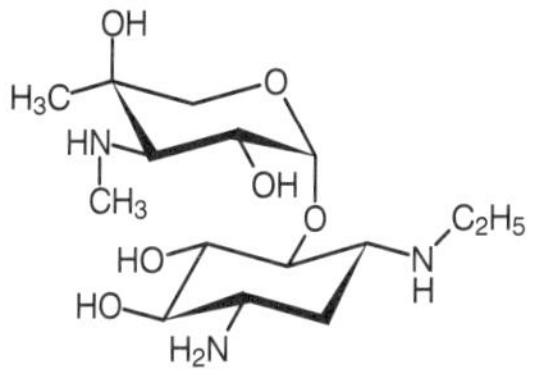

B. 1-*N*-Ethyl-6-*O*-[4-*C*-methyl-3-(methylamino)-3-desoxy-β-L-*arabino*-pyranosyl]-2-desoxy-D-streptamin (1-*N*-Ethylgaramin).

1998, 1245

Nimodipin

Nimodipinum

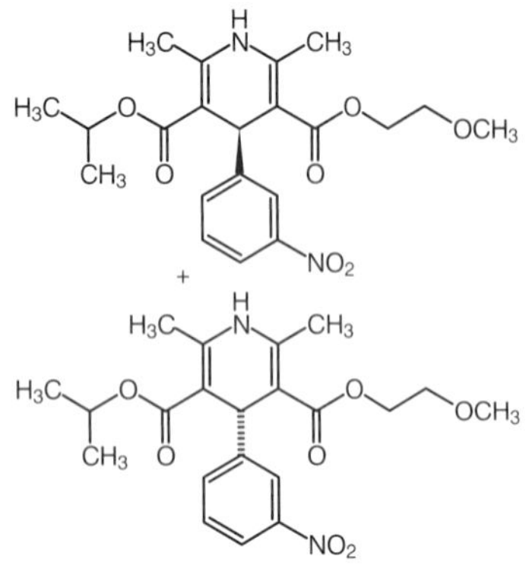

$C_{21}H_{26}N_2O_7$ M_r 418,4

Definition

Nimodipin enthält mindestens 98,5 und höchstens 101,5 Prozent 2-Methoxyethyl-1-methylethyl-(4*RS*)-2,6-dimethyl-4-(3-nitrophenyl)-1,4-dihydropyridin-3,5-dicarboxylat, berechnet auf die getrocknete Substanz.

Eigenschaften

Schwach gelbes bis gelbes, kristallines Pulver; praktisch unlöslich in Wasser, leicht löslich in Ethylacetat, wenig löslich in wasserfreiem Ethanol.

Die Substanz zeigt Polymorphie.

Die Substanz, ultraviolettem Licht ausgesetzt, wandelt sich in ein Nitrophenylpyridinderivat um.

Alle Lösungen sind unmittelbar vor Gebrauch unter Lichtschutz oder bei langwelligem Licht (>420 nm) herzustellen.

Prüfung auf Identität

Die Prüfung erfolgt mit Hilfe der IR-Spektroskopie (2.2.24) durch Vergleich des Spektrums der Substanz mit dem von Nimodipin *CRS*. Wenn die Spektren bei der Prüfung in fester Form unterschiedlich sind, werden mit Lösungen der Substanz und der Referenzsubstanz ($20\ g \cdot l^{-1}$) in Dichlormethan *R*, in einer Schichtdicke von 0,2 mm, erneut Spektren aufgenommen.

Prüfung auf Reinheit

Prüflösung: 1,0 g Substanz wird in Aceton *R* zu 20,0 ml gelöst.

Aussehen der Lösung: Die Prüflösung muß klar (2.2.1) sein.

Optische Drehung (2.2.7): Der Drehungswinkel, an der Prüflösung bestimmt, muß zwischen −0,10 und +0,10° liegen.

Verwandte Substanzen: Die Prüfung erfolgt mit Hilfe der Flüssigchromatographie (2.2.29).

Untersuchungslösung: 40,0 mg Substanz werden in 2,5 ml Tetrahydrofuran *R* gelöst. Die Lösung wird mit der mobilen Phase zu 25,0 ml verdünnt.

Referenzlösung a: 1,0 ml Untersuchungslösung wird mit der mobilen Phase zu 100,0 ml verdünnt. 2,0 ml dieser Lösung werden mit der mobilen Phase zu 10,0 ml verdünnt.

Referenzlösung b: 20,0 mg Nimodipin-Verunreinigung A *CRS* werden in 2,5 ml Tetrahydrofuran *R* gelöst. Die Lösung wird mit der mobilen Phase zu 25,0 ml verdünnt. 1,0 ml Lösung wird mit der mobilen Phase zu 20,0 ml verdünnt.

Referenzlösung c: 0,5 ml Untersuchungslösung werden mit der mobilen Phase zu 20,0 ml verdünnt.

Referenzlösung d: 1,0 ml Referenzlösung b und 1,0 ml Referenzlösung c werden gemischt. Die Mischung wird mit der mobilen Phase zu 25,0 ml verdünnt.

Die Chromatographie kann durchgeführt werden mit

- einer Säule aus rostfreiem Stahl von 0,125 m Länge und 4,6 mm innerem Durchmesser, gepackt mit octadecylsilyliertem Kieselgel zur Chromatographie *R* (5 µm)
- einer Mischung von 20 Volumteilen Methanol *R*, 20 Volumteilen Tetrahydrofuran *R* und 60 Volumteilen Wasser *R* als mobile Phase bei einer Durchflußrate von 2,0 ml je Minute
- einem Spektrometer als Detektor bei einer Wellenlänge von 235 nm.

Die Temperatur der Säule wird bei 40 °C gehalten.

Die Empfindlichkeit des Systems wird so eingestellt, daß die Höhe des Nimodipin-Peaks im Chromatogramm mit 20 µl Referenzlösung d mindestens 50 Prozent des maximalen Ausschlags beträgt.

20 µl Referenzlösung d werden eingespritzt. Werden die Chromatogramme unter den vorgeschriebenen Bedingungen aufgezeichnet, betragen die Retentionszeiten für die Nimodipin-Verunreinigung A etwa 7 min und für Nimodipin etwa 8 min. Die Prüfung darf nur ausgewertet werden, wenn die Auflösung zwischen den Peaks der Nimodipin-Verunreinigung A und von Nimodipin mindestens 1,5 beträgt.

Je 20 µl Untersuchungslösung und Referenzlösung a werden getrennt eingespritzt. Die Chromatographie der Untersuchungslösung erfolgt über eine Dauer, die der 4fachen Retentionszeit des Nimodipin-Peaks entspricht. Der Peak der Nimodipin-Verunreinigung A darf nicht größer sein als der entsprechende Peak im Chromatogramm der Referenzlösung d (0,1 Prozent). Im Chromatogramm der Untersuchungslösung darf keine Peakfläche, mit Ausnahme der des Hauptpeaks und der des Peaks der Nimodipin-Verunreinigung A, größer sein als die Fläche des Hauptpeaks im Chromatogramm der Referenzlösung a (0,2 Prozent).

Im Chromatogramm der Untersuchungslösung darf die Summe aller Peakflächen, mit Ausnahme der des Hauptpeaks, nicht größer sein als das 2,5fache der Fläche des Hauptpeaks im Chromatogramm der Referenzlösung a (0,5 Prozent). Peaks der Lösungsmittel und Peaks, deren Fläche kleiner ist als das 0,5fache der Fläche des Hauptpeaks im Chromatogramm der Referenzlösung d, werden nicht berücksichtigt.

Trocknungsverlust (2.2.32): Höchstens 0,5 Prozent, mit 1,000 g Substanz durch Trocknen im Trockenschrank bei 100 bis 105 °C bestimmt.

Sulfatasche (2.4.14): Höchstens 0,1 Prozent, mit 1,0 g Substanz bestimmt.

Gehaltsbestimmung

0,180 g Substanz, unter Erwärmen in einer Mischung von 25 ml *tert.* Butanol *R* und 25 ml Perchlorsäure-Lösung *R* gelöst, werden nach Zusatz von 0,1 ml Ferroin-Lösung *R* mit Cer(IV)-sulfat-Lösung (0,1 mol · l^{-1}) titriert. Gegen Ende der Titration wird langsam titriert. Ein Blindversuch wird durchgeführt.

1 ml Cer(IV)-sulfat-Lösung (0,1 mol · l^{-1}) entspricht 20,92 mg $C_{21}H_{26}N_2O_7$.

Lagerung

Vor Licht geschützt.

Verunreinigungen

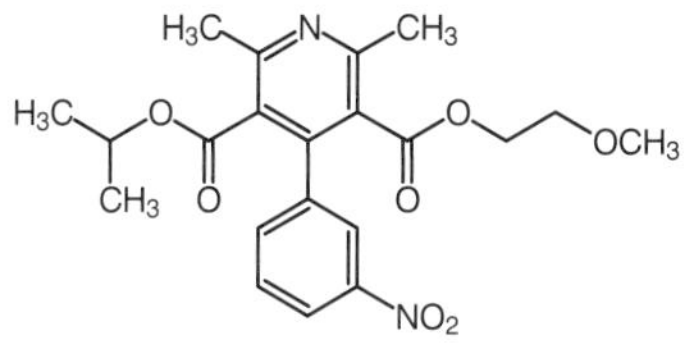

A. 2-Methoxyethyl-1-methylethyl-2,6-dimethyl-4-(3-nitrophenyl)pyridin-3,5-dicarboxylat

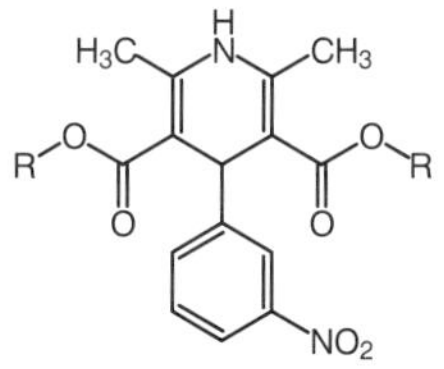

B. R = $CH(CH_3)_2$: Bis(1-methylethyl)-2,6-dimethyl-4-(3-nitrophenyl)-1,4-dihydropyridin-3,5-dicarboxylat

C. R = $CH_2–CH_2–OCH_3$: Bis(2-methoxyethyl)-2,6-dimethyl-4-(3-nitrophenyl)-1,4-dihydropyridin-3,5-dicarboxylat.

1998, 1246

Nitrendipin

Nitrendipinum

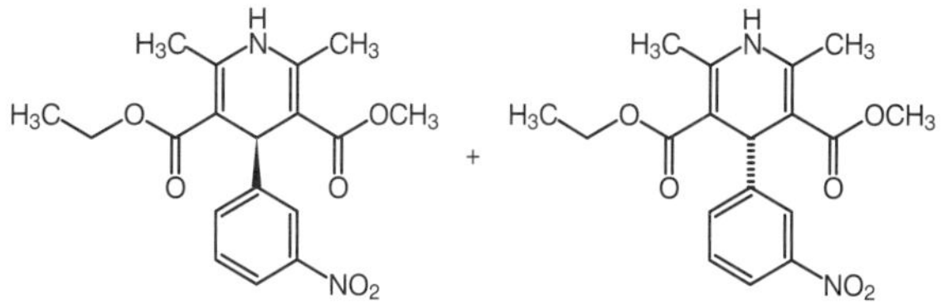

$C_{18}H_{20}N_2O_6$ M_r 360,4

Definition

Nitrendipin enthält mindestens 98,5 und höchstens 101,5 Prozent Ethyl-methyl-(4*RS*)-2,6-dimethyl-4-(3-nitrophenyl)-1,4-dihydropyridin-3,5-dicarboxylat, berechnet auf die getrocknete Substanz.

Eigenschaften

Gelbes, kristallines Pulver; praktisch unlöslich in Wasser, leicht löslich in Ethylacetat, wenig löslich in wasserfreiem Ethanol und Methanol.

Die Substanz zeigt Polymorphie.

Die Substanz, ultraviolettem Licht ausgesetzt, wandelt sich in ein Nitrophenylpyridinderivat um.

Alle Lösungen sind unmittelbar vor Gebrauch unter Lichtschutz oder bei langwelligem Licht (>420 nm) herzustellen.

Prüfung auf Identität

Die Prüfung erfolgt mit Hilfe der IR-Spektroskopie (2.2.24) durch Vergleich des Spektrums der Substanz mit dem von Nitrendipin *CRS*. Wenn die Spektren bei der Prüfung in fester Form unterschiedlich sind, werden mit Lösungen der Substanz und der Referenzsubstanz (20 g · l^{-1}) in Dichlormethan *R*, in einer Schichtdicke von 0,2 mm, erneut Spektren aufgenommen.

Prüfung auf Reinheit

Optische Drehung (2.2.7): 0,2 g Substanz werden in Aceton *R* zu 10,0 ml gelöst. Der Drehungswinkel muß zwischen −0,10 und +0,10° liegen.

Verwandte Substanzen: Die Prüfung erfolgt mit Hilfe der Flüssigchromatographie (2.2.29).

Untersuchungslösung: 40,0 mg Substanz werden in 2,5 ml Tetrahydrofuran *R* gelöst. Die Lösung wird mit der mobilen Phase zu 25,0 ml verdünnt.

Referenzlösung a: 2,0 ml Untersuchungslösung werden mit der mobilen Phase zu 10,0 ml verdünnt. 1,0 ml dieser Lösung wird mit der mobilen Phase zu 25,0 ml verdünnt.

Referenzlösung b: 20,0 mg Nitrendipin-Verunreinigung A *CRS* werden in 2,5 ml Tetrahydrofuran *R* gelöst. Die Lösung wird mit der mobilen Phase zu 25,0 ml verdünnt. 1,0 ml Lösung wird mit der mobilen Phase zu 20,0 ml verdünnt.

Referenzlösung c: 0,5 ml Untersuchungslösung werden mit der mobilen Phase zu 20,0 ml verdünnt.

Referenzlösung d: 1,0 ml Referenzlösung b und 1,0 ml Referenzlösung c werden gemischt. Die Mischung wird mit der mobilen Phase zu 25,0 ml verdünnt.

Die Chromatographie kann durchgeführt werden mit

- einer Säule aus rostfreiem Stahl von 0,125 m Länge und 4 mm innerem Durchmesser, gepackt mit octadecylsilyliertem Kieselgel zur Chromatographie *R* (5 µm)
- einer Mischung von 14 Volumteilen Acetonitril *R*, 22 Volumteilen Tetrahydrofuran *R* und 64 Volumteilen Wasser *R* als mobile Phase bei einer Durchflußrate von 1 ml je Minute
- einem Spektrometer als Detektor bei einer Wellenlänge von 235 nm.

Die Temperatur der Säule wird bei 40 °C gehalten.

Die Empfindlichkeit des Systems wird so eingestellt, daß die Höhe des Nitrendipin-Peaks im Chromatogramm mit 20 µl Referenzlösung d mindestens 50 Prozent des maximalen Ausschlags beträgt.

20 µl Referenzlösung d werden eingespritzt. Werden die Chromatogramme unter den vorgeschriebenen Bedingungen aufgezeichnet, betragen die Retentionszeiten für die Nitrendipin-Verunreinigung A etwa 6 min und für Nitrendipin etwa 8 min. Die Prüfung darf nur ausgewertet werden, wenn die Auflösung zwischen den Peaks der Nitrendipin-Verunreinigung A und von Nitrendipin mindestens 2,0 beträgt.

Je 20 µl Untersuchungslösung und Referenzlösung a werden getrennt eingespritzt. Die Chromatographie der Untersuchungslösung erfolgt über eine Dauer, die der 5fachen Retentionszeit des Hauptpeaks entspricht. Der Peak der Nitrendipin-Verunreinigung A darf nicht größer sein als der entsprechende Peak im Chromatogramm der Referenzlösung d (0,1 Prozent). Im Chromatogramm der Untersuchungslösung darf keine Peakfläche, mit Ausnahme der des Hauptpeaks und der des Peaks der Nitrendipin-Verunreinigung A, größer sein als die Fläche des Nitrendipin-Peaks im Chromatogramm der Referenzlösung a (0,8 Prozent). Im Chromatogramm der Untersuchungslösung darf die Summe aller Peakflächen, mit Ausnahme der des Hauptpeaks, nicht größer sein als das 1,5fache der Fläche des Hauptpeaks im Chromatogramm der Referenzlösung a (1,2 Prozent). Peaks, deren Fläche kleiner ist als das 0,5fache der Fläche des Nitrendipin-Peaks im Chromatogramm der Referenzlösung d, werden nicht berücksichtigt.

Trocknungsverlust (2.2.32): Höchstens 0,5 Prozent, mit 1,000 g Substanz durch Trocknen im Trockenschrank bei 100 bis 105 °C bestimmt.

Sulfatasche (2.4.14): Höchstens 0,1 Prozent, mit 1,0 g Substanz bestimmt.

Gehaltsbestimmung

0,160 g Substanz, falls erforderlich unter Erwärmen in einer Mischung von 25 ml *tert.* Butanol *R* und 25 ml Perchlorsäure-Lösung *R* gelöst, werden nach Zusatz von 0,1 ml Ferroin-Lösung *R* wird mit Cer(IV)-sulfat-Lösung (0,1 mol · l^{-1}) titriert. Gegen Ende der Titration wird langsam titriert. Ein Blindversuch wird durchgeführt.

1 ml Cer(IV)-sulfat-Lösung (0,1 mol · l^{-1}) entspricht 18,02 mg $C_{18}H_{20}N_2O_6$.

Lagerung

Vor Licht geschützt.

Verunreinigungen

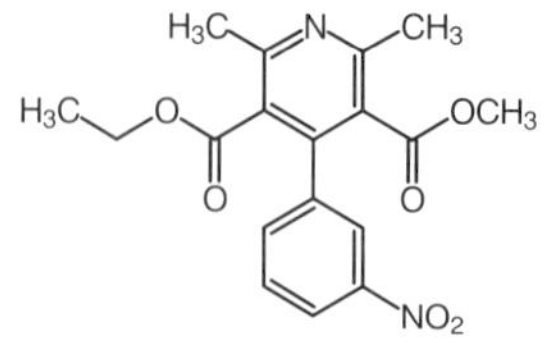

A. Ethyl-methyl-2,6-dimethyl-4-(3-nitrophenyl)pyridin-3,5-dicarboxylat

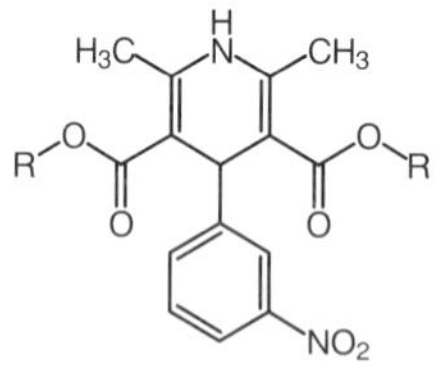

B. R = CH_3: Dimethyl-2,6-dimethyl-4-(3-nitrophenyl)-1,4-dihydropyridin-3,5-dicarboxylat

C. R = CH_2–CH_3: Diethyl-2,6-dimethyl-4-(3-nitrophenyl)-1,4-dihydropyridin-3,5-dicarboxylat.

1998, 565

Nitroprussidnatrium

Natrii nitroprussias

$Na_2[Fe(CN)_5NO] \cdot 2\,H_2O$ M_r 298,0

Definition

Nitroprussidnatrium enthält mindestens 99,0 und höchstens 100,5 Prozent Natriumpentacyanonitrosylferrat, berechnet auf die wasserfreie Substanz.

Eigenschaften

Pulver oder Kristalle, rötlichbraun; leicht löslich in Wasser, schwer löslich in Ethanol.

Prüfung auf Identität

A. 0,700 g Substanz werden in Wasser *R* zu 100,0 ml gelöst. Die Lösung, sofort nach der Herstellung zwischen 350 und 600 nm gemessen, zeigt ein Absorptionsmaximum (2.2.25) bei 395 nm, eine Schulter bei etwa 510 nm und ein Absorptionsminimum bei 370 nm. Die spezifische Absorption im Maximum liegt zwischen 0,65 und 0,80.

B. Etwa 20 mg Substanz werden in 2 ml Wasser *R* gelöst. Nach Zusatz von 0,1 ml Natriumsulfid-Lösung *R* entsteht eine intensive, violettrote Färbung.

C. 50 mg Substanz werden in 1 ml Wasser *R* gelöst. Die Lösung wird mit Salzsäure *R* angesäuert. Ein Tropfen der Lösung in der oxidierenden Flamme gibt eine anhaltende Gelbfärbung.

Prüfung auf Reinheit

Unlösliche Substanzen: 10 g Substanz werden in 50 ml Wasser *R* ohne Erwärmen gelöst. Nach 30 min langem Stehenlassen wird durch einen Glassintertiegel (16) filtriert. Mit kaltem Wasser *R* wird gewaschen, bis das Filtrat farblos ist. Der Rückstand wird bei 105 °C getrocknet. Seine Masse darf höchstens 1 mg (100 ppm) betragen.

Chlorid (2.4.4): In einem Nickeltiegel wird 1,0 g Substanz mit 8 ml einer Lösung von Natriumhydroxid *R* (200 g · l^{-1}) gemischt. Über kleiner Flamme wird unter Erwärmen vorsichtig zur Trockne eingedampft. 30 min lang wird bei Rotglut erhitzt. Nach dem Erkaltenlassen wird der feste Rückstand mit je 3mal 8 ml verdünnter Schwefelsäure *R* aufgenommen. Die sauren Fraktionen werden durch ein Papierfilter filtriert. Die gesammelten Filtrate werden falls erforderlich mit einigen Tropfen verdünnter Schwefelsäure *R* gegen Lackmus-Papier *R* angesäuert. Tiegel und Filterpapier werden 3mal mit je 10 ml Wasser *R* gewaschen. Die Waschflüssigkeiten werden der Schwefelsäure-Lösung zugesetzt, mit Wasser *R* zu 60 ml verdünnt und gemischt. 15 ml dieser Lösung müssen der Grenzprüfung auf Chlorid entsprechen (200 ppm).

Cyanoferrat(III): 1,25 g Substanz werden in Acetat-Pufferlösung *p*H 4,6 *R* zu 50,0 ml gelöst. Drei 50-ml-Meßkolben werden mit A, B und C bezeichnet. In den Meßkolben B wird 1,0 ml Cyanoferrat(III)-Lösung (50 ppm $Fe(CN)_6$) *R* gegeben. In die Meßkolben A und B wird je 1 ml einer Lösung von Ammoniumeisen(II)-sulfat *R* (5 g · l^{-1}) gegeben. In die 3 Meßkolben werden je 10,0 ml Lösung der Substanz gegeben und mit Wasser *R* zu 50,0 ml verdünnt. Nach 30 min langem Stehenlassen wird die Absorption (2.2.25) der Lösung A bei 720 nm unter Verwendung der Lösung C als Kompensationsflüssigkeit und die Absorption der Lösung B bei derselben Wellenlänge unter Verwendung der Lösung A als Kompensationsflüssigkeit gemessen. Die Absorption der Lösung A darf nicht größer als diejenige der Lösung B sein (200 ppm).

Cyanoferrat(II): 4,0 g Substanz werden in Wasser *R* zu 100,0 ml gelöst. Drei 50-ml-Meßkolben werden mit A, B und C bezeichnet. In den Meßkolben B werden 2,0 ml Cyanoferrat(II)-Lösung (100 ppm $Fe(CN)_6$) *R* gegeben. In die Meßkolben A und B wird je 1 ml Eisen(III)-chlorid-Lösung *R* 2 gegeben. In jeden der 3 Meßkolben werden 25,0 ml Lösung der Substanz gegeben und mit Wasser *R* zu 50,0 ml verdünnt. Nach 30 min langem Stehenlassen wird die Absorption (2.2.25) der Lösung A bei 695 nm unter Verwendung der Lösung C als Kompensationsflüssigkeit und die Absorption der Lösung B bei der gleichen Wellenlänge unter Verwendung der Lösung A als Kompensationsflüssigkeit gemessen. Die Absorption der Lösung A darf nicht größer als diejenige der Lösung B sein (200 ppm).

Sulfat: *Für Herstellung und Verdünnung der Lösungen muß destilliertes Wasser R verwendet werden.*

Untersuchungslösung: 3,6 g Substanz werden in 120 ml Wasser gelöst. 4 ml Sulfat-Lösung (10 ppm SO_4) *R* und 20 ml einer Lösung von Kupfer(II)-chlorid *R* (250 g · l) werden unter Mischen zugesetzt und mit Wasser zu 150,0 ml verdünnt. Nach 16 h langem Stehenlassen wird filtriert oder zentrifugiert, bis eine klare, hellblaue Lösung erhalten wird.

Referenzlösung: 40 ml Sulfat-Lösung (10 ppm SO_4) *R* werden mit 80 ml Wasser verdünnt, mit 12 bis 13 ml einer Lösung von Kupfer(II)-chlorid *R* (250 g · l^{-1}) versetzt und mit Wasser zu 150,0 ml verdünnt. Die Menge Kupfer(II)-chlorid-Lösung ist so zu wählen, daß die Färbung der Lösung mit derjenigen der Untersuchungslösung vergleichbar ist.

Nach Stehenlassen werden beide Lösungen getrennt filtriert, wobei die ersten 25 ml Filtrat jeweils verworfen werden. Je 100 ml Filtrat werden mit 0,5 ml Essigsäure *R* versetzt und gemischt. Nach Zusatz von 2 ml einer Lösung von Bariumchlorid *R* (250 g · l^{-1}) und erneutem Mischen darf die Trübung der Untersuchungslösung nicht stärker sein als diejenige der Referenzlösung (100 ppm).

Wasser (2.5.12): 9,0 bis 15,0 Prozent, mit 0,250 g Substanz nach der Karl-Fischer-Methode bestimmt.

Gehaltsbestimmung

0,250 g Substanz, in 100 ml Wasser *R* gelöst, werden nach Zusatz von 0,1 ml verdünnter Schwefelsäure *R* mit Silbernitrat-Lösung (0,1 mol · l^{-1}) titriert. Der Endpunkt wird mit Hilfe der Potentiometrie (2.2.20) unter Verwendung einer Silber-Quecksilber(I)-sulfat-Meßkette bestimmt.

1 ml Silbernitrat-Lösung (0,1 mol · l^{-1}) entspricht 13,10 mg $Na_2[Fe(CN)_5NO]$.

Lagerung

Gut verschlossen, vor Licht geschützt.

1999, 1248

Norfloxacin

Norfloxacinum

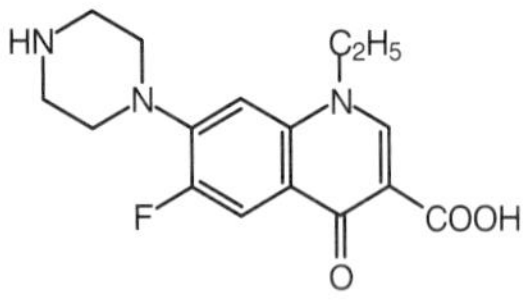

$C_{16}H_{18}FN_3O_3$ M_r 319,3

Definition

Norfloxacin enthält mindestens 99,0 und höchstens 101,0 Prozent 1-Ethyl-6-fluor-4-oxo-7-(piperazin-1-yl)-1,4-dihydrochinolin-3-carbonsäure, berechnet auf die getrocknete Substanz.

Eigenschaften

Weißes bis schwach gelbes, hygroskopisches, lichtempfindliches, kristallines Pulver; sehr schwer löslich in Wasser, schwer löslich in Aceton und Ethanol.

Prüfung auf Identität

Die Prüfung erfolgt mit Hilfe der IR-Spektroskopie (2.2.24) durch Vergleich des Spektrums der Substanz mit dem von Norfloxacin *CRS*. Die Prüfung erfolgt mit Hilfe von Preßlingen.

Prüfung auf Reinheit

Aussehen der Lösung: 0,5 g Substanz werden in einer zuvor filtrierten Lösung von Natriumhydroxid *R* ($4 g \cdot l^{-1}$) in Methanol *R* zu 50 ml gelöst. Die Lösung darf nicht stärker opaleszieren als die Referenzsuspension II (2.2.1) und nicht stärker gefärbt sein als die Farbvergleichslösung B_7 (2.2.2, Methode II).

Verwandte Substanzen: Die Prüfung erfolgt mit Hilfe der Dünnschichtchromatographie (2.2.27) unter Verwendung einer zuvor mit Methanol *R* gewaschenen und an der Luft getrockneten DC-Platte mit Kieselgel GF_{254} *R*.

Untersuchungslösung a: 40 mg Substanz werden in einer Mischung von gleichen Volumteilen Dichlormethan *R* und Methanol *R* zu 5 ml gelöst.

Untersuchungslösung b: 1 ml Untersuchungslösung a wird mit einer Mischung von gleichen Volumteilen Dichlormethan *R* und Methanol *R* zu 10 ml verdünnt.

Referenzlösung a: 1 ml Untersuchungslösung b wird mit einer Mischung von gleichen Volumteilen Dichlormethan *R* und Methanol *R* zu 50 ml verdünnt.

Referenzlösung b: 4,0 mg Norfloxacin-Verunreinigung A *CRS* werden in einer Mischung von gleichen Volumteilen Dichlormethan *R* und Methanol *R* zu 5 ml gelöst. 1 ml Lösung wird mit Untersuchungslösung b zu 2 ml verdünnt.

Auf die Platte werden getrennt 5 µl Untersuchungslösung a und 5 µl jeder Referenzlösung aufgetragen. Die Chromatographie erfolgt mit einer Mischung von 8 Volumteilen Wasser *R*, 14 Volumteilen Diethylamin *R*, 20 Volumteilen Toluol *R*, 40 Volumteilen Chloroform *R* und 40 Volumteilen Methanol *R* über eine Laufstrecke von 18 cm. Die Platte wird im Luftstrom getrocknet und im ultravioletten Licht bei 254 und 365 nm ausgewertet. Kein Nebenfleck im Chromatogramm der Untersuchungslösung a darf größer oder intensiver sein als der Hauptfleck im Chromatogramm der Referenzlösung a (0,2 Prozent). Höchstens 3 Nebenflecke dürfen sichtbar sein. Die Prüfung darf nur ausgewertet werden, wenn im Chromatogramm der Referenzlösung b das Verhältnis des R_f-Werts von Norfloxacin-Verunreinigung A zum R_f-Wert von Norfloxacin mindestens 1,2 beträgt.

Schwermetalle (2.4.8): 2,0 g Substanz müssen der Grenzprüfung D auf Schwermetalle entsprechen (15 ppm). Zur Herstellung der Referenzlösung werden 3 ml Blei-Lösung (10 ppm Pb) *R* verwendet.

Trocknungsverlust (2.2.32): Höchstens 1,0 Prozent, mit 1,000 g Substanz durch 2 h langes Trocknen im Hochvakuum bei 100 bis 105 °C bestimmt.

Sulfatasche (2.4.14): Höchstens 0,1 Prozent, mit 1,0 g Substanz in einem Platintiegel bestimmt.

Gehaltsbestimmung

0,240 g Substanz, in 80 ml Essigsäure 98 % *R* gelöst, werden mit Perchlorsäure ($0,1 mol \cdot l^{-1}$) titriert. Der Endpunkt wird mit Hilfe der Potentiometrie (2.2.20) bestimmt.

1 ml Perchlorsäure ($0,1 mol \cdot l^{-1}$) entspricht 31,93 mg $C_{16}H_{18}FN_3O_3$.

Lagerung

Dicht verschlossen, vor Licht geschützt.

Verunreinigungen

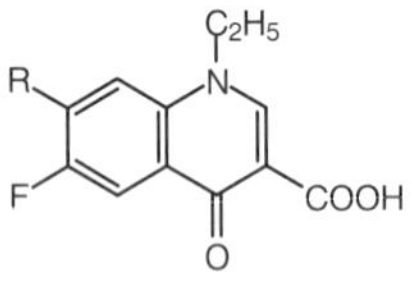

A. R = Cl: 7-Chlor-1-ethyl-6-fluor-4-oxo-1,4-dihydrochinolin-3-carbonsäure

B. R = NH–CH_2–CH_2–NH_2: 7-[(2-Aminoethyl)amino]-1-ethyl-6-fluor-4-oxo-1,4-dihydrochinolin-3-carbonsäure.

1999, 941

Nortriptylinhydrochlorid
Nortriptylini hydrochloridum

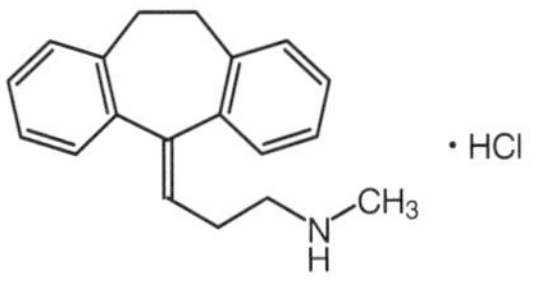

$C_{19}H_{22}ClN$ M_r 299,8

Definition

Nortriptylinhydrochlorid enthält mindestens 98,0 und höchstens 101,0 Prozent 3-(10,11-Dihydro-5*H*-dibenzo[*a,d*][7]annulen-5-yliden)-*N*-methylpropan-1-amin-hydrochlorid, berechnet auf die getrocknete Substanz.

Eigenschaften

Weißes bis fast weißes Pulver; wenig löslich in Wasser, löslich in Dichlormethan und Ethanol.

Prüfung auf Identität

1: C, E.
2: A, B, D, E.

A. Schmelztemperatur (2.2.14): 216 bis 220 °C.

B. 20,0 mg Substanz werden in Methanol *R* zu 100,0 ml gelöst. 5,0 ml Lösung werden mit Methanol *R* zu 100,0 ml verdünnt. Diese Lösung, zwischen 230 und 350 nm gemessen, zeigt ein Absorptionsmaximum (2.2.25) bei 239 nm. Die spezifische Absorption, im Maximum gemessen, liegt zwischen 465 und 495.

C. Die Prüfung erfolgt mit Hilfe der IR-Spektroskopie (2.2.24) durch Vergleich des Spektrums der Substanz mit dem Nortriptylinhydrochlorid-Referenzspektrum der Ph. Eur.

D. 50 mg Substanz werden in 3 ml heißem Wasser *R* gelöst. Wird die Lösung nach dem Abkühlen mit 0,05 ml einer Lösung von Chinhydron *R* (25 g · l^{-1}) in Methanol *R* versetzt, entwickelt sich langsam eine rote Färbung.

E. 50 mg Substanz geben die Identitätsreaktion b auf Chlorid (2.3.1).

Prüfung auf Reinheit

Aussehen der Lösung: 0,5 g Substanz werden in Wasser *R* unter Erwärmen zu 25 ml gelöst. Die Lösung muß klar (2.2.1) und darf nicht stärker gefärbt sein als die Farbvergleichslösung B_7 (2.2.2, Methode II).

Sauer oder alkalisch reagierende Substanzen: 0,2 g Substanz werden in kohlendioxidfreiem Wasser *R* unter Erwärmen zu 10 ml gelöst. Nach Zusatz von 0,1 ml Methylrot-Lösung *R* und 0,2 ml Natriumhydroxid-Lösung (0,01 mol · l^{-1}) muß die Lösung gelb gefärbt sein. Nach Zusatz von 0,4 ml Salzsäure (0,01 mol · l^{-1}) muß die Lösung rot gefärbt sein.

Verwandte Substanzen: Die Prüfung erfolgt mit Hilfe der Dünnschichtchromatographie (2.2.27) unter Verwendung einer DC-Platte mit Kieselgel *R*.

Die Lösungen sind vor direkter Lichteinwirkung geschützt herzustellen, und die Chromatogramme sind unter Lichtschutz zu entwickeln.

Untersuchungslösung a: 0,20 g Substanz werden in Ethanol 96 % *R* zu 10 ml gelöst.

Untersuchungslösung b: 1 ml Untersuchungslösung a wird mit Ethanol 96 % *R* zu 2 ml verdünnt.

Referenzlösung a: 10 mg Dibenzosuberon *CRS* werden in Ethanol 96 % *R* zu 10 ml gelöst. 1 ml Lösung wird mit Ethanol 96 % *R* zu 100 ml verdünnt.

Referenzlösung b: 10 mg Norcyclobenzaprin *CRS* werden in Ethanol 96 % *R* zu 10 ml gelöst. 1 ml Lösung wird mit Ethanol 96 % *R* zu 100 ml verdünnt.

Referenzlösung c: 0,1 ml Untersuchungslösung b werden mit 10 ml Referenzlösung b versetzt.

Auf die Platte werden getrennt 5 µl jeder Lösung aufgetragen. Die Chromatographie erfolgt in einer ungesättigten Kammer mit einer Mischung von 3 Volumteilen Diethylamin *R*, 15 Volumteilen Ethylacetat *R* und 85 Volumteilen Cyclohexan *R* über eine Laufstrecke von 15 cm. Die Platte wird an der Luft trocknen gelassen, mit einer frisch hergestellten Mischung von 4 Volumteilen Formaldehyd-Lösung *R* und 96 Volumteilen Schwefelsäure *R* besprüht und sofort im ultravioletten Licht bei 365 nm und anschließend bei 254 nm ausgewertet. Ein im Chromatogramm der Untersuchungslösung a auftretender Dibenzosuberon-Fleck darf nicht größer oder intensiver sein als der Fleck im Chromatogramm der Referenzlösung a (0,05 Prozent). Kein im Chromatogramm der Untersuchungslösung b auftretender Fleck, mit Ausnahme des Hauptflecks und des Dibenzosuberon-Flecks, darf größer oder intensiver sein als der Fleck im Chromatogramm der Referenzlösung b (0,1 Prozent). Die Prüfung darf nur ausgewertet werden, wenn das Chromatogramm der Referenzlösung c deutlich voneinander getrennt 2 Flecke zeigt.

Schwermetalle (2.4.8): 1,0 g Substanz muß der Grenzprüfung C auf Schwermetalle entsprechen (20 ppm). Zur Herstellung der Referenzlösung werden 2 ml Blei-Lösung (10 ppm Pb) *R* verwendet.

Trocknungsverlust (2.2.32): Höchstens 0,5 Prozent, mit 1,000 g Substanz durch 2 h langes Trocknen im Trockenschrank bei 100 bis 105 °C bestimmt.

Sulfatasche (2.4.14): Höchstens 0,1 Prozent, mit 1,0 g Substanz bestimmt.

Gehaltsbestimmung

0,250 g Substanz, in 30 ml Ethanol 96 % *R* gelöst, werden nach Zusatz von 1,0 ml Salzsäure (0,1 mol · l^{-1}) mit Natriumhydroxid-Lösung (0,1 mol · l^{-1}) titriert. Der Endpunkt wird mit Hilfe der Potentiometrie (2.2.20) bestimmt. Das Volumen der Natriumhydroxid-Lösung

N

Monographien

(0,1 mol · l⁻¹) zwischen den beiden Wendepunkten wird abgelesen.

1 ml Natriumhydroxid-Lösung (0,1 mol · l⁻¹) entspricht 29,98 mg $C_{19}H_{22}ClN$.

Lagerung

Vor Licht geschützt.

Verunreinigungen

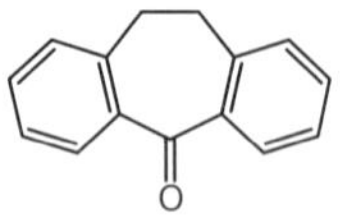

A. 10,11-Dihydro-5*H*-dibenzo[*a*,*d*][7]annulen-5-on (Dibenzosuberon)

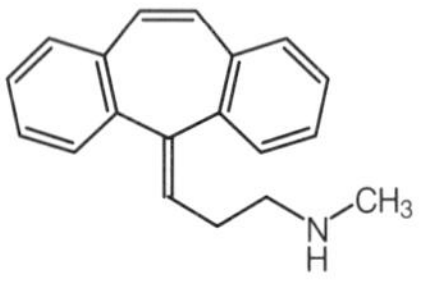

B. 3-(5*H*-Dibenzo[*a*,*d*][7]annulen-5-yliden)-*N*-methylpropan-1-amin (Norcyclobenzaprin)

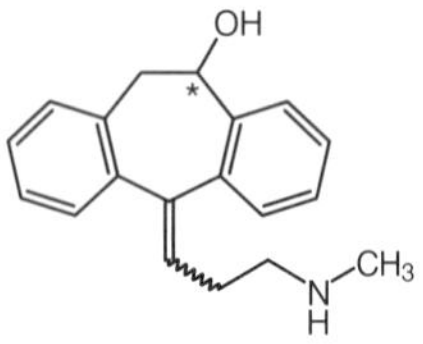

C. 10,11-Dihydro-5-[3-(methylamino)propyliden]-5*H*-dibenzo[*a*,*d*][7]annulen-10-ol.

1998, 517

Nystatin
Nystatinum

Definition

Nystatin ist eine fungizid wirkende Substanz, die aus bestimmten Stämmen von *Streptomyces noursei* gewonnen wird. Sie besteht zum größten Teil aus Tetraenen, deren Hauptbestandteil Nystatin A1 ist. Die Aktivität der Substanz beträgt mindestens 4400 I.E. je Milligramm, berechnet auf die getrocknete Substanz.

Herstellung

Das Herstellungsverfahren wird einer Validierung unterzogen und muß gewährleisten, falls die Substanz geprüft wird, daß die Zubereitung folgender Prüfung entspricht:

Anomale Toxizität (2.6.9): Je Maus wird eine mindestens 600 I.E. entsprechende Menge der Substanz, suspendiert in 0,5 ml einer Lösung von arabischem Gummi *R* (5 g · l⁻¹), intraperitoneal injiziert.

Eigenschaften

Gelbes bis leicht bräunliches, hygroskopisches Pulver; sehr schwer löslich in Wasser, leicht löslich in Dimethylformamid, schwer löslich in Methanol, praktisch unlöslich in Ethanol und Ether.

Prüfung auf Identität

A. Die bei der Prüfung „Absorption" (siehe „Prüfung auf Reinheit") hergestellte Lösung, zwischen 220 und 350 nm gemessen, zeigt Absorptionsmaxima (2.2.25) bei 230, 291, 305 und 319 nm und eine Schulter bei 280 nm. Das Verhältnis zwischen der Absorption im Maximum bei 291 nm und der im Maximum bei 305 nm liegt zwischen 0,61 und 0,73. Das Verhältnis zwischen der Absorption im Maximum bei 319 nm und der im Maximum bei 305 nm liegt zwischen 0,83 und 0,96. Das Verhältnis zwischen der Absorption im Maximum bei 230 nm und der bei der Schulter bei 280 nm liegt zwischen 0,83 und 1,25.

B. Werden etwa 2 mg Substanz mit 0,1 ml Salzsäure *R* versetzt, entsteht eine braune Färbung.

C. Werden etwa 2 mg Substanz mit 0,1 ml Schwefelsäure *R* versetzt, entsteht eine braune Färbung, die bald nach Violett umschlägt.

Prüfung auf Reinheit

Absorption (2.2.25): 0,10 g Substanz werden in einer Mischung von 5,0 ml Essigsäure 98 % *R* und 50 ml Methanol *R* gelöst. Nach Verdünnen mit Methanol *R* zu 100,0 ml wird 1,0 ml dieser Lösung mit Methanol *R* zu 100,0 ml verdünnt. Innerhalb 30 min nach Herstellung der Lösung muß die Absorption, im Maximum bei 305 nm gemessen, mindestens 0,60 betragen.

Schwermetalle (2.4.8): 1,0 g Substanz muß der Grenzprüfung C auf Schwermetalle entsprechen (20 ppm). Zur Herstellung der Referenzlösung werden 2 ml Blei-Lösung (10 ppm Pb) *R* verwendet.

Trocknungsverlust (2.2.32): Höchstens 5,0 Prozent, mit 1,000 g Substanz durch 3 h langes Trocknen über Phosphor(V)-oxid *R* bei 60 °C unterhalb von 0,1 kPa bestimmt.

Sulfatasche (2.4.14): Höchstens 3,5 Prozent, mit 1,0 g Substanz bestimmt.

Wertbestimmung

Während der ganzen Bestimmung sind die Lösungen vor Licht zu schützen.

Die Ausführung erfolgt nach „Mikrobiologische Wertbestimmung von Antibiotika" (2.7.2). Substanz und Nystatin *CRS* werden in Dimethylformamid *R* gelöst und mit einer Mischung von 5 Volumteilen Dimethylformamid *R* und 95 Volumteilen Pufferlösung *p*H 6,0 verdünnt.

Lagerung

Dicht verschlossen, vor Licht geschützt, zwischen 2 und 8 °C.

O

O

Monographien

1998, 518

Olivenöl

Olivae oleum

Definition

Olivenöl ist das aus den reifen Steinfrüchten von *Olea europaea* L. durch Kaltpressung oder durch andere geeignete mechanische Verfahren gewonnene, fette Öl.

Eigenschaften

Klare, gelbe bis grünlichgelbe, durchscheinende Flüssigkeit, charakteristischer Geruch; praktisch unlöslich in Ethanol, mischbar mit Petroläther.

Beim Abkühlen trübt sich die Substanz bei 10 °C und verfestigt bei etwa 0 °C zu einer weichen Masse.

Prüfung auf Identität

Die Prüfung erfolgt nach „Identifizierung fetter Öle durch Dünnschichtchromatographie" (2.3.2). Das erhaltene Chromatogramm muß dem typischen Chromatogramm für Olivenöl entsprechen. Bei bestimmten Olivenöl-Arten ist der Größenunterschied der Flecke E und F weniger ausgeprägt als in der Abbildung.

Prüfung auf Reinheit

Relative Dichte (2.2.5): 0,910 bis 0,916.

Absorption (2.2.25): 1,00 g Substanz wird in Cyclohexan *R* zu 100,0 ml gelöst. Die Absorption der Lösung, im Maximum bei 270 nm gemessen, darf höchstens 0,20 betragen. Das Verhältnis der Absorption bei 232 nm zu der bei 270 nm muß mindestens 8 betragen.

Säurezahl (2.5.1): Höchstens 2,0, mit 5,0 g Substanz bestimmt. Ist die Substanz zur Herstellung von Parenteralia bestimmt, höchstens 0,5.

Peroxidzahl (2.5.5): Höchstens 15,0. Ist die Substanz zur Herstellung von Parenteralia bestimmt, höchstens 5,0.

Unverseifbare Anteile: Höchstens 1,5 Prozent. In einem 150-ml-Kolben mit Rückflußkühler werden 5,0 g Substanz (*m* g) mit 50 ml ethanolischer Kaliumhydroxid-Lösung (2 mol · l^{-1}) *R* unter häufigem Umschütteln 1 h lang im Wasserbad erhitzt. Anschließend wird durch den Kühler mit 50 ml Wasser *R* versetzt, umgeschüttelt, erkalten gelassen und der Inhalt des Kolbens in einen Scheidetrichter überführt. Der Kolben wird mehrmals mit insgesamt 50 ml Petroläther *R* 1 gewaschen, wobei die Waschflüssigkeiten in den Scheidetrichter gegeben werden. Anschließend wird 1 min lang kräftig geschüttelt und nach Trennung der Phasen die wäßrige Phase in einen zweiten Scheidetrichter überführt. Bildet sich eine Emulsion, werden kleine Anteile Ethanol 96 % *R* oder einer konzentrierten Lösung von Kaliumhydroxid *R* zugesetzt. Die wäßrige Phase wird 2mal mit je 50 ml Petroläther *R* 1 geschüttelt. Die vereinigten Petroläther-Phasen werden in einen dritten Scheidetrichter überführt und 3mal mit je 50 ml Ethanol 50 % *R* gewaschen. Die Petroläther-Phase wird in einen gewogenen 250-ml-Kolben überführt, der Scheidetrichter mit geringen Mengen Petroläther *R* 1 gewaschen und die Waschflüssigkeit in den Kolben gegeben. Der Petroläther wird auf dem Wasserbad abgedampft und der Rückstand bei horizontaler Lage des Kolbens 15 min lang bei 100 bis 105 °C getrocknet. Nach dem Erkaltenlassen im Exsikkator wird gewogen (*a* g). Das Trocknen wird für jeweils 15 min wiederholt, bis die Massedifferenz des Rückstands zwischen 2 aufeinanderfolgenden Wägungen höchstens 0,1 Prozent beträgt. Der Rückstand wird in 20 ml zuvor unter Zusatz von 0,1 ml Bromphenolblau-Lösung *R* neutralisiertem Ethanol 96 % *R* gelöst. Falls erforderlich wird die Lösung mit Salzsäure (0,1 mol · l^{-1}) titriert (*b* ml).

Der Prozentgehalt an unverseifbaren Anteilen errechnet sich nach der Formel

$$\frac{100(a - 0{,}032\,b)}{m}$$

Wenn 0,032 *b* größer als 5 Prozent von *a* ist, darf die Prüfung nicht ausgewertet und muß wiederholt werden.

Fremde fette Öle: Die „Prüfung fetter Öle auf fremde Öle durch Gaschromatographie" (2.4.22) wird durchgeführt. Die Fettsäurefraktion muß folgende Zusammensetzung haben:

- Gesättigte Fettsäuren mit einer Kettenlänge kleiner als C_{16}: Höchstens 0,1 Prozent
- Palmitinsäure: 7,5 bis 20,0 Prozent
- Palmitoleinsäure (äquivalente Kettenlänge 16,3, auf Macrogoladipat bestimmt): Höchstens 3,5 Prozent
- Stearinsäure: 0,5 bis 5,0 Prozent
- Ölsäure (äquivalente Kettenlänge 18,3, auf Macrogoladipat bestimmt): 56,0 bis 85,0 Prozent
- Linolsäure (äquivalente Kettenlänge 18,9, auf Macrogoladipat bestimmt): 3,5 bis 20,0 Prozent
- Linolensäure (äquivalente Kettenlänge 19,7, auf Macrogoladipat bestimmt): Höchstens 1,2 Prozent
- Arachinsäure: Höchstens 0,7 Prozent
- Eicosensäure (äquivalente Kettenlänge 20,3, auf Macrogoladipat bestimmt): Höchstens 0,4 Prozent
- Behensäure: Höchstens 0,2 Prozent
- Lignocerinsäure: Höchstens 0,2 Prozent.

Sterole (2.4.23): Die Sterolfraktion der Substanz muß enthalten:
- β-Sitosterol (andere bei gleichem t_R-Wert wie β-Sitosterol auftretende Sterole werden als β-Sitosterol berechnet): Mindestens 93 Prozent
- Cholesterol: Höchstens 0,5 Prozent
- Δ7-Stigmasterol (andere bei gleichem t_R-Wert wie Δ7-Stigmasterol auftretende Sterole werden als Δ7-Stigmasterol berechnet): Höchstens 0,5 Prozent
- Campesterol: Höchstens 4 Prozent.

Der Gehalt an Stigmasterol muß kleiner sein als der an Campesterol.

Sesamöl: 10 ml Substanz werden in einem Mischzylinder mit Schliffstopfen etwa 1 min lang mit einer Mischung von 0,5 ml einer 0,35prozentigen Lösung (*V/V*) von Furfural *R* in Acetanhydrid *R* und 4,5 ml Acetanhydrid *R* geschüttelt und anschließend durch ein mit Acetanhydrid *R* befeuchtetes Filter filtriert. Wird das Filtrat mit 0,2 ml Schwefelsäure *R* versetzt, darf keine bläulichgrüne Farbe entstehen.

Wasser (2.5.12): Ist die Substanz zur Herstellung von Parenteralia bestimmt, höchstens 0,1 Prozent, mit 10,0 g Substanz nach der Karl-Fischer-Methode bestimmt. Als Lösungsmittel wird eine Mischung von gleichen Volumteilen Decylalkohol *R* und wasserfreiem Methanol *R* verwendet.

Lagerung

Vor Licht geschützt, in gut verschlossenen, dem Verbrauch angemessenen, möglichst vollständig gefüllten Behältnissen, unterhalb von 25 °C.

Beschriftung

Die Beschriftung auf dem Behältnis gibt insbesondere, falls zutreffend an, daß die Substanz für die Herstellung von Parenteralia bestimmt ist.

1998, 1250

Omega-3-Säurenethylester

Omega-3 acidorum esteri ethylici

Definition

Omega-3-Säurenethylester werden durch Veresterung des Öls fetter Fischspezies von Familien wie zum Beispiel *Engaulidae, Carangidae, Clupeidae, Osmaridae, Salmonidae* und *Scrombroidae* gewonnen. Ein anschließender physikalisch-chemischer Reinigungsprozeß umfaßt eine Harnstoff-Fraktionierung mit nachfolgender Molekulardestillation. Die Omega-3-Säurenethylester sind als die Ethylester der alpha-Linolensäure (C 18:3 n-3), Stearidonsäure (C 18:4 n-3), C 20:4 n-3, Timnodonsäure (Eicosapentaensäure, C 20:5 n-3; EPA), C 21:5 n-3, Clupanodonsäure (C 22:5 n-3) und Cervonsäure (Docosahexaensäure, C 22:6 n-3; DHA) definiert. Der Gesamtgehalt an Omega-3-Säurenethylestern beträgt mindestens 90 Prozent, wobei der Gehalt an den Omega-3-Säurenethylestern der EPA und DHA mindestens 80 Prozent beträgt. Davon sind mindestens 40 Prozent EPA-Ethylester und mindestens 34 Prozent DHA-Ethylester.

Tocopherol kann als Antioxidans zugesetzt sein.

Eigenschaften

Schwach gelbliche Flüssigkeit mit schwachem fischähnlichem Geruch; praktisch unlöslich in Wasser, sehr leicht löslich in Aceton, wasserfreiem Ethanol, Heptan und Methanol.

Die Substanz hat eine relative Dichte von etwa 0,905.

Prüfung auf Identität

Die unter „EPA- und DHA-Ethylester“ (siehe „Gehaltsbestimmung“) erhaltenen Chromatogramme werden ausgewertet. Die Retentionszeit und die Größe der Eicosapentaensäure- und Docosahexaensäureethylester-Peaks im Chromatogramm der Untersuchungslösung entsprechen ungefähr denen der entsprechenden Peaks im Chromatogramm der Referenzlösung.

Prüfung auf Reinheit

Säurezahl (2.5.1): Höchstens 2,0, mit 10 g Substanz in 50 ml des vorgeschriebenen Lösungsmittelgemisches gelöst bestimmt.

Anisidinzahl: Höchstens 20,0.

Nach der im folgenden beschriebenen Methode ist die Anisidinzahl das 100fache der Absorption einer Lösung von 1 g Substanz in 100 ml einer Mischung von Lösungsmitteln und Reagenzien, gemessen in einer Schichtdicke von 1 cm.

Die Bestimmung muß so schnell wie möglich und unter Ausschluß direkter Lichteinwirkung durchgeführt werden.

Untersuchungslösung a: 0,500 g Substanz werden in Trimethylpentan *R* zu 25,0 ml gelöst.

Untersuchungslösung b: 5,0 ml Untersuchungslösung a werden mit 1,0 ml einer Lösung von *p*-Anisidin *R* ($2{,}5\ g \cdot l^{-1}$) in Essigsäure 98 % *R* versetzt, geschüttelt und unter Lichtschutz aufbewahrt.

Referenzlösung: 5,0 ml Trimethylpentan *R* werden mit 1,0 ml einer Lösung von *p*-Anisidin *R* ($2{,}5\ g \cdot l^{-1}$) in Essigsäure 98 % *R* versetzt, geschüttelt und unter Lichtschutz aufbewahrt.

Die Absorption der Untersuchungslösung a wird gegen Trimethylpentan *R* 1 als Kompensationsflüssigkeit bei 350 nm gemessen. Genau 10 min nach der Herstellung der Untersuchungslösung b wird die Absorption dieser Lösung bei 350 nm gegen die Referenzlösung als Kompensationsflüssigkeit gemessen. Die Anisidinzahl wird nach folgender Formel berechnet:

$$25 \cdot \frac{(1{,}2\,A_b - A_a)}{m}$$

A_b = Absorption der Untersuchungslösung b bei 350 nm

A_a = Absorption der Untersuchungslösung a bei 350 nm
m = Einwaage der Substanz für die Untersuchungslösung a in Gramm.

Peroxidzahl (2.5.5): Höchstens 10,0.

Oligomere: Höchstens 1,0 Prozent, mit Hilfe der Ausschlußchromatographie (2.2.30) bestimmt.

Untersuchungslösung: 10,0 mg Substanz werden in Tetrahydrofuran *R* zu 10,0 ml gelöst.

Referenzlösung: 15,0 mg Docosahexaensäureethylester *CRS* und 15,0 mg Polystyrol 900–1000 *R* werden in Tetrahydrofuran *R* zu 20,0 ml gelöst.

Die Chromatographie kann durchgeführt werden mit
- einer Gelpermeationssäule von 0,3 m Länge und 7,8 mm innerem Durchmesser, gepackt mit Styrol-Divinylbenzol-Copolymer *R* (Porengröße 10 nm, Partikelgröße 7 µm) und 2 Gelpermeationssäulen von 0,3 m Länge und 7,8 mm innerem Durchmesser, gepackt mit Styrol-Divinylbenzol-Copolymer *R* (Porengröße 50 nm, Partikelgröße 7 µm); letztere Säulen sind dem Injektor am nächsten angeordnet
- Tetrahydrofuran *R* als mobile Phase bei einer Durchflußrate von 0,8 ml je Minute
- einem Differential-Refraktometer als Detektor
- einem Integrator.

40 µl Untersuchungslösung werden eingespritzt. Der Prozentgehalt an Oligomeren wird nach folgender Formel berechnet:

$$\frac{B}{A} \cdot 100$$

A = Summe aller Peakfläche n im Chromatogramm
B = Summe der Flächen aller Peaks mit einer kleineren Retentionszeit als der des Ethylester-Peaks.

Der Ethylester-Peak, der in Form eines Einzelpeaks oder als nichtaufgelöster Doppelpeak auftreten kann, wird als Hauptpeak im Chromatogramm identifiziert (siehe Abb. 1250-1). Die Prüfung darf nur ausgewertet werden, wenn das Chromatogramm der Referenzlösung 2 Peaks zeigt, die dem Polystyrol und dem DHA-Ethylester entsprechen und mindestens 90 Prozent der Summe aller Peakflächen des Chromatogramms ausmachen. Falls die Standardadditionsmethode angewendet wird, ergibt sich eine mindestens 95prozentige Wiederfindungsrate für den zugesetzten Eicosapentaensäureethylester *CRS* oder Docosahexaensäureethylester *CRS*.

Lösungsmittelpeaks werden nicht berücksichtigt.

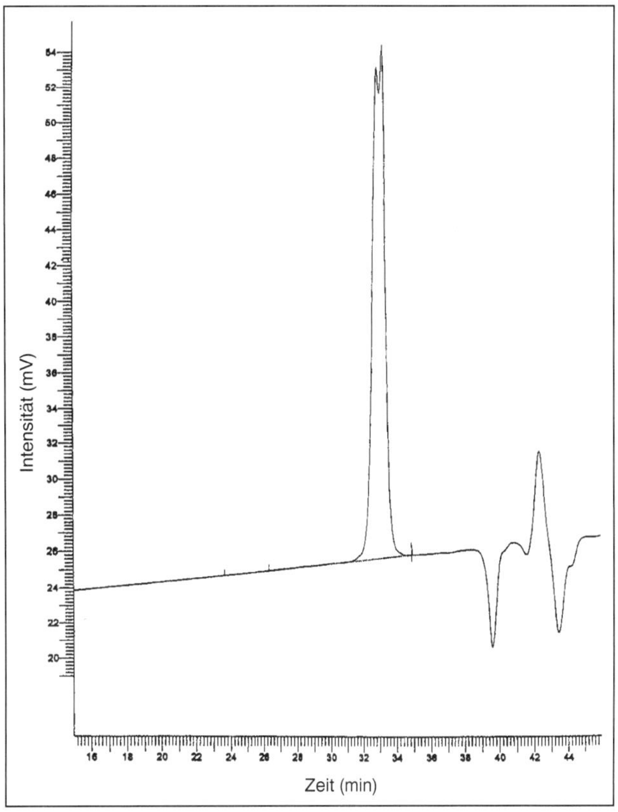

Abb. 1250-1: Oligomere

Konjugierte Diene: Höchstens 1,5 Prozent. Die Prüfung erfolgt mit Hilfe der UV-Vis-Spektroskopie (2.2.25).

Die Bestimmung muß so schnell wie möglich unter Ausschluß direkter Lichteinwirkung, oxidierender Substanzen, Oxidationskatalysatoren (wie zum Beispiel Kupfer und Eisen) sowie Luft durchgeführt werden.

Untersuchungslösung: 0,200 bis 0,800 g Substanz werden in Trimethylpentan *R* 1 zu 50,0 ml gelöst.

Die Absorption der Lösung wird mit Hilfe eines Spektrometers bei 233 nm gemessen. Falls erforderlich wird die Konzentration der Lösung so eingestellt, daß die Absorption im Bereich von 0,2 bis 0,8 liegt. Der Prozentgehalt an konjugierten Dienen wird nach folgender Formel berechnet:

$$0{,}91 \left(\frac{A}{C} - 0{,}07\right)$$

A = Absorption bei 233 nm
C = Konzentration der Untersuchungslösung in Gramm je Liter
0,91 = Umrechnungsfaktor
0,07 = Korrekturfaktor für die Absorption von Estergruppen bei 233 nm.

Gehaltsbestimmung

EPA- und DHA-Ethylester: *Die Bestimmung muß so schnell wie möglich unter Ausschluß direkter Lichteinwirkung, oxidierender Substanzen, Oxidationskatalysatoren (wie zum Beispiel Kupfer und Eisen) sowie Luft durchgeführt werden.*

Die Bestimmung erfolgt mit Hilfe der Gaschromatographie (2.2.28).

Mit der Prüfung werden die Ethylester der all-*cis*-Eicosapenta-5,8,11,14,17-ensäure (EPA; C 20:5 n-3) und all-*cis*-Docosahexa-4,7,10,13,16,19-ensäure (DHA; C 22:6 n-3) in der Substanz bestimmt.

Interner Standard: Methyltricosanoat *R*.

Untersuchungslösung: 0,17 g Substanz und etwa 70,0 mg Interner Standard werden in Trimethylpentan *R*, das 50 mg Butylhydroxytoluol *R* je Liter enthält, zu 10,0 ml gelöst.

Referenzlösung: 55,0 mg Docosahexaensäureethylester *CRS*, etwa 70,0 mg Interner Standard und 88,0 mg Eicosapentaensäureethylester *CRS* werden in Trimethylpentan *R*, das 50 mg Butylhydroxytoluol *R* je Liter enthält, zu 10,0 ml gelöst.

Die Chromatographie kann durchgeführt werden mit

- einer Kapillarsäule aus Quarz von mindestens 30 m Länge und 0,25 mm innerem Durchmesser, belegt mit Macrogol 20 000 *R* (Filmdicke 0,25 µm)
- Wasserstoff zur Chromatographie *R* oder Helium zur Chromatographie *R* als Trägergas, wobei eine Sauerstoffwäsche verwendet wird
- einem Flammenionisationsdetektor
- einem geeigneten Integrator
- einem Injektor mit einem Splitverhältnis von 1:200.

Die Temperatur der Säule wird 0,5 min lang bei 170 °C gehalten, dann um 10 °C je Minute auf 240 °C erhöht und 22 min lang bei 240 °C gehalten. Die Temperatur des Probeneinlasses wird bei 250 °C und die des Detektors bei 280 °C gehalten.

1 µl jeder Lösung wird 2fach eingespritzt. Die Prüfung darf nur ausgewertet werden, wenn das Chromatogramm der Referenzlösung 3 Peaks zeigt, die dem EPA-Ethylester, Methyltricosanoat und dem DHA-Ethylester entsprechen (siehe Abb. 1250-2 und 1250-3). Falls die Standardadditionsmethode angewendet wird, ergibt sich eine mindestens 95prozentige Wiederfindungsrate für den zugesetzten Eicosapentaensäureethylester *CRS* oder Docosahexaensäureethylester *CRS* bei entsprechender Berücksichtigung der Korrektur durch den Internen Standard.

Der Prozentgehalt an EPA- und DHA-Ethylester wird nach folgender Formel unter Berücksichtigung der angegebenen Werte für Eicosapentaensäureethylester *CRS* und Docosahexaensäureethylester *CRS* berechnet:

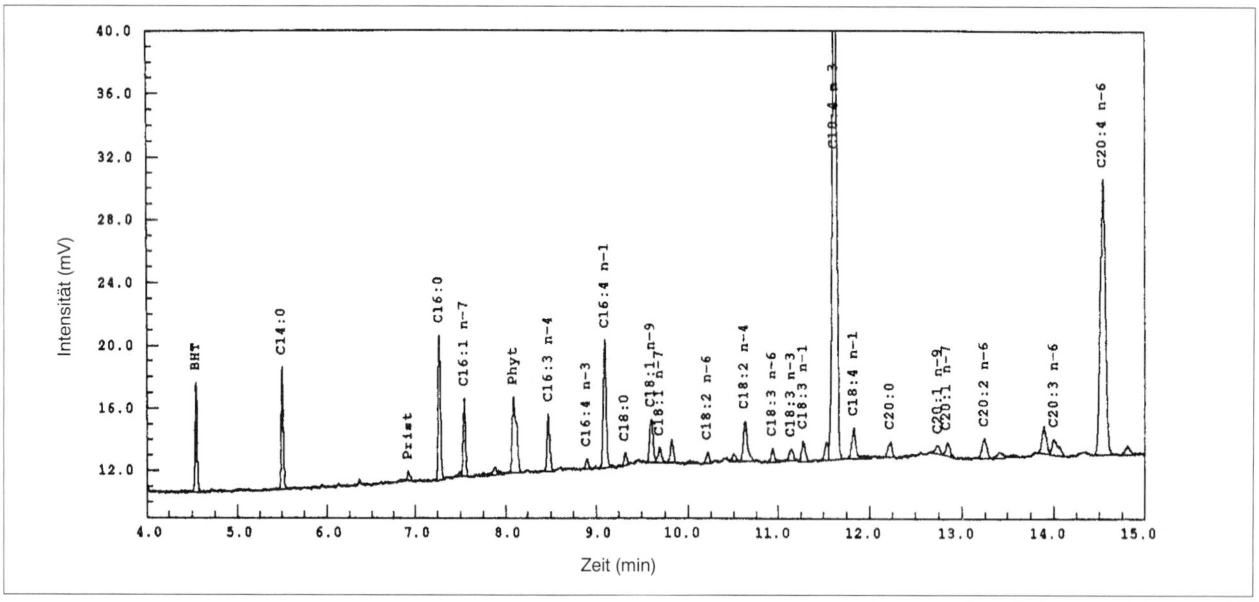

Abb. 1250-2: Gehaltsbestimmung von Omega-3-Säurenethylestern

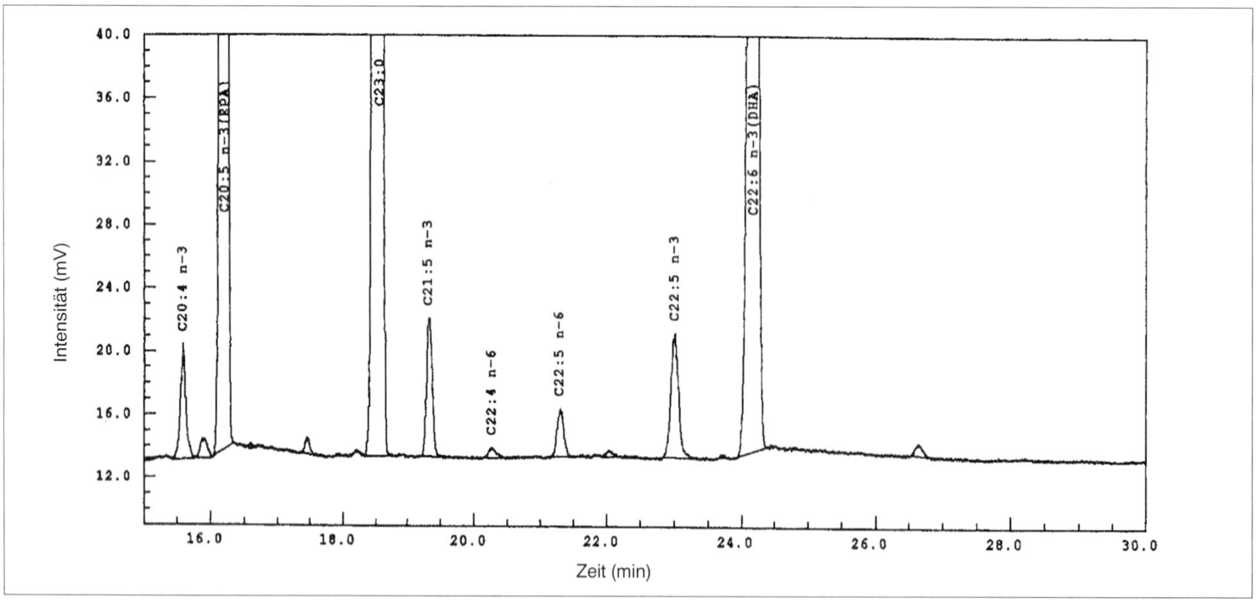

Abb. 1250-3: Gehaltsbestimmung von Omega-3-Säurenethylestern

$$A_x \cdot \frac{A_2}{m_3} \cdot \frac{m_1}{A_1} \cdot \frac{m_{x,r}}{A_{x,r}} \cdot \frac{1}{m_2} \cdot 100$$

$$= A_x \cdot \frac{m_1}{A_1} \cdot \frac{1}{R_{f,x}} \cdot \frac{1}{m_2} \cdot 100,$$

worin $R_{f,x}$ der Response-Faktor ist:

$$R_{f,x} = \frac{A_{x,r} \cdot m_3}{m_{x,r} \cdot A_2}$$

m_1 = Einwaage des Internen Standards in der Untersuchungslösung in Milligramm
m_2 = Einwaage der Substanz in der Untersuchungslösung in Milligramm
m_3 = Einwaage des Internen Standards in der Referenzlösung in Milligramm
$m_{x,r}$ = Einwaage von Eicosapentaensäureethylester *CRS* oder Docosahexaensäureethylester *CRS* in der Referenzlösung in Milligramm
A_x = Fläche des Eicosapentaensäureethylester-Peaks oder des Docohexaensäureethylester-Peaks in der Untersuchungslösung
$A_{x,r}$ = Fläche des Eicosapentaensäureethylester-Peaks oder des Docosahexaensäureethylester-Peaks in der Referenzlösung
A_1 = Fläche des Methyltricosanoat-Peaks in der Untersuchungslösung
A_2 = Fläche des Methyltricosanoat-Peaks in der Referenzlösung.

Gesamtmenge an Omega-3-Säurenethylestern: Aus dem Gehalt für den EPA- und DHA-Ethylester wird der Gesamtgehalt an Omega-3-Säurenethylestern nach folgender Formel berechnet:

$$EPA + DHA + \frac{A_{n\text{-}3}(EPA + DHA)}{A_{EPA} + A_{DHA}}$$

EPA = Prozentgehalt an EPA-Ethylester
DHA = Prozentgehalt an DHA-Ethylester
$A_{n\text{-}3}$ = Summe der den C 18:3 n-3-, C 18:4 n-3-, C 20:4 n-3-, C 21:5 n-3- und C 22:5 n-3-Ethylestern entsprechenden Peakflächen im Chromatogramm der Untersuchungslösung
A_{EPA} = Peakfläche des EPA-Ethylesters im Chromatogramm der Untersuchungslösung
A_{DHA} = Peakfläche des DHA-Ethylesters im Chromatogramm der Untersuchungslösung.

Lagerung

Vor Licht geschützt, in dicht verschlossenen, dem Verbrauch angemessenen, möglichst vollständig gefüllten Behältnissen unter Inertgas.

Beschriftung

Die Beschriftung gibt insbesondere, falls zutreffend, an, daß die Substanz Tocopherol als Antioxidans enthält.

1999, 1352

Omega-3-Säurentriglyceride

Omega-3 acidorum triglycerida

O

Monographien

Definition

Omega-3-Säurentriglyceride sind eine Mischung von Mono-, Di- und Triestern von Omega-3-Säuren mit Glycerol, die hauptsächlich Triester enthalten. Sie werden durch Veresterung konzentrierter und gereinigter Omega-3-Säuren mit Glycerol hergestellt. Die Omega-3-Säuren stammen aus dem Körperöl (Muskelöl) fetter Fischspezies von Familien wie *Engraulidae, Carangidae, Clupeidae, Osmeridae, Salmonidae* und *Scombroidae.* Die Omega-3-Säuren sind definiert als die folgenden Säuren: α-Linolensäure (C 18:3 n-3), Moroctsäure (C 18:4 n-3), Eicosatetraensäure (C 20:4 n-3), Timnodonsäure (Eicosapentaensäure) (C 20:5 n-3; EPA), Heneicosapentaensäure (C 21:5 n-3), Clupanodonsäure (C 22:5 n-3) und Cervonsäure (Docosahexaensäure) (C 22:6 n-3; DHA). Die Gesamtkonzentration an Omega-3-Säuren, berechnet als Triglyceride, beträgt mindestens 60,0 Prozent. Die Gesamtkonzentration der Omega-3-Säuren EPA und DHA, berechnet als Triglyceride, beträgt mindestens 45,0 Prozent.

Als Antioxidans darf Tocopherol zugesetzt werden.

Eigenschaften

Schwach gelbe Flüssigkeit; praktisch unlöslich in Wasser, sehr leicht löslich in Aceton und Heptan, schwer löslich in wasserfreiem Ethanol.

Prüfung auf Identität

Die unter „EPA und DHA" (siehe „Gehaltsbestimmung") erhaltenen Chromatogramme werden ausgewertet. Die Peaks von Eicosapentaensäuremethylester und Docosahexaensäuremethylester im Chromatogramm der Untersuchungslösung b entsprechen in bezug auf Retentionszeit und Größe den Peaks im Chromatogramm der Referenzlösung a.

Prüfung auf Reinheit

Säurezahl (2.5.1): Höchstens 3,0, mit 10,0 g Substanz, gelöst in 50 ml der vorgeschriebenen Lösungsmittelmischung, bestimmt.

Anisidinzahl: Höchstens 30,0.

Nach der im folgenden beschriebenen Methode ist die Anisidinzahl das 100fache der Absorption einer Lösung von 1 g Substanz in 100 ml einer Mischung von Lösungsmitteln und Reagenzien, gemessen in einer Schichtdicke von 1 cm.

Die Bestimmung muß so schnell wie möglich und unter Ausschluß direkter Lichteinwirkung durchgeführt werden.

Untersuchungslösung a: 1,0 g Substanz wird in Trimethylpentan *R* zu 25,0 ml gelöst.

Untersuchungslösung b: 5,0 ml Untersuchungslösung a werden mit 1,0 ml einer Lösung von *p*-Anisidin *R* (2,5 g · l^{-1}) in Essigsäure 98 % *R* versetzt, geschüttelt und unter Lichtschutz aufbewahrt.

Referenzlösung: 5,0 ml Trimethylpentan *R* werden mit 1,0 ml einer Lösung von *p*-Anisidin *R* (2,5 g · l^{-1}) in Essigsäure 98 % *R* versetzt, geschüttelt und unter Lichtschutz aufbewahrt.

Die Absorption der Untersuchungslösung a wird bei 350 nm gegen Trimethylpentan *R* als Kompensationsflüssigkeit gemessen. Die Absorption der Untersuchungslösung b wird genau 10 min nach der Herstellung bei 350 nm gegen die Referenzlösung als Kompensationsflüssigkeit gemessen.

Die Anisidinzahl wird mit Hilfe folgender Formel berechnet:

$$\frac{25 \cdot (1{,}2\, A_b - A_a)}{m}$$

A_b = Absorption der Untersuchungslösung b
A_a = Absorption der Untersuchungslösung a
m = Einwaage der Substanz für die Untersuchungslösung a in Gramm.

Peroxidzahl (2.5.5): Höchstens 10,0.

Oligomere und partielle Glyceride: Höchstens 3,0 Prozent Oligomere und höchstens 50,0 Prozent partielle Glyceride. Die Prüfung erfolgt mit Hilfe der Ausschlußchromatographie (2.2.30).

Untersuchungslösung: 10,0 mg Substanz werden in Tetrahydrofuran *R* zu 10,0 ml gelöst.

Die Chromatographie kann durchgeführt werden mit

- einer Säule von 0,3 m Länge und 7,8 mm innerem Durchmesser, gepackt mit Styrol-Divinylbenzol-Copolymer *R* (Porengröße 10 nm, Partikelgröße 7 µm), und zwei Säulen von 0,3 m Länge und 7,8 mm innerem Durchmesser, gepackt mit Styrol-Divinylbenzol-Copolymer *R* (Porengröße 50 nm, Partikelgröße 7 µm) (die letztgenannten Säulen sind dem Injektor am nächsten anzuordnen)
- Tetrahydrofuran *R* als mobile Phase bei einer Durchflußrate von 0,8 ml je Minute
- einem Differential-Refraktometer als Detektor.

Dieses typische Chromatogramm dient zur Information und als Anleitung zum Analysenverfahren. Es ist nicht Bestandteil der Anforderungen dieser Monographie.

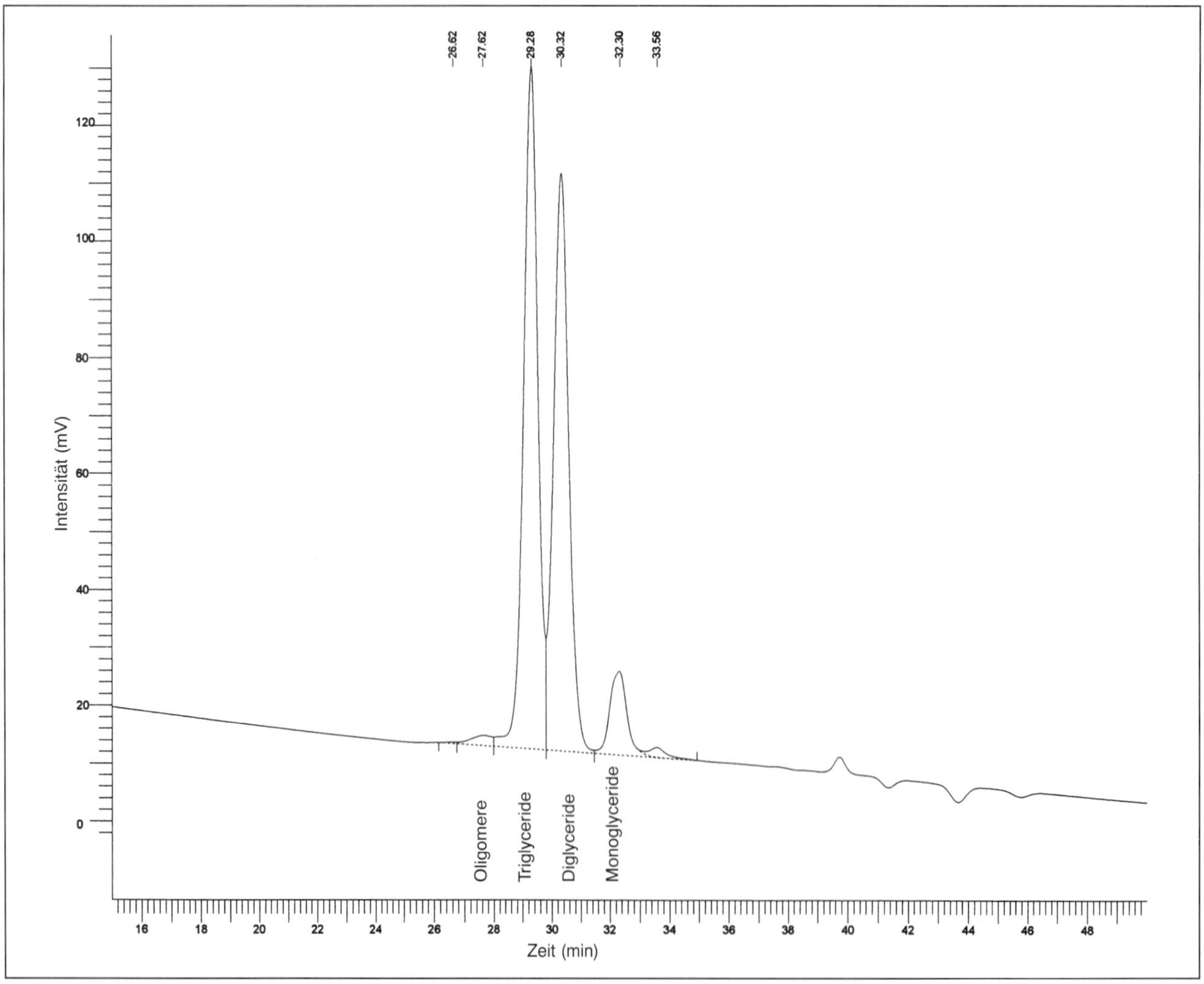

Abb. 1352-1: Typisches Chromatogramm für Oligomere und partielle Glyceride

40 µl Untersuchungslösung werden eingespritzt. Die Peaks werden mit Hilfe des typischen Chromatogramms (Abb. 1352-1) identifiziert.

Der Prozentgehalt an Oligomeren wird mit Hilfe folgender Formel berechnet:

$$\frac{B}{A} \cdot 100$$

A = Summe aller Peakflächen im Chromatogramm
B = Fläche des Peaks mit einer kleineren Retentionszeit als die des/der Peaks der partiellen Glyceride.

Der Prozentgehalt an partiellen Glyceriden wird mit Hilfe folgender Formel berechnet:

$$\frac{C}{A} \cdot 100$$

C = (Summe der) Peakfläche/n der Mono- und Diglyceride.

Konjugierte Diene: Höchstens 2,7 Prozent, bestimmt mit Hilfe der UV-Vis-Spektroskopie (2.2.25). *Die Bestimmungen müssen so schnell wie möglich durchgeführt werden.*

Untersuchungslösung: 0,200 bis 0,800 g Substanz werden in Trimethylpentan *R* 1 zu 50,0 ml gelöst.

Die Absorption wird bei einer Wellenlänge von 233 nm gemessen. Falls erforderlich wird die Konzentration der Lösung so eingestellt, daß die Absorption zwischen 0,2 und 0,8 liegt. Der Prozentgehalt an konjugierten Dienen wird mit Hilfe folgender Formel berechnet:

$$0{,}91 \cdot \left(\frac{A}{c} - 0{,}07\right)$$

A = Absorption der Untersuchungslösung
c = Konzentration der Untersuchungslösung ($g \cdot l^{-1}$)
0,91 = Umrechnungsfaktor
0,07 = Korrekturfaktor der Absorption der Estergruppe bei der Wellenlänge von 233 nm.

Gehaltsbestimmung

EPA und DHA: *Die Bestimmung muß so schnell wie möglich durchgeführt werden, wobei der Einfluß von UV-haltigem Licht, oxidierenden Substanzen, Oxidationskatalysatoren (zum Beispiel Kupfer und Eisen) und von Luft zu vermeiden ist.*

Die Bestimmung erfolgt mit Hilfe der Gaschromatographie (2.2.28) unter Verwendung von Methyltricosanoat *R* als Interner Standard.

Die Bestimmung wird mit den in der Substanz enthaltenen Methylestern von all-*cis*-Eicosa-5,8,11,14,17-pentaensäure (EPA; C 20:5 n-3) und all-*cis*-Docosa-4,7,10, 13,16,19-hexaensäure (DHA; C 22:6 n-3) durchgeführt.

Untersuchungslösung a: 0,300 g Substanz und etwa 70,0 mg Interner Standard werden in einer Lösung von Butylhydroxytoluol *R* ($0{,}05\ g \cdot l^{-1}$) in Trimethylpentan *R* zu 10,0 ml gelöst. 2,0 ml Lösung werden in ein Reagenzglas aus Glas gegeben und das Lösungsmittel durch einen schwachen Strom von Stickstoff *R* entfernt. 1,5 ml einer Lösung von Natriumhydroxid *R* ($20\ g \cdot l^{-1}$) in Methanol *R* werden zugesetzt, mit Stickstoff *R* überschichtet, mit einem Stopfen, der mit einer Polytetrafluorethylen-Membran beschichtet ist, fest verschlossen, gemischt und im Wasserbad 7 min lang erhitzt. Nach dem Erkaltenlassen werden 2 ml methanolische Bortrichlorid-Lösung *R* zugesetzt, mit Stickstoff *R* überschichtet, fest verschlossen, gemischt und 30 min lang im Wasserbad erhitzt. Nach dem Abkühlen auf 40 bis 50 °C wird 1 ml Trimethylpentan *R* zugesetzt, verschlossen und mindestens 30 s lang kräftig geschüttelt. Sofort werden 5 ml einer gesättigten Lösung von Natriumchlorid *R* zugesetzt, mit Stickstoff *R* überschichtet, verschlossen und mindestens 15 s lang gründlich geschüttelt. Die obere Schicht wird in ein anderes Reagenzglas überführt. Die Methanolschicht wird erneut mit 1 ml Trimethylpentan *R* ausgeschüttelt. Die vereinigten Trimethylpentan-Auszüge werden 2mal mit je 1 ml Wasser *R* gewaschen und über wasserfreiem Natriumsulfat *R* getrocknet. Von jeder Probe werden 2 Lösungen hergestellt.

Untersuchungslösung b: 0,300 g Substanz werden in einer Lösung von Butylhydroxytoluol *R* ($0{,}05\ g \cdot l^{-1}$) in Trimethylpentan *R* zu 10,0 ml gelöst. Wie für Untersuchungslösung a angegeben wird fortgefahren.

Referenzlösung a: 60,0 mg Docosahexaensäureethylester *CRS*, etwa 70,0 mg Interner Standard und 90,0 mg Eicosapentaensäureethylester *CRS* werden in einer Lösung von Butylhydroxytoluol *R* ($0{,}05\ g \cdot l^{-1}$) in Trimethylpentan *R* zu 10,0 ml gelöst. Wie für Untersuchungslösung a angegeben wird fortgefahren.

Referenzlösung b: 0,3 g Methylpalmitat *R*, 0,3 g Methylstearat *R*, 0,3 g Methylarachidat *R* und 0,3 g Methylbehenat *R* werden in einen Meßkolben gegeben und in einer Lösung von Butylhydroxytoluol *R* ($0{,}05\ g \cdot l^{-1}$) in Trimethylpentan *R* zu 10,0 ml gelöst.

Die Chromatographie kann durchgeführt werden mit

- einer Kapillarsäule aus Quarz von mindestens 30 m Länge und 0,25 mm innerem Durchmesser, beschichtet mit Macrogol 20 000 *R* (Filmdicke 0,25 µm)
- Wasserstoff zur Chromatographie *R* oder Helium zur Chromatographie *R* als Trägergas, wobei eine Sauerstoff-Waschflasche verwendet wird
- einem Flammenionisationsdetektor
- einem Splitverhältnis von 1:200.

Die Temperatur der Säule wird 0,5 min lang bei 170 °C gehalten, dann je Minute um 10 °C auf 240 °C erhöht und 22 min lang bei dieser Temperatur gehalten. Die Temperatur des Probeneinlasses wird bei 250 °C und die des Detektors bei 280 °C gehalten.

1 µl jeder Lösung wird je 2mal eingespritzt.

Die Prüfung darf nur ausgewertet werden, wenn

- das Chromatogramm der Referenzlösung a drei Peaks zeigt, die dem EPA-Methylester, dem Methyltricosanoat und dem DHA-Methylester entsprechen
- im Chromatogramm der Referenzlösung b die prozentualen Anteile der Peakflächen in der folgenden Reihenfolge ansteigen: Methylpalmitat, Methylstearat, Methylarachidat und Methylbehenat; die Differenz zwischen den prozentualen Anteilen der Peakflächen des Methylpalmitats und des Methylbehenats darf höchstens 2 Prozent betragen
- Bestimmungen, die das Standardadditionsverfahren auf Untersuchungslösung a anwenden, eine Wiederfindungsrate von mindestens 95 Prozent für die zugesetzten Eicosapentaensäureethylester *CRS* und Docosahexaensäureethylester *CRS* zeigen, bei entspre-

O

Monographien

chender Berücksichtigung der Korrektur durch den Internen Standard.

Der Prozentgehalt an EPA und DHA, berechnet als Triglyceride, wird nach der folgenden Formel berechnet, unter Berücksichtigung des angegebenen Gehalts der Referenzsubstanzen:

$$A_x \cdot \frac{A_3}{m_3} \cdot \frac{m_1}{A_1 - (A_2 \cdot C)} \cdot \frac{m_{x,r}}{A_{x,r}} \cdot \frac{1}{m_2} \cdot 0{,}955 \cdot 100$$

$(A_2 \cdot C)$ ist ein Korrekturfaktor für jeden Peak, der gemeinsam mit dem Internen Standard eluiert wird.

$$C = \frac{A_4}{A_5}$$

m_1 = Einwaage des Internen Standards in Untersuchungslösung a in Milligramm

m_2 = Einwaage der Substanz in Untersuchungslösung a in Milligramm

m_3 = Einwaage des Internen Standards in Referenzlösung a in Milligramm

$m_{x,r}$ = Einwaage des Eicosapentaensäureethylesters *CRS* oder Docosahexaensäureethylesters *CRS* in Referenzlösung a in Milligramm

Diese typischen Chromatogramme dienen zur Information und als Anleitung zum Analysenverfahren. Sie sind nicht Bestandteil der Anforderungen dieser Monographie.

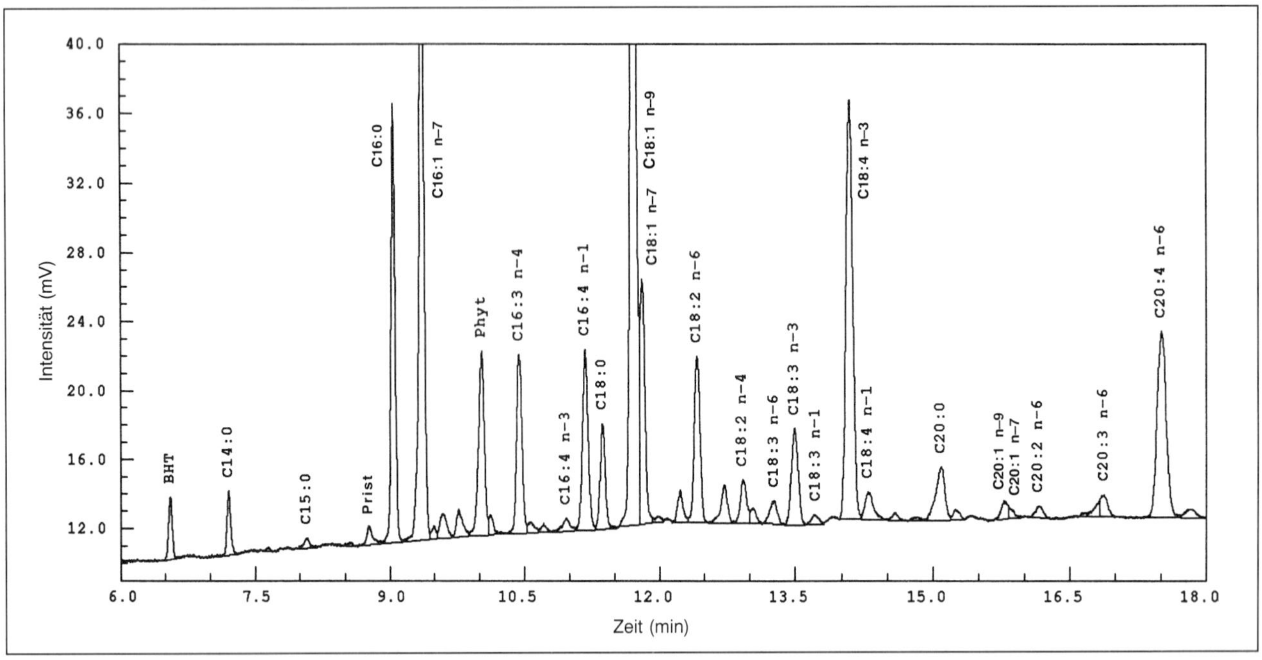

Abb. 1352-2: Typisches Chromatogramm für die Bestimmung des Gesamtgehalts an Omega-3-Säuren

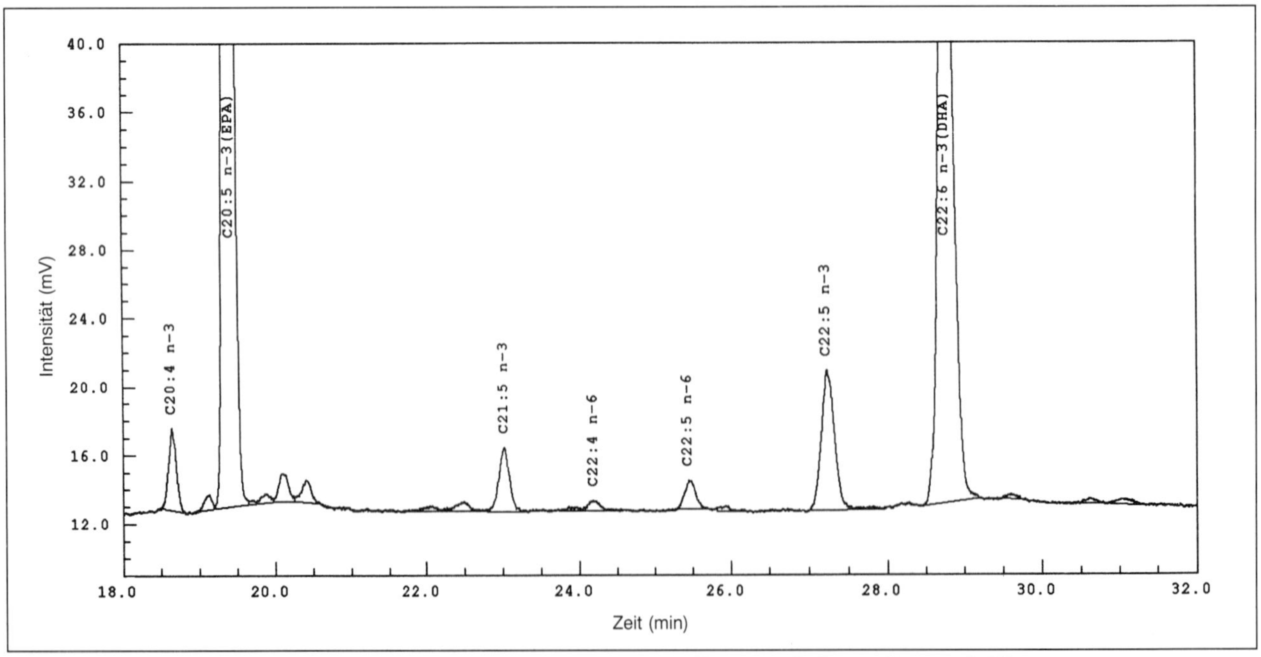

Abb. 1352-3: Typisches Chromatogramm für die Bestimmung des Gesamtgehalts an Omega-3-Säuren

A_x = Fläche des Peaks des Eicosapentaensäuremethylesters oder des Docosahexaensäuremethylesters im Chromatogramm der Untersuchungslösung a
$A_{x,r}$ = Fläche des Peaks des Eicosapentaensäuremethylesters oder des Docosahexaensäuremethylesters im Chromatogramm der Referenzlösung a
A_1 = Fläche des Peaks des Methyltricosanoats im Chromatogramm der Untersuchungslösung a
A_2 = Fläche des Peaks des Eicosapentaensäuremethylesters im Chromatogramm der Untersuchungslösung a
A_3 = Fläche des Peaks des Internen Standards im Chromatogramm der Referenzlösung a
A_4 = Fläche des Peaks im Chromatogramm der Untersuchungslösung b mit einer Retentionszeit, die dem Peak des Internen Standards in den Chromatogrammen der Untersuchungslösung a und Referenzlösung a entspricht
A_5 = Fläche des Peaks des Eicosapentaensäuremethylesters im Chromatogramm der Untersuchungslösung b.

Gesamtgehalt an Omega-3-Säuren: Der Gesamt-Prozentgehalt an Omega-3-Säuren, ausgedrückt als Triglyceride, wird aus der „Gehaltsbestimmung, EPA und DHA“ berechnet, wobei die folgende Formel benutzt wird und die Identifizierung der Peaks anhand der typischen Chromatogramme (Abb. 1352-2 und 1352-3) erfolgt:

$$EPA + DHA + \frac{A_{n\text{-}3}(EPA + DHA)}{A_{EPA} + A_{DHA}}$$

EPA = Prozentgehalt an EPA wie unter „Gehaltsbestimmung, EPA und DHA“ bestimmt
DHA = Prozentgehalt an DHA wie unter „Gehaltsbestimmung, EPA und DHA“ bestimmt
$A_{n\text{-}3}$ = Summe der Peakflächen der Methylester von C 18:3 n-3, C 18:4 n-3, C 20:4 n-3, C 21:5 n-3 und C 22:5 n-3 im Chromatogramm der Untersuchungslösung a
A_{EPA} = Fläche des Peaks des EPA-Methylesters im Chromatogramm der Untersuchungslösung a
A_{DHA} = Fläche des Peaks des DHA-Methylesters im Chromatogramm der Untersuchungslösung a.

Lagerung

Vor Licht geschützt, in dicht verschlossenen, dem Verbrauch angemessenen, möglichst vollständig gefüllten Behältnissen, unter Inertgas.

Beschriftung

Die Beschriftung gibt insbesondere die Konzentration an zugesetztem Tocopherol an.

1999, 942

Omeprazol

Omeprazolum

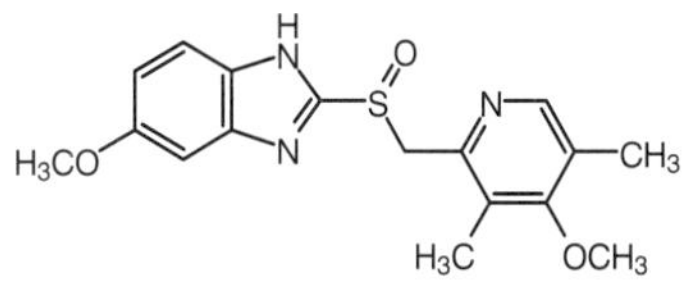

$C_{17}H_{19}N_3O_3S$ M_r 345,4

Definition

Omeprazol[1] enthält mindestens 99,0 und höchstens 101,0 Prozent (*RS*)-5-Methoxy-2-[[(4-methoxy-3,5-dimethylpyridin-2-yl)methyl]sulfinyl]-1*H*-benzimidazol, berechnet auf die getrocknete Substanz.

Eigenschaften

Weißes bis fast weißes Pulver; sehr schwer löslich in Wasser, löslich in Dichlormethan, wenig löslich in Ethanol und Methanol. Die Substanz löst sich in verdünnten Alkalihydroxid-Lösungen.

Prüfung auf Identität

1: B.
2: A, C.

A. 2,0 mg Substanz werden in Natriumhydroxid-Lösung (0,1 mol · l⁻¹) zu 100,0 ml gelöst. Die Lösung, zwischen 230 und 350 nm gemessen, zeigt Absorptionsmaxima (2.2.25) bei 276 und 305 nm. Das Verhältnis der Absorption im Maximum bei 305 nm zu der im Maximum bei 276 nm liegt zwischen 1,6 und 1,8.

B. Die Prüfung erfolgt mit Hilfe der IR-Spektroskopie (2.2.24) durch Vergleich des Spektrums der Substanz mit dem von Omeprazol *CRS*.

C. Die bei der Prüfung „Omeprazol-Verunreinigung C“ (siehe „Prüfung auf Reinheit“) erhaltenen Chromatogramme werden ausgewertet. Der Hauptfleck im Chromatogramm der Untersuchungslösung b entspricht in bezug auf Lage und Größe dem Hauptfleck im Chromatogramm der Referenzlösung a. Wird die Platte in eine Kammer gebracht, die mit Dämpfen von Essigsäure *R* gesättigt ist, färben sich die Flecke rasch braun.

Prüfung auf Reinheit

Prüflösung: 0,50 g Substanz werden in Dichlormethan *R* zu 25 ml gelöst.

Aussehen der Lösung: Die Prüflösung muß klar (2.2.1) sein.

[1] Der Text entspricht dem für den Nachtrag 2000 beschlossenen Text.

Monographien

Absorption (2.2.25): Die Absorption der Prüflösung, bei 440 nm gemessen, darf höchstens 0,10 betragen.

Dieser Grenzwert entspricht einem Gehalt von 0,035 Prozent an Omeprazol-Verunreinigung F oder G.

Omeprazol-Verunreinigung C: Die Prüfung erfolgt mit Hilfe der Dünnschichtchromatographie (2.2.27) unter Verwendung einer Schicht von Kieselgel HF_{254} *R*.

Untersuchungslösung a: 0,10 g Substanz werden in 2,0 ml einer Mischung von gleichen Volumteilen Dichlormethan *R* und Methanol *R* gelöst.

Untersuchungslösung b: 1,0 ml Untersuchungslösung a wird mit Methanol *R* zu 10 ml verdünnt.

Referenzlösung a: 10 mg Omeprazol *CRS* werden in 2,0 ml Methanol *R* gelöst.

Referenzlösung b: 1 ml Untersuchungslösung a wird mit einer Mischung von gleichen Volumteilen Dichlormethan *R* und Methanol *R* zu 10 ml verdünnt. 1 ml dieser Lösung wird mit einer Mischung von gleichen Volumteilen Dichlormethan *R* und Methanol *R* zu 100 ml verdünnt.

Auf die Platte werden getrennt 10 µl jeder Lösung aufgetragen. Die Chromatographie erfolgt mit einer Mischung von 20 Volumteilen 2-Propanol *R*, 40 Volumteilen Dichlormethan *R*, das zuvor mit konzentrierter Ammoniak-Lösung *R* geschüttelt worden ist (in einem Scheidetrichter werden 100 ml Dichlormethan *R* mit 30 ml konzentrierter Ammoniak-Lösung *R* geschüttelt; nach der Phasentrennung wird die untere Phase verwendet), und 40 Volumteilen Dichlormethan *R* über eine Laufstrecke von 15 cm. Die Platte wird an der Luft trocknen gelassen und im ultravioletten Licht bei 254 nm ausgewertet. Kein Fleck im Chromatogramm der Untersuchungslösung a mit einem größeren R_f-Wert als der dem Omeprazol entsprechende Fleck darf größer oder intensiver sein als der Fleck im Chromatogramm der Referenzlösung b (0,1 Prozent).

Verwandte Substanzen: Die Prüfung erfolgt mit Hilfe der Flüssigchromatographie (2.2.29).

Untersuchungslösung: 3,0 mg Substanz werden in der mobilen Phase zu 25,0 ml gelöst.

Referenzlösung a: 1,0 mg Omeprazol *CRS* und 1,0 mg Omeprazol-Verunreinigung D *CRS* werden in der mobilen Phase zu 10,0 ml gelöst.

Referenzlösung b: 1,0 ml Untersuchungslösung wird mit der mobilen Phase zu 100,0 ml verdünnt. 1,0 ml dieser Lösung wird mit der mobilen Phase zu 10,0 ml verdünnt.

Die Chromatographie kann durchgeführt werden mit

- einer Säule aus rostfreiem Stahl von 0,15 m Länge und 4 mm innerem Durchmesser, gepackt mit octylsilyliertem Kieselgel zur Chromatographie *R* (5 µm)
- einer Mischung von 27 Volumteilen Acetonitril *R* und 73 Volumteilen einer Lösung von Natriummonohydrogenphosphat *R* ($1{,}4\ g \cdot l^{-1}$), die mit Phosphorsäure 85 % *R* auf einen *p*H-Wert von 7,6 eingestellt worden ist, als mobile Phase bei einer Durchflußrate von 1 ml je Minute
- einem Spektrometer als Detektor bei einer Wellenlänge von 280 nm.

Werden die Chromatogramme unter den vorgeschriebenen Bedingungen aufgezeichnet, beträgt die Retentionszeit von Omeprazol etwa 9 min und die relative Retentionszeit von Omeprazol-Verunreinigung D, bezogen auf Omeprazol, etwa 0,8.

40 µl jeder Lösung werden getrennt eingespritzt. Die Chromatographie erfolgt über eine Dauer, die der 3fachen Retentionszeit von Omeprazol entspricht. Die Empfindlichkeit des Systems wird so eingestellt, daß die Höhe des Hauptpeaks im Chromatogramm der Referenzlösung b mindestens 15 Prozent des maximalen Ausschlags beträgt. Die Prüfung darf nur ausgewertet werden, wenn im Chromatogramm der Referenzlösung a die Auflösung zwischen den Peaks von Omeprazol-Verunreinigung D und Omeprazol mehr als 3 beträgt. Falls erforderlich wird der *p*H-Wert der mobilen Phase oder die Konzentration an Acetonitril *R* geändert. Ein Anstieg des *p*H-Werts verbessert die Auflösung. Im Chromatogramm der Untersuchungslösung darf keine Peakfläche, mit Ausnahme der des Hauptpeaks, größer sein als die Fläche des Peaks im Chromatogramm der Referenzlösung b (0,1 Prozent).

Lösungsmittel-Rückstände: Die Prüfung erfolgt mit Hilfe der Gaschromatographie (2.2.28, Dampfraumanalyse) unter Anwendung der Methode b (Zusatzmethode). Der Gehalt an Chloroform darf höchstens 50 ppm, an Dichlormethan und Trichlorethylen jeweils höchstens 100 ppm betragen.

Die Chromatographie kann durchgeführt werden mit

- einer Kapillarsäule aus Quarz von 30 m Länge und 0,32 mm innerem Durchmesser, belegt mit quervernetztem Poly[(cyanopropyl)methylphenylmethyl]siloxan *R* (Filmdicke 1,8 µm)
- Stickstoff zur Chromatographie *R* als Trägergas
- einem Flammenionisationsdetektor
- einem geeigneten Probengeber zur Dampfraumanalyse.

0,50 g Substanz werden in eine geeignete 10-ml-Probeflasche gebracht. Nach Zusatz von 4,0 ml Dimethylacetamid *R* wird die Flasche verschlossen und 1 h lang bei 80 °C gehalten.

Trocknungsverlust (2.2.32): Höchstens 0,2 Prozent, mit 1,000 g Substanz durch 4 h langes Trocknen bei 60 °C im Hochvakuum bestimmt.

Sulfatasche (2.4.14): Höchstens 0,1 Prozent, mit 1,0 g Substanz bestimmt.

Gehaltsbestimmung

1,100 g Substanz, in einer Mischung von 10 ml Wasser *R* und 40 ml Ethanol 96 % *R* gelöst, werden mit Natriumhydroxid-Lösung ($0{,}5\ mol \cdot l^{-1}$) titriert. Der Endpunkt wird mit Hilfe der Potentiometrie (2.2.20) bestimmt.

1 ml Natriumhydroxid-Lösung ($0{,}5\ mol \cdot l^{-1}$) entspricht 0,1727 g $C_{17}H_{19}N_3O_3S$.

Lagerung

Dicht verschlossen, vor Licht geschützt, zwischen 2 und 8 °C.

Verunreinigungen

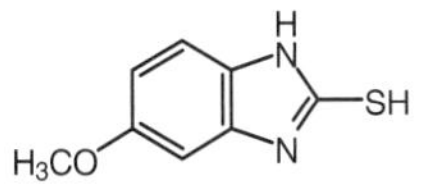

A. 5-Methoxy-1*H*-benzimidazol-2-thiol

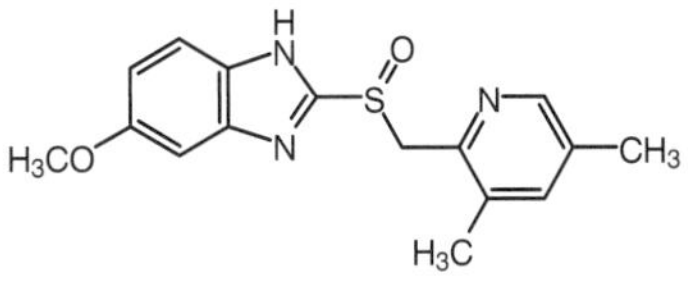

B. 5-Methoxy-2-[[(3,5-dimethylpyridin-2-yl)methyl]sulfinyl]-1*H*-benzimidazol

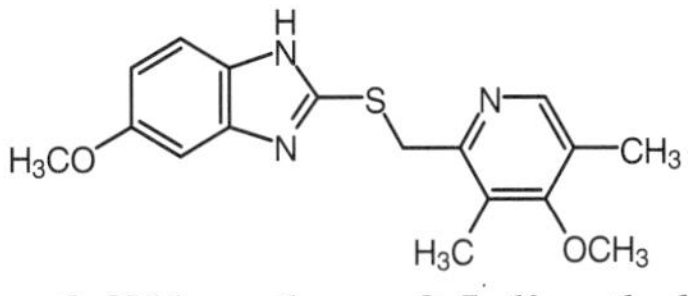

C. 5-Methoxy-2-[[(4-methoxy-3,5-dimethylpyridin-2-yl)methyl]sulfanyl]-1*H*-benzimidazol (Ufiprazol)

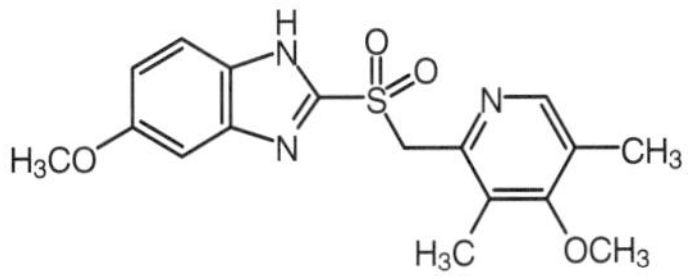

D. 5-Methoxy-2-[[(4-methoxy-3,5-dimethylpyridin-2-yl)methyl]sulfonyl]-1*H*-benzimidazol (Omeprazolsulfon)

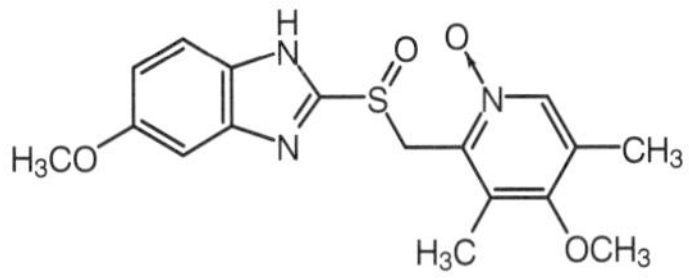

E. 5-Methoxy-2-[[(4-methoxy-3,5-dimethylpyridin-2-yl)methyl]sulfinyl]-1*H*-benzimidazol-1′-oxid

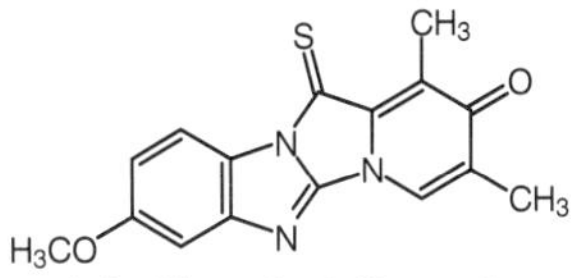

F. 2,12-Dihydro-1,3-dimethyl-8-methoxy-12-thioxobenzo[4,5]pyrido[1,2-*c*]imidazo[1,2-*a*]imidazol-2-on

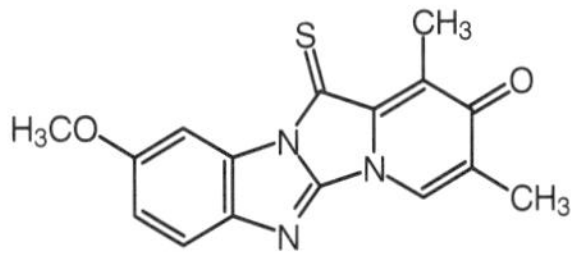

G. 2,12-Dihydro-1,3-dimethyl-9-methoxy-12-thioxobenzo[4,5]pyrido[1,2-*c*]imidazo[1,2-*a*]imidazol-2-on.

1998, 1229

Orthosiphonblätter
Orthosiphonis folium

Definition

Orthosiphonblätter bestehen aus den zerkleinerten, getrockneten Laubblättern und Stengelspitzen von *Orthosiphon stamineus* Benth. (*O. aristatus* Miq.; *O. spicatus* Bak.).

Eigenschaften

Die Droge weist die unter „Prüfung auf Identität, A und B" beschriebenen makroskopischen und mikroskopischen Merkmale auf.

Prüfung auf Identität

A. Die Blätter sind brüchig und können bis 7,5 cm lang und 2,5 cm breit werden. Der Blattstiel ist kurz, die Blattspreite eiförmig bis lanzettlich, das Blatt lang zugespitzt und an der Basis keilförmig. Die Blattunterseite ist hellgraugrün, die Oberseite dunkel- bis bräunlichgrün. Die Nervatur ist fiederförmig und zeigt nur wenige Seitennerven. Unter der Lupe (10×) geprüft, sind die zunächst parallel zum Mittelstreifen verlaufenden, dann aber im spitzen Winkel abzweigenden Seitennerven erkennbar. Der Blattrand ist unregelmäßig grob gezähnt, bisweilen gekerbt und nach der Blattunterseite etwas gebogen. Die dünnen, 4kantigen Blattstiele sind 4 bis 8 mm lang und wie die Hauptnerven gewöhnlich violett gefärbt. Gelegentlich finden sich traubige Blütenstände mit bläulichweißen bis violetten, noch nicht geöffneten Blüten.

B. Die Droge wird pulverisiert (355). Das Pulver ist dunkelgrün. Die Prüfung erfolgt unter dem Mikroskop, wobei Chloralhydrat-Lösung *R* verwendet wird. Das Pulver zeigt Epidermisfragmente aus Zellen mit wellig-buchtigen Wänden, 1- bis 2zelligen, kegelförmigen Deckhaaren sowie gegliederten einreihigen Haaren von einer Länge bis 450 µm, bestehend aus 3 bis 8 Zellen mit dick getüpfelten Wänden; Köpfchenhaare mit 1- bis 2zelligem Köpfchen; Drüsenhaare mit 1zelligem Stiel und meist 4zelligem Köpfchen; Spaltöffnungen vom diacytischen Typ (2.8.3), auf der unteren Epidermis besonders zahlreich.

C. Die Prüfung erfolgt mit Hilfe der Dünnschichtchromatographie (2.2.27) unter Verwendung einer Schicht eines geeigneten Kieselgels.

Untersuchungslösung: 1 g pulverisierte Droge (710) wird 5 min lang mit 10 ml Methanol *R* in einem Wasserbad von 60 °C unter Schütteln extrahiert und die abgekühlte Lösung filtriert.

Referenzlösung: 1 mg Sinensetin *R* wird in Methanol *R* zu 10 ml gelöst.

Auf die Platte werden getrennt 10 µl Untersuchungslösung und 5 µl Referenzlösung bandförmig aufgetragen. Die Chromatographie erfolgt mit einer

Mischung von 5 Volumteilen Methanol *R*, 40 Volumteilen Ethylacetat *R* und 55 Volumteilen Toluol *R* über eine Laufstrecke von 10 cm. Die Platte wird an der Luft trocknen gelassen und im ultravioletten Licht bei 365 nm ausgewertet. Das Chromatogramm der Referenzlösung zeigt im mittleren Abschnitt die intensiv hellblau fluoreszierende Zone des Sinensetins. Das Chromatogramm der Untersuchungslösung zeigt im mittleren Abschnitt eine kräftige, blau fluoreszierende Zone, die der Sinensetinzone im Chromatogramm der Referenzlösung entspricht. Darüber sind 2 weitere Zonen, eine blaue und eine violettblaue Zone, sichtbar. 2 weitere, bläulich fluoreszierende Zonen befinden sich unterhalb der Sinensetinzone. Im unteren Drittel sowie im Bereich der Fließmittelfront sind rot fluoreszierende Zonen erkennbar.

Prüfung auf Reinheit

Fremde Bestandteile (2.8.2): Höchstens 5 Prozent Stengelanteile mit einem Durchmesser über 1 mm und höchstens 2 Prozent andere fremde Bestandteile.

Trocknungsverlust (2.2.32): Höchstens 11,0 Prozent, mit 1,000 g pulverisierter Droge (355) durch 2 h langes Trocknen im Trockenschrank bei 100 bis 105 °C bestimmt.

Asche (2.4.16): Höchstens 12,5 Prozent.

Lagerung

Gut verschlossen, vor Licht geschützt.

1999, 1353

Oxolinsäure

Acidum oxolinicum

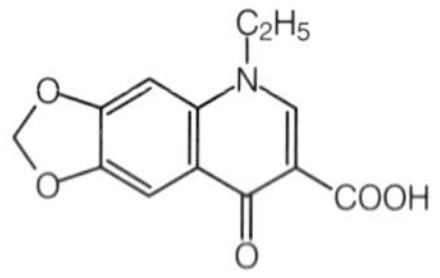

$C_{13}H_{11}NO_5$ M_r 261,2

Definition

Oxolinsäure enthält mindestens 98,0 und höchstens 102,0 Prozent 5-Ethyl-8-oxo-5,8-dihydro-1,3-dioxolo[4,5-*g*]chinolin-7-carbonsäure, berechnet auf die getrocknete Substanz.

Eigenschaften

Fast weißes bis schwach gelbes, kristallines Pulver; praktisch unlöslich in Wasser, sehr schwer löslich in Dichlormethan, praktisch unlöslich in Ethanol. Die Substanz löst sich in verdünnten Alkalihydroxid-Lösungen.

Prüfung auf Identität

1: B.

2: A, C.

A. 25,0 mg Substanz werden in 5 ml Natriumhydroxid-Lösung (0,1 mol · l^{-1}) unter Erhitzen im Wasserbad gelöst. Nach dem Erkaltenlassen wird mit Methanol *R* zu 100,0 ml verdünnt. 2,0 ml Lösung werden mit Salzsäure (0,1 mol · l^{-1}) zu 100,0 ml verdünnt. Die Lösung, zwischen 220 und 350 nm gemessen, zeigt Absorptionsmaxima (2.2.25) bei 260, 322 und 336 nm. Das Verhältnis der Absorption im Maximum bei 260 nm zu der im Maximum bei 336 nm liegt zwischen 4,9 und 5,2.

B. Die Prüfung erfolgt mit Hilfe der IR-Spektroskopie (2.2.24) durch Vergleich des Spektrums der Substanz mit dem von Oxolinsäure *CRS*. Die Prüfung erfolgt mit Hilfe von Preßlingen.

C. Die Prüfung erfolgt mit Hilfe der Dünnschichtchromatographie (2.2.27) unter Verwendung einer Schicht eines geeigneten Kieselgels.

Untersuchungslösung: 10 mg Substanz werden in 3 ml verdünnter Natriumhydroxid-Lösung *R* gelöst. Die Lösung wird mit Ethanol 96 % *R* zu 20 ml verdünnt.

Referenzlösung a: 10 mg Oxolinsäure *CRS* werden in 3 ml verdünnter Natriumhydroxid-Lösung *R* gelöst. Die Lösung wird mit Ethanol 96 % *R* zu 20 ml verdünnt.

Referenzlösung b: 5 mg Ciprofloxacinhydrochlorid *CRS* werden in Methanol *R* zu 10 ml gelöst. 1 ml Lösung wird mit Referenzlösung a zu 2 ml verdünnt.

Auf die Platte werden getrennt 10 µl jeder Lösung aufgetragen. In die Chromatographiekammer wird eine Kristallisierschale, die 50 ml konzentrierte Ammoniak-Lösung *R* enthält, gestellt. Die Kammer wird geschlossen. Die Platte wird 15 min lang Ammoniakgas ausgesetzt und anschließend in eine andere Kammer überführt. Die Chromatographie erfolgt mit einer Mischung von 10 Volumteilen Acetonitril *R*, 20 Volumteilen konzentrierter Ammoniak-Lösung *R*, 40 Volumteilen Dichlormethan *R* und 40 Volumteilen Methanol *R* über eine Laufstrecke von 15 cm. Die Platte wird an der Luft trocknen gelassen und im ultravioletten Licht bei 254 nm ausgewertet. Der Hauptfleck im Chromatogramm der Untersuchungslösung entspricht in bezug auf Lage, Fluoreszenz und Größe dem Hauptfleck im Chromatogramm der Referenzlösung a. Die Prüfung darf nur ausgewertet werden, wenn das Chromatogramm der Referenzlösung b deutlich voneinander getrennt 2 Flecke zeigt.

Prüfung auf Reinheit

Prüflösung: 0,6 g Substanz werden in 20 ml einer Lösung von Natriumhydroxid *R* (40 g · l^{-1}) gelöst.

Aussehen der Lösung: Die Prüflösung muß klar (2.2.1) und darf nicht stärker gefärbt sein als die Farbvergleichslösung B_7 (2.2.2, Methode II).

Verwandte Substanzen: Die Prüfung erfolgt mit Hilfe der Dünnschichtchromatographie (2.2.27) unter Verwendung einer geeigneten Cellulose mit einheitlicher Partikelgröße.

Untersuchungslösung: 50 mg Substanz werden in 3 ml verdünnter Natriumhydroxid-Lösung *R* gelöst. Die Lösung wird mit Ethanol 96 % *R* zu 10 ml verdünnt.

Referenzlösung a: 1 ml Untersuchungslösung wird mit Ethanol 96 % *R* zu 50,0 ml verdünnt. 1,0 ml Lösung wird mit Ethanol 96 % *R* zu 5,0 ml verdünnt.

Referenzlösung b: 2 mg Oxolinsäure-Verunreinigung B *CRS* werden in Ethanol 96 % *R* zu 10 ml gelöst. 0,5 ml Lösung werden mit Ethanol 96 % *R* zu 10 ml verdünnt.

Referenzlösung c: 5 mg Substanz und 5 mg Oxolinsäure-Verunreinigung A *CRS* werden in 2 ml verdünnter Natriumhydroxid-Lösung *R* gelöst. Die Lösung wird mit Ethanol 96 % *R* zu 40 ml verdünnt.

Auf die Platte werden getrennt 5 µl jeder Lösung in kleinen Portionen aufgetragen, um kleine Flecke zu erhalten. Die Chromatographie erfolgt mit einer Mischung von 15 Volumteilen Ammoniak-Lösung *R*, 30 Volumteilen Wasser *R* und 55 Volumteilen 1-Propanol *R* über eine Laufstrecke von 6 cm (entsprechend 2 Dritteln der Plattenhöhe). Die Platte wird an der Luft trocknen gelassen und im ultravioletten Licht bei 254 nm ausgewertet. Ein der Oxolinsäure-Verunreinigung B entsprechender Fleck im Chromatogramm der Untersuchungslösung darf nicht größer oder intensiver sein als der Fleck im Chromatogramm der Referenzlösung b (0,2 Prozent); kein Nebenfleck, mit Ausnahme des der Oxolinsäure-Verunreinigung B entsprechenden Flecks, darf größer oder intensiver sein als der Hauptfleck im Chromatogramm der Referenzlösung a (0,4 Prozent). Die Prüfung darf nur ausgewertet werden, wenn das Chromatogramm der Referenzlösung c deutlich voneinander getrennt 2 Hauptflecke zeigt.

Schwermetalle (2.4.8): 2,0 g Substanz müssen der Grenzprüfung D auf Schwermetalle entsprechen (10 ppm). Zur Herstellung der Referenzlösung werden 2 ml Blei-Lösung (10 ppm Pb) *R* verwendet.

Trocknungsverlust (2.2.32): Höchstens 0,5 Prozent, mit 1,000 g Substanz durch Trocknen im Trockenschrank bei 100 bis 105 °C bestimmt.

Sulfatasche (2.4.14): Höchstens 0,1 Prozent, mit 1,0 g Substanz bestimmt.

Gehaltsbestimmung

0,200 g Substanz, in 150 ml Dimethylformamid *R* gelöst, werden mit Tetrabutylammoniumhydroxid-Lösung (0,1 mol · l^{-1}) titriert. Der Endpunkt wird mit Hilfe der Potentiometrie (2.2.20) bestimmt. Als Meßelektrode wird eine Glas/Kalomel-Elektrode verwendet, die als Elektrolyt eine gesättigte Lösung von Kaliumchlorid *R* in Methanol *R* enthält. Ein Blindversuch wird durchgeführt.

1 ml Tetrabutylammoniumhydroxid-Lösung (0,1 mol · l^{-1}) entspricht 26,12 mg $C_{13}H_{11}NO_5$.

Lagerung

Gut verschlossen, vor Licht geschützt.

Verunreinigungen

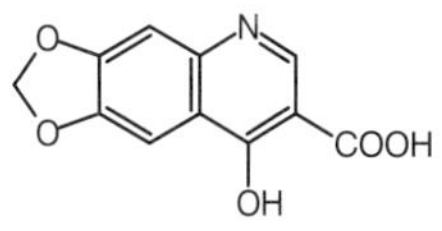

A. 8-Hydroxy-1,3-dioxolo[4,5-*g*]chinolin-7-carbonsäure

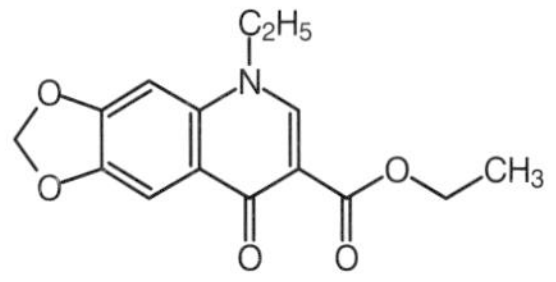

B. 5-Ethyl-8-oxo-5,8-dihydro-1,3-dioxolo[4,5-*g*]chinolin-7-ethylcarboxylat

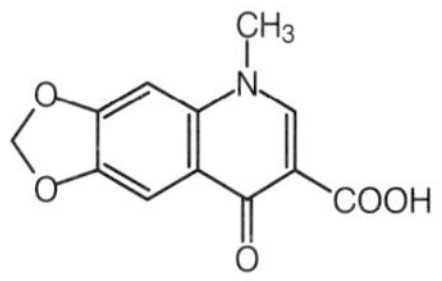

C. 5-Methyl-8-oxo-5,8-dihydro-1,3-dioxolo[4,5-*g*]chinolin-7-carbonsäure.

1998, 1251

Oxybuprocainhydrochlorid

Oxybuprocaini hydrochloridum

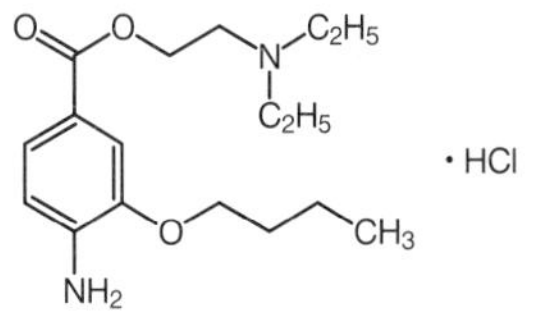

$C_{17}H_{29}ClN_2O_3$ M_r 344,9

Definition

Oxybuprocainhydrochlorid enthält mindestens 98,5 und höchstens 101,5 Prozent 2-(Diethylamino)ethyl-4-amino-3-butoxybenzoat-hydrochlorid, berechnet auf die getrocknete Substanz.

Eigenschaften

Weißes, kristallines Pulver oder farblose Kristalle; sehr leicht löslich in Wasser, leicht löslich in Ethanol.

Die Substanz zeigt Polymorphie.

Prüfung auf Identität

1: B, D.
2: A, C, D.

A. Schmelztemperatur (2.2.14): 158 bis 162 °C.

B. Die Prüfung erfolgt mit Hilfe der IR-Spektroskopie (2.2.24) durch Vergleich des Spektrums der Substanz mit dem von Oxybuprocainhydrochlorid *CRS*. Die Prüfung erfolgt mit Hilfe von Preßlingen. Wenn die Spektren unterschiedlich sind, werden Substanz und Referenzsubstanz getrennt in Methanol *R* gelöst. Nach Eindampfen der Lösungen zur Trockne werden mit den Rückständen erneut Spektren aufgenommen.

C. Die Prüfung erfolgt mit Hilfe der Dünnschichtchromatographie (2.2.27) unter Verwendung einer Schicht eines geeigneten Kieselgels, das einen Fluoreszenzindikator mit intensivster Anregung der Fluoreszenz bei 254 nm enthält.

Untersuchungslösung: 40 mg Substanz werden in Methanol *R* zu 10 ml gelöst.

Referenzlösung a: 40 mg Oxybuprocainhydrochlorid *CRS* werden in Methanol *R* zu 10 ml gelöst.

Referenzlösung b: 20 mg Procainhydrochlorid *R* werden in der Referenzlösung a zu 5 ml gelöst.

Auf die Platte werden getrennt 5 µl jeder Lösung aufgetragen. Die Chromatographie erfolgt mit einer Mischung von 10 Volumteilen wasserfreier Ameisensäure *R*, 15 Volumteilen Methanol *R*, 15 Volumteilen Wasser *R* und 60 Volumteilen Ethylacetat *R* über eine Laufstrecke von 10 cm. Die Platte wird 10 min lang im Warmluftstrom getrocknet und im ultravioletten Licht bei 254 nm ausgewertet. Anschließend wird die Platte mit Dimethylaminobenzaldehyd-Lösung *R* 7 besprüht. Der Hauptfleck im Chromatogramm der Untersuchungslösung entspricht in bezug auf Lage, Farbe und Größe dem Hauptfleck im Chromatogramm der Referenzlösung a. Die Prüfung darf nur ausgewertet werden, wenn das Chromatogramm der Referenzlösung b deutlich voneinander getrennt 2 Flecke zeigt.

D. 0,2 ml Prüflösung (siehe „Prüfung auf Reinheit") werden mit Wasser *R* zu 2 ml verdünnt. Diese Lösung gibt die Identitätsreaktion a auf Chlorid (2.3.1).

Prüfung auf Reinheit

Prüflösung: 5,0 g Substanz werden in kohlendioxidfreiem Wasser *R* zu 50 ml gelöst.

Aussehen der Lösung: Die Prüflösung muß klar (2.2.1) und darf nicht stärker gefärbt sein als die Referenzlösung G_5 (2.2.2, Methode II).

***p*H-Wert** (2.2.3): Der *p*H-Wert der Prüflösung muß zwischen 4,5 und 6,0 liegen.

Verwandte Substanzen: Die Prüfung erfolgt mit Hilfe der Flüssigchromatographie (2.2.29).

Puffer-Lösung pH 2,5: 6 ml Perchlorsäure-Lösung *R* und 12 ml Phosphorsäure 10 % *R* werden zu 950 ml Wasser *R* gegeben. Der *p*H-Wert der Lösung wird mit einer Lösung von Natriumhydroxid *R* ($40\ g \cdot l^{-1}$) auf 2,5 eingestellt. Anschließend wird die Lösung mit Wasser *R* zu 1000,0 ml verdünnt.

Untersuchungslösung: 10,0 mg Substanz werden in der mobilen Phase zu 25,0 ml gelöst.

Referenzlösung a: 1,0 ml Untersuchungslösung wird mit der mobilen Phase zu 20,0 ml verdünnt. 5,0 ml dieser Lösung werden mit der mobilen Phase zu 100,0 ml verdünnt.

Referenzlösung b: 1,0 ml Untersuchungslösung wird mit 1 ml einer Lösung von Natriumhydroxid *R* ($40\ g \cdot l^{-1}$) gemischt. Die Mischung wird 20 min lang stehengelassen. Nach Zusatz von 1 ml Phosphorsäure 10 % *R* wird mit der mobilen Phase zu 100,0 ml verdünnt. 25 ml dieser Lösung werden mit der mobilen Phase zu 100,0 ml verdünnt.

Die Chromatographie kann durchgeführt werden mit

- einer Säule aus rostfreiem Stahl von 0,15 m Länge und 3,9 mm innerem Durchmesser, gepackt mit octadecylsilyliertem Kieselgel zur Chromatographie *R* 1 (5 µm)
- einer Mischung von 25 Volumteilen Acetonitril *R* und 75 Volumteilen Pufferlösung *p*H 2,5 *R* als mobile Phase bei einer Durchflußrate von 1 ml je Minute
- einem Spektrometer als Detektor bei einer Wellenlänge von 309 nm.

Die Temperatur der Säule wird bei 35 °C gehalten.

Werden die Chromatogramme unter den vorgeschriebenen Bedingungen aufgezeichnet, beträgt die Retentionszeit für Oxybuprocainhydrochlorid etwa 9 min. Die Empfindlichkeit des Systems wird so eingestellt, daß die Höhe des Hauptpeaks im Chromatogramm der Referenzlösung a mindestens 50 Prozent des maximalen Ausschlags beträgt.

20 µl Referenzlösung b werden eingespritzt. Die Prüfung darf nur ausgewertet werden, wenn die Auflösung zwischen den Peaks von Oxybuprocain und Oxybuprocain-Verunreinigung B (Hydrolyse-Produkt) mindestens 12 beträgt.

Je 20 µl Untersuchungslösung und Referenzlösung a werden getrennt eingespritzt. Die Chromatographie erfolgt über eine Dauer, die der 4fachen Retentionszeit des Hauptpeaks entspricht. Im Chromatogramm der Untersuchungslösung darf keine Peakfläche, mit Ausnahme der des Hauptpeaks, größer sein als das 0,4fache der Fläche des Hauptpeaks im Chromatogramm der Referenzlösung a (0,1 Prozent). Im Chromatogramm der Untersuchungslösung darf die Summe aller Peakflächen, mit Ausnahme der des Hauptpeaks, nicht größer sein als die Fläche des Hauptpeaks im Chromatogramm der Referenzlösung a (0,25 Prozent). Peaks, deren Fläche kleiner ist als das 0,05fache der Fläche des Oxybuprocainhydrochlorid-Peaks im Chromatogramm der Referenzlösung a, werden nicht berücksichtigt.

Schwermetalle (2.4.8): 12 ml Prüflösung müssen der Grenzprüfung A auf Schwermetalle entsprechen (10 ppm). Zur Herstellung der Referenzlösung wird die Blei-Lösung (1 ppm Pb) *R* verwendet.

Trocknungsverlust (2.2.32): Höchstens 0,5 Prozent, mit 1,000 g Substanz durch Trocknen im Trockenschrank bei 100 bis 105 °C bestimmt.

Sulfatasche (2.4.14): Höchstens 0,1 Prozent, mit 1,0 g Substanz bestimmt.

Gehaltsbestimmung

0,300 g Substanz, in einer Mischung von 20 ml wasserfreier Essigsäure *R* und 20 ml Acetanhydrid *R* gelöst, werden mit Perchlorsäure (0,1 mol · l^{-1}) titriert. Der Endpunkt wird mit Hilfe der Potentiometrie (2.2.20) bestimmt.

1 ml Perchlorsäure (0,1 mol · l^{-1}) entspricht 34,49 mg $C_{17}H_{29}ClN_2O_3$.

Lagerung

Gut verschlossen, vor Licht geschützt.

Verunreinigungen

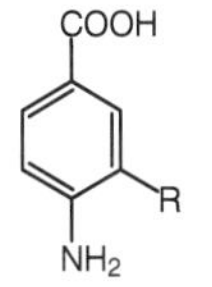

A. R = H: 4-Aminobenzoesäure

B. R = $O–CH_2–CH_2–CH_2–CH_3$: 4-Amino-3-butoxybenzoesäure

C. R = OH: 4-Amino-3-hydroxybenzoesäure.

1999, 1354

Oxybutyninhydrochlorid

Oxybutynini hydrochloridum

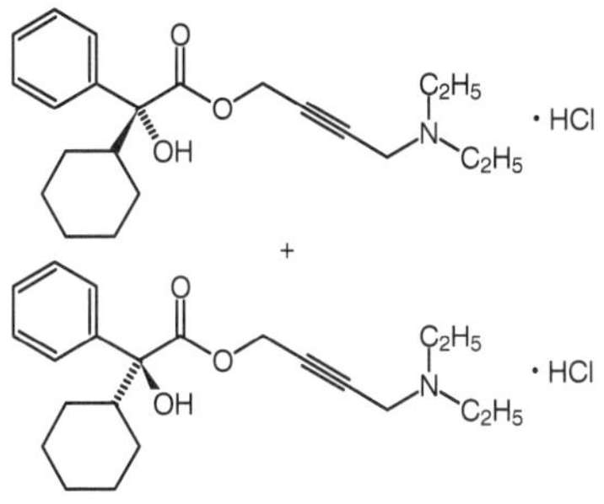

$C_{22}H_{32}ClNO_3$ M_r 394,0

Definition

Oxybutyninhydrochlorid enthält mindestens 99,0 und höchstens 102,0 Prozent 4-(Diethylamino)but-2-in-1-yl-(*R*,*S*)-2-cyclohexyl-2-hydroxy-2-phenylacetat-hydrochlorid, berechnet auf die getrocknete Substanz.

Eigenschaften

Weißes bis fast weißes, kristallines Pulver; leicht löslich in Wasser und Ethanol, löslich in Aceton, schwer löslich in Cyclohexan.

Prüfung auf Identität

1: B, D.
2: A, C, D.

A. Schmelztemperatur (2.2.14): 124 bis 129 °C.

B. Die Prüfung erfolgt mit Hilfe der IR-Spektroskopie (2.2.24) durch Vergleich des Spektrums der Substanz mit dem von Oxybutyninhydrochlorid *CRS*. Die Prüfung erfolgt mit Hilfe von Preßlingen.

C. Die Prüfung erfolgt mit Hilfe der Dünnschichtchromatographie (2.2.27) unter Verwendung einer DC-Platte mit Kieselgel *R*.

Untersuchungslösung: 50 mg Substanz werden in Ethanol 96 % *R* zu 10 ml gelöst.

Referenzlösung: 10 mg Oxybutyninhydrochlorid *CRS* werden in Ethanol 96 % *R* zu 2 ml gelöst.

Auf die Platte werden getrennt 5 µl jeder Lösung aufgetragen. Die Chromatographie erfolgt mit Methanol *R* über eine Laufstrecke von 15 cm. Die Platte wird an der Luft trocknen gelassen und anschließend 30 min lang Iodgas ausgesetzt. Der Hauptfleck im Chromatogramm der Untersuchungslösung entspricht in bezug auf Lage, Farbe und Größe dem Hauptfleck im Chromatogramm der Referenzlösung.

D. Die Substanz gibt die Identitätsreaktion a auf Chlorid (2.3.1).

Prüfung auf Reinheit

Prüflösung: 2,00 g Substanz werden in Wasser *R* zu 20,0 ml gelöst.

Aussehen der Lösung: Die Prüflösung muß klar (2.2.1) und darf nicht stärker gefärbt sein als die Farbvergleichslösung BG_5 (2.2.2, Methode II).

Optische Drehung (2.2.7): Der Drehungswinkel, an der Prüflösung bestimmt, muß zwischen –0,10 und +0,10° liegen.

Verwandte Substanzen: Die Prüfung erfolgt mit Hilfe der Flüssigchromatographie (2.2.29).

Untersuchungslösung: 50,0 mg Substanz werden in der mobilen Phase zu 10,0 ml gelöst.

Referenzlösung a: 50,0 mg Oxybutyninhydrochlorid *CRS* und 50,0 mg Oxybutynin-Verunreinigung A *CRS* werden in der mobilen Phase zu 100,0 ml gelöst. 10,0 ml Lösung werden mit der mobilen Phase zu 100,0 ml verdünnt.

Referenzlösung b: 1,0 ml Untersuchungslösung wird mit der mobilen Phase zu 200,0 ml verdünnt.

Die Chromatographie kann durchgeführt werden mit

- einer Säule aus rostfreiem Stahl von 0,15 m Länge und 3,9 mm innerem Durchmesser, gepackt mit octylsilyliertem Kieselgel zur Chromatographie *R* 2 (5 µm)
- einer Mischung von 49 Volumteilen einer Lösung, die Kaliumdihydrogenphosphat *R* (3,4 g · l^{-1}) und Kaliummonohydrogenphosphat *R* (4,36 g · l^{-1}) enthält und 51 Volumteilen Acetonitril *R* als mobile Phase bei einer Durchflußrate von 1 ml je Minute
- einem Spektrometer als Detektor bei einer Wellenlänge von 210 nm.

10 µl Referenzlösung a werden eingespritzt. Werden die Chromatogramme unter den vorgeschriebenen Bedingungen aufgezeichnet, beträgt die Retentionszeit für Oxybutyninhydrochlorid etwa 15 min und für Oxybutynin-Verunreinigung A etwa 24 min. Die Empfindlichkeit des Systems wird so eingestellt, daß die Höhe beider Peaks im Chromatogramm mindestens 20 Prozent des maximalen Ausschlags beträgt. Die Prüfung darf nur ausgewertet werden, wenn die Auflösung zwischen den Peaks von Oxybutyninhydrochlorid und Oxybutynin-Verunreinigung A mindestens 11,0 beträgt.

Je 10 µl Untersuchungslösung, Referenzlösung a und Referenzlösung b werden getrennt eingespritzt. Die Chromatographie erfolgt über eine Dauer, die der 2fachen Retentionszeit des Hauptpeaks entspricht. Im Chromatogramm der Untersuchungslösung darf eine der Oxybutynin-Verunreinigung A entsprechende Peakfläche nicht größer sein als das 1,5fache der Fläche des der Oxybutynin-Verunreinigung A entsprechenden Peaks im Chromatogramm der Referenzlösung a (1,5 Prozent). Im Chromatogramm der Untersuchungslösung darf die Summe aller Peakflächen, mit Ausnahme der des Hauptpeaks und der der Oxybutynin-Verunreinigung A entsprechenden Peaks, nicht größer sein als die Fläche des Hauptpeaks im Chromatogramm der Referenzlösung b (0,5 Prozent). Peaks, deren Fläche kleiner ist als das 0,05fache der Fläche des Hauptpeaks im Chromatogramm der Referenzlösung b, werden nicht berücksichtigt.

Schwermetalle (2.4.8): 12 ml Prüflösung müssen der Grenzprüfung A auf Schwermetalle entsprechen (20 ppm). Zur Herstellung der Referenzlösung wird die Blei-Lösung (2 ppm Pb) *R* verwendet.

Trocknungsverlust (2.2.32): Höchstens 3,0 Prozent, mit 1,000 g Substanz durch Trocknen im Trockenschrank bei 100 bis 105 °C bestimmt.

Sulfatasche (2.4.14): Höchstens 0,1 Prozent, mit 1,0 g Substanz bestimmt.

Gehaltsbestimmung

0,300 g Substanz, in einer Mischung von 5,0 ml Salzsäure (0,01 mol · l^{-1}) und 50 ml Ethanol 96 % *R* gelöst, werden mit Natriumhydroxid-Lösung (0,1 mol · l^{-1}) titriert. Der Endpunkt wird mit Hilfe der Potentiometrie (2.2.20) bestimmt. Das zwischen den beiden Wendepunkten zugesetzte Volumen wird abgelesen.

1 ml Natriumhydroxid-Lösung (0,1 mol · l^{-1}) entspricht 39,4 mg $C_{22}H_{32}ClNO_3$.

Lagerung

Vor Licht geschützt.

Verunreinigungen

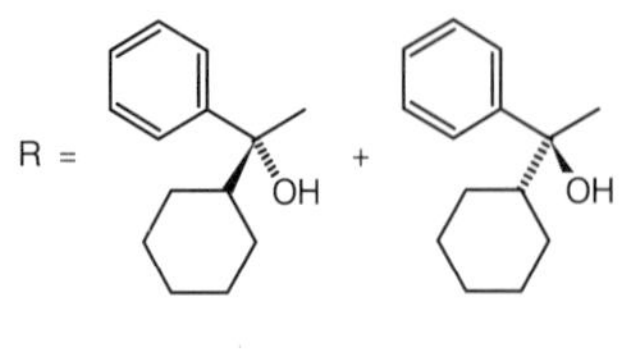

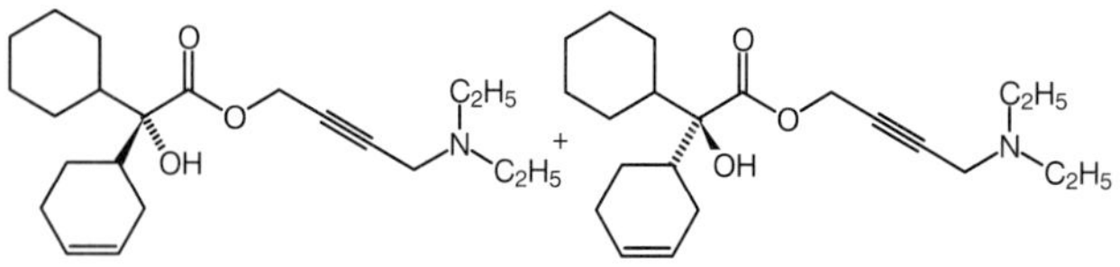

A. 4-(Diethylamino)but-2-in-1-yl-(*R,S*)-2-(cyclohex-3-enyl)-2-cyclohexyl-2-hydroxyacetat

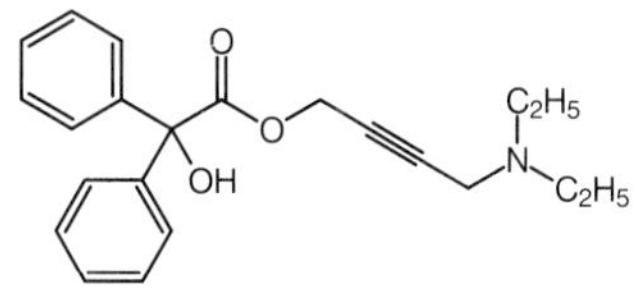

B. 4-(Diethylamino)but-2-in-1-yl-2-hydroxy-2,2-diphenylacetat
(Diphenyl-Analogon zu Oxybutynin)

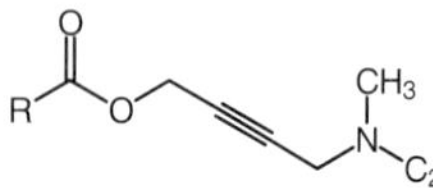

C. 4-(Ethylmethylamino)but-2-in-1-yl-(*R,S*)-2-cyclohexyl-2-hydroxy-2-phenylacetat
(Methylethyl-Analogon zu Oxybutynin)

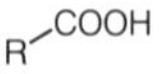

D. (*R,S*)-2-Cyclohexyl-2-hydroxy-2-phenylessigsäure
(Phenylcyclohexylglykolsäure)

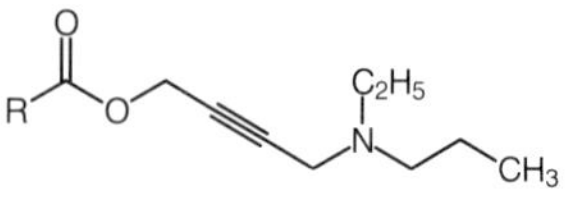

E. 4-(Ethylpropylamino)but-2-in-1-yl-(*R,S*)-2-cyclohexyl-2-hydroxy-2-phenylacetat
(Ethylpropyl-Analogon zu Oxybutynin).

1999, 199

Oxytetracyclin

Oxytetracyclinum

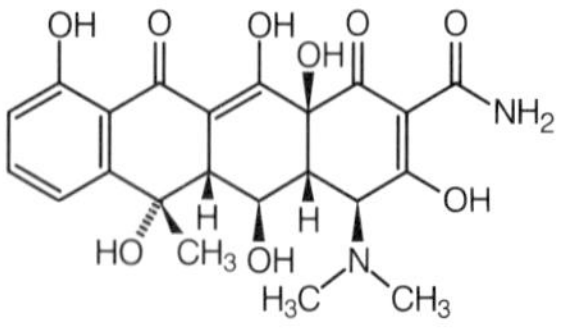

$C_{22}H_{24}N_2O_9$ M_r 460,4

Definition

Oxytetracyclin ist (4*S*,4a*R*,5*S*,5a*R*,6*S*,12a*S*)-4-Dimethylamino-1,4,4a,5,5a,6,11,12a-octahydro-3,5,6,10,12,12a-hexahydroxy-6-methyl-1,11-dioxonaphthacen-2-carboxamid, das aus bestimmten Stämmen von *Streptomyces rimosus* gewonnen oder durch andere Verfahren hergestellt wird. Die Substanz enthält wechselnde Mengen Wasser. Die Substanz enthält mindestens 95,0 und höchstens 100,5 Prozent Oxytetracyclin, berechnet auf die wasserfreie Substanz.

Eigenschaften

Gelbes, kristallines Pulver; sehr schwer löslich in Wasser. Die Substanz löst sich in verdünnten Säuren und Basen.

Prüfung auf Identität

A. Die Prüfung erfolgt mit Hilfe der Dünnschichtchromatographie (2.2.27) unter Verwendung einer Schicht von Kieselgel H *R*. Eine Lösung von Natriumedetat *R* (100 g · l^{-1}) wird mit konzentrierter Natriumhydroxid-Lösung *R* auf einen *p*H-Wert von 7,0 eingestellt und gleichmäßig auf die Platte gesprüht (etwa 10 ml für eine 100-mm × 200-mm-Platte). Die Platte wird in waagrechter Lage mindestens 1 h lang trocknen gelassen. Vor Verwendung wird die Platte 1 h lang im Trockenschrank bei 110 °C getrocknet.

Untersuchungslösung: 5 mg Substanz werden in Methanol *R* zu 10 ml gelöst.

Referenzlösung a: 5 mg Oxytetracyclin *CRS* werden in Methanol *R* zu 10 ml gelöst.

Referenzlösung b: 5 mg Oxytetracyclin *CRS* und 5 mg Demeclocyclinhydrochlorid *CRS* werden in Methanol *R* zu 10 ml gelöst.

Auf die Platte wird getrennt 1 µl jeder Lösung aufgetragen. Die Chromatographie erfolgt mit einer Mischung von 6 Volumteilen Wasser *R*, 35 Volumteilen Methanol *R* und 59 Volumteilen Dichlormethan *R* über eine Laufstrecke von 15 cm. Die Platte wird im Luftstrom getrocknet und im ultravioletten Licht bei 365 nm ausgewertet. Der Hauptfleck im Chromatogramm der Untersuchungslösung entspricht in bezug auf Lage, Farbe und Größe dem Hauptfleck im Chromatogramm der Referenzlösung a. Die Prüfung darf nur ausgewertet werden, wenn das Chromatogramm der Referenzlösung b deutlich voneinander getrennt 2 Flecke zeigt.

B. Werden etwa 2 mg Substanz mit 5 ml Schwefelsäure *R* versetzt, entsteht eine tiefrote Färbung. Beim Eingießen der Lösung in 2,5 ml Wasser *R* wird die Lösung gelb.

C. Etwa 10 mg Substanz werden in einer Mischung von 1 ml verdünnter Salpetersäure *R* und 5 ml Wasser *R* gelöst. Eine nach Zusatz von 1 ml Silbernitrat-Lösung *R* 2 auftretende Opaleszenz darf nicht stärker sein als die einer Mischung von 1 ml verdünnter Salpetersäure *R*, 5 ml einer Lösung von Kaliumchlorid *R* (0,021 g · l^{-1}) und 1 ml Silbernitrat-Lösung *R* 2.

Prüfung auf Reinheit

***p*H-Wert** (2.2.3): 0,1 g Substanz werden in 10 ml kohlendioxidfreiem Wasser *R* suspendiert. Der *p*H-Wert der Suspension muß zwischen 4,5 und 7,5 liegen.

Spezifische Drehung (2.2.7): 0,250 g Substanz werden in Salzsäure (0,1 mol · l^{-1}) zu 25,0 ml gelöst. Die spezifische Drehung muß zwischen –203 und –216° liegen, berechnet auf die wasserfreie Substanz.

Absorption (2.2.25): 20,0 mg Substanz werden in Pufferlösung *p*H 2,0 *R* zu 100,0 ml gelöst. 10,0 ml Lösung werden mit Pufferlösung *p*H 2,0 *R* zu 100,0 ml verdünnt. Die spezifische Absorption, bei 353 nm bestimmt, muß zwischen 290 und 310 liegen, berechnet auf die wasserfreie Substanz.

Lichtabsorbierende Substanzen: 20,0 mg Substanz werden in einer Mischung von 1 Volumteil Salzsäure (1 mol · l^{-1}) und 99 Volumteilen Methanol *R* zu 10,0 ml gelöst. Die Absorption der Lösung (2.2.25), bei 430 nm bestimmt, darf höchstens 0,25 betragen, berechnet auf die wasserfreie Substanz.

0,100 g Substanz werden in einer Mischung von 1 Volumteil Salzsäure (1 mol · l^{-1}) und 99 Volumteilen Methanol *R* zu 10,0 ml gelöst. Die Absorption der Lösung, bei 490 nm bestimmt, darf höchstens 0,20 betragen, berechnet auf die wasserfreie Substanz.

Die Messungen sind innerhalb 1 h nach Herstellung der Lösungen durchzuführen.

Verwandte Substanzen: Die Prüfung erfolgt mit Hilfe der Flüssigchromatographie (2.2.29) wie unter „Gehaltsbestimmung" beschrieben.

Die Untersuchungslösung und die Referenzlösung e werden eingespritzt. Im Chromatogramm der Untersuchungslösung darf die Fläche eines dem 4-*epi*-Oxytetracyclin oder Tetracyclin entsprechenden Peaks nicht größer sein als die entsprechenden Peakflächen im Chromatogramm der Referenzlösung e (0,5 beziehungsweise 2,0 Prozent). Im Chromatogramm der Untersuchungslösung darf die Fläche eines dem Hauptpeak nachfolgend aufsitzenden Nebenpeaks nicht größer sein als das 4fache der Peakfläche des 4-*epi*-Oxytetracyclins im Chromatogramm der Referenzlösung e (2,0 Prozent).

Schwermetalle (2.4.8): 0,5 g Substanz müssen der Grenzprüfung C auf Schwermetalle entsprechen (50 ppm). Zur Herstellung der Referenzlösung werden 2,5 ml Blei-Lösung (10 ppm Pb) *R* verwendet.

Wasser (2.5.12): 4,0 bis 8,0 Prozent, mit 0,250 g Substanz nach der Karl-Fischer-Methode bestimmt.

Sulfatasche (2.4.14): Höchstens 0,5 Prozent, mit 1,0 g Substanz bestimmt.

Gehaltsbestimmung

Die Bestimmung erfolgt mit Hilfe der Flüssigchromatographie (2.2.29).

Untersuchungslösung: 20,0 mg Substanz werden in Salzsäure (0,01 mol · l^{-1}) zu 25,0 ml gelöst.

Referenzlösung a: 20,0 mg Oxytetracyclin *CRS* werden in Salzsäure (0,01 mol · l^{-1}) zu 25,0 ml gelöst.

Referenzlösung b: 20,0 mg 4-*epi*-Oxytetracyclin *CRS* werden in Salzsäure (0,01 mol · l^{-1}) zu 25,0 ml gelöst.

Referenzlösung c: 20,0 mg Tetracyclinhydrochlorid *CRS* werden in Salzsäure (0,01 mol · l^{-1}) zu 25,0 ml gelöst.

Referenzlösung d: 1,5 ml Referenzlösung a, 1,0 ml Referenzlösung b und 3,0 ml Referenzlösung c werden gemischt und mit Salzsäure (0,01 mol · l^{-1}) zu 25,0 ml verdünnt.

Referenzlösung e: 1,0 ml Referenzlösung b und 4,0 ml Referenzlösung c werden gemischt und mit Salzsäure (0,01 mol · l^{-1}) zu 200,0 ml verdünnt.

Die Chromatographie kann durchgeführt werden mit

- einer Säule von 0,25 m Länge und 4,6 mm innerem Durchmesser, gepackt mit Styrol-Divinylbenzol-Copolymer *R* (8 bis 10 µm) bei einer Temperatur von 60 °C
- folgender Mischung als mobile Phase bei einer Durchflußrate von 1,0 ml je Minute: 60,0 g *tert.* Butanol *R* werden mit Hilfe von 200 ml Wasser *R* in einen 1000-ml-Meßkolben gebracht; daraufhin werden 60 ml Phosphat-Pufferlösung *p*H 7,5 (0,33 mol · l^{-1}) *R*, 50 ml einer mit verdünnter Natriumhydroxid-Lösung *R* auf einen *p*H-Wert von 7,5 eingestellten Lösung von Tetrabutylammoniumhydrogensulfat *R* (10 g · l^{-1}) und 10 ml einer mit verdünnter Natriumhydroxid-Lösung *R* auf einen *p*H-Wert von 7,5 eingestellten Lösung von Natriumedetat *R* (0,4 g · l^{-1}) zugesetzt; mit Wasser *R* wird zu 1000 ml verdünnt.
- einem Spektrometer als Detektor bei einer Wellenlänge von 254 nm
- einer 20-µl-Probenschleife.

Die Referenzlösung d wird eingespritzt. Die Empfindlichkeit des Systems wird so eingestellt, daß die Peakhöhen mindestens 50 Prozent des maximalen Ausschlags betragen. Die Bestimmung darf nur ausgewertet werden, wenn die Auflösung zwischen dem ersten (4-*epi*-Oxytetracyclin) und zweiten Peak (Oxytetracyclin) mindestens 4,0 und zwischen dem zweiten (Oxytetracyclin) und dritten Peak (Tetracyclin) mindestens 5,0 beträgt. Falls erforderlich wird der Anteil an *tert.* Butanol in der mobilen Phase geändert. Der Symmetriefaktor für den zweiten Peak darf höchstens 1,25 betragen.

Die Referenzlösung a wird 6mal eingespritzt. Die Bestimmung darf nur ausgewertet werden, wenn die relative Standardabweichung der Peakfläche von Oxytetracyclin höchstens 1,0 Prozent beträgt. Falls erforderlich werden die Parameter des Integrators angepaßt.

Die Untersuchungslösung und die Referenzlösung a werden abwechselnd eingespritzt. Der Prozentgehalt an Oxytetracyclin wird berechnet.

Lagerung

Dicht verschlossen, vor Licht geschützt.

Verunreinigungen

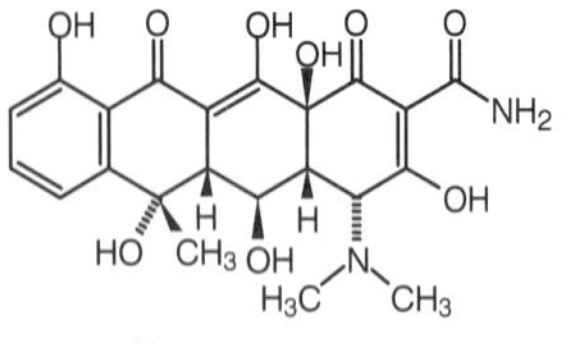

A. 4-*epi*-Oxytetracyclin

B. Tetracyclin

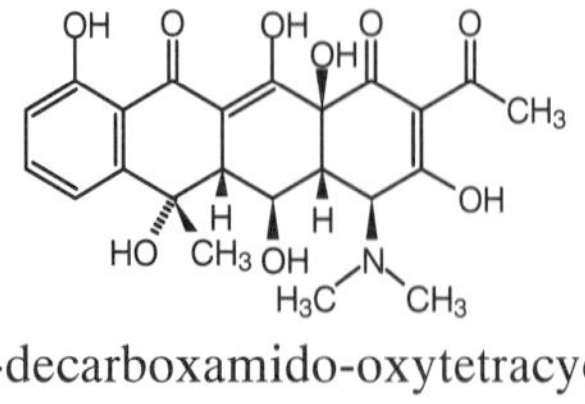

C. 2-Acetyl-2-decarboxamido-oxytetracyclin.

1998, 780

Oxytocin

Oxytocinum

L-Cys — L-Tyr — L-Ile — L-Gln — L-Asn — L-Cys — L-Pro — L-Leu — Gly—NH_2

$C_{43}H_{66}N_{12}O_{12}S_2$ M_r 1007

Definition

Oxytocin ist ein synthetisches cyclisches Nonapeptid mit der Struktur des vom Hypophysenhinterlappen produzierten Hormons, das bei empfänglichen Säugetieren die Uteruskontraktion und die Milchabgabe stimuliert. Die Substanz ist in gefriergetrockneter Form erhältlich und besitzt eine spezifische Aktivität von mindestens 560 I.E. je Milligramm Peptid, wie in der Prüfung „Peptid" (siehe „Prüfung auf Reinheit") bestimmt.

Eigenschaften

Weißes bis fast weißes Pulver.

Prüfung auf Identität

A. Unter den Bedingungen einer der unter „Wertbestimmung" angegebenen Methoden zeigt die Substanz eine entsprechende Wirkung.

B. Die bei der Prüfung „Peptid" (siehe „Prüfung auf Reinheit") erhaltenen Chromatogramme werden ausgewertet. Der Hauptpeak im Chromatogramm der Untersuchungslösung entspricht in bezug auf die Retentionszeit annähernd dem Hauptpeak im Chromatogramm der Referenzlösung.

Prüfung auf Reinheit

Aminosäuren: Die Prüfung erfolgt mit Hilfe eines Aminosäureanalysators unter Verwendung von DL-Norleucin *R* als Interner Standard. Das Gerät wird mit Hilfe einer Mischung eingestellt, die äquimolare Mengen Ammoniak, Glycin und folgender L-Aminosäuren

Lysin	Alanin
Histidin	Valin
Arginin	Methionin
Aspartinsäure	Isoleucin
Threonin	Leucin
Serin	Tyrosin
Glutaminsäure	Phenylalanin
Prolin	

sowie die halbe äquimolare Menge an L-Cystin enthält.

Interner-Standard-Lösung: 30 mg DL-Norleucin *R* werden in einer Mischung gleicher Volumteile Salzsäure *R* und Wasser *R* zu 100,0 ml gelöst.

Untersuchungslösung: 1,0 mg Substanz wird in eine sorgfältig gereinigte geeignete Ampulle aus Hartglas von 100 mm Länge und 6 mm innerem Durchmesser gegeben und mit einem genau gemessenen Volumen Interner-Standard-Lösung, das eine Menge an DL-Norleucin *R* enthält, die etwa der halben zu erwartenden molaren Menge an Oxytocin entspricht, versetzt. Die Ampulle wird in eine Kältemischung von –5 °C getaucht, evakuiert, bis der Druck höchstens 133 Pa beträgt, und zugeschmolzen. Nach 16 h langem Erhitzen bei 110 bis 115 °C wird abgekühlt, die Ampulle geöffnet und der Inhalt mit 5mal je 0,2 ml Wasser *R* in einen 10-ml-Kolben überführt. Anschließend wird unter vermindertem Druck über Kaliumhydroxid *R* zur Trockne eingedampft. Dieser Vorgang wird nochmals wiederholt. Der Rückstand wird in einer geeigneten Pufferlösung vom *p*H-Wert 2,2 aufgenommen und mit der gleichen Pufferlösung auf ein geeignetes Volumen verdünnt.

Ein geeignetes, genau gemessenes Volumen der Untersuchungslösung wird in den Aminosäureanalysator gebracht. Das Volumen sollte so bemessen sein, daß der Peak der Aminosäure, die in der größten Menge vorhanden ist, den Großteil der Diagrammhöhe einnimmt.

Der Anteil jeder Aminosäure wird in Mol ausgedrückt. Die relativen Verhältnisse der Aminosäuren werden unter der Annahme, daß ein Sechstel der Summe der Mole von Aspartinsäure, Glutaminsäure, Prolin, Glycin, Isoleucin und Leucin gleich 1 ist, berechnet. Die Werte müssen innerhalb folgender Grenzen liegen: Aspartinsäure 0,95 bis 1,05; Glutaminsäure 0,95 bis 1,05; Prolin 0,95 bis 1,05; Glycin 0,95 bis 1,05; Leucin 0,90 bis 1,10; Isoleucin 0,90 bis 1,10; Tyrosin 0,7 bis 1,05; die Hälfte von Cystin 1,4 bis 2,1. Andere Aminosäuren dürfen höchstens in Spuren vorhanden sein.

Die Prüfung darf nur ausgewertet werden, wenn die ermittelte Anzahl der Mole DL-Norleucin unter Berücksichtigung des Volumens der verwendeten Untersuchungslösung um höchstens ± 5 Prozent von der für die Hydrolyse eingesetzten Menge abweicht.

Verwandte Peptide: Die Prüfung erfolgt mit Hilfe der Flüssigchromatographie (2.2.29).

Untersuchungslösung: 3,5 mg Substanz werden in einer Lösung von Natriumdihydrogenphosphat *R* (15,6 g · l^{-1}) zu 10,0 ml gelöst.

Referenzlösung a: Eine Lösung, die 0,8 mg Desmopressin *CRS* und 0,8 mg Oxytocin *CRS* je Milliliter in einer Lösung von Natriumdihydrogenphosphat *R* (15,6 g · l^{-1}) enthält, wird hergestellt.

Referenzlösung b: 0,1 ml Referenzlösung a werden mit einer Lösung von Natriumdihydrogenphosphat *R* (15,6 g · l^{-1}) zu 10,0 ml verdünnt.

Die Chromatographie kann durchgeführt werden mit

- einer Säule aus rostfreiem Stahl von 0,12 m Länge und 4,6 mm innerem Durchmesser, gepackt mit octadecylsilyliertem Kieselgel zur Chromatographie *R* (5 µm)
- folgenden mobilen Phasen bei einer Durchflußrate von 1 ml je Minute:
  mobile Phase A: Eine Lösung von Natriumdihydrogenphosphat *R* (15,6 g · l^{-1})
  mobile Phase B: Eine Mischung von je 1 Volumteil Acetonitril *R* und 1 Volumteil Wasser *R*
- einem Spektrometer als Detektor bei einer Wellenlänge von 220 nm unter Verwendung einer geeigneten Durchflußzelle.

Die Säule wird mit einer Mischung von 30 Volumteilen mobiler Phase B und 70 Volumteilen mobiler Phase A äquilibriert.

Die Prüfung erfolgt durch Gradientenelution, indem 30 min lang die Konzentration der mobilen Phase B kontinuierlich und linear um 1,0 Prozent (*V/V*) je Minute erhöht wird. Anschließend wird zur erneuten Gleichgewichtseinstellung der Säule 15 min lang mit einer Mischung von 30 Volumteilen mobiler Phase B und 70 Volumteilen mobiler Phase A eluiert.

25 µl Referenzlösung a werden eingespritzt und der Oxytocin- und Desmopressin-Peak (der erste beziehungsweise zweite Peak) identifiziert. Die Prüfung darf nur ausgewertet werden, wenn die Auflösung zwischen dem Desmopressin- und Oxytocin-Peak mindestens 5,0 beträgt. Falls erforderlich kann die Auflösung entweder durch Veränderung des ursprünglichen Verhältnisses der mobilen Phasen A und B oder durch Einstellung des Gradientenprofils erreicht werden.

25 µl Referenzlösung b werden eingespritzt. Die Prüfung darf nur ausgewertet werden, wenn im Chromatogramm der Referenzlösung b der Oxytocin-Peak ein Signal-Rausch-Verhältnis von mindestens 20 aufweist, dessen integrierte Fläche im Bereich von 0,75 bis 1,25 Prozent der Fläche des Oxytocin-Peaks im Chromatogramm der Referenzlösung a liegt.

Je 25 µl Untersuchungslösung und Referenzlösung a werden getrennt eingespritzt. Lösungsmittelpeaks und Peaks, deren Fläche kleiner ist als 0,1 Prozent der Fläche des Oxytocin-Peaks, werden nicht berücksichtigt. Im Chromatogramm der Untersuchungslösung darf keine Peakfläche, mit Ausnahme der des Hauptpeaks (Oxytocin) und der Lösungsmittelpeaks, größer sein als 3 Prozent der Fläche des Oxytocin-Peaks, und die Summe dieser Peakflächen darf nicht größer sein als 10 Prozent der Fläche aller Peaks.

Peptid: Mindestens 90 und höchstens 110 Prozent (*m/m*) der angegebenen Menge Oxytocin ($C_{43}H_{66}N_{12}O_{12}S_2$).

Die Prüfung erfolgt mit Hilfe der Flüssigchromatographie (2.2.29) wie unter „Verwandte Peptide" beschrieben.

Untersuchungslösung: 3,5 mg Substanz werden in einer Lösung von Natriumdihydrogenphosphat *R* (15,6 g · l^{-1}) zu 10,0 ml gelöst.

Referenzlösung: 3,5 mg Oxytocin *CRS* werden in einer Lösung von Natriumdihydrogenphosphat *R* (15,6 g · l^{-1}) zu 10,0 ml gelöst.

Je 25 µl Referenzlösung und Untersuchungslösung werden getrennt eingespritzt.

Der Gehalt an $C_{43}H_{66}N_{12}O_{12}S_2$ wird mit Hilfe der Flächen der Peaks in den mit der Untersuchungslösung und der Referenzlösung erhaltenen Chromatogrammen und des für Oxytocin *CRS* angegebenen Gehalts an $C_{43}H_{66}N_{12}O_{12}S_2$ errechnet.

Sterilität (2.6.1): Oxytocin zur Herstellung von Parenteralia, das dabei keinem weiteren geeigneten Sterilisationsverfahren unterworfen wird, muß der Prüfung entsprechen.

Bakterien-Endotoxine (2.6.14): Oxytocin zur Herstellung von Parenteralia, das dabei keinem weiteren geeigneten Verfahren zur Beseitigung von Bakterien-Endotoxinen unterworfen wird, darf höchstens 100 I.E. Bakterien-Endotoxine je 200 I.E. Oxytocin enthalten.

Wertbestimmung

Die Aktivität der Substanz wird unter bestimmten Bedingungen durch Vergleich mit derjenigen des Internationalen Standards oder einer in Internationalen Einheiten eingestellten Standardzubereitung bestimmt.

Die Internationale Einheit ist die Menge Oxytocin, die in einer festgelegten Menge des Internationalen Standards enthalten ist, der aus getrocknetem, synthetischem Oxytocin-Peptid und Albumin vom Menschen besteht. Die Aktivität der Internationalen Standardzubereitung, ausgedrückt in Internationalen Einheiten, wird von der Weltgesundheitsorganisation festgelegt.

Die ermittelte Aktivität muß mindestens 90 und darf höchstens 111 Prozent der angegebenen Aktivität betragen. Die Vertrauensgrenzen (P = 0,95) der ermittelten Aktivität müssen mindestens 80 und dürfen höchstens 125 Prozent der angegebenen Aktivität betragen.

Die Bestimmung der Aktivität erfolgt nach Methode A, B oder C.

A. Blutdrucksenkung bei Hühnern

Ein junger, gesunder, ausgewachsener Hahn von 1,2 bis 2,3 kg Körpermasse wird mit einem Narkosemittel, das einen über einen genügend langen Zeitraum konstant bleibenden hohen Blutdruck bewirkt, narkotisiert. Der Glutaeus primus wird an einem Schenkel freigelegt, abgetrennt und zurückgezogen, um die Popliteralarterie und die Cruralvene sichtbar zu machen. Die Popliteralarterie wird kanüliert und der Blutdruck mit einem geeigneten Gerät, das für die Verwendung über einen linearen Bereich kalibriert ist, gemessen. In die Crural- oder Brachialvene wird eine Kanüle eingebunden. Danach werden die Verdünnungen der Standardzubereitung und der Substanz rasch injiziert.

Die Standardzubereitung und die Substanz werden unmittelbar vor Gebrauch in einer Lösung von Natriumchlorid *R* (9 g · l^{-1}) gelöst. Die Lösung wird so verdünnt, daß das zu injizierende Volumen 0,1 bis 0,5 ml beträgt. 2 Dosen der Standardzubereitung werden gewählt, die nach der Injektion deutlich unterscheidbare steile, submaximale Blutdrucksenkungen hervorrufen. Normalerweise liegen diese Dosen zwischen 20 und 100 Milli-Einheiten. 2 Dosen der Substanz werden so gewählt, daß deren Wirkungen denen der 2 Dosen der Standardzubereitung so nahe wie möglich kommen und das Verhältnis der Dosen das gleiche wie bei der Standardzubereitung ist. Dieses Verhältnis wird während der gesamten Prüfung konstant gehalten.

Die 2 Dosen der Standardzubereitung und die 2 Dosen der Substanz werden nach dem Prüfplan „Randomisierte Blöcke" oder „Lateinisches Quadrat" injiziert, bis mindestens 6 vollständige Reihen von 4 Punkten erhalten werden. Der Zeitraum zwischen den Injektionen muß konstant sein und zwischen 3 und 10 min liegen, abhängig von der Geschwindigkeit der Normalisierung des Blutdrucks. Wird das Tier gegenüber den wiederholten Injektionen der Lösungen schnell unempfindlich, ist es für die Prüfung ungeeignet und durch ein anderes Tier zu ersetzen. Die Reaktionen werden gemessen, und das Ergebnis wird nach den üblichen statistischen Methoden berechnet.

B. Kontraktion des Rattenuterus

Einer weiblichen Ratte von 120 bis 200 g Körpermasse werden 18 bis 24 h vor der Prüfung 100 µg Estradiolbenzoat intramuskulär injiziert. Unmittelbar vor der Prüfung wird durch einen Vaginalabstrich geprüft, ob das Tier im Östrus oder Präöstrus ist. Die Ratte wird getötet und eines der Uterushörner in ein Bad eingehängt, das eine Lösung folgender Zusammensetzung enthält:

	g · l^{-1}	mmol · l^{-1}
Natriumchlorid	6,62	113,3
Kaliumchlorid	0,45	6,1
Calciumchlorid	0,07	0,5
Magnesiumchlorid	0,10	0,5
Natriumhydrogencarbonat	2,56	30,5
Natriummonohydrogen-phosphat-Dodecahydrat	0,29	0,8
Natriumdihydrogenphosphat-Dihydrat	0,03	0,2
Wasserfreie Glucose	0,50	2,8

Die Temperatur des Bades wird bei 32 °C oder einer anderen geeigneten Temperatur gehalten, bei der keine spontanen Kontraktionen des Uterus auftreten und das Organpräparat seine Empfindlichkeit behält. Die Lösung wird durch Einleiten eines Gemischs von 5 Prozent Kohlendioxid und 95 Prozent Sauerstoff mit Sauerstoff versorgt. Die Muskelkontraktionen werden mit Hilfe eines geeigneten Geräts, beispielsweise eines Hebels mit konstantem Druck, dessen Gegenmasse höchstens 2 g beträgt, mit linearem Ausschlag aufgezeichnet.

Die Standardzubereitung und die Substanz werden falls erforderlich mit einer Lösung, die dieselbe Zusammensetzung wie die Lösung für das Bad hat, verdünnt. Von der Standardzubereitung werden 2 Dosen gewählt, die deutlich unterscheidbare, submaximale Kontraktionen hervorrufen. Normalerweise liegen diese Dosen zwischen 10 und 50 Mikro-Einheiten je Milliliter Badflüssigkeit. 2 Dosen der Substanz werden so gewählt, daß deren Wirkungen denen der 2 Dosen der Standardzubereitung so nahe wie möglich kommen und das Verhältnis der Dosen das gleiche wie bei der Standardzubereitung ist. Dieses Verhältnis soll während der gesamten Prüfung konstant bleiben.

Die 2 Dosen der Standardzubereitung und die 2 Dosen der Substanz werden nach dem Prüfplan „Randomisierte Blöcke" oder „Lateinisches Quadrat" der Badflüssigkeit hinzugefügt, bis mindestens 6 vollständige Reihen von 4 Punkten erhalten werden. Der Zeitraum zwischen den Zugaben muß konstant sein und zwischen 3 und 5 min liegen, abhängig von der Geschwindigkeit der Dekontraktion des Muskels. Wenn jede Kontraktion ihr Maximum erreicht hat, wird die Badflüssigkeit erneuert.

Die Kontraktionen werden gemessen, und das Ergebnis wird nach den üblichen statistischen Methoden berechnet.

C. Erhöhung des Drucks der Milchabgabe bei der säugenden Ratte

Eine säugende Ratte von etwa 300 g Körpermasse wird zwischen dem 3. und 21. Tag nach dem Werfen von ihrem Wurf getrennt und 30 bis 60 min später, beispielsweise durch intraperitoneale Injektion einer Lösung von Pentobarbital-Natrium, narkotisiert. Die Ratte wird auf einem

Operationstisch, der bei 37 °C gehalten wird, an den Hinterbeinen fixiert; die Vorderbeine bleiben frei. In die Luftröhre wird eine kurze Polyethylenkanüle mit einem inneren Durchmesser von etwa 1,5 mm, die freien Luftdurchgang gewährleistet, eingeführt. Künstliche Beatmung wird nur im Bedarfsfall angewendet. In eine äußere Jugular- oder Femoralvene wird eine Polyethylenkanüle von etwa 0,4 mm innerem Durchmesser eingeführt, die mit einer Lösung von Natriumchlorid *R* ($9 g \cdot l^{-1}$) gefüllt und mit einer Nadel verschlossen ist. Das Fell rings um die Inguinal- und Abdominalzitzen wird abrasiert und die Spitze einer Zitze, vorzugsweise einer unteren Inguinalzitze, herausgeschnitten. Eine an der Oberfläche des Schnitts mündende Polyethylenkanüle mit einem inneren Durchmesser von etwa 0,3 mm und einem äußeren Durchmesser von etwa 0,6 mm wird genügend tief in den Drüsengang, der in die Schnittoberfläche mündet, eingeführt (3 bis 10 mm), um geeignete Druckmeßwerte zu erhalten, und mit einer Ligatur fixiert. Die Kanüle wird mit einem geeigneten Gerät, wie es auch bei der Aufzeichnung des arteriellen Blutdrucks bei der Ratte verwendet wird, verbunden und das ganze System mit einer Lösung von Natriumcitrat *R* ($38 g \cdot l^{-1}$) oder einer Lösung von Natriumchlorid *R* ($9 g \cdot l^{-1}$) gefüllt, die, um eine Gerinnung der Milch zu vermeiden, eine 50 I.E. entsprechende Menge Heparin je Milliliter enthält. Nach der Kanülierung wird ein kleines Volumen dieser Lösung (0,05 bis 0,2 ml) durch das Gerät in den Drüsengang injiziert, um die Milch aus der Spitze der Kanüle zu entfernen. Dieser Vorgang kann bei einer Verstopfung der Kanüle durch die ausgestoßene Milch während der ganzen Bestimmung wiederholt werden. Die Kanüle wird so eingerichtet, daß ein leichter Zug auf die Zitze ausgeübt wird und ihre natürliche Ausrichtung erhalten bleibt. Der Schreiber wird so eingestellt, daß er bei einem Anwachsen des Milch-Ausstoßdrucks um 5,3 kPa über die ganze Skala ausschlägt. Die Lösungen werden durch die Venenkanüle mit Hilfe einer 1-ml-Injektionsspritze mit 0,01-ml-Einteilung injiziert. Nach jeder Injektion werden 0,2 ml einer Lösung von Natriumchlorid *R* ($9 g \cdot l^{-1}$) injiziert.

Die Standardzubereitung und die Substanz werden mit einer Lösung von Natriumchlorid *R* ($9 g \cdot l^{-1}$) so verdünnt, daß das zu injizierende Volumen zwischen 0,1 und 0,4 ml liegt. 2 Dosen der Standardzubereitung werden so gewählt, daß der Anstieg des Milch-Ausstoßdrucks bei der kleineren Dosis etwa 1,35 kPa und bei der größeren Dosis etwa 2,7 kPa beträgt. Zur ersten Annäherung kann eine kleinere Dosis, die zwischen 0,1 und 0,4 Milli-Einheiten liegt, und eine größere Dosis, die das 1,5- bis 2fache dieser Menge beträgt, eingesetzt werden. 2 Dosen der Substanz werden so gewählt, daß deren Wirkungen denen der 2 Dosen der Standardzubereitung so nahe wie möglich kommen und das Verhältnis der Dosen das gleiche wie bei der Standardzubereitung ist. Dieses Verhältnis soll während der gesamten Prüfung konstant bleiben.

Die 2 Dosen der Standardzubereitung und die 2 Dosen der Substanz werden nach dem Prüfplan „Randomisierte Blöcke" oder „Lateinisches Quadrat" injiziert, bis mindestens 4 vollständige Reihen von 4 Punkten erhalten werden. Der Zeitraum zwischen den Injektionen muß konstant sein und zwischen 3 und 5 min liegen. Die Reaktionen werden gemessen, und das Ergebnis wird nach den üblichen statistischen Methoden berechnet.

Lagerung

Dicht verschlossen, zwischen 2 und 8 °C. Falls die Substanz steril ist, im Behältnis mit Sicherheitsverschluß.

Beschriftung

Die Beschriftung gibt insbesondere an

- die Anzahl der Internationalen Einheiten je Milligramm Substanz
- den Gehalt an Peptid ($C_{43}H_{66}N_{12}O_{12}S_2$)
- falls zutreffend, daß die Substanz steril ist
- falls zutreffend, daß die Substanz frei von Bakterien-Endotoxinen ist.

O

Monographien

1998, 779

Konzentrierte Oxytocin-Lösung

Oxytocini solutio concentrata

Definition

Konzentrierte Oxytocin-Lösung ist eine Lösung von einem synthetischen cyclischen Nonapeptid mit der Struktur des vom Hypophysenhinterlappen produzierten Hormons, das bei empfänglichen Säugetieren die Uteruskontraktion und die Milchabgabe stimuliert. Die Zubereitung ist als konzentrierte Lösung erhältlich, die eine Aktivität von mindestens 150 I.E. je Milliliter hat. Das Lösungsmittel enthält ein geeignetes Konservierungsmittel, beispielsweise Chlorbutanol ($2 g \cdot l^{-1}$). Die spezifische Aktivität der Zubereitung muß mindestens 560 I.E. je Milligramm Peptid betragen, wie in der Prüfung „Peptid" (siehe „Prüfung auf Reinheit") bestimmt.

Eigenschaften

Klare, farblose Flüssigkeit.

Prüfung auf Identität

A. Unter den Bedingungen einer der unter „Wertbestimmung" angegebenen Methoden zeigt die Zubereitung eine entsprechende Wirkung.

B. Die bei der Prüfung „Peptid" (siehe „Prüfung auf Reinheit") erhaltenen Chromatogramme werden ausgewertet. Der Hauptpeak im Chromatogramm der Untersuchungslösung entspricht in bezug auf die Retentionszeit annähernd dem Hauptpeak im Chromatogramm der Referenzlösung.

Prüfung auf Reinheit

Aminosäuren: Die Prüfung erfolgt mit Hilfe eines Aminosäureanalysators unter Verwendung von DL-Norleucin *R* als Interner Standard. Das Gerät wird mit Hilfe einer Mischung eingestellt, die äquimolare Mengen Ammoniak, Glycin und folgender L-Aminosäuren

Lysin	Alanin
Histidin	Valin
Arginin	Methionin
Aspartinsäure	Isoleucin
Threonin	Leucin
Serin	Tyrosin
Glutaminsäure	Phenylalanin
Prolin	

sowie die halbe äquimolare Menge an L-Cystin enthält.

Interner-Standard-Lösung: 30 mg DL-Norleucin *R* werden in einer Mischung von gleichen Volumteilen Salzsäure *R* und Wasser *R* zu 100,0 ml gelöst.

Untersuchungslösung: Ein 1 mg Peptid entsprechendes Volumen der Zubereitung wird in eine sorgfältig gereinigte, geeignete Ampulle aus Hartglas von 100 mm Länge und 6 mm innerem Durchmesser gegeben und zur Trockne eingedampft. Ein genau gemessenes Volumen Interner-Standard-Lösung, das eine Menge an DL-Norleucin *R* enthält, die etwa der halben zu erwartenden molaren Menge an Oxytocin entspricht, wird zugegeben. Die Ampulle wird in eine Kältemischung von –5 °C getaucht, evakuiert, bis der Druck höchstens 133 Pa beträgt, und zugeschmolzen. Nach 16 h langem Erhitzen bei 110 bis 115 °C wird abgekühlt, die Ampulle geöffnet und der Inhalt mit 5mal je 0,2 ml Wasser *R* in einen 10-ml-Kolben überführt. Anschließend wird unter vermindertem Druck über Kaliumhydroxid *R* zur Trockne eingedampft. Dieser Vorgang wird nochmals wiederholt. Der Rückstand wird in einer geeigneten Pufferlösung vom *p*H-Wert 2,2 aufgenommen und mit der gleichen Pufferlösung auf ein geeignetes Volumen verdünnt.

Ein geeignetes, genau gemessenes Volumen der Untersuchungslösung wird in den Aminosäureanalysator gebracht. Das Volumen sollte so bemessen sein, daß der Peak der Aminosäure, die in der größten Menge vorhanden ist, den Großteil der Diagrammhöhe einnimmt.

Der Anteil jeder Aminosäure wird in Mol ausgedrückt. Die relativen Verhältnisse der Aminosäuren werden unter der Annahme, daß ein Sechstel der Summe der Mole von Aspartinsäure, Glutaminsäure, Prolin, Glycin, Isoleucin und Leucin gleich 1 ist, berechnet. Die Werte müssen innerhalb folgender Grenzen liegen: Aspartinsäure 0,95 bis 1,05; Glutaminsäure 0,95 bis 1,05; Prolin 0,95 bis 1,05; Glycin 0,95 bis 1,05; Leucin 0,90 bis 1,10; Isoleucin 0,90 bis 1,10; Tyrosin 0,7 bis 1,05; die Hälfte von Cystin 1,4 bis 2,1. Andere Aminosäuren dürfen höchstens in Spuren vorhanden sein.

Die Prüfung darf nur ausgewertet werden, wenn die ermittelte Anzahl der Mole DL-Norleucin unter Berücksichtigung des Volumens der verwendeten Untersuchungslösung um höchstens ± 5 Prozent von der für die Hydrolyse eingesetzten Menge abweicht.

Verwandte Peptide: Die Prüfung erfolgt mit Hilfe der Flüssigchromatographie (2.2.29).

Untersuchungslösung: Die Zubereitung wird verwendet.

Referenzlösung a: Eine Lösung, die 0,8 mg Desmopressin *CRS* und 0,8 mg Oxytocin *CRS* je Milliliter in einer Lösung von Natriumdihydrogenphosphat *R* (15,6 g · l^{-1}) enthält, wird hergestellt.

Referenzlösung b: 0,1 ml Referenzlösung a werden mit einer Lösung von Natriumdihydrogenphosphat *R* (15,6 g · l^{-1}) zu 10,0 ml verdünnt.

Die Chromatographie kann durchgeführt werden mit
- einer Säule aus rostfreiem Stahl von 0,12 m Länge und 4,6 mm innerem Durchmesser, gepackt mit octadecylsilyliertem Kieselgel zur Chromatographie *R* (5 µm)
- folgenden mobilen Phasen bei einer Durchflußrate von 1 ml je Minute:
  mobile Phase A: Eine Lösung von Natriumdihydrogenphosphat *R* (15,6 g · l^{-1})
  mobile Phase B: Eine Mischung von je 1 Volumteil Acetonitril *R* und 1 Volumteil Wasser *R*
- einem Spektrometer als Detektor bei einer Wellenlänge von 220 nm unter Verwendung einer geeigneten Durchflußzelle.

Die Säule wird mit einer Mischung von 30 Volumteilen mobiler Phase B und 70 Volumteilen mobiler Phase A äquilibriert.

Die Prüfung erfolgt durch Gradientenelution, indem 30 min lang die Konzentration der mobilen Phase B kontinuierlich und linear um 1,0 Prozent (*V/V*) je Minute erhöht wird. Anschließend wird zur erneuten Gleichgewichtseinstellung der Säule 15 min lang mit einer Mischung von 30 Volumteilen mobiler Phase B und 70 Volumteilen mobiler Phase A eluiert.

25 µl Referenzlösung a werden eingespritzt und der Oxytocin- und Desmopressin-Peak (der erste beziehungsweise zweite Peak) identifiziert. Die Prüfung darf nur ausgewertet werden, wenn die Auflösung zwischen dem Desmopressin- und Oxytocin-Peak mindestens 5,0 beträgt.

Falls erforderlich, insbesondere wenn das Konservierungsmittel nicht Chlorbutanol ist, kann die erforderliche Trennung zwischen Oxytocin und dem Konservierungsmittel entweder durch Veränderung des ursprünglichen Verhältnisses der mobilen Phase A und B oder durch Einstellung des Gradientenprofils erreicht werden.

25 µl Referenzlösung b werden eingespritzt. Die Prüfung darf nur ausgewertet werden, wenn im Chromatogramm der Referenzlösung b der Oxytocin-Peak ein Signal-Rausch-Verhältnis von mindestens 20 aufweist, dessen integrierte Fläche im Bereich von 0,75 bis 1,25 Prozent der Fläche des Oxytocin-Peaks im Chromatogramm der Referenzlösung a liegt.

Je 25 µl Untersuchungslösung und Referenzlösung a werden getrennt eingespritzt. Lösungsmittelpeaks und Peaks, deren Fläche kleiner ist als 0,1 Prozent der Fläche des Oxytocin-Peaks, werden nicht berücksichtigt. Im Chromatogramm der Untersuchungslösung darf keine Peakfläche, mit Ausnahme der des Hauptpeaks (Oxytocin) und der Lösungsmittelpeaks sowie des Konservierungsmittelpeaks, größer sein als 3 Prozent der Fläche des Oxytocin-Peaks, und die Summe dieser Peakflächen darf nicht größer sein als 10 Prozent der Fläche aller Peaks.

Peptid: Mindestens 90 und höchstens 110 Prozent der angegebenen Menge Oxytocin ($C_{43}H_{66}N_{12}O_{12}S_2$) in Milligramm je Milliliter.

Die Prüfung erfolgt mit Hilfe der Flüssigchromatographie (2.2.29) wie unter „Verwandte Peptide“ beschrieben.

Untersuchungslösung: Die Zubereitung wird verwendet.

Referenzlösung: 3,5 mg Oxytocin *CRS* werden in einer Lösung von Natriumdihydrogenphosphat *R* (15,6 g · l^{-1}) zu 10,0 ml gelöst.

Je 25 µl Referenzlösung und Untersuchungslösung werden getrennt eingespritzt.

Der Gehalt an $C_{43}H_{66}N_{12}O_{12}S_2$ wird mit Hilfe der Flächen der Peaks in den mit der Untersuchungslösung und der Referenzlösung erhaltenen Chromatogrammen und des für Oxytocin *CRS* angegebenen Gehalts an $C_{43}H_{66}N_{12}O_{12}S_2$ errechnet.

Sterilität (2.6.1): Konzentrierte Oxytocin-Lösung zur Herstellung von Parenteralia, die dabei keinem weiteren geeigneten Sterilisationsverfahren unterworfen wird, muß der Prüfung entsprechen.

Bakterien-Endotoxine (2.6.14): Konzentrierte Oxytocin-Lösung zur Herstellung von Parenteralia, die dabei keinem weiteren geeigneten Verfahren zur Beseitigung von Bakterien-Endotoxinen unterworfen wird, darf höchstens 100 I.E. Bakterien-Endotoxine je 200 I.E. Oxytocin enthalten.

Wertbestimmung

Die Aktivität der Zubereitung wird unter bestimmten Bedingungen durch Vergleich mit derjenigen des Internationalen Standards oder einer in Internationalen Einheiten eingestellten Standardzubereitung bestimmt.

Die Internationale Einheit ist die Menge Oxytocin, die in einer festgelegten Menge des Internationalen Standards enthalten ist, der aus getrocknetem, synthetischem Oxytocin-Peptid und Albumin vom Menschen besteht. Die Aktivität der Internationalen Standardzubereitung, ausgedrückt in Internationalen Einheiten, wird von der Weltgesundheitsorganisation festgelegt.

Die ermittelte Aktivität muß mindestens 90 und darf höchstens 111 Prozent der angegebenen Aktivität betragen. Die Vertrauensgrenzen (P = 0,95) der ermittelten Aktivität müssen mindestens 80 und dürfen höchstens 125 Prozent der angegebenen Aktivität betragen.

Die Bestimmung der Aktivität erfolgt nach Methode A, B oder C.

A. Blutdrucksenkung bei Hühnern

Ein junger, gesunder, ausgewachsener Hahn von 1,2 bis 2,3 kg Körpermasse wird mit einem Narkosemittel, das einen über einen genügend langen Zeitraum konstant bleibenden hohen Blutdruck bewirkt, narkotisiert. Der Glutaeus primus wird an einem Schenkel freigelegt, abgetrennt und zurückgezogen, um die Popliteralarterie und die Cruralvene sichtbar zu machen. Die Popliteralarterie wird kanüliert und der Blutdruck mit einem geeigneten Gerät, das für die Verwendung über einen linearen Bereich kalibriert ist, gemessen. In die Crural- oder Brachialvene wird eine Kanüle eingebunden. Danach werden die Verdünnungen der Standardzubereitung und der Zubereitung rasch injiziert.

Die Standardzubereitung und die Zubereitung werden unmittelbar vor Gebrauch mit einer Lösung von Natriumchlorid *R* (9 g · l^{-1}) so verdünnt, daß das zu injizierende Volumen 0,1 bis 0,5 ml beträgt. 2 Dosen der Standardzubereitung werden gewählt, die nach der Injektion deutlich unterscheidbare steile, submaximale Blutdrucksenkungen hervorrufen. Normalerweise liegen diese Dosen zwischen 20 und 100 Milli-Einheiten. 2 Dosen der Zubereitung werden so gewählt, daß deren Wirkungen denen der 2 Dosen der Standardzubereitung so nahe wie möglich kommen und das Verhältnis der Dosen das gleiche wie bei der Standardzubereitung ist. Dieses Verhältnis wird während der gesamten Prüfung konstant gehalten.

Die 2 Dosen der Standardzubereitung und die 2 Dosen der Zubereitung werden nach dem Prüfplan „Randomisierte Blöcke" oder „Lateinisches Quadrat" injiziert, bis mindestens 6 vollständige Reihen von 4 Punkten erhalten werden. Der Zeitraum zwischen den Injektionen muß konstant sein und zwischen 3 und 10 min liegen, abhängig von der Geschwindigkeit der Normalisierung des Blutdrucks. Wird das Tier gegenüber den wiederholten Injektionen der Lösungen schnell unempfindlich, ist es für die Prüfung ungeeignet und durch ein anderes Tier zu ersetzen. Die Reaktionen werden gemessen, und das Ergebnis wird nach den üblichen statistischen Methoden berechnet.

B. Kontraktion des Rattenuterus

Einer weiblichen Ratte von 120 bis 200 g Körpermasse werden 18 bis 24 h vor der Prüfung 100 µg Estradiolbenzoat intramuskulär injiziert. Unmittelbar vor der Prüfung wird durch einen Vaginalabstrich geprüft, ob das Tier im Östrus oder Präöstrus ist. Die Ratte wird getötet und eines der Uterushörner in ein Bad eingehängt, das eine Lösung folgender Zusammensetzung enthält:

	g · l^{-1}	mmol · l^{-1}
Natriumchlorid	6,62	113,3
Kaliumchlorid	0,45	6,1
Calciumchlorid	0,07	0,5
Magnesiumchlorid	0,10	0,5
Natriumhydrogencarbonat	2,56	30,5
Natriummonohydrogen-phosphat-Dodecahydrat	0,29	0,8
Natriumdihydrogenphosphat-Dihydrat	0,03	0,2
Wasserfreie Glucose	0,50	2,8

Die Temperatur des Bades wird bei 32 °C oder einer anderen geeigneten Temperatur gehalten, bei der keine spontanen Kontraktionen des Uterus auftreten und das Organpräparat seine Empfindlichkeit behält. Die Lösung wird durch Einleiten eines Gemischs von 5 Prozent Kohlendioxid und 95 Prozent Sauerstoff mit Sauerstoff versorgt. Die Muskelkontraktionen werden mit Hilfe eines geeigneten Geräts, beispielsweise eines Hebels mit konstantem Druck, dessen Gegenmasse höchstens 2 g beträgt, mit linearem Ausschlag aufgezeichnet.

Die Standardzubereitung und die Zubereitung werden falls erforderlich mit einer Lösung, die dieselbe Zusammensetzung wie die Lösung für das Bad hat, verdünnt. Von der Standardzubereitung werden 2 Dosen gewählt, die deutlich unterscheidbare, submaximale Kontraktionen hervorrufen. Normalerweise liegen diese Dosen zwischen 10 und 50 Mikro-Einheiten je Milliliter Badflüssigkeit. 2 Dosen der Zubereitung werden so gewählt, daß deren Wirkungen denen der 2 Dosen der Standardzubereitung so nahe wie möglich kommen und das Verhältnis der Dosen das gleiche wie bei der Standardzubereitung ist. Dieses Verhältnis soll während der gesamten Prüfung konstant bleiben.

Die 2 Dosen der Standardzubereitung und die 2 Dosen der Zubereitung werden nach dem Prüfplan „Randomisierte Blöcke“ oder „Lateinisches Quadrat“ der Badflüssigkeit hinzugefügt, bis mindestens 6 vollständige Reihen von 4 Punkten erhalten werden. Der Zeitraum zwischen den Zugaben muß konstant sein und zwischen 3 und 5 min liegen, abhängig von der Geschwindigkeit der Dekontraktion des Muskels. Wenn jede Kontraktion ihr Maximum erreicht hat, wird die Badflüssigkeit erneuert.

Die Kontraktionen werden gemessen, und das Ergebnis wird nach den üblichen statistischen Methoden berechnet.

C. Erhöhung des Drucks der Milchabgabe bei der säugenden Ratte

Eine säugende Ratte von etwa 300 g Körpermasse wird zwischen dem 3. und 21. Tag nach dem Werfen von ihrem Wurf getrennt und 30 bis 60 min später, beispielsweise durch intraperitoneale Injektion einer Lösung von Pentobarbital-Natrium, narkotisiert. Die Ratte wird auf einem Operationstisch, der auf 37 °C gehalten wird, an den Hinterbeinen fixiert; die Vorderbeine bleiben frei. In die Luftröhre wird eine kurze Polyethylenkanüle mit einem inneren Durchmesser von etwa 1,5 mm, die freien Luftdurchgang gewährleistet, eingeführt. Künstliche Beatmung wird nur im Bedarfsfall angewendet. In eine äußere Jugular- oder Femoralvene wird eine Polyethylenkanüle von etwa 0,4 mm innerem Durchmesser eingeführt, die mit einer Lösung von Natriumchlorid *R* ($9 \ g \cdot l^{-1}$) gefüllt und mit einer Nadel verschlossen ist. Das Fell rund um die Inguinal- und Abdominalzitzen wird abrasiert und die Spitze einer Zitze, vorzugsweise einer unteren Inguinalzitze, herausgeschnitten. Eine an der Oberfläche des Schnitts mündende Polyethylenkanüle mit einem inneren Durchmesser von etwa 0,3 mm und einem äußeren Durchmesser von etwa 0,6 mm wird genügend tief in den Drüsengang, der in die Schnittoberfläche mündet, eingeführt (3 bis 10 mm), um geeignete Druckmeßwerte zu erhalten, und mit einer Ligatur fixiert. Die Kanüle wird mit einem geeigneten Gerät, wie es auch bei der Aufzeichnung des arteriellen Blutdrucks bei der Ratte verwendet wird, verbunden und das ganze System mit einer Lösung von Natriumcitrat *R* ($38 \ g \cdot l^{-1}$) oder einer Lösung von Natriumchlorid *R* ($9 \ g \cdot l^{-1}$) gefüllt, die, um eine Gerinnung der Milch zu vermeiden, eine 50 I.E. entsprechende Menge Heparin je Milliliter enthält. Nach der Kanülierung wird ein kleines Volumen dieser Lösung (0,05 bis 0,2 ml) durch das Gerät in den Drüsengang injiziert, um die Milch aus der Spitze der Kanüle zu entfernen. Dieser Vorgang kann bei einer Verstopfung der Kanüle durch die ausgestoßene Milch während der ganzen Bestimmung wiederholt werden. Die Kanüle wird so eingerichtet, daß ein leichter Zug auf die Zitze ausgeübt wird und ihre natürliche Ausrichtung erhalten bleibt. Der Schreiber wird so eingestellt, daß er bei einem Anwachsen des Milch-Ausstoßdrucks um 5,3 kPa über die ganze Skala ausschlägt. Die Lösungen werden durch die Venenkanüle mit Hilfe einer 1-ml-Injektionsspritze mit 0,01-ml-Einteilung injiziert. Nach jeder Injektion werden 0,2 ml einer Lösung von Natriumchlorid *R* ($9 \ g \cdot l^{-1}$) injiziert.

Die Standardzubereitung und die Zubereitung werden mit einer Lösung von Natriumchlorid *R* ($9 \ g \cdot l^{-1}$) so verdünnt, daß das zu injizierende Volumen zwischen 0,1 und 0,4 ml liegt. 2 Dosen der Standardzubereitung werden so gewählt, daß der Anstieg des Milch-Ausstoßdrucks bei der kleineren Dosis etwa 1,35 kPa und bei der größeren Dosis etwa 2,7 kPa beträgt. Zur ersten Annäherung kann eine kleinere Dosis, die zwischen 0,1 und 0,4 Milli-Einheiten liegt, und eine größere Dosis, die das 1,5- bis 2fache dieser Menge beträgt, eingesetzt werden. 2 Dosen der Zubereitung werden so gewählt, daß deren Wirkungen denen der 2 Dosen der Standardzubereitung so nahe wie möglich kommen und das Verhältnis der Dosen das gleiche wie bei der Standardzubereitung ist. Dieses Verhältnis soll während der gesamten Prüfung konstant bleiben.

Die 2 Dosen der Standardzubereitung und die 2 Dosen der Zubereitung werden nach dem Prüfplan „Randomisierte Blöcke“ oder „Lateinisches Quadrat“ injiziert, bis mindestens 4 vollständige Reihen von 4 Punkten erhalten werden. Der Zeitraum zwischen den Injektionen muß konstant sein und zwischen 3 und 5 min liegen. Die Reaktionen werden gemessen, und das Ergebnis wird nach den üblichen statistischen Methoden berechnet.

Lagerung

Zwischen 2 und 8 °C. Falls die Zubereitung steril ist, im Behältnis mit Sicherheitsverschluß.

Beschriftung

Die Beschriftung gibt insbesondere an

- die Anzahl der Internationalen Einheiten je Milliliter
- den Gehalt an Peptid ($C_{43}H_{66}N_{12}O_{12}S_2$) in Milligramm je Milliliter
- falls zutreffend, daß die Zubereitung steril ist
- falls zutreffend, daß die Zubereitung frei von Bakterien-Endotoxinen ist
- das verwendete Konservierungsmittel.

P

1998, 350

Pankreas-Pulver

Pancreatis pulvis

Definition

Pankreas-Pulver wird aus der frischen oder gefrorenen Pankreas von Säugetieren gewonnen. Die Substanz enthält Enzyme mit proteolytischer, lipolytischer und amylolytischer Aktivität.

1 Milligramm Substanz enthält mindestens 1,0 Ph. Eur. E. an proteolytischer Gesamtaktivität, 15 Ph. Eur. E. lipolytischer Aktivität und 12 Ph. Eur. E. amylolytischer Aktivität.

Die Substanz wird unter Bedingungen hergestellt, die eine mikrobielle Kontamination weitgehend ausschließen.

Eigenschaften

Schwach braunes, amorphes Pulver; teilweise löslich in Wasser, praktisch unlöslich in Ethanol und Ether.

Prüfung auf Identität

A. 0,5 g Substanz werden mit 10 ml Wasser *R* verrieben. Nach Zusatz von 0,1 ml Cresolrot-Lösung *R* wird mit Natriumhydroxid-Lösung (0,1 mol · l^{-1}) auf einen *p*H-Wert von 8 eingestellt und die Suspension in 2 gleiche Teile geteilt (Suspension a und Suspension b). Die Suspension a wird zum Sieden erhitzt. Jede der beiden Suspensionen wird mit einigen Stücken Kongorot-Fibrin *R* versetzt und 1 h lang bei 38 bis 40 °C erwärmt. Die Suspension a ist farblos bis schwach rosa, während Suspension b deutlich stärker rot gefärbt ist.

B. 0,25 g Substanz werden mit 10 ml Wasser *R* verrieben. Nach Zusatz von 0,1 ml Cresolrot-Lösung *R* wird mit Natriumhydroxid-Lösung (0,1 mol · l^{-1}) auf einen *p*H-Wert von 8 eingestellt und die Suspension in zwei gleiche Teile geteilt (Suspension a und Suspension b). Die Suspension a wird zum Sieden erhitzt. 0,1 g lösliche Stärke *R* werden in 100 ml siedendem Wasser *R* gelöst. Die Lösung wird 2 min lang gekocht und nach dem Abkühlen mit Wasser *R* zu 150 ml verdünnt. 75 ml der Stärkelösung werden mit Suspension a und die verbleibenden 75 ml mit Suspension b versetzt. Anschließend werden beide Mischungen 5 min lang bei 38 bis 40 °C erwärmt. 1 ml jeder Mischung wird mit 10 ml Iod-Lösung *R* 2 versetzt. Die Mischung mit Suspension a ist intensiv blauviolett gefärbt, während die Mischung mit Suspension b die Farbe der Iod-Lösung aufweist.

Prüfung auf Reinheit

Fettgehalt: 1,0 g Substanz wird in einer Soxhlet-Apparatur 3 h lang mit Petroläther *R* 1 extrahiert. Das Lösungsmittel wird abgedampft und der Rückstand 2 h lang bei 100 bis 105 °C getrocknet. Der Rückstand darf höchstens 50 mg betragen (5,0 Prozent).

Trocknungsverlust (2.2.32): Höchstens 5,0 Prozent, mit 0,50 g Substanz durch 4 h langes Trocknen bei 60 °C unterhalb 670 Pa bestimmt.

Mikrobielle Verunreinigung:
Keimzahl (2.6.12): Höchstens 10^4 koloniebildende, aerobe Einheiten je Gramm Substanz, durch Auszählen auf Agarplatten bestimmt.

Spezifische Mikroorganismen (2.6.13): *Escherichia coli* und Salmonellen dürfen nicht vorhanden sein.

Wertbestimmung

Proteolytische Gesamtaktivität: Die proteolytische Gesamtaktivität der Substanz wird bestimmt durch den Vergleich der Menge der mit einer Lösung von Trichloressigsäure *R* (50 g · l^{-1}) nicht fällbaren Proteine, die je Minute aus einer Casein-Lösung als Substrat freigesetzt werden, mit der Menge der Proteine, die aus demselben Substrat unter den gleichen Bedingungen durch Pankreas-Pulver (Protease) *BRS* freigesetzt werden.

Casein-Lösung: Eine 1,25 g getrockneter Substanz entsprechende Menge Casein *BRS* wird in 5 ml Wasser *R* suspendiert. Nach Zusatz von 10 ml Natriumhydroxid-Lösung (0,1 mol · l^{-1}) wird 1 min lang gerührt. (Die Bestimmung des Wassergehalts des Caseins *BRS* erfolgt vor der Untersuchung durch 4 h langes Erhitzen im Vakuum bei 60 °C.) Nach Zugabe von 60 ml Wasser *R* wird mit einem Magnetrührer gerührt, bis die Lösung praktisch klar ist. Nach Einstellen des *p*H-Werts auf 8,0 mit Natriumhydroxid-Lösung (0,1 mol · l^{-1}) oder Salzsäure (0,1 mol · l^{-1}) wird mit Wasser *R* zu 100,0 ml verdünnt. Die Lösung ist am Tag der Herstellung zu verwenden.

Enterokinase-Lösung: 50 mg Enterokinase *BRS* werden in Calciumchlorid-Lösung (0,02 mol · l^{-1}) *R* zu 50,0 ml gelöst. Die Lösung ist am Tag der Herstellung zu verwenden.

Die Untersuchungs- und Referenzsuspension sowie deren Verdünnungen werden bei 0 bis 4 °C hergestellt.

Untersuchungssuspension: 0,100 g Substanz werden 5 min lang unter allmählicher Zugabe von 25 ml Calciumchlorid-Lösung (0,02 mol · l^{-1}) *R* verrieben. Die Suspension wird quantitativ in einen Meßkolben überführt und mit Calciumchlorid-Lösung (0,02 mol · l^{-1}) *R* zu 100,0 ml verdünnt. 10,0 ml dieser Suspension werden mit 10,0 ml Enterokinase-Lösung versetzt und 15 min lang im Wasserbad von 35 ± 0,5 °C erwärmt. Nach dem

Abkühlen wird mit einer auf 5 ± 3 °C abgekühlten Borat-Pufferlösung *p*H 7,5 *R* so verdünnt, daß die Endkonzentration etwa 0,065 Ph. Eur. E. an proteolytischer Gesamtaktivität je Milliliter beträgt, unter Zugrundelegung der angegebenen Aktivität berechnet.

Referenzsuspension: Unter denselben Bedingungen, wie für die Untersuchungssuspension beschrieben, wird eine Suspension von Pankreas-Pulver (Protease) *BRS* ohne Zusatz von Enterokinase-Lösung so hergestellt, daß eine bekannte Endkonzentration von etwa 0,065 Ph. Eur. E. je Milliliter erhalten wird, unter Zugrundlegung der angegebenen Aktivität berechnet.

Eine Reihe von Reagenzgläsern, T, T_b, S_1, S_{1b}, S_2, S_{2b}, S_3 und S_{3b}, jeweils 2 für jede Suspension, wird verwendet. Ein Reagenzglas B wird hinzugefügt.

In die Reagenzgläser wird Borat-Pufferlösung *p*H 7,5 *R* wie folgt zugesetzt:

B: 3,0 ml
S_1 und S_{1b}: 2,0 ml
S_2, S_{2b}, T und T_b: 1,0 ml

Anschließend wird in die Reagenzgläser die Referenzsuspension wie folgt zugesetzt:

S_1 und S_{1b}: 1,0 ml
S_2 und S_{2b}: 2,0 ml
S_3 und S_{3b}: 3,0 ml

In die Reagenzgläser T und T_b werden jeweils 2,0 ml Untersuchungssuspension zugesetzt.

Die Reagenzgläser B, S_{1b}, S_{2b}, S_{3b} und T_b werden mit 5,0 ml einer Lösung von Trichloressigsäure *R* (50 g · l^{-1}) versetzt und geschüttelt.

Die Reagenzgläser und der Kolben mit der Casein-Lösung werden in ein Wasserbad von 35 ± 0,5 °C gebracht, wobei jedes Reagenzglas mit einem Glasstab versehen wird. Nach der Temperaturangleichung werden die Reagenzgläser B, S_{1b}, S_{2b}, S_{3b} und T_b mit jeweils 2,0 ml Casein-Lösung *R* versetzt. Der Inhalt wird gemischt. Zum Zeitpunkt Null werden 2,0 ml Casein-Lösung *R* in das Reagenzglas S_1 zugesetzt und anschließend in 30-s-Intervallen in die Reagenzgläser S_2, S_3 und T, wobei sofort nach der Zugabe gemischt wird.

Jedes der Reagenzgläser S_1, S_2, S_3 und T wird genau 30 min nach Zugabe der Casein-Lösung mit 5,0 ml einer Lösung von Trichloressigsäure *R* (50 g · l^{-1}) versetzt, wobei jedesmal sofort gemischt wird. Die Reagenzgläser werden aus dem Wasserbad entfernt und 20 min lang bei Raumtemperatur stehengelassen.

Der Inhalt jedes der Reagenzgläser wird 2mal durch dasselbe geeignete Filterpapier filtriert, das zuvor mit einer Lösung von Trichloressigsäure *R* (50 g · l^{-1}), anschließend mit Wasser *R* gewaschen und getrocknet wird.

Ein geeignetes Filterpapier muß folgender Prüfung entsprechen: 5 ml einer Lösung von Trichloressigsäure *R* (50 g · l^{-1}) werden durch ein weißes Filterpapier von 7 cm Durchmesser filtriert. Die Absorption (2.2.25) des Filtrats bei 275 nm darf höchstens 0,04 betragen. Als Kompensationsflüssigkeit wird die unfiltrierte Trichloressigsäure-Lösung verwendet.

Eine schematische Darstellung der beschriebenen Vorgänge zeigt die Tabelle.

Die Absorptionen (2.2.25) der Filtrate werden bei 275 nm, unter Verwendung des Filtrats von Reagenzglas B als Kompensationsflüssigkeit, gemessen.

Der Mittelwert der Absorptionen der Filtrate der Reagenzgläser S_1, S_2 und S_3 wird durch Subtraktion des Mittelwerts der Absorptionen der Filtrate der Reagenzgläser S_{1b}, S_{2b} und S_{3b} korrigiert. Ausgehend von den korrigierten Werten und den Volumen der verwendeten Referenzsuspension wird eine Eichkurve aufgestellt. Die Aktivität der Substanz wird durch Auftragen des korrigierten Absorptionswerts der Untersuchungssuspension (T–T_b) auf die Eichkurve bestimmt, wobei die verschiedenen Verdünnungsfaktoren zu berücksichtigen sind.

Die Bestimmung darf nur ausgewertet werden, wenn die korrigierten Absorptionen zwischen 0,15 und 0,60 liegen.

Lipolytische Aktivität: Die lipolytische Aktivität der Substanz wird bestimmt durch den Vergleich der Geschwindigkeit, mit der eine Suspension der Substanz eine als Substrat dienende Olivenöl-Emulsion hydrolysiert, mit der Geschwindigkeit, mit der eine Suspension von Pankreas-Pulver (Amylase und Lipase) *BRS* dasselbe Substrat unter denselben Bedingungen hydrolysiert.

Die Prüfung wird unter Stickstoff durchgeführt.

Olivenöl-Stamm-Emulsion: In ein 800-ml-Becherglas von 9 cm innerem Durchmesser werden 40 ml Olivenöl *R*, 330 ml Arabisches-Gummi-Lösung *R* und 30 ml Wasser *R* gegeben. Am Boden des Becherglases wird ein elektrischer Rührer angebracht. Das Becherglas wird in

Reagenzgläser	S_1	S_{1b}	S_2	S_{2b}	S_3	S_{3b}	T	T_b	B
Pufferlösung	2	2	1	1			1	1	3
Referenzsuspension	1	1	2	2	3	3			
Untersuchungssuspension							2	2	
Trichloressigsäure-Lösung		5		5		5		5	5
Mischen		+		+		+		+	+
Wasserbad, 35 °C	+	+	+	+	+	+	+	+	+
Casein-Lösung		2		2		2		2	2
Mischen		+		+		+		+	+
Casein-Lösung	2		2		2		2		
Mischen	+		+		+		+		
Wasserbad 35 °C, 30 min	+	+	+	+	+	+	+	+	+
Trichloressigsäure-Lösung	5		5		5		5		
Mischen	+		+		+		+		
Raumtemperatur, 20 min	+	+	+	+	+	+	+	+	+
Filtrieren	+	+	+	+	+	+	+	+	+

ein Gefäß, das Ethanol 96 % *R* und eine genügende Menge Eis als Kühlmischung enthält, gestellt. Mit Hilfe des Rührers wird mit einer mittleren Geschwindigkeit von 1000 bis 2000 U/min emulgiert. Die Mischung wird auf 5 bis 10 °C abgekühlt und die Geschwindigkeit auf 8000 U/min erhöht. Anschließend wird 30 min lang gerührt, wobei die Temperatur durch kontinuierlichen Zusatz von zerstoßenem Eis zur Kühlmischung unterhalb von 25 °C gehalten wird (eine Mischung von Calciumchlorid und zerstoßenem Eis kann gleichermaßen verwendet werden). Die Stamm-Emulsion muß im Kühlschrank aufbewahrt und innerhalb von 14 Tagen verwendet werden. Die Emulsion darf sich nicht in 2 deutlich unterscheidbare Schichten trennen. Bei der Prüfung des Durchmessers der Kügelchen der Emulsion unter dem Mikroskop müssen mindestens 90 Prozent einen Durchmesser von höchstens 3 µm aufweisen, und keines darf größer als 10 µm sein.

Vor der Herstellung der als Substrat dienenden Olivenöl-Emulsion wird kräftig geschüttelt.

Olivenöl-Emulsion: Für 10 Bestimmungen werden folgende Lösungen in der angegebenen Reihenfolge gemischt: 100 ml Stamm-Emulsion, 80 ml Trometamol-Lösung *R* 1, 20 ml frisch hergestellte Lösung von Natriumtaurocholat *BRS* (80 g · l^{-1}) und 95 ml Wasser *R*. Die Emulsion ist am Tag der Herstellung zu verwenden.

Apparatur: Verwendet wird ein etwa 50 ml fassendes Reaktionsgefäß, das versehen ist mit

- einer Vorrichtung, die die Einhaltung einer Temperatur von 37 ± 0,5 °C gewährleistet
- einem Magnetrührer
- einem Deckel mit Öffnungen zum Anbringen der Elektroden, der Bürettenspitze, eines Rohres zum Einleiten von Stickstoff und zum Einbringen der Reagenzien.

Ein automatisches oder manuelles Titrationsgerät kann verwendet werden. Im letzteren Fall muß die Bürette in 0,005 ml geteilt und das *p*H-Meter mit einer weiten Ableseskala und Glas-Kalomelelektrode versehen sein. Nach jeder Bestimmung wird das Reaktionsgefäß durch Absaugen entleert und mehrmals mit Wasser *R* gewaschen, wobei das Waschwasser jeweils durch Absaugen entfernt wird.

Untersuchungssuspension: In einer kleinen, auf 0 bis 4 °C abgekühlten Reibschale wird eine etwa 2500 Ph. Eur. E. lipolytischer Aktivität entsprechende Menge Substanz vorsichtig mit 1 ml gekühlter Maleat-Pufferlösung *p*H 7,0 *R* (Lipase-Lösungsmittel) so verrieben, daß eine sehr feine Suspension entsteht. Die Suspension wird mit kalter Maleat-Pufferlösung *p*H 7,0 *R* verdünnt, quantitativ in einen Meßkolben überführt und mit der kalten Pufferlösung zu 100,0 ml verdünnt.

Der Meßkolben mit der Untersuchungssuspension muß während der Dauer der Bestimmung in einer Eis-Wasser-Mischung gekühlt werden.

Referenzsuspension: Um eine Absorption von Kondenswasser zu vermeiden, sollte die Referenzzubereitung Raumtemperatur erreicht haben, bevor das Gefäß geöffnet wird.

Eine Suspension von Pankreas-Pulver (Amylase und Lipase) *BRS* wird, wie für die Untersuchungssuspension beschrieben, hergestellt unter Verwendung einer etwa 2500 Ph. Eur. E. entsprechenden Menge.

Die Titrationen müssen unmittelbar nach Herstellung der Untersuchungs- und Referenzsuspension durchgeführt werden. 29,5 ml Olivenöl-Emulsion werden in das auf 37 ± 0,5 °C temperierte Reaktionsgefäß gegeben. Das Gefäß wird mit den Elektroden, einem Rührer und der Bürette versehen, deren Spitze in die Olivenöl-Emulsion eintauchen muß.

Der Deckel wird aufgesetzt und die Apparatur eingeschaltet. Durch vorsichtigen Zusatz von Natriumhydroxid-Lösung (0,1 mol · l^{-1}) wird unter Rühren der *p*H-Wert auf 9,2 eingestellt. Unter Verwendung einer schnell auslaufenden Pipette wird ein bekanntes Volumen von etwa 0,5 ml der zuvor homogenisierten Referenzsuspension zugefügt. Die Zeitmessung wird eingeschaltet und durch kontinuierliche Zugabe von Natriumhydroxid-Lösung (0,1 mol · l^{-1}) der *p*H-Wert auf 9,0 gehalten. Nach genau 1 min wird das verbrauchte Volumen an Natriumhydroxid-Lösung (0,1 mol · l^{-1}) notiert. Die Messung wird 4mal wiederholt. Unter Außerachtlassung der ersten Ablesung wird der Mittelwert aus den 4 anderen gebildet (S_1). 2 weitere Bestimmungen werden durchgeführt (S_2 und S_3). Der Mittelwert von S_1, S_2 und S_3 wird errechnet. Das verbrauchte Volumen Natriumhydroxid-Lösung (0,1 mol · l^{-1}) soll im Mittel 0,12 ml je Minute betragen mit Grenzwerten von 0,08 bis 0,16 ml.

Unter denselben Bedingungen werden 3 Bestimmungen mit der Untersuchungssuspension durchgeführt (T_1, T_2 und T_3). Wenn das Volumen an verbrauchter Natriumhydroxid-Lösung (0,1 mol · l^{-1}) außerhalb der Grenzen von 0,08 bis 0,16 ml je Minute liegt, muß die Bestimmung mit einer geeigneteren Menge Untersuchungssuspension, die jedoch zwischen 0,4 und 0,6 ml liegen muß, wiederholt werden. Anderenfalls muß die Substanzmenge den Versuchsbedingungen angepaßt werden. Der Mittelwert von T_1, T_2 und T_3 wird errechnet. Die lipolytische Aktivität der Substanz, ausgedrückt in Ph. Eur. E. je Milligramm, errechnet sich nach der Formel:

$$\frac{n \cdot m_1}{n_1 \cdot m} \cdot A$$

n = mittleres Volumen Natriumhydroxid-Lösung (0,1 mol · l^{-1}), das je Minute bei der Titration der Untersuchungssuspension verbraucht wird

n_1 = mittleres Volumen Natriumhydroxid-Lösung (0,1 mol · l^{-1}), das je Minute bei der Titration der Referenzsuspension verbraucht wird

m = Masse der Substanz in Milligramm

m_1 = Masse der Referenzzubereitung in Milligramm

A = Aktivität von Pankreas-Pulver (Amylase und Lipase) *BRS* in Ph. Eur. E. je Milligramm.

Amylolytische Aktivität: Die amylolytische Aktivität der Substanz wird bestimmt durch den Vergleich der Geschwindigkeit, mit der eine Suspension der Substanz eine als Substrat dienende Stärke-Lösung hydrolysiert, mit der Geschwindigkeit, mit der eine Suspension von Pankreas-Pulver (Amylase und Lipase) *BRS* dasselbe Substrat unter denselben Bedingungen hydrolysiert.

Stärke-Lösung: Eine 2,0 g getrockneter Substanz entsprechende Menge Stärke *BRS*, deren Wassergehalt vor der Bestimmung durch 4 h langes Erhitzen bei 120 °C bestimmt wurde, wird mit 10 ml Wasser *R* versetzt und gemischt. Diese Suspension wird unter ständigem Rühren zu 160 ml siedendem Wasser *R* zugegeben. Das Be-

P

Monographien

hältnis wird mehrere Male mit je 10 ml Wasser *R* gewaschen. Die Waschflüssigkeiten werden der heißen Stärke-Lösung zugesetzt. Die Lösung wird unter ständigem Rühren zum Sieden erhitzt, anschließend auf Raumtemperatur abgekühlt und mit Wasser *R* zu 200 ml verdünnt. Die Lösung muß am Tag der Herstellung verwendet werden.

Untersuchungssuspension: Eine etwa 1500 Ph. Eur. E. amylolytischer Aktivität entsprechende Menge Substanz wird 15 min lang mit 60 ml Phosphat-Pufferlösung *p*H 6,8 *R* 1 verrieben. Die Mischung wird quantitativ in einen Meßkolben überführt und mit Phosphat-Pufferlösung *p*H 6,8 *R* 1 zu 100,0 ml verdünnt.

Referenzsuspension: Unter Verwendung einer etwa 1500 Ph. Eur. E. entsprechenden Menge von Pankreas-Pulver (Amylase und Lipase) *BRS* wird, wie für die Untersuchungssuspension beschrieben, eine Suspension hergestellt.

In ein Reagenzglas mit Schliffstopfen von 200 mm Länge und 22 mm innerem Durchmesser werden 25,0 ml Stärke-Lösung, die als Substrat dienen, 10,0 ml Phosphat-Pufferlösung *p*H 6,8 *R* 1 und 1,0 ml einer Lösung von Natriumchlorid *R* ($11{,}7\ g \cdot l^{-1}$) gegeben. Das Reagenzglas wird verschlossen, geschüttelt und anschließend in ein Wasserbad von 25,0 ± 0,1 °C gestellt. Nach Temperaturangleichung wird 1,0 ml der Untersuchungssuspension hinzugefügt und die Zeitmessung eingeschaltet. Nach dem Mischen wird das Reagenzglas in das Wasserbad gestellt. Nach genau 10 min werden 2 ml Salzsäure ($1\ mol \cdot l^{-1}$) hinzugefügt. Anschließend wird die Mischung quantitativ in einen 300-ml-Erlenmeyerkolben mit Schliffstopfen überführt. Unter fortdauerndem Umschütteln werden 10,0 ml Iod-Lösung ($0{,}05\ mol \cdot l^{-1}$) und unmittelbar danach 45 ml Natriumhydroxid-Lösung ($0{,}1\ mol \cdot l^{-1}$) zugesetzt. Die Mischung wird 15 min lang im Dunkeln bei einer Temperatur zwischen 15 und 25 °C stehengelassen. Nach Zusatz von 4 ml einer Mischung von 4 Volumteilen Wasser *R* und 1 Volumteil Schwefelsäure *R* wird der Iodüberschuß mit Natriumthiosulfat-Lösung ($0{,}1\ mol \cdot l^{-1}$) unter Verwendung einer Mikrobürette titriert. Ein Blindversuch wird durchgeführt, wobei die 2 ml Salzsäure ($1\ mol \cdot l^{-1}$) vor der Zugabe der Untersuchungssuspension zugefügt werden. Die Titration der Referenzsuspension wird in derselben Weise durchgeführt.

Die amylolytische Aktivität, ausgedrückt in Ph. Eur. E. je Milligramm, errechnet sich nach der Formel:

$$\frac{(n' - n)m_1}{(n'_1 - n_1)m} \cdot A$$

n = Anzahl verbrauchter Milliliter Natriumthiosulfat-Lösung ($0{,}1\ mol \cdot l^{-1}$) bei der Titration der Untersuchungssuspension
n_1 = Anzahl verbrauchter Milliliter Natriumthiosulfat-Lösung ($0{,}1\ mol \cdot l^{-1}$) bei der Titration der Referenzsuspension
n' = Anzahl verbrauchter Milliliter Natriumthiosulfat-Lösung ($0{,}1\ mol \cdot l^{-1}$) beim Blindversuch mit der Untersuchungssuspension
n'_1 = Anzahl verbrauchter Milliliter Natriumthiosulfat-Lösung ($0{,}1\ mol \cdot l^{-1}$) beim Blindversuch mit der Referenzsuspension
m = Masse der Substanz in Milligramm
m_1 = Masse der Referenzzubereitung in Milligramm
A = Aktivität von Pankreas-Pulver (Amylase und Lipase) *BRS* in Ph. Eur. E. je Milligramm.

Lagerung

Dicht verschlossen, unterhalb von 15 °C.

1999, 794

Panleukopenie-Impfstoff (inaktiviert) für Katzen

Vaccinum panleucopeniae infectivae felinae inactivatum

Definition

Panleukopenie-Impfstoff (inaktiviert) für Katzen ist eine flüssige oder gefriergetrocknete Zubereitung des Panleukopenie-Virus der Katze oder des Parvovirus des Hundes, das mit einer geeigneten Methode inaktiviert wurde.

Herstellung

Entsprechend **Impfstoffe für Tiere (Vaccina ad usum veterinarium)**. Das Virus wird in geeigneten Zellkulturen (5.2.4) gezüchtet. Das Virus wird geerntet und kann gereinigt und konzentriert werden.

Die Prüfung auf Inaktivierung wird mit einer mindestens 100 Impfstoffdosen entsprechenden Menge des inaktivierten Virus mit einer validierten Methode wie der folgenden durchgeführt: Die inaktivierte Ernte wird in geeignete, noch nicht vollständig geschlossene Zellrasen (nicht konfluierende Zellen) überimpft und 8 Tage lang bebrütet. Eine Subkultur wird unter Verwendung von mit Trypsin behandelten Zellen angelegt. Nach weiteren 8 Tagen Bebrütung sind die Kulturen mit einem Immunfluoreszenztest auf noch vorhandenes vermehrungsfähiges Parvovirus zu prüfen. Der Immunfluoreszenztest kann durch einen Hämagglutinationstest oder andere geeignete Prüfungen am Überstand der Zellkulturen ergänzt werden. Vermehrungsfähiges Virus darf nicht nachweisbar sein.

Der Impfstoff kann ein geeignetes Adjuvans enthalten und gefriergetrocknet sein.

Auswahl der Impfstoffzusammensetzung

Die Unschädlichkeit (5.2.6) und Immunogenität (5.2.7) des Impfstoffs für Katzen muß nachgewiesen werden. Die folgende Prüfung kann dem Nachweis der Immunogenität dienen.

Immunogenität: 10 empfängliche Katzen im Alter von 8 bis 12 Wochen werden verwendet. Jeder Katze wird eine Blutprobe entnommen, die einzeln auf Antikörper gegen Panleukopenie-Virus der Katze und Parvovirus des Hundes untersucht wird, um ihre Empfänglichkeit festzustellen. 5 Katzen werden entsprechend dem empfohlenen Impfschema geimpft. 8 Tage und 4 Tage vor der Belastung werden Zählungen der Leukozyten durchgeführt, der Mittelwert der beiden Zählungen dient als Ausgangswert. 20 bis 22 Tage nach der letzten Impfung wird jede Katze durch intraperitoneale Injektion mit einer Suspension von pathogenem Panleukopenie-Virus der Katze belastet. Die Katzen werden 14 Tage lang beobachtet. Zählungen der Leukozyten werden am 4., 6., 8. und 10. Tag nach der Belastung durchgeführt. Die Prüfung ist nur gültig, wenn alle 5 Kontrolltiere mindestens bei einer Untersuchung eine Verringerung der Leukozytenzahl um mindestens 75 Prozent des ursprünglichen Werts zeigen; diese Tiere können an Panleukopenie verenden. Der Impfstoff entspricht der Prüfung, wenn die 5 geimpften Katzen bei bester Gesundheit bleiben und keine Anzeichen von Leukopenie aufweisen, das heißt die Verringerung der Leukozytenzahl beträgt in allen 4 Zählungen höchstens 50 Prozent des Ausgangswerts.

Prüfung der Charge

Bestimmung der Wirksamkeit der Charge: Falls eine befriedigende Korrelation mit der Prüfung auf Immunogenität nachgewiesen wurde, kann zur Routineprüfung der Chargen an Stelle der unter A und B in der „Bestimmung der Wirksamkeit" beschriebenen Methoden eine Bestimmung verwendet werden, die auf dem Nachweis von hämagglutinationshemmenden Antikörpern bei Meerschweinchen beruht.

Prüfung auf Identität

Nach Injektion regt der Impfstoff in Tieren die Bildung von Antikörpern gegen das im Impfstoff vorhandene Parvovirus an.

Prüfung auf Reinheit

Unschädlichkeit: 2 Katzen im für die Impfung empfohlenen Mindestalter, die keine Antikörper gegen das Panleukopenie-Virus der Katze oder das Parvovirus des Hundes haben, wird die 2fache Impfstoffdosis nach einer der in der Beschriftung empfohlenen Arten der Anwendung injiziert. Die Tiere werden 14 Tage lang beobachtet. Die Katzen müssen bei guter Gesundheit bleiben. Anomale lokale oder systemische Reaktionen dürfen nicht auftreten.

Sterilität: Der Impfstoff muß der Prüfung „Sterilität" der Monographie **Impfstoffe für Tiere** entsprechen.

Bestimmung der Wirksamkeit

Die Bestimmung erfolgt nach Methode A oder B.

A) 4 Katzen im Alter von 8 bis 12 Wochen werden verwendet. Jeder Katze wird eine Blutprobe entnommen, die einzeln auf Antikörper gegen Panleukopenie-Virus der Katze und Parvovirus des Hundes untersucht wird, um ihre Empfänglichkeit festzustellen. 2 Katzen werden jeweils mit einer Impfstoffdosis nach einer der in der Beschriftung empfohlenen Arten der Anwendung geimpft. Nach 21 Tagen wird jeder Katze eine Blutprobe entnommen und das Serum von jeder Probe abgetrennt. Jedes Serum wird durch 30 min langes Erhitzen bei 56 °C inaktiviert. 1 Volumteil jedes Serums wird mit 9 Volumteilen einer Suspension von leichtem Kaolin *R* (200 g · l^{-1}) in natriumchloridhaltiger Phosphat-Pufferlösung *p*H 7,4 *R* versetzt. Jede Mischung wird 20 min lang geschüttelt. Nach Zentrifugieren wird die überstehende Flüssigkeit entnommen und mit dem gleichen Volumteil einer konzentrierten Suspension von Erythrozyten vom Schwein gemischt. Die Mischung wird 60 min lang bei 4 °C stehengelassen und zentrifugiert. Die Verdünnung des erhaltenen Serums beträgt 1:10. Unter Verwendung jedes Serums wird eine Verdünnungsreihe mit Faktor 2 hergestellt. Zu 0,025 ml jeder dieser Verdünnungen werden 0,025 ml einer Suspension von Antigen des Parvovirus des Hundes oder des Panleukopenie-Virus der Katze, die 4 hämagglutinierende Einheiten (HAE) enthalten, gegeben. Die Mischungen werden 30 min lang bei 37 °C stehengelassen, mit 0,05 ml einer Suspension von Erythrozyten vom Schwein, die 30×10^6 Zellen je Milliliter enthält, versetzt und 90 min lang bei 4 °C stehengelassen. Die letzte Serumverdünnung, die die Hämagglutination noch vollständig hemmt, wird notiert.

   Der Impfstoff entspricht der Bestimmung, wenn die beiden geimpften Katzen Antikörpertiter von mindestens 1 : 20 aufweisen. Die Bestimmung darf nur ausgewertet werden, wenn beide Kontrolltiere seronegativ geblieben sind.

B) 2 Katzen im Alter von 8 bis 12 Wochen, die Antikörpertiter unter 4 ND_{50} (50 Prozent neutralisierende Dosis) je 0,1 ml Serum haben, werden nach einem der in der Beschriftung angegebenen Impfschemata geimpft. Der Antikörpertiter wird bestimmt, indem 14 Tage nach der Impfung das Serum jedes Tieres wie folgt untersucht wird: Das Serum wird 30 min lang bei 56 °C erhitzt, und Verdünnungsreihen werden mit Hilfe eines für Katzenzellen geeigneten Nährmediums hergestellt. Jeder Verdünnung wird der gleiche Volumteil einer Virussuspension zugesetzt, der eine solche Menge Virus enthält, daß bei Überimpfung des Volumteils der für das Gehaltsbestimmungssystem geeigneten Serum-Virus-Mischung in Zellkulturen jede Kultur etwa 10^4 $ZKID_{50}$ erhält. Die Mischungen werden 1 h lang bei 37 °C bebrütet, dann wird ein geeigneter Volumteil jeder Mischung auf 4 Katzenzellkulturen überimpft. Die Zellkulturen werden 7 Tage lang bei 37 °C bebrütet, eine Subkultur wird angelegt und weitere 7 Tage lang bebrütet. Die Kulturen werden auf Anzeichen spezifischer zytopathischer Effekte untersucht, und der Antikörpertiter wird berechnet.

   Der Impfstoff entspricht der Bestimmung, wenn der durchschnittliche Titer mindestens 32 ND_{50} je 0,1 ml Serum beträgt. Wenn bei einer Katze keine Reaktion erfolgt, wird die Bestimmung mit 2 weiteren Katzen wiederholt und das Ergebnis als Mittelwert der Titer berechnet, die bei allen 3 Katzen, bei denen eine Reaktion aufgetreten ist, erhalten wurden.

Lagerung

Entsprechend **Impfstoffe für Tiere**.

Beschriftung

Entsprechend **Impfstoffe für Tiere**.

1999, 251

Panleukopenie-Lebend-Impfstoff für Katzen

Vaccinum panleucopeniae infectivae felinae vivum

Definition

Panleukopenie-Lebend-Impfstoff für Katzen ist eine Zubereitung eines geeigneten Stamms des Panleukopenie-Virus der Katze.

Herstellung

Entsprechend **Impfstoffe für Tiere (Vaccina ad usum veterinarium)**. Das Virus wird in geeigneten Zellkulturen (5.2.4) vermehrt. Die Virussuspension wird geerntet, kann gereinigt und konzentriert sein und wird mit einer geeigneten Stabilisator-Lösung gemischt. Der Impfstoff kann gefriergetrocknet sein.

Auswahl der Impfstoffzusammensetzung

Für die Herstellung des Impfstoffs darf nur ein Virusstamm benutzt werden, der sich als zufriedenstellend im Hinblick auf Unschädlichkeit (einschließlich der Unschädlichkeit für trächtige Katzen, wenn für diese die Anwendung nicht kontraindiziert ist oder wenn das Virus über die Fäzes ausgeschieden wird), Stabilität der Virulenz-Attenuierung und Immunogenität erwiesen hat. Die folgenden Bestimmungen können verwendet werden, um die Unschädlichkeit (5.2.6) und die Immunogenität (5.2.7) nachzuweisen.

Unschädlichkeit: Jede Prüfung wird mit jeder empfohlenen Art der Anwendung durchgeführt.

5 Katzen im für die Impfung empfohlenen Mindestalter, die frei von spezifischen hämagglutinationshemmenden Antikörpern gegen das Panleukopenie-Virus der Katze sind, werden verwendet. 8 Tage und 4 Tage vor der Impfung werden im peripheren Blut Zählungen der Leukozyten durchgeführt, der Mittelwert der beiden Zählungen dient als Ausgangswert. Jeder Katze wird mit einer der empfohlenen Arten der Anwendung die mindestens 10fache Virusmenge des höchsten Virustiters und auf dem niedrigsten Niveau der Attenuierung der Impfstoffcharge injiziert. Die Tiere werden 21 Tage lang beobachtet. Die Zahl der Leukozyten wird am 4., 6., 8. und 10. Tag nach der Injektion bestimmt. Der Virusstamm entspricht der Prüfung, wenn:
- die Katzen bei guter Gesundheit bleiben
- keine anomalen lokalen oder systemischen Reaktionen auftreten
- für jede Katze und jede Zählung die Leukozytenzahl mindestens 50 Prozent des Ausgangswerts beträgt.

Stabilität der Virusattenuierung: 2 Katzen im für die Impfung empfohlenen Mindestalter, die frei von spezifischen hämagglutinationshemmenden Antikörpern gegen das Panleukopenie-Virus der Katze sind, werden verwendet. Jeder Katze wird mit einer der empfohlenen Arten der Anwendung die Impfvirusmenge verabreicht, die eine optimale Re-Isolation des Virus für nachfolgende Passagen erlaubt. Vom 2. bis 10. Tag nach der Verabreichung des Virus werden die Fäzes der Katzen gesammelt und auf das Vorhandensein von Virus untersucht. Fäzes, die Virus enthalten, werden vereint. Je 1 ml einer Suspension dieser vereinten Fäzes werden oronasal 2 weiteren Katzen gleichen Alters und gleicher Empfänglichkeit verabreicht. Dieser Prüfungsgang wird weitere 4 Male wiederholt. Nach jeder dieser Passagen muß auf Viruspräsenz geprüft werden. Wird dabei kein Virus gefunden, ist die Prüfung in einer zweiten Serie von Kulturpassagen zu wiederholen. Der Virusstamm entspricht der Prüfung, wenn in der zweiten Serie von Kulturpassagen kein Virus mehr nachweisbar ist und wenn
- keine Katze stirbt oder Anzeichen einer Schädigung, die auf den Impfstoff zurückzuführen sind, zeigt
- keine Anzeichen für einen Anstieg der Virulenz im Vergleich zum Ausgangsvirus erkennbar sind.

Dabei sind die Zahl der weißen Blutkörperchen, die Ergebnisse der histologischen Untersuchung des Thymus und der Titer des ausgeschiedenen Virus besonders zu berücksichtigen.

Immunogenität: Die unter „Bestimmung der Wirksamkeit“ beschriebene Prüfung ist für den Nachweis der Immunogenität geeignet.

Prüfung der Charge

Sofern die Bestimmung der Wirksamkeit mit befriedigendem Ergebnis an einer repräsentativen Charge des Impfstoffs durchgeführt wurde, kann diese Prüfung als Routineprüfung für weitere Chargen aus demselben Saatgut entfallen, wenn die zuständige Behörde dem zustimmt.

Prüfung auf Identität

Das Impfstoffvirus wird in einer empfänglichen Zellinie in einem für Fluoreszenz-Antikörper- oder Immunperoxidase-Prüfungen geeigneten Substrat vermehrt. Geeignete Kontrollprüfungen werden durchgeführt. Ein Anteil der Zellen wird mit einem für das Panleukopenie-Virus der Katze spezifischen monoklonalen Antikörper und ein Anteil der Zellen mit einem für das Parvovirus des Hundes spezifischen monoklonalen Antikörper geprüft. Das Panleukopenie-Virus der Katze muß nachweisbar sein, das Parvovirus des Hundes darf jedoch in den mit dem Impfstoff inokulierten Zellen nicht nachweisbar sein.

Prüfung auf Reinheit

Unschädlichkeit: 2 Katzen im für die Impfung empfohlenen Mindestalter, die keine Antikörper gegen das Panleukopenie-Virus der Katze aufweisen, wird jeweils die 10fache Impfstoffdosis in einer der empfohlenen Arten der Anwendung verabreicht. Die Tiere werden 14 Tage lang beobachtet. Die Katzen müssen bei guter Gesundheit bleiben. Anomale lokale oder systemische Reaktionen dürfen nicht auftreten.

Fremdviren: Der Impfstoff wird mit einem geeigneten monospezifischen Antiserum gegen das Panleukopenie-Virus der Katze neutralisiert und in geeignete Zellkulturen inokuliert. Mindestens eine Passage wird angelegt. Die Kulturen werden 14 Tage lang bebrütet und auf zytopathische Effekte sowie auf hämadsorbierende Agenzien untersucht. Anzeichen für das Vorhandensein von Fremdviren dürfen sich nicht zeigen.

Bakterien und Pilze: Der Impfstoff, falls erforderlich rekonstituiert, muß der Prüfung „Sterilität" der Monographie **Impfstoffe für Tiere** entsprechen.

Mykoplasmen (2.6.7): Der Impfstoff muß der Prüfung entsprechen.

Virustiter: Der Impfstoff, falls erforderlich rekonstituiert, wird auf geeigneten Zellkulturen titriert. Eine Impfstoffdosis muß mindestens die Virusmenge enthalten, die der in der Beschriftung als Mindesttiter angegebenen entspricht.

Bestimmung der Wirksamkeit

10 empfängliche Katzen im Alter von 8 bis 12 Wochen werden verwendet. Jedem Tier wird eine Blutprobe entnommen und einzeln auf Antikörper gegen das Panleukopenie-Virus der Katze untersucht, um ihre Empfänglichkeit festzustellen. 5 Katzen werden dem empfohlenen Impfschema entsprechend geimpft. 8 und 4 Tage vor der Belastung werden Zählungen der Leukozyten durchgeführt. Der Mittelwert aus den beiden Zählungen dient als Ausgangswert. 20 bis 22 Tage nach der letzten Impfung wird jede Katze durch intraperitoneale Injektion mit einer Suspension von pathogenem Panleukopenie-Virus der Katze belastet. Die Katzen werden 14 Tage lang beobachtet. Zählungen der Leukozyten werden am 4., 6., 8. und 10. Tag nach der Belastung durchgeführt. Die Prüfung ist nur gültig, wenn alle 5 Kontrolltiere mindestens bei einer Untersuchung eine Verringerung der Leukozytenzahl um mindestens 75 Prozent des ursprünglichen Werts zeigen; diese Tiere können an Panleukopenie verenden. Der Impfstoff entspricht der Prüfung, wenn die 5 geimpften Katzen bei bester Gesundheit bleiben und keine Anzeichen von Leukopenie aufweisen; das heißt die Verringerung der Leukozytenzahl beträgt in allen 4 Zählungen höchstens 50 Prozent des Ausgangswerts.

Lagerung

Entsprechend **Impfstoffe für Tiere**.

Beschriftung

Entsprechend **Impfstoffe für Tiere**.

Die Beschriftung gibt insbesondere an

- daß der Impfstoff nicht bei trächtigen Katzen verwendet werden sollte (außer er hat sich unter diesen Voraussetzungen als sicher erwiesen).

1998, 49

Paracetamol

Paracetamolum

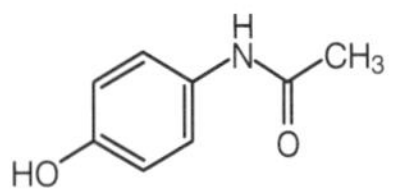

$C_8H_9NO_2$ M_r 151,2

Definition

Paracetamol enthält mindestens 99,0 und höchstens 101,0 Prozent *N*-(4-Hydroxyphenyl)acetamid, berechnet auf die getrocknete Substanz.

Eigenschaften

Weißes, kristallines Pulver; wenig löslich in Wasser, leicht löslich in Ethanol, sehr schwer löslich in Dichlormethan und Ether.

Prüfung auf Identität

1: A, C.
2: A, B, D, E.

A. Schmelztemperatur (2.2.14): 168 bis 172 °C.

B. 50 mg Substanz werden in Methanol *R* zu 100,0 ml gelöst. 1,0 ml Lösung wird mit 0,5 ml Salzsäure (0,1 mol · l^{-1}) versetzt und mit Methanol *R* zu 100,0 ml verdünnt. Die Lösung wird vor direkter Lichteinwirkung geschützt und die Absorption (2.2.25) sofort im Absorptionsmaximum bei 249 nm gemessen. Die spezifische Absorption, im Maximum gemessen, liegt zwischen 860 und 980.

C. Die Prüfung erfolgt mit Hilfe der IR-Spektroskopie (2.2.24) durch Vergleich des Spektrums der Substanz mit dem von Paracetamol *CRS*. Die Prüfung erfolgt mit Hilfe von Preßlingen.

D. 0,1 g Substanz werden 3 min lang mit 1 ml Salzsäure *R* zum Sieden erhitzt. Nach Zusatz von 10 ml Wasser *R* wird abgekühlt. Dabei darf kein Niederschlag entstehen. Nach Zugabe von 0,05 ml Kaliumdichromat-Lösung (0,0167 mol · l^{-1}) entsteht eine Violettfärbung, die nicht nach Rot umschlägt.

E. Die Substanz gibt die Identitätsreaktion auf Acetyl (2.3.1), wobei über der offenen Flamme erhitzt werden muß.

Prüfung auf Reinheit

Verwandte Substanzen: Die Prüfung erfolgt mit Hilfe der Dünnschichtchromatographie (2.2.27) unter Verwendung einer Schicht von Kieselgel HF_{254} *R*.

Untersuchungslösung a: In einem 15-ml-Zentrifugenbehältnis aus Glas oder Polytetrafluorethylen mit eingeschliffenem Stopfen wird 1,0 g fein pulverisierte Substanz mit 5,0 ml peroxidfreiem Ether *R* versetzt. 30 min lang wird mechanisch geschüttelt und anschließend etwa

15 min lang zentrifugiert oder bis eine klare, überstehende Flüssigkeit erhalten ist.

Untersuchungslösung b: 0,10 g Substanz werden in Methanol *R* zu 4,0 ml gelöst.

Referenzlösung a: 50 mg Chloracetanilid *R* werden in Methanol *R* zu 10,0 ml gelöst. 2,0 ml Lösung werden mit Methanol *R* zu 100 ml verdünnt.

Referenzlösung b: 5,0 ml Referenzlösung a werden mit Methanol *R* zu 8,0 ml verdünnt.

Referenzlösung c: 0,25 g Chloracetanilid *R* und 0,1 g Substanz werden in Methanol *R* zu 100 ml gelöst.

Auf die Platte werden getrennt 200 µl Untersuchungslösung a und je 20 µl Referenzlösung a, Untersuchungslösung b, Referenzlösung b und Referenzlösung c aufgetragen. Die Chromatographie erfolgt sofort ohne Kammersättigung mit einer Mischung von 10 Volumteilen Methanol *R*, 40 Volumteilen Trichlorethan *R* und 50 Volumteilen Diisopropylether *R* über eine Laufstrecke von 10 cm. Nach dem Trocknenlassen an der Luft wird die Platte im ultravioletten Licht bei 254 nm ausgewertet. Ein dem Chloracetanilid entsprechender, mit Untersuchungslösung a erhaltener Fleck darf nicht größer oder intensiver sein als der mit Referenzlösung a erhaltene Fleck (0,005 Prozent). Andere mit Untersuchungslösung b erhaltene Nebenflecke dürfen nicht größer oder intensiver sein als der mit Referenzlösung b erhaltene Fleck (0,25 Prozent). Die Prüfung darf nur ausgewertet werden, wenn das Chromatogramm der Referenzlösung c deutlich voneinander getrennt 2 Flecke zeigt.

4-Aminophenol: 0,50 g Substanz werden in einer Mischung von gleichen Volumteilen Methanol *R* und Wasser *R* zu 10,0 ml gelöst. Nach Zusatz von 0,2 ml einer frisch hergestellten Lösung, die Natriumpentacyanonitrosylferrat *R* ($10\ g \cdot l^{-1}$) und wasserfreies Natriumcarbonat *R* ($10\ g \cdot l^{-1}$) enthält, wird gemischt und 30 min lang stehengelassen. Die Lösung darf nicht stärker blau gefärbt sein als folgende, gleichzeitig unter gleichen Bedingungen hergestellte Referenzlösung: 0,50 g 4-aminophenolfreies Paracetamol *R* werden in einer Mischung von gleichen Volumteilen Methanol *R* und Wasser *R* gelöst. Die Lösung wird mit 0,5 ml einer Lösung von 4-Aminophenol *R* ($0{,}05\ g \cdot l^{-1}$) in einer Mischung von gleichen Volumteilen Methanol *R* und Wasser *R* versetzt und mit dem gleichen Lösungsmittelgemisch zu 10,0 ml verdünnt (50 ppm).

Schwermetalle (2.4.8): 1,0 g Substanz wird in einer Mischung von 15 Volumteilen Wasser *R* und 85 Volumteilen Aceton *R* zu 20 ml gelöst. 12 ml Lösung müssen der Grenzprüfung B auf Schwermetalle entsprechen (20 ppm). Die Referenzlösung wird mit der Blei-Lösung (1 ppm Pb) hergestellt, die durch Verdünnen der Blei-Lösung (100 ppm Pb) *R* mit der Mischung von Aceton *R* und Wasser *R* erhalten wird.

Trocknungsverlust (2.2.32): Höchstens 0,5 Prozent, mit 1,000 g Substanz durch Trocknen im Trockenschrank bei 100 bis 105 °C bestimmt.

Sulfatasche (2.4.14): Höchstens 0,1 Prozent, mit 1,0 g Substanz bestimmt.

Gehaltsbestimmung

0,300 g Substanz werden 1 h lang mit einer Mischung von 10 ml Wasser *R* und 30 ml verdünnter Schwefelsäure *R* zum Rückfluß erhitzt. Nach dem Abkühlen wird mit Wasser *R* zu 100,0 ml verdünnt. 20,0 ml dieser Lösung werden mit 40 ml Wasser *R*, 40 g Eis, 15 ml verdünnter Salzsäure *R* und 0,1 ml Ferroin-Lösung *R* versetzt und mit Ammoniumcer(IV)-sulfat-Lösung ($0{,}1\ mol \cdot l^{-1}$) bis zum Farbumschlag nach Gelb titriert. Ein Blindversuch wird durchgeführt.

1 ml Ammoniumcer(IV)-sulfat-Lösung ($0{,}1\ mol \cdot l^{-1}$) entspricht 7,56 mg $C_8H_9NO_2$.

Lagerung

Gut verschlossen, vor Licht geschützt.

1998, 1176

Parainfluenza-Virus-Lebend-Impfstoff (gefriergetrocknet) für Rinder

Vaccinum parainfluenzae viri bovini vivum cryodesiccatum

Definition

Parainfluenza-Virus-Lebend-Impfstoff (gefriergetrocknet) für Rinder ist eine Zubereitung aus einem geeigneten Stamm des bovinen Parainfluenza-Virus Typ 3.

Herstellung

Entsprechend **Impfstoffe für Tiere (Vaccina ad usum veterinarium)**. Der Virusstamm wird in geeigneten Zellkulturen gezüchtet (5.2.4). Die Virussuspension wird geerntet, mit einer geeigneten Stabilisatorlösung gemischt und gefriergetrocknet.

Saatvirus

Nur ein Virusstamm, der nachweislich den Prüfungen „Reversion zur Virulenz“, „Unschädlichkeit“ und „Immunogenität“ entspricht, darf zur Impfstoffherstellung verwendet werden. Die folgenden Prüfungen können zum Nachweis der Unschädlichkeit (5.2.6) und der Wirksamkeit (5.2.7) des Impfstoffs verwendet werden:

Reversion zur Virulenz: 2 empfänglichen Kälbern, die keine Antikörper gegen das bovine Parainfluenza-3-Virus besitzen, wird intranasal eine Menge des Impfvirus verabreicht, die eine möglichst gute Reisolation des Virus für weitere Kulturpassagen (wie nachstehend angegeben) gewährleistet. Vom 3. bis zum 7. Tag nach der intranasalen Virusinokulation wird täglich bei den Kälbern ein Nasenabstrich genommen. Das Abstrichmaterial wird in höchstens 5 ml eines geeigneten Nährmediums aufgenommen. Mit diesen Suspensionen werden zum Nachweis des Virus Zellkulturen beimpft. 2 weiteren Kälbern gleichen Alters und gleicher Empfänglichkeit wird je etwa 1 ml der Suspension verabreicht, die nach Titrieren in Zellkulturen den höchsten Virustiter besitzt. Dieser Vorgang wird wiederholt, bis 5 Passagen mit Kälbern durchgeführt sind. Kein Kalb darf klinische Symptome entwikkeln, die man dem Impfvirus zuschreiben könnte. Hinweise auf einen Anstieg der Virulenz im Vergleich zum ursprünglichen Impfvirus dürfen nicht erkennbar sein; bei der Beurteilung der Prüfung muß die im Nasenabstrich gefundene Viruskonzentration berücksichtigt werden.

Unschädlichkeit: Die Prüfung erfolgt mit jeder der vorgesehenen Arten der Anwendung und mit Kälbern im für die Impfung empfohlenen Mindestalter; die Tiere dürfen keine Antikörper gegen das bovine Parainfluenza-3-Virus besitzen; nur in begründeten Fällen dürfen Tiere mit sehr niedrigem Antikörpertiter verwendet werden. 5 Kälber erhalten die Virusmenge, die mindestens dem 10fachen des maximalen Virustiters der Impfstoffcharge entspricht. Die Tiere werden 21 Tage lang beobachtet. Die Rektaltemperatur der Tiere wird am Tag vor der Impfung, am Tag der Impfung und an den darauf folgenden 4 Tagen gemessen. Bei den Tieren dürfen weder anomale Temperaturschwankungen noch anomale lokale oder systemische Reaktionen auftreten.

Immunogenität: Die „Bestimmung der Wirksamkeit" ist geeignet, die Immunogenität des Virusstamms nachzuweisen.

Prüfung am Endprodukt

War das Ergebnis der „Bestimmung der Wirksamkeit" einer repräsentativen Impfstoffcharge zufriedenstellend, kann diese Bestimmung mit Zustimmung der zuständigen Behörde als Routinebestimmung für jede Charge aus demselben Virussaatgut entfallen.

Prüfung auf Identität

Die Prüfung wird mit monospezifischem Immunserum in geeigneten Zellkulturen mit Hilfe der Immunfluoreszenzmethode durchgeführt.

Prüfung auf Reinheit

Unschädlichkeit: Die Prüfung erfolgt mit einer der vorgesehenen Arten der Anwendung an 2 Kälbern im für die Impfung empfohlenen Mindestalter; die Tiere dürfen keine Antikörper gegen das bovine Parainfluenza-3-Virus besitzen; nur in begründeten Fällen dürfen Tiere mit sehr niedrigem Antikörpertiter verwendet werden. Jedes Kalb erhält 10 Dosen des rekonstituierten Impfstoffs. Die Tiere werden 21 Tage lang beobachtet. Anomale lokale oder systemische Reaktionen dürfen nicht auftreten.

Fremde Viren: Das Impfvirus wird mit monospezifischem Immunserum gegen das bovine Parainfluenza-3-Virus neutralisiert. Zellkulturen, die für pathogene bovine Viren geeignet sind, werden mit dieser Mischung beimpft. Die Kultur wird 14 Tage lang bebrütet, und während dieser Zeit wird mindestens eine Passage durchgeführt. Ein zytopathischer Effekt darf nicht auftreten, die Zellen dürfen keinen Hinweis auf das Vorhandensein hämadsorbierender Agenzien zeigen. Ein für Pestiviren spezifischer Test wird durchgeführt.

Verunreinigungen durch Bakterien und Pilze: Der Impfstoff muß der Prüfung „Sterilität" der Monographie **Impfstoffe für Tiere** entsprechen.

Mykoplasmen (2.6.7): Der Impfstoff muß der Prüfung entsprechen.

Viruskonzentration: Die Viruskonzentration des Impfstoffs wird in empfänglichen Zellkulturen bestimmt. Je Impfstoffdosis darf nicht weniger Virus enthalten sein, als dem auf der Beschriftung angegebenen Mindesttiter entspricht.

Bestimmung der Wirksamkeit

Mindestens 10 Kälber im für die Impfung empfohlenen Mindestalter, die keine Antikörper gegen das bovine Parainfluenza-3-Virus besitzen, werden verwendet; Kälber mit niedrigem Titer gegen das bovine Parainfluenza-3-Virus können dann in die Prüfung einbezogen werden, wenn nachgewiesen ist, daß verläßliche Ergebnisse erzielt werden können. Vor der Impfung, 7 und 14 Tage nach der Impfung und kurz vor der Belastungsinfektion werden Serumproben von den Kälbern genommen. Mindestens 5 Kälber werden nach der vorgesehenen Art der Anwendung geimpft. 5 Kälber dienen als Kontrolltiere. Nach 21 Tagen Beobachtung werden alle Tiere über den Respirationstrakt mit einer geeigneten Menge einer niedrigen Passage eines virulenten Stamms des bovinen Parainfluenza-3-Virus infiziert. Nach der Belastungsinfektion werden alle klinischen Symptome der Tiere 14 Tage lang überwacht, insbesondere respiratorische Symptome und die Virusausscheidung (durch Nasenabstrich oder Tracheobronchiallavage).

Der Impfstoff entspricht der Bestimmung, wenn bei den geimpften Kälbern im Vergleich zu den Kontrolltieren

- der durchschnittliche Virustiter und die durchschnittliche Dauer der Virusausscheidung signifikant niedriger sind und
- für systemische und lokale (falls das für die Belastungsinfektion verwendete Virus solche Symptome verursacht) Symptome eine deutliche Abschwächung feststellbar ist.

Die Bestimmung darf nur ausgewertet werden, wenn über die Untersuchungen auf Antikörper gegen das bovine Parainfluenza-3-Virus im Serum der Tiere eine interkurrente Virusinfektion während der Prüfungsphase ausgeschlossen ist und wenn mindestens 3 der 5 Kontrolltiere im Nasenabstrich oder in der Tracheobronchiallavage eine Virusausscheidung entwickeln.

Lagerung

Entsprechend **Impfstoffe für Tiere**.

Beschriftung

Entsprechend **Impfstoffe für Tiere**.

1999, 1252

Parnaparin-Natrium

Parnaparinum natricum

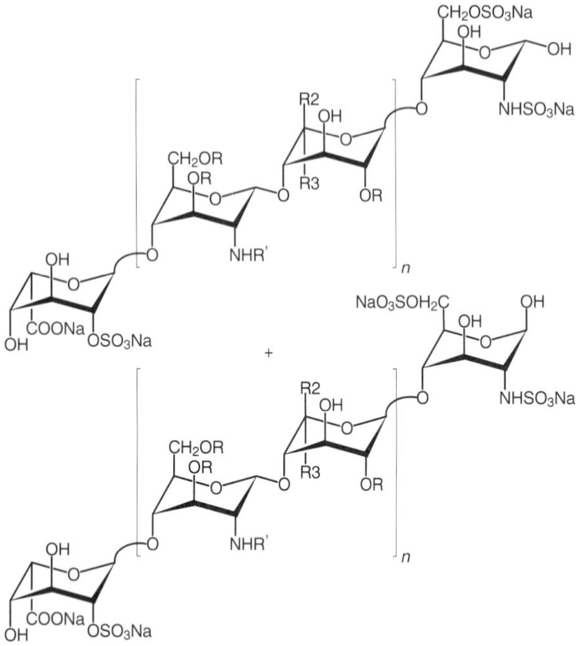

n = 1 bis 21, R = H oder SO_3Na, R' = SO_3Na oder $COCH_3$

R2 = H und R3 = COONa oder R2 = COONa und R3 = H

Definition

Parnaparin-Natrium ist das Natriumsalz eines niedermolekularen Heparins, das durch radikalkatalysierte Depolymerisierung von Heparin aus der Intestinalschleimhaut von Rindern oder Schweinen mit Wasserstoffperoxid und Kupfersalzen gewonnen wird. Der Hauptteil der Komponenten hat eine 2-*O*-Sulfo-α-L-idopyranosuronsäure-Struktur am nicht reduzierenden Ende und eine 2-*N*,6-*O*-Disulfo-D-glucosamin-Struktur am reduzierenden Ende ihrer Kette.

Parnaparin-Natrium muß der Monographie ***Niedermolekulare Heparine (Heparina massae molecularis minoris)*** *entsprechen mit folgenden Änderungen und Ergänzungen:*

Die mittlere relative Molekülmasse liegt im Bereich von 4000 bis 6000, wobei der charakteristische Wert etwa 5000 beträgt. Der Grad der Sulfatierung je Disaccharid-Einheit beträgt 2,0 bis 2,6.

Die Aktivität beträgt mindestens 75 und höchstens 110 I.E. Anti-Faktor-Xa-Aktivität je Milligramm, berechnet auf die getrocknete Substanz. Das Verhältnis der Anti-Faktor-Xa-Aktivität zur Anti-Faktor-IIa-Aktivität liegt zwischen 1,5 und 3,0.

Herstellung

Parnaparin-Natrium wird durch Depolymerisierung von Heparin gewonnen, das aus Schweine- oder Rindergewebe extrahiert und durch ein geeignetes Verfahren gereinigt wird.

Wenn Parnaparin-Natrium aus Geweben von Säugetieren oder anderem Material, das von Warmblütern stammt, gewonnen wird, müssen die Tiere den lebensmittelrechtlichen, von der zuständigen Behörde überwachten Gesundheitsanforderungen an Tiere entsprechen, die für den menschlichen Verzehr bestimmt sind. Außerdem dürfen die verwendeten Gewebe keine spezifizierten Risikofaktoren enthalten, wie sie durch geltende internationale oder falls zutreffend nationale Gesetze definiert sind.

Prüfung auf Identität

Die „Prüfung auf Identität, C" der Monographie **Niedermolekulare Heparine** wird durchgeführt, wobei die Substanz folgender Forderung entsprechen muß:

Die mittlere relative Molekülmasse liegt im Bereich von 4000 bis 6000. Der Gehalt an Ketten mit einer relativen Molekülmasse kleiner als 3000 beträgt höchstens 30 Prozent (*m/m*), und der Gehalt an Ketten mit einer relativen Molekülmasse zwischen 3000 und 8000 liegt im Bereich von 50 bis 60 Prozent (*m/m*).

Prüfung auf Reinheit

Aussehen der Lösung: 1,5 g Substanz werden in 10 ml Wasser *R* gelöst. Die Lösung muß klar (2.2.1) und darf nicht stärker gefärbt sein als die Farbvergleichslösung G_5 (2.2.2, Methode II).

Kupfer: Höchstens 10 ppm, mit Hilfe der Atomabsorptionsspektroskopie (2.2.23, Methode I) bestimmt und auf die getrocknete Substanz berechnet.

1998, 566

Penicillamin

Penicillaminum

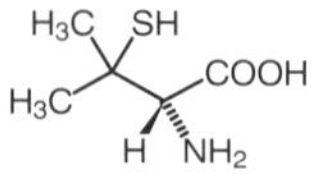

$C_5H_{11}NO_2S$ M_r 149,2

Definition

Penicillamin enthält mindestens 98,0 und höchstens 101,0 Prozent (2*S*)-2-Amino-3-methyl-3-sulfanylbutansäure, berechnet auf die getrocknete Substanz.

Eigenschaften

Weißes bis fast weißes, kristallines Pulver; leicht löslich in Wasser, schwer löslich in Ethanol, praktisch unlöslich in Ether.

Prüfung auf Identität

1: A, B, D.
2: A, C, D.

A. 0,5 g Substanz werden in einer Mischung von 0,5 ml Salzsäure *R* und 4 ml erwärmtem Aceton *R* gelöst. Anschließend wird in einer Eis-Wasser-Mischung gekühlt und die Kristallisation durch Reiben mit einem Glasstab an der Wand des Reagenzglases eingeleitet. Der weiße Niederschlag wird unter Vakuum abfiltriert, mit Aceton *R* gewaschen und durch weiteres Absaugen getrocknet. Eine Lösung des Niederschlags ($10 g \cdot l^{-1}$) ist rechtsdrehend.

B. Die bei der Prüfung auf „Penicillamindisulfid" (siehe „Prüfung auf Reinheit") erhaltenen Chromatogramme werden ausgewertet. Der Hauptpeak im Chromatogramm der Untersuchungslösung entspricht in bezug auf Lage und ungefähre Größe dem Hauptpeak im Chromatogramm der Referenzlösung a.

C. Die Prüfung erfolgt mit Hilfe der Dünnschichtchromatographie (2.2.27) unter Verwendung einer Schicht von Kieselgel G *R*.

Untersuchungslösung: 10 mg Substanz werden in 4 ml Wasser *R* gelöst.

Referenzlösung: 10 mg Penicillamin *CRS* werden in 4 ml Wasser *R* gelöst.

Auf die Platte werden getrennt 2 µl jeder Lösung aufgetragen. Die Chromatographie erfolgt mit einer Mischung von 18 Volumteilen Essigsäure 98 % *R*, 18 Volumteilen Wasser *R* und 72 Volumteilen 1-Butanol *R* über eine Laufstrecke von 10 cm. Die Platte wird 5 bis 10 min lang bei 100 bis 105 °C getrocknet und anschließend 5 bis 10 min lang Iodgas ausgesetzt. Der Hauptfleck im Chromatogramm der Untersuchungslösung entspricht in bezug auf Lage, Farbe und Größe dem Hauptfleck im Chromatogramm der Referenzlösung.

D. 40 mg Substanz werden in 4 ml Wasser *R* gelöst. Wird die Lösung mit 2 ml Wolframatophosphorsäure-Lösung *R* versetzt und 5 min lang stehengelassen, entsteht eine Blaufärbung.

Prüfung auf Reinheit

Prüflösung: 2,5 g Substanz werden in kohlendioxidfreiem Wasser *R* zu 25 ml gelöst.

Aussehen der Lösung: Die Prüflösung muß klar (2.2.1) und darf nicht stärker gefärbt sein als Stufe 6 der am besten geeigneten Farbvergleichslösung (2.2.2, Methode II).

***p*H-Wert** (2.2.3): 1 ml Prüflösung wird mit kohlendioxidfreiem Wasser *R* zu 10 ml verdünnt. Der *p*H-Wert der Lösung muß zwischen 4,5 und 5,5 liegen.

Spezifische Drehung (2.2.7): 0,500 g Substanz werden in Natriumhydroxid-Lösung ($1 mol \cdot l^{-1}$) zu 10,0 ml gelöst. Die spezifische Drehung muß zwischen –61,0 und –65,0° liegen, berechnet auf die getrocknete Substanz.

Penicillamindisulfid: Die Bestimmung erfolgt mit Hilfe der Flüssigchromatographie (2.2.29).

Untersuchungslösung: 40 mg Substanz werden in der mobilen Phase zu 10,0 ml gelöst.

Referenzlösung a: 40 mg Penicillamin *CRS* werden in der mobilen Phase zu 10,0 ml gelöst.

Referenzlösung b: 20 mg Penicillamindisulfid *CRS* werden in der mobilen Phase zu 50,0 ml gelöst. 1,0 ml Lösung wird mit der mobilen Phase zu 10,0 ml verdünnt.

Die Chromatographie kann durchgeführt werden mit
- einer Säule aus rostfreiem Stahl von 0,25 m Länge und 5 mm innerem Durchmesser, gepackt mit octylsilyliertem Kieselgel zur Chromatographie *R* (10 µm)
- einer Lösung, die Methansulfonsäure *R* ($2 g \cdot l^{-1}$) und Natriumedetat *R* ($0,1 g \cdot l^{-1}$) enthält, als mobile Phase bei einer Durchflußrate von 2,0 ml je Minute
- einem Spektrometer als Detektor bei einer Wellenlänge von 220 nm.

Im Chromatogramm der Untersuchungslösung darf die Fläche des Penicillamindisulfid-Peaks nicht größer sein als die des entsprechenden Peaks im Chromatogramm der Referenzlösung b (1 Prozent).

Absorption: 0,100 g Substanz werden in Wasser *R* zu 50,0 ml gelöst. Die Absorption (2.2.25) der Lösung, bei 268 nm gemessen, darf höchstens 0,07 betragen (etwa 0,5 Prozent Penillsäure).

Schwermetalle (2.4.8): 12 ml Prüflösung müssen der Grenzprüfung A auf Schwermetalle entsprechen (20 ppm). Zur Herstellung der Referenzlösung wird die Blei-Lösung (2 ppm Pb) *R* verwendet.

Quecksilber: Höchstens 10 ppm Hg. Der Quecksilbergehalt wird mit Hilfe der Atomabsorptionsspektroskopie (2.2.23, Methode I) bestimmt.

Untersuchungslösung: 1,00 g Substanz wird mit 10 ml Wasser *R* und 0,15 ml Perchlorsäure *R* versetzt. Anschließend wird bis zur vollständigen Auflösung gerührt, mit 1,0 ml einer Lösung von Ammoniumpyrrolidincarbodithioat *R* ($10 g \cdot l^{-1}$), die unmittelbar vor Gebrauch 3mal jeweils mit dem gleichen Volumen Isobutylmethylketon *R* ausgeschüttelt wird, versetzt und gemischt. Nach Zusatz von 2,0 ml Isobutylmethylketon *R* wird 1 min lang geschüttelt, mit Wasser *R* zu 25,0 ml verdünnt und bis zur Trennung der Phasen stehengelassen. Die Isobutylmethylketon-Phase wird verwendet.

Referenzlösungen: Eine 0,108 g HgO entsprechende Menge Quecksilber(II)-oxid *R* wird im eben notwendigen Volumen verdünnter Salzsäure *R* gelöst. Die Lösung wird mit Wasser *R* zu 1000,0 ml verdünnt (100 ppm Hg). Die Referenzlösungen werden in der gleichen Weise wie die Untersuchungslösung hergestellt, wobei jedoch anstelle der Substanz geeignete Volumina der Quecksilber-Lösung (100 ppm Hg) verwendet werden.

Die Absorption wird bei 254 nm unter Verwendung einer Quecksilber-Hohlkathodenlampe als Strahlungsquelle und einer Luft-Acetylen-Flamme bestimmt. Der Nullpunkt des Gerätes wird mit Hilfe einer Isobutylmethylketon-Phase eingestellt, die wie für die Untersuchungslösung beschrieben, jedoch ohne Substanz, hergestellt wird.

Penicillin: *Die Bestimmung erfolgt in einer penicillinfreien Atmosphäre und mit Geräten, die nur für diese Prüfung vorgesehen sind. Die Geräte werden vor der*

Verwendung 3 h lang bei 180 °C und die Pufferlösungen 20 min lang bei 121 °C sterilisiert.

Untersuchungslösung a: 1,000 g Substanz wird in 8 ml Pufferlösung *p*H 2,5 *R* gelöst. Die Lösung wird mit 8 ml Ether *R* versetzt und 1 min lang kräftig geschüttelt. Nach Abtrennen der Etherphase wird die Extraktion wiederholt. Die Etherphasen werden vereinigt. Nach Zusatz von 8 ml Pufferlösung *p*H 2,5 *R* wird 1 min lang geschüttelt, absetzen gelassen und die Etherphase quantitativ abgetrennt, wobei darauf zu achten ist, daß die wäßrige Phase vollständig entfernt wird *(Penicillin ist bei einem pH-Wert von 2,5 instabil; die Arbeitsvorgänge bei diesem pH-Wert müssen innerhalb von 6 bis 7 min durchgeführt werden).* Nach Zusatz von 8 ml Phosphat-Pufferlösung *p*H 6,0 *R* 2 wird 5 min lang geschüttelt, anschließend absetzen gelassen, die wäßrige Phase abgetrennt und überprüft, ob der *p*H-Wert 6,0 beträgt.

Untersuchungslösung b: 2 ml Untersuchungslösung a werden mit 20 µl Penicillinase-Lösung *R* versetzt und 1 h lang bei 37 °C inkubiert.

Referenzlösung a: 5 mg Benzylpenicillin-Natrium *R* werden in 500 ml Phosphat-Pufferlösung *p*H 6,0 *R* 2 gelöst. 0,25 ml Lösung werden mit Pufferlösung *p*H 2,5 *R* zu 200,0 ml verdünnt. 8 ml dieser Lösung werden, wie bei der Untersuchungslösung a beschrieben, extrahiert.

Referenzlösung b: 2 ml Referenzlösung a werden mit 20 µl Penicillinase-Lösung *R* versetzt und 1 h lang bei 37 °C inkubiert.

Referenzlösung c: Die Lösung wird, wie bei der Untersuchungslösung a beschrieben, jedoch ohne Substanz, hergestellt (Blindlösung).

Ein geeignetes Nährmedium, wie das nachstehend beschriebene, wird verflüssigt und bei einer geeigneten Temperatur mit einer Kultur von *Micrococcus flavus* (ATCC 9341) so beimpft, daß $5 \cdot 10^4$ Mikroorganismen oder, falls erforderlich, eine davon abweichende Menge je Milliliter enthalten sind, um die notwendige Empfindlichkeit und die Bildung von klar definierten Hemmzonen mit geeignetem Durchmesser zu gewährleisten. Das beimpfte Nährmedium wird sofort in 5 Petrischalen mit einem Durchmesser von 10 cm gegossen, so daß gleichmäßige Schichten von 2 bis 5 mm Dicke erhalten werden. Das Nährmedium kann auch aus 2 Schichten bestehen, wobei nur die obere Schicht beimpft wird. Die Petrischalen sind so zu lagern, daß weder nennenswertes Wachstum noch Absterben der Mikroorganismen vor der Verwendung auftritt und daß die Oberfläche des Nährmediums bei der Verwendung trocken ist. In jede Petrischale werden 5 Hohlzylinder aus rostfreiem Stahl mit einem Durchmesser von 6 mm in gleichmäßigem Abstand auf einem zur Schale konzentrischen Kreis mit einem Radius von etwa 25 mm auf die Oberfläche des Agars gestellt. In die Zylinder jeder Petrischale werden getrennt je 0,15 ml der Untersuchungslösungen a und b und der Referenzlösungen a, b und c eingebracht. Anschließend wird mindestens 24 h lang bei 30 °C bebrütet. Der Durchmesser der Hemmzonen wird mit einer Genauigkeit von mindestens 0,1 mm gemessen. Die Prüfung darf nur ausgewertet werden, wenn die Referenzlösung a eine deutliche und die Referenzlösungen b und c keine Hemmzone zeigen. Zeigt die Untersuchungslösung a eine Hemmzone, dann ist diese nur dann von Penicillin hervorgerufen, wenn die Untersuchungslösung b keine Hemmzone zeigt. In diesem Fall muß der mittlere Durchmesser der Hemmzonen der Untersuchungslösung a in den 5 Petrischalen kleiner sein als der unter denselben Bedingungen gemessene mittlere Durchmesser der Hemmzonen der Referenzlösung a (0,1 ppm).

Nährmedium (*p*H 6,0)

Pepton	5 g
Hefeextrakt	1,5 g
Fleischextrakt	1,5 g
Natriumchlorid	3,5 g
Agar	15 g
Destilliertes Wasser *R*	1000 ml

Trocknungsverlust (2.2.32): Höchstens 0,5 Prozent, mit 1,000 g Substanz durch Trocknen über Phosphor(V)-oxid *R* bei 60 °C unterhalb von 670 Pa bestimmt.

Sulfatasche (2.4.14): Höchstens 0,1 Prozent, mit 1,0 g Substanz bestimmt.

Gehaltsbestimmung

0,1000 g Substanz, in 30 ml Essigsäure 98 % *R* gelöst, werden mit Perchlorsäure ($0,1 \text{ mol} \cdot l^{-1}$) titriert. Der Endpunkt wird mit Hilfe der Potentiometrie (2.2.20) bestimmt.

1 ml Perchlorsäure ($0,1 \text{ mol} \cdot l^{-1}$) entspricht 14,92 mg $C_5H_{11}NO_2S$.

Lagerung

Gut verschlossen.

Verunreinigungen

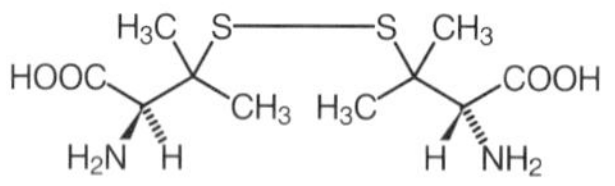

A. 3,3′-(Disulfandiyl)bis[(2*S*)-2-amino-3-methylbutansäure]
(Penicillamindisulfid)

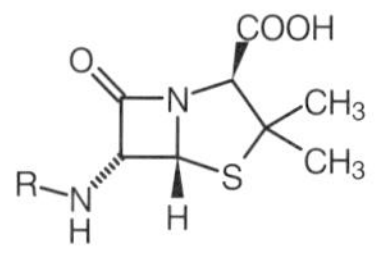

B. Penicillin.

1999, 1355

Pentaerythrityltetranitrat-Verreibung

Pentaerythrityli tetranitras dilutus

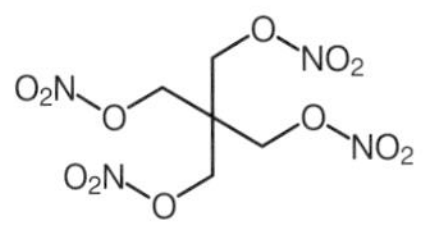

$C_5H_8N_4O_{12}$ M_r 316,1

Definition

Pentaerythrityltetranitrat-Verreibung ist eine trockene Mischung von Pentaerythrityltetranitrat und **Lactose-Monohydrat (Lactosum monohydricum)** oder **Mannitol (Mannitolum)**. Die Mischung enthält mindestens 95,0 und höchstens 105,0 Prozent (*m/m*) des jeweils angegebenen Gehalts an 2,2-Bis(hydroxymethyl)propan-1,3-diyltetranitrat.

Eigenschaften

Pentaerythrityltetranitrat ist ein weißes bis gelbliches Pulver; praktisch unlöslich in Wasser, löslich in Aceton, schwer löslich in Ethanol.

Die Löslichkeit der Verreibung hängt von dem Mittel zur Verreibung und dessen Konzentration ab.

Prüfung auf Identität

1: A, B, D.
2: A, C, D.

A. Die Schmelztemperatur (2.2.14) des Rückstands, der bei der „Prüfung auf Identität, B" erhalten wird, liegt zwischen 138 und 142 °C.

B. Je eine Menge Verreibung und Pentaerythrityltetranitrat-Verreibung *CRS*, die jeweils 25 mg Pentaerythrityltetranitrat entsprechen, werden 5 min lang mit 10 ml Aceton *R* geschüttelt. Nach dem Abfiltrieren und Eindampfen zur Trockne bei einer Temperatur unter 40 °C wird der Rückstand 16 h lang über Phosphor(V)-oxid *R* bei einem Druck von 0,7 kPa getrocknet. Die Prüfung erfolgt mit Hilfe der IR-Spektroskopie (2.2.24) durch Vergleich des Spektrums des mit der Verreibung erhaltenen Rückstands mit dem des Rückstands der Pentaerythrityltetranitrat-Verreibung *CRS*. Die Prüfung erfolgt mit Hilfe von Preßlingen.

C. Die Prüfung erfolgt mit Hilfe der Dünnschichtchromatographie (2.2.27) unter Verwendung einer DC-Platte mit Kieselgel G *R*.

Untersuchungslösung: Eine Menge Verreibung, die 10 mg Pentaerythrityltetranitrat entspricht, wird 5 min lang mit 10 ml Ethanol 96 % *R* geschüttelt. Die Lösung wird filtriert.

Referenzlösung: Eine Menge Pentaerythrityltetranitrat-Verreibung *CRS*, die 10 mg Pentaerythrityltetranitrat entspricht, wird 5 min lang mit 10 ml Ethanol 96 % *R* geschüttelt. Die Lösung wird filtriert.

Auf die Platte werden getrennt 10 µl jeder Lösung aufgetragen. Die Chromatographie erfolgt mit einer Mischung von 20 Volumteilen Ethylacetat *R* und 80 Volumteilen Toluol *R* über eine Laufstrecke von 15 cm. Die Platte wird im Luftstrom getrocknet, mit einer frisch hergestellten Kaliumiodid-Stärke-Lösung *R* besprüht und 15 min lang ultraviolettem Licht von 254 nm ausgesetzt. Die Auswertung erfolgt im Tageslicht. Der Hauptfleck im Chromatogramm der Untersuchungslösung entspricht in bezug auf Lage, Farbe und Größe dem Hauptfleck im Chromatogramm der Referenzlösung.

D. Die Prüfung erfolgt mit Hilfe der Dünnschichtchromatographie (2.2.27) unter Verwendung einer DC-Platte mit Kieselgel G *R*.

Untersuchungslösung: Eine Menge Verreibung, die 0,10 g Lactose oder Mannitol entspricht, wird mit 10 ml Wasser *R* geschüttelt. Die Lösung wird falls erforderlich filtriert.

Referenzlösung a: 0,10 g Lactose *R* werden in Wasser *R* zu 10 ml gelöst.

Referenzlösung b: 0,10 g Mannitol *R* werden in Wasser *R* zu 10 ml gelöst.

Referenzlösung c: Gleiche Volumteile Referenzlösung a und b werden gemischt.

Auf die Platte wird getrennt 1 µl jeder Lösung aufgetragen, wobei die Startpunkte sorgfältig getrocknet werden. Die Chromatographie erfolgt über eine Laufstrecke von 15 cm mit einer Mischung von 10 Volumteilen Wasser *R*, 15 Volumteilen Methanol *R*, 25 Volumteilen wasserfreier Essigsäure *R* und 50 Volumteilen Dichlorethan *R*, exakt gemessen, da ein kleiner Überschuß an Wasser Trübung hervorruft. Die Platte wird im Warmluftstrom getrocknet. Die Chromatographie wird sofort nach Erneuerung des Fließmittels wiederholt, die Platte im Warmluftstrom getrocknet und mit 4-Aminobenzoesäure-Lösung *R* besprüht. Die Platte wird im Luftstrom getrocknet, bis das Aceton verdunstet ist, und 15 min lang bei 100 °C erhitzt. Nach dem Erkaltenlassen wird die Platte mit einer Lösung von Natriumperiodat *R* ($2 g \cdot l^{-1}$) besprüht, im Luftstrom getrocknet und 15 min lang bei 100 °C erhitzt. Der Hauptfleck im Chromatogramm der Untersuchungslösung entspricht in bezug auf Lage, Farbe und Größe dem Hauptfleck im Chromatogramm der Referenzlösung a für Lactose oder dem Hauptfleck im Chromatogramm der Referenzlösung b für Mannitol. Die Prüfung darf nur ausgewertet werden, wenn das Chromatogramm der Referenzlösung c deutlich voneinander getrennt 2 Flecke zeigt.

Prüfung auf Reinheit

Anorganische Nitrate: Die Prüfung erfolgt mit Hilfe der Dünnschichtchromatographie (2.2.27) unter Verwendung einer DC-Platte mit Kieselgel *R*.

Untersuchungslösung: Eine Menge Verreibung, die 0,10 g Pentaerythrityltetranitrat entspricht, wird mit 5 ml Ethanol 96 % *R* geschüttelt. Die Lösung wird filtriert.

Referenzlösung: 10 mg Kaliumnitrat *R* werden in 1 ml Wasser *R* gelöst. Die Lösung wird mit Ethanol 96 % *R* zu 100 ml verdünnt.

Auf die Platte werden getrennt 10 µl jeder Lösung aufgetragen. Die Chromatographie erfolgt mit einer Mischung von 15 Volumteilen Essigsäure 98 % *R*, 30 Volumteilen Aceton *R* und 60 Volumteilen Toluol *R* über eine Laufstrecke von 15 cm. Die Platte wird im Luftstrom getrocknet, bis die Essigsäure vollständig entfernt ist, mit einer frisch hergestellten Kaliumiodid-Stärke-Lösung *R* reichlich besprüht und 15 min lang ultraviolettem Licht von 254 nm ausgesetzt. Die Auswertung erfolgt im Tageslicht. Ein dem Nitrat-Ion entsprechender Fleck im Chromatogramm der Untersuchungslösung darf nicht stärker gefärbt sein als der Fleck im Chromatogramm der Referenzlösung (0,5 Prozent, berechnet als Kaliumnitrat).

Verwandte Substanzen: Die Prüfung erfolgt mit Hilfe der Flüssigchromatographie (2.2.29) wie unter „Gehaltsbestimmung" beschrieben.

Die Empfindlichkeit des Systems wird so eingestellt, daß die Höhe des Hauptpeaks im Chromatogramm der Referenzlösung c mindestens 20 Prozent des maximalen Ausschlags beträgt. Die Prüfung darf nur ausgewertet werden, wenn im Chromatogramm der Referenzlösung e die Auflösung zwischen den Peaks des Glyceroltrinitrats und des Pentaerythrityltetranitrats mindestens 2,0 beträgt.

Je 20 µl Untersuchungslösung a und Referenzlösung c werden getrennt eingespritzt und die Chromatographie der Untersuchungslösung a über eine Dauer durchgeführt, die mindestens der 5fachen Retentionszeit von Pentaerythrityltetranitrat entspricht. Im Chromatogramm der Untersuchungslösung a darf keine Peakfläche, mit Ausnahme der des Hauptpeaks, größer sein als die Fläche des Hauptpeaks im Chromatogramm der Referenzlösung c (0,3 Prozent). Im Chromatogramm der Untersuchungslösung a darf die Summe der Flächen aller Nebenpeaks nicht größer sein als das 2fache der Fläche des Hauptpeaks im Chromatogramm der Referenzlösung c (0,6 Prozent). Peaks, deren Fläche kleiner ist als das 0,2fache der Fläche des Hauptpeaks im Chromatogramm der Referenzlösung c, werden nicht berücksichtigt.

Gehaltsbestimmung

Die Bestimmung erfolgt mit Hilfe der Flüssigchromatographie (2.2.29).

Untersuchungslösung a: Eine Menge Verreibung, die 25,0 mg Pentaerythrityltetranitrat entspricht, in 20 ml Methanol *R* wird 15 min lang mit Ultraschall behandelt. Die Lösung wird mit der mobilen Phase zu 25,0 ml verdünnt und durch ein geeignetes Membranfilter filtriert.

Untersuchungslösung b: 1,0 ml Untersuchungslösung a wird mit der mobilen Phase zu 10,0 ml verdünnt.

Referenzlösung a: Eine Menge Pentaerythrityltetranitrat-Verreibung *CRS*, die 25,0 mg Pentaerythrityltetranitrat entspricht, in 20 ml Methanol *R* wird 15 min lang mit Ultraschall behandelt. Die Lösung wird mit der mobilen Phase zu 25,0 ml verdünnt und durch ein geeignetes Membranfilter filtriert.

Referenzlösung b: 1,0 ml Referenzlösung a wird mit der mobilen Phase zu 10,0 ml verdünnt.

Referenzlösung c: 0,3 ml Referenzlösung b werden mit der mobilen Phase zu 10,0 ml verdünnt.

Referenzlösung d: Eine Menge Glyceroltrinitrat-Lösung *CRS*, die 20,0 mg Glyceroltrinitrat entspricht, in 20 ml Methanol *R* wird 15 min lang mit Ultraschall behandelt. Die Lösung wird mit der mobilen Phase zu 25,0 ml verdünnt und durch ein geeignetes Membranfilter filtriert. 1,0 ml Filtrat wird mit der mobilen Phase zu 10,0 ml verdünnt.

Referenzlösung e: 1 ml Referenzlösung b wird mit 1 ml Referenzlösung d versetzt. Die Lösung wird mit der mobilen Phase zu 10 ml verdünnt.

Die Chromatographie kann durchgeführt werden mit

- einer Säule aus rostfreiem Stahl von 0,25 m Länge und 4,6 mm innerem Durchmesser, gepackt mit octadecylsilyliertem Kieselgel zur Chromatographie *R* (10 µm)
- einer Mischung von 40 Volumteilen Wasser *R* und 60 Volumteilen Methanol *R* als mobile Phase bei einer Durchflußrate von 2 ml je Minute
- einem Spektrometer als Detektor bei einer Wellenlänge von 230 nm.

Werden die Chromatogramme unter den vorgeschriebenen Bedingungen aufgezeichnet, beträgt die Retentionszeit für Pentaerythrityltetranitrat etwa 8 min.

20 µl Referenzlösung b werden eingespritzt. Die Empfindlichkeit des Systems wird so eingestellt, daß die Höhe des Hauptpeaks im Chromatogramm mindestens 50 Prozent des maximalen Ausschlags beträgt.

Die Referenzlösung b wird 6mal eingespritzt. Die Bestimmung darf nur ausgewertet werden, wenn die relative Standardabweichung der Fläche des Hauptpeaks höchstens 2,0 Prozent beträgt.

Untersuchungslösung b und Referenzlösung b werden abwechselnd eingespritzt.

Lagerung

Vor Licht und Wärme geschützt.

Beschriftung

Die Beschriftung gibt insbesondere an

- den Gehalt an Pentaerythrityltetranitrat in Prozent
- das verwendete Mittel zur Verreibung.

Verunreinigungen

A. Anorganische Nitrate

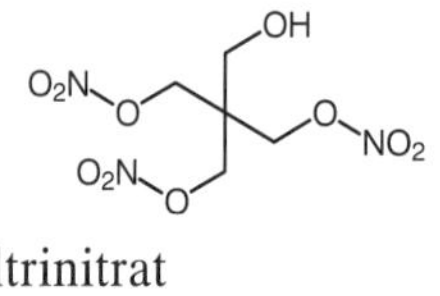

B. Pentaerythrityltrinitrat

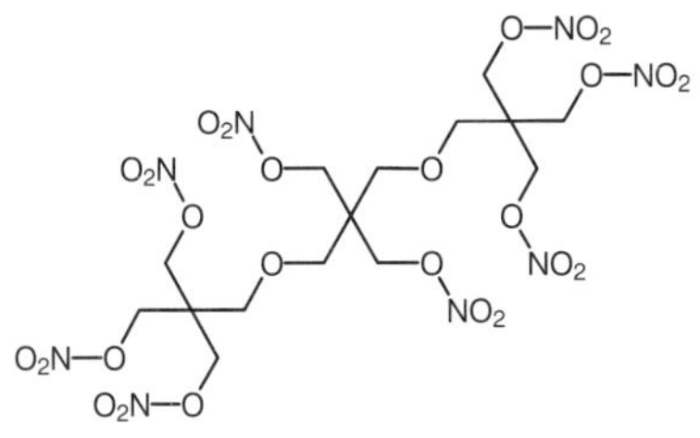

C. Tripentaerythrityloctanitrat

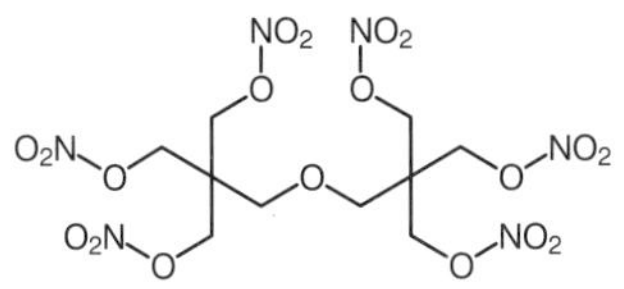

D. Dipentaerythritylhexanitrat.

1999, 1137

Pentamidindiisetionat

Pentamidini diisetionas

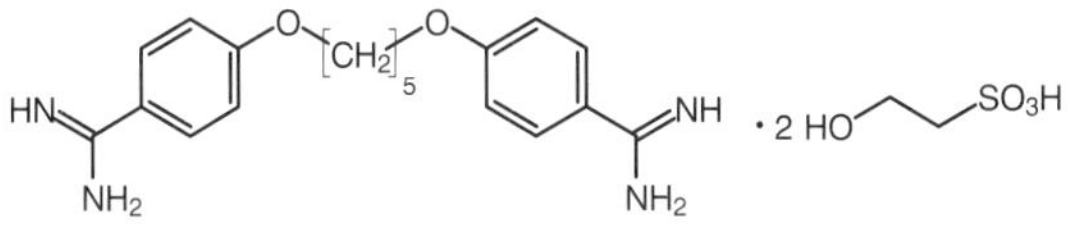

$C_{23}H_{36}N_4O_{10}S_2$ M_r 592,7

Definition

Pentamidindiisetionat enthält mindestens 98,5 und höchstens 101,5 Prozent 4,4′-[Pentan-1,5-diylbis(oxy)]dibenzamidin-di(2-hydroxyethansulfonat), berechnet auf die getrocknete Substanz.

Eigenschaften

Weißes bis fast weißes Pulver oder farblose Kristalle, hygroskopisch; leicht löslich in Wasser, wenig löslich in Ethanol, praktisch unlöslich in Dichlormethan.

Prüfung auf Identität

1: B, C, F.
2: A, C, D, E, F.

A. 20,0 mg Substanz werden in Ethanol 96 % *R* zu 100,0 ml gelöst. 5,0 ml Lösung werden mit Ethanol 96 % *R* zu 100,0 ml verdünnt. Diese Lösung, zwischen 230 und 340 nm gemessen, zeigt ein Absorptionsmaximum (2.2.25) bei 265 nm. Die spezifische Absorption, im Maximum gemessen und auf die getrocknete Substanz berechnet, liegt zwischen 520 und 560.

B. Die Prüfung erfolgt mit Hilfe der IR-Spektroskopie (2.2.24) durch Vergleich des Spektrums der Substanz mit dem von Pentamidindiisetionat *CRS*. Die Prüfung erfolgt mit Hilfe von Preßlingen.

C. Etwa 40 mg Substanz werden in 5 ml Wasser *R* gelöst. Die Lösung wird tropfenweise und unter Umschütteln mit 1 ml einer Lösung von Natriumchlorid *R* (10 g · l^{-1}) versetzt und 5 min lang stehengelassen. Die Lösung bleibt klar.

D. 0,5 g Substanz werden in 5 ml Wasser *R* unter Erhitzen auf etwa 80 °C gelöst. Die Lösung wird mit 10 ml Natriumhydroxid-Lösung (1 mol · l^{-1}) versetzt. Die Mischung wird in einer Eis-Wasser-Mischung abgekühlt und anschließend filtriert. Werden 2 ml Filtrat mit 0,2 ml Salpetersäure *R* und anschließend mit 0,2 ml einer Lösung von Ammoniumcer(IV)-nitrat *R* (400 g · l^{-1}) in verdünnter Salpetersäure *R* versetzt, entsteht eine orangerote Färbung. Eine gleichzeitig und unter gleichen Bedingungen hergestellte Blindlösung ist gelb gefärbt.

E. Etwa 30 mg Substanz und 30 mg Ninhydrin *R* werden in 5 ml Wasser *R* gelöst. Nach Zusatz von 1 ml einer Lösung von Natriumtetraborat *R* (20 g · l^{-1}) entsteht allmählich ein reichlicher, weißer Niederschlag.

F. 0,15 g Substanz werden nach der Schöniger-Methode (2.5.10) unter Verwendung von 10 ml Wasserstoffperoxid-Lösung 3 % *R* als Absorptionsflüssigkeit verbrannt. Die Lösung gibt die Identitätsreaktion a auf Sulfat (2.3.1).

Prüfung auf Reinheit

Aussehen der Lösung: 2,0 g Substanz werden in Wasser *R* zu 20 ml gelöst. Die Lösung darf nicht stärker opaleszieren als die Referenzsuspension II (2.2.1) und darf nicht stärker gefärbt sein als die Stufe 6 der am besten geeigneten Farbvergleichslösung (2.2.2, Methode II).

***p*H-Wert** (2.2.3): 0,5 g Substanz werden in kohlendioxidfreiem Wasser *R* zu 10 ml gelöst. Der *p*H-Wert der Lösung muß zwischen 4,5 und 6,5 liegen.

Verwandte Substanzen: Die Prüfung erfolgt mit Hilfe der Flüssigchromatographie (2.2.29).

Untersuchungslösung: 0,100 g Substanz werden in der mobilen Phase zu 100,0 ml gelöst.

Referenzlösung a: 2,0 ml Untersuchungslösung werden mit der mobilen Phase zu 100,0 ml verdünnt. 1,0 ml dieser Lösung wird mit der mobilen Phase zu 10,0 ml verdünnt.

Referenzlösung b: 0,1 g Substanz werden in einem Erlenmeyerkolben mit 40 ml Wasser *R* versetzt und nach Zusatz von Glasperlen mit verdünnter Natriumhydroxid-Lösung *R* auf einen *p*H-Wert von 10,5 eingestellt. Anschließend wird 20 min lang zum Rückfluß erhitzt. Die Lösung wird abgekühlt und mit Wasser *R* zu 50 ml verdünnt. 1 ml Lösung wird mit der mobilen Phase zu 50 ml verdünnt.

Die Chromatographie kann durchgeführt werden mit

- einer Säule aus rostfreiem Stahl von 0,25 m Länge und 4,6 mm innerem Durchmesser, gepackt mit octadecylsilyliertem Kieselgel zur Chromatographie *R* (5 µm)

P

Monographien

- folgender mobilen Phase bei einer Durchflußrate von 1 ml je Minute: eine Mischung von 65 Volumteilen Methanol *R* und 35 Volumteilen einer Lösung von Ammoniumacetat *R* ($30 \text{ g} \cdot l^{-1}$), die zuvor mit Triethylamin *R* auf einen *p*H-Wert von 7,5 eingestellt worden ist
- einem Spektrometer als Detektor bei einer Wellenlänge von 265 nm.

10 µl Referenzlösung b werden eingespritzt. Die Prüfung darf nur ausgewertet werden, wenn das Chromatogramm 2 Hauptpeaks zeigt und die Auflösung zwischen diesen Peaks größer als 2,0 ist.

Je 10 µl Untersuchungslösung und Referenzlösung a werden getrennt eingespritzt. Die Chromatographie erfolgt über eine Dauer, die der 3,5fachen Retentionszeit des Hauptpeaks entspricht. Im Chromatogramm der Untersuchungslösung darf keine Peakfläche, mit Ausnahme der des Hauptpeaks, größer sein als die Peakfläche im Chromatogramm der Referenzlösung a (0,2 Prozent). Im Chromatogramm der Untersuchungslösung darf die Summe aller Peakflächen, mit Ausnahme der des Hauptpeaks, nicht größer sein als das 2fache der Peakfläche im Chromatogramm der Referenzlösung a (0,4 Prozent). Peaks, deren Fläche kleiner ist als das 0,1fache der Peakfläche im Chromatogramm der Referenzlösung a, werden nicht berücksichtigt.

Schwermetalle (2.4.8): 1,0 g Substanz muß der Grenzprüfung C auf Schwermetalle entsprechen (20 ppm). Zur Herstellung der Referenzlösung werden 2 ml Blei-Lösung (10 ppm Pb) *R* verwendet.

Trocknungsverlust (2.2.32): Höchstens 4,0 Prozent, mit 1,000 g Substanz durch Trocknen im Trockenschrank bei 100 bis 105 °C bestimmt.

Sulfatasche (2.4.14): Höchstens 0,1 Prozent, mit 1,0 g Substanz bestimmt.

Gehaltsbestimmung

0,250 g Substanz, in 50 ml Dimethylformamid *R* gelöst, werden nach Zusatz von 0,25 ml Thymolblau-Lösung *R* mit Tetrabutylammoniumhydroxid-Lösung ($0,1 \text{ mol} \cdot l^{-1}$) unter einem Strom von Stickstoff *R* bis zum Farbumschlag nach Blau titriert. Ein Blindversuch wird durchgeführt.

1 ml Tetrabutylammoniumhydroxid-Lösung ($0,1 \text{ mol} \cdot l^{-1}$) entspricht 29,63 mg $C_{23}H_{36}N_4O_{10}S_2$.

Lagerung

Dicht verschlossen.

Verunreinigungen

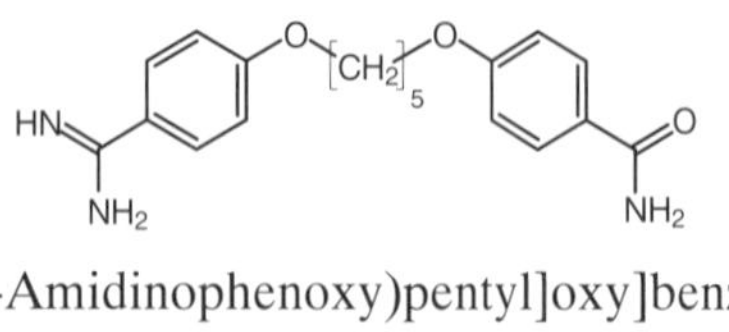

A. 4-[[5-(4-Amidinophenoxy)pentyl]oxy]benzolcarboxamid.

1999, 1356

Pertussis-Adsorbat-Impfstoff, azellulär, aus Komponenten

Vaccinum pertussis sine cellulis ex elementis praeparatum adsorbatum

Definition

Pertussis-Adsorbat-Impfstoff, azellulär, aus Komponenten ist eine Zubereitung aus einzeln hergestellten und gereinigten Antigen-Komponenten von *Bordetella pertussis*, die an einen mineralischen Träger, wie Aluminiumhydroxid oder hydratisiertes Aluminiumphosphat, adsorbiert sind.

Der Impfstoff enthält entweder Pertussis-Toxoid oder ein genetisch verändertes Pertussis-Toxin-ähnliches Protein, das keine toxischen Eigenschaften besitzt und durch Expression am entsprechenden Gen hergestellt wurde. Pertussis-Toxoid wird aus Pertussis-Toxin hergestellt unter Verwendung eines Verfahrens, bei dem das Toxin unschädlich gemacht wird, angemessene immunogene Eigenschaften aber erhalten bleiben und eine Reversion zum Toxin vermieden wird. Der Impfstoff kann außerdem filamentöses Hämagglutinin, Pertaktin (ein 69-kDa-Membranprotein) und andere definierte Komponenten von *B. pertussis*, wie Agglutinin-2 und Agglutinin-3, enthalten. Die beiden letztgenannten Antigene können gemeinsam gereinigt werden. Die Zusammensetzung und die Eigenschaften der Antigene beruhen auf dem Nachweis der Wirksamkeit und Unschädlichkeit in der Zielgruppe, für die der Impfstoff bestimmt ist.

Herstellung

Das Herstellungsverfahren muß nachweislich konstant Impfstoffe ergeben, die einem Impfstoff entsprechen, für den klinische Wirksamkeit und Unschädlichkeit beim Menschen belegt sind.

Wenn eine genetisch veränderte Form von *B. pertussis* für die Herstellung verwendet wird, muß die Gleichförmigkeit und die genetische Stabilität entsprechend den Anforderungen der Monographie **DNA-rekombinationstechnisch hergestellte Produkte (Producta ab ADN recombinante)** belegt werden.

Referenzimpfstoff: Eine Impfstoffcharge, die sich in klinischen Studien als wirksam erwiesen hat, oder eine repräsentative, davon abgeleitete Charge wird als Referenzimpfstoff verwendet. Zur Herstellung einer repräsentativen Charge muß der Produktionsprozeß, der zur Herstellung der in klinischen Studien geprüften Charge geführt hat, streng eingehalten werden. Der Referenzimpfstoff liegt vorzugsweise in einer stabilisierten Form vor. Das Verfahren zur Stabilisierung sollte im Vergleich zwischen stabilisierter und nicht stabilisierter Charge nachweislich keinen signifikanten Einfluß auf die „Bestimmung der Wirksamkeit" haben.

Charakterisierung der Komponenten

Während der Impfstoffentwicklung muß das Herstellungsverfahren validiert werden, wobei gezeigt wird, daß es nachweislich konstant einzelne Komponenten ergibt, die den nachstehenden Anforderungen entsprechen. Nachdem die Gleichförmigkeit der Herstellung belegt ist, müssen die Prüfungen nicht mehr routinemäßig an jeder Charge durchgeführt werden.

Adenylat-Cyclase: Höchstens 500 ng je Dosisäquivalent des fertigen Impfstoffs, bestimmt mit einer Immunoblot-Bestimmung oder einer anderen geeigneten Methode.

Tracheales Zytotoxin: Höchstens 2 pmol je Dosis-Äquivalent des fertigen Impfstoffs, bestimmt mit einer geeigneten Methode, zum Beispiel einer biologischen Wertbestimmung oder der Flüssigchromatographie (2.2.29).

Abwesenheit von restlichem dermonekrotischen Toxin: Die Menge der Antigen-Komponente oder Antigen-Fraktion, die einer Einzeldosis des fertigen Impfstoffs entspricht, wird in einem Volumen von 0,1 ml 3 Mäuse-Säuglingen intradermal injiziert. Die Mäuse werden 48 h lang beobachtet. Eine dermonekrotische Reaktion darf nicht sichtbar werden.

Spezifische Eigenschaften für einzelne Komponenten: Die Komponenten des Impfstoffs werden mit Hilfe einer oder mehrerer der nachstehend genannten Methoden analysiert, um ihre Identität und ihre spezifischen Eigenschaften (Aktivität je Masse-Einheit Protein) im Vergleich zu Referenzzubereitungen zu bestimmen.

Pertussis-Toxin: Zum Nachweis dienen die Verklumpung von Ovarialzellen chinesischer Hamster (CHO-Zellen) und die Hämagglutination als In-vitro-Methoden; die Lymphozytose-stimulierende Aktivität, die Histamin-sensibilisierende Aktivität und die Insulin-sekretorische Aktivität als In-vivo-Methoden. Das Toxin zeigt ADP-Ribosyl-Transferase-Aktivität unter Verwendung von Transducin als Akzeptor.

Filamentöses Hämagglutinin: Hämagglutination und Hemmung durch spezifische Antikörper.

Pertaktin, Agglutinin-2- und Agglutinin-3-Antigene: Reaktivität mit spezifischen Antikörpern.

Pertussis-Toxoid: Das Toxoid induziert in Tieren die Produktion von Antikörpern, die alle Eigenschaften von Pertussis-Toxin hemmen können.

Gereinigte Komponenten

Die Herstellung einer jeden Komponente beruht auf einem Saatgutsystem. Die Saatkulturen, aus denen das Toxin gewonnen wird, werden so gehandhabt, daß die Toxin-produzierenden Eigenschaften bewahrt bleiben und falls erforderlich durch gezielte Reselektion wiederhergestellt werden.

Keines der an irgendeiner Stelle verwendeten Nährmedien enthält von Menschen stammendes Blut oder Blutprodukte. Medien, die zur Herstellung von Saatgut und Inokula eingesetzt werden, können von Tieren stammendes Blut oder Blutprodukte enthalten.

Pertussis-Toxin und falls zutreffend filamentöses Hämagglutinin und Pertaktin werden gereinigt und nach einer jeweils geeigneten Charakterisierung mit geeigneten chemischen Reagenzien entgiftet. Die Entgiftungs-Methode muß die Rückwandlung des Toxoids zum Toxin, besonders durch Lagerung oder Wärmeeinwirkung, verhindern. Andere Komponenten, wie Agglutinin-2 und Agglutinin-3, werden entweder getrennt oder gemeinsam gereinigt, charakterisiert und müssen nachweislich frei von toxischen Substanzen sein. Das Reinigungsverfahren ist so zu validieren, daß eine ausreichende Entfernung von Substanzen, die während der Kultivierung oder Reinigung eingesetzt wurden, gewährleistet ist.

Der Gehalt an Bakterien-Endotoxinen (2.6.14) wird bestimmt, um das Reinigungsverfahren zu überwachen und die Menge im fertigen Impfstoff zu begrenzen. Die Grenzwerte für die einzelnen Komponenten sind so festzulegen, daß der fertige Impfstoff höchstens 100 I.E. je Einzeldosis für den Menschen enthält.

Vor der Entgiftung wird die Reinheit der Komponenten mit einer geeigneten Methode, wie der Polyacrylamidgel-Elektrophorese (PAGE) oder der Flüssigchromatographie, bestimmt. Eine Polyacrylamidgel-Elektrophorese unter Einsatz von Natriumdodecylsulfat (SDS-PAGE) oder Immunoblot-Methoden mit spezifischen monoklonalen oder polyklonalen Antikörpern können zur Charakterisierung von Untereinheiten eingesetzt werden. Für jedes Produkt werden individuelle Anforderungen festgelegt.

Nur gereinigte Komponenten, die den nachstehenden Prüfungen entsprechen, dürfen zur Herstellung des fertigen Impfstoffs als Bulk verwendet werden.

Sterilität (2.6.1): Die Prüfung wird durchgeführt, indem für jedes Medium die Menge der gereinigten Komponente eingesetzt wird, die mindestens 100 Einzeldosen des Impfstoffs entspricht.

Abwesenheit von restlichem Pertussis-Toxin: *Diese Prüfung ist nicht erforderlich für Produkte, die durch genetische Modifikation gewonnen wurden.*

Eine Gruppe von mindestens 5 Histamin-sensitiven Mäusen mit einer Körpermasse von 18 bis 26 g wird eingesetzt. Jeder Maus wird das Äquivalent einer Einzeldosis für den Menschen intravenös oder die doppelte Einzeldosis für den Menschen intraperitoneal injiziert, wobei die Zubereitung auf höchstens 0,5 ml mit phosphatgepufferter Salzlösung, die 2 g · l^{-1} Gelatine enthält, verdünnt wird. Einer zweiten Gruppe von Kontrollmäusen wird das Verdünnungsmittel injiziert. Nach 5 Tagen werden allen Mäusen 2 mg Histamin-Base in einem Volumen von höchstens 0,5 ml intraperitoneal injiziert, und die Tiere werden 24 h lang beobachtet. Die Zubereitung entspricht der Prüfung, wenn kein Tier stirbt.

Die Histamin-Sensitivität des verwendeten Mäuse-Stamms wird in angemessenen Zeitabständen wie folgt verifiziert: Eine 3fache Verdünnung einer Referenzzubereitung von Pertussis-Toxin in phosphatgepufferter Salzlösung, die 2 g · l^{-1} Gelatine enthält, wird Mäusen injiziert, die dann wie oben beschrieben mit Histamin belastet werden. Der Stamm ist geeignet, wenn mehr als 50 Prozent der Tiere durch 50 ng Pertussis-Toxin sensibilisiert werden und keines der Kontrolltiere, denen nur das Verdünnungsmittel verabreicht wurde und die danach in gleicher Weise mit Histamin belastet wurden, Symptome einer Sensibilisierung zeigt.

Eine validierte Methode, die auf der Verklumpung von CHO-Zellen durch Pertussis-Toxin beruht, kann anstelle der Prüfung an Mäusen verwendet werden.

Restliche entgiftende Mittel und andere Reagenzien: Falls die Validierung des Herstellungsverfahrens nicht gezeigt hat, daß eine angemessene Entfernung stattfindet, muß der Gehalt an restlichen entgiftenden Mitteln und anderen Reagenzien bestimmt werden und unterhalb zugelassener Grenzwerte liegen.

Antigen-Gehalt: Der Antigen-Gehalt wird mit einer geeigneten immunchemischen Methode (2.7.1) und der Proteinstickstoff-Gehalt mittels Kjeldahl-Methode (2.5.9) oder einer anderen geeigneten Methode bestimmt. Das Verhältnis von Antigen-Gehalt zu Proteinstickstoff-Gehalt muß innerhalb der für das bestimmte Produkt festgelegten Grenzen liegen.

Fertiger Impfstoff als Bulk

Der Impfstoff wird durch Adsorption geeigneter Mengen der gereinigten Komponenten, getrennt oder gemeinsam, an Aluminiumhydroxid oder hydratisiertem Aluminiumphosphat, hergestellt. Ein geeignetes Konservierungsmittel kann zugesetzt werden.

Nur ein fertiger Impfstoff als Bulk, der den nachstehenden Prüfungen entspricht, darf für die Herstellung der Fertigzubereitung verwendet werden.

Konservierungsmittel: Falls zutreffend wird der Gehalt des Konservierungsmittels mit einer geeigneten chemischen oder physikalisch-chemischen Methode bestimmt. Der Gehalt muß mindestens 85 und darf höchstens 115 Prozent des vorgesehenen Gehalts betragen.

Sterilität (2.6.1): Der fertige Impfstoff als Bulk muß der Prüfung entsprechen, wobei für jedes Medium 10 ml eingesetzt werden.

Fertigzubereitung

Nur eine Fertigzubereitung, die den nachstehenden Anforderungen unter „Prüfung auf Identität", „Prüfung auf Reinheit" und „Bestimmung der Wirksamkeit" entspricht, darf zur Verwendung freigegeben werden. Falls die Prüfungen „Abwesenheit von restlichem Pertussis-Toxin", „Irreversibilität des Toxoids", „Konservierungsmittel", „Freier Formaldehyd" und die „Bestimmung der Wirksamkeit" mit zufriedenstellenden Ergebnissen am fertigen Impfstoff als Bulk durchgeführt wurden, kann auf die Durchführung dieser Prüfungen an der Fertigzubereitung verzichtet werden.

Prüfung auf Identität

Der Impfstoff wird einem geeigneten Desorptionsverfahren unterzogen, wie dem folgenden: Im zu prüfenden Impfstoff wird so viel Natriumcitrat *R* aufgelöst, daß eine Lösung von 10 g · l^{-1} erhalten wird. Diese wird etwa 16 h lang bei 37 °C gehalten und zentrifugiert, bis ein klarer, flüssiger Überstand erhalten wird. Dieser klare, flüssige Überstand muß unter Anwendung einer geeigneten immunchemischen Methode (2.7.1) mit spezifischen Antiseren gegen die in der Beschriftung angegebenen Komponenten reagieren.

Prüfung auf Reinheit

Abwesenheit von restlichem Pertussis-Toxin: *Diese Prüfung ist nicht erforderlich für Produkte, die durch genetische Modifikation gewonnen wurden.*

Einer Gruppe von mindestens 5 Histamin-sensitiven Mäusen (siehe unter „Herstellung") wird das Doppelte einer Einzeldosis für den Menschen intraperitoneal injiziert. Einer zweiten Gruppe von Kontrollmäusen wird das Verdünnungsmittel injiziert. Nach 5 Tagen werden allen Mäusen 2 mg Histamin-Base in einem Volumen von höchstens 0,5 ml intraperitoneal injiziert, und die Tiere werden 24 h lang beobachtet. Der Impfstoff entspricht der Prüfung, wenn kein Tier eine Sensibilisierung auf Histamin zeigt.

Irreversibilität des Toxoids: *Diese Prüfung ist nicht erforderlich für Produkte, die durch genetische Modifikation gewonnen wurden.*

Die oben beschriebene Prüfung auf Abwesenheit von restlichem Pertussis-Toxin wird mit einer 4 Wochen lang bei 37 °C gelagerten Impfstoffprobe und einer parallel bei 2 bis 8 °C gelagerten Probe durchgeführt. Der Impfstoff entspricht der Prüfung, wenn kein Tier aus beiden Gruppen an einer Sensibilisierung auf Histamin stirbt.

Konservierungsmittel: Falls zutreffend wird der Gehalt des Konservierungsmittels mit einer geeigneten chemischen oder physikalisch-chemischen Methode bestimmt. Der Gehalt muß mindestens den minimal wirksamen Gehalt und darf höchstens 115 Prozent des in der Beschriftung angegebenen Gehalts betragen.

Aluminium: Wenn Aluminiumhydroxid oder hydratisiertes Aluminiumphosphat als Adsorbens verwendet wurde, muß der Impfstoff der in der Monographie **Impfstoffe für Menschen (Vaccina ad usum humanum)** vorgeschriebenen Prüfung entsprechen.

Freier Formaldehyd: Falls Formaldehyd bei der Impfstoffherstellung verwendet wurde, muß der Impfstoff der Prüfung „Freier Formaldehyd" der Monographie **Impfstoffe für Menschen** entsprechen.

Sterilität (2.6.1): Der Impfstoff muß der Prüfung entsprechen.

Bestimmung der Wirksamkeit

Die Fähigkeit des Impfstoffs, die Bildung spezifischer Antikörper zu induzieren, wird mit der einer parallel zu prüfenden Referenzzubereitung verglichen; die Antikörper werden mit Hilfe geeigneter immunchemischer Methoden (2.7.1), wie zum Beispiel ELISA (enzyme-linked immunosorbent assay), bestimmt. Die nachstehend beschriebene Prüfung in Mäusen besteht aus einem 3-Dosis-Verfahren. Für die Routineprüfung kann jedoch, nach erfolgreicher Validierung, ein 1-Dosis-Verfahren angewandt werden.

Anforderung an die Wirksamkeit: Die Fähigkeit des Impfstoffs, die Bildung spezifischer Antikörper zu induzieren, darf nicht signifikant geringer sein ($P = 0{,}95$) als die der Referenzzubereitung.

Der nachstehende Text beschreibt als Beispiel eine Methode, die sich als zufriedenstellend erwiesen hat.

Auswahl und Verteilung der Versuchstiere: Für die Prüfung werden gesunde Mäuse (zum Beispiel vom CD1-

Stamm) aus derselben Zucht im Alter von 4 bis 8 Wochen verwendet. Die Mäuse werden in 6 Gruppen einer geeigneten Größe eingeteilt. Um den Anforderungen an die Validität der Prüfung entsprechen zu können, werden je 3 Verdünnungen des zu prüfenden Impfstoffs und der Referenzzubereitung hergestellt. Jede Verdünnung wird einer Gruppe von Mäusen zugeordnet. Jeder Maus werden 0,5 ml der Verdünnung, die ihrer Gruppe zugeordnet war, intraperitoneal oder subkutan injiziert.

Gewinnung der Serumproben: 4 bis 5 Wochen nach der Immunisierung wird den Mäusen einzeln unter Narkose Blut abgenommen. Die Seren werden bei –20 °C bis zur Bestimmung des Antikörpergehalts gelagert.

Bestimmung des Antikörpergehalts: In den einzelnen Seren wird der Gehalt an spezifischen Antikörpern gegen jede Komponente unter Verwendung einer validierten Methode, wie der nachstehend beschriebene ELISA, bestimmt.

ELISA-Prüfung: Mikrotiterplatten (aus Polyvinylchlorid oder Polystyrol, je nach Eignung für ein spezifisches Antigen) werden mit gereinigtem Antigen in einer Konzentration von 100 ng je Kavität beschichtet. Nach einem Waschvorgang werden die nichtbesetzten Stellen blokkiert, indem mit einer Lösung von Rinderserumalbumin bebrütet und anschließend gewaschen wird. Eine Reihe von 2fach-Verdünnungen der Seren von Mäusen, die mit dem zu prüfenden Impfstoff oder dem Referenzimpfstoff immunisiert wurden, wird auf die Mikrotiterplatten gebracht. Nach einer 1 h langen Inkubation bei 22 bis 25 °C werden die Platten gewaschen. Eine geeignete Lösung eines Anti-Maus-IgG-Enzym-Konjugats wird in jede Kavität zugegeben, und die Platten werden 1 h lang bei 22 bis 25 °C inkubiert. Nach einem erneuten Waschvorgang wird ein chromogenes Substrat zugegeben, aus dem das gebundene Enzymkonjugat ein Chromophor freisetzt, das mittels UV-Vis-Spektroskopie (2.2.25) quantifiziert werden kann. Die Prüfungsbedingungen werden so gewählt, daß über den für die Messung relevanten Bereich des Antikörpergehalts ein linearer Anstieg der Absorption und Absorptionswerte zwischen 0,1 und 2,0 resultieren.

Neben einem standardisierten Kontrollserum wird bei der Prüfung ein Referenzserum, dem eine bestimmte Wirksamkeit zugeordnet ist, als Basis für die Berechnung des Antikörpergehalts in den Testseren eingesetzt.

Die Bestimmung ist nur gültig, wenn

- der gefundene Wert für das Kontrollserum nicht mehr als des 2fache des Werts der Standardabweichung vom Nominalwert abweicht
- das Vertrauensintervall des Schätzwerts für die Wirksamkeit nicht größer als 50 bis 200 Prozent ist.

Auswertung: Die Antikörper-Titer in den Seren der Mäuse, die mit einem zu prüfenden Impfstoff oder einem Referenzimpfstoff immunisiert wurden, werden berechnet. Aus diesen Werten wird die Wirksamkeit eines zu prüfenden Impfstoffs in Relation zum Referenzimpfstoff mit Hilfe der üblichen statistischen Methoden berechnet.

Lagerung

Entsprechend **Impfstoffe für Menschen**.

Beschriftung

Entsprechend **Impfstoffe für Menschen**.

Die Beschriftung gibt insbesondere an

- Namen und Mengen der im Impfstoff enthaltenen Komponenten
- falls zutreffend, daß der Impfstoff ein Pertussis-Toxin-ähnliches Protein enthält, das durch genetische Modifikation hergestellt wurde
- Namen und Menge des Adsorbens
- daß der Impfstoff vor Gebrauch geschüttelt werden muß
- daß der Impfstoff nicht eingefroren werden darf.

P

Monographien

1999, 1357

Pheniraminhydrogenmaleat

Pheniramini maleas

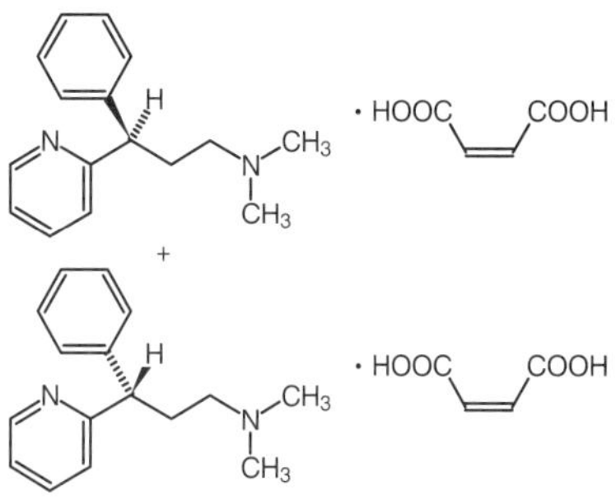

$C_{20}H_{24}N_2O_4$ M_r 356,4

Definition

Pheniraminmaleat enthält mindestens 98,0 und höchstens 102,0 Prozent (3*RS*)-*N*,*N*-Dimethyl-3-phenyl-3-(pyridin-2-yl)propan-1-amin-(*Z*)-butendioat, berechnet auf die getrocknete Substanz.

Eigenschaften

Weißes, kristallines Pulver; sehr leicht löslich in Wasser, leicht löslich in Dichlormethan, Ethanol und Methanol.

Prüfung auf Identität

1: C, D.
2: A, B, D.

A. Schmelztemperatur (2.2.14): 106 bis 109 °C.

B. 40,0 mg Substanz werden in Salzsäure (0,1 mol · l^{-1}) zu 100,0 ml gelöst. 5,0 ml Lösung werden mit Salzsäure (0,1 mol · l^{-1}) zu 50,0 ml verdünnt. Diese Lösung, zwischen 220 und 320 nm gemessen, zeigt ein Absorptionsmaximum (2.2.25) bei 265 nm und eine Schulter bei 261 nm. Die spezifische Absorption, im Maximum gemessen, liegt zwischen 200 und 220.

C. Die Prüfung erfolgt mit Hilfe der IR-Spektroskopie (2.2.24) durch Vergleich des Spektrums der Substanz mit dem von Pheniraminhydrogenmaleat *CRS*. Die Prüfung erfolgt mit Hilfe von Preßlingen.

D. Die Prüfung erfolgt mit Hilfe der Dünnschichtchromatographie (2.2.27) unter Verwendung einer Schicht eines geeigneten Kieselgels, das einen Fluoreszenzindikator mit intensivster Anregung der Fluoreszenz bei 254 nm enthält.

Untersuchungslösung: 0,10 g Substanz werden in Methanol *R* zu 5,0 ml gelöst.

Referenzlösung a: 65 mg Maleinsäure *CRS* werden in Methanol *R* zu 10 ml gelöst.

Referenzlösung b: 0,10 g Pheniraminhydrogenmaleat *CRS* werden in Methanol *R* zu 5,0 ml gelöst.

Auf die Platte werden getrennt 5 µl jeder Lösung aufgetragen. Die Chromatographie erfolgt mit einer Mischung von 3 Volumteilen Wasser *R*, 7 Volumteilen wasserfreier Ameisensäure *R*, 20 Volumteilen Methanol *R* und 70 Volumteilen Diisopropylether *R* über eine Laufstrecke von 12 cm. Die Auswertung erfolgt im ultravioletten Licht bei 254 nm. Das Chromatogramm der Untersuchungslösung zeigt deutlich voneinander getrennt 2 Flecke. Der obere der beiden Flecke entspricht in bezug auf Lage und Größe dem Fleck im Chromatogramm der Referenzlösung a. Der untere der beiden Flecke entspricht in bezug auf Lage und Größe dem entsprechenden Fleck im Chromatogramm der Referenzlösung b.

Prüfung auf Reinheit

Prüflösung: 2,0 g Substanz werden in Wasser *R* zu 20 ml gelöst.

Aussehen der Lösung: Die Prüflösung muß klar (2.2.1) und darf nicht stärker gefärbt sein als die Farbvergleichslösung BG_6 (2.2.2, Methode II).

***p*H-Wert** (2.2.3): 0,20 g Substanz werden in 20,0 ml kohlendioxidfreiem Wasser *R* gelöst. Der *p*H-Wert der Lösung muß zwischen 4,5 und 5,5 liegen.

Optische Drehung (2.2.7): Der Drehungswinkel, an der Prüflösung bestimmt, muß zwischen −0,10 und +0,10° liegen.

Verwandte Substanzen: Die Prüfung erfolgt mit Hilfe der Flüssigchromatographie (2.2.29).

Untersuchungslösung: 20,0 mg Substanz werden in einer Mischung von 1 Volumteil Acetonitril *R* und 9 Volumteilen mobiler Phase A zu 20,0 ml gelöst.

Referenzlösung a: 10,0 mg 2-Benzylpyridin *R* werden in 10,0 ml Untersuchungslösung gelöst. Die Lösung wird mit einer Mischung von 1 Volumteil Acetonitril *R* und 9 Volumteilen mobiler Phase A zu 100,0 ml verdünnt.

Referenzlösung b: 2,0 ml Untersuchungslösung werden mit einer Mischung von 1 Volumteil Acetonitril *R* und 9 Volumteilen mobiler Phase A zu 100,0 ml verdünnt. 1,0 ml dieser Lösung wird mit einer Mischung von 1 Volumteil Acetonitril *R* und 9 Volumteilen mobiler Phase A zu 10,0 ml verdünnt.

Die Chromatographie kann durchgeführt werden mit

- einer Säule aus rostfreiem Stahl von 0,30 m Länge und 3,9 mm innerem Durchmesser, gepackt mit dimethyloctadecylsilyliertem Kieselgel zur Chromatographie *R* (10 µm)
- einer Mischung der mobilen Phase A und B unter Einsatz der Gradientenelution bei einer Durchflußrate von 1 ml je Minute:

  mobile Phase A: Eine Lösung von Natriumheptansulfonat *R* (5,056 g · l^{-1}), die mit Phosphorsäure 85 % *R* auf einen *p*H-Wert von 2,5 eingestellt wurde

  mobile Phase B: Acetonitril *R*

Zeit (min)	mobile Phase A (% *V/V*)	mobile Phase B (% *V/V*)	Erläuterungen
0	90	10	Äquilibrierung
0 – 35	90 → 62	10 → 38	linearer Gradient
35 – 37	62 → 90	38 → 10	linearer Gradient

- einem Spektrometer als Detektor bei einer Wellenlänge von 264 nm.

20 µl jeder Lösung werden getrennt eingespritzt. Die Empfindlichkeit des Systems wird so eingestellt, daß die Höhe des Hauptpeaks im Chromatogramm der Referenzlösung b mindestens 50 Prozent des maximalen Ausschlags beträgt. Die Prüfung darf nur ausgewertet werden, wenn das Chromatogramm der Referenzlösung a 3 Hauptpeaks zeigt (Maleinsäure, 2-Benzylpyridin und Pheniramin werden in dieser Reihenfolge eluiert) und die Auflösung zwischen den Peaks von 2-Benzylpyridin und Pheniramin mindestens 8 beträgt.

Im Chromatogramm der Untersuchungslösung darf keine Peakfläche, mit Ausnahme der des Hauptpeaks und der des Maleinsäure-Peaks, größer sein als der Hauptpeak im Chromatogramm der Referenzlösung b (0,2 Prozent). Die Summe aller Peakflächen, mit Ausnahme der des Hauptpeaks und der der Maleinsäure, darf nicht größer sein als das 5fache der Fläche des Hauptpeaks im Chromatogramm der Referenzlösung b (1 Prozent). Peaks, deren Fläche kleiner ist als das 0,5fache der Fläche des Hauptpeaks im Chromatogramm der Referenzlösung b, werden nicht berücksichtigt.

Schwermetalle (2.4.8): 1,0 g Substanz muß der Grenzprüfung C auf Schwermetalle entsprechen (20 ppm). Zur Herstellung der Referenzlösung werden 2 ml Blei-Lösung (10 ppm Pb) *R* verwendet.

Trocknungsverlust (2.2.32): Höchstens 0,5 Prozent, mit 1,000 g Substanz durch 3 h langes Trocknen im Vakuumtrockenschrank bei 60 °C bestimmt.

Sulfatasche (2.4.14): Höchstens 0,1 Prozent, mit 1,0 g Substanz bestimmt.

Gehaltsbestimmung

0,260 g Substanz, in 50 ml wasserfreier Essigsäure *R* gelöst, werden mit Perchlorsäure (0,1 mol · l^{-1}) titriert. Die Bestimmung des Endpunkts erfolgt mit Hilfe der Potentiometrie (2.2.20).

1 ml Perchlorsäure (0,1 mol · l^{-1}) entspricht 17,82 mg $C_{20}H_{24}N_2O_4$.

Lagerung

Vor Licht geschützt.

Verunreinigungen

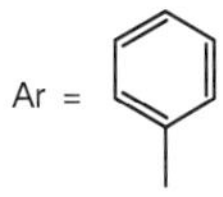

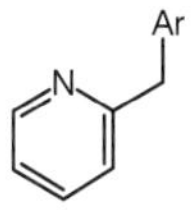

A. 2-Benzylpyridin

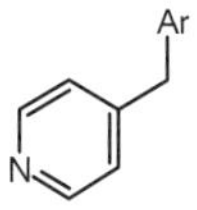

B. 4-Benzylpyridin

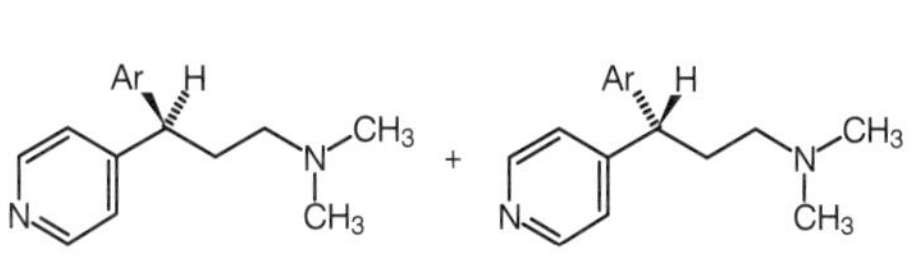

C. (3*RS*)-*N*,*N*-Dimethyl-3-phenyl-3-(pyridin-4-yl)propan-1-amin

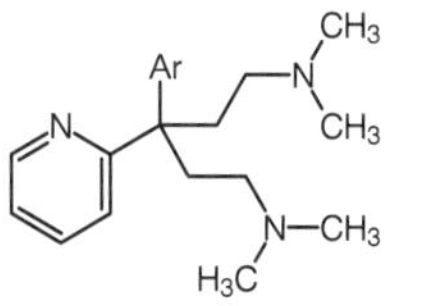

D. *N*,*N*,*N'*,*N'*-Tetramethyl-3-phenyl-3-(pyridin-2-yl)pentan-1,5-diamin.

1999, 148

Phenoxymethylpenicillin

Phenoxymethylpenicillinum

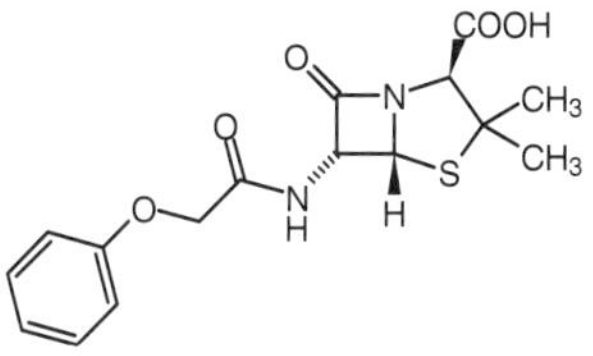

$C_{16}H_{18}N_2O_5S$ M_r 350,4

Definition

Phenoxymethylpenicillin ist (2*S*,5*R*,6*R*)-3,3-Dimethyl-7-oxo-6-[(phenoxyacetyl)amino]-4-thia-1-azabicyclo[3.2.0]heptan-2-carbonsäure, die aus bestimmten Stämmen von *Penicillium notatum* oder verwandten Organismen in einem Kulturmedium mit geeigneten Zusätzen als Vorstufe gewonnen oder durch andere Verfahren hergestellt wird. Die Summe der Prozentgehalte von Phenoxymethylpenicillin und 4-Hydroxyphenoxymethylpenicillin beträgt mindestens 95,0 und höchstens 100,5 Prozent, berechnet auf die wasserfreie Substanz.

Eigenschaften

Weißes, kristallines, schwach hygroskopisches Pulver; sehr schwer löslich in Wasser, löslich in Ethanol.

Prüfung auf Identität

1: B.
2: A, C, D.

A. Die Substanz entspricht der Prüfung „*p*H-Wert" (siehe „Prüfung auf Reinheit").

B. Die Prüfung erfolgt mit Hilfe der IR-Spektroskopie (2.2.24) durch Vergleich des Spektrums der Substanz mit dem von Phenoxymethylpenicillin *CRS*.

C. Die Prüfung erfolgt mit Hilfe der Dünnschichtchromatographie (2.2.27) unter Verwendung einer Schicht von silanisiertem Kieselgel H *R*.

Untersuchungslösung: 25 mg Substanz werden in 5 ml Aceton *R* gelöst.

Referenzlösung a: 25 mg Phenoxymethylpenicillin *CRS* werden in 5 ml Aceton *R* gelöst.

Referenzlösung b: 25 mg Benzylpenicillin-Kalium *CRS* und 25 mg Phenoxymethylpenicillin-Kalium *CRS* werden in 5 ml Wasser *R* gelöst.

Auf die Platte wird getrennt 1 µl jeder Lösung aufgetragen. Die Chromatographie erfolgt mit einer Mischung von 30 Volumteilen Aceton *R* und 70 Volumteilen einer Lösung von Ammoniumacetat *R* ($154 g \cdot l^{-1}$), deren *p*H-Wert zuvor mit Essigsäure 98 % *R* auf 5,0 eingestellt wurde, über eine Laufstrecke von 15 cm. Die Platte wird an der Luft trocknen gelassen und anschließend Iodgas ausgesetzt, bis Flecke erscheinen. Die Auswertung erfolgt im Tageslicht. Der Hauptfleck im Chromatogramm der Untersuchungslösung entspricht in bezug auf Lage, Farbe und Größe dem Hauptfleck im Chromatogramm der Referenzlösung a. Die Prüfung darf nur ausgewertet werden, wenn das Chromatogramm der Referenzlösung b deutlich voneinander getrennt 2 Flecke zeigt.

D. Etwa 2 mg Substanz werden in einem Reagenzglas von etwa 150 mm Länge und 15 mm Durchmesser mit 0,05 ml Wasser *R* befeuchtet. Nach Zusatz von 2 ml Formaldehyd-Schwefelsäure *R* wird der Inhalt des Reagenzglases durch Schütteln gemischt. Die Lösung ist rötlichbraun. Wird das Reagenzglas 1 min lang in ein Wasserbad gestellt, entsteht eine intensive rotbraune Färbung.

Prüfung auf Reinheit

***p*H-Wert** (2.2.3): 50 mg Substanz werden in 10 ml kohlendioxidfreiem Wasser *R* suspendiert. Der *p*H-Wert der Suspension muß zwischen 2,4 und 4,0 liegen.

Spezifische Drehung (2.2.7): 0,250 g Substanz werden in 1-Butanol *R* zu 25,0 ml gelöst. Die spezifische Drehung muß zwischen +186 und +200° liegen, berechnet auf die wasserfreie Substanz.

Verwandte Substanzen: Die Prüfung erfolgt mit Hilfe der Flüssigchromatographie (2.2.29) wie unter „Gehaltsbestimmung“ beschrieben.

20 µl Referenzlösung d werden eingespritzt und die isokratische Elution mit der gewählten mobilen Phase bis zum Auftreten des Phenoxymethylpenicillin-Peaks durchgeführt. Die Empfindlichkeit des Systems wird so eingestellt, daß ein Peak mit einem Signal-Rausch-Verhältnis von mindestens 3 erhalten wird.

20 µl Referenzlösung e werden eingespritzt.

20 µl Untersuchungslösung b werden eingespritzt und die Elution wird unter isokratischen Bedingungen begonnen. Unmittelbar nach dem Auftreten des Phenoxymethylpenicillin-Peaks wird wie nachfolgend beschrieben auf lineare Gradientenelution übergegangen.

Zeit (min)	mobile Phase A (% *V/V*)	mobile Phase B (% *V/V*)	Erläuterungen
0 – 20	60 → 0	40 → 100	linearer Gradient
20 – 35	0	100	isokratisch
35 – 50	0 → 60	100 → 40	Re-Äquilibrierung

Für einen Blindversuch wird die Lösungsmittelmischung eingespritzt und die Elution auf gleiche Weise durchgeführt. Im Chromatogramm der Untersuchungslösung b darf keine Peakfläche mit Ausnahme der des Hauptpeaks und des dem 4-Hydroxyphenoxymethylpenicillin entsprechenden Peaks größer sein als die Fläche des Hauptpeaks im Chromatogramm der Referenzlösung e (1 Prozent).

4-Hydroxyphenoxymethylpenicillin: Höchstens 4,0 Prozent, berechnet auf die wasserfreie Substanz. Die Prüfung erfolgt mit Hilfe der Flüssigchromatographie (2.2.29) wie unter „Gehaltsbestimmung“ beschrieben.

Wasser (2.5.12): Höchstens 0,5 Prozent, mit 1,000 g Substanz nach der Karl-Fischer-Methode bestimmt.

Gehaltsbestimmung

Die Bestimmung erfolgt mit Hilfe der Flüssigchromatographie (2.2.29).

Lösungsmittelmischung: Zu 250 ml Kaliumdihydrogenphosphat-Lösung (0,2 mol · l^{-1}) *R* werden 500 ml Wasser *R* zugesetzt. Die Mischung wird mit einer Lösung von Natriumhydroxid *R* (8,4 g · l^{-1}) auf einen *p*H-Wert von 6,5 eingestellt und mit Wasser *R* zu 1000 ml verdünnt.

Untersuchungslösung a: 50,0 mg Substanz werden in der Lösungsmittelmischung zu 50,0 ml gelöst.

Untersuchungslösung b: Die Lösung ist unmittelbar vor Gebrauch herzustellen. 80,0 mg Substanz werden in der Lösungsmittelmischung zu 20,0 ml gelöst.

Referenzlösung a: 55,0 mg Phenoxymethylpenicillin-Kalium *CRS* werden in der Lösungsmittelmischung zu 50,0 ml gelöst.

Referenzlösung b: 20,0 mg 4-Hydroxyphenoxymethylpenicillin *CRS* werden in der Lösungsmittelmischung zu 50,0 ml gelöst. 5,0 ml Lösung werden mit der Lösungsmittelmischung zu 100,0 ml verdünnt.

Referenzlösung c: 10 mg Phenoxymethylpenicillin-Kalium *CRS* und 10 mg Benzylpenicillin-Natrium *CRS* werden in der Lösungsmittelmischung zu 50 ml gelöst.

Referenzlösung d: 1,0 ml Referenzlösung a wird mit der Lösungsmittelmischung zu 20 ml verdünnt. 1,0 ml dieser Lösung wird mit der Lösungsmittelmischung zu 50 ml verdünnt.

Referenzlösung e: 1,0 ml Referenzlösung a wird mit der Lösungsmittelmischung zu 25,0 ml verdünnt.

Die Chromatographie kann durchgeführt werden mit

- einer Säule von 0,25 m Länge und 4,6 mm innerem Durchmesser, gepackt mit octadecylsilyliertem Kieselgel zur Chromatographie *R* (5 µm)
- einer Mischung der mobilen Phasen A und B bei einer Durchflußrate von 1,0 ml je Minute:

  mobile Phase A: 10 Volumteile Phosphat-Pufferlösung *p*H 3,5 *R*, 30 Volumteile Methanol *R* und 60 Volumteile Wasser *R* werden gemischt

  mobile Phase B: 10 Volumteile Phosphat-Pufferlösung *p*H 3,5 *R*, 35 Volumteile Wasser *R* und 55 Volumteile Methanol *R* werden gemischt
- einem Spektrometer als Detektor bei einer Wellenlänge von 254 nm.

Die Säule wird mit einer Mischung von 60 Volumteilen mobiler Phase A und 40 Volumteilen mobiler Phase B äquilibriert.

20 µl Referenzlösung c werden eingespritzt. Die Bestimmung darf nur ausgewertet werden, wenn die Auflösung zwischen den beiden Hauptpeaks mindestens 6,0 beträgt (falls erforderlich wird das Verhältnis von Phase A zu Phase B in der mobilen Phase geändert) und das Massenverteilungsverhältnis für den zweiten Peak (Phenoxymethylpenicillin) zwischen 5,0 und 7,0 liegt.

Die Referenzlösung a wird insgesamt 6mal eingespritzt. Die Bestimmung darf nur ausgewertet werden, wenn die relative Standardabweichung der Fläche des Hauptpeaks höchstens 1,0 Prozent beträgt.

Untersuchungslösung a, Referenzlösung a und Referenzlösung b werden abwechselnd eingespritzt.

Der Prozentgehalt an Phenoxymethylpenicillin wird durch Multiplikation des Prozentgehalts an Phenoxymethylpenicillin-Kalium mit 0,902 berechnet.

Der Prozentgehalt an 4-Hydroxyphenoxymethylpenicillin wird berechnet.

Lagerung

Vor Feuchtigkeit geschützt.

Verunreinigungen

A. Benzylpenicillin

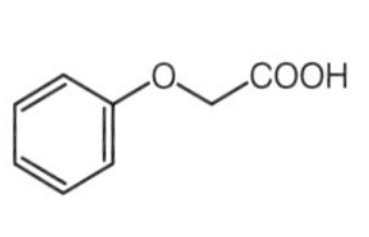

B. Phenoxyessigsäure

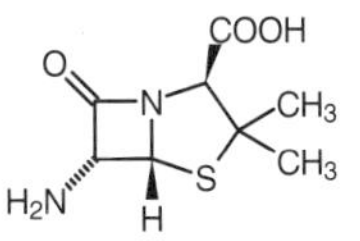

C. (2*S*,5*R*,6*R*)-6-Amino-3,3-dimethyl-7-oxo-4-thia-1-azabicyclo[3.2.0]heptan-2-carbonsäure (6-Aminopenicillansäure)

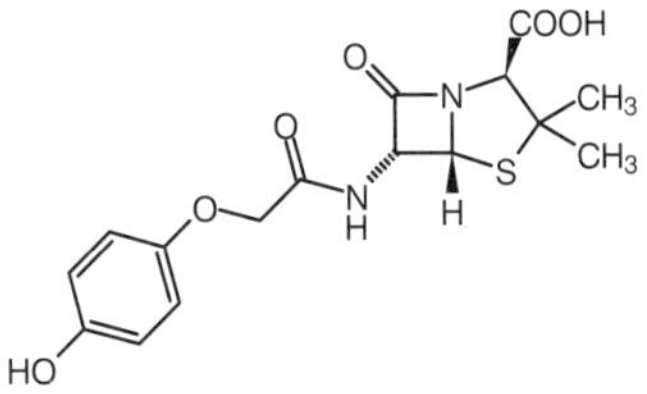

D. (2*S*,5*R*,6*R*)-3,3-Dimethyl-7-oxo-6-[[2-(4-hydroxyphenoxy)acetyl]amino]-4-thia-1-azabicyclo[3.2.0]heptan-2-carbonsäure (4-Hydroxyphenoxymethylpenicillin)

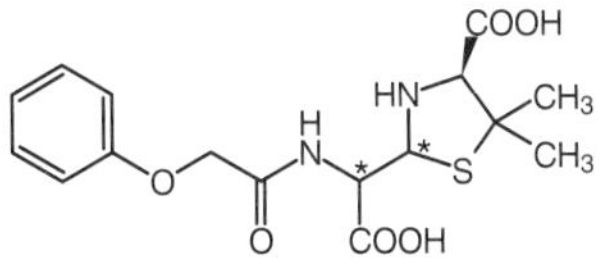

E. (4*S*)-2-[Carboxy[(phenoxyacetyl)amino]methyl]-5,5-dimethylthiazolidin-4-carbonsäure (Penicillosäuren des Phenoxymethylpenicillins)

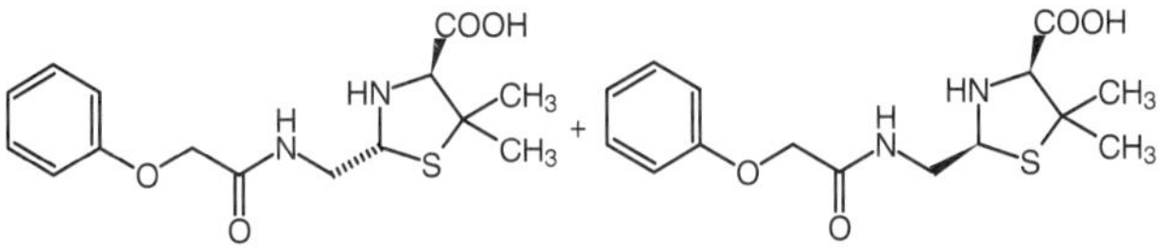

F. (2*RS*,4*S*)-5,5-Dimethyl-2-[[(phenoxyacetyl)amino]methyl]thiazolidin-4-carbonsäure (Penillosäuren des Phenoxymethylpenicillins).

1999, 149

Phenoxymethylpenicillin-Kalium

Phenoxymethylpenicillinum kalicum

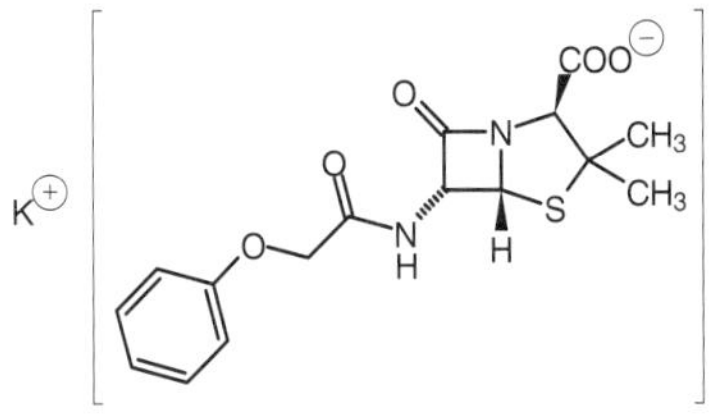

$C_{16}H_{17}KN_2O_5S$ M_r 388,5

Definition

Phenoxymethylpenicillin-Kalium ist das Kaliumsalz der (2*S*,5*R*,6*R*)-3,3-Dimethyl-7-oxo-6-[(phenoxyacetyl)amino]-4-thia-1-azabicyclo[3.2.0]heptan-2-carbonsäure, die aus bestimmten Stämmen von *Penicillium notatum* oder verwandten Organismen in einem Kulturmedium mit geeigneten Zusätzen als Vorstufe gewonnen oder durch andere Verfahren hergestellt wird. Die Summe der Prozentgehalte von Phenoxymethylpenicillin-Kalium und 4-Hydroxyphenoxymethylpenicillin-Kalium beträgt mindestens 95,0 und höchstens 100,5 Prozent, berechnet auf die wasserfreie Substanz.

Eigenschaften

Weißes, kristallines Pulver; leicht löslich in Wasser, praktisch unlöslich in Ethanol.

Prüfung auf Identität

1: A, D.

2: B, C, D.

A. Die Prüfung erfolgt mit Hilfe der IR-Spektroskopie (2.2.24) durch Vergleich des Spektrums der Substanz mit dem von Phenoxymethylpenicillin-Kalium *CRS*.

B. Die Prüfung erfolgt mit Hilfe der Dünnschichtchromatographie (2.2.27) unter Verwendung einer Schicht von silanisiertem Kieselgel H *R*.

Untersuchungslösung: 25 mg Substanz werden in 5 ml Wasser *R* gelöst.

Referenzlösung a: 25 mg Phenoxymethylpenicillin-Kalium *CRS* werden in 5 ml Wasser *R* gelöst.

Referenzlösung b: 25 mg Benzylpenicillin-Kalium *CRS* und 25 mg Phenoxymethylpenicillin-Kalium *CRS* werden in 5 ml Wasser *R* gelöst.

Auf die Platte wird getrennt 1 µl jeder Lösung aufgetragen. Die Chromatographie erfolgt mit einer Mischung von 30 Volumteilen Aceton *R* und 70 Volumteilen einer Lösung von Ammoniumacetat *R* ($154\ g \cdot l^{-1}$), deren *p*H-Wert zuvor mit Essigsäure 98 % *R* auf 5,0 eingestellt wurde, über eine Laufstrecke von 15 cm. Die Platte wird an der Luft trocknen gelassen und anschließend Iodgas ausgesetzt, bis Flecke erscheinen. Die Auswertung erfolgt im Tageslicht. Der Hauptfleck im Chromatogramm der Untersuchungslösung entspricht in bezug auf Lage, Farbe und Größe dem Hauptfleck im Chromatogramm der Referenzlösung a. Die Prüfung darf nur ausgewertet werden, wenn das Chromatogramm der Referenzlösung b deutlich voneinander getrennt 2 Flecke zeigt.

C. Etwa 2 mg Substanz werden in einem Reagenzglas von etwa 150 mm Länge und 15 mm Durchmesser mit 0,05 ml Wasser *R* befeuchtet. Nach Zusatz von 2 ml Formaldehyd-Schwefelsäure *R* wird der Inhalt des Reagenzglases durch Schütteln gemischt. Die Lösung ist rötlichbraun. Wird das Reagenzglas 1 min lang in ein Wasserbad gestellt, entsteht eine intensive rotbraune Färbung.

D. Die Substanz gibt die Identitätsreaktion a auf Kalium (2.3.1).

Prüfung auf Reinheit

***p*H-Wert** (2.2.3): 50 mg Substanz werden in kohlendioxidfreiem Wasser *R* zu 10 ml gelöst. Der *p*H-Wert der Lösung muß zwischen 5,5 und 7,5 liegen.

Spezifische Drehung (2.2.7): 0,250 g Substanz werden in kohlendioxidfreiem Wasser *R* zu 25,0 ml gelöst. Die spezifische Drehung muß zwischen +215 und +230° liegen, berechnet auf die wasserfreie Substanz.

Verwandte Substanzen: Die Prüfung erfolgt mit Hilfe der Flüssigchromatographie (2.2.29) wie unter „Gehaltsbestimmung" beschrieben.

20 µl Referenzlösung d werden eingespritzt und die isokratische Elution mit der gewählten mobilen Phase bis zum Auftreten des Phenoxymethylpenicillin-Peaks durchgeführt. Die Empfindlichkeit des Systems wird so eingestellt, daß ein Peak mit einem Signal-Rausch-Verhältnis von mindestens 3 erhalten wird.

20 µl Referenzlösung e werden eingespritzt.

20 µl Untersuchungslösung b werden eingespritzt und die Elution wird unter isokratischen Bedingungen begonnen. Unmittelbar nach dem Auftreten des Phenoxymethylpenicillin-Peaks wird wie nachfolgend beschrieben auf lineare Gradientenelution übergegangen.

Zeit (min)	mobile Phase A (% *V/V*)	mobile Phase B (% *V/V*)	Erläuterungen
0 – 20	60 → 0	40 → 100	linearer Gradient
20 – 35	0	100	isokratisch
35 – 50	0 → 60	100 → 40	Re-Äquilibrierung

Für einen Blindversuch wird die Lösungsmittelmischung eingespritzt und die Elution auf gleiche Weise durchgeführt. Im Chromatogramm der Untersuchungslösung b darf keine Peakfläche mit Ausnahme der des Hauptpeaks und des dem 4-Hydroxyphenoxymethylpenicillin entsprechenden Peaks größer sein als die Fläche des Hauptpeaks im Chromatogramm der Referenzlösung e (1 Prozent).

4-Hydroxyphenoxymethylpenicillin-Kalium: Höchstens 4,0 Prozent, berechnet auf die wasserfreie Substanz. Die Prüfung erfolgt mit Hilfe der Flüssigchromatographie (2.2.29) wie unter „Gehaltsbestimmung" beschrieben.

Wasser (2.5.12): Höchstens 1,0 Prozent, mit 1,000 g Substanz nach der Karl-Fischer-Methode bestimmt.

Gehaltsbestimmung

Die Bestimmung erfolgt mit Hilfe der Flüssigchromatographie (2.2.29).

Lösungsmittelmischung: Zu 250 ml Kaliumdihydrogenphosphat-Lösung (0,2 mol · l^{-1}) *R* werden 500 ml Wasser *R* zugesetzt. Die Mischung wird mit einer Lösung von Natriumhydroxid *R* (8,4 g · l^{-1}) auf einen *p*H-Wert von 6,5 eingestellt und mit Wasser *R* zu 1000 ml verdünnt.

Untersuchungslösung a: 50,0 mg Substanz werden in der Lösungsmittelmischung zu 50,0 ml gelöst.

Untersuchungslösung b: Die Lösung ist unmittelbar vor Gebrauch herzustellen. 80,0 mg Substanz werden in der Lösungsmittelmischung zu 20,0 ml gelöst.

Referenzlösung a: 50,0 mg Phenoxymethylpenicillin-Kalium *CRS* werden in der Lösungsmittelmischung zu 50,0 ml gelöst.

Referenzlösung b: 20,0 mg 4-Hydroxyphenoxymethylpenicillin *CRS* werden in der Lösungsmittelmischung zu 50,0 ml gelöst. 5,0 ml Lösung werden mit der Lösungsmittelmischung zu 100,0 ml verdünnt.

Referenzlösung c: 10 mg Phenoxymethylpenicillin-Kalium *CRS* und 10 mg Benzylpenicillin-Natrium *CRS* werden in der Lösungsmittelmischung zu 50 ml gelöst.

Referenzlösung d: 1,0 ml Referenzlösung a wird mit der Lösungsmittelmischung zu 20 ml verdünnt. 1,0 ml dieser Lösung wird mit der Lösungsmittelmischung zu 50 ml verdünnt.

Referenzlösung e: 1,0 ml Referenzlösung a wird mit der Lösungsmittelmischung zu 25,0 ml verdünnt.

Die Chromatographie kann durchgeführt werden mit

- einer Säule von 0,25 m Länge und 4,6 mm innerem Durchmesser, gepackt mit octadecylsilyliertem Kieselgel zur Chromatographie *R* (5 µm)
- einer mobilen Phase bei einer Durchflußrate von 1,0 ml je Minute:
  mobile Phase A: 10 Volumteile Phosphat-Pufferlösung *p*H 3,5 *R*, 30 Volumteile Methanol *R* und 60 Volumteile Wasser *R* werden gemischt
  mobile Phase B: 10 Volumteile Phosphat-Pufferlösung *p*H 3,5 *R*, 35 Volumteile Wasser *R* und 55 Volumteile Methanol *R* werden gemischt
- einem Spektrometer als Detektor bei einer Wellenlänge von 254 nm.

Die Säule wird mit einer Mischung von 60 Volumteilen mobiler Phase A und 40 Volumteilen mobiler Phase B äquilibriert.

20 µl Referenzlösung c werden eingespritzt. Die Bestimmung darf nur ausgewertet werden, wenn die Auflösung zwischen den beiden Hauptpeaks mindestens 6,0 beträgt (falls erforderlich wird das Verhältnis von Phase A zu Phase B in der mobilen Phase geändert) und das Massenverteilungsverhältnis für den zweiten Peak (Phenoxymethylpenicillin) zwischen 5,0 und 7,0 liegt.

Die Referenzlösung a wird insgesamt 6mal eingespritzt. Die Bestimmung darf nur ausgewertet werden, wenn die relative Standardabweichung der Fläche des Hauptpeaks höchstens 1,0 Prozent beträgt.

Untersuchungslösung a, Referenzlösung a und Referenzlösung b werden abwechselnd eingespritzt.

Der Prozentgehalt an Phenoxymethylpenicillin-Kalium wird berechnet. Der Prozentgehalt an 4-Hydroxyphenoxymethylpenicillin-Kalium wird durch Multiplikation des Prozentgehalts an 4-Hydroxyphenoxymethylpenicillin mit 1,104 berechnet.

Verunreinigungen

A. Benzylpenicillin

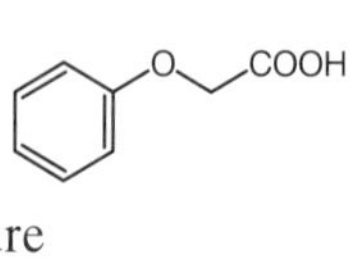

B. Phenoxyessigsäure

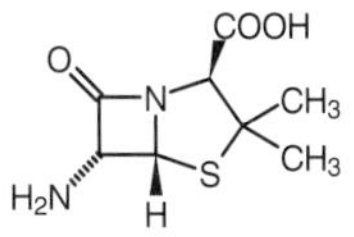

C. (2*S*,5*R*,6*R*)-6-Amino-3,3-dimethyl-7-oxo-4-thia-1-azabicyclo[3.2.0]heptan-2-carbonsäure (6-Aminopenicillansäure)

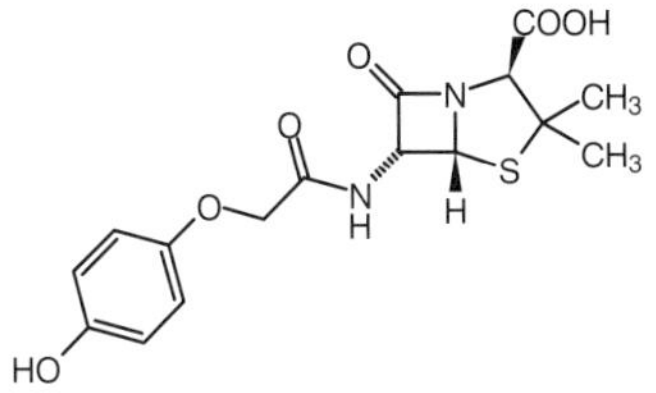

D. (2*S*,5*R*,6*R*)-3,3-Dimethyl-7-oxo-6-[[2-(4-hydroxyphenoxy)acetyl]amino]-4-thia-1-azabicyclo[3.2.0]heptan-2-carbonsäure (4-Hydroxyphenoxymethylpenicillin)

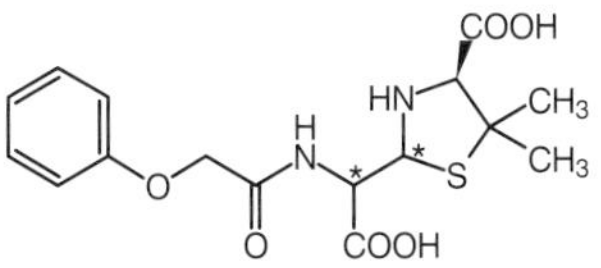

E. (4*S*)-2-[Carboxy[(phenoxyacetyl)amino]methyl]-5,5-dimethylthiazolidin-4-carbonsäure (Penicillosäuren des Phenoxymethylpenicillins)

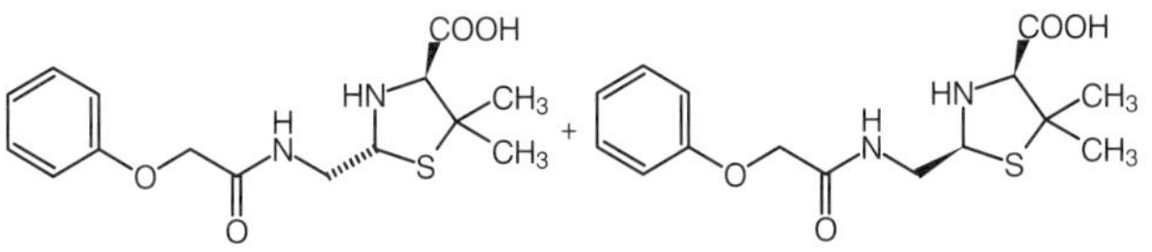

F. (2*RS*,4*S*)-5,5-Dimethyl-2-[[(phenoxyacetyl)amino]methyl]thiazolidin-4-carbonsäure (Penillosäuren des Phenoxymethylpenicillins).

1999, 782

Phenylalanin

Phenylalaninum

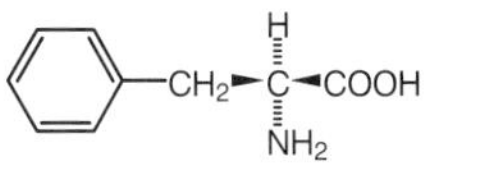

$C_9H_{11}NO_2$ M_r 165,2

Definition

Phenylalanin[1] enthält mindestens 98,5 und höchstens 101,0 Prozent (*S*)-2-Amino-3-phenylpropansäure, berechnet auf die getrocknete Substanz.

[1] Diese Fassung des Textes entspricht der Eilrevision „Resolution AP-CSP (98) 10".

Herstellung

Wenn Phenylalanin durch Fermentation hergestellt wird, muß es zusätzlich den Anforderungen der Monographie **Fermentationsprodukte (Producta ab fermentatione)** entsprechen.

Eigenschaften

Weißes bis fast weißes, kristallines Pulver oder weiße, glänzende Flocken; wenig löslich in Wasser, sehr schwer löslich in Ethanol, praktisch unlöslich in Ether. Die Substanz löst sich in verdünnten Mineralsäuren und verdünnten Alkalihydroxid-Lösungen.

Prüfung auf Identität

1: A, B.

2: A, C, D.

A. Die Substanz entspricht der Prüfung „Spezifische Drehung" (siehe „Prüfung auf Reinheit").

B. Die Prüfung erfolgt mit Hilfe der IR-Spektroskopie (2.2.24) durch Vergleich des Spektrums der Substanz mit dem von Phenylalanin *CRS*. Die Prüfung erfolgt mit Hilfe von Preßlingen.

C. Die bei der Prüfung „Mit Ninhydrin nachweisbare Substanzen" (siehe „Prüfung auf Reinheit") erhaltenen Chromatogramme werden ausgewertet. Der Hauptfleck im Chromatogramm der Untersuchungslösung b entspricht in bezug auf Lage, Farbe und Größe dem Hauptfleck im Chromatogramm der Referenzlösung a.

D. Etwa 10 mg Substanz werden mit 0,5 g Kaliumnitrat *R* und 2 ml Schwefelsäure *R* versetzt. Nach 20 min langem Erhitzen im Wasserbad wird erkalten gelassen. Nach Zusatz von 5 ml einer Lösung von Hydroxylaminhydrochlorid *R* (50 g · l^{-1}) wird 10 min lang in einer Eis-Wasser-Mischung stehengelassen. Nach Zusatz von 9 ml konzentrierter Natriumhydroxid-Lösung *R* entwickelt sich eine rot- bis braunviolette Färbung.

Prüfung auf Reinheit

Aussehen der Lösung: 0,5 g Substanz werden in Salzsäure (1 mol · l^{-1}) zu 10 ml gelöst. Die Lösung muß klar (2.2.1) und darf nicht stärker gefärbt sein als die Farbvergleichslösung BG_6 (2.2.2, Methode II).

Spezifische Drehung (2.2.7): 0,50 g Substanz werden in Wasser *R* zu 25,0 ml gelöst. Die spezifische Drehung muß zwischen –33,0 und –35,5° liegen, berechnet auf die getrocknete Substanz.

Mit Ninhydrin nachweisbare Substanzen: Die Prüfung erfolgt mit Hilfe der Dünnschichtchromatographie (2.2.27) unter Verwendung einer Schicht eines geeigneten Kieselgels.

Untersuchungslösung a: 0,10 g Substanz werden in einer Mischung gleicher Volumteile Essigsäure 98 % *R* und Wasser *R* zu 10 ml gelöst.

Untersuchungslösung b: 1 ml Untersuchungslösung a wird mit einer Mischung gleicher Volumteile Essigsäure 98 % *R* und Wasser *R* zu 50 ml verdünnt.

Referenzlösung a: 10 mg Phenylalanin *CRS* werden in einer Mischung gleicher Volumteile Essigsäure 98 % *R* und Wasser *R* zu 50 ml gelöst.

Referenzlösung b: 5 ml Untersuchungslösung b werden mit einer Mischung gleicher Volumteile Essigsäure 98 % *R* und Wasser *R* zu 20 ml verdünnt.

Referenzlösung c: 10 mg Phenylalanin *CRS* und 10 mg Tyrosin *CRS* werden in einer Mischung gleicher Volumteile Essigsäure 98 % *R* und Wasser *R* zu 25 ml gelöst.

Auf die Platte werden getrennt 5 µl jeder Lösung aufgetragen. Die Chromatographie erfolgt mit einer Mischung von 20 Volumteilen Essigsäure 98 % *R*, 20 Volumteilen Wasser *R* und 60 Volumteilen 1-Butanol *R* über eine Laufstrecke von 15 cm. Die Platte wird an der Luft trocknen gelassen, mit Ninhydrin-Lösung *R* besprüht und 15 min lang bei 100 bis 105 °C erhitzt. Kein im Chromatogramm der Untersuchungslösung a auftretender Nebenfleck darf größer oder stärker gefärbt sein als der Fleck im Chromatogramm der Referenzlösung b (0,5 Prozent). Die Prüfung darf nur ausgewertet werden, wenn das Chromatogramm der Referenzlösung c deutlich voneinander getrennt 2 Flecke zeigt.

Chlorid (2.4.4): 0,25 g Substanz werden in 3 ml verdünnter Salpetersäure *R* gelöst. Die mit Wasser *R* zu 15 ml verdünnte Lösung muß ohne weiteren Zusatz von Salpetersäure der Grenzprüfung auf Chlorid entsprechen (200 ppm).

Sulfat (2.4.13): 0,5 g Substanz, in einer Mischung von 5 Volumteilen verdünnter Salzsäure *R* und 25 Volumteilen destilliertem Wasser *R* zu 15 ml gelöst, müssen der Grenzprüfung auf Sulfat entsprechen (300 ppm).

Ammonium: Mit 2 Uhrgläsern von 60 mm Durchmesser wird durch Aufeinanderlegen ein Hohlraum gebildet. An die Innenwand des oberen Uhrglases wird mit einigen Tropfen Wasser *R* ein Stück rotes Lackmuspapier *R* von 5 mm × 5 mm geklebt. Auf das untere Uhrglas werden 50 mg fein pulverisierte Substanz gebracht und in 0,5 ml Wasser *R* gelöst oder suspendiert. Nach Zusatz von 0,30 g schwerem Magnesiumoxid *R* wird kurz mit einem Glasstab verrieben und das obere Uhrglas sofort auf das untere Uhrglas gelegt. In gleicher Weise wird gleichzeitig eine Referenzmischung aus 0,1 ml Ammonium-Lösung (100 ppm NH_4) *R*, 0,5 ml Wasser *R* und 0,30 g schwerem Magnesiumoxid *R* angesetzt. Untersuchungs- und Referenzmischung werden 15 min lang bei 40 °C erwärmt. Das Lackmuspapier über der Untersuchungsmischung darf sich nicht intensiver blau färben als das Lackmuspapier über der Referenzmischung (200 ppm).

Eisen (2.4.9): In einem Scheidetrichter wird 1,0 g Substanz in 10 ml verdünnter Salzsäure *R* gelöst. Die Lösung wird 3mal je 3 min lang mit je 10 ml Isobutylmethylketon *R* 1 ausgeschüttelt. Die vereinigten organischen Phasen werden 3 min lang mit 10 ml Wasser *R* ausgeschüttelt. Die wäßrige Phase muß der Grenzprüfung auf Eisen entsprechen (10 ppm).

Schwermetalle (2.4.8): 2,0 g Substanz müssen der Grenzprüfung D auf Schwermetalle entsprechen (10 ppm). Zur Herstellung der Referenzlösung werden 2 ml Blei-Lösung (10 ppm Pb) *R* verwendet.

Trocknungsverlust (2.2.32): Höchstens 0,5 Prozent, mit 1,000 g Substanz durch Trocknen im Trockenschrank bei 100 bis 105 °C bestimmt.

Sulfatasche (2.4.14): Höchstens 0,1 Prozent, mit 1,0 g Substanz bestimmt.

Gehaltsbestimmung

0,100 g Substanz, in 3 ml wasserfreier Ameisensäure *R* gelöst, werden nach Zusatz von 30 ml wasserfreier Essigsäure *R* und 0,1 ml Naphtholbenzein-Lösung *R* mit Perchlorsäure (0,1 mol · l^{-1}) bis zum Farbumschlag von Gelb nach Grün titriert.

1 ml Perchlorsäure (0,1 mol · l^{-1}) entspricht 16,52 mg $C_9H_{11}NO_2$.

Lagerung

Gut verschlossen, vor Licht geschützt.

1998, 1253

Phenytoin

Phenytoinum

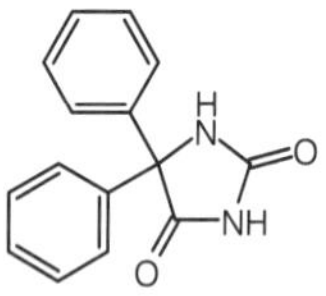

$C_{15}H_{12}N_2O_2$ M_r 252,3

Definition

Phenytoin enthält mindestens 99,0 und höchstens 101,0 Prozent 5,5-Diphenylimidazolidin-2,4-dion, berechnet auf die getrocknete Substanz.

Eigenschaften

Weißes bis fast weißes, kristallines Pulver; praktisch unlöslich in Wasser, wenig löslich in Ethanol, sehr schwer löslich in Dichlormethan. Die Substanz löst sich in verdünnten Lösungen von Alkalihydroxiden.

Prüfung auf Identität

1: A.
2: B, C, D.

A. Die Prüfung erfolgt mit Hilfe der IR-Spektroskopie (2.2.24) durch Vergleich des Spektrums der Substanz mit dem von Phenytoin *CRS*.

B. Die bei der Prüfung „Verwandte Substanzen“ (siehe „Prüfung auf Reinheit“) erhaltenen Chromatogramme werden ausgewertet. Der Hauptfleck im Chromatogramm der Untersuchungslösung b entspricht in bezug auf Lage und Größe dem Hauptfleck im Chromatogramm der Referenzlösung a.

C. Etwa 10 mg Substanz werden mit 1 ml Wasser *R* und 0,05 ml Ammoniak-Lösung *R* bis zum beginnenden Sieden erhitzt. Wird die Mischung mit 0,05 ml einer Lösung von Kupfer(II)-sulfat *R* (50 g · l^{-1}) in verdünnter Ammoniak-Lösung *R* 2 versetzt und geschüttelt, entsteht ein rosafarbener, kristalliner Niederschlag.

D. Die Substanz entspricht der Prüfung „Sulfatasche" (siehe „Prüfung auf Reinheit").

Prüfung auf Reinheit

Aussehen der Lösung: 1,0 g Substanz wird in einer Mischung von 5 ml Natriumhydroxid-Lösung (1 mol · l^{-1}) und 20 ml Wasser *R* gelöst. Die Lösung muß klar (2.2.1) und darf nicht stärker gefärbt sein als die Farbvergleichslösung BG_6 (2.2.2, Methode II).

Sauer oder alkalisch reagierende Substanzen: 1,0 g Substanz wird 2 min lang mit 45 ml Wasser *R* zum Sieden erhitzt. Nach dem Erkaltenlassen wird filtriert. Das Filter wird mit kohlendioxidfreiem Wasser *R* gewaschen. Filtrat und Waschflüssigkeit werden vereinigt und mit kohlendioxidfreiem Wasser *R* zu 50 ml verdünnt. 10 ml Lösung werden mit 0,15 ml Methylrot-Lösung *R* versetzt. Bis zum Farbumschlag nach Rot dürfen höchstens 0,5 ml Salzsäure (0,01 mol · l^{-1}) verbraucht werden. 10 ml Lösung werden mit 0,15 ml Bromthymolblau-Lösung *R* 1 versetzt. Bis zum Farbumschlag nach Blau dürfen höchstens 0,5 ml Natriumhydroxid-Lösung (0,01 mol · l^{-1}) verbraucht werden.

Verwandte Substanzen: Die Prüfung erfolgt mit Hilfe der Dünnschichtchromatographie (2.2.27) unter Verwendung einer Schicht eines geeigneten Kieselgels, das einen Fluoreszenzindikator mit intensivster Anregung der Fluoreszenz bei 254 nm enthält. Die Platte wird vor der Verwendung mit einer Mischung von 30 Volumteilen Dioxan *R* und 75 Volumteilen Hexan *R* gewaschen und an der Luft trocknen gelassen.

Untersuchungslösung a: 0,40 g Substanz werden in einer Mischung von gleichen Volumteilen Aceton *R* und Methanol *R* zu 10 ml gelöst.

Untersuchungslösung b: 1 ml Untersuchungslösung a wird mit einer Mischung von gleichen Volumteilen Aceton *R* und Methanol *R* zu 20 ml verdünnt.

Referenzlösung a: 20 mg Phenytoin *CRS* werden in einer Mischung von gleichen Volumteilen Aceton *R* und Methanol *R* zu 10 ml gelöst.

Referenzlösung b: 8 mg Benzophenon *R* werden in einer Mischung von gleichen Volumteilen Aceton *R* und Methanol *R* zu 100 ml gelöst.

Referenzlösung c: 8 mg Benzil *R* werden in einer Mischung von gleichen Volumteilen Aceton *R* und Methanol *R* zu 100 ml gelöst.

Referenzlösung d: 1 ml Untersuchungslösung a wird mit einer Mischung von gleichen Volumteilen Aceton *R* und Methanol *R* zu 100 ml verdünnt.

Referenzlösung e: 1 ml Referenzlösung b und 1 ml Referenzlösung c werden gemischt.

Auf die Platte werden getrennt 10 µl jeder Lösung aufgetragen. Die Platte wird 2 min lang im Kaltluftstrom getrocknet. Die Chromatographie erfolgt mit einer Mischung von 30 Volumteilen Dioxan *R* und 75 Volumteilen Hexan *R* über eine Laufstrecke von 15 cm. Die Platte wird an der Luft trocknen gelassen und im ultravioletten Licht bei 254 nm ausgewertet. Ein dem Benzophenon entsprechender Fleck im Chromatogramm der Untersuchungslösung a darf nicht größer oder intensiver sein als der Fleck im Chromatogramm der Referenzlösung b (0,2 Prozent). Ein dem Benzil entsprechender Fleck im Chromatogramm der Untersuchungslösung a darf nicht größer oder intensiver sein als der Fleck im Chromatogramm der Referenzlösung c (0,2 Prozent). Kein Nebenfleck im Chromatogramm der Untersuchungslösung a, mit Ausnahme des dem Benzophenon und des dem Benzil entsprechenden Flecks, darf größer oder intensiver sein als der Fleck im Chromatogramm der Referenzlösung d (1 Prozent). Die Prüfung darf nur ausgewertet werden, wenn das Chromatogramm der Referenzlösung e deutlich voneinander getrennt 2 Hauptflecke zeigt.

Schwermetalle (2.4.8): 2,0 g Substanz müssen der Grenzprüfung C auf Schwermetalle entsprechen (10 ppm). Zur Herstellung der Referenzlösung werden 2 ml Blei-Lösung (10 ppm Pb) *R* verwendet.

Trocknungsverlust (2.2.32): Höchstens 0,5 Prozent, mit 1,000 g Substanz durch Trocknen im Trockenschrank bei 100 bis 105 °C bestimmt.

Sulfatasche (2.4.14): Höchstens 0,1 Prozent, mit 1,0 g Substanz bestimmt.

Gehaltsbestimmung

0,200 g Substanz, in 50 ml Dimethylformamid *R* gelöst, werden mit Natriummethanolat-Lösung (0,1 mol · l^{-1}) titriert. Der Endpunkt wird mit Hilfe der Potentiometrie (2.2.20) bestimmt.

1 ml Natriummethanolat-Lösung (0,1 mol · l^{-1}) entspricht 25,23 mg $C_{15}H_{12}N_2O_2$.

Lagerung

Gut verschlossen.

Verunreinigungen

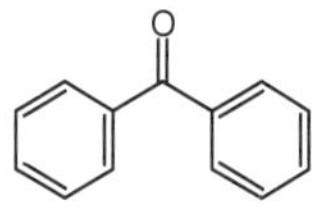

A. Diphenylmethanon (Benzophenon)

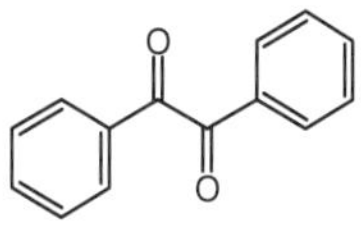

B. Diphenylethandion (Benzil).

P

Monographien

1998, 352

Phthalylsulfathiazol
Phthalylsulfathiazolum

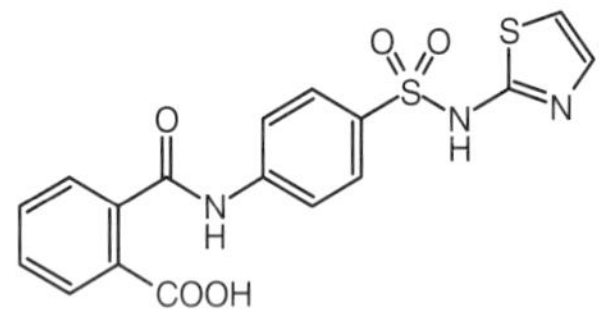

$C_{17}H_{13}N_3O_5S_2$ M_r 403,4

Definition

Phthalylsulfathiazol enthält mindestens 98,5 und höchstens 101,5 Prozent *N*-[4-(2-Thiazolylsulfamoyl)phenyl]phthalamidsäure, berechnet auf die getrocknete Substanz.

Eigenschaften

Weißes bis gelblichweißes, kristallines Pulver; praktisch unlöslich in Wasser und Ether, leicht löslich in Dimethylformamid, schwer löslich in Aceton und Ethanol.

Prüfung auf Identität

1: A, B, E.
2: B, C, D, E.

A. Die Prüfung erfolgt mit Hilfe der IR-Spektroskopie (2.2.24) durch Vergleich des Spektrums der Substanz mit dem von Phthalylsulfathiazol *CRS*.

B. 1 g Substanz wird mit 8,5 ml verdünnter Natriumhydroxid-Lösung *R* versetzt und 30 min lang zum Rückfluß erhitzt. Nach dem Abkühlen wird mit 17,5 ml verdünnter Salzsäure *R* versetzt, kräftig geschüttelt und filtriert. Das Filtrat wird mit verdünnter Natriumhydroxid-Lösung *R* neutralisiert, der Niederschlag abfiltriert und mit Wasser *R* gewaschen. Die Kristalle, aus Wasser *R* umkristallisiert und bei 100 bis 105 °C getrocknet, schmelzen (2.2.14) zwischen 200 und 203 °C.

C. Werden 0,1 g Substanz in einem Reagenzglas mit 3 ml verdünnter Schwefelsäure *R* und 0,5 g Zinkstaub *R* versetzt, entwickeln sich Dämpfe, die Blei(II)-acetat-Papier *R* schwärzen.

D. 0,1 g Substanz werden mit 0,5 g Resorcin *R* und 0,3 ml Schwefelsäure *R* versetzt und im Wasserbad erhitzt, bis eine homogene Mischung erhalten wird. Nach dem Abkühlen wird mit 5 ml verdünnter Natriumhydroxid-Lösung *R* versetzt. Werden 0,1 ml der bräunlichroten Mischung mit Wasser *R* zu 25 ml verdünnt, erscheint eine intensive, grüne Fluoreszenz, die beim Ansäuern verschwindet.

E. Etwa 10 mg der unter „Prüfung auf Identität, B" erhaltenen Kristalle werden in 200 ml Salzsäure ($0,1 mol \cdot l^{-1}$) gelöst. 2 ml dieser Lösung geben die Identitätsreaktion auf primäre aromatische Amine (2.3.1) unter Bildung eines orangefarbenen Niederschlags.

Prüfung auf Reinheit

Aussehen der Lösung: 1,0 g Substanz wird in Natriumhydroxid-Lösung ($1 mol \cdot l^{-1}$) zu 20 ml gelöst. Die Lösung muß klar (2.2.1) und darf nicht stärker gefärbt sein als die Farbvergleichslösung BG_5 (2.2.2, Methode II).

Sauer reagierende Substanzen: 2,0 g Substanz werden 30 min lang mit 20 ml Wasser *R* geschüttelt und abfiltriert. 10 ml Filtrat dürfen nach Zusatz von 0,1 ml Phenolphthalein-Lösung *R* bis zum Farbumschlag höchstens 0,2 ml Natriumhydroxid-Lösung ($0,1 mol \cdot l^{-1}$) verbrauchen.

Sulfathiazol, andere primäre aromatische Amine: 5 mg Substanz werden in einer auf 15 °C gekühlten Mischung von 3,5 ml Wasser *R*, 6 ml verdünnter Salzsäure *R* und 25 ml Ethanol 96 % *R* gelöst. Die Lösung wird unverzüglich in einer Eis-Wasser-Mischung gekühlt, mit 1 ml einer Lösung von Natriumnitrit *R* ($2,5 g \cdot l^{-1}$) versetzt und 3 min lang stehengelassen. Anschließend werden 2,5 ml einer Lösung von Sulfaminsäure *R* ($40 g \cdot l^{-1}$) hinzugefügt und weitere 5 min lang stehengelassen. Nach Zusatz von 1 ml einer Lösung von Naphthylethylendiamindihydrochlorid *R* ($4 g \cdot l^{-1}$) wird mit Wasser *R* zu 50 ml verdünnt. Die Absorption (2.2.25) der Lösung, bei 550 nm gemessen, darf nicht größer sein als die einer gleichzeitig, unter den gleichen Bedingungen hergestellten Referenzlösung, ausgehend von einer Mischung von 1 ml einer Lösung, die 10 mg Sulfathiazol *R* und 0,5 ml Salzsäure *R* in 100 ml enthält, 2,5 ml Wasser *R*, 6 ml verdünnter Salzsäure *R* und 25 ml Ethanol 96 % *R*.

Schwermetalle (2.4.8): 1,0 g Substanz muß der Grenzprüfung C auf Schwermetalle entsprechen (20 ppm). Zur Herstellung der Referenzlösung werden 2 ml Blei-Lösung (10 ppm Pb) *R* verwendet.

Trocknungsverlust (2.2.32): Höchstens 2 Prozent, mit 1,00 g Substanz durch Trocknen im Trockenschrank bei 100 bis 105 °C bestimmt.

Sulfatasche (2.4.14): Höchstens 0,1 Prozent, mit 1,0 g Substanz bestimmt.

Gehaltsbestimmung

0,300 g Substanz, in 40 ml Dimethylformamid *R* gelöst, werden nach Zusatz von 0,2 ml Thymolphthalein-Lösung *R* mit Natriumhydroxid-Lösung ($0,1 mol \cdot l^{-1}$) bis zur Blaufärbung titriert. Ein Blindversuch wird durchgeführt.

1 ml Natriumhydroxid-Lösung ($0,1 mol \cdot l^{-1}$) entspricht 20,17 mg $C_{17}H_{13}N_3O_5S_2$.

Lagerung

Vor Licht geschützt.

1999, 1036

Phytomenadion

Phytomenadionum

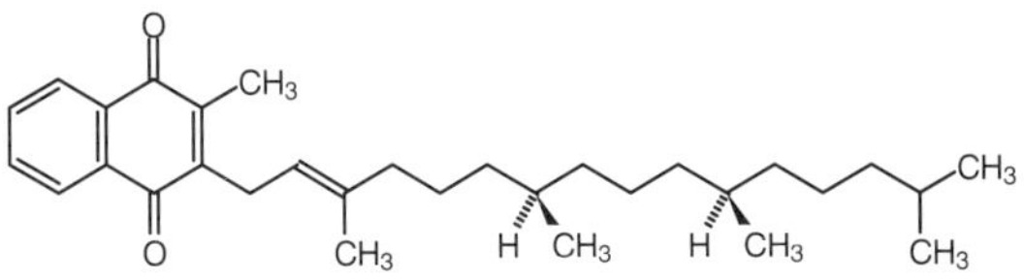

$C_{31}H_{46}O_2$ M_r 450,7

Definition

Phytomenadion ist ein Gemisch von 2-Methyl-3-[(2*E*)-(7*R*,11*R*)-3,7,11,15-tetramethylhexadec-2-enyl]naphthalin-1,4-dion (*trans*-Phytomenadion), 2-Methyl-3-[(2*Z*)-(7*R*,11*R*)-3,7,11,15-tetramethylhexadec-2-enyl]naphthalin-1,4-dion (*cis*-Phytomenadion) und 2,3-Epoxy-2-methyl-3-[(2*E*)-(7*R*,11*R*)-3,7,11,15-tetramethylhexadec-2-enyl]-2,3-dihydronaphthalin-1,4-dion (*trans*-Epoxyphytomenadion). Die Substanz enthält höchstens 4,0 Prozent *trans*-Epoxyphytomenadion und mindestens 75,0 Prozent *trans*-Phytomenadion. Die Summe der 3 Bestandteile beträgt mindestens 97,0 und höchstens 103,0 Prozent.

Eigenschaften

Klare, intensiv gelbe, viskose, ölige Flüssigkeit; praktisch unlöslich in Wasser, wenig löslich in Ethanol, mischbar mit Ether und fetten Ölen. Die Substanz zersetzt sich im Sonnenlicht.

Der Brechungsindex beträgt etwa 1,526.

Prüfung auf Identität

Alle Prüfungen sind so rasch wie möglich und vor direkter Lichteinwirkung geschützt durchzuführen.

A. 10,0 mg Substanz werden in Trimethylpentan *R* zu 100,0 ml gelöst. Die Lösung, zwischen 275 und 340 nm gemessen (2.2.25), zeigt ein Absorptionsmaximum bei 327 nm und ein Absorptionsminimum bei 285 nm. Die spezifische Absorption beträgt im Maximum 67 bis 73. 10,0 ml Lösung werden mit Trimethylpentan *R* zu 50,0 ml verdünnt. Diese Lösung, zwischen 230 und 280 nm gemessen, zeigt Absorptionsmaxima bei 243, 249, 261 und 270 nm.

B. Die bei der Prüfung „Menadion und andere verwandte Substanzen" erhaltenen Chromatogramme werden ausgewertet. Der Hauptfleck im Chromatogramm der Untersuchungslösung b entspricht in bezug auf Lage, Farbe und Größe dem Hauptfleck im Chromatogramm der Referenzlösung a.

C. Werden 50 mg Substanz in 10 ml Methanol *R* gelöst und wird die Lösung mit 1 ml einer Lösung von Kaliumhydroxid *R* ($200\ g \cdot l^{-1}$) in Methanol *R* versetzt, entsteht eine grüne Färbung, die beim Erwärmen im Wasserbad von 40 °C in Rotviolett übergeht und beim Stehenlassen dann rötlichbraun wird.

Prüfung auf Reinheit

Aussehen der Lösung: 2,5 g Substanz werden in Trimethylpentan *R* zu 25 ml gelöst. Die Lösung muß klar (2.2.1) sein.

Säurezahl (2.5.1): Höchstens 2,0, mit 2,00 g Substanz bestimmt.

Menadion und andere verwandte Substanzen: Die Prüfung erfolgt mit Hilfe der Dünnschichtchromatographie (2.2.27) unter Verwendung einer DC-Platte mit Kieselgel F_{254} *R*.

Untersuchungslösung a: 0,40 g Substanz werden in Cyclohexan *R* zu 10 ml gelöst.

Untersuchungslösung b: 1 ml Untersuchungslösung a wird mit Cyclohexan *R* zu 10 ml verdünnt.

Referenzlösung a: 40 mg Phytomenadion *CRS* werden in Cyclohexan *R* zu 10 ml gelöst.

Referenzlösung b: 1 ml Untersuchungslösung b wird mit Cyclohexan *R* zu 20 ml verdünnt.

Referenzlösung c: 4,0 mg Menadion *R* werden in Cyclohexan *R* zu 50 ml gelöst.

Auf die Platte werden getrennt 10 µl jeder Lösung aufgetragen. Die Chromatographie erfolgt mit einer Mischung von 20 Volumteilen Cyclohexan *R* und 80 Volumteilen Toluol *R* über eine Laufstrecke von 15 cm. Die Platte wird 5 min lang an der Luft trocknen gelassen. Die Auswertung erfolgt im ultravioletten Licht bei 254 nm. Die Platte wird mit einer Lösung von Molybdatophosphorsäure *R* ($100\ g \cdot l^{-1}$) in wasserfreiem Ethanol *R* besprüht und 5 min lang bei 120 °C erhitzt. Die Auswertung erfolgt im Tageslicht. Im Chromatogramm der Untersuchungslösung a darf ein dem Menadion entsprechender Fleck nicht größer oder stärker gefärbt sein als der Hauptfleck im Chromatogramm der Referenzlösung c (0,2 Prozent). Im Chromatogramm der Untersuchungslösung a darf kein Nebenfleck, mit Ausnahme des dem Menadion entsprechenden Flecks, größer oder stärker gefärbt sein als der Hauptfleck im Chromatogramm der Referenzlösung b (0,5 Prozent). Flecke unterhalb des Hauptflecks, die nicht vollständig vom Hauptfleck getrennt sein können, werden nicht berücksichtigt.

Sulfatasche (2.4.14): Höchstens 0,1 Prozent, mit 1,0 g Substanz bestimmt.

Gehaltsbestimmung

Die Bestimmung erfolgt mit Hilfe der Flüssigchromatographie (2.2.29).

Untersuchungslösung: 15,0 mg Substanz werden in der mobilen Phase zu 10,0 ml gelöst.

Referenzlösung a: 15,0 mg Phytomenadion *CRS* werden in der mobilen Phase zu 10,0 ml gelöst.

Referenzlösung b: 15,0 mg Phytomenadion *CRS* und 4,0 mg *trans*-Epoxyphytomenadion *CRS* werden in der mobilen Phase zu 10,0 ml gelöst.

Die Chromatographie kann durchgeführt werden mit
- einer Säule aus rostfreiem Stahl von 0,25 m Länge und 4,6 mm innerem Durchmesser, gepackt mit sphä-

rischem Kieselgel zur Chromatographie *R* (5 μm) mit einer Porengröße von 8 nm
- einer Mischung von 0,67 Volumteilen Octanol *R*, 3,3 Volumteilen Diisopropylether *R* und 1000 Volumteilen Heptan *R* als mobile Phase bei einer Durchflußrate von 0,4 ml je Minute
- einem Spektrometer als Detektor bei einer Wellenlänge von 254 nm
- einer 20-μl-Probenschleife.

Die Referenzlösung b wird eingespritzt. Die Empfindlichkeit des Systems wird so eingestellt, daß die Höhe des Hauptpeaks im Chromatogramm mindestens 50 Prozent des maximalen Ausschlags beträgt. Die Prüfung darf nur ausgewertet werden, wenn die Peaks in der Reihenfolge *trans*-Epoxyphytomenadion, *cis*-Phytomenadion und *trans*-Phytomenadion eluiert werden.

Die Referenzlösung a wird 6mal eingespritzt. Die Gehaltsbestimmung darf nur ausgewertet werden, wenn die relative Standardabweichung der Peakfläche des *trans*-Isomer höchstens 1,0 Prozent beträgt und die Auflösung zwischen den Peaks, die dem *trans*-Phytomenadion und dem *cis*-Phytomenadion entsprechen, mindestens 2,5 beträgt.

Untersuchungslösung und Referenzlösung a werden getrennt eingespritzt. Der Prozentgehalt an *trans*-Phytomenadion, *cis*-Phytomenadion und *trans*-Epoxyphytomenadion wird nach folgenden Gleichungen berechnet:

$$trans\text{-Phytomenadion} = \frac{m' \cdot A'_{trans} \cdot S_{trans}}{m \cdot S'_{trans}}$$

$$cis\text{-Phytomenadion} = \frac{m' \cdot A'_{cis} \cdot S_{cis}}{m \cdot S'_{cis}}$$

$$trans\text{-Epoxyphytomenadion} = \frac{m' \cdot A'_{epoxy} \cdot S_{epoxy}}{m \cdot S'_{epoxy}}$$

m' = Masse der Referenzsubstanz in der Referenzlösung a in Milligramm

m = Masse der Substanz in der Untersuchungslösung in Milligramm

A'_{trans} = Prozentgehalt an *trans*-Phytomenadion in Phytomenadion *CRS*

A'_{cis} = Prozentgehalt an *cis*-Phytomenadion in Phytomenadion *CRS*

A'_{epoxy} = Prozentgehalt an *trans*-Epoxyphytomenadion in Phytomenadion *CRS*

S_{trans} = Peakfläche, die dem *trans*-Isomeren im Chromatogramm der Untersuchungslösung entspricht

S_{cis} = Peakfläche, die dem *cis*-Isomeren im Chromatogramm der Untersuchungslösung entspricht

S_{epoxy} = Peakfläche, die dem *trans*-Epoxyphytomenadion im Chromatogramm der Untersuchungslösung entspricht

S'_{trans} = Peakfläche, die dem *trans*-Isomeren im Chromatogramm der Referenzlösung a entspricht

S'_{cis} = Peakfläche, die dem *cis*-Isomeren im Chromatogramm der Referenzlösung a entspricht

S'_{epoxy} = Peakfläche, die dem *trans*-Epoxyphytomenadion im Chromatogramm der Referenzlösung a entspricht.

Lagerung

Vor Licht geschützt.

Verunreinigungen

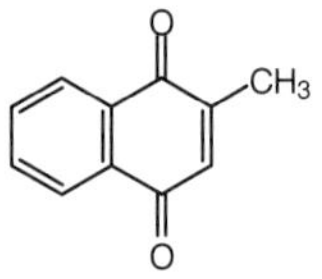

A. 2-Methylnaphthalin-1,4-dion.

1999, 1358

Picotamid-Monohydrat

Picotamidum monohydricum

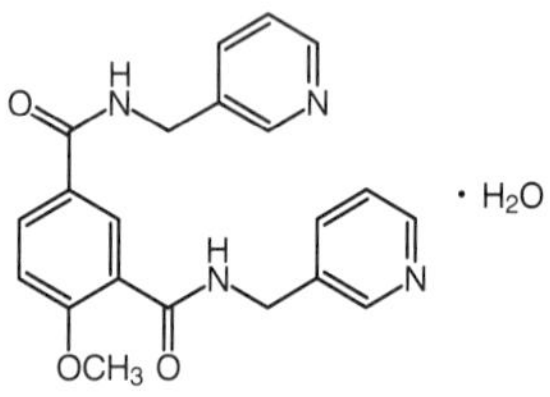

$C_{21}H_{20}N_4O_3 \cdot H_2O$ M_r 394,4

Definition

Picotamid-Monohydrat enthält mindestens 98,0 und höchstens 101,0 Prozent 4-Methoxy-*N*,*N'*-bis(pyridin-3-ylmethyl)benzol-1,3-dicarboxamid, berechnet auf die wasserfreie Substanz.

Eigenschaften

Weißes bis fast weißes, kristallines Pulver; schwer löslich in Wasser, löslich in Dichlormethan und wasserfreiem Ethanol. Die Substanz löst sich in verdünnten Mineralsäuren.

Die Substanz zeigt Polymorphie.

Prüfung auf Identität

Die Prüfung erfolgt mit Hilfe der IR-Spektroskopie (2.2.24) durch Vergleich des Spektrums der Substanz mit dem von Picotamid-Monohydrat *CRS*. Wenn die Spektren in fester Form unterschiedlich sind, werden Substanz und Referenzsubstanz getrennt in Aceton *R* gelöst. Nach Eindampfen der Lösungen zur Trockne werden mit den Rückständen erneut Spektren aufgenommen.

Prüfung auf Reinheit

Aussehen der Lösung: 2,5 g Substanz werden in Methanol *R* zu 50 ml gelöst. Die Lösung muß klar (2.2.1) und darf nicht stärker gefärbt sein als die Farbvergleichslösung G_6 (2.2.2, Methode II).

Verwandte Substanzen: Die Prüfung erfolgt mit Hilfe der Dünnschichtchromatographie (2.2.27) unter Verwendung einer DC-Platte mit Kieselgel F_{254} *R*.

Untersuchungslösung: 0,5 g Substanz werden in Methanol *R* zu 10 ml gelöst.

Referenzlösung a: 1 ml Untersuchungslösung wird mit Methanol *R* zu 10 ml verdünnt. 1 ml dieser Lösung wird mit Methanol *R* zu 20 ml verdünnt.

Referenzlösung b: 5 ml Referenzlösung a werden mit Methanol *R* zu 10 ml verdünnt.

Referenzlösung c: 0,5 g Substanz und 5 mg Picotamid-Verunreinigung A *CRS* werden in Methanol *R* zu 10 ml gelöst.

Auf die Platte werden getrennt 5 µl jeder Lösung aufgetragen. Die Chromatographie erfolgt mit einer Mischung von 0,8 Volumteilen Essigsäure 98 % *R*, 1 Volumteil Wasser *R*, 2,5 Volumteilen Methanol *R* und 8 Volumteilen 1-Butanol *R* über eine Laufstrecke von 15 cm. Die Platte wird an der Luft trocknen gelassen und im ultravioletten Licht bei 254 nm ausgewertet. Kein im Chromatogramm der Untersuchungslösung auftretender Nebenfleck darf größer oder intensiver sein als der mit der Referenzlösung a erhaltene Fleck (0,5 Prozent), und nur ein Nebenfleck darf größer oder intensiver sein als der mit der Referenzlösung b erhaltene Fleck (0,25 Prozent). Die Prüfung darf nur ausgewertet werden, wenn das Chromatogramm der Referenzlösung c deutlich voneinander getrennt 2 Hauptflecke zeigt.

Chlorid (2.4.4): 0,25 g Substanz werden in einer Mischung von 2,5 ml verdünnter Salpetersäure *R* und 12,5 ml Wasser *R* gelöst. Die Lösung muß der Grenzprüfung auf Chlorid entsprechen (200 ppm).

Schwermetalle (2.4.8): 1,0 g Substanz wird unter Erwärmen in einer Mischung von 15 Volumteilen Wasser *R* und 85 Volumteilen Methanol *R* zu 20 ml gelöst. 12 ml Lösung müssen der Grenzprüfung B auf Schwermetalle entsprechen (20 ppm). Zur Herstellung der Referenzlösung wird eine Blei-Lösung (1 ppm Pb) verwendet, die durch Verdünnen der Blei-Lösung (100 ppm Pb) *R* mit einer Mischung von 15 Volumteilen Wasser *R* und 85 Volumteilen Methanol *R* erhalten wird.

Wasser (2.5.12): 4,5 bis 5,0 Prozent, mit 0,300 g Substanz nach der Karl-Fischer-Methode bestimmt.

Sulfatasche (2.4.14): Höchstens 0,1 Prozent, mit 1,0 g Substanz bestimmt.

Gehaltsbestimmung

0,150 g Substanz, in einer Mischung von 20 ml wasserfreier Essigsäure *R* und 20 ml Acetanhydrid *R* gelöst, werden mit Perchlorsäure (0,1 mol · l^{-1}) titriert. Der Endpunkt wird mit Hilfe der Potentiometrie (2.2.20) bestimmt.

1 ml Perchlorsäure (0,1 mol · l^{-1}) entspricht 18,82 mg $C_{21}H_{20}N_4O_3$.

Verunreinigungen

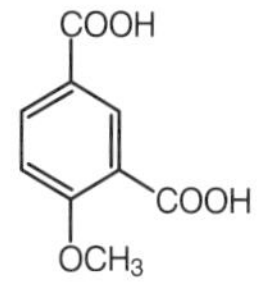

A. 4-Methoxybenzol-1,3-dicarbonsäure

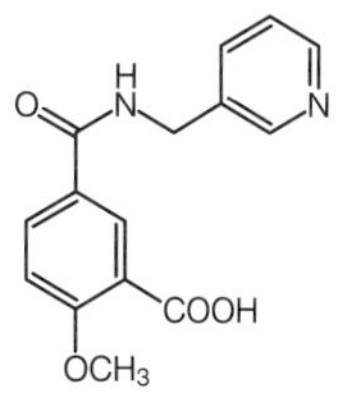

B. 2-Methoxy-5-[[(pyridin-3-ylmethyl)amino]carbonyl]benzoesäure

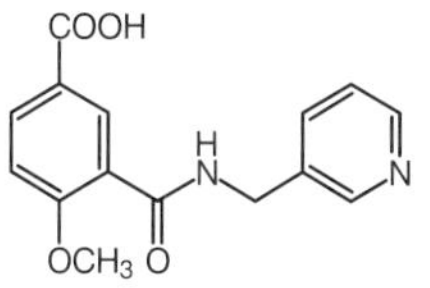

C. 4-Methoxy-3-[[(pyridin-3-ylmethyl)amino]carbonyl]benzoesäure

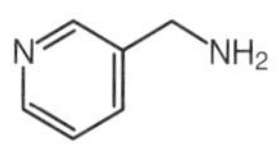

D. (Pyridin-3-yl)methanamin.

1999, 633

Pilocarpinhydrochlorid

Pilocarpini hydrochloridum

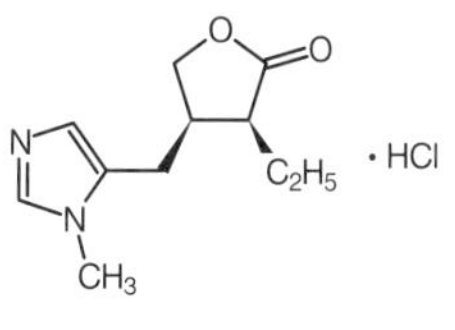

$C_{11}H_{17}ClN_2O_2$ M_r 244,7

Definition

Pilocarpinhydrochlorid enthält mindestens 99,0 und höchstens 101,0 Prozent (3*S*,4*R*)-3-Ethyl-4-[(1-methyl-1*H*-imidazol-5-yl)methyl]dihydrofuran-2(3*H*)-on-hydrochlorid, berechnet auf die getrocknete Substanz.

Eigenschaften

Weißes bis fast weißes, kristallines Pulver oder farblose Kristalle, hygroskopisch; sehr leicht löslich in Wasser und Ethanol.

Die Substanz schmilzt bei etwa 203 °C.

Prüfung auf Identität

1: A, B, E.
2: A, C, D, E.

A. Die Substanz entspricht der Prüfung „Spezifische Drehung“ (siehe „Prüfung auf Reinheit“).

B. Die Prüfung erfolgt mit Hilfe der IR-Spektroskopie (2.2.24) durch Vergleich des Spektrums der Substanz mit dem von Pilocarpinhydrochlorid *CRS*. Falls die Prüfung mit Hilfe von Preßlingen erfolgt, wird Kaliumchlorid *R* verwendet.

C. Die Prüfung erfolgt mit Hilfe der Dünnschichtchromatographie (2.2.27) unter Verwendung einer DC-Platte mit Kieselgel G *R*.

Untersuchungslösung: 10 mg Substanz werden in Methanol *R* zu 2 ml gelöst.

Referenzlösung: 10 mg Pilocarpinhydrochlorid *CRS* werden in Methanol *R* zu 2 ml gelöst.

Auf die Platte werden getrennt 2 µl jeder Lösung aufgetragen. Die Chromatographie erfolgt mit einer Mischung von 1 Volumteil konzentrierter Ammoniak-Lösung *R*, 14 Volumteilen Methanol *R* und 85 Volumteilen Dichlormethan *R* über eine Laufstrecke von 15 cm. Die Platte wird 10 min lang bei 100 bis 105 °C getrocknet. Nach dem Erkaltenlassen wird die Platte mit verdünntem Dragendorffs Reagenz *R* besprüht. Der Hauptfleck im Chromatogramm der Untersuchungslösung entspricht in bezug auf Lage, Farbe und Größe dem Hauptfleck im Chromatogramm der Referenzlösung.

D. 0,2 ml Prüflösung (siehe „Prüfung auf Reinheit“) werden mit Wasser *R* zu 2 ml verdünnt. Nach Zusatz von 0,05 ml einer Lösung von Kaliumdichromat *R* (50 g · l^{-1}), 1 ml Wasserstoffperoxid-Lösung 3 % *R* und 2 ml Dichlormethan *R* wird geschüttelt. Die organische Phase färbt sich violett.

E. Die Substanz gibt die Identitätsreaktion a auf Chlorid (2.3.1).

Prüfung auf Reinheit

Prüflösung: 2,50 g Substanz werden in kohlendioxidfreiem Wasser *R* zu 50,0 ml gelöst.

Aussehen der Lösung: Die Prüflösung muß klar (2.2.1) und darf nicht stärker gefärbt sein als die Farbvergleichslösung G_7 (2.2.2, Methode II).

***p*H-Wert** (2.2.3): Der *p*H-Wert der Prüflösung muß zwischen 3,5 und 4,5 liegen.

Spezifische Drehung (2.2.7): +89 bis +93°, an der Prüflösung bestimmt und auf die getrocknete Substanz berechnet.

Verwandte Substanzen: Die Prüfung erfolgt mit Hilfe der Flüssigchromatographie (2.2.29).

Untersuchungslösung: 0,100 g Substanz werden in Wasser *R* zu 100,0 ml gelöst.

Referenzlösung a: 5,0 ml Untersuchungslösung werden mit Wasser *R* zu 100,0 ml verdünnt. 2,0 ml dieser Lösung werden mit Wasser *R* zu 20,0 ml verdünnt.

Referenzlösung b: 10,0 mg Isopilocarpinnitrat *CRS* werden in Wasser *R* zu 10,0 ml gelöst. 1,0 ml Lösung wird mit Wasser *R* zu 100,0 ml verdünnt.

Referenzlösung c: 1,0 mg Isopilocarpinnitrat *CRS* wird in 1,0 ml Untersuchungslösung gelöst. Die Lösung wird mit Wasser *R* zu 20,0 ml verdünnt.

Referenzlösung d: 5 ml Untersuchungslösung werden mit 0,1 ml Ammoniak-Lösung *R* versetzt und 30 min lang im Trockenschrank bei 90 °C erhitzt. Nach dem Abkühlen wird mit Wasser *R* zu 25 ml verdünnt. 3 ml dieser Lösung werden mit Wasser *R* zu 25 ml verdünnt. Hauptsächlich Pilocarpinsäure hat sich gebildet.

Die Chromatographie kann durchgeführt werden mit

- einer Säule aus rostfreiem Stahl von 0,15 m Länge und 4,6 mm innerem Durchmesser, gepackt mit octadecylsilyliertem Kieselgel zur Chromatographie *R* 1 (5 µm)
- einer Mischung von 55 Volumteilen Methanol *R*, 60 Volumteilen Acetonitril *R* und 885 Volumteilen einer Lösung von Tetrabutylammoniumdihydrogenphosphat *R* (0,679 g · l^{-1}), die zuvor mit verdünnter Ammoniak-Lösung *R* 2 auf einen *p*H-Wert von 7,7 eingestellt wurde, als mobile Phase bei einer Durchflußrate von 1,2 ml je Minute
- einem Spektrometer als Detektor bei einer Wellenlänge von 220 nm.

20 µl jeder Lösung werden getrennt eingespritzt. Die Chromatographie erfolgt über eine Dauer, die der 2fachen Retentionszeit des Hauptpeaks entspricht (etwa 40 min). Die Prüfung darf nur ausgewertet werden, wenn im Chromatogramm der Referenzlösung c die Auflösung zwischen den Peaks von Isopilocarpin und Pilocarpin mindestens 1,6 beträgt. Im Chromatogramm der Untersuchungslösung darf die Fläche eines Isopilocarpin-Peaks nicht größer sein als die Fläche des Hauptpeaks im Chromatogramm der Referenzlösung b (1 Prozent); die Summe der Flächen des Isopilocarpin-Peaks und des Pilocarpinsäure-Peaks darf nicht größer sein als das 3fache der Fläche des Hauptpeaks im Chromatogramm der Referenzlösung a (1,5 Prozent). Die Summe aller Peakflächen, mit Ausnahme der des Hauptpeaks, der des Isopilocarpins und der der Pilocarpinsäure, darf nicht größer sein als die Fläche des Hauptpeaks im Chromatogramm der Referenzlösung a (0,5 Prozent). Peaks, deren Fläche kleiner ist als das 0,4fache der Fläche des Hauptpeaks im Chromatogramm der Referenzlösung a, werden nicht berücksichtigt.

Eisen (2.4.9): 10 ml Prüflösung müssen der Grenzprüfung auf Eisen entsprechen (10 ppm). Zur Herstellung der Referenzlösung wird eine Mischung von 5 ml Eisen-Lösung (1 ppm Fe) *R* und 5 ml Wasser *R* verwendet.

Trocknungsverlust (2.2.32): Höchstens 0,5 Prozent, mit 1,000 g Substanz durch Trocknen im Trockenschrank bei 100 bis 105 °C bestimmt.

Sulfatasche (2.4.14): Höchstens 0,1 Prozent, mit 1,0 g Substanz bestimmt.

Gehaltsbestimmung

0,200 g Substanz, in 50 ml Ethanol 96 % *R* gelöst, werden nach Zusatz von 5 ml Salzsäure (0,01 mol · l^{-1}) mit

Natriumhydroxid-Lösung (0,1 mol · l^{-1}) titriert. Der Endpunkt wird mit Hilfe der Potentiometrie (2.2.20) bestimmt. Das zwischen den beiden Wendepunkten zugesetzte Volumen wird abgelesen.

1 ml Natriumhydroxid-Lösung (0,1 mol · l^{-1}) entspricht 24,47 mg $C_{11}H_{17}ClN_2O_2$.

Lagerung

Dicht verschlossen, vor Licht geschützt.

Verunreinigungen

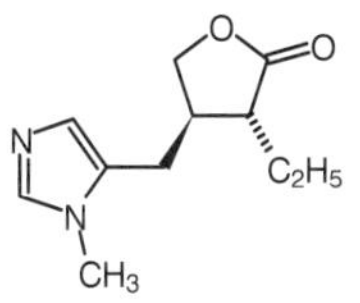

A. (3*R*,4*R*)-3-Ethyl-4-[(1-methyl-1*H*-imidazol-5-yl)methyl]dihydrofuran-2(3*H*)-on (Isopilocarpin)

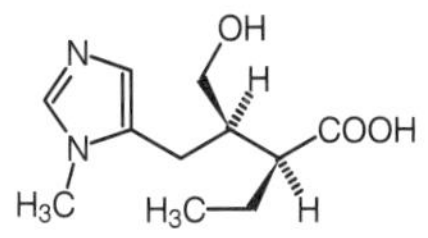

B. (2*S*,3*R*)-2-Ethyl-3-(hydroxymethyl)-4-(1-methyl-1*H*-imidazol-5-yl)butansäure (Pilocarpinsäure)

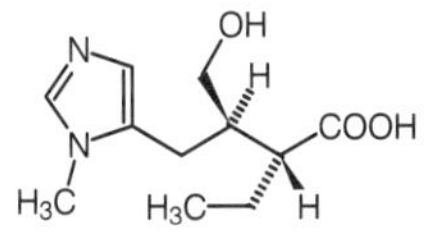

C. (2*R*,3*R*)-2-Ethyl-3-(hydroxymethyl)-4-(1-methyl-1*H*-imidazol-5-yl)butansäure (Isopilocarpinsäure).

1999, 104

Pilocarpinnitrat

Pilocarpini nitras

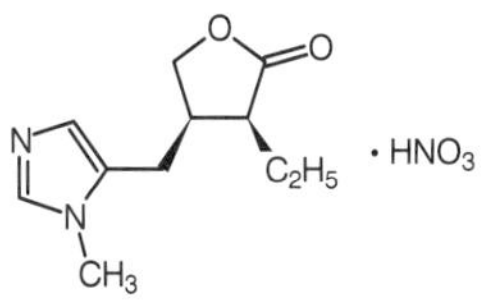

$C_{11}H_{17}N_3O_5$ M_r 271,3

Definition

Pilocarpinnitrat enthält mindestens 98,5 und höchstens 101,0 Prozent (3*S*,4*R*)-3-Ethyl-4-[(1-methyl-1*H*-imidazol-5-yl)methyl]dihydrofuran-2(3*H*)-on-nitrat, berechnet auf die getrocknete Substanz.

Eigenschaften

Weißes bis fast weißes, kristallines Pulver oder farblose Kristalle, lichtempfindlich; leicht löslich in Wasser, wenig löslich in Ethanol, praktisch unlöslich in Ether.

Die Substanz schmilzt unter Zersetzung bei etwa 174 °C.

Prüfung auf Identität

1: A, B, E.
2: A, C, D, E.

A. Die Substanz entspricht der Prüfung „Spezifische Drehung" (siehe „Prüfung auf Reinheit").

B. Die Prüfung erfolgt mit Hilfe der IR-Spektroskopie (2.2.24) durch Vergleich des Spektrums der Substanz mit dem von Pilocarpinnitrat *CRS*.

C. Die Prüfung erfolgt mit Hilfe der Dünnschichtchromatographie (2.2.27) unter Verwendung einer DC-Platte mit Kieselgel G *R*.

Untersuchungslösung: 10 mg Substanz werden in Wasser *R* zu 10 ml gelöst.

Referenzlösung: 10 mg Pilocarpinnitrat *CRS* werden in Wasser *R* zu 10 ml gelöst.

Auf die Platte werden getrennt 10 µl jeder Lösung aufgetragen. Die Chromatographie erfolgt mit einer Mischung von 1 Volumteil konzentrierter Ammoniak-Lösung *R*, 14 Volumteilen Methanol *R* und 85 Volumteilen Dichlormethan *R* über eine Laufstrecke von 15 cm. Die Platte wird 10 min lang bei 100 bis 105 °C getrocknet. Nach dem Erkaltenlassen wird die Platte mit Dragendorffs Reagenz *R* besprüht. Der Hauptfleck im Chromatogramm der Untersuchungslösung entspricht in bezug auf Lage, Farbe und Größe dem Hauptfleck im Chromatogramm der Referenzlösung.

D. 0,2 ml Prüflösung (siehe „Prüfung auf Reinheit") werden mit Wasser *R* zu 2 ml verdünnt. Nach Zusatz von 0,05 ml einer Lösung von Kaliumdichromat *R* (50 g · l^{-1}), 1 ml Wasserstoffperoxid-Lösung 3 % *R* und 2 ml Dichlormethan *R* wird geschüttelt. Die organische Phase ist violett gefärbt.

E. Die Substanz gibt die Identitätsreaktion auf Nitrat (2.3.1).

Prüfung auf Reinheit

Prüflösung: 2,50 g Substanz werden in kohlendioxidfreiem Wasser *R* zu 50,0 ml gelöst.
Die Prüflösung ist vor Gebrauch frisch herzustellen.

Aussehen der Lösung: Die Prüflösung muß klar (2.2.1) und darf nicht stärker gefärbt sein als die Farbvergleichslösung G_6 (2.2.2, Methode II).

***p*H-Wert** (2.2.3): Der *p*H-Wert der Prüflösung muß zwischen 3,5 und 4,5 liegen.

Spezifische Drehung (2.2.7): +80 bis +83°, an der Prüflösung bestimmt und auf die getrocknete Substanz berechnet.

Verwandte Substanzen: Die Prüfung erfolgt mit Hilfe der Flüssigchromatographie (2.2.29).

Untersuchungslösung: 0,100 g Substanz werden in Wasser *R* zu 100,0 ml gelöst.

Referenzlösung a: 5,0 ml Untersuchungslösung werden mit Wasser *R* zu 100,0 ml verdünnt. 2,0 ml dieser Lösung werden mit Wasser *R* zu 20,0 ml verdünnt.

Referenzlösung b: 10,0 mg Isopilocarpinnitrat *CRS* werden in Wasser *R* zu 10,0 ml gelöst. 1,0 ml Lösung wird mit Wasser *R* zu 100,0 ml verdünnt.

Referenzlösung c: 1,0 mg Isopilocarpinnitrat *CRS* wird in 1,0 ml Untersuchungslösung gelöst. Die Lösung wird mit Wasser *R* zu 20,0 ml verdünnt.

Referenzlösung d: 5 ml Untersuchungslösung werden mit 0,1 ml Ammoniak-Lösung *R* versetzt und 30 min lang im Trockenschrank bei 90 °C erhitzt. Nach dem Abkühlen wird mit Wasser *R* zu 25 ml verdünnt. 3 ml dieser Lösung werden mit Wasser *R* zu 25 ml verdünnt. Hauptsächlich Pilocarpinsäure hat sich gebildet.

Die Chromatographie kann durchgeführt werden mit

- einer Säule aus rostfreiem Stahl von 0,15 m Länge und 4,6 mm innerem Durchmesser, gepackt mit octadecylsilyliertem Kieselgel zur Chromatographie *R* 1 (5 μm)
- einer Mischung von 55 Volumteilen Methanol *R*, 60 Volumteilen Acetonitril *R* und 885 Volumteilen einer Lösung von Tetrabutylammoniumdihydrogenphosphat *R* (0,679 g · l^{-1}), die zuvor mit verdünnter Ammoniak-Lösung *R* 2 auf einen *p*H-Wert von 7,7 eingestellt wurde, als mobile Phase bei einer Durchflußrate von 1,2 ml je Minute
- einem Spektrometer als Detektor bei einer Wellenlänge von 220 nm.

20 μl jeder Lösung werden getrennt eingespritzt. Die Chromatographie erfolgt über eine Dauer, die der 2fachen Retentionszeit des Hauptpeaks entspricht (etwa 40 min). Die Prüfung darf nur ausgewertet werden, wenn im Chromatogramm der Referenzlösung c die Auflösung zwischen den Peaks von Isopilocarpin und Pilocarpin mindestens 1,6 beträgt. Im Chromatogramm der Untersuchungslösung darf die Fläche eines Isopilocarpin-Peaks nicht größer sein als die Fläche des Hauptpeaks im Chromatogramm der Referenzlösung b (1 Prozent); die Summe der Flächen des Isopilocarpin-Peaks und des Pilocarpinsäure-Peaks darf nicht größer sein als das 3fache der Fläche des Hauptpeaks im Chromatogramm der Referenzlösung a (1,5 Prozent). Die Summe aller Peakflächen, mit Ausnahme der des Hauptpeaks, der des Isopilocarpins und der der Pilocarpinsäure, darf nicht größer sein als die Fläche des Hauptpeaks im Chromatogramm der Referenzlösung a (0,5 Prozent). Peaks, deren Fläche kleiner ist als das 0,4fache der Fläche des Hauptpeaks im Chromatogramm der Referenzlösung a, und ein Peak des Nitrat-Ions mit einer relativen Retentionszeit von etwa 0,3, bezogen auf Pilocarpin, werden nicht berücksichtigt.

Chlorid (2.4.4): 15 ml Prüflösung müssen der Grenzprüfung auf Chlorid entsprechen (70 ppm).

Eisen (2.4.9): 10 ml Prüflösung müssen der Grenzprüfung auf Eisen entsprechen (10 ppm). Zur Herstellung der Referenzlösung wird eine Mischung von 5 ml Eisen-Lösung (1 ppm Fe) *R* und 5 ml Wasser *R* verwendet.

Trocknungsverlust (2.2.32): Höchstens 0,5 Prozent, mit 1,000 g Substanz durch Trocknen im Trockenschrank bei 100 bis 105 °C bestimmt.

Sulfatasche (2.4.14): Höchstens 0,1 Prozent, mit 1,0 g Substanz bestimmt.

Gehaltsbestimmung

0,250 g Substanz, in 30 ml wasserfreier Essigsäure *R* gelöst, werden mit Perchlorsäure (0,1 mol · l^{-1}) titriert. Der Endpunkt wird mit Hilfe der Potentiometrie (2.2.20) bestimmt.

1 ml Perchlorsäure (0,1 mol · l^{-1}) entspricht 27,13 mg $C_{11}H_{17}N_3O_5$.

Lagerung

Vor Licht geschützt.

Verunreinigungen

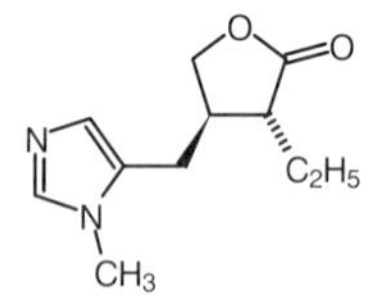

A. (3*R*,4*R*)-3-Ethyl-4-[(1-methyl-1*H*-imidazol-5-yl)methyl]dihydrofuran-2(3*H*)-on (Isopilocarpin)

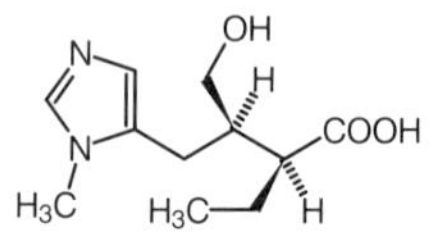

B. (2*S*,3*R*)-2-Ethyl-3-(hydroxymethyl)-4-(1-methyl-1*H*-imidazol-5-yl)butansäure (Pilocarpinsäure)

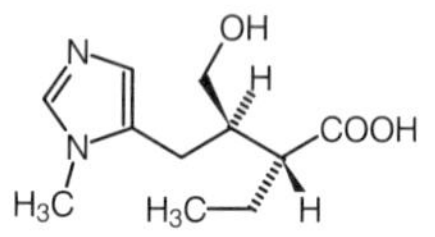

C. (2*R*,3*R*)-2-Ethyl-3-(hydroxymethyl)-4-(1-methyl-1*H*-imidazol-5-yl)butansäure (Isopilocarpinsäure).

1998, 1254

Pimozid

Pimozidum

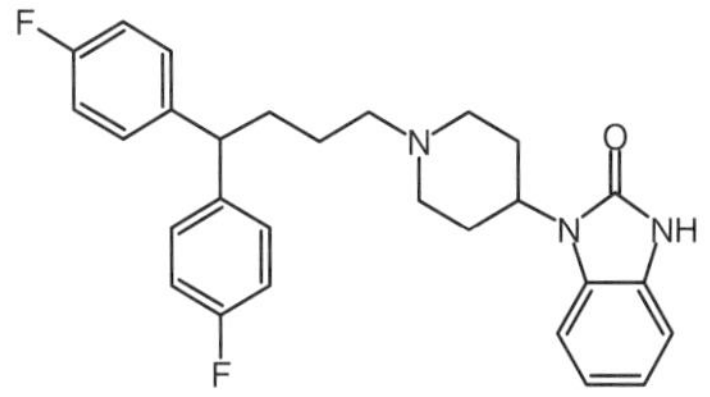

$C_{28}H_{29}F_2N_3O$ M_r 461,6

Definition

Pimozid enthält mindestens 99,0 und höchstens 101,0 Prozent 1-[1-[4,4-Bis(4-fluorphenyl)butyl]piperidin-4-yl]-1,3-dihydro-2*H*-benzimidazol-2-on, berechnet auf die getrocknete Substanz.

Eigenschaften

Weißes bis fast weißes Pulver; praktisch unlöslich in Wasser, löslich in Dichlormethan, wenig löslich in Methanol, schwer löslich in Ethanol.

Prüfung auf Identität

1: B.
2: A, C, D.

A. Schmelztemperatur (2.2.14): 216 bis 220 °C.

B. Die Prüfung erfolgt mit Hilfe der IR-Spektroskopie (2.2.24) durch Vergleich des Spektrums der Substanz mit dem von Pimozid *CRS*. Die Prüfung erfolgt mit Hilfe von Preßlingen.

C. Die Prüfung erfolgt mit Hilfe der Dünnschichtchromatographie (2.2.27) unter Verwendung einer Schicht eines geeigneten Kieselgels.

Untersuchungslösung: 30 mg Substanz werden in einer Mischung von 1 Volumteil Aceton *R* und 9 Volumteilen Methanol *R* zu 10 ml gelöst.

Referenzlösung a: 30 mg Pimozid *CRS* werden in einer Mischung von 1 Volumteil Aceton *R* und 9 Volumteilen Methanol *R* zu 10 ml gelöst.

Referenzlösung b: 30 mg Pimozid *CRS* und 30 mg Benperidol *CRS* werden in einer Mischung von 1 Volumteil Aceton *R* und 9 Volumteilen Methanol *R* zu 10 ml gelöst.

Auf die Platte werden getrennt 10 µl jeder Lösung aufgetragen. Die Chromatographie erfolgt mit einer Mischung von 1 Volumteil Aceton *R* und 9 Volumteilen Methanol *R* über eine Laufstrecke von 15 cm. Die Platte wird 15 min lang im Warmluftstrom getrocknet und anschließend Iodgas ausgesetzt, bis Flecke erscheinen. Der Hauptfleck im Chromatogramm der Untersuchungslösung entspricht in bezug auf Lage und Größe dem Hauptfleck im Chromatogramm der Referenzlösung a. Die Prüfung darf nur ausgewertet werden, wenn das Chromatogramm der Referenzlösung b deutlich voneinander getrennt 2 Flecke zeigt.

D. Etwa 5 mg Substanz werden in einem Tiegel mit 45 mg schwerem Magnesiumoxid *R* gemischt. Die Mischung wird so lange geglüht, bis der Rückstand fast weiß ist (normalerweise weniger als 5 min lang). Nach dem Erkaltenlassen werden 1 ml Wasser *R*, 0,05 ml Phenolphthalein-Lösung *R* 1 und etwa 1 ml verdünnte Salzsäure *R* zugesetzt, damit die Lösung farblos ist. Die Mischung wird filtriert. 1,0 ml Filtrat wird zu einer frisch hergestellten Mischung von 0,1 ml Alizarin-S-Lösung *R* und 0,1 ml Zirconiumnitrat-Lösung *R* gegeben. Nach dem Mischen wird 5 min lang stehengelassen und die Färbung mit der einer unter gleichen Bedingungen hergestellten Blindlösung verglichen. Die Lösung ist gelb, die Blindlösung rot gefärbt.

Prüfung auf Reinheit

Aussehen der Lösung: 0,2 g Substanz werden in Methanol *R* zu 20 ml gelöst. Die Lösung muß klar (2.2.1) und darf nicht stärker gefärbt sein als die Farbvergleichslösung G_7 (2.2.2, Methode II).

Verwandte Substanzen: Die Prüfung erfolgt mit Hilfe der Flüssigchromatographie (2.2.29).

Untersuchungslösung: 0,10 g Substanz werden in Methanol *R* zu 10,0 ml gelöst.

Referenzlösung a: 5,0 mg Pimozid *CRS* und 2,0 mg Mebendazol *CRS* werden in Methanol *R* zu 100,0 ml gelöst.

Referenzlösung b: 5,0 ml Untersuchungslösung werden mit Methanol *R* zu 100,0 ml verdünnt. 1,0 ml dieser Lösung wird mit Methanol *R* zu 10,0 ml verdünnt.

Die Chromatographie kann durchgeführt werden mit
- einer Säule aus rostfreiem Stahl von 0,1 m Länge und 4,6 mm innerem Durchmesser, gepackt mit octadecylsilyliertem Kieselgel zur Chromatographie *R* (3 µm)
- einer Mischung der mobilen Phasen A und B bei einer Durchflußrate von 2,0 ml je Minute:
  mobile Phase A: eine Lösung, die Ammoniumacetat *R* ($2{,}5\ g \cdot l^{-1}$) und Tetrabutylammoniumhydrogensulfat *R* ($8{,}5\ g \cdot l^{-1}$) enthält
  mobile Phase B: Acetonitril *R*

Zeit (min)	mobile Phase A (% *V/V*)	mobile Phase B (% *V/V*)	Erläuterungen
0 – 10	80 → 70	20 → 30	linearer Gradient
10 – 15	70	30	isokratisch
15 – 20	80	20	Umschalten auf die anfängliche Äquilibrierung
20 = 0	80	20	Start des nächsten Chromatogramms

- einem Spektrometer als Detektor bei einer Wellenlänge von 280 nm.

Die Säule wird mindestens 10 min lang mit der Anfangsmischung äquilibriert.

10 µl Referenzlösung b werden eingespritzt. Die Empfindlichkeit des Systems wird so eingestellt, daß die Höhe des Hauptpeaks im Chromatogramm mindestens 50 Prozent des maximalen Ausschlags beträgt.

10 µl Referenzlösung a werden eingespritzt. Wird das Chromatogramm unter den vorgeschriebenen Bedingungen aufgezeichnet, beträgt die Retentionszeit für Mebendazol etwa 7 min und die für Pimozid etwa 8 min. Die Prüfung darf nur ausgewertet werden, wenn die Auflösung zwischen den Peaks von Mebendazol und Pimozid im Chromatogramm mindestens 5,0 beträgt. Falls erforderlich wird der Anteil von Acetonitril in der mobilen Phase oder das Zeitprogramm für die Gradientenelution geändert.

Je 10 µl Methanol *R* (Blindlösung), Untersuchungslösung und Referenzlösung b werden getrennt eingespritzt. Im Chromatogramm der Untersuchungslösung darf keine Peakfläche, mit Ausnahme der des Hauptpeaks, größer sein als die Fläche des Hauptpeaks im Chromatogramm der Referenzlösung b (0,5 Prozent). Im Chromatogramm der Untersuchungslösung darf die Summe aller Peakflächen, mit Ausnahme der des Hauptpeaks, nicht größer sein als das 1,5fache der Fläche des Hauptpeaks im Chromatogramm der Referenzlösung b (0,75 Prozent). Peaks im Chromatogramm der Blindlösung und Peaks, deren Fläche kleiner ist als das 0,1fache der Fläche des Hauptpeaks im Chromatogramm der Referenzlösung b, werden nicht berücksichtigt.

Trocknungsverlust (2.2.32): Höchstens 0,5 Prozent, mit 1,000 g Substanz durch Trocknen im Trockenschrank bei 100 bis 105 °C bestimmt.

Sulfatasche (2.4.14): Höchstens 0,1 Prozent, mit 1,0 g Substanz in einem Platintiegel bestimmt.

Gehaltsbestimmung

0,300 g Substanz, in 50 ml einer Mischung von 1 Volumteil Essigsäure 98 % *R* und 7 Volumteilen Ethylmethylketon *R* gelöst, werden nach Zusatz von 0,2 ml Naphtholbenzein-Lösung *R* mit Perchlorsäure (0,1 mol · l^{-1}) titriert.

1 ml Perchlorsäure (0,1 mol · l^{-1}) entspricht 46,16 mg $C_{28}H_{29}F_2N_3O$.

Lagerung

Gut verschlossen, vor Licht geschützt.

Verunreinigungen

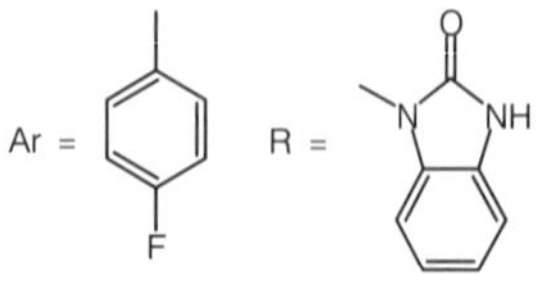

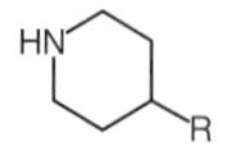

A. 1-(Piperidin-4-yl)-1,3-dihydro-2*H*-benzimidazol-2-on

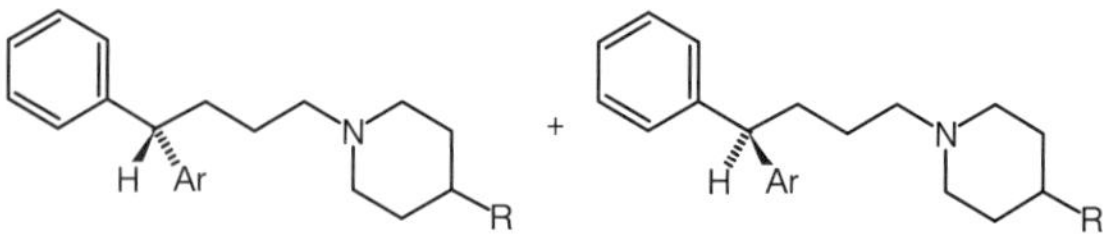

B. 1-[1-[(4*RS*)-4-(4-Fluorphenyl)-4-phenylbutyl]piperidin-4-yl]-1,3-dihydro-2*H*-benzimidazol-2-on

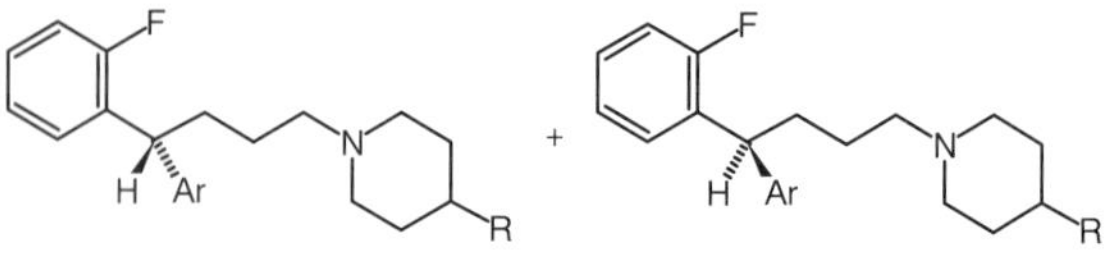

C. 1-[1-[(4*RS*)-4-(2-Fluorphenyl)-4-(4-fluorphenyl)butyl]piperidin-4-yl]-1,3-dihydro-2*H*-benzimidazol-2-on

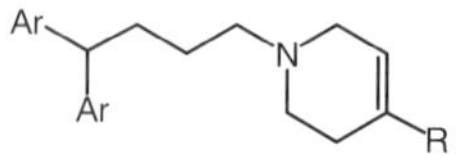

D. 1-[1-[4,4-Bis(4-fluorphenyl)butyl]-1,2,3,6-tetrahydropyridin-4-yl]-1,3-dihydro-2*H*-benzimidazol-2-on

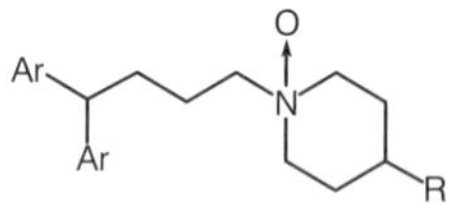

E. 1-[1-[4,4-Bis(4-fluorphenyl)butyl]piperidin-4-yl-1-oxid]-1,3-dihydro-2*H*-benzimidazol-2-on.

1999, 1169

Piperacillin

Piperacillinum

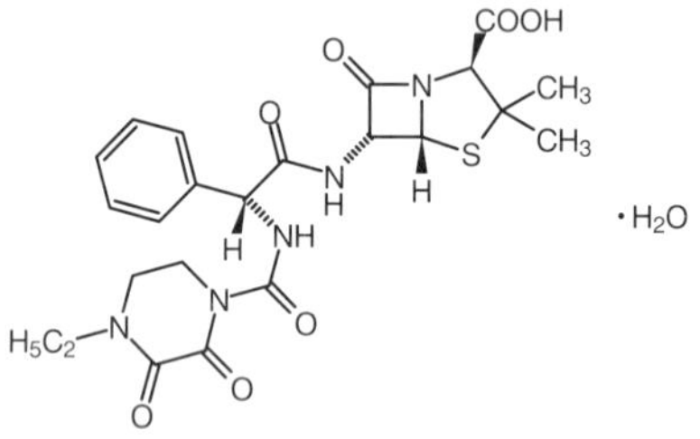

$C_{23}H_{27}N_5O_7S \cdot H_2O$ M_r 535,6

Definition

Piperacillin enthält mindestens 96,0 und höchstens 101,0 Prozent (2*S*,5*R*,6*R*)-6-[[(2*R*)-2-[[(4-Ethyl-2,3-dioxopiperazin-1-yl)carbonyl]amino]-2-phenylacetyl]amino]-3,3-dimethyl-7-oxo-4-thia-1-azabicyclo[3.2.0]heptan-2-carbonsäure, berechnet auf die wasserfreie Substanz.

Herstellung

Wird die Substanz nach einem Verfahren hergestellt, bei dem Rückstände von *N,N*-Dimethylanilin in der Substanz verbleiben können und/oder bei dem die Ausgangs- oder die Zwischenprodukte Rückstände von *N,N*-Dimethylanilin enthalten können, muß sie der folgenden Prüfung entsprechen:

***N,N*-Dimethylanilin:** Höchstens 20 ppm. Die Prüfung erfolgt mit Hilfe der Gaschromatographie (2.2.28) unter Anwendung einer geeigneten und validierten Methode.

Eigenschaften

Weißes bis fast weißes Pulver; schwer löslich in Wasser, leicht löslich in Methanol, schwer löslich in Ethylacetat.

Prüfung auf Identität

Die Prüfung erfolgt mit Hilfe der IR-Spektroskopie (2.2.24) durch Vergleich des Spektrums der Substanz mit dem von Piperacillin *CRS*.

Prüfung auf Reinheit

Prüflösung: 2,50 g Substanz werden in Natriumcarbonat-Lösung *R* zu 25 ml gelöst.

Aussehen der Lösung: Die Prüflösung darf nicht stärker opaleszieren als die Referenzsuspension II (2.2.1). Die Absorption (2.2.25) der Prüflösung, bei 430 nm gemessen, darf höchstens 0,10 betragen.

Spezifische Drehung (2.2.7): 0,250 g Substanz werden in Methanol *R* zu 25,0 ml gelöst. Die spezifische Drehung muß zwischen +160 und +170° liegen, berechnet auf die wasserfreie Substanz.

Verwandte Substanzen: Die Prüfung erfolgt mit Hilfe der Flüssigchromatographie (2.2.29) wie unter „Gehaltsbestimmung" beschrieben.

20 µl Referenzlösung b werden eingespritzt. Die Elution wird unter isokratischen Bedingungen mit der gewählten mobilen Phase durchgeführt.

20 µl Untersuchungslösung b werden eingespritzt. Die Elution wird unter isokratischen Bedingungen begonnen. Unmittelbar nach dem Auftreten des Piperacillin-Peaks wird wie nachfolgend beschrieben auf lineare Gradientenelution übergegangen.

Zeit (min)	mobile Phase A (% *V/V*)	mobile Phase B (% *V/V*)	Erläuterungen
0 – 30	88 → 0	12 → 100	linearer Gradient
30 – 45	0 → 88	100 → 12	Re-Äquilibrierung

Im Chromatogramm der Untersuchungslösung b darf keine Peakfläche, mit Ausnahme der des Hauptpeaks, größer sein als das 2fache der Fläche des Hauptpeaks im Chromatogramm der Referenzlösung b (2 Prozent). Lösungsmittel-Peaks werden nicht berücksichtigt.

Schwermetalle (2.4.8): 1,0 g Substanz muß der Grenzprüfung C auf Schwermetalle entsprechen (20 ppm). Zur Herstellung der Referenzlösung werden 2 ml Blei-Lösung (10 ppm Pb) *R* verwendet.

Wasser (2.5.12): 2,0 bis 4,0 Prozent, mit 0,500 g Substanz nach der Karl-Fischer-Methode bestimmt.

Gehaltsbestimmung

Die Bestimmung erfolgt mit Hilfe der Flüssigchromatographie (2.2.29).

Lösungsmittelmischung: 25 Volumteile Acetonitril *R* und 75 Volumteile einer Lösung von Natriumdihydrogenphosphat *R* (31,2 g · l^{-1}) werden gemischt.

Untersuchungslösung a: 25,0 mg Substanz werden in der Lösungsmittelmischung zu 50,0 ml gelöst.

Untersuchungslösung b: Die Lösung ist unmittelbar vor Gebrauch herzustellen. 40,0 mg Substanz werden in der Lösungsmittelmischung zu 20,0 ml gelöst.

Referenzlösung a: 25,0 mg Piperacillin *CRS* werden in der Lösungsmittelmischung zu 50,0 ml gelöst.

Referenzlösung b: 1,0 ml Referenzlösung a wird mit der Lösungsmittelmischung zu 25,0 ml verdünnt.

Referenzlösung c: 10,0 mg Piperacillin *CRS* und 10,0 mg wasserfreies Ampicillin *CRS* werden in der Lösungsmittelmischung zu 50,0 ml gelöst.

Referenzlösung d: 1,0 ml Referenzlösung a wird mit der Lösungsmittelmischung zu 100,0 ml verdünnt. 1,0 ml dieser Lösung wird mit der Lösungsmittelmischung zu 50,0 ml verdünnt.

Die Chromatographie kann durchgeführt werden mit

- einer Säule von 0,25 m Länge und 4,6 mm innerem Durchmesser, gepackt mit octadecylsilyliertem Kieselgel zur Chromatographie *R* (5 µm)
- einer Mischung von 88 Volumteilen mobiler Phase A und 12 Volumteilen mobiler Phase B bei einer Durchflußrate von 1,0 ml je Minute:
  mobile Phase A: 576 ml Wasser *R*, 200 ml einer Lösung von Natriumdihydrogenphosphat *R* (31,2 g · l^{-1}) und 24 ml einer Lösung von Tetrabutylammoniumhydroxid *R* (80 g · l^{-1}) werden gemischt; falls erforderlich wird der *p*H-Wert mit Phosphorsäure 10 % *R* oder verdünnter Natriumhydroxid-Lösung *R* auf 5,5 eingestellt; anschließend werden 200 ml Acetonitril *R* zugesetzt
  mobile Phase B: 126 ml Wasser *R*, 200 ml einer Lösung von Natriumdihydrogenphosphat *R* (31,2 g · l^{-1}) und 24 ml einer Lösung von Tetrabutylammoniumhydroxid *R* (80 g · l^{-1}) werden gemischt; falls erforderlich wird der *p*H-Wert mit Phosphorsäure 10 % *R* oder verdünnter Natriumhydroxid-Lösung *R* auf 5,5 eingestellt; anschließend werden 650 ml Acetonitril *R* zugesetzt
- einem Spektrometer als Detektor bei einer Wellenlänge von 220 nm.

20 µl Referenzlösung c werden eingespritzt. Die Bestimmung darf nur ausgewertet werden, wenn die Auflösung zwischen den Peaks von Ampicillin und Piperacillin mindestens 10 beträgt (falls erforderlich wird das Verhältnis von Phase A zu Phase B in der mobilen Phase geändert) und das Massenverteilungsverhältnis für den zweiten Peak (Piperacillin) zwischen 2,0 und 3,0 liegt.

20 µl Referenzlösung d werden eingespritzt. Die Empfindlichkeit des Systems wird so eingestellt, daß ein Peak mit einem Signal-Rausch-Verhältnis von mindestens 3 erhalten wird.

Die Referenzlösung a wird 6mal eingespritzt. Die Bestimmung darf nur ausgewertet werden, wenn die relative Standardabweichung der Peakfläche von Piperacillin höchstens 1,0 Prozent beträgt.

Die Untersuchungslösung a und die Referenzlösung a werden abwechselnd eingespritzt.

Verunreinigungen

A. (2*S*,5*R*,6*R*)-6-[[(2*R*)-2-Amino-2-phenylacetyl]amino]-3,3-dimethyl-7-oxo-4-thia-1-azabicyclo[3.2.0]heptan-2-carbonsäure
(Ampicillin)

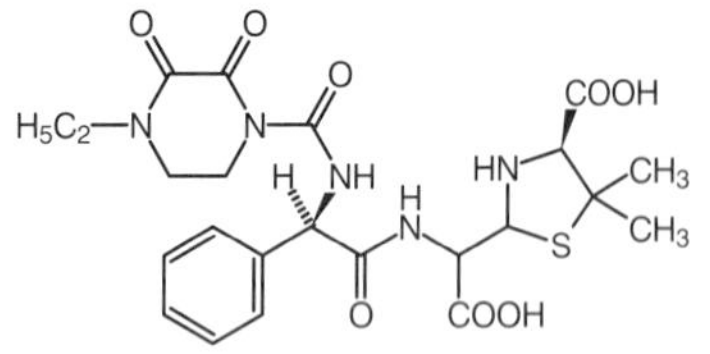

B. (4*S*)-2-[Carboxy[[(2*R*)-2-[[(4-ethyl-2,3-dioxopiperazin-1-yl)carbonyl]amino]-2-phenylacetyl]amino]methyl]-5,5-dimethylthiazolidin-4-carbonsäure
(Penicillosäuren des Piperacillins)

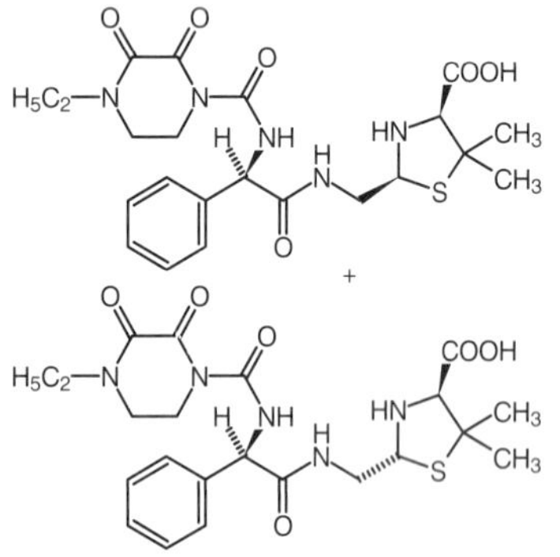

C. (2*RS*,4*S*)-2-[[[(2*R*)-2-[[(4-Ethyl-2,3-dioxopiperazin-1-yl)carbonyl]amino]-2-phenylacetyl]amino]methyl]-5,5-dimethylthiazolidin-4-carbonsäure
(Penillosäuren des Piperacillins)

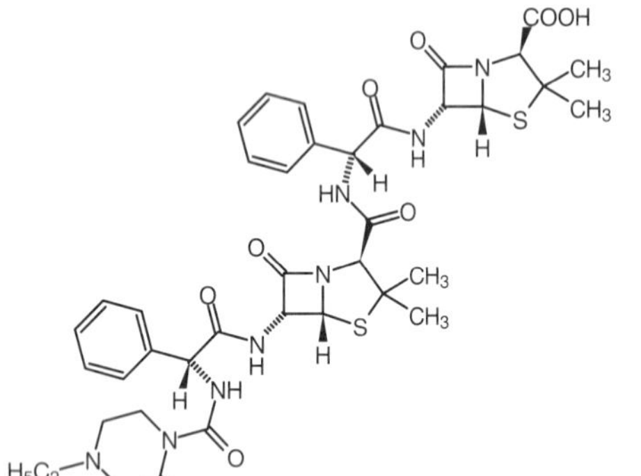

D. (2*S*,5*R*,6*R*)-6-[[(2*R*)-2-[[[(2*S*,5*R*,6*R*)-6-[[(2*R*)-2-[[(4-Ethyl-2,3-dioxopiperazin-1-yl)carbonyl]amino]-2-phenylacetyl]amino]-3,3-dimethyl-7-oxo-4-thia-1-azabicyclo[3.2.0]hept-2-yl]carbonyl]amino]-2-phenylacetyl]amino]-3,3-dimethyl-7-oxo-4-thia-1-azabicyclo[3.2.0]heptan-2-carbonsäure
(Piperacillinylampicillin)

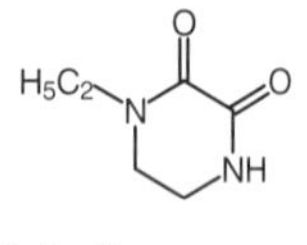

E. 1-Ethylpiperazin-2,3-dion

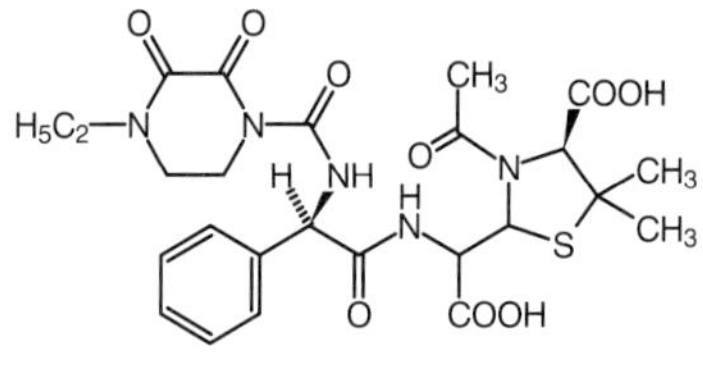

F. (4*S*)-3-Acetyl-2-[carboxy[[(2*R*)-2-[[(4-ethyl-2,3-dioxopiperazin-1-yl)carbonyl]amino]-2-phenylacetyl]amino]methyl]-5,5-dimethylthiazolidin-4-carbonsäure
(acetylierte Penicillosäuren des Piperacillins).

1999, 1168

Piperacillin-Natrium

Piperacillinum natricum

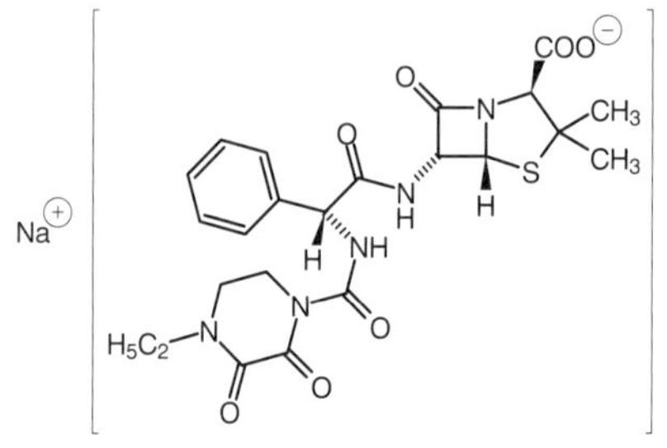

$C_{23}H_{26}N_5NaO_7S$ M_r 539,5

Definition

Piperacillin-Natrium enthält mindestens 95,0 und höchstens 101,0 Prozent (2*S*,5*R*,6*R*)-6-[[(2*R*)-2-[[(4-Ethyl-2,3-dioxopiperazin-1-yl)carbonyl]amino]-2-phenylacetyl]amino]-3,3-dimethyl-7-oxo-4-thia-1-azabicyclo[3.2.0]heptan-2-carbonsäure, Natriumsalz, berechnet auf die wasserfreie Substanz.

Herstellung

Wird die Substanz nach einem Verfahren hergestellt, bei dem Rückstände von *N,N*-Dimethylanilin in der Substanz verbleiben können und/oder bei dem die Ausgangs- oder die Zwischenprodukte Rückstände von *N,N*-Dimethylanilin enthalten können, muß sie der folgenden Prüfung entsprechen:

***N,N*-Dimethylanilin:** Höchstens 20 ppm. Die Prüfung erfolgt mit Hilfe der Gaschromatographie (2.2.28) unter Anwendung einer geeigneten und validierten Methode.

Eigenschaften

Weißes bis fast weißes, hygroskopisches Pulver; leicht löslich in Wasser und Methanol, praktisch unlöslich in Ethylacetat.

Prüfung auf Identität

A. 0,250 g Substanz werden in Wasser *R* gelöst. Nach Zusatz von 0,5 ml verdünnter Salzsäure *R* und 5 ml Ethylacetat *R* wird geschüttelt und 10 min lang in einer Eis-Wasser-Mischung stehengelassen. Die Kristalle werden unter Absaugen durch einen kleinen Glassintertiegel (40) abfiltriert, mit 5 ml Wasser *R* und 5 ml Ethylacetat *R* gewaschen und anschließend 60 min lang im Trockenschrank bei 60 °C getrocknet. Die Prüfung erfolgt mit Hilfe der IR-Spektroskopie (2.2.24) durch Vergleich des Spektrums der Substanzkristalle mit dem von Piperacillin *CRS*.

B. Die Substanz gibt die Identitätsreaktion a auf Natrium (2.3.1).

Prüfung auf Reinheit

Prüflösung: 2,50 g Substanz werden in kohlendioxidfreiem Wasser *R* zu 25 ml gelöst.

Aussehen der Lösung: Die Prüflösung muß klar (2.2.1) sein. Die Absorption (2.2.25) der Prüflösung, bei 430 nm gemessen, darf höchstens 0,10 betragen.

***p*H-Wert** (2.2.3): Der *p*H-Wert der Prüflösung muß zwischen 5,0 und 7,0 liegen.

Spezifische Drehung (2.2.7): 0,250 g Substanz werden in Wasser *R* zu 25,0 ml gelöst. Die spezifische Drehung muß zwischen +175 und +190° liegen, berechnet auf die wasserfreie Substanz.

Verwandte Substanzen: Die Prüfung erfolgt mit Hilfe der Flüssigchromatographie (2.2.29) wie unter Gehaltsbestimmung beschrieben.

20 µl Referenzlösung b werden eingespritzt. Die Elution wird unter isokratischen Bedingungen mit der gewählten mobilen Phase durchgeführt.

20 µl Untersuchungslösung b werden eingespritzt. Die Elution wird unter isokratischen Bedingungen begonnen. Unmittelbar nach dem Auftreten des Piperacillin-Peaks wird wie nachfolgend beschrieben auf lineare Gradientenelution übergegangen.

Zeit (min)	mobile Phase A (% *V/V*)	mobile Phase B (% *V/V*)	Erläuterungen
0 – 30	88 → 0	12 → 100	linearer Gradient
30 – 45	0 → 88	100 → 12	Re-Äquilibrierung

Im Chromatogramm der Untersuchungslösung b darf keine Peakfläche, mit Ausnahme der des Hauptpeaks, größer sein als das 2fache der Fläche des Hauptpeaks im Chromatogramm der Referenzlösung b (2 Prozent). Lösungsmittel-Peaks werden nicht berücksichtigt.

Schwermetalle (2.4.8): 1,0 g Substanz muß der Grenzprüfung C auf Schwermetalle entsprechen (20 ppm). Zur Herstellung der Referenzlösung werden 2 ml Blei-Lösung (10 ppm Pb) *R* verwendet.

Wasser (2.5.12): Höchstens 2,0 Prozent, mit 0,500 g Substanz nach der Karl-Fischer-Methode bestimmt.

Sterilität (2.6.1): Piperacillin-Natrium zur Herstellung von Parenteralia, das dabei keinem weiteren geeigneten Sterilisationsverfahren unterworfen wird, muß der Prüfung entsprechen.

Bakterien-Endotoxine (2.6.14): Piperacillin-Natrium zur Herstellung von Parenteralia, das dabei keinem weiteren geeigneten Verfahren zur Beseitigung von Bakterien-Endotoxinen unterworfen wird, darf höchstens 0,07 I.E. Bakterien-Endotoxine je Milligramm Substanz enthalten.

Gehaltsbestimmung

Die Bestimmung erfolgt mit Hilfe der Flüssigchromatographie (2.2.29).

Lösungsmittelmischung: 25 Volumteile Acetonitril *R* und 75 Volumteile einer Lösung von Natriumdihydrogenphosphat *R* (31,2 g · l^{-1}) werden gemischt.

Untersuchungslösung a: 25,0 mg Substanz werden in der Lösungsmittelmischung zu 50,0 ml gelöst.

Untersuchungslösung b: Die Lösung ist unmittelbar vor Gebrauch herzustellen. 40,0 mg Substanz werden in der Lösungsmittelmischung zu 20,0 ml gelöst.

Referenzlösung a: 25,0 mg Piperacillin *CRS* werden in der Lösungsmittelmischung zu 50,0 ml gelöst.

Referenzlösung b: 1,0 ml Referenzlösung a wird mit der Lösungsmittelmischung zu 25,0 ml verdünnt.

Referenzlösung c: 10,0 mg Piperacillin *CRS* und 10,0 mg wasserfreies Ampicillin *CRS* werden in der Lösungsmittelmischung zu 50,0 ml gelöst.

Referenzlösung d: 1,0 ml Referenzlösung a wird mit der Lösungsmittelmischung zu 100,0 ml verdünnt. 1,0 ml dieser Lösung wird mit der Lösungsmittelmischung zu 50,0 ml verdünnt.

Die Chromatographie kann durchgeführt werden mit

- einer Säule von 0,25 m Länge und 4,6 mm innerem Durchmesser, gepackt mit octadecylsilyliertem Kieselgel zur Chromatographie *R* (5 µm)
- einer Mischung von 88 Volumteilen mobiler Phase A und 12 Volumteilen mobiler Phase B bei einer Durchflußrate von 1,0 ml je Minute:
  mobile Phase A: 576 ml Wasser *R*, 200 ml einer Lösung von Natriumdihydrogenphosphat *R* (31,2 g · l^{-1}) und 24 ml einer Lösung von Tetrabutylammoniumhydroxid *R* (80 g · l^{-1}) werden gemischt; falls erforderlich wird der *p*H-Wert mit Phosphorsäure 10 % *R* oder verdünnter Natriumhydroxid-Lösung *R* auf 5,5 eingestellt; anschließend werden 200 ml Acetonitril *R* zugesetzt
  mobile Phase B: 126 ml Wasser *R*, 200 ml einer Lösung von Natriumdihydrogenphosphat *R* (31,2 g · l^{-1}) und 24 ml einer Lösung von Tetrabutylammoniumhydroxid *R* (80 g · l^{-1}) werden gemischt; falls erforderlich wird der *p*H-Wert mit Phosphorsäure 10 % *R* oder verdünnter Natriumhydroxid-Lösung *R* auf 5,5 eingestellt; anschließend werden 650 ml Acetonitril *R* zugesetzt
- einem Spektrometer als Detektor bei einer Wellenlänge von 220 nm.

20 µl Referenzlösung c werden eingespritzt. Die Bestimmung darf nur ausgewertet werden, wenn die Auflösung zwischen den Peaks von Ampicillin und Piperacillin

mindestens 10 beträgt (falls erforderlich wird das Verhältnis von Phase A zu Phase B in der mobilen Phase geändert) und das Massenverteilungsverhältnis für den zweiten Peak (Piperacillin) zwischen 2,0 und 3,0 liegt.

20 µl Referenzlösung d werden eingespritzt. Die Empfindlichkeit des Systems wird so eingestellt, daß ein Peak mit einem Signal-Rausch-Verhältnis von mindestens 3 erhalten wird.

Die Referenzlösung a wird 6mal eingespritzt. Die Bestimmung darf nur ausgewertet werden, wenn die relative Standardabweichung der Peakfläche von Piperacillin höchstens 1,0 Prozent beträgt.

Die Untersuchungslösung a und die Referenzlösung a werden abwechselnd eingespritzt. Der Prozentgehalt an Piperacillin-Natrium wird durch Multiplikation des Prozentgehalts an Piperacillin mit 1,042 berechnet.

Lagerung

Dicht verschlossen. Falls die Substanz steril ist, im Behältnis mit Sicherheitsverschluß.

Beschriftung

Die Beschriftung gibt insbesondere, falls zutreffend, an
- daß die Substanz steril ist
- daß die Substanz frei von Bakterien-Endotoxinen ist.

Verunreinigungen

A. (2*S*,5*R*,6*R*)-6-[[(2*R*)-2-Amino-2-phenylacetyl]amino]-3,3-dimethyl-7-oxo-4-thia-1-azabicyclo[3.2.0]heptan-2-carbonsäure (Ampicillin)

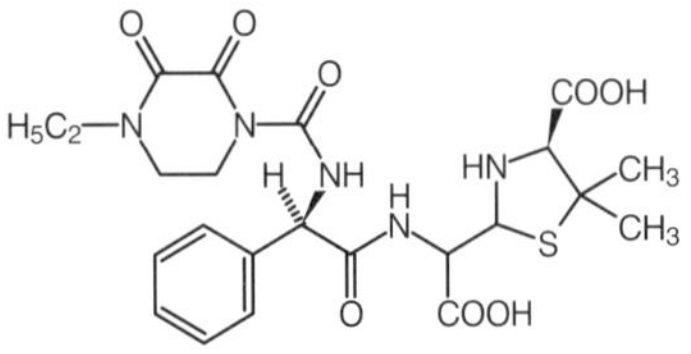

B. (4*S*)-2-[Carboxy[[(2*R*)-2-[[(4-ethyl-2,3-dioxopiperazin-1-yl)carbonyl]amino]-2-phenylacetyl]amino]methyl]-5,5-dimethylthiazolidin-4-carbonsäure (Penicillosäuren des Piperacillins)

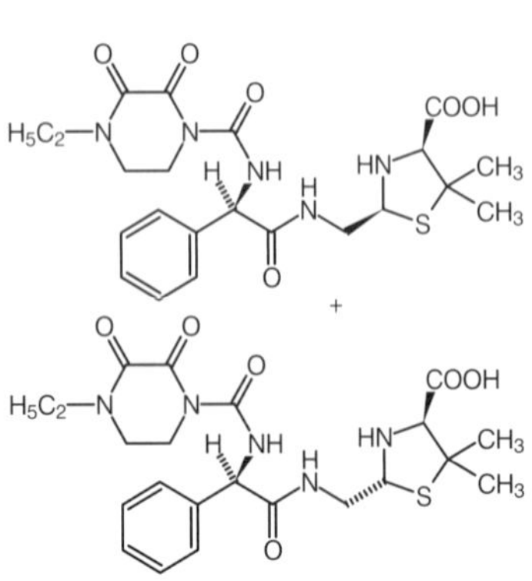

C. (2*RS*,4*S*)-2-[[[(2*R*)-2-[[(4-Ethyl-2,3-dioxopiperazin-1-yl)carbonyl]amino]-2-phenylacetyl]amino]methyl]-5,5-dimethylthiazolidin-4-carbonsäure (Penillosäuren des Piperacillins)

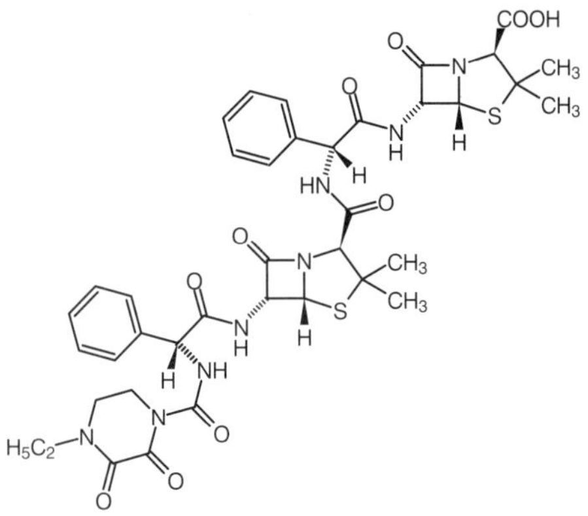

D. (2*S*,5*R*,6*R*)-6-[[(2*R*)-2-[[[(2*S*,5*R*,6*R*)-6-[[(2*R*)-2-[[(4-Ethyl-2,3-dioxopiperazin-1-yl)carbonyl]amino]-2-phenylacetyl]amino]-3,3-dimethyl-7-oxo-4-thia-1-azabicyclo[3.2.0]hept-2-yl]carbonyl]amino]-2-phenylacetyl]amino]-3,3-dimethyl-7-oxo-4-thia-1-azabicyclo[3.2.0]heptan-2-carbonsäure (Piperacillinylampicillin)

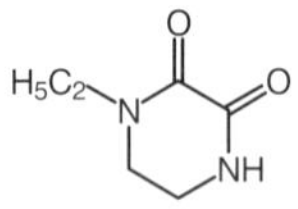

E. 1-Ethylpiperazin-2,3-dion

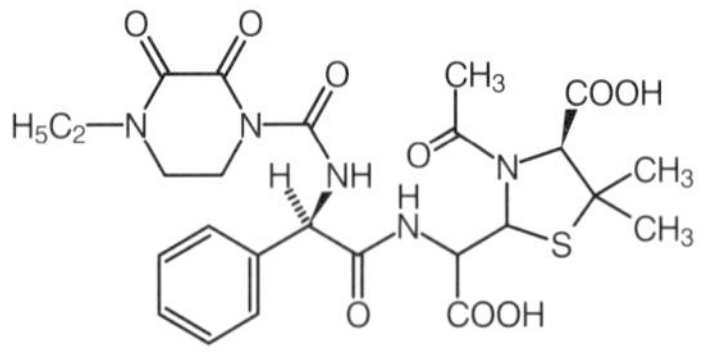

F. (4*S*)-3-Acetyl-2-[carboxy[[(2*R*)-2-[[(4-ethyl-2,3-dioxopiperazin-1-yl)carbonyl]amino]-2-phenylacetyl]amino]methyl]-5,5-dimethylthiazolidin-4-carbonsäure (acetylierte Penicillosäuren des Piperacillins).

1998, 852

Pivampicillin

Pivampicillinum

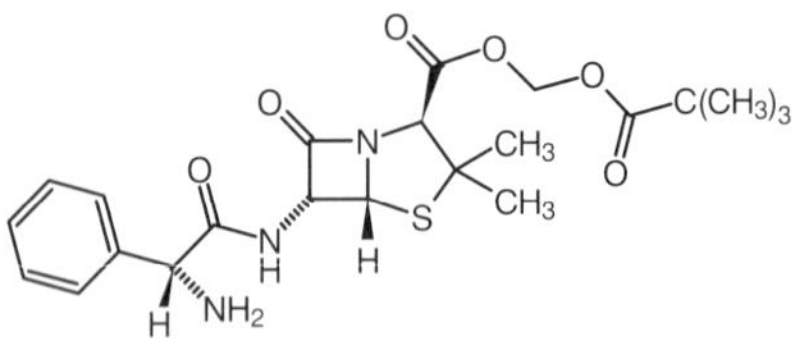

$C_{22}H_{29}N_3O_6S$ M_r 463,6

Definition

Pivampicillin enthält mindestens 95,0 und höchstens 101,0 Prozent Methylen-(2*S*,5*R*,6*R*)-6-[[(2*R*)-2-amino-2-phenylacetyl]amino]-3,3-dimethyl-7-oxo-4-thia-1-azabicyclo[3.2.0]heptan-2-carboxylat-2,2-dimethylpropanoat, berechnet auf die wasserfreie Substanz.

Eigenschaften

Weißes bis fast weißes, kristallines Pulver; praktisch unlöslich in Wasser, leicht löslich in Methanol, löslich in wasserfreiem Ethanol. Die Substanz löst sich in verdünnten Säuren.

Prüfung auf Identität

1: A.
2: B, C.

A. Die Prüfung erfolgt mit Hilfe der IR-Spektroskopie (2.2.24) durch Vergleich des Spektrums der Substanz mit dem von Pivampicillin *CRS*.

B. Die Prüfung erfolgt mit Hilfe der Dünnschichtchromatographie (2.2.27) unter Verwendung einer Schicht von silanisiertem Kieselgel H *R*.

Untersuchungslösung: 10 mg Substanz werden in 2 ml Methanol *R* gelöst.

Referenzlösung a: 10 mg Pivampicillin *CRS* werden in 2 ml Methanol *R* gelöst.

Referenzlösung b: Je 10 mg Pivampicillin *CRS*, Bacampicillinhydrochlorid *CRS* und Talampicillinhydrochlorid *CRS* werden in 2 ml Methanol *R* gelöst.

Auf die Platte werden getrennt 1 µl jeder Lösung aufgetragen. Die Chromatographie erfolgt mit einer Mischung von 10 Volumteilen einer Lösung von Natriumacetat *R* (272 g · l^{-1}), deren *p*H-Wert zuvor mit Essigsäure 98 % *R* auf 5,0 eingestellt wurde, 40 Volumteilen Wasser *R* und 50 Volumteilen Ethanol 96 % *R* über eine Laufstrecke von 15 cm. Die Platte wird im Warmluftstrom getrocknet, mit Ninhydrin-Lösung *R* 1 besprüht und 10 min lang bei 60 °C erhitzt. Der Hauptfleck im Chromatogramm der Untersuchungslösung entspricht in bezug auf Lage, Farbe und Größe dem Hauptfleck im Chromatogramm der Referenzlösung a. Die Prüfung darf nur ausgewertet werden, wenn das Chromatogramm der Referenzlösung b deutlich voneinander getrennt 3 Flecke zeigt.

C. Etwa 2 mg Substanz werden in einem Reagenzglas von etwa 150 mm Länge und 15 mm Durchmesser mit 0,05ml Wasser *R* befeuchtet. Nach Zusatz von 2 ml Formaldehyd-Schwefelsäure *R* wird der Inhalt des Reagenzglases durch Schütteln gemischt. Die Lösung ist praktisch farblos. Wird das Reagenzglas 1 min lang in ein Wasserbad gestellt, entsteht eine dunkle Gelbfärbung.

Prüfung auf Reinheit

Aussehen der Lösung: 50 mg Substanz werden in 12 ml Salzsäure (0,1 mol · l^{-1}) gelöst. Die Lösung darf nicht stärker opaleszieren als die Referenzsuspension II (2.2.1) und darf nicht stärker gefärbt sein als die Farbvergleichslösung B_7 (2.2.2, Methode I).

Spezifische Drehung (2.2.7): 0,100 g Substanz werden in 5,0 ml Ethanol 96 % *R* gelöst. Die Lösung wird mit Salzsäure (0,1 mol · l^{-1}) zu 10,0 ml verdünnt. Die spezifische Drehung muß zwischen +208 und +222° liegen, berechnet auf die wasserfreie Substanz.

Verwandte Substanzen: Die Prüfung erfolgt mit Hilfe der Flüssigchromatographie (2.2.29).

Die Lösungen sind unmittelbar vor Gebrauch herzustellen.

Untersuchungslösung: 50,0 mg Substanz werden in 10,0 ml Acetonitril *R* gelöst. Die Lösung wird mit einer Lösung von Phosphorsäure 85 % *R* (1 g · l^{-1}) zu 20 ml verdünnt.

Referenzlösung: 2,0 ml Untersuchungslösung werden mit 9,0 ml Acetonitril *R* und 9,0 ml einer Lösung von Phosphorsäure 85 % *R* (1 g · l^{-1}) gemischt.

Die Chromatographie kann durchgeführt werden mit
- einer Säule von 0,125 m Länge und 4 mm innerem Durchmesser, gepackt mit nachsilanisiertem, octylsilyliertem Kieselgel zur Chromatographie *R*
- einer Mischung der mobilen Phasen A und B unter Einsatz der Gradientenelution bei einer Durchflußrate von 1,5 ml je Minute gemäß der Tabelle:
  mobile Phase A: 50 Volumteile einer Lösung von Ammoniummonohydrogenphosphat *R* (1,32 g · l^{-1}), die mit einer Lösung von Phosphorsäure 85 % *R* (100 g · l^{-1}) auf einen *p*H-Wert von 2,5 eingestellt wurde, und 50 Volumteile Acetonitril *R* werden gemischt.
  mobile Phase B: 15 Volumteile einer Lösung von Ammoniummonohydrogenphosphat *R* (1,32 g · l^{-1}), die mit einer Lösung von Phosphorsäure 85 % *R* (100 g · l^{-1}) auf einen *p*H-Wert von 2,5 eingestellt wurde, und 85 Volumteile Acetonitril *R* werden gemischt.

Zeit (min)	**mobile Phase A** (% *V/V*)	**mobile Phase B** (% *V/V*)	**Erläuterungen**
0 – 10	100	0	isokratisch
10 – 12	0	100	isokratisch
12 – 17	100	0	Äquilibrierung

- einem Spektrometer als Detektor bei einer Wellenlänge von 220 nm.

Je 50 µl Untersuchungslösung und Referenzlösung werden getrennt eingespritzt. Die Prüfung darf nur ausgewertet werden, wenn das Verhältnis zwischen den Massenverteilungskoeffizienten von Pivampicillin-Dimer (mit einer Retentionszeit von etwa 5 min) zu dem von Pivampicillin (Hauptpeak) mindestens 12 beträgt. Im Chromatogramm der Untersuchungslösung darf die Summe aller Peakflächen, mit Ausnahme der des Hauptpeaks, höchstens das 0,3fache der Fläche des Hauptpeaks im Chromatogramm der Referenzlösung betragen (3 Prozent). Lösungsmittelpeaks und Peaks, deren Fläche kleiner ist als das 0,01fache der Fläche des Hauptpeaks im Chromatogramm der Referenzlösung, werden nicht berücksichtigt.

Dimethylanilin: Höchstens 20 ppm. Die Prüfung erfolgt mit Hilfe der Gaschromatographie (2.2.28) unter Verwendung von Naphthalin *R* als Interner Standard.

Interner-Standard-Lösung: 50,0 mg Naphthalin *R* werden in Cyclohexan *R* zu 50,0 ml gelöst. 5,0 ml Lösung werden mit Cyclohexan *R* zu 100,0 ml verdünnt.

Untersuchungslösung: 1,00 g Substanz wird in einem Reagenzglas mit Schliffstopfen mit 10 ml Schwefelsäure (0,5 mol · l^{-1}) versetzt, 10 min lang im Wasserbad erhitzt,

P

Monographien

abgekühlt und mit 15 ml Natriumhydroxid-Lösung ($1 \text{ mol} \cdot l^{-1}$) und 1,0 ml Interner-Standard-Lösung versetzt. Das Reagenzglas wird verschlossen und 1 min lang kräftig geschüttelt. Falls erforderlich wird zentrifugiert. Die obere Phase wird verwendet.

Referenzlösung: 50,0 mg *N,N*-Dimethylanilin *R* werden mit 2 ml Salzsäure *R* und 20 ml Wasser *R* versetzt. Die Mischung wird bis zur Auflösung der Substanz geschüttelt und mit Wasser *R* zu 50,0 ml verdünnt. 5,0 ml Lösung werden mit Wasser *R* zu 250,0 ml verdünnt. 1,0 ml dieser Lösung wird in einem Reagenzglas mit Schliffstopfen mit 5 ml Natriumhydroxid-Lösung ($1 \text{ mol} \cdot l^{-1}$) und 1,0 ml Interner-Standard-Lösung versetzt. Das Reagenzglas wird verschlossen und 1 min lang kräftig geschüttelt. Falls erforderlich wird zentrifugiert. Die obere Phase wird verwendet.

Die Chromatographie kann durchgeführt werden mit

- einer Säule aus Glas von 2 m Länge und 2 mm innerem Durchmesser, gepackt mit silanisiertem Kieselgur zur Gaschromatographie *R*, imprägniert mit 3 Prozent (*m/m*) Poly[methyl(50)phenyl(50)]siloxan *R*
- Stickstoff zur Chromatographie *R* als Trägergas bei einer Durchflußrate von 30 ml je Minute
- einem Flammenionisationsdetektor.

Die Temperatur der Säule wird bei 120 °C, die des Probeneinlasses und des Detektors bei 150 °C gehalten.

Je 1 µl Untersuchungslösung und Referenzlösung wird getrennt eingespritzt.

Triethanolamin: Die Prüfung erfolgt mit Hilfe der Dünnschichtchromatographie (2.2.27) unter Verwendung einer Schicht von Kieselgel H *R*.

Untersuchungslösung: 0,100 g Substanz werden in 1,0 ml einer Mischung von 1 Volumteil Wasser *R* und 9 Volumteilen Acetonitril *R* gelöst.

Referenzlösung: 5,0 mg Triethanolamin *R* werden in einer Mischung von 1 Volumteil Wasser *R* und 9 Volumteilen Acetonitril *R* zu 100 ml gelöst.

Auf die Platte werden getrennt 10 µl jeder Lösung aufgetragen. Die Chromatographie erfolgt mit einer Mischung von 5 Volumteilen Methanol *R*, 15 Volumteilen 1-Butanol *R*, 24 Volumteilen Phosphat-Pufferlösung *p*H 5,8 *R*, 40 Volumteilen Essigsäure 98 % *R* und 80 Volumteilen Butylacetat *R* über eine Laufstrecke von 12 cm. Die Platte wird 10 min lang bei 110 °C erhitzt und erkalten gelassen. In eine Chromatographiekammer wird eine Abdampfschale, die eine Mischung von 1 Volumteil Salzsäure *R* 1, 1 Volumteil Wasser *R* und 2 Volumteile einer Lösung von Kaliumpermanganat *R* ($15 \text{ g} \cdot l^{-1}$) enthält, gegeben. Die Kammer wird verschlossen und 15 min lang stehengelassen. Die getrocknete Platte wird in die Kammer gestellt und diese verschlossen. Die Platte wird 15 bis 20 min lang dem Chlorgas ausgesetzt, herausgenommen, 2 bis 3 min lang an der Luft stehengelassen und mit Tetramethyldiaminodiphenylmethan-Reagenz *R* besprüht. Ein dem Triethanolamin entsprechender Fleck im Chromatogramm der Untersuchungslösung darf nicht größer oder intensiver sein als der Fleck im Chromatogramm der Referenzlösung (0,05 Prozent).

Wasser (2.5.12): Höchstens 1,0 Prozent, mit 0,30 g Substanz nach der Karl-Fischer-Methode bestimmt.

Sulfatasche (2.4.14): Höchstens 0,5 Prozent, mit 1,0 g Substanz bestimmt.

Gehaltsbestimmung

Die Bestimmung erfolgt mit Hilfe der Flüssigchromatographie (2.2.29).

Die Lösungen sind innerhalb von 2 h nach der Herstellung zu verwenden.

Untersuchungslösung: 50,0 mg Substanz werden in der mobilen Phase zu 50,0 ml gelöst. 10,0 ml Lösung werden mit der mobilen Phase zu 50,0 ml verdünnt.

Referenzlösung a: 50,0 mg Pivampicillin *CRS* werden in der mobilen Phase zu 50,0 ml gelöst. 10,0 ml Lösung werden mit der mobilen Phase zu 50,0 ml verdünnt.

Referenzlösung b: 25,0 mg Propyl-4-hydroxybenzoat *CRS* werden in der mobilen Phase zu 50,0 ml gelöst. 10,0 ml Lösung werden mit der mobilen Phase zu 50,0 ml verdünnt. 5,0 ml dieser Lösung und 5,0 ml Referenzlösung a werden gemischt.

Die Chromatographie kann durchgeführt werden mit

- einer Säule aus rostfreiem Stahl von 0,125 m Länge und 4 mm innerem Durchmesser, gepackt mit octadecylsilyliertem Kieselgel zur Chromatographie *R* (5 µm)
- folgender mobilen Phase bei einer Durchflußrate von 1,5 ml je Minute: 40 Volumteile Acetonitril *R* und 60 Volumteile einer Lösung von Phosphorsäure 85 % *R* ($2{,}22 \text{ g} \cdot l^{-1}$), die mit Triethylamin *R* auf einen *p*H-Wert von 2,5 eingestellt wurde, werden gemischt.
- einem Spektrometer als Detektor bei einer Wellenlänge von 220 nm.

Je 20 µl Referenzlösung b werden eingespritzt. Die Empfindlichkeit des Systems wird so eingestellt, daß die Höhe der 2 Hauptpeaks mindestens 50 Prozent des maximalen Ausschlags beträgt. Die Bestimmung darf nur ausgewertet werden, wenn die Auflösung zwischen dem ersten Peak (Pivampicillin) und dem zweiten Peak (Propyl-4-hydroxybenzoat) mindestens 5,0 beträgt und der Symmetriefaktor für Pivampicillin höchstens 2,0 beträgt.

20 µl Referenzlösung a werden 6mal eingespritzt. Die Bestimmung darf nur ausgewertet werden, wenn die relative Standardabweichung der Fläche des Hauptpeaks höchstens 1,0 Prozent beträgt.

Untersuchungslösung und Referenzlösung a werden abwechselnd eingespritzt.

Lagerung

Dicht verschlossen.

Verunreinigungen

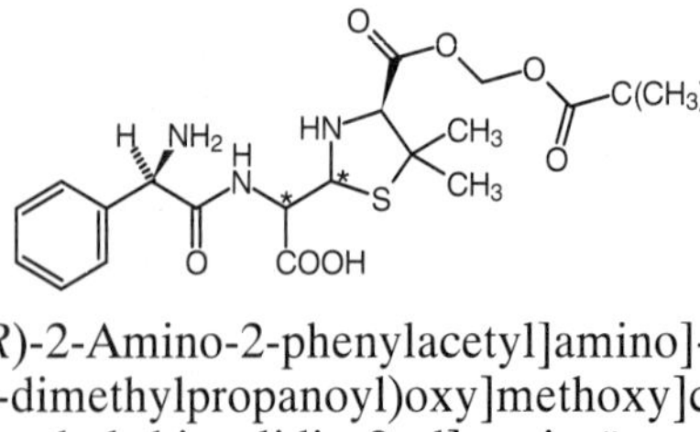

A. 2-[[(2*R*)-2-Amino-2-phenylacetyl]amino]-2-[(4*S*)-4-[[[(2,2-dimethylpropanoyl)oxy]methoxy]carbonyl]-5,5-dimethyl-thiazolidin-2-yl]-essigsäure (Penicillosäuren des Pivampicillins)

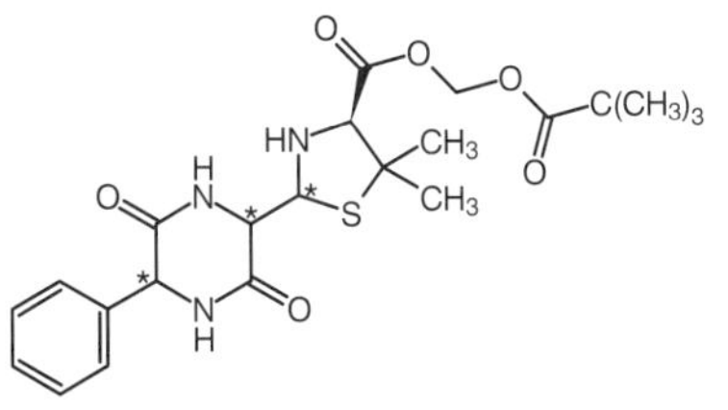

B. Methylen-(4*S*)-5,5-dimethyl-2-(3,6-dioxo-5-phenylpiperazin-2-yl)thiazolidin-4-carboxylat-2,2-dimethylpropanoat
(Diketopiperazine des Pivampicillins)

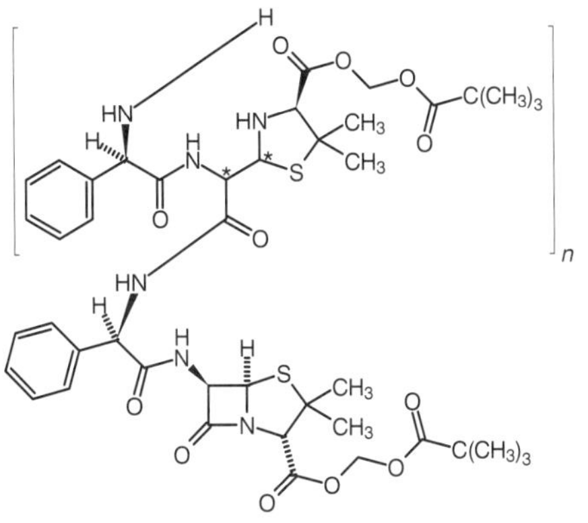

C. Co-Oligomere von Pivampicillin und Penicillosäuren des Pivampicillins.

1999, 1359

Pivmecillinamhydrochlorid

Pivmecillinami hydrochloridum

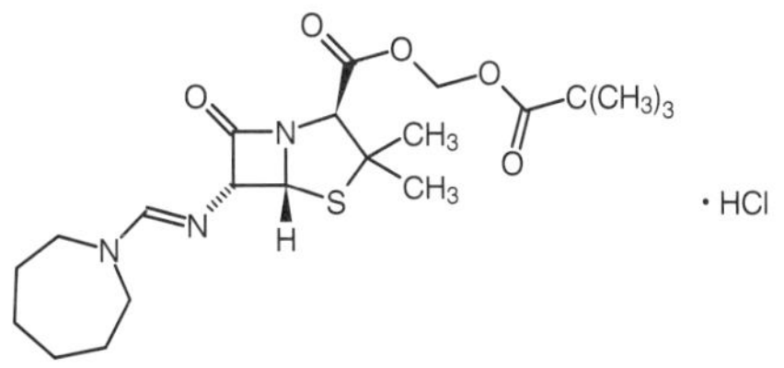

$C_{21}H_{34}ClN_3O_5S$ M_r 476,0

Definition

Pivmecillinamhydrochlorid enthält mindestens 97,0 und höchstens 101,5 Prozent Methylen-2,2-dimethylpropanoat-(2*S*,5*R*,6*R*)-6-[[(hexahydro-1*H*-azepin-1-yl)methylen]amino]-3,3-dimethyl-7-oxo-4-thia-1-azabicyclo[3.2.0]heptan-2-carboxylat-hydrochlorid, berechnet auf die wasserfreie Substanz.

Herstellung

Wird die Substanz nach einem Verfahren hergestellt, bei dem Rückstände von *N,N*-Dimethylanilin in der Substanz verbleiben können und/oder bei dem die Ausgangs- oder Zwischenprodukte Rückstände von *N,N*-Dimethylanilin enthalten können, muß sie der folgenden Prüfung entsprechen:

***N,N*-Dimethylanilin:** Höchstens 20 ppm. Die Bestimmung erfolgt mit Hilfe der Gaschromatographie (2.2.28) unter Anwendung einer geeigneten, validierten Methode.

Eigenschaften

Weißes bis fast weißes, kristallines Pulver; leicht löslich in Wasser, wasserfreiem Ethanol und in Methanol, schwer löslich in Aceton.

Prüfung auf Identität

A. Die Prüfung erfolgt mit Hilfe der IR-Spektroskopie (2.2.24) durch Vergleich des Spektrums der Substanz mit dem von Pivmecillinamhydrochlorid *CRS*. Die Prüfung erfolgt mit Hilfe von Preßlingen.

B. Die Substanz gibt die Identitätsreaktion a auf Chlorid (2.3.1).

Prüfung auf Reinheit

Aussehen der Lösung: 0,5 g Substanz werden in Wasser *R* zu 10 ml gelöst. Die Lösung darf nicht stärker opaleszieren als die Referenzsuspension II (2.2.1) und darf nicht stärker gefärbt sein als die Farbvergleichslösung B_8 (2.2.2, Methode I).

***p*H-Wert** (2.2.3): 1,0 g Substanz wird in kohlendioxidfreiem Wasser *R* zu 10 ml gelöst. Der *p*H-Wert der Lösung muß zwischen 2,8 und 3,8 liegen.

Verwandte Substanzen: Die Prüfung erfolgt mit Hilfe der Flüssigchromatographie (2.2.29) wie unter „Gehaltsbestimmung“ beschrieben.

20 µl Referenzlösung b werden eingespritzt. Die Empfindlichkeit des Systems wird so eingestellt, daß die Höhe des Hauptpeaks im Chromatogramm mindestens 50 Prozent des maximalen Ausschlags beträgt.

20 µl Untersuchungslösung b werden eingespritzt. Die Chromatographie erfolgt über eine Dauer, die der 3fachen Retentionszeit des Hauptpeaks entspricht. Im Chromatogramm der Untersuchungslösung b darf keine Peakfläche, mit Ausnahme der des Hauptpeaks, größer sein als das 1,5fache der Fläche des Hauptpeaks im Chromatogramm der Referenzlösung b (1,5 Prozent). Die Summe aller Peakflächen, mit Ausnahme der Fläche des Hauptpeaks, darf nicht größer sein als das 3fache der Fläche des Hauptpeaks im Chromatogramm der Referenzlösung b (3 Prozent). Peaks, deren Fläche kleiner ist als das 0,1fache der Fläche des Hauptpeaks im Chromatogramm der Referenzlösung b, werden nicht berücksichtigt.

Schwermetalle (2.4.8): 1,0 g Substanz wird in Wasser *R* zu 20 ml gelöst. 12 ml Lösung müssen der Grenzprüfung A auf Schwermetalle entsprechen (20 ppm). Zur Herstellung der Referenzlösung wird die Blei-Lösung (1 ppm Pb) *R* verwendet.

Wasser (2.5.12): Höchstens 0,5 Prozent, mit 1,00 g Substanz nach der Karl-Fischer-Methode bestimmt.

Sulfatasche (2.4.14): Höchstens 0,1 Prozent, mit 1,0 g Substanz bestimmt.

Gehaltsbestimmung

Die Bestimmung erfolgt mit Hilfe der Flüssigchromatographie (2.2.29).

Die Untersuchungslösungen und die Referenzlösungen sind unmittelbar vor der Verwendung herzustellen.

Lösungsmittel-Mischung: Zu 45 Volumteilen Acetonitril *R* werden 55 Volumteile einer Lösung von Kaliumdihydrogenphosphat *R* (13,5 g · l^{-1}), die vorher mit Phosphorsäure 10 % *R* auf einen *p*H-Wert von 3,0 eingestellt wurde, zugesetzt.

Untersuchungslösung a: 20,0 mg Substanz werden in der Lösungsmittel-Mischung zu 200,0 ml gelöst.

Untersuchungslösung b: 25,0 mg Substanz werden in der Lösungsmittel-Mischung zu 25,0 ml gelöst.

Referenzlösung a: 20,0 mg Pivmecillinamhydrochlorid *CRS* werden in der Lösungsmittel-Mischung zu 200,0 ml gelöst.

Referenzlösung b: 5,0 ml Referenzlösung a werden mit der Lösungsmittel-Mischung zu 50,0 ml verdünnt.

Referenzlösung c: 5 mg Pivmecillinamhydrochlorid *CRS* und 5 mg Pivmecillinam-Verunreinigung C *CRS* werden in der Lösungsmittel-Mischung zu 50 ml gelöst.

Die Chromatographie kann durchgeführt werden mit
- einer Säule aus rostfreiem Stahl von 0,25 m Länge und 4,0 mm innerem Durchmesser, gepackt mit octadecylsilyliertem Kieselgel zur Chromatographie *R* (5 µm)
- folgender mobilen Phase bei einer Durchflußrate von 1,0 ml je Minute: 0,55 g Tetraethylammoniumhydrogensulfat *R* und 1,0 g Tetramethylammoniumhydrogensulfat *R* werden in der Lösungsmittel-Mischung zu 1000 ml gelöst
- einem Spektrometer als Detektor bei einer Wellenlänge von 220 nm.

20 µl Referenzlösung c werden eingespritzt. Die Empfindlichkeit des Systems wird so eingestellt, daß die Höhe der 2 Hauptpeaks im Chromatogramm mindestens 50 Prozent des maximalen Ausschlags beträgt. Die Bestimmung darf nur ausgewertet werden, wenn im Chromatogramm die Auflösung zwischen dem ersten Peak (Pivmecillinam) und dem zweiten Peak (Verunreinigung C) mindestens 3,5 beträgt.

Die Referenzlösung a wird 6mal eingespritzt. Die Bestimmung darf nur ausgewertet werden, wenn die relative Standardabweichung der Peakfläche von Pivmecillinam höchstens 1,0 Prozent beträgt.

Die Untersuchungslösung a und die Referenzlösung a werden abwechselnd eingespritzt.

Lagerung

Vor Licht geschützt, bei einer Temperatur zwischen 2 und 8 °C.

Verunreinigungen

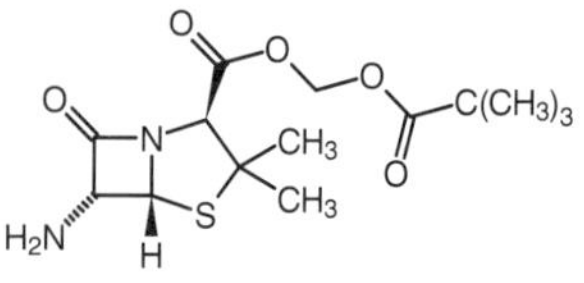

A. Methylen-(2*S*,5*R*,6*R*)-6-amino-3,3-dimethyl-7-oxo-4-thia-1-azabicyclo[3.2.0]heptan-2-carboxylat-2,2-dimethylpropanoat (Pivaloyloxymethyl-6-aminopenicillanat)

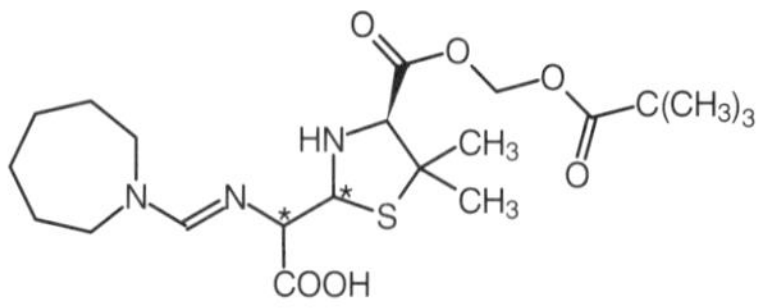

B. 2-[[(Hexahydro-1*H*-azepin-1-yl)methylen]amino]-2-[(4*S*)-4-[[[(2,2-dimethylpropanoyl)oxy]methoxy]carbonyl]-5,5-dimethylthiazolidin-2-yl]essigsäure (Penicillosäuren des Pivmecillinams)

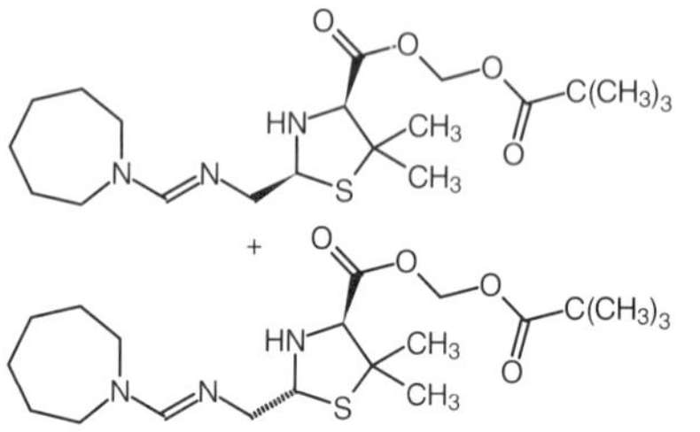

C. Methylen-2,2-dimethylpropanoat-(2*RS*,4*S*)-2-[[[(hexahydro-1*H*-azepin-1-yl)methylen]amino]methyl]-5,5-dimethylthiazolidin-4-carboxylat

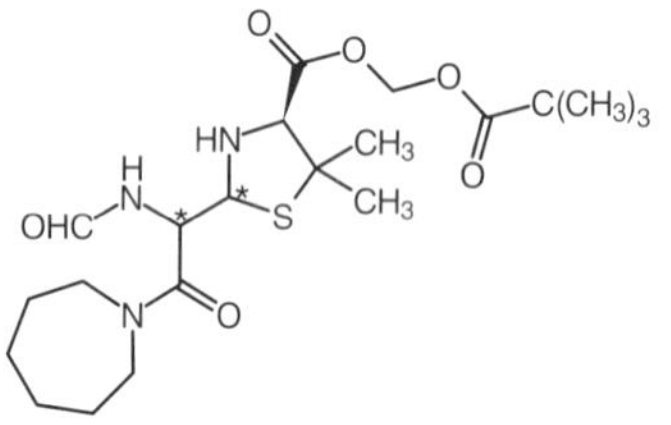

D. Methylen-2,2-dimethylpropanoat-(4*S*)-2-[1-(formylamino)-2-(hexahydro-1*H*-azepin-1-yl)-2-oxoethyl]-5,5-dimethylthiazolidin-4-carboxylat.

1999, 853

Plasma vom Menschen (Humanplasma) zur Fraktionierung

Plasma humanum ad separationem

Definition

Plasma vom Menschen (Humanplasma) zur Fraktionierung[1)] ist der flüssige Teil des menschlichen Blutes, der nach Abtrennung der zellulären Bestandteile verbleibt. Das Blut wird in Behältnissen gesammelt, die ein gerinnungshemmendes Mittel enthalten. Das Plasma kann auch durch kontinuierliche Filtration oder Zentrifugation von Blut, dem gerinnungshemmende Mittel zugesetzt wurden (Apherese-Verfahren), gewonnen werden. Plasma vom Menschen (Humanplasma) zur Fraktionierung ist zur Herstellung von Zubereitungen aus Blutprodukten vorgesehen.

Herstellung

Spender

Blut oder Plasma darf nur von einem gesunden, sorgfältig ausgewählten Spender stammen, der, soweit durch medizinische Untersuchung, Blutuntersuchung im Laboratorium und nach seiner medizinischen Vorgeschichte feststellbar, frei von nachweisbaren Infektionserregern sein muß, die durch Transfusion von Blut oder Blutbestandteilen übertragbar sind; Empfehlungen für diesen Bereich werden vom Europarat *(Recommendation No (95) 15 on the preparation, use and quality assurance of blood components,* oder spätere Fassung) und der Europäischen Union *(Council Recommendation of 29 June 1998 on the suitability of blood and plasma donors and the screening of donated blood in the European Community (98/463/EC))* herausgegeben.

Personen, die mit Substanzen aus Hypophysen vom Menschen, wie somatotropem Hormon (STH), Gonadotropinen oder Thyreotropin, behandelt wurden, dürfen als Blutspender nicht herangezogen werden.

Spender-Immunisierung: Die gezielte Spender-Immunisierung zur Gewinnung spezifischer Immunglobuline ist nur dann zulässig, wenn nicht genügend Material geeigneter Qualität von natürlich immunisierten Blutspendern zur Verfügung steht. Empfehlungen für solche Immunisierungen werden von der Weltgesundheitsorganisation herausgegeben *(Requirements for the collection, processing and quality control of blood, blood components and plasma derivatives*, WHO Technical Report Series, No. 840, 1994 oder spätere Fassung).

Dokumentation: Unter Wahrung der gebotenen Vertraulichkeit müssen alle relevanten Angaben über den Spender und seine Blutspenden so dokumentiert sein, daß die individuelle Herkunft jeder Einzelspende eines Plasmapools und die Prüfungen und Laboratoriumsuntersuchungen für die Zulassung der Spende zurückverfolgt werden können.

Laboratoriumsuntersuchungen: Jede Blutspende wird daraufhin untersucht, ob sie frei von folgenden Virus-Markern ist:

1. Antikörper gegen das HI-Virus 1 (anti-HIV-1)
2. Antikörper gegen das HI-Virus 2 (anti-HIV-2)
3. Hepatitis-B-Oberflächenantigen (HB_SAg)
4. Antikörper gegen das Hepatitis-C-Virus (anti-HCV).

Solange noch keine vollständige Harmonisierung bezüglich der vorgeschriebenen Laboratoriumsuntersuchungen erreicht ist, kann die zuständige Behörde außerdem noch den Alanin-Aminotransferase-Test (ALT) verlangen.

Die Prüfungen werden mit einer Methode von geeigneter Empfindlichkeit und Spezifität durchgeführt. Sie ist von der zuständigen Behörde zu genehmigen. Wenn in einer der Prüfungen ein wiederholt positives Ergebnis erzielt wird, ist die Blutspende nicht zu verwenden.

Individuelle Plasmaeinheiten

Das Plasma wird mit einem Verfahren gewonnen, das Zellen und Zelltrümmer fast vollständig entfernt. Aus Blut vom Menschen oder durch Plasmapherese gewonnenes Plasma wird so von den Zellen abgetrennt, daß eine Verunreinigung mit Mikroorganismen ausgeschlossen ist. Antibakteriell oder fungizid wirkende Substanzen dürfen dem Plasma nicht zugesetzt werden. Die Behältnisse müssen den Anforderungen an Glasbehältnisse (3.2.1) oder an Kunststoffbehältnisse für Blut und Blutprodukte (3.2.3) entsprechen. Die Behältnisse werden so verschlossen, daß eine mikrobielle Verunreinigung ausgeschlossen ist.

Plasma von zwei oder mehr Spendern darf vor dem Einfrieren nur dann gemischt werden, wenn dazu sterile Überleitungssysteme benutzt werden oder aseptisch gearbeitet wird. Behältnisse, die für Mischungen von Plasma verwendet werden, dürfen vorher nicht für andere Zwecke genutzt worden sein.

Plasma, das zur Herstellung von Blutgerinnungsfaktoren und anderen empfindlichen Blutbestandteilen vorgesehen ist, ist kurz nach der Fraktionierung oder Gewinnung weiterzuverarbeiten oder durch schnelles Abkühlen auf −30 °C oder eine tiefere Temperatur einzufrieren. Plasma aus Vollblut, das zur Herstellung von Blutgerinnungsfaktoren und anderen empfindlichen Blutbestandteilen verwendet werden soll, wird so bald wie möglich, spätestens innerhalb von 24 h nach der Blutspende, von den zellulären Bestandteilen getrennt und eingefroren. Blutplasma für die Herstellung unempfindlicher Blutbestandteile muß innerhalb von 5 Tagen nach dem Verfallsdatum des Vollbluts abgetrennt werden.

Die nachfolgend beschriebenen Bestimmungen des Gehalts an Gesamtprotein und an Blutgerinnungsfaktor VIII müssen nicht an jeder Einzelspende durchgeführt werden. Sie gelten vielmehr als Empfehlungen im Rahmen der Guten Herstellungspraxis (GMP). Die Bestimmung von Blutgerinnungsfaktor VIII ist hingegen für

[1)] Diese Fassung des Textes entspricht der Eilrevision „Resolution AP-CSP (98) 11“.

Plasma von Bedeutung, das zur Herstellung von Konzentraten empfindlicher Blutbestandteile vorgesehen ist.

Der Gehalt an Gesamtprotein einer Einzelspende hängt vom Gehalt an Serumprotein des Spenders und vom dem Spendeverfahren eigenen Verdünnungsgrad ab. Wenn das Plasma von einem geeigneten Spender gewonnen und dabei der erforderliche Anteil an gerinnungshemmender Lösung verwendet wird, entspricht die Konzentration an Gesamtprotein einem Mindestgehalt von 50 g · l^{-1}. Wenn ein kleineres als das vorgesehene Blut- oder Plasmavolumen in der gerinnungshemmenden Lösung aufgefangen wird, kann das erhaltene Plasma trotzdem zum Mischen für die Fraktionierung geeignet sein. Durch Anwendung der GMP-Richtlinien muß der vorgeschriebene Grenzwert bei allen normalen Blutspenden erreicht werden. Der Gehalt an Blutgerinnungsfaktor VIII im Plasma hängt vom Gewinnungsverfahren und dem nachfolgenden Umgang mit dem Blut und dem Plasma ab. Bei guter Verfahrensweise kann normalerweise eine Konzentration von 0,7 I.E. je Milliliter erzielt werden. Plasmachargen mit niedrigerem Gehalt können dennoch zur Herstellung von Konzentraten von Blutgerinnungsfaktoren geeignet sein. Durch Anwendung der GMP-Richtlinien muß erreicht werden, daß die empfindlichen Blutbestandteile soweit wie möglich unverändert bleiben.

Gesamtprotein: Die Bestimmung wird mit einer Mischung des Inhalts von mindestens 10 Einzelspenden durchgeführt. Die Mischung wird mit einer Lösung von Natriumchlorid *R* (9 g · l^{-1}) so verdünnt, daß die Lösung etwa 15 mg Protein in 2 ml enthält. In einem Zentrifugenglas mit rundem Boden werden 2,0 ml dieser Lösung mit 2 ml einer Lösung von Natriummolybdat *R* (75 g · l^{-1}) und 2 ml einer Mischung von 1 Volumteil nitratfreier Schwefelsäure *R* und 30 Volumteilen Wasser *R* versetzt. Nach Umschütteln und 5 min langem Zentrifugieren wird die überstehende Flüssigkeit dekantiert. Das Zentrifugenglas wird umgedreht auf Filterpapier abtropfen gelassen. Im Rückstand wird der Stickstoff mit Hilfe der Kjeldahl-Bestimmung (2.5.9) ermittelt und die Proteinmenge durch Multiplikation mit 6,25 berechnet. Die Konzentration an Gesamtprotein muß mindestens 50 g · l^{-1} betragen.

Blutgerinnungsfaktor VIII: Die Bestimmung wird mit einer Mischung des Inhalts von mindestens 10 Einzelspenden durchgeführt. Falls erforderlich werden die Proben bei höchstens 37 °C aufgetaut. Die Wertbestimmung von Blutgerinnungsfaktor VIII (2.7.4) wird mit Hilfe eines Standardplasmas durchgeführt, das bezüglich der Blutgerinnungsfaktor-VIII-Aktivität im Plasma gegen die Internationale Standardzubereitung eingestellt wurde. Die Aktivität muß mindestens 0,7 I.E. je Milliliter betragen.

Vereinigtes Plasma

Bei der Herstellung von Blutzubereitungen ist das erste, homogene, vereinigte Plasma (wie etwa nach der Entfernung des Kryopräzipitats) auf Hepatitis-B-Oberflächenantigene (HB_SAg), auf HCV- und HIV-Antikörper mit einer Methode von geeigneter Empfindlichkeit und Spezifität zu untersuchen. Das Ergebnis muß negativ sein.

Das vereinigte Plasma wird auch auf Hepatitis-C-Virus-RNA geprüft. Ein validiertes Verfahren zur Amplifikation von Nukleinsäuren (2.6.21) wird angewendet.

Eine Positiv-Kontrolle, die 100 I.E. · ml^{-1} Hepatitis-C-Virus-RNA enthält, wird mitgeführt. Zur Prüfung auf Inhibitoren wird eine Probe des vereinigten Plasmas mit einem geeigneten Marker versetzt und ebenfalls in der Prüfung mitgeführt.

Die Prüfung ist nur gültig, wenn die Positiv-Kontrolle reaktiv ist und die Prüfung kein Vorhandensein von Inhibitoren zeigt. Das vereinigte Plasma entspricht der Prüfung, wenn keine Hepatitis-C-Virus-RNA nachgewiesen wird.

Eigenschaften

Vor dem Einfrieren eine klare oder leicht trübe Flüssigkeit, die keinerlei Zeichen einer Hämolyse zeigt; die Färbung variiert von Hellgelb bis Grün.

Lagerung

Gefrorenes Plasma wird bei –20 °C oder tiefer gelagert. Wenn diese Temperatur höchstens einmal und nicht länger als 72 h überschritten wurde und das Plasma bei der Temperaturüberschreitung keiner höheren Temperatur als –5 °C ausgesetzt war, darf es noch zur Fraktionierung verwendet werden.

Beschriftung

Die Beschriftung muß ermöglichen, die individuelle Herkunft des Plasmas zurückzuverfolgen.

1999, 214

Poliomyelitis-Impfstoff (inaktiviert)

Vaccinum poliomyelitidis inactivatum

Definition

Poliomyelitis-Impfstoff (inaktiviert) ist eine flüssige Zubereitung geeigneter Stämme des humanen Poliomyelitis-Virus Typ 1, 2 und 3, gezüchtet in geeigneten Zellkulturen und inaktiviert durch ein validiertes Verfahren. Der Impfstoff ist eine klare Flüssigkeit, die durch einen enthaltenen *p*H-Indikator gefärbt sein kann.

Poliomyelitis-Impfstoff (inaktiviert) entspricht der Monographie **Impfstoffe für Menschen (Vaccina ad usum humanum)**.

Herstellung

Das Herstellungsverfahren muß nachweislich konstant Impfstoffe von angemessener Immunogenität und Unschädlichkeit für den Menschen ergeben.

Die Herstellung des Impfstoffs beruht auf einem Saatgutsystem. Zellinien werden entsprechend einem Zellbanksystem verwendet. Bei der Verwendung von primären, sekundären oder tertiären Affennierenzellen muß die Herstellung den nachstehenden Anforderungen entsprechen.

Abgesehen von begründeten und zugelassenen Fällen darf das Virus im fertigen Impfstoff nicht mehr Passagen vom Mastersaatgut entfernt sein als die Zahl der Passagen, die für die Zubereitung des Impfstoffs durchlaufen wurden, dessen Unschädlichkeit und Wirksamkeit sich in klinischen Studien als zufriedenstellend erwiesen hat.

Das Herstellungsverfahren wird einer Validierung unterzogen und muß gewährleisten, daß, falls der Impfstoff geprüft wird, die Zubereitung der „Prüfung auf anomale Toxizität, Sera und Impfstoffe für Menschen" (2.6.9) entspricht.

Substrat zur Virusvermehrung

Das Virus wird in diploiden Zellen vom Menschen (5.2.3), in einer kontinuierlichen Zellinie (5.2.3) oder in primären, sekundären oder tertiären Affennierenzellen vermehrt.

Primäre, sekundäre oder tertiäre Affennierenzellen: Die folgenden besonderen Anforderungen an das Substrat zur Virusvermehrung gelten für primäre, sekundäre oder tertiäre Affennierenzellen.

Affen für die Zubereitung von Nierenzellkulturen zur Herstellung und Prüfung des Impfstoffs: Die verwendeten Tiere müssen zu einer von der zuständigen Behörde zugelassenen Art gehören, gesund sein und dürfen, abgesehen von begründeten und zugelassenen Fällen, vorher nicht zu experimentellen Zwecken eingesetzt worden sein. Die zur Herstellung und Prüfung von Impfstoffen eingesetzten Nierenzellen werden von in überwachten, geschlossenen Kolonien lebenden und in Gefangenschaft gezüchteten Affen, nicht von Tieren, die aus der Freiheit gefangen wurden, gewonnen. Ein bisher genehmigtes Virussaatgut, das mit Virus hergestellt wurde, welches in Zellen von aus der Freiheit gefangenen Tieren vermehrt wurde, kann zur Impfstoffherstellung verwendet werden, wenn Unterlagen die Unschädlichkeit belegen und die zuständige Behörde dies genehmigt.

Überwachte, geschlossene Affenkolonien: Die Affen werden gruppenweise in Käfigen gehalten. Die Abwesenheit von fremden Agenzien wird gewährleistet durch die Haltung der Affen in abgetrennten Kolonien und die kontinuierliche, systematische tierärztliche und Labor-Überwachung auf Abwesenheit von infektiösen Agenzien. Der Lieferant der Tiere muß von der zuständigen Behörde zertifiziert sein. Jeder Affe wird während einer auferlegten Quarantänezeit von mindestens 6 Wochen vor Eintritt in die Kolonie und während seines Aufenthalts in der Kolonie in regelmäßigen Abständen serologisch untersucht.

Die Affen müssen nachweislich Tuberkulin-negativ sein und frei von Antikörpern gegen Simianes-Virus 40 (SV 40) und Simianes-Immundefizienz-Virus (SIV). Wenn *Macaca sp.* für die Inpfstoffherstellung verwendet werden, muß auch nachgewiesen werden, daß die Affen frei von Antikörpern gegen das Herpesvirus B (Cercopithecus-Herpesvirus 1) sind. Aufgrund der Gefahr im Umgang mit Herpesvirus B (Cercopithecus-Herpesvirus 1) wird Herpesvirus 1 vom Menschen als Indikator für die Abwesenheit von Antikörpern gegen das Herpesvirus B verwendet.

Affen, deren Nieren entfernt werden, müssen gründlich untersucht werden, vor allem auf Anzeichen einer Tuberkulose- und einer Herpesvirus-B-Infektion (Cercopithecus-Herpesvirus 1).

Wenn ein Affe eine pathologische Läsion aufweist, welche für die Verwendung seiner Nieren bei der Herstellung eines Saatguts oder Impfstoffs relevant ist, darf er nicht verwendet werden. Das gilt auch für die restlichen Affen der Quarantäne-Gruppe, mit Ausnahme der Fälle, in denen ihre Verwendung die Unschädlichkeit des Produkts nachweislich nicht beeinträchtigt.

Alle in diesem Abschnitt beschriebenen Vorgänge werden außerhalb des Bereichs ausgeführt, in dem der Impfstoff hergestellt wird.

Zellkulturen aus Affennieren für die Impfstoffherstellung: Nur Nieren, die keine pathologischen Anzeichen aufweisen, werden für die Herstellung der Zellkulturen verwendet. Jede Zellkulturgruppe, die von einem einzigen Affen abgeleitet ist, bildet eine separate Herstellungszellkultur, welche ihrerseits eine separate einzelne Ernte liefert.

Die primäre Affennieren-Zellsuspension entspricht der „Prüfung auf Mykobakterien" (2.6.2). Die Zellen müssen vor der Durchführung der Prüfung zerstört werden.

Wenn sekundäre oder tertiäre Zellen verwendet werden, muß in geeigneten Validierungsuntersuchungen belegt werden, daß auch Zellkulturen jenseits des Passageniveaus, das für die Impfstoffherstellung verwendet wurde, nicht tumorigen sind.

Virussaatgut

Jeder der 3 Stämme des Poliomyelitis-Virus wird anhand von Unterlagen, die Angaben über die Herkunft und anschließende Behandlung des Stamms enthalten, identifiziert.

Nur ein Arbeitssaatgut, das den nachfolgenden Prüfungen entspricht, darf für die Virusvermehrung verwendet werden.

Prüfung auf Identität: Jedes Arbeitssaatgut wird durch Virusneutralisation in einer Zellkultur mit Hilfe spezifischer Antikörper als humanes Poliomyelitis-Virus 1, 2 oder 3 identifiziert.

Viruskonzentration: Die Viruskonzentration eines jeden Arbeitssaatguts wird bestimmt, um die Menge festlegen zu können, die zur Beimpfung der Herstellungs-Zellkultur eingesetzt wird.

Fremde Agenzien (2.1.16): Das Arbeitssaatgut entspricht den Anforderungen „Prüfung auf fremde Agenzien in Virus-Lebend-Impfstoffen für Menschen, Saatvirussystem".

Wenn primäre, sekundäre oder tertiäre Affennierenzellen zur Isolierung des Stamms verwendet wurden, müssen zusätzlich Maßnahmen ergriffen werden, um sicherzustellen, daß der Stamm nicht mit simianen Viren, wie Simianes-Immundefizienz-Virus, Simianes-Virus 40,

Filoviren und Herpesvirus B (Cercopithecus-Herpesvirus 1), kontaminiert ist.

Wird das Arbeitssaatgut in primären, sekundären oder tertiären Affennierenzellen hergestellt, muß es den nachstehenden Anforderungen unter „Virusvermehrung und -ernte" für in solchen Zellen hergestellte einzelne Ernten entsprechen.

Virusvermehrung und -ernte

Alle Arbeiten mit den Zellbänken und nachfolgenden Zellkulturen erfolgen unter aseptischen Bedingungen in einem Bereich, in dem mit keinen anderen Zellen oder Viren gearbeitet wird. Zugelassenes Tierserum (jedoch kein Serum vom Menschen) darf in den Nährmedien verwendet werden. Serum und Trypsin, die zur Zubereitung von Zellsuspensionen und Nährmedien verwendet werden, müssen nachweislich frei von fremden Agenzien sein. Das Zellkulturmedium kann einen *p*H-Indikator wie Phenolrot und zugelassene Antibiotika in der eben noch wirksamen Konzentration enthalten. Mindestens 500 ml der für die Impfstoffherstellung verwendeten Zellkulturen werden als nicht infizierte Zellkulturen (Kontrollzellen) zurückbehalten. Wenn kontinuierliche Zellinien in einem Fermenter für die Impfstoffherstellung eingesetzt werden, werden $200 \cdot 10^6$ Zellen als Kontrollzellen zurückbehalten. Wenn primäre, sekundäre oder tertiäre Affennierenzellen für die Impfstoffherstellung eingesetzt werden, wird eine Zellprobe von mindestens 500 ml, die der Konzentration entspricht, die zur Impfstoffherstellung vorgesehen ist, als Kontrollzellen zurückbehalten.

Nur eine einzelne Ernte, die den nachfolgenden Prüfungen entspricht, darf für die Herstellung des Impfstoffs verwendet werden. Die Prüfungen auf „Identität" und „Mikrobielle Verunreinigungen" können statt dessen auch an den vereinigten gereinigten, monovalenten Ernten durchgeführt werden. Wenn Konsistenz in der Produktion auf der Stufe der einzelnen Ernten belegt ist, kann die Prüfung „Viruskonzentration" auch an der vereinigten, gereinigten, monovalenten Ernte durchgeführt werden.

Kontrollzellen: Die Kontrollzellen der Herstellungszellkultur müssen der „Prüfung auf Identität" (wenn ein Zellbanksystem zur Herstellung verwendet wird) und den Anforderungen der „Prüfung auf fremde Agenzien in Virus-Lebend-Impfstoffen für Menschen" (2.6.16) entsprechen; wenn primäre, sekundäre und tertiäre Affennierenzellen verwendet werden, werden die „Prüfungen auf andere fremde Agenzien in Zellkulturen" wie nachstehend unter „Prüfung in Kaninchennieren-Zellkulturen" und „Prüfung in Cercopithecusnieren-Zellkulturen" angegeben durchgeführt).

- *Prüfung in Kaninchennieren-Zellkulturen:* Eine Probe von mindestens 10 ml der vereinigten Überstände der Kontrollzellkulturen wird auf die Abwesenheit von Herpesvirus B (Cercopithecus-Herpesvirus 1) und anderen Viren durch Beimpfen von Kaninchennieren-Zellkulturen geprüft. Die Verdünnung des Überstands im Nährmedium beträgt nicht mehr als 1:4, und die Fläche des Zellrasens beträgt mindestens 3 cm² je Milliliter Inokulum. Ein oder mehrere Behältnisse von jeder Zellcharge mit dem gleichen Medium werden als nicht-beimpfte Kontrollzellen zurückbehalten. Die Kulturen werden bei einer Temperatur von 37 °C bebrütet und mindestens 2 Wochen lang beobachtet. Die Prüfung entspricht den Anforderungen, wenn höchstens 20 Prozent der Kontrollzellen aus nichtspezifischen, zufälligen Gründen verworfen werden.
- *Prüfung in Cercopithecusnieren-Zellkulturen:* Eine Probe von mindestens 10 ml der vereinigten Überstände der Kontrollzellkulturen wird auf die Abwesenheit von Simianes-Virus 40 (SV 40) und anderer fremder Agenzien durch Beimpfen von Zellkulturen, die aus Nieren von *Cercopithecus sp.* hergestellt wurden, oder aus anderen Zellen, die nachweislich mindestens die gleiche Empfindlichkeit für Simianes-Virus 40 aufweisen, nach der unter „Prüfung in Kaninchennieren-Zellkulturen" angegebenen Methode geprüft. Die Prüfung entspricht den Anforderungen, wenn höchstens 20 Prozent der Kontrollzellen aus nichtspezifischen, zufälligen Gründen verworfen werden.

Prüfung auf Identität: In jeder einzelnen Ernte wird durch Virusneutralisation in einer Zellkultur mit Hilfe spezifischer Antikörper nachgewiesen, daß sie humanes Poliomyelitis-Virus 1, 2 oder 3 enthält.

Viruskonzentration: Die Viruskonzentration einer jeden einzelnen Ernte wird durch eine Titration des infektiösen Virus in Zellkulturen bestimmt.

Verunreinigende Mikroorganismen: Jede einzelne Ernte muß der „Prüfung auf Sterilität" (2.6.1) entsprechen, wobei 10 ml Zubereitung für jedes Nährmedium eingesetzt werden.

Mykoplasmen (2.6.7): Jede einzelne Ernte muß der Prüfung entsprechen, wobei 10 ml Zubereitung für jedes Nährmedium eingesetzt werden.

Prüfung in Kaninchennieren-Zellkulturen: Wenn primäre, sekundäre oder tertiäre Affennierenzellen für die Herstellung verwendet werden, muß eine Probe von mindestens 10 ml der einzelnen Ernte auf die Abwesenheit von Herpesvirus B (Cercopithecus-Herpesvirus 1) und anderen Viren in Kaninchennieren-Zellkulturen, wie für die Kontrollzellen beschrieben, geprüft werden.

Prüfung in Cercopithecusnieren-Zellkulturen: Wenn primäre, sekundäre oder tertiäre Affennierenzellen für die Herstellung verwendet werden, muß eine Probe von mindestens 10 ml der einzelnen Ernte auf die Abwesenheit von Simianes-Virus 40 (SV 40) und anderer fremder Agenzien geprüft werden. Die Probe wird durch ein hochtitriges, typspezifisches Poliomyelitis-Antiserum neutralisiert und in primären Cercopithecusnieren-Zellkulturen oder in anderen Zellen, die nachweislich mindestens die gleiche Empfindlichkeit für Simianes-Virus 40 (SV 40) aufweisen, geprüft. Die Kulturen werden bei einer Temperatur von 37 °C bebrütet und 14 Tage lang beobachtet. Am Ende dieses Zeitraums wird mindestens eine Subkultur der Flüssigkeit in demselben Zellkultursystem angelegt. Die primären Kulturen und die Subkulturen werden weitere 14 Tage lang beobachtet.

Reinigung und gereinigte, monovalente Ernte

Mehrere einzelne Ernten desselben Typs können vereinigt und konzentriert werden. Die monovalente Virusernte oder das monovalente Virusgemisch werden mit

Hilfe von validierten Methoden gereinigt. Wenn kontinuierliche Zellinien für die Herstellung verwendet werden, muß nachweislich belegt werden, daß der Reinigungsprozeß konstant den Gehalt an Wirtszellen-DNA so weit reduziert, daß 100 pg je Einzeldosis für den Menschen nicht überschritten werden.

Nur eine gereinigte, monovalente Virusernte, die den nachfolgenden Anforderungen entspricht, darf zur Herstellung der inaktiven, monovalenten Virusernte verwendet werden.

Prüfung auf Identität: Das Virus wird durch Virusneutralisation in Zellkulturen mit Hilfe spezifischer Antikörper oder durch Bestimmung des D-Antigens identifiziert.

Viruskonzentration: Die Viruskonzentration wird mit Hilfe der Titration des infektiösen Virus bestimmt.

Spezifische Aktivität: Das Verhältnis von Viruskonzentration oder vom Gehalt an D-Antigen, der mit einer geeigneten immunchemischen Methode (2.7.1) bestimmt wurde, zum Gesamtproteingehalt („spezifische Aktivität") für die gereinigte, monovalente Virusernte muß innerhalb der für das bestimmte Produkt zugelassenen Grenzwerte liegen.

Inaktivierung und inaktivierte, monovalente Ernte

Mehrere gereinigte, monovalente Ernten des gleichen Typs können vor der Inaktivierung gemischt werden. Um ein Mißlingen der Inaktivierung aufgrund der Anwesenheit von Virusaggregaten zu vermeiden, wird vor und während der Inaktivierung eine Filtration durchgeführt. Nach der letzten Filtration wird die Inaktivierung innerhalb eines geeigneten Zeitraums, vorzugsweise höchstens 24 h und in jedem Fall höchstens 72 h, begonnen. Die Virussuspension wird mit Hilfe einer validierten Methode inaktiviert, welche nachweislich das Poliomyelitis-Virus inaktiviert, ohne seine Immunogenität zu zerstören. In Validierungsuntersuchungen wird eine Inaktivierungskurve mit mindestens 4 Zeitpunkten (zum Beispiel die Zeitpunkte 0, 24, 48 und 96 Stunden) aufgenommen, die die Abnahme der Konzentration von vermehrungsfähigem Virus über die Zeit zeigt. Wenn Formaldehyd zur Inaktivierung verwendet wird, muß nach der Inaktivierung ein Überschuß an Formaldehyd nachgewiesen werden.

Nur eine inaktivierte, monovalente Virusernte, die den nachfolgenden Anforderungen entspricht, darf für die Zubereitung eines trivalenten Gemischs von inaktivierten, monovalenten Virusernten oder eines fertigen Impfstoffs als Bulk verwendet werden.

Prüfung auf ausreichende Inaktivierung: Die Abwesenheit von restlichem vermehrungsfähigem Poliomyelitis-Virus wird durch Beimpfen von geeigneten Zellkulturen mit 2 Proben von mindestens 500 ml einer jeden inaktivierten, monovalenten Virusernte, die mindestens 1500 Einzeldosen für den Menschen entsprechen, geprüft. Falls zutreffend wird überschüssiges Formaldehyd vorher mit Natriumhydrogensulfit neutralisiert. Die eine Probe wird nicht später als nach $^3/_4$ des Inaktivierungszeitraums und die andere Probe am Ende des Inaktivierungszeitraums entnommen. Die Zellkulturen werden mit den Proben in einer Weise beimpft, daß die Verdünnung des Impfstoffs im Nährmedium höchstens 1:4 und die Fläche des Zellrasens mindestens 3 cm^2 je Milliliter Inokulum beträgt. Ein oder mehrere Behältnisse mit dem gleichen Medium werden zurückbehalten und dienen als nicht-beimpfte Kontrollkulturen. Die Kulturen werden mindestens 3 Wochen lang beobachtet. Von jedem Behältnis werden mindestens 2 Passagen durchgeführt, eine am Ende des Beobachtungszeitraums und die andere 1 Woche davor. Für die Passagen wird der Zellkulturüberstand genommen und wie die ursprüngliche Probe inokuliert. Die Subkulturen werden mindestens 2 Wochen lang beobachtet. Zeichen von sich vermehrenden Poliomyelitis-Viren dürfen in den Zellen nicht sichtbar werden. Am Ende des Beobachtungszeitraums wird die Empfindlichkeit der verwendeten Zellkultur durch Beimpfen mit vermehrungsfähigem Poliomyelitis-Virus desselben Typs, wie er in der inaktivierten, monovalenten Ernte vorhanden ist, geprüft.

Sterilität (2.6.1): Die inaktivierte, monovalente Virusernte muß der Prüfung entsprechen, wobei für jedes Medium 10 ml eingesetzt werden.

D-Antigen-Gehalt: Der Gehalt an D-Antigen, mit einer geeigneten immunchemischen Methode (2.7.1) bestimmt, muß innerhalb der für die bestimmte Zubereitung zugelassenen Grenzwerte liegen.

Fertiger Impfstoff als Bulk

Der fertige Impfstoff als Bulk wird direkt aus den inaktivierten, monovalenten Virusernten von humanen Poliomyelitis-Viren Typ 1, 2 oder 3 oder aus einem trivalenten Gemisch von inaktivierten, monovalenten Ernten hergestellt. Wenn ein trivalentes Gemisch von inaktivierten, monovalenten Ernten verwendet wird, muß die „Prüfung auf ausreichende Inaktivierung" an diesem Gemisch und nicht am fertigen Impfstoff als Bulk durchgeführt werden. Ein Stabilisator und ein Konservierungsmittel können zugesetzt werden.

Nur ein fertiger Impfstoff als Bulk, der den nachstehenden Prüfungen entspricht, darf für die Herstellung der Fertigzubereitung verwendet werden.

Sterilität (2.6.1): Der fertige Impfstoff als Bulk muß der Prüfung entsprechen, wobei für jedes Medium 10 ml eingesetzt werden.

Konservierungsmittel: Falls zutreffend wird der Gehalt an Konservierungsmittel mit einer geeigneten chemischen oder physikalisch-chemischen Methode bestimmt. Der Gehalt muß mindestens 85 und darf höchstens 115 Prozent des vorgesehenen Gehalts betragen.

Virusinaktivierung: Vor der Zugabe von Konservierungsmitteln wird eine Probe von mindestens 1500 ml oder, im Falle von gereinigten oder konzentrierten Impfstoffen, ein Äquivalent von 1500 Einzeldosen für den Menschen auf restliches vermehrungsfähiges Poliomyelitis-Virus in Zellkulturen nach der für die inaktivierte, monovalente Virusernte beschriebenen Methode getestet. Wenn der fertige Impfstoff als Bulk aus einem trivalenten Gemisch von inaktivierten, monovalenten Ernten hergestellt wird, wird die Prüfung auf ausreichende Inaktivierung eher an diesem Gemisch als am fertigen Impfstoff als Bulk durchgeführt.

Fertigzubereitung

Nur eine Fertigzubereitung, die den nachstehenden Anforderungen unter „Prüfung auf Identität", „Prüfung auf Reinheit" und „Bestimmung der Wirksamkeit" entspricht, darf zur Verwendung freigegeben werden. Vorausgesetzt, die Prüfungen „Freier Formaldehyd" und „Konservierungsmittel" sowie die „Bestimmung der Wirksamkeit" in vivo wurden mit zufriedenstellenden Ergebnissen am fertigen Impfstoff als Bulk durchgeführt, kann auf die Durchführung dieser Prüfungen an der Fertigzubereitung verzichtet werden. Vorausgesetzt, die Prüfung „Rinderserumalbumin" wurde mit zufriedenstellenden Ergebnissen am trivalenten Gemisch von inaktivierten, monovalenten Virusernten oder am fertigen Impfstoff als Bulk durchgeführt, kann auf die Durchführung dieser Prüfung an der Fertigzubereitung verzichtet werden.

Prüfung auf Identität

Der Impfstoff muß unter Anwendung einer geeigneten immunchemischen Methode (2.7.1), wie die Bestimmung von D-Antigen mittels ELISA, nachweislich humane Poliomyelitis-Viren Typ 1, 2 und 3 enthalten.

Prüfung auf Reinheit

Freier Formaldehyd: Falls Formaldehyd zur Inaktivierung verwendet wurde, muß der Impfstoff der Prüfung „Freier Formaldehyd" der Monographie **Impfstoffe für Menschen** entsprechen.

Konservierungsmittel: Falls zutreffend wird der Gehalt an Konservierungsmittel mit einer geeigneten chemischen oder physikalisch-chemischen Methode bestimmt. Der Gehalt muß mindestens den minimal wirksamen Gehalt und darf höchstens 115 Prozent des in der Beschriftung angegebenen Gehalts betragen.

Proteinstickstoffgehalt (Methode nach Lowry): Höchstens 10 µg Proteinstickstoff je Einzeldosis für den Menschen.

Rinderserumalbumin: Höchstens 50 ng je Einzeldosis für den Menschen, bestimmt mit einer geeigneten immunchemischen Methode (2.7.1).

Sterilität (2.6.1): Der Impfstoff muß der Prüfung entsprechen.

Bakterien-Endotoxine (2.6.14): Höchstens 5 I.E. Bakterien-Endotoxine je Einzeldosis für den Menschen.

Bestimmung der Wirksamkeit

D-Antigen-Gehalt: Als Maß für die Gleichförmigkeit der Herstellung wird der Gehalt an D-Antigen der humanen Poliomyelitis-Viren Typ 1, 2 und 3 mit einer geeigneten immunchemischen Methode (2.7.1) bestimmt. Dabei wird eine Standardzubereitung verwendet, die in D-Antigen-Einheiten der Ph. Eur. kalibriert ist. Der Gehalt an D-Antigen, ausgedrückt im Verhältnis zu dem in der Beschriftung angegebenen Gehalt, muß für jeden Typ innerhalb der für das bestimmte Produkt zugelassenen Grenzwerte liegen.

Poliomyelitis-Impfstoff (inaktiviert) *BRS* wurde in Einheiten der Ph. Eur. kalibriert und ist zur Verwendung bei der Bestimmung des D-Antigen-Gehalts vorgesehen. Die Einheiten der Ph. Eur. und die Internationalen Einheiten sind äquivalent.

Bestimmung der Wirksamkeit im Tier: Die Wirksamkeit wird in vivo mit einer der folgenden Methoden bestimmt:

Bestimmung in Küken oder Meerschweinchen: In einer geeigneten, gepufferten Salzlösung wird eine geeignete Reihe von mindestens 3 Verdünnungen des zu prüfenden Impfstoffs hergestellt. 0,5 ml der Verdünnungen werden intramuskulär injiziert in Gruppen von je 10 Küken im Alter von 3 Wochen oder Gruppen von je 10 Meerschweinchen mit einer Körpermasse von 250 bis 350 g, wobei je eine Gruppe für jede Impfstoffverdünnung benutzt wird. Die Tiere werden am 5. oder 6. Tag nach der Injektion entblutet und die Sera einzeln abgetrennt. Die Sera werden zur Prüfung auf das Vorhandensein von neutralisierenden Antikörpern in einer Verdünnung von 1:4 gegen jeden Poliomyelitis-Virus-Typ 1, 2 und 3 geprüft. Hierzu werden 100 $ZKID_{50}$ des Virus mit der Serumverdünnung gemischt und 4,5 bis 6 h lang bei 37 °C bebrütet. Die Proben werden 12 bis 18 h lang bei 2 bis 8 °C stehengelassen. Die Mischungen werden in Zellkulturen verimpft, um nicht-neutralisiertes Virus festzustellen. Die Ergebnisse werden bis zu 7 Tage nach Beimpfung abgelesen. Für jede Tiergruppe wird die Anzahl der Sera mit neutralisierenden Antikörpern ermittelt und die Verdünnung des Impfstoffs errechnet, die bei 50 Prozent der Tiere zu einer Antikörperbildung geführt hat. Parallel wird eine Kontrollprüfung mit einer geeigneten Referenzzubereitung durchgeführt.

Die Zubereitung entspricht der Bestimmung, wenn eine Verdünnung von 1:100 oder eine größere Verdünnung eine Antikörperbildung bei 50 Prozent der Tiere für jeden der 3 Virustypen hervorruft.

Bestimmung in Ratten: Eine geeignete In-vivo-Methode zur Bestimmung der Immunogenität besteht in der intramuskulären Injektion von je 3 Verdünnungen des zu prüfenden Impfstoffs und eines Referenzimpfstoffs in eine Gruppe von mindestens 10 Ratten je Verdünnung. Der Abstand der Verdünnungen wird so gewählt, daß bei allen Tieren eine meßbare Antikörperantwort erwartet werden kann. Die neutralisierenden Antikörpertiter werden gemessen und das geometrische Mittel für jeden Virustyp ermittelt. Die Wirksamkeit wird anhand des Vergleichs der Regressionsgeraden für den zu prüfenden Impfstoff und den Referenzimpfstoff ermittelt. Für jeden der 3 Virustypen darf die Wirksamkeit nicht signifikant geringer als die der Referenzzubereitung sein.

Lagerung

Entsprechend **Impfstoffe für Menschen**.

Beschriftung

Entsprechend **Impfstoffe für Menschen**.

Die Beschriftung gibt insbesondere an

- die im Impfstoff enthaltenen Typen des Poliomyelitis-Virus
- die in jeder Einzeldosis für den Menschen nominal enthaltene Virusmenge eines jeden Typs (1, 2 und 3), ausgedrückt in D-Antigen-Einheiten der Ph. Eur.
- das für die Impfstoffzubereitung verwendete Zellsubstrat.

1998, 215

Poliomyelitis-Impfstoff (oral)

Vaccinum poliomyelitidis perorale

Definition

Poliomyelitis-Impfstoff (oral) ist eine Zubereitung aus zugelassenen Stämmen des lebenden, attenuierten Poliomyelitisvirus des Typs 1, 2 oder 3, der in zugelassenen Zellkulturen in vitro gezüchtet ist. Der Impfstoff kann jeden der drei Typen oder jede Kombination der drei Typen der Sabin-Stämme enthalten und wird in einer Form zubereitet, die für eine orale Verabreichung geeignet ist.

Der Impfstoff ist eine klare Flüssigkeit, die durch die Anwesenheit eines *p*H-Indikators gefärbt sein kann.

Herstellung

Die Impfstoffstämme und die Herstellungsmethode müssen nachweislich konstant orale Impfstoffe von angemessener Immunogenität und Unschädlichkeit für den Menschen ergeben.

Die Herstellung des Impfstoffs beruht auf einem Saatvirussystem. Zellinien werden entsprechend einem Zellbanksystem verwendet. Bei der Verwendung von primären Affennierenzellen muß die Herstellung den nachstehenden Anforderungen entsprechen. Abgesehen von begründeten und zugelassenen Fällen darf das Virus im fertigen Impfstoff nicht mehr als zwei Passagen vom Mastersaatgut entfernt sein.

Das Herstellungsverfahren wird einer Validierung unterzogen und muß gewährleisten, daß, falls der Impfstoff geprüft wird, die Zubereitung der „Prüfung auf anomale Toxizität, Sera und Impfstoffe für Menschen" (2.6.9) entspricht.

Substrat zur Virusvermehrung

Das Virus wird in diploiden Zellen vom Menschen (5.2.3), in kontinuierlichen Zellinien oder in Affennierenzellen vermehrt. Kontinuierliche Zellinien müssen von der zuständigen Behörde zugelassen sein.

Primäre Affenzellen: *Die folgenden Sonderanforderungen an das Substrat zur Virusvermehrung gelten für Impfstoffzubereitungen aus primären Affenzellen.*

Affen für die Zubereitung von Nierenzellkulturen und für die Prüfung auf Viren: Wird der Impfstoff in Kulturen von Affennierenzellen hergestellt, müssen Tiere einer von der zuständigen Behörde zugelassenen Art verwendet werden, die gesund sind und für keine vorherigen Prüfungen verwendet wurden.

Die Affen müssen in gut gebauten und ausreichend belüfteten Tierräumen in Käfigen gehalten werden, die möglichst weit voneinander entfernt sind. Mit geeigneten Maßnahmen muß einer Kreuzinfektion zwischen den Käfigen vorgebeugt werden. In einem Käfig dürfen höchstens zwei Affen gehalten werden. Tiere dürfen nicht zwischen den Käfigen ausgetauscht werden. Die Affen müssen im Herstellerland des Impfstoffs für einen Zeitraum von mindestens 6 Wochen vor der Verwendung in Quarantänegruppen gehalten werden. Eine Quarantänegruppe ist eine Kolonie ausgewählter, gesunder Affen, die in einem Raum mit getrennten Fütterungs- und Reinigungseinrichtungen gehalten werden und die während der Quarantänezeit keinen Kontakt mit anderen Affen haben. Wenn zu einem Zeitpunkt während der Quarantäne die Gesamtsterberate einer Lieferung, die aus einer oder mehr Gruppen besteht, 5 Prozent erreicht (ausgeschlossen sind Todesfälle durch Unfälle oder wenn die Todesursache eindeutig nicht auf einer Infektionskrankheit beruht), müssen die Affen dieser gesamten Lieferung von dem betreffenden Zeitpunkt an mindestens weitere 6 Wochen in Quarantäne bleiben. Bis zur Verwendung der Affen müssen die Gruppen auch nach Beendigung der Quarantänezeit weiter isoliert wie in Quarantäne gehalten werden. Nach der Verwendung des letzten Affen einer Gruppe muß der Raum, in dem die Gruppe untergebracht war, vor der Unterbringung einer neuen Gruppe gründlich gereinigt und dekontaminiert werden. Wenn Nieren von Affenföten verwendet werden, muß die Mutter während der gesamten Schwangerschaft in Quarantäne gehalten werden.

Affen, deren Nieren entfernt werden, müssen narkotisiert und gründlich untersucht werden, vor allem auf eine Infektion mit Tuberkulose- und Cercopithecus-Herpesvirus 1 (B-Virus).

Wenn ein Affe eine pathologische Läsion aufweist, welche für die Verwendung seiner Nieren bei der Herstellung eines Saatguts oder Impfstoffs relevant ist, darf er nicht verwendet werden. Das gilt auch für die restlichen Affen der betreffenden Quarantänegruppe, mit Ausnahme der Fälle, in denen ihre Verwendung die Unschädlichkeit des Produkts nachweislich nicht beeinträchtigt.

Alle in diesem Abschnitt beschriebenen Vorgänge werden außerhalb des Bereichs ausgeführt, in dem der Impfstoff hergestellt wird.

Die Affen müssen nachweislich frei sein von Antikörpern gegen Simianes-Virus 40 (SV40) und Simianes-Immundefizienz-Virus. Wenn *Macaca spp.* für die Herstellung verwendet werden, muß auch nachgewiesen werden, daß die Affen frei sind von Antikörpern gegen das Cercopithecus-Herpesvirus 1 (B-Virus). Aufgrund der Gefahr im Umgang mit Cercopithecus-Herpesvirus 1 (B-Virus) werden Herpesviren vom Menschen als Indikator für das Freisein von Antikörpern gegen das B-Virus verwendet.

Zellkulturen aus Affennieren für die Impfstoffherstellung: Nur Nieren, die keine pathologischen Anzeichen aufweisen, werden für die Herstellung der Zellkulturen verwendet. Stammen die Affen aus einer Kolonie, die für die Impfstoffherstellung aufrechterhalten wird, können fortlaufend passagierte Zellkulturen aus primären Affennierenzellen für die Virusvermehrung verwendet werden. Sonst werden Affennierenzellen nicht serienmäßig vermehrt.

Viren für die Impfstoffherstellung werden aseptisch in solchen Kulturen gezüchtet. Wenn bei der Zellvermehrung Tierserum verwendet wird, darf das Erhaltungsmedium nach der Beimpfung mit dem Virus keinen Serumzusatz enthalten.

Jede Zellkulturgruppe, die von einem einzigen Affen oder aus höchstens 10 Affenföten abgeleitet ist, wird als einzelne Gruppe hergestellt und geprüft.

P

Monographien

Virussaatgut

Die verwendeten Stämme des Poliovirus werden anhand von Unterlagen, die Angaben über die Herkunft und anschließende Behandlung der Stämme enthalten, identifiziert.

Arbeitssaatgut wird durch eine einzige Passage vom Mastersaatgut und auf einem zugelassenen Passageniveau vom ursprünglichen Sabin-Virus hergestellt. Virussaatgut wird in großen Mengen hergestellt und bei einer Temperatur von −60 °C oder darunter gelagert.

Nur ein Virussaatgut, das den nachfolgenden Prüfungen entspricht, darf für die Virusvermehrung verwendet werden.

Prüfung auf Identität: Jedes Arbeitssaatgut muß mit Hilfe spezifischer Antikörper als Poliovirus des bestimmten Typs identifiziert werden.

Viruskonzentration: Die nach der nachstehend beschriebenen Methode bestimmte Viruskonzentration dient zur Festlegung der Virusmenge, die in der Prüfung auf Neurovirulenz verwendet wird.

Fremde Agenzien (2.6.16): Wird das Arbeitssaatgut in diploiden Zellen vom Menschen (5.2.3) oder in kontinuierlichen Zellinien hergestellt, muß es den Anforderungen für Saatgut für Virusimpfstoffe entsprechen. Wird das Arbeitssaatgut in primären Affennierenzellen hergestellt, muß es den nachstehenden Anforderungen entsprechen, die unter „Virusvermehrung und -ernte" und „Monovalentes Virusgemisch" angegeben sind. Das Arbeitssaatgut muß auch den unter „Prüfung auf fremde Agenzien in Virus-Lebend-Impfstoffen für Menschen" (2.6.16) angegebenen Prüfungen an erwachsenen Mäusen, Mäusejungen und Meerschweinchen entsprechen.

Neurovirulenz (2.6.19): Jedes Master- und jedes Arbeitssaatgut muß der Prüfung entsprechen. Außerdem darf Saatgut nicht mehr für die Impfstoffherstellung verwendet werden, wenn die Versagenshäufigkeit der monovalenten Virusgemische, die daraus gewonnen werden, größer ist als der statistisch vorhergesagte Wert. Referenzzubereitungen der drei Poliovirus-Typen auf dem Passageniveau Sabin-Original + 2 Passagen sind auf Anforderung von Biologicals, WHO, Genf, erhältlich. Diese statistische Vorhersage wird nach jeder Prüfung auf der Grundlage aller geprüften monovalenten Virusgemische berechnet. Sie entspricht der Wahrscheinlichkeit einer falschen Ablehnung bei einer Erstprüfung (z. B. 1 Prozent), wobei die Wahrscheinlichkeit einer falschen Ablehnung bei einer erneuten Prüfung vernachlässigbar klein ist. Wenn der Test nur vom Hersteller ausgeführt wird, müssen die Prüfungsobjektträger der zuständigen Behörde zur Bewertung vorgelegt werden.

Genetische Marker: Jedes Arbeitssaatgut wird bei Temperaturen zwischen 36 und 40 °C auf seine Vermehrungsfähigkeit, wie unter „Monovalentes Virusgemisch" beschrieben, geprüft.

Virusvermehrung und -ernte

Alle Arbeiten mit den Zellbänken und nachfolgenden Zellkulturen erfolgen unter aseptischen Bedingungen in einem Bereich, in dem mit keinen anderen Zellen gearbeitet wird. Zugelassenes Tierserum (jedoch kein Serum vom Menschen) darf in den Nährmedien verwendet werden, doch das letzte Nährmedium zur Erhaltung des Zellwachstums während der Virusvermehrung darf kein Tierserum enthalten. Serum und Trypsin, die zur Zubereitung von Zellsuspensionen und Nährmedien verwendet werden, müssen nachweislich frei von lebenden, fremden Agenzien sein. Das Zellkulturmedium kann einen *p*H-Indikator wie Phenolrot und geeignete Antibiotika in der eben noch wirksamen Konzentration enthalten. Das Substrat sollte während der Herstellung frei von Antibiotika sein. Mindestens 5 Prozent und höchstens 1000 ml der für die Impfstoffherstellung verwendeten Zellkulturen werden als nicht infizierte Zellkulturen (Kontrollzellen) zurückbehalten. Wird der Impfstoff in primären Affenzellen produziert, gelten für Kontrollzellen besondere nachstehende Anforderungen. Die Virussuspension wird spätestens 4 Tage nach der Beimpfung mit dem Virus geerntet. Nach der Beimpfung der Herstellungszellkulturen mit dem Virus-Arbeitssaatgut werden die beimpften Zellen bei einer nachweislich geeigneten, festgelegten Temperatur zwischen 33 und 35 °C gehalten; die Temperatur wird bis auf ± 0,5 °C konstant gehalten; die Kontrollzellkulturen werden für die jeweiligen Inkubationszeiten bei 33 bis 35 °C gehalten.

Nur eine einzelne Virusernte, die den nachfolgenden Prüfungen entspricht, darf für die Zubereitung des monovalenten Virusgemischs verwendet werden.

Viruskonzentration: Die Viruskonzentration der Virusernten wird, wie unter „Wertbestimmung" beschrieben, bestimmt, um die Gleichförmigkeit der Produktion zu überwachen und die für den fertigen Impfstoff als Bulk zu verwendende Verdünnung zu bestimmen.

Fremde Agenzien (2.6.16): Die Virusernte muß der Prüfung entsprechen.

Kontrollzellen: Die Kontrollzellen der Herstellungszellkultur, aus der die Virusernte abgeleitet wird, müssen der „Prüfung auf Identität" und den Anforderungen der „Prüfung auf fremde Agenzien in Virus-Lebend-Impfstoffen für Menschen" (2.6.16) oder, wo primäre Affenzellen verwendet werden, wie nachstehend angegeben, entsprechen.

Primäre Affenzellen: *Die nachfolgenden speziellen Anforderungen beziehen sich auf die Virusvermehrung und -ernte bei primären Affenzellen.*

Zellkulturen: Am Tag der Beimpfung mit Virussaatgut wird jede Zellkultur auf Degeneration durch infektiöse Agenzien untersucht. Wenn bei dieser Untersuchung ein Hinweis auf die Gegenwart fremder Agenzien in einer Zellkultur gefunden wird, muß die gesamte betreffende Kulturgruppe verworfen werden.

Am Tag der Beimpfung mit dem Virus-Arbeitssaatgut wird eine Probe von mindestens 30 ml der vereinigten Kulturflüssigkeiten, die von den Zellkulturen der Nieren von jedem Affen oder von höchstens 10 fast ausgetragenen Föten nach Kaiserschnitt genommen wird, in zwei gleiche Teile geteilt. Ein Teil der vereinigten Kulturflüssigkeiten wird in Kulturen von Affennierenzellen geprüft, die von derselben Spezies stammen, aber nicht von demselben Tier, wie die für die Impfstoffproduktion verwendete Spezies. Der andere Teil der vereinigten Kulturflüssigkeiten wird, falls erforderlich, in Affennieren-Zellkulturen von einer anderen Spezies geprüft, so daß Prüfungen an den vereinigten Kulturflüssigkeiten in Zellkulturen von wenigstens einer Spezies vorgenommen werden, die nachweislich für SV40 empfänglich ist. Die vereinigten Kulturflüssigkeiten werden so in Flaschen mit diesen Zellkulturen beimpft, daß die Verdünnung der vereinigten Kulturflüssigkeiten im Nährmedium nicht größer ist als 1 zu 4. Die Fläche des Zellrasens beträgt mindestens 3 cm^2 je Milliliter der vereinigten Kulturflüssigkeiten. Mindestens eine Flasche jeder Zellkulturart bleibt unbeimpft und dient als Kontrolle. Wenn die für die Impfstoffherstellung verwendete Affenspezies nachweislich für SV40 empfänglich ist, ist eine Prüfung mit einer zweiten Spezies nicht erforderlich. Tierserum kann bei der Zellvermehrung verwendet werden, vorausgesetzt, daß es keine SV40-Antikörper enthält; jedoch darf das Erhaltungsmedium nach der Beimpfung des Prüfungsmaterials keinen Serumzusatz außer dem nachstehend beschriebenen enthalten.

Die Kulturen werden bei einer Temperatur von 35 bis 37 °C bebrütet und über einen Gesamtzeitraum von 4 Wochen beobachtet. Während dieser Beobachtungszeit und nach einer mindestens 2wöchigen Bebrütung wird von jeder dieser Kulturen aus demselben Zellkultursystem mindestens eine Subkultur vom Überstand angelegt. Die Subkulturen werden ebenfalls mindestens 2 Wochen lang beobachtet.

Zum Zeitpunkt des Anlegens der Subkultur kann der ursprünglichen Kultur Serum zugesetzt werden, vorausgesetzt, daß das Serum keine SV40-Antikörper enthält.

Fluoreszenz-Antikörpertechniken können zur Entdekkung von SV40-Viren und anderen Viren in den Zellen dienen.

Eine weitere Probe von mindestens 10 ml der vereinigten Kulturflüssigkeiten wird auf Cercopithecus-Herpesvirus 1 (B-Virus) und andere Viren in Kaninchennieren-Zellkulturen geprüft. Serum, das im Nährmedium dieser Kulturen verwendet wird, muß nachweislich von Hemmstoffen für das B-Virus frei sein. Herpesviren vom Menschen werden wegen der Gefahr im Umgang mit dem Cercopithecus-Herpesvirus 1 (B-Virus) als Indikator für das Freisein von B-Virus verwendet. Die Flaschen mit diesen Zellkulturen werden so mit der Probe beimpft, daß die Verdünnung der vereinigten Kulturflüssigkeiten im Nährmedium nicht größer ist als 1 zu 4. Die Fläche des Zellrasens muß mindestens 3 cm^2 je Milliliter der vereinigten Kulturflüssigkeiten betragen. Mindestens eine Flasche der Zellkulturen bleibt als Kontrolle unbeimpft.

Die Kulturen werden bei einer Temperatur von 35 bis 37 °C bebrütet und mindestens 2 Wochen lang beobachtet.

Eine weitere Probe mit 10 ml der vereinigten Kulturflüssigkeiten, die am Tag der Beimpfung mit dem Saatgutvirus von den Zellkulturen entnommen wird, wird durch die Beimpfung von Zellkulturen vom Menschen, die für das Masernvirus empfänglich sind, auf Gegenwart von fremden Agenzien geprüft.

Die Prüfungen entsprechen nicht den Anforderungen, wenn mehr als 20 Prozent der Kulturgefäße aus nichtspezifischen, zufälligen Gründen am Ende der jeweiligen Prüfungszeiträume verworfen werden.

Wenn bei diesen Prüfungen Hinweise auf das Vorhandensein eines fremden Mikroorganismus gefunden werden, muß die einzelne Ernte aus der gesamten betreffenden Zellkulturgruppe verworfen werden.

Wenn die Anwesenheit von Cercopithecus-Herpesvirus 1 (B-Virus) nachgewiesen wird, muß die Herstellung des oralen Poliomyelitis-Impfstoffs eingestellt und die zuständige Behörde informiert werden. Die Herstellung darf erst nach dem Abschluß einer genauen Untersuchung, wenn Vorkehrungen gegen jedes Wiederauftreten der Infektion getroffen wurden, und auch nur mit Genehmigung der zuständigen Behörde wiederaufgenommen werden.

Wenn diese Prüfungen nicht sofort durchgeführt werden, müssen die Proben der vereinigten Zellkultur-Flüssigkeiten bei einer Temperatur von −60 °C oder darunter gehalten werden, mit Ausnahme der Probe für die Prüfung auf B-Virus, die bei 4 °C gehalten werden kann, falls die Prüfung nicht später als 7 Tage nach der Probenahme erfolgt.

Kontrollzellkulturen: Am Tag der Beimpfung mit dem Arbeitssaatgut werden 25 Prozent (jedoch höchstens 2,5 Liter) der Zellsuspension, die aus den Nieren jedes Affen oder von höchstens 10 Affenföten hergestellt ist, zur Herstellung unbeimpfter Kontrollzellkulturen entnommen. Diese Kontrollzellkulturen werden mindestens 2 Wochen lang unter denselben Bedingungen inkubiert wie die beimpften Kulturen und während dieser Zeit auf zytopathische Veränderungen kontrolliert. Die Prüfungen entsprechen nicht den Anforderungen, wenn mehr als 20 Prozent der Kontrollzellkulturen aus unspezifischen, zufälligen Gründen verworfen werden. Am Ende des Beobachtungszeitraums werden die Kontrollzellkulturen auf Degeneration durch infektiöse Agenzien untersucht. Wenn diese Untersuchung oder eine andere der in diesem Abschnitt geforderten Prüfungen einen Hinweis auf die Gegenwart fremder Agenzien in einer Kontrollkultur ergibt, muß das in den entsprechenden beimpften Kulturen derselben Gruppe gezüchtete Poliovirus verworfen werden.

Hämadsorbierende Viren: Zum Zeitpunkt der Ernte oder innerhalb von 4 Tagen nach der Inokulation der Produktionszellkultur mit dem Arbeitssaatvirus wird eine Probe von 4 Prozent der Kontrollzellkulturen genommen und auf hämadsorbierende Viren geprüft. Am Ende des Beobachtungszeitraums werden die restlichen Kontrollzellkulturen entsprechend geprüft. Die Zellkulturen müssen den „Prüfungen auf fremde Agenzien in Virus-Impfstoffen für den Menschen" (2.6.16) entsprechen.

Fremde Agenzien: Zum Zeitpunkt der Ernte oder innerhalb von 7 Tagen nach der Inokulation der Produktionszellkulturen mit dem Arbeitssaatgut wird eine Probe von mindestens 20 ml der vereinigten Kulturflüssigkeiten aus jeder Gruppe der Kontrollkulturen genommen und, wie oben beschrieben, in zwei Arten Affennieren-Zellkulturen geprüft.

Am Ende des Beobachtungszeitraums für die ursprünglichen Kontrollzellkulturen werden entsprechende Proben der vereinigten Kulturflüssigkeiten entnommen, und die in diesem Abschnitt mit den 2 Arten Affennieren-Zellkulturen und Kaninchennieren-Zellkulturen beschriebenen Prüfungen werden, wie vorstehend unter Zellkulturen angegeben, wiederholt.

Wird die Anwesenheit von Cercopithecus-Herpesvirus 1 (B-Virus) nachgewiesen, dürfen die Produktionszellkulturen nicht verwendet werden. Die vorstehend beschriebenen Maßnahmen für die Impfstoffproduktion müssen angewendet werden.

Die zum Zeitpunkt der Virusernte und am Ende des Beobachtungszeitraums aus den Kontrollzellkulturen ent-

P

Monographien

nommenen Flüssigkeiten können vor der Prüfung auf fremde Agenzien gemischt werden. In jedem der angegebenen Zellkultursysteme wird eine Probe von 2 Prozent der vereinten Kulturflüssigkeiten geprüft.

Einzelernten

Prüfungen an neutralisierten Einzelernten in Affennieren-Zellkulturen: Eine Probe von mindestens 10 ml jeder Einzelernte wird durch ein typspezifisches Poliomyelitis-Antiserum neutralisiert, das in anderen Tieren als Affen hergestellt wurde. Bei der Herstellung von Antiserum für diesen Zweck werden die immunisierenden Antigene in Zellen produziert, die nicht vom Affen stammen.

Die eine Hälfte der neutralisierten Suspension (entsprechend mindestens 5 ml einer Einzelernte) wird in Affennieren-Zellkulturen geprüft, die von derselben Spezies, aber nicht von demselben Tier stammen, wie die für die Impfstoffproduktion verwendeten Kulturen. Die andere Hälfte der neutralisierten Suspension wird, falls nötig, in Affennieren-Zellkulturen einer anderen Art geprüft, so daß die Prüfungen an der neutralisierten Suspension in Zellkulturen von mindestens einer nachweislich für SV40-empfänglichen Art erfolgen.

Die neutralisierten Suspensionen werden in Flaschen mit diesen Zellkulturen so beimpft, daß die Verdünnung der Suspension in dem Nährmedium höchstens 1 zu 4 beträgt. Die Fläche des Zellrasens muß mindestens 3 Quadratzentimeter je Milliliter der neutralisierten Suspension betragen. Mindestens eine Flasche jedes Zellkulturtyps bleibt als Kontrolle unbeimpft und wird einem Nährmedium entnommen, das dieselbe Konzentration des spezifischen Antiserums enthält wie die für die Neutralisierung verwendete.

Tierserum kann bei der Zellvermehrung verwendet werden, falls es keine SV40-Antikörper enthält. Das Erhaltungsmedium darf außer bei der Subkultivierung nach der Beimpfung mit dem Prüfungsmaterial keinen Serumzusatz mit Ausnahme des Poliovirus-neutralisierenden Antiserums enthalten.

Die Kulturen werden bei einer Temperatur von 35 bis 37 °C inkubiert und über einen Gesamtzeitraum von mindestens 4 Wochen beobachtet. Während dieser Beobachtungszeit und nach einer Inkubationszeit von mindestens 2 Wochen wird von jeder dieser Kulturen aus demselben Zellkultursystem mindestens eine Subkultur der Flüssigkeit angelegt. Diese Subkulturen werden ebenfalls mindestens 2 Wochen lang beobachtet.

Zum Zeitpunkt der Subkultivierung kann den ursprünglichen Kulturen Serum zugesetzt werden, falls dieses keine SV40-Antikörper enthält.

An einer weiteren Probe der neutralisierten Einzelernten werden durch Beimpfen von 10 ml in Zellkulturen vom Menschen, die für das Masernvirus empfänglich sind, zusätzliche Prüfungen auf fremde Agenzien durchgeführt.

Fluoreszenz-Antikörpertechniken können zum Nachweis des SV40-Virus und anderer Viren in den Zellen dienen.

Die Prüfungen entsprechen nicht den Anforderungen, wenn bis zum Ende der jeweiligen Prüfungszeiträume mehr als 20 Prozent der Kulturgefäße aus unspezifischen, zufälligen Gründen verworfen wurden.

Wenn in einer der Kulturen zytopathische Veränderungen auftreten, müssen die Ursachen für diese Veränderung untersucht werden. Wenn die zytopathischen Veränderungen nachweislich auf das nicht neutralisierte Poliovirus zurückzuführen sind, muß die Prüfung wiederholt werden. Bei Hinweisen auf die Gegenwart von SV40 oder anderer fremder Agenzien, die auf die Einzelernte zurückzuführen sind, wird diese Einzelernte verworfen.

Monovalentes Virusgemisch

Monovalente Virusgemische werden durch die Mischung einer Anzahl zufriedenstellender Einzelernten desselben Virustyps erhalten. Monovalente Virusgemische aus kontinuierlichen Zellinien können gereinigt werden. Jedes monovalente Virusgemisch wird durch ein bakterienzurückhaltendes Filter gegeben.

Nur ein monovalentes Virusgemisch, das den nachstehenden Anforderungen entspricht, darf für die Zubereitung des fertigen Impfstoffs als Bulk verwendet werden.

Prüfung auf Identität: Jedes monovalente Virusgemisch muß unter Verwendung spezifischer Antikörper als Poliovirus des jeweiligen Typs identifiziert werden.

Viruskonzentration: Die Viruskonzentration wird durch die nachstehend beschriebene Methode bestimmt und dient als Berechnungsgrundlage der Verdünnungen für die Zubereitung des fertigen Impfstoffs als Bulk, für die in der Neurovirulenzprüfung verwendete Virusmenge und zur Feststellung und Überwachung der Gleichförmigkeit der Produktion.

Neurovirulenz (2.6.19): Jedes monovalente Virusgemisch muß der Prüfung entsprechen. Wenn die Prüfung nur vom Hersteller durchgeführt wird, müssen die Prüfungsobjektträger der zuständigen Behörde zur Bewertung vorgelegt werden.

Genetische Marker: Das Verhältnis zwischen der Vermehrungsfähigkeit des Virus im monovalenten Virusgemisch und in einer Referenzzubereitung wird im Temperaturbereich von 36 bis 40 °C parallel mit dem Saatgut oder einer Referenzzubereitung für die Prüfung „Genetische Marker“ im Vergleich mit rct/40-negativen und rct/40-positiven Stämmen des Poliovirus desselben Typs bestimmt. Die bei dieser Prüfung verwendeten Inkubationstemperaturen müssen mit einer Abweichung von ± 0,1 °C zu regulieren sein. Das monovalente Virusgemisch entspricht der Prüfung, wenn für das Virus in der Ernte und in der Referenzzubereitung der bei 36 °C ermittelte Titer mindestens 5,0 log größer ist als der bei 40 °C ermittelte Titer. Wenn das Wachstum bei 40 °C so gering ist, daß ein gültiger Vergleich nicht erfolgen kann, wird eine Temperatur im Bereich von 39,0 bis 39,5 °C verwendet. Bei dieser Temperatur muß die Titerverringerung des Referenzmaterials im Bereich von 3,0 bis 5,0 log des bei 36 °C erhaltenen Wertes liegen. Die akzeptable Mindestverringerung wird für jeden Virusstamm bei einer gegebenen Temperatur bestimmt. Wenn die für einen Referenzvirus oder mehrere Referenzviren erhaltenen Titer nicht den erwarteten Werten entsprechen, muß die Prüfung wiederholt werden.

Primäre Affenzellen: *Die folgenden speziellen Anforderungen gelten für monovalente Virusgemische, die von primären Affenzellen abgeleitet sind.*

Prüfung an Kaninchen: Eine Probe des monovalenten Virusgemischs wird durch Injektion von mindestens 100 ml in mindestens 10 gesunde Kaninchen von jeweils 1,5 bis 2,5 kg Körpermasse auf Cercopithecus-Herpesvirus 1 (B-Virus) und andere Viren geprüft. Jedem Kaninchen werden mindestens 10 ml, höchstens aber 20 ml, verabreicht. 1 ml davon wird intradermal an verschiedenen Stellen, der Rest subkutan injiziert. Die Kaninchen werden mindestens 3 Wochen lang beobachtet, ob sie sterben oder Anzeichen einer Krankheit aufweisen.

Alle Kaninchen, die nach den ersten 24 h der Prüfung sterben, und alle, die Krankheitszeichen aufweisen, werden obduziert, Gehirn und Organe werden entnommen und zur Feststellung der Todesursache genau untersucht.

Die Prüfung entspricht nicht den Anforderungen, wenn mehr als 20 Prozent der geimpften Kaninchen während des Beobachtungszeitraums Anzeichen von interkurrierenden Infektionen aufweisen. Das monovalente Virusgemisch entspricht der Prüfung, wenn keines der Kaninchen Anzeichen einer Infektion mit B-Virus oder anderen fremden Agenzien oder Läsionen aufweist, die auf das monovalente Virusgemisch zurückzuführen sind.

Wenn die Gegenwart von B-Virus nachgewiesen wird, werden die oben unter „Zellkulturen" aufgeführten Maßnahmen hinsichtlich der Impfstoffproduktion ergriffen.

Prüfung am Meerschweinchen: Mindestens 5 Meerschweinchen von jeweils 350 bis 450 g Körpermasse werden 0,1 ml des monovalenten Virusgemischs intrazerebral und 0,5 ml intraperitoneal injiziert. Die Tiere werden 6 Wochen lang an jedem Werktag auf ihre rektale Körpertemperatur kontrolliert. Am Ende des Beobachtungszeitraums wird jedes Tier obduziert.

Außerdem werden mindestens 5 Meerschweinchen 0,5 ml intraperitoneal injiziert, und die Tiere werden, wie oben beschrieben, 2 bis 3 Wochen lang beobachtet. Am Ende des Beobachtungszeitraums wird mit Blut und einer Leber- oder Milzgewebesuspension eine Passage aus diesen Tieren an mindestens 5 Meerschweinchen durchgeführt. Bei diesen Meerschweinchen wird 2 bis 3 Wochen lang die rektale Körpertemperatur gemessen. Alle Tiere, die nach dem ersten Tag der Prüfung sterben oder getötet werden, weil sie Anzeichen einer Krankheit aufweisen oder an 3 aufeinanderfolgenden Tagen eine Körpertemperatur von mehr als 39 °C hatten, müssen obduziert und untersucht werden. Sie werden histologisch auf Infektion mit dem Marburg-Virus untersucht. Außerdem wird mindestens 3 Meerschweinchen eine Suspension aus Leber- oder Milzgewebe oder aus Blut intraperitoneal injiziert. Wenn Anzeichen einer Infektion mit dem Marburg-Virus auftreten, müssen zur Sicherung der Diagnose serologische Tests am Blut der betreffenden Tiere durchgeführt werden. Das monovalente Virusgemisch entspricht der Prüfung, wenn mindestens 80 Prozent der Meerschweinchen bis zum Ende des Beobachtungszeitraums überleben und gesund bleiben und kein Tier Anzeichen einer Infektion mit Marburg-Virus aufweist.

Fertiger Impfstoff als Bulk

Der fertige Impfstoff als Bulk wird aus einem zufriedenstellenden Virusgemisch oder mehreren zufriedenstellenden Virusgemischen hergestellt und kann mehr als einen Virustyp enthalten. Geeignete Geschmackskorrigentien und Stabilisatoren können zugesetzt werden.

Nur ein fertiger Impfstoff als Bulk, der den folgenden Anforderungen entspricht, kann für die Fertigzubereitung verwendet werden.

Verunreinigende Mikroorganismen: Mit 10 ml für jedes Medium wird die „Prüfung auf Sterilität" (2.6.1) durchgeführt.

Fertigzubereitung

Nur eine Fertigzubereitung, die der nachstehenden Prüfung „Wärmebeständigkeit" und allen unten angegebenen Anforderungen unter „Prüfung auf Identität", „Prüfung auf Reinheit" und „Wertbestimmung" entspricht, darf zur Verwendung freigegeben werden.

Wärmebeständigkeit: Proben der Fertigzubereitung werden 48 h lang bei 37 °C gehalten. Wie unter „Wertbestimmung" angegeben, wird die Viruskonzentration des erwärmten und des nicht erwärmten Impfstoffs parallel bestimmt. Die ermittelte Differenz zwischen der Viruskonzentration des erwärmten und des nicht erwärmten Impfstoffs darf höchstens 0,5 log infektiöse Viruseinheiten ($ZKID_{50}$) je Einzeldosis für den Menschen betragen.

Prüfung auf Identität

Der Impfstoff muß bei Verwendung spezifischer Antikörper nachweislich Poliovirus des in der Beschriftung angegebenen Typs enthalten.

Prüfung auf Reinheit

Verunreinigende Mikroorganismen: Der Impfstoff muß der „Prüfung auf Sterilität" (2.6.1) entsprechen.

Wertbestimmung

Das infektiöse Virus wird mindestens 3mal nach der nachstehend beschriebenen Methode titriert. Jede Wertbestimmung wird mit einer geeigneten Virusreferenzzubereitung validiert. Wenn der Impfstoff mehr als einen Poliovirustyp enthält, wird jeder Typ einzeln titriert, wobei ein geeignetes typspezifisches Antiserum (oder vorzugsweise ein monoklonaler Antikörper) verwendet wird, um jeden der anderen vorhandenen Typen zu neutralisieren.

Bei einem trivalenten Impfstoff müssen die ermittelten Virustiter mindestens $1 \times 10^{6,0}$ infektiöse Viruseinheiten ($ZKID_{50}$) je Einzeldosis für den Menschen für den Typ 1 betragen, mindestens $1 \times 10^{5,0}$ infektiöse Viruseinheiten ($ZKID_{50}$) für den Typ 2 und mindestens $1 \times 10^{5,5}$ infektiöse Viruseinheiten ($ZKID_{50}$) für den Typ 3.

Bei monovalentem oder bivalentem Impfstoff werden die Mindestvirustiter von der zuständigen Behörde festgelegt.

Methode: Gruppen von 8 bis 12 Mikrotiterplatten mit flachen Vertiefungen werden mit je 0,1 ml der gewählten Virusverdünnungen beimpft, gefolgt von einer geeigneten Zellsuspension der Linie Hep-2 (Cincinnati). Die Platten werden bei geeigneten Temperaturen bebrütet. Vom siebten bis neunten Tag werden die Kulturen untersucht. Die Bestimmung darf nicht ausgewertet werden, wenn die Vertrauensgrenzen (P = 0,95) des Logarithmus der Viruskonzentration größer als ± 0,3 sind.

Lagerung

Entsprechend **Impfstoffe für Menschen**.

P

Monographien

Beschriftung

Entsprechend **Impfstoffe für Menschen**.

Die Beschriftung gibt insbesondere an

- die im Impfstoff enthaltenen Typen des Poliovirus
- die in jeder Einzeldosis für den Menschen enthaltene Mindestvirusmenge eines jeden Typs
- das für die Impfstoffzubereitung verwendete Zellsubstrat
- daß der Impfstoff nicht injiziert werden darf.

1998, 426

Polysorbat 20

Polysorbatum 20

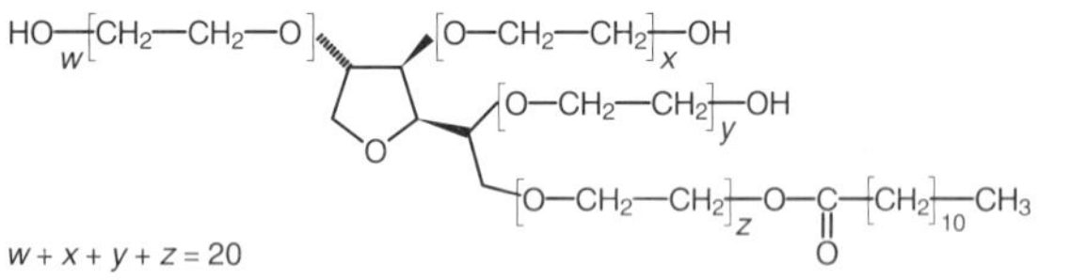

$w + x + y + z = 20$

Definition

Polysorbat 20 ist ein Gemisch von Partialestern des Sorbitols und seiner Anhydride mit Laurinsäure, copolymerisiert mit etwa 20 Mol Ethylenoxid für jedes Mol Sorbitol und Sorbitolanhydrid. Die zur Veresterung verwendete Laurinsäure kann andere Fettsäuren enthalten.

Eigenschaften

Klare bis schwach opaleszierende, gelbliche bis bräunlichgelbe, ölige Flüssigkeit; mischbar mit Wasser, wasserfreiem Ethanol, Ethylacetat und Methanol, praktisch unlöslich in fetten Ölen und in flüssigem Paraffin.

Die relative Dichte beträgt etwa 1,10.

Prüfung auf Identität

A. 0,5 g Substanz werden in Wasser *R* von etwa 50 °C zu 10 ml gelöst. Beim Schütteln entsteht ein kräftiger Schaum. Nach Zusatz von 0,5 g Natriumchlorid *R* wird zum Sieden erhitzt. Die auftretende Trübung verschwindet beim Abkühlen auf etwa 50 °C.

B. 4 g Substanz werden 30 min lang im Wasserbad mit 40 ml einer Lösung von Kaliumhydroxid *R* ($50 g \cdot l^{-1}$) zum Rückfluß erhitzt. Anschließend wird die Mischung auf 80 °C erkalten gelassen, mit 20 ml verdünnter Salpetersäure *R* versetzt und etwa 10 min lang zum Rückfluß erhitzt, um die Emulsion zu zerstören. Die Fettsäure scheidet sich an der Oberfläche als ölige Flüssigkeit ab. Nach dem Erkaltenlassen auf Raumtemperatur wird die Fettsäure in 50 ml Petroläther *R* gelöst, wobei kräftiges Schütteln zu vermeiden ist. Die organische Schicht wird in einem Scheidetrichter 3mal mit je 5 ml Wasser *R* gewaschen und auf dem Wasserbad zur Trockne eingedampft. Die Säurezahl (2.5.1), mit 0,30 g Rückstand bestimmt, liegt zwischen 245 und 300.

C. 0,1 g Substanz werden in 5 ml Chloroform *R* gelöst. Werden dieser Lösung 0,1 g Kaliumthiocyanat *R* und 0,1 g Cobalt(II)-nitrat *R* zugesetzt, entsteht nach Umrühren mit einem Glasstab eine blaue Färbung.

Prüfung auf Reinheit

Säurezahl (2.5.1): Höchstens 2,0, mit 5,0 g Substanz, gelöst in 50 ml des vorgeschriebenen Lösungsmittelgemisches, bestimmt.

Hydroxylzahl (2.5.3, Methode A): 96 bis 108, mit 2,0 g Substanz bestimmt.

Iodzahl (2.5.4): Höchstens 5,0.

Verseifungszahl (2.5.6): 40 bis 50. Zur Verseifung von 2,0 g Substanz werden 15,0 ml ethanolische Kaliumhydroxid-Lösung ($0,5 mol \cdot l^{-1}$) verwendet. Vor der Titration wird die Lösung mit 50 ml Ethanol 96 % *R* versetzt.

Reduzierende Substanzen: 2,00 g Substanz werden in 25 ml heißem Wasser *R* gelöst. Die Lösung wird mit 25 ml verdünnter Schwefelsäure *R* sowie 0,1 ml Ferroin-Lösung *R* versetzt und unter dauerndem Schütteln mit Ammoniumcer(IV)-nitrat-Lösung ($0,01 mol \cdot l^{-1}$) bis zum Farbumschlag von Rot nach Grünlichblau titriert. Die grünlichblaue Farbe muß 30 s lang bestehenbleiben. Ein Blindversuch wird durchgeführt. Höchstens 2,0 ml Ammoniumcer(IV)-nitrat-Lösung ($0,01 mol \cdot l^{-1}$) dürfen verbraucht werden.

Schwermetalle (2.4.8): 2,0 g Substanz müssen der Grenzprüfung C auf Schwermetalle entsprechen (10 ppm). Zur Herstellung der Referenzlösung werden 2 ml Blei-Lösung (10 ppm Pb) *R* verwendet.

Wasser (2.5.12): Höchstens 3,0 Prozent, mit 1,00 g Substanz nach der Karl-Fischer-Methode bestimmt.

Sulfatasche: Höchstens 0,2 Prozent. In einem Quarz- oder Platintiegel werden 2,00 g Substanz mit 0,5 ml Schwefelsäure *R* versetzt und auf dem Wasserbad 2 h lang erhitzt. Bei niederer Temperatur wird sorgfältig so lange geglüht, bis die Verkohlung beendet ist. Nach Zusatz von 2 ml Salpetersäure *R* und 0,25 ml Schwefelsäure *R* wird sorgfältig so lange erhitzt, bis weiße Dämpfe entweichen. Bei 600 °C wird bis zum vollständigen Verschwinden aller Kohleteilchen geglüht. Nach dem Erkaltenlassen wird gewogen. Das Glühen wird bis zur Massekonstanz jeweils 15 min lang wiederholt.

Lagerung

Dicht verschlossen, vor Licht geschützt.

1998, 427

Polysorbat 60

Polysorbatum 60

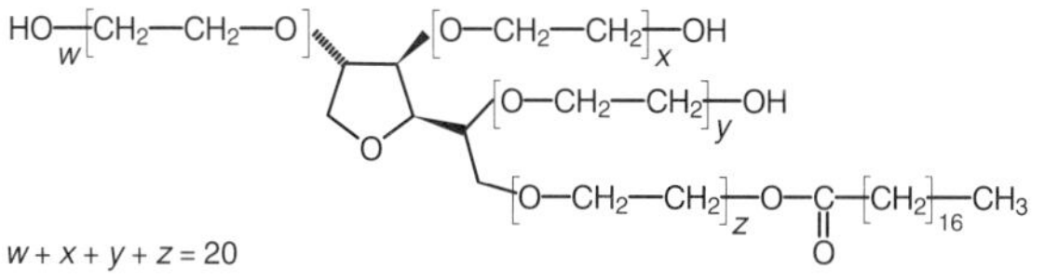

Definition

Polysorbat 60 ist ein Gemisch von Partialestern des Sorbitols und seiner Anhydride mit Stearinsäure, copolymerisiert mit etwa 20 Mol Ethylenoxid für jedes Mol Sorbitol und Sorbitolanhydrid. Die zur Veresterung verwendete Stearinsäure kann andere Fettsäuren, insbesondere Palmitinsäure, enthalten.

Eigenschaften

Gelblichbraune, gelartige Masse, die bei über 25 °C flüssig und klar wird; mischbar mit Wasser, wasserfreiem Ethanol, Ethylacetat und Methanol, praktisch unlöslich in fetten Ölen und flüssigem Paraffin.

Die relative Dichte beträgt etwa 1,10.

Prüfung auf Identität

A. 0,5 g Substanz werden in Wasser *R* von etwa 50 °C zu 10 ml gelöst. Beim Schütteln entsteht ein kräftiger Schaum. Nach Zusatz von 0,5 g Natriumchlorid *R* wird zum Sieden erhitzt. Die auftretende Trübung verschwindet beim Abkühlen auf etwa 50 °C.

B. 4 g Substanz werden 30 min lang im Wasserbad mit 40 ml einer Lösung von Kaliumhydroxid *R* (50 g · l^{-1}) zum Rückfluß erhitzt. Anschließend wird die Mischung auf 80 °C erkalten gelassen, mit 20 ml verdünnter Salpetersäure *R* versetzt und etwa 10 min lang zum Rückfluß erhitzt, um die Emulsion zu zerstören. Die Fettsäure scheidet sich an der Oberfläche als ölige Flüssigkeit ab. Nach dem Erkaltenlassen auf Raumtemperatur wird die Fettsäure in 50 ml Petroläther *R* gelöst, wobei kräftiges Schütteln zu vermeiden ist. Die organische Schicht wird in einem Scheidetrichter 3mal mit je 5 ml Wasser *R* gewaschen und auf dem Wasserbad zur Trockne eingedampft. Die Säurezahl (2.5.1), mit 0,50 g Rückstand bestimmt, liegt zwischen 190 und 220.

C. 0,1 g Substanz werden in 5 ml Chloroform *R* gelöst. Werden dieser Lösung 0,1 g Kaliumthiocyanat *R* und 0,1 g Cobalt(II)-nitrat *R* zugesetzt, entsteht nach Umrühren mit einem Glasstab eine blaue Färbung.

Prüfung auf Reinheit

Säurezahl (2.5.1): Höchstens 2,0, mit 5,0 g Substanz, gelöst in 50 ml des vorgeschriebenen Lösungsmittelgemisches, bestimmt.

Hydroxylzahl (2.5.3, Methode A): 81 bis 96, mit 2,0 g Substanz bestimmt.

Iodzahl (2.5.4): Höchstens 5,0.

Verseifungszahl (2.5.6): 45 bis 55. Zur Verseifung von 2,0 g Substanz werden 15,0 ml ethanolische Kaliumhydroxid-Lösung (0,5 mol · l^{-1}) verwendet. Vor der Titration wird die Lösung mit 50 ml Ethanol 96 % *R* versetzt.

Reduzierende Substanzen: 2,00 g Substanz werden in 25 ml heißem Wasser *R* gelöst. Die Lösung wird mit 25 ml verdünnter Schwefelsäure *R* und 0,1 ml Ferroin-Lösung *R* versetzt und unter dauerndem Schütteln mit Ammoniumcer(IV)-nitrat-Lösung (0,01 mol · l^{-1}) bis zum Farbumschlag von Rot nach Grünlichblau titriert. Die grünlichblaue Farbe muß 30 s lang bestehenbleiben. Ein Blindversuch wird durchgeführt. Höchstens 2,0 ml Ammoniumcer(IV)-nitrat-Lösung (0,01 mol · l^{-1}) dürfen verbraucht werden.

Schwermetalle (2.4.8): 2,0 g Substanz müssen der Grenzprüfung C auf Schwermetalle entsprechen (10 ppm). Zur Herstellung der Referenzlösung werden 2 ml Blei-Lösung (10 ppm Pb) *R* verwendet.

Wasser (2.5.12): Höchstens 3,0 Prozent, mit 1,00 g Substanz nach der Karl-Fischer-Methode bestimmt.

Sulfatasche: Höchstens 0,2 Prozent. In einem Quarz- oder Platintiegel werden 2,00 g Substanz mit 0,5 ml Schwefelsäure *R* versetzt und auf dem Wasserbad 2 h lang erhitzt. Bei niederer Temperatur wird sorgfältig so lange geglüht, bis die Verkohlung beendet ist. Nach Zusatz von 2 ml Salpetersäure *R* und 0,25 ml Schwefelsäure *R* wird sorgfältig so lange erhitzt, bis weiße Dämpfe entweichen. Bei 600 °C wird bis zum vollständigen Verschwinden aller Kohleteilchen geglüht. Nach dem Erkaltenlassen wird gewogen. Das Glühen wird bis zur Massekonstanz jeweils 15 min lang wiederholt.

Lagerung

Dicht verschlossen, vor Licht geschützt.

1998, 428

Polysorbat 80

Polysorbatum 80

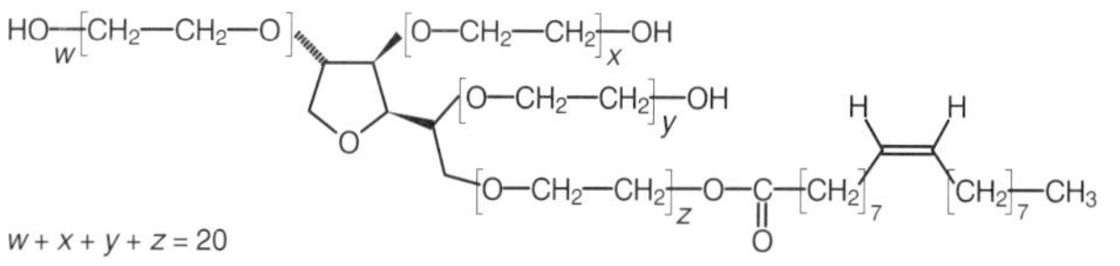

Definition

Polysorbat 80 ist ein Gemisch von Partialestern des Sorbitols und seiner Anhydride mit Ölsäure, copolymerisiert mit etwa 20 Mol Ethylenoxid für jedes Mol Sorbitol und Sorbitolanhydrid.

Eigenschaften

Klare, gelbliche bis bräunlichgelbe, ölige Flüssigkeit; mischbar mit Wasser, wasserfreiem Ethanol, Ethylacetat und Methanol, praktisch unlöslich in fetten Ölen und flüssigem Paraffin.

Die relative Dichte beträgt etwa 1,08.

Die Viskosität beträgt etwa 400 mPa · s, bei 25 °C bestimmt.

Prüfung auf Identität

A. 0,5 g Substanz werden in Wasser *R* von etwa 50 °C zu 10 ml gelöst. Beim Schütteln entsteht ein kräftiger Schaum. Nach Zusatz von 0,5 g Natriumchlorid *R* wird zum Sieden erhitzt. Die auftretende Trübung verschwindet beim Abkühlen auf etwa 50 °C.

B. 4 g Substanz werden 30 min lang im Wasserbad mit 40 ml einer Lösung von Kaliumhydroxid *R* (50 g · l^{-1}) zum Rückfluß erhitzt. Anschließend wird die Mischung auf 80 °C erkalten gelassen, mit 20 ml verdünnter Salpetersäure *R* versetzt und etwa 10 min lang zum Rückfluß erhitzt, um die Emulsion zu zerstören. Wird auf 50 °C abgekühlt und zentrifugiert, scheidet sich die Fettsäure an der Oberfläche als ölige Flüssigkeit ab. Nach dem Erkaltenlassen auf Raumtemperatur wird die Fettsäure in 50 ml Petroläther *R* gelöst, wobei kräftiges Schütteln zu vermeiden ist. Die organische Schicht wird in einem Scheidetrichter 3mal mit je 5 ml Wasser *R* gewaschen und auf dem Wasserbad zur Trockne eingedampft. Der Rückstand wird mit einer Mischung von 2 ml Salpetersäure *R* und 3 ml Wasser *R* überschichtet. Sorgfältig und in kleinen Anteilen werden 0,5 g Natriumnitrit *R* zugesetzt. Bei Raumtemperatur stehengelassen, wird die Fettsäureschicht innerhalb von 4 h fest.

C. 2 ml einer Lösung der Substanz (50 g · l^{-1}) werden mit 0,5 ml Bromwasser *R* versetzt. Die Lösung entfärbt sich.

D. 0,1 g Substanz werden in 5 ml Chloroform *R* gelöst. Werden der Lösung 0,1 g Kaliumthiocyanat *R* und 0,1 g Cobalt(II)-nitrat *R* zugesetzt, entsteht nach Umrühren mit einem Glasstab eine blaue Färbung.

Prüfung auf Reinheit

Säurezahl (2.5.1): Höchstens 2,0, mit 5,0 g Substanz, gelöst in 50 ml des vorgeschriebenen Lösungsmittelgemisches, bestimmt.

Hydroxylzahl (2.5.3, Methode A): 65 bis 80, mit 2,0 g Substanz bestimmt.

Iodzahl (2.5.4): 18 bis 24.

Verseifungszahl (2.5.6): 45 bis 55. Zur Verseifung von 2,0 g Substanz werden 15,0 ml ethanolische Kaliumhydroxid-Lösung (0,5 mol · l^{-1}) verwendet. Vor der Titration wird die Lösung mit 50 ml Ethanol 96 % *R* versetzt.

Reduzierende Substanzen: 2,00 g Substanz werden in 25 ml heißem Wasser *R* gelöst. Die Lösung wird mit 25 ml verdünnter Schwefelsäure *R* und 0,1 ml Ferroin-Lösung *R* versetzt und unter dauerndem Schütteln mit Ammoniumcer(IV)-nitrat-Lösung (0,01 mol · l^{-1}) bis zum Farbumschlag von Rot nach Grünlichblau titriert. Die grünlichblaue Farbe muß 30 s lang bestehenbleiben. Ein Blindversuch wird durchgeführt. Höchstens 5,0 ml Ammoniumcer(IV)-nitrat-Lösung (0,01 mol · l^{-1}) dürfen verbraucht werden.

Schwermetalle (2.4.8): 2,0 g Substanz müssen der Grenzprüfung C auf Schwermetalle entsprechen (10 ppm). Zur Herstellung der Referenzlösung werden 2 ml Blei-Lösung (10 ppm Pb) *R* verwendet.

Wasser (2.5.12): Höchstens 3,0 Prozent, mit 1,00 g Substanz nach der Karl-Fischer-Methode bestimmt.

Sulfatasche: Höchstens 0,2 Prozent. In einem Quarz- oder Platintiegel werden 2,00 g Substanz mit 0,5 ml Schwefelsäure *R* benetzt und auf dem Wasserbad 2 h lang erhitzt. Bei niederer Temperatur wird sorgfältig so lange geglüht, bis die Verkohlung beendet ist. Nach Zusatz von 2 ml Salpetersäure *R* und 0,25 ml Schwefelsäure *R* wird sorgfältig so lange erhitzt, bis weiße Dämpfe entweichen. Bei 600 °C wird bis zum vollständigen Verschwinden aller Kohleteilchen geglüht. Nach dem Erkaltenlassen wird gewogen. Das Glühen wird bis zur Massekonstanz jeweils 15 min lang wiederholt.

Lagerung

Dicht verschlossen, vor Licht geschützt.

1998, 856

Prazosinhydrochlorid

Prazosini hydrochloridum

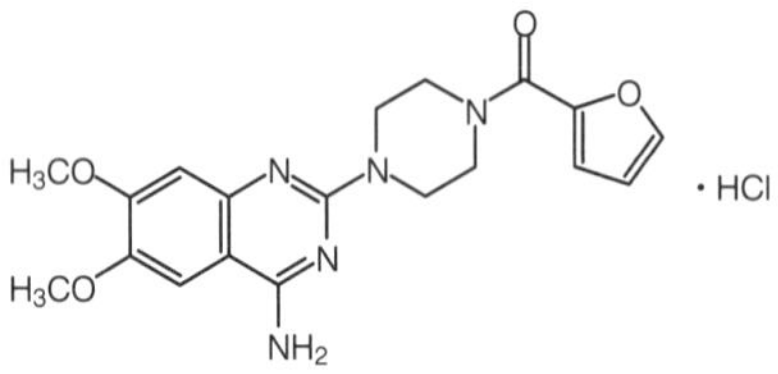

$C_{19}H_{22}ClN_5O_4$ M_r 419,9

Definition

Prazosinhydrochlorid enthält mindestens 98,5 und höchstens 101,0 Prozent 1-(4-Amino-6,7-dimethoxychinazolin-2-yl)-4-(furan-2-ylcarbonyl)piperazin-hydrochlorid, berechnet auf die wasserfreie Substanz.

Eigenschaften

Weißes bis fast weißes Pulver; sehr schwer löslich in Wasser, schwer löslich in Ethanol und Methanol, praktisch unlöslich in Aceton.

Prüfung auf Identität

1: B, D.

2: A, C, D.

A. 50,0 mg Substanz werden in einer 0,1prozentigen Lösung (*V/V*) von Salzsäure *R* in Methanol *R* zu

100,0 ml gelöst. Getrennt werden 1,0 und 5,0 ml Lösung mit der 0,1prozentigen Lösung (*V/V*) von Salzsäure *R* in Methanol *R* zu 100,0 ml verdünnt (Lösung A und Lösung B). Die Lösung A, zwischen 220 und 280 nm gemessen, zeigt ein Absorptionsmaximum (2.2.25) bei 247 nm. Die spezifische Absorption, im Maximum gemessen, liegt zwischen 1320 und 1400. Die Lösung B, zwischen 280 und 400 nm gemessen, zeigt Absorptionsmaxima bei 330 und 343 nm. Die spezifischen Absorptionen, in den Maxima gemessen, liegen zwischen 260 und 280 sowie zwischen 240 und 265.

B. Die Prüfung erfolgt mit Hilfe der IR-Spektroskopie (2.2.24) durch Vergleich des Spektrums der Substanz mit dem von Prazosinhydrochlorid *CRS*. Die Prüfung erfolgt mit Hilfe von Preßlingen unter Verwendung von Kaliumchlorid *R*. Wenn die Spektren unterschiedlich sind, werden getrennt 50 mg Substanz und 50 mg Prazosinhydrochlorid *CRS* in einer Mischung von 10 ml Wasser *R* und 10 ml Ethanol 96 % *R* gelöst. Nach Zusatz von 2 ml verdünnter Natriumhydroxid-Lösung *R* wird 2mal mit je 25 ml Dichlormethan *R* ausgeschüttelt. Die organischen Phasen werden vereinigt und eingedampft. Mit den bei 60 °C und höchstens 700 Pa getrockneten Rückständen werden erneut Spektren aufgenommen.

C. Die bei der Prüfung „Verwandte Substanzen" (siehe „Prüfung auf Reinheit") erhaltenen Chromatogramme werden im ultravioletten Licht bei 254 nm ausgewertet. Der Hauptfleck im Chromatogramm der Untersuchungslösung b entspricht in bezug auf Lage und Größe dem Hauptfleck im Chromatogramm der Referenzlösung a.

D. Etwa 2 mg Substanz werden in 2 ml Wasser *R* gelöst. Die Lösung gibt die Identitätsreaktion a auf Chlorid (2.3.1).

Prüfung auf Reinheit

Verwandte Substanzen: Die Prüfung erfolgt mit Hilfe der Dünnschichtchromatographie (2.2.27) unter Verwendung einer Schicht von Kieselgel GF_{254} *R*.

Untersuchungslösung a: 0,10 g Substanz werden in einer Mischung von 1 Volumteil Diethylamin *R*, 10 Volumteilen Dichlormethan *R* und 10 Volumteilen Methanol *R* zu 10 ml gelöst.

Untersuchungslösung b: 1 ml Untersuchungslösung a wird mit einer Mischung von 1 Volumteil Diethylamin *R*, 10 Volumteilen Dichlormethan *R* und 10 Volumteilen Methanol *R* zu 10 ml verdünnt.

Referenzlösung a: 10 mg Prazosinhydrochlorid *CRS* werden in einer Mischung von 1 Volumteil Diethylamin *R*, 10 Volumteilen Dichlormethan *R* und 10 Volumteilen Methanol *R* zu 10 ml gelöst.

Referenzlösung b: 1 ml Untersuchungslösung b wird mit einer Mischung von 1 Volumteil Diethylamin *R*, 10 Volumteilen Dichlormethan *R* und 10 Volumteilen Methanol *R* zu 50 ml verdünnt.

Auf die Platte werden getrennt 10 µl jeder Lösung aufgetragen. Die Chromatographie erfolgt mit einer Mischung von 5 Volumteilen Diethylamin *R* und 95 Volumteilen Ethylacetat *R* über eine Laufstrecke von 15 cm. Die Platte wird im Warmluftstrom getrocknet und im ultravioletten Licht bei 254 nm ausgewertet. Kein im Chromatogramm der Untersuchungslösung a auftretender Nebenfleck darf größer oder intensiver sein als der Fleck im Chromatogramm der Referenzlösung b (0,2 Prozent).

Eisen: Höchstens 100 ppm Fe. Der Gehalt an Eisen wird mit Hilfe der Atomabsorptionsspektroskopie (2.2.23, Methode I) bestimmt.

Untersuchungslösung: 1,0 g Substanz wird tropfenweise mit etwa 1,5 ml Salpetersäure *R* versetzt. Nach beendeter Dampfentwicklung wird auf dem Wasserbad erhitzt und anschließend durch langsame Erhöhung der Temperatur von 150 auf 1000 °C geglüht. Die Endtemperatur wird 1 h lang gehalten. Nach dem Abkühlen wird der Rückstand in 20 ml verdünnter Salzsäure *R* gelöst. Die Lösung wird bis auf etwa 5 ml eingedampft und mit verdünnter Salzsäure *R* zu 25,0 ml verdünnt.

Referenzlösungen: Die Referenzlösungen werden aus der Eisen-Lösung (8 ppm Fe) *R*, falls erforderlich durch Verdünnen mit Wasser *R*, hergestellt.

Die Absorption wird bei 248 nm unter Verwendung einer Eisen-Hohlkathodenlampe als Strahlungsquelle und einer Luft-Acetylen-Flamme bestimmt.

Nickel: Höchstens 50 ppm Ni. Der Gehalt an Nickel wird mit Hilfe der Atomabsorptionsspektroskopie (2.2.23, Methode I) bestimmt.

Untersuchungslösung: Die unter Prüfung „Eisen" hergestellte Untersuchungslösung wird verwendet.

Referenzlösungen: Die Referenzlösungen werden aus der Nickel-Lösung (10 ppm Ni) *R*, falls erforderlich durch Verdünnen mit Wasser *R*, hergestellt.

Die Absorption wird bei 232 nm unter Verwendung einer Nickel-Hohlkathodenlampe als Strahlungsquelle und einer Luft-Acetylen-Flamme bestimmt.

Wasser (2.5.12): Höchstens 0,5 Prozent, mit 1,00 g Substanz nach der Karl-Fischer-Methode bestimmt. Als Lösungsmittel wird eine Mischung gleicher Volumteile Dichlormethan *R* und Methanol *R* verwendet.

Sulfatasche (2.4.14): Höchstens 0,1 Prozent, mit 1,0 g Substanz bestimmt.

Gehaltsbestimmung

Um eine Überhitzung zu vermeiden, muß während der Titration sorgfältig gemischt und unmittelbar nach Erreichen des Endpunkts die Titration abgebrochen werden.

0,350 g Substanz, in einer Mischung von 20 ml wasserfreier Ameisensäure *R* und 30 ml Acetanhydrid *R* gelöst, werden mit Perchlorsäure (0,1 mol · l^{-1}) titriert. Der Endpunkt wird mit Hilfe der Potentiometrie (2.2.20) bestimmt.

1 ml Perchlorsäure (0,1 mol · l^{-1}) entspricht 41,99 mg $C_{19}H_{22}ClN_5O_4$.

Lagerung

Gut verschlossen, vor Licht geschützt.

Verunreinigungen

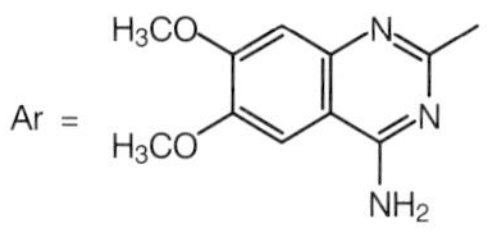

A. Ar-Cl: 2-Chlor-6,7-dimethoxychinazolin-4-amin

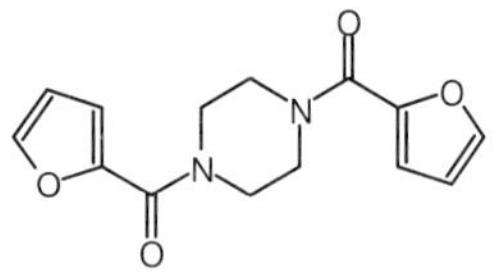

B. 1,4-Bis(furan-2-ylcarbonyl)piperazin

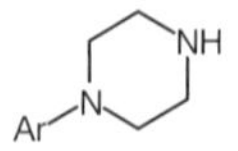

C. 6,7-Dimethoxy-2-(piperazin-1-yl)chinazolin-4-amin

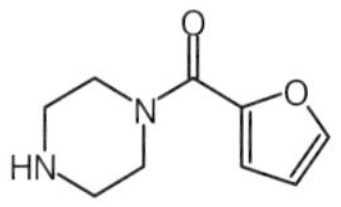

D. 1-(Furan-2-ylcarbonyl)piperazin

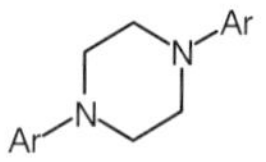

E. 2,2′-(Piperazin-1,4-diyl)bis(6,7-dimethoxychinazolin-4-amin).

1999, 353

Prednisolon

Prednisolonum

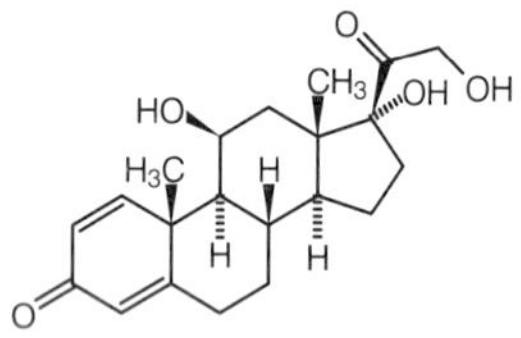

$C_{21}H_{28}O_5$ M_r 360,4

Definition

Prednisolon enthält mindestens 97,0 und höchstens 103,0 Prozent 11β,17,21-Trihydroxypregna-1,4-dien-3,20-dion, berechnet auf die getrocknete Substanz.

Eigenschaften

Weißes bis fast weißes, kristallines, hygroskopisches Pulver; sehr schwer löslich in Wasser, löslich in Ethanol und Methanol, wenig löslich in Aceton, schwer löslich in Dichlormethan.

Die Substanz zeigt Polymorphie.

Prüfung auf Identität

1: A, B.
2: C, D.

A. Die Prüfung erfolgt mit Hilfe der IR-Spektroskopie (2.2.24) durch Vergleich des Spektrums der Substanz mit dem von Prednisolon *CRS*. Wenn die Spektren bei der Prüfung in fester Form unterschiedlich sind, werden Substanz und Referenzsubstanz getrennt in der eben notwendigen Menge Aceton *R* gelöst. Nach Eindampfen der Lösungen auf dem Wasserbad zur Trockne werden mit den Rückständen erneut Spektren aufgenommen.

B. Die Prüfung erfolgt mit Hilfe der Dünnschichtchromatographie (2.2.27) unter Verwendung einer Schicht eines geeigneten Kieselgels, das einen Fluoreszenzindikator mit intensivster Anregung der Fluoreszenz bei 254 nm enthält.

Untersuchungslösung: 10 mg Substanz werden in einer Mischung von 1 Volumteil Methanol *R* und 9 Volumteilen Dichlormethan *R* zu 10 ml gelöst.

Referenzlösung a: 20 mg Prednisolon *CRS* werden in einer Mischung von 1 Volumteil Methanol *R* und 9 Volumteilen Dichlormethan *R* zu 20 ml gelöst.

Referenzlösung b: 10 mg Hydrocortison *CRS* werden in der Referenzlösung a zu 10 ml gelöst.

Auf die Platte werden getrennt 5 µl jeder Lösung aufgetragen. Die Chromatographie erfolgt mit einer Mischung von 1,2 Volumteilen Wasser *R* und 8 Volumteilen Methanol *R*, die einer Mischung von 15 Volumteilen Ether *R* und 77 Volumteilen Dichlormethan *R* zugesetzt wird, über eine Laufstrecke von 15 cm. Eine zweite Chromatographie erfolgt mit einer Mischung von 5 Volumteilen mit Wasser *R* gesättigtem 1-Butanol *R*, 15 Volumteilen Toluol *R* und 80 Volumteilen Ether *R* über eine Laufstrecke von 15 cm. Die Platte wird an der Luft trocknen gelassen und im ultravioletten Licht bei 254 nm ausgewertet. Der Hauptfleck im Chromatogramm der Untersuchungslösung entspricht in bezug auf Lage und Größe dem Hauptfleck im Chromatogramm der Referenzlösung a. Die Platte wird mit ethanolischer Schwefelsäure *R* besprüht, 10 min lang oder bis zum Erscheinen von Flecken bei 120 °C erhitzt und erkalten gelassen. Die Auswertung erfolgt im Tageslicht und im ultravioletten Licht bei 365 nm. Der Hauptfleck im Chromatogramm der Untersuchungslösung entspricht in bezug auf Lage, Farbe im Tageslicht, Fluoreszenz im ultravioletten Licht bei 365 nm und Größe dem Hauptfleck im Chromatogramm der Referenzlösung a. Die Prüfung darf nur ausgewertet werden, wenn das Chromatogramm der Referenzlösung b deutlich voneinander getrennt 2 Flecke zeigt.

C. Die Prüfung erfolgt mit Hilfe der Dünnschichtchromatographie (2.2.27) unter Verwendung einer Schicht eines geeigneten Kieselgels, das einen Fluoreszenzindikator mit intensivster Anregung der Fluoreszenz bei 254 nm enthält.

Untersuchungslösung a: 25 mg Substanz werden in Methanol *R* zu 5 ml gelöst (Stammlösung). 2 ml

Stammlösung werden mit Dichlormethan *R* zu 10 ml verdünnt.

Untersuchungslösung b: 0,4 ml der unter „Untersuchungslösung a“ erhaltenen Stammlösung werden in ein Reagenzglas aus Glas von 100 mm Länge und 20 mm Durchmesser mit einem Schliffstopfen oder einem Stopfen aus Polytetrafluorethylen gegeben. Das Lösungsmittel wird unter Erwärmen in einem Strom von Stickstoff *R* entfernt und der Rückstand mit 2 ml einer 15prozentigen Lösung (*V/V*) von Essigsäure 98 % *R* und 50 mg Natriumbismutat *R* versetzt. Das Reagenzglas wird verschlossen und die Suspension 1 h lang unter Lichtschutz mit Hilfe eines Schüttelgeräts kontinuierlich geschüttelt. Nach Zusatz von 2 ml einer 15prozentigen Lösung (*V/V*) von Essigsäure 98 % *R* wird in einen 50-ml-Scheidetrichter filtriert, wobei das Filter 2mal mit je 5 ml Wasser *R* gewaschen wird. Das klare Filtrat wird mit 10 ml Dichlormethan *R* ausgeschüttelt. Die organische Phase wird mit 5 ml Natriumhydroxid-Lösung (1 mol · l^{-1}) sowie 2mal mit je 5 ml Wasser *R* gewaschen und anschließend über wasserfreiem Natriumsulfat *R* getrocknet.

Referenzlösung a: 25 mg Prednisolon *CRS* werden in Methanol *R* zu 5 ml gelöst (Stammlösung). 2 ml Stammlösung werden mit Dichlormethan *R* zu 10 ml verdünnt.

Referenzlösung b: 0,4 ml der unter „Referenzlösung a“ erhaltenen Stammlösung werden in ein Reagenzglas aus Glas von 100 mm Länge und 20 mm Durchmesser mit Schliffstopfen oder einem Stopfen aus Polytetrafluorethylen gegeben. Das Lösungsmittel wird unter Erwärmen in einem Strom von Stickstoff *R* entfernt und der Rückstand mit 2 ml einer 15prozentigen Lösung (*V/V*) von Essigsäure 98 % *R* und 50 mg Natriumbismutat *R* versetzt. Das Reagenzglas wird verschlossen und die Suspension 1 h lang unter Lichtschutz mit Hilfe eines Schüttelgeräts kontinuierlich geschüttelt. Nach Zusatz von 2 ml einer 15prozentigen Lösung (*V/V*) von Essigsäure 98 % *R* wird in einen 50-ml-Scheidetrichter filtriert, wobei das Filter 2mal mit je 5 ml Wasser *R* gewaschen wird. Das klare Filtrat wird mit 10 ml Dichlormethan *R* ausgeschüttelt. Die organische Phase wird mit 5 ml Natriumhydroxid-Lösung (1 mol · l^{-1}) sowie 2mal mit je 5 ml Wasser *R* gewaschen und anschließend über wasserfreiem Natriumsulfat *R* getrocknet.

Auf die Platte werden getrennt je 5 µl Untersuchungslösung a und Referenzlösung a sowie je 10 µl Untersuchungslösung b und Referenzlösung b aufgetragen, wobei die beiden letzten Lösungen in kleinen Anteilen aufgetragen werden, um kleine Flecke am Startpunkt zu erhalten. Die Chromatographie erfolgt mit einer Mischung von 1,2 Volumteilen Wasser *R* und 8 Volumteilen Methanol *R*, die einer Mischung von 15 Volumteilen Ether *R* und 77 Volumteilen Dichlormethan *R* zugesetzt wird, über eine Laufstrekke von 15 cm. Eine zweite Chromatographie erfolgt mit einer Mischung von 5 Volumteilen mit Wasser *R* gesättigtem 1-Butanol *R*, 15 Volumteilen Toluol *R* und 80 Volumteilen Ether *R* über eine Laufstrecke von 15 cm. Die Platte wird an der Luft trocknen gelassen und im ultravioletten Licht bei 254 nm ausgewertet. Die Hauptflecke in den Chromatogrammen der Untersuchungslösungen entsprechen in bezug auf Lage und Größe den Hauptflecken in den Chromatogrammen der entsprechenden Referenzlösungen. Die Platte wird mit ethanolischer Schwefelsäure *R* besprüht, 10 min lang oder bis zum Erscheinen von Flecken bei 120 °C erhitzt und erkalten gelassen. Die Auswertung erfolgt im Tageslicht und im ultravioletten Licht bei 365 nm. Die Hauptflecke in den Chromatogrammen der Untersuchungslösungen entsprechen in bezug auf Lage, Farbe im Tageslicht, Fluoreszenz im ultravioletten Licht bei 365 nm und Größe den Hauptflecken in den Chromatogrammen der entsprechenden Referenzlösungen. Die Hauptflecke in den Chromatogrammen der Untersuchungslösung b und der Referenzlösung b haben einen deutlich größeren R_f-Wert als die Hauptflecke in den Chromatogrammen der Untersuchungslösung a und der Referenzlösung a.

D. Etwa 2 mg Substanz werden unter Schütteln in 2 ml Schwefelsäure *R* gelöst. Innerhalb von 5 min entwikkelt sich eine intensive Rotfärbung. Die Lösung zeigt im ultravioletten Licht bei 365 nm eine rötlichbraune Fluoreszenz. Nach 5 min wird die Lösung zu 10 ml Wasser *R* gegeben. Nach dem Mischen verblaßt die Färbung. Die Lösung zeigt im ultravioletten Licht bei 365 nm eine gelbe Fluoreszenz; ein grauer, flockiger Niederschlag bildet sich.

Prüfung auf Reinheit

Spezifische Drehung (2.2.7): 0,250 g Substanz werden in Dioxan *R* zu 25,0 ml gelöst. Die spezifische Drehung muß zwischen +96 und +102° liegen, berechnet auf die getrocknete Substanz.

Verwandte Substanzen: Die Prüfung erfolgt mit Hilfe der Flüssigchromatographie (2.2.29).

Untersuchungslösung: 25,0 mg Substanz werden in 2 ml Tetrahydrofuran *R* gelöst. Die Lösung wird mit Wasser *R* zu 10,0 ml verdünnt.

Referenzlösung a: 2 mg Prednisolon *CRS* und 2 mg Hydrocortison *CRS* werden in der mobilen Phase zu 100,0 ml gelöst.

Referenzlösung b: 1,0 ml Untersuchungslösung wird mit der mobilen Phase zu 100,0 ml verdünnt.

Die Chromatographie kann durchgeführt werden mit

- einer Säule aus rostfreiem Stahl von 0,25 m Länge und 4,6 mm innerem Durchmesser, gepackt mit desaktiviertem, nachsilanisiertem, octadecylsilyliertem Kieselgel zur Chromatographie *R* (5 µm)
- folgender mobilen Phase bei einer Durchflußrate von 1 ml je Minute: In einem 1000-ml-Meßkolben werden 220 ml Tetrahydrofuran *R* und 700 ml Wasser *R* gemischt; die Mischung wird zum Äquilibrieren stehengelassen, mit Wasser *R* zu 1000 ml verdünnt und erneut gemischt
- einem Spektrometer als Detektor bei einer Wellenlänge von 254 nm.

Die Säule wird bei einer Temperatur von 45 °C gehalten.

Die Säule wird mit der mobilen Phase bei einer Durchflußrate von 1 ml je Minute etwa 30 min lang äquilibriert.

Die Empfindlichkeit des Systems wird so eingestellt, daß die Höhe des Hauptpeaks im Chromatogramm mit 20 µl Referenzlösung b mindestens 50 Prozent des maximalen Ausschlags beträgt.

20 µl Referenzlösung a werden eingespritzt. Werden die Chromatogramme unter den vorgeschriebenen Bedingungen aufgezeichnet, betragen die Retentionszeiten etwa 14 min für Prednisolon und etwa 15,5 min für Hydrocortison. Die Prüfung darf nur ausgewertet werden, wenn die Auflösung zwischen den Peaks von Prednisolon und Hydrocortison mindestens 2,2 beträgt. Falls erforderlich wird die Konzentration von Tetrahydrofuran in der mobilen Phase geändert.

20 µl Lösungsmittelmischung der Untersuchungslösung als Blindlösung und je 20 µl Untersuchungslösung und Referenzlösung b werden getrennt eingespritzt. Die Chromatographie erfolgt über eine Dauer, die der 4,5fachen Retentionszeit des Hauptpeaks im Chromatogramm der Untersuchungslösung entspricht. Im Chromatogramm der Untersuchungslösung darf keine Peakfläche, mit Ausnahme der des Hauptpeaks, größer sein als das 0,5fache der Fläche des Hauptpeaks im Chromatogramm der Referenzlösung b (1 Prozent), und höchstens eine dieser Peakflächen darf größer sein als das 0,5fache der Fläche des Hauptpeaks im Chromatogramm der Referenzlösung b (0,5 Prozent). Im Chromatogramm der Untersuchungslösung darf die Summe aller Peakflächen, mit Ausnahme der des Hauptpeaks, nicht größer sein als das 2,0fache der Fläche des Hauptpeaks im Chromatogramm der Referenzlösung b (2 Prozent). Peaks der Blindlösung und Peaks, deren Fläche kleiner ist als das 0,05fache der Fläche des Hauptpeaks im Chromatogramm der Referenzlösung b, werden nicht berücksichtigt.

Trocknungsverlust (2.2.32): Höchstens 1,0 Prozent, mit 0,500 g Substanz durch Trocknen im Trockenschrank bei 100 bis 105 °C bestimmt.

Gehaltsbestimmung

0,100 g Substanz werden in Ethanol 96 % *R* zu 100,0 ml gelöst. 2,0 ml Lösung werden mit Ethanol 96 % *R* zu 100,0 ml verdünnt. Die Absorption (2.2.25) wird im Maximum bei 243,5 nm gemessen.

Der Gehalt an $C_{21}H_{28}O_5$ wird mit Hilfe der spezifischen Absorption berechnet ($A^{1\%}_{1\,cm}$ = 415).

Lagerung

Dicht verschlossen, vor Licht geschützt.

Verunreinigungen

A. Hydrocortison.

1998, 734

Prednisolonacetat

Prednisoloni acetas

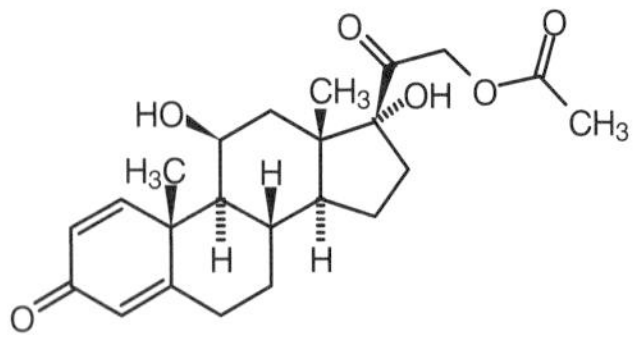

$C_{23}H_{30}O_6$ M_r 402,5

Definition

Prednisolonacetat enthält mindestens 97,0 und höchstens 103,0 Prozent 11β,17,21-Trihydroxypregna-1,4-dien-3,20-dion-21-acetat, berechnet auf die getrocknete Substanz.

Eigenschaften

Weißes bis fast weißes, kristallines Pulver; praktisch unlöslich in Wasser, schwer löslich in Dichlormethan und Ethanol.

Die Substanz schmilzt bei etwa 230 °C unter Zersetzung.

Prüfung auf Identität

1: A, B.
2: C, D, E.

A. Die Prüfung erfolgt mit Hilfe der IR-Spektroskopie (2.2.24) durch Vergleich des Spektrums der Substanz mit dem von Prednisolonacetat *CRS*. Die Prüfung erfolgt mit Hilfe von Preßlingen.

B. Die Prüfung erfolgt mit Hilfe der Dünnschichtchromatographie (2.2.27) unter Verwendung einer Schicht eines geeigneten Kieselgels, das einen Fluoreszenzindikator mit intensivster Anregung der Fluoreszenz bei 254 nm enthält.

Untersuchungslösung: 10 mg Substanz werden in einer Mischung von 1 Volumteil Methanol *R* und 9 Volumteilen Dichlormethan *R* zu 10 ml gelöst.

Referenzlösung a: 20 mg Prednisolonacetat *CRS* werden in einer Mischung von 1 Volumteil Methanol *R* und 9 Volumteilen Dichlormethan *R* zu 20 ml gelöst.

Referenzlösung b: 10 mg Prednisolonpivalat *CRS* werden in der Referenzlösung a zu 10 ml gelöst.

Auf die Platte werden getrennt 5 µl jeder Lösung aufgetragen. Die Chromatographie erfolgt mit einer Mischung von 1,2 Volumteilen Wasser *R* und 8 Volumteilen Methanol *R*, die einer Mischung von 15 Volumteilen Ether *R* und 77 Volumteilen Dichlormethan *R* zugesetzt wird, über eine Laufstrecke von 15 cm. Die Platte wird an der Luft trocknen gelassen und im ultravioletten Licht bei 254 nm ausgewertet. Der Hauptfleck im Chromatogramm der Untersuchungslösung entspricht in bezug auf Lage und Größe dem Hauptfleck im Chromatogramm der Referenzlösung a. Die Platte wird mit ethanolischer Schwefelsäure *R* besprüht, 10 min lang oder bis zum Erscheinen von Flecken bei 120 °C erhitzt und erkalten gelassen. Die Auswertung erfolgt im Tageslicht und im ultravioletten Licht bei 365 nm. Der Hauptfleck im Chromatogramm der Untersuchungslösung entspricht in bezug auf Lage, Farbe im Tageslicht, Fluoreszenz im ultravioletten Licht bei 365 nm und Größe dem Hauptfleck im Chromatogramm der Referenzlösung a. Die Prüfung darf nur ausgewertet werden, wenn das Chromatogramm der Referenzlösung b deutlich voneinander getrennt 2 Flecke zeigt.

C. Die Prüfung erfolgt mit Hilfe der Dünnschichtchromatographie (2.2.27) unter Verwendung einer Schicht eines geeigneten Kieselgels, das einen Fluoreszenzindikator mit intensivster Anregung der Fluoreszenz bei 254 nm enthält.

Untersuchungslösung a: 25 mg Substanz werden unter Erwärmen in Methanol *R* zu 5 ml gelöst (Stammlösung). 2 ml Stammlösung werden mit Dichlormethan *R* zu 10 ml verdünnt.

Untersuchungslösung b: 2 ml der bei der Herstellung der Untersuchungslösung a erhaltenen Stammlösung werden in ein Reagenzglas aus Glas von 15 ml Inhalt mit einem Schliffstopfen oder einem Stopfen aus Polytetrafluorethylen gegeben. Nach Zusatz von 10 ml gesättigter methanolischer Kaliumhydrogencarbonat-Lösung *R* wird sofort 5 min lang ein starker Strom von Stickstoff *R* durch die Lösung geleitet. Das Reagenzglas wird verschlossen, 2,5 h lang unter Lichtschutz im Wasserbad von 45 °C erwärmt und anschließend erkalten gelassen.

Referenzlösung a: 25 mg Prednisolonacetat *CRS* werden unter Erwärmen in Methanol *R* zu 5 ml gelöst (Stammlösung). 2 ml Stammlösung werden mit Dichlormethan *R* zu 10 ml verdünnt.

Referenzlösung b: 2 ml der bei der Herstellung der Referenzlösung a erhaltenen Stammlösung werden in ein Reagenzglas aus Glas von 15 ml Inhalt mit einem Schliffstopfen oder einem Stopfen aus Polytetrafluorethylen gegeben. Nach Zusatz von 10 ml gesättigter methanolischer Kaliumhydrogencarbonat-Lösung *R* wird sofort 5 min lang ein starker Strom von Stickstoff *R* durch die Lösung geleitet. Das Reagenzglas wird verschlossen, 2,5 h lang unter Lichtschutz im Wasserbad von 45 °C erwärmt und anschließend erkalten gelassen.

Auf die Platte werden getrennt 5 µl jeder Lösung aufgetragen. Die Chromatographie erfolgt mit einer Mischung von 1,2 Volumteilen Wasser *R* und 8 Volumteilen Methanol *R,* die einer Mischung von 15 Volumteilen Ether *R* und 77 Volumteilen Dichlormethan *R* zugesetzt wird, über eine Laufstrecke von 15 cm. Die Platte wird an der Luft trocknen gelassen und im ultravioletten Licht bei 254 nm ausgewertet. Die Hauptflecke in den Chromatogrammen der Untersuchungslösungen entsprechen in bezug auf Lage und Größe den Hauptflecken in den Chromatogrammen der entsprechenden Referenzlösungen. Die Platte wird mit ethanolischer Schwefelsäure *R* besprüht, 10 min lang oder bis zum Erscheinen der Flecke bei 120 °C erhitzt und erkalten gelassen. Die Auswertung erfolgt im Tageslicht und im ultravioletten Licht bei 365 nm. Die Hauptflecke in den Chromatogrammen der Untersuchungslösungen entsprechen in bezug auf Lage, Farbe im Tageslicht, Fluoreszenz im ultravioletten Licht bei 365 nm und Größe den Hauptflecken in den Chromatogrammen der entsprechenden Referenzlösungen. Die Hauptflecke in den Chromatogrammen der Untersuchungslösung b und der Referenzlösung b haben einen deutlich kleineren R_f-Wert als die Hauptflecke in den Chromatogrammen der Untersuchungslösung a und der Referenzlösung a.

D. Etwa 2 mg Substanz werden unter Schütteln in 2 ml Schwefelsäure *R* gelöst. Innerhalb von 5 min entwickelt sich eine intensive Rotfärbung. Die Lösung zeigt im ultravioletten Licht bei 365 nm eine rötlichbraune Fluoreszenz. Die Lösung wird zu 10 ml Wasser *R* gegeben und gemischt. Die Färbung verblaßt, und die Lösung zeigt im ultravioletten Licht bei 365 nm eine grünlichgelbe Fluoreszenz.

E. Etwa 10 mg Substanz geben die Identitätsreaktion auf Acetyl (2.3.1).

Prüfung auf Reinheit

Spezifische Drehung (2.2.7): 0,250 g Substanz werden in Dioxan *R* zu 25,0 ml gelöst. Die spezifische Drehung muß zwischen +112 und +119° liegen, berechnet auf die getrocknete Substanz.

Verwandte Substanzen: Die Prüfung erfolgt mit Hilfe der Flüssigchromatographie (2.2.29).

Untersuchungslösung: 25,0 mg Substanz werden in Methanol *R* zu 10,0 ml gelöst.

Referenzlösung a: 2 mg Prednisolonacetat *CRS* und 2 mg Hydrocortisonacetat *CRS* werden in der mobilen Phase zu 100,0 ml gelöst.

Referenzlösung b: 1,0 ml Untersuchungslösung wird mit der mobilen Phase zu 100,0 ml verdünnt.

Die Chromatographie kann durchgeführt werden mit

- einer Säule aus rostfreiem Stahl von 0,25 m Länge und 4,6 mm innerem Durchmesser, gepackt mit desaktiviertem, nachsilanisiertem, octadecylsilyliertem Kieselgel zur Chromatographie *R* (5 µm)
- folgender mobilen Phase bei einer Durchflußrate von 1 ml je Minute: In einem 1000-ml-Meßkolben werden 350 ml Acetonitril *R* und 600 ml Wasser *R* gemischt; die Mischung wird zum Äquilibrieren stehengelassen, mit Wasser *R* zu 1000 ml verdünnt und erneut gemischt
- einem Spektrometer als Detektor bei einer Wellenlänge von 254 nm.

Die Säule wird mit der mobilen Phase bei einer Durchflußrate von 1 ml je Minute etwa 30 min lang äquilibriert.

Die Empfindlichkeit des Systems wird so eingestellt, daß die Höhe des Hauptpeaks im Chromatogramm mit 20 µl Referenzlösung b mindestens 50 Prozent des maximalen Ausschlags beträgt.

20 µl Referenzlösung a werden eingespritzt. Werden die Chromatogramme unter den vorgeschriebenen Bedingungen aufgezeichnet, betragen die Retentionszeiten für Prednisolonacetat etwa 24 min und für Hydro-

cortisonacetat etwa 26 min. Die Prüfung darf nur ausgewertet werden, wenn die Auflösung zwischen den Peaks von Prednisolonacetat und Hydrocortisonacetat mindestens 2,5 beträgt. Falls erforderlich wird die Konzentration von Acetonitril in der mobilen Phase geändert.

Je 20 µl Untersuchungslösung und Referenzlösung b werden getrennt eingespritzt. Die Chromatographie erfolgt über eine Dauer, die der 2,5fachen Retentionszeit des Hauptpeaks im Chromatogramm der Untersuchungslösung entspricht. Im Chromatogramm der Untersuchungslösung darf keine Peakfläche, mit Ausnahme der des Hauptpeaks, größer sein als die Fläche des Hauptpeaks im Chromatogramm der Referenzlösung b (1 Prozent), und höchstens eine dieser Peakflächen darf größer sein als das 0,5fache der Fläche des Hauptpeaks im Chromatogramm der Referenzlösung b (0,5 Prozent). Im Chromatogramm der Untersuchungslösung darf die Summe aller Peakflächen, mit Ausnahme der des Hauptpeaks, nicht größer sein als das 2fache der Fläche des Hauptpeaks im Chromatogramm der Referenzlösung b (2 Prozent). Lösungsmittelpeaks und Peaks, deren Fläche kleiner ist als das 0,05fache der Fläche des Hauptpeaks im Chromatogramm der Referenzlösung b, werden nicht berücksichtigt.

Trocknungsverlust (2.2.32): Höchstens 0,5 Prozent, mit 1,000 g Substanz durch Trocknen im Trockenschrank bei 100 bis 105 °C bestimmt.

Gehaltsbestimmung

0,100 g Substanz werden in Ethanol 96 % *R* zu 100,0 ml gelöst. 2,0 ml Lösung werden mit Ethanol 96 % *R* zu 100,0 ml verdünnt. Die Absorption (2.2.25) wird im Maximum bei 243 nm gemessen.

Der Gehalt an $C_{23}H_{30}O_6$ wird mit Hilfe der spezifischen Absorption errechnet ($A_{1\,cm}^{1\,\%}$ = 370).

Lagerung

Gut verschlossen, vor Licht geschützt.

Verunreinigungen

A. Hydrocortisonacetat
B. Prednisolon.

1998, 735

Prednisolondihydrogenphosphat-Dinatrium

Prednisoloni natrii phosphas

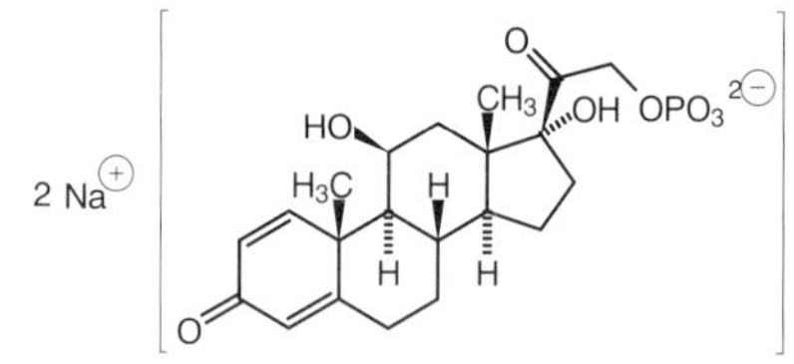

$C_{21}H_{27}Na_2O_8P$ M_r 484,4

Definition

Prednisolondihydrogenphosphat-Dinatrium enthält mindestens 96,0 und höchstens 103,0 Prozent 11β,17,21-Trihydroxypregna-1,4-dien-3,20-dion-21-dihydrogenphosphat, Dinatriumsalz, berechnet auf die wasserfreie Substanz.

Eigenschaften

Weißes bis fast weißes, kristallines, hygroskopisches Pulver; leicht löslich in Wasser, sehr schwer löslich in Ethanol.

Prüfung auf Identität

1: B, C.

2: A, C, D, E.

A. 10,0 mg Substanz werden in 5 ml Wasser *R* gelöst. Die Lösung wird mit wasserfreiem Ethanol *R* zu 100,0 ml verdünnt. 2,0 ml Lösung werden in einem Reagenzglas mit Schliff mit 10,0 ml Phenylhydrazin-Schwefelsäure *R* gemischt und 20 min lang im Wasserbad von 60 °C erhitzt. Die sofort abgekühlte Lösung zeigt ein Absorptionsmaximum (2.2.25) bei 415 nm mit einer Absorption zwischen 0,10 und 0,20.

B. Die Prüfung erfolgt mit Hilfe der IR-Spektroskopie (2.2.24) durch Vergleich des Spektrums der Substanz mit dem von Prednisolondihydrogenphosphat-Dinatrium *CRS*. Wenn die Spektren bei der Prüfung in fester Form unterschiedlich sind, werden Substanz und Referenzsubstanz getrennt in der eben notwendigen Menge Ethanol 96 % *R* gelöst. Nach Eindampfen der Lösungen auf dem Wasserbad werden mit den Rückständen erneut Spektren aufgenommen.

C. Die Prüfung erfolgt mit Hilfe der Dünnschichtchromatographie (2.2.27) unter Verwendung einer Schicht eines geeigneten Kieselgels, das einen Fluoreszenzindikator mit intensivster Anregung der Fluoreszenz bei 254 nm enthält.

Untersuchungslösung: 10 mg Substanz werden in Methanol *R* zu 10 ml gelöst.

Referenzlösung a: 10 mg Prednisolondihydrogenphosphat-Dinatrium *CRS* werden in Methanol *R* zu 10 ml gelöst.

Referenzlösung b: 10 mg Dexamethasondihydrogenphosphat-Dinatrium *CRS* werden in Methanol *R* zu 10 ml gelöst. 5 ml Lösung werden mit Referenzlösung a zu 10 ml verdünnt.

Auf die Platte werden getrennt 5 µl jeder Lösung aufgetragen. Die Chromatographie erfolgt mit einer Mischung von 20 Volumteilen Essigsäure *R*, 20 Volumteilen Wasser *R* und 60 Volumteilen 1-Butanol *R* über eine Laufstrecke von 15 cm. Die Platte wird an der Luft trocknen gelassen und im ultravioletten Licht bei 254 nm ausgewertet. Der Hauptfleck im Chromatogramm der Untersuchungslösung entspricht in bezug auf Lage und Größe dem Hauptfleck im Chromatogramm der Referenzlösung a. Die Platte wird mit ethanolischer Schwefelsäure *R* besprüht, 10 min lang oder bis zum Erscheinen von Flecken bei 120 °C erhitzt und erkalten gelassen. Die Auswertung erfolgt im Tageslicht und im ultravioletten Licht bei 365 nm. Der Hauptfleck im Chromatogramm der Untersuchungslösung entspricht in bezug auf Lage, Farbe im Tageslicht, Fluoreszenz im ultravioletten Licht bei 365 nm und Größe dem Hauptfleck im Chromatogramm der Referenzlösung a. Die Prüfung darf nur ausgewertet werden, wenn das Chromatogramm der Referenzlösung b zwei Flecke zeigt, die möglicherweise nicht vollständig voneinander getrennt sind.

D. Etwa 2 mg Substanz werden unter Schütteln in 2 ml Schwefelsäure *R* gelöst. Innerhalb von 5 min entwikkelt sich eine intensive Rotfärbung. Die Lösung zeigt im ultravioletten Licht bei 365 nm eine rötlichbraune Fluoreszenz. Die Lösung wird zu 10 ml Wasser *R* gegeben und gemischt. Die Färbung verblaßt, und die Lösung zeigt im ultravioletten Licht bei 365 nm eine grünlichgelbe Fluoreszenz.

E. Etwa 40 mg Substanz werden mit 2 ml Schwefelsäure *R* bis zum Erscheinen weißer Dämpfe vorsichtig erhitzt. Dann wird tropfenweise mit Salpetersäure *R* versetzt und so lange weiter erhitzt, bis die Lösung fast farblos ist. Nach dem Abkühlen wird mit 2 ml Wasser *R* versetzt, erneut bis zum Erscheinen weißer Dämpfe erhitzt und abgekühlt. Nach Zusatz von 10 ml Wasser *R* wird mit verdünnter Ammoniak-Lösung *R* 1 gegen rotes Lackmuspapier *R* neutralisiert. Die Lösung gibt die Identitätsreaktion a auf Natrium (2.3.1) und die Identitätsreaktion b auf Phosphat (2.3.1).

Prüfung auf Reinheit

Prüflösung: 1,0 g Substanz wird in kohlendioxidfreiem Wasser *R* zu 20 ml gelöst.

Aussehen der Lösung: Die Prüflösung muß klar (2.2.1) und darf nicht stärker gefärbt sein als die Farbvergleichslösung B_7 (2.2.2, Methode II).

***p*H-Wert** (2.2.3): Der *p*H-Wert der Prüflösung muß zwischen 7,5 und 9,0 liegen.

Spezifische Drehung (2.2.7): 0,250 g Substanz werden in Wasser *R* zu 25,0 ml gelöst. Die spezifische Drehung muß zwischen +94 und +100° liegen, berechnet auf die wasserfreie Substanz.

Verwandte Substanzen: Die Prüfung erfolgt mit Hilfe der Flüssigchromatographie (2.2.29).

Untersuchungslösung: 62,5 mg Substanz werden in der mobilen Phase zu 25,0 ml gelöst.

Referenzlösung a: 25 mg Prednisolondihydrogenphosphat-Dinatrium *CRS* und 25 mg Prednisolon *CRS* werden in der mobilen Phase zu 25,0 ml gelöst. 1,0 ml Lösung wird mit der mobilen Phase zu 25,0 ml verdünnt.

Referenzlösung b: 1,0 ml Untersuchungslösung wird mit der mobilen Phase zu 50,0 ml verdünnt.

Die Chromatographie kann durchgeführt werden mit
- einer Säule aus rostfreiem Stahl von 0,15 m Länge und 4,6 mm innerem Durchmesser, gepackt mit octadecylsilyliertem Kieselgel zur Chromatographie *R* (5 µm)
- folgender Mischung als mobile Phase bei einer Durchflußrate von 1 ml je Minute: In einem 250-ml-Erlenmeyerkolben werden 1,360 g Kaliumdihydrogenphosphat *R* mit 0,600 g Hexylamin *R* gemischt; die Mischung wird 10 min lang stehengelassen, in 185 ml Wasser *R* gelöst und mit 65 ml Acetonitril *R* versetzt; nach dem Mischen wird durch ein Filter (0,45 µm) filtriert
- einem Spektrometer als Detektor bei einer Wellenlänge von 254 nm.

Die Säule wird mit der mobilen Phase bei einer Durchflußrate von 1 ml je Minute etwa 30 min lang äquilibriert.

Die Empfindlichkeit des Systems wird so eingestellt, daß die Höhe des Hauptpeaks im Chromatogramm der Referenzlösung b 70 bis 90 Prozent des maximalen Ausschlags beträgt.

20 µl Referenzlösung a werden eingespritzt. Werden die Chromatogramme unter den vorgeschriebenen Bedingungen aufgezeichnet, betragen die Retentionszeiten für Prednisolondihydrogenphosphat-Dinatrium etwa 6,5 min und für Prednisolon etwa 8,5 min. Die Prüfung darf nur ausgewertet werden, wenn die Auflösung zwischen den Peaks von Prednisolondihydrogenphosphat-Dinatrium und Prednisolon mindestens 4,5 beträgt. Falls diese Auflösung nicht erreicht wird, wird die Konzentration von Acetonitril *R* oder Wasser *R* in der mobilen Phase erhöht.

Je 20 µl Untersuchungslösung und Referenzlösung b werden getrennt eingespritzt. Die Chromatographie wird über eine Dauer, die der 3fachen Retentionszeit des Hauptpeaks entspricht, durchgeführt. Im Chromatogramm der Untersuchungslösung darf keine Peakfläche, mit Ausnahme der des Hauptpeaks, größer sein als die Fläche des Hauptpeaks im Chromatogramm der Referenzlösung b (2 Prozent), und höchstens eine dieser Peakflächen darf größer sein als das 0,5fache der Fläche des Hauptpeaks im Chromatogramm der Referenzlösung b (1 Prozent). Im Chromatogramm der Untersuchungslösung darf die Summe aller Peakflächen, mit Ausnahme der des Hauptpeaks, nicht größer sein als das 1,5fache der Fläche des Hauptpeaks im Chromatogramm der Referenzlösung b (3 Prozent). Der Lösungsmittelpeak und Peaks, deren Fläche kleiner ist als das 0,025fache der Fläche des Hauptpeaks im Chromatogramm der Referenzlösung b, werden nicht berücksichtigt.

Anorganisches Phosphat: 50 mg Substanz werden in Wasser *R* zu 100 ml gelöst. 10 ml Lösung werden mit 5 ml Molybdat-Vanadat-Reagenz *R* gemischt und 5 min lang stehengelassen. Die Lösung darf nicht stärker gelb gefärbt sein als eine gleichzeitig unter gleichen Bedingungen mit 10 ml Phosphat-Lösung (5 ppm PO_4) *R* hergestellte Referenzlösung (1 Prozent).

Wasser (2.5.12): Höchstens 8,0 Prozent, mit 0,200 g Substanz nach der Karl-Fischer-Methode bestimmt.

Gehaltsbestimmung

0,100 g Substanz werden in Wasser *R* zu 100,0 ml gelöst. 5,0 ml Lösung werden mit Wasser *R* zu 250,0 ml verdünnt. Die Absorption (2.2.25) wird im Maximum bei 247 nm gemessen.

Der Gehalt an $C_{21}H_{27}Na_2O_8P$ wird mit Hilfe der spezifischen Absorption errechnet ($A^{1\%}_{1\,cm}$ = 312).

Lagerung

Gut verschlossen, vor Licht geschützt.

1999, 1362

Prilocain

Prilocainum

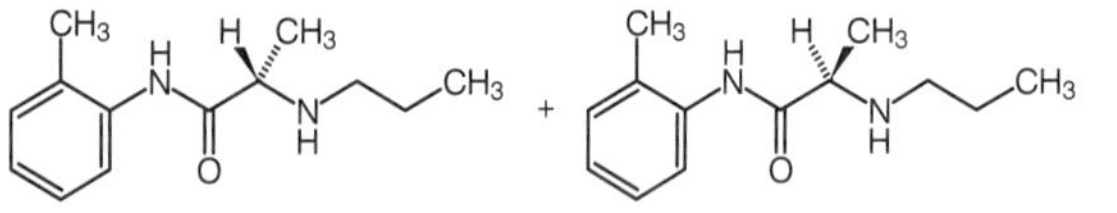

$C_{13}H_{20}N_2O$ M_r 220,3

Definition

Prilocain enthält mindestens 99,0 und höchstens 101,0 Prozent (*RS*)-*N*-(2-Methylphenyl)-2-(propylamino)propanamid, berechnet auf die wasserfreie Substanz.

Eigenschaften

Weißes bis fast weißes, kristallines Pulver; schwer löslich in Wasser, sehr leicht löslich in Aceton und Ethanol.

Prüfung auf Identität

1: B.
2: A, C.

A. Schmelztemperatur (2.2.14): 36 bis 39 °C, ohne vorheriges Trocknen der Substanz bestimmt.

B. Die Prüfung erfolgt mit Hilfe der IR-Spektroskopie (2.2.24) durch Vergleich des Spektrums der Substanz mit dem von Prilocain *CRS*. Die Prüfung erfolgt mit 50 µl einer Lösung der Substanz oder der Referenzsubstanz (30 g · l^{-1}) in Ether *R*, die auf einen Preßling aus Kaliumbromid *R* aufgebracht werden. Anschließend wird das Lösungsmittel verdampft.

C. Die Prüfung erfolgt mit Hilfe der Dünnschichtchromatographie (2.2.27) unter Verwendung einer DC-Platte mit Kieselgel GF_{254} *R*.

Untersuchungslösung: 20,0 mg Substanz werden in Ethanol 96 % *R* zu 5 ml gelöst.

Referenzlösung a: 20,0 mg Prilocain *CRS* werden in Ethanol 96 % *R* zu 5 ml gelöst.

Referenzlösung b: 20,0 mg Prilocain *CRS* und 20,0 mg Lidocain *CRS* werden in Ethanol 96 % *R* zu 5 ml gelöst.

Auf die Platte werden getrennt 10 µl jeder Lösung aufgetragen. Die Chromatographie erfolgt mit einer Mischung von 1 Volumteil konzentrierter Ammoniak-Lösung *R*, 5 Volumteilen Methanol *R* und 100 Volumteilen Ether *R* über eine Laufstrecke von 12 cm. Die Platte wird an der Luft trocknen gelassen und anschließend im ultravioletten Licht bei 254 nm ausgewertet. Der Hauptfleck im Chromatogramm der Untersuchungslösung entspricht in bezug auf Lage und Größe dem Hauptfleck im Chromatogramm der Referenzlösung a. Die Prüfung darf nur ausgewertet werden, wenn das Chromatogramm der Referenzlösung b deutlich voneinander getrennt 2 Flecke zeigt.

Prüfung auf Reinheit

Prüflösung: 2,50 g Substanz werden in 15 ml verdünnter Salzsäure *R* gelöst. Die Lösung wird mit Wasser *R* zu 50,0 ml verdünnt.

Aussehen der Lösung: Die Prüflösung muß klar (2.2.1) und farblos (2.2.2, Methode II) sein.

Optische Drehung (2.2.7): Der Drehungswinkel, an der Prüflösung bestimmt, muß zwischen −0,10 und +0,10° liegen.

Verwandte Substanzen: Die Prüfung erfolgt mit Hilfe der Flüssigchromatographie (2.2.29).

Untersuchungslösung: 25,0 mg Substanz werden in der mobilen Phase zu 10,0 ml gelöst.

Referenzlösung a: 2,5 mg Substanz und 3,0 mg Prilocain-Verunreinigung E *CRS* werden in der mobilen Phase zu 100,0 ml gelöst. 1,0 ml Lösung wird mit der mobilen Phase zu 10,0 ml verdünnt.

Referenzlösung b: 1,0 ml Untersuchungslösung wird mit der mobilen Phase zu 100,0 ml verdünnt. 1,0 ml dieser Lösung wird mit der mobilen Phase zu 10,0 ml verdünnt.

Die Chromatographie kann durchgeführt werden mit
- einer Säule aus rostfreiem Stahl von 0,125 m Länge und 4,6 mm innerem Durchmesser, gepackt mit octadecylsilyliertem Kieselgel zur Chromatographie *R* (5 µm)
- folgender Mischung als mobile Phase bei einer Durchflußrate von 1 ml je Minute: 40 Volumteile Acetonitril *R* und 60 Volumteile einer Lösung von 0,180 g Natriumdihydrogenphosphat-Monohydrat *R* und 2,89 g Natriummonohydrogenphosphat-Dihydrat *R*, die in 1000 ml Wasser *R* gelöst werden (*p*H 8,0)

- einem Spektrometer als Detektor bei einer Wellenlänge von 240 nm.

20 µl Referenzlösung a werden eingespritzt. Die Empfindlichkeit des Systems wird so eingestellt, daß die Höhe der beiden Hauptpeaks im Chromatogramm mindestens 20 Prozent des maximalen Ausschlags beträgt. Die Prüfung darf nur ausgewertet werden, wenn die Auflösung zwischen den Peaks von Prilocain-Verunreinigung E und Prilocain mindestens 3,0 beträgt.

Je 20 µl Untersuchungslösung und Referenzlösung b werden getrennt eingespritzt. Die Chromatographie der Untersuchungslösung erfolgt über eine Dauer, die der 2fachen Retentionszeit von Prilocain entspricht, welche etwa 7 min beträgt.

Im Chromatogramm der Untersuchungslösung darf keine Peakfläche, mit Ausnahme der des Hauptpeaks, größer sein als das 2fache der Fläche des Hauptpeaks im Chromatogramm der Referenzlösung b (0,2 Prozent), und höchstens eine dieser Peakflächen darf größer sein als die Fläche des Hauptpeaks im Chromatogramm der Referenzlösung b (0,1 Prozent). Im Chromatogramm der Untersuchungslösung darf die Summe aller Peakflächen, mit Ausnahme der des Hauptpeaks, nicht größer sein als das 5fache der Fläche des Hauptpeaks im Chromatogramm der Referenzlösung b (0,5 Prozent). Peaks, deren Fläche kleiner ist als das 0,2fache der Fläche des Hauptpeaks im Chromatogramm der Referenzlösung b, werden nicht berücksichtigt.

***o*-Toluidin:** Die Prüfung erfolgt mit Hilfe der Flüssigchromatographie (2.2.29).

Die Lösungen müssen unmittelbar vor Gebrauch hergestellt werden.

Untersuchungslösung: 0,100 g Substanz werden in der mobilen Phase zu 10,0 ml gelöst.

Referenzlösung: 10,0 mg *o*-Toluidinhydrochlorid *R* werden in der mobilen Phase zu 100,0 ml gelöst. 1,0 ml Lösung wird mit der mobilen Phase zu 100,0 ml verdünnt.

Die Chromatographie wird wie bei „Verwandte Substanzen" beschrieben durchgeführt.

20 µl Referenzlösung werden eingespritzt. Die Empfindlichkeit des Systems wird so eingestellt, daß die Höhe des Hauptpeaks im Chromatogramm mindestens 50 Prozent des maximalen Ausschlags beträgt.

20 µl Untersuchungslösung werden eingespritzt. Die Chromatographie erfolgt über eine Dauer, die der 2fachen Retentionszeit von Prilocain entspricht. Im Chromatogramm der Untersuchungslösung darf eine dem *o*-Toluidin entsprechende Peakfläche nicht größer sein als die Fläche des Hauptpeaks im Chromatogramm der Referenzlösung (100 ppm).

Schwermetalle (2.4.8): 1,0 g Substanz muß der Grenzprüfung C auf Schwermetalle entsprechen (20 ppm). Zur Herstellung der Referenzlösung werden 2 ml Blei-Lösung (10 ppm Pb) *R* verwendet.

Wasser (2.5.12): Höchstens 0,5 Prozent, mit 1,00 g Substanz nach der Karl-Fischer-Methode bestimmt.

Sulfatasche (2.4.14): Höchstens 0,1 Prozent, mit 1,0 g Substanz bestimmt.

Gehaltsbestimmung

0,400 g Substanz, in 20 ml Essigsäure 98 % *R* gelöst, werden mit Perchlorsäure (0,1 mol · l^{-1}) titriert. Der Endpunkt wird mit Hilfe der Potentiometrie (2.2.20) bestimmt.

1 ml Perchlorsäure (0,1 mol · l^{-1}) entspricht 22,03 mg $C_{13}H_{20}N_2O$.

Verunreinigungen

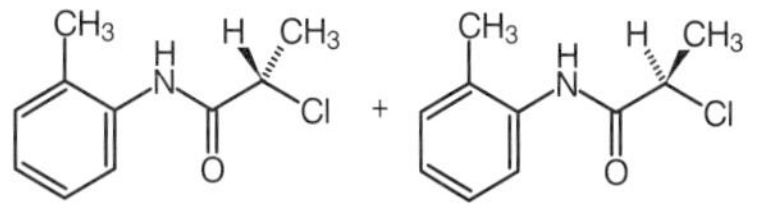

A. (*RS*)-2-Chlor-*N*-(2-methylphenyl)propanamid

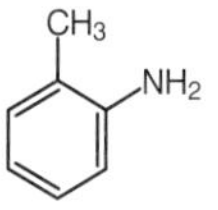

B. 2-Methylbenzolamin (*o*-Toluidin)

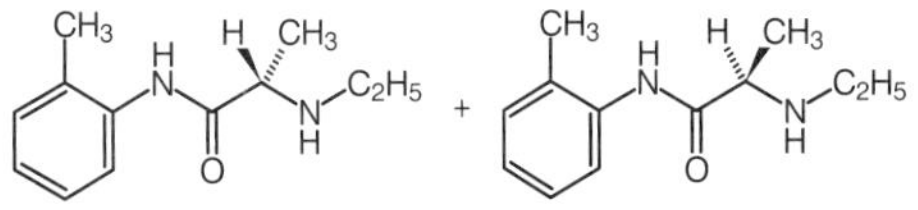

C. (*RS*)-2-(Ethylamino)-*N*-(2-methylphenyl)propanamid

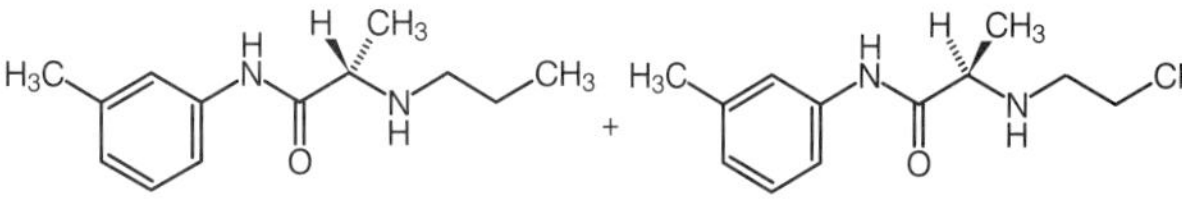

D. (*RS*)-*N*-(3-Methylphenyl)-2-(propylamino)propanamid

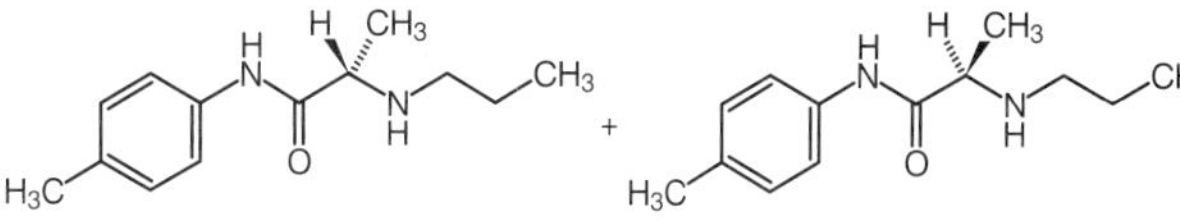

E. (*RS*)-*N*-(4-Methylphenyl)-2-(propylamino)propanamid

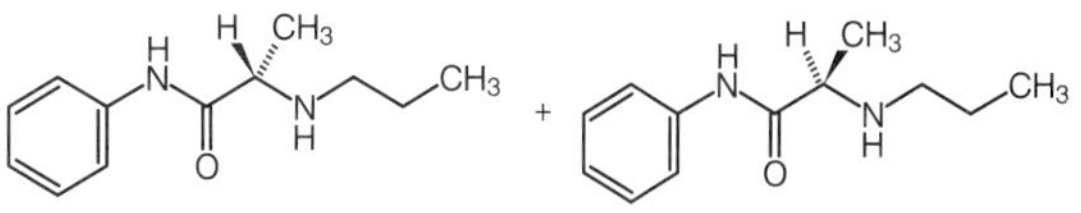

F. (*RS*)-*N*-Phenyl-2-(propylamino)propanamid.

1999, 1363

Prilocainhydrochlorid

Prilocaini hydrochloridum

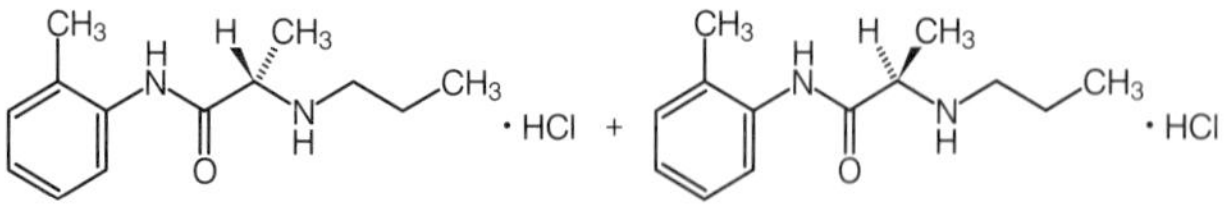

$C_{13}H_{21}ClN_2O$ M_r 256,8

Definition

Prilocainhydrochlorid enthält mindestens 99,0 und höchstens 101,0 Prozent (*RS*)-*N*-(2-Methylphenyl)-2-(propylamino)propanamid-hydrochlorid, berechnet auf die getrocknete Substanz.

Eigenschaften

Weißes, kristallines Pulver oder farblose Kristalle; leicht löslich in Wasser und Ethanol, sehr schwer löslich in Aceton.

Prüfung auf Identität

1: B, D.
2: A, C, D.

A. Schmelztemperatur (2.2.14): 168 bis 171 °C.

B. Die Prüfung erfolgt mit Hilfe der IR-Spektroskopie (2.2.24) durch Vergleich des Spektrums der Substanz mit dem von Prilocainhydrochlorid *CRS*. Die Prüfung erfolgt mit Hilfe von Preßlingen.

C. Die Prüfung erfolgt mit Hilfe der Dünnschichtchromatographie (2.2.27) unter Verwendung einer DC-Platte mit Kieselgel GF_{254} *R*.

Untersuchungslösung: 20,0 mg Substanz werden in Ethanol 96 % *R* zu 5 ml gelöst.

Referenzlösung a: 20,0 mg Prilocainhydrochlorid *CRS* werden in Ethanol 96 % *R* zu 5 ml gelöst.

Referenzlösung b: 20,0 mg Prilocainhydrochlorid *CRS* und 20,0 mg Lidocainhydrochlorid *CRS* werden in Ethanol 96 % *R* zu 5 ml gelöst.

Auf die Platte werden getrennt 10 µl jeder Lösung aufgetragen. Die Chromatographie erfolgt mit einer Mischung von 1 Volumteil konzentrierter Ammoniak-Lösung *R*, 5 Volumteilen Methanol *R* und 100 Volumteilen Ether *R* über eine Laufstrecke von 12 cm. Die Platte wird an der Luft trocknen gelassen und anschließend im ultravioletten Licht bei 254 nm ausgewertet. Der Hauptfleck im Chromatogramm der Untersuchungslösung entspricht in bezug auf Lage und Größe dem Hauptfleck im Chromatogramm der Referenzlösung a. Die Prüfung darf nur ausgewertet werden, wenn das Chromatogramm der Referenzlösung b deutlich voneinander getrennt 2 Flecke zeigt.

D. Die Substanz gibt die Identitätsreaktion a auf Chlorid (2.3.1).

Prüfung auf Reinheit

Prüflösung: 2,50 g Substanz werden in kohlendioxidfreiem Wasser *R* zu 50,0 ml gelöst.

Aussehen der Lösung: Die Prüflösung muß klar (2.2.1) und farblos (2.2.2, Methode II) sein.

Optische Drehung (2.2.7): Der Drehungswinkel, an der Prüflösung bestimmt, muß zwischen −0,10 und +0,10° liegen.

Sauer oder alkalisch reagierende Substanzen: 4 ml Prüflösung werden mit kohlendioxidfreiem Wasser *R* zu 10 ml verdünnt. Nach Zusatz von 0,1 ml Bromcresolgrün-Lösung *R* und 0,40 ml Natriumhydroxid-Lösung (0,01 mol · l^{-1}) muß die Lösung blau gefärbt sein. Nach Zusatz von 0,80 ml Salzsäure (0,01 mol · l^{-1}) muß die Lösung gelb gefärbt sein.

Verwandte Substanzen: Die Prüfung erfolgt mit Hilfe der Flüssigchromatographie (2.2.29).

Untersuchungslösung: 30,0 mg Substanz werden in der mobilen Phase zu 10,0 ml gelöst.

Referenzlösung a: 3,0 mg Substanz und 3,0 mg Prilocain-Verunreinigung E *CRS* werden in der mobilen Phase zu 100,0 ml gelöst. 1,0 ml Lösung wird mit der mobilen Phase zu 10,0 ml verdünnt.

Referenzlösung b: 1,0 ml Untersuchungslösung wird mit der mobilen Phase zu 100,0 ml verdünnt. 1,0 ml dieser Lösung wird mit der mobilen Phase zu 10,0 ml verdünnt.

Die Chromatographie kann durchgeführt werden mit
- einer Säule aus rostfreiem Stahl von 0,125 m Länge und 4,6 mm innerem Durchmesser, gepackt mit octadecylsilyliertem Kieselgel zur Chromatographie *R* (5 µm)
- folgender Mischung als mobile Phase bei einer Durchflußrate von 1 ml je Minute: 40 Volumteile Acetonitril *R* und 60 Volumteile einer Lösung von 0,180 g Natriumdihydrogenphosphat-Monohydrat *R* und 2,89 g Natriummonohydrogenphosphat-Dihydrat *R*, die in 1000 ml Wasser *R* gelöst werden (*p*H 8,0)
- einem Spektrometer als Detektor bei einer Wellenlänge von 240 nm.

20 µl Referenzlösung a werden eingespritzt. Die Empfindlichkeit des Systems wird so eingestellt, daß die Höhe der beiden Hauptpeaks im Chromatogramm mindestens 20 Prozent des maximalen Ausschlags beträgt. Die Prüfung darf nur ausgewertet werden, wenn die Auflösung zwischen den Peaks von Prilocain-Verunreinigung E und Prilocain mindestens 3,0 beträgt.

Je 20 µl Untersuchungslösung und Referenzlösung b werden getrennt eingespritzt. Die Chromatographie der Untersuchungslösung erfolgt über eine Dauer, die der 2fachen Retentionszeit von Prilocain entspricht, welche etwa 7 min beträgt.

Im Chromatogramm der Untersuchungslösung darf keine Peakfläche, mit Ausnahme der des Hauptpeaks, größer sein als das 2fache der Fläche des Hauptpeaks im Chromatogramm der Referenzlösung b (0,2 Prozent), und höchstens eine dieser Peakflächen darf größer sein als die Fläche des Hauptpeaks im Chromatogramm der Referenzlösung b (0,1 Prozent). Im Chromatogramm der Untersuchungslösung darf die Summe aller Peakflächen, mit Ausnahme der des Hauptpeaks, nicht größer sein als das 5fache der Fläche des Hauptpeaks im Chromatogramm der Referenzlösung b (0,5 Prozent). Peaks, deren Fläche kleiner ist als das 0,2fache der Fläche des Hauptpeaks im Chromatogramm der Referenzlösung b, werden nicht berücksichtigt.

***o*-Toluidin:** Die Prüfung erfolgt mit Hilfe der Flüssigchromatographie (2.2.29).

Die Lösungen müssen unmittelbar vor Gebrauch hergestellt werden.

Untersuchungslösung: 0,100 g Substanz werden in der mobilen Phase zu 10,0 ml gelöst.

Referenzlösung: 10,0 mg *o*-Toluidinhydrochlorid *R* werden in der mobilen Phase zu 100,0 ml gelöst. 1,0 ml Lösung wird mit der mobilen Phase zu 100,0 ml verdünnt.

Die Chromatographie wird wie bei „Verwandte Substanzen" beschrieben durchgeführt.

20 µl Referenzlösung werden eingespritzt. Die Empfindlichkeit des Systems wird so eingestellt, daß die Höhe des Hauptpeaks im Chromatogramm mindestens 50 Prozent des maximalen Ausschlags beträgt.

20 µl Untersuchungslösung werden eingespritzt. Die Chromatographie erfolgt über eine Dauer, die der 2fachen Retentionszeit von Prilocain entspricht. Im Chromatogramm der Untersuchungslösung darf eine dem *o*-Toluidin entsprechende Peakfläche nicht größer sein als die Fläche des Hauptpeaks im Chromatogramm der Referenzlösung (100 ppm).

Schwermetalle (2.4.8): 1,0 g Substanz muß der Grenzprüfung C auf Schwermetalle entsprechen (20 ppm). Zur Herstellung der Referenzlösung werden 2 ml Blei-Lösung (10 ppm Pb) *R* verwendet.

Trocknungsverlust (2.2.32): Höchstens 0,5 Prozent, mit 1,000 g Substanz durch Trocknen im Trockenschrank bei 100 bis 105 °C bestimmt.

Sulfatasche (2.4.14): Höchstens 0,1 Prozent, mit 1,0 g Substanz bestimmt.

Gehaltsbestimmung

0,400 g Substanz, in einer Mischung von 5,0 ml Salzsäure (0,01 mol · l^{-1}) und 50 ml Ethanol 96 % *R* gelöst, werden mit Natriumhydroxid-Lösung (0,1 mol · l^{-1}) titriert. Der Endpunkt wird mit Hilfe der Potentiometrie (2.2.20) bestimmt. Das zwischen den beiden Wendepunkten zugesetzte Volumen wird abgelesen.

1 ml Natriumhydroxid-Lösung (0,1 mol · l^{-1}) entspricht 25,68 mg $C_{13}H_{21}ClN_2O$.

Verunreinigungen

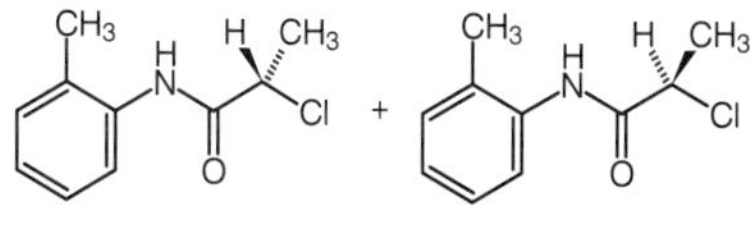

A. (*RS*)-2-Chlor-*N*-(2-methylphenyl)propanamid

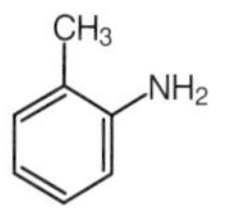

B. 2-Methylbenzolamin (*o*-Toluidin)

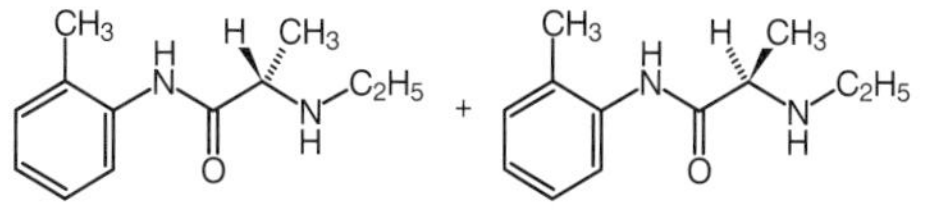

C. (*RS*)-2-(Ethylamino)-*N*-(2-methylphenyl)propanamid

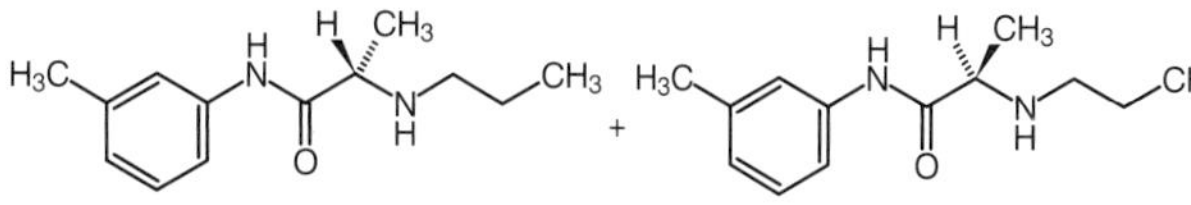

D. (*RS*)-*N*-(3-Methylphenyl)-2-(propylamino)propanamid

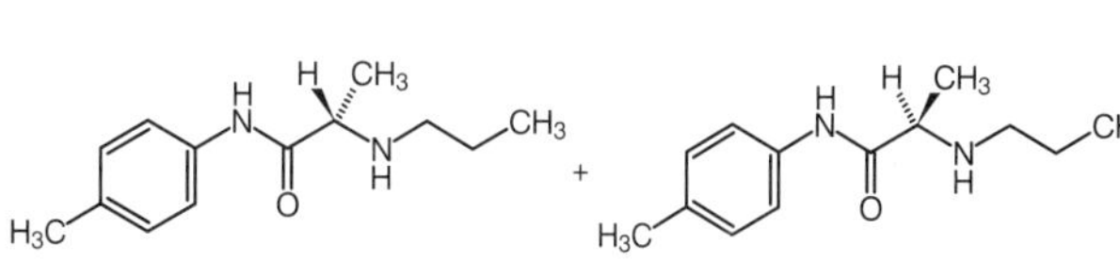

E. (*RS*)-*N*-(4-Methylphenyl)-2-(propylamino)propanamid

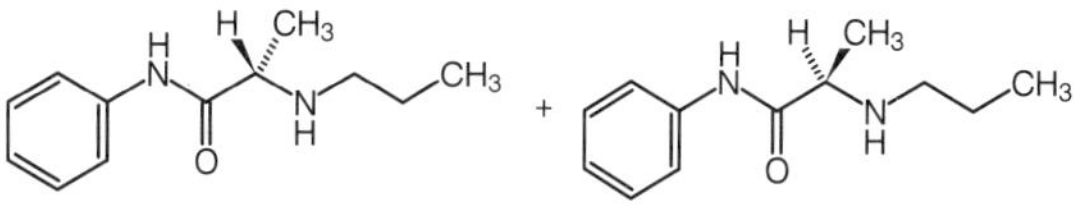

F. (*RS*)-*N*-Phenyl-2-(propylamino)propanamid.

1999, 1364

Primelwurzel

Primulae radix

Definition

Primelwurzel besteht aus dem ganzen oder geschnittenen, getrockneten Wurzelstock mit den Wurzeln von *Primula veris* L. oder *Primula elatior* (L.) Hill.

Eigenschaften

Primelwurzel hat einen bitteren Geschmack.

Die Droge weist die unter „Prüfung auf Identität, A und B" beschriebenen makroskopischen und mikroskopischen Merkmale auf.

Prüfung auf Identität

A. Der grobhöckerige, graubraune Wurzelstock ist gerade oder etwas gebogen, etwa 1 bis 5 cm lang und etwa

2 bis 4 mm dick. Am oberen Teil befinden sich oft Stengel- und Blattreste. Dem Wurzelstock entspringen zahlreiche brüchige, etwa 1 mm dicke und gewöhnlich 6 bis 8 cm lange Wurzeln, die bei *Primula elatior* hellbraun bis rötlichbraun, bei *Primula veris* hellgelb bis gelblichweiß sind. Der Bruch ist glatt.

B. Die Droge wird pulverisiert (355). Das Pulver ist graubraun. Die Prüfung erfolgt unter dem Mikroskop, wobei Chloralhydrat-Lösung *R* verwendet wird. Das Pulver zeigt folgende Merkmale: Parenchymfragmente der Wurzelrinde, des Marks und des Wurzelstocks, bestehend aus rundlichen Zellen mit verdickten und getüpfelten Wänden; bräunliche Bruchstücke des Oberflächengewebes der Wurzelhaare; Gefäße mit netzartigen Verdickungen. Für das Vorliegen von *Primula elatior* sind Gruppen stark getüpfelter, gelblichgrüner Steinzellen charakteristisch. Wird unter dem Mikroskop unter Verwendung einer 50prozentigen Lösung (*V/V*) von Glycerol *R* geprüft, zeigt das Pulver einzelne Stärkekörner oder Gruppen von Stärkekörnern verschiedener Größe und Gestalt.

C. Das Chromatogramm der Prüfung „*Vincetoxicum-hirundinaria-medicus*-Wurzel" wird verwendet. Die Platte wird mit Anisaldehyd-Reagenz *R* besprüht, 5 bis 10 min lang bei 100 bis 105 °C erhitzt und im Tageslicht ausgewertet. Die Hauptzone (Aescin) im Chromatogramm der Referenzlösung ist bläulichviolett und befindet sich an der Grenze zwischen unterem und mittlerem Drittel. Das Chromatogramm der Untersuchungslösung zeigt eine oder zwei kräftig dunkelviolette Zonen etwas unterhalb der Aescin-Zone im Chromatogramm der Referenzlösung; weitere hellviolette, gelbliche oder bräunlichgrüne Zonen können sichtbar sein.

Prüfung auf Reinheit

Fremde Bestandteile (2.8.2): Die Droge muß der Prüfung entsprechen.

***Vincetoxicum-hirundinaria-medicus*-Wurzel:** Die Prüfung erfolgt mit Hilfe der Dünnschichtchromatographie (2.2.27) unter Verwendung einer DC-Platte mit Kieselgel F_{254} *R*.

Untersuchungslösung: 1,0 g pulverisierte Droge (500) wird mit 10 ml Ethanol 70 % *R* übergossen, 15 min lang zum Rückfluß erhitzt und nach dem Abkühlen filtriert.

Referenzlösung: 10 mg Aescin *R* werden in 1,0 ml Ethanol 70 % *R* gelöst.

Auf die Platte werden getrennt 20 µl jeder Lösung bandförmig aufgetragen. Die Chromatographie erfolgt mit einer Mischung von 10 Volumteilen Essigsäure 98 % *R*, 40 Volumteilen Wasser *R* und 50 Volumteilen 1-Butanol *R* über eine Laufstrecke von 12 cm. Die Platte wird im Trockenschrank bei 100 bis 105 °C getrocknet und anschließend im ultravioletten Licht bei 254 nm ausgewertet. Die Chromatogramme von Referenz- und Untersuchungslösung zeigen an der Grenze zwischen unterem und mittlerem Drittel eine fluoreszenzmindernde Zone (Aescin). Die Zone wird gekennzeichnet. Im ultravioletten Licht bei 365 nm ausgewertet, dürfen im Chromatogramm der Untersuchungslösung keine hellblau oder grünlich fluoreszierenden Zonen unterhalb der Hauptzone des Aescins im Chromatogramm der Referenzlösung vorhanden sein.

Trocknungsverlust (2.2.32): Höchstens 10,0 Prozent, mit 1,000 g pulverisierter Droge (355) durch 2 h langes Trocknen im Trockenschrank bei 100 bis 105 °C bestimmt.

Asche (2.4.16): Höchstens 9,0 Prozent.

Salzsäureunlösliche Asche (2.8.1): Höchstens 3,0 Prozent.

Lagerung

Vor Licht geschützt.

1999, 785

Prolin

Prolinum

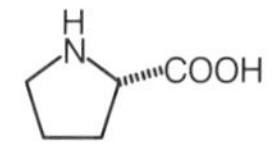

$C_5H_9NO_2$ M_r 115,1

Definition

Prolin[1] enthält mindestens 98,5 und höchstens 101,0 Prozent (*S*)-Pyrrolidin-2-carbonsäure, berechnet auf die getrocknete Substanz.

Herstellung

Wenn Prolin durch Fermentation hergestellt wird, muß es zusätzlich den Anforderungen der Monographie **Fermentationsprodukte (Producta ab fermentatione)** entsprechen.

Eigenschaften

Weißes bis fast weißes, kristallines Pulver oder farblose Kristalle; sehr leicht löslich in Wasser, leicht löslich in Ethanol, praktisch unlöslich in Ether.

Prüfung auf Identität

1: A, B.
2: A, C.

A. Die Substanz entspricht der Prüfung „Spezifische Drehung" (siehe „Prüfung auf Reinheit").

[1] Diese Fassung des Textes entspricht der Eilrevision „Resolution AP-CSP (98) 10".

B. Die Prüfung erfolgt mit Hilfe der IR-Spektroskopie (2.2.24) durch Vergleich des Spektrums der Substanz mit dem von Prolin *CRS*. Die Prüfung erfolgt mit Hilfe von Preßlingen.

C. Die bei der Prüfung „Mit Ninhydrin nachweisbare Substanzen" (siehe „Prüfung auf Reinheit") erhaltenen Chromatogramme werden ausgewertet. Der Hauptfleck im Chromatogramm der Untersuchungslösung b entspricht in bezug auf Lage, Farbe und Größe dem Hauptfleck im Chromatogramm der Referenzlösung a.

Prüfung auf Reinheit

Prüflösung: 2,5 g Substanz werden in destilliertem Wasser *R* zu 50 ml gelöst.

Aussehen der Lösung: Die Prüflösung muß klar (2.2.1) und farblos (2.2.2, Methode II) sein.

Spezifische Drehung (2.2.7): 1,00 g Substanz wird in Wasser *R* zu 25,0 ml gelöst. Die spezifische Drehung muß zwischen –84,0 und –86,0° liegen, berechnet auf die getrocknete Substanz.

Mit Ninhydrin nachweisbare Substanzen: Die Prüfung erfolgt mit Hilfe der Dünnschichtchromatographie (2.2.27) unter Verwendung einer Schicht eines geeigneten Kieselgels.

Untersuchungslösung a: 0,10 g Substanz werden in Salzsäure (0,1 mol · l^{-1}) zu 10 ml gelöst.

Untersuchungslösung b: 1 ml Untersuchungslösung a wird mit Wasser *R* zu 50 ml verdünnt.

Referenzlösung a: 10 mg Prolin *CRS* werden in Salzsäure (0,1 mol · l^{-1}) zu 50 ml gelöst.

Referenzlösung b: 5 ml Untersuchungslösung b werden mit Wasser *R* zu 20 ml verdünnt.

Referenzlösung c: 10 mg Prolin *CRS* und 10 mg Threonin *CRS* werden in Salzsäure (0,1 mol · l^{-1}) zu 25 ml gelöst.

Auf die Platte werden getrennt 5 µl jeder Lösung aufgetragen. Die Platte wird an der Luft trocknen gelassen. Die Chromatographie erfolgt mit einer Mischung von 20 Volumteilen Essigsäure 98 % *R*, 20 Volumteilen Wasser *R* und 60 Volumteilen 1-Butanol *R* über eine Laufstrecke von 15 cm. Die Platte wird an der Luft trocknen gelassen, mit Ninhydrin-Lösung *R* besprüht und 15 min lang bei 100 bis 105 °C erhitzt. Kein im Chromatogramm der Untersuchungslösung a auftretender Nebenfleck darf größer oder stärker gefärbt sein als der Fleck im Chromatogramm der Referenzlösung b (0,5 Prozent). Die Prüfung darf nur ausgewertet werden, wenn das Chromatogramm der Referenzlösung c deutlich voneinander getrennt 2 Flecke zeigt.

Chlorid (2.4.4): 5 ml Prüflösung, mit Wasser *R* zu 15 ml verdünnt, müssen der Grenzprüfung auf Chlorid entsprechen (200 ppm).

Sulfat (2.4.13): 10 ml Prüflösung, mit destilliertem Wasser *R* zu 15 ml verdünnt, müssen der Grenzprüfung auf Sulfat entsprechen (300 ppm).

Ammonium: Mit 2 Uhrgläsern von 60 mm Durchmesser wird durch Aufeinanderlegen ein Hohlraum gebildet. An die Innenwand des oberen Uhrglases wird mit einigen Tropfen Wasser *R* ein Stück rotes Lackmuspapier *R* von 5 mm × 5 mm geklebt. Auf das untere Uhrglas werden 50 mg fein pulverisierte Substanz gebracht und in 0,5 ml Wasser *R* gelöst. Nach Zusatz von 0,30 g schwerem Magnesiumoxid *R* wird kurz mit einem Glasstab verrieben und das obere Uhrglas sofort auf das untere Uhrglas gelegt. Gleichzeitig und in gleicher Weise wird eine Referenzmischung aus 0,1 ml Ammonium-Lösung (100 ppm NH_4) *R*, 0,5 ml Wasser *R* und 0,30 g schwerem Magnesiumoxid *R* angesetzt. Untersuchungs- und Referenzmischung werden 15 min lang bei 40 °C erwärmt. Das Lackmuspapier über der Untersuchungsmischung darf sich nicht intensiver blau färben als das Lackmuspapier über der Referenzmischung (200 ppm).

Eisen (2.4.9): In einem Scheidetrichter wird 1,0 g Substanz in 10 ml verdünnter Salzsäure *R* gelöst. Die Lösung wird 3mal je 3 min lang mit je 10 ml Isobutylmethylketon *R* 1 ausgeschüttelt. Die vereinigten organischen Phasen werden 3 min lang mit 10 ml Wasser *R* ausgeschüttelt. Die wäßrige Phase muß der Grenzprüfung auf Eisen entsprechen (10 ppm).

Schwermetalle (2.4.8): 2,0 g Substanz werden in Wasser *R* zu 20 ml gelöst. 12 ml Lösung müssen der Grenzprüfung A auf Schwermetalle entsprechen (10 ppm). Zur Herstellung der Referenzlösung wird die Blei-Lösung (1 ppm Pb) *R* verwendet.

Trocknungsverlust (2.2.32): Höchstens 0,5 Prozent, mit 1,000 g Substanz durch Trocknen im Trockenschrank bei 100 bis 105 °C bestimmt.

Sulfatasche (2.4.14): Höchstens 0,1 Prozent, mit 1,0 g Substanz bestimmt.

Gehaltsbestimmung

0,100 g Substanz, in 3 ml wasserfreier Ameisensäure *R* gelöst, werden nach Zusatz von 30 ml wasserfreier Essigsäure *R* und 0,1 ml Naphtholbenzein-Lösung *R* mit Perchlorsäure (0,1 mol · l^{-1}) bis zum Farbumschlag von Braungelb nach Grün titriert.

1 ml Perchlorsäure (0,1 mol · l^{-1}) entspricht 11,51 mg $C_5H_9NO_2$.

Lagerung

Gut verschlossen, vor Licht geschützt.

1999, 1365

Promazinhydrochlorid

Promazini hydrochloridum

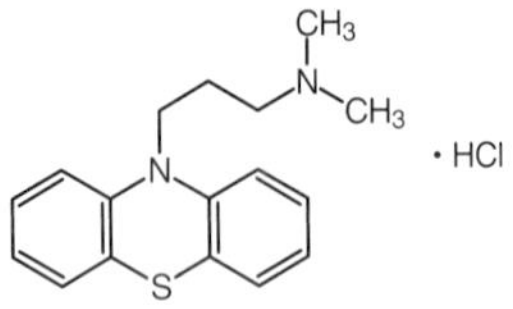

$C_{17}H_{21}ClN_2S$ M_r 320,9

Definition

Promazinhydrochlorid enthält mindestens 99,0 und höchstens 101,0 Prozent 3-(10*H*-Phenothiazin-10-yl)-*N*,*N*-dimethylpropan-1-amin-hydrochlorid, berechnet auf die getrocknete Substanz.

Eigenschaften

Weißes bis fast weißes, kristallines, leicht hygroskopisches Pulver; sehr leicht löslich in Wasser, Dichlormethan und Ethanol.

Die Substanz schmilzt bei etwa 179 °C.

Prüfung auf Identität

1: A, B, D.
2: B, C, D.

A. Die Prüfung erfolgt mit Hilfe der IR-Spektroskopie (2.2.24) durch Vergleich des Spektrums der Substanz mit dem von Promazinhydrochlorid *CRS*.

B. Die Substanz entspricht der Prüfung „Identifizierung von Phenothiazinen durch Dünnschichtchromatographie“ (2.3.3). Zur Herstellung der Referenzlösung wird Promazinhydrochlorid *CRS* verwendet.

C. Etwa 5 mg Substanz werden in 2 ml Schwefelsäure *R* gelöst. Wird die Lösung 5 min lang stehengelassen, entsteht eine orange Färbung.

D. Die Substanz gibt die Identitätsreaktion b auf Chlorid (2.3.1).

Prüfung auf Reinheit

***p*H-Wert** (2.2.3): 0,5 g Substanz werden in kohlendioxidfreiem Wasser *R* zu 10 ml gelöst. Der *p*H-Wert der Lösung, sofort nach der Herstellung gemessen, muß zwischen 4,2 und 5,2 liegen.

Verwandte Substanzen: Die Prüfung erfolgt mit Hilfe der Dünnschichtchromatographie (2.2.27) unter Verwendung einer DC-Platte mit Kieselgel F_{254} *R*. *Die Prüfung ist unter Ausschluß direkter Lichteinwirkung durchzuführen. Die Lösungen sind unmittelbar vor Gebrauch herzustellen.*

Untersuchungslösung: 0,10 g Substanz werden in einer Mischung von 5 Volumteilen Diethylamin *R* und 95 Volumteilen Methanol *R* zu 10 ml gelöst.

Referenzlösung a: 1 ml Untersuchungslösung wird mit einer Mischung von 5 Volumteilen Diethylamin *R* und 95 Volumteilen Methanol *R* zu 200 ml verdünnt.

Referenzlösung b: 10 mg Chlorprothixenhydrochlorid *CRS* werden in einer Mischung von 5 Volumteilen Diethylamin *R* und 95 Volumteilen Methanol *R* gelöst. Die Lösung wird nach Zusatz von 1 ml Untersuchungslösung mit einer Mischung von 5 Volumteilen Diethylamin *R* und 95 Volumteilen Methanol *R* zu 10 ml verdünnt.

Auf die Platte werden getrennt 10 µl jeder Lösung aufgetragen. Die Chromatographie erfolgt mit einer Mischung von 10 Volumteilen Aceton *R*, 10 Volumteilen Diethylamin *R* und 80 Volumteilen Cyclohexan *R* über eine Laufstrecke von 15 cm. Die Platte wird an der Luft trocknen gelassen und anschließend im ultravioletten Licht bei 254 nm ausgewertet. Kein im Chromatogramm der Untersuchungslösung auftretender Nebenfleck darf größer oder intensiver sein als der Fleck im Chromatogramm der Referenzlösung a (0,5 Prozent). Ein am Startpunkt verbleibender Fleck wird nicht berücksichtigt. Die Prüfung darf nur ausgewertet werden, wenn das Chromatogramm der Referenzlösung b deutlich voneinander getrennt 2 Hauptflecke zeigt.

Trocknungsverlust (2.2.32): Höchstens 0,5 Prozent, mit 1,000 g Substanz durch Trocknen im Trockenschrank bei 100 bis 105 °C bestimmt.

Sulfatasche (2.4.14): Höchstens 0,1 Prozent, mit 1,0 g Substanz bestimmt.

Gehaltsbestimmung

0,250 g Substanz, in einer Mischung von 5,0 ml Salzsäure (0,01 mol · l^{-1}) und 50 ml Ethanol 96 % *R* gelöst, werden mit Natriumhydroxid-Lösung (0,1 mol · l^{-1}) titriert. Der Endpunkt wird mit Hilfe der Potentiometrie (2.2.20) bestimmt. Das zwischen den beiden Wendepunkten zugesetzte Volumen wird abgelesen.

1 ml Natriumhydroxid-Lösung (0,1 mol · l^{-1}) entspricht 32,09 mg $C_{17}H_{21}ClN_2S$.

Lagerung

Vor Licht geschützt.

Verunreinigungen

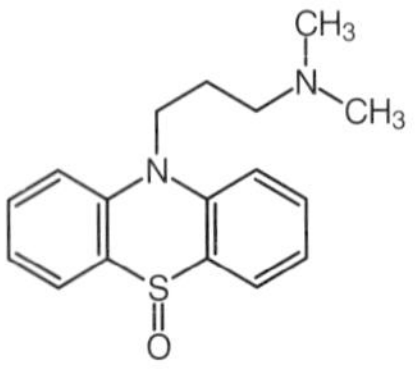

A. 3-(10*H*-Phenothiazin-10-yl)-*N*,*N*-dimethylpropan-1-amin-*S*-oxid
(Promazinsulfoxid).

1998, 524

Promethazinhydrochlorid

Promethazini hydrochloridum

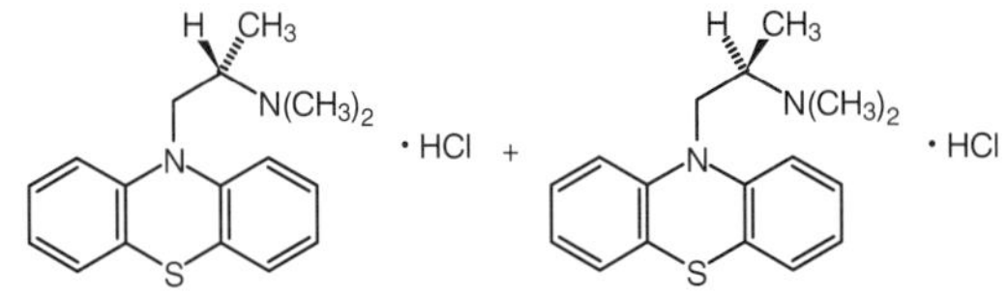

$C_{17}H_{21}ClN_2S$ M_r 320,9

Definition

Promethazinhydrochlorid enthält mindestens 99,0 und höchstens 101,0 Prozent (2*RS*)-*N*,*N*-Dimethyl-1-(10*H*-phenothiazin-10-yl)propan-2-amin-hydrochlorid, berechnet auf die getrocknete Substanz.

Eigenschaften

Weißes bis schwach gelbliches, kristallines Pulver; sehr leicht löslich in Wasser, leicht löslich in Dichlormethan und Ethanol.

Die Substanz schmilzt bei etwa 222 °C unter Zersetzung.

Prüfung auf Identität

1: A, B, D.
2: B, C, D.

A. Die Prüfung erfolgt mit Hilfe der IR-Spektroskopie (2.2.24) durch Vergleich des Spektrums der Substanz mit dem von Promethazinhydrochlorid *CRS*.

B. Die Substanz entspricht der Prüfung „Identifizierung von Phenothiazinen durch Dünnschichtchromatographie“ (2.3.3).

C. 0,1 g Substanz werden in 3 ml Wasser *R* gelöst. 1 ml Salpetersäure *R* wird der Lösung tropfenweise zugesetzt. Zunächst entsteht ein Niederschlag, der sich rasch auflöst, wobei eine rote Lösung entsteht, die orange und schließlich gelb wird. Wird die Lösung zum Sieden erhitzt, färbt sie sich orange, und ein orangeroter Niederschlag entsteht.

D. Die Substanz gibt die Identitätsreaktion b auf Chlorid (2.3.1).

Prüfung auf Reinheit

***p*H-Wert** (2.2.3): 1,0 g Substanz wird in kohlendioxidfreiem Wasser *R* zu 10 ml gelöst. Der *p*H-Wert der Lösung, sofort nach Herstellung der Lösung gemessen, muß zwischen 4,0 und 5,0 liegen.

Verwandte Substanzen: Die Prüfung erfolgt mit Hilfe der Dünnschichtchromatographie (2.2.27) unter Verwendung einer Schicht eines geeigneten Kieselgels.

Die Prüfung ist unter Ausschluß direkter Lichteinwirkung durchzuführen. Die Lösungen sind unmittelbar vor Gebrauch herzustellen.

Untersuchungslösung: 0,20 g Substanz werden in einer Mischung von 5 Volumteilen Diethylamin *R* und 95 Volumteilen Methanol *R* zu 10 ml gelöst.

Referenzlösung a: 20 mg Isopromethazinhydrochlorid *CRS* werden in einer Mischung von 5 Volumteilen Diethylamin *R* und 95 Volumteilen Methanol *R* zu 100 ml gelöst.

Referenzlösung b: 0,5 ml Untersuchungslösung werden mit einer Mischung von 5 Volumteilen Diethylamin *R* und 95 Volumteilen Methanol *R* zu 100 ml verdünnt.

Referenzlösung c: 0,2 ml Untersuchungslösung werden mit einer Mischung von 5 Volumteilen Diethylamin *R* und 95 Volumteilen Methanol *R* zu 100 ml verdünnt.

Auf die Platte werden getrennt 10 µl jeder Lösung aufgetragen. Die Chromatographie erfolgt in einer ungesättigten Kammer mit einer Mischung von 5 Volumteilen Diethylamin *R*, 10 Volumteilen Aceton *R* und 85 Volumteilen Cyclohexan *R* über eine Laufstrecke von 12 cm. Die Platte wird an der Luft trocknen gelassen und im ultravioletten Licht bei 254 nm ausgewertet. Ein am Startpunkt verbleibender Fleck wird nicht berücksichtigt. Im Chromatogramm der Untersuchungslösung darf ein dem Isopromethazinhydrochlorid entsprechender Fleck nicht größer oder intensiver sein als der Fleck im Chromatogramm der Referenzlösung a (1 Prozent). Weitere Nebenflecke dürfen nicht größer oder intensiver sein als der Fleck im Chromatogramm der Referenzlösung b (0,5 Prozent), und höchstens 3 dieser Nebenflecke dürfen größer oder intensiver sein als der Fleck im Chromatogramm der Referenzlösung c (0,2 Prozent).

Schwermetalle (2.4.8): 1,0 g Substanz wird in 5 ml Wasser *R* gelöst. Nach Zusatz von 5 ml Aceton *R* und 5 ml Pufferlösung *p*H 3,5 *R* wird die Mischung vorfiltriert. Das Filtrat muß der Grenzprüfung E auf Schwermetalle entsprechen (10 ppm). Zur Herstellung der Referenzlösung werden 5 ml Blei-Lösung (2 ppm Pb) *R* verwendet.

Trocknungsverlust (2.2.32): Höchstens 0,5 Prozent, mit 1,000 g Substanz durch Trocknen im Trockenschrank bei 100 bis 105 °C bestimmt.

Sulfatasche (2.4.14): Höchstens 0,1 Prozent, mit 1,0 g Substanz bestimmt.

Gehaltsbestimmung

0,250 g Substanz, in einer Mischung von 5,0 ml Salzsäure (0,01 mol · l^{-1}) und 50 ml Ethanol 96 % *R* gelöst, werden mit Natriumhydroxid-Lösung (0,1 mol · l^{-1}) titriert. Das zwischen den beiden mit Hilfe der Potentiometrie (2.2.20) bestimmten Wendepunkten zugesetzte Volumen wird abgelesen.

1 ml Natriumhydroxid-Lösung (0,1 mol · l^{-1}) entspricht 32,09 mg $C_{17}H_{21}ClN_2S$.

Lagerung

Gut verschlossen, vor Licht geschützt.

P

Monographien

Verunreinigungen

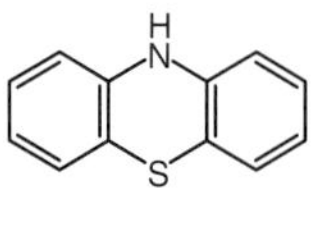

A. Phenothiazin

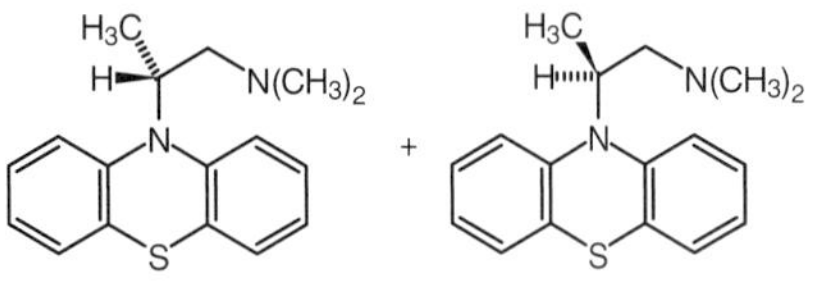

B. (2*RS*)-*N*,*N*-Dimethyl-2-(10*H*-phenothiazin-10-yl)propan-1-amin
(Isopromethazin)

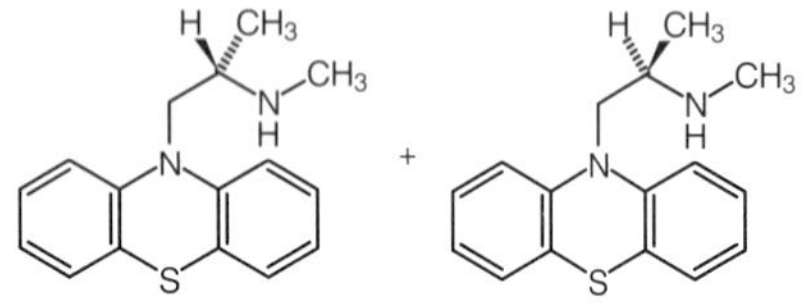

C. (2*RS*)-*N*-Methyl-1-(10*H*-phenothiazin-10-yl)propan-2-amin

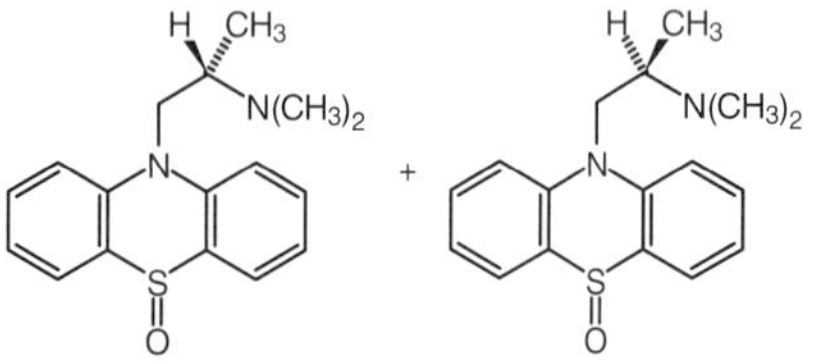

D. (2*RS*)-*N*,*N*-Dimethyl-1-(10*H*-phenothiazin-10-yl)propan-2-amin-*S*-oxid.

1999, 1366

Propacetamolhydrochlorid

Propacetamoli hydrochloridum

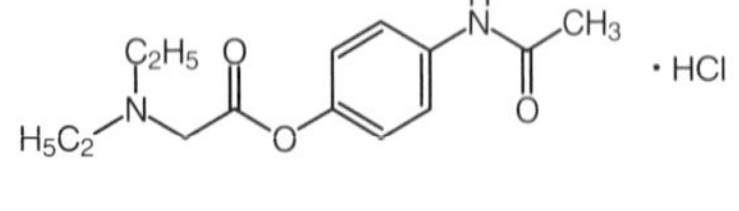

$C_{14}H_{21}ClN_2O_3$ M_r 300,8

Definition

Propacetamolhydrochlorid enthält mindestens 98,0 und höchstens 102,0 Prozent 4-(Acetylamino)phenyl(diethylamino)acetat-hydrochlorid, berechnet auf die getrocknete Substanz.

Eigenschaften

Weißes bis fast weißes, kristallines Pulver; leicht löslich in Wasser, schwer löslich in wasserfreiem Ethanol, praktisch unlöslich in Aceton.

Prüfung auf Identität

A. Die Prüfung erfolgt mit Hilfe der IR-Spektroskopie (2.2.24) durch Vergleich des Spektrums der Substanz mit dem Propacetamolhydrochlorid-Referenzspektrum der Ph. Eur.

B. Die Substanz gibt die Identitätsreaktion a auf Chlorid (2.3.1).

Prüfung auf Reinheit

Prüflösung: *Die Lösung muß unmittelbar vor Gebrauch hergestellt werden.* 1,75 g Substanz werden in Wasser *R* zu 10,0 ml gelöst.

Aussehen der Lösung: Die Prüflösung muß klar (2.2.1) und darf nicht stärker gefärbt sein als die Farbvergleichslösung G_6 oder BG_6 (2.2.2, Methode II).

Absorption (2.2.25): Die Absorption der Prüflösung, bei 390 nm gemessen, darf höchstens 0,05 betragen.

Verwandte Substanzen: Die Prüfung erfolgt mit Hilfe der Flüssigchromatographie (2.2.29).

Lösung A: 2,16 g Natriumoctansulfonat *R* werden in 900 ml Wasser *R* gelöst. Die Lösung wird mit Wasser *R* zu 1000 ml verdünnt und mit Essigsäure *R* auf einen *p*H-Wert von 3,0 eingestellt.

Untersuchungslösung: 1,00 g Substanz wird in 10,0 ml Acetonitril *R* suspendiert, 10 min lang geschüttelt und stehengelassen. 3,0 ml der überstehenden Lösung werden mit Lösung A zu 10,0 ml verdünnt. *Diese Lösung wird unmittelbar nach Herstellung eingespritzt.*

Referenzlösung a: 50 mg Paracetamol *R* werden in Acetonitril *R* zu 50,0 ml gelöst. 1,0 ml Lösung wird mit Acetonitril *R* zu 50,0 ml verdünnt. 3,0 ml dieser Lösung werden mit Lösung A zu 10,0 ml verdünnt.

Referenzlösung b: 10 mg Paracetamol *R* und 0,100 g 4-Aminophenol *R* werden in Acetonitril *R* zu 50,0 ml gelöst. 1,0 ml Lösung wird mit Acetonitril *R* zu 50,0 ml verdünnt. 3,0 ml dieser Lösung werden mit Lösung A zu 10,0 ml verdünnt.

Die Chromatographie kann durchgeführt werden mit
- einer Säule aus rostfreiem Stahl von 0,25 m Länge und 4,6 mm innerem Durchmesser, gepackt mit octadecylsilyliertem Kieselgel zur Chromatographie *R* (5 µm)
- einer Mischung von 30 Volumteilen Acetonitril *R* und 70 Volumteilen Lösung A als mobile Phase bei einer Durchflußrate von 1 ml je Minute
- einem Spektrometer als Detektor bei einer Wellenlänge von 246 nm.

20 µl Referenzlösung b werden eingespritzt. Das Chromatogramm zeigt einen Peak für Paracetamol (erster Peak) und einen Peak für 4-Aminophenol (zweiter Peak) mit einer relativen Retentionszeit von etwa 1,6 bezogen auf Paracetamol. Die Empfindlichkeit des Systems

wird so eingestellt, daß die Höhe der beiden Hauptpeaks mindestens 20 Prozent des maximalen Ausschlags beträgt.

Je 20 µl Untersuchungslösung und Referenzlösung a werden getrennt eingespritzt. Die Chromatographie der Untersuchungslösung erfolgt über eine Dauer, die der 2fachen Retentionszeit des Hauptpeaks entspricht. Im Chromatogramm der Untersuchungslösung darf die Fläche eines dem Paracetamol entsprechenden Peaks nicht größer sein als die entsprechende Peakfläche im Chromatogramm der Referenzlösung a (200 ppm). Im Chromatogramm der Untersuchungslösung darf die Fläche keines Peaks, mit Ausnahme der des Hauptpeaks und der des Paracetamol-Peaks, größer sein als das 3,2fache der Fläche des Hauptpeaks im Chromatogramm der Referenzlösung a (0,1 Prozent, unter Berücksichtigung des Respons-Faktors von 1,6 für Paracetamol). Die Summe der Flächen aller Peaks, mit Ausnahme der des Hauptpeaks, darf nicht größer sein als das 6,4fache der Fläche des Paracetamol-Peaks im Chromatogramm der Referenzlösung a (0,2 Prozent, unter Berücksichtigung des Respons-Faktors von 1,6 für Paracetamol). Peaks, deren Fläche kleiner ist als das 0,01fache der Fläche des Hauptpeaks im Chromatogramm der Referenzlösung a, werden nicht berücksichtigt.

4-Aminophenol: Die Prüfung erfolgt mit Hilfe der Dünnschichtchromatographie (2.2.27) unter Verwendung einer DC-Platte mit Kieselgel F_{254} *R*.

Untersuchungslösung: 4,00 g Substanz werden in 8 ml Acetonitril *R* suspendiert. Die Suspension wird 30 min lang geschüttelt und anschließend filtriert. Das Filtrat wird mit Acetonitril *R* zu 10 ml verdünnt.

Referenzlösung a: 25 mg 4-Aminophenol *R* werden in Acetonitril *R* zu 50 ml gelöst. 10 ml Lösung werden mit Acetonitril *R* zu 50 ml verdünnt.

Referenzlösung b: 5 ml Referenzlösung a werden mit Acetonitril *R* zu 50 ml verdünnt.

Referenzlösung c: 0,2 ml Referenzlösung a werden mit der Untersuchungslösung zu 5 ml verdünnt.

Auf die Platte werden getrennt je 50 µl Untersuchungslösung, Referenzlösung b und Referenzlösung c aufgetragen. Die Chromatographie erfolgt mit einer Mischung von 3 Volumteilen wasserfreier Ameisensäure *R*, 4 Volumteilen Wasser *R*, 30 Volumteilen Methanol *R* und 64 Volumteilen Dichlormethan *R* über eine Laufstrecke von 15 cm. Die Platte wird an der Luft trocknen gelassen und im ultravioletten Licht bei 254 nm ausgewertet. Die Platte wird mit einer Lösung von Dimethylaminobenzaldehyd *R* ($10 g \cdot l^{-1}$) in Ethanol 96 % *R* besprüht. Das Chromatogramm der Referenzlösung c zeigt 2 Flecke: einen im ultravioletten Licht sichtbaren Fleck, der dem Propacetamolhydrochlorid entspricht, und einen anderen gelben Fleck, der nach dem Besprühen sichtbar wird und dem 4-Aminophenol entspricht. Im ultravioletten Licht kann ein weiterer Fleck sichtbar werden, der dem Paracetamol entspricht. Im Chromatogramm der Untersuchungslösung darf ein gelber Fleck, der dem 4-Aminophenol entspricht und im ultraviolettem Licht nicht sichtbar ist, nicht stärker gefärbt sein als der Hauptfleck im Chromatogramm der Referenzlösung b (25 ppm). Die Prüfung darf nur ausgewertet werden, wenn das Chromatogramm der Referenzlösung c deutlich voneinander getrennt 2 Flecke zeigt.

Methanol: Die Prüfung erfolgt mit Hilfe der Gaschromatographie (2.2.28) unter Verwendung von 1-Propanol *R* als Interner Standard.

Interner-Standard-Lösung: 2,0 ml 1-Propanol *R* werden mit Wasser *R* zu 20,0 ml verdünnt. 1,0 ml Lösung wird mit Wasser *R* zu 25,0 ml verdünnt. 1,0 ml dieser Lösung wird mit Wasser *R* zu 25,0 ml verdünnt.

Untersuchungslösung: 2,00 g Substanz werden nach Zusatz von 2,0 ml Interner-Standard-Lösung in Wasser *R* zu 10,0 ml gelöst.

Referenzlösung: 0,8 ml Methanol *R* werden mit Wasser *R* zu 50,0 ml verdünnt. 1,0 ml Lösung wird mit Wasser *R* zu 25,0 ml verdünnt. 2,0 ml dieser Lösung werden mit 2,0 ml Interner-Standard-Lösung versetzt und anschließend mit Wasser *R* zu 10,0 ml verdünnt.

Die Chromatographie kann durchgeführt werden mit
- einer Säule aus Glas von 2 m Länge und 2 mm innerem Durchmesser, gepackt mit Kohlenstoff-Molekularsieb, imprägniert mit 0,2 Prozent Macrogol 1500
- Stickstoff zur Chromatographie *R* als Trägergas
- einem Flammenionisationsdetektor

und folgendem Temperaturprogramm:

	Zeit (min)	Temperatur (°C)	Rate (°C/min)	Erläuterungen
Säule	0 – 1,5 1,5 – 5,5 5,5 – 15,5	60 60 → 80 80	– 5 –	isothermisch linearer Gradient isothermisch
Probeneinlaß		170		
Detektor		220		

Je 2 µl Untersuchungslösung und Referenzlösung werden getrennt eingespritzt.

Für beide Chromatogramme wird das Verhältnis der Methanol-Peakfläche zur 1-Propanol-Peakfläche berechnet. Das für die Untersuchungslösung berechnete Verhältnis darf nicht größer sein als das für die Referenzlösung berechnete (500 ppm).

Schwermetalle (2.4.8): 2,0 g Substanz werden in Wasser *R* zu 20 ml gelöst. 12 ml Lösung müssen der Grenzprüfung A auf Schwermetalle entsprechen (10 ppm). Zur Herstellung der Referenzlösung wird Blei-Lösung (1 ppm Pb) *R* verwendet.

Trocknungsverlust (2.2.32): Höchstens 0,5 Prozent, mit 1,000 g Substanz durch 3 h langes Trocknen im Trockenschrank bei 100 bis 105 °C bestimmt.

Sulfatasche (2.4.14): Höchstens 0,1 Prozent, mit 1,0 g Substanz bestimmt.

Gehaltsbestimmung

0,250 g Substanz, in einer Mischung von 25 ml wasserfreier Essigsäure *R* und 25 ml Acetanhydrid *R* gelöst, werden mit Perchlorsäure ($0,1 mol \cdot l^{-1}$) titriert. Der Endpunkt wird mit Hilfe der Potentiometrie (2.2.20) bestimmt.

1 ml Perchlorsäure (0,1 mol · l^{-1}) entspricht 30,08 mg $C_{14}H_{21}ClN_2O_3$.

Lagerung

Vor Feuchtigkeit geschützt.

Verunreinigungen

A. Paracetamol

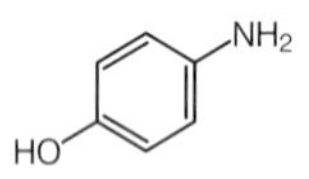

B. 4-Aminophenol.

1999, 970

2-Propanol

Alcohol isopropylicus

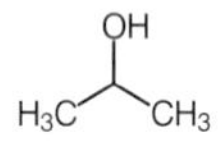

C_3H_8O M_r 60,1

Definition

2-Propanol ist Propan-2-ol (Isopropylalkohol).

Eigenschaften

Klare, farblose Flüssigkeit; mischbar mit Wasser, Ethanol und Ether.

Prüfung auf Identität

A. Relative Dichte (2.2.5): 0,785 bis 0,789.

B. Brechungsindex (2.2.6): 1,376 bis 1,379.

C. 1 ml Substanz wird mit 2 ml Kaliumdichromat-Lösung *R* und 1 ml verdünnter Schwefelsäure *R* versetzt. Die Lösung wird zum Sieden erhitzt. Die Dämpfe färben ein Stück Filterpapier, das mit Nitrobenzaldehyd-Lösung *R* imprägniert ist, grün. Wird das Filterpapier mit verdünnter Salzsäure *R* benetzt, schlägt die Färbung nach Blau um.

Prüfung auf Reinheit

Aussehen: Die Substanz muß klar (2.2.1) und farblos (2.2.2, Methode II) sein. 1 ml Substanz wird mit Wasser *R* zu 20 ml verdünnt. Nach 5 min muß die Lösung klar (2.2.1) sein.

Sauer oder alkalisch reagierende Substanzen: 25 ml Substanz werden 5 min lang zum schwachen Sieden erhitzt, mit 25 ml kohlendioxidfreiem Wasser *R* versetzt und unter Ausschluß von Kohlendioxid erkalten gelassen. Nach Zusatz von 0,1 ml Phenolphthalein-Lösung *R* muß die Lösung farblos sein. Bis zum Umschlag des Indikators nach Blaßrosa dürfen höchstens 0,6 ml Natriumhydroxid-Lösung (0,01 mol · l^{-1}) verbraucht werden.

Benzol, verwandte Substanzen: Die Prüfung erfolgt mit Hilfe der Gaschromatographie (2.2.28).

Untersuchungslösung a: Die Substanz.

Untersuchungslösung b: 1,0 ml 2-Butanol *R* 1 wird mit der Untersuchungslösung a zu 50,0 ml verdünnt. 5,0 ml Lösung werden mit der Untersuchungslösung a zu 100,0 ml verdünnt.

Referenzlösung a: 0,5 ml 2-Butanol *R* 1 und 0,5 ml 1-Propanol *R* werden mit der Untersuchungslösung a zu 50,0 ml verdünnt. 5,0 ml Lösung werden mit der Untersuchungslösung a zu 50,0 ml verdünnt.

Referenzlösung b: 100 µl Benzol *R* werden mit der Untersuchungslösung a zu 100,0 ml verdünnt. 0,20 ml Lösung werden mit der Untersuchungslösung a zu 100,0 ml verdünnt.

Die Chromatographie kann durchgeführt werden mit
- einer Kapillarsäule aus Quarz von 30 m Länge und 0,32 mm innerem Durchmesser, belegt mit Poly-[(cyanopropyl)(phenyl)][dimethyl]siloxan *R* (Filmdicke 1,8 µm)
- Helium zur Chromatographie *R* als Trägergas bei einer Durchflußrate von 1,4 ml je Minute
- Stickstoff zur Chromatographie *R* oder Helium zur Chromatographie *R* als Hilfsgas
- einem Splitverhältnis von 1:5 bei einer linearen Geschwindigkeit von 35 cm je Sekunde
- einem Flammenionisationsdetektor

unter Verwendung von folgendem Temperaturprogramm:

	Zeit (min)	Temperatur (°C)	Rate (°C/min)	Erläuterungen
Säule	0 – 12	40	–	isothermisch
	12 – 32	40 → 240	10	linearer Gradient
	32 – 42	240	–	isothermisch
Probeneinlaß	–	280	–	–
Detektor	–	280	–	–

1 µl Referenzlösung a wird eingespritzt. Die Empfindlichkeit des Systems wird so eingestellt, daß die Höhe der 2 auf den Hauptpeak folgenden Peaks mindestens 50 Prozent des maximalen Ausschlags beträgt. Die Prüfung darf nur ausgewertet werden, wenn im Chromatogramm die Auflösung zwischen dem 1. Peak (Propanol) und dem 2. Peak (2-Butanol) mindestens 10 beträgt.

1 µl Untersuchungslösung b wird eingespritzt. Keine Peakfläche, mit Ausnahme der des Hauptpeaks und der des 2-Butanol-Peaks, darf größer sein als die Fläche des 2-Butanol-Peaks (0,1 Prozent). Die Summe dieser Peakflächen darf höchstens das 3fache der Peakfläche des 2-Butanols (0,3 Prozent) betragen.

1 µl Referenzlösung b wird eingespritzt. Die Empfindlichkeit des Systems wird so eingestellt, daß die Höhe des dem Hauptpeak folgenden Peaks, dessen Retentionszeit etwa 10 min beträgt, mindestens 10 Prozent des maximalen Ausschlags beträgt.

1 µl Untersuchungslösung a wird eingespritzt. Die Fläche des Benzolpeaks im Chromatogramm darf höchstens das 0,5fache der entsprechenden Peakfläche im Chromatogramm der Referenzlösung b betragen (2 ppm).

Peroxide: In einen 12-ml-Glasstopfenzylinder von etwa 15 mm Durchmesser werden 8 ml Kaliumiodid-Stärke-Lösung *R* eingefüllt. Mit der Substanz wird bis zum Rand aufgefüllt, kräftig geschüttelt und 30 min lang unter Lichtausschluß stehengelassen. Dabei darf keine Färbung auftreten.

Nichtflüchtige Bestandteile: 100 g Substanz, die der Prüfung „Peroxide" entsprechen, werden auf dem Wasserbad zur Trockne eingedampft. Der Rückstand, im Trockenschrank bei 100 bis 105 °C getrocknet, darf höchstens 2 mg betragen (20 ppm).

Wasser (2.5.12): Höchstens 0,5 Prozent, mit 5,0 g Substanz nach der Karl-Fischer-Methode bestimmt.

Lagerung

Vor Licht geschützt.

Verunreinigungen

A. Aceton
B. Benzol
C. Diisopropylether
D. Diethylether
E. Methanol
F. Propan-1-ol.

1999, 568

Propranololhydrochlorid

Propranololi hydrochloridum

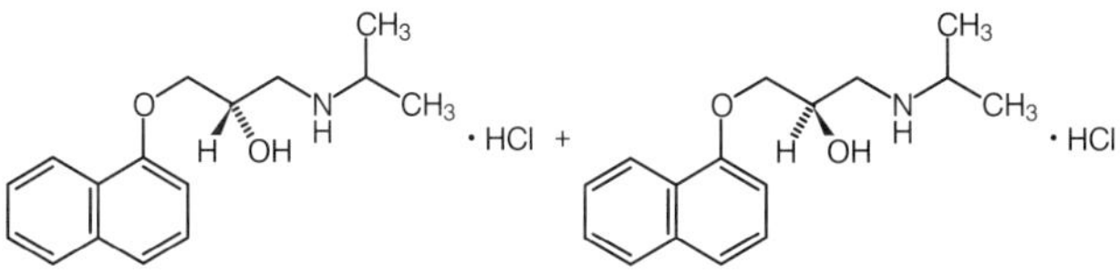

$C_{16}H_{22}ClNO_2$ M_r 295,8

Definition

Propranololhydrochlorid enthält mindestens 99,0 und höchstens 101,0 Prozent (2*RS*)-1-[(Methylethyl)-amino]-3-(naphthalin-1-yloxy)propan-2-ol-hydrochlorid, berechnet auf die getrocknete Substanz.

Eigenschaften

Weißes bis fast weißes Pulver; löslich in Wasser und Ethanol.

Prüfung auf Identität

1: B, D.
2: A, C, D.

A. Schmelztemperatur (2.2.14): 163 bis 166 °C.

B. Die Prüfung erfolgt mit Hilfe der IR-Spektroskopie (2.2.24) durch Vergleich des Spektrums der Substanz mit dem von Propranololhydrochlorid *CRS*.

C. Die Prüfung erfolgt mit Hilfe der Dünnschichtchromatographie (2.2.27) unter Verwendung einer Schicht von Kieselgel G *R*.

Untersuchungslösung: 10 mg Substanz werden in 1 ml Methanol *R* gelöst.

Referenzlösung: 10 mg Propranololhydrochlorid *CRS* werden in 1 ml Methanol *R* gelöst.

Auf die Platte werden getrennt 10 µl jeder Lösung aufgetragen. Die Chromatographie erfolgt mit einer Mischung von 1 Volumteil konzentrierter Ammoniak-Lösung *R* 1 und 99 Volumteilen Methanol *R* über eine Laufstrecke von 15 cm. Die Platte wird bei 100 bis 105 °C getrocknet und mit Anisaldehyd-Reagenz *R* besprüht. Die Platte wird bei 100 bis 105 °C erhitzt, bis die Farbe der Flecke die größtmögliche Intensität erreicht hat (10 bis 15 min lang). Der Hauptfleck im Chromatogramm der Untersuchungslösung entspricht in bezug auf Lage, Farbe und Größe dem Hauptfleck im Chromatogramm der Referenzlösung.

D. Die Substanz gibt die Identitätsreaktion a auf Chlorid (2.3.1).

Prüfung auf Reinheit

Aussehen der Lösung: 2,0 g Substanz werden in Methanol *R* zu 20 ml gelöst. Die Lösung muß klar (2.2.1) und darf nicht stärker gefärbt sein als die Stufe 6 der am besten geeigneten Farbvergleichslösung (2.2.2, Methode II).

Sauer oder alkalisch reagierende Substanzen: 0,20 g Substanz werden in kohlendioxidfreiem Wasser *R* zu 20 ml gelöst. Nach Zusatz von 0,2 ml Methylrot-Lösung *R* und 0,2 ml Salzsäure (0,01 mol · l^{-1}) muß die Lösung rot gefärbt sein. Nach Zusatz von 0,4 ml Natriumhydroxid-Lösung (0,01 mol · l^{-1}) muß die Lösung gelb gefärbt sein.

Verwandte Substanzen: Die Prüfung erfolgt mit Hilfe der Flüssigchromatographie (2.2.29).

Untersuchungslösung: 20,0 mg Substanz werden in der mobilen Phase zu 10,0 ml gelöst.

Referenzlösung a: 10,0 mg Propranololhydrochlorid zur Eignungsprüfung *CRS* werden in der mobilen Phase zu 10,0 ml gelöst.

Referenzlösung b: 2,0 ml Untersuchungslösung werden mit der mobilen Phase zu 100,0 ml verdünnt. 1,0 ml dieser Lösung wird mit der mobilen Phase zu 10,0 ml verdünnt.

Die Chromatographie kann durchgeführt werden mit
- einer Säule aus rostfreiem Stahl von etwa 0,25 m Länge und 4,6 mm innerem Durchmesser, gepackt mit octadecylsilyliertem Kieselgel zur Chromatographie *R* (5 µm)

P

Monographien

- folgender Mischung als mobile Phase bei einer Durchflußrate von 1,8 ml je Minute: 1,6 g Natriumdodecylsulfat *R* und 0,31 g Tetrabutylammoniumdihydrogenphosphat *R* werden in einer Mischung von 1 ml Schwefelsäure *R*, 450 ml Wasser *R* und 550 ml Acetonitril *R* gelöst; der *p*H-Wert wird mit verdünnter Natriumhydroxid-Lösung *R* auf 3,3 eingestellt
- einem Spektrometer als Detektor bei einer Wellenlänge von 292 nm.

Die Säule wird mindestens 30 min lang äquilibriert.

20 µl Referenzlösung a werden eingespritzt. Wird das Chromatogramm unter den vorgeschriebenen Bedingungen aufgezeichnet, müssen die Kriterien für Aussehen und Akzeptanz im Begleitdokument von Propranololhydrochlorid zur Eignungsprüfung *CRS* erfüllt sein.

20 µl Referenzlösung b werden eingespritzt. Die Empfindlichkeit des Systems wird so eingestellt, daß die Höhe des Hauptpeaks im Chromatogramm mindestens 50 Prozent des maximalen Ausschlags beträgt.

20 µl Untersuchungslösung werden eingespritzt. Die Chromatographie erfolgt über eine Dauer, die der 5fachen Retentionszeit des Hauptpeaks entspricht. Im Chromatogramm der Untersuchungslösung darf keine Peakfläche, mit Ausnahme der Fläche des Hauptpeaks, größer sein als das 0,5fache der Fläche des Hauptpeaks im Chromatogramm der Referenzlösung b (0,1 Prozent), und die Summe dieser Peakflächen darf nicht größer sein als das 2fache der Fläche des Hauptpeaks im Chromatogramm der Referenzlösung b (0,4 Prozent).

Schwermetalle (2.4.8): 1,0 g Substanz wird in einer Mischung von 15 Volumteilen Wasser *R* und 85 Volumteilen Methanol *R* zu 20 ml gelöst. 12 ml Lösung müssen der Grenzprüfung B auf Schwermetalle entsprechen (20 ppm). Zur Herstellung der Referenzlösung wird eine Blei-Lösung (1 ppm Pb) verwendet, die durch Verdünnen der Blei-Lösung (100 ppm Pb) *R* mit einer Mischung von 15 Volumteilen Wasser *R* und 85 Volumteilen Methanol *R* erhalten wird.

Trocknungsverlust (2.2.32): Höchstens 0,5 Prozent, mit 1,000 g Substanz durch Trocknen im Trockenschrank bei 100 bis 105 °C bestimmt.

Sulfatasche (2.4.14): Höchstens 0,1 Prozent, mit 1,0 g Substanz bestimmt.

Gehaltsbestimmung

0,250 g Substanz, in 25 ml Ethanol 96 % *R* gelöst, werden mit Natriumhydroxid-Lösung (0,1 mol · l^{-1}) titriert. Der Endpunkt wird mit Hilfe der Potentiometrie (2.2.20) bestimmt.

1 ml Natriumhydroxid-Lösung (0,1 mol · l^{-1}) entspricht 29,58 mg $C_{16}H_{22}ClNO_2$.

Verunreinigungen

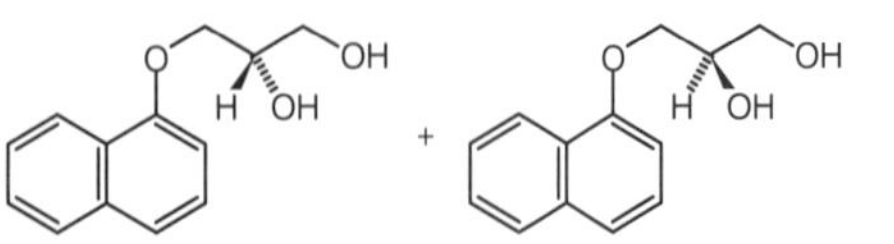

A. 3-(Naphthalin-1-yloxy)propan-1,2-diol (Diolderivat)

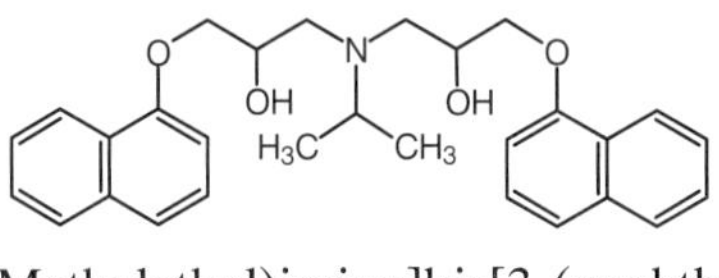

B. 1,1′-[(1-Methylethyl)imino]bis[3-(naphthalin-1-yloxy)propan-2-ol] (Tertiäres Aminderivat)

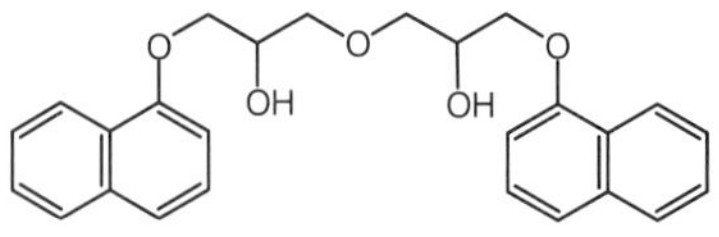

C. 1,1′-Oxybis[3-(naphthalin-1-yloxy)propan-2-ol] (Bis-Etherderivat).

1999, 1143

Propylenglycolmonostearat

Propylenglycoli monostearas

Definition

Propylenglycolmonostearat ist ein Gemisch von Mono- und Diestern des Propylenglycols mit Stearin- und Palmitinsäure. Die Substanz enthält mindestens 50 Prozent Monoester, erhalten durch Kondensation von Propylenglycol mit Stearinsäure.

Herstellung

Falls die Substanz aus Talg gewonnen wird, müssen die Tiere, von denen der Talg stammt, den lebensmittelrechtlichen, von der zuständigen Behörde überwachten Gesundheitsanforderungen an Tiere entsprechen, die für den menschlichen Verzehr bestimmt sind.

Falls Gewebe von Rindern zur Herstellung verwendet wird, müssen die Tiere frei von Boviner Spongiformer Enzephalopathie (BSE) sein und dürfen nicht Risikofaktoren wie dem Füttern mit proteinhaltigen Futtermitteln, die von Wiederkäuern stammen, ausgesetzt worden sein. Um dies sicherzustellen, müssen die Tiere aus zertifizierten Quellen stammen. Das relative Infektionsrisiko und somit das potentielle Risiko des bei der Gewinnung verwendeten Tiergewebes muß bei dessen Auswahl berücksichtigt werden. Unterschiedliche Risikokategorien werden beschrieben, zum Beispiel in:

- der EG-Leitlinie „Minderung des Risikos der Übertragung von Erregern spongiformer Enzephalopathien durch Arzneimittel“ vom Dezember 1991 [Die Regelung der Arzneimittel in der Europäischen Gemeinschaft, Band III, Ergänzung Nr. 2: Hinweise zur Qualität, Unbedenklichkeit und Wirksamkeit der für den Menschen bestimmten Arzneimittel (Mai 1992)] und in
- Note for Guidance „Guidelines for minimizing the risk of transmission of agents causing spongiform

encephalopathies via veterinary medicinal products" (Commission of the European Communities III/3385/92 – EN FINAL)

sowie

- Bekanntmachungen der WHO in der jeweils geltenden Fassung.

Auf die jeweils geltenden amtlichen Bekanntmachungen wird hingewiesen.

Eigenschaften

Weiße bis fast weiße, wachsartige, feste Substanz; praktisch unlöslich in Wasser, löslich in Aceton und heißem Ethanol.

Prüfung auf Identität

A. Die Substanz entspricht der Prüfung „Schmelztemperatur" (siehe „Prüfung auf Reinheit").

B. Die Prüfung erfolgt mit Hilfe der Gaschromatographie (2.2.28).

Untersuchungslösung: 2,5 g Substanz werden mit 40 ml ethanolischer Kaliumhydroxid-Lösung *R* versetzt und 30 min lang im Wasserbad zum Rückfluß erhitzt. Nach Zusatz von 30 ml Wasser *R* wird das Ethanol abdestilliert. Die heiße Mischung wird mit 15 ml verdünnter Salzsäure *R* versetzt, abgekühlt und mit 50 ml Ether *R* ausgeschüttelt. Die obere Phase wird 3mal mit je 10 ml Natriumchlorid-Lösung *R* gewaschen und anschließend über wasserfreiem Natriumsulfat *R* getrocknet. Die filtrierte Lösung wird zur Trockne eingedampft. Der Rückstand wird unter vermindertem Druck getrocknet.

0,1 g Rückstand werden in einem Kolben mit 5 ml einer Lösung von Bortrifluorid *R* (140 g · l^{-1}) in Methanol *R* versetzt. Die Mischung wird 15 min lang zum Rückfluß erhitzt und nach dem Abkühlen mit 10 ml Hexan *R* in einen Scheidetrichter überführt. Nach Zusatz von 10 ml einer gesättigten Lösung von Natriumchlorid *R* und 10 ml Wasser *R* wird geschüttelt. Die untere Phase wird verworfen und die obere Phase über wasserfreiem Natriumsulfat *R* getrocknet.

Referenzlösung: Je 0,25 g Methylpalmitat *R* und Methylstearat *R* werden in Hexan *R* zu 10,0 ml gelöst.

Die Chromatographie kann durchgeführt werden mit

- einer Säule aus Glas von 1,5 m Länge und 4 mm innerem Durchmesser, gepackt mit silanisiertem Kieselgur zur Gaschromatographie *R* (100 bis 115 μm), imprägniert mit Macrogolsuccinat *R*
- Stickstoff zur Chromatographie *R* als Trägergas bei einer Durchflußrate von 30 ml je Minute
- einem Flammenionisationsdetektor.

Die Temperatur der Säule wird bei 170 °C, die des Probeneinlasses und des Detektors bei 220 °C gehalten.

1 μl jeder Lösung wird eingespritzt. Die beiden Hauptpeaks im Chromatogramm der Untersuchungslösung entsprechen in bezug auf ihre Retentionszeit den beiden Peaks im Chromatogramm der Referenzlösung.

C. Die Substanz entspricht den Grenzwerten der „Gehaltsbestimmung" (Gehalt an Monoestern).

Prüfung auf Reinheit

Schmelztemperatur (2.2.15): 33 bis 40 °C.

Säurezahl (2.5.1): Höchstens 4,0, mit 10,0 g Substanz bestimmt.

Iodzahl (2.5.4): Höchstens 3,0.

Verseifungszahl (2.5.6): 170 bis 180, mit 2,0 g Substanz bestimmt.

Freies Propylenglycol: Höchstens 5,0 Prozent, wie bei der „Gehaltsbestimmung" bestimmt.

Asche (2.4.16): Höchstens 0,1 Prozent, mit 5,0 g Substanz bestimmt.

Gehaltsbestimmung

Die Bestimmung des Gehalts an freiem Propylenglycol und des Gehalts an Monoestern erfolgt mit Hilfe der Ausschlußchromatographie (2.2.30).

Untersuchungslösung: Etwa 0,2 g Substanz (m) werden auf 0,1 mg genau in eine Probeflasche von 15 ml eingewogen. 5 ml Tetrahydrofuran *R* werden zugesetzt. Bis zur Lösung wird geschüttelt, falls erforderlich unter Erwärmen. Die Probeflasche wird erneut gewogen und die Gesamtmasse des Lösungsmittels und der Substanz (M) berechnet.

Referenzlösungen: In 4 Probeflaschen von 15 ml werden auf 0,1 mg genau etwa 2,5 mg, 5,0 mg, 10,0 mg und 20,0 mg Propylenglycol *R* eingewogen. Nach Zusatz von 5 ml Tetrahydrofuran *R* wird bis zu einer homogenen Mischung geschüttelt. Die Probeflaschen werden erneut gewogen. Die Konzentration an Propylenglycol in Milligramm je Gramm in jeder der Referenzlösungen wird berechnet.

Die Chromatographie kann durchgeführt werden mit

- einer Gelpermeationssäule von 0,6 m Länge und 7 mm innerem Durchmesser, gepackt mit Styrol-Divinylbenzol-Copolymer *R* (Filmdicke 5 μm, Porosität 10 nm)
- Tetrahydrofuran *R* als mobile Phase bei einer Durchflußrate von 1 ml je Minute
- einem Differential-Refraktometer als Detektor
- einem Integrator.

Je 40 μl der Untersuchungslösung und jeder Referenzlösung werden eingespritzt. Die Konzentration (C) an Propylenglycol in der Untersuchungslösung wird ausgehend von der mit den Referenzlösungen erhaltenen Eichkurve bestimmt.

Der Prozentgehalt an freiem Propylenglycol in der Substanz wird mit Hilfe folgender Formel berechnet

$$\frac{C \cdot M}{m \cdot 10}$$

Ausgehend von der Fläche der Peaks der Monoester (A) und der Diester (B) wird der Prozentgehalt an Monoestern mit Hilfe folgender Formel berechnet

$$\frac{A}{A+B} \cdot [100 - (\% \text{ freies Ethylenglycol} + \% \text{ freie Fettsäuren})]$$

wobei der Gehalt an freien Fettsäuren nach der Formel

$$\frac{\text{Säurezahl} \cdot 270}{561{,}1}$$

berechnet wird.

Lagerung

Gut verschlossen, vor Licht geschützt.

1999, 1039

Propylgallat

Propylis gallas

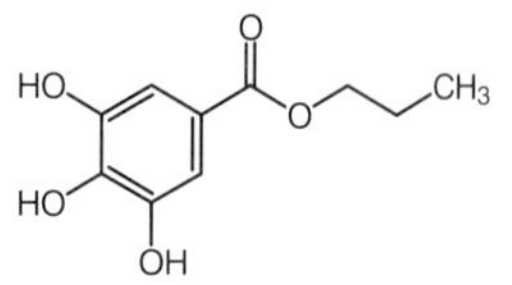

$C_{10}H_{12}O_5$ M_r 212,2

Definition

Propylgallat enthält mindestens 97,0 und höchstens 102,0 Prozent Propyl(3,4,5-trihydroxybenzoat), berechnet auf die getrocknete Substanz.

Eigenschaften

Weißes bis fast weißes, kristallines Pulver; sehr schwer löslich in Wasser, leicht löslich in Ethanol und Ether. Die Substanz löst sich in verdünnten Alkalihydroxid-Lösungen.

Prüfung auf Identität

1: B.
2: A, C, D.

A. Schmelztemperatur (2.2.14): 148 bis 151 °C.

B. Die Prüfung erfolgt mit Hilfe der IR-Spektroskopie (2.2.24) durch Vergleich des Spektrums der Substanz mit dem von Propylgallat *CRS*.

C. Die bei der Prüfung „Gallussäure" (siehe „Prüfung auf Reinheit") erhaltenen Chromatogramme werden ausgewertet. Der Hauptfleck im Chromatogramm der Untersuchungslösung b entspricht in bezug auf Lage, Farbe und Größe dem Hauptfleck im Chromatogramm der Referenzlösung a.

D. Etwa 10 mg Substanz werden in 10 ml Wasser *R* durch Erhitzen auf etwa 70 °C gelöst. Wird die Lösung nach dem Abkühlen mit 1 ml Bismutnitrat-Lösung *R* versetzt, entsteht ein hellgelber Niederschlag.

Prüfung auf Reinheit

Aussehen der Lösung: 1,0 g Substanz wird in Ethanol 96 % *R* zu 20 ml gelöst. Die Lösung muß klar (2.2.1) und darf nicht stärker gefärbt sein als die Farbvergleichslösung BG_5 (2.2.2, Methode II).

Gallussäure: Die Prüfung erfolgt mit Hilfe der Dünnschichtchromatographie (2.2.27) unter Verwendung einer Schicht von Kieselgel G *R*.

Untersuchungslösung a: 0,20 g Substanz werden in Aceton *R* zu 10 ml gelöst.

Untersuchungslösung b: 1 ml Untersuchungslösung a wird mit Aceton *R* zu 20 ml verdünnt.

Referenzlösung a: 10 mg Propylgallat *CRS* werden in Aceton *R* zu 10 ml gelöst.

Referenzlösung b: 20 mg Gallussäure *R* werden in Aceton *R* zu 20 ml gelöst. 1 ml Lösung wird mit Aceton *R* zu 10 ml verdünnt.

Referenzlösung c: 0,5 ml Untersuchungslösung b werden mit Referenzlösung b zu 5 ml verdünnt.

Auf die Platte werden getrennt 5 µl jeder Lösung aufgetragen. Die Chromatographie erfolgt mit einer Mischung von 10 Volumteilen wasserfreier Ameisensäure *R*, 40 Volumteilen Ethylformiat *R* und 50 Volumteilen Toluol *R* über eine Laufstrecke von 8 cm. Die Platte wird 10 min lang an der Luft trocknen gelassen und mit einer Mischung von 1 Volumteil Eisen(III)-chlorid-Lösung *R* 1 und 9 Volumteilen Ethanol 96 % *R* besprüht. Ein im Chromatogramm der Untersuchungslösung a auftretender, der Gallussäure entsprechender Fleck darf nicht größer oder stärker gefärbt sein als der Fleck im Chromatogramm der Referenzlösung b (0,5 Prozent). Die Prüfung darf nur ausgewertet werden, wenn das Chromatogramm der Referenzlösung c deutlich voneinander getrennt 2 Hauptflecke zeigt.

Gesamtchlor: Eine Mischung von 0,5 g Substanz und 2 g Calciumcarbonat *R* 1wird getrocknet und bei 700 °C geglüht. Der Rückstand wird mit 20 ml verdünnter Salpetersäure *R* aufgenommen und die Lösung mit Wasser *R* zu 30 ml verdünnt. 15 ml Lösung, ohne weiteren Zusatz von verdünnter Salpetersäure *R*, müssen der Grenzprüfung auf Chlorid (2.4.4) entsprechen (200 ppm).

Chlorid (2.4.4): 1,65 g Substanz werden 5 min lang mit 50 ml Wasser *R* geschüttelt. Danach wird filtriert. 15 ml Filtrat müssen der Grenzprüfung auf Chlorid entsprechen (100 ppm).

Schwermetalle (2.4.8): 2,0 g Substanz müssen der Grenzprüfung C auf Schwermetalle entsprechen (10 ppm). Zur Herstellung der Referenzlösung werden 2 ml Blei-Lösung (10 ppm Pb) *R* verwendet.

Zink: Höchstens 25 ppm Zn. Der Gehalt an Zink wird mit Hilfe der Atomabsorptionsspektroskopie (2.2.23, Methode II) bestimmt.

Untersuchungslösung: 2,5 ml der bei der Prüfung „Schwermetalle" erhaltenen Lösung werden mit 2,5 ml Wasser *R* versetzt.

Referenzlösungen: Die Referenzlösungen werden aus der Zink-Lösung (10 ppm Zn) *R*, falls erforderlich mit Wasser *R* verdünnt, hergestellt.

Die Absorption wird bei 213,9 nm unter Verwendung einer Zink-Hohlkathodenlampe als Strahlungsquelle und einer Luft-Acetylen-Flamme bestimmt.

Trocknungsverlust (2.2.32): Höchstens 0,5 Prozent, mit 1,000 g Substanz durch Trocknen im Trockenschrank bei 100 bis 105 °C bestimmt.

Sulfatasche (2.4.14): Höchstens 0,1 Prozent, mit 1,0 g Substanz bestimmt.

Gehaltsbestimmung

0,400 g Substanz werden in 150 ml Wasser *R*, das auf etwa 70 °C erhitzt wurde, gelöst. Die Lösung wird zum Sieden erhitzt und unter ständigem Rühren mit 50,0 ml Bismutnitrat-Lösung *R* versetzt. Nach dem Abkühlen wird die Mischung quantitativ in einen 250-ml-Meßkolben überführt und mit einer 0,5prozentigen Lösung (*V*/*V*) von Salpetersäure *R* aufgefüllt. Die Mischung wird filtriert, wobei die ersten 20 ml des Filtrats verworfen werden. In 100,0 ml Filtrat wird Bismut nach „Komplexometrische Titrationen" (2.5.11) bestimmt (n_1 ml). Ein Blindversuch wird durchgeführt (n_2 ml). Die Differenz ($n_2 - n_1$) ml zwischen den Volumen von Natriumedetat-Lösung (0,1 mol · l^{-1}) ist der im entnommenen Volumen enthaltenen Menge an $C_{10}H_{12}O_5$ äquivalent.

1 ml Natriumedetat-Lösung (0,1 mol · l^{-1}) entspricht 21,22 mg $C_{10}H_{12}O_5$.

Lagerung

Vor Licht geschützt.

Verunreinigungen

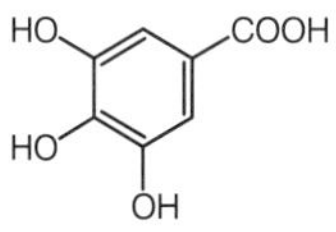

A. 3,4,5-Trihydroxybenzoesäure (Gallussäure).

1999, 431

Propyl-4-hydroxybenzoat

Propylis parahydroxybenzoas

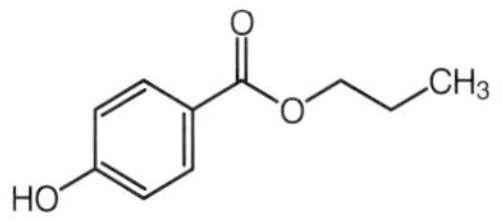

$C_{10}H_{12}O_3$ M_r 180,2

Definition

Propyl-4-hydroxybenzoat enthält mindestens 99,0 und höchstens 100,5 Prozent Propyl(4-hydroxybenzoat).

Eigenschaften

Weißes, kristallines Pulver; sehr schwer löslich in Wasser, leicht löslich in Ethanol und Methanol.

Prüfung auf Identität

1: A, B.
2: A, C, D.

A. Schmelztemperatur (2.2.14): 96 bis 99 °C.

B. Die Prüfung erfolgt mit Hilfe der IR-Spektroskopie (2.2.24) durch Vergleich des Spektrums der Substanz mit dem von Propyl-4-hydroxybenzoat *CRS*.

C. Die bei der Prüfung „Verwandte Substanzen" (siehe „Prüfung auf Reinheit") erhaltenen Chromatogramme werden ausgewertet. Der Hauptfleck im Chromatogramm der Untersuchungslösung b entspricht in bezug auf Lage und Größe dem Hauptfleck im Chromatogramm der Referenzlösung b.

D. Etwa 10 mg Substanz werden in einem Reagenzglas mit 1 ml Natriumcarbonat-Lösung *R* versetzt, 30 s lang zum Sieden erhitzt und abgekühlt (Lösung a). In einem weiteren gleichen Reagenzglas werden etwa 10 mg Substanz mit 1 ml Natriumcarbonat-Lösung *R* versetzt. Die Substanz löst sich teilweise (Lösung b). Den Lösungen a und b werden gleichzeitig je 5 ml Aminopyrazolon-Lösung *R* und 1 ml Kaliumhexacyanoferrat(III)-Lösung *R* zugesetzt. Nach dem Mischen ist die Färbung der Lösung b gelb bis orangebraun. Die Färbung der Lösung a ist orange bis rot und deutlich intensiver als eine möglicherweise auftretende ähnliche Färbung der Lösung b.

Prüfung auf Reinheit

Prüflösung: 1,0 g Substanz wird in Ethanol 96 % *R* zu 10 ml gelöst.

Aussehen der Lösung: Die Prüflösung muß klar (2.2.1) und darf nicht stärker gefärbt sein als die Farbvergleichslösung BG_6 (2.2.2, Methode II).

Sauer reagierende Substanzen: 2 ml Prüflösung werden mit 3 ml Ethanol 96 % *R*, 5 ml kohlendioxidfreiem Wasser *R* und 0,1 ml Bromcresolgrün-Lösung *R* versetzt. Bis zum Farbumschlag nach Blau dürfen höchstens 0,1 ml Natriumhydroxid-Lösung (0,1 mol · l^{-1}) verbraucht werden.

Verwandte Substanzen: Die Prüfung erfolgt mit Hilfe der Dünnschichtchromatographie (2.2.27) unter Verwendung einer Schicht eines geeigneten octadecylsilylierten Kieselgels, das einen Fluoreszenzindikator mit intensivster Anregung der Fluoreszenz bei 254 nm enthält.

Untersuchungslösung a: 0,10 g Substanz werden in Aceton *R* zu 10 ml gelöst.

Untersuchungslösung b: 1 ml Untersuchungslösung a wird mit Aceton *R* zu 10 ml verdünnt.

Referenzlösung a: 0,5 ml Untersuchungslösung a werden mit Aceton *R* zu 100 ml verdünnt.

Referenzlösung b: 10 mg Propyl-4-hydroxybenzoat *CRS* werden in Aceton *R* zu 10 ml gelöst.

Referenzlösung c: 10 mg Ethyl-4-hydroxybenzoat *CRS* werden in 1 ml Untersuchungslösung a gelöst. Die Lösung wird mit Aceton *R* zu 10 ml verdünnt.

Auf die Platte werden getrennt 2 µl jeder Lösung aufgetragen. Die Chromatographie erfolgt mit einer Mischung von 1 Volumteil Essigsäure 98 % *R*, 30 Volumteilen Wasser *R* und 70 Volumteilen Methanol *R* über eine Laufstrecke von 15 cm. Die Platte wird an der Luft trocknen gelassen und im ultravioletten Licht bei 254 nm ausgewertet. Kein im Chromatogramm der Untersuchungslösung a auftretender Nebenfleck darf größer oder intensiver sein als der Fleck im Chromatogramm der Referenzlösung a (0,5 Prozent). Die Prüfung darf nur ausgewertet werden, wenn das Chromatogramm der Referenzlösung c deutlich voneinander getrennt 2 Flecke zeigt.

Sulfatasche (2.4.14): Höchstens 0,1 Prozent, mit 1,0 g Substanz bestimmt.

Gehaltsbestimmung

2,000 g Substanz werden in einem Erlenmeyerkolben mit Rückflußkühler mit 40,0 ml Natriumhydroxid-Lösung (1 mol · l^{-1}) versetzt. Bei schwachem Sieden wird 1 h lang zum Rückfluß erhitzt. Nach dem Abkühlen auf Raumtemperatur wird der Kühler mit Wasser *R* gespült. Der Überschuß an Natriumhydroxid wird mit Schwefelsäure (0,5 mol · l^{-1}) bis zum zweiten Wendepunkt titriert. Der Endpunkt wird mit Hilfe der Potentiometrie (2.2.20) bestimmt. Ein Blindversuch wird durchgeführt.

1 ml Natriumhydroxid-Lösung (1 mol · l^{-1}) entspricht 0,1802 g $C_{10}H_{12}O_3$.

Verunreinigungen

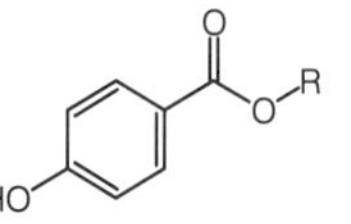

A. R = H: 4-Hydroxybenzoesäure
B. R = CH_3: Methyl(4-hydroxybenzoat)
C. R = CH_2–CH_3: Ethyl(4-hydroxybenzoat)
D. R = CH_2–CH_2–CH_2–CH_3: Butyl(4-hydroxybenzoat).

1998, 686

Protaminhydrochlorid

Protamini hydrochloridum

Definition

Protaminhydrochlorid besteht aus den Hydrochloriden basischer Peptide, die aus Sperma oder Rogen von Fischen (meist *Salmonidae* und *Clupeidae*) durch Extraktion gewonnen werden. In Lösung bindet die Substanz Heparin und hemmt dessen Antikoagulationswirkung. Unter den bei der „Gehaltsbestimmung" beschriebenen Bedingungen verursacht die Substanz eine Ausfällung. 1 mg Substanz fällt mindestens 100 I.E. Heparin-Natrium *BRS*, berechnet auf die getrocknete Substanz. Diese Angabe bezieht sich ausschließlich auf die Charge 1 des Heparin-Natriums *BRS*, da der gemäß der nachfolgend beschriebenen Methode bestimmte Gehalt des Protaminhydrochlorids vom Gehalt und von der mittleren Molekülmasse des eingesetzten Heparins abhängt.

Herstellung

Die Substanz wird unter Bedingungen hergestellt, die eine möglichst geringe mikrobielle Kontamination gewährleisten.

Eigenschaften

Weißes bis fast weißes, hygroskopisches Pulver; löslich in Wasser, praktisch unlöslich in Ethanol und Ether.

Prüfung auf Identität

A. 1,000 g Substanz wird in Salzsäure (0,1 mol · l^{-1}) zu 100,0 ml gelöst. Die spezifische Drehung (2.2.7) liegt zwischen –40 und –60°, berechnet auf die getrocknete Substanz.

B. Unter den bei „Gehaltsbestimmung" beschriebenen Bedingungen bildet sich mit der Substanz ein Niederschlag.

C. 0,5 ml Prüflösung (siehe „Prüfung auf Reinheit") werden mit 4,5 ml Wasser *R*, 1,0 ml einer Lösung von Natriumhydroxid *R* (100 g · l^{-1}) und 1,0 ml einer Lösung von 1-Naphthol *R* (0,2 g · l^{-1}) versetzt und gemischt. Die Mischung wird auf 5 °C abgekühlt. Nach Zusatz von 0,5 ml Natriumhypobromit-Lösung *R* entsteht eine intensive, rote Färbung.

D. 2 ml Prüflösung werden im Wasserbad von 60 °C erhitzt, mit 0,1 ml Quecksilber(II)-sulfat-Lösung *R* versetzt und gemischt, wobei kein Niederschlag entstehen darf. Nach dem Abkühlen in einer Eis-Wasser-Mischung entsteht ein Niederschlag.

E. Die Substanz gibt die Identitätsreaktion a auf Chlorid (2.3.1).

Prüfung auf Reinheit

Prüflösung: 0,50 g Substanz werden in Wasser *R* zu 25,0 ml gelöst.

Aussehen der Lösung: 2,5 ml Prüflösung werden mit 7,5 ml Wasser *R* versetzt. Die Lösung darf nicht stärker opaleszieren als die Referenzsuspension II (2.2.1) und nicht stärker gefärbt sein als die Farbvergleichslösung BG_6 oder G_6 (2.2.2, Methode II).

Absorption (2.2.25): 2,5 ml Prüflösung werden mit Wasser *R* zu 5,0 ml verdünnt. Die Absorption der Lösung, zwischen 260 und 280 nm gemessen, darf höchstens 0,1 betragen.

Stickstoff: 23,0 bis 27,0 Prozent, berechnet auf die getrocknete Substanz. Die Bestimmung erfolgt unter Verwendung von 10,0 mg Substanz mit Hilfe der Kjeldahl-Bestimmung (2.5.9). Die Erhitzungsdauer beträgt 3 bis 4 h.

Chlorid: 12,3 bis 19,0 Prozent Chlorid (Cl), berechnet auf die getrocknete Substanz.

0,400 g Substanz werden in 50 ml Wasser *R* gelöst. Die Lösung wird mit 5 ml verdünnter Salpetersäure *R*,

25,0 ml Silbernitrat-Lösung (0,1 mol · l^{-1}) und 2 ml Dibutylphthalat *R* versetzt. Die Mischung wird umgeschüttelt und unter Zusatz von 2 ml Ammoniumeisen(III)-sulfat-Lösung *R* 2 mit Ammoniumthiocyanat-Lösung (0,1 mol · l^{-1}) titriert. In der Nähe des Umschlagspunkts wird kräftig geschüttelt.

1 ml Silbernitrat-Lösung (0,1 mol · l^{-1}) entspricht 3,545 mg Chlorid (Cl).

Sulfat: Höchstens 4,0 Prozent Sulfat (SO_4), berechnet auf die getrocknete Substanz.

0,500 g Substanz werden in 200 ml destilliertem Wasser *R* gelöst. Die Lösung wird mit 5,0 ml verdünnter Salzsäure *R* versetzt und zum Sieden erhitzt. Diese Lösung wird unter Umrühren mit einem Glasstab tropfenweise mit 10 ml einer heißen Lösung von Bariumchlorid *R* (100 g · l^{-1}) versetzt, mit einem Uhrglas bedeckt und 2 h lang im Wasserbad stehengelassen, um einen körnigen Niederschlag zu erhalten. Die klare überstehende Lösung wird mit 0,1 ml einer Lösung von Bariumchlorid *R* (100 g · l^{-1}) versetzt. Trübt sich die Lösung, wird der Fällungsvorgang wiederholt. Der Niederschlag wird quantitativ in einen zuvor geglühten und gewogenen Porzellanfiltertiegel überführt und so lange mit heißem, destilliertem Wasser *R* gewaschen, bis der Zusatz von Silbernitrat-Lösung *R* 1 in der Waschflüssigkeit keine Trübung mehr hervorruft. Der Niederschlag wird 1 h lang bei 600 °C geglüht, in einem Exsikkator erkalten gelassen und gewogen.

1 mg Rückstand entspricht 0,412 mg Sulfat (SO_4).

Barium: Höchstens 10 ppm Ba. Der Gehalt an Barium wird mit Hilfe der Atomabsorptionsspektroskopie (2.2.23, Methode I) bestimmt.

Untersuchungslösung: 1,0 g Substanz wird in destilliertem Wasser *R* gelöst, mit 1 ml einer Lösung von Caesiumchlorid *R* (250 g · l^{-1}) und 0,2 ml Salzsäure *R* versetzt und mit destilliertem Wasser *R* zu 20,0 ml verdünnt.

Referenzlösung: 1,0 ml Barium-Lösung (50 ppm Ba) *R* wird mit 5 ml einer Lösung von Caesiumchlorid *R* (250 g · l^{-1}) und 1 ml Salzsäure *R* versetzt und mit destilliertem Wasser *R* zu 100,0 ml verdünnt.

Die Absorption wird bei 553,3 nm unter Verwendung einer Barium-Hohlkathodenlampe als Strahlungsquelle und einer Flamme von Luft-Acetylen-Distickstoffmonoxid in geeigneter Mischung bestimmt.

Eisen (2.4.9): 1,0 g Substanz wird unter Erwärmen in Wasser *R* zu 10 ml gelöst. Die Lösung muß der Grenzprüfung auf Eisen entsprechen (10 ppm).

Quecksilber: Höchstens 10 ppm Hg. 2,0 g Substanz werden in einem 250-ml-Erlenmeyerkolben mit Schliffstopfen mit 20 ml einer Mischung von gleichen Volumteilen Salpetersäure *R* und Schwefelsäure *R* versetzt. Die Lösung wird 1 h lang zum Rückfluß erhitzt, gekühlt, vorsichtig mit Wasser *R* verdünnt und erneut so lange zum Sieden erhitzt, bis keine nitrosen Gase mehr entweichen. Nach dem Abkühlen wird vorsichtig mit Wasser *R* zu 200,0 ml verdünnt, gemischt und filtriert. 50,0 ml Filtrat werden in einem Scheidetrichter mit kleinen Mengen Chloroform *R* mehrmals ausgeschüttelt, bis die Chloroformphase farblos bleibt. Die Chloroformphasen werden verworfen. Die wäßrige Phase wird mit 25 ml verdünnter Schwefelsäure *R*, 115 ml Wasser *R* und 10 ml einer Lösung von Hydroxylaminhydrochlorid *R* (200 g · l^{-1}) versetzt und mit Dithizon-Lösung *R* 2 titriert. Nach jedem Zusatz wird die Mischung 20mal geschüttelt und gegen Ende der Titration nach Phasentrennung die Chloroformphase verworfen. Die Lösung wird so lange titriert, bis eine blaugrüne Färbung auftritt. Der bei der Einstellung der Dithizon-Lösung *R* 2 erhaltene Faktor für Quecksilber wird für die Berechnung verwendet.

Schwermetalle (2.4.8): 1,0 g Substanz muß der Grenzprüfung D auf Schwermetalle entsprechen (20 ppm). Zur Herstellung der Referenzlösung werden 2 ml Blei-Lösung (10 ppm Pb) *R* verwendet.

Trocknungsverlust (2.2.32): Höchstens 5,0 Prozent, mit 1,000 g Substanz durch 3 h langes Trocknen im Trockenschrank bei 100 bis 105 °C bestimmt.

Anomale Toxizität (2.6.9): Die Substanz muß der Prüfung entsprechen. Je Maus werden 0,5 mg Substanz, gelöst in 0,5 ml Wasser für Injektionszwecke *R*, injiziert.

Sterilität (2.6.1): Protaminhydrochlorid zur Herstellung von Parenteralia, das dabei keinem weiteren geeigneten Sterilisationsverfahren unterworfen wird, muß der Prüfung entsprechen.

Pyrogene (2.6.8): Protaminhydrochlorid zur Herstellung von Parenteralia, das dabei keinem weiteren geeigneten Verfahren zur Beseitigung von Pyrogenen unterworfen wird, muß der Prüfung entsprechen. Je Kilogramm Körpermasse eines Kaninchens wird 1,0 ml einer Lösung, die 10 mg Substanz je Milliliter enthält, injiziert.

Gehaltsbestimmung

Untersuchungslösung a: 15,0 mg Substanz werden in Wasser *R* zu 100,0 ml gelöst.

Untersuchungslösung b: 2,0 ml Untersuchungslösung a werden mit Wasser *R* zu 3,0 ml verdünnt.

Untersuchungslösung c: 1,0 ml Untersuchungslösung a wird mit Wasser *R* zu 3,0 ml verdünnt.

Als Maßlösung wird eine im Verhältnis 1: 6 verdünnte Lösung von Heparin-Natrium *BRS* verwendet (zum Beispiel 1,7 ml mit Wasser *R* zu 10,0 ml verdünnt). 2 Proben jeder Untersuchungslösung werden wie folgt titriert: Ein genau abgemessenes Volumen der zu titrierenden Lösung (zum Beispiel 1,5 ml) wird in die Küvette eines geeigneten Kolorimeters gegeben und das Gerät auf eine geeignete Wellenlänge (keine ist kritisch) im sichtbaren Bereich eingestellt. Kleine Mengen der Maßlösung werden zugegeben, bis die Absorption deutlich zunimmt. Die Menge der zugegebenen Maßlösung wird notiert.

3 voneinander unabhängige Bestimmungen werden durchgeführt. Für jede einzelne Titration wird die Anzahl der Internationalen Einheiten von Heparin im Volumen der Maßlösung je Milligramm der Substanz berechnet. Der Gehalt wird als Mittelwert aus den 18 Bestimmungen ermittelt. Die Linearität der Werte ist mit den üblichen statistischen Methoden zu überprüfen. Zu jedem der mit den 3 Untersuchungslösungen erhaltenen Ergebnisse und zu jeder der 3 voneinander unabhängigen Bestimmungen werden die 3 Standardabweichungen berechnet. Die Bestimmung darf nur ausgewertet werden, wenn jede der 6 Standardabweichungen höchstens 5 Prozent des Mittelwerts beträgt.

Lagerung

Dicht verschlossen; falls die Substanz steril ist, im Behältnis mit Sicherheitsverschluß.

Beschriftung

Die Beschriftung gibt insbesondere, falls zutreffend, an
- daß die Substanz steril ist
- daß die Substanz pyrogenfrei ist.

1998, 569

Protaminsulfat

Protamini sulfas

Definition

Protaminsulfat besteht aus den Sulfaten basischer Peptide, die aus Sperma oder Rogen von Fischen (meist *Salmonidae* und *Clupeidae*) durch Extraktion gewonnen werden. In Lösung bindet die Substanz Heparin und hemmt dessen Antikoagulationswirkung. Unter den bei der „Gehaltsbestimmung" beschriebenen Bedingungen verursacht die Substanz eine Ausfällung. 1 mg Substanz fällt mindestens 100 I.E. Heparin-Natrium *BRS*, berechnet auf die getrocknete Substanz. Diese Angabe bezieht sich ausschließlich auf die Charge 1 des Heparin-Natrium *BRS*, da der gemäß der nachfolgend beschriebenen Methode bestimmte Gehalt des Protaminsulfats vom Gehalt und von der mittleren Molekülmasse des eingesetzten Heparins abhängt.

Herstellung

Die Substanz wird unter Bedingungen hergestellt, die eine möglichst geringe mikrobielle Kontamination gewährleisten.

Eigenschaften

Weißes bis fast weißes, hygroskopisches Pulver; wenig löslich in Wasser, praktisch unlöslich in Ethanol und Ether.

Prüfung auf Identität

A. 1,000 g Substanz wird in Salzsäure (0,1 mol · l^{-1}) zu 100,0 ml gelöst. Die spezifische Drehung (2.2.7) liegt zwischen −65 und −85°, berechnet auf die getrocknete Substanz.

B. Unter den bei „Gehaltsbestimmung" beschriebenen Bedingungen bildet sich mit der Substanz ein Niederschlag.

C. 0,5 ml Prüflösung (siehe „Prüfung auf Reinheit") werden mit 4,5 ml Wasser *R*, 1,0 ml einer Lösung von Natriumhydroxid *R* (100 g · l^{-1}) und 1,0 ml einer Lösung von 1-Naphthol *R* (0,2 g · l^{-1}) versetzt und gemischt. Die Mischung wird auf 5 °C abgekühlt. Nach Zusatz von 0,5 ml Natriumhypobromit-Lösung *R* entsteht eine intensive rote Färbung.

D. 2 ml Prüflösung werden im Wasserbad von 60 °C erhitzt, mit 0,1 ml Quecksilber(II)-sulfat-Lösung *R* versetzt und gemischt, wobei kein Niederschlag entstehen darf. Nach dem Abkühlen in einer Eis-Wasser-Mischung entsteht ein Niederschlag.

E. Die Substanz gibt die Identitätsreaktion a auf Sulfat (2.3.1).

Prüfung auf Reinheit

Prüflösung: 0,20 g Substanz werden in Wasser *R* zu 10,0 ml gelöst.

Aussehen der Lösung: 2,5 ml Prüflösung werden mit 7,5 ml Wasser *R* versetzt. Die Lösung darf nicht stärker opaleszieren als die Referenzsuspension II (2.2.1) und nicht stärker gefärbt sein als die Farbvergleichslösung BG_6 oder G_6 (2.2.2, Methode II).

Absorption (2.2.25): 2,5 ml Prüflösung werden mit Wasser *R* zu 5,0 ml verdünnt. Die Absorption der Lösung, zwischen 260 und 280 nm gemessen, darf höchstens 0,1 betragen.

Stickstoff: 21,0 bis 26,0 Prozent, berechnet auf die getrocknete Substanz. Die Bestimmung erfolgt unter Verwendung von 10,0 mg Substanz mit Hilfe der Kjeldahl-Bestimmung (2.5.9). Die Erhitzungsdauer beträgt 3 bis 4 h.

Schwermetalle (2.4.8): 1,0 g Substanz muß der Grenzprüfung D auf Schwermetalle entsprechen (20 ppm). Zur Herstellung der Referenzlösung werden 2 ml Blei-Lösung (10 ppm Pb) *R* verwendet.

Eisen (2.4.9): 1,0 g Substanz wird unter Erwärmen in Wasser *R* zu 10 ml gelöst. Die Lösung muß der Grenzprüfung auf Eisen entsprechen (10 ppm).

Quecksilber: Höchstens 10 ppm Hg. 2,0 g Substanz werden in einem 250-ml-Erlenmeyerkolben mit Schliffstopfen mit 20 ml einer Mischung von gleichen Volumteilen Salpetersäure *R* und Schwefelsäure *R* versetzt. Die Lösung wird 1 h lang zum Rückfluß erhitzt, gekühlt, vorsichtig mit Wasser *R* verdünnt und erneut so lange zum Sieden erhitzt, bis keine nitrosen Gase mehr entweichen. Nach dem Abkühlen wird vorsichtig mit Wasser *R* zu 200,0 ml verdünnt, gemischt und filtriert. 50,0 ml Filtrat werden in einem Scheidetrichter mit kleinen Mengen Chloroform *R* mehrmals ausgeschüttelt, bis die Chloroformphase farblos bleibt. Die Chloroformphasen werden verworfen. Die wäßrige Phase wird mit 25 ml verdünnter Schwefelsäure *R*, 115 ml Wasser *R* und 10 ml einer Lösung von Hydroxylaminhydrochlorid *R* (200 g · l^{-1}) versetzt und mit Dithizon-Lösung *R* 2 titriert. Nach jedem Zusatz wird die Mischung 20mal geschüttelt und gegen Ende der Titration nach Phasentrennung die Chloroformphase verworfen. Die Lösung wird so lange titriert, bis eine blaugrüne Färbung auftritt. Der bei der Einstellung der Dithizon-Lösung *R* 2 erhaltene Faktor für Quecksilber wird für die Berechnung verwendet.

Sulfat: 16 bis 24 Prozent Sulfat (SO_4), berechnet auf die getrocknete Substanz. 0,150 g Substanz werden in einem

Becherglas in 15 ml destilliertem Wasser *R* gelöst. Nach Zusatz von 5 ml verdünnter Salzsäure *R* wird zum Sieden erhitzt. Die siedende Lösung wird langsam mit 10 ml einer Lösung von Bariumchlorid *R* ($100 g \cdot l^{-1}$) versetzt. Das Becherglas wird zugedeckt. Die Mischung wird 1 h lang im Wasserbad erhitzt und anschließend filtriert. Der Rückstand wird mehrmals mit kleinen Mengen heißem Wasser *R* ausgewaschen, getrocknet und bei 600 °C bis zur Massekonstanz geglüht.

1,0 g Rückstand entspricht 0,4117 g Sulfat (SO_4).

Trocknungsverlust (2.2.32): Höchstens 5,0 Prozent, mit 1,000 g Substanz durch 3 h langes Trocknen im Trockenschrank bei 100 bis 105 °C bestimmt.

Anomale Toxizität (2.6.9): Die Substanz muß der Prüfung entsprechen. Je Maus werden 0,5 mg Substanz, gelöst in 0,5 ml Wasser für Injektionszwecke *R*, injiziert.

Sterilität (2.6.1): Protaminsulfat zur Herstellung von Parenteralia, das dabei keinem weiteren geeigneten Sterilisationsverfahren unterworfen wird, muß der Prüfung entsprechen.

Pyrogene (2.6.8): Protaminsulfat zur Herstellung von Parenteralia, das dabei keinem weiteren geeigneten Verfahren zur Beseitigung von Pyrogenen unterworfen wird, muß der Prüfung entsprechen. Je Kilogramm Körpermasse eines Kaninchens wird 1,0 ml einer Lösung, die 10 mg Substanz je Milliliter enthält, injiziert.

Gehaltsbestimmung

Untersuchungslösung a: 15,0 mg Substanz werden in Wasser *R* zu 100,0 ml gelöst.

Untersuchungslösung b: 2,0 ml Untersuchungslösung a werden mit Wasser *R* zu 3,0 ml verdünnt.

Untersuchungslösung c: 1,0 ml Untersuchungslösung a wird mit Wasser *R* zu 3,0 ml verdünnt.

Als Maßlösung wird eine im Verhältnis 1:6 verdünnte Lösung von Heparin-Natrium *BRS* verwendet (zum Beispiel 1,7 ml mit Wasser *R* zu 10,0 ml verdünnt). 2 Proben jeder Untersuchungslösung werden wie folgt titriert: Ein genau abgemessenes Volumen der zu titrierenden Lösung (zum Beispiel 1,5 ml) wird in die Küvette eines geeigneten Kolorimeters gegeben und das Gerät auf eine geeignete Wellenlänge (keine ist kritisch) im sichtbaren Bereich eingestellt. Kleine Mengen der Maßlösung werden zugegeben, bis die Absorption deutlich zunimmt. Die Menge der zugegebenen Maßlösung wird notiert.

3 voneinander unabhängige Bestimmungen werden durchgeführt. Für jede einzelne Titration wird die Anzahl der Internationalen Einheiten von Heparin im Volumen der verbrauchten Maßlösung je Milligramm der Substanz berechnet. Der Gehalt wird als Mittelwert aus den 18 Bestimmungen ermittelt. Die Linearität der Werte ist mit den üblichen statistischen Methoden zu überprüfen. Zu jedem der mit den 3 Untersuchungslösungen erhaltenen Ergebnisse und zu jeder der 3 voneinander unabhängigen Bestimmungen werden die 3 Standardabweichungen berechnet. Die Bestimmung darf nur ausgewertet werden, wenn jede der 6 Standardabweichungen höchstens 5 Prozent des Mittelwerts beträgt.

Lagerung

Dicht verschlossen; falls die Substanz steril ist, im Behältnis mit Sicherheitsverschluß.

Beschriftung

Die Beschriftung gibt insbesondere, falls zutreffend, an
- daß die Substanz steril ist
- daß die Substanz pyrogenfrei ist.

1998, 554

Prothrombinkomplex vom Menschen (gefriergetrocknet)

Prothrombinum multiplex humanum cryodesiccatum

Definition

Prothrombinkomplex vom Menschen (gefriergetrocknet) ist eine Fraktion von Plasmaproteinen. Sie enthält Blutgerinnungsfaktor IX und je nach Fraktionierungsmethode unterschiedliche Mengen der Blutgerinnungsfaktoren II, VII und X. Prothrombinkomplex vom Menschen wird aus Plasma vom Menschen hergestellt, das der Monographie **Plasma vom Menschen zur Fraktionierung (Plasma humanum ad separationem)** entspricht.

Die Wirksamkeit der nach den Angaben in der Beschriftung gelösten Zubereitung beträgt mindestens 20 I.E. Blutgerinnungsfaktor IX je Milliliter.

Herstellung

Das Herstellungsverfahren muß die Aktivierung aller Gerinnungsfaktoren so gering wie möglich halten, um Gerinnungsstörungen soweit wie möglich zu begrenzen. Das Herstellungsverfahren umfaßt einen Schritt oder mehrere Schritte, die bekannte Infektionserreger nachweislich entfernen oder inaktivieren. Falls virusinaktivierende Substanzen während der Herstellung verwendet werden, muß das darauffolgende Reinigungsverfahren in bezug auf seine Fähigkeit, diese Substanzen auf eine geeignete Konzentration zu reduzieren, validiert werden. Rückstände müssen auf eine Konzentration reduziert werden, die die Sicherheit der Zubereitung für den Patienten gewährleistet.

Die spezifische Aktivität vor der Zugabe eines Proteinstabilisators beträgt mindestens 0,6 I.E. Blutgerinnungsfaktor IX je Milligramm Gesamtprotein.

Die den Prothrombinkomplex enthaltende Fraktion wird in einer geeigneten Flüssigkeit gelöst. Heparin, Antithrombin und Hilfsstoffe, wie zum Beispiel ein Stabilisator, können zugesetzt werden. Ein Konservierungsmittel darf nicht zugesetzt werden. Die Lösung wird über ein bakterienzurückhaltendes Filter in sterile Endbehältnisse abgefüllt und sofort eingefroren. Anschließend wird sie gefriergetrocknet. Die Behältnisse werden unter Vakuum oder Inertbegasung verschlossen.

Eigenschaften

Pulver oder brüchige Masse, weiß bis schwach gefärbt; sehr hygroskopisch.

Die gefriergetrocknete Zubereitung wird, wie in der „Beschriftung" angegeben, unmittelbar vor der „Prüfung auf Identität", der „Prüfung auf Reinheit" und der „Bestimmung der Wirksamkeit" gelöst, mit Ausnahme der Prüfungen „Löslichkeit" und „Wasser".

Prüfung auf Identität

A. Unter Verwendung einer geeigneten Reihe artspezifischer Antisera wird das Präzipitationsverhalten der Zubereitung geprüft. Die Prüfung soll unter Verwendung von spezifischen Antisera durchgeführt werden, die gegen die Plasmaproteine aller Arten von Haustieren gerichtet sind, welche für die Herstellung von Substanzen biologischer Herkunft verwendet werden. Die Zubereitung enthält Proteine vom Menschen und gibt negative Reaktionen mit Antisera gegen Plasmaproteine anderer Arten.

B. Die „Bestimmung der Wirksamkeit" trägt zur Identifizierung der Zubereitung bei.

Prüfung auf Reinheit

***p*H-Wert** (2.2.3): Der *p*H-Wert der Zubereitung muß zwischen 6,5 und 7,5 liegen.

Löslichkeit: Einem Behältnis mit der Zubereitung wird das in der Beschriftung angegebene Volumen Lösungsmittel bei der in der Beschriftung angegebenen Temperatur zugesetzt. Unter leichtem Umschwenken muß sich die Zubereitung innerhalb von 10 min vollständig lösen. Die Lösung muß klar und kann gefärbt sein.

Osmolalität (2.2.35): Mindestens 240 mosmol · kg^{-1}.

Gesamtprotein: Falls erforderlich wird ein genau gemessenes Volumen der Zubereitung mit einer Lösung von Natriumchlorid *R* (9 g · l^{-1}) so verdünnt, daß die Lösung etwa 15 mg Protein in 2 ml enthält. In einem Zentrifugenglas mit rundem Boden werden 2,0 ml dieser Lösung mit 2 ml einer Lösung von Natriummolybdat *R* (75 g · l^{-1}) und 2 ml einer Mischung von 1 Volumteil nitratfreier Schwefelsäure *R* und 30 Volumteilen Wasser *R* versetzt. Nach Umschütteln und 5 min langem Zentrifugieren wird die überstehende Flüssigkeit dekantiert. Das Zentrifugenglas wird umgedreht auf Filterpapier abtropfen gelassen. Im Rückstand wird der Stickstoff mit Hilfe der Kjeldahl-Bestimmung (2.5.9) ermittelt und die Proteinmenge durch Multiplikation mit 6,25 berechnet.

Aktivierte Gerinnungsfaktoren: Wenn die Zubereitung Heparin enthält, wird dessen Menge entsprechend der Prüfung „Heparin" bestimmt und durch Zusatz von Protaminsulfat *R* neutralisiert (10 µg Protaminsulfat neutralisieren 1 I.E. Heparin). Die Zubereitung wird 1:10 und 1:100 unter Verwendung von Trometamol-Pufferlösung *p*H 7,5 *R* verdünnt. Eine Reihe von Röhrchen aus Polystyrol wird in ein Wasserbad von 37 °C gestellt. In jedes Röhrchen werden 0,1 ml blutplättchenarmes Plasma *R* und 0,1 ml einer geeigneten Verdünnung von Cefalin-Reagenz *R* oder Blutplättchen-Ersatz *R* gegeben. Die Röhrchen bleiben 60 s lang stehen. Jedem Röhrchen werden entweder 0,1 ml einer der Verdünnungen oder 0,1 ml der Pufferlösung (Kontrolle) zugesetzt. Unmittelbar danach werden jedem Röhrchen 0,1 ml einer vorher auf 37 °C erwärmten Lösung von Calciumchlorid *R* (3,7 g · l^{-1}) zugesetzt. Innerhalb von 30 min nach Herstellung der Ausgangsverdünnung wird diejenige Zeit gemessen, die zwischen Zusatz der Calciumchlorid-Lösung und Bildung eines Gerinnsels vergeht. Für jede Verdünnung muß die Gerinnungszeit mindestens 150 s betragen. Die Prüfung darf nur ausgewertet werden, wenn die Gerinnungszeit für die Kontrolle zwischen 200 und 350 s liegt.

Heparin: Falls bei der Herstellung der Zubereitung Heparin zugesetzt wurde, wird die „Bestimmung von Heparin in Blutgerinnungsfaktoren" (2.7.12) durchgeführt. Die Zubereitung darf keinen höheren Gehalt an Heparin aufweisen als in der Beschriftung angegeben und höchstens 0,5 I.E. Heparin je I.E. Blutgerinnungsfaktor IX.

Thrombin: Wenn die Zubereitung Heparin enthält, wird dessen Menge entsprechend der Prüfung „Heparin" bestimmt und durch Zusatz von Protaminsulfat *R* neutralisiert (10 µg Protaminsulfat neutralisieren 1 I.E. Heparin). In jedem von 2 Röhrchen werden gleiche Volumteile der Zubereitung und einer Lösung von Fibrinogen *R* (3 g · l^{-1}) gemischt. Eines der Röhrchen wird 6 h lang bei 37 °C und das andere 24 h lang bei Raumtemperatur gehalten. In einem dritten Röhrchen wird ein Teil Fibrinogen-Lösung mit einem Teil einer Lösung von Thrombin vom Menschen *R*, die 1 I.E. je Milliliter enthält, gemischt und in ein Wasserbad von 37 °C gestellt. In den Röhrchen mit der Zubereitung kommt es nicht zur Gerinnung. Im Röhrchen mit Thrombin tritt die Gerinnung innerhalb von 30 s ein.

Wasser (2.5.12): Höchstens 3,0 Prozent. Einem Behältnis mit der Zubereitung wird ein geeignetes Volumen wasserfreies Methanol *R* zugegeben, umgeschüttelt und anschließend stehengelassen. Die Bestimmung erfolgt mit einem bekannten Volumen der überstehenden Lösung.

Sterilität (2.6.1): Die Zubereitung muß der Prüfung entsprechen.

Pyrogene (2.6.8): Die Zubereitung muß der Prüfung entsprechen. Je Kilogramm Körpermasse eines Kaninchens wird ein Volumen, das mindestens 30 I.E. Blutgerinnungsfaktor IX enthält, injiziert.

Bestimmung der Wirksamkeit

Blutgerinnungsfaktor IX: Die „Wertbestimmung von Blutgerinnungsfaktor IX" (2.7.11) wird durchgeführt.

Der ermittelte Wert muß mindestens 80 und darf höchstens 125 Prozent des angegebenen Werts betragen. Die Vertrauensgrenzen (P = 0,95) des ermittelten Werts müssen mindestens 80 und dürfen höchstens 125 Prozent betragen.

Blutgerinnungsfaktor VII: Falls die Zubereitung nach Angaben in der Beschriftung Faktor VII enthält, wird die „Wertbestimmung von Blutgerinnungsfaktor VII" (2.7.10) durchgeführt.

Der ermittelte Wert muß mindestens 80 und darf höchstens 125 Prozent des angegebenen Werts betragen. Die Vertrauensgrenzen (P = 0,95) des ermittelten Werts müssen mindestens 80 und dürfen höchstens 125 Prozent betragen.

Blutgerinnungsfaktoren II und X: Falls die Zubereitung nach Angaben in der Beschriftung die Faktoren II und X enthält, werden validierte Wertbestimmungen dieser Faktoren durchgeführt.

Der ermittelte Wert muß mindestens 80 und darf höchstens 125 Prozent des angegebenen Werts betragen. Die Vertrauensgrenzen ($P = 0{,}95$) des ermittelten Werts müssen mindestens 80 und dürfen höchstens 125 Prozent betragen.

Lagerung

Vor Licht geschützt.

Beschriftung

Die Beschriftung gibt insbesondere an
- Anzahl der Internationalen Einheiten an Blutgerinnungsfaktor IX und, falls zutreffend, der Blutgerinnungsfaktoren II, VII und X je Behältnis
- falls zutreffend, daß die Zubereitung Protein C und/oder Protein S enthält
- Proteinmenge je Behältnis
- Name und Menge einer jeden zugesetzten Substanz einschließlich des Heparins
- Name und Menge des Lösungsmittels, das für die Rekonstitution der Zubereitung verwendet werden muß
- Lagerungsbedingungen
- Verfallsdatum
- daß im Falle der Anwendung von Arzneimitteln aus Blut oder Plasma vom Menschen eine Übertragung von Infektionserregern nicht vollständig ausgeschlossen werden kann.

1998, 526

Proxyphyllin

Proxyphyllinum

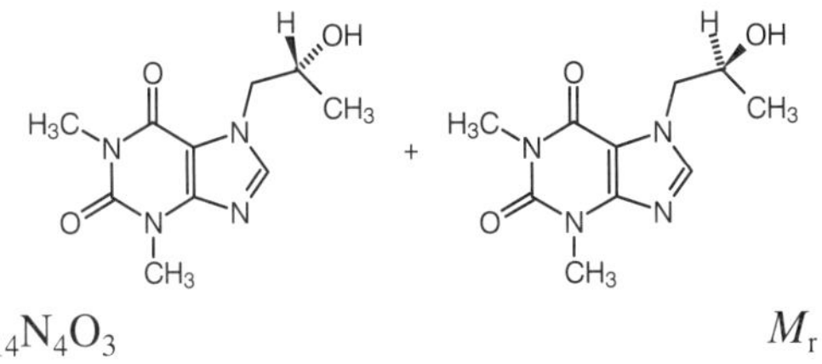

$C_{10}H_{14}N_4O_3$ M_r 238,2

Definition

Proxyphyllin enthält mindestens 98,5 und höchstens 101,0 Prozent 7-[(2*RS*)-2-Hydroxypropyl]-1,3-dimethyl-3,7-dihydro-1*H*-purin-2,6-dion, berechnet auf die getrocknete Substanz.

Eigenschaften

Weißes, kristallines Pulver; sehr leicht löslich in Wasser, löslich in Ethanol.

Prüfung auf Identität

1: B, C.
2: A, C, D.

A. Schmelztemperatur (2.2.14): 134 bis 136 °C.

B. Die Prüfung erfolgt mit Hilfe der IR-Spektroskopie (2.2.24) durch Vergleich des Spektrums der Substanz mit dem von Proxyphyllin *CRS*. Die Prüfung erfolgt mit Hilfe von Preßlingen unter Verwendung von 0,5 bis 1 mg Substanz und 0,3 g Kaliumbromid *R*.

C. 1 g Substanz wird in 5 ml Acetanhydrid *R* gelöst. Die Lösung wird 15 min lang zum Rückfluß erhitzt und anschließend erkalten gelassen. Nach Zusatz von 100 ml einer Mischung von 20 Volumteilen Ether *R* und 80 Volumteilen Petroläther *R* wird unter gelegentlichem Umschütteln mindestens 20 min lang in einer Eis-Wasser-Mischung gekühlt. Der Niederschlag wird abfiltriert, mit einer Mischung von 20 Volumteilen Ether *R* und 80 Volumteilen Petroläther *R* gewaschen und aus Ethanol 96 % *R* umkristallisiert. Nach dem Trocknen im Vakuum schmelzen (2.2.14) die Kristalle zwischen 87 und 92 °C.

D. Die Substanz gibt die Identitätsreaktion auf Xanthine (2.3.1).

Prüfung auf Reinheit

Prüflösung: 2,5 g Substanz werden in kohlendioxidfreiem Wasser *R* zu 50 ml gelöst.

Aussehen der Lösung: Die Prüflösung muß klar (2.2.1) und farblos (2.2.2, Methode II) sein.

Sauer oder alkalisch reagierende Substanzen: 10 ml Prüflösung werden mit 0,25 ml Bromthymolblau-Lösung *R* 1 versetzt. Die Lösung muß gelb oder grün gefärbt sein. Bis zum Farbumschlag nach Blau dürfen höchstens 0,4 ml Natriumhydroxid-Lösung ($0{,}01\ mol \cdot l^{-1}$) verbraucht werden.

Verwandte Substanzen: Die Prüfung erfolgt mit Hilfe der Dünnschichtchromatographie (2.2.27) unter Verwendung einer Schicht von Kieselgel HF_{254} *R*.

Untersuchungslösung: 0,3 g Substanz werden in einer Mischung von 20 Volumteilen Wasser *R* und 30 Volumteilen Methanol *R* zu 10 ml gelöst. Die Lösung ist unmittelbar vor Gebrauch herzustellen.

Referenzlösung a: 1 ml Untersuchungslösung wird mit Methanol *R* zu 100 ml verdünnt.

Referenzlösung b: 0,2 ml Untersuchungslösung werden mit Methanol *R* zu 100 ml verdünnt.

Referenzlösung c: 10 mg Theophyllin *R* werden in Methanol *R* gelöst. Die Lösung wird mit 0,3 ml Untersuchungslösung versetzt und mit Methanol *R* zu 10 ml verdünnt.

Auf die Platte werden getrennt 10 µl jeder Lösung aufgetragen. Die Chromatographie erfolgt mit einer Mischung von 1 Volumteil konzentrierter Ammoniak-Lösung *R*, 10 Volumteilen wasserfreiem Ethanol *R* und 90 Volumteilen Chloroform *R* über eine Laufstrecke von 15 cm. Die Platte wird an der Luft trocknen gelassen und im ultravioletten Licht bei 254 nm ausgewertet. Kein im Chromatogramm der Untersuchungslösung auftretender

Nebenfleck darf größer oder intensiver sein als der Fleck im Chromatogramm der Referenzlösung a (1 Prozent), und höchstens einer dieser Flecke darf größer oder intensiver sein als der Fleck im Chromatogramm der Referenzlösung b (0,2 Prozent). Die Prüfung darf nur ausgewertet werden, wenn das Chromatogramm der Referenzlösung c deutlich voneinander getrennt 2 Flecke zeigt.

Chlorid (2.4.4): 2,5 ml Prüflösung, mit Wasser *R* zu 15 ml verdünnt, müssen der Grenzprüfung auf Chlorid entsprechen (400 ppm).

Schwermetalle (2.4.8): 12 ml Prüflösung müssen der Grenzprüfung A auf Schwermetalle entsprechen (20 ppm). Zur Herstellung der Referenzlösung wird die Blei-Lösung (1 ppm Pb) *R* verwendet.

Trocknungsverlust (2.2.32): Höchstens 0,5 Prozent, mit 1,000 g Substanz durch Trocknen im Trockenschrank bei 100 bis 105 °C bestimmt.

Sulfatasche (2.4.14): Höchstens 0,1 Prozent, mit 1,0 g Substanz bestimmt.

Gehaltsbestimmung

Um Überhitzung während der Titration zu vermeiden, wird während des Titrierens gründlich durchgemischt und die Titration unmittelbar nach Erreichen des Endpunkts beendet.

0,200 g Substanz, in 3,0 ml wasserfreier Ameisensäure *R* gelöst, werden nach Zusatz von 50,0 ml Acetanhydrid *R* mit Perchlorsäure (0,1 mol · l^{-1}) titriert. Der Endpunkt wird mit Hilfe der Potentiometrie (2.2.20) bestimmt.

1 ml Perchlorsäure (0,1 mol · l^{-1}) entspricht 23,82 mg $C_{10}H_{14}N_4O_3$.

Lagerung

Gut verschlossen, vor Licht geschützt.

1999, 1367

Pseudoephedrinhydrochlorid

Pseudoephedrini hydrochloridum

$C_{10}H_{16}ClNO$ M_r 201,7

Definition

Pseudoephedrinhydrochlorid enthält mindestens 99,0 und höchstens 101,0 Prozent (1*S*,2*S*)-2-(Methylamino)-1-phenylpropan-1-ol-hydrochlorid, berechnet auf die getrocknete Substanz.

Eigenschaften

Weißes, kristallines Pulver oder farblose Kristalle; leicht löslich in Wasser und Ethanol, wenig löslich in Dichlormethan.

Die Substanz schmilzt bei etwa 184 °C.

Prüfung auf Identität

1: A, B, D.
2: A, C, D.

A. Die Substanz entspricht der Prüfung „Spezifische Drehung" (siehe „Prüfung auf Reinheit").

B. Die Prüfung erfolgt mit Hilfe der IR-Spektroskopie (2.2.24) durch Vergleich des Spektrums der Substanz mit dem von Pseudoephedrinhydrochlorid *CRS*. Die Prüfung erfolgt mit Hilfe von Preßlingen.

C. Die Prüfung erfolgt mit Hilfe der Dünnschichtchromatographie (2.2.27) unter Verwendung einer Schicht eines geeigneten Kieselgels.

Untersuchungslösung: 20 mg Substanz werden in Methanol *R* zu 10 ml gelöst.

Referenzlösung a: 20 mg Pseudoephedrinhydrochlorid *CRS* werden in Methanol *R* zu 10 ml gelöst.

Referenzlösung b: 10 mg Ephedrinhydrochlorid *CRS* werden in der Referenzlösung a zu 5 ml gelöst.

Auf die Platte werden getrennt 10 µl jeder Lösung aufgetragen. Die Chromatographie erfolgt mit einer Mischung von 5 Volumteilen Dichlormethan *R*, 15 Volumteilen konzentrierter Ammoniak-Lösung *R* und 80 Volumteilen 2-Propanol *R* über eine Laufstrecke von 15 cm. Die Platte wird an der Luft trocknen gelassen, mit Ninhydrin-Lösung *R* besprüht und 5 min lang bei 110 °C erhitzt. Der Hauptfleck im Chromatogramm der Untersuchungslösung entspricht in bezug auf Lage, Farbe und Größe dem Hauptfleck im Chromatogramm der Referenzlösung a. Die Prüfung darf nur ausgewertet werden, wenn das Chromatogramm der Referenzlösung b deutlich voneinander getrennt 2 Flecke zeigt.

D. Die Prüflösung (siehe „Prüfung auf Reinheit") gibt die Identitätsreaktion a auf Chlorid (2.3.1).

Prüfung auf Reinheit

Prüflösung: 1,25 g Substanz werden in kohlendioxidfreiem Wasser *R* zu 25,0 ml gelöst.

Aussehen der Lösung: Die Prüflösung muß klar (2.2.1) und farblos (2.2.2, Methode II) sein.

Sauer oder alkalisch reagierende Substanzen: 2 ml Prüflösung, mit kohlendioxidfreiem Wasser *R* zu 10 ml verdünnt, werden mit 0,1 ml Methylrot-Lösung *R* und anschließend mit 0,1 ml Natriumhydroxid-Lösung (0,01 mol · l^{-1}) versetzt. Die Lösung ist gelb. Nach Zusatz von 0,2 ml Salzsäure (0,01 mol · l^{-1}) ist die Lösung rot.

Spezifische Drehung (2.2.7): Die spezifische Drehung, an der Prüflösung bestimmt, muß zwischen +61,0 und +62,5° liegen, berechnet auf die getrocknete Substanz.

Verwandte Substanzen: Die Prüfung erfolgt mit Hilfe der Flüssigchromatographie (2.2.29).

Untersuchungslösung: 50,0 mg Substanz werden in der mobilen Phase zu 25,0 ml gelöst.

Referenzlösung a: 20,0 mg Ephedrinhydrochlorid *CRS* werden in der mobilen Phase zu 20,0 ml gelöst. 1,0 ml Lösung wird mit der mobilen Phase zu 50,0 ml verdünnt.

Referenzlösung b: 1,0 ml Untersuchungslösung wird mit der mobilen Phase zu 200,0 ml verdünnt.

Referenzlösung c: 10 mg Ephedrinhydrochlorid *CRS* werden in 5 ml Untersuchungslösung gelöst. Die Lösung wird mit der mobilen Phase zu 100 ml verdünnt.

Die Chromatographie kann durchgeführt werden mit
- einer Säule aus rostfreiem Stahl von 0,25 m Länge und 4,6 mm innerem Durchmesser, gepackt mit phenylsilyliertem Kieselgel zur Chromatographie *R* (5 µm)
- einer Mischung von 6 Volumteilen Methanol *R* und 94 Volumteilen einer Lösung von Ammoniumacetat *R* (11,6 g · l^{-1}), die mit Essigsäure 98 % *R* auf einen *p*H-Wert von 4,0 eingestellt wurde, als mobile Phase bei einer Durchflußrate von 1 ml je Minute
- einem Spektrometer als Detektor bei einer Wellenlänge von 257 nm.

20 µl Referenzlösung c werden eingespritzt. Die Empfindlichkeit des Systems wird so eingestellt, daß die Höhe der 2 Hauptpeaks im Chromatogramm mindestens 50 Prozent des maximalen Ausschlags beträgt. Die Prüfung darf nur ausgewertet werden, wenn die Auflösung zwischen den Peaks von Ephedrin und Pseudoephedrin mindestens 2,0 beträgt. Falls erforderlich wird die Konzentration von Methanol in der mobilen Phase vermindert.

Je 20 µl Untersuchungslösung, Referenzlösung a und Referenzlösung b werden getrennt eingespritzt. Die Chromatographie der Untersuchungslösung erfolgt über eine Dauer, die der 1,5fachen Retentionszeit von Pseudoephedrin entspricht. Im Chromatogramm der Untersuchungslösung darf eine dem Ephedrin entsprechende Peakfläche nicht größer sein als die Fläche des Hauptpeaks im Chromatogramm der Referenzlösung a (1 Prozent); keine Peakfläche, mit Ausnahme der des Hauptpeaks und der des Ephedrin-Peaks, darf größer sein als die Fläche des Hauptpeaks im Chromatogramm der Referenzlösung b (0,5 Prozent), und die Summe dieser Peakflächen darf nicht größer sein als das 2fache der Fläche des Hauptpeaks im Chromatogramm der Referenzlösung b (1 Prozent). Peaks, deren Fläche kleiner ist als das 0,1fache der Fläche des Hauptpeaks im Chromatogramm der Referenzlösung b, werden nicht berücksichtigt.

Trocknungsverlust (2.2.32): Höchstens 0,5 Prozent, mit 1,000 g Substanz durch Trocknen im Trockenschrank bei 100 bis 105 °C bestimmt.

Sulfatasche (2.4.14): Höchstens 0,1 Prozent, mit 1,0 g Substanz bestimmt.

Gehaltsbestimmung

0,170 g Substanz, in 30 ml Ethanol 96 % *R* gelöst und mit 5,0 ml Salzsäure (0,01 mol · l^{-1}) versetzt, werden mit Natriumhydroxid-Lösung (0,1 mol · l^{-1}) titriert. Das zwischen den beiden mit Hilfe der Potentiometrie (2.2.20) bestimmten Wendepunkten zugesetzte Volumen wird abgelesen.

1 ml Natriumhydroxid-Lösung (0,1 mol · l^{-1}) entspricht 20,17 mg $C_{10}H_{16}ClNO$.

Lagerung

Vor Licht geschützt.

Verunreinigungen

A. Ephedrin.

1998, 1255

Pyridostigminbromid

Pyridostigmini bromidum

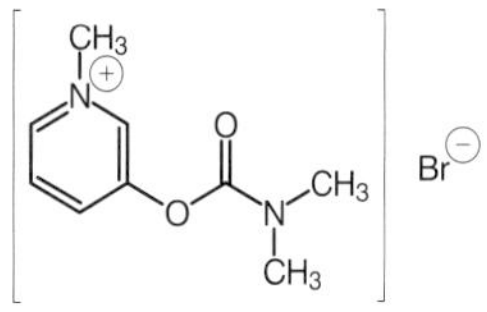

$C_9H_{13}BrN_2O_2$ M_r 261,1

Definition

Pyridostigminbromid enthält mindestens 98,5 und höchstens 101,0 Prozent 3-(Dimethylcarbamoyloxy)-1-methylpyridinium-bromid, berechnet auf die getrocknete Substanz.

Eigenschaften

Weißes bis fast weißes, kristallines, zerfließendes Pulver; sehr leicht löslich in Wasser und Ethanol, praktisch unlöslich in Ether.

Prüfung auf Identität

A. Die Prüfung erfolgt mit Hilfe der IR-Spektroskopie (2.2.24) durch Vergleich des Spektrums der Substanz mit dem von Pyridostigminbromid *CRS*.

B. Die Substanz gibt die Identitätsreaktion a auf Bromid (2.3.1).

Prüfung auf Reinheit

Prüflösung: 1,0 g Substanz wird in kohlendioxidfreiem Wasser *R* zu 100 ml gelöst.

Aussehen der Lösung: Die Prüflösung muß klar (2.2.1) und farblos (2.2.2, Methode II) sein.

Sauer oder alkalisch reagierende Substanzen: 40 ml Prüflösung werden mit einigen Tropfen Methylrot-Lösung *R* versetzt. Werden 20 ml dieser Lösung mit 0,2 ml

Natriumhydroxid-Lösung (0,02 mol · l^{-1}) versetzt, muß die Lösung gelb gefärbt sein. Werden 20 ml der restlichen Lösung mit 0,2 ml Salzsäure (0,02 mol · l^{-1}) versetzt, muß die Lösung rot gefärbt sein.

Verwandte Substanzen: Die Prüfung erfolgt mit Hilfe der Flüssigchromatographie (2.2.29).

Untersuchungslösung: 50 mg Substanz werden in der auf etwa 40 °C erwärmten mobilen Phase gelöst. Nach dem Erkaltenlassen wird die Lösung mit der mobilen Phase zu 50,0 ml verdünnt.

Referenzlösung a: 4 mg Pyridostigmin-Verunreinigung A *CRS* und 4 mg Pyridostigminbromid *CRS* werden in der mobilen Phase zu 100,0 ml gelöst. 5,0 ml Lösung werden mit der mobilen Phase zu 100,0 ml verdünnt.

Referenzlösung b: 1,0 ml Untersuchungslösung wird mit der mobilen Phase zu 100,0 ml verdünnt. 10,0 ml dieser Lösung werden mit der mobilen Phase zu 50,0 ml verdünnt.

Referenzlösung c: 5,0 ml Referenzlösung b werden mit der mobilen Phase zu 20,0 ml verdünnt.

Die Chromatographie kann durchgeführt werden mit
- einer Säule aus rostfreiem Stahl von 0,25 m Länge und 4,0 mm innerem Durchmesser, gepackt mit desaktiviertem, octadecylsilyliertem Kieselgel zur Chromatographie *R* (5 bis 10 µm)
- einer Mischung von 30 Volumteilen Acetonitril *R* und 70 Volumteilen einer mit Phosphorsäure 85 % *R* auf einen *p*H-Wert von 2,0 eingestellten Lösung von Natriumdodecylsulfat *R* (4,33 g · l^{-1}) als mobile Phase bei einer Durchflußrate von 1,1 ml je Minute
- einem Spektrometer als Detektor bei einer Wellenlänge von 220 nm.

20 µl Referenzlösung b werden eingespritzt. Die Empfindlichkeit des Systems wird so eingestellt, daß die Höhe des Hauptpeaks mindestens 50 Prozent des maximalen Ausschlags beträgt.

20 µl Referenzlösung a werden eingespritzt. Die Prüfung darf nur ausgewertet werden, wenn im erhaltenen Chromatogramm die Auflösung zwischen den Peaks von Pyridostigmin und der Pyridostigmin-Verunreinigung A mindestens 1,5 beträgt.

Je 20 µl Untersuchungslösung, Referenzlösung b und Referenzlösung c werden getrennt eingespritzt. Die Chromatographie erfolgt über eine Dauer, die der 2fachen Retentionszeit von Pyridostigmin entspricht. Im Chromatogramm der Untersuchungslösung darf keine Peakfläche, mit Ausnahme der des Hauptpeaks, größer sein als das 2fache der Fläche des Hauptpeaks im Chromatogramm der Referenzlösung b (0,4 Prozent). Höchstens einer dieser Peaks darf eine Fläche haben, die größer ist als die des Hauptpeaks im Chromatogramm der Referenzlösung b (0,2 Prozent). Höchstens 1 weiterer Peak darf eine Fläche zeigen, die größer ist als das 0,5fache der Fläche des Hauptpeaks im Chromatogramm der Referenzlösung b (0,1 Prozent). Die Summe der Flächen aller Nebenpeaks darf nicht größer sein als das 2,5fache der Fläche des Hauptpeaks im Chromatogramm der Referenzlösung b (0,5 Prozent). Der Lösungsmittelpeak und Peaks, deren Fläche kleiner ist als die Peakfläche im Chromatogramm der Referenzlösung c, werden nicht berücksichtigt.

Schwermetalle (2.4.8): 1,0 g Substanz muß der Grenzprüfung C auf Schwermetalle entsprechen (20 ppm). Zur Herstellung der Referenzlösung werden 2 ml Blei-Lösung (10 ppm Pb) *R* verwendet.

Trocknungsverlust (2.2.32): Höchstens 0,5 Prozent, mit 1,000 g Substanz durch Trocknen im Trockenschrank bei 100 bis 105 °C bestimmt.

Sulfatasche (2.4.14): Höchstens 0,1 Prozent, mit 1,0 g Substanz bestimmt.

Sterilität (2.6.1): Pyridostigminbromid zur Herstellung von Parenteralia, das dabei keinem weiteren geeigneten Sterilisationsverfahren unterworfen wird, muß der Prüfung entsprechen.

Gehaltsbestimmung

0,230 g Substanz, in 10 ml wasserfreier Essigsäure *R* gelöst und mit 40 ml Acetanhydrid *R* versetzt, werden mit Perchlorsäure (0,1 mol · l^{-1}) titriert. Der Endpunkt wird mit Hilfe der Potentiometrie (2.2.20) bestimmt.

1 ml Perchlorsäure (0,1 mol · l^{-1}) entspricht 26,11 mg $C_9H_{13}BrN_2O_2$.

Lagerung

Dicht verschlossen, vor Licht geschützt. Falls die Substanz steril ist, im Behältnis mit Sicherheitsverschluß.

Beschriftung

Die Beschriftung gibt insbesondere, falls zutreffend, an, daß die Substanz steril ist.

Verunreinigungen

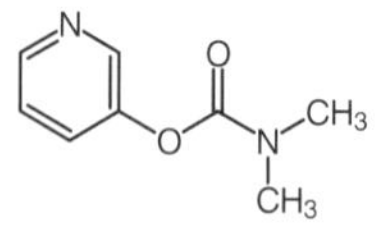

A. Pyridin-3-yl-dimethylcarbamat

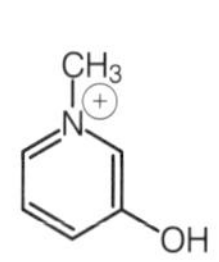

B. 3-Hydroxy-1-methylpyridinium.

Q

1999, 1306

Queckenwurzelstock

Graminis rhizoma

Definition

Queckenwurzelstock besteht aus dem ganzen oder geschnittenen, von den Wurzeln befreiten, gewaschenen und getrockneten Wurzelstock von *Agropyron repens* (L.) Beauvois oder *Elymus repens* (L.) Gould.

Eigenschaften

Die Droge weist die unter „Prüfung auf Identität" A und B beschriebenen makroskopischen und mikroskopischen Merkmale auf.

Prüfung auf Identität

A. Die glänzenden gelblichen, hellbraunen oder gelblichbraunen Rhizomstücke sind 2 bis 3 mm dick und längsgefurcht. An den Nodien finden sich Reste sehr dünner, mehr oder weniger verzweigter Wurzeln und weißlicher oder bräunlicher, schuppenförmiger Blätter; die bis zu 6 cm langen Internodien sind gefurcht und im Inneren hohl. Querschnitte durch die Nodien zeigen ein gelbliches Mark.

B. Die Droge wird pulverisiert (355). Das Pulver ist weißlichgelb. Die Prüfung erfolgt unter dem Mikroskop, wobei Chloralhydrat-Lösung *R* verwendet wird. Das Pulver zeigt folgende Merkmale: Epidermisfragmente, die mit einer dicken Kutikula versehen sind; sie bestehen aus rechteckigen, gestreckten, dickwandigen Zellen mit getüpfelten, leicht welligen Wänden sowie kleinen, rundlichen bis rechteckigen Zellen, die mit den gestreckten Zellen abwechseln; U-förmig verdickte Endodermiszellen; zahlreiche Bruchstücke mäßig verdickter Fasern sowie Gruppen von Tüpfel-, Spiral- und Ringgefäßen.

Prüfung auf Reinheit

Cynodon dactylon, Imperata cylindrica: Die Prüfung erfolgt unter dem Mikroskop, wobei Iod-Lösung *R* 1 verwendet wird. Weder blau gefärbte Stärkekörner noch U-förmig verdickte Endodermiszellen dürfen vorhanden sein.

Fremde Bestandteile (2.8.2): Höchstens 15 Prozent grauschwarze Rhizomstücke dürfen in der geschnittenen Droge vorhanden sein.

Mit Wasser extrahierbare Substanzen: 5,0 g pulverisierte Droge (355) werden mit 200 ml siedendem Wasser *R* übergossen und unter gelegentlichem Schütteln 10 min lang stehengelassen. Nach dem Erkaltenlassen wird mit Wasser *R* zu 200,0 ml verdünnt und anschließend filtriert. 20,0 ml des Filtrats werden auf dem Wasserbad zur Trockne eingedampft. Der Rückstand wird im Trockenschrank bei 100 bis 105 °C getrocknet. Seine Masse muß mindestens 0,125 g betragen (25 Prozent).

Trocknungsverlust (2.2.32): Höchstens 12,0 Prozent, mit 1,000 g pulverisierter Droge (355) durch 2 h langes Trocknen im Trockenschrank bei 100 bis 105 °C bestimmt.

Asche (2.4.16): Höchstens 5,0 Prozent.

Salzsäureunlösliche Asche (2.8.1): Höchstens 1,5 Prozent.

Lagerung

Gut verschlossen, vor Licht geschützt.

R

1999, 1368

Ramipril

Ramiprilum

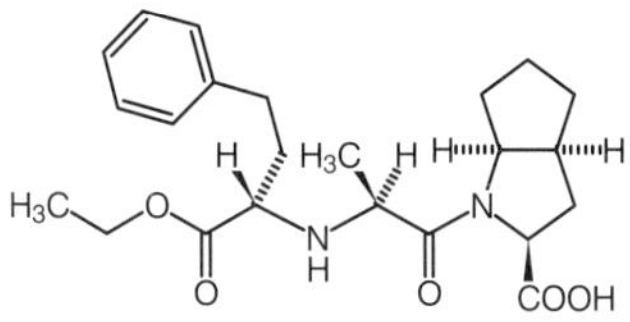

$C_{23}H_{32}N_2O_5$ M_r 416,5

Definition

Ramipril enthält mindestens 98,0 und höchstens 101,0 Prozent (2*S*,3a*S*,6a*S*)-1-[(*S*)-2-[[(*S*)-1-(Ethoxycarbonyl)-3-phenylpropyl]amino]propanoyl]octahydrocyclopenta[*b*]pyrrol-2-carbonsäure, berechnet auf die getrocknete Substanz.

Eigenschaften

Weißes bis fast weißes, kristallines Pulver; wenig löslich in Wasser, leicht löslich in Methanol.

Prüfung auf Identität

A. Die Substanz entspricht der Prüfung „Spezifische Drehung" (siehe „Prüfung auf Reinheit").

B. Die Prüfung erfolgt mit Hilfe der IR-Spektroskopie (2.2.24) durch Vergleich des Spektrums der Substanz mit dem von Ramipril *CRS*.

Prüfung auf Reinheit

Aussehen der Lösung: 0,1 g Substanz werden in Methanol *R* zu 10 ml gelöst. Die Lösung muß klar (2.2.1) und farblos (2.2.2, Methode II) sein.

Spezifische Drehung (2.2.7): 0,250 g Substanz werden in einer Mischung von 14 Volumteilen Salzsäure *R* 1 und 86 Volumteilen Methanol *R* zu 25,0 ml gelöst. Die spezifische Drehung muß zwischen +32,0 und +38,0° liegen, berechnet auf die getrocknete Substanz.

Verwandte Substanzen: Die Prüfung erfolgt mit Hilfe der Flüssigchromatographie (2.2.29).

Untersuchungslösung: 20,0 mg Substanz werden in der mobilen Phase A zu 20,0 ml gelöst.

Referenzlösung a: Je 5 mg Ramipril-Verunreinigung A *CRS*, Ramipril-Verunreinigung B *CRS*, Ramipril-Verunreinigung C *CRS* und Ramipril-Verunreinigung D *CRS* werden gemeinsam in 5 ml Untersuchungslösung gelöst. Die Lösung wird mit der mobilen Phase B zu 10 ml verdünnt.

Referenzlösung b: 5,0 ml Untersuchungslösung werden mit der mobilen Phase B zu 100,0 ml verdünnt. 5,0 ml dieser Lösung werden mit der mobilen Phase B zu 50,0 ml verdünnt.

Referenzlösung c: 1,0 ml Referenzlösung b wird mit der mobilen Phase B zu 10,0 ml verdünnt.

Die Chromatographie kann durchgeführt werden mit

- einer Säule aus rostfreiem Stahl von 0,25 m Länge und 4,0 mm innerem Durchmesser, gepackt mit octadecylsilyliertem Kieselgel zur Chromatographie *R* (3 µm)
- einer Mischung der mobilen Phasen A und B bei einer Durchflußrate von 1,0 ml je Minute

  mobile Phase A: 2,0 g Natriumperchlorat *R* werden in einer Mischung von 0,5 ml Triethylamin *R* und 800 ml Wasser *R* gelöst; die Lösung wird mit Phosphorsäure 85 % *R* auf einen *p*H-Wert von 3,6 eingestellt und mit 200 ml Acetonitril *R* versetzt

  mobile Phase B: 2,0 g Natriumperchlorat *R* werden in einer Mischung von 0,5 ml Triethylamin *R* und 300 ml Wasser *R* gelöst; die Lösung wird mit Phosphorsäure 85 % *R* auf einen *p*H-Wert von 3,6 eingestellt und mit 200 ml Acetonitril *R* versetzt

Zeit (min)	mobile Phase A (% *V/V*)	mobile Phase B (% *V/V*)	Erläuterungen
0 – 6	90	10	isokratisch
6 – 7	90 → 75	10 → 25	linearer Gradient
7 – 20	75 → 65	25 → 35	linearer Gradient
20 – 30	65 → 25	35 → 75	linearer Gradient
30 – 40	25	75	isokratisch
40 – 45	25 → 90	75 → 10	linearer Gradient
45 – 55	90	10	Re-Äquilibrierung

- einem Spektrometer als Detektor bei einer Wellenlänge von 210 nm.

Die Temperatur der Säule wird bei 65 °C gehalten.

Die Säule wird mindestens 35 min lang mit einer Mischung von 90 Prozent mobiler Phase A und 10 Prozent mobiler Phase B äquilibriert. Wenn keine geeignete Basislinie erhalten werden kann, wird eine andere Qualität von Triethylamin verwendet.

R

Monographien

10 µl Referenzlösung c werden eingespritzt. Die Empfindlichkeit des Systems wird so eingestellt, daß das Chromatogramm einen sichtbaren Peak zeigt.

Je 10 µl Referenzlösung a, Referenzlösung b und Untersuchungslösung werden getrennt eingespritzt. Die Prüfung darf nur ausgewertet werden, wenn im Chromatogramm der Referenzlösung a die Auflösung zwischen den Peaks von Ramipril-Verunreinigung A und Ramipril mindestens 3,0 beträgt, im Chromatogramm der Referenzlösung c der Hauptpeak ein Signal-Rausch-Verhältnis von mindestens 3 aufweist und im Chromatogramm der Untersuchungslösung der Symmetriefaktor des Hauptpeaks zwischen 0,8 und 2,0 liegt.

Werden die Chromatogramme unter den vorgeschriebenen Bedingungen aufgezeichnet, beträgt die Retentionszeit für Ramipril-Verunreinigung A etwa 14 min, für Ramipril etwa 18 min, für Ramipril-Verunreinigung B etwa 22 min, für Toluol etwa 24 min, für Ramipril-Verunreinigung C etwa 26 min und für Ramipril-Verunreinigung D etwa 28 min.

Im Chromatogramm der Untersuchungslösung wird die Fläche eines der Ramipril-Verunreinigung C entsprechenden Peaks mit einem Korrekturfaktor von 2,4 multipliziert.

Dieses typische Chromatogramm dient zur Information und als Anleitung zum Analysenverfahren. Es ist nicht Bestandteil der Anforderungen dieser Monographie.

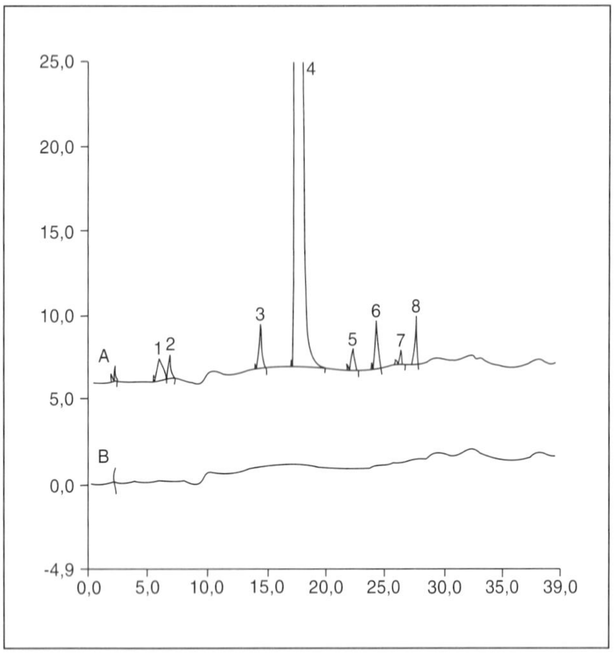

Abb. 1368-1: Typisches Chromatogramm für Ramipril
A. Chromatogramm der Untersuchungslösung, versetzt mit den angeführten Verunreinigungen
B. Chromatogramm der Blindlösung

	Retentionszeit (min)
1. Ramipril-Verunreinigung E	6,01
2. Ramipril-Verunreinigung F	6,90
3. Ramipril-Verunreinigung A	14,44
4. Ramipril	17,50
5. Ramipril-Verunreinigung B	22,32
6. Toluol (Verunreinigung G)	24,34
7. Ramipril-Verunreinigung C	26,37
8. Ramipril-Verunreinigung D	27,70

Im Chromatogramm der Untersuchungslösung darf keine der Ramipril-Verunreinigung A, der Ramipril-Verunreinigung B, der Ramipril-Verunreinigung C und der Ramipril-Verunreinigung D entsprechende Peakfläche größer sein als die Fläche des Hauptpeaks im Chromatogramm der Referenzlösung b (0,5 Prozent), und die Fläche keines Peaks, mit Ausnahme der des Hauptpeaks und der den Verunreinigungen A, B, C und D entsprechenden Peaks, darf größer sein als das 0,2fache der Fläche des Hauptpeaks im Chromatogramm der Referenzlösung b (0,1 Prozent). Die Summe der Flächen aller Peaks, mit Ausnahme der des Hauptpeaks, darf nicht größer sein als das 2fache der Fläche des Hauptpeaks im Chromatogramm der Referenzlösung b (1 Prozent). Peaks, deren Fläche kleiner ist als die des Hauptpeaks im Chromatogramm der Referenzlösung c, werden nicht berücksichtigt.

Palladium: Höchstens 20 ppm Pd. Der Gehalt an Palladium wird mit Hilfe der Atomabsorptionsspektroskopie (2.2.23, Methode I) bestimmt.

Untersuchungslösung: 0,200 g Substanz werden in einer Mischung von 0,3 Volumteilen Salpetersäure *R* und 99,7 Volumteilen Wasser *R* zu 100,0 ml gelöst.

Referenzlösungen: Als Referenzlösungen werden Lösungen verwendet, die 0,02, 0,03 und 0,05 µg Palladium je Milliliter enthalten und durch Verdünnen der Palladium-Lösung (0,5 ppm Pd) *R* mit einer Mischung von 0,3 Volumteilen Salpetersäure *R* und 99,7 Volumteilen Wasser *R* frisch hergestellt werden.

Matrixmodifikationslösung: 0,150 g Magnesiumnitrat *R* werden in einer Mischung von 0,3 Volumteilen Salpetersäure *R* und 99,7 Volumteilen Wasser *R* zu 100,0 ml gelöst.

20 µl Untersuchungslösung, 20 µl Referenzlösung und 10 µl Matrixmodifikationslösung werden getrennt eingespritzt. Die Absorption wird bei 247,6 nm unter Verwendung einer Palladium-Hohlkathodenlampe als Strahlungsquelle, einer Transmissionsbande von vorzugsweise 1 nm und einer Graphitrohr-Küvette gemessen.

Trocknungsverlust (2.2.32): Höchstens 0,2 Prozent, mit 1,000 g Substanz durch 4 h langes Trocknen im Hochvakuum bei 60 °C bestimmt.

Sulfatasche (2.4.14): Höchstens 0,1 Prozent, mit 1,0 g Substanz bestimmt.

Gehaltsbestimmung

0,300 g Substanz, in 25 ml Methanol *R* gelöst, werden nach Zusatz von 25 ml Wasser *R* mit Natriumhydroxid-Lösung (0,1 mol · l^{-1}) titriert. Der Endpunkt wird mit Hilfe der Potentiometrie (2.2.20) bestimmt. Ein Blindversuch wird durchgeführt.

1 ml Natriumhydroxid-Lösung (0,1 mol · l^{-1}) entspricht 41,65 mg $C_{23}H_{32}N_2O_5$.

Lagerung

Gut verschlossen, vor Licht geschützt.

Verunreinigungen

Qualifizierte Verunreinigungen

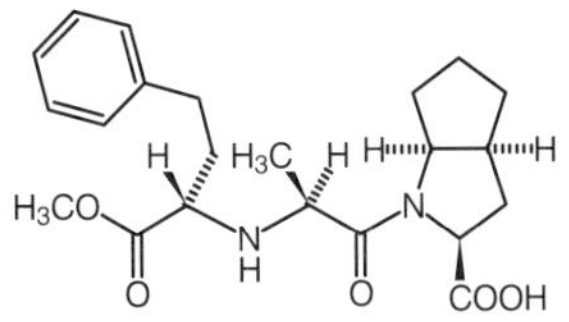

A. (2*S*,3a*S*,6a*S*)-1-[(*S*)-2-[[(*S*)-1-(Methoxycarbonyl)-3-phenylpropyl]amino]propanoyl]octahydrocyclopenta[*b*]pyrrol-2-carbonsäure
(Ramiprilmethylester)

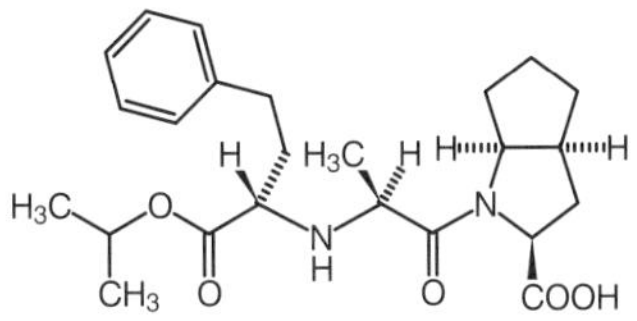

B. (2*S*,3a*S*,6a*S*)-1-[(*S*)-2-[[(*S*)-1-[(1-Methylethoxy)carbonyl]-3-phenylpropyl]amino]propanoyl]octahydrocyclopenta[*b*]pyrrol-2-carbonsäure
(Ramiprilisopropylester)

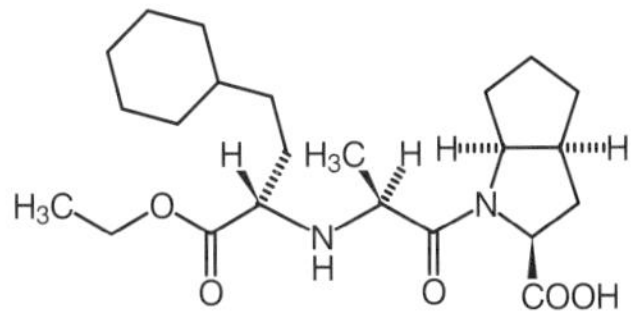

C. (2*S*,3a*S*,6a*S*)-1-[(*S*)-2-[[(*S*)-1-(Ethoxycarbonyl)-3-cyclohexylpropyl]amino]propanoyl]octahydrocyclopenta[*b*]pyrrol-2-carbonsäure
(Hexahydroramipril)

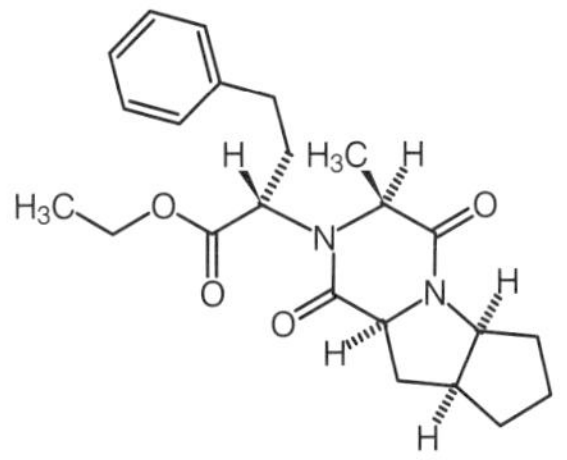

D. Ethyl-(2*S*)-2-[(3*S*,5a*S*,8a*S*,9a*S*)-3-methyl-1,4-dioxodecahydro-1*H*-cyclopenta[*e*]pyrrolo[1,2-*a*]pyrazin-2-yl]-4-phenylbutanoat
(Ramiprildiketopiperazin)

Andere bestimmbare Verunreinigungen

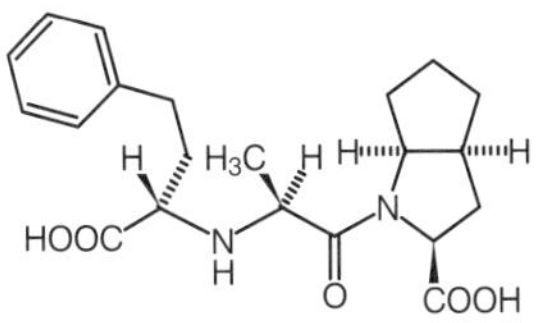

E. (2*S*,3a*S*,6a*S*)-1-[(*S*)-2-[[(*S*)-1-Carboxy-3-phenylpropyl]amino]propanoyl]octahydrocyclopenta[*b*]pyrrol-2-carbonsäure
(Ramiprildiacid)

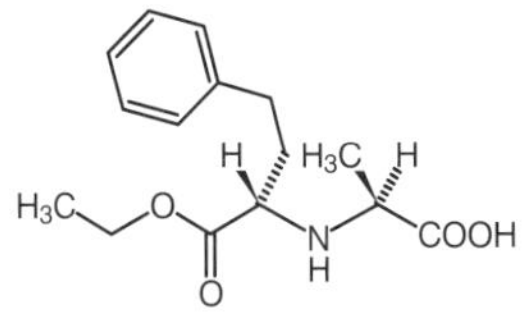

F. (*S*)-2-[[(*S*)-1-(Ethoxycarbonyl)-3-phenylpropyl]amino]propansäure

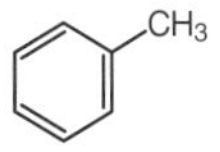

G. Toluol

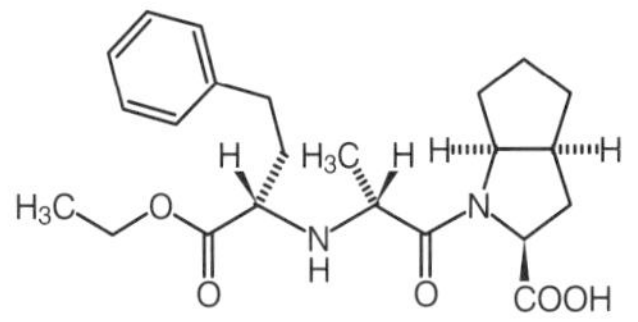

H. (2*S*,3a*S*,6a*S*)-1-[(*R*)-2-[[(*S*)-1-(Ethoxycarbonyl)-3-phenylpropyl]amino]propanoyl]octahydrocyclopenta[*b*]pyrrol-2-carbonsäure
((*R*,*S*-*S*,*S*,*S*)-Isomer von Ramipril)

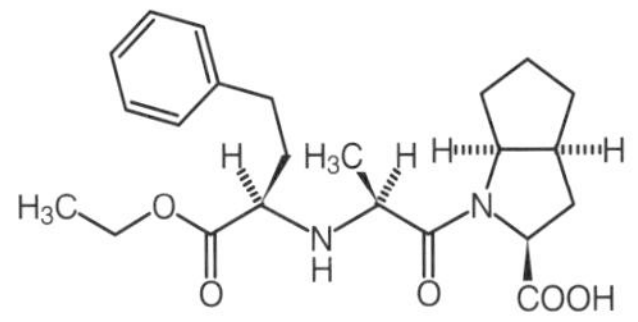

I. (2*S*,3a*S*,6a*S*)-1-[(*S*)-2-[[(*R*)-1-(Ethoxycarbonyl)-3-phenylpropyl]amino]propanoyl]octahydrocyclopenta[*b*]pyrrol-2-carbonsäure
((*S*,*R*-*S*,*S*,*S*)-Isomer von Ramipril)

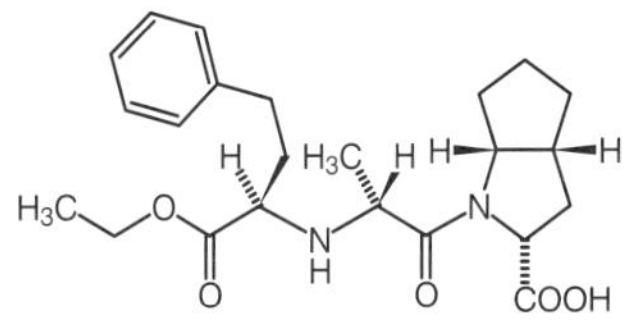

J. (2*R*,3a*R*,6a*R*)-1-[(*R*)-2-[[(*R*)-1-(Ethoxycarbonyl)-3-phenylpropyl]amino]propanoyl]octahydrocyclopenta[*b*]pyrrol-2-carbonsäure
((*R*,*R*-*R*,*R*,*R*)-Isomer von Ramipril)

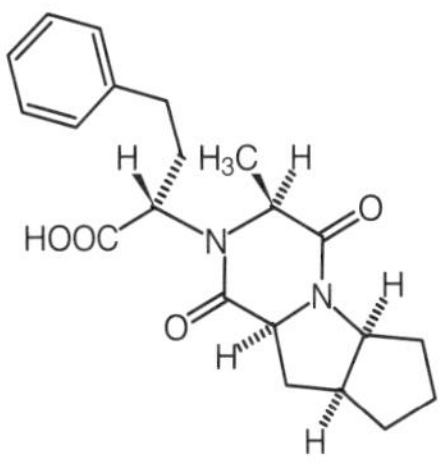

K. (2*S*)-2-[(3*S*,5a*S*,8a*S*,9a*S*)-3-Methyl-1,4-dioxodecahydro-1*H*-cyclopenta[*e*]pyrrolo[1,2-*a*]pyrazin-2-yl]-4-phenylbutansäure
(Ramiprildiketopiperazinsäure)

R

Monographien

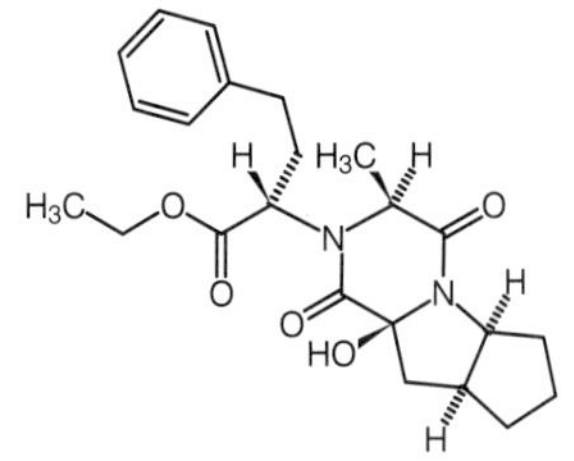

L. Ethyl-(2*S*)-2-[(3*S*,5a*S*,8a*S*,9a*S*)-9a-hydroxy-3-methyl-1,4-dioxodecahydro-1*H*-cyclopenta[*e*]pyrrolo[1,2-*a*]pyrazin-2-yl]-4-phenylbutanoat (Ramiprilhydroxydiketopiperazin)

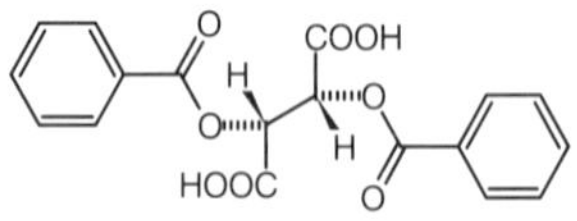

M. (2*R*,3*R*)-2,3-Di(benzoyloxy)butandicarbonsäure (Dibenzoylweinsäure)

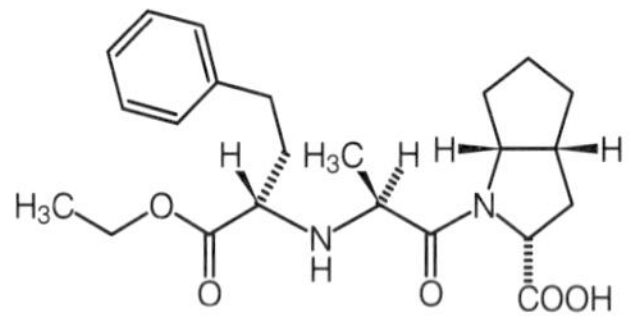

N. (2*R*,3a*R*,6a*R*)-1-[(*S*)-2-[[(*S*)-1-(Ethoxycarbonyl)-3-phenylpropyl]amino]propanoyl]octahydrocyclopenta[*b*]pyrrol-2-carbonsäure ((*S*,*S*-*R*,*R*,*R*)-Isomer von Ramipril).

1999, 1369

Raffiniertes Rapsöl

Rapae oleum raffinatum

Definition

Raffiniertes Rapsöl ist das aus den Samen von *Brassica napus* L. und *Brassica campestris* L. durch mechanisches Auspressen oder durch Extraktion und anschließende Raffination gewonnene fette Öl.

Ein geeignetes Antioxidans kann zugesetzt sein.

Eigenschaften

Klare, hellgelbe Flüssigkeit; praktisch unlöslich in Wasser und Ethanol, mischbar mit Petroläther (Siedebereich 40 bis 60 °C).

Die relative Dichte der Substanz beträgt etwa 0,917 und der Brechungsindex etwa 1,473.

Prüfung auf Identität

Die Prüfung erfolgt nach „Identifizierung fetter Öle durch Dünnschichtchromatographie" (2.3.2). Das erhaltene Chromatogramm entspricht dem typischen Chromatogramm für Rapsöl.

Prüfung auf Reinheit

Säurezahl (2.5.1): Höchstens 0,5, mit 10,0 g Substanz bestimmt.

Peroxidzahl (2.5.5): Höchstens 10,0.

Unverseifbare Anteile (2.5.7): Höchstens 1,5 Prozent, mit 5,0 g Substanz bestimmt.

Alkalisch reagierende Substanzen (2.4.19): Die Substanz muß der Prüfung „Alkalisch reagierende Substanzen in fetten Ölen" entsprechen.

Fettsäurezusammensetzung: Die Prüfung erfolgt nach „Prüfung fetter Öle auf fremde Öle durch Gaschromatographie" (2.4.22). Die Fettsäurefraktion des Öls muß wie folgt zusammengesetzt sein:

- Palmitinsäure: 2,5 bis 6,0 Prozent
- Stearinsäure: höchstens 3,0 Prozent
- Ölsäure: 50,0 bis 67,0 Prozent
- Linolsäure: 16,0 bis 30,0 Prozent
- Linolensäure: 6,0 bis 14,0 Prozent
- Eicosensäure: höchstens 5,0 Prozent
- Erucasäure: höchstens 2,0 Prozent.

Lagerung

Vor Licht geschützt, in dicht verschlossenen, dem Verbrauch angemessenen, möglichst vollständig gefüllten Behältnissen.

Beschriftung

Die Beschriftung gibt insbesondere an

- Name und Konzentration zugesetzter Antioxidantien
- ob das Öl durch mechanisches Auspressen oder durch Extraktion gewonnen wurde.

1999, 361

Rauschbrand-Impfstoff für Tiere

Vaccinum clostridii chauvoei ad usum veterinarium

Definition

Rauschbrand-Impfstoff für Tiere[1] wird aus einer Flüssigkultur eines geeigneten Stamms oder mehrerer geeigneter Stämme von *Clostridium chauvoei* hergestellt. Die

[1] Diese Fassung des Textes entspricht der Eilrevision „Resolution AP-CSP (98) 3".

Kultur wird in einer Weise inaktiviert, daß die Toxizität eliminiert wird, die immunogene Wirksamkeit jedoch erhalten bleibt.

Die inaktivierten Kulturen können mit einem geeigneten Adjuvans versetzt werden.

Prüfung auf Identität

Der Impfstoff schützt empfängliche Tiere gegen Infektion mit *Cl. chauvoei*.

Prüfung auf Reinheit

Unschädlichkeit: 2 gesunden, empfänglichen Tieren einer Art, für welche der Impfstoff bestimmt ist, wird je die doppelte Höchstdosis entsprechend der Beschriftung auf die empfohlene Weise an einer einzelnen Injektionsstelle injiziert. Die Tiere werden 7 Tage lang beobachtet. Anomale lokale oder systemische Reaktionen dürfen nicht auftreten.

Sterilität: Der Impfstoff muß der Prüfung „Sterilität" der Monographie **Impfstoffe für Tiere (Vaccina ad usum veterinarium)** entsprechen.

Bestimmung der Wirksamkeit

Mindestens 10 gesunden Meerschweinchen von je 350 bis 450 g Körpermasse wird als erste Dosis eine Menge Impfstoff subkutan injiziert, die höchstens der in der Beschriftung angegebenen Mindestdosis entspricht. Nach 28 Tagen wird den gleichen Tieren als zweite Dosis eine Menge Impfstoff injiziert, die höchstens der in der Beschriftung angegebenen Mindestdosis entspricht. 14 Tage nach der zweiten Injektion wird jedem geimpften Meerschweinchen und jedem von 5 Kontrolltieren eine geeignete Menge einer virulenten Kultur oder einer Sporensuspension von *Cl. chauvoei* intramuskulär verabfolgt, wenn erforderlich mit einer aktivierenden Substanz wie Calciumchlorid. Der Impfstoff entspricht der Bestimmung, wenn nicht mehr als 10 Prozent der geimpften Meerschweinchen innerhalb von 5 Tagen an der Infektion durch *Cl. chauvoei* verenden, während alle Kontrolltiere an dieser Infektion innerhalb 48 h nach Belastung verenden oder, wenn eine Sporensuspension als Belastung benutzt wurde, innerhalb von 72 h. Falls mehr als 10 Prozent, aber nicht mehr als 20 Prozent der geimpften Tiere sterben, ist die Bestimmung zu wiederholen. Der Impfstoff entspricht der Bestimmung, wenn aus der zweiten Gruppe der geimpften Tiere nicht mehr als 10 Prozent innerhalb von 5 Tagen verenden, während aus der zweiten Kontrollgruppe alle Tiere innerhalb 48 h nach Belastung oder innerhalb 72 h verenden, wenn für die Belastung eine Sporensuspension verwendet wurde.

Um unnötiges Leiden nach der virulenten Belastungsinfektion zu vermeiden, werden moribunde Tiere getötet und als an der Infektion durch *Cl. chauvoei* gestorben bewertet.

Lagerung

Entsprechend **Impfstoffe für Tiere**.

Beschriftung

Entsprechend **Impfstoffe für Tiere**.

Die Beschriftung gibt insbesondere an, daß der Impfstoff vor Gebrauch zu schütteln ist.

1998, 1177

Respiratorisches-Syncytial-Virus-Lebend-Impfstoff (gefriergetrocknet) für Rinder

Vaccinum viri syncytialis meatus spiritus bovini vivum cryodesiccatum

Definition

Respiratorisches-Syncytial-Virus-Lebend-Impfstoff (gefriergetrocknet) für Rinder ist eine Zubereitung aus einem geeigneten Stamm des bovinen Respiratorisches-Syncytial-Virus.

Herstellung

Entsprechend **Impfstoffe für Tiere (Vaccina ad usum veterinarium)**. Die Vermehrung des Impfstamms erfolgt in geeigneten Zellkulturen (5.2.4). Die geerntete Virussuspension wird mit einer geeigneten Stabilisatorlösung gemischt und gefriergetrocknet.

Saatvirus

Für die Impfstoffherstellung darf nur ein Virusstamm, der den Prüfungen „Unschädlichkeit", „Reversion zur Virulenz" und „Immunogenität" entspricht, verwendet werden. Die folgenden Prüfungen können zum Nachweis der Unschädlichkeit (5.2.6) und der Wirksamkeit (5.2.7) des Impfstoffs verwendet werden:

Reversion zur Virulenz: 2 empfänglichen Kälbern, die keine spezifischen Antikörper gegen das bovine Respiratorisches-Syncytial-Virus besitzen, wird intranasal eine Impfstoffmenge verabreicht, die eine möglichst gute Reisolation des Virus für weitere Kulturpassagen gewährleistet. Vom 3. bis zum 7. Tag nach der Virus-Inokulation wird bei den Kälbern täglich ein Nasenabstrich genommen. Das Abstrichmaterial wird einzeln in höchstens 5 ml eines geeigneten Nährmediums aufgenommen. Mit dieser Suspension werden Zellkulturen beimpft und auf vermehrungsfähiges Virus untersucht. Von der Zellkultursuspension mit dem höchsten Virustiter, wie in der Titration der Zellkulturen bestimmt, wird 2 weiteren, empfänglichen, gleichaltrigen Kälbern etwa 1 ml auf gleiche Weise verabreicht.

R

Monographien

Dieser Vorgang wird wiederholt, bis 5 Passagen mit den Kälbern durchgeführt sind. Kein Kalb darf klinische Symptome entwickeln, die dem Impfvirus zuzuschreiben sind. Anzeichen einer erhöhten Virulenz gegenüber dem ursprünglichen Impfvirus dürfen nicht erkennbar sein. Bei der Beurteilung der Prüfung muß die im Nasenabstrich gefundene Viruskonzentration berücksichtigt werden.

Unschädlichkeit: Die Prüfung erfolgt mit jeder der vorgesehenen Arten der Anwendung und mit Kälbern im für die Impfung empfohlenen Mindestalter.

A. 5 Kälber, die keine spezifischen Antikörper gegen das bovine Respiratorisches-Syncytial-Virus besitzen, werden nach einer der vorgesehenen Arten der Anwendung mit einer Menge Virus, die mindestens der 10fachen maximalen Viruskonzentration der Charge entspricht, geimpft. Die Tiere werden 21 Tage lang beobachtet. Die Rektaltemperatur der Tiere wird am Tag vor der Impfung, am Tag der Impfung und an den darauffolgenden 7 Tagen gemessen. Bei den Tieren dürfen weder anomale Temperaturschwankungen noch anomale lokale oder systemische Reaktionen auftreten.

B. Tiere, die für Feldversuche verwendet wurden, werden auch für die Prüfung auf Überempfindlichkeitsreaktionen geimpfter Tiere verwendet, welche erneut dem Impf- oder Wildvirus ausgesetzt werden. Der Impfstoff entspricht der Prüfung, wenn keine anomalen Überempfindlichkeitsreaktionen vom Soforttyp auftreten.

Immunogenität: Die „Bestimmung der Wirksamkeit“ ist geeignet, die Immunogenität des Virusstamms nachzuweisen.

Prüfung am Endprodukt

War das Ergebnis der „Bestimmung der Wirksamkeit“ einer repräsentativen Impfstoffcharge zufriedenstellend, kann diese Bestimmung mit Zustimmung der zuständigen Behörde als Routineprüfung für jede weitere Charge aus demselben Virussaatgut entfallen.

Prüfung auf Identität

Die Prüfung wird mit monospezifischem Immunserum in geeigneten Zellkulturen mit Hilfe der Immunfluoreszenzmethode durchgeführt.

Prüfung auf Reinheit

Unschädlichkeit: Die Prüfung erfolgt mit einer der vorgesehenen Arten der Anwendung und mit 2 Kälbern im für die Impfung empfohlenen Mindestalter. Die Tiere dürfen keine Antikörper gegen das bovine Respiratorisches-Syncytial-Virus besitzen. Jedes Kalb erhält 10 Dosen des rekonstituierten Impfstoffs. Die Tiere werden 21 Tage lang beobachtet. Anomale lokale oder systemische Reaktionen dürfen nicht auftreten.

Fremde Viren: Das Impfvirus wird mit monospezifischem Immunserum gegen das bovine Respiratorisches-Syncytial-Virus neutralisiert. Zellkulturen, die für pathogene bovine Viren geeignet sind, werden mit dieser Mischung beimpft. Die Kultur wird 14 Tage lang bebrütet, und während dieser Zeit wird mindestens 1 Passage durchgeführt. Ein zytopathischer Effekt darf nicht auftreten, die Zellen dürfen keinen Hinweis auf das Vorhandensein hämadsorbierender Agenzien zeigen. Ein für Pestiviren spezifischer Test wird durchgeführt.

Verunreinigungen durch Bakterien und Pilze: Der Impfstoff muß der Prüfung „Sterilität“ der Monographie **Impfstoffe für Tiere** entsprechen.

Mykoplasmen (2.6.7): Der Impfstoff muß der Prüfung entsprechen.

Viruskonzentration: Die Viruskonzentration des Impfstoffs wird in empfänglichen Zellkulturen bestimmt. Je Impfstoffdosis darf nicht weniger Virus enthalten sein als der in der Beschriftung angegebene Mindesttiter.

Bestimmung der Wirksamkeit

Mindestens 10 Kälber im für die Impfung empfohlenen Mindestalter, die keine Antikörper gegen das bovine Respiratorisches-Syncytial-Virus besitzen, werden verwendet. Vor der Impfung, 7 und 14 Tage nach der Impfung und kurz vor der Belastungsinfektion werden Serumproben von den Kälbern genommen. Mindestens 5 Kälber werden nach der vorgesehenen Art der Anwendung geimpft. 5 Kälber dienen als Kontrolltiere. Nach 21 Tagen Beobachtung werden alle Tiere über den Respirationstrakt mit einer geeigneten Menge einer niedrigen Passage eines virulenten Stammes des bovinen Respiratorisches-Syncytial-Virus infiziert. Nach der Belastungsinfektion werden alle klinischen Symptome der Tiere 14 Tage lang überwacht, insbesondere respiratorische Symptome und die Virusausscheidung (durch Nasenabstrich oder Tracheobronchiallavage).

Der Impfstoff entspricht der Bestimmung, wenn bei den geimpften Kälbern im Vergleich zu den Kontrolltieren

- der durchschnittliche Virustiter und die durchschnittliche Dauer der Virusausscheidung signifikant niedriger und
- für systemische und lokale (falls das für die Belastungsinfektion verwendete Virus solche Symptome verursacht) Symptome eine deutliche Abschwächung feststellbar ist.

Die Bestimmung darf nur ausgewertet werden, wenn in keinem Serum der Kontrolltiere vor der Belastungsinfektion Antikörper gegen das bovine Respiratorisches-Syncytial-Virus nachgewiesen werden und wenn mindestens 3 der 5 Kontrolltiere im Nasenabstrich oder der Tracheobronchiallavage eine Virusausscheidung entwickeln.

Lagerung

Entsprechend **Impfstoffe für Tiere**.

Beschriftung

Entsprechend **Impfstoffe für Tiere**.

1998, 291

Rhabarberwurzel

Rhei radix

Definition

Rhabarberwurzel besteht aus den getrockneten, ganzen oder geschnittenen, unterirdischen Teilen von *Rheum palmatum* L., *Rheum officinale* Baillon, aus Hybriden der beiden Arten oder deren Mischung. Die unterirdischen Teile sind häufig geteilt. Die Droge ist vom Stengel und weitgehend von der Außenrinde mit den Wurzelfasern befreit. Die Droge enthält mindestens 2,2 Prozent Hydroxyanthracen-Derivate, berechnet als Rhein ($C_{15}H_8O_6$; M_r 284,2) und bezogen auf die getrocknete Droge.

Eigenschaften

Die Droge hat einen charakteristischen aromatischen Geruch.

Die Droge weist die unter „Prüfung auf Identität, A und B" beschriebenen makroskopischen und mikroskopischen Merkmale auf.

Prüfung auf Identität

A. Das Aussehen ist unterschiedlich: scheibenförmige, bis zu 10 cm im Durchmesser große und 1 bis 5 cm dicke Stücke; zylindrische, rundlich ovale oder plankonvexe Stücke. Die Oberfläche ist blaßrosa getönt und gewöhnlich mit einer Schicht bräunlichgelben Pulvers bedeckt. Sie zeigt, besonders nach dem Befeuchten, ein Netz dunkler Linien. Diese Struktur bedingt das marmorierte Aussehen der Droge. Der Bruch ist körnig. Der Querschnitt durch das Rhizom zeigt eine schmale äußere Zone von radialen, bräunlichroten Linien. Diese Markstrahlen werden im rechten Winkel von einem dunklen Kambiumring gekreuzt. Innerhalb der Zone befindet sich ein Ring von kleinen, sternförmig angeordneten Leitbündeln. Die Wurzel besitzt eine mehr radiale Struktur.

B. Die Droge wird pulverisiert (355). Das Pulver ist orange bis bräunlichgelb. Die Prüfung erfolgt unter dem Mikroskop, wobei Chloralhydrat-Lösung *R* verwendet wird. Das Pulver zeigt folgende Merkmale: große, bis über 100 µm messende Oxalatdrusen und deren Bruchstücke; netzartig verdickte, nicht verholzte, bis zu 175 µm weite Gefäße; zahlreiche Gruppen runder oder polygonaler, dünnwandiger Parenchymzellen. Steinzellen und Fasern fehlen. Erfolgt die mikroskopische Prüfung in einer 50prozentigen Lösung (*V/V*) von Glycerol *R*, so zeigt das Pulver einfache, abgerundete oder zusammengesetzte (2 bis 4) Stärkekörner mit sternförmigem Nabel.

C. Die Prüfung erfolgt mit Hilfe der Dünnschichtchromatographie (2.2.27) unter Verwendung einer Schicht von geeignetem Kieselgel.

Untersuchungslösung: 50 mg pulverisierte Droge (180) werden 15 min lang im Wasserbad mit einer Mischung von 1 ml Salzsäure *R* und 30 ml Wasser *R* erhitzt. Nach dem Erkaltenlassen wird mit 25 ml Ether *R* ausgeschüttelt. Die Etherphase wird über wasserfreiem Natriumsulfat *R* getrocknet und filtriert. Das Filtrat wird zur Trockne eingedampft und der Rückstand in 0,5 ml Ether *R* gelöst.

Referenzlösung: 5 mg Emodin *R* werden in 5 ml Ether *R* gelöst.

Auf die Platte werden getrennt bandförmig 20 µl jeder Lösung aufgetragen. Die Chromatographie erfolgt mit einer Mischung von 1 Volumteil wasserfreier Ameisensäure *R*, 25 Volumteilen Ethylacetat *R* und 75 Volumteilen Petroläther *R* über eine Laufstrecke von 10 cm. Die Platte wird an der Luft trocknen gelassen und im ultravioletten Licht bei 365 nm ausgewertet. Das Chromatogramm der Referenzlösung zeigt im mittleren Bereich eine orange fluoreszierende Zone (Emodin). Das Chromatogramm der Untersuchungslösung zeigt auch im mittleren Bereich eine orange fluoreszierende Zone (Emodin); außerdem darüber 2 Zonen mit ähnlicher Fluoreszenz, bei denen es sich, nach aufsteigenden R_f-Werten geordnet, um Physcion und Chrysophanol handelt. Unter der Emodin-Zone befinden sich ebenfalls zwei Zonen ähnlicher Fluoreszenz; nach absteigenden R_f-Werten geordnet, handelt es sich dabei um Rhein und Aloeemodin. Beim Besprühen der Platte mit einer Lösung von Kaliumhydroxid *R* (100 g · l^{-1}) in Methanol *R* müssen sich alle Zonen rot bis violett färben.

D. Etwa 50 mg pulverisierte Droge (180) werden mit 25 ml verdünnter Salzsäure *R* versetzt und 15 min lang im Wasserbad erhitzt. Nach dem Erkaltenlassen wird mit 20 ml Ether *R* ausgeschüttelt. Die Etherphase wird abgetrennt und mit 10 ml verdünnter Ammoniak-Lösung *R* 1 geschüttelt. Die wäßrige Phase färbt sich rot bis violett.

Prüfung auf Reinheit

Rheum rhaponticum: Die Prüfung erfolgt mit Hilfe der Dünnschichtchromatographie (2.2.27) unter Verwendung einer Schicht von Kieselgel G *R*.

Untersuchungslösung: 0,2 g pulverisierte Droge (180) werden 5 min lang mit 2 ml Methanol *R* zum Rückfluß erhitzt. Nach dem Erkaltenlassen wird filtriert. Das Filtrat wird als Untersuchungslösung verwendet.

Referenzlösung: 10 mg Rhaponticin *R* werden in 10 ml Methanol *R* gelöst.

Auf die Platte werden getrennt bandförmig (20 mm × 3 mm) 20 µl jeder Lösung aufgetragen. Die Chromatographie erfolgt mit einer Mischung von 20 Volumteilen Methanol *R* und 80 Volumteilen Dichlormethan *R* über eine Laufstrecke von 12 cm. Die Platte wird an der Luft trocknen gelassen und mit Molybdatophosphorsäure-Lösung *R* besprüht. Im Chromatogramm der Untersuchungslösung darf nahe der Startlinie keine blau gefärbte Zone (Rhaponticin) sichtbar sein, die der Zone im Chromatogramm der Referenzlösung entspricht.

Fremde Bestandteile (2.8.2): Die Droge muß der Prüfung entsprechen.

Trocknungsverlust (2.2.32): Höchstens 12,0 Prozent, mit 1,000 g pulverisierter Droge (180) durch Trocknen im Trockenschrank bei 100 bis 105 °C bestimmt.

Asche (2.4.16): Höchstens 12,0 Prozent.

Salzsäureunlösliche Asche (2.8.1): Höchstens 2,0 Prozent.

Gehaltsbestimmung

Die Bestimmung wird unter Ausschluß direkter Lichteinwirkung durchgeführt.

0,100 g pulverisierte Droge (180) werden in einem 100-ml-Rundkolben mit 30,0 ml Wasser *R* versetzt und gemischt. Der Kolben wird gewogen und anschließend 15 min lang im Wasserbad zum Rückfluß erhitzt. Nach dem Erkaltenlassen werden 50 mg Natriumhydrogencarbonat *R* zugesetzt. Die Mischung wird mit Wasser *R* auf die ursprüngliche Masse ergänzt und anschließend zentrifugiert. 10,0 ml Flüssigkeit werden in einen 100-ml-Schliffkolben überführt, mit 20 ml Eisen(III)-chlorid-Lösung *R* 1 versetzt, gemischt und 20 min lang im Wasserbad zum Rückfluß erhitzt. Anschließend wird 1 ml Salzsäure *R* zugesetzt und weitere 20 min lang unter häufigem Umschütteln erhitzt. Nach dem Erkaltenlassen wird die Mischung in einen Scheidetrichter überführt und 3mal mit je 25 ml Ether *R*, die zuvor zum Waschen des Schliffkolbens verwendet wurden, ausgeschüttelt. Die vereinigten Etherextrakte werden 2mal mit je 15 ml Wasser *R* gewaschen. Der Etherextrakt wird durch Watte in einen Meßkolben filtriert und mit Ether *R* zu 100,0 ml verdünnt. 10,0 ml Lösung werden auf dem Wasserbad vorsichtig zur Trockne eingedampft, der Rückstand wird in 10,0 ml einer Lösung von Magnesiumacetat *R* ($5\ g \cdot l^{-1}$) in Methanol *R* aufgenommen. Die Absorption (2.2.25) der Lösung wird bei 515 nm, unter Verwendung von Methanol *R* als Kompensationsflüssigkeit, gemessen. Der Prozentgehalt an Rhein errechnet sich nach der Formel

$$\frac{A \cdot 0{,}64}{m},$$

wobei eine spezifische Absorption bei 515 nm von ($A_{1\,cm}^{1\,\%} = 468$), berechnet auf der Basis der spezifischen Absorption von Barbaloin, zugrunde gelegt wird.

A = Absorption bei 515 nm
m = Einwaage der Droge in Gramm.

Lagerung

Gut verschlossen, vor Licht geschützt.

1999, 1361

Progressive-Rhinitis-atrophicans-Impfstoff (inaktiviert) für Schweine

Vaccinum rhinitidis atrophicantis ingravescentis suillae inactivatum

Definition

Progressive-Rhinitis-atrophicans-Impfstoff (inaktiviert) für Schweine ist eine Zubereitung, die entweder das dermonekrotische Exotoxin von *Pasteurella multocida*, das so behandelt wurde, daß bei Aufrechterhaltung angemessener immunogener Aktivität keine schädlichen Wirkungen auftreten, enthält oder eine genetisch veränderte Form des dermonekrotischen Exotoxins, das frei von toxischen Wirkungen ist und dabei angemessene immunogene Aktivität besitzt. Darüber hinaus kann der Impfstoff Zellen und/oder antigene Komponenten eines geeigneten Stamms oder mehrerer geeigneter Stämme von *P. multocida* und/oder *Bordetella bronchiseptica* enthalten. Der Impfstoff wird Zuchtschweinen verabreicht, um die Nachzucht zu schützen.

Herstellung

Entsprechend **Impfstoffe für Tiere (Vaccina ad usum veterinarium)** und falls zutreffend den Anforderungen der Monographie **DNA-rekombinationstechnisch hergestellte Produkte (Producta ab ADN recombinante)**. Die für die Herstellung verwendeten Bakterienstämme werden einzeln in geeigneten Medien kultiviert. Die Toxine und/oder Zellen werden so behandelt, daß sie keine schädliche Wirkung mehr haben.

Entgiftung: Unmittelbar nach der Entgiftung des dermonekrotischen Exotoxins von *P. multocida* wird eine Prüfung auf Entgiftung durchgeführt. Dabei ist die Konzentration des entgifteten Exotoxins nicht geringer als im fertigen Impfstoff. Die Suspension entspricht der Prüfung, wenn kein toxisches dermonekrotisches Exotoxin festgestellt wird. Diese Prüfung ist nicht erforderlich, wenn Toxin-ähnliches Protein, das keine toxischen Eigenschaften besitzt und durch Expression einer modifizierten Form des entsprechenden Gens hergestellt wurde, zur Herstellung verwendet wird.

Antigen-Gehalt: Der Gehalt an dermonekrotischem Exotoxin von *P. multocida* in der entgifteten Suspension oder an Toxin-ähnlichem Protein in der Ernte wird mit Hilfe einer geeigneten immunchemischen Methode (2.7.1), wie einem ELISA (enzyme-linked immunosorbent assay), bestimmt, und der gefundene Wert wird bei der Formulierung des Impfstoffs verwendet. Der Gehalt an anderen in der Beschriftung angegebenen Antigenen wird ebenfalls bestimmt (2.7.1).

Der Impfstoff kann ein geeignetes Adjuvans enthalten.

Auswahl des Impfstoffstamms

Die zur Impfstoffherstellung verwendeten Stämme müssen sich als zufriedenstellend im Hinblick auf die Produktion von dermonekrotischem Exotoxin und der anderen Antigene, die für den Schutz wesentlich erscheinen, erwiesen haben. Der Impfstoff muß sich als zufriedenstellend im Hinblick auf die Unschädlichkeit (5.2.6) und die Wirksamkeit (5.2.7) erweisen.

Herstellung der Antigene: Die Herstellung der Antigene, die für den Schutz wesentlich erscheinen, wird mit einer geeigneten biologischen Wertbestimmung oder einer geeigneten immunchemischen Methode (2.7.1) überprüft. Die Bestimmungen werden an den Antigenen eines jeden Impfstoffstamms unter den Bedingungen, die bei der Impfstoffherstellung gelten, durchgeführt.

Die folgenden Bestimmungen können verwendet werden, um die Unschädlichkeit und die Wirksamkeit zu zeigen.

Unschädlichkeit: Die Prüfung wird für jede der in der Beschriftung angegebenen Arten der Anwendung durchgeführt.

Ausgewachsene Sauen oder Jungsauen im für die Impfung empfohlenen Mindestalter werden verwendet. Sie müssen frei von Antikörpern gegen die Komponenten des Impfstoffs sein und aus einer Herde oder Herden stammen, in denen keine Anzeichen einer Rhinitis atrophicans vorliegen und die nicht gegen Rhinitis atrophicans geimpft wurden. Wenn der Impfstoff zur Anwendung an trächtigen Sauen vorgesehen ist, wird die Prüfung in trächtigen Tieren durchgeführt, die zum empfohlenen Zeitpunkt der Trächtigkeit und nach dem empfohlenen Impfschema geimpft werden. Eine doppelte Impfstoffdosis wird an jedes von mindestens 20 Schweinen in der empfohlenen Weise verabreicht. Eine weitere Einzeldosis wird nach dem in der Beschriftung angegebenen Intervall auf die gleiche Weise verabreicht. Die Schweine werden bis einen Tag nach dem Werfen beobachtet. Anomale lokale oder systemische Reaktionen und anomale Effekte auf die Trächtigkeit oder die Jungen dürfen nicht festzustellen sein.

Immunogenität: Die unter „Bestimmung der Wirksamkeit“ beschriebene Prüfung ist für den Nachweis der Immunogenität geeignet.

Prüfung der Charge

Bestimmung der Wirksamkeit: Die unter „Bestimmung der Wirksamkeit“ beschriebene Prüfung wird bei der routinemäßigen Prüfung von Impfstoffchargen nicht durchgeführt. Entsprechend einer Entscheidung oder einer Vereinbarung mit der zuständigen Behörde wird die Bestimmung bei einem bestimmten Impfstoff ein- oder mehrmals durchgeführt. Wenn die Bestimmung nicht durchgeführt wird, muß eine geeignete, validierte Methode angewendet werden, wobei sich die Akzeptanzkriterien nach einer Impfstoffcharge richten, die in der unter „Bestimmung der Wirksamkeit“ beschriebenen Prüfung zufriedenstellende Ergebnisse erzielte. Die folgende Bestimmung kann durchgeführt werden, wenn eine zufriedenstellende Korrelation mit der unter „Bestimmung der Wirksamkeit“ beschriebenen Prüfung nachgewiesen wurde.

Für die Bestimmung werden mindestens 5 Ferkel verwendet, die mindestens 3 Wochen alt sind und keine spezifischen Antikörper gegen die Komponenten des Impfstoffs besitzen.

Jedes Ferkel wird nach einer der empfohlenen Arten der Anwendung und nach dem empfohlenen Impfschema geimpft. Mindestens 2 Ferkel der gleichen Herkunft werden als ungeimpfte Kontrolltiere unter identischen Bedingungen gehalten.

Wenn die Art der Antigene reproduzierbare Ergebnisse erlaubt, kann als Alternative eine Bestimmung an empfänglichen Labortieren durchgeführt werden. Um zu einer gültigen Bestimmung zu kommen, kann es erforderlich sein, mehrere Tiergruppen zu verwenden, denen jeweils unterschiedliche Dosen des Impfstoffs verabreicht werden. Für jede Dosis wird die Bestimmung wie folgt durchgeführt: Mindestens 5 Tiere werden mit einer geeigneten Dosis geimpft. Mindestens 2 Tiere der gleichen Spezies und Herkunft werden als ungeimpfte Kontrolltiere gehalten. Wenn das in der Beschriftung angegebene Impfschema eine zweite Injektion vorsieht, kann der empfohlene Impfplan bei den Labortieren befolgt werden, vorausgesetzt, daß das Prüfsystem nachweislich noch empfindlich genug ist.

Zu einem bestimmten Zeitpunkt innerhalb von 14 bis 21 Tagen nach der letzten Injektion wird jedem Tier Blut entnommen, und Serumproben werden hergestellt. Zur Messung der Antikörperantwort auf jedes in der Beschriftung angegebene Antigen wird eine geeignete, validierte Methode, wie ein ELISA, durchgeführt. Die Bestimmung ist nicht gültig und muß wiederholt werden, wenn ein signifikanter Antikörpertiter in den Kontrolltieren festgestellt wird.

Der Impfstoff entspricht der Bestimmung, wenn die Antikörperantwort in den geimpften Tieren nicht signifikant geringer ist als jene, die mit einer Impfstoffcharge induziert wurde, welche in der unter „Bestimmung der Wirksamkeit“ beschriebenen Prüfung (oder falls zutreffend Bestimmungen) zu zufriedenstellenden Ergebnissen geführt hat.

Wenn keine Tiere zur Verfügung stehen, die bezüglich der in der Beschriftung angegebenen Antigene seronegativ sind, können in der vorstehend genannten Prüfung auch seropositive Tiere verwendet werden. Bei der Entwicklung einer Prüfung mit seropositiven Tieren ist besondere Sorgfalt bei der Validierung des Prüfsystems erforderlich, um zu gewährleisten, daß die Prüfung empfindlich genug ist, und um akzeptable Kriterien für die Erfüllung, Nichterfüllung oder Wiederholung der Prüfung festzulegen. Die Höhe der Antikörpertiter vor der Impfung muß berücksichtigt werden, und der akzeptable Mindestanstieg des Titers nach der Impfung in bezug auf den Ausgangstiter muß festgelegt werden.

Bakterien-Endotoxine: Die „Prüfung auf Bakterien-Endotoxine“ (2.6.14) wird an jeder Charge durchgeführt. Wenn die Art des Adjuvans die Durchführung einer zufriedenstellenden Prüfung verhindert, wird die Prüfung unmittelbar vor dem Zusetzen des Adjuvans am Antigen als Bulk oder an der Mischung der Antigene als Bulk durchgeführt. Der Impfstoff darf höchstens $1 \cdot 10^6$ I.E. Bakterien-Endotoxine je Dosis enthalten, es sei denn, eine größere Endotoxinmenge wurde für einen bestimmten Impfstoff als unschädlich nachgewiesen.

Prüfung auf Identität

Bei Tieren ohne spezifische Antikörper gegen die in der Beschriftung angegebenen Antigene stimuliert der Impfstoff die Bildung spezifischer Antikörper gegen diese Antigene.

Prüfung auf Reinheit

Unschädlichkeit: Für die Prüfung werden mindestens 2 Schweine verwendet, die keine Antikörper gegen *P. multocida* und vorzugsweise auch keine Antikörper gegen *Bordetella bronchiseptica* aufweisen. Jedem Schwein wird eine doppelte Impfstoffdosis nach einer der empfohlenen Arten der Anwendung verabreicht. Die Schweine werden 14 Tage lang beobachtet. Anschließend wird jedem Schwein eine Einzeldosis verabreicht. Die Schweine werden weitere 14 Tage lang beobachtet. Die Prüfung ist nicht gültig und muß wiederholt werden, wenn während der Beobachtungszeiträume ein Schwein aus Gründen, die nicht dem Impfstoff zuzuordnen sind, stirbt. Anomale lokale oder systemische Reaktionen dürfen nicht auftreten.

Sterilität (2.6.1): Der Impfstoff muß der Prüfung „Sterilität" der Monographie **Impfstoffe für Tiere** entsprechen.

Bestimmung der Wirksamkeit

Für die Bestimmung werden Schweine verwendet, die frei von Antikörpern gegen die Komponenten des Impfstoffs sind und aus einer Herde oder Herden stammen, in denen keine Anzeichen einer progressiven Rhinitis atrophicans vorliegen und die nicht gegen progressive Rhinitis atrophicans geimpft wurden.

a. Impfstoffe, die dermonekrotisches Exotoxin von *P. multocida* (mit oder ohne Zellen von *P. multocida*) enthalten.

Für die Bestimmung werden mindestens 12 Zuchtschweine eingesetzt. Mindestens 6 Schweine werden nach dem Zufallsprinzip ausgewählt und im Stadium der Trächtigkeit oder Nicht-Trächtigkeit und nach dem Applikationsweg und Impfschema, wie in der Beschriftung angegeben, geimpft. Mindestens 6 der übrigen Schweine werden unter identischen Bedingungen als ungeimpfte Kontrolltiere gehalten. Von Geburt an wird für alle Ferkel der geimpften und ungeimpften Zuchtschweine sichergestellt, daß sie bei ihrer Muttersau saugen.

Aus der Nachkommenschaft werden 2 Belastungsgruppen mit jeweils mindestens 30 nach dem Zufallsprinzip ausgewählten Ferkeln zusammengestellt, wobei mindestens 3 Ferkel aus jedem Wurf genommen werden müssen. An den 2 aufeinanderfolgenden Tagen vor der Belastung kann die Nasenschleimhaut der Ferkel durch Instillation von 0,5 ml einer Lösung von Essigsäure (10 g·l^{-1} $C_2H_4O_2$) in isotonischer, gepufferter Salzlösung (*p*H 7,2) behandelt werden.

Jedes Ferkel wird im Alter von 10 Tagen intranasal mit einer ausreichenden Menge eines toxigenen Stamms von *P. multocida* belastet.

Im Alter von 42 Tagen werden die Ferkel beider Gruppen getötet und bei jedem der Ferkel die Nase transversal auf Höhe des Prämolar-1 durchtrennt. Die ventralen und dorsalen Nasenmuscheln und das nasale Septum werden nach Anzeichen einer Atrophie oder Distorsion untersucht, und die Beobachtungen nach der folgenden Skala bewertet:

Nasenmuscheln
0 keine Atrophie
1 geringfügige Atrophie
2 mittlere Atrophie
3 starke Atrophie
4 sehr starke Atrophie mit fast vollständigem Verschwinden der Nasenmuschel.

Die maximale Bewertungsziffer für jede Nasenmuschel ist 4 und die für die Summe der beiden dorsalen und ventralen Nasenmuscheln 16.

Nasales Septum
0 keine Abweichung
1 sehr geringfügige Abweichung
2 Abweichung des Septums

Die maximale Gesamtbewertungsziffer für die Nasenmuscheln und das nasale Septum ist 18.

Die Bestimmung ist nicht gültig und muß wiederholt werden, wenn weniger als 80 Prozent der Nachkommenschaft eines jeden Wurfs der ungeimpften Zuchtschweine eine Gesamtbewertungsziffer von mindestens 10 haben. Der Impfstoff entspricht der Bestimmung, wenn in der Gruppe, die von den geimpften Zuchtschweinen stammt, ein signifikanter Rückgang ($P = 0,95$) in der Gesamtbewertungsziffer im Vergleich zu derjenigen der ungeimpften Zuchtschweine nachgewiesen werden kann.

b. Impfstoffe, die dermonekrotisches Exotoxin von *P. multocida* (mit oder ohne Zellen von *P. multocida*) und Zellen und/oder antigene Komponenten von *B. bronchiseptica* enthalten.

Für die Bestimmung werden mindestens 24 Zuchtschweine eingesetzt. Mindestens 12 nach dem Zufallsprinzip ausgewählte Schweine werden im Stadium der Trächtigkeit oder Nicht-Trächtigkeit und nach dem Applikationsweg und Impfschema, wie in der Beschriftung angegeben, geimpft. Mindestens 12 der übrigen Schweine werden unter identischen Bedingungen als ungeimpfte Kontrolltiere gehalten. Von Geburt an wird für alle Ferkel der geimpften und ungeimpften Zuchtschweine sichergestellt, daß sie bei ihrer Muttersau saugen.

Aus der Nachkommenschaft von Gruppen von mindestens 6 Schweinen werden 2 Belastungsgruppen, die von geimpften Schweinen stammen, und 2 Belastungsgruppen, die von ungeimpften Schweinen stammen, zusammengestellt. Dabei muß jede Belastungsgruppe aus mindestens 30 nach dem Zufallsprinzip ausgewählten Ferkeln bestehen, wobei mindestens 3 Ferkel aus jedem Wurf genommen werden müssen. An den 2 aufeinanderfolgenden Tagen vor der Belastung kann die Nasenschleimhaut der Ferkel durch Instillation von 0,5 ml einer Lösung von Essigsäure (10 g · l^{-1} $C_2H_4O_2$) in isotonischer, gepufferter Salzlösung (*p*H 7,2) behandelt werden.

Jedes Ferkel von einer der Gruppen, die von mindestens 6 geimpften Zuchtschweinen stammen, und von einer der Gruppen, die von mindestens 6 Kontrolltieren stammen, wird im Alter von 10 Tagen intranasal mit einer ausreichenden Menge eines toxigenen Stamms von *P. multocida* belastet.

Jedes Ferkel der andere Gruppe, die von mindestens 6 geimpften Zuchtschweinen stammt, und der weiteren Gruppe, die von mindestens 6 Kontrolltieren stammt, wird im Alter von 7 Tagen intranasal mit einer ausreichenden Menge von *B. bronchiseptica* belastet. Zusätzlich wird jedes Ferkel im Alter von 10 Tagen intranasal mit einer ausreichenden Menge eines toxigenen Stamms von *P. multocida* belastet.

Im Alter von 42 Tagen werden die Ferkel aller 4 Gruppen getötet und bei jedem Ferkel die Nase transversal auf Höhe des Prämolar-1 durchtrennt. Die ventralen und dorsalen Nasenmuscheln und das nasale Septum werden nach Anzeichen einer Atrophie oder Distorsion untersucht und die Beobachtungen nach der vorstehend beschriebenen Skala bewertet.

Die Bestimmung ist nicht gültig und muß wiederholt werden, wenn weniger als 80 Prozent der Nachkommenschaft eines jeden Wurfs der ungeimpften Zuchtschweine eine Gesamtbewertungsziffer von mindestens 10 haben. Der Impfstoff entspricht der Bestimmung, wenn in den Gruppen, die von den geimpften Zuchtschweinen stammen, ein signifikanter Rückgang ($P = 0{,}95$) in der Gesamtbewertungsziffer im Vergleich zu der jeweils entsprechenden Gruppe mit den ungeimpften Zuchtschweinen nachgewiesen werden kann.

Lagerung

Entsprechend **Impfstoffe für Tiere**.

Beschriftung

Entsprechend **Impfstoffe für Tiere**.

Die Beschriftung gibt insbesondere die Antigene an, die im Impfstoff enthalten sind und eine schützende Immunantwort hervorrufen.

1998, 1207

Rhinotracheitis-Virus-Impfstoff (inaktiviert) für Katzen

Vaccinum rhinotracheitidis viralis felinae inactivatum

Definition

Rhinotracheitis-Virus-Impfstoff (inaktiviert) für Katzen ist eine Zubereitung eines geeigneten Stamms des Rhinotracheitis-Virus der Katze (Herpesvirus Typ 1 der Katze). Das Virus wird unter Beibehaltung einer ausreichenden Immunogenität inaktiviert, oder Fragmente inaktivierter Viren mit ausreichender Immunogenität werden verwendet.

Herstellung

Entsprechend **Impfstoffe für Tiere (Vaccina ad usum veterinarium)**. Der Impfstamm wird in geeigneten Zellkulturen gezüchtet (5.2.4). Die Virussuspension wird geerntet und inaktiviert.

Die Prüfung der Inaktivierung erfolgt entweder in der Zellkultur, die für die Impfstoffherstellung verwendet wurde, oder in einer Zellkultur, für die eine mindestens gleich große Sensitivität (zum Nachweis des Herpesvirus Typ 1 der Katze) nachgewiesen ist. 2 Passagen werden durchgeführt. Für die Beimpfung wird eine Menge verwendet, die mindestens 25 Dosen des Impfstoffs entspricht. Vermehrungsfähiges Virus darf nicht nachgewiesen werden.

Das Virus kann in Fragmente zerlegt werden. Die Fragmente können gereinigt und konzentriert werden. Der Impfstoff kann Adjuvantien enthalten. Er kann gefriergetrocknet sein.

Impfstoffzusammensetzung

Der Impfstoff muß für Katzen nachweislich unschädlich und hinreichend immunogen sein. Die nachstehend beschriebene Prüfung kann zum Wirksamkeitsnachweis durchgeführt werden (5.2.7).

Immunogenität: Die unter „Bestimmung der Wirksamkeit“ beschriebene Prüfung dient dem Nachweis der Immunogenität. Der am höchsten attenuierte Virusstamm, der für die Produktion eingesetzt wird, wird verwendet.

Prüfung am Endprodukt

Die unter „Bestimmung der Wirksamkeit“ beschriebene Prüfung erfolgt nicht notwendigerweise bei der routinemäßigen Bestimmung von Impfstoffchargen. Entsprechend der Entscheidung oder nach Zustimmung durch die zuständige Behörde wird die Bestimmung für den Impfstoff einmal oder mehrmals durchgeführt. Wenn die Bestimmung nicht durchgeführt wird, muß eine geeignete, validierte, alternative Methode angewendet werden, wobei sich die Akzeptanzkriterien nach einer Impfstoffcharge richten, die nach der unter „Bestimmung der Wirksamkeit“ beschriebenen Methode zufriedenstellende Ergebnisse erzielte. Die nachstehend beschriebene „Bestimmung der Wirksamkeit der Charge“ kann durchgeführt werden, wenn die Korrelation zu der „Bestimmung der Wirksamkeit“ zufriedenstellend ist.

Bestimmung der Wirksamkeit der Charge: 15 seronegativen Mäusen werden 2mal im Abstand von 7 Tagen jeweils eine halbe Impfstoffdosis verabreicht. 21 Tage nach der ersten Impfung werden Blutproben genommen. Mit einer geeigneten immunchemischen Methode (2.7.1), wie etwa der Immunfluoreszenz (wobei vereinigte Seren von je 3 Mäusen verwendet werden), wird der Antikörperspiegel gegen das Rhinotracheitis-Virus der Katze bestimmt. Der Antikörpertiter darf nicht signifikant niedriger sein als derjenige, der mit einer Impfstoffcharge induziert wurde, welche der „Bestimmung der Wirksamkeit“ entspricht.

Prüfung auf Identität

In dafür empfänglichen Tieren, denen der Impfstoff injiziert wurde, werden spezifische Antikörper gegen das zur

R

Monographien

Impfstoffherstellung benutzte Rhinotracheitis-Virus der Katze oder die Fragmente des Virus gebildet.

Prüfung auf Reinheit

Unschädlichkeit: 2 Katzen, 8 bis 12 Wochen alt, wird in einer der vorgesehenen Arten der Anwendung jeweils die doppelte Impfstoffdosis verabreicht. Die Tiere werden 14 Tage lang beobachtet. Die Tiere müssen gesund bleiben. Anomale lokale oder systemische Reaktionen dürfen nicht auftreten.

Inaktivierung: Die Prüfung auf restliche infektiöse Viren der Katzen-Rhinotracheitis wird in Zellkulturen des gleichen Typs wie bei der Impfstoffherstellung verwendet oder in einer anderen empfänglichen Zellkultur durchgeführt. Eine 10 Impfstoffdosen entsprechende Menge wird inokuliert. Die Kultur wird über 2 Passagen geführt. Vermehrungsfähiges Virus darf nicht nachgewiesen werden. Enthält der Impfstoff Adjuvans, welches die Prüfung stört, so wird das Adjuvans möglichst von der flüssigen Phase mit einer Methode getrennt, die das Virus nicht inaktiviert und den Nachweis vermehrungsfähiger Viren nicht stört.

Sterilität: Der rekonstituierte Impfstoff muß der Prüfung „Sterilität" der Monographie **Impfstoffe für Tiere** entsprechen.

Bestimmung der Wirksamkeit

Für die Bestimmung werden 8 bis 12 Wochen alte Katzen verwendet, die keine Antikörper gegen das Rhinotracheitis-Virus der Katze oder die Fragmente des Virus besitzen. 10 Katzen werden der Anleitung zur Anwendung entsprechend geimpft. 10 weitere Katzen dienen als Kontrolltiere. 4 Wochen nach der letzten Impfung werden die 20 Katzen intranasal mit einer Menge des Rhinotracheitis-Virus der Katze belastet, die ausreicht, um bei empfänglichen Katzen die typischen Krankheitssymptome, wie Fieber, Nasenausfluß, Husten, auszulösen. Die Katzen werden 14 Tage lang beobachtet. Vom 2. bis zum 14. Tag nach der Virusinokulation werden bei den Tieren täglich Nasenspülungen vorgenommen, um in der Spülflüssigkeit die Virusausscheidung zu bestimmen. Die Körpertemperatur wird täglich gemessen, und die klinischen Symptome, welche in der folgenden Bewertungs-Tabelle aufgeführt sind, werden erfaßt. Wird ein Symptom über mehrere Tage beobachtet, wird dies nur einmal in der Tabelle registriert. Der Impfstoff entspricht der Bestimmung, wenn die Summe der Bewertungspunkte der geimpften Katzen signifikant kleiner ist als die der Kontrolltiere.

Klinisches Symptom	Bewertungspunkte
Tod	10
Störung des Allgemeinbefindens	2
Körpertemperatur:	
39,5 – 40,0 °C	1
≥ 40,0 °C	2
≤ 37,0 °C	3
Entzündung der Zunge	3
Leichter Nasenausfluß	1
Starker Nasenausfluß	2
Husten	2
Niesen	1
Niesanfälle	2
Leichtes Augentränen	1
Starkes Augentränen	2
Bindehautentzündung	2
Gewichtsverlust ≥ 5,0 %	5
Virusausscheidung (Gesamtdauer):	
≤ 4 Tage	1
5 – 7 Tage	2
> 7 Tage	3

Lagerung

Entsprechend **Impfstoffe für Tiere**.

Beschriftung

Entsprechend **Impfstoffe für Tiere**.

1998, 1206

Rhinotracheitis-Virus-Lebend-Impfstoff (gefriergetrocknet) für Katzen

Vaccinum rhinotracheitidis viralis felinae vivum cryodesiccatum

Definition

Rhinotracheitis-Virus-Lebend-Impfstoff (gefriergetrocknet) für Katzen ist eine Zubereitung aus einem geeigneten Stamm des Rhinotracheitis-Virus der Katze (Herpesvirus Typ 1 der Katze).

Herstellung

Entsprechend **Impfstoffe für Tiere (Vaccina ad usum veterinarium)**. Der Saatvirusstamm wird in geeigneten Zellkulturen vermehrt (5.2.4). Die Virussuspension wird geerntet, mit einer geeigneten Stabilisatorlösung gemischt und gefriergetrocknet.

Saatvirus

Für die Impfstoffherstellung darf nur ein Virusstamm, der den Prüfungen „Unschädlichkeit", „Reversion zur Virulenz" und „Immunogenität" entspricht, verwendet werden. Falls der Impfstoff für die Anwendung bei trächtigen Katzen nicht kontraindiziert ist, ist die Unschädlichkeit für diese Anwendung nachzuweisen. Die folgenden Prüfungen können zum Nachweis der Unschädlichkeit (5.2.6) und der Wirksamkeit (5.2.7) des Impfstoffs verwendet werden:

Unschädlichkeit: 10 Katzen des jüngsten für die Impfung empfohlenen Alters, die keine Antikörper gegen das Rhinotracheitis-Virus der Katze besitzen, wird in der empfohlenen Art der Anwendung die 10fache Virusmenge des höchsten Virustiters der Impfstoffcharge geimpft. Die Katzen werden 21 Tage lang beobachtet. Die Tiere müssen gesund bleiben, anomale lokale oder systemische Reaktionen dürfen nicht auftreten.

Reversion zur Virulenz: 2 Katzen, die keine Antikörper gegen das Rhinotracheitis-Virus der Katze besitzen, wird in der empfohlenen Art der Anwendung eine Impfstoffmenge geimpft, die eine möglichst gute Reisolation des Virus für weitere Kulturpassagen (wie nachstehend beschrieben) gewährleistet. Das 10fache des in der Beschriftung angegebenen Mindesttiters hat sich als geeignet erwiesen. Die Katzen werden 2 bis 4 Tage nach der Impfung getötet. Der nasale Schleim, die Tonsillen, die regionalen Lymphknoten und die Trachea werden entnommen, gemischt und in 10 ml gepufferter Salzlösung homogenisiert. Nach Sedimentierung wird 2 Katzen je 1 ml der überstehenden Flüssigkeit intranasal verabreicht. Dieser Vorgang wird mindestens 5mal wiederholt. Nach jeder Passage muß auf das Vorhandensein des Virus geprüft werden. Wird das Virus nicht mehr nachgewiesen, wird eine zweite Serie von Passagen durchgeführt. Die Katzen, die den Suspensionsüberstand der letzten Passage erhalten haben, werden 21 Tage lang beobachtet. Die Reaktionen werden mit denen der Tiere aus der oben beschriebenen „Prüfung auf Unschädlichkeit" verglichen. Anzeichen einer erhöhten Virulenz gegenüber dem ursprünglichen Impfvirus dürfen nicht auftreten.

Immunogenität: Die „Bestimmung der Wirksamkeit" ist geeignet, die Immunogenität des Virusstamms nachzuweisen.

Prüfung am Endprodukt

War das Ergebnis der „Bestimmung der Wirksamkeit" einer repräsentativen Impfstoffcharge zufriedenstellend, kann diese Bestimmung mit Zustimmung der zuständigen Behörde als Routineprüfung für jede weitere Charge aus demselben Virussaatgut entfallen.

Prüfung auf Identität

Der rekonstituierte Impfstoff, durch Mischen mit monospezifischem Immunserum neutralisiert, kann geeignete Zellkulturen nach Inokulation nicht mehr mit dem Impfvirus infizieren.

Prüfung auf Reinheit

Unschädlichkeit: 2 Katzen, 8 bis 12 Wochen alt, die keine Antikörper gegen das Rhinotracheitis-Virus der Katze besitzen, wird in einer empfohlenen Art der Anwendung die 10fache Impfdosis in einem geeigneten Volumen geimpft. Die Tiere werden 14 Tage lang beobachtet. Die Tiere müssen gesund bleiben, anomale lokale oder systemische Reaktionen dürfen nicht auftreten.

Verunreinigende Mikroorganismen: Der rekonstituierte Impfstoff muß der Prüfung „Sterilität" der Monographie **Impfstoffe für Tiere** entsprechen.

Mykoplasmen (2.6.7): Der rekonstituierte Impfstoff muß der Prüfung entsprechen.

Fremde Viren: Das Impfvirus wird mit monospezifischem Immunserum neutralisiert. Geeignete Zellkulturen werden mit dieser Mischung beimpft. Mindestens 1 Passage wird angelegt und 14 Tage lang bebrütet. Ein zytopathischer Effekt darf nicht auftreten. Die Zellen dürfen keinen Hinweis auf das Vorhandensein hämadsorbierender Agenzien oder auf eine Viruskontamination zeigen.

Viruskonzentration: Die Viruskonzentration des rekonstituierten Impfstoffs wird in empfänglichen Zellkulturen bei für die Virusvermehrung optimalen Temperaturen bestimmt. Je Impfdosis muß mindestens der in der Beschriftung angegebene Mindesttiter an Viren enthalten sein.

Bestimmung der Wirksamkeit

Für die Bestimmung der Wirksamkeit werden 8 bis 12 Wochen alte Katzen verwendet, die keine Antikörper gegen das Rhinotracheitis-Virus der Katze besitzen. 10 Katzen werden in einer empfohlenen Art der Anwendung und Dosierung geimpft. 10 weitere Katzen dienen als Kontrolltiere. 4 Wochen nach der letzten Impfung werden alle 20 Katzen intranasal mit einer Menge des Rhinotracheitis-Virus der Katze belastet, die ausreicht, um bei empfänglichen Katzen die typischen Krankheitssymptome, wie Fieber, Nasenausfluß, Husten, auszulösen. Die Katzen werden 14 Tage lang beobachtet. Vom 2. bis zum 14. Tag nach der Virus-Inokulation werden bei den Tieren täglich Nasenspülungen vorgenommen, um in der Spülflüssigkeit die Virusausscheidung zu bestimmen. Die Körpertemperatur wird täglich gemessen. Die klinischen Symptome, welche in der folgenden Bewertungs-Tabelle aufgeführt sind, werden erfaßt. Wird ein Symptom über mehrere Tage beobachtet, wird dies nur einmal in der Tabelle registriert. Der Impfstoff entspricht der Bestimmung, wenn die Summe der Bewertungspunkte der geimpften Katzen signifikant kleiner ist als die der Kontrolltiere.

Klinisches Symptom	Bewertungspunkte
Tod	10
Störung des Allgemeinbefindens	2
Körpertemperatur:	
39,5 – 40,0 °C	1
≥ 40,0 °C	2
≤ 37,0 °C	3
Entzündung der Zunge	3
Leichter Nasenausfluß	1
Starker Nasenausfluß	2
Husten	2
Niesen	1
Niesanfälle	2
Leichtes Augentränen	1
Starkes Augentränen	2
Bindehautentzündung	2
Gewichtsverlust ≥ 5,0 %	5
Virusausscheidung (Gesamtdauer):	
≤ 4 Tage	1
5 – 7 Tage	2
> 7 Tage	3

Lagerung

Entsprechend **Impfstoffe für Tiere**.

Beschriftung

Entsprechend **Impfstoffe für Tiere**.

1998, 786

Riboflavinphosphat-Natrium

Riboflavini natrii phosphas

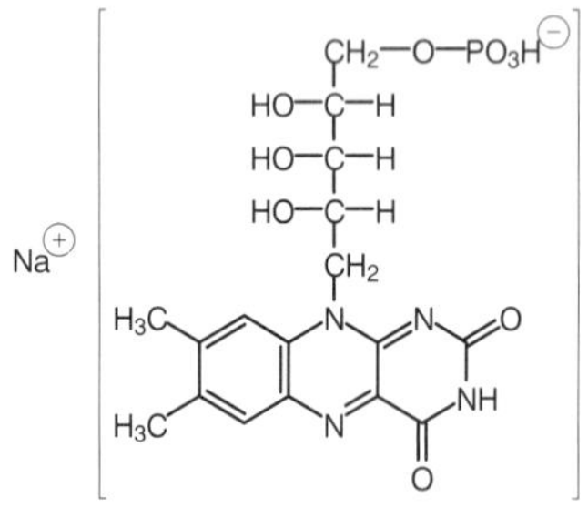

$C_{17}H_{20}N_4NaO_9P$ M_r 478,3

Definition

Riboflavinphosphat-Natrium ist eine Mischung, die Riboflavin-5′-natriumhydrogenphosphat als Hauptbestandteil und andere Riboflavin-Natriummonophosphate enthält. Die Substanz enthält mindestens 73,0 und höchstens 79,0 Prozent Riboflavin ($C_{17}H_{20}N_4O_6$; M_r 376,4), berechnet auf die getrocknete Substanz. Die Substanz enthält unterschiedliche Mengen Wasser.

Eigenschaften

Gelbes bis orangegelbes, kristallines, hygroskopisches Pulver; löslich in Wasser, sehr schwer löslich in Ethanol, praktisch unlöslich in Ether.

Prüfung auf Identität

A. 50,0 mg Substanz werden in Phosphat-Pufferlösung *p*H 7,0 *R* zu 100,0 ml gelöst. 2,0 ml Lösung werden mit Phosphat-Pufferlösung *p*H 7,0 *R* zu 100,0 ml verdünnt. Diese Lösung, zwischen 230 und 350 nm gemessen, zeigt ein Absorptionsmaximum (2.2.25) bei 266 nm. Die spezifische Absorption, im Maximum gemessen, liegt zwischen 580 und 640.

B. Die bei der Prüfung „Verwandte Substanzen" (siehe „Prüfung auf Reinheit") erhaltenen Chromatogramme werden ausgewertet. Der Hauptpeak im Chromatogramm der Untersuchungslösung entspricht in bezug auf Lage und ungefähre Größe dem Hauptpeak im Chromatogramm der Referenzlösung b.

C. Etwa 10 mg Substanz werden in verdünnter Natriumhydroxid-Lösung *R* zu 100 ml gelöst. 1 ml Lösung wird 5 min lang ultraviolettem Licht von 254 nm ausgesetzt. Anschließend wird so viel Essigsäure *R* zugesetzt, bis die Lösung gegen blaues Lackmuspapier *R* sauer reagiert. Nach Schütteln mit 2 ml Dichlormethan *R* zeigt die untere Schicht eine gelbe Fluoreszenz.

D. 0,5 g Substanz werden mit 10 ml Salpetersäure *R* versetzt. Die Mischung wird im Wasserbad zur Trockne eingedampft. Der Rückstand wird so lange geglüht, bis der Kohlenstoff entfernt ist. Der Rückstand wird in 5 ml Wasser *R* gelöst und die Lösung filtriert. Das Filtrat gibt die Identitätsreaktion a auf Natrium und die Identitätsreaktion b auf Phosphat (2.3.1).

Prüfung auf Reinheit

***p*H-Wert** (2.2.3): 0,5 g Substanz werden in kohlendioxidfreiem Wasser *R* zu 50 ml gelöst. Der *p*H-Wert der Lösung muß zwischen 5,0 und 6,5 liegen.

Spezifische Drehung (2.2.7): 0,300 g Substanz werden in 18,2 ml Salzsäure *R* 1 gelöst. Die Lösung wird mit Wasser *R* zu 25,0 ml verdünnt. Die spezifische Drehung muß zwischen +38,0 und +43,0° liegen, berechnet auf die getrocknete Substanz.

Lumiflavin: Etwa 35 mg Substanz werden 5 min lang mit 10 ml Dichlormethan *R* geschüttelt. Die Mischung wird filtriert. Das Filtrat darf nicht stärker gefärbt sein als die Farbvergleichslösung BG_6 (2.2.2, Methode II).

Verwandte Substanzen: Die Prüfung erfolgt mit Hilfe der Flüssigchromatographie (2.2.29).

Die Prüfung wird unter Ausschluß direkter Lichteinwirkung durchgeführt.

Untersuchungslösung: 0,100 g Substanz werden in 50 ml Wasser *R* gelöst. Die Lösung wird mit der mobilen Phase zu 100,0 ml verdünnt. 8,0 ml Lösung werden mit der mobilen Phase zu 50,0 ml verdünnt.

Referenzlösung a: 60,0 mg Riboflavin *CRS* werden in 1 ml Salzsäure *R* gelöst. Die Lösung wird mit Wasser *R* zu 250,0 ml verdünnt. 4,0 ml Lösung werden mit der mobilen Phase zu 100,0 ml verdünnt.

Referenzlösung b: 0,100 g Riboflavinphosphat-Natrium *CRS* werden in 50 ml Wasser *R* gelöst. Die Lösung wird mit der mobilen Phase zu 100,0 ml verdünnt. 8,0 ml Lösung werden mit der mobilen Phase zu 50,0 ml verdünnt.

Die Chromatographie kann durchgeführt werden mit

- einer Säule aus rostfreiem Stahl von 0,25 m Länge und 4,6 mm innerem Durchmesser, gepackt mit octadecylsilyliertem Kieselgel zur Chromatographie *R* (5 µm)
- einer Mischung von 850 Volumteilen einer Lösung von Kaliumdihydrogenphosphat *R* ($7{,}35\ g \cdot l^{-1}$) und 150 Volumteilen Methanol *R* als mobile Phase bei einer Durchflußrate von 2 ml je Minute
- einem Spektrometer als Detektor bei einer Wellenlänge von 266 nm.

Werden die Chromatogramme unter den vorgeschriebenen Bedingungen aufgezeichnet, beträgt die Retentionszeit von Riboflavin-5′-monophosphat etwa 20 min. Die relativen Retentionszeiten betragen: für Riboflavin-3′,4′-diphosphat etwa 0,2, für Riboflavin-3′,5′-diphosphat etwa 0,3, für Riboflavin-4′,5′-diphosphat etwa 0,5, für Riboflavin-3′-monophosphat etwa 0,7, für Riboflavin-4′-monophosphat etwa 0,9, für Riboflavin-5′-monophosphat 1,0 und für Riboflavin etwa 2.

100 µl Referenzlösung a werden eingespritzt. Die Empfindlichkeit des Systems wird so eingestellt, daß die Höhe des Hauptpeaks im erhaltenen Chromatogramm mindestens 50 Prozent des maximalen Ausschlags beträgt.

100 µl Referenzlösung b werden eingespritzt. Die Chromatographie erfolgt über eine Dauer, so daß der Riboflavin-Peak eindeutig ausgewertet werden kann. Die Prüfung darf nur ausgewertet werden, wenn im Chromatogramm der Referenzlösung b die Auflösung zwischen den Peaks von Riboflavin-4′-monophosphat und Riboflavin-5′-monophosphat mindestens 1,5 beträgt.

Je 100 µl Untersuchungslösung, Referenzlösung a und b werden getrennt eingespritzt. Der Prozentgehalt an freiem Riboflavin und an Riboflavin in Form der Diphosphate wird mittels der Peakflächen im Chromatogramm der Untersuchungslösung und des Anteils an freiem Riboflavin im Chromatogramm der Referenzlösung a berechnet. Der Gehalt an freiem Riboflavin darf nicht größer als 6,0 Prozent und der Gehalt an Riboflavin in Form der Diphosphate nicht größer als 6,0 Prozent sein, beides berechnet auf die getrocknete Substanz.

Anorganisches Phosphat: 0,10 g Substanz werden in Wasser *R* zu 100 ml gelöst. 5 ml Lösung werden mit 10 ml Wasser *R*, 5 ml Kupfersulfat-Pufferlösung *p*H 4,0 *R*, 2 ml einer Lösung von Ammoniummolybdat *R* (30 g · l^{-1}), 1 ml einer frisch hergestellten Lösung, die 4-(Methylamino)phenolsulfat *R* (20 g · l^{-1}) und Natriumdisulfit *R* (50 g · l^{-1}) enthält, sowie 1 ml einer 3prozentigen Lösung (*V/V*) von Perchlorsäure *R* versetzt. Mit Wasser *R* wird zu 25,0 ml verdünnt und die Absorption (2.2.25) der Lösung bei 800 nm innerhalb 15 min nach der Herstellung gegen eine Kompensationsflüssigkeit, die in gleicher Weise, jedoch ohne die Substanz, hergestellt wurde, gemessen. Die Absorption darf nicht größer sein als die einer folgendermaßen hergestellten Lösung: 15 ml Phosphat-Lösung (5 ppm PO_4) *R* werden mit 5 ml Kupfersulfat-Pufferlösung *p*H 4,0 *R*, 2 ml einer Lösung von Ammoniummolybdat *R* (30 g · l^{-1}), 1 ml einer frisch hergestellten Lösung, die 4-(Methylamino)phenolsulfat *R* (20 g · l^{-1}) und Natriumdisulfit *R* (50 g · l^{-1}) enthält, sowie 1 ml einer 3prozentigen Lösung (*V/V*) von Perchlorsäure *R* versetzt. Die Lösung wird mit Wasser *R* zu 25,0 ml verdünnt (1,5 Prozent).

Schwermetalle (2.4.8): In einem Quarztiegel werden 2,0 g Substanz tropfenweise mit 2 ml Salpetersäure *R* und anschließend mit 0,25 ml Schwefelsäure *R* versetzt. Die Mischung wird vorsichtig erhitzt, bis weiße Dämpfe entweichen, und anschließend geglüht. Nach dem Abkühlen wird der Rückstand 2mal mit je 2 ml Salzsäure *R* extrahiert. Die vereinigten Extrakte werden zur Trockne eingedampft. Der Rückstand wird in 2 ml verdünnter Essigsäure *R* gelöst und die Lösung mit Wasser *R* zu 20 ml verdünnt. 12 ml dieser Lösung müssen der Grenzprüfung A auf Schwermetalle entsprechen (10 ppm). Zur Herstellung der Referenzlösung wird die Blei-Lösung (1 ppm Pb) *R* verwendet.

Trocknungsverlust (2.2.32): Höchstens 8,0 Prozent, mit 1,000 g Substanz durch 5 h langes Trocknen im Trockenschrank bei 100 bis 105 °C und höchstens 0,7 kPa bestimmt.

Gehaltsbestimmung

Die Gehaltsbestimmung wird unter Lichtschutz durchgeführt.

0,100 g Substanz werden in 150 ml Wasser *R* gelöst. Die Lösung wird mit 2 ml Essigsäure 98 % *R* versetzt und mit Wasser *R* zu 1000,0 ml verdünnt. 10,0 ml dieser Lösung werden mit 3,5 ml einer Lösung von Natriumacetat *R* (14 g · l^{-1}) versetzt und mit Wasser *R* zu 50,0 ml verdünnt. Die Absorption (2.2.25) wird im Maximum bei 444 nm gemessen.

Der Gehalt an $C_{17}H_{20}N_4O_6$ wird mit Hilfe der spezifischen Absorption berechnet ($A^{1\%}_{1\,cm}$ = 328).

Lagerung

Dicht verschlossen, vor Licht geschützt.

Verunreinigungen

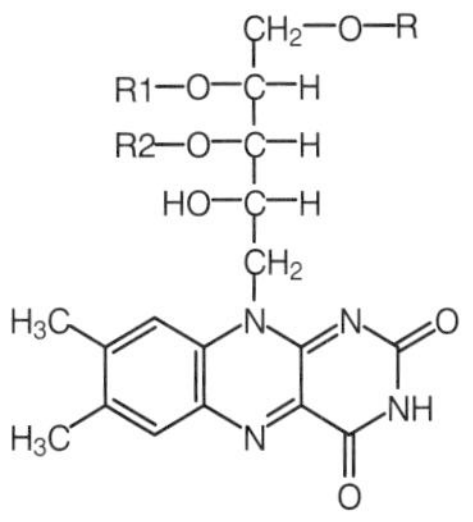

A. R = H, R1 = R2 = PO_3H_2: Riboflavin-3′,4′-diphosphat
B. R1 = H, R = R2 = PO_3H_2: Riboflavin-3′,5′-diphosphat
C. R2 = H, R = R1 = PO_3H_2: Riboflavin-4′,5′-diphosphat
D. R = R1 = R2 = H: Riboflavin

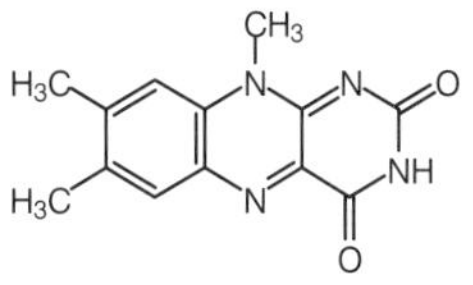

E. Lumiflavin.

1998, 432

Rifamycin-Natrium

Rifamycinum natricum

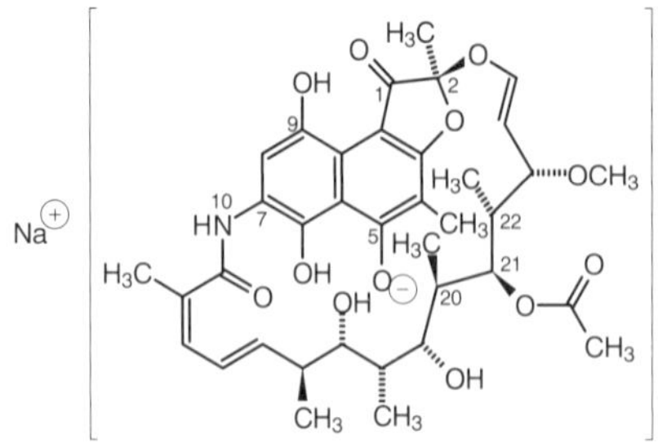

$C_{37}H_{46}NNaO_{12}$ M_r 720

Definition

Rifamycin-Natrium ist Natrium-(12*Z*,14*E*,24*E*)-(2*S*,16*S*,17*S*,18*R*,19*R*,20*R*,21*S*,22*R*,23*S*)-21-(acetyloxy)-6,9,17,19-tetrahydroxy-23-methoxy-2,4,12,16,18,20,22-heptamethyl-1,11-dioxo-1,2-dihydro-2,7-(epoxypentadeca[1,11,13]trienimino)naphtho[2,1-*b*]furan-5-olat; es ist das Mononatriumsalz von Rifamycin SV, einer Substanz, die durch chemische Umwandlung von Rifamycin B erhalten wird. Diese wird beim Wachstum bestimmter Stämme von *Amycolatopsis mediterranei* gebildet. Rifamycin SV kann auch von bestimmten *mediterranei*-Mutanten direkt erhalten werden. Die Wirksamkeit beträgt mindestens 900 I.E. je Milligramm, berechnet auf die wasserfreie Substanz.

Herstellung

Die Herstellungsverfahren müssen darauf abzielen, die Anwesenheit blutdrucksenkender Substanzen auszuschließen oder möglichst gering zu halten. Das Herstellungsverfahren wird einer Validierung unterzogen und muß gewährleisten, daß, falls die Substanz geprüft wird, sie der folgenden Prüfung entspricht

Anomale Toxizität (2.6.9): Je Maus werden 4 mg Substanz, gelöst in 0,5 ml Wasser für Injektionszwecke *R*, injiziert.

Eigenschaften

Feines oder leicht körniges, rotes Pulver; löslich in Wasser, leicht löslich in wasserfreiem Ethanol, praktisch unlöslich in Ether.

Prüfung auf Identität

A. Die Prüfung erfolgt mit Hilfe der IR-Spektroskopie (2.2.24) durch Vergleich des Spektrums der Substanz mit dem von Rifamycin-Natrium *CRS*. Die Prüfung erfolgt mit Hilfe von Preßlingen unter Verwendung von Kaliumbromid *R*.

B. Die Substanz gibt die Identitätsreaktion a auf Natrium (2.3.1).

Prüfung auf Reinheit

***p*H-Wert** (2.2.3): 0,5 g Substanz werden in kohlendioxidfreiem Wasser *R* zu 10 ml gelöst. Der *p*H-Wert der Lösung muß zwischen 6,5 und 8,0 liegen.

Absorption (2.2.25): 20,0 mg Substanz werden in 5 ml Methanol *R* gelöst. Die Lösung wird mit frisch hergestellter Phosphat-Pufferlösung *p*H 7,0 *R* 1 zu 100,0 ml verdünnt. Der Phosphat-Pufferlösung *p*H 7,0 *R* 1 wird unmittelbar vor Gebrauch soviel Ascorbinsäure *R* zugesetzt, um eine Konzentration von 1 g · l^{-1} Ascorbinsäure zu erhalten. 5,0 ml Lösung werden mit der gleichen Phosphat-Pufferlösung zu 50,0 ml verdünnt und 30 min lang stehengelassen. Die Lösung zeigt ein Absorptionsmaximum bei 445 nm. Die spezifische Absorption im Maximum muß zwischen 190 und 210 liegen, berechnet auf die wasserfreie Substanz.

Rifamycin B, Rifamycin S und andere verwandte Substanzen: Die Bestimmung erfolgt mit Hilfe der Flüssigchromatographie (2.2.29).

Die Lösungen werden unmittelbar vor Gebrauch hergestellt.

Untersuchungslösung: 50,0 mg Substanz werden in einer Mischung gleicher Volumteile einer Lösung von Natriumdihydrogenphosphat *R* (3,9 g · l^{-1}), die mit Phosphorsäure 85 % *R* auf einen *p*H-Wert von 3,0 eingestellt wurde, und Acetonitril *R* zu 50,0 ml gelöst.

Referenzlösung a: 10,0 mg Rifamycin B *CRS* und 40,0 mg Rifamycin S *CRS* werden in einer Mischung gleicher Volumteile einer Lösung von Natriumdihydrogenphosphat *R* (3,9 g · l^{-1}), die mit Phosphorsäure 85 % *R* auf einen *p*H-Wert von 3,0 eingestellt wurde, und Acetonitril *R* zu 200,0 ml gelöst. 5,0 ml Lösung werden mit dem gleichen Lösungsmittelgemisch zu 50,0 ml verdünnt.

Referenzlösung b: 25 mg Substanz und 8 mg Rifamycin S *CRS* werden in einer Mischung gleicher Volumteile einer Lösung von Natriumdihydrogenphosphat *R* (3,9 g · l^{-1}), die mit Phosphorsäure 85 % *R* auf einen *p*H-Wert von 3,0 eingestellt wurde, und Acetonitril *R* zu 250,0 ml gelöst.

Die Chromatographie kann durchgeführt werden mit

- einer Säule aus rostfreiem Stahl von 0,25 m Länge und 4,6 mm innerem Durchmesser, gepackt mit octadecylsilyliertem Kieselgel zur Chromatographie *R* (5 µm)
- einer mobilen Phase, die nicht unterhalb von 20 °C hergestellt und aufbewahrt werden darf, bei einer Durchflußrate von 1 ml je Minute:

  mobile Phase A: 10 Volumteile Acetonitril *R* und 90 Volumteile einer Lösung von Natriumdihydrogenphosphat *R* (3,9 g · l^{-1}), die mit verdünnter Natriumhydroxid-Lösung *R* auf einen *p*H-Wert von 7,5 eingestellt wurde, werden gemischt

  mobile Phase B: 70 Volumteile Acetonitril *R* und 30 Volumteile einer Lösung von Natriumdihydrogenphosphat *R* (3,9 g · l^{-1}), die mit verdünnter Natriumhydroxid-Lösung *R* auf einen *p*H-Wert von 7,5 eingestellt wurde, werden gemischt

Zeit (min)	mobile Phase A (% *V/V*)	mobile Phase B (% *V/V*)	Erläuterungen
0 – 40	80→20	20→80	linearer Gradient
40 – 45	20	80	isokratisch
45 – 47	20→80	80→20	linearer Gradient
47 – 55	80	20	Äquilibrierung

– einem Spektrometer als Detektor bei einer Wellenlänge von 254 nm
– einer 20-µl-Probenschleife.

Die Referenzlösung a wird eingespritzt. Werden die Chromatogramme unter den vorgeschriebenen Bedingungen aufgezeichnet, werden die Substanzen in folgender Reihenfolge eluiert: Rifamycin B, Rifamycin SV, Rifamycin S.

Die Referenzlösung b wird eingespritzt. Die Empfindlichkeit des Systems wird so eingestellt, daß die Höhe des Rifamycin-S-Peaks mindestens 50 Prozent des maximalen Ausschlags beträgt. Die Prüfung darf nur ausgewertet werden, wenn die Auflösung zwischen dem Rifamycin-SV- und dem Rifamycin-S-Peak mindestens 5,0 beträgt.

Die Untersuchungslösung und die Referenzlösung a werden eingespritzt. Im Chromatogramm der Untersuchungslösung darf eine dem Rifamycin B entsprechende Peakfläche nicht größer sein als die Fläche des Rifamycin-B-Peaks im Chromatogramm der Referenzlösung a (0,5 Prozent) und eine dem Rifamycin S entsprechende Peakfläche darf nicht größer sein als die Fläche des Rifamycin-S-Peaks im Chromatogramm der Referenzlösung a (2 Prozent). Die Summe der Flächen aller Peaks mit Ausnahme der des Hauptpeaks, des Rifamycin-B- und des Rifamycin-S-Peaks darf nicht größer sein als die Fläche des Rifamycin-S-Peaks im Chromatogramm der Referenzlösung a (2 Prozent). Peaks, deren Fläche kleiner ist als das 0,05fache der Fläche des Rifamycin-S-Peaks im Chromatogramm der Referenzlösung a, werden nicht berücksichtigt.

Schwermetalle (2.4.8): 2,0 g Substanz müssen der Grenzprüfung C auf Schwermetalle entsprechen (10 ppm). Zur Herstellung der Referenzlösung werden 2 ml Blei-Lösung (10 ppm Pb) *R* verwendet.

Wasser (2.5.12): 12,0 bis 17,0 Prozent, mit 0,200 g Substanz nach der Karl-Fischer-Methode bestimmt.

Sterilität (2.6.1): Rifamycin-Natrium zur Herstellung von Parenteralia, das dabei keinem weiteren geeigneten Sterilisationsverfahren unterworfen wird, muß der Prüfung entsprechen.

Bakterien-Endotoxine (2.6.14): Rifamycin-Natrium zur Herstellung von Parenteralia, das dabei keinem weiteren geeigneten Verfahren zur Beseitigung von Bakterien-Endotoxinen unterworfen wird, darf höchstens 0,50 I.E. Bakterien-Endotoxine je Milligramm Substanz enthalten.

Wertbestimmung

Die Ausführung erfolgt nach „Mikrobiologische Wertbestimmung von Antibiotika" (2.7.2).

Lagerung

Dicht verschlossen, vor Licht geschützt, zwischen 2 und 8 °C. Falls die Substanz steril ist, in einem Behältnis mit Sicherheitsverschluß.

Beschriftung

Die Beschriftung gibt insbesondere, falls zutreffend, an
– daß die Substanz steril ist
– daß die Substanz frei von Bakterien-Endotoxinen ist.

Verunreinigungen

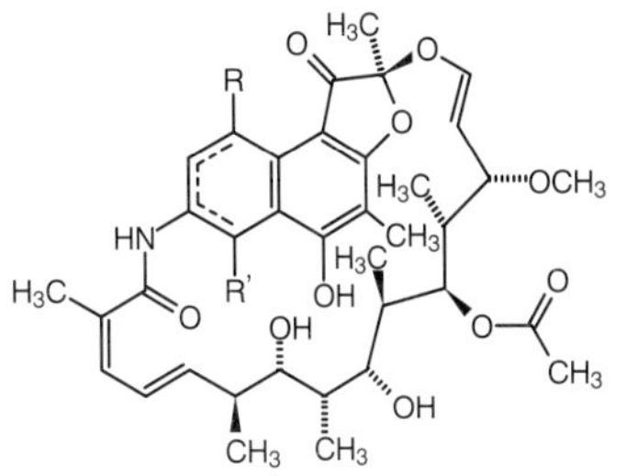

A. R = O–CH_2–CO_2H, R′ = OH: Rifamycin B
B. R = =O, R′ = =O: Rifamycin S
C. R = –O–CO–CH_2–O–, R′ = =O: Rifamycin O.

R

Monographien

1999, 1297

Ringelblumenblüten

Calendulae flos

Definition

Ringelblumenblüten bestehen aus den ganzen oder geschnittenen, völlig entfalteten, getrockneten und vom Blütenstandboden befreiten Einzelblüten der kultivierten, gefüllten Varietät von *Calendula officinalis* L. Sie enthalten mindestens 0,4 Prozent Flavonoide, berechnet als Hyperosid ($C_{21}H_{20}O_{12}$; M_r 464,4) und bezogen auf die getrocknete Droge.

Eigenschaften

Die Droge weist die unter „Prüfung auf Identität, A und B" beschriebenen makroskopischen und mikroskopischen Merkmale auf.

Prüfung auf Identität

A. Die Zungenblüten bestehen aus einer gelben oder orangegelben, etwa 3 bis 5 mm, im Mittelabschnitt etwa 7 mm breiten, an der Spitze 3zähnigen Zunge, einer behaarten, teilweise sichelförmigen, gelblichbraunen bis orangebraunen Röhre mit herausragendem Griffel und 2teiliger Narbe sowie gelegentlich noch mit einem teilweise gekrümmten, gelblichbraunen bis orangebraunen Fruchtknoten. Die vorhandenen, etwa 5 mm langen Röhrenblüten bestehen aus einer gelben, orangeroten oder rotvioletten, 5lappigen Blumenkrone und einer gelblichbraunen oder orangebraunen Röhre, die im unteren Teil behaart ist und der meist noch der teilweise gekrümmte, gelblichbraune bis orangebraune Fruchtknoten anhaftet.

B. Die Droge wird pulverisiert (355). Das Pulver ist gelblichbraun. Die Prüfung erfolgt unter dem Mikroskop, wobei Chloralhydrat-Lösung *R* verwendet wird. Das Pulver zeigt folgende Merkmale: Fragmente der Blumenkrone mit hellgelben Öltröpfchen, einige der Fragmente mit ziemlich großen Spaltöffnungen vom anomocytischen Typ (2.8.3), andere mit Prismen und sehr kleinen Drusen aus Calciumoxalat; 2reihige, vielzellige und kegelförmige Deckhaare sowie Drüsenhaare mit einem 1- oder 2reihigen, vielzelligen Stiel und einem großen, eiförmigen, 2reihigen, vielzelligen Köpfchen; rundliche Pollenkörner mit einem Durchmesser, der bis zu 40 µm betragen kann, einer spitzstacheligen Exine und 3 Keimporen; gelegentlich Bruchstücke der Narbe mit kurzen, knollenförmigen Papillen.

C. Die Prüfung erfolgt mit Hilfe der Dünnschichtchromatographie (2.2.27) unter Verwendung einer Schicht eines geeigneten Kieselgels.

Untersuchungslösung: 1,0 g pulverisierte Droge (500) wird 10 min lang mit 10 ml Methanol *R* auf dem Wasserbad zum Rückfluß erhitzt. Nach dem Abkühlen wird filtriert.

Referenzlösung: 1,0 mg Kaffeesäure *R* und 1,0 mg Chlorogensäure *R* sowie 2,5 mg Rutosid *R* werden in 10 ml Methanol *R* gelöst.

Auf die Platte werden getrennt 20 µl Untersuchungslösung und 10 µl Referenzlösung bandförmig aufgetragen. Die Chromatographie erfolgt mit einer Mischung von 10 Volumteilen wasserfreier Ameisensäure *R*, 10 Volumteilen Wasser *R* und 80 Volumteilen Ethylacetat *R* über eine Laufstrecke von 10 cm. Die Platte wird bei 100 bis 105 °C getrocknet und noch warm mit einer Lösung von Diphenylboryloxyethylamin *R* ($10\ g \cdot l^{-1}$) in Methanol *R* und anschließend mit einer Lösung von Macrogol 400 *R* ($50\ g \cdot l^{-1}$) in Methanol *R* besprüht. Die Platte wird 30 min lang an der Luft trocknen gelassen und im ultravioletten Licht bei 365 nm ausgewertet. Das Chromatogramm der Referenzlösung zeigt im unteren Teil die gelblichbraun fluoreszierende Zone des Rutosids, im mittleren Teil die hell bläulich fluoreszierende Zone der Chlorogensäure und im oberen Teil die ebenfalls hell bläulich fluoreszierende Kaffeesäure-Zone. Das Chromatogramm der Untersuchungslösung zeigt eine gelblichbraun fluoreszierende Zone, die in bezug auf ihre Lage der Rutosid-Zone im Chromatogramm der Referenzlösung entspricht, darunter und direkt darüber je eine gelblichgrün fluoreszierende Zone, ferner eine hell bläulich fluoreszierende Zone, die der Chlorogensäure im Chromatogramm der Referenzlösung entspricht, darüber eine gelblichgrün fluoreszierende Zone sowie knapp unterhalb der Zone, die der Kaffeesäure im Chromatogramm der Referenzlösung entspricht, eine hell bläulich fluoreszierende Zone. Weitere Zonen können vorhanden sein.

Prüfung auf Reinheit

Fremde Bestandteile (2.8.2): Höchstens 5 Prozent Hüllkelchblätter und höchstens 2 Prozent andere fremde Bestandteile.

Trocknungsverlust (2.2.32): Höchstens 12,0 Prozent, mit 1,000 g pulverisierter Droge (500) durch 2 h langes Trocknen im Trockenschrank bei 100 bis 105 °C bestimmt.

Asche (2.4.16): Höchstens 10,0 Prozent.

Gehaltsbestimmung

Stammlösung: In einem 100-ml-Rundkolben werden 0,800 g pulverisierte Droge (500), 1 ml einer Lösung von Methenamin *R* ($5\ g \cdot l^{-1}$), 20 ml Aceton *R* und 7 ml Salzsäure *R* 1 zum Rückfluß 30 min lang erhitzt. Die Flüssigkeit wird durch einen Wattebausch in einen 100-ml-Kolben filtriert. Der benützte Wattebausch wird zum Rückstand im Rundkolben gebracht und 2mal jeweils 10 min lang mit je 20 ml Aceton *R* zum Rückfluß erhitzt. Nach dem Abkühlen auf Raumtemperatur wird die Flüssigkeit durch einen Wattebausch filtriert. Alle Acetonauszüge werden vereinigt und durch ein Papierfilter in einen Meßkolben filtriert. Mit Aceton *R*, das als Spülflüssigkeit für Kolben und Filter dient, wird im Meßkolben zu 100,0 ml verdünnt. 20,0 ml Lösung werden in einem Scheidetrichter mit 20 ml Wasser *R* versetzt. Die Mischung wird einmal mit 15 ml und 3mal mit je 10 ml Ethylacetat *R* geschüttelt. Die Ethylacetatauszüge werden in einem Scheidetrichter vereinigt, 2mal mit je 50 ml Wasser *R* gewaschen, durch 10 g wasserfreies Natriumsulfat *R* in einen Meßkolben filtriert und mit Ethylacetat *R* zu 50,0 ml verdünnt.

Untersuchungslösung: 10,0 ml Stammlösung werden mit 1 ml Aluminiumchlorid-Reagenz *R* versetzt und mit einer 5prozentigen Lösung (*V/V*) von Essigsäure 98 % *R* in Methanol *R* zu 25,0 ml verdünnt.

Kompensationsflüssigkeit: 10,0 ml Stammlösung werden mit einer 5prozentigen Lösung (*V/V*) von Essigsäure 98 % *R* in Methanol *R* zu 25,0 ml verdünnt.

Die Absorption (2.2.25) der Untersuchungslösung wird nach 30 min bei 425 nm gegen die Kompensationsflüssigkeit gemessen.

Der Gehalt an Flavonoiden, berechnet als Hyperosid, errechnet sich aus der Formel

$$A \cdot \frac{1,25}{m},$$

wobei eine spezifische Absorption des Hyperosids $A_{1\,cm}^{1\%} = 500$ zugrunde gelegt wird.

A = gemessene Absorption bei 425 nm
m = Einwaage der Droge in Gramm.

Lagerung

Gut verschlossen, vor Licht geschützt.

1999, 162

Röteln-Lebend-Impfstoff

Vaccinum rubellae vivum

Definition

Röteln-Lebend-Impfstoff ist eine gefriergetrocknete Zubereitung aus einem geeigneten attenuierten Stamm des Röteln-Virus. Der Impfstoff wird unmittelbar vor der Anwendung entsprechend den Angaben in der Beschriftung rekonstituiert und ergibt eine klare Flüssigkeit, die durch einen enthaltenen *p*H-Indikator gefärbt sein kann.

Herstellung

Die Herstellung des Impfstoffs beruht auf einem Saatgutsystem und auf einem Zellbanksystem. Die Herstellungsmethode muß nachweislich konstant Röteln-Lebend-Impfstoff von angemessener Immunogenität und Unschädlichkeit für den Menschen ergeben. Abgesehen von begründeten und zugelassenen Fällen darf das Virus im fertigen Impfstoff nicht mehr Passagen vom Mastersaatgut entfernt sein als die Zahl der Passagen, die für die Zubereitung eines Impfstoffs durchlaufen wurde, der sich in klinischen Prüfungen hinsichtlich Unschädlichkeit und Wirksamkeit als zufriedenstellend erwiesen hat.

Das Herstellungsverfahren wird einer Validierung unterzogen und muß gewährleisten, daß, falls der Impfstoff geprüft wird, die Zubereitung der „Prüfung auf anomale Toxizität, Prüfung von Sera und Impfstoffen für Menschen" (2.6.9) entspricht.

Substrat zur Virusvermehrung

Das Virus wird in diploiden Zellen vom Menschen, die den Anforderungen an „Diploide Zellen für die Herstellung von Impfstoffen für Menschen" (5.2.3) entsprechen, vermehrt.

Saatgut

Der verwendete Stamm des Röteln-Virus wird anhand von Unterlagen identifiziert, die die Herkunft und die nachfolgenden Manipulationen belegen müssen. Um die unnötige Verwendung von Affen bei der Prüfung auf Neurovirulenz zu vermeiden, wird Saatgut in großen Mengen hergestellt und, falls gefriergetrocknet, bei Temperaturen unterhalb von –20 °C oder, falls nicht gefriergetrocknet, unterhalb von –60 °C gelagert.

Nur ein Saatgut, das den nachstehenden Prüfungen entspricht, darf für die Virusvermehrung verwendet werden.

Identität: Das Master- und das Arbeitssaatgut werden durch Serumneutralisation in Zellkultur unter Verwendung von spezifischen Antikörpern als Röteln-Virus identifiziert.

Viruskonzentration: Die Viruskonzentration des Master- und Arbeitssaatguts wird bestimmt, um die Gleichförmigkeit der Herstellung zu überprüfen.

Fremde Agenzien (2.6.16): Das Arbeitssaatgut muß der Prüfung entsprechen.

Neurovirulenz (2.6.18): Das Arbeitssaatgut muß der Prüfung entsprechen. Für das Röteln-Virus empfängliche *Macaca*- und *Cercopithecus*-Affen sind für die Prüfung geeignet.

Vermehrung und Ernte

Der Umgang mit der Zellbank und den folgenden Zellkulturen erfolgt unter aseptischen Bedingungen in einem Raum, in dem mit keinen anderen Zellen gearbeitet wird. Geeignetes Tierserum (Serum vom Menschen darf nicht verwendet werden) kann in den Zellkulturmedien verwendet werden. Das letzte Nährmedium für die Erhaltung des Zellwachstums während der Virusvermehrung darf jedoch kein Tierserum enthalten. Bei der Zubereitung von Zellsuspensionen sowie von Zellkulturmedien verwendetes Serum und Trypsin müssen nachweislich frei sein von fremden Agenzien. Dem Nährmedium für die Zellkultur können ein *p*H-Indikator wie Phenolrot sowie geeignete Antibiotika in der eben noch wirksamen Konzentration zugesetzt werden. Das Substrat sollte, falls möglich, während der Herstellung frei von Antibiotika sein. Mindestens 500 ml der für die Impfstoffherstellung verwendeten Zellkultur werden als nicht infizierte Zellkultur (Kontrollzellen) aufbewahrt. Während des Wachstums der Viren wird die Inkubationstemperatur überwacht. Die Virussuspension wird ein- oder mehrfach innerhalb von 28 Tagen nach Beimpfung geerntet. Mehrfachernten derselben Herstellzellkultur können vereinigt und wie eine Einfachernte behandelt werden.

Nur eine einzelne Ernte, die den nachstehenden Prüfungen entspricht, darf für die Zubereitung des Fertigimpfstoffs als Bulk verwendet werden.

Identität: Die einzelne Ernte enthält Virus, das durch Serumneutralisation in Zellkultur unter Verwendung von spezifischen Antikörpern als Röteln-Virus identifiziert wird.

Viruskonzentration: Die Viruskonzentration wird in der einzelnen Ernte wie unter „Bestimmung der Wirksamkeit" beschrieben bestimmt, um die Gleichförmigkeit der Herstellung zu überprüfen und um die Verdünnung für die Herstellung des fertigen Impfstoffs als Bulk zu ermitteln.

Fremde Agenzien (2.6.16): Die einzelne Ernte muß der Prüfung entsprechen.

Kontrollzellen: Die Kontrollzellen müssen der „Prüfung auf Identität" und den Anforderungen der „Prüfung auf fremde Agenzien in Virus-Lebend-Impfstoffen für Menschen" (2.6.16) entsprechen.

Fertiger Impfstoff als Bulk

Einzelne Ernten, die den vorstehend beschriebenen Prüfungen entsprechen, werden vereinigt und geklärt, um Zellen zu entfernen. Ein geeigneter Stabilisator kann zugesetzt werden. Die vereinigten Ernten werden anschließend entsprechend verdünnt.

Nur ein fertiger Impfstoff als Bulk, der der nachstehenden Prüfung entspricht, darf zur Herstellung der Fertigzubereitung verwendet werden.

Verunreinigende Mikroorganismen: Der fertige Impfstoff als Bulk muß der „Prüfung auf Sterilität" (2.6.1) entsprechen. 10 ml der Zubereitung werden für jedes Nährmedium verwendet.

Fertigzubereitung

Eine Mindestviruskonzentration wird für das Produkt zur Freigabe festgelegt, die in Kenntnis der Stabilitätsdaten sicherstellt, daß bis zum Ende der Verwendbarkeit mindestens der in der Beschriftung angegebene Virustiter enthalten ist.

Nur ein Endprodukt, das der Mindestviruskonzentration zur Freigabe entspricht und das hinsichtlich Temperaturbeständigkeit zufriedenstellend ist und der „Prüfung auf Identität" und der „Prüfung auf Reinheit" entspricht, darf zur Anwendung freigegeben werden. Vorausgesetzt, daß die Prüfung auf Rinderserumalbumin mit befriedigenden Ergebnissen für den fertigen Impfstoff als Bulk erfolgt ist, kann sie für die Fertigzubereitung entfallen.

Temperaturbeständigkeit: Proben der gefriergetrockneten Fertigzubereitung werden im trockenen Zustand 7 Tage lang bei 37 °C erwärmt. Wie unter „Bestimmung der Wirksamkeit" beschrieben, werden parallel die Viruskonzentrationen von Impfstoffproben des zuvor erwärmten und des nicht erwärmten, bei 5 ± 3 °C gelagerten Impfstoffs bestimmt. Die Viruskonzentration des zuvor erwärmten Impfstoffs darf nicht mehr als 1,0 log geringer sein als die des nicht erwärmten Impfstoffs.

Prüfung auf Identität

Wenn der entsprechend der Beschriftung rekonstituierte Impfstoff mit spezifischen Röteln-Antikörpern gemischt wird, werden empfängliche Zellkulturen nicht mehr infiziert.

Prüfung auf Reinheit

Verunreinigende Mikroorganismen: Der rekonstituierte Impfstoff muß der „Prüfung auf Sterilität" (2.6.1) entsprechen.

Rinderserumalbumin: Höchstens 50 ng je Dosis für den Menschen, mit Hilfe einer geeigneten immunchemischen Methode (2.7.1) bestimmt.

Wasser (2.5.12): Höchstens 3,0 Prozent, nach der Karl-Fischer-Methode bestimmt.

Bestimmung der Wirksamkeit

Im Impfstoff wird das infektiöse Virus unter Verwendung von mindestens 5 Zellkulturen für jeden Verdünnungsschritt (Verdünnungsfaktor 0,5 log) oder mit einem Verfahren gleicher Empfindlichkeit mindestens 3mal titriert. Eine geeignete Virusreferenzzubereitung wird verwendet, um jede Bestimmung zu validieren. Die Viruskonzentration muß, wie in der Beschriftung angegeben, mindestens $1 \cdot 10^3$ $ZKID_{50}$ je Dosis für den Menschen betragen. Die Bestimmung darf nur ausgewertet werden, wenn die Vertrauensgrenze (P = 0,95) des Logarithmus der Viruskonzentration höchstens ± 0,3 beträgt.

Lagerung

Entsprechend **Impfstoffe für Menschen (Vaccina ad usum humanum)**.

Beschriftung

Entsprechend **Impfstoffe für Menschen**.

Die Beschriftung gibt insbesondere an

- Virusstamm, der für die Zubereitung des Impfstoffs verwendet wurde
- Art und Herkunft der für die Impfstoffherstellung benutzten Zellen
- Mindestviruskonzentration
- daß der Kontakt des Impfstoffs mit Desinfektionsmitteln zu meiden ist
- Zeitdauer, innerhalb welcher der rekonstituierte Impfstoff zu verbrauchen ist
- daß der Impfstoff schwangeren Frauen nicht verabreicht werden darf und daß Frauen nach der Impfung zwei Monate lang eine Schwangerschaft verhüten müssen.

1999, 1146

Roxithromycin

Roxithromycinum

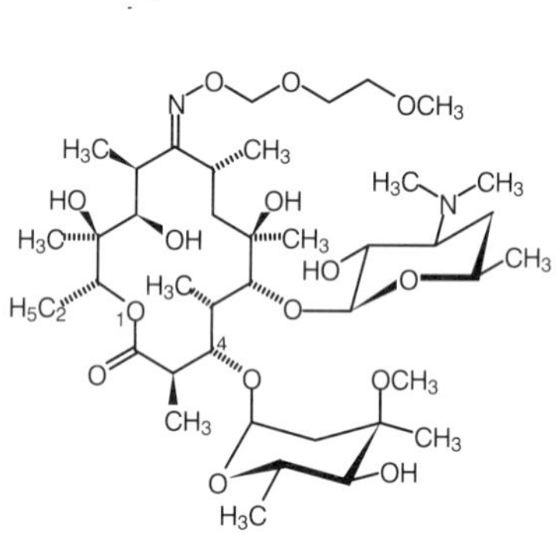

$C_{41}H_{76}N_2O_{15}$ M_r 837

Definition

Roxithromycin enthält mindestens 97,0 und höchstens 101,0 Prozent (3*R*,4*S*,5*S*,6*R*,7*R*,9*R*,11*S*,12*R*,13*S*,14*R*)-4-[(2,6-Didesoxy-3-*C*-methyl-3-*O*-methyl-α-L-*ribo*-hexopyranosyl)oxy]-14-ethyl-7,12,13-trihydroxy-10-[(*E*)-[(2-methoxyethoxy)methoxy]imino]-3,5,7,9,11,13-hexamethyl-6-[[3,4,6-tridesoxy-3-(dimethylamino)-β-D-*xylo*-hexopyranosyl]oxy]oxacyclotetradecan-2-on, berechnet auf die wasser- und lösungsmittelfreie Substanz.

Eigenschaften

Weißes, kristallines Pulver; sehr schwer löslich in Wasser, leicht löslich in Aceton, Dichlormethan und Ethanol. Die Substanz ist in verdünnter Salzsäure schwer löslich.

Die Substanz zeigt Polymorphie.

Prüfung auf Identität

A. Die Prüfung erfolgt mit Hilfe der IR-Spektroskopie (2.2.24) durch Vergleich des Spektrums der Substanz mit dem von Roxithromycin *CRS*. Wenn die Spektren bei der Prüfung unterschiedlich sind, werden mit Lösungen der Substanz und der Referenzsubstanz (90 g · l^{-1}) in Dichlormethan *R* erneut Spektren aufgenommen.

B. Die unter „Gehaltsbestimmung“ erhaltenen Chromatogramme werden ausgewertet. Der Hauptpeak im Chromatogramm der Untersuchungslösung b ist in bezug auf Retentionszeit und Größe vergleichbar mit dem Hauptpeak im Chromatogramm der Referenzlösung a.

Prüfung auf Reinheit

Aussehen der Lösung: 0,2 g Substanz werden in Methanol *R* zu 20 ml gelöst. Die Lösung muß klar (2.2.1) und farblos (2.2.2, Methode II) sein.

Spezifische Drehung (2.2.7): 0,500 g Substanz werden in Aceton *R* zu 50,0 ml gelöst. Die spezifische Drehung muß zwischen –93 und –96° liegen, berechnet auf die wasser- und lösungsmittelfreie Substanz.

Verwandte Substanzen: Die Prüfung erfolgt mit Hilfe der Flüssigchromatographie (2.2.29) wie unter „Gehaltsbestimmung“ beschrieben.

Die Chromatographie kann durchgeführt werden mit

– einer Mischung der mobilen Phasen A und B unter Einsatz der Gradientenelution bei einer Durchflußrate von 1,0 ml je Minute gemäß Tabelle
mobile Phase A: 510 ml Wasser *R* werden mit 200 ml einer Lösung von Ammoniumdihydrogenphosphat *R* (170 g · l^{-1}) versetzt; die Lösung wird mit verdünnter Natriumhydroxid-Lösung *R* auf einen *p*H-Wert von 5,3 eingestellt und mit 315 ml Acetonitril *R* versetzt
mobile Phase B: Eine Mischung von 300 Volumteilen Wasser *R* und 700 Volumteilen Acetonitril *R*

Zeit (min)	mobile Phase A (% *V/V*)	mobile Phase B (% *V/V*)	Erläuterungen
	100	0	Äquilibrierung
0 – 38	100	0	isokratisch
38 – 39	100 → 90	0 → 10	linearer Gradient
39 – 80	90	10	isokratisch

Vor jeder Prüfung wird das System 20 min lang mit der mobilen Phase A äquilibriert.

Werden die Chromatogramme unter den vorgeschriebenen Bedingungen aufgezeichnet, betragen die Retentionszeiten für *N*-Demethylroxithromycin (Roxithromycin-Verunreinigung F) 15 bis 17 min und für Roxithromycin 20 bis 22 min. 20 µl Referenzlösung c werden eingespritzt. Die Prüfung darf nur ausgewertet werden, wenn im Chromatogramm der Referenzlösung c die Auflösung zwischen den Peaks von *N*-Demethylroxithromycin und Roxithromycin mindestens 6,0 und der Symmetriefaktor des Roxithromycin-Peaks höchstens 1,5 beträgt. Falls erforderlich wird die Durchflußrate der mobilen Phase geändert.

Je 20 µl Untersuchungslösung a und Referenzlösung b werden getrennt eingespritzt. Im Chromatogramm der Untersuchungslösung a darf keine Peakfläche, mit Ausnahme der des Hauptpeaks, größer sein als die Fläche des Hauptpeaks im Chromatogramm der Referenzlösung b (0,5 Prozent), und die Summe aller Peakflächen, mit Ausnahme der des Hauptpeaks, darf nicht größer sein als das 6fache der Fläche des Hauptpeaks im Chromatogramm der Referenzlösung b (3,0 Prozent). Peaks, deren Fläche kleiner ist als das 0,1fache der Fläche des Hauptpeaks im Chromatogramm der Referenzlösung b, werden nicht berücksichtigt. Falls bei der Verwendung der mobilen Phase B ein dem Toluol entsprechender Peak mit einer relativen Retentionszeit von 3 (bezogen auf den Roxithromycin-Peak) eluiert wird, wird dieser Peak für die Prüfung „Verwandte Substanzen“ nicht berücksichtigt.

Ethanol, Toluol (2.4.24): Höchstens 0,2 Prozent Ethanol und 0,1 Prozent Toluol.

Schwermetalle (2.4.8): 2,0 g Substanz werden in einer Mischung von 15 Volumteilen Wasser *R* und 85 Volumteilen Aceton *R* zu 20 ml gelöst. 12 ml Lösung müssen der Grenzprüfung B auf Schwermetalle entsprechen (10 ppm). Als Referenzlösung wird eine Blei-Lösung (1 ppm Pb) verwendet, die durch Verdünnen der Blei-Lösung (100 ppm Pb) *R* mit einer Mischung von 15 Volumteilen Wasser *R* und 85 Volumteilen Aceton *R* hergestellt wird.

Wasser (2.5.12): Höchstens 3,0 Prozent, mit 0,200 g Substanz nach der Karl-Fischer-Methode bestimmt.

Sulfatasche (2.4.14): Höchstens 0,1 Prozent, mit 1,0 g Substanz bestimmt.

Gehaltsbestimmung

Die Bestimmung erfolgt mit Hilfe der Flüssigchromatographie (2.2.29).

Untersuchungslösung a: 40,0 mg Substanz werden in der mobilen Phase A zu 10,0 ml gelöst.

Untersuchungslösung b: 5,0 ml Untersuchungslösung a werden mit der mobilen Phase A zu 10,0 ml verdünnt.

Referenzlösung a: 20,0 mg Roxithromycin *CRS* werden in der mobilen Phase A zu 10,0 ml gelöst.

Referenzlösung b: 1,0 ml Referenzlösung a wird mit der mobilen Phase A zu 100,0 ml verdünnt.

Referenzlösung c: 5,0 mg Roxithromycin *CRS* und 5,0 mg *N*-Demethylroxithromycin *CRS* werden in der mobilen Phase A zu 50,0 ml gelöst.

Die Chromatographie kann durchgeführt werden mit

– einer Säule aus rostfreiem Stahl von 0,25 m Länge und 4,6 mm innerem Durchmesser, gepackt mit octadecylsilyliertem Kieselgel zur Chromatographie *R* (5 µm)
– folgender mobilen Phase bei einer Durchflußrate von 1,5 ml je Minute: 510 ml Wasser *R* werden mit 200 ml einer Lösung von Ammoniumdihydrogenphosphat *R* (170 g · l^{-1}) versetzt; die Lösung wird mit verdünnter Natriumhydroxid-Lösung *R* auf einen *p*H-Wert von 5,3 eingestellt und mit 315 ml Acetonitril *R* versetzt

R

Monographien

– einem Spektrometer als Detektor bei einer Wellenlänge von 205 nm.

Werden die Chromatogramme unter den vorgeschriebenen Bedingungen aufgezeichnet, betragen die Retentionszeiten für *N*-Demethylroxithromycin 7 bis 10 min und für Roxithromycin 10 bis 13 min.

20 µl Referenzlösung c werden eingespritzt. Die Bestimmung darf nur ausgewertet werden, wenn im Chromatogramm der Referenzlösung c die Auflösung zwischen den Peaks von *N*-Demethylroxithromycin und Roxithromycin mindestens 6,0 und der Symmetriefaktor des Roxithromycin-Peaks höchstens 1,5 beträgt. Falls erforderlich wird die Durchflußrate der mobilen Phase geändert.

Die Untersuchungslösung b und die Referenzlösung a werden abwechselnd eingespritzt.

Lagerung

Dicht verschlossen.

Verunreinigungen

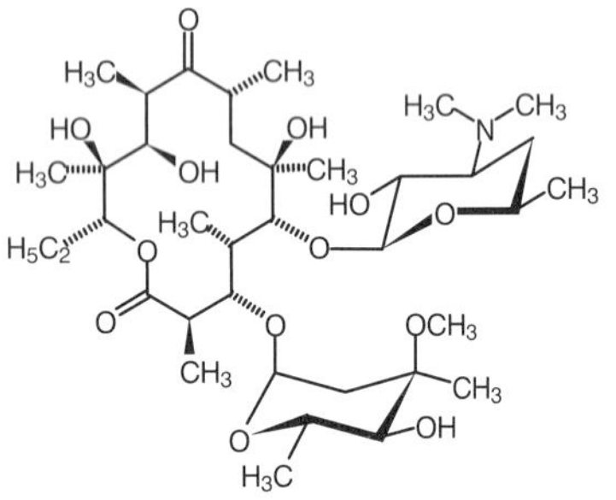

A. Erythromycin A

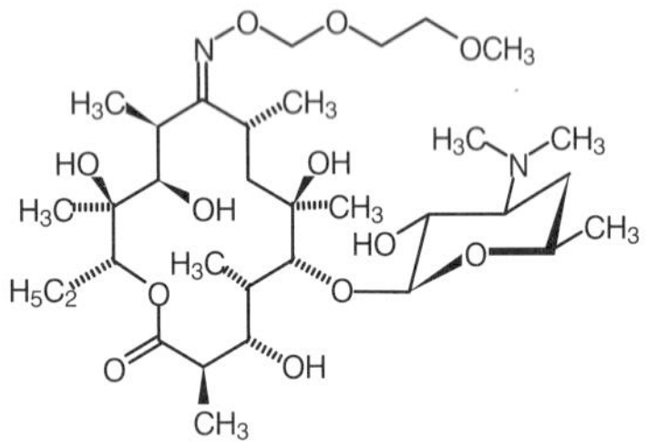

B. 4-*O*-De(2,6-didesoxy-3-*C*-methyl-3-*O*-methyl-α-*ribo*-hexopyranosyl)erythromycin-10-(*E*)-[*O*-[(2-methoxyethoxy)methyl]oxim]

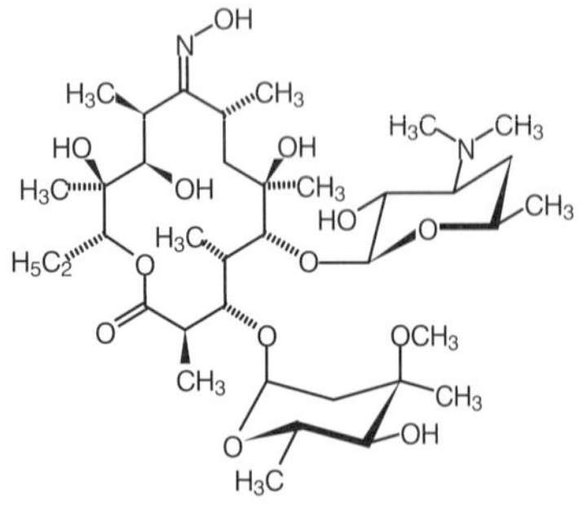

C. Erythromycin-10-(*E*)-oxim

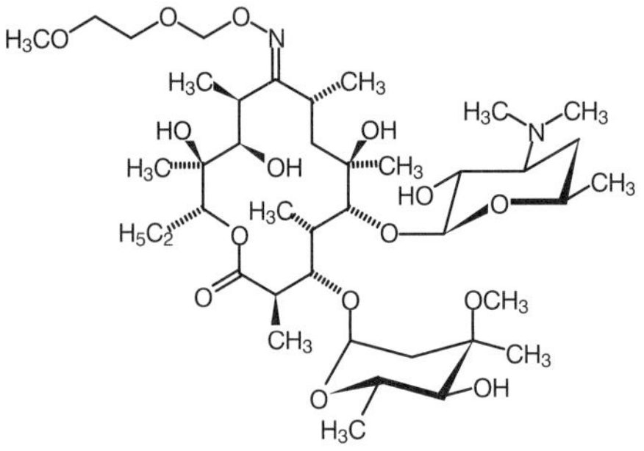

D. Erythromycin-10-(*Z*)-[[(2-methoxyethoxy)methyl]oxim]

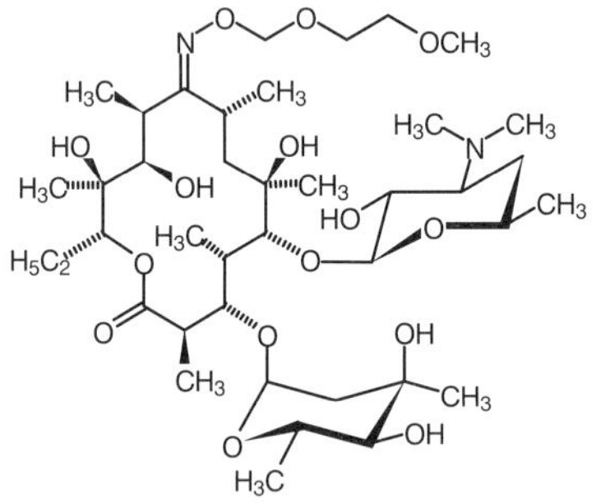

E. 3-*O*-Demethylerythromycin-10-(*E*)-[*O*-[(2-methoxyethoxy)methyl]oxim] (Roxithromycin C)

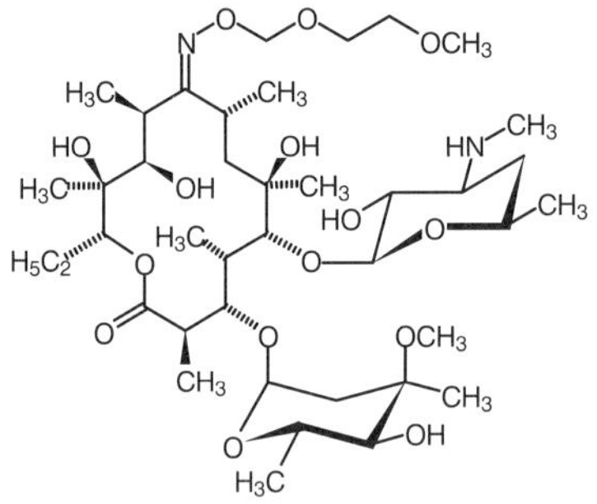

F. *N*-Demethylerythromycin-10-(*E*)-[[*O*-(2-methoxyethoxy)methyl]oxim]

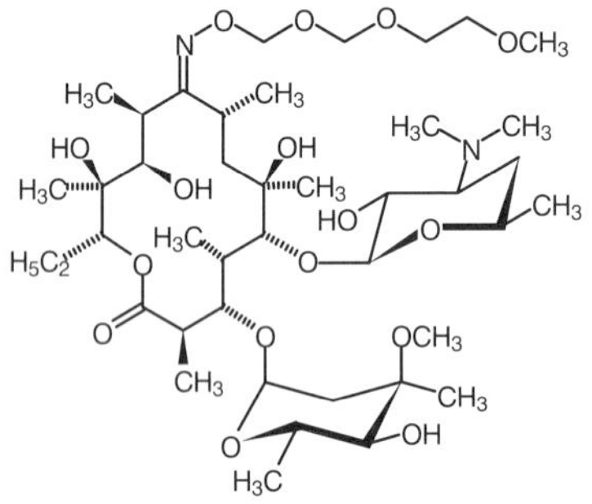

G. Erythromycin-10-(*E*)-[*O*-[[(2-methoxyethoxy)methoxy]methyl]oxim]

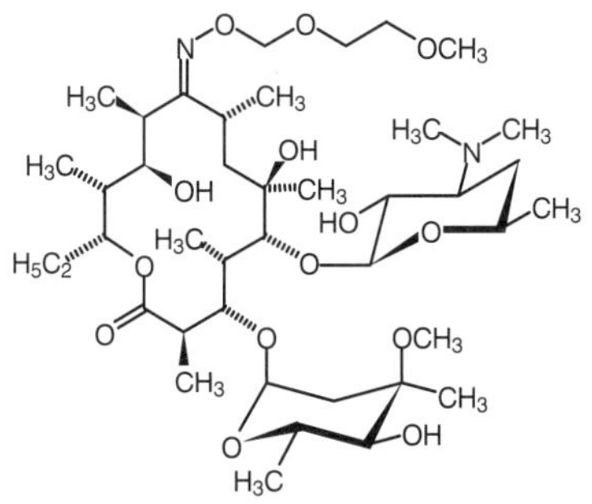

H. 13-Desoxyerythromycin-10-(*E*)-[*O*-[(2-methoxy-ethoxy)methyl]oxim]
(Roxithromycin B)

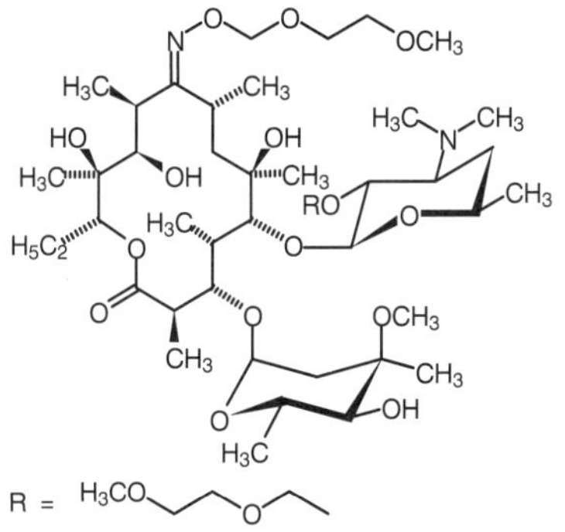

I. 2-*O*-[(2-Methoxyethoxy)methyl]erythromycin-10-(*E*)-[*O*-[(2-methoxyethoxy)methyl]oxim].

R

Monographien

S

1998, 204

Saccharose

Saccharum

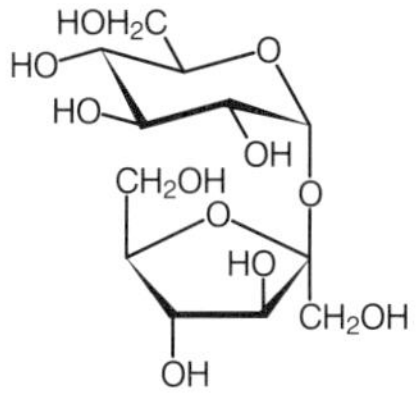

$C_{12}H_{22}O_{11}$ M_r 342,3

Definition

Saccharose ist β-D-Fructofuranosyl-α-D-glucopyranosid. Die Substanz enthält keinen Zusatzstoff.

Eigenschaften

Weißes, kristallines Pulver oder trockene, farblose bis weiße, glänzende Kristalle; sehr leicht löslich in Wasser, schwer löslich in Ethanol, praktisch unlöslich in wasserfreiem Ethanol.

Prüfung auf Identität

1: A.
2: B, C.

A. Die Prüfung erfolgt mit Hilfe der IR-Spektroskopie (2.2.24) durch Vergleich des Spektrums der Substanz mit dem von Saccharose *CRS*.

B. Die Prüfung erfolgt mit Hilfe der Dünnschichtchromatographie (2.2.27) unter Verwendung einer Schicht von Kieselgel G *R*.

Untersuchungslösung: 10 mg Substanz werden in einer Mischung von 2 Volumteilen Wasser *R* und 3 Volumteilen Methanol *R* zu 20 ml gelöst.

Referenzlösung a: 10 mg Saccharose *CRS* werden in einer Mischung von 2 Volumteilen Wasser *R* und 3 Volumteilen Methanol *R* zu 20 ml gelöst.

Referenzlösung b: Je 10 mg Fructose *CRS*, Glucose *CRS*, Lactose *CRS* und Saccharose *CRS* werden in einer Mischung von 2 Volumteilen Wasser *R* und 3 Volumteilen Methanol *R* zu 20 ml gelöst.

Auf die Platte werden getrennt 2 µl jeder Lösung aufgetragen. Nach sorgfältigem Trocknen erfolgt die Chromatographie mit einer Mischung von 10 Volumteilen Wasser *R*, 15 Volumteilen Methanol *R*, 25 Volumteilen wasserfreier Essigsäure *R* und 50 Volumteilen Dichlorethan *R* über eine Laufstrecke von 15 cm. Die Lösungsmittel müssen genau abgemessen werden, denn ein geringer Überschuß von Wasser kann die Mischung trüben. Die Platte wird im Warmluftstrom getrocknet. Die Chromatographie wird sofort unter Erneuerung der mobilen Phase wiederholt. Die Platte wird im Warmluftstrom getrocknet, mit einer Lösung von 0,5 g Thymol *R* in einer Mischung von 5 ml Schwefelsäure *R* und 95 ml Ethanol 96 % *R* gleichmäßig besprüht und 10 min lang bei 130 °C erhitzt. Der Hauptfleck im Chromatogramm der Untersuchungslösung entspricht in bezug auf Lage, Farbe und Größe dem Hauptfleck im Chromatogramm der Referenzlösung a. Die Prüfung darf nur ausgewertet werden, wenn das Chromatogramm der Referenzlösung b deutlich voneinander getrennt 4 Flecke zeigt.

C. 1 ml Prüflösung (siehe „Prüfung auf Reinheit") wird mit Wasser *R* zu 100 ml verdünnt. 5 ml dieser Lösung werden mit 0,15 ml einer frisch hergestellten Kupfer(II)-sulfat-Lösung *R* und 2 ml einer frisch hergestellten verdünnten Natriumhydroxid-Lösung *R* versetzt. Die Lösung ist auch nach dem Erhitzen zum Sieden blau und klar. Die heiße Lösung wird mit 4 ml verdünnter Salzsäure *R* versetzt und 1 min lang zum Sieden erhitzt. Nach Zusatz von 4 ml verdünnter Natriumhydroxid-Lösung *R* bildet sich sofort ein orangefarbener Niederschlag.

S

Monographien

Prüfung auf Reinheit

Prüflösung: 50,0 g Substanz werden in kohlendioxidfreiem Wasser *R*, das aus destilliertem Wasser *R* hergestellt wurde, zu 100 ml gelöst.

Aussehen der Lösung: Die Prüflösung muß klar (2.2.1) und darf nicht stärker gefärbt sein als die Farbvergleichslösung G_6 (2.2.2, Methode II).

Sauer oder alkalisch reagierende Substanzen: 10 ml Prüflösung werden mit 0,3 ml Phenolphthalein-Lösung *R* versetzt. Die Lösung muß farblos sein. Bis zum Umschlag nach Rosa dürfen höchstens 0,3 ml Natriumhydroxid-Lösung (0,01 mol · l^{-1}) verbraucht werden.

Leitfähigkeit (2.2.38): Höchstens 35 $\mu S \cdot cm^{-1}$. 31,3 g Substanz werden in kohlendioxidfreiem Wasser *R*, das aus destilliertem Wasser *R* hergestellt wurde, zu 100,0 ml gelöst. Die Leitfähigkeit der Lösung (C_1) und des zur Herstellung der Lösung verwendeten Wassers (C_2) werden gemessen, wobei die Lösung während der Dauer der Messung mit einem Magnetrührer schwach gerührt wird. Die Streuung der über eine Dauer von 30 s gemessenen Werte darf höchstens 1 Prozent betragen. Die Leitfähigkeit der Lösung wird nach folgender Formel berechnet

$$C_1 - 0{,}35\ C_2$$

Spezifische Drehung (2.2.7): 26,0 g Substanz werden in Wasser *R* zu 100,0 ml gelöst. Die spezifische Drehung muß zwischen +66,3 und +67,0° liegen.

Dextrine: Saccharose zur Herstellung von Parenteralia in großen Volumen muß folgender Prüfung entsprechen: Werden 2 ml Prüflösung mit 8 ml Wasser *R*, 0,05 ml verdünnter Salzsäure *R* und 0,05 ml Iod-Lösung (0,05 mol · l^{-1}) versetzt, muß die Lösung gelb gefärbt bleiben.

Glucose, Invertzucker: 5 ml Prüflösung werden in einem Reagenzglas von etwa 150 mm Länge und etwa 16 mm Durchmesser mit 5 ml Wasser *R* verdünnt und mit 1,0 ml Natriumhydroxid-Lösung (1 mol · l^{-1}) sowie 1,0 ml einer Lösung von Methylenblau *R* (1 g · l^{-1}) versetzt. Nach Durchmischen der Lösungen wird das Reagenzglas ins Wasserbad gestellt. Nach genau 2 min wird das Reagenzglas herausgenommen und die Lösung sofort beurteilt. Die blaue Farbe darf nicht vollständig verschwunden sein (0,04 Prozent). Die blaue Färbung in der Grenzschicht Luft/Lösung wird nicht berücksichtigt.

Sulfit: 5,0 g Substanz werden in 40 ml Wasser *R* gelöst. Die Lösung wird mit 2,0 ml Natriumhydroxid-Lösung (0,1 mol · l^{-1}) versetzt und mit Wasser *R* zu 50,0 ml verdünnt. 10,0 ml Lösung werden mit 1 ml Salzsäure (3 mol · l^{-1}), 2,0 ml Schiffs Reagenz *R* 1 und 2,0 ml einer 0,5prozentigen Lösung (*V/V*) von Formaldehyd-Lösung *R* versetzt. Nach 30 min langem Stehenlassen wird die Absorption (2.2.25) im Maximum bei 583 nm gemessen. Die Referenzlösung wird wie folgt hergestellt: 76 mg Natriumdisulfit *R* werden in Wasser *R* zu 50,0 ml gelöst. 5,0 ml Lösung werden mit Wasser *R* zu 100,0 ml verdünnt. 3,0 ml dieser Lösung werden mit 4,0 ml Natriumhydroxid-Lösung (0,1 mol · l^{-1}) versetzt und mit Wasser *R* zu 100,0 ml verdünnt. 10,0 ml dieser Lösung werden sofort mit 1 ml Salzsäure (3 mol · l^{-1}), 2,0 ml Schiffs Reagenz *R* 1 und 2,0 ml einer 0,5prozentigen Lösung (*V/V*) von Formaldehyd-Lösung *R* versetzt. Nach 30 min langem Stehenlassen wird die Absorption im Maximum bei 583 nm gemessen. Für beide Messungen wird als Kompensationsflüssigkeit eine unter gleichen Bedingungen hergestellte Lösung, ausgehend von 10,0 ml Wasser *R*, verwendet. Die Absorption der zu untersuchenden Lösung darf nicht größer als diejenige der Referenzlösung sein (15 ppm, berechnet als SO_2). Die Prüfung darf nur ausgewertet werden, wenn die Referenzlösung deutlich violettrot gefärbt ist.

Blei: Höchstens 0,5 ppm Pb. Der Gehalt an Blei wird mit Hilfe der Atomabsorptionsspektroskopie (2.2.23, Methode II) unter Verwendung eines Graphitrohrofens bestimmt.

Untersuchungslösung: 50 mg Substanz werden in 0,5 ml bleifreier Salpetersäure *R* in einer Polyfluorcarbonatbombe gelöst und 5 h lang bei 150 °C erhitzt. Nach dem Erkaltenlassen wird die Lösung mit Wasser *R* zu 5,0 ml verdünnt.

Die Absorption wird bei 283,3 nm gemessen. Zur Trocknung wird die Temperatur bei 110 °C, zum Glühen bei 600 °C und zur Atomisierung bei 2100 °C gehalten.

Trocknungsverlust (2.2.32): Höchstens 0,1 Prozent, mit 2,000 g Substanz durch 3 h langes Erhitzen im Trockenschrank bei 105 °C bestimmt.

Bakterien-Endotoxine (2.6.14): Saccharose zur Herstellung von Parenteralia in großen Volumen, die dabei keinem weiteren geeigneten Verfahren zur Beseitigung von Bakterien-Endotoxinen unterworfen wird, darf höchstens 0,25 I.E. Bakterien-Endotoxine je Milligramm Substanz enthalten.

Lagerung

Gut verschlossen.

Beschriftung

Die Beschriftung gibt insbesondere, falls zutreffend, an, daß die Substanz zur Herstellung von Parenteralia in großen Volumen bestimmt ist.

1999, 1370

Salbeiblätter

Salviae officinalis folium

Definition

Salbeiblätter bestehen aus den ganzen oder geschnittenen, getrockneten Laubblättern von *Salvia officinalis* L. Die aus ganzen Blättern bestehende Droge enthält mindestens 15 ml · kg^{-1}, die geschnittene Droge mindestens 10 ml · kg^{-1} ätherisches Öl, jeweils bezogen auf die wasserfreie Droge.

Eigenschaften

Das ätherische Salbeiblätteröl ist reich an Thujon.

Die Droge weist die unter „Prüfung auf Identität, A und B" beschriebenen makroskopischen und mikroskopischen Merkmale auf.

Prüfung auf Identität

A. Die Blattspreite des ganzen Blattes ist etwa 2 bis 10 cm lang und etwa 1 bis 2 cm breit, länglich-eiförmig bis elliptisch. Der Blattrand ist fein gekerbt bis glatt. Die Blattspitze ist abgerundet oder kurz zugespitzt, das Blatt am Grunde in den Blattstiel verschmälert, abgerundet oder herzförmig. Die Blattoberseite ist grünlichgrau und feinkörnig, unterseits ist das Blatt weiß, behaart und zeigt ein dichtes Netzwerk hervortretender Äderchen.

B. Die Droge wird pulverisiert (355). Das Pulver ist hellgrau bis bräunlichgrün. Die Prüfung erfolgt unter dem Mikroskop, wobei Chloralhydrat-Lösung *R* verwendet wird. Das Pulver zeigt folgende Merkmale: sehr zahlreich vorhandene gekrümmte Gliederhaare aus schmalen, langen Zellen und einer stark verdickten Basalzelle sowie Bruchstücke solcher Haare; Fragmente der oberen Epidermis mit getüpfelten, mehr oder weniger polygonalen Zellen; Fragmente der unteren Epidermis mit welligbuchtigen Zellen und zahlreichen Spaltöffnungen vom diacytischen Typ (2.8.3); selten einzelne Drüsenhaare mit 1- oder 2zelligen Köpfchen auf 1- bis 4zelligem Stiel; reichlich Drüsenhaare mit 1zelligem Stiel und einem Köpfchen aus 8 strahlenförmig angeordneten Zellen mit abgehobener, gemeinsamer Kutikula.

C. Die Prüfung erfolgt mit Hilfe der Dünnschichtchromatographie (2.2.27) unter Verwendung einer Schicht eines geeigneten Kieselgels.

Untersuchungslösung: 0,30 g frisch pulverisierte Droge (355) werden 5 min lang mit 5,0 ml Ether *R* geschüttelt und über etwa 2 g wasserfreiem Natriumsulfat *R* abfiltriert.

Referenzlösung: 5 µl Thujon *R* und 2 µl Cineol *R* werden in 20,0 ml Ether *R* gelöst.

Auf die Platte werden getrennt 20 µl jeder Lösung bandförmig aufgetragen. Die Chromatographie erfolgt mit einer Mischung von 5 Volumteilen Ethylacetat *R* und 95 Volumteilen Toluol *R* über eine Laufstrecke von 15 cm. Die Platte wird an der Luft trocknen gelassen, mit Anisaldehyd-Reagenz *R* besprüht und 10 min lang bei 100 bis 105 °C erhitzt. Die Auswertung erfolgt im ultravioletten Licht bei 365 nm. Im Chromatogramm der Referenzlösung erscheint im unteren Drittel die hell fluoreszierende Zone des Cineols und im mittleren Drittel die rot fluoreszierende Thujon-Zone. Im Chromatogramm der Untersuchungslösung sind diese Zonen ebenfalls vorhanden und entsprechen in bezug auf Größe und Fluoreszenzintensität annähernd den entsprechenden Zonen im Chromatogramm der Referenzlösung.

Prüfung auf Reinheit

Fremde Bestandteile (2.8.2): Höchstens 3 Prozent Stengelanteile und höchstens 2 Prozent sonstige fremde Bestandteile.

Wasser (2.2.13): Höchstens 100 ml · kg^{-1}, mit 20,0 g Droge durch Destillation bestimmt.

Asche (2.4.16): Höchstens 10,0 Prozent.

Gehaltsbestimmung

Die Bestimmung erfolgt nach „Gehaltsbestimmung des ätherischen Öls in Drogen“ (2.8.12) unter Verwendung von 20,0 g, falls erforderlich unmittelbar vor der Bestimmung geschnittener Droge, einem 500-ml-Rundkolben, 250 ml Wasser *R* als Destillationsflüssigkeit und 0,5 ml Xylol *R* als Vorlage. 2 h lang wird mit einer Destillationsgeschwindigkeit von 2 bis 3 ml je Minute destilliert.

Lagerung

Gut verschlossen, vor Licht geschützt.

1998, 529

Salbutamol

Salbutamolum

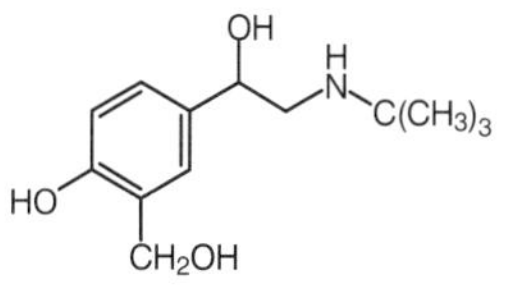

$C_{13}H_{21}NO_3$ M_r 239,3

Definition

Salbutamol enthält mindestens 98,0 und höchstens 101,0 Prozent (*RS*)-2-(1,1-Dimethyl)ethylamino-1-[4-hydroxy-3-(hydroxymethyl)phenyl]ethanol, berechnet auf die getrocknete Substanz.

Eigenschaften

Weißes bis fast weißes, kristallines Pulver; wenig löslich in Wasser, löslich in Ethanol, schwer löslich in Ether.

Die Substanz schmilzt bei etwa 155 °C unter Zersetzung.

Prüfung auf Identität

1: B.
2: A, C, D.

A. 80,0 mg Substanz werden in Salzsäure (0,1 mol · l^{-1}) zu 100,0 ml gelöst. 10,0 ml Lösung werden mit Salzsäure (0,1 mol · l^{-1}) zu 100,0 ml verdünnt. Die Lösung, zwischen 230 und 350 nm gemessen, zeigt ein Absorptionsmaximum (2.2.25) bei 276 nm. Die spezifische Absorption im Maximum liegt zwischen 66 und 75.

B. Die Prüfung erfolgt mit Hilfe der IR-Spektroskopie (2.2.24) durch Vergleich des Spektrums der Substanz mit dem von Salbutamol *CRS*.

C. Die bei der Prüfung „Verwandte Substanzen“ (siehe „Prüfung auf Reinheit“) erhaltenen Chromatogramme werden ausgewertet. Der Hauptfleck im Chromatogramm der Untersuchungslösung b entspricht in bezug auf Lage, Farbe und Größe dem Hauptfleck im Chromatogramm der Referenzlösung.

D. Etwa 10 mg Substanz werden in 50 ml einer Lösung von Natriumtetraborat *R* (20 g · l^{-1}) gelöst. Nach Zusatz von 1 ml einer Lösung von Aminopyrazolon *R* (30 g · l^{-1}), 10 ml einer Lösung von Kaliumhexacyanoferrat(III) *R* (20 g · l^{-1}) und 10 ml Dichlormethan *R* wird geschüttelt. Nach dem Stehenlassen entwickelt sich in der Dichlormethanphase eine orangerote Färbung.

Prüfung auf Reinheit

Aussehen der Lösung: 0,5 g Substanz werden in Methanol *R* zu 25 ml gelöst. Die Lösung muß klar (2.2.1) und darf nicht stärker gefärbt sein als die Farbvergleichslösung BG_5 (2.2.2, Methode II).

Verwandte Substanzen: Die Prüfung erfolgt mit Hilfe der Dünnschichtchromatographie (2.2.27) unter Verwendung einer Schicht von Kieselgel G *R*.

Untersuchungslösung a: 0,20 g Substanz werden in Methanol *R* zu 10 ml gelöst.

Untersuchungslösung b: 0,5 ml Untersuchungslösung a werden mit Methanol *R* zu 100 ml verdünnt.

Referenzlösung: 10 mg Salbutamol *CRS* werden in Methanol *R* zu 100 ml gelöst.

Auf die Platte werden getrennt 10 µl jeder Lösung aufgetragen. Die Chromatographie erfolgt mit einer Mischung von 3 Volumteilen konzentrierter Ammoniak-Lösung *R*, 18 Volumteilen Wasser *R*, 35 Volumteilen Ethylacetat *R*, 45 Volumteilen 2-Propanol *R* und 50 Volumteilen Isobutylmethylketon *R* über eine Laufstrecke von 18 cm. Die Platte wird an der Luft trocknen gelassen, bis der Geruch nach Lösungsmitteln nicht mehr wahrnehmbar ist. Die Platte wird mit einer Lösung von Methylbenzothiazolonhydrazonhydrochlorid *R* ($1 g \cdot l^{-1}$) in einer 90prozentigen Lösung (*V/V*) von Methanol *R* besprüht, anschließend mit einer Lösung von Kaliumhexacyanoferrat(III) *R* ($20 g \cdot l^{-1}$) in einer Mischung von 1 Volumteil konzentrierter Ammoniak-Lösung *R* 1 und 3 Volumteilen Wasser *R* und dann erneut mit der Methylbenzothiazolonhydrazonhydrochlorid-Lösung. Kein im Chromatogramm der Untersuchungslösung a auftretender Nebenfleck darf größer oder stärker gefärbt sein als der Fleck im Chromatogramm der Referenzlösung (0,5 Prozent).

Bor:
Untersuchungslösung: 50 mg Substanz werden mit 5 ml einer Lösung, die wasserfreies Natriumcarbonat *R* ($13 g \cdot l^{-1}$) und Kaliumcarbonat *R* ($17 g \cdot l^{-1}$) enthält, versetzt. Die Mischung wird im Wasserbad zur Trockne eingedampft. Der Rückstand wird anschließend bei 120 °C getrocknet und rasch bis zur Zerstörung der organischen Substanz geglüht. Nach dem Erkaltenlassen wird mit 0,5 ml Wasser *R* und 3,0 ml einer frisch hergestellten Lösung von Curcumin *R* ($1,25 g \cdot l^{-1}$) in Essigsäure 98 % *R* versetzt und bis zur Lösung erwärmt. Nach dem Erkaltenlassen werden 3,0 ml einer Mischung zugesetzt, die durch langsamen Zusatz von 5 ml Schwefelsäure *R* zu 5 ml Essigsäure 98 % *R* unter Rühren hergestellt wurde. Nach dem Mischen wird 30 min lang stehengelassen und mit Ethanol 96 % *R* zu 100,0 ml verdünnt. Die Mischung wird filtriert und das Filtrat verwendet.

Referenzlösung: 0,572 g Borsäure *R* werden in 1000,0 ml Wasser *R* gelöst. 1,0 ml Lösung wird mit Wasser *R* zu 100,0 ml verdünnt. 2,5 ml dieser Lösung werden mit 5 ml einer Lösung, die wasserfreies Natriumcarbonat *R* ($13 g \cdot l^{-1}$) und Kaliumcarbonat *R* ($17 g \cdot l^{-1}$) enthält, versetzt und weiterbehandelt wie bei der Untersuchungslösung beschrieben.

Die Absorptionen (2.2.25) der Untersuchungslösung und der Referenzlösung werden im Maximum bei etwa 555 nm gemessen. Die Absorption der Untersuchungslösung darf nicht größer sein als die der Referenzlösung (50 ppm).

Trocknungsverlust (2.2.32): Höchstens 0,5 Prozent, mit 1,000 g Substanz durch Trocknen im Trockenschrank bei 100 bis 105 °C bestimmt.

Sulfatasche (2.4.14): Höchstens 0,1 Prozent, mit 1,0 g Substanz bestimmt.

Gehaltsbestimmung

0,200 g Substanz, in 30 ml wasserfreier Essigsäure *R* gelöst, werden mit Perchlorsäure ($0,1 mol \cdot l^{-1}$) titriert. Der Endpunkt wird mit Hilfe der Potentiometrie (2.2.20) bestimmt.

1 ml Perchlorsäure ($0,1 mol \cdot l^{-1}$) entspricht 23,93 mg $C_{13}H_{21}NO_3$.

Lagerung

Gut verschlossen, vor Licht geschützt.

1998, 687

Salbutamolsulfat

Salbutamoli sulfas

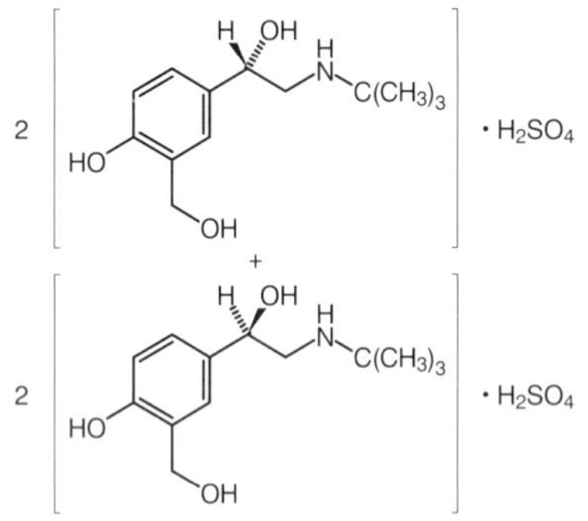

$C_{26}H_{44}N_2O_{10}S$ M_r 576,7

Definition

Salbutamolsulfat enthält mindestens 98,0 und höchstens 101,0 Prozent Di[(*RS*)-2-(1,1-dimethyl)ethylamino-1-[4-hydroxy-3-(hydroxymethyl)phenyl]ethanol]-sulfat, berechnet auf die getrocknete Substanz.

Eigenschaften

Weißes bis fast weißes, kristallines Pulver; leicht löslich in Wasser, schwer löslich in Ethanol und Ether, sehr schwer löslich in Dichlormethan.

Prüfung auf Identität

1: B, E.
2: A, C, D, E.

A. 80,0 mg Substanz werden in Salzsäure ($0,1 mol \cdot l^{-1}$) zu 100,0 ml gelöst. 10,0 ml Lösung werden mit Salzsäure ($0,1 mol \cdot l^{-1}$) zu 100,0 ml verdünnt. Diese Lösung, zwischen 230 und 350 nm gemessen, zeigt ein

Absorptionsmaximum (2.2.25) bei 276 nm. Die spezifische Absorption im Maximum liegt zwischen 55 und 64.

B. Die Prüfung erfolgt mit Hilfe der IR-Spektroskopie (2.2.24) durch Vergleich des Spektrums der Substanz mit dem von Salbutamolsulfat *CRS*. Die Prüfung erfolgt mit Hilfe von Preßlingen unter Verwendung von Kaliumbromid *R*.

C. Die bei der Prüfung „Verwandte Substanzen“ (siehe „Prüfung auf Reinheit“) erhaltenen Chromatogramme werden ausgewertet. Der Hauptfleck im Chromatogramm der Untersuchungslösung b entspricht in bezug auf Lage, Farbe und Größe dem Hauptfleck im Chromatogramm der Referenzlösung.

D. Etwa 10 mg Substanz werden in 50 ml einer Lösung von Natriumtetraborat *R* (20 g · l^{-1}) gelöst. Nach Zusatz von 1 ml einer Lösung von Aminopyrazolon *R* (30 g · l^{-1}), 10 ml einer Lösung von Kaliumhexacyanoferrat(III) *R* (20 g · l^{-1}) und 10 ml Dichlormethan *R* wird geschüttelt. Nach dem Stehenlassen entwickelt sich in der Dichlormethanphase eine orangerote Färbung.

E. Die Substanz gibt die Identitätsreaktion a auf Sulfat (2.3.1).

Prüfung auf Reinheit

Prüflösung: 0,25 g Substanz werden in kohlendioxidfreiem Wasser *R* zu 25 ml gelöst.

Aussehen der Lösung: Die Prüflösung muß klar (2.2.1) und darf nicht stärker gefärbt sein als die Farbvergleichslösung BG_6 (2.2.2, Methode II).

Sauer oder alkalisch reagierende Substanzen: 10 ml Prüflösung werden mit 0,15 ml Methylrot-Lösung *R* und 0,2 ml Natriumhydroxid-Lösung (0,01 mol · l^{-1}) versetzt. Die Lösung muß gelb gefärbt sein. Bis zum Farbumschlag nach Rot dürfen höchstens 0,4 ml Salzsäure (0,01 mol · l^{-1}) verbraucht werden.

Verwandte Substanzen: Die Prüfung erfolgt mit Hilfe der Dünnschichtchromatographie (2.2.27) unter Verwendung einer Schicht von Kieselgel G *R*.

Untersuchungslösung a: 0,24 g Substanz werden in Wasser *R* zu 10 ml gelöst.

Untersuchungslösung b: 0,5 ml Untersuchungslösung a werden mit Wasser *R* zu 100 ml verdünnt.

Referenzlösung: 12 mg Salbutamolsulfat *CRS* werden in Wasser *R* zu 100 ml gelöst.

Auf die Platte werden getrennt 10 µl jeder Lösung aufgetragen. Die Chromatographie erfolgt mit einer Mischung von 3 Volumteilen konzentrierter Ammoniak-Lösung *R*, 18 Volumteilen Wasser *R*, 35 Volumteilen Ethylacetat *R*, 45 Volumteilen 2-Propanol *R* und 50 Volumteilen Isobutylmethylketon *R* über eine Laufstrecke von 18 cm. Die Platte wird an der Luft trocknen gelassen, bis der Geruch nach Lösungsmitteln nicht mehr wahrnehmbar ist. Die Platte wird mit einer Lösung von Methylbenzothiazolonhydrazonhydrochlorid *R* (1 g · l^{-1}) in einer 90prozentigen Lösung (*V/V*) von Methanol *R* besprüht, anschließend mit einer Lösung von Kaliumhexacyanoferrat(III) *R* (20 g · l^{-1}) in einer Mischung von 1 Volumteil konzentrierter Ammoniak-Lösung *R* 1 und 3 Volumteilen Wasser *R* und dann erneut mit der Methylbenzothiazolonhydrazonhydrochlorid-Lösung. Kein im Chromatogramm der Untersuchungslösung a auftretender Nebenfleck darf größer oder stärker gefärbt sein als der Fleck im Chromatogramm der Referenzlösung (0,5 Prozent).

Bor:
Untersuchungslösung: 50 mg Substanz werden mit 5 ml einer Lösung, die wasserfreies Natriumcarbonat *R* (13 g · l^{-1}) und Kaliumcarbonat *R* (17 g · l^{-1}) enthält, versetzt. Die Mischung wird im Wasserbad zur Trockne eingedampft. Der Rückstand wird anschließend bei 120 °C getrocknet und rasch bis zur Zerstörung der organischen Substanz geglüht. Nach dem Erkaltenlassen wird mit 0,5 ml Wasser *R* und 3,0 ml einer frisch hergestellten Lösung von Curcumin *R* (1,25 g · l^{-1}) in Essigsäure 98 % *R* versetzt und bis zur Lösung erwärmt. Nach dem Erkaltenlassen werden 3,0 ml einer Mischung zugesetzt, die durch langsamen Zusatz von 5 ml Schwefelsäure *R* zu 5 ml Essigsäure 98 % *R* unter Rühren hergestellt wurde. Nach dem Mischen wird 30 min lang stehengelassen und mit Ethanol 96 % *R* zu 100,0 ml verdünnt. Die Mischung wird filtriert und das Filtrat verwendet.

Referenzlösung: 0,572 g Borsäure *R* werden in 1000,0 ml Wasser *R* gelöst. 1,0 ml Lösung wird mit Wasser *R* zu 100,0 ml verdünnt. 2,5 ml dieser Lösung werden mit 5 ml einer Lösung, die wasserfreies Natriumcarbonat *R* (13 g · l^{-1}) und Kaliumcarbonat *R* (17 g · l^{-1}) enthält, versetzt und weiterbehandelt wie bei der Untersuchungslösung beschrieben.

Die Absorptionen (2.2.25) der Untersuchungslösung und der Referenzlösung werden im Maximum bei etwa 555 nm gemessen. Die Absorption der Untersuchungslösung darf nicht größer sein als die der Referenzlösung (50 ppm).

Trocknungsverlust (2.2.32): Höchstens 0,5 Prozent, mit 1,000 g Substanz durch Trocknen im Trockenschrank bei 100 bis 105 °C bestimmt.

Sulfatasche (2.4.14): Höchstens 0,1 Prozent, mit 1,0 g Substanz bestimmt.

Gehaltsbestimmung

0,400 g Substanz, in 5 ml wasserfreier Ameisensäure *R* gelöst, werden nach Zusatz von 35 ml wasserfreier Essigsäure *R* mit Perchlorsäure (0,1 mol · l^{-1}) titriert. Der Endpunkt wird mit Hilfe der Potentiometrie (2.2.20) bestimmt.

1 ml Perchlorsäure (0,1 mol · l^{-1}) entspricht 57,67 mg $C_{26}H_{44}N_2O_{10}S$.

Lagerung

Gut verschlossen, vor Licht geschützt.

1998, 366

Salicylsäure

Acidum salicylicum

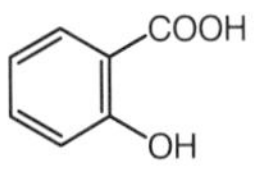

$C_7H_6O_3$ M_r 138,1

Definition

Salicylsäure enthält mindestens 99,0 und höchstens 100,5 Prozent 2-Hydroxybenzoesäure, berechnet auf die getrocknete Substanz.

Eigenschaften

Weißes, kristallines Pulver oder weiße bis farblose Kristallnadeln; schwer löslich in Wasser, leicht löslich in Ethanol und Ether, wenig löslich in Dichlormethan.

Prüfung auf Identität

1: A, B.
2: A, C.

A. Schmelztemperatur (2.2.14): 158 bis 161 °C.

B. Die Prüfung erfolgt mit Hilfe der IR-Spektroskopie (2.2.24) durch Vergleich des Spektrums der Substanz mit dem von Salicylsäure *CRS*.

C. Etwa 30 mg Substanz werden in 5 ml Natriumhydroxid-Lösung (0,05 mol · l^{-1}) gelöst. Falls erforderlich wird neutralisiert und mit Wasser *R* zu 20 ml verdünnt. 1 ml Lösung gibt die Identitätsreaktion a auf Salicylat (2.3.1).

Prüfung auf Reinheit

Prüflösung: 2,5 g Substanz werden in 50 ml siedendem destilliertem Wasser *R* gelöst. Die Lösung wird abgekühlt und filtriert.

Aussehen der Lösung: 1 g Substanz wird in 10 ml Ethanol 96 % *R* gelöst. Die Lösung muß klar (2.2.1) und farblos (2.2.2, Methode II) sein.

Verwandte Substanzen: Die Prüfung erfolgt mit Hilfe der Flüssigchromatographie (2.2.29).

Untersuchungslösung: 0,50 g Substanz werden in der mobilen Phase zu 100,0 ml gelöst.

Referenzlösung a: 10 mg Phenol *R* werden in der mobilen Phase zu 100,0 ml gelöst.

Referenzlösung b: 25 mg 4-Hydroxyisophthalsäure *R* werden in der mobilen Phase zu 100,0 ml gelöst.

Referenzlösung c: 50 mg 4-Hydroxybenzoesäure *R* werden in der mobilen Phase zu 100,0 ml gelöst.

Referenzlösung d: 1,0 ml Referenzlösung a wird mit der mobilen Phase zu 10,0 ml verdünnt.

Referenzlösung e: Eine Mischung von je 1,0 ml Referenzlösung a, b und c wird mit der mobilen Phase zu 10,0 ml verdünnt.

Referenzlösung f: Eine Mischung von je 0,1 ml Referenzlösung a, b und c wird mit der mobilen Phase zu 10,0 ml verdünnt.

Die Chromatographie kann durchgeführt werden mit

- einer Säule aus rostfreiem Stahl von 0,15 m Länge und 4,6 mm innerem Durchmesser, gepackt mit nicht desaktiviertem octadecylsilyliertem Kieselgel zur Chromatographie *R* (5 µm)
- folgender mobilen Phase bei einer Durchflußrate von 0,5 ml je Minute: eine Mischung von 1 Volumteil Essigsäure 98 % *R*, 40 Volumteilen Methanol *R* und 60 Volumteilen Wasser *R*
- einem Spektrometer als Detektor bei einer Wellenlänge von 270 nm.

Je 10 µl Referenzlösung d und e werden getrennt eingespritzt. Werden die Chromatogramme unter den vorgeschriebenen Bedingungen aufgezeichnet, betragen die relativen Retentionszeiten in bezug auf Phenol etwa 0,70 für 4-Hydroxybenzoesäure und etwa 0,90 für 4-Hydroxyisophthalsäure. Die Empfindlichkeit des Systems wird so eingestellt, daß die Höhe des Hauptpeaks im Chromatogramm der Referenzlösung f mindestens 70 Prozent des maximalen Ausschlags beträgt. Die Prüfung darf nur ausgewertet werden, wenn im Chromatogramm der Referenzlösung e der zweite Peak dem Phenol-Peak im Chromatogramm der Referenzlösung d entspricht und wenn die Auflösung zwischen dem 4-Hydroxyisophthalsäure-Peak und dem Phenol-Peak mindestens 1,0 beträgt. Falls die Auflösung nicht erreicht wird, muß die Menge Essigsäure in der mobilen Phase angepaßt werden.

Je 10 µl Untersuchungslösung und Referenzlösung f werden getrennt eingespritzt. Im Chromatogramm der Untersuchungslösung dürfen die Flächen des Peaks von 4-Hydroxybenzoesäure, 4-Hydroxyisophthalsäure und Phenol nicht größer sein als die Flächen der entsprechenden Peaks im Chromatogramm der Referenzlösung f (0,1 Prozent 4-Hydroxybenzoesäure, 0,05 Prozent 4-Hydroxyisophthalsäure, 0,02 Prozent Phenol).

Die Fläche keines Peaks, mit Ausnahme der des Hauptpeaks und der der Peaks von 4-Hydroxybenzoesäure, 4-Hydroxyisophthalsäure und Phenol im Chromatogramm der Untersuchungslösung darf größer sein als die Fläche des 4-Hydroxyisophthalsäure-Peaks im Chromatogramm der Referenzlösung f (0,05 Prozent). Die Summe der Flächen aller Peaks im Chromatogramm der Untersuchungslösung, mit Ausnahme der des Hauptpeaks, darf nicht größer sein als das 2fache der Fläche des 4-Hydroxybenzoesäure-Peaks im Chromatogramm der Referenzlösung f (0,2 Prozent). Peaks, deren Fläche kleiner als das 0,01fache der Fläche des Hauptpeaks im Chromatogramm der Referenzlösung f ist, werden nicht berücksichtigt.

Chlorid (2.4.4): 10 ml Prüflösung, mit Wasser *R* zu 15 ml verdünnt, müssen der Grenzprüfung auf Chlorid entsprechen (100 ppm).

Sulfat: 1,0 g Substanz wird in 5 ml Dimethylformamid *R* gelöst. Die Lösung wird mit 4 ml Wasser *R* versetzt, sorgfältig gemischt, mit 0,2 ml verdünnter Salzsäure *R* und 0,5 ml einer 25prozentigen Lösung (*m*/*m*) von Bariumchlorid *R* versetzt. Eine nach 15 min auftretende Opaleszenz darf nicht stärker sein als die einer wie folgt hergestellten Vergleichslösung: 2 ml Sulfat-Lösung (100 ppm SO_4) *R* werden mit 0,2 ml verdünnter Salzsäure *R*, 0,5 ml einer 25prozentigen Lösung (*m*/*m*) von Bariumchlorid *R*, 3 ml Wasser *R* und 5 ml Dimethylformamid *R* versetzt (200 ppm).

Schwermetalle (2.4.8): 2,0 g Substanz werden in 15 ml Ethanol 96 % *R* gelöst. Die Lösung wird mit 5 ml Wasser *R* versetzt. 12 ml Lösung müssen der Grenzprüfung B auf Schwermetalle entsprechen (20 ppm). Zur Herstellung der Referenzlösung wird eine Blei-Lösung (2 ppm Pb), die durch Verdünnen der Blei-Lösung (100 ppm Pb) *R* mit einer Mischung von 5 Volumteilen Wasser *R* und 15 Volumteilen Ethanol 96 % *R* erhalten wird, verwendet.

Trocknungsverlust (2.2.32): Höchstens 0,5 Prozent, mit 1,000 g Substanz durch Trocknen im Exsikkator bestimmt.

Sulfatasche (2.4.14): Höchstens 0,1 Prozent, mit 2,0 g Substanz bestimmt.

Gehaltsbestimmung

0,120 g Substanz, in 30 ml Ethanol 96 % *R* gelöst, werden nach Zusatz von 20 ml Wasser *R* und 0,1 ml Phenolrot-Lösung *R* mit Natriumhydroxid-Lösung ($0{,}1\ mol \cdot l^{-1}$) titriert.

1 ml Natriumhydroxid-Lösung ($0{,}1\ mol \cdot l^{-1}$) entspricht 13,81 mg $C_7H_6O_3$.

Lagerung

Gut verschlossen, vor Licht geschützt.

Verunreinigungen

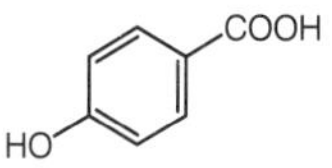

A. 4-Hydroxybenzoesäure

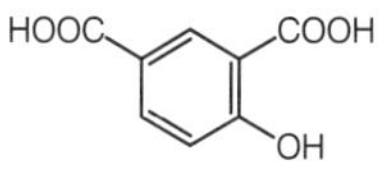

B. 4-Hydroxyisophthalsäure
C. Phenol.

1998, 417

Sauerstoff

Oxygenium

O_2 M_r 32,00

Definition

Sauerstoff enthält mindestens 99,5 Prozent (*V*/*V*) O_2.

Eigenschaften

Farb- und geruchloses Gas. Bei einer Temperatur von 20 °C und einem Druck von 101 kPa löst sich 1 Volumteil Gas in etwa 32 Volumteilen Wasser.

Herstellung

Kohlendioxid: Höchstens 300 ppm, mit Hilfe eines IR-Analysators bestimmt (2.5.24).

Untersuchungsgas: Das Gas. Zur Vermeidung von Streulichteffekten muß das Gas filtriert werden.

Referenzgas a: Sauerstoff *R*.

Referenzgas b: Ein Gemisch, das 300 ppm Kohlendioxid *R* 1 in Stickstoff *R* 1 enthält.

Der Nullpunkt und die Empfindlichkeit des Geräts werden mit Hilfe der Referenzgase a und b eingestellt. Der Kohlenmonoxidgehalt im Untersuchungsgas wird bestimmt.

Kohlenmonoxid: Höchstens 5 ppm, mit Hilfe eines IR-Analysators bestimmt (2.5.25).

Untersuchungsgas: Das Gas. Zur Vermeidung von Streulichteffekten muß das Gas filtriert werden.

Referenzgas a: Sauerstoff *R*.

Referenzgas b: Ein Gemisch, das 5 ppm Kohlenmonoxid *R* in Stickstoff *R* 1 enthält.

Der Nullpunkt und die Empfindlichkeit des Geräts werden mit Hilfe der Referenzgase a und b eingestellt. Der Kohlenmonoxidgehalt im Untersuchungsgas wird bestimmt.

Wasser: Höchstens 60 ppm, mit Hilfe eines Hygrometers mit elektrolytischem Meßprinzip bestimmt (2.5.28).

Gehaltsbestimmung: Die Sauerstoffkonzentration wird mit Hilfe eines Analysators mit paramagnetischem Meßprinzip bestimmt (2.5.27).

Prüfung auf Identität

1: C.
2: A, B.

A. Ein glühender Holzspan flammt in Gegenwart des Gases auf.

B. Das Gas wird beim Schütteln mit einer alkalischen Pyrogallol-Lösung *R* absorbiert. Die Lösung färbt sich dunkelbraun.

C. Das Gas entspricht den Anforderungen der „Gehaltsbestimmung“ (siehe „Herstellung“).

Prüfung auf Reinheit

Kohlendioxid: Höchstens 300 ppm, mit Hilfe eines Prüfröhrchens für Kohlendioxid (2.1.6) bestimmt.

Kohlenmonoxid: Höchstens 5 ppm, mit Hilfe eines Prüfröhrchens für Kohlenmonoxid (2.1.6) bestimmt.

Wasserdampf: Höchstens 60 ppm, mit Hilfe eines Prüfröhrchens für Wasserdampf (2.1.6) bestimmt.

Lagerung

Als komprimiertes Gas oder flüssig in geeigneten Behältnissen, den bestehenden Sicherheitsvorschriften entsprechend. Hähne und Ventile dürfen nicht geschmiert oder geölt werden.

Verunreinigungen

A. Kohlendioxid
B. Kohlenmonoxid
C. Wasser.

1999, 1382

Schafgarbenkraut

Millefolii herba

Definition

Schafgarbenkraut besteht aus den ganzen oder geschnittenen, getrockneten, blühenden Triebspitzen von *Achillea millefolium* L. Die Droge enthält mindestens 2 ml · kg^{-1} ätherisches Öl und mindestens 0,02 Prozent Proazulene, berechnet als Chamazulen ($C_{14}H_{16}$; M_r 184,3) und beides bezogen auf die getrocknete Droge.

Eigenschaften

Die Droge weist die unter „Prüfung auf Identität, A und B" beschriebenen makroskopischen und mikroskopischen Merkmale auf.

Prüfung auf Identität

A. Die Laubblätter sind grün oder graugrün, auf der Oberseite schwach und auf der Unterseite stärker behaart, 2- bis 3fach fiederschnittig und haben schmale, in eine weißliche Spitze auslaufende Zipfel. Die Blütenkörbchen sind trugdoldig angeordnet und befinden sich am Ende des Sprosses. Sie haben einen Durchmesser von 3 bis 5 mm und bestehen aus dem Hüllkelch, dem Blütenboden, meist 4 bis 5 randständigen Zungenblüten und 3 bis 20 Röhrenblüten im Zentrum. Der Hüllkelch besteht aus 3 Reihen dachziegelartig angeordneter grüner, lanzettlicher, behaarter Blättchen, die einen bräunlichen oder weißlichen, trockenhäutigen Rand haben. Der Blütenboden ist leicht gewölbt und trägt in den Achseln von Spreublättern die Zungenblüten mit weißlicher oder rötlicher, 3zipfeliger Zunge und die Röhrenblüten mit gelblicher oder hellbräunlicher, radiär gebauter, 5zipfeliger Blütenkrone. Der Stengel ist grün, teilweise braun oder violett überlaufen, behaart, längsrinnig, bis 3 mm dick und hat ein helles Mark.

B. Die Droge wird pulverisiert (355). Das Pulver ist grün oder graugrün. Die Prüfung erfolgt unter dem Mikroskop, wobei Chloralhydrat-Lösung *R* verwendet wird. Das Pulver zeigt folgende Merkmale: Stengel-, Blatt- und Hüllkelchbruchstücke, vereinzelt mit Drüsenhaaren, bestehend aus einem kurzen Stiel und einem Köpfchen aus 2 Reihen von 3 bis 5 Zellen, die von einer blasenförmigen Membran umschlossen sind, ferner Deckhaare mit einem einreihigen, aus 4 bis 6 kleinen, mehr oder weniger isodiametrischen Zellen bestehenden Stiel und einer dickwandigen, etwa 400 bis über 1000 µm langen, oft etwas gewundenen Endzelle; Bruchstücke der Zungenblüten mit papillöser Epidermis; kleinzelliges Parenchym der Blumenkronröhre mit Drusen aus Calciumoxalat; Gruppen verholzter und getüpfelter Zellen des Hüllkelchs; etwa 30 µm im Durchmesser betragende, rundliche Pollenkörner mit 3 Keimporen und einer stacheligen Exine; Faserbündel des Sklerenchyms sowie in Spiral- oder Ringform verdickte, kleine Gefäße des Stengels.

C. Zu 0,1 ml Prüflösung (siehe „Prüfung auf Reinheit") werden 2,5 ml Dimethylaminobenzaldehyd-Reagenz *R* 8 gegeben. Die Mischung wird 2 min lang im Wasserbad erhitzt, erkalten gelassen und mit 5 ml Petroläther *R* versetzt. Die Mischung wird kräftig geschüttelt. Die wäßrige Phase ist blau oder grünlichblau gefärbt.

D. Die Prüfung erfolgt mit Hilfe der Dünnschichtchromatographie (2.2.27) unter Verwendung einer Schicht eines geeigneten Kieselgels.

Untersuchungslösung: Die unter „Prüfung auf Reinheit" hergestellte Prüflösung wird verwendet.

Referenzlösung: 10 mg Cineol *R* und 10 mg Guajazulen *R* werden in 20 ml Toluol *R* gelöst.

Auf die Platte werden getrennt 20 µl jeder Lösung bandförmig aufgetragen. Die Chromatographie erfolgt mit einer Mischung von 5 Volumteilen Ethylacetat *R* und 95 Volumteilen Toluol *R* über eine Laufstrecke von 10 cm. Die Platte wird an der Luft trocknen gelassen, mit Anisaldehyd-Reagenz *R* besprüht, unter Beobachtung 5 bis 10 min lang bei 100 bis 105 °C erhitzt und im Tageslicht ausgewertet. Das Chromatogramm der Referenzlösung zeigt im oberen Bereich die rote Zone des Guajazulens und im mittleren Bereich die blaue oder graublaue Zone des Cineols. Das Chromatogramm der Untersuchungslösung zeigt bei einer Steighöhe, die etwas über jener der Guajazulen-Zone im Chromatogramm der Referenzlösung liegt, eine violette Zone, darunter eine rötlichviolette Zone und unterhalb dieser eine oder 2 nicht scharf getrennte grauviolette bis graue Zonen (sie werden nach einigen Stunden grünlichgrau) sowie eine rötlichviolette Zone etwas oberhalb der Cineol-Zone im Chromatogramm der Referenzlösung. Weitere schwache Zonen können vorhanden sein.

Prüfung auf Reinheit

Prüflösung: 2,0 g pulverisierte Droge (710) werden 5 min lang mit 25 ml Ethylacetat *R* geschüttelt und dann abfiltriert. Das Filtrat wird auf dem Wasserbad zur Trockne eingedampft und der Rückstand in 0,5 ml Toluol *R* gelöst.

Fremde Bestandteile (2.8.2): Höchstens 5 Prozent Stengelstücke über 3 mm Durchmesser und höchstens 2 Prozent sonstige fremde Bestandteile.

Trocknungsverlust (2.2.32): Höchstens 12,0 Prozent, mit 0,500 g pulverisierter Droge (355) durch 2 h langes Trocknen im Trockenschrank bei 100 bis 105 °C bestimmt.

Asche (2.4.16): Höchstens 10,0 Prozent.

Salzsäureunlösliche Asche (2.8.1): Höchstens 2,5 Prozent.

Gehaltsbestimmung

Ätherisches Öl: Die Prüfung erfolgt nach „Gehaltsbestimmung des ätherischen Öls in Drogen" (2.8.12) unter Verwendung von 20,0 g geschnittener Droge, einem 1000-ml-Rundkolben, 500 ml einer Mischung von 1 Volumteil Wasser *R* und 9 Volumteilen Ethylenglycol *R* als Destillationsflüssigkeit sowie 0,2 ml Xylol *R* als Vorlage. 2 h lang wird mit einer Destillationsgeschwindigkeit von 2 bis 3 ml je Minute destilliert. Am Ende der Destillationszeit wird die Kühlung abgestellt und weiterdestilliert, bis die blaugefärbten, wasserdampfflüchtigen Bestandteile das untere Ende des Kühlers erreichen. Die Kühlung wird sofort wieder angestellt, eine Erwärmung des Abscheidungsraums ist zu vermeiden. Die Destillation wird nach 5 min beendet. Der 1000-ml-Rundkolben wird gegen einen 250-ml-Rundkolben, der eine Mischung von 0,4 ml Xylol *R* und 50 ml Wasser *R* enthält, ausgetauscht. 15 min lang wird destilliert und nach 10 min das Gesamtvolumen abgelesen. Zur Ermittlung des Blindwerts werden 0,2 ml Xylol *R* vorgelegt, und eine Mischung von 0,4 ml Xylol *R* und 50 ml Wasser *R* wird 15 min lang destilliert.

Proazulene: Das bei der Gehaltsbestimmung des ätherischen Öls erhaltene blaugefärbte Öl-Xylol-Gemisch wird in einem 50-ml-Meßkolben aufgefangen und unter Spülen des Meßrohrs der Destillationsapparatur mit Xylol *R* zu 50,0 ml verdünnt. Um dabei so wenig Wasser wie möglich in den Meßkolben mit zu überführen, erfolgt das Spülen mit Xylol in kleinen Portionen. Die Absorption (2.2.25) der Lösung wird bei 608 nm gegen Xylol *R* als Kompensationsflüssigkeit gemessen.

Der Prozentgehalt an Proazulenen, berechnet als Chamazulen, errechnet sich nach der Formel

$$A \cdot \frac{2{,}1}{m}$$

wobei eine spezifische Absorption des Chamazulens $A_{1\,\mathrm{cm}}^{1\%} = 23{,}8$ zugrunde gelegt wird.

A = gemessene Absorption bei 608 nm
m = Einwaage der Droge in Gramm.

Lagerung

Gut verschlossen, vor Licht geschützt.

1998, 1149

Schellack

Lacca

Definition

Schellack ist ein gereinigtes Produkt, das aus der harzigen Absonderung weiblicher Exemplare der Insektenspezies *Kerria lacca* (Kerr) Lindinger (*Laccifer lacca* Kerr) hergestellt wird. Abhängig vom Verfahren, dem das Rohprodukt unterworfen wird, lassen sich 4 Schellackarten unterscheiden. Es sind dies wachshaltiger Schellack, gebleichter Schellack, wachsfreier Schellack und gebleichter, wachsfreier Schellack.

Wachshaltiger Schellack wird in einem Reinigungsverfahren durch Filtration des geschmolzenen Rohprodukts und/oder durch Extraktion bei höherer Temperatur mit einem geeigneten Lösungsmittel hergestellt.

Zur Herstellung des gebleichten Schellacks wird das Rohprodukt in einem geeigneten alkalischen Lösungsmittel gelöst, die Lösung mit Natriumhypochlorit behandelt, danach mit verdünnter Säure versetzt und der erhaltene Niederschlag getrocknet.

Wachsfreier Schellack wird aus wachshaltigem Schellack oder aus dem Rohprodukt hergestellt, wobei mit einem geeigneten Lösungsmittel behandelt und anschließend das unlösliche Wachs abfiltriert wird.

Gebleichter, wachsfreier Schellack wird aus wachshaltigem Schellack oder aus dem Rohprodukt hergestellt, wobei nach Auflösen in einem geeigneten alkalischen Lösungsmittel mit Natriumhypochlorit behandelt wird. Das unlösliche Wachs wird abfiltriert. Das Filtrat wird mit verdünnter Säure versetzt, der erhaltene Niederschlag abfiltriert und getrocknet.

Eigenschaften

Schellack kann bräunlichorange oder gelbe, glänzende, durchsichtige, harte oder spröde, mehr oder weniger dünne Schuppen bilden (wachshaltiger und wachsfreier Schellack) oder ein cremig-weißes oder bräunlichgelbes Pulver darstellen (gebleichter Schellack und gebleichter, wachsfreier Schellack).

Schellack ist praktisch unlöslich in Wasser, teilweise löslich in Ether. Mit wasserfreiem Ethanol wird eine mehr oder weniger opaleszierende Lösung (wachshaltiger Schellack und gebleichter Schellack) oder eine klare Lösung (wachsfreier Schellack und gebleichter, wachsfreier Schellack) erhalten. Beim Erwärmen ist Schellack in alkalischen Lösungen wenig löslich bis löslich.

Prüfung auf Identität

A. Die Prüfung erfolgt mit Hilfe der Dünnschichtchromatographie (2.2.27) unter Verwendung einer Schicht eines geeigneten Kieselgels, das einen Fluoreszenzindikator mit intensivster Anregung der Fluoreszenz bei 254 nm enthält.

   Untersuchungslösung: 0,25 g pulverisierte Substanz (500) werden 5 min lang mit 2 ml verdünnter Natriumhydroxid-Lösung *R* im Wasserbad erhitzt. Nach dem Abkühlen wird mit 5 ml Ethylacetat *R* und langsam unter Rühren mit 2 ml verdünnter Essigsäure *R* versetzt und geschüttelt. Die obere Schicht wird über wasserfreies Natriumsulfat *R* filtriert.

Referenzlösung: 6,0 mg Aleuritinsäure *R* werden in 1,0 ml Methanol *R*, falls erforderlich durch schwaches Erwärmen, gelöst.

Auf die Platte werden getrennt 10 µl jeder Lösung bandförmig aufgetragen. Die Chromatographie erfolgt 2mal mit einer Mischung von 1 Volumteil Essigsäure *R*, 8 Volumteilen Methanol *R*, 32 Volumteilen Dichlormethan *R* und 60 Volumteilen Ethylacetat *R* über eine Laufstrecke von 15 cm. Die Platte wird an der Luft trocknen gelassen, mit Anisaldehyd-Reagenz *R* besprüht und 5 bis 10 min lang bei 100 bis 105 °C erhitzt. Die Chromatogramme werden im Tageslicht ausgewertet. Das Chromatogramm der Untersuchungslösung zeigt mehrere gefärbte Zonen, von denen eine in bezug auf Lage und Farbe der Zone im Chromatogramm der Referenzlösung entspricht. Oberhalb dieser Zone befindet sich im Chromatogramm der Untersuchungslösung eine rosa Zone, unterhalb liegen mehrere violette Zonen. Unterhalb der Aleuritinsäure-Zone ist eine hellblaue Zone (Schellolinsäure), die von Zonen der gleichen Farbe, aber geringerer Intensität begleitet ist. Andere schwach graue und violette Zonen können sichtbar sein.

B. Die bei der Prüfung „Colophonium“ (siehe „Prüfung auf Reinheit“) erhaltenen Chromatogramme werden ausgewertet. Bei wachshaltigem Schellack ist im Chromatogramm der Untersuchungslösung eine mehr oder weniger starke blaugraue Zone sichtbar, die knapp über der Steighöhe liegt, die das Thymolphthalein im Chromatogramm der Referenzlösung aufweist. Bei wachsfreiem Schellack fehlt diese Zone.

Prüfung auf Reinheit

Colophonium: Die Prüfung erfolgt mit Hilfe der Dünnschichtchromatographie (2.2.27) (siehe „Prüfung auf Identität, A“), jedoch mit folgenden Änderungen:

Untersuchungslösung: 50 mg pulverisierte Substanz (500) werden unter Erwärmen in einer Mischung von 0,5 ml Dichlormethan *R* und 0,5 ml Methanol *R* gelöst.

Referenzlösung: 2,0 mg Thymolphthalein *R* werden in 1,0 ml Methanol *R* gelöst.

Die Chromatogramme werden im ultravioletten Licht bei 254 nm ausgewertet. Die fluoreszenzmindernden Zonen im Chromatogramm der Untersuchungslösung, die einen ähnlichen R_f-Wert aufweisen wie die fluoreszenzmindernde Zone des Thymolphthaleins im Chromatogramm der Referenzlösung, werden markiert. Die Platte wird mit Anisaldehyd-Reagenz *R* besprüht, 5 bis 10 min lang bei 100 bis 105 °C erhitzt und im Tageslicht ausgewertet. Das Chromatogramm der Referenzlösung zeigt eine rötlichviolett gefärbte Hauptzone (Thymolphthalein). Keine der fluoreszenzmindernden Zonen im Chromatogramm der Untersuchungslösung, deren R_f-Wert dem des Thymolphthaleins im Chromatogramm der Referenzlösung ähnlich ist, darf mehr oder weniger stark violett oder braun gefärbt sein (Colophonium). Eine schwach violette Zone in diesem R_f-Bereich, die vor dem Besprühen und Erhitzen kein fluoreszenzminderndes Verhalten zeigte, wird nicht berücksichtigt.

Säurezahl (2.5.1): 65 bis 95, berechnet auf die getrocknete Substanz, mit 1,00 g grobkörniger Substanz bestimmt. Der Endpunkt wird mit Hilfe der Potentiometrie (2.2.20) bestimmt.

Arsen (2.4.2): 0,33 g Substanz werden zusammen mit 5 ml Schwefelsäure *R* in einen Kjeldahlkolben gebracht, vorsichtig mit einigen Millilitern konzentrierter Wasserstoffperoxid-Lösung *R* versetzt und so lange am Sieden gehalten, bis eine klare, farblose Lösung erhalten wird. Um das Wasser und soviel Schwefelsäure wie möglich zu entfernen, wird weiter erhitzt. Die erhaltene Lösung wird mit Wasser *R* zu 25 ml verdünnt. Die Lösung muß der Grenzprüfung A auf Arsen entsprechen (3 ppm).

Schwermetalle (2.4.8): 2,0 g Substanz müssen der Grenzprüfung D auf Schwermetalle entsprechen (10 ppm).

Trocknungsverlust (2.2.32): Höchstens 2,0 Prozent für ungebleichten Schellack und höchstens 6,0 Prozent für gebleichten Schellack, mit 1,000 g pulverisierter Substanz (500) durch 24 h langes Trocknen im Trockenschrank bei 40 bis 45 °C bestimmt.

Lagerung

Gut verschlossen, vor Licht geschützt. Gebleichter und gebleichter, wachsfreier Schellack unterhalb von 15 °C.

Beschriftung

Die Beschriftung gibt insbesondere die Art des Schellacks an.

1998, 953

Schwefel zum äußerlichen Gebrauch

Sulfur ad usum externum

S A_r 32,07

Definition

Schwefel zum äußerlichen Gebrauch enthält mindestens 99,0 und höchstens 101,0 Prozent S.

Eigenschaften

Gelbes Pulver; praktisch unlöslich in Wasser, löslich in Schwefelkohlenstoff, schwer löslich in pflanzlichen Ölen.

Die Größe der meisten Teilchen beträgt höchstens 20 µm, und praktisch alle Teilchen sind kleiner als 40 µm.

Die Substanz schmilzt bei etwa 120 °C.

Prüfung auf Identität

A. Die Substanz verbrennt beim Erhitzen an der Luft mit blauer Flamme unter Entwicklung von Schwefeldioxid, das angefeuchtetes, blaues Lackmuspapier *R* rot färbt.

B. 0,1 g Substanz werden mit 0,5 ml Bromwasser *R* bis zur Entfärbung erhitzt. Nach Zusatz von 5 ml Wasser *R* wird filtriert. Die Lösung gibt die Identitätsreaktion a auf Sulfat (2.3.1).

Prüfung auf Reinheit

Prüflösung: 5 g Substanz werden mit 50 ml kohlendioxidfreiem Wasser *R*, das aus destilliertem Wasser *R* hergestellt wurde, versetzt und unter häufigem Umschütteln 30 min lang stehengelassen. Anschließend wird filtriert.

Aussehen der Lösung: Die Prüflösung muß farblos (2.2.2, Methode II) sein.

Geruch (2.3.4): Die Substanz darf nicht nach Schwefelwasserstoff riechen.

Sauer oder alkalisch reagierende Substanzen: 5 ml Prüflösung werden mit 0,1 ml Phenolphthalein-Lösung *R* 1 versetzt. Die Lösung muß farblos sein. Nach Zusatz von 0,2 ml Natriumhydroxid-Lösung (0,01 mol · l^{-1}) muß sich die Lösung rot färben. Nach Zusatz von 0,3 ml Salzsäure (0,01 mol · l^{-1}) muß die Lösung farblos sein. Nach Zusatz von 0,15 ml Methylrot-Lösung *R* muß sich die Lösung orangerot färben.

Chlorid (2.4.4): 5 ml Prüflösung, mit Wasser *R* zu 15 ml verdünnt, müssen der Grenzprüfung auf Chlorid entsprechen (100 ppm).

Sulfat (2.4.13): 15 ml Prüflösung müssen der Grenzprüfung auf Sulfat entsprechen (100 ppm).

Sulfid: 10 ml Prüflösung werden mit 2 ml Pufferlösung *p*H 3,5 *R* und 1 ml einer frisch hergestellten Lösung von Blei(II)-nitrat *R* (1,6 g · l^{-1}) in kohlendioxidfreiem Wasser *R* versetzt und geschüttelt. Nach 1 min darf die Mischung nicht stärker gefärbt sein als eine gleichzeitig hergestellte Referenzlösung aus 1 ml Blei-Lösung (10 ppm Pb) *R*, 9 ml kohlendioxidfreiem Wasser *R*, 2 ml Pufferlösung *p*H 3,5 *R* und 1,2 ml Thioacetamid-Reagenz *R*.

Sulfatasche (2.4.14): Höchstens 0,2 Prozent, mit 1,0 g Substanz bestimmt.

Gehaltsbestimmung

Die Bestimmung erfolgt nach der „Schöniger-Methode" (2.5.10) mit 60,0 mg Substanz in einem 1000-ml-Verbrennungskolben. Die Verbrennungsprodukte werden in einer Mischung von 5 ml Wasserstoffperoxid-Lösung 3 % *R* und 10 ml Wasser *R* absorbiert. Die Lösung wird zum Sieden erhitzt, 2 min lang in schwachem Sieden gehalten und abgekühlt. Nach Zusatz von 0,2 ml Phenolphthalein-Lösung *R* wird mit Natriumhydroxid-Lösung (0,1 mol · l^{-1}) bis zur Rotfärbung titriert. Unter den gleichen Bedingungen wird ein Blindversuch durchgeführt.

1 ml Natriumhydroxid-Lösung (0,1 mol · l^{-1}) entspricht 1,603 mg S.

Lagerung

Gut verschlossen, vor Licht geschützt.

1998, 1260

Selegilinhydrochlorid

Selegilini hydrochloridum

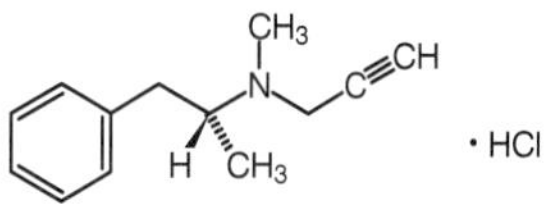

$C_{13}H_{18}ClN$ M_r 223,7

Definition

Selegilinhydrochlorid enthält mindestens 99,0 und höchstens 101,0 Prozent *N*-Methyl-*N*-[(1*R*)-1-methyl-2-phenylethyl]prop-2-in-1-amin-hydrochlorid, berechnet auf die getrocknete Substanz.

Eigenschaften

Weißes bis fast weißes, kristallines Pulver; leicht löslich in Wasser und Methanol, schwer löslich in Aceton.

Die Substanz schmilzt bei etwa 143 °C.

Prüfung auf Identität

A. 2,000 g Substanz werden in kohlendioxidfreiem Wasser *R* zu 20,0 ml gelöst. Die spezifische Drehung (2.2.7) der Lösung liegt zwischen –10,0 und –12,0°, berechnet auf die getrocknete Substanz.

B. Die Prüfung erfolgt mit Hilfe der IR-Spektroskopie (2.2.24) durch Vergleich des Spektrums der Substanz mit dem von Selegilinhydrochlorid *CRS*. Die Prüfung erfolgt mit Hilfe von Preßlingen unter Verwendung von Kaliumchlorid *R*.

C. Die Substanz gibt die Identitätsreaktion a auf Chlorid (2.3.1).

Prüfung auf Reinheit

***p*H-Wert** (2.2.3): 0,20 g Substanz werden in kohlendioxidfreiem Wasser *R* zu 10 ml gelöst. Der *p*H-Wert der Lösung muß zwischen 3,5 und 4,5 liegen.

Verwandte Substanzen: Die Prüfung erfolgt mit Hilfe der Flüssigchromatographie (2.2.29).

Untersuchungslösung: 20 mg Substanz werden in der mobilen Phase zu 10,0 ml gelöst.

Referenzlösung a: 10 mg Selegilinhydrochlorid *CRS* und 2 mg Nortriptylinhydrochlorid *CRS* werden in der mobilen Phase zu 10,0 ml gelöst. 1,0 ml Lösung wird mit der mobilen Phase zu 20,0 ml verdünnt.

Referenzlösung b: 1,0 ml Untersuchungslösung wird mit der mobilen Phase zu 10,0 ml verdünnt. 1,0 ml dieser Lösung wird mit der mobilen Phase zu 50,0 ml verdünnt.

Die Chromatographie kann durchgeführt werden mit

- einer Säule aus rostfreiem Stahl von 0,25 m Länge und 4,6 mm innerem Durchmesser, gepackt mit octylsilyliertem Kieselgel zur Chromatographie *R* (5 µm)

S

Monographien

– folgender Mischung als mobile Phase bei einer Durchflußrate von 1 ml je Minute: Eine Mischung von 250 ml Acetonitril *R* und 250 ml Methanol *R* wird mit einer Butylammoniumacetat-Pufferlösung *p*H 6,5, die wie folgt hergestellt wird, zu 1000,0 ml verdünnt: 4 ml Butylamin *R* werden in 900 ml Wasser *R* gelöst; der *p*H-Wert der Lösung wird mit Essigsäure *R* auf 6,5 eingestellt, und anschließend wird die Lösung mit Wasser *R* zu 1000,0 ml verdünnt
– einem Spektrometer als Detektor bei einer Wellenlänge von 215 nm.

20 µl Referenzlösung a werden eingespritzt. Die Prüfung darf nur ausgewertet werden, wenn die Auflösung zwischen den Peaks von Selegilin und Nortriptylin mindestens 3 beträgt.

Je 20 µl Untersuchungslösung und Referenzlösung b werden getrennt eingespritzt. Die Chromatographie erfolgt über eine Dauer, die der 1,7fachen Retentionszeit von Selegilin entspricht. Im Chromatogramm der Untersuchungslösung darf keine Peakfläche, mit Ausnahme der des Hauptpeaks, größer sein als die Fläche des Hauptpeaks im Chromatogramm der Referenzlösung b (0,2 Prozent). Im Chromatogramm der Untersuchungslösung darf die Summe aller Peakflächen, mit Ausnahme der des Hauptpeaks, nicht größer sein als das 2,5fache der Fläche des Hauptpeaks im Chromatogramm der Referenzlösung b (0,5 Prozent). Lösungsmittel-Peaks, der Chlorid-Peak und Peaks, deren Fläche kleiner ist als das 0,1fache der Fläche des Hauptpeaks im Chromatogramm der Referenzlösung b, werden nicht berücksichtigt (0,02 Prozent).

(*S*)-Selegilin: Die Prüfung erfolgt mit Hilfe der Flüssigchromatographie (2.2.29).

Untersuchungslösung: 20,0 mg Substanz werden in einer Mischung von 1 ml 2-Propanol *R* und 10 µl Butylamin *R* gelöst. Die Lösung wird mit der mobilen Phase zu 10,0 ml verdünnt.

Referenzlösung a: 8 mg (*RS*)-Selegilinhydrochlorid *CRS* werden in einer Mischung von 1 ml 2-Propanol *R* und 10 µl Butylamin *R* gelöst. Die Lösung wird mit der mobilen Phase zu 10,0 ml verdünnt.

Referenzlösung b: 0,5 ml Referenzlösung a werden mit der mobilen Phase zu 20,0 ml verdünnt.

Die Chromatographie kann durchgeführt werden mit
– einer Säule aus rostfreiem Stahl von 0,25 m Länge und 4,6 mm innerem Durchmesser, gepackt mit Kieselgel OD zur chiralen Trennung *R*
– einer Mischung von 0,2 Volumteilen 2-Propanol *R* und 99,8 Volumteilen Cyclohexan *R* als mobile Phase bei einer Durchflußrate von 1 ml je Minute
– einem Spektrometer als Detektor bei einer Wellenlänge von 220 nm.

20 µl jeder Lösung werden getrennt eingespritzt. Werden die Chromatogramme unter den vorgeschriebenen Bedingungen aufgezeichnet, beträgt die Retentionszeit für (*S*)-Selegilin etwa 10 min. Die Empfindlichkeit des Systems wird so eingestellt, daß die Höhe der Peaks im Chromatogramm der Referenzlösung b etwa 10 Prozent des maximalen Ausschlags beträgt. Die Prüfung darf nur ausgewertet werden, wenn im Chromatogramm der Referenzlösung a die Auflösung zwischen den Peaks von (*S*)-Selegilin und (*R*)-Selegilin mindestens 1,5 beträgt. Falls erforderlich wird die Konzentration von 2-Propanol in der mobilen Phase geändert. Im Chromatogramm der Untersuchungslösung darf eine dem (*S*)-Selegilin entsprechende Peakfläche nicht größer sein als die des entsprechenden Peaks im Chromatogramm der Referenzlösung b (0,5 Prozent).

Trocknungsverlust (2.2.32): Höchstens 0,5 Prozent, mit 1,000 g Substanz durch Trocknen bei 60 °C und höchstens 0,5 kPa bestimmt.

Sulfatasche (2.4.14): Höchstens 0,1 Prozent, mit 1,0 g Substanz bestimmt.

Gehaltsbestimmung

0,180 g Substanz, in 50 ml Acetanhydrid *R* gelöst, werden mit Perchlorsäure (0,1 mol · l^{-1}) titriert. Der Endpunkt wird mit Hilfe der Potentiometrie (2.2.20) bestimmt.

1 ml Perchlorsäure (0,1 mol · l^{-1}) entspricht 22,37 mg $C_{13}H_{18}ClN$.

Lagerung

Gut verschlossen, vor Licht geschützt.

Verunreinigungen

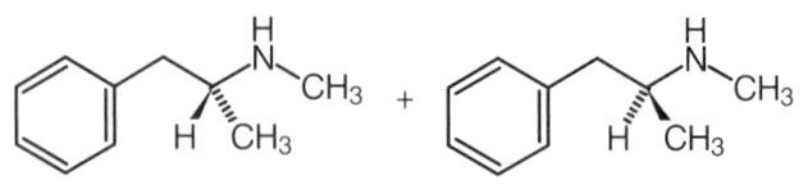

A. (2*RS*)-*N*-Methyl-1-phenylpropan-2-amin ((±)-Metamphetamin)

B. (2*R*)-1-Phenylpropan-2-amin (Amphetamin)

C. (1*RS*,2*SR*)-2-Amino-1-phenylpropan-1-ol (Phenylpropanolamin)

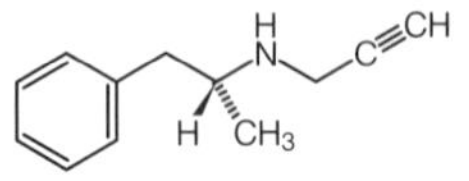

D. *N*-[(1*R*)-1-Methyl-2-phenylethyl]prop-2-in-1-amin (Demethylselegilin)

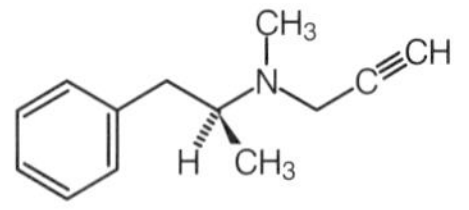

E. *N*-Methyl-*N*-[(1*S*)-1-methyl-2-phenylethyl]prop-2-in-1-amin ((*S*)-Selegilin).

1998, 206

Sennesblätter
Sennae folium

Definition

Sennesblätter bestehen aus den getrockneten Fiederblättern von *Cassia senna* L. (*Cassia acutifolia* Delile), bekannt als Alexandriner- oder Khartum-Senna, oder von *Cassia angustifolia* Vahl, bekannt als Tinnevelly-Senna, oder aus einer Mischung beider Arten. Sie enthalten mindestens 2,5 Prozent Hydroxyanthracen-Glykoside, berechnet als Sennosid B ($C_{42}H_{38}O_{20}$; M_r 863) und bezogen auf die getrocknete Droge.

Eigenschaften

Die Droge hat einen schwachen, aber charakteristischen Geruch.

Die Droge weist die unter „Prüfung auf Identität, A und B" beschriebenen makroskopischen und mikroskopischen Merkmale auf.

Prüfung auf Identität

A. *Cassia senna*: Die Fiederblättchen sind graugrün bis braungrün, dünn, brüchig, lanzettlich, stachelspitzig, am Grunde ungleichhälftig, im allgemeinen 15 bis 40 mm lang und 5 bis 15 mm breit, unterhalb der Mitte am breitesten. Die schwach gewellte Blattspreite zeigt eine fein behaarte Ober- und Unterseite mit feinen, kurzen Haaren und eine fiedrige Nervatur, die besonders unterseits hervortritt. Die mit dem Mittelnerv einen Winkel von etwa 60° bildenden Seitennerven anastomosieren am Rande.

   Spaltöffnungsindex (2.8.3): 10 – **12,5** –15.

   Cassia angustifolia: Die gelbgrünen bis braungrünen Fiederblättchen sind länglichlanzettlich, am Grunde schwach ungleichhälftig, im allgemeinen 20 bis 50 mm lang und in der Mitte 7 bis 20 mm breit. Ober- und Unterseite sind glatt und durch querlaufende oder schräge Linien und eine kleine Anzahl von kurzen Haaren gekennzeichnet.

   Spaltöffnungsindex (2.8.3): 14 – **17,5** –20.

B. Die Droge wird pulverisiert (355). Das Pulver ist hellgrün bis grünlichgelb. Die Prüfung erfolgt unter dem Mikroskop, wobei Chloralhydrat-Lösung *R* verwendet wird. Das Pulver zeigt folgende Merkmale: polygonale Epidermiszellen mit Spaltöffnungen vom paracytischen Typ (2.8.3); einzellige, kegelige Haare mit warziger Kutikula, entweder allein oder noch mit anhängenden Epidermisfragmenten; Fasern begleitet von Calciumoxalat-Kristallzellreihen; Calciumoxalatdrusen isoliert oder in Parenchymfragmenten.

C. Die Prüfung erfolgt mit Hilfe der Dünnschichtchromatographie (2.2.27) unter Verwendung einer Schicht von Kieselgel G *R*.

   Untersuchungslösung: 0,5 g pulverisierte Droge (180) werden mit 5 ml einer Mischung von gleichen Volumteilen Ethanol 96 % *R* und Wasser *R* zum Sieden erhitzt. Nach dem Zentrifugieren wird die überstehende Flüssigkeit verwendet.

   Referenzlösung: 10 mg Sennaextrakt *CRS* werden in 1 ml einer Mischung von gleichen Volumteilen Ethanol 96 % *R* und Wasser *R* gelöst, wobei ein geringer Rückstand verbleibt.

   Auf die Platte werden getrennt 10 µl jeder Lösung bandförmig (20 mm × 2 mm) aufgetragen. Die Chromatographie erfolgt mit einer Mischung von 1 Volumteil Essigsäure 98 % *R*, 30 Volumteilen Wasser *R*, 40 Volumteilen Ethylacetat *R* und 40 Volumteilen 1-Propanol *R* über eine Laufstrecke von 10 cm. Die Platte wird an der Luft trocknen gelassen, anschließend mit einer 20prozentigen Lösung (*V/V*) von Salpetersäure *R* besprüht und 10 min lang bei 120 °C erhitzt. Nach dem Erkaltenlassen wird bis zum Erscheinen der Zonen mit einer Lösung von Kaliumhydroxid *R* (50 g · l^{-1}) in Ethanol 50 % *R* besprüht. Die Hauptzonen im Chromatogramm der Untersuchungslösung entsprechen in bezug auf Lage, Farbe und Größe den Hauptzonen im Chromatogramm der Referenzlösung. Die Sennoside B, A, D und C erscheinen in der angegebenen Reihenfolge mit steigendem R_f-Wert. Zwischen den beiden Zonen, die dem Sennosid D und C entsprechen, kann eine rote, dem Rhein-8-glucosid entsprechende Zone sichtbar sein.

D. Etwa 25 mg pulverisierte Droge (180) werden in einem Erlenmeyerkolben mit 50 ml Wasser *R* und 2 ml Salzsäure *R* versetzt und im Wasserbad 15 min lang erhitzt. Nach dem Abkühlen wird mit 40 ml Ether *R* ausgeschüttelt, die Etherphase abgetrennt und über wasserfreiem Natriumsulfat *R* getrocknet. Werden 5 ml dieser Lösung zur Trockne eingedampft und der erkaltete Rückstand mit 5 ml verdünnter Ammoniak-Lösung *R* 1 versetzt, entsteht eine gelbe oder orange Färbung. Wird die Mischung 2 min lang im Wasserbad erhitzt, entsteht eine rötlichviolette Färbung.

Prüfung auf Reinheit

Fremde Bestandteile (2.8.2): Höchstens 3 Prozent fremde Pflanzenteile und höchstens 1 Prozent andere, fremde Bestandteile.

Trocknungsverlust (2.2.32): Höchstens 12,0 Prozent, mit 1,000 g pulverisierter Droge (355) durch 2 h langes Trocknen im Trockenschrank bei 100 bis 105 °C bestimmt.

Asche (2.4.16): Höchstens 12,0 Prozent.

Salzsäureunlösliche Asche (2.8.1): Höchstens 2,5 Prozent.

Gehaltsbestimmung

Die Bestimmung muß unter Ausschluß direkter Lichteinwirkung durchgeführt werden.

0,150 g pulverisierte Droge (180) werden in einem 100-ml-Kolben mit 30,0 ml Wasser *R* gemischt. Der Kolben wird gewogen und die Mischung im Wasserbad 15 min lang zum Rückfluß erhitzt. Nach dem Erkaltenlassen wird gewogen, mit Wasser *R* auf die ursprüngliche

Masse ergänzt und zentrifugiert. 20,0 ml der überstehenden Flüssigkeit werden in einem 150-ml-Scheidetrichter mit 0,1 ml verdünnter Salzsäure *R* versetzt und 3mal mit je 15 ml Chloroform *R* ausgeschüttelt. Nach Trennung der Phasen wird das Chloroform verworfen. Die wäßrige Phase wird mit 0,10 g Natriumhydrogencarbonat *R* versetzt, 3 min lang geschüttelt und zentrifugiert. 10,0 ml der überstehenden Lösung werden in einem 100-ml-Kolben mit Schliff mit 20 ml Eisen(III)-chlorid-Lösung *R* 1 gemischt und 20 min lang im Wasserbad zum Rückfluß erhitzt, wobei der Wasserspiegel oberhalb des Flüssigkeitsspiegels im Kolben sein muß. Anschließend wird 1 ml Salzsäure *R* zugefügt und erneut 20 min lang unter häufigem Schütteln zum Rückfluß erhitzt, bis der Niederschlag gelöst ist. Nach dem Abkühlen wird die Mischung in einem Scheidetrichter 3mal mit je 25 ml Ether *R* ausgeschüttelt, wobei zuvor der Kolben mit dem Ether ausgespült wird. Die vereinigten Etherauszüge werden 2mal mit je 15 ml Wasser *R* gewaschen. Die Etherauszüge werden in einem Meßkolben mit Ether *R* zu 100,0 ml verdünnt und 10,0 ml dieser Lösung vorsichtig zur Trockne eingedampft. Der Rückstand wird in 10,0 ml einer Lösung von Magnesiumacetat *R* ($5 \text{ g} \cdot \text{l}^{-1}$) in Methanol *R* gelöst. Die Absorption (2.2.25) der Lösung wird bei 515 nm gegen Methanol *R* als Kompensationsflüssigkeit gemessen.

Der Prozentgehalt an Sennosid B wird nach folgender Formel errechnet

$$\frac{A \cdot 1{,}25}{m}$$

wobei eine spezifische Absorption ($A_{1\,\text{cm}}^{1\,\%} = 240$) für Sennosid B zugrunde gelegt wird.

A = gemessene Absorption bei 515 nm
m = Einwaage der Droge in Gramm.

Lagerung

Vor Licht geschützt.

1998, 1261

Eingestellter Sennesblättertrockenextrakt

Sennae folii extractum siccum normatum

Definition

Eingestellter Sennesblättertrockenextrakt wird aus **Sennesblättern (Sennae folium)** hergestellt und enthält mindestens 5,5 und höchstens 8,0 Prozent Hydroxyanthracen-Glykoside, berechnet als Sennosid B ($C_{42}O_{20}H_{36}$; M_r 863) und bezogen auf den getrockneten Extrakt.

Der ermittelte Gehalt darf höchstens um ±10 Prozent von dem in der Beschriftung angegebenen Wert abweichen.

Herstellung

Der Extrakt wird aus der Droge und Ethanol (50 bis 80 Prozent *V/V*) durch ein geeignetes, mit der Monographie **Extrakte (Extracta)** übereinstimmendes Verfahren hergestellt.

Eigenschaften

Bräunliches bis braunes Pulver.

Prüfung auf Identität

A. Die Prüfung erfolgt mit Hilfe der Dünnschichtchromatographie (2.2.27) unter Verwendung einer Schicht eines geeigneten Kieselgels.

Untersuchungslösung: 0,1 g Extrakt werden mit 5 ml einer Mischung gleicher Volumteile Ethanol 96 % *R* und Wasser *R* zum Sieden erhitzt. Nach dem Abkühlen und Zentrifugieren wird die überstehende Lösung verwendet.

Referenzlösung: 10 mg Sennaextrakt *CRS* werden in 1 ml einer Mischung gleicher Volumteile Ethanol 96 % *R* und Wasser *R* gelöst, wobei ein geringer Rückstand verbleibt.

Auf die Platte werden getrennt 10 µl jeder Lösung bandförmig aufgetragen. Die Chromatographie erfolgt mit einer Mischung von 1 Volumteil Essigsäure 98 % *R*, 30 Volumteilen Wasser *R*, 40 Volumteilen Ethylacetat *R* und 40 Volumteilen 1-Propanol *R* über eine Laufstrecke von 10 cm. Die Platte wird an der Luft trocknen gelassen, anschließend mit einer 20prozentigen Lösung (*V/V*) von Salpetersäure *R* besprüht und 10 min lang bei 120 °C erhitzt. Nach dem Erkaltenlassen wird mit einer Lösung von Kaliumhydroxid *R* ($50 \text{ g} \cdot \text{l}^{-1}$) in Ethanol 50 % *R* besprüht, bis Zonen erscheinen. Die Hauptzonen im Chromatogramm der Untersuchungslösung entsprechen in bezug auf Lage, Farbe und Größe den Hauptzonen im Chromatogramm der Referenzlösung. Die Chromatogramme zeigen im unteren Drittel eine ausgeprägte braune Zone, die dem Sennosid B entspricht, und darüber eine gelbe Zone, auf die eine weitere, stark ausgeprägte braune, dem Sennosid A entsprechende Zone folgt. In der oberen Hälfte des Chromatogramms sind, nach aufsteigenden R_f-Werten geordnet, eine kräftige rötlichbraune, eine orangebraune und eine schwach rosa gefärbte Zone sowie 2 gelbe Zonen sichtbar. Nahe der Lösungsmittelfront erscheint eine dunkelrosa gefärbte Zone, die von einigen schwach gefärbten Zonen begleitet sein kann.

B. Etwa 25 mg Extrakt werden in einem Erlenmeyerkolben mit 50 ml Wasser *R* und 2 ml Salzsäure *R* im Wasserbad 15 min lang erhitzt. Nach dem Abkühlen wird mit 40 ml Ether *R* ausgeschüttelt. Die Etherphase wird abgetrennt und über wasserfreiem Natriumsulfat *R* getrocknet. 5 ml der Etherphase werden zur Trockne eingedampft. Wird der abgekühlte Rückstand mit 5 ml verdünnter Ammoniak-Lösung *R* 1 versetzt, entsteht eine gelbe oder orange Färbung. Wird die Mischung 2 min lang im Wasserbad erhitzt, entsteht eine rötlichviolette Färbung.

Prüfung auf Reinheit

Trocknungsverlust: Höchstens 5,0 Prozent. Die Prüfung wird wie für Trockenextrakte in der Monographie **Extrakte** beschrieben durchgeführt.

Mikrobielle Verunreinigung:
Keimzahl (2.6.12): Höchstens 10^4 koloniebildende, aerobe Einheiten und höchstens 10^2 Pilze je Gramm Substanz, durch Auszählen auf Agarplatten bestimmt.

Spezifische Mikroorganismen (2.6.13): *Escherichia coli* und Salmonellen dürfen nicht vorhanden sein.

Gehaltsbestimmung

Die Bestimmung muß unter Ausschluß direkter Lichteinwirkung durchgeführt werden.

0,150 g Extrakt werden in einem Meßkolben in Wasser *R* zu 100,0 ml gelöst. Die Lösung wird filtriert, die ersten 10 ml des Filtrats werden verworfen. 20,0 ml des Filtrats werden in einem 150-ml-Scheidetrichter mit 0,1 ml verdünnter Salzsäure *R* versetzt und 3mal mit je 15 ml Ether *R* ausgeschüttelt. Nach Phasentrennung wird die Etherphase verworfen. Die wäßrige Phase wird mit 0,10 g Natriumhydrogencarbonat *R* versetzt, 3 min lang geschüttelt und zentrifugiert. 10,0 ml der überstehenden Lösung werden in einem 100-ml-Kolben mit Schliff mit 20 ml Eisen(III)-chlorid-Lösung *R* 1 gemischt und 20 min lang im Wasserbad zum Rückfluß erhitzt, wobei der Wasserspiegel oberhalb des Flüssigkeitsspiegels im Kolben sein muß. Anschließend werden 3 ml Salzsäure *R* zugesetzt und erneut 30 min lang unter häufigem Schütteln zum Rückfluß erhitzt, bis der Niederschlag gelöst ist. Nach dem Abkühlen wird die Mischung in einem Scheidetrichter 3mal mit je 25 ml Ether *R* ausgeschüttelt, wobei zuvor der Kolben mit dem Ether ausgespült wird. Die vereinigten Etherauszüge werden 2mal mit je 15 ml Wasser *R* gewaschen. Die Etherauszüge werden in einem Meßkolben mit Ether *R* zu 100,0 ml verdünnt und 10,0 ml dieser Lösung vorsichtig zur Trockne eingedampft. Der Rückstand wird in 10,0 ml einer Lösung von Magnesiumacetat *R* (5,0 g · l^{-1}) in Methanol *R* gelöst. Die Absorption (2.2.25) der Lösung wird bei 515 nm gegen Methanol *R* als Kompensationsflüssigkeit gemessen.

Der Prozentgehalt an Hydroxyanthracen-Glycosiden, berechnet als Sennosid B, wird nach folgender Formel errechnet

$$\frac{A \cdot 4,167}{m}$$

wobei eine spezifische Absorption ($A_{1\,\text{cm}}^{1\%}$ = 240) für Sennosid B zugrunde gelegt wird.

A = gemessene Absorption bei 515 nm
m = Einwaage des Extrakts in Gramm.

Lagerung

Dicht verschlossen, vor Licht geschützt.

Beschriftung

Entsprechend **Extrakte.**

Die Beschriftung gibt insbesondere den tatsächlichen Gehalt an Hydroxyanthracen-Glycosiden an.

1998, 207

Alexandriner-Sennesfrüchte

Sennae fructus acutifoliae

Definition

Alexandriner-Sennesfrüchte bestehen aus den getrockneten Früchten von *Cassia senna* L. (*Cassia acutifolia* Delile). Sie enthalten mindestens 3,4 Prozent Hydroxyanthracen-Glykoside, berechnet als Sennosid B ($C_{42}H_{38}O_{20}$; M_r 863) und bezogen auf die getrocknete Droge.

Eigenschaften

Die Droge hat einen schwachen Geruch.

Die Droge weist die unter „Prüfung auf Identität, A und B" beschriebenen makroskopischen und mikroskopischen Merkmale auf.

Prüfung auf Identität

A. Die Droge besteht aus flachen, nierenförmigen, grünen bis grünlichbraunen Hülsenfrüchten, die an den Stellen, wo die Samen liegen, braun gefärbt sind; sie sind im allgemeinen 40 bis 50 mm lang und mindestens 20 mm breit. Eines der Enden läuft in einen kurzen Stielansatz, das andere in einen Griffelansatz aus. Die Hülsen enthalten 6 oder 7 grüne bis hellbraune, flache, umgekehrt eiförmige Samen. Die Samenschale zeigt ein Netz hervortretender Falten.

B. Die Droge wird pulverisiert (355). Das Pulver ist braun. Die Prüfung erfolgt unter dem Mikroskop, wobei Chloralhydrat-Lösung *R* verwendet wird. Das Pulver zeigt folgende Merkmale: Fragmente der äußeren Fruchtwand mit polygonalen Zellen, mit wenigen kegelförmigen, warzigen Haaren und vereinzelten Spaltöffnungen vom anomocytischen oder paracytischen Typ (2.8.3), 2 Lagen sich kreuzender Fasern mit einer Calciumoxalatprismen führenden Zellschicht, charakteristische Palisadenzellen des Samens, geschichtete Zellen des Endosperms sowie Calciumoxalatprismen und -drusen.

C. Die Prüfung erfolgt mit Hilfe der Dünnschichtchromatographie (2.2.27) unter Verwendung einer Schicht von Kieselgel G *R*.

Untersuchungslösung: 0,5 g pulverisierte Droge (180) werden mit 5 ml einer Mischung von gleichen Volumteilen Ethanol 96 % *R* und Wasser *R* zum Sie-

S

Monographien

den erhitzt. Nach dem Zentrifugieren wird die überstehende Flüssigkeit verwendet.

Referenzlösung: 10 mg Sennaextrakt *CRS* werden in 1 ml einer Mischung von gleichen Volumteilen Ethanol 96 % *R* und Wasser *R* gelöst, wobei ein geringer Rückstand verbleibt.

Auf die Platte werden getrennt 10 µl jeder Lösung bandförmig (20 mm × 2 mm) aufgetragen. Die Chromatographie erfolgt mit einer Mischung von 1 Volumteil Essigsäure 98 % *R*, 30 Volumteilen Wasser *R*, 40 Volumteilen Ethylacetat *R* und 40 Volumteilen 1-Propanol *R* über eine Laufstrecke von 10 cm. Die Platte wird an der Luft trocknen gelassen, anschließend mit einer 20prozentigen Lösung (*V/V*) von Salpetersäure *R* besprüht und 10 min lang bei 120 °C erhitzt. Nach dem Erkaltenlassen wird bis zum Erscheinen von Zonen mit einer Lösung von Kaliumhydroxid *R* (50 g · l^{-1}) in Ethanol 50 % *R* besprüht. Die Hauptzonen im Chromatogramm der Untersuchungslösung entsprechen in bezug auf Lage, Farbe und Größe den Hauptzonen im Chromatogramm der Referenzlösung. Die Sennoside B, A, D und C erscheinen in der angegebenen Reihenfolge mit steigendem R_f-Wert. Zwischen den beiden Zonen, die dem Sennosid D und C entsprechen, kann eine rote, dem Rhein-8-glucosid entsprechende Zone sichtbar sein. Im Chromatogramm der Untersuchungslösung sind die dem Sennosid D und C entsprechenden Zonen nur schwach sichtbar.

D. Etwa 25 mg pulverisierte Droge (180) werden in einem Erlenmeyerkolben mit 50 ml Wasser *R* und 2 ml Salzsäure *R* versetzt und im Wasserbad 15 min lang erhitzt. Nach dem Abkühlen wird mit 40 ml Ether *R* ausgeschüttelt, die Etherschicht abgetrennt und über wasserfreiem Natriumsulfat *R* getrocknet. Werden 5 ml dieser Lösung zur Trockne eingedampft und der erkaltete Rückstand mit 5 ml verdünnter Ammoniak-Lösung *R* 1 versetzt, entsteht eine gelbe oder orange Färbung. Wird die Mischung 2 min lang im Wasserbad erhitzt, entsteht eine rötlichviolette Färbung.

Prüfung auf Reinheit

Fremde Bestandteile (2.8.2): Höchstens 1 Prozent.

Trocknungsverlust (2.2.32): Höchstens 12,0 Prozent, mit 1,000 g pulverisierter Droge (355) durch 2 h langes Trocknen im Trockenschrank bei 100 bis 105 °C bestimmt.

Asche (2.4.16): Höchstens 9,0 Prozent.

Salzsäureunlösliche Asche (2.8.1): Höchstens 2,0 Prozent.

Gehaltsbestimmung

Die Bestimmung muß unter Ausschluß direkter Lichteinwirkung durchgeführt werden.

0,150 g pulverisierte Droge (180) werden in einem 100-ml-Kolben mit 30,0 ml Wasser *R* gemischt. Der Kolben wird gewogen und die Mischung im Wasserbad 15 min lang zum Rückfluß erhitzt. Nach dem Erkaltenlassen wird gewogen, mit Wasser *R* auf die ursprüngliche Masse ergänzt und zentrifugiert. 20,0 ml der überstehenden Flüssigkeit werden in einem 150-ml-Scheidetrichter mit 0,1 ml verdünnter Salzsäure *R* versetzt und 3mal mit je 15 ml Chloroform *R* ausgeschüttelt. Nach Trennung der Phasen wird die Chloroformphase verworfen. Die wäßrige Phase wird mit 0,10 g Natriumhydrogencarbonat *R* versetzt, 3 min lang geschüttelt und zentrifugiert. 10,0 ml der überstehenden Lösung werden in einem 100-ml-Kolben mit Schliff mit 20 ml Eisen(III)-chlorid-Lösung *R* 1 gemischt und 20 min lang im Wasserbad zum Rückfluß erhitzt, wobei der Wasserspiegel oberhalb des Flüssigkeitsspiegels im Kolben sein muß. Anschließend wird 1 ml Salzsäure *R* zugesetzt und erneut 20 min lang unter häufigem Schütteln zum Rückfluß erhitzt, bis der Niederschlag gelöst ist. Nach dem Abkühlen wird die Mischung in einem Scheidetrichter 3mal mit je 25 ml Ether *R* ausgeschüttelt, wobei zuvor der Kolben mit dem Ether ausgespült wird. Die vereinigten Etherauszüge werden 2mal mit je 15 ml Wasser *R* gewaschen. Die Etherauszüge werden in einem Meßkolben mit Ether *R* zu 100,0 ml verdünnt und 10,0 ml dieser Lösung vorsichtig zur Trockne eingedampft. Der Rückstand wird in 10,0 ml einer Lösung von Magnesiumacetat *R* (5 g · l^{-1}) in Methanol *R* gelöst. Die Absorption (2.2.25) der Lösung wird bei 515 nm gegen Methanol *R* als Kompensationsflüssigkeit gemessen.

Der Prozentgehalt an Sennosid B wird nach folgender Formel errechnet

$$\frac{A \cdot 1{,}25}{m}$$

wobei eine spezifische Absorption ($A^{1\%}_{1\,cm}$ = 240) für Sennosid B zugrunde gelegt wird.

A = gemessene Absorption bei 515 nm
m = Einwaage der Droge in Gramm.

Lagerung

Vor Licht geschützt.

1998, 208

Tinnevelly-Sennesfrüchte

Sennae fructus angustifoliae

Definition

Tinnevelly-Sennesfrüchte bestehen aus den getrockneten Früchten von *Cassia angustifolia* Vahl. Sie enthalten mindestens 2,2 Prozent Hydroxyanthracen-Glykoside, berechnet als Sennosid B ($C_{42}H_{38}O_{20}$; M_r 863) und bezogen auf die getrocknete Droge.

Eigenschaften

Die Droge hat einen schwachen Geruch.

Die Droge weist die unter „Prüfung auf Identität, A und B“ beschriebenen makroskopischen und mikroskopischen Merkmale auf.

Prüfung auf Identität

A. Die Droge besteht aus flachen, leicht nierenförmigen, gelblichbraunen bis braunen Hülsenfrüchten, die an den Stellen, wo die Samen liegen, dunkelbraun gefärbt sind; sie sind im allgemeinen 35 bis 60 mm lang und 14 bis 18 mm breit. Eines der Enden läuft in einen kurzen Stielansatz, das andere in einen Griffelansatz aus. Die Hülsen enthalten 5 bis 8 grüne bis hellbraune, flache, umgekehrt eiförmige Samen. Die Samenschale zeigt ein unzusammenhängendes Netz querlaufender und geschlängelter Falten.

B. Die Droge wird pulverisiert (355). Das Pulver ist braun. Die Prüfung erfolgt unter dem Mikroskop, wobei Chloralhydrat-Lösung *R* verwendet wird. Das Pulver zeigt folgende Merkmale: Fragmente der äußeren Fruchtwand mit polygonalen Zellen, mit wenigen kegelförmigen, warzigen Haaren und vereinzelten Spaltöffnungen vom anomocytischen oder paracytischen Typ (2.8.3), zwei Lagen sich kreuzender Fasern mit einer Calciumoxalatprismen führenden Zellschicht, charakteristische Palisadenzellen des Samens, geschichtete Zellen des Endosperms und Calciumoxalatprismen und -drusen.

C. Die Prüfung erfolgt mit Hilfe der Dünnschichtchromatographie (2.2.27) unter Verwendung einer Schicht von Kieselgel G *R*.

Untersuchungslösung: 0,5 g pulverisierte Droge (180) werden mit 5 ml einer Mischung von gleichen Volumteilen Ethanol 96 % *R* und Wasser *R* zum Sieden erhitzt. Nach dem Zentrifugieren wird die überstehende Flüssigkeit verwendet.

Referenzlösung: 10 mg Sennaextrakt *CRS* werden in 1 ml einer Mischung von gleichen Volumteilen Ethanol 96 % *R* und Wasser *R* gelöst, wobei ein geringer Rückstand verbleibt.

Auf die Platte werden getrennt 10 µl jeder Lösung bandförmig (20 mm × 2 mm) aufgetragen. Die Chromatographie erfolgt mit einer Mischung von 1 Volumteil Essigsäure 98 % *R*, 30 Volumteilen Wasser *R*, 40 Volumteilen Ethylacetat *R* und 40 Volumteilen 1-Propanol *R* über eine Laufstrecke von 10 cm. Die Platte wird an der Luft trocknen gelassen, anschließend mit einer 20prozentigen Lösung (*V/V*) von Salpetersäure *R* besprüht und 10 min lang bei 120 °C erhitzt. Nach dem Erkaltenlassen wird bis zum Erscheinen von Zonen mit einer Lösung von Kaliumhydroxid *R* ($50 g \cdot l^{-1}$) in Ethanol 50 % *R* besprüht. Die Hauptzonen im Chromatogramm der Untersuchungslösung entsprechen in bezug auf Lage, Farbe und Größe den Hauptzonen im Chromatogramm der Referenzlösung. Die Sennoside B, A, D und C erscheinen in der angegebenen Reihenfolge mit steigendem R_f-Wert. Zwischen den beiden Zonen, die dem Sennosid D und C entsprechen, kann eine rote, dem Rhein-8-glucosid entsprechende Zone sichtbar sein. Im Chromatogramm der Untersuchungslösung sind die dem Sennosid D und C entsprechenden Zonen nur schwach sichtbar.

D. Etwa 25 mg pulverisierte Droge (180) werden in einem Erlenmeyerkolben mit 50 ml Wasser *R* und 2 ml Salzsäure *R* versetzt und im Wasserbad 15 min lang erhitzt. Nach dem Abkühlen wird mit 40 ml Ether *R* ausgeschüttelt, die Etherphase abgetrennt und über wasserfreiem Natriumsulfat *R* getrocknet. Werden 5 ml dieser Lösung zur Trockne eingedampft und der erkaltete Rückstand mit 5 ml verdünnter Ammoniak-Lösung *R* 1 versetzt, entsteht eine gelbe oder orange Färbung. Wird die Mischung 2 min lang im Wasserbad erhitzt, entsteht eine rötlichviolette Färbung.

Prüfung auf Reinheit

Fremde Bestandteile (2.8.2): Höchstens 1 Prozent.

Trocknungsverlust (2.2.32): Höchstens 12,0 Prozent, mit 1,000 g pulverisierter Droge (355) durch 2 h langes Trocknen im Trockenschrank bei 100 bis 105 °C bestimmt.

Asche (2.4.16): Höchstens 9,0 Prozent.

Salzsäureunlösliche Asche (2.8.1): Höchstens 2,0 Prozent.

Gehaltsbestimmung

Die Bestimmung muß unter Ausschluß direkter Lichteinwirkung durchgeführt werden.

0,150 g pulverisierte Droge (180) werden in einem 100-ml-Kolben mit 30,0 ml Wasser *R* gemischt. Der Kolben wird gewogen und die Mischung im Wasserbad 15 min lang zum Rückfluß erhitzt. Nach dem Erkaltenlassen wird gewogen, mit Wasser *R* auf die ursprüngliche Masse ergänzt und zentrifugiert. 20,0 ml der überstehenden Flüssigkeit werden in einem 150-ml-Scheidetrichter mit 0,1 ml verdünnter Salzsäure *R* versetzt und 3mal mit je 15 ml Chloroform *R* ausgeschüttelt. Nach Trennung der Phasen wird die Chloroformphase verworfen. Die wäßrige Phase wird mit 0,10 g Natriumhydrogencarbonat *R* versetzt, 3 min lang geschüttelt und zentrifugiert. 10,0 ml der überstehenden Lösung werden in einem 100-ml-Kolben mit Schliff mit 20 ml Eisen(III)-chlorid-Lösung *R* 1 gemischt und 20 min lang im Wasserbad zum Rückfluß erhitzt, wobei der Wasserspiegel oberhalb des Flüssigkeitsspiegels im Kolben sein muß. Anschließend wird 1 ml Salzsäure *R* zugesetzt und erneut 20 min lang unter häufigem Schütteln zum Rückfluß erhitzt, bis der Niederschlag gelöst ist. Nach dem Abkühlen wird die Mischung in einem Scheidetrichter 3mal mit je 25 ml Ether *R* ausgeschüttelt, wobei zuvor der Kolben mit dem Ether ausgespült wird. Die vereinigten Etherauszüge werden 2mal mit je 15 ml Wasser *R* gewaschen. Die Etherauszüge werden in einem Meßkolben mit Ether *R* zu 100,0 ml verdünnt und 10,0 ml dieser Lösung vorsichtig zur Trockne eingedampft. Der Rückstand wird in 10,0 ml einer Lösung von Magnesiumacetat *R* ($5 g \cdot l^{-1}$) in Methanol *R* gelöst. Die Absorption (2.2.25) der Lösung wird bei 515 nm gegen Methanol *R* als Kompensationsflüssigkeit gemessen.

Der Prozentgehalt an Sennosid B wird nach folgender Formel errechnet

$$\frac{A \cdot 1{,}25}{m}$$

wobei eine spezifische Absorption ($A_{1\,cm}^{1\,\%}$ = 240) für Sennosid B zugrunde gelegt wird.

A = gemessene Absorption bei 515 nm
m = Einwaage der Droge in Gramm.

Lagerung

Vor Licht geschützt.

1999, 788

Serin

Serinum

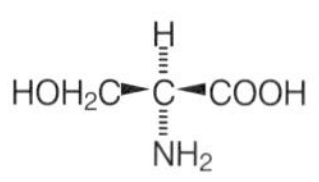

$C_3H_7NO_3$ M_r 105,1

Definition

Serin[1] enthält mindestens 98,5 und höchstens 101,0 Prozent (*S*)-2-Amino-3-hydroxypropansäure, berechnet auf die getrocknete Substanz.

Herstellung

Wenn Serin durch Fermentation hergestellt wird, muß es zusätzlich den Anforderungen der Monographie **Fermentationsprodukte (Producta ab fermentatione)** entsprechen.

Eigenschaften

Weißes bis fast weißes, kristallines Pulver oder farblose Kristalle; leicht löslich in Wasser, praktisch unlöslich in Ethanol und Ether.

Prüfung auf Identität

1: A, B.
2: A, C, D.

A. Die Substanz entspricht der Prüfung „Spezifische Drehung" (siehe „Prüfung auf Reinheit").

B. Die Prüfung erfolgt mit Hilfe der IR-Spektroskopie (2.2.24) durch Vergleich des Spektrums der Substanz mit dem von Serin *CRS*. Die Prüfung erfolgt mit Hilfe von Preßlingen.

C. Die bei der Prüfung „Mit Ninhydrin nachweisbare Substanzen" (siehe „Prüfung auf Reinheit") erhaltenen Chromatogramme werden ausgewertet. Der Hauptfleck im Chromatogramm der Untersuchungslösung b entspricht in bezug auf Lage, Farbe und Größe dem Hauptfleck im Chromatogramm der Referenzlösung a.

D. 1 ml einer Lösung der Substanz (10 g · l^{-1}) wird in einem Reagenzglas mit 5 ml einer Lösung von Natriumperiodat *R* (20 g · l^{-1}) versetzt. Das Reagenzglas wird mit einem Stopfen aus mit Wasser *R* befeuchteter Glaswolle verschlossen. Das Reagenzglas wird im Wasserbad 5 min lang erhitzt. Wird die Glaswolle in ein Reagenzglas, das 1 ml einer Lösung von Chromotropsäure *R* (15 g · l^{-1}) und 3 ml Schwefelsäure *R* enthält, gebracht und 10 min lang im Wasserbad erhitzt, entwickelt sich eine violettrote Färbung.

Prüfung auf Reinheit

Prüflösung: 2,5 g Substanz werden in destilliertem Wasser *R* zu 50 ml gelöst.

Aussehen der Lösung: Die Prüflösung muß klar (2.2.1) und darf nicht stärker gefärbt sein als die Farbvergleichslösung BG_6 (2.2.2, Methode II).

Spezifische Drehung (2.2.7): 2,50 g Substanz werden in verdünnter Salzsäure *R* zu 25,0 ml gelöst. Die spezifische Drehung muß zwischen +14,0 und +16,0° liegen, berechnet auf die getrocknete Substanz.

Mit Ninhydrin nachweisbare Substanzen: Die Prüfung erfolgt mit Hilfe der Dünnschichtchromatographie (2.2.27) unter Verwendung einer Schicht eines geeigneten Kieselgels.

Untersuchungslösung a: 0,10 g Substanz werden in Salzsäure (0,1 mol · l^{-1}) zu 10 ml gelöst.

Untersuchungslösung b: 1 ml Untersuchungslösung a wird mit Wasser *R* zu 50 ml verdünnt.

Referenzlösung a: 10 mg Serin *CRS* werden in Salzsäure (0,1 mol · l^{-1}) zu 50 ml gelöst.

Referenzlösung b: 5 ml Untersuchungslösung b werden mit Wasser *R* zu 20 ml verdünnt.

Referenzlösung c: 10 mg Methionin *CRS* und 10 mg Serin *CRS* werden in Salzsäure (0,1 mol · l^{-1}) zu 25 ml gelöst.

Auf die Platte werden getrennt 5 µl jeder Lösung aufgetragen. Die Chromatographie erfolgt mit einer Mischung von 20 Volumteilen Essigsäure 98 % *R*, 20 Volumteilen Wasser *R* und 60 Volumteilen 1-Butanol *R* über eine Laufstrecke von 15 cm. Die Platte wird an der Luft trocknen gelassen, mit Ninhydrin-Lösung *R* besprüht und 15 min lang bei 100 bis 105 °C erhitzt. Kein im Chromatogramm der Untersuchungslösung a auftretender Nebenfleck darf größer oder stärker gefärbt sein als der Fleck im Chromatogramm der Referenzlösung b (0,5 Prozent). Die Prüfung darf nur ausgewertet werden, wenn das Chromatogramm der Referenzlösung c deutlich voneinander getrennt 2 Flecke zeigt.

Chlorid (2.4.4): 5 ml Prüflösung, mit Wasser *R* zu 15 ml verdünnt, müssen der Grenzprüfung auf Chlorid entsprechen (200 ppm).

[1] Diese Fassung des Textes entspricht der Eilrevision „Resolution AP-CSP (98) 10".

Sulfat (2.4.13): 10 ml Prüflösung, mit destilliertem Wasser *R* zu 15 ml verdünnt, müssen der Grenzprüfung auf Sulfat entsprechen (300 ppm).

Ammonium: Mit 2 Uhrgläsern von 60 mm Durchmesser wird durch Aufeinanderlegen ein Hohlraum gebildet. An die Innenwand des oberen Uhrglases wird mit einigen Tropfen Wasser *R* ein Stück rotes Lackmuspapier *R* von 5 mm × 5 mm geklebt. Auf das untere Uhrglas werden 50 mg fein pulverisierte Substanz gebracht und in 0,5 ml Wasser *R* gelöst. Nach Zusatz von 0,30 g schwerem Magnesiumoxid *R* wird kurz mit einem Glasstab verrieben und das obere Uhrglas sofort auf das untere Uhrglas gelegt. In gleicher Weise wird gleichzeitig eine Referenzmischung aus 0,1 ml Ammonium-Lösung (100 ppm NH_4) *R*, 0,5 ml Wasser *R* und 0,30 g schwerem Magnesiumoxid *R* angesetzt. Untersuchungs- und Referenzmischung werden 15 min lang bei 40 °C erwärmt. Das Lackmuspapier über der Untersuchungsmischung darf sich nicht intensiver blau färben als das Lackmuspapier über der Referenzmischung (200 ppm).

Eisen (2.4.9): In einem Scheidetrichter wird 1,0 g Substanz in 10 ml verdünnter Salzsäure *R* gelöst. Die Lösung wird 3mal je 3 min lang mit je 10 ml Isobutylmethylketon *R* 1 ausgeschüttelt. Die vereinigten organischen Phasen werden 3 min lang mit 10 ml Wasser *R* ausgeschüttelt, die wäßrige Phase muß der Grenzprüfung auf Eisen entsprechen (10 ppm).

Schwermetalle (2.4.8): 2,0 g Substanz werden in Wasser *R* zu 20 ml gelöst. 12 ml Lösung müssen der Grenzprüfung A auf Schwermetalle entsprechen (10 ppm). Zur Herstellung der Referenzlösung wird die Blei-Lösung (1 ppm Pb) *R* verwendet.

Trocknungsverlust (2.2.32): Höchstens 0,5 Prozent, mit 1,000 g Substanz durch Trocknen im Trockenschrank bei 100 bis 105 °C bestimmt.

Sulfatasche (2.4.14): Höchstens 0,1 Prozent, mit 1,0 g Substanz bestimmt.

Gehaltsbestimmung

0,100 g Substanz, in 3 ml wasserfreier Ameisensäure *R* gelöst, werden nach Zusatz von 30 ml wasserfreier Essigsäure *R* und 0,1 ml Naphtholbenzein-Lösung *R* mit Perchlorsäure (0,1 mol · l^{-1}) bis zum Farbumschlag von Braungelb nach Grün titriert.

1 ml Perchlorsäure (0,1 mol · l^{-1}) entspricht 10,51 mg $C_3H_7NO_3$.

Lagerung

Gut verschlossen, vor Licht geschützt.

1999, 433

Raffiniertes Sesamöl

Sesami oleum raffinatum

Definition

Raffiniertes Sesamöl ist das aus den reifen Samen von *Sesamum indicum* L. durch Pressung oder durch Extraktion und anschließende Raffination erhaltene fette Öl. Eine Verbesserung der Farbe und des Geruchs kann durch weitere Raffination erzielt werden.

Die Substanz kann ein geeignetes Antioxidans enthalten.

Eigenschaften

Klare, hellgelbe, fast farblose Flüssigkeit; praktisch unlöslich in Ethanol, mischbar mit Petroläther.

Die relative Dichte der Substanz beträgt etwa 0,919.

Die Substanz erstarrt bei etwa −4 °C zu einer butterartigen Masse.

Prüfung auf Identität

1: C.
2: A, B.

A. Die Substanz entspricht der Prüfung „Brechungsindex“ (siehe „Prüfung auf Reinheit“).

B. Die Prüfung erfolgt nach „Identifizierung fetter Öle durch Dünnschichtchromatographie“ (2.3.2). Das erhaltene Chromatogramm entspricht dem typischen Chromatogramm für Sesamöl.

C. Die Substanz entspricht der Prüfung „Triglycerid-Zusammensetzung“ (siehe „Prüfung auf Reinheit“).

Prüfung auf Reinheit

Brechungsindex (2.2.6): 1,470 bis 1,476.

Säurezahl (2.5.1): Höchstens 0,6, mit 10,0 g Substanz bestimmt. Raffiniertes Sesamöl zur Herstellung von Parenteralia höchstens 0,3.

Peroxidzahl (2.5.5): Höchstens 10,0. Raffiniertes Sesamöl zur Herstellung von Parenteralia höchstens 5,0.

Unverseifbare Anteile (2.5.7): Höchstens 2,0 Prozent, mit 5,0 g Substanz bestimmt.

Alkalisch reagierende Substanzen (2.4.19): Die Substanz muß der Prüfung „Alkalisch reagierende Substanzen in fetten Ölen“ entsprechen.

Baumwollsamenöl: In einem Reagenzglas werden 5 ml Substanz mit 5 ml einer Mischung von gleichen Volumteilen Pentanol *R* und einer Lösung von Schwefel *R* (10 g · l^{-1}) in Schwefelkohlenstoff *R* gemischt. Die Mischung wird vorsichtig erwärmt, bis der Schwefelkohlenstoff verdampft ist, und das Reagenzglas bis zu einem Drittel seiner Höhe in eine siedende, gesättigte

Dieses typische Chromatogramm dient zur Information und als Anleitung zum Analysenverfahren. Es ist nicht Bestandteil der Anforderungen dieser Monographie.

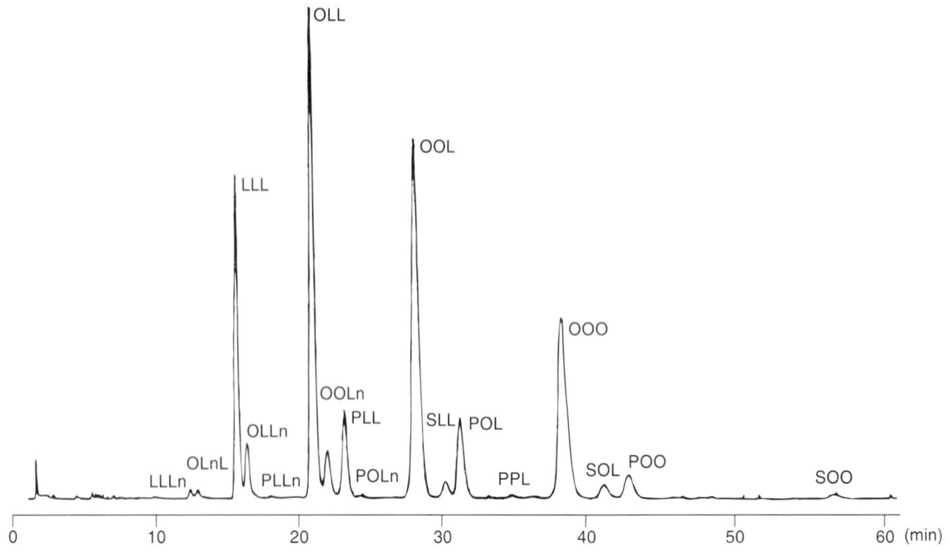

Abb. 433-1: Typisches Chromatogramm für die Zusammensetzung der Triglyceride des Sesamöls

Lösung von Natriumchlorid *R* getaucht. Innerhalb von 15 min darf sich keine rötliche Färbung entwickeln.

Triglycerid-Zusammensetzung: Die Prüfung erfolgt mit Hilfe der Flüssigchromatographie (2.2.29).

Untersuchungslösung: 0,200 g Substanz werden in einen Meßkolben eingewogen und mit der mobilen Phase zu 10,0 ml verdünnt.

Die Chromatographie kann durchgeführt werden mit
- zwei nacheinander angeordneten Säulen aus rostfreiem Stahl von 0,25 m Länge und 4,6 mm innerem Durchmesser, gepackt mit octadecylsilyliertem Kieselgel zur Chromatographie *R* (5 µm)
- einer Mischung von 1 Volumteil Dichlormethan *R* und 2 Volumteilen Acetonitril *R* als mobile Phase bei einer Durchflußrate von 1,0 ml je Minute
- einem Refraktometer als Detektor.

20 µl Untersuchungslösung werden eingespritzt und die Peaks durch Vergleich mit dem für Sesamöl typischen Chromatogramm (siehe Abb. 433-1) identifiziert. Die Fettsäurereste werden als Ln für Linolen-, L für Linol-, O für Öl-, P für Palmitin- und S für Stearinsäure bezeichnet.

Der Prozentgehalt der Triglyceride wird anhand der Peakflächen des Chromatogramms der Untersuchungslösung mit Hilfe des Verfahrens „Normalisierung“ ermittelt.

Die Triglyceride müssen folgende Zusammensetzung haben:
- LLL: 7,0 bis 19,0 Prozent
- OLL: 13,0 bis 30,0 Prozent
- PLL: 5,0 bis 9,0 Prozent
- OOL: 14,0 bis 25,0 Prozent
- POL: 8,0 bis 16,0 Prozent
- OOO: 5,0 bis 14,0 Prozent
- SOL: 2,0 bis 8,0 Prozent
- POO: 2,0 bis 10,0 Prozent.

Wasser (2.5.12): Raffiniertes Sesamöl zur Herstellung von Parenteralia höchstens 0,05 Prozent, mit 5,0 g Substanz nach der Karl-Fischer-Methode bestimmt.

Lagerung

Vor Licht geschützt, in dicht verschlossenen, dem Verbrauch angemessenen, möglichst vollständig gefüllten Behältnissen.

Raffiniertes Sesamöl zur Herstellung von Parenteralia wird in dicht verschlossenen Behältnissen unter Inertgas gelagert.

Der Inhalt eines bereits geöffneten Behältnisses ist sobald als möglich zu verwenden. Der nicht sofort verwendete Anteil muß durch eine Inertgas-Atmosphäre geschützt werden.

Beschriftung

Die Beschriftung gibt insbesondere, falls zutreffend, an
- ob das Öl durch Pressung oder durch Extraktion gewonnen wurde
- Namen und Mengen zugesetzter Antioxidantien
- daß die Substanz zur Herstellung von Parenteralia geeignet ist
- Name des verwendeten Inertgases.

1998, 1265

Gehärtetes Sojaöl

Sojae oleum hydrogenatum

Definition

Gehärtetes Sojaöl ist ein durch Reinigen, Bleichen, Hydrieren und Desodorieren erhaltenes Öl, das aus dem Samen von *Glycine soja* Sieb. et Zucc. und *Glycine max* (L.) Merr. [*G. hispida* (Moench) Maxim.] gewonnen wird.

Das Öl besteht hauptsächlich aus Triglyceriden der Palmitin- und Stearinsäure.

Eigenschaften

Weiße Masse oder Pulver, die beim Erhitzen zu einer klaren, hellgelben Flüssigkeit schmelzen; praktisch unlöslich in Wasser, leicht löslich in Dichlormethan und in Toluol, nach Erwärmen in Petroläther (Siedebereich 65 bis 70 °C), sehr schwer löslich in Ethanol.

Prüfung auf Identität

A. Die Substanz entspricht der Prüfung „Schmelztemperatur" (siehe „Prüfung auf Reinheit").

B. Die Substanz entspricht der Prüfung „Fremde fette Öle" (siehe „Prüfung auf Reinheit").

Prüfung auf Reinheit

Schmelztemperatur (2.2.15): 66 bis 72 °C.

Säurezahl (2.5.1): Höchstens 0,5, mit 10,0 g Substanz bestimmt. Die Substanz wird in 50 ml einer heißen Mischung gleicher Volumteile Ethanol 96 % *R* und Toluol *R*, die zuvor mit Kaliumhydroxid-Lösung (0,1 mol · l^{-1}) unter Verwendung von 0,5 ml Phenolphthalein-Lösung *R* 1 neutralisiert wurde, gelöst. Die Titration wird unmittelbar nach Herstellung der Lösung mit der noch heißen Lösung durchgeführt.

Peroxidzahl (2.5.5): Höchstens 5,0.

Unverseifbare Anteile (2.5.7): Höchstens 1,0 Prozent, mit 5,0 g Substanz bestimmt.

Alkalisch reagierende Substanzen in fetten Ölen (2.4.19): 2,0 g Substanz werden unter Erwärmen in einer Mischung von 1,5 ml Ethanol 96 % *R* und 3 ml Toluol *R* gelöst. Nach Zusatz von 0,05 ml einer Lösung von Bromphenolblau *R* (0,4 g · l^{-1}) in Ethanol 96 % *R* dürfen bis zum Farbumschlag nach Gelb höchstens 0,4 ml Salzsäure (0,01 mol · l^{-1}) verbraucht werden.

Fremde fette Öle: Die Prüfung erfolgt mit Hilfe der „Prüfung fetter Öle auf fremde Öle durch Gaschromatographie" (2.4.22).

Die Chromatographie kann durchgeführt werden mit

- einer Kapillarsäule aus Quarz von 25 m Länge und 0,25 mm innerem Durchmesser, belegt mit Poly(cyanopropyl)siloxan *R* (Filmdicke 0,2 µm)
- Helium zur Chromatographie *R* als Trägergas bei einer Durchflußrate von 0,65 ml je Minute
- einem Flammenionisationsdetektor
- einem Splitverhältnis von 1:100.

Die Temperatur der Säule wird 20 min lang bei 180 °C, die des Probeneinlasses und des Detektors bei 250 °C gehalten.

Die Fettsäurefraktion des Öls muß wie folgt zusammengesetzt sein:

- Gesättigte Fettsäuren mit einer Kettenlänge kleiner als C_{14}: höchstens 0,1 Prozent
- Myristinsäure: höchstens 0,5 Prozent
- Palmitinsäure: 9,0 bis 16,0 Prozent
- Stearinsäure: 79,0 bis 89,0 Prozent
- Ölsäure und Isomere ($C_{18:1}$ äquivalente Kettenlänge auf Poly(cyanopropyl)siloxan 18,5 bis 18,8): höchstens 4,0 Prozent)
- Linolsäure und Isomere ($C_{18:2}$ äquivalente Kettenlänge auf Poly(cyanopropyl)siloxan 19,4 bis 19,8): höchstens 1,0 Prozent
- Linolensäure und Isomere ($C_{18:3}$ äquivalente Kettenlänge auf Poly(cyanopropyl)siloxan 20,3 bis 20,7): höchstens 0,2 Prozent
- Arachinsäure: höchstens 1,0 Prozent
- Behensäure: höchstens 1,0 Prozent.

Nickel: Höchstens 1 ppm Ni. Der Gehalt an Nickel wird mit Hilfe der Atomabsorptionsspektroskopie (2.2.23, Methode II) bestimmt.

Untersuchungslösung: In einen zuvor nach Glühen gewogenen Platin- oder Quarztiegel werden 5,0 g Substanz gegeben. Nach vorsichtigem Erhitzen wird ein Docht aus einem eingerollten, aschefreien Filterpapier in die Substanz gesteckt. Der Docht wird angezündet. Sobald die Substanz selbst brennt, wird nicht mehr erhitzt. Nach der Verbrennung wird in einem Muffelofen bei etwa 600 °C geglüht. Die Veraschung wird fortgesetzt, bis die Asche weiß ist. Nach dem Abkühlen wird der Rückstand 2mal mit je 2 ml verdünnter Salzsäure *R* aufgenommen und in einen 25-ml-Meßkolben gebracht. Nach Zusatz von 0,3 ml Salpetersäure *R* wird mit Wasser *R* zu 25,0 ml verdünnt.

Referenzlösungen: 3 Referenzlösungen werden hergestellt durch Zusatz von 1,0 ml, 2,0 ml sowie 4,0 ml Nickel-Lösung (0,2 ppm Ni) *R* zu 2,0 ml Untersuchungslösung und Verdünnen mit Wasser *R* zu 10,0 ml.

Die Absorption wird bei 232 nm unter Verwendung einer Nickel-Hohlkathodenlampe als Strahlungsquelle, einem Graphitofen als Atomisierungseinrichtung und Argon *R* als Trägergas bestimmt.

Wasser (2.5.12): Höchstens 0,3 Prozent, mit 1,000 g Substanz nach der Karl-Fischer-Methode bestimmt.

Lagerung

Gut verschlossen, vor Licht geschützt.

1999, 951

Somatropin

Somatropinum

$C_{990}H_{1528}N_{262}O_{300}S_7$ M_r 22125

Definition

Somatropin ist ein Protein aus 191 Aminosäuren, das die Struktur des von der Hypophyse des Menschen produzierten Hauptbestandteils des Wachstumshormons besitzt. Der Gehalt beträgt mindestens 91,0 und höchstens

105,0 Prozent Somatropin[1] ($C_{990}H_{1528}N_{262}O_{300}S_7$), berechnet auf die wasserfreie Substanz. Somatropin muß den Anforderungen der Monographie **DNA-rekombinationstechnisch hergestellte Produkte (Producta ab ADN recombinante)** entsprechen.

Herstellung

Somatropin wird nach einem Verfahren der DNA-Rekombinationstechnik hergestellt. Im Verlauf der Entwicklung des Herstellungsverfahrens muß nachgewiesen werden, daß das Herstellungsverfahren eine Substanz ergibt, die eine biologische Aktivität von mindestens 2,5 I.E. je Milligramm besitzt, wobei eine geeignete, validierte, biologische Wertbestimmung, die auf Wachstumsförderung beruht, angewendet wird. Die Bestimmungsmethode muß von der zuständigen Behörde zugelassen sein.

Die Substanz muß folgenden zusätzlichen Prüfungen entsprechen:

Von Wirtszellen abgeleitete Proteine: Der Grenzwert wird von der zuständigen Behörde zugelassen.

Von Wirtszellen und Vektoren abgeleitete DNA: Der Grenzwert wird von der zuständigen Behörde zugelassen.

Eigenschaften

Weißes bis fast weißes Pulver.

Prüfung auf Identität

A. Die bei der Prüfung „Verteilung der Isoformen" (siehe „Prüfung auf Reinheit") erhaltenen Elektropherogramme werden ausgewertet. Die Hauptzone im Elektropherogramm der Untersuchungslösung a entspricht in bezug auf die Lage der Hauptzone im Elektropherogramm der Referenzlösung a.

B. Die bei der Prüfung „Verwandte Proteine" (siehe „Prüfung auf Reinheit") erhaltenen Chromatogramme werden ausgewertet. Der Hauptpeak im Chromatogramm der Untersuchungslösung entspricht in bezug auf die Retentionszeit etwa dem Hauptpeak im Chromatogramm der Referenzlösung.

C. Die Prüfung erfolgt durch tryptische Peptidkartierung.

Untersuchungslösung: Eine Lösung der Zubereitung in Trometamol-Pufferlösung *p*H 7,5 (0,05 mol · l^{-1}) *R*, die 2,0 mg Somatropin je Milliliter enthält, wird hergestellt. Etwa 1,0 ml Lösung wird in ein Röhrchen aus geeignetem Material, wie Polypropylen, überführt. Eine Lösung von Trypsin zur Proteinsequenzierung *R* (1 mg · ml^{-1}) wird mit Trometamol-Pufferlösung *p*H 7,5 (0,05 mol · l^{-1}) *R* hergestellt. 30 µl dieser Lösung werden zu der Lösung der Substanz gegeben. Das Röhrchen wird verschlossen und 4 h lang im Wasserbad von 37 °C gehalten. Nach der Entnahme aus dem Wasserbad wird die Reaktion sofort abgebrochen, zum Beispiel durch Einfrieren.

Wird die Prüfung sofort mit einer automatischen Einspritzvorrichtung durchgeführt, muß deren Temperatur zwischen 2 und 8 °C gehalten werden.

Referenzlösung: Gleichzeitig und unter gleichen Bedingungen wie bei der Untersuchungslösung wird eine Lösung mit Somatropin *CRS* anstelle der Substanz hergestellt.

Die Prüfung erfolgt mit Hilfe der Flüssigchromatographie (2.2.29).

Die Chromatographie kann durchgeführt werden mit

- einer Säule aus rostfreiem Stahl von 0,25 m Länge und 4,6 mm innerem Durchmesser, gepackt mit octylsilyliertem Kieselgel zur Chromatographie *R* (5 bis 10 µm)
- einer Mischung der mobilen Phasen A und B unter Einsatz der Gradientenelution bei einer Durchflußrate von 1 ml je Minute

  mobile Phase A: 1 ml Trifluoressigsäure *R* wird mit Wasser *R* zu 1000 ml verdünnt

  mobile Phase B: 100 ml Wasser *R* werden mit 1 ml Trifluoressigsäure *R* versetzt und mit Acetonitril zur Chromatographie *R* zu 1000 ml verdünnt.

  Die Elutionsbedingungen sind in der nachfolgenden Tabelle beschrieben. Falls erforderlich wird der Gradient oder die Temperatur der Säule geändert, um die Trennung des Hydrolysats zu verbessern.

Zeit (min)	**mobile Phase A** (% *V/V*)	**mobile Phase B** (% *V/V*)
0 – 20	100 → 80	0 → 20
20 – 40	80 → 75	20 → 25
40 – 65	75 → 50	25 → 50
65 – 70	50 → 20	50 → 80
70 – 71	20 → 100	80 → 0
71 – 85	100	0

- einem Spektrometer als Detektor bei einer Wellenlänge von 214 nm.

Die Temperatur der Säule wird bei 30 °C gehalten.

Die Säule wird mindestens 15 min lang mit der mobilen Phase A äquilibriert. Unter Anwendung des oben angegebenen Gradienten wird ein Leerdurchlauf durchgeführt.

Je 100 µl Untersuchungslösung und Referenzlösung werden getrennt eingespritzt. Die Prüfung darf nur ausgewertet werden, wenn die Chromatogramme beider Lösungen dem Somatropin-Hydrolysat-Referenzchromatogramm der Ph. Eur. qualitativ entsprechen. Das Profil des Chromatogramms der Untersuchungslösung entspricht dem des Chromatogramms der Referenzlösung.

D. Die bei der „Gehaltsbestimmung" erhaltenen Chromatogramme werden ausgewertet. Der Hauptpeak im Chromatogramm der Untersuchungslösung entspricht in bezug auf die Retentionszeit dem Hauptpeak im Chromatogramm der Referenzlösung.

[1] 1 mg wasserfreies Somatropin ($C_{990}H_{1528}N_{262}O_{300}S_7$) entspricht der biologischen Aktivität von 3,0 I.E.

Prüfung auf Reinheit

Verwandte Proteine: Die Prüfung erfolgt mit Hilfe der Flüssigchromatographie (2.2.29).

Untersuchungslösung: Eine Lösung der Substanz in Trometamol-Pufferlösung *p*H 7,5 (0,05 mol · l^{-1}) *R*, die 2,0 mg Somatropin je Milliliter enthält, wird hergestellt.

Referenzlösung: Eine Lösung von Somatropin *CRS* in Trometamol-Pufferlösung *p*H 7,5 (0,05 mol · l^{-1}) *R*, die 2,0 mg Somatropin je Milliliter enthält, wird hergestellt.

Lösung zur Bestimmung des Auflösungsvermögens (Somatropin-/Desamido-Somatropin-Mischung): Eine Lösung von Somatropin *CRS* in Trometamol-Pufferlösung *p*H 7,5 (0,05 mol · l^{-1}) *R*, die 2,0 mg Somatropin je Milliliter enthält, wird bereitet, entweder durch ein Sterilfilter filtriert oder mit soviel Natriumazid *R* versetzt, daß eine Konzentration von 0,1 mg je Milliliter Lösung vorliegt. Die Lösung wird 24 h lang bei Raumtemperatur stehengelassen.

Die Lösungen werden zwischen 2 und 8 °C gelagert und innerhalb von 24 h verwendet. Bei Verwendung einer automatischen Einspritzvorrichtung wird deren Temperatur zwischen 2 und 8 °C gehalten.

Die Chromatographie kann durchgeführt werden mit

- einer Säule aus rostfreiem Stahl von 0,25 m Länge und 4,6 mm innerem Durchmesser, gepackt mit einem geeigneten nachsilanisierten, butylsilylierten Kieselgel zur Chromatographie (5 µm, Porosität 30 nm); eine Kieselgel-Vorsäule wird zwischen die Pumpe und den Probeneinlaß geschaltet
- einer Mischung von 29 Volumteilen 1-Propanol *R* und 71 Volumteilen Trometamol-Pufferlösung *p*H 7,5 (0,05 mol · l^{-1}) *R* als mobile Phase bei einer Durchflußrate von 0,5 ml je Minute
- einem Spektrometer als Detektor bei einer Wellenlänge von 220 nm.

Die Temperatur der Säule wird bei 45 °C gehalten.

Vor dem Gebrauch ist die Säule mit 200 bis 500 ml einer 0,1prozentigen Lösung (*V/V*) von Trifluoressigsäure *R* in einer 50prozentigen Lösung (*V/V*) von Acetonitril *R* zu spülen. Falls erforderlich wird der Vorgang wiederholt, um die Trennleistung zu verbessern.

20 µl Referenzlösung werden eingespritzt. Falls erforderlich wird die 1-Propanol-Konzentration in der mobilen Phase so verändert, daß die Retentionszeit des Hauptpeaks etwa 33 min beträgt.

20 µl Lösung zur Bestimmung des Auflösungsvermögens werden eingespritzt. Desamido-Somatropin erscheint als kleiner Peak mit einer relativen Retentionszeit von etwa 0,85, bezogen auf den Hauptpeak. Die Prüfung darf nur ausgewertet werden, wenn die Auflösung zwischen den Peaks von Somatropin und Desamido-Somatropin mindestens 1,0 und der Symmetriefaktor des Somatropin-Peaks 0,9 bis 1,8 beträgt.

20 µl Untersuchungslösung werden eingespritzt. Im Chromatogramm darf die Summe der Flächen aller Peaks, mit Ausnahme der des Hauptpeaks, nicht größer sein als 6,0 Prozent der Gesamtfläche der Peaks. Lösungsmittel-Peaks werden nicht berücksichtigt.

Dimer und verwandte Substanzen mit größerer Molekülmasse: Die Prüfung erfolgt mit Hilfe der Ausschlußchromatographie (2.2.30) wie unter „Gehaltsbestimmung" beschrieben.

20 µl Untersuchungslösung werden eingespritzt. Im erhaltenen Chromatogramm darf die Summe aller Peakflächen mit einer geringeren Retentionszeit als die des Hauptpeaks nicht größer sein als 4,0 Prozent der Gesamtfläche der Peaks. Lösungsmittel-Peaks werden nicht berücksichtigt.

Verteilung der Isoformen: Die Prüfung erfolgt mit Hilfe der Isoelektrischen Fokussierung.

Untersuchungslösung a: Eine Lösung der Substanz in Phosphat-Pufferlösung *p*H 7,0 (0,025 mol · l^{-1}) *R*, die 2,0 mg Somatropin je Milliliter enthält, wird hergestellt.

Untersuchungslösung b: 0,1 ml Untersuchungslösung a werden zu 1,9 ml Phosphat-Pufferlösung *p*H 7,0 (0,025 mol · l^{-1}) *R* gegeben.

Referenzlösung a: Eine Lösung von Somatropin *CRS* in Phosphat-Pufferlösung *p*H 7,0 (0,025 mol · l^{-1}) *R*, die 2,0 mg Somatropin je Milliliter enthält, wird hergestellt.

Referenzlösung b: Eine Kalibrierlösung für den isoelektrischen Punkt (*p*H-Wert 2,5 bis 6,5) wird entsprechend den Angaben des Herstellers zubereitet und verwendet.

Das Gerät wird entsprechend den Angaben des Herstellers bedient. Das isoelektrische Fokussierungsverfahren kann unter Verwendung eines vorgefertigten Gels von 245 mm × 110 mm × 1 mm durchgeführt werden, das einen *p*H-Wert zwischen 4,0 und 6,5 aufweist.

15 µl jeder Lösung werden getrennt auf das Gel aufgetragen. Als Anodenlösung wird eine Lösung von Glutaminsäure *R* (14,7 g · l^{-1}) in Phosphorsäure (50 g · l^{-1} H_3PO_4) und als Kathodenlösung eine Lösung von β-Alanin *R* (89,1 g · l^{-1}) verwendet. Als Arbeitsbedingungen werden 2000 V und 25 mA eingestellt. Die Fokussierung wird 2,5 h lang bei gleichbleibender Spannung und einer Leistung von höchstens 25 W durchgeführt.

Das Gel wird 30 min lang in einer Lösung, die 115 g · l^{-1} Trichloressigsäure *R* und 34,5 g · l^{-1} Sulfosalicylsäure *R* enthält, belassen und anschließend 5 min lang in eine Mischung von 8 Volumteilen Essigsäure *R*, 25 Volumteilen wasserfreiem Ethanol *R* und 67 Volumteilen entmineralisiertem Wasser *R* getaucht (Entfärberlösung). Das Gel wird 10 min lang bei 60 °C in einer Lösung von Säureblau 83 *R* (1,15 g · l^{-1}) in Entfärberlösung gebeizt und anschließend in Entfärberlösung gelegt, bis die überschüssige Farbe entfernt ist.

Die Prüfung darf nur ausgewertet werden, wenn die Verteilung der Zonen im Elektropherogramm der Referenzlösung b den Angaben des Herstellers entspricht. Das Elektropherogramm der Referenzlösung a enthält eine Hauptzone mit einem isoelektrischen Punkt von etwa 5 und eine Nebenzone von etwa 4,8. Im Elektropherogramm der Untersuchungslösung a darf keine Zone, mit Ausnahme der Hauptzone, intensiver sein als die Hauptzone im Elektropherogramm der Untersuchungslösung b (5 Prozent).

Wasser (2.5.32): Höchstens 10,0 Prozent, nach der Mikrobestimmung von Wasser bestimmt.

Sterilität (2.6.1): Somatropin zur Herstellung von Parenteralia, das dabei keinem weiteren geeigneten Sterilisationsverfahren unterworfen wird, muß der Prüfung entsprechen.

Bakterien-Endotoxine (2.6.14): Somatropin zur Herstellung von Parenteralia, das dabei keinem weiteren geeigneten Verfahren zur Beseitigung von Bakterien-Endotoxinen unterworfen wird, darf höchstens 5 I.E. Bakterien-Endotoxine je Milligramm Substanz enthalten.

Gehaltsbestimmung

Die Bestimmung erfolgt mit Hilfe der Ausschlußchromatographie (2.2.30).

Untersuchungslösung: Eine Lösung der Substanz in Phosphat-Pufferlösung *p*H 7,0 (0,025 mol · l^{-1}) *R*, die 1,0 mg Somatropin je Milliliter enthält, wird hergestellt.

Referenzlösung: Der Inhalt eines Fläschchens Somatropin *CRS* wird in soviel Phosphat-Pufferlösung *p*H 7,0 (0,025 mol · l^{-1}) *R* gelöst, daß eine Konzentration von 1,0 mg Somatropin je Milliliter erhalten wird.

Lösung zur Bestimmung des Auflösungsvermögens: Ein Fläschchen Somatropin *CRS* wird im Trockenschrank bei 50 °C so lange erwärmt (12 bis 24 h), daß sich 1 bis 2 Prozent dimere Substanz bildet. Danach wird der Inhalt in soviel Phosphat-Pufferlösung *p*H 7,0 (0,025 mol·l^{-1}) *R* gelöst, daß eine Konzentration von 1,0 mg Somatropin je Milliliter vorliegt.

Die Chromatographie kann durchgeführt werden mit

- einer Säule aus rostfreiem Stahl von 0,30 m Länge und 7,8 mm innerem Durchmesser, gepackt mit hydrophilem Kieselgel zur Chromatographie *R* geeigneter Qualität zur Fraktionierung globulärer Proteine mit einer relativen Molekülmasse zwischen 5000 und 150 000
- einer filtrierten und entgasten Mischung von 3 Volumteilen 2-Propanol *R* und 97 Volumteilen Phosphat-Pufferlösung *p*H 7,0 (0,063 mol · l^{-1}) *R* als mobile Phase bei einer Durchflußrate von 0,6 ml je Minute
- einem Spektrometer als Detektor bei einer Wellenlänge von 214 nm.

20 µl Lösung zur Bestimmung des Auflösungsvermögens werden eingespritzt. Im Chromatogramm erscheinen der Hauptpeak mit einer Retentionszeit von 12 bis 17 min und die Peaks für das Somatropin-Dimer sowie die höhermolekularen Proteine mit relativen Retentionszeiten von 0,90 beziehungsweise 0,65, bezogen auf den Hauptpeak. Die Auflösung, definiert als das Verhältnis der Distanz zwischen der Basislinie und dem tiefsten Punkt des Tals zwischen dem Monomeren- und dem Dimeren-Peak und der Peakhöhe des Dimeren, darf nicht größer als 0,4 sein.

Je 20 µl Untersuchungslösung und Referenzlösung werden getrennt eingespritzt.

Der Gehalt an Somatropin ($C_{990}H_{1528}N_{262}O_{300}S_7$) wird aus den Peakflächen in den Chromatogrammen der Untersuchungslösung und der Referenzlösung sowie dem deklarierten Gehalt von Somatropin ($C_{990}H_{1528}N_{262}O_{300}S_7$) in Somatropin *CRS* berechnet.

Lagerung

Dicht verschlossen, zwischen 2 und 8 °C. Falls die Substanz steril ist, im Behältnis mit Sicherheitsverschluß.

Beschriftung

Die Beschriftung gibt insbesondere, falls zutreffend, an

- daß die Substanz steril ist
- daß die Substanz frei von Bakterien-Endotoxinen ist.

1999, 952

Somatropin zur Injektion

Somatropinum ad iniectabile

Definition

Somatropin zur Injektion ist eine gefriergetrocknete, sterile Zubereitung eines Proteins aus 191 Aminosäuren, das die Struktur des von der Hypophyse des Menschen produzierten Hauptbestandteils des Wachstumshormons besitzt. Der Gehalt beträgt mindestens 89,0 und höchstens 105,0 Prozent Somatropin[1)] ($C_{990}H_{1528}N_{262}O_{300}S_7$). Somatropin zur Injektion muß den Anforderungen der Monographien **Parenteralia (Parenteralia)** und **DNA-rekombinationstechnisch hergestellte Produkte (Producta ab ADN recombinante)** entsprechen.

Herstellung

Somatropin zur Injektion wird entweder aus **Somatropin (Somatropinum)** oder **Somatropin-Lösung zur Herstellung von Zubereitungen (Somatropini solutio ad praeparationem)** hergestellt oder nach einem Verfahren der DNA-Rekombinationstechnik, bei der die injizierbare Zubereitung ohne die Isolierung einer festen oder flüssigen Zwischenstufe hergestellt wird. In diesem Fall muß im Verlauf der Entwicklung der Zubereitung nachgewiesen werden, daß das Herstellungsverfahren eine Zubereitung ergibt, die eine biologische Aktivität von mindestens 2,5 I.E. je Milligramm Somatropin besitzt, wobei eine geeignete, validierte, biologische Wertbestimmung, die auf Wachstumsförderung beruht, angewendet wird. Die Bestimmungsmethode muß von der zuständigen Behörde zugelassen sein.

Die gereinigte Zubereitung, der Hilfsstoffe wie Puffersubstanzen und Stabilisatoren zugesetzt werden können, wird durch ein bakterienzurückhaltendes Filter filtriert, auf sterile Behältnisse der Glasart I (3.2.1) verteilt und gefriergetrocknet. Die Behältnisse werden sofort so verschlossen, daß eine mikrobielle Kontamination und Eindringen von Feuchtigkeit ausgeschlossen sind.

Die Zubereitung muß folgenden zusätzlichen Prüfungen entsprechen:

Von Wirtszellen abgeleitete Proteine: Der Grenzwert wird von der zuständigen Behörde zugelassen.

[1)] 1 mg wasserfreies Somatropin ($C_{990}H_{1528}N_{262}O_{300}S_7$) entspricht der biologischen Aktivität von 3,0 I.E.

Von Wirtszellen und Vektoren abgeleitete DNA: Der Grenzwert wird von der zuständigen Behörde zugelassen.

Wenn Somatropin zur Injektion aus Somatropin oder Somatropin-Lösung zur Herstellung von Zubereitungen hergestellt wird, braucht der Hersteller für nachfolgende Zubereitungen die Bestimmung der Grenzwerte für von Wirtszellen abgeleitete Proteine und für von Wirtszellen und Vektoren abgeleitete DNA sowie die „Prüfung auf Identität, C" für Somatropin zur Injektion nicht durchzuführen.

Eigenschaften

Weißes bis fast weißes Pulver.

Prüfung auf Identität

A. Die bei der Prüfung „Verteilung der Isoformen" (siehe „Prüfung auf Reinheit") erhaltenen Elektropherogramme werden ausgewertet. Die Hauptzone im Elektropherogramm der Untersuchungslösung a entspricht in bezug auf die Lage der Hauptzone im Elektropherogramm der Referenzlösung a.

B. Die bei der Prüfung „Verwandte Proteine" (siehe „Prüfung auf Reinheit") erhaltenen Chromatogramme werden ausgewertet. Der Hauptpeak im Chromatogramm der Untersuchungslösung entspricht in bezug auf die Retentionszeit etwa dem Hauptpeak im Chromatogramm der Referenzlösung.

C. Die Prüfung erfolgt durch tryptische Peptidkartierung.

Untersuchungslösung: Eine Lösung der Zubereitung in Trometamol-Pufferlösung *p*H 7,5 (0,05 mol · l^{-1}) *R*, die 2,0 mg Somatropin je Milliliter enthält, wird hergestellt. Etwa 1,0 ml Lösung wird in ein Röhrchen aus geeignetem Material, wie Polypropylen, überführt. Eine Lösung von Trypsin zur Proteinsequenzierung *R* (1 mg · ml^{-1}) in Trometamol-Pufferlösung *p*H 7,5 (0,05 mol · l^{-1}) *R* wird hergestellt. 30 µl dieser Lösung werden zu der Lösung der Zubereitung gegeben. Das Röhrchen wird verschlossen und 4 h lang im Wasserbad von 37 °C gehalten. Nach der Entnahme aus dem Wasserbad wird die Reaktion sofort abgebrochen, zum Beispiel durch Einfrieren.

Wird die Prüfung sofort mit einer automatischen Einspritzvorrichtung durchgeführt, muß deren Temperatur zwischen 2 und 8 °C gehalten werden.

Referenzlösung: Gleichzeitig und unter gleichen Bedingungen wie bei der Untersuchungslösung wird eine Lösung mit Somatropin *CRS* anstelle der Zubereitung hergestellt.

Die Prüfung erfolgt mit Hilfe der Flüssigchromatographie (2.2.29).

Die Chromatographie kann durchgeführt werden mit

- einer Säule aus rostfreiem Stahl von 0,25 m Länge und 4,6 mm innerem Durchmesser, gepackt mit octylsilyliertem Kieselgel zur Chromatographie *R* (5 bis 10 µm)
- einer Mischung der mobilen Phasen A und B unter Einsatz der Gradientenelution bei einer Durchflußrate von 1 ml je Minute
  mobile Phase A: 1 ml Trifluoressigsäure *R* wird mit Wasser *R* zu 1000 ml verdünnt
  mobile Phase B: 100 ml Wasser *R* werden mit 1 ml Trifluoressigsäure *R* versetzt und mit Acetonitril zur Chromatographie *R* zu 1000 ml verdünnt.
  Die Elutionsbedingungen sind in der nachfolgenden Tabelle beschrieben. Falls erforderlich wird der Gradient oder die Temperatur der Säule geändert, um die Trennung des Hydrolysats zu verbessern.

Zeit (min)	mobile Phase A (% *V/V*)	mobile Phase B (% *V/V*)
0 – 20	100 → 80	0 → 20
20 – 40	80 → 75	20 → 25
40 – 65	75 → 50	25 → 50
65 – 70	50 → 20	50 → 80
70 – 71	20 → 100	80 → 0
71 – 85	100	0

- einem Spektrometer als Detektor bei einer Wellenlänge von 214 nm.

Die Temperatur der Säule wird bei 30 °C gehalten. Die Säule wird mindestens 15 min lang mit der mobilen Phase A äquilibriert.

Unter Anwendung des oben angegebenen Gradienten wird ein Leerdurchlauf durchgeführt.

Je 100 µl Untersuchungslösung und Referenzlösung werden getrennt eingespritzt. Die Prüfung darf nur ausgewertet werden, wenn die Chromatogramme beider Lösungen dem Somatropin-Hydrolysat-Referenzchromatogramm der Ph. Eur. qualitativ entsprechen. Das Profil des Chromatogramms der Untersuchungslösung entspricht dem des Chromatogramms der Referenzlösung.

D. Die bei der „Gehaltsbestimmung" erhaltenen Chromatogramme werden ausgewertet. Der Hauptpeak im Chromatogramm der Untersuchungslösung entspricht in bezug auf die Retentionszeit dem Hauptpeak im Chromatogramm der Referenzlösung.

Prüfung auf Reinheit

Verwandte Proteine: Die Prüfung erfolgt mit Hilfe der Flüssigchromatographie (2.2.29).

Untersuchungslösung: Eine Lösung der Zubereitung in Trometamol-Pufferlösung *p*H 7,5 (0,05 mol · l^{-1}) *R*, die 2,0 mg Somatropin je Milliliter enthält, wird hergestellt.

Referenzlösung: Eine Lösung von Somatropin *CRS* in Trometamol-Pufferlösung *p*H 7,5 (0,05 mol · l^{-1}) *R*, die 2,0 mg Somatropin je Milliliter enthält, wird hergestellt.

Lösung zur Bestimmung des Auflösungsvermögens (Somatropin-/Desamido-Somatropin-Mischung): Eine Lösung von Somatropin *CRS* in Trometamol-Pufferlösung *p*H 7,5 (0,05 mol · l^{-1}) *R*, die 2,0 mg Somatropin je Milliliter enthält, wird bereitet, entweder durch ein Sterilfilter filtriert oder mit soviel Natriumazid *R* versetzt, daß eine Konzentration von 0,1 mg je Milliliter Lösung vorliegt. Die Lösung wird 24 h lang bei Raumtemperatur stehengelassen.

S

Monographien

Die Lösungen werden zwischen 2 und 8 °C gelagert und innerhalb von 24 h verwendet. Bei Verwendung einer automatischen Einspritzvorrichtung wird deren Temperatur zwischen 2 und 8 °C gehalten.

Die Chromatographie kann durchgeführt werden mit
- einer Säule aus rostfreiem Stahl von 0,25 m Länge und 4,6 mm innerem Durchmesser, gepackt mit einem geeigneten nachsilanisierten, butylsilylierten Kieselgel zur Chromatographie (5 µm, Porosität 30 nm); eine Kieselgel-Vorsäule wird zwischen die Pumpe und den Probeneinlaß geschaltet
- einer Mischung von 29 Volumteilen 1-Propanol *R* und 71 Volumteilen Trometamol-Pufferlösung *p*H 7,5 (0,05 mol · l^{-1}) *R* als mobile Phase bei einer Durchflußrate von 0,5 ml je Minute
- einem Spektrometer als Detektor bei einer Wellenlänge von 220 nm.

Die Temperatur der Säule wird bei 45 °C gehalten.

Vor dem Gebrauch ist die Säule mit 200 bis 500 ml einer 0,1prozentigen Lösung (*V/V*) von Trifluoressigsäure *R* in einer 50prozentigen Lösung (*V/V*) von Acetonitril *R* zu spülen. Falls erforderlich wird der Vorgang wiederholt, um die Trennleistung zu verbessern.

20 µl Referenzlösung werden eingespritzt. Falls erforderlich wird die 1-Propanol-Konzentration in der mobilen Phase so verändert, daß die Retentionszeit des Hauptpeaks etwa 33 min beträgt.

20 µl Lösung zur Bestimmung des Auflösungsvermögens werden eingespritzt. Desamido-Somatropin erscheint als kleiner Peak mit einer relativen Retentionszeit von etwa 0,85, bezogen auf den Hauptpeak. Die Prüfung darf nur ausgewertet werden, wenn die Auflösung zwischen den Peaks von Somatropin und Desamido-Somatropin mindestens 1,0 und der Symmetriefaktor des Somatropin-Peaks 0,9 bis 1,8 beträgt.

20 µl Untersuchungslösung werden eingespritzt. Im Chromatogramm darf die Summe der Flächen aller Peaks, mit Ausnahme der des Hauptpeaks, nicht größer sein als 13 Prozent der Gesamtfläche der Peaks. Lösungsmittel-Peaks werden nicht berücksichtigt.

Dimer und verwandte Substanzen mit größerer Molekülmasse: Die Prüfung erfolgt mit Hilfe der Ausschlußchromatographie (2.2.30) wie unter „Gehaltsbestimmung" beschrieben.

20 µl Untersuchungslösung werden eingespritzt. Im erhaltenen Chromatogramm darf die Summe aller Peakflächen mit einer geringeren Retentionszeit als die des Hauptpeaks nicht größer sein als 6,0 Prozent der Gesamtfläche der Peaks. Lösungsmittel-Peaks werden nicht berücksichtigt.

Verteilung der Isoformen: Die Prüfung erfolgt mit Hilfe der Isoelektrischen Fokussierung.

Untersuchungslösung a: Eine Lösung der Zubereitung in Phosphat-Pufferlösung *p*H 7,0 (0,025 mol · l^{-1}) *R*, die 2,0 mg Somatropin je Milliliter enthält, wird hergestellt.

Untersuchungslösung b: 0,1 ml Untersuchungslösung a werden zu 1,5 ml Phosphat-Pufferlösung *p*H 7,0 (0,025 mol · l^{-1}) *R* gegeben.

Referenzlösung a: Eine Lösung von Somatropin *CRS* in Phosphat-Pufferlösung *p*H 7,0 (0,025 mol · l^{-1}) *R*, die 2,0 mg Somatropin je Milliliter enthält, wird hergestellt.

Referenzlösung b: Eine Kalibrierlösung für den isoelektrischen Punkt (*p*H-Wert 2,5 bis 6,5) wird entsprechend den Angaben des Herstellers zubereitet und verwendet.

Das Gerät wird entsprechend den Angaben des Herstellers bedient. Das isoelektrische Fokussierungsverfahren kann unter Verwendung eines vorgefertigten Gels von 245 mm × 110 mm × 1 mm durchgeführt werden, das einen *p*H-Wert zwischen 4,0 und 6,5 aufweist.

15 µl jeder Lösung werden getrennt auf das Gel aufgetragen. Als Anodenlösung wird eine Lösung von Glutaminsäure *R* (14,7 g · l^{-1}) in Phosphorsäure (50 g · l^{-1} H_3PO_4) und als Kathodenlösung eine Lösung von β-Alanin *R* (89,1 g·l^{-1}) verwendet. Als Arbeitsbedingungen werden 2000 V und 25 mA eingestellt. Die Fokussierung wird 2,5 h lang bei gleichbleibender Spannung und einer Leistung von höchstens 25 W durchgeführt.

Das Gel wird 30 min lang in einer Lösung, die 115 g · l^{-1} Trichloressigsäure *R* und 34,5 g · l^{-1} Sulfosalicylsäure *R* enthält, belassen und anschließend 5 min lang in eine Mischung von 8 Volumteilen Essigsäure *R*, 25 Volumteilen wasserfreiem Ethanol *R* und 67 Volumteilen entmineralisiertem Wasser *R* getaucht (Entfärberlösung). Das Gel wird 10 min lang bei 60 °C in einer Lösung von Säureblau 83 *R* (1,15 g · l^{-1}) in Entfärberlösung gebeizt und anschließend in Entfärberlösung gelegt, bis die überschüssige Farbe entfernt ist.

Die Prüfung darf nur ausgewertet werden, wenn die Verteilung der Zonen im Elektropherogramm der Referenzlösung b den Angaben des Herstellers entspricht. Das Elektropherogramm der Referenzlösung a enthält eine Hauptzone mit einem isoelektrischen Punkt von etwa 5 und eine Nebenzone von etwa 4,8. Im Elektropherogramm der Untersuchungslösung a darf keine Zone, mit Ausnahme der Hauptzone, intensiver sein als die Hauptzone im Elektropherogramm der Untersuchungslösung b (6,25 Prozent).

Wasser (2.5.32): Höchstens 3,0 Prozent, außer in begründeten und zugelassenen Fällen, nach der Mikrobestimmung von Wasser bestimmt.

Bakterien-Endotoxine (2.6.14): Höchstens 5 I.E. Bakterien-Endotoxine je Milligramm Somatropin.

Gehaltsbestimmung

Die Bestimmung erfolgt mit Hilfe der Ausschlußchromatographie (2.2.30).

Untersuchungslösung: Eine Lösung der Zubereitung in Phosphat-Pufferlösung *p*H 7,0 (0,025 mol · l^{-1}) *R*, die 1,0 mg Somatropin je Milliliter enthält, wird hergestellt.

Referenzlösung: Der Inhalt eines Fläschchens Somatropin *CRS* wird in soviel Phosphat-Pufferlösung *p*H 7,0 (0,025 mol · l^{-1}) *R* gelöst, daß eine Konzentration von 1,0 mg Somatropin je Milliliter erhalten wird.

Lösung zur Bestimmung des Auflösungsvermögens: Ein Fläschchen Somatropin *CRS* wird im Trockenschrank bei 50 °C so lange erwärmt (12 bis 24 h), daß sich 1 bis 2 Prozent dimere Substanz bildet. Danach wird der Inhalt in soviel Phosphat-Pufferlösung *p*H 7,0 (0,025 mol · l^{-1}) *R* gelöst, daß eine Konzentration von 1,0 mg Somatropin je Milliliter vorliegt.

Die Chromatographie kann durchgeführt werden mit
- einer Säule aus rostfreiem Stahl von 0,30 m Länge und 7,8 mm innerem Durchmesser, gepackt mit hydrophilem Kieselgel zur Chromatographie *R* geeigneter Qualität zur Fraktionierung globulärer Proteine mit einer relativen Molekülmasse zwischen 5000 und 150 000
- einer filtrierten und entgasten Mischung von 3 Volumteilen 2-Propanol *R* und 97 Volumteilen Phosphat-Pufferlösung *p*H 7,0 (0,063 mol · l^{-1}) *R* als mobile Phase bei einer Durchflußrate von 0,6 ml je Minute
- einem Spektrometer als Detektor bei einer Wellenlänge von 214 nm.

20 µl Lösung zur Bestimmung des Auflösungsvermögens werden eingespritzt. Im Chromatogramm erscheinen der Hauptpeak mit einer Retentionszeit von 12 bis 17 min und die Peaks für das Somatropin-Dimer sowie die höhermolekularen Proteine mit relativen Retentionszeiten von 0,90 beziehungsweise 0,65, bezogen auf den Hauptpeak. Die Auflösung, definiert als das Verhältnis der Distanz zwischen der Basislinie und dem tiefsten Punkt des Tals zwischen dem Monomeren- und dem Dimeren-Peak und der Peakhöhe des Dimeren, darf nicht größer als 0,4 sein.

Je 20 µl Untersuchungslösung und Referenzlösung werden getrennt eingespritzt.

Der Gehalt an Somatropin ($C_{990}H_{1528}N_{262}O_{300}S_7$) wird aus den Peakflächen in den Chromatogrammen der Untersuchungslösung und der Referenzlösung sowie dem deklarierten Gehalt von Somatropin ($C_{990}H_{1528}N_{262}O_{300}S_7$) in Somatropin *CRS* berechnet.

Lagerung

Im sterilen Behältnis mit Sicherheitsverschluß, zwischen 2 und 8 °C.

Beschriftung

Die Beschriftung gibt insbesondere an
- Gehalt an Somatropin in Milligramm
- Zusammensetzung und Volumen der Flüssigkeit, die zum Rekonstituieren verwendet wird
- Haltbarkeitsdauer und Lagerungsbedingungen der rekonstituierten Zubereitung
- Namen und Menge aller zugesetzten Substanzen
- Lagerungstemperatur
- daß die Zubereitung während des Rekonstituierens nicht geschüttelt werden darf.

1999, 950

Somatropin-Lösung zur Herstellung von Zubereitungen

Somatropini solutio ad praeparationem

Definition

Somatropin-Lösung zur Herstellung von Zubereitungen ist eine Lösung eines Proteins aus 191 Aminosäuren, das die Struktur des von der Hypophyse des Menschen produzierten Hauptbestandteils des Wachstumshormons besitzt. Die Lösung kann Puffersubstanzen und weitere Hilfsstoffe enthalten. Der Gehalt beträgt mindestens 91,0 und höchstens 105,0 Prozent der in der Beschriftung angegebenen Menge Somatropin[1)] ($C_{990}H_{1528}N_{262}O_{300}S_7$). Somatropin-Lösung zur Herstellung von Zubereitungen muß den Anforderungen der Monographie **DNA-rekombinationstechnisch hergestellte Produkte (Producta ab ADN recombinante)** entsprechen.

Herstellung

Somatropin-Lösung zur Herstellung von Zubereitungen wird nach einem Verfahren der DNA-Rekombinationstechnik hergestellt. Im Verlauf der Entwicklung des Herstellungsverfahrens muß nachgewiesen werden, daß das Herstellungsverfahren eine Lösung ergibt, die eine biologische Aktivität von mindestens 2,5 I.E. je Milligramm Somatropin besitzt, wobei eine geeignete, validierte, biologische Wertbestimmung, die auf Wachstumsförderung beruht, angewendet wird. Die Bestimmungsmethode muß von der zuständigen Behörde zugelassen sein.

Die Substanz muß folgenden zusätzlichen Prüfungen entsprechen:

Von Wirtszellen abgeleitete Proteine: Der Grenzwert wird von der zuständigen Behörde zugelassen.

Von Wirtszellen und Vektoren abgeleitete DNA: Der Grenzwert wird von der zuständigen Behörde zugelassen.

Eigenschaften

Klare bis schwach trübe, farblose Lösung.

Prüfung auf Identität

A. Die bei der Prüfung „Verteilung der Isoformen“ (siehe „Prüfung auf Reinheit“) erhaltenen Elektropherogramme werden ausgewertet. Die Hauptzone im Elektropherogramm der Untersuchungslösung a entspricht in bezug auf die Lage der Hauptzone im Elektropherogramm der Referenzlösung a.

B. Die bei der Prüfung „Verwandte Proteine“ (siehe „Prüfung auf Reinheit“) erhaltenen Chromatogramme

[1)] 1 mg wasserfreies Somatropin ($C_{990}H_{1528}N_{262}O_{300}S_7$) entspricht der biologischen Aktivität von 3,0 I.E.

S

Monographien

werden ausgewertet. Der Hauptpeak im Chromatogramm der Untersuchungslösung entspricht in bezug auf die Retentionszeit etwa dem Hauptpeak im Chromatogramm der Referenzlösung.

C. Die Prüfung erfolgt durch tryptische Peptidkartierung.

Untersuchungslösung: Die Lösung wird mit Trometamol-Pufferlösung *p*H 7,5 (0,05 mol · l^{-1}) *R* so verdünnt, daß sie 2,0 mg Somatropin je Milliliter enthält. Etwa 1,0 ml Verdünnung wird in ein Röhrchen aus geeignetem Material, wie Polypropylen, überführt. Eine Lösung von Trypsin zur Proteinsequenzierung *R* (1 mg · ml^{-1}) wird mit Trometamol-Pufferlösung *p*H 7,5 (0,05 mol · l^{-1}) *R* hergestellt. 30 µl dieser Lösung werden zur Verdünnung gegeben. Das Röhrchen wird verschlossen und 4 h lang im Wasserbad von 37 °C gehalten. Nach der Entnahme aus dem Wasserbad wird die Reaktion sofort abgebrochen, zum Beispiel durch Einfrieren.

Wird die Prüfung sofort mit einer automatischen Einspritzvorrichtung durchgeführt, muß deren Temperatur zwischen 2 und 8 °C gehalten werden.

Anmerkung: Wenn die Konzentration von 2 mg Somatropin je Milliliter nicht erreicht werden kann, darf ein ähnliches Hydrolysat-Verhältnis verwendet werden (Mikrogramm Trypsin je Milligramm Somatropin).

Referenzlösung: Gleichzeitig und unter gleichen Bedingungen wie bei der Untersuchungslösung wird eine Lösung mit Somatropin *CRS* in Trometamol-Pufferlösung *p*H 7,5 (0,05 mol · l^{-1}) *R*, die 2,0 mg Somatropin je Milliliter enthält, hergestellt.

Die Prüfung erfolgt mit Hilfe der Flüssigchromatographie (2.2.29).

Die Chromatographie kann durchgeführt werden mit

- einer Säule aus rostfreiem Stahl von 0,25 m Länge und 4,6 mm innerem Durchmesser, gepackt mit octylsilyliertem Kieselgel zur Chromatographie *R* (5 bis 10 µm)
- einer Mischung der mobilen Phasen A und B unter Einsatz der Gradientenelution bei einer Durchflußrate von 1 ml je Minute
  mobile Phase A: 1 ml Trifluoressigsäure *R* wird mit Wasser *R* zu 1000 ml verdünnt
  mobile Phase B: 100 ml Wasser *R* werden mit 1 ml Trifluoressigsäure *R* versetzt und mit Acetonitril zur Chromatographie *R* zu 1000 ml verdünnt.

Die Elutionsbedingungen sind in der nachfolgenden Tabelle beschrieben. Falls erforderlich wird der Gradient oder die Temperatur der Säule geändert, um die Trennung des Hydrolysats zu verbessern.

Zeit (min)	**mobile Phase A (% *V/V*)**	**mobile Phase B (% *V/V*)**
0 – 20	100 → 80	0 → 20
20 – 40	80 → 75	20 → 25
40 – 65	75 → 50	25 → 50
65 – 70	50 → 20	50 → 80
70 – 71	20 → 100	80 → 0
71 – 85	100	0

- einem Spektrometer als Detektor bei einer Wellenlänge von 214 nm.

Die Temperatur der Säule wird bei 30 °C gehalten.

Die Säule wird mindestens 15 min lang mit der mobilen Phase A äquilibriert. Unter Anwendung des oben angegebenen Gradienten wird ein Leerdurchlauf durchgeführt.

Je 100 µl Untersuchungslösung und Referenzlösung werden getrennt eingespritzt. Die Prüfung darf nur ausgewertet werden, wenn die Chromatogramme beider Lösungen dem Somatropin-Hydrolysat-Referenzchromatogramm der Ph. Eur. qualitativ entsprechen. Das Profil des Chromatogramms der Untersuchungslösung entspricht dem des Chromatogramms der Referenzlösung.

D. Die bei der „Gehaltsbestimmung" erhaltenen Chromatogramme werden ausgewertet. Der Hauptpeak im Chromatogramm der Untersuchungslösung entspricht in bezug auf die Retentionszeit dem Hauptpeak im Chromatogramm der Referenzlösung.

Prüfung auf Reinheit

Verwandte Proteine: Die Prüfung erfolgt mit Hilfe der Flüssigchromatographie (2.2.29).

Untersuchungslösung: Eine Lösung der Substanz in Trometamol-Pufferlösung *p*H 7,5 (0,05 mol · l^{-1}) *R*, die 2,0 mg Somatropin je Milliliter enthält, wird hergestellt. Bei einem geringeren Gehalt wird das einzuspritzende Volumen entsprechend geändert.

Referenzlösung: Eine Lösung von Somatropin *CRS* in Trometamol-Pufferlösung *p*H 7,5 (0,05 mol · l^{-1}) *R*, die 2,0 mg Somatropin je Milliliter enthält, wird hergestellt.

Lösung zur Bestimmung des Auflösungsvermögens (Somatropin-/Desamido-Somatropin-Mischung): Eine Lösung von Somatropin *CRS* in Trometamol-Pufferlösung *p*H 7,5 (0,05 mol · l^{-1}) *R*, die 2,0 mg Somatropin je Milliliter enthält, wird bereitet, entweder durch ein Sterilfilter filtriert oder mit soviel Natriumazid *R* versetzt, daß eine Konzentration von 0,1 mg je Milliliter Lösung vorliegt. Die Lösung wird 24 h lang bei Raumtemperatur stehengelassen.

Die Lösungen werden zwischen 2 und 8 °C gelagert und innerhalb von 24 h verwendet. Bei Verwendung einer automatischen Einspritzvorrichtung wird deren Temperatur bei 2 bis 8 °C gehalten.

Die Chromatographie kann durchgeführt werden mit

- einer Säule aus rostfreiem Stahl von 0,25 m Länge und 4,6 mm innerem Durchmesser, gepackt mit einem geeigneten nachsilanisierten, butylsilylierten Kieselgel zur Chromatographie (5 µm, Porosität 30 nm); eine Kieselgel-Vorsäule wird zwischen die Pumpe und den Probeneinlaß geschaltet
- einer Mischung von 29 Volumteilen 1-Propanol *R* und 71 Volumteilen Trometamol-Pufferlösung *p*H 7,5 (0,05 mol · l^{-1}) *R* als mobile Phase bei einer Durchflußrate von 0,5 ml je Minute
- einem Spektrometer als Detektor bei einer Wellenlänge von 220 nm.

Die Temperatur der Säule wird bei 45 °C gehalten.

Vor dem Gebrauch ist die Säule mit 200 bis 500 ml einer 0,1prozentigen Lösung (*V/V*) von Trifluoressigsäure *R* in einer 50prozentigen Lösung (*V/V*) von Acetonitril *R* zu spülen. Falls erforderlich wird der Vorgang wiederholt, um die Trennleistung zu verbessern.

20 µl Referenzlösung werden eingespritzt. Falls erforderlich wird die 1-Propanol-Konzentration in der mobilen Phase so verändert, daß die Retentionszeit des Hauptpeaks etwa 33 min beträgt.

20 µl Lösung zur Bestimmung des Auflösungsvermögens werden eingespritzt. Desamido-Somatropin erscheint als kleiner Peak mit einer relativen Retentionszeit von etwa 0,85, bezogen auf den Hauptpeak. Die Prüfung darf nur ausgewertet werden, wenn die Auflösung zwischen den Peaks von Somatropin und Desamido-Somatropin mindestens 1,0 und der Symmetriefaktor des Somatropin-Peaks 0,9 bis 1,8 beträgt.

20 µl Untersuchungslösung werden eingespritzt. Im Chromatogramm darf die Summe der Flächen aller Peaks, mit Ausnahme der des Hauptpeaks, nicht größer sein als 6,0 Prozent der Gesamtfläche der Peaks. Lösungsmittel-Peaks werden nicht berücksichtigt.

Dimer und verwandte Substanzen mit größerer Molekülmasse: Die Prüfung erfolgt mit Hilfe der Ausschlußchromatographie (2.2.30) wie unter „Gehaltsbestimmung" beschrieben.

20 µl Untersuchungslösung werden eingespritzt. Im erhaltenen Chromatogramm darf die Summe aller Peakflächen mit einer geringeren Retentionszeit als die des Hauptpeaks nicht größer sein als 4,0 Prozent der Gesamtfläche der Peaks. Lösungsmittel-Peaks werden nicht berücksichtigt.

Verteilung der Isoformen: Die Prüfung erfolgt mit Hilfe der Isoelektrischen Fokussierung.

Untersuchungslösung a: Eine Lösung der Substanz in Phosphat-Pufferlösung *p*H 7,0 (0,025 mol · l^{-1}) *R*, die 2,0 mg Somatropin je Milliliter enthält, wird hergestellt.

Untersuchungslösung b: 0,1 ml Untersuchungslösung a werden zu 1,9 ml Phosphat-Pufferlösung *p*H 7,0 (0,025 mol · l^{-1}) *R* gegeben.

Referenzlösung a: Eine Lösung von Somatropin *CRS* in Phosphat-Pufferlösung *p*H 7,0 (0,025 mol · l^{-1}) *R*, die 2,0 mg Somatropin je Milliliter enthält, wird hergestellt.

Referenzlösung b: Eine Kalibrierlösung für den isoelektrischen Punkt (*p*H-Wert 2,5 bis 6,5) wird entsprechend den Angaben des Herstellers zubereitet und verwendet.

Das Gerät wird entsprechend den Angaben des Herstellers bedient. Das isoelektrische Fokussierungsverfahren kann unter Verwendung eines vorgefertigten Gels von 245 mm × 110 mm × 1 mm durchgeführt werden, das einen *p*H-Wert zwischen 4,0 und 6,5 aufweist.

15 µl jeder Lösung werden getrennt auf das Gel aufgetragen. Als Anodenlösung wird eine Lösung von Glutaminsäure *R* (14,7 g · l^{-1}) in Phosphorsäure (50 g · l^{-1} H_3PO_4) und als Kathodenlösung eine Lösung von β-Alanin *R* (89,1 g · l^{-1}) verwendet. Als Arbeitsbedingungen werden 2000 V und 25 mA eingestellt. Die Fokussierung wird 2,5 h lang bei gleichbleibender Spannung und einer Leistung von höchstens 25 W durchgeführt.

Das Gel wird 30 min lang in einer Lösung, die 115 g · l^{-1} Trichloressigsäure *R* und 34,5 g · l^{-1} Sulfosalicylsäure *R* enthält, belassen und anschließend 5 min lang in eine Mischung von 8 Volumteilen Essigsäure *R*, 25 Volumteilen wasserfreiem Ethanol *R* und 67 Volumteilen entmineralisiertem Wasser *R* getaucht (Entfärberlösung). Das Gel wird 10 min lang bei 60 °C in einer Lösung von Säureblau 83 *R* (1,15 g · l^{-1}) in Entfärberlösung gebeizt und anschließend in Entfärberlösung gelegt, bis die überschüssige Farbe entfernt ist.

Die Prüfung darf nur ausgewertet werden, wenn die Verteilung der Zonen im Elektropherogramm der Referenzlösung b den Angaben des Herstellers entspricht. Das Elektropherogramm der Referenzlösung a enthält eine Hauptzone mit einem isoelektrischen Punkt von etwa 5 und eine Nebenzone von etwa 4,8. Im Elektropherogramm der Untersuchungslösung a darf keine Zone, mit Ausnahme der Hauptzone, intensiver sein als die Hauptzone im Elektropherogramm der Untersuchungslösung b (5 Prozent).

Sterilität (2.6.1): Somatropin-Lösung zur Herstellung von Parenteralia, die dabei keinem weiteren geeigneten Sterilisationsverfahren unterworfen wird, muß der Prüfung entsprechen.

Bakterien-Endotoxine (2.6.14): Somatropin-Lösung zur Herstellung von Parenteralia, die dabei keinem weiteren geeigneten Verfahren zur Beseitigung von Bakterien-Endotoxinen unterworfen wird, darf höchstens 5 I.E. Bakterien-Endotoxine je Milligramm Somatropin enthalten.

Gehaltsbestimmung

Die Bestimmung erfolgt mit Hilfe der Ausschlußchromatographie (2.2.30).

Untersuchungslösung: Eine Lösung der Substanz in Phosphat-Pufferlösung *p*H 7,0 (0,025 mol · l^{-1}) *R*, die 1,0 mg Somatropin je Milliliter enthält, wird hergestellt.

Referenzlösung: Der Inhalt eines Fläschchens Somatropin *CRS* wird in soviel Phosphat-Pufferlösung *p*H 7,0 (0,025 mol · l^{-1}) *R* gelöst, daß eine Konzentration von 1,0 mg Somatropin je Milliliter erhalten wird.

Lösung zur Bestimmung des Auflösungsvermögens: Ein Fläschchen Somatropin *CRS* wird im Trockenschrank bei 50 °C so lange erwärmt (12 bis 24 h), daß sich 1 bis 2 Prozent dimere Substanz bildet. Danach wird der Inhalt in soviel Phosphat-Pufferlösung *p*H 7,0 (0,025 mol · l^{-1}) *R* gelöst, daß eine Konzentration von 1,0 mg Somatropin je Milliliter vorliegt.

Die Chromatographie kann durchgeführt werden mit

- einer Säule aus rostfreiem Stahl von 0,30 m Länge und 7,8 mm innerem Durchmesser, gepackt mit hydrophilem Kieselgel zur Chromatographie *R* geeigneter Qualität zur Fraktionierung globulärer Proteine mit einer relativen Molekülmasse zwischen 5000 und 150 000
- einer filtrierten und entgasten Mischung von 3 Volumteilen 2-Propanol *R* und 97 Volumteilen Phosphat-Pufferlösung *p*H 7,0 (0,063 mol · l^{-1}) *R* als mobile Phase bei einer Durchflußrate von 0,6 ml je Minute
- einem Spektrometer als Detektor bei einer Wellenlänge von 214 nm.

20 µl Lösung zur Bestimmung des Auflösungsvermögens werden eingespritzt. Im Chromatogramm erscheinen der Hauptpeak mit einer Retentionszeit von 12 bis 17 min und die Peaks für das Somatropin-Dimer sowie die höhermolekularen Proteine mit relativen Retentionszeiten von 0,90 beziehungsweise 0,65, bezogen auf den Hauptpeak. Die Auflösung, definiert als das Verhältnis der Distanz zwischen der Basislinie und dem tiefsten Punkt des Tals zwischen dem Monomeren- und dem Dimeren-Peak und der Peakhöhe des Dimeren, darf nicht größer als 0,4 sein.

Je 20 µl Untersuchungslösung und Referenzlösung werden getrennt eingespritzt.

Der Gehalt an Somatropin ($C_{990}H_{1528}N_{262}O_{300}S_7$) wird aus den Peakflächen in den Chromatogrammen der Untersuchungslösung und der Referenzlösung sowie dem deklarierten Gehalt von Somatropin ($C_{990}H_{1528}N_{262}O_{300}S_7$) in Somatropin *CRS* berechnet.

Lagerung

Dicht verschlossen, bei –20 °C. Mehrfaches Einfrieren und Auftauen sind zu vermeiden. Falls die Substanz steril ist, im Behältnis mit Sicherheitsverschluß.

Beschriftung

Die Beschriftung gibt insbesondere an
- den Somatropingehalt in Milligramm je Milliliter
- die Bezeichnung und Konzentration von Hilfsstoffen falls zutreffend,
- daß die Substanz steril ist
- daß die Substanz frei von Bakterien-Endotoxinen ist.

1999, 1371

Raffiniertes Sonnenblumenöl

Helianthi annui oleum raffinatum

Definition

Raffiniertes Sonnenblumenöl ist das aus den Samen von *Helianthus annuus* C. durch mechanisches Auspressen oder Extraktion und anschließende Raffination gewonnene fette Öl.

Ein geeignetes Antioxidans kann zugesetzt sein.

Eigenschaften

Klare, hellgelbe Flüssigkeit; praktisch unlöslich in Wasser und Ethanol, mischbar mit Petroläther (Siedebereich 40 bis 60 °C).

Die relative Dichte der Substanz beträgt etwa 0,921 und der Brechungsindex etwa 1,474.

Prüfung auf Identität

Die Prüfung erfolgt nach „Identifizierung fetter Öle durch Dünnschichtchromatographie" (2.3.2). Das erhaltene Chromatogramm entspricht dem typischen Chromatogramm für Sonnenblumenöl.

Prüfung auf Reinheit

Säurezahl (2.5.1): Höchstens 0,5, mit 10,0 g Substanz bestimmt.

Peroxidzahl (2.5.5): Höchstens 10,0.

Unverseifbare Anteile (2.5.7): Höchstens 1,5 Prozent, mit 5,0 g Substanz bestimmt.

Alkalisch reagierende Substanzen (2.4.19): Die Substanz muß der Prüfung „Alkalisch reagierende Substanzen in fetten Ölen" entsprechen.

Fettsäurezusammensetzung: Die Prüfung erfolgt nach „Prüfung fetter Öle auf fremde Öle durch Gaschromatographie" (2.4.22). Die Fettsäurefraktion des Öls muß wie folgt zusammengesetzt sein:
- Palmitinsäure: 4,0 bis 9,0 Prozent
- Stearinsäure: 1,0 bis 7,0 Prozent
- Ölsäure: 14,0 bis 40,0 Prozent
- Linolsäure: 48,0 bis 74,0 Prozent.

Lagerung

Vor Licht geschützt, in dicht verschlossenen, dem Verbrauch angemessenen, möglichst vollständig gefüllten Behältnissen.

Beschriftung

Die Beschriftung gibt insbesondere an
- Namen und Konzentration zugesetzter Antioxidantien
- ob das Öl durch mechanisches Auspressen oder durch Extraktion gewonnen wurde.

1999, 437

Sorbitol-Lösung 70 % (nicht kristallisierend)

Sorbitolum 70 per centum non cristallisabile

Definition

Sorbitol-Lösung 70 % (nicht kristallisierend) ist eine wäßrige Lösung eines hydrierten, partiellen Hydrolysats von Stärke, die mindestens 68,0 und höchstens 72,0 Prozent (*m/m*) Trockenrückstand und mindestens 62,0 Prozent (*m/m*) Polyole, berechnet als D-Glucitol, enthält.

Eigenschaften

Farblose, klare, sirupöse Flüssigkeit; mischbar mit Wasser, Glycerol 85 % und Propylenglycol.

Prüfung auf Identität

A. 7,0 g Substanz werden mit 40 ml Wasser *R* und 6,4 g Natriumtetraborat *R* versetzt. Nach 1 h langem Stehenlassen unter gelegentlichem Schütteln wird mit Wasser *R* zu 50,0 ml verdünnt. Falls erforderlich wird filtriert. Die optische Drehung (2.2.7) liegt zwischen +1,5 und +3,5°.

B. Die Prüfung erfolgt mit Hilfe der Dünnschichtchromatographie (2.2.27) unter Verwendung einer Schicht von Kieselgel G *R*.

Untersuchungslösung: 70 mg Substanz werden mit Wasser *R* zu 20 ml verdünnt.

Referenzlösung: 50 mg Sorbitol *CRS* werden in Wasser *R* zu 20 ml gelöst.

Auf die Platte werden getrennt 2 µl jeder Lösung aufgetragen. Die Chromatographie erfolgt mit einer Mischung von 10 Volumteilen Wasser *R*, 20 Volumteilen Ethylacetat *R* und 70 Volumteilen 1-Propanol *R* über eine Laufstrecke von 17 cm. Die Platte wird an der Luft trocknen gelassen und mit Aminobenzoesäure-Lösung *R* besprüht. Die Platte wird bis zum Verschwinden des Acetons im Kaltluftstrom getrocknet. Nach 15 min langem Erhitzen bei 100 °C wird die Platte erkalten gelassen und mit einer Lösung von Natriumperiodat *R* (2 g · l^{-1}) besprüht. Die Platte wird im Kaltluftstrom getrocknet und 15 min lang bei 100 °C erhitzt. Der Hauptfleck im Chromatogramm der Untersuchungslösung entspricht in bezug auf Lage, Farbe und Größe dem Hauptfleck im Chromatogramm der Referenzlösung. Nebenflecke sind nicht zu berücksichtigen.

C. 3 ml einer frisch hergestellten Lösung von Brenzkatechin *R* (100 g · l^{-1}) werden unter Kühlung in einer Eis-Wasser-Mischung mit 6 ml Schwefelsäure *R* versetzt. Werden 3 ml der erkalteten Lösung mit 0,3 ml Prüflösung (siehe „Prüfung auf Reinheit") versetzt und etwa 30 s lang über freier Flamme vorsichtig erhitzt, tritt eine Rosafärbung auf, die in tiefes Braunrot übergeht.

Prüfung auf Reinheit

Prüflösung: 7,0 g Substanz werden mit kohlendioxidfreiem Wasser *R* zu 50 ml verdünnt.

Aussehen der Lösung: Die Prüflösung muß klar (2.2.1) und farblos (2.2.2, Methode II) sein.

Sauer oder alkalisch reagierende Substanzen: 10 ml einer Mischung von 10 ml Prüflösung und 10 ml kohlendioxidfreiem Wasser *R* werden mit 0,05 ml Phenolphthalein-Lösung *R* versetzt. Bis zur Rosafärbung dürfen höchstens 0,2 ml Natriumhydroxid-Lösung (0,01 mol · l^{-1}) verbraucht werden. Die anderen 10 ml der Mischung werden mit 0,05 ml Methylrot-Lösung *R* versetzt. Bis zum Farbumschlag nach Rot dürfen höchstens 0,3 ml Salzsäure (0,01 mol · l^{-1}) verbraucht werden.

Relative Dichte (2.2.5): Mindestens 1,290.

Brechungsindex (2.2.6): 1,455 bis 1,465.

Reduzierende Zucker: 5,0 g Substanz werden mit 3 ml Wasser *R*, 20 ml Kupfer(II)-citrat-Lösung *R* und einigen Glasperlen so erhitzt, daß bis zum Sieden 4 min erforderlich sind. Anschließend wird die Lösung noch 3 min lang im Sieden gehalten. Nach schnellem Abkühlen werden 100 ml einer 2,4prozentigen Lösung (*V/V*) von Essigsäure 98 % *R* und 20,0 ml Iod-Lösung (0,025 mol · l^{-1}) zugesetzt. Unter ständigem Rühren werden 25 ml einer Mischung von 6 Volumteilen Salzsäure *R* und 94 Volumteilen Wasser *R* zugesetzt. Nach dem Lösen des Niederschlags wird der Iodüberschuß mit Natriumthiosulfat-Lösung (0,05 mol · l^{-1}) unter Zusatz von 1 ml Stärke-Lösung *R* gegen Ende der Titration titriert. Mindestens 12,8 ml Natriumthiosulfat-Lösung (0,05 mol · l^{-1}) müssen verbraucht werden.

Reduzierende Zucker nach Hydrolyse: 6,0 g Substanz werden in 35 ml Wasser *R*, 40 ml Salzsäure (1 mol · l^{-1}) und einigen Glasperlen 4 h lang zum Rückfluß erhitzt. Nach dem Abkühlen wird mit verdünnter Natriumhydroxid-Lösung *R* gegen Bromthymolblau neutralisiert, abgekühlt und mit Wasser *R* zu 100,0 ml verdünnt. 3,0 ml dieser Lösung werden mit 5 ml Wasser *R*, 20 ml Kupfer(II)-citrat-Lösung *R* und einigen Glasperlen so erhitzt, daß bis zum Sieden 4 min erforderlich sind. Anschließend wird die Lösung noch 3 min lang im Sieden gehalten. Nach schnellem Abkühlen werden 100 ml einer 2,4prozentigen Lösung (*V/V*) von Essigsäure 98 % *R* und 20,0 ml Iod-Lösung (0,025 mol · l^{-1}) zugesetzt. Unter ständigem Rühren werden 25 ml einer Mischung von 6 Volumteilen Salzsäure *R* und 94 Volumteilen Wasser *R* zugesetzt. Nach dem Lösen des Niederschlags wird der Iodüberschuß mit Natriumthiosulfat-Lösung (0,05 mol · l^{-1}) unter Zusatz von 1 ml Stärke-Lösung *R* gegen Ende der Titration titriert. Mindestens 8,0 und höchstens 14,8 ml Natriumthiosulfat-Lösung (0,05 mol · l^{-1}) müssen verbraucht werden.

Chlorid (2.4.4): 7,5 ml Prüflösung, mit Wasser *R* zu 15 ml verdünnt, müssen der Grenzprüfung auf Chlorid entsprechen (50 ppm).

Sulfat (2.4.13): 1,5 g Substanz, mit destilliertem Wasser *R* zu 15 ml verdünnt, müssen der Grenzprüfung auf Sulfat entsprechen (100 ppm).

Blei (2.4.10): Die Substanz muß der Grenzprüfung „Blei in Zuckern" entsprechen (0,5 ppm).

Nickel (2.4.15): Die Substanz muß der Grenzprüfung „Nickel in Polyolen" entsprechen (1 ppm).

Sulfatasche (2.4.14): Höchstens 0,1 Prozent, mit 2,0 g Substanz bestimmt.

Gehaltsbestimmung

Trockenrückstand: 1,000 g Substanz wird im Vakuum bei 80 °C (2.2.32) getrocknet. Der Rückstand wird gewogen.

Polyole: 0,600 g Substanz werden mit Wasser *R* zu 100,0 ml verdünnt. 10,0 ml Lösung werden mit 20,0 ml einer Lösung von Natriumperiodat *R* (21,4 g · l^{-1}) und 2 ml verdünnter Schwefelsäure *R* versetzt und genau

15 min lang im Wasserbad erhitzt. Nach dem Abkühlen werden 3 g Natriumhydrogencarbonat *R* in kleinen Mengen und 25,0 ml Natriumarsenit-Lösung (0,1 mol · l^{-1}) zugesetzt. Nach dem Mischen werden 5 ml einer Lösung von Kaliumiodid *R* (200 g · l^{-1}) zugesetzt. Nach 15 min langem Stehenlassen wird mit Iod-Lösung (0,05 mol · l^{-1}) bis zur beginnenden Gelbfärbung titriert. Ein Blindversuch wird durchgeführt.

1 ml Iod-Lösung (0,05 mol · l^{-1}) entspricht 1,822 mg $C_6H_{14}O_6$.

Lagerung

Gut verschlossen.

1998, 1267

Vorverkleisterte Stärke

Amylum pregelificatum

Definition

Vorverkleisterte Stärke wird aus Stärke, mit Ausnahme von Weizenstärke, durch mechanische Verarbeitung in Gegenwart von Wasser mit oder ohne Anwendung von Hitze, wobei alle oder ein Teil der Stärkekörner platzen, und anschließendes Trocknen hergestellt. Sie enthält keine Zusätze, kann aber modifiziert sein, um sie kompaktierbar zu machen und ihre Fließeigenschaften zu verbessern.

Eigenschaften

Weißes bis gelblichweißes Pulver; in kaltem Wasser quellbar.

Prüfung auf Identität

A. Die Prüfung erfolgt unter dem Mikroskop unter Verwendung einer Mischung von gleichen Volumteilen Glycerol *R* und Wasser *R*. Das Pulver zeigt unregelmäßige, lichtdurchlässige, weiße bis gelblichweiße Flocken oder Stücke mit unebener Oberfläche. Im polarisierten Licht (zwischen gekreuzten Nicolschen Prismen) können Stärkekörner mit einem ausgeprägten schwarzen Kreuz, dessen Balken sich über dem Spalt schneiden, gesehen werden.

B. Werden 0,5 g Substanz in 2 ml Wasser *R* ohne Erhitzen aufgeschlämmt und mit 0,05 ml Iod-Lösung *R* 1 versetzt, entsteht eine rötlichviolette bis blaue Färbung.

Prüfung auf Reinheit

***p*H-Wert** (2.2.3): 5,0 g Substanz werden 60 s lang mit 25,0 ml kohlendioxidfreiem Wasser *R* geschüttelt und anschließend 15 min lang stehengelassen. Der *p*H-Wert der Lösung muß zwischen 4,5 und 7,0 liegen.

Eisen (2.4.9): 0,75 g Substanz werden mit 15 ml verdünnter Salzsäure *R* geschüttelt und anschließend abfiltriert. Das Filtrat muß der Grenzprüfung auf Eisen entsprechen (20 ppm).

Oxidierende Substanzen (2.5.30): Die Substanz muß der Prüfung entsprechen.

Schwefeldioxid (2.5.29): Höchstens 50 ppm.

Fremde Bestandteile (2.8.2): Die Prüfung erfolgt unter dem Mikroskop unter Verwendung einer Mischung von gleichen Volumteilen Glycerol *R* und Wasser *R*. Zellwand- und Protoplasmafragmente dürfen nur in Spuren vorhanden sein.

Trocknungsverlust (2.2.32): Höchstens 15,0 Prozent, mit 1,000 g Substanz durch 90 min langes Trocknen im Trockenschrank bei 130 °C bestimmt.

Sulfatasche (2.4.14): Höchstens 0,6 Prozent, mit 1,0 g Substanz bestimmt.

Mikrobielle Verunreinigung:
Keimzahl (2.6.12): Höchstens 10^3 Bakterien und höchstens 10^2 Pilze je Gramm Substanz durch Auszählen auf Agarplatten bestimmt.

Spezifische Mikroorganismen (2.6.13): *Escherichia coli* darf nicht vorhanden sein.

Lagerung

Gut verschlossen.

Beschriftung

Die Stärkeart zur Herstellung vorverkleisterter Stärke ist anzugeben.

1999, 448

Staupe-Lebend-Impfstoff (gefriergetrocknet) für Hunde

Vaccinum morbi Carrei vivum cryodesiccatum ad canem

Definition

Staupe-Lebend-Impfstoff (gefriergetrocknet) für Hunde ist eine Zubereitung eines für den Hund attenuierten Stamms des Staupe-Virus.

Herstellung

Entsprechend **Impfstoffe für Tiere (Vaccina ad usum veterinarium)**. Das Virus wird in geeigneten Zellkulturen (5.2.4) oder in SPF-Bruteiern (5.2.2) vermehrt. Die Virussuspension wird geerntet und titriert. Sie kann mit einer geeigneten Stabilisatorlösung gemischt werden. Der Impfstoff wird anschließend gefriergetrocknet.

Auswahl des Impfstoffstamms

Der Virusstamm muß sich im Hinblick auf Unschädlichkeit (5.2.6), Stabilität der Virulenz-Attenuierung und Immunogenität (5.2.7) als zufriedenstellend erwiesen haben. Die folgenden Prüfungen können angewendet werden, um Unschädlichkeit, Stabilität der Virulenz-Attenuierung und Immunogenität nachzuweisen.

Unschädlichkeit: Die Prüfung wird mit jeder der empfohlenen Arten der Anwendung durchgeführt. 5 empfängliche Welpen im für die Impfung empfohlenen Mindestalter, die frei von Antikörpern gegen das Staupe-Virus des Hundes sind, werden verwendet. Jedem Welpen wird mit einer der empfohlenen Arten der Anwendung die mindestens 10fache Virusmenge des höchsten Virustiters der Impfstoffcharge injiziert. Die Tiere werden 42 Tage lang beobachtet. Die Welpen müssen bei guter Gesundheit bleiben, anomale lokale oder systemische Reaktionen dürfen nicht auftreten.

Ist der Impfstoff für die Anwendung bei trächtigen Hündinnen vorgesehen, wird der Impfstoff 5 Hündinnen entsprechend dem empfohlenen Impfschema im für die Impfung empfohlenen Trächtigkeitsstadium oder im Bereich der empfohlenen Trächtigkeitsstadien verabreicht. Der Beobachtungszeitraum wird bis auf einen Tag nach der Geburt ausgedehnt. Die Hunde müssen bei guter Gesundheit bleiben, anomale lokale oder systemische Reaktionen dürfen nicht auftreten. Schädliche Wirkungen auf Schwangerschaft und neugeborene Welpen dürfen sich nicht zeigen.

Stabilität der Virus-Attenuierung: 2 Welpen im Alter von 5 bis 7 Wochen, die frei von Antikörpern gegen das Staupe-Virus des Hundes sind, wird mit einer der empfohlenen Arten der Anwendung eine Virusmenge verabreicht, die einer Impfstoffdosis entspricht.

5 bis 10 Tage später werden die Welpen getötet und von allen Tieren Gewebeproben von Nasenschleimhaut, Tonsillen, Thymus, Milz und Lunge, einschließlich ihrer regionalen Lymphknoten, entnommen. Die Proben werden vereinigt. Je 1 ml der vereinigten Organsuspensionen werden 2 weiteren Welpen gleichen Alters und gleicher Empfänglichkeit intranasal verabreicht. Der Prüfungsgang wird mindestens 5mal wiederholt. Nach jeder dieser Passagen muß, direkt oder indirekt, auf Viruspräsenz geprüft werden. Ist das Virus nicht mehr nachweisbar, wird eine zweite Serie von Kulturpassagen durchgeführt. Virus der höchsten Passage, in der noch Virus nachweisbar war, wird Welpen verabreicht. Die Tiere werden 42 Tage lang beobachtet. Die Reaktionen werden mit denen verglichen, die in der Prüfung auf Unschädlichkeit (wie oben beschrieben) beobachtet wurden. Eine Erhöhung der Virulenz gegenüber dem nicht passagierten Virus darf nicht beobachtet werden.

Immunogenität: Die unter „Bestimmung der Wirksamkeit“ beschriebene Bestimmung kann zum Nachweis der Immunogenität des Stamms verwendet werden.

Prüfung am Endprodukt

Sofern die Bestimmung der Wirksamkeit mit befriedigendem Ergebnis an einer repräsentativen Charge des Impfstoffs durchgeführt wurde, kann diese Prüfung als Routinekontrolle für weitere Chargen aus dem gleichen Saatgut entfallen.

Prüfung auf Identität

Der nach den Angaben in der Beschriftung rekonstituierte Impfstoff ist nach Neutralisation durch ein monospezifisches Staupe-Antiserum nicht mehr in der Lage, einen zytopathischen Effekt in empfänglichen Zellkulturen hervorzurufen.

Prüfung auf Reinheit

Unschädlichkeit: 2 Welpen im für die Impfung empfohlenen Mindestalter, die frei von Antikörpern gegen das Staupe-Virus des Hundes sind, werden verwendet. Jedem Welpen wird mit einer der empfohlenen Arten der Anwendung die 10fache Impfstoffdosis injiziert. Die Tiere werden 14 Tage lang beobachtet. Die Hunde müssen bei guter Gesundheit bleiben, anomale lokale oder systemische Reaktionen dürfen nicht auftreten.

Fremdviren: Der Impfstoff wird mit einem geeigneten monospezifischen Antiserum gegen das Staupe-Virus des Hundes gemischt und eine Zellkultur, die empfänglich für Viren ist, die für Hunde pathogen sind, wird beimpft. Nach 6 bis 8 Tagen wird eine Passage durchgeführt und die Kulturen 14 Tage lang gehalten. Ein zytopathischer Effekt darf nicht auftreten. Die Zellen dürfen keine Anzeichen hämadsorbierender Substanzen zeigen.

Verunreinigung durch Bakterien und Pilze: Der rekonstituierte Impfstoff muß der Prüfung „Sterilität“ der Monographie **Impfstoffe für Tiere** entsprechen.

Mykoplasmen (2.6.7): Der rekonstituierte Impfstoff muß der „Prüfung auf Mykoplasmen“ entsprechen.

Virustiter: Der rekonstituierte Impfstoff wird in geeigneten Zellkulturen titriert. Eine Impfstoffdosis muß mindestens die Virusmenge enthalten, die dem Mindest-Virustiter in der Beschriftung entspricht.

Bestimmung der Wirksamkeit

7 empfängliche Welpen im Alter von 8 bis 16 Wochen, die frei von Antikörpern gegen das Staupe-Virus des Hundes sind, werden verwendet. 5 dieser Tiere werden nach der in der Beschriftung angegebenen Art der Anwendung geimpft. Die beiden anderen Tiere dienen als Kontrolle. Alle Tiere werden 21 Tage lang beobachtet. Danach wird jedem Tier eine Menge des Staupe-Virus des Hundes intravenös injiziert, die ausreicht, einen empfänglichen Hund zu töten oder typische Staupe-Symptome hervorzurufen.

Die Tiere werden weitere 21 Tage lang beobachtet. Hunde, die typische Anzeichen einer schweren Infektion mit Staupe-Virus des Hundes zeigen, werden schmerzlos getötet, um unnötiges Leiden zu vermeiden. Die Bestimmung ist nicht gültig und muß wiederholt werden, wenn mindestens eines der Kontrolltiere nicht an Staupe stirbt oder keine typischen Symptome einer schweren Infektion aufweist. Der Impfstoff entspricht der Bestimmung, wenn die geimpften Tiere bei guter Gesundheit bleiben.

Lagerung

Entsprechend **Impfstoffe für Tiere**.

Beschriftung

Entsprechend **Impfstoffe für Tiere**.

1998, 1247

Stickstoff

Nitrogenium

N_2 M_r 28,01

Definition

Stickstoff enthält mindestens 99,5 Prozent (*V/V*) N_2.

Eigenschaften

Farb- und geruchloses Gas. Bei einer Temperatur von 20 °C und einem Druck von 101 kPa ist ein Volumteil Stickstoff in etwa 62 Volumteilen Wasser und etwa 10 Volumteilen Ethanol löslich.

Herstellung

Kohlendioxid: Höchstens 300 ppm, mit Hilfe eines Infrarot-Analysators bestimmt (2.5.24).

Untersuchungsgas: Das Gas. Zur Vermeidung von Streulichteffekten muß das Gas filtriert werden.

Referenzgas a: Stickstoff *R* 1.

Referenzgas b: Ein Gemisch von 300 ppm Kohlendioxid *R* 1 in Stickstoff *R* 1.

Der Nullpunkt und die Empfindlichkeit des Geräts werden mit Hilfe der Referenzgase a und b eingestellt. Der Gehalt an Kohlendioxid im Untersuchungsgas wird bestimmt.

Kohlenmonoxid: Höchstens 5 ppm, mit Hilfe eines Infrarot-Analysators bestimmt (2.5.25).

Untersuchungsgas: Das Gas. Zur Vermeidung von Streulichteffekten muß das Gas filtriert werden.

Referenzgas a: Stickstoff *R* 1.

Referenzgas b: Ein Gemisch von 5 ppm Kohlenmonoxid *R* in Stickstoff *R* 1.

Der Nullpunkt und die Empfindlichkeit des Geräts werden mit Hilfe der Referenzgase a und b eingestellt. Der Gehalt an Kohlenmonoxid im Untersuchungsgas wird bestimmt.

Sauerstoff: Höchstens 50 ppm, mit Hilfe eines Sauerstoff-Analysators, der mit einer Nachweisskala im Bereich von 0 bis 100 ppm und einer elektrochemischen Zelle versehen ist, bestimmt.

Das Untersuchungsgas durchströmt die Detektionszelle, die eine wäßrige Elektrolytlösung, im allgemeinen Kaliumhydroxid, enthält. Der im Untersuchungsgas vorhandene Sauerstoff bewirkt eine Veränderung des am Ausgang der Zelle aufgezeichneten elektrischen Signals, die dem Sauerstoffgehalt proportional ist.

Der Analysator wird nach der Gebrauchsanweisung des Herstellers eingestellt. Das Untersuchungsgas wird mit Hilfe eines geeigneten Druckregulators und eines luftdichten Metallrohrs durch den Analysator geleitet, wobei die vorgeschriebene Durchflußrate bis zum Erhalt konstanter Ablesungen eingehalten wird.

Wasser: Höchstens 60 ppm, mit Hilfe eines Hygrometers mit elektrolytischem Meßprinzip bestimmt (2.5.28).

Gehaltsbestimmung: Die Bestimmung wird mit Hilfe der Gaschromatographie (2.2.28) durchgeführt.

Untersuchungsgas: Das Gas

Referenzgas a: Umgebungsluft.

Referenzgas b: Stickstoff *R* 1.

Die Chromatographie kann durchgeführt werden mit
- einer Säule aus rostfreiem Stahl von 2 m Länge und 2 mm innerem Durchmesser, gepackt mit einem geeigneten Molekularsieb zur Chromatographie (Porengröße 0,5 nm)
- Helium zur Chromatographie *R* als Trägergas bei einer Durchflußrate von 40 ml je Minute
- einem Wärmeleitfähigkeitsdetektor
- einer Probenschleife.

Die Temperatur der Säule wird bei 50 °C und die des Detektors bei 130 °C gehalten.

Das Referenzgas a wird eingespritzt. Das Einspritzvolumen und die Versuchsbedingungen werden so eingestellt, daß die Höhe des Stickstoff-Peaks im Chromatogramm des Referenzgases mindestens 35 Prozent des maximalen Ausschlags beträgt. Die Bestimmung darf nur ausgewertet werden, wenn das erhaltene Chromatogramm eine deutliche Trennung von Sauerstoff und Stickstoff zeigt.

Das Untersuchungsgas und das Referenzgas b werden getrennt eingespritzt. Im Chromatogramm des Untersuchungsgases muß die Fläche des Hauptpeaks mindestens 99,5 Prozent der Fläche des Hauptpeaks im Chromatogramm des Referenzgases b betragen.

Prüfung auf Identität

1: A.

2: B, C.

A. Die unter „Gehaltsbestimmung" (siehe „Herstellung") erhaltenen Chromatogramme werden ausgewertet. Die Retentionszeit des Hauptpeaks im Chromatogramm des Untersuchungsgases entspricht etwa der des Hauptpeaks im Chromatogramm des Referenzgases b.

B. In einem 250-ml-Erlenmeyerkolben wird die Luft durch das zu prüfende Gas verdrängt. Wird ein brennender oder glühender Holzspan in den Kolben eingeführt, so erlischt er.

C. 0,1 g Magnesium *R* als Späne werden in ein geeignetes Reagenzglas gegeben. Das Glas wird mit einem 2fach durchbohrten Stopfen, der mit einem bis etwa 1 cm oberhalb der Späne reichenden Glasrohr versehen ist, verschlossen. Das Gas wird 1 min lang ohne Erhitzen und anschließend 15 min lang unter Erhitzen des Reagenzglases bis zur Rotglut durch das Glasrohr geleitet. Nach dem Erkaltenlassen werden 5 ml verdünnte Natriumhydroxid-Lösung *R* zugesetzt. Das sich dabei entwickelnde Gas färbt angefeuchtetes rotes Lackmuspapier *R* blau.

Prüfung auf Reinheit

Kohlendioxid: Höchstens 300 ppm, mit Hilfe eines Prüfröhrchens für Kohlendioxid (2.1.6) bestimmt.

Kohlenmonoxid: Höchstens 5 ppm, mit Hilfe eines Prüfröhrchens für Kohlenmonoxid (2.1.6) bestimmt.

Wasserdampf: Höchstens 60 ppm, mit Hilfe eines Prüfröhrchens für Wasserdampf (2.1.6) bestimmt.

Lagerung

Als komprimiertes Gas oder verflüssigt in geeigneten Behältnissen, den bestehenden Sicherheitsvorschriften entsprechend.

Verunreinigungen

A. Kohlendioxid
B. Kohlenmonoxid
C. Sauerstoff
D. Wasser.

1998, 277

Süßholzwurzel

Liquiritiae radix

Definition

Süßholzwurzel besteht aus den getrockneten, ungeschälten oder geschälten, ganzen oder zerschnittenen Wurzeln und Ausläufern von *Glycyrrhiza glabra* L. und enthält mindestens 4,0 Prozent Glycyrrhizinsäure ($C_{42}H_{62}O_{16}$; M_r 823), berechnet auf die getrocknete Droge.

Beschreibung

Die Droge weist die unter „Prüfung auf Identität, A und B" beschriebenen makroskopischen und mikroskopischen Merkmale auf.

Prüfung auf Identität

A. Die Wurzel ist wenig verzweigt. Ihre bräunlichgraue bis braune, längsgestreifte Rinde trägt Narben von Nebenwurzeln. Die zylindrischen Ausläufer sind 1 bis 2 cm dick. Sie zeigen die gleichen äußeren Merkmale wie die Wurzel, tragen aber gelegentlich kleine Knospen. Der Bruch von Wurzel und Ausläufer ist körnig und faserig. Die Korkschicht ist schmal, der sekundäre Siebteil dick, hellgelb gefärbt und radial gestreift. Der gelbe Holzkörper ist kompakt und von radialer Struktur. Die Ausläufer besitzen ein zentrales Mark, das in der Wurzel fehlt. Der geschälten Wurzel fehlt der äußere Teil der Rinde.

B. Die Droge wird pulverisiert (355). Das Pulver ist hellgelb bis schwach grau. Die Prüfung erfolgt unter dem Mikroskop, wobei Chloralhydrat-Lösung *R* verwendet wird. Das Pulver zeigt Fragmente von gelben, dickwandigen Fasern. Diese sind 700 bis 1200 µm lang, 10 bis 20 µm dick und mit einem reduzierten Lumen versehen. Sie werden häufig von kristallführenden Zellen begleitet, die 10 bis 35 µm lange und 2 bis 5 µm breite Calciumoxalatkristalle enthalten. Die Wände der großen Gefäße sind gelb, 5 bis 10 µm dick, verholzt und weisen zahlreiche Holztüpfel mit schlitzförmigen Öffnungen auf. Korkfragmente aus dünnwandigen Zellen und vereinzelte Prismen von Calciumoxalat finden sich ebenso wie Fragmente von parenchymatösem Gewebe. Korkfragmente fehlen bei der geschälten Wurzel. Unter dem Mikroskop bei Verwendung einer Mischung gleicher Teile von Glycerol *R* und Wasser *R* geprüft, zeigt das Pulver einfache, runde oder ovale Stärkekörner mit einem Durchmesser von 2 bis 20 µm.

C. Die Prüfung erfolgt mit Hilfe der Dünnschichtchromatographie (2.2.27) unter Verwendung einer Schicht eines geeigneten Kieselgels, das einen Fluoreszenzindikator mit intensivster Anregung der Fluoreszenz bei 254 nm enthält.

Untersuchungslösung: 0,50 g pulverisierte Droge (180) werden in einem 50-ml-Rundkolben mit 16,0 ml Wasser *R* und 4,0 ml Salzsäure *R* 1 versetzt und 30 min lang im Wasserbad zum Rückfluß erhitzt. Nach dem Abkühlen und Filtrieren werden Filter und Rundkolben 60 min lang bei 105 °C getrocknet. Anschließend wird das Filter in den Rundkolben gebracht. Nach Zusatz von 20,0 ml Ether *R* wird 5 min lang in einem Wasserbad von 40 °C zum Rückfluß erhitzt. Nach dem Abkühlen und Filtrieren wird das Filtrat zur Trockne eingedampft und der Rückstand in 5,0 ml Ether *R* gelöst.

Referenzlösung: 5,0 mg Glycyrrhetinsäure *R* und 5,0 mg Thymol *R* werden in Ether *R* zu 5,0 ml gelöst.

Auf die Platte werden getrennt 10 µl jeder Lösung bandförmig aufgetragen. Die Chromatographie erfolgt mit einer Mischung von 1 Volumteil konzentrierter Ammoniak-Lösung *R*, 9 Volumteilen Wasser *R*, 25 Volumteilen Ethanol 96 % *R* und 65 Volumteilen Ethylacetat *R* über eine Laufstrecke von 15 cm. Die Platte wird 5 min lang an der Luft trocknen gelassen und anschließend im ultravioletten Licht bei 254 nm ausgewertet. Die Chromatogramme von Untersuchungs- und Referenzlösung zeigen in der unteren Hälfte die löschende Zone der Glycyrrhetinsäure. Die Platte wird mit Anisaldehyd-Reagenz *R* besprüht, 5 bis 10 min lang bei 100 bis 105 °C erhitzt und anschließend im Tageslicht ausgewertet. Das Chromatogramm der Referenzlösung zeigt in der unteren Hälfte die violette Zone der Glycyrrhetinsäure und im oberen Drittel die rote Zone des Thymols. Das Chromatogramm der Untersuchungslösung zeigt in der unteren Hälfte eine violette Zone, die mit der Glycyrrhetin-Zone im Chromatogramm der Referenzlösung übereinstimmt, sowie im oberen Drittel die gelbe Zone des Isoliquiridigenins, die unterhalb der des Thymols im Chromatogramm der Referenzlösung liegt. Weitere Zonen können anwesend sein.

Prüfung auf Reinheit

Trocknungsverlust (2.2.32): Höchstens 10,0 Prozent, mit 1,000 g pulverisierter Droge (355) durch 2 h langes

S

Monographien

Trocknen im Trockenschrank bei 100 bis 105 °C bestimmt.

Asche (2.4.16): Höchstens 10,0 Prozent für die ungeschälte und höchstens 6,0 Prozent für die geschälte Droge.

Säureunlösliche Asche (2.8.1): Höchstens 2,0 Prozent für die ungeschälte und höchstens 0,5 Prozent für die geschälte Droge.

Gehaltsbestimmung

Die Prüfung erfolgt mit Hilfe der Flüssigchromatographie (2.2.29).

Untersuchungslösung: 1,000 g pulverisierte Droge (180) wird in einem 150-ml-Erlenmeyerkolben mit 100,0 ml einer Lösung von Ammoniak-Lösung *R* (8 g · l^{-1}) versetzt und 30 min lang im Ultraschallbad behandelt. Ein Teil der überstehenden Schicht wird zentrifugiert. 1,0 ml des Zentrifugats wird mit der gleichen Ammoniak-Lösung zu 5,0 ml verdünnt. Die Lösung wird durch ein Filter (0,45 µm) filtriert und das Filtrat als Untersuchungslösung verwendet.

Stammlösung: 0,130 g Monoammoniumglycyrrhizinat *CRS* werden in einer Lösung von Ammoniak-Lösung *R* (8 g · l^{-1}) zu 100,0 ml gelöst.

Referenzlösung a: 5,0 ml Stammlösung werden mit einer Lösung von Ammoniak-Lösung *R* (8 g · l^{-1}) zu 100,0 ml verdünnt.

Referenzlösung b: 10,0 ml Stammlösung werden mit einer Lösung von Ammoniak-Lösung *R* (8 g · l^{-1}) zu 100,0 ml verdünnt.

Referenzlösung c: 15,0 ml Stammlösung werden mit einer Lösung von Ammoniak-Lösung *R* (8 g · l^{-1}) zu 100,0 ml verdünnt.

Die Chromatographie kann durchgeführt werden mit
- einer Säule aus rostfreiem Stahl von 0,10 m Länge und 4 mm innerem Durchmesser, gepackt mit octadecylsilyliertem Kieselgel zur Chromatographie *R* (5 µm)
- einer Mischung von 6 Volumteilen Essigsäure *R*, 30 Volumteilen Acetonitril *R* und 64 Volumteilen Wasser *R* als mobile Phase bei einer Durchflußrate von 1,5 ml je Minute
- einem Spektrometer als Detektor bei einer Wellenlänge von 254 nm
- einer 10-µl-Probenschleife.

Die Referenzlösung c wird eingespritzt. Die Empfindlichkeit des Systems wird so eingestellt, daß die Peakhöhen mindestens 50 Prozent des maximalen Ausschlags betragen. Jede Referenzlösung wird zur Ermittlung der Peakflächen eingespritzt.

Eine Eichkurve wird angelegt, wobei auf der Abszisse die Konzentrationen der Referenzlösungen (g · 100 ml^{-1}) und auf der Ordinate die entsprechenden Peakflächen eingetragen werden.

Die Untersuchungslösung wird eingespritzt. Unter Verwendung der mit den Chromatogrammen der Referenzlösungen erhaltenen Retentionszeiten und Peakflächen wird die Peakfläche der Glycyrrhizinsäure im Chromatogramm der Untersuchungslösung lokalisiert und ermittelt.

Der Prozentgehalt an Glycyrrhizinsäure errechnet sich nach der Formel

$$A \cdot \frac{5}{m} \cdot B \cdot \frac{823}{840}$$

A = Konzentration des Monoammoniumglycyrrhizinats in der Untersuchungslösung in g · 100 ml^{-1}, bestimmt mit Hilfe der Eichkurve
B = angegebener Prozentgehalt des verwendeten Monoammoniumglycyrrhizinats *CRS*
m = Einwaage der Droge in Gramm
823 = relative Molekülmasse der Glycyrrhizinsäure
840 = relative Molekülmasse des Monoammoniumglycyrrhizinats (ohne Kristallwasser).

Lagerung

Gut verschlossen, vor Licht geschützt.

Beschriftung

Die Beschriftung gibt insbesondere an, ob die Droge geschält oder ungeschält vorliegt.

1999, 1269

Sufentanilcitrat

Sufentanili citras

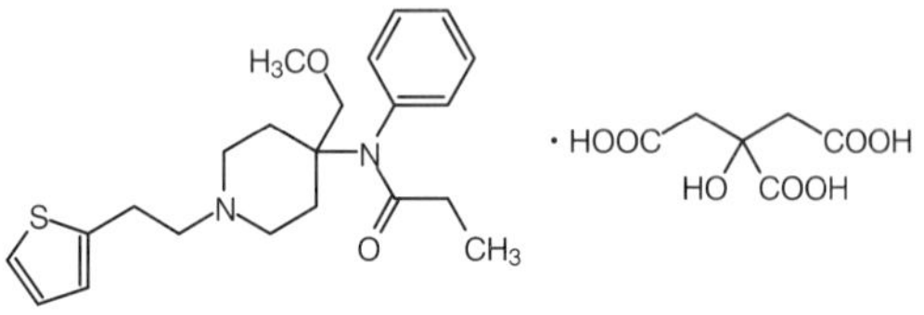

$C_{28}H_{38}N_2O_9S$ M_r 578,7

Definition

Sufentanilcitrat enthält mindestens 99,0 und höchstens 101,0 Prozent *N*-Phenyl-*N*-[4-(methoxymethyl)-1-[2-(2-thienyl)ethyl]piperidin-4-yl]propanamid-citrat, berechnet auf die getrocknete Substanz.

Eigenschaften

Weißes bis fast weißes Pulver; löslich in Wasser und Ethanol, leicht löslich in Methanol.

Die Substanz schmilzt bei etwa 140 °C unter Zersetzung.

Prüfung auf Identität

Die Prüfung erfolgt mit Hilfe der IR-Spektroskopie (2.2.24) durch Vergleich des Spektrums der Substanz mit dem Sufentanilcitrat-Referenzspektrum der Ph. Eur.

Prüfung auf Reinheit

Aussehen der Lösung: 0,2 g Substanz werden in Wasser *R* zu 20 ml gelöst. Die Lösung muß klar (2.2.1) und farblos (2.2.2, Methode II) sein.

Verwandte Substanzen: Die Prüfung erfolgt mit Hilfe der Flüssigchromatographie (2.2.29).

Untersuchungslösung: 0,100 g Substanz werden in Methanol *R* zu 10,0 ml gelöst.

Referenzlösung a: Zur Herstellung des Zerfallsprodukts (Sufentanil-Verunreinigung E) in situ werden 10 mg Substanz in 10,0 ml verdünnter Salzsäure *R* gelöst. Im Wasserbad wird 4 h lang zum Rückfluß erhitzt. Nach dem Neutralisieren mit 10,0 ml verdünnter Natriumhydroxid-Lösung *R* wird im Wasserbad zur Trockne eingedampft. Nach dem Abkühlen wird der Rückstand in 10 ml Methanol *R* aufgenommen. Die Lösung wird filtriert.

Referenzlösung b: 5,0 ml Untersuchungslösung werden mit Methanol *R* zu 100,0 ml verdünnt. 1,0 ml dieser Lösung wird mit Methanol *R* zu 10,0 ml verdünnt.

Die Chromatographie kann durchgeführt werden mit

- einer Säule aus rostfreiem Stahl von 0,1 m Länge und 4,6 mm innerem Durchmesser, gepackt mit octadecylsilyliertem Kieselgel zur Chromatographie *R* (3 µm)
- einer Mischung der mobilen Phasen A und B unter Einsatz der Gradientenelution bei einer Durchflußrate von 1,5 ml je Minute gemäß der Tabelle
  mobile Phase A: eine Lösung von Ammoniumcarbonat *R* (5 g · l^{-1}) in einer Mischung von 10 Volumteilen Tetrahydrofuran *R* und 90 Volumteilen Wasser *R*
  mobile Phase B: Acetonitril *R*

Zeit (min)	**mobile Phase A (% *V/V*)**	**mobile Phase B (% *V/V*)**	**Erläuterungen**
0–15	90→40	10→60	linearer Gradient
15–20	40	60	isokratisch
20–25	90	10	Rückkehr zur Anfangszusammensetzung
25=0	90	10	Neubeginn des Gradienten

- einem Spektrometer als Detektor bei einer Wellenlänge von 220 nm.

Die Säule wird mindestens 30 min lang mit Acetonitril *R* äquilibriert, worauf zur Anfangszusammensetzung zurückgekehrt und mindestens 5 min lang äquilibriert wird.

Die Empfindlichkeit des Systems wird so eingestellt, daß die Höhe des Hauptpeaks im Chromatogramm mit 10 µl Referenzlösung b mindestens 50 Prozent des maximalen Ausschlags beträgt.

10 µl Referenzlösung a werden eingespritzt. Werden die Chromatogramme unter den vorgeschriebenen Bedingungen aufgezeichnet, beträgt die Retentionszeit für Sufentanil-Verunreinigung E etwa 12 min und für Sufentanil etwa 13 min. Die Prüfung darf nur ausgewertet werden, wenn die Auflösung zwischen den Peaks von Sufentanil und Sufentanil-Verunreinigung E mindestens 4,0 beträgt. Falls erforderlich wird die Konzentration an Acetonitril in der mobilen Phase oder das Zeitprogramm für den linearen Elutionsgradienten geändert.

Je 10 µl Methanol *R* (Blindlösung), Untersuchungslösung und Referenzlösung b werden getrennt eingespritzt. Im Chromatogramm der Untersuchungslösung darf keine Peakfläche, mit Ausnahme der des Hauptpeaks, größer sein als die Fläche des Hauptpeaks im Chromatogramm der Referenzlösung b (0,5 Prozent). Die Summe aller Peakflächen, mit Ausnahme der des Hauptpeaks, darf nicht größer sein als das 2fache der Fläche des Hauptpeaks im Chromatogramm der Referenzlösung b (1 Prozent). Peaks der Blindlösung, Peaks mit einer relativen Retentionszeit von 0,05 oder kleiner, bezogen auf den Hauptpeak, und Peaks, deren Fläche kleiner ist als das 0,1fache der Fläche des Hauptpeaks im Chromatogramm der Referenzlösung b, werden nicht berücksichtigt.

Trocknungsverlust (2.2.32): Höchstens 0,5 Prozent, mit 1,000 g Substanz durch Trocknen im Vakuum bei 60 °C bestimmt.

Gehaltsbestimmung

0,400 g Substanz, in 50 ml einer Mischung von 1 Volumteil Essigsäure 98 % *R* und 7 Volumteilen Ethylmethylketon *R* gelöst, werden nach Zusatz von 0,2 ml Naphtholbenzein-Lösung *R* mit Perchlorsäure (0,1 mol · l^{-1}) titriert.

1 ml Perchlorsäure (0,1 mol · l^{-1}) entspricht 57,87 mg $C_{28}H_{38}N_2O_9S$.

Lagerung

Gut verschlossen, vor Licht geschützt.

Verunreinigungen

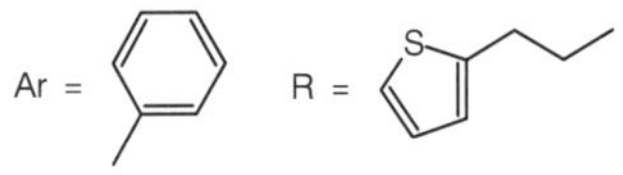

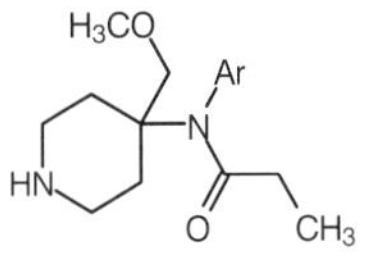

A. *N*-Phenyl-*N*-[4-(methoxymethyl)piperidin-4-yl]propanamid

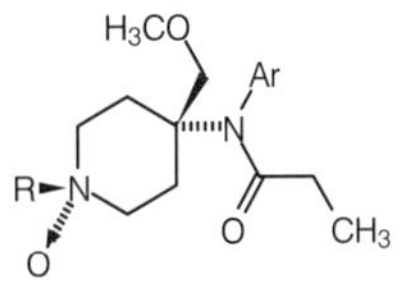

B. *cis*-*N*-Phenyl-*N*-[4-(methoxymethyl)-1-[2-(2-thienyl)ethyl]piperidin-4-yl]propanamid-*N*-oxid

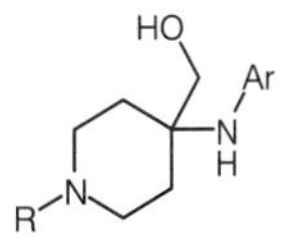

C. [4-(Phenylamino)-1-[2-(2-thienyl)ethyl]piperidin-4-yl]methanol

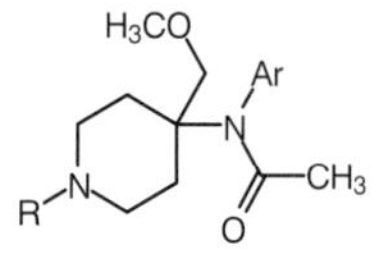

D. *N*-Phenyl-*N*-[4-(methoxymethyl)-1-[2-(2-thienyl)-ethyl]piperidin-4-yl]acetamid

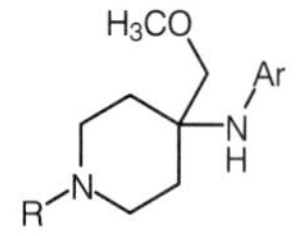

E. *N*-Phenyl-4-(methoxymethyl)-1-[2-(2-thienyl)-ethyl]piperidin-4-amin

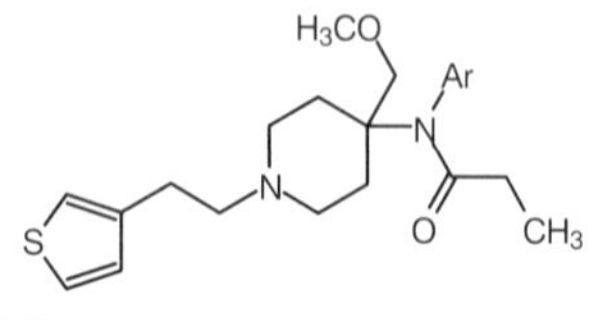

F. *N*-Phenyl-*N*-[4-(methoxymethyl)-1-[2-(3-thienyl)ethyl]-piperidin-4-yl]propanamid

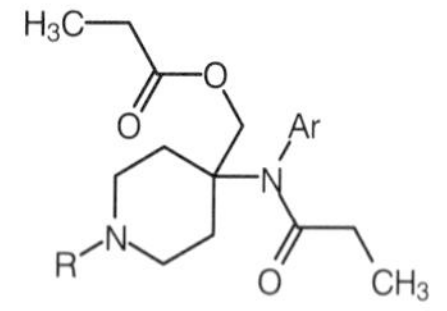

G. 4-[(*N*-Phenylpropanamido]-1-[2-(2-thienyl)-ethyl]piperidin-4-yl]methylpropanoat

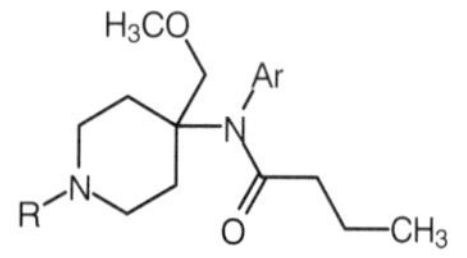

H. *N*-Phenyl-*N*-[4-(methoxymethyl)-1-[2-(2-thienyl)-ethyl]piperidin-4-yl]butanamid

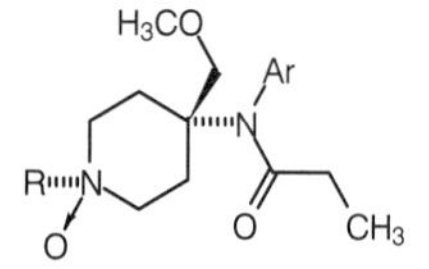

I. *trans*-*N*-Phenyl-*N*-[4-(methoxymethyl)-1-[2-(2-thienyl)ethyl]piperidin-4-yl]propanamid-*N*-oxid.

1999, 107

Sulfacetamid-Natrium

Sulfacetamidum natricum

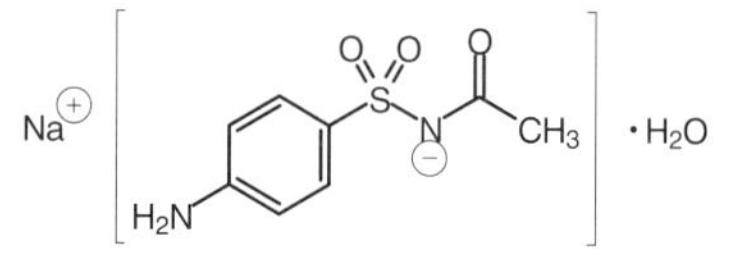

$C_8H_9N_2NaO_3S \cdot H_2O$ M_r 254,2

Definition

Sulfacetamid-Natrium enthält mindestens 99,0 und höchstens 101,0 Prozent *N*-[(4-Aminophenyl)sulfonyl]-acetamid, Natriumsalz, berechnet auf die wasserfreie Substanz.

Eigenschaften

Weißes bis gelblichweißes, kristallines Pulver; leicht löslich in Wasser, schwer löslich in Ethanol, praktisch unlöslich in Ether.

Prüfung auf Identität

1: B, F.

2: A, C, D, E, F.

A. 0,1 g Substanz werden in Phosphat-Pufferlösung *p*H 7,0 *R* zu 100,0 ml gelöst. 1,0 ml Lösung wird mit Phosphat-Pufferlösung *p*H 7,0 *R* zu 100,0 ml verdünnt. Diese Lösung, zwischen 230 und 350 nm gemessen, zeigt ein Absorptionsmaximum bei 255 nm. Die spezifische Absorption (2.2.25), im Maximum gemessen, liegt zwischen 660 und 720, berechnet auf die wasserfreie Substanz.

B. Die Prüfung erfolgt mit Hilfe der IR-Spektroskopie (2.2.24) durch Vergleich des Spektrums der Substanz mit dem von Sulfacetamid-Natrium *CRS*.

C. 1 g Substanz wird in 10 ml Wasser *R* gelöst und mit 6 ml verdünnter Essigsäure *R* versetzt. Der entstandene Niederschlag wird abfiltriert, mit einer kleinen Menge Wasser *R* gewaschen und 4 h lang bei 100 bis 105 °C getrocknet. Er schmilzt (2.2.14) zwischen 181 und 185 °C.

D. 0,1 g des bei der „Prüfung auf Identität, C" erhaltenen Niederschlags werden in 5 ml Ethanol 96 % *R* gelöst. Wird nach Zusatz von 0,2 ml Schwefelsäure *R* erhitzt, so tritt der Geruch nach Ethylacetat auf.

E. Etwa 1 mg des bei der „Prüfung auf Identität, C" erhaltenen Niederschlags wird unter Erhitzen in 1 ml Wasser *R* gelöst. Die Lösung gibt die Identitätsreaktion auf primäre aromatische Amine (2.3.1) unter Bildung eines orangeroten Niederschlags.

F. Die Prüflösung (siehe „Prüfung auf Reinheit") gibt die Identitätsreaktionen auf Natrium (2.3.1).

Prüfung auf Reinheit

Prüflösung: 1,25 g Substanz werden in kohlendioxidfreiem Wasser *R* zu 25 ml gelöst.

Aussehen der Lösung: Die Prüflösung muß klar (2.2.1) und darf nicht stärker gefärbt sein als die Farbvergleichslösung GG_4 (2.2.2, Methode II).

***p*H-Wert** (2.2.3): Der *p*H-Wert der Prüflösung muß zwischen 8,0 und 9,5 liegen.

Verwandte Substanzen: Die Prüfung erfolgt mit Hilfe der Dünnschichtchromatographie (2.2.27) unter Verwendung einer Schicht von Kieselgel HF_{254} *R*.

Untersuchungslösung: 1,5 g Substanz werden in Wasser *R* zu 15 ml gelöst.

Referenzlösung a: 5 mg Sulfanilamid *R* werden in Wasser *R* zu 10 ml gelöst.

Referenzlösung b: 5 ml Referenzlösung a werden mit Wasser *R* zu 10 ml verdünnt.

Referenzlösung c: 5 mg Sulfanilamid *R* werden in 10 ml Untersuchungslösung gelöst.

Auf die Platte werden getrennt 5 µl jeder Lösung aufgetragen. Die Chromatographie erfolgt mit einer Mischung von 10 Volumteilen konzentrierter Ammoniak-Lösung *R*, 25 Volumteilen Wasser *R*, 25 Volumteilen wasserfreiem Ethanol *R* und 50 Volumteilen 1-Butanol *R* über eine Laufstrecke von 15 cm. Die Platte wird an der Luft trocknen gelassen und mit Dimethylaminobenzaldehyd-Lösung *R* 2 besprüht. Kein im Chromatogramm der Untersuchungslösung auftretender Nebenfleck darf größer oder stärker gefärbt sein als der mit der Referenzlösung a erhaltene Fleck (0,5 Prozent), und nur einer von ihnen darf größer oder stärker gefärbt sein als der mit der Referenzlösung b erhaltene Fleck (0,25 Prozent). Die Prüfung darf nur ausgewertet werden, wenn das Chromatogramm der Referenzlösung c deutlich voneinander getrennt 2 Flecke zeigt.

Sulfat (2.4.13): 2,5 g Substanz werden in destilliertem Wasser *R* zu 25 ml gelöst. Nach Zusatz von 25 ml verdünnter Essigsäure *R* wird 30 min lang geschüttelt und filtriert. 15 ml des Filtrats müssen der Grenzprüfung auf Sulfat entsprechen (200 ppm).

Schwermetalle (2.4.8): 12 ml des bei der Prüfung auf „Sulfat" erhaltenen Filtrats müssen der Grenzprüfung A auf Schwermetalle entsprechen (20 ppm). Zur Herstellung der Referenzlösung wird die Blei-Lösung (1 ppm Pb) *R* verwendet.

Wasser (2.5.12): 6,0 bis 8,0 Prozent, mit 0,200 g Substanz nach der Karl-Fischer-Methode bestimmt.

Gehaltsbestimmung

0,500 g Substanz werden in einer Mischung von 50 ml Wasser *R* und 20 ml verdünnter Salzsäure *R* gelöst. Die Lösung wird in einer Eis-Wasser-Mischung gekühlt und die Bestimmung nach „Stickstoff in primären aromatischen Aminen" (2.5.8) durchgeführt. Der Endpunkt wird elektrometrisch bestimmt.

1 ml Natriumnitrit-Lösung (0,1 mol · l^{-1}) entspricht 23,62 mg $C_8H_9N_2NaO_3S$.

Lagerung

Gut verschlossen, vor Licht geschützt.

1998, 863

Sulfasalazin

Sulfasalazinum

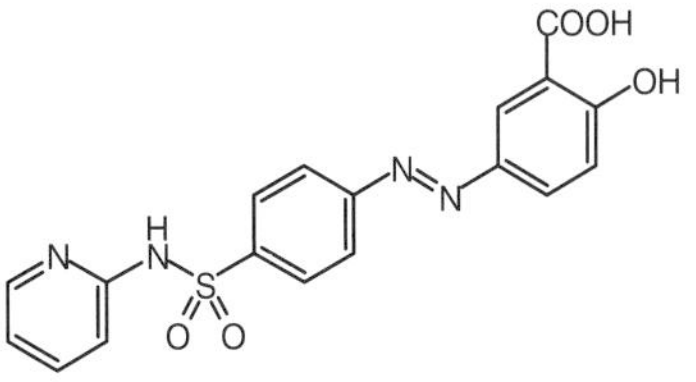

$C_{18}H_{14}N_4O_5S$ — M_r 398,4

Definition

Sulfasalazin enthält mindestens 97,0 und höchstens 101,5 Prozent 5-[[4-[(Pyrid-2-yl)sulfamoyl]phenyl]azo]salicylsäure, berechnet auf die getrocknete Substanz.

Eigenschaften

Glänzend gelbes bis bräunlichgelbes, feines Pulver; praktisch unlöslich in Wasser, sehr schwer löslich in Ethanol, praktisch unlöslich in Dichlormethan. Die Substanz löst sich in verdünnten Alkalihydroxid-Lösungen.

Prüfung auf Identität

1: B.
2: A, C, D.

A. 40 mg Substanz werden in Natriumhydroxid-Lösung (0,1 mol · l^{-1}) zu 250,0 ml gelöst. 5,0 ml Lösung werden in einen 100-ml-Meßkolben, der etwa 70 ml Wasser *R* enthält, gegeben. Nach Zusatz von 20,0 ml Essigsäure (0,1 mol · l^{-1}) wird mit Wasser *R* zu 100,0 ml verdünnt. Die Lösung, zwischen 230 und 400 nm gemessen, zeigt Absorptionsmaxima (2.2.25) bei 238 und 359 nm. Das Verhältnis der Absorption im Maximum bei 359 nm zu der im Maximum bei 238 nm liegt zwischen 1,2 und 1,3.

B. Die Prüfung erfolgt mit Hilfe der IR-Spektroskopie (2.2.24) durch Vergleich des Spektrums der Substanz mit dem von Sulfasalazin *CRS*. Die Prüfung erfolgt mit Hilfe von Preßlingen.

C. Die bei der Prüfung „Verwandte Substanzen" (siehe „Prüfung auf Reinheit") erhaltenen Chromatogramme werden vor dem Besprühen mit Eisen(III)-chlorid-Lösung *R* 1 im ultravioletten Licht bei 254 nm ausgewertet. Der Hauptfleck im Chromatogramm der Untersuchungslösung b entspricht in bezug auf Lage und Größe dem Hauptfleck im Chromatogramm der Referenzlösung a.

D. Etwa 10 mg Substanz werden mit 20 ml Salzsäure *R* 1 und 3 g Zink *R* als Granulat versetzt. Die Mischung wird bis zur Entfärbung zum Sieden erhitzt. Nach dem Abkühlen wird 15 min lang stehengelassen. 1 ml Lösung wird mit 10 ml Wasser *R*, 0,2 ml Natriumnitrit-Lösung *R* und nach 1 bis 2 min mit 10 ml einer

Lösung von 2-Naphthol *R* (20 g · l^{-1}) in verdünnter Natriumhydroxid-Lösung *R* versetzt. Eine intensive, orangerote Färbung entsteht.

Prüfung auf Reinheit

Verwandte Substanzen: Die Prüfung erfolgt mit Hilfe der Dünnschichtchromatographie (2.2.27) unter Verwendung einer Schicht von Kieselgel GF_{254} *R*.

Untersuchungslösung a: 0,10 g Substanz werden in einer Mischung von 1 Volumteil verdünnter Ammoniak-Lösung *R* 2 und 4 Volumteilen Ethanol 96 % *R* zu 10 ml gelöst.

Untersuchungslösung b: 1 ml Untersuchungslösung a wird mit einer Mischung von 1 Volumteil verdünnter Ammoniak-Lösung *R* 2 und 4 Volumteilen Ethanol 96 % *R* zu 10 ml verdünnt.

Referenzlösung a: 10 mg Sulfasalazin *CRS* werden in einer Mischung von 1 Volumteil verdünnter Ammoniak-Lösung *R* 2 und 4 Volumteilen Ethanol 96 % *R* zu 10 ml gelöst.

Referenzlösung b: 2 ml Untersuchungslösung b werden mit einer Mischung von 1 Volumteil verdünnter Ammoniak-Lösung *R* 2 und 4 Volumteilen Ethanol 96 % *R* zu 10 ml verdünnt.

Referenzlösung c: 1 ml Untersuchungslösung b wird mit einer Mischung von 1 Volumteil verdünnter Ammoniak-Lösung *R* 2 und 4 Volumteilen Ethanol 96 % *R* zu 10 ml verdünnt.

Referenzlösung d: 1 ml Untersuchungslösung b wird mit einer Mischung von 1 Volumteil verdünnter Ammoniak-Lösung *R* 2 und 4 Volumteilen Ethanol 96 % *R* zu 20 ml verdünnt.

Referenzlösung e: 10 mg Salicylsäure *R* werden in einer Mischung von 1 Volumteil verdünnter Ammoniak-Lösung *R* 2 und 4 Volumteilen Ethanol 96 % *R* zu 100 ml gelöst.

Auf die Platte werden getrennt 10 µl jeder Lösung aufgetragen. Die Chromatographie erfolgt mit einer Mischung von 5 Volumteilen wasserfreier Ameisensäure *R*, 30 Volumteilen Aceton *R* und 60 Volumteilen Chloroform *R* über eine Laufstrecke von 15 cm. Die Platte wird im Warmluftstrom getrocknet und im ultravioletten Licht bei 254 nm ausgewertet. Kein im Chromatogramm der Untersuchungslösung a auftretender Nebenfleck darf größer oder intensiver sein als der Fleck im Chromatogramm der Referenzlösung b (2 Prozent). Höchstens 3 Nebenflecke dürfen größer oder intensiver sein als der Fleck im Chromatogramm der Referenzlösung d (0,5 Prozent), und höchstens einer dieser 3 Nebenflecke darf größer oder intensiver sein als der Fleck im Chromatogramm der Referenzlösung c (1 Prozent). Die Platte wird mit einer Mischung von 3 ml Eisen(III)-chlorid-Lösung *R* 1 und 7 ml Wasser *R* besprüht und sofort im Tageslicht ausgewertet. Ein im Chromatogramm der Untersuchungslösung a auftretender, der Salicylsäure entsprechender Fleck darf nicht größer oder stärker gefärbt sein als der Fleck im Chromatogramm der Referenzlösung e (1 Prozent).

Chlorid (2.4.4): 1,25 g Substanz werden mit 50 ml destilliertem Wasser *R* versetzt. Die Mischung wird 5 min lang bei etwa 70 °C erhitzt, auf Raumtemperatur abgekühlt und filtriert. 20 ml Filtrat werden mit 1 ml Salpetersäure *R* versetzt. Nach 5 min langem Stehenlassen wird filtriert, um eine klare Lösung zu erhalten. 15 ml Filtrat müssen der Grenzprüfung auf Chlorid entsprechen (140 ppm).

Sulfat (2.4.13): 20 ml des für die Prüfung „Chlorid" hergestellten Filtrats werden mit 1 ml verdünnter Salzsäure *R* versetzt. Nach 5 min langem Stehenlassen wird filtriert. 15 ml Filtrat müssen der Grenzprüfung auf Sulfat entsprechen (400 ppm).

Schwermetalle (2.4.8): 1,0 g Substanz muß der Grenzprüfung D auf Schwermetalle entsprechen (10 ppm). Zur Herstellung der Referenzlösung wird 1 ml Blei-Lösung (10 ppm Pb) *R* verwendet.

Trocknungsverlust (2.2.32): Höchstens 1,0 Prozent, mit 1,000 g Substanz durch 2 h langes Trocknen im Trockenschrank bei 100 bis 105 °C bestimmt.

Sulfatasche (2.4.14): Höchstens 0,5 Prozent, mit 1,0 g Substanz bestimmt.

Gehaltsbestimmung

0,150 g Substanz werden in Natriumhydroxid-Lösung (0,1 mol · l^{-1}) zu 100,0 ml gelöst. 5,0 ml Lösung werden in einen 1000-ml-Meßkolben, der etwa 750 ml Wasser *R* enthält, gegeben. Nach Zusatz von 20,0 ml Essigsäure (0,1 mol · l^{-1}) wird mit Wasser *R* zu 1000,0 ml verdünnt. Unter gleichen Bedingungen wird eine Referenzlösung mit 0,150 g Sulfasalazin *CRS* hergestellt. Die Absorption (2.2.25) der Lösungen wird im Maximum bei 359 nm gemessen.

Der Gehalt an $C_{18}H_{14}N_4O_5S$ wird mit Hilfe der Absorptionen und der Konzentrationen der Lösungen berechnet.

Lagerung

Gut verschlossen, vor Licht geschützt.

1998, 864

Sulindac

Sulindacum

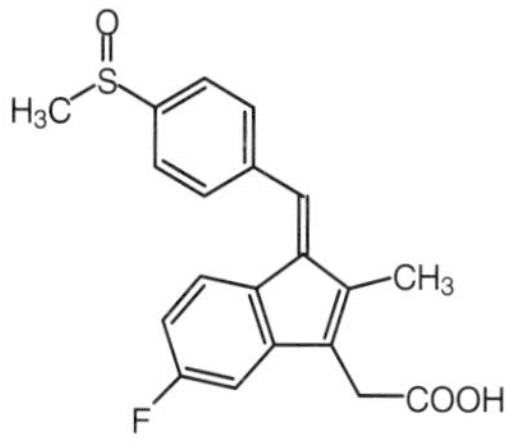

$C_{20}H_{17}FO_3S$ M_r 356,4

Definition

Sulindac enthält mindestens 99,0 und höchstens 101,0 Prozent (*Z*)-[5-Fluor-2-methyl-1-[4-(methylsulfinyl)benzyliden]-1*H*-inden-3-yl]essigsäure, berechnet auf die getrocknete Substanz.

Eigenschaften

Gelbes, kristallines Pulver; sehr schwer löslich in Wasser, löslich in Dichlormethan, wenig löslich in Ethanol, sehr schwer löslich in Ether. Die Substanz löst sich in verdünnten Alkalihydroxid-Lösungen.

Die Substanz zeigt Polymorphie.

Prüfung auf Identität

1: C.
2: A, B, D, E.

A. Schmelztemperatur (2.2.14): 182 bis 186 °C.

B. 50 mg Substanz werden in einer 0,3prozentigen Lösung (*V*/*V*) von Salzsäure *R* in Methanol *R* zu 100 ml gelöst. 2 ml Lösung werden mit einer 0,3prozentigen Lösung (*V*/*V*) von Salzsäure *R* in Methanol *R* zu 50 ml verdünnt. Diese Lösung, zwischen 230 und 350 nm gemessen, zeigt Absorptionsmaxima (2.2.25) bei 284 und 327 nm sowie eine Schulter bei etwa 258 nm. Das Verhältnis der Absorption im Maximum bei 284 nm zu der im Maximum bei 327 nm liegt zwischen 1,10 und 1,20.

C. Die Prüfung erfolgt mit Hilfe der IR-Spektroskopie (2.2.24) durch Vergleich des Spektrums der Substanz mit dem von Sulindac *CRS*. Die Prüfung erfolgt mit Hilfe von Preßlingen. Wenn die Spektren bei der Prüfung in fester Form unterschiedlich sind, werden Substanz und Referenzsubstanz getrennt in der eben notwendigen Menge heißem Methanol *R* gelöst. Nach Eindampfen der Lösungen werden mit den Rückständen erneut Spektren aufgenommen.

D. Die Prüfung erfolgt mit Hilfe der Dünnschichtchromatographie (2.2.27) unter Verwendung einer Schicht von Kieselgel GF_{254} *R*.

Untersuchungslösung: 10 mg Substanz werden in Dichlormethan *R* zu 10 ml gelöst.

Referenzlösung a: 10 mg Sulindac *CRS* werden in Dichlormethan *R* zu 10 ml gelöst.

Referenzlösung b: 10 mg Diflunisal *CRS* werden in Dichlormethan *R* zu 10 ml gelöst. 1 ml Lösung wird mit Referenzlösung a zu 2 ml verdünnt.

Auf die Platte werden getrennt 5 µl jeder Lösung aufgetragen. Die Chromatographie erfolgt mit einer Mischung von 1 Volumteil Essigsäure 98 % *R*, 49 Volumteilen Dichlormethan *R* und 50 Volumteilen Aceton *R* über eine Laufstrecke von 15 cm. Die Platte wird im Warmluftstrom getrocknet und im ultravioletten Licht bei 254 nm ausgewertet. Der Hauptfleck im Chromatogramm der Untersuchungslösung entspricht in bezug auf Lage und Größe dem Hauptfleck im Chromatogramm der Referenzlösung a. Die Prüfung darf nur ausgewertet werden, wenn das Chromatogramm der Referenzlösung b deutlich voneinander getrennt 2 Flecke zeigt.

E. Etwa 5 mg Substanz werden in einem Tiegel mit 45 mg schwerem Magnesiumoxid *R* gemischt. Die Mischung wird so lange geglüht, bis der Rückstand fast weiß ist (normalerweise weniger als 5 min lang). Nach dem Erkaltenlassen werden 1 ml Wasser *R*, 0,05 ml Phenolphthalein-Lösung *R* 1 und etwa 1 ml verdünnte Salzsäure *R* zugesetzt, damit die Lösung farblos ist. Die Mischung wird filtriert. Eine frisch hergestellte Mischung von 0,1 ml Alizarin-S-Lösung *R* und 0,1 ml Zirconiumnitrat-Lösung *R* wird mit 1,0 ml Filtrat versetzt. Nach dem Mischen wird 5 min lang stehengelassen und die Färbung mit der einer unter gleichen Bedingungen hergestellten Blindlösung verglichen. Die Lösung ist gelb, die Blindlösung rot gefärbt.

Prüfung auf Reinheit

Verwandte Substanzen: Die Prüfung erfolgt mit Hilfe der Flüssigchromatographie (2.2.29).

Untersuchungslösung: 0,10 g Substanz werden in der mobilen Phase zu 50,0 ml gelöst.

Referenzlösung a: 1,0 ml Untersuchungslösung wird mit der mobilen Phase zu 100,0 ml verdünnt. 5,0 ml dieser Lösung werden mit der mobilen Phase zu 10,0 ml verdünnt.

Referenzlösung b: 20,0 mg Sulindac *CRS* (enthält 0,5 % (*m*/*m*) *E*-Isomer) werden in der mobilen Phase zu 10,0 ml gelöst.

Die Chromatographie kann durchgeführt werden mit
- einer Säule aus rostfreiem Stahl von 0,25 m Länge und 4,6 mm innerem Durchmesser, gepackt mit Kieselgel zur Chromatographie *R* (10 µm)
- einer Mischung von 1 Volumteil Essigsäure 98 % *R*, 4 Volumteilen Ethanol 96 % *R*, 100 Volumteilen Ethylacetat *R* und 400 Volumteilen ethanolfreiem Chloroform *R* als mobile Phase bei einer Durchflußrate von 2 ml je Minute
- einem Spektrometer als Detektor bei einer Wellenlänge von 280 nm.

20 µl Referenzlösung a werden eingespritzt. Die Empfindlichkeit des Systems wird so eingestellt, daß die Höhe des Hauptpeaks mindestens 50 Prozent des maximalen Ausschlags beträgt.

20 µl Referenzlösung b werden eingespritzt. Die Chromatographie erfolgt über eine Dauer, die der 2fachen

S

Monographien

Retentionszeit des Hauptpeaks entspricht. Das Chromatogramm zeigt einen dem Sulindac entsprechenden Hauptpeak und einen dem *E*-Isomer entsprechenden Peak mit einer relativen Retentionszeit von etwa 1,75, bezogen auf den Peak von Sulindac.

Je 20 µl Untersuchungslösung, Referenzlösung a und Referenzlösung b werden getrennt eingespritzt. Im Chromatogramm der Untersuchungslösung darf die Fläche eines dem *E*-Isomer entsprechenden Peaks nicht größer sein als die Fläche des entsprechenden Peaks im Chromatogramm der Referenzlösung b (0,5 Prozent), und keine Peakfläche, mit Ausnahme des Hauptpeaks und eines dem *E*-Isomer entsprechenden Peaks, darf größer sein als die Fläche des Hauptpeaks im Chromatogramm der Referenzlösung a (0,5 Prozent). Im Chromatogramm der Untersuchungslösung darf die Summe aller Peakflächen, mit Ausnahme der des Hauptpeaks, nicht größer sein als das 2fache der Fläche des Hauptpeaks im Chromatogramm der Referenzlösung a (1 Prozent).

Schwermetalle (2.4.8): 2,0 g Substanz müssen der Grenzprüfung D auf Schwermetalle entsprechen (10 ppm). Zur Herstellung der Referenzlösung werden 2 ml Blei-Lösung (10 ppm Pb) *R* verwendet.

Trocknungsverlust (2.2.32): Höchstens 0,5 Prozent, mit 1,000 g Substanz durch Trocknen im Vakuumtrockenschrank bei 100 bis 105 °C und höchstens 700 Pa bestimmt.

Sulfatasche (2.4.14): Höchstens 0,1 Prozent, mit 1,0 g Substanz bestimmt.

Gehaltsbestimmung

0,300 g Substanz, in 50 ml Methanol *R* gelöst, werden mit Natriumhydroxid-Lösung (0,1 mol · l^{-1}) titriert. Die Bestimmung des Endpunkts erfolgt mit Hilfe der Potentiometrie (2.2.20).

1 ml Natriumhydroxid-Lösung (0,1 mol · l^{-1}) entspricht 35,64 mg $C_{20}H_{17}FO_3S$.

Lagerung

Gut verschlossen, vor Licht geschützt.

Verunreinigungen

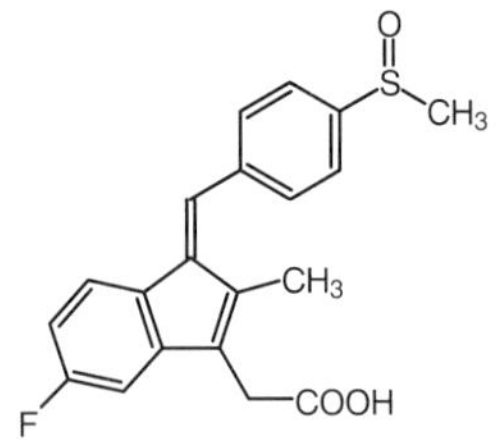

A. (*E*)-[5-Fluor-2-methyl-1-[4-(methylsulfinyl)benzyliden]-1*H*-inden-3-yl]essigsäure

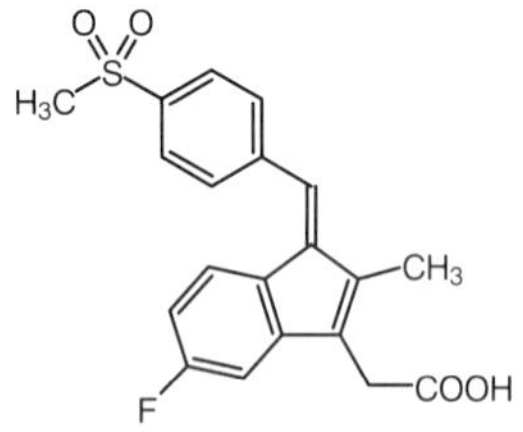

B. (*Z*)-[5-Fluor-2-methyl-1-[4-(methylsulfonyl)benzyliden]-1*H*-inden-3-yl]essigsäure

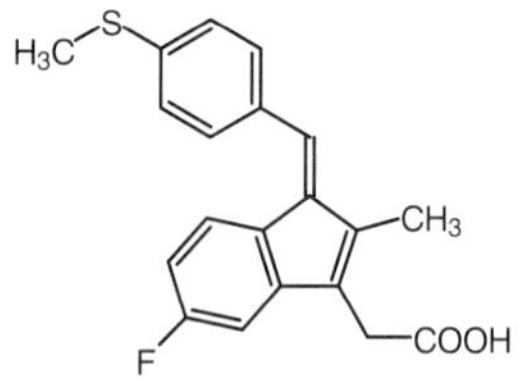

C. (*Z*)-[5-Fluor-2-methyl-1-[4-(methylsulfanyl)benzyliden]-1*H*-inden-3-yl]essigsäure.

T

1999, 438

Talkum
Talcum

Definition

Talkum ist ausgewähltes, pulverisiertes, natürliches, hydratisiertes Magnesiumsilikat. Die chemische Zusammensetzung der reinen Substanz ist $Mg_3Si_4O_{10}(OH)_2$; M_r 379,3. Die Substanz kann unterschiedliche Mengen vergesellschafteter Mineralien enthalten, unter welchen Chlorite (hydratisierte Aluminium- und Magnesiumsilikate), Magnesit (Magnesiumcarbonat), Calcit (Calciumcarbonat) und Dolomit (Calcium- und Magnesiumcarbonat) vorherrschen.

Herstellung

Talkum aus Lagerstätten, die für mit Asbest vergesellschaftete Substanzen bekannt sind, eignet sich nicht für pharmazeutische Zwecke. Der Hersteller muß nachweisen, daß die Substanz frei von Asbest ist (Nachweis von Hornblende und Serpentin). Die Anwesenheit von Hornblende und Serpentin kann mit Hilfe der IR-Spektroskopie oder Röntgendiffraktion (siehe A und B) nachgewiesen werden. Im Falle eines positiven Nachweises wird nach spezifischen morphologischen Merkmalen mit Hilfe geeigneter mikroskopischer Methoden gesucht, um zu bestimmen, welche asbestführende Varietät (Chrysotil- oder Tremolitasbest) vorliegt. Die Untersuchungen werden wie nachstehend beschrieben durchgeführt:

A. Die Prüfung erfolgt mit Hilfe der IR-Spektroskopie (2.2.24). Zwischen 740 und 760 cm^{-1} wird unter Ausnutzung des Skalenbereichs geprüft; eine Absorptionsbande bei 758 ± 1 cm^{-1} kann auf die Anwesenheit von Tremolit oder Chlorit hinweisen. Die Anwesenheit dieser Bande nach mindestens 30 min langem Glühen der Substanz bei 850 °C weist auf Tremolit hin. Zwischen 600 und 650 cm^{-1} wird unter Ausnutzung des Skalenbereichs geprüft; Absorptionsbanden oder Schultern können auf Serpentine hinweisen. Die Prüfung erfolgt mit Hilfe von Preßlingen unter Verwendung von Kaliumbromid *R*.

B. Die Prüfung erfolgt mit Hilfe der Röntgendiffraktion unter folgenden Bedingungen:
   - Strahlung: Cu Kα monochromatisch, 40 kV, 24 bis 30 mA
   - Einfallsspalte: 1°
   - Erfassungsspalte: 0,2°
   - Abtastgeschwindigkeit des Goniometers: 1/10° 2θ/min
   - Abtastbereich: 10 bis 13° 2θ und 24 bis 26° 2θ
   - nicht gerichtetes Muster.

   Die zu untersuchende Substanz wird auf den Träger gelegt und festgedrückt. Die Oberfläche wird mit einem polierten Glasplättchen geglättet. Die Diffraktogramme werden aufgezeichnet.

   Hornblende wird nachgewiesen mit einem Diffraktions-Peak bei 10,5 ± 0,1° 2θ, Serpentin mit Diffraktions-Peaks bei 24,3 ± 0,1° 2θ bis 12,1 ± 0,1° 2θ.

Wenn durch eine der beiden Methoden Hornblende und/oder Serpentin nachgewiesen wird, wird die Substanz mit Hilfe einer mikroskopischen Methode, die geeignet ist, Asbestfasern nachzuweisen, geprüft.

Die Prüfung erfolgt mikroskopisch. Die Anwesenheit von Asbest ist erwiesen, wenn folgende 2 Kriterien erfüllt sind:
- Verhältnis Länge zu Breite von 20 zu 1 bis 100 zu 1 oder größer für Fasern von mehr als 5 µm Länge
- Fähigkeit, sich in sehr feine Fäserchen zu teilen

und wenn 2 oder mehr der folgenden 4 Kriterien erfüllt sind:
- parallel laufende Fasern in Bündeln
- Faserbündel mit zerfasernden Enden
- Fasern in Form feiner Nadeln
- einzeln verfilzte Fasern und/oder gekrümmte Fasern.

Eigenschaften

Leichtes, weißes bis fast weißes, homogenes, fettig anzufühlendes (nicht scheuerndes) Pulver; praktisch unlöslich in Wasser, Ethanol, verdünnten Säuren und verdünnten Alkalihydroxid-Lösungen.

Prüfung auf Identität

1: A.
2: B, C.

A. Die Prüfung erfolgt mit Hilfe der IR-Spektroskopie (2.2.24). Das Spektrum zeigt Banden bei 3677 ± 2 cm^{-1}, 1018 ± 2 cm^{-1} und 669 ± 2 cm^{-1}. Die Prüfung erfolgt mit Hilfe von Preßlingen unter Verwendung von Kaliumbromid *R*.

B. In einem Platintiegel wird eine Mischung von 0,2 g wasserfreiem Natriumcarbonat *R* und 2,0 g Kaliumcarbonat *R* geschmolzen. 0,1 g Substanz werden der geschmolzenen Masse zugesetzt. Bis zur vollständigen Schmelze der Mischung wird erhitzt, erkalten gelassen und mit 50 ml heißem Wasser *R* in ein Becherglas gespült. Salzsäure *R* wird zugesetzt, bis die Lösung nicht mehr schäumt. Nach Zusatz von 10 ml Salzsäure *R* wird im Wasserbad zur Trockne eingedampft. Nach dem Erkaltenlassen werden 20 ml Wasser *R* zugesetzt, bis zum Sieden erhitzt und filtriert. (Der Rückstand wird für die „Prüfung auf Identität, C" verwendet.) 5 ml Filtrat werden mit 1 ml Ammoniak-Lösung *R* und 1 ml Ammoniumchlorid-Lösung *R* ver-

T

Monographien

setzt und filtriert. Wird dem Filtrat 1 ml Natriummonohydrogenphosphat-Lösung *R* zugesetzt, bildet sich ein weißer, kristalliner Niederschlag.

C. Der bei der „Prüfung auf Identität, B" erhaltene Rückstand gibt die Identitätsreaktion auf Silikat (2.3.1).

Prüfung auf Reinheit

Prüflösung I: 10,0 g Substanz werden in einem Erlenmeyerkolben mit aufgesetztem Rückflußkühler unter ständigem Umschwenken portionsweise mit 50 ml Salzsäure (0,5 mol · l^{-1}) versetzt. Die Mischung wird im Wasserbad 30 min lang erhitzt. Nach dem Erkaltenlassen wird die Mischung in ein Becherglas gebracht. Nach dem Absetzenlassen der nicht gelösten Substanz wird die überstehende Flüssigkeit durch ein Papierfilter mittlerer Stärke in einen 100-ml-Meßkolben filtriert, wobei der unlösliche Rückstand im Becherglas möglichst zurückbehalten wird. Der Rückstand und das Becherglas werden 3mal mit je 10 ml heißem Wasser *R* gewaschen. Das Filter wird mit 15 ml heißem Wasser *R* gewaschen. Das Filtrat wird erkalten gelassen und mit Wasser *R* zu 100,0 ml verdünnt.

Prüflösung II: In einer 100-ml-Schale aus Polytetrafluorethylen werden 0,5 g Substanz mit je 5 ml Salzsäure *R*, bleifreier Salpetersäure *R* und Perchlorsäure *R* versetzt. Nach sorgfältigem Mischen werden 35 ml Fluorwasserstoffsäure *R* zugesetzt. Die Mischung wird auf einer Heizplatte langsam zur Trockne eingedampft. Der Rückstand wird mit 5 ml Salzsäure *R* versetzt. Nach Bedecken der Schale mit einem Uhrglas wird zum Sieden erhitzt und erkalten gelassen. Uhrglas und Schale werden mit Wasser *R* abgespült. Die Lösung wird in einen Meßkolben überführt, der 5 ml einer Lösung von Caesiumchlorid *R* (25,34 g · l^{-1}) enthält. Nach Spülen der Schale mit Wasser *R* wird mit Wasser *R* zu 50,0 ml verdünnt.

***p*H-Wert** (2.2.3): Der *p*H-Wert des bei der Prüfung „Wasserlösliche Substanzen" erhaltenen Filtrats muß zwischen 7,0 und 9,0 liegen. Der Wert wird 1 min nach Einführen der Elektrode abgelesen.

Wasserlösliche Substanzen: 10,0 g Substanz werden mit 50 ml kohlendioxidfreiem Wasser *R* versetzt. 30 min lang wird zum Rückfluß erhitzt, erkalten gelassen, durch ein Papierfilter mittlerer Stärke filtriert und mit kohlendioxidfreiem Wasser *R* zu 50,0 ml verdünnt. 25,0 ml Filtrat werden zur Trockne eingedampft und 1 h lang bei 105 °C getrocknet. Die Masse des Rückstands darf höchstens 10 mg betragen (0,2 Prozent).

Aluminium: Höchstens 2,0 Prozent Al. Der Gehalt an Aluminium wird mit Hilfe der Atomabsorptionsspektroskopie (2.2.23, Methode I) bestimmt.

Untersuchungslösung: 5,0 ml Prüflösung II werden mit 10 ml einer Lösung von Caesiumchlorid *R* (25,34 g · l^{-1}) und 10,0 ml Salzsäure *R* versetzt und mit Wasser *R* zu 100,0 ml verdünnt.

Referenzlösungen: In 4 gleiche Meßkolben, die je 10,0 ml Salzsäure *R* und 10 ml einer Lösung von Caesiumchlorid *R* (25,34 g · l^{-1}) enthalten, werden 5,0, 10,0, 15,0 beziehungsweise 20,0 ml Aluminium-Lösung (100 ppm Al) *R* gegeben und mit Wasser *R* zu je 100,0 ml verdünnt.

Die Absorption wird bei 309,3 nm unter Verwendung einer Aluminium-Hohlkathodenlampe als Strahlungsquelle und einer Distickstoffmonoxid-Acetylen-Flamme gemessen.

Calcium: Höchstens 0,9 Prozent Ca. Der Gehalt an Calcium wird mit Hilfe der Atomabsorptionsspektroskopie (2.2.23, Methode I) bestimmt.

Untersuchungslösung: 5,0 ml Prüflösung II werden mit 10,0 ml Salzsäure *R* und 10 ml Lanthanchlorid-Lösung *R* versetzt und mit Wasser *R* zu 100,0 ml verdünnt.

Referenzlösungen: In 4 gleiche Meßkolben, die je 10,0 ml Salzsäure *R* und 10 ml Lanthanchlorid-Lösung *R* enthalten, werden 1,0, 2,0, 3,0 beziehungsweise 4,0 ml Calcium-Lösung (100 ppm Ca) *R* 1 gegeben und mit Wasser *R* zu 100,0 ml verdünnt.

Die Absorption wird bei 422,7 nm unter Verwendung einer Calcium-Hohlkathodenlampe als Strahlungsquelle und einer Distickstoffmonoxid-Acetylen-Flamme gemessen.

Eisen: Höchstens 0,25 Prozent Fe. Der Gehalt an Eisen wird mit Hilfe der Atomabsorptionsspektroskopie (2.2.23, Methode I) bestimmt.

Untersuchungslösung: 2,5 ml Prüflösung I werden mit 50,0 ml Salzsäure (0,5 mol · l^{-1}) versetzt und mit Wasser *R* zu 100,0 ml verdünnt.

Referenzlösungen: In 4 gleiche Meßkolben, die je 50,0 ml Salzsäure (0,5 mol · l^{-1}) enthalten, werden 2,0, 2,5, 3,0 beziehungsweise 4,0 ml Eisen-Lösung (250 ppm Fe) *R* gegeben und mit Wasser *R* zu 100,0 ml verdünnt.

Die Absorption wird bei 248,3 nm unter Verwendung einer Eisen-Hohlkathodenlampe als Strahlungsquelle und einer Luft-Acetylen-Flamme gemessen. Eine Korrektur wird mit Hilfe einer Deuteriumlampe durchgeführt.

Magnesium: Mindestens 17,0 und höchstens 19,5 Prozent Mg. Der Gehalt an Magnesium wird mit Hilfe der Atomabsorptionsspektroskopie (2.2.23, Methode I) bestimmt.

Untersuchungslösung: 0,5 ml Prüflösung II werden mit Wasser *R* zu 100,0 ml verdünnt. 4,0 ml dieser Lösung werden mit 10,0 ml Salzsäure *R* und 10 ml Lanthanchlorid-Lösung *R* versetzt und mit Wasser *R* zu 100,0 ml verdünnt.

Referenzlösungen: In 4 gleiche Meßkolben, die je 10,0 ml Salzsäure *R* und 10 ml Lanthanchlorid-Lösung *R* enthalten, werden 2,5, 3,0, 4,0 beziehungsweise 5,0 ml einer Magnesium-Lösung (10 ppm Mg) *R* 1 gegeben und mit Wasser *R* zu 100,0 ml verdünnt.

Die Absorption wird bei 285,2 nm unter Verwendung einer Magnesium-Hohlkathodenlampe als Strahlungsquelle und einer Luft-Acetylen-Flamme gemessen.

Blei: Höchstens 10 ppm Pb. Der Gehalt an Blei wird mit Hilfe der Atomabsorptionsspektroskopie (2.2.23, Methode I) bestimmt.

Untersuchungslösung: Die Prüflösung I wird verwendet.

Referenzlösungen: In 4 gleiche Meßkolben, die je 50,0 ml Salzsäure (0,5 mol · l^{-1}) enthalten, werden 5,0,

7,5, 10,0 beziehungsweise 12,5 ml Blei-Lösung (10 ppm Pb) *R* 1 gegeben und mit Wasser *R* zu 100,0 ml verdünnt.

Die Absorption wird bei 217,0 nm unter Verwendung einer Blei-Hohlkathodenlampe als Strahlungsquelle und einer Luft-Acetylen-Flamme gemessen.

Glühverlust: Höchstens 7,0 Prozent, mit 1,00 g Substanz durch Glühen bei 1050 bis 1100 °C bis zur Massekonstanz.

Mikrobielle Verunreinigungen:
Keimzahl (2.6.12): Höchstens 10^2 koloniebildende, aerobe Bakterien und Pilze je Gramm, wenn die Substanz zur kutanen Anwendung bestimmt ist. Höchstens 10^3 koloniebildende, aerobe Bakterien und höchstens 10^2 Pilze je Gramm, wenn die Substanz zur oralen Anwendung bestimmt ist.

Beschriftung

Die Beschriftung gibt insbesondere, falls zutreffend, an, ob die Substanz zur oralen oder kutanen Anwendung bestimmt ist.

1999, 1301

Tausendgüldenkraut

Centaurii herba

Definition

Tausendgüldenkraut besteht aus den ganzen oder geschnittenen, getrockneten, oberirdischen Teilen blühender Pflanzen von *Centaurium erythraea* Rafn. [*Centaurium minus* Moench, *Centaurium umbellatum* Gilib., *Erythraea centaurium* (L.) Pers.].

Eigenschaften

Die Droge hat einen stark bitteren Geschmack.

Die Droge weist die unter „Prüfung auf Identität, A und B" beschriebenen makroskopischen und mikroskopischen Merkmale auf.

Prüfung auf Identität

A. Der hohle, zylindrische Stengel ist hellgrün bis dunkelbraun, zeigt Längsleisten und ist nur im oberen Teil verzweigt. Die sitzenden, ganzrandigen, kreuzgegenständig angeordneten Blätter sind eiförmig bis lanzettlich und bis 3 cm lang, beiderseits grün bis bräunlichgrün und kahl. Der Blütenstand ist diaxial verzweigt. Der röhrenförmige Kelch ist grün und besitzt 5 lanzettliche, zugespitzte Zähne. Die Blumenkrone besteht aus einer weißlichen Kronröhre, die sich in 5 längliche, rosafarbene, etwa 5 bis 8 mm lange Zipfel teilt. Dem Schlund der Kronröhre entspringen 5 Staubgefäße. Der oberständige Fruchtknoten trägt einen kurzen Griffel mit einer breiten, 2lappigen Narbe und weist zahlreiche Samenanlagen auf. Häufig finden sich zylindrische, etwa 7 bis 10 mm lange Kapseln mit kleinen, braunen, gemusterten, rauhen Samen.

B. Die Droge wird pulverisiert (355). Das Pulver ist grünlichgelb bis bräunlich. Die Prüfung erfolgt unter dem Mikroskop, wobei Chloralhydrat-Lösung *R* verwendet wird. Das Pulver zeigt folgende Merkmale: zahlreiche Stengelstücke mit Sklerenchymfasern und englumigen Spiral-, Netz- und Hoftüpfelgefäßen sowie rechteckigen, getüpfelten Zellen des Marks und der Markstrahlen; Blattfragmente mit welligbuchtigen Epidermiszellen und gestreifter Kutikula, insbesondere über den Rändern und in der Umgebung der Spaltöffnungen, Spaltöffnungen vom anisocytischen Typ (2.8.3) und Zellen des Mesophylls mit Calciumoxalatkristallen unterschiedlicher Form; Bruchstücke vom Kelch und der Blumenkrone, die des Kelches mit geradwandigen Epidermiszellen, die der Blumenkrone mit stumpfpapillösen Epidermiszellen und radiärstreifiger Kutikula; Teile des Endotheziums mit netz- oder leistenförmigen Wandverdickungen; dreieckig abgerundete bis elliptische, gelbe Pollenkörner mit einem Durchmesser von etwa 30 µm, einer feinpunktierten Exine und 3 Keimporen; Fragmente der Fruchtkapselwand, die aus gekreuzten Lagen faserähnlicher Zellen besteht; kleine gelbbraune Samen mit dunkelbrauner, erhabener Netzstruktur, die von den derben Seitenwänden der Epidermiszellen gebildet wird.

C. Die Prüfung erfolgt mit Hilfe der Dünnschichtchromatographie (2.2.27) unter Verwendung einer DC-Platte mit Kieselgel F_{254} *R*.

Untersuchungslösung: 1,0 g pulverisierte Droge (355) wird 10 min lang mit 20 ml Methanol *R* zum Rückfluß erhitzt und nach dem Abkühlen abfiltriert.

Referenzlösung: 10 mg Rutosid *R* werden in 10 ml Methanol *R* gelöst.

Auf die Platte werden getrennt 30 µl Untersuchungslösung und 10 µl Referenzlösung bandförmig aufgetragen. Die Chromatographie erfolgt mit einer Mischung von 16 Volumteilen Wasser *R*, 16 Volumteilen wasserfreier Essigsäure *R* und 68 Volumteilen Ethylacetat *R*, wobei 2mal mit der gleichen mobilen Phase über eine Laufstrecke von 12 cm, mit Zwischentrocknung im Kaltluftstrom, entwickelt wird. Nach der Entwicklung und dem Entfernen der mobilen Phase im Kaltluftstrom wird die Platte im ultravioletten Licht bei 254 nm ausgewertet. Das Chromatogramm der Untersuchungslösung zeigt die stark fluoreszenzmindernde Swertiamarin-Zone, die in bezug auf die Lage etwa der fluoreszenzmindernden Zone des Rutosids im Chromatogramm der Referenzlösung entspricht. Weitere, schwach fluoreszenzmindernde Zonen können vorhanden sein. Die Platte wird anschließend mit Anisaldehyd-Reagenz *R* besprüht und 5 bis 10 min lang unter Beobachtung bei 100 bis 105 °C erhitzt. Im Tageslicht ausgewertet zeigt das Chromatogramm der Referenzlösung eine gelblichbraune Zone (Rutosid). Das Chromatogramm der Untersuchungslösung zeigt eine violettbraune Zone (Swertiamarin), etwas darüber eine schwache, gelblichbraune Zone und über dieser, bis zu der rötlichvioletten Zone an der Fließmittelfront, einige wenige sehr schwache, meist graue Zonen. Die Platte wird anschließend im ultravioletten Licht bei 365 nm ausgewertet. Im Chromatogramm der Untersuchungslösung fluoresziert die Swertiamarin-Zone stark braun bis bräunlichgelb, die etwas darüberliegende Zone blau bis gelblichgrün, die wenigen über dieser liegenden schwachen Zonen fluoreszieren blau bis gelb, und die an der Fließmittelfront liegende Zone fluoresziert schwach rötlichviolett. Unterhalb der Swertiamarin-Zone treten zum Teil intensive, hellgrün bis gelbgrün fluoreszierende Zonen sowie ein paar schwach bräunlich fluoreszierende Zonen auf.

Prüfung auf Reinheit

Fremde Bestandteile (2.8.2): Höchstens 3 Prozent.

Bitterwert: Mindestens 2000. Der Bitterwert wird durch Vergleich mit Chininhydrochlorid bestimmt, dessen Bitterwert mit 200 000 festgesetzt ist. Der Bitterwert ist definiert als der reziproke Wert jener Verdünnung, die gerade noch bitter schmeckt.

Chininhydrochlorid-Stammlösung: 0,100 g Chininhydrochlorid *R* werden in Wasser *R* zu 100,0 ml gelöst. 1,0 ml Lösung wird mit Wasser *R* zu 100,0 ml verdünnt.

Tausendgüldenkraut-Auszug: 1,0 g pulverisierte Droge (355) wird mit 1000 ml siedendem Wasser *R* übergossen und 30 min lang unter fortwährendem Rühren im Wasserbad erhitzt. Nach dem Erkaltenlassen wird mit Wasser *R* auf 1000 ml ergänzt, die Mischung kräftig geschüttelt und filtriert, wobei die ersten 20 ml des Filtrats verworfen werden.

Eine Reihe von Verdünnungen der Chininhydrochlorid-Stammlösung wird hergestellt, wobei in das erste Reagenzglas 4,2 ml Stammlösung gegeben werden. In den folgenden Reagenzgläsern wird das Volumen der Stammlösung um jeweils 0,2 ml des vorherigen Volumens vermehrt. Mit einem Volumen an Chininhydrochlorid-Stammlösung von 5,8 ml wird die Verdünnungsreihe beendet; der Inhalt jedes Reagenzglases wird mit Wasser *R* zu 10,0 ml verdünnt.

Die niedrigste Konzentration, die noch bitter schmeckt, wird wie folgt ermittelt: 10,0 ml der schwächsten Verdünnung werden in den Mund genommen und 30 s lang in der Gegend des Zungengrundes hin und her bewegt. Wird die Lösung nicht als bitter empfunden, wird sie ausgespuckt und 1 min lang gewartet. Nun wird der Mund mit Wasser *R* ausgespült. Nach 10 min wird der Vorgang mit der nächsten Verdünnung in der Reihenfolge der ansteigenden Konzentrationen wiederholt.

Der Korrekturfaktor *k* wird wie folgt errechnet:

$$k = \frac{5,00}{n}$$

n = Anzahl der Milliliter Chininhydrochlorid-Stammlösung in der Verdünnung der niedrigsten Konzentration, die bitter schmeckt.

10/*k* ml Tausendgüldenkraut-Auszug werden mit Wasser *R* zu 20,0 ml verdünnt. 10,0 ml dieser Lösung müssen bitter schmecken.

Trocknungsverlust (2.2.32): Höchstens 10,0 Prozent, mit 1,000 g pulverisierter Droge (355) durch 2 h langes Trocknen im Trockenschrank bei 100 bis 105 °C bestimmt.

Asche (2.4.16): Höchstens 6,0 Prozent.

Lagerung

Gut verschlossen, vor Licht geschützt.

1998, 641

[^{99m}Tc]Technetium-Medronat-Injektionslösung

Technetii[^{99m}Tc] medronati solutio iniectabilis

Definition

[^{99m}Tc]Technetium-Medronat-Injektionslösung ist eine sterile Lösung, die durch Mischen einer Natriummethylendiphosphonat-Lösung und einer Zinn(II)-salz-Lösung mit einer Natrium[^{99m}Tc]pertechnetat-Injektionslösung (aus Kernspaltprodukten oder nicht aus Kernspaltprodukten) hergestellt werden kann. Die Injektionslösung enthält unterschiedliche Mengen an Zinn (Sn), jedoch höchstens 3 mg Sn je Milliliter; sie kann Konservierungsmittel, Antioxidantien, Stabilisatoren und Puffer enthalten. Die Injektionslösung enthält mindestens 90,0 und höchstens 110,0 Prozent der deklarierten Technetium-99m-Radioaktivität zu dem in der Beschriftung angegebenen Zeitpunkt. Der Anteil an Radioaktivität, der nicht als Technetium-99m-Medronat-Komplex, sondern in anderen chemischen Formen vorliegt, darf höchstens 5,0 Prozent der Gesamtradioaktivität betragen.

Die Injektionslösung wird aus **Natrium[^{99m}Tc]pertechnetat-Injektionslösung aus Kernspaltprodukten (Natrii pertechnetatis[^{99m}Tc] fissione formati solutio iniectabilis)** oder aus **Natrium[^{99m}Tc]pertechnetat-Injektionslösung nicht aus Kernspaltprodukten (Natrii pertechnetatis[^{99m}Tc] sine fissione formati solutio iniectabilis)** unter Verwendung geeigneter, steriler Substanzen hergestellt. Der Anteil radionuklearer Verunreinigungen ist auf den Zeitpunkt der Anwendung zu beziehen.

Eigenschaften

Klare, farblose Lösung.

Technetium-99m hat eine Halbwertszeit von 6,02 h und emittiert Gammastrahlen.

Prüfung auf Identität

A. Das Spektrum der Gammastrahlen wird, wie in der Monographie **Radioaktive Arzneimittel (Radio-**

pharmaceutica) beschrieben, mit Hilfe eines geeigneten Geräts gemessen. Das Spektrum weicht nicht signifikant von dem einer Technetium-99m-Referenzlösung ab, entweder durch direkten Vergleich oder durch Messung mit einem Gerät bestimmt, das mit Hilfe einer derartigen Lösung eingestellt wurde. Technetium-99m- und Molybdän-99-Referenzlösungen können von national autorisierten Laboratorien bezogen werden. Das wichtigste Gammaphoton von Technetium-99m hat eine Energie von 0,140 MeV.

B. Das bei der Prüfung „Radiochemische Reinheit" (siehe „Prüfung auf Reinheit") erhaltene Chromatogramm wird ausgewertet. Die Verteilung der Radioaktivität trägt zur Identifizierung der Injektionslösung bei.

C. Die Prüfung erfolgt mit Hilfe der Dünnschichtchromatographie (2.2.27), wie in der Monographie **Radioaktive Arzneimittel** beschrieben, unter Verwendung einer Schicht von Cellulose.

Untersuchungslösung: Die Injektionslösung wird mit Wasser *R* bis zu einer Konzentration von etwa 0,1 bis 0,5 mg Natriummedronat je Milliliter verdünnt.

Referenzlösung: Eine geeignete Menge Medronsäure *CRS* (1 bis 5 mg) wird in einer Mischung von Wasser *R* und einer Lösung von Natriumchlorid *R* ($9 \text{ g} \cdot l^{-1}$) so zu 10 ml gelöst, daß vergleichbare Medronat- und Natriumchlorid-Konzentrationen wie in der Untersuchungslösung erhalten werden.

Auf die Platte werden getrennt 10 µl jeder Lösung aufgetragen. Die Chromatographie erfolgt mit einer Mischung von 20 Volumteilen 2-Propanol *R*, 30 Volumteilen Salzsäure ($1 \text{ mol} \cdot l^{-1}$) und 60 Volumteilen Ethylmethylketon *R* über eine Laufstrecke von 12 bis 14 cm (Entwicklungszeit etwa 4 h). Die Platte wird an der Luft trocknen gelassen und anschließend mit Ammoniummolybdat-Lösung *R* 4 besprüht. Die Platte wird etwa 10 min lang ultraviolettem Licht von 254 nm ausgesetzt. Der Hauptfleck im Chromatogramm der Untersuchungslösung entspricht in bezug auf Lage und Farbe dem Fleck im Chromatogramm der Referenzlösung.

Prüfung auf Reinheit

***p*H-Wert** (2.2.3): Der *p*H-Wert der Injektionslösung muß zwischen 3,5 und 7,5 liegen.

Radiochemische Reinheit: Die Prüfung erfolgt mit Hilfe der Dünnschichtchromatographie (2.2.27), wie in der Monographie **Radioaktive Arzneimittel** beschrieben. Als stationäre Phase wird Kieselgel auf einer Glasfiberplatte verwendet. Die verwendeten Platten sollen so beschaffen sein, daß die mobile Phase während der Entwicklung des Chromatogramms in etwa 10 min eine Laufstrecke von 10 bis 15 cm zurücklegt. Hydrolysiertes Technetium und Technetium in kolloidaler Form werden durch Prüfung a, das Pertechnetat-Ion durch Prüfung b bestimmt.

a) Auf die Platte werden 5 bis 10 µl Injektionslösung aufgetragen. Die Chromatographie erfolgt sofort mit einer Lösung von Natriumacetat *R* ($136 \text{ g} \cdot l^{-1}$) über eine Laufstrecke von 10 bis 15 cm. Nach dem Trocknen der Platte an der Luft wird die Verteilung der Radioaktivität mit Hilfe eines geeigneten Detektors ermittelt. Hydrolysiertes Technetium und Technetium in kolloidaler Form bleiben am Startpunkt zurück. Der Technetium-Medronat-Komplex und das Pertechnetat-Ion wandern nahe an der Lösungsmittelfront.

b) Auf die Platte werden 5 bis 10 µl Injektionslösung aufgetragen. Anschließend wird rasch getrocknet. Die Chromatographie erfolgt mit Ethylmethylketon *R* über eine Laufstrecke von 10 bis 15 cm. Nach dem Trocknen der Platte wird die Verteilung der Radioaktivität mit Hilfe eines geeigneten Detektors ermittelt. Das Pertechnetat-Ion wandert nahe an der Lösungsmittelfront. Der Technetium-Medronat-Komplex und Technetium in kolloidaler Form bleiben am Startpunkt zurück.

Der dem Pertechnetat-Ion entsprechende Prozentanteil der Radioaktivität im Chromatogramm b darf höchstens 2,0 Prozent und die Summe der allen Verunreinigungen in den Chromatogrammen a und b entsprechenden Prozentanteile der Radioaktivität (einschließlich des Pertechnetat-Ions) darf höchstens 5,0 Prozent betragen.

Zinn:
Untersuchungslösung: 1,0 ml Injektionslösung wird mit Salzsäure ($1 \text{ mol} \cdot l^{-1}$) zu 50,0 ml verdünnt.

Referenzlösung: 0,115 g Zinn(II)-chlorid *R* werden in Salzsäure ($1 \text{ mol} \cdot l^{-1}$) zu 1000,0 ml gelöst.

1,0 ml jeder Lösung wird mit 0,4 ml einer Lösung von Natriumdodecylsulfat *R* ($20 \text{ g} \cdot l^{-1}$), 0,05 ml Thioglycolsäure *R*, 0,1 ml Dithiol-Reagenz *R* und 3,0 ml Salzsäure ($0{,}2 \text{ mol} \cdot l^{-1}$) versetzt und gemischt. Unter Verwendung von Salzsäure ($0{,}2 \text{ mol} \cdot l^{-1}$) als Kompensationsflüssigkeit wird die Absorption (2.2.25) jeder Lösung bei 540 nm gemessen. Die Absorption der Untersuchungslösung darf nicht größer sein als die der Referenzlösung (3 mg Sn je Milliliter).

Physiologische Verteilung: In eine geeignete Vene, wie die Schwanz- oder Beinvene, von 3 Ratten mit je einer Körpermasse zwischen 150 und 250 g, werden höchstens 0,2 ml Injektionslösung, die höchstens 0,05 mg Natriummedronat enthalten, injiziert. Die Radioaktivität in der Spritze wird vor und nach der Injektion gemessen. Die Ratten werden 2 h nach der Injektion getötet. Ein Oberschenkelknochen, die Leber und etwas Blut werden entnommen. Das Blut wird gewogen. Der Schwanz wird entfernt, falls eine Schwanzvene für die Injektion verwendet wurde. Die Radioaktivität in Oberschenkelknochen, Leber, Blut und Schwanz, falls eine Schwanzvene für die Injektion verwendet wurde, wird mit einem geeigneten Gerät, wie in der Monographie **Radioaktive Arzneimittel** beschrieben, gemessen. Der Prozentanteil der Radioaktivität in jedem Organ wird mit Hilfe folgender Formel errechnet:

$$\frac{A}{B} \cdot 100$$

A = Radioaktivität des betreffenden Organs
B = Gesamtradioaktivität, entsprechend der Differenz der beiden Messungen an der Spritze, abzüglich der Radioaktivität im Schwanz, falls eine Schwanzvene für die Injektion verwendet wurde.

T

Monographien

Die Radioaktivität im Blut wird je Masseeinheit berechnet. Die Blutkonzentration wird mit Hilfe des Faktors $m \cdot 200^{-1}$ korrigiert, wobei m der Körpermasse der Ratte in Gramm entspricht.

Bei mindestens 2 der 3 Ratten müssen mindestens 1,5 Prozent der Radioaktivität im Oberschenkelknochen und dürfen höchstens 1,0 Prozent in der Leber sowie höchstens 0,05 Prozent je Gramm im Blut gefunden werden.

Sterilität: Die Injektionslösung muß der Prüfung „Sterilität“ der Monographie **Radioaktive Arzneimittel** entsprechen. Die Injektionslösung darf vor Abschluß der Prüfung angewendet werden.

Radioaktivität

Die Radioaktivität wird, wie in der Monographie **Radioaktive Arzneimittel** beschrieben, mit einem geeigneten Gerät durch Vergleich mit einer Technetium-99m-Referenzlösung oder durch Messung mit einem Gerät, das mit Hilfe einer derartigen Lösung eingestellt wurde, bestimmt.

Lagerung

Entsprechend **Radioaktive Arzneimittel**.

Beschriftung

Entsprechend **Radioaktive Arzneimittel**.

1999, 1372

[^{99m}Tc]Technetium-Mertiatid-Injektionslösung

Technetii[^{99m}Tc] mertiatidi solutio iniectabilis

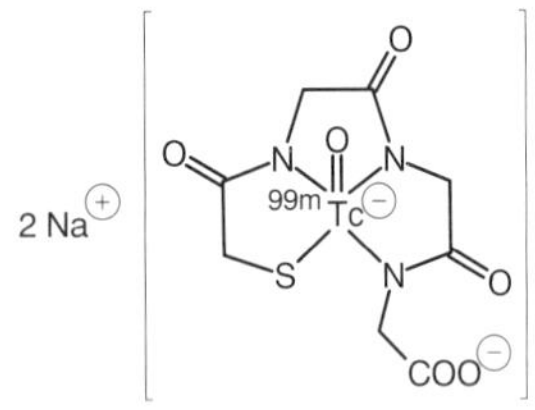

Definition

[^{99m}Tc]Technetium-Mertiatid-Injektionslösung ist eine sterile Lösung, die durch Erhitzen einer Mischung von *S*-Benzoylmercaptoacetyltriglycin (Betiatid) mit einer schwach komplexbildenden Substanz wie Tartrat, einem Zinn(II)-salz und einer Natrium[^{99m}Tc]pertechnetat-Injektionslösung (aus Kernspaltprodukten oder nicht aus Kernspaltprodukten) oder durch Mischen der Lösungen von Mercaptoacetyltriglycin (Mertiatid), einem Zinn(II)-salz und einer Natrium[^{99m}Tc]pertechnetat-Injektionslösung (aus Kernspaltprodukten oder nicht aus Kernspaltprodukten) im alkalischen Milieu hergestellt werden kann. Die Injektionslösung kann Stabilisatoren und einen Puffer enthalten. Die Injektionslösung enthält mindestens 90,0 und höchstens 110,0 Prozent der deklarierten Technetium-99m-Radioaktivität zu dem in der Beschriftung angegebenen Zeitpunkt. Mindestens 94 Prozent der Radioaktivität entsprechen dem Komplex von Technetium-99m in Form von [^{99m}Tc]Technetium-Mertiatid.

Eigenschaften

Klare, farblose Lösung.

Technetium-99m hat eine Halbwertszeit von 6,02 h und emittiert Gammastrahlen.

Prüfung auf Identität

A. Das Spektrum der Gammastrahlen wird, wie in der Monographie **Radioaktive Arzneimittel (Radiopharmaceutica)** beschrieben, mit Hilfe eines geeigneten Geräts gemessen. Das Spektrum weicht nicht signifikant von dem einer Technetium-99m-Referenzlösung ab, entweder durch direkten Vergleich oder durch Messung mit einem Gerät bestimmt, das mit Hilfe einer derartigen Lösung eingestellt wurde. Technetium-99m-Referenzlösungen können von national autorisierten Laboratorien bezogen werden. Das wichtigste Gammaphoton von Technetium-99m hat eine Energie von 0,140 MeV.

B. Die bei der Prüfung „Radiochemische Reinheit, b“ (siehe „Prüfung auf Reinheit“) erhaltenen Chromatogramme werden ausgewertet. Der Hauptpeak im Chromatogramm der Untersuchungslösung entspricht in bezug auf die Retentionszeit dem Hauptpeak im Chromatogramm der Referenzlösung.

Prüfung auf Reinheit

***p*H-Wert** (2.2.3): Der *p*H-Wert der Injektionslösung muß zwischen 5,0 und 7,5 liegen.

Radiochemische Reinheit

a) Die Prüfung erfolgt mit Hilfe der aufsteigenden Papierchromatographie (2.2.26) wie in der Monographie **Radioaktive Arzneimittel** beschrieben.

Untersuchungslösung: Die Injektionslösung.

Auf das Papier werden 2 µl Injektionslösung aufgetragen. Die Chromatographie erfolgt mit einer Mischung von 40 Volumteilen Wasser *R* und 60 Volumteilen Acetonitril *R* über eine Laufstrecke von 15 cm. Nach dem Trocknenlassen des Papiers wird die Verteilung der Radioaktivität mit Hilfe eines geeigneten Detektors ermittelt. Die Radioaktivität am Startpunkt (R_f 0,0 bis 0,1) darf höchstens 2,0 Prozent der Gesamtradioaktivität betragen.

b) Die Prüfung erfolgt mit Hilfe der Flüssigchromatographie (2.2.29).

Untersuchungslösung: Die Injektionslösung.

Referenzlösung: 5 mg *S*-Benzoylmercaptoacetyltriglycin *CRS* werden in 5 ml Wasser *R* unter Erhitzen im Wasserbad gelöst. 1 ml Lösung wird in einer verschlossenen, mit Stickstoff *R* gefüllten Probeflasche mit 0,5 ml einer Lösung von Kaliumnatriumtartrat *R* (40 g · l^{-1}), 25 µl einer Lösung von Zinn(II)-chlorid *R* (4 g · l^{-1}) in Salzsäure (0,05 mol · l^{-1}) und 370 bis 740 MBq Natrium[^{99m}Tc]-pertechnetat-Injektionslösung (aus Kernspaltprodukten oder nicht aus Kernspaltprodukten) in einem Volumen von höchstens 3 ml versetzt. Die Mischung wird 10 min lang im Wasserbad erhitzt und anschließend erkalten gelassen.

Die Chromatographie kann durchgeführt werden mit

- einer Säule aus rostfreiem Stahl von 0,25 m Länge und 4,0 mm innerem Durchmesser, gepackt mit octadecylsilyliertem Kieselgel zur Chromatographie *R* (5 µm)
- einer Mischung der mobilen Phasen A und B bei einer Durchflußrate von 1,0 ml je Minute

  mobile Phase A: 7 Volumteile wasserfreies Ethanol *R* und 93 Volumteile einer Lösung von Kaliumdihydrogenphosphat *R* (1,36 g · l^{-1}), die zuvor mit Natriumhydroxid-Lösung (0,1 mol · l^{-1}) auf einen *p*H-Wert von 6,0 eingestellt wurde, werden gemischt

  mobile Phase B: 10 Volumteile Wasser *R* und 90 Volumteile Methanol *R* werden gemischt
- einem geeigneten Detektor zur Messung der Radioaktivität
- einer 20-µl-Probenschleife.

Die Säule wird 20 min lang mit der mobilen Phase A äquilibriert.

Die Untersuchungslösung und die Referenzlösung werden getrennt eingespritzt. Jeweils 10 min nach dem Einspritzen wird von der mobilen Phase A zur mobilen Phase B gewechselt und die Chromatographie weitere 15 min lang durchgeführt.

Die Prüfung darf nur ausgewertet werden, wenn der Hauptpeak im Chromatogramm der Untersuchungslösung ungefähr die gleiche Retentionszeit aufweist wie der Hauptpeak der Referenzlösung.

Im Chromatogramm der Untersuchungslösung darf die Summe aller Flächen der Peaks, die vor dem Hauptpeak eluiert werden (hydrophile Verunreinigungen, einschließlich [^{99m}Tc]Pertechnetat-Ionen), nicht größer sein als 3,0 Prozent der Summe der Flächen aller Peaks. Die Summe aller Flächen der Peaks, die nach dem Hauptpeak eluiert werden (lipophile Verunreinigungen), darf nicht größer sein als 4,0 Prozent der Summe der Flächen aller Peaks.

Mindestens 94 Prozent der Gesamtradioaktivität müssen [^{99m}Tc]Technetium-Mertiatid entsprechen.

Sterilität: Die Injektionslösung muß der Prüfung „Sterilität" der Monographie **Radioaktive Arzneimittel** entsprechen. Sie darf vor Abschluß der Prüfung angewendet werden.

Radioaktivität

Die Radioaktivität wird, wie in der Monographie **Radioaktive Arzneimittel** beschrieben, mit einem geeigneten Gerät durch Vergleich mit einer Technetium-99m-Referenzlösung oder durch Messung mit einem Gerät, das mit Hilfe einer derartigen Lösung eingestellt wurde, bestimmt.

Lagerung

Entsprechend **Radioaktive Arzneimittel.**

Beschriftung

Entsprechend **Radioaktive Arzneimittel.**

1998, 1156

Tenoxicam

Tenoxicamum

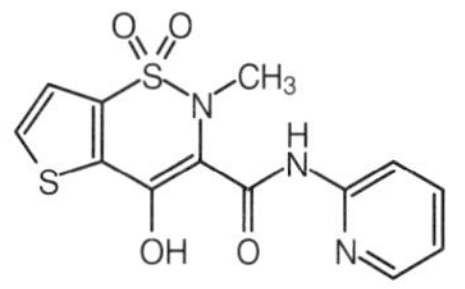

$C_{13}H_{11}N_3O_4S_2$ M_r 337,4

Definition

Tenoxicam enthält mindestens 99,0 und höchstens 101,0 Prozent 4-Hydroxy-2-methyl-*N*-(pyridin-2-yl)-2*H*-thieno[2,3-*e*]1,2-thiazin-3-carboxamid-1,1-dioxid, berechnet auf die wasserfreie Substanz.

Eigenschaften

Gelbes, kristallines Pulver; praktisch unlöslich in Wasser, wenig löslich in Dichlormethan, sehr schwer löslich in wasserfreiem Ethanol. Die Substanz löst sich in Lösungen von Säuren und Alkalien.

Die Substanz zeigt Polymorphie.

Prüfung auf Identität

Die Prüfung erfolgt mit Hilfe der IR-Spektroskopie (2.2.24) durch Vergleich des Spektrums der Substanz mit dem von Tenoxicam *CRS*. Wenn die Spektren bei der Prüfung in fester Form unterschiedlich sind, werden Substanz und Referenzsubstanz getrennt in der eben notwendigen Menge Dichlormethan *R* gelöst. Nach Eindampfen der Lösungen auf dem Wasserbad werden mit den Rückständen erneut Spektren aufgenommen.

Prüfung auf Reinheit

Aussehen der Lösung: 0,10 g Substanz werden in 20 ml Dichlormethan *R* gelöst. Die Lösung muß klar (2.2.1) sein.

Verwandte Substanzen: Die Prüfung erfolgt mit Hilfe der Dünnschichtchromatographie (2.2.27) unter Verwendung einer Schicht von Kieselgel GF_{254} *R*.

Untersuchungslösung: 0,4 g Substanz werden in einer Mischung von 4 Volumteilen konzentrierter Ammoniak-Lösung *R* und 96 Volumteilen Methanol *R* zu 5 ml gelöst.

T

Monographien

Referenzlösung a: 1 ml Untersuchungslösung wird mit einer Mischung von 4 Volumteilen konzentrierter Ammoniak-Lösung *R* und 96 Volumteilen Methanol *R* zu 20 ml verdünnt. 1 ml dieser Lösung wird mit einer Mischung von 4 Volumteilen konzentrierter Ammoniak-Lösung *R* und 96 Volumteilen Methanol *R* zu 20 ml verdünnt.

Referenzlösung b: 20 mg Tenoxicam *CRS* und 20 mg Salicylsäure *CRS* werden in einer Mischung von 4 Volumteilen konzentrierter Ammoniak-Lösung *R* und 96 Volumteilen Methanol *R* zu 5 ml gelöst.

Referenzlösung c: 20 mg 2-Pyridylamin *R* werden in einer Mischung von 4 Volumteilen konzentrierter Ammoniak-Lösung *R* und 96 Volumteilen Methanol *R* zu 5 ml gelöst. 2 ml Lösung werden mit einer Mischung von 4 Volumteilen konzentrierter Ammoniak-Lösung *R* und 96 Volumteilen Methanol *R* zu 50 ml verdünnt.

Auf die Platte werden getrennt 10 µl jeder Lösung aufgetragen. Die Chromatographie erfolgt mit einer Mischung von 5 Volumteilen wasserfreier Ameisensäure *R*, 5 Volumteilen Methanol *R*, 20 Volumteilen Aceton *R* und 70 Volumteilen Dichlormethan *R* über eine Laufstrecke von 15 cm. Die Platte wird an der Luft trocknen gelassen und im ultravioletten Licht bei 254 nm ausgewertet. Ein 2-Pyridylamin-Fleck im Chromatogramm der Untersuchungslösung darf nicht größer oder intensiver sein als der Fleck im Chromatogramm der Referenzlösung c (0,2 Prozent). Kein im Chromatogramm der Untersuchungslösung auftretender Nebenfleck, mit Ausnahme des 2-Pyridylamin-Flecks, darf größer oder intensiver sein als der Nebenfleck im Chromatogramm der Referenzlösung a (0,25 Prozent). Die Prüfung darf nur ausgewertet werden, wenn das Chromatogramm der Referenzlösung b deutlich voneinander getrennt 2 Flecke zeigt.

Schwermetalle (2.4.8): 0,5 g Substanz müssen der Grenzprüfung C auf Schwermetalle entsprechen (20 ppm). Zur Herstellung der Referenzlösung werden 5 ml Blei-Lösung (2 ppm Pb) *R* verwendet.

Wasser (2.5.12): Höchstens 0,5 Prozent, mit 1,000 g Substanz nach der Karl-Fischer-Methode bestimmt.

Sulfatasche (2.4.14): Höchstens 0,1 Prozent, mit 1,0 g Substanz bestimmt.

Gehaltsbestimmung

0,250 g Substanz, in 5 ml wasserfreier Ameisensäure *R* gelöst, werden mit 70 ml wasserfreier Essigsäure *R* versetzt und mit Perchlorsäure (0,1 mol · l^{-1}) titriert. Der Endpunkt wird mit Hilfe der Potentiometrie (2.2.20) bestimmt.

1 ml Perchlorsäure (0,1 mol · l^{-1}) entspricht 33,74 mg $C_{13}H_{11}N_3O_4S_2$.

Lagerung

Gut verschlossen, vor Licht geschützt.

Verunreinigungen

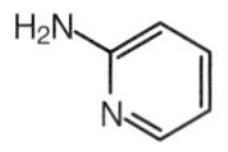

A. 2-Pyridylamin

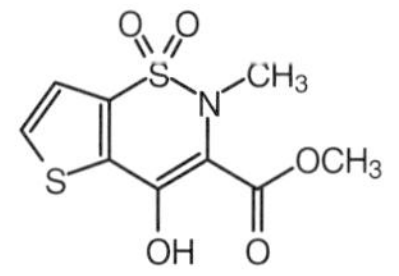

B. Methyl-4-hydroxy-2-methyl-2*H*-thieno[2,3-*e*]-1,2-thiazin-3-carboxylat-1,1-dioxid.

1999, 690

Terbutalinsulfat

Terbutalini sulfas

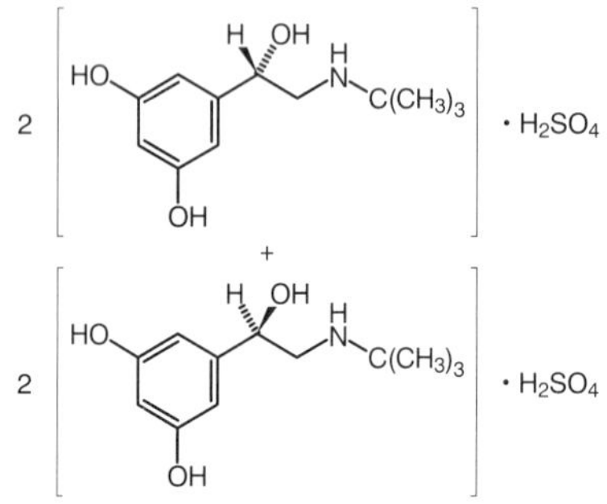

$C_{24}H_{40}N_2O_{10}S$ M_r 548,7

Definition

Terbutalinsulfat enthält mindestens 98,0 und höchstens 101,0 Prozent Bis[(1*RS*)-1-(3,5-dihydroxyphenyl)-2-[(1,1-dimethylethyl)amino]ethanol]-sulfat, berechnet auf die getrocknete Substanz.

Eigenschaften

Weißes bis fast weißes, kristallines Pulver; leicht löslich in Wasser, schwer löslich in Ethanol.

Die Substanz zeigt Polymorphie.

Prüfung auf Identität

A. Die Prüfung erfolgt mit Hilfe der IR-Spektroskopie (2.2.24) durch Vergleich des Spektrums der Substanz mit dem von Terbutalinsulfat *CRS*. Wenn die Spektren der Substanz und der Referenzsubstanz bei der Prüfung in fester Form unterschiedlich sind, werden Substanz und Referenzsubstanz getrennt in aldehydfreiem Methanol *R* gelöst. Nach Eindampfen der Lösungen zur Trockne werden mit den Rückständen erneut Spektren aufgenommen.

B. 5 ml Prüflösung (siehe „Prüfung auf Reinheit“) geben die Identitätsreaktion a auf Sulfat (2.3.1).

Prüfung auf Reinheit

Prüflösung: 1,0 g Substanz wird in kohlendioxidfreiem Wasser *R* zu 50 ml gelöst.

Aussehen der Lösung: Die Prüflösung muß klar (2.2.1) sein. Die Absorption (2.2.25) der Prüflösung, bei 400 nm und einer Schichtdicke von 2 cm gemessen, darf höchstens 0,11 betragen.

Sauer reagierende Substanzen: 10 ml Prüflösung werden mit 0,05 ml Methylrot-Lösung *R* versetzt. Bis zum Farbumschlag nach Gelb dürfen höchstens 1,2 ml Natriumhydroxid-Lösung (0,01 mol · l^{-1}) verbraucht werden.

Optische Drehung (2.2.7): Der Drehungswinkel, an der Prüflösung bestimmt, muß zwischen – 0,10 und + 0,10° liegen.

Verwandte Substanzen: Die Prüfung erfolgt mit Hilfe der Flüssigchromatographie (2.2.29).

Untersuchungslösung: 75,0 mg Substanz werden in der mobilen Phase zu 50,0 ml gelöst.

Referenzlösung a: 7,5 mg Terbutalin-Verunreinigung C *CRS* und 22,5 mg Terbutalinsulfat *CRS* werden in der mobilen Phase zu 50,0 ml gelöst. 1,0 ml Lösung wird mit der mobilen Phase zu 100,0 ml verdünnt.

Referenzlösung b: 1,0 ml Untersuchungslösung wird mit der mobilen Phase zu 50,0 ml verdünnt. 2,0 ml dieser Lösung werden mit der mobilen Phase zu 20,0 ml verdünnt.

Die Chromatographie kann durchgeführt werden mit
- einer Säule aus rostfreiem Stahl von 0,15 m Länge und 4,6 mm innerem Durchmesser, gepackt mit desaktiviertem, octadecylsilyliertem Kieselgel zur Chromatographie *R* (5 µm)
- folgender mobilen Phase bei einer Durchflußrate von 1,0 ml je Minute: 4,23 g Natriumhexansulfonat *R* werden in 770 ml einer Ammoniumformiat-Lösung (0,050 mol · l^{-1}), die wie folgt hergestellt wird, gelöst: 3,15 g Ammoniumformiat *R* werden in etwa 980 ml Wasser *R* gelöst; der *p*H-Wert der Lösung wird mit etwa 8 ml wasserfreier Ameisensäure *R* auf 3,0 eingestellt und die Lösung mit Wasser *R* zu 1000 ml verdünnt; diese Lösung wird mit 230 ml Methanol *R* versetzt
- einem Spektrometer als Detektor bei einer Wellenlänge von 276 nm.

Die Empfindlichkeit des Systems wird so eingestellt, daß die Höhe des Hauptpeaks im Chromatogramm der Referenzlösung b mindestens 50 Prozent des maximalen Ausschlags beträgt.

20 µl Referenzlösung a werden eingespritzt. Werden die Chromatogramme unter den vorgeschriebenen Bedingungen aufgezeichnet, betragen die Retentionszeiten für Terbutalin-Verunreinigung C etwa 9 min und für Terbutalinsulfat etwa 11 min. Die Prüfung darf nur ausgewertet werden, wenn die Auflösung zwischen den Peaks von Terbutalinsulfat und Terbutalin-Verunreinigung C mindestens 2,0 beträgt. Falls erforderlich wird die Zusammensetzung der mobilen Phase geändert. Wird die Konzentration von Methanol herabgesetzt, erhöhen sich die Retentionszeiten.

Je 20 µl Untersuchungslösung, Referenzlösung a und b werden getrennt eingespritzt. Die Chromatographie erfolgt über eine Dauer, die der 2,5fachen Retentionszeit von Terbutalinsulfat entspricht. Im Chromatogramm der Untersuchungslösung darf die Fläche eines der Terbutalin-Verunreinigung C entsprechenden Peaks nicht größer sein als das 2fache der Fläche des entsprechenden Peaks im Chromatogramm der Referenzlösung a (0,2 Prozent); keine weitere Peakfläche, mit Ausnahme der des Hauptpeaks, darf größer sein als die Fläche des Hauptpeaks im Chromatogramm der Referenzlösung b (0,2 Prozent). Im Chromatogramm der Untersuchungslösung darf die Summe aller Peakflächen, mit Ausnahme der des Hauptpeaks und der der Terbutalin-Verunreinigung C, nicht größer sein als das 2fache der Fläche des Hauptpeaks im Chromatogramm der Referenzlösung b (0,4 Prozent). Peaks der mobilen Phase und Peaks, deren Fläche kleiner ist als das 0,1fache der Fläche des Hauptpeaks im Chromatogramm der Referenzlösung b, werden nicht berücksichtigt.

Trocknungsverlust (2.2.32): Höchstens 0,5 Prozent, mit 1,000 g Substanz durch 3 h langes Trocknen im Trockenschrank bei 100 bis 105 °C bestimmt.

Gehaltsbestimmung

0,400 g Substanz, unter Erwärmen in 70 ml wasserfreier Essigsäure *R* gelöst, werden mit Perchlorsäure (0,1 mol · l^{-1}) titriert. Der Endpunkt wird mit Hilfe der Potentiometrie (2.2.20) bestimmt.

1 ml Perchlorsäure (0,1 mol · l^{-1}) entspricht 54,87 mg $C_{24}H_{40}N_2O_{10}S$.

Lagerung

Gut verschlossen.

Verunreinigungen

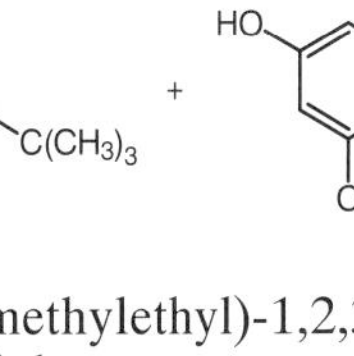

A. 3,5-Dihydroxybenzoesäure
(α-Resorcylsäure)

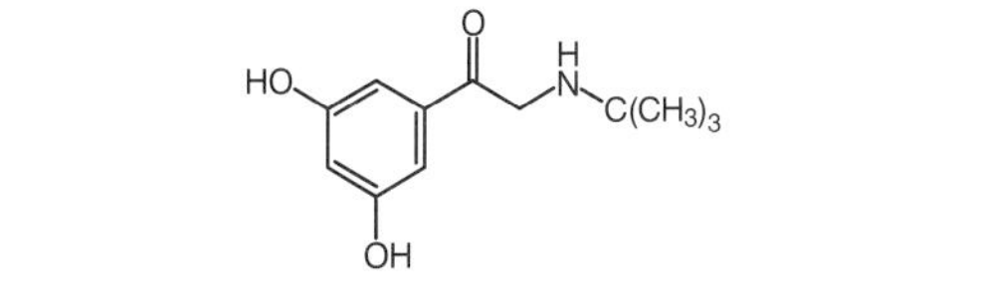

B. (4*RS*)-2-(1,1-Dimethylethyl)-1,2,3,4-tetrahydroisochinolin-4,6,8-triol

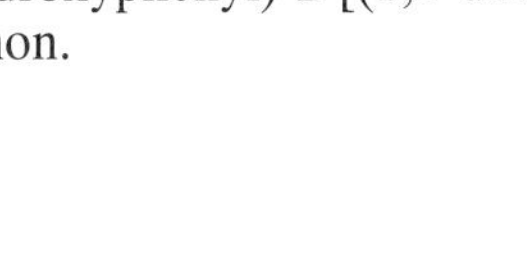

C. 1-(3,5-Dihydroxyphenyl)-2-[(1,1-dimethylethyl)amino]ethanon.

T

Monographien

1998, 1270

Terconazol
Terconazolum

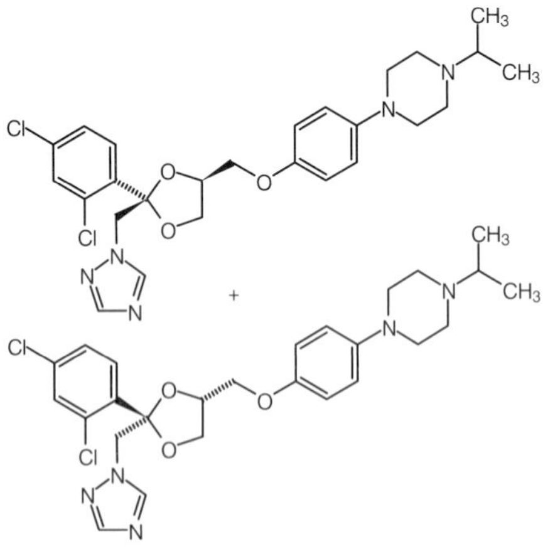

$C_{26}H_{31}Cl_2N_5O_3$ M_r 532,5

Definition

Terconazol enthält mindestens 99,0 und höchstens 101,0 Prozent 1-[4-[[(2*RS*,4*SR*)-2-(2,4-Dichlorphenyl)-2-[(1*H*-1,2,4-triazol-1-yl)methyl]-1,3-dioxolan-4-yl]-methoxy]phenyl]-4-(1-methylethyl)piperazin, berechnet auf die getrocknete Substanz.

Eigenschaften

Weißes bis fast weißes Pulver; praktisch unlöslich in Wasser, leicht löslich in Dichlormethan, löslich in Aceton, wenig löslich in Ethanol.

Die Substanz zeigt Polymorphie.

Prüfung auf Identität

1: A.
2: B, C.

A. Die Prüfung erfolgt mit Hilfe der IR-Spektroskopie (2.2.24) durch Vergleich des Spektrums der Substanz mit dem von Terconazol *CRS*. Wenn die Spektren bei der Prüfung in fester Form unterschiedlich sind, werden Substanz und Referenzsubstanz getrennt in der eben notwendigen Menge Aceton *R* gelöst. Nach Eindampfen der Lösungen zur Trockne im Luftstrom werden mit den Rückständen erneut Spektren aufgenommen.

B. Die Prüfung erfolgt mit Hilfe der Dünnschichtchromatographie (2.2.27) unter Verwendung einer Schicht eines geeigneten octadecylsilylierten Kieselgels.

Untersuchungslösung: 30 mg Substanz werden in Methanol *R* zu 5 ml gelöst.

Referenzlösung a: 30 mg Terconazol *CRS* werden in Methanol *R* zu 5 ml gelöst.

Referenzlösung b: 30 mg Terconazol *CRS* und 30 mg Ketoconazol *CRS* werden in Methanol *R* zu 5 ml gelöst.

Auf die Platte werden getrennt 5 µl jeder Lösung aufgetragen. Die Chromatographie erfolgt ohne Kammersättigung mit einer Mischung von 20 Volumteilen Ammoniumacetat-Lösung *R*, 40 Volumteilen Dioxan *R* und 40 Volumteilen Methanol *R* über eine Laufstrecke von 10 cm. Die Platte wird 15 min lang im Warmluftstrom getrocknet und anschließend Iodgas ausgesetzt, bis Flecke erscheinen. Die Auswertung erfolgt im Tageslicht. Der Hauptfleck im Chromatogramm der Untersuchungslösung entspricht in bezug auf Lage, Farbe und Größe dem Hauptfleck im Chromatogramm der Referenzlösung a. Die Prüfung darf nur ausgewertet werden, wenn das Chromatogramm der Referenzlösung b deutlich voneinander getrennt 2 Flecke zeigt.

C. Etwa 30 mg Substanz werden in einem Porzellantiegel 10 min lang mit 0,3 g wasserfreiem Natriumcarbonat *R* über offener Flamme erhitzt und erkalten gelassen. Der Rückstand wird in 5 ml verdünnter Salpetersäure *R* aufgenommen und die Mischung filtriert. 1 ml Filtrat, mit 1 ml Wasser *R* verdünnt, gibt die Identitätsreaktion a auf Chlorid (2.3.1).

Prüfung auf Reinheit

Optische Drehung (2.2.7): 1,0 g Substanz wird in Dichlormethan *R* zu 10 ml gelöst. Der Drehungswinkel muß zwischen −0,10 und +0,10° liegen.

Verwandte Substanzen: Die Prüfung erfolgt mit Hilfe der Flüssigchromatographie (2.2.29).

Untersuchungslösung: 0,100 g Substanz werden in Methanol *R* zu 10,0 ml gelöst.

Referenzlösung a: 2,5 mg Terconazol *CRS* und 2,0 mg Ketoconazol *CRS* werden in Methanol *R* zu 100,0 ml gelöst.

Referenzlösung b: 1,0 ml Untersuchungslösung wird mit Methanol *R* zu 100,0 ml verdünnt. 50,0 ml dieser Lösung werden mit Methanol *R* zu 20,0 ml verdünnt.

Die Chromatographie kann durchgeführt werden mit

– einer Säule aus rostfreiem Stahl von 0,1 m Länge und 4,6 mm innerem Durchmesser, gepackt mit desaktiviertem, octadecylsilyliertem Kieselgel zur Chromatographie *R* (3 µm)
– einer Mischung der mobilen Phasen A und B bei einer Durchflußrate von 2 ml je Minute:

mobile Phase A: Eine Lösung von Tetrabutylammoniumhydrogensulfat *R* (3,4 g · l^{-1})

mobile Phase B: Acetonitril *R*

Zeit (min)	mobile Phase A (% *V/V*)	mobile Phase B (% *V/V*)	Erläuterungen
0 – 10	95 → 50	5 → 50	linearer Gradient
10 – 15	50	50	isokratisch
15 – 20	95	5	Rückkehr zur Anfangszusammensetzung
20 = 0	95	5	Neubeginn des Gradienten

– einem Spektrometer als Detektor bei einer Wellenlänge von 220 nm.

Die Säule wird mindestens 30 min lang mit Acetonitril *R* bei einer Durchflußrate von 2 ml je Minute und anschließend mit der Anfangsmischung mindestens 5 min lang äquilibriert.

10 µl Referenzlösung b werden eingespritzt. Die Empfindlichkeit des Systems wird so eingestellt, daß die Höhe des Hauptpeaks im Chromatogramm mindestens 50 Prozent des maximalen Ausschlags beträgt.

10 µl Referenzlösung a werden eingespritzt. Wird das Chromatogramm unter den vorgeschriebenen Bedingungen aufgezeichnet, beträgt die Retentionszeit für Ketoconazol etwa 6 min und die für Terconazol etwa 7,5 min. Die Prüfung darf nur ausgewertet werden, wenn die Auflösung zwischen den Peaks von Ketoconazol und Terconazol im Chromatogramm der Referenzlösung a mindestens 13 beträgt. Falls erforderlich wird der Anteil von Acetonitril in der mobilen Phase oder das Zeitprogramm für die Gradientenelution geändert.

Je 10 µl Methanol *R* (Blindlösung), Untersuchungslösung und Referenzlösung b werden getrennt eingespritzt. Im Chromatogramm der Untersuchungslösung darf keine Peakfläche, mit Ausnahme der des Hauptpeaks, größer sein als die Fläche des Hauptpeaks im Chromatogramm der Referenzlösung b (0,25 Prozent). Im Chromatogramm der Untersuchungslösung darf die Summe aller Peakflächen, mit Ausnahme der des Hauptpeaks, nicht größer sein als das 2fache der Fläche des Hauptpeaks im Chromatogramm der Referenzlösung b (0,5 Prozent). Peakflächen der Blindlösung und Peaks, deren Fläche kleiner ist als das 0,2fache der Fläche des Hauptpeaks im Chromatogramm der Referenzlösung b, werden nicht berücksichtigt.

Trocknungsverlust (2.2.32): Höchstens 0,5 Prozent, mit 1,000 g Substanz durch Trocknen im Trockenschrank bei 100 bis 105 °C bestimmt.

Sulfatasche (2.4.14): Höchstens 0,1 Prozent, mit 1,0 g Substanz bestimmt.

Gehaltsbestimmung

0,150 g Substanz, in 70 ml einer Mischung von 1 Volumteil Essigsäure 98 % *R* und 7 Volumteilen Ethylmethylketon *R* gelöst, werden mit Perchlorsäure (0,1 mol · l^{-1}) bis zum zweiten Wendepunkt titriert. Der Endpunkt wird mit Hilfe der Potentiometrie (2.2.20) bestimmt.

1 ml Perchlorsäure (0,1 mol · l^{-1}) entspricht 17,75 mg $C_{26}H_{31}Cl_2N_5O_3$.

Lagerung

Gut verschlossen, vor Licht geschützt.

Verunreinigungen

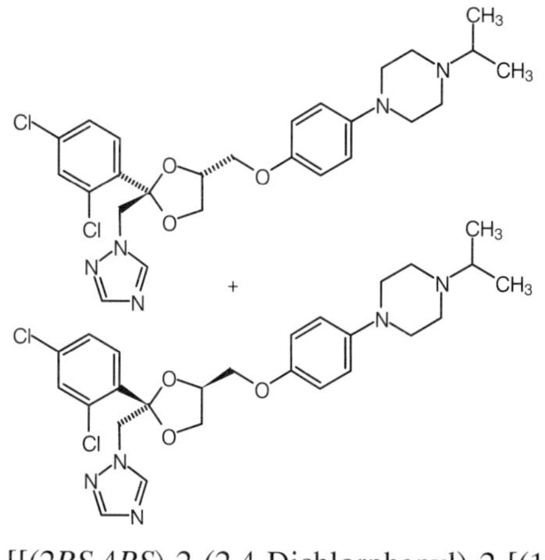

A. 1-[4-[[(2*RS*,4*RS*)-2-(2,4-Dichlorphenyl)-2-[(1*H*-1,2,4-triazol-1-yl)methyl]-1,3-dioxolan-4-yl]=methoxy]phenyl]-4-(1-methylethyl)piperazin

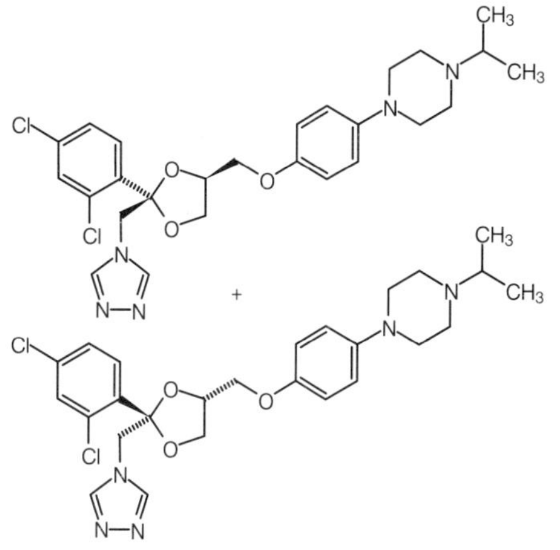

B. 1-[4-[[(2*RS*,4*SR*)-2-(2,4-Dichlorphenyl)-2-[(4*H*-1,2,4-triazol-4-yl)methyl]-1,3-dioxolan-4-yl]=methoxy]phenyl]-4-(1-methylethyl)piperazin.

1999, 1373

Testosteron

Testosteronum

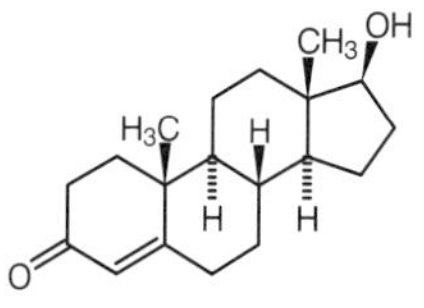

$C_{19}H_{28}O_2$ M_r 288,4

Definition

Testosteron enthält mindestens 97,0 und höchstens 103,0 Prozent 17β-Hydroxyandrost-4-en-3-on, berechnet auf die getrocknete Substanz.

Eigenschaften

Weißes, kristallines Pulver oder farblose bis gelblichweiße Kristalle; praktisch unlöslich in Wasser, leicht löslich in Dichlormethan und Ethanol, praktisch unlöslich in fetten Ölen.

Die Substanz schmilzt bei etwa 155 °C.

Prüfung auf Identität

A. Die Prüfung erfolgt mit Hilfe der IR-Spektroskopie (2.2.24) durch Vergleich des Spektrums der Substanz mit dem von Testosteron *CRS*.

B. Die unter Prüfung „Verwandte Substanzen" (siehe „Prüfung auf Reinheit") erhaltenen Chromatogramme werden ausgewertet. Der Hauptfleck im Chromatogramm der Untersuchungslösung b entspricht in bezug auf Lage und Größe dem Hauptfleck im Chromatogramm der Referenzlösung b.

Prüfung auf Reinheit

Spezifische Drehung (2.2.7): 0,250 g Substanz werden in wasserfreiem Ethanol *R* zu 25,0 ml gelöst. Die spezifische Drehung muß zwischen +106 und +114° liegen, berechnet auf die getrocknete Substanz.

Verwandte Substanzen: Die Prüfung erfolgt mit Hilfe der Dünnschichtchromatographie (2.2.27) unter Verwendung einer DC-Platte mit Kieselgel F_{254} *R*.

Untersuchungslösung a: 0,25 g Substanz werden in Dichlormethan *R* zu 10 ml gelöst.

Untersuchungslösung b: 1 ml Untersuchungslösung a wird mit Dichlormethan *R* zu 10 ml verdünnt.

Referenzlösung a: 1 ml Untersuchungslösung a wird mit Dichlormethan *R* zu 100 ml verdünnt.

Referenzlösung b: 12,5 mg Testosteron *CRS* werden in Dichlormethan *R* zu 5 ml gelöst.

Referenzlösung c: 10 mg Testosteron-Verunreinigung A *CRS* werden in Dichlormethan *R* zu 10 ml gelöst. 1 ml Lösung wird mit der Untersuchungslösung a zu 5 ml verdünnt.

Auf die Platte werden getrennt 5 µl jeder Lösung aufgetragen. Die Chromatographie erfolgt mit einer Mischung gleicher Volumteile Ethylacetat *R* und Toluol *R* über eine Laufstrecke von 15 cm. Die Platte wird an der Luft trocknen gelassen und anschließend im ultravioletten Licht bei 254 nm ausgewertet. Kein im Chromatogramm der Untersuchungslösung a auftretender Nebenfleck darf größer oder intensiver sein als der Hauptfleck im Chromatogramm der Referenzlösung a (1 Prozent). Die Prüfung darf nur ausgewertet werden, wenn das Chromatogramm der Referenzlösung c deutlich voneinander getrennt 2 Flecke zeigt.

Trocknungsverlust (2.2.32): Höchstens 1,0 Prozent, mit 0,500 g Substanz durch 2 h langes Trocknen im Trockenschrank bei 100 bis 105 °C bestimmt.

Gehaltsbestimmung

50,0 mg Substanz werden in Ethanol 96 % *R* zu 100,0 ml gelöst. 2,0 ml Lösung werden mit Ethanol 96 % *R* zu 100,0 ml verdünnt. Die Absorption (2.2.25) dieser Lösung wird im Maximum bei 241 nm gemessen.

Der Gehalt an $C_{19}H_{28}O_2$ wird mit Hilfe der spezifischen Absorption berechnet ($A_{1\,cm}^{1\%}$ = 569).

Lagerung

Vor Licht geschützt.

Verunreinigungen

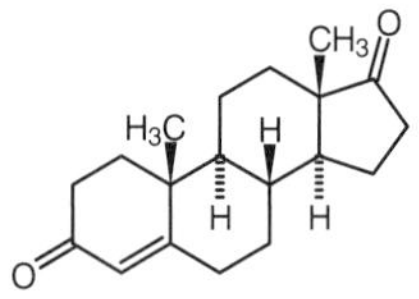

A. Androst-4-en-3,17-dion (Androstendion)

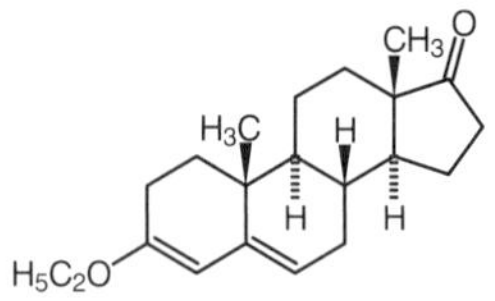

B. 3-Ethoxyandrosta-3,5-dien-17-on (Androstendion-enolether).

1998, 1095

Teufelskrallenwurzel

Harpagophyti radix

Definition

Teufelskrallenwurzel besteht aus geschnittenen, getrockneten, knollenförmigen, sekundären Wurzeln von *Harpagophytum procumbens* D.C. Die Droge enthält mindestens 1,2 Prozent Harpagosid ($C_{24}H_{30}O_{11}$, M_r 494,5), berechnet auf die getrocknete Droge.

Eigenschaften

Die Droge ist graubraun bis dunkelbraun und schmeckt bitter. Sie weist die unter „Prüfung auf Identität, A und B" beschriebenen makroskopischen und mikroskopischen Merkmale auf.

Prüfung auf Identität

A. Die Droge besteht aus dicken, fächerförmigen oder runden Stücken oder aus rauhen, zerkleinerten Scheiben. Die dunkle Außenseite ist mit gewundenen, länglichen Runzeln versehen. Die fahle Oberfläche der Schnittstellen zeigt eine dunkle Kambiumzone und deutlich radial ausgerichtete Reihen von Xylembündeln. Der Zentralzylinder weist eine feine, konzentrische Streifung auf. Mit der Lupe betrachtet zeigt die Oberfläche der Schnittstellen gelbe bis bräunlichrote Körner.

B. Die Droge wird pulverisiert (355). Das Pulver ist bräunlichgelb. Die Prüfung erfolgt unter dem Mikroskop, wobei Chloralhydrat-Lösung *R* verwendet wird. Das Pulver zeigt folgende Merkmale: aus gelblichbraunen, dünnwandigen Zellen bestehende Fragmente der Korkschicht; Fragmente des Rindenparenchyms, das aus großen, dünnwandigen Zellen besteht, die manchmal rotbraune, körnige Einschlüsse und abgesonderte gelbe Tröpfchen enthalten; Fragmente netzartig verdickter Tracheen und Tracheiden mit anhaftendem Holzparenchym aus dem Zentralzylinder; im Parenchym finden sich kleine Nadeln und Kristalle aus Calciumoxalat. Das Pulver kann rechteckige oder polygonale, getüpfelte Steinzellen mit dunklem, rötlichbraunem Inhalt enthalten. Eine Lösung von Phloroglucin in Salzsäure färbt die Parenchymzellen grün.

C. Die Prüfung erfolgt mit Hilfe der Dünnschichtchromatographie (2.2.27) unter Verwendung einer Schicht eines geeigneten Kieselgels.

Untersuchungslösung: 1,0 g pulverisierte Droge (355) wird 10 min lang mit 10 ml Methanol *R* im Wasserbad von 60 °C erhitzt. Nach dem Abfiltrieren wird das Filtrat im Vakuum bei einer 40 °C nicht überschreitenden Temperatur auf 2 ml eingeengt.

Referenzlösung: 1 mg Harpagosid *R* wird in 1 ml Methanol *R* gelöst.

Auf die Platte werden getrennt 20 µl jeder Lösung bandförmig aufgetragen. Die Chromatographie erfolgt mit einer Mischung von 8 Volumteilen Wasser *R*, 15 Volumteilen Methanol *R* und 77 Volumteilen Ethylacetat *R* über eine Laufstrecke von 10 cm. Die Platte wird im Warmluftstrom getrocknet. Im ultravioletten Licht bei 254 nm betrachtet, zeigen sowohl das Chromatogramm der Untersuchungslösung als auch das der Referenzlösung im mittleren Teil eine fluoreszenzmindernde Zone (Harpagosid). Das Chromatogramm der Untersuchungslösung zeigt auch andere Zonen, meist oberhalb der dem Harpagosid entsprechenden Zone. Die Platte wird mit einer Lösung von Phloroglucin *R* ($10 \text{ g} \cdot l^{-1}$) in Ethanol 96 % *R* und anschließend mit Salzsäure *R* besprüht. Danach wird die Platte 5 bis 10 min lang auf 80 °C erhitzt. Das Chromatogramm der Referenzlösung und das der Untersuchungslösung zeigen je eine grüne, dem Harpagosid entsprechende Zone. Das Chromatogramm der Untersuchungslösung zeigt oberhalb und unterhalb der Harpagosidzone noch einige weitere gelbe bis braune Zonen.

Prüfung auf Reinheit

Stärke: Die Prüfung der pulverisierten Droge erfolgt unter dem Mikroskop, wobei Wasser *R* verwendet wird. Nach Zusatz von Iod-Lösung *R* 1 darf keine Blaufärbung entstehen.

Fremde Bestandteile (2.8.2): Die Droge muß der Prüfung entsprechen.

Trocknungsverlust (2.2.32): Höchstens 12,0 Prozent, mit 1,000 g pulverisierter Droge (355) durch Trocknen im Trockenschrank bei 100 bis 105 °C bestimmt.

Asche (2.4.16): Höchstens 8,0 Prozent.

Gehaltsbestimmung

Die Prüfung erfolgt mit Hilfe der Flüssigchromatographie (2.2.29) unter Verwendung von Methylcinnamat *R* als Interner Standard.

Interner-Standard-Lösung: 0,130 g Methylcinnamat *R* werden in Methanol *R* zu 100,0 ml gelöst.

Untersuchungslösung: 0,500 g pulverisierte Droge (355) werden mit 50 ml Methanol *R* versetzt und 1 h lang geschüttelt. Danach wird filtriert. Das Filter wird mit dem Rückstand in einen 100-ml-Kolben gebracht. Nach Zusatz von 50 ml Methanol *R* wird 1 h lang zum Rückfluß erhitzt. Nach dem Abkühlen wird filtriert und der Kolben mit dem Filter 2mal mit je 5 ml Methanol *R* gewaschen. Filtrate und Waschflüssigkeiten werden vereinigt und im Vakuum bei einer 40 °C nicht überschreitenden Temperatur zur Trockne eingedampft. Der Rückstand wird mit 3 Portionen zu je 5 ml Methanol *R* aufgenommen, die Auszüge werden in einen 25-ml-Meßkolben filtriert und unter gleichzeitigem Waschen des Filters mit Methanol *R* bis zur Marke aufgefüllt. 10,0 ml Lösung werden mit 1,0 ml Interner-Standard-Lösung versetzt und mit Methanol *R* zu 25,0 ml verdünnt.

Referenzlösung: 0,5 ml der bei „Prüfung auf Identität, C" beschriebenen Referenzlösung werden mit Methanol *R* zu 2,0 ml verdünnt.

Die Chromatographie kann durchgeführt werden mit

- einer Säule aus rostfreiem Stahl von 0,10 m Länge und 4 mm innerem Durchmesser, gepackt mit octadecylsilyliertem Kieselgel zur Chromatographie *R* (5 µm)
- einer Mischung gleicher Volumteile Methanol *R* und Wasser *R* als mobile Phase bei einer Durchflußrate von 1,5 ml je Minute
- einem Spektrometer als Detektor bei einer Wellenlänge von 278 nm
- einer 10-µl-Probenschleife.

Die Untersuchungslösung wird eingespritzt. Die Empfindlichkeit des Systems wird so eingestellt, daß die Höhe des Methylcinnamat-Peaks etwa 50 Prozent des maximalen Ausschlags beträgt. Die Retentionszeit von Harpagosid wird mit 10 µl Referenzlösung unter den gleichen Bedingungen wie bei der Untersuchungslösung bestimmt.

Der Prozentgehalt an Harpagosid wird nach folgender Formel berechnet:

$$\frac{m_2 \cdot F_1 \cdot 7{,}622}{F_2 \cdot m_1}$$

T

Monographien

m_1 = Masse der Droge in Gramm
m_2 = Masse des Methylcinnamats *R* in Gramm je 100,0 ml Interner-Standard-Lösung
F_1 = Peakfläche, die dem Harpagosid im Chromatogramm der Untersuchungslösung entspricht
F_2 = Peakfläche, die dem Methylcinnamat im Chromatogramm der Untersuchungslösung entspricht.

Lagerung

Gut verschlossen, vor Licht geschützt.

1999, 299

Theophyllin

Theophyllinum

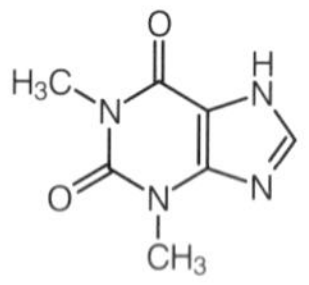

$C_7H_8N_4O_2$ M_r 180,2

Definition

Theophyllin enthält mindestens 99,0 und höchstens 101,0 Prozent 1,3-Dimethyl-3,7-dihydro-1*H*-purin-2,6-dion, berechnet auf die getrocknete Substanz.

Eigenschaften

Weißes, kristallines Pulver; schwer löslich in Wasser, wenig löslich in wasserfreiem Ethanol. Die Substanz löst sich in Alkalihydroxid-Lösungen, in Ammoniak-Lösung und Mineralsäuren.

Prüfung auf Identität

1: A, B, D.
2: A, C, D, E.

A. Schmelztemperatur (2.2.14): 270 bis 274 °C, mit der zuvor bei 100 bis 105 °C getrockneten Substanz bestimmt.

B. Die Prüfung erfolgt mit Hilfe der IR-Spektroskopie (2.2.24) durch Vergleich des Spektrums der Substanz mit dem von Theophyllin *CRS*.

C. 10 mg Substanz werden 3 min lang mit 1,0 ml einer Lösung von Kaliumhydroxid *R* (360 g · l^{-1}) im Wasserbad von 90 °C erhitzt. Wird die Mischung mit 1,0 ml Diazobenzolsulfonsäure-Lösung *R* 1 versetzt, entsteht allmählich eine rote Färbung. Ein Blindversuch wird durchgeführt.

D. Die Substanz entspricht der Prüfung „Trocknungsverlust“ (siehe „Prüfung auf Reinheit“).

E. Die Substanz gibt die Identitätsreaktion auf Xanthine (2.3.1).

Prüfung auf Reinheit

Prüflösung: 0,5 g Substanz werden unter Erhitzen in kohlendioxidfreiem Wasser *R* gelöst. Nach dem Abkühlen wird mit kohlendioxidfreiem Wasser *R* zu 75 ml verdünnt.

Aussehen der Lösung: Die Prüflösung muß klar (2.2.1) und farblos (2.2.2, Methode II) sein.

Sauer reagierende Substanzen: Werden 50 ml Prüflösung mit 0,1 ml Methylrot-Lösung *R* versetzt, muß die Lösung rot gefärbt sein. Bis zum Farbumschlag nach Gelb darf höchstens 1,0 ml Natriumhydroxid-Lösung (0,01 mol · l^{-1}) verbraucht werden.

Verwandte Substanzen: Die Prüfung erfolgt mit Hilfe der Dünnschichtchromatographie (2.2.27) unter Verwendung einer Schicht eines geeigneten Kieselgels, das einen Fluoreszenzindikator mit intensivster Anregung der Fluoreszenz bei 254 nm enthält.

Untersuchungslösung: 0,2 g Substanz werden in einer Mischung von 4 Volumteilen Methanol *R* und 6 Volumteilen Chloroform *R* zu 10 ml gelöst.

Referenzlösung: 0,5 ml Untersuchungslösung werden mit einer Mischung von 4 Volumteilen Methanol *R* und 6 Volumteilen Chloroform *R* zu 100 ml verdünnt.

Auf die Platte werden getrennt 10 µl jeder Lösung aufgetragen. Die Chromatographie erfolgt mit einer Mischung von 10 Volumteilen konzentrierter Ammoniak-Lösung *R*, 30 Volumteilen Aceton *R*, 30 Volumteilen Chloroform *R* und 40 Volumteilen 1-Butanol *R* über eine Laufstrecke von 15 cm. Die Platte wird an der Luft trocknen gelassen und im ultravioletten Licht bei 254 nm ausgewertet. Kein im Chromatogramm der Untersuchungslösung auftretender Nebenfleck darf größer oder intensiver sein als der Fleck im Chromatogramm der Referenzlösung (0,5 Prozent).

Schwermetalle (2.4.8): 1,0 g Substanz muß der Grenzprüfung C auf Schwermetalle entsprechen (20 ppm). Zur Herstellung der Referenzlösung werden 2 ml Blei-Lösung (10 ppm Pb) *R* verwendet.

Trocknungsverlust (2.2.32): Höchstens 0,5 Prozent, mit 1,00 g Substanz durch Trocknen im Trockenschrank bei 100 bis 105 °C bestimmt.

Sulfatasche (2.4.14): Höchstens 0,1 Prozent, mit 1,0 g Substanz bestimmt.

Gehaltsbestimmung

0,150 g Substanz werden in 100 ml Wasser *R* gelöst. Nach Zusatz von 20 ml Silbernitrat-Lösung (0,1 mol · l^{-1}) wird die Mischung geschüttelt, mit 1 ml Bromthymolblau-Lösung *R* 1 versetzt und mit Natriumhydroxid-Lösung (0,1 mol · l^{-1}) titriert.

1 ml Natriumhydroxid-Lösung (0,1 mol · l^{-1}) entspricht 18,02 mg $C_7H_8N_4O_2$.

1999, 300

Theophyllin-Ethylendiamin

Theophyllinum et ethylendiaminum

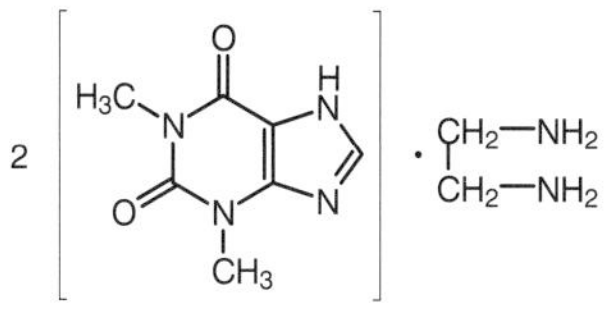

$C_{16}H_{24}N_{10}O_4$ M_r 420,4

Definition

Theophyllin-Ethylendiamin enthält mindestens 84,0 und höchstens 87,4 Prozent Theophyllin ($C_7H_8N_4O_2$; M_r 180,2) und mindestens 13,5 und höchstens 15,0 Prozent Ethylendiamin ($C_2H_8N_2$; M_r 60,1), beide berechnet auf die wasserfreie Substanz.

Eigenschaften

Weißes bis schwach gelbliches, manchmal körniges Pulver; leicht löslich in Wasser (die Lösung trübt sich durch Absorption von Kohlendioxid), praktisch unlöslich in wasserfreiem Ethanol.

Prüfung auf Identität

1: B, C, E.
2: A, C, D, E, F.

1,0 g Substanz wird in 10 ml Wasser *R* gelöst und die Lösung tropfenweise und unter Schütteln mit 2 ml verdünnter Salzsäure *R* versetzt. Der Niederschlag wird abfiltriert und für die Prüfungen A, B, D und F verwendet; das Filtrat wird zur Prüfung C verwendet.

A. Schmelztemperatur (2.2.14): 270 bis 274 °C, mit dem zuvor mit Wasser *R* gewaschenen und bei 100 bis 105 °C getrockneten Niederschlag bestimmt.

B. Die Prüfung erfolgt mit Hilfe der IR-Spektroskopie (2.2.24) durch Vergleich des Spektrums des zuvor mit Wasser *R* gewaschenen und bei 100 bis 105 °C getrockneten Niederschlags mit dem von Theophyllin *CRS*.

C. Das Filtrat wird nach Zusatz von 0,2 ml Benzoylchlorid *R* mit verdünnter Natriumhydroxid-Lösung *R* bis zur alkalischen Reaktion versetzt und kräftig geschüttelt. Der Niederschlag wird abfiltriert, mit 10 ml Wasser *R* gewaschen und in 5 ml heißem Ethanol 96 % *R* gelöst. Nach Zusatz von 5 ml Wasser *R* bildet sich ein Niederschlag, der nach Waschen und Trocknen bei 100 bis 105 °C eine Schmelztemperatur (2.2.14) von 248 bis 252 °C hat.

D. Etwa 10 mg Niederschlag werden 3 min lang mit 1,0 ml einer Lösung von Kaliumhydroxid *R* (360 g · l^{-1}) im Wasserbad von 90 °C erhitzt. Wird die Mischung mit 1,0 ml Diazobenzolsulfonsäure-Lösung *R* 1 versetzt, entsteht allmählich eine rote Färbung. Ein Blindversuch wird durchgeführt.

E. Die Substanz entspricht der Prüfung „Wasser" (siehe „Prüfung auf Reinheit").

F. Die Substanz gibt die Identitätsreaktion auf Xanthine (2.3.1).

Prüfung auf Reinheit

Aussehen der Lösung: 0,5 g Substanz werden unter Erwärmen in 10 ml kohlendioxidfreiem Wasser *R* gelöst. Die Lösung darf nicht stärker opaleszieren als die Referenzsuspension II (2.2.1) und nicht stärker gefärbt sein als die Farbvergleichslösung GG_6 (2.2.2, Methode II).

Verwandte Substanzen: Die Prüfung erfolgt mit Hilfe der Dünnschichtchromatographie (2.2.27) unter Verwendung einer Schicht eines geeigneten Kieselgels, das einen Fluoreszenzindikator mit intensivster Anregung der Fluoreszenz bei 254 nm enthält.

Untersuchungslösung: 0,2 g Substanz werden unter Erhitzen in 2 ml Wasser *R* gelöst. Die Lösung wird mit Methanol *R* zu 10 ml verdünnt.

Referenzlösung: 0,5 ml Untersuchungslösung werden mit Methanol *R* zu 100 ml verdünnt.

Auf die Platte werden getrennt 10 µl jeder Lösung aufgetragen. Die Chromatographie erfolgt mit einer Mischung von 10 Volumteilen konzentrierter Ammoniak-Lösung *R*, 30 Volumteilen Aceton *R*, 30 Volumteilen Chloroform *R* und 40 Volumteilen 1-Butanol *R* über eine Laufstrecke von 15 cm. Die Platte wird an der Luft trocknen gelassen und im ultravioletten Licht bei 254 nm ausgewertet. Kein im Chromatogramm der Untersuchungslösung auftretender Nebenfleck darf größer oder intensiver sein als der Fleck im Chromatogramm der Referenzlösung (0,5 Prozent).

Schwermetalle (2.4.8): 1,0 g Substanz muß der Grenzprüfung C auf Schwermetalle entsprechen (20 ppm). Zur Herstellung der Referenzlösung werden 2 ml Blei-Lösung (10 ppm Pb) *R* verwendet.

Wasser (2.5.12): Höchstens 1,5 Prozent, mit 2,00 g Substanz, in 20 ml wasserfreiem Pyridin *R* gelöst, nach der Karl-Fischer-Methode bestimmt.

Sulfatasche (2.4.14): Höchstens 0,1 Prozent, mit 1,0 g Substanz bestimmt.

Gehaltsbestimmung

Ethylendiamin: 0,250 g Substanz, in 30 ml Wasser *R* gelöst, werden nach Zusatz von 0,1 ml Bromcresolgrün-Lösung *R* mit Salzsäure (0,1 mol · l^{-1}) bis zum Farbumschlag nach Grün titriert.

1 ml Salzsäure (0,1 mol · l^{-1}) entspricht 3,005 mg $C_2H_8N_2$.

Theophyllin: 0,200 g Substanz werden im Trockenschrank bei 135 °C bis zur Massekonstanz getrocknet. Der Rückstand wird unter Erhitzen in 100 ml Wasser *R* gelöst. Die Lösung wird erkalten gelassen, mit 20 ml Silbernitrat-Lösung (0,1 mol · l^{-1}) versetzt und geschüttelt. Nach Zusatz von 1 ml Bromthymolblau-Lösung *R* 1 wird mit Natriumhydroxid-Lösung (0,1 mol · l^{-1}) titriert.

1 ml Natriumhydroxid-Lösung (0,1 mol · l^{-1}) entspricht 18,02 mg $C_7H_8N_4O_2$.

Lagerung

Dicht verschlossen, vor Licht geschützt.

1999, 1049

Threonin

Threoninum

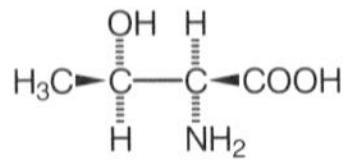

$C_4H_9NO_3$ M_r 119,1

Definition

Threonin[1)] enthält mindestens 99,0 und höchstens 101,0 Prozent (2*S*,3*R*)-2-Amino-3-hydroxybutansäure, berechnet auf die getrocknete Substanz.

Herstellung

Wenn Threonin durch Fermentation hergestellt wird, muß es zusätzlich den Anforderungen der Monographie **Fermentationsprodukte (Producta ab fermentatione)** entsprechen.

Eigenschaften

Weißes, kristallines Pulver oder farblose Kristalle; löslich in Wasser, praktisch unlöslich in Ethanol und Ether.

Prüfung auf Identität

1: A, B.
2: A, C, D.

A. Die Substanz entspricht der Prüfung „Spezifische Drehung" (siehe „Prüfung auf Reinheit").

B. Die Prüfung erfolgt mit Hilfe der IR-Spektroskopie (2.2.24) durch Vergleich des Spektrums der Substanz mit dem von Threonin *CRS*. Die Prüfung erfolgt mit Hilfe von Preßlingen.

C. Die bei der Prüfung „Mit Ninhydrin nachweisbare Substanzen" (siehe „Prüfung auf Reinheit") erhaltenen Chromatogramme werden ausgewertet. Der Hauptfleck im Chromatogramm der Untersuchungslösung b entspricht in bezug auf Lage, Farbe und Größe dem Hauptfleck im Chromatogramm der Referenzlösung a.

D. 1 ml einer Lösung der Substanz (2 g · l^{-1}) wird mit 1 ml einer Lösung von Natriumperiodat *R* (20 g · l^{-1}) gemischt. Nach Zusatz von 0,2 ml Piperidin *R* und 0,1 ml einer Lösung von Natriumpentacyanonitrosylferrat *R* (25 g · l^{-1}) entsteht eine blaue Färbung, die nach einigen Minuten gelb wird.

Prüfung auf Reinheit

Prüflösung: 2,5 g Substanz werden in kohlendioxidfreiem Wasser *R* zu 100 ml gelöst.

Aussehen der Lösung: Die Prüflösung muß klar (2.2.1) und farblos (2.2.2, Methode II) sein.

***p*H-Wert** (2.2.3): Der *p*H-Wert der Prüflösung muß zwischen 5,0 und 6,5 liegen.

Spezifische Drehung (2.2.7): 1,50 g Substanz werden in Wasser *R* zu 25,0 ml gelöst. Die spezifische Drehung muß zwischen –27,6 und –29,0° liegen, berechnet auf die getrocknete Substanz.

Mit Ninhydrin nachweisbare Substanzen: Die Prüfung erfolgt mit Hilfe der Dünnschichtchromatographie (2.2.27) unter Verwendung einer Schicht eines geeigneten Kieselgels.

Untersuchungslösung a: 0,10 g Substanz werden in verdünnter Salzsäure *R* zu 10 ml gelöst.

Untersuchungslösung b: 1 ml Untersuchungslösung a wird mit Wasser *R* zu 50 ml verdünnt.

Referenzlösung a: 10 mg Threonin *CRS* werden in einer 1prozentigen Lösung (*V/V*) von Salzsäure *R* zu 50 ml gelöst.

Referenzlösung b: 5 ml Untersuchungslösung b werden mit Wasser *R* zu 20 ml verdünnt.

Referenzlösung c: 10 mg Threonin *CRS* und 10 mg Prolin *CRS* werden in einer 1prozentigen Lösung (*V/V*) von Salzsäure *R* zu 25 ml gelöst.

Auf die Platte werden getrennt 5 µl jeder Lösung aufgetragen. Die Platte wird an der Luft trocknen gelassen. Die Chromatographie erfolgt mit einer Mischung von 20 Volumteilen Essigsäure 98 % *R*, 20 Volumteilen Wasser *R* und 60 Volumteilen 1-Butanol *R* über eine Laufstrecke von 15 cm. Die Platte wird an der Luft trocknen gelassen, mit Ninhydrin-Lösung *R* besprüht und 15 min lang bei 100 bis 105 °C erhitzt. Kein im Chromatogramm der Untersuchungslösung a auftretender Nebenfleck darf größer oder stärker gefärbt sein als der Fleck im Chromatogramm der Referenzlösung b (0,5 Prozent). Die Prüfung darf nur ausgewertet werden, wenn das Chromatogramm der Referenzlösung c deutlich voneinander getrennt 2 Hauptflecke zeigt.

Chlorid (2.4.4): 10 ml Prüflösung, mit Wasser *R* zu 15 ml verdünnt, müssen der Grenzprüfung auf Chlorid entsprechen (200 ppm).

Sulfat (2.4.13): 0,5 g Substanz werden in destilliertem Wasser *R* zu 15 ml gelöst. Die Lösung muß der Grenzprüfung auf Sulfat entsprechen (300 ppm).

Ammonium (2.4.1): 0,10 g Substanz müssen der Grenzprüfung B auf Ammonium entsprechen (200 ppm). Zur

1) Diese Fassung des Textes entspricht der Eilrevision „Resolution AP-CSP (98) 10".

Herstellung der Referenzmischung werden 0,2 ml Ammonium-Lösung (100 ppm NH_4) *R* verwendet.

Eisen (2.4.9): In einem Scheidetrichter wird 1,0 g Substanz in 10 ml verdünnter Salzsäure *R* gelöst. Die Lösung wird 3mal je 3 min lang mit je 10 ml Isobutylmethylketon *R* 1 ausgeschüttelt. Die vereinigten organischen Phasen werden 3 min lang mit 10 ml Wasser *R* ausgeschüttelt. Die wäßrige Phase muß der Grenzprüfung auf Eisen entsprechen (10 ppm).

Schwermetalle (2.4.8): 2,0 g Substanz müssen der Grenzprüfung C auf Schwermetalle entsprechen (10 ppm). Zur Herstellung der Referenzlösung werden 2 ml Blei-Lösung (10 ppm Pb) *R* verwendet.

Trocknungsverlust (2.2.32): Höchstens 0,5 Prozent, mit 1,000 g Substanz durch Trocknen im Trockenschrank bei 100 bis 105 °C bestimmt.

Sulfatasche (2.4.14): Höchstens 0,1 Prozent, mit 1,0 g Substanz bestimmt.

Gehaltsbestimmung

0,100 g Substanz, in 5 ml wasserfreier Ameisensäure *R* gelöst, werden nach Zusatz von 30 ml wasserfreier Essigsäure *R* mit Perchlorsäure (0,1 mol · l^{-1}) titriert. Der Endpunkt wird mit Hilfe der Potentiometrie (2.2.20) bestimmt.

1 ml Perchlorsäure (0,1 mol · l^{-1}) entspricht 11,91 mg $C_4H_9NO_3$.

Lagerung

Gut verschlossen, vor Licht geschützt.

1999, 865

Thymian

Thymi herba

Definition

Thymian besteht aus den ganzen, von den getrockneten Stengeln abgestreiften Blättern und Blüten von *Thymus vulgaris* L., *Thymus zygis* L. oder von beiden Arten. Die Droge enthält mindestens 12 ml · kg^{-1} ätherisches Öl und mindestens 0,5 Prozent (*m/m*) wasserdampfflüchtige Phenole, berechnet als Thymol ($C_{10}H_{14}O$; M_r 150,2), jeweils bezogen auf die wasserfreie Droge.

Eigenschaften

Die Droge hat einen kräftigen, aromatischen, an Thymol erinnernden Geruch.

Die Droge weist die unter „Prüfung auf Identität, A und B" beschriebenen makroskopischen und mikroskopischen Merkmale auf.

Prüfung auf Identität

A. Das Blatt von *Thymus vulgaris* ist meist 4 bis 12 mm lang, bis 3 mm breit und ungestielt bis sehr kurz gestielt. Die Spreite ist derb, ganz, lanzettlich bis eiförmig und auf beiden Seiten filzig, grau bis grünlichgrau; der Rand ist gegen die Blattunterseite hin stark eingerollt. Der Mittelnerv ist auf der Blattoberseite eingesenkt, auf der Blattunterseite stark hervortretend. Der Kelch ist grün, oft violett überlaufen, röhrig, an der Spitze zweilippig mit einer dreizipfligen, meist zurückgebogenen Oberlippe und einer längeren, aus zwei bewimperten Zähnen bestehenden Unterlippe. Der Kelchschlund ist nach dem Abblühen durch einen Kranz langer, steifer Haare verschlossen. Die Krone ist etwa doppelt so lang wie der Kelch, schwach zweilippig und in getrocknetem Zustand meist bräunlich. Das Blatt von *Thymus zygis* ist meist 1,7 bis 6,5 mm lang und 0,4 bis 1,2 mm breit, nadelförmig bis lineallanzettlich mit stark zur Blattunterseite hin eingerollten Rändern. Die Blattfläche ist beidseits gleichfarbig grün bis graugrün, zuweilen am Mittelnerv violett überlaufen und weist am Blattrand, vor allem an der Basis, lange weiße Haare auf. Die getrockneten Blüten sind denen von *Thymus vulgaris* sehr ähnlich.

B. Die Droge wird pulverisiert (355). Das Pulver beider Arten ist graugrün bis grünbraun. Die Prüfung erfolgt unter dem Mikroskop, wobei Chloralhydrat-Lösung *R* verwendet wird. Das Pulver zeigt folgende Merkmale: Epidermen der Blätter mit antiklinen, welligen Zellwänden mit rosenkranzartigen Verdickungen und Spaltöffnungen vom diacytischen Typ (2.8.3); zahlreiche Drüsenhaare aus 12 Exkretzellen mit durch das Exkret abgehobener Kutikula, welche die Form eines rundlichen bis eiförmigen Bläschens annimmt; Drüsenhaare mit einzelligem Stiel und rundlichem bis eiförmigem Köpfchen; Deckhaare der Epidermis der Blattoberseite kommen in beiden Arten vor: sie haben warzige Wände und die Form spitzer Zähne; verschiedene warzige Deckhaare der Epidermis der Blattunterseite: einzellige, aufrechte oder leicht gekrümmte Haare sowie zwei- oder dreizellige Gliederhaare, meist abgewinkelt *(Thymus vulgaris)*; zwei- oder dreizellige, mehr oder weniger aufrechte Gliederhaare *(Thymus zygis)*. Die Fragmente des Kelchs tragen zahlreiche fünf- bis sechszellige Gliederhaare mit schwach gestreifter Kutikula. Die Fragmente der Krone tragen zahlreiche, oft kollabierte, einreihige Gliederhaare und Drüsenhaare mit meist 12 Zellen. Relativ spärlich sind kugelige, glatte, etwa 35 µm große Pollenkörner mit 6 schlitzförmigen Keimporen. Das Pulver von *Thymus zygis* enthält außerdem zahlreiche derbe Faserbündel aus den Hauptnerven und den Stengelanteilen.

C. Die Prüfung erfolgt mit Hilfe der Dünnschichtchromatographie (2.2.27) unter Verwendung einer Schicht eines geeigneten Kieselgels mit einem Fluoreszenzindikator mit intensivster Anregung der Fluoreszenz bei 254 nm.

Untersuchungslösung: 1,0 g pulverisierte Droge (355) wird 3 min lang mit 5 ml Dichlormethan *R* geschüttelt. Die Mischung wird über etwa 2 g wasserfreies Natriumsulfat *R* filtriert. Das Filtrat dient als Untersuchungslösung.

Referenzlösung: 5 mg Thymol *R* und 10 µl Carvacrol *R* werden in 10 ml Dichlormethan *R* gelöst.

Auf die Platte werden getrennt 20 µl jeder Lösung bandförmig aufgetragen. Die Chromatographie erfolgt 2mal mit Dichlormethan *R* über eine Laufstrecke von 12 cm. Die Platte wird an der Luft trocknen gelassen und im ultravioletten Licht bei 254 nm ausgewertet. Die fluoreszenzmindernden Zonen werden gekennzeichnet. Die Chromatogramme der Referenz- und der Untersuchungslösung zeigen in der Mitte eine dem Thymol entsprechende fluoreszenzmindernde Zone. Das Chromatogramm der Untersuchungslösung zeigt etwas darüber eine viel stärker ausgeprägte fluoreszenzmindernde Zone und im unteren Drittel weitere solche Zonen. Die Platte wird mit 10 ml Anisaldehyd-Reagenz *R* (für eine 200 mm × 200 mm-Platte) besprüht und 10 min lang bei 100 bis 105 °C erhitzt. Das Chromatogramm der Referenzlösung zeigt in der Mitte eine rosabraune, dem Thymol entsprechende und unmittelbar darunter eine hellviolette, dem Carvacrol entsprechende Zone. Das Chromatogramm der Untersuchungslösung zeigt diese beiden Zonen, je nach der untersuchten Art mehr oder weniger ausgeprägt. Zwischen diesen Zonen und der Startlinie sind 4 etwa gleich stark gefärbte Zonen sichtbar: nach absteigenden R_f-Werten eine rosarote, eine violette (Cineol und Linalool), eine graubraune (Borneol) und eine blauviolette Zone. Nahe der Fließmittelfront ist eine intensive, rotviolette bis grauviolette Zone sichtbar. Nahe der Startlinie sind weitere Zonen sichtbar.

Prüfung auf Reinheit

Fremde Bestandteile (2.8.2): Höchstens 10 Prozent Stengelanteile, wobei der Durchmesser höchstens 1 mm und die Länge höchstens 15 mm betragen darf. Blätter, die am Grund lange Haare tragen, sonst aber schwach behaart sind, dürfen nicht vorkommen (*Thymus serpyllum* L.).

Wasser (2.2.13): Höchstens 10,0 Prozent, mit 20,0 g pulverisierter Droge (355) durch Destillation bestimmt.

Asche (2.4.16): Höchstens 15,0 Prozent.

Salzsäureunlösliche Asche (2.8.1): Höchstens 3,0 Prozent.

Gehaltsbestimmung

Ätherisches Öl (2.8.12): Die Bestimmung erfolgt unter Verwendung von 30,0 g Droge, einem 1000-ml-Rundkolben, 400 ml Wasser *R* als Destillationsflüssigkeit und ohne Vorlage von Xylol *R*. 2 h lang wird mit einer Destillationsgeschwindigkeit von 2 bis 3 ml je Minute destilliert.

Phenole: Das bei der Destillation erhaltene ätherische Öl wird möglichst ohne Wasser und unter Nachspülen des Meßrohrs mit kleinen Mengen Ethanol 90 % *R* vollständig in einen 50-ml-Meßkolben überführt und mit Ethanol 90 % *R* zu 50,0 ml verdünnt. 5,0 ml Lösung werden mit 40 ml Ethanol 90 % *R* versetzt und mit Wasser *R* zu 100,0 ml verdünnt. 5,0 ml dieser Lösung werden in einem Scheidetrichter mit 45 ml Wasser *R*, 0,5 ml verdünnter Ammoniak-Lösung *R* 2 und 1 ml einer Lösung von Aminopyrazolon *R* (20 g · l^{-1}) versetzt. Nach Mischen wird mit 4 ml einer frisch hergestellten Lösung von Kaliumhexacyanoferrat(III) *R* (20 g · l^{-1}) versetzt und erneut gemischt. Nach 5 min langem Stehenlassen wird mit 25 ml Dichlormethan *R* ausgeschüttelt. Die Dichlormethanphase wird durch einen mit Dichlormethan *R* befeuchteten Wattebausch in einen 100-ml-Meßkolben filtriert. Die wäßrige Phase wird noch 2mal mit je 25 ml und einmal mit 10 ml Dichlormethan *R* ausgeschüttelt. Die vereinigten Dichlormethanauszüge werden durch einen Wattebausch filtriert und unter Nachwaschen des Wattebauschs mit Dichlormethan *R* zu 100,0 ml verdünnt. Die Absorption (2.2.25) der Lösung wird bei 450 nm gegen Dichlormethan *R* als Kompensationsflüssigkeit gemessen. Der Gehalt an Phenolen, berechnet als Thymol, wird mit Hilfe der spezifischen Absorption berechnet ($A_{1\,cm}^{1\%}$ = 805).

Lagerung

Gut verschlossen, vor Licht und Feuchtigkeit geschützt.

1999, 1374

Thymianöl

Thymi aetheroleum

Definition

Thymianöl ist das durch Destillation mit Wasserdampf gewonnene ätherische Öl aus den frischen, blühenden, oberirdischen Teilen von *Thymus vulgaris* L., *Thymus zygis* Loefling ex L. oder aus einer Mischung dieser Teile beider Arten.

Eigenschaften

Klare, gelbe bis sehr dunkel rötlichbraune, leicht bewegliche Flüssigkeit von charakteristisch aromatischem, würzigem, an Thymol erinnerndem Geruch; mischbar mit wasserfreiem Ethanol, Ether und Petroläther.

Prüfung auf Identität

1: B.

2: A.

A. Die Prüfung erfolgt mit Hilfe der Dünnschichtchromatographie (2.2.27) unter Verwendung einer Schicht eines geeigneten Kieselgels.

   Untersuchungslösung: 0,2 g Öl werden in Pentan *R* zu 10 ml gelöst.

   Referenzlösung: 0,15 g Thymol *R*, 25 µl Terpinen-4-ol *R* und 40 µl Linalool *R* werden in Pentan *R* zu 10 ml gelöst.

Auf die Platte werden getrennt 20 µl jeder Lösung bandförmig aufgetragen. Die Chromatographie erfolgt mit einer Mischung von 5 Volumteilen Ethylacetat *R* und 95 Volumteilen Toluol *R* über eine Laufstrecke von 15 cm. Die Platte wird an der Luft trocknen gelassen, mit Anisaldehyd-Reagenz *R* besprüht und 5 bis 10 min lang unter Beobachtung bei 100 bis 105 °C erhitzt. Die Auswertung erfolgt im Tageslicht. Im Chromatogramm der Untersuchungslösung zeigen sich 3 Zonen, die in bezug auf Lage und Farbe den im Chromatogramm der Referenzlösung aufgetretenen Zonen ähnlich sind, nämlich die violette Zone des Terpinen-4-ols, die ebenfalls violette des Linalools und die bräunlichrosa gefärbte Zone des Thymols. Unmittelbar unterhalb dieser 3 Zonen findet sich eine blaßviolette, dem Carvacrol entsprechende Zone und an der Fließmittelfront eine breite, violette Zone, die von Kohlenwasserstoffen stammt.

B. Die bei der Prüfung „Chromatographisches Profil" (siehe „Prüfung auf Reinheit") erhaltenen Chromatogramme werden ausgewertet. Die Hauptpeaks im Chromatogramm der Untersuchungslösung entsprechen in bezug auf die Retentionszeiten den Hauptpeaks im Chromatogramm der Referenzlösung.

Prüfung auf Reinheit

Relative Dichte (2.2.5): 0,915 bis 0,935.

Brechungsindex (2.2.6): 1,490 bis 1,505.

Chromatographisches Profil: Die Prüfung erfolgt mit Hilfe der Gaschromatographie (2.2.28).

Untersuchungslösung: Das Öl.

Referenzlösung: 0,15 g β-Myrcen *R*, 0,1 g γ-Terpinen *R*, 0,1 g *p*-Cymen *R*, 0,1 g Linalool *R*, 0,2 g Terpinen-4-ol *R*, 0,2 g Thymol *R* und 0,05 g Carvacrol *R* werden in 5 ml Hexan *R* gelöst.

Die Chromatographie kann durchgeführt werden mit

- einer Kapillarsäule aus Quarz von 25 bis 60 m Länge und etwa 0,3 mm innerem Durchmesser, belegt mit Macrogol 20 000 *R*
- Helium zur Chromatographie *R* als Trägergas
- einem Flammenionisationsdetektor
- einem Splitverhältnis von 1:100.

Die Temperatur der Säule wird 15 min lang bei 60 °C gehalten, dann um 3 °C je Minute auf 180 °C erhöht und bei dieser Temperatur gehalten. Die Temperatur des Probeneinlasses wird bei 200 °C, die des Detektors bei 220 °C gehalten.

Dieses typische Chromatogramm dient zur Information und als Anleitung zum Analysenverfahren. Es ist nicht Bestandteil der Anforderungen dieser Monographie.

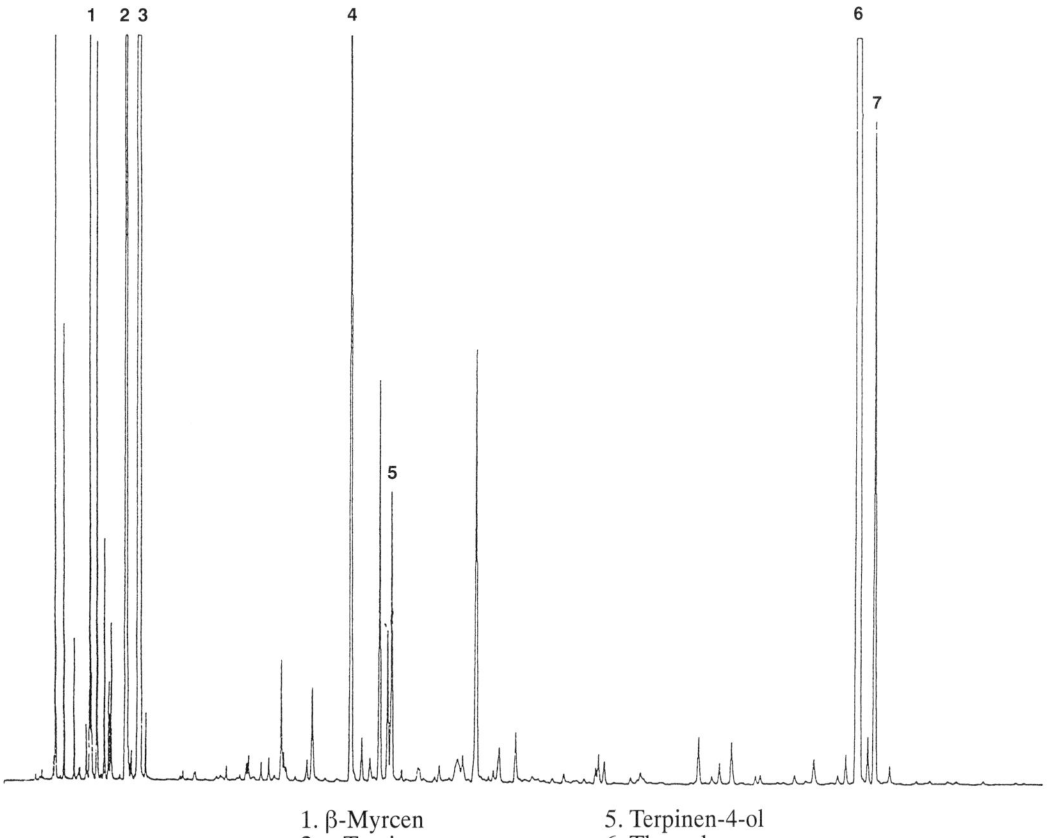

1. β-Myrcen
2. γ-Terpinen
3. *p*-Cymen
4. Linalool
5. Terpinen-4-ol
6. Thymol
7. Carvacrol

Abb. 1374-1: Typisches Chromatogramm von Thymianöl (für die Prüfung „Chromatographisches Profil")

Etwa 0,2 µl Referenzlösung werden eingespritzt. Werden die Chromatogramme unter den vorgeschriebenen Bedingungen aufgezeichnet, erfolgt die Elution der Bestandteile in der Reihenfolge, in der auch die Zusammensetzung der Referenzlösung angegeben ist. Die Retentionszeiten der Substanzen werden aufgezeichnet. Die Prüfung darf nur ausgewertet werden, wenn die Zahl der theoretischen Böden, berechnet vom Peak des *p*-Cymens bei 80 °C, mindestens 30 000 und die Auflösung zwischen den Peaks von Thymol und Carvacrol mindestens 1,5 beträgt.

Etwa 0,2 µl Untersuchungslösung werden eingespritzt. Unter Verwendung der im Chromatogramm der Referenzlösung ermittelten Retentionszeiten werden die Bestandteile der Referenzlösung im Chromatogramm der Untersuchungslösung festgelegt. Der Hexan-Peak wird nicht berücksichtigt.

Der Prozentgehalt der Bestandteile wird mit Hilfe des Verfahrens „Normalisierung" berechnet.

Die Prozentgehalte müssen in folgenden Bereichen liegen:

β-Myrcen	1,0 bis 3,0 Prozent
γ-Terpinen	5,0 bis 10,0 Prozent
p-Cymen	15,0 bis 28,0 Prozent
Linalool	4,0 bis 6,5 Prozent
Terpinen-4-ol	0,2 bis 2,5 Prozent
Thymol	36,0 bis 55,0 Prozent
Carvacrol	1,0 bis 4,0 Prozent.

Lagerung

Vor Licht und Wärme geschützt, in dicht verschlossenen, dem Verbrauch angemessenen, möglichst vollständig gefüllten Behältnissen.

1998, 956

Ticarcillin-Natrium

Ticarcillinum natricum

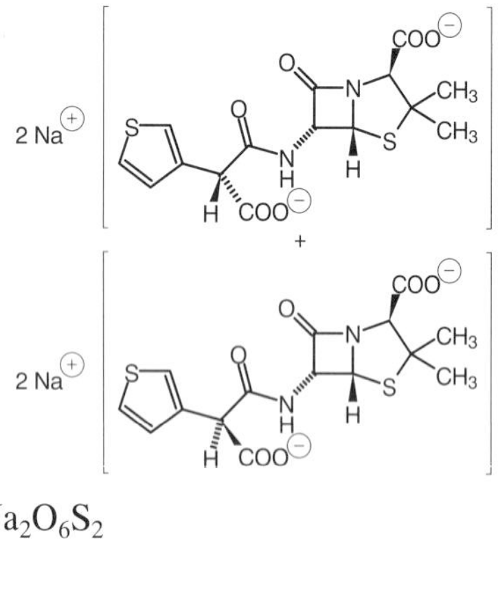

$C_{15}H_{14}N_2Na_2O_6S_2$ M_r 428,4

Definition

Ticarcillin-Natrium enthält mindestens 89,0 und höchstens 100,5 Prozent (2*S*,5*R*,6*R*)-6-[[(2*RS*)-2-Carboxylato-2-(thiophen-3-yl)acetyl]amino]-3,3-dimethyl-7-oxo-4-thia-1-azabicyclo[3.2.0]heptan-2-carbonsäure, Dinatriumsalz, berechnet auf die wasserfreie Substanz.

Herstellung

Falls die Substanz so hergestellt ist, daß Rückstände von 2-Ethylhexansäure bleiben, muß sie folgender Prüfung entsprechen:

2-Ethylhexansäure: Die Prüfung erfolgt mit Hilfe der Gaschromatographie (2.2.28) unter Anwendung einer geeigneten und validierten Methode. Die Substanz darf höchstens 0,5 Prozent (*m/m*) 2-Ethylhexansäure enthalten.

Eigenschaften

Weißes bis schwach gelbes, hygroskopisches Pulver; leicht löslich in Wasser, löslich in Methanol, praktisch unlöslich in Ether.

Prüfung auf Identität

1: A, D.
2: B, C, D.

A. Die Prüfung erfolgt mit Hilfe der IR-Spektroskopie (2.2.24) durch Vergleich des Spektrums der Substanz mit dem von Ticarcillin-Natrium *CRS*.

B. Die Prüfung erfolgt mit Hilfe der Dünnschichtchromatographie (2.2.27) unter Verwendung einer Schicht von silanisiertem Kieselgel H *R*.

Untersuchungslösung: 25 mg Substanz werden in Methanol *R* zu 5 ml gelöst.

Referenzlösung a: 25 mg Ticarcillin-Natrium *CRS* werden in Methanol *R* zu 5 ml gelöst.

Referenzlösung b: 25 mg Carbenicillin-Dinatrium *CRS* und 25 mg Ticarcillin-Natrium *CRS* werden in Methanol *R* zu 5 ml gelöst.

Auf die Platte wird getrennt 1 µl jeder Lösung aufgetragen. Die Chromatographie erfolgt mit einer Mischung von 10 Volumteilen Aceton *R* und 90 Volumteilen einer Lösung von Ammoniumacetat *R* ($154\ g \cdot l^{-1}$), deren *p*H-Wert mit Essigsäure 98 % *R* auf 5,0 eingestellt wird, über eine Laufstrecke von 12 cm. Die Platte wird im Warmluftstrom getrocknet und Iodgas ausgesetzt. Der Hauptfleck im Chromatogramm der Untersuchungslösung entspricht in bezug auf Lage, Farbe und Größe dem Hauptfleck im Chromatogramm der Referenzlösung a. Die Prüfung darf nur ausgewertet werden, wenn das Chromatogramm der Referenzlösung b deutlich voneinander getrennt 2 Flecke zeigt.

C. Etwa 2 mg Substanz werden in einem Reagenzglas von etwa 15 cm Länge und 15 mm Durchmesser mit 0,05 ml Wasser *R* befeuchtet und mit 2 ml Formaldehyd-Schwefelsäure *R* versetzt. Durch Schütteln entsteht eine braune Lösung. Wird die Lösung 1 min lang im Wasserbad erhitzt, färbt sie sich dunkelrotbraun.

D. Die Substanz gibt die Identitätsreaktion a auf Natrium (2.3.1).

Prüfung auf Reinheit

Prüflösung: 2,50 g Substanz werden in kohlendioxidfreiem Wasser *R* zu 50 ml gelöst.

Aussehen der Lösung: Die Prüflösung muß klar (2.2.1) und darf nicht stärker gefärbt sein als die Farbvergleichslösung G_5 (2.2.2, Methode II).

***p*H-Wert** (2.2.3): Der *p*H-Wert der Prüflösung muß zwischen 5,5 und 7,5 liegen.

Spezifische Drehung (2.2.7): 0,250 g Substanz werden in Wasser *R* zu 25,0 ml gelöst. Die spezifische Drehung muß zwischen +172 und +187° liegen, berechnet auf die wasserfreie Substanz.

Verwandte Substanzen: Die Prüfung erfolgt mit Hilfe der Flüssigchromatographie (2.2.29).

Untersuchungslösung: 25,0 mg Substanz werden in der mobilen Phase A zu 25,0 ml gelöst.

Referenzlösung a: 20,0 mg Ticarcillin-Verunreinigung A *CRS* werden in der mobilen Phase A zu 100,0 ml gelöst. 5,0 ml Lösung werden mit der mobilen Phase A zu 50,0 ml verdünnt.

Referenzlösung b: 1 ml Untersuchungslösung wird mit der mobilen Phase A zu 50 ml verdünnt.

Die Chromatographie kann durchgeführt werden mit

- einer Säule aus rostfreiem Stahl von 0,25 m Länge und 4 mm innerem Durchmesser, gepackt mit octadecylsilyliertem Kieselgel zur Chromatographie *R* (5 µm)
- einer Mischung der mobilen Phasen A und B bei einer Durchflußrate von 1,0 ml je Minute:

  mobile Phase A: Eine Lösung von Ammoniummonohydrogenphosphat *R* (1,3 g · l^{-1}), deren *p*H-Wert mit Phosphorsäure 85 % *R* auf 7,0 eingestellt wurde

  mobile Phase B: Eine Mischung gleicher Volumteile mobiler Phase A und Methanol *R*

Zeit (min)	mobile Phase A (% *V/V*)	mobile Phase B (% *V/V*)	Erläuterungen
0 – 30	100 → 30	0 → 70	linearer Gradient
30 – 40	30	70	isokratisch
40 – 45	100	0	Äquilibrierung

- einem Spektrometer als Detektor bei einer Wellenlänge von 220 nm.

20 µl Referenzlösung b werden eingespritzt. Die Empfindlichkeit des Systems wird so eingestellt, daß die Höhe der 2 Hauptpeaks mindestens 50 Prozent des maximalen Ausschlags beträgt. Die Prüfung darf nur ausgewertet werden, wenn die Auflösung zwischen den 2 Hauptpeaks (Diastereoisomere) mindestens 2,0 beträgt.

Je 20 µl Untersuchungslösung und Referenzlösung a werden getrennt eingespritzt. Die im Chromatogramm der Untersuchungslösung der Ticarcillin-Verunreinigung A entsprechende Peakfläche darf höchstens das 2fache der Fläche des Hauptpeaks im Chromatogramm der Referenzlösung a betragen (4 Prozent). Die Fläche von Peaks, ausgenommen den 2 Hauptpeaks und dem Peak der Ticarcillin-Verunreinigung A, darf höchstens der 1,25fachen Fläche des Hauptpeaks im Chromatogramm der Referenzlösung a betragen (2,5 Prozent).

Dimethylanilin: Höchstens 20 ppm, mit Hilfe der Gaschromatographie (2.2.28) unter Verwendung von Naphthalin *R* als Interner Standard bestimmt.

Interner-Standard-Lösung: 50,0 mg Naphthalin *R* werden in Cyclohexan *R* zu 50,0 ml gelöst. 5,0 ml Lösung werden mit Cyclohexan *R* zu 100,0 ml verdünnt.

Untersuchungslösung: 1,00 g Substanz wird in einem Reagenzglas mit Schliffstopfen mit 5 ml Natriumhydroxid-Lösung (1 mol · l^{-1}) und 1,0 ml Interner-Standard-Lösung versetzt. Das Reagenzglas wird verschlossen und 1 min lang kräftig geschüttelt. Falls erforderlich wird zentrifugiert. Die obere Phase wird verwendet.

Referenzlösung: 50,0 mg *N,N*-Dimethylanilin *R* werden mit 2 ml Salzsäure *R* und 20 ml Wasser *R* versetzt. Anschließend wird bis zur Auflösung der Substanz geschüttelt und mit Wasser *R* zu 50,0 ml verdünnt. 5,0 ml Lösung werden mit Wasser *R* zu 250,0 ml verdünnt. 1,0 ml dieser Lösung wird in einem Reagenzglas mit Schliffstopfen mit 5 ml Natriumhydroxid-Lösung (1 mol · l^{-1}) und 1,0 ml Interner-Standard-Lösung versetzt. Das Reagenzglas wird verschlossen und 1 min lang geschüttelt. Falls erforderlich wird zentrifugiert. Die obere Phase wird verwendet.

Die Chromatographie kann durchgeführt werden mit

- einer Säule aus Glas von 2 m Länge und 2 mm innerem Durchmesser, gepackt mit silanisiertem Kieselgur zur Gaschromatographie *R*, imprägniert mit 3 Prozent (*m/m*) Poly[methyl(50)phenyl(50)]siloxan *R*
- Stickstoff zur Chromatographie *R* als Trägergas bei einer Durchflußrate von 30 ml je Minute
- einem Flammenionisationsdetektor.

Die Temperatur der Säule wird bei 120 °C, die des Probeneinlasses und die des Detektors bei 150 °C gehalten.

Je 1 µl Untersuchungslösung und Referenzlösung wird getrennt eingespritzt.

Wasser (2.5.12): Höchstens 5,5 Prozent, mit 0,150 g Substanz nach der Karl-Fischer-Methode bestimmt.

Sterilität (2.6.1): Ticarcillin-Natrium zur Herstellung von Parenteralia, das dabei keinem weiteren geeigneten Sterilisationsverfahren unterworfen wird, muß der Prüfung entsprechen.

Bakterien-Endotoxine (2.6.14): Ticarcillin-Natrium zur Herstellung von Parenteralia, das dabei keinem weiteren geeigneten Verfahren zur Beseitigung von Bakterien-Endotoxinen unterworfen wird, darf höchstens 0,05 I.E. Bakterien-Endotoxine je Milligramm Substanz enthalten.

Gehaltsbestimmung

Die Bestimmung erfolgt mit Hilfe der Flüssigchromatographie (2.2.29).

Untersuchungslösung: 50,0 mg Substanz werden in der mobilen Phase zu 100,0 ml gelöst. 10,0 ml Lösung werden mit der mobilen Phase zu 50,0 ml verdünnt.

Referenzlösung: 50,0 mg Ticarcillin-Natrium *CRS* werden in der mobilen Phase zu 100,0 ml gelöst. 10,0 ml Lösung werden mit der mobilen Phase zu 50,0 ml verdünnt.

Die Chromatographie kann durchgeführt werden mit

- einer Säule aus rostfreiem Stahl von 0,25 m Länge und 4 mm innerem Durchmesser, gepackt mit octadecylsilyliertem Kieselgel zur Chromatographie *R* (5 µm).
- folgender mobiler Phase bei einer Durchflußrate von 1 ml je Minute: eine Mischung von 20 Volumteilen Methanol *R* und 80 Volumteilen einer Lösung von Ammoniummonohydrogenphosphat *R* ($1,3\ g \cdot l^{-1}$), deren *p*H-Wert mit Phosphorsäure 85 % *R* auf 7,0 eingestellt wurde
- einem Spektrometer als Detektor bei einer Wellenlänge von 220 nm.

20 µl Referenzlösung werden eingespritzt. Die Empfindlichkeit des Systems wird so eingestellt, daß die Höhe der 2 Hauptpeaks im Chromatogramm mindestens 50 Prozent des maximalen Ausschlags beträgt. Die Bestimmung darf nur ausgewertet werden, wenn die Auflösung zwischen den 2 Hauptpeaks mindestens 2,5 beträgt.

Die Referenzlösung wird 6mal eingespritzt. Die Bestimmung darf nur ausgewertet werden, wenn die relative Standardabweichung der 2 Peakflächen des Ticarcillins höchstens 1,0 Prozent beträgt. Abwechselnd werden die Untersuchungslösung und die Referenzlösung eingespritzt.

Der Prozentgehalt an Ticarcillin-Natrium wird als Summe der Flächen der 2 Peaks berechnet.

Lagerung

Dicht verschlossen, zwischen 2 und 8 °C. Falls die Substanz steril ist, im Behältnis mit Sicherheitsverschluß.

Beschriftung

Die Beschriftung gibt insbesondere, falls zutreffend, an

- daß die Substanz steril ist
- daß die Substanz frei von Bakterien-Endotoxinen ist.

Verunreinigungen

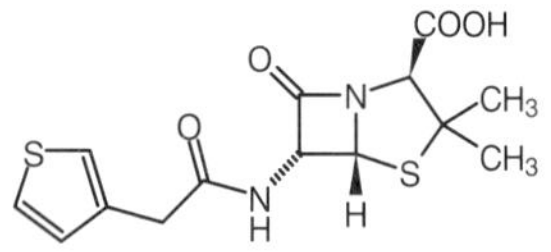

A. (2*S*,5*R*,6*R*)-3,3-Dimethyl-7-oxo-6-[[thiophen-3-yl)acetyl]amino]-4-thia-1-azabicyclo[3.2.0]heptan-2-carbonsäure
(Decarboxyticarcillin)

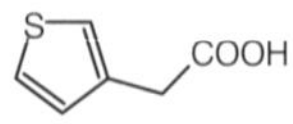

B. (Thiophen-3-yl)essigsäure

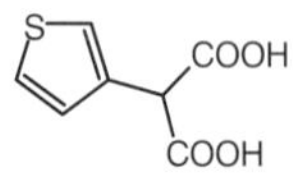

C. 2-(Thiophen-3-yl)propandicarbonsäure
(3-Thienylmalonsäure)

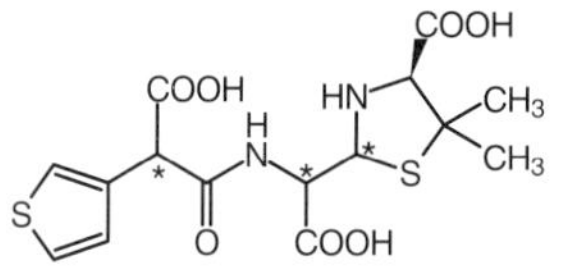

D. (4*S*)-2-[Carboxy[[2-carboxy-2-(thiophen-3-yl)acetyl]amino]methyl]-5,5-dimethylthiazolidin-4-carbonsäure
(Ticarcillinpenicillosäuren)

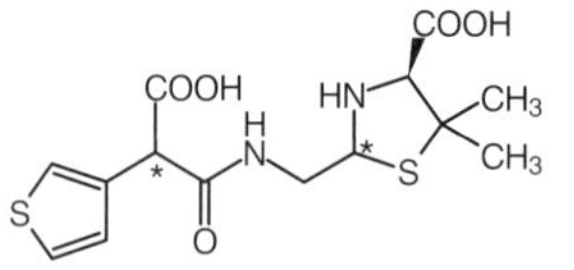

E. (4*S*)-2-[[[2-Carboxy-2-(thiophen-3-yl)acetyl]amino]methyl]-5,5-dimethylthiazolidin-4-carbonsäure
(Ticarcillinpenillosäuren).

1998, 1271

Tinzaparin-Natrium

Tinzaparinum natricum

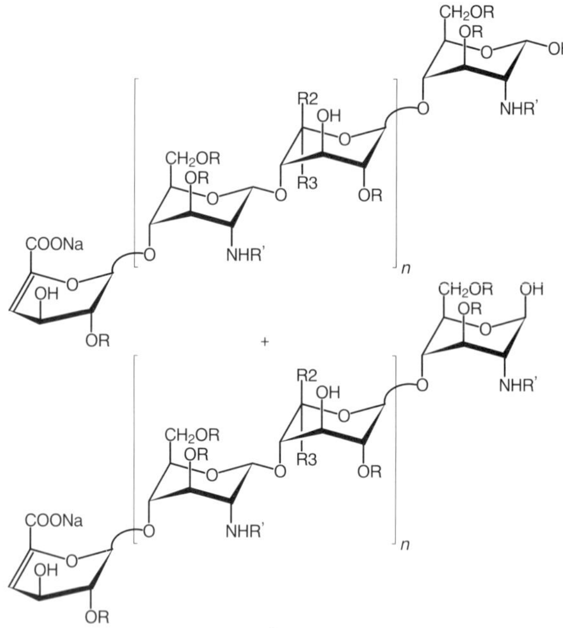

n = 1 bis 25, R = H oder SO_3Na, R' = H oder SO_3Na oder $COCH_3$
R2 = H und R3 = COONa oder R2 = COONa und R3 = H

Definition

Tinzaparin-Natrium ist das Natriumsalz eines niedermolekularen Heparins, das durch kontrollierte enzymatische Depolymerisierung von Heparin aus der Intestinalschleimhaut von Schweinen mit Hilfe der Heparinlyase von *Flavobacterium heparinum* gewonnen wird. Der Hauptteil der Komponenten hat eine 2-*O*-Sulfo-4-enopyranosuronsäure-Struktur am nicht reduzierenden Ende und eine 2-*N*,6-*O*-Disulfo-D-glucosamin-Struktur am reduzierenden Ende ihrer Kette.

Tinzaparin-Natrium muß der Monographie ***Niedermolekulare Heparine (Heparina massae molecularis minoris)*** *entsprechen mit folgenden Änderungen und Ergänzungen:*

Die mittlere Molekülmasse liegt im Bereich von 5500 bis 7500, wobei der charakteristische Wert etwa 6500 beträgt. Der Grad der Sulfatierung je Disaccharid-Einheit beträgt 1,8 bis 2,5.

Die Aktivität beträgt mindestens 70 und höchstens 120 I.E. Anti-Faktor-Xa-Aktivität je Milligramm, berechnet auf die getrocknete Substanz. Das Verhältnis der Anti-Faktor-Xa-Aktivität zur Anti-Faktor-IIa-Aktivität liegt zwischen 1,5 und 2,5.

Prüfung auf Identität

Die „Prüfung auf Identität, C" der Monographie **Niedermolekulare Heparine** wird durchgeführt, wobei die Substanz folgender Forderung entsprechen muß:

Die mittlere Molekülmasse liegt im Bereich von 5500 bis 7500. Der Gehalt an Ketten mit einer Molekülmasse kleiner als 2000 beträgt höchstens 10,0 Prozent (*m*/*m*), und der Gehalt an Ketten mit einer Molekülmasse zwischen 2000 und 8000 liegt im Bereich von 60,0 bis 72,0 Prozent (*m*/*m*). Der Gehalt an Ketten mit einer Molekülmasse über 8000 liegt im Bereich von 22,0 bis 36,0 Prozent (*m*/*m*).

Prüfung auf Reinheit

Aussehen der Lösung: 1,0 g Substanz wird in 10 ml Wasser *R* gelöst. Die Lösung muß klar (2.2.1) und darf nicht stärker gefärbt sein als die Stufe 5 der am besten geeigneten Farbvergleichslösung (2.2.2, Methode II).

Absorption (2.2.25): 50,0 mg Substanz werden in 100 ml Salzsäure (0,01 mol · l^{-1}) gelöst. Die spezifische Absorption, bei 231 nm gemessen, muß zwischen 8,0 und 12,5 liegen, berechnet auf die getrocknete Substanz.

1999, 645

Tobramycin

Tobramycinum

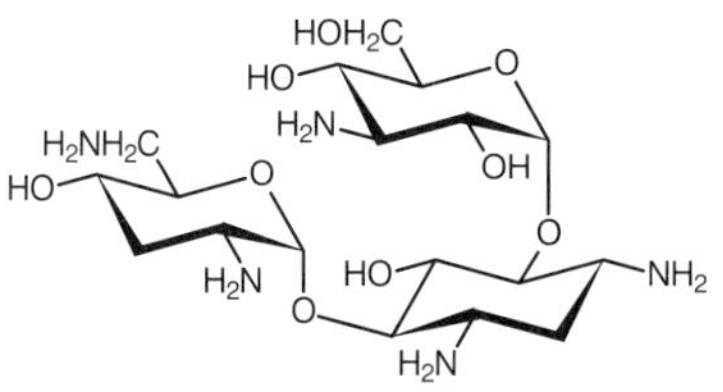

$C_{18}H_{37}N_5O_9$ M_r 467,5

Definition

Tobramycin ist *O*-3-Amino-3-desoxy-α-D-glucopyranosyl-(1→4)-*O*-[2,6-diamino-2,3,6-tridesoxy-α-D-*ribo*-hexopyranosyl-(1→6)]-2-desoxy-L-streptamin, eine antimikrobiell wirksame Substanz, die aus *Streptomyces tenebrarius* gewonnen oder durch andere Verfahren hergestellt wird. Die Wirksamkeit beträgt mindestens 930 I.E. je Milligramm, berechnet auf die wasserfreie und 2-Methylpropanol-freie Substanz.

Herstellung

Die angewendeten Herstellungsmethoden müssen darauf abzielen, die Anwesenheit blutdrucksenkender Substanzen auszuschließen oder möglichst gering zu halten.

Eigenschaften

Weißes bis fast weißes Pulver; leicht löslich in Wasser, sehr schwer löslich in Ethanol, praktisch unlöslich in Ether.

Prüfung auf Identität

1: A.

2: B, C.

A. Das Kernresonanzspektrum (2.2.33) einer Lösung der Substanz (100 g · l^{-1}) in [D_2]Wasser *R* zeigt Übereinstimmung mit dem einer gleichen Lösung von Tobramycin *CRS*.

B. Die Prüfung erfolgt mit Hilfe der Dünnschichtchromatographie (2.2.27) unter Verwendung einer Schicht von Kieselgel H *R*.

   Untersuchungslösung: 20 mg Substanz werden in Wasser *R* zu 5 ml gelöst.

   Referenzlösung a: 20 mg Tobramycin *CRS* werden in Wasser *R* zu 5 ml gelöst.

   Referenzlösung b: 4 mg Neomycinsulfat *CRS* und 4 mg Kanamycinmonosulfat *CRS* werden in 1 ml Referenzlösung a gelöst.

   Auf die Platte werden getrennt 5 µl jeder Lösung aufgetragen. Die Chromatographie erfolgt mit einer Mischung von 10 Volumteilen Chloroform *R*, 20 Volumteilen konzentrierter Ammoniak-Lösung *R* und 30 Volumteilen Methanol *R* über eine Laufstrecke von 15 cm. Die Platte wird im Warmluftstrom getrocknet und mit einer Mischung von gleichen Volumteilen einer Lösung von Dihydroxynaphthalin *R* (2 g · l^{-1}) in Ethanol 96 % *R* und einer Lösung von Schwefelsäure *R* (460 g · l^{-1}) besprüht. Anschließend wird 5 bis 10 min lang bei 105 °C erhitzt. Der Hauptfleck im Chromatogramm der Untersuchungslösung entspricht in bezug auf Lage, Farbe und Größe dem Hauptfleck im Chromatogramm der Referenzlösung a. Die Prüfung darf nur ausgewertet werden, wenn das Chromatogramm der Referenzlösung b deutlich voneinander getrennt 3 Hauptflecke zeigt.

C. Etwa 5 mg Substanz werden in 5 ml Wasser *R* gelöst. Nach Zusatz von 5 ml einer Lösung von Ninhydrin *R* (1 g · l^{-1}) in Ethanol 96 % *R* und 3 min langem Erhitzen im Wasserbad entsteht eine violettblaue Färbung.

Prüfung auf Reinheit

***p*H-Wert** (2.2.3): 1,0 g Substanz wird in 10 ml kohlendioxidfreiem Wasser *R* gelöst. Der *p*H-Wert der Lösung muß zwischen 9,0 und 11,0 liegen.

Spezifische Drehung (2.2.7): 1,00 g Substanz wird in Wasser *R* zu 25,0 ml gelöst. Die spezifische Drehung muß zwischen +138 und +148° liegen, berechnet auf die wasserfreie und 2-Methylpropanol-freie Substanz.

Verwandte Substanzen: Die Prüfung erfolgt mit Hilfe der Dünnschichtchromatographie (2.2.27) unter Verwendung einer Schicht von Kieselgel H *R*.

Untersuchungslösung: 80 mg Substanz werden in einer Mischung von 1 Volumteil verdünnter Ammoniak-Lösung *R* 2 und 99 Volumteilen Wasser *R* zu 10 ml gelöst.

Referenzlösung: 1 ml Untersuchungslösung wird mit einer Mischung von 1 Volumteil verdünnter Ammoniak-Lösung *R* 2 und 99 Volumteilen Wasser *R* zu 100 ml verdünnt.

Auf die Platte werden getrennt 5 µl jeder Lösung aufgetragen. Die Chromatographie erfolgt mit einer Mischung von gleichen Volumteilen konzentrierter Ammoniak-Lösung *R*, Ethanol 96 % *R* und Ethylmethylketon *R* über eine Laufstrecke von 15 cm. Die Platte wird an der Luft trocknen gelassen und anschließend 10 min lang bei 110 °C erhitzt. Die heiße Platte wird mit einer unmittelbar vor Verwendung hergestellten Lösung, die durch Verdünnen von Natriumhypochlorit-Lösung *R* mit Wasser *R* auf einen Gehalt von 0,5 Prozent freiem Chlor erhalten wird, besprüht. Die Platte wird so lange im Kaltluftstrom getrocknet, bis eine besprühte Fläche unterhalb der Startpunkte mit einem Tropfen Kaliumiodid-Stärke-Lösung *R* höchstens eine schwachblaue Färbung gibt. Die Platte soll dem Kaltluftstrom nicht zu lange ausgesetzt sein. Anschließend wird mit Kaliumiodid-Stärke-Lösung *R* besprüht. Kein Nebenfleck im Chromatogramm der Untersuchungslösung darf größer oder stärker gefärbt sein als der Hauptfleck im Chromatogramm der Referenzlösung (1,0 Prozent).

2-Methyl-1-propanol: Höchstens 1,0 Prozent (*m/m*). Die Prüfung erfolgt mit Hilfe der Gaschromatographie (2.2.28) unter Verwendung von 1-Propanol *R* als Interner Standard.

Interner-Standard-Lösung: 2,0 ml 1-Propanol *R* werden mit Wasser *R* zu 500,0 ml verdünnt.

Untersuchungslösung a: 0,10 g Substanz werden in 1,0 ml Wasser *R* gelöst.

Untersuchungslösung b: 0,20 g Substanz werden in 1,0 ml Interner-Standard-Lösung gelöst. Die Lösung wird mit 1,0 ml Wasser *R* versetzt.

Referenzlösung: 0,500 g 2-Methyl-1-propanol *R* werden mit 1,0 ml 1-Propanol *R* versetzt. Die Mischung wird mit Wasser *R* zu 500,0 ml verdünnt.

Die Chromatographie kann durchgeführt werden mit
- einer Säule von 1,5 m Länge und 4 mm innerem Durchmesser, gepackt mit Ethylvinylbenzol-Divinylbenzol-Copolymer *R* (150 bis 180 µm)
- Stickstoff zur Chromatographie *R* als Trägergas
- einem Flammenionisationsdetektor.

Die Temperatur der Säule wird bei 165 °C gehalten.

Die gewählten Volumina der Untersuchungslösungen und der Referenzlösung werden getrennt eingespritzt.

Wasser (2.5.12): Höchstens 8,0 Prozent, mit 0,300 g Substanz nach der Karl-Fischer-Methode bestimmt.

Sulfatasche (2.4.14): Höchstens 0,3 Prozent, mit 1,0 g Substanz bestimmt.

Sterilität (2.6.1): Tobramycin zur Herstellung von Parenteralia oder von Zubereitungen zur Anwendung am Auge, das dabei keinem weiteren geeigneten Sterilisationsverfahren unterworfen wird, muß der Prüfung entsprechen.

Bakterien-Endotoxine (2.6.14): Tobramycin zur Herstellung von Parenteralia, das dabei keinem weiteren geeigneten Verfahren zur Beseitigung von Bakterien-Endotoxinen unterworfen wird, darf höchstens 2,0 I.E. Bakterien-Endotoxine je Milligramm Substanz enthalten.

Wertbestimmung

Die Ausführung erfolgt nach „Mikrobiologische Wertbestimmung von Antibiotika“ (2.7.2).

Lagerung

Gut verschlossen, unterhalb von 25 °C. Falls die Substanz steril ist, im Behältnis mit Sicherheitsverschluß.

Beschriftung

Die Beschriftung gibt insbesondere, falls zutreffend, an
- daß die Substanz steril ist
- daß die Substanz frei von Bakterien-Endotoxinen ist.

1999, 692

α-Tocopherol

α-Tocopherolum

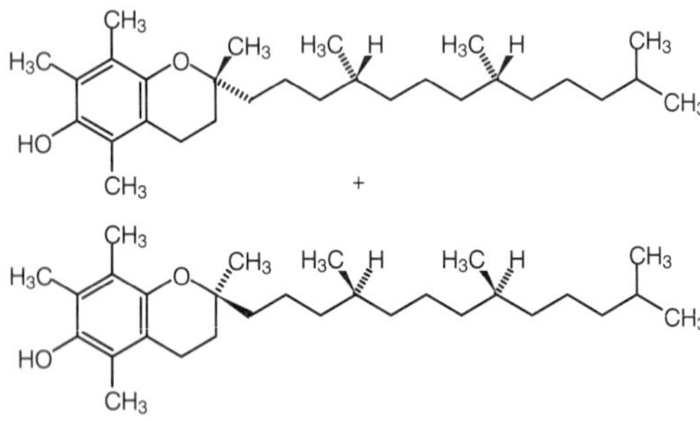

$C_{29}H_{50}O_2$ M_r 430,7

Definition

α-Tocopherol enthält mindestens 96,0 und höchstens 102,0 Prozent (2*RS*)-2,5,7,8-Tetramethyl-2-[(4*RS*,8*RS*)-4,8,12-trimethyltridecyl]chroman-6-ol.

Eigenschaften

Klare, farblose bis gelblichbraune, viskose, ölige Flüssigkeit; praktisch unlöslich in Wasser, leicht löslich in Aceton, Dichlormethan, wasserfreiem Ethanol, Ether und fetten Ölen.

Prüfung auf Identität

1: B, D.
2: A, C, D.

A. Die Substanz entspricht der Prüfung „Absorption" (siehe „Prüfung auf Reinheit").

B. Die Prüfung erfolgt mit Hilfe der IR-Spektroskopie (2.2.24) durch Vergleich des Spektrums der Substanz mit dem von α-Tocopherol *CRS*.

C. Die Prüfung erfolgt mit Hilfe der Dünnschichtchromatographie (2.2.27) unter Verwendung einer Schicht von Kieselgel HF_{254} *R*.

Untersuchungslösung: 10 mg Substanz werden in 2 ml Cyclohexan *R* gelöst.

Referenzlösung: 10 mg α-Tocopherol *CRS* werden in 2 ml Cyclohexan *R* gelöst.

Auf die Platte werden getrennt 10 µl jeder Lösung aufgetragen. Die Chromatographie erfolgt mit einer Mischung von 20 Volumteilen Ether *R* und 80 Volumteilen Cyclohexan *R* über eine Laufstrecke von 15 cm. Die Platte wird im Luftstrom getrocknet und im ultravioletten Licht bei 254 nm ausgewertet. Der Hauptfleck im Chromatogramm der Untersuchungslösung entspricht in bezug auf Lage und Größe dem Hauptfleck im Chromatogramm der Referenzlösung. Die Platte wird mit einer Mischung von 10 Volumteilen Salzsäure *R*, 40 Volumteilen einer Lösung von Eisen(III)-chlorid *R* ($2{,}5\ g \cdot l^{-1}$) in Ethanol 96 % *R* und 40 Volumteilen einer Lösung von Phenanthrolinhydrochlorid *R* ($10\ g \cdot l^{-1}$) in Ethanol 96 % *R* besprüht. Die Hauptflecke färben sich nach 1 bis 2 h orange.

D. Die Substanz entspricht der Prüfung „Optische Drehung" (siehe „Prüfung auf Reinheit").

Prüfung auf Reinheit

Optische Drehung (2.2.7): 2,50 g Substanz werden in wasserfreiem Ethanol *R* zu 25,0 ml gelöst. Der Drehungswinkel muß zwischen – 0,01 und + 0,01° liegen.

Absorption (2.2.25): 0,100 g Substanz werden in wasserfreiem Ethanol *R* zu 100,0 ml gelöst (Lösung a). 10,0 ml Lösung a werden mit wasserfreiem Ethanol *R* zu 100,0 ml verdünnt (Lösung b). Die Absorption der Lösung b wird im Maximum bei 292 nm und die der Lösung a im Minimum bei 255 nm gemessen. Die spezifische Absorption muß im Maximum zwischen 72,0 und 76,0 und im Minimum zwischen 6,0 und 8,0 liegen.

Säurezahl (2.5.1): Höchstens 2, mit 2,00 g Substanz bestimmt.

Schwermetalle (2.4.8): 0,50 g Substanz müssen der Grenzprüfung D auf Schwermetalle entsprechen (20 ppm). Zur Herstellung der Referenzlösung wird 1 ml Blei-Lösung (10 ppm Pb) *R* verwendet.

Sulfatasche (2.4.14): Höchstens 0,1 Prozent, mit 1,0 g Substanz bestimmt. Anstelle von verdünnter Schwefelsäure *R* wird Schwefelsäure *R* verwendet.

Gehaltsbestimmung

Die Bestimmung erfolgt mit Hilfe der Gaschromatographie (2.2.28), unter Verwendung von Dotriacontan *R* als Interner Standard.

Interner-Standard-Lösung: 0,20 g Dotriacontan *R* werden in Hexan *R* zu 100,0 ml gelöst.

Untersuchungslösung: 0,100 g Substanz werden in Interner-Standard-Lösung zu 50,0 ml gelöst.

Referenzlösung: 0,100 g α-Tocopherol *CRS* werden in Interner-Standard-Lösung zu 50,0 ml gelöst.

Die Chromatographie kann durchgeführt werden mit
- einer Säule aus silanisiertem Glas von 2,0 bis 3,0 m Länge und einem inneren Durchmesser von 2,2 bis 4,0 mm, gepackt mit silanisiertem Kieselgur zur Gaschromatographie *R* (125 bis 150 µm oder 150 bis 180 µm), imprägniert mit 1 bis 5 Prozent (*m/m*) Polydimethylsiloxan *R*; die Säule ist an beiden Enden mit einem Pfropfen aus silanisierter Glaswolle abgedichtet
- Stickstoff zur Chromatographie *R* als Trägergas bei einer Durchflußrate von 25 bis 90 ml je Minute
- einem Flammenionisationsdetektor.

Die Temperatur der Säule wird konstant zwischen 245 und 280 °C gehalten, die des Probeneinlasses und des Detektors konstant zwischen 270 und 320 °C. Die Temperatur der Säule und die Durchflußrate des Trägergases werden so eingestellt, daß die geforderte Auflösung erhalten wird.

Eingespritzt wird entweder direkt auf die Säule oder über einen vorzugsweise mit Glas ausgekleideten Probeneinlaß unter Verwendung einer automatischen Einspritzvorrichtung oder mit Hilfe einer anderen reproduzierbaren Einspritzmethode. Die Peakflächen werden mit Hilfe eines elektronischen Integrators gemessen.

Auflösung: 1 µl Referenzlösung wird eingespritzt. Der Vorgang wird so lange wiederholt, bis der Respons-Faktor (RF), der wie nachstehend beschrieben bestimmt wird, innerhalb von ± 2 Prozent konstant ist. Die Auflösung (R_s) zwischen dem Dotriacontan-Peak und dem α-Tocopherol-Peak muß mindestens 2,6 betragen.

Prüfung auf Interferenz: 0,100 g Substanz werden in Hexan *R* zu 50,0 ml gelöst. 1 µl Lösung wird eingespritzt und das Chromatogramm aufgezeichnet, wobei die Abschwächung so gewählt wird, daß die Höhe des α-Tocopherol-Peaks größer ist als 50 Prozent des maximalen Ausschlags. Während der Aufzeichnung wird die Abschwächung so geändert, daß ein beim selben t_R-Wert wie der des Dotriacontans auftretender Peak mindestens mit der 8fachen Empfindlichkeit aufgezeichnet wird wie der α-Tocopherol-Peak. Wenn ein Peak mit einer Höhe von mindestens 5 mm (bei einer Papierbreite von 250 mm) mit demselben t_R-Wert wie Dotriacontan auf-

T

Monographien

tritt, wird für die Endberechnung die korrigierte Peakfläche $S'_{D\,(korr.)}$ verwendet.

$$S'_{D\,(korr.)} = S'_D - \frac{S_I \cdot S'_T}{f \cdot S_{TI}}$$

S'_D = Peakfläche des Internen Standards im Chromatogramm der Untersuchungslösung

S_I = Peakfläche in dem bei der „Prüfung auf Interferenz" erhaltenen Chromatogramm mit demselben t_R-Wert wie der Interne Standard

S'_T = Peakfläche von α-Tocopherol im Chromatogramm der Untersuchungslösung

S_{TI} = Peakfläche von α-Tocopherol in dem bei der „Prüfung auf Interferenz" erhaltenen Chromatogramm

f = Faktor, um welchen die Abschwächung geändert wurde.

1 µl Referenzlösung wird eingespritzt und das Chromatogramm aufgezeichnet, wobei die Abschwächung so gewählt wird, daß der α-Tocopherol-Peak größer als 50 Prozent des maximalen Ausschlags ist. Die Peakflächen von α-Tocopherol (S_T) und Dotriacontan (S_D) werden gemessen und der Respons-Faktor (RF) wie nachstehend beschrieben bestimmt.

1 µl Untersuchungslösung wird in gleicher Weise eingespritzt. Die Peakflächen von α-Tocopherol (S'_T) und Dotriacontan (S'_D) werden gemessen.

Der Respons-Faktor (RF) für α-Tocopherol im Chromatogramm der Referenzlösung wird mit Hilfe der Peakflächen von α-Tocopherol und Dotriacontan unter Verwendung nachstehender Formel bestimmt:

$$\frac{S_D \cdot m_T}{S_T \cdot m_D}$$

Der Prozentgehalt an α-Tocopherol wird mit nachstehender Formel errechnet:

$$\frac{100(S'_T \cdot m_D \cdot RF)}{S'_{D\,(korr.)} \cdot m}$$

S_D = Peakfläche des Internen Standards im Chromatogramm der Referenzlösung

$S'_{D\,(korr.)}$ = korrigierte Peakfläche des Internen Standards im Chromatogramm der Untersuchungslösung

S_T = Peakfläche von α-Tocopherol *CRS* im Chromatogramm der Referenzlösung

S'_T = Peakfläche von α-Tocopherol im Chromatogramm der Untersuchungslösung

m_D = Masse Interner Standard in der Untersuchungslösung und in der Referenzlösung in Milligramm

m_T = Masse α-Tocopherol *CRS* in der Referenzlösung in Milligramm

m = Masse Substanz in der Untersuchungslösung in Milligramm.

Lagerung

Dicht verschlossen, unter Inertgas, vor Licht geschützt.

1998, 1256

RRR-α-Tocopherol

RRR-α-Tocopherolum

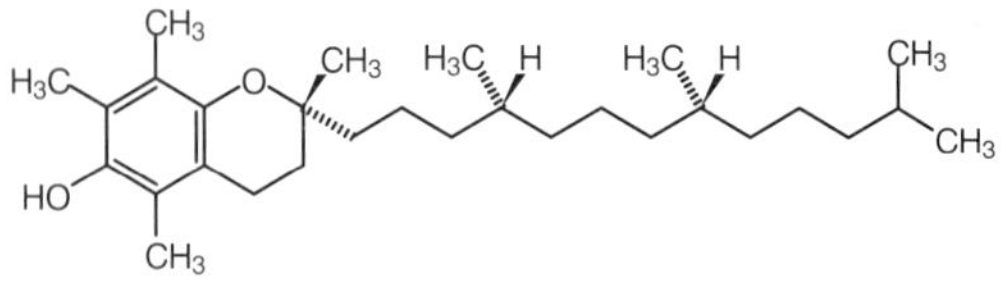

$C_{29}H_{50}O_2$ M_r 430,7

Definition

RRR-α-Tocopherol enthält mindestens 96,0 und höchstens 102,0 Prozent (2*R*)-2,5,7,8-Tetramethyl-2-[(4*R*, 8*R*)-4,8,12-trimethyltridecyl]chroman-6-ol.

Eigenschaften

Klare, farblose bis gelblichbraune, viskose, ölige Flüssigkeit; praktisch unlöslich in Wasser, leicht löslich in Aceton, Dichlormethan, wasserfreiem Ethanol, Ether und fetten Ölen.

Prüfung auf Identität

1: B, D.
2: A, C, D.

A. Die Substanz entspricht der Prüfung „Absorption" (siehe „Prüfung auf Reinheit").

B. Die Prüfung erfolgt mit Hilfe der IR-Spektroskopie (2.2.24) durch Vergleich des Spektrums der Substanz mit dem von α-Tocopherol *CRS*.

C. Die Prüfung erfolgt mit Hilfe der Dünnschichtchromatographie (2.2.27) unter Verwendung einer Schicht von Kieselgel HF_{254} *R*.

Untersuchungslösung: 10 mg Substanz werden in 2 ml Cyclohexan *R* gelöst.

Referenzlösung: 10 mg α-Tocopherol *CRS* werden in 2 ml Cyclohexan *R* gelöst.

Auf die Platte werden getrennt 10 µl jeder Lösung aufgetragen. Die Chromatographie erfolgt mit einer Mischung von 20 Volumteilen Ether *R* und 80 Volumteilen Cyclohexan *R* über eine Laufstrecke von 15 cm. Die Platte wird im Luftstrom getrocknet und anschließend im ultravioletten Licht bei 254 nm ausgewertet. Der Hauptfleck im Chromatogramm der Untersuchungslösung entspricht in bezug auf Lage und Größe dem Hauptfleck im Chromatogramm der Referenzlösung. Die Platte wird mit einer Mischung von 10 Volumteilen Salzsäure *R*, 40 Volumteilen einer Lösung von Eisen(III)-chlorid *R* ($2{,}5\ g \cdot l^{-1}$) in Ethanol 96 % *R* und 40 Volumteilen einer Lösung von Phenanthrolinhydrochlorid *R* ($10\ g \cdot l^{-1}$) in Ethanol 96 % *R* besprüht. Die Hauptflecke färben sich nach 1 bis 2 h orange.

D. *RRR*-α-Tocopherol ist rechtsdrehend (2.2.7). Die spezifische Drehung nach der Oxidation in die Chinon-Form beträgt mindestens +24°.

1,0 g Substanz wird in 50 ml Ether *R* gelöst. 20 ml einer Lösung von Kaliumhexacyanoferrat(III) *R* ($100\ g \cdot l^{-1}$) in einer Lösung von Natriumhydroxid *R* ($8\ g \cdot l^{-1}$) werden zugegeben. Die Mischung wird 3 min lang geschüttelt. Die Ether-Lösung wird 4mal mit je 50 ml Wasser *R* gewaschen. Die Waschflüssigkeiten werden verworfen. Die Etherphase wird über wasserfreiem Natriumsulfat *R* getrocknet. Der Ether wird auf dem Wasserbad unter vermindertem Druck oder unter Stickstoff auf einige Milliliter eingeengt. Anschließend wird der restliche Ether ohne Erwärmen entfernt. Der Rückstand wird sofort in 5,0 ml Trimethylpentan *R* gelöst und anschließend die optische Drehung an dieser Lösung bestimmt.

Zur Berechnung der spezifischen Drehung der Substanz in der Untersuchungslösung wird als *c* die Anzahl Gramm α-Tocopherol in 1000 ml Lösung angenommen.

Prüfung auf Reinheit

Absorption (2.2.25): 0,100 g Substanz werden in wasserfreiem Ethanol *R* zu 100 ml gelöst (Lösung a). 10,0 ml Lösung a werden mit wasserfreiem Ethanol *R* zu 100,0 ml verdünnt (Lösung b). Die Absorption der Lösung b wird im Maximum bei 292 nm, die der Lösung a im Minimum bei 255 nm gemessen. Die spezifische Absorption muß im Maximum zwischen 72,0 und 76,0 und im Minimum zwischen 5,5 und 8,0 liegen.

Säurezahl (2.5.1): Höchstens 2,0, mit 2,00 g Substanz bestimmt.

Schwermetalle (2.4.8): 0,50 g Substanz müssen der Grenzprüfung D auf Schwermetalle entsprechen (20 ppm). Zur Herstellung der Referenzlösung wird 1 ml Blei-Lösung (10 ppm Pb) *R* verwendet.

Sulfatasche (2.4.14): Höchstens 0,1 Prozent, mit 1,0 g Substanz bestimmt. Anstelle von verdünnter Schwefelsäure *R* wird Schwefelsäure *R* verwendet.

Gehaltsbestimmung

Die Bestimmung erfolgt mit Hilfe der Gaschromatographie (2.2.28) unter Verwendung von Dotriacontan *R* als Interner Standard.

Interner-Standard-Lösung: 1,0 g Dotriacontan *R* wird in Hexan *R* zu 100,0 ml gelöst.

Untersuchungslösung: 0,100 g Substanz werden in 10,0 ml Interner-Standard-Lösung gelöst. Die Lösung wird mit Hexan *R* zu 50,0 ml verdünnt und gemischt.

Referenzlösung: 0,100 g α-Tocopherol *CRS* werden in 10,0 ml Interner-Standard-Lösung gelöst. Die Lösung wird mit Hexan *R* zu 50,0 ml verdünnt und gemischt.

Die Chromatographie kann durchgeführt werden mit
- einer Kapillarsäule aus Quarz von 15 m Länge und 0,32 mm innerem Durchmesser, belegt mit Polydimethylsiloxan *R* (Filmdicke 0,25 μm)
- Helium zur Chromatographie *R* als Trägergas bei einer Durchflußrate von 3 bis 6 ml je Minute
- einem Flammenionisationsdetektor.

Die Temperatur des Probeneinlasses wird bei 300 °C und die des Detektors bei 330 °C gehalten. Das Split-Verhältnis beträgt zwischen 1:10 und 1:20. Die Temperatur der Säule wird bei 200 °C gehalten, anschließend um 5 °C je Minute auf 250 °C erhöht und 10 min lang bei dieser Temperatur gehalten.

Eingespritzt wird entweder direkt auf die Säule oder über einen vorzugsweise mit Glas ausgekleideten Probeneinlaß unter Verwendung einer automatischen Einspritzvorrichtung oder mit Hilfe einer anderen reproduzierbaren Einspritzmethode. Die Peakflächen werden mit Hilfe eines elektronischen Integrators gemessen. Die Bestimmung darf nur ausgewertet werden, wenn im Chromatogramm der Referenzlösung die Auflösung zwischen den Peaks von Dotriacontan und α-Tocopherol mindestens 9,0 beträgt.

Prüfung auf Interferenz: 0,100 g Substanz werden in Hexan *R* zu 50,0 ml gelöst. 1 μl Lösung wird eingespritzt und das Chromatogramm aufgezeichnet. Wenn ein Peak mit demselben t_R-Wert wie der für Dotriacontan auftritt, wird die relative Peakfläche bezogen auf die Peakfläche von α-Tocopherol berechnet. Falls die relative Peakfläche größer als 0,5 Prozent ist, wird für die Endberechnung die korrigierte Peakfläche $S'_{D(korr.)}$ verwendet.

$$S'_{D(korr.)} = S'_D - \frac{S_I \cdot S'_T}{S_{TI}}$$

S'_D = Peakfläche des Internen Standards im Chromatogramm der Untersuchungslösung

S_I = Peakfläche in dem bei der „Prüfung auf Interferenz“ erhaltenen Chromatogramm mit demselben t_R-Wert wie der für den Internen Standard

S'_T = Peakfläche von α-Tocopherol im Chromatogramm der Untersuchungslösung

S_{TI} = Peakfläche von α-Tocopherol in dem bei der „Prüfung auf Interferenz“ erhaltenen Chromatogramm.

Nachdem die geeigneten Bedingungen für das System ermittelt wurden, wird 1 μl der Referenzlösung eingespritzt und das Chromatogramm aufgezeichnet. Die Peakflächen von α-Tocopherol (S_T) und Dotriacontan (S_D) werden gemessen. Der Respons-Faktor (RF) wird wie nachstehend beschrieben bestimmt.

Der Respons-Faktor (RF) für α-Tocopherol im Chromatogramm der Referenzlösung wird mit Hilfe der Peakflächen von α-Tocopherol und Dotriacontan unter Verwendung nachstehender Formel bestimmt:

$$RF = \frac{S_D \cdot m_T}{S_T \cdot m_D}$$

1 μl Untersuchungslösung wird unter den gleichen Bedingungen eingespritzt. Die Peakflächen von α-Tocopherol (S'_T) und Dotriacontan (S'_D) werden gemessen.

Der Prozentgehalt an α-Tocopherol wird mit nachstehender Formel berechnet:

$$\frac{100\ (S'_T \cdot m_D \cdot RF)}{S'_{D(korr.)} \cdot m}$$

S_D = Peakfläche des Internen Standards im Chromatogramm der Referenzlösung

$S'_{D(korr.)}$ = korrigierte Peakfläche des Internen Standards im Chromatogramm der Untersuchungslösung

T

Monographien

S_T = Peakfläche von α-Tocopherol *CRS* im Chromatogramm der Referenzlösung

S'_T = Peakfläche von α-Tocopherol im Chromatogramm der Untersuchungslösung

m_D = Masse des Internen Standards in der Untersuchungslösung und in der Referenzlösung in Milligramm

m_T = Masse des α-Tocopherols *CRS* in der Referenzlösung in Milligramm

m = Masse der Substanz in der Untersuchungslösung in Milligramm.

Lagerung

Dicht verschlossen, unter Inertgas, vor Licht geschützt.

1999, 439

α-Tocopherolacetat

α-Tocopheroli acetas

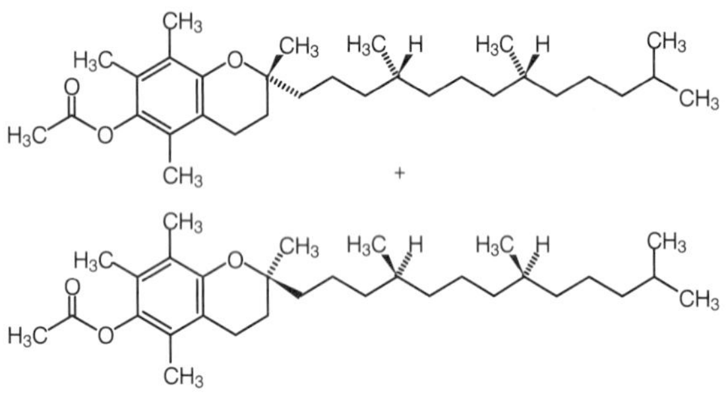

$C_{31}H_{52}O_3$ M_r 472,7

Definition

α-Tocopherolacetat enthält mindestens 96,0 und höchstens 102,0 Prozent (2*RS*)-2,5,7,8-Tetramethyl-2-[(4*RS*, 8*RS*)-4,8,12-trimethyltridecyl]chroman-6-yl-acetat.

Eigenschaften

Klare, schwach grünlichgelbe, viskose, ölige Flüssigkeit; praktisch unlöslich in Wasser, leicht löslich in Aceton, wasserfreiem Ethanol, Ether und fetten Ölen, löslich in Ethanol.

Prüfung auf Identität

1: B, D.
2: A, C, D.

A. 10 mg Substanz werden in wasserfreiem Ethanol *R* zu 100 ml gelöst. Die Lösung, zwischen 230 und 350 nm gemessen (2.2.25), zeigt ein Absorptionsmaximum bei 284 nm, eine Schulter bei 278 nm und ein Absorptionsminimum bei 254 nm.

B. Die Prüfung erfolgt mit Hilfe der IR-Spektroskopie (2.2.24) durch Vergleich des Spektrums der Substanz mit dem von α-Tocopherolacetat *CRS*.

C. Die Prüfung erfolgt mit Hilfe der Dünnschichtchromatographie (2.2.27) unter Verwendung einer Schicht von Kieselgel HF_{254} *R*.

Untersuchungslösung a: Etwa 10 mg Substanz werden in 2 ml Cyclohexan *R* gelöst.

Untersuchungslösung b: In einem Reagenzglas mit Schliffstopfen werden etwa 10 mg Substanz in 2 ml ethanolischer Schwefelsäure (2,5 mol · l^{-1}) *R* gelöst. Die Lösung wird 5 min lang im Wasserbad erhitzt, nach dem Abkühlen mit 2 ml Wasser *R* und 2 ml Cyclohexan *R* versetzt und anschließend 1 min lang geschüttelt. Die obere Phase wird verwendet.

Referenzlösung a: Etwa 10 mg α-Tocopherolacetat *CRS* werden in 2 ml Cyclohexan *R* gelöst.

Referenzlösung b: Die Herstellung erfolgt wie bei Untersuchungslösung b beschrieben, wobei anstelle der zu prüfenden Substanz α-Tocopherolacetat *CRS* verwendet wird.

Auf die Platte werden getrennt 10 µl jeder Lösung aufgetragen. Die Chromatographie erfolgt mit einer Mischung von 20 Volumteilen Ether *R* und 80 Volumteilen Cyclohexan *R* über eine Laufstrecke von 15 cm. Die Platte wird im Luftstrom getrocknet und im ultravioletten Licht bei 254 nm ausgewertet. Der Hauptfleck im Chromatogramm der Untersuchungslösung a entspricht in bezug auf Lage und Größe dem Hauptfleck im Chromatogramm der Referenzlösung a. Die Chromatogramme der Untersuchungslösung b und der Referenzlösung b zeigen jeweils 2 Flecke: Der Fleck mit dem größeren R_f-Wert ist dem α-Tocopherolacetat zuzuordnen und entspricht dem Fleck im Chromatogramm der Referenzlösung a; der Fleck mit dem kleineren R_f-Wert ist dem α-Tocopherol zuzuordnen. Die Platte wird mit einer Mischung von 10 Volumteilen Salzsäure *R*, 40 Volumteilen einer Lösung von Eisen(III)-chlorid *R* (2,5 g · l^{-1}) in Ethanol 96 % *R* und 40 Volumteilen einer Lösung von Phenanthrolinhydrochlorid *R* (10 g · l^{-1}) in Ethanol 96 % *R* besprüht. In den Chromatogrammen der Untersuchungslösung b und der Referenzlösung b färben sich die α-Tocopherol-Flecke orange.

D. Die Substanz entspricht der Prüfung „Optische Drehung“ (siehe „Prüfung auf Reinheit“).

Prüfung auf Reinheit

Optische Drehung (2.2.7): 2,50 g Substanz werden in wasserfreiem Ethanol *R* zu 25,0 ml gelöst. Der Drehungswinkel muß zwischen –0,01 und +0,01° liegen.

Absorption (2.2.25): 0,150 g Substanz werden in wasserfreiem Ethanol *R* zu 100,0 ml gelöst. 10,0 ml Lösung werden mit wasserfreiem Ethanol *R* zu 100,0 ml verdünnt (Lösung a). 20,0 ml der Ausgangslösung werden mit wasserfreiem Ethanol *R* zu 50,0 ml verdünnt (Lösung b). Die Absorption der Lösung a wird im Maximum bei 284 nm und die der Lösung b im Minimum bei 254 nm gemessen. Die spezifische Absorption muß im Maximum zwischen 42,0 und 45,0 und im Minimum zwischen 7,0 und 9,0 liegen.

Säurezahl (2.5.1): Höchstens 2,0, mit 2,00 g Substanz bestimmt.

Freies Tocopherol: Höchstens 1,0 Prozent. 0,500 g Substanz werden in 100 ml ethanolischer Schwefelsäure (0,25 mol · l^{-1}) *R* gelöst. Nach Zusatz von 20 ml Wasser *R* und 0,1 ml einer Lösung von Diphenylamin *R* (2,5 g · l^{-1}) in Schwefelsäure *R* wird mit Ammoniumcer(IV)-sulfat-Lösung (0,01 mol · l^{-1}) bis zur mindestens 5 s lang bestehenbleibenden Blaufärbung titriert. Ein Blindversuch wird durchgeführt.

1 ml Ammoniumcer(IV)-sulfat-Lösung (0,01 mol · l^{-1}) entspricht 2,154 mg Tocopherol.

Schwermetalle (2.4.8): 0,5 g Substanz müssen der Grenzprüfung D auf Schwermetalle entsprechen (20 ppm). Zur Herstellung der Referenzlösung wird 1 ml Blei-Lösung (10 ppm Pb) *R* verwendet.

Sulfatasche (2.4.14): Höchstens 0,1 Prozent, mit 1,0 g Substanz bestimmt.

Gehaltsbestimmung

Die Bestimmung erfolgt mit Hilfe der Gaschromatographie (2.2.28), unter Verwendung von Dotriacontan *R* als Interner Standard.

Interner-Standard-Lösung: 1,0 g Dotriacontan *R* wird in Hexan *R* zu 100,0 ml gelöst.

Untersuchungslösung: 0,100 g Substanz werden in 10,0 ml Interner-Standard-Lösung gelöst. Die Lösung wird mit Hexan *R* zu 50,0 ml verdünnt und gemischt.

Referenzlösung: 0,100 g α-Tocopherolacetat *CRS* werden in 10,0 ml Interner-Standard-Lösung gelöst. Die Lösung wird mit Hexan *R* zu 50,0 ml verdünnt und gemischt.

Die Chromatographie kann durchgeführt werden mit

- einer Säule aus silanisiertem Glas von 2,0 bis 3,0 m Länge und einem inneren Durchmesser von 2,2 bis 4,0 mm, gepackt mit silanisiertem Kieselgur zur Gaschromatographie *R* (125 bis 150 µm oder 150 bis 180 µm), imprägniert mit 1 bis 5 Prozent (*m/m*) Polydimethylsiloxan *R*; die Säule ist an beiden Enden mit einem Pfropfen aus silanisierter Glaswolle versehen
- Stickstoff zur Chromatographie *R* als Trägergas bei einer Durchflußrate von 25 bis 90 ml je Minute
- einem Flammenionisationsdetektor.

Die Temperatur der Säule wird konstant zwischen 245 und 280 °C gehalten, die des Probeneinlasses und des Detektors konstant zwischen 270 und 320 °C. Die Temperatur der Säule und die Durchflußrate des Trägergases werden so eingestellt, daß die geforderte Auflösung erhalten wird.

Eingespritzt wird entweder direkt auf die Säule oder über einen vorzugsweise mit Glas ausgekleideten Probeneinlaß unter Verwendung einer automatischen Einspritzvorrichtung oder mit Hilfe einer anderen reproduzierbaren Einspritzmethode. Die Peakflächen werden mit Hilfe eines elektronischen Integrators gemessen.

Auflösung: 1 µl Referenzlösung wird eingespritzt. Der Vorgang wird so lange wiederholt, bis der Respons-Faktor (RF), der wie nachstehend beschrieben bestimmt wird, innerhalb von ± 2 Prozent konstant ist. Die Auflösung (R_s) muß größer als 1,4 sein.

Prüfung auf Interferenz: 0,100 g Substanz werden in Hexan *R* zu 50,0 ml gelöst. 1 µl Lösung wird eingespritzt und das Chromatogramm aufgezeichnet, wobei die Abschwächung so gewählt wird, daß die Höhe des α-Tocopherolacetat-Peaks größer ist als 50 Prozent des maximalen Ausschlags. Während der Aufzeichnung wird die Abschwächung so geändert, daß ein beim selben t_R-Wert wie der des Dotriacontans auftretender Peak mindestens mit der 8fachen Empfindlichkeit aufgezeichnet wird wie der α-Tocopherolacetat-Peak. Wenn ein Peak mit einer Höhe von mindestens 5 mm (bei einer Papierbreite von 250 mm) mit demselben t_R-Wert wie Dotriacontan auftritt, wird falls erforderlich für die Endberechnung die korrigierte Peakfläche $S'_{D\,(korr.)}$ verwendet.

$$S'_{D\,(korr.)} = S'_D - \frac{S_I \cdot S'_T}{f \cdot S_{TI}}$$

S'_D = Peakfläche des Internen Standards im Chromatogramm der Untersuchungslösung

S_I = Peakfläche in dem bei der „Prüfung auf Interferenz" erhaltenen Chromatogramm mit demselben t_R-Wert wie der Interne Standard

S'_T = Peakfläche von α-Tocopherolacetat im Chromatogramm der Untersuchungslösung

S_{TI} = Peakfläche von α-Tocopherolacetat in dem bei der „Prüfung auf Interferenz" erhaltenen Chromatogramm

f = Faktor, um welchen die Abschwächung geändert wurde.

Nach Überprüfung der Trennleistung der Säule wird 1 µl Referenzlösung eingespritzt und das Chromatogramm aufgezeichnet, wobei die Abschwächung so gewählt wird, daß der α-Tocopherolacetat-Peak größer als 50 Prozent des maximalen Ausschlags ist. Die Peakflächen von α-Tocopherolacetat (S_T) und Dotriacontan (S_D) werden gemessen und der Respons-Faktor (RF) bestimmt.

1 µl Untersuchungslösung wird in derselben Weise eingespritzt. Die Peakflächen von α-Tocopherolacetat (S'_T) und Dotriacontan (S'_D) werden gemessen. Der Respons-Faktor (RF) für α-Tocopherolacetat im Chromatogramm der Referenzlösung wird mit Hilfe der Peakflächen von α-Tocopherolacetat und Dotriacontan unter Verwendung nachstehender Formel bestimmt:

$$\frac{S_D \cdot m_T}{S_T \cdot m_D}$$

Der Prozentgehalt an α-Tocopherolacetat wird mit nachstehender Formel errechnet:

$$\frac{100(S'_T \cdot m_D \cdot \mathrm{RF})}{S'_{D\,(korr.)} \cdot m}$$

S_D = Peakfläche des Internen Standards im Chromatogramm der Referenzlösung

$S'_{D\,(korr.)}$ = korrigierte Peakfläche des Internen Standards im Chromatogramm der Untersuchungslösung

S_T = Peakfläche von α-Tocopherolacetat *CRS* im Chromatogramm der Referenzlösung

T

Monographien

S'_T = Peakfläche von α-Tocopherolacetat im Chromatogramm der Untersuchungslösung

m_D = Masse Interner Standard in der Untersuchungslösung und in der Referenzlösung in Milligramm

m_T = Masse α-Tocopherolacetat *CRS* in der Referenzlösung in Milligramm

m = Masse Substanz in der Untersuchungslösung in Milligramm.

Lagerung

Gut verschlossen, vor Licht geschützt.

1998, 1257

RRR-α-Tocopherolacetat

RRR-α-Tocopheroli acetas

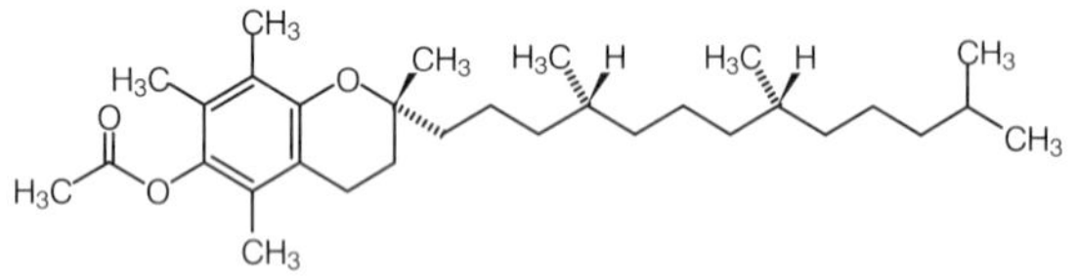

$C_{31}H_{52}O_3$ M_r 472,7

Definition

RRR-α-Tocopherolacetat enthält mindestens 96,0 und höchstens 102,0 Prozent (2*R*)-2,5,7,8-Tetramethyl-2-[(4*R*,8*R*)-4,8,12-trimethyltridecyl]chroman-6-yl-acetat.

Eigenschaften

Klare, schwach grünlichgelbe, viskose, ölige Flüssigkeit; praktisch unlöslich in Wasser, leicht löslich in Aceton, wasserfreiem Ethanol, Ether und fetten Ölen, löslich in Ethanol.

Prüfung auf Identität

1: B, D.
2: A, C, D.

A. Die Substanz entspricht der Prüfung „Absorption" (siehe „Prüfung auf Reinheit").

B. Die Prüfung erfolgt mit Hilfe der IR-Spektroskopie (2.2.24) durch Vergleich des Spektrums der Substanz mit dem von α-Tocopherolacetat *CRS*.

C. Die Prüfung erfolgt mit Hilfe der Dünnschichtchromatographie (2.2.27) unter Verwendung einer Schicht von Kieselgel HF_{254} *R*.

Untersuchungslösung a: 10 mg Substanz werden in 2 ml Cyclohexan *R* gelöst.

Untersuchungslösung b: In einem Reagenzglas mit Schliffstopfen werden 10 mg Substanz in 2 ml ethanolischer Schwefelsäure (2,5 mol · l^{-1}) *R* gelöst. Die Lösung wird 5 min lang im Wasserbad erhitzt, nach dem Abkühlen mit 2 ml Wasser *R* und 2 ml Cyclohexan *R* versetzt und anschließend 1 min lang geschüttelt. Die obere Phase wird verwendet.

Referenzlösung a: 10 mg α-Tocopherolacetat *CRS* werden in 2 ml Cyclohexan *R* gelöst.

Referenzlösung b: Die Herstellung erfolgt wie bei der Untersuchungslösung b beschrieben, wobei anstelle der Substanz α-Tocopherolacetat *CRS* verwendet wird.

Auf die Platte werden getrennt 10 µl jeder Lösung aufgetragen. Die Chromatographie erfolgt mit einer Mischung von 20 Volumteilen Ether *R* und 80 Volumteilen Cyclohexan *R* über eine Laufstrecke von 15 cm. Die Platte wird im Luftstrom getrocknet und anschließend im ultravioletten Licht bei 254 nm ausgewertet. Der Hauptfleck im Chromatogramm der Untersuchungslösung a entspricht in bezug auf Lage und Größe dem Hauptfleck im Chromatogramm der Referenzlösung a. Die Chromatogramme der Untersuchungslösung b und der Referenzlösung b zeigen jeweils 2 Flecke: Der Fleck mit dem höheren R_f-Wert ist dem α-Tocopherolacetat zuzuordnen und entspricht dem Fleck im Chromatogramm der Referenzlösung a; der Fleck mit dem niedrigeren R_f-Wert ist dem α-Tocopherol zuzuordnen. Die Platte wird mit einer Mischung von 10 Volumteilen Salzsäure *R*, 40 Volumteilen einer Lösung von Eisen(III)-chlorid *R* (2,5 g · l^{-1}) in Ethanol 96 % *R* und 40 Volumteilen einer Lösung von Phenanthrolinhydrochlorid *R* (10 g · l^{-1}) in Ethanol 96 % *R* besprüht. In den Chromatogrammen der Untersuchungslösung b und der Referenzlösung b färben sich die dem α-Tocopherol entsprechenden Flecke orange.

D. Nach Verseifung der Substanz ist das erhaltene *RRR*-α-Tocopherol rechtsdrehend (2.2.7). Die spezifische Drehung nach der Oxidation in die Chinon-Form beträgt mindestens +24°.

Die Prüfung wird unter Ausschluß direkter Lichteinwirkung durchgeführt.

1,0 g Substanz wird in einem 250-ml-Rundkolben mit Schliffstopfen in 30 ml wasserfreiem Ethanol *R* gelöst und die Lösung 3 min lang zum Rückfluß erhitzt. Während die Lösung im Sieden gehalten wird, werden 20 ml ethanolische Kaliumhydroxid-Lösung (2 mol · l^{-1}) *R* durch den Kühler gegeben. Anschließend wird weitere 20 min lang zum Rückfluß erhitzt. Ohne die Lösung abzukühlen, werden 4,0 ml Salzsäure *R* tropfenweise durch den Kühler zugesetzt. Nach dem Abkühlen wird der Kühler mit 10 ml wasserfreiem Ethanol *R* gespült. Der Kolbeninhalt wird in einen 500-ml-Scheidetrichter übergeführt. Der Kolben wird mit 4mal je 25 ml Wasser *R* und anschließend mit 4mal je 25 ml Ether *R* nachgewaschen. Die Waschflüssigkeiten werden in den Scheidetrichter gegeben. Die Mischung wird 2 min lang kräftig geschüttelt und bis zur Phasentrennung stehengelassen. Die beiden Phasen werden in 2 separate Scheidetrichter abgelassen. Die wäßrige Phase wird mit 2mal je 50 ml Ether *R* geschüttelt. Diese Etherphasen werden zum Ether-Extrakt im Scheidetrichter gegeben. Die vereinigten Etherphasen werden 4mal mit je 100 ml Wasser *R* gewaschen. Die Waschflüssigkeiten werden verworfen.

Die Ether-Lösung wird mit 40 ml einer Lösung von Kaliumhexacyanoferrat(III) *R* (100 g · l^{-1}) in einer Lösung von Natriumhydroxid *R* (8 g · l^{-1}) versetzt und die Mischung 3 min lang geschüttelt. Die Ether-Lösung wird 4mal mit je 50 ml Wasser *R* gewaschen. Die Waschflüssigkeiten werden verworfen. Die Etherphase wird über wasserfreiem Natriumsulfat *R* getrocknet. Der Ether wird auf dem Wasserbad unter vermindertem Druck oder unter Stickstoff auf einige Milliliter eingeengt. Anschließend wird der restliche Ether ohne Erwärmen entfernt. Der Rückstand wird sofort in 25,0 ml Trimethylpentan *R* gelöst. Anschließend wird die optische Drehung an dieser Lösung bestimmt.

Zur Berechnung der spezifischen Drehung der Substanz in der Untersuchungslösung wird als *c* die Anzahl Gramm α-Tocopherol (Faktor 0,911) in 1000 ml Lösung angenommen.

Prüfung auf Reinheit

Absorption (2.2.25): 0,150 g Substanz werden in wasserfreiem Ethanol *R* zu 100 ml gelöst. 10,0 ml Lösung werden mit wasserfreiem Ethanol *R* zu 100,0 ml verdünnt (Lösung a). 20,0 ml Ausgangslösung werden mit wasserfreiem Ethanol *R* zu 50,0 ml verdünnt (Lösung b). Die Absorption der Lösung a wird im Maximum bei 284 nm, die der Lösung b im Minimum bei 254 nm gemessen. Die spezifische Absorption muß im Maximum zwischen 42,0 und 45,0 und im Minimum zwischen 7,0 und 9,0 liegen.

Säurezahl (2.5.1): Höchstens 2,0, mit 2,00 g Substanz bestimmt.

Freies Tocopherol: Höchstens 1,0 Prozent. 0,500 g Substanz werden in 100 ml ethanolischer Schwefelsäure (0,25 mol · l^{-1}) *R* gelöst. Nach Zusatz von 20 ml Wasser *R* und 0,1 ml einer Lösung von Diphenylamin *R* (2,5 g · l^{-1}) in Schwefelsäure *R* wird mit Ammoniumcer(IV)-sulfat-Lösung (0,01 mol · l^{-1}) bis zur mindestens 5 s lang bestehenbleibenden Blaufärbung titriert. Ein Blindversuch wird durchgeführt.

1 ml Ammoniumcer(IV)-sulfat-Lösung (0,01 mol · l^{-1}) entspricht 2,154 mg freiem Tocopherol.

Schwermetalle (2.4.8): 0,5 g Substanz müssen der Grenzprüfung D auf Schwermetalle entsprechen (20 ppm). Zur Herstellung der Referenzlösung wird 1 ml Blei-Lösung (10 ppm Pb) *R* verwendet.

Sulfatasche (2.4.14): Höchstens 0,1 Prozent, mit 1,0 g Substanz bestimmt. Anstelle von verdünnter Schwefelsäure *R* wird Schwefelsäure *R* verwendet.

Gehaltsbestimmung

Die Bestimmung erfolgt mit Hilfe der Gaschromatographie (2.2.28) unter Verwendung von Dotriacontan *R* als Interner Standard.

Interner-Standard-Lösung: 1,0 g Dotriacontan *R* werden in Hexan *R* zu 100,0 ml gelöst.

Untersuchungslösung: 0,100 g Substanz werden in 10,0 ml Interner-Standard-Lösung gelöst. Die Lösung wird mit Hexan *R* zu 50,0 ml verdünnt und gemischt.

Referenzlösung: 0,100 g α-Tocopherolacetat *CRS* werden in 10,0 ml Interner-Standard-Lösung gelöst. Die Lösung wird mit Hexan *R* zu 50,0 ml verdünnt und gemischt.

Die Chromatographie kann durchgeführt werden mit
- einer Kapillarsäule aus Quarz von 15 m Länge und 0,32 mm innerem Durchmesser, belegt mit Polydimethylsiloxan *R* (Filmdicke 0,25 μm)
- Helium zur Chromatographie *R* als Trägergas bei einer Durchflußrate von 3 bis 6 ml je Minute
- einem Flammenionisationsdetektor.

Die Temperatur des Probeneinlasses wird bei 300 °C und die des Detektors bei 330 °C gehalten. Das Split-Verhältnis beträgt zwischen 1 : 10 und 1 : 20. Die Temperatur der Säule wird bei 200 °C gehalten, anschließend um 5 °C je Minute auf 250 °C erhöht und 10 min lang bei dieser Temperatur gehalten.

Eingespritzt wird entweder direkt auf die Säule oder über einen vorzugsweise mit Glas ausgekleideten Probeneinlaß unter Verwendung einer automatischen Einspritzvorrichtung oder mit Hilfe einer anderen reproduzierbaren Einspritzmethode.

Die Peakflächen werden mit Hilfe eines elektronischen Integrators gemessen. Die Bestimmung darf nur ausgewertet werden, wenn im Chromatogramm der Referenzlösung die Auflösung zwischen den Peaks von Dotriacontan und α-Tocopherolacetat mindestens 4,0 beträgt.

Prüfung auf Interferenz: 0,100 g Substanz werden in Hexan *R* zu 50,0 ml gelöst. 1 μl Lösung wird eingespritzt und das Chromatogramm aufgezeichnet. Wenn ein Peak mit demselben t_R-Wert wie der für Dotriacontan auftritt, wird die relative Peakfläche bezogen auf die Peakfläche von α-Tocopherolacetat berechnet. Falls die relative Peakfläche größer als 0,5 Prozent ist, wird für die Endberechnung die korrigierte Peakfläche $S'_{D(korr.)}$ verwendet.

$$S'_{D(korr.)} = S'_D - \frac{S_I \cdot S'_T}{S_{TI}}$$

S'_D = Peakfläche des Internen Standards im Chromatogramm der Untersuchungslösung

S_I = Peakfläche in dem bei der „Prüfung auf Interferenz“ erhaltenen Chromatogramm mit demselben t_R-Wert wie der für den Internen Standard

S'_T = Peakfläche von α-Tocopherolacetat im Chromatogramm der Untersuchungslösung

S_{TI} = Peakfläche von α-Tocopherolacetat in dem bei der „Prüfung auf Interferenz“ erhaltenen Chromatogramm.

Nachdem die geeigneten Bedingungen für das System ermittelt wurden, wird 1 μl der Referenzlösung eingespritzt und das Chromatogramm aufgezeichnet. Die Peakflächen von α-Tocopherolacetat (S_T) und Dotriacontan (S_D) werden gemessen. Der Respons-Faktor (RF) wird wie nachstehend beschrieben bestimmt.

Der Respons-Faktor (RF) für α-Tocopherolacetat im Chromatogramm der Referenzlösung wird mit Hilfe der

T

Monographien

Peakflächen von α-Tocopherolacetat und Dotriacontan unter Verwendung nachstehender Formel bestimmt:

$$RF = \frac{S_D \cdot m_T}{S_T \cdot m_D}$$

1 µl Untersuchungslösung wird unter den gleichen Bedingungen eingespritzt. Die Peakflächen von α-Tocopherolacetat (S'_T) und Dotriacontan (S'_D) werden gemessen.

Der Prozentgehalt an α-Tocopherolacetat wird mit nachstehender Formel berechnet:

$$\frac{100\,(S'_T \cdot m_D \cdot RF)}{S'_{D(korr.)} \cdot m}$$

S_D = Peakfläche des Internen Standards im Chromatogramm der Referenzlösung

$S'_{D(korr.)}$ = korrigierte Peakfläche des Internen Standards im Chromatogramm der Untersuchungslösung

S_T = Peakfläche von α-Tocopherolacetat *CRS* im Chromatogramm der Referenzlösung

S'_T = Peakfläche von α-Tocopherolacetat im Chromatogramm der Untersuchungslösung

m_D = Masse des Internen Standards in der Untersuchungslösung und in der Referenzlösung in Milligramm

m_T = Masse des α-Tocopherolacetats *CRS* in der Referenzlösung in Milligramm

m = Masse der Substanz in der Untersuchungslösung in Milligramm.

Lagerung

Gut verschlossen, vor Licht geschützt.

1998, 1258

DL-α-Tocopherolhydrogensuccinat

DL-α-Tocopheroli hydrogenosuccinas

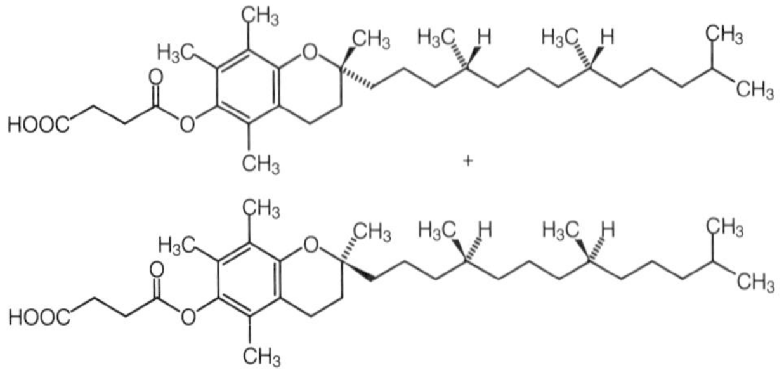

$C_{33}H_{54}O_5$ M_r 530,8

Definition

DL-α-Tocopherolhydrogensuccinat enthält mindestens 96,0 und höchstens 102,0 Prozent (2*RS*)-2,5,7,8-Tetramethyl-2-[(4*RS*,8*RS*)-4,8,12-trimethyltridecyl]chroman-6-yl-hydrogensuccinat.

Eigenschaften

Weißes bis fast weißes, kristallines Pulver; praktisch unlöslich in Wasser, sehr leicht löslich in Dichlormethan, löslich in Aceton, wasserfreiem Ethanol und Ether.

Prüfung auf Identität

1: B, D.
2: A, C, D.

A. Die Substanz entspricht der Prüfung „Absorption" (siehe „Prüfung auf Reinheit").

B. Die Prüfung erfolgt mit Hilfe der IR-Spektroskopie (2.2.24) durch Vergleich des Spektrums der Substanz mit dem von *RRR*-α-Tocopherolhydrogensuccinat *CRS*.

C. Die Prüfung erfolgt mit Hilfe der Dünnschichtchromatographie (2.2.27) unter Verwendung einer Schicht von Kieselgel HF_{254} *R*.

Untersuchungslösung a: 10 mg Substanz werden in 2 ml Cyclohexan *R* gelöst.

Untersuchungslösung b: In einem Reagenzglas mit Schliffstopfen werden 10 mg Substanz in 2 ml ethanolischer Schwefelsäure (2,5 mol · l^{-1}) *R* gelöst. Die Lösung wird 5 min lang im Wasserbad erhitzt, nach dem Abkühlen mit 2 ml Wasser *R* und 2 ml Cyclohexan *R* versetzt und anschließend 1 min lang geschüttelt. Die obere Phase wird verwendet.

Referenzlösung a: 10 mg *RRR*-α-Tocopherolhydrogensuccinat *CRS* werden in 2 ml Cyclohexan *R* gelöst.

Referenzlösung b: Die Herstellung erfolgt wie bei der Untersuchungslösung b beschrieben, wobei anstelle der Substanz *RRR*-α-Tocopherolhydrogensuccinat *CRS* verwendet wird.

Auf die Platte werden getrennt 10 µl jeder Lösung aufgetragen. Die Chromatographie erfolgt mit einer Mischung von 0,2 ml Essigsäure 98 % *R*, 20 Volumteilen Ether *R* und 80 Volumteilen Cyclohexan *R* über eine Laufstrecke von 15 cm. Die Platte wird im Luftstrom getrocknet und anschließend im ultravioletten Licht bei 254 nm ausgewertet. Der Hauptfleck im Chromatogramm der Untersuchungslösung a entspricht in bezug auf Lage und Größe dem Hauptfleck im Chromatogramm der Referenzlösung a. Die Chromatogramme der Untersuchungslösung b und der Referenzlösung b zeigen jeweils 2 Flecke: Der Fleck mit dem höheren R_f-Wert ist dem α-Tocopherol zuzuordnen; der Fleck mit dem niedrigeren R_f-Wert ist dem α-Tocopherolhydrogensuccinat zuzuordnen und entspricht dem Fleck im Chromatogramm der Referenzlösung a. Je nach Hydrolyse-Grad kann der Fleck mit dem niedrigeren R_f-Wert nur schwach sichtbar sein oder sogar ganz fehlen. Die Platte wird mit einer Mischung von 10 Volumteilen Salzsäure *R*, 40 Volumteilen einer Lösung von Eisen(III)-chlorid *R* (2,5 g · l^{-1}) in Ethanol 96 % *R* und 40 Volumteilen einer Lösung von Phenanthrolinhydrochlorid *R* (10 g · l^{-1}) in Ethanol 96 % *R* besprüht. In den Chromatogrammen der Untersuchungslösung b und der Referenzlösung b färben sich die dem α-Tocopherol entsprechenden Flecke orange.

D. Die Substanz entspricht der Prüfung „Optische Drehung" (siehe „Prüfung auf Reinheit").

Prüfung auf Reinheit

Optische Drehung (2.2.7): 2,50 g Substanz werden in wasserfreiem Ethanol *R* zu 25,0 ml gelöst. Der Drehungswinkel der Lösung muß zwischen −0,01 und +0,01° liegen.

Absorption (2.2.25): 0,150 g Substanz werden in wasserfreiem Ethanol *R* zu 100 ml gelöst. 10,0 ml Lösung werden mit wasserfreiem Ethanol *R* zu 100,0 ml verdünnt (Lösung a). 20,0 ml Ausgangslösung werden mit wasserfreiem Ethanol *R* zu 50,0 ml verdünnt (Lösung b). Die Absorption der Lösung a wird im Maximum bei 284 nm, die der Lösung b im Minimum bei 254 nm gemessen. Die spezifische Absorption muß im Maximum zwischen 35 und 38 und im Minimum zwischen 6,0 und 8,0 liegen.

Säurezahl (2.5.1): Zwischen 101 und 108, mit 1,00 g Substanz bestimmt.

Freies Tocopherol: Höchstens 1,0 Prozent. 0,500 g Substanz werden in 100 ml ethanolischer Schwefelsäure (0,25 mol · l^{-1}) *R* gelöst. Nach Zusatz von 20 ml Wasser *R* und 0,1 ml einer Lösung von Diphenylamin *R* (2,5 g · l^{-1}) in Schwefelsäure *R* wird mit Ammoniumcer(IV)-sulfat-Lösung (0,01 mol · l^{-1}) bis zur mindestens 5 s lang bestehenbleibenden Blaufärbung titriert. Ein Blindversuch wird durchgeführt.

1 ml Ammoniumcer(IV)-sulfat-Lösung (0,01 mol · l^{-1}) entspricht 2,154 mg freiem Tocopherol.

Schwermetalle (2.4.8): 0,50 g Substanz müssen der Grenzprüfung D auf Schwermetalle entsprechen (20 ppm). Zur Herstellung der Referenzlösung wird 1 ml Blei-Lösung (10 ppm Pb) *R* verwendet.

Sulfatasche (2.4.14): Höchstens 0,1 Prozent, mit 1,0 g Substanz bestimmt. Anstelle von verdünnter Schwefelsäure *R* wird Schwefelsäure *R* verwendet.

Gehaltsbestimmung

Die Bestimmung erfolgt mit Hilfe der Gaschromatographie (2.2.28) unter Verwendung von Dotriacontan *R* als Interner Standard.

Interner-Standard-Lösung: 0,300 g Dotriacontan *R* werden in Hexan *R* zu 100,0 ml gelöst.

Untersuchungslösung: 30,0 mg Substanz werden in eine 20-ml-Probeflasche eingewogen. 2,0 ml Methanol *R*, 1,0 ml Dimethoxypropan *R* und 0,1 ml Salzsäure *R* werden zupipettiert. Die Probeflasche wird dicht verschlossen und mit Ultraschall behandelt. Anschließend wird die Probeflasche 1 h lang (±5 min) im Dunkeln stehengelassen. Die Probeflasche wird aus dem Dunkeln entfernt und 10 min lang in ein Dampfbad unter Stickstoff gestellt. 10,0 ml Interner-Standard-Lösung werden in die Probeflasche pipettiert und unter kräftigem Umschwenken in die Lösung eingebracht.

Referenzlösung: 30,0 mg *RRR*-α-Tocopherolhydrogensuccinat *CRS* werden in eine 20-ml-Probeflasche eingewogen (auf 0,01 mg genau). 2,0 ml Methanol *R*, 1,0 ml Dimethoxypropan *R* und 0,1 ml Salzsäure *R* werden zupipettiert. Die Probeflasche wird dicht verschlossen und mit Ultraschall behandelt. Anschließend wird die Probeflasche 1 h lang (±5 min) im Dunkeln stehengelassen. Die Probeflasche wird aus dem Dunkeln entfernt und 10 min lang in ein Dampfbad unter Stickstoff gestellt. 10,0 ml Interner-Standard-Lösung werden in die Probeflasche pipettiert und unter kräftigem Umschwenken in die Lösung eingebracht.

Die Chromatographie kann durchgeführt werden mit

- einer Kapillarsäule aus Quarz von 15 m Länge und 0,32 mm innerem Durchmesser, belegt mit Polydimethylsiloxan *R* (Filmdicke 0,25 μm)
- Helium zur Chromatographie *R* als Trägergas bei einer Durchflußrate von 3 bis 6 ml je Minute
- einem Flammenionisationsdetektor.

Die Temperatur des Probeneinlasses wird bei 300 °C und die des Detektors bei 330 °C gehalten. Das Split-Verhältnis beträgt zwischen 1 : 10 und 1 : 20. Die Temperatur der Säule wird bei 200 °C gehalten, anschließend um 5 °C je Minute auf 250 °C erhöht und 10 min lang bei dieser Temperatur gehalten.

Eingespritzt wird entweder direkt auf die Säule oder über einen vorzugsweise mit Glas ausgekleideten Probeneinlaß unter Verwendung einer automatischen Einspritzvorrichtung oder mit Hilfe einer anderen reproduzierbaren Einspritzmethode. Die Peakflächen werden mit Hilfe eines elektronischen Integrators gemessen. Die Bestimmung darf nur ausgewertet werden, wenn im Chromatogramm der Referenzlösung die Auflösung zwischen den Peaks von Dotriacontan und α-Tocopherolhydrogensuccinat mindestens 12,0 beträgt.

Prüfung auf Interferenz: 0,100 g Substanz werden in Hexan *R* zu 50,0 ml gelöst. 1 μl Lösung wird eingespritzt und das Chromatogramm aufgezeichnet. Wenn ein Peak mit demselben t_R-Wert wie der für Dotriacontan auftritt, wird die relative Peakfläche bezogen auf die Peakfläche von α-Tocopherolhydrogensuccinat berechnet. Falls die relative Peakfläche größer als 0,5 Prozent ist, wird für die Endberechnung die korrigierte Peakfläche $S'_{D(korr.)}$ verwendet.

$$S'_{D(korr.)} = S'_D - \frac{S_I \cdot S'_T}{S_{TI}}$$

S'_D = Peakfläche des Internen Standards im Chromatogramm der Untersuchungslösung

S_I = Peakfläche in dem bei der „Prüfung auf Interferenz" erhaltenen Chromatogramm mit demselben t_R-Wert wie der für den Internen Standard

S'_T = Peakfläche von α-Tocopherolhydrogensuccinat im Chromatogramm der Untersuchungslösung

S_{TI} = Peakfläche von α-Tocopherolhydrogensuccinat in dem bei der „Prüfung auf Interferenz" erhaltenen Chromatogramm.

Nachdem die geeigneten Bedingungen für das System ermittelt wurden, wird 1 μl der Referenzlösung eingespritzt und das Chromatogramm aufgezeichnet. Die Flächen der Peaks von α-Tocopherolhydrogensuccinat (S_T) und Dotriacontan (S_D) werden gemessen. Der Respons-Faktor (RF) wird wie nachstehend beschrieben bestimmt.

Der Respons-Faktor (RF) für α-Tocopherolhydrogensuccinat im Chromatogramm der Referenzlösung wird mit Hilfe der Peakflächen von α-Tocopherolhydrogen-

T

Monographien

succinat und Dotriacontan unter Verwendung nachstehender Formel bestimmt:

$$RF = \frac{S_D \cdot m_T}{S_T \cdot m_D}$$

1 µl Untersuchungslösung wird unter den gleichen Bedingungen eingespritzt. Die Peakflächen von α-Tocopherolhydrogensuccinat (S'_T) und Dotriacontan (S'_D) werden gemessen.

Der Prozentgehalt an α-Tocopherolhydrogensuccinat wird mit nachstehender Formel berechnet:

$$\frac{100\ (S'_T \cdot m_D \cdot RF)}{S'_{D(korr.)} \cdot m}$$

S_D = Peakfläche des Internen Standards im Chromatogramm der Referenzlösung

$S'_{D(korr.)}$ = korrigierte Peakfläche des Internen Standards im Chromatogramm der Untersuchungslösung

S_T = Peakfläche von *RRR*-α-Tocopherolhydrogensuccinat *CRS* im Chromatogramm der Referenzlösung

S'_T = Peakfläche von DL-α-Tocopherolhydrogensuccinat im Chromatogramm der Untersuchungslösung

m_D = Masse des Internen Standards in der Untersuchungslösung und in der Referenzlösung in Milligramm

m_T = Masse des *RRR*-α-Tocopherolhydrogensuccinats *CRS* in der Referenzlösung in Milligramm

m = Masse der Substanz in der Untersuchungslösung in Milligramm.

Lagerung

Gut verschlossen, vor Licht geschützt.

1998, 1259

RRR-α-Tocopherolhydrogensuccinat

RRR-α-Tocopheroli hydrogenosuccinas

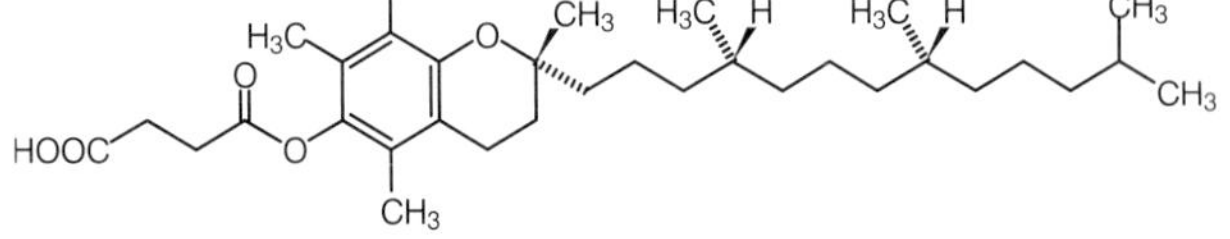

$C_{33}H_{54}O_5$ M_r 530,8

Definition

RRR-α-Tocopherolhydrogensuccinat enthält mindestens 96,0 und höchstens 102,0 Prozent (2*R*)-2,5,7,8-Tetramethyl-2-[(4*R*,8*R*)-4,8,12-trimethyltridecyl]chroman-6-yl-hydrogensuccinat.

Eigenschaften

Weißes bis fast weißes, kristallines Pulver; praktisch unlöslich in Wasser, sehr leicht löslich in Dichlormethan, löslich in Aceton, wasserfreiem Ethanol und Ether.

Prüfung auf Identität

1: B, D.
2: A, C, D.

A. Die Substanz entspricht der Prüfung „Absorption" (siehe „Prüfung auf Reinheit").

B. Die Prüfung erfolgt mit Hilfe der IR-Spektroskopie (2.2.24) durch Vergleich des Spektrums der Substanz mit dem von *RRR*-α-Tocopherolhydrogensuccinat *CRS*.

C. Die Prüfung erfolgt mit Hilfe der Dünnschichtchromatographie (2.2.27) unter Verwendung einer Schicht von Kieselgel HF_{254} *R*.

Untersuchungslösung a: 10 mg Substanz werden in 2 ml Cyclohexan *R* gelöst.

Untersuchungslösung b: In einem Reagenzglas mit Schliffstopfen werden 10 mg Substanz in 2 ml ethanolischer Schwefelsäure (2,5 mol · l^{-1}) *R* gelöst. Die Lösung wird 5 min lang im Wasserbad erhitzt, nach dem Abkühlen mit 2 ml Wasser *R* und 2 ml Cyclohexan *R* versetzt und anschließend 1 min lang geschüttelt. Die obere Phase wird verwendet.

Referenzlösung a: 10 mg *RRR*-α-Tocopherolhydrogensuccinat *CRS* werden in 2 ml Cyclohexan *R* gelöst.

Referenzlösung b: Die Herstellung erfolgt wie bei der Untersuchungslösung b beschrieben, wobei anstelle der Substanz *RRR*-α-Tocopherolhydrogensuccinat *CRS* verwendet wird.

Auf die Platte werden getrennt 10 µl jeder Lösung aufgetragen. Die Chromatographie erfolgt mit einer Mischung von 0,2 ml Essigsäure 98 % *R*, 20 Volumteilen Ether *R* und 80 Volumteilen Cyclohexan *R* über eine Laufstrecke von 15 cm. Die Platte wird im Luftstrom getrocknet und anschließend im ultravioletten Licht bei 254 nm ausgewertet. Der Hauptfleck im Chromatogramm der Untersuchungslösung a entspricht in bezug auf Lage und Größe dem Hauptfleck im Chromatogramm der Referenzlösung a. Die Chromatogramme der Untersuchungslösung b und der Referenzlösung b zeigen jeweils 2 Flecke: Der Fleck mit dem höheren R_f-Wert ist dem α-Tocopherol zuzuordnen; der Fleck mit dem niedrigeren R_f-Wert ist dem α-Tocopherolhydrogensuccinat zuzuordnen und entspricht dem Fleck im Chromatogramm der Referenzlösung a. Je nach Hydrolyse-Grad kann der Fleck mit dem niedrigeren R_f-Wert nur schwach sichtbar sein oder sogar ganz fehlen. Die Platte wird mit einer Mischung von 10 Volumteilen Salzsäure *R*, 40 Volumteilen einer Lösung von Eisen(III)-chlorid *R* (2,5 g · l^{-1}) in Ethanol 96 % *R* und 40 Volumteilen einer Lösung von Phenanthrolinhydrochlorid *R* (10 g · l^{-1}) in Ethanol 96 % *R* besprüht. In den Chromatogrammen der Untersuchungslösung b und der Referenzlösung b färben sich die dem α-Tocopherol entsprechenden Flecke orange.

D. Nach Verseifung der Substanz ist das erhaltene *RRR*-α-Tocopherol rechtsdrehend (2.2.7). Die spezifische Drehung nach der Oxidation in die Chinon-Form beträgt mindestens +24°.

Die Prüfung wird unter Ausschluß direkter Lichteinwirkung durchgeführt.

1,0 g Substanz wird in einem 250-ml-Rundkolben mit Schliffstopfen in 30 ml wasserfreiem Ethanol *R* gelöst, und die Lösung wird 3 min lang zum Rückfluß erhitzt. Während die Lösung im Sieden gehalten wird, werden 20 ml ethanolische Kaliumhydroxid-Lösung (2 mol · l^{-1}) *R* durch den Kühler gegeben. Anschließend wird weitere 20 min lang zum Rückfluß erhitzt. Ohne die Lösung abzukühlen, werden 4,0 ml Salzsäure *R* tropfenweise durch den Kühler zugesetzt. Nach dem Abkühlen wird der Kühler mit 10 ml wasserfreiem Ethanol *R* gespült. Der Kolbeninhalt wird in einen 500-ml-Scheidetrichter übergeführt. Der Kolben wird 4mal mit je 25 ml Wasser *R* und anschließend 4mal mit je 25 ml Ether *R* nachgewaschen. Die Waschflüssigkeiten werden in den Scheidetrichter gegeben. Die Mischung wird 2 min lang kräftig geschüttelt, bis zur Phasentrennung stehengelassen und die beiden Phasen in 2 separate Scheidetrichter abgelassen. Die wäßrige Phase wird 2mal mit je 50 ml Ether *R* geschüttelt. Diese Etherphasen werden zum Ether-Extrakt im Scheidetrichter gegeben. Die vereinigten Etherphasen werden 4mal mit je 100 ml Wasser *R* gewaschen. Die Waschflüssigkeiten werden verworfen.

Die Ether-Lösung wird mit 40 ml einer Lösung von Kaliumhexacyanoferrat(III) *R* (100 g · l^{-1}) in einer Lösung von Natriumhydroxid *R* (8 g · l^{-1}) versetzt und die Mischung 3 min lang geschüttelt. Die Ether-Lösung wird 4mal mit je 50 ml Wasser *R* gewaschen. Die Waschflüssigkeiten werden verworfen. Die Etherphase wird über wasserfreiem Natriumsulfat *R* getrocknet. Der Ether wird auf dem Wasserbad unter vermindertem Druck oder unter Stickstoff auf einige Milliliter eingeengt. Anschließend wird der restliche Ether ohne Erwärmen entfernt. Der Rückstand wird sofort in 25,0 ml Trimethylpentan *R* gelöst. Anschließend wird die optische Drehung an dieser Lösung bestimmt.

Zur Berechnung der spezifischen Drehung der Substanz in der Untersuchungslösung wird als *c* die Anzahl Gramm α-Tocopherol (Faktor 0,811) in 1000 ml Lösung angenommen.

Prüfung auf Reinheit

Absorption (2.2.25): 0,150 g Substanz werden in wasserfreiem Ethanol *R* zu 100 ml gelöst. 10,0 ml Lösung werden mit wasserfreiem Ethanol *R* zu 100,0 ml verdünnt (Lösung a). 20,0 ml Ausgangslösung werden mit wasserfreiem Ethanol *R* zu 50,0 ml verdünnt (Lösung b). Die Absorption der Lösung a wird im Maximum bei 284 nm, die der Lösung b im Minimum bei 254 nm gemessen. Die spezifische Absorption muß im Maximum zwischen 35 und 38 und im Minimum zwischen 6,0 und 8,0 liegen.

Säurezahl (2.5.1): 101 bis 108, mit 1,00 g Substanz bestimmt.

Freies Tocopherol: Höchstens 1,0 Prozent. 0,500 g Substanz werden in 100 ml ethanolischer Schwefelsäure (0,25 mol · l^{-1}) *R* gelöst. Nach Zusatz von 20 ml Wasser *R* und 0,1 ml einer Lösung von Diphenylamin *R* (2,5 g · l^{-1}) in Schwefelsäure *R* wird mit Ammoniumcer(IV)-sulfat-Lösung (0,01 mol · l^{-1}) bis zur mindestens 5 s lang bestehenbleibenden Blaufärbung titriert. Ein Blindversuch wird durchgeführt.

1 ml Ammoniumcer(IV)-sulfat-Lösung (0,01 mol · l^{-1}) entspricht 2,154 mg freiem Tocopherol.

Schwermetalle (2.4.8): 0,50 g Substanz müssen der Grenzprüfung D auf Schwermetalle entsprechen (20 ppm). Zur Herstellung der Referenzlösung wird 1 ml Blei-Lösung (10 ppm Pb) *R* verwendet.

Sulfatasche (2.4.14): Höchstens 0,1 Prozent, mit 1,0 g Substanz bestimmt. Anstelle von verdünnter Schwefelsäure *R* wird Schwefelsäure *R* verwendet.

Gehaltsbestimmung

Die Bestimmung erfolgt mit Hilfe der Gaschromatographie (2.2.28) unter Verwendung von Dotriacontan *R* als Interner Standard.

Interner-Standard-Lösung: 0,300 g Dotriacontan *R* werden in Hexan *R* zu 100,0 ml gelöst.

Untersuchungslösung: 30,0 mg Substanz werden in eine 20-ml-Probeflasche eingewogen. 2,0 ml Methanol *R*, 1,0 ml Dimethoxypropan *R* und 0,1 ml Salzsäure *R* werden zupipettiert. Die Probeflasche wird dicht verschlossen und mit Ultraschall behandelt. Anschließend wird die Probeflasche 1 h lang (±5 min) im Dunkeln stehengelassen. Die Probeflasche wird aus dem Dunkeln entfernt und 10 min lang in ein Dampfbad unter Stickstoff gestellt. 10,0 ml Interner-Standard-Lösung werden in die Probeflasche pipettiert und unter kräftigem Umschwenken in die Lösung eingebracht.

Referenzlösung: 30,0 mg *RRR*-α-Tocopherolhydrogensuccinat *CRS* werden in eine 20-ml-Probeflasche eingewogen. 2,0 ml Methanol *R*, 1,0 ml Dimethoxypropan *R* und 0,1 ml Salzsäure *R* werden zupipettiert. Die Probeflasche wird dicht verschlossen und mit Ultraschall behandelt. Anschließend wird die Probeflasche 1 h lang (±5 min) im Dunkeln stehengelassen. Die Probeflasche wird aus dem Dunkeln entfernt und 10 min lang in ein Dampfbad unter Stickstoff gestellt. 10,0 ml Interner-Standard-Lösung werden in die Probeflasche pipettiert und unter kräftigem Umschwenken in die Lösung eingebracht.

Die Chromatographie kann durchgeführt werden mit

- einer Kapillarsäule aus Quarz von 15 m Länge und 0,32 mm innerem Durchmesser, belegt mit Polydimethylsiloxan *R* (Filmdicke 0,25 µm)
- Helium zur Chromatographie *R* als Trägergas bei einer Durchflußrate von 3 bis 6 ml je Minute
- einem Flammenionisationsdetektor.

Die Temperatur des Probeneinlasses wird bei 300 °C und die des Detektors bei 330 °C gehalten. Das Split-Verhältnis beträgt zwischen 1:10 und 1:20. Die Temperatur der Säule wird bei 200 °C gehalten, anschließend um 5 °C je Minute auf 250 °C erhöht und 10 min lang bei dieser Temperatur gehalten.

Eingespritzt wird entweder direkt auf die Säule oder über einen vorzugsweise mit Glas ausgekleideten Probeneinlaß unter Verwendung einer automatischen Einspritzvorrichtung oder mit Hilfe einer anderen reproduzierbaren Einspritzmethode. Die Peakflächen werden mit Hilfe eines elektronischen Integrators gemessen. Die Bestimmung darf nur ausgewertet werden, wenn im Chromatogramm der Referenzlösung die Auflösung zwischen den Peaks von Dotriacontan und α-Tocopherolhydrogensuccinat mindestens 12,0 beträgt.

Prüfung auf Interferenz: 0,100 g Substanz werden in Hexan *R* zu 50,0 ml gelöst. 1 µl Lösung wird eingespritzt und das Chromatogramm aufgezeichnet. Wenn ein Peak mit demselben t_R-Wert wie der für Dotriacontan auftritt, wird die relative Peakfläche bezogen auf die Peakfläche von α-Tocopherolhydrogensuccinat berechnet. Falls die relative Peakfläche größer als 0,5 Prozent ist, wird für die Endberechnung die korrigierte Peakfläche $S'_{D(korr.)}$ verwendet.

$$S'_{D(korr.)} = S'_D - \frac{S_I \cdot S'_T}{S_{TI}}$$

S'_D = Peakfläche des Internen Standards im Chromatogramm der Untersuchungslösung

S_I = Peakfläche in dem bei der „Prüfung auf Interferenz" erhaltenen Chromatogramm mit demselben t_R-Wert wie der für den Internen Standard

S'_T = Peakfläche von α-Tocopherolhydrogensuccinat im Chromatogramm der Untersuchungslösung

S_{TI} = Peakfläche von α-Tocopherolhydrogensuccinat in dem bei der „Prüfung auf Interferenz" erhaltenen Chromatogramm.

Nachdem die geeigneten Bedingungen für das System ermittelt wurden, wird 1 µl der Referenzlösung eingespritzt und das Chromatogramm aufgezeichnet. Die Peakflächen von α-Tocopherolhydrogensuccinat (S_T) und Dotriacontan (S_D) werden gemessen. Der Respons-Faktor (RF) wird wie nachstehend beschrieben bestimmt.

Der Respons-Faktor (RF) für α-Tocopherolhydrogensuccinat im Chromatogramm der Referenzlösung wird mit Hilfe der Peakflächen von α-Tocopherolhydrogensuccinat und Dotriacontan unter Verwendung nachstehender Formel bestimmt:

$$RF = \frac{S_D \cdot m_T}{S_T \cdot m_D}$$

1 µl Untersuchungslösung wird unter den gleichen Bedingungen eingespritzt. Die Peakflächen von α-Tocopherolhydrogensuccinat (S'_T) und Dotriacontan (S'_D) werden gemessen.

Der Prozentgehalt an α-Tocopherolhydrogensuccinat wird mit nachstehender Formel berechnet:

$$\frac{100\,(S'_T \cdot m_D \cdot RF)}{S'_{D(korr.)} \cdot m}$$

S_D = Peakfläche des Internen Standards im Chromatogramm der Referenzlösung

$S'_{D(korr.)}$ = korrigierte Peakfläche des Internen Standards im Chromatogramm der Untersuchungslösung

S_T = Peakfläche von *RRR*-α-Tocopherolhydrogensuccinat *CRS* im Chromatogramm der Referenzlösung

S'_T = Peakfläche von α-Tocopherolhydrogensuccinat im Chromatogramm der Untersuchungslösung

m_D = Masse des Internen Standards in der Untersuchungslösung und in der Referenzlösung in Milligramm

m_T = Masse des *RRR*-α-Tocopherolhydrogensuccinats *CRS* in der Referenzlösung in Milligramm

m = Masse der Substanz in der Untersuchungslösung in Milligramm.

Lagerung

Gut verschlossen, vor Licht geschützt.

1999, 216

Tollwut-Impfstoff aus Zellkulturen für Menschen

Vaccinum rabiei ex cellulis ad usum humanum

Definition

Tollwut-Impfstoff aus Zellkulturen für Menschen ist eine gefriergetrocknete Zubereitung eines geeigneten Stamms von Tollwut-Virus fixe, das in Zellkulturen gezüchtet wird und durch eine validierte Methode inaktiviert ist.

Der Impfstoff wird unmittelbar vor der Anwendung entsprechend den Angaben in der Beschriftung rekonstituiert und ergibt eine klare Flüssigkeit, die durch einen enthaltenen *p*H-Indikator gefärbt sein kann.

Der Impfstoff entspricht den Anforderungen der Monographie **Impfstoffe für Menschen (Vaccina ad usum humanum)**.

Herstellung

Die Herstellung des Impfstoffs beruht auf einem Saatgutsystem. Wird der Impfstoff in einer Zellinie hergestellt, beruht das Verfahren auf einem Zellbanksystem. Das Herstellungsverfahren muß nachweislich konstant Impfstoffe ergeben, die den Anforderungen an Immunogenität, Unschädlichkeit und Stabilität entsprechen. Abgesehen von begründeten und zugelassenen Fällen darf das Virus im fertigen Impfstoff nicht mehr Passagen vom Mastersaatgut entfernt sein, als die Zahl der Passagen beträgt, die für die Zubereitung des Impfstoffs durchlaufen wurden, dessen Unschädlichkeit und Wirksamkeit sich in klinischen Studien als zufriedenstellend erwiesen hat; selbst in begründeten und zugelassenen Fällen darf die Anzahl der Passagen, die über die Passagenhäufigkeit für klinische Untersuchungen hinausgeht, höchstens 5 betragen.

Das Herstellungsverfahren wird einer Validierung unterzogen und muß gewährleisten, daß, falls der Impfstoff geprüft wird, die Zubereitung der „Prüfung auf anomale Toxizität, Sera und Impfstoffe für Menschen“ (2.6.9) entspricht.

Substrat für die Virusvermehrung

Das Virus wird in Diploidzellen vom Menschen (5.2.3), in kontinuierlichen Zellinien, die von der zuständigen Behörde genehmigt wurden, oder in Kulturen von Embryozellen von Hühnern aus einem SPF-Bestand vermehrt (5.2.2).

Saatgut

Der verwendete Stamm des Tollwut-Virus wird anhand von Unterlagen identifiziert, die Angaben über die Herkunft des Stamms und die nachfolgende Behandlung enthalten.

Das Arbeitssaatgut darf höchstens 5 Passagen vom Mastersaatgut entfernt sein.

Nur ein Arbeitssaatgut, das den nachstehenden Prüfungen entspricht, darf für die Virusvermehrung verwendet werden.

Prüfung auf Identität: Jedes Arbeitssaatgut wird unter Verwendung spezifischer Antikörper als Tollwut-Virus fixe identifiziert.

Viruskonzentration: Die Viruskonzentration jedes Arbeitssaatguts wird durch eine Zellkulturmethode mit Hilfe von Immunfluoreszenz bestimmt, um die Konstanz des Herstellungsverfahrens zu kontrollieren.

Fremde Agenzien (2.6.16): Das Arbeitssaatgut muß den Anforderungen für Virussaatgut entsprechen. Wenn das Virus in Mäusehirn passagiert wurde, werden spezifische Prüfungen auf Mäuseviren durchgeführt.

Vermehrung und Ernte

Der Umgang mit der Zellbank und nachfolgenden Zellkulturen erfolgt unter aseptischen Bedingungen in einem Bereich, in dem mit keinen anderen Zellen umgegangen wird. Im Nährmedium kann zugelassenes Serum von Tieren verwendet werden. Serum vom Menschen darf nicht verwendet werden. Das letzte Nährmedium für die Erhaltung des Zellwachstums bei der Virusvermehrung darf kein Serum von Tieren enthalten. Das Medium darf Albumin vom Menschen enthalten, das der Monographie **Albuminlösung vom Menschen (Albumini humani solutio)** entspricht. Serum und Trypsin, die für die Zubereitung der Zellsuspensionen und Nährmedien verwendet werden, müssen nachweislich frei von fremden Agenzien sein; Trypsin muß der Monographie **Trypsin (Trypsinum)** entsprechen. Das Nährmedium für die Zellkultur kann hierfür zugelassene Antibiotika in der geringsten wirksamen Konzentration und einen *p*H-Indikator wie Phenolrot enthalten. Mindestens 500 ml der für die Impfstoffproduktion verwendeten Zellkulturen werden als nicht infizierte Zellkulturen (Kontrollzellen) mitgeführt. Die Virussuspension wird während der Bebrütung einmal oder mehrmals abgeerntet. Mehrfachernten von derselben Produktionszellkultur können vereinigt und als einheitliche Virusernte betrachtet werden.

Nur eine einheitliche Virusernte, die den nachstehenden Prüfungen entspricht, darf für die Zubereitung der inaktivierten Virusernte verwendet werden.

Identität: Die Virusernte enthält Viren, die unter Verwendung von spezifischen Antikörpern als Tollwut-Viren identifiziert werden.

Viruskonzentration: Die Konzentration infektiöser Viren in den Zellkulturen wird durch Titration bestimmt. Der Titer dient der Kontrolle der Konstanz der Produktion.

Kontrollzellen: Die Kontrollzellen der Produktionszellkultur, die aus einer Virusernte stammt, müssen einer Prüfung auf Identität und den Anforderungen der Prüfung „Fremde Agenzien“ (2.6.16) entsprechen.

Reinigung und Inaktivierung

Die Virusernte kann durch geeignete Methoden konzentriert und/oder gereinigt werden. Die Virusernte wird mit Hilfe einer validierten Methode in einem festgelegten, genau bestimmten Stadium des Prozesses inaktiviert, das vor, während oder nach Konzentrieren oder Reinigung liegen kann. Die Methode muß das Tollwut-Virus nachweislich inaktivieren, ohne seine Immunogenität zu zerstören. Wenn β-Propiolacton verwendet wird, darf die Konzentration zu keinem Zeitpunkt das Verhältnis von 1 : 3500 überschreiten.

Nur eine inaktivierte Virussuspension, die den nachstehenden Prüfungen entspricht, darf für die Zubereitung des fertigen Impfstoffs als Bulk verwendet werden.

Virusinaktivierung: Unmittelbar nach der Inaktivierung oder anhand einer unmittelbar nach der Inaktivierung eingefrorenen und bei –70 °C gelagerten Probe muß eine Amplifikationsprüfung auf restliches infektiöses Tollwut-Virus durchgeführt werden. Zellkulturen, die den für die Impfstoffherstellung verwendeten Kulturen entsprechen, werden mit einer Menge der inaktivierten Virussuspension beimpft, die mindestens 25 Dosen des Impfstoffs entspricht. Eine Subkultur wird nach 7 Tagen angesetzt. Nach 14 Tagen werden die Zellkulturen mit Hilfe eines Immunfluoreszenztests auf Tollwut-Virus geprüft. Tollwut-Virus darf nicht nachgewiesen werden.

Restliche aus Wirtszellen stammende ADN: Wenn für die Virusvermehrung eine kontinuierliche Zellinie verwendet wird, darf die Konzentration an restlicher aus Wirtszellen stammender DNA, die durch eine geeignete Methode entsprechend **DNA-rekombinationstechnisch hergestellte Produkte (Producta ab ADN recombinante)** bestimmt wird, 100 pg je Einzeldosis für den Menschen nicht überschreiten.

Fertiger Impfstoff als Bulk

Der fertige Impfstoff als Bulk wird aus einer oder mehreren inaktivierten Virussuspensionen hergestellt. Um die Aktivität des Produkts während und nach der Gefriertrocknung zu erhalten, kann ein hierfür zugelassener Stabilisator zugesetzt werden.

Nur ein fertiger Impfstoff als Bulk, der den nachstehenden Prüfungen entspricht, darf bei der Herstellung der fertigen Zubereitung verwendet werden.

Glykoprotein-Gehalt: Die Bestimmung des Glykoprotein-Gehalts erfolgt durch eine geeignete immunchemische Methode (2.7.1), zum Beispiel eine einfache radiale Immundiffusion, ELISA (enzyme-linked immunosorbent assay) oder einen Antikörperbindungstest. Der Gehalt muß innerhalb der für das bestimmte Produkt zugelassenen Grenzwerte liegen.

Sterilität (2.6.1): Der fertige Impfstoff als Bulk muß der Prüfung entsprechen, die mit 10 ml Impfstoff für jedes Medium durchgeführt wird.

Fertigzubereitung

Fertiger Impfstoff als Bulk wird aseptisch in sterile Behältnisse mit Sicherheitsverschluß abgefüllt und bis zu einer Restfeuchte getrocknet, die nachweislich für die Stabilität des Impfstoffs günstig ist. Anschließend werden die Behältnisse so verschlossen, daß eine Verunreinigung und ein Eindringen von Feuchtigkeit ausgeschlossen sind.

Nur eine Fertigzubereitung, die der nachstehenden „Prüfung auf Identität", „Prüfung auf Reinheit" und „Bestimmung der Wirksamkeit" entspricht, darf zum Gebrauch freigegeben werden. Nur wenn die Prüfung auf Virusinaktivierung an der inaktivierten Virussuspension zufriedenstellende Ergebnisse aufweist und die Prüfung auf Rinderserumalbumin am fertigen Impfstoff als Bulk zufriedenstellende Ergebnisse aufweist, können sie an der Fertigzubereitung entfallen.

Prüfung auf Identität

Unter Verwendung von Antikörpern, vorzugsweise monoklonalen Antikörpern, wird der Gehalt an Tollwut-Virus-Antigen im Impfstoff mit Hilfe einer geeigneten immunchemischen Methode (2.7.1) nachgewiesen. Die Bestimmung der Wirksamkeit kann auch zum Nachweis der Identität dienen.

Prüfung auf Reinheit

Virusinaktivierung: Zellkulturen derselben Art, wie sie für die Impfstoffherstellung verwendet wurden, werden mit einer Impfstoffmenge beimpft, die mindestens 25 Dosen entspricht. Eine Subkultur wird für 7 Tage angelegt, nach 14 Tagen werden die Zellkulturen mit Hilfe eines Immunfluoreszenztests auf Tollwut-Virus geprüft. Tollwut-Virus darf nicht nachgewiesen werden.

Rinderserumalbumin: Höchstens 50 ng je Einzeldosis für den Menschen, bestimmt mit Hilfe einer geeigneten immunchemischen Methode (2.7.1).

Sterilität (2.6.1): Der Impfstoff muß der Prüfung entsprechen.

Bakterien-Endotoxine (2.6.14): Höchstens 25 I.E. Bakterien-Endotoxine je Einzeldosis für den Menschen.

Pyrogene (2.6.8): Der Impfstoff muß der Prüfung entsprechen. Abgesehen von begründeten und zugelassenen Fällen wird jedem Kaninchen eine 1 zu 10 verdünnte Einzeldosis für den Menschen injiziert.

Wasser (2.5.12): Höchstens 3,0 Prozent, nach der Karl-Fischer-Methode bestimmt.

Bestimmung der Wirksamkeit

Die Wirksamkeit des Impfstoffs wird bestimmt durch den Vergleich derjenigen Dosis, die notwendig ist, um Mäuse gegen die Wirkung einer intrazerebral verabreichten tödlichen Dosis des Tollwut-Virus zu schützen, mit der Menge einer Standardzubereitung von Tollwutimpfstoff, die den gleichen Schutz verleiht. Für diesen Vergleich werden eine Standardzubereitung von Tollwutimpfstoff, eingestellt in Internationalen Einheiten, und eine geeignete Zubereitung von Tollwutimpfstoff für die Belastung benötigt.

Die Internationale Einheit ist die Aktivität, die in einer festgelegten Menge der Internationalen Standardzubereitung enthalten ist. Der Gehalt der Internationalen Standardzubereitung in Internationalen Einheiten wird von der Weltgesundheitsorganisation festgelegt.

Bei der nachstehend beschriebenen Bestimmung wird ein Parallelenmodell mit mindestens 3 Punkten für den Impfstoff und die Standardzubereitung verwendet. Sofern Erfahrungen mit der Methode für einen bestimmten Impfstoff vorliegen, kann eine vereinfachte Prüfung mit einer einzelnen Verdünnung durchgeführt werden. Anhand einer solchen Prüfung kann bestimmt werden, ob der Impfstoff eine Wirksamkeit hat, die signifikant über dem notwendigen Minimum liegt, die Prüfung gibt jedoch keine vollständige Auskunft über die Validität jeder einzelnen Bestimmung der Wirksamkeit. Die Verwendung von nur einer Verdünnung ermöglicht eine beträchtliche Verringerung der Anzahl der für die Prüfung verwendeten Tiere und muß in jedem Labor gemäß den Bestimmungen der Europäischen Konvention für den Schutz von Wirbeltieren, die für wissenschaftliche und experimentelle Zwecke verwendet werden, in Betracht gezogen werden.

Auswahl und Verteilung der Versuchstiere: Für die Prüfung werden gesunde weibliche Mäuse im Alter von etwa 4 Wochen mit einer Körpermasse von 11 bis 15 g aus derselben Zucht verwendet. Die Mäuse werden in 6 Gruppen einer geeigneten Größe eingeteilt, um den Anforderungen der Validität der Prüfung zu entsprechen; für die Titration der Belastungssuspension werden 4 Gruppen von 5 Mäusen eingeteilt.

Herstellung der Belastungssuspension: Mäuse werden intrazerebral mit dem CVS-Stamm des Tollwut-Virus beimpft; beim Auftreten von Tollwutsymptomen, jedoch vor dem Verenden, werden die Mäuse getötet, das Gehirn wird entnommen und ein Hirngewebshomogenat in einem geeigneten Suspendiermittel hergestellt. Nach dem Entfernen grober Partikel durch Zentrifugieren wird die überstehende Flüssigkeit als Belastungssuspension verwendet. Die Suspension wird in kleinen Volumen in Ampullen gefüllt. Die Ampullen werden zugeschmolzen und bei einer Temperatur unterhalb von −60 °C aufbewahrt. Eine Ampulle wird aufgetaut und eine Verdünnungsreihe mit einem geeigneten Lösungsmittel angelegt. Jede Verdünnung wird einer Gruppe von 5 Mäusen zugeordnet. Jeder Maus werden intrazerebral 0,03 ml der Verdünnung injiziert, die ihrer Gruppe zugeordnet war. Die Mäuse werden 14 Tage lang beobachtet. Nach der Anzahl der Tiere in jeder Gruppe, die zwischen dem 5. und 14. Tag verenden oder Tollwutsymptome entwickeln, wird die LD_{50} der unverdünnten Suspension berechnet.

Bestimmung der Wirksamkeit des Prüfimpfstoffs: 3 Fünfer-Verdünnungsreihen des Impfstoffs und 3 Fünfer-Verdünnungsreihen der Standardzubereitung werden angelegt. Die Verdünnungen werden so gewählt, daß die Suspensionen mit der höchsten Konzentration erwartungsgemäß mindestens 50 Prozent der Tiere schützen, denen sie verabreicht werden, und daß die Suspensionen mit der geringsten Konzentration erwartungsgemäß höchstens 50 Prozent der Tiere schützen, denen sie verabreicht werden. Die 6 Verdünnungsreihen werden den 6 Gruppen zugeordnet und jeder Maus intraperitoneal 0,5 ml der Verdünnung injiziert, die ihrer Gruppe zugeordnet war. Nach 7 Tagen werden 3 identische Verdünnungen des Impfstoffs und der Standardzubereitung hergestellt und die Impfungen wiederholt. 7 Tage nach der zweiten Injektion wird eine Suspension des Belastungsvirus so hergestellt, daß sie auf der Grundlage der vorangegangenen Titration in 0,03 ml je etwa 50 LD_{50} enthält. Jeder geimpften Maus werden 0,03 ml dieser Suspension intrazerebral injiziert. Von der Belastungssuspension werden 3 geeignete Verdünnungsreihen angelegt. Die Belastungssuspension und die 3 Verdünnungen werden den 4 Gruppen von 5 Kontrollmäusen zugeordnet, und jeder Maus werden 0,03 ml der ihrer Gruppe zugeordneten Suspension oder der Verdünnung intrazerebral injiziert. Die Tiere aller Gruppen werden 14 Tage lang beobachtet. In jeder Gruppe wird die Zahl der Tiere registriert, die im Zeitraum von 5 bis 14 Tagen nach der Belastung verenden oder Tollwutsymptome aufweisen.

Die Bestimmung darf nur ausgewertet werden, wenn sowohl beim Impfstoff als auch bei der Standardzubereitung die 50-Prozent-Schutzdosis zwischen der höchsten und der niedrigsten Dosis liegt, die den Mäusen verabreicht wurde, wenn die Titration der Belastungssuspension zeigt, daß in 0,03 ml der Suspension mindestens 10 LD_{50} enthalten waren, wenn die statistische Analyse einen signifikanten Anstieg zeigt und keine signifikanten Abweichungen von Linearität oder Parallelität der Dosis-Wirkungs-Kurven aufweist und wenn die Vertrauensgrenzen für die ermittelte Wirksamkeit ($P = 0,95$) mindestens 25 und höchstens 400 Prozent betragen.

Der Impfstoff entspricht der Bestimmung, wenn die ermittelte Wirksamkeit mindestens 2,5 I.E. je Einzeldosis für den Menschen beträgt.

Lagerung

Entsprechend **Impfstoffe für Menschen**.

Beschriftung

Entsprechend **Impfstoffe für Menschen**.

Die Beschriftung enthält Angaben über die biologische Herkunft der für die Zubereitung des Impfstoffs verwendeten Zellen.

1998, 451

Tollwut-Impfstoff (inaktiviert) für Tiere

Vaccinum rabiei inactivatum ad usum veterinarium

Definition

Tollwut-Impfstoff (inaktiviert) für Tiere ist eine flüssige oder gefriergetrocknete Zubereitung des Tollwut-Virus fixe, das durch eine geeignete Methode inaktiviert ist.

Herstellung

Entsprechend **Impfstoffe für Tiere (Vaccina ad usum veterinarium)**. Der Impfstoff wird mit einem Virus hergestellt, das entweder in geeigneten Zellinien oder in primären Zellkulturen gesunder Tiere vermehrt wurde (5.2.4). Die Virussuspension wird einmal oder mehrere Male innerhalb von 28 Tagen nach der Beimpfung geerntet. Mehrere Ernten derselben Zellkultur können vereinigt und als eine Ernte betrachtet werden. Das Tollwut-Virus wird mit einem geeigneten Verfahren inaktiviert.

Inaktivierung: Zur Prüfung auf restliches infektiöses Tollwut-Virus wird das inaktivierte Virus auf eine Zellkultur gleichen Typs wie zur Impfstoffherstellung oder Kulturen, die erwiesenermaßen ebenso empfindlich sind, beimpft. Die zur Beimpfung verwendete Menge inaktivierten Virus entspricht mindestens 25 Impfdosen. Nach viertägiger Bebrütung werden die Zellen mit Trypsin behandelt, und eine Subkultur wird angelegt. Die Subkultur wird weitere 4 Tage lang bebrütet. Mit einer Immunfluoreszenzmethode wird auf restliches infektiöses Tollwut-Virus geprüft. Vermehrungsfähiges Virus darf nicht nachgewiesen werden.

Antigengehalt: Der Gehalt an Tollwut-Virus-Glykoprotein wird mit einer geeigneten immunchemischen Methode (2.7.1) bestimmt. Der Glykoproteingehalt liegt innerhalb der für das jeweilige Produkt festgelegten Grenzen.

Der Impfstoff kann ein Adjuvans oder mehrere Adjuvantien enthalten.

Auswahl des Impfstoffstamms

Der Impfstoff muß nachweislich eine zufriedenstellende Immunogenität für jede Tierspezies besitzen, für die die Anwendung vorgesehen ist. Die Eignung des Impfstoffs zur Immunisierung von Carnivoren (Katzen und Hunde) wird im direkten Belastungsversuch belegt. Ist ein Belastungsversuch für Katzen und Hunde durchgeführt worden, kann für andere Spezies eine indirekte Prüfung durchgeführt werden. An mindestens 20 Tieren, die zuvor entsprechend dem vorgesehenen Impfschema immunisiert wurden, wird der Antikörpertiter bestimmt. Der Impfstoff entspricht der Prüfung, wenn am Ende des Zeitraums, für den die Impfung schützen soll, der Mittel-

T

Monographien

wert des Antikörperspiegels der Tiere mindestens 0,5 I.E. je Milliliter beträgt und wenn höchstens 10 Prozent der Tiere einen Antikörpertiter von weniger als 0,1 I.E. je Milliliter aufweisen. Die nachstehend beschriebene Prüfung kann dem Nachweis der Immunogenität bei Katzen und Hunden dienen.

Immunogenität: Mindestens 35 empfängliche Hunde des jüngsten für die Impfung vorgesehenen Alters werden verwendet. Zum Nachweis der Empfindlichkeit werden von jedem Tier Blutproben entnommen und die Seren einzeln auf das Vorhandensein von Tollwutantikörpern untersucht. Mindestens 25 Tiere werden in der vorgesehenen Art der Anwendung mit einer Dosis des Impfstoffs geimpft. Mindestens 10 Tiere werden als Kontrolle gehalten. Die Tiere werden für den Zeitraum beobachtet, für den die Impfung schützen soll. Kein Tier darf Anzeichen von Tollwut zeigen. Am letzten Tage des Zeitraums, für den die Impfung schützen soll, oder danach werden alle Tiere intramuskulär mit einem virulenten Tollwut-Virusstamm, der von der zuständigen Behörde genehmigt wurde, infiziert. Die Tiere werden 90 Tage lang beobachtet. Tiere, die aus anderen Gründen als an Tollwut sterben, werden nicht berücksichtigt.

Die Prüfung darf nur ausgewertet werden, wenn die verbleibende Zahl der Tiere mindestens 25 beträgt, mindestens 8 der Kontrolltiere (oder eine statistisch vergleichbare Anzahl, wenn mehr als 10 Kontrolltiere infiziert wurden) Anzeichen der Tollwut zeigen und im Gehirn dieser Tiere Tollwut-Virus nachgewiesen wird. Ein Immunfluoreszenz-Antikörper-Test oder eine andere geeignete Methode kann verwendet werden.

Der Impfstoff entspricht der Prüfung, wenn höchstens 2 der 25 geimpften Tiere (oder eine statistisch vergleichbare Anzahl, wenn mehr als 25 geimpfte Tiere infiziert wurden) Anzeichen von Tollwut zeigen.

Prüfung am Endprodukt

Die unter „Bestimmung der Wirksamkeit" beschriebene Prüfung erfolgt nicht notwendigerweise bei der routinemäßigen Bestimmung von Impfstoffchargen. Entsprechend der Vorgaben oder nach Zustimmung durch die zuständige Behörde wird die Bestimmung für den Impfstoff ein oder mehrmals durchgeführt. Wenn die Bestimmung nicht durchgeführt wird, muß eine geeignete, validierte, alternative Methode angewendet werden, wobei sich die Akzeptanzkriterien nach einer Impfstoffcharge richten, die nach der vorstehend beschriebenen Prüfung „Immunogenität" oder nach der unter „Bestimmung der Wirksamkeit" beschriebenen Methode zufriedenstellende Ergebnisse erzielte. Die nachfolgend beschriebene „Bestimmung der Wirksamkeit der Charge" kann angewendet werden, wenn die Korrelation zu der vorstehend beschriebenen Prüfung „Immunogenität" oder „Bestimmung der Wirksamkeit" belegt ist.

Bestimmung der Wirksamkeit der Charge: 5 Mäusen, mit je 18 bis 20 g Körpermasse, werden subkutan oder intramuskulär 1/5 des Volumens der empfohlenen Impfstoffdosis injiziert. Nach 14 Tagen werden den Tieren Blutproben entnommen. Die Seren werden einzeln auf das Vorhandensein von Tollwut-Virus-Antikörpern untersucht. Die Bestimmung der Wirksamkeit wird, wie für **Tollwut-Immunglobulin vom Menschen (Immunglobulinum humanum rabicum)** unter „Bestimmung der Wirksamkeit" beschrieben, durchgeführt. Dabei wird die Anwesenheit von nicht neutralisierten Viren in der Zellkultur durch Immunfluoreszenz nachgewiesen (rapid fluorescent focus inhibition test – RFFIT). Die nachgewiesene Antikörpermenge darf nicht geringer sein als diejenige, die mit einem Impfstoff erzielt wurde, der den Anforderungen der vorstehend beschriebenen Prüfung „Immunogenität" oder der „Bestimmung der Wirksamkeit" entspricht.

Antigengehalt: Der Tollwut-Virus-Glykoproteingehalt je Impfstoffdosis wird mit einer geeigneten immunchemischen Methode bestimmt (2.7.1); er darf nicht geringer sein als derjenige einer Impfstoffcharge, die den Anforderungen der vorstehend beschriebenen Prüfung „Immunogenität" oder der „Bestimmung der Wirksamkeit" entspricht.

Prüfung auf Identität

Der Impfstoff ruft in Tieren nach der Injektion die Bildung spezifischer, neutralisierender Antikörper hervor.

Prüfung auf Reinheit

Unschädlichkeit: Ist der Impfstoff für mehr als eine Tierart einschließlich Carnivora bestimmt, wird die Prüfung am Hund durchgeführt. Sonst wird eine der Tierarten verwendet, für welche der Impfstoff bestimmt ist. Der Anwendungsart in der Beschriftung entsprechend wird die doppelte Impfstoffdosis 2 seronegativen Tieren injiziert. Die Tiere werden 14 Tage lang beobachtet. Anomale lokale oder systemische Reaktionen dürfen nicht auftreten.

Inaktivierung: Die Prüfung wird mit dem vereinigten Inhalt von 5 Behältnissen durchgeführt.

Enthält der Impfstoff kein Adjuvans, wird eine geeignete Vermehrungsprüfung auf restliches infektiöses Tollwut-Virus auf einer Zellkultur gleichen Typs, wie er zur Impfstoffherstellung verwendet wurde, oder auf Kulturen, die erwiesenermaßen ebenso empfindlich sind, durchgeführt. Vermehrungsfähiges Virus darf nicht nachgewiesen werden.

Enthält der Impfstoff ein Adjuvans, werden mindestens 10 Mäusen von 11 bis 15 g Körpermasse je 0,03 ml des vereinigten Inhalts von 5 Behältnissen, der mindestens der 5fachen angegebenen Mindestdosis entspricht, intrazerebral injiziert. Um eine Beeinflussung durch Konservierungsmittel oder Adjuvans zu vermeiden, darf der Impfstoff vor der Injektion höchstens 10fach verdünnt werden. In diesem Fall und wenn der Impfstoffstamm nur für saugende Mäuse pathogen ist, wird die Prüfung an 1 bis 4 Tage alten Mäusen durchgeführt. Die Tiere werden 21 Tage lang beobachtet. Wenn mehr als 2 Tiere innerhalb der ersten 48 h sterben, muß die Prüfung wiederholt werden. Die Tiere dürfen vom 3. bis 21. Tag nach der Injektion keine Anzeichen von Tollwut aufweisen. Zum Nachweis von Tollwutviren wird eine Immunfluoreszenzuntersuchung des Gehirns der Tiere durchgeführt. Tollwut-Virus darf nicht nachweisbar sein.

Sterilität: Der Impfstoff muß der Prüfung „Sterilität" der Monographie **Impfstoffe für Tiere** entsprechen.

Bestimmung der Wirksamkeit

Die Wirksamkeit des Tollwut-Impfstoffs wird bestimmt durch den Vergleich derjenigen Dosis, die notwendig ist, Mäuse gegen die klinische Wirkung der nachstehend angegebenen Dosis Tollwut-Virus, intrazerebral injiziert, zu schützen mit der Menge einer Standardzubereitung, eingestellt in Internationalen Einheiten, die den gleichen Schutz verleiht. Die Internationale Einheit ist die Aktivität einer angegebenen Menge des Internationalen Standards. Der Gehalt des Internationalen Standards, angegeben in Internationalen Einheiten, wird von der Weltgesundheitsorganisation festgelegt. Tollwut-Impfstoff (inaktiviert) für Tiere *BRS* wird gegen den Internationalen Standard in Internationalen Einheiten wertbemessen.

Bei der nachstehend beschriebenen Bestimmung wird ein Parallellinienmodell mit mindestens je 3 Punkten für den Impfstoff und die Standardzubereitung verwendet. Sofern Erfahrungen mit der Methode für einen bestimmten Impfstoff vorliegen, kann eine vereinfachte Prüfung mit einer einzelnen Verdünnung des zu prüfenden Impfstoffs durchgeführt werden. Anhand einer solchen Prüfung kann bestimmt werden, ob der Impfstoff eine Wirksamkeit hat, die signifikant über dem notwendigen Minimum liegt, die Prüfung gibt jedoch keine vollständige Auskunft über die Validität jeder einzelnen Bestimmung der Wirksamkeit. Die Verwendung von nur einer Verdünnung ermöglicht eine beträchtliche Verringerung der Anzahl der für die Prüfung verwendeten Tiere und muß in jedem Laboratorium gemäß den Bestimmungen der Europäischen Konvention für den Schutz von Wirbeltieren, die für wissenschaftliche und experimentelle Zwecke verwendet werden, in Betracht gezogen werden.

Auswahl und Verteilung der Prüftiere: Für die Bestimmung werden gesunde, weibliche Mäuse im Alter von etwa 4 Wochen aus derselben Zucht verwendet. Die Mäuse werden in mindestens 10 Gruppen von mindestens 10 Mäusen eingeteilt.

Herstellung der Belastungssuspension: Eine Gruppe von Mäusen wird intrazerebral mit dem CVS-Stamm des Tollwut-Virus beimpft. Bei Auftreten von Anzeichen der Tollwut, jedoch vor dem Verenden, werden die Mäuse getötet, das Gehirn entnommen und ein Hirngewebs-Homogenisat in einem geeigneten Lösungsmittel hergestellt. Nach Entfernen von groben Partikeln durch Zentrifugieren wird die überstehende Flüssigkeit als Belastungssuspension verwendet. Die Suspension wird in kleinen Volumina in Ampullen gefüllt, die zugeschmolzen und bei einer Temperatur unterhalb −60 °C aufbewahrt werden. Eine Ampulle wird aufgetaut und eine Verdünnungsreihe in einem geeigneten Lösungsmittel angelegt. Jede Verdünnung wird einer Gruppe von Mäusen zugeordnet; jeder Maus werden intrazerebral 0,03 ml der Verdünnung injiziert, die ihrer Gruppe zugeordnet war. Die Mäuse werden 14 Tage lang beobachtet und in jeder Gruppe die Anzahl Tiere registriert, die zwischen dem 5. und 14. Tag Tollwutsymptome entwickeln. Danach wird die ID_{50} der unverdünnten Suspension errechnet.

Bestimmung der Wirksamkeit des Impfstoffs: Mindestens 3 Verdünnungsreihen des Impfstoffs und 3 gleichartige Verdünnungen der Standardzubereitung werden angelegt. Die Verdünnungen sind so auszuwählen, daß die mit der höchsten Impfstoffkonzentration erwartungsgemäß mehr als 50 Prozent der Tiere schützen, denen sie verabfolgt werden, und daß die mit den niedrigsten Impfstoffkonzentrationen weniger als 50 Prozent der Tiere schützen, denen sie verabfolgt werden. Jede Verdünnung wird einer anderen Gruppe von Mäusen zugeordnet, denen je 0,5 ml der ihnen zugeordneten Verdünnung intraperitoneal injiziert werden. 14 Tage nach der Injektion wird eine Suspension des Belastungsvirus so hergestellt, daß sie auf der Grundlage der vorhergegangenen Titration in 0,03 ml je 50 ID_{50} enthält. Jeder geimpften Maus werden 0,03 ml der Suspension intrazerebral injiziert. Außerdem wird eine geeignete Verdünnungsreihe von 3 Konzentrationen der Belastungssuspension angelegt. Die Belastungssuspension und die 3 Verdünnungen werden je einer von 4 Gruppen von 10 ungeimpften Mäusen zugeordnet und jeder Maus 0,03 ml der ihrer Gruppe zugeordneten Suspension oder deren Verdünnung intrazerebral injiziert. Die Tiere jeder Gruppe werden 14 Tage lang beobachtet. Die Bestimmung darf nur ausgewertet werden, wenn höchstens 2 Mäuse in jeder Gruppe innerhalb der ersten 4 Tage nach der Belastung verendet sind. Für jede Gruppe wird die Tierzahl registriert, die im Zeitraum zwischen dem 5. und 14. Tag nach der Belastung Tollwutsymptome aufweist.

Die Bestimmung darf nur ausgewertet werden, wenn
- sowohl für den Impfstoff als auch für die Standardzubereitung die 50-Prozent-Schutzdosis zwischen der kleinsten und größten Dosis liegt, die den Mäusen verabfolgt wurde
- die Titration der Belastungssuspension anzeigt, daß in 0,03 ml der Suspension mindestens 10 ID_{50} enthalten waren
- die Vertrauensgrenzen (P = 0,95) mindestens 25 und höchstens 400 Prozent der ermittelten Wirksamkeit umfassen
- die statistische Analyse einen signifikanten Anstieg und keine signifikante Abweichung von Linearität und Parallelität der Dosis-Wirkungs-Kurven ergibt.

Der Impfstoff entspricht der Bestimmung, wenn die ermittelte Wirksamkeit mindestens 1 I.E. in der kleinsten angegebenen Dosis beträgt.

Lagerung

Entsprechend **Impfstoffe für Tiere**.

Beschriftung

Entsprechend **Impfstoffe für Tiere**.

Die Beschriftung gibt insbesondere an
- die Art der Zellkultur und die Spezies von der die Zellkultur stammt, in der der Impfstoff hergestellt wurde
- die Mindestmenge in Internationalen Einheiten je Dosis
- die Mindestdauer des Impfschutzes.

1999, 1376

Triamcinolon

Triamcinolonum

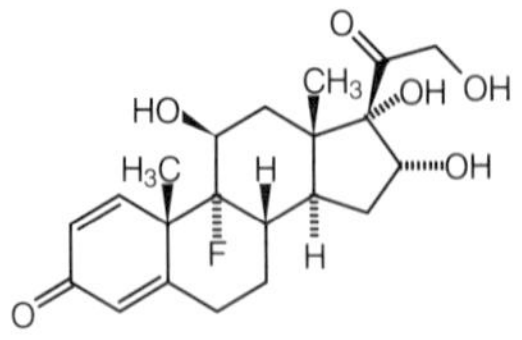

$C_{21}H_{27}FO_6$ M_r 394,4

Definition

Triamcinolon enthält mindestens 97,0 und höchstens 103,0 Prozent 9-Fluor-11β,16α,17,21-tetrahydroxypregna-1,4-dien-3,20-dion, berechnet auf die wasserfreie Substanz.

Eigenschaften

Weißes bis fast weißes, kristallines Pulver; praktisch unlöslich in Wasser, schwer löslich in Methanol, praktisch unlöslich in Dichlormethan.

Die Substanz zeigt Polymorphie.

Prüfung auf Identität

A. Die Prüfung erfolgt mit Hilfe der IR-Spektroskopie (2.2.24) durch Vergleich des Spektrums der Substanz mit dem von Triamcinolon *CRS*. Wenn die Spektren bei der Prüfung unterschiedlich sind, werden Substanz und Referenzsubstanz getrennt in Methanol *R* gelöst. Nach dem Eindampfen der Lösungen zur Trockne werden die Rückstände bei 60 °C und höchstens 0,7 kPa getrocknet. Anschließend werden mit den Rückständen erneut Spektren aufgenommen.

B. Die Prüfung erfolgt mit Hilfe der Dünnschichtchromatographie (2.2.27) unter Verwendung einer Schicht eines geeigneten Kieselgels, das einen Fluoreszenzindikator mit intensivster Anregung der Fluoreszenz bei 254 nm enthält.

Die Lösungen werden unmittelbar vor der Verwendung hergestellt und vor Licht geschützt. Die Platte wird sofort nach der Chromatographie im ultravioletten Licht ausgewertet.

Untersuchungslösung: 10 mg Substanz werden in Methanol *R* zu 10 ml gelöst.

Referenzlösung a: 20 mg Triamcinolon *CRS* werden in Methanol *R* zu 20 ml gelöst.

Referenzlösung b: 10 mg Dexamethason *CRS* werden in der Referenzlösung a zu 10 ml gelöst.

Auf die Platte werden getrennt 5 μl jeder Lösung aufgetragen. Die Chromatographie erfolgt mit einer Mischung von 1,2 Volumteilen Wasser *R* und 8 Volumteilen Methanol *R*, die einer Mischung von 15 Volumteilen Ether *R* und 77 Volumteilen Dichlormethan *R* zugesetzt wird, über eine Laufstrecke von 15 cm. Die Platte wird an der Luft trocknen gelassen und anschließend im ultravioletten Licht bei 254 nm ausgewertet. Der Hauptfleck im Chromatogramm der Untersuchungslösung entspricht in bezug auf Lage und Größe dem Hauptfleck im Chromatogramm der Referenzlösung a. Die Prüfung darf nur ausgewertet werden, wenn das Chromatogramm der Referenzlösung b deutlich voneinander getrennt 2 Flecke zeigt.

Prüfung auf Reinheit

Spezifische Drehung (2.2.7): 0,10 g Substanz werden in Dimethylformamid *R* zu 10,0 ml gelöst. Die spezifische Drehung muß zwischen +65 und +72° liegen, berechnet auf die wasserfreie Substanz.

Verwandte Substanzen: Die Prüfung erfolgt mit Hilfe der Flüssigchromatographie (2.2.29).

Die Lösungen werden unmittelbar vor der Verwendung hergestellt und vor Licht geschützt.

Untersuchungslösung: 20,0 mg Substanz werden in Methanol *R* zu 20,0 ml gelöst.

Referenzlösung: 1,0 ml Untersuchungslösung wird mit Methanol *R* zu 100,0 ml verdünnt.

Die Chromatographie kann durchgeführt werden mit
- einer Säule aus rostfreiem Stahl von 0,25 m Länge und 4,6 mm innerem Durchmesser, gepackt mit octadecylsilyliertem Kieselgel zur Chromatographie *R* (5 μm)
- einer Mischung gleicher Volumteile Wasser *R* und Methanol *R* als mobile Phase bei einer Durchflußrate von 2 ml je Minute
- einem Spektrometer als Detektor bei einer Wellenlänge von 238 nm.

20 μl Referenzlösung werden eingespritzt. Die Empfindlichkeit des Systems wird so eingestellt, daß die Höhe des Hauptpeaks im Chromatogramm mindestens 50 Prozent des maximalen Ausschlags beträgt. Wird das Chromatogramm unter den vorgeschriebenen Bedingungen aufgezeichnet, beträgt die Retentionszeit für Triamcinolon etwa 5 min. Die Prüfung darf nur ausgewertet werden, wenn die Anzahl der theoretischen Böden, berechnet für den Triamcinolon-Peak, mindestens 5000 beträgt.

20 μl Untersuchungslösung werden eingespritzt. Die Chromatographie erfolgt über eine Dauer, die der 4fachen Retentionszeit des Hauptpeaks entspricht. Im Chromatogramm der Untersuchungslösung darf keine Peakfläche, mit Ausnahme der des Hauptpeaks, größer sein als das 2fache der Fläche des Hauptpeaks im Chromatogramm der Referenzlösung (2 Prozent), und höchstens eine dieser Peakflächen darf größer sein als die des Hauptpeaks im Chromatogramm der Referenzlösung (1 Prozent). Im Chromatogramm der Untersuchungslösung darf die Summe aller Peakflächen, mit Ausnahme der des Hauptpeaks, nicht größer sein als das 4fache der Fläche des Hauptpeaks im Chromatogramm der Referenzlösung (4 Prozent). Peaks, deren Fläche kleiner ist als das 0,05fache der Fläche des Hauptpeaks im Chromatogramm der Referenzlösung, werden nicht berücksichtigt.

Wasser (2.5.12): Höchstens 1,0 Prozent, mit 0,500 g Substanz nach der Karl-Fischer-Methode bestimmt.

Gehaltsbestimmung

Die Lösungen werden unmittelbar vor der Verwendung hergestellt und vor Licht geschützt.

20,0 mg Substanz werden in Ethanol 96 % *R* zu 100,0 ml gelöst. 10,0 ml Lösung werden mit Ethanol 96 % *R* zu 100,0 ml verdünnt. Die Absorption (2.2.25) wird im Maximum bei 238 nm gemessen.

Der Gehalt an $C_{21}H_{27}FO_6$ wird mit Hilfe der spezifischen Absorption berechnet ($A_{1\,cm}^{1\%}$ = 389).

Lagerung

Gut verschlossen, vor Licht geschützt.

Verunreinigungen

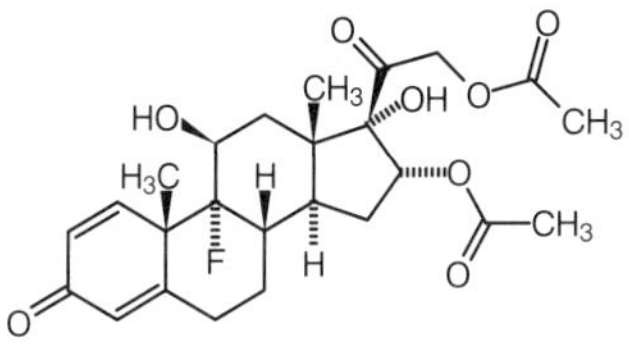

A. Triamcinolon-16,21-diacetat

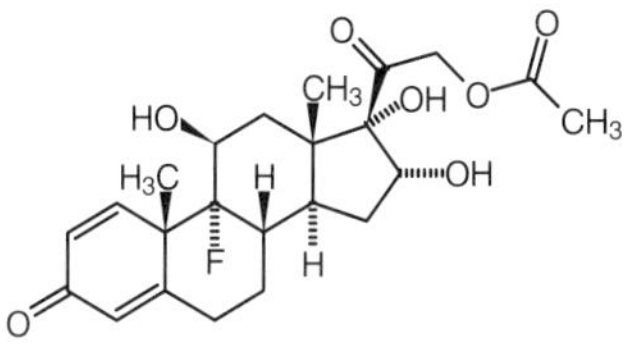

B. Triamcinolon-21-acetat.

1998, 533

Triamcinolonacetonid

Triamcinoloni acetonidum

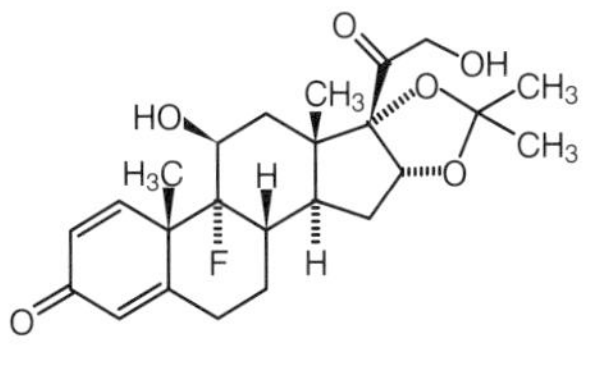

$C_{24}H_{31}FO_6$ M_r 434,5

Definition

Triamcinolonacetonid enthält mindestens 97,0 und höchstens 103,0 Prozent 9-Fluor-11β,21-dihydroxy-16α,17-(1-methylethylidendioxy)pregna-1,4-dien-3,20-dion, berechnet auf die wasserfreie Substanz.

Eigenschaften

Weißes bis fast weißes, kristallines Pulver; praktisch unlöslich in Wasser, wenig löslich in Ethanol, sehr schwer löslich in Ether.

Die Substanz zeigt Polymorphie.

Prüfung auf Identität

1: A, B.
2: C, D.

A. Die Prüfung erfolgt mit Hilfe der IR-Spektroskopie (2.2.24) durch Vergleich des Spektrums der Substanz mit dem von Triamcinolonacetonid *CRS*. Wenn die Spektren bei der Prüfung in fester Form unterschiedlich sind, werden Substanz und Referenzsubstanz getrennt in der eben notwendigen Menge Methanol *R* gelöst. Nach dem Eindampfen der Lösungen werden aus den Rückständen Preßlinge unter Verwendung eines Halogensalzes oder Pasten unter Verwendung von flüssigem Paraffin *R* hergestellt und erneut Spektren aufgenommen.

B. Die Prüfung erfolgt mit Hilfe der Dünnschichtchromatographie (2.2.27) unter Verwendung einer Schicht eines geeigneten Kieselgels, das einen Fluoreszenzindikator mit intensivster Anregung der Fluoreszenz bei 254 nm enthält.

Die Lösungen werden unmittelbar vor der Verwendung hergestellt und vor Licht geschützt. Die Platte wird sofort nach der Chromatographie im ultravioletten Licht ausgewertet.

Untersuchungslösung: 10 mg Substanz werden in Methanol *R* zu 10 ml gelöst.

Referenzlösung a: 20 mg Triamcinolonacetonid *CRS* werden in Methanol *R* zu 20 ml gelöst.

Referenzlösung b: 10 mg Triamcinolonhexacetonid *CRS* werden in der Referenzlösung a zu 10 ml gelöst.

Auf die Platte werden getrennt 5 µl jeder Lösung aufgetragen. Die Chromatographie erfolgt mit einer Mischung von 1,2 Volumteilen Wasser *R* und 8 Volumteilen Methanol *R*, die einer Mischung von 15 Volumteilen Ether *R* und 77 Volumteilen Dichlormethan *R* zugesetzt wird, über eine Laufstrecke von 15 cm. Die Platte wird an der Luft trocknen gelassen und im ultravioletten Licht bei 254 nm ausgewertet. Der Hauptfleck im Chromatogramm der Untersuchungslösung entspricht in bezug auf Lage und Größe dem Hauptfleck im Chromatogramm der Referenzlösung a. Die Prüfung darf nur ausgewertet werden, wenn das Chromatogramm der Referenzlösung b deutlich voneinander getrennt 2 Flecke zeigt.

C. Die Prüfung erfolgt mit Hilfe der Dünnschichtchromatographie (2.2.27) unter Verwendung einer Schicht eines geeigneten Kieselgels, das einen Fluoreszenzindikator mit intensivster Anregung der Fluoreszenz bei 254 nm enthält.

Die Lösungen werden unmittelbar vor der Verwendung hergestellt und vor Licht geschützt. Die Platte wird sofort nach der Chromatographie im ultravioletten Licht ausgewertet.

Untersuchungslösung a: 10 mg Substanz werden in Methanol *R* zu 10 ml gelöst.

Untersuchungslösung b: 10 mg Substanz werden in einem Scheidetrichter in 1,5 ml Essigsäure 98 % *R* gelöst. Die Lösung wird mit 0,5 ml einer Lösung von Chrom(VI)-oxid *R* ($20 g \cdot l^{-1}$) versetzt und 60 min lang stehengelassen. Nach Zusatz von 5 ml Wasser *R* und 2 ml Dichlormethan *R* wird 2 min lang kräftig geschüttelt und nach Trennung der Phasen die untere Phase verwendet.

Referenzlösung a: 10 mg Triamcinolonacetonid *CRS* werden in Methanol *R* zu 10 ml gelöst.

Referenzlösung b: 10 mg Triamcinolonacetonid *CRS* werden in einem Scheidetrichter in 1,5 ml Essigsäure 98 % *R* gelöst. Die Lösung wird mit 0,5 ml einer Lösung von Chrom(VI)-oxid *R* ($20 g \cdot l^{-1}$) versetzt und 60 min lang stehengelassen. Nach Zusatz von 5 ml Wasser *R* und 2 ml Dichlormethan *R* wird 2 min lang kräftig geschüttelt und nach Trennung der Phasen die untere Phase verwendet.

Auf die Platte werden getrennt 5 µl jeder Lösung aufgetragen. Die Chromatographie erfolgt mit einer Mischung von 1,2 Volumteilen Wasser *R* und 8 Volumteilen Methanol *R*, die einer Mischung von 15 Volumteilen Ether *R* und 77 Volumteilen Dichlormethan *R* zugesetzt wird, über eine Laufstrecke von 15 cm. Die Platte wird an der Luft trocknen gelassen und im ultravioletten Licht bei 254 nm ausgewertet. Der Hauptfleck in den Chromatogrammen der Untersuchungslösungen entspricht in bezug auf Lage und Größe dem Hauptfleck im Chromatogramm der entsprechenden Referenzlösung. Die Hauptflecke in den Chromatogrammen der Untersuchungslösung b und der Referenzlösung b haben einen deutlich größeren R_f-Wert als die Hauptflecke in den Chromatogrammen der Untersuchungslösung a und der Referenzlösung a.

D. Etwa 5 mg Substanz werden in einem Tiegel mit 45 mg schwerem Magnesiumoxid *R* gemischt. Die Mischung wird so lange geglüht, bis der Rückstand fast weiß ist (normalerweise weniger als 5 min lang). Nach dem Erkaltenlassen werden 1 ml Wasser *R*, 0,05 ml Phenolphthalein-Lösung *R* 1 und etwa 1 ml verdünnte Salzsäure *R* zugesetzt, so daß die Lösung farblos ist. Die Mischung wird filtriert. Eine frisch hergestellte Mischung von 0,1 ml Alizarin-S-Lösung *R* und 0,1 ml Zirconiumnitrat-Lösung *R* wird mit 1,0 ml Filtrat versetzt. Nach dem Mischen wird 5 min lang stehengelassen und die Färbung mit der einer unter gleichen Bedingungen hergestellten Blindlösung verglichen. Die Lösung ist gelb, die Blindlösung rot gefärbt.

Prüfung auf Reinheit

Spezifische Drehung (2.2.7): 0,100 g Substanz werden in Dioxan *R* zu 10,0 ml gelöst. Die spezifische Drehung muß zwischen +100 und +107° liegen, berechnet auf die wasserfreie Substanz.

Verwandte Substanzen: Die Prüfung erfolgt mit Hilfe der Flüssigchromatographie (2.2.29).

Die Prüfungen werden unter Lichtschutz durchgeführt.

Untersuchungslösung: 25,0 mg Substanz werden in 7 ml Methanol *R* gelöst. Die Lösung wird mit Wasser *R* zu 10,0 ml verdünnt.

Referenzlösung a: 2 mg Triamcinolonacetonid *CRS* und 2 mg Triamcinolon *R* werden in der mobilen Phase zu 100,0 ml gelöst.

Referenzlösung b: 1,0 ml Untersuchungslösung wird mit der mobilen Phase zu 100,0 ml verdünnt.

Die Chromatographie kann durchgeführt werden mit
- einer Säule aus rostfreiem Stahl von 0,25 m Länge und 4,6 mm innerem Durchmesser, gepackt mit octadecylsilyliertem Kieselgel zur Chromatographie *R* (5 µm)
- folgender mobiler Phase bei einer Durchflußrate von 1,5 ml je Minute: In einem 1000-ml-Meßkolben werden 525 ml Methanol *R* und 400 ml Wasser *R* gemischt; die Mischung wird zum Äquilibrieren stehengelassen, mit Wasser *R* zu 1000 ml verdünnt und erneut gemischt
- einem Spektrometer als Detektor bei einer Wellenlänge von 254 nm.

Die Säule wird mit der mobilen Phase bei einer Durchflußrate von 1,5 ml je Minute etwa 10 min lang äquilibriert.

Die Empfindlichkeit des Systems wird so eingestellt, daß die Höhe des Hauptpeaks im Chromatogramm mit 20 µl Referenzlösung b mindestens 50 Prozent des maximalen Ausschlags beträgt.

20 µl Referenzlösung a werden eingespritzt. Werden die Chromatogramme unter den vorgeschriebenen Bedingungen aufgezeichnet, betragen die Retentionszeiten für Triamcinolon etwa 5 min und für Triamcinolonacetonid etwa 17 min. Die Prüfung darf nur ausgewertet werden, wenn die Auflösung zwischen den Peaks von Triamcinolon und Triamcinolonacetonid mindestens 15 beträgt. Falls erforderlich wird die Konzentration von Methanol in der mobilen Phase geändert.

Je 20 µl Untersuchungslösung und Referenzlösung b werden getrennt eingespritzt. Die Chromatographie erfolgt über eine Dauer, die der 3,5fachen Retentionszeit des Hauptpeaks im Chromatogramm der Untersuchungslösung entspricht. Im Chromatogramm der Untersuchungslösung darf keine Peakfläche, mit Ausnahme der des Hauptpeaks, größer sein als das 0,25fache der Fläche des Hauptpeaks im Chromatogramm der Referenzlösung b (0,25 Prozent). Im Chromatogramm der Untersuchungslösung darf die Summe aller Peakflächen, mit Ausnahme der des Hauptpeaks, nicht größer sein als das 0,5fache der Fläche des Hauptpeaks im Chromatogramm der Referenzlösung b (0,5 Prozent). Lösungsmittelpeaks und Peaks, deren Fläche kleiner ist als das 0,05fache der Fläche des Hauptpeaks im Chromatogramm der Referenzlösung b, werden nicht berücksichtigt.

Wasser (2.5.12): Höchstens 2,0 Prozent, mit 0,500 g Substanz nach der Karl-Fischer-Methode bestimmt.

Gehaltsbestimmung

Die Lösungen werden während der Bestimmung vor Licht geschützt.

50,0 mg Substanz werden in Ethanol 96 % *R* zu 50,0 ml gelöst. 2,0 ml Lösung werden mit Ethanol 96 % *R* zu 100,0 ml verdünnt. Die Absorption (2.2.25) wird im Maximum bei 238,5 nm gemessen.

Der Gehalt an $C_{24}H_{31}FO_6$ wird mit Hilfe der spezifischen Absorption errechnet ($A^{1\%}_{1\,cm}$ = 355).

Lagerung

Gut verschlossen, vor Licht geschützt.

Verunreinigungen

A. Triamcinolon.

1998, 867

Triamcinolonhexacetonid

Triamcinoloni hexacetonidum

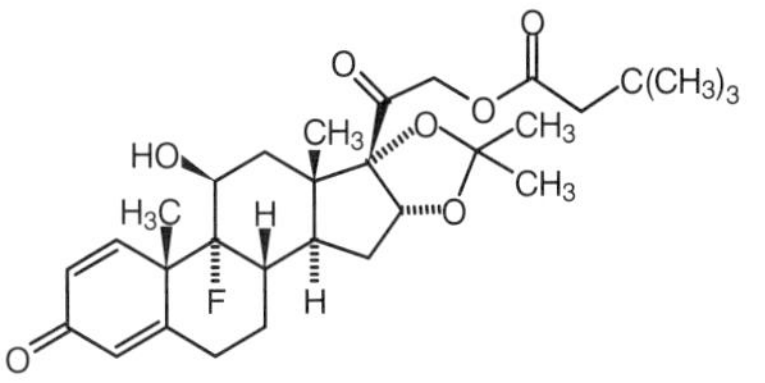

$C_{30}H_{41}FO_7$ M_r 532,6

Definition

Triamcinolonhexacetonid enthält mindestens 97,0 und höchstens 103,0 Prozent 9-Fluor-11β,21-dihydroxy-16α,17-(1-methylethylidendioxy)pregna-1,4-dien-3,20-dion-21-(3,3-dimethylbutanoat), berechnet auf die wasserfreie Substanz.

Eigenschaften

Weißes bis fast weißes, kristallines Pulver; praktisch unlöslich in Wasser, wenig löslich in wasserfreiem Ethanol und in Methanol.

Prüfung auf Identität

A. Die Prüfung erfolgt mit Hilfe der IR-Spektroskopie (2.2.24) durch Vergleich des Spektrums der Substanz mit dem von Triamcinolonhexacetonid *CRS*.

B. Die Prüfung erfolgt mit Hilfe der Dünnschichtchromatographie (2.2.27) unter Verwendung einer Schicht eines geeigneten Kieselgels, das einen Fluoreszenzindikator mit intensivster Anregung der Fluoreszenz bei 254 nm enthält.

Die Lösungen werden unmittelbar vor der Verwendung hergestellt und vor Licht geschützt. Die Platte wird sofort nach der Chromatographie im ultravioletten Licht ausgewertet.

Untersuchungslösung: 10 mg Substanz werden in Methanol *R* zu 10 ml gelöst.

Referenzlösung a: 20 mg Triamcinolonacetonid *CRS* werden in Methanol *R* zu 20 ml gelöst.

Referenzlösung b: 10 mg Triamcinolonacetonid *CRS* werden in der Referenzlösung a zu 10 ml gelöst.

Auf die Platte werden getrennt 5 µl jeder Lösung aufgetragen. Die Chromatographie erfolgt mit einer Mischung von 1,2 Volumteilen Wasser *R* und 8 Volumteilen Methanol *R*, die einer Mischung von 15 Volumteilen Ether *R* und 77 Volumteilen Dichlormethan *R* zugesetzt wird, über eine Laufstrecke von 15 cm. Die Platte wird an der Luft trocknen gelassen und im ultravioletten Licht bei 254 nm ausgewertet. Der Hauptfleck im Chromatogramm der Untersuchungslösung entspricht in bezug auf Lage und Größe dem Hauptfleck im Chromatogramm der Referenzlösung a. Die Prüfung darf nur ausgewertet werden, wenn das Chromatogramm der Referenzlösung b deutlich voneinander getrennt 2 Flecke zeigt.

Prüfung auf Reinheit

Spezifische Drehung (2.2.7): 0,100 g Substanz werden in Dichlormethan *R* zu 10,0 ml gelöst. Die spezifische Drehung muß zwischen +92 und +98° liegen, berechnet auf die wasserfreie Substanz.

Verwandte Substanzen: Die Prüfung erfolgt mit Hilfe der Flüssigchromatographie (2.2.29).

Die Prüfung ist unter Lichtschutz durchzuführen.

Untersuchungslösung: 25,0 mg Substanz werden in Methanol *R* zu 10,0 ml gelöst.

Referenzlösung a: 2 mg Triamcinolonhexacetonid *CRS* und 2 mg Triamcinolonacetonid *CRS* werden in der mobilen Phase zu 100,0 ml gelöst.

Referenzlösung b: 1,0 ml Untersuchungslösung wird mit der mobilen Phase zu 100,0 ml verdünnt.

Die Chromatographie kann durchgeführt werden mit

- einer Säule aus rostfreiem Stahl von 0,25 m Länge und 4,6 mm innerem Durchmesser, gepackt mit octadecylsilyliertem Kieselgel zur Chromatographie *R* (5 µm)
- folgender mobiler Phase bei einer Durchflußrate von 2 ml je Minute: In einem 1000-ml-Meßkolben werden 750 ml Methanol *R* und 200 ml Wasser *R* gemischt; die Mischung wird zum Äquilibrieren stehengelassen, mit Wasser *R* zu 1000 ml verdünnt und erneut gemischt
- einem Spektrometer als Detektor bei einer Wellenlänge von 254 nm.

Die Säule wird mit der mobilen Phase bei einer Durchflußrate von 2 ml je Minute etwa 10 min lang äquilibriert.

Die Empfindlichkeit des Systems wird so eingestellt, daß die Höhe des Hauptpeaks im Chromatogramm mit 20 µl Referenzlösung b mindestens 50 Prozent des maximalen Ausschlags beträgt.

20 µl Referenzlösung a werden eingespritzt. Werden die Chromatogramme unter den vorgeschriebenen Bedingungen aufgezeichnet, so betragen die Retentionszeiten für Triamcinolonacetonid etwa 3 min und für Triamcinolonhexacetonid etwa 12 min. Die Prüfung darf nur ausgewertet werden, wenn die Auflösung zwischen den Peaks von Triamcinolonhexacetonid und Triamcinolon-

acetonid mindestens 20,0 beträgt. Falls erforderlich wird die Konzentration von Methanol in der mobilen Phase geändert.

Je 20 µl Untersuchungslösung und Referenzlösung b werden getrennt eingespritzt. Die Chromatographie erfolgt über eine Dauer, die der 3fachen Retentionszeit des Hauptpeaks im Chromatogramm der Untersuchungslösung entspricht. Im Chromatogramm der Untersuchungslösung darf keine Peakfläche, mit Ausnahme der des Hauptpeaks, größer sein als das 0,5fache der Fläche des Hauptpeaks im Chromatogramm der Referenzlösung b (0,5 Prozent). Im Chromatogramm der Untersuchungslösung darf die Summe aller Peakflächen, mit Ausnahme der des Hauptpeaks, nicht größer sein als die Fläche des Hauptpeaks im Chromatogramm der Referenzlösung b (1 Prozent). Lösungsmittelpeaks und Peaks, deren Fläche kleiner ist als das 0,05fache der Fläche des Hauptpeaks im Chromatogramm der Referenzlösung b, werden nicht berücksichtigt.

Wasser (2.5.12): Höchstens 2,0 Prozent, mit 0,50 g Substanz nach der Karl-Fischer-Methode bestimmt.

Gehaltsbestimmung

50,0 mg Substanz werden in Ethanol 96 % *R* zu 50,0 ml gelöst. 2,0 ml Lösung werden mit Ethanol 96 % *R* zu 100,0 ml verdünnt. Die Absorption (2.2.25) wird im Maximum bei 238 nm gemessen.

Der Gehalt an $C_{30}H_{41}FO_7$ wird mit Hilfe der spezifischen Absorption errechnet ($A_{1\,cm}^{1\%}$ = 291).

Lagerung

Gut verschlossen, vor Licht geschützt.

Verunreinigungen

A. Triamcinolonacetonid.

1998, 1052

Tricalciumphosphat

Tricalcii phosphas

Definition

Tricalciumphosphat ist ein Gemisch von Calciumphosphaten. Die Substanz enthält mindestens 35,0 und höchstens 40,0 Prozent Ca (A_r 40,08).

Eigenschaften

Weißes bis fast weißes Pulver; praktisch unlöslich in Wasser. Die Substanz löst sich in verdünnter Salzsäure und verdünnter Salpetersäure.

Prüfung auf Identität

A. 0,1 g Substanz werden in 5 ml einer 25prozentigen Lösung (*V/V*) von Salpetersäure *R* gelöst. Die Lösung gibt die Identitätsreaktion b auf Phosphat (2.3.1).

B. 0,2 g Substanz werden in einem Tiegel geglüht. Nach dem Erkaltenlassen werden 0,5 ml Silbernitrat-Lösung *R* 1 zugesetzt. Die Mischung ist gelb gefärbt.

C. Die Substanz gibt die Identitätsreaktion b auf Calcium (2.3.1). Vor Zusatz der Kaliumhexacyanoferrat(II)-Lösung *R* wird filtriert.

Prüfung auf Reinheit

Prüflösung: 2,50 g Substanz werden in 20 ml verdünnter Salzsäure *R* gelöst. Wenn die Lösung nicht klar ist, wird filtriert. Tropfenweise wird verdünnte Ammoniak-Lösung *R* 1 bis zur Bildung eines Niederschlags zugesetzt. Der Niederschlag wird durch Zusatz von verdünnter Salzsäure *R* gelöst. Die Lösung wird mit destilliertem Wasser *R* zu 50 ml verdünnt.

Chlorid (2.4.4): 0,22 g Substanz werden in einer Mischung von 1 ml Salpetersäure *R* und 10 ml Wasser *R* gelöst. Die Lösung wird mit Wasser *R* zu 100 ml verdünnt. 15 ml Lösung müssen der Grenzprüfung auf Chlorid entsprechen (0,15 Prozent).

Fluorid: Die Prüfung erfolgt mit Hilfe der Bestimmung der Ionenkonzentration unter Verwendung einer fluoridselektiven Indikatorelektrode und einer Silber-Silberchlorid-Referenzelektrode (2.2.36, Methode I).

Untersuchungslösung: In einem 50-ml-Meßkolben werden 0,250 g Substanz in Salzsäure (0,1 mol · l^{-1}) gelöst. Nach Zusatz von 5,0 ml Fluorid-Lösung (1 ppm F) *R* wird mit Salzsäure (0,1 mol · l^{-1}) zu 50,0 ml verdünnt. 20,0 ml Lösung werden mit 20,0 ml Pufferlösung zur Einstellung der Gesamtionenstärke *R* und 3 ml einer Lösung von wasserfreiem Natriumacetat *R* (82 g · l^{-1}) versetzt. Die Mischung wird mit Ammoniak-Lösung *R* auf einen *p*H-Wert von 5,2 eingestellt und mit destilliertem Wasser *R* zu 50,0 ml verdünnt.

Referenzlösungen: Je 5,0 ml, 2,0 ml, 1,0 ml, 0,5 ml und 0,25 ml Fluorid-Lösung (10 ppm F) *R* werden jeweils mit 20,0 ml Pufferlösung zur Einstellung der Gesamtionenstärke *R* versetzt und mit destilliertem Wasser *R* zu 50,0 ml verdünnt.

In 20,0 ml jeder Lösung wird gemessen. Die Konzentration des Fluorids wird mit Hilfe der Eichgeraden unter Berücksichtigung des Fluoridzusatzes zur Untersuchungslösung berechnet.

Die Substanz darf höchstens 50 ppm F enthalten.

Sulfat (2.4.13): 1 ml Prüflösung wird mit destilliertem Wasser *R* zu 25 ml verdünnt. 15 ml Lösung müssen der Grenzprüfung auf Sulfat entsprechen (0,5 Prozent).

Arsen (2.4.2): 5 ml Prüflösung müssen der Grenzprüfung A auf Arsen entsprechen (4 ppm).

Eisen (2.4.9): 0,5 ml Prüflösung, mit Wasser *R* zu 10 ml verdünnt, müssen der Grenzprüfung auf Eisen entsprechen (400 ppm).

Schwermetalle (2.4.8): 13 ml Prüflösung werden mit Wasser *R* zu 20 ml verdünnt. 12 ml Lösung müssen der Grenzprüfung A auf Schwermetalle entsprechen (30 ppm). Zur Herstellung der Referenzlösung wird die Blei-Lösung (1 ppm Pb) *R* verwendet.

Säureunlösliche Substanzen: 5,0 g Substanz werden in einer Mischung von 10 ml Salzsäure *R* und 30 ml Wasser *R* gelöst. Nach dem Filtrieren wird der Rückstand mit Wasser *R* gewaschen und bei 100 bis 105 °C bis zur Massekonstanz getrocknet. Die Masse des Rückstands darf höchstens 10 mg betragen (0,2 Prozent).

Glühverlust: Höchstens 8,0 Prozent, mit 1,000 g Substanz durch 30 min langes Glühen bei 800 °C bestimmt.

Gehaltsbestimmung

0,200 g Substanz werden in einer Mischung von 1 ml Salzsäure *R* 1 und 5 ml Wasser *R* gelöst. Nach Zusatz von 25,0 ml Natriumedetat-Lösung (0,1 mol · l^{-1}) wird mit Wasser *R* zu 200 ml verdünnt. Mit konzentrierter Ammoniak-Lösung *R* wird der *p*H-Wert auf etwa 10 eingestellt. Nach Zusatz von 10 ml Ammoniumchlorid-Pufferlösung *p*H 10,0 *R* und einigen Milligramm Eriochromschwarz-T-Verreibung *R* wird der Überschuß an Natriumedetat mit Zinksulfat-Lösung (0,1 mol · l^{-1}) bis zum Farbumschlag von Blau nach Violett titriert.

1 ml Natriumedetat-Lösung (0,1 mol · l^{-1}) entspricht 4,008 mg Ca.

Lagerung

Gut verschlossen.

1999, 1377

Triflusal

Triflusalum

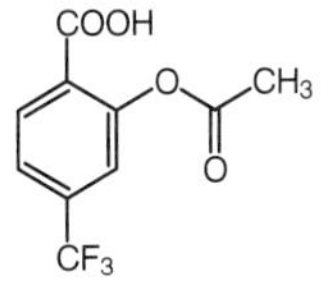

$C_{10}H_7F_3O_4$ M_r 248,2

Definition

Triflusal enthält mindestens 98,5 und höchstens 101,5 Prozent 2-(Acetyloxy)-4-(trifluormethyl)benzoesäure, berechnet auf die getrocknete Substanz.

Eigenschaften

Weißes bis fast weißes, kristallines Pulver; praktisch unlöslich in Wasser, sehr leicht löslich in wasserfreiem Ethanol, leicht löslich in Dichlormethan.

Die Substanz schmilzt bei etwa 118 °C unter Zersetzung.

Prüfung auf Identität

1: B, D.
2: A, C, D.

A. 50,0 mg Substanz werden in wasserfreiem Ethanol *R* zu 100,0 ml gelöst. 1,0 ml Lösung wird mit wasserfreiem Ethanol *R* zu 20,0 ml verdünnt. Diese Lösung, unmittelbar vor Gebrauch hergestellt und zwischen 220 und 300 nm gemessen, zeigt Absorptionsmaxima (2.2.25) bei 223 und 278 nm. Die spezifischen Absorptionen, in den Maxima gemessen, liegen zwischen 63 und 73 sowie zwischen 350 und 370.

B. Die Prüfung erfolgt mit Hilfe der IR-Spektroskopie (2.2.24) durch Vergleich des Spektrums der Substanz mit dem von Triflusal *CRS*. Die Prüfung erfolgt mit Hilfe von Preßlingen.

C. 0,2 g Substanz werden mit 2,0 ml verdünnter Natriumhydroxid-Lösung *R* versetzt. Die Mischung wird zum Sieden erhitzt, 15 min lang im Sieden gehalten und anschließend erkalten gelassen. Nach Zusatz von 25,0 ml verdünnter Schwefelsäure *R* entsteht ein kristalliner Niederschlag. Der Niederschlag wird abfiltriert, mit Wasser *R* gewaschen und anschließend bei 100 bis 105 °C getrocknet. Die Kristalle schmelzen (2.2.14) zwischen 176 und 178 °C.

D. Etwa 5 mg Substanz werden in einem Tiegel mit 45 mg schwerem Magnesiumoxid *R* gemischt. Die Mischung wird so lange geglüht, bis der Rückstand fast weiß ist (normalerweise weniger als 5 min). Nach dem Erkaltenlassen werden 1 ml Wasser *R*, 0,05 ml Phenolphthalein-Lösung *R* 1 und etwa 1 ml verdünnte Salzsäure *R* zugesetzt, so daß die Lösung farblos ist. Die Mischung wird filtriert. Eine frisch hergestellte Mischung von 0,1 ml Alizarin-S-Lösung *R* und 0,1 ml Zirconiumnitrat-Lösung *R* wird 1,0 ml Filtrat zugesetzt. Nach dem Mischen wird 5 min lang stehengelassen und die Färbung mit der einer unter gleichen Bedingungen hergestellten Blindlösung verglichen. Die Lösung ist gelb, die Blindlösung rot gefärbt.

Prüfung auf Reinheit

Aussehen der Lösung: 1,0 g Substanz wird in Ethanol 96 % *R* zu 20 ml gelöst. Die Lösung muß klar (2.2.1) und darf nicht stärker gefärbt sein als die Referenzlösung B_7 (2.2.2, Methode II).

2-Acetoxyterephthalsäure: Die Prüfung erfolgt mit Hilfe der Flüssigchromatographie (2.2.29).

Untersuchungslösung: 0,10 g Substanz werden in der mobilen Phase zu 25,0 ml gelöst.

Referenzlösung: 40,0 mg Triflusal-Verunreinigung A *CRS* werden in der mobilen Phase zu 100,0 ml gelöst. 1,0 ml Lösung wird mit der mobilen Phase zu 100,0 ml verdünnt.

Die Chromatographie kann durchgeführt werden mit

– einer Säule aus rostfreiem Stahl von 0,25 m Länge und 4,6 mm innerem Durchmesser, gepackt mit aminopropylsilyliertem Kieselgel zur Chromatographie *R* (5 µm)
– einer Mischung von 25 Volumteilen Phosphat-Pufferlösung *p*H 4,5 (0,05 mol · l^{-1}) *R* und 75 Volumteilen

Acetonitril *R* als mobile Phase bei einer Durchflußrate von 1,2 ml je Minute
– einem Spektrometer als Detektor bei einer Wellenlänge von 250 nm.

Je 20 µl Untersuchungslösung und Referenzlösung werden getrennt eingespritzt. Werden die Chromatogramme unter den vorgeschriebenen Bedingungen aufgezeichnet, beträgt die Retentionszeit für Triflusal etwa 2,4 min und die relative Retentionszeit, bezogen auf Triflusal, für 2-Acetoxyterephthalsäure (Triflusal-Verunreinigung A) etwa 5. Die Chromatographie erfolgt über eine Dauer von 20 min. Im Chromatogramm der Untersuchungslösung darf eine der 2-Acetoxyterephthalsäure entsprechende Peakfläche nicht größer sein als die Fläche des Hauptpeaks im Chromatogramm der Referenzlösung (0,1 Prozent).

4-Trifluormethylsalicylsäure: 0,10 g Substanz werden in 15 ml Ethanol 96 % *R* gelöst. Nach Zusatz von 15 ml kaltem Wasser *R* und 0,5 ml einer Lösung von Ammoniumeisen(III)-sulfat *R* (5 g · l^{-1}) wird die Lösung 1 min lang stehengelassen. Die Lösung darf nicht stärker gefärbt sein (2.2.2, Methode II) als eine Referenzlösung, die wie folgt hergestellt wird: 10,0 mg Triflusal-Verunreinigung B *CRS* werden in 100 ml Ethanol 96 % *R* gelöst. 3 ml Lösung werden nacheinander mit 0,1 ml Essigsäure 98 % *R*, 0,5 ml einer Lösung von Ammoniumeisen(III)-sulfat *R* (5 g · l^{-1}), 12 ml Ethanol 96 % *R* und 15 ml Wasser *R* versetzt (0,3 Prozent).

Schwermetalle (2.4.8): 2,0 g Substanz werden in 12 ml Ethanol 96 % *R* gelöst. Die Lösung wird mit Wasser *R* zu 20 ml verdünnt. 12 ml dieser Lösung müssen der Grenzprüfung B auf Schwermetalle entsprechen (10 ppm). Zur Herstellung der Referenzlösung wird eine Blei-Lösung (1 ppm Pb) verwendet, die durch Verdünnen der Blei-Lösung (100 ppm Pb) *R* mit einer Mischung von 6 Volumteilen Wasser *R* und 9 Volumteilen Ethanol 96 % *R* hergestellt wird.

Trocknungsverlust (2.2.32): Höchstens 0,5 Prozent, mit 1,000 g Substanz durch Trocknen im Exsikkator im Vakuum über Phosphor(V)-oxid *R* bestimmt.

Sulfatasche (2.4.14): Höchstens 0,1 Prozent, mit 1,0 g Substanz und unter Verwendung eines Platintiegels bestimmt.

Gehaltsbestimmung

0,200 g Substanz, in 50,0 ml wasserfreiem Ethanol *R* gelöst, werden mit Natriumhydroxid-Lösung (0,1 mol · l^{-1}) titriert. Der Endpunkt wird mit Hilfe der Potentiometrie (2.2.20) bestimmt.

1 ml Natriumhydroxid-Lösung (0,1 mol · l^{-1}) entspricht 24,82 mg $C_{10}H_7F_3O_4$.

Lagerung

Dicht verschlossen, bei höchstens 25 °C.

Verunreinigungen

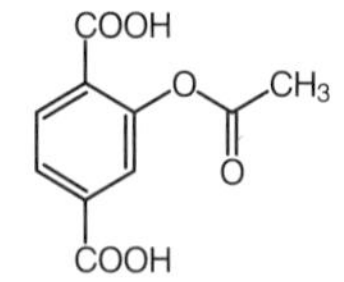

A. 2-(Acetyloxy)benzol-1,4-dicarboxylsäure (2-Acetoxyterephthalsäure)

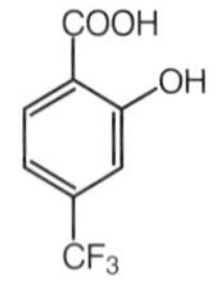

B. 2-Hydroxy-4-(trifluormethyl)benzoesäure (4-Trifluormethylsalicylsäure).

1999, 60

Trimethoprim

Trimethoprimum

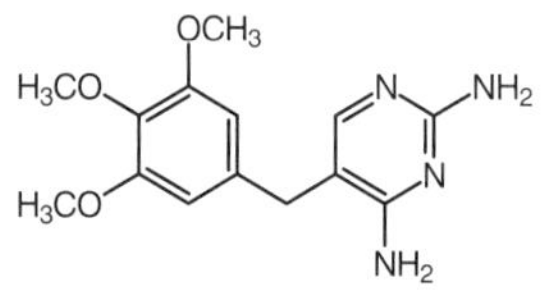

$C_{14}H_{18}N_4O_3$ M_r 290,3

Definition

Trimethoprim[1] enthält mindestens 98,5 und höchstens 101,0 Prozent 5-(3,4,5-Trimethoxybenzyl)pyrimidin-2,4-diamin, berechnet auf die getrocknete Substanz.

Eigenschaften

Weißes bis gelblichweißes Pulver; sehr schwer löslich in Wasser, schwer löslich in Ethanol.

Die Substanz zeigt Polymorphie.

Prüfung auf Identität

1: A, C.
2: A, B, D.

A. Schmelztemperatur (2.2.14): 199 bis 203 °C.

B. Etwa 20 mg Substanz werden in Natriumhydroxid-Lösung (0,1 mol · l^{-1}) zu 100,0 ml gelöst. 1,0 ml Lösung wird mit Natriumhydroxid-Lösung (0,1 mol · l^{-1}) zu 10,0 ml verdünnt. Diese Lösung, zwischen 230 und 350 nm gemessen, zeigt ein Absorptionsmaximum bei 287 nm. Die spezifische Absorption (2.2.25), im Maximum gemessen, liegt zwischen 240 und 250.

[1] Diese Fassung des Textes entspricht der Eilrevision „Resolution AP-CSP (98) 3".

C. Die Prüfung erfolgt mit Hilfe der IR-Spektroskopie (2.2.24) durch Vergleich des Spektrums der Substanz mit dem von Trimethoprim *CRS*.

D. Etwa 25 mg Substanz werden, falls erforderlich unter Erhitzen, in 5 ml Schwefelsäure (0,005 mol · l^{-1}) gelöst und mit 2 ml einer Lösung von Kaliumpermanganat *R* (16 g · l^{-1}) in Natriumhydroxid-Lösung (0,1 mol · l^{-1}) versetzt. Nach dem Erhitzen zum Sieden werden zur heißen Lösung 0,4 ml Formaldehyd-Lösung *R* zugefügt. Die Lösung wird gemischt, mit 1 ml Schwefelsäure (0,5 mol · l^{-1}) versetzt, nochmals gemischt und wieder zum Sieden erhitzt. Nach dem Abkühlen wird filtriert, das Filtrat mit 2 ml Dichlormethan *R* versetzt und kräftig geschüttelt. Die organische Phase zeigt im ultravioletten Licht bei 365 nm eine grüne Fluoreszenz.

Prüfung auf Reinheit

Aussehen der Lösung: 0,5 g Substanz werden in 10 ml einer Mischung von 1 Volumteil Wasser *R*, 4,5 Volumteilen Methanol *R* und 5 Volumteilen Dichlormethan *R* gelöst. Die Lösung darf nicht stärker gefärbt sein als die Farbvergleichslösung BG_7 (2.2.2, Methode II).

Verwandte Substanzen:

A. Die Prüfung erfolgt mit Hilfe der Flüssigchromatographie (2.2.29).

Untersuchungslösung: 25,0 mg Substanz werden in der mobilen Phase zu 25,0 ml gelöst.

Referenzlösung a: 1,0 ml Untersuchungslösung wird mit der mobilen Phase zu 200,0 ml verdünnt.

Referenzlösung b: 5,0 mg Trimethoprim *CRS* und 2,5 mg Trimethoprim-Verunreinigung E *CRS* werden in der mobilen Phase zu 100,0 ml gelöst. 1,0 ml Lösung wird mit der mobilen Phase zu 10,0 ml verdünnt.

Die Chromatographie kann durchgeführt werden mit

- einer Säule aus rostfreiem Stahl von 0,250 m Länge und 4,0 mm innerem Durchmesser, gepackt mit desaktiviertem, octadecylsilyliertem Kieselgel zur Chromatographie *R* (5 µm)
- folgender mobilen Phase bei einer Durchflußrate von 1,3 ml je Minute: einer Mischung von 30 Volumteilen Methanol *R* und 70 Volumteilen einer Lösung von Natriumperchlorat *R* (1,4 g · l^{-1}), die mit Phosphorsäure 85 % *R* auf einen *p*H-Wert von 3,6 eingestellt wurde
- einem Spektrometer als Detektor bei einer Wellenlänge von 280 nm.

20 µl Referenzlösung a werden eingespritzt. Die Empfindlichkeit des Systems wird so eingestellt, daß die Höhe des Hauptpeaks im Chromatogramm mindestens 50 Prozent des maximalen Ausschlags beträgt.

Je 20 µl Untersuchungslösung und Referenzlösung b werden getrennt eingespritzt. Die Chromatographie der Untersuchungslösung erfolgt über eine Dauer, die der 11fachen Retentionszeit von Trimethoprim entspricht. Werden die Chromatogramme unter den vorgeschriebenen Bedingungen aufgezeichnet, betragen die relativen Retentionszeiten:

Substanz	Ungefähre relative Retentionszeit	Korrekturfaktor
Trimethoprim	1,0 (T_R = 5,2 min)	1
Verunreinigung A	1,5	–
Verunreinigung B	2,3	0,43
Verunreinigung C	0,8	–
Verunreinigung D	2,0	–
Verunreinigung E	0,9	0,53
Verunreinigung F	4,0	–
Verunreinigung G	2,1	–
Verunreinigung J	2,7	0,66

Die Prüfung darf nur ausgewertet werden, wenn die Auflösung zwischen den 2 Hauptpeaks im Chromatogramm der Referenzlösung b mindestens 2,5 beträgt. Im Chromatogramm der Untersuchungslösung darf keine Peakfläche, mit Ausnahme der des Hauptpeaks, größer sein als das 0,2fache der Fläche des Hauptpeaks im Chromatogramm der Referenzlösung a (0,1 Prozent), wobei für die Verunreinigungen B, E und J die in der Tabelle angegebenen Korrekturfaktoren anzuwenden sind. Die Summe aller Peakflächen, mit Ausnahme der des Hauptpeaks, darf nicht größer sein als das 0,4fache der Fläche des Hauptpeaks im Chromatogramm der Referenzlösung a (0,2 Prozent), wobei für die Verunreinigungen B, E und J die in der Tabelle angegebenen Korrekturfaktoren anzuwenden sind. Peaks, deren Fläche kleiner ist als das 0,04fache der Fläche des Hauptpeaks im Chromatogramm der Referenzlösung a, und ein der Verunreinigung H entsprechender Peak (relative Retentionszeit etwa 10,3) werden nicht berücksichtigt.

B. Die Prüfung erfolgt mit Hilfe der Flüssigchromatographie (2.2.29).

Untersuchungslösung: 25,0 mg Substanz werden in der mobilen Phase zu 25,0 ml gelöst.

Referenzlösung a: 1,0 ml Untersuchungslösung wird mit der mobilen Phase zu 200,0 ml verdünnt.

Referenzlösung b: 5,0 mg Trimethoprim *CRS* und 5,0 mg Trimethoprim-Verunreinigung B *CRS* werden in der mobilen Phase zu 100,0 ml gelöst.

Die Chromatographie kann durchgeführt werden mit

- einer Säule aus rostfreiem Stahl von 0,250 m Länge und 4,6 mm innerem Durchmesser, gepackt mit cyanopropylsilyliertem Kieselgel zu Chromatographie *R* (5 µm) mit einer spezifischen Oberfläche von 350 $m^2 \cdot g^{-1}$ und einem Porendurchmesser von 10 nm
- folgender mobilen Phase bei einer Durchflußrate von 0,8 ml je Minute: 1,14 g Natriumhexansulfonat *R* werden in 600 ml einer Lösung von Kaliumdihydrogenphosphat *R* (13,6 g · l^{-1}) gelöst; mit Phosphorsäure 85 % *R* wird auf einen *p*H-Wert von 3,1 eingestellt und mit 400 Volumteilen Methanol *R* gemischt

– einem Spektrometer als Detektor bei einer Wellenlänge von 280 nm.

20 µl Referenzlösung a werden eingespritzt. Die Empfindlichkeit des Systems wird so eingestellt, daß die Höhe der Hauptpeaks im Chromatogramm mindestens 50 Prozent des maximalen Ausschlags beträgt.

Je 20 µl Untersuchungslösung und Referenzlösung b werden getrennt eingespritzt. Die Chromatographie der Untersuchungslösung erfolgt über eine Dauer, die der 6fachen Retentionszeit von Trimethoprim entspricht. Werden die Chromatogramme unter den vorgeschriebenen Bedingungen aufgezeichnet, betragen die relativen Retentionszeiten:

Substanz	**Ungefähre relative Retentionszeit**	**Korrekturfaktor**
Trimethoprim	1,0 (T_R = 4,3 min)	1
Verunreinigung B	1,3	–
Verunreinigung H	1,8	0,50
Verunreinigung I	4,9	0,28

Die Prüfung darf nur ausgewertet werden, wenn die Auflösung zwischen den 2 Hauptpeaks im Chromatogramm der Referenzlösung b mindestens 2,0 beträgt. Im Chromatogramm der Untersuchungslösung darf keine Peakfläche, mit Ausnahme der des Hauptpeaks, größer sein als das 0,2fache der Fläche des Hauptpeaks im Chromatogramm der Referenzlösung a (0,1 Prozent), wobei für die Verunreinigungen H und I die in der Tabelle angegebenen Korrekturfaktoren anzuwenden sind. Die Summe aller Peakflächen, mit Ausnahme der des Hauptpeaks, darf nicht größer sein als das 0,4fache der Fläche des Hauptpeaks im Chromatogramm der Referenzlösung a (0,2 Prozent), wobei für die Verunreinigungen H und I die in der Tabelle angegebenen Korrekturfaktoren anzuwenden sind. Peaks, deren Fläche kleiner ist als 0,04fache der Fläche des Hauptpeaks im Chromatogramm der Referenzlösung a, werden nicht berücksichtigt.

Schwermetalle (2.4.8): 1,0 g Substanz muß der Grenzprüfung C auf Schwermetalle entsprechen (20 ppm). Zur Herstellung der Referenzlösung werden 2 ml Blei-Lösung (10 ppm Pb) *R* verwendet.

Trocknungsverlust (2.2.32): Höchstens 1,0 Prozent, mit 1,000 g Substanz durch Trocknen im Trockenschrank bei 100 bis 105 °C bestimmt.

Sulfatasche (2.4.14): Höchstens 0,1 Prozent, mit 1,0 g Substanz bestimmt.

Gehaltsbestimmung

0,250 g Substanz, in 50 ml wasserfreier Essigsäure *R* gelöst, werden mit Perchlorsäure (0,1 mol · l^{-1}) titriert. Der Endpunkt wird mit Hilfe der Potentiometrie (2.2.20) bestimmt.

1 ml Perchlorsäure (0,1 mol · l^{-1}) entspricht 29,03 mg $C_{14}H_{18}N_4O_3$.

Verunreinigungen

Mit Hilfe der Flüssigchromatographie A bestimmbar

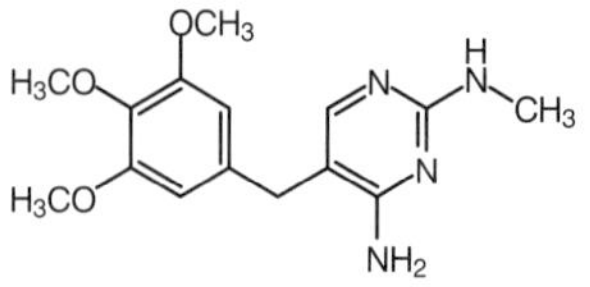

A. N^2-Methyl-5-(3,4,5-trimethoxybenzyl)pyrimidin-2,4-diamin

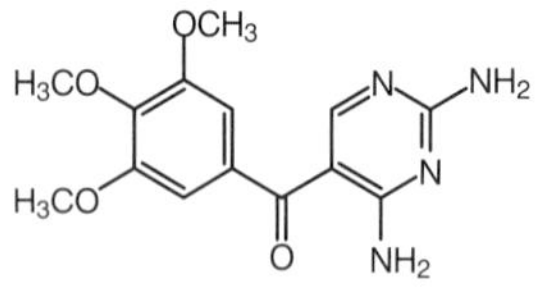

B. (2,4-Diaminopyrimidin-5-yl)(3,4,5-trimethoxyphenyl)methanon

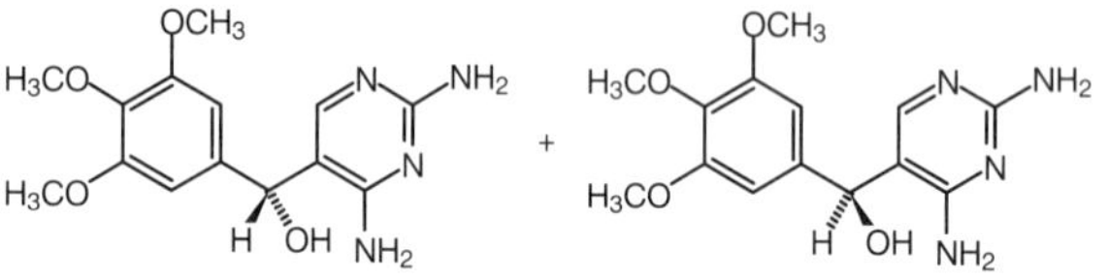

C. (*RS*)-(2,4-Diaminopyrimidin-5-yl)(3,4,5-trimethoxyphenyl)methanol

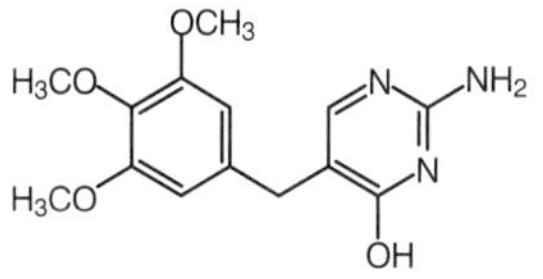

D. 2-Amino-5-(3,4,5-trimethoxybenzyl)pyrimidin-4-ol

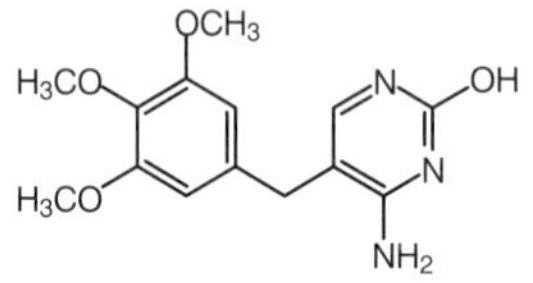

E. 4-Amino-5-(3,4,5-trimethoxybenzyl)pyrimidin-2-ol

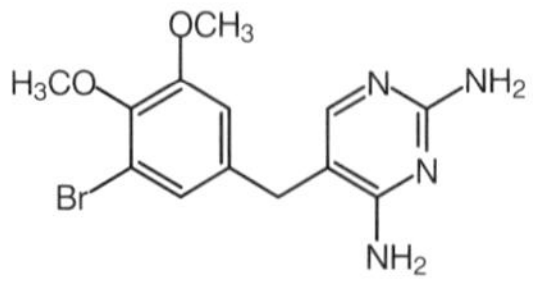

F. 5-(3-Brom-4,5-dimethoxybenzyl)pyrimidin-2,4-diamin

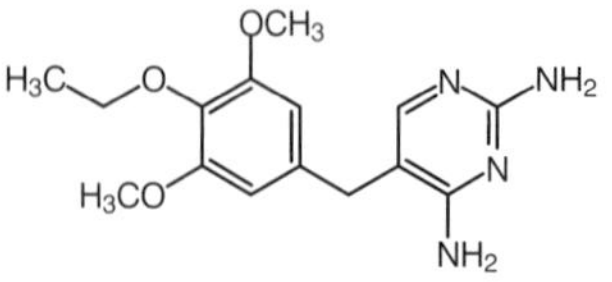

G. 5-(4-Ethoxy-3,5-dimethoxybenzyl)pyrimidin-2,4-diamin

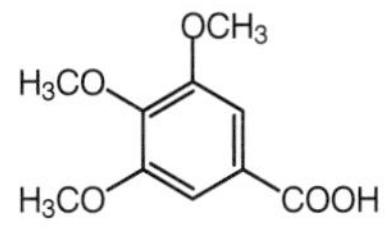

J. 3,4,5-Trimethoxybenzoesäure

Mit Hilfe der Flüssigchromatographie B bestimmbar

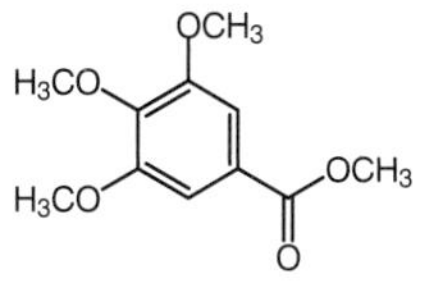

H. Methyl-3,4,5-trimethoxybenzoat (wird bei der Durchführung der Flüssigchromatographie A ebenfalls detektiert)

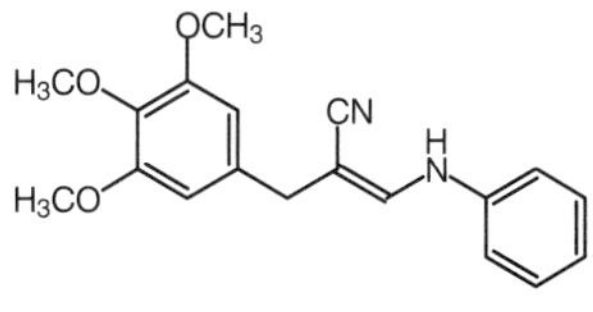

I. 3-(Phenylamino)-2-(3,4,5-trimethoxybenzyl)prop-2-ennitril.

1999, 1272

Tryptophan

Tryptophanum

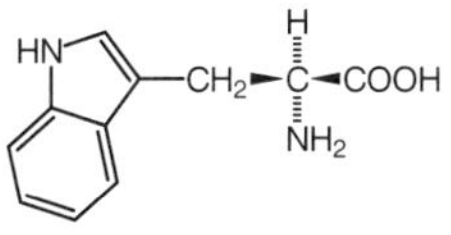

$C_{11}H_{12}N_2O_2$ M_r 204,2

Definition

Tryptophan[1] enthält mindestens 98,5 und höchstens 101,0 Prozent (*S*)-2-Amino-3-(1*H*-indol-3-yl)propansäure, berechnet auf die getrocknete Substanz.

Herstellung

Wenn Tryptophan durch Fermentation hergestellt wird, muß es zusätzlich den Anforderungen der Monographie **Fermentationsprodukte (Producta ab fermentatione)** entsprechen.

[1] Diese Fassung des Textes entspricht der Eilrevision „Resolution AP-CSP (98) 10“.

Eigenschaften

Weißes bis fast weißes, kristallines oder amorphes Pulver; wenig löslich in Wasser, schwer löslich in Ethanol, praktisch unlöslich in Ether. Die Substanz löst sich in verdünnten Alkalihydroxid-Lösungen und verdünnten Mineralsäuren.

Prüfung auf Identität

1: A, B.

2: A, C, D.

A. Die Substanz entspricht der Prüfung „Spezifische Drehung“ (siehe „Prüfung auf Reinheit“).

B. Die Prüfung erfolgt mit Hilfe der IR-Spektroskopie (2.2.24) durch Vergleich des Spektrums der Substanz mit dem von Tryptophan *CRS*. Die Prüfung erfolgt mit Hilfe von Preßlingen.

C. Die bei der Prüfung „Mit Ninhydrin nachweisbare Substanzen“ (siehe „Prüfung auf Reinheit“) erhaltenen Chromatogramme werden ausgewertet. Der Hauptfleck im Chromatogramm der Untersuchungslösung b entspricht in bezug auf Lage, Farbe und Größe dem Hauptfleck im Chromatogramm der Referenzlösung a.

D. Etwa 20 mg Substanz werden in 10 ml Wasser *R* gelöst. Nach Zusatz von 5 ml Dimethylaminobenzaldehyd-Lösung *R* 6 und 2 ml Salzsäure *R* 1 wird die Mischung auf dem Wasserbad erhitzt. Eine purpurblaue Farbe entwickelt sich.

Prüfung auf Reinheit

Aussehen der Lösung: 0,1 g Substanz werden in Salzsäure (1 mol · l^{-1}) zu 10 ml gelöst. Die Lösung muß klar (2.2.1) und darf nicht stärker gefärbt sein als die Farbvergleichslösung BG_6 (2.2.2, Methode II).

Spezifische Drehung (2.2.7): 0,25 g Substanz werden, falls erforderlich unter Erhitzen im Wasserbad, in Wasser *R* zu 25,0 ml gelöst. Die spezifische Drehung muß zwischen –30,0 und –33,0° liegen, berechnet auf die getrocknete Substanz.

Mit Ninhydrin nachweisbare Substanzen: Die Prüfung erfolgt mit Hilfe der Dünnschichtchromatographie (2.2.27) unter Verwendung einer Schicht eines geeigneten Kieselgels.

Untersuchungslösung a: 0,10 g Substanz werden in einer Mischung gleicher Volumteile Essigsäure 98 % *R* und Wasser *R* zu 10 ml gelöst.

Untersuchungslösung b: 1 ml Untersuchungslösung a wird mit einer Mischung gleicher Volumteile Essigsäure 98 % *R* und Wasser *R* zu 50 ml verdünnt.

Referenzlösung a: 10 mg Tryptophan *CRS* werden in einer Mischung gleicher Volumteile Essigsäure 98 % *R* und Wasser *R* zu 50 ml gelöst.

Referenzlösung b: 5 ml Untersuchungslösung b werden mit einer Mischung gleicher Volumteile Essigsäure 98 % *R* und Wasser *R* zu 20 ml verdünnt.

Referenzlösung c: 10 mg Tryptophan *CRS* und 10 mg Tyrosin *CRS* werden in einer Mischung gleicher Volumteile Essigsäure 98 % *R* und Wasser *R* zu 25 ml gelöst.

Auf die Platte werden getrennt 5 µl jeder Lösung aufgetragen. Die Chromatographie erfolgt mit einer Mischung von 20 Volumteilen Essigsäure 98 % *R*, 20 Volumteilen Wasser *R* und 60 Volumteilen 1-Butanol *R* über eine Laufstrecke von 15 cm. Die Platte wird an der Luft trocknen gelassen, mit Ninhydrin-Lösung *R* besprüht und 15 min lang bei 100 bis 105 °C erhitzt. Kein im Chromatogramm der Untersuchungslösung a auftretender Nebenfleck darf größer oder stärker gefärbt sein als der Fleck im Chromatogramm der Referenzlösung b (0,5 Prozent). Die Prüfung darf nur ausgewertet werden, wenn das Chromatogramm der Referenzlösung c deutlich voneinander getrennt 2 Flecke zeigt.

1,1′-Ethylidenditryptophan, andere verwandte Substanzen: Die Prüfung erfolgt mit Hilfe der Flüssigchromatographie (2.2.29).

Pufferlösung pH 2,3: 3,90 g Natriumdihydrogenphosphat *R* werden in 1000 ml Wasser *R* gelöst. Nach Zusatz von etwa 700 ml einer Lösung von Phosphorsäure 85 % *R* (2,9 g · l^{-1}) wird mit der gleichen Lösung auf einen *p*H-Wert von 2,3 eingestellt.

Die Lösungen sind unmittelbar vor Gebrauch herzustellen.

Standardlösung: 10,0 mg *N*-Acetyltryptophan *R* werden in einer Mischung von 10 Volumteilen Acetonitril *R* und 90 Volumteilen Wasser *R* zu 100,0 ml gelöst. 2,0 ml Lösung werden mit dem gleichen Lösungsmittelgemisch zu 100,0 ml verdünnt.

Untersuchungslösung a: 0,10 g Substanz werden in einer Mischung von 10 Volumteilen Acetonitril *R* und 90 Volumteilen Wasser *R* zu 10,0 ml gelöst.

Untersuchungslösung b: 0,10 g Substanz werden in der Standardlösung zu 10,0 ml gelöst.

Referenzlösung a: 1,0 mg 1,1′-Ethylidenditryptophan *R* wird in einer Mischung von 10 Volumteilen Acetonitril *R* und 90 Volumteilen Wasser *R* zu 100,0 ml gelöst.

Referenzlösung b: 10,0 ml Referenzlösung a werden mit der Standardlösung zu 50,0 ml verdünnt.

Referenzlösung c: 10,0 ml Referenzlösung a werden mit einer Mischung von 10 Volumteilen Acetonitril *R* und 90 Volumteilen Wasser *R* zu 50,0 ml verdünnt.

Referenzlösung d: 0,10 g Substanz werden in Referenzlösung c zu 10,0 ml gelöst.

Referenzlösung e: 1,0 ml Referenzlösung c wird mit einer Mischung von 10 Volumteilen Acetonitril *R* und 90 Volumteilen Wasser *R* zu 10,0 ml verdünnt.

Die Chromatographie kann durchgeführt werden mit

- einer Säule aus rostfreiem Stahl von 0,25 m Länge und 4,6 mm innerem Durchmesser, gepackt mit octadecylsilyliertem Kieselgel zur Chromatographie *R* (5 µm)
- einer Mischung der mobilen Phasen A und B bei einer Durchflußrate von 0,7 ml je Minute als mobile Phase

  mobile Phase A: eine Mischung von 115 Volumteilen Acetonitril *R* und 885 Volumteilen Pufferlösung *p*H 2,3

  mobile Phase B: eine Mischung von 350 Volumteilen Acetonitril *R* und 650 Volumteilen Pufferlösung *p*H 2,3
- einer Gradientenelution gemäß folgender Tabelle

Zeit (min)	mobile Phase A (% *V/V*)	mobile Phase B (% *V/V*)	Erläuterungen
0–10	100	0	isokratisch
10–45	100→0	0→100	linearer Gradient
45–65	0	100	isokratisch
65–66	0→100	100→0	linearer Gradient
66–80	100	0	Re-Äquilibrierung

- einem Spektrometer als Detektor bei einer Wellenlänge von 220 nm.

Die Temperatur der Säule wird bei 40 °C gehalten.

Je 20 µl Referenzlösung b, d und e werden getrennt eingespritzt. Werden die Chromatogramme unter den vorgeschriebenen Bedingungen aufgezeichnet, betragen die Retentionszeiten für Tryptophan etwa 8 min, für *N*-Acetyltryptophan etwa 29 min und für 1,1′-Ethylidenditryptophan etwa 34 min. Die Empfindlichkeit des Systems wird so eingestellt, daß die Höhe des *N*-Acetyltryptophan-Peaks im Chromatogramm der Referenzlösung b mindestens 50 Prozent des maximalen Ausschlags beträgt. Die Prüfung darf nur ausgewertet werden, wenn die Auflösung zwischen den Peaks von *N*-Acetyltryptophan und 1,1′-Ethylidenditryptophan im Chromatogramm der Referenzlösung b mindestens 8,0 beträgt. Falls erforderlich wird das Zeitprogramm der Gradientenelution verändert. Eine Verlängerung der Elutionsdauer mit der mobilen Phase A ergibt längere Retentionszeiten und eine bessere Auflösung. Im Chromatogramm der Referenzlösung e muß das Signal-Rausch-Verhältnis mindestens 15 betragen.

Je 20 µl Untersuchungslösung a und b werden getrennt eingespritzt. Das Chromatogramm der Untersuchungslösung a ist daraufhin zu überprüfen, daß kein Peak mit der gleichen Retentionszeit wie der des *N*-Acetyltryptophans auftritt (in diesem Fall muß die Fläche des *N*-Acetyltryptophan-Peaks korrigiert werden). Im Chromatogramm der Untersuchungslösung b darf die Fläche des 1,1′-Ethylidenditryptophans nicht größer sein als das 0,5fache der Fläche des Hauptpeaks im Chromatogramm der Referenzlösung e (10 ppm). Im Chromatogramm der Untersuchungslösung b darf die Summe der Flächen aller Peaks mit kleineren Retentionszeiten als der des Tryptophans nicht größer sein als das 0,5fache der Fläche des *N*-Acetyltryptophan-Peaks im Chromatogramm der Referenzlösung b (100 ppm). Im Chromatogramm der Untersuchungslösung b darf die Summe der Flächen aller Peaks mit einer größeren Retentionszeit als der des Tryptophans, mit Ausnahme des *N*-Acetyltryptophans und von Werten, die bis zum 1,8fachen der Retentionszeit des *N*-Acetyltryptophans betragen, nicht größer sein als das 1,5fache der Fläche des *N*-Acetyltryptophan-Peaks im Chromatogramm der Referenzlösung b (300 ppm). Peaks, deren Fläche kleiner ist als das 0,02fache der Fläche des *N*-Acetyltryptophan-Peaks im Chromatogramm der Referenzlösung b, werden nicht berücksichtigt.

Chlorid (2.4.4): 0,25 g Substanz werden in 3 ml verdünnter Salpetersäure *R* gelöst. Die Lösung wird mit Wasser *R* zu 15 ml verdünnt. Ohne weiteren Zusatz von Salpetersäure muß die Lösung der Grenzprüfung auf Chlorid entsprechen (200 ppm).

Sulfat (2.4.13): 0,5 g Substanz, in einer Mischung von 5 Volumteilen verdünnter Salzsäure *R* und 25 Volumteilen destilliertem Wasser *R* zu 15 ml gelöst, müssen der Grenzprüfung auf Sulfat entsprechen (300 ppm).

Ammonium (2.4.1): 0,10 g Substanz müssen der Grenzprüfung B auf Ammonium entsprechen (200 ppm). Zur Herstellung der Referenzmischung werden 0,2 ml der Ammonium-Lösung (100 ppm NH_4) *R* verwendet.

Schwermetalle (2.4.8): 2,0 g Substanz müssen der Grenzprüfung D auf Schwermetalle entsprechen (10 ppm). Zur Herstellung der Referenzlösung werden 2 ml Blei-Lösung (10 ppm Pb) *R* verwendet.

Eisen (2.4.9): In einem Scheidetrichter werden 0,50 g Substanz in 10 ml verdünnter Salzsäure *R* gelöst. Die Lösung wird 3mal je 3 min lang mit je 10 ml Isobutylmethylketon *R* 1 geschüttelt. Die vereinigten organischen Phasen werden 3 min lang mit 10 ml Wasser *R* ausgeschüttelt. Die wäßrige Phase muß der Grenzprüfung auf Eisen entsprechen (20 ppm).

Trocknungsverlust (2.2.32): Höchstens 0,5 Prozent, mit 1,000 g Substanz durch Trocknen im Trockenschrank bei 100 bis 105 °C bestimmt.

Sulfatasche (2.4.14): Höchstens 0,1 Prozent, mit 1,0 g Substanz bestimmt.

Gehaltsbestimmung

0,150 g Substanz, in 3 ml wasserfreier Ameisensäure *R* gelöst, werden nach Zusatz von 30 ml wasserfreier Essigsäure *R* und 0,1 ml Naphtholbenzein-Lösung *R* mit Perchlorsäure (0,1 mol · l^{-1}) titriert.

1 ml Perchlorsäure (0,1 mol · l^{-1}) entspricht 20,42 mg $C_{11}H_{12}N_2O_2$.

Lagerung

Gut verschlossen, vor Licht geschützt.

Verunreinigungen

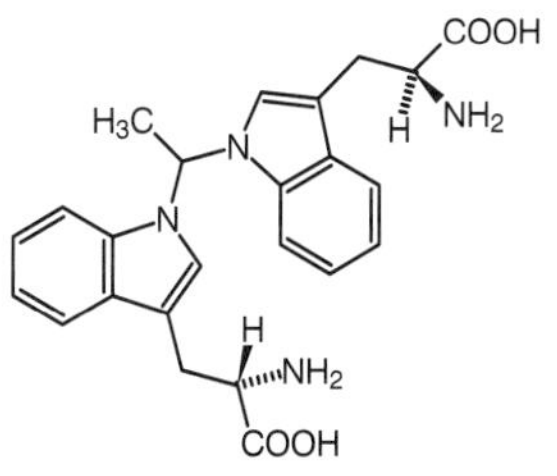

A. 3,3′-[Ethylidenbis(1*H*-indol-1,3-diyl)]bis[(2*S*)-2-aminopropansäure]
(1,1′-Ethylidenditryptophan)

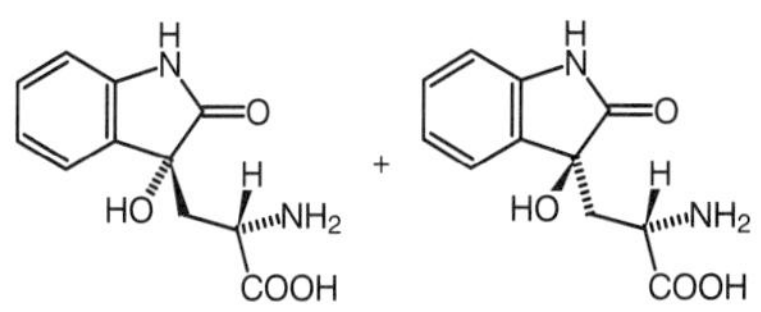

B. (*S*)-2-Amino-3-[(3*RS*)-3-hydroxy-2-oxo-2,3-dihydro-1*H*-indol-3-yl]propansäure
(Dioxyindolylalanin)

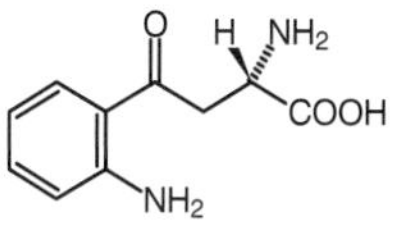

C. (*S*)-2-Amino-4-(2-aminophenyl)-4-oxobutansäure
(Kynurenin)

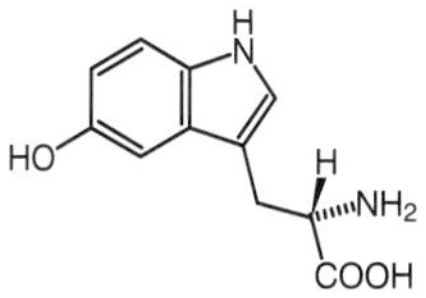

D. (*S*)-2-Amino-3-(5-hydroxy-1*H*-indol-3-yl)propansäure
(5-Hydroxytryptophan)

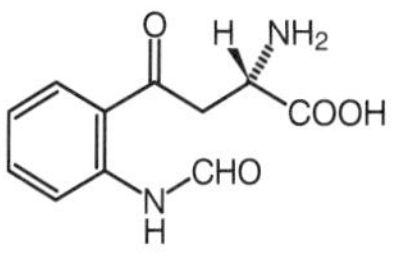

E. (*S*)-2-Amino-4-[2-(formylamino)phenyl]-4-oxobutansäure
(*N*-Formylkynurenin)

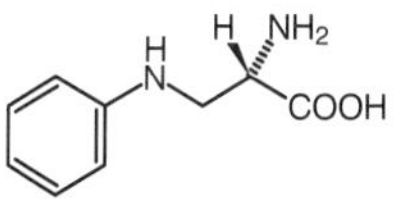

F. (*S*)-2-Amino-3-(phenylamino)propansäure
(3-Phenylaminoalanin)

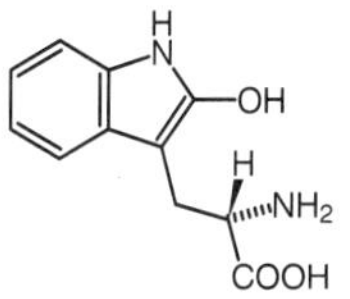

G. (*S*)-2-Amino-3-(2-hydroxy-1*H*-indol-3-yl)propansäure
(2-Hydroxytryptophan)

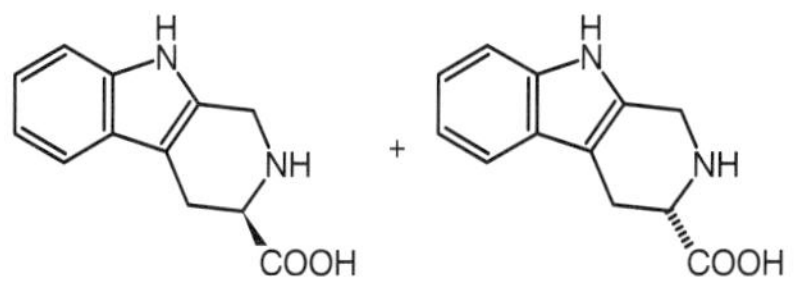

H. (3*RS*)-1,2,3,4-Tetrahydro-9*H*-β-carbolin-3-carbonsäure

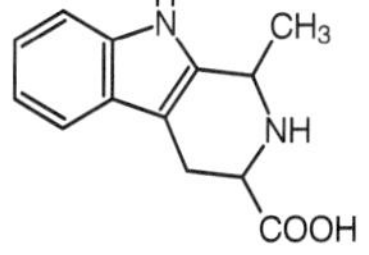

I. 1-Methyl-1,2,3,4-tetrahydro-9*H*-β-carbolin-3-carbonsäure

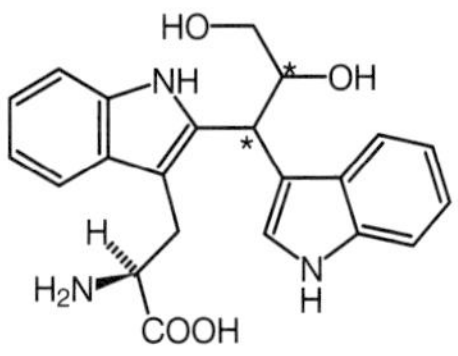

J. (*S*)-2-Amino-3-[2-[2,3-dihydroxy-1-(1*H*-indol-3-yl)propyl]-1*H*-indol-3-yl]propansäure

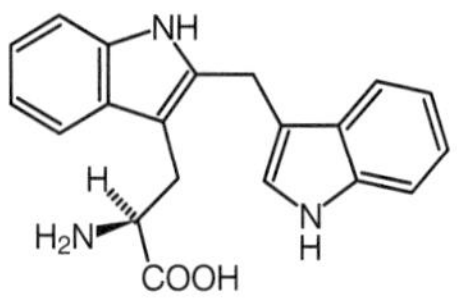

K. (*S*)-2-Amino-3-[2-(1*H*-indol-3-ylmethyl)-1*H*-indol-3-yl]propansäure

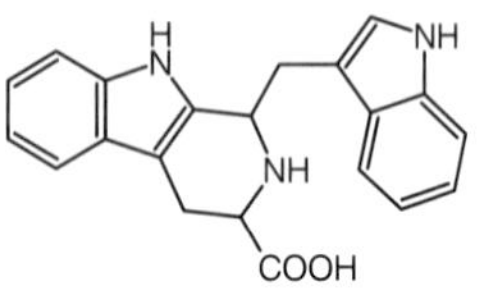

L. 1-(1*H*-Indol-3-ylmethyl)-1,2,3,4-tetrahydro-9*H*-β-carbolin-3-carbonsäure.

1999, 151

Gereinigtes Tuberkulin zur Anwendung am Menschen

Tuberculini derivatum proteinosum purificatum ad usum humanum

Definition

Gereinigtes Tuberkulin zur Anwendung am Menschen wird durch Präzipitation aus den hitzebehandelten Wachstums- und Lyseprodukten eines Stammes oder mehrerer Stämme von *Mycobacterium bovis* und/oder *Mycobacterium tuberculosis* gewonnen und ruft bei Tieren, die zuvor gegen die Mikroorganismen derselben Spezies sensibilisiert wurden, eine allergische Hautreaktion vom verzögerten Typ hervor.

Gereinigtes Tuberkulin zur Anwendung am Menschen ist eine farblose bis schwach gelbe Flüssigkeit. Die verdünnte Zubereitung kann als gefriergetrocknetes Pulver vorliegen, das beim Lösen eine farblose bis schwach gelbe Flüssigkeit ergibt.

Herstellung

Allgemeine Beschaffenheit

Die Herstellung des Gereinigten Tuberkulins zur Anwendung am Menschen beruht auf einem Saatgutsystem. Das Herstellungsverfahren muß nachweislich konstant Gereinigtes Tuberkulin zur Anwendung am Menschen von ausreichender Wirksamkeit und Unschädlichkeit beim Menschen ergeben. Eine Charge, deren Wirksamkeit wie unter „Bestimmung der Wirksamkeit" beschrieben in Internationalen Einheiten eingestellt ist, dient als Standardzubereitung. Die klinische Wirksamkeit der Standardzubereitung muß beim Menschen ausreichend belegt sein.

Die Internationale Einheit ist die Wirksamkeit einer festgelegten Menge des Internationalen Standards. Der Wert in Internationalen Einheiten des Internationalen Standards wird von der Weltgesundheitsorganisation festgelegt.

Saatgut

Für die Identifizierung des verwendeten Mykobakterien-Stammes oder der verwendeten Mykobakterien-Stämme müssen Unterlagen vorliegen, die Informationen über die Herkunft und nachfolgende Manipulationen enthalten. Das Arbeitssaatgut, das zur Inokulation der Herstellungsmedien für die konzentrierte Ernte dient, darf höchstens 4 Subkulturen vom Mastersaatgut entfernt sein.

Nur ein Saatgut, das den nachfolgenden Prüfungen entspricht, darf für die Vermehrung verwendet werden.

Identität: Die Spezies der für Mastersaatgut und Arbeitssaatgut verwendeten Mykobakterien muß identifiziert werden.

Verunreinigende Mikroorganismen: Das Arbeitssaatgut entspricht, mit Ausnahme der Anwesenheit von Mykobakterien, der Prüfung „Sterilität" (2.6.1). Die Prüfung wird mit 10 ml Zubereitung für jedes Nährmedium durchgeführt.

Vermehrung und Ernte

Die Bakterien werden in einem flüssigen, synthetischen Medium gezüchtet. Das Wachstum muß für den Stamm typisch sein. Die Kulturen werden durch ein geeignetes Verfahren, wie Autoklavieren (mindestens 30 min lang bei 121 °C) oder durch mindestens 1 h langes Erhitzen im strömenden Dampf bei 100 °C, inaktiviert. Anschließend wird filtriert. Die wirksame Fraktion des Filtrats, die vorwiegend aus Protein besteht, wird durch Fällung isoliert, gewaschen und wieder gelöst. Die Zubereitung ist frei von Mykobakterien. Die konzentrierte Ernte muß der Prüfung auf Mykobakterien (2.6.2) entsprechen, bevor ein Konservierungsmittel oder andere Substanzen, die den Test stören könnten, hinzugefügt werden. Phenol ($5 g \cdot l^{-1}$) oder ein anderes geeignetes Konservierungsmittel, das keine falsch-positiven Reaktionen verursacht, darf zugesetzt werden. Eine geeignete Substanz zur Vermeidung einer Adsorption an Glas- oder Kunststoffoberflächen darf zugesetzt werden. Die konzentrierte Ernte kann gefriergetrocknet werden. Zubereitungen, die gefriergetrocknet werden sollen, darf kein Phenol zugesetzt werden.

Nur eine konzentrierte Ernte, die den nachfolgenden Prüfungen entspricht, darf für die Herstellung des fertigen Tuberkulins als Bulk verwendet werden.

Konservierungsmittel: Falls vorhanden, wird der Gehalt des Konservierungsmittels mit einer geeigneten chemischen oder physikalisch-chemischen Methode bestimmt. Der Gehalt muß mindestens 85 und darf höchstens 115 Prozent des vorgesehenen Gehalts betragen. Wenn Phenol bei der Herstellung verwendet wurde, darf die Konzentration höchstens 5 g · l^{-1} betragen (2.5.15).

Sensibilisierung: Die konzentrierte Ernte wird wie unter „Prüfung auf Reinheit" beschrieben geprüft.

Sterilität (2.6.1): Die konzentrierte Ernte muß der Prüfung entsprechen. Die Prüfung wird mit 10 ml für jedes Nährmedium durchgeführt.

Bestimmung der Wirksamkeit: Die konzentrierte Ernte wird wie unter „Bestimmung der Wirksamkeit" beschrieben geprüft.

Fertiges Tuberkulin als Bulk

Die konzentrierte Ernte wird aseptisch, falls erforderlich nach Rekonstitution, verdünnt.

Nur ein fertiges Tuberkulin als Bulk, das der nachfolgenden Prüfung entspricht, darf für die Herstellung der Fertigzubereitung verwendet werden.

Sterilität (2.6.1): Das fertige Tuberkulin als Bulk muß der Prüfung entsprechen. Die Prüfung wird mit 10 ml für jedes Nährmedium durchgeführt.

Fertigzubereitung

Das fertige Tuberkulin als Bulk wird aseptisch in sterile Behältnisse mit Sicherheitsverschluß abgefüllt, um eine Verunreinigung zu vermeiden. Die Zubereitung kann gefriergetrocknet werden.

Nur eine Fertigzubereitung, die allen nachfolgenden Prüfungen unter „Prüfung auf Identität", „Prüfung auf Reinheit" und „Bestimmung der Wirksamkeit" entspricht, darf für den Gebrauch freigegeben werden.

Wenn die nachfolgenden Prüfungen auf der genannten Stufe durchgeführt wurden, können sie an der Fertigzubereitung entfallen:

Vermehrungsfähige Mykobakterien	konzentrierte Ernte
Sensibilisierung	konzentrierte Ernte
Toxizität	konzentrierte Ernte oder fertiges Tuberkulin als Bulk
Konservierungsmittel	fertiges Tuberkulin als Bulk

Prüfung auf Identität

Gesunden weißen oder hellfarbigen Meerschweinchen, die spezifisch sensibilisiert (zum Beispiel wie unter „Bestimmung der Wirksamkeit" beschrieben) sind, werden steigende Dosen der Zubereitung intradermal verabreicht. Dadurch wird an der Injektionsstelle eine Reaktion hervorgerufen, die zu einer Rötung oder bis zu einer Nekrose führen kann. Bei nicht sensibilisierten Meerschweinchen rufen vergleichbare Injektionen keine Reaktion hervor. Die Bestimmung der Wirksamkeit kann auch zur Prüfung auf Identität dienen.

Prüfung auf Reinheit

Gereinigtes Tuberkulin zur Anwendung am Menschen in konzentrierter Form (≥ 100 000 I.E. · ml^{-1}) entspricht jeder der nachstehenden Prüfungen; das verdünnte Produkt entspricht den Prüfungen „pH-Wert", „Konservierungsmittel" und „Sterilität".

pH-Wert (2.2.3): Der pH-Wert der, falls erforderlich entsprechend den Angaben der Beschriftung aufgelösten, Zubereitung muß zwischen 6,5 und 7,5 liegen.

Toxizität: 2 gesunden Meerschweinchen von je 250 bis 350 g Körpermasse, die zuvor keinerlei Behandlung erhalten haben, die die Prüfung stören könnte, wird jeweils eine Menge der Zubereitung, die 50 000 I.E. entspricht, subkutan injiziert. Die Tiere werden 7 Tage lang beobachtet. Schädliche Wirkungen dürfen sich nicht zeigen.

Sensibilisierung: Etwa 500 I.E. der Zubereitung in einem Volumen von 0,1 ml werden 3 Meerschweinchen, die zuvor keinerlei Behandlung erhalten haben, die die Prüfung stören könnte, 3mal in Abständen von 5 Tagen intradermal injiziert. 2 bis 3 Wochen nach der dritten Injektion wird denselben Tieren und einer Gruppe von Meerschweinchen gleicher Körpermasse, aber ohne vorhergehende Tuberkulin-Injektion, dieselbe Dosis intradermal injiziert. Nach 24 bis 72 h dürfen die Reaktionen bei beiden Gruppen nicht wesentlich unterschiedlich sein.

Konservierungsmittel: Falls vorhanden wird der Gehalt des Konservierungsmittels mit einer geeigneten chemischen oder physikalisch-chemischen Methode bestimmt. Der Gehalt muß mindestens den minimal wirksamen Gehalt und darf höchstens 115 Prozent des in der Beschriftung angegebenen Gehalts betragen. Wenn Phenol bei der Herstellung verwendet wurde, darf die Konzentration höchstens 5 g · l^{-1} betragen (2.5.15).

Mykobakterien (2.6.2): Die Zubereitung muß der „Prüfung auf Mykobakterien" entsprechen.

Sterilität (2.6.1): Die Zubereitung muß der Prüfung entsprechen.

Bestimmung der Wirksamkeit

Methode A wird angewendet; falls die Zubereitung 1 oder 2 I.E. enthält, wird Methode B angewendet.

Methode A

Die Bestimmung der Wirksamkeit der Zubereitung erfolgt bei sensibilisierten Meerschweinchen im Vergleich der Reaktionen nach intradermalen Injektionen steigender Dosen der Zubereitung mit den Reaktionen nach intradermalen Injektionen bekannter Konzentrationen einer Standardzubereitung.

Eine Suspension, die eine ausreichende Menge (0,1 bis 0,4 mg · ml^{-1}) hitzeinaktivierter, getrockneter Mykobakterien eines Stammes derselben Spezies, wie er zur Herstellung der Zubereitung verwendet wurde, enthält, wird in Mineralöl mit oder ohne Emulgator zubereitet. Damit werden mindestens 6 hellfarbige Meerschweinchen von je mindestens 300 g Körpermasse durch intramuskuläre oder intradermale Injektion eines Gesamtvolumens von etwa 0,5 ml Suspension, falls nötig auf verschiedene Injektionsstellen verteilt, sensibilisiert. Die Bestimmung wird nach dem Zeitraum durchgeführt, der eine optimale Sensibilisierung gewährleistet (etwa 4 bis 8 Wochen). Die Flanken der Tiere werden enthaart, um mindestens 3

T

Monographien

Injektionen an jeder Seite und höchstens insgesamt 12 Injektionsstellen je Tier zu ermöglichen. Die Zubereitung und die Referenzzubereitung werden mit isotoner phosphatgepufferter Salzlösung (*p*H-Wert 6,5 bis 7,5), die 50 mg · l^{-1} Polysorbat 80 *R* enthält, verdünnt. Falls die Zubereitung gefriergetrocknet ist und keinen Stabilisator enthält, wird sie in der oben beschriebenen Flüssigkeit gelöst. Mindestens jeweils 3 unterschiedliche Dosen der Standardzubereitung und der Zubereitung werden verwendet, wobei die höchste Dosis etwa 10mal so stark wie die niedrigste ist. Die Dosen werden so gewählt, daß die nach ihrer Injektion entstehenden Läsionen einen Durchmesser von mindestens 8 und höchstens 25 mm haben. Bei jeder Bestimmung wird die Anordnung der an jeder Stelle injizierten Verdünnungen nach dem Schema eines lateinischen Quadrats gewählt. Die Dosen werden in einem konstanten Volumen von 0,1 oder 0,2 ml intradermal injiziert. Nach 24 bis 48 h werden die Durchmesser der Läsionen abgelesen. Das Ergebnis wird mit Hilfe der üblichen statistischen Methoden unter der Annahme errechnet, daß die Durchmesser der Läsionen dem Logarithmus der Konzentration der Zubereitung direkt proportional sind.

Die so ermittelte Wirksamkeit muß mindestens 80 und darf höchstens 125 Prozent der angegebenen Wirksamkeit betragen. Die Vertrauensgrenzen (P = 0,95) müssen mindestens 64 und dürfen höchstens 156 Prozent der angegebenen Wirksamkeit betragen.

Methode B

Die Bestimmung der Wirksamkeit der Zubereitung erfolgt bei sensibilisierten Meerschweinchen im Vergleich der Reaktionen nach intradermalen Injektionen der Zubereitung mit den Reaktionen nach intradermalen Injektionen bekannter Konzentrationen einer Standardzubereitung.

Eine Suspension, die eine ausreichende Menge (0,1 bis 0,4 mg · ml^{-1}) hitzeinaktivierter, getrockneter Mykobakterien eines Stammes derselben Spezies, wie er zur Herstellung der Zubereitung verwendet wurde, enthält, wird in Mineralöl mit oder ohne Emulgator zubereitet. Damit werden mindestens 6 hellfarbige Meerschweinchen von je mindestens 300 g Körpermasse durch intramuskuläre oder intradermale Injektion eines Gesamtvolumens von etwa 0,5 ml Suspension, falls nötig auf verschiedene Injektionsstellen verteilt, sensibilisiert. Die Bestimmung wird nach dem Zeitraum durchgeführt, der eine optimale Sensibilisierung gewährleistet (etwa 4 bis 8 Wochen). Die Flanken der Tiere werden enthaart, um mindestens 3 Injektionen an jeder Seite und höchstens insgesamt 12 Injektionsstellen je Tier zu ermöglichen. Die Standardzubereitung wird mit isotoner phosphatgepufferter Salzlösung (*p*H-Wert 6,5 bis 7,5), die 50 mg · l^{-1} Polysorbat 80 *R* enthält, verdünnt. Mindestens jeweils 3 unterschiedliche Dosen der Standardzubereitung werden verwendet, wobei die höchste Dosis etwa 10mal so stark wie die niedrigste ist. Die mittlere Dosis entspricht der zu prüfenden Zubereitung. Bei jeder Bestimmung wird die Anordnung der an jeder Stelle injizierten Verdünnungen nach dem Schema eines lateinischen Quadrats gewählt. Die zu prüfende Zubereitung und die Dosen der Standardzubereitung werden in einem konstanten Volumen von 0,1 oder 0,2 ml intradermal injiziert. Nach 24 bis 48 h werden die Durchmesser der Läsionen abgelesen. Das Ergebnis wird mit Hilfe der üblichen statistischen Methoden unter der Annahme errechnet, daß die Durchmesser der Läsionen dem Logarithmus der Konzentration der Zubereitung direkt proportional sind. (Dieses Dosis-Wirkungs-Verhältnis ist auf die hier beschriebene Bestimmung der Wirksamkeit anwendbar. Es ist nicht notwendigerweise auf andere Prüfsysteme übertragbar.)

Die so ermittelte Wirksamkeit muß mindestens 80 und darf höchstens 125 Prozent der angegebenen Wirksamkeit betragen. Die Vertrauensgrenzen (P = 0,95) müssen mindestens 64 und dürfen höchstens 156 Prozent der angegebenen Wirksamkeit betragen.

Lagerung

Vor Licht geschützt.

Beschriftung

Die Beschriftung gibt insbesondere an
- die Anzahl der Internationalen Einheiten je Behältnis
- die Mykobakterien-Spezies, die zur Herstellung der Zubereitung verwendet wurden
- Name und Menge des Konservierungsmittels oder anderer Substanzen, die der Zubereitung zugesetzt wurden
- die Dauer der Verwendbarkeit
- für gefriergetrocknete Zubereitungen, daß die Zubereitung mit dem vom Hersteller vorgesehenen Lösungsmittel zu rekonstituieren ist
- falls zutreffend, daß Gereinigtes Tuberkulin zur Anwendung am Menschen nicht unverdünnt angewendet werden darf und daß Verdünnungen zur Anwendung höchstens 100 I.E. je Dosis enthalten dürfen.

Wenn die äußere Umhüllung keine Packungsbeilage mit Warnhinweis enthält, daß die Inhalation von konzentriertem Gereinigtem Tuberkulin zur Anwendung am Menschen toxische Effekte hervorrufen kann, muß diese Warnung gemeinsam mit dem Hinweis, daß das Pulver vorsichtig gehandhabt werden muß, in der Beschriftung des Behältnisses enthalten sein.

1999, 1273

Tylosin für Tiere

Tylosinum ad usum veterinarium

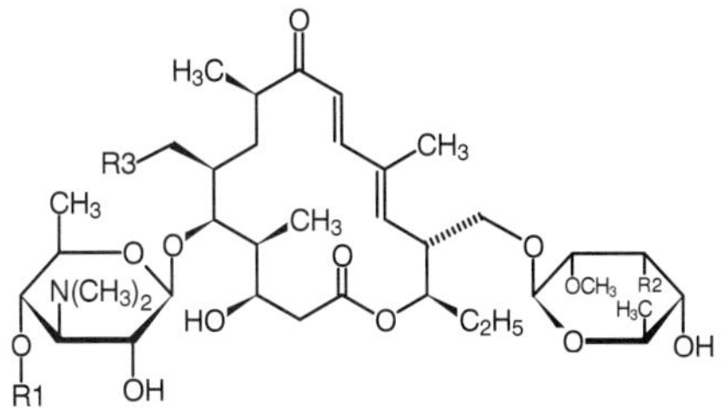

Name	Summenformel	R1	R2	R3
Tylosin A	$C_{46}H_{77}NO_{17}$	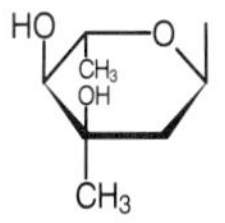	OCH_3	CHO
Tylosin C	$C_{45}H_{75}NO_{17}$		OH	CHO
Tylosin D	$C_{46}H_{79}NO_{17}$		OCH_3	CH_2OH
Tylosin B	$C_{39}H_{65}NO_{14}$	H	OCH_3	CHO

Definition

Tylosin für Tiere ist ein Gemisch von Makrolid-Antibiotika, das von einem Stamm von *Streptomyces fradiae* gewonnen oder durch andere Verfahren hergestellt wird. Die Hauptkomponente des Gemisches ist (11*E*,13*E*)-(4*R*,5*S*,6*S*,7*R*,9*R*,15*R*,16*R*)-15-[[(6-Desoxy-2,3-di-*O*-methyl-β-D-allopyranosyl)oxy]methyl]-6-[[3,6-didesoxy-4-*O*-(2,6-didesoxy-3-*C*-methyl-α-L-*ribo*-hexopyranosyl)-3-(dimethylamino)-β-D-glucopyranosyl]oxy]-16-ethyl-4-hydroxy-5,9,13-trimethyl-7-(2-oxoethyl)oxacyclohexadeca-11,13-dien-2,10-dion (Tylosin A, M_r 916). Tylosin B (Desmycosin, M_r 772), Tylosin C (Macrocin, M_r 902) und Tylosin D (Relomycin, M_r 918) können vorhanden sein. Die Wirksamkeit der Substanz, wozu auch die Nebenkomponenten beitragen, beträgt mindestens 900 I.E. je Milligramm, berechnet auf die getrocknete Substanz.

Eigenschaften

Fast weißes bis schwach gelbes Pulver; schwer löslich in Wasser, leicht löslich in Dichlormethan und wasserfreiem Ethanol. Die Substanz löst sich in verdünnten Mineralsäuren.

Prüfung auf Identität

A. Die Prüfung erfolgt mit Hilfe der IR-Spektroskopie (2.2.24) durch Vergleich des Spektrums der Substanz mit dem von Tylosin *CRS*.

B. Die bei der Prüfung „Zusammensetzung" (siehe „Prüfung auf Reinheit") erhaltenen Chromatogramme werden ausgewertet. Der Hauptpeak im Chromatogramm der Untersuchungslösung entspricht in bezug auf Retentionszeit und Größe dem Hauptpeak im Chromatogramm der Referenzlösung a.

C. Werden etwa 30 mg Substanz in einer Mischung von 0,15 ml Wasser *R*, 2,5 ml Acetanhydrid *R* und 7,5 ml Pyridin *R* gelöst und 10 min lang stehengelassen, entsteht keine grüne Färbung.

Prüfung auf Reinheit

***p*H-Wert** (2.2.3): 0,25 g Substanz werden in 10 ml kohlendioxidfreiem Wasser *R* suspendiert. Der *p*H-Wert der Suspension muß zwischen 8,5 und 10,5 liegen.

Zusammensetzung: Die Prüfung erfolgt mit Hilfe der Flüssigchromatographie (2.2.29).

Der Gehalt an Tylosin A muß mindestens 80,0 Prozent und die Summe der Gehalte an Tylosin A, Tylosin B, Tylosin C und Tylosin D muß mindestens 95,0 Prozent betragen.

Die Lösungen sind unmittelbar vor Gebrauch herzustellen.

Untersuchungslösung: 20,0 mg Substanz werden in einer Mischung von gleichen Volumteilen Acetonitril *R* und Wasser *R* zu 100,0 ml gelöst.

Referenzlösung a: 20,0 mg Tylosin *CRS* werden in einer Mischung von gleichen Volumteilen Acetonitril *R* und Wasser *R* zu 100,0 ml gelöst.

Referenzlösung b: 2 mg Tylosin *CRS* und 2 mg Tylosin D *CRS* werden in einer Mischung von gleichen Volumteilen Acetonitril *R* und Wasser *R* zu 10 ml gelöst.

Die Chromatographie kann durchgeführt werden mit

- einer Säule aus rostfreiem Stahl von 0,20 m Länge und 4,6 mm innerem Durchmesser, gepackt mit octadecylsilyliertem Kieselgel zur Chromatographie *R* (5 µm)
- folgender mobiler Phase bei einer Durchflußrate von 1,0 ml je Minute: eine Mischung von 40 Volumteilen Acetonitril *R* und 60 Volumteilen einer Lösung von Natriumperchlorat *R* (200 g · l^{-1}), die zuvor mit Salzsäure (1 mol · l^{-1}) auf einen *p*H-Wert von 2,5 eingestellt wurde
- einem Spektrometer als Detektor bei einer Wellenlänge von 290 nm.

Die Temperatur der Säule wird bei 35 °C gehalten.

20 µl Referenzlösung b werden eingespritzt. Wird das Chromatogramm unter den vorgeschriebenen Bedingungen aufgezeichnet, beträgt die Retentionszeit von Tylosin A etwa 12 min. Die Prüfung darf nur ausgewertet werden, wenn die Auflösung zwischen den Peaks von Tylosin A und Tylosin D mindestens 2,0 beträgt.

Je 20 µl Untersuchungslösung und Referenzlösung a werden getrennt eingespritzt. Der Prozentgehalt der Bestandteile wird mit Hilfe des Verfahrens „Normalisierung" durch Auswertung der Peakflächen im Chromatogramm der Untersuchungslösung berechnet.

Tyramin: 50,0 mg Substanz werden in einem 25-ml-Meßkolben in 5,0 ml einer Lösung von Phosphorsäure 85 % *R* (3,4 g · l^{-1}) gelöst. Nach Zusatz von 1,0 ml Pyridin *R* und 2,0 ml einer gesättigten Lösung von Ninhydrin *R* (etwa 40 g · l^{-1}) wird der Kolben mit einer Aluminiumfolie verschlossen und 30 min lang im Wasserbad von 85 °C erhitzt. Nach dem raschen Abkühlen wird mit Wasser *R* zu 25,0 ml verdünnt, gemischt und sofort die Absorption (2.2.25) der Lösung bei 570 nm unter Verwendung einer Blindlösung als Kompensationsflüssigkeit gemessen. Die Absorption darf nicht größer sein als die einer Referenzlösung, die gleichzeitig und unter gleichen Bedingungen unter Verwendung von 5,0 ml einer Lösung von Tyramin *R* (35 mg · l^{-1}) in einer Lösung von Phosphorsäure 85 % *R* (3,4 g · l^{-1}) hergestellt worden ist (0,35 Prozent).

Trocknungsverlust (2.2.32): Höchstens 5,0 Prozent, mit 1,000 g Substanz durch 3 h langes Trocknen im Trockenschrank bei 60 °C und höchstens 0,7 kPa bestimmt.

Sulfatasche (2.4.14): Höchstens 3,0 Prozent, mit 1,0 g Substanz bestimmt.

Wertbestimmung

Die Ausführung erfolgt nach „Mikrobiologische Wertbestimmung von Antibiotika" (2.7.2) unter Verwendung von Tylosin *CRS* als Referenzsubstanz.

Lagerung

Gut verschlossen, vor Licht geschützt.

Verunreinigungen

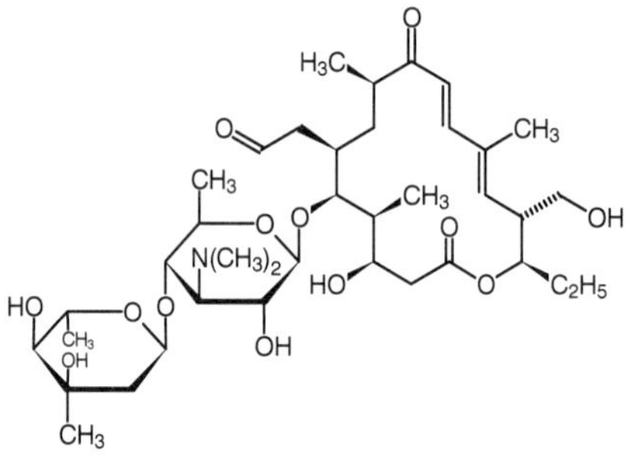

A. Desmycinosyltylosin

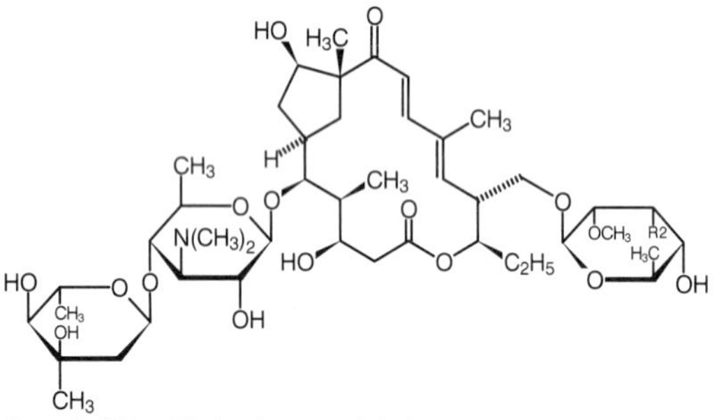

B. R2 = OCH_3: Tylosin-A-aldol.

1999, 1274

Tylosintartrat für Tiere

Tylosini tartras ad usum veterinarium

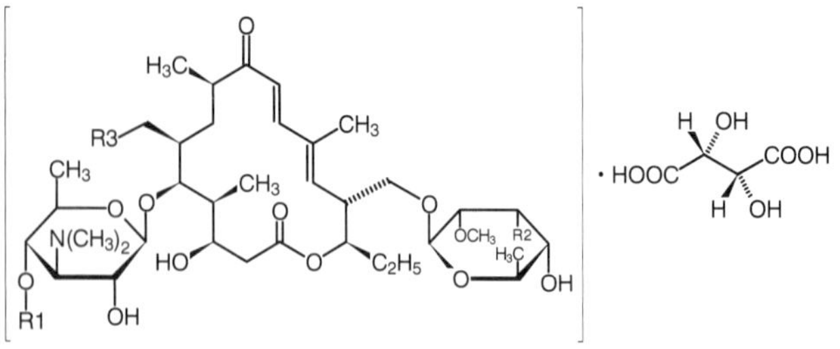

Name	Summenformel	R1	R2	R3
Tylosin A	$C_{46}H_{77}NO_{17}$	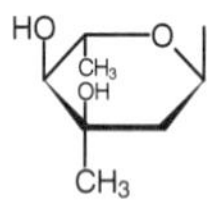	OCH_3	CHO
Tylosin C	$C_{45}H_{75}NO_{17}$		OH	CHO
Tylosin D	$C_{46}H_{79}NO_{17}$		OCH_3	CH_2OH
Tylosin B	$C_{39}H_{65}NO_{14}$	H	OCH_3	CHO

Definition

Tylosintartrat für Tiere ist ein Gemisch der Tartrate von Makrolid-Antibiotika, das von einem Stamm von *Streptomyces fradiae* gewonnen oder durch andere Verfahren hergestellt wird. Die Hauptkomponente des Gemisches ist das Tartrat von (11*E*,13*E*)-(4*R*,5*S*,6*S*,7*R*,9*R*,15*R*,16*R*)-15-[[(6-Desoxy-2,3-di-*O*-methyl-β-D-allopyranosyl)oxy]methyl]-6-[[3,6-didesoxy-4-*O*-(2,6-didesoxy-3-*C*-methyl-α-L-*ribo*-hexopyranosyl)-3-(dimethylamino)-β-D-glucopyranosyl]oxy]-16-ethyl-4-hydroxy-5,9,13-trimethyl-7-(2-oxoethyl)oxacyclohexadeca-11,13-dien-2,10-dion (Tylosin-A-tartrat, M_r 1982). Tylosin-B-tartrat (Desmycosintartrat, M_r 1694), Tylosin-C-tartrat (Macrocintartrat, M_r 1954) und Tylosin-D-tartrat (Relomycintartrat, M_r 1986) können vorhanden sein. Die Wirksamkeit der Substanz, wozu auch die Nebenkomponenten beitragen, beträgt mindestens 800 I.E. je Milligramm, berechnet auf die getrocknete Substanz.

Eigenschaften

Fast weißes bis schwach gelbes, hygroskopisches Pulver; leicht löslich in Wasser und Dichlormethan, schwer löslich in wasserfreiem Ethanol. Die Substanz löst sich in verdünnten Mineralsäuren.

Prüfung auf Identität

A. Die Prüfung erfolgt mit Hilfe der IR-Spektroskopie (2.2.24) durch Vergleich des Spektrums der Substanz mit dem Tylosintartrat-Referenzspektrum der Ph. Eur.

B. Die bei der Prüfung „Zusammensetzung" (siehe „Prüfung auf Reinheit") erhaltenen Chromatogramme werden ausgewertet. Der Hauptpeak im Chromatogramm der Untersuchungslösung entspricht in bezug auf Retentionszeit und Größe dem Hauptpeak im Chromatogramm der Referenzlösung a.

C. Werden etwa 30 mg Substanz in einer Mischung von 0,15 ml Wasser *R*, 2,5 ml Acetanhydrid *R* und 7,5 ml Pyridin *R* gelöst und 10 min lang stehengelassen, entsteht eine grüne Färbung.

Prüfung auf Reinheit

***p*H-Wert** (2.2.3): 0,25 g Substanz werden in 10 ml kohlendioxidfreiem Wasser *R* gelöst. Der *p*H-Wert der Lösung muß zwischen 5,0 und 7,2 liegen.

Zusammensetzung: Die Prüfung erfolgt mit Hilfe der Flüssigchromatographie (2.2.29).

Der Gehalt an Tylosin A muß mindestens 80,0 Prozent und die Summe der Gehalte an Tylosin A, Tylosin B, Tylosin C und Tylosin D muß mindestens 95,0 Prozent betragen.

Die Lösungen sind unmittelbar vor Gebrauch herzustellen.

Untersuchungslösung: 20,0 mg Substanz werden in einer Mischung von gleichen Volumteilen Acetonitril *R* und Wasser *R* zu 100,0 ml gelöst.

Referenzlösung a: 20,0 mg Tylosin *CRS* werden in einer Mischung von gleichen Volumteilen Acetonitril *R* und Wasser *R* zu 100,0 ml gelöst.

Referenzlösung b: 2 mg Tylosin *CRS* und 2 mg Tylosin D *CRS* werden in einer Mischung von gleichen Volumteilen Acetonitril *R* und Wasser *R* zu 10 ml gelöst.

Die Chromatographie kann durchgeführt werden mit
- einer Säule aus rostfreiem Stahl von 0,20 m Länge und 4,6 mm innerem Durchmesser, gepackt mit octadecylsilyliertem Kieselgel zur Chromatographie *R* (5 µm)
- folgender mobiler Phase bei einer Durchflußrate von 1,0 ml je Minute: eine Mischung von 40 Volumteilen Acetonitril *R* und 60 Volumteilen einer Lösung von Natriumperchlorat *R* (200 g · l^{-1}), die zuvor mit Salzsäure (1 mol · l^{-1}) auf einen *p*H-Wert von 2,5 eingestellt wurde
- einem Spektrometer als Detektor bei einer Wellenlänge von 290 nm.

Die Temperatur der Säule wird bei 35 °C gehalten.

20 µl Referenzlösung b werden eingespritzt. Wird das Chromatogramm unter den vorgeschriebenen Bedingungen aufgezeichnet, beträgt die Retentionszeit von Tylosin A etwa 12 min. Die Prüfung darf nur ausgewertet werden, wenn die Auflösung zwischen den Peaks von Tylosin A und Tylosin D mindestens 2,0 beträgt.

Je 20 µl Untersuchungslösung und Referenzlösung a werden getrennt eingespritzt. Der Prozentgehalt der Bestandteile wird mit Hilfe des Verfahrens „Normalisierung" durch Auswertung der Peakflächen im Chromatogramm der Untersuchungslösung berechnet.

Tyramin: 50,0 mg Substanz werden in einem 25-ml-Meßkolben in 5,0 ml einer Lösung von Phosphorsäure 85 % *R* (3,4 g · l^{-1}) gelöst. Nach Zusatz von 1,0 ml Pyridin *R* und 2,0 ml einer gesättigten Lösung von Ninhydrin *R* (etwa 40 g · l^{-1}) wird der Kolben mit einer Aluminiumfolie verschlossen und 30 min lang im Wasserbad von 85 °C erhitzt. Nach dem raschen Abkühlen wird mit Wasser *R* zu 25,0 ml verdünnt, gemischt und sofort die Absorption (2.2.25) der Lösung bei 570 nm unter Verwendung einer Blindlösung als Kompensationsflüssigkeit gemessen. Die Absorption darf nicht größer sein als die einer Referenzlösung, die gleichzeitig und unter gleichen Bedingungen unter Verwendung von 5,0 ml einer Lösung von Tyramin *R* (35 mg · l^{-1}) in einer Lösung von Phosphorsäure 85 % *R* (3,4 g · l^{-1}) hergestellt worden ist (0,35 Prozent).

Trocknungsverlust (2.2.32): Höchstens 4,5 Prozent, mit 1,000 g Substanz durch 3 h langes Trocknen im Trockenschrank bei 60 °C und höchstens 0,7 kPa bestimmt.

Sulfatasche (2.4.14): Höchstens 2,5 Prozent, mit 1,0 g Substanz bestimmt.

Wertbestimmung

Die Ausführung erfolgt nach „Mikrobiologische Wertbestimmung von Antibiotika" (2.7.2) unter Verwendung von Tylosin *CRS* als Referenzsubstanz.

Lagerung

Dicht verschlossen, vor Licht geschützt.

Verunreinigungen

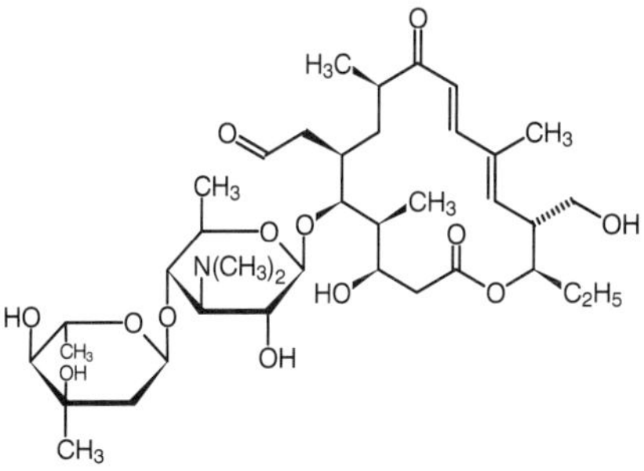

A. Desmycinosyltylosin

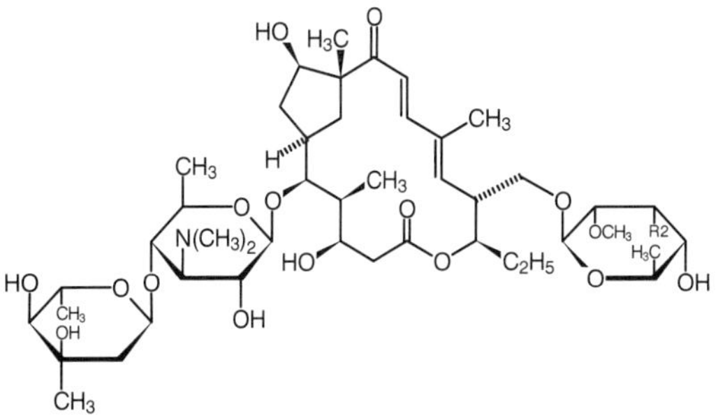

B. R2 = OCH_3: Tylosin-A-aldol.

T

Monographien

1999, 1161

Tyrosin

Tyrosinum

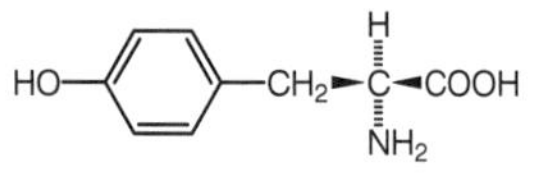

$C_9H_{11}NO_3$ M_r 181,2

Definition

Tyrosin[1] enthält mindestens 99,0 und höchstens 101,0 Prozent (*S*)-2-Amino-3-(4-hydroxyphenyl)propansäure, berechnet auf die getrocknete Substanz.

Herstellung

Wenn Tyrosin durch Fermentation hergestellt wird, muß es zusätzlich den Anforderungen der Monographie **Fermentationsprodukte (Producta ab fermentatione)** entsprechen.

Eigenschaften

Weißes, kristallines Pulver oder farblose Kristalle; sehr schwer löslich in Wasser, praktisch unlöslich in Ethanol. Die Substanz löst sich in verdünnten Mineralsäuren und verdünnten Alkalihydroxid-Lösungen.

Prüfung auf Identität

1: A, B.
2: A, C, D, E.

A. Die Substanz entspricht der Prüfung „Spezifische Drehung" (siehe „Prüfung auf Reinheit").

B. Die Prüfung erfolgt mit Hilfe der IR-Spektroskopie (2.2.24) durch Vergleich des Spektrums der Substanz mit dem von Tyrosin *CRS*. Die Prüfung erfolgt mit Hilfe von Preßlingen.

C. Die bei der Prüfung „Mit Ninhydrin nachweisbare Substanzen" (siehe „Prüfung auf Reinheit") erhaltenen Chromatogramme werden ausgewertet. Der Hauptfleck im Chromatogramm der Untersuchungslösung b entspricht in bezug auf Lage, Farbe und Größe dem Hauptfleck im Chromatogramm der Referenzlösung a.

D. Werden etwa 50 mg Substanz mit 1 ml verdünnter Salpetersäure *R* versetzt, entsteht innerhalb 15 min eine dunkelrote Färbung.

E. Etwa 30 mg Substanz werden in 2 ml verdünnter Natriumhydroxid-Lösung *R* gelöst und mit 3 ml einer frisch hergestellten Mischung gleicher Volumteile einer Lösung von Natriumnitrit *R* (100 g · l^{-1}) und einer Lösung von 0,5 g Sulfanilsäure *R* in einer Mischung von 94 ml Wasser *R* und 6 ml Salzsäure *R* 1 versetzt. Eine orangerote Färbung entsteht.

Prüfung auf Reinheit

Aussehen der Lösung: 0,5 g Substanz werden in verdünnter Salzsäure *R* zu 20 ml gelöst. Die Lösung muß klar (2.2.1) und darf nicht stärker gefärbt sein als die Farbvergleichslösung G_7 (2.2.2, Methode II).

Spezifische Drehung (2.2.7): 1,25 g Substanz werden in einer Mischung von gleichen Volumteilen verdünnter Salzsäure *R* und Wasser *R* zu 25,0 ml gelöst. Die spezifische Drehung muß zwischen –11,0 und –12,3° liegen, berechnet auf die getrocknete Substanz.

Mit Ninhydrin nachweisbare Substanzen: Die Prüfung erfolgt mit Hilfe der Dünnschichtchromatographie (2.2.27) unter Verwendung einer Schicht eines geeigneten Kieselgels.

Untersuchungslösung a: 0,10 g Substanz werden in verdünnter Ammoniak-Lösung *R* 2 zu 10 ml gelöst.

Untersuchungslösung b: 1 ml Untersuchungslösung a wird mit Wasser *R* zu 50 ml verdünnt.

Referenzlösung a: 10 mg Tyrosin *CRS* werden in 1 ml verdünnter Ammoniak-Lösung *R* 2 gelöst. Die Lösung wird mit Wasser *R* zu 50 ml verdünnt.

Referenzlösung b: 5 ml Untersuchungslösung b werden mit Wasser *R* zu 20 ml verdünnt.

Referenzlösung c: 10 mg Tyrosin *CRS* und 10 mg Phenylalanin *CRS* werden in 1 ml verdünnter Ammoniak-Lösung *R* 2 gelöst. Die Lösung wird mit Wasser *R* zu 25 ml verdünnt.

Auf die Platte werden getrennt 5 µl jeder Lösung aufgetragen. Die Chromatographie erfolgt mit einer Mischung von 30 Volumteilen konzentrierter Ammoniak-Lösung *R* 1 und 70 Volumteilen 1-Propanol *R* über eine Laufstrecke von 15 cm. Die Platte wird an der Luft trocknen gelassen, mit Ninhydrin-Lösung *R* besprüht und 15 min lang bei 100 bis 105 °C erhitzt. Kein im Chromatogramm der Untersuchungslösung a auftretender Nebenfleck darf größer oder stärker gefärbt sein als der Fleck im Chromatogramm der Referenzlösung b (0,5 Prozent). Die Prüfung darf nur ausgewertet werden, wenn das Chromatogramm der Referenzlösung c deutlich voneinander getrennt 2 Flecke zeigt.

Chlorid (2.4.4): 0,25 g Substanz werden in 3 ml verdünnter Salpetersäure *R* gelöst. Die Lösung, mit Wasser *R* zu 15 ml verdünnt, muß ohne weiteren Zusatz von Salpetersäure der Grenzprüfung auf Chlorid entsprechen (200 ppm).

Sulfat (2.4.13): 0,5 g Substanz werden unter Erwärmen in 5 ml verdünnter Salzsäure *R* gelöst. Die Lösung, mit destilliertem Wasser *R* zu 15 ml verdünnt, muß der Grenzprüfung auf Sulfat entsprechen (300 ppm).

Ammonium (2.4.1): 0,10 g Substanz müssen der Grenzprüfung B auf Ammonium entsprechen (200 ppm). Zur

[1] Diese Fassung des Textes entspricht der Eilrevision „Resolution AP-CSP (98) 10".

Herstellung der Referenzmischung werden 0,2 ml Ammonium-Lösung (100 ppm NH_4) *R* verwendet. Das schwere Magnesiumoxid *R* wird durch 2,0 ml konzentrierte Natriumhydroxid-Lösung *R* ersetzt.

Eisen (2.4.9): In einem Scheidetrichter wird 1,0 g Substanz in 10 ml verdünnter Salzsäure *R* gelöst. Die Lösung wird 3mal je 3 min lang mit je 10 ml Isobutylmethylketon *R* 1 ausgeschüttelt. Die vereinigten organischen Phasen werden 3 min lang mit 10 ml Wasser *R* ausgeschüttelt. Die wäßrige Phase muß der Grenzprüfung auf Eisen entsprechen (10 ppm).

Schwermetalle (2.4.8): 2,0 g Substanz müssen der Grenzprüfung C auf Schwermetalle entsprechen (10 ppm). Zur Herstellung der Referenzlösung werden 2 ml Blei-Lösung (10 ppm Pb) *R* verwendet.

Trocknungsverlust (2.2.32): Höchstens 0,5 Prozent, mit 1,000 g Substanz durch Trocknen im Trockenschrank bei 100 bis 105 °C bestimmt.

Sulfatasche (2.4.14): Höchstens 0,1 Prozent, mit 1,0 g Substanz bestimmt.

Gehaltsbestimmung

0,150 g Substanz, in 5 ml wasserfreier Ameisensäure *R* gelöst, werden nach Zusatz von 30 ml wasserfreier Essigsäure *R* mit Perchlorsäure (0,1 mol · l^{-1}) titriert. Der Endpunkt wird mit Hilfe der Potentiometrie (2.2.20) bestimmt.

1 ml Perchlorsäure (0,1 mol · l^{-1}) entspricht 18,12 mg $C_9H_{11}NO_3$.

Lagerung

Gut verschlossen, vor Licht geschützt.

T

Monographien

U

1999, 461

Undecylensäure

Acidum undecylenicum

$H_2C{=}CH{-}[CH_2]_8{-}COOH$

$C_{11}H_{20}O_2$ M_r 184,3

Definition

Undecylensäure[1] enthält mindestens 97,0 und höchstens 102,0 Prozent Undec-10-ensäure.

Eigenschaften

Weiße bis sehr schwach gelbliche, kristalline Masse oder farblose bis schwach gelbliche Flüssigkeit; praktisch unlöslich in Wasser, leicht löslich in Ethanol, Ether, fetten und ätherischen Ölen.

Prüfung auf Identität

A. Brechungsindex (2.2.6): 1,447 bis 1,450, bei 25 ± 0,5 °C bestimmt.

B. Erstarrungstemperatur (2.2.18): 21 bis 24 °C.

C. 2,0 g Substanz werden 10 min lang in 2 ml frisch destilliertem Anilin *R* zum Rückfluß erhitzt. Nach dem Erkaltenlassen werden 30 ml Ether *R* zugesetzt. 3mal wird mit je 20 ml verdünnter Salzsäure *R*, danach mit 20 ml Wasser *R* geschüttelt. Die organische Phase wird auf dem Wasserbad zur Trockne eingedampft. Der Rückstand wird 2mal aus Ethanol 70 % *R* umkristallisiert. Die Kristalle werden 3 h lang im Vakuum getrocknet. Die Schmelztemperatur (2.2.14) liegt zwischen 66 und 68 °C.

D. 0,1 g Substanz werden in einer Mischung von 2 ml verdünnter Schwefelsäure *R* und 5 ml Essigsäure 98 % *R* gelöst. Werden tropfenweise 0,25 ml Kaliumpermanganat-Lösung *R* zugesetzt, entfärbt sich die Kaliumpermanganat-Lösung.

Prüfung auf Reinheit

Peroxidzahl (2.5.5): Höchstens 10.

Wasserlösliche Säuren: 1,0 g Substanz wird 2 min lang mit 20 ml 35 bis 45 °C warmem Wasser *R* geschüttelt. Nach dem Abkühlen wird die wäßrige Phase durch ein angefeuchtetes Filter filtriert. 10 ml Filtrat werden mit 0,1 ml Phenolphthalein-Lösung *R* versetzt. Bis zum Farbumschlag dürfen höchstens 0,1 ml Natriumhydroxid-Lösung (0,1 mol · l^{-1}) verbraucht werden.

Fette, Mineralöle: 1,0 g Substanz wird 3 min lang mit 5 ml Natriumcarbonat-Lösung *R* und 25 ml Wasser *R* zum Sieden erhitzt. Die heiße Lösung darf nicht stärker opaleszieren als die Referenzsuspension II (2.2.1).

Grad der Ungesättigtheit: 85,0 mg Substanz werden in einer Mischung von 5 ml verdünnter Salzsäure *R* und 30 ml Essigsäure 98 % *R* gelöst. Die Lösung wird mit Bromid-Bromat-Lösung (0,0167 mol · l^{-1}) unter Zusatz von 0,05 ml Indigocarmin-Lösung *R* 1 gegen Ende der Titration bis zum Farbumschlag von Blau nach Gelb titriert. Der Verbrauch an Bromid-Bromat-Lösung (0,0167 mol · l^{-1}) muß zwischen 8,9 und 9,4 ml liegen. Ein Blindversuch wird durchgeführt.

Sulfatasche (2.4.14): Höchstens 0,1 Prozent, mit 0,50 g Substanz bestimmt.

Gehaltsbestimmung

0,750 g Substanz, in 10 ml Ethanol 96 % *R* gelöst, werden nach Zusatz von 0,1 ml Phenolphthalein-Lösung *R* mit Natriumhydroxid-Lösung (0,5 mol · l^{-1}) bis zur Rosafärbung titriert.

1 ml Natriumhydroxid-Lösung (0,5 mol · l^{-1}) entspricht 92,14 mg $C_{11}H_{20}O_2$.

Lagerung

Gut verschlossen, vor Licht geschützt, kühl, im nichtmetallischen Behältnis.

[1] Diese Fassung des Textes entspricht der Eilrevision „Resolution AP-CSP (98) 3".

1998, 1275

Ursodeoxycholsäure

Acidum ursodeoxycholicum

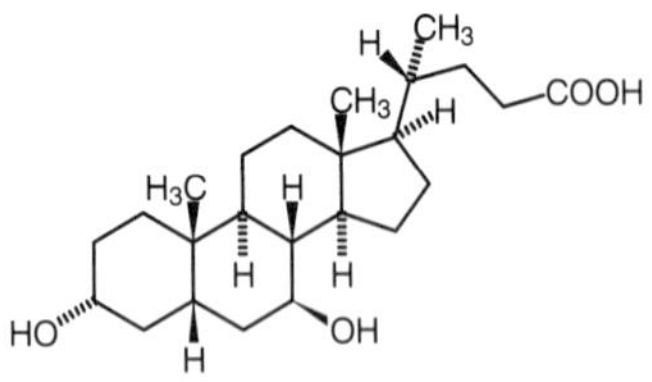

$C_{24}H_{40}O_4$ M_r 392,6

Definition

Ursodeoxycholsäure enthält mindestens 99,0 und höchstens 101,0 Prozent 3α,7β-Dihydroxy-5β-cholan-24-säure, berechnet auf die getrocknete Substanz.

Eigenschaften

Weißes bis fast weißes Pulver; sehr schwer löslich in Wasser, leicht löslich in Ethanol, schwer löslich in Aceton und Dichlormethan.

Die Substanz schmilzt bei etwa 202 °C.

Prüfung auf Identität

1: A.

2: B, C.

A. Die Prüfung erfolgt mit Hilfe der IR-Spektroskopie (2.2.24) durch Vergleich des Spektrums der Substanz mit dem von Ursodeoxycholsäure *CRS*. Die Prüfung erfolgt mit Hilfe von Preßlingen unter Verwendung von Kaliumbromid *R*.

B. Die bei der Prüfung „Verwandte Substanzen" (siehe „Prüfung auf Reinheit") erhaltenen Chromatogramme werden ausgewertet. Der Hauptfleck im Chromatogramm der Untersuchungslösung b entspricht in bezug auf Lage, Farbe und Größe dem Hauptfleck im Chromatogramm der Referenzlösung a.

C. Etwa 10 mg Substanz werden in 1 ml Schwefelsäure *R* gelöst. Die Lösung wird mit 0,1 ml Formaldehyd-Lösung *R* versetzt und 5 min lang stehengelassen. Nach Zusatz von 5 ml Wasser *R* färbt sich die entstandene Suspension grünlichblau.

Prüfung auf Reinheit

Spezifische Drehung (2.2.7): 0,500 g Substanz werden in Ethanol 96 % *R* zu 25,0 ml gelöst. Die spezifische Drehung muß zwischen +58,0 und +62,0° liegen, berechnet auf die getrocknete Substanz.

Verwandte Substanzen: Die Prüfung erfolgt mit Hilfe der Dünnschichtchromatographie (2.2.27) unter Verwendung einer Schicht eines geeigneten Kieselgels.

Untersuchungslösung a: 0,40 g Substanz werden in einer Mischung von 1 Volumteil Wasser *R* und 9 Volumteilen Aceton *R* zu 10 ml gelöst.

Untersuchungslösung b: 1 ml Untersuchungslösung a wird mit einer Mischung von 1 Volumteil Wasser *R* und 9 Volumteilen Aceton *R* zu 10 ml verdünnt.

Referenzlösung a: 40 mg Ursodeoxycholsäure *CRS* werden in einer Mischung von 1 Volumteil Wasser *R* und 9 Volumteilen Aceton *R* zu 10 ml gelöst.

Referenzlösung b: 20 mg Lithocholsäure *CRS* werden in einer Mischung von 1 Volumteil Wasser *R* und 9 Volumteilen Aceton *R* zu 10 ml gelöst. 2 ml Lösung werden mit einer Mischung von 1 Volumteil Wasser *R* und 9 Volumteilen Aceton *R* zu 100 ml verdünnt.

Referenzlösung c: 20 mg Chenodeoxycholsäure *CRS* werden in einer Mischung von 1 Volumteil Wasser *R* und 9 Volumteilen Aceton *R* zu 50 ml gelöst.

Referenzlösung d: 20 mg Cholsäure *CRS* werden in einer Mischung von 1 Volumteil Wasser *R* und 9 Volumteilen Aceton *R* zu 100 ml verdünnt.

Referenzlösung e: 0,5 ml Untersuchungslösung a werden mit einer Mischung von 1 Volumteil Wasser *R* und 9 Volumteilen Aceton *R* zu 20 ml verdünnt. 1 ml dieser Lösung wird mit einer Mischung von 1 Volumteil Wasser *R* und 9 Volumteilen Aceton *R* zu 10 ml verdünnt.

Referenzlösung f: 10 mg Ursodeoxycholsäure *CRS* werden mit der Referenzlösung c zu 25 ml verdünnt.

Auf die Platte werden getrennt 5 µl jeder Lösung aufgetragen. Die Chromatographie erfolgt ohne Kammersättigung mit einer Mischung von 1 Volumteil Essigsäure 98 % *R*, 30 Volumteilen Aceton *R* und 60 Volumteilen Dichlormethan *R* über eine Laufstrecke von 15 cm. Die Platte wird 10 min lang bei 120 °C getrocknet, unmittelbar danach mit einer Lösung von Molybdatophosphorsäure *R* ($47,6\ g \cdot l^{-1}$) in einer Mischung von 1 Volumteil Schwefelsäure *R* und 20 Volumteilen Essigsäure 98 % *R* besprüht und nochmals bei 120 °C erhitzt, bis blaue Flekke auf einem helleren Hintergrund erscheinen. Im Chromatogramm der Untersuchungslösung a darf kein der Lithocholsäure entsprechender Fleck größer oder stärker gefärbt sein als der Hauptfleck im Chromatogramm der Referenzlösung b (0,1 Prozent) und kein der Chenodeoxycholsäure entsprechender Fleck größer oder stärker gefärbt sein als der Hauptfleck im Chromatogramm der Referenzlösung c (1 Prozent). Im Chromatogramm der Untersuchungslösung a darf kein der Cholsäure entsprechender Fleck größer oder stärker gefärbt sein als der Hauptfleck im Chromatogramm der Referenzlösung d (0,5 Prozent) und kein Fleck, mit Ausnahme des Hauptflecks und der der Lithocholsäure, der Chenodeoxycholsäure oder der Cholsäure entsprechenden Flecke, darf größer oder stärker gefärbt sein als der Hauptfleck im Chromatogramm der Referenzlösung e (0,25 Prozent). Die Prüfung darf nur ausgewertet werden, wenn das Chromatogramm der Referenzlösung f deutlich voneinander getrennt 2 Hauptflecke zeigt.

Schwermetalle (2.4.8): 1,0 g Substanz muß der Grenzprüfung C auf Schwermetalle entsprechen (20 ppm). Zur Herstellung der Referenzlösung werden 2 ml Blei-Lösung (10 ppm Pb) *R* verwendet.

Trocknungsverlust (2.2.32): Höchstens 1,0 Prozent, mit 1,000 g Substanz durch Trocknen im Trockenschrank bei 100 bis 105 °C bestimmt.

Sulfatasche (2.4.14): Höchstens 0,1 Prozent, mit 1,0 g Substanz bestimmt.

Gehaltsbestimmung

0,350 g Substanz, in 50 ml Ethanol 96 % *R*, das vorher gegen 0,2 ml Phenolphthalein-Lösung *R* neutralisiert wurde, gelöst, werden nach Zusatz von 50 ml Wasser *R* mit Natriumhydroxid-Lösung (0,1 mol · l^{-1}) bis zum Umschlag nach Rosa tiriert.

1 ml Natriumhydroxid-Lösung (0,1 mol · l^{-1}) entspricht 39,26 mg $C_{24}H_{40}O_4$.

Verunreinigungen

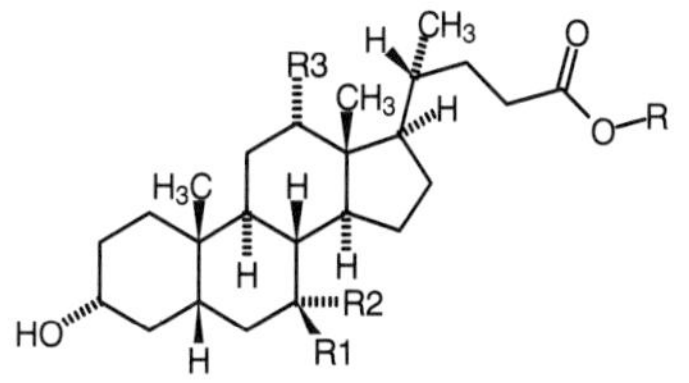

A. R = H, R1 = H, R2 = OH, R3 = H: Chenodeoxycholsäure
B. R = H, R1 = H, R2 = OH, R3 = OH: Cholsäure (3α,7α,12α-Trihydroxy-5β-cholan-24-säure)
C. R = H, R1 = H, R2 = H, R3 = H: Lithocholsäure (3α-Hydroxy-5β-cholan-24-säure)
D. R = H, R1 = OH, R2 = H, R3 = OH: Ursocholsäure (3α,7β,12α-Trihydroxy-5β-cholan-24-säure)
E. R = H, R1 = H, R2 = H, R3 = OH: Desoxycholsäure (3α,12α-Dihydroxy-5β-cholan-24-säure)
F. R = H, R1, R2 = =O, R3 = H: 3α-Hydroxy-7-oxo-5β-cholan-24-säure
G. R = CH_3, R1 = OH, R2 = H, R3 = H: 3α,7β-Dihydroxy-5β-cholan-24-säuremethylester.

V

1999, 796

Valin

Valinum

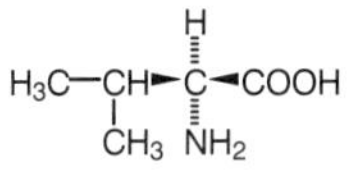

$C_5H_{11}NO_2$ M_r 117,1

Definition

Valin[1] enthält mindestens 98,5 und höchstens 101,0 Prozent (*S*)-2-Amino-3-methylbutansäure, berechnet auf die getrocknete Substanz.

Herstellung

Wenn Valin durch Fermentation hergestellt wird, muß es zusätzlich den Anforderungen der Monographie **Fermentationsprodukte (Producta ab fermentatione)** entsprechen.

Eigenschaften

Weißes bis fast weißes, kristallines Pulver oder farblose Kristalle; löslich in Wasser, sehr schwer löslich in Ethanol, praktisch unlöslich in Ether.

Prüfung auf Identität

1: A, B.
2: A, C.

A. Die Substanz entspricht der Prüfung „Spezifische Drehung" (siehe „Prüfung auf Reinheit").

B. Die Prüfung erfolgt mit Hilfe der IR-Spektroskopie (2.2.24) durch Vergleich des Spektrums der Substanz mit dem von Valin *CRS*. Die Prüfung erfolgt mit Hilfe von Preßlingen.

C. Die bei der Prüfung „Mit Ninhydrin nachweisbare Substanzen" (siehe „Prüfung auf Reinheit") erhaltenen Chromatogramme werden ausgewertet. Der Hauptfleck im Chromatogramm der Untersuchungslösung b entspricht in bezug auf Lage, Farbe und Größe dem Hauptfleck im Chromatogramm der Referenzlösung a.

[1] Diese Fassung des Textes entspricht der Eilrevision „Resolution AP-CSP (98) 10".

Prüfung auf Reinheit

Prüflösung: 2,5 g Substanz werden in Wasser *R* zu 100 ml gelöst.

Aussehen der Lösung: Die Prüflösung muß klar (2.2.1) und darf nicht stärker gefärbt sein als die Farbvergleichslösung BG_6 (2.2.2, Methode II).

Spezifische Drehung (2.2.7): 2,00 g Substanz werden in Salzsäure *R* 1 zu 25,0 ml gelöst. Die spezifische Drehung muß zwischen +26,5 und +29,0° liegen, berechnet auf die getrocknete Substanz.

Mit Ninhydrin nachweisbare Substanzen: Die Prüfung erfolgt mit Hilfe der Dünnschichtchromatographie (2.2.27) unter Verwendung einer Schicht eines geeigneten Kieselgels.

Untersuchungslösung a: 0,10 g Substanz werden in verdünnter Salzsäure *R* zu 10 ml gelöst.

Untersuchungslösung b: 1 ml Untersuchungslösung a wird mit Wasser *R* zu 50 ml verdünnt.

Referenzlösung a: 10 mg Valin *CRS* werden in Salzsäure (0,1 mol · l^{-1}) zu 50 ml gelöst.

Referenzlösung b: 5 ml Untersuchungslösung b werden mit Wasser *R* zu 20 ml verdünnt.

Referenzlösung c: 10 mg Phenylalanin *CRS* und 10 mg Valin *CRS* werden in Salzsäure (0,1 mol · l^{-1}) zu 25 ml gelöst.

Auf die Platte werden getrennt 5 µl jeder Lösung aufgetragen. Die Chromatographie erfolgt mit einer Mischung von 20 Volumteilen Essigsäure 98 % *R*, 20 Volumteilen Wasser *R* und 60 Volumteilen 1-Butanol *R* über eine Laufstrecke von 15 cm. Die Platte wird an der Luft trocknen gelassen, mit Ninhydrin-Lösung *R* besprüht und 15 min lang bei 100 bis 105 °C erhitzt. Kein im Chromatogramm der Untersuchungslösung a auftretender Nebenfleck darf größer oder stärker gefärbt sein als der Fleck im Chromatogramm der Referenzlösung b (0,5 Prozent). Die Prüfung darf nur ausgewertet werden, wenn das Chromatogramm der Referenzlösung c deutlich voneinander getrennt 2 Flecke zeigt.

Chlorid (2.4.4): 10 ml Prüflösung, mit Wasser *R* zu 15 ml verdünnt, müssen der Grenzprüfung auf Chlorid entsprechen (200 ppm).

Sulfat (2.4.13): 0,5 g Substanz, in destilliertem Wasser *R* zu 15 ml gelöst, müssen der Grenzprüfung auf Sulfat entsprechen (300 ppm).

Ammonium: Mit 2 Uhrgläsern von 60 mm Durchmesser wird durch Aufeinanderlegen ein Hohlraum gebildet. An die Innenwand des oberen Uhrglases wird mit einigen Tropfen Wasser *R* ein Stück rotes Lackmuspapier *R* von 5 mm × 5 mm geklebt. Auf das untere Uhrglas werden

50 mg fein pulverisierte Substanz gebracht und in 0,5 ml Wasser *R* gelöst oder suspendiert. Nach Zusatz von 0,30 g schwerem Magnesiumoxid *R* wird kurz mit einem Glasstab verrieben und das obere Uhrglas sofort auf das untere Uhrglas gelegt. In gleicher Weise wird gleichzeitig eine Referenzmischung aus 0,1 ml Ammonium-Lösung (100 ppm NH_4) *R*, 0,5 ml Wasser *R* und 0,30 g schwerem Magnesiumoxid *R* angesetzt. Untersuchungs- und Referenzmischung werden 15 min lang bei 40 °C erwärmt. Das Lackmuspapier über der Untersuchungsmischung darf sich nicht intensiver blau färben als das Lackmuspapier über der Referenzmischung (200 ppm).

Eisen (2.4.9): In einem Scheidetrichter wird 1,0 g Substanz in 10 ml verdünnter Salzsäure *R* gelöst. Die Lösung wird 3mal je 3 min lang mit je 10 ml Isobutylmethylketon *R* 1 ausgeschüttelt. Die vereinigten organischen Phasen werden 3 min lang mit 10 ml Wasser *R* ausgeschüttelt. Die wäßrige Phase muß der Grenzprüfung auf Eisen entsprechen (10 ppm).

Schwermetalle (2.4.8): 2,0 g Substanz müssen der Grenzprüfung D auf Schwermetalle entsprechen (10 ppm). Zur Herstellung der Referenzlösung werden 2 ml Blei-Lösung (10 ppm Pb) *R* verwendet.

Trocknungsverlust (2.2.32): Höchstens 0,5 Prozent, mit 1,000 g Substanz durch Trocknen im Trockenschrank bei 100 bis 105 °C bestimmt.

Sulfatasche (2.4.14): Höchstens 0,1 Prozent, mit 1,0 g Substanz bestimmt.

Gehaltsbestimmung

0,100 g Substanz, in 3 ml wasserfreier Ameisensäure *R* gelöst, werden nach Zusatz von 30 ml wasserfreier Essigsäure *R* und 0,1 ml Naphtholbenzein-Lösung *R* mit Perchlorsäure (0,1 mol · l^{-1}) bis zum Farbumschlag von Braungelb nach Grün titriert.

1 ml Perchlorsäure (0,1 mol · l^{-1}) entspricht 11,71 mg $C_5H_{11}NO_2$.

Lagerung

Gut verschlossen, vor Licht geschützt.

1999, 1378

Valproinsäure

Acidum valproicum

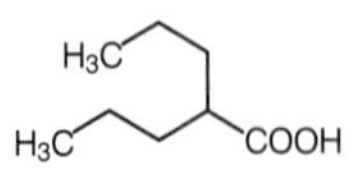

$C_8H_{16}O_2$ M_r 144,2

Definition

Valproinsäure enthält mindestens 99,0 und höchstens 101,0 Prozent 2-Propylpentansäure.

Eigenschaften

Farblose bis sehr schwach gelbliche, klare, schwach viskose Flüssigkeit; sehr schwer löslich in Wasser, mischbar mit Dichlormethan und Ethanol. Die Substanz löst sich in verdünnten Alkalihydroxid-Lösungen.

Prüfung auf Identität

1: B.
2: A, C, D.

A. Brechungsindex (2.2.5): 1,422 bis 1,425.

B. Die Prüfung erfolgt mit Hilfe der IR-Spektroskopie (2.2.24) durch Vergleich des Spektrums der Substanz mit dem von Valproinsäure *CRS*.

C. Die Prüfung erfolgt mit Hilfe der Dünnschichtchromatographie (2.2.27) unter Verwendung einer DC-Platte mit Kieselgel *R*.

Untersuchungslösung: 50 mg Substanz werden in Methanol *R* zu 5 ml gelöst.

Referenzlösung: 50 mg Valproinsäure *CRS* werden in Methanol *R* zu 5 ml gelöst.

Auf die Platte werden getrennt 2 µl jeder Lösung aufgetragen. Die Chromatographie erfolgt mit einer Mischung gleicher Volumteile Dichlormethan *R* und Ether *R* über eine Laufstrecke von 15 cm. Die Platte wird an der Luft trocknen gelassen und anschließend mit Bromcresolgrün-Lösung *R* besprüht. Der Hauptfleck im Chromatogramm der Untersuchungslösung entspricht in bezug auf Lage, Farbe und Größe dem Hauptfleck im Chromatogramm der Referenzlösung.

D. 1 ml Substanz wird mit 3 ml verdünnter Natriumhydroxid-Lösung *R* versetzt. Nach Zusatz von 3 ml Wasser *R* und 1 ml einer Lösung von Cobalt(II)-nitrat *R* (100 g · l^{-1}) entsteht ein violetter Niederschlag. Der abfiltrierte Niederschlag löst sich in Dichlormethan *R*.

Prüfung auf Reinheit

Aussehen der Lösung: 2,0 g Substanz werden in verdünnter Natriumhydroxid-Lösung *R* zu 10 ml gelöst. Die Lösung muß klar (2.2.1) und darf nicht stärker gefärbt sein als die Farbvergleichslösung G_5 (2.2.2, Methode II).

Verwandte Substanzen: Die Prüfung erfolgt mit Hilfe der Gaschromatographie (2.2.28) unter Verwendung von Buttersäure *R* als Interner Standard.

Interner-Standard-Lösung: 10 mg Buttersäure *R* werden in Heptan *R* zu 200 ml gelöst.

Untersuchungslösung: 0,250 g Substanz werden in Interner-Standard-Lösung zu 5,0 ml gelöst. 1,0 ml Lösung wird mit Heptan *R* zu 10,0 ml verdünnt.

Referenzlösung: 20 mg Substanz und 20 mg 2-(1-Methylethyl)pentansäure *CRS* werden in Heptan *R* zu 10 ml gelöst. 1 ml Lösung wird mit Heptan *R* zu 10 ml verdünnt.

Die Chromatographie kann durchgeführt werden mit

- einer Wide-bore-Säule aus Quarzglas von 30 m Länge und einem inneren Durchmesser von 0,53 mm, belegt mit Macrogol-20 000-nitroterephthalat *R* (Filmdicke 0,5 µm)

– Helium zur Chromatographie *R* als Trägergas bei einer Durchflußrate von 8 ml je Minute
– einem Flammenionisationsdetektor

und folgendem Temperaturprogramm:

	Zeit (min)	Temperatur (°C)	Rate (°C/min)	Erläuterungen
Säule	0 – 10	130	–	isothermisch
	10 – 30	130 → 190	3	linearer Gradient
Probeneinlaß		220		
Detektor		220		

Je 1 µl jeder Lösung wird getrennt eingespritzt. Die Prüfung darf nur ausgewertet werden, wenn im Chromatogramm der Referenzlösung die Auflösung zwischen den Peaks von 2-(1-Methylethyl)pentansäure und Valproinsäure mindestens 3,0 beträgt.

Im Chromatogramm der Untersuchungslösung darf die Summe aller Peakflächen, mit Ausnahme der des Hauptpeaks, nicht größer sein als das 3fache der Fläche des Interner-Standard-Peaks (0,3 Prozent). Keine Peakfläche, mit Ausnahme der des Hauptpeaks, darf größer sein als die des Interner-Standard-Peaks (0,1 Prozent). Peaks, deren Fläche kleiner ist als das 0,1fache der Fläche des Interner-Standard-Peaks, werden nicht berücksichtigt.

Schwermetalle (2.4.8): 2,0 g Substanz werden in Ethanol 80 % *R* zu 20 ml gelöst. 12 ml Lösung müssen der Grenzprüfung B auf Schwermetalle entsprechen (20 ppm). Zur Herstellung der Referenzlösung wird eine Blei-Lösung (2 ppm Pb) verwendet, die durch Verdünnen der Blei-Lösung (100 ppm Pb) *R* mit Ethanol 80 % *R* erhalten wird.

Sulfatasche (2.4.14): Höchstens 0,1 Prozent, mit 1,0 g Substanz bestimmt.

Gehaltsbestimmung

0,100 g Substanz, in 25 ml Ethanol 96 % *R* gelöst, werden nach Zusatz von 2 ml Wasser *R* mit Natriumhydroxid-Lösung (0,1 mol · l^{-1}) titriert. Der Endpunkt wird mit Hilfe der Potentiometrie (2.2.20) bestimmt.

1 ml Natriumhydroxid-Lösung (0,1 mol · l^{-1}) entspricht 14,42 mg $C_8H_{16}O_2$.

Lagerung

Dicht verschlossen.

Verunreinigungen

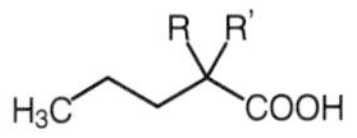

A. R = R′ = H: Pentansäure (Valeriansäure)

B. R = H, R′ = $CH_2–CH_3$: (2*RS*)-2-Ethylpentansäure

C. R = H, R′ = $CH(CH_3)_2$: (2*RS*)-2-(1-Methylethyl)pentansäure

D. R = R′ = $CH_2–CH_2–CH_3$: 2,2-Dipropylpentansäure

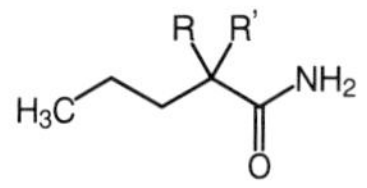

E. R = R′ = H: Pentanamid (Valeramid)

F. R = H, R′ = $CH_2–CH_2–CH_3$: 2-Propylpentanamid

G. R = R′ = $CH_2–CH_2–CH_3$: 2,2-Dipropylpentanamid

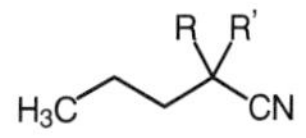

H. R = R′ = H: Pentannitril (Valeronitril)

I. R = H, R′ = $CH_2–CH_2–CH_3$: 2-Propylpentannitril

J. R = R′ = $CH_2–CH_2–CH_3$: 2,2-Dipropylpentannitril.

1999, 573

Verapamilhydrochlorid

Verapamili hydrochloridum

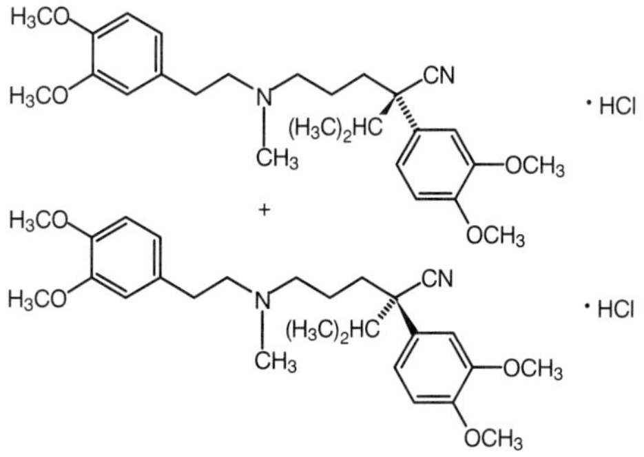

$C_{27}H_{39}ClN_2O_4$ M_r 491,1

Definition

Verapamilhydrochlorid enthält mindestens 99,0 und höchstens 101,0 Prozent (2*RS*)-2-(3,4-Dimethoxyphenyl)-5-[[2-(3,4-dimethoxyphenyl)ethyl](methyl)amino]-2-(1-methylethyl)pentannitril-hydrochlorid, berechnet auf die getrocknete Substanz.

Eigenschaften

Weißes, kristallines Pulver; löslich in Wasser, leicht löslich in Methanol, wenig löslich in Ethanol.

Die Substanz schmilzt bei etwa 144 °C.

Prüfung auf Identität

1: B, D.
2: A, C, D.

A. 20,0 mg Substanz werden in Salzsäure (0,01 mol · l^{-1}) zu 100,0 ml gelöst. 5,0 ml Lösung werden mit Salzsäure (0,01 mol · l^{-1}) zu 50,0 ml verdünnt. Die Lösung, zwischen 210 und 340 nm gemessen, zeigt Absorptionsmaxima (2.2.25) bei 229 und 278 nm und eine Schulter bei 282 nm. Das Verhältnis der Absorption im Maximum bei 278 nm zu der im Maximum bei 229 nm beträgt 0,35 bis 0,39.

B. Die Prüfung erfolgt mit Hilfe der IR-Spektroskopie (2.2.24) durch Vergleich des Spektrums der Substanz mit dem von Verapamilhydrochlorid *CRS*. Die Prüfung erfolgt mit Hilfe von Preßlingen.

C. Die Prüfung erfolgt mit Hilfe der Dünnschichtchromatographie (2.2.27) unter Verwendung einer Schicht eines geeigneten Kieselgels, das einen Fluoreszenzindikator mit intensivster Anregung der Fluoreszenz bei 254 nm enthält.

Untersuchungslösung: 10 mg Substanz werden in Dichlormethan *R* zu 5 ml gelöst.

Referenzlösung a: 20 mg Verapamilhydrochlorid *CRS* werden in Dichlormethan *R* zu 10 ml gelöst.

Referenzlösung b: 5 mg Papaverinhydrochlorid *CRS* werden in Referenzlösung a zu 5 ml gelöst.

Auf die Platte werden getrennt 5 µl jeder Lösung aufgetragen. Die Chromatographie erfolgt mit einer Mischung von 15 Volumteilen Diethylamin *R* und 85 Volumteilen Cyclohexan *R* über eine Laufstrecke von 15 cm. Die Platte wird an der Luft trocknen gelassen und im ultravioletten Licht bei 254 nm ausgewertet. Der Hauptfleck im Chromatogramm der Untersuchungslösung entspricht in bezug auf Lage und Größe dem Hauptfleck im Chromatogramm der Referenzlösung a. Die Prüfung darf nur ausgewertet werden, wenn das Chromatogramm der Referenzlösung b deutlich voneinander getrennt 2 Hauptflecke zeigt.

D. Die Substanz gibt die Identitätsreaktion b auf Chlorid (2.3.1).

Prüfung auf Reinheit

Prüflösung: 1,0 g Substanz wird unter Erwärmen in kohlendioxidfreiem Wasser *R* zu 20,0 ml gelöst.

Aussehen der Lösung: Die Prüflösung muß klar (2.2.1) und farblos (2.2.2, Methode II) sein.

***p*H-Wert** (2.2.3): Der *p*H-Wert der Prüflösung muß zwischen 4,5 und 6,0 liegen.

Optische Drehung (2.2.7): Der Drehungswinkel, an der Prüflösung bestimmt, muß – 0,10 bis +0,10° betragen.

Verwandte Substanzen: Die Prüfung erfolgt mit Hilfe der Flüssigchromatographie (2.2.29).

Untersuchungslösung: 25,0 mg Substanz werden in der mobilen Phase der Anfangszusammensetzung zu 10,0 ml gelöst.

Referenzlösung a: 5 mg Verapamilhydrochlorid *CRS*, 5 mg Verapamil-Verunreinigung I *CRS* und 5 mg Verapamil-Verunreinigung M *CRS* werden in der mobilen Phase der Anfangszusammensetzung zu 20 ml gelöst. 1 ml Lösung wird mit der mobilen Phase der Anfangszusammensetzung zu 10 ml verdünnt.

Referenzlösung b: 1,0 ml Untersuchungslösung wird in der mobilen Phase der Anfangszusammensetzung zu 100,0 ml verdünnt. 1,0 ml dieser Lösung wird mit der mobilen Phase der Anfangszusammensetzung zu 10,0 ml verdünnt.

Die Chromatographie kann durchgeführt werden mit
- einer Säule aus rostfreiem Stahl von 0,25 m Länge und 4,6 mm innerem Durchmesser, gepackt mit octadecanoylaminopropylsilyliertem Kieselgel zur Chromatographie *R* (5 µm)
- einer mobilen Phase bei einer Durchflußrate von 1,5 ml je Minute unter Einsatz eines isokratischen Programms in 2 Stufen unter folgenden Bedingungen:
  mobile Phase A: eine Lösung von Kaliummonohydrogenphosphat *R* (6,97 g · l^{-1}), die zuvor mit Phosphorsäure 85 % *R* auf einen *p*H-Wert von 7,20 eingestellt wurde
  mobile Phase B: Acetonitril *R*

Zeit (min)	**mobile Phase A** (% *V/V*)	**mobile Phase B** (% *V/V*)	**Erläuterungen**
0 – 22	63	37	erster isokratischer Schritt
22 – 27	63 → 35	37 → 65	Übergang zum zweiten isokratischen Schritt
27 – 35	35	65	zweiter isokratischer Schritt
35 – 36	35 → 63	65 → 37	Rückkehr zur Anfangszusammensetzung
36 – 50	63	37	Äquilibrierung

- einem Spektrometer als Detektor bei einer Wellenlänge von 278 nm.

Die Säule wird mit der mobilen Phase der Anfangszusammensetzung etwa 60 min lang äquilibriert.

10 µl Referenzlösung a werden eingespritzt. Wird das Chromatogramm unter den vorgeschriebenen Bedingungen aufgezeichnet, so betragen die Retentionszeiten für Verapamil etwa 16 min, für Verapamil-Verunreinigung I etwa 21 min und für Verapamil-Verunreinigung M, die einen Doppelpeak ergibt, etwa 32 min.

Die Prüfung darf nur ausgewertet werden, wenn die Auflösung zwischen den Peaks von Verapamil und Verapamil-Verunreinigung I mindestens 5,0 beträgt und wenn Verapamil-Verunreinigung M von der Säule eluiert ist.

Die Empfindlichkeit des Systems wird so eingestellt, daß die Höhe des Hauptpeaks im Chromatogramm mit 10 µl Referenzlösung b mindestens 15 Prozent des maximalen Ausschlags beträgt.

Je 10 µl Untersuchungslösung und Referenzlösung b werden getrennt eingespritzt.

Im Chromatogramm der Untersuchungslösung darf keine Peakfläche, mit Ausnahme der des Hauptpeaks, größer sein als die Fläche des Hauptpeaks im Chromatogramm der Referenzlösung b (0,1 Prozent). Im Chromatogramm der Untersuchungslösung darf die Summe aller Peakflächen, mit Ausnahme der des Hauptpeaks, nicht größer sein als das 3fache der Fläche des Hauptpeaks im Chromatogramm der Referenzlösung b (0,3 Prozent). Peaks, deren Fläche kleiner ist als das 0,1fache der Fläche des Hauptpeaks im Chromatogramm der Referenzlösung b, werden nicht berücksichtigt.

Schwermetalle (2.4.8): 1,0 g Substanz muß der Grenzprüfung C auf Schwermetalle entsprechen (10 ppm). Zur Herstellung der Referenzlösung wird 1 ml Blei-Lösung (10 ppm Pb) *R* verwendet.

Trocknungsverlust (2.2.32): Höchstens 0,5 Prozent, mit 1,000 g Substanz durch Trocknen im Trockenschrank bei 100 bis 105 °C bestimmt.

Sulfatasche (2.4.14): Höchstens 0,1 Prozent, mit 1,0 g Substanz bestimmt.

Gehaltsbestimmung

0,400 g Substanz, in einer Mischung von 50 ml wasserfreiem Ethanol *R* und 5,0 ml Salzsäure (0,01 mol · l^{-1}) gelöst, werden mit Natriumhydroxid-Lösung (0,1 mol · l^{-1}) titriert. Der Endpunkt wird mit Hilfe der Potentiometrie (2.2.20) bestimmt.

Das zwischen den beiden Wendepunkten zugesetzte Volumen wird abgelesen.

1 ml Natriumhydroxid-Lösung (0,1 mol · l^{-1}) entspricht 49,11 mg $C_{27}H_{39}ClN_2O_4$.

Lagerung

Gut verschlossen, vor Licht geschützt.

Verunreinigungen

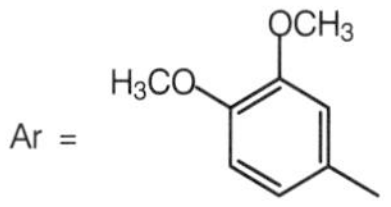

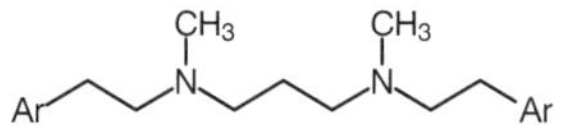

A. *N,N'*-Bis[2-(3,4-dimethoxyphenyl)ethyl]-*N,N'*-dimethylpropan-1,3-diamin

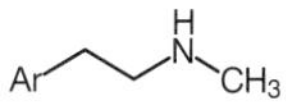

B. 2-(3,4-Dimethoxyphenyl)-*N*-methylethylamin

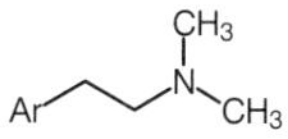

C. 2-(3,4-Dimethoxyphenyl)-*N,N*-dimethylethylamin

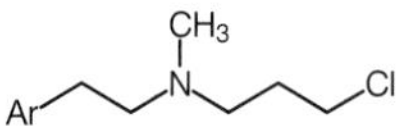

D. 3-Chlor-*N*-[2-(3,4-dimethoxyphenyl)ethyl]-*N*-methylpropyl-1-amin

E. Ar–CH_2OH: (3,4-Dimethoxyphenyl)methanol

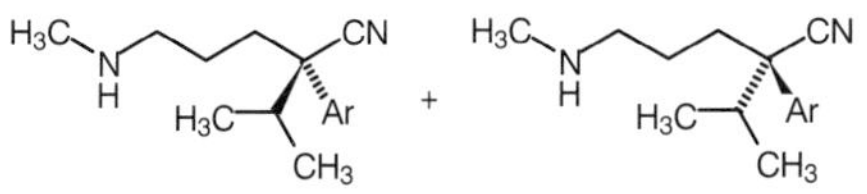

F. (2*RS*)-2-(3,4-Dimethoxyphenyl)-5-(methylamino)-2-(1-methylethyl)pentylnitril

G. Ar–CHO: 3,4-Dimethoxybenzaldehyd

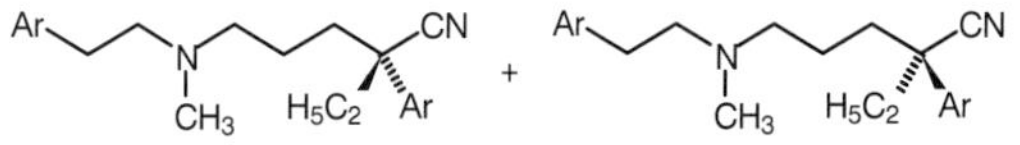

H. (2*RS*)-5-[[2-(3,4-Dimethoxyphenyl)ethyl](methyl)amino]-2-(3,4-dimethoxyphenyl)-2-ethylpentylnitril

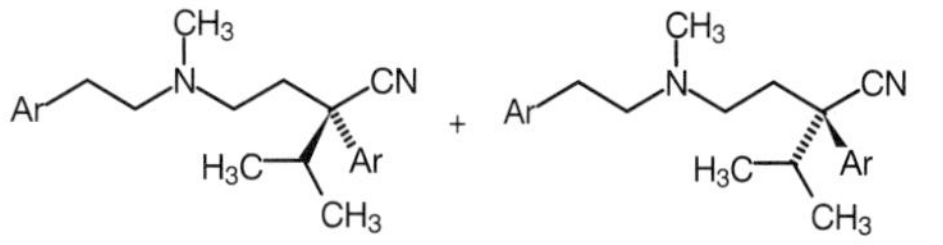

I. (2*RS*)-2-(3,4-Dimethoxyphenyl)-2-[2-[[2-(3,4-dimethoxyphenyl)ethyl](methyl)amino]ethyl]-3-methylbutylnitril

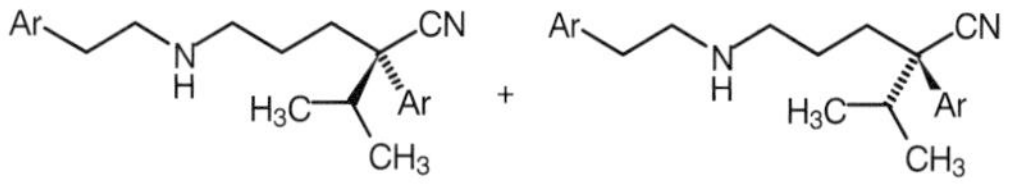

J. (2*RS*)-2-(3,4-Dimethoxyphenyl)-5-[[2-(3,4-dimethoxyphenyl)ethyl]amino]-2-(1-methylethyl)pentylnitril (*N*-Norverapamil)

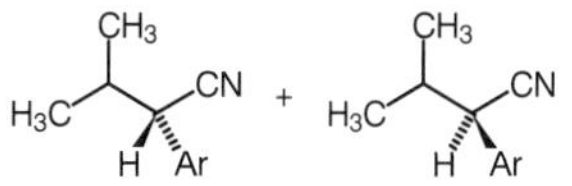

K. (2*RS*)-2-(3,4-Dimethoxyphenyl)-3-methylbutylnitril

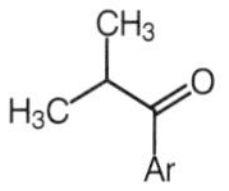

L. 1-(3,4-Dimethoxyphenyl)-2-methylpropan-1-on

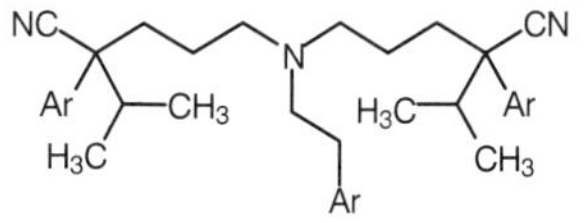

M. 5,5′-[[2-(3,4-Dimethoxyphenyl)ethyl]imino]bis[2-(3,4-dimethoxyphenyl)-2-(1-methylethyl)pentylnitril

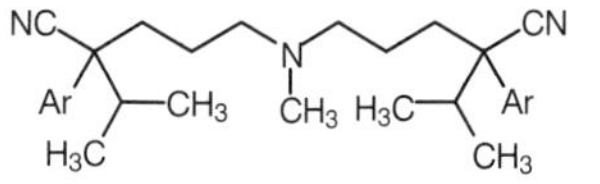

N. 5,5′-(Methylimino)bis[2-(3,4-dimethoxyphenyl)-2-(1-methylethyl)pentylnitril]

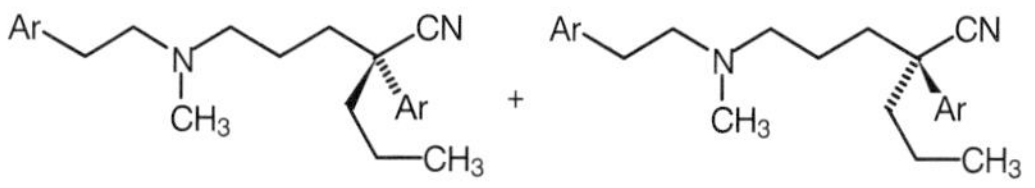

O. (2*RS*)-2-(3,4-Dimethoxyphenyl)-5-[2-[[2-(3,4-dimethoxyphenyl)ethyl](methyl)amino]ethyl]-2-propylpentylnitril

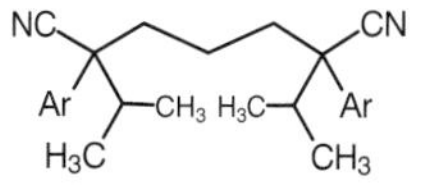

P. 2,6-Bis(3,4-Dimethoxyphenyl)-2,6-bis(1-methylethyl)heptan-1,7-dinitril.

1999, 748

Vinblastinsulfat

Vinblastini sulfas

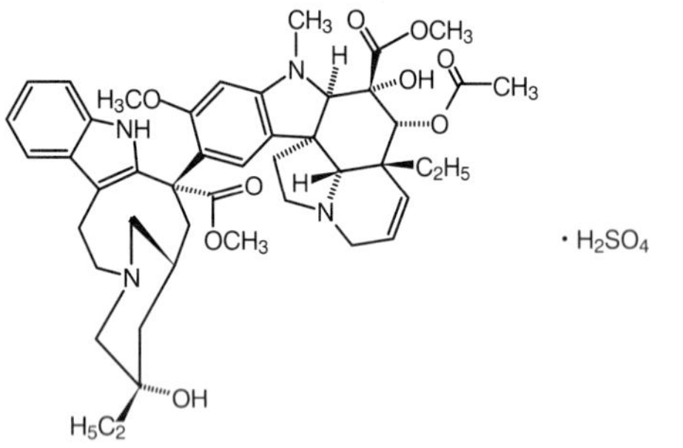

$C_{46}H_{60}N_4O_{13}S$ M_r 909

Definition

Vinblastinsulfat enthält mindestens 95,0 und höchstens 104,0 Prozent Methyl-(3a*R*,4*R*,5*S*,5a*R*,10b*R*,13a*R*)-4-acetoxy-3a-ethyl-9-[(5*S*,7*R*,9*S*)-5-ethyl-5-hydroxy-9-(methoxycarbonyl)-1,4,5,6,7,8,9,10-octahydro-2*H*-3,7-methano-azacyclo-undecino[5,4-*b*]indol-9-yl]-5-hydroxy-8-methoxy-6-methyl-3a,4,5,5a,6,11,12,13a-octahydro-1*H*-indolizino[8,1-*cd*]carbazol-5-carboxylat-sulfat, berechnet auf die getrocknete Substanz.

Eigenschaften

Weißes bis schwach gelbliches, kristallines, sehr hygroskopisches Pulver; leicht löslich in Wasser, praktisch unlöslich in Ethanol und Ether.

Prüfung auf Identität

A. Die Prüfung erfolgt mit Hilfe der IR-Spektroskopie (2.2.24) durch Vergleich des Spektrums der Substanz mit dem Vinblastinsulfat-Referenzspektrum der Ph. Eur.

B. Die bei der „Gehaltsbestimmung" erhaltenen Chromatogramme werden ausgewertet. Der Hauptpeak im Chromatogramm der Untersuchungslösung entspricht in bezug auf Lage und ungefähre Größe dem Hauptpeak im Chromatogramm der Referenzlösung a.

Prüfung auf Reinheit

Prüflösung: 50,0 mg Substanz werden in kohlendioxidfreiem Wasser *R* zu 10,0 ml gelöst.

Aussehen der Lösung: Die Prüflösung muß klar (2.2.1) und darf nicht stärker gefärbt sein als die Farbvergleichslösung G_7 (2.2.2, Methode I).

***p*H-Wert** (2.2.3): 3 ml Prüflösung werden mit kohlendioxidfreiem Wasser *R* zu 10 ml verdünnt. Der *p*H-Wert der Lösung muß zwischen 3,5 und 5,0 liegen.

Verwandte Substanzen: Die bei der „Gehaltsbestimmung" erhaltenen Chromatogramme werden ausgewertet. Im Chromatogramm der Untersuchungslösung darf die Fläche keines Nebenpeaks größer sein als die Fläche des Hauptpeaks im Chromatogramm der Referenzlösung c (2,0 Prozent), und die Summe der Flächen der Nebenpeaks darf nicht größer sein als das 2,5fache der Fläche des Hauptpeaks im Chromatogramm der Referenzlösung c (5,0 Prozent). Peaks, deren Fläche kleiner ist als die Fläche des Hauptpeaks im Chromatogramm der Referenzlösung d, werden nicht berücksichtigt.

Trocknungsverlust: Höchstens 15,0 Prozent, mit 3 mg Substanz mit Hilfe der Thermogravimetrie (2.2.34) bestimmt. Unter einem Strom von Stickstoff zur Chromatographie *R* bei einer Durchflußrate von 40 ml je Minute wird auf 200 °C erhitzt, wobei die Temperatur um 5 °C je Minute erhöht wird.

Sterilität (2.6.1): Vinblastinsulfat zur Herstellung von Parenteralia, das dabei keinem weiteren geeigneten Sterilisationsverfahren unterworfen wird, muß der Prüfung entsprechen.

Gehaltsbestimmung

Die Bestimmung erfolgt mit Hilfe der Flüssigchromatographie (2.2.29).

Die Lösungen werden vor der Verwendung in einer Eis-Wasser-Mischung aufbewahrt.

Untersuchungslösung: 1,0 ml Prüflösung (siehe „Prüfung auf Reinheit") wird mit Wasser *R* zu 5,0 ml verdünnt.

Referenzlösung a: 5,0 mg Vinblastinsulfat *CRS* werden in Wasser *R* zu 5,0 ml gelöst.

Referenzlösung b: 1,0 mg Vincristinsulfat *CRS* wird in 1,0 ml Referenzlösung a gelöst.

Referenzlösung c: 1,0 ml Referenzlösung a wird mit Wasser *R* zu 50,0 ml verdünnt.

Referenzlösung d: 1,0 ml Referenzlösung c wird mit Wasser *R* zu 20,0 ml verdünnt.

Die Chromatographie kann durchgeführt werden mit

- einer Säule aus rostfreiem Stahl von 0,25 m Länge und 4,6 mm innerem Durchmesser, gepackt mit octylsilyliertem Kieselgel zur Chromatographie *R* (5 µm); zwischen Pumpe und Probeneinlaß wird eine Vorsäule, gepackt mit einem geeigneten Kieselgel, angebracht
- einer Mischung von 38 Volumteilen einer 1,5prozentigen Lösung (*V/V*) von Diethylamin *R*, deren *p*H-Wert mit Phosphorsäure 85 % *R* auf 7,5 eingestellt wurde, 12 Volumteilen Acetonitril *R* und 50 Volumteilen Methanol *R* als mobile Phase bei einer Durchflußrate von 1,0 ml je Minute
- einem Spektrometer als Detektor bei einer Wellenlänge von 262 nm
- einer Probenschleife.

10 µl jeder Lösung werden getrennt eingespritzt. Die Chromatographie wird über eine Dauer, die der 3fachen Retentionszeit des Vinblastin-Peaks entspricht, durchgeführt. Die Prüfung darf nur ausgewertet werden, wenn im Chromatogramm der Referenzlösung b die Auflösung zwischen den Peaks von Vincristin und Vinblastin min-

destens 4 beträgt und der Peak im Chromatogramm der Referenzlösung d ein Signal-Rausch-Verhältnis von mindestens 5 hat.

Der Prozentgehalt an $C_{46}H_{60}N_4O_{13}S$ wird mit Hilfe der Flächen der Hauptpeaks in den Chromatogrammen der Untersuchungslösung und der Referenzlösung a sowie des angegebenen Gehalts von Vinblastinsulfat *CRS* berechnet.

Lagerung

In einem dicht verschlossenen Glasbehältnis, vor Licht geschützt, unterhalb von –20 °C. Falls die Substanz steril ist, in einem Behältnis mit Sicherheitsverschluß.

Beschriftung

Die Beschriftung gibt insbesondere, falls zutreffend, an, daß die Substanz steril ist.

1999, 749

Vincristinsulfat

Vincristini sulfas

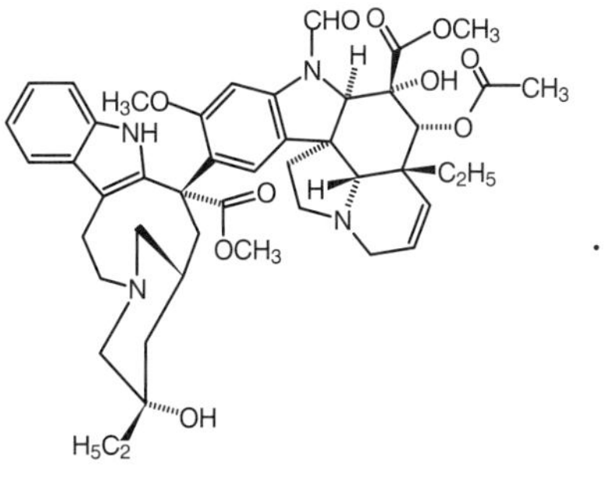

$C_{46}H_{58}N_4O_{14}S$ M_r 923

Definition

Vincristinsulfat enthält mindestens 95,0 und höchstens 104,0 Prozent Methyl-(3a*R*,4*R*,5*S*,5a*R*,10b*R*,13a*R*)-4-acetoxy-3a-ethyl-9-[(5*S*,7*R*,9*S*)-5-ethyl-5-hydroxy-9-(methoxycarbonyl)-1,4,5,6,7,8,9,10-octahydro-2*H*-3,7-methano-azacyclo-undecino[5,4-*b*]indol-9-yl]-5-hydroxy-8-methoxy-6-oxo-3a,4,5,5a,6,11,12,13a-octahydro-1*H*-indolizino[8,1-*cd*]carbazol-5-carboxylat-sulfat, berechnet auf die getrocknete Substanz.

Eigenschaften

Weißes bis schwach gelbliches, kristallines, sehr hygroskopisches Pulver; leicht löslich in Wasser, schwer löslich in Ethanol, praktisch unlöslich in Ether.

Prüfung auf Identität

A. Die Prüfung erfolgt mit Hilfe der IR-Spektroskopie (2.2.24) durch Vergleich des Spektrums der Substanz mit dem Vincristinsulfat-Referenzspektrum der Ph. Eur.

B. Die bei der „Gehaltsbestimmung" erhaltenen Chromatogramme werden ausgewertet. Der Hauptpeak im Chromatogramm der Untersuchungslösung entspricht in bezug auf Lage und ungefähre Größe dem Hauptpeak im Chromatogramm der Referenzlösung a.

Prüfung auf Reinheit

Prüflösung: 50,0 mg Substanz werden in kohlendioxidfreiem Wasser *R* zu 10,0 ml gelöst.

Aussehen der Lösung: Die Prüflösung muß klar (2.2.1) und darf nicht stärker gefärbt sein als die Farbvergleichslösung G_7 (2.2.2, Methode I).

***p*H-Wert** (2.2.3): 2 ml Prüflösung werden mit kohlendioxidfreiem Wasser *R* zu 10 ml verdünnt. Der *p*H-Wert der Lösung muß zwischen 3,5 und 4,5 liegen.

Verwandte Substanzen: Die bei der „Gehaltsbestimmung" erhaltenen Chromatogramme werden ausgewertet. Im Chromatogramm der Untersuchungslösung darf die Fläche keines Nebenpeaks größer sein als die Fläche des Hauptpeaks im Chromatogramm der Referenzlösung c (2,0 Prozent), und die Summe der Flächen der Nebenpeaks darf nicht größer sein als das 2,5fache der Fläche des Hauptpeaks im Chromatogramm der Referenzlösung c (5,0 Prozent). Peaks, deren Fläche kleiner ist als die Fläche des Hauptpeaks im Chromatogramm der Referenzlösung d, werden nicht berücksichtigt.

Trocknungsverlust: Höchstens 12,0 Prozent, mit 3 mg Substanz mit Hilfe der Thermogravimetrie (2.2.34) bestimmt. Unter einem Strom von Stickstoff zur Chromatographie *R* bei einer Durchflußrate von 40 ml je Minute wird auf 200 °C erhitzt, wobei die Temperatur um 5 °C je Minute erhöht wird.

Sterilität (2.6.1): Vincristinsulfat zur Herstellung von Parenteralia, das dabei keinem weiteren geeigneten Sterilisationsverfahren unterworfen wird, muß der Prüfung entsprechen.

Gehaltsbestimmung

Die Bestimmung erfolgt mit Hilfe der Flüssigchromatographie (2.2.29).

Die Lösungen werden vor der Verwendung in einer Eis-Wasser-Mischung aufbewahrt.

Untersuchungslösung: 1,0 ml Prüflösung (siehe „Prüfung auf Reinheit") wird mit Wasser *R* zu 5,0 ml verdünnt.

Referenzlösung a: 5,0 mg Vincristinsulfat *CRS* werden in Wasser *R* zu 5,0 ml gelöst.

Referenzlösung b: 1,0 mg Vinblastinsulfat *CRS* wird in 1,0 ml Referenzlösung a gelöst.

Referenzlösung c: 1,0 ml Referenzlösung a wird mit Wasser *R* zu 50,0 ml verdünnt.

Referenzlösung d: 1,0 ml Referenzlösung c wird mit Wasser *R* zu 20,0 ml verdünnt.

Die Chromatographie kann durchgeführt werden mit
- einer Säule aus rostfreiem Stahl von 0,25 m Länge und 4,6 mm innerem Durchmesser, gepackt mit octylsilyliertem Kieselgel zur Chromatographie *R* (5 µm); zwischen Pumpe und Probeneinlaß wird eine Vorsäule, gepackt mit einem geeigneten Kieselgel, angebracht
- einer Mischung von 30 Volumteilen einer 1,5prozentigen Lösung (*V/V*) von Diethylamin *R*, deren *p*H-Wert mit Phosphorsäure 85 % *R* auf 7,5 eingestellt wurde, und 70 Volumteilen Methanol *R* als mobile Phase bei einer Durchflußrate von 1,0 ml je Minute
- einem Spektrometer als Detektor bei einer Wellenlänge von 297 nm
- einer Probenschleife.

10 µl jeder Lösung werden getrennt eingespritzt. Die Chromatographie wird über eine Dauer, die der 3fachen Retentionszeit des Vincristin-Peaks entspricht, durchgeführt. Die Prüfung darf nur ausgewertet werden, wenn im Chromatogramm der Referenzlösung b die Auflösung zwischen den Peaks von Vincristin und Vinblastin mindestens 4 beträgt und der Peak im Chromatogramm der Referenzlösung d ein Signal-Rausch-Verhältnis von mindestens 5 hat.

Der Prozentgehalt an $C_{46}H_{58}N_4O_{14}S$ wird mit Hilfe der Flächen der Hauptpeaks in den Chromatogrammen der Untersuchungslösung und der Referenzlösung a sowie des angegebenen Gehalts von Vincristinsulfat *CRS* berechnet.

Lagerung

In einem dicht verschlossenen Glasbehältnis, vor Licht geschützt, unterhalb von –20 °C. Falls die Substanz steril ist, in einem Behältnis mit Sicherheitsverschluß.

Beschriftung

Die Beschriftung gibt insbesondere, falls zutreffend, an, daß die Substanz steril ist.

1999, 1276

Vindesinsulfat

Vindesini sulfas

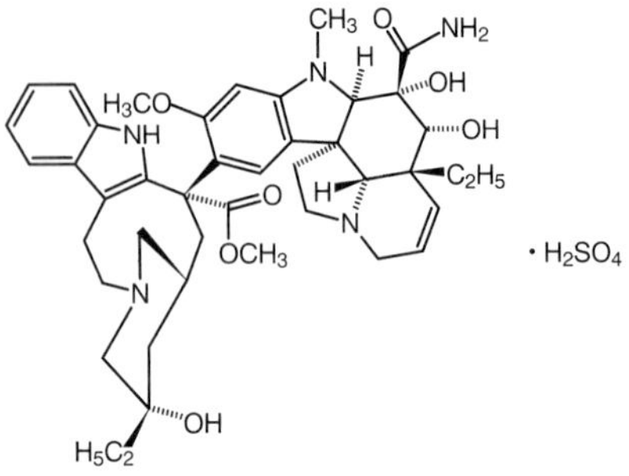

$C_{43}H_{57}N_5O_{11}S$ M_r 852

Definition

Vindesinsulfat enthält mindestens 96,0 und höchstens 103,0 Prozent Methyl-(5*S*,7*R*,9*S*)-9-[(3a*R*,4*R*,5*S*,5a*R*,10b*R*,13a*R*)-5-carbamoyl-3a-ethyl-4,5-dihydroxy-8-methoxy-6-methyl-3a,4,5,5a,6,11,12,13a-octahydro-1*H*-indolizino[8,1-*cd*]carbazol-9-yl]-5-ethyl-5-hydroxy-1,4,5,6,7,8,9,10-octahydro-2*H*-3,7-methanoazacycloundecino[4,5-*b*]indol-9-carboxylat-sulfat, berechnet auf die getrocknete Substanz.

Eigenschaften

Weiße bis fast weiße, amorphe, hygroskopische Substanz; leicht löslich in Wasser und Methanol, praktisch unlöslich in Cyclohexan.

Prüfung auf Identität

Die Prüfung erfolgt mit Hilfe der IR-Spektroskopie (2.2.24) durch Vergleich des Spektrums der Substanz mit dem Vindesinsulfat-Referenzspektrum der Ph. Eur.

Prüfung auf Reinheit

Prüflösung: 50 mg Substanz werden in kohlendioxidfreiem Wasser *R* zu 10 ml gelöst.

Aussehen der Lösung: Die Prüflösung muß klar (2.2.1) und darf nicht stärker gefärbt sein als die Farbvergleichslösung G_7 (2.2.2, Methode I).

***p*H-Wert** (2.2.3): Der *p*H-Wert der Prüflösung muß zwischen 3,5 und 5,5 liegen.

Verwandte Substanzen: Die Prüfung erfolgt mit Hilfe der Flüssigchromatographie (2.2.29).

Die Lösungen werden vor der Verwendung in einer Eis-Wasser-Mischung aufbewahrt.

Untersuchungslösung: 10,0 mg Substanz werden in Wasser *R* zu 10,0 ml gelöst.

Referenzlösung a: 1,0 ml Untersuchungslösung wird mit Wasser *R* zu 50,0 ml verdünnt.

Referenzlösung b: 1,0 mg Desacetylvinblastin *CRS* wird in Wasser *R* gelöst; nach Zusatz von 1,0 ml Untersuchungslösung wird mit Wasser *R* zu 50,0 ml verdünnt.

Referenzlösung c: 1,0 ml Referenzlösung a wird mit Wasser *R* zu 200,0 ml verdünnt.

Die Chromatographie kann durchgeführt werden mit
- einer Säule aus rostfreiem Stahl von 0,15 m Länge und 4,6 mm innerem Durchmesser, gepackt mit octadecylsilyliertem Kieselgel zur Chromatographie *R* (5 µm)
- einer Mischung der mobilen Phasen A und B bei einer Durchflußrate von 2 ml je Minute
  mobile Phase A: eine 1,5prozentige Lösung (*V/V*) von Diethylamin *R* wird mit Phosphorsäure 85 % *R* auf einen *p*H-Wert von 7,4 eingestellt
  mobile Phase B: Methanol *R*

Zeit (min)	mobile Phase A (% *V/V*)	mobile Phase B (% *V/V*)	Erläuterungen
	49	51	Äquilibrierung
0 – 40	49	51	isokratisch
40 – 49	49 → 30	51 → 70	linearer Gradient
49 – Ende	30	70	isokratisch

- einem Spektrometer als Detektor bei 270 nm.

Je 200 µl Untersuchungslösung, Referenzlösung a, Referenzlösung b und Referenzlösung c werden getrennt eingespritzt. Die Chromatographie erfolgt mit der End-Elutionsmischung über eine Dauer, die der 2fachen Retentionszeit des Hauptpeaks im Chromatogramm der Untersuchungslösung entspricht. Die Prüfung darf nur ausgewertet werden, wenn im Chromatogramm der Referenzlösung b die Retentionszeit für Vindesin höchstens 40 min, der Symmetriefaktor für den Vindesin-Peak höchstens 2,0 und die Auflösung zwischen den Peaks von Vindesin und Desacetylvinblastin mindestens 2,0 beträgt.

Im Chromatogramm der Untersuchungslösung darf keine Peakfläche, mit Ausnahme der des Hauptpeaks, größer sein als das 0,5fache der Fläche des Hauptpeaks im Chromatogramm der Referenzlösung a (1 Prozent). Die Summe der Flächen aller Nebenpeaks darf nicht größer sein als die Fläche des Hauptpeaks im Chromatogramm der Referenzlösung a (2 Prozent). Peaks, deren Fläche kleiner ist als die Fläche des Hauptpeaks im Chromatogramm der Referenzlösung c, werden nicht berücksichtigt.

Acetonitril: Höchstens 1,5 Prozent (*m/m*).

Die Prüfung erfolgt mit Hilfe der Gaschromatographie (2.2.28).

Interner-Standard-Lösung a: 0,500 g 1-Propanol *R* werden mit Wasser *R* zu 100 ml verdünnt.

Interner-Standard-Lösung b: 10,0 ml Interner-Standard-Lösung a werden mit Wasser *R* zu 50,0 ml verdünnt.

Referenzlösung: 10,0 g Acetonitril *R* werden mit Wasser *R* zu 1000 ml verdünnt. 3,0 ml Lösung werden mit 10,0 ml Interner-Standard-Lösung a versetzt und mit Wasser *R* zu 50,0 ml verdünnt.

Untersuchungslösung: 40 mg Substanz werden in 1,0 ml Interner-Standard-Lösung b gelöst.

Die Chromatographie kann durchgeführt werden mit
- einer Säule aus Glas von 1,25 m Länge und 3 mm innerem Durchmesser, gepackt mit Ethylvinylbenzol-Divinylbenzol-Copolymer *R*
- Helium zur Chromatographie *R* als Trägergas bei einer Durchflußrate von 60 ml je Minute
- einem Flammenionisationsdetektor.

Die Temperatur der Säule wird bei 170 °C, die des Probeneinlasses und des Detektors bei 250 °C gehalten.

3 µl Referenzlösung werden eingespritzt. Die Prüfung darf nur ausgewertet werden, wenn die Auflösung zwischen den Peaks von Acetonitril und 1-Propanol größer als 1,5 ist und der Symmetriefaktor für den Acetonitril-Peak höchstens 1,6 beträgt.

Je 3 µl Referenzlösung und Untersuchungslösung werden getrennt eingespritzt.

Trocknungsverlust: Höchstens 10,0 Prozent. Die Prüfung erfolgt mit Hilfe der Thermogravimetrie (2.2.34). 9,00 mg Substanz werden unter einem Strom von Stickstoff zur Chromatographie *R* bei einer Durchflußrate von 40 ml je Minute auf 200 °C erhitzt, wobei die Temperatur um 5 °C je Minute erhöht wird.

Sterilität (2.6.1): Vindesinsulfat zur Herstellung von Parenteralia, das dabei keinem weiteren geeigneten Sterilisationsverfahren unterworfen wird, muß der Prüfung entsprechen.

Gehaltsbestimmung

Die Bestimmung erfolgt mit Hilfe der Flüssigchromatographie (2.2.29).

Die Lösungen werden vor der Verwendung in einer Eis-Wasser-Mischung aufbewahrt.

Untersuchungslösung: 5,0 mg Substanz werden in Wasser *R* zu 10,0 ml gelöst.

Referenzlösung a: Der Inhalt einer Durchstechflasche Vindesinsulfat *CRS* wird in soviel Wasser *R* gelöst, daß eine Konzentration von etwa 0,50 mg je Milliliter erhalten wird.

Referenzlösung b: 1,0 mg Desacetylvinblastin *CRS* wird in 2,0 ml Referenzlösung a gelöst.

Die Chromatographie kann durchgeführt werden mit
- einer Säule aus rostfreiem Stahl von 0,15 m Länge und 4,6 mm innerem Durchmesser, gepackt mit octadecylsilyliertem Kieselgel zur Chromatographie *R* (5 µm)
- folgender mobilen Phase bei einer Durchflußrate von 1 ml je Minute: eine Mischung von 38 Volumteilen einer 1,5prozentigen Lösung (*V/V*) von Diethylamin *R*, die mit Phosphorsäure 85 % *R* auf einen *p*H-Wert von 7,4 eingestellt wurde, und 62 Volumteilen Methanol *R*
- einem Spektrometer als Detektor bei einer Wellenlänge von 270 nm.

Je 20 µl Referenzlösung b werden 5mal eingespritzt. Die Bestimmung darf nur ausgewertet werden, wenn im Chromatogramm die Auflösung zwischen den Peaks von Vindesin und Desacetylvinblastin mindestens 1,5, der Symmetriefaktor für den Vindesin-Peak höchstens 2,0 und die relative Standardabweichung der Fläche des dem Vindesin entsprechenden Peaks höchstens 1,5 Prozent beträgt, berechnet auf 5 Einspritzungen.

Je 20 µl Untersuchungslösung und Referenzlösung a werden getrennt eingespritzt.

Der Gehalt an Vindesinsulfat ($C_{43}H_{57}N_5O_{11}S$) wird mit Hilfe des angegebenen Gehalts von Vindesinsulfat *CRS* berechnet.

Lagerung

Dicht verschlossen, in einem Polypropylen-Behältnis mit einem Polypropylen-Verschluß, unterhalb von −50 °C. Falls die Substanz steril ist, in einem sterilen Behältnis mit Sicherheitsverschluß.

Beschriftung

Die Beschriftung gibt insbesondere falls zutreffend an, daß die Substanz steril ist.

Verunreinigungen

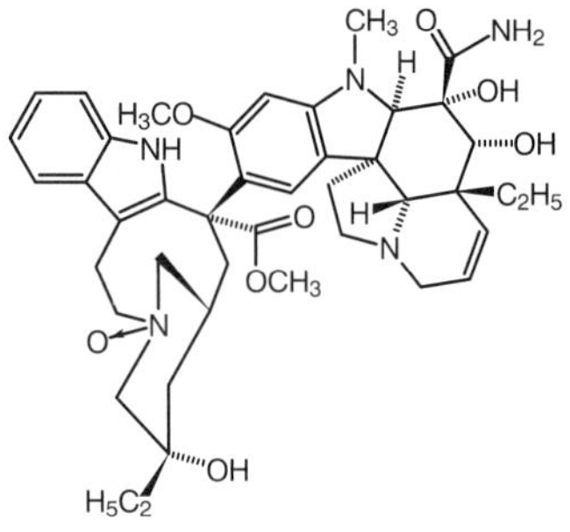

A. Vindesin-3′-*N*-oxid

B. Vinblastin

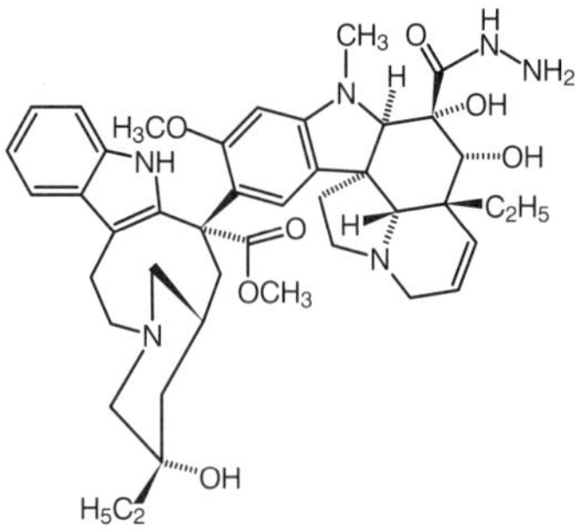

C. Desacetylvinblastinhydrazid.

W

1999, 69

Gebleichtes Wachs

Cera alba

Definition

Gebleichtes Wachs wird durch Bleichen von gelbem Bienenwachs gewonnen.

Eigenschaften

Stücke oder Platten, weiß bis gelblichweiß, in dünner Schicht durchscheinend. Der Bruch ist feinkörnig, matt, aber nicht kristallin. Bei Handwärme entsteht eine weiche, knetbare Masse. Im Geruch ähnlich wie gelbes Wachs, nur schwächer und niemals ranzig. Die Substanz ist ohne Geschmack und bleibt nicht an den Zähnen haften. Sie ist praktisch unlöslich in Wasser, teilweise löslich in heißem Ethanol 90 % (*V/V*) und vollständig löslich in fetten und ätherischen Ölen.

Die relative Dichte beträgt etwa 0,960.

Prüfung auf Reinheit

Tropfpunkt (2.2.17): 61 bis 65 °C. Die Substanz wird durch Erhitzen im Wasserbad geschmolzen, auf eine Glasplatte gegossen und bis zur halbfesten Konsistenz erkalten gelassen. Der Metallnippel wird durch Eindrücken seiner weiten Öffnung in das Wachs gefüllt und dieser Vorgang so lange wiederholt, bis Wachs aus der engen Öffnung des Nippels austritt. Der Überschuß wird mittels Spatels entfernt und unmittelbar danach das Thermometer angebracht. Überschüssiges Wachs wird entfernt und die so vorbereitete Apparatur vor der Bestimmung des Tropfpunkts mindestens 12 h lang bei Raumtemperatur stehengelassen.

Säurezahl: 17 bis 24. In einem mit Rückflußkühler versehenen 250-ml-Erlenmeyerkolben werden 2,00 g (m g) Substanz mit 40 ml Xylol *R* und einigen Glasperlen versetzt und bis zur Lösung erhitzt. Nach Zusatz von 20 ml Ethanol 96 % *R* und 0,5 ml Phenolphthalein-Lösung *R* 1 wird die heiße Lösung mit ethanolischer Kaliumhydroxid-Lösung (0,5 mol · l^{-1}) titriert. Der Endpunkt ist erreicht, wenn die rote Färbung mindestens 10 s lang bestehenbleibt (n_1 ml). Ein Blindversuch ist durchzuführen (n_2 ml).

$$\text{Säurezahl} = \frac{28{,}05(n_1 - n_2)}{m}$$

Esterzahl (2.5.2): 70 bis 80.

Verhältnis von Esterzahl zu Säurezahl: 3,3 bis 4,3.

Verseifungszahl: 87 bis 104. In einem mit Rückflußkühler versehenen 250-ml-Erlenmeyerkolben werden 2,00 g (m g) Substanz mit 30 ml einer Mischung von gleichen Volumteilen Ethanol 96 % *R* und Xylol *R* sowie einigen Glasperlen versetzt und bis zur Lösung erhitzt. Nach Zusatz von 25,0 ml ethanolischer Kaliumhydroxid-Lösung (0,5 mol · l^{-1}) wird 3 h lang zum Rückfluß erhitzt. Die noch heiße Lösung wird nach Zusatz von 1 ml Phenolphthalein-Lösung *R* 1 sofort mit Salzsäure (0,5 mol · l^{-1}) titriert (n_1 ml). Während der Titration wird die Lösung einige Male zum Sieden erhitzt. Ein Blindversuch ist durchzuführen (n_2 ml).

$$\text{Verseifungszahl} = \frac{28{,}05(n_2 - n_1)}{m}$$

Ceresin, Paraffine und andere Wachse: In einem 100-ml-Rundkolben werden 3,0 g Substanz mit 30 ml einer Lösung von Kaliumhydroxid *R* (40 g · l^{-1}) in aldehydfreiem Ethanol 96 % *R* versetzt und 2 h lang unter Rückfluß in schwachem Sieden gehalten. Der Kühler wird entfernt und sofort ein Thermometer eingebracht. Der Kolben wird in Wasser von 80 °C gestellt und unter ständigem Umschwenken erkalten gelassen. Bei einer Temperatur zwischen 59 und 65 °C darf kein Niederschlag auftreten; die Lösung kann jedoch opaleszieren.

Glycerol und andere Polyole: 0,20 g Substanz werden mit 10 ml ethanolischer Kaliumhydroxid-Lösung *R* im Wasserbad 30 min lang zum Rückfluß erhitzt. Nach Zusatz von 50 ml verdünnter Schwefelsäure *R* wird abgekühlt und filtriert. Kolben und Filter werden mit verdünnter Schwefelsäure *R* gewaschen, Filtrat und Waschflüssigkeit vereinigt und mit verdünnter Schwefelsäure *R* zu 100,0 ml verdünnt. 1,0 ml Lösung wird in einem Reagenzglas mit 0,5 ml einer Lösung von Natriumperiodat *R* (10,7 g · l^{-1}) gemischt und 5 min lang stehengelassen. Nach Zusatz von 1,0 ml Schiffs Reagenz *R* wird gemischt, wobei jeglicher Niederschlag verschwindet. Das Reagenzglas wird in ein Becherglas mit Wasser von 40 °C gestellt und während des Abkühlens 10 bis 15 min lang beobachtet. Eine auftretende bläulichviolette Färbung darf nicht stärker sein als die einer gleichzeitig und unter gleichen Bedingungen hergestellten Referenzlösung mit 1,0 ml einer Lösung von Glycerol *R* (10 mg · l^{-1}) in verdünnter Schwefelsäure *R* (0,5 Prozent (*m/m*), berechnet als Glycerol).

1999, 70

Gelbes Wachs

Cera flava

Definition

Gelbes Wachs ist das durch Ausschmelzen der entleerten Waben der Honigbiene (*Apis mellifera* L.) mit heißem Wasser gewonnene und von fremden Bestandteilen gereinigte Wachs.

Eigenschaften

Stücke oder Platten, gelblich bis hellbraun, mit feinkörnigem, mattem, aber nicht kristallinem Bruch. Bei Handwärme entsteht eine weiche, knetbare Masse. Ihr Geruch ist schwach und charakteristisch nach Honig. Die Substanz ist ohne Geschmack und bleibt nicht an den Zähnen haften. Sie ist praktisch unlöslich in Wasser, teilweise löslich in heißem Ethanol 90 % (*V/V*) und in Ether, vollständig löslich in fetten und ätherischen Ölen.

Die relative Dichte beträgt etwa 0,960.

Prüfung auf Reinheit

Tropfpunkt (2.2.17): 61 bis 65 °C. Die Substanz wird durch Erhitzen im Wasserbad geschmolzen, auf eine Glasplatte gegossen und bis zur halbfesten Konsistenz erkalten gelassen. Der Metallnippel wird durch Eindrücken seiner weiten Öffnung in das Wachs gefüllt und dieser Vorgang so lange wiederholt, bis Wachs aus der engen Öffnung des Nippels austritt. Der Überschuß wird mittels Spatels entfernt und unmittelbar danach das Thermometer angebracht. Überschüssiges Wachs wird entfernt und die so vorbereitete Apparatur vor der Bestimmung des Tropfpunkts mindestens 12 h lang bei Raumtemperatur stehengelassen.

Säurezahl: 17 bis 22. In einem mit Rückflußkühler versehenen 250-ml-Erlenmeyerkolben werden 2,00 g (*m* g) Substanz mit 40 ml Xylol *R* und einigen Glasperlen versetzt und bis zur Lösung erhitzt. Nach Zusatz von 20 ml Ethanol 96 % *R* und 0,5 ml Phenolphthalein-Lösung *R* 1 wird die heiße Lösung mit ethanolischer Kaliumhydroxid-Lösung (0,5 mol · l^{-1}) titriert. Der Endpunkt ist erreicht, wenn die rote Färbung mindestens 10 s lang bestehenbleibt (n_1 ml). Ein Blindversuch ist durchzuführen (n_2 ml).

$$\text{Säurezahl} = \frac{28{,}05(n_1 - n_2)}{m}$$

Esterzahl (2.5.2): 70 bis 80.

Verhältnis von Esterzahl zu Säurezahl: 3,3 bis 4,3.

Verseifungszahl: 87 bis 102. In einem mit Rückflußkühler versehenen 250-ml-Erlenmeyerkolben werden 2,00 g (*m* g) Substanz mit 30 ml einer Mischung von gleichen Volumteilen Ethanol 96 % *R* und Xylol *R* sowie einigen Glasperlen versetzt und bis zur Lösung erhitzt. Nach Zusatz von 25,0 ml ethanolischer Kaliumhydroxid-Lösung (0,5 mol · l^{-1}) wird 3 h lang zum Rückfluß erhitzt. Die noch heiße Lösung wird nach Zusatz von 1 ml Phenolphthalein-Lösung *R* 1 sofort mit Salzsäure (0,5 mol · l^{-1}) titriert (n_1 ml). Während der Titration wird die Lösung einige Male zum Sieden erhitzt. Ein Blindversuch ist durchzuführen (n_2 ml).

$$\text{Verseifungszahl} = \frac{28{,}05(n_2 - n_1)}{m}$$

Ceresin, Paraffine und andere Wachse: In einem 100-ml-Rundkolben werden 3,0 g Substanz mit 30 ml einer Lösung von Kaliumhydroxid *R* (40 g · l^{-1}) in aldehydfreiem Ethanol 96 % *R* versetzt und 2 h lang unter Rückfluß in schwachem Sieden gehalten. Der Kühler wird entfernt und sofort ein Thermometer eingebracht. Der Kolben wird in Wasser von 80 °C gestellt und unter ständigem Umschwenken erkalten gelassen. Bei einer Temperatur zwischen 59 und 65 °C darf kein Niederschlag auftreten; die Lösung kann jedoch opaleszieren.

Glycerol und andere Polyole: 0,20 g Substanz werden mit 10 ml ethanolischer Kaliumhydroxid-Lösung *R* im Wasserbad 30 min lang zum Rückfluß erhitzt. Nach Zusatz von 50 ml verdünnter Schwefelsäure *R* wird abgekühlt und filtriert. Kolben und Filter werden mit verdünnter Schwefelsäure *R* gewaschen, Filtrat und Waschflüssigkeit vereinigt und mit verdünnter Schwefelsäure *R* zu 100,0 ml verdünnt. 1,0 ml Lösung wird in einem Reagenzglas mit 0,5 ml einer Lösung von Natriumperiodat *R* (10,7 g · l^{-1}) gemischt und 5 min lang stehengelassen. Nach Zusatz von 1,0 ml Schiffs Reagenz *R* wird gemischt, wobei jeglicher Niederschlag verschwindet. Das Reagenzglas wird in ein Becherglas mit Wasser von 40 °C gestellt und während des Abkühlens 10 bis 15 min lang beobachtet. Eine auftretende bläulichviolette Färbung darf nicht stärker sein als die einer gleichzeitig und unter gleichen Bedingungen hergestellten Referenzlösung mit 1,0 ml einer Lösung von Glycerol *R* (10 mg · l^{-1}) in verdünnter Schwefelsäure *R* (0,5 Prozent (*m/m*), berechnet als Glycerol).

1999, 1220

Weißdornfrüchte

Crataegi fructus

Definition

Weißdornfrüchte bestehen aus den getrockneten Scheinfrüchten von *Crataegus monogyna* Jacq. (Lindm.), von *Crataegus laevigata* (Poir.) D.C. (Synonym: *Crataegus oxyacantha* L.), ihren Hybriden oder einem Gemisch dieser Scheinfrüchte. Die Droge enthält mindestens 1,0 Prozent Procyanidine, berechnet als Cyanidinchlorid ($C_{15}H_{11}ClO_6$; M_r 322,7) und bezogen auf die getrocknete Droge.

Eigenschaften

Die Scheinfrüchte schmecken schleimig süß.

Die Droge weist die unter „Prüfung auf Identität, A und B" beschriebenen makroskopischen und mikroskopischen Merkmale auf.

Prüfung auf Identität

A. Die Scheinfrucht von *Crataegus monogyna* ist eiförmig bis kugelig. Sie ist gewöhnlich 6 bis 10 mm lang, 4 bis 8 mm breit und rötlichbraun bis dunkelrot. Die Oberfläche ist grubig oder seltener netzartig. Das obere Fruchtende ist von den Resten der 5 zurückgeschlagenen Kelchblätter gekrönt, die eine kleine, vertiefte Scheibe mit einem flach angehobenen Rand umgeben. Im Zentrum der Scheibe befinden sich die Reste des Griffels, der an der Basis Büschel steifer, farbloser Haare aufweist. Am unteren Fruchtende befindet sich ein kurzes Stück vom Fruchtstiel, häufiger aber eine kleine, blasse, runde Narbe, die Stielabbruchstelle. Der Blütenboden ist fleischig und umgibt eine gelblichbraune, eiförmige, harte, dickwandige Frucht, die einen länglichen, hellbraunen, glatten und glänzenden Samen enthält.

Die Scheinfrucht von *Crataegus laevigata* ist bis 13 mm lang. Sie enthält 2 bis 3 Steinfrüchte, die bauchseitig abgeflacht sind und an der Spitze kurze Haare tragen. Häufig befinden sich im Zentrum der scheibenförmigen Vertiefung die Reste zweier Griffel.

B. Die Droge wird pulverisiert (355). Das Pulver ist graurot. Die Prüfung erfolgt unter dem Mikroskop, wobei Chloralhydrat-Lösung *R* verwendet wird. Das Pulver zeigt vom Inneren der Scheibe stammende lange, einzellige, häufig geknickte, spitz zulaufende Deckhaare mit glatten, sehr verdickten und verholzten Wänden; ferner parenchymatöse Fragmente der äußeren Schicht des rot gefärbten Blütenbodens sowie einige Zellen der inneren Schicht mit kleinen Calciumoxalatdrusen; gelegentlich Fragmente mit Gruppen von Steinzellen und Gefäßbündeln gemeinsam mit Zellsträngen, die prismatische Calciumoxalatkristalle enthalten; Perikarpfragmente, bestehend aus großen, dickwandigen, zahlreich getüpfelten Steinzellen, einige davon deutlich sichtbar verzweigt; einige wenige Fragmente der Samenschale mit einer epidermalen Schicht aus hexagonalen, mucilaginösen Zellen, unter der sich eine gelblichbraune Pigmentschicht mit zahlreichen länglichen Prismen aus Calciumoxalat befindet; dünnwandiges Parenchym des Endosperms und der Keimblätter mit Aleuronkörnern und Öltröpfchen.

C. Die Prüfung erfolgt mit Hilfe der Dünnschichtchromatographie (2.2.27) unter Verwendung einer Schicht eines geeigneten Kieselgels.

Untersuchungslösung: 1,0 g pulverisierte Droge (355) wird 5 min lang unter häufigem Schütteln mit 10 ml Methanol *R* im Wasserbad von 65 °C zum Rückfluß erhitzt. Nach dem Erkaltenlassen auf Raumtemperatur wird filtriert und das Filtrat mit Methanol *R* zu 10 ml verdünnt.

Referenzlösung: 2 mg Chlorogensäure *R*, 2 mg Kaffeesäure *R*, 5 mg Hyperosid *R* und 5 mg Rutosid *R* werden in 20 ml Methanol *R* gelöst.

Auf die Platte werden getrennt 30 µl Untersuchungslösung und 10 µl Referenzlösung bandförmig aufgetragen. Die Chromatographie erfolgt mit einer Mischung von 10 Volumteilen wasserfreier Ameisensäure *R*, 10 Volumteilen Wasser *R*, 30 Volumteilen Ethylmethylketon *R* und 50 Volumteilen Ethylacetat *R* über eine Laufstrecke von 15 cm. Nach dem Trocknen bei 100 bis 105 °C wird die noch warme Platte mit einer Lösung von Diphenylboryloxyethylamin *R* ($10\ g \cdot l^{-1}$) in Methanol *R* und anschließend mit einer Lösung von Macrogol 400 *R* ($50\ g \cdot l^{-1}$) in Methanol *R* besprüht. Die Platte wird etwa 30 min lang trocknen gelassen und im ultravioletten Licht bei 365 nm ausgewertet. Das Chromatogramm der Referenzlösung zeigt in der unteren Hälfte, nach aufsteigenden R_f-Werten geordnet, die gelblichbraun fluoreszierende Zone des Rutosids, die hellblau fluoreszierende Zone der Chlorogensäure und die gelblichbraun fluoreszierende Zone des Hyperosids. Im oberen Drittel erscheint die hellblau fluoreszierende Zone der Kaffeesäure. Das Chromatogramm der Untersuchungslösung zeigt 3 Zonen, die in bezug auf Lage und Fluoreszenz den Zonen der Chlorogensäure, des Hyperosids und der Kaffeesäure im Chromatogramm der Referenzlösung entsprechen, sowie 3 schwach rötlich fluoreszierende Zonen, von denen eine dem Rutosid im Chromatogramm der Referenzlösung entspricht, während die beiden anderen über der Hyperosidzone liegen. Ober- und unterhalb der Zone der Kaffeesäure erscheinen einige hellblau fluoreszierende Zonen.

Prüfung auf Reinheit

Fremde Bestandteile (2.8.2): Höchstens 2 Prozent und höchstens 5 Prozent verdorbene Scheinfrüchte. Die Droge darf keine Früchte anderer *Crataegus*-Arten (*C. nigra* Waldst. et Kit., *C. pentagyna* Waldst. et Kit. ex Willd. und *C. azarolus* L.) enthalten, die daran zu erkennen sind, daß sie mehr als 3 harte Steinsamen enthalten.

Trocknungsverlust (2.2.32): Höchstens 12,0 Prozent, mit 1,000 g pulverisierter Droge (355) durch 2 h langes Trocknen im Trockenschrank bei 100 bis 105 °C bestimmt.

Asche (2.4.16): Höchstens 5,0 Prozent.

Gehaltsbestimmung

2,50 g pulverisierte Droge (355) werden mit 30 ml Ethanol 70 % *R* versetzt. Die Mischung wird 30 min lang zum Rückfluß erhitzt und anschließend filtriert. Der Rückstand wird mit 10,0 ml Ethanol 70 % *R* gewaschen. Das Filtrat wird mit 15,0 ml Salzsäure *R* 1 und 10,0 ml Wasser *R* versetzt und 80 min lang zum Rückfluß erhitzt. Nach dem Erkaltenlassen wird filtriert, der Rückstand mit Ethanol 70 % *R* bis zur Farblosigkeit des Filtrats gewaschen und das Filtrat mit Ethanol 70 % *R* zu 250,0 ml verdünnt. 50,0 ml Lösung werden in einem Rundkolben auf etwa 3 ml eingeengt und in einen Scheidetrichter überführt. Der Rundkolben wird nacheinander mit 10 und 5 ml Wasser *R* ausgespült und die Waschflüssigkeit in den Scheidetrichter überführt. Die so erhaltene Lösung wird 3mal mit je 15 ml 1-Butanol *R* ausgeschüttelt. Die organischen Phasen werden vereinigt und mit 1-Butanol *R* zu 100,0 ml verdünnt. Die Absorption (2.2.25) der Lösung wird bei 545 nm gemessen.

Der Prozentgehalt an Procyanidinen, berechnet als Cyanidinchlorid, errechnet sich nach der Formel

$$\frac{A \cdot 500}{75 \cdot m}$$

wobei eine spezifische Absorption des Cyanidinchlorids $A_{1\,cm}^{1\%} = 75$ zugrunde gelegt wird.

A = gemessene Absorption bei 545 nm
m = Einwaage der Droge in Gramm.

Lagerung

Gut verschlossen, vor Licht geschützt.

1999, 1379

Raffiniertes Weizenkeimöl

Tritici aestivi oleum raffinatum

Definition

Raffiniertes Weizenkeimöl ist das aus den Keimen der Samen von *Triticum aestivum* L. durch Kaltpressung oder mit Hilfe anderer geeigneter mechanischer Verfahren und anschließende Raffination gewonnene fette Öl.

Ein geeignetes Antioxidans kann zugesetzt sein.

Eigenschaften

Klare, hellgelbe Flüssigkeit; praktisch unlöslich in Wasser und Ethanol, mischbar mit Petroläther (Siedebereich 40 bis 60 °C).

Die relative Dichte der Substanz beträgt etwa 0,925 und der Brechungsindex etwa 1,475.

Prüfung auf Identität

A. Die Prüfung erfolgt nach „Identifizierung fetter Öle durch Dünnschichtchromatographie“ (2.3.2). Das erhaltene Chromatogramm entspricht dem typischen Chromatogramm für raffiniertes Weizenkeimöl.

B. Die Substanz entspricht der Prüfung „Fettsäurezusammensetzung“ (siehe „Prüfung auf Reinheit“).

Prüfung auf Reinheit

Säurezahl (2.5.1): Höchstens 0,5, mit 10,0 g Substanz bestimmt. Raffiniertes Weizenkeimöl zur Herstellung von Parenteralia höchstens 0,3.

Peroxidzahl (2.5.5): Höchstens 10,0. Raffiniertes Weizenkeimöl zur Herstellung von Parenteralia höchstens 5,0.

Unverseifbare Anteile (2.5.7): Höchstens 5,0 Prozent, mit 5,0 g Substanz bestimmt.

Alkalisch reagierende Substanzen (2.4.19): Die Substanz muß der Prüfung „Alkalisch reagierende Substanzen in fetten Ölen“ entsprechen.

Fettsäurezusammensetzung: Die Prüfung erfolgt nach „Prüfung fetter Öle auf fremde Öle durch Gaschromatographie“ (2.4.22). Die Fettsäurefraktion des Öls muß wie folgt zusammengesetzt sein:

- Palmitinsäure: 14,0 bis 19,0 Prozent
- Stearinsäure: höchstens 2,0 Prozent
- Ölsäure: 12,0 bis 23,0 Prozent
- Linolsäure: 52,0 bis 59,0 Prozent
- Linolensäure: 3,0 bis 10,0 Prozent
- Eicosensäure: höchstens 2,0 Prozent.

Brassicasterol (2.4.23): Die Sterolfraktion des Öls darf höchstens 0,3 Prozent Brassicasterol enthalten.

Wasser (2.5.32): Höchstens 0,1 Prozent für Raffiniertes Weizenkeimöl zur Herstellung von Parenteralia, mit 5,00 g Substanz nach der Mikrobestimmung von Wasser bestimmt. Als Lösungsmittel wird eine Mischung gleicher Volumteile Dichlormethan *R* und Methanol *R* verwendet.

Lagerung

Vor Licht geschützt, in dicht verschlossenen, dem Verbrauch angemessenen, möglichst vollständig gefüllten Behältnissen.

Beschriftung

Die Beschriftung gibt insbesondere, falls zutreffend, an

- daß die Substanz zur Herstellung von Parenteralia geeignet ist
- Namen und Konzentration zugesetzter Antioxidantien.

1998, 359

Weizenstärke

Tritici amylum

Definition

Weizenstärke wird aus den Kernfrüchten von *Triticum aestivum* L. (*T. vulgare* Vill.) gewonnen.

Eigenschaften

Sehr feines, weißes Pulver, das beim Reiben zwischen den Fingern knirscht; praktisch unlöslich in kaltem Wasser und in Ethanol. Weizenstärke darf keine Stärkekörner anderer Herkunft enthalten. Allenfalls dürfen Gewebsfragmente der Stammpflanze in geringen Mengen vorhanden sein.

Prüfung auf Identität

A. Die Prüfung erfolgt unter dem Mikroskop unter Verwendung einer Mischung gleicher Volumteile Glycerol *R* und Wasser *R*. Die Droge zeigt große und kleine Körner und sehr selten Körner von mittlerer Größe. Die Großkörner von 10 bis 45 µm Durchmesser sind in der Flächenansicht scheibenförmig oder seltener nierenförmig. Spalt und Schichtungen sind nicht oder kaum sichtbar. Die Körner zeigen manchmal Risse in den Rändern. In der Seitenansicht sind die Körner elliptisch, spindelförmig und an der Längsachse aufgespalten. Die Kleinkörner sind rundlich oder polyedrisch und haben einen Durchmesser von 2 bis 10 µm. Im polarisierten Licht erscheint über dem Spalt ein ausgeprägtes Kreuz.

B. Wird 1 g Droge 1 min lang in 50 ml Wasser *R* zum Sieden erhitzt und anschließend abgekühlt, bildet sich ein trüber, flüssiger Kleister.

C. Wird 1 ml des unter „Prüfung auf Identität, B" erhaltenen Kleisters mit 0,05 ml Iod-Lösung *R* 1 versetzt, entsteht eine tiefblaue Färbung, die beim Erhitzen verschwindet und beim Abkühlen wieder auftritt.

Prüfung auf Reinheit

p**H-Wert** (2.2.3): 5,0 g Droge werden 60 s lang mit 25,0 ml kohlendioxidfreiem Wasser *R* geschüttelt und anschließend 15 min lang stehengelassen. Der *p*H-Wert der Lösung muß zwischen 5,0 und 8,0 liegen.

Eisen (2.4.9): 1,5 g Droge werden mit 15 ml verdünnter Salzsäure *R* geschüttelt und anschließend abfiltriert. Das Filtrat muß der Grenzprüfung auf Eisen (10 ppm) entsprechen.

Fremde Bestandteile (2.8.2): Die Prüfung erfolgt unter dem Mikroskop unter Verwendung einer Mischung von gleichen Volumteilen Glycerol *R* und Wasser *R*. Höchstens Spuren von Zellwand- und Protoplasmafragmenten dürfen vorhanden sein.

Proteine: Höchstens 0,3 Prozent (entsprechend 0,048 Prozent N_2, Umrechnungsfaktor: 5,7) mit 6,0 g Droge mit Hilfe der Kjeldahl-Bestimmung, Halbmikro-Methode (2.5.9), mit folgender Änderung bestimmt:

Im Kolbenhals haftende Teilchen werden mit 25 ml Schwefelsäure *R* in den Kolben gespült. Das Erhitzen wird so lange fortgesetzt, bis eine klare Lösung vorliegt. 45 ml konzentrierte Natriumhydroxid-Lösung *R* werden zugesetzt.

Oxidierende Substanzen (2.5.30): Die Droge muß der Prüfung entsprechen.

Schwefeldioxid (2.5.29): Höchstens 50 ppm.

Mikrobielle Verunreinigung:
Keimzahl (2.6.12): Höchstens 10^3 koloniebildende, aerobe Einheiten und höchstens 10^2 Pilze je Gramm Droge, durch Auszählen auf Agarplatten bestimmt.

Spezifische Mikroorganismen (2.6.13): *Escherichia coli* darf nicht vorhanden sein.

Trocknungsverlust (2.2.32): Höchstens 15,0 Prozent, mit 1,000 g Droge durch 90 min langes Trocknen im Trockenschrank bei 130 °C bestimmt.

Sulfatasche (2.4.14): Höchstens 0,6 Prozent, mit 1,0 g Droge bestimmt.

Lagerung

Gut verschlossen.

1999, 1380

Wermutkraut

Absinthii herba

Definition

Wermutkraut besteht aus den ganzen oder geschnittenen, getrockneten, basalen Laubblättern oder den getrockneten, zur Blütezeit gesammelten, oberen Sproßteilen und Laubblättern oder einer Mischung der angeführten Pflanzenteile von *Artemisia absinthium* L. Die Droge enthält mindestens 2 ml · kg^{-1} ätherisches Öl, bezogen auf die getrocknete Droge.

Eigenschaften

Die Droge weist die unter „Prüfung auf Identität, A und B" beschriebenen makroskopischen und mikroskopischen Merkmale auf.

Prüfung auf Identität

A. Die Laubblätter sind grau bis grünlich und beidseitig dicht behaart. Die unteren Blätter sind langgestielt, die Blattspreiten dreieckig bis eiförmig, 2- bis 3fach fiederschnittig mit rundlichen bis lanzettlichen Abschnitten. Die Stengelblätter sind weniger geteilt, die Blätter an der Sproßspitze lanzettlich. Im blütentragenden Bereich ist der Stengel grünlichgrau und behaart, zeigt gewöhnlich 5 flache Längsrillen, und sein Durchmesser kann 2,5 mm betragen. Die einzeln stehenden Blütenkörbchen sind im Bereich der lanzettlichen bis schwach fiederschnittigen Laubblätter blattachselständig und in Rispenform angeordnet; kugelig bis flach halbkugelig mit einem Durchmesser von 2 bis 4 mm, bestehen sie aus einem grau behaarten Hüllkelch, dessen äußere Blätter linear, dessen innere eiförmig und an der Spitze abgerundet sind und einen breithäutigen Rand besitzen, ferner aus einem dicht mit bis über 1 mm langen Spreuhaaren besetzten Blütenstandboden, aus zahlreichen gelben, zwittrigen, bis 2 mm langen Röhrenblüten und einigen wenigen gelben, weiblichen Randblüten.

B. Die Droge wird pulverisiert (355). Das Pulver ist grünlichgrau. Die Prüfung erfolgt unter dem Mikroskop, wobei Chloralhydrat-Lösung *R* verwendet wird. Das Pulver zeigt folgende Merkmale: zahlreiche T-förmige Deckhaare mit einem kurzen, einreihigen Stiel aus 1 bis 5 kleinen Zellen und quer darüberliegender, sehr langer, beiderseits zugespitzter Endzelle;

Bruchstücke der Epidermen mit welligbuchtigen Seitenwänden, Spaltöffnungen vom anomocytischen Typ (2.8.3) sowie Drüsenhaaren mit einem kurzen, 2reihigen, 2zelligen Stiel und 2reihigem, aus 2 bis 4 Zellen bestehenden Köpfchen; Fragmente der Röhren- und Randblüten, einige mit kleinen Drusen aus Calciumoxalat; zahlreiche Spreuhaare mit wenigen kurzen Basalzellen und einer sehr langen, zylindrischen Endzelle, deren Länge etwa 1 bis 1,5 mm beträgt; kugelige Pollenkörner mit 3 Keimporen, einem Durchmesser von etwa 30 µm und einer feinwarzigen Exine; Faserbündel und kleine, in Spiral- oder Ringform verdickte Gefäße sowie größere Gefäße mit Hoftüpfel; Parenchymgewebe vom Stengel mit mäßig verdickten und getüpfelten Wänden.

C. Die Prüfung erfolgt mit Hilfe der Dünnschichtchromatographie (2.2.27) unter Verwendung einer Schicht eines geeigneten Kieselgels.

Untersuchungslösung: 2 g pulverisierte Droge (355) werden in 50 ml siedendes Wasser *R* eingetragen. Unter mehrmaligem Schütteln des Kolbens wird 5 min lang stehengelassen. Nach dem Abkühlen werden 5 ml einer Lösung von Bleiacetat *R* ($100 \text{ g} \cdot \text{l}^{-1}$) zugegeben. Nach dem Mischen wird filtriert. Kolben und Filterrückstand werden mit 20 ml Wasser *R* gewaschen. Das Filtrat wird mit 50 ml Dichlormethan *R* geschüttelt. Die organische Phase wird abgetrennt, über wasserfreiem Natriumsulfat *R* getrocknet, filtriert und das Filtrat auf dem Wasserbad zur Trockne eingedampft. Der Rückstand wird in 0,5 ml Ethanol 96 % *R* gelöst.

Referenzlösung: 2 mg Methylrot *R* und 2 mg Resorcin *R* werden in 10,0 ml Methanol *R* gelöst.

Auf die Platte werden getrennt 10 µl jeder Lösung bandförmig aufgetragen. Die Chromatographie erfolgt mit einer Mischung von 10 Volumteilen Aceton *R*, 10 Volumteilen Essigsäure 98 % *R*, 30 Volumteilen Toluol *R* und 50 Volumteilen Dichlormethan *R* über eine Laufstrecke von 15 cm. Die Platte wird an der Luft trocknen gelassen und mit Acetanhydrid-Schwefelsäure-Lösung *R* besprüht. Die Chromatogramme werden im Tageslicht ausgewertet. Das Chromatogramm der Untersuchungslösung zeigt etwas oberhalb der roten Zone des Methylrots im Chromatogramm der Referenzlösung die blaue Artabsin-Zone. Anschließend wird 5 min lang unter Beobachtung im Tageslicht auf 100 bis 105 °C erhitzt. Das Chromatogramm der Referenzlösung zeigt im mittleren Drittel die rote Methylrot-Zone und darunter die hellrosa Zone des Resorcins. Das Chromatogramm der Untersuchungslösung zeigt bei einem R_f-Wert, der dem der Resorcin-Zone im Chromatogramm der Referenzlösung ähnlich ist, die intensiv rote bis bräunlichrote Zone des Absinthins. Weitere Zonen, jedoch von geringerer Intensität als die der Absinthin-Zone, sind zu erkennen.

Prüfung auf Reinheit

Fremde Bestandteile (2.8.2): Höchstens 5 Prozent Stengelstücke über 4 mm Durchmesser und höchstens 2 Prozent andere fremde Bestandteile.

Bitterwert: Mindestens 10 000. Der Bitterwert wird durch Vergleich mit Chininhydrochlorid bestimmt, dessen Bitterwert mit 200 000 festgesetzt ist. Der Bitterwert ist definiert als der reziproke Wert jener Verdünnung, die gerade noch bitter schmeckt.

Chininhydrochlorid-Stammlösung: 0,100 g Chininhydrochlorid *R* werden in Wasser *R* zu 100,0 ml gelöst. 1,0 ml Lösung wird mit Wasser *R* zu 100,0 ml verdünnt.

Wermutkraut-Auszug: 1,0 g pulverisierte Droge (710) wird mit 1000 ml siedendem Wasser *R* übergossen und 30 min lang unter fortwährendem Rühren im Wasserbad erhitzt. Nach dem Erkaltenlassen wird mit Wasser *R* zu 1000 ml verdünnt, die Mischung kräftig geschüttelt und filtriert, wobei die ersten 20 ml des Filtrats verworfen werden.

Eine Reihe von Verdünnungen der Chininhydrochlorid-Stammlösung wird hergestellt, wobei in das erste Reagenzglas 4,2 ml Stammlösung gegeben werden. In den folgenden Reagenzgläsern wird das Volumen der Stammlösung um jeweils 0,2 ml des vorherigen Volumens vermehrt. Mit einem Volumen an Chininhydrochlorid-Stammlösung von 5,8 ml wird die Verdünnungsreihe beendet; der Inhalt jedes Reagenzglases wird mit Wasser *R* zu 10,0 ml verdünnt.

Die niedrigste Konzentration, die noch bitter schmeckt, wird wie folgt ermittelt: 10,0 ml der schwächsten Verdünnung werden in den Mund genommen und 30 s lang in der Gegend des Zungengrundes hin und her bewegt. Wird die Lösung nicht als bitter empfunden, wird sie ausgespuckt und 1 min lang gewartet. Nun wird der Mund mit Wasser *R* ausgespült. Nach 10 min wird der Vorgang mit der nächsten Verdünnung in der Reihenfolge der ansteigenden Konzentrationen wiederholt.

Der Korrekturfaktor *k* wird wie folgt errechnet:

$$k = \frac{5{,}00}{n}$$

n = Anzahl der Milliliter Chininhydrochlorid-Stammlösung in der Verdünnung der niedrigsten Konzentration, die bitter schmeckt.

$10/k$ ml Wermutkraut-Auszug werden mit Wasser *R* zu 100,0 ml verdünnt. 10,0 ml dieser Lösung müssen bitter schmecken.

Trocknungsverlust (2.2.32): Höchstens 10,0 Prozent, mit 1,000 g pulverisierter Droge (355) durch 2 h langes Trocknen im Trockenschrank bei 100 bis 105 °C bestimmt.

Asche (2.4.16): Höchstens 12,0 Prozent.

Salzsäureunlösliche Asche (2.8.1): Höchstens 1,0 Prozent.

Gehaltsbestimmung

Die Bestimmung erfolgt nach „Gehaltsbestimmung des ätherischen Öls in Drogen" (2.8.12) unter Verwendung von 50,0 g geschnittener Droge, einem 1000-ml-Rundkolben, 500 ml Wasser *R* als Destillationsflüssigkeit und 0,5 ml Xylol *R* als Vorlage. 3 h lang wird mit einer Destillationsgeschwindigkeit von 2 bis 3 ml je Minute destilliert.

Lagerung

Gut verschlossen, vor Licht geschützt.

X

1999, 1277

Xanthangummi

Xanthani gummi

Definition

Xanthangummi ist ein hochmolekulares, anionisches Polysaccharid, das durch Fermentation von Kohlenhydraten mit *Xanthomonas campestris* gewonnen wird. Xanthangummi besteht aus einer Hauptkette von β(1→4)-verknüpften D-Glucoseeinheiten. Jede zweite Glucoseeinheit ist mit einer Trisaccharidseitenkette verknüpft, die aus α-D-Mannose, β-D-Glucuronsäure und einer β-D-Mannose besteht. Die meisten der endständigen Einheiten liegen als Pyruvatketale vor. Die mit der Hauptkette verknüpfte Mannoseeinheit kann an C-6 acetyliert sein.

Xanthangummi, dessen relative Molekülmasse etwa $1 \cdot 10^6$ beträgt, enthält mindestens 1,5 Prozent Pyruvat-Gruppen ($C_3H_3O_2$; M_r 71,1), berechnet auf die getrocknete Substanz. Xanthangummi liegt als Natrium-, Kalium- oder Calciumsalz vor.

Eigenschaften

Weißes bis gelblichweißes, leichtfließendes Pulver; löslich in Wasser unter Bildung einer hochviskosen Lösung, praktisch unlöslich in organischen Lösungsmitteln.

Prüfung auf Identität

A. 1 g Substanz wird in einem geeigneten Glasgefäß in 15 ml Salzsäure (0,1 mol · l⁻¹) suspendiert. Das Gefäß wird mit einem Gärrohr, das Bariumhydroxid-Lösung *R* enthält, verschlossen und 5 min lang vorsichtig erhitzt. Die Bariumhydroxid-Lösung zeigt eine weiße Trübung.

B. In einem 400-ml-Becherglas werden 300 ml zuvor auf 80 °C erhitztes Wasser *R* mit einem mechanischen Rührer kräftig gerührt und in diesem Zustand mit einer trockenen Mischung von 1,5 g Johannisbrotkernmehl *R* und 1,5 g Substanz versetzt. Bis die Mischung in Lösung geht und darüber hinaus noch 30 min lang oder länger wird gerührt. Die Wassertemperatur darf während des Rührens nicht unter 60 °C sinken. Danach wird das Rühren eingestellt und die Mischung mindestens 2 h lang stehengelassen. Nach Absinken der Temperatur unter 40 °C bildet sich ein steifes, gummiartiges Gel. Mit einer auf die gleiche Weise, jedoch ohne Johannisbrotkernmehl bereiteten 1prozentigen Vergleichslösung wird ein solches Gel nicht erhalten.

Prüfung auf Reinheit

***p*H-Wert** (2.2.3): Der *p*H-Wert einer Lösung der Substanz (10,0 g · l^{-1}) muß zwischen 6,0 und 8,0 liegen.

Viskosität (2.2.10): Die Viskosität bei 24 ± 1 °C muß mindestens 600 mPa · s betragen. In einem 500-ml-Becherglas werden unter Rühren mit einem leicht geneigten Propellerrührer bei einer Rotationsgeschwindigkeit von 800 U · min^{-1} 3,0 g Substanz innerhalb von 45 bis 90 s in 250 ml einer Lösung von Kaliumchlorid *R* (12 g · l^{-1}) eingetragen. Beim Zusatz der Substanz dürfen keine Aggregate bestehenbleiben. Mit weiteren 44 ml Wasser *R* werden an der Wand des Becherglases haftende Rückstände abgespült. Die Zubereitung wird 2 h lang bei einer Temperatur von 24 ± 1 °C mit einer Rotationsgeschwindigkeit von 800 U · min^{-1} gerührt. Die Viskosität ist innerhalb von 15 min zu bestimmen, wobei ein mit 60 U · min^{-1} laufendes Rotationsviskosimeter zu verwenden ist. Das Viskosimeter ist mit einer Rotationsspindel ausgestattet, deren Durchmesser 12,7 mm und deren Höhe 1,6 mm beträgt. Die Rotationsspindel ist an einem Schaft mit einem Durchmesser von 3,2 mm angebracht. Der Abstand vom oberen Teil des Zylinders zum unteren Ende des Schafts beträgt 25,4 mm, die Eintauchtiefe 50,0 mm.

2-Propanol: Höchstens 750 ppm. Die Prüfung erfolgt mit Hilfe der Gaschromatographie (2.2.28) unter Verwendung von *tert.* Butanol *R* als Interner Standard.

Interner-Standard-Lösung: 0,50 g *tert.* Butanol *R* werden mit Wasser *R* zu 500 ml verdünnt.

Untersuchungslösung: In einem 1000-ml-Rundkolben werden 200 ml Wasser *R* mit 5,0 g Substanz und 1 ml einer Emulsion von Dimeticon *R* (10 g · l^{-1}) in flüssigem Paraffin *R* versetzt. Der Kolben wird verschlossen und 1 h lang geschüttelt. Vom Kolbeninhalt werden etwa 90,0 ml abdestilliert, das Destillat wird mit 4,0 ml Interner-Standard-Lösung versetzt und mit Wasser *R* zu 100,0 ml verdünnt.

Referenzlösung: Eine geeignete, genau gewogene Menge 2-Propanol *R* wird mit Wasser *R* so verdünnt, daß eine genau bekannte Konzentration von etwa 1 mg 2-Propanol je Milliliter erhalten wird. 4,0 ml Lösung werden mit 4,0 ml Interner-Standard-Lösung versetzt und mit Wasser *R* zu 100,0 ml verdünnt.

Die Chromatographie kann durchgeführt werden mit

- einer Säule von 1,8 m Länge und 4,0 mm innerem Durchmesser, gepackt mit Styrol-Divinylbenzol-Copolymer *R*
- Helium zur Chromatographie *R* als Trägergas bei einer Durchflußrate von 30 ml je Minute
- einem Flammenionisationsdetektor.

Die Temperatur der Säule wird bei 165 °C, die des Probeneinlasses und des Detektors bei 200 °C gehalten.

Je 5 µl Untersuchungslösung und Referenzlösung werden getrennt eingespritzt. Die Retentionszeit von *tert.* Butanol beträgt etwa das 1,5fache der Retentionszeit von 2-Propanol.

Andere Polysaccharide: Die Prüfung erfolgt mit Hilfe der Dünnschichtchromatographie (2.2.27) unter Verwendung einer DC-Platte mit Kieselgel *R*.

Untersuchungslösung: 10 mg Substanz werden in einem dickwandigen Zentrifugenglas mit 2 ml einer Lösung von Trifluoressigsäure *R* ($230\ g \cdot l^{-1}$) versetzt. Um das sich bildende Gel aufzulösen, wird kräftig geschüttelt. Das Zentrifugenglas wird verschlossen und die Mischung 1 h lang bei 120 °C erhitzt. Das Hydrolysat wird zentrifugiert, die klare überstehende Flüssigkeit sorgfältig in einen 50-ml-Rundkolben überführt, mit 10 ml Wasser *R* versetzt und unter vermindertem Druck zur Trockne eingedampft. Der so erhaltene Rückstand wird in 10 ml Wasser *R* aufgenommen. Die Lösung wird unter vermindertem Druck zur Trockne eingedampft. 3mal wird mit je 20 ml Methanol *R* gewaschen und unter vermindertem Druck abgedampft. Zum entstandenen klaren Film, welcher nicht nach Essigsäure riecht, werden 0,1 ml Wasser *R* und 1 ml Methanol *R* zugegeben. Um den amorphen Niederschlag abzutrennen, wird zentrifugiert. Die überstehende Flüssigkeit wird falls erforderlich mit Methanol *R* zu 1 ml verdünnt.

Referenzlösung: Je 10 mg Glucose *R* und Mannose *R* werden in 2 ml Wasser *R* gelöst. Die Lösung wird mit Methanol *R* zu 10 ml verdünnt.

Auf die Platte werden getrennt 5 µl jeder Lösung bandförmig aufgetragen. Die Chromatographie erfolgt mit einer Mischung von 10 Volumteilen einer Lösung von Natriumdihydrogenphosphat *R* ($16\ g \cdot l^{-1}$), 40 Volumteilen 1-Butanol *R* und 50 Volumteilen Aceton *R* über eine Laufstrecke von 15 cm. Mit einer Lösung von 0,5 g Diphenylamin *R* in 25 ml Methanol *R*, welcher 0,5 ml Anilin *R* und 2,5 ml Phosphorsäure 85 % *R* zugesetzt wurden, wird besprüht und 5 min lang bei 120 °C erhitzt. Das Chromatogramm wird im Tageslicht ausgewertet. Die Prüfung darf nur ausgewertet werden, wenn das Chromatogramm der Referenzlösung im mittleren Drittel 2 deutlich voneinander getrennte graubraune Zonen zeigt, die der Glucose und der Mannose zuzuordnen sind. Das Chromatogramm der Untersuchungslösung zeigt entsprechende Zonen. Zusätzlich können etwas über der Startlinie noch eine schwach rötliche und 2 matt blaugraue Zonen sichtbar sein. Eine oder 2 bläulichgraue Zonen können auch im oberen Viertel des Chromatogramms auftreten. Andere Zonen dürfen nicht wahrnehmbar sein.

Trocknungsverlust (2.2.32): Höchstens 15,0 Prozent, mit 1,000 g Substanz durch 2,5 h langes Trocknen im Trockenschrank bei 100 bis 105 °C bestimmt.

Asche (2.4.16): Mindestens 6,5 und höchstens 16,0 Prozent.

Mikrobielle Verunreinigungen:
Keimzahl (2.6.12): Höchstens 10^3 koloniebildende, aerobe Einheiten und höchstens 10^2 Pilze je Gramm Substanz, durch Auszählen auf Agarplatten bestimmt.

Spezielle Mikroorganismen (2.6.13): *Escherichia coli* darf nicht vorhanden sein.

Gehaltsbestimmung

Untersuchungslösung: Eine Substanzmenge, die 120,0 mg getrockneter Substanz entspricht, wird in Wasser *R* zu 20,0 ml gelöst.

Referenzlösung: 45,0 mg Brenztraubensäure *R* werden in Wasser *R* zu 500,0 ml gelöst.

10,0 ml Untersuchungslösung werden in einem 50-ml-Rundkolben mit 20,0 ml Salzsäure ($0,1\ mol \cdot l^{-1}$) versetzt. Der Kolben mit Inhalt wird gewogen, sodann im Wasserbad 3 h lang zum Rückfluß erhitzt, erneut gewogen und der Inhalt mit Wasser *R* auf die ursprüngliche Masse ergänzt. 2,0 ml Lösung werden in einem Scheidetrichter mit 1,0 ml Dinitrophenylhydrazinhydrochlorid-Lösung *R* gemischt. Die Mischung wird 5 min lang stehengelassen, dann mit 5,0 ml Ethylacetat *R* versetzt und geschüttelt. Die festen Anteile werden absitzen gelassen. Die obere Phase wird abgetrennt und 3mal mit je 5,0 ml Natriumcarbonat-Lösung *R* geschüttelt. Die wäßrigen Phasen werden vereinigt und mit Natriumcarbonat-Lösung *R* zu 50,0 ml verdünnt. 10,0 ml Referenzlösung werden gleichzeitig und in gleicher Weise wie die Untersuchungslösung behandelt.

Die Absorption (2.2.25) der beiden Lösungen bei 375 nm wird sofort gemessen, wobei Natriumcarbonat-Lösung *R* als Kompensationsflüssigkeit verwendet wird.

Die Absorption der Untersuchungslösung darf nicht kleiner sein als die der Referenzlösung, was einem Gehalt an Brenztraubensäure von mindestens 1,5 Prozent entspricht.

Lagerung

Gut verschlossen.

1999, 1381

Xylitol

Xylitolum

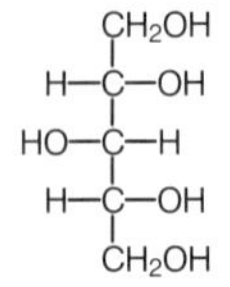

$C_5H_{12}O_5$ M_r 152,1

Definition

Xylitol enthält mindestens 98,5 und höchstens 101,0 Prozent *meso*-Xylitol, berechnet auf die getrocknete Substanz.

Eigenschaften

Weiße Kristalle oder kristallines Pulver; sehr leicht löslich in Wasser, wenig löslich in Ethanol.

Prüfung auf Identität

1: B.
2: A, C.

A. Schmelztemperatur (2.2.14): 92 bis 96 °C.

B. Die Prüfung erfolgt mit Hilfe der IR-Spektroskopie (2.2.24) durch Vergleich des Spektrums der Substanz mit dem von Xylitol *CRS*.

C. Die Prüfung erfolgt mit Hilfe der Dünnschichtchromatographie (2.2.27) unter Verwendung einer DC-Platte mit Kieselgel G *R*.

Untersuchungslösung: 5,0 ml Prüflösung (siehe „Prüfung auf Reinheit") werden mit Wasser *R* zu 50,0 ml verdünnt.

Referenzlösung: 25 mg Xylitol *CRS* werden in Wasser *R* zu 5,0 ml gelöst.

Auf die Platte werden getrennt 2 µl jeder Lösung aufgetragen. Die Chromatographie erfolgt mit einer Mischung von 10 Volumteilen Wasser *R*, 40 Volumteilen 1-Butanol *R* und 50 Volumteilen Aceton *R* über eine Laufstrecke von 15 cm. Die Platte wird an der Luft trocknen gelassen, mit einer Mischung von 10 Volumteilen Phosphorsäure 85 % *R*, 40 Volumteilen einer Lösung von Anilin *R* (40 g · l^{-1}) in Ethanol 96 % *R* und 50 Volumteilen einer Lösung von Diphenylamin *R* (40 g · l^{-1}) in Ethanol 96 % *R* besprüht und 20 min lang bei 110 °C erhitzt. Der Hauptfleck im Chromatogramm der Untersuchungslösung entspricht in bezug auf Lage, Farbe und Größe dem Hauptfleck im Chromatogramm der Referenzlösung.

Prüfung auf Reinheit

Prüflösung: 2,50 g Substanz werden in kohlendioxidfreiem Wasser *R* zu 50,0 ml gelöst.

Aussehen der Lösung: Die Prüflösung darf nicht stärker opaleszieren als die Referenzsuspension IV (2.2.1) und nicht stärker gefärbt sein als die Farbvergleichslösung BG_7 (2.2.2, Methode II).

Sauer oder alkalisch reagierende Substanzen: 5 ml Prüflösung werden mit 5 ml kohlendioxidfreiem Wasser *R* und 0,05 ml Phenolphthalein-Lösung *R* versetzt. Bis zum Umschlag nach Rosa dürfen höchstens 0,2 ml Natriumhydroxid-Lösung (0,01 mol · l^{-1}) verbraucht werden. 5 ml Prüflösung werden mit 5 ml kohlendioxidfreiem Wasser *R* und 0,05 ml Methylrot-Lösung *R* versetzt. Bis zum Farbumschlag nach Rot dürfen höchstens 0,2 ml Salzsäure (0,01 mol · l^{-1}) verbraucht werden.

Verwandte Substanzen: Höchstens 2,0 Prozent. Die Prüfung erfolgt mit Hilfe der Gaschromatographie (2.2.28) unter Verwendung von Erythritol *R* als Interner Standard.

Interner-Standard-Lösung: 0,500 g Erythritol *R* werden in Wasser *R* zu 25,0 ml gelöst.

Untersuchungslösung: 5,000 g Substanz werden in Wasser *R* zu 100,0 ml gelöst.

Referenzlösung: Je etwa 25,0 mg L-Arabinitol *CRS*, Galactitol *CRS*, Mannitol *CRS* und Sorbitol *CRS* werden in Wasser *R* zu 100,0 ml gelöst. 10,0 ml Lösung werden mit etwa 490 mg Xylitol *CRS*, genau gewogen, versetzt, um eine Referenzlösung mit bekannter Konzentration von etwa 49 mg Xylitol *CRS* je Milliliter zu erhalten.

Die Chromatographie kann durchgeführt werden mit
- einer Säule aus rostfreiem Stahl von 2 m Länge und 2 mm innerem Durchmesser, gepackt mit säuregewaschenem silanisiertem Kieselgur zur Gaschromatographie *R* (Korngröße 150 bis 180 µm) und imprägniert mit 3 Prozent (*m/m*) Poly[(cyanopropyl)(methyl)][(phenyl)(methyl)]siloxan *R*
- Stickstoff *R* als Trägergas bei einer Durchflußrate von 30 ml je Minute
- einem Flammenionisationsdetektor.

Die Temperatur der Säule wird bei 200 °C, die des Probeneinlasses und des Detektors bei 250 °C gehalten.

Je 1,0 ml Referenzlösung und Untersuchungslösung wird getrennt in einen 100-ml-Rundkolben pipettiert. Jeder Kolben wird mit 1,0 ml Interner-Standard-Lösung versetzt. Die Mischungen werden in einem Wasserbad von 60 °C mit Hilfe eines Rotationsverdampfers eingedampft. Jeder Rückstand wird in 1 ml wasserfreiem Pyridin *R* gelöst und nach Zusatz von 1 ml Acetanhydrid *R* wird zur Acetylierung 1 h lang zum Rückfluß erhitzt.

Je 1 µl der aus der Referenz- und der Untersuchungslösung erhaltenen Lösungen wird getrennt eingespritzt. Werden die Chromatogramme unter den vorgeschriebenen Bedingungen aufgezeichnet, betragen die relativen Retentionszeiten, bezogen auf Xylitol, für Erythritol etwa 0,3, für L-Arabinitol etwa 0,7, für Xylitol 1, für Galactitol etwa 1,8, für Mannitol etwa 2,0 und für Sorbitol etwa 2,2.

Der Gehalt jedes Bestandteils der Substanz, ohne Korrekturfaktor, wird nach der folgenden Formel berechnet:

$$100 \cdot \frac{m_s \cdot R_u}{m_u \cdot R_s}$$

m_s = Einwaage der betreffenden Verbindung für die Referenzlösung in Milligramm

m_u = Einwaage der Substanz für die Untersuchungslösung in Milligramm

R_s = Verhältnis der Peakfläche der derivatisierten Verbindung zur Peakfläche des derivatisierten Erythritols im Chromatogramm der Referenzlösung

R_u = Verhältnis der Peakfläche der derivatisierten Verbindung zur Peakfläche des derivatisierten Erythritols im Chromatogramm der Untersuchungslösung.

Der Prozentgehalt an verwandten Substanzen wird durch Addition der einzelnen Prozentgehalte berechnet.

Reduzierende Zucker: 5,0 g Substanz werden unter vorsichtigem Erwärmen in 3 ml Wasser *R* gelöst. Nach dem Abkühlen werden 20 ml Kupfer(II)-citrat-Lösung *R* und einige Glasperlen zugesetzt. Das Erhitzen erfolgt in der Weise, daß das Sieden nach 4 min beginnt und 3 min lang anhält. Nach raschem Abkühlen werden 100 ml einer 2,4prozentigen Lösung (*V/V*) von Essigsäure 98 % *R* und 20,0 ml Iod-Lösung (0,025 mol · l^{-1}) zugesetzt. Unter ständigem Schütteln werden 25 ml einer Mischung von 6 Volumteilen Salzsäure *R* und 94 Volumteilen Wasser *R* zugegeben. Nach Lösung des Niederschlags wird der Überschuß an Iod mit Natriumthiosulfat-Lösung (0,05 mol · l^{-1}) titriert, unter Verwendung von 1 ml Stärke-Lösung *R*, die gegen Ende der Titration zugesetzt wird. Mindestens 12,8 ml Natriumthiosulfat-Lösung (0,05 mol · l^{-1}) müssen verbraucht werden (0,2 Prozent).

Blei (2.4.10): Die Substanz muß der „Grenzprüfung auf Blei in Zuckern" entsprechen (0,5 ppm).

Nickel (2.4.15): Die Substanz muß der „Grenzprüfung auf Nickel in Polyolen" entsprechen (1 ppm). Die Substanz wird in 150,0 ml der vorgeschriebenen Mischung von Lösungsmitteln gelöst.

Trocknungsverlust (2.2.32): Höchstens 0,5 Prozent, mit 1,000 g Substanz durch 4 h langes Trocknen im Vakuum bei 60 °C bestimmt.

Sulfatasche (2.4.14): Höchstens 0,1 Prozent, mit 1,0 g Substanz bestimmt.

Bakterien-Endotoxine (2.6.14): Xylitol zur Herstellung von Parenteralia, das dabei keinem weiteren geeigneten Verfahren zur Beseitigung von Bakterien-Endotoxinen unterworfen wird, darf höchstens 4 I.E. Bakterien-Endotoxine je Gramm enthalten bei Parenteralia, die eine geringere Konzentration als 100 g Xylitol je Liter, und höchstens 2,5 I.E. Bakterien-Endotoxine je Gramm bei Parenteralia, die eine Konzentration von 100 g oder mehr Xylitol je Liter enthalten.

Mikrobielle Verunreinigungen:

Keimzahl (2.6.12): Xylitol zur Herstellung von Parenteralia darf höchstens 10^2 Bakterien und 10^2 Pilze je Gramm Substanz enthalten, durch Auszählen auf Agarplatten bestimmt.

Spezifische Mikroorganismen (2.6.13): *Escherichia coli* und Salmonellen dürfen nicht vorhanden sein.

Gehaltsbestimmung

0,150 g Substanz werden in Wasser *R* zu 50,0 ml gelöst. 10,0 ml Lösung werden mit 20,0 ml einer Lösung von Natriumperiodat *R* (21,4 g · l^{-1}) und 2,0 ml verdünnter Schwefelsäure *R* versetzt und im Wasserbad genau 15 min lang erhitzt. Nach dem Abkühlen werden 3 g Natriumhydrogencarbonat *R* in kleinen Anteilen und 25,0 ml Natriumarsenit-Lösung (0,1 mol · l^{-1}) zugesetzt. Nach dem Mischen werden 5 ml einer Lösung von Kaliumiodid *R* (200 g · l^{-1}) zugegeben. Die Lösung wird 15 min lang stehengelassen und mit Iod-Lösung (0,5 mol · l^{-1}) bis zur beginnenden Gelbfärbung titriert. Ein Blindversuch wird durchgeführt.

1 ml Iod-Lösung (0,5 mol · l^{-1}) entspricht 19,01 mg $C_5H_{12}O_5$.

Lagerung

Gut verschlossen.

Beschriftung

Die Beschriftung gibt insbesondere, falls zutreffend, an

- die Höchstkonzentration an Bakterien-Endotoxinen
- daß die Substanz zur Herstellung von Parenteralia geeignet ist.

Verunreinigungen

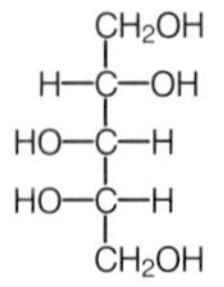

A. L-Arabinitol

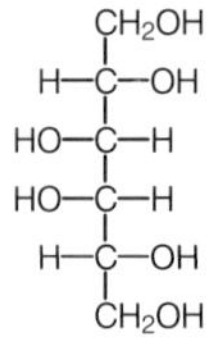

B. Galactitol
C. Mannitol
D. Sorbitol.

1999, 1162

Xylometazolinhydrochlorid

Xylometazolini hydrochloridum

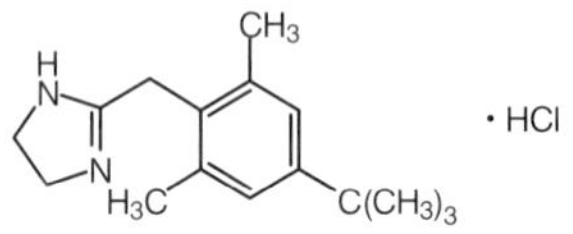

$C_{16}H_{25}ClN_2$ M_r 280,8

Definition

Xylometazolinhydrochlorid enthält mindestens 99,0 und höchstens 101,0 Prozent 2-(4-1,1-Dimethylethyl-2,6-dimethylbenzyl)-2-imidazolin-hydrochlorid, berechnet auf die getrocknete Substanz.

Eigenschaften

Weißes bis fast weißes, kristallines Pulver; leicht löslich in Wasser, Ethanol und Methanol, praktisch unlöslich in Ether.

Prüfung auf Identität

1: A, E.
2: B, C, D, E.

A. Die Prüfung erfolgt mit Hilfe der IR-Spektroskopie (2.2.24) durch Vergleich des Spektrums der Substanz mit dem von Xylometazolinhydrochlorid *CRS*.

B. Die bei der Prüfung „Verwandte Substanzen" (siehe „Prüfung auf Reinheit") erhaltenen Chromatogramme werden ausgewertet. Der Hauptfleck im Chromatogramm der Untersuchungslösung b entspricht in bezug auf Lage, Farbe und Größe dem Hauptfleck im Chromatogramm der Referenzlösung a.

C. Etwa 0,5 mg Substanz werden in 1 ml Methanol *R* gelöst. Die Lösung wird mit 0,5 ml einer frisch hergestellten Lösung von Natriumpentacyanonitrosylferrat *R* (50 g · l^{-1}) und 0,5 ml einer Lösung von Natriumhydroxid *R* (20 g · l^{-1}) versetzt. Wird nach 10 min langem Stehenlassen 1 ml einer Lösung von Natriumhydrogencarbonat *R* (80 g · l^{-1}) zugesetzt, tritt eine violette Färbung auf.

D. 0,2 g Substanz werden in 1 ml Wasser *R* gelöst. Die Lösung wird mit 2,5 ml Ethanol 96 % *R* und 2 ml Natriumhydroxid-Lösung (1 mol · l^{-1}) versetzt. Nach gründlichem Mischen wird im ultravioletten Licht bei 365 nm ausgewertet. Die Lösung zeigt keine Fluoreszenz oder höchstens die gleiche Fluoreszenz wie eine in gleicher Weise hergestellte Blindlösung. Die Prüfung darf nur ausgewertet werden, wenn eine in gleicher Weise hergestellte Lösung mit Naphazolinhydrochlorid *CRS* anstelle der Substanz eine deutliche bläuliche Fluoreszenz zeigt.

E. Die Substanz gibt die Identitätsreaktion a auf Chlorid (2.3.1).

Prüfung auf Reinheit

Prüflösung: 2,5 g Substanz werden in kohlendioxidfreiem Wasser *R* zu 50 ml gelöst.

Aussehen der Lösung: Die Prüflösung muß klar (2.2.1) und darf nicht stärker gefärbt sein als die Farbvergleichslösung G_6 (2.2.2, Methode II).

Sauer oder alkalisch reagierende Substanzen: 0,25 g Substanz werden in Wasser *R* zu 25 ml gelöst. Nach Zusatz von 0,1 ml Methylrot-Lösung *R* und 0,1 ml Salzsäure (0,01 mol · l^{-1}) ist die Lösung rot gefärbt. Bis zum Farbumschlag nach Gelb dürfen höchstens 0,2 ml Natriumhydroxid-Lösung (0,01 mol · l^{-1}) verbraucht werden.

Verwandte Substanzen: Die Prüfung erfolgt mit Hilfe der Dünnschichtchromatographie (2.2.27) unter Verwendung einer Schicht von Kieselgel G *R*.

Untersuchungslösung a: 0,20 g Substanz werden in Methanol *R* zu 5 ml gelöst.

Untersuchungslösung b: 1 ml Untersuchungslösung a wird mit Methanol *R* zu 10 ml verdünnt.

Referenzlösung a: 20 mg Xylometazolinhydrochlorid *CRS* werden in Methanol *R* zu 5 ml gelöst.

Referenzlösung b: 4 mg Xylometazolinhydrochlorid-Verunreinigung A *CRS* werden in Methanol *R* zu 50 ml gelöst.

Referenzlösung c: 1 ml Untersuchungslösung b wird mit Methanol *R* zu 50 ml verdünnt.

Auf die Platte werden getrennt 5 µl jeder Lösung aufgetragen. Die Chromatographie erfolgt mit einer Mischung von 5 Volumteilen konzentrierter Ammoniak-Lösung *R* und 100 Volumteilen Methanol *R* über eine Laufstrecke von 10 cm. Die Platte wird trocknen gelassen. Auf den Boden einer Chromatographiekammer wird eine Schale mit einer Mischung von 1 Volumteil Wasser *R*, 1 Volumteil Salzsäure *R* 1 und 2 Volumteilen einer Lösung von Kaliumpermanganat *R* (15 g · l^{-1}) gestellt. Die Kammer wird geschlossen und 15 min lang stehengelassen. Die getrocknete Platte wird in die Kammer gestellt und die Kammer geschlossen. Die Platte wird 5 min lang dem Chlorgas ausgesetzt, herausgenommen und so lange in einen Kaltluftstrom gehalten, bis der Überschuß an Chlor entfernt ist und die Kieselgelschicht unterhalb der Startpunkte bei Aufbringen eines Tropfens Kaliumiodid-Stärke-Lösung *R* keine Blaufärbung mehr zeigt. Die Platte wird mit Kaliumiodid-Stärke-Lösung *R* besprüht. Ein im Chromatogramm der Untersuchungslösung a auftretender Fleck der Xylometazolin-Verunreinigung A darf nicht intensiver sein als der Hauptfleck im Chromatogramm der Referenzlösung b (0,2 Prozent). Kein Fleck, mit Ausnahme des Hauptflecks und des Flecks der Xylometazolin-Verunreinigung A im Chromatogramm der Untersuchungslösung a, darf intensiver sein als der Hauptfleck im Chromatogramm der Referenzlösung c (0,2 Prozent).

Trocknungsverlust (2.2.32): Höchstens 0,5 Prozent, mit 1,000 g Substanz durch Trocknen im Trockenschrank bei 100 bis 105 °C bestimmt.

Sulfatasche (2.2.14): Höchstens 0,1 Prozent, mit 1,0 g Substanz bestimmt.

Gehaltsbestimmung

0,200 g Substanz, in 25 ml wasserfreier Essigsäure *R* gelöst und mit 10 ml Acetanhydrid *R* versetzt, werden mit Perchlorsäure (0,1 mol · l^{-1}) titriert. Der Endpunkt wird mit Hilfe der Potentiometrie (2.2.20) bestimmt.

1 ml Perchlorsäure (0,1 mol · l^{-1}) entspricht 28,08 mg $C_{16}H_{25}ClN_2$.

Lagerung

Gut verschlossen, vor Licht geschützt.

Verunreinigungen

A. *N*-(2-Aminoethyl)-2-(4-1,1-dimethylethyl-2,6-dimethylphenyl)acetamid.

1998, 1278

Xylose
Xylosum

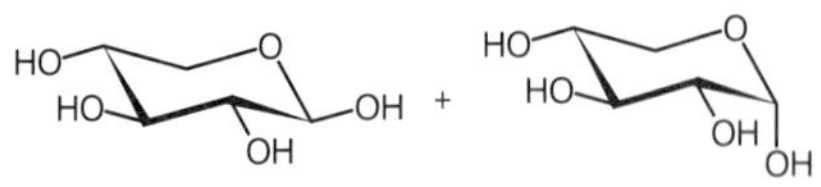

$C_5H_{10}O_5$ M_r 150,1

Definition

Xylose ist (+)-D-Xylopyranose.

Eigenschaften

Weißes, kristallines Pulver oder farblose Nadeln; leicht löslich in Wasser, löslich in heißem Ethanol.

Prüfung auf Identität

1: A.
2: B, C.

A. Die Prüfung erfolgt mit Hilfe der IR-Spektroskopie (2.2.24) durch Vergleich des Spektrums der Substanz mit dem von Xylose *CRS*. Die Prüfung erfolgt mit Hilfe von Preßlingen.

B. Die Prüfung erfolgt mit Hilfe der Dünnschichtchromatographie (2.2.27) unter Verwendung einer Schicht eines geeigneten Kieselgels.

Untersuchungslösung: 10 mg Substanz werden in einer Mischung von 2 Volumteilen Wasser *R* und 3 Volumteilen Methanol *R* zu 20 ml gelöst.

Referenzlösung a: 10 mg Xylose *CRS* werden in einer Mischung von 2 Volumteilen Wasser *R* und 3 Volumteilen Methanol *R* zu 20 ml gelöst.

Referenzlösung b: 10 mg Fructose *R*, 10 mg Glucose *R* und 10 mg Xylose *R* werden in einer Mischung von 2 Volumteilen Wasser *R* und 3 Volumteilen Methanol *R* zu 20 ml gelöst.

Auf die Platte werden getrennt 2 µl jeder Lösung aufgetragen. Nach sorgfältigem Trocknen der Startpunkte erfolgt die Chromatographie mit einer Mischung von 10 Volumteilen Wasser *R*, 15 Volumteilen Methanol *R*, 25 Volumteilen wasserfreier Essigsäure *R* und 50 Volumteilen Dichlorethan *R* über eine Laufstrecke von 15 cm. Die Lösungsmittel müssen genau abgemessen werden, denn ein geringer Überschuß von Wasser kann die Mischung trüben. Die Platte wird im Warmluftstrom getrocknet. Die Platte wird mit einer Lösung von 0,5 g Thymol *R* in einer Mischung von 5 ml Schwefelsäure *R* und 95 ml Ethanol 96 % *R* gleichmäßig besprüht und 10 min lang im Trockenschrank bei 130 °C erhitzt. Der Hauptfleck im Chromatogramm der Untersuchungslösung entspricht in bezug auf Lage, Farbe und Größe dem Hauptfleck im Chromatogramm der Referenzlösung a. Die Prüfung darf nur ausgewertet werden, wenn das Chromatogramm der Referenzlösung b deutlich voneinander getrennt 3 Flecke zeigt.

C. 0,1 g Substanz werden in 10 ml Wasser *R* gelöst. Nach Zusatz von 3 ml Fehlingscher Lösung *R* 1 und Erhitzen entsteht ein orangefarbener bis roter Niederschlag.

Prüfung auf Reinheit

Prüflösung: 10,0 g Substanz werden in kohlendioxidfreiem Wasser *R* zu 100 ml gelöst.

Aussehen der Lösung: Die Prüflösung muß klar (2.2.1) und farblos (2.2.2, Methode II) sein.

Sauer oder alkalisch reagierende Substanzen: 50 ml Prüflösung werden mit 0,3 ml Phenolphthalein-Lösung *R* 1 versetzt. Die Lösung muß farblos sein. Bis zum Umschlag nach Rosa dürfen höchstens 0,2 ml Natriumhydroxid-Lösung (0,1 mol · l^{-1}) verbraucht werden.

Spezifische Drehung (2.2.7): 10,0 g Substanz werden in 80 ml Wasser *R* gelöst. Die Lösung wird nach Zusatz von 1 ml verdünnter Ammoniak-Lösung *R* 2 mit Wasser *R* zu 100,0 ml verdünnt. Die Lösung wird 30 min lang stehengelassen. Die spezifische Drehung muß zwischen +18,5 und +19,5° liegen, berechnet auf die getrocknete Substanz.

Chlorid (2.4.4): 1,5 ml Prüflösung, mit Wasser *R* zu 15 ml verdünnt, müssen der Grenzprüfung auf Chlorid entsprechen (330 ppm).

Schwermetalle (2.4.8): 12 ml Prüflösung müssen der Grenzprüfung A auf Schwermetalle entsprechen (20 ppm). Zur Herstellung der Referenzlösung wird die Blei-Lösung (2 ppm Pb) *R* verwendet.

Trocknungsverlust (2.2.32): Höchstens 0,5 Prozent, mit 1,000 g Substanz durch Trocknen im Vakuumtrockenschrank bei 100 bis 105 °C und höchstens 0,7 kPa bestimmt.

Sulfatasche (2.4.14): Höchstens 0,1 Prozent, mit 1,0 g Substanz bestimmt.

Lagerung

Gut verschlossen.

Z

1998, 1279

Zinkacexamat

Zinci acexamas

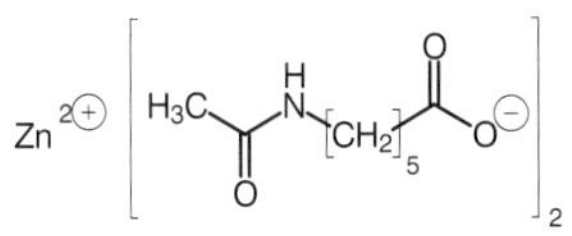

$C_{16}H_{28}N_2O_6Zn$ M_r 409,8

Definition

Zinkacexamat enthält mindestens 97,5 und höchstens 101,0 Prozent Zink-6-(acetylamino)hexanoat, berechnet auf die getrocknete Substanz.

Eigenschaften

Weißes bis fast weißes, kristallines Pulver; löslich in Wasser, praktisch unlöslich in Aceton und Ethanol. Die Substanz löst sich in verdünnter Salpetersäure.

Die Substanz schmilzt bei etwa 198 °C.

Prüfung auf Identität

A. Die Prüfung erfolgt mit Hilfe der IR-Spektroskopie (2.2.24) durch Vergleich des Spektrums der Substanz mit dem von Zinkacexamat *CRS*. Die Prüfung erfolgt mit Hilfe von Preßlingen.

B. 5 ml Prüflösung (siehe „Prüfung auf Reinheit") geben die Identitätsreaktion auf Zink (2.3.1).

Prüfung auf Reinheit

Prüflösung: 0,5 g Substanz werden in kohlendioxidfreiem Wasser *R* zu 20 ml gelöst.

Aussehen der Lösung: Die Prüflösung darf nicht stärker opaleszieren als die Referenzsuspension IV (2.2.1) und muß farblos (2.2.2, Methode II) sein.

***p*H-Wert** (2.2.3): Der *p*H-Wert der Prüflösung muß zwischen 5,0 und 7,0 liegen.

6-Aminohexansäure: Die Prüfung erfolgt mit Hilfe der Dünnschichtchromatographie (2.2.27) unter Verwendung einer Schicht eines geeigneten Kieselgels.

Untersuchungslösung: 0,30 g Substanz werden in Wasser *R* zu 10 ml gelöst.

Referenzlösung: 15 mg 6-Aminohexansäure *R* werden in Wasser *R* zu 10 ml gelöst. 1 ml Lösung wird mit Wasser *R* zu 10 ml verdünnt.

Auf die Platte werden je 5 µl Untersuchungslösung und Referenzlösung aufgetragen. Die Platte wird an der Luft trocknen gelassen. Die Chromatographie erfolgt mit einer Mischung von 2 Volumteilen Ammoniak-Lösung *R*, 30 Volumteilen Wasser *R* und 68 Volumteilen Ethanol 96 % *R* über eine Laufstrecke von 15 cm. Die Platte wird im Warmluftstrom getrocknet, mit Ninhydrin-Lösung *R* besprüht und 15 min lang bei 100 bis 105 °C erhitzt. Ein im Chromatogramm der Untersuchungslösung auftretender 6-Aminohexansäure-Fleck darf nicht stärker gefärbt sein als der Fleck im Chromatogramm der Referenzlösung (0,5 Prozent).

Verwandte Substanzen: Die Prüfung erfolgt mit Hilfe der Flüssigchromatographie (2.2.29).

Untersuchungslösung a: 0,50 g Substanz werden in Wasser *R* zu 100,0 ml gelöst.

Untersuchungslösung b: 20,0 ml Untersuchungslösung a werden mit 20 ml mobiler Phase und 0,4 ml einer Lösung von Phosphorsäure 85 % *R* (100 g · l^{-1}) versetzt und mit der mobilen Phase zu 50,0 ml verdünnt.

Referenzlösung a: 40 mg *N*-Acetyl-ε-caprolactam *R* werden in Wasser *R* zu 100,0 ml gelöst.

Referenzlösung b: 5,0 ml Referenzlösung a werden mit Wasser *R* zu 100,0 ml verdünnt.

Referenzlösung c: 20 mg Zinkacexamat-Verunreinigung A *CRS* werden in Wasser *R* zu 50,0 ml gelöst.

Referenzlösung d: 40 mg ε-Caprolactam *R* werden in Wasser *R* zu 100,0 ml gelöst. 5,0 ml Lösung werden mit Wasser *R* zu 100,0 ml verdünnt.

Referenzlösung e: 20,0 ml Untersuchungslösung a, mit je 5,0 ml Referenzlösung b, Referenzlösung c, Referenzlösung d und 0,4 ml einer Lösung von Phosphorsäure 85 % *R* (100 g · l^{-1}) versetzt, werden mit der mobilen Phase zu 50,0 ml verdünnt.

Referenzlösung f: 5,0 ml Referenzlösung c, mit je 5,0 ml Referenzlösung b und Referenzlösung d sowie 0,4 ml einer Lösung von Phosphorsäure 85 % *R* (100 g · l^{-1}) versetzt, werden mit der mobilen Phase zu 50,0 ml verdünnt.

Die Chromatographie kann durchgeführt werden mit
- einer Säule aus rostfreiem Stahl von 0,25 m Länge und 4,0 mm innerem Durchmesser, gepackt mit octadecylsilyliertem Kieselgel zur Chromatographie *R* (5 µm)
- einer Mischung von 0,2 Volumteilen Phosphorsäure 85 % *R*, 8 Volumteilen Acetonitril *R* und 92 Volumteilen Wasser *R*, die mit verdünnter Ammoniak-Lö-

sung *R* 1 auf einen *p*H-Wert von 4,5 eingestellt wurde, als mobile Phase bei einer Durchflußrate von 1,2 ml je Minute
- einem Spektrometer als Detektor bei 210 nm.

Werden die Chromatogramme unter den vorgeschriebenen Bedingungen aufgezeichnet, werden die Substanzen in folgender Reihenfolge eluiert: Zinkacexamat, ε-Caprolactam, Zinkacexamat-Verunreinigung A und *N*-Acetyl-ε-caprolactam.

20 µl Referenzlösung e werden eingespritzt. Die Chromatographie wird über eine Dauer, die der 8fachen Retentionszeit von Zinkacexamat entspricht, durchgeführt. Die Empfindlichkeit des Systems wird so eingestellt, daß die Höhe des Peaks der Zinkacexamat-Verunreinigung A mindestens 50 Prozent des maximalen Ausschlags beträgt. Die Prüfung darf nur ausgewertet werden, wenn die Auflösung zwischen dem ersten Peak (Zinkacexamat) und dem zweiten Peak (ε-Caprolactam) mindestens 3,0 beträgt. Falls erforderlich wird der *p*H-Wert der mobilen Phase mit verdünnter Ammoniak-Lösung *R* 1 auf 4,7 eingestellt.

Je 20 µl Untersuchungslösung b und Referenzlösung f werden getrennt eingespritzt. Die Fläche des *N*-Acetyl-ε-caprolactam-Peaks im Chromatogramm der Untersuchungslösung b darf nicht größer sein als die Fläche des entsprechenden Peaks im Chromatogramm der Referenzlösung f (0,1 Prozent). Die Fläche des Peaks der Zinkacexamat-Verunreinigung A darf nicht größer sein als die Fläche des entsprechenden Peaks im Chromatogramm der Referenzlösung f (2 Prozent). Die Fläche des ε-Caprolactam-Peaks darf nicht größer sein als die Fläche des entsprechenden Peaks im Chromatogramm der Referenzlösung f (0,1 Prozent). Die Summe der Fläche aller Peaks, mit Ausnahme der des Hauptpeaks und des Peaks der Zinkacexamat-Verunreinigung A, darf nicht größer sein als das 5fache der Fläche des *N*-Acetyl-ε-caprolactam-Peaks im Chromatogramm der Referenzlösung f (0,5 Prozent). Peaks, deren Fläche kleiner ist als das 0,5fache des *N*-Acetyl-ε-caprolactam-Peaks im Chromatogramm der Referenzlösung f, werden nicht berücksichtigt.

Arsen (2.4.2): 0,5 g Substanz müssen der Grenzprüfung A auf Arsen entsprechen (2 ppm).

Blei: Höchstens 10 ppm Pb. Der Gehalt an Blei wird mit Hilfe der Atomabsorptionsspektroskopie (2.2.23, Methode I) bestimmt.

Untersuchungslösung: 5,00 g Substanz werden in 20 ml einer Lösung von blei- und cadmiumfreier Salpetersäure *R* (200 g · l^{-1}) gelöst. Die Lösung wird mit der gleichen Säurelösung zu 25,0 ml verdünnt.

Referenzlösungen: Die Referenzlösungen werden aus der Blei-Lösung (0,1 Prozent Pb) *R* durch Verdünnen mit blei- und cadmiumfreier Salpetersäure *R* (200 g · l^{-1}) hergestellt.

Die Absorption wird bei 283,3 nm unter Verwendung einer Blei-Hohlkathodenlampe als Strahlungsquelle und einer Luft-Acetylen-Flamme gemessen.

Cadmium: Höchstens 2 ppm Cd. Der Gehalt an Cadmium wird mit Hilfe der Atomabsorptionsspektroskopie (2.2.23, Methode I) bestimmt.

Untersuchungslösung: 2,50 g Substanz werden in 20 ml einer Lösung von blei- und cadmiumfreier Salpetersäure *R* (200 g · l^{-1}) gelöst. Die Lösung wird mit der gleichen Säurelösung zu 25,0 ml verdünnt.

Referenzlösungen: Die Referenzlösungen werden aus der Cadmium-Lösung (0,1 Prozent Cd) *R* durch Verdünnen mit einer Lösung von blei- und cadmiumfreier Salpetersäure *R* (200 g · l^{-1}) hergestellt.

Die Absorption wird bei 228,8 nm unter Verwendung einer Cadmium-Hohlkathodenlampe als Strahlungsquelle und einer Luft-Acetylen-Flamme gemessen.

Eisen: Höchstens 50 ppm Fe. Der Gehalt an Eisen wird mit Hilfe der Atomabsorptionsspektroskopie (2.2.23, Methode I) bestimmt.

Untersuchungslösung: 1,25 g Substanz werden in 20 ml einer Lösung von blei- und cadmiumfreier Salpetersäure *R* (200 g · l^{-1}) gelöst. Die Lösung wird mit der gleichen Säurelösung zu 25,0 ml verdünnt.

Referenzlösungen: Die Referenzlösungen werden aus der Eisen-Lösung (20 ppm Fe) *R* durch Verdünnen mit einer Lösung von blei- und cadmiumfreier Salpetersäure *R* (200 g · l^{-1}) hergestellt.

Die Absorption wird bei 248,3 nm unter Verwendung einer Eisen-Hohlkathodenlampe als Strahlungsquelle und einer Luft-Acetylen-Flamme gemessen.

Trocknungsverlust (2.2.32): Höchstens 1,0 Prozent, mit 1,000 g Substanz durch Trocknen im Trockenschrank bei 100 bis 105 °C bestimmt.

Gehaltsbestimmung

0,400 g Substanz werden in 10 ml verdünnter Essigsäure *R* gelöst. Der Gehalt an Zink wird mit Hilfe der Komplexometrie (2.5.11) bestimmt.

1 ml Natriumedetat-Lösung (0,1 mol · l^{-1}) entspricht 40,98 mg $C_{16}H_{28}N_2O_6Zn$.

Lagerung

Gut verschlossen, in nichtmetallischem Behältnis.

Verunreinigungen

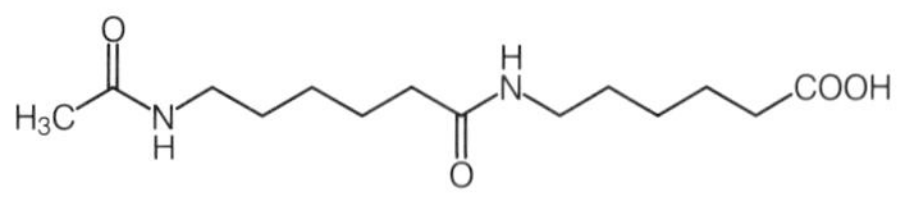

A. 6-[[6-(Acetylamino)hexanoyl]amino]hexansäure

B. 6-Aminohexansäure
(6-Aminocapronsäure)

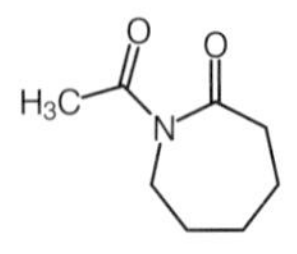

C. 1-Acetyl-hexahydro-2*H*-azepin-2-on
(*N*-Acetyl-ε-caprolactam)

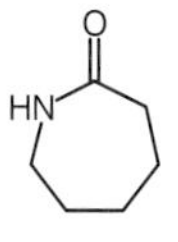

D. Hexahydro-2*H*-azepin-2-on (ε-Caprolactam).

0,25 ml Kaliumpermanganat-Lösung *R* versetzt, entfärbt sich die Kaliumpermanganat-Lösung.

1999, 539

Zinkundecylenat
Zinci undecylenas

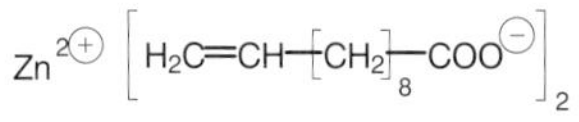

$C_{22}H_{38}O_4Zn$ M_r 431,9

Definition

Zinkundecylenat[1]) enthält mindestens 98,0 und höchstens 102,0 Prozent Undec-10-ensäure, Zinksalz, berechnet auf die getrocknete Substanz.

Eigenschaften

Weißes bis fast weißes, feines Pulver; praktisch unlöslich in Wasser, Ethanol und Ether.

Die Substanz schmilzt zwischen 116 und 121 °C, wobei ein geringer Rückstand verbleiben kann.

Prüfung auf Identität

A. Eine Mischung von 2,5 g Substanz, 10 ml Wasser *R* und 10 ml verdünnter Schwefelsäure *R* wird 2mal mit je 10 ml Ether *R* ausgeschüttelt. Die wäßrige Phase wird für die Prüfung B verwendet. Die Etherauszüge werden vereinigt, mit Wasser *R* gewaschen und zur Trockne eingedampft. Der Rückstand wird mit 2 ml frisch destilliertem Anilin *R* versetzt. Nach 10 min langem Erhitzen zum Rückfluß wird erkalten gelassen und mit 30 ml Ether *R* versetzt. Die Lösung wird 3mal mit je 20 ml verdünnter Salzsäure *R* und einmal mit 20 ml Wasser *R* ausgeschüttelt. Die organische Phase wird auf dem Wasserbad zur Trockne eingedampft. Der Rückstand wird 2mal aus Ethanol 70 % *R* umkristallisiert. Die Kristalle werden 3 h lang im Vakuum getrocknet. Die Schmelztemperatur (2.2.14) liegt zwischen 66 und 68 °C.

B. Die Mischung von 1 ml der bei der Prüfung A erhaltenen wäßrigen Phase mit 4 ml Wasser *R* gibt die Identitätsreaktion auf Zink (2.3.1).

C. 0,1 g Substanz werden in einer Mischung von 2 ml verdünnter Schwefelsäure *R* und 5 ml Essigsäure 98 % *R* gelöst. Wird die Lösung tropfenweise mit 0,25 ml Kaliumpermanganat-Lösung *R* versetzt, entfärbt sich die Kaliumpermanganat-Lösung.

Prüfung auf Reinheit

Alkalisch reagierende Substanzen: 1,0 g Substanz wird mit 5 ml Ethanol 96 % *R* und 0,5 ml Phenolrot-Lösung *R* gemischt. Unmittelbar nach Zusatz von 50 ml kohlendioxidfreiem Wasser *R* darf die Mischung keine rötliche Färbung zeigen.

Alkali-, Erdalkalimetalle: 1,0 g Substanz wird mit 25 ml Wasser *R* und 5 ml Salzsäure *R* zum Sieden erhitzt. Die noch heiße Lösung wird filtriert, Filter und Rückstand werden mit 25 ml heißem Wasser *R* gewaschen. Filtrat und Waschflüssigkeit werden vereinigt und mit konzentrierter Ammoniak-Lösung *R* bis zur alkalischen Reaktion versetzt. Nach Zusatz von 7,5 ml Thioacetamid-Lösung *R* wird im Wasserbad 30 min lang erhitzt, abfiltriert und der Niederschlag 2mal mit je 10 ml Wasser *R* gewaschen. Filtrat und Waschflüssigkeit werden vereinigt und auf dem Wasserbad zur Trockne eingedampft. Der Rückstand wird geglüht und darf nach dem Veraschen höchstens 20 mg (2 Prozent) betragen.

Grad der Ungesättigtheit: 0,100 g Substanz werden in einer Mischung von 5 ml verdünnter Salzsäure *R* und 30 ml Essigsäure 98 % *R* gelöst. Die Lösung wird mit Bromid-Bromat-Lösung (0,0167 mol · l^{-1}) unter Zusatz von 0,05 ml Indigocarmin-Lösung *R* 1 gegen Ende der Titration bis zum Farbumschlag von Blau nach Gelb titriert. Der Verbrauch an Bromid-Bromat-Lösung (0,0167 mol · l^{-1}) muß mindestens 9,1 und darf höchstens 9,4 ml betragen. Ein Blindversuch wird durchgeführt.

Sulfat (2.4.13): 0,1 g Substanz werden mit einer Mischung von 2 ml verdünnter Salzsäure *R* und 10 ml destilliertem Wasser *R* zum Sieden erhitzt. Nach dem Abkühlen wird filtriert und mit destilliertem Wasser *R* zu 15 ml verdünnt. Die Lösung muß der Grenzprüfung auf Sulfat entsprechen (500 ppm). Zur Herstellung der Referenzlösung werden 5 ml Sulfat-Lösung (10 ppm SO_4) *R* und 10 ml destilliertes Wasser *R* verwendet.

Trocknungsverlust (2.2.32): Höchstens 1,5 Prozent, mit 0,500 g Substanz durch Trocknen im Trockenschrank bei 100 bis 105 °C bestimmt.

Gehaltsbestimmung

0,350 g Substanz werden mit 25 ml verdünnter Essigsäure *R* zum Sieden erhitzt. Das Zink wird nach „Komplexometrische Titrationen" (2.5.11) bestimmt.

1 ml Natriumedetat-Lösung (0,1 mol · l^{-1}) entspricht 43,19 mg $C_{22}H_{38}O_4Zn$.

Lagerung

Gut verschlossen, vor Licht geschützt.

[1]) Diese Fassung des Textes entspricht der Eilrevision „Resolution AP-CSP (98) 3".

1998, 1266

Zinn(II)-chlorid-Dihydrat

Stannosi chloridum dihydricum

$SnCl_2 \cdot 2\,H_2O$ M_r 225,6

Definition

Zinn(II)-chlorid-Dihydrat enthält mindestens 98,0 und höchstens 101,0 Prozent $SnCl_2 \cdot 2\,H_2O$.

Eigenschaften

Weißes, kristallines Pulver oder farblose Kristalle, an der Luft verwitternd; leicht löslich in Wasser (die Lösung trübt sich beim Stehenlassen oder Verdünnen) und in Ethanol. Die Substanz löst sich in verdünnter Salzsäure.

Prüfung auf Identität

A. Wird 1 ml Prüflösung I (siehe „Prüfung auf Reinheit") mit 5 ml Wasser *R* und 0,05 ml Quecksilber(II)-chlorid-Lösung *R* versetzt, bildet sich ein grauschwarzer Niederschlag.

B. 1,0 g Substanz wird in 3,0 ml Wasser *R* gelöst. Die trübe Lösung wird mit 0,5 ml verdünnter Natriumhydroxid-Lösung *R* versetzt, wobei ein gelblicher, flockiger Niederschlag entsteht. Nach Zusatz von 6,5 ml Wasser *R* wird 1,0 ml der aufgeschüttelten Suspension mit 1,0 ml konzentrierter Natriumhydroxid-Lösung *R* versetzt. Der Niederschlag löst sich, und eine klare, farblose Lösung entsteht.

C. 10 mg Substanz, in 2 ml verdünnter Salpetersäure *R* gelöst, geben die Identitätsreaktion a auf Chlorid (2.3.1).

Prüfung auf Reinheit

Prüflösung I: 0,40 g Substanz werden nach Zusatz von 1 ml verdünnter Salzsäure *R* in destilliertem Wasser *R* zu 20 ml gelöst.

Prüflösung II: 1,0 g Substanz wird in verdünnter Salzsäure *R* zu 30 ml gelöst. Die Lösung wird zum Sieden erhitzt, mit 30 ml Thioacetamid-Lösung *R* versetzt und weitere 15 min lang zum Sieden erhitzt (Lösung A). 5 ml dieser Mischung werden filtriert. Das Filtrat wird zum Sieden erhitzt, mit 5 ml Thioacetamid-Lösung *R* versetzt und erneut 15 min lang zum Sieden erhitzt. Falls sich ein Niederschlag bildet, wird der Rest der Lösung A zugesetzt (Lösung A′). 10 ml Thioacetamid-Lösung *R* werden zugesetzt und zum Sieden erhitzt.

Die Vorgänge werden ab „5 ml dieser Mischung werden filtriert" wiederholt, bis sich nach Zusatz der Thioacetamid-Lösung *R* zum mit 5 ml Lösung A (beziehungsweise Lösung A′, Lösung A″,...) erhaltenen Filtrat kein Niederschlag mehr bildet. Wenn sich kein Niederschlag bildet oder ein Niederschlag nicht mehr feststellbar ist, werden die Lösung und der Rest der Lösung A (beziehungsweise Lösung A′, Lösung A″,...) vereinigt und filtriert. Der Niederschlag wird mit 10 ml Wasser *R* gewaschen. Das Filtrat wird so lange erhitzt, bis die entweichenden Dämpfe angefeuchtetes Blei(II)-acetat-Papier *R* nicht mehr grauschwarz färben. Nach dem Erkaltenlassen wird mit Wasser *R* zu 50 ml verdünnt.

Aussehen der Lösung: 10,0 g Substanz werden in verdünnter Salzsäure *R* zu 20 ml gelöst. Die Lösung muß klar (2.2.1) und farblos (2.2.2, Methode II) sein.

Durch Thioacetamid nicht fällbare Substanzen: 25 ml Prüflösung II werden zur Trockne eingedampft. Der bei 600 °C geglühte Rückstand darf höchstens 1 mg betragen (0,2 Prozent).

Sulfat (2.4.13): 15 ml Prüflösung I müssen der Grenzprüfung auf Sulfat entsprechen (500 ppm).

Eisen (2.4.9): 5 ml Prüflösung II, mit Wasser *R* zu 10 ml verdünnt, müssen der Grenzprüfung auf Eisen entsprechen (100 ppm).

Schwermetalle: 1,0 g Substanz wird in 2 ml einer Mischung von 1 Volumteil Salpetersäure *R* und 3 Volumteilen Salzsäure *R* gelöst. Die Lösung wird im Wasserbad so lange erhitzt, bis keine nitrosen Gase mehr entweichen. Der Rückstand wird in Wasser *R* zu 25 ml gelöst. 5 ml Lösung werden mit 3 ml konzentrierter Natriumhydroxid-Lösung *R* und 2 ml Wasser *R* versetzt, bis zur klaren Lösung erwärmt und nach dem Abkühlen mit 0,5 ml Thioacetamid-Reagenz *R* versetzt. Nach 2 min langem Stehenlassen darf die Mischung nicht stärker gefärbt sein als eine Mischung von 1,0 ml Blei-Lösung (10 ppm Pb) *R*, 6 ml Wasser *R*, 3 ml konzentrierter Natriumhydroxid-Lösung *R* und 0,5 ml Thioacetamid-Reagenz *R* (50 ppm).

Gehaltsbestimmung

0,100 g Substanz werden in 1,5 ml Salzsäure *R* 1 gelöst. Die Lösung wird mit Wasser *R* zu 50 ml verdünnt. Nach Zusatz von 5 g Kaliumnatriumtartrat *R*, 10 g Natriumhydrogencarbonat *R* und 1 ml Stärke-Lösung *R* wird sofort mit Iod-Lösung (0,05 mol · l^{-1}) titriert. Ein Blindversuch wird durchgeführt.

1 ml Iod-Lösung (0,05 mol · l^{-1}) entspricht 11,28 mg $SnCl_2 \cdot 2\,H_2O$.

Lagerung

Dicht verschlossen.

1999, 1280

Zolpidemtartrat

Zolpidemi tartras

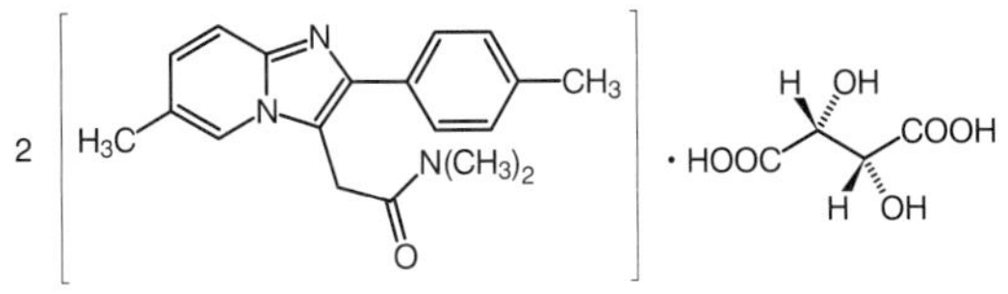

$C_{42}H_{48}N_6O_8$ M_r 765

Definition

Zolpidemtartrat enthält mindestens 98,5 und höchstens 101,0 Prozent Bis[*N*,*N*-dimethyl-2-[6-methyl-2-(4-methylphenyl)imidazo[1,2-*a*]pyridin-3-yl]acetamid]-(2*R*, 3*R*)-2,3-dihydroxybutandioat, berechnet auf die wasserfreie Substanz.

Eigenschaften

Weißes bis fast weißes, kristallines, hygroskopisches Pulver; schwer löslich in Wasser, wenig löslich in Methanol, praktisch unlöslich in Dichlormethan.

Prüfung auf Identität

1: A, C.
2: B, C.

A. 0,10 g Substanz werden in 10 ml Salzsäure (0,1 mol · l^{-1}) gelöst. Nach Zusatz von 10 ml Wasser *R* wird die Lösung tropfenweise unter Schütteln mit 1 ml verdünnter Ammoniak-Lösung *R* 2 versetzt. Der Niederschlag wird abfiltriert, mit Wasser *R* gewaschen und anschließend 2 h lang bei 100 bis 105 °C getrocknet. Derselbe Vorgang wird mit Zolpidemtartrat *CRS* durchgeführt. Die Prüfung erfolgt mit Hilfe der IR-Spektroskopie (2.2.24) durch Vergleich der Spektren unter Verwendung der Niederschläge. Die Prüfung erfolgt mit Hilfe von Preßlingen.

B. Die Prüfung erfolgt mit Hilfe der Dünnschichtchromatographie (2.2.27) unter Verwendung einer DC-Platte mit Kieselgel F_{254} *R*.

Untersuchungslösung: 50 mg Substanz werden in 5 ml Methanol *R* gelöst. Nach Zusatz von 0,1 ml Diethylamin *R* wird die Lösung mit Methanol *R* zu 10 ml verdünnt.

Referenzlösung a: 50 mg Zolpidemtartrat *CRS* werden in 5 ml Methanol *R* gelöst. Nach Zusatz von 0,1 ml Diethylamin *R* wird die Lösung mit Methanol *R* zu 10 ml verdünnt.

Referenzlösung b: 50 mg Flunitrazepam *CRS* werden in Dichlormethan *R* zu 10 ml gelöst. 1 ml Lösung wird mit 1 ml Referenzlösung a gemischt.

Auf die Platte werden getrennt 5 µl jeder Lösung aufgetragen. Die Chromatographie erfolgt mit einer Mischung von 10 Volumteilen Diethylamin *R*, 45 Volumteilen Cyclohexan *R* und 45 Volumteilen Ethylacetat *R* über eine Laufstrecke von 12 cm. Die Platte wird an der Luft trocknen gelassen und im ultravioletten Licht bei 254 nm ausgewertet. Der Hauptfleck im Chromatogramm der Untersuchungslösung entspricht in bezug auf Lage und Größe dem Hauptfleck im Chromatogramm der Referenzlösung a. Die Prüfung darf nur ausgewertet werden, wenn das Chromatogramm der Referenzlösung b deutlich voneinander getrennt 2 Flecke zeigt.

C. Etwa 0,1 g Substanz werden in 1 ml Methanol *R* unter Erwärmen gelöst. 0,1 ml Lösung geben die Identitätsreaktion b auf Tartrat (2.3.1).

Prüfung auf Reinheit

Aussehen der Lösung: *Die Lösungen werden unter Lichtschutz hergestellt, und die Prüfung wird so schnell wie möglich durchgeführt.*

0,25 g Substanz werden mit 0,125 g Weinsäure *R* verrieben. Die Mischung wird in Wasser *R* zu 25 ml gelöst. Die Lösung muß klar (2.2.1) und darf nicht stärker gefärbt sein als die Farbvergleichslösung G_6 oder BG_6 (2.2.2, Methode II).

Verwandte Substanzen: Die Prüfung erfolgt mit Hilfe der Flüssigchromatographie (2.2.29).

Untersuchungslösung: 25,0 mg Substanz werden in der mobilen Phase zu 50,0 ml gelöst.

Referenzlösung a: 5 mg Zolpidem-Verunreinigung A *CRS* werden in der mobilen Phase zu 50 ml gelöst.

Referenzlösung b: 5 mg Substanz werden in der mobilen Phase zu 50 ml gelöst. 10 ml Lösung werden mit 10 ml Referenzlösung a gemischt.

Referenzlösung c: 2,0 ml Untersuchungslösung werden mit der mobilen Phase zu 100,0 ml verdünnt. 1,0 ml dieser Lösung wird mit der mobilen Phase zu 10,0 ml verdünnt.

Die Chromatographie kann durchgeführt werden mit

- einer Säule aus rostfreiem Stahl von 0,15 m Länge und 3,9 mm innerem Durchmesser, gepackt mit octadecylsilyliertem Kieselgel zur Chromatographie *R* (4 µm)
- folgender mobilen Phase bei einer Durchflußrate von 1,5 ml je Minute: eine Mischung von 18 Volumteilen Acetonitril *R*, 23 Volumteilen Methanol *R* und 59 Volumteilen einer Lösung von Phosphorsäure 85 % *R* (5,6 g · l^{-1}), die zuvor mit Triethylamin *R* auf einen *p*H-Wert von 5,5 eingestellt wurde
- einem Spektrometer als Detektor bei einer Wellenlänge von 254 nm.

20 µl Referenzlösung b werden eingespritzt. Die Empfindlichkeit des Systems wird so eingestellt, daß die Höhe des der Zolpidem-Verunreinigung A entsprechenden Peaks mindestens 50 Prozent des maximalen Ausschlags beträgt. Die Prüfung darf nur ausgewertet werden, wenn die Auflösung zwischen den Peaks von Zolpidem-Verunreinigung A und Zolpidemtartrat mindestens 2,0 beträgt.

Je 20 µl Untersuchungslösung und Referenzlösung c werden getrennt eingespritzt. Im Chromatogramm der Untersuchungslösung darf die Summe aller Peakflächen, mit Ausnahme der des Hauptpeaks, nicht größer sein als die Fläche des Hauptpeaks im Chromatogramm der Referenzlösung c (0,2 Prozent). Peaks, deren Fläche kleiner ist als das 0,1fache der Fläche des Hauptpeaks im Chromatogramm der Referenzlösung c und ein Peak der Weinsäure, mit einer relativen Retentionszeit bezogen auf den Zolpidem-Peak von 0,16, werden nicht berücksichtigt.

Wasser (2.5.12): Höchstens 3,0 Prozent, mit 0,50 g Substanz nach der Karl-Fischer-Methode bestimmt.

Sulfatasche (2.4.14): Höchstens 0,1 Prozent, mit 1,0 g Substanz bestimmt.

Gehaltsbestimmung

0,300 g Substanz, in einer Mischung von 20 ml wasserfreier Essigsäure *R* und 20 ml Acetanhydrid *R* gelöst, werden mit Perchlorsäure (0,1 mol · l^{-1}) titriert. Der Endpunkt wird mit Hilfe der Potentiometrie (2.2.20) bestimmt. Ein Blindversuch wird durchgeführt.

1 ml Perchlorsäure (0,1 mol · l^{-1}) entspricht 38,24 mg $C_{42}H_{48}N_6O_8$.

Lagerung

Dicht verschlossen, vor Licht geschützt.

Verunreinigungen

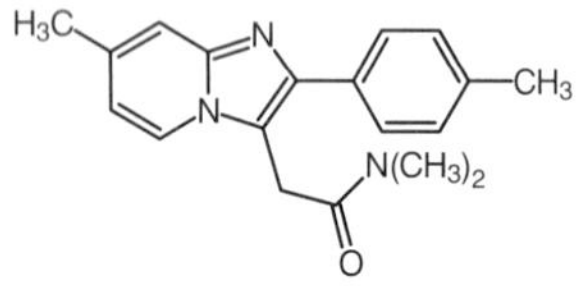

A. *N,N*-Dimethyl-2-[7-methyl-2-(4-methylphenyl)imidazo[1,2-*a*]pyridin-3-yl]acetamid.

1998, 1060

Zopiclon

Zopiclonum

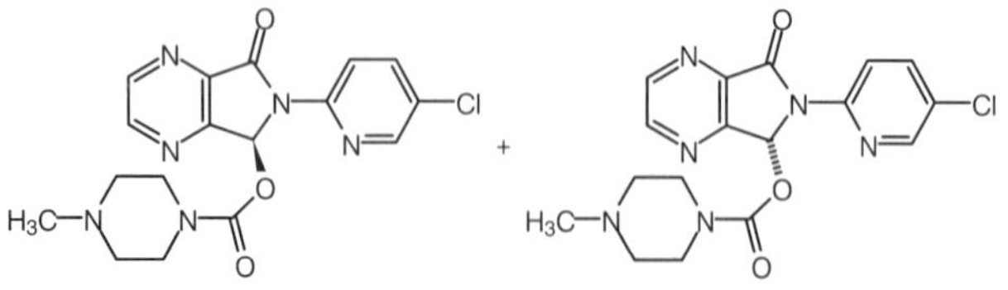

$C_{17}H_{17}ClN_6O_3$ M_r 388,8

Definition

Zopiclon enthält mindestens 98,5 und höchstens 100,5 Prozent [(5*RS*)-6-(5-Chlorpyridin-2-yl)-7-oxo-6,7-dihydro-5*H*-pyrrolo[3,4-*b*]pyrazin-5-yl](4-methylpiperazin-1-carboxylat), berechnet auf die lösungsmittelfreie Substanz.

Eigenschaften

Weißes bis schwach gelbliches Pulver; praktisch unlöslich in Wasser, leicht löslich in Dichlormethan, wenig löslich in Aceton, praktisch unlöslich in Ethanol. Die Substanz löst sich in verdünnten Mineralsäuren.

Die Substanz schmilzt bei etwa 177 °C unter Zersetzung.

Prüfung auf Identität

1: B.
2: A, C.

A. 50,0 mg Substanz werden in einer Lösung von Salzsäure *R* (3,5 g · l^{-1}) zu 100,0 ml gelöst. 2,0 ml Lösung werden mit einer Lösung von Salzsäure *R* (3,5 g · l^{-1}) zu 100,0 ml verdünnt. Diese Lösung, zwischen 220 und 350 nm gemessen, zeigt ein Absorptionsmaximum (2.2.25) bei 303 nm. Die spezifische Absorption, im Maximum gemessen, liegt zwischen 340 und 380.

B. Die Prüfung erfolgt mit Hilfe der IR-Spektroskopie (2.2.24) durch Vergleich des Spektrums der Substanz mit dem von Zopiclon *CRS*. Die Prüfung erfolgt mit Hilfe von Preßlingen.

C. Die Prüfung erfolgt mit Hilfe der Dünnschichtchromatographie (2.2.27) unter Verwendung einer Schicht von Kieselgel GF_{254} *R*.

Untersuchungslösung: 10 mg Substanz werden in Dichlormethan *R* zu 10 ml gelöst.

Referenzlösung: 10 mg Zopiclon *CRS* werden in Dichlormethan *R* zu 10 ml gelöst.

Auf die Platte werden getrennt 10 µl jeder Lösung aufgetragen. Die Chromatographie erfolgt mit einer Mischung von 2 Volumteilen Triethylamin *R*, 50 Volumteilen Aceton *R* und 50 Volumteilen Ethylacetat *R* über eine Laufstrecke von 15 cm. Die Platte wird an der Luft trocknen gelassen und im ultravioletten Licht bei 254 nm ausgewertet. Der Hauptfleck im Chromatogramm der Untersuchungslösung entspricht in bezug auf Lage und Größe dem Hauptfleck im Chromatogramm der Referenzlösung.

Prüfung auf Reinheit

Prüflösung: 1,0 g Substanz wird in Dimethylformamid *R* zu 20,0 ml gelöst.

Aussehen der Lösung: Die Prüflösung darf nicht stärker opaleszieren als die Referenzsuspension II (2.2.1) und nicht stärker gefärbt sein als die Stufe 5 der am besten geeigneten Farbvergleichslösung (2.2.2, Methode II).

Optische Drehung (2.2.7): 10,0 ml Prüflösung werden mit Dimethylformamid *R* zu 50,0 ml verdünnt. Der Drehungswinkel muß zwischen –0,05 und +0,05° liegen.

Verwandte Substanzen: Die Prüfung erfolgt mit Hilfe der Flüssigchromatographie (2.2.29).

Die Lösungen werden unmittelbar vor Gebrauch hergestellt.

Untersuchungslösung: 40,0 mg Substanz werden in der mobilen Phase zu 10,0 ml gelöst.

Referenzlösung a: 3,0 ml Untersuchungslösung werden mit der mobilen Phase zu 100,0 ml verdünnt. 1,0 ml dieser Lösung wird mit der mobilen Phase zu 10,0 ml verdünnt.

Referenzlösung b: 1,0 ml Untersuchungslösung wird mit der mobilen Phase zu 100,0 ml verdünnt. 1,0 ml dieser Lösung wird mit der mobilen Phase zu 10,0 ml verdünnt.

Referenzlösung c: 10,0 mg Zopiclonoxid *CRS* werden in der mobilen Phase zu 25,0 ml gelöst. 10,0 ml Lösung werden mit 1,0 ml Untersuchungslösung versetzt und mit der mobilen Phase zu 100,0 ml verdünnt.

Die Chromatographie kann durchgeführt werden mit

- einer Säule aus rostfreiem Stahl von 0,25 m Länge und 4,6 mm innerem Durchmesser, gepackt mit octadecylsilyliertem Kieselgel zur Chromatographie *R* (5 µm)
- folgender Mischung als mobile Phase bei einer Durchflußrate von 1,5 ml je Minute: 38 Volumteile Acetonitril *R* und 62 Volumteile einer Lösung, die Natriumdodecylsulfat *R* ($8,1\ g \cdot l^{-1}$) und Natriumdihydrogenphosphat *R* ($1,6\ g \cdot l^{-1}$) enthält und mit einer 10prozentigen Lösung (*V/V*) von Phosphorsäure 85 % *R* auf einen *p*H-Wert von 3,5 eingestellt wurde, werden gemischt
- einem Spektrometer als Detektor bei einer Wellenlänge von 303 nm.

Die Temperatur der Säule wird bei 30 °C gehalten.

20 µl Referenzlösung c werden eingespritzt. Die Empfindlichkeit des Systems wird so eingestellt, daß die Höhe der beiden Hauptpeaks je mindestens 30 Prozent des maximalen Ausschlags beträgt. Werden die Chromatogramme unter den vorgeschriebenen Bedingungen aufgezeichnet, so beträgt die Retentionszeit von Zopiclon 27 bis 31 min. Falls erforderlich wird die Konzentration an Acetonitril in der mobilen Phase geändert. Wird die Konzentration erhöht, verkürzen sich die Retentionszeiten; wird die Konzentration verringert, erhöhen sich die Retentionszeiten. Die Prüfung darf nur ausgewertet werden, wenn im Chromatogramm der Referenzlösung c die Auflösung zwischen den Peaks von Zopiclonoxid und Zopiclon mindestens 3,0 beträgt. Falls erforderlich wird die mobile Phase mit einer 10prozentigen Lösung (*V/V*) von Phosphorsäure 85 % *R* auf einen *p*H-Wert von 4,0 eingestellt.

Je 20 µl Untersuchungslösung, Referenzlösung a und Referenzlösung b werden getrennt eingespritzt. Die Chromatographie erfolgt über eine Dauer, die der 1,5fachen Retentionszeit des Zopiclons entspricht. Im Chromatogramm der Untersuchungslösung darf keine Peakfläche, mit Ausnahme der des Hauptpeaks, größer sein als die Fläche des Hauptpeaks im Chromatogramm der Referenzlösung a (0,3 Prozent) und höchstens 2 Peakflächen, mit Ausnahme der des Hauptpeaks, dürfen größer sein als die Fläche des Hauptpeaks im Chromatogramm der Referenzlösung b (0,1 Prozent).

2-Propanol: Höchstens 0,7 Prozent (*m/m*). Die Prüfung erfolgt mit Hilfe der Gaschromatographie (2.2.28) unter Verwendung von wasserfreiem Ethanol *R* 1 als Interner Standard.

Interner-Standard-Lösung: 5 ml wasserfreies Ethanol *R* 1 werden mit Dichlorethan *R* zu 100 ml verdünnt. 1 ml Lösung wird mit Dichlorethan *R* zu 10 ml verdünnt.

Untersuchungslösung: 0,25 g Substanz werden in Dichlorethan *R* gelöst. Die Lösung wird mit 0,5 ml Interner-Standard-Lösung versetzt und mit Dichlorethan *R* zu 5,0 ml verdünnt.

Referenzlösung: 4,5 ml 2-Propanol *R* werden mit Dichlorethan *R* zu 100,0 ml verdünnt. 1,0 ml Lösung wird mit 10,0 ml Interner-Standard-Lösung versetzt und mit Dichlorethan *R* zu 100,0 ml verdünnt.

Die Chromatographie kann durchgeführt werden mit

- einer Kapillarsäule aus Quarz von 10 m Länge und etwa 0,53 mm innerem Durchmesser, belegt mit Styrol-Divinylbenzol-Copolymer *R* (Filmdicke 20 µm)
- Helium zur Chromatographie *R* als Trägergas bei einer Durchflußrate von 4 ml je Minute
- einem Flammenionisationsdetektor

und folgendem Temperaturprogramm:

	Zeit (min)	**Temperatur (°C)**	**Rate (°C/min)**	**Erläuterungen**
Säule	0–5	50	–	isothermisch
	5–10	50→70	4	linearer Gradient
	10–14	70	–	isothermisch
	14–20,5	70→200	20	linearer Gradient
	20,5–27,5	200	–	isothermisch
Probeneinlaß		150		
Detektor		250		

Je 1 µl Untersuchungslösung und Referenzlösung wird getrennt eingespritzt.

Der Prozentgehalt (*m/m*) an 2-Propanol wird mit Hilfe der auf 20 °C bezogenen Dichte von 0,785 g je Milliliter bestimmt.

Schwermetalle (2.4.8): 1,0 g Substanz muß der Grenzprüfung C auf Schwermetalle entsprechen (20 ppm). Zur Herstellung der Referenzlösung werden 2 ml Blei-Lösung (10 ppm Pb) *R* verwendet.

Sulfatasche (2.4.14): Höchstens 0,1 Prozent, mit 1,0 g Substanz bestimmt.

Gehaltsbestimmung

0,300 g Substanz, in einer Mischung von 10 ml wasserfreier Essigsäure *R* und 40 ml Acetanhydrid *R* gelöst, werden mit Perchlorsäure ($0,1\ mol \cdot l^{-1}$) titriert. Der Endpunkt wird mit Hilfe der Potentiometrie (2.2.20) bestimmt.

1 ml Perchlorsäure ($0,1\ mol \cdot l^{-1}$) entspricht 38,88 mg $C_{17}H_{17}ClN_6O_3$.

Lagerung

Vor Licht geschützt.

Verunreinigungen

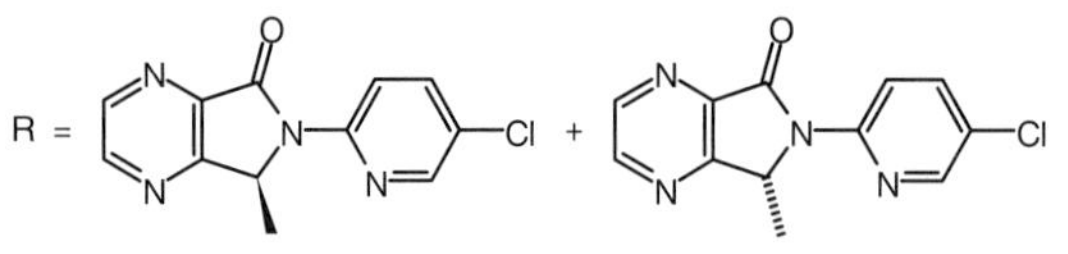

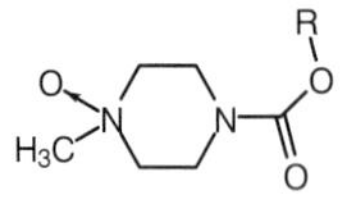

A. [(5*RS*)-6-(5-Chlorpyridin-2-yl)-7-oxo-6,7-dihydro-5*H*-pyrrolo[3,4-*b*]pyrazin-5-yl](4-methylpiperazin-1-carboxylat-4-oxid)
(Zopiclonoxid)

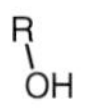

B. (7*RS*)-6-(5-Chlorpyridin-2-yl)-7-hydroxy-6,7-dihydro-5*H*-pyrrolo[3,4-*b*]pyrazin-5-on

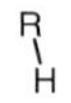

C. 6-(5-Chlorpyridin-2-yl)-6,7-dihydro-5*H*-pyrrolo[3,4-*b*]pyrazin-5-on.

Darreichungsformen

1998, 1239

Wirkstoffhaltige Kaugummis

Gummi salivaria medicata

Definition

Wirkstoffhaltige Kaugummis sind feste Einzeldosiszubereitungen mit einer Grundmasse, die vorwiegend aus Gummi besteht und zum Kauen, jedoch nicht zum Schlucken geeignet ist.

Sie enthalten einen Wirkstoff oder mehrere Wirkstoffe, die beim Kauen freigesetzt werden. Sie sind bestimmt zum Lösen oder Dispergieren des Wirkstoffs oder der Wirkstoffe im Speichel und sind geeignet für

- die lokale Behandlung von Krankheiten der Mundhöhle
- die systemische Wirkung nach der Absorption durch die Mundschleimhaut oder aus dem Verdauungstrakt.

Herstellung

Wirkstoffhaltige Kaugummis werden auf der Grundlage eines geschmacklosen, knetbaren Gummis hergestellt, das aus natürlichen oder synthetischen Elastomeren besteht. Sie können andere Bestandteile, wie Füllstoffe, Weichmacher, Süßstoffe, Geschmacksstoffe, Stabilisatoren, Stoffe zur Erhöhung der Plastizität und zugelassene Farbmittel, enthalten.

Wirkstoffhaltige Kaugummis werden unter Druck, durch Erweichen oder Schmelzen der Gummigrundmasse und allmähliches Zusetzen der anderen Substanzen gewonnen. Im letzteren Fall werden die Kaugummis anschließend weiter behandelt, um den gewünschten gummiartigen Charakter zu erhalten. Wirkstoffhaltige Kaugummis können zum Schutz vor Feuchtigkeit und Licht überzogen sein.

Abgesehen von begründeten und zugelassenen Fällen wird eine geeignete Prüfung zum Nachweis der erforderlichen Wirkstofffreisetzung durchgeführt. Bei der Herstellung, Verpackung, Lagerung und dem Inverkehrbringen der wirkstoffhaltigen Kaugummis müssen geeignete Maßnahmen zur Gewährleistung ihrer mikrobiellen Qualität getroffen werden. Empfehlungen dazu werden unter „Mikrobielle Qualität pharmazeutischer Zubereitungen“ (5.1.4) angegeben.

Prüfung auf Reinheit

Gleichförmigkeit des Gehalts (2.9.6): Abgesehen von begründeten und zugelassenen Fällen müssen wirkstoffhaltige Kaugummis mit einem Wirkstoffgehalt von weniger als 2 mg oder weniger als 2 Prozent, bezogen auf die Gesamtmasse, der Prüfung A entsprechen. Enthält die Zubereitung mehrere Wirkstoffe, bezieht sich die Prüfung nur auf solche Wirkstoffe, die den oben angeführten Bedingungen entsprechen.

Gleichförmigkeit der Masse (2.9.5): Nichtüberzogene und, abgesehen von begründeten und zugelassenen Fällen, überzogene wirkstoffhaltige Kaugummis müssen der Prüfung entsprechen. Falls die Prüfung „Gleichförmigkeit des Gehalts“ für alle Wirkstoffe vorgeschrieben ist, wird die Prüfung „Gleichförmigkeit der Masse“ nicht verlangt.

Lagerung

Nichtüberzogene wirkstoffhaltige Kaugummis vor Feuchtigkeit und Licht geschützt.

1998, 478

Tabletten

Compressi

Die Anforderungen an Tabletten, die in dieser Monographie aufgeführt werden, gelten nicht notwendigerweise für Tabletten, die nicht zur Einnahme bestimmt sind. Anforderungen an diese Zubereitungen werden falls zutreffend in anderen Monographien über Darreichungsformen wie ***Zubereitungen zur rektalen Anwendung (Rectalia)*** *oder* ***Zubereitungen zur vaginalen Anwendung (Vaginalia)*** *aufgeführt. Abgesehen von begründeten und zugelassenen Fällen sind die Anforderungen dieser Monographie nicht anwendbar bei Tierarzneimitteln.*

Definition

Tabletten sind feste Arzneizubereitungen, die eine Dosis eines Wirkstoffs oder mehrerer Wirkstoffe enthalten. Tabletten werden durch Pressen eines konstanten Volumens von Substanzteilchen hergestellt. Tabletten sind im allgemeinen zur oralen Anwendung bestimmt. Sie werden entweder zerkaut, unzerkaut geschluckt, vor der Anwendung zunächst in Wasser aufgelöst oder zerfallen gelassen oder zur Freisetzung des Wirkstoffs in der Mundhöhle behalten.

Die zu verpressenden Teilchen bestehen aus einem Wirkstoff oder mehreren Wirkstoffen, mit oder ohne Zusatz von Füll-, Binde-, Spreng-, Gleit- und Schmiermitteln, Substanzen, die das Verhalten der Tabletten im Verdauungstrakt verändern können, zugelassenen Farbmitteln sowie Geschmackskorrigentien.

Tabletten sind fest und haben normalerweise eine zylindrische Form; ihre Oberflächen sind flach oder konvex, und die Ränder können abgeschrägt sein; sie können Bruchkerben, Prägungen oder Markierungen haben. Die Tabletten können mit einem Überzug versehen sein.

Behältnisse für Tabletten entsprechen, falls zutreffend, den Anforderungen an „Material zur Herstellung von Behältnissen" (3.1 und Unterabschnitte) sowie den Anforderungen an „Behältnisse" (3.2 und Unterabschnitte).

Tabletten zur oralen Anwendung werden unterschieden in:
- nichtüberzogene Tabletten
- überzogene Tabletten
- Brausetabletten
- Tabletten zur Herstellung einer Lösung
- Tabletten zur Herstellung einer Suspension
- magensaftresistente Tabletten
- Tabletten mit modifizierter Wirkstofffreisetzung
- Tabletten zur Anwendung in der Mundhöhle.

Herstellung

Tabletten werden durch Verpressen von gleich großen Volumen von Substanzteilchen oder von gleich großen Volumen von Granulaten hergestellt. Bei der Herstellung von Tablettenkernen müssen geeignete Maßnahmen durchgeführt werden, damit sie eine genügend große Festigkeit haben, um bei normaler Handhabung weder zu bröckeln noch zu zerbrechen. Dies kann mit Hilfe der Prüfungen „Friabilität von nichtüberzogenen Tabletten" (2.9.7) und „Bruchfestigkeit von Tabletten" (2.9.8) gezeigt werden. Kautabletten müssen so beschaffen sein, daß sie beim Kauen leicht zerbrechen.

Bei der Herstellung, Verpackung, Lagerung und dem Inverkehrbringen von Tabletten sind geeignete Maßnahmen zu ergreifen, um ihre mikrobiologische Qualität zu gewährleisten. Empfehlungen dazu werden unter „Mikrobielle Qualität pharmazeutischer Zubereitungen" (5.1.4) angegeben.

Prüfung auf Reinheit

Gleichförmigkeit des Gehalts (2.9.6): Abgesehen von begründeten und zugelassenen Fällen müssen Tabletten mit weniger als 2 mg oder weniger als 2 Prozent Wirkstoff der Prüfung A entsprechen. Enthält die Zubereitung mehrere Wirkstoffe, bezieht sich die Prüfung nur auf solche Wirkstoffe, die den oben angeführten Bedingungen entsprechen. Die Prüfung ist für Multivitamin- und Spurenelementzubereitungen nicht erforderlich.

Gleichförmigkeit der Masse (2.9.5): Nichtüberzogene Tabletten und in der Regel Filmtabletten müssen, abgesehen von begründeten und zugelassenen Fällen, der Prüfung entsprechen. Wenn die Prüfung „Gleichförmigkeit des Gehalts" für alle Wirkstoffe vorgeschrieben ist, wird die Prüfung „Gleichförmigkeit der Masse" nicht verlangt.

Wirkstofffreisetzung: Eine geeignete Prüfung, wie eine der Prüfungen, die unter „Wirkstofffreisetzung aus festen Arzneiformen" (2.9.3) aufgeführt sind, kann durchgeführt werden, um die erforderliche Freisetzung der Wirkstoffe nachzuweisen.

Die Prüfung „Zerfallszeit" kann entfallen, wenn die Prüfung „Wirkstofffreisetzung" vorgeschrieben ist.

Lagerung

Gut verschlossen, vor dem Zerbrechen und erheblichen mechanischen Einwirkungen geschützt.

Nichtüberzogene Tabletten

Definition

Unter nichtüberzogenen Tabletten werden ein- oder mehrschichtige Tabletten verstanden, bei denen die Schichten parallel oder konzentrisch angeordnet sein können. Einschichtige Tabletten werden in einem einzigen Preßvorgang hergestellt, mehrschichtige durch aufeinanderfolgendes Pressen von Teilchen unterschiedlicher Zusammensetzung. Die Hilfsstoffe dienen im allgemeinen nicht dazu, die Freisetzung der Wirkstoffe in den Verdauungssäften zu beeinflussen.

Nichtüberzogene Tabletten entsprechen den unter „Tabletten" angegebenen Eigenschaften. Die Bruchstelle zeigt bei Lupenbetrachtung je nach Art der Tablette entweder eine relativ gleichmäßige (einschichtige Tablette) oder eine geschichtete Struktur (mehrschichtige Tablette). Ein Überzug darf nicht erkennbar sein.

Prüfung auf Reinheit

Zerfallszeit: Nichtüberzogene Tabletten müssen der Prüfung „Zerfallszeit von Tabletten und Kapseln" (2.9.1) entsprechen. Als Flüssigkeit wird Wasser *R* verwendet. In jedes Röhrchen wird eine Scheibe gelegt. Die Apparatur wird 15 min lang in Betrieb gehalten, abgesehen von begründeten und zugelassenen Fällen. Anschließend wird der Zustand der Tabletten geprüft. Wenn die Tabletten der Prüfung nicht entsprechen, weil sie an der Scheibe kleben, wird mit 6 weiteren Tabletten die Prüfung ohne Scheibe wiederholt. Die Tabletten entsprechen der Prüfung, wenn alle 6 zerfallen sind.

Kautabletten müssen dieser Prüfung nicht entsprechen.

Überzogene Tabletten

Definition

Überzogene Tabletten sind Tabletten, die mit einer Schicht oder mehreren Schichten von Mischungen verschiedener Substanzen, z. B. mit natürlichen oder synthetischen Harzen, Gummen, Gelatine, inaktiven und unlöslichen Füllmitteln, Zuckern, Weichmachern, Polyolen, Wachsen, zugelassenen Farbmitteln sowie gegebenenfalls Geschmackskorrigentien und Wirkstoffen überzogen sind. Die Substanzen, die als Überzug dienen, werden normalerweise in Lösung oder als Suspension unter Bedingungen, bei denen das Lösungs- oder Dispersionsmittel verdunstet, aufgebracht. Ist der Überzug ein sehr dünner Polymerüberzug, werden die Tabletten als Filmtabletten bezeichnet.

Überzogene Tabletten haben eine glatte, in bestimmten Fällen glänzende und oft gefärbte Oberfläche. Ein Bruch zeigt bei Lupenbetrachtung einen Kern, der von einer nicht unterbrochenen Schicht oder mehreren nicht unterbrochenen Schichten anderer Struktur umgeben ist.

Prüfung auf Reinheit

Zerfallszeit: Überzogene Tabletten mit Ausnahme von Filmtabletten müssen der Prüfung „Zerfallszeit von Tabletten und Kapseln" (2.9.1) entsprechen. Als Flüssigkeit wird Wasser *R* verwendet. In jedes Röhrchen wird eine Scheibe gelegt. Die Apparatur wird 60 min lang in Betrieb gehalten, abgesehen von begründeten und zugelassenen Fällen. Anschließend wird der Zustand der Tabletten geprüft. Die Tabletten entsprechen der Prüfung, wenn alle 6 zerfallen sind. Andernfalls wird die Prüfung mit 6 weiteren Tabletten wiederholt, wobei das Wasser *R* durch Salzsäure (0,1 mol · l^{-1}) ersetzt wird. Die Tabletten entsprechen der Prüfung, wenn alle 6 im sauren Milieu zerfallen sind.

Filmtabletten müssen der Prüfung entsprechen. Die Apparatur wird 30 min lang in Betrieb gehalten, abgesehen von begründeten und zugelassenen Fällen.

Wenn die überzogenen Tabletten oder die Filmtabletten der Prüfung nicht entsprechen, weil sie an der Scheibe kleben, wird mit 6 weiteren Tabletten die Prüfung ohne Scheibe wiederholt. Die Tabletten entsprechen der Prüfung, wenn alle 6 zerfallen sind.

Kautabletten müssen dieser Prüfung nicht entsprechen.

Brausetabletten

Definition

Brausetabletten sind nichtüberzogene Tabletten; sie enthalten normalerweise sauer reagierende Substanzen und Carbonate oder Hydrogencarbonate, die in Gegenwart von Wasser schnell unter Freisetzung von Kohlendioxid reagieren. Vor der Anwendung werden Brausetabletten in Wasser gelöst oder zerfallen gelassen.

Prüfung auf Reinheit

Zerfallszeit: Eine Brausetablette wird in ein Becherglas mit 200 ml Wasser *R* von 15 bis 25 °C gegeben. Dabei entwickeln sich zahlreiche Gasblasen. Wenn die Gasentwicklung um die Tablette oder ihre Bruchstücke aufgehört hat, sollte sie zerfallen, im Wasser gelöst oder dispergiert sein, so daß keine größeren Teilchen mehr vorhanden sind. Die Prüfung wird mit 5 weiteren Tabletten wiederholt. Die Tabletten entsprechen der Prüfung, wenn jede der geprüften Tabletten innerhalb von 5 min unter den oben angegebenen Bedingungen zerfällt, abgesehen von begründeten und zugelassenen Fällen.

Tabletten zur Herstellung einer Lösung

Definition

Tabletten zur Herstellung einer Lösung sind nichtüberzogene Tabletten oder Filmtabletten. Vor der Anwendung werden sie in Wasser aufgelöst. Die Lösung kann durch Substanzen, die bei der Herstellung der Tabletten eingesetzt werden, schwach getrübt sein.

Prüfung auf Reinheit

Zerfallszeit: Tabletten zur Herstellung einer Lösung müssen innerhalb von 3 min zerfallen, wenn die Prüfung „Zerfallszeit von Tabletten und Kapseln" (2.9.1) durchgeführt wird. Wasser *R* von 15 bis 25 °C wird als Flüssigkeit verwendet.

Tabletten zur Herstellung einer Suspension

Definition

Tabletten zur Herstellung einer Suspension können nichtüberzogene Tabletten oder Filmtabletten sein und werden vor der Anwendung in Wasser dispergiert, wobei sich eine homogene Suspension bilden muß.

Prüfung auf Reinheit

Zerfallszeit: Tabletten zur Herstellung einer Suspension müssen innerhalb von 3 min zerfallen, wenn die Prüfung „Zerfallszeit von Tabletten und Kapseln" (2.9.1) durchgeführt wird. Wasser *R* von 15 bis 25 °C wird als Flüssigkeit verwendet.

Feinheit der suspendierten Teilchen: 2 Tabletten werden in 100 ml Wasser *R* gegeben. Bis zum vollständigen Zerfallen wird gerührt. Dabei muß sich eine homogene Suspension bilden, die sich durch das Sieb (710) gießen läßt.

Magensaftresistente Tabletten

Definition

Magensaftresistente Tabletten sind im Magensaft beständig und setzen den Wirkstoff oder die Wirkstoffe im Darmsaft frei. Sie sind mit magensaftresistenten Schichten überzogen oder aus bereits magensaftresistenten Granulaten oder Teilchen hergestellt.

Magensaftresistente Tabletten entsprechen der Definition „Überzogene Tabletten".

Herstellung

Bei magensaftresistenten Zubereitungen, die aus magensaftresistent überzogenen Granulaten oder Teilchen hergestellt werden, wird eine geeignete Prüfung durchgeführt, um die angemessene Freisetzung des Wirkstoffs oder der Wirkstoffe nachzuweisen.

Prüfung auf Reinheit

Zerfallszeit: Magensaftresistente Tabletten müssen der Prüfung „Zerfallszeit von Tabletten und Kapseln" (2.9.1) mit den nachstehenden Änderungen entsprechen. Als Flüssigkeit wird Salzsäure (0,1 mol · l^{-1}) verwendet. Die Apparatur wird 2 h lang oder die zugelassene Zeit ohne Scheiben in Betrieb gehalten und anschließend der Zu-

Darreichungsformen

stand der Tabletten geprüft. Die Dauer der Magensaftresistenz im sauren Milieu ist je nach Formulierung der zu prüfenden Tabletten unterschiedlich lang und beträgt normalerweise 2 bis 3 h. Auch bei zugelassenen Abweichungen muß sie mindestens 1 h betragen. Die Tabletten dürfen weder Zeichen eines Zerfalls zeigen, Bruchstücke des Überzuges ausgenommen, noch Risse, die zu einer Freisetzung der Wirkstoffe führen können. Die Flüssigkeit im Becherglas wird durch Phosphat-Pufferlösung *p*H 6,8 *R* ersetzt und eine Scheibe in jedes Röhrchen gegeben. Die Apparatur wird 60 min lang in Betrieb gehalten, anschließend wird der Zustand der Tabletten geprüft. Wenn die Tabletten der Prüfung nicht entsprechen, weil sie an der Scheibe kleben, wird mit 6 weiteren Tabletten die Prüfung ohne Scheibe wiederholt. Die Tabletten entsprechen der Prüfung, wenn alle 6 zerfallen sind.

Tabletten mit modifizierter Wirkstofffreisetzung

Definition

Tabletten mit modifizierter Wirkstofffreisetzung sind überzogene oder nichtüberzogene Tabletten, die mit speziellen Hilfsstoffen, nach besonderen Verfahren oder durch Kombination beider Möglichkeiten hergestellt werden, um die Freisetzungsgeschwindigkeit oder den Ort der Freisetzung des Wirkstoffs oder der Wirkstoffe gezielt zu verändern.

Herstellung

Eine geeignete Prüfung wird durchgeführt, um die angemessene Freisetzung des Wirkstoffs oder der Wirkstoffe nachzuweisen.

Tabletten zur Anwendung in der Mundhöhle

Definition

Tabletten zur Anwendung in der Mundhöhle sind normalerweise nichtüberzogene Tabletten. Sie werden so hergestellt, daß eine langsame Freisetzung und eine lokale Wirkung des Wirkstoffs oder der Wirkstoffe oder eine Freisetzung und Absorption des Wirkstoffs oder der Wirkstoffe in einem bestimmten Teil der Mundhöhle stattfindet.

1999, 671

Zubereitungen zur Inhalation

Inhalanda

Definition

Zubereitungen zur Inhalation sind flüssige oder feste Darreichungsformen, die als Dampf oder Aerosol angewandt werden, um in der Lunge eine lokale oder systemische Wirkung zu erzielen. Die Zubereitungen enthalten einen Wirkstoff oder mehrere Wirkstoffe, die in einem geeigneten Vehikel gelöst oder dispergiert werden.

Zubereitungen zur Inhalation können in Abhängigkeit von der Art der Zubereitung Treibmittel, Kosolventien, Verdünnungsmittel, Konservierungsmittel, Lösungsvermittler, Stabilisatoren und weitere Zusätze enthalten. Die Hilfsstoffe dürfen die Funktionen der Schleimhaut, der Atemwege und ihrer Zilien nicht schädigen.

Zubereitungen zur Inhalation werden in Einzeldosis- oder Mehrdosenbehältnissen in Verkehr gebracht. Zubereitungen in Druckbehältnissen müssen den Anforderungen der Monographie **Zubereitungen in Druckbehältnissen (Praeparationes pharmaceuticae in vasis cum pressu)** entsprechen.

Zubereitungen, die zur Anwendung als Aerosol (Dispersion fester oder flüssiger Teilchen in einem Gas) vorgesehen sind, werden mit Hilfe eines der folgenden Geräte verabreicht:

- Inhalator mit Zerstäuber
- Druckgas-Dosierinhalator
- Pulver-Inhalator.

Herstellung

Im Rahmen der pharmazeutischen Entwicklung soll bei Zubereitungen, die Konservierungsmittel enthalten, die ausreichende Konservierung im Hinblick auf die Anforderungen der zuständigen Behörde dokumentiert werden. Eine geeignete Methode zur Prüfung und Kriterien zur Beurteilung der konservierenden Eigenschaften der Zubereitung werden unter „Prüfung auf ausreichende Konservierung“ (5.1.3) beschrieben.

Die Größe der zu inhalierenden Aerosolteilchen ist zu kontrollieren, um sicherzustellen, daß ein bedeutender Anteil in der Lunge abgelagert wird. Der Feinanteil der Teilchen wird mit Hilfe der unter 2.9.18 angegebenen Methode der aerodynamischen Beurteilung bestimmt.

Bei der Beurteilung der Gleichförmigkeit der abgegebenen Dosis können die Hersteller alternative Verfahren einsetzen, wobei mehr als ein Inhalator einbezogen sein muß. Diese Verfahren müssen die Übereinstimmung aller Inhalatoren mit den Anforderungen des Arzneibuches sicherstellen.

Druckgas-Dosierinhalatoren müssen auf Dichtigkeit und alle Inhalatoren auf Verunreinigung durch Fremdpartikel geprüft werden.

Beschriftung

Die Beschriftung für Zubereitungen in Dosierinhalatoren gibt insbesondere an
- die abgegebene Dosis, mit Ausnahme der einzeldosierten Präparate
- falls zutreffend die Anzahl von Sprühstößen oder Abgaben aus dem Inhalator, die der empfohlenen Mindestdosierung entspricht
- die Anzahl von Sprühstößen oder Abgaben je Inhalator.

Die Beschriftung gibt insbesondere, falls zutreffend, den Namen jedes zugesetzten Konservierungsmittels an.

Flüssige Zubereitungen zur Inhalation

Definition

Drei Arten von flüssigen Zubereitungen zur Inhalation können unterschieden werden:
- Zubereitungen, die in Dampf überführt werden
- Flüssigkeiten zur Zerstäubung
- Zubereitungen für Druckgas-Dosierinhalatoren.

Flüssige Zubereitungen zur Inhalation sind Lösungen oder Dispersionen. Bei Dispersionen muß die disperse Phase durch Umschütteln schnell dispergierbar sein und so lange dispergiert bleiben, daß die Entnahme einer genauen Dosis gewährleistet ist. Geeignete Hilfsstoffe können verwendet werden.

■ Zubereitungen, die in Dampf überführt werden

Definition

Zubereitungen, die dazu bestimmt sind, in Dampf überführt zu werden, sind Lösungen, Dispersionen oder feste Zubereitungen. Sie werden in der Regel heißem Wasser zugesetzt, und der erzeugte Dampf wird inhaliert.

■ Flüssigkeiten zur Zerstäubung

Definition

Flüssige Zubereitungen zur Inhalation, die dazu bestimmt sind, durch Zerstäuber mit kontinuierlicher Abgabe oder durch Zerstäuber mit Dosiervorrichtung in Aerosole verwandelt zu werden, sind Lösungen, Suspensionen oder Emulsionen.

Geeignete Kosolventien oder Lösungsvermittler können zur Erhöhung der Löslichkeit der Wirkstoffe verwendet werden.

Flüssige Konzentrate zur Verwendung in Zerstäubern mit kontinuierlicher Abgabe werden vor der Anwendung mit dem angegebenen Lösungsmittel zu dem vorgeschriebenen Volumen verdünnt. Flüssigkeiten zur Zerstäubung können auch aus Pulvern hergestellt werden.

Der *p*H-Wert der flüssigen Zubereitung zur Verwendung in Zerstäubern mit kontinuierlicher Abgabe muß zwischen 3 und 8,5 liegen.

Suspensionen und Emulsionen müssen durch Umschütteln schnell dispergierbar sein und so lange dispergiert bleiben, daß die Entnahme einer genauen Dosis gewährleistet ist.

Wäßrige Zubereitungen in Mehrdosenbehältnissen können ein geeignetes Konservierungsmittel in angemessener Konzentration enthalten, falls die Zubereitung selbst nicht schon ausreichende antimikrobielle Eigenschaften hat.

Zerstäuber mit kontinuierlicher Abgabe überführen die Flüssigkeiten durch unter Druck stehende Gase, Ultraschallvibration oder andere Methoden in Aerosole. Sie ermöglichen, daß die Dosis mit einer geeigneten Geschwindigkeit und einer geeigneten Partikelgröße inhaliert werden kann, so daß sich die Zubereitung in der Lunge absetzt.

Zerstäuber mit Dosiervorrichtung überführen die Flüssigkeiten durch unter Druck stehende Gase, Ultraschallvibration oder andere Methoden in Aerosole. Das zu zerstäubende Flüssigkeitsvolumen ist so zu bemessen, daß die Aerosoldosis mit einem Atemzug inhaliert werden kann.

■ Zubereitungen in Druckgas-Dosierinhalatoren

Definition

Zubereitungen in Druckgas-Dosierinhalatoren sind Lösungen, Suspensionen oder Emulsionen. Die Behältnisse sind mit einem Dosierventil versehen und werden mit geeigneten Treibgasen oder Mischungen von verflüssigten Treibgasen, die auch als Lösungsmittel dienen können, unter Druck gehalten. Geeignete Kosolventien, Lösungsvermittler und Stabilisatoren können zugesetzt sein.

Die abgegebene Dosis ist die Dosis, die vom Inhalator an den Patienten abgegeben wird. Bei einigen Zubereitungen ist die Dosis abgemessen. Die abgemessene Dosis wird durch Hinzufügen der in der Apparatur verbliebenen Menge zur abgegebenen Dosis berechnet. Sie kann auch direkt ermittelt werden.

Prüfung auf Reinheit

Gleichförmigkeit der abgegebenen Dosis: Die Behältnisse werden in der Regel mit dem nach unten gerichteten Dosierventil betätigt. Bei Behältnissen, die in aufrechter Position angewendet werden, erfolgt eine entsprechende gleichwertige Prüfung, wobei gewährleistet sein muß, daß die abgegebene Dosis vollständig aufgefangen wird. In jedem Fall ist der Inhalator nach der Gebrauchsanweisung vorzubereiten.

Die Apparatur zur Aufnahme der Dosen muß die abgegebene Dosis vollständig auffangen können. Folgende Apparatur und folgendes Verfahren können angewendet werden.

Die Apparatur (siehe Abb. 671-1) besteht aus einem Filterhalter mit einer offenporigen Filterunterlage, wie einem Sieb aus rostfreiem Stahl, und einem Sammelrohr, das mit dem Filterhalter durch Klammern verbunden oder verschraubt ist, sowie einem Mundstückadapter, der eine luftdichte Verbindung zwischen dem Sammelrohr und dem Mundstück gewährleistet. Ein Mundstückadapter, der gewährleistet, daß die Vorderseite des Inhalatormundstücks in gleicher Ebene mit der Vorderseite des Sammelrohrs liegt, wird verwendet. Der Vakuumstutzen wird mit einem System verbunden, das ein Vakuum erzeugt und mit einem Durchflußregulator versehen ist. Das Vakuum muß so eingestellt sein, daß die Luft durch

Darreichungsformen

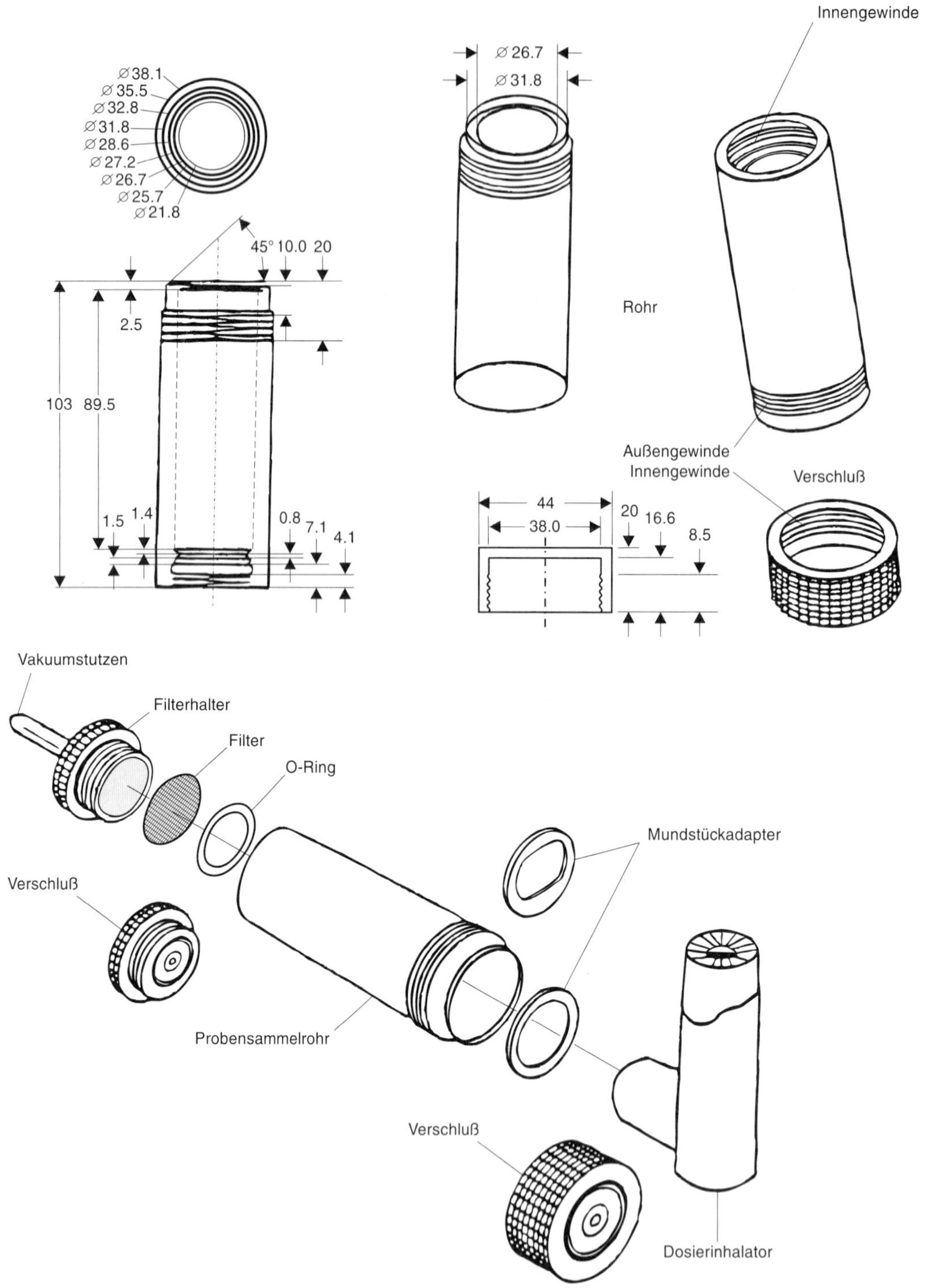

Abb. 671-1: Apparatur zur Bestimmung der abgegebenen Dosis von Druckgas-Dosierinhalatoren
Längenangaben in Millimeter

das gesamte System, einschließlich Filter und zu prüfendem Inhalator, mit einer Durchflußrate von 28,3 ± 1,5 Litern je Minute gesaugt wird. Die Luft muß gleichmäßig durch die Apparatur strömen, um Arzneimittelverluste in die Umgebung zu vermeiden. Die Filterhalterung muß Filterscheiben von 25 mm Durchmesser aufnehmen können. Die Filterscheiben und andere bei der Herstellung der Apparatur verwendete Materialien müssen mit dem Arzneimittel und den Lösungsmitteln, die zum Extrahieren des Arzneimittels aus dem Filter verwendet werden, verträglich sein. Ein Ende des Sammelrohrs ist so ausgebildet, daß die Filterscheibe fest gegen den Filterhalter gedrückt wird. Nach dem Zusammensetzen müssen alle Verbindungen zwischen den Einzelteilen der Apparatur so dicht sein, daß beim Anlegen eines Vakuums auf die Filterunterseite die gesamte durch das Sammelrohr strömende Luft den Inhalator durchströmen muß.

Wenn in der Gebrauchsanweisung nichts anderes vorgeschrieben ist, wird der Inhalator 5 s lang geschüttelt und ein Sprühstoß ins Leere abgegeben. Aus dem Inhalator mit nach unten gerichtetem Dosierventil wird ein Sprühstoß in die Apparatur abgegeben. Dabei wird das Ventil eine ausreichende Zeit lang betätigt, um einen vollständigen Ausstoß zu gewährleisten. Der Vorgang wird wiederholt, bis die Anzahl Sprühstöße erreicht ist, die der zur Anwendung empfohlenen Mindestdosis entspricht. Der Inhalt der Apparatur wird vollständig gesammelt und die Wirkstoffmenge bestimmt.

Der Vorgang wird für 2 weitere Dosen wiederholt.

Das Gerät wird so weit entleert, bis 0,5 n + 1 Sprühstöße verbleiben, wobei mindestens 5 s lang zwischen den Sprühstößen gewartet wird; n ist die in der Beschriftung angegebene Anzahl an Sprühstößen. Nach dem vorstehend genannten Verfahren werden 4 Dosen gesammelt.

Das Gerät wird entleert, wobei mindestens 5 s lang zwischen den Sprühstößen gewartet wird, bis 3 Dosen verbleiben. Diese 3 Dosen werden nach dem vorstehend genannten Verfahren gesammelt.

Bei Zubereitungen, die mehr als einen Wirkstoff enthalten, erfolgt die Prüfung auf Gleichförmigkeit der abgegebenen Dosis für jeden Wirkstoff.

Abgesehen von begründeten und zugelassenen Fällen entspricht die Zubereitung der Prüfung, wenn 9 der 10 Werte zwischen 75 und 125 Prozent, bezogen auf den Durchschnittswert, und alle Werte zwischen 65 und 135 Prozent liegen. Wenn 2 oder 3 Werte außerhalb der Grenzen von 75 bis 125 Prozent liegen, wird die Prüfung mit 2 weiteren Inhalatoren wiederholt. Höchstens 3 der 30 Werte dürfen außerhalb der Grenzen von 75 bis 125 Prozent und kein Wert darf außerhalb der Grenzen von 65 bis 135 Prozent liegen.

Feinanteil der Dosis: Mit Hilfe der unter „Zubereitung zur Inhalation – Aerodynamische Beurteilung“ (2.9.18) beschriebenen Apparatur und dem dort angegebenen Verfahren wird der Feinanteil der Dosis bestimmt.

Anzahl der Sprühstöße je Inhalator: Der Inhalt eines Inhalators wird ins Leere gesprüht, wobei das Ventil in Abständen von mindestens 5 s bedient wird. Die Anzahl der derart abgegebenen Sprühstöße muß mindestens der in der Beschriftung angegebenen Anzahl entsprechen. (Diese Prüfung kann mit der Prüfung „Gleichförmigkeit der abgegebenen Dosis“ kombiniert werden.)

Pulver zur Inhalation

Definition

Pulver zur Inhalation sind einzel- oder mehrfachdosierte Pulver. Zur Erleichterung ihrer Anwendung können die Wirkstoffe mit einem geeigneten Trägerstoff kombiniert werden. Im allgemeinen werden Pulver mit Hilfe von Pulver-Inhalatoren verabreicht. Im Fall von einzeldosierten Systemen wird der Inhalator mit Pulvern beschickt, die in Kapseln oder anderen geeigneten Darreichungsformen vordosiert sind. Im Fall von mehrfach dosierenden Systemen mit Vorratsbehältern wird die Dosis mit Hilfe eines Dosiermechanismus im Inhalator abgemessen.

Die abgegebene Dosis ist die Dosis, die vom Inhalator an den Patienten abgegeben wird. Bei einigen Zubereitungen ist die Dosis abgemessen. Die abgemessene Dosis wird durch Hinzufügen der in der Apparatur verbliebenen Menge zur abgegebenen Menge berechnet. Sie kann auch direkt ermittelt werden.

Prüfung auf Reinheit

Gleichförmigkeit der abgegebenen Dosis: In jedem Fall ist der Inhalator nach der Gebrauchsanweisung vorzubereiten. Die Apparatur zur Aufnahme der Dosen muß die abgegebene Dosis vollständig auffangen können. Zur Aufnahme der Dosen wird eine Apparatur verwendet, die derjenigen zur Bewertung der Druckgas-Dosierinhalatoren entspricht, vorausgesetzt, daß die Abmessungen des Rohrs und des Filters für die gemessene Durchflußrate ausreichen. Ein geeignetes Rohr wird in Tab. 671-1 festgelegt.

Das Rohr wird mit dem Durchflußsystem entsprechend den Angaben in Abb. 671-2 und Tab. 671-1 verbunden.

Wenn nichts anderes festgelegt ist, werden die Durchflußrate und die Dauer nach folgendem Verfahren bestimmt, unter Verwendung des Dosis-Sammelrohrs, des angeschlossenen Durchflußsystems, eines geeigneten Differenzdruck-Meßinstruments und eines geeigneten Instruments zum Messen von Durchflußmengen, das auf die aus dem Meßinstrument austretende Durchflußmenge eingestellt ist.

Der Inhalator wird zur Verwendung vorbereitet und an den Einlaß der Apparatur mit Hilfe eines Mundstückadapters so angeschlossen, daß eine dichte Verbindung gewährleistet ist. Dabei wird ein Mundstückadapter verwendet, der sicherstellt, daß die Vorderseite des Inhalator-Mundstücks in gleicher Ebene mit der Vorderseite des Proben-Sammelrohrs abschließt. Ein Anschluß des Differenzdruck-Meßinstruments wird mit dem Druckmeßpunkt P1 in Abb. 671-2 verbunden, während der andere gegenüber der Umgebung geöffnet bleibt. Die Pumpe wird eingeschaltet, das 2-Wege-Ventil geöffnet und das Durchfluß-Kontrollventil eingestellt, bis der Druckabfall innerhalb des Inhalators 4,0 kPa (40,8 cm Wassersäule) beträgt, was durch das Differenzdruck-Meßinstrument angezeigt wird. Der Inhalator wird vom Mundstückadapter entfernt, und ohne das Durchfluß-Kontrollventil zu berühren wird ein Instrument zum Messen von Durchflußmengen mit dem Einlaß der Apparatur verbunden. Wenn die Durchflußrate oberhalb von 100 Litern je Minute liegt, wird das Durchfluß-Kontrollventil so eingestellt, daß eine Durchflußrate von 100 ± 5 Litern je Minu-

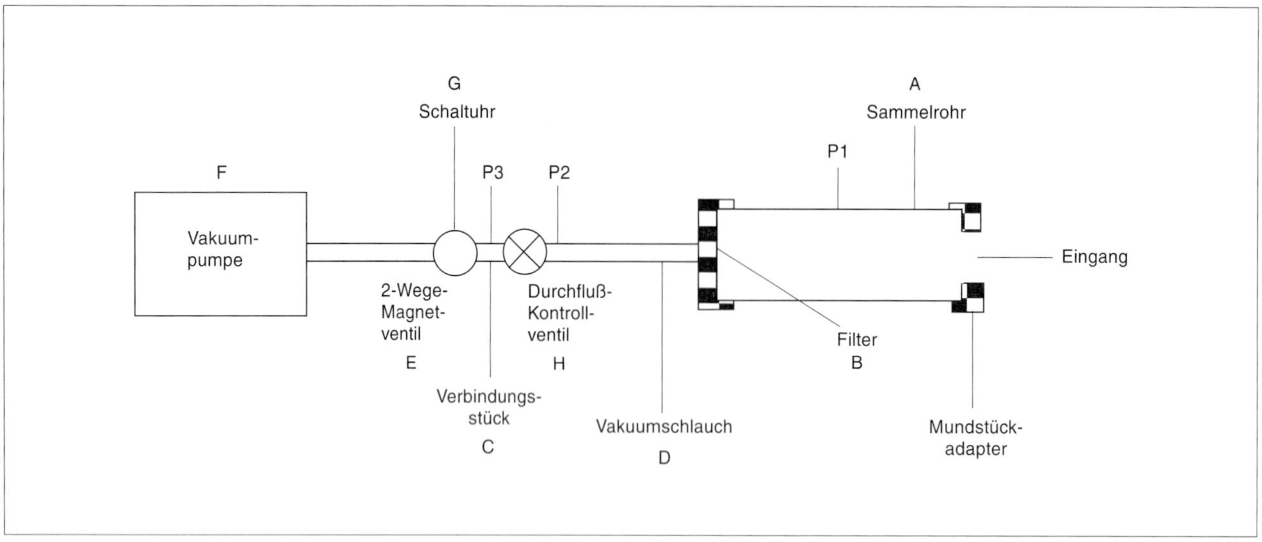

Abb. 671-2: Apparatur zum Ermitteln der Gleichförmigkeit der abgegebenen Dosis von Pulverinhalatoren

Tab. 671-1: Beschreibung der in Abb. 671-2 angegebenen Bestandteile

Kodierung in Abb. 671-2	Bezeichnung	Beschreibung
A	Sammelrohr	Geeignet zur vollständigen Aufnahme der abgegebenen Dosen, zum Beispiel ein Dosis-Sammelrohr ähnlich dem in Abb. 671-1 dargestellten mit folgenden Abmessungen: 34,85 mm innerer Durchmesser und 12 cm Länge (zum Beispiel Produkt-Nummer XX 4004700, Millipore Corporation, Bedford, MA 01732, mit modifiziertem Ausgangsrohr, innerer Durchmesser ≥ 8 mm, der Gelman Produkt-Nummer 61631), oder ein entsprechendes Gerät.
B	Filter	47-mm-Filter, zum Beispiel A/E Glasfaserfilter (Gelman Sciences, Ann Arbor, MI 48106), oder ein entsprechendes Filter.
C	Verbindungsstück	Innerer Durchmesser ≥ 8 mm, zum Beispiel kurze Metallverbindung mit einer Abzweigung mit kleinem Durchmesser zum Meßpunkt P3.
D	Vakuumschlauch	Innerer Durchmesser 8 ± 0,5 mm, Länge 50 ± 10 cm, zum Beispiel Silikonschlauch mit 14 mm äußerem und 8 mm innerem Durchmesser.
E	2-Wege-Magnetventil	Öffnung mit geringem Luftwiderstand mit einem inneren Durchmesser von ≥ 8 mm und einer maximalen Ansprechzeit von 100 ms (zum Beispiel Typ 256-A08, Bürkert GmbH, D-74653 Ingelfingen, oder ein entsprechendes Gerät.
F	Vakuumpumpe	Die Pumpe muß die erforderliche Durchflußrate durch die angeschlossene Apparatur mit dem Pulverinhalator in den Mundstückadapter erbringen (zum Beispiel Produkt-Typ 1023, 1423 oder 2565, Gast Manufacturing Inc., Benton Harbor, MI 49022, oder ein entsprechendes Gerät). Die Pumpe wird mit dem Magnetventil durch einen kurzen und/oder weiten Vakuumschlauch (innerer Durchmesser ≥ 10 mm) und Verbindungsstücken verbunden, um die Anforderungen an die Pumpenkapazität so gering wie möglich zu halten.
G	Schaltuhr	Mit Hilfe der Schaltuhr wird das Magnetventil über die erforderliche Dauer betätigt (zum Beispiel Typ G 814, RS Components International, Corby, NN17 9RS, UK, oder ein entsprechendes Gerät).
P1	Druckstutzen	2,2 mm innerer und 3,1 mm äußerer Durchmesser, eben mit innerer Oberfläche des Probensammelrohrs abschließend, zentriert und ohne Grat, 59 mm von dessen Eingang entfernt.
P1, P2, P3	Druckmessungen	Differenzdruck gegenüber dem atmosphärischen Druck (P1) oder Absolutdruck (P2 und P3).
H	Durchfluß-Kontrollventil	Regulierventil mit einem maximalen Wert $C_v \geq 1$ (zum Beispiel Typ 8FV12LNSS, Parker Hannifin plc., Barnstaple, EX31 1NP, UK, oder ein entsprechendes Gerät).

te erreicht wird. Die Luftvolumen-Durchflußrate wird abgelesen und als die Prüf-Durchflußrate Q in Litern je Minute definiert. Die Prüf-Durchflußdauer T in Sekunden wird so festgelegt, daß ein Luftvolumen von 4 Litern durch den Inhalator strömt.

Mit der nachfolgenden Verfahrensweise ist ein kritischer Durchfluß im Durchfluß-Kontrollventil sicherzustellen. Mit dem angeschlossenen Inhalator mit der Prüf-Durchflußrate Q wird der absolute Druck auf beiden Seiten des Kontrollventils gemessen (an den Druckmeßpunkten P2 und P3 in Abb. 671-2). Ein Druckverhältnis von $\leq 0{,}5$ zwischen den Druckmeßpunkten P3 und P2 zeigt einen kritischen Durchfluß an. Wenn der kritische Durchfluß nicht erreicht wird, ist eine kräftigere Pumpe einzuschalten und die Prüf-Durchflußrate nochmals zu messen.

Einzeldosierte Systeme: Der Inhalator wird nach der Gebrauchsanweisung vorbereitet und mit Hilfe eines Adapters, der einen dichten Verschluß gewährleistet, an die Apparatur angeschlossen. Unter den zuvor ermittelten Bedingungen wird Luft durch den Inhalator geleitet. Der Vorgang wird so oft wiederholt, bis die Anzahl der Pulverabgaben erreicht ist, die der zur Anwendung empfohlenen Mindestdosis entspricht. Der Inhalt der Apparatur wird vollständig gesammelt und die Wirkstoffmenge bestimmt.

Der Vorgang wird für weitere 9 Dosen wiederholt.

Mehrfach dosierende Systeme mit Vorratsbehältern: Der Inhalator wird nach der Gebrauchsanweisung vorbereitet und mit Hilfe eines Adapters, der einen dichten Verschluß gewährleistet, an die Apparatur angeschlossen. Unter den zuvor ermittelten Bedingungen wird Luft durch den Inhalator geleitet. Der Vorgang wird so oft wiederholt, bis die Anzahl der Pulverabgaben erreicht ist, die der zur Anwendung empfohlenen Mindestdosis entspricht. Der Inhalt der Apparatur wird vollständig gesammelt und die Wirkstoffmenge bestimmt.

Der Vorgang wird für weitere 2 Dosen wiederholt.

Das Gerät wird so weit entleert, bis $0{,}5\,n + 1$ Pulverabgaben verbleiben, wobei n die in der Beschriftung angegebene Anzahl an Pulverabgaben ist. Falls erforderlich wird die Entleerung des Inhalators unterbrochen, um elektrostatische Aufladungen zu beseitigen. Nach dem vorstehend beschriebenen Verfahren werden 4 Dosen gesammelt.

Das Gerät wird entleert, bis 3 Dosen verbleiben. Falls erforderlich wird die Entleerung des Inhalators unterbrochen, um elektrostatische Aufladungen zu beseitigen. Nach dem vorstehend beschriebenen Verfahren werden 3 Dosen gesammelt.

Bei Zubereitungen, die mehr als einen Wirkstoff enthalten, erfolgt die Prüfung auf Gleichförmigkeit der abgegebenen Dosis für jeden Wirkstoff.

Die Zubereitung entspricht der Prüfung, wenn 9 der 10 Werte zwischen 75 und 125 Prozent, bezogen auf den Durchschnittswert, und alle Werte zwischen 65 und 135 Prozent liegen. Wenn 2 oder 3 Werte außerhalb der Grenzen von 75 bis 125 Prozent liegen, wird die Prüfung mit 2 weiteren Inhalatoren wiederholt. Höchstens 3 der 30 Werte dürfen außerhalb der Grenzen von 75 bis 125 Prozent liegen, und kein Wert darf außerhalb der Grenzen von 65 bis 135 Prozent liegen. In begründeten und zugelassenen Fällen können diese Grenzen erweitert werden, wobei jedoch kein Wert mehr als 150 oder weniger als 50 Prozent des Mittelwerts betragen sollte.

Feinanteil der Dosis: Mit Hilfe der unter „Zubereitung zur Inhalation – Aerodynamische Beurteilung“ (2.9.18) beschriebenen Apparatur und dem dort angegebenen Verfahren wird der Feinanteil der Dosis bestimmt.

Anzahl der Pulverabgaben je mehrfach dosierendem System: Bei der zuvor ermittelten Durchflußrate werden die Dosen aus dem Inhalator entnommen, bis er leer ist. Die Anzahl der Pulverabgaben wird gezählt. Die Gesamtzahl der entnehmbaren Dosen muß mindestens der in der Beschriftung angegebenen Anzahl entsprechen. (Diese Prüfung kann mit der Prüfung „Gleichförmigkeit der abgegebenen Dosis“ kombiniert werden.)

1999, 676

Zubereitungen zur nasalen Anwendung

Nasalia

Definition

Zubereitungen zur nasalen Anwendung sind flüssige, halbfeste oder feste Zubereitungen, die einen Wirkstoff oder mehrere Wirkstoffe enthalten und für eine Anwendung in den Nasenhöhlen zur lokalen oder systemischen Wirkung bestimmt sind. Zubereitungen zur nasalen Anwendung sollten nach Möglichkeit nicht reizen und keine unerwünschten Wirkungen auf die Funktionen der Nasenschleimhaut und ihrer Zilien haben. Wäßrige Zubereitungen zur nasalen Anwendung sind in der Regel isotonisch.

Zubereitungen zur nasalen Anwendung werden in Mehrdosen- oder Einzeldosisbehältnissen in Verkehr gebracht, die falls erforderlich mit einem geeigneten Applikator versehen sind. Der Applikator kann so beschaffen sein, daß eine Kontamination der Zubereitung vermieden wird.

Abgesehen von begründeten und zugelassenen Fällen enthalten wäßrige Zubereitungen zur nasalen Anwendung in Mehrdosenbehältnissen ein geeignetes Konservierungsmittel in angemessener Konzentration, sofern nicht die Zubereitung an sich genügende antimikrobielle Eigenschaften besitzt.

Zubereitungen zur nasalen Anwendung werden unterschieden in:

- Nasentropfen, flüssige Nasensprays
- Nasenpulver
- halbfeste Zubereitung zur nasalen Anwendung
- Nasenspülungen
- Nasenstifte.

Herstellung

Im Rahmen der pharmazeutischen Entwicklung soll bei Zubereitungen, die Konservierungsmittel enthalten, die ausreichende Konservierung im Hinblick auf die Anforderungen der zuständigen Behörde dokumentiert werden. Eine geeignete Methode zur Prüfung und Kriterien zur Beurteilung der konservierenden Eigenschaften der Zubereitung werden unter „Prüfung auf ausreichende Konservierung" (5.1.3) aufgeführt.

Bei der Herstellung, Verpackung, Lagerung und dem Inverkehrbringen von Zubereitungen zur nasalen Anwendung sind geeignete Maßnahmen zu ergreifen, um ihre mikrobiologische Qualität zu gewährleisten. Empfehlungen dazu werden unter „Mikrobielle Qualität pharmazeutischer Zubereitungen" (5.1.4) angegeben.

Bei der Herstellung von sterilen Zubereitungen zur nasalen Anwendung werden Materialien und Methoden eingesetzt, die dazu bestimmt sind, Sterilität zu gewährleisten und die Kontamination mit sowie das Wachstum von Mikroorganismen zu vermeiden. Empfehlungen dazu werden unter „Methoden zur Herstellung steriler Zubereitungen" (5.1.1) angegeben.

Bei Zubereitungen zur nasalen Anwendung, die dispergierte Teilchen enthalten, muß nachgewiesen werden, daß die Größe der dispergierten Teilchen in geeigneter Weise im Hinblick auf die beabsichtigte Anwendung kontrolliert wird.

Prüfung auf Reinheit

Sterilität (2.6.1): Wenn in der Beschriftung angegeben ist, daß die Zubereitung steril ist, muß sie der Prüfung entsprechen.

Lagerung

Gut verschlossen. Falls die Substanz steril ist, in einem Behältnis mit Sicherheitsverschluß.

Beschriftung

Die Beschriftung gibt insbesondere an

- die Bezeichnung der zugesetzten Konservierungsmittel
- falls zutreffend, daß die Zubereitung steril ist.

Nasentropfen, flüssige Nasensprays

Definition

Nasentropfen und flüssige Nasensprays sind Lösungen, Emulsionen oder Suspensionen, die zum Tropfen oder Sprühen in die Nasenhöhlen bestimmt sind.

Emulsionen können Anzeichen einer Phasentrennung zeigen, die durch Schütteln leicht wieder aufgehoben werden kann. Suspensionen können ein Sediment zeigen, das durch Schütteln leicht dispergierbar ist. Die aufgeschüttelte Suspension muß genügend lange stabil bleiben, um die Entnahme der genauen Dosis aus dem Behältnis zu gewährleisten.

Nasentropfen werden in der Regel in Mehrdosenbehältnissen in Verkehr gebracht, die mit einem geeigneten Applikator versehen sind.

Flüssige Nasensprays werden entweder in Behältnissen mit Sprühvorrichtung oder in Druckbehältnissen in Verkehr gebracht, die einen geeigneten Sprühkopf ohne oder mit Dosierventil besitzen und den Anforderungen der Monographie **Zubereitungen in Druckbehältnissen (Praeparationes pharmaceuticae in vasis cum pressu)** entsprechen.

Die Teilchengröße der versprühten Zubereitung ist so, daß ihre Ablagerung lokal in den Nasenhöhlen erfolgt.

Prüfung auf Reinheit

Abgesehen von begründeten und zugelassenen Fällen müssen Nasentropfen in Einzeldosisbehältnissen und Einzeldosen von Dosiernasensprays, die für eine systemische Wirkung vorgesehen sind, den folgenden Prüfungen entsprechen.

Gleichförmigkeit der Masse: Nasentropfen in Form von Lösungen müssen der folgenden Prüfung entsprechen. Der Inhalt von 10 Behältnissen, die soweit wie möglich vollständig entleert wurden, wird einzeln gewogen und die Durchschnittsmasse berechnet. Höchstens 2 Einzelmassen dürfen um mehr als 10 Prozent vom Mittelwert abweichen. Keine Einzelmasse darf um mehr als 20 Prozent abweichen.

Dosiernasensprays in Form von Lösungen müssen der folgenden Prüfung entsprechen. Ein Sprühstoß wird ins Leere abgegeben. Mindestens 5 s lang wird gewartet und ein Sprühstoß ins Leere abgegeben. Auf diese Weise werden 3 weitere Sprühstöße abgegeben. Die Masse des Behältnisses wird gewogen, ein Sprühstoß ins Leere abgegeben und das Behältnis erneut gewogen. Die Differenz der beiden Massen wird berechnet. Bei weiteren 9 Behältnissen wird der Vorgang wiederholt. Die Zubereitung entspricht der Prüfung, wenn höchstens 2 Einzelwerte um mehr als 25 Prozent vom Mittelwert abweichen und keiner um mehr als 35 Prozent abweicht.

Gleichförmigkeit des Gehalts: Nasentropfen in Form von Suspensionen oder Emulsionen müssen der folgenden Prüfung entsprechen. Der Inhalt von 10 Behältnissen wird soweit wie möglich vollständig entleert. Die Prüfung „Gleichförmigkeit des Gehalts einzeldosierter Arzneiformen" (2.9.6) wird durchgeführt. Die Zubereitung muß der Prüfung B entsprechen.

Gleichförmigkeit der abgegebenen Dosis: Dosiernasensprays in Form von Suspensionen oder Emulsionen müssen der folgenden Prüfung entsprechen. Eine Apparatur wird verwendet, die die vom Sprühkopf abgegebene Dosis quantitativ auffängt.

Das Behältnis wird 5 s lang geschüttelt und ein Sprühstoß ins Leere abgegeben. Mindestens 5 s lang wird gewartet, 5 s lang geschüttelt und erneut ein Sprühstoß ins Leere abgegeben. Auf diese Weise werden 3 weitere Sprühstöße abgegeben. Nach 2 Sekunden wird eine Dosis des Dosiernasensprays in das Auffanggefäß durch Betätigung des Sprühkopfes abgegeben. Durch mehrmaliges Spülen des Auffanggefäßes wird der Inhalt gesammelt. Die Wirkstoffmenge in den vereinigten Waschflüssigkeiten wird bestimmt.

Mit 9 weiteren Behältnissen wird der Vorgang wiederholt.

Abgesehen von begründeten und zugelassenen Fällen entspricht die Zubereitung der Prüfung, wenn höchstens 1 Einzelgehalt außerhalb der Grenzen von 75 bis 125 Prozent und keiner außerhalb der Grenzen von 65 bis 135 Prozent des Durchschnittgehalts liegt. Wenn 2 oder 3 Einzelgehalte außerhalb der Grenzen von 75 bis 125 Prozent, aber innerhalb der Grenzen von 65 bis 135 Prozent liegen, wird die Prüfung mit weiteren 20 Behältnissen wiederholt. Die Zubereitung entspricht der Prüfung, wenn höchstens 3 der 30 Einzelgehalte außerhalb der Grenzen von 75 bis 125 Prozent liegen und keiner außerhalb der Grenzen von 65 und 135 Prozent liegt.

Nasenpulver

Definition

Nasenpulver sind Pulver, die zum Einblasen in die Nasenhöhlen mit Hilfe einer geeigneten Vorrichtung bestimmt sind.

Sie müssen den Anforderungen der Monographie **Pulver zur kutanen Anwendung (Pulveres ad usum dermicum)** entsprechen.

Die Teilchengröße sollte so beschaffen sein, daß die Ablagerung der Teilchen lokal in der Nasenhöhle erfolgt. Die Teilchengröße sollte mit Hilfe geeigneter Methoden bestimmt werden.

Halbfeste Zubereitungen zur nasalen Anwendung

Halbfeste Zubereitungen zur nasalen Anwendung müssen den Anforderungen der Monographie **Halbfeste Zubereitungen zur kutanen Anwendung (Unguenta)** entsprechen.

Die Behältnisse sollten eine Vorrichtung haben, um die Zubereitung an den Anwendungsort zu bringen.

Nasenspülungen

Definition

Nasenspülungen sind im allgemeinen wäßrige, isotonische Lösungen zum Reinigen der Nasenhöhlen.

Nasenspülungen, die bei Verletzungen oder vor chirurgischen Eingriffen angewendet werden, müssen steril sein.

Nasenstifte

Nasenstifte müssen der Monographie **Stifte und Stäbchen (Styli)** entsprechen.

1999, 1145

Zubereitungen zur rektalen Anwendung

Rectalia

Definition

Zubereitungen zur rektalen Anwendung sind dazu bestimmt, eine systemische oder lokale Wirkung auszuüben, oder sie dienen zu diagnostischen Zwecken.

Behältnisse für Zubereitungen zur rektalen Anwendung entsprechen falls anwendbar den Anforderungen an „Material zur Herstellung von Behältnissen“ (3.1 und Unterabschnitte) sowie den Anforderungen an „Behältnisse“ (3.2 und Unterabschnitte).

Zubereitungen zur rektalen Anwendung werden unterschieden in:

- Suppositorien (Zäpfchen)
- Rektalkapseln
- Rektallösungen und Rektalsuspensionen
- Pulver und Tabletten zur Herstellung von Rektallösungen oder Rektalsuspensionen
- halbfeste Zubereitungen zur rektalen Anwendung
- Rektal anzuwendende Schäume
- Rektaltampons.

Herstellung

Im Rahmen der pharmazeutischen Entwicklung soll bei Zubereitungen, die Konservierungsmittel enthalten, die ausreichende Konservierung im Hinblick auf die Anforderungen der zuständigen Behörde dokumentiert werden. Eine geeignete Methode zur Prüfung und Kriterien zur Beurteilung der konservierenden Eigenschaften der Zubereitung werden unter „Prüfung auf ausreichende Konservierung“ (5.1.3) aufgeführt.

Bei der Herstellung, Verpackung, Lagerung und dem Inverkehrbringen von Zubereitungen zur rektalen Anwendung sind geeignete Maßnahmen zu ergreifen, um ihre mikrobiologische Qualität zu gewährleisten. Empfehlungen dazu werden unter „Mikrobiologische Qualität pharmazeutischer Zubereitungen“ (5.1.4) angegeben.

Bei flüssigen oder halbfesten Zubereitungen zur rektalen Anwendung, die dispergierte Teilchen enthalten, muß nachgewiesen werden, daß die Größe der dispergierten Teilchen in geeigneter Weise im Hinblick auf die beabsichtigte Anwendung kontrolliert wird.

Prüfung auf Reinheit

Gleichförmigkeit des Gehalts (2.9.6): Abgesehen von begründeten und zugelassenen Fällen müssen einzeldosierte Zubereitungen mit weniger als 2 mg oder weniger als 2 Prozent Wirkstoff, bezogen auf die Gesamtmasse, der Prüfung A (Tabletten) oder der Prüfung B (Suppositorien, Rektalkapseln) entsprechen. Enthält die Zubereitung mehrere Wirkstoffe, bezieht sich die Prüfung nur auf solche Wirkstoffe, die den oben angeführten Bedingungen entsprechen.

Darreichungsformen

Gleichförmigkeit der Masse (2.9.5): Feste einzeldosierte Zubereitungen müssen der Prüfung entsprechen. Wenn die Prüfung „Gleichförmigkeit des Gehalts" für alle Wirkstoffe vorgeschrieben ist, wird die Prüfung „Gleichförmigkeit der Masse" nicht verlangt.

Wirkstofffreisetzung: Für feste einzeldosierte Zubereitungen wie Suppositorien und Rektalkapseln kann eine geeignete Prüfung zum Nachweis der angemessenen Freisetzung des Wirkstoffs oder der Wirkstoffe erforderlich sein, z. B. die Prüfung „Wirkstofffreisetzung aus festen Arzneiformen" (2.9.3).

Wenn eine Prüfung der Wirkstofffreisetzung vorgeschrieben ist, kann eine Prüfung der Zerfallszeit entfallen.

Beschriftung

Die Beschriftung gibt insbesondere, falls zutreffend, den Namen jedes zugesetzten Konservierungsmittels an.

Suppositorien

Definition

Suppositorien sind einzeldosierte Arzneizubereitungen von fester Konsistenz. Form, Größe und Konsistenz von Suppositorien sind der rektalen Verabreichung angepaßt.

Der Wirkstoff oder die Wirkstoffe werden in einer einfachen oder zusammengesetzten Grundmasse dispergiert oder gelöst. Die Grundmasse kann in Wasser löslich oder dispergierbar sein beziehungsweise bei Körpertemperatur schmelzen. Falls erforderlich können Hilfsstoffe wie Füllmittel, absorbierende Stoffe, oberflächenaktive Substanzen, Gleitmittel, Konservierungsmittel und zugelassene Farbmittel zugefügt werden.

Herstellung

Suppositorien werden durch Pressen oder Gießen hergestellt. Falls erforderlich werden die Wirkstoffe erst zerkleinert und durch ein geeignetes Sieb gegeben. Gegossene Suppositorien werden im allgemeinen erhalten, indem die durch Erwärmen genügend verflüssigte, wirkstoffhaltige Suppositorienmasse in geeignete Formen gegossen wird. Die Suppositorien verfestigen sich beim Abkühlen. Verschiedene Grundmassen sind für die Herstellung von Suppositorien geeignet. Zum Beispiel können Hartfett, Macrogole, Kakaobutter und verschiedene gallertartige Gemische, welche aus Gelatine, Glycerol und Wasser bestehen können, verwendet werden.

Bei Suppositorien mit modifizierter Wirkstofffreisetzung oder mit langanhaltender lokaler Wirkung ist eine geeignete Prüfung erforderlich, mit der die angemessene Freisetzung des Wirkstoffs oder der Wirkstoffe gezeigt wird.

Prüfung auf Reinheit

Zerfallszeit: Suppositorien müssen der Prüfung „Zerfallszeit von Suppositorien und Vaginalzäpfchen" (2.9.2) entsprechen, sofern sie nicht für eine modifizierte Freisetzung des Wirkstoffs oder für eine verlängerte lokale Wirkung bestimmt sind. Abgesehen von begründeten und zugelassenen Fällen wird der Zustand von Suppositorien mit fetthaltiger Grundmasse nach 30 min, derjenige von Suppositorien mit wasserlöslicher Grundmasse nach 60 min geprüft.

Lagerung

Gut verschlossen.

Rektalkapseln

Definition

Rektalkapseln sind feste einzeldosierte Zubereitungen und entsprechen in der Regel in ihren Eigenschaften Weichkapseln (siehe Monographie **Kapseln (Capsulae)**). Sie können jedoch mit einem das Einführen erleichternden Überzug versehen sein. Rektalkapseln haben eine längliche Form, sind glatt und haben ein gleichmäßiges Aussehen.

Herstellung

Bei Rektalkapseln mit modifizierter Wirkstofffreisetzung oder mit langanhaltender lokaler Wirkung ist eine geeignete Prüfung erforderlich, mit der die angemessene Freisetzung des Wirkstoffs oder der Wirkstoffe gezeigt wird.

Prüfung auf Reinheit

Zerfallszeit: Rektalkapseln müssen der Prüfung auf „Zerfallszeit von Suppositorien und Vaginalzäpfchen" (2.9.2) entsprechen, sofern sie nicht für eine modifizierte Freisetzung des Wirkstoffs oder für eine verlängerte lokale Wirkung bestimmt sind. Abgesehen von begründeten und zugelassenen Fällen wird der Zustand der Rektalkapseln nach 30 min geprüft.

Rektallösungen und Rektalsuspensionen

Definition

Rektallösungen und Rektalsuspensionen sind Lösungen oder Suspensionen, die zur rektalen Anwendung bestimmt sind, um eine systemische oder lokale Wirkung auszuüben, oder sie dienen zu diagnostischen Zwecken.

Rektallösungen und Rektalsuspensionen sind einzeldosierte Zubereitungen, die einen Wirkstoff oder mehrere Wirkstoffe gelöst beziehungsweise dispergiert in Wasser, Glycerol, Macrogolen oder anderen geeigneten Lösungsmitteln enthalten. Suspensionen können ein Sediment zeigen, das durch Schütteln leicht dispergierbar ist. Die aufgeschüttelte Suspension muß genügend lange stabil bleiben, um die Entnahme der beabsichtigten Dosis aus dem Behältnis zu gewährleisten.

Die Zubereitungen können Hilfsstoffe enthalten, die zum Beispiel die Viskosität der Zubereitung beeinflussen, den *p*H-Wert einstellen oder stabilisieren, die Löslichkeit des Wirkstoffs oder der Wirkstoffe erhöhen oder die Zubereitung haltbar machen. Diese Substanzen dürfen die erwünschte pharmakologische Wirkung in der verwendeten Konzentration weder beeinträchtigen noch eine unzulässige lokale Reizung hervorrufen.

Die Zubereitungen werden in Behältnissen mit einem Volumen im Bereich von 2,5 bis 2000 ml in Verkehr gebracht. Das Behältnis ist so beschaffen, daß die Zubereitung in das Rektum eingebracht werden kann, oder ein geeigneter Applikator wird mitgeliefert.

Prüfung auf Reinheit

Gleichförmigkeit des Gehalts (2.9.6): Abgesehen von begründeten und zugelassenen Fällen müssen Zubereitungen in Form von Suspensionen (Rektalsuspensionen) der folgenden Prüfung entsprechen. Der Inhalt der Behältnisse wird soweit wie möglich vollständig entleert und der Einzelgehalt bestimmt. Die Zubereitung muß der Prüfung B entsprechen.

Gleichförmigkeit der Masse: Zubereitungen in Form von Lösungen (Rektallösungen) müssen der folgenden Prüfung entsprechen. Der Inhalt von 20 Behältnissen, die soweit wie möglich vollständig entleert wurden, wird einzeln gewogen und die Durchschnittsmasse berechnet. Bei Behältnissen, deren Inhalt höchstens 100 g beträgt, dürfen höchstens 2 der Einzelmassen um mehr als 10 Prozent vom Mittelwert abweichen. Keine Einzelmasse darf um mehr als 20 Prozent abweichen. Bei Behältnissen, deren Inhalt mehr als 100 g beträgt, dürfen höchstens 2 der Einzelmassen um mehr als 5 Prozent vom Mittelwert abweichen. Keine Einzelmasse darf um mehr als 10 Prozent abweichen.

Pulver und Tabletten zur Herstellung von Rektallösungen oder Rektalsuspensionen

Definition

Pulver und Tabletten zur Herstellung von Rektallösungen oder Rektalsuspensionen sind einzeldosierte Zubereitungen, die in Wasser unmittelbar vor der Anwendung gelöst oder dispergiert werden. Die Zubereitungen können Hilfsstoffe enthalten, um das Lösen oder Dispergieren zu erleichtern oder die Aggregation der Partikel zu verhindern.

Nach dem Lösen oder Dispergieren entsprechen die Zubereitungen den Anforderungen an Rektallösungen beziehungsweise Rektalsuspensionen.

Prüfung auf Reinheit

Zerfallszeit: Tabletten zur Herstellung von Rektallösungen oder Rektalsuspensionen müssen innerhalb von 3 min zerfallen. Die Prüfung „Zerfallszeit von Tabletten und Kapseln" (2.9.1) wird durchgeführt. Wasser *R* von 15 bis 25 °C wird als Flüssigkeit verwendet.

Beschriftung

Die Beschriftung gibt insbesondere an

- die Zubereitungsvorschrift für die anwendungsfertige Rektallösung oder Rektalsuspension
- die Lagerungsbedingungen und den Zeitraum der Verwendung nach Herstellung der anwendbaren Zubereitung.

Halbfeste Zubereitungen zur rektalen Anwendung

Definition

Halbfeste Zubereitungen zur rektalen Anwendung sind Cremes, Gele oder Salben.

Die Zubereitungen werden häufig in Einzeldosisbehältnissen mit einem geeigneten Applikator in Verkehr gebracht.

Die Zubereitungen müssen den Anforderungen der Monographie **Halbfeste Zubereitungen zur kutanen Anwendung (Unguenta)** entsprechen.

Rektal anzuwendende Schäume

Definition

Rektal anzuwendende Schäume müssen den Anforderungen der Monographie **Wirkstoffhaltige Schäume (Musci medicati)** entsprechen.

Rektaltampons

Definition

Rektaltampons sind feste einzeldosierte Zubereitungen, die im unteren Teil des Rektums über einen begrenzten Zeitraum angewendet werden.

Sie müssen den Anforderungen der Monographie **Wirkstoffhaltige Tampons (Tamponae medicatae)** entsprechen.

1998, 1228

Zubereitungen für Wiederkäuer

Praeparationes intraruminales

Die Anforderungen dieser Monographie sind nicht anwendbar auf Zubereitungen (manchmal auch als „Boli" bezeichnet) wie große herkömmliche Tabletten, Kapseln oder geformte Darreichungsformen mit sofortiger oder verzögerter Wirkstofffreisetzung. Diese Zubereitungen müssen den zutreffenden Abschnitten in den Monographien ***Tabletten (Compressi)*** *oder* ***Kapseln (Capsulae)*** *entsprechen.*

Definition

Zubereitungen für Wiederkäuer sind feste Zubereitungen, die jeweils einen Wirkstoff oder mehrere Wirkstoffe enthalten. Sie sind zur oralen Anwendung bei Wiederkäuern bestimmt und zeichnen sich durch einen längeren Verbleib im Pansen aus, so daß der Wirkstoff oder die Wirkstoffe ununterbrochen oder sequentiell freigesetzt werden können. Die Freisetzungszeit des Wirkstoffs oder der Wirkstoffe kann in Abhängigkeit von der Art der Formulierung und/oder des Freisetzungsprodukts von Tagen bis zu Wochen variieren.

Zubereitungen für Wiederkäuer können mit Hilfe eines Applikationsrohres verabreicht werden. Einige Zubereitungen sind dazu bestimmt, auf der Oberfläche der Pansenflüssigkeit zu schwimmen, während andere zum Verbleib in der Flora des Pansens oder des Netzmagens vorgesehen sind. Jede Zubereitung hat eine für seine Zweckbestimmung geeignete Dichte.

Herstellung

Zubereitungen für Wiederkäuer mit ununterbrochener Freisetzung sind durch die Freisetzung des Wirkstoffs oder der Wirkstoffe mit einer definierten Geschwindigkeit in einer definierten Zeit gekennzeichnet. Dies kann durch Erosion, Korrosion, Diffusion, Osmose oder mit Hilfe anderer geeigneter chemischer, physikalischer oder physikalisch-chemischer Vorgänge erreicht werden.

Zubereitungen für Wiederkäuer mit sequentieller Freisetzung sind durch die Freisetzung einer bestimmten Menge des Wirkstoffs oder der Wirkstoffe in einem oder mehreren definierten Zeitabständen gekennzeichnet. Diese Freisetzung kann durch Korrosion der metallischen Elemente der Zubereitungen für Wiederkäuer unter Einwirkung der Pansenflüssigkeit hervorgerufen werden, was zu einer sequentiellen Freisetzung der Bestandteile, gewöhnlich in Form von Tabletten, führt.

Bei der Herstellung von Zubereitungen für Wiederkäuer sind Maßnahmen zur Sicherung einer geeigneten Freisetzung des Wirkstoffs oder der Wirkstoffe zu ergreifen. Bei der Herstellung, Verpackung, Lagerung und dem Inverkehrbringen von Zubereitungen für Wiederkäuer sind geeignete Maßnahmen zu ergreifen, um ihre mikrobiologische Qualität zu gewährleisten. Empfehlungen dazu werden unter „Mikrobielle Qualität pharmazeutischer Zubereitungen“ (5.1.4) angegeben.

Prüfung auf Reinheit

Gleichförmigkeit des Gehalts (2.9.6): Abgesehen von begründeten und zugelassenen Fällen müssen die einzelnen Tabletten von Zubereitungen für Wiederkäuer mit einem Wirkstoffgehalt von weniger als 2 mg oder weniger als 2 Prozent Wirkstoff, bezogen auf die Gesamtmasse, der Prüfung A entsprechen. Enthält die Zubereitung mehrere Wirkstoffe, bezieht sich die Prüfung nur auf solche Wirkstoffe, die den oben angeführten Bedingungen entsprechen.

Gleichförmigkeit der Masse (2.9.5): Abgesehen von begründeten und zugelassenen Fällen müssen die einzelnen Tabletten von Zubereitungen für Wiederkäuer der Prüfung entsprechen. Falls die Prüfung „Gleichförmigkeit des Gehalts“ für alle Wirkstoffe vorgeschrieben ist, wird die Prüfung „Gleichförmigkeit der Masse“ nicht verlangt.

Lagerung

Gut verschlossen.

Beschriftung

Die Beschriftung gibt insbesondere an
- für Zubereitungen mit ununterbrochener Freisetzung die Dosis, die je Zeiteinheit freigesetzt wird
- für Zubereitungen mit sequentieller Freisetzung die Dosis, die in einzelnen angegebenen Zeiten freigesetzt wird.

Sachregister

Alle in diesem Nachtrag enthaltenen Texte sind durch die Buchstaben „NT“ vor der Seitenzahl gekennzeichnet.

A

Sachregister

B

[1] Neuer Text; der bisherige Text trägt seit dem Nachtrag 1998 den Titel „Prothrombinkomplex vom Menschen (gefriergetrocknet)“.

C

Sachregister

D

E

F

G

H

I

[2] Der Titel der Methode 2.4.24 wurde geändert. Den bisherigen Titel „Lösungsmittel-Rückstände" trägt jetzt der neue allgemeine Text 5.4.

K

L

[3] Neuer Text; dieser Titel galt bisher für Methode 2.4.24.

[4] Der Titel der Methode 2.4.24 wurde geändert. Den bisherigen Titel „Lösungsmittel-Rückstände" trägt jetzt der neue allgemeine Text 5.4.

M

N

Sachregister

O

P

[5] Diese Monographie trug bis zum Nachtrag 1998 den Titel „Blutgerinnungsfaktor IX vom Menschen (gefriergetrocknet)".

Q

R

S

T

U

V

W

X

Z

Sachregister

Notizen

Notizen

Notizen

Notizen